CB018509

Tratado de Medicina de Urgência e Emergência da Graduação à Pós-Graduação

Emergências Médicas

Outros Livros de Interesse

A Didática Humanista de um Professor de Medicina – **Decourt**
A Neurologia que Todo Médico Deve Saber 2ª ed. – **Nitrini**
A Questão Ética e a Saúde Humana – **Segre**
A Saúde Brasileira Pode Dar Certo – **Lottenberg**
Artigo Científico - do Desafio à Conquista - Enfoque em Testes e Outros Trabalhos Acadêmicos – **Victoria Secaf**
As Lembranças que não se Apagam – **Wilson Luiz Sanvito**
A Vida por um Fio e por Inteiro – **Elias Knobel**
Atualização em Medicina de Urgência – **Antônio Carlos Lopes, Hélio Penna Guimarães, Renato Delascio Lopes e Sergio Timerman**
Choque Séptico – **Bogossian**
Cirurgia de Emergência - Com Testes de Autoavaliação – **Birolini**
Clínicas Brasileiras de Cirurgia - **CBC (Colégio Brasileiro de Cirurgiões)**
Vol. 3/05 - Urologia de Urgência – **Srougi**
Coluna: Ponto e Vírgula 7ª ed. – **Goldenber**g
Como Ter Sucesso na Profissão Médica - Manual de Sobrevivência 4a ed. – **Mário Emmanual Novais**
Condutas de Urgência em Pediatria - Uma Abordagem Prática e Objetiva – **Prata Barbosa**
Condutas em Urgências e Emergências para o Clínico - Edição Revista e Atualizada – **Valdir Golin**
Condutas em Cirurgia de Emergência – **Birolini**
Condutas no Paciente Grave 3ª ed. (vol. I com CD e vol. II) – **Knobel**
Controvérsias e Iatrogenias na Cirurgia do Trauma – **Mantovani**
Desfibrilação Precoce - Reforçando a Corrente de Sobrevivência – **Timerman**
Dicionário de Ciências Biológicas e Biomédicas – **Vilela Ferraz**
Dicionário Médico Ilustrado Inglês-Português – **Alves**
Disfunção Sexual Masculina - Tudo o que Você Precisa Saber – **Bonaccorsi**
Emergências em Endocrinologia, Metabolismo e Nutrição – **Bacchus**
Eletrofisiologia Cardíaca na Prática Clínica vol. 3 – **SOBRAC**
Epidemiologia 2a ed. – **Medronho**
Fraturas – **Baldy**
Gestão Estratégica de Clínicas e Hospitais – **Adriana Maria André**
Guia de Bolso de UTI – **Hélio Penna Guimarães**
Guia de Consultório - Atendimento e Administração – **Carvalho Argolo**
Guia Prático de UTI – **Hélio Penna Guimarães**
Condutas em Emergências - Unidade de Primeiro Atendimento (UPA) Hospital Israelita Albert Einstein – **Alexandre Pieri**
Manual de Socorro de Emergência 2ª ed. – **Canetti e Santos**
Manual do Clínico para o Médico Residente – **Atala** – UNIFESP
Medicina Intensiva para Graduação – UNIFESP/EPM – **Gomes do Amaral**
Medicina: Olhando para o Futuro – **Protásio Lemos da Luz**
Medicina, Saúde e Sociedade – **Jatene**
Memórias Agudas e Crônicas de uma UTI – **Knobel**
Nem só de Ciência se Faz a Cura 2ª ed. – **Protásio da Luz**
Neuroemergências – **Julio Cruz**
O Choque 3ª ed. – **Bogossian**
O Enfermeiro e as Situações de Emergência 2ª ed. – **Ana Maria Calil**
O que Você Precisa Saber sobre o Sistema Único de Saúde – **APM-SUS**
Parada Cardiorrespiratória – **Lopes Guimarães**
Prescrição de Medicamentos em Enfermaria – **Brandão Neto**
Primeiros Socorros - Fundamentos e Prática na Comunidade, no Esporte e no Ecoturismo – **Brito Garcia**
Pronto-socorro Cardiológico – **Chagas e Paland**rini
Propedêutica em Emergência – **Velasco**
Reanimação Neonatal – **Dias Rego**
Ressuscitação Cardiopulmonar – **Hélio Penna Guimarães**
Rotinas Ilustradas da Unidade Clínica de Emergência do Incor – **Mansur**
Série Atualizações Pediátricas – **SPSP (Soc. Ped. SP)**
Vol. 9 - Emergências Pediátricas - 2ª ed. – **Emilio Carlos Baracat**
Série Clínicas Brasileiras de Medicina Intensiva de Adultos e Pediátrica – **AMIB (Ass. Med. Int. Bras.)**
Vol. 4 - Ressuscitação Cardiopulmonar – **Timerman**
Serpentes Peçonhentas Brasileiras - Manual de Identificação, Prevenção e Procedimentos em Caso de Acidentes – **Cabral**
SIMURGEN - Curso de Simulação em Medicina de Urgência – **Hélio Penna Guimarães**
Síndrome Coronariana Aguda nas Unidades de Dor Torácica – **Bassan**
Síndromes Isquêmicas Miocárdicas Instáveis – **Nicolau e Marin**
Suporte Básico e Avançado de Vida no Trauma – **Mantovani**
Terapia Intensiva Pediátrica 3ª ed. (2 vols.) – **Brunow de Carvalho e Matsumoto**
Tratado de Medicina de Urgência – **Antonio Carlos Lopes, Hélio Penna Guimarães, Letícia Sandre Vendrame e Renato Delascio Lopes**
Tratado de Medicina de Urgência do Idoso – **Matheus Papaléo Netto, Francisco Carlos de Brito e Luciano Ricardo Giacaglia**
Trauma - Atendimento Pré-hospitalar 2a ed. – **Monteiro**
Trauma – SPT (Sociedade Panamericana de Trauma) e SBAIT
Ultrassom e Ecocardiografia para a Prática em Urgência e Emergência ECOMU – **Hélio Penna Guimarães**
Um Guia para o Leitor de Artigos Científicos na Área da Saúde – **Marcopito Santos**
Unidade de Emergência - Condutas em Medicina de Urgência – **Julio Cesar Gasal Teixeira**
Urgências em Geriatria - Epidemiologia, Fisiopatologia, Quadro Clínico, Controle Terapêutico – **Papaléo**
Urgências em Urologia – **Borrelli e Goes**
Vida por um Segundo – **Zantut**

Tratado de Medicina de Urgência e Emergência da Graduação à Pós-Graduação

Volume 1

SOCIEDADE BRASILEIRA DE CLÍNICA MÉDICA (SBCM)

ASSOCIAÇÃO BRASILEIRA DE MEDICINA DE URGÊNCIA E EMERGÊNCIA (ABRAMURGEM)

Editores

Fernando Sabia Tallo

Mestre em Ciências Médicas pela Escola Paulista de Medicina da Universidade Federal de São Paulo (EPM-Unifesp). Doutorando em Ciências Médicas pela EPM-Unifesp. Professor Titular de Urgências e Emergências da Escola Paulista de Ciências Médicas (EPCM). Título de especialista em Clínica Médica e área de atuação em Urgências e Emergências. Título de Especialista de Anestesiologia pela Sociedade Brasileira de Anestesiologia (SBA). Título de Especialista de Terapia Intensiva Adulto pela Associação de Medicina Intensiva Brasileira (AMIB). Títulos de Especialista em Oftalmologia pelo Conselho Brasileiro de Oftalmologia (CBO). Presidente da Associação Brasileira de Medicina de Urgência e Emergência (ABRAMURGEM).

Antonio Carlos Lopes

Doutorado em Cardiologia pelo Programa de Pós-Graduação em Cardiologia da Escola Paulista de Medicina da Universidade Federal de São Paulo (EPM-UNIFESP). Livre-Docente de Clínica Médica pela EPM-UNIFESP. Professor Titular de Clínica Médica da EPM-UNIFESP. Professor Titular de Medicina de Urgência pela EPM-UNIFESP. Ex-Diretor da EPM-UNIFESP.

Editor-Associado

Oswaldo Fortini Levindo Coelho

Especialista em Clínica Médica pela Sociedade Brasileira de Clínica Médica e área de atuação em Medicina de Urgência e Emergência. MBA em Organização Hospitalar e de Sistemas de Saúde pela Fundação Getulio Vargas (FGV). Coordenador do Serviço de Clínica Médica e da Unidade de Cuidados Prolongados e Paliativos do Hospital do Instituto de Previdência dos Servidores do Estado de Minas Gerais (IPSEMG). Diretor Clínico do Hospital e do Centro de Especialidades Médicas do IPSEMG. Diretor Científico da Associação Mineira de Medicina e Administração em Saúde. Presidente da Sociedade Brasileira de Clínica Médica (SBCM) – Regional Minas Gerais. Presidente da Associação Brasileira de Medicina de Urgência e Emergência – Regional Minas Gerais. Professor da Faculdade de Ciências Médicas de Minas Gerais (FCMMG) durante 35 anos.

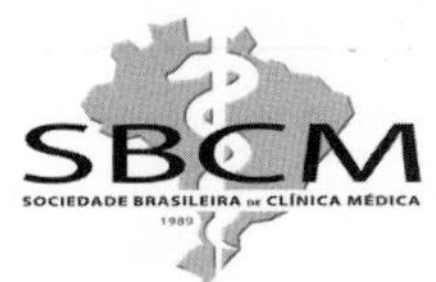

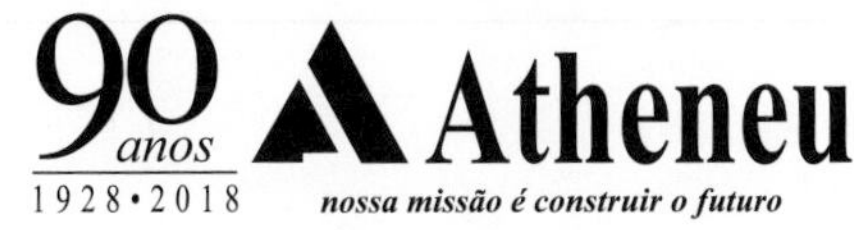

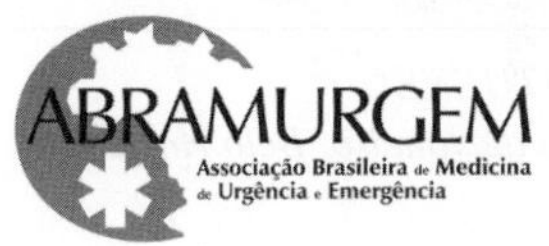

EDITORA ATHENEU

São Paulo	*Rua Jesuíno Pascoal, 30* *Tel.: (11) 2858-8750* *Fax: (11) 2858-8766* *E-mail: atheneu@atheneu.com.br*
Rio de Janeiro	*Rua Bambina, 74* *Tel.: (21)3094-1295* *Fax: (21)3094-1284* *E-mail: atheneu@atheneu.com.br*
Belo Horizonte	*Rua Domingos Vieira, 319 — conj. 1.104*

CAPA: Equipe Atheneu
PRODUÇÃO EDITORIAL: Sandra Regina Santana

CIP-BRASIL. CATALOGAÇÃO NA PUBLICAÇÃO
SINDICATO NACIONAL DOS EDITORES DE LIVROS, RJ

M442
Tratado de medicina de urgência e emergência da graduação à pós-graduação / editores Antonio Carlos Lopes, Fernando Sabia Tallo ; editor-associado Oswaldo Fortini Levindo Coelho. - 1. ed. - Rio de Janeiro : Atheneu, 2018.
: il.

Inclui bibliografia
ISBN 978-85-388-0865-7

1. Medicina de emergência. 2. Emergências médicas. I. Tallo, Fernando Sabia. II. Coelho, Oswaldo Fortini Levindo. III. Título.

CDD: 616.025
18-49941 CDU: 616-083.98

Leandra Felix da Cruz - Bibliotecária - CRB-7/6135
22/05/2018 29/05/2018

LOPES, A. C., TALLO, F. S., COELHO O. F. L.
Tratado de Medicina de Urgência e Emergência – da Graduação à Pós-Graduação – Volume 1

Colaboradores

Acácio Fernandes Cardoso
Especialista em Cardiologia pela Sociedade Brasileira de Cardiologia (SBC). Doutorando em Medicina pela Universidade de São Paulo (FMUSP).

Acary de Souza Bulle Oliveira
Professor Afiliado do Departamento de Neurologia da Universidade Federal de São Paulo (UNIFESP). Doutor em Neurologia pela UNIFESP. Pós-Doutorado pela Columbia University.

Adagmar Andriolo
Professor-Associado do Departamento de Medicina da Universidade Federal de São Paulo (UNIFESP). Doutor em Patologia Clínica pela UNIFESP.

Adelina Morais Camilo
Mestre em Enfermagem pela Universidade Federal de São Paulo (UNIFESP).

Adelmir Souza-Machado
Professor-Associado do Instituto de Ciências da Saúde da Universidade Federal da Bahia (UFBA). Doutor em Ciências pela UFBA.

Adilson Ferraz Paschoa
Preceptor de Cirurgia Vascular da Universidade Anhembi Morumbi. Doutor em Ciências Médicas pela Universidade Estadual de Campinas (UNICAMP).

Adinaldo Ademar Menezes da Silva (*in memoriam*)
Professor-Assistente de Cirurgia Vascular da Faculdade de Medicina de São José do Rio Preto (FAMERP).

Adnan Neser
Professor Convidado da Faculdade de Medicina Santa Marcelina. Especialista em Cirurgia Geral pelo Colégio Brasileiro de Cirurgiões (CBC).

Adriano Braga
Especialista em Otorrinolaringologia pela Associação Brasileira de Otorrinolaringologia e Cirurgia Cérvico-Facial (ABORL-CCF). Doutor em Ciências Médicas pela Faculdade de Medicina de Ribeirão Preto da Universidade de São Paulo (FMRP-USP).

Adriano Luiz Ammirati
Doutor em Nefrologia pela Escola Paulista de Medicina da Universidade Federal de São Paulo (UNIFESP).

Alberto Julius Alves Wainstein
Professor da Faculdade de Ciências Médicas de Minas Gerais (FCMMG). Doutor em Oncologia pela Fundação Antônio Prudente. Pós-Doutor em Pesquisa Clínica e Imunoterapia de Tumores no "Karmanos Cancer Institutte", em Michigan.

Alceu Gomes Chueire
Professor Adjunto da Faculdade de Medicina de São José do Rio Preto (FAMERP). Livre-Docente em Traumatologia pela FAMERP.

Alcides Pinto de Souza Junior
Especialista em Clínica Médica pela Sociedade Brasileira de Clínica Médica (SBCM). Especialista em Pneumologia pela Sociedade Brasileira de Pneumologia e Tisiologia (SBPT).

Alcyone Artioli Machado
Professora-Associada do Departamento de Clínica Médica da Faculdade de Medicina de Ribeirão Preto da Universidade de São Paulo (FMRP-USP).Livre-Docente pela FMRP-USP.

Alessandro Ulhoa Rodrigues
Especialista em Ortopedia e Traumatologia pela Sociedade Brasileira de Ortopedia e Traumatologia (SBOT).

Alex Gonçalves Macedo
Professor de Pneumologia da Universidade Metropolitana de Santos (UNIMES). Mestre em Pneumologia pela Universidade Federal de São Paulo (UNIFESP).

Alexandre de Matos Soeiro
Professor Convidado da Graduação da Disciplina de Cardiologia da Faculdade de Medicina da Universidade de São Paulo (FMUSP). Doutorando pelo Instituto do Coração do Hospital das Clínicas da Faculdade de Medicina da Universidade de São Paulo (InCor-HCFMUSP).

Alexandre de Tarso Machado
Professor da Graduação dos Cursos de Medicina da Faculdade de Ciências Médicas e da Saúde de Juiz de Fora (SUPREMA) e da Universidade Presidente Antônio Carlos (UMIPAC). Doutor em Ciências pelo Departamento de Radiologia da Faculdade de Medicina da Universidade de São Paulo (FMUSP).

Alexandre Dias Zucoloto
Enfermeiro pela Universidade Bandeirante de São Paulo (Uniban). Mestrando do Programa de Pós-Graduação em Toxicologia e Análises Toxicológicas da Faculdade de Ciências Farmacêuticas da Universidade de São Paulo (USP).

Alexandre Lages Savassi Rocha
Mestre em Ciências Médicas (Gastroenterologia) pela Universidade Federal de Minas Gerais (UFMG). Especialista em Cirurgia do Aparelho Digestivo pelo Hospital das Clínicas da UFMG .

Alexandre Maierá Anacleto
Especialista em Cirurgia Vascular pela Sociedade Brasileira de Angiologia e Cirurgia Vascular (SBACV).

Alexandre Naime Barbosa
Professor Adjunto de Infectologia na Faculdade de Medicina de Botucatu (UNESP). Doutor em Infectologia pela UNESP.

Alexandre Vieira Santos Moraes
Professor Titular de Ginecologia e Obstetrícia da Faculdade de Medicina de Anápolis. Doutor em Ginecologia e Obstetrícia pela Universidade Federal de São Paulo (UNIFESP).

Aline Priscila Pansani
Professora da Universidade Federal de Goiás (UFG). Doutora em Neurologia pela Universidade Federal de São Paulo (UNIFESP).

Aline Veras Brilhante
Professora do Programa de Pós-Graduação em Saúde Coletiva da Universidade de Fortaleza (UNIFOR). Doutora em Saúde Coletiva pela Associação Ampla da Universidade Estadual do Ceará (UECE).

Aluízio Barbosa Carvalho
Professor Afiliado da Disciplina de Nefrologia da Universidade Federal de São Paulo (UNIFESP). Doutor em Nefrologia pela Universidade Federal de São Paulo (UNIFESP).

Alvaro Pulchinelli
Professor Afiliado da Modalidade Ensino/Assistencial da Universidade Federal de São Paulo (UNIFESP). Doutor em Ginecologia pela UNIFESP.

Alvaro Regino Chaves Melo
Professor da Faculdade Integral Diferencial (FACID). Especialista em Clínica Médica pela Sociedade Brasileira de Clínica Médica (SBCM) e Endocrinologia pela Sociedade Brasileira de Endocrinologia e Metabologia (SBEM).

Amanda Cristina Galvão Oliveira de Almeida
Professora Adjunta do Departamento de Neurociências e Saúde Mental da Faculdade de Medicina da Universidade Federal da Bahia (UFBA). Doutora em Ciências (Psiquiatria) pela Universidade Federal de São Paulo (UNIFESP)

Amândio Soares Fernandes Júnior
Especialista em Oncologia Clínica pela Sociedade Brasileira de Cancerologia (SBC). Especialista em Medicina Interna Hospital Alberto Cavalcanti (INAMPS) 1988/1989. Vice-Presidente da Sociedade Brasileira de Cancerologia (SBC).

Ana Flávia Coutinho
Enfermeira em Cardiopneumologia de Alta Complexidade pela Escola de Enfermagem da Universidade de São Paulo (USP) e pelo Instituto do Coração (InCor).

Ana Flávia Passos Ramos
Mestre em Medicina do Adulto (ênfase em Gastroenterologia) pela Universidade Federal de Minas Gerais (UFMG). Especialista em Gastroenterologia pela Federação Brasileira de Gastroenterologia (FBG).

Ana Júlia Xavier
Especialista em Clínica Médica pela Sociedade Brasileira de Clínica Médica (SBCM).

Ana Lúcia Lei Munhoz Lima
Livre-Docente Infectologia pela Faculdade de Medicina da Universidade de São Paulo (FMUSP). Especialista em Ortopedia e Traumatologia pelo Hospital das Clínicas da Faculdade de Medicina da Universidade de São Paulo (IOT-HCFMUSP) e pela Sociedade Brasileira de Ortopedia e Traumatologia (SOBT).

Ana Luisa Godoy Fernandes
Professora Titular de Pneumologia do Departamento de Medicina da Escola Paulista de Medicina da Universidade Federal de São Paulo (UNIFESP). Chefe do Departamento de Medicina da UNIFESP.

Ana Paula Beckhauser Campos
Professora da Faculdade Evangélica de Medicina do Paraná. Especialista em Reumatologia pela Sociedade Brasileira de Reumatologia (SBR).

Ana Paula Santos de Jesus
Professora-Assistente de Enfermagem da Universidade Federal do Recôncavo da Bahia (UFRB).

Ana Virginia Cunha Martins
Especialista em Hematologia pela Associação Brasileira de Hematologia, Hemoterapia e Terapia Celular (ABHH).

André Castro Lyra
Professor-Associado e Livre-Docente do Departamento de Medicina da Universidade Federal da Bahia (UFBA). Livre-Docente pela Disciplina de Patologia e Cínica dos Órgãos e Sistemas com ênfase em Gastroenterologia da Faculdade de Medicina da Bahia (UFBA).

André Chuster de Souza
Especialista em Clínica Médica no Instituto de Previdência dos Servidores do Estado de Minas Gerais (IPSEMG).

André Fernando Gemente Larrubia
Especialista em Hematologia pela Associação Brasileira de Hematologia, Hemoterapia e Terapia Celular (ABHH).

André Luciano Baitello
Especialista em Cirurgia do Trauma pela Faculdade de Medicina de São José do Rio Preto (FAMERP). Doutor em Ciências Médicas pela Universidade Federal de São Paulo (UNIFESP).

André Rodrigues Durães
Professor Adjunto de Semiologia Médica da Universidade Federal da Bahia (UFBA). Doutor em Medicina e Saúde pela Universidade Federal da Bahia (UFBA).

André Romano
Especialista em Oftalmologia pelo Conselho Brasileiro de Oftalmologia (CBO).

Andrea Doria Batista
Doutora em Medicina Tropical pela Universidade Federal de Pernambuco (UFPE). Especialista em Hepatologia pela Sociedade Brasileira de Hepatologia (SBH).

Andrea Fachini da Costa
Enfermeira, Centro Universitário das Faculdades Metropolitanas Unidas (FMU). Especialista em Oncologia, Faculdade Israelita Albert Einstein.

Andreia Ardevino de Oliveira
Doutora em Otorrinolaringologia pela Faculdade de Medicina de Ribeirão Preto da Universidade de São Paulo (FMRP-USP).

Angelo Maset
Especialista em Neurocirurgia pela Sociedade Brasileira de Neurocirurgia (SBN).

Antonio Américo Friedmann
Professor do Departamento de Cardiologia da Faculdade de Medicina da Universidade de São Paulo (FMUSP). Livre-Docente em Cardiologia pela FMUSP.

Antonio Carlos Assumpção
Doutor em Fisiopatologia da Cirurgia da Universidade Estadual de Campinas (UNICAMP).

Antônio Lacerda-Filho
Professor-Associado do Departamento de Cirurgia da Faculdade de Medicina da Universidade Federal de Minas Gerais (UFMG). Doutor em Gastroenterologia pela UFMG.

Antônio Roberto Bozola
Professor Titular da Cirurgia Plástica da Faculdade de Medicina de São José do Rio Preto (FAMERP). Pós-Doutor pela Universidade Federal de São Paulo (UNIFESP).

Antônio Tonete Bafi
Especialista em Terapia Intensiva Adulta pela Associação de Medicina Intensiva Brasileira (AMIB).

Antônio-Carlos Guimarães de Almeida
Professor Titular do Departamento de Engenharia de Biossistemas da Universidade Federal de São João del-Rei (UFSJ). Doutor em Engenharia Biomédica pela Universidade Federal do Rio de Janeiro (UFRJ).

Bárbara Perdigão Stumpf
Mestre em Ciências Médicas pelo Instituto de Previdência dos Servidores do Estado de Minas Gerais (IPSEMG). Especialista em Psiquiátrica pelo Instituto de Previdência dos Servidores do Estado de Minas Gerais (IPSEMG).

Bárbara Stadler Kahlow
Mestre em Princípios da Cirurgia pelo Universitário Evangélico de Curitiba. Especialista em Reumatologia pelo Hospital Universitário Evangélico de Curitiba.

Benedito Barraviera
Professor Titular do Departamento de Doenças Tropicais e Diagnóstico por Imagem da Faculdade de Medicina de Botucatu (UNESP). Livre-Docente pela Universidade Estadual Paulista UNESP.

Benedito Jorge Pereira
Professor da Disciplina do Sistema Urinário do Curso de Medicina da Universidade Nove de Julho/ São Paulo-SP. Doutor em Ciências (Nefrologia) pela Faculdade de Medicina da Universidade de São Paulo (FMUSP).

Bianca Campos Teixeira Moniz Frango
Enfermeira especialista em Urgência e Emergência pelo Programa de Residência Multiprofissional na Universidade Federal de São Paulo (UNIFESP).

Bruno de Souza Paolino
Doutor em Cardiologia pelo Instituto do Coração da Faculdade de Medicina da Universidade de São Paulo (InCor-FMUSP).

Bruno de Souza Teixeira
Especialista em Ortopedia pela Sociedade Brasileira de Ortopedia e Traumatologia (SBOT).

Bruno Monteiro Tavares Pereira
Professor da Disciplina de Cirurgia do Trauma na Universidade Estadual de Campinas (FCM-UNICAMP). Doutor em ciências pela Universidade de Campinas (UNICAMP). Presidente da Sociedade Mundial do Compartimento Abdominal (WSACS).

Bruno Peron
Especialista em Cirurgia Geral com área de atuação em Cirurgia do Trauma pela Faculdade de Medicina de São José do Rio Preto (FAMERP).

Bruno Rocha Wanderley
Especialista em Cardiologia pela Sociedade Brasileira de Cardiologia (SBC). Especialização em Arritmia Clínica e Estimulação Cardíaca Artificial pelo Hospital das Clínicas da Faculdade de Medicina de Ribeirão Preto da Universidade de São Paulo (HCFMRP-USP).

Camila Balbi Lima
Especialista em Clínica Médica.

Camila Cristina Martini Rodriguez
Especialista em Infectologia pela Sociedade Brasileira de Infectologia (SBI) área de atuação em Medicina Tropical.

Camila Giacomo Carneiro Barros
Professora da Divisão de Otorrinolaringologia do Departamento de Oftalmologia, Otorrinolaringologia e Cirurgia de Cabeça e Pescoço da FMRP-USP. Doutora em Otorrinolaringologia pela Faculdade de Medicina da Universidade de São Paulo (FMUSP).

Camila de Araújo Reinert
Professora Convidada do Ambulatório de Psicoterapia de Orientação Analítica de Residência Médica em Psiquiatra na Pontifícia Universidade Católica do Rio Grande do Sul (PUCRS). Especialista em Psiquiatra pela (ABP).

Carla Alessandra Scorza Bahi
Professora Adjunta do Departamento de Neurociências da Universidade Federal de São Paulo (UNIFESP). Doutora em Neurociências pela UNIFESP.

Carlos Alberto Caldeira Mendes
Especialista em Terapia Intensiva pela Associação de Medicina Intensiva Brasileira (AMIB). Especialista em Emergência e Clínica Médica pela Sociedade Brasileira de Clínica Médica (SBCM). Mestre em Ciências da Saúde pela Faculdade Regional de Medicina de São José do Rio Preto (FAMERP).

Carlos Alberto Cyrillo Sellera
Professor e Chefe da Disciplina de Cardiologia da Universidade Metropolitana de Santos (UNIMES). Mestre em Ciências da Saúde pela Universidade Federal de São Paulo (UNIFESP).

Carlos Roberto Seara filho
Especialista em Clínica Médica pela Sociedade Brasileira de Clínica Médica (SBCM).

Carlos Augusto Gomes
Professor-Associado da Faculdade de Medicina da Universidade Federal de Juiz de Fora (UFJF). Professor de Cirurgia da Faculdade de Ciências Médicas e da Saúde de Juiz de Fora (SUPREMA). Doutor em Cirurgia pela Universidade Federal de Minas Gerais (UFMG).

Carlos Dario da Silva Costa
Especialista em Cirurgia do Aparelho Digestivo e com área de atuação em Cirurgia de Trauma pela Faculdade de Medicina de São José do Rio Preto (FAMERP).

Carlos Sitta Sabaini
Especialista em Hematologia pela Fundação Amaral Carvalho.

Cássia Regina Vancini Campanharo
Especialista em Enfermagem em Emergência, Universidade Federal de São Paulo (UNIFESP) e Doutora em Ciências.

Cassio Jose Rodrigues
Professor de Nefrologia da Universidade Santo Amaro (UNISA). Doutor em Nefrologia pela Escola Paulista de Medicina da Universidade Federal de São Paulo (UNIFESP).

Celso Mirra de Paula e Silva
Especialista em Gastroenterologia pela Federação Brasileira de Gastroenterologia (FBG).

Celso Murilo Nalio Matias de Faria
Especialista em Cirurgia do Tórax pela Faculdade de Medicina de São José do rio Preto (FAMERP).

Cesar Alfredo Pusch Kubiak
Professor Adjunto de Clínica Médica e Semiologia do Curso de Medicina da Universidade Positivo. Professor Regente da Disciplina de Medicina de Urgência do Curso de Medicina da Universidade Positivo. Especialista em Clínica Médica pela Sociedade Brasileira de Clínica Médica (SBCM).

Chaudes Ferreira da Silva Junior
Professor de Clínica Médica e Urgência – Emergência do Curso de Medicina da Santa Casa de Votuporanga (Unifev). Especialista em Clínica Médica com área de atuação em Medicina de Urgência pela Sociedade Brasileira de Clinica Médica (SBCM).

Chei Tung Teng
Doutor em Psiquiatria pela Faculdade de Medicina da Universidade de São Paulo (FMUSP).

Cibelli Rizzo Cohrs
Professora de Enfermagem da Escola Paulista de Medicina da Universidade Federal de São Paulo (EPM-UNIFESP). Enfermeira Especialista em Terapia Intensiva Adulto.

Cínthia Montenegro Teixeira
Especialista em Nefrologia pela Universidade Federal de São Paulo (UNIFESP).

Cíntia Fuzikawa
Professora Adjunta do Departamento de Saúde Mental da Faculdade de Medicina da Universidade Federal de Minas Gerais (UFMG). Doutora em Psiquiatria pela Universidade Federal de Minas Gerais (UFMG).

Clarisse Uchôa de Albuquerque
Especialista em Ginecologia e Obstetrícia pela Federação Brasileira de Ginecologia e Obstetrícia (FEBRASGO).

Cláudia Henrique da Costa
Professora Adjunta de Pneumologia e Tisiologia da Faculdade de Ciências Médicas da Universidade do Estado do Rio de Janeiro (UERJ). Doutora em Pneumologia pela Universidade Federal do Rio de Janeiro (UFRJ) e National Heart & Lung Institute.

Cláudia Hara
Professora da Graduação de Medicina da Faculdade da Saúde e Ecologia Humana (FASEH). Doutora em Saúde Pública/Epidemiologia pela Faculdade de Medicina da Universidade Federal de Minas Gerais (UFMG). Especialista em Psiquiatria.

Claudio Elias Kater
Professor-Associado da Disciplina de Endocrinologia e Metabologia no Departamento de Medicina da UNIFESP. Pós-Doutorado em Clinical Endocrinology pela University of California, San Francisco, EUA.

Cleber Soares Junior
Professor de Cirurgia da Faculdade de Ciências Médicas e da Saúde de Juiz de Fora (SUPREMA). Doutor em Cirurgia pela Universidade Federal de Minas Gerais (UFMG).

Cristiana Silva de Mello Lanziotti dos Reis
Especialista em Gastroenterologia do Hospital Universitário da Universidade Federal de Juiz de Fora (UFJF).

Cristina Prata Amendola
Especialista em Clínica Médica pela Sociedade Brasileira de Clínica Médica (SBCM). Doutora em Medicina pela Faculdade de Medicina de São José do Rio Preto (FAMERP).

Daniel Guimarães Cacione
Professor Afiliado na categoria Assistência/Ensino do Departamento de Cirurgia/Disciplina de Cirurgia Vascular e Endovascular da Escola Paulista de Medicina da Universidade Federal de São Paulo (UNIFESP) Doutor em Ciências pela Universidade Federal de São Paulo (UNIFESP).

Daniel Salgado Küpper
Doutor em Otorrinolaringologia. pelo Hospital das Clínicas da Faculdade de Medicina de Ribeirão Preto da Universidade de São Paulo (HCRP-USP).

David Szpilman
Especialista em Clínica Médica e Terapia Intensiva Adulto. Membro do Conselho Médico da Federação Internacional de Salvamento Aquático. Fundador da International Drowning Research Alliance (IDRA).

Débora Luciana Melzer-Ribeiro
Mestre em Medicina (Psiquiatria) pela Faculdade de Medicina da Universidade de São Paulo (FMUSP).

Décio Diament
Doutor em Infectologia pela Universidade Federal de São Paulo (UNIFESP).

Diana Lima Villela de Castro
Enfermeira Pós-Doutora, Doutora em Ciências na Saúde do Adulto pela Escola de Enfermagem da Universidade de São Paulo.

Diego Basile Colugnati
Professor Adjunto da Universidade Federal de Goiás (UFG). Fisioterapeuta Doutor en Ciências Médicas pela Universidade Federal de São Paulo (UNIFESP).

Dionei Freitas de Morais
Doutor em Neurocirurgia, Ciências da Saúde pela Faculdade de Medicina de São José do Rio Preto (FAMERP). Professor do Programa Residência Médica em Neurocirurgia do Hospital de Base de São José do Rio Preto (FAMERP).

Dulce Reis Guarita
Professora Livre-Docente em Medicina – concurso realizado na Disciplina de Gastroenterologia Clínica da Faculdade de Medicina da Universidade de São Paulo (FMUSP). Pós-Doutorado na University of Pittsburgh, EUA.

Edmundo Pessoa de Almeida Lopes Filho
Professor-Associado da Gastroenterologia da Faculdade de Medicina da Universidade Federal de Pernambuco (UFPE). Doutor em Gastroenterologia pela Universidade Federal de São Paulo (UNIFESP).

Eduardo Camelo de Castro
Professor Adjunto de Reprodução Humana Assistida da Universidade Federal de Goiás (UFG). Especialista em Ginecologia e Obstetrícia pela Federação Brasileira das Associações de Ginecologia e Obstetrícia (FEBRASGO).

Eduardo Guimarães Hourneaux de Moura
Professor colaborador da Disciplina de Cirurgia do Aparelho Digestivo da Faculdade de Medicina da Universidade de São Paulo (FMUSP). Doutor em Medicina pela FMUSP.

Eduardo Jorge Duque de Sá Carneiro Filho
Especialista em Nefrologia pela Sociedade Brasileira de Nefrologia (SBN).

Eduardo Loureiro de Araújo
Especialista em Angiologia e Cirurgia Vascular pela Sociedade Brasileira de Angiologia e de Cirurgia Vascular (SBACV).

Eduardo Pondé de Sena
Professor-Associado de Farmacologia e Terapêutica do Departamento de Biorregulação do Instituto de Ciências da Saúde da Universidade Federal da Bahia (UFBA). Especialista em Psiquiatria pela Associação Brasileira de Psiquiatria (ABP).

Eduardo Tanaka Massuda
Professor da Faculdade de Medicina de Ribeirão Preto da Universidade de São Paulo (FMRP-USP). Doutor em Oftalmologia, Otorrinolaringologia e Cirurgia de Cabeça e Pescoço pela FMRP-USP.

Edvane Birelo Lopes De Domenico
Professora-Associada do Departamento de Enfermagem Clínica e Cirúrgica da Escola Paulista de Enfermagem da Universidade Federal de São Paulo (UNIFESP). Doutora em Enfermagem pela Universidade de São Paulo (FMUSP).

Edwin Tamashiro
Professor da Faculdade de Medicina de Ribeirão Preto da Universidade de São Paulo (FMRP-USP). Doutor em Otorrinolaringologia pela Faculdade de Medicina de Ribeirão Preto da Universidade de São Paulo (FMRP-USP).

Elaine Cristina Salzedas Muniz
Enfermeira Professora do Instituto de Ensino Capacitação e Pós-Graduação nos cursos de Especialização em Gestão e Auditoria em Saúde e Geriatria e Gerontologia.

Eliana Fazuoli Chubaci
Fisioterapeuta Oncológica do Hospital do Câncer de Barretos.

Elias Ferreira de Melo Júnior
Professor Adjunto do Departamento Materno-Infantil e líder do Grupo de Pesquisas Obstetrícia Baseada em Evidências, Universidade Federal de Pernambuco (UFPE). Doutor em Tocoginecologia pela Universidade Estadual de Campinas (UNICAMP).

Enio Chaves de Oliveira
Professor-Associado do Departamento de Cirurgia da Faculdade de Medicina da Universidade Federal de Goiás (UFG). Doutor em Medicina (Clínica Cirúrgica) pela Universidade de São Paulo (USP).

Erasmo Simão da Silva
Livre-Docente em Cirurgia Vascular pelo Departamento de Cirurgia da Faculdade de Medicina da Universidade de São Paulo (FMUSP).

Érika Bevilaqua Rangel
Professora Adjunta de Nefrologia da Escola Paulista de Medicina da Universidade Federal de São Paulo (EPM-UNIFESP). Doutora em Nefrologia pela EPM-UNIFESP. Pós-Doutorado pelo Interdisciplinary Stem Cell Institute, University of Miami, Flórida, EUA.

Erika Ruback Bertges
Professora da Graduação e Pós-Graduação do Curso de Medicina na Faculdade de Ciências Médicas e da Saúde de Juiz de Fora (SUPREMA). Especialista em Gastroenterologia Clínica pela Faculdade de Medicina da Universidade de São Paulo (FMUSP). Especialista em Endoscopia Digestiva pela Sociedade Brasileira de Endoscopia Digestiva (SOBED) em Gastroenterologia pela Federação Brasileira de Gastroenterologia (FBG).

Esteban Wisnivesky Rocca Rivarola
Especialista em Cardiologista pela Sociedade Brasileira de Cardiologia (SBC).

Estevão Tavares de Figueiredo
Professor Titular de Clínica Médica da Faculdade Atenas. Especialista em Clínica Médica pela Sociedade Brasileira de Clínica Médica (SBCM) Especialista em Cardiologia pela Sociedade Brasileira de Cardiologia (SBC).

Eudes Arantes Magalhães
Professor de Cirurgia na Faculdade de Medicina da Faculdade da Saúde e Ecologia Humana (FASEH), Vespasiano, MG.

Eveline Montessi Nicolini
Médica reguladora e intervencionista do Serviço de Atendimento Móvel de Urgência (SAMU) de Juiz de Fora.

Evelyn Carla Borsari Mauricio
Enfermeira da Universidade Federal de São Paulo (UNIFESP).

Fabiana Cardoso Pereira Valera
Professora-Associada pela Divisão de Otorrinolaringologia da Faculdade de Medicina de Ribeirão Preto da Universidade de São Paulo (FMRP-USP). Livre-Docência pela Faculdade de Medicina de Ribeirão Preto (FMRP-USP) e Pós-Doutorado pela FMRP-USP e pela Université de Montréal, Canadá.

Fábio Heleno de Lima Pace
Professor Adjunto da Universidade Federal de Juiz de Fora (UFJF). Doutor em Gastroenterologia pela Faculdade de Medicina da Universidade de São Paulo (FMUSP).

Fabio Liberali Weissheimer
Mestre em Saúde Coletiva pela Universidade Federal de Mato Grosso (UFMT). Especialista em Clínica Médica pela UFMT e Terapia Intensiva Adulto pela Associação de Medicina Intensiva Brasileira (AMIB).

Fábio Lopes Rocha
Doutor em Ciências da Saúde (Psiquiatria) pela Universidade de Brasília (UnB).

Fábio Pimentel Martins
Professor da Faculdade de Ciências Médicas de Minas Gerais na Disciplina de Técnica Cirúrgica e no Internato de Medicina de Urgência.Especialista em Cirurgia Geral pelo Hospital Felício Rocho. Especialista em Coloproctologia pela Santa Casa de Misericórdia de Belo Horizonte.

Fabrício Guimarães Gonçalves
Especialista em Radiologia e Diagnóstico por Imagem pelo Colégio Brasileiro de Radiologia e Diagnóstico por Imagem (CBR). Especialista em Neurorradiologia Diagnóstica pelo CBR. SILAN *Fellow*/Clinical *Fellow* em Neurorradiologia – McGill University Health Center.

Fabrício José de Souza Dinato
Especialista em Cirurgia Cardiovascular pelo Instituto do Coração do Hospital das Clínicas da Faculdade de Medicina da Universidade de São Paulo (InCor-HCFMUSP).

Felipe Armanelli Gibson
Especialista em Ortopedia e Traumatologia pela Sociedade Brasileira de Ortopedia e Traumatologia (SBOT). Especialista em Cirurgia da mão pela Sociedade Brasileira de Clínica Médica (SBCM).

Felipe Marques da Costa
Especialista em Clínica Médica pela Sociedade Brasileira de Clínica Médica (SBCM).

Fatima Dumas Cintra
Professora adjunta da Disciplina de Clínica Médica pela Universidade Federal de São Paulo (UNIFESP). Livre-Docente em Cardiologia pela Universidade Federal de São Paulo (UNIFESP).

Fernanda Cardoso Parreiras
Mestre em Ciências Aplicadas ao Câncer pela Faculdade de Ciências Médicas de Minas Gerais (FCMMG). Especialista em Cirurgia Geral pelo Hospital Universitário de Juiz de Fora. Área de atuação em Dor e Cuidados Paliativos.

Fernanda Maia Iodi
Mestre em Clínica Médica pela Santa Casa de Misericórdia de Belo Horizonte. Especialista em Hematologia pela Associação Brasileira de Hematologia, Hemoterapia e Terapia Celular (ABHH).

Fernanda Rodrigues Barbieri
Especialista em Clínica Médica pela Universidade Estadual Paulista da Faculdade de Medicina (UNESP) de Botucatu. Especialista em Hematologia e Hemoterapia pela UNESP de Botucatu. Residência Médica em Transplante de Medula Óssea pelo Hospital Amaral Carvalho.

Fernando Augusto de Vasconcellos Santos
Especialista em Cirurgia Geral pelo do Colégio Brasileiro de Cirurgia Digestiva e Especialista em Cirurgia Oncológica pela Sociedade Brasileira de Cancerologia (SBC). Mestre em Medicina pela Universidade Federal de Minas Gerais (UFMG).

Fernando Conrado Abrao
Professor da Faculdade de Medicina Santa Marcelina. Especialista em Cirurgia Geral e do Tórax pela Faculdade de Medicina da Universidade de São Paulo (FMUSP).

Fernando Figueiredo Berti
Especialista em Urologia pela Sociedade Brasileira de Urologia (SBU).

Fernando Mendonça Vidigal
Professor-Associado do Departamento de Cirurgia da Faculdade de Medicina da Universidade Federal de Juiz de Fora (UFJF). Doutorado em Saúde (Cirurgia) pela UFJF.

Flavia Amanda Costa Barbosa
Doutorado em Endocrinologia Clínica pela Universidade Federal de São Paulo (UNIFESP). Pós-Doutorado pela Harvard Reproductive Endocrine Sciences Center – Massachusetts General Hospital, MGH, EUA. Bolsista do National Institute of Health.

Flávia Ribeiro Machado
Professora da Disciplina de Terapia Intensiva Adulto da Universidade Federal de São Paulo (UNIFESP). Livre-Docente pela UNIFESP.

Flavia Westphal
Especialista em Enfermagem Obstétrica pela Universidade Federal de São Paulo (UNIFESP).

Flávio Geraldo Rezende de Freitas
Professor Adjunto da Disciplina de Anestesiologia, Dor e Terapia Intensiva da Universidade Federal de São Paulo (UNIFESP).

Flávio Lúcio Pontes Ibiapina
Doutorado em Saúde Coletiva pela Universidade de Fortaleza. Especialista em Ginecologia e Obstetrícia pela Federação Brasileira das Associações de Ginecologia e Obstetrícia (FEBRASGO).

Flávio Milman Shansis
Professor da Residência em Psiquiatria do Hospital Psiquiátrico São Pedro (HPSP). Especialista em Psiquiatra pelo Hospital de Clínicas de Porto Alegre (HCPA). Doutor em Ciências Médicas pela Universidade Federal do Rio Grande do Sul (UFRGS).

Francisco de Assis Cury
Professor Adjunto de Cirurgia Torácica da Faculdade de Medicina de São José do Rio Preto (FAMERP) Doutor em Ciências da Saúde pela FAMERP.

Frederico Passos Marinho
Mestre em Medicina do Adulto (Gastroenterologia) pela Universidade Federal de Minas Gerais (UFMG).

Fulvio Alexandre Scorza
Professor Associado do Departamento de Neurologia da Universidade Federal de São Paulo (UNIFESP). Doutorado em Ciências pela UNIFESP. Pós-Doutorado em Harvard Medical School, EUA.

Gabriela Novelli de Oliveira
Enfermeira com área de atuação em Urgência e Emergência da Universidade Estadual de Campinas (UNICAMP).

Gabrielly Borges Machado
Professora Chefe do Departamento de Infectologia da Faculdade Atenas. Especialista em Infectologia pela Sociedade Brasileira de Infectologia (SBI).

Geraldo Vitor Cardoso Bicalho
Especialista em Neurocirurgia pela Sociedade Brasileira de Neurocirurgia (SBN).

Germano Emilio Conceição Souza
Doutor em Cardiologia pela Faculdade de Medicina da Universidade de São Paulo (FMUSP).

Gerson Alves Pereira Junior
Professor de Cirurgia de Urgência e Trauma do Departamento de Cirurgia e Anatomia da Faculdade de Medicina de Ribeirão Preto da Universidade de São Paulo (FMRP-USP). Doutor em Medicina pela Faculdade de Medicina da Universidade de São Paulo (FMUSP).

Gerson Ricardo de Souza Domingues
Professor Adjunto de Gastroenterologia da Faculdade de Ciências Médicas da Universidade do Estado do Rio de Janeiro (UERJ). Doutor em Medicina pela UERJ.

Gianna Mastroianni Kirsztajn
Professora-Associada da Disciplina de Nefrologia da Escola Paulista de Medicina da Universidade Federal de São Paulo (EPM-UNIFESP). Livre-Docente pela Universidade Federal de São Paulo (UNIFESP).

Gicia Barbosa de Souza
Especialista Médica em Clínica Médica pela Fundação Educacional Dom André Arcoverde – Centro de Ensino Superior de Valença. Especialista Médica em Gastroenterologia Clínica pelo Hospital e Maternidade Therezinha de Jesus – Faculdade de Ciências.

Gildasio Castello Almeida Junior
Doutor em Oftalmologia pela Faculdade de Medicina de Ribeirão Preto da Universidade de São Paulo (FMRP-USP). Pós-Doutorado em Ciências da Saúde pela Faculdade de Medicina de São José do Rio Preto (FAMERP).

Gisele Marques de Resende Dias Leite
Enfermeira Intervencionista do Grupo de Resgate e Atenção às Urgências e Emergências (GRAU).

Givaldo Rios
Especialista em Cirurgia de Mão pela Sociedade Brasileira de Clínica Médica (SBCM). Chefe do Serviço de Traumatologia do Hospital Memorial Arthur Ramos.

Gláucio Silva de Souza
Professor-Assistente do Departamento de Cirurgia da Faculdade de Medicina da Universidade Federal de Juiz de Fora (UFJF). Mestrado em Saúde Brasileira pela UFJF.

Guilherme Pietrucci Buzatto
Especialista em Otorrinolaringologia Associação Brasileira de Otorrinolaringologia e Cirurgia Cérvico-Facial (ABORL-CCF). Doutor em Otorrinolaringologia pela Faculdade de Medicina de Ribeirão Preto da Universidade de São Paulo (FMRP-USP).

Guilherme Santiago Mendes
Professor de Semiologia da Faculdade de Medicina da Faculdade da Saúde e Ecologia Humana (FASEH). Mestre em Ciências Médica pela Universidade Federal de Minas Gerais (UFMG). Especialista em Gastroenterologia pela Federação Brasileira de Gastroenterologia e da Sociedade Brasileira de Hepatologia (SBH).

Gustavo Cartaxo Patriota
Mestre em Ciências da Saúde pelo Instituto de Assistência Médica ao Servidor Público Estadual (IAMSPE). Especialista pelo Hospitar Servidor Público Estadual de São Paulo.

Gustavo Daher Vieira de Moraes Barros
Professor de Neurologia e Semiologia Neurológica da Faculdade de Ciências Médicas de Minas Gerais (FCMMG). Especialista em Neurologia pela Sociedade Brasileira de Neurocirurgia (SBN).

Gustavo Lemos Ribeiro Melo
Especialista em Ortopedia e Traumatologia pela Sociedade Brasileira de Ortopedia e Traumatologia (SBOT).

Gustavo Marcatto
Especialista em Cirurgia Geral.Especialista em Cirurgia Vascular pela Faculdade de Medicina de São José do Rio Preto (FAMERP).

Helena Dias de Castro Bins
Especialista em Psiquiatria e em Psiquiatria Forense pela Associação Brasileira de Psiquiatria (ABP). Especialista em Psicoterapia de Orientação Analítica pela Universidade Federal do Rio Grande do Sul (UFRGS). Mestre em Ciências da Saúde pela UFCSPA.

Helvécio Neves Feitosa
Professor Titular do Curso de Medicina da Universidade de Fortaleza (UNIFOR). Professor Adjunto do Departamento de Saúde Materno-Infantil da Faculdade de Medicina da Universidade Federal do Ceará (UFC). Doutor em Medicina (área de Obstetrícia) pela Universidade Federal de São Paulo (UNIFESP) Doutor em Bioética pela Faculdade de Medicina da Universidade do Porto, Portugal.

Henrique Tria Bianco
Pós-Doutor em Cardiologia pela Universidade Federal de São Paulo (UNIFESP). Professor da Disciplina de Cardiologia da UNIFESP.

Hugo Weisfield Mendes
Especialista em Cirurgia do Tórax pela Sociedade Brasileira de Cirurgia Torácica (SBCT).

Humberto Borges Barbosa
Médico Especialista em Terapia Intensiva Adulto pela Associação de Medicina Intensiva Brasileira (AMIB). Pós-Graduação em Gestão de Negócios pela Fundação Dom Cabral Igor Abreu.

Humberto Oliva Galizzi
Especialista em Gastroenterologia pela Federação Brasileira de Gastroenterologia (FBG). Presidente da Sociedade de Gastroenterologia e Nutrição de Minas Gerais (biênio 2014-2016).

Igor Renato Louro Bruno de Abreu
Especialista em Cirurgia do Toráx pelo Hospital das Clínicas da Faculdade de Medicina da Universidade de São Paulo (FMUSP). Especialista em Cirurgia Geral no Hospital Professor Edmundo Vasconcelos.

Igor Gouveia Pietrobom
Especialista em Nefrologia da Escola Paulista de Medicina da Universidade Federal de São Paulo (EPM-UNIFESP). Médico Coordenador da Unidade Semi-Intensiva do Pronto-Socorro do Hospital São Paulo – EPM-UNIFESP.

Ildeu Afonso de Almeida Filho
Especialista em Ortopedia e Traumatologia pela Sociedade Brasileira de Ortopedia e Traumatologia (SBOT). Diretor da SBOT, MG.

Irma de Godoy
Professora Titular da Universidade Estadual Paulista "Júlio de Mesquita Filho" (UNESP). Doutora em Medicina (Pneumologia) pela Universidade Federal de São Paulo (UNIFESP). Pós-Doutorado na University of Pittsburgh, EUA.

Isabella Cristina Barduchi Ohl
Enfermeira Especialista em Urgência e Emergência pela Universidade Federal de São Paulo (UNIFESP).

Ita Pfeferman Heilberg
Professora-Associada da Disciplina de Nefrologia da Escola Paulista de Medicina da Universidade Federal de São Paulo (EPM-UNIFESP). Coordenadora do Ambulatório de Litíase Renal da Disciplina de Nefrologia da EPM-UNIFESP. Doutora em Nefrologia pela EPM-UNIFESP.

Izabela Guimarães Barbosa
Professora do Departamento de Saúde Mental da Faculdade de Medicina da Universidade Federal de Minas Gerais (UFMG). Doutora em Neurociências pela UFMG. Especialista em Psiquiatria pela Associação Brasileira de Psiquiatria (ABP).

Izabelle Venturini Signorelli
Professora de de Gastroenterologia da Universidade Federal do Espírito Santo (UFES). Professora do Departamento de Clínica Médica da Escola Superior de Ciências da Santa Casa de Misericórdia de Vitória (EMESCAM). Especialista em Hepatologia pela pela Sociedade Brasileira de Hepatologia (SBH).

James Ramalho Marinho
Especialista em Gastroenterologia e Endoscopia Digestiva pela Federação Brasileira de Gastroenterologia (FBG) e da Sociedade Brasileira de Hepatologia (SBH).

Jefferson Luís Vieira
Doutor em Ciências Médicas (Cardiologia) pelo Programa de Cardiologia da Faculdade de Medicina da Universidade de São Paulo (FMUSP).

João Galizzi-Filho
Professor do Departamento de Clínica Médica da Faculdade de Medicina da Universidade Federal de Minas Gerais (UFMG). Especialista em Hepatologia pela Universidade de Londres, Inglaterra (*Royal Free Hospital*). Presidente da Sociedade Brasileira de Hepatologia (SBH) (biênio 2005-2007).

João Lopo Madureira Júnior
Especialista em Ortopedia e Traumatologia pela Sociedade Brasileira de Ortopedia e Traumatologia (SBOT).

João Manoel Theotonio dos Santos
Doutor em Ciências – área de atuação em Cardiologia – Faculdade de Medicina da Universidade de São Paulo (FMUSP). Professor de Práticas Médicas do Curso de Medicina de São José dos Campos – Universidade Anhembi Morumbi – Laureate International Universities.

Jõao Pádua Manzano
Doutor em Urologia pela Universidade Federal de São Paulo (UNIFESP).

João Paulo Vieira
Especialista em Cirurgia Torácica da Sociedade Brasileira de Cirurgia Torácica (SBCT). Professor de Cirurgia Torácica da Faculdade de Ciências Médicas e da Saúde de Juiz de Fora (SUPREMA).

João Simão de Melo Neto
Professor Adjunto de Fisioterapia da Faculdade de Fisioterapia e Terapia Ocupacional. Doutor em Ciências da Saúde da Faculdade de Medicina de São José do Rio Preto (FAMERP).

João Wagner Junqueira Pellucci
Professor-Assistente da Faculdade de Ciências Médicas de Minas Gerais. Especialização (Residência Médica) em Ortopedia e Traumatologia pela Santa Casa de Belo Horizonte – Especialista pela Sociedade Brasileira de Ortopedia e Traumatologia (SBOT).

Joel Rennó Jr.
Professor Colaborador do Departamento de Psiquiatria da Faculdade de Medicina da Universidade de São Paulo (FMUSP). Diretor do Programa de Saúde Mental da Mulher (Promulher) do Instituto e Departamento de Psiquiatria da FMUSP. Doutor em Psiquiatria pelo Departamento de Psiquiatria da FMUSP.

Joffre Rezende Filho
Professor Adjunto do Departamento de Clínica Médica da Faculdade de Medicina da Universidade Federal de Goiás (UFG). Doutor em ciências médicas da Faculdade de Medicina da Universidade Federal de Goiás (UFG). Especialista em Gastroenterologia e Hepatologia do Hospital das Clínicas da UFG.

Jorge Montessi
Professor de Cirurgia Torácica da Faculdade de Ciências Médicas e da Saúde de Juiz de Fora (SUPREMA). Doutor em Cirurgia pela Universidade Federal de Minas Gerais (UFMG). Especialista em Cirurgia Torácica da Sociedade Brasileira de Cirurgia Torácica (SBCT).

Jorge Nassar Filho
Mestre em Otorrinolaringologia pela Faculdade de Medicina da Universidade de São Paulo (FMUSP).

José Alvaro Gasques
Doutor em Ciências de Saúde pela Faculdade de Medicina de São José do Rio Preto (FAMERP). Especialista em Cirurgia Plástica pelo Sociedade Brasileira de Cirurgia Plástica – Associação Médica Brasileira (AMIB).

José Augusto Duncan
Especialista em Cirurgia Cardiovascular pelo Instituto do Coração do Hospital das Clínicas da Faculdade de Medicina da Universidade de São Paulo (InCor-HCFMUSP).

José Augusto Malheiros dos Santos Filho
Doutor em Neurocirurgia da Universidade Federal de Minas Gerais (UFMG).

José Carlos Palchetti
Especialista em Gastroenterologia Cirúrgica pela Colégio Brasileiro de Cirurgia Digestiva (CBCD).

José Dalmo de Araújo Filho
Especialista em Cirurgia Vascular pela Sociedade Brasileira de Angiologia e Cirurgia Vascular (SBACV).

José Humberto Belmino Chaves
Pós-Doutorado em Comunicação em Saúde pela Universidade Aberta de Lisboa, Portugal. Professor Adjunto de Ginecologia da Faculdade de Medicina da Universidade Federal de Alagoas (UFAL). Professor Adjunto de Ginecologia da Universidade Estadual de Ciências da Saúde de Alagoas (UNCISAL).

José Liberato Ferreira Caboclo
Professor Titular de Cirurgia Emérito da Faculdade de Medicina de São José do Rio Preto (FAMERP). Professor Adjunto da Universidade do Estado do Rio de Janeiro (UERJ).

José Roberto Tavares
Especialista em Cardiologia pela Sociedade Brasileira de Cardiologia (SBC). Especialista em Terapia Intensiva com Título de Especialista pela Associação Médica Brasileira (AMIB).

Joseph Samuel Kierszenbaum
Professor Titular de Pediatria do Instituto de Pós-Graduação Médica Carlos Chagas (IPGMCG). Professor Adjunto da Disciplina de Doenças Infecciosas e Parasitárias da Faculdade de Medicina de Petrópolis (FMP).

Juarez Geraldo Cunha
Enfermeiro Pós-Graduado *lato sensu* em Bioética pela Universidade Federal de Lavras (UFLA).

Juliana Carvalho Cantaluppi Ferreira
Especialista em Pediatria pela Sociedade Brasileira de Pediatria (SBP).

Juliana Ferreira de Souza
Professora Substituta da Disciplina de Gastroenterologia da Faculdade de Medicina da Universidade Federal de Juiz de Fora (UFJF). Doutora em Ciências Médicas pela UFMG

Juliana Parada
Especialista em Psiquiatria e Dependência Química pela Unidade de Pesquisa em Álcool e Drogas (Uniad), Universidade Federal de São Paulo (UNIFESP).

Julio Zaki Abucham Filho
Professor-Associado da Disciplina de Endocrinologia e Chefe da Unidade de Neuroendocrinologia da Escola Paulista de Medicina da Universidade Federal de São Paulo (EPM-UNIFESP). Doutor em ciências médicas pela UNIFESP

Julio Cesar de Oliveira Mattos
Enfermeiro especialista em Saúde Mental (Modalidade Residência Multiprofissional) pela Universidade Federal de São Paulo (UNIFESP).

Karina Takesaki Miyaji
Mestre em Moléstias Infecciosas e Parasitárias pela Faculdade de Medicina da Universidade de São Paulo (FMUSP). Especialista em Infectologia pela Sociedade Brasileira de Infectologia (SBI).

Kátia Valéria Bastos Dias Barbosa
Doutora em Gastroenterologia pela Universidade Federal de Minas Gerais (UFMG).

Klaus Ruback Bertges
Professor da Graduação e Pós-Graduação do Curso de Medicina da Faculdade de Ciências Médicas e da Saúde de Juiz de Fora (Suprema). Mestre em Ciências Biológicas pela Faculdade de Medicina da Universidade Federal de Juiz de Fora (UFJF). Doutorando do Programa de Pós-Graduação em Saúde da UFJF. Especialista em Endoscopia Digestiva pela Clínica de Gastroenterologia e Endoscopia Digestiva de Juiz de Fora. Especialista em Medicina Hiperbárica pela Sociedade Brasileira de Medicina Hiperbárica (SBMH).

Laércio Tenório
Especialista em Gastroenterologia pela Federação Brasileira de Gastroenterologia (FBG).

Lázaro Luis Faria do Amaral
Especialista em Neurorradiologia pela Oregon Health and Science University (OHSU) – Portland, Oregon, EUA. Especialista em Neurorradiologia pela Sociedade Brasileira de Neurorradiologia Diagnóstica e Terapêutica (SBNR). Doutorando em Neurorradiologia pela Faculdade de Ciências Médicas da Santa Casa de Misericórdia de São Paulo.

Leandro Alves Gomes Ramos
Especialista em Clínica Médica pelo Instituto de Previdência de Estado de Minas Gerais (IPSEMG) e pelo Hospital Felício Rocho, Belo Horizonte, MG. Médico Oncologista pelo IPSEMG.

Leonardo Cruz de Souza
Professor Adjunto do Departamento de Clínica Médica da Faculdade de Medicina da Universidade Federal de Minas Gerais (UFMG). Doutor em Neurociências pela Université Pierre et Marie Curie – Paris VI (Sorbonne Universités). Pós-Doutorado no Institut du Cerveau et de la Moelle Épinière.

Leonardo Oliveira Moura
Especialista em Radiologia e Diagnóstico por Imagem pelo MEC e pelo Colégio Brasileiro de Radiologia (CBR). Membro Titular do CBR.

Lessandra Michelin
Professora Adjunta de Infectologia da Universidade de Caxias do Sul (UCS). Doutora em Biotecnologia (Microbiology) pela UCS.

Lília Ribeiro Guerra
Especialista em Pediatria pela Universidade Federal Fluminense (UFF). Especialista em Medicina do Trabalho pela UFF. Mestre em Medicina Clínica pela UFF. Doutora em Ciências e Biotecnologia pela UFF.

Leticia Elizabeth Augustin Czeczko
Especialista em Clínica Médica pela Universidade Federal do Paraná (UFPR). Mestre em Princípios da Cirurgia pelo Programa de Pós-Graduação da Faculdade Evangélica do Paraná.

Letícia Sandre Vendrame
Especialista em Clínica Médica pela Sociedade Brasileira de Clínica Médica (SBCM) e Universidade Federal de São Paulo (UNIFESP). Especialista em Terapia Intensiva Adulto pela Associação de Medicina Intensiva Brasileira (AMIB).

Liduina de Albuquerque Rocha e Sousa
Especialista em Ginecologia e Obstetrícia pela Federação Brasileira das Associações de Ginecologia e Obstetrícia (FEBRASGO).

Ligia Veras Gimenez Fruchtengarten
Especialista em Pediatria e Toxicologia Clínica. Mestre em Toxicologia pela Faculdade de Medicina da Universidade de São Paulo (FMUSP).

Lígia Niero-Melo
Professor-Assistente Doutora de Hematologia da Universidade Estadual Paulista "Júlio de Mesquita Filho" (UNESP) e Professora do Hospital Amaral Carvalho, Jaú, SP. Doutora em Fisiopatologia em Clínica Médica pela UNESP.

Lília Ribeiro Guerra
Professora Convidada do Curso de Especialização em Medicina do Trabalho no Módulo de Toxicologia Ocupacional. Doutora em Ciências e Biotecnologia pela Universidade Federal Fluminense (UFF).

Liliana Andrade Chebli
Professora Adjunta da Disciplina de Gastroenterologia da Faculdade de Medicina da Universidade Federal de Juiz de Fora (UFJF). Mestre em Ciências da Saúde pela Faculdade de Medicina da Universidade Federal de Juiz de Fora (UFJF). Doutora do Programa de Pós-Graduação em Saúde da Faculdade de Medicina da Universidade Federal de Juiz de Fora (UFJF).

Lourianne Nascimento Cavalcante
Professora do Departamento de Ciências da Vida da Faculdade de Medicina da Universidade do Estado da Bahia (UNEB). Doutora em Medicina e Saúde pela Universidade Federal da Bahia (UFBA).

Lucas Oliveira Cantadori
Especialista em Hematologia e Hemoterapia pela Associação Brasileira de Hematologia, Hemoterapia e Terapia Celular (ABHH).

Lucas Ramos Lima
Especialista em Neurocirurgia pelo Hospital Felício Rocho e João XXIII.

Lucas Spanemberg
Professor do Curso de Especialização em Psiquiatria do Núcleo de Formação Específica em Psiquiatria da Escola de Medicina da Pontifícia Universidade Católica do Rio Grande do Sul (PUCRS). Especialista em Psiquiatra pela Associação Brasileira de Psiquiatria (ABP). Doutor em Ciências Médicas (Psiquiatria) pela Universidade Federal do Rio Grande do Sul (UFRGS).

Luciana Dias Moretzsohn
Professora-Associada do Departamento de Clínica Médica da Faculdade de Medicina da Universidade Federal de Minas Gerais (UFMG). Doutora em Ciências Médicas pela UFMG.

Luciana Lofêgo Gonçalves
Professora Adjunta de Gastroenterologia da Universidade Federal do Espírito Santo (UFES). Doutora em Gastroenterologia pela Faculdade de Medicina da Universidade de São Paulo (FMUSP).

Lucilene Ruiz e Resende
Professora-Assistente Doutora na Faculdade de Medicina de Botucatu da Universidade Estadual Paulista (UNESP). Doutora em Fisiopatologia em Clínica Médica pela Universidade Estadual Paulista "'Júlio de Mesquita Filho" (UNESP). Especialista em Hematologia pela Associação Brasileira de Hematologia, Hemoterapia e Terapia Celular (ABHH).

Luís Felipe Sales Maurício
Enfermeiro da Universidade Federal de São Paulo (UNIFESP).

Luiz Alberto Otoni Garcia
Especialista em Neurologia Clínica pela Sociedade Brasileira de Neurocirurgia (SBN).

Luiz Carlos Bertges
Professor-Associado III, aposentado, do Departamento de Fisiologia do Instituto de Ciências Biológicas da Faculdade de Medicina da Universidade Federal de Juiz de Fora (UFJF). Professor do Curso de Medicina da Faculdade de Ciências Médicas e da Saúde de Juiz de Fora (SUPREMA). Especialista em Cirurgia Geral pela Faculdade de Medicina de Ribeirão Preto da Universidade de São Paulo (FMRP-USP). Doutorado em Cirurgia pela Universidade Federal de Minas Gerais (UFMG).

Luiz Cláudio Martins
Professor da Disciplina de Medicina Interna e Semiologia do Departamento de Clínica Médica da Faculdade de Ciências Médicas da Universidade Estadual de Campinas (UNICAMP). Doutor em Farmacologia pela UNICAMP.

Luiz Flávio Quinta Junior
Especialista em Cirurgia Geral pela Colégio Brasileiro de Cirurgiões (CBC).

Luiz João Abrahão Junior
Professor Adjunto da Universidade Federal do Rio de Janeiro (UFRJ). Doutor (Gastrocirurgia) em Medicina pela UFRJ.

Lyster Dabien Hadad
Especialista em Neurocirurgia do Hospital Felício Rocho, Belo Horizonte, MG.

Magda Maria Profeta da Luz
Professora Adjunta do Departamento de Cirurgia da Faculdade de Medicina da Universidade Federal de Minas Gerais (UFMG). Doutora em Gastroenterologia pelo Hospital das Clínicas da UFMG.

Maira Andrade Nacimbem Marzinotto
Especialista em Cirurgia do Aparelho Digestivo pela Faculdade de Medicina da Universidade de São Paulo (FMUSP).

Marcela Colussi Cypel
Professora de Oftalmologia da Universidade Federal de São Paulo (UNIFESP). Doutora em Oftalmologia da UNIFESP.

Marcelo Annes
Especialista em Neurologia pela Academia Brasileira de Neurologia (ABN).

Marcelo Calil Burihan
Professor de Anatomia da Faculdade de Medicina de Santo Amaro. (UNISA). Especialista em Cirurgia Geral pela Colégio Brasileiro de Cirurgiões (CBC) e Cirurgia Vascular pela Sociedade Brasileira de Angiologia e de Cirurgia Vascular (SBACV).

Marcelo Gomes Girundi
Especialista em Cirurgia Geral pelo Colégio Brasileiro de Cirurgiões (CBC).

Marcelo Gonçalves Junqueira Leite
Especialista em Otorrinolaringologia e Residência em Otorrinolaringologia pela Faculdade de Medicina da Universidade de São Paulo (FMUSP).

Marcelo Niel
Especialista em Psiquiatra pela Associação Brasileira de Psiquiatria (ABP). Mestre em Ciências e Doutorando pela Universidade Federal de São Paulo (UNIFESP).

Marcelo Ricardo Canuto Natal
Especialista em Radiologia e Diagnóstico por Imagem no Hospital de Base do Distrito Federal. *Fellowship* em Neurorradiologia na University of Chicago, EUA.

Marcelo Rodrigo de Souza Moraes
Especialista em Cirurgia Geral pela Escola Paulista de Medicina da Universidade Federal de São Paulo (EPM-UNIFESP). Especialista em Cirurgia Vascular e Angiologia pela Universidade Federal de São Paulo (UNIFESP). Mestrado em Cirurgia Vascular e Angiologia pela UNIFESP.

Marcia Maria Morales
Especialista em Angiologia e Cirurgia Vascular pela Associação Médica Brasileira (AMB) e Sociedade Brasileira de Angiologia e Cirurgia Vascular (SBACV). Área de atuação em Angiorradiologia e Cirurgia Endovascular pela AMB e Colégio Brasileiro de Radiologia e Diagnóstico por Imagem (CBR) e SSBACV.

Márcio Jansen de Oliveira Figueiredo
Doutor em Clínica Médica pela Universidade Estadual de Campinas (Unicamp). Especialista em Cardiologia pela Sociedade Brasileira de Cardiologia (SBC).

Marco Antônio Castro Veado
Professor Emérito da Faculdade de Ciências Médicas de Minas Gerais (FCMMG). Coordenador do Serviço de Ombro e Cotovelo do Hospital Mater Dei, Belo Horizonte.

Marco Túlio Costa Diniz
Professor-Associado do Departamento de Cirurgia da Faculdade de Medicina da Universidade Federal de Minas Gerais (UFMG). Coordenador da Equipe Multidisciplinar de Tratamento Cirúrgico da Obesidade do Hospital das Clínicas da UFMG. Mestre e Doutor em Cirurgia pela Faculdade de Medicina da UFMG.

Marcos Mello Moreira
Doutor em Cirurgia pelo Departamento de Cirurgia da Faculdade de Ciências Médicas da Universidade Estadual de Campinas (UNICAMP).

Maria Bethania Peruzo
Especialista em Nefrologia e Terapia Intensiva na Escola Paulista de Medicina da Universidade Federal de São Paulo (UNIFESP).

Maria Carolina Barbosa Teixeira Lopes
Mestre em Ciências pela Universidade Federal de São Paulo (UNIFESP). Enfermeira da Escola Paulista de Enfermagem da Universidade Federal de São Paulo (UNIFESP).

Maria Cristina Vasconcellos Furtado
Professora Adjunta do Departamento de Cirurgia da Faculdade de Medicina da Universidade Federal de Juiz de Fora (UFJF). Mestrado em Biologia e Comportamento Animal pela UFJF. Doutora em Cirurgia pela Universidade Federal de Minas Gerais (UFMG).

Maria das Graças Silva Matsubara
Enfermeira Supervisora da Educação Continuada Multiprofissional e Coordenadora do Programa de Residência Multidisciplinar. Mestre em Enfermagem pela Universidade Federal de São Paulo (UNIFESP). Pós-Graduação em Enfermagem em Dermatologia pela UNIFESP.

Maria do Carmo Friche Passos
Professora-Associada da Faculdade de Medicina da Universidade Federal de Minas Gerais (UFMG) e da Faculdade de Ciências Médicas de Minas Gerais. Pós-Doutorado em Gastroenterologia por Harvard Medical School (EUA). Presidente da Federação Brasileira de Gastroenterologia (FBG), biênio 2014-2016.

Maria Eugenia Valias Didier
Especialista em Infectologia pela Sociedade Brasileira de Infectologia (SBI). Especialização em *Infectious Disease and Hospital Infection Control* pela University of Wisconsin Hospital and Clinics, EUA. Especialização em *Infectious Disease Research Fellow* pela University of Wisconsin Hospital and Clinics, EUA.

Maria Fernanda Mendes
Doutorado em Medicina (área de atuação em Neurologia) na Universidade Federal de São Paulo (UNIFESP).

Maria Inês de Miranda Lima
Doutorado em Ginecologia pela Universidade Federal de Minas Gerais (UFMG).

Maria Livia Ribeiro Duncan
Especialista em Clínica Médica pelo Hospital de Saúde Mental de Messejana e pela Universidade Federal de São Paulo (UNIFESP). Colaboradora, Professora da UNIFESP e Médica Psiquiatra Assistente da UNIFESP.

Maria Lúcia Buziqui Piruzeli
Especialista em Nefrologia pela Sociedade Brasileira de Nefrologia (SBN). Mestranda na Disciplina de Nefrologia da Escola Paulista de Medicina da Universidade Federal de São Paulo (EPM-UNIFESP).

Maria Luciana Zacarias Hannouche da Trindade
Doutora em Cardiologia pela Universidade de São Paulo e Pós-Doutorado na Faculdade de Medicina da Universidade de São Paulo (FMUSP).

Maria Luiza Vieira
Enfermeira Especialista em Pneumologia pela Universidade Federal de São Paulo (UNIFESP).

Maria Paula Martini Ferro
Especialista em Anestesiologia pela Sociedade Brasileira de Anestesiologia (SBA) e Faculdade de Medicina da Universidade de São Paulo (FMUSP).

Marisa Petrucelli Doher
Especialista em Nefrologia da Escola Paulista de Medicina da Universidade Federal de São Paulo (EPM-UNIFESP).

Martha Caniné de Oliveira Machado
Pós-Graduanda da Disciplina de Pediatria do Instituto de Pós-Graduação Médica Carlos Chagas.

Mauro Bafutto
Professor Adjunto da Disciplina de Gastroenterologia da Universidade Federal de Goiás (UFG). Doutor em Ciências da Saúde (Gastroenterologia) pela UFG.

Mauro Zamboni
Doutor em Pneumologia da Universidade Federal Fluminense (UFF). Especialista em Terapia Intensiva Adulto pela Associação medica Intensiva Brasileira (AMIB)

Maxwell Antonio Garcia Rodrigues
Especialista em Cirurgia Geral e Cirurgia do Trauma pela Faculdade de Medicina de São José do Rio Preto (FAMERP).

Mayra Veloso Ayrimoraes Soares
Especialista em Radiologia pelo Hospital Universitário de Brasília.

Meiry Fernanda Pinto Okuno
Doutora em Ciências pela Universidade Federal de São Paulo (UNIFESP). Enfermeira da Escola Paulista de Enfermagem da Universidade Federal De São Paulo (UNIFESP).

Miguel Angelo de Góes Junior
Doutor em Ciências pela Disciplina de Nefrologia da Universidade Federal de São Paulo (UNIFESP). Especialista em Nefrologista do Hospital do Rim (HRim) UNIFESP.

Miguel Angelo Hyppolito
Professor-Associado do Departamento de Oftalmologia, Otorrinolaringologia e Cirurgia de Cabeça e Pescoço da Faculdade de Medicina de Ribeirão Preto da Universidade de São Paulo (FMRP- USP). Livre-Docente pela Faculdade de Medicina da Universidade de São Paulo (FMUSP).

Milena Tenório Cerezoli
Especialista em Clínica Médica pela Sociedade Brasileira de Clínica Médica (SBCM).

Miriam Jackiu
Especialista em Terapia Intensiva (UTI) pela Associação de Medicina Intensiva Brasileira (AMIB). Coordenadora da Comissão de Transplantes do Hospital São Paulo.

Mirian Fabíola Studart Gurgel Mendes
Especialista em Neurocirurgia pelo Hospital Felício Rocho, Belo Horizonte, MG. Mestre em Ciências Médicas pela Faculdade de Medicina de Ribeirão Preto da Universidade de São Paulo (FMRP-USP).

Mônica Bannwart Mendes
Especialista em Infectologia pela Sociedade Brasileira de Infectologia (SBI). Mestre em Doenças Tropicais.

Monica de Andrade Lima Gabbay
Pós-Doutora em Endocrinologia pela Universidade Federal de São Paulo (UNIFESP).

Monike Lourenço Dias Rodrigues
Professora Adjunta da Disciplina de Endocrinologia da Universidade Federal de Goiás (UFG). Doutora em Ciências Médicas pela Universidade Federal de São Paulo (UNIFESP).

Múcio Tavares de Oliveira Jr.
Doutor em Cardiologia pela Faculdade de Medicina da Universidade de São Paulo (FMUSP).

Myriam de Lima Isaac
Professora do Departamento de Oftalmologia, Otorrinolaringologia e Cirurgia de Cabeça e Pescoço da Faculdade de Medicina de Ribeirão Preto da Universidade de São Paulo (FMRP-USP). Doutora em Pediatria pela Faculdade de Medicina de Ribeirão Preto (FMRP-USP).

Nabil Ghorayeb
Doutor em Cardiologia pela Faculdade de Medicina da Universidade de São Paulo (FMUSP).

Nádia Karina Guimarães
Mestrado e Doutorado em Nefrologia pela Escola Paulista de Medicina da Universidade Federal de São Paulo (EPM-UNIFESP). Pós-Doutorado na Wake Forest University, Carolina do Norte, EUA.

Nelson Saade
Professor-Assistente da Faculdade de Ciências Médicas da Santa Casa de São Paulo (FCMSCSP). Doutorado em Pesquisa em Cirurgia pela FCMSCSP. Vice-Presidente da Associação NeuroTraumaBrasil.

Neury Botega
Professor Titular do Departamento de Psicologia Médica e Psiquiatria da Faculdade de Ciências Médicas da Universidade Estadual de Campinas (UNICAMP). Doutor em Saúde Mental pela UNICAMP.

Newton Key Hokama
Doutor em Fisiopatologia em Clínica Médica pela Universidade Estadual Paulista Júlio de Mesquita Filho" (UNESP). Professor-Assistente Doutor da Disciplina de Hematologia do Departamento de Clínica Médica da Faculdade de Medicina de Botucatu.

Neylor Pace Lasmar
Especialista em Ortopedia pela Sociedade Brasileira de Ortopedia e Traumatologia (SBOT).

Nicéas da Silva Gusmão Filho
Especialista em Cirurgião de Mão pela Sociedade Brasileira de Cirurgia da Mão (SBCM)

Nicolau Gregori Czeczko
Professor Titular da Universidade Federal do Paraná (UFPR). Presidente do Colégio Brasileiro de Cirurgia Digestiva (CBCD).

Odeli Nicole Encinas Sejas
Especialista em Infectologia pela Sociedade Brasileira de Infectologia (SBI).

Olímpio Barbosa de Moraes Filho
Professor Adjunto da Faculdade de Ciências Médicas da Universidade de Pernambuco (UPE). Doutor em Tocoginecologia pela Universidade Estadual de Campinas (UNICAMP).

Oswaldo Fortini Levindo Coelho
Professor de Clínica Médica da Faculdade de Ciências Medicas de Minas Gerais (FCMMG). Especialista em Clínica Médica pela Sociedade Brasileira de Clínica Médica (SBCM).

Otaviano de Oliveira Junior
Especialista em Ortopedia pela Sociedade Brasileira de Ortopedia e Traumatologia (SBOT).

Patrícia Carvalho Garcia
Professora do Curso de Biomedicina da Universidade Paulista (UNIP), Campus de Bauru. Doutora em Fisiopatologia em Clínica Médica na Faculdade de Medicina de Botucatu (UNESP). Especialista em Hematologia pela Associação Brasileira de Hematologia, Hemoterapia e Terapia Celular (ABHH)

Patrícia de Souza Melo
Mestre em Ciências pela Universidade Federal de São Paulo (UNIFESP). Especialista em Enfermagem Obstétrica pela UNIFESP.

Patrícia Lofêgo Gonçalves
Doutora em Doenças Infecciosas pela Universidade Federal do Espírito Santo (UFES). Especialista em Hepatologia do Hospital Universitário Cassiano A. Moraes (HUCAM/UFES).

Patricia Martim
Professora Adjunta da Disciplina de Reumatologia da Escola de Medicina da Pontifícia Universidade Católica do Paraná (PUCPR). Especialista em Reumatologia pela Sociedade Brasileira de Reumatologia (SBR).

Paulo Villas Boas de Carvalho
Especialista em Hematologia pela Associação Brasileira de Hematologia, Hemoterapia e Terapia Celular (ABHH).

Paulo Cesar Guimarães
Professor-Assistente da Disciplina de DIP da Faculdade de Medicina de Petrópolis. Mestre (Pediatria) em Educação pela Universidade Católica de Petrópolis (UCP).

Paulo Cézar Vaz de Almeida Filho
Professor do Módulo Longitudinal de Medicina de Emergência da Faculdade de Medicina da UniEVANGÉLICA. Coordenador do Centro de Simulação Avançada da Faculdade de Medicina da UniEVANGÉLICA.

Paulo Dolabela de Lima e Vasconcelos
Especialista em Radiologia e Diagnóstico por Imagem pelo Colégio Brasileiro de Radiologia. Área de atuação em Músculo Esquelético, Hospital Santa Marta, Brasília.

Paulo Eduardo Arbex
Professor-Assistente em Hematologia da Universidade Estadual Paulista "Júlio de Mesquita Filho" (UNIFESP). Mestre em Bases Gerais da Cirurgia pela UNESP.

Paulo Henrique Teixeira do Prado
Especialista em Psiquiatria do Hospital das Clínicas da Universidade Federal de Minas Gerais (UFMG).

Paulo José Ribeiro Teixeira
Especialista em Psiquiatria pela Sociedade Brasileira de Psiquiatria (SBP) e Psicoterapia e Mestre em Ciências da Saúde pelo Instituto de Previdência dos Servidores do Estado de Minas Gerais (IPSEMG)

Paulo Sakai
Professor-Associado do Departamento de Gastroenterologia da Faculdade de Medicina da Universidade de São Paulo (FMUSP). Livre-Docência do Departamento de Gastroenterologia (Cirurgia do Aparelho Digestivo) pela FMUSP.

Pedro Duarte Gaburri
Professor Titular de Gastroenterologia da Faculdade de Medicina de Barbacena (FAME). Especialista em Gastroenterologia pela Universidade Federal do Rio de Janeiro (UFRJ).

Pedro Ernesto Barbosa Pinheiro
Especialista em Otorrinolaringologia pelo Hospital das Clínicas Faculdade de Medicina de Ribeirão Preto da Universidade de São Paulo (HCFMRP-USP) e pela Associação Brasileira de Otorrinolaringologia e Cirurgia Cérvico-Facial (ABORL-CCF).

Pedro Gabriel Melo de Barros e Silva
Professor e Coordenador do Curso de Medicina do Centro Universitário São Camilo. Mestrado em Ciências da Saúde pela Duke University, EUA. Doutor em Cardiologia pela Universidade Federal de São Paulo (UNIFESP).

Priscila Ligeiro Gonçalves Esper
Doutoranda em Nefrologia pela Escola Paulista de Medicina da Universidade Federal de São Paulo (EPM-UNIFESP).

Priscila Rosalba Domingos Oliveira
Mestre em Ortopedia e Traumatologia pela Faculdade de Medicina da Universidade de São Paulo (FMUSP). Especialista em Infectologia pela Sociedade Brasileira de Infectologia (SBI).

Rachel Ferreira Fernandes
Mestre em Pediatria pela Universidade Federal de Minas Gerais (UFMG). Especialista em Hematologia Pediátrica.

Rafael de Athayde Soares
Especialista em Cirurgia Vascular, Cirurgia Endovascular e Ecografia Vascular pela Sociedade Brasileira de Angiologia e Cirurgia Vascular (SBCV).

Rafael Dezen Gaiolla
Doutor em Patologia pela Faculdade de Medicina de Botucatu, Universidade Estadual Paulista "Júlio de Mesquita Filho" (UNESP). Especialista em Hematologia e Hemoterapia pela UNESP.

Rafael Kennedy
Cirurgião Traumatologista do Hospital do Açúcar de Maceió, AL.

Rebecca Bellini Saad
Especialista em Infectologia pela Sociedade Brasileira de Infectologia (SBI).

Regina Helena Fornari Morganti Chueire
Professora Adjunta de Medicina Fisica e Reabilitação pela pela Faculdade de Medicina de São José do Rio Preto (FAMERP). Mestrado em Ciências da Saúde pela FAMERP.

Regina S. Moises
Professor-Associado Livre-Docente, Disciplina de Endocrinologia da Escola Paulista de Medicina da Universidade Federal de São Paulo (EPM-UNIFESP).

Renan Detoffol Bragança
Especialista em Clínica Médica pelo Hospital das Clínicas da Universidade Federal de Minas Gerais (UFMG). Preceptor de Clínica Médica no Hospital das Clínicas da UFMG e no Instituto de Previdência dos Servidores do Estado de Minas Gerais (IPSEMG).

Renan Boeira Rocha
Especialista em Psiquiatria pela Associação Brasileira de Psiquiatria (SBP) /Instituto Abuchaim.

Renata Alvim Mendes
Especialista em Cirurgia Geral pelo Hospital César Leite de Manhuaçu. Médica Residente em Endoscopia do Hospital e Maternidade Therezinha de Jesus, Faculdade de Ciências Médicas e da Saúde de Juiz de Fora (SUPREMA).

Renata D'Alpino Peixoto
Especialista em Clínica Médica com Residência em Clínica Médica pela Faculdade de Medicina da Universidade de São Paulo (FMUSP). Especialista em Oncologia com Residência em Oncologia pelo Hospital Sírio-Libanês.

Renata Villas-Bôas Domingues Dantas
Especialista em Cirurgia Geral pela Hospital Municipal Miguel Couto. Especialista em Angiorradiologia e Cirurgia Endovascular pela Santa Casa de Misericórdia de São Paulo.

Renato Delascio Lopes
Full Professor de Medicina da Divisão de Cardiologia do Duke University Medical Center, Duke University, EUA. Professor Livre-Docente de Cardiologia da Escola Paulista de Medicina da Universidade Federal de São Paulo (EPM-UNIFESP).

Renato Maciel
Professor-Assistente da Faculdade de Ciências Médicas de Minas Gerais (FCMMG). Especialista em Pneumologia pela Sociedade Brasileira de Pneumologia e Tisiologia (SBTP).

Rennan Martins Ribeiro
Professor Convidado do Programa Coren Educação (Programa Educacional do Coren, SP). Especialista em Neurologia, Neurocirurgia e Neurointensivismo pela Universidade Federal de São Paulo (UNIFESP). Especialista em Enfermagem emTerapia Intensiva Adulto (TENTI-AD) pela ABENTI/AMIB.

Ricardo Cassiano Demarco
Doutor em Oftalmologia, Otorrinolaringologia e Cirurgia de Cabeça e Pescoço pela Faculdade de Medicina da Universidade de São Paulo (FMUSP).

Ricardo Miranda Lessa
Doutor em Otorrinolaringologia pela Faculdade de Medicina da Universidade de São Paulo (FMUSP).

Ricardo Nogueira
Professor-Associado IV de Ortopedia e Traumatologia da Universidade Federal de Alagoas (UFAL). Mestre e Doutor em Ortopedia e Traumatologia pela Faculdade de Medicina da Universidade de São Paulo (FMUSP).

Ricardo Ribeiro Dias
Doutor em Ciências pela Faculdade de Medicina da Universidade de São Paulo (FMUSP). Responsável pelo Núcleo de Miocardiopatias e Doenças da Aorta do Instituto do Coração do Hospital das Clínicas da Faculdade de Medicina da Universidade de São Paulo (InCor-HCFMUSP).

Rita de Cássia Proviet Cury
Especialista em Cirurgia Vascular pela Sociedade Brasileira de Angiologia e de Cirurgia Vascular (SBACV).

Roberto de Moraes Junior
Especialista em Clínica Médica e área de atuação em Medicina de Urgência pela Sociedade Brasileira de Clínica Médica (SBCM/AMB).

Roberto Fonseca
Especialista em Medicina Interna e Oncologia Clínica pela Sociedade Brasileira de Cancerologia (CBC).

Roberto Kaoru Yagi
Professor-Assistente da Faculdade de Medicina do Departamento de Cirurgia de São José do Rio Preto (FAMERP). Especialista em cirurgia pela pela Sociedade Brasileira de Cancerologia (CBC).

Roberto Sacilotto
Doutor em Medicina (Clínica Cirúrgica) pela Faculdade de Medicina da Universidade de São Paulo (FMUSP).

Robinson Esteves Santos Pires
Especialista em Ortopedia e Traumatologia pelo Hospital Felício Rocho, Belo Horizonte e Sociedade Brasileira de Ortopedia e Traumatologia (SBOT).

Rodrigo Abdalla de Vasconcelos
Especialista em Radiologista da Câmara dos Deputados (Brasília/DF), do Hospital de Base do Distrito Federal (HBDF) e da Diagnósticos por Imagem (Ecocenter).

Rodrigo Barreiros Vieira
Especialista em Ortopedia e Traumatologia pelo Hospital Universitário São José da Faculdade de Ciências Médicas de Minas Gerais (FCMMG). Mestre em Cirurgia pela Universidade Federal de Minas Gerais (UFMG).

Rodrigo Barreto Hughet
Mestre em Neurociências pela Universidade Federal de Minas Gerais (UFMG). Especialista em Psiquiatria pela Associação Brasileira de Psiquiatria (ABP).

Rodrigo Campos Pace Lasmar
Professor da Faculdade de Ciências Médicas de Minas Gerais (FCMMG). Mestre em Ortopedia pela Faculdade de Medicina da Universidade de São Paulo (FMUSP). Médico da Seleção Brasileira de Futebol.

Rodrigo Florêncio Echeverria
Especialista em Cirurgia Geral e do Trauma pela Faculdade de Medicina da Universidade de São Paulo (FMUSP).

Rodrigo Lacerda Nogueira
Doutorando em Oftalmologia, Otorrinolaringologia e Cirurgia de Cabeça e Pescoço. Especialista em Otorrinolaringologia pela Associação Brasileira de Otorrinolaringologia e Cirurgia Cérvico-Facial (ABORL-CCF).

Rodrigo Moreira Faleiro
Especialista em Neurocirurgia pelo Hospital Felício Rocho, MG, e Sociedade Brasileira de Neurocirurgia (SBN).

Rodrigo Silva de Paula Rocha
Especialista em Cirurgia Geral pela Universidade de São Paulo e Especialista em Endoscopia Gastrointestinal pela Faculdade de Medicina da Universidade de São Paulo (FMUSP).

Roger Beltrati Cozer
Especialista em Cirurgia Geral e Coloproctologia no Hospital das Clínicas da Faculdade de Medicina da Universidade de São Paulo (FMUSP).

Rogério Lopes Rufino Alves
Professor Titular de Pneumologia e Tisiologia da Faculdade de Ciências Médicas da Universidade do Estado do Rio de Janeiro (UERJ). Pós-Doutorado pelo National Heart and Lung Institute (NHLI), Imperial College – Londres, Inglaterra.

Rogério Yukio Morioka
Especialista em Cirurgia Geral e do Trauma pela Faculdade de Medicina de São José do Rio Preto (FAMERP).

Rômulo Luiz de Castro Meira
Professor Adjunto IV de Farmacologia da Universidade Federal da Bahia (UFBA), aposentado em março de 2015. Pós-Graduação em Geriatria na University of Glasgow, Escócia. Pós-Graduação em Psicogeriatria na University of Nottingham, - Londres, Inglaterra.

Rosane Ribeiro Figueiredo Alves
Professora Adjunta da Faculdade de Medicina da Universidade Federal de Goiás (FMUFG). Especialista em Ginecologista e Obstetra. Mestre e Doutora em Medicina Tropical.

Rossi Murilo da Silva
Professor Adjunto das Disciplinas de Angiologia e Cirurgia Vascular pelo Instituto de Pós-Graduação Médica Carlos Chagas. Mestre em Cirurgia Geral pela Universidade Federal do Rio de Janeiro (UFRJ).

Rubens Belfort Junior
Professor Titular de Oftalmologia da Universidade Federal de São Paulo (UNIFESP). Livre-Docente em Oftalmologia pela UNIFESP.

Rubens Belfort Neto
Professor do Departamento de Oftalmologia pela Universidade Federal de São Paulo (UNIFESP). Doutor em Oftalmologia pela UNIFESP.

Rui Seabra Ferreira Junior
Livre-Docente em Medicina Veterinária – Animais Peçonhentos: Acidentes e Toxinas (FMB-UNESP). Pós-Doutorado em Imunoquímica no Instituto Butantan (FAPESP).

Ruth Ester Assayag Batista
Professora Adjunta da Escola Paulista de Enfermagem da Universidade Federal de São Paulo (UNIFESP), da Disciplina de Enfermagem em Cuidados Intensivos e Emergência. Doutora em Infectologia pela UNIFESP, com período sanduíche na Harvard University – Brigham and Women's Hospital: Boston Hospital & Medical Center, EUA.

Saint-Clair Bernardes Neto
Graduado em Fisioterapia pela Universidade Católica de Brasília (UCB). Professor de Terapia Intensiva na Fisioterapia e coordenador de Estágios em Saúde na Faculdade Estácio do Rio Grande do Norte (Estácio FATERN).

Samira Luisa Apóstolos-Pereira
Doutor em Ciências pela Faculdade de Medicina da Universidade de São Paulo (FMUSP). Especialista em Neurologia e Membro Titular da Academia Brasileira de Neurologia (ABN).

Samirah Abreu Gomes
Mestre e Doutora em Nefrologia pela Escola Paulista de Medicina da Universidade Federal de São Paulo (EPM-UNIFESP). Pós-Doutorado pelo Interdisciplinary Stem Cell Institute, University of Miami, Flórida, EUA.

Sammya Bezerra Maia e Holanda Moura
Doutora em Saúde Coletiva pela Associação Ampla da Universidade Estadual do Ceará, Universidade Federal do Ceará, Universidade de Fortaleza (UECE-UFC-Unifor). Professora supervisora do Internato Médico do Curso de Medicina da UNIFOR. Especialista em Ginecologia e Obstetrícia pela Federação Brasileira das Associações de Ginecologia e Obstetrícia (FEBRASGO).

Sandra Maria Rodrigues Laranja
Especialista em Nefrologia da Escola Paulista de Medicina da Universidade Federal de São Paulo (EPM-UNIFESP).

Sandra Scivoletto
Doutora em Psiquiatria pela Faculdade de Medicina da Universidade de São Paulo (FMUSP). Professora Adjunta de Psiquiatria da Infância e Adolescência do Departamento de Psiquiatria da Faculdade de Medicina da Universidade de São Paulo (FMUSP).

Sara Fiterman Lima
Enfermeira e Professora do Curso de Medicina do Campus de Pinheiro da Universidade Federal do Maranhão (UFMA).

Sergio Atala Dib
Professor-Associado Livre-Docente da Disciplina de Endocrinologia do Departamento de Medicina da Escola Paulista de Medicina da Universidade Federal de São Paulo (EPM-UNIFESP).

Sergio Cimerman
Doutor em Infectologia pela Universidade Federal de São Paulo (UNIFESP). Presidente da Sociedade Brasileira de Infectologia (SBI).

Sérgio Graff
Especialista em Pediatria pela Sociedade Brasileira de Pediatria (SBP). Especialista em Clínica Médica pela Sociedade Brasileira de Clínica Médica (SBCM). Título na área de atuação em Medicina de Urgência e Emergência e Toxicologia Médica. Mestre em Toxicologia pela Faculdade de Ciências Farmacêuticas da Universidade de São Paulo (FCF-USP).

Sheila Cavalcante Caetano
Professora Adjunta do Departamento de Psiquiatria da Escola Paulista de Medicina da Universidade Federal de São Paulo (EPM-UNIFESP). Doutora em Psiquiatria pela Faculdade de Medicina da Universidade de São Paulo (FMUSP).

Shirley Kelly Bedê Bruno
Especialista em Ginecologia e Obstetrícia pela Federação Brasileira das Associações de Ginecologia e Obstetrícia (FEBRASGO).

Simone de Campos Vieira Abib
Livre-Docente em Medicina pela Universidade Federal de São Paulo (UNIFESP). Professora Adjunta de Cirurgia Pediátrica da UNIFESP.

Sinara Mônica de Oliveira Leite
Professora-Assistente na Faculdade de Ciências Médicas de Minas Gerais (FCMMG). Especialista em Coloproctologia pela Sociedade Brasileira de Coloproctologia (SBCP). Doutora pela Pós-Graduação do Instituto de Ensino e Pesquisa (IEP) da Santa Casa BH. Presidente da Sociedade Mineira de Coloproctologia (SMCP).

Stanley Bessa
Professor Adjunto da Faculdade de Medicina Atenas. Especialista em Dermatologia pela Sociedade Brasileira de Dermatologia (SBD).

Tainá Veras de Sandes Freitas
Professora Adjunta de Nefrologia da Universidade Federal do Ceará (UFC). Doutora em Nefrologia pela Escola Paulista de Medicina da Universidade Federal de São Paulo (UNIFESP).

Taís Couto Rego da Paixão
Enfermeira pela Faculdade de Medicina da Universidade de São Paulo (FMUSP). Pós-Graduação em Emergência e Urgência Modo Residência pela Universidade Federal de São Paulo (UNIFESP). Mestre em Gerenciamento de Enfermagem pela Escola Paulista de Enfermagem da UNIFESP.

Taís Michele Minatogawa-Chang
Especialista em Psiquiatria pela Associação Brasileira de Psiquiatria (ABP) Supervisora dos Residentes do Ambulatório de Interconsultas do IPq-HCFMUSP.

Tamiris Dias da Silveira Lustri
Especialista em Hematologia com Residência Médica em Hematologia e Hemoterapia pela Universidade Estadual Paulista (UNESP).

Tarsila Campanha da Rocha Ribeiro
Professora Adjunta da Disciplina de Gastroenterologia da Faculdade de Medicina da Universidade Federal de Juiz de Fora (UFJF). Mestre em Ciências da Saúde pela UFJF. Doutora em Ciências da Saúde pela Universidade Federal de São Paulo (UNIFESP).

Telmo Henrique Barbosa de Lima
Professor Auxiliar da Universidade Estadual de Ciências da Saúde de Alagoas (UNCISAL). Mestrado em Medicina (Obstetrícia) pela Universidade Federal de São Paulo (UNIFESP).

Thaís Abranches Bueno Sabino Bertges
Professora da Graduação Faculdade de Ciências Médicas e da Saúde de Juiz de Fora (SUPREMA). Especialização em Medicina Hiperbárica pela Sociedade Brasileira de Medicina Hiperbárica (SBMH). Mestre em Ciências da Saúde pela Universidade Federal de Juiz de Fora (UFJF).

Thaís Nemoto Matsui
Especialista em Nefrologia da Escola Paulista de Medicina da Universidade Federal de São Paulo (EPM-UNIFESP). Médica Nefrologista do Centro de Diálise Einstein do Hospital Israelita Albert Einstein.

Thamy Caamaño Droguett
Enfermeira pela Universidade Estadual Paulista "Júlio, de Mesquita Filho" (UNESP).

Thaynara Paola de Carvalho
Enfermeira com Residência Multiprofissional em Urgência e Emergência pela Universidade Federal de São Paulo (UNIFESP).

Thelma Larocca Skare
Professora-Assistente da Faculdade Evangélica do Paraná. Doutora em Reumatologia pelo Instituto de Pesquisas Médicas do Hospital Universitário Evangélico de Curitiba (HUEC).

Valterli Conceição Sanches Gonçalves
Mestre em Enfermagem pela Universidade Federal de São Paulo (UNIFESP).

Vânia Lopes Pinto
Especialista em Enfermagem Cardiológica pela Universidade Nove de Julho (Uninove).

Vardeli Alves de Moraes
Doutor em Medicina (Obstetrícia) pela Universidade Federal de São Paulo (UNIFESP). Professor aposentado da Universidade Federal de Goiás (UFG).

Vera Cristina Terra
Doutora em Neurologia pela Faculdade de Medicina de Ribeirão Preto da Universidade de São Paulo (FMRP-USP).

Vladimir Cordeiro de Carvalho
Doutor em Medicina (Ortopedia, Traumatologia e Reabilitação) pela Faculdade de Medicina da Universidade de São Paulo (FMUSP). Área de Medicina, com ênfase em Doenças Infectoparasitárias, Infecções Osteoarticulares e Controle de Infecção Hospitalar.

Wagner Diniz de Paula
Especialista em Radiologia e Diagnóstico por Imagem pela Clínica Villas Boas, Brasília (DF). Título de Especialista em Radiologia e Diagnóstico por Imagem pelo Colégio Brasileiro de Radiologia e Diagnóstico por Imagem (CBR).

Wesley Cajaíba dos Santos
Especialista em Enfermagem na Urgência e Emergência pela Universidade Federal de São Paulo (UNIFESP).

William da Costa
Doutor em Cardiologia pela Escola Paulista de Medicina da Universidade Federal de São Paulo (EPM-UNIFESP). Professor Assistente na Disciplina de Cardiologia na Universidade Metropolitana de Santos (UNIMES).

Wilma Terezinha Anselmo-Lima
Professora Titular do Departamento de Oftalmologia, Otorrinolaringologia e Cirurgia de Cabeça e Pescoço da Faculdade de Medicina de Ribeirão Preto da Universidade de São Paulo (FMRP-USP). Doutora em Otorrinolaringologia pela Universidade de São Paulo (USP). Vice-Presidente da Associação Brasileira de Otorrinolaringologia e Cirurgia Cérvico-Facial (ABORL-CCF).

Wilson Faglioni Junior
Especialista em Neurocirurgia pela Santa Casa de Belo Horizonte. *Fellowship* em Cirurgia das Patologias dos Nervos Periféricos no Hospital das Clínicas da Faculdade de Medicina da Universidade de São Paulo (HCFMUSP).

Zaide da Silva Frazão
Enfermeira Mestre em Reabilitação pela Universidade Federal de São Paulo (UNIFESP). Especialista em Enfermagem Ortopédica pela UNIFESP.

COLABORADORES RESIDENTES

Áureo Augusto de Almeida Delgado
Residente do Setor de Endoscopia da Faculdade de Medicina da Universidade de São Paulo (FMUSP).

Bernardo Faria Levindo Coelho
Residente de Clínica Médica no Instituto de Previdência dos Servidores do Estado de Minas Gerais (IPSEMG).

Camila Couto Gomes
Residente de Cirurgia Geral do Hospital Governador Israel Pinheiro/ Instituto de Previdência dos Servidores do Estado de Minas Gerais (IPSEMG).

Carolina Sponchiado Miura
Residente em Otorrinolaringologia do Hospital das Clínicas da Faculdade de Medicina de Ribeirão Preto da Universidade de São Paulo (FMRP-USP).

Daniel Raylander da Silva Rodrigues
Residente de Pediatria do Hospital das Clínicas de Goiás.

Denise Zamprogno de Sousa
Residente da Faculdade de Ciências Médicas de Minas Gerais (FCMMG).

Dennise de Oliveira Nogueira Farias
Residente do 3º ano de Clínica Médica da Universidade Federal de São Paulo (UNIFESP). Residência Médica em Clínica Médica no Hospital Geral Dr. Waldemar Alcântara.

Leandro Lustri Almeida
Residente em Hematologia e Hemoterapia pela Universidade Estadual Paulista, campus Botucatu.

Karen Bom Lima Ligeiro
Pós-Graduanda da Disciplina de Pediatria do Instituto de Pós-Graduação Médica Carlos Chagas (IPGMCG).

Matheus Duarte Massahud
Residente de Cirurgia Geral do Hospital Governador Israel Pinheiro/ Instituto de Previdência dos Servidores do Estado de Minas Gerais (IPSEMG).

Christiano Makoto Sakai
Especialista em Endoscopia Digestiva e especialização em Colangiopancreatografia Endoscópica Retrógrada e Ecoendoscopia pela Sociedade Brasileira de Emdoscopia. Médico Residente do Serviço de Endoscopia Gastrointestinal do HCFMUSP.

Thais Mansur Ghetti Costa
Médica da Empresa Brasileira de Serviços Hospitalares (ESERH) de Clínica Médica do Hospital Universitário da Universidade Federal de Juiz de Fora (UFJF). Médica-Residente do Serviço de Endoscopia da UFJF.

Flavia Saraiva Chibebe
Farmacêutica, analista de Farmacovigilância da Toxiclin Serviços Médicos.

COLABORADORES DISCENTES

Ana Paula Fernandes Braga
Discente da Faculdade de Medicina da Universidade Federal de Juiz de Fora (UFJF).

André Luiz Cicilini
Discente do Curso de Medicina da Universidade de Ribeirão Preto (Unaerp).

Bruno Jacopucci Hehn
Discente da Faculdade de Ciências Médicas da Santa Casa de São Paulo.

Felipe Couto Gomes
Discente de Medicina da Faculdade de Ciências Médicas e da Saúde de Juiz de Fora (SUPREMA).

Juliana Holanda de Gauw
Médica graduada na Universidade Federal de Alagoas (UFAL).

Juliana Mayoral Barbosa Lima
Supervisora de Atendimento Toxiclin Serviços Médicos

Igor Vitoi Cangussú
Especialista em Cirurgia Geral. Residente de Cirurgia Digestiva do Hospital dos Servidores do Estado do Rio de Janeiro.

Letícia Almeida do Nascimento
Graduanda do Curso de Medicina da Universidade de Ribeirão Preto (UNAERP).

Lucas Guimarães Vieira Martins
Acadêmico do 4º ano de Medicina da Faculdade de Ciências Médicas de Minas Gerais (FCM-MG).

Luiza Beatriz Hergl Magalhães
Acadêmica de Medicina da Faculdade da Saúde e Ecologia Humana (FASEH).

Malena Verona Singling
Graduanda do Curso de Medicina da Universidade de Ribeirão Preto (UNAERP).

Michelle Fleury Mejias
Farmacêutica, Gerente de Documentação de Apoio da Toxiclin Serviços Médicos.

Natalia Barbosa da Silva
Encarregada de Farmacovigilância da Toxiclin Serviços Médicos.

Roberta Oliveira Raimundo
Discente da Faculdade de Medicina da Universidade Federal de Juiz de Fora (UFJF).

Taynan Ferreira Vidigal
Acadêmica do 10º período do Curso de Medicina da Faculdade SUPREMA – Faculdade de Ciências Médicas e da Saúde de Juiz de Fora.

Agradecimentos

Aos amigos da Editora Atheneu, por mais este projeto.

À Sociedade Brasileira de Clínica Médica, pela organização e comunicação com os autores.

À gerente da Sociedade, Alessandra Jóia, e a toda sua equipe.

Dedicatória

Ao meu falecido pai.

À minha mãe.

À minha querida Wanessa.

Fernando Sabia Tallo

Apresentação

Em 6 de abril de 2009, a ABRAMURGEM (Associação Brasileira de Medicina de Urgência e Emergência) foi fundada pelo mestre Professor Doutor Antonio Carlos Lopes. Sua missão, desde então, foi se transformar na entidade que representa e capacita o médico que trabalha na urgência e emergência do Brasil. Em apenas oito anos publicamos dezenas de obras e contribuímos com a capacitação de milhares de médicos e acadêmicos brasileiros.

A medicina de urgência e emergência tem interface direta com mais de 30 especialidades médicas. No Brasil, faltava uma obra que envolvesse todos esses especialistas debatendo e ensinando a urgência e emergência nas particularidades de suas especialidades.

Reunimos centenas de autores, que escreveram mais de 200 capítulos, em mais de 30 especialidades na urgência e emergência, de todo o Brasil, com grande experiência acadêmica no assunto. Além de incluir todas as especialidades na urgência e emergência, não nos esquecemos de profissionais importantes como o enfermeiro e o fisioterapeuta, essenciais para o bom andamento dos trabalhos no pronto-socorro.

Esta será, sem dúvida, a obra literária mais completa da urgência e emergência brasileira. E queremos dedicá-la à difícil missão de todo profissional que trabalha na urgência e emergência brasileira.

E temos certeza de que o principal objetivo será alcançado, qual seja, o melhor atendimento possível na emergência à sociedade brasileira.

Os Editores

Prefácio

Nós, ainda acadêmicos, somos fascinados pela emergência. É lá que exercitamos nosso imaginário. O herói capaz de salvar. É lá que interferimos, imediatamente, a favor da vida, ainda que, por vezes, em países como o nosso, esse momento represente, justamente, a ausência da assistência básica à saúde.

Em Unidades Básicas de Saúde, Unidades de Pronto atendimento, Prontos-socorros e no serviço de atendimento médico de urgência, milhares de médicos, todos os dias, exercem sua profissão nas urgências e emergências, enfrentando muitas vezes grandes dificuldades.

O médico da emergência enfrenta jornadas de trabalho extenuantes, falta de condições materiais de trabalho, dificuldades graves com recursos humanos auxiliares, falta de treinamento e capacitação permanente. Convive, diariamente, com as tragédias sociais de um país tão desigual. Enfrenta a insegurança, a interferência política no seu trabalho e o número absurdo de atendimentos por dia que impedem o bom desenvolvimento de sua profissão.

Testemunha a gestão contaminada pela ingerência política, pela corrupção e pela insensatez e o sofrimento diário de milhões de pessoas que recorrem ao SUS. Normalmente, esse sofrimento tem como palco, em algum momento, os nossos prontos-socorros.

Lamentavelmente, com esse cenário, poucos jovens médicos decidem dedicar sua vida profissional à emergência brasileira. Permanecem durante um período de sua vida até opções que lhe permitam exercer sua profissão com dignidade e mais qualidade de vida.

Há um longo caminho a percorrer para se estabelecer, de fato, a especialidade, retirá-la da insignificância numérica e construir um projeto que olhe para o primeiro mundo e não para interesses pessoais e exemplos do atraso.

Construímos esse projeto durante dois anos. Envolvemos diversas instituições e professores de medicina e enfermagem em todo o Brasil. É o mais completo compêndio de emergência já escrito em nosso país.

A ABRAMURGEM e a SBCM seguem intactas trabalhando incessantemente para o médico da emergência. Nosso único reconhecimento almejado é o do médico e do profissional da saúde. Isso nos legitima. Não queremos nenhuma relação com carreiristas da burocracia médica que em nada contribuem para a medicina brasileira.

Estamos oferecendo a acadêmicos, residentes e médicos que trabalham na emergência em todo o país a oportunidade de ter em mãos uma consulta às suas dúvidas diárias. O livro ainda permanece para muitos o instrumento básico, lúdico e insubstituível do saber.

Nosso objetivo foi alcançar todos os médicos e acadêmicos que gostam ou que trabalham na emergência. Procuramos contemplar todas as especialidades e todas as perspectivas.

Temos certeza de que esta obra marcará para sempre a história da emergência acadêmica brasileira.

Os Editores

Sumário

VOLUME I

SEÇÃO XII – NEUROLOGIA, 963

Coordenador
Rodrigo Moreira Faleiro

VOLUME II

SEÇÃO XIV – PSIQUIATRIA, 1241

Coordenadores
Fábio Lopes Rocha
Cláudia Hara

SEÇÃO XXXI – ISQUEMIA CEREBRAL DE ORIGEM EXTRACRANIANA

SEÇÃO I

RESSUSCITAÇÃO

Coordenador
Renato Delascio Lopes

1

PARADA CARDIORRESPIRATÓRIA E MORTE SÚBITA CARDÍACA

Roberto de Moraes Junior
Renato Delascio Lopes

Introdução

No cenário das emergências, nenhuma situação supera a prioridade de atendimento da parada cardiorrespiratória (PCR), manifestada clinicamente pela cessação súbita da atividade cardíaca associada a colapso hemodinâmico.

Trata-se de evento inesperado e catastrófico, vitimando pessoas que não tinham expectativa de morte naquele momento (não portadores de enfermidade crônica intratável ou em fase terminal), geralmente associado a um ritmo inicial de fibrilação ventricular (FV)/taquicardia ventricular sem pulso (TVSP) e presença de cardiopatia estrutural, particularmente doença aterosclerótica coronariana.

Nesse contexto, define-se a ressuscitação/reanimação cardiopulmonar (RCP) como o conjunto de manobras realizadas logo após uma PCR com o objetivo de manter artificialmente o fluxo arterial ao cérebro e a outros órgãos vitais, até que ocorra o retorno da circulação espontânea (RCE)[1-5].

Uma vez que pode ser reversível, a rapidez e a eficácia das intervenções adotadas, aplicadas de forma integrada e contínua, são cruciais para que se atinja o melhor desfecho possível no seu atendimento, cujo objetivo primário é dar tempo a essas pessoas que tragicamente acabaram de perdê-lo.

A despeito dos inúmeros esforços empreendidos na recuperação das vítimas de PCR e avanços nos processos de melhoria contínua de qualidade voltados para esse fim, a taxa global de sobrevida continua pobre, frustrando as expectativas e impondo uma busca incansável por respostas que reflitam cada vez mais positivamente na sobrevivência.

Por meio de uma revisão abrangente de inúmeros dados disponíveis na literatura e das atualizações baseadas nas últimas Diretrizes da *American Heart Association* (AHA) para Ressuscitação Cardiopulmonar (RCP) e Atendimento Cardiovascular de Emergência (ACE)[6], propõe-se aqui uma abordagem didática, atual e sistematizada da PCR do adulto.

Definição

Ao longo do tempo, vários critérios foram utilizados na definição de PCR e morte súbita cardíaca (MSC) na literatura médica. E as dificuldades encontradas para a adoção de uma definição específica entre clínicos, eletrofisiologistas, epidemiologistas e patologistas eram representadas pelo desafio de se estabelecer, em muitos casos, o diagnóstico correto, o tempo de evolução do óbito, o ritmo inicial de PCR e a sua apresentação clínica[7]. Essas diferenças desapareceram à medida que seus mecanismos, causas e epidemiologia se tornaram conhecidos[8].

Para esse fim, foram propostos critérios operacionais para PCR e MSC que não dependessem do ritmo cardíaco no momento do evento, tal qual demonstrado na força-tarefa criada para se estabelecerem padrões de dados para eletrofisiologia e definições para procedimentos em pesquisas e práticas clínicas[9], em que as seguintes definições de PCR e MSC foram apresentadas: ***"Parada cardíaca é a cessação súbita da atividade cardíaca de forma que a vítima deixa de responder, não apresentando respiração normal e sinais de circulação. Se não forem tomadas medidas corretivas rapidamente, este estado evolui para morte súbita. Parada cardíaca deve ser usada para indicar um evento como descrito acima, que pode ser revertido com CPR e/ou desfibrilação ou cardioversão ou estimulação cardíaca. A morte súbita cardíaca não deve ser usada para descrever os eventos que não são mortais"***.

Simplificando, caso o desfecho do quadro seja a ocorrência de *RCE*, o evento é referido como *PCR ou MSC abortada*. Diante de um desfecho trágico, representado pela *morte do paciente*, o evento é denominado simplesmente *MSC*.

Em 1985, o Grupo Científico para Morte Súbita Cardíaca da Organização Mundial de Saúde (OMS) propôs a seguinte definição: ***"MSC é um evento natural que ocorre dentro de uma hora do início dos sintomas, em indivíduos sem qualquer condição prévia potencialmente fatal"***. Contudo, em aproximadamente 40% dos casos o evento não é testemunhado; nessas situações, as vítimas devem ter sido vistas assintomáticas nas últimas 24 horas precedentes[10].

Essas definições são as mais utilizadas no meio médico e as que melhor representam essas situações na prática clínica, uma vez que incorporam os elementos-chave do que é ser natural, rápido e inesperado e valorizam os dois fatores clínicos mais relevantes: o início do evento terminal e o quadro clínico de parada cardíaca em si; enquanto considerações legais e sociais focam a hora da morte biológica[11].

No entanto, apesar dos esforços em se atingir um denominador comum, o que se observa, na prática, é que muitos continuam a usar o termo "MSC" para descrever tanto a parada cardíaca fatal quanto a não fatal.

Epidemiologia

A exata incidência de parada cardíaca súbita nos Estados Unidos é desconhecida, mas as estimativas variam de 180 mil a mais de 450 mil casos anualmente[12,13].

Na América do Norte e na Europa, a incidência estimada se encontra entre 50 e 100 casos por 100 mil habitantes por ano, na população em geral[14].

Nos Estados Unidos e no Canadá, a incidência de PCR com ativação do serviço médico de emergência (SME) é, em média, de 95,7/100 mil pessoas ao ano, variando de 71,8/100 mil habitantes, em Ottawa a 159/100 mil habitantes em Dallas[15].

A despeito de não haver dados estatísticos mais robustos em nosso meio, a estimativa é de que em torno de 200 mil PCRs ocorram anualmente no Brasil, considerando-se os cenários intra e extra-hospitalar[16].

Mesmo com o desenvolvimento da RCP, da desfibrilação elétrica e de outras técnicas avançadas de ressuscitação ao longo dos últimos cinquenta anos, as taxas de sobrevida para SCA permanecem pobres, apesar de estudos voltados à sobrevivência da PCR chegarem a conclusões discrepantes:

- Na PCR fora do ambiente hospitalar, estudos relataram taxas de sobrevida de 1% a 6%[17,18]. Entretanto, duas revisões sistemáticas sobre sobreviventes à admissão hospitalar relataram índices de 5% a 10%, entre as vítimas atendidas por SMEs, e de 15%, quando o ritmo de base foi FV[19,20];
- No cenário intra-hospitalar, um registro nacional de PCR relatou 17% de sobreviventes com alta hospitalar[21].

No Brasil, um estudo observacional prospectivo analisou 593 vítimas atendidas por PCR não traumática, das quais 260 (43,8%) foram submetidas à RCP, 52 (20% das que receberam RCP) apresentaram RCE e somente 10 (3,9%) tiveram alta hospitalar[22].

Segundo dados atuais, 300 mil a 350 mil MSCs são estimadas anualmente nos Estados Unidos, sugerindo uma incidência global entre um e dois óbitos por mil pessoas na população geral[23].

Segundo dados de certidões de óbitos, a MSC representa em torno de 15% da mortalidade total nos Estados Unidos e em outros países industrializados[24]. No entanto, essa análise pode superestimar a prevalência de MSC[24,25].

Para o cenário brasileiro, partindo de estimativas obtidas por regressão linear das avaliações médicas e dos dados do Sistema de Informação de Mortes do Ministério da Saúde, 21.270 casos anuais de MSC ocorreram na Região Metropolitana de São Paulo[26,27]. Projetando esses achados para toda a população brasileira, chegaríamos a 366.613 casos de MSC ao ano[26,27].

Em ambos os sexos, a incidência de MSC aumenta com a idade; no entanto, em qualquer nível de risco multivariado, as mulheres são menos vulneráveis do que os homens, e a maior fração de mortes súbitas em mulheres ocorre na ausência de doença arterial coronariana (DAC) manifesta prévia[28,29].

Fisiopatologia e etiologia

A identificação de pacientes com risco de morte súbita e dos fatores que podem propiciar arritmias fatais permanecem um grande desafio até hoje.

São múltiplas as patologias cardíacas que propiciam o aparecimento de arritmias, resultando em colapso cardíaco e morte súbita. Além disso, a sua associação com morte súbita em alguns casos não é bem compreendida[30].

Na grande maioria dos pacientes que morrem subitamente, o mecanismo exato de PCR é frequentemente impossível de ser estabelecido, uma vez que a atividade elétrica cardíaca não está sendo monitorizada no momento do colapso. Como resultado, seu mecanismo só pode ser aventado com base nas informações obtidas posteriormente.

Contudo, em muitos pacientes que estavam sendo monitorados continuamente, seja na unidade coronariana ou ambulatorialmente por meio de registro eletrocardiográfico contínuo (Holter de 24 horas) ou de um cardioversor-desfibrilador implantável (CDI), taquicardia ventricular (TV) ou FV representam a maioria dos episódios[31-33], em que, em aproximadamente 80% dos pacientes com FV/TVSP, a TV sustentada é precedida por um aumento na ectopia ventricular e pelo desenvolvimento de arritmias ventriculares recorrentes, particularmente episódios de taquicardia ventricular não sustentada (TVNS). com intervalo de tempo variável até que essas arritmias degenerassem para FV/TVSP[31].

A distribuição do fator desencadeante também é diferente nos pacientes com MSC atendidos e monitorados fora do hospital. Embora as estimativas variem amplamente, FV/TV sem pulso parecem ser responsáveis por 25% a 35% dos casos, enquanto atividade elétrica sem pulso (AESP) aparece em torno de 25% de todos os casos de SCD.

Naqueles pacientes em que o colapso não foi documentado e o agente etiológico da arritmia é incerto, assistolia é frequentemente o primeiro ritmo observado e se correlaciona linearmente com a duração da parada, podendo ser o resultado de uma FV que esteve presente durante vários minutos e depois levou à perda de todos os mecanismos de atividade elétrica como resultado de hipóxia, acidose e morte do tecido miocárdico[34,35].

Quanto às bradicardias, estudos preliminares as colocaram como causas menos comuns de MSC, correspondendo a cerca de 10% dos casos documentados ambulatorialmente[31], sendo mais frequentemente associadas à cardiomiopatia isquêmica[36].

É importante reforçar que não existe uma relação bem definida entre uma modalidade isolada de PCR e uma causa específica; por exemplo, FV com síndrome coronariana aguda ou ainda assistolia com hipotermia. O que se sabe, atualmente, é que qualquer das três modalidades de PCR podem vir associadas a qualquer fator etiológico.

Registros de PCR e RCP hospitalares, inclusive no Brasil[37-40], demonstram o predomínio de assistolia e AESP como as modalidades mais frequentes.

Um estudo brasileiro recente avaliou casos de PCR na unidade de terapia intensiva[41] e corroborou essas informações. Entretanto, nos pacientes em condição crítica, a maior frequência de modalidades de PCR com pior prognóstico justifica-se pelo fato de a disfunção de múltiplos órgãos e sistemas seguir como a principal causa de parada cardíaca.

A despeito da gravidade da causa subjacente de PCR, esses achados globais colocam o tempo como um fator determinante e crucial para a sobrevida do paciente, como veremos, mais adiante, nos tópicos relacionados ao tratamento e ao prognóstico.

Causas de MSC

Existe um vasto universo de causas cardíacas e não cardíacas, descritas recentemente na literatura, que podem resultar em PCR e MSC[11]. As principais, quanto à ocorrência, foram selecionadas abaixo:

- Cardiopatia isquêmica:
  - Síndromes coronarianas agudas;
  - Doença arterial coronariana não aterosclerótica (arterite, dissecção, anomalias congênitas das artérias coronárias);
  - Espasmo coronariano;
- Cardiopatia não isquêmica:
  - Cardiomiopatia hipertrófica;
  - Cardiomiopatia dilatada;
  - Doença valvar cardíaca;
  - Cardiopatia congênita;
  - Displasia arritmogênica do ventrículo direito;
  - Miocardite;
  - Tamponamento pericárdico agudo;
  - Dissecção aórtica aguda;
  - Rotura miocárdica;
- Cardiopatia não estrutural:
  - Distúrbios elétricos primários (FV idiopática);
  - Síndrome de Brugada;
  - Síndrome do QT longo;
  - Síndrome de pré-excitação ventricular;
  - Bloqueios cardíacos;
  - Morte cardíaca súbita familiar;
  - Trauma torácico fechado (*commotio cordis*);
- Causas não cardíacas:
  - Tromboembolismo pulmonar;
  - Intoxicações exógenas, medicamentos;
  - Hipotermia;
  - Hipóxia;
  - Distúrbios eletrolíticos e metabólicos;
  - Hemorragia intracraniana;
  - Afogamento;
  - Pneumotórax hipertensivo;
  - Síndrome da morte súbita do lactente;
  - Disfunção autonômica;
  - Dissecção aguda de aorta.

Dentre todas as causas listadas, a literatura tem destacado as mais comumente observadas no ambiente extra-hospitalar, cujas taxas de ocorrência seguem expostas abaixo[42-48]:

- 65% a 70% dos casos de MSC são atribuíveis à DAC[42,43]. No entanto, a ocorrência de DAC é muito inferior nos casos de MSC, ocorrendo na faixa etária de 30 a 40 anos[42,49];
- A segunda causa mais prevalente foi miocardiopatia (32%), incluindo ambas as etiologias: isquêmica e não isquêmica;
- 10% são devidos a outros tipos de doença cardíaca estrutural (anomalias congênitas das artérias coronárias, miocardite, cardiomiopatia hipertrófica, displasia arritmogênica do VD, entre outras)[42,43,49], chegando a 35% nos indivíduos com idade inferior a 30 anos[42,49];
- 5% a 10% são arrítmicas, sem doença cardíaca estrutural associada (por exemplo, síndrome do QT longo, síndrome de Brugada, síndrome de Wolff-Parkinson-White, TV polimórfica catecolaminérgica). Diante da inexistência de qualquer anormalidade estrutural ou eletrofisiológica no eletrocardiograma (ECG), essas entidades são frequentemente denominadas "doença elétrica primária"[45-47];
- 15% a 25% das paradas cardíacas são de origem não cardíaca[45,48].

Esses resultados internacionais foram corroborados por estudos brasileiros que levantaram dados de necropsia de pacientes acometidos por morte súbita:

- A causa mais prevalente de óbito foi a síndrome coronariana aguda[59,51];
- A segunda causa foi miocardiopatia, incluindo ambas as etiologias, isquêmica e não isquêmica[50];
- A principal moléstia de base associada foi aterosclerose[51].

Gatilhos para manifestação de parada cardíaca

Estudos clínicos[52-63] começaram a identificar fatores funcionais transitórios que podem ocasionar parada cardíaca, por meio da instabilização de uma anormalidade estrutural subjacente crônica, de evolução estável ou, ainda, favorecendo o aparecimento de arritmias.

A identificação dessas condições, listadas abaixo, é fundamental tanto para o manejo da condição mórbida subjacente quanto para a determinação da probabilidade de recorrência de PCR e MSC.

Em algumas dessas situações, o correto manejo da condição subjacente pode, por si só, reduzir o risco de eventos recorrentes. No entanto, nos portadores de doença cardíaca estrutural irreversível esse risco é persistente, e o benefício pode ser alcançado por meio de um CDI ou, ainda, de terapia antiarrítmica farmacológica.

- Alterações do fluxo sanguíneo coronariano: considerando-se que a DAC é a causa mais comum de MSC, isquemia coronariana aguda deve ser considerada em todos os sobreviventes de PCR.
- Estados de baixo débito cardíaco: a incidência de MSC parece aumentar durante os períodos de piora dos sintomas de insuficiência cardíaca (IC).
- Cardiotoxicidade: muitos medicamentos e substâncias tóxicas podem desencadear arritmias por diversos mecanismos, principalmente prolongamento do intervalo QT. Todas as drogas antiarrítmicas têm propriedades pró-arrítmicas, particularmente em pacientes com doença cardíaca subjacente, especialmente na presença de IC.
- Anormalidades metabólicas sistêmicas: distúrbios do potássio, acidose e hipóxia são importantes gatilhos para a ocorrência de arritmias.
- Perturbações neurológicas: desordens autonômicas, especialmente ativação adrenérgica exacerbada.

Causas potencialmente reversíveis de PCR: 5H e 5T

Por sua inquestionável importância prática, não somente no que tange ao sucesso das manobras de RCP quanto à reversão da PCR para um ritmo de perfusão, mas também quanto à prevenção da recorrência do quadro de PCR, a AHA selecionou e introduziu em suas diretrizes 10 causas mais frequentes que devem ser rigorosamente investigadas e tratadas durante as manobras de RCP e mesmo após o RCE, conhecidas pela regra mnemônica dos 5H e 5T[64] e ilustradas na Tabela 1.1.

Tabela 1.1. Regra mnemônica dos 5H e 5T

Hs	Ts
Hipovolemia	Trombose coronária (IAM)
Hipóxia	Tromboembolia pulmonar
Hipercalemia ou hipocalemia	Toxinas
H^+ (acidose)	Tensão no tórax (pneumotórax hipertensivo)
Hipotermia	Tamponamento cardíaco

IAM: infarto agudo do miocárdio.

Trata-se de causas potencialmente reversíveis e comuns a qualquer modalidade de PCR, podendo estar associadas ao desencadeamento de FV/TVSP, AESP e/ou assistolia.

A Tabela 1.2 ilustra alguns elementos no histórico e no exame físico do paciente que podem contribuir na identificação dessas causas reversíveis, além do tratamento proposto para cada situação.

Níveis de evidência[65-67]

Em virtude do elevado número de procedimentos e medicações envolvidos no tratamento da PCR, tornou-se necessária uma divisão em classes de recomendações de acordo com a qualidade e a força dos níveis de evidência que dão sustentação ao seu uso. A indicação mais atual baseada em evidências, de qualquer procedimento deste capítulo, segue as classes de recomendação do último Consenso Internacional sobre RCP e ACE – *2015 International Consensus on Cardiopulmonary Resuscitation and Emergency Cardiovascular Care Science With Treatment Recommendations* (CoSTR) – Tabela 1.3.

Diagnóstico e tratamento

Diagnóstico de parada cardiorrespiratória

O primeiro passo para o diagnóstico de PCR é fundamentalmente clínico, baseado na identificação da tríade: inconsciência, ausência de respiração efetiva e ausência de pulso central (carotídeo ou femoral). É importante lembrar que a presença de respiração agônica ou *gasping* não representa respiração efetiva, devendo ser considerada como apneia.

A etapa final na sequência diagnóstica de PCR é a definição da modalidade de parada, que exige monitorização do ritmo cardíaco. Esse é o momento crucial na escolha do melhor tratamento a ser efetuado, de acordo com o mecanismo de parada (FV/TV sem pulso, AESP ou assistolia)[1,26,68].

Tratamento da parada cardiorrespiratória: o conceito de cadeia/corrente da sobrevivência

O modelo atual das técnicas de RCP foi desenvolvido no final das décadas de 1950 e 1960. Safar *et al.* demonstraram os benefícios e descreveram a técnica da ventilação boca a boca em 1958[69], enquanto Kouwenhoven *et al.* descreveram posteriormente os benefícios de compressões torácicas externas[70], que, em combinação com a ventilação boca a boca, formam a base da RCP moderna.

A desfibrilação externa, descrita pela primeira vez em 1957 por Kouwenhoven *et al.*[71], também já foi incorporada nas diretrizes de ressuscitação.

A abordagem da parada cardíaca é direcionada por dois princípios urgentes:

I. Manutenção da viabilidade orgânica da vítima por suporte cardiopulmonar artificial contínuo;
II. Restabelecimento da circulação espontânea tão rapidamente quanto possível.

Organizar o atendimento de maneira mais lógica e efetiva possível é a chave para a sobrevivência das vítimas de PCR.

Em 1991, A Sociedade Americana de Cardiologia introduziu o conceito de "cadeia/corrente de sobrevivência", metáfora para representar a sequência de eventos que devem idealmente ocorrer para aperfeiçoar as taxas de sucesso da RCP da parada cardíaca em adultos, cuja introdução e visão geral do texto original é exposta a seguir.

"Mais pessoas podem sobreviver a uma parada cardíaca súbita quando uma determinada sequência de eventos ocorre tão rapidamente quanto possível. Esta sequência é 1) reconhecimento precoce de sinais de alerta, 2) ativação do sistema médico de emergência, 3) ressuscitação cardiopulmonar, 4) desfibrilação, 5) intubação, e 6) administração intravenosa de medicamentos. Esse dispositivo descritivo 'cadeia de sobrevivência' comunica este entendimento de uma maneira útil (Figura 1.1). Enquanto programas especializados separados são necessários para desenvolver a força em cada elo, todos os elos devem estar conectados. Fraqueza em qualquer elo diminui a chance de sobrevivência e condena os esforços de um sistema de serviço médico de emergência (SME) a maus resultados. O conceito de cadeia de sobrevivência evoluiu através de várias décadas de pesquisa em parada cardíaca. Um sistema eficaz de intervenções tem sido identificado que permitirá a sobreviventes permanecerem neurologicamente intactos. Enquanto alguns sistemas urbanos se aproximaram do atual limite prático para sobrevivência de parada cardíaca súbita, a maioria dos sistemas de SME, tanto nos Estados Unidos como em outros países, apresenta falhas na sua cadeia. Taxas de reanimação pobres têm sido a regra. Esta declaração descreve a investigação de apoio a cada elo e recomenda ações específicas para reforçar a cadeia de sobrevida"[34].

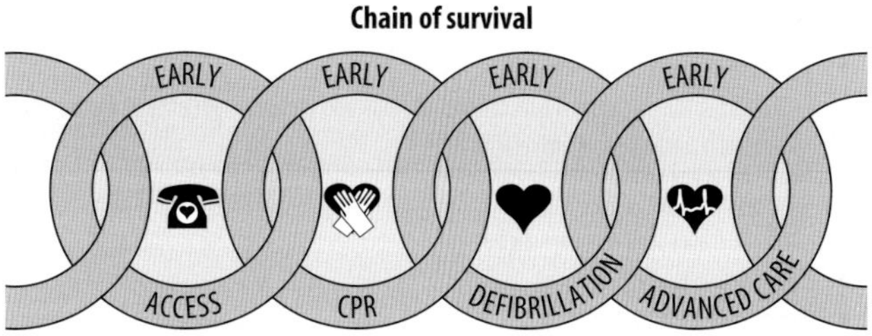

Figura 1.1. Sequência de eventos em cuidados cardíacos de emergência é exibida esquematicamente pela metáfora "cadeia de sobrevivência"[34].

Tabela 1.2. Relação entre estado clínico do paciente, eletrocardiografia e possíveis condutas

Condição	Alterações no ECG e no monitor	História e exame físico	Intervenções possivelmente eficazes
Hipovolemia	QRS estreito Taquicardia	Investigar hemorragias e perdas hídricas Jugulares "murchas"	Reposição volêmica
Hipóxia	Bradicardia	Cianose, problemas com a via aérea	Oxigenação
H+ (acidose)	QRS de menor amplitude, geralmente largos	Histórico de diabetes, insuficiência renal e acidose preexistente responsiva a bicarbonato	Ventilação Considerar bicarbonato de sódio
Hipercalemia ou	Ondas T "em tenda" Ondas P achatadas PRi e QRS se alargam	Histórico de insuficiência renal, diabetes, diálise, medicações Investigar fístula	Gluconato de cálcio Bicarbonato de sódio Solução de glicoinsulina
Hipocalemia	Ondas T achatadas Ondas U proeminentes QRS se alarga QTi se prolonga Taquicardia de QRS largo	Uso de diuréticos Perdas gastrointestinais	Reposição de potássio mais magnésio
Hipotermia	Ondas J (de Osborne)	Histórico de exposição ao frio Temperatura corporal central	Protocolo para hipotermia
Trombose coronariana	Alterações isquêmicas ao ECG	Histórico de DAC Marcadores de necrose miocárdica Bom pulso resultante na RCP	Não
TEP	QRS estreito Taquicardia	Histórico de TVP, neoplasias malignas e embolia pulmonar prévia Fatores de risco para TEP Sem pulso sentido na RCP Pode haver turgência jugular	Fibrinolíticos Trombectomia cirúrgica
Tóxicos Nosso meio: pensar em organofosforados, cocaína, álcool, antidepressivos tricíclicos, benzodiazepínicos	Alterações diversas no ECG	Histórico de trabalho na lavoura, drogadição, tentativas de suicídio, depressão, etilismo Avaliar pupilas, salivação, ectoscopia	Intubação e oxigenação Antídotos específicos e agentes de acordo com a síndrome toxêmica
Tamponamento cardíaco	QRS estreito Taquicardia	Histórico Nenhum pulso sentido na RCP Turgência jugular	Pericardiocentese
Tensão no tórax	QRS estreito Bradicardia (hipóxia)	Histórico Nenhum pulso sentido na RCP Turgência jugular Sons respiratórios desiguais Desvio da traqueia	Toracocentese de alívio. Posteriormente, toracostomia com tubo

Adaptada e modificada de: Advanced Cardiovascular Life Support Provider Manual, AHA, 2011. ECG: eletrocardiograma; PRi: intervalo PR; DAC: doença arterial coronariana; RCP: reanimação cardiopulmonar; TEP: tromboembolismo pulmonar; TEV: tromboembolismo venoso.

Tabela 1.3. Novo sistema de classe de recomendações e nível de evidência para estratégias clínicas, intervenções, tratamentos e exames diagnósticos no cuidado do paciente*

Classe (força) de recomendação (CR)
Classe I (Forte) — Benefício >>> Risco Sugestões de frases para recomendações: • É recomendado • É indicado, útil, eficaz, benéfico • Deve ser realizado/administrado/outro • Frases de eficácia comparativa:** – Tratamento/estratégia A é recomendado/indicado preferencialmente ao tratamento B – Prefira o tratamento A em relação ao B
Classe IIa (moderada) — Benefício >> Risco Sugestões de frases para recomendações: • É aconselhável, aceitável • Pode ser útil, eficaz, benéfico • Frases de eficácia comparativa:** – Tratamento/estratégia A é provavelmente recomendado/indicado em relação ao tratamento B – É aconselhável preferir o tratamento A em relação ao B
Classe IIb (fraca) — Benefício ≥ Risco Sugestões de frases para recomendações: • Pode ser aconselhável, aceitável • Pode-se considerar • A utilidade/efetividade é desconhecida/não evidente/incerta ou mal estabelecida
Classe III: sem benefício (moderada) — Benefício = Risco Geralmente, NE A ou B Sugestões de frases para recomendações: • Não é recomendado(a) • Não é indicado/útil/eficaz/benéfico • Não deve ser realizado/administrado/outro
Classe III: prejudicial (forte) — Risco > Benefício Sugestões de frases para recomendações: • Potencialmente prejudicial • Causa danos • Associado a morbidade/mortalidade excessiva • Não deve ser realizado/administrado/outro
Nível (qualidade) de evidência
Nível A • Evidência de alta qualidade*** de mais de 1 ensaio clínico randomizado e controlado (ECRC) • Metanálises de ECRC de alta qualidade • Um ou mais ECRC, corroborados por estudos de registros de alta qualidade
Nível B-R — (Randomizado) • Evidência de moderada qualidade*** de mais de 1 ensaio clínico randomizado e controlado (ECRC) • Metanálises de ECRC de moderada qualidade
Nível B-NR — (Não randomizado) • Evidência de moderada qualidade*** de 1 ou mais estudos não randomizados, estudos observacionais ou estudos de registros bem desenhados e bem executados • Metanálises desses tipos de estudos
Nível C-DL — (Dados limitados) • Estudos observacionais ou de registro com limitações no seu desenho ou na sua execução • Metanálises desses tipos de estudos • Estudos fisiológicos ou mecanicistas em seres humanos
Nível C-OE — (Opiniões de especialistas) • Consenso de opiniões de especialistas baseado em experiências clínicas
A classe de recomendação (CR) e o nível de evidência (NE) são determinados de forma independente, isto é, qualquer CR pode ser combinada com qualquer NE. * O desfecho da intervenção deve ser especificado (melhor desfecho clínico ou aumento da precisão do diagnóstico ou mais informações de prognóstico). ** Para recomendações sobre a eficácia comparativa (CR I e IIa; somente NE A ou B), estudos devem envolver comparações diretas dos tratamentos ou estratégias que estão sendo avaliados. *** O método de avaliação de qualidade está evoluindo, inclusive a aplicação de ferramentas padronizadas, amplamente utilizadas e preferencialmente validadas para a classificação das evidências; e para revisões sistemáticas, a incorporação de um Comitê de Revisão de Evidências.

Fonte: 2015 *American Heart Association Guidelines Update for Cardiopulmonary Resuscitation and Emergency Cardiovascular Care*.

Nesse primeiro momento, a cadeia/corrente da sobrevivência foi apresentada com quatro elos, onde a falha de um elo da cadeia compromete o resultado como um todo:

1. Acesso precoce (reconhecimento do problema e deixar o sistema de emergência em espera);
2. Ressuscitação cardiopulmonar precoce;
3. Desfibrilação precoce, e finalmente;
4. Nos pacientes que necessitam, acesso precoce ao sistema de suporte avançado de vida em cardiologia (SAVC).

Esse modelo permaneceu até 2010, quando as Diretrizes de Ressuscitação Cardiopulmonar incorporaram um quinto elo, com os cuidados pós-reanimação, envolvendo uma série de medidas voltadas para a estabilização clínica do paciente, redução da mortalidade precoce pós-RCE e preservação da função neurológica (Figura 1.2)[4,16].

Os três primeiros elos contemplam as etapas do suporte básico de vida, ficando as duas últimas com o SAVC e os cuidados pós-PCR integrados, como se verá em detalhes no decorrer do texto. Esse modelo foi preconizado e utilizado indistintamente no atendimento de vítimas de PCR fora e dentro do hospital.

Entretanto, as últimas diretrizes (2015) da AHA para RCP e ACE recomendam o uso de cadeias de sobrevivência distintas para atuar nas diferentes vias de cuidado dos pacientes acometidos por PCR nos ambientes intra e extra-hospitalar (Figura 1.3), uma vez que os fatores envolvidos no atendimento até que haja a admissão dos sobreviventes na unidade de terapia intensiva são muito diferentes para os dois ambientes. No extra-hospitalar, os pacientes dependem fundamentalmente da assistência da comunidade, ao passo que na PCR intra-hopitalar, um sistema de vigilância adequado e a interação harmoniosa de vários departamentos e setores da instituição são cruciais[72].

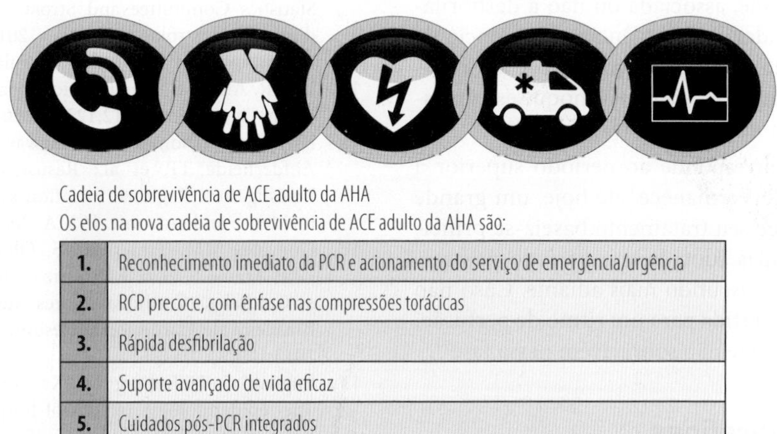

1.	Reconhecimento imediato da PCR e acionamento do serviço de emergência/urgência
2.	RCP precoce, com ênfase nas compressões torácicas
3.	Rápida desfibrilação
4.	Suporte avançado de vida eficaz
5.	Cuidados pós-PCR integrados

Figura 1.2. Cadeia da sobrevivência com o quinto elo: cuidados pós-PCR integrados. Fonte: Destaques das Diretrizes da AHA 2010 para RCP e ACE.

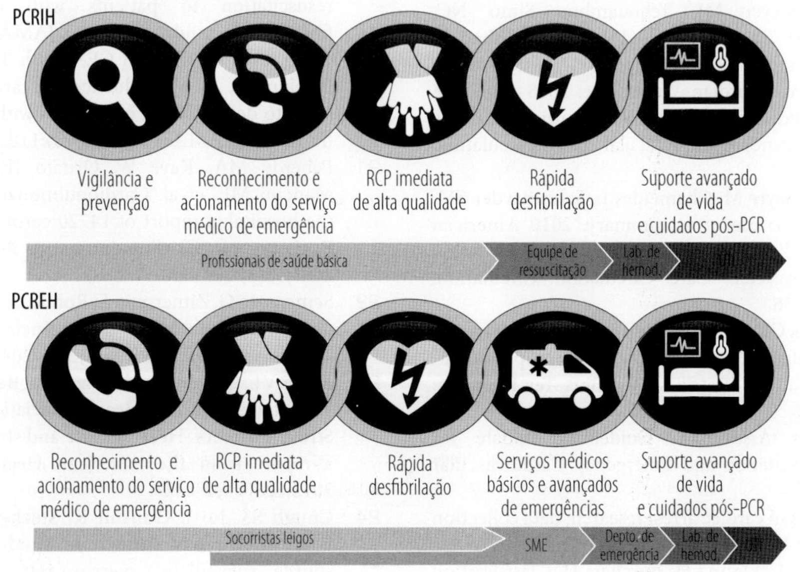

Figura 1.3. Cadeias de sobrevivência distintas para o intra e extra-hospitalar. Fonte: Destaques da *American Heart Association* 2015. Atualizações das diretrizes de RCP e ACE.

Ênfase no tratamento segundo as fases da parada cardiorrespiratória

Muitos pesquisadores consideram coexistirem três fases distintas na evolução da parada cardíaca: a fase elétrica, a fase circulatória (hemodinâmica) e a fase metabólica[73], nas quais o foco no tratamento varia de acordo com cada uma delas, como se verá com mais detalhes nos tópicos correspondentes aos suportes básico e avançado de vida.

a) Fase elétrica: corresponde aos primeiros 4 a 5 minutos de parada devida à FV, sendo a desfibrilação imediata a terapia fundamental para melhorar a sobrevida desses pacientes. A realização de compressões torácicas de qualidade, enquanto o desfibrilador é preparado, também contribui na melhora da sobrevida[74];

b) Fase circulatória: também chamada de fase de repercussão hemodinâmica, corresponde ao período de 4 a 10 minutos após o início do evento, durante o qual o paciente pode permanecer em FV/TVSP. Nessa fase, a RCP de alta qualidade, associada ou não à desfibrilação precoce (dependendo da vigência ou ausência de FV/TVSP), é o tratamento primordial; deve ser realizada, de maneira contínua, até que o choque esteja disponível e reiniciada imediatamente após ele[74];

c) Fase metabólica: corresponde ao período superior a 10 minutos de PCR. Permanece, até hoje, um grande desafio, uma vez que seu tratamento baseia-se principalmente em medidas adotadas no período pós-ressuscitação, que será discutido mais adiante. Caso não seja rapidamente revertida para um ritmo de perfusão, os pacientes geralmente não sobrevivem nessa fase[74].

Referências bibliográficas

1. Olasveengen TM, de Caen AR, Mancini ME, Maconochie IK, Aickin R, Atkins DL et al. 2017 International Consensus on Cardiopulmonary Resuscitation and Emergency Cardiovascular Care Science With Treatment Recommendations Summary. Resuscitation. 2017;121:201-14.
2. Dippenaar N, Watermeyer MJ, Tchouambou Simo NC, Buchannan SK, Laher AE. The top 100 cited articles published on cardiopulmonary resuscitation. Resuscitation. 2017;114:e13-e14.
3. Correction to: Part 8: Post-Cardiac Arrest Care: 2015 American Heart Association Guidelines Update for Cardiopulmonary Resuscitation and Emergency Cardiovascular Care. Circulation. 2017;136(10):e197.
4. Field JM, Hazinski MF, Sayre M, Chameides L, Schexnayder SM, Hemphill R, et al. Part 1: executive summary. 2010 American Heart Association Guidelines for Cardiopulmonary Resuscitation and Emergency Cardiovascular Care. Circulation. Circulation. 2010;122[Suppl 3]:S640-56.
5. Feitosa-Filho GS, Feitosa GF, Guimarães HP, Lopes RD, Moraes Jr. R, Lopes RD, et al. Atualização em ressuscitação cardiopulmonar: o que mudou com as novas diretrizes. Rev Bras Ter Intensiva. 2006;18(2):10-6.
6. 2015 American Heart Association Guidelines Update for Cardiopulmonary Resuscitation and Emergency Cardiovascular Care. Circulation. 2015.
7. Siscovick DS. Challenges in cardiac arrest research: data collection to assess outcomes. Ann Emerg Med 1993;22(1):92-8.
8. Torp-Pedersen C, Køber L, Elming H, Burchart H. Classification of sudden and arrhythmic death. Pacing Clin Electrophysiol. 1997;20(10 Pt 2):2545-52.
9. American College of Cardiology/American Heart Association Task Force on Clinical Data Standards (ACC/AHA/HRS Writing Committee to Develop Data Standards on Electrophysiology); Buxton AE, Calkins H, Callans DJ, DiMarco JP, Fisher JD, Greene HL, et al. ACC/AHA/HRS 2006 key data elements and definitions for electrophysiological studies and procedures: a report of the American College of Cardiology/American Heart Association Task Force on Clinical Data Standards (ACC/AHA/HRS Writing Committee to Develop Data Standards on Electrophysiology). Circulation. 2006;114(23):2534-70.
10. Sudden cardiac death. Report of a WHO Scientific Group. World Health Organ Tech Rep Ser. 1985;726:5-25.
11. Myerburg RJ, Castellanos A. Cardiac arrest and sudden cardiac death. In: Mann DL, Zipes DP, Libby P, Bonow RO, editors. Braunwald's – heart disease: a textbook of cardiovascular medicine. 10th ed. Philadelphia: Elsevier Saunders; 2014.
12. Kong MH, Fonarow GC, Peterson ED, Curtis AB, Hernandez AF, Sanders GD, et al. Systematic review of the incidence of sudden cardiac death in the United States. J Am Coll Cardiol. 2011;57(7):794-801.
13. Writing Group Members; Lloyd-Jones D, Adams RJ, Brown TM, Carnethon M, Dai S, De Simone G, et al.; American Heart Association Statistics Committee and Stroke Statistics Subcommittee. Heart disease and stroke statistics – 2010 update: a report from the American Heart Association. Circulation. 2010;121(7):e46-e215.
14. Deo R, Albert CM. Epidemiology and genetics of sudden cardiac death. Circulation. 2012;125(4):620-37.
15. Nichol G, Thomas E, Callaway CW, Hedges J, Powell JL, Aufderheide TP, et al.; Resuscitation Outcomes Consortium Investigators. Regional variation in out-of-hospital cardiac arrest incidence and outcome. JAMA. 2008;300(12):1423-31.
16. Gonzales MM, Timerman S, Oliveira RG, Polastri TF, Dallan LAP, Araújo S, et al. I Diretriz de Ressuscitação Cardiopulmonar e Cuidados Cardiovasculares de Emergência da Sociedade Brasileira de Cardiologia: Resumo Executivo. Arq Bras Cardiol. 2013;100(2):105-13.
17. Engdahl J, Holmberg M, Karlson BW, Luepker R, Herlitz J. The epidemiology of out-of-hospital 'sudden' cardiac arrest. Resuscitation. 2002;52(3):235-45.
18. Herlitz J, Bahr J, Fischer M, Kuisma M, Lexow K, Thorgeirsson G. Resuscitation in Europe: a tale of five European regions. Resuscitation. 1999;41(2):121-31.
19. Wik L, Hansen TB, Fylling F, Steen T, Vaagenes P, Auestad BH, et al. Delaying defibrillation to give basic cardiopulmonary resuscitation to patients with out-of-hospital ventricular fibrillation: a randomized trial. JAMA. 2003;289(11):1389-95.
20. Cobb LA, Fahrenbruch CE, Walsh TR, Copass MK, Olsufka M, Breskin M, et al. Influence of cardiopulmonary resuscitation prior to defibrillation in patients with out-of-hospital ventricular fibrillation. JAMA. 1999;281(13):1182-8.
21. Peberdy MA, Kaye W, Ornato JP, Larkin GL, Nadkarni V, Mancini ME, et al. Cardiopulmonary resuscitation of adults in the hospital: a report of 14720 cardiac arrests from the National Registry of Cardiopulmonary Resuscitation. Resuscitation. 2003;58(3):297-308.
22. Semensato G, Zimerman L, Rohde LE. Avaliação inicial do Serviço de Atendimento Móvel de Urgência na cidade de Porto Alegre. Arq Bras Cardiol. 2011;96(3):196-204.
23. Roger VL, Go AS, Lloyd-Jones DM, Benjamin EJ, Berry JD, Borden WB, et al.; American Heart Association Statistics Committee and Stroke Statistics. Heart disease and stroke statistics – 2012 update: a report from the American Heart Association. Circulation. 2012;125(1):e2-e220.
24. Chugh SS, Jui J, Gunson K, Stecker EC, John BT, Thompson B, et al. Current burden of sudden cardiac death: multiple source surveillance versus retrospective death certificate-based review in a large U.S. community. J Am Coll Cardiol. 2004;44(6):1268-75.

25. Rea TD, Pearce RM, Raghunathan TE, Lemaitre RN, Sotoodehnia N, Jouven X, et al. Incidence of out-of-hospital cardiac arrest. Am J Cardiol. 2004;93(12):1455-60.
26. Costa MPF. Suporte básico de vida no adulto. In: Magalhães CC, Serrano Jr. CV, Consolim-Colombo FM, Nobre F, Fonseca FA, Ferreira JFM, editores. Tratado de Cardiologia SOCESP. 3ª ed. Barueri, SP: Manole; 2015.
27. Peixoto GL, Martinelli Filho M, Costa R. Morte súbita no Brasil: soluções à vista? Rev Soc Cardiol Estado de São Paulo. 2013;23(1):21-4.
28. Kannel WB, Wilson PW, D'Agostino RB, Cobb J. Sudden coronary death in women. Am Heart J. 1998;136(2):205-12.
29. Albert CM, Chae CU, Grodstein F, Rose LM, Rexrode KM, Ruskin JN, et al. Prospective study of sudden cardiac death among women in the United States. Circulation. 2003;107(16):2096-101.
30. Kannel WB, Schatzkin A. Sudden death: lessons from subsets in population studies. J Am Coll Cardiol. 1985;5(6 Suppl):141B-9B.
31. Bayés de Luna A, Coumel P, Leclercq JF. Ambulatory sudden cardiac death: mechanisms of production of fatal arrhythmia on the basis of data from 157 cases. Am Heart J. 1989;117(1):151-9.
32. Dubner SJ, Pinski S, Palma S, Elencwajg B, Tronge JE. Ambulatory electrocardiographic findings in out-of-hospital cardiac arrest secondary to coronary artery disease. Am J Cardiol. 1989;64(12):801-6.
33. Wood MA, Stambler BS, Damiano RJ, Greenway P, Ellenbogen KA. Lessons learned from data logging in a multicenter clinical trial using a late-generation implantable cardioverter-defibrillator. The Guardian ATP 4210 Multicenter Investigators Group. J Am Coll Cardiol. 1994;24(7):1692-9.
34. Cummins RO, Ornato JP, Thies WH, Pepe PE. Improving survival from sudden cardiac arrest: the "chain of survival" concept. A statement for health professionals from the Advanced Cardiac Life Support Subcommittee and the Emergency Cardiac Care Committee, American Heart Association. Circulation. 1991;83:1832-47.
35. Tovar OH, Jones JL. Electrophysiological deterioration during long-duration ventricular fibrillation. Circulation. 2000;102:2886.
36. Luu M, Stevenson WG, Stevenson LW, Baron K, Walden J. Diverse mechanisms of unexpected cardiac arrest in advanced heart failure. Circulation. 1989;80(6):1675-80.
37. Guimarães HP. Registro brasileiro de ressuscitação cardiopulmonar: fatores prognósticos de sobrevivência pós-ressuscitação [tese]. São Paulo: Instituto Dante Pazzanese de Cardiologia; 2011.
38. Abdalla LA. Aspectos éticos e médico-legais da ressuscitação cardiopulmonar: ordens de não ressuscitar. Rev Soc Cardiol Estado São Paulo. 1997;1:175-82.
39. Adrie C, Laurent I, Monchi M, Cariou A, Dhainaou JF, Spaulding C. Doença da pós-ressuscitação em parada cardíaca: uma síndrome semelhante a sepse? Curr Opin Crit Care. 2004;4:233-7.
40. Albano LMJ. Biodireito: os avanços da genética e seus efeitos ético-jurídicos. São Paulo: Atheneu; 2004. p. 11-21.
41. Silva RM, Silva BA, Silva FJ, Amaral CF. Ressuscitação cardiopulmonar de adultos com parada cardíaca intra-hospitalar utilizando o estilo Utstein. Rev Bras Ter Intensiva. 2016;28(4):427-35.
42. Centers for Disease Control and Prevention (CDC). State-specific mortality from sudden cardiac death – United States, 1999. MMWR Morb Mortal Wkly Rep. 2002;51:123.
43. Zheng ZJ, Croft JB, Giles WH, Mensah GA. Sudden cardiac death in the United States, 1989 to 1998. Circulation. 2001;104:2158.
44. Spaulding CM, Joly LM, Rosenberg A, Monchi M, Weber SN, Dhainaut JF, et al. Immediate coronary angiography in survivors of out-of-hospital cardiac arrest. N Engl J Med. 1997;336(23):1629-33.
45. Drory Y, Turetz Y, Hiss Y, Lev B, Fisman EZ, Pines A, et al. Sudden unexpected death in persons less than 40 years of age. Am J Cardiol. 1991;68(13):1388-92.
46. Chugh SS, Kelly KL, Titus JL. Sudden cardiac death with apparently normal heart. Circulation. 2000;102:649.
47. Survivors of out-of-hospital cardiac arrest with apparently normal heart. Need for definition and standardized clinical evaluation. Consensus Statement of the Joint Steering Committees of the Unexplained Cardiac Arrest Registry of Europe and of the Idiopathic Ventricular Fibrillation Registry of the United States. Circulation. 1997; 95:265.
48. Kuisma M, Alaspää A. Out-of-hospital cardiac arrests of non-cardiac origin. Epidemiology and outcome. Eur Heart J. 1997;18:1122.
49. Eckart RE, Scoville SL, Campbell CL, Shry EA, Stajduhar KC, Potter RN, et al. Sudden death in young adults: a 25-year review of autopsies in military recruits. Ann Intern Med. 2004;141(11):829-34.
50. Braggion-Santos MF, Volpe GJ, Pazin-Filho A, Maciel BC, Marin-Neto JA, Schmidt A. Morte súbita cardíaca no Brasil: análise dos casos de Ribeirão Preto (2006-2010). Arq Bras Cardiol. 2014.
51. Reis LM, Cordeiro JA, Cury PM. Análise da prevalência de morte súbita e os fatores de riscos associados: estudo em 2.056 pacientes submetidos a necropsia. J Bras Patol Med Lab. 2006;42(4):299-303.
52. Myerburg RJ, Kessler KM, Castellanos A. Sudden cardiac death. Structure, function, and time-dependence of risk. Circulation. 1992;85:12.
53. Pell S, Fayerweather WE. Trends in the incidence of myocardial infarction and in associated mortality and morbidity in a large employed population, 1957-1983. N Engl J Med. 1985;312:1005.
54. Guidry UC, Evans JC, Larson MG, Wilson PW, Murabito JM, Levy D. Temporal trends in event rates after Q-wave myocardial infarction: the Framingham Heart Study. Circulation. 1999;100(20):2054-9.
55. Rosamond WD, Chambless LE, Folsom AR, Cooper LS, Conwill DE, Clegg L, et al. Trends in the incidence of myocardial infarction and in mortality due to coronary heart disease, 1987 to 1994. N Engl J Med. 1998;339(13):861-7.
56. Furman MI, Dauerman HL, Goldberg RJ, Yarzebski J, Lessard D, Gore JM. Twenty-two year (1975 to 1997) trends in the incidence, in-hospital and long-term case fatality rates from initial Q-wave and non-Q-wave myocardial infarction: a multi-hospital, community-wide perspective. J Am Coll Cardiol. 2001;37(6):1571-80.
57. Cleland JG, Erhardt L, Murray G, Hall AS, Ball SG. Effect of ramipril on morbidity and mode of death among survivors of acute myocardial infarction with clinical evidence of heart failure. A report from the AIRE Study Investigators. Eur Heart J. 1997;18(1):41-51.
58. Velebit V, Podrid P, Lown B, Cohen BH, Graboys TB. Aggravation and provocation of ventricular arrhythmias by antiarrhythmic drugs. Circulation. 1982;65(5):886-94.
59. Echt DS, Liebson PR, Mitchell LB, Peters RW, Obias-Manno D, Barker AH, et al. Mortality and morbidity in patients receiving encainide, flecainide, or placebo. The Cardiac Arrhythmia Suppression Trial. N Engl J Med. 1991;324(12):781-8.
60. Flaker GC, Blackshear JL, McBride R, Kronmal RA, Halperin JL, Hart RG. Antiarrhythmic drug therapy and cardiac mortality in atrial fibrillation. The Stroke Prevention in Atrial Fibrillation Investigators. J Am Coll Cardiol. 1992;20(3):527-32.
61. Ruskin JN, McGovern B, Garan H, DiMarco JP, Kelly E. Antiarrhythmic drugs: a possible cause of out-of-hospital cardiac arrest. N Engl J Med. 1983;309:1302-6.
62. Kloner RA, Hale S, Alker K, Rezkalla S. The effects of acute and chronic cocaine use on the heart. Circulation. 1992;85:407.
63. Bauman JL, Grawe JJ, Winecoff AP, Hariman RJ. Cocaine-related sudden cardiac death: a hypothesis correlating basic science and clinical observations. J Clin Pharmacol. 1994;34:902.
64. Link MS, Berkow LC, Kudenchuk PJ, Halperin HR, Hess EP, Moitra VK, et al. Part 7: adult advanced cardiovascular life support: 2015 American Heart Association Guidelines Update for Cardiopulmonary Resuscitation and Emergency Cardiovascular Care. Circulation. 2015;132(Suppl 2):S444-64.
65. Hazinski MF, Nolan JP, Aickin R, Bhanji F, Billi JE, Callaway CW, et al. Part 1: executive summary: 2015 International Consensus on Cardiopulmonary Resuscitation and Emergency Cardiovascular

Care Science With Treatment Recommendations. Circulation. 2015;132(Suppl 1):S2-39.

66. Nolan JP, Hazinski MF, Aickin R, Bhanji F, Billi JE, Callaway CW, et al. Part 1: executive summary: 2015 International Consensus on Cardiopulmonary Resuscitation and Emergency Cardiovascular Care Science With Treatment Recommendations. Resuscitation. 2015.
67. Morrison LJ, Gent LM, Lang E, Nunnally ME, Parker MJ, Callaway CW, et al. Part 2: evidence evaluation and management of conflicts of interest: 2015 American Heart Association Guidelines Update for Cardiopulmonary Resuscitation and Emergency Cardiovascular Care. Circulation. 2015;132(Suppl 2):S368-82.
68. Guimarães HP, Lopes RD, Falcão LFR, Segovia LEJ, editores. Parada cardiorrespiratória. São Paulo: Atheneu; 2005.
69. Safar P, Escarraga LA, Elam JO. A comparison of the mouth-to-mouth and mouth-to-airway methods of artificial respiration with the chest-pressure arm-lift methods. N Engl J Med. 1958;258(14):671-7.
70. Kouwenhoven WB, Jude JR, Knickerbocker GG. Closed-chest cardiac massage. JAMA. 1960;173:1064-7.
71. Kouwenhoven WB, Milnor WR, Knickerbocker GG, Chesnut WR. Closed chest defibrillation of the heart. Surgery. 1957;42(3):550-61.
72. Kronick SL, Kurz MC, Lin S, Edelson DP, Berg RA, Billi JE, et al. Part 4: systems of care and continuous quality improvement: 2015 American Heart Association Guidelines Update for Cardiopulmonary Resuscitation and Emergency Cardiovascular Care. Circulation. 2015;132(Suppl 2):S397-S413.
73. Weisfeldt ML, Becker LB. Resuscitation after cardiac arrest: a 3-phase time-sensitive model. JAMA. 2002;288:3035.
74. Berg RA, Hemphill R, Abella BS, Aufderheide TP, Cave DM, Hazinski MF, et al. Part 5: adult basic life support: 2010 American Heart Association Guidelines for Cardiopulmonary Resuscitation and Emergency Cardiovascular Care. Circulation. 2010;122(18 Suppl 3):S685-705.

2

SUPORTE BÁSICO DE VIDA NO ADULTO

Roberto de Moraes Junior
Renato Delascio Lopes

Segundo a sequência de eventos da cadeia da sobrevivência, o suporte básico de vida (SBV) antecede o suporte avançado de vida em cardiologia (SAVC), correspondendo à primeira etapa do atendimento da parada cardiorrespiratória (PCR).

Os passos a serem executados no contato inicial com a vítima inconsciente incluem manobras de diagnóstico e suporte cardiopulmonar básico. A primeira ação deve ser a confirmação ou a iminência de uma parada cardíaca.

A ausência de resposta a estímulos verbais e táteis, seguida do acionamento de um sistema de socorro médico (Serviço de Atendimento Médico de Urgência - SAMU 192, no extra-hospitalar, e equipe de código azul, no hospital) e ainda da observação de movimentos respiratórios e cor da pele, realizadas simultaneamente à palpação das artérias principais para a presença ou ausência de pulso central, rende informações suficientes para determinar se uma PCR está em andamento. Uma vez que o quadro foi confirmado, os dois fundamentos básicos de ressuscitação cardiopulmonar (RCP) – compressões torácicas e ventilações – devem ser imediatamente iniciados.

Em uma situação de PCR, um mnemônico pode ser utilizado para descrever os passos simplificados do atendimento em SBV: o "CABD primário"[1-3], descrito abaixo já com as devidas alterações recomendadas nas últimas diretrizes.

"CABD primário"

- "C" corresponde a Checar responsividade, Chamar por ajuda, Checar o pulso e a respiração da vítima e iniciar pelas Compressões (30 compressões torácicas);
- "A" representa a Abertura das vias aéreas;
- "B" de Boa ventilação (duas ventilações); e finalmente
- "D" de Diagnóstico do ritmo (modalidade de PCR)/ desfibrilação precoce.

A Figura 2.1 simplificada, a seguir, representa todas as etapas contidas no item "C", conforme as diretrizes 2015 da *American Heart Association* (AHA):

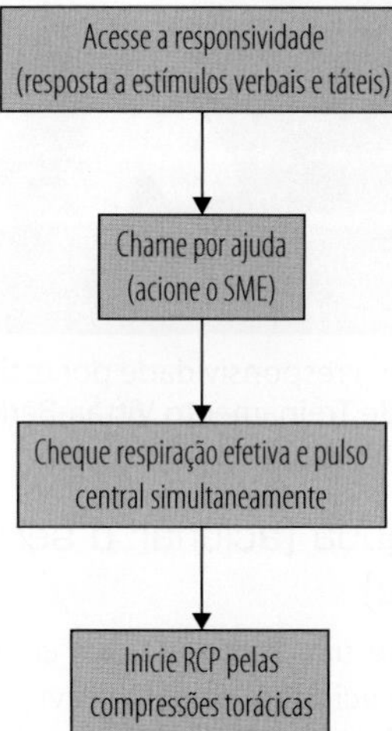

Figura 2.1. Sequência simplificada dos passos iniciais fundamentais a serem executados no atendimento de uma vítima adulta de PCR, baseado nas últimas diretrizes da AHA para RCP e atendimento cardiovascular de emergência (ACE) – 2015.

A primeira regra a ser considerada em um atendimento de qualquer natureza é a segurança do socorrista. Dessa forma, antes de abordar a vítima, o profissional deve avaliar a segurança, a situação e a cena (*3S: safe, situation, scene*)[4], a fim de não se tornar a próxima vítima.

Sempre que a cena se mostrar insegura, o atendimento não deve ser realizado até que se consiga o controle dela. Toda vítima que se encontrar em situação de risco deve ser removida para uma área segura por um profissional ou equipe treinada para esse fim[5,6].

Consideram-se riscos para a segurança: incêndios, inundações, desmoronamento, vazamento de gás no local, explosivos, materiais tóxicos, vias públicas (tráfego de veículos), agressor e cenas de violência no local, fluidos corporais e armamentos. Essas situações devem ser sempre informadas para que o atendimento médico de emergência acionado possa enviar os recursos adequados ao local da ocorrência.

Primeiro elo: reconhecimento da parada cardiorrespiratória e acionamento do serviço médico de emergência

Acessar a responsividade

A checagem do nível de consciência fornece, rapidamente, informações valiosas sobre o grau de atividade do sistema nervoso central (SNC). Quando o paciente responde ao estímulo, mesmo que essa resposta seja débil ou inespecífica, fica assegurada uma condição funcional mínima do SNC, afastando a possibilidade de PCR.

A avaliação do nível de consciência se faz chamando a vítima em elevado tom de voz e contatando-a vigorosamente pelos ombros (Figura 2.2).

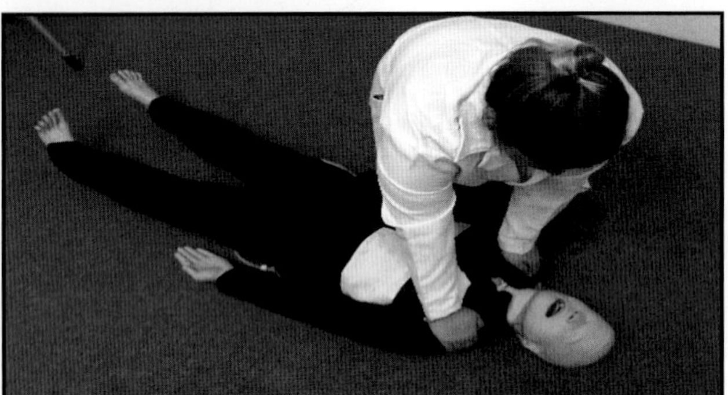

Figura 2.2. Acessar a responsividade por estímulos verbais e táteis. Fonte: Centro de Treinamento Vittaa-Berkeley Internacional - Inteligência em Simulação e Saúde.

Chamar por ajuda (acionar o serviço médico de emergência)

Caso o paciente não responda aos estímulos, solicita-se ajuda, por meio do acionamento do serviço médico de emergência (SME) pré-hospitalar local, cuja referência no Brasil é o SAMU, ligando para o número 192. O objetivo central da "ajuda" é obter o desfibrilador externo automático (DEA) o mais rapidamente possível. Caso esteja disponível no local, deve ser trazido imediatamente.

O chamado de emergência constitui um passo crucial no atendimento, pois não se pode definir de imediato o que aconteceu com a vítima. A perda da consciência pode ter sido desencadeada por diversos fatores, compreendendo desde uma manifestação neuroglicopênica até uma situação de extrema gravidade, como a PCR.

Sempre que houver mais de uma pessoa no local, o socorrista mais experiente deve solicitar a outra pessoa que acione o SME e busque um DEA, enquanto inicia o atendimento à vítima[7].

Com relação ao socorrista que se encontra sozinho, as últimas diretrizes foram modificadas no sentido de refletir o fato de que ele pode ativar o SME sem sair do lado da vítima, utilizando o seu aparelho celular[8].

O tempo resposta para a chegada de um DEA é fator determinante para o prognóstico, pois, na ocorrência de um ritmo "chocável", quanto mais precocemente for realizada a desfibrilação, melhores são as chances de sobrevida.

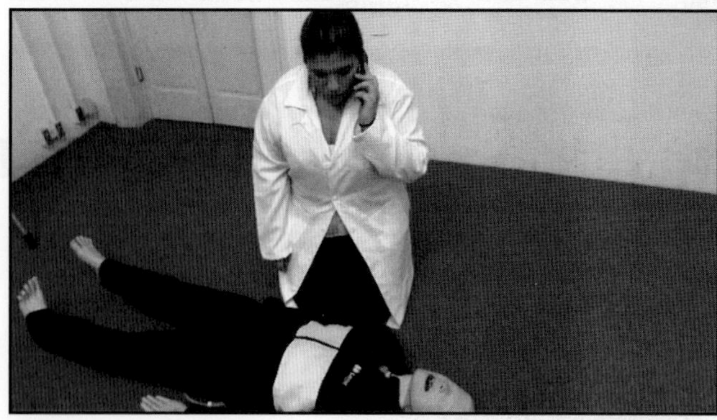

Figura 2.3. Chamar ajuda. Socorrista sozinho utilizando o aparelho celular para acionar o SAMU pelo número 192. Fonte: Centro de Treinamento Vittaa-Berkeley Internacional - Inteligência em Simulação e Saúde.

No caso das vítimas em ambiente hospitalar, a ajuda deve ser idealmente acionada por meio de "código azul" ou equipe capacitada a atender PCR com o material adequado completo (carro de parada e desfibrilador).

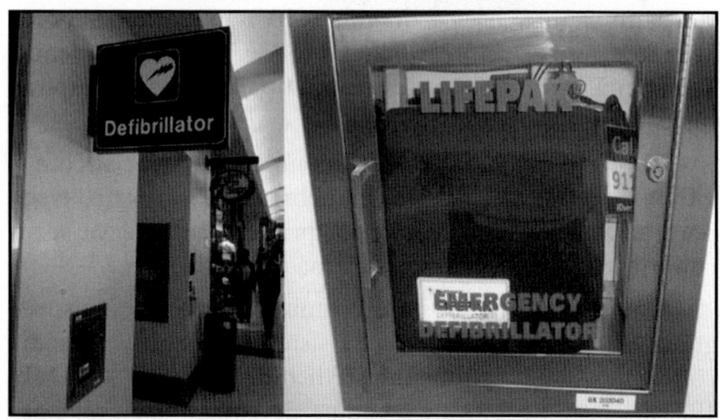

Figura 2.4. Desfibrilador externo automático, em destaque à direita, disponível para acesso público no aeroporto de Las Vegas, EUA. Fonte: Arquivo pessoal dos autores.

Checar pulso e respiração

As diretrizes 2015 da AHA recomendam a verificação simultânea de pulso central e respiração efetiva por socorristas treinados. Nesse cenário, o socorrista treinado observa a elevação do tórax da vítima ao mesmo tempo em que palpa a artéria carótida ou femoral, dentro de um intervalo de tempo ideal entre 5 e 10 segundos. Respiração agônica (*gasping*) é comumente observada nos primeiros momentos da parada cardíaca e pode ser confundida com a respiração normal[9-12]. Contudo, esse padrão respiratório deve sempre ser interpretado como ausência de respiração (Figura 2.5).

Socorristas leigos não devem tentar avaliar o pulso da vítima e, a menos que o paciente respire normalmente, também deverão interpretar a situação como "ausência de respiração" (classe I, nível C-DL). Os mesmos critérios para estabelecer a apneia são recomendados para ambos os socorristas, seja leigos ou profissionais de saúde treinados.

Se o paciente não responde e não está respirando normalmente, o socorrista leigo deve considerar o paciente em parada cardíaca.

O princípio fundamental é não atrasar o início das compressões torácicas nos pacientes que necessitam dela.

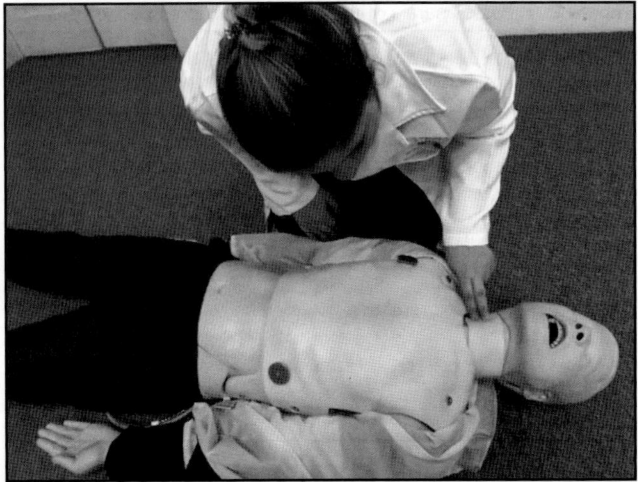

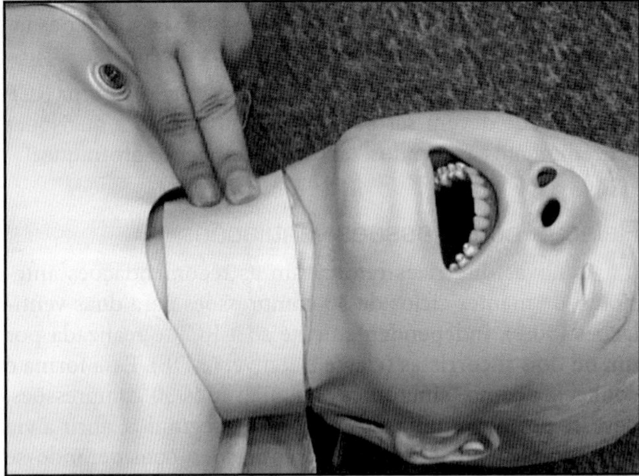

Figura 2.5. Checagem simultânea de pulso central e respiração efetiva. Abaixo, detalhe da técnica de palpação da artéria carótida, homolateralmente ao posicionamento do socorrista em relação à vítima. Fonte: Centro de Treinamento Vittaa-Berkeley Internacional – Inteligência em Simulação e Saúde.

Segundo elo: ressuscitação cardiopulmonar precoce

Iniciar manobras de ressuscitação cardiopulmonar com ênfase nas compressões torácicas

Uma vez que a PCR é confirmada, as manobras de RCP devem ser imediatamente instituídas, iniciando-se pelas compressões torácicas (classe IIb, nível C-DL), que são o componente mais importante da RCP[13-16], uma vez que a perfusão tecidual depende exclusivamente da qualidade das compressões[17].

O fator determinante isolado mais importante para que se obtenha o retorno da circulação espontânea (RCE) é a pressão de perfusão coronariana (PPC), resultante da diferença entre a pressão diastólica da aorta e a pressão de átrio direito e responsável, em última instância, pela irrigação do miocárdio.

A PPC e a RCE são maximizadas quando compressões torácicas de qualidade são realizadas[18,19].

As seguintes metas são essenciais para a realização de RCP de alta qualidade e consequente otimização da PPC:

a. **Manter a taxa de compressão torácica em 100 a 120 compressões por minuto (classe IIa, nível C-DL)** – Uma taxa de compressão torácica insuficiente reduz a probabilidade de retorno à circulação espontânea e de sobrevivência com função neurológica intacta pós-PCR[20-22]; ao passo que níveis mais elevados, como 120 a 125 compressões por minuto, se mostraram benéficos nesses quesitos. No entanto, quando a frequência ultrapassou 120 compressões por minuto, a profundidade se manteve inadequada em 70% dos casos[23];

b. **Comprimir o tórax em, pelo menos, 5 cm (2 polegadas), mas não mais de 6 cm (2,5 polegadas) (classe I, nível C-DL)** – Estudos em animais e estudos clínicos observacionais sugerem que as compressões torácicas com profundidade mínima de 5 cm desempenham papel importante no sucesso da ressuscitação[24-26]. Muito embora exista carência de evidências quanto a um limite superior a partir do qual as compressões sejam consideradas excessivamente profundas, dados preliminares sugerem que profundidades além de 6 cm (2,5 polegadas) podem ocasionar lesões não potencialmente fatais e influenciar negativamente no resultado;

c. **Permitir o retorno completo do tórax** – O retorno completo do tórax após cada compressão promove a redução de pressões intratorácicas, maior tempo de diástole e maior enchimento ventricular esquerdo; resultando no aumento da pré-carga cardíaca e maior PPC[27]. De acordo com as diretrizes da AHA, melhores resultados são obtidos quando os socorristas recebem *feedback* automatizado imediato durante a RCP e removem ligeiramente suas mãos, deixando de apoiá-las na superfície do tórax da vítima ao final de cada compressão (classe IIa, nível C-DL)[28];

d. **Minimizar as interrupções a um intervalo máximo de 10 segundos (classe I, nível C-DL)** – Interrupções das compressões torácicas resultam em decréscimos substanciais nas pressões de perfusão coronariana e cerebral e, por conseguinte, piores desfechos ao paciente[29-35]. Uma vez que as compressões torácicas são interrompidas, mesmo por breves períodos, até 1 minuto de compressões contínuas de qualidade pode ser necessário para restabelecer as pressões de perfusão ideais[36]. Dessa forma, recomenda-se a realização de 2 minutos de RCP contínua após qualquer interrupção[37]. Logo, a RCP somente deve ser interrompida para a realização de intervenções inerentes ao tratamento e estritamente necessárias, como desfibrilar o paciente, checar o ritmo cardíaco no monitor, palpar pulso central, ventilar com bolsa-valva-máscara ou introduzir uma via aérea avançada, respeitando o intervalo de tempo de 10 segundos, que deve ser suficiente para a realização de qualquer dessas intervenções. Para otimizar o número de compressões aplicadas por minuto em adultos submetidos à RCP sem via aérea avançada, as últimas diretrizes recomendam manter uma taxa de compressões torácicas tão alta quanto possível, objetivando um mínimo de 60% (classe IIb, nível C-DL);

e. **Não ventilar excessivamente** - Ventilação excessiva deve ser evitada a qualquer custo, seja ela decorrente de taxas elevadas de frequência respiratória e/ou altos volumes correntes. A ventilação com pressão positiva aumenta a pressão intratorácica, que provoca diminuição do retorno venoso, da perfusão pulmonar, do débito cardíaco e das pressões de perfusão coronariana e cerebral[38], além de aumentar o risco de insuflação gástrica e causar regurgitação e aspiração[39-40]. Ademais, estudos em animais têm demonstrado que o excesso de ventilação reduz as taxas de sucesso da desfibrilação e de sobrevida global[41-43];

f. **Trocar o socorrista que realiza as compressões torácicas a cada 2 minutos** -Compressões insuficientes e retorno incompleto do tórax são mais comuns quando os socorristas fadigam, o que pode ocorrer logo no primeiro minuto após o início da RCP. O momento ideal para que ocorra a troca corresponde ao momento de checagem do ritmo e realização de desfibrilação, quando indicada. A troca deve ser efetuada após o encerramento do ciclo de RCP pelas ventilações, com o recém-posicionado socorrista reiniciando o novo ciclo pelas compressões torácicas[44].

Para executar compressões torácicas com qualidade, é de suma importância que o paciente esteja em decúbito dorsal sobre uma superfície firme. Caso esteja no leito, uma prancha rígida deve ser colocada sob o seu tronco[45-47]. Na impossibilidade da prancha rígida, o paciente deve ser cuidadosamente posicionado no chão.

Ao mesmo tempo, o posicionamento adequado do socorrista em relação à vítima favorece a realização de compressões torácicas de melhor qualidade, além de retardar a ocorrência de fadiga muscular (Tabela 2.1 e Figura 2.6)[48].

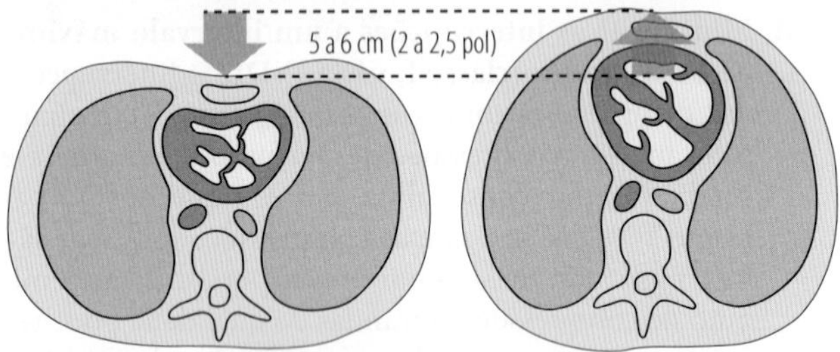

Figura 2.6. Comprimir forte, deprimindo o tórax de 5 a 6 cm e permitir o retorno completo do tórax após cada compressão. Fonte: Centro de Treinamento Vittaa-Berkeley Internacional – Inteligência em Simulação e Saúde.

A Tabela 2.1 resume os passos a serem executados para a realização de compressões torácicas de maior qualidade[49,50].

A reavaliação contínua do desempenho é crucial para manter a qualidade das compressões torácicas.

Membros da equipe de reanimação podem acreditar que as compressões estão sendo realizadas de forma apropriada quando, na verdade, são insuficientes, resultando em perfusão cerebral deficitária e reduzindo a chance de sobreviventes com função neurológica preservada.

Tabela 2.1. Passos para a otimização das compressões torácicas

• Posicionar-se ao lado e no nível do tórax da vítima
• Expor o tórax, afastando, abrindo ou mesmo cortando a roupa
• Posicionar a região hipotenar de uma das mãos sobre o terço inferior do esterno da vítima, um pouco acima do apêndice xifoide e a outra mão sobre a primeira, entrelaçando os dedos
• Estender os braços, mantendo-os bem retos e projetar o seu corpo sobre o tórax do paciente, fazendo um ângulo de 90°
• Comprimir com uma taxa de frequência de 100 a 120 compressões por minuto e uma profundidade de 5 a 6 cm
• Permitir o retorno completo do tórax após cada compressão, aliviando o contato das mãos sobre o tórax
• Minimizar as interrupções das compressões
• Revezar com outro socorrista a cada 2 minutos, a fim de evitar fadiga e compressões de baixa qualidade

Além disso, o uso de ferramentas de suporte audiovisual, que fornecem *feedback* imediato, pode ajudar a manter as taxas de compressões adequadas (classe IIb, nível B-R).

Concluindo, todos os esforços para proporcionar uma RCP de qualidade devem ser prioritários em relação a quaisquer procedimentos avançados, tais como intubação orotraqueal.

Relação compressões-ventilações

As novas diretrizes reforçaram as recomendações anteriores, de manter ciclos de 30 compressões para duas ventilações (30:2), independentemente se a RCP é realizada por um ou dois socorristas (classe IIa, nível C-DL). Essa forma é conhecida como "sincrônica", na qual, após 30 compressões, deve-se promover uma pausa de até 10 segundos, abrir a via aérea do paciente e fazer duas ventilações, considerando-se que existe um dispositivo de barreira.

Entretanto, se um único socorrista leigo está presente ou vários socorristas leigos relutam em realizar ventilação boca a boca, a AHA incentiva a realização de RCP somente com compressões torácicas de qualidade. As orientações estipulam ainda que socorristas leigos não devem interromper as compressões torácicas para palpar pulso ou verificar o RCE, devendo manter a RCP até que um DEA esteja pronto para desfibrilar, uma equipe de SME assuma os cuidados ou o paciente acorde. Para muitos socorristas, a exigência de realização de ventilação boca a boca é uma barreira significativa para o desempenho de RCP[51]. Essa relutância pode decorrer de ansiedade sobre realizar corretamente a RCP ou medo de contrair uma doença transmissível, apesar de relatos de infecção contraída com a ventilação boca a boca serem escassos e nenhum deles envolvendo HIV[51]. A RCP só com compressões torácicas permite contornar esses problemas, potencialmente aumentando a disponibilidade de pessoas para executar a RCP.

Logo, socorristas leigos, sem treinamento apropriado, devem promover compressões torácicas contínuas e ininterruptas, sem ventilações intercaladas (*hands-only CPR*) – classe I, nível C-DL.

Abertura de vias aéreas e ventilação

Seguindo o objetivo de não retardar o início das compressões torácicas, a abertura das vias aéreas deve ser realizada somente após cada série de 30 compressões.

A principal causa de obstrução de via aérea na vítima inconsciente é a queda da base da língua, secundária ao relaxamento muscular que acompanha essa situação, o que faz com que a língua encontre a parede posterior da faringe e obstrua a passagem de ar.

Entre as manobras destinadas a restaurar e manter a permeabilidade das vias aéreas, a mais utilizada é a extensão da cabeça e elevação do queixo (Figura 2.7).

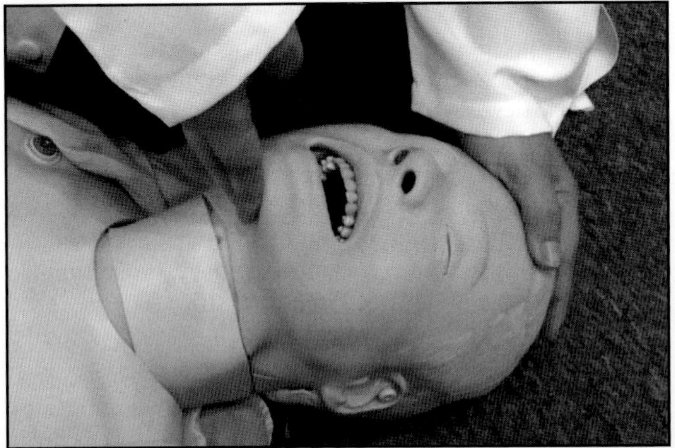

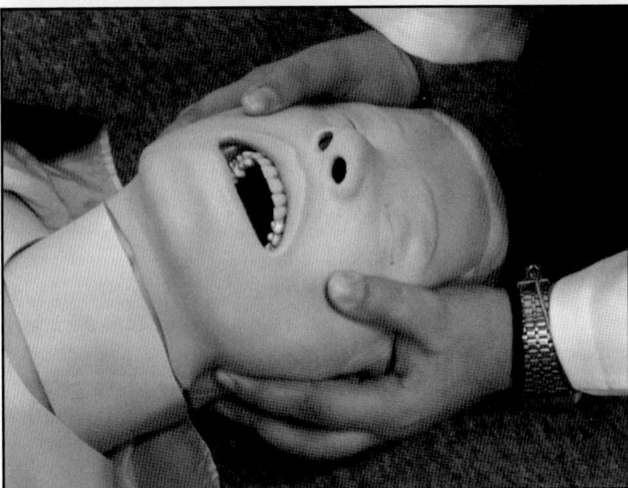

Figura 2.7. Abertura de vias aéreas: elevação do queixo e extensão da cabeça (acima), e elevação do ângulo da mandíbula com a cabeça em posição neutra (abaixo), na suspeita de trauma cervical. Fonte: Centro de Treinamento Vittaa-Berkeley Internacional - Inteligência em Simulação e Saúde.

No entanto, diante de suspeita de trauma cervical, a manobra de extensão da cabeça deve dar lugar à manobra de elevação do ângulo da mandíbula, mantendo-se a cabeça em posição neutra (Figura 2.8). Caso esta última não seja eficiente para a ventilação da vítima, deve-se proceder à manobra anteriormente preconizada, uma vez que garantir a ventilação é uma das prioridades da RCP para profissionais treinados[52].

A manobra de abertura das vias aéreas deve ser sempre realizada, independentemente da modalidade de ventilação a ser utilizada.

Durante os estados de baixo fluxo sanguíneo, como nas manobras de RCP, a oferta de oxigênio para os órgãos vitais, como coração e cérebro, é limitada pelo fluxo regional, e não pelo conteúdo arterial de oxigênio[53-55].

Portanto, compressões torácicas são muito mais importantes que ventilações nos primeiros minutos do atendimento de uma parada cardíaca testemunhada, uma vez que os alvéolos pulmonares ainda contêm níveis adequados de oxigênio e os vasos pulmonares e o coração provavelmente contêm quantidade suficiente de sangue oxigenado para atender à demanda significativamente reduzida. Ademais, ventilações com pressão positiva podem reduzir a eficácia da RCP pelas interrupções das compressões torácicas, para que sejam realizadas, e pelo aumento secundário da pressão intratorácica[56-58]. Nesse cenário, um socorrista treinado não deve interromper as compressões torácicas por mais de 10 segundos para ventilar a vítima (Figura 2.8).

As últimas diretrizes reforçaram as recomendações anteriores para ventilações no SBV, em que os socorristas devem[59]:

- Realizar cada respiração de resgate em até 1 segundo (classe IIa, LOE C);
- Fornecer um volume corrente suficiente para produzir elevação visível do tórax (classe IIa, LOE C)[60];
- Utilizar a relação compressão/ventilação na razão de 30 compressões torácicas e duas ventilações.

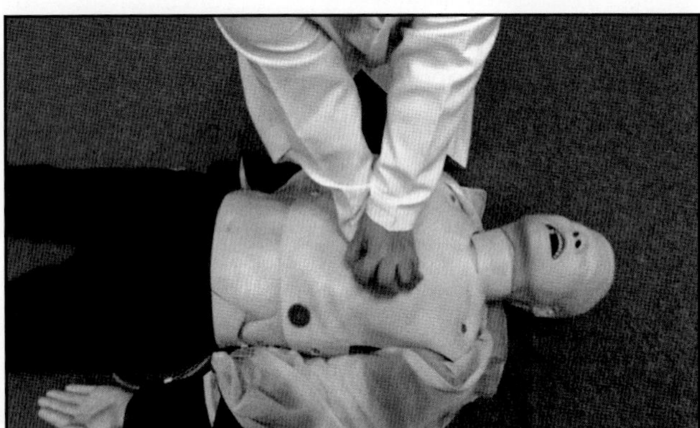

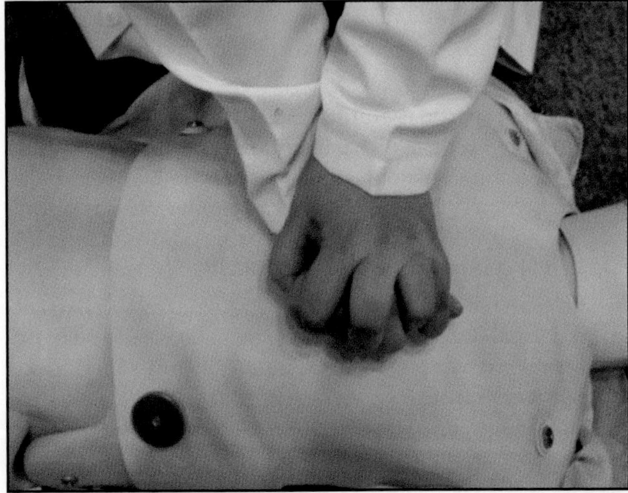

Figura 2.8. Posicionamento correto do socorrista para realizar as compressões torácicas. Notar os braços estendidos formando um ângulo de 900 com o tórax da vítima. Abaixo, detalhe das mãos sobrepostas e com os dedos entrelaçados, posicionadas no terço inferior do esterno, acima do apêndice xifoide. Fonte: Centro de Treinamento Vittaa-Berkeley Internacional – Inteligência em Simulação e Saúde.

Papel do oxigênio nas manobras de ressuscitação cardiopulmonar

A fração inspirada de oxigênio (FIO_2) considerada ótima durante a RCP no adulto não foi bem estabelecida em estudos em humanos ou animais. Além disso, não existe consenso quanto ao real benefício de utilizar oxigênio a 100% ou de maneira titulada.

Muito embora a exposição prolongada a uma FIO_2 a 100% confira um risco potencial de toxicidade, não existem provas suficientes de que isso ocorra durante breves períodos de RCP[61,62]. O uso empírico de FIO_2 a 100% durante a RCP otimiza o conteúdo arterial de oxi-hemoglobina e o fornecimento de oxigênio tecidual.

Dessa forma, tão logo quanto disponível, a utilização de altas frações inspiradas de oxigênio constitui-se em recomendação razoável durante as manobras de RCP (classe IIa, nível C-DL).

Baseada em novos estudos, a recomendação de se usar FIO_2 a 100% durante a RCP foi reforçada nessas últimas diretrizes. No entanto, essa recomendação se aplica somente no andamento da RCP, não devendo ser mantida inadvertidamente nos cuidados após o RCE.

Fornecimento passivo de oxigênio durante a ressuscitação cardiopulmonar

Ao longo do tempo, a ventilação com pressão positiva tem sido um dos pilares da RCP, mas tem sido também objeto de discussão pelo potencial de interferir negativamente na circulação, como vimos anteriormente. Além disso, as compressões torácicas, por si só, favorecem a troca gasosa e a eliminação de gás carbônico, além de permitir a entrada de oxigênio de forma passiva em decorrência da retração elástica do tórax.

Partindo dessa premissa, serviços de emergência médica utilizaram fornecimento passivo de oxigênio por máscara – mantendo-se aberta a via aérea da vítima durante os 6 primeiros minutos de RCP – como parte de um protocolo de intervenções no cenário extra-hospitalar, cujo desfecho foi a melhora na sobrevida[63].

Em contrapartida, a utilização de um tubo traqueal fenestrado (tipo *boussignac*), para promover a oferta passiva de oxigênio durante manobras ininterruptas de RCP realizadas por médicos, não mostrou diferenças significativas quanto à oxigenação, ao RCE e à sobrevivência na admissão hospitalar quando comparada às manobras de RCP convencional[64].

Em teoria, os requisitos da ventilação são mais baixos do que o normal durante a PCR, e o oxigênio ofertado pelo fornecimento passivo por meio de uma via aérea superior patente provavelmente é suficientemente adequado para vários minutos após o início da PCR.

Contudo, até o presente momento, não há provas suficientes para sustentar a eliminação das ventilações nas manobras de RCP realizadas por profissionais de saúde e socorristas treinados, que devem manter duas ventilações após cada ciclo de 30 compressões. Essa recomendação foi reforçada agora, nas últimas diretrizes, nas quais a AHA não recomenda o uso rotineiro de técnicas de ventilação passiva durante a RCP convencional para adultos (classe IIb, nível C-DL). No entanto, naqueles SME que utilizam pacotes de cuidado envolvendo as compressões torácicas contínuas, a utilização de técnicas de ventilação passiva pode ser considerada como parte do pacote (classe IIb, nível C-DL).

Modalidades de ventilação utilizadas no suporte básico de vida

Boca a boca

Com uma das mãos posicionada na fronte da vítima, com o intuito de promover a extensão da cabeça, o socorrista deve pinçar as asas do nariz utilizando os dedos indicador e polegar. A outra mão deve ser utilizada tanto para a elevação da mandíbula quanto para abrir a boca da vítima. Em seguida, o socorrista deve inspirar, coaptar os seus lábios aos lábios da vítima e realizar as duas ventilações, com duração de 1 segundo cada, suficientes para promover a elevação do tórax. Essas medidas são importantes para não ultrapassar a pressão de abertura do esfíncter esofagiano e levar à distensão gástrica (Figura 2.9)[65].

Embora sejam mínimas as evidências de contaminação com a ventilação boca a boca, recomenda-se que o socorrista utilize mecanismos de barreira para aplicar as ventilações, como lenço facial com válvula antirrefluxo, máscara de bolso ou bolsa-valva-máscara.

Boca-máscara

Essa modalidade de ventilação utiliza a máscara de bolso (*pocket mask*) como dispositivo de barreira, que é transparente e dotada de uma válvula de fluxo aéreo unidirecional permitindo adequada ventilação sem os riscos de contaminação ao socorrista e ao paciente.

A Figura 2.10 ilustra as técnicas mais recomendadas para a correta utilização desse dispositivo quanto ao ajuste e fixação na face da vítima, conhecidas como: 1. "técnica dos dedos em C e pinçamento do queixo", recomendada para socorrista único; 2. "técnica do duplo C", recomendada quando dois socorristas realizam RCP.

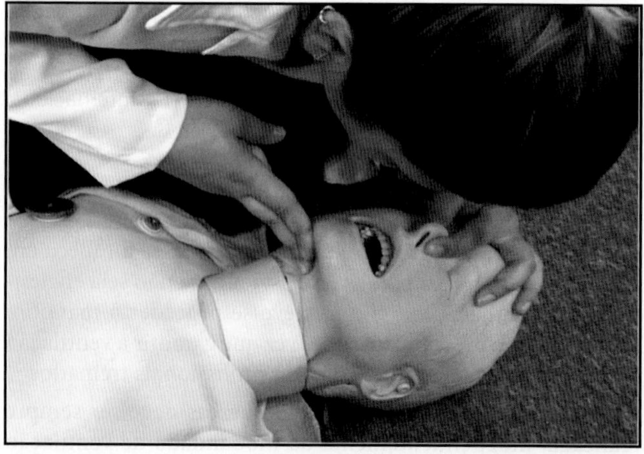

Figura 2.9. Preparando a vítima para ventilação boca a boca: extensão da cabeça e oclusão das narinas, com uma das mãos, e elevação do queixo com a outra. A seguir, o socorrista deve "selar" a sua boca na boca da vítima e fornecer as duas ventilações. Fonte: Centro de Treinamento Vittaa-Berkeley Internacional – Inteligência em Simulação e Saúde.

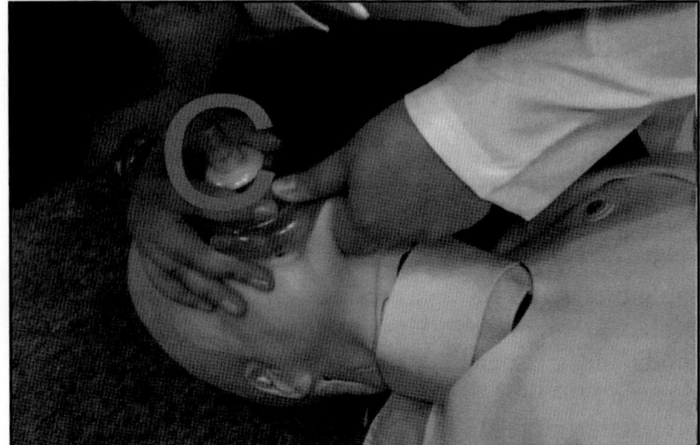

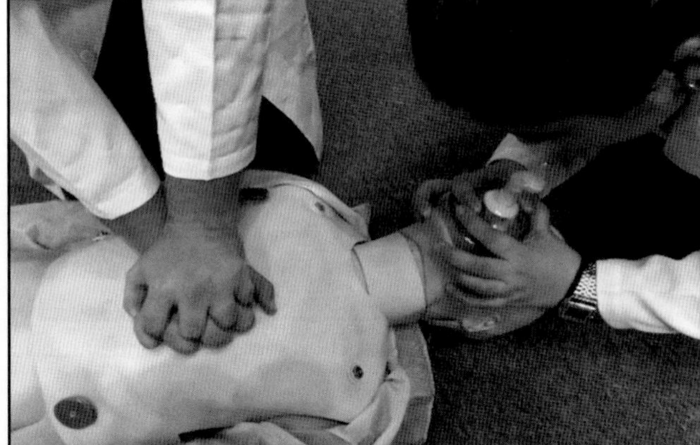

Figura 2.10. Técnicas para ventilação boca-máscara. Dedos em "C" e pinçamento do queixo (E) e "duplo C" (D). Fonte: Centro de Treinamento Vittaa-Berkeley Internacional – Inteligência em Simulação e Saúde.

Bolsa-válvula-máscara (BVM, AMBU®)

Ventilação com BVM é um método aceitável para proporcionar ventilação e oxigenação durante a RCP. Entretanto, o seu manuseio não é tão simples e exige prática e competência para um resultado satisfatório, de tal maneira que não é recomendada quando a RCP for realizada por um único socorrista. Na presença de um segundo socorrista, a ventilação com BVM deve ser realizada pelo socorrista com treinamento e experiência no seu manuseio, utilizando-se a técnica conhecida como dedos em "C" e dedos em "E". Entretanto, um cenário ideal, no qual essa modalidade ventilatória se torna mais eficaz, seria com dois socorristas experientes responsáveis somente pela ventilação, no qual o primeiro abre as vias aéreas e veda a máscara na face do paciente, enquanto o segundo comprime a bolsa adequadamente. Nessa situação, as técnicas para fixação da máscara na face da vítima são as mesmas descritas na ventilação boca-máscara (Figura 2.10).

Cabe lembrar que a BVM é particularmente útil quando a instalação de uma via aérea avançada é muito demorada ou malsucedida, devendo-se utilizar um dispositivo adulto (com 1 a 2L de capacidade), com reservatório de oxigênio e alto fluxo (10 a 15L/min), e ofertar um volume corrente em torno de 500 a 600 mL (6 a 7 mL/kg), suficiente para promover elevação da caixa torácica ao longo de 1 segundo.

Como citado anteriormente, o socorrista deve certificar-se de abrir as vias aéreas adequadamente, com extensão da cabeça e elevação do queixo antes de tentar a ventilação.

A realização de ventilação sem a técnica adequada pode resultar em distensão gástrica e suas graves complicações, como regurgitação e broncoaspiração de conteúdo gástrico. Além disso, a distensão gástrica pode comprimir o diafragma, restrinndo a expansibilidade pulmonar e reduzindo a complacência do sistema respiratório (Figuras 2.11 e 2.12)[66,67].

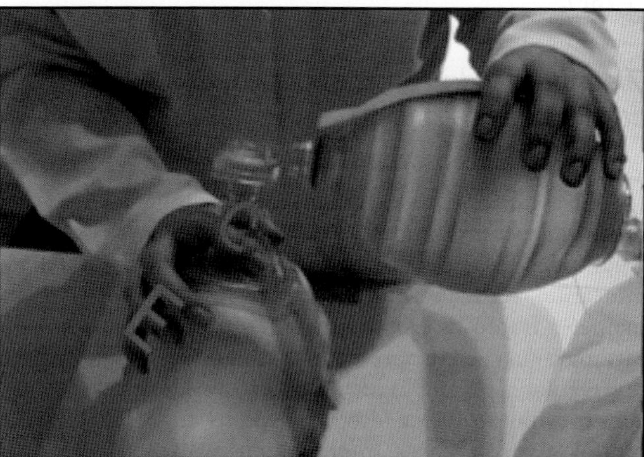

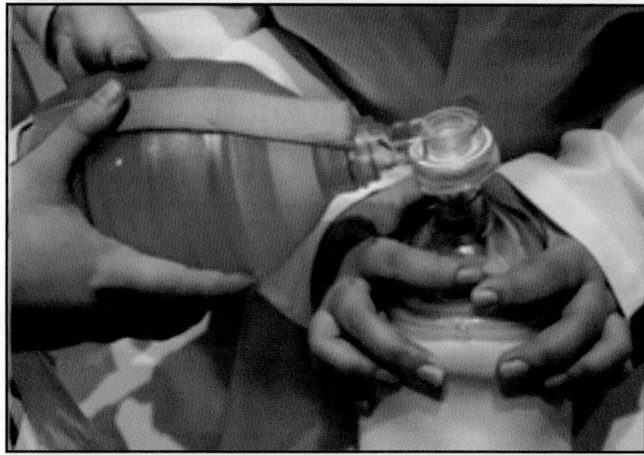

Figura 2.11. Técnicas para ventilação com bolsa-válvula-máscara. Dedos em "C" e dedos em E (E) e "duplo C" (D). Fonte: Centro de Treinamento Vittaa-Berkeley Internacional – Inteligência em Simulação e Saúde.

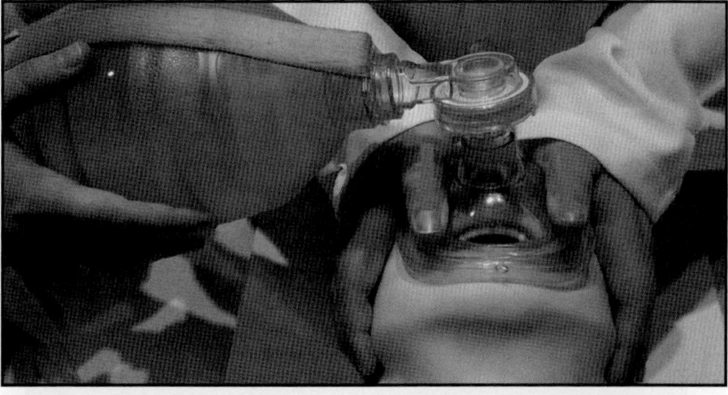

Figura 2.12. Técnica dos "polegares em paralelo" para ventilação com bolsa-válvula-máscara. Essa técnica também pode ser utilizada para ventilação boca-máscara com dois socorristas. Fonte: Centro de Treinamento Vittaa-Berkeley Internacional – Inteligência em Simulação e Saúde.

Terceiro elo: diagnóstico do ritmo/desfibrilação precoce

Compreende a última etapa da sequência de atendimento do SBV, na qual se determinam as modalidades de PCR por meio da monitorização do ritmo cardíaco e a desfibrilação imediata nos casos de ritmos "chocáveis", como a fibrilação ventricular e a taquicardia ventricular sem pulso (TVSP).

Diagnóstico do ritmo: modalidades de parada cardiorrespiratória[68]

Fibrilação ventricular (FV)/TVSP

A FV caracteriza-se pela ausência de atividade elétrica organizada, com distribuição caótica de complexos de várias amplitudes. Esse quadro gera contração incoordenada do miocárdio, resultando na ineficiência total do coração em manter a fração de ejeção sanguínea adequada. No eletrocardiograma (ECG), apresenta-se com ondas absolutamente irregulares de amplitude e duração variáveis. De acordo com a evolução do quadro, a FV pode se apresentar com morfologias distintas, assumindo uma forma mais "grosseira" ou outra mais "fina". Nos primeiros 3 a 5 minutos de uma PCR em FV, o coração se encontra em ritmo de FV grosseira, estando altamente propício ao choque[69]. À medida que o quadro evolui, após cerca de 5 minutos de PCR, ocorre diminuição na amplitude da FV em virtude da depleção do substrato energético miocárdico, tornando-a menos responsiva ao choque.

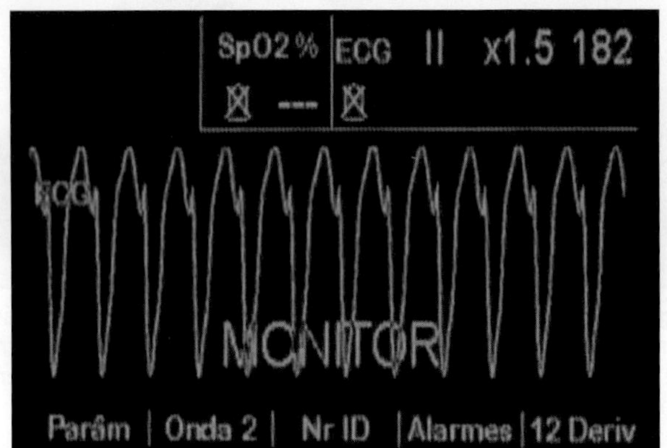

Figura 2.13. Fibrilação ventricular grosseira, mais responsiva ao choque. Fonte: Arquivo pessoal dos autores.

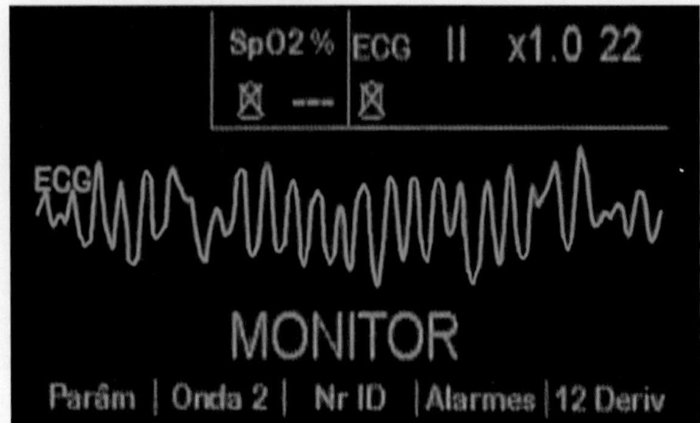

Figura 2.14. Fibrilação ventricular fina refletindo perda de substrato energético do miocárdio. Fonte: Arquivo pessoal dos autores.

A TVSP é a sequência rápida de batimentos ectópicos ventriculares (superior a 100 batimentos por minuto) chegando à ausência de pulso arterial palpável por deterioração hemodinâmica. O ECG apresenta-se com repetição de complexos QRS alargados ($\geq$ 0,12s) não precedidos de ondas P (Figura 2.14).

Sob o ponto de vista fisiopatológico, pode-se dividir a evolução temporal da FV em três fases distintas: elétrica, hemodinâmica e metabólica, cada uma delas com implicação direta no tratamento (ver Diagnóstico e tratamento: "Ênfase no tratamento segundo as fases da PCR").

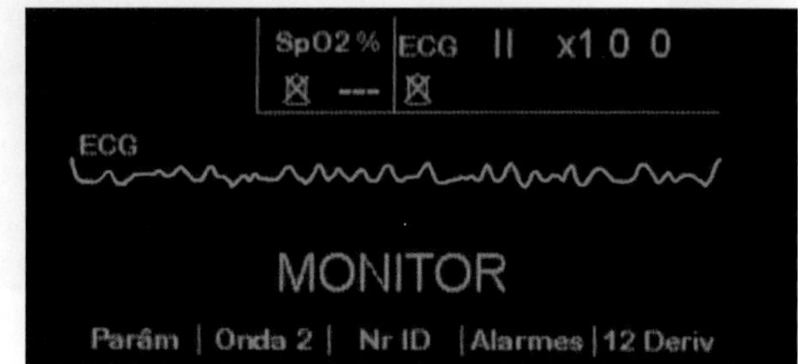

Figura 2.15. Taquicardia ventricular sem pulso. Fonte: Arquivo pessoal dos autores.

Atividade elétrica sem pulso

Também chamada de AESP, é caracterizada pela ausência de pulso na presença de atividade elétrica organizada, o que impõe alto grau de suspeita por parte do socorrista para chegar ao diagnóstico. Nesse cenário, o ECG pode apresentar ampla variedade de ritmos, desde ritmo normal até ritmo idioventricular com frequência baixa e ritmos taquicárdicos morfologicamente distintos da taquicardia ventricular (Figura 2.15).

Assistolia

É a ausência de qualquer atividade ventricular contrátil e elétrica em pelo menos duas derivações eletrocardiográficas (Figura 2.16).

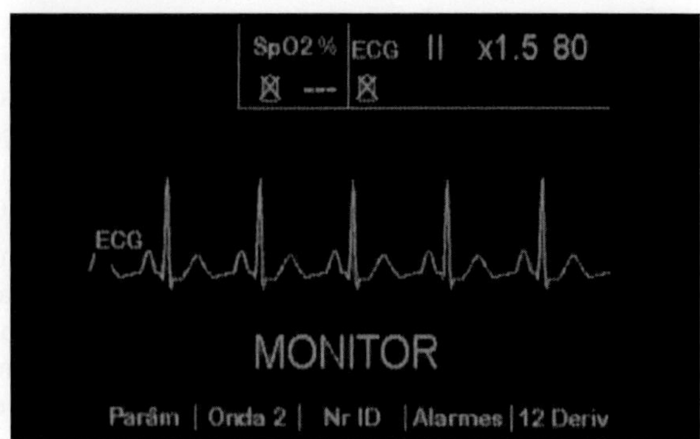

Figura 2.16. Atividade elétrica sem pulso. Notar que o ritmo no monitor é organizado (sinusal, neste exemplo), o que pode levar a erros diagnósticos e de conduta. O alto grau de suspeita e a ausência de pulso central são os fatores preponderantes para a confirmação do quadro. Fonte: Arquivo pessoal dos autores.

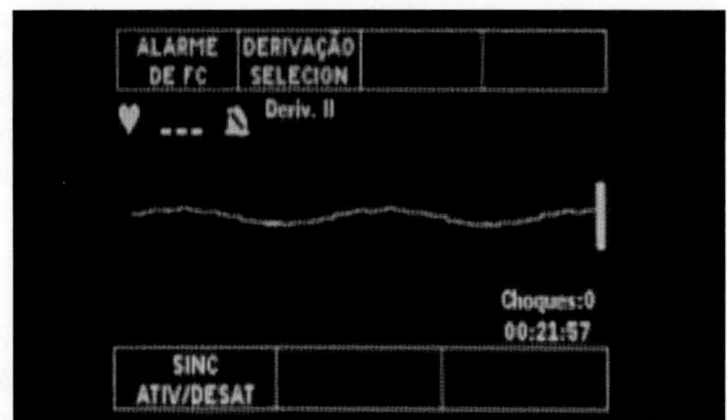

Figura 2.17. Assistolia. Confirmação diagnóstica deve ser obtida pelo protocolo da linha reta. Fonte: Arquivo pessoal dos autores.

O traçado pode representar, além da assistolia, mais duas situações distintas: cabos e/ou eletrodos soltos (artefato de técnica) ou FV fina. Para a confirmação do diagnóstico, deve ser realizado o "protocolo da linha reta", no qual são checadas as conexões (cabos), aumentado o ganho (amplitude) do traçado eletrocardiográfico, e trocada a derivação no cardioscópio.

No adulto, é considerado o ritmo final de todos os mecanismos de PCR e o de pior prognóstico. No entanto, cabe lembrar que a assistolia pode também se manifestar como o ritmo inicial de um quadro de parada cardíaca súbita.

Desfibrilação precoce

Entende-se como desfibrilação a liberação de uma corrente elétrica de maneira aleatória em relação ao ciclo cardíaco, para a reversão da FV/TVSP. Isso ocasiona despolarização simultânea das miofibrilas, possibilitando ao nó sinusal reassumir o controle do ritmo cardíaco.

Os termos "desfibrilação" e "cardioversão" são frequente e equivocadamente utilizados como sinônimos, apesar de apresentarem diferenças claras e objetivas.

Desfibrilação é um procedimento emergencial, consistindo na aplicação de um choque não sincronizado no tórax com o objetivo de reverter FV/TVSP.

Cardioversão é um procedimento eletivo ou emergencial que necessita de sincronização com o pulso do paciente e tem sua indicação no tratamento das taquicardias instáveis e estáveis, de acordo com a avaliação e critério médicos. A única exceção a essa regra é a taquicardia ventricular polimórfica, que também deve ser revertida por meio de desfibrilação com carga máxima, de maneira similar à FV/TVSP[70].

A eficácia da desfibrilação precoce em pacientes com FV/TVSP está bem fundamentada na literatura, sendo uma recomendação formal das diretrizes da AHA para o SBV[71,72].

Assim que um desfibrilador estiver disponível, os socorristas deverão avaliar o ritmo cardíaco e, quando indicado, realizar a desfibrilação o mais rapidamente possível. Com exceção da RCP de qualidade, nenhuma outra intervenção deve ser realizada antes da avaliação do ritmo e da desfibrilação (por exemplo, intubação orotraqueal, punção venosa e administração de medicação), que devem sempre ser consideradas prioritárias.

Uma vez que a FV é a modalidade mais frequente das PCRs presenciadas no adulto, especialmente no cenário extra-hospitalar, e cujo tratamento de escolha é a desfibrilação, recomenda-se que todos os profissionais de saúde tenham treinamento e conhecimento na utilização de um DEA[73], pois as taxas de sobrevivência desses pacientes são maiores quando o socorrista inicia imediatamente as manobras de RCP e o primeiro choque é entregue nos primeiros 3 a 5 minutos do colapso.

Desfibriladores bifásicos são preferíveis, porque são mais seguros e possuem eficácia equivalente ou maior que os monofásicos, com taxas de sucesso maiores já no primeiro choque e também em choques subsequentes[74-77].

É importante lembrar que os índices de sobrevivência de uma PCR presenciada diminuem de 7% a 10%, a partir do início do evento, se a RCP e a desfibrilação não forem realizadas. Contudo, quando um socorrista inicia a RCP enquanto outro providencia a desfibrilação, essa diminuição é mais gradual, ficando entre 3% e 4% por minuto do colapso à desfibrilação.

Seguindo essa linha de raciocínio, a desfibrilação precoce é um procedimento crítico para a sobrevivência à morte súbita cardíaca por vários motivos: o ritmo inicial mais frequente de PCR presenciada fora do hospital é a FV, o tratamento efetivo é a desfibrilação, a probabilidade de êxito na desfibrilação diminui drasticamente com o passar do tempo e a FV tende a deteriorar para assistolia.

Alguns especialistas consideram que todas as desfibrilações para pacientes adultos em parada cardíaca sejam realizadas com o nível de energia mais alto disponível (geralmente 360J para um desfibrilador monofásico e 200J para um desfibrilador bifásico). Essa abordagem reduz as interrupções na RCP e é suportada por um estudo no qual vítimas de PCR fora do hospital, que foram randomizadas para o tratamento com energia escalonada usando um dispositivo bifásico, obtiveram maiores taxas de reversão e término da fibrilação ventricular do que aquelas atribuídas ao tratamento com energia inferior fixa[78-80].

Em 1956, a desfibrilação transtorácica com corrente alternada foi usada pela primeira vez para o tratamento de fibrilação ventricular em seres humanos[81-83]. Seguindo esse progresso, desfibriladores com corrente contínua foram introduzidos na prática clínica no ano de 1962[84]. Estudos subsequentes, ainda no início da década de 1960, demonstraram o benefício da terapia elétrica com o tórax fechado em abolir outras arritmias cardíacas além da fibrilação ventricular[85-87].

Níveis de energia e formas de onda: bifásica × monofásica

Pode-se classificar os desfibriladores de acordo com o tipo de forma de onda que ele disponibiliza: monofásica ou bifásica.

A forma de onda bifásica é a mais frequente nos desfibriladores convencionais e DEA disponíveis atualmente, e os níveis de energia bifásica variam de acordo com o fabricante e o modelo do aparelho.

No tratamento da FV/TVSP, a AHA recomenda usar os níveis de energia sugeridos pelo fabricante do dispositivo (classe I, NE-B), que são de 360J para onda monofásica e de 120 a 200J para os desfibriladores com onda bifásica. Se houver dúvida sobre qual a forma de onda disponível no desfibrilador, recomenda-se o choque inicial com a carga máxima.

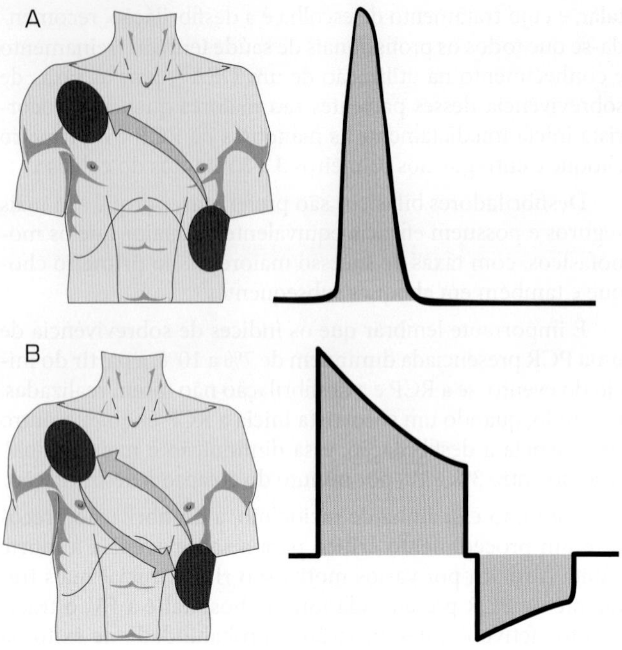

Figura 2.18. Ondas de desfibrilação. Monofásica: a corrente atravessa o coração em uma só fase, dirigindo-se do eletrodo negativo para o positivo (**A**). Bifásica: a corrente é liberada em uma direção e, após breve pausa, reverte-se em direção oposta, perfazendo duas fases com alteração de polarização em cada uma delas (**B**). Fonte: Arquivo pessoal dos autores.

Por disponibilizarem níveis mais baixos de energia, resultam em menor dano miocárdico e consequente atenuação da disfunção miocárdica no período pós-ressuscitação. Na sua ausência, os monofásicos são aceitáveis.

Existem controvérsias quanto à recomendação do uso de carga fixa ou escalonada para a desfibrilação.

No entanto, as diretrizes recomendam o uso da mesma carga nos choques subsequentes, podendo-se considerar níveis mais altos de energia caso estejam disponíveis.

Posição das pás

São quatro as posições aceitas para se alocarem as pás adesivas do DEA:

- Anterolateral;
- Anteroposterior;
- Anterior esquerda – infraescapular;
- Anterior direita – infraescapular.

Qualquer uma dessas posições é aceitável para a desfibrilação, pois, independentemente de qual seja escolhida, a efetividade do DEA não é afetada.

Contudo, pela facilidade e agilidade na colocação e como modelo de ensino, a posição-padrão anterolateral é a mais aceita e utilizada. Entretanto, é importante frisar que as pás não devem ser colocadas muito próximas, sob pena de resultar em desfibrilação muito superficial (Figura 2.19).

As posições alternativas podem ser consideradas na dependência de caraterísticas peculiares a cada paciente, como *piercing*, excesso de pelos, cateteres e marca-passo implantável. Na vigência desses dois últimos, os eletrodos/pás devem ser posicionados afastados cerca de 8 cm, e não sobre eles. Deve-se tomar cuidado para não deixar as pás muito próximas, podendo prejudicar a análise do ritmo pelo DEA. Nesse caso, deve-se optar por outra posição que não a anterolateral.

Adesivos de medicação transdérmica devem ser removidos se estiverem no local do posicionamento das pás.

Nos pacientes com pelo em excesso no tórax, a recomendação é remover o excesso de pelos somente da região onde serão posicionadas as pás; essa remoção que pode ser feita com a lâmina que geralmente está no *kit* DEA ou, então, deve-se depilar a região com um esparadrapo ou com as primeiras pás, aplicando um segundo jogo de pás em seguida.

No caso de a vítima estar submersa, ela deve ser retirada da água e seu tórax deve devidamente seco antes de se aplicarem as pás. Nos pacientes diaforéticos, também se deve secar o tórax, pois o suor dificulta a aderência dos eletrodos à pele, além de poder dissipar o choque. Nos pacientes em contato com gelo ou neve, o DEA também pode ser usado com segurança, seguindo as mesmas recomendações em relação à superfície torácica da vítima.

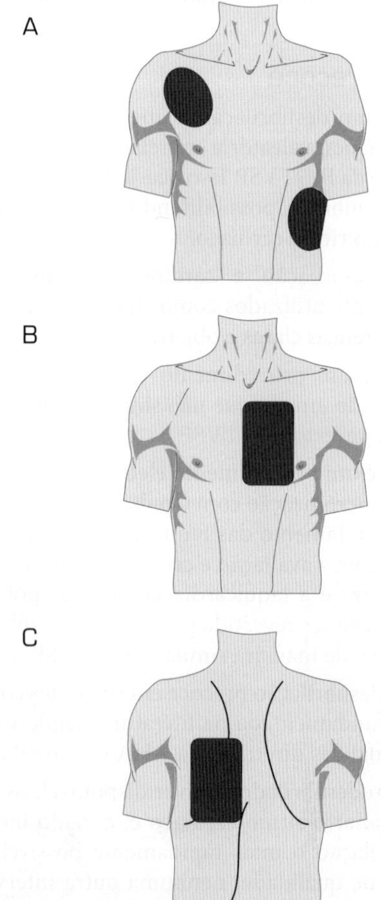

Figura 2.19. Posicionamento das pás adesivas ou pás convencionais em relação ao tórax da vítima. (**A**) Posição-padrão anterolateral – uma pá acima do mamilo direito e outra abaixo do mamilo esquerdo, e (**B**) perspectiva da posição anteroposterior – uma pá no precórdio e outra na região interescapulovertebral. Fonte: Arquivo pessoal dos autores.

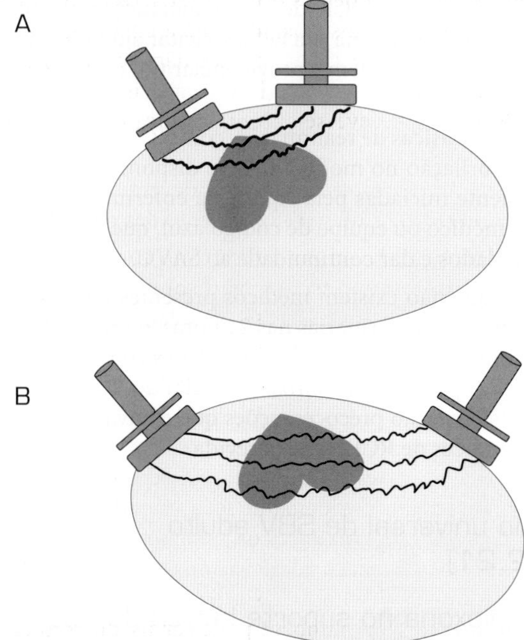

Figura 2.20. Perspectiva do caminho percorrido pela corrente elétrica conforme a distância entre as pás. (**A**) Caminho mais superficial com as pás muito próximas e (**B**) distância ideal das pás, resultando em maior quantidade de fibras miocárdicas atingidas pela corrente. Fonte: Arquivo dos autores.

O que realizar primeiro: choque ou ressuscitação cardiopulmonar?

O benefício de realizar um determinado período de compressões torácicas (normalmente de 1,5 a 3 minutos) antes de desfibrilar uma vítima de PCR extra-hospitalar não testemunhada permanece não muito claro, uma vez que os estudos realizados chegaram a conclusões inconsistentes, não mostrando qualquer diferença no desfecho quando comparado com a administração do choque assim que o DEA esteja disponível[88].

Dessa forma, as últimas diretrizes da AHA recomendam que na parada cardíaca testemunhada no adulto, quando um DEA está imediatamente disponível, o desfibrilador deve ser utilizado o mais rapidamente possível (classe IIa, nível C-DL); ao passo que nos adultos com parada cardíaca não presenciada ou para aqueles casos em que um DEA não estiver imediatamente disponível, é aceitável que a RCP seja iniciada enquanto o desfibrilador está sendo providenciado ou aplicado e a desfibrilação seja realizada, se indicada, assim que o dispositivo estiver pronto para uso (classe IIa, nível B-R).

Procedimento: passos para uma desfibrilação bem-sucedida

A Tabela 2.2 contém as características mais peculiares e os passos para uma desfibrilação bem-sucedida, relacionados ao DEA e ao desfibrilador convencional.

Tabela 2.2. Formas de desfibrilação

DEA	Desfibrilador convencional
Equipamento de fácil manuseio, por ser autoexplicativo. Basta o operador ligar o aparelho e seguir à risca as instruções fornecidas por um comando de voz, que seguem o mesmo protocolo independentemente da marca e do modelo. Pode ser utilizado por qualquer pessoa treinada e capacitada em operá-lo	Todo socorrista tem de estar familiarizado com o aparelho, a fim de manuseá-lo adequadamente e com segurança. Os comandos e teclas de ação não são uniformes e variam amplamente de acordo com o modelo e o fabricante. O sucesso do procedimento depende fundamentalmente do operador
• Ligar o aparelho • Aderir as pás adesivas no tórax desnudo do paciente • Conectar o cabo das pás adesivas ao DEA • Assegurar que ninguém toque na vítima, a fim de evitar interferências na análise do ritmo cardíaco pelo DEA • Realizar compressões torácicas enquanto o aparelho carrega o choque • Avisar em voz alta e com clareza que o choque será aplicado e que todos se afastem (comando de afastar) • Certificar-se visualmente de que não tem ninguém em contato com o paciente • Apertar o botão para liberar o choque assim que estiver disponível • Reiniciar imediatamente as compressões torácicas 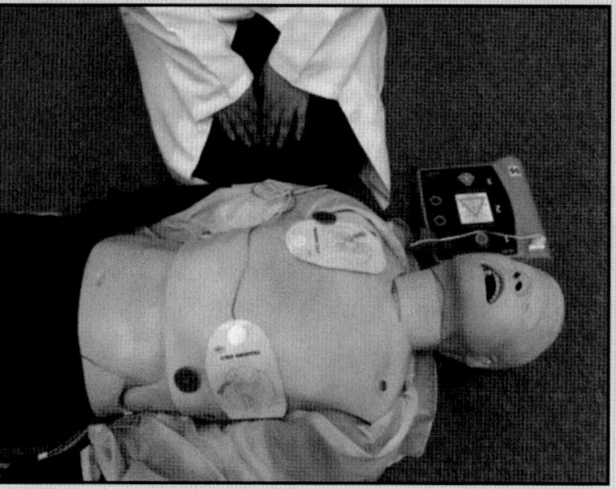	• Ligar o aparelho • Selecionar a carga de acordo com as especificações do aparelho (monofásico ou bifásico) • Certificar-se de que o comando do sincronismo esteja desligado • Colocar gel condutor nas pás • Posicionar as pás no tórax do paciente • Carregar o choque • Avisar em voz alta e com clareza que o choque será aplicado e que todos se afastem (comando de afastar) • Pressionar as pás contra o tórax do paciente, com força equivalente a 13 kg • Certificar-se visualmente de que não tem ninguém em contato com o paciente e apertar o botão para liberar o choque • Reiniciar imediatamente as compressões torácicas 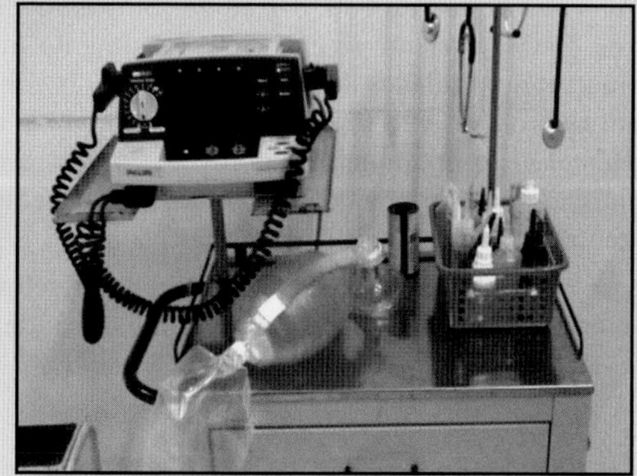

Suporte básico de vida no cenário hospitalar

Como visto, o sucesso do atendimento de uma vítima de PCR apoia-se, fundamentalmente, na RCP e desfibrilação precoces. Isso depende não só do treinamento adequado da equipe, mas também da disponibilidade e da funcionalidade do equipamento de reanimação, que deve estar pronto para uso imediato.[89-91]

O conceito de "Time de Resposta Rápida" teve início na Austrália em 1991 e consiste em uma equipe multidisciplinar com abordagem no tratamento intensivo do paciente com sinais de agravamento clínico na unidade de internação, por meio de códigos estabelecidos para acionar o serviço. É projetado para fornecer, em tempo hábil, os recursos adequados e necessários para evitar ou reduzir a probabilidade de piora do quadro clínico ou risco de morte iminente para o paciente, visto que estudos têm mostrado que sinais de deterioração clínica aparecem horas antes de uma PCR em pacientes internados[92].

A equipe deve ter treinamento e competência para identificar o problema e instituir o tratamento emergencial, e ainda ter autonomia para transferir o paciente para unidades de tratamento mais intensivo.

Apesar de instituições no mundo todo estarem adotando cada vez mais os sistemas de resposta rápida, o alto custo do projeto e a necessidade de grande quantidade de tempo por parte dos profissionais envolvidos contribuem para questionamentos relacionados ao custo-efetividade desses programas; além disso, estudos têm demonstrado redução das taxas de PCR, mas não da mortalidade[93-95].

Em 2003, foi publicada, em nosso meio, a Diretriz de Apoio ao Suporte Avançado de Vida em Cardiologia – Código Azul – Registro de Ressuscitação e Normatização do Carro de Emergência[96], por meio de uma iniciativa da Comissão Interna de Ressuscitação Cardiopulmonar do Instituto do Coração (InCor), que padronizou o atendimento das PCRs ocorridas fora das unidades de terapia intensiva (UTIs), serviço de emergência ou centro cirúrgico, de forma a minimizar a demora no atendimento e resultante perda de vidas humanas.

Em diversos centros médicos do mundo, esse tipo de padronização de atendimento das PCRs é denominado Código Azul, nome também adotado nessa diretriz, que contempla a estruturação de uma equipe composta por três médicos e dois enfermeiros, para atender qualquer PCR que venha a ocorrer em unidades ditas não críticas.

Assim que se iniciam os cuidados de SBV em uma vítima de PCR intra-hospitalar, o tempo para que ocorra a migração para o SAV varia de acordo com o grau de complexidade da unidade na qual o paciente se encontra, geralmente maior em enfermarias ou unidades de internação e mais breve nos setores em que o paciente se encontra monitorado e com equipe e materiais prontamente disponíveis, como é o caso da UTI, unidade coronariana (UCo), laboratório de hemodinâmica, centro cirúrgico e sala de emergência.

Logo, se o paciente se encontrar em qualquer setor do hospital considerado não crítico, o profissional de saúde que confirmar o quadro de PCR deve imediatamente ativar a equipe de código azul ou, na sua falta, solicitar ajuda às equipes médica e de enfermagem e providenciar um carro de parada com desfibrilador.

As medidas básicas de reanimação, com RCP de alta qualidade e desfibrilação no modo DEA (se disponível), devem ser prontamente iniciadas pela equipe da enfermagem até a chegada do médico ou equipe de código azul, que devem assumir os cuidados e dar continuidade ao SAVC.

Uma vez que não existem médicos presentes nas unidades de internação e enfermarias nas 24 horas, o protocolo de SBV deve contemplar o uso de desfibriladores convencionais no modo DEA pelos enfermeiros, propiciando a realização de RCP e desfibrilação precoces, ações que efetivamente aumentam os índices de RCE e de sobrevida.

Algoritmo universal de SBV adulto (Figura 2.21)

Uso de naloxona no suporte básico de vida[97]

A experiência adquirida no tratamento de pacientes com overdose de opioides tem mostrado que a naloxona pode ser administrada, com segurança e eficácia, por leigos e profissionais de saúde no universo do SBV e primeiros socorros. Por isso, a AHA recomenda o uso de naloxona em diferentes situações envolvendo pacientes com overdose de opioides.

Dessa forma, a administração empírica de naloxona intramuscular (IM) ou intranasal (IN), por socorristas leigos e profissionais de saúde, passou a ser recomendada nos casos que não respondem à abordagem adequada de uma situação potencialmente fatal e possivelmente associada a opioides (classe IIb, nível C-OE).

Nos casos suspeitos, ou confirmados, de overdose de opioides, em que a vítima se encontra em parada respiratória, os socorristas treinados em SBV devem administrar naloxona IM ou IN, além de prestar os cuidados convencionais dirigidos para esse quadro (classe IIa, nível C-DL).

Entretanto, é importante reforçar que os socorristas não devem retardar o acesso a serviços médicos mais avançados enquanto aguardam a resposta do paciente à naloxona e a outras intervenções.

Para os pacientes em PCR, ou naqueles casos em que existe dúvida se o pulso está muito fino ou lento, dificultando a palpação, a naloxona pode ser considerada, após o início das compressões torácicas, se houver alta suspeita de overdose por opioides (classe IIb, nível C-OE). Contudo, as manobras de RCP convencionais devem ser sempre prioritárias à administração de naloxona, cujo objetivo central é a RCP de alta qualidade (classe I, nível C-OE).

Assim como na situação acima, os socorristas não devem retardar o acesso a serviços médicos mais avançados enquanto aguardam a resposta do paciente à naloxona e a outras intervenções.

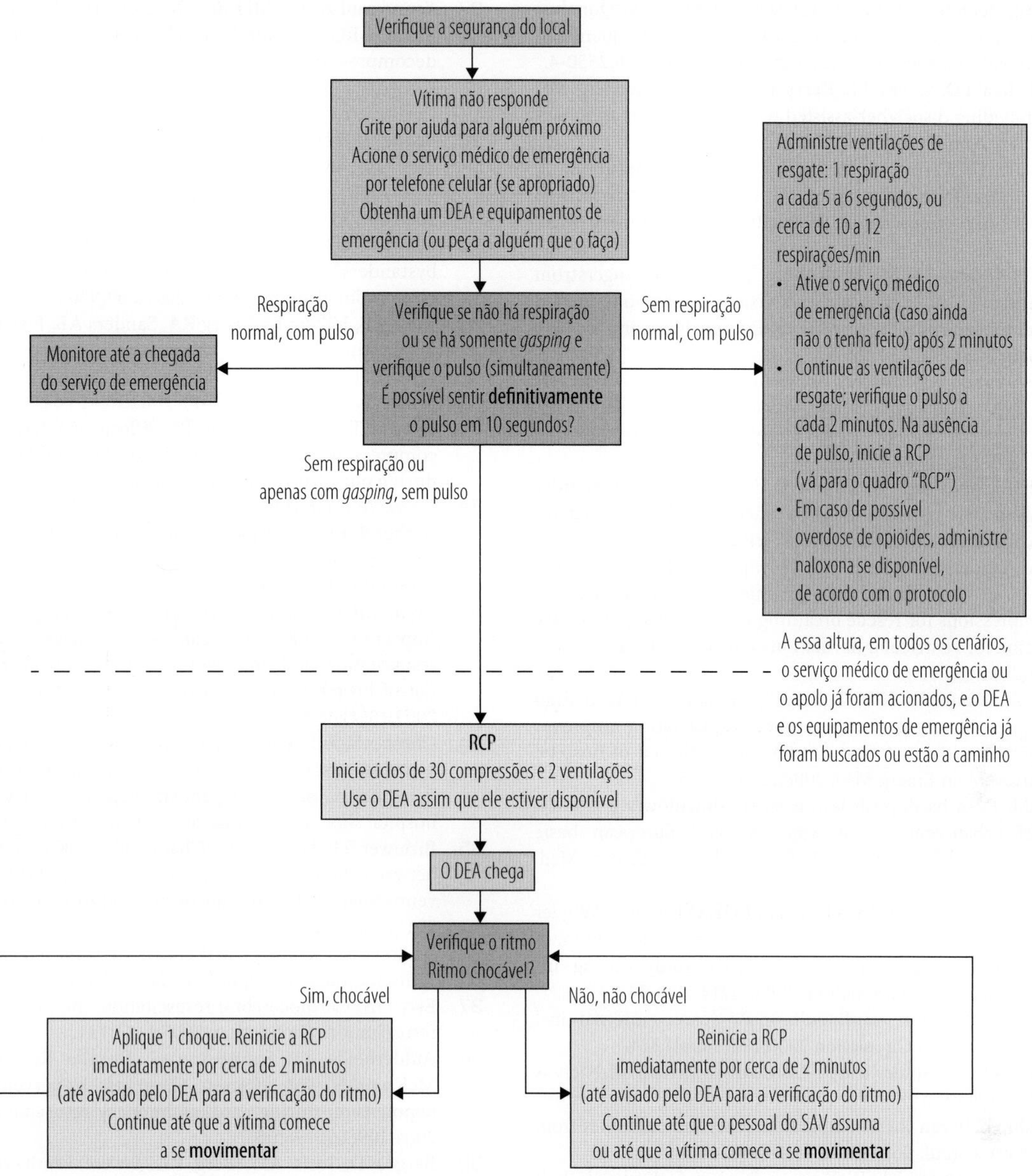

Figura 2.21. Algoritmo de PCR adulto para profissionais de saúde de SBV – Atualização 2015. Adaptada de: Kleinman *et al.*[1].

Referências bibliográficas

1. Kleinman ME, Brennan EE, Goldberger ZD, Swor RA, Terry M, Bobrow BJ, Gazmuri RJ, Travers AH, Rea T. Part 5: Adult Basic Life Support and Cardiopulmonary Resuscitation Quality: 2015 American Heart Association Guidelines Update for Cardiopulmonary Resuscitation and Emergency Cardiovascular Care. Circulation. 2015 Nov 3;132(18 Suppl 2):S414-35
2. Travers AH, Rea TD, Bobrow BJ, Edelson DP, Berg RA, Sayre MR, et al. Part 4: CPR overview: 2010 American Heart Association Guidelines for Cardiopulmonary Resuscitation and Emergency Cardiovascular Care. Circulation. 2010;122(18 Suppl 3):S676-84.
3. Nolan JP, Soar J, Zideman DA, Biarent D, Bossaert LL, Deakin C, et al. European Resuscitation Council Guidelines for Resuscitation 2010 Section 1. Executive summary. Resuscitation. 2010;81(10):1219-76.
4. Chinn M, Colella MR. Trauma Resuscitation: An evidence-based review of prehospital traumatic cardiac arrest. JEMS. 2017;42(4):26-32.
5. Costa MPF, Miyadahira AMK. Desfibriladores externos automáticos (DEA) no atendimento pré-hospitalar e acesso público à desfibrilação: uma necessidade real. O Mundo da Saúde. 2008;32(1):8-15.
6. Costa MPF. Retorno da circulação espontânea com uso de desfibrilador externo automático (DEA) em vítimas de parada cardiorrespiratória atendidas pelo SAMU do município de Araras no período de 2001 a 2007 [tese]. São Paulo: Escola de Enfermagem da Universidade de São Paulo; 2007. 191p.
7. Berg RA, Hemphill R, Abella BS, Aufderheide TP, Cave DM, Hazinski MF, et al. Part 5: adult basic life support: 2010 American Heart Association Guidelines for Cardiopulmonary Resuscitation and Emergency Cardiovascular Care. Circulation. 2010;122(18 Suppl 3):S685-705.
8. Kleinman ME, Brennan EE, Goldberger ZD, Swor RA, Terry M, Bobrow BJ, et al. Part 5: adult basic life support and cardiopulmonary resuscitation quality: 2015 American Heart Association Guidelines Update for Cardiopulmonary Resuscitation and Emergency Cardiovascular Care. Circulation. 2015;132(Suppl 2):S414-35.

9. Bobrow BJ, Zuercher M, Ewy GA, Clark L, Chikani V, Donahue D, et al. Gasping during cardiac arrest in humans is frequent and associated with improved survival. Circulation. 2008;118:2550-4.
10. Hauff SR, Rea TD, Culley LL, Kerry F, Becker L, Eisenberg MS. Factors impeding dispatcher-assisted telephone cardiopulmonary resuscitation. Ann Emerg Med. 2003;42:731-7.
11. Vaillancourt C, Verma A, Trickett J, Crete D, Beaudoin T, Nesbitt L, et al. Evaluating the effectiveness of dispatch-assisted cardiopulmonary resuscitation instructions. Acad Emerg Med. 2007;14:877-83.
12. Bohm K, Rosenqvist M, Hollenberg J, Biber B, Engerstrom L, Svensson L. Dispatcher-assisted telephone-guided cardiopulmonary resuscitation: an underused lifesaving system. Eur J Emerg Med. 2007;14:256-9.
13. Van Hoeyweghen RJ, Bossaert LL, Mullie A, Calle P, Martens P, Buylaert WA, et al. Quality and efficiency of bystander CPR. Belgian Cerebral Resuscitation Study Group. Resuscitation. 1993;26(1):47-52.
14. Gallagher EJ, Lombardi G, Gennis P. Effectiveness of bystander cardiopulmonary resuscitation and survival following out-of-hospital cardiac arrest. JAMA. 1995;274:1922.
15. Berg RA, Sanders AB, Kern KB, Hilwig RW, Heidenreich JW, Porter ME, et al. Adverse hemodynamic effects of interrupting chest compressions for rescue breathing during cardiopulmonary resuscitation for ventricular fibrillation cardiac arrest. Circulation. 2001;104(20):2465-70.
16. Kellum MJ, Kennedy KW, Barney R, Keilhauer FA, Bellino M, Zuercher M, et al. Cardiocerebral resuscitation improves neurologically intact survival of patients with out-of-hospital cardiac arrest. Ann Emerg Med. 2008;52(3):244-52.
17. Orkin AM. Push hard, push fast, if you're downtown: a citation review of urban-centrism in American and European basic life support guidelines. Scand J Trauma Resusc Emerg Med. 2013;21:32.
18. Abella BS, Sandbo N, Vassilatos P, Alvarado JP, O'Hearn N, Wigder HN, et al. Chest compression rates during cardiopulmonary resuscitation are suboptimal: a prospective study during in-hospital cardiac arrest. Circulation. 2005;111(4):428-34.
19. Guidelines 2000 for cardiopulmonary care: international consensus on science. Circulation 2000;102(Suppl):384.
20. Idris AH, Guffey D, Aufderheide TP, Brown S, Morrison LJ, Nichols P, et al.; Resuscitation Outcomes Consortium (ROC) Investigators. Relationship between chest compression rates and outcomes from cardiac arrest. Circulation. 2012;125(24):3004-12.
21. Christenson J, Andrusiek D, Everson-Stewart S, Kudenchuk P, Hostler D, Powell J, et al.; Resuscitation Outcomes Consortium Investigators. Chest compression fraction determines survival in patients with out-of-hospital ventricular fibrillation. Circulation. 2009;120(13):1241-7.
22. Feneley MP, Maier GW, Kern KB, Gaynor JW, Gall SA Jr, Sanders AB, et al. Influence of compression rate on initial success of resuscitation and 24 hour survival after prolonged manual cardiopulmonary resuscitation in dogs. Circulation. 1988;77(1):240-50.
23. Stiell IG, Brown SP, Christenson J, Cheskes S, Nichol G, Powell J, et al.; Resuscitation Outcomes Consortium (ROC) Investigators. What is the role of chest compression depth during out-of-hospital cardiac arrest resuscitation?. Crit Care Med. 2012;40(4):1192-8.
24. Ristagno G, Tang W, Chang YT, Jorgenson DB, Russell JK, Huang L, et al. The quality of chest compressions during cardiopulmonary resuscitation overrides importance of timing of defibrillation. Chest. 2007;132(1):70-5.
25. Vadeboncoeur T, Stolz U, Panchal A, Silver A, Venuti M, Tobin J, et al. Chest compression depth and survival in out-of-hospital cardiac arrest. Resuscitation. 2014;85(2):182-8.
26. Stiell IG, Brown SP, Nichol G, Cheskes S, Vaillancourt C, Callaway CW, et al.; Resuscitation Outcomes Consortium Investigators. What is the optimal chest compression depth during out-of-hospital cardiac arrest resuscitation of adult patients? Circulation. 2014;130(22):1962-70.
27. Yannopoulos D, McKnite S, Aufderheide TP, Sigurdsson G, Pirrallo RG, Benditt D, et al. Effects of incomplete chest wall decompression during cardiopulmonary resuscitation on coronary and cerebral perfusion pressures in a porcine model of cardiac arrest. Resuscitation. 2005;64(3):363-72.
28. Yeung J, Meeks R, Edelson D, Gao F, Soar J, Perkins GD. The use of CPR feedback/prompt devices during training and CPR performance: A systematic review. Resuscitation. 2009;80(7):743-51.
29. SOS-KANTO study group. Cardiopulmonary resuscitation by bystanders with chest compression only (SOS-KANTO): an observational study. Lancet. 2007;369(9565):920-6.
30. Kern KB, Hilwig RW, Berg RA, Sanders AB, Ewy GA. Importance of continuous chest compressions during cardiopulmonary resuscitation: improved outcome during a simulated single lay-rescuer scenario. Circulation. 2002;105(5):645-9.
31. Eftestol T, Sunde K, Steen PA. Effects of interrupting precordial compressions on the calculated probability of defibrillation success during out-of-hospital cardiac arrest. Circulation. 2002;105:2270.
32. Garza AG, Gratton MC, Salomone JA, Lindholm D, McElroy J, Archer R. Improved patient survival using a modified resuscitation protocol for out-of-hospital cardiac arrest. Circulation. 2009;119(19):2597-605.
33. Sayre MR, Cantrell SA, White LJ, Hiestand BC, Keseg DP, Koser S. Impact of the 2005 American Heart Association cardiopulmonary resuscitation and emergency cardiovascular care guidelines on out-of-hospital cardiac arrest survival. Prehosp Emerg Care. 2009;13(4):469-77.
34. Cheskes S, Schmicker RH, Christenson J, Salcido DD, Rea T, Powell J, et al; Resuscitation Outcomes Consortium (ROC) Investigators. Perishock pause: an independent predictor of survival from out-of-hospital shockable cardiac arrest. Circulation. 2011;124(1):58-66.
35. Brouwer TF, Walker RG, Chapman FW, Koster RW. Association between chest compression interruptions and clinical outcomes of ventricular fibrillation out-of-hospital cardiac arrest. Circulation. 2015;132:1030.
36. Andreka P, Frenneaux MP. Haemodynamics of cardiac arrest and resuscitation. Curr Opin Crit Care. 2006;12:198.
37. Ewy GA. Cardiocerebral resuscitation: the new cardiopulmonary resuscitation. Circulation. 2005;111:2134.
38. Aufderheide TP, Sigurdsson G, Pirrallo RG, Yannopoulos D, McKnite S, von Briesen C, et al. Hyperventilation-induced hypotension during cardiopulmonary resuscitation. Circulation. 2004;109(16):1960-5.
39. Berg MD, Idris AH, Berg RA. Severe ventilatory compromise due to gastric distention during pediatric cardiopulmonary resuscitation. Resuscitation. 1998;36(1):71-3.
40. Garnett AR, Ornato JP, Gonzalez ER, Johnson EB. End-tidal carbon dioxide monitoring during cardiopulmonary resuscitation. JAMA. 1987;257(4):512-5.
41. Kern KB, Valenzuela TD, Clark LL, Berg RA, Hilwig RW, Berg MD, et al. An alternative approach to advancing resuscitation science. Resuscitation. 2005;64(3):261-8.
42. Steen S, Liao Q, Pierre L, Paskevicius A, Sjöberg T. The critical importance of minimal delay between chest compressions and subsequent defibrillation: a haemodynamic explanation. Resuscitation. 2003;58(3):249-58.
43. Aufderheide TP, Lurie KG. Death by hyperventilation: a common and life-threatening problem during cardiopulmonary resuscitation. Crit Care Med. 2004;32:S345.
44. Guimarães HP, Lane JC, Moraes Júnior R, Lopes RD. Suporte básico na ressuscitação cardiopulmonar. In: Lopes AC, Vendrame LS, Guimarães HP, Lopes RD. Manual de medicina de urgência. São Paulo: Atheneu; 2012.
45. Andersen LO, Isbye DL, Rasmussen LS. Increasing compression depth during manikin CPR using a simple backboard. Acta Anaesthesiol Scand. 2007;51:747.
46. Perkins GD, Smith CM, Augre C, Allan M, Rogers H, Stephenson B, et al. Effects of a backboard, bed height, and operator position

on compression depth during simulated resuscitation. Intensive Care Med. 2006;32(10):1632-5.

47. Perkins GD, Kocierz L, Smith SC, McCulloch RA, Davies RP. Compression feedback devices over estimate chest compression depth when performed on a bed. Resuscitation. 2009;80(1):79-82.
48. McDonald CH, Heggie J, Jones CM, Thorne CJ, Hulme J. Rescuer fatigue under the 2010 ERC guidelines, and its effect on cardiopulmonary resuscitation (CPR) performance. Emerg Med J. 2013;30(8):623-7.
49. Costa MPF. Suporte básico de vida no adulto. In: Magalhães CC, Serrano Jr. CV, Consolim-Colombo FM, Nobre F, Fonseca FA, Ferreira JFM, editores. Tratado de Cardiologia SOCESP. 3ª ed. Barueri, SP: Manole; 2015.
50. Neumar RW, Shuster M, Callaway CW, Gent LM, Atkins DL, Bhanji F, et al. Part 1: executive summary: 2015 American Heart Association Guidelines Update for Cardiopulmonary Resuscitation and Emergency Cardiovascular Care. Circulation. 2015;132(Suppl 2):S315-67.
51. Wik L, Kramer-Johansen J, Myklebust H, Sørebø H, Svensson L, Fellows B, et al. Quality of cardiopulmonary resuscitation during out-of-hospital cardiac arrest. JAMA. 2005;293(3):299-304.
52. Bobrow BJ, Ewy GA, Clark L, Chikani V, Berg RA, Sanders AB, et al. Passive oxygen insufflation is superior to bag-valve-mask ventilation for witnessed ventricular fibrillation out-of-hospital cardiac arrest. Ann Emerg Med. 2009;54(5):656-662.e1.
53. Moraes Jr. R, Tallo FS. Abordagem da via aérea na reanimação cardiopulmonar. In: Tallo FS, editor. Acesso à via aérea na sala de emergência: abordagem para o clínico. São Paulo: Atheneu; 2014. (Série Emergências Clínicas Brasileiras)
54. Ornato JP, Garnett AR, Glauser FL. Relationship between cardiac output and the end-tidal carbon dioxide tension. Ann Emerg Med. 1990;19:1104-6.
55. Chandra NC, Gruben KG, Tsitlik JE, Brower R, Guerci AD, Halperin HH, et al. Observations of ventilation during resuscitation in a canine model. Circulation. 1994;90(6):3070-5.
56. Sanders AB1, Kern KB, Berg RA, Hilwig RW, Heidenrich J, Ewy GA. Survival and neurologic outcome after cardiopulmonary resuscitation with four different chest compression-ventilation ratios. Ann Emerg Med. 2002;40(6):553-62.
57. Kern KB, Hilwig RW, Berg RA, Ewy GA. Efficacy of chest compression-only BLS CPR in the presence of an occluded airway. Resuscitation. 1998;39:179.
58. Kern KB. Cardiopulmonary resuscitation without ventilation. Crit Care Med. 2000;28:N186.
59. Neumar RW, Otto CW, Link MS, Kronick SL, Shuster M, Callaway CW, et al. Part 8: adult advanced cardiovascular life support: 2010 American Heart Association Guidelines for Cardiopulmonary Resuscitation and Emergency Cardiovascular Care. Circulation. 2010;122(Suppl 3):S729-67.
60. Baskett P, Nolan J, Parr M. Tidal volumes which are perceived to be adequate for resuscitation. Resuscitation. 1996;31:231-4.
61. Liu Y, Rosenthal RE, Haywood Y, Miljkovic-Lolic M, Vanderhoek JY, Fiskum G. Normoxic ventilation after cardiac arrest reduces oxidation of brain lipids and improves neurological outcome. Stroke. 1998;29(8):1679-86.
62. Lipinski CA, Hicks SD, Callaway CW. Normoxic ventilation during resuscitation and outcome from asphyxial cardiac arrest in rats. Resuscitation. 1999;42:221-9.
63. Saïssy JM, Boussignac G, Cheptel E, Rouvin B, Fontaine D, Bargues L, et al. Efficacy of continuous insufflation of oxygen combined with active cardiac compression-decompression during out-of-hospital cardiorespiratory arrest. Anesthesiology. 2000;92(6):1523-30.
64. Bertrand C, Hemery F, Carli P, Goldstein P, Espesson C, Rüttimann M, et al.; Boussignac Study Group. Constant flow insufflation of oxygen as the sole mode of ventilation during out-of-hospital cardiac arrest. Intensive Care Med. 2006;32(6):843-51.
65. Cummins RO. Guidelines 2000 for Cardiopulmonary Resuscitation and Emergency Cardiovascular Care. International Consensus on Science, American Heart Association. Circulation. 2000;102(Suppl 1):1-384.
66. Doerges V, Sauer C, Ocker H, Wenzel V, Schmucker P. Airway management during cardiopulmonary resuscitation – a comparative study of bag-valve-mask, laryngeal mask airway and combitube in a bench model. Resuscitation. 1999;41(1):63-9.
67. Ocker H, Wenzel V, Schmucker P, Dorges V. Effectiveness of various airway management techniques in a bench model simulating a cardiac arrest patient. J Emerg Med. 2001;20:7-12.
68. Tallo FS, Moraes Jr. R, Guimarães HP, Lopes RD, Lopes AC. Atualização em reanimação cardiopulmonar: uma revisão para o clínico. Rev Bras Clin Med. 2012;10(3):194-200.
69. Iwami T, Kawamura T, Hiraide A, Berg RA, Hayashi Y, Nishiuchi T, et al. Effectiveness of bystander-initiated cardiac-only resuscitation for patients with out-of-hospital cardiac arrest. Circulation. 2007;116(25):2900-7.
70. Link MS, Atkins DL, Passman RS, Halperin HR, Samson RA, White RD, et al. Part 6: electrical therapies: automated external defibrillators, defibrillation, cardioversion, and pacing: 2010 American Heart Association Guidelines for Cardiopulmonary Resuscitation and Emergency Cardiovascular Care. Circulation. 2010;122(Suppl 3):S706-19.
71. Weisfeldt ML, Becker LB. Resuscitation after cardiac arrest: a 3-phase time-sensitive model. JAMA. 2002;288:3035.
72. American Heart Association Guidelines for Cardiopulmonary Resuscitation and Emergency Cardiovascular Care 2005. Part 1: Introduction. Circulation. 2005;112:IV.
73. The Public Access Defibrillation Trial Investigators. Public access defibrillation and survivors after out-of-hospital cardiac arrest. N Engl J Med. 2004;351:637-46.
74. Morrison LJ, Dorian P, Long J, Vermeulen M, Schwartz B, Sawadsky B, et al.; Steering Committee, Central Validation Committee, Safety and Efficacy Committee. Out-of-hospital cardiac arrest rectilinear biphasic to monophasic damped sine defibrillation waveforms with advanced life support intervention trial (ORBIT). Resuscitation. 2005;66(2):149-57.
75. Martens PR, Russell JK, Wolcke B, Paschen H, Kuisma M, Gliner BE, et al. Optimal Response to Cardiac Arrest study: defibrillation waveform effects. Resuscitation. 2001;49(3):233-43.
76. Carpenter J, Rea TD, Murray JA, Kudenchuk PJ, Eisenberg MS. Multicenter, randomized, controlled trial of 150-J biphasic shocks compared with 200- to 360-J monophasic shocks in the resuscitation of out-of-hospital cardiac arrest victims. Optimized Response to Cardiac Arrest (ORCA) Investigators. Circulation. 2000;102(15):1780-7.
77. Schneider T, Martens PR, Paschen H, Kuisma M, Wolcke B, Gliner BE, et al. Multicenter, randomized, controlled trial of 150-J biphasic shocks compared with 200- to 360-J monophasic shocks in the resuscitation of out-of-hospital cardiac arrest victims. Optimized Response to Cardiac Arrest (ORCA) Investigators. Circulation. 2000;102(15):1780-7.
78. Tang W, Weil MH, Sun S, Yamaguchi H, Povoas HP, Pernat AM, et al. The effects of biphasic and conventional monophasic defibrillation on postresuscitation myocardial function. J Am Coll Cardiol. 1999;34(3):815-22.
79. Kern KB, Hilwig RW, Rhee KH, Berg RA. Myocardial dysfunction after resuscitation from cardiac arrest: an example of global myocardial stunning. J Am Coll Cardiol. 1996;28:232-40.
80. Stiell IG, Walker RG, Nesbitt LP, Chapman FW, Cousineau D, Christenson J, et al. BIPHASIC Trial: a randomized comparison of fixed lower versus escalating higher energy levels for defibrillation in out-of-hospital cardiac arrest. Circulation. 2007;115(12):1511-7.
81. Panacek EA, Munger MA, Rutherford WF, Gardner SF. Report of nitropatch explosions complicating defibrillation. Am J Emerg Med. 1992;10(2):128-9.
82. Bissing JW, Kerber RE. Effect of shaving the chest of hirsute subjects on transthoracic impedance to self-adhesive defibrillation electrode pads. Am J Cardiol. 2000;86(5):587-9, A10.
83. Sado DM, Deakin CD, Petley GW, Clewlow F. Comparison of the effects of removal of chest hair with not doing so before external defibrillation on transthoracic impedance. Am J Cardiol. 2004;93(1):98-100.

84. Cobb LA, Fahrenbruch CE, Walsh TR, Copass MK, Olsufka M, Breskin M, et al. Influence of cardiopulmonary resuscitation prior to defibrillation in patients with out-of-hospital ventricular fibrillation. JAMA. 1999;281(13):1182-8.
85. Baker PW, Conway J, Cotton C, Ashby DT, Smyth J, Woodman RJ, et al. Defibrillation or cardiopulmonary resuscitation first for patients with out-of-hospital cardiac arrests found by paramedics to be in ventricular fibrillation? A randomised control trial. Resuscitation. 2008;79(3):424-31.
86. Jacobs IG, Finn JC, Oxer HF, Jelinek GA. CPR before defibrillation in out-of-hospital cardiac arrest: a randomized trial. Emerg Med Australas. 2005;17:39.
87. Simpson PM, Goodger MS, Bendall JC. Delayed versus immediate defibrillation for out-of-hospital cardiac arrest due to ventricular fibrillation: A systematic review and meta-analysis of randomised controlled trials. Resuscitation. 2010;81:925.
88. Winship C, Williams B, Boyle MJ. Cardiopulmonary resuscitation before defibrillation in the out-of-hospital setting: a literature review. Emerg Med J. 2012;29:826.
89. Chan PS, Khalid A, Longmore LS, Berg RA, Kosiborod M, Spertus JA. Hospital-wide code rates and mortality before and after implementation of a rapid response team. JAMA. 2008;300(21):2506-13.
90. Dias AO, Martins EAP, Haddad MCL. Instrumento para avaliação da qualidade do Time de Resposta Rápida em um hospital universitário público. Rev Bras Enferm. 2014;67(5):700-7.
91. Schein RM, Hazday N, Pena M, Ruben BH, Sprung CL. Clinical antecedents to in-hospital cardiopulmonary arrest. Chest. 1990; 98(6):1388-92.
92. Kause J, Smith G, Prytherch D, Parr M, Flabouris A, Hillman K; Intensive Care Society (UK); Australian and New Zealand Intensive Care Society Clinical Trials Group. A comparison of antecedents to cardiac arrests, deaths and emergency intensive care admissions in Australia and New Zealand, and the United Kingdom – the ACADEMIA study. Resuscitation. 2004;62(3):275-82.
93. Bellomo R, Goldsmith D, Uchino S, Buckmaster J, Hart G, Opdam H, et al. Prospective controlled trial of effect of medical emergency team on postoperative morbidity and mortality rates. Crit Care Med. 2004;32(4):916-21.
94. Hillman K, Chen J, Cretikos M, Bellomo R, Brown D, Doig G, et al.; MERIT study investigators. Introduction of the medical emergency team (MET) system: a cluster-randomised controlled trial. Lancet. 2005;365(9477):2091-7.
95. Chan PS, Jain R, Nallmothu BK, Berg RA, Sasson C. Rapid response teams: a systematic review and meta-analysis. Arch Intern Med. 2010;170(1):18-26.
96. Guimarães JI, Timerman S, Souza GEC, Quilici AP, Gonzalez MMC, Gomes AG, et al. Diretriz de Apoio ao Suporte Avançado de Vida em Cardiologia – Código Azul – Registro de Ressuscitação – Normatização do Carro de Emergência. Arq Bras Cardiol. 2003;81(Supl 4):3-14.
97. Lavonas EJ, Drennan IR, Gabrielli A, Heffner AC, Hoyte CO, Orkin AM, et al. Part 10: special circumstances of resuscitation: 2015 American Heart Association Guidelines Update for Cardiopulmonary Resuscitation and Emergency Cardiovascular Care. Circulation. 2015;132(Suppl 2):S501-18.

3

SUPORTE AVANÇADO DE VIDA EM CARDIOLOGIA NO ADULTO

Roberto de Moraes Junior
Renato Delascio Lopes

O suporte avançado de vida em cardiologia (SAVC) é a etapa seguinte ao suporte básico de vida (SBV) e corresponde aos dois últimos elos da cadeia da sobrevivência, caracterizado por técnicas avançadas e invasivas e recursos adicionais para o manejo do paciente em parada cardiorrespiratória (PCR), como monitorização cardíaca, acesso venoso ou intraósseo (IO), administração de fármacos, dispositivos para via aérea avançada e cuidados após o retorno da circulação espontânea (RCE)[1]. Assim como no SBV, objetivando uma abordagem sistematizada das ações envolvidas, o SAVC também pode ser dividido em etapas, designadas *ABCD Secundário*.

É importante frisar que, conforme visto no conceito da cadeia da sobrevivência, por mais estruturado que seja um suporte avançado, a possibilidade de sobrevivência de uma vítima de PCR será extremamente baixa se as ações do suporte básico não forem implementadas adequadamente.

Quarto elo: SAVC rápido – o ABCD Secundário

A (*Airway*)

Esse passo contempla uma via aérea avançada[2], através de um tubo endotraqueal (TET) ou dispositivos supraglóticos, como máscara laríngea (ML), tubo laríngeo (TL) ou tubo esofagotraqueal (Combitube) (Figura 3.1).

Quando a parada cardíaca ocorre, os socorristas devem determinar a melhor maneira de promover ventilação e oxigenação. Nesse cenário, as manobras de ressuscitação/reanimação cardiopulmonar (RCP) podem envolver tanto a ventilação com bolsa-válvula-máscara (BVM) como através de uma via aérea avançada (por exemplo, TET ou via aérea supraglótica)[2,3].

Portanto, os socorristas devem ser treinados na prática de ventilação e oxigenação eficazes com BVM e na inserção de uma via aérea avançada se a primeira for inadequada ou ineficaz[4], devendo estar cientes dos riscos e benefícios da inserção de uma via aérea avançada durante uma tentativa de reanimação, que, por sua vez, dependem do estado do paciente e da experiência do socorrista no controle das vias aéreas.

Não existem estudos voltados diretamente para o tempo de inserção de uma via aérea avançada e seus resultados durante a parada cardíaca. Embora a inserção de um TET possa ser realizada durante as manobras de RCP, a intubação frequentemente está associada a uma interrupção das compressões torácicas por um tempo muito prolongado, prejudicando a chance de RCE e, consequentemente, interferindo na sobrevida.

Nesse contexto, a colocação de uma via aérea supraglótica é uma alternativa razoável para a intubação endotraqueal e pode ser realizada com sucesso sem interromper as compressões torácicas.

Ademais, não existem evidências inequívocas quanto à definição do melhor momento para a inserção de uma via aérea avançada, em relação a outras intervenções, durante as manobras de RCP[5-7].

Logo, o socorrista deve pesar a necessidade de compressões torácicas contínuas contra a de inserção de uma via aérea avançada.

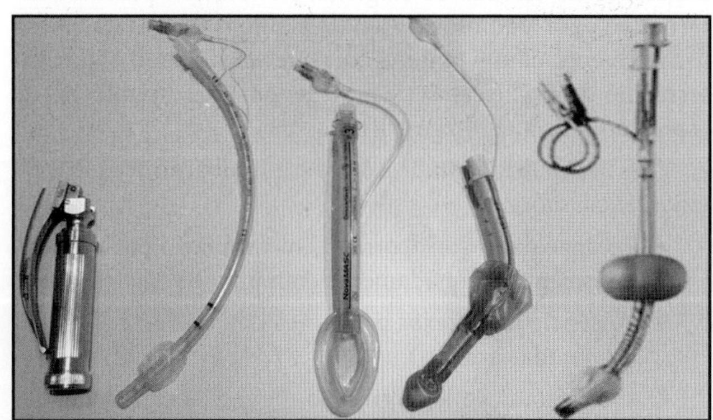

Figura 3.1. Vias aéreas avançadas, da esquerda para a direita: laringoscópio e tubo endotraqueal, máscara laríngea, tubo laríngeo e tubo esofagotraqueal (Combitube). Fonte: Centro de Treinamento Vittaa-Berkeley Internacional – Inteligência em Simulação e Saúde.

As evidências disponíveis na literatura têm se mostrado insuficientes quanto à sobrevida ou desfecho neurológico favorável comparando-se a ventilação com BVM com a intubação endotraqueal[8-12] ou com outros dispositivos de via aérea avançada[12-16].

A maioria desses estudos observacionais retrospectivos demonstrou sobrevida ligeiramente pior com o uso de uma via aérea avançada quando comparada com a ventilação com BVM. No entanto, a interpretação desses resultados é limitada por preocupações significativas quanto à ocorrência de viés de seleção. Dois outros estudos observacionais[17,18] também não mostraram diferença na sobrevida.

Tubo endotraqueal

O TET já foi considerado o melhor método para acessar a via aérea durante a parada cardíaca, tanto é que no passado, clínicos frequentemente interrompiam a RCP para realizar intubação traqueal.

No entanto, as tentativas de intubação por parte de socorristas não qualificados levavam a intercorrências e complicações graves, tais como: trauma na orofaringe, interrupção das compressões e ventilações por períodos inaceitavelmente longos e hipoxemia decorrente de tentativas prolongadas de intubação ou da falha em reconhecer intubação do esôfago, intubação seletiva ou deslocamento do tubo.

As diretrizes atuais da *American Heart Association* (AHA) recomendam fortemente que sejam empregados todos os esforços para não se interromper a RCP. Assim, outras intervenções menos vitais, como a intubação endotraqueal ou a administração de drogas antiarrítmicas, devem ser realizadas o mais precocemente possível, dentro de um ciclo completo de 2 minutos de RCP, enquanto a RCP é realizada e sempre após a verificação do ritmo e a desfibrilação, quando indicada[19].

Da mesma forma, as diretrizes brasileiras recomendam que a intubação seja realizada somente em momento oportuno, quando não interferir com outras manobras de ressuscitação[20].

O TET mantém a via aérea patente, permite a aspiração de secreções das vias respiratórias, permite a entrega de uma concentração elevada de oxigênio, fornece um percurso alternativo para a administração de algumas drogas, facilita o fornecimento de um volume corrente selecionado e, por intermédio do *cuff*, é capaz de proteger as vias respiratórias de aspiração do conteúdo gástrico.

Classicamente, as indicações para intubação traqueal de emergência são:

- Incapacidade do socorrista em ventilar o paciente inconsciente adequadamente com uma BVM;
- Ausência de reflexos protetores das vias aéreas (coma ou parada cardíaca).

O socorrista deve ter formação e experiência adequadas para a intubação traqueal, uma vez que o número e a duração das interrupções das compressões torácicas devem ser minimizados durante a RCP. Nesse contexto, a interrupção das compressões torácicas em detrimento da intubação orotraqueal (IOT) deve ser minimizada ao extremo (idealmente em até 10 segundos), cujo intervalo de tempo tem que ser suficiente para a visualização das cordas vocais e a inserção do tubo.

Dispositivos supraglóticos

Dispositivos alternativos criados para garantir a permeabilidade das vias aéreas, por promover uma vedação adequada das cavidades oral e faríngea, e por permitir tanto ventilação espontânea como ventilação com pressão positiva.

Idealmente, produzem baixa resistência ao fluxo dos gases respiratórios e protegem as vias respiratórias de secreções gástricas e nasais.

Pelo fato de possuírem uma função provisória, são considerados "intermediários" entre a máscara facial e uma via aérea definitiva, como o TET. De qualquer forma, fornecem ventilação adequada e mais eficaz que os dispositivos não invasivos.

Esse grupo inclui a ML, o TL e o tubo esofagotraqueal (Combitube). Esses dispositivos são dotados de *cuff* e podem ser classificados, de acordo com a sua utilidade, em descartáveis (único uso) ou reutilizáveis (múltiplos usos)[21].

Entretanto, Brimacombe[22] desafiou a adequação do termo "supraglótico", observando que alguns dispositivos são projetados para serem inseridos com uma extremidade distal abaixo do nível da glote, ou seja, em uma situação "infraglótica".

Assim, o termo "extraglótico" foi proposto para descrever essa mesma classe de dispositivos de vias aéreas.

Atualmente, os dois termos – supraglótico e extraglótico – são comumente aceitos e descritos na literatura.

Máscara laríngea: Sua função é vedar a abertura da laringe com uma bolsa inflável que rodeia a entrada do órgão[23]. Originalmente desenvolvida para casos de controle de rotina das vias aéreas com ventilação espontânea, a ML foi posteriormente incorporada no algoritmo de via aérea difícil da *American Society of Anaesthesiology* (ASA) e nas diretrizes de ressuscitação da AHA.

Quando a ML é inserida corretamente, sua ponta encosta no esfíncter superior do esôfago, suas bordas aderem nas fossas piriformes e a borda superior fica voltada para a base da língua. O posicionamento adequado da ML promove um alinhamento entre a glote e a abertura das vias aéreas, formando uma vedação em tomo da laringe (Figuras 3.1 e 3.2). É inserida às cegas, sem necessidade de laringoscopia. Além disso, por não invadir a traqueia, não proporciona o risco fatal de se ventilar apenas o esôfago com a traqueia obstruída.

O tamanho ideal da ML, em relação ao peso do paciente, encontra-se ilustrado na Tabela 3.1.

Tubo esofagotraqueal (Combitube): Assim como a ML e o TL, o Combitube esofagotraqueal é um dispositivo de uso transitório, servindo de ponte nas situações de emergência respiratória até que seja possível a inserção de uma via aérea definitiva. Esse método é seguro e rápido, também dispensa laringoscopia para a sua inserção e mantém a via aérea adequada para a realização de ventilações com pressão positiva. É aceitável usar o tubo esofagotraqueal como alternativa a um TET no manejo de via aérea durante as manobras de RCP. Entretanto, somente profissionais experientes em seu uso devem realizar a inserção, pelo risco potencial de ocorrência de complicações fatais com seu uso inadequado[4].

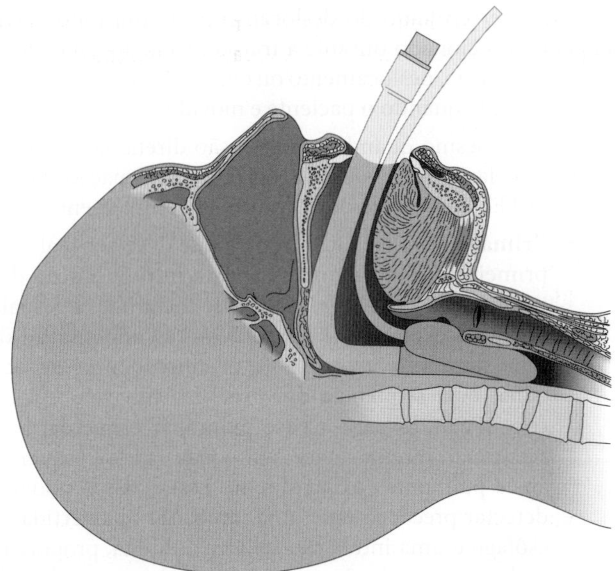

Figura 3.2. Perspectiva em corte sagital demonstrando o posicionamento adequado da ML. Modificada de: Moraes Jr. e Tallo[3].

Tabela 3.1. Tamanho ideal de máscara laríngea

Tamanho	Peso do paciente
1	< 5 kg – neonatos e lactentes
1 1/2	5-10 kg – lactentes
2	10-20 kg – lactentes e crianças menores
2 1/2	20-30 kg – crianças
3	30-50 kg – crianças maiores
4	50-70 kg – adultos menores e mulheres em geral
5	70-100 kg – adultos e maioria dos homens
6	> 100 kg – adultos

Adaptada de: Moraes Jr. e Tallo[3].

Esse dispositivo é constituído de dois tubos conjugados, montados lado a lado e independentes entre si: o **nº 1, de cor azul, chamado obturador esofágico**, apresenta fenestrações na sua face lateral, acima do balão distal e a extremidade distal ocluída. O **nº 2** é **igual ao TET**, com abertura na extremidade distal.

Existem, ainda, dois *cuffs* que devem ser insuflados após a inserção às cegas do dispositivo: o do tubo **nº 1, com capacidade de 80 a 100 mL**, não permite que a pressão positiva fornecida pela BVM retorne pelas vias aéreas, enquanto o do tubo **nº 2, com 15 a 20 mL** de capacidade, não permite que o ar vá para o esôfago.

Dessa forma, a ventilação pode ser fornecida por qualquer dos dois lumens, dependendo de onde a extremidade distal é inserida na vítima.

Assim que os dois *cuffs* são insuflados, é necessário que seja feita a checagem. Na grande maioria das vezes, ventila-se primeiro pelo obturador esofágico, tubo azul nº 1, já que em mais de 80% das vezes o dispositivo termina no esôfago após a inserção às cegas e, se for esse o caso, expansão torácica é observada com ventilação com BVM.

Se eventualmente o Combitube for para a traqueia, haverá ruídos gástricos à ventilação pelo obturador esofágico. Nessa situação, a ventilação deverá ser executada pelo tubo transparente nº 2, que possui a extremidade distal aberta.

A Figura 3.3 ilustra o correto posicionamento do Combitube e a perspectiva dos dois *cuffs*, conforme descrito no texto.

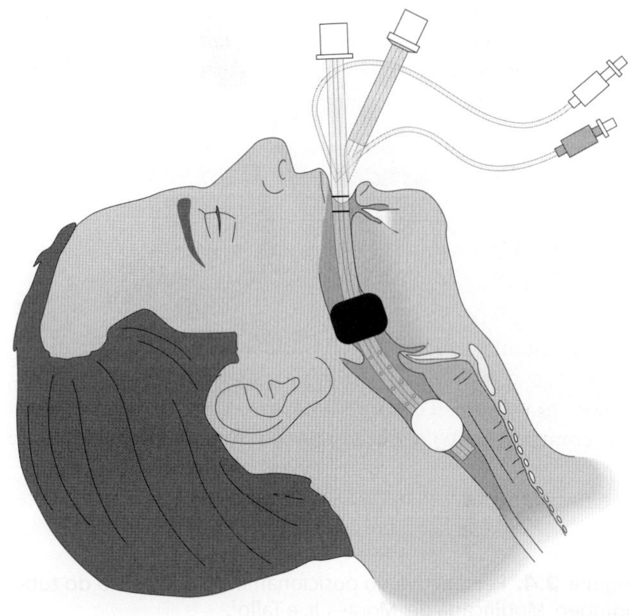

Figura 3.3. Perspectiva do posicionamento adequado do Combitube. O *cuff* preto corresponde ao obturador esofágico (tubo nº 1) e o branco, ao tubo nº 2, similar ao tubo endotraqueal. Modificada de: Moraes Jr. e Tallo[3].

Complicações fatais podem ocorrer com o uso do tubo esofagotraqueal se a posição do seu lúmen distal for identificada incorretamente. Por essa razão, a confirmação do posicionamento do tubo é essencial. Outras possíveis complicações relacionadas ao seu uso são trauma esofágico, incluindo lacerações, contusões e enfisema subcutâneo[24-26].

Tubo laríngeo: Dispositivo de lúmen único com dois *cuffs* insuflados por uma só abertura. Sua extremidade distal é ocluída, com forma angular oblíqua para facilitar seu deslizamento no esôfago superior colapsado. Seu *design* também diminui a probabilidade de inserção inadvertida na traqueia. Uma vez que foi projetado para ser inserido no esôfago, promove fluxo de ar para o interior da traqueia através das fenestras laterais, após a vedação eficaz do compartimento proporcionada pela insuflação dos *cuffs* no interior do esôfago e no nível da hipofaringe, que impede a fuga do ar para o esôfago e para os compartimentos superiores.

Assim como o Combitube esofagotraqueal, pode ser inserido sem a necessidade de visualização da glote, não necessitando de laringoscopia. Entretanto, é mais compacto e menos complicado de ser manipulado.

Os profissionais de saúde treinados no uso do TL podem considerá-lo como alternativa à ventilação com BVM ou à intubação endotraqueal para o manejo de via aérea na PCR, podendo ser inserido simultaneamente à realização de compressões torácicas, que idealmente não devem ser interrompidas (Figura 3.4).

Disponível em vários tamanhos, identificados por colorações diferentes:

- **Nº 3 = Amarela:** pacientes entre 1,22m e 1,52m;
- **Nº 4 = Vermelha:** pacientes entre 1,52m e 1,83m;
- **Nº 5 = Roxa:** pacientes com mais de 1,83m.

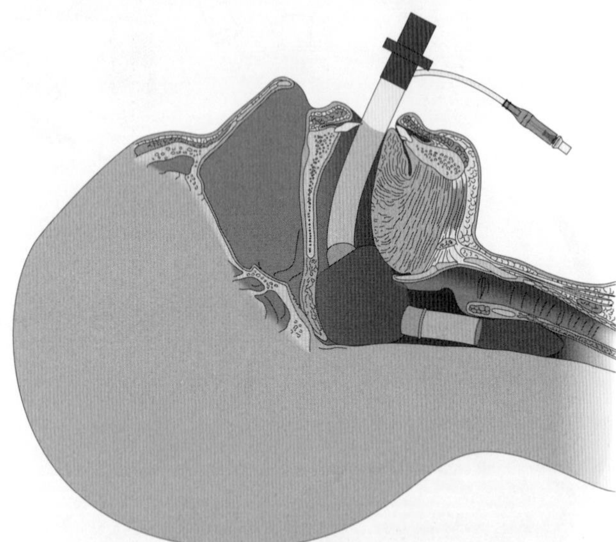

Figura 3.4. Perspectiva do posicionamento adequado do tubo laríngeo. Modificada de: Moraes Jr. e Tallo[3].

Recomendação/atualização das diretrizes

A escolha do melhor método de ventilação deve basear-se na experiência do socorrista, sendo aceitável a utilização do dispositivo de BVM, isoladamente ou em combinação com a cânula orotraqueal, assim como a ML, o Combitube ou o TL.

As diretrizes 2015 da AHA recomendam que tanto a BVM ou a via aérea avançada podem ser usadas para oxigenação e ventilação durante a RCP, seja no ambiente hospitalar ou fora dele (classe IIb, LOE C-LD). Para os socorristas treinados na sua utilização, um TET ou qualquer outro dispositivo supraglótico pode ser usado como uma via aérea avançada inicial durante a RCP (classe IIb, LOE C-LD).

B (Boa ventilação)

Após a escolha do método mais adequado, seja por BVM ou através de uma via aérea avançada, cujo posicionamento deve ser devidamente confirmado e o dispositivo fixado com fitas convencionais ou fixadores comerciais, o socorrista deve proporcionar ventilação e oxigenação otimizadas.

Confirmação de uma via aérea avançada

Em estudos retrospectivos, a intubação endotraqueal tem sido associada com incidência de 6% a 25% de má colocação ou deslocamento do tubo[27-31].

Isso pode refletir formação inicial insuficiente ou falta de experiência por parte do socorrista que realiza a intubação, ou ainda se resultado do deslocamento de um tubo corretamente posicionado durante a transferência do paciente. O risco de extravio, deslocamento ou obstrução do tubo é alto[32], especialmente quando o paciente é movido[33].

Assim, mesmo quando se tem visão direta da passagem do tubo pelas cordas vocais, a correta confirmação da posição do TET contempla duas avaliações complementares[34]:

- **Primária:** é a avaliação clínica que deve ser realizada primeiro e imediatamente após a introdução do dispositivo de via aérea avançada, incluindo a visualização da expansibilidade torácica, a condensação do tubo durante a ventilação e os cinco pontos de ausculta, cuja sequência deve ser iniciada pelo epigástrio, seguindo para a base pulmonar esquerda, base pulmonar direita, ápice pulmonar (axila) esquerdo, ápice pulmonar (axila) direito. Esses passos poderão detectar precocemente uma intubação inadvertida do esôfago e uma intubação seletiva à direita, proporcionada por introdução excessiva do tubo e manifestada por diminuição ou abolição do murmúrio vesicular contralateralmente;
- **Secundária:** é a confirmação complementar do posicionamento por meio de dispositivos como capnografia com forma de onda, detectores de CO_2 exalados colorimétricos, detectores esofágicos, capnometria e ultrassonografia.

Portanto, o socorrista deve usar ambos os métodos de avaliação e confirmação (clínico e complementar) para verificar a colocação do tubo imediatamente após a inserção e, novamente, quando o paciente é movido, visto que nenhuma técnica de confirmação sozinha é completamente confiável[35,36].

Papel da capnografia com forma de onda na confirmação da intubação orotraqueal

A capnografia contínua com forma de onda é recomendada, além da avaliação clínica, como o método mais confiável para confirmar e monitorar o posicionamento de um TET.

Estudos observacionais e um pequeno estudo randomizado demonstraram especificidade de 100% para a correta posição do TET em vítimas de PCR quando o dispositivo utilizado para verificação foi a capnografia com forma de onda[37-39]. Embora um estudo realizado em vítimas de PCR extra-hospitalar tenha mostrado sensibilidade de, também, 100% com o uso da capnografia com forma de onda na detecção da posição do tubo traqueal imediatamente após a intubação, outros estudos mostraram que a sua sensibilidade diminui após uma parada cardíaca prolongada[40]. Essas diferenças na sensibilidade podem ser explicadas pelo baixo fluxo sanguíneo pulmonar durante a parada cardíaca, que pode influenciar negativamente na concentração de CO_2 exalado.

Apesar de a detecção de CO_2 exalado sugerir a correta colocação do tubo traqueal, resultados falso-positivos (detecção de CO_2 com intubação esofágica) podem ocorrer após a ingestão de líquidos gasosos, que liberam CO_2[41]. Ademais, resultados falso-negativos (representados pela deficiência ou mesmo ausência de detecção de CO_2 exalado na presença de intubação traqueal) podem ocorrer nos cenários da embolia pulmonar, hipotensão significativa, contaminação do detector com conteúdo gástrico e grave obstrução ao fluxo aéreo.

O benefício da utilização de dispositivos de detecção de CO_2 para determinar o posicionamento correto de dispositivos supraglóticos (Combitube, ML, TL) não tem sido estudado, mas, como observado no TET, presume-se que uma capnografia com forma de onda também possa ser reproduzida com ventilação eficaz durante a RCP e no pós-RCE.

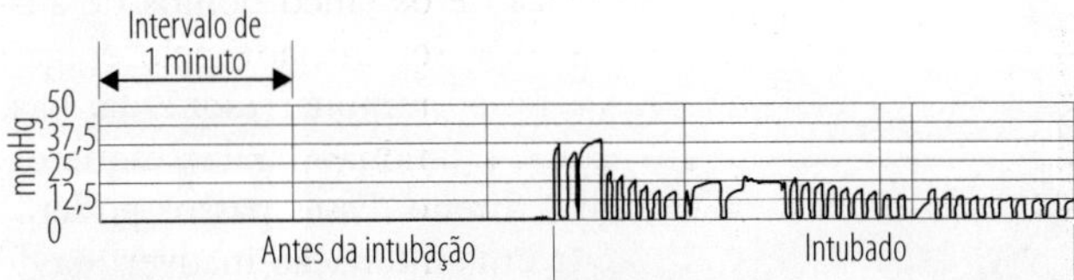

Figura 3.5. Capnografia para confirmação do posicionamento do tubo endotraqueal. Uma vez que o paciente esteja intubado, detecta-se o dióxido de carbono exalado, confirmando a colocação do tubo traqueal. Fonte: Destaques das Diretrizes da *American Heart Association* 2010 para RCP e ACE.

Detectores colorimétricos de CO_2, detectores convencionais de CO_2 exalado e detectores esofágicos

Detectores colorimétricos de CO_2 exalado e convencionais (sem forma de onda) podem identificar a presença de CO_2 exalado do trato respiratório, mas não há provas de que sejam precisos no monitoramento contínuo do posicionamento do TET[42-51].

Além disso, uma vez que um limite mínimo de CO_2 deva ser atingido para acionar o detector e a concentração de CO_2 exalado é baixa na parada cardíaca, a colocação adequada de um TET pode não ser confirmada com essa metodologia qualitativa.

Com relação aos dispositivos de detecção esofágica, estudos observacionais e um pequeno ensaio randomizado e controlado (RCT) relataram baixa taxa de falso-positivos na confirmação do posicionamento do tubo na traqueia. Contudo, de maneira semelhante aos detectores colorimétricos e convencionais (sem forma de onda), não existem provas de que sejam precisos ou práticos no monitoramento contínuo da correta posição do TET (Figura 3.6)[52,53].

Ultrassonografia

A ultrassonografia também tem se mostrado uma ferramenta útil na confirmação da posição do TET. A colocação do transdutor transversalmente sobre a região anterior do pescoço, acima da fúrcula, pode identificar se o tubo está posicionado na traqueia ou no esôfago. Além disso, a ultrassonografia da cavidade torácica pode identificar movimento pleural conforme o pulmão desliza. Ao contrário da capnografia, a confirmação do posicionamento do TET por meio de ultrassonografia não depende do fluxo sanguíneo pulmonar e da concentração de CO_2 exalado[54-56].

Um pequeno estudo prospectivo comparou a ultrassonografia traqueal com a capnografia e a ausculta durante a RCP e relatou um valor preditivo positivo para o ultrassom

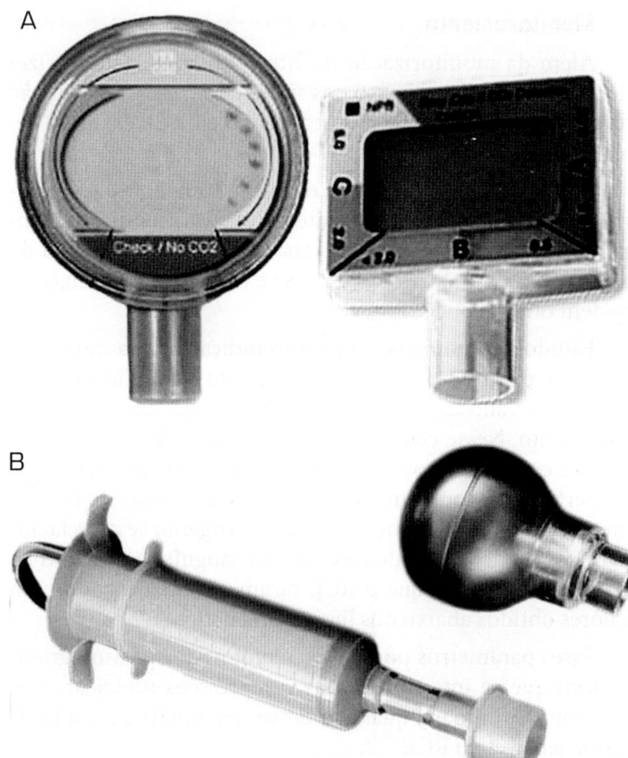

Figura 3.6. Detectores colorimétricos de CO_2 exalado (**A**) e detectores esofágicos (**B**). Fonte: Arquivo pessoal dos autores.

de 98,8% e um valor preditivo negativo de 100%. A utilidade da ultrassonografia pleural para avaliar a intubação pode ser limitada por variações anatômicas, disponibilidade do equipamento e experiência do operador no método.

Recomendação/atualização das diretrizes

Capnografia contínua com forma de onda é recomendada, além da avaliação clínica, como o método mais confiável para confirmar e monitorar o correto posicionamento de um TET (classe I, LOE C-LD). Caso não esteja disponível, um detector de CO_2 colorimétrico, detector esofágico, detector convencional de CO_2 exalado (sem forma de onda) ou ultrassonografia realizada por um operador experiente, são alternativas aceitáveis (classe IIa, LOE C-LD).

A taxa de ventilação varia de acordo com o dispositivo de suporte de via aérea utilizado. Se a opção for de manter a ventilação com BVM, foram reforçadas as recomendações anteriores de uma taxa de compressões/ventilações de 30:2. Já no caso de uma via aérea avançada, as novas diretrizes recomendam agora uma ventilação a cada 6 segundos (10 incursões respiratórias por minuto) enquanto as compressões torácicas contínuas estão sendo executadas (classe IIb, LOE C-LD).

C (Circulação)

Essa etapa envolve monitoramento contínuo (ritmo cardíaco, capnografia quantitativa com forma de onda), uma via para administração de medicamentos (acesso venoso periférico, via IO, acesso venoso central e TET) e administração de drogas (epinefrina, amiodarona) durante as manobras de RCP.

Monitoramento

Além da monitorização do ritmo cardíaco, as diretrizes do SAVC incentivam o uso dos sinais clínicos e monitoração fisiológica para otimizar o desempenho da RCP e, ainda, detectar o RCE[57].

Dessa forma, a avaliação e o *feedback* imediato dos parâmetros clínicos mais importantes, como o ritmo e a profundidade das compressões torácicas, adequação de retorno do tórax entre as compressões e a taxa e o vigor das ventilações, podem otimizar a RCP.

Estudos em animais e humanos indicam que a monitorização de parâmetros fisiológicos durante a RCP fornece informações valiosas sobre o estado do paciente e a resposta ao tratamento. Nesse cenário, os parâmetros mais importantes, como a concentração de CO_2 no final da expiração, a pressão de perfusão coronariana, a pressão intra-arterial de relaxamento e a saturação venosa central de oxigênio se correlacionam com o débito cardíaco e o fluxo sanguíneo miocárdico durante a RCP, em que o RCE raramente é alcançado com valores obtidos abaixo dos limiares relatados[58-64].

Esses parâmetros podem ser monitorados continuamente, sem que se interrompam as compressões torácicas. Um aumento abrupto em qualquer desses parâmetros é um indicador sensível do RCE[65-76].

Papel da capnografia contínua com forma de onda durante a ressuscitação cardiopulmonar

Os valores do dióxido de carbono no final da expiração ($EtCO_2$), obtidos com a capnografia contínua com forma de onda, refletem com precisão o débito cardíaco e a pressão de perfusão cerebral e, consequentemente, a qualidade da RCP (Figura 3.7). Aumentos súbitos e sustentados do $EtCO_2$ durante a RCP indicam RCE, enquanto sua diminuição durante a RCP pode indicar que as compressões estão inadequadas. Exceto na verificação inicial para determinar ausência de pulso, as verificações subsequentes de pulso central durante a reanimação tornam-se desnecessárias pela utilização de $EtCO_2$.

Pacientes intubados com baixo teor de $EtCO_2$ (menor que 10 mmHg) após 20 minutos de RCP apresentam pouquíssimas chances de RCE e sobrevivência. Entretanto, esse parâmetro deve ser utilizado em conjunto com outros fatores, e nunca isoladamente, para a tomada de decisão de interromper a RCP[77].

Em resumo, a capnografia quantitativa contínua com forma de onda é recomendada para pacientes intubados ao longo de todo o período peri-PCR, cujos benefícios são voltados para a monitoração da qualidade da RCP, detecção do RCE com base em valores do dióxido de carbono no final da expiração ($PETCO_2$) e como indicador prognóstico, em conjunto com outros fatores, para ajudar na decisão de quando encerrar os esforços de RCP (Figura 3.7).

Recomendação/atualização das diretrizes

Embora nenhum estudo tenha investigado se a taxa de ressuscitação por meio de parâmetros fisiológicos (capnografia quantitativa com forma de onda, pressão intra-arterial de relaxamento, monitorização da pressão arterial e da saturação venosa central de oxigênio) durante a RCP melhora a sobrevida ou o desfecho neurológico, é razoável que sejam utilizados, quando disponíveis, para monitorar e otimizar a qualidade da RCP, guiar o uso de vasopressores e detectar o RCE (classe IIb, LOE C-EO).

No entanto, diferentemente das recomendações anteriores, as diretrizes 2015 da AHA não especificam os parâmetros fisiológicos, uma vez que as metas numéricas precisas para esses parâmetros durante a reanimação não foram ainda estabelecidas.

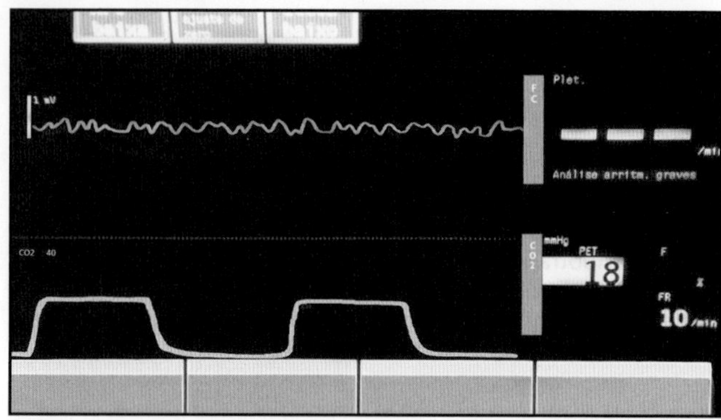

Figura 3.7. Capnografia quantitativa contínua com forma de onda para monitoramento da qualidade da RCP. Simulação de parada cardiorrespiratória em fibrilação ventricular, com 110 compressões torácicas por minuto, intubação endotraqueal e 10 ventilações por minuto (uma a cada 6 segundos). Observar $PETCO_2$ de 18 mmHg indicando um fluxo sanguíneo adequado ($PETCO_2 \geq 10$ mmHg). Fonte: Centro de Treinamento Vittaa-Berkeley Internacional – Inteligência em Simulação e Saúde.

Vias de administração de medicamentos

Os benefícios atingidos por meio da administração das drogas durante a RCP são muito menores quando comparados aos benefícios das compressões torácicas e da desfibrilação. Logo, a obtenção de uma via para infusão de drogas não deve prejudicar a realização das outras duas.

O acesso venoso periférico é a via preferencial e, após a cada droga infundida na PCR, um *bolus* rápido de 20 mL de solução fisiológica, seguido de elevação por 20 segundos do mesmo membro do qual o acesso venoso foi puncionado, deve ser realizado.

É importante reforçar que, após a infusão, as compressões torácicas devem ser efetivadas para que as drogas atinjam a circulação central.

Na impossibilidade de se obter um acesso venoso periférico, a próxima via preferencial é a IO, que pode ser estabelecida rapidamente e com segurança.

No adulto, utilizando-se alguns equipamentos próprios para o procedimento (Figura 3.8), esse acesso pode ser garantido, com sucesso, em torno de 1 a 2 minutos, quando realizado por profissional treinado[78,79].

As complicações da infusão por via IO são infrequentes, sendo a infusão de líquidos no subcutâneo e, mais raramente, subperiostal a mais comum[80].

Inúmeros fluidos e fármacos têm sido infundidos por via IO, e os mais usados foram solução fisiológica, sangue, plasma, solução de Ringer, NaCL/dextrana, glicose hipertônica, epinefrina, dopamina, dobutamina, atropina, adenosina, digoxina, corticosteroides, morfina e benzodiazepínicos[81-87]; as doses por via IO são as mesmas por via venosa.

Os locais preferenciais para infusão IO no adulto são a tíbia, maléolo medial, esterno, crista ilíaca e clavícula (Figuras 3.8 e 3.9).

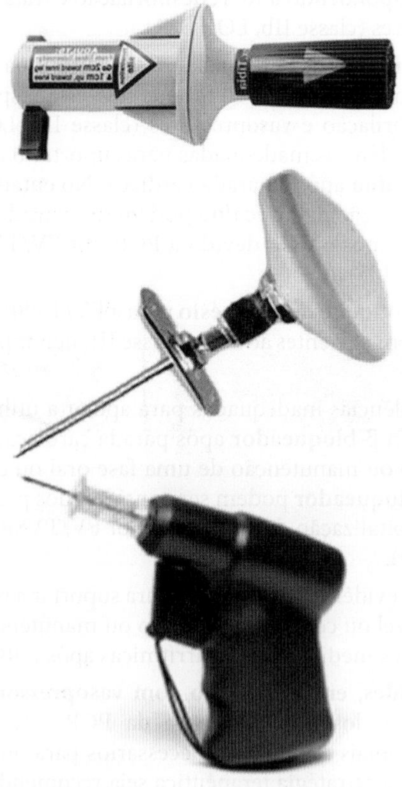

Figura 3.8. Equipamentos para punção intraóssea no adulto. De cima para baixo: Bone Injection Gun (BIG®), Agulha de CooK® e EZ10®. Fonte: Arquivo pessoal dos autores.

A Figura 3.9 destaca o local mais utilizado para a punção IO no adulto.

Restam, ainda, duas vias menos preferenciais, que podem ser tentadas na impossibilidade das anteriores, nesta ordem de escolha: acesso venoso profundo (femoral) e TET.

Fármacos envolvidos no atendimento da parada cardiorrespiratória

Vasopressores: Considerada a "droga da parada", a **adrenalina/epinefrina** é o primeiro fármaco a ser administrado, na dose de 1 mg intravenosa (IV), podendo ser repetida a cada 3 a 5 minutos. Não possui dose máxima no contexto da PCR.

O pico do efeito de um vasopressor, administrado em *bolus* por via IV ou IO durante a RCP, demora pelo menos 1 a 2 minutos, e o momento ideal da administração do vasopressor durante o período de 2 minutos ininterruptos da RCP não está bem estabelecido.

O tratamento com infusão precoce de epinefrina (dentro de 2 minutos da desfibrilação) tem sido associado à piora da sobrevida. Outros pesquisadores acreditam que altas concentrações de catecolaminas circulantes podem ser prejudiciais em pacientes que apresentam RCE e que baixas doses de adrenalina administradas em intervalos mais espaçados podem ser mais seguras quando se tratar de fibrilação ventricular (FV) ou taquicardia ventricular (TV) sem pulso[88-91].

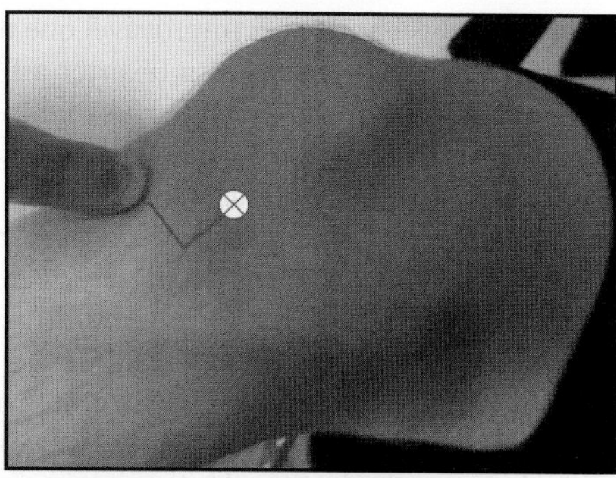

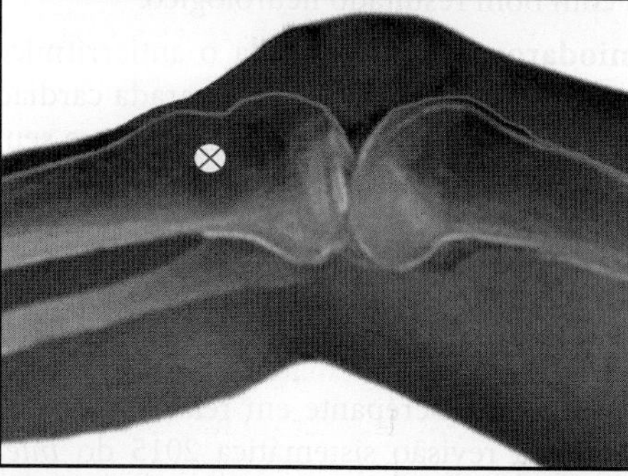

Figura 3.9. Técnica de acesso intraósseo tibial proximal. A partir da palpação da tuberosidade da tíbia, prosseguir cerca de 2 cm pela face medial (platô tibial) e, em seguida, por volta de 1 cm em direção superior (*vide* ponto-alvo no desenho). O objetivo é inserir a agulha na porção mais fina e vascularizada do córtex. Fonte: Arquivo pessoal dos autores.

Se a desfibrilação não consegue gerar um ritmo de perfusão, o uso de um vasopressor logo após o choque pode otimizar o impacto do fluxo sanguíneo miocárdico aumentado antes do próximo choque. No entanto, se um choque resulta em um ritmo de perfusão, uma dose em *bolus* de vasopressor em qualquer momento durante o período de 2 minutos de RCP subsequente (antes de se verificar o ritmo), teoricamente poderia influenciar negativamente na estabilidade cardiovascular.

Com relação à **vasopressina**, seu uso combinado com a epinefrina, como recomendado nas diretrizes anteriores, não oferece nenhuma vantagem em relação à dose-padrão da epinefrina isoladamente. Portanto, a título de simplificação, a vasopressina foi removida na Atualização 2015 do Algoritmo de PCR da AHA no adulto.

Diretrizes 2015 da AHA: recomendação atualizada

A dose-padrão de epinefrina (1 mg a cada 3 a 5 minutos) pode ser considerada para pacientes em parada cardíaca (classe IIb, LOE B-R).

A vasopressina em combinação com adrenalina não oferece nenhuma vantagem como um substituto para a dose-padrão de adrenalina na parada cardíaca (classe IIb, LOE B-R).

- **Antiarrítmicos:** FV/taquicardia ventricular sem pulso (TVSP) refratária é aquela que persiste ou recorre após um ou mais choques. É improvável que uma droga antiarrítmica, por si só, possa reverter a FV/TVSP para um ritmo organizado com perfusão. Em vez disso, o objetivo principal da terapia com drogas antiarrítmicas na FV/TVSP refratária ao choque é facilitar o restabelecimento e a manutenção de um ritmo de perfusão espontânea assim que o paciente é desfibrilado. Algumas drogas antiarrítmicas têm sido associadas com o aumento das taxas de RCE e admissão hospitalar, mas nenhuma delas teve benefício comprovado no aumento da sobrevida a longo prazo ou de sobrevivência com bom resultado neurológico.

- **Amiodarona:** É considerada o antiarrítmico de primeira linha no tratamento da parada cardíaca, já que tem sido clinicamente demonstrado que seu uso melhora a taxa de RCE e a admissão hospitalar em adultos com FV/TVSP refratária. Deve ser administrada na dose de 300 mg em *bolus* IV, podendo ser realizada uma segunda dose de 150 mg em *bolus* IV, 3 a 5 minutos após a primeira.

  De maneira discrepante em relação às diretrizes anteriores, a revisão sistemática 2015 do *International Liaison Committee on Resuscitation* (ILCOR) não abordou especificamente a seleção ou a utilização de fármacos antiarrítmicos de segunda linha em pacientes que não respondem a uma dose terapêutica máxima do primeiro medicamento administrado.
- **Lidocaína:** A lidocaína tem-se mostrado menos eficaz do que a amiodarona no tratamento da PCR causada por FV/TVSP[92]. Dessa forma, as orientações das últimas diretrizes da AHA colocam a lidocaína como uma alternativa ao uso da amiodarona, não devendo mais ser utilizada como medicação de resgate na ausência de resposta a ela[93].
- **Sulfato de magnésio:** Seu uso rotineiro na PCR por FV/TVSP não é mais recomendado. No entanto, dados observacionais de um pequeno número de pacientes sugerem que a administração de sulfato de magnésio por via venosa é benéfica para o tratamento de FV/TVSP precedida por *torsades de pointes* associada a intervalo QT prolongado induzido por droga. O principal benefício do magnésio, nessa condição, é na prevenção de episódios recorrentes, e não no término da FV, e a desfibrilação é o tratamento fundamental. As diretrizes 2015 da AHA colocam que *torsades de pointes* é a única arritmia em que a administração de sulfato de magnésio deve ser considerada.
- **Esteroides:** O uso de esteroides em parada cardíaca é controverso. No cenário extra-hospitalar, a administração de esteroides não melhorou a sobrevida na alta hospitalar e seu uso de rotina não é recomendado. Nos casos de PCR intra-hospitalar, o uso de metilprednisolona associada a epinefrina e vasopressina durante a PCR, seguido de hidrocortisona isoladamente no período pós-PCR, pode trazer algum benefício[94].

Diretrizes 2015 da AHA: recomendação atualizada

Nenhuma droga antiarrítmica tem se mostrado benéfica em aumentar a sobrevida ou o resultado neurológico após a parada cardíaca em FV/TVSP. Por conseguinte, as recomendações para o uso de medicações antiarrítmicas em parada cardíaca são baseadas principalmente no potencial benefício sobre o desfecho a curto prazo, até que mais estudos definitivos sejam realizados para demonstrar o seu efeito sobre a sobrevida e o resultado neurológico.

Amiodarona: Pode ser considerada para a FV/pVT que não está respondendo a RCP, desfibrilação e tratamento com vasopressores (classe IIb, LOE B-R).

Lidocaína: Pode ser considerada como uma alternativa à amiodarona para a FV/TVSP que não está respondendo a RCP, desfibrilação e vasopressores (classe IIb, LOE C-LD). Existem evidências inadequadas para suportar o uso rotineiro de **lidocaína** após a parada cardíaca. No entanto, o início ou a manutenção da **lidocaína** podem ser considerados imediatamente após o RCE devido a PCR por FV/TVSP (classe IIb, LOE C-LD).

O uso rotineiro de **magnésio** para a FV/TVSP não é recomendado em pacientes adultos (classe III: nenhum benefício, LOE B-R).

Há evidências inadequadas para apoiar a utilização rotineira de um **β-bloqueador** após parada cardíaca. No entanto, o início ou manutenção de uma fase oral ou endovenosa de um **β-bloqueador** podem ser considerados precocemente após a hospitalização devida a PCR por FV/TVSP (classe IIb, LOE C-LD).

Não há evidências suficientes para suportar a recomendação favorável ou contrária, ao início ou manutenção de rotina, de outras medicações antiarrítmicas após o RCE.

Esteroides, em associação com vasopressores, podem ser considerados no tratamento da PCR intra-hospitalar. Entretanto, mais estudos são necessários para que o uso rotineiro dessa estratégia terapêutica seja recomendado (classe IIb, LOE C-LD).

D (Diagnóstico diferencial)

Nesta fase, deve-se tentar obter a maior quantidade possível de dados de exame físico ou por meio de uma investigação com os familiares, que auxiliem na identificação de uma possível causa e sua estratégia de tratamento, cujo foco são as causas potencialmente reversíveis de PCR – o mnemônico 5H e 5T, discutido em outra sessão.

Tratamento direcionado para a modalidade de PCR

FV/TVSP

São tratadas com desfibrilação elétrica, aplicando-se um choque de 200J bifásico ou de 360J monofásico. O não retorno do ritmo cardíaco normal caracteriza a refratariedade da FV à desfibrilação, e as manobras de RCP (compressão torácica e ventilação) sequenciadas devem ser mantidas por 2 minutos ou cinco ciclos de 30:2 após cada tentativa de desfibrilação, ocasião em que o ritmo deve ser checado.

O insucesso do primeiro choque pode recomendar a realização de IOT para garantir a qualidade da ventilação, caso essa não esteja adequada com BVM. Convém reforçar que a IOT não deve justificar a interrupção das compressões torácicas, a despeito de sua dificuldade de realização. As novas diretrizes reforçam a recomendação de que a IOT deve ser instituída o mais precocemente possível se houver disponibilidade de capnografia quantitativa em forma de onda. A implantação de acesso IV ou IO para administração de fármacos, além da monitorização contínua do ritmo cardíaco, é também efetuada nesse momento. É importante lembrar que cada administração de fármaco deve vir seguida de um *bolus* ou *flush* de 20 mL de solução fisiológica a 0,9% ou água destilada e a elevação do membro por 20 segundos, para facilitar o retorno venoso. O fármaco inicial de escolha é a epinefrina/adrenalina, na dose de 1 mg IV/IO a cada 3 a 5 minutos, que deve ser administrada após o segundo choque (*vide* algoritmo), à despeito de não existirem evidências suficientes que demonstrem qual o momento ideal de se usar a adrenalina nesse cenário.

Em caso de não abolição da FV/TVSP após as medidas já descritas, deve-se administrar 300 mg IV/IO de amiodarona, podendo ser repetida após 5 a 10 minutos na dose de 150 mg IV/IO.

A lidocaína também pode ser utilizada (1,0 a 1,5 mg/kg) IV/IO em *bolus*, podendo ser repetida de 3 a 5 minutos na dose de 0,5 a 0,75 mg/kg (dose cumulativa máxima de 3,0 mg/kg), como alternativa à amiodarona. Entretanto, seu uso não é mais recomendado como terapia de resgate, após a dose máxima de amiodarona e diante insucesso dela.

As principais e potencialmente reversíveis causas de PCR (5H e 5T), devem ser intensamente investigadas e tratadas.

Atividade elétrica sem pulso

A sequência do atendimento da atividade elétrica sem pulso (AESP) assemelha-se à realizada na assistolia e, como as demais, também deve manter especial atenção à potencial causa do evento, relembrando a regra mnemônica dos 5Hs e 5Ts. A adrenalina deve ser administrada nas mesmas doses e intervalos preconizados para a FV/TVSP. Entretanto, diferentemente da FV/TVSP e da assistolia, o pulso deve ser checado após 2 minutos ou cinco ciclos (30:2) de RCP, uma vez que o monitor sempre mostrará um ritmo organizado e ficará a dúvida se houve ou não RCE.

Assistolia

A assistolia deve ter seu diagnóstico confirmado em mais de uma derivação, segundo os passos do protocolo da linha reta. A seguir, seu tratamento segue o algoritmo da AESP, excetuando-se que o pulso central só deve ser palpado se houver mudança para um ritmo organizado no monitor, assim como preconizado na FV/TVSP.

As ações terapêuticas envolvidas em cada modalidade de PCR, assim como os principais pontos do SAVC no adulto, segundo as últimas diretrizes, estão ilustrados na Figura 3.10.

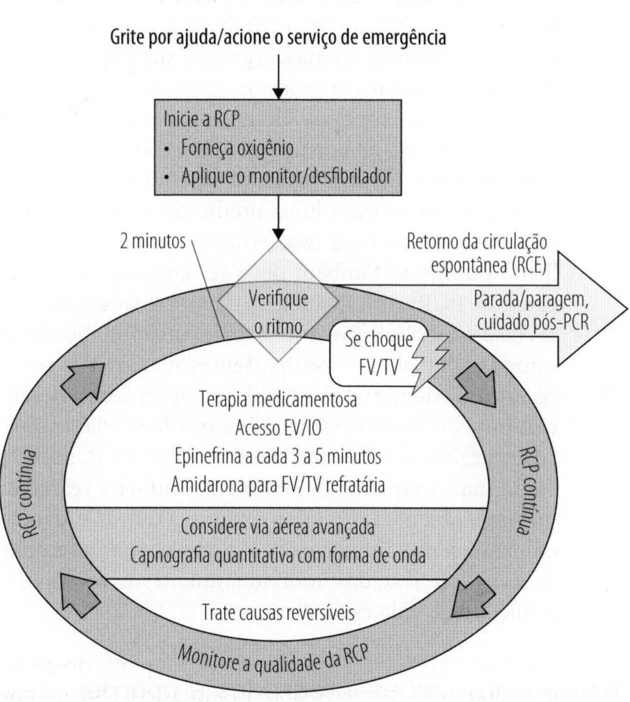

Qualidade da RCP
- Comprima com força (5 a 6 cm) e rapidez (100 a 120/min) e aguarde o retorno completo do tórax após cada compressão
- Minimize interrupções nas compressões
- Evite ventilação excessiva
- Alterne a pessoa que aplica as compressões a cada 2 minutos
- Se ausência de via aérea avançada: relação compressão-ventilação de 30:2
- Capnografia quantitativa com forma de onda: se PETCO2 < 10 mm, tente melhorar a quantidade da RCP
- Pressão intra-arterial de relaxamento: se < 20 mmHg, tente melhorar a qualidade da RCP

Retorno da circulação espontânea (RCE)
- Pulso e pressão arterial
- Aumento súbito e prolongado no PETCO2 (normalmente ≥ 40 mmHg)
- Variabilidade espontânea da PA com monitorização intra-arterial

Energia do choque
- **Bifásica:** recomendação do fabricante (120 a 200J). Se desconhecida, usar máximo disponível. As cargas subsequentes podem ser equivalentes ou escalonadas
- **Monofásica:** 360J.

Dose IV/IO de drogas
- Epinefrina: 1 mg a cada 3 a 5 minutos
- Amiodarona: Primeira dose: *bolus* de 300 mg. Segunda dose: 150 mg

Via aérea avançada
- Via aérea supraglótica ou intubação endotraqueal
- Capnografia com forma de onda para confirmar e monitorar a posição do tubo ET
- 10 ventilações por minuto (1 a cada 6 segundos), com compressões torácicas contínuas

Causas reversíveis

Hipovolemia	Tensão no tórax (pneumotórax hipertensivo)
Hipóxia	Tamponamento cardíaco
Hidrogênio (acidose)	Toxinas
Hipo/hipercalemia	Tromboembolismo pulmonar
Hipotermia	Trombose coronária (IAM)

Figura 3.10. À esquerda, algoritmo circular de SAVC no adulto da AHA, no qual as ações críticas estão contidas no eixo circular do algoritmo. À direita, um resumo dos principais pontos envolvidos no SAVC do adulto. Adaptada de Link *et al.*[19] e modificada de ILCOR/AHA. *International Consensus on Cardiopulmonary Resuscitation and Emergency Cardiovascular Care Science with Treatment Recommendations*, 2010.

Quinto elo: cuidados pós-RCE integrados

A maioria das mortes após reanimação ocorre nas primeiras horas pós-RCE. Por isso, toda a atenção deve ser voltada para a monitorização e o tratamento desses pacientes.

O manuseio do paciente pós-parada cardíaca é complexo e deve tratar vários problemas importantes simultaneamente, cujos desafios a serem enfrentados incluem:

- Determinar e tratar a causa da parada cardíaca;
- Minimizar a lesão cerebral;
- Compensar a disfunção cardiovascular;
- Corrigir os problemas que possam surgir a partir da isquemia global e da injúria de reperfusão.

Dessa forma, para melhorar a sobrevivência das vítimas de PCR que dão entrada em um hospital após o RCE, um sistema abrangente, estruturado, integrado e multidisciplinar de cuidados pós-PCR deve ser implementado de maneira consistente.

Pesquisas relacionadas aos cuidados pós-PCR têm avançado significativamente durante a última década, e vários estudos e ensaios detalharam a heterogeneidade dos pacientes e o espectro da fisiopatologia no período pós-PCR. Dessa forma, os cuidados integrados pós-RCE devem ser empregados com base na etiologia da parada, presença de comorbidades e gravidade do quadro como um todo. Assim, as recomendações atuais (2015) integram dados disponíveis para ajudar médicos experientes a adotarem medidas terapêuticas complexas necessárias para esses pacientes.

Síndrome pós-PCR

O termo síndrome pós-PCR engloba um processo fisiopatológico complexo de lesão tecidual secundária à isquemia, com injúria adicional de reperfusão[96], no qual são reconhecidos quatro componentes principais: injúria cerebral, disfunção miocárdica, isquemia de reperfusão e intervenção na patologia precipitante[97].

A severidade da disfunção depende de fatores como o estado de saúde pregresso, a natureza da patologia precipitante e a duração do insulto isquêmico, entre outros.

- **Injúria cerebral:** Complicação grave que se inicia com qualquer situação que torne o fluxo sanguíneo cerebral insuficiente por mais de 5 minutos, desencadeando, em última instância, a apoptose celular. A autorregulação do fluxo sanguíneo cerebral encontra-se comprometida nessa fase inicial, ocorrendo aumento da pressão de perfusão cerebral compensatória, o que pode, por sua vez, piorar o edema cerebral e intensificar a injúria de reperfusão. Além disso, estudos comprovaram que ocorre aumento do risco de morte cerebral em pacientes com temperatura maior que 39 °C, nas primeiras 72 horas após PCR extra-hospitalar, e o risco de eventos adversos aumenta para cada 1 °C acima de 37 °C[98,99]. Logo, cuidados com a hipertermia devem ser instituídos precocemente, pois há intensificação do dano cerebral pós-PCR quando a temperatura corpórea ultrapassa 37 °C.
- **Disfunção miocárdica:** Assim como a injúria cerebral, a disfunção miocárdica pode ser evidenciada minutos após o RCE. Entretanto, estudos clínicos têm demonstrado que esse fenômeno é reversível se tratado adequadamente. As manifestações clínicas iniciais incluem taquicardia, queda na fração de ejeção e aumento da pressão diastólica final do ventrículo esquerdo, podendo evoluir, após algumas horas, com hipotensão e baixo débito cardíaco. Estudos mostraram que, apesar da disfunção ventricular, o fluxo coronariano não se mostrou reduzido nessa fase, favorecendo a hipótese do fenômeno conhecido como "miocárdio atordoado"[100,101]. De qualquer forma, a recuperação da função miocárdica é esperada entre 24 e 48 horas após o evento, podendo ocorrer algum grau de comprometimento permanente.
- **Resposta inflamatória sistêmica:** Mesmo após o RCE, a oferta de oxigênio tecidual é comprometida devido a instabilidade hemodinâmica, disfunção miocárdica e alterações microvasculares, ocorrendo depleção do volume intravascular, disfunção vasomotora e comprometimento da oferta e consumo de oxigênio. O insulto isquêmico, por sua vez, desencadeia a resposta inflamatória sistêmica e consequente disfunção de múltiplos órgãos.
- **Persistência da patologia precipitante:** No âmbito da síndrome pós-PCR, as alterações relacionadas à patologia causadora do evento frequentemente se misturam com a disfunção secundária à reperfusão, por vezes dificultando ou mascarando a sua identificação. A doença arterial coronariana deve sempre ser considerada como hipótese diagnóstica principal, visto que a ocorrência de dor torácica ou eletrocardiograma com presença de supradesnivelamento do segmento ST não se mostraram bons preditores de oclusão coronariana aguda para esse grupo[102]. O tromboembolismo pulmonar também deve ser considerado como causa de PCR, com incidência de morte súbita que varia de 2% a 10%. Entretanto, não há disponibilidade de estudos controlados com pacientes reanimados nessa condição. Além desses citados, a sepse, como desencadeante do evento cardíaco, e a insuficiência de múltiplos órgãos, acentuam a síndrome pós-PCR, sendo a causa mais frequente de óbito entre aqueles reanimados no ambiente hospitalar. Quanto a outras situações clínicas, como intoxicações exógenas, por exemplo, deverão ser tratadas individualmente, com suporte avançado de vida específico.

Tratamento: ações integradas e coordenadas

O tratamento deve incluir suporte cardiopulmonar, neurológico e metabólico. Hipotermia terapêutica e intervenções coronárias percutâneas (ICP) devem ser sempre consideradas e, quando indicado, executadas. Hipotensão, febre e convulsões devem ser ativamente combatidas, e a hiperóxia, evitada. Todo o perfil de exames laboratoriais, incluindo eletrólitos e marcadores de necrose miocárdica, deve ser solicitado e o prognóstico neurológico devidamente estabelecido.

Suporte ventilatório

Assegurar a via do paciente no período pós-RCE é fundamental. Pacientes que foram mantidos em ventilação com BVM durante a RCP, precisam ser avaliados quanto à necessidade de dispositivos avançados de vias aéreas, particularmente intubação endotraqueal. Após o RCE, alguns pacientes podem recuperar o nível de consciência e respirar espontaneamente. Nesse caso, o risco de broncoaspiração deve ser sempre considerado.

A oximetria de pulso e a capnografia quantitativa com forma de onda devem ser mantidas continuamente, enquanto a hiperventilação e a hiperóxia devem ser rigorosamente evitadas. A hiperventilação leva à redução do débito cardíaco e da perfusão sanguínea cerebral, podendo acentuar a vasoconstrição cerebral, que comumente acontece nas primeiras horas pós-RCE. As metas a serem atingidas são manter a $PETCO_2$ de 35 a 40 mmHg ou a $PaCO^2$ de 40 a 45 mmHg, enquanto a FIO^2 deve ser titulada para uma $SatO_2$ maior ou igual a 94%. Além disso, a relação PaO_2/FIO_2 deve ser monitorada, já que lesão pulmonar aguda pode aparecer nessa fase.

Diretrizes 2015 da AHA: recomendação atualizada

Pode ser aconselhável manter a $PaCO_2$ dentro de uma faixa fisiológica normal, considerando-se qualquer correção da temperatura (classe IIb, nível B-NR).

Para evitar a hipóxia em adultos com RCE após a parada cardíaca, é aceitável utilizar a mais elevada concentração de oxigênio disponível até que a saturação da oxi-hemoglobina arterial ou a pressão parcial de oxigênio arterial possa ser quantificada (classe IIa, nível C-EO).

Quando os recursos estão disponíveis para titular a FIO_2 e para monitorar a saturação da oxi-hemoglobina, é aconselhável diminuir a FIO_2 quando a saturação da oxi-hemoglobina é de 100%, desde que se mantenha a saturação da oxi-hemoglobina em 94% ou mais (classe IIa, nível C-LD).

Suporte cardiocirculatório

O paciente deve ser mantido com cardioscopia contínua, enquanto a hipotensão deve ser evitada e controlada inicialmente com reposição volêmica (1 a 2 litros de solução salina normal ou Ringer lactato), especialmente nos pacientes que cursam com labilidade hemodinâmica. Caso o paciente tenha indicação de controle direcionado de temperatura (CDT), recomenda-se reposição volêmica com soluções a 4 °C.

O uso de vasopressores está indicado nos casos de choque refratário à reposição volêmica, com o objetivo de manter a pressão arterial média maior ou igual a 65 mmHg ou a pressão arterial sistólica maior ou igual a 90 mmHg. Dopamina (5 a 10 mcg/kg/minuto), noradrenalina (0,1 a 0,5 mcg/kg/minuto) ou epinefrina (0,1 a 0,5 mcg/kg/minuto) podem ser utilizadas, lembrando que não há evidências mostrando superioridade de um vasopressor em relação aos demais.

Angiografia e intervenção coronarianas precoces são recomendadas para pacientes com supradesnivelamento de ST, bem como para pacientes adultos sem supradesnivelamento de ST na suspeita de um evento coronariano agudo (arritmias, instabilidade hemodinâmica). A decisão de realizar a angiografia coronariana não deve se basear no estado neurológico, em virtude da falta de confiabilidade de sinais prognósticos precoces, devendo ser considerada tanto para pacientes acordados quanto comatosos.

Diretrizes 2015 da AHA: recomendação atualizada

A angiografia coronariana deve ser realizada emergencialmente (em vez de mais tarde na internação ou não realizar) para pacientes em PCR fora do hospital com suspeita de etiologia cardíaca e elevação do segmento ST no eletrocardiograma – ECG (classe I, nível B-NR).

A angiografia coronariana na emergência pode ser recomendada para pacientes adultos que estão comatosos após PCR extra-hospitalar, com suspeita de origem cardíaca, mas sem elevação do segmento ST no ECG (classe IIa, nível B-NR).

Pode-se considerar evitar e corrigir imediatamente a hipotensão (pressão arterial sistólica inferior a 90 mmHg, pressão arterial média menor que 65 mmHg) no período pós-PCR (classe IIb, nível C-LD).

Suporte neurológico

As lesões neurológicas constituem a maior causa de mortalidade em pacientes com RCE e são responsáveis por 68% das mortes de pacientes com PCR em ambiente extra-hospitalar, e a hipotermia terapêutica (atualmente denominada controle direcionado de temperatura – CDT) é a única intervenção que tem se mostrado capaz de melhorar a condição neurológica, devendo ser considerada nos pacientes que não apresentem resposta significativa a comandos verbais após o RCE.

Originalmente, foi indicada a pacientes recuperados de PCR extra-hospitalar em FV/TVSP, que se mantinham comatosos à admissão hospitalar. Posteriormente, essa indicação foi estendida às outras modalidades de PCR[103-107].

As últimas diretrizes da AHA recomendam que todos os pacientes adultos comatosos (isto é, falta de resposta significativa aos comandos verbais) com RCE após parada cardíaca devem ser submetidos a CDT, por meio da seleção e manutenção de temperatura constante entre 32 e 36 °C, durante pelo menos 24 horas após atingir a temperatura-alvo. Além disso, é aconselhável evitar ativamente a febre nos pacientes comatosos pós-CDT.

A temperatura que deve ser utilizada como parâmetro é a central, devendo ser monitorada por cateter de artéria pulmonar, termômetros esofágicos ou cateter vesical com sensor de temperatura.

Existem diversas metodologias para a indução de hipotermia: infusão de solução isotônica a 4 °C, bolsas ou sacos de gelo, circulação extracorpórea, infusões geladas na artéria carótida, lavagem nasal, gástrica, vesical, peritoneal, pleural, manta com circulação de ar gelado, entre outras[108-112].

Entretanto, uma vez que não existem diferenças nos resultados entre as diferentes metodologias até o presente momento, a escolha da metodologia de resfriamento ideal deve ser norteada de acordo com a disponibilidade de equipamento e a experiência da equipe.

A ausência de qualquer benefício e a presença de algumas complicações nesses ensaios levaram à recomendação contra a rotina de resfriamento pré-hospitalar, por meio da infusão rápida de solução fisiológica resfriada, nos pacientes após RCE. No entanto, essa recomendação não exclui a possibilidade de utilização de fluidos frios IV em cenários mais controlados ou mais selecionados, além de não abranger outros métodos para indução de hipotermia.

Uma vez atingida a temperatura-alvo, oscilações de temperatura devem ser evitadas, pois aumentam o risco de complicações.

Sedação, bloqueio neuromuscular e medicações para a prevenção de tremores também devem fazer parte do protocolo e, como convulsões são comuns após a PCR, deve-se realizar eletroencefalograma (EEG) para o diagnóstico delas, com pronta interpretação tão logo quanto possível e monitorização frequente ou contínua em pacientes comatosos após o RCE.

Diretrizes 2015 da AHA: recomendação atualizada

É indicado que pacientes adultos comatosos (isto é, sem resposta significativa aos comandos verbais) com RCE após parada cardíaca sejam submetidos a CTE [classe I, nível B-R para a FV/TVSP extra-hospitalar; classe I, nível C-EO para AESP e assistolia (isto é, ritmos "não chocáveis") e PCR intra-hospitalar], sendo recomendadas a seleção e a manutenção de uma temperatura constante entre 32 e 36 °C durante o CTE (classe I, nível B-R).

O resfriamento pré-hospitalar de rotina dos pacientes após ROSC com infusão rápida de fluidos endovenosos frios não deve ser realizado (classe III: nenhum benefício, nível A).

Pode ser aceitável prevenir ativamente a febre em pacientes comatosos após CDT (classe IIb, nível C-LD).

Um EEG para o diagnóstico de convulsões deve ser prontamente realizado e interpretado e, em seguida, monitorado frequentemente ou continuamente em pacientes comatosos após RCE (classe I, nível C-LD).

Os mesmos esquemas terapêuticos utilizados para o tratamento do estado de mal epiléptico causado por outras etiologias podem ser considerados após a parada cardíaca (classe IIb, nível C-LD).

Suporte metabólico

Apesar de ainda controverso, recomenda-se controle glicêmico de forma frequente, a fim de evitar hipoglicemia. Uma meta aceitável seria a manutenção dos níveis glicêmicos em uma faixa entre 108 e 144 mg/dL, já que estratégias de controle mais rígido (72 a 108 mg/dL) *versus* moderado (108 a 144 mg/dL) não mostraram benefício em relação a estratégias mais tolerantes de controle glicêmico[113].

Os distúrbios do potássio devem ser prontamente corrigidos, uma vez que fazem parte das causas reversíveis mais frequentes de PCR. A hipocalemia aumenta a incidência de arritmias, devendo-se manter os níveis de potássio acima de 3,5 mEq/L.

A hipomagnesemia também deve ser monitorada e corrigida, pois pode associar-se ao prolongamento do intervalo OT e *torsades de points*.

Diretrizes 2015 da AHA: recomendação atualizada

O benefício de qualquer intervalo específico para controle da glicemia em adultos com RCE após parada cardíaca permanece incerto (classe IIb, nível B-R).

Prognóstico neurológico

Vários estudos analisaram métodos para determinar o prognóstico em pacientes após parada cardíaca, e o uso de múltiplas modalidades de testes é recomendado, uma vez que nenhuma constatação física ou exame conseguiu prever, com 100% de certeza, a função neurológica pós-PCR.

O momento mais precoce para determinar um prognóstico neurológico desfavorável por meio de dados do exame clínico em pacientes não tratados com o CDT, é de 72 horas após o RCE. Contudo, esse tempo pode ser ainda maior após a parada cardíaca, se houver suspeita de um efeito residual de sedação ou paralisia estar confundindo o exame clínico.

Com relação aos pacientes tratados com o CDT, em que a sedação ou paralisia podem interferir no exame clínico, recomenda-se esperar até 72 horas após o retorno à normotermia.

A Tabela 3.2 revela os achados clínicos associados a mau prognóstico neurológico.

Tabela 3.2. Achados clínicos úteis associados a mau prognóstico neurológico*

• Ausência de reflexo pupilar à luz, 72 horas ou mais após a PCR
• Presença de estado mioclônico (diferente de mioclonias isoladas) durante as primeiras 72 horas após a PCR
• Ausência da onda cortical do potencial somatossensorial evocado N20, 24 a 72 horas após a PCR ou após o reaquecimento
• Presença de acentuada redução da relação cinza-branco em TC do cérebro obtida até 2 horas após a PCR
• Ampla restrição da difusão na ressonância magnética cerebral no prazo de 2 a 6 dias após a PCR
• Ausência persistente de reatividade no EEG a estímulos externos, 72 horas após a PCR
• Supressão dos surtos persistentes ou estado intratável de mal epiléptico no EEG após o reaquecimento
Ausência de movimentos, a postura em extensão ou o estado mioclônico não devem ser usados isoladamente para prever o resultado

* Choque, temperatura, desordens metabólicas, sedativos anteriores ou bloqueadores neuromusculares e outros fatores clínicos devem ser considerados com cuidado, pois podem afetar os resultados ou a interpretação de alguns exames

TC: tomografia computadorizada; EEG: eletroencefalograma

Adaptado de: Neumar *et al.*[77].

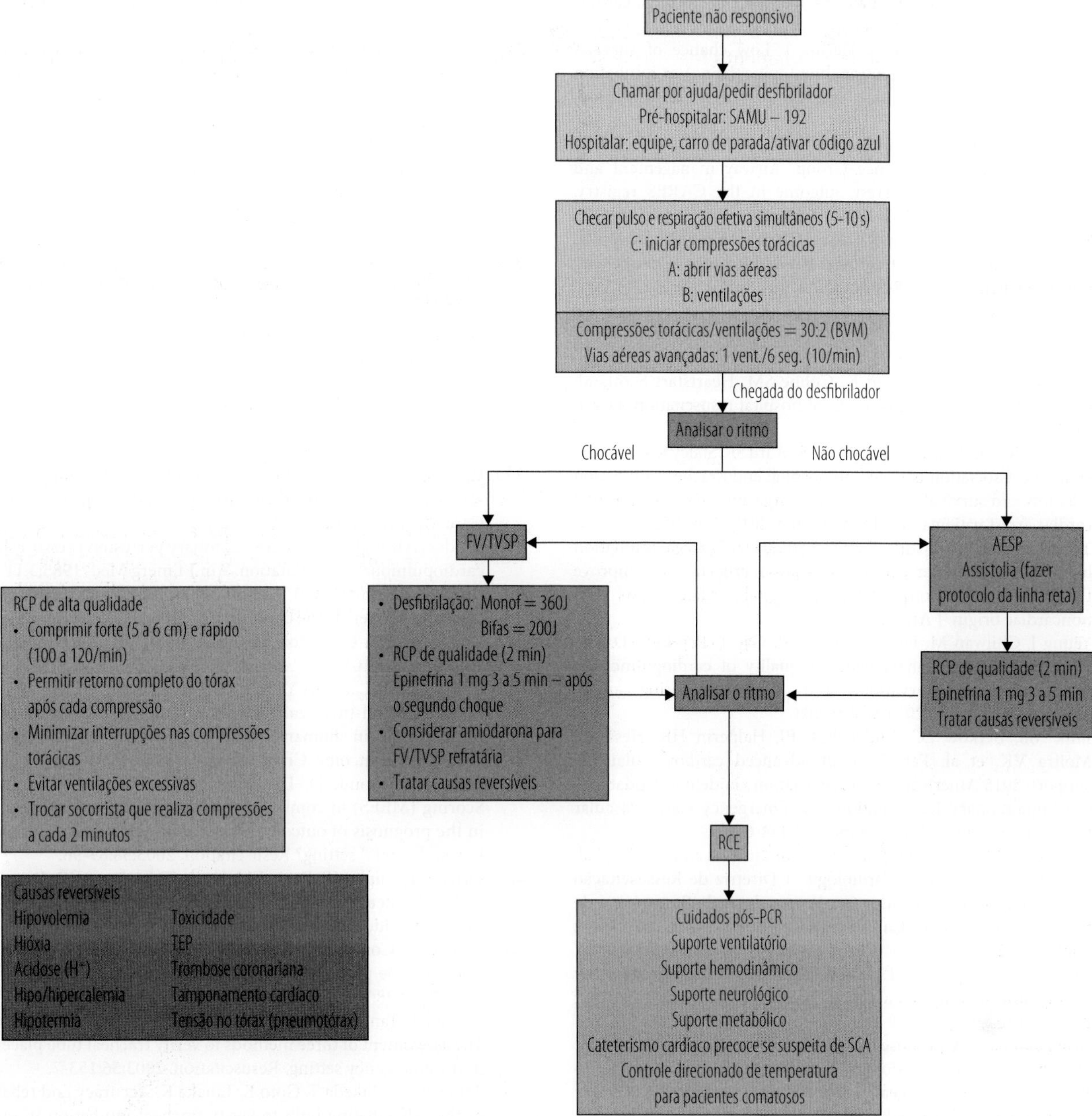

Figura 3.11. Fluxograma central de PCR. Adaptada de: Gonzales *et al.*[20].

Referências bibliográficas

1. Neumar RW, Shuster M, Callaway CW, Gent LM ,Atkins DL, Bhanji F, et al. 2015 American Heart Association Guidelines Update for Cardiopulmonary Resuscitation and Emergency Cardiovascular Care. Circulation. 2015;132:S315-67.
2. Andersen LW, Donnino MW. Intubation During In-Hospital Cardiac Arrest-Reply. JAMA. 2017;317(19):2019-20.
3. Andersen LW, Granfeldt A, Callaway CW, Bradley SM, Soar J, Nolan JP. Association Between Tracheal Intubation During Adult In-Hospital Cardiac Arrest and Survival. JAMA. 2017;317(5):494-506
4. Neumar RW, Otto CW, Link MS, Kronick SL, Shuster M, Callaway CW, et al. Part 8: adult advanced cardiovascular life support: 2010 American Heart Association Guidelines for Cardiopulmonary Resuscitation and Emergency Cardiovascular Care. Circulation. 2010;122(Suppl 3):S729-67.
5. Bobrow BJ, Ewy GA, Clark L, Chikani V, Berg RA, Sanders AB, et al. Passive oxygen insufflation is superior to bag-valve-mask ventilation for witnessed ventricular fibrillation out-of-hospital cardiac arrest. Ann Emerg Med. 2009;54(5):656-662.e1.
6. Wong ML, Carey S, Mader TJ, Wang HE. Time to invasive airway placement and resuscitation outcomes after in-hospital cardiopulmonary arrest. Resuscitation. 2010;81:182-6.
7. Shy BD, Rea TD, Becker LJ, Eisenberg MS. Time to intubation and survival in prehospital cardiac arrest. Prehosp Emerg Care. 2004;8:394-9.
8. Jennings PA, Cameron P, Walker T, Bernard S, Smith K. Out-ofhospital cardiac arrest in Victoria: rural and urban outcomes. Med J Aust. 2006;185:135-9.
9. Dumot JA, Burval DJ, Sprung J, Waters JH, Mraovic B, Karafa MT, et al. Outcome of adult cardiopulmonary resuscitations at a tertiary referra center including results of "limited" resuscitations. Arch Intern Med. 2001;161:1751-8.
10. Hasegawa K, Hiraide A, Chang Y, Brown DF. Association of prehospital advanced airway management with neurologic

outcome and survival in patients with out-of-hospital cardiac arrest. JAMA. 2013;309:257-66.

11. Holmberg M, Holmberg S, Herlitz J. Low chance of survival among patients requiring adrenaline (epinephrine) or intubation after out-of-hospital cardiac arrest in Sweden. Resuscitation. 2002;54:37-45.
12. McMullan J, Gerecht R, Bonomo J, Robb R, McNally B, Donnelly J, et al; CARES Surveillance Group. Airway management and out-of-hospital cardiac arrest outcome in the CARES registry. Resuscitation. 2014;85:617-22.
13. Shin SD, Ahn KO, Song KJ, Park CB, Lee EJ. Out-of-hospital airway management and cardiac arrest outcomes: a propensity score matched analysis. Resuscitation. 2012;83:313-9.
14. Hanif MA, Kaji AH, Niemann JT. Advanced airway management does not improve outcome of out-of-hospital cardiac arrest. Acad Emerg Med. 2010;17:926-31.
15. Adams JN, Sirel J, Marsden K, Cobbe SM. Heartstart Scotland: the use of paramedic skills in out of hospital resuscitation. Heart. 1997;78:399-402.
16. Studnek JR, Thestrup L, Vandeventer S, Ward SR, Staley K, Garvey L, et al. The association between prehospital endotracheal intubation attempts and survival to hospital discharge among out-of-hospital cardiac arrest patients. Acad Emerg Med. 2010;17:918-25.
17. Takei Y, Enami M, Yachida T, Ohta K, Inaba H. Tracheal intubation by paramedics under limited indication criteria may improve the short-term outcome of out-of-hospital cardiac arrests with noncardiac origin. J Anesth. 2010;24:716-25.
18. Yeung J, Chilwan M, Field R, Davies R, Gao F, Perkins GD. The impact of airway management on quality of cardiopulmonary resuscitation: an observational study in patients during cardiac arrest. Resuscitation. 2014;85:898-904.
19. Link MS, Berkow LC, Kudenchuk PJ, Halperin HR, Hess EP, Moitra VK, et al. Part 7: adult advanced cardiovascular life support: 2015 American Heart Association Guidelines Update for Cardiopulmonary Resuscitation and Emergency Cardiovascular Care. Circulation. 2015;132(Suppl 2):S444-64.
20. Gonzales MM, Timerman S, Gianotto-Oliveira R, et al. Sociedade Brasileira de Cardiologia. I Diretriz de Ressuscitação Cardiopulmonar e Cuidados Cardiovasculares de Emergência da Sociedade Brasileira de Cardiologia. Arq Bras Cardiol. 2013;101(2 Supl 3):1-221.
21. Miller DM. A proposed classification and scoring system for supraglottic sealing airways: a brief review. Anesth Analg. 2004;99:1553-9.
22. Brimacombe J. A proposed classification system for extraglottic airway devices. Anesthesiology. 2004;101(2):559.
23. Brain AI. The laryngeal mask-a new concept in airway management. Br J Anaesth. 1983;55:801-5.
24. Atherton GL, Johnson JC. Ability of paramedics to use the Combitube in prehospital cardiac arrest. Ann Emerg Med. 1993;22:1263-8.
25. Rabitsch W, Krafft P, Lackner FX, Frenzer R, Hofbauer R, Sherif C, et al. Evaluation of the oesophageal-tracheal double-lumen tube (Combitube) during general anaesthesia. Wien Klin Wochenschr. 2004;116:90-3.
26. Vezina D, Lessard MR, Bussieres J, Topping C, Trepanier CA. Complications associated with the use of the Esophageal-Tracheal Combitube. Can J Anaesth. 1998;45:76-80.
27. Jones JH, Murphy MP, Dickson RL, Somerville GG, Brizendine EJ. Emergency physician-verified out-of-hospital intubation: miss rates by paramedics. Acad Emerg Med. 2004;11:707-9.
28. Sayre MR, Sakles JC, Mistler AF, Evans JL, Kramer AT, Pancioli AM. Field trial of endotracheal intubation by basic EMTs. Ann Emerg Med. 1998;31:228-33.
29. Katz SH, Falk JL. Misplaced endotracheal tubes by paramedics in an urban emergency medical services system. Ann Emerg Med. 2001;37:32-7.
30. Jemmett ME, Kendal KM, Fourre MW, Burton JH. Unrecognized misplacement of endotracheal tubes in a mixed urban to rural emergency medical services setting. Acad Emerg Med. 2003;10:961-5.
31. Silvestri S, Ralls GA, Krauss B, Thundiyil J, Rothrock SG, Senn A, et al. The effectiveness of out-of-hospital use of continuous end-tidal carbon dioxide monitoring on the rate of unrecognized misplaced intubation within a regional emergency medical services system. Ann Emerg Med. 2005;45(5):497-503.
32. Gausche M, Lewis RJ. Out-of-hospital endotracheal intubation of children. JAMA. 2000;283:2790-2.
33. Beyer AJd, Land G, Zaritsky A. Nonphysician transport of intubated pediatric patients: a system evaluation. Crit Care Med. 1992;20:961-6.
34. White SJ, Slovis CM. Inadvertent esophageal intubation in the field: reliance on a fool's "gold standard". Acad Emerg Med. 1997;4:89-91.
35. Andersen KH, Schultz-Lebahn T. Oesophageal intubation can be undetected by auscultation of the chest. Acta Anaesthesiol Scand. 1994;38:580-2.
36. Kelly JJ, Eynon CA, Kaplan JL, de Garavilla L, Dalsey WC. Use of tube condensation as an indicator of endotracheal tube placement. Ann Emerg Med. 1998;31 :575-8.
37. Callaham M, Barton C. Prediction of outcome of cardiopulmonary resuscitation from end-tidal carbon dioxide concentration. Crit Care Med. 1990;18:358-62.
38. Sanders AB, Ogle M, Ewy GA. Coronary perfusion pressure during cardiopulmonary resuscitation. Am J Emerg Med. 1985;3:11-4.
39. Rivers EP, Martin GB, Smithline H, Rady MY, Schultz CH, Goetting MG, et al. The clinical implications of continuous central venous oxygen saturation during human CPR. Ann Emerg Med. 1992;21:1094-101.
40. Cantineau JP, Lambert Y, Merckx P, Reynaud P, Porte F, Bertrand C, et al. End-tidal carbon dioxide during cardiopulmonary resuscitation in humans presenting mostly with asystole: a predictor of outcome. Crit Care Med. 1996;24:791-6.
41. Grmec S, Kupnik D. Does the Mainz Emergency Evaluation Scoring (MEES) in combination with capnometry (MEESc) help in the prognosis of outcome from cardiopulmonary resuscitation in a prehospital setting? Resuscitation. 2003;58:89-96.
42. Ornato JP, Shipley JB, Racht EM, Slovis CM, Wrenn KD, Pepe PE, et al. Multicenter study of a portable, handsize, colorimetric end-tidal carbon dioxide detection device. Ann Emerg Med. 1992;21:518-23.
43. Grmec S. Comparison of three different methods to confirm tracheal tube placement in emergency intubation. Intensive Care Med. 2002;28:701-4.
44. Takeda T, Tanigawa K, Tanaka H, Hayashi Y, Goto E, Tanaka K. The assessment of three methods to verify tracheal tube placement in the emergency setting. Resuscitation. 2003;56:153-7.
45. Tanigawa K, Takeda T, Goto E, Tanaka K. Accuracy and reliability of the self-inflating bulb to verify tracheal intubation in out-of-hospital cardiac arrest patients. Anesthesiology. 2000;93:1432-6.
46. Tanigawa K, Takeda T, Goto E, Tanaka K. The efficacy of esophageal detector devices in verifying tracheal tube placement: a randomized cross-over study of out-of-hospital cardiac arrest patients. Anesth Analg. 2001;92:375-8.
47. Bozeman WP, Hexter D, Liang HK, Kelen GD. Esophageal detector device versus detection of end-tidal carbon dioxide level in emergency intubation. Ann Emerg Med. 1996;27:595-9.
48. Hayden SR, Sciammarella J, Viccellio P, Thode H, Delagi R. Colorimetric end-tidal CO2 detector for verification of endotracheal tube placement in out-of-hospital cardiac arrest. Acad Emerg Med. 1995;2:499-502.
49. MacLeod BA, Heller MB, Gerard J, Yealy DM, Menegazzi JJ. Verification of endotracheal tube placement with colorimetric end-tidal CO2 detection. Ann Emerg Med. 1991;20:267-70.
50. Anton WR, Gordon RW, Jordan TM, Posner KL, Cheney FW. A disposable end-tidal CO2 detector to verify endotracheal intubation. Ann Emerg Med. 1991;20:271-5.
51. Sanders KC, Clum WB 3rd, Nguyen SS, Balasubramaniam S. End-tidal carbon dioxide detection in emergency intubation in four groups of patients. J Emerg Med. 1994;12:771-7.

52. Oberly D, Stein S, Hess D, Eitel D, Simmons M. An evaluation of the esophageal detector device using a cadaver model. Am J Emerg Med. 1992;10:317-20.
53. Pelucio M, Halligan L, Dhindsa H. Out-of-hospital experience with the syringe esophageal detector device. Acad Emerg Med. 1997;4:563-8.
54. Chou HC, Tseng WP, Wang CH, Ma MH, Wang HP, Huang PC, et al. Tracheal rapid ultrasound exam (T.R.U.E.) for confirming endotracheal tube placement during emergency intubation. Resuscitation. 2011;82:1279-84.
55. Zadel S, Strnad M, Prosen G, Mekiš D. Point of care ultrasound for orotracheal tube placement assessment in out-of hospital setting. Resuscitation. 2015;87:1-6.
56. Chou HC, Chong KM, Sim SS, Ma MH, Liu SH, Chen NC, Wu MC, Fu CM, Wang CH, Lee CC, Lien WC, Chen SC. Real-time tracheal ultrasonography for confirmation of endotracheal tube placement during cardiopulmonary resuscitation. Resuscitation. 2013;84:1708-12.
57. Hazinski MF, Nolan JP, Billi JE, Böttiger BW, Bossaert L, de Caen AR, et al. Part 1: Executive summary: 2010 International Consensus on Cardiopulmonary Resuscitation and Emergency Cardiovascular Care Science with Treatment Recommendations. Circulation.2010;122(16 Suppl 2):S250-75.
58. Halperin HR, Tsitlik JE, Gelfand M, Weisfeldt ML, Gruben KG, Levin HR, et al. A preliminary study of cardiopulmonary resuscitation by circumferential compression of the chest with use of a pneumatic vest. N Engl J Med. 1993;329:762-8.
59. Kern KB, Hilwig RW, Berg RA, Ewy GA. Efficacy of chest compression- only BLS CPR in the presence of an occluded airway. Resuscitation. 1998;39:179-88.
60. Levine RL, Wayne MA, Miller CC. End-tidal carbon dioxide and outcome of out-of-hospital cardiac arrest. N Engl J Med. 1997;337:301-6.
61. Lindner KH, Prengel AW, Pfenninger EG, Lindner IM, Strohmenger HU, Georgieff M, Lurie KG. Vasopressin improves vital organ blood flow during closed-chest cardiopulmonary resuscitation in pigs. Circulation. 1995;91:215-21.
62. Little CM, Angelos MG, Paradis NA. Compared to angiotensin II, epinephrine is associated with high myocardial blood flow following return of spontaneous circulation after cardiac arrest. Resuscitation. 2003;59:353-9.
63. Paradis NA, Martin GB, Rivers EP, Goetting MG, Appleton TJ, Feingold M, et al. Coronary perfusion pressure and the return of spontaneous circulation in human cardiopulmonary resuscitation. JAMA. 1990;263:1106-13.
64. Wayne MA, Levine RL, Miller CC. Use of end-tidal carbon dioxide to predict outcome in prehospital cardiac arrest. Ann Emerg Med. 1995;25:762-7.
65. Bhende MS, Thompson AE. Evaluation of an end-tidal CO2 detector during pediatric cardiopulmonary resuscitation. Pediatrics. 1995;95:395-9.
66. Grmec S, Lah K, Tusek-Bunc K. Difference in end-tidal CO2 between asphyxia cardiac arrest and ventricular fibrillation/ pulseless ventricular tachycardia cardiac arrest in the prehospital setting. Crit Care. 2003;7:R139-44.
67. Grmec S, Klemen P. Does the end-tidal carbon dioxide (EtCO2) concentration have prognostic value during out-of-hospital cardiac arrest? Eur J Emerg Med. 2001;8:263-9.
68. Kolar M, Krizmaric M, Klemen P, Grmec S. Partial pressure of end-tidal carbon dioxide successful predicts cardiopulmonary resuscitation in the field: a prospective observational study. Crit Care. 2008;12:R115.
69. Steedman DJ, Robertson CE. Measurement of end-tidal carbon dioxide concentration during cardiopulmonary resuscitation. Arch Emerg Med. 1990;7:129-34.
70. Pokorná M, Necas E, Kratochvíl J, Skripský R, Andrlík M, Franek O. A sudden increase in partial pressure end-tidal carbon dioxide (P(ET) CO(2)) at the moment of return of spontaneous circulation. J Emerg Med. 2010;38:614-21.
71. Sehra R, Underwood K, Checchia P. End tidal CO2 is a quantitative measure of cardiac arrest. Pacing Clin Electrophysiol. 2003;26(1 Pt 2):515-7.
72. Grmec S, Krizmaric M, Mally S, Kozelj A, Spindler M, Lesnik B. Utstein style analysis of out-of-hospital cardiac arrest–bystander CPR and end expired carbon dioxide. Resuscitation. 2007;72:404-14.
73. Entholzner E, Felber A, Mielke L, Hargasser S, Breinbauer B, Hundelshausen VB, et al. Assessment of end-tidal CO2 measurement in reanimation. Anasthesiol Intensivmed Notfallmed Schmerzther. 1992;27:473-6.
74. Garnett AR, Ornato JP, Gonzalez ER, Johnson EB. End-tidal carbon dioxide monitoring during cardiopulmonary resuscitation. JAMA. 1987;257:512-5.
75. Bhende MS, Karasic DG, Karasic RB. End-tidal carbon dioxide changes during cardiopulmonary resuscitation after experimental asphyxia cardiac arrest. Am J Emerg Med. 1996;14:349-50.
76. Falk JL, Rackow EC, Weil MH. End-tidal carbon dioxide concentration during cardiopulmonary resuscitation. N Engl J Med. 1988;318:607-11.
77. Neumar RW, Shuster M, Callaway CW, Gent LM, Atkins DL, Bhanji F, et al. Part 1: executive summary: 2015 American Heart Association Guidelines Update for Cardiopulmonary Resuscitation and Emergency Cardiovascular Care. Circulation. 2015;132(Suppl 2):S315-67.
78. Findlay J, Johnson DL, Macnab AJ, MacDonald D, Shellborn R, Susak L. Paramedic evaluation of adult Intraosseous Infusion System. Prehosp Disaster Med. 2006;21(5):329-34.
79. Lane JC, Guimarães HP. Acesso venoso pela via intraóssea em urgências médicas. Rev Bras Ter Intensiva. 2008;20(1):63-7.
80. Mofenson HC, Tascone A, Caraccio TR. Guidelines for intraosseous infusions. J Emerg Med. 1988;6:143-6.
81. Kruse JA, Vyskocil JJ, Haupt MT. Intraosseous infusions: a flexible option for the adult or child with delayed, difficult, or impossible conventional vascular access. Crit Care Med. 1994;22:728-9.
82. Turkel H. Deaths following sternal puncture. AMA Arch Surg. 1956;73:183-4.
83. Dubick MA1, Holcomb JB. A review of intraosseous vascular access: current status and military application. Mil Med. 2000;165(7):552-9.
84. Eisenkraft A, Gilat E, Chapman S, Baranes S, Egoz I, Levy A. Efficacy of the bone injection gun in the treatment of organophosphate poisoning. Biopharm Drug Dispos. 2007;28(3):145-50.
85. Von Hoff DD, Kuhn JG, Burris HA 3rd, Miller LJ. Does intraosseous equal intravenous? A pharmacokinetic study. Am J Emerg Med. 2008;26(1):31-8.
86. McCarthy G, Buss P. The calcaneum as a site for intraosseous infusion. J Accid Emerg Med. 1998;15:421.
87. Macnab A, Christenson J, Findlay J, Horwood B, Johnson D, Jones L, et al. A new system for sternal intraosseous infusion in adults. Prehosp Emerg Care. 2000;4(2):173-7.
88. Andersen LW, Kurth T, Chase M, Berg KM, Cocchi MN, Callaway C, et al. Early administration of epinephrine (adrenaline) in patients with cardiac arrest with initial shockable rhythm in hospital: propensity score matched analysis. BMJ 2016;353:i1577.
89. Hagihara A, Hasegawa M, Abe T, Nagata T, Wakata Y, Miyazaki S. et al. Prehospital epinephrine use and survival among patients with out-of-hospital cardiac arrest. JAMA. 2012;307(11):1161-8.
90. Warren SA, Huszti E, Bradley SM, Chan PS, Bryson CL, Fitzpatrick AL, et al. Adrenaline (epinephrine) dosing period and survival after in-hospital cardiac arrest: a retrospective review of prospectively collected data. Resuscitation. 2014;85(3):350-8.
91. Jacobs IG, Finn JC, Jelinek GA, Oxer HF, Thompson PL. Effect of adrenaline on survival in out-of-hospital cardiac arrest: A randomised double-blind placebo-controlled trial. Resuscitation. 2011;82(9):1138-43.
92. Dorian P, Cass D, Schwartz B, Cooper R, Gelaznikas R, Barr A. Amiodarone as compared with lidocaine for shock-resistant ventricular fibrillation. N Engl J Med. 2002;346(12):884-90.

93. Field JM, Hazinski MF, Sayre M, Chameides L, Schexnayder SM, Hemphill R, et al. Part 1: executive summary. 2010 American Heart Association Guidelines for Cardiopulmonary Resuscitation and Emergency Cardiovascular Care. Circulation. Circulation. 2010;122[Suppl 3]:S640-56.
94. Mentzelopoulos SD, Malachias S, Chamos C, Konstantopoulos D, Ntaidou T, Papastylianou A, et al. Vasopressin, steroids, and epinephrine and neurologically favorable survival after in-hospital cardiac arrest: a randomized clinical trial. JAMA. 2013;310(3):270-9.
95. Laver S, Farrow C, Turner D, Nolan J. Mode of death after admission to an intensive care unit following cardiac arrest. Intensive Care Med. 2004;30:2126-8.
96. Skrifvars MB, Pettila V, Rosenberg PH, Castren M. A multiple logistic regression analysis of in-hospital factors related to survival at six months in patients resuscitated from out-of-hospital ventricular fibrillation. Resuscitation. 2003;59(3):319-28.
97. Neumar RW, Nolan JP, Adrie C, Aibiki M, Berg RA, Böttiger BW, et al. Postcardiac arrest syndrome: epidemiology, pathophysiology, treatment, and prognostication. A consensus statement from the International Liaison Committee on Resuscitation (American Heart Association, Australian and New Zealand Council on Resuscitation, European Resuscitation Council, Heart and Stroke Foundation of Canada, InterAmerican Heart Foundation, Resuscitation Council of Asia, and the Resuscitation Council of Southern Africa); the American Heart Association Emergency Cardiovascular Care Committee; the Council on Cardiovascular Surgery and Anesthesia; the Council on Cardiopulmonary, Perioperative, and Critical Care; the Council on Clinical Cardiology; and the Stroke Council. Circulation. 2008;118(23):2452-83.
98. Takasu A, Saitoh D, Kaneko N, Sakamoto T, Okada Y. Hyperthermia: is it an ominous sign after cardiac arrest? Resuscitation. 2001;49(3):273-7.
99. Zeiner A, Holzer M, Sterz F, Schörkhuber W, Eisenburger P, Havel C, et al. Hyperthermia after cardiac arrest is associated with an unfavorable neurologic outcome. Arch Intern Med. 2001;161(16):2007-12.
100. Kern KB, Hilwig RW, Berg RA, Rhee KH, Sanders AB, Otto CW, et al. Postresuscitation left ventricular systolic and diastolic dysfunction: treatment with dobutamine. Circulation. 1997;95(12):2610-3.
101. Kern KB, Hilwig RW, Rhee KH, Berg RA. Myocardial dysfunction after resuscitation from cardiac arrest: an example of global myocardial stunning. J Am Coll Cardiol. 1996;28(1):232-40.
102. Spaulding CM, Joly LM, Rosenberg A, Monchi M, Weber SN, Dhainaut JF, et al. Immediate coronary angiography in survivors of out-of-hospital cardiac arrest. N Engl J Med. 1997;336(23):1629-33.
103. Bernard SA, Gray TW, Buist MD, et al. Treatment of comatose survivors of out-of-hospital cardiac arrest with induced hypothermia. N Engl J Med. 2002;346(8):557-63.
104. The Hypothermia After Cardiac Arrest Study Group. Mild therapeutic hypothermia to improve the neurological outcome after cardiac arrest. N Engl J Med. 2002;346(8):549-56.
105. Wolff B, Machill K, Schumacher D, Schulzki I, Werner D. Early achievement of mild therapeutic hypothermia and the neurologic outcome after cardiac arrest. Int J Cardiol. 2009;133(2):223-8.
106. Kim F, Olsufka M, Longstreth WT Jr, Maynard C, Carlbom D, Deem S, et al. Pilot randomized clinical trial of prehospital induction of mild hypothermia in out-of-hospital cardiac arrest patients with a rapid infusion of 4 degrees C normal saline. Circulation. 2007;115(24):3064-70.
107. Bernard SA, Smith K, Cameron P, Masci K, Taylor DM, Cooper DJ, et al.; Rapid Infusion of Cold Hartmanns Investigators. Induction of prehospital therapeutic hypothermia after resuscitation from nonventricular fibrillation cardiac arrest*. Crit Care Med. 2012;40(3):747-53.
108. Nagao K, Hayashi N, Kanmatsuse K, Arima K, Ohtsuki J, Kikushima K, et al. Cardiopulmonary cerebral resuscitation using emergency cardiopulmonary bypass, coronary reperfusion therapy and mild hypothermia in patients with cardiac arrest outside the hospital. J Am Coll Cardiol. 2000;36(3):776-83. Schmutzhard E, Engelhardt K, Beer R, Brössner G, Pfausler B, Spiss H, et al. Safety and efficacy of a novel intravascular cooling device to control body temperature in neurologic intensive care patients: a prospective pilot study. Crit Care Med. 2002;30(11):2481-8.
109. Felberg RA, Krieger DW, Chuang R, Persse DE, Burgin WS, Hickenbottom SL, et al. Hypothermia after cardiac arrest: feasibility and safety of an external cooling protocol. Circulation. 2001;104(15):1799-804.
110. Rajek A, Greif R, Sessler DI, Baumgardner J, Laciny S, Bastanmehr H. Core cooling by central venous infusion of ice-cold (4 degrees C and 20 degrees C) fluid: isolation of core and peripheral thermal compartments. Anesthesiology. 2000;93(3):629-37.
111. Bernard S, Buist M, Monteiro O, Smith K. Induced hypothermia using large volume, ice-cold intravenous fluid in comatose survivors of out-of-hospital cardiac arrest: a preliminary report. Resuscitation. 2003;56(1):9-13.
112. Oksanen T, Skrifvars MB, Varpula T, Kuitunen A, Pettilä V, Nurmi J, et al. Strict versus moderate glucose control after resuscitation from ventricular fibrillation. Intensive Care Med. 2007;33:2093-100.

4

HIPOTERMIA

Estevão Tavares de Figueiredo

Definição

Apesar de haver divergências na literatura, a maioria dos autores que fizeram revisões recentes sobre o assunto define que o estado de hipotermia ocorre quando a temperatura central é inferior a 35 °C e quando a capacidade do organismo de gerar e conservar o calor é excedida pela perda de calor. A hipotermia pode ser classificada como leve, moderada e grave, de acordo com a Tabela 4.1[1-4].

As divergências encontradas na literatura quanto à definição de hipotermia se devem, na maioria dos casos, às limitações de aferição da temperatura central. As maneiras utilizadas para aferir tal sinal vital são a retal, a esofágica, a timpânica e a vesical. No entanto, a temperatura retal pode estar falsamente diminuída se a sonda estiver em meio a fezes frias. Em virtude do atendimento pré-hospitalar, a temperatura esofágica pode estar falsamente elevada por inalação aquecida durante o transporte até o hospital. Já a confiabilidade das medições timpânicas não está clara nos estudos[5-7].

Fisiopatologia

O centro regulador da temperatura funciona baseado em *feedback* das percepções captadas por meio da sensibilidade térmica, levadas aos cornos posteriores da medula e, principalmente, pelos valores registrados no hipotálamo. Geralmente, o hipotálamo anterior pré-óptico mantém uma variação diurna da temperatura dentro de 1 °C. Portanto, a fisiologia de termorregulação é ativada pela exposição a baixas temperaturas, levando a mecanismos de preservação do calor por estimulação dos núcleos hipotalâmicos (como vasoconstrição, tremores musculares, respostas autonômicas, mudanças hormonais e, naturalmente, atitudes e comportamentos adaptativos), como visto na Figura 4.1. Existem quatro principais mecanismos de perda de calor para o ambiente, segundo a Tabela 4.2.

Tabela 4.1. Classificação da hipotermia

Classe	Temperatura central
Leve	32,2 a 35 °C
Moderada	28 a 32,2 °C
Grave	< 28 °C

Fonte: Danzl *et al.*, 2014[8].

Consideramos dois tipos de hipotermia, sendo a secundária a de maior morbimortalidade: hipotermia acidental (primária), que resulta da exposição direta ao frio; e hipotermia secundária, complicação de distúrbios sistêmicos, incluindo sepse, câncer e trauma.

Habitualmente três fatores predispõem um indivíduo à hipotermia: diminuição da produção de calor, perda aumentada de calor ou termorregulação prejudicada. A diminuição da produção de calor pode ocorrer em extremos de idade (idosos tem a percepção térmica prejudicada), baixo estoque energético armazenado (como estados hipoglicêmicos e desnutrição) e ineficiência endocrinológica (mixedema, hipopituitarismo e insuficiência adrenal) e neuromuscular.

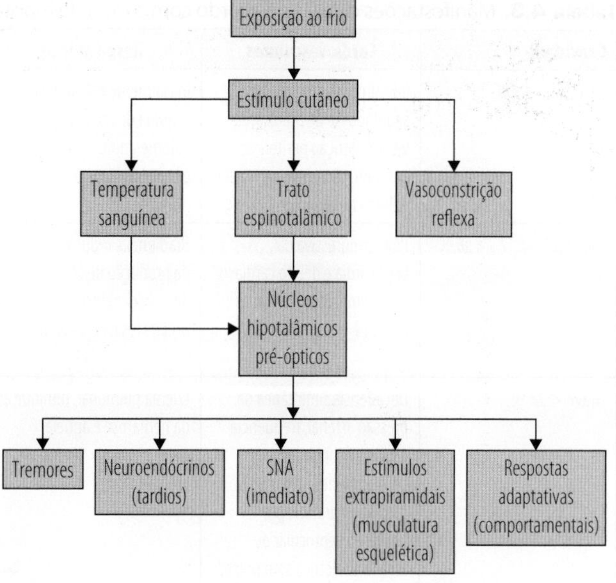

Figura 4.1. Fisiologia da termorregulação. Adaptada de: Marx, 2014[9].

Tabela 4.2. Mecanismos de perda de calor

Radiação	Transferência de calor entre dois objetos por meio de ondas eletromagnéticas. Quando a temperatura do corpo está mais elevada que o meio ambiente, ocorre radiação do corpo em direção a objetos sólidos mais frios existentes nesse meio.
Condução	A energia térmica é transferida de um corpo mais quente a outro mais frio por meio de contato físico direto. A intensidade de perda de calor depende diretamente do gradiente de temperatura entre a pele e as superfícies adjacentes, além de suas qualidades térmicas; um exemplo dessa situação está na relação corpo-ar e corpo-água (a água é cerca de 2 a 3 vezes mais condutora do que o ar).
Convecção	Transferência de calor de um lugar para outro graças ao movimento de uma substância aquecida. A quantidade de calor perdida por convecção depende da velocidade e da temperatura do ar ou, eventualmente, da água em contato com a superfície do corpo.
Evaporação	A evaporação corresponde à difusão da molécula de água (líquida) desde a pele ao ar (água gasosa). O primeiro passo para que ocorra a evaporação corresponde à produção do suor na pele e um terço ocorre pelo pulmão (fenômeno conhecido como perspiração).

Adaptada de: Petrone, 2003[10].

O aumento da perda de calor resulta especialmente da exposição ao frio, situações que comprometam a integridade da pele e até mesmo iatrogenias (como infusões frias e tratamento inadequado de quadros de insolação). Já a termorregulação prejudicada tem incontável número de situações causais que podem ser compilados em mecanismos centrais, que afetam a função hipotalâmica (lesões traumáticas, neoplasias e processos degenerativos), periféricos (trauma raquimedular, extinguindo a capacidade de vasoconstrição periférica), metabólicos (cetoacidose diabética e uremia, levando a alterações da osmolaridade plasmática) e farmacológicos (analgésicos opioides em altas doses, barbitúricos, betabloqueadores de primeira geração, clonidina, insulina, minoxidil oral e algumas toxinas).

Diagnóstico

O diagnóstico é simples quando uma história de exposição é óbvia. No entanto, o histórico pode não estar disponível ou não ser útil. Deve-se ter cuidado especial em áreas urbanas, onde apresentações sutis são comuns e menos suscitadas por emergencistas quando estes são comparados àqueles que fazem atendimento pré-hospitalar. Algumas manifestações da hipotermia como ataxia e disartria podem simular acidente vascular cerebral ou intoxicação exógena. Dessa maneira, recomenda-se que seja aferida a temperatura central do paciente de maneira rotineira na sala de emergência, pois essa é uma das maneiras mais eficazes de não falhar no diagnóstico precoce da hipotermia (fator crucial para a sobrevida)[11].

Quanto ao exame físico, vale ressaltar que algumas situações podem também retardar o diagnóstico e devem, portanto, ser de conhecimento daqueles que lidam com emergências. Em caso de taquicardia desproporcional para a temperatura, deve-se suspeitar de hipoglicemia, overdose ou hipovolemia. A maioria dos pacientes com vasodilatação requer administração de volume. Nos pacientes com hipotermia moderada ou grave, a hiperventilação deve sugerir uma lesão no sistema nervoso central (SNC) ou estados de acidemia, como a cetoacidose diabética e a acidose lática. Atenção especial deve ser dada aos pacientes que têm história compatível, pois a hipotermia grave pode levar a espasmo retal e ileal, mimetizando um quadro de abdome agudo obstrutivo. Outra situação que carece de atenção é quando o nível de consciência não é compatível com a temperatura central. Nesses casos, a suspeita maior deverá ser de overdose, libação alcoólica ou agravo físico ao SNC[12-15].

Detalhes sobre manifestações clínicas associadas à hipotermia podem ser observados da Tabela 4.3.

Fatores predisponentes

As hipotermias podem ser classificadas basicamente em dois tipos: acidental ou primária; e secundária. A primei-

Tabela 4.3. Manifestações clínicas de acordo com o grau de hipotermia

Gravidade	Cardiovasculares	Respiratórias	Renais e Endócrinas	SNC	Neuromusculares
Leve 35 a 32,2 ºC	Inicialmente taquicardia, seguindo-se de bradicardia, vasoconstrição periférica, aumento da pressão arterial e débito cardíaco	Inicialmente taquipneia, seguida de redução do volume-minuto; broncorreia e broncoespasmo	Aumento da diurese, catecolaminas e esteroides, maior liberação de T3, tremores por ativação extrapiramidal	Queda linear do metabolismo cerebral, apatia, disartria, desorientação temporal e espacial, amnésia	Tremores musculares induzidos pela excitação extrapiramidal, seguidos de fadiga muscular
Moderada < 32,2 a 28 ºC	Piora progressiva da bradicardia e débito cardíaco, aparecimento de arritmias e onda J	Bradipneia, redução da produção de CO_2, desparecimento dos reflexos protetores de via aérea	Aumento do fluxo sanguíneo para os rins, manutenção da autorregulação vascular renal, menor efetividade de ação insulínica	Eletrocardiograma começa a se alterar, aparecimento de midríase, alucinações (paradoxalmente com tentativas de tirar a roupa)	Rigidez progressiva, perda da termogênese que era gerada pelos tremores, hiporreflexia
Grave < 28 ºC	Decadência simultânea da pressão arterial, frequência cárdica, débito cardíaco, risco aumentado de parada cardiorrespiratória por fibrilação ventricular ou atividade elétrica sem pulso/ assistolia	Edema pulmonar, diminuição da hematose e apneia	Redução do fluxo sanguíneo renal (por diminuição do débito cardíaco), oligúria, redução do metabolismo basal e 75%	Redução do autofluxo sanguíneo cerebral, com declínio da perfusão cerebral, coma, redução significativa da atividade cerebral (eletrocardiograma) e reflexos oculares	Cessar de movimentos, condução nervosa deprimida, arreflexia periférica, ausência dos reflexos de córnea e oculoencefálico

Adaptada de: Denzl e Pozos, 1994[32].

ra decorre de exposição direta de indivíduos com o sistema termorregulador presumivelmente intacto a baixas temperaturas. A segunda ocorre como complicação de distúrbios sistêmicos graves, motivo pelo qual tem maiores taxas de mortalidade. São fatores predisponentes:

1. Extremos de idade (idosos e recém-nascidos);
2. Ambientais (ocupacional, prática de esportes, roupas inadequadas e imersão);
3. Farmacológicos e tóxicos (etanol, barbitúricos, antidepressivos);
4. Déficits alimentares (desnutrição, marasmo, *kwashiorkor*);
5. Idosos em estresse clínico [acidente vascular encefálico (AVE), pneumonia, cetoacidose diabética (CAD), síndrome coronariana aguda (SCA)];
6. Distúrbios endócrinos (mixedema, como hipopituitário);
7. Multissistêmicos (trauma, sepse, choque, injúria renal, insuficiência hepática);
8. Imobilidade e ou debilitação.

Tratamento

O atendimento inicial deve ser bem orquestrado, de maneira que os preceitos universais de assistência inicial ao doente grave sejam preconizados, fazendo-se uma avaliação inicial rápida visando à diminuição da mortalidade. Assim, a reanimação com apoio às vias aéreas, circulação, início imediato do reaquecimento (fator imperativo) e prevenção de perda adicional de calor são imprescindíveis. As roupas molhadas devem ser removidas e trocadas por cobertores aquecidos inicialmente. Para a aferição da temperatura central, podem ser utilizadas as vias retal, intravascular, esofágica ou vesical. Não devem ser consideradas as temperaturas oral, axilar ou óptica, pois elas são imprecisas. A temperatura central via retal com termômetro adequado (para baixas leituras) é mais precisa que qualquer dispositivo de membrana timpânica[16-18].

O paciente deve ser avaliado para condições clínicas ou cirúrgicas associadas, e os métodos de reaquecimento serão determinados pelo grau de hipotermia, pela experiência da equipe e pelas condições locais disponíveis para a assistência médica.

É necessário que durante todo o atendimento sejam monitorados de maneira contínua os sinais vitais, o ritmo cardíaco e a glicemia, pois existem complicações comuns do reaquecimento que devem ser surpreendidas de imediato. Tais situações surgem à medida que o sangue periférico retorna à circulação central, resultando em queda da temperatura central (*afterdrop*), aumento da concentração de lactato (que estava aprisionado na periferia), choque (por vasodilatação periférica, em especial se o paciente também estiver hipovolêmico) e até arritmias, que variam de extrassístoles supraventriculares e ventriculares até situações mais complexas como fibrilação atrial ou ventricular. Alguns trabalhos mostraram que o manuseio cuidadoso (isto é, sem movimentos bruscos) é fundamental para não precipitar arritmias cardíacas. Antibióticos não são rotineiramente utilizados, embora pacientes que sejam admitidos em estado comatoso tenham alto risco de desenvolver pneumonia aspirativa[19-21].

Exames laboratoriais devem ser solicitados na admissão e seriados à medida que for sendo feita a terapêutica de reaquecimento. Minimamente, devem ser avaliados hemograma, ureia, creatinina, gasometria arterial, creatinoquinase (CK) total, marcadores de necrose miocárdica, aldolase, coagulograma, glicemia, lipase (não é infrequente a pancreatite estar associada), função hepática, urina simples, eletrocardiograma e radiografia de tórax.

Não é incomum que a hipotermia altere a avaliação hematológica dos pacientes. Uma anemia leve pode ser mascarada, pois o hematócrito aumenta, em média, 2% a cada grau Celsius de queda na temperatura corporal (isto é, valores normais devem aventar a hipótese de sangramento ou anemia prévia). Nas hipotermias moderadas e graves, pode ocorrer sequestro de leucócitos na periferia dos vasos, não devendo a contagem global de leucócitos ser considerada absolutamente correta para fins de diagnóstico da sepse.

A viscosidade aumentada observada com a hemaglutinação a frio resulta frequentemente em trombose ou hemólise, e um tipo de síndrome de coagulação intravascular disseminada pode ocorrer, especialmente em indivíduos com comorbidades predisponentes (principalmente patologias reumatológicas e hematológicas). Além disso, vários componentes da hemostasia secundária são inativados pela hipotermia, o que predispõe a sangramentos. Quanto às plaquetas, ainda que se faça contagem manual, os valores podem estar de fato reduzidos por sequestro hepatoesplênico[22-25].

Outro ponto-chave na análise e interpretação dos exames laboratoriais é o razão normalizada internacional (INR). Como tal exame é feito rotineiramente em sangue reaquecido a 37 °C, as coagulopatias que por ventura podem estar presentes não serão refletidas por esse parâmetro. Já gasometria arterial não necessita de correção quanto à temperatura, lembrando que a afinidade da hemoglobina para oxigênio se eleva em aproximadamente 1,7%/°C. No entanto, a hipóxia tecidual presumida por esse efeito é improvável na hipotermia leve, uma vez que esses aumentos de afinidade são compensados pela redução de 8%/°C na taxa metabólica causados pela hipotermia, não tendo sido demonstrada experimentalmente[26].

A hipotermia também gera aumento da resistência periférica à insulina e gliconeogênese elevada, podendo incorrer tanto em hiperglicemia quanto em hipoglicemia, respectivamente. Durante o reaquecimento, os níveis glicêmicos podem cair devido à normalização da sensibilidade dos tecidos à insulina.

No eletrocardiograma, deve-se pesquisar ativamente bradicardia (esta geralmente refratária ao uso de atropina), complexos QRS de baixa voltagem, fibrilação atrial, prolongamento do intervalo QT e ondas J de Osborn (um entalhe observado na porção final do QRS, geralmente presente já na hipotermia moderada), como visto na Figura 4.2). Fato relevante é que os distúrbios metabólicos lesam os miócitos de tal maneira que o prolongamento do intervalo QT pode perdurar por dias após o tratamento e existem relatos de assistolia após três dias do reaquecimento[27].

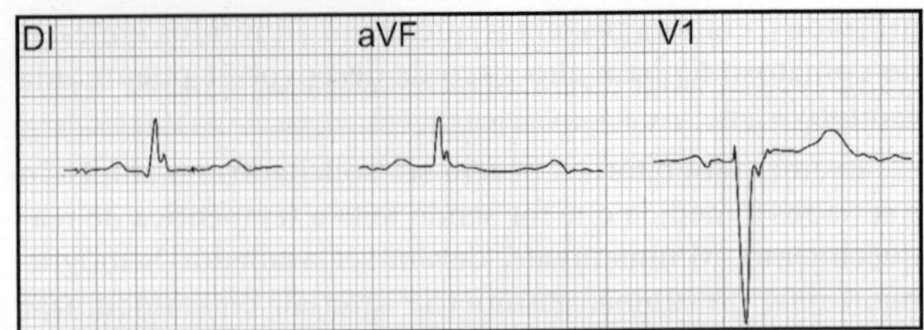

Figura 4.2. Ondas J de Osborne. Notar as ondas de Osborn (entalhe ao final dos complexos QRS), aumento do intervalo QT e presença de interferências devidas a miopotenciais provocados pelos tremores. Tais ondas não são patognomônicas da hipotermia, podendo aparecer em outras condições clínicas como hipercalcemia e hemorragia subaracnóidea (HSA). Fonte: Arquivo do autor.

Métodos de reaquecimento externo

Os métodos de reaquecimento externo são divididos em ativos e passivos. Os métodos de reaquecimento externo são reservados para pacientes com hipotermia leve e sem comorbidades associadas, tendo boa resposta nessas circunstâncias.

O reaquecimento passivo externo consiste na remoção de roupas frias e molhadas, secagem do pacientes e colocação de cobertores para evitar a perda do calor que estará sendo gerado por mecanismos discutidos anteriormente, como tremores e aumento do metabolismo. Esse método é altamente eficaz para casos de hipotermia leve.

O reaquecimento externo ativo é altamente eficaz e seguro para hipotermia leve. Esse é um método não invasivo, no qual poderá ser aplicando calor externo à pele do paciente. Exemplos incluem cama quente, cobertores aquecidos, pacotes de calor e imersão em banho a 40 °C. A monitorização em uma banheira aquecida pode ser difícil, e a pele com vasos constritos é mais facilmente queimada por cobertores elétricos. O *afterdrop* pode ser atenuado com reaquecimento prioritário do tronco e limitação da movimentação dos membros[28].

Métodos de reaquecimento interno

Por definição, os métodos de reaquecimento interno são sempre ativos, uma vez que os passivos já estão presentes por meio da fisiologia da termogênese em resposta ao frio e são reservados para casos de hipotermia moderada e grave. Em alguns pacientes com hipotermia leve e comorbidades severas tais métodos podem ser muito úteis.

O oxigênio umidificado e aquecido (42 a 46 °C) é de fácil acesso, seguro e altamente eficaz. As soluções salinas a 0,9% a 43 °C dever preferidas em detrimento de Ringer lactato. Reanimação com volume é necessária devido à diurese aumentada nos pacientes hipotérmicos.

Os métodos de reaquecimento são baseados na disponibilidade de equipamento e pessoal qualificado, principalmente os que envolvem soluções aquecidas, lavagem pleural, irrigação torácica, aquecimento com circulação extracorpórea e hemodiálise.

Em pacientes cronicamente hipotérmicos, o reaquecimento rápido pode causar vasoconstrição reativa das extremidades, levando à sobrecarga cardiovascular com possibilidade de colapso cardiocirculatório[29].

Condutas na hipotermia leve:

1. Remover roupas molhadas e cobrir o paciente com cobertores quentes (idealmente cobertores térmicos, com camadas de polietileno minimizando a perda de calor por evaporação, convecção e condução);
2. Hidratar o paciente que estiver alerta e apresentando ainda tremores, suporte alimentar de alta caloria e bebidas aquecidas.

Condutas nas hipotermias moderada e grave[30]:

1. Remover roupas molhadas e cobrir o paciente com cobertores de polietileno;
2. Ofertar O_2 umidificado e aquecido a 42 a 46 °C. O oxigênio aquecido e umidificado pode ser administrado via máscara ou tubo endotraqueal. A transferência de calor não é tão significativa por máscara, mas a perda de calor respiratória é minimizada enquanto o paciente é reaquecido gradualmente;
3. Realizar hidratação venosa, com soro aquecido a 43 °C, de maneira cautelosa, com vias a diminuir o risco de precipitar edema agudo pulmonar. Os fluidos intravenosos aquecidos entre 41 e 43 °C são particularmente úteis durante grandes ressuscitações de volume;
4. Utilizar mantas de reaquecimento com mecanismo de circulação de ar aquecido (manta térmica), como a Bair Hugger®, com o objetivo de aumentar a temperatura corporal na velocidade de 1 °C/h em pacientes mais jovens e 0,5 °C/h em idosos. É o método de aquecimento não invasivo mais efetivo disponível atualmente;
5. Quando necessária, a intubação orotraqueal deve ser realizada com extrema cautela, pois nesses doentes, em virtude do desbalanço no sistema nervoso autônomo (SNA), a precipitação de fibrilação ventricular pode ocorrer, em especial na hipotermia grave.

Hipotermia em pacientes instáveis hemodinamicamente e em parada cardiorrespiratória[31]

Hipotermia grave:

1. Para ritmos chocáveis, realizar o protocolo de ressuscitação cardiopulmonar (RCP), tendo o cuidado de secagem rápida do local enquanto passa o gel condutor nas pás, em especial para pacientes que estão molhados com água salgada, para evitar acidentes elétricos;
2. Alguns estudos mostram que os fármacos utilizados na RCP podem ser ineficazes, principalmente da adrenalina e amiodarona, provavelmente pelo tempo de circulação aumentado e também porque a taxa de ligação proteica sérica aumenta à medida que a temperatura corporal diminui. Além disso, há risco de acumulação tóxica e potenciais arritmias quando a circulação for restaurada;
3. Em emergências com profissionais habilitados, é interessante realizar o reaquecimento agressivo com soluções fisiológicas por meio de lavagem pleural, gástrica e/ou peritoneal, com o objetivo de aumentar a tempe-

ratura central ao menos até 33 °C. A transferência de calor por meio da irrigação do trato gastrointestinal é mínima. A irrigação deve ser considerada apenas em casos graves e em combinação com outras técnicas. Irrigação pleural por meio de toracotomia com dois tubos é, segundo alguns estudos, o método mais eficiente em casos graves. A lavagem peritoneal de duplo cateter pode reaquecer de maneira eficiente pacientes hipotérmicos graves. Essa medida invasiva geralmente deve ser reservada aos pacientes que sofrem de hipotermia grave e para aqueles instáveis. Infundir 2L de solução de diálise isotônica a 40 a 45 °C e realizar a sucção após 20 minutos de tempo de permanência;

4. Caso esteja disponível, o uso da circulação extracorpórea para reaquecimento pode ser determinante para um desfecho favorável. O suporte de vida extracorpórea revolucionou o manejo da parada cardíaca hipotérmica, com taxas de sobrevivência próximas de 100% em alguns casos. A hemodiálise também pode salvar vidas em situações pós-parada cardíaca. Ambas as recomendações são mais eficazes em pacientes com extremidades completamente congeladas e rabdomiólise, pois um manuseio mais rápido para a correção de distúrbios hidroeletrolíticos é possível com tais medidas;
5. A RCP deve ser iniciada a menos que o estado de impossibilidade de ressuscitação seja verificado, como seria os casos de lesões letais visíveis ou a parede torácica congelada que não pode ser comprimida. O emergencista deve ter em mente que pacientes profundamente hipotérmicos podem parecer mortos e os sinais vitais podem ser difíceis de obter. Recomenda-se que um monitor cardíaco deva ser aplicado por 30 a 45 segundos para garantir que não há sinais vitais presentes.

Hipotermia moderada:

1. A desfibrilação com choque de corrente contínua é preferível;
2. A administração dos fármacos utilizados na RCP deve ser a padrão, com a recomendação de dobrar o tempo de intervalo entre as doses;
3. Quando a temperatura central estiver maior ou igual a 33 °C, as manobras de RCP dever ser as habituais;
4. Recomenda-se que as manobras de RCP devam ser mantidas até que a temperatura central esteja em 33 °C, a partir da qual os critérios de cessar esforços devem ser individualizados.

Prognóstico

O prognóstico está diretamente relacionado à presença ou não de comorbidades e às circunstâncias da própria hipotermia (duração, extensão e gravidade) e do grau de acidose metabólica.

O prognóstico é muito ruim em pacientes admitidos tardiamente, com pH menor ou igual a 6,6 e hipercalcemia. Em tratamentos precoces nos centros habituados na condução desse tipo de paciente, a maioria dos indivíduos sem comorbidades prévias podem sobreviver a uma hipotermia moderada a grave.

Referências bibliográficas

1. American Heart Association Guidelines. Update for Cardiopulmonary Resuscitation and Emergency Cardiovascular Care. Circulation. 2015;132(Suppl 2):S501-18.
2. European Resuscitation Council. Guidelines for Resuscitation: Section 4. Cardiac arrest in special circumstances. Resuscitation. 2015;95:148-201.
3. Hildebrand F, Giannoudis PV, van Griensven M, Chawda M, Pape HC. Pathophysiologic changes and effects of hypothermia on outcome in elective surgery and trauma patients. Am J Surg. 2004;187(3):363-71.
4. Bernard SA, Gray TW, Buist MD, Jones BM, Silvester W, Gutteridge G, et al, Treatment of comatose survivors of out-of-hospital cardiac arrest with induced hypothermia.
5. Britt LD, Dascombe WH, Rodriguez A. New horizons in management of hypothermia and frostbite injury. Surg Clin North Am. 1991;71(2):345-70.
6. Prakash O, Jonson B, Bos E, Meij S, Hugenholtz PG, Hekman W. Cardiorespiratory and metabolic effects of profound hypothermia. Crit Care Med. 1978;6(5):340-6.
7. Brown DJA, Brugger H, Boyd J, Paal P. Accidental hypothermia. N Engl J Med. 2012;367:1930-8.
8. Danzl DF. Accidental hypothermia. In: Marx JA, Hockberger RS, Walls RM, editors. Rosen's emergency medicine: concepts and clinical practice. 8th ed. Philadelphia: Mosby Elsevier; 2014. p. 1883-95.
9. Marx JA, Hockberger RS, Walls RM, editors. Rosen's Emergency Medicine: Concepts and Clinical Practice. 8th ed. Philadelphia: Mosby Elsevier; 2014.
10. Petrone P, Kuncir EJ, Asensio JA. Surgical management and strategies in the treatment of hypothermia and cold injury. Emerg Med Clin North Am. 2003;21(4):1165-78.
11. Danzl DF, et al. Hypothermia and frostbite. In: Kasper DL, Fauci AS, Hauser SL, Longo DL, Jameson JL, Loscalzo J, editors. Harrison's: Principles of Internal Medicine. 19th ed. New York: McGraw Hill Education Medical; 2015. p. 2753-7.
12. Mohr WJ, Jenabzadeh K, Ahrenholz DH. Cold injury. Hand Clin. 2009;25(4):481-96.
13. Imray C, Grieve A, Dhillon S; Caudwell Xtreme Everest Research Group. Cold damage to the extremities: frostbite and non-freezing cold injuries. Postgrad Med J. 2009;85(1007):481-8.
14. Grieve AW, Davis P, Dhillon S, Richards P, Hillebrandt D, Imray CH. A clinical review of the management of frostbite. J R Army Med Corps. 2011;157(1):73-8.
15. Quan L, Mack CD, Schiff MA. Association of water temperature and submersion duration and drowning outcome. Resuscitation. 2014;85(6):790-4.
16. Boue Y, Lavolaine J, Bouzat P, Matraxia S, Chavanon O, Payen JF. Neurologic recovery from profound accidental hypothermia after 5h of cardiopulmonary resuscitation. Crit Care Med. 2014;42(2):e167-70.
17. Mair P, Brugger H, Mair B, Moroder L, Ruttmann E. Is extracorporeal rewarming indicated in avalanche victims with unwitnessed hypothermic cardiorespiratory arrest? High Alt Med Biol. 2014;15(4):500-3.
18. Gordon L, Paal P, Ellerton JA, Brugger H, Peek GJ, Zafren K. Delayed and intermittent CPR for severe accidental hypothermia. Resuscitation. 2015;90:46-9.
19. Gilbert M, Busund R, Skagseth A, Nilsen PA, Solbø JP. Resuscitation from accidental hypothermia of 13.7°C with circulatory arrest. Lancet. 2000;355(9201):375-6.
20. Tikusis P, Daanen H. Body cooling, modelling and risk assessment. In: Bierens JJ, editor. Drowning prevention, rescue, treatment. Berlin: Springer; 2014. p. 849-53.
21. Giesbrecht GG, Hayward JS. Problems and complications with cold-water rescue. Wilderness Environ Med. 2006;17(1):26-30.
22. Ruttmann E, Weissenbacher A, Ulmer H, Müller L, Höfer D, Kilo J, et al. Prolonged extracorporeal membrane oxygenation-assisted support provides improved survival in hypothermic

patients with cardiocirculatory arrest. J Thorac Cardiovasc Surg. 2007;134(3):594-600.
23. Thalmann M, Trampitsch E, Haberfellner N, Eisendle E, Kraschl R, Kobinia G. Resuscitation in near drowning with extracorporeal membrane oxygenation. Ann Thorac Surg. 2001;72(2):607-8.
24. Waters DJ, Belz M, Lawse D, Ulstad D. Portable cardiopulmonary bypass: resuscitation from prolonged ice-water submersion and asystole. Ann Thorac Surg. 1994;57(4):1018-9.
25. Friberg H, Rundgren M. Scandinavian journal of trauma, resuscitation and emergency medicine. Scand J Trauma Resusc Emerg Med. 2009;17:7.
26. Kottmann A, Blancher M, Spichiger T, Elsensohn F, Letang D, Boyd J, et al. The Avalanche Victim Resuscitation Checklist, a new concept for the management of avalanche victims. Resuscitation. 2015;91:e7-8.
27. Skaiaa SC, Brattebo G, Assmus J, Thomassen O. The impact of environmental factors in pre-hospital thermistor-based tympanic temperature measurement: a pilot field study. Scand J Trauma Resusc Emerg Med. 2015;23(1):72.
28. Williams AB, Salmon A, Graham P, Galler D, Payton MJ, Bradley M. Rewarming of healthy volunteers after induced mild hypothermia: a healthy volunteer study. Emerg Med J. 2005;22(3):182-4.
29. Henriksson O, Lundgren P, Kuklane K, Holmér I, Naredi P, Bjornstig U. Protection against cold in prehospital care: evaporative heat loss reduction by wet clothing removal or the addition of a vapor barrier – a thermal manikin study. Prehosp Disaster Med. 2012;27(1):53-8.
30. Giesbrecht GG, Goheen MS, Johnston CE, Kenny GP, Bristow GK, Hayward JS. Inhibition of shivering increases core temperature afterdrop and attenuates rewarming in hypothermic humans. J Appl Physiol. 1997;83(5):1630-4.
31. Paal P, Gordon L, Strapazzon G, Brodmann Maeder M, Putzer G, Walpoth B, et al. Accidental hypothermia – an update: the content of this review is endorsed by the International Commission for Mountain Emergency Medicine (ICAR MEDCOM). Scand J Trauma Resusc Emerg Med. 2016;24(1):111.
32. Danzl DF, Pozos RS. Accidental hypothermia.. N Engl J Med. 1994;331(26):1756-60.

SEÇÃO II

LABORATÓRIO NA EMERGÊNCIA

Coordenador
Adagmar Andriolo

5

EXAMES LABORATORIAIS NO PRONTO-SOCORRO

Alvaro Pulchinelli

Na estrutura hospitalar, o laboratório clínico vem logo após o pronto-socorro em volume de demanda. Assim, a nossa intenção neste capítulo é fornecer alguns subsídios na coleta das diversas amostras para a análise laboratorial no intuito de prevenir as práticas ruins de coleta que possam vir a prejudicar o resultado final da análise laboratorial.

O exame no laboratório clínico é dividido *a priori* em três grandes fases: *pré-analítica, analítica e pós-analítica*. Atualmente, entende-se que aproximadamente 70% dos erros do laboratório ocorrem na fase pré-analítica. É sobre essa fase que iremos nos debruçar neste capítulo, que é fundamentado nas Recomendações da Sociedade Brasileira de Patologia Clínica/Medicina Laboratorial para Coleta e Preparo das Amostras Biológicas[1]. Porém, informações complementares foram disponibilizadas para auxiliar no entendimento e aplicabilidade desses tópicos para o médico assistente.

A despeito de todas as dificuldades para a comprovação dessa afirmativa, a implantação, cada vez mais frequente, de procedimentos automatizados e robotizados na fase analítica permite assumi-la como verdadeira. A discussão sobre as indicações dos exames são mais bem pormenorizadas nos outros capítulos desta obra. A Figura 5.1 ilustra esses passos.

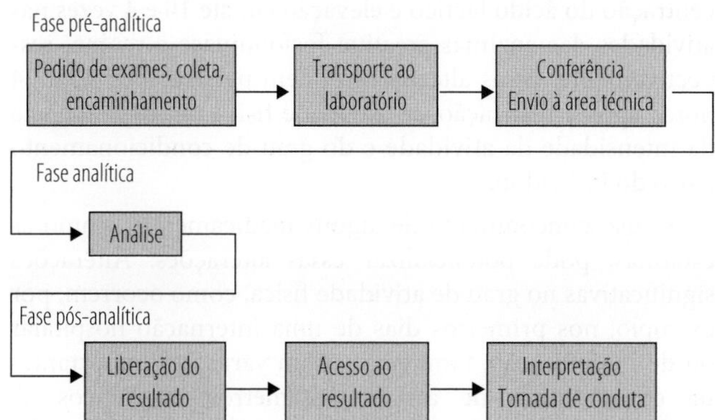

Figura 5.1. Fases pré-analítica, analítica e pós-analítica do exame laboratorial. Adaptada de: Sociedade Brasileira de Patologia Clínica/Medicina Laboratorial[1].

Causas pré-analíticas induzindo variações nos resultados de exames laboratoriais

Uma das principais finalidades dos resultados dos exames laboratoriais é reduzir as dúvidas que a história clínica do paciente, ou familiar, e o exame físico fazem surgir no raciocínio médico. Para que o laboratório clínico possa contribuir de maneira adequada para esse propósito, é indispensável que todas as fases do atendimento ao paciente sejam desenvolvidas seguindo os mais elevados princípios de correção técnica, considerando a existência e a importância de diversas variáveis, as quais podem influenciar, significativamente, a qualidade final do trabalho. Algumas características próprias da fase pré-analítica aumentaram muito o grau de complexidade e, por consequência, a chance de ocorrência de erros[1].

Como fase pré-analítica, entendem-se: indicação do exame, redação da solicitação, leitura e interpretação da solicitação, transmissão de eventuais instruções de preparo do paciente, avaliação do atendimento às instruções previamente transmitidas e procedimentos de coleta, acondicionamento, transporte e preservação da amostra biológica até o momento da efetiva realização do exame[2]. Dessa forma, a fase pré-analítica desenvolve-se pela sequência de ações de um grande número de pessoas com diferentes formações profissionais, desde o médico solicitante até o paciente. Ao médico solicitante do exame e seus auxiliares diretos, interessa a obtenção, às vezes em caráter de urgência, de um resultado laboratorial; ao paciente, toca a preocupação com o seu estado de saúde, acrescentando-se possível desconforto relacionado ao preparo para o exame e à coleta da amostra; ao flebotomista, cabe a preocupação com o cumprimento dos requisitos técnicos da coleta e com os potenciais riscos biológicos. Do mesmo modo, às pessoas encarregadas do acondicionamento, da preservação e do transporte da amostra, restam os cuidados para com a segurança e a integridade do material e delas próprias.

A correta indicação do exame depende, primariamente, da competência médica e sua familiaridade com os recursos laboratoriais disponíveis, bem como de seu conhecimento das condições ideais para a coleta de material. De forma ideal, o médico solicitante ou seus auxiliares diretos devem ser os primeiros a instruir o paciente sobre as condições requeridas para a realização do exame, informando-o sobre a eventual necessidade de preparo, como jejum, interrupção do uso de alguma medicação, dieta específica ou mudanças na prática de alguma atividade física. O paciente não é, absolutamente, um agente neutro nesse contexto, influenciando de forma significativa a qualidade do atendimento que lhe é prestado, seja cumprindo fielmente as orientações recebidas, seja não omitindo eventuais informações relevantes. Algumas vezes, não é tarefa fácil obter informações críticas, as quais podem ser omitidas voluntariamente ou involuntariamente pelo paciente, levando-se em conta que na emergência nem sempre um paciente tem condições de fornecer essas informações. Para que os resultados de alguns exames laboratoriais tenham valor clínico, deve ser registrado o horário de coleta e referido o uso de determinados medicamentos, incluindo tempo de uso, horário de tomada e dosagem, sempre que possível. Outros exames exigem cuidados técnicos de procedimento de coleta, como o uso ou não do garrote e de tubos com ou sem anticoagulantes e conservantes específicos[3], a descrição exata do local da coleta (por exemplo, nos casos de amostras para exames microbiológicos), entre outros. Com relação à coleta de sangue para a realização de exames laboratoriais, é importante que se conheçam, controlem e, se possível, evitem algumas variáveis capazes de interferir na exatidão dos resultados.

Classicamente, são referidas como condições pré-analíticas a variação cronobiológica, o gênero, a idade, a posição, a atividade física, o jejum, a dieta e o uso de drogas para fins terapêuticos ou não. Em uma abordagem mais ampla, outras condições devem ser consideradas, como a realização contemporânea de procedimentos terapêuticos ou diagnósticos, cirurgias, transfusão de sangue e infusão de soluções.

A variação cronobiológica corresponde às alterações cíclicas na concentração de determinado parâmetro em função do tempo. O ciclo de variação pode ser diário, mensal, sazonal, anual etc. A variação circadiana, ou seja, diária, acontece, por exemplo, nas concentrações do ferro e do cortisol no soro. As coletas realizadas à tarde fornecem resultados até 50% mais baixos do que os obtidos das amostras coletadas pela manhã. Além das variações circadianas propriamente ditas, há de se considerar variações nas concentrações de algumas substâncias em razão de alterações do meio ambiente. Em dias quentes, por exemplo, a concentração sérica das proteínas é significativamente mais elevada em amostras colhidas à tarde, quando comparadas às obtidas pela manhã, em razão da hemoconcentração. Além das diferenças hormonais específicas e características de cada sexo, alguns outros parâmetros sanguíneos e urinários se apresentam em concentrações significativamente distintas entre homens e mulheres em decorrência das diferenças hormonais e metabólicas e da massa muscular, entre outros fatores.

As alterações hormonais típicas do ciclo menstrual também podem ser acompanhadas de variações em outras substâncias. Por exemplo, a concentração de aldosterona é cerca de 100% mais elevada na fase pré-ovulatória do que na fase folicular. Em geral, os intervalos de referência para esses parâmetros são específicos para cada gênero. Alguns parâmetros bioquímicos possuem concentração sérica dependente da idade do indivíduo. Essa dependência é resultante de diversos fatores, como maturidade funcional dos órgãos e sistemas, conteúdo hídrico, conteúdo lipídico, massa corporal, limitações funcionais da senilidade etc. Em situações específicas, os intervalos de referência devem considerar essas diferenças. É importante lembrar que as mesmas causas de variações pré-analíticas que afetam os resultados laboratoriais em indivíduos jovens interferem nos resultados dos exames[4] realizados em indivíduos idosos, mas a intensidade da variação tende a ser maior nesse grupo etário.

Doenças subclínicas também são mais comuns nos idosos e precisam ser consideradas na avaliação da variabilidade dos resultados. A mudança rápida na postura corporal causa variações na concentração de alguns componentes séricos. Quando o indivíduo se move da posição supina para a posição ereta, por exemplo, ocorre um afluxo de água e substâncias filtráveis do espaço intravascular para o intersticial. Substâncias não filtráveis, tais como as proteínas de alto peso molecular e os elementos celulares, têm sua concentração relativa elevada até que o equilíbrio hídrico se restabeleça. Por essa razão, níveis de albumina, colesterol, triglicérides, hematócrito, hemoglobina e de drogas que se ligam às proteínas e o número de leucócitos, por exemplo, podem ser superestimados se a coleta de sangue ocorrer antes que o equilíbrio hídrico tenha se estabelecido. Esse aumento pode ser de 8% a 10% da concentração ou do número inicial. O efeito da atividade física sobre alguns componentes sanguíneos é, em geral, transitório e decorre da mobilização de água e outras substâncias entre os diferentes compartimentos corporais, das variações nas necessidades energéticas do metabolismo e da eventual modificação fisiológica que a própria atividade física condiciona. Por isso é preferida a coleta de amostras com o paciente em condições basais, mais facilmente reprodutíveis e padronizáveis.

O esforço físico pode causar aumento da atividade sérica de algumas enzimas tipicamente de origem muscular, como a creatina fosfoquinase, a aldolase e a asparato aminotransferase, pelo aumento da liberação celular. Entre as alterações mais frequentemente observadas, podem ser referidas, eventualmente, hipoglicemia, elevação em até 10 vezes na concentração do ácido láctico e elevação em até 10 e 4 vezes nas atividades das enzimas creatina fosfoquinase e renina, respectivamente. Essas alterações podem persistir por 12 a 24 horas após a realização da atividade física, na dependência da intensidade da atividade e do grau de condicionamento físico do indivíduo.

O uso concomitante de alguns medicamentos, como as estatinas, pode potencializar essas alterações. Alterações significativas no grau de atividade física, como ocorrem, por exemplo, nos primeiros dias de uma internação hospitalar ou de imobilização, também causam variações importantes na concentração de alguns parâmetros sanguíneos. A concentração do antígeno prostático específico, por exemplo, pode reduzir em até 50%, e as concentrações séricas de proteínas totais e albumina reduzem de 0,5 e 0,3 g/dL, respectivamente, após dois dias de permanência no leito[5].

Habitualmente, para a coleta de sangue para exames laboratoriais, é preconizado um período de jejum, e os estados pós-prandiais, em geral, são acompanhados de algum grau de turbidez do soro, o que pode interferir em algumas metodologias. Na população pediátrica e de idosos, o tempo de jejum deve guardar relação com os intervalos de alimentação. Também devem ser evitadas coletas de sangue após períodos muito prolongados de jejum, acima de 16 horas. O período de jejum habitual para a coleta de sangue de rotina é de 8 horas, podendo ser reduzido a 4 horas para a maioria dos exames, e, em situações especiais, tratando-se de crianças de baixa idade, pode ser de a 1 ou 2 horas apenas. É importante referir que o conceito de jejum diz respeito ao tempo no qual o indivíduo não recebe nenhum aporte calórico. Dessa forma, a ingestão de água não interrompe o período de jejum, mas a administração de nutrição, mesmo parenteral, deve ser considerada como possível interferente. A dieta a que o indivíduo está submetido, mesmo respeitado o período regulamentar de jejum, pode interferir na concentração de alguns componentes, na dependência das características orgânicas do próprio paciente. Modificações bruscas, como ocorrem, em geral, nos primeiros dias de uma internação hospitalar ou no início de um regime, exigem certo tempo para que alguns parâmetros retornem a níveis basais.

O uso de fármacos e de drogas de abuso se constitui em um item amplo e inclui tanto a administração de substâncias com finalidades terapêuticas como as utilizadas para fins recreacionais. Ambos podem causar variações nos resultados de exames laboratoriais, seja pelo próprio efeito fisiológico *in vivo* ou por interferência analítica, *in vitro*. Entre os efeitos fisiológicos, devem ser citados a indução e a inibição enzimáticas, a competição metabólica e a ação farmacológica. Dos efeitos analíticos, são importantes a possibilidade de ligação às proteínas e as eventuais reações cruzadas. Alguns exemplos são mostrados na Tabela 5.1. Pela frequência com que são utilizados, vale referir, especificamente, os efeitos do álcool e do fumo. Mesmo o consumo esporádico de etanol pode causar alterações significativas e quase imediatas na concentração plasmática de glicose, de ácido láctico e de triglicérides, por exemplo. O uso crônico é responsável pela elevação da atividade da gamaglutamiltransferase, entre outras alterações. O tabagismo causa elevação na concentração de hemoglobina, nos números de leucócitos e de hemácias e no volume corpuscular médio (VCM), redução na concentração de HDL-colesterol e elevação de outras substâncias como adrenalina, aldosterona, antígeno carcinoembriônico e cortisol[6].

Como outras causas de variações dos resultados de exames laboratoriais, devem ser lembrados certos procedimentos diagnósticos, cada vez mais frequentes e realizados contemporaneamente à coleta de exames laboratoriais, como a administração de contrastes para exames de imagem, a realização de toque retal e de eletromiografia e alguns procedimentos terapêuticos, como hemodiálise, diálise peritoneal, cirurgias, transfusão sanguínea e infusão de fármacos. Com relação à infusão de fármacos, é importante lembrar que a coleta de sangue deve ser realizada sempre em local distante da instalação do cateter, preferencialmente no outro braço e, se possível, pelo menos 1 hora após o final da infusão[7].

Tabela 5.1. Alguns exemplos de variações nos resultados de exames laboratoriais causados pelo uso de fármacos

Mecanismo	Fármaco	Parâmetro	Efeito
Indução enzimática	Fenitoína	Gama-GT	Elevação do nível sérico
Indução enzimática	Alopurinol	Ácido úrico	Redução do nível sérico
Indução enzimática	Ciclofosfamida	Colinesterase	Redução do nível sérico
Competição	Novobiocina	Bilirrubina indireta	Elevação do nível sérico
Aumenta transportador	Anticoncepcional oral	Ceruloplasmina cobre	Elevação do nível sérico
Reação cruzada	Espirolactona	Digoxina	Elevação aparente do nível sérico
Reação química	Cefalotina	Creatinina	Elevação aparente do nível sérico
Hemoglobina atípica	Salicilato	Hemoglobina glicada	Elevação aparente do nível sérico
Metabolismo	$_4OH^-$ propranolol	Bilirrubina	Elevação aparente do nível sérico

Coleta de sangue

A coleta de sangue é amplamente praticada e continua sendo de inestimável valor para o diagnóstico e tratamento de vários processos patológicos. Deve-se enfatizar que os produtos utilizados para efetuar a obtenção do sangue são de extrema importância, pois auxiliam em um melhor resultado dos exames, por reduzirem a ocorrência de erros na coleta, podendo ser fatores de interferência na fase pré-analítica.

A recomendação da sequência dos tubos é baseada na *CLSI H3-A6, Procedures for the Collection of Diagnostic Blood Specimens by Venipunctures; Approved Standard, 6th ed.*, e deve ser respeitada, para que não ocorra contaminação por aditivos nos tubos subsequentes (contaminação cruzada dos aditivos), quando há necessidade da coleta para diversos analitos de um mesmo paciente. A alteração na sequência dos tubos pode ocasionar a contaminação no tubo subsequente e consequentemente gerar resultados alterados nos analitos sensíveis a esse tipo de interferência. Exemplo: coletar um tubo contendo aditivo de heparina (anticoagulante natural) antes do aditivo citrato de sódio (utilizado para coagulação) pode levar a heparina para dentro do tubo de citrato de sódio, o que poderá interferir nos resultados dos fatores de coagulação[8] (Tabela 5.2).

Tabela 5.2. Aditivos e cor de tampas dos tubos

Aditivos	Cor de tampas
Tubo de citrato de sódio	Azul
VHS	Preto
Tubo soro	Amarelo e/ou vermelho
Heparina	Verde
EDTA	Roxo
Fluoreto/EDTA	Cinza

Tubo e/ou tubo com seringa contendo gel para dosagem em soro

É utilizado para dosagem em sorologia, imunológica, bioquímica e de hormônio. A parede do tubo é revestida com partícula de sílica, que acelera o processo de coagulação. No fundo do tubo está o gel. Esse material possui propriedade tireotrópica que é de densidade intermediária entre o sangue coagulado e o soro. Durante a centrifugação, a barreira de gel move-se para cima, posicionando-se entre o soro e o coágulo, onde forma uma barreira estável, separando o soro dos outros componentes celulares. O soro pode ser utilizado diretamente do tubo de coleta, eliminado a necessidade de transferência para outro recipiente[9].

Tubo e/ou tubo com seringa contendo citrato de sódio

É utilizado para dosagem dos testes de coagulação. Contém em seu interior solução tamponada de citrato trissódico (Na3C6H5O7.2H2O). As concentrações de solução de citrato trissódico devem estar dentro do intervalo de 0,1 a 0,136 mol/L, com tolerância permitida de ±10%. As concentrações utilizadas atualmente são de 3,2% ou 3,8%, na proporção de nove partes de sangue para uma parte de solução de citrato. As diferentes concentrações de citrato podem ter efeitos significativos nas análises do tempo de protrombina (TP) e do tempo de tromboplastina parcial ativada (TTPa). Assim, recomenda-se que o laboratório sempre faça uso da mesma concentração de citrato para as amostras analisadas. Alguns estudos revelam que o tubo de citrato não deve ter volume de aspiração parcial, evitando a agregação plaquetária pelo espaço livre no recipiente. O tubo para velocidade de hemossedimentação (VHS) deve aspirar quatro partes de sangue adicionadas a uma parte de citrato trissódico. Ao se utilizar um escalpe para obter uma amostra de coagulação, é necessário utilizar o tubo de descarte primeiro para retirar o ar do tubo vinílico e garantir a proporção sangue/anticoagulante.

Tubo e/ou tubo com seringa contendo EDTA (etilenodiaminotetracético)

É utilizado na dosagem de exames de hematologia, CD4+/CD8+, carga viral, genotipagem e de citologia. As paredes internas dos tubos são revestidas com EDTA K2 ou EDTA K3. O EDTA é um anticoagulante eficiente, que não afeta a contagem celular e altera minimamente o tamanho da célula. Ele impede a coagulação ao quelar aos íons de cálcio, um importante cofator no processo de coagulação. O EDTA K2 é o anticoagulante recomendado pelo *International Council for Standards in Hematology* (ICSH) e o *Clinical and Laboratory Standardization Institute* (CLSI) para hematologia, por ser o melhor anticoagulante para preservar a morfologia celular.

Tubo e/ou tubo com seringa contendo heparina de sódio e lítio

É utilizado na dosagem bioquímica, genética. A parede interna do tubo é revestida de heparina de sódio e lítio. Esses anticoagulantes ativam as enzimas antiplaquetárias e impedem a coagulação do sangue ao inibir a trombina e o fator Xa, bloqueando, assim, a coagulação em cascata dos elementos do sangue. Os tubos de heparina também estão disponíveis com gel. As concentrações dos anticoagulantes acima devem estar dentro de um intervalo de 12 a 30 UI (unidade internacional) por mL de sangue[10,11].

Tubo e/ou tubo com seringa contendo heparina de sódio e/ou EDTA K2

É utilizado na dosagem de traços de elementos: alumínio, arsênico, chumbo, cádmio, cromo, ferro, fluoreto, cobalto, cobre, lítio, manganês, molibdênio, mercúrio e selênio. No mercado, é apresentado com duas formas de aditivo: heparina sódica e/ou EDTA K2. Na sua composição, ele é livre de metais em seu interior.

Tubo e/ou tubo com seringa contendo fluoreto de sódio/EDTA

É utilizado na dosagem de glicose e lactato. Contém em seu interior um anticoagulante EDTA, que preserva a morfologia celular, e fluoreto de sódio, que é inibidor glicolítico, estabilizando a glicose. As concentrações de EDTA devem estar dentro do intervalo de 1,2 a 2,0 mg de EDTA e de 2,0 a 4,0 mg de fluoreto de sódio por mL de sangue. A seringa de gasometria é utilizada na dosagem para análise de gases sanguíneos. A CLSI recomenda a utilização se seringas de plástico, heparina balanceada, liofilizada, onde se minimizam a diluição e a quelação de íons, sendo proporcional volume de sangue/anticoagulante, com preenchimento natural, por volume predeterminado e/ou por aspiração, evitando a formação de microcoágulos. A concentração do anticoagulante segue as recomendações do IFCC (*International Federation of Clinical Chemistry and Laboratory Medicine*), o qual preconiza a concentração de 50 UI de heparina lítica balanceada com cálcio por mL de sangue total.

Frasco de hemocultura

Contêm meio líquido de soja-caseína enriquecido com CO_2 e outros suplementos específicos para isolamento de microrganismo, conforme os tipos de frascos:

- Frasco aeróbio: utilizado na detecção de bactérias aeróbias e leveduras;
- Frasco anaeróbio: utilizado na detecção de bactérias anaeróbias.

No mercado, existe frasco específico para a detecção de fungo filamentoso e micobactérias. A detecção ótima dos microrganismos será obtida adicionando as quantidades máximas de sangue. A utilização de volumes inferiores pode afetar de forma adversa os períodos de tempo de isolamento e/ou detecção.

Correlação clínica dos resultados

Ao fazer a correlação clínico-laboratorial dos resultados, deve-se ter em mente possíveis alterações ligadas às variáveis fisiológicas, tais como sexo, idade, raça, gravidez etc. Ao interpretar, por exemplo, resultados de exames de laboratório durante a gravidez, é necessário considerar a semana de gestação em que a amostra foi coletada. Existem mecanismos que mudam a concentração das substâncias no plasma durante a gravidez, decorrentes de vários fatores como a hemodiluição (proteínas totais, albumina), deficiências em função do aumento de consumo (ferro, ferritina), aumento das proteínas de fase aguda (VHS) etc. Fatores de interferência, como dieta e uso de bebidas alcoólicas, são importantes por influenciarem na determinação das substâncias na química clínica[12]. A amplitude das alterações dessas substâncias depende da composição da dieta e do tempo decorrido entre a ingestão e a coleta da amostra. Alimentos ricos em gordura aumentam a concentração de triglicérides no organismo. Dietas ricas em proteínas e nucleotídeos, por sua vez, promovem níveis elevados de amônia, ureia e ácido úrico. Além disso, é conhecido o efeito dos exercícios e do uso do fumo e do álcool, bem como interferências ligadas a altitudes, entre outros, nos resultados dos exames. Como fatores pré-analíticos devem ser citados, ainda, as variáveis de coleta que têm como agentes o tempo de garroteamento, sangue colhido em locais de acesso venoso com infusão de líquidos, em pacientes hospitalizados etc.

Coleta de urina

Na grande maioria das vezes, a urina é emitida espontaneamente, mas existem situações particulares nas quais é necessário recorrer ao cateterismo vesical ou, até mesmo, à punção suprapúbica. Esses procedimentos devem ser entendidos como alternativas excepcionais, e a relação risco-benefício, considerando a possibilidade de lesão ou contaminação das vias urinárias, deve ser cuidadosamente avaliada. Outros tipos de coleta incluem jato médio, com assepsia e coleta com saco coletor. A amostra ideal para a realização do exame de urina de rotina é a coletada no jato médio, com assepsia, e deve ser recomendada sempre que possível. Consiste em uma amostra correspondendo à porção intermediária do fluxo urinário coletado espontaneamente após assepsia genital. Devem ser desprezados uns poucos mililitros iniciais de urina, uma vez que podem conter secreções eventualmente presentes no terço distal da uretra e no meato uretral. No caso de o volume total colhido não ser muito grande, essa pequena contaminação, principalmente por leucócitos, pode induzir à interpretação equivocada dos resultados. Sacos coletores são frequentemente empregados na obtenção de amostras de urina de pacientes pediátricos ou geriátricos, nos quais o controle esfincteriano pode estar comprometido. Seu uso, aparentemente simples, deve ser realizado apenas por pessoal capacitado e bem treinado. Nos casos em que a coleta espontânea não seja possível e a amostra também seja utilizada para o exame de cultura, procedimentos mais invasivos, como o cateterismo vesical e a punção suprapúbica, devem ser considerados. A amostra coletada pela colocação de um cateter através da uretra até a bexiga, sob condições estéreis, é um recurso comumente utilizado para a realização de cultura para bactérias. Uma situação menos frequente que utiliza a amostra de urina cateterizada é quando se faz necessária a medida das funções[16] de cada um dos rins. As amostras são coletadas separadamente pela passagem de cateteres através dos respectivos ureteres. Ocasionalmente, podem ser coletadas amostras de urina pela introdução de uma agulha através da parede abdominal até a luz da bexiga. Como a bexiga, em condições normais, é estéril, a punção suprapúbica fornece uma amostra de urina para a cultura bacteriana completamente livre de contaminação externa.

Com a finalidade de serem minimizadas as variações pré-analíticas, o exame deve ser realizado em amostra de urina recentemente emitida, sem adição de nenhum conservante e mantida em temperatura ambiente. Quando as análises não forem realizadas em um prazo máximo de 2 horas após a coleta, a amostra deverá ser refrigerada e protegida da luz. Nessas condições, em geral, a amostra mantém-se adequada ao exame por um período de até 12 horas, mas esse tempo deve ser definido pelo laboratório, considerando as características locais. A amostra nunca deve ser congelada[13-15].

Tabela 5.3. Alterações frequentes na urina mantida sem conservantes, em temperatura ambiente, por mais de 2 horas

Analito	Alteração	Causa
Cor	Escurecimento	Oxidação ou redução de metabólitos
Aspecto	Turvação	Crescimento bacteriana e precipitação do material amorfo
Odor	Aumento	Multiplicação bacteriana ou metabolização da ureia para amônia
pH	Aumento	Metabolização da ureia para amônia por bactérias produtoras de urease/perda de CO_2
Glicose	Redução	Glicólise e consumo bacteriano
Cetonas	Redução	Volatilização e metabolismo bacteriano
Bilirrubina	Redução	Foto-oxidação à biliverdina
Urobilinogênio	Redução	Oxidação à urobilina
Nitritos	Aumento	Multiplicação de bactérias redutoras de nitrato
Eritrócitos	Redução	Desintegração
Leucóticos	Redução	Desintegração
Cilindros	Redução	Dissolução
Bactérias	Aumento	Multiplicação

Teste laboratorial remoto

O teste laboratorial remoto (TLR) também é conhecido como teste na beira do leito, teste rápido, teste ao lado do paciente, entre outras denominações. Uma característica do TLR é a ausência de transporte, já que é um teste realizado próximo ao paciente. Por fornecer resposta rápida, sua análise é simplificada, e os operadores podem não pertencer ao laboratório. Dessa forma, o tipo de coleta que melhor atende à necessidade de rapidez, com ausência de preparo da amostra, é a coleta de sangue capilar. O TLR compreende exames de várias especialidades, por isso a necessidade de preparo (como jejum, interrupção do uso de medicamentos, dieta específica ou prática de atividade física) varia conforme o tipo de exame que será realizado. O fato de o TLR ser realizado por metodologia diferente da utilizada no laboratório de referência não altera as condições necessárias para a realização do teste, portanto as orientações são as mesmas. Nos casos de atendimento de emergência, a necessidade do resultado rápido se sobrepõe às condições para a coleta, como jejum, dieta etc. Na plataforma TLR de testes disponíveis, encontram-se exames de várias especialidades, como gasometria e hematologia, por exemplo, em que o tipo de amostra a ser coletada não é diferente, tanto para o teste realizado por metodologia tradicional como para o teste rápido. Para a bioquímica, há, no mercado, diversos tipos de equipamentos que fornecem resposta rápida, mas que utilizam amostras de soro ou plasma. Apesar da realização do teste em poucos minutos, a etapa pré-analítica requer maior tempo, pela necessidade de preparo da amostra (retração do coágulo, centrifugação, separação da amostra etc.). Quando existe a possibilidade de utilização[16] de amostra capilar para a realização do TLR, o método/equipamento possibilita maior rapidez no resultado.

O advento das tiras reagentes, nas quais se deposita uma gota de sangue, permite que, com a coleta de sangue capilar, seja possível realizar, em poucos minutos, dosagens bioquímicas (por exemplo, glicose, colesterol), de marcadores cardíacos (por exemplo, troponina, mioglobina, peptídeo natriurético atrial (BNP)), de coagulação (por exemplo, TP), de vírus da imunodeficiência humana (HIV), entre vários outros exames. Quando se utiliza a tira reagente para qualquer que seja o teste, é importante seguir as orientações do fabricante quanto ao tipo de amostra e a quantidade necessária e sobre como dispensar a amostra na tira, pois falhas no preenchimento da região da amostra contribuem para resultados incorretos. Da mesma forma, diretrizes para a coleta de sangue capilar devem ser seguidas para minimizar erros na etapa pré-analítica do TLR.

Amostras de sangue para os testes laboratoriais remotos

O sangue obtido por punção transcutânea é uma mistura de proporções indeterminadas do sangue de arteríolas, vênulas capilares e dos fluidos intersticial e intracelular. Por efeito da pressão nas arteríolas, a proporção de sangue arterial na mistura é maior que a de sangue venoso. O aquecimento do local de coleta aumenta a proporção de sangue arterial na mistura e o fluxo de sangue em até sete vezes, facilitando a obtenção de maiores volumes da amostra. Em adultos, a coleta de sangue capilar é aplicável em pacientes com queimadura severa, pacientes com tendências trombóticas, pacientes idosos ou não, mas com veias superficiais frágeis ou de difícil acesso, obesos, pacientes com medo paralisante de agulhas e para os casos de TLR. Contudo, há situações em que a coleta de sangue capilar não é indicada. Em situações como desidratação ou circulação colateral reduzida, há maior dificuldade para a obtenção de quantidade suficiente de sangue capilar. Diferenças entre amostras de sangue capilar e venoso Os valores normais ou valores de referência variam de acordo com o local da punção, por exemplo, a glicose possui valores mais altos na amostra de sangue capilar em comparação ao sangue venoso. Por outro lado, potássio, proteínas totais e cálcio são exemplos de analitos com valores mais baixos no sangue capilar quando comparados ao sangue venoso.

Técnica para assepsia do local de punção

O documento do *CLSI Procedures and Devices for the Collection of Diagnostic Capillary Blood Specimens* recomenda que o local de punção seja limpo com solução aquosa de isopropanol (a 70% v/v). Após a assepsia, é fundamental a completa evaporação do álcool, pois resíduos de álcool podem causar hemólise. Além disso, a mistura do sangue com álcool também interfere em alguns testes.

Tipos de equipamento para coleta de sangue capilar

Os equipamentos para coleta de sangue capilar podem ser do tipo incisão ou punção. Os equipamentos do tipo incisão cortam o tecido, enquanto os aparelhos de punção perfuram verticalmente a pele. Aparelhos de incisão costumam provocar menos dor e apresentar menos probabilidade de lesão na pele ou hemólise da amostra. Em geral, apenas uma incisão é suficiente para a obtenção de quantidade suficiente de sangue. Já os aparelhos de punção são mais apropriados para pacientes que realizam múltiplas coletas[17,18], como no caso de monitoramento de glicose ou acompanhamento de bilirrubina neonatal.

Aparelhos para coleta de sangue capilar devem ser de uso único e possuir agulha retrátil protegida para impedir acidente com material perfurocortante.

Aparelhos com agulha não retrátil ou que exijam retirada manual da agulha contaminada antes do descarte não devem ser utilizados.

Locais de punção transcutânea (Figuras 5.2 e 5.3)

Em crianças maiores de 1 ano de idade ou adultos, utiliza-se a superfície palmar da falange distal (extremidade) dos dedos médio ou anular. Para a punção na falange distal, coloca-se o polegar acima ou abaixo, distante do local a ser puncionado. Realiza-se a punção com movimento contínuo, firme e quase perpendicular ao local da punção, cruzando as marcas digitais, e não paralelamente a elas. Mantém-se pressão moderada sem massagear a área. A primeira gota de sangue pode conter excesso dos líquidos intersticial e intracelular e deve ser desprezada. Realiza-se o TLR de acordo com o procedimento informado pelo fabricante. Não se realiza a punção em locais previamente puncionados, com infecções ou com edema. Em crianças menores de 1 ano de idade Superfície plantar lateral ou medial do calcanhar (área de menor risco)[16].

Para a punção transcutânea em crianças menores de 1 ano, segura-se o calcanhar firmemente com o dedo indicador no arco do pé e o polegar abaixo do local a ser puncionado. Realiza-se a punção com um movimento contínuo, firme e perpendicular ao local da punção. A pressão do polegar deve ser liberada à medida que as gotas de sangue se formam e são utilizadas para o TLR ou transferidas para os recipientes apropriados. A realização de massagem na área não é indicada, pois provoca hemólise e a mistura de sangue com os líquidos intersticial e intracelular.

Em crianças menores de 1 ano de idade, as seguintes áreas não devem ser puncionadas:

- Curvatura posterior do calcanhar;
- Área central do pé (área do arco);
- Falange distal dos dedos;

- Lóbulo das orelhas.

A punção transcutânea não deve ser mais profunda que 2 mm. Em nenhuma hipótese a punção deve ser realizada com agulha, em razão do enorme risco de provocar lesão óssea. Na falange distal, a distância entre a superfície da pele e o osso em crianças menores de 1 ano de idade varia de 1,2 a 1,5 mm. Portanto, o osso pode ser atingido com lancetas, e complicações, como gangrena ou infecção local podem ocorrer. O choro excessivo do paciente pode afetar adversamente a concentração de alguns constituintes (contagem de leucócitos e gases capilares).

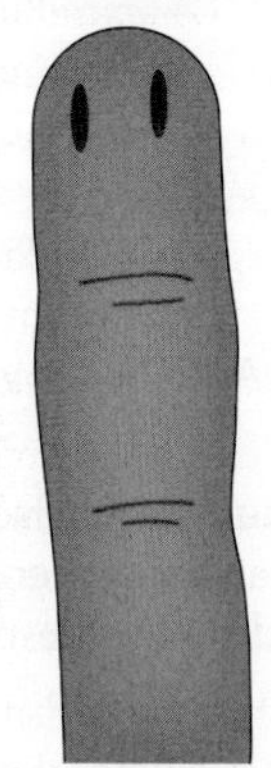

Figura 5.2. As áreas escuras mostram os locais recomendados para a punção capilar no dedo médio ou anular.

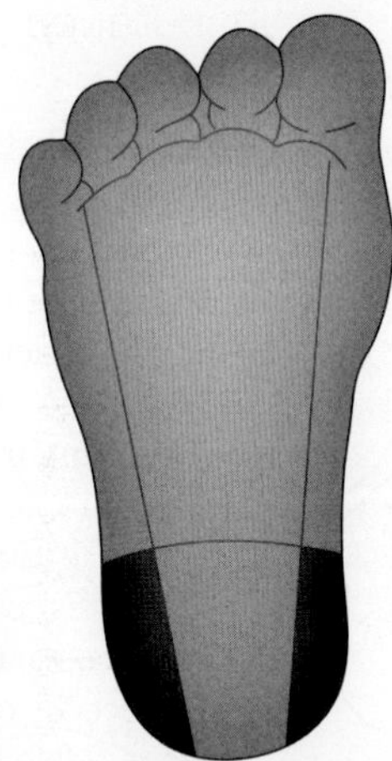

Figura 5.3. As áreas escuras mostram os locais de menor risco no calcanhar.

Hemólise

A hemólise interfere na análise de diversos analitos e pode ocorrer na punção capilar por diversos motivos, sendo mais comum por:

- Presença de álcool residual no local de punção;
- Hemácias com fragilidade celular aumentada;
- Excesso de manipulação e pressão sobre a área a ser puncionada antes da coleta.

Aquecimento do local antes da coleta

O aquecimento do local da punção aumenta o fluxo de sangue no local em até sete vezes, não queima a pele e não provoca mudanças significativas nos analitos que são analisados rotineiramente. Considera-se também que o aquecimento é capaz de arterializar a amostra para as medições de pH e gases (exceto pO_2), apesar de existirem controvérsias. Aquece-se uma toalha úmida em temperatura não superior a 42 °C e aplica-se sobre a área a ser puncionada durante 3 a 5 minutos. Temperaturas acima de 42 °C podem provocar queimaduras. A punção deve ser realizada em seguida ao aquecimento[24-29].

Observações para gasometria

A identificação correta do paciente, juntamente com outras informações complementares, é essencial para que o laboratório possa avaliar corretamente os resultados obtidos após a análise da amostra[21-23].

Os dados mais relevantes são:

- Nome completo do paciente, idade, sexo;
- Número/registro do paciente;
- Identificação do médico solicitante;
- Localização do paciente: andar, quarto e leito;
- Data e horário da obtenção da amostra;
- Fração de oxigênio inspirado (FIO_2);
- Temperatura do paciente;
- Frequência respiratória;
- Modo da ventilação: respiração espontânea ou ventilação assistida/controlada;
- Local da punção;
- Posição ou atividade: em repouso ou após a prática de exercício;
- Identificação do flebotomista.

Avaliação do paciente

1. Se o paciente estiver consciente, é importante que seja esclarecido acerca do procedimento ao qual será submetido.
2. O consentimento deve ser obtido previamente à coleta.
3. As condições de coleta devem ser verificadas e documentadas.
4. Deve-se dar atenção especial aos pacientes em terapia com anticoagulantes.
5. Deve-se observar o estado do paciente com relação à temperatura, ao padrão de respiração e à concentração de oxigênio inalado.
6. O paciente deve estar em condição ventilatória estável por aproximadamente 20 a 30 minutos antes da coleta, quando em respiração espontânea.

Anticoagulantes na gasometria

Atualmente, seringas específicas para coletas de gasometria preparadas com heparina de lítio jateada na parede, com balanceamento de cálcio, estão disponíveis no mercado, minimizando uma série de interferências anteriormente observadas com o uso da heparina líquida.

O uso de seringa de preparação caseira utilizando heparina líquida não é recomendado em razão das seguintes influências nos resultados:

- A heparina líquida em excesso pode causar diluição da amostra, resultando em valores incompatíveis com a situação clínica do paciente;
- A heparina de sódio pode elevar os níveis de sódio na amostra ao redor de 1 a 3 mEq/L, mesmo coletando o volume máximo de preenchimento da seringa;
- A heparina líquida aumenta a possibilidade de interferência na dosagem de cálcio iônico, pois ela liga-se quimicamente ao cálcio, resultando em valores falsamente mais baixos. A introdução do cálcio em concentração balanceada nas seringas destinadas especificamente à coleta de gasometria[19] e eletrólitos tem a finalidade de minimizar os efeitos da queda desse íon na amostra. As seringas específicas para a análise de gases sanguíneos, além de eliminarem o risco de diluição da amostra, asseguram a proporção exata entre volume de sangue e anticoagulante, evitando, assim, a formação de microcoágulos, que podem produzir resultados errôneos, bem como obstruir os equipamentos analisadores de gases sanguíneos;
- A elevada concentração de heparina pode alterar o pH da amostra e, em consequência, o resultado de cálcio ionizado, que também sofre variações dependendo do pH da amostra;
- A heparina líquida pode também induzir alterações no nível de magnésio iônico, embora em menor intensidade quando comparada à dosagem do cálcio ionizado.

Coleta de gasometria

Os locais usuais para a realização da punção arterial são as artérias radial, braquial ou femoral. Em situações especiais, como no caso de recém-nascidos, pode-se optar pelas artérias do couro cabeludo ou as umbilicais durante as primeiras 24 a 48 horas de vida.

Para a escolha da artéria a ser puncionada, deve-se levar em consideração:

- A presença de circulação colateral, para que, em caso de espasmo ou coágulo que possa se formar, o território não tenha o fluxo sanguíneo interrompido;
- Artéria de bom calibre e superficial; a artéria radial preenche esses critérios, sendo, por isso, a mais frequentemente puncionada.

A artéria radial é, habitualmente, o local preferido para punção arterial em adultos, e a artéria ulnar costuma proporcionar um excelente fluxo colateral. A verificação da permeabilidade deve ser confirmada pela realização do teste de Allen antes da punção da artéria radial. O procedimento consiste na aplicação de uma pressão no pulso para bloquear as artérias ulnar e radial orientando o paciente a abrir e fechar a mão cinco vezes, em média. Quando se observa palidez na mão, a pressão sobre a artéria ulnar é liberada. Se a mão retornar à sua coloração avermelhada dentro de segundos, isso indica que a perfusão se encontra presente através da artéria ulnar, confirmando que é seguro puncionar a artéria radial (Figura 5.4).

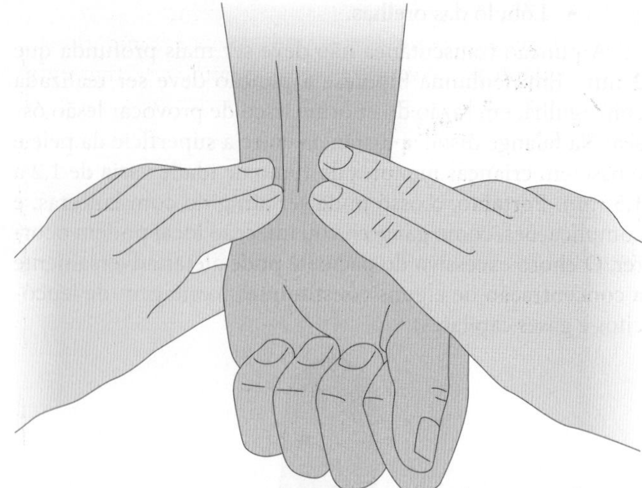

Figura 5.4. Manobra de Allen para a verificação de pulso.

A punção arterial não é indicada para pacientes com distúrbio de coagulação, particularmente para punção de artérias profundas ou quando o local escolhido apresente algum grau de dificuldade de compressão[20].

Imediatamente após a coleta, deve-se aplicar pressão no local da punção utilizando gaze ou algodão (Figura 5.5).

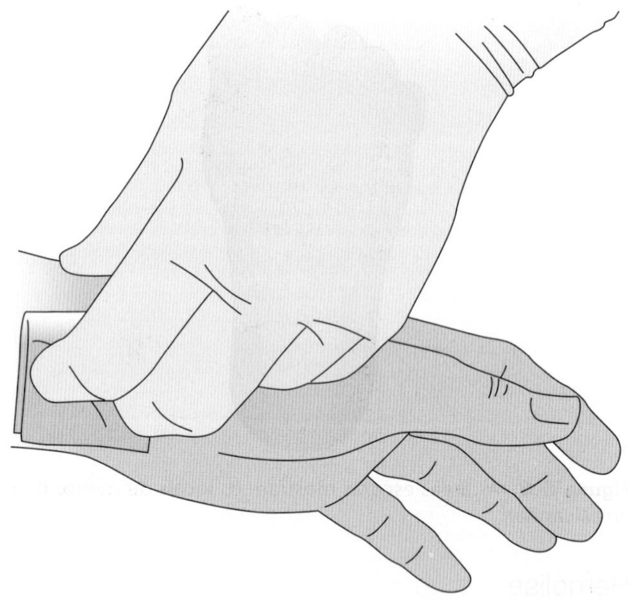

Figura 5.5. Compressão vigorosa.

Para assegurar a parada da hemorragia e a prevenção de hematoma, deve ser aplicada pressão por pelo menos 5 minutos. Punção na artéria femoral exige tempo maior de compressão: cerca de 10 minutos. Ao final, deve ser aplicada uma bandagem. Após a obtenção da amostra arterial ou venosa, despreza-se a agulha e esgota-se o ar residual. A retirada da bolha de ar da seringa deve ser realizada cobrindo a extremidade com uma gaze, mantendo a seringa na posição vertical e batendo-a levemente; em seguida, empurra-se vagarosamente o êmbolo da seringa para expelir as bolhas de ar (Figura 5.6). Quando as bolhas forem removidas, veda-se a ponta da seringa com o dispositivo oclusor e homogeneíza-se suavemente por inversão vertical, rolando a seringa entre as palmas das mãos para dissolver a heparina na amostra. A posição preferencial da seringa durante o transporte é a horizontal, por facilitar a homogeneização da amostra previamente à análise e minimizar a sedimentação das hemácias. Antes da análise, a amostra deve ser novamente homogeneizada por pelo menos 1 minuto (Figura 5.7).

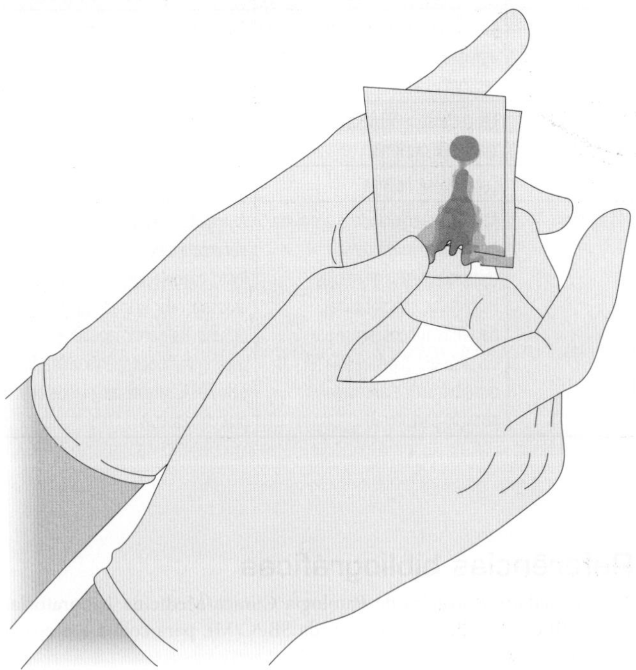

Figura 5.6. Tirar as bolhas da seringa.

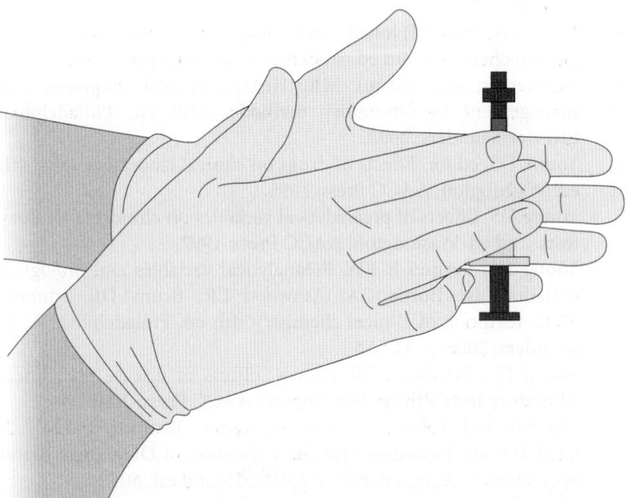

Figura 5.7. Homogeneizar.

Observações sobre o hemograma

Os parâmetros hematológicos apresentam valores distintos entre homens e mulheres em decorrência das diferenças metabólicas e da massa muscular, entre outros fatores. Em geral, os intervalos de referência para esses parâmetros são específicos para cada gênero. Durante a gravidez, as gestantes podem apresentar decaimento da hemoglobina (anemia da gestação) nas diferentes semanas e trimestres que precedem o parto, decorrente da retenção hídrica que ocorre durante esse processo fisiológico. Próximo ao parto, a gestante apresenta discreta a moderada leucocitose fisiológica (por neutrofilia), podendo chegar a 15 x 103/mm^3 ou mais. O pico da leucocitose ocorre em torno de oito semanas antes do parto. As contagens de leucócitos retornam ao normal em, aproximadamente, uma semana após o parto[30].

Idade

Os parâmetros hematológicos possuem variações importantes nos valores de referência dependendo da idade do indivíduo. Isso é observado, principalmente, em crianças e adolescentes. Essa dependência é resultante de diversos fatores, como maturidade funcional dos órgãos e sistemas, conteúdo hídrico e massa corporal. Nos adultos, há maior estabilidade dos parâmetros hematológicos entre as idades. Em situações específicas, até os intervalos de referência devem considerar essas diferenças. É importante lembrar que as mesmas causas de variações pré-analíticas que afetam os resultados laboratoriais em indivíduos jovens interferem nos resultados dos exames realizados em indivíduos idosos, mas a intensidade da variação tende a ser maior nesse grupo etário. Doenças subclínicas também são mais comuns nos idosos e precisam ser consideradas na avaliação da variabilidade dos resultados, e as próprias variações biológicas, sazonais e ambientais não devem ser subestimadas.

Jejum

Em geral, não se preconiza o jejum para a coleta de hemograma após dieta leve. Como a coleta de hemograma, com frequência, acompanha a coleta de outros exames (por exemplo, bioquímica), o paciente normalmente já vem em jejum de mais de 4 horas. Alguns laboratórios orientam um jejum de 2 a 4 horas após refeições abundantes e ricas em gordura. A ingestão de alimentos gordurosos pode provocar lipemia, que, se for moderada a intensa, pode interferir na contagem de leucócitos, plaquetas e eritrócitos, e elevar muito a dosagem de hemoglobina. Caso seja necessária a realização do hemograma em amostra fortemente lipêmica e não for rotina do laboratório a troca de plasma lipêmico por solução fisiológica a 0,9%, não se deve considerar o resultado da hemoglobina. O motivo deve ser relatado no laudo do hemograma e deve-se solicitar a coleta de nova amostra após jejum de 2 a 4 horas. A hiperlipemia decorrente do distúrbio do metabolismo (dislipidemia) ou de nutrição parenteral pode gerar contagens falsamente elevadas de plaquetas nos analisadores que utilizam método óptico, por causa da formação de gotículas com alto índice refratário. Para amostras lipêmicas decorrentes da dieta normal com alimentos gordurosos, amostras de pacientes com dislipidemia grave etc., pode-se substituir o plasma lipêmico por solução salina – NaCl a 0,9% (mesmo volume retirado de plasma). Após centrifugação discreta, deve-se homogeneizar e dosar a hemoglobina. Para crianças na primeira infância ou lactentes (até 2 anos), o jejum para a coleta de hemograma pode ser de 1 a 3 horas apenas (intervalo entre mamadas)[31]. A ingestão de pequena quantidade de água antes da coleta não quebra o jejum e não altera os parâmetros do hemograma. A ingestão de café e o uso do fumo não são recomendados antes da coleta para o hemograma. A cafeína pode estimular a liberação de epinefrina (adrenalina) e atuar na liberação do *pool* marginal de neutrófilos para a circulação. O fumo pode elevar a concentração de adrenalina e cortisol com elevação dos eritrócitos, hemoglobina, hematócrito e número de leucócitos (neutrófilos, monócitos, eosinófilos e basófilos) na circulação. Medicamentos de uso contínuo, quando não suspensos pelo médico, são permitidos antes da coleta da amostra para hemograma.

Dieta

A dieta a que o indivíduo está submetido, mesmo respeitado o período regulamentar de jejum, pode interferir na concentração de alguns componentes do sangue, na dependência das características orgânicas do próprio paciente. Leucocitose e trombocitose discretas podem ser vistas na sequência de uma refeição normal. Alterações bruscas na dieta, como ocorrem, em geral, nos primeiros dias de uma internação hospitalar e no pós-cirúrgico de certas cirurgias gastrointestinais, exigem certo tempo para que alguns parâmetros hematológicos retornem aos níveis basais[32].

Atividade física prolongada anterior à coleta

Após exercício prolongado, há elevação no valor dos eritrócitos (0,5 × 106), hemoglobina (1,5 g/dL) e leucócitos (até 30 × 103/mm^3), por causa da saída de plasma vascular durante o exercício e da entrada de leucócitos neutrófilos do *pool* marginal. Para pacientes que chegam ao laboratório com respiração ofegante, após rápida caminhada ou subida de rampas ou escadas, realiza-se a coleta após 30 minutos de repouso. A coleta de sangue venoso em indivíduos não hospitalizados não é procedimento impeditivo ou limitante para a prática de exercício físico ou para o trabalho. A decisão final fica a critério do próprio paciente ou a critério e orientação médica. Estado emocional do paciente, estresse, choro Maior secreção de adrenalina com consequente elevação do número de neutrófilos pela liberação do *pool* marginal para o *pool* circulatório.

Tabagismo

O fumo afeta a eritropoese, elevando o número de eritrócitos, contagens leucocitárias (neutrofílicas e monocíticas), hemoglobina, hematócrito e VCM, além de aumentar a agregabilidade e reduzir a sobrevida das plaquetas. Essas alterações podem persistir no hemograma por meses após a suspensão do vício. Uso prévio de fármacos e drogas de abuso deve ser questionado durante o cadastro, pois pode provocar alterações no hemograma.

Outras

Medicamentos como a penicilina e outros antibióticos, metildopa, carbonato de lítio, alguns anti-inflamatórios e glicorticoides podem induzir a formação de anticorpos que agirão contra as hemácias. Medicações aplicadas via endovenosa, se não diluídas corretamente, podem causar hemólise. O álcool tem efeito tóxico sobre a hematopoese e efeito hepatotóxico direto, causando esteatose, hepatite e cirrose. Do conjunto, origina-se a anemia do alcoolismo[32]. A Tabela 5.4 resume as principais causas de variação no hemograma[33-39].

Tabela 5.4. Ação de interferentes na amostra sobre parâmetros hematológicos

Parâmetro	Elevação: amostras com	Diminuição: amostras com
Leucócitos	Crioglobulinas, eritroblastos, agregados plaquetários, eritrócitos resistentes à lise	Microcoágulos, satelitismo plaquetário
Eritrócitos	Leucocitose > 50.000/mm^3, plaquetas gigantes	Crioglobulinas, microcitose acentuada, hemólise *in vitro*
Hemoglobina	Leucocitose, lipemia	
Plaquetas	Micrócitos em grande quantidade, hemólise *in vitro* intensa (estroma), restos de células leucêmicas, crioglobulinas, bactérias, fungos (sepse por *Candida* sp.), hiperlipemia (PLT-O: distúrbio do metabolismo, nutrição parenteral)	Agregados plaquetários por coleta difícil, fluxo lento, coagulação parcial da amostra, relação inadequada de amostra e anticoagulante pseudotrombocitopenia induzida pelo EDTA, satelitismo plaquetário, macroplaquetas

Referências bibliográficas

1. Sociedade Brasileira de Patologia Clínica/Medicina Laboratorial (SBPC/ML). Recomendações da SBPC/ML para coleta e preparo de amostra biológica.
2. Guder WG, Narayanan S, Wisser H, Zawta B. Samples: From the patient to the laboratory. The impact of preanalytical variables on the quality of laboratory results. 2nd ed. Darmstadt: Cit Verlag GMBH; 2001.
3. Kallner A, Manell P, Johansson S. Drugs interference and effects in clinical chemistry. 3rd ed. Stockholm: Ab Realtryck; 1984.
4. McPherson RA, Pincus MR. Henry's clinical diagnosis and management by laboratory methods. 21th ed. Philadelphia: Elsevier-Saunders; 2007.
5. Young DS, editor. Effects of drugs on clinical laboratory tests. 4th ed. Washington: AACC Press; 1995.
6. Young DS. Effects of preanalytical variables on clinical laboratory tests. 2nd ed. Washington: AACC Press; 1997.
7. Young DS, Bermes Jr EW. Preanalytical variables and biological variation. In: Burtis CA, Ashwood ER, Bruns DE, editors.. Tietz: textbook of clinical chemistry. 4th ed. Philadelphia: W. B. Saunders; 2006. p. 449-73.
8. Young DS, Friedman RB, editors. Effects of disease on clinical laboratory tests. 4th ed. Washington: AACC Press; 2001.
9. Clinical and Laboratory Standardization Institute (CLSI). 2. CLSI H3-A6, Procedures for the Collection of Diagnostic Blood Specimens by Venipuncture; Approved Standard, 6th ed.
10. Manual de conduta em exposição ocupacional a material biológico. Disponível em: http://bvsms.saude.gov.br/bvs/publicacoes/04manual_acidentes.pdf.
11. NR 32 – Segurança e Saúde no Trabalho em Serviços de Saúde. Portaria GM nº 1.748, de 30 de agosto de 2011. 5. Portaria MTE nº 939, de 18 de novembro de 2008. DOU de 1911/08 – Seção 1, p. 238.
12. Sociedade Brasileira de Patologia Clínica/Medicina Laboratorial (SBPC/ML). Recomendações da SBPC/ML para coleta de sangue venoso.

13. Sociedade Brasileira de Patologia Clínica/Medicina Laboratorial (SBPC/ML). Gestão da fase pré-analítica. Recomendações da SBPC/ML.
14. Andriolo A, Bismarck ZF. Rins e vias urinárias. In: Andriolo A, organizador. Guias de medicina ambulatorial e hospitalar – EPM-Unifesp – Medicina Laboratorial. 2ª ed. Barueri: Manole; 2008. p. 243-66.
15. Associação Brasileira de Normas Técnicas. NBR 15.268:2005. Laboratório clínico – Requisitos e recomendações para exame de urina. Disponível em: www.abnt.org.br. Acesso em: 10 out. 2017.
16. Strasinger SK, Di Lorenzo MS. O exame microscópico da urina. In: Strasinger SK, Di Lorenzo MS, editors. Urinálise e fluidos corporais. 5ª ed. São Paulo: Livraria Médica Paulista Editora; 2009. p. 89-138.
17. Burtis CA, Ashwood ER, Tietz NW, editors. Tietz: textbook of clinical chemistry. 3rd ed. Philadelphia: W. B. Sanders; 1999. p. 49. 2. CLSI. Point of care blood glucose testing in acute and chronic care facilities. Approved Guideline, C30-A2. 2.ed. Wayne, Pennsylvania; 2008.
18. CLSI. Procedures and devices for the collection of diagnostic capillary blood specimens. Approved Standard. CLSI H04-A6. 6th ed. Wayne, Pennsylvania; 2008.
19. College of American Pathologists. Point-of-Care-Testing Checklist, 2013. Disponível em: http://www.cap.org/apps/docs/education/OnlineCourseContent/2011/LAP/Resources/Checklists/POC.pdf. Acesso em: 5 nov. 2017.
20. Andriolo A, Carrazza FR. Diagnóstico laboratorial em Pediatria. 2nd ed. São Paulo: Sarvier; 2007.
21. Blood gas transport and analysis. In: West JB, editor. Respiratory physiology: people and ideas. Nova York: Oxford University Press; 2000.
22. Clinical and Laboratory Standards Institute (CLSI/NCCLS). Blood gas and pH analysis and related measurements; Approved Guideline. 2nd ed. CLSI/NCCLS document C46-A2, v. 29, n. 8. (Replaces C46-A, v. 21, n. 14). Wayne, Pensilvânia: NCCLS; 2009.
23. Krogh A. On mechanism of the gas-exchange in the lungs. Scand Arch Physiol. 1910;23:248-78.
24. Price CP, St John A, Cricka LL. Point-of-care testing. Needs, opportunity and innovation. 3rd ed. Washington: AACC Press; 2010.
25. Price CP, St John A. Point-of-care testing for managers and policymakers from rapid testing to better outcomes. Washington: AACC Press; 2006.
26. Rouhton FJW, Severinghaus JW. Accurate determination of O2 dissociation curve of human blood above 98,7% saturation with data on O2 solubility in unmodified human blood from 00 to 370 C. J Appl Physiol. 1973;35:861-9.
27. Scott MG, et al. Electrolytes and blood gases. In: Burtis CA, Ashwood E, Bruns D, editors. Tietz: textbook of clinical chemistry and molecular diagnostics. 4th ed. St. Louis: Elsevier-Saunders; 2006. p. 983-1018.
28. Severinghaus JW. Simple, accurate equations for human blood O2 dissociation computations. J Appl Physiol. 1979;46:599-602.
29. Severinghaus JW. The invention and development of blood gas analysis apparatus. Anesthesiology. 2002;97:253-6.
30. Clinical and Laboratory Standards Institute (CLSI/NCCLS). Implementing a Needlestick and Sharps Injury Prevention Program in the Clinical Laboratory; A Report. NCCLS document X3-R. Wayne, Pennsylvania: NCCLS; 2002.
31. Santos PCJL. Hematologia: métodos e interpretação. São Paulo: Roca; 2013.
32. Bain BJ. Células sanguíneas: um guia prático. 2ª ed. Porto Alegre: Artes Médicas; 1997.
33. Failace RR, Fernandes FB, Failace R. Hemograma: Manual de interpretação. 5ª ed. Porto Alegre: Artmed; 2009.
34. Guideline for Good Clinical Laboratory Practice Standards. DAIDS – Division of Aids. Departament of Health & Human Services. National Institutes of Health (NIH). Final Version 2.0. 2011. Disponível em: www.nih.gov. Acesso em: 10 out. 2017.
35. Martinho MSC, organizador. Hematologia em laboratório clínico. São Paulo: Sarvier; 2012.
36. Simmons A. Hematology: a combined theoretical & technical approach. Philadelphia: W.B. Saunders Company; 1989.
37. Meira C, Oliveira D. Qualidade em laboratório clínico. São Paulo: Sarvier; 2012. p. 163.
38. International Council for Standardization in Haematology. Recommendations of the International Council for Standardization in Haematology for ethylenediaminetetraacetic acid anticoagulantion of blood for blood cell counting and sizing. Am J Clin Pathol. 1993;100(4):371-2.
39. Brasil. Ministério da Saúde. Resolução RDC nº 302/2005, de 13 de outubro de 2005. Diário Oficial da União de 14 de outubro de 2005. Rodak BF, Fritsna GA, Doig K, editors. Hematology – Clinical principles and applications. 3rd ed. St Louis: Saunders; 2007.

SEÇÃO III

ACESSO À VIA AÉREA NA EMERGÊNCIA

Coordenador
Fernando Sabia Tallo

6

ANATOMIA E FISIOLOGIA DA VIA AÉREA

Fernando Sabia Tallo
Bruno Rocha Wanderley

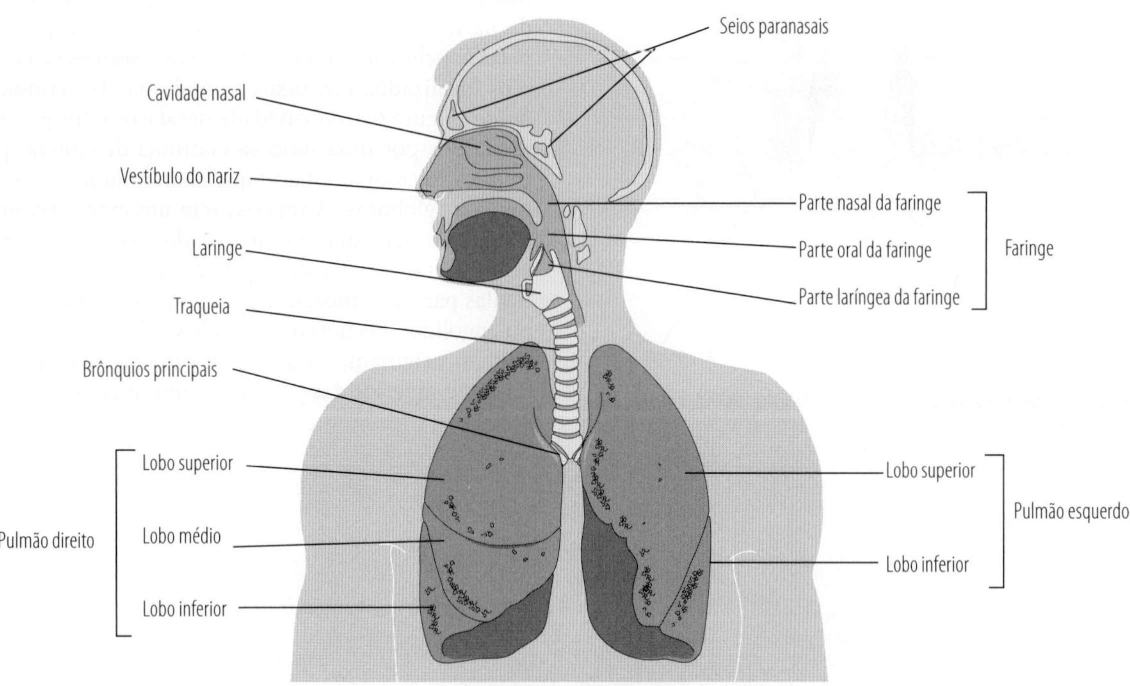

Figura 6.1. Panorama do sistema respiratório; vista medial, assim como ventral. Fonte: Sobotta, v. 1, p. 13[8].

Introdução

Para que as células do corpo possam desempenhar suas atividades metabólicas em condições aeróbicas, elas necessitam de um suprimento constante de oxigênio e uma maneira eficiente de remover o dióxido de carbono produzido nas suas atividades[1]. A respiração, ou troca de substâncias gasosas entre o ar e a corrente sanguínea, é feita pelo sistema respiratório (*apparatus respiratorius*; aparelho respiratório), que compreende: nariz, boca, cavidade nasal, nasofaringe, laringe, traqueia, brônquios e pulmões[2]. Para o desempenho dessas funções, a respiração pode ser dividida em quatro grandes eventos funcionais: (1) a *ventilação pulmonar*, que se refere à troca de ar entre a atmosfera e os alvéolos pulmonares; (2) *a difusão de oxigênio e do dióxido de carbono entre os alvéolos e o sangue*; (3) *o transporte de oxigênio e de dióxido de carbono no sangue e nos líquidos corporais*, para as células (oxigênio) e a partir delas (dióxido de carbono); e (4) a *regulação da ventilação* e de outros aspectos da respiração[3]. Além disso, o sistema respiratório executa também outros trabalhos. Ele metaboliza alguns compostos, filtra materiais tóxicos da circulação e atua como um reservatório de sangue[4].

Anatomia

Nariz e cavidade nasal

O nariz externo (*nasus externos*) tem a forma de uma pirâmide na qual seu ângulo livre constitui o ápice[1]. A face inferior do nariz é perfurada por duas aberturas piriformes, as narinas (aberturas nasais anteriores), que são limitadas lateralmente pelas asas do nariz e separadas uma da outra pela parte carnuda de pele suprajacente, o septo nasal, por onde o ar entra no sistema respiratório e é conduzido ao vestíbulo do nariz[1,5] (Figura 6.2). A face interna da parte anterior do vestíbulo é provida de muitos pelos lisos, ou vibrissas, que impedem a passagem de partículas (maiores que 10 μm de diâmetro) trazidas com a corrente de ar, destinadas à respiração[6]. Quando o ar passa pelo nariz, ocorrem três funções distintas nas cavidades nasais: (1) o ar é aquecido pelas superfícies dos cornetos e do septo, que têm a área de cerca de 160 cm^2; (2) o ar é umedecido quase por completo, mesmo antes de passar além do nariz; (3) o ar é filtrado. Essas funções, em conjunto, denominam-se condicionamento do ar das vias respiratórias superiores[7]. O vestíbulo do nariz é revestido por epitélio escamoso estratificado que é contínuo com a pele[1].

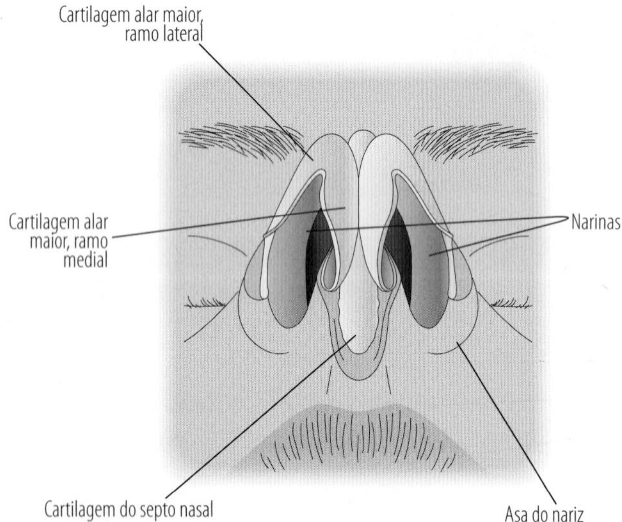

Figura 6.2. Cartilagens nasais, vistas por baixo (90%). Fonte: Sobotta, v. 1, p. 89[8].

A cavidade nasal é dividida pelo septo meridiano em duas câmaras simétricas e aproximadamente iguais, as fossas nasais. Elas se abrem no exterior através das narinas e internamente na nasofaringe através das coanas[2]. Os limites da cavidade nasal são formados pela parede lateral, medial, teto e assoalho. A parede lateral é irregular devido a três elevações enroladas – as conchas nasais (superior, média e inferior) – que se projetam inferiormente como rolos e dividem a cavidade nasal em quatro passagens: (1) recesso esfenoetmoidal; (2) meato nasal superior; (3) meato nasal médio; e (4) meato nasal inferior[5]. Os seios paranasais abrem-se nas cavidades do nariz. A maior parte deles abre-se nos meatos formados pelas conchas (Figura 6.3). Os seios paranais são espaços aéreos localizados nos ossos frontal, maxilar, etmoide e esfenoide (Figura 6.4). A cavidade nasal e os seios paranasais são revestidos por uma mucosa contínua de epitélio pseudoestratificado colunar ciliado que contém numerosas glândulas mucosas globosas. A mucosa tem um extensivo suprimento sanguíneo que aquece o ar inalado. Os cílios da membrana se movem de tal maneira que carregam o muco com as partículas para a faringe, onde ele pode ser removido pela tosse ou engolido[1]. Os nervos olfatórios, relacionados apenas com o olfato, originam-se das células situadas no epitélio olfatório na parte superior das paredes laterais e do septo da cavidade nasal[5].

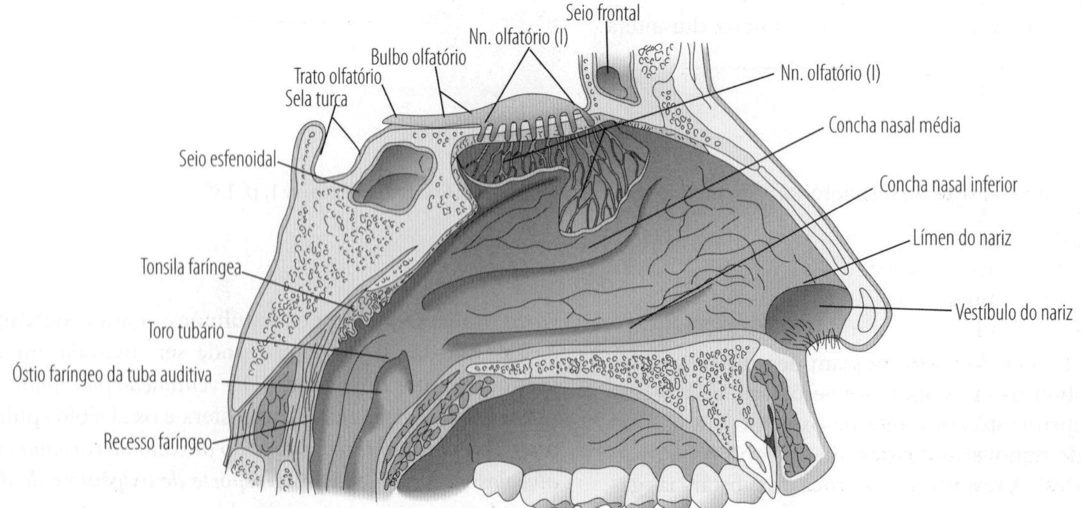

Figura 6.3. Parede lateral da cavidade nasal; corte paramediano; mucosa retirada parcialmente; vista medial (E). Fonte: Sobotta, v. 1, p. 91[8].

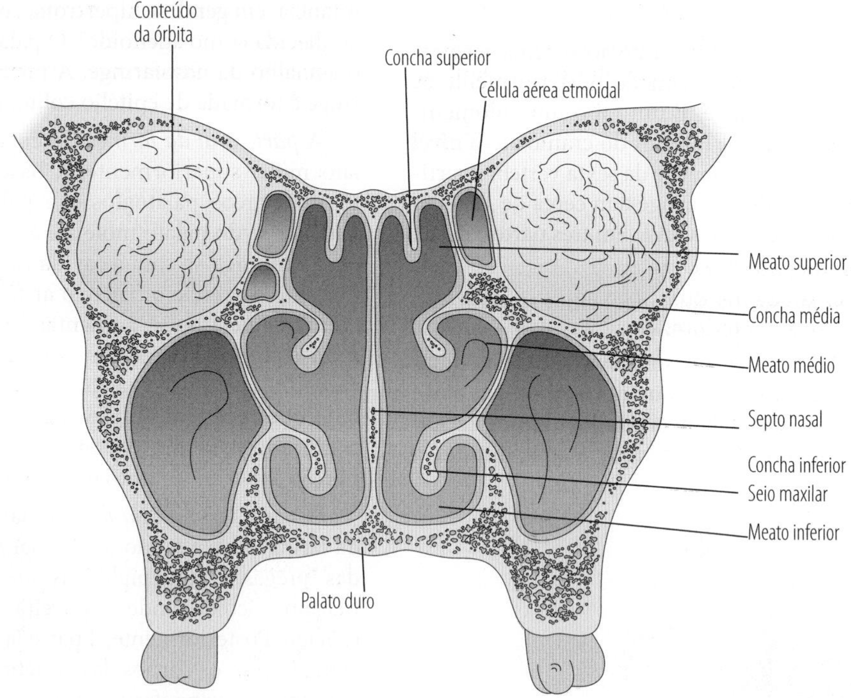

Figura 6.4. Secção coronal das cavidades nasais. Fonte: Goss[2], p. 915.

Boca

É uma cavidade de forma quase oval, constituída por duas partes: uma externa, menor, o *vestíbulo*, e outra interna, maior, a *cavidade bucal propriamente dita*[2]. O vestíbulo é o espaço semelhante a uma fenda entre os dentes e a gengiva e os lábios e as bochechas. A cavidade própria da boca é o espaço entre os arcos dentais superiores e inferiores. É limitada lateral e anteriormente pelos arcos alveolares maxilares e mandibulares que alojam os dentes. O teto da cavidade da boca é formado pelo palato. Posteriormente, a cavidade da boca se comunica com a parte oral da faringe[5]. A *úvula* é uma pequena saliência muscular que pende da margem posterior do palato mole. Serve como um coxim prevenindo o palato mole de ser empurrado para a cavidade do nariz durante a deglutição. O palato mole está unido lateralmente à língua pelos arcos palatoglossos e à parede da bucofaringe pelos arcos palatofaríngeos. As *tonsilas palatinas*, que são compostas principalmente de tecido linfoide, estão localizadas nas fossas entre os dois arcos, uma região chamada fauces[1] (Figura 6.5). A *língua* é o principal órgão do sentido do gosto e um importante órgão da fala, além de auxiliar na mastigação e deglutição dos alimentos. Localiza-se no soalho da boca, dentro da curva do corpo da mandíbula[2]. É anatomicamente dividida em: (1) raiz da língua, definida como o terço posterior (pós-sucal) da língua; (2) corpo da língua, que é a parte restante; (3) ápice da língua, que normalmente é a parte anterior pontiaguda do corpo e (4) dorso da língua, que é a face posterossuperior, que inclui um sulco em forma de V (sulco terminal)[5].

A língua é composta de feixes entrelaçados de músculos esqueléticos cobertos por uma membrana mucosa. Os músculos extrínsecos da língua originam-se no osso hioide, na mandíbula e no processo estiloide dos ossos temporais. Esses músculos movem a língua para frente, para trás e para os lados. Os músculos intrínsecos originam-se e se inserem na própria língua. Suas fibras correm em várias direções e modificam a forma da língua de diferentes maneiras. Por causa desses dois lotes de músculos, a língua é muito móvel e é usada para movimentar o alimento, para a deglutição, e na fala[1]. As *papilas* da língua são projeções do cório, abundantemente distribuídas sobre os dois terços anteriores do seu dorso, dando a essa superfície aspereza característica. Os tipos de papilas são: papilas valadas, papilas fungiformes, papilas filiformes e papilas simples[2]. *Botões gustatórios* são encontrados nas papilas veladas e nas fungiformes. Todos os músculos da língua, exceto o palatoglosso, são supridos pelo nervo craniano (NC) XII, o nervo *hipoglosso*[5].

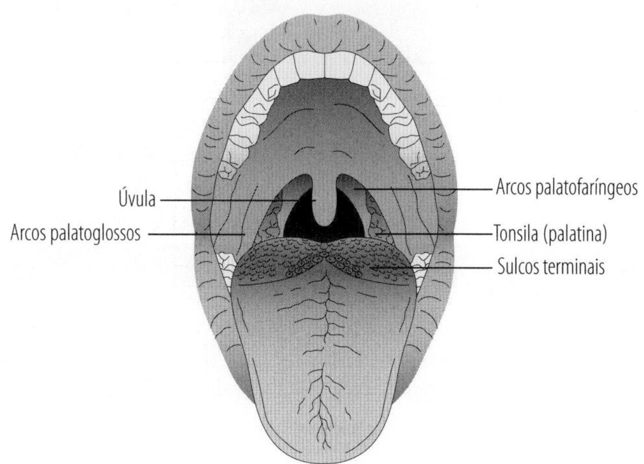

Figura 6.5. Cavidade oral. Fonte: Finucane *et al.*[9], p. 5.

Faringe

A faringe é um tubo que serve tanto ao sistema respiratório como ao sistema digestivo situado posteriormente às cavidades nasais, boca e laringe. É um tubo musculomembranoso que se estende da face inferior do crânio até o nível da cartilagem cricoide ventralmente e da sexta vértebra vertical dorsalmente. A cavidade da faringe tem cerca de 12,5 cm de comprimento e pode ser subdividida em três partes: nasal, oral e laríngea[2] (Figuras 6.6 e 6.7).

A *parte nasal da faringe* (nasofaringe) situa-se acima do palato mole e é a extensão posterior das cavidades do nariz[5]. Nas suas paredes laterais, a nasofaringe recebe as tubas auditivas que as conectam com o ouvido médio[1]. Na parte posterior, encontra-se uma saliência produzida por tecido linfático, conhecida como tonsila faríngea, a qual, durante a infância, em geral, se hipertrofia em uma massa considerável, conhecida como adenoide[2]. O palato mole e a úvula formam o assoalho da nasofaringe. A membrana mucosa da nasofaringe é formada de epitélio colunar pseudoestratificado[1].

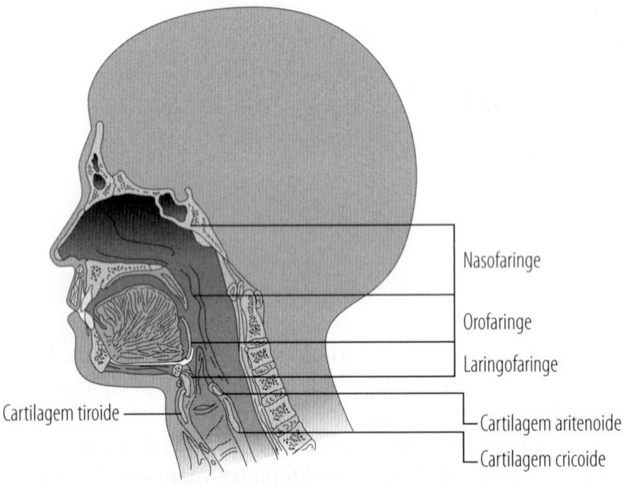

Figura 6.6. Faringe – sagital. Fonte: Finucane *et al.*[9], p. 8.

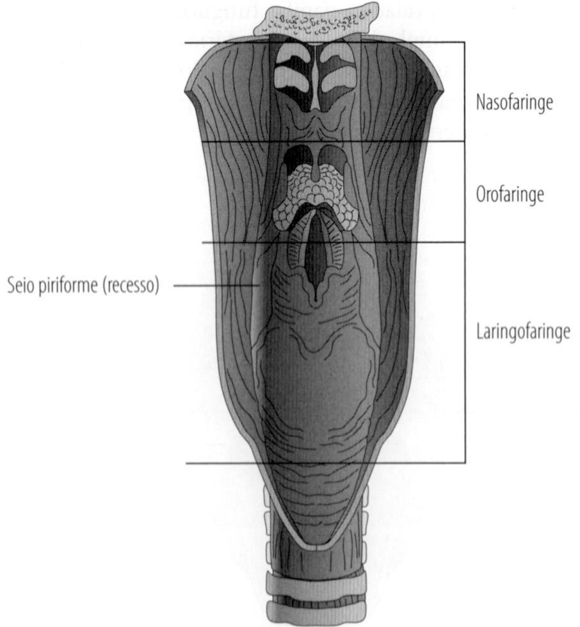

Figura 6.7. Faringe – posterior. Fonte: Finucane *et al.*[9], p. 9.

A *parte oral da faringe* (bucofaringe) é limitada pelo palato mole, superiormente, a base da língua, inferiormente, e os arcos palatoglosso e palatofaríngeo, lateralmente. Estende-se do palato mole até a margem superior da epiglote[5]. Comunica-se com a cavidade da boca através das fauces. Durante o exercício físico, o ar também pode entrar na bucofaringe pela boca, aumentando a taxa de ventilação pulmonar[1]. Em sua parede lateral, entre os dois arcos palatinos, encontra-se a tonsila palatina ou da fauce[2]. A membrana mucosa que reveste a bucofaringe é um epitélio escamoso estratificado, também encontrado na cavidade da boca e na porção superior do trato digestivo[1].

A *parte laríngea da faringe* (laringofaringe) situa-se atrás da laringe, estendendo-se da margem superior da epiglote e das "pregas faringoepiglóticas" até a margem inferior da cartilagem cricoide, onde se estreita e se torna contínua com o esôfago. Posteriormente, a parte laríngea da faringe está relacionada com os corpos das vértebras C4 até C6[5]. Como a bucofaringe, a laringofaringe serve como passagem de alimento e de ar e, consequentemente, é revestida por um epitélio escamoso estratificado[1].

Laringe

Na parte anterior do pescoço, no nível dos corpos vertebrais C3 até C6, fica a laringe, o mecanismo de fonação projetado para a produção da voz (vocalização), que conecta a parte inferior da faringe (parte oral da faringe) com a traqueia. Também protege as passagens de ar, especialmente durante a deglutição, e mantém uma via aerífera patente[5]. Ela produz uma considerável saliência na linha mediana do pescoço, chamada de pomo de Adão[2]. Essa proeminência é particularmente visível nos homens logo após a puberdade, quando a laringe se torna maior do que nas mulheres e a região anterior de seu esqueleto forma um ângulo mais agudo[1]. Sua extensão vertical está situada um pouco mais alto na mulher, o mesmo ocorrendo durante a infância; de cada um dos seus lados estão os grandes vasos do pescoço[2].

A laringe é ampla superiormente, onde apresenta a forma de uma caixa triangular, achatada dorsalmente e para os lados, dividida ventralmente por uma crista vertical proeminente. Caudalmente é estreita e cilíndrica. É constituída por nove cartilagens – três ímpares e três pares – unidas entre si por ligamentos e movidas por numerosos músculos[2] (Figuras 6.8 e 6.9). A *cartilagem tireóidea* é a maior das cartilagens ímpares. Ela é formada pela fusão na linha mediana de duas placas achatadas anteriormente, produzindo a proeminência laríngea. As placas permanecem separadas posteriormente, deixando uma ampla abertura na laringofaringe[1]. Logo abaixo da cartilagem tireóidea está a *cartilagem cricóidea*, que tem formato de anel de sinete com seu aro olhando anteriormente, e está ancorada na cartilagem tireóidea acima e na traqueia abaixo[5]. A região posterior da cartilagem cricóidea é mais larga que a região anterior. A terceira cartilagem ímpar, com forma de folha, é a *epiglote*[1]. A epiglote apresenta-se como uma fina lamela de cartilagem elástica amarela, com o formato de folha, que se projeta obliquamente para cima, atrás da raiz da língua, e ventralmente, na entrada da laringe. A extremidade livre é larga e arredondada; a parte fixada, ou pecíolo, é longa, estreita e unida pelo ligamento tireoepiglótico ao ângulo formado pelas duas lâminas da cartilagem tireóidea, ligeiramente caudal à incisura tireóidea superior[2]. Durante a deglutição, a laringe é puxada para cima, encostando-se na epiglote, que tende a desviar sólidos e fluidos para longe da abertura laringe em direção ao esôfago. As *cartilagens aritenoides* são as mais importantes das cartilagens pares[1]. São em número de duas, situadas na borda cranial da lâmina da cartilagem cricoide, no dorso da laringe. Cada uma tem forma piramidal, três faces, uma base e um ápice[2]. A extremidade posterior das cordas vocais fixa-se nas cartilagens aritenóideas, e o movimento da cartilagem é responsável pela variação de tensão das cordas ou pregas vocais. As cartilagens pares, *cuneiformes* e *corniculares*, são pequenas e muito relacionadas com as cartilagens aritenóideas[1].

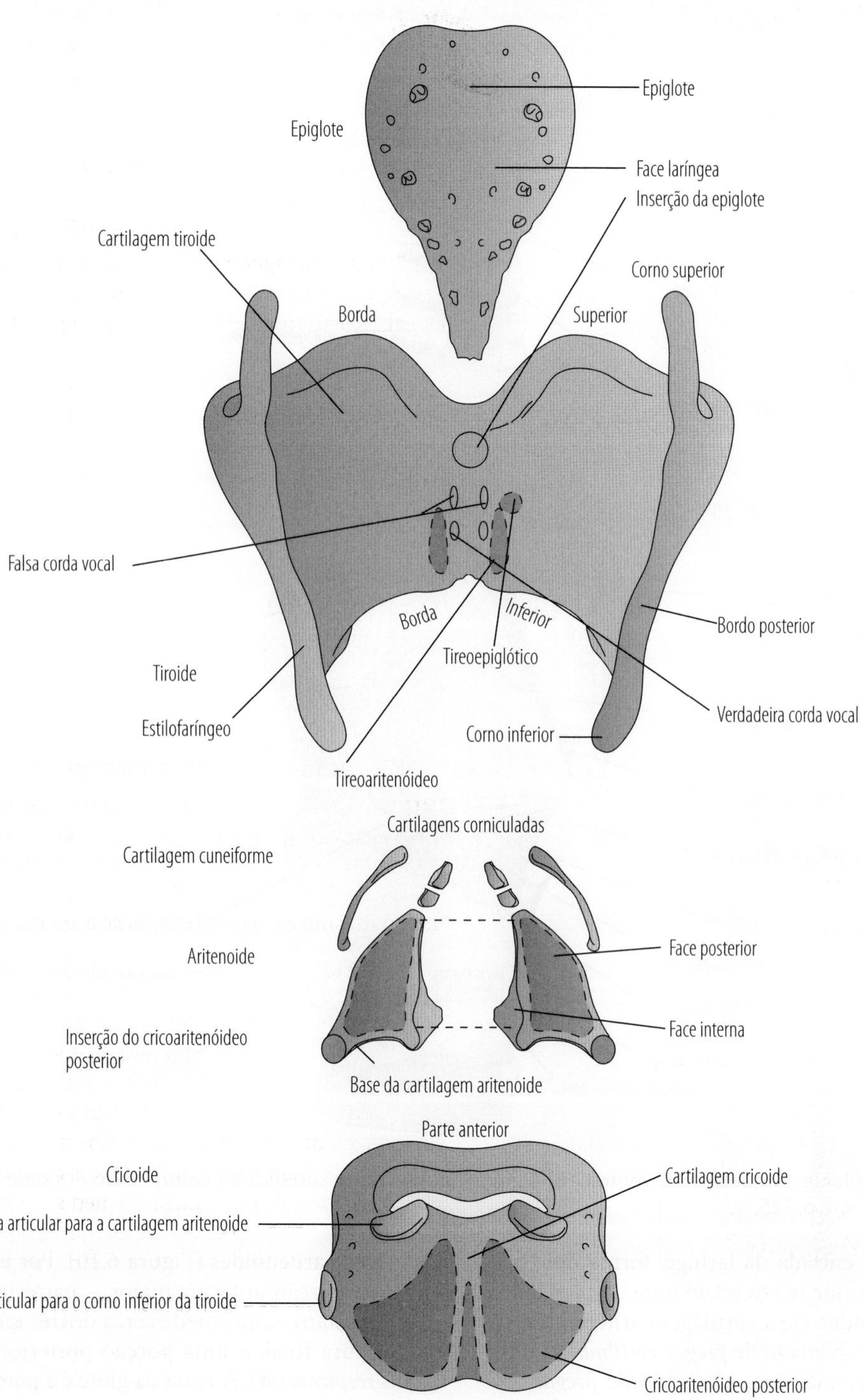

Figura 6.8. Cartilagens da laringe. Vista posterior. Fonte: Goss[2], p. 917.

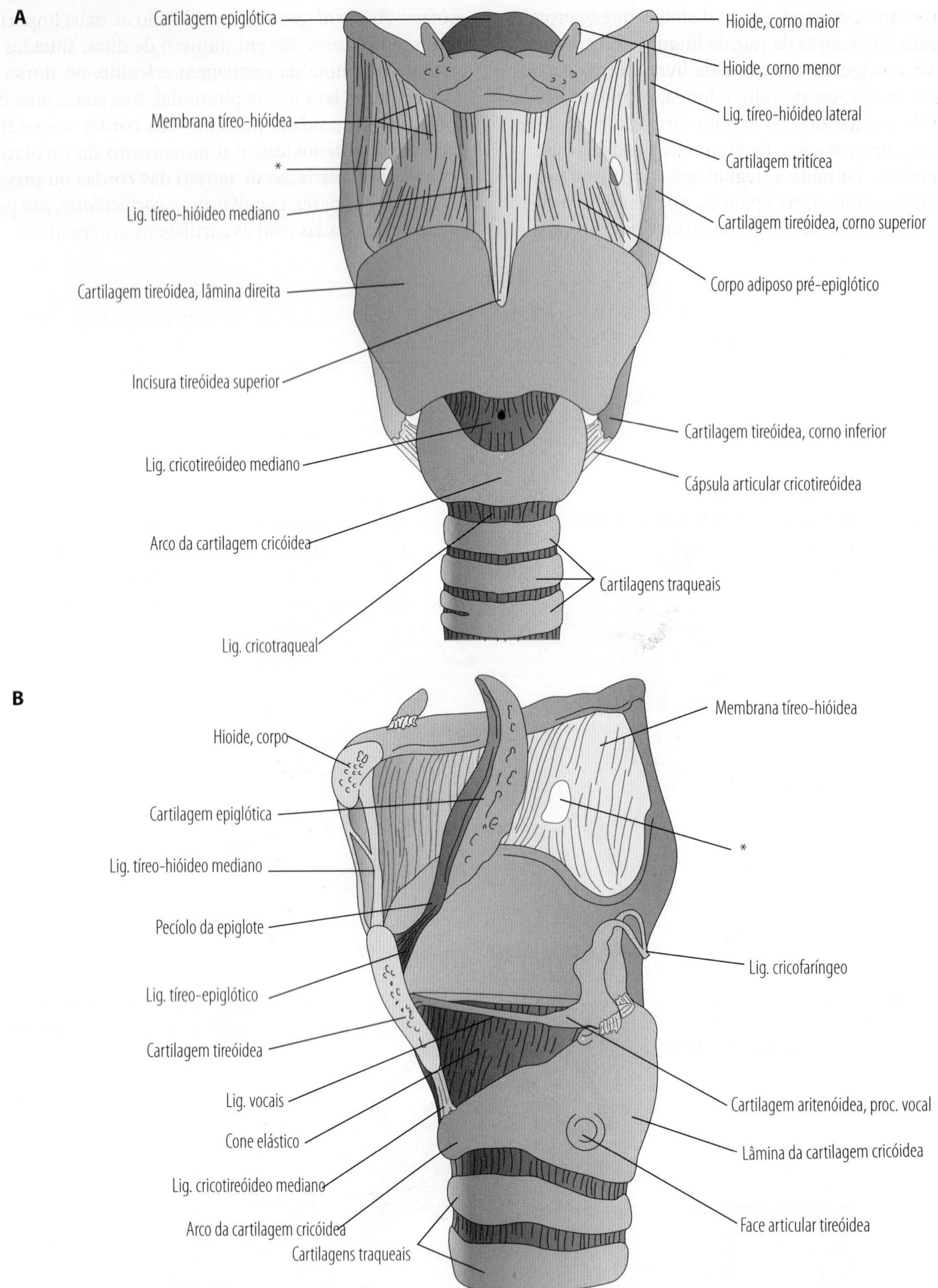

Figura 6.9. (**A**) Laringe, hioide, traqueia; vista ventral; (**B**) Laringe, hioide; parte superior da laringe e do etmoide cortados no plano mediano. Fonte: Sobotta[8], v. 1, p. 125.

A mucosa, perto da entrada da laringe, forma dois pares de pregas horizontais que se estendem uma de cada lado, desde a cartilagem tireóidea até a cartilagem aritenóidea. O par superior de pregas é chamado de *pregas vestibulares* (falsas cordas vocais). O par inferior é chamado de *pregas vocais* (cordas vocais verdadeiras)[1]. A *rima da glote* é a fissura alongada ou abertura situada ventralmente entre as pregas vocais e dorsalmente entre as bases e processos vocais das cartilagens aritenoides (Figura 6.10). Por isso, é subdividida em uma porção anterior maior – parte intermembranácea (*glottis vocalis*) –, que mede cerca de três quintos da extensão da abertura total, e uma porção posterior intercartilagínea (*glotis respiratoria*). A rima da glote é a parte mais estreita da cavidade da laringe e seu nível corresponde às bases da cartilagem aritenoides. No homem, seu comprimento é de cerca de 23 mm e na mulher varia entre 17 e 18 mm[2]. Nas cordas vocais existem faixas de ligamentos elásticos que fazem conexão com as cartilagens tireóidea, cricóidea e aritenóidea. Os ligamentos vocais elásticos podem ser retesados ou relaxados pela ação de certos músculos intrínsecos da laringe. Esses músculos também produzem rotação das cartilagens aritenóideas, fazendo, então, variar o grau de alongamento das cordas vocais. Como resultado das ações dos músculos intrínsecos, a glote pode ser estreitada ou alargada. O ar passando através da glote provoca vibração das cordas vocais e produz som[1]. A face anterior e a metade superior da face posterior da epiglote, a parte superior da prega ariepiglótica e as pregas vocais são revestidas por epitélio pavimentoso estratificado; todo o restante da mucosa laríngea é coberto por células cilíndricas ciliadas, embora ilhas de epitélio pavimentoso estratificado sejam encontradas na mucosa acima da glote[2].

Traqueia

A traqueia é um tubo fibrocartilagíneo que se estende a partir da extremidade inferior da laringe, no nível da sexta vértebra torácica, e termina no nível no ângulo do esterno ou do disco intervertebral T4/T5, onde se divide nos dois brônquios principais direito e esquerdo[5]. A traqueia é quase cilíndrica, isto é, não exatamente, porque é achatada dorsalmente; mede cerca de 11 cm de comprimento; seu diâmetro lateral é de 2 a 2,5 cm; é sempre maior na mulher que no homem[2]. O caminho do ar da traqueia está rodeado por uma série de cartilagem em forma de "C" que têm por finalidade impedir que as paredes desse tubo se colapsem. As cartilagens estão envolvidas por uma membrana fibroelástica, e as fibras elásticas formam uma camada importante nas paredes de todas as partes subsequentes da árvore respiratória. Músculos lisos e densas fibras de tecido conjuntivo mantêm os anéis unidos posteriormente, fechando as aberturas dos anéis em "C" e formando a *parede membranácea da traqueia*[1] (Figura 6.11). *Dorsalmente*, está em contato com o esôfago; *lateralmente*, no pescoço, relaciona-se com as artérias carótidas comuns, com os lobos direito e esquerdo da glândula tireóidea, as artérias tireóideas inferiores e os nervos recorrentes; no tórax, situa-se no mediastino superior e em relação, no lado direito, com a pleura e o nervo vago direito e próximo à raiz do pescoço, com o tronco braquiocefálico; à esquerda estão o nervo recorrente esquerdo, o arco aórtico e as artérias subclávia e carótida comum esquerdas[2]. A traqueia é revestida por uma membrana mucosa de epitélio pseudoestratificado colunar ciliado que contém numerosas glândulas mucosas[1].

Uma incisão transversa da pele do pescoço e da parede anterior da traqueia, denominada *operação de traqueostomia*, pode estabelecer uma via aerífera adequada[5]. Quando realizada como emergência, é mais bem executada penetrando no pescoço 1 cm abaixo da cartilagem cricoide e abrindo a traqueia entre o segundo e o terceiro anel cartilagíneo. O istmo da glândula tireóidea em geral está situado caudalmente às duas primeiras cartilagens e nenhum vaso sanguíneo de tamanho apreciável está presente[2].

Brônquios

Quando a traqueia passa atrás do arco da aorta, ela se divide em dois ramos curtos: os *brônquios principais direito* e *esquerdo*[1]. O *brônquio direito* é mais largo, mais curto e tem menor angulação em sua divergência da traqueia que o esquerdo. Tem cerca de 2,5 cm de comprimento e penetra no pulmão direito quase em frente à quinta vértebra torácica. O *brônquio esquerdo* tem menos calibre, mas aproximadamente o dobro do comprimento do direito (5 cm). Ele passa por baixo do arco aórtico e cruza ventralmente o esôfago, o ducto torácico e a aorta descendente[2]. Os brônquios principais entram nos hilos dos pulmões e ramificam-se de maneira constante dentro dos pulmões para formar a *árvore bronquial*. Cada brônquio principal divide-se em *brônquios lobares* (brônquios secundários), dois do lado esquerdo e três do lado direto, cada um dos quais supre um lobo do pulmão. Cada brônquio lobar divide-se em diversos *brônquios segmentares* (brônquios terciários) que suprem os segmentos broncopulmonares (Figura 6.12). Além dos brônquios segmentares, estão 20 a 25 gerações de ramos que eventualmente terminam em *bronquíolos terminais*. Cada bronquíolo terminal dá origem a diversas gerações de *bronquíolos respi-*

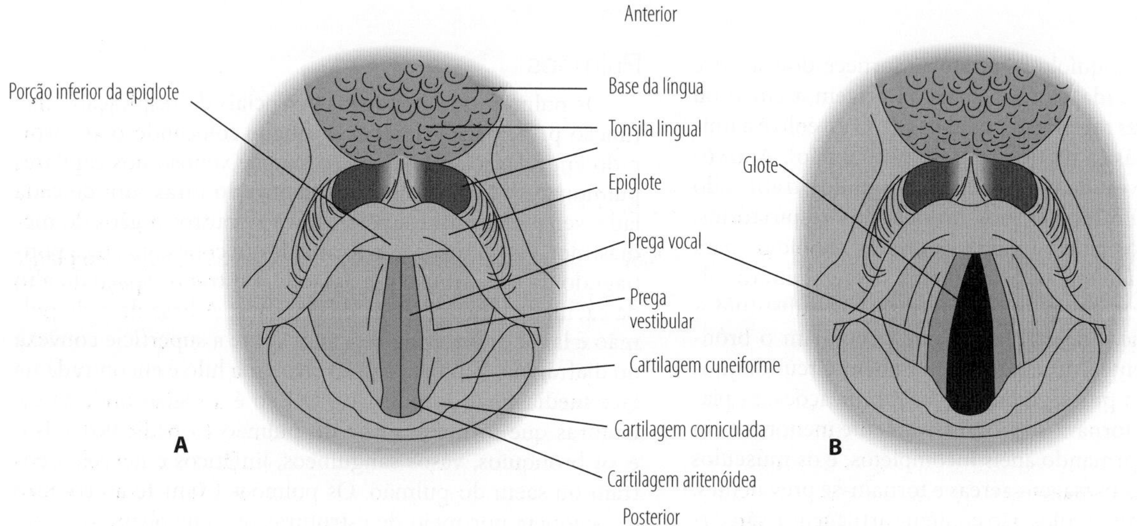

Figura 6.10. Laringe. Vista superior mostrando (**A**) a glote fechada e (**B**) a glote aberta. Fonte: Spence[1], p. 520.

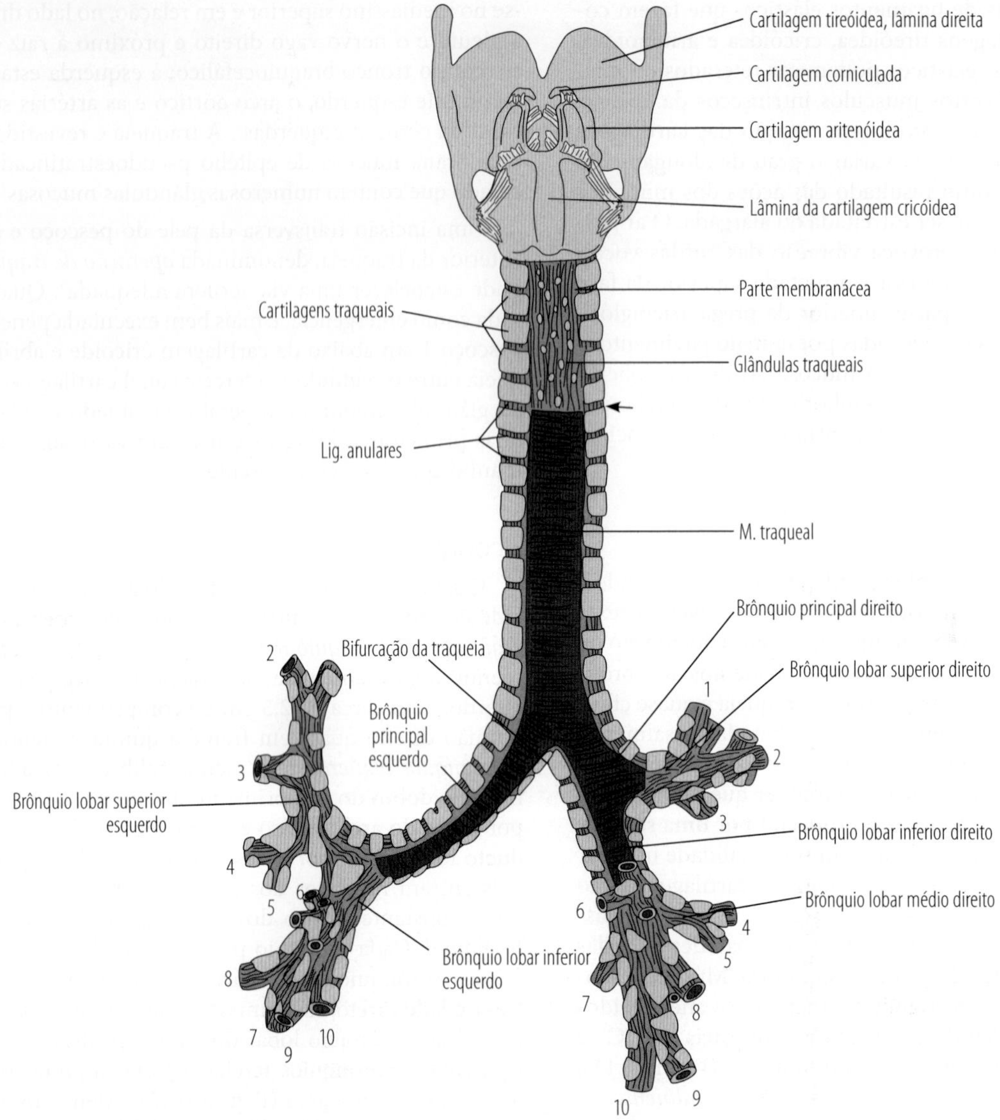

Figura 6.11. Laringe, traqueia e brônquios; abaixo da seta, a camada superficial da parede membranácea foi removida para expor a camada muscular da traqueia; vista posterior. Fonte: Sobotta[8], v. 1, p. 93.

ratórios e cada bronquíolo respiratório fornece dois a onze *ductos alveolares*, cada um dos quais dá origem a cinco ou seis *sacos alveolares* revestidos por alvéolos. O alvéolo é a unidade estrutural básica de troca gasosa no pulmão[5]. A árvore brônquica é revestida por um epitélio pseudoestratificado colunar ciliado. Entretanto, nos bronquíolos respiratórios, o epitélio perde os cílios e muda as células cuboidais para escamosas à medida que os bronquíolos se estendem distalmente. No interior dos pulmões, os anéis são substituídos por pequenas placas de cartilagem que circundam o brônquio completamente. Músculos lisos também circundam os brônquios. Com o prosseguimento das ramificações, as placas de cartilagem tornam-se progressivamente menores e em menor número, formando anéis incompletos, e os músculos lisos circundam as passagens aéreas e tornam-se prevalentes. As paredes dos bronquíolos não contêm cartilagens e são circundadas por músculos lisos[1].

Pulmões

Os pulmões são os órgãos essenciais da respiração[2]. Sua função principal é oxigenar o sangue colocando o ar inspirado em relação íntima com o sangue venoso nos capilares pulmonares[5]. Estão colocados dentro do tórax, um de cada lado, separados entre si pelo coração e outros órgãos do mediastino[2]. Os pulmões têm forma de um cone com ápice pontiagudo de cada um sobrepassando o estreito espaço do alto da cavidade torácica, atrás da clavícula. A base de cada pulmão é larga e côncava e descansa sobre a superfície convexa do diafragma. Uma depressão chamada hilo é encontrada na face mediastinal do pulmão[1]. O hilo é a região onde as estruturas que formam a raiz do pulmão (o pedículo) – isto é, os brônquios, vasos sanguíneos, linfáticos e nervos – entram ou saem do pulmão. Os pulmões fixam-se ao coração e à traqueia por meio de estruturas que englobam as raízes dos pulmões[5].

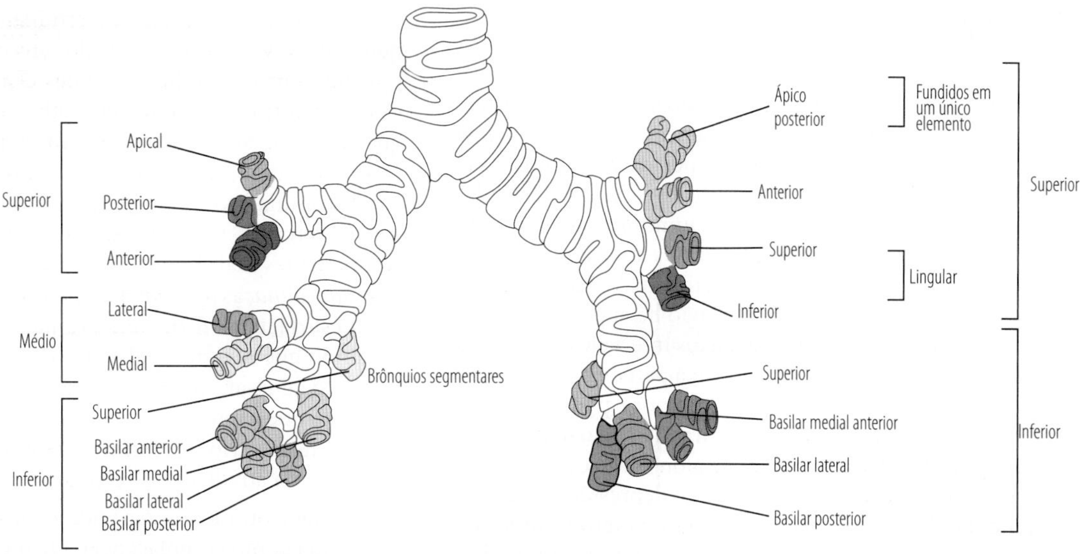

Figura 6.12. Ramificação dos brônquios nos segmentos. Fonte: Spence[1], p. 524.

Cada pulmão é dividido em lobos superior e inferior por uma fissura oblíqua. O pulmão direito é ainda dividido por uma fissura que delimita um lobo médio. Assim, o pulmão direito tem três lobos, enquanto o esquerdo tem dois. Além desses cinco lobos, que são visíveis externamente, cada pulmão é subdividido em unidades menores, chamadas de segmentos broncopulmonares[1]. De acordo com esse conceito, o segmento broncopulmonar seria a porção do pulmão em que um determinado brônquio se distribui; o conceito poderia ser assim aplicado ao lóbulo, porção provida por um brônquio lobular. Os segmentos broncopulmonares são denominados de acordo com suas porções nos lobos, e o brônquio para cada um tem um nome segundo o segmento[2] (Figura 6.13).

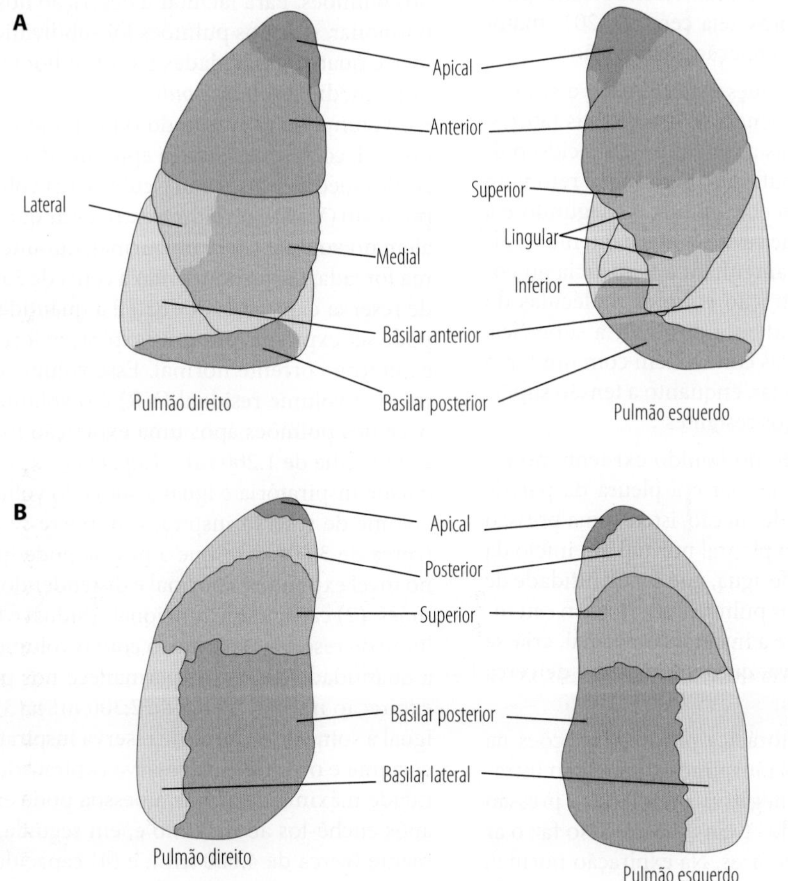

Figura 6.13. Segmentos broncopulmonares dos pulmões mostrando (**A**) vista anterior e (**B**) vista posterior. Fonte: Spence[1], p. 524.

Fisiologia

Ventilação pulmonar

A ventilação é o processo de conduzir o ar da atmosfera até os alvéolos pulmonares. As vias aéreas superiores, acima dos bronquíolos respiratórios, têm suporte cartilaginoso, são revestidas de epitélio colunar com grande número de células produtoras de muco, que auxiliam na umidificação do ar e no transporte de partículas inaladas, para a expulsão pelos movimentos ciliares e pela tosse. A partir dos bronquíolos, até as unidades respiratórias terminais, não há suporte de cartilagem. As bifurcações ocorrem a curtos intervalos, até que os segmentos de bronquíolos atravessam a parede alveolar, para cada alvéolo individualmente[7]. Os pulmões podem ser expandidos e contraídos de duas maneiras: (1) pelo movimento do diafragma para baixo e para cima alongando ou encurtando a cavidade torácica; e (2) elevação e depressão das costelas aumentando e diminuindo o diâmetro anteroposterior da cavidade torácica. Durante a inspiração, a contração do diafragma traciona para baixo a superfície inferior dos pulmões. Em seguida, durante a expiração, o diafragma simplesmente relaxa, e a retração elástica dos pulmões, da parede torácica e das estruturas abdominais comprime os pulmões. O segundo mecanismo de expansão dos pulmões consiste na elevação da caixa torácica, isto é, em repouso, as costelas inclinam-se para baixo, permitindo, assim, que o esterno seja levado para trás, em direção à coluna vertebral. Entretanto, quando a caixa torácica é elevada, as costelas projetam-se quase diretamente para a frente, de forma que o esterno também se desloca para frente, afastando-se da coluna vertebral, fazendo com que a espessura anteroposterior do tórax seja cerca de 20% maior durante a inspiração máxima em relação à expiração[3].

A tendência natural dos pulmões é de colapsar e se afastar da parede torácica. Essa tendência se deve a dois fatores. O primeiro são as fibras elásticas abundantes no tecido pulmonar, que se estiram com a insuflação pulmonar e retomam seu comprimento original, logo em seguida. O segundo é a tensão superficial do líquido que reveste internamente os alvéolos, que faz com que eles mantenham a tendência ao colapso. Esse efeito decorre da atração entre as moléculas do líquido, que continuamente tendem a diminuir a superfície de cada alvéolo. As fibras elásticas contribuem com um terço da tendência de retração pulmonar, enquanto a tensão superficial contribui com os dois terços restantes[7].

A pressão pleural é a pressão do líquido existente no estreito espaço entre a pleura pulmonar e a pleura da parede torácica, que mantém leve grau de sucção, isto é, uma pressão ligeiramente negativa. A pressão pleural normal, no início da inspiração, é de cerca de -5 cm de água, que é a quantidade de sucção necessária para manter os pulmões abertos em seu nível de repouso. A seguir, durante a inspiração normal, cria-se uma pressão ainda mais negativa, que, em média, é de cerca de -7,5 cm de água[3].

A movimentação da caixa torácica produz variações na pressão das vias respiratórias. Na inspiração, a pressão intra-alveolar torna-se ligeiramente negativa em relação à pressão atmosférica, alcançando cerca de -1 cm de água. Isso faz o ar penetrar através das vias respiratórias. Na expiração normal, a pressão intra-alveolar se eleva aproximadamente +1 cm de água, fazendo o ar sair através das vias respiratórias[7].

A tendência à retração determinada pela fina camada líquida que reveste a superfície dos alvéolos é contrabalançada por uma mistura de lipoproteínas chamada de surfactante[7]. O surfactante é um agente tensoativo na água, o que significa que ele reduz acentuadamente a tensão superficial da água. O surfactante é secretado por células epiteliais especializadas denominadas *células epiteliais alveolares tipo II*, que constituem cerca de 10% da área da superfície dos alvéolos. Os componentes mais importantes são o *fosfolipídio dipalmitoilfosfatidilcolina*, as *apoproteínas do surfactante* e os *íons de cálcio*[3]. O surfactante forma uma camada monomolecular sobre o líquido que reveste os alvéolos e evita a existência de uma interface água-ar, que possui tensão superficial 2 a 14 vezes maior do que a interface surfactante-ar. Para expandir os pulmões, é necessário um mínimo de esforço, que ocorre naturalmente, na atividade da respiração[7].

A maior ou menor capacidade de expansão pulmonar é conhecida como complacência. Quando a capacidade de expandir está diminuída, diz-se que o pulmão tem a complacência reduzida, ou, em outras palavras, um pulmão com a complacência reduzida se expande com mais dificuldade[7]. No ser humano adulto normal, a complacência total de ambos os pulmões é, em média, de cerca de 200 mL de ar por centímetro de água de pressão transpulmonar (diferença entre a pressão alveolar e a pressão pleural)[3].

Um método simples para estudar a ventilação pulmonar consiste em registrar, por meio do procedimento denominado *espirometria*, os movimentos de inspiração e espiração dos pulmões. Para facilitar a descrição dos eventos da função pulmonar, o ar nos pulmões foi subdividido em quatro volumes e quatro capacidades para um homem adulto jovem de porte médio[3]. *Volumes pulmonares*: (1) volume corrente (VC) é o volume de ar inspirado ou expirado em cada respiração normal, correspondendo a aproximadamente 500 mL em um adulto médio, do sexo masculino; (2) volume de reserva inspiratório (VRI) é o volume extra de ar que pode ser inspirado, além do volume corrente normal, durante a inspiração máxima forçada, correspondendo a cerca de 3.000 mL; (3) volume de reserva expiratório (VRE) é a quantidade de ar que ainda pode ser expirada, por uma expiração forçada, após o final da expiração corrente normal. Esse volume é de cerca de 1.100 mL; (4) volume residual (VR) é o volume de ar que permanece nos pulmões após uma expiração forçada. Esse volume é em média de 1.200 mL[7]. *Capacidades pulmonares*: (1) capacidade inspiratória é igual à soma do volume corrente com o volume de reserva inspiratório; refere-se à quantidade de ar (cerca de 3.500 mL) que a pessoa pode inspirar, começando no nível expiratório normal e distendendo ao máximo os pulmões; (2) capacidade funcional residual é igual à soma do volume de reserva expiratório com o volume residual; refere-se à quantidade de ar que permanece nos pulmões ao final da expiração normal (cerca de 2.300 mL); (3) capacidade vital é igual à soma do volume de reserva inspiratório com o volume corrente e o volume de reserva expiratório; trata-se da quantidade máxima de ar que a pessoa pode expelir dos pulmões após enchê-los ao máximo e, em seguida, expirar completamente (cerca de 4.600 mL); e (4) capacidade pulmonar total refere-se ao volume máximo que os pulmões podem alcançar com o maior esforço possível (cerca de 5.800 mL); é igual à soma da capacidade vital com o volume residual (Figura 6.15). Todos os volumes e capacidades pulmonares são cerca de 20% a 25% menores nas mulheres do que nos homens[3].

O volume-minuto respiratório é a quantidade total de ar novo que entra nas vias respiratórias a cada minuto e equivale ao produto do volume corrente pela frequência respiratória. O volume corrente normal é de cerca de 500 mL, e a frequência respiratória normal é de 12 respirações por minuto. Portanto, o volume-minuto respiratório é, em média, de 6 litros por minuto e pode ser aumentado, pelo aumento da frequência respiratória ou do volume corrente, conforme as necessidades do indivíduo[7].

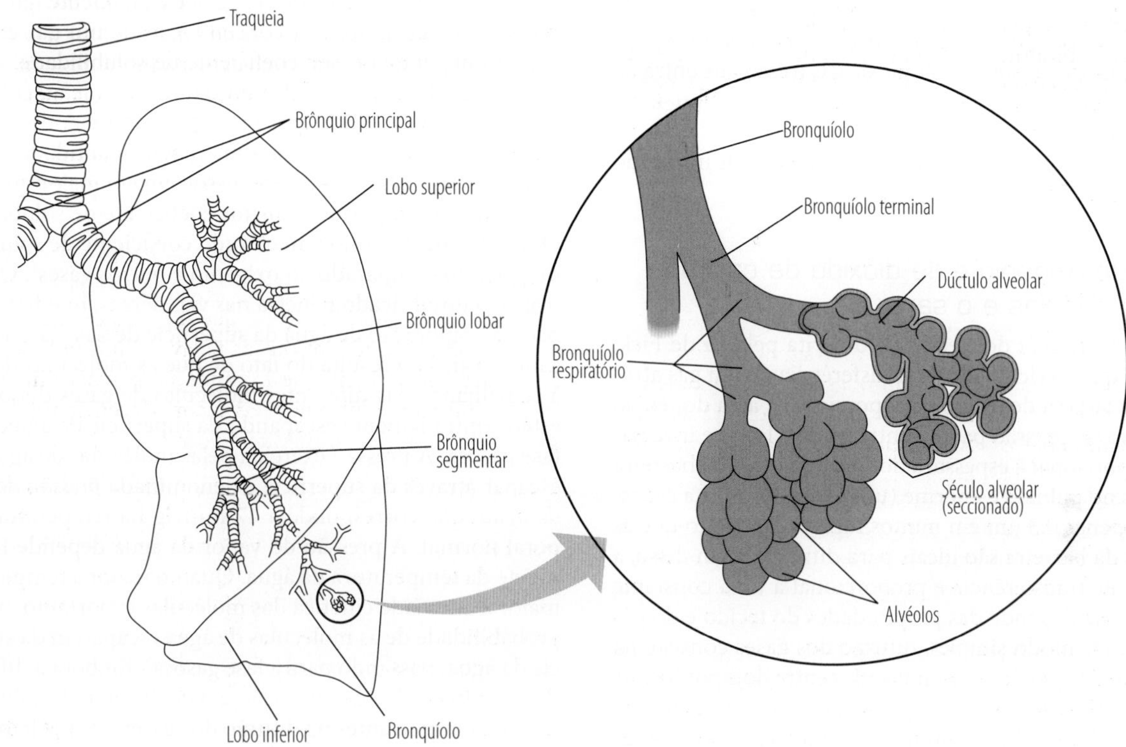

Figura 6.14. Ventilação pulmonar. Fonte: Spence[1], p. 521.

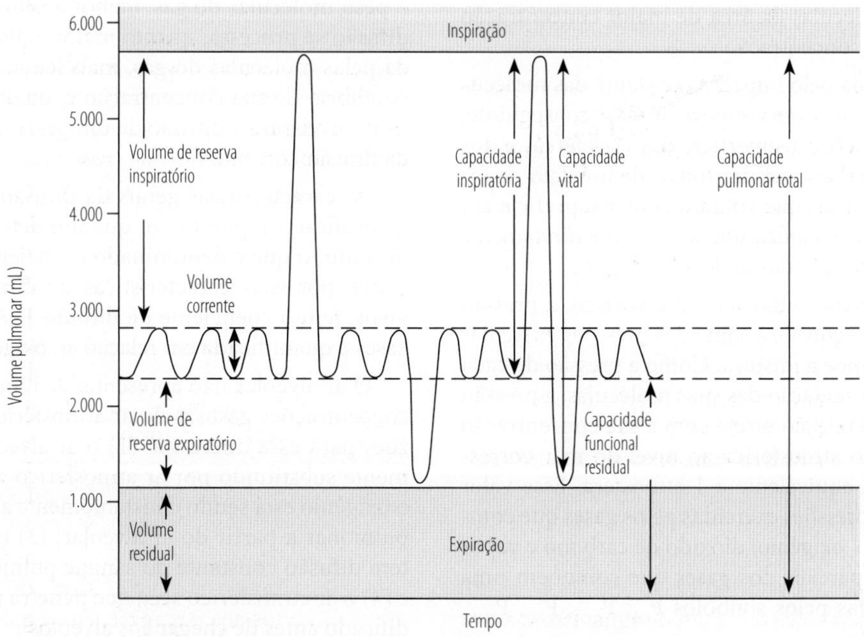

Figura 6.15. Diagrama mostrando as excursões respiratórias durante a respiração normal e durante a inspiração máxima e a expiração máxima. Fonte: Guyton e Hall[3], p. 410.

O ar que preenche as vias respiratórias a cada respiração é denominado ar do espaço morto. Esse é o volume das vias aéreas de condução. O valor normal é de cerca de 150 mL, e aumenta com inspirações grandes, em virtude da tração exercida sobre os brônquios pelo parênquima pulmonar circundante. O espaço morto também depende do tamanho e postura do indivíduo[4].

Nem todo ar que passa pelos lábios atinge o compartimento do gás alveolar onde ocorre a troca gasosa. De cada 500 mL inalados, 150 mL permanecem para trás no espaço morto anatômico. Assim, o volume de gás fresco que entra na zona respiratória a cada minuto é: (500 - 150) × 12 ou 4.200 mL/min. Isso é chamado de *ventilação alveolar* e é de capital importância, porque representa a quantidade de ar inspirado fresco disponível para troca gasosa[4].

Difusão de oxigênio e de dióxido de carbono entre os alvéolos e o sangue

A difusão através dos tecidos é descrita pela lei de Fick, que afirma que a velocidade de transferência de um gás através de uma lâmina de tecido é proporcional à área do tecido e à diferença de pressão parcial entre os dois lados e inversamente proporcional à espessura do tecido. A área da barreira sangue-gás no pulmão é enorme (uns 50 a 100 m^2) e a espessura é de apenas 0,3 μm em muitos lugares, de modo que as dimensões da barreira são ideais para difusão. Além disso, a velocidade de transferência é proporcional a uma constante de difusão que depende das propriedades do tecido e do gás particular[4]. De modo simples, difusão dos gases consiste na livre movimentação das suas moléculas entre dois pontos. As moléculas dos gases estão em permanente movimento, em alta velocidade, e colidem ininterruptamente, umas com as outras, mudando de direção até colidir com novas moléculas. Esse processo gera a energia utilizada para a difusão, que tende a igualar a diferença de concentração de uma substância, pela migração de moléculas da área de maior concentração para a área de menor concentração[7].

A pressão é causada pelo impacto constante das moléculas em movimento contra uma superfície. Por conseguinte, a pressão de um gás sobre a superfície das vias aéreas e dos alvéolos é proporcional à soma das forças de impacto de todas as moléculas desse gás que volitam com a superfície em qualquer instante. Isso significa que a *pressão é diretamente proporcional à concentração das moléculas de gás*[3].

Nas misturas gasosas, como o ar atmosférico, a pressão exercida pela mistura equivale à soma das pressões exercidas por cada gás que compõe a mistura. Como a pressão de cada gás depende da movimentação das suas moléculas, a pressão exercida pelo gás tem relação direta com a sua concentração na mistura. A pressão atmosférica ao nível do mar corresponde a 760 mmHg, equivalente a 1 atmosfera. Esse valor constitui a soma das pressões exercidas pelos gases que compõem o ar: nitrogênio, oxigênio, dióxido de carbono e vapor d'água[7]. As pressões parciais dos gases que compõem uma mistura são designadas pelos símbolos P_{O2}, P_{CO2}, P_{N2}, P_{H2O}, P_{HE}, e assim por diante[3].

Os gases dissolvidos na água ou nos tecidos do corpo também exercem pressões, visto que as moléculas dissolvidas também se movem aleatoriamente, tendo energia cinética. Além disso, quando as moléculas de gás dissolvido em líquido deparam-se com uma superfície como a membrana celular, elas exercem sua própria pressão, da mesma forma que um gás que faz parte de uma mistura exerce sua própria pressão parcial individual[3]. Quando um gás sob pressão é colocado em contato com a água, as suas moléculas penetram na água e se dissolvem, até atingir o estado de equilíbrio, em que a pressão do gás dissolvido na água é exatamente igual à sua pressão na fase gasosa. A concentração de um gás em uma solução depende do seu coeficiente de solubilidade. Alguns tipos de moléculas são física ou quimicamente atraídas pela água, enquanto outros tipos são repelidos. Quando as moléculas são atraídas pela água, uma maior quantidade pode se dissolver nela. Os gases que se dissolvem em maior quantidade na água têm, portanto, maior coeficiente de solubilidade. O dióxido de carbono tem elevado coeficiente de solubilidade, quando comparado ao oxigênio e outros gases[7]. Quando o ar não umidificado penetra nas vias aéreas, imediatamente ocorre evaporação de água da superfície dessas vias, umidificando o ar. Isso resulta do fato de que as moléculas de água, à semelhança das diferentes moléculas de gases dissolvidas, estão continuamente escapando da superfície da água para a fase gasosa. A pressão exercida pelas moléculas de água para escapar através da superfície é denominada *pressão de vapor de água*, que corresponde a 47 mmHg na temperatura corporal normal. A pressão do vapor da água depende inteiramente da temperatura da água. Quanto maior a temperatura, maior a atividade cinética das moléculas e, portanto, maior a probabilidade de as moléculas de água escaparem da superfície da água, passando para a fase gasosa[3]. Embora a diferença de pressão ou de concentração e o coeficiente de solubilidade sejam importantes na difusão dos gases, outros fatores influem na velocidade da difusão, como o peso molecular do gás, a distância a percorrer para equalizar a concentração e a área da superfície disponível para a difusão. Quanto maior o peso molecular do gás, menor a velocidade com que a sua difusão se processa; quanto maior a distância a ser percorrida pelas moléculas do gás, mais lentamente se processará o equilíbrio de sua concentração e, quanto maior a superfície disponível para a difusão de um gás, maior será a velocidade da difusão[7].

As características gerais da difusão dos gases permitem quantificar a rapidez com que um determinado gás pode se difundir, o que é denominado coeficiente de difusão. O oxigênio, por suas características de difusão nos organismos vivos, tem o coeficiente de difusão 1. A difusão dos demais gases é quantificada em relação ao oxigênio[7].

O ar alveolar não apresenta, de modo algum, as mesmas concentrações gasosas do ar atmosférico. Existem várias razões para essa diferença: (1) o ar alveolar é apenas parcialmente substituído por ar atmosférico a cada respiração; (2) o oxigênio está sendo constantemente absorvido pelo sangue pulmonar a partir do ar alveolar; (3) o dióxido de carbono tem difusão constante do sangue pulmonar para os alvéolos e (4) o ar atmosférico seco que penetra nas vias aéreas é umidificado antes de chegar aos alvéolos[3].

A lenta substituição do ar alveolar é particularmente importante para evitar alterações súbitas das concentrações de gases no sangue. Isso permite que o mecanismo de controle da respiração seja muito mais estável do que seria de outro modo, além de ajudar a evitar aumentos e reduções excessivos na oxigenação dos tecidos, na concentração tecidual de dióxido de carbono e no pH dos tecidos, quando a respiração é temporariamente interrompida[3].

O oxigênio é continuamente absorvido no sangue dos alvéolos pulmonares, enquanto novo oxigênio atmosférico entra nos alvéolos. Quanto maior a rapidez com que o oxigênio é absorvido, tanto menor se torna a sua concentração nos alvéolos; por outro lado, quanto mais rapidamente o oxigênio da atmosfera é levado aos alvéolos, maior se torna a sua concentração. Por isso, a concentração do oxigênio nos alvéolos, bem como sua pressão parcial, é controlada, primeiro, pela velocidade de absorção do oxigênio para o sangue e, segundo, pela velocidade de entrada de novo oxigênio para os pulmões pelo processo ventilatório[7].

O dióxido de carbono é continuamente formado no organismo e, a seguir, liberado nos alvéolos, a partir dos quais é continuamente removido dos alvéolos pela ventilação[3].

Portanto, os dois fatores que determinam a concentração alveolar do dióxido de carbono e, também, sua pressão parcial no sangue (P_{CO2}) são a velocidade de eliminação do dióxido de carbono para os alvéolos e a velocidade com que o dióxido de carbono é removido dos alvéolos pela ventilação alveolar. O teor de CO_2 do ar alveolar aumenta em proporção direta com a eliminação de dióxido de carbono do sangue, e o teor de CO_2 do ar alveolar diminui na proporção inversa da ventilação alveolar[7].

A unidade respiratória é composta por *bronquíolos respiratórios, ductos alveolares* e *alvéolos* (cerca de 300 milhões nos dois pulmões). As paredes alveolares são extremamente finas, e nelas existe uma rede extremamente densa de capilares interconectados, cujo fluxo de sangue pela parede alveolar é descrito como um "lençol" de sangue fluindo. Como consequência, as trocas gasosas entre o ar alveolar e o sangue pulmonar ocorrem através das membranas de todas as porções terminais dos pulmões, e não apenas nos próprios alvéolos. Essas membranas são coletivamente referidas como *membrana respiratória*, também conhecida como *membrana pulmonar*[3] (Figura 6.16). A membrana respiratória tem, na sua constituição, o endotélio capilar, uma camada unicelular de células endoteliais e a sua membrana basal que a separa da membrana basal do epitélio alveolar pelo espaço intersticial, a camada epitelial de revestimento do alvéolo que é revestida por uma outra camada líquida que contém o surfactante. A espessura da membrana respiratória é de apenas 0,5m, em média. A área total estimada da membrana respiratória de um adulto é de pelo menos 70m^2. Apesar dessa enorme área disponível, o volume total de sangue nos capilares em qualquer instante é de apenas 60 a 140 mL. Esse pequeno volume de sangue é distribuído em tão ampla superfície, em uma camada extremamente fina, uma vez que o diâmetro médio dos capilares pulmonares é de apenas 8m. As hemácias são espremidas para atravessar os capilares, o que coloca a sua superfície em contato direto com a parede dos capilares, portanto com a membrana respiratória, o que favorece as trocas gasosas. A membrana das hemácias costuma tocar a parede capilar, de forma que o oxigênio e o dióxido de carbono não

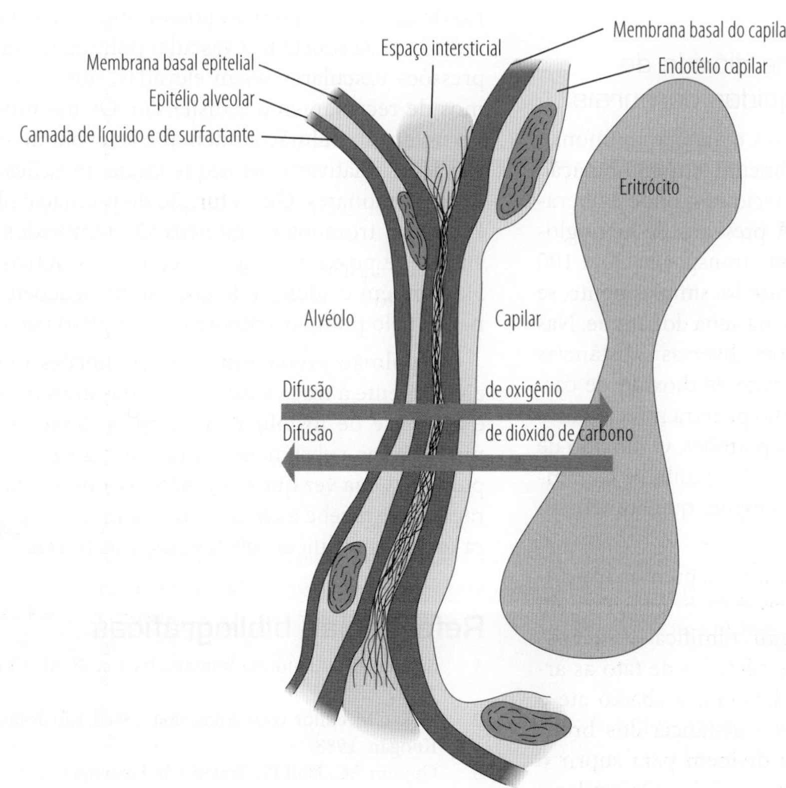

Figura 6.16. Ultraestrutura da membrana respiratória alveolar em corte transversal. Fonte: Guyton e Hall[3], p. 430.

necessitam passar por quantidades significativas de plasma durante a difusão[7]. Os fatores que determinam a velocidade com que determinado gás irá atravessar a membrana são os seguintes: (1) a espessura da membrana; (2) a área de superfície da membrana; (3) o coeficiente de difusão do gás na substância da membrana e (4) a diferença de pressão do gás entre os dois lados da membrana. A capacidade da membrana respiratória de efetuar trocas gasosas entre os alvéolos e o sangue pulmonar pode ser expressa em termos quantitativos pela *capacidade de difusão da membrana respiratória*, definida como o volume de gás que se difunde através da membrana a cada minuto para uma diferença de pressão de 1 mmHg[3]. Em um adulto jovem, a capacidade de difusão para o oxigênio, em condições de repouso, é de 21 mL por minuto e por mmHg. A capacidade de difusão do dióxido de carbono é de difícil determinação, entretanto estima-se, contudo, que a capacidade de difusão do dióxido de carbono seja de 400 a 450 mL por minuto[7].

Em termos quantitativos, a relação ventilação-perfusão é expressa como V_A/Q. quando a V_A (ventilação alveolar) é normal para determinado alvéolo e o Q (fluxo sanguíneo) também é normal para esse mesmo alvéolo, a relação de ventilação-perfusão (V_A/Q) é, também, considerada normal. Entretanto, quando a ventilação (V_A) é nula e, apesar disso, ainda ocorre perfusão do alvéolo (Q), a relação ventilação-perfusão V_A/Q é zero. No outro extremo, quando existe ventilação adequada (V_A), porém a perfusão (Q) é nula, a relação V_A/Q tem valor infinito. Na relação de valor nulo, ou infinito, não há trocas gasosas através da membrana respiratória dos alvéolos afetados, o que explica a importância desse conceito[3].

O transporte de oxigênio e de dióxido de carbono no sangue e nos líquidos corporais

Após sua difusão dos alvéolos para o sangue pulmonar, o oxigênio é transportado, principalmente, em combinação com a hemoglobina, até os capilares teciduais, onde é liberado para ser utilizado pelas células. A presença de hemoglobina nos eritrócitos permite ao sangue transportar 30 a 100 vezes mais oxigênio do que poderia fazê-lo, simplesmente, se ele se encontrasse na forma dissolvida na água do sangue. Nas células teciduais, o oxigênio reage com diversas substâncias nutrientes, formando grande quantidade de dióxido de carbono. Por sua vez, o dióxido de carbono penetra nos capilares teciduais, sendo transportado para os pulmões. O dióxido de carbono, da mesma forma que o oxigênio, combina-se, também, com substâncias químicas no sangue, que aumentam seu transporte por 15 a 20 vezes[3].

A circulação pulmonar começa na artéria pulmonar principal, que recebe o sangue venoso misturado, bombeado pelo ventrículo direito; essa artéria, a seguir, ramifica-se sucessivamente tal como o sistema das vias aéreas, e de fato as artérias pulmonares acompanham os brônquios abaixo até o centro dos lóbulos secundários, até a distância dos bronquíolos terminais. Além daí, elas se dividem para suprir o leito capilar, que reside nas paredes dos alvéolos. Os capilares pulmonares formam uma densa rede na parede alveolar, que constitui uma disposição extraordinariamente eficiente para a troca gasosa. O sangue oxigenado é a seguir coletado do leito capilar pelas pequenas veias pulmonares que correm entre os lóbulos e eventualmente unem-se para formar as quatro grandes veias (no homem) que drenam para dentro do átrio esquerdo[4].

A regulação da ventilação e de outros aspectos da respiração

Em condições normais, o sistema nervoso ajusta a ventilação alveolar quase exatamente de acordo com as necessidades do organismo, de modo que a pressão de oxigênio (P_{O2}), no sangue arterial, dificilmente se altera, mesmo durante a realização de exercício físico e na maioria dos outros tipos de estresse respiratório. O centro respiratório é composto por diversos grupos de neurônios, localizados bilateralmente no bulbo e na ponte. O centro respiratório é dividido em três grandes grupos de neurônios: (1) um grupo respiratório dorsal, localizado na porção dorsal do bulbo, responsável, principalmente, pela inspiração; (2) um grupo respiratório ventral, situado na porção ventrolateral do bulbo, que pode determinar tanto a expiração quanto a inspiração, dependendo dos neurônios do grupo que são estimulados; e (3) o centro pneumotáxico, localizado dorsalmente na porção superior da ponte, que ajuda a controlar a frequência e o padrão da respiração. O grupo respiratório dorsal de neurônios desempenha o papel mais importante no controle da respiração[3].

A principal função da circulação pulmonar é mover o sangue de ida e volta à barreira sangue-gás, de tal modo que a troca gasosa possa ocorrer. Entretanto, ela executa outras funções importantes. Uma delas é atuar como um reservatório de sangue. O pulmão possui uma notável capacidade de reduzir a sua resistência vascular pulmonar, conforme as suas pressões vasculares sejam elevadas, por meio dos mecanismos de recrutamento e distensão. Os mesmos mecanismos permitem ao pulmão aumentar o seu volume sanguíneo com elevações relativamente pequenas nas pressões arterial ou venosa pulmonares. Outra função do pulmão é filtrar o sangue. Pequenos trombos sanguíneos são removidos da circulação antes que possam atingir o cérebro ou outros órgãos vitais. Há também evidência de que muitos leucócitos são aprisionados pelo pulmão, embora o valor disso não esteja claro[4].

O pulmão exerce importantes funções metabólicas adicionalmente à troca gasosa. Uma das mais importantes delas é a síntese de fosfolipídeos como a dipalmitoilfosfatidilcolina. Várias substâncias vasoativas são metabolizadas pelo pulmão. Uma vez que o pulmão é o único órgão, exceto o coração, que recebe a circulação inteira, ele se presta de maneira única a modificar substâncias transportadas pelo sangue[4].

Referências bibliográficas

1. Spence AP. Anatomia humana básica. 2ª ed. São Paulo; Manole; 1991.
2. Goss CM, editor. Gray Anatomia. 29ª ed. Rio de Janeiro: Guanabara Koogan; 1988.
3. Guyton AC, Hall JE. Tratado de Fisiologia Médica. 10ª ed. Rio de Janeiro: Guanabara Koogan; 2002.
4. West JB. Fisiologia respiratória moderna. 5ª ed. São Paulo: Manole; 1996.

5. Moore KL, Dalley II AF. Anatomia orientada para a clínica. 4ª ed. Rio de Janeiro: Guanabara Koogan; 2001.
6. Goldman L, Ausiello D, editores. Cecil – Tratado de Medicina Interna. 22ª ed. Rio de Janeiro: Elsevier; 2005.
7. Souza MHL, Elias DO. Fundamentos da circulação extracorpórea. 2ª ed. Rio de Janeiro: Centro Editorial Alfa Rio; 2006.
8. Sobotta J. Atlas de Anatomia Humana Sobotta. 21ª ed. Rio de Janeiro: Guanabara Koogan; 2000.
9. Finucane BT, Tsui BCH, Santora AH. Principles of airway management. 4ª ed. New York: Springer; 2011.

7

AVALIAÇÃO DA VIA AÉREA NA SALA DE EMERGÊNCIA

Fernando Sabia Tallo
Paulo Cézar Vaz de Almeida Filho

"A via aérea difícil é algo que se prevê; a via aérea falha é algo que se experimenta."
Ron M. Walls

Introdução – o problema

O momento de obtenção da via aérea é um dos momentos mais críticos da assistência prestada na unidade de emergência e uma habilidade fundamental da medicina de urgência e emergência.

Saber avaliar adequadamente a via aérea na emergência é uma grande oportunidade para que se possa antecipar ações que possibilitem evitar uma via aérea falha, situação essa que pode ter enorme impacto de morbimortalidade nos pacientes que necessitem desse procedimento. O grande objetivo deste capítulo é possibilitar a identificação de via aérea difícil para que se evite uma via área falha.

A via aérea difícil é definida como uma situação clínica, na qual um anestesiologista treinado tem dificuldade na ventilação com máscara facial com a intubação orotraqueal (IOT), ou ambos[1]. A via aérea do médico emergencista vai além da dificuldade anatômica. A dificuldade pode ser circunstancial e dependente do contexto em que o paciente chega à unidade de emergência. Quase sempre haverá situações que podem dificultar o procedimento como: presunção de estômago cheio, instabilidade hemodinâmica, patologias que evoluam com alterações da relação ventilação perfusão importantes, politraumas com traumas faciais ou raquimedulares e diversas outras situações de urgência e emergência.

Tudo isso reforça ainda mais a necessidade de avaliar adequadamente a via aérea na sala de emergência para reduzir a incidência de situações que coloquem em dificuldade o médico emergencista e os pacientes. Uma avaliação cuidadosa das vias aéreas permite estimar o risco de possíveis dificuldades de assistência respiratória na grande maioria dos pacientes.

O emergencista deve perguntar-se antes de acessar a via aérea de um paciente:

- Vou conseguir ventilar esse paciente com o sistema, bolsa inflável, máscara, válvula unidirecional?
- Caso necessário, serei capaz de realizar a IOT do paciente?
- Tenho uma alternativa, dispositivo supraglótico (máscara laríngea, combitubo, outro), para acessar a via aérea se necessário?
- Serei capaz de realizar um acesso cirúrgico na via aérea se necessário?

Mesmo no pronto-socorro, na maioria das vezes, há tempo de realizar essa avaliação. É importante alertar de que outra coisa muito importante no pronto-socorro é o registro dessa avaliação. Não é incomum que outro colega realize a assistência respiratória e será necessária a consulta ao prontuário do paciente.

As grandes complicações associadas à assistência respiratória na urgência e emergência são a intubação esofágica, a impossibilidade de ventilação manual e a dificuldade de intubação endotraqueal[1]. A grande maioria das dificuldades de intubação endotraqueal pode ser antecipada com uma minuciosa avaliação prévia das vias aéreas[2-4].

Um dos principais objetivos deste capítulo é fornecer ao emergencista e ao clínico as ferramentas para antecipar uma possível dificuldade de acesso à via aérea e assistência respiratória ao paciente na emergência.

Algumas características são comuns aos pacientes que presumivelmente possuem as vias aéreas próprias para o procedimento da IOT sem dificuldades. Elas serão apresentadas na Tabela 7.1.

A fonação no teste de Mallampati modificado aumenta a especificidade do teste. A posição também pode influenciar cabeça e pescoço em extensão total. Porém, existe uma diversidade de cenários na medicina de emergência em que o uso de Mallampati torna-se de difícil execução na beira do leito, portanto deve-se conhecer as várias ferramentas para que em cada situação se faça a escolha mais racional.

Tabela 7.1. História e exame físico para avaliação da via aérea – Características normais

História e exame físico
1. História de intubações anteriores sem intercorrências
2. Aparência normal da face sem "irregularidades"
3. Arcada dentária com projeção dos incisivos superiores; relação entre incisivos maxilares e mandibulares durante o fechamento durante a protusão da mandíbula
4. Região de cabeça e pescoço (sem características larga e curta), sem hematomas, edemas, tumores, queimaduras, radiações, cicatrizes, espondilites, artrites
5. Sem história de apneia do sono, em posição supina assintomático
6. Narinas patentes, voz clara e normal
7. Não há obesidade[5]
8. Mallampati/Samsoon classe I (Figura 7.1)
9. Distância tireomentoniana com o pescoço em extensão > 6,5 cm (três dedos)
10. Movimento de extensão da cabeça sobre o pescoço 80º e flexão do pescoço 35º sobre o tórax
11. Protusão voluntária da mandíbula
12. Laringe móvel com a deglutição e deslocável manualmente para as laterais 1,5 cm
13. Habilidade de abertura da boca, pelo menos 4 cm (três dedos)
14. Ausência de alterações mandibulares a. Micrognatia b. Diminuições de mobilidade c. Menos que 9 cm do ângulo da mandíbula à sínfise mandibular d. Aumento anterior ou posterior da profundidade da mandíbula
15. Ausência de macroglossia
16. Ausência de anormalidades toracoabdominais: a. Cifoescoliose b. Tórax proeminente, aumento das mamas c. Gestante a termo (3 a 10 vezes mais difícil a intubação)[6]
17. Faixa etária > 59 anos ou < 40 anos, sexo feminino
18. Palato sem alterações (ogiva, estreito, arqueado etc.)
19. Distância tireomentoniana > 6,5 cm com o pescoço em extensão
20. Distância esterno-mento[7] > 13,5 cm
21. Distância entre o osso hioide e a sínfise mandibular

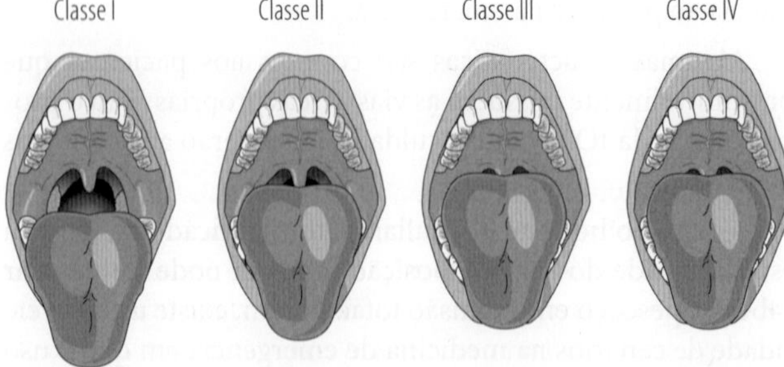

Figura 7.1. Classificação de Mallampati[8]. Modificada (o exame deve ser realizado com o paciente em posição sentada). Classe I – Visualiza palato mole, tonsilas palatinas e pilares, úvula. Classe II – Visualiza a classe I menos os pilares. Classe III – Visualiza o palato mole e a base da úvula. Classe IV – Não visualiza o palato mole.

Preditores de dificuldade de intubação endotraqueal

O teste Mallampati, o mais conhecido entre os clínicos, possui baixo valor preditivo positivo e não é isoladamente de grande uso prático na beira do leito em uma série de cenários na medicina de emergência. Um Mallampati grau III tem reduzida porcentagem de dificuldade de laringoscopia (4,7% a 21%). Uma recente metanálise[10] envolvendo 55 estudos e 177.088 pacientes avaliou o teste de Malampati como um teste de prognóstico para dificuldade de intubação. A conclusão é que o teste não pode ser utilizado isoladamente, mas como um componente de um modelo multivariado de preditores.

Quando predizemos a dificuldade e a possibilidade de uma laringoscopia ser reconhecidamente difícil, a conduta mais prudente seria o acesso à via aérea com técnicas de intubação acordado. Portanto, diversas vezes essas técnicas seriam utilizadas desnecessariamente.

Outros testes também possuem baixo valor preditivo positivo para dificuldade de intubação. Além disso, há baixa confiabilidade na realização dos testes, ou seja, a reprodutibilidade é pequena e varia muito de observador para observador. Estudo envolvendo 10.507 pacientes encontrou 1% de dificuldade de intubação endotraqueal e 0,07% de dificuldade em ventilação pós-induções de anestesias gerais. Utilizando métodos de regressão logística, seis critérios foram identificados como fatores independentes preditores de dificuldade de laringoscopia (Tabela 7.2):

- Abertura da boca menor que 4 cm;
- Distância tireomentoniana menor que 6 cm;
- Mallampati graus III e IV;
- Movimento restrito do pescoço, prognatismo;
- Peso maior 110 kg;
- História de dificuldade de intubação prévia.

Tabela 7.2. Confiabilidade dos preditores de intubação difícil[11]

Fator de risco	Grau de laringoscopia	Sensibilidade (%)	Especificidade (%)
Abertura da boca < 4 cm	≥ III, IV	26,3 46,7	94,8 93,8
Distância tireomentoniana < 6 cm	≥ III, IV	7 16,8	99,2 99,0
Mallampati classe III	≥ III, IV	44,7 59,8	89,0 87,4
Movimento do pescoço < 80º	≥ III, IV	10,4 16,8	98,4 97,9
Prognatismo, inabilidade de movimento da mandíbula	≥ III, IV	16,5 26,2	95,8 95,3
> 110 kg	≥ III, IV	11,1 13,1	94,6 94,3
História prévia de dificuldade de IOT	≥ III, IV	4,5 9,3	99,8 99,7

Outra forma prática de avaliação da via aérea é o chamado risco de Wilson (Tabela 7.3)[12].

Tabela 7.3. Risco de Wilson

Fator de risco	Escore (pontos)	Características
Peso	0 1 2	< 90 kg 90-110 kg > 110 kg
Movimento da cabeça e do pescoço	0 1 2	< 90º = 90º > 90 º
Movimentos da articulação temporomandibular	0 1 2	Distâncias Interincisivos centrais < 5 cm Interincisivos centrais = 5 cm Interincisivos > 5 cm
Mandíbula	0 1 2	Normal Retrognata moderada Retrognata severa
Incisivos centrais	0 1 2	Normal Protusão moderada Protusão severa

Adaptada de: Wilson *et al.*[12].

Anamnese para acesso à via aérea

O emergencista e o clínico devem realizar uma anamnese dirigida antes do acesso à via aérea. Geralmente há tempo para rápidas perguntas.

Já foi intubado antes? Houve relato de alguma dificuldade?

- Alterações na arcada dentária (dentaduras, ausência de dentes, protusão dentária etc.).
- Doença respiratória (síndrome da apneia do sono, asma, doença pulmonar obstrutiva crônica etc.).
- "Artrites" (doença da junção temporomandibular, espondilite anquilosante, artrite reumatoide, outras).
- Anormalidades de coagulação.
- História de refluxo gastroesofágico.
- Anormalidades congênitas sindrômicas de cabeça e pescoço.
- Diabetes tipo I: a dificuldade de IOT pode ser até 10 vezes mais alta em pacientes com história de diabetes de longa data em relação à população normal[13]. Uma síndrome de mobilidade articular pode acometer até 40% dos pacientes com hiperglicemia crônica por glicosilação de proteínas. Alterações semelhantes poderiam estar presentes na coluna cervical, na junção temporomandibular e na laringe[14].
- Jejum: na grande maioria das vezes os emergencistas não vão ter a oportunidade de acessar a via aérea de um paciente adulto em jejum (8 horas para sólido e 6 horas para líquidos: água). E em outras, os pacientes serão considerados sempre de estômago cheio: grandes obesos, gestantes, falta de informações, politraumas. Essa situação e históricos de refluxo gastroesofágico aumentam a chance de broncoaspiração no procedimento. Técnicas para preveni-la devem ser utilizadas pelo emergencista.

Exame físico

Na inspeção, a fácies do paciente deve ser observada com atenção para hipóteses diagnósticas sindrômicas[16,17] (por exemplo: acromegalia, Pierre Robin, Treacher Collins, Klippel-Feil, Apert's), todas com aumento da probabilidade de dificuldade de IOT. O médico deve avaliar o nível de consciência, presença de cianose, sinais indiretos de fadiga muscular (ventilação paradoxal, sinais de esforço ventilatório importante – tiragem intercostal/subcostal/fúrcula), hipoxemia refratária a oxigenoterapia, para determinar a necessidade de urgência do procedimento.

Articulação temporomandibular[18,19]

O médico deve verificar se o paciente é capaz de abrir a boca; essa habilidade pode ser limitada por doenças envolvendo a articulação temporomandibular (ATM).

A ATM deve ser testada com movimentos anteriores, posteriores (protusão mandibular) e laterais, para baixo e para cima. A ausência desses movimentos pode dificultar a laringoscopia. Particularmente, as doenças reumáticas podem estar relacionadas (artrite reumatoide, espondilite anquilosante).

Lembre-se: abertura da boca, distância tireo-mento, flexão do pescoço – tórax 35º, extensão da cabeça-pescoço – 80º, teste de protusão mandibular: os incisivos inferiores devem ser capazes de ultrapassar a linha dos incisivos superiores. Exames simples como pedir para o paciente inserir os dedos da mão na própria boca podem avaliar limitações na ATM. O adulto deve ser capaz de inserir no mínimo três dedos (abertura de 40 a 60 mm)[20]. Se o paciente não conseguir abrir a boca adequadamente, haverá dificuldade e até impossibilidade de realizar a laringoscopia. Isso pode acontecer nas fraturas envolvendo a ATM. É importante diagnosticar uma limitação "muscular", um espasmo, de uma limitação da articulação, já que o primeiro responde ao bloqueador neuromuscular. O teste de protusão mandibular, quando revela impossibilidade dos incisivos inferiores ultrapassarem o nível dos incisivos superiores, está relacionado à dificuldade de IOT e à dificuldade de ventilação com máscara[20,21].

Arcada dentária e língua

A cavidade oral e o estado de conservação dos dentes devem ser observados pelo emergencista. A ausência da arcada dentária pode estar relacionada com a dificuldade de ventilação manual[22] e pode inclusive pela chance de acidente com os incisivos e caninos (principalmente) com risco de aspiração. Um estudo mostrou que a manutenção das dentaduras facilita a ventilação manual com máscara facial[23]. Duas características da língua podem influenciar a laringoscopia: a mobilidade e o tamanho em relação à cavidade oral, além de tumores, *piercings* (aconselha-se sua remoção prévia) e tecidos ectópicos da tireoide em sua base.

Posição para laringoscopia (Figura 7.2)

A posição ideal é alcançada fletindo o pescoço e estendendo a articulação atlantocciptal[24]. Com isso, os pacientes com anatomia normal aproximam os eixos da laringe, faringe e boca.

Estudo demonstrou que a distância entre a mandíbula e o osso hioide poderia influir na dificuldade para IOT[25]. Distâncias médias de 34 mm em homens (26 mm em mulheres) conferiram maior dificuldade que os controles masculinos de 21 mm (15 mm em mulheres). Calcificações no ligamento estilo-hióideo[26,27] poderiam causar dificuldades na elevação da epiglote com problemas na visualização da glote. Esse fenômeno pode ser testado clinicamente verificando se há mobilidade do osso hioide e laringe.

A mobilidade do pescoço – articulação atlantoccipital – possui 35º em extensão. Alterações podem representar dificuldades para laringoscopia por impossibilidade de alinhamento dos eixos[28,29].

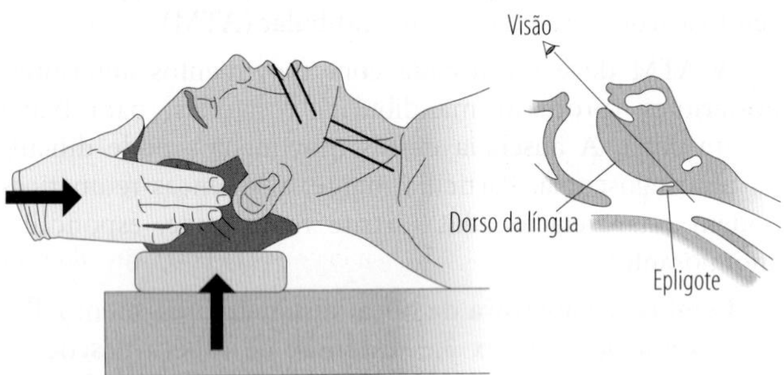

Figura 7.2. Posição para laringoscopia.

Voz

O médico deve avaliar também a presença de estridores ou ruídos na produção da voz do paciente, caso possível, antes da intubação. Tais sinais, mais associados à fase inspiratória, podem representar até 50% de diminuição no diâmetro da via aérea e são grandes preditores de lesões supraglóticas.

Avaliação da via aérea para predizer dificuldades na ventilação bolsa-válvula-máscara

Quando o emergencista não consegue realizar a IOT, é necessária à ventilação facial para manter a oxigenação do paciente.

A dificuldade de ventilação manual é mais comum nos pacientes com barba, obesos, naqueles com ausência ou diminuição da dentição, presença de sonda nasogástrica, deformidades na face ou dificuldades na mobilidade da mandíbula e presença de corpo estranho.

Pacientes com alteração na flexão do pescoço também podem representar dificuldades na ventilação manual. Além disso, o ajuste da máscara pode ser difícil, e a força necessária para ventilação pode exigir ajuste com duas mãos e a necessidade de um auxiliar para ventilação.

Alguns autores realizaram estudos determinando os fatores preditores de dificuldade de ventilação manual com máscara (Tabelas 7.4 e 7.5). Um estudo[22] sobre a dificuldade de ventilação manual que utilizou 1.502 pacientes observou dificuldade em 5% dos pacientes estudados. Em análise univariada, os fatores de risco foram: altos índices de massa corpórea, idade, sem dentição, macroglossia, presença de barba, distância tireomentoniana diminuída, histórico de ronco e aumento do grau de Mallampati. Análise multivariada identificou os fatores de risco em ordem crescente de importância com a presença de dois deles conferindo sensibilidade e especificidade superior a 70%. Os autores demonstraram que 30% das vezes a dificuldade da ventilação manual relacionava-se com dificuldade de IOT.

Outro estudo[30] incluiu 22.660 pacientes em um sistema de classificação para dificuldade de ventilação com máscara (Tabela 7.6). Observou-se incidência de 1,4 % de grau IV e de 0,37% de grau III.

Outro estudo[31], que incluiu mais de 50 mil pacientes, encontrou 1,5% de grau III e 0,6% de grau IV. A impossibilidade de ventilação foi encontrada em 77 casos. Os casos em que foi encontrado o maior número de ventilações com máscara impossíveis foram nos pacientes com histórico de radioterapia em pescoço.

Tabela 7.4. Itens que dificultam a ventilação manual com máscara

Presença de barba
IMC > 26
Ausência de dentes
Idade > 55 anos
História de ronco

Adaptada de: Langeron *et al.*[22].

Tabela 7.5. Itens que dificultam a ventilação manual com máscara

Presença de barba
IMC > 30
Mallampati III ou IV
Protrusão mandibular limitada
Histórico de apneia do sono

Adaptada de: Kheterpal *et al.*[30].

Tabela 7.6. Classificação baseada em graus de dificuldade

Grau 1 – Ventilação com máscara foi prontamente conseguida
Grau 2 – Ventilação com máscara foi conseguida mas foi necessária de cânula orofaríngea, com ou sem uso de bloqueador neuromuscular
Grau 3 – Ventilação com máscara foi difícil e foi necessário o uso de bloqueador neuromuscular e ou cânula orofaríngea e um assistente
Grau 4 – Ventilação com máscara não foi possível de ser realizada

Adaptado: Han *et al.*[32].

Conclusão

O médico emergencista deve estar familiarizado com a anamnese, o exame físico e a epidemiologia associada à dificuldade de IOT e à ventilação facial com máscara. Deve realizar, sempre que possível, a avaliação prévia da via aérea do paciente e traçar uma estratégia para o seu acesso, de acordo com fatores preditores de dificuldades. Dessa forma, reduz-se de maneira importante a possibilidade de eventos adversos durante o procedimento, transformando a situação crítica em um cenário mais seguro para o médico e o paciente.

Referências bibliográficas

1. American Society of Anesthesiologists Task Force on management of the Difficult Airway. Practice guidelines for management of the difficult airway. Anesthesiology. 2013;118(2):251-70.
2. Caplan RA, Posner KL, Ward RJ, Cheney FW. Adverse respiratory events in anesthesia: a closed claims analysis. Anesthesiology. 1990;72:828-33.
3. Rose DK, Cohen MM. The airway: problems and predictions in 18,500 patients. Can J Anaesth. 1994;41(5):372-83.
4. Aoi Y, Kamiya Y, Shioda M, Furuya R, Yamada Y. Preanesthetic evaluation can play a crucial role in the determination of airway management in a child with oropharyngeal tumor. J Anesth. 2006;20:215-9.
5. Juvin P, Lavaut E, Dupont H, Lefevre P, Demetriou M, Dumoulin JL, et al. Difficult tracheal intubation is more common in obese than in lean patients. Anesth Analg. 2003;97(2):595-600.
6. Rocke DA, Murray WB, Rout CC, Gouws E. Relative risk analysis of factors associated with difficult intubation in obstetric anesthesia. Anesthesiology. 1992;77:67-73.
7. Al Ramadhani S, Mohamed LA, Rocke DA, Gouws E. Sternomental distances a sole predictor of difficult laryngoscopy in obstetric anesthesia. Br J Anaesth. 1996;77:312-6.
8. Mallampati SR, Gatt SP, Gugino LD, Desai SP, Waraksa B, Freiberger D, et al. A clinical sign to predict difficult tracheal intubation: a prospective study. Can Anaesth Soc J. 1985;32(4):429-34.
9. Cormack RS, Lehane J. Difficult tracheal intubation in obstetrics. Anaesthesia. 1984:39:1105.
10. Lundstrøm LH, Vester-Andersen M, Møller AM, Charuluxananan S, L'hermite J, Wetterslev J; Danish Anaesthesia Database. Poor prognostic value of the modified Mallampati score: a meta-analysis involving 177 088 patients. Br J Anaesth. 2011;107(5):659-677.
11. el-Ganzouri AR, McCarthy RJ, Tuman KJ, Tanck EN, Ivankovich AD. Preoperative airway assessment: predictive value of a multivariate risk index. Anesth Analg. 1996;82(6):1197-204.
12. Wilson ME, Spiegelhalter D, Robertson JA, Lesser P. Predicting difficult intubation. Br J Anaesth. 1988;61(2):211-6.
13. Maunuksela EL, Lindgren L. Predictability of difficult laryngoscopy in patients with long term diabetes mellitus. Anaesthesia. 1990;45:1024-7.
14. Salazarulo HH, Taylor LA. Diabetic stiff joint syndrome as a cause of difficult endotracheal intubation. Anesthesiology. 1986;64:366-8.
15. Lundstrom LH, Teló GH, Perozzo BK, Siveiro SP. Quiroartropatia diabética: Sinal da prece. Rev HCPA. 2010;30(4):448.
16. Schmitt H, Buchfelder M, Radespiel-Troger F, Fahlbusch R. Difficult intubation in acromegalic patients. Anesthesiology. 2000;93:110-4.
17. Stewart DJ, Lerman JL. Manual of pediatric anesthesia. 5th ed. New York: Churchill Livingston; 2001.
18. Aiello G, Metcalf I. Anaesthetic implications of TMJ disease. Can J Anaesth. 1992;39:610-6.
19. Block C, Brechner VL. Unusual problems in airway management. II. The influence of the temporomandibular joint, the mandible, and associated structures on endotracheal intubation. Anesth Analg. 1971;50(1):114-23.
20. Posselt U. Physiology of Occlusion and Rehabilitation. 2nd ed. Oxford: Blackwell; 1968.
21. Calder I, Calder J, Crockard HA. Difficult direct laryngoscopy in patients with cervical spine disease. Anaesthesia. 1995;50:756-763.
22. Langeron O, Masso E, Huraux C, Guggiari M, Bianchi A, Coriat P, et al. Prediction of difficult mask ventilation. Anesthesiology. 2000;92(5):1229-36.
23. Conlon NP, Sullivan RP, Herbison PG, Zacharias M, Buggy DJ. The effect of leaving dentures in place on bag-mask ventilation at induction of general anesthesia. Anesth Analg. 2007;105(2):370-3.
24. Bannister FB, MacBeth RG. Direct laryngoscopy and tracheal intubation. Lancet. 1944;1:651.
25. Chou HC, Wu TL. Mandibulohyoid distance in difficult laryngoscopy. Br J Anaesth. 1993;71:335-9.
26. Sherwood-Smith GH. Difficulty in intubation: calcified stylohyoid ligament. Anaesthesia. 1976;31:508-10.
27. Akinyemi OO, Elegbe EO. Difficult laryngoscopy and tracheal intubation due to calcified stylohyoid ligaments. Can Anaesth Soc J. 1981;28:80-1.
28. Keenan MA, Stiles CM, Kaulman RL. Acquired laryngeal deviation associated with cervical spine disease in erosive polyarticular arthritis. Anesthesiology. 1983;58:441.
29. Bellhouse CP, Doré C. Criteria for estimating likelihood of endotracheal intubation with the Macintosh laryngoscope. Anaesth Intensive Care. 1988;16:329-37.
30. Kheterpal S, Han R, Tremper KK, Shanks A, Tait AR, O'Reilly M, et al. Incidence and predictors of difficult and impossible mask ventilation. Anesthesiology. 2006;105(5):885-91.
31. Kheterpal S, Martin L, Shanks AM, Tremper KK. Prediction and outcomes of impossible mask ventilation. A review of 50, 000 cases. Anesthesiology. 2009;110:891-7.
32. Han R, Tremper KK, Kheterpal S, O'Reilly M. Grading scale for mask ventilation (letter). Anesthesiology. 2004;101:267.

8

CONHECIMENTO DOS EQUIPAMENTOS PARA ACESSO À VIA AÉREA E ASSISTÊNCIA RESPIRATÓRIA

Fernando Sabia Tallo
Maria Paula Martini Ferro

Introdução

A abordagem da via aérea, nas situações de emergência, nem sempre permite ao médico emergencista um tempo hábil para o preparo do paciente, da equipe e dos equipamentos. Um acesso à via aérea seguro começa com uma boa organização da sala de emergência, equipe treinada e disponibilidade de equipamentos, fármacos adequados para as diferentes situações clínicas e dispositivos alternativos.

Este capítulo vai descrever o necessário para o procedimento na sala de emergência. A Associação Brasileira de Normas Técnicas (ABNT), determina as normas vigentes no Brasil, por meio da NBR 12.188, para sistemas centralizados de oxigênio, ar, óxido nitroso e vácuo para uso medicinal em estabelecimentos assistenciais de saúde e, por meio da NBR 12.176, para cilindros para gases identificação do conteúdo.

Definições

Gás medicinal: Gás ou mistura de gases destinados a tratar ou prevenir doenças em humanos ou administrados a humanos para fins de diagnóstico médico ou para restaurar, corrigir ou modificar funções fisiológicas.

Gás ou líquido criogênico: Gás refrigerado e liquefeito com ponto de ebulição menor ou igual a -150 °C na pressão absoluta de 101,3 kPa. Enquadram-se nessa classificação o oxigênio medicinal e o óxido nitroso medicinal, armazenados em tanque criogênico.

Gás liquefeito: Gás embalado sob pressão que é parcialmente líquido (gás sobre um líquido) acima de -50 °C. Enquadram-se nessa classificação o óxido nitroso medicinal e o dióxido de carbono medicinal, armazenados em cilindro.

Tanque criogênico fixo: Ou tanque de armazenagem fixa. É um recipiente estacionário com isolamento térmico, destinado à armazenagem de gases medicinais na forma de líquido criogênico. Mediante um vaporizador, os gases voltam ao seu estado natural à temperatura ambiente, fase gasosa. Esse tipo de instalação deve manter como suprimento reserva uma central de cilindros para atender a possíveis emergências, que deve entrar automaticamente em funcionamento quando a pressão mínima de operação preestabelecida do suprimento primário (tanque) for atingida.

Cilindro: Recipiente de aço ou alumínio transportável e pressurizado com capacidade medida em volume de água que não exceda a 150 litros. Devem ser utilizados apenas no caso de emergência e uso eventual ou, ainda, nos casos em que não há atendimento dos gases liquefeitos por meio da rede.

Gás comprimido: Qualquer gás ou mistura de gases que exerça no recipiente pressão absoluta maior ou igual a 280 kPa a 20 °C. Enquadram-se nessa classificação o oxigênio medicinal, o ar comprimido medicinal e o óxido nítrico medicinal, acondicionados em cilindros.

Fontes de oxigênio

O objetivo primário de acesso à via aérea no paciente é provê-lo de adequada oxigenação. O oxigênio pode ser estocado na forma líquida ou gasosa (cilindros reservatórios). Na maioria dos hospitais, o oxigênio é canalizado em redes com saídas específicas, sendo mantido com pressão de 3,5 kgf/cm^2 (50 psi) em todas as saídas. O sistema deve possuir possibilidades de interrupção independente em diferentes áreas e alarmes de baixa pressão. Para obter a oferta de oxigênio a uma pressão reduzida, um fluxômetro é utilizado e, a partir dele, o sistema bolsa-válvula-máscara com uso de um reservatório pode ser ofertado ao paciente.

Cilindros de oxigênio com reguladores de pressão

Os cilindros podem ser fixos ou portáteis e devem ser sem costura, na cor verde, com registro. Um manômetro com medida em kgf/cm^2 é acoplado junto do regulador de pressão e no caso de assistência respiratória espontânea com uso de um cateter ou máscara facial ao paciente um fluxômetro com umidificador. O equipamento tem, na saída da válvula do cilindro, uma conexão para um regulador de pressão, que

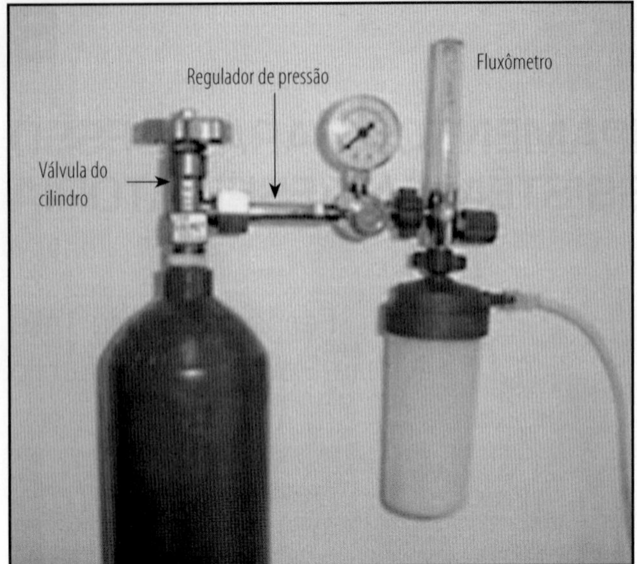

Figura 8.1. Esquema demonstrando fonte de gases e dispositivos.

pode ser ajustável ou fixa. No manômetro, estará indicada a pressão de entrada no regulador (máxima de 200 kgf/cm²) e de saída fixa (3,5 kgf/cm²) ou ajustável (0 a 10 kgf/cm²). Esse regulador é utilizado para os ventiladores artificiais. Os reguladores de pressão com fluxômetro são utilizados em oxigenoterapia e terapias que necessitem de controle de fluxo com pressão de saída de 3,5 kgf/cm² e 0-15 L/min.

Precauções para utilização

- Verifique a conexão entre a válvula do cilindro e o regulador de pressão;
- Verifique a leitura do manômetro do regulador de pressão para saber se existe gás no cilindro;
- Se o uso for para ventiladores artificiais ou aparelhos de anestesia, use a mangueira específica para rosqueamento direto no aparelho;
- Caso seja para o fluxômetro, verifique sua conexão e funcionamento e inicie a utilização no paciente.

Sistema utilizado para pacientes em respiração espontânea

Muitos pacientes no pronto-socorro não necessitarão de assistência ventilatória, mas de oxigênio suplementar, como pacientes com cardiopatias, pneumonias, atelectasias e outros. Para esses pacientes, o objetivo será saturações de oxigênio maiores que 90%. Alguns dispositivos podem ser encontrados na Tabela 8.1.

Frações inspiradas ofertadas com uso de sistemas de baixo fluxo (Tabela 8.2).

Cálculo de duração de um cilindro de oxigênio de 3L

Para conhecimento do médico emergencista, um cilindro com volume de 3 litros utilizado para transporte com pressões de 150 kgf/cm² possui 450 litros de oxigênio. Para um cálculo de vazão de 5 litros/min com cateter nasal ofertados para o paciente, sua duração seria de 90 minutos. Caso se utilize uma máscara facial com vazão de 10 litros/min, seria cerca de 45 minutos de duração. Caso haja indicações em m³, lembre-se de que 1 m³ equivale a 1.000 litros.

A utilização de máscara facial é a opção para vítimas de 0 a 8 anos ou pacientes que necessitem de alta concentração de oxigênio (envenenamentos, grandes queimados, traumas em cavidades etc.). Para os demais pacientes, pode-se optar por cateter. É importante lembrar que se utiliza oxigênio seco no pré-hospitalar, a não ser em casos específicos.

Tabela 8.1. Apresentação de alguns dispositivos utilizados para suplementação de oxigênio

Dispositivo	Taxa de fluxo (L/min)	FiO_2	Vantagens
Cateter nasal	1-8	30%-50%	Conforto
Pronga nasal	1-8	22%-50%	Conforto
Máscara simples	5-15	35%-60%	Fluxos mais altos que as prongas nasais
Venturi	3-15	24%-50%	Precisão na FiO_2 ofertada
Máscara com reservatório de O_2	10-15	90%	Maiores FiO_2

Tabela 8.2. Sistemas de baixo fluxo: fornecem oxigênio suplementar às vias aéreas diretamente com fluxos de 8 L/min ou menos

Fluxômetro utilizado em cateter nasal	Fração de oxigênio
1 L/min	24%
2 L/min	28%
3 L/min	32%
4 L /min	36%
5 L /min	40%

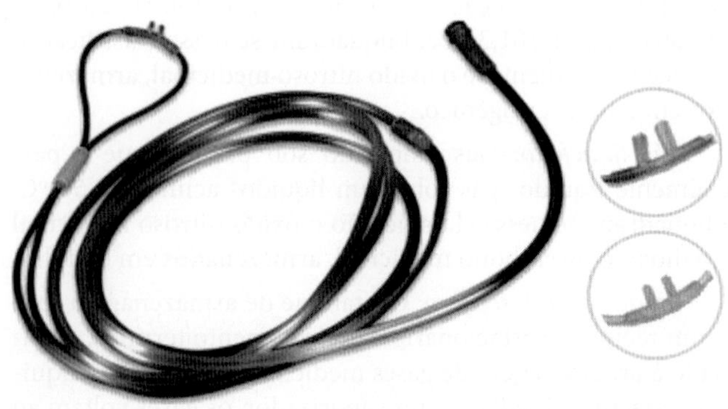

Figura 8.2. Esquema cateter nasal. Fonte: www.myrespiratorysupply.com/respiratory-care-nasal-cannula-c10_21.html.

Utilização do cilindro de oxigênio

O oxigênio é um elemento de combustão, portanto mantenha-o afastado de eventuais chamas presentes no local onde estiver sendo empregado. Evite o contato com produtos derivados do petróleo (graxa, óleo, gasolina etc.). Evite ao máximo traumas no cilindro. O rompimento da válvula poderá transformar o cilindro em um verdadeiro "míssil". Jamais se deve fumar próximo ao cilindro. Mantenha os umidificadores limpos e as máscaras faciais devidamente embaladas.

Indicações de oxigenoterapia na urgência e emergência

Segundo a *American Association for Respiratory Care* (AARC), as indicações básicas de suplementação de oxigênio são:

- Fração inspirada de oxigênio (PaO_2) inferior a 50 a 60 mmHg ou saturação de oxigênio ($SatO_2$) inferior a 90% (em ar ambiente);
- $SatO_2$ inferior a 88% durante a deambulação, exercício ou sono em portadores de doenças cardiorrespiratórias;
- Infarto agudo do miocárdio;
- Intoxicação por gases (monóxido de carbono);
- Envenenamento por cianeto.

Oximetria de pulso

A oximetria de pulso oferece monitorização não invasiva contínua da saturação arterial de oxigênio (SpO_2) por meio de sensores posicionados em extremidades como dedos (quirodáctilos ou pododáctilos), orelha, bochecha e, eventualmente, nariz. O oxímetro compreende um diodo emissor de luz que mede a absorção de um comprimento de onda específico que difere entre a hemoglobina oxigenada e desoxigenada; a luz com o comprimento de onda de 660 nm (vermelha) é seletivamente absorvida pela hemoglobina oxigenada, e a luz com comprimento de onda de 940 nm (infravermelha) é absorvida pela hemoglobina desoxigenada. A relação entre as absorções é calculada por meio de um algoritmo em um processador interno no oxímetro de pulso para dar, então, a leitura da SpO_2 do paciente. A leitura depende do fluxo sanguíneo pulsátil, uma vez que é realizada no ponto de maior intensidade da onda luminosa. Isso permite ao monitor exibir a frequência cardíaca também. O oxímetro de pulso mede a porcentagem da saturação da hemoglobina, e não a PaO_2; a saturação de 95% reflete uma PaO_2 aproximada de 80 mmHg, que é, por definição, o limite inferior normal da oxigenação. Existe relação não linear entre a SpO_2 e a PaO_2, demonstrada na curva de dissociação da oxiemoglobina. A SpO_2 igual ou maior que 95% assegura uma PaO_2 maior que 80 mmHg, prevenindo a hipoxemia. Observa-se que, a partir do ponto da curva correspondente a uma SaO_2 de 90%, há aumento de sua inclinação. Isso significa que pequenas quedas de PaO_2 representarão grandes diminuições de SaO_2 (Figura 8.3). A oximetria de pulso sofre a influência de vários artefatos:

- Pacientes agitados ou mal sedados;
- Pacientes mal perfundidos, ou com isquemia periférica acentuada secundária ao uso de vasoconstritores potentes, como a norepinefrina no paciente em choque séptico.
- Os pigmentos de esmalte na unha (principalmente nas cores de esmalte que absorvem a luz emitida pelo oxímetro nos comprimentos de onda entre 660 e 940 nm) alteram a mensuração da SpO_2. As colorações azul e verde aumentam a absorbância (capacidade intrínseca dos materiais em absorver radiações em frequência específica) no comprimento de onda de 660 nm, diminuindo a leitura da SpO_2; a coloração preta aumenta a absorbância no comprimento de 660 e 940 nm; o esmalte vermelho geralmente não apresenta absorbância no comprimento do oxímetro e pode não afetar a leitura do oxímetro, porém todo esmalte e unha postiça deverão ser removidos antes do uso de oxímetro (observação: curiosamente, na icterícia, o pigmento de bilirrubina afeta a gasometria, mas não afeta a SpO_2).
- Luz ambiente.
- Carboxi-hemoglobina.

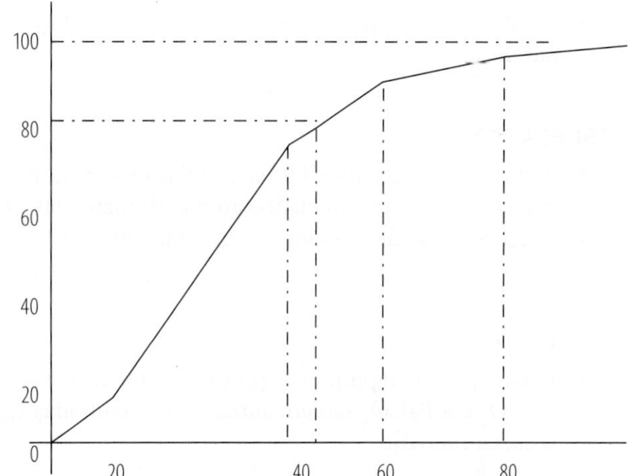

Figura 8.3. Curva da oxiemoglobina.

Tabela 8.3. Correspondência entre a saturação de oxigênio da hemoglobina e a pressão arterial parcial de oxigênio

Hb saturação (SaO_2)	Tensão arterial (PaO_2)
95	80
90	60

Capnometria

A capnografia introduziu uma nova perspectiva na monitorização, por ser um método não invasivo que é capaz de fornecer dados contínuos sobre o fluxo aéreo e a função pulmonar e cardiocirculatória, e o funcionamento do circuito respiratório empregado no paciente, por isso seus conceitos devem ser conhecidos pelo médico emergencista.

Definição

A capnometria é a medida da pressão parcial de CO_2 na saída da via aérea durante o ciclo ventilatório. A representação gráfica da curva da pressão parcial de CO_2 na mistura gasosa expirada em relação ao tempo é denominada capnografia. Por meio do capnógrafo, a medida do CO_2 ao final da expiração ($ETCO_2$) permite a monitorização contínua e não invasiva do gás alveolar, refletindo indiretamente seus níveis circulantes; o CO_2 exalado ($ETCO_2$) não é a $PaCO_2$.

A quantidade de CO_2 que alcança os alvéolos depende de três fatores:

- Produção;
- Transporte;
- Eliminação.

Produção

- Metabolismo;
- Aumenta: febre, hipertireoidismo, sepse, atividade física, trauma, queimaduras, aumento da ingestão de carboidratos;
- Diminui: hipotireoidismo, hipotermia, sedação e paralisia.

Transporte

- A difusão passiva do CO_2 na circulação venosa mista é: 80% a 90% são associados ao bicarbonato (HCO_3); 5% a 10% são dissolvidos no plasma; e 5% a 10% são ligados a proteínas; e a carbaminoemoglobina dependerá do:
- Débito cardíaco;
- Fluxo sanguíneo pulmonar [grandes diferenças entre a $ETCO_2$ e a $PaCO_2$ são encontradas nas embolias (gasosa, trombos)].

Eliminação

Dependerá da relação entre a ventilação alveolar e o espaço morto.

Aumenta (a eliminação): aumento da frequência respiratória (FR), aumento do vol./min.

Diminui: redução da FR, redução do vol./min, aumento do espaço morto do equipamento.

Capnógrafo mais comum em unidades de terapia intensiva (UTIs): espectroscopia por infravermelho. Lufft[1] (1943) e Dubois[2] (1953) descreveram o método de absorção de luz infravermelha preferencial no comprimento de onda de 4,3 nm pelo CO_2; assim, a maior absorção de luz infravermelha denota maior concentração de CO_2 na mistura analisada, sofre interferência de outros gases (O_2 e agentes anestésicos), pressão atmosférica, pressão na via aérea e pressão positiva expiratória final (PEEP), mas é automaticamente corrigida pelos aparelhos, porém necessita de calibrações frequentes; a precisão (0,1 vol.%) e a rapidez de resposta (0,25s) permitem a determinação do CO_2 em todo o ciclo respiratório. Salienta-se que a condensação de vapor d'água e secreções interferem na medida do capnógrafo; por esse motivo, os sensores são aquecidos, há a desumidificação antes da leitura e é necessário o uso de filtros. O sensor do capnógrafo em contato com a face pode ocasionar queimaduras e deve ter a sua indicação criteriosa, pois confere aumento de peso ao circuito do ventilador e aumento do espaço morto. Durante a ressuscitação cardiopulmonar (RCP), a $ETCO_2$ é baixa devido à redução acentuada da perfusão pulmonar, e o seu rápido aumento indica o retorno da circulação e a adequada liberação do CO_2.

Capnograma

A curva do capnograma é baseada na expiração de CO_2 e depende diretamente do volume expirado. O rápido aumento reflete a mistura de volume pertencente ao espaço morto e o gás alveolar. O platô é alcançado e representa a eliminação do restante da mistura final do gás expirado (gás alveolar) até seu ponto na curva mais elevada: ponto "H" ($PetCO_2$). É importante lembrar-se de que esse valor só é confiável se houver platô no capnograma. O final do platô reflete os últimos 20% do ar exalado no final da expiração. Nos indivíduos saudáveis, a diferença entre a $ETCO_2$ no final da expiração (*end tidal*) e a $PaCO_2$ é de, mais ou menos, 1,5 mmHg, devido à presença do espaço morto e do *shunt* fisiológico normal.

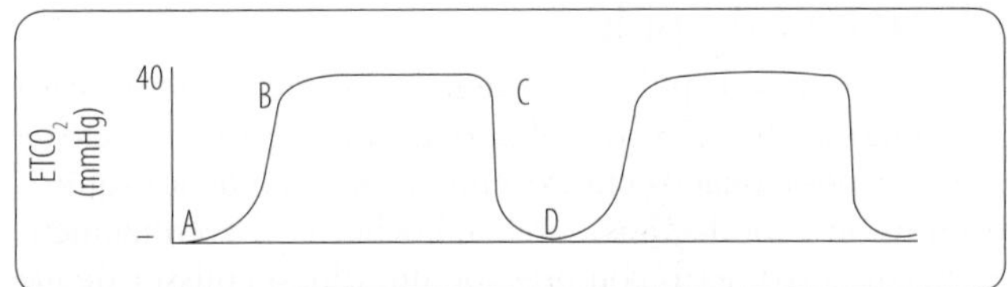

Figura 8.4. Capnograma normal. À direita do traçado, a velocidade do papel foi aumentada. O segmento AB corresponde à inspiração; o segmento BC reflete o início da expiração com a exalação do gás do espaço morto; o segmento CD é o platô alveolar; os valores da expiração final (end tidal) constam no ponto D; DE corresponde ao início da inspiração. A: início da expiração; A-B: CO_2 das vias aéreas superiores; B-C: parte de espaço morto e parte de gás alveolar; C-D: pouco ascendente restante do gás alveolar; D: valor da $PeTCO_2$ entre 35 e 40 mmHg; D-E: inspiração CO_2 cai quase zero (0,02 mmHg).

Alterações da capnografia que podem ser utilizadas pelo médico emergencista

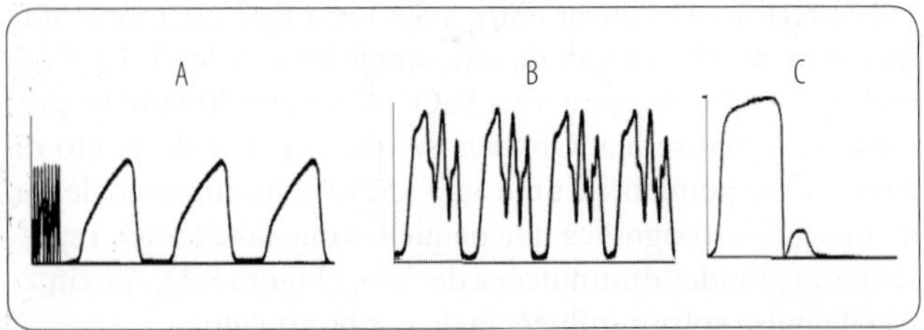

Figura 8.5. (A) Sinal obstrutivo: broncoespasmo. (B) Reversão de bloqueio neuromuscular, assincronia com ventilador. (C) – Diminuição da perfusão pulmonar: parada cardiorrespiratória, tromboembolismo maciço, outros.

Aplicações clínicas da capnografia

Tabela 8.4. Aplicações clínicas da capnografia na emergência

Reanimação cardiorrespiratória
Tromboembolismo pulmonar
Avaliação não invasiva do débito cardíaco
Escapes de fluxos aéreos na expiração (ruptura de *cuff* etc.)
Reinalação (válvula expiratória)
Padrões obstrutivos asma, doença pulmonar obstrutiva crônica (DPOC)
Ajuste da ventilação mecânica (hipoventilação, dissincronias)
Avaliação do BNM

A monitorização do CO_2 exalado com pacientes em ventilação espontânea[1-4] com dispositivos de oxigenação nasal vem se tornando cada vez mais comum.

Dispositivos de sucção a vácuo

A sucção a vácuo pode ser realizada por meio de uma fonte portátil ou fixada à parede junto ao leito do paciente. Procedimentos realizados no paciente devem ser intercalados com oferta de oxigênio e não devem ultrapassar 10 segundos de forma ideal.

Pode ser utilizado para realizar a aspiração a vácuo um tubo flexível, para descompressão do estômago e aspiração de esôfago, faringe e tubo orotraqueal. Para grandes volumes na orofaringe, podem ser utilizados tubos rígidos com inconvenientes possíveis como deslocamento do tubo e lesões dentárias. Ambos devem estar à disposição do médico para manusear a via aérea. Larigoespasmo, lesões em mucosa e bradicardia podem surgir da sua manipulação no paciente.

Aspiração de vias aéreas superiores

Utilizada quando secreções líquidas estiverem presentes na cavidade oral ou nasal.

Certifique-se de que o equipamento está em perfeitas condições de utilização. Mantenha líquido (água ou soro fisiológico) dentro do frasco de aspiração para evitar a aderência de secreções na parede interna do recipiente. Utilize sonda de aspiração de acordo com a idade da vítima ou o tipo de secreção. Abra a boca da vítima com técnica adequada. Se posicionado de frente para a cabeça da vítima, utilize a técnica dos dedos cruzados. Mantenha a abertura da boca do paciente, concomitantemente com a técnica de elevação da mandíbula, enquanto ela é aspirada. Insira a sonda de aspiração com o sistema desligado. Como regra, introduza a sonda com o comprimento relativo à distância entre o lóbulo da orelha até a comissura labial. Movimente a sonda em movimentos circulares e de vaivém evitando aderência por sucção e possível lesão de mucosa oral, com consequente sangramento local.

Dispositivos auxiliares no acesso à via aérea

O médico emergencista terá que acessar a via aérea de muitos pacientes com rebaixamento severo da consciência, incapazes de manter trocas gasosas adequadas. Alguns dispositivos, abaixo descritos, serão necessários para a manipulação adequada da via aérea nessa situação e devem ser conhecidos e adequadamente manipulados.

A orofaringe desses pacientes pode tornar-se ocluída pela queda posterior da língua. O médico emergencista deve, então, realizar manobras na tentativa de desobstruir a via aérea. As manobras descritas são a de Safar (tripla manobra), que consiste em elevar o ângulo da mandíbula, hiperestender a cabeça e manter a boca entreaberta com os polegares para pacientes sem suspeita de lesão cervical. Do contrário, recomenda-se apenas o deslocamento anterior da mandíbula.

Desde o uso da primeira cânula orofaríngea[5], em 1908, vários modelos e tamanhos foram incorporados (Figura 8.6).

As cânulas devem ser inseridas em direção ao palato duro com movimento giratório de 180° atrás da língua, na hipofaringe, para deslocá-la, na tentativa de desobstruir a via aérea para ventilação com máscara em paciente não consciente (sua presença pode provocar estímulo ao vômito e possível broncoaspiração). Além dessa utilização, a cânula orofaríngea pode servir para que se evite que o paciente morda o tubo endotraqueal e o obstrua. Complicações possíveis, se o tamanho for adequadamente escolhido (medir da rima labial ao ângulo da mandíbula), podem ser lesões de mucosa, lábios e dentes. Há um novo conceito que sugere a possibilidade de o próprio paciente controlar a colocação de uma cânula orofaríngea determinando a sua localização à medida que sente estímulos de vômito. Obviamente, o paciente deve estar acordado e deve ser necessária a manutenção do dispositivo para situações específicas[6].

As cânulas nasofaríngeas[7] também estão disponíveis em vários modelos e tamanhos (Figura 8.7). Devem ser inseridas na narina com lubrificação (gel de lidocaína ou outro) paralelamente, e não superiormente, aos cornetos. Não devem ser utilizadas no caso de suspeita de fratura de base de crânio. As complicações possíveis são epistaxe, laringoespasmo e vômitos; longos períodos podem se associar a necroses teciduais. O tamanho da cânula é de cerca de 150 mm para os homens e de 130 mm para as mulheres para posicionamento de sua ponta a 1 cm da extremidade da epiglote[8].

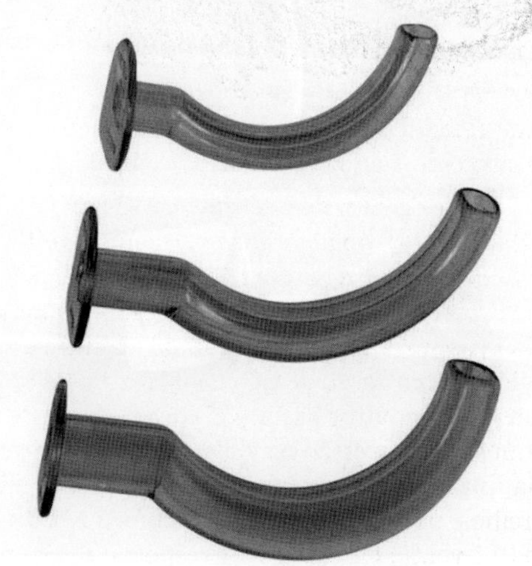

Figura 8.6. Vários tamanhos de cânulas orofaríngeas.

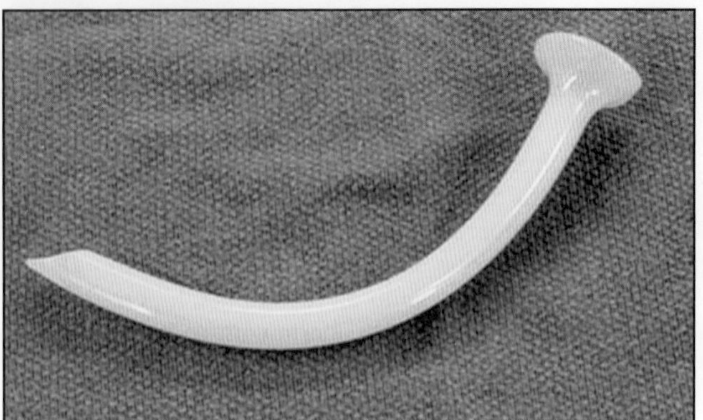

Figura 8.7. Cânula nasofaríngea.

Sistema bolsa-máscara-válvula (Figura 8.8)

O uso do sistema bolsa inflável-máscara-válvula ligada a uma fonte de oxigênio com o adequado posicionamento do paciente pode manter ventilação e oxigenação adequadas por longos períodos e de maneira eficiente. Portanto, deve ser amplamente dominada pelo emergencista e não deve ser negligenciada.

Há várias formas e tamanhos de máscaras faciais. O médico emergencista deve escolher a máscara para o paciente buscando adequado acoplamento em ponte do nariz, mento e face do paciente sob ventilação facial. Esse acoplamento deve permitir pelo menos 20 a 30 cmH_2O de pressão com o mínimo de vazamento durante a ventilação. O ideal seria evitar pressões superiores a 25 cmH_2O de água associadas a hiperdistensão do estômago. Caso o acoplamento seja difícil, tenta-se um reposicionamento da máscara facial ou selecionar outro tamanho de máscara mais adequado. A máscara deve ser pressionada contra a ponte nasal com os polegares, enquanto o dedo indicador exerce pressão para baixo na base da máscara no mento (Figura 8.10). Com as mãos nesse posicionamento, desloca-se a mandíbula para cima para abrir a via aérea. Máscaras faciais transparentes são preferíveis para visibilização de possíveis secreções durante o procedimento. Caso haja dificuldade de acoplamento da máscara, apesar do correto posicionamento, pode ser necessária a presença de um segundo profissional para o procedimento[9,10]. Nessa eventualidade, um profissional deve se preocupar com o adequado posicionamento descrito e a abertura da via aérea, enquanto o outro realiza a ventilação manual; esse profissional pode ajudar, ainda, no posicionamento da máscara com uma das mãos livres. Deve haver rigor na FR empreendida e na pressão exercida pelo profissional da ventilação manual.

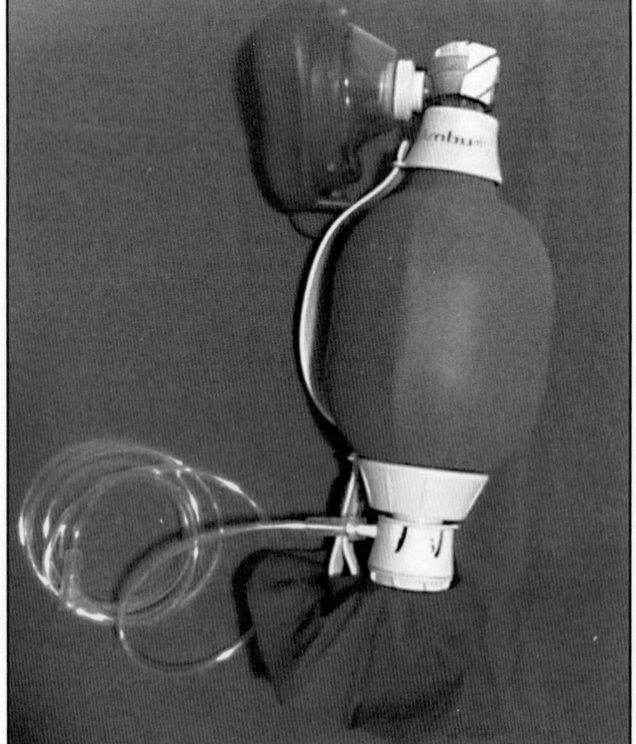

Figura 8.8. Sistema bolsa-máscara-válvula. Ligar a uma fonte de oxigênio com reservatório.

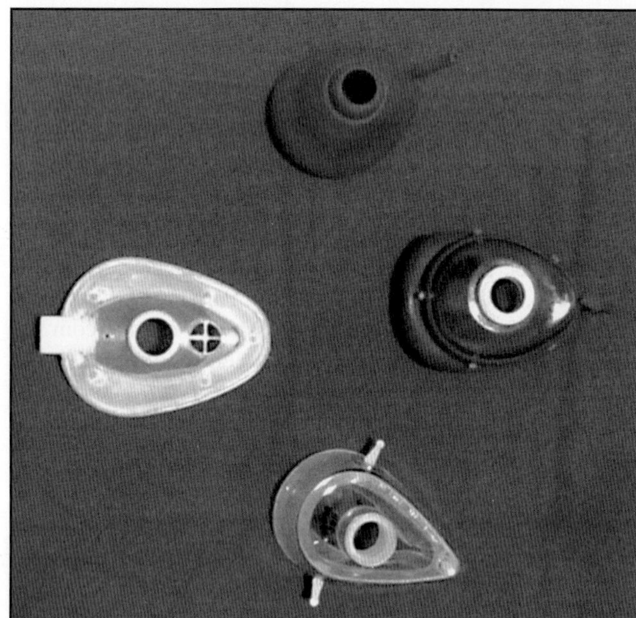

Figura 8.9. Máscaras faciais: tipos e tamanhos.

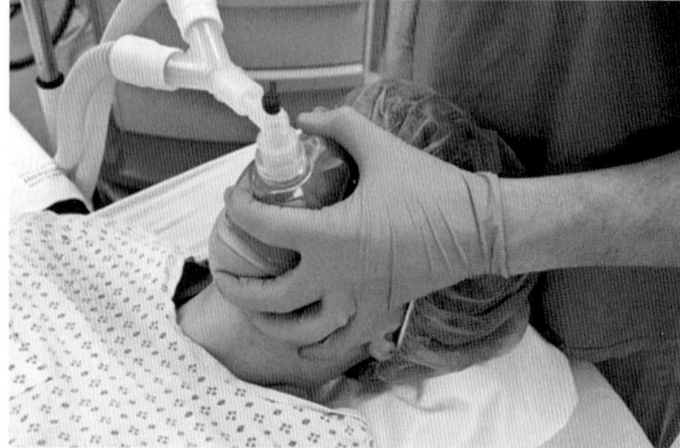

Figura 8.10. Correto posicionamento da máscara facial.

Equipamento básico para intubação endotraqueal

Laringoscópios (Figura 8.11)

Os laringoscópios são constituídos de um cabo com pilhas e de uma lâmina. A parte superior do cabo tem um encaixe no qual a lâmina é fixada e através da qual a energia é fornecida a lâmina. Para garantir o contato elétrico ou de fibra óptica (alguns laringoscópios), a extremidade da lâmina deve ser mantida limpa, com pilhas que assegurem o funcionamento. Existem várias lâminas (Tabela 8.5) de laringoscópio para a realização da intubação endotraqueal; teoricamente variações anatômicas presentes nos pacientes podem nortear a escolha dos diferentes tipos[11]. Há mais de 50 descrições de lâminas para laringoscopia. Vamos nos ater a duas delas: a reta (Miller) e a curva (Macintosh).

As lâminas do laringoscópio são desenhadas para entrar na boca, deslocar tecidos moles e elevar a epiglote para expor a glote (espaço entre as pregas vocais). Recomenda-se uma bandeja com a presença de várias lâminas de vários tamanhos testados para a realização do procedimento.

No laringoscópio com fibra óptica, quando novo e funcionando de forma ideal, a intensidade da luz direcionada para a via aérea é brilhante e bem focada. No entanto, autores relatam que a esterilização e o manuseio das lâminas podem comprometer a qualidade e a intensidade da luz dirigida para a via aérea. A qualidade da luz produzida com os laringos tradicionais também podem ser alteradas com a limpeza e o manuseio, e as lâmpadas e baterias precisam ser verificadas regularmente. Há laringoscópios com pontas articuladas que podem ser movimentadas para cima, no intuito de elevar de forma mais eficiente a valécula. Essa possibilidade minimizaria a necessidade de mobilização do pescoço, possibilitando laringoscopias mais seguras para pacientes com patologias na coluna cervical. Estudo recente mostra que, apesar da grande variedade, o aprendizado sobre os novos dispositivos é rápido[12].

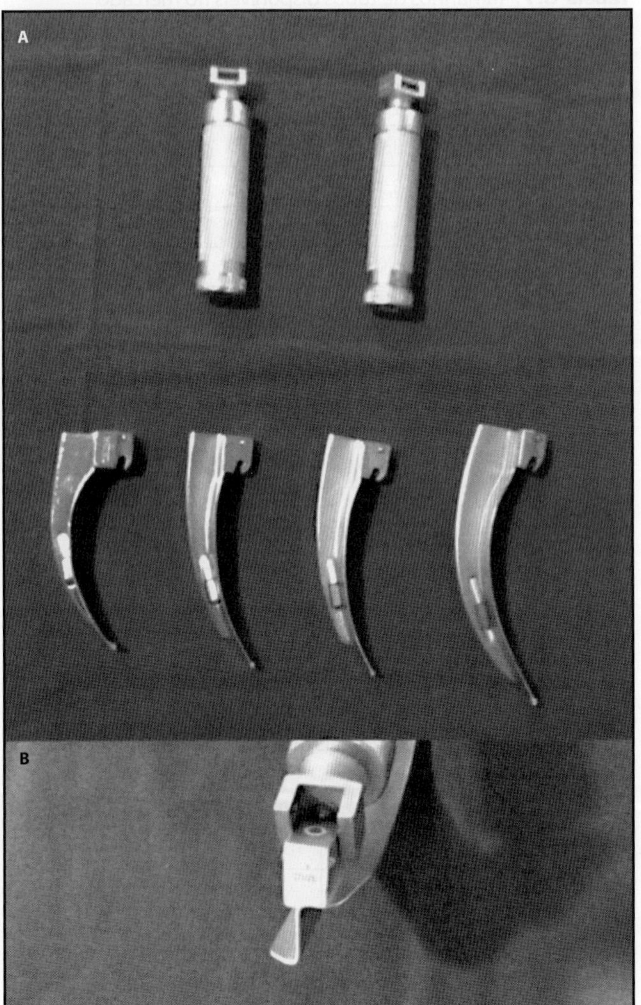

Figura 8.11. A – Lâminas de laringoscópios. B – Encaixe superior lâmina-cabo.

Tabela 8.5. Constituintes da lâmina do laringoscópio

Fonte luminosa ou de fibra óptica – segura, não sofre deslocamento na orofaringe)
Espátula – compressão dos tecidos moles
Flange – afasta a língua, guia o tubo
Ponta – para expor a glote (apoiar na valécula ou epiglote)

Lâminas (retas e curvas) (Figura 8.12)

Com o uso das lâminas de Macintosh, até 8% das vezes pode ser inviável a visibilização da laringe[12]. Há tendência de a lâmina de Macintosh comprimir a língua distalmente, causando deslocamento posterior da epiglote e, dessa forma, criando obstrução de tecidos moles na laringe. Em estudo comparativo entre laringoscopias utilizando as lâminas de Macintosh e Miller, a lâmina de Miller conseguiu a visibilização de 100% das cordas vocais em 78% das vezes contra 53% com o uso de Macintosh ($p = 0,0014$)[13].

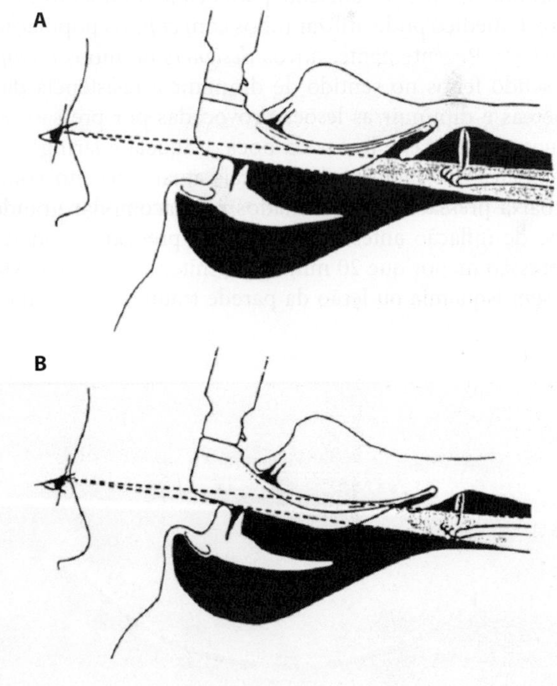

Figura 8.12. Visão sob visão direta em IOT "difícil usando lâmina de Macintosh".

A lâmina reta é muito útil em situações de micrognatia e epiglotes muito longas. Tem como limitações ser muito estreita, poder ser coberta pela língua e apresentar dificuldades eventuais para a passagem do tubo endotraqueal. Um estudo[14] refere que o sucesso da abordagem com a lâmina reta estaria associado à entrada pelo lado direito da boca e à manutenção dela lateralmente à língua (paraglossal).

Tubo endotraqueal (Figura 8.13)

O tubo endotraqueal é um dispositivo essencial para o acesso à via aérea. Ele é responsável por aumentos da resistência da via aérea, que podem ser significativos[15]. Ele próprio tem resistência maior que a da via aérea e diâmetros internos e externos e comprimentos padronizados. Os tubos endotraqueais são feitos de plástico: policloreto de polivinila (também conhecido como cloreto de vinila ou policloreto de vinil; PVC (*polyvinyl chloride*) ou borracha de silicone. Os tubos atualmente são testados para assegurar a sua ausência de toxicidade tecidual. Os tubos endotraqueais não devem ser reutilizados. Os tubos são fabricados com *cuffs* de altos volumes e baixas pressões. As pressões não devem exceder 25 mmHg, que é a pressão capilar estimada da mucosa da traqueia para evitar necroses da mucosa.

A extremidade do tubo é biselada e deve conter uma saída lateral, que pode permitir a ventilação em situações de obstrução da ponta pela parede traqueal, secreções ou coágulos. A outra extremidade possui um conector-padrão de 15 mm para encaixe nas válvulas das bolsas infláveis. O *cuff* do tubo pode ser insuflado com ar dentro uma válvula com saída lateral. Existem tubos sem *cuffs* próprios para populações pediátricas, principalmente abaixo dos 8 anos de idade, pelo estreitamento anatômico na cartilagem cricoide nessa população permitindo que haja adequado "encaixe" do tubo na anatomia da laringe suficiente para evitar vazamentos. No entanto, o médico pode utilizar tubos com *cuffs* na população pediátrica[16]. Recentemente, novos *designers* de tubos e *cuffs* estão sendo feitos no sentido de diminuir a resistência das vias aéreas e diminuir as lesões provocadas por pressão do tubo nas vias aéreas e lesões da boca, traqueia e laringe[17,18]. Os balonetes dos tubos endotraqueais atuais são alto volume e baixa pressão. São desenhados para acomodar grande volume de inflação antes de aumentar a pressão. Balonetes com pressão menor que 20 mmHg permitem vedação da via aérea sem isquemia ou lesão da parede traqueal. A monitorização constante das pressões no balonete previne contra lesões isquêmicas. Antes da intubação, o balonete do tubo deve ser examinado em busca de vazamentos ou deformidades. O médico emergencista deve estar preparado para possíveis defeitos e problemas dos tubos endotraqueais[19-22], como vazamentos, herniação ou rupturas do manguito de insuflação ou do *cuff*, obstruções ou defeitos da válvula do manguito, deslocamento por outro dispositivo, sonda etc., quebra ou deslocamento do adaptador, combustão (cirurgia a *laser*). Também é importante a adequada escolha do tubo para a população pediátrica (Tabela 8.8).

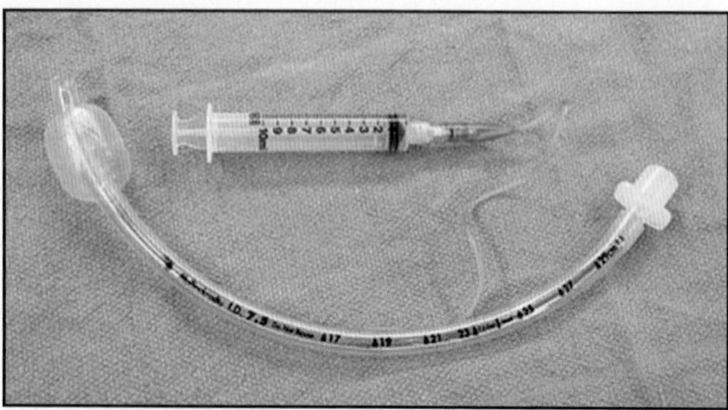

Figura 8.13. Tubo endotraqueal com *cuff*.

Tabela 8.6. Possibilidades para desinfecção de alto nível

Desinfecção de alto nível	– Glutaraldeído – Solução de peróxido de hidrogênio – Hipoclorito de sódio (1.000 ppm) – Cloro e compostos clorados – Ácido peracético – Orthophtalaldeído – Água superoxidada – Pasteurização 75 °C a 30 minutos Tempo ≥ 20 minutos

Tabela 8.7. Tamanhos de tubos disponíveis no mercado

Tamanho do tubo	Diâmetro interno (mm)	Diâmetro externo (mm)	Comprimento do tubo (mm)
2,5	2,5	4,0	140
3,0	3,0	4,7	160
3,5	3,5	5,3	180
4,0	4,0	6,0	200
4,5	4,5	6,7	220
5,0	5,0	7,3	240
5,5	5,5	8,0	260
6,0	6,0	8,7	280
6,5	6,5	9,4	280
7,0	7,0	10,0	300
7,5	7,5	10,4	300
8,0	8,0	11,0	310
8,5	8,5	11,8	310
9,0	9,0	12,3	310
9,5	9,5	13,3	310

Tabela 8.8 Tubos endotraqueais que devem ser escolhidos para a população pediátrica

Idade	Diâmetro interno (mm) do tubo
Prematuro < 1.000g	2,5
Prematuro entre 1.000 e 2.500g	3,0
Neonato até 6 meses	3,0 a 3,5
Lactente entre 6 meses e 1 ano	3,5 a 4,0
Lactente entre 1 e 2 anos	4,0 a 5,0
Além de 2 anos	[idade (em anos) + 16]/4

Fio-guia

O fio-guia é um metal maleável ou plástico que é colocado dentro do tubo endotraqueal. Ele permite que o tubo seja encurvado e facilita determinadas situações de dificuldade de intubação endotraqueal. A retirada do fio-guia pode causar deslocamento anterior da ponta do tubo. Esse deslocamento anterior pode ajudar a direcionar o tubo através de uma glote posicionada mais anteriormente.

Desinfecção e esterilização de materiais utilizados para o acesso à via aérea

A correta limpeza dos materiais utilizados para acesso à via aérea visa impedir a possibilidade de infecções cruzadas[23]. Relembrando os conceitos, a desinfecção refere-se à remoção de microrganismos em vários graus: baixo, intermediário e alto; já a esterilização é um processo de completa eliminação ou destruição de todas as formas de microrganismos presentes: vírus, bactérias, fungos, protozoários, esporos, para um aceitável nível de segurança. A classificação de Spaulding[24] de artigos médico-hospitalares, que classificou em críticos, semicríticos e não críticos, é uma ferramenta útil para avaliar a necessidade de nível de desinfecção dos artigos para evitar infecção. Essa classificação é realizada conforme o grau de contato do artigo com o organismo humano, sendo indicados métodos com capacidade progressiva de descontaminação e processamento, a fim de que sua utilização seja realizada com segurança. Os artigos destinados à penetração através da pele e mucosas adjacentes, nos tecidos subepiteliais e no sistema vascular, bem como todos os que estejam diretamente conectados com esse sistema, são chamados de artigos críticos. De forma geral, requer esterilização, os artigos destinados ao contato com a pele não íntegra ou com mucosas íntegras, são chamados de artigos semicríticos e requerem desinfecção de alto nível (resistem apenas alguns tipos de esporos bacterianos mais resistentes e os vírus lentos), ou esterilização, dependendo do fim a que se destinam. Nessa categoria se encontram as lâminas de laringoscópios, circuitos, conectores, máscaras, probes esofágicos, endoscópios, pinças e máscaras laríngeas. Os artigos destinados ao contato com a pele íntegra do paciente são chamados de artigos não críticos e uma simples limpeza pode ser suficiente[25-27].

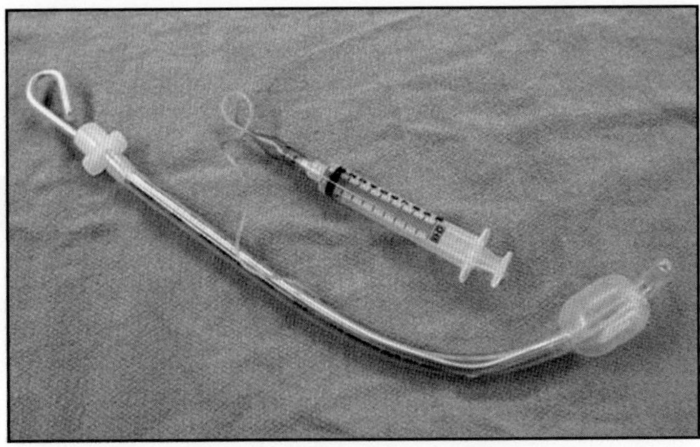

Figura 8.14. Tubo endotraqueal com fio-guia.

Conclusão

O médico emergencista deve conhecer antecipadamente os equipamentos de acesso à via aérea que estão disponíveis no pronto-socorro onde atua. Essa antecipação pode poupar tempo, diminuir a ansiedade no momento da emergência e salvaguardar o paciente.

Recomendações

- Avaliação da via aérea prévia quando possível.
- Todo o equipamento necessário e possivelmente necessário deve estar pronto e testado.
- Conhecer dispositivos alternativos e materiais cirúrgicos disponíveis para possível acesso invasivo à via aérea. Sempre considerar planos alternativos.
- Tenha a certeza de que a oferta de oxigênio e um dispositivo de aspiração estão disponíveis.
- Planeje o procedimento: fármacos ideais para a situação clínica, pré-oxigenação, cuidados na tentativa de evitar broncoaspiração.

Referências bibliográficas

1. Dunphy JA. Accuracy of expired carbon dioxide partial pressure sampled from a nasal cannulae II. Anesthesiology. 1988;68:960-1.
2. Turner KE, Sandler AN, Vosu HA. End-tidal CO2 - monitoring in spontaneously breathing adults. Can J Anaesth. 1989;36:248-9.
3. Goldman JM. A simple, easy, and inexpensive method for monitoring ETCO2 through nasal cannulae. Anesthesiology. 1987;67(4):606.
4. Ball C, Westhorpe R. Clearing the airway – the development of the pharyngeal airway. Anaesth Intensive Care. 1997;25:451.
5. Tsui BC, Dillane D, Yee MS. Patient-controlled oral airway insertion to facilitate awake fibreoptic intubation. Can J Anesth. 2008;55:194-5.
6. Stoneham MD. The nasopharyngeal airway. Assessment of position by fibreoptic laryngoscopy. Anaesthesia. 1993;48:575-80.
7. Ward ME. A new look at the breath of life. Br J Anaesth. 1992;69:339-40.
8. Wheeler M. The difficult pediatric airway. In: Hagberg CA, editor. Handbook of Difficult Airway Management. Philadelphia: Churchill Livingstone; 2000. p. 268.
9. McIntyre JWR. Airway equipment. Anesthesiol Clin North America. 1995;13:309.
10. Savoldelli GL, Schiffer E, Abegg C, Baeriswyl V, Clergue F, Waeber JL. Learning curves of the Glidescope, the McGrath and the Airtraq laryngoscopes: a manikin study. Eur J Anaesthesiol. 2009;26:554-8.
11. Crosby ET, Cooper RM, Douglas MJ, Doyle DJ, Hung OR, Labrecque P, et al. The unanticipated difficult airway with recommendations for management. Can J Anaesth. 1998;45(8):757-76.
12. Achen B, Terblanche OC, Finucane BT. View of the larynx obtained using the Miller blade and paraglossal approach, compared to that with the Macintosh blade. Anaesth Intensive Care. 2008;36:1-5.
13. Henderson JJ. Solutions to the problem of difficult tracheal tube passage associated with the paraglossal straight laryngoscopy technique. Anaesthesia. 1999;54:601-2.
14. Shapiro M, Wilson RK, Casar G, Bloom K, Teague RB. Work of breathing through different sized endotracheal tubes. Crit Care Med. 1986;14:1028-31.
15. Weber T, Salvi N, Orliaguet G, Wolf A. Cuffed vs. non-cuffed endotracheal tubes for pediatric anesthesia. Pediatr Anesth. 2009;19(Suppl 1):46-54.

16. Brimacombe J, Keller C, Giampalmo M, Sparr HJ, Berry A. Direct measurement of mucosal pressures exerted by cuff and non-cuff portions of tracheal tubes with different cuff volumes and head and neck positions. Br J Anaesth. 1999;82:708-11.
17. Sridermma S, Limtangturakool S, Wongsurakiat P, Thamlikitkul V. Development of appropriate procedures for inflation of endotracheal tube cuff in intubated patients. J Med Assoc Thai. 2007;90(Suppl 2):74-8.
18. Gettelman TA, Morris GN. Endotracheal tube failure: undetected by routine testing. Anesth Analg. 1995;81:1313.
19. Lewer BM, Karim Z, Henderson RS. Large air leak from an endotracheal tube due to a manufacturing defect. Anesth Analg. 1997;85:944-5.
20. Saini S, Chhabra B. A tracheal tube defect. Anesth Analg. 1996;83:1129-30.
21. Patterson KW, Keane P. Missed diagnosis of cuff herniation in a modern nasal endotracheal tube. Anesth Analg. 1990;71:563-4.
22. Stix MS, Mancini E. How a rigid stylet can make an endotracheal tube move. Anesth Analg. 2000;90:1008.
23. Ramasamy I. The risk of accidental transmission of transmissible spongiform encephalopathy: identification of emerging issues. Public Health. 2004;118(6):409-20.
24. Murdoch H, Taylor D, Dickinson J, Walker JT, Perrett D, Raven ND, et al. Surface decontamination of surgical instruments: an ongoing dilemma. J Hosp Infect. 2006;63(4):432-8.
25. Centers for Disease Control and Prevention (CDC). CDC guidelines for infection control in hospital personnel. Am J Infect Control. 1998;26:289-354.
26. Spaulding EH. Chemical disinfection of medical and surgical materials. In: Block SS. Disinfection, sterilization and preservation. Philadelphia: Lea & Fabiger; 1968. p. 517-31.
27. Guverich I, Yannelli B, Cunha BA. The disinfectant dilemma revisited. Infect Control Hosp Epidemiol. 1990;11(2):96-100.

9

INDICAÇÕES E PREPARO PARA INTUBAÇÃO ENDOTRAQUEAL

Fernando Sabia Tallo
Paulo Cézar Vaz de Almeida Filho

Introdução – Histórico da intubação orotraqueal

O médico William Macewen[1], em 1878, foi o primeiro a realizar uma intubação traqueal, e a primeira laringoscopia direta foi descrita em 1895 por Kirstein[2]. Chevalier Jackson[3] foi o primeiro a introduzir o uso de baterias ao laringoscópio e recomendar a introdução do equipamento pelo lado direito da rima oral (abordagem paraglossal).

Sir Ivan Magill[4] postulou que quanto maior a lateralização da laringoscopia, melhor seria a visibilização da laringe, e assim popularizou a técnica. E, por fim, coube a Robert Macintosh descrever o laringoscópio com lâmina curva em 1943, apesar de, no entanto, sua grande inovação[5] ter sido a técnica proposta que envolvia a introdução da ponta romba da lâmina na valécula pressionando o ligamento glossoepiglótico (ou hipoepiglótico) e fletindo anteriormente a epiglote, expondo a glote.

Essa técnica definiu o procedimento-padrão da intubação orotraqueal (IOT) por laringoscopia direta descrita até hoje. Este capítulo auxilia o médico emergencista a se preparar para o procedimento e indicá-lo adequadamente.

- Indicações IOT na emergência:
- Insuficiência respiratória com necessidade de assistência ventilatória invasiva;
- Incapacidade de proteção das vias aéreas;
- Para assegurar a patência das vias aéreas;
- Incapacidade de manejar secreções nas vias aéreas;
- Transporte aéreo ou terrestre de pacientes potencialmente graves;
- Curso clínico esperado.

É importante ressaltar que a indicação de intubação endotraqueal é clínica e não se baseia em nenhum tipo de exame complementar, portanto a avaliação na beira do leito de cada cenário é a condição que define a necessidade ou não de realizar o acesso definitivo da via aérea.

A seguir, serão abordados os detalhes de algumas indicações colocadas anteriomente.

Assistência respiratória

Insuficiência respiratória com necessidade de ventilação mecânica invasiva é uma indicação comum de intubação endotraqueal.

O médico emergencista deve avaliar se paciente é incapaz de ventilar de maneira adequada e/ou se, a despeito de oxigenoterapia suplementar, a oxigenação adequada não é observada na beira do leito. Nesses cenários a intubação é realizada para facilitar a ventilação ou a oxigenação.

Há no departamento de emergência várias patologias que podem cursar com falência ventilatória (asma exacerbada, doença pulmonar obstrutiva crônica exacerbada, doenças neuromusculares etc.) ou com distúrbios de ventilação-perfusão, principalmente o efeito *shunt* (edema agudo de pulmão hipertensivo, síndrome de angústia respiratória do adulto etc.).

Nesses cenários, o diagnóstico do efeito *shunt* é realizado na beira do leito, onde pacientes apresentarão ausculta pulmonar condizente com preenchimento alveolar; e mesmo com oxigenoterapia suplementar, o paciente não apresenta oxigenação adequada e frequentemente acaba por necessitar de ventilação mecânica.

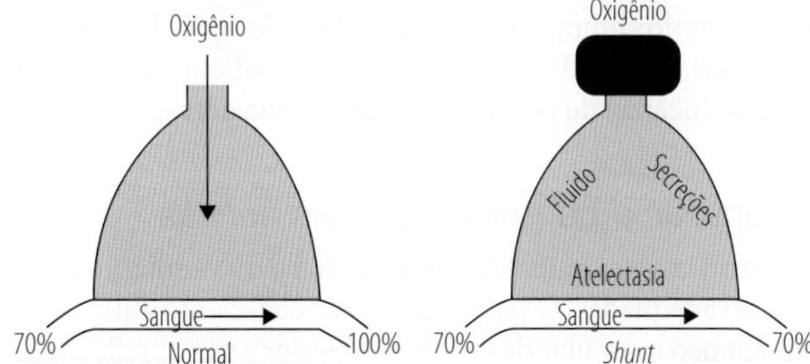

Figura 9.1. Unidades de ventilação-perfusão: no pulmão normal, o oxigênio entra no alvéolo e aumenta a saturação de oxigênio de níveis de 70% para próximos a 100%. Quando há distúrbio V/Q com efeito *shunt*, a unidade alveolar pode estar preenchida por fluidos, secreções ou até mesmo atelectasia. Tal fato não permite que oxigênio chegue até as unidades alveolares para a realização da hematose. Isso pode gerar hipoxemias importantes e refratárias a oxigenoterapia suplementar quando grande número de alvéolos são acometidos.

Na Tabela 9.1 consta um roteiro que orienta os primeiro passos no estabelecimento da ventilação mecânica invasiva.

Tabela 9.1. Roteiro para início da ventilação mecânica invasiva

1. Determinar as causas da insuficiência respiratória. Hipóteses diagnósticas: broncoespasmo, alterações cardiológicas primárias, infecções, traumas, acidentes vasculares cerebrais, processos patológicos de origem neuromuscular
2. Com base na hipótese, conduzir uma estratégia terapêutica procurando reverter à causa base
3. Terapia de oxigenação: aumentar a fração inspirada de oxigênio ou a pressão média das vias aéreas (pressão positiva do fim da expiração, volume-minuto, tempo inspiratório) dentro dos padrões baseados nas melhores evidências disponíveis (fração inspirada de oxigênio menor que 60% por longos períodos)
4. Terapia ventilatória: otimizar a relação entre a ventilação alveolar e o espaço morto para, de acordo com o processo patológico, administrar as alterações ácido-básicas visando minimizá-las ou revertê-las se possível
5. Estar preparado para detectar alterações próprias da ventilação mecânica, tentando preveni-las ou repará-las (lesão induzida pela ventilação mecânica (barotraumas, volutraumas, atelectotraumas), alterações hemodinâmicas, broncoespasmos

Incapacidade de proteção das vias aéreas

Uma das indicações mais importantes de ventilação mecânica é a proteção da via aérea em pacientes que possuem diminuição dos reflexos laríngeos para protegê-los de aspiração de conteúdo gástrico. Esses reflexos podem ser prejudicados por causa do rebaixamento do nível da consciência, como em acidentes vasculares cerebrais, *overdoses*, intoxicações exógenas, convulsões, queimaduras de vias aéreas, fístulas traqueoesofágicas e paralisia parcial dos músculos da laringe.

Ao contrário do que se pensava, o reflexo do vômito não tem valor clínico na tomada de decisão sobre quais pacientes devem ou não ser intubados no departamento de emergência. A ausência do reflexo do vômito não é sensível nem específica como indicador de perda dos refluxos de proteção da via aérea. Também não foi demonstrado que a presença desse reflexo assegura a presença de proteção da via aérea. A capacidade de deglutição espontânea ou voluntária é provavelmente uma ferramenta mais adequada para avaliar a capacidade de proteção das vias aéreas.

Na ausência de uma condição imediatamente reversível (por exemplo: hipoglicemia, superdose de opioide, arritmia reversível), está indicada a intubação imediata de qualquer paciente incapaz de manter e proteger a via aérea.

Assegurar a patência das vias aéreas

Uma via aérea patente é fundamental para ventilação e oxigenação adequadas. O paciente alerta e consciente utiliza todo o arcabouço muscular da via aérea superior e vários reflexos laríngeos para manter a via aérea patente e protegida contra a aspiração de secreções, conteúdos gástricos e corpos estranhos.

Corpo estranho, tumores de laringe, queimaduras da via aérea, epiglotites agudas, traumas vasculares de pescoço e anafilaxia são algumas situações que podem exigir a intubação endotraqueal com o objetivo de manter a via áerea patente. Todo paciente que necessite do estabelecimento de uma via aérea também necessitará de sua proteção.

Transporte aéreo ou terrestre de pacientes potencialmente graves

A intubação endotraqueal deve ser cuidadosamente avaliada previamente ao transporte de pacientes potencialmente graves ou graves que necessitem de transporte aéreo ou terrestre. Tal fato se torna ainda mais importante nos casos de transferências prolongadas. Tal cenário de intubação prévia ao transporte é preferível em relação a uma intubação em um ambiente difícil com pouca monitorização e de difícil ressuscitação, podendo prevenir desfechos catastróficos. Abaixo constam exemplos do quão reduzido é o espaço dentro de aeronaves de transporte, dificultando ou até impossibilitando o acesso a uma via aérea.

Curso clínico esperado

Nesse grupo estão os pacientes cujas condições clínicas e das vias aéreas estão predispostas a piorar, tanto por alterações dinâmicas e progressivas relacionadas com a condição de admissão na unidade de emergência como por trabalho respiratório excessivo em relação à lesão ou doença catastrófica. Nesses

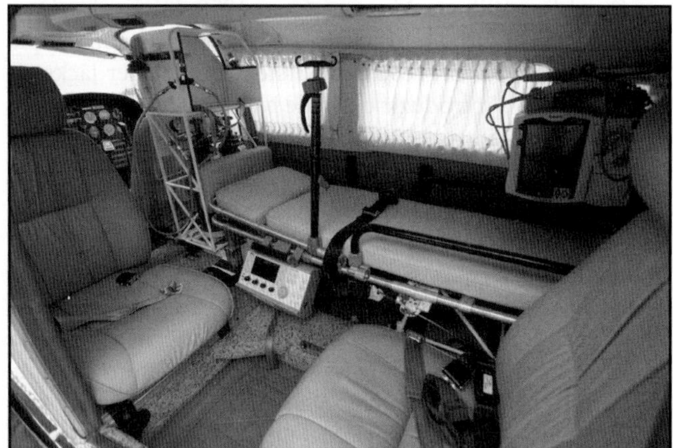

Figura 9.2. Interior de uma aeronave de transporte aeromédico de asa fixa.

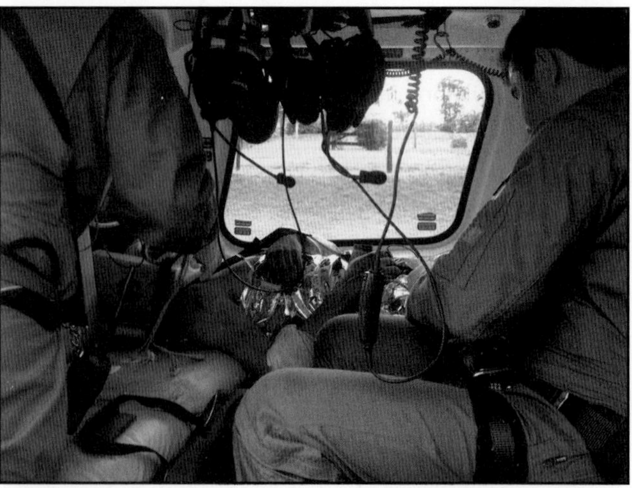

Figura 9.3. Interior de um helicóptero de resgate aeromédico.

cenários em que a condição clínica e da via áerea do paciente tem risco de piorar com o tempo, o manejo precoce da via aérea está indicado. Exemplos: trauma penetrante em pescoço com hematoma visível, lesões por inalação em vias aéreas etc.

A distorção anatômica aguda e progressiva da via aérea é uma bomba-relógio em potencial. Deve-se intubar ou visualizar a via aérea precocemente , antes que ocorra uma deterioração. Não devemos aguardar a deterioração clínica e o comprometimento da via aérea para se tomar decisão da intubação.

Contraindicações

As contraindicações absolutas são raras e relacionadas a traumas (fechados, penetrantes) na região da laringe, nos quais sua manipulação pode provocar a ruptura ou falsos lumens.

As contraindicações relativas são alterações anatômicas, lesões e doenças. O médico emergencista deve lembrar que sempre que possível deve proceder à avaliação da via aérea[6-8] antes do procedimento para evitar situações ameaçadoras (não intubo, não ventilo). Nessa situação a ventilação não invasiva, quando possível, ou a intubação com técnica com paciente acordado deve ser realizada.

Preparo para o acesso à via aérea

O médico deve, inicialmente, identificada a indicação da ventilação mecânica, explicar (sempre que possível) ao doente acordado as razões do procedimento e a forma com a qual será realizado. Seguem-se uma anamnese e um exame físico para avaliação da dificuldade da via aérea e identificação de ameaças ao procedimento. Após essa história clínica, o médico deve planejar o melhor acesso a via aérea, técnica utilizada, fármacos etc.

O médico deve, então, iniciar o preparo do material para obter a via aérea. Inicialmente, usar equipamento para proteção individual (EPI), testar os laringoscópios (checar pilhas e funcionalidade das lâmpadas nas lâminas) e ter vários calibres de tubos endotraqueais em mãos ou acessíveis e com *cuffs* testados e aspirador montado e testado.

O conjunto máscara facial, bolsa inflável, reservatório e fonte de oxigênio, acompanhados das cânulas orofaríngeas, nasofaríngeas, material para fixação do tubo, seringas para insuflação do balonete, fio-guia e material para acesso invasivo a via aérea, além da medicação aspirada, devem estar disponíveis

O clínico deve lembrar-se de que, antes do início do procedimento, deve submeter o paciente à rápida avaliação da via aérea. Caso na avaliação seja prevista uma via aérea difícil. a conduta passa a ser o acesso à via aérea com o paciente acordado com a devida preparação prévia[9]. Caso a dificuldade aconteça após a indução da sedação e analgesia, o médico poderá utilizar a máscara laríngea, Combitube e ventilação a jato transtraqueal ou realizar um acesso invasivo como a cricotireoidostomia. Daí a importância de se preparar previamente para essa eventualidade.

Durante o preparo do paciente na obtenção da via aérea, deve-se assegurar monitorização da pressão arterial, cardioscopia contínua, acesso venoso (idealmente dois acessos antecubitais calibrosos) e oximetria de pulso. O uso de capnógrafo de onda é sempre desejável.

Tabela 9.2. Preparo de Equipamento para IOT de emergência (*Anaesthesia Tutorial of the Week 331 – Rapid Sequence Induction – May 2016*).

Equipamentos
Suprimento de oxigênio
Dispositivo de entrega de oxigênio – Balão autoinflável com válvula unidirecional – Cânula nasal*
Equipamento padrão de via aérea – Máscara facial – Cabo de laringoscópio – Lâminas laringoscópicas – Tubo endotraqueal com *cuff* de tamanho apropriado e diversas opções de tamanho – Fita ou laço para tubo endotraqueal
Equipamento de via aérea difícil, para plano de via aérea difícil. Pode incluir: – Via aérea oro ou nasofaríngea – *Bougie* – Videolaringoscópio*
Dispositivo supraglótico de resgate: máscara laríngea ou via aérea supraglótica alternativa
Aspirador
Monitorização – Oxímetro de pulso – Onda de capnografia – Manguito de pressão arterial e esfigmomanômetro, ou linha arterial – Eletrocardiografia
Drogas (ver seção de drogas para mais detalhes): – Agente de indução – Agente para manutenção da anestesia – Agente bloqueador neuromuscular de ação rápida – Drogas de emergência (vasopressor e adrenalina, atropina) – Fluido correndo para atuar como carreador para entrega rápida de drogas para a circulação

* Opcional.

Tabela 9.3. *Check-list* de preparo para IOT

1. Equipamento de proteção individual (óculos, luvas, máscara).
2. Realizar testes com laringoscópio (testar pilhas e funcionalidade das lâmpadas das lâminas) e escolher o tipo (curva ou reta) e tamanhos das lâminas do laringoscópio.
3. Escolher tubos endotraqueais de diferentes calibres (deixando sempre para uso imediato pelo menos um tamanho acima e um abaixo do escolhido) e testar seus *cuffs*.
4. Deixar o aspirador montado e testado; checar o funcionamento adequado da bolsa-vávula-máscara e da fonte de oxigênio suplementar.
5. Sempre que possível, deixaar preparados e prontos para uso imediato os materiais de via aérea difícil, principalmente quando a avaliação da via aérea demonstrar necessidade.

O correto posicionamento dos pacientes aumenta sobremaneira a taxa de sucesso da intubação na primeira laringoscopia e deve ser algo lembrado durante o preparo para acesso à via aérea. Deve-se posicionar o paciente em decúbito dorsal horizontal com 30º de inclinação no dorso, em posição de *sniff* ou "cheirador". Os detalhes relativos ao posicionamento adequado que facilitam a melhor visualização da glote na laringoscopia direta.

Caso haja uma sonda nasogástrica, ela deve permanecer durante o procedimento ainda que esse procedimento não isente a realização da manobra de Sellick[10]. A compressão da cartilagem cricoide objetiva o fechamento do esôfago para a passagem de ar pela laringe enquanto a insuflação pulmonar está sendo realizada pela boca[11,12]. A despeito de sua recomendação, após a ocorrência de casos de aspiração pulmonar sequenciais em pacientes submetidos à manobra, muitos autores têm questionado sua eficácia e a indicação desse procedimento[13-15], sendo já proscrita agora para os casos de ventilação sem vias aéreas avançadas invasivas (tubo orotraqueal) por sua ineficiência na proteção contra broncoaspiração.

Recomendação de *checklist* para IOT no adulto:

- Equipamento de oferta de oxigênio a 100% em alto fluxo maior que 10 L/min (bolsa-vávula-máscara, reservatório de oxigênio, fonte de O_2);
- Aparelho para aspiração (25 cmH_2O) para utilização imediata com sondas adequadas para o paciente;
- Dois cabos de laringoscópios com pilhas funcionantes e lâminas 3 e 4 de Macintosh ou Miller;
- Cânulas orofaríngeas do tamanho adequado para o paciente;
- Tubos endotraqueais adequados para o paciente, com *cuffs* testados;
- Lubrificantes e *spray* anestésico;
- Seringas de 10 e 20 mL;
- Pinça de Magill;
- Estetoscópio;
- Material de fixação do tubo e compressa;
- Máscara laríngea ou outros dispositivos alternativos;
- Material de acesso de via aérea cirúrgica disponível.

Preparar paciente	Preparar equipamentos	Preparar para dificuldades	Preparar grupo
Monitoração • Oxímetro de pulso • PA (cada 2 min) • Capnografia • ECG **Posicionamento ideal** • Posição em rampa em pacientes obesos • Elevação da cabeceira em 30º se trauma cranioencefálico • Imobilização do pescoço para suspeita de lesão de medula espinhal **Bom acesso IV com fluido correndo** **Pré-oxigenação adequada**	**Fornecimento de oxigênio** **Equipamento de via aérea** • Máscara facial • Adjuvantes de via aérea • Balão autoinflável • 2 laringoscópios • Tupos endotraqueais apropriados • *Bougie* ou estilete • Aspirador • Fita para fixar tubo ou laço **Medicações** • Drogas para ISR • Vasopressor • Manutenção da sedação e paralisia	**Preparação para via aérea difícil, se antecipada** • Videolaringoscópio • Máscara caríngea • Kit para cricotireoidostomia **Presença do carrinho de via aérea difícil** **Plano de oxigenação em caso de falha na intubação** **Outros problemas específicos previstos?**	**Confirmar funções** • Intubação • Drogas • Pressão cricoide • Estabilização e alinhamento (lesão de medula espinhal) **Ajuda sênior disponível**
Prosseguir para ISR quando todos os itens estiverem confirmados			

Figura 9.4. *Checklist* para IOT de emergência (*Anaesthesia Tutorial of the week 331 – Rapid Sequence Induction – May 2016*).

Referências bibliográficas

1. Macewen W. Clinical observations on the introduction of tracheal tubes by the mouth instead of performing tracheotomy or laryngotomy. Br Med J. 1880;2(1022):163-5.
2. Kirstein A. Autoskopie des larynx und der trachea. Berlin Klinische Wochenschrift. 1895;32:476-8.
3. Jackson C. The technique of insertion of intratracheal insufflations tubes. Surg Gynecol Obstet. 1913;17:507-9.
4. Magill IW. An improved laryngoscope for anaesthetists. Lancet. 1926;1:500.
5. Macintosh RR. A new laryngoscope. Lancet. 1943;1:205.
6. Walls RM. The emergency airway algorithms. In: Walls RM, editor. Manual of Emergency Medicine Airway Management. 3rd ed. Philadelphia: Lippincott Willians and Wilkins; 2009. p. 8.
7. American Society of Anesthesiologists Task Force on Management of the Difficult Airway. Practice guidelines for management of the difficult airway. Anesthesiology. 2013;118(2):251-70.
8. American Society of Anesthesiologists Task Force on Management of the Difficult Airway. Practice guidelines for management of the difficult airway. Anesthesiology. 1993;78:597-602.
9. Smith G. Gastroesophageal reflux and aspiration of gastric contents in anesthetic practice. Anesth Analg. 2001;93(2):494-513.
10. Landsman I. Cricoid pressure: indications and complications. Paediatr Anaesth. 2004;14(1):43-7.
11. Moro ET, Goulart A. Compressão da cartilagem cricoide: aspectos atuais. Rev Bras Anestesiol. 2008;58(6):643-50
12. Priebe HJ. Cricoid pressure: an alternative view. Semin Anesth Per Med Pain. 2005;24(1):120-6.
13. Brock-Utne JG. Is cricoid pressure necessary? Paediatr Anaesth. 2002;12(1):1-4.
14. Smith KJ, Dobranowski J, Yip G, Dauphin A, Choi PT. Cricoid pressure displaces the esophagus: an observational study using magnetic resonance imaging. Anesthesiology. 2003;99(1):60-4.
15. Murphy MF, Hung OR, Law JA. Tracheal intubation: tricks of the trade. Emerg Med Clin North Am. 2008;26(4):1001-8.

10

USO RACIONAL DE FÁRMACOS PARA O ACESSO DA VIA AÉREA NA EMERGÊNCIA

Fernando Sabia Tallo
Maria Paula Martini Ferro
Paulo Cézar Vaz de Almeida Filho

Introdução

Na rotina do médico emergencista haverá diversas vezes a necessidade do acesso à via aérea. Muitas serão as situações clínicas dos pacientes que necessitarão da ventilação mecânica. Por meio da análise individualizada da anamnese e do exame físico é que traçaremos a estratégia para esse acesso à via aérea. Qual será a técnica que utilizaremos? Quais os melhores fármacos para esse paciente específico?

Neste capítulo, vamos apresentar alguns fármacos que podem ser utilizados na emergência para o acesso à via aérea e algumas características de cada um deles.

O uso de associação de fármacos adequados é essencial para o sucesso do procedimento. As condições ideais para a realização da técnica de sequência rápida, por exemplo, incluem analgesia, hipnose, bloqueio neuromuscular e o bloqueio a resposta autônoma à laringoscopia[1]. Complicações como o laringoespasmo, o broncoespasmo e a instabilidade hemodinâmica devem ser evitados.

Na técnica de sequência rápida, é desejável que os fármacos tenham rápido início e duração de ação[2]. A combinação de opioides como a alfentanila (30 µg/kg) ou a fentanila (2 a 10 µg/kg), associadas ao propofol (2,5 mg/kg)[3,4], tem permitido boas condições de intubação orotraqueal (IOT) com bom controle de resposta hemodinâmica.

Medicação na pré-indução como lidocaína[5] (1 mg/kg) pode ser usada para melhorar ainda mais as condições de intubação, suprimindo os reflexos da tosse e reduzindo a resposta simpática. A succinilcolina (1 mg/kg) também pode ser associada com a técnica de propofol (2,5 mg/ kg) e, por exemplo, alfentanila (10 µg/kg), com resultados considerados ainda melhores[6-8]. Já o propofol, como veremos, pode se associar a um possível efeito hipotensor nos pacientes hipovolêmicos, idosos e com doenças cardiovasculares.

Já a utilização de etomidato (0,3 mg/kg) associado a alfentanila (40 µg/kg) é uma alternativa com menores mudanças na pressão arterial, com condições similares de intubação ao propofol, a não ser pelo prolongamento do tempo para a realização da laringoscopia em torno de 90 segundos.

Agentes como midazolam[9] não são considerados boa escolha como fármaco hipnótico usado isoladamente para a sequência rápida, já que possuem lento início de ação. Já a cetamina[10] (1,5 mg/kg) pode ser usada como fármaco hipnótico na técnica principalmente para pacientes com instabilidade hemodinâmica sem hipertensão intracraniana. Os maiores avanços na técnica de sequência rápida estão sendo realizados com o uso de remifentanila[11-13] (5 µg/kg), pois o fármaco possui rápido início de ação (pico de ação em 1 minuto), duração ultrarrápida e pouco efeito na duração de ação pela dose utilizada. Confere profunda analgesia, sem prolongamento da depressão respiratória e consciência. O uso de remifentanila (3 a 4 µg/kg) associado ao propofol (2,5 mg/kg), sem o uso de bloqueadores neuromusculares, conferiu excelentes condições de intubação. Para alguns autores, a sequência rápida sem o uso de bloqueadores neuromusculares (succinilcolina, rocurônio) deve ser reservada a pacientes com contraindicações ao bloqueador, levando-se em consideração condições não ideais para laringoscopia, que podem levar a trauma da via aérea, falha de intubação e dificuldade de ventilação.

A Tabela 10.1 mostra os principais fármacos utilizados na emergência. As doses variam de acordo com a associação de drogas escolhidas e conforme a situação clínica: idade, estado hemodinâmico, processos patológicos associados etc.

Tabela 10.1. Fármacos utilizados na técnica de sequência rápida para intubação orotraqueal

Fármacos	Doses sugeridas	Latências
Alfentanila	10-30 µg/kg	30 segundos
Fentanila	2-10 µg/kg	1 a 2 minutos
Remifentanila	3-5 µg/kg	30 segundos
Etomidato	0,2-0,3 mg/kg	30-60 segundos
Cetamina	1-2 mg/kg	1-2 minutos
Succinilcolina	0,6-2,0 mg/kg	60 segundos
Rocurônio	0,6-1,2 mg/kg	60-90 segundos

Bloqueadores neuromusculares

O uso de bloqueadores neuromusculares confere diminuição importante, no uso de opioides para doses inferiores à metade da habitual, casos eles fossem utilizados sem os bloqueadores[14]. A succinilcolina foi introduzida em 1951 e possui início de ação em 30 a 60 segundos e duração de ação inferior a 10 minutos, ideal para a técnica de sequência rápida. Seus efeitos indesejados são hipertermia maligna, hipercalemia, aumento da pressão intragástrica e intraocular e bradiarritmias.

Rocurônio

O rocurônio (0,6 a 1 mg/kg) é um bloqueador neuromuscular aminoesteroide considerado alternativo à succinilcolina pelo rápido início de ação e relativa estabilidade cardiovascular[13,15]. A dose de indução pode variar de 0,3 a 1,2 mg/kg, com diminuição de tempo de latência a medida que se aumenta a dose, aumentando-se também a duração de ação. Estudos demonstram que, usando de 0,9 a 1,2 mg/kg, o tempo de latência do rocurônio é semelhante ao da succinilcolina. A dose de manutenção, quando utilizada, varia de 0,1 a 0,2 mg/kg. A utilização de doses como 1 mg/kg de peso nos adultos prolonga a duração clínica de ação de 30 a 40 minutos para 60 minutos.

Succinilcolina[16,17]

É um bloqueador neuromuscular largamente utilizado em situações de urgência. Utilizado pela primeira vez em 1952, até hoje não foi plenamente substituído. Possui rápido início de ação (30s) e curta duração de ação. A duração de ação pode se modificar em pacientes com alterações genéticas e atipia da enzima, o que ocorre em 1 a cada 2.500 pessoas. No adulto, 1 mg/kg dura de 5 a 20 minutos hidrolisada pela pseudocolinesterase plasmática.

Há estudos que demonstram que doses em adultos de 0,5 a 0,6 mg/kg de peso promoveriam as mesmas condições de intubação que doses como 1 mg/kg, com a grande vantagem de recuperar a condição ventilatória precocemente em relação à utilização de doses maiores.

Já em crianças, as doses preconizadas seriam de 1,5 a 2 mg/kg de peso (2 a 11 anos) e 2 a 3 mg/kg de peso (neonatos).

Os efeitos adversos são: bradiarritmias, aumento de pressão intracraniana (PIC), intraocular e intra-abdominal, rabdomiólise e hipertermia maligna. Um efeito indesejável é a hipercalemia grave, que pode se seguir à injeção do fármaco em pacientes queimados, com lesões musculares, doença do neurônio motor e outros. Como já citado, pode evoluir com bradicardia, que é revertida pela atropina e ocorre em pacientes suscetíveis à hipertermia maligna.

Nos obesos, a succinilcolina deve ser administrada com base no **peso real** do paciente.

Rocurônio × succinilcolina

Em uma metanálise[18], o uso de rocurônio e succinilcolina foi comparado depois da utilização para intubação em sequência rápida de propofol. Não houve diferença estatisticamente significativa nas condições de IOT. O problema é que essa metanálise tinha uma quantidade muito grande de pacientes eletivos. E nosso cenário são pacientes que pertencem a emergência. Um ensaio clínico[17] randomizado comparou a succinilcolina ao rocurônio em pacientes na emergência (trauma e laparotomias). Definiu como condições ótimas de intubação: facilidade da laringoscopia, posição (abdução) das pregas vocais e movimentos, presença ou ausência de resposta reflexa das vias aéreas à laringoscopia em um sistema de escore que graduava entre condições ótimas, boas e inadequadas. A cessação da resposta motora foi significativamente menor para a succinilcolina (40s × 70s, $p < 0,0001$).[18,19] O tempo médio para a realização do procedimento com sucesso também foi significativamente mais curto com a utilização da succinilcolina (90s × 130s, $p < 0,0001$). Comparando-se as condições de intubação, houve no grupo da succinilcolina um número significativamente maior de pacientes intubados em condições consideradas excelentes, por outro lado condições inadequadas (*poors*) de intubação foram semelhantes nos dois grupos. Os pesquisadores induziram com propofol e fentanila (2 μg/kg) e iniciaram a laringoscopia 60s depois da injeção do rocurônio (0,6 mg/kg). Não foi um estudo duplo-cego e seu poder era pequeno para conclusões sobre complicações.

Reversão do bloqueio neuromuscular

A neostigmina e inibidores da acetilcolinesterase estimulam receptores muscarínicos encontrados nos músculos lisos, glândulas e coração e receptores nicotínicos nos gânglios do sistema autônomo, com diminuição de débito cardíaco e sialorreia. Porém, a neostigmina não reverte o bloqueio profundo e, portanto, não pode ser utilizada nas emergências. Os anticolinesterásicos aumentam a quantidade de acetilcolina na placa mioneural e competem com o bloqueador; os anticolinérgicos (atropina) são utilizados para reduzir os efeitos indesejáveis dos anticolinesterásicos. Hipotermia, doenças neuromusculares, alguns antibióticos, hipermagnesemia e outros podem interferir na reversão do bloqueio

Sugamadex (Bridion®)

Recentemente, um fármaco foi introduzido na clínica anestésica para reversão do bloqueio neuromuscular utilizando rocurônio e vecurônio. O fármaco é capaz de se ligar ao rocurônio, diminuindo a sua concentração plasmática e revertendo seu efeito bloqueador. Tem a vantagem de reversão rápida e previsível, que não é conseguida com a neostigmina, potencialmente aumentando a segurança para o paciente da reversão do bloqueio[20,21]. As doses utilizadas variam na prática clínica de 2 a 16 mg/kg. Outra vantagem é que a droga não interfere no metabolismo da acetilcolina, não necessitando de fármacos anticolinérgicos e seus efeitos colaterais[22]. Pode ser utilizado para pacientes com disfunção renal moderada (*clearence* de creatinina até 30 mL/min) sem correção de dose, assim como para pacientes obesos e crianças acima de 2 anos de idade. Uma revisão sistemática[23] comparou o uso de sugamadex com placebo e neostigmina + glicopirrolato, e encontrou que o fármaco produzia recuperação mais rápida do bloqueio neuromuscular considerado moderado ou profundo que placebo ou neostigmina. O tempo médio de reversão do bloqueio foi de 1,3 a 2,7 minutos para bloqueios moderados e profundos. As doses utilizadas foram de 16 mg/kg de peso. O custo-efetividade da opção que se apresenta como um substituto do bloqueio neuromuscular com succinilcolina ainda necessita de mais estudos. Um ensaio clínico randomizado recente[24] utilizando de cirurgias eletivas comparou a reversão do bloqueio neuromuscular na sequência rápida entre a succinilcolina e rocurônio e sugamadex e encontrou uma reversão precoce com o uso de rocurônio-sugamadex (406s × 216s, p = 0,002). Todos os pacientes usaram alfentanila (10 µg/kg) e propofol (2 mg/kg).

Hipnóticos

O uso de fármacos hipnótico-sedativos faz parte da técnica de sequência rápida, bloqueia o sistema nervoso simpático, proporciona amnésia e pode melhorar as condições para laringoscopia e intubação[25,26]. O médico emergencista no Brasil dificilmente obteve em sua formação acadêmica um adequado treinamento para realizar procedimentos envolvendo habilidades de acesso à via aérea e uso dos mais diferentes fármacos habitualmente manipulados pelos anestesiologistas. Vamos detalhar o uso de fármacos muito úteis na urgência e emergência quando da necessidade de um rápido acesso à via aérea.

Etomidato

O etomidato é uma droga hipnótica que age diretamente no receptor ácido gama-aminobutírico (GABA) bloqueando a neuroexcitação e produzindo anestesia. Dentre todos os anestésicos utilizados, é o que tem a maior seletividade aos receptores GABA. É realizado por via intravenosa (0,3 mg/kg), com o tempo de início de ação de cerca de 45 segundos e duração de 3 a 12 minutos[27]. É o agente sedativo-hipnótico mais cardioestável usado na técnica de sequência rápida e não estimula a liberação de histamina[28-30]. Por essa característica, é uma droga muito interessante para pacientes com instabilidade hemodinâmica.

O etomidato liga-se às proteínas plasmáticas; o fármaco livre é altamente lipofílico, penetrando rapidamente na barreira hematoencefálica. Os níveis de pico em sistema nervoso central (SNC) são alcançados em 2 minutos. Não é um fármaco analgésico, portanto não bloqueia o efeito doloroso da laringoscopia, sendo necessário combiná-lo com uma droga analgésica[31]. Aumenta ligeiramente a resistência das vias aéreas, mas pode ser utilizado em pacientes com broncoespasmo[32]. O paciente pode evoluir com mioclonias com evidência de excitação regional cerebral (eletroencefalograma - EEG) sem significado clínico importante, e não há contraindicação em pacientes convulsivos[33], diminuindo a demanda metabólica cerebral por oxigênio e preservando a pressão de perfusão cerebral. O etomidato provoca supressão adrenocortical reversível[34] (inibe a 11-beta-hidroxilase, que converte o 11-deoxicortisol em cortisol); o efeito tem duração de 12 a 24 horas. Vários estudos questionam a segurança da utilização do etomidato em pacientes com sepse grave ou choque séptico[35,36].

Um ensaio clínico randomizado em pacientes graves que necessitaram de intubação na urgência não achou diferença em mortalidade com 28 dias entre a cetamina e o etomidato[35]. Uma revisão sistemática[37] envolvendo 20 estudos nos quais o etomidato foi realizado em *bolus* para a intubação não mostrou efeito significativo na mortalidade[38]. Vários estudos, com várias metodologias, foram realizados com resultados conflitantes[39-41]. Ainda não há evidências sólidas para desconsiderar seu uso na IOT de urgência em pacientes com sepse. Alguns autores sugerem a utilização de corticoides quando se utiliza o etomidato[42]. O etomidato não pode ser utilizado em infusão contínua ou em doses intermitentes para sedação.

Benzodiazepínicos

São fármacos sedativos e que causam amnésia anterógrada, agindo no complexo do receptor GABA.

Midazolam

O início de sua ação é por volta de 60 segundos e a duração de 15 a 30 minutos. A dose sugerida para efeito de indução é de 0,1 a 0,3 mg/kg intravenoso (IV)[43,44].

Efeitos: o midazolam não possui efeito analgésico, devendo, idealmente, ser associado com outra droga para a realização da laringoscopia. O midazolam, nas doses utilizadas para o procedimento, se associa a efeitos hipotensivos. O uso de 0,2 mg/kg na indução pode causar diminuições de pressão arterial de 10% a 25% em média em pacientes hígidos. Por isso, deve ser utilizado com cautela em pacientes instáveis. Nessa situação, a sugestão é que o médico emergencista utilize fármacos sedativo-hipóticos mais cardioestáveis, como etomidato ou cetamina. Isso ilustra a necessidade de o médico emergencista conhecer os diferentes fármacos disponíveis. Um estudo demonstra que é frequente o uso indevido de fármacos como o midazolam (doses inadequadas para procedimentos inadequados)[45]. O midazolam pode ser utilizado em infusão contínua para sedação de doentes críticos (0,05 a 0,4 mg/kg) e parece ser seguro para uso também em crianças e neonatos. Quando utilizamos em ventilação mecânica, titulamos o uso dos fármacos baseados em escalas de sedação[46,47].

O seu efeito no SNC é de diminuição de metabolismo cerebral e fluxo sanguíneo, sem produzir supressão no EEG.

Seu metabolismo é hepático e tem como principal metabólito ativo o alfa-hidroximidazolam, equipotente ao midazolam. Apenas 0,03% é excretado na urina. Seu início de ação é prolongado, de 1,5 a 5 minutos após a administração endovenosa, com pico de ação entre 20 e 60 minutos.

Flumazenil

O flumazenil é um antagonista competitivo específico do benzodiazepínico. A reversão depende das doses relativas dos agonistas antagonistas. Possui curta duração de ação, com meia-vida de 1 hora, por isso precisa de doses repetidas para a manutenção de ação. Uma dose endovenosa única de 1 a 3 mg garante um efeito antagonista de aproximadamente 45 a 90 minutos. Os efeitos depressores respiratórios não são completamente revertidos com esse fármaco.

Barbitúricos

Os barbitúricos de ação curta interagem com o complexo do receptor GABA e causam amnésia e hipnose.

Tiopental sódico

O tiopental sódico é o fármaco barbitúrico mais comumente utilizado para a técnica de sequência rápida. As doses de indução[48] estão entre 3 e 5 mg/kg IV, com início de ação em aproximadamente 30 segundos e duração de 5 a 10 minutos[49]. Não tem efeito analgésico.

Efeitos: é um agente venodilatador e cardiodepressor com potencial hipotensor considerável nas doses de indução. Por isso, o médico emergencista deve evitá-lo em pacientes hemodinamicamente instáveis ou teoricamente propensos a hipotensão. Um autor sugere doses de 3 mg/kg para diminuir os efeitos[50]. Causa liberação de histamina, pode se associar a broncoespasmo e reduz PIC por reduções na pressão arterial média. É um agente útil em pacientes hemodinamicamente estáveis com elevação potencial da PIC, sangramento, trauma e convulsões. Há vários estudos que demonstram efeitos imunossupressivos[51] do tiopental. Por isso, não é um fármaco indicado em pacientes sépticos.

O tiopental foi muito utilizado como agente de indução anestésica até o surgimento do propofol, em 1989.

Cetamina

É um agente hipnótico, depois da administração venosa em doses de 1 a 4,5 mg/kg IV; uma dose média de 2 mg/kg tem início de ação em 45 a 60 segundos e duração de 5 a 10 minutos do seu efeito anestésico cirúrgico. Tem diversos sítios de ação: receptores NMDA (N-metil D-aspartato) e receptores opioides (putâmen e tálamo). Os efeitos analgésicos da cetamina duram de 20 a 45 minutos.

É um agente que estimula receptores de catecolaminas e aumenta sua liberação produzindo taquicardia, aumento de contratilidade[52], pressão arterial média e fluxo sanguíneo cerebral, preservando o *drive* respiratório. Possui efeito analgésico e amnésico, diminui a produção de óxido nítrico vascular[53], diminuindo o efeito vasodilatador, e inibe os receptores nicotínicos. É um fármaco que pode ser utilizado em tentativas de intubação acordado, com paciente parcialmente sedado com anestesia tópica sem bloqueio neuromuscular e via aérea presumivelmente difícil. Por suas propriedades de estimulação do sistema nervoso simpático, é uma opção para pacientes com instabilidade hemodinâmica que precisam de IOT com sequência rápida. A cetamina, baseado em estudos com animais, tem efeito broncodilatador (baixo nível de evidência) e pode ser uma opção no paciente em crise asmática e necessidade de IOT. Em relação aos efeitos cardiovasculares, deve ser usada conforme a situação clínica. Pode ter efeitos benéficos, mas também pode potencialmente induzir isquemia miocárdica em pacientes propensos. Há controvérsia quanto ao uso da cetamina em pacientes com trauma craniano. Alguns estudos demonstram aumentos da PIC[54]. Outros estudos mostraram que, quando usada com agentes agonistas do complexo de receptor GABA, pode não haver aumento da PIC e, por aumentar perfusão cerebral, poderia até haver benefícios na lesão neurológica[55]. Alguns estudos sugerem que a cetamina não altera de forma significativa o consumo de oxigênio cerebral e não reduz o metabolismo regional da glicose[56]. A cetamina pode ser usada em pacientes com trauma cranioencefálico e normotensos ou hipotensos e deveria ser evitada nos hipertensos.

A cetamina não tem efeitos sobre os reflexos da laringe e faringe. Da mistura racêmica disponibilizada no comércio, o isômero S+ possui as propriedades mais potentes, com afinidade maior ao receptor NMDA. A cetamina leva ao chamado estado anestésico dissociativo, que é a inibição do sistema talamocortical e a ativação do sistema límbico.

Propofol

Essa é uma droga muito utilizada para hipnose da IOT. O emergencista deve estar familiarizado com suas principais características. Um estudo multicêntrico[57] determinou que a dose necessária para a perda dos reflexos ciliares, em 95% de pacientes sem comorbidades e não pré-medicados, foi de 2,5 mg/kg IV, doses para IOT com um início de ação de 15 a 45 segundos e duração de 5 a 10 minutos.

A alteração cardiovascular mais importante com o uso do propofol é a diminuição da pressão arterial. Em pacientes pré-medicados, a dose de indução de 2 mg/kg de propofol leva à diminuição da pressão arterial[58] em torno de 30%. As alterações na frequência e no ritmo cardíaco costumam ser insignificantes. A diminuição da resistência vascular periférica é o principal motivo, já que nem o débito cardíaco nem o volume sistólico sofrem alterações significativas. É um fármaco hipnótico com ação sedativa e amnésica[58]. O fármaco reduz a resistência das vias aéreas e pode ser utilizado no broncoespasmo para a IOT[59]. A diminuição da pressão arterial média usual com seu uso está em torno de 10 mmHg. O propofol é um profundo depressor respiratório. Após a indução, apneia de até 30 segundos de duração foi evidenciada em até 83% dos pacientes. Além da apneia, o propofol evidenciou diminuição no volume corrente, na velocidade do fluxo inspiratório e na capacidade residual funcional[60]. O propofol pode ser um indutor eficaz em pacientes asmáticos, por diminuir episódios de broncoconstrição. O mecanismo parece ser a atenuação da ação vagal. Em pacientes sem patologia no SNC, o propofol reduz o fluxo sanguíneo cerebral em até 51%, e a diminuição do consumo metabólico cerebral pode chegar a 36%. Apesar de o propofol levar à diminuição da PIC, seu efeito cardiovascular com diminuição da pressão arterial média leva à diminuição da pressão de perfusão cerebral[61]. A dose de indução em adultos é de 1,5 a 2,5 mg/kg, e os níveis plasmáticos para a indução da inconsciência é de 2 a 6 μg/mL.

Escolha do agente hipnótico na urgência

Para a escolha adequada dos fármacos, o médico emergencista deve conhecer as opções disponíveis. Diferentes situações clínicas na urgência e emergência sugerem diferentes fármacos para realização do procedimento (Tabela 10.2).

Tabela 10.2. Situações clínicas e fármacos sugeridos para o acesso à via aérea

Clínica de lesões de SNC (trauma, acidente vascular cerebral)	Hemodinâmica Hipertenso Normotenso Hipotenso	Fármacos Etomidato Etomidato/cetamina/
Convulsão	Normotenso Hipotensão	propofol Cetamina Midazolam/tiopental/ propofol Diminuição das
Doença cardiovascular		doses
Estados de choque	Hipotensão	Etomidato Cetamina, etomidato

Uso de opioides no acesso à via aérea na emergência

Um opioide de ação rápida como a alfentanila ou a remifentanila pode ser utilizado quando há necessidade de utilizações da técnica de sequência rápida na sala de emergência, com melhora nas condições de IOT[61]. Muita controvérsia existe entre o momento da introdução de cada fármaco na intubação com sequência rápida, e o momento ideal do início do procedimento pós-injeção das drogas. Além disso, as doses devem variar conforme o caso clínico específico. Um estudo[62] utilizando a técnica de sequência rápida com tiopental (4 mg/kg) como fármaco de indução e rocurônio (1,0 mg/kg) como bloqueador neuromuscular encontrou que a dose média para o sucesso na IOT em condições ótimas era de 36,4 µg/kg (IC 33,4 a 39,4). A tentativa de intubação era realizada 40s depois da injeção do bloqueador neuromuscular. É importante observar que todos os pacientes eram ASA I (*American Society of Anesthesiologists*) e que 12 dos 60 pacientes sofreram hipotensão significativa nos 3 minutos que se sucederam a IOT.

A utilização para o opioide para realização da IOT é defendida como medida importante para atenuar as respostas hemodinâmicas causadas pela laringoscopia e a IOT[1,63-65]. Um estudo randomizado e duplo-cego[66] recente comparou a fentanila (1 µg/kg), alfentanila (10 µg/kg), sufentanila (0,1 µ/kg) e a remifentanila (1 µg/kg) utilizadas para IOT em crianças e seus efeitos cardiovasculares (pressão arterial e frequência cardíaca) antes e depois (1 minuto) da IOT e encontrou melhor resposta e preservação hemodinâmica com fentanila. Habitualmente, as doses utilizadas na emergência para acesso à via aérea, conforme o caso clínico, e a associação de fármacos utilizados são fentanila 2 a 5 µg/kg, remifentanila 0,5 a 1,0 µg/kg e alfentanila 30 µg/kg/min.

Tabela 10.3. Principais características de opioides usados na emergência

Opioides	Latência	Pico de ação	Duração	Equivalência de doses
Fentanila	1-2 minutos	3-4 minutos	30 minutos	100 µg
Sufentanila	1-3 minutos	5-6 minutos	30 minutos	15 µg
Alfentanila	30 segundos	1-2 minutos	15 minutos	750 µg
Remifentanila	30 segundos	1 minuto	5-10 minutos	10 µg

Fonte: autores.

Remifentanila

A alta velocidade no início e no término da ação da remifentanila faz com que ela seja especialmente bem vista para o uso no acesso à via aérea na emergência. A rápida hidrólise da remifentanila por esterases não específicas no sangue e nos tecidos é responsável por seu perfil farmacocinético único e vantagens clínicas associadas.

Efeitos: a capacidade da remifentanila de induzir a perda da consciência, em um estudo duplo-cego, mostrou que 50% da dose efetiva necessária para a perda da consciência com a remifentanila eram de 12 µg/kg/kg e com a alfentanila eram de 176 µg/kg/kg, confirmando a maior potência da remifentanila com a alfentanila, quando utilizada em uma única dose[67]. Causa depressão respiratória e aumento da resistência de vias aéreas, efeitos esses que são dose-dependentes. A intensidade da depressão respiratória não depende só da dose, idade, estado físico, presença de dor e outros estímulos. Com doses clínicas que realmente produzam depressão respiratória, permite que em 10 minutos, em média, após a interrupção da infusão, o paciente respire espontânea e adequadamente, sem riscos de ocorrer nova queda da respiração; se houver necessidade, a depressão respiratória é prontamente revertida pela naloxona. Observam-se alterações hemodinâmicas durante a anestesia, proporcionando diminuição de até 15% a 20% da pressão arterial, com grau moderado de bradicardia. Doses de até 2 µg/kg produzem alterações mínimas na pressão arterial sistêmica e na frequência cardíaca[68]. A velocidade do fluxo sanguíneo cerebral diminui significativamente em pacientes que recebem doses altas (doses de 5 µg/kg-1 seguidas de infusão de 3 µg/kg/kg min-1), mas não se altera com doses moderadas (doses de 2 µg/kg-1 seguidas de infusão de 1 µg/kg-1 min-1), podendo ser utilizadas em situações de aumento da PIC.

A remifentanila é lipossolúvel e tem baixa ligação a proteínas e alta afinidade pelo receptor µ. Apresenta, por isso, o rápido início de ação mencionado, com baixo volume de distribuição. Exibe ligação éster em sua molécula, que é suscetível a quebra por enzimas plasmáticas e tissulares, por isso o seu rápido término de ação. Não ocorrem mudanças significativas na farmacocinética e na farmacodinâmica com a insuficiência hepática ou renal.

Fentanila

É a mais antiga e de menor custo, portanto muito popular entre os anestesistas e clínicos. As principais vantagens da fentanila em anestesia e analgesia resultam das suas propriedades farmacológicas, que são, entre outras, apresentar potente ação analgésica, excelente estabilidade hemodinâmica, discreto efeito inotrópico negativo, discreta redução da resistência vascular periférica e discreta liberação de histamina, e possui antagonista específico. A estabilidade hemodinâmica com o uso da fentanila foi um grande marco na amplificação do seu uso na prática clínica e em situações de emergência. Em dose única, apresenta pico de ação de 3 a 5 minutos e curta duração do efeito, determinada por sua intensa redistribuição. Apresenta metabolização hepática intensa, com apenas 6% da dose administrada excretados pela urina. É importante lembrar que a fentanila possui latência média de 4 minutos, motivo pelo qual é necessário aguardar esse tempo após a injeção, a fim de que a laringoscopia seja realizada somente quando for atingido o seu pico de ação. Daí não ser a droga preferida para um procedimento que exige rapidez na realização.

Efeitos que o emergencista deve conhecer: dose de até 7 μg/kg (maiores que as habitualmente utilizadas para acesso à via aérea) acarreta apenas discreta redução da frequência cardíaca; deve-se considerar pacientes euvolêmicos e hígidos diferentes da prática da emergência. A fentanila parece causar alterações mínimas no fluxo sanguíneo cerebral, no metabolismo cerebral de oxigênio ou na PIC.

Alfentanila[69]

Devido às suas características farmacocinéticas, destacando-se seu rápido início e término de ação e boa analgesia, a alfentanila é usada em várias situações clínicas na emergência. É um bom fármaco para ser utilizado na sequência rápida em doses em torno de 30 μg/kg, associado aos hipnóticos e bloqueadores neuromusculares. Em pacientes hígidos, doses de cerca de 120 mg/kg-1 produzem inconsciência em 2 a 2,5 minutos. Se houver associação de drogas, então a dose para produzir a inconsciência será muito reduzida (lorazepam, midazolam etc.). Usualmente, em pacientes adultos hígidos, na indução de um procedimento anestésico após a administração de um hipnótico e do relaxante muscular escolhido, uma dose em *bolus* entre 50 e 100 mg/kg-1 é eficaz em abolir as respostas hemodinâmicas à laringoscopia e intubação.

Efeitos que o emergencista deve conhecer: doença hepática pode significativamente prolongar a meia-vida de eliminação da alfentanila. Não interfere com a PIC e o fluxo sanguíneo cerebral, mantendo a reatividade vascular ao CO_2. Produz depressão respiratória que usualmente não pode ser separada de seu efeito analgésico. A frequência cardíaca e a pressão arterial não sofrem influência ou diminuem levemente, a não ser quando utilizado com um hipnótico, por exemplo, o tiopental; a redução da pressão arterial média pode ser de 40%. Pode causar bradicardia. Não parece ter efeito inotrópico negativo à semelhança da fentanila. Existem relatos de atividade pró-convulsivante[70] e recomendação de que, em pacientes que tenham epilepsia, seu uso deva ser feito com precaução ou mesmo abolido. Depressão respiratória recorrente, rigidez muscular, náuseas e vômitos estão entre os mais comuns efeitos adversos e complicações apresentados pela alfentanila. Doença renal[31] não interfere em *clearance* plasmático diminuído ou na meia-vida de eliminação prolongada.

Naloxona

A naloxona é um antagonista dos receptores opioides μ, k, δ. Quando existe a reversão dos efeitos, portanto, não serão apenas da depressão respiratória, mas também dos seus efeitos analgésicos. Quando administrada por via endovenosa, seus efeitos máximos são obtidos em cerca de 2 minutos e sua duração de ação está entre 30 e 45 minutos.

Há risco de reversão abrupta dos efeitos simpaticolíticos opioides causando hipertensão arterial sistêmica, taquicardias, aumento do trabalho miocárdico com aumento do consumo de oxigênio e risco de isquemia e edema agudo de pulmão[71].

Referências bibliográficas

1. Lavazais S, Debaene B. Choice of the hypnotic and the opioid for rapid-sequence induction. Eur J Anaesthesiol Suppl. 2001;23:66-70.
2. Hovorka J, Honkavaara P, Korttila K. Tracheal intubation after induction of anesthesia with thiopentone or propofol without muscle relaxants. Acta Anaesthesiol Scand. 1991;35(4):326-8.
3. Saarnivaara L, Klemola UM. Injection pain, intubation conditions and cardiovascular changes following induction of anaesthesia with propofol alone or in combination with alfentanil. Acta Anaesthesiol Scand. 1991;35(1):19-23.
4. Davidson JA, Gillespie JA. Tracheal intubation after induction of anaesthesia with propofol, alfentanil and i.v. lignocaine. Br J Anaesth. 1993;70(2):163-6.
5. Harsten A, Gillberg L. Intubating conditions provided by propofol and alfentanil – acceptable, but not ideal. Acta Anaesthesiol Scand. 1997;41(8):985-7.
6. Purcell-Jones G, Yates A, Baker JR, James IG. Comparison of the induction characteristics of thiopentone and propofol in children. Br J Anaesth. 1987;59(11):1431-6.
7. Hogue CW Jr, Bowdle TA, O'Leary C, Duncalf D, Miguel R, Pitts M, et al. A multicenter evaluation of total intravenous anesthesia with remifentanil and propofol for elective inpatient surgery. Anesth Analg. 1996;83(2):279-85.
8. Bland BA, Lawes EG, Duncan PW, Warnell I, Downing JW. Comparison of midazolam and thiopental for rapid sequence anesthetic induction for elective cesarean section. Anesth Analg. 1987;66(11):1165-8.
9. Baraka AS, Sayyid SS, Assaf BA. Thiopental-rocuronium versus ketamine-rocuronium for rapid-sequence intubation in parturients undergoing cesarean section. Anesth Analg. 1997;84(5):1104-7.
10. Bailey PL, Egan TD, Stanley TH. Intravenous opioid anesthesia. In: Miller RD, editor. Anesthesia. 5th ed. Philadelphia: Churchill Livingstone; 2000. p. 273-376.
11. Grant S, Noble S, Woods A, Murdoch J, Davidson A. Assessment of intubating conditions in adults after induction with propofol and varying doses of remifentanil. Br J Anaesth. 1998;81(4):540-3.
12. Stevens JB, Wheatley L. Tracheal intubation in ambulatory surgery patients: using remifentanil and propofol without muscle relaxants. Anesth Analg. 1998;86(1):45-9.
13. Almeida MCS. Succinilcolina: 50 anos de soberania. Rev Bras Anestesiol. 2002;52(6):513-6.
14. Engbaek J, Viby-Mogensen J. Can rocuronium replace succinylcholine in a rapid-sequence induction of anesthesia? Acta Anaesthesiol Scand. 1999;43(1):1-3.
15. Vianna PTG, Ganem EM, Takata I. Avaliação comparativa do tempo de latência da succinilcolina e do rocurônio. Rev Bras Anestesiol. 1996;46(Suppl):147.
16. Whittaker M. Plasma cholinesterase variants and the anaesthetist. Anaesthesia. 1980;35:174.
17. Sluga M, Ummenhofer W, Studer W, Siegemund M, Marsch SC. Rocuronium versus succinylcholine for rapid sequence induction of anesthesia and endotracheal intubation: a prospective, randomized trial in emergent cases. Anesth Analg. 2005;101(5):1356-61.
18. Perry J, Lee J, Wells G. Rocuronium versus succinylcholine for rapid sequence induction intubation. Cochrane Database Syst Rev 2003;1:CD002788.
19. Marash PG, Cullen BF, Stoelting RK. Handbook of clinical anesthesia. 3rd ed. Philadelphia: Lippincott Williams & Wilkins; 2001. p. 207.
20. Naguib M. Sugammadex: another milestone in clinical neuromuscular pharmacology. Anesth Analg. 2007;104:575-81.
21. Welliver M, McDonough J, Kalynych N, Redfern R. Discovery, development, and clinical application of sugammadex sodium,

a selective relaxant binding agent. Drug Des Devel Ther. 2008;2:49-59.

22. Mirakhur RK. Sugammadex in clinical practice. Anaesthesia. 2009;64:(Suppl 1):45-54.
23. Chambers D, Paulden M, Paton F. Sugammadex compared with neostigmine/glycopyrrolate for routine reversal of neuromuscular block: a systematic review and economic evaluation Br J Anaesth. 2010;105(5):558-67.
24. Sørensen MK, Bretlau C, Gätke MR, Sørensen AM, Rasmussen LS. Rapid sequence induction and intubation with rocuronium-sugammadex compared with succinylcholine: a randomized trial. Br J Anaesth. 2012;108(4):682-9.
25. El-Orbany MI, Wafai Y, Joseph NJ, Salem MR. Does the choice of intravenous induction drug affect intubation conditions after a fast-onset neuromuscular blocker? J Clin Anesth. 2003;15:9.
26. Skinner HJ, Biswas A, Mahajan RP. Evaluation of intubating conditions with rocuronium and either propofol or etomidate for rapid sequence induction. Anaesthesia. 1998;53:702.
27. Bergen JM, Smith DC. A review of etomidate for rapid sequence intubation in the emergency department. J Emerg Med. 1997;15:221.
28. Fuchs-Buder T, Sparr HJ, Ziegenfuss T. Thiopental or etomidate for rapid sequence induction with rocuronium. Br J Anaesth. 1998;80:504.
29. Guldner G, Schultz J, Sexton P, Fortner C, Richmond M. Etomidate for rapid-sequence intubation in young children: hemodynamic effects and adverse events. Acad Emerg Med. 2003;10(2):134-9.
30. Jellish WS, Riche H, Salord F, Ravussin P, Tempelhoff R. Etomidate and thiopental-based anesthetic induction: comparisons between different titrated levels of electrophysiologic cortical depression and response to laryngoscopy. J Clin Anesth. 1997;9(1):36-41.
31. Van Peer A, Vercauteren M, Noorduin H, Woestenborghs R, Heykants J. Alfentanil kinetics in renal insufficiency. Eur J Clin Pharmacol. 1986;30(2):245-7.
32. Schneider, RE, Caro, DA. Pretreatment agents. In: Walls RM, editor. Manual of emergency airway management. Philadelphia: Lippincott Williams & Wilkins; 2004. p. 185.
33. Eames WO, Rooke GA, Wu RS, Bishop MJ. Comparison of the effects of etomidate, propofol, and thiopental on respiratory resistance after tracheal intubation. Anesthesiology. 1996;84:1307.
34. Reddy RV, Moorthy SS, Dierdorf SF, Deitch RD Jr, Link L. Excitatory effects and electroencephalographic correlation of etomidate, thiopental, methohexital, and propofol. Anesth Analg. 1993;77(5):1008-11.
35. Schenarts CL, Burton JH, Riker RR. Adrenocortical dysfunction following etomidate induction in emergency department patients. Acad Emerg Med. 2001;8:1.
36. Malerba G, Romano-Girard F, Cravoisy A, Dousset B, Nace L, Lévy B, et al. Risk factors of relative adrenocortical deficiency in intensive care patients needing mechanical ventilation. Intensive Care Med. 2005;31(3):388-92.
37. Jabre P, Combes X, Lapostolle F, Dhaouadi M, Ricard-Hibon A, Vivien B, et al.; KETASED Collaborative Study Group. Etomidate versus ketamine for rapid sequence intubation in acutely ill patients: a multicentre randomised controlled trial. Lancet. 2009;374(9686):293-300.
38. Hohl CM, Kelly-Smith CH, Yeung TC, Sweet DD, Doyle-Waters MM, Schulzer M. The effect of a bolus dose of etomidate on cortisol levels, mortality, and health services utilization: a systematic review. Ann Emerg Med. 2010;56(2):105-13.e5.
39. Cuthbertson BH, Sprung CL, Annane D, Chevret S, Garfield M, Goodman S, et al. The effects of etomidate on adrenal responsiveness and mortality in patients with septic shock. Intensive Care Med. 2009;35(11):1868-76.
40. Dmello D, Taylor S, O'Brien J, Matuschak GM. Outcomes of etomidate in severe sepsis and septic shock. Chest. 2010;138:1327.
41. McPhee LC, Badawi O, Fraser GL, Lerwick PA, Riker RR, Zuckerman IH, et al. Single-dose etomidate is not associated with increased mortality in ICU patients with sepsis: analysis of a large electronic ICU database. Crit Care Med. 2013;41(3):774-83.
42. Payen JF, Dupuis C, Trouve-Buisson T, Vinclair M, Broux C, Bouzat P, et al. Corticosteroid after etomidate in critically ill patients: a randomized controlled trial. Crit Care Med. 2012;40(1):29-35.
43. Blumer JL. Clinical pharmacology of midazolam in infants and children. Clin Pharmacokinet. 1998;35:37.
44. Nordt SP, Clark RF. Midazolam: a review of therapeutic uses and toxicity. J Emerg Med. 1997;15:357.
45. Sagarin MJ, Barton ED, Sakles JC, Vissers RJ, Chiang V, Walls RM; National Emergency Airway Registry Investigators. Underdosing of midazolam in emergency endotracheal intubation. Acad Emerg Med. 2003;10(4):329-38.
46. Tobias JD, Berkenbosch JW. Sedation during mechanical ventilation in infants and children: dexmedetomidine versus midazolam. South Med J. 2004;97:451.
47. Mulla H, McCormack P, Lawson G, Firmin RK, Upton DR. Pharmacokinetics of midazolam in neonates undergoing extracorporeal membrane oxygenation. Anesthesiology. 2003;99(2):275-82.
48. Russo H, Bressolle F. Pharmacodynamics and pharmacokinetics of thiopental. Clin Pharmacokinet .1998;35:95.
49. Reich DL, Hossain S, Krol M, Baez B, Patel P, Bernstein A, et al. Predictors of hypotension after induction of general anesthesia. Anesth Analg. 2005;101(3):622-8.
50. Stover JF, Stocker R. Barbiturate coma may promote reversible bone marrow suppression in patients with severe isolated traumatic brain injury. Eur J Clin Pharmacol. 1998;54:529.
51. Loop T, Humar M, Pischke S, Hoetzel A, Schmidt R, Pahl HL, et al. Thiopental inhibits tumor necrosis factor alpha-induced activation of nuclear factor kappaB through suppression of kappaB kinase activity. Anesthesiology. 2003;99(2):360-7.
52. Hanouz JL, Persehaye E, Zhu L, Lammens S, Lepage O, Massetti M, et al. The inotropic and lusitropic effects of ketamine in isolated human atrial myocardium: the effect of adrenoceptor blockade. Anesth Analg. 2004;99(6):1689-95.
53. Chen RM, Chen TL, Lin YL, Chen TG, Tai YT. Ketamine reduces nitric oxide biosynthesis in human umbilical vein endothelial cells by down-regulating endothelial nitric oxide synthase expression and intracellular calcium levels. Crit Care Med. 2005;33(5):1044-9.
54. Gardner AE, Dannemiller FJ, Dean D. Intracranial cerebrospinal fluid pressure in man during ketamine anesthesia. Anesth Analg. 1972;51:741.
55. Himmelseher S, Durieux ME. Revising a dogma: ketamine for patients with neurological injury? Anesth Analg. 2005;101:524.
56. Långsjö JW, Salmi E, Kaisti KK, Aalto S, Hinkka S, Aantaa R, et al. Effects of subanesthetic ketamine on regional cerebral glucose metabolism in humans. Anesthesiology. 2004;100(5):1065-71.
57. Cummings GC, Dixon J, Kay NH, Windsor JP, Major E, Morgan M, et al. Dose requirements of ICI 35,868 (propofol, 'Diprivan') in a new formulation for induction of anaesthesia. Anaesthesia. 1984;39(12):1168-71.
58. Ebert TJ. Sympathetic and hemodynamic effects of moderate and deep sedation with propofol in humans. Anesthesiology. 2005;103:20.
59. Veselis RA, Reinsel RA, Feshchenko VA, Johnson R Jr. Information loss over time defines the memory defect of propofol: a comparative response with thiopental and dexmedetomidine. Anesthesiology. 2004;101:831.
60. Grounds RM, Maxwell DL, Taylor MB, Aber V, Royston D. Acute ventilatory changes during i.v. induction of anaesthesia with thiopentone or propofol in man. Studies using inductance plethysmography. Br J Anaesth. 1987;59(9):1098-102.
61. Stephan H, Sonntag H, Schenk HD, Kohlhausen S. Effects of Disoprivan on cerebral blood flow, cerebral oxygen consuption, and cerebral vascular reactivity. Anaesthesist. 1987;36:60-5.
62. Pizov R, Brown RH, Weiss YS, Baranov D, Hennes H, Baker S, et al. Wheezing during induction of general anesthesia in patients with

and without asthma. A randomized, blinded trial. Anesthesiology. 1995;82(5):1111-6.

63. Abou-Arab MH, Heier T, Caldwell JE. Dose of alfentanil needed to obtain optimal intubation conditions during rapid-sequence induction of anaesthesia with thiopentone and rocuronium. Br J Anaesth. 2007;98:604-10.
64. Min JH, Chai HS, Kim YH. Attenuation of hemodynamic responses to laryngoscopy and tracheal intubation during rapid sequence induction: remifentanil vs. lidocaine with esmolol. Minnerva Anestesiol. 2010;76(3):188-92.
65. O'Hare R, McAtamney D, Mirakhur RK, Hughes D, Carabine U. Bolus dose remifentanil for control of haemodynamic response to tracheal intubation during rapid sequence induction of anaesthesia. Br J Anaesth. 1999;82(2):283-5.
66. Mireskandari SM, Abulahrar N, Darabi ME, Rahimi I, Haji-Mohamadi F, Movafegh A. Comparison of the effect of fentanyl, sufentanil, alfentanil and remifentanil on cardiovascular response to tracheal intubation in children. Iran J Pediatr. 2011;21(2):173-80.
67. Jhaveri R, Joshi P, Batenhorst R, Baughman V, Glass PS. Dose comparison of remifentanil and alfentanil for loss of consciousness. Anesthesiology. 1997;87(2):253-9.
68. Glass PSA, Hardman HD, Kamiyama Y. Preliminary pharmacokinetics and pharmacodynamics of an ultrasshort-acting opioid: remifentanil (G187084B). Anesth Analg. 1993;77:1031-40.
69. Cookson RF, Niemegeers CJE, Vanden Bussche G. The development of alfentanil. Br J Anaesth, 1983;55:147-55S.
70. Keene DL, Roberts D, Splinter WM, Higgins M, Ventureyra E. Alfentanil mediated activation of epileptiform activity in the electrocorticogram during resection of epileptogenic foci. Can J Neurol Sci. 1997;24(1):37-9.
71. Fukuda K. Opioid analgesics. In: Miller RD, editor. Miller's anestesia. 8th ed. Philadelphia: Elsevier; 2015. cap. 31, p. 864-914.

11

TÉCNICAS DE INTUBAÇÃO OROTRAQUEAL

Fernando Sabia Tallo
Paulo Cézar Vaz de Almeida Filho

Introdução

Todo médico emergencista vai enfrentar, durante sua vida profissional, situações nas quais há necessidade de acesso da via aérea. A habilidade da laringoscopia e da intubação endotraqueal é essencial e depende da experiência pessoal, da disponibilidade de recursos e das situações clínicas. O problema é que muitos pacientes na emergência estarão com instabilidade cardiopulmonar e nessa circunstância múltiplas tentativas podem estar associadas com aumento da morbidade.

Um pouco de história

O médico William Macewen[1], em 1878, foi o primeiro a realizar uma intubação traqueal, e a primeira laringoscopia direta foi descrita em 1895 por Kirsten[2]. Chevalier Jackson[3] foi o primeiro a introduzir o uso de baterias ao laringoscópio e recomendar a introdução do equipamento pelo lado direito da rima oral (abordagem paraglossal). Magill[4] postulou que quanto maior a lateralização da laringoscopia melhor seria a visibilização da laringe. E, por fim, coube a Robert Macintosh[5] descrever o laringoscópio com lâmina curva em 1943, apesar de, no entanto, sua grande inovação ter sido a técnica proposta que envolvia a introdução da ponta romba da lâmina na valécula pressionando o ligamento glosso-epiglótico e fletindo anteriormente a epiglote, expondo a glote. Essa técnica definiu o procedimento-padrão da intubação orotraqueal (IOT) descrita até hoje.

Curva de aprendizado

A curva de aprendizado para a laringoscopia e a intubação apresenta dificuldades inerentes ao procedimento. Um estudo[6] avaliou a evolução da aquisição da habilidade no procedimento por médicos recém-iniciados na carreira e mais inexperientes e determinou que, em média, 47 intubações são necessárias para atingir a probabilidade de 90% de sucesso no procedimento. Outro estudo[7] descreveu que a adequada tentativa de intubação deveria apresentar seis componentes: ser realizada por médico com razoável experiência, ter o paciente com relaxamento da musculatura, o paciente estar em posicionamento ótimo para laringoscopia (posição de "cheirador"), manipular a laringe externamente, ser apropriados o comprimento da lâmina do laringoscópio e o tipo de lâmina.

Essa curva de aprendizado necessária para a IOT parece improvável de ser adquirida com estágios de duração trivial (uma ou duas semanas na anestesiologia)[8]. O que parece sugerir a necessidade de mudança no modelo pedagógico da graduação médica no assunto. Em outro estudo, realizado entre residentes do primeiro ano de anestesia, avaliando suas curvas de aprendizado em vários procedimentos, a IOT foi a que se mostrou mais fácil. Depois de 57 procedimentos, a taxa de sucesso da IOT foi de 90% usando a lâmina de Macintoch[9]. Outro autor propõe o uso de um *checklist* para avaliar o procedimento dos médicos em treinamento com simulação[10]. Considerou-se adequada a IOT que foi realizada em 30 segundos com a primeira ventilação com bolsa-válvula em até 60 segundos. Portanto, é fortemente recomendado o treinamento adequado ao profissional médico com equipe experiente antes de realizar o procedimento no departamento de emergência.

Tipos de intubação endotraqueal

Intubação orotraqueal e nasotraqueal

Sendo indicada a intubação endotraqueal, o médico emergencista deve adotar uma rotina para o procedimento. Geralmente a IOT será a realizada. Suas contraindicações são apenas a impossibilidade de acesso pela via oral ou situações especiais (trismus, estado de mal epilético, fratura mandibular, artrites de articulação temporomandibular ou coluna cervical, tétano) dos procedimentos que devem ser realizados na região da orofaringe. A alternativa no caso seria a intubação nasotraqueal, que, por outro lado, não deve ser realizada quando há: distúrbios de coagulação, patologias nasais, epistaxe, pólipos, desvios septais, infecção, suspeita de fratura de base de crânio e fistulas liquóricas.

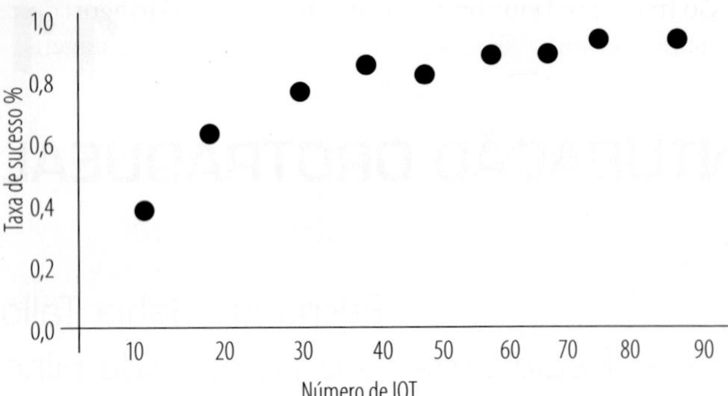

Figura 11.1. Curva de aprendizado para intubação orotraqueal. Fonte: Konrad *et al.*[9].

Intubação endobrônquica

Em raras situações, há indicação da intubação endobrônquica, ainda mais no departamento de emergência. Nesse caso apenas um pulmão será ventilado. Há tubos endotraqueais específicos para o procedimento. Suas indicações são: sangramento massivo unilateral, infecção unilateral, toalete broncopulmonar unilateral, fístulas broncopleurais e cistos pulmonares gigantes unilaterais.

Posicionamento para o procedimento de IOT

A laringoscopia deve ser realizada pelo médico em uma posição confortável. É necessário ajustar à altura que se encontra o paciente para a altura do médico trazendo à via aérea do paciente para dentro do seu campo visual central[11]. A posição ideal para a laringoscopia depende da flexão do pescoço e da extensão da articulação atlantoccipital[12,13].

Ivan Magill[14] foi o primeiro a utilizar a expressão "cheirador" (*sniffing position*) com a flexão do pescoço em direção ao tronco seguindo leve extensão da cabeça. O conceito de alinhamento dos eixos[15] boca, faringe e laringe (Figura 11.2) foram propostos em 1944. Na posição neutra, esses eixos se encontram desalinhados, mas com a flexão anterior do pescoço já é possível o alinhamento dos eixos da faringe e laringe e, finalmente, com a hiperextensão da cabeça (extensão da articulação atlantocciptal) o eixo da boca se aproxima dos outros dois para se realizar a laringoscopia. Há evidência clínica da importância da posição de "cheirador"[16] (Figura 11.3).

Com a manobra de extensão da cabeça, há facilitação da inserção do laringoscópio e redução do contato entre o laringoscópio e os dentes maxilares, melhorando a visão da laringe, essencial para a abertura total da boca. Um estudo[17] comparou a visão conseguida com a posição de "cheirador" em relação a simples extensão da cabeça e concluiu que havia grande benefício, particularmente nos pacientes obesos e com limitação de movimentação do pescoço. A posição de "cheirador" melhorou a visibilização da glote em 18% dos pacientes, o que foi considerado clinicamente significativo.

É fortemente recomendável que a laringoscopia seja realizada utilizando-se as duas mãos. Enquanto a mão esquerda segura o cabo do laringoscópio, a mão direita pode elevar e inclinar a cabeça do paciente ou mesmo deslocar externa-

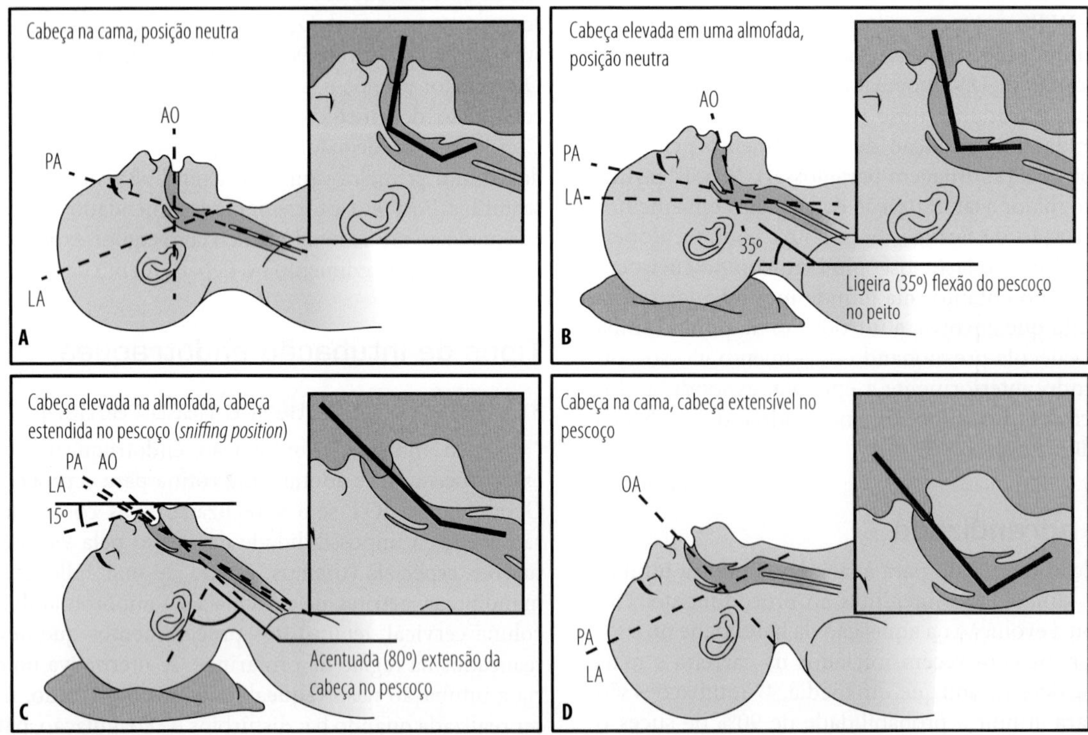

Figura 11.2. Diagrama esquemático que representa o alinhamento do eixo oral (AO), eixo faríngeo (PA) e eixo laríngeo (LA) em quatro posições de cabeça diferentes. Fonte: Hagberg C. Benumof and Hagberg's Airway Management. 3rd ed. Philadelphia: Saunders; 2013. p. 346-58.

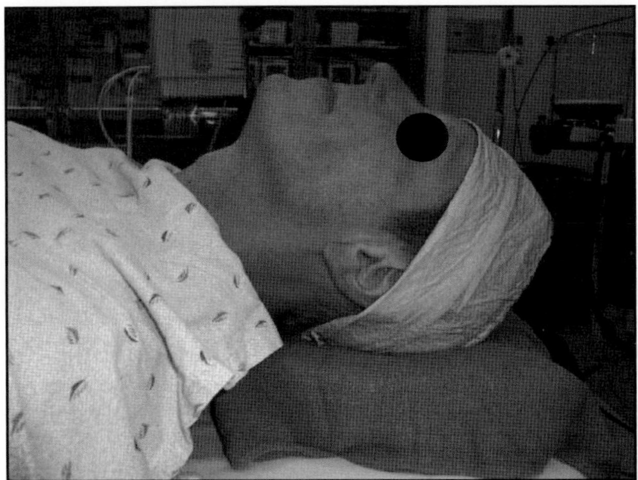

Figura 11.3. Posicionamento em *sniffing position*. Fonte: Orebaugh SL. Atlas of Airway Management: Techniques and Tools. Philadelphia: Lippincott Williams & Wilkins; 2007.

mente a cartilagem tireoide (compressão laríngea) para melhor visibilização na laringoscopia, que, uma vez conseguida, pode ser reproduzida por um auxiliar. O propósito da laringoscopia é facilitar a IOT sob visão direta.

O posicionamento e as manobras junto da língua e da epiglote do paciente são cruciais para a laringoscopia bem-sucedida. A lâmina deve ser inserida na boca parcialmente aberta e o dedo mínimo da mão esquerda desloca o lábio inferior para impedir sua lesão e completar a abertura total da boca. A lâmina do laringoscópio é posteriormente inserida do lado direito da boca em direção à linha média para deslocar a língua para a esquerda. A extremidade da lâmina é utilizada para mover a epiglote e permitir a visão da glote. O movimento final, que serve para mover o osso hioide e a epiglote para fora da linha de visão da glote, é conseguido aplicando-se uma força de elevação ao longo do eixo longitudinal da mão que realiza a laringoscopia. A quantidade de força necessária para esse movimento depende de alguns fatores como o peso do paciente (quanto mais pesado, maior é a força necessária) e o tipo de lâmina de laringoscópio utilizado (força 30% menor com lâmina reta).

ATENÇÃO: A diferença básica entre as técnicas utilizando a lâmina curva e a reta é que a curva teria um maior controle da língua no procedimento, além disso, a lâmina curva pressiona o ligamento glosso-epiglótico para fletir anteriormente a epiglote enquanto a lâmina reta eleva diretamente a epiglote.

Muitas situações podem causar dificuldade da laringoscopia: língua grande e fibrótica, volume reduzido da cavidade oral e espaço mandibular; isso pode causar dificuldade no deslocamento da língua e dificuldade de laringoscopia. Há evidências[17] de que a lâmina reta pode ser alternativa à lâmina curva no caso de falha de intubação. Muitas variações de laringoscópios com lâmina curva têm sido descritas, alguns com espelhos e prismas, mas a experiência clínica ainda é limitada com esses dispositivos[19,20].

Os laringoscópios de lâminas retas mais utilizados são: Miller, Phillips e Henderson. O laringoscópio que utiliza a lâmina reta de Miller é o mais utilizado. A sua baixa dimensão transversal em comparação com os outros laringoscópios facilita sua inserção e posicionamento. São desvantagens: a não visualização da ponta da lâmina do laringoscópio, que causa dificuldade na manipulação e visibilização da epiglote, e o formato da ponta da lâmina, que pode causar lesões de tecidos[21].

Muita atenção deve ser dada no posicionamento adequado para a IOT de pacientes obesos. O correto posicionamento é essencial nesse subgrupo de pacientes para que possa ser assegurada a melhor tentativa de laringoscopia direta e consequente intubação traqueal. Diante desse cenário, o paciente deve estar apoiado sobre vários coxins (lençóis ou travesseiros) desde o ponto médio do dorso até os ombros e a cabeça. O grande objetivo é fazer com que haja um alinhamento entre o meato acústico externo e a fúrcula external após o posicionamento dos coxins (Figuras 11.4 e 11.5), uma vez que esse posicionamento facilita a IOT desses pacientes, bem como a ventilação espontânea (podendo melhorar a pré-oxigenação).

Pré-oxigenação

A pré-oxigenação do paciente antes do procedimento pretende preencher a capacidade residual funcional do paciente de oxigênio (denitrogenação)[22]. Realizada com máscara facial com alto fluxo de oxigênio puro, permite um tempo de apneia de até 8 minutos[23] no paciente hígido em média antes de uma dessaturação $SatO_2$ menor que 90% (Figura 11.6).

O mesmo não se aplica ao doente grave (bastante frequentes nas unidades de emergência), nos quais a dessaturação é bem mais precoce e o aumento de O_2 é mais modesto com a administração de oxigênio por dispositivos de fornecimento de oxigênio auxiliar de oxigênio com altas frações de inspiração de oxigênio (nesses casos o prolongamento até 8 minutos de pré-oxigenação não aumentou a PaO_2[24]).

Uso do CPAP para pré-oxigenação

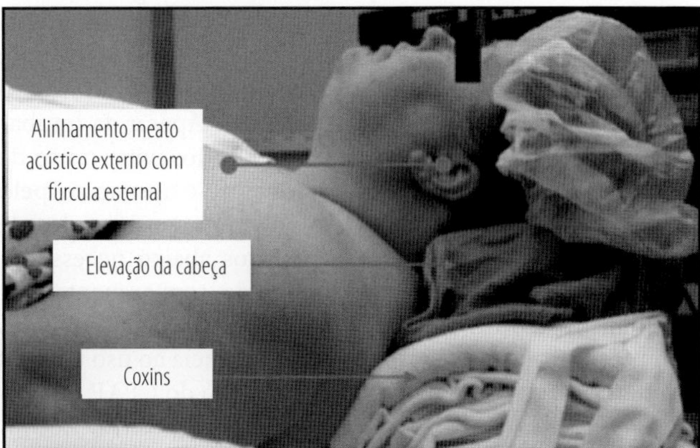

Figura 11.4. Posicionamento para laringoscopia do paciente obeso – posicionamento em "rampa". Fonte: Collins JS, Lemmens HJ, Brodsky JB, Brock-Utne JG, Levitan RM. Laryngoscopy and morbid obesity: a comparison of the "sniff" and "ramped" positions. Obes Surg. 2004;14(9):1171-5.

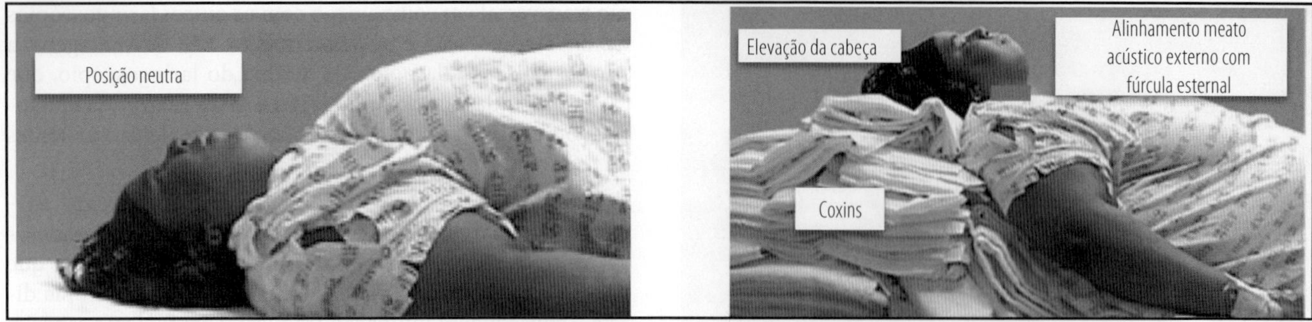

Figura 11.5. Posicionamento "em rampa". Alinhamento do meato acústico externo com a fúrcula esternal.

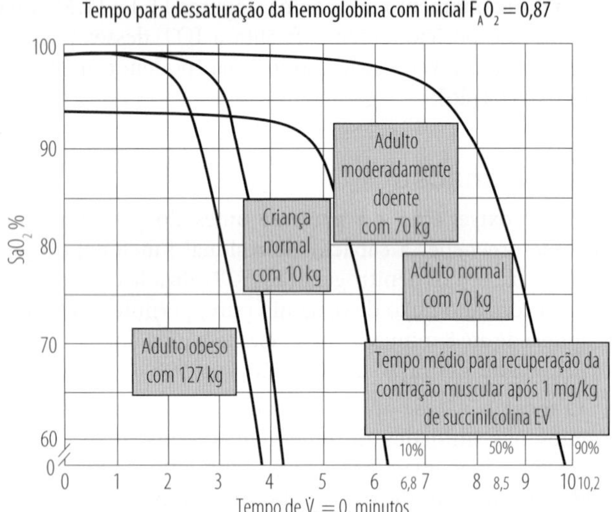

Figura 11.6. Tempo para queda na saturação em vários tipos de pacientes com FiO_2 de 87%. Fonte: Benumof JL, Dagg R, Benumof R. Critical hemoglobin desaturation will occur before return to an unparalyzed state following 1 mg/kg intravenous succinylcholine. Anesthesiology. 1997;87(4):979-82.

A ventilação mecânica não invasiva (VNI) é utilizada para realizar a pré-oxigenação em alguns estudos com bons resultados[25]. Há no departamento de emergência várias patologias que podem cursar com distúrbios ventilação-perfusão, principalmente o efeito *shunt* [edema agudo de pulmão hipertensivo, síndrome de angústia respiratória do adulto (SARA), hemorragia alveolar etc.]. Apesar da intubação de sequência rápida (ISR), por definição, evitar o uso de ventilação com pressão positiva para pré-oxigenação (pelo fato de os pacientes na emergência serem considerados de estômago cheio), os cenários colocados abaixo necessitam de seu uso para a efetiva pré-oxigenação, sem aumentar sobremaneira o risco de insuflação gástrica e consequentes vômitos e broncoaspiração. Dá-se preferência ao uso de ventiladores mecânicos que possibilitem o uso do CPAP ou bolsa-válvula-máscara com válvula de pressão positiva do fim da expiração (PEEP), pois assim se conseguirá manter as unidades alveolares permanentemente abertas (pela aplicação de PEEP), evitando as atelectasias cíclicas que aconteceriam com uso de bolsa-válvula-máscara isoladamente.

Nesses cenários, o diagnóstico do efeito *shunt* é realizado na beira do leito, onde pacientes apresentarão ausculta pulmonar condizente com o preenchimento alveolar, e mesmo com oxigenoterapia suplementar otimizada (alta FiO_2), o paciente não apresenta oxigenação adequada. Tal fato ocorre na maioria das vezes por existir grande quantidade de unidades mal ventiladas (colapsadas por fluido intersticial, inflamatório, pus etc.) e muitas vezes até bem perfundidas. Para que haja efetivo recrutamento dessas unidades e adequada pré-oxigenação (prolongando de maneira adequada o tempo de apneia segura), faz-se necessário utilizar a VNI (CPAP iniciando com 5 cmH_2O e avaliando individualmente qual melhor ajuste) para se ter ventilação com pressão positiva no sentido de recrutar as unidades alveolares fechadas e mantê-las abertas para que haja adequada oxigenação. Isso permite aumentar a SpO_2 para níveis que possibilitem uma laringoscopia segura, sem expor o paciente aos riscos de uma laringoscopia com hipoxemia (que pode gerar lesão neuronal e até arritmias ventriculares malignas).

A pré-oxigenação tornou-se um procedimento de rotina e obrigatória na indução anestésica. Permite aumentar o tempo de apneia sem dessaturação (tempo de apneia segura) e, consequentemente, o tempo disponível para controlar a via aérea em segurança. O grande objetivo é permitir que pa-

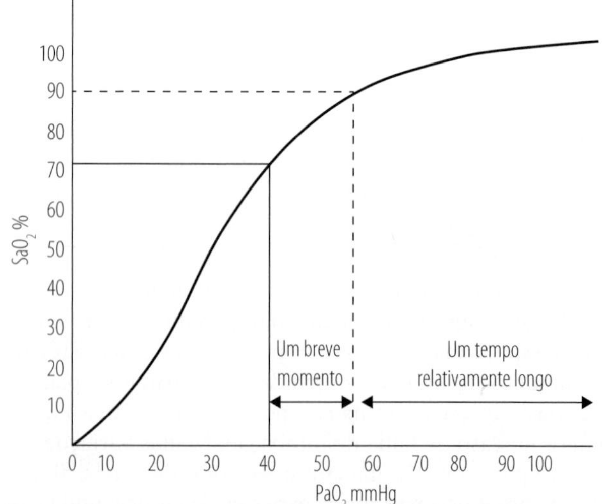

Figura 11.7. Curva de dissociação da oxi-hemoglobina: observe que o tempo necessário para que haja redução da SpO_2 de 100% para 90% é muito maior para que o tempo necessário para que haja queda da saturação de 90% para 70%. Fonte: Weingart SD. Preoxygenation, reoxygenation, and delayed sequence intubation in the emergency department. J Emerg Med. 2011;40(6):661-7.

cientes estejam com SpO_2 em torno de 95% por 3 minutos (se for possível) durante a pré-oxigenação para que o procedimento seja realizado de maneira segura.

Manobras para melhorar a laringoscopia e a intubação

A manobra mais importante para melhorar a visibilização da glote na laringoscopia direta é a manipulação externa da laringe. Um estudo mostrou redução na incidência de graus 3 e 4 da classificação de Cormack-Lehane de 9,3% para 5,9%, apenas utilizando essa manobra[26]. Outro estudo também descreveu a melhora com o uso da técnica de, pelo menos, um grau na classificação de Cormack-Lehane[27]. Eles postularam que a manobra deveria ser realizada pela mão direita do laringoscopista (laringoscopia bimanual) e que depois poderia ser reproduzida ou sustentada por um assistente.

A sigla BURP (*backward upward right pressure*) associada a manobra foi designada por Knill[28]. A manobra externa da laringe deve ser parte integrante da laringoscopia direta e a primeira manobra a ser tentada para melhorar a visibilização da glote[29]. A colocação da mão direita livre para manipular a laringe e aplicar uma pressão firme para trás, para cima e para a direita sobre a cartilagem tireoide (BURP) provavelmente melhorará a visualização laríngea, gerando boa exposição da abertura glótica. Quando a abertura glótica for visualizada, é de extrema importância que o laringoscopista não a perca de vista. Um assistente posicionado à direita do paciente deve, com a mão direita, manter a posição do BURP definida pelo laringoscopista e, com a mão esquerda (utilizando o indicador esquerdo), deve abrir a rima labial direita, gerando um bom acesso a orofaringe e fornecendo espaço para a passagem do tubo endotraqueal.

Outras manobras foram descritas para aperfeiçoar a visão na laringoscopia; o aumento da flexão do pescoço por meio da elevação da cabeça, elevação da laringe por um assistente, deslocamento manual da mandíbula para frente por um assistente são algumas dessas manobras[30].

A manobra de dobrar o conjunto fio-guia e tubo endotraqueal em ângulo menor que 35° está descrita na literatura como um método que pode facilitar a IOT[31]. Uma vez que a glote foi identificada, o laringoscopista deve manter sob visão direta a glote e a epiglote para realizar o procedimento. Na sua execução, o médico deve abrir a boca do lado direito do paciente utilizando o dedo indicador da mão esquerda e prover boa visão da orofaringe e espaço suficiente para a passagem do tubo endotraqueal. O tubo deve avançar do lado direito da boca com a extremidade em contato sutil com o palato, balonete desinsuflado e curvatura para frente. A extremidade do tubo deve ser posicionada posteriormente à glote (1 a 3 cm).

Um estudo[32] utilizando ressonância nuclear magnética (RNM) demonstrou que os eixos não são alinhados na posição de cheirador, mas, de fato, havia melhora da visão da laringoscopia pelo ângulo alcançado com a posição. O estudo também demonstrou melhora na laringoscopia com a simples extensão da articulação atlantoccipital. Anos mais tarde outro estudo propôs uma modificação na teoria dos três eixos. A teoria é que dois eixos são relevantes: boca e língua com a faringe em praticamente 90°. Com a extensão da cabeça (extensão da articulação atlantoccipital), chega-se a aproximadamente 125°, e com a progressão do laringoscópio e deslocamento da língua, esse ângulo chega a aproximadamente 180°, a depender do tamanho e mobilidade das estruturas ósseas e tecidos moles e a relação entre orofaringe e língua[33-36].

Uso de introdutores do tubo endotraqueal

Os introdutores endotraqueais (IEs) são um grupo de dispositivos de grande utilidade quando o laringoscopista se depara com visualizações graus 2 e 3 de Cormack-Lehane. Os IEs são peças importantes do equipamento de manejo da via aérea e devem ser conhecidos por todos médicos que lidam frequentemente com vias aéreas.

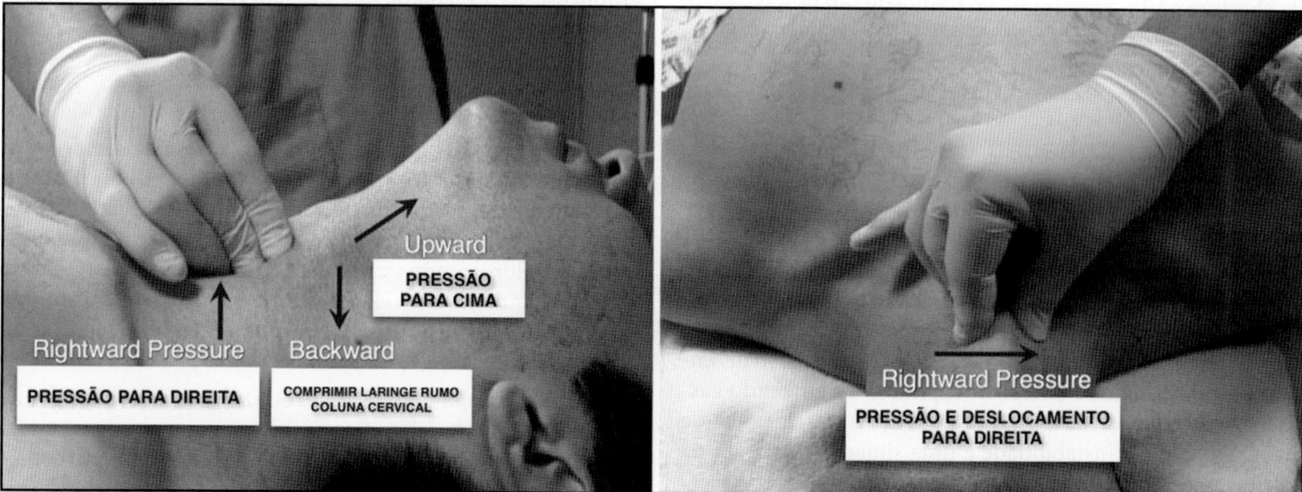

Figura 11.8. Realização de compressão laríngea externa – manobra de BURP. Fonte: Carrillo-Esper R, et al. The BURP maneuver. Rev Mex Anestesiol. 2008.

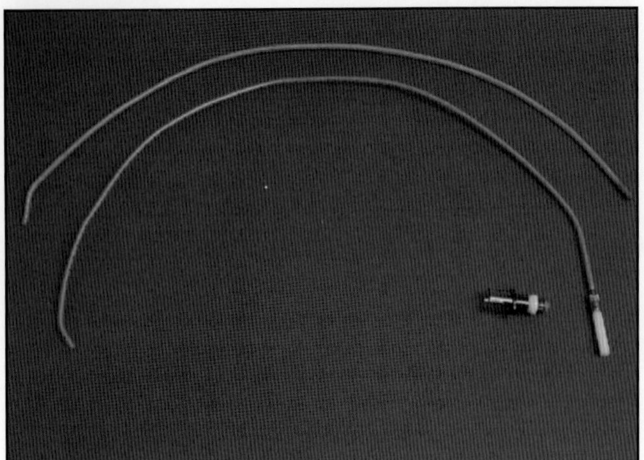

Figura 11.9. *Bougie* (em cima) e Frova® (em baixo). Fonte: Orebaugh SL. Atlas of Airway Management: Techniques and Tools. Philadelphia: Lippincott Williams & Wilkins; 2007.

Os introdutores são um grupo de dispositivos de tubos de plástico, com ou sem lúmen, que podem ser introduzidos na traqueia e, posteriormente, servir de fio-guia através do qual se avança o tubo endotraqueal (TET) . Geralmente possuem de 60 a 70 cm de extensão e uma curvatura de 30 graus na ponta distal. Essa curvatura na ponta aumenta a chance de passagem do IE por debaixo da epiglote , aumentando a chance de passar até a glote e traqueia (permitindo a apreciação tátil dos anéis traqueais enquanto está sendo inserida).

O introdutor de Eschmann – comumente denominado *bougie* – é o mais célebre dos introdutores e não possui lúmen. Já o Frova® é um introdutor com lúmen que permite a administração de oxigênio e ventilação enquanto um TET não é introduzido. Alguns IEs são reutilizáveis, enquanto outros são descartáveis[37,38].

A utilização dos IEs, em geral, é útil quando alguma estrutura laríngea (epiglote ou aritenoides, Cormack-Lehane 2 ou 3) esteja visível. Sob visão direta o IE é inserido por trás da epiglote e é feita uma tentativa de inserir sua ponte através da abertura gótica até a traqueia. É fundamental e necessário que se continue com a laringoscopia durante a passagem do tubo endotraqueal sobre o IE[38-45].

Técnica de intubação de sequência rápida

Conceito

A técnica de ISR é utilizada para facilitar a rápida IOT em pacientes com alto risco de aspiração de conteúdo gástrico[45-50] após a perda de consciência (incapacidade de proteção da via aérea) até o momento da insuflação do balonete endotraqueal, reduzindo o risco de aspiração do conteúdo gástrico. A necessidade de assegurar a via aérea em situações de estômago cheio e instabilidade é uma situação frequente na sala de emergência onde essa técnica será utilizada.

Pode-se determinar o tempo total do procedimento entre o início da injeção da droga indutora e o aparecimento da primeira onda da capnografia, ou seja, a confirmação da IOT do paciente.

O emergencista deve lembrar-se da possibilidade maior de aspiração em todos os pacientes que não estão em jejum, nos traumas, nos obesos mórbidos, nas grávidas, idosos, ascíticos, portadores de refluxo gastresofágico, obstrução intestinal, tumores abdominais e diabéticos[51,52].

A primeira referência completa da técnica é de 1970. Deve-se realizar administração de oxigênio, tiopental, succinilcolina e pressão cricoide, e evitar ventilação com pressão positiva antes da introdução do tubo e insuflação do balonete[53]. Apesar de ser muito utilizada, ainda não há consenso sobre qual a melhor forma de realizá-la.

Respostas fisiológicas à laringoscopia e intubação traqueal

A faringe, a laringe e a carina da traqueia são amplamente inervadas pelo sistema nervoso autônomo. A laringoscopia e a introdução do tubo traqueal estimulam esses nervos e causam reações reflexivas de proteção da via aérea conforme foi discutido no capítulo 12. Alguns fármacos podem ser utilizados para agir nas respostas fisiológicas a laringoscopia e IOT já citadas. As várias opções e a escolha racional para cada cenário clínico foram detalhadas no capítulo 12 e serão relembradas a seguir.

Componentes básicos na técnica

Utilização da droga de indução e o momento do bloqueador neuromuscular

Há sempre a recomendação de uma droga de indução (é o período de transição inicial do paciente que se encontra acordado para o estado de inconsciência). Essa escolha dependerá principalmente das condições clínicas do paciente no momento do procedimento[54]. O tempo e a dose são controversos e dependem do cenário clínico para se eleger as melhores escolhas. Uma dose predeterminada e realizada de forma rápida é habitualmente realizada, em detrimento de técnicas que utilizam uma forma progressiva e titulada de administração, até a perda de consciência, e então se administra o bloqueador neuromuscular.

Utilização do opioide

Inicialmente, quando se propôs a técnica de sequência rápida, não foram incluídos os opioides. Depois, com o surgimento de fármacos de rápido início de ação, eles foram incorporados. O emergencista deve entender que o estímulo doloroso provocado pela laringoscopia e a IOT é de alta intensidade. Há referências de ser mais relevante que a própria incisão cirúrgica que por ventura se seguiria ao procedimento[55].

Atualmente, o opioide é introduzido antes das drogas de indução. Um estudo[56] antigo verificou que o uso de fentanila (2 mcg/kg) antes do propofol, tiopental ou etomidato conferiu maior estabilidade hemodinâmica ao procedimento. A alfentanila e a remifentanila possuem início de ação ainda mais rápido. Há estudos[57] com utilização de alfentanila 30 μg/kg e remifentanila 1 μg/kg antes de drogas indutoras (tiopental, succinilcolina), gerando atenuação quase completa da resposta cardiovascular e catecolaminérgica. Além disso, o seu uso permite diminuições das doses de indutores, diminuindo os efeitos indesejados. De qualquer forma, o seu uso permanece controverso, apesar de ser recomendado por esse autor.

Utilização dos bloqueadores neuromusculares

A succinilcolina é utilizada na técnica de ISR em doses de 1 a 2 mg/kg produzindo um relaxamento profundo e rápido. Vários estudos confirmam a alta taxa de sucesso da intubação de sequência rápida com uso de bloqueadores neuromusculares. Em um estudo de Bozeman *et al.*[58] comparando intubação com etomidato isoladamente e a intubação de sequência rápida com o uso de bloqueador neuromuscular (succinilcolina, no caso) ofereceu taxa de sucesso da intubação de 95% para grupo no qual foi usado bloqueador neuromuscular *versus* 25% para grupo no qual foi utilizado etomidato isoladamente. Caso não haja contraindicações, seu uso deve ser avaliado na ISR.

Quando há contraindicação para o uso de succinilcolina, os bloqueadores neuromusculares não despolarizantes devem ser usados. O problema da utilização desses fármacos é que, habitualmente, são mais lentos para iniciar sua ação. Por outro lado, o aumento de suas doses diminui esse tempo, mas prolonga o período do bloqueio. O rocurônio é o bloqueador neuromuscular de escolha para substituir a succinilcolina[59-61].

Pressão cricoide

A chamada manobra de Sellick foi descrita em 1961 e incorporada a TISR. A pressão da cartilagem cricoide contra a vertebra cervical é uma manobra para evitar a regurgitação de conteúdo gástrico comprimindo o esôfago superior. Diversos relatos[62] de aspiração pulmonar com uso da técnica foram descritos e a continuidade de seu uso foi questionado. O uso adequado da técnica (força adequada, momento da aplicação, reprodutibilidade) é uma limitação importante da manobra[63].

Além disso, a técnica não foi descrita na posição do "cheirador" utilizada para a laringoscopia, o que suscita dúvidas sobre sua capacidade de ocluir o esôfago. Há relatos que de a manobra poderia diminuir o tônus do esfíncter esofagiano inferior[68], prejudicando a visibilização da laringe e até mesmo a inserção da máscara laríngea[69] e aumentando o tempo para intubação. Em um estudo interessante utilizando ressonância magnética, os autores encontraram que a manobra foi capaz de comprimir a hipofaringe e que, portanto, a posição do esôfago era irrelevante para o sucesso da manobra em evitar a regurgitação, porque havia oclusão da hipofaringe. Portanto, trata-se de manobra controversa que encontra defensores e opositores na sua realização da ISR.

Ventilação manual antes da intubação orotraqueal

A maioria dos autores condena a ventilação manual, na técnica de sequência rápida, argumentando a possibilidade do aumento do risco de broncoaspiração. E por ser muito curto o tempo entre o início da apneia e a IOT, ela não seria necessária[62]. Porém, isso também não é consenso na literatura. A ventilação manual cuidadosa com pressões menores que 20 cmH_2O são aceitáveis na técnica de sequência rápida, com o argumento de que não estimula a regurgitação gástrica.[63-65] Em certas situações, ela é mesmo recomendada como uma profilaxia em pacientes em risco de hipoxemia (pacientes críticos, gestantes, crianças, grandes obesos)[66-70].

Descrição da técnica da intubação orotraqueal (passo a passo)

- Existem fortes recomendações para o médico utilizar equipamentos de proteção pessoal (EPIs) para o procedimento.
- Deve-se monitorizar o paciente (oximetria de pulso, pressão arterial, cardiografia), sendo desejável a disponibilidade de um capnógrafo.
- Deve-se realizar avaliação da via aérea quanto a possíveis dificuldades na laringoscopia (estruturar planos de continência se for necessário), bem como preparar o equipamento e otimizar o posicionamento do paciente.
- Sugerimos a oferta de oxigênio durante 3 minutos (maior FiO_2 possível). A compressão da cartilagem cricoide, se indicada, é facultativa. Utilizar uma droga indutora, depois uma droga opioide e, finalmente, um bloqueador neuromuscular.
- Escolher a técnica que será utilizada, com drogas preparadas nas doses corretas.
- O médico deve se colocar atrás da cabeça do paciente e segurar o cabo do laringoscópio com a mão esquerda. A mão direita é utilizada para abrir a boca do paciente. O dedo polegar realiza a depressão dos dentes inferiores e o dedo indicador e/ou médio eleva os superiores. Essa manobra de pressão sobre os dentes estende a articulação atlantoccipital ("manobra da tesoura"). Já nos pacientes com bloqueio neuromuscular, geralmente a mandíbula se desloca para baixo, o que permite a introdução do laringoscópio sem a utilização dos dedos do médico no paciente. Essas manobras expõem a via aérea.
- Introdução da lâmina do laringoscópio dentro da boca através da rima labial direita. As técnicas de inserção da lâmina do laringoscópio dentro da boca e sobre a língua são principalmente duas: a técnica "observe enquanto avança" e a técnica de "inserção às cegas e retirada". Na primeira técnica, o laringoscopista avança a lâmina curva sobre a língua sob visualização direta até que a ponta da epiglote seja visualizada. Nesse momento, a lâmina é inserida na valécula e, após estar firmemente posicionada, realiza-se movimento de tração para frente e para cima, fracionando o ligamento glosso-epiglosso, elevando a epiglote e expondo a glote. Na segunda técnica ("inserção às cegas e retirada"), a lâmina do laringoscópio é gentil e completamente inserida às cegas. Sob visão direta, a lâmina é retirada

lentamente do esôfago para expor inicialmente a glote a base da língua.

- O tubo endotraqueal deve ser inserido do lado direito da boca, abaixo e à direita da lâmina do laringoscópio, com sua porção côncava direcionada para cima. Pode ser necessário rodar o tubo 90º no sentido horário ou anti-horário durante a passagem.
- Uma vez visibilizada a passagem do balonete além das pregas vocais, deve-se avançar em torno de 3 cm. Eventualmente os dentes podem lesar o balonete na passagem. Caso seja possível, um auxiliar pode ajudar abrindo a boca do paciente. Insufla-se o balonete e se verifica se há vazamentos imprimindo uma pressão de 20 cmH_2O com bolsa inflável-válvula unidirecional conectada ao tubo e fonte de oxigênio. A insuflação de ar deve ser suficiente para não haver vazamento impondo menores pressões à parede traqueal. Se o vazamento persistir, verificar se tamanho do tubo é adequado ao paciente e se não houve danos ao balonete.
- Depois de realizado, o procedimento deve ser confirmado. O método auscultatório deve ser realizado, mas o médico deve lembrar-se de que ele pode ser impreciso para confirmar a IOT[35]. A capnometria (medida dos níveis de CO_2 expirados durante o ciclo expiratório) e a capnografia (são as formas das ondas do CO_2 exalado durante o ciclo) são as formas mais confiáveis de se verificar o correto posicionamento do tubo endotraqueal (Tabela 11.1).

Tabela 11.1. Resultados falso-negativos e falso-positivos da capnografia

Falso-negativo	Falso-positivo
Baixo débito cardíaco	Ventilação prévia à IOT com entrada de gases no trato gastrointestinal alto
Hipotensão grave	Antiácidos estomacais
Embolia pulmonar	Bebidas carbonadas ingeridas recentemente
Doença pulmonar avançada	Tubo na "transição" – faringe
Vazamentos (danos no tubo, circuito)	

- Apesar da monitorização disponível, se permanecer qualquer dúvida em relação à IOT, não hesite em realizar a extubação e o novo procedimento o mais rapidamente possível. Muitos sinais podem sugerir uma intubação esofágica[36]: mínimo movimento da caixa torácica, CO_2 não detectado pelo capnógrafo, cianose, aumento da distensão abdominal, ausência de condensação do ar expirado no tubo endotraqueal.
- Deve-se lembrar-se de que nos casos em que houver na laringoscopia um Cormack-Lehane grau 2 ou 3, uma das alternativas para ajudar na laringoscopia é uso do BURP. Outra alternativa é o uso dos introdutores endotraqueais, o *bougie*[37] (Figura 11.10). Caso o médico sinta resistência após uns 30 cm de introdução do dispositivo no adulto, possivelmente o introdutor está na traqueia.

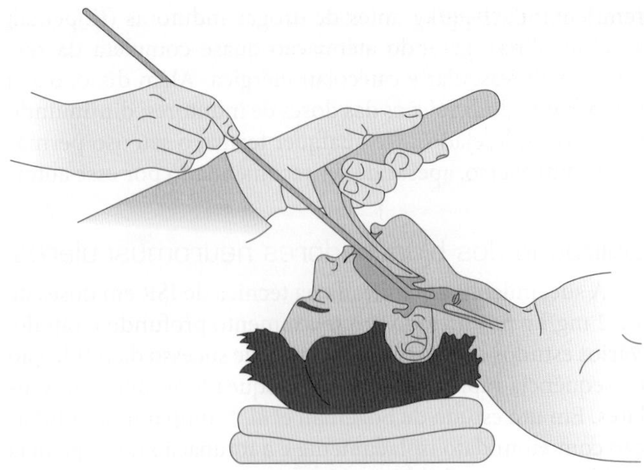

Figura 11.10. Ilustração da introdução traqueal de um *bougie*. Posteriormente, o tubo endotraqueal é avançado usando o *bougie* como fio-guia.Fonte: Kovacs G, Law JA (2008) Airway Management in Emergencies. p. 96. McGraw-Hill.

- O tubo deve ser fixado adequadamente com fita altamente adesiva. Prefira a maxila, já que a mandíbula é muito móvel.

A capnografia é a tecnologia mais confiável para a confirmação da intubação. Porém, há situações em que pode haver falso-positivos e falso-negativos (Tabela 11.1). Pode haver quantidades de CO_2 no esôfago e no estômago (gases inalados, bebidas, antiácidos), mas com formas de ondas diferentes das habituais. Uma metanálise analisando 2.000 IOTs mostrou sensibilidade de 93% e especificidade de 97%. Uma falta de acurácia de aproximadamente 10% é inaceitável na emergência. O emergencista deve-se lembrar de que o método depende da perfusão pulmonar, muitas vezes prejudicada nos pacientes da emergência. É preciso também se certificar do correto posicionamento do tubo dentro da traqueia na sala de emergência; as como opções são os métodos auscultatório e, posteriormente, radiológico. A distância média dos incisivos até a posição média na traqueia é de 22 cm no adulto em posição neutra.

Referências bibliográficas

1. Macewen W. Clinical observations on the introduction of tracheal tubes by the mouth instead of performing tracheotomy or laryngotomy. Br Med J. 1880;2(1022):163-5.
2. Kirstein A. Autoskopie des larynx und der trachea. Berlin Klinische Wochenschrift. 1895;32:476-8.
3. Jackson C. The technique of insertion of intratracheal insufflations tubes. Surg Gynecol Obstet. 1913;17:507-9.
4. Magill IW. An improved laryngoscope for anaesthetists. Lancet. 1926;1:500.
5. Macintosh RR. A new laryngoscope. Lancet. 1943;1:205.
6. Mulcaster JT, Mills J, Hung OR, MacQuarrie K, Law JA, Pytka S, et al. Laryngoscopic intubation: learning and performance. Anesthesiology. 2003;98(1):23-7.
7. Benumof JL. Difficult laryngoscopy: obtaining the best view. Can J Anaesth. 1994;41(5 Pt 1):361-5.
8. Flaherty DO, Adams AP. Endotracheal intubation skills of medical students. J R Soc Med. 1992;85:603-4.

9. Konrad C, Schüpfer G, Wietlisbach M, Gerber H. Learning manual skills in anesthesiology: is there a recommended number of cases for anesthetic procedures. Anesth Analg. 1998;86:635-9.
10. Murphy MF, Hung OR, Law JA. Tracheal Intubation: tricks of the trade. Emerg Med Clin North Am. 2008;26(4):1001-4.
11. Bannister FB, MacBeth RG. Direct laryngoscopy and tracheal intubation. Lancet. 1944;2:651-4.
12. Kirstein A. Autoskopie des larynx und der trachea. Arch Laryngol Rhinol. 1895;3:156-64.
13. Jackson C. The technique of insertion of intratracheal insufflation tubes. Surg Gynecol Obstet. 1913;17:507-9.
14. Magill IW. Endotracheal anesthesia. Am J Surg. 1936;34:450-5.
15. Horton WA, Fahy L, Charters P. Defining a standard intubating position using "angle finder". Br J Anaesth. 1989;62(1):6-12.
16. Adnet F, Baillard C, Borron SW, Denantes C, Lefebvre L, Galinski M, et al. Randomized study comparing the "sniffing position" with simple head extension for laryngoscopic view in elective surgery patients. Anesthesiology. 2001;95(4):836-41.
17. Hastings RH1, Hon ED, Nghiem C, Wahrenbrock EA. Force and torque vary between laryngoscopists and laryngoscope blades. Anesth Analg. 1996;82(3):462-8.
18. Leung YY, Hung CT, Tan ST. Evaluation of the new Viewmax laryngoscope in a simulated difficult airway. Acta Anaesthesiol Scand. 2006;50(5):562-7.
19. Barak M, Philipchuck P, Abecassis P, Katz Y. A comparison of the Truview blade with the Macintosh blade in adult patients. Anaesthesia. 2007;62(8):827-31.
20. Henderson JJ. Direct laryngoscopy and intubation of the trachea. In: Hung OR, Murphy MF, editors. Management of the difficult and failed airway. New York: McGraw Hill; 2007. p. 103-22.
21. Safar P. Cardiopulmonary cerebral resuscitation. 1st ed. Philadelphia: WB Saunders; 1981.
22. Hamilton WK, Eastwood DW. A study of denitrogenation with some inhalation anesthetic systems. Anesthesiology. 1955;16(6):861-7.
23. Gold MI, Duarte I, Muravchick S. Arterial oxygenation in conscious patients after 5 minutes and after 30 seconds of oxygen breathing. Anesth Analg. 1981;60(5):313-5.
24. Mort TC, Waberski BH, Clive J. Extending the preoxygenation period from 4 to 8 mins in critically ill patients undergoing emergency intubation. Crit Care Med. 2009;37(1):68-71.
25. Baillard C, Fosse JP, Sebbane M, Chanques G, Vincent F, Courouble P, et al. Noninvasive ventilation improves preoxygenation before intubation of hypoxic patients. Am J Respir Crit Care Med. 2006;174(2):171-7.
26. Wilson ME, Spiegelhalter D, Robertson JA, Lesser P. Predicting difficult intubation. Br J Anaesth. 1988;61(2):211-6.
27. Benumof JL, Cooper SD. Quantitative improvement in laryngoscopic view by optimal external laryngeal manipulation. J Clin Anesth. 1996;8(2):136-40.
28. Knill RL. Difficult laryngoscopy made easy with a "BURP". Can J Anaesth. 1993;40(3):279-82.
29. Tamura M, Ishikawa T, Kato R, Isono S, Nishino T. Mandibular advancement improves the laryngeal view during direct laryngoscopy performed by inexperienced physicians. Anesthesiology. 2004;100(3):598-601.
30. Schneider RE, Murphy MF. Bag/mask ventilation and endotracheal intubation. In: Walls RM, Murphy MF, Luten RC, Schneider RE, editors. Manual of emergency airway management. 2nd ed. Philadelphia: Lippincott Williams and Wilkins; 2004. p. 43-69.
31. Smith M, Buist RJ, Mansour NY. A simple method to facilitate difficult intubation. Can J Anaesth. 1990;37(1):144-5.
32. Adnet F, Borron SW, Dumas JL, Lapostolle F, Cupa M, Lapandry C. Study of the "sniffing position" by MRI. Anesthesiology. 2001;94:83-6.
33. Chou HC. Rethinking the three axis alignment theory for direct laryngoscopy. Acta Anaesthesiol Scand. 2001;45:261-4.
34. Finucane BT, Tsui BCH, Santora. Techniques of intubation. In: Finucane BT, Tsui BCH, Santora AH. Principles of airway management. 4th ed. New York: Springer; 2011. p. 340-5.
35. Solazzi RW, Ward RJ. The spectrum of medical liability cases. Int Anesth Clin. 1984;22:43-59.
36. Clyburn P, Rosen M. Accidental oesophageal intubation. Br J Anaesth. 1994;73:55-63.
37. Latto IP, Stacey M, Mecklenburgh J, Vaughan RS. Survey of the use of the gum elastic bougie in clinical practice. Anaesthesia. 2002;57(4):379-84.
38. Choyce A, Avidan MS, Harvey A, Patel C, Timberlake C, Sarang K, et al. The cardiovascular response to insertion of the intubating laryngeal mask airway. Anaesthesia. 2002;57(4):330-3.
39. Kihara S, Brimacombe J, Yaguchi Y, Watanabe S, Taguchi N, Komatsuzaki T. Hemodynamic responses among three tracheal intubation devices in normotensive and hypertensive patients. Anesth Analg. 2003;96(3):890-5.
40. Kerr ME, Rudy EB, Weber BB, Stone KS, Turner BS, Orndoff PA, et al. Effect of short-duration hyperventilation during endotracheal suctioning on intracranial pressure in severe head-injured adults. Nurs Res. 1997;46(4):195-201.
41. Caro DA, Bush S. Pretreatment agents. In: Walls RM, Murphy MF, editors. Manual of emergency airway management, 3rd ed. Philadelphia: Lippincott Williams & Wilkins; 2008.
42. Davidson JA, Gillespie JA. Tracheal intubation after induction of anaesthesia with propofol, alfentanil and i.v. lignocaine. Br J Anaesth. 1993;70:163.
43. Jakobsen CJ, Ahlburg P, Holdgård HO, Olsen KH, Thomsen A. Comparison of intravenous and topical lidocaine as a suppressant of coughing after bronchoscopy during general anesthesia. Acta Anaesthesiol Scand. 1991;35(3):238-41.
44. Lin CS, Sun WZ, Chan WH, Lin CJ, Yeh HM, Mok MS. Intravenous lidocaine and ephedrine, but not propofol, suppress fentanyl-induced cough. Can J Anaesth. 2004;51(7):654-9.
45. Chung KS, Sinatra RS, Halevy JD, Paige D, Silverman DG. A comparison of fentanyl, esmolol, and their combination for blunting the haemodynamic responses during rapid-sequence induction. Can J Anaesth. 1992;39(8):774-9.
46. Cork RC, Weiss JL, Hameroff SR, Bentley J. Fentanyl preloading for rapid-sequence induction of anesthesia. Anesth Analg. 1984;63:60.
47. Dahlgren N, Messeter K. Treatment of stress response to laryngoscopy and intubation with fentanyl. Anaesthesia. 1981;36:1022.
48. Caspi J, Klausner JM, Safadi T, Amar R, Rozin RR, Merin G. Delayed respiratory depression following fentanyl anesthesia for cardiac surgery. Crit Care Med. 1988;16(3):238-40.
49. Li J. Capnography alone is imperfect for endotracheal tube placement confirmation. J Emerg Med. 2001;20:223-9.
50. Miller RD. Miller's anesthesia. 6th ed. Philadelphia: Elsevier Churchill Livingstone; 2005.
51. Pinnock CA, Lin T, Smith T, Jones R. Fundamentals of anaesthesia. 2nd ed. London, UK: Greenwich Medical Media; 2003.
52. Tallo FS, Guimarães HP, Lopes RD, Lopes AC. Intubação orotraqueal e a técnica de sequência rápida: uma revisão para o clínico. Rev Bras Clin Med. 2011;9(3):211-7.
53. Koerber JP, Roberts GEW, Whitaker R, Thorpe CM. Variation in rapid sequence induction techniques: current practice in Wales. Anaesthesia. 2009;64:54-9.
54. Stept WJ, Safar P. Rapid induction/intubation for prevention of gastric-content aspiration. Anesth Analg. 1970;49:633-6.
55. Albertin A, Casati A, Federica L. The effect-site concentration of remifentanil blunting cardiovascular responses to tracheal intubation and skin incision during bispectral index-guided propofol anesthesia. Anesth Analg. 2005;101:125-30.
56. Harris CE, Murray AM, Anderson JM, Grounds RM, Morgan M. Effects of thiopentone, etomidate and propofol on the hemodynamic response to tracheal intubation. Anaesthesia. 1988;43:32-6.

57. Miller RD, Martineau RJ, O'Brien H, Hull KA, Oliveras L, Hindmarsh T, et al. Effects of alfentanil on the hemodynamic and catecholamine response to tracheal intubation. Anesth Analg. 1993;76:1040-6.
58. Bozeman WP, Kleiner DM, Huggett V. A comparison of rapid-sequence intubation and etomidate-only intubation in the prehospital air medical setting. Prehosp Emerg Care. 2006;10(1):8-13.
59. El-Orbany MI, Joseph NJ, Salem MR, Klowden AJ. The neuromuscular effects and tracheal intubation conditions after small doses of succinylcholine. Anesth Analg. 2004;98:1680-5.
60. Mehta MP, Choi WW, Gergis SD, Sokoll MD, Adolphson AJ. Facilitation of rapid endotracheal intubations with divided doses of nondepolarizing neuromuscular blocking drugs. Anesthesiology. 1985;62:392-5.
61. Sosis M, Larijani GE, Marr AT. Priming with atracurium. Anesth Analg. 1987;66:329-32.
62. Weiler N, Heinrichs W, Dick W. Assessment of pulmonary mechanics and gastric inflation pressure during mask ventilation. Prehosp Disaster Med. 1995;10:101-5.
63. Clements P, Washington SJ, McCluskey A. Should patients be manually ventilated during rapid sequence induction of anaesthesia? Br J Hosp Med (Lond). 2009;70(7):424.
64. Robinson JS, Thompson JM. Fatal aspiration (Mendelson's) syndrome despite antacids and cricoid pressure. Lancet. 1979;2:228-30.
65. Sultan P. Is cricoid pressure needed during rapid sequence induction? Br J Hosp Med (Lond). 2008;69:177-80.
66. Jackson SH. Efficacy and safety of cricoid pressure needs scientific validation. Anesthesiology. 1996;84:751-2.
67. Salem MR, Bruninga KW, Dodlapatii J, Joseph NJ. Metoclopramide does not attenuate cricoid pressure-induced relaxation of the lower esophageal sphincter in awake volunteers. Anesthesiology. 2008;109:806-10.
68. Asai T, Barclay K, Power I, Vaughan RS. Cricoid pressure impedes placement of the laryngeal mask airway. Br J Anaesth. 1995;74:521-5.
69. Rice MJ, Mancuso AA, Gibbs C, Morey TE, Gravenstein N, Deitte LA. Cricoid pressure results in compression of the postcricoid hypopharynx: the esophageal position is irrelevant. Anesth Analg. 2009;109:1546-52.
70. Cameron JL, Zuidema GD. Aspiration pneumonia: magnitude and frequency of the problem. JAMA. 1972;219:1194-6.
71. Weingart SD, Levitan RM. Preoxygenation and prevention of desaturation during emergency airway management. Ann Emerg Med. 2012;59(3):165-75.e1.

12

COMPLICAÇÕES GRAVES DA INTUBAÇÃO OROTRAQUEAL NA EMERGÊNCIA E ESTRATÉGIAS DE ABORDAGEM

Fernando Sabia Tallo
Maria Paula Martini Ferro
Paulo Cézar Vaz de Almeida Filho

Introdução

O acesso à via aérea no paciente grave na sala de emergência é muito diferente do realizado no centro cirúrgico (CC) de forma eletiva. No CC é realizado na grande maioria das vezes em pacientes hígidos com boa reserva fisiológica e por anestesistas experientes ou anestesistas em treinamento sob supervisão, e as complicações graves são raras.

Diferente das situações clínicas eletivas, a intubação orotraqueal (IOT) no paciente grave pode cursar com até 40% de complicações graves (Figura 12.1) como hipotensão, hipoxemia e parada cardíaca[1-4]. Uma em cada quatro complicações ocorre no ambiente da terapia intensiva ou na sala de emergência[5]. Provavelmente um dos fatores de risco, além da gravidade dos pacientes, é a *expertise* do médico que acessa a via aérea, pois seu nível de treinamento formal no procedimento pode ser muito baixo. Outras complicações como intubação esofagiana e broncoaspiração também são mais comuns de acontecer nesses pacientes do que nos pacientes com acesso à via aérea eletivo.

As complicações mais comuns são as relacionadas ao próprio procedimento: múltiplas tentativas, intubação esofagiana, aspiração, lesão dentária e intubação traumática. A taxa de mortalidade imediata após a abordagem da via aérea na emergência é entre 0,85% e 15%, com taxa de sobrevida em longo prazo entre 45% e 55%[6]. Uma questão importante do acesso à via aérea na sala de emergência é se há condições de ventilação com máscara. Essa dificuldade no adulto é em torno de 1,4% a 5%[7]. O emergencista deve estar atento aos fatores de risco: radiação prévia em cabeça e pescoço, sexo masculino, apneia do sono, presença de barba e Mallampati III ou IV. Cerca de 25% desses pacientes também são difíceis de intubar.

A maioria dos estudos é realizada em ambiente de unidade de terapia intensiva (UTI). Em um estudo[8] com 300 pacientes intubados em UTI, os autores encontraram uma incidência de intubação difícil de 8%, de intubação esofagiana 8% e de broncoaspiração de 4% com uma taxa de mortalidade de 3%. A presença de hipotensão foi fortemente relacionada com parada cardíaca durante todo o período do procedimento, previamente e posteriormente a IOT (Figura 12.1).

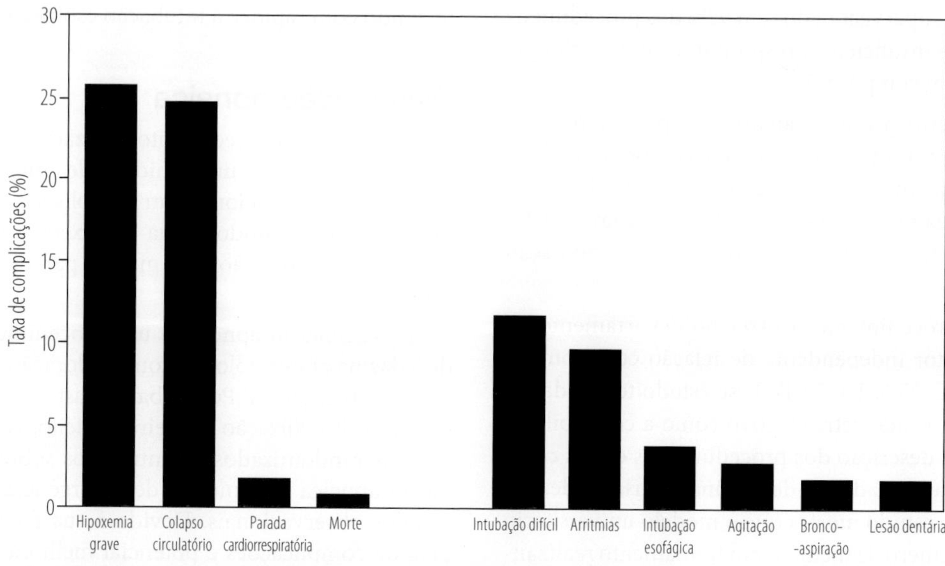

Figura 12.1. Complicações da intubação orotraqueal na emergência. Fonte: Jaber *et al.*[1].

Apesar de não haver até o momento sólidas evidências a respeito dos fatores de risco associados às complicações graves da IOT, vamos discuti-las no capítulo com as existentes. O objetivo será o de alertar o médico emergencista sobre elas e para um esforço no sentido de, prevendo-as, tentar evitá-las.

Treinamento e experiência para o procedimento

Estamos convictos de que esse é um fator que colabora para o insucesso e para as complicações do procedimento na sala de emergência. Acreditamos que o médico emergencista deve receber um treinamento com equipe de médicos experientes no acesso à via aérea antes de realizá-la, cenário que não se reproduz atualmente na realidade brasileira.

Estudos relacionaram o risco de complicações com o nível de *expertise* do médico que realizava o procedimento. Obviamente, questões éticas estão associadas a um desenho de estudo que compararia, sem nenhuma supervisão, médicos reconhecidamente inexperientes com médicos experientes no acesso à via aérea do paciente grave, daí a dificuldade em obter sólidas evidências.

Um estudo[9] de coorte prospectivo com 136 pacientes, durante cinco meses, em ambiente de terapia intensiva, comparou a competência no procedimento entre médicos que consideraram *experts* e outros. A diferença nas intubações com sucesso foi de 94% e 82%, respectivamente (p = 0,03). Intubação difícil foi considerada mais de três tentativas. Ocorreram 39% de complicações nos procedimentos (hipoxemia grave: 19,1%, hipotensão: 9,6%, broncoaspiração: 5,9%, intubação esofagiana: 7,4%). Comparado com os médicos não *experts*, o escore ajustado da razão de chances foi de 0,92 (IC 95%, 0,28-3,05, p = 0,89) e 0,47 (IC 95%, 1,30-8,40, p = 0,01) para mortalidade hospitalar. A segunda tentativa de intubação sempre foi relacionada a aumento das complicações. A observação é que os médicos considerados não *experts* foram supervisionados em 92% dos procedimentos. A presença de insuficiência respiratória aguda e choque foi relacionada com complicação grave.

Um estudo retrospectivo[10] analisou a prática durante oito anos de IOT realizadas na emergência. Foram analisados 3.423 procedimentos em hospital universitário, dos quais 2.284 foram realizados por residentes (67%). Houve 10,3% de complicações (4,2% de broncoaspiração e 2,8% intubação esofagiana).

O fato de o procedimento ocorrer no departamento de emergência foi fator independente de relação com complicações (OR 4,7, IC 95%, 1,1-20,4). Esse estudo tem todas as limitações de um estudo retrospectivo como a confiabilidade e a precisão da descrição dos procedimentos e suas complicações e a incapacidade de determinar causalidade. De qualquer forma, o estudo mostra que o modelo universitário contém grande número de médicos em treinamento realizando um procedimento de nível muito alto de complicações.

Hipoxemia e uso do CPAP na estratégia da pré-oxigenação nos pacientes graves

Em pacientes críticos em que pode estar havendo alterações graves no metabolismo e no estado hemodinâmico e acidobásico e alterações do transporte de oxigênio, muitas vezes estarão presentes alterações da relação ventilação perfusão (*shunt*), diminuições de ventilação alveolar, diminuições de débito cardíaco.

Nesse cenário e com um tempo necessário e variável de apneia para o acesso à via aérea, é importante a realização da pré-oxigenação. Em um estudo, observou-se que o tempo para saturação em níveis de 85% de hemoglobina no paciente grave, em média, é de 23 segundos contra 502 segundos no paciente hígido[11]. No entanto, a resposta à pré-oxigenação no paciente grave é bem menor. Um estudo[12] analisando a realização da pré-oxigenação durante 4 minutos com bolsa inflável-máscara-válvula em doente instável aumentou em média a pressão arterial parcial de O_2 (PaO_2) de 64,2 ± 3,5 para 86,8 ± 9,5 mmHg, e apenas 6% dos pacientes obtiveram aumento superior a 50 mmHg com a pré-oxigenação e 41% tiveram aumentos inferiores a 5%.

Um ensaio clínico randomizado[13] comparou a pré-oxigenação convencional realizada como descrito acima com uma pré-oxigenação realizada com ventilação não invasiva durante 3 minutos. A aplicação da ventilação não invasiva melhorou a saturação média de oxigênio (98 ± 2% *vs.* 93 ± 6%) e a PaO_2 (203 *vs.* 97 mmHg) em relação ao método tradicional em até 5 minutos do período pós-intubação. O capítulo 6 aborda bem o uso do CPAP como estratégia na pré-oxigenação em determinados cenários clínicos específicos.

Outra observação importante para a hipoxemia durante o procedimento é o número de tentativas e a intubação esofagiana. A incidência e a gravidade das complicações são muito menores com duas tentativas ou menos. Uma intubação esofagiana aumenta em 51% o risco de hipoxemia e aumenta 11 vezes o risco de hipoxemia em tentativas posteriores[14]. Por isso, é recomendado um meio rápido e eficiente de verificação da intubação, como o capnógrafo, no paciente grave detectando com rapidez a intubação esofagiana[15].

Oxigenação apneica

A IOT é um procedimento realizado com frequência nos pacientes graves em uma unidade de emergência e frequentemente se correlaciona com complicações potencialmente graves como discutido acima (hipoxemia, hipotensão, arritmias, broncoaspiração e até mesmo parada cardiorrespiratória – PCR).

A oxigenação apneica é um procedimento utilizado há décadas na anestesiologia, com exploração recente na medicina de emergência. Possui baixo custo, baixa complexidade e é de fácil realização na beira do leito. Ainda não existem estudos randomizados e controlados sobre o uso da oxigenação apneica na unidade de emergência, somente alguns estudos observacionais. Devido à sua fácil execução, baixa taxa de complicações e potencial melhora no tempo de apneia segura durante a laringoscopia e IOT, recomendamos

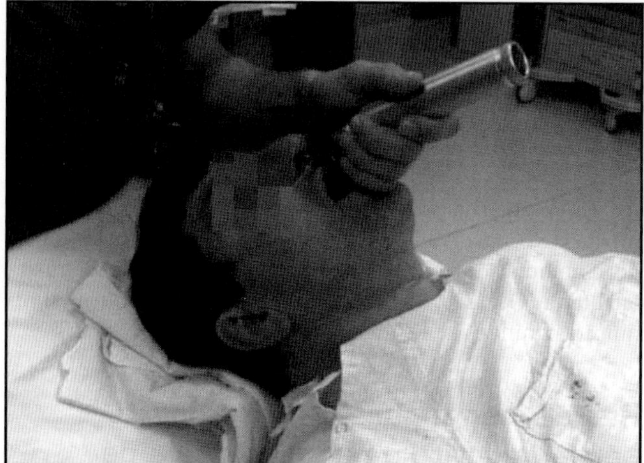

Figura 12.2. Oxigenação apneica: uso do cateter nasal de oxigênio em alto fluxo durante a laringoscopia.

seu uso durante a IOT nos pacientes com risco de evolução para hipoxemia.

Como executar na beira do leito a oxigenação apneica? A maioria dos estudos utilizou para oxigenação apneica o cateter nasal de oxigênio em alto fluxo (liga-se o fluxômetro em 15 L/min). O cateter nasal é colocado, na maioria das vezes, durante a pré-oxigenação em associação com as máscaras de oxigênio de alta fração inspirada de oxigênio (FiO_2), auxiliando no processo de pré-oxigenação. Durante a intubação de sequência rápida (ISR), após o bloqueio neuromuscular, a máscara é retirada e é deixado o cateter nasal de oxigênio a 15 L/min conectado ao paciente (sem gerar nenhum prejuízo na laringoscopia). O alvéolo continua a absorver O_2 mesmo na ausência de contração diafragmática ou expansão pulmonar. No paciente em apneia, há absorção de aproximadamente 250 mL/min de oxigênio do alvéolo para a corrente sanguínea. Em paralelo, somente 8 a 20 mL/min de CO_2 são eliminados pelo alvéolo nesse período de apneia, com o restante se acumulando na corrente sanguínea. Tal fato resulta em uma pressão ligeiramente subatmosférica intra-alveolar, possibilitando o deslocamento de fluxo de ar da faringe (que está rico em oxigênio devido ao alto fluxo fornecido pelo cateter) para o interior dos alvéolos na árvore traqueobrônquica. Tal fato pode prolongar o tempo de apneia segura e dar maior segurança na IOT para os pacientes e para o emergencista.

Hipotensão

A instabilidade hemodinâmica pós-intubação é um evento adverso comum ao procedimento do acesso à via aérea na emergência. Sua incidência na intubação na sala de emergência varia de 0% a 38%[16]. Hipotensão no doente grave está associada a aumento de mortalidade, principalmente quando ela ocorre no período peri-IOT.

A intubação de pacientes que já se encontram hipotensos antes do procedimento também se correlaciona com piores resultados e maior morbimortalidade. Tal fato exige do médico emergencista muita cautela na escolha dos agentes de indução e nas doses a serem administradas. É fortemente recomendado o ajuste das doses das drogas de indução e a adoção de medidas que possam auxiliar no aumento da pressão arterial antes da IOT naqueles pacientes que já se encontrarem hipotensos no ato da IOT.

Um estudo[17] recente envolveu 218 pacientes que necessitaram de IOT na sala de emergência. Desses, 44% desenvolveram hipotensão arterial depois do procedimento. Uma análise multivariada descreveu a associação de estimativas de risco relativo em relação ao evento hipotensão (pressão arterial sistólica menor que 90 mmHg ou menor que 20% da pressão basal do paciente). Foram eles: aumento da idade (OR 1,03, IC 95%, 1,01-1,05), doença pulmonar obstrutiva crônica (OR 3,00, IC 95%, 1,19-7,57) e instabilidade hemodinâmica prévia à intubação (OR 2,52, IC 95%, 1,27-4,99). Interessante achado foi que o uso de bloqueador neuromuscular se associou com proteção (OR 0,34, IC 95%, 0,16-0,75). Porém, o desenho do estudo não permite conclusões causais e novos estudos são necessários.

Outras estratégias de abordagem das vias aéreas na sala de emergência para diminuição das complicações

Na emergência, todas as recomendações baseadas em diretrizes que objetivam aumentar a segurança do procedimento devem ser observadas pelo médico emergencista, contextualizadas para a realidade da emergência, já que tais diretrizes não são baseadas no ambiente da sala de emergência. Essas abordagens foram mais bem exploradas em outras partes desta obra. Recomendamos sua leitura.

Supervisão dos médicos emergencistas mais novos

Muitas vezes o acesso à via aérea é realizado por um médico emergencista jovem e sem o treinamento específico para o procedimento. Acreditamos ser essencial o treinamento específico e supervisionado para o procedimento da IOT na emergência.

Em estudo observacional multicêntrico[18] avaliando 220 pacientes, 148 IOTs foram realizadas por residentes. Ocorreram complicações em 71 (28%); hipoxemia grave em 26%, instabilidade hemodinâmica em 25% e PCR em 2%. Outras complicações foram intubação esofagiana (5%), dificuldade de intubação (12%), broncoaspiração (2%) e arritmias cardíacas (10%). Nesse estudo, o procedimento realizado por um médico residente supervisionado por outro considerado experiente foi um fator de proteção para complicações.

Num estudo de coorte prospectivo[19] com 322 pacientes que necessitaram de IOT na emergência de forma consecutiva, não houve diferenças nas características clínicas ou na gravidade dos pacientes intubados sem ou com supervisão. A assistência com supervisão dos procedimentos realizados pelos médicos residentes foi identificada como protetora para a incidência de complicações (6,1% *vs.* 21,7%; p = 0,0001). Não foi identificada diferença de mortalidade em 30 dias no estudo. Os médicos supervisores eram da equipe assistencial de anestesia do hospital e todos eram especializados em terapia intensiva. Além disso, os médicos residentes que participaram do estudo tinham experiência mínima de seis meses e 220 procedimentos em média.

Avaliação clínica prévia da via aérea

Antes de iniciar o procedimento de acesso à via aérea, o emergencista deve avaliar uma possível dificuldade de ventilação com máscara facial e dificuldade de IOT (ver capítulo 7 - Avaliação da via aérea na sala de emergência.)

História

Os estudos são observacionais e não contam com pacientes especificamente da emergência. Porém, obter características como apneia do sono, obesidade[20], idade, roncos e massas mediastinais[21], e gestantes[22] está associado à dificuldade de IOT. Há também vários relatos de caso de síndromes adquiridas ou congênitas que se associam a dificuldade de IOT[23]. Em recente diretriz para abordagem da via aérea difícil, há forte recomendação para que sempre que possível seja realizada a avaliação da via aérea por meio de anamnese e exames físicos específicos.

Não há dados na literatura específicos sobre a prática da avaliação clínica prévia da via aérea para a IOT na urgência e emergência em nossa experiência, não nos parecendo uma prática habitual dos médicos emergencistas.

Uso dos fármacos para intubação orotraqueal na sala de emergência

Já informamos no texto que no ambiente da emergência a instabilidade hemodinâmica é muito mais frequente que na situação eletiva e é uma das mais ameaçadoras complicações do procedimento. Frequentemente ela ocorre poucos minutos depois da intubação e em determinados cenários clínicos o emergencista poderá ter que realizar intubação de pacientes que já se encontram em instabilidade hemodinâmica.

A instabilidade hemodinâmica associada à IOT na sala de emergência pode ser multifatorial: hipovolemia, efeito dos fármacos utilizados com efeito vasodilatador periférico e, por vezes, miocardiodepressor e supressão da resposta autônoma. Há ainda o aumento da pressão positiva, que pode, em determinadas situações, corroborar o colapso cardiovascular no paciente grave.

Algumas devem ser as preocupações do médico emergencista:

- Caso possível, proporcionar a aparente euvolemia do paciente antes do procedimento, com a oferta de volume;
- A escolha dos fármacos deve ser realizada de forma, antes de mais nada, individualizada. Conhecer os efeitos farmacodinâmicos e farmacocinéticos dos fármacos utilizados. Tiopental e propofol são habitualmente evitados em pacientes com fragrante instabilidade hemodinâmica. Caso não haja outras contraindicações hipnóticos, etomidato e cetamina podem ser utilizados na sala de emergência, por possuírem rápido início de ação e curta meia-vida de eliminação e serem bem tolerados hemodinamicamente, melhorando as condições de IOT. Os pacientes graves são considerados muitas vezes como com estômago cheio e a técnica de sequência rápida.

O uso de bloqueadores neuromusculares encontra certa resistência entre os clínicos, porém não consta que eles são fármacos que aumentam as complicações no acesso à via aérea na emergência; ao contrário, em estudo multicêntrico e prospectivo, observou-se diminuição das complicações quando os bloqueadores neuromusculares foram utilizados para facilitar a IOT (22% *vs.* 37%). Outro estudo encontrou diminuição significativa de intubações esofagianas (3% *vs.* 18%)[24].

Planejamento para o acesso à via aérea: algoritmo na UTI ou sala de emergência[25]

Parece recomendável a adoção de um protocolo de ação institucional. Em um estudo em que foi disponibilizado à beira do leito material específico de acesso avançado da via aérea e equipamento para checar a intubação, houve diminuição nos eventos de parada cardiorrespiratória nos primeiros 5 minutos após a IOT de 50% (2,8% a 1,4%).

As diretrizes e a força-tarefa da *American Society Anesthesiology* para abordagem da via aérea relacionam-se mais com o ambiente do CC, não sendo específico da sala de emergência. Na sala de emergência não será possível, por exemplo, o adiamento do procedimento na grande maioria das vezes.

Sugestão de um roteiro para o acesso da via aérea na sala de emergência

Dividiremos em período pré-intubação, durante a intubação e pós-IOT.

Tabela 12.1. Aspectos fundamentais do período pré-intubação

Período pré-intubação
Dois médicos emergencistas na sala
Não realize o procedimento sem monitorização com oximetria de pulso, pressão arterial e cardioscopia
Faça uma avaliação clínica da via aérea previamente à IOT
Na ausência de contraindicações, use 250-500 mL de cristaloides
Prepare todo o material antes do procedimento (aspirador, tubos, guias etc.)
Prepare-se para alternativas, caso não consiga o acesso à via aérea (dispositivos alternativos e cirúrgicos preparados, máscara laríngea e material de cricotireoidostomia)
Escolha racional dos fármacos segundo a avaliação do quadro clínico e farmacocinética e farmacodinâmica das drogas
Avaliar a pré-oxigenação por pelo menos 3 minutos, caso seja possível, com ventilação não invasiva, caso não haja contraindicação (nível de consciência, estados de choque etc.)

Tabela 12.2.

Intubação orotraqueal
Técnica de indução e sequência rápida conforme descrito no Capítulo 14 quase sempre será necessária no paciente grave

Tabela 12.3. Cuidados pós-IOT

Período pós-intubação
Confirme imediatamente a intubação orotraqueal após a insuflação do *cuff* (recomendamos o uso do capnógrafo quando possível)
Solicite uma radiografia de tórax para verificação do posicionamento do tubo endotraqueal
Mantenha a vigilância estrita à beira do leito nos próximos 0-15 minutos, período em que é comum a instabilidade hemodinâmica pós-IOT

Referências bibliográficas

1. Jaber S, Amraoui J, Lefrant JY, Arich C, Cohendy R, Landreau L, et al. Clinical practice and risk factors for immediate complications of endotracheal intubation in the intensive care unit: a prospective, multiple-center study. Crit Care Med. 2006;34(9):2355-61.
2. Bowles TM, Freshwater-Turner DA, Janssen DJ, Peden CJ, on behalf of the RTIC Severn Group. Out-of-theatre tracheal intubation: prospective multicentre study of clinical practice and adverse events. Br J Anaesth. 2011;107:687-92.
3. Mort TC. Emergency tracheal intubation: complications associated with repeated laryngoscopic attempts. Anesth Analg. 2004;99:607-13.
4. Mort TC. Complications of emergency tracheal intubation: immediate airway-related consequences: part II. J Intensive Care Med. 2007;22:208-15.
5. Cook TM, Woodall N, Harper J, Benger J. Major complications of airway management in the UK: results of the Fourth National Audit Project of the Royal College of Anaesthetists and the Difficult Airway Society. Part 2: intensive care and emergency departments. Br J Anaesth. 2011;106:632-42.
6. Benedetto WJ, Hess DR, Gettings E, Bigatello LM, Toon H, Hurford WE, et al. Urgent tracheal intubation in general hospital units: an observational study. J Clin Anesth. 2007;19(1):20-4.
7. Kheterpal S, Martin L, Shanks AM, Tremper KK. Prediction and outcomes of impossible mask ventilation: a review of 50,000 anesthetics. Anesthesiology. 2009;110(4):891-7.
8. Schwartz DE, Matthay MA, Cohen NH. Death and other complications of emergency airway management in critically ill adults. A prospective investigation of 297 tracheal intubations. Anesthesiology. 1995;82:367-76.
9. Griesdale DE, Bosma TL, Kurth T, Isac G, Chittock DR. Complications of endotracheal intubation in the critically ill. Intensive Care Med. 2008;34(10):1835-42.
10. Martin LD, Mhyre JM, Shanks AM, Tremper KK, Kheterpal S. 3,423 emergency tracheal intubations at a university hospital: airway outcomes and complications. Anesthesiology. 2011;114(1):42-8.
11. Divatia VJ, Khan PU, Myatra SN. Traqueal intubation in ICU: lifesaving or life threatening. Indian J Anaesth. 2011;55(5):470-5.
12. Mort TC. Preoxygenation in critically ill patients requiring emergency tracheal intubation. Crit Care Med. 2005;33:2672-5.
13. Baillard C, Fosse JP, Sebbane M, Chanques G, Vincent F, Courouble P, et al. Noninvasive ventilation improves preoxygenation before intubation of hypoxic patients. Am J Respir Crit Care Med. 2006;174(2):171-7.
14. Mort TC. Emergency traqueal intubation: complications associated with repeated laringoscopic attempts. Anesth Analg. 2004;99:607-13.
15. Mort TC. Esophageal intubation with indirect clinical tests during emergency traqueal intubation: a report on patient morbidity. J Clin Anesth. 2005;17:255-62.
16. Lalezarzadeh F, Wisniewski P, Huynh K, Loza M, Gnanadev D. Evaluation of prehospital and emergency department systolic blood pressure as a predictor of in-hospital mortality. Am Surg. 2009;75(10):1009-14.
17. Franklin C, Samuel J, Hu TC. Life-threatening hypotension associated with emergency intubation and the initiation of mechanical ventilation. Am J Emerg Med. 1994;12:425-8.
18. Green RS, Edwards J, Sabri E, Fergusson D. Evaluation of the incidence, risk factors, and impact on patient outcomes of postintubation hemodynamic instability. CJEM. 2012;14(2):74-82.
19. Schimdt SH, Kumwilaisack K, Bittner E. Effects of supervision by attending anesthesiologists on complications of emergency tracheal intubation. Anesthesiology. 2008;109(6):973-7.
20. Juvin P, Lavaut E, Dupont H, Lefevre P, Demetriou M, Dumoulin JL, et al. Difficult tracheal intubation is more common in obese than in lean patients. Anesth Analg. 2003;97:595-600.
21. Ferrari LR, Bedford RF. General anesthesia prior to treatment of anterior mediastinal masses in pediatric cancer patients. Anesthesiology. 1990;72:991-5.
22. Rocke DA, Murray WB, Rout CC, Gouws E. Relative risk analysis of factors associated with difficult intubation in obstetric anesthesia. Anesthesiology. 1992;77:67-73.
23. Rasch DK, Browder F, Barr M, Greer D. Anaesthesia for Treacher Collins and Pierre Robin syndromes: A report of three cases. Can Anaesth Soc J. 1986;33(3 Pt 1):364-70.
24. Roa NL, Moss KS. Treacher-Collins syndrome with sleep apnea: anesthetic considerations. Anesthesiology. 1984;60:71-3.
25. Apfelbaum JL, Hagberg CA, Caplan RA, Blitt CD, Connis RT. Practice guidelines for management of the difficult airway: an updated report by the American Society of Anesthesiologists Task Force on Management of the Difficult Airway. Anesthesiology. 2013;118(2):251-70.

13

VIA AÉREA CIRÚRGICA DE EMERGÊNCIA – CRICOTIREOIDOSTOMIA

Andre Luciano Baitello

Definição

Cricotireoidostomia é um procedimento que consiste na colocação de um tubo, por uma incisão ou punção, sob a membrana cricotireóidea[1].

Introdução

A primeira descrição da realização da cricotireoidostomia foi em 1909, pelo Dr. Chevalier Jackson, na Filadélfia (EUA), um laringologista que descreveu a técnica e denominou esse procedimento de "traqueostomia alta"[1].

Na época antes do advento da antibioticoterapia, o procedimento era realizado para tratar infecções respiratórias como a difteria. Nesse período, foram descritos vários casos de estenose subglótica após a cricotireoidostomia, e o procedimento entrou em descrédito a partir de então[1,2].

Na década de 1970, os médicos Brantigan e Grow descreveram uma série de 655 pacientes submetidos à ventilação mecânica prolongada e que realizaram cricotireoidostomia eletiva; seis desses pacientes (0,01%) desenvolveram estenose subglótica[1].

Consequentemente, a cricotireoidostomia, que é considerada um procedimento mais rápido e mais fácil que a traqueostomia, nas situações de emergências respiratórias, passa a ser reconhecida como procedimento de escolha para via aérea cirúrgica em adultos[3].

A cricotireoidostomia não é um procedimento frequentemente realizado. Dados da literatura demonstram que cerca de 1% dos procedimentos é para obtenção de uma via aérea definitiva no departamento de emergência e até cerca de 15%, no ambiente pré-hospitalar[3,4].

Apesar de ser um procedimento raramente realizado, pode ser responsável por salvar vidas, em situações de via aérea de acesso difícil ou impossível de outra forma. Médicos que atuam em emergência e intensivistas devem estar familiarizados com as indicações, as referências anatômicas, a técnica e o material utilizado para a realização da cricotireoidostomia[3,5].

Indicações

A cricotireoidostomia está indicada como uma via aérea cirúrgica de emergência, quando não se obtém sucesso na realização da intubação oral ou nasotraqueal. Nessas situações, quando o médico assistente não promove a intubação e não oxigena adequadamente o paciente, deve-se obter uma via aérea cirúrgica com o objetivo de evitar uma situação de hipóxia grave e a morte[3,5].

Nesse cenário de via aérea difícil, a colocação de um dispositivo de via aérea supraglótico (como uma máscara laríngea ou tubo laríngeo) pode ser uma manobra importante ou uma "ponte", enquanto se prepara e se realiza uma cricotireoidostomia[5,6].

As condições clínicas mais frequentemente associadas à necessidade de realização de cricotireoidostomia são: sangramento de grande monta comprometendo as vias aéreas, vômitos incoercíveis, trismo, tumores da via aérea digestiva superior, corpos estranhos, edema de glote e, principalmente, lesões traumáticas sob a face e região proximal do pescoço (Figuras 13.1 a 13.3)[5,7].

Contraindicação

Não existe contraindicação absoluta para cricotireoidostomia de emergência em adultos[3,6,8].

Contraindicaçõs relativas

- Trauma de laringe com transecção laringotraqueal. Nesses casos está indicada a realização de traqueostomia;
- Em crianças menores, a cricotireoidostomia está contraindicada, pelo alto risco de estenose subglótica[3,6,8].

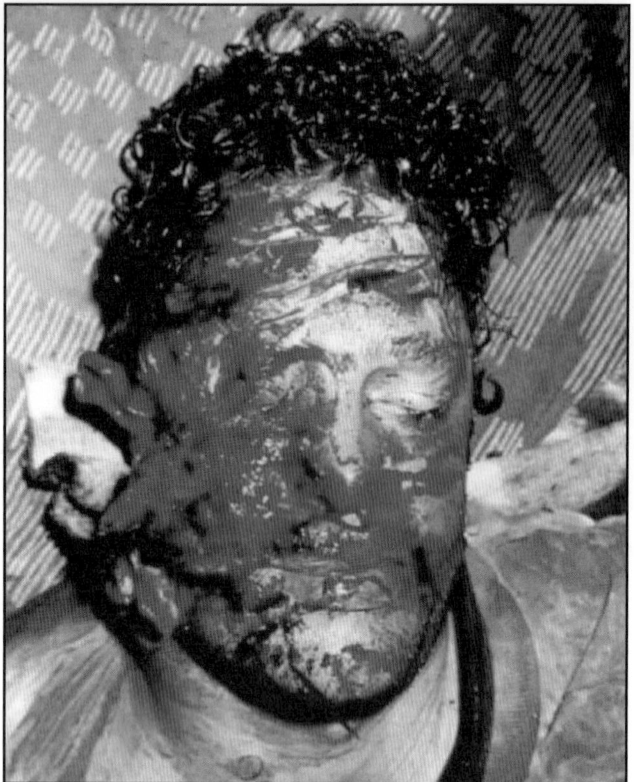

Figura 13.1. Trauma grave na porção média da face.

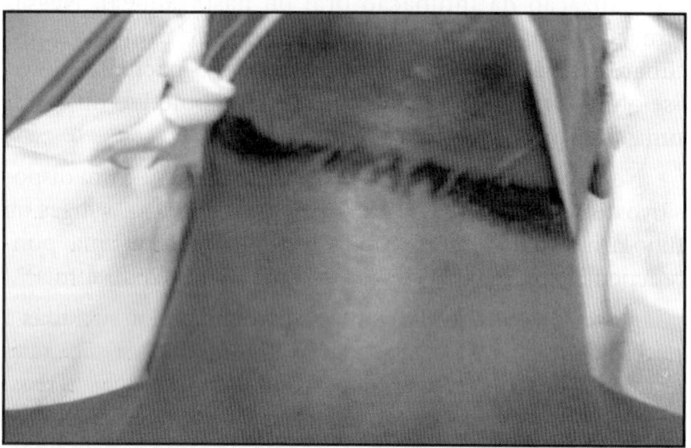

Figura 13.2. Lesão cervical em paciente com tentativa de enforcamento.

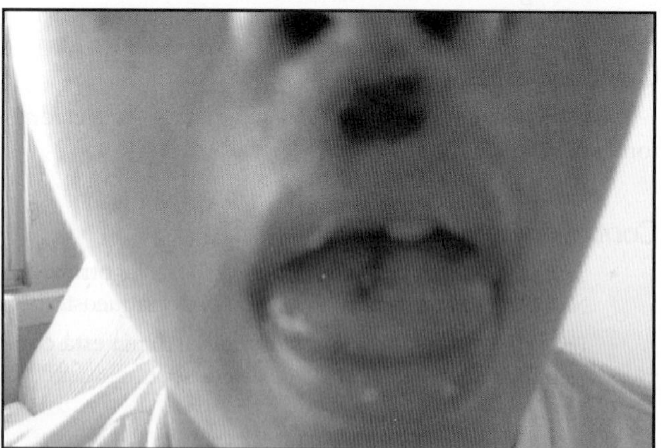

Figura 13.3. Ferimento por arma de fogo comprometendo via aérea superior.

Referenciais anatômicos e identificação da membrana cricotireóidea

A identificação da membrana cricotireóidea por palpação digital é um passo fundamental para a realização da cricotiroidostomia[9,10].

A membrana está localizada em uma depressão, na região média do pescoço, entre a cartilagem tireoide (pomo de Adão) e a cartilagem cricoide.

A membrana mede cerca de 1 cm. Existem dois pequenos vasos que irrigam a cartilagem cricoide entrando lateralmente, que podem provocar sangramento.

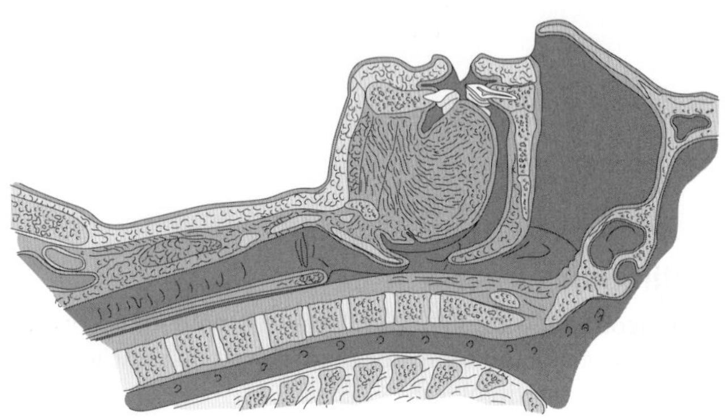

Figura 13.4. Via aérea superior (corte lateral) com visualização da membrana cricotireóidea.

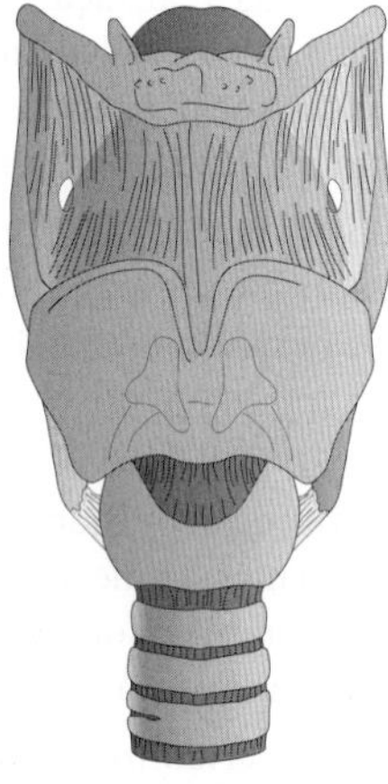

Figura 13.5. Visualização das cartilagens cricoide e tireoide; osso hioide e primeiros anéis traqueais.

Técnica

Em todo procedimento médico, o profissional deverá estar adequadamente paramentado utilizando as precauções universais (luva, gorro, máscara etc.).

O paciente deverá estar em decúbito dorsal com o pescoço estendido para facilitar a identificação dos referenciais anatômicos. No caso de pacientes traumatizados, eles deverão manter o pescoço em posição neutra e imóvel.

O paciente deverá se manter durante todo procedimento adequadamente monitorizado com monitor de eletrocardiograma, oxímetro de pulso e pressão arterial. Se o paciente estiver agitado, confuso, poderá ser necessário o uso de analgésicos e sedativos.

A pele deverá, se o tempo permitir, receber solução antisséptica (por exemplo: clorexidine). Se o paciente estiver consciente, deverão ser anestesiados a pele e o tecido subcutâneo no local da incisão, com anestesia local de xilocaína a 2%. A cricotireoidostomia é obtida pela técnica de punção percutânea ou por incisão cirúrgica[5,6,8].

Técnica por punção percutânea com agulha

É indicada em crianças menores de 12 anos, no lugar da cricotireoidostomia cirúrgica, e em adultos com obstrução da via aérea, para manter oxigenação até que solução definitiva mais adequada seja implementada. Não é via aérea definitiva, pois não tem balonete vedando a traqueia de sangue, secreções e vômito.

Essa técnica pode ser aplicada em pacientes sem doença pulmonar prévia ou trauma de tórax por até 40 minutos[6,8].

Passo 1: realize punção da membrana cricotireóidea com agulha 14G entrando com cateter plástico, com ângulo de 45° sob a pele.

Passo 2: conecte a agulha com uma fonte de oxigênio com 15 ls/min, a conexão em Y ou com orifício lateral.

Passo 3: insufle durante 1 segundo obstruindo o orifício do Y ou orifício lateral com o dedo.

Passo 4: retire o dedo que estava obstruindo e permita a expiração por 4 segundos (Figura 13.7).

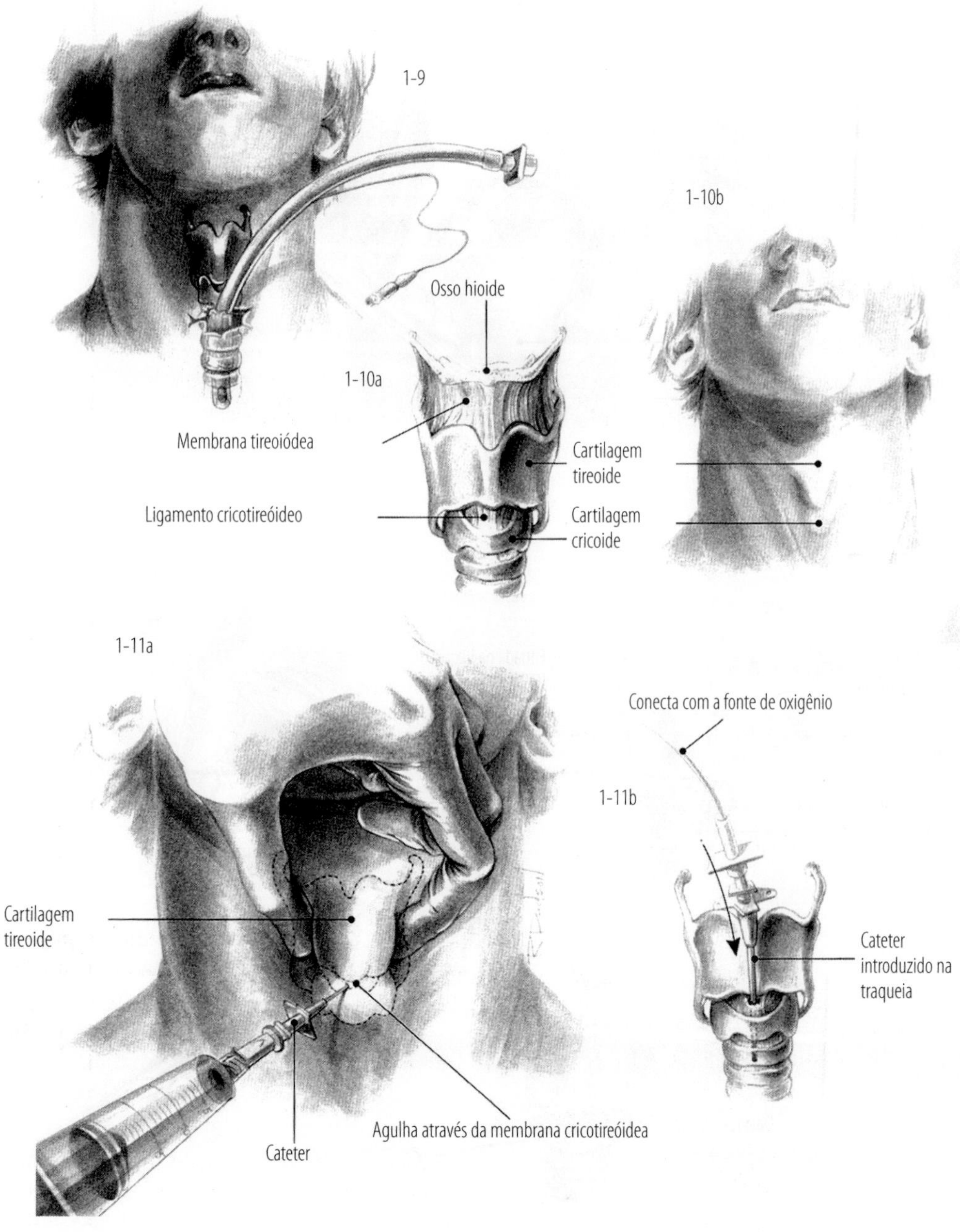

Figura 13.6. Técnica da cricotireoidostomia.

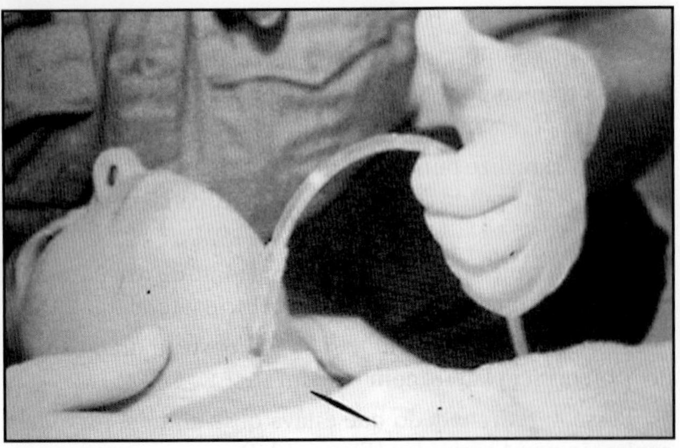

Figura 13.7. Cricotireoidostomia por punção percutânea com agulha.

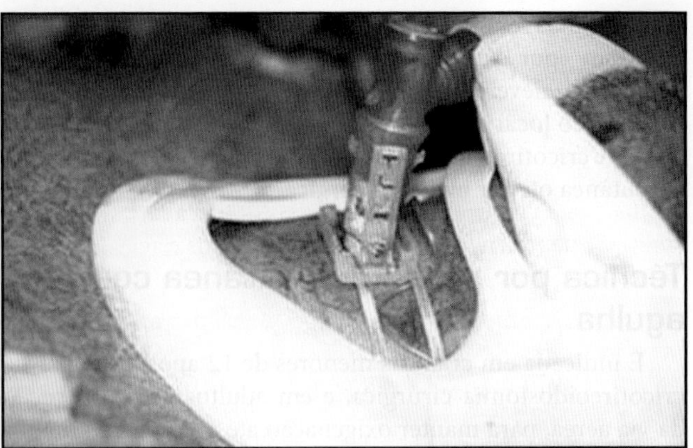

Figura 13.9. Aspecto final da cricotireoidostomia cirúrgica.

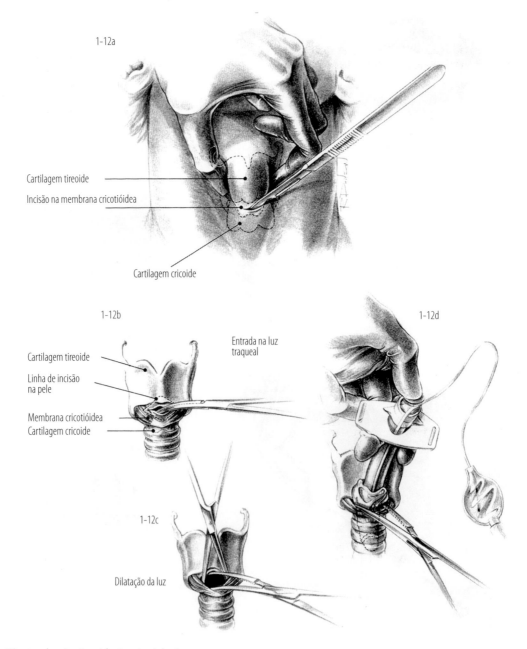

Figura 13.8. Técnica da cricotireoidostomia cirúrgica.

Técnica da cricotireoidostomia por incisão cirúrgica

A cricotireoidostomia é descrita como um procedimento tecnicamente simples, mas essa facilidade está provavelmente superestimada em situações de emergência de via aérea. Em pacientes com a anatomia cervical alterada por hemorragia ou edema, ou que estejam hipoxêmicos e agônicos, esse procedimento está longe de ser trivial[5,6,8].

Passo 1: imobilize a laringe e palpe a membrana cricotireóidea.

Passo 2: realize a incisão na pele vertical ou horizontalmente.

Passo 3: realize a incisão na membrana cricoide horizontalmente.

Passo 4: insira uma pinça hemostática (Kelly) dentro da incisão e dilate o orifício.

Passo 5: insira um tubo endotraqueal ou de traqueostomia de tamanho apropriado (usualmente número 5 ou 6) com balão através da incisão direcionando o tubo distalmente.

Passo 6: insufle o balão e ventile o paciente.

Passo 7: observe a expansibilidade do tórax e fixe o tubo.

Complicações[6,11]:

- Estenose subglótica;
- Sangramento;
- Laceração da cartilagem tiroide, cricoide e anel traqueal;
- Passagem do tubo em região extratraqueal (falso trajeto);
- Enfisema subcutâneo e de mediastino;
- Lesão do esôfago;
- Infecção local.

Resumo

A cricotireoidostomia, como procedimento de emergência, tem indicação quando não é possível acessar a via aérea avançada de outra forma, apesar de ser um procedimento com baixa frequência no setor de urgência, o médico emergencista deve adquirir proficiência para sua execução; pois pode ser o último recurso para acessar uma via aérea difícil.

Os profissionais que necessitam realizar esse procedimento devem estar familiarizados com a anatomia, os passos da técnica e o material cirúrgico necessário.

A cricotireoidostomia pode ser feita por incisão cirúrgica, por punção com agulha por via percutânea.

Referências bibliográficas

1. Brantigan CO, Grow JB Sr. Cricothyroidotomy: elective use in respiratory problems requiring tracheotomy. J Thorac Cardiovasc Surg. 1976;71(1):72-81.
2. Bair AE, Panacek EA, Wisner DH, Bales R, Sakles JC. Cricothyrotomy: a 5-year experience at one institution. J Emerg Med. 2003;24(2):151-6.
3. Erlandson MJ, Clinton JE, Ruiz E, Cohen J. Cricothyrotomy in the emergency department revisited. J Emerg Med. 1989;7(2):115-8.
4. Fortune JB, Judkins DG, Scanzaroli D, McLeod KB, Johnson SB. Efficacy of prehospital surgical cricothyrotomy in trauma patients. J Trauma. 1997;42(5):832-6.
5. American College of Surgeons. ATLS: Advanced Trauma Life Support for Doctors (Student Course Manual) – with DVD. 8ª ed. Chicago: American College of Surgeons; 2008.
6. Schroeder AA. Cricothyroidotomy: when, why, and why not? Am J Otolaryngol. 2000;21(3):195-201.
7. Salvino CK, Dries D, Gamelli R, Murphy-Macabobby M, Marshall W. Emergency cricothyroidotomy in trauma victims. J Trauma. 1993;34(4):503-5.
8. Mantovani M, organizador. Controvérsias e Iatrogenias na cirurgia do trauma. 1ª ed. São Paulo: Atheneu; 2007.
9. Aslani A, Ng SC, Hurley M, McCarthy KF, McNicholas M, McCaul CL. Accuracy of identification of the cricothyroid membrane in female subjects using palpation: an observational study. Anesth Analg. 2012;114(5):987-92.
10. Elliott DS, Baker PA, Scott MR, Birch CW, Thompson JM. Accuracy of surface landmark identification for cannula cricothyroidotomy. Anaesthesia. 2010;65(9):889-94.
11. McGill J, Clinton JE, Ruiz E. Cricothyrotomy in the emergency department. Ann Emerg Med. 1982;11(7):361-4.

14

ABORDAGEM DA VIA AÉREA NA REANIMAÇÃO CARDIOPULMONAR

Roberto de Moraes Junior
Fernando Sabia Tallo

Introdução

Este capítulo destaca as recomendações para o advento da ventilação e oxigenação durante as manobras de ressuscitação cardiopulmonar (RCP).

As intervenções do suporte avançado de vida, em cardiologia, destinadas a prevenir e tratar parada cardiorrespiratória, incluem o manejo das vias aéreas e o suporte ventilatório adequado.

O objetivo da ventilação durante a RCP é manter a oxigenação adequada e a eliminação suficiente de dióxido de carbono. No entanto, pesquisas não têm determinado qual o volume corrente ideal, a frequência respiratória e a fração inspirada de oxigênio necessários nas manobras de RCP.

Uma vez que tanto a perfusão sistêmica como a pulmonar são substancialmente reduzidas durante a RCP, uma relação ventilação/perfusão normal pode ser mantida com uma ventilação-minuto que é muito inferior àquela necessária em condições normais.

Durante a RCP, com uma via aérea avançada instalada, evitar a hiperventilação e instalar uma capnografia quantitativa contínua com forma de onda são passos fundamentais para o retorno à circulação espontânea e manutenção de um ritmo de perfusão.

O método ideal de acesso à via aérea durante a parada cardíaca varia de acordo com a experiência do socorrista, as características do serviço médico de emergência ou do sistema de saúde e as condições do paciente, como veremos a seguir.

Ventilação e administração de oxigênio durante a ressuscitação cardiopulmonar

Durante os estados de baixo fluxo sanguíneo, como nas manobras de RCP, a oferta de oxigênio para o coração e o cérebro é limitada pela taxa de fluxo regional, e não pelo conteúdo arterial de oxigênio[1,2].

Portanto, respirações de resgate são menos importantes do que as compressões torácicas durante os primeiros minutos do atendimento de uma parada cardíaca testemunhada, além de poder reduzir a eficácia da RCP por interrupção das compressões torácicas e pelo aumento secundário da pressão intratorácica que acompanha a ventilação com pressão positiva.

Assim, durante os primeiros minutos de parada cardíaca testemunhada, um socorrista solitário treinado não deve interromper as compressões torácicas por mais de 10 segundos para promover ventilação. No caso de socorristas leigos, as compressões torácicas devem ser executadas de maneira ininterrupta, sem ventilações intercaladas.

Além disso, a colocação de uma via aérea avançada não deve prejudicar, nem mesmo retardar, o início das compressões torácicas em uma vítima de parada cardíaca e a realização de desfibrilação na presença de fibrilação ventricular (classe I, LOE C).

Concluindo, em linhas gerais, as compressões torácicas e a desfibrilação são prioritárias em relação à instalação de uma via aérea avançada durante as manobras de RCP.

Papel do oxigênio nas manobras de ressuscitação cardiopulmonar

A fração inspirada de oxigênio (FIO_2) considerada ótima durante a RCP no adulto não foi estabelecida em estudos em humanos ou animais. Além disso, existem dúvidas sobre o real benefício de se utilizar O_2 a 100% ou se é melhor utilizar O_2 de maneira titulada.

Embora a exposição prolongada a uma FIO_2 a 100% confira um risco potencial de toxicidade, não há provas suficientes para indicar que isso ocorra durante breves períodos de RCP[3,4]. O uso empírico de FIO_2 a 100% durante a RCP otimiza o conteúdo arterial de oxi-hemoglobina e o consequente fornecimento de oxigênio tecidual.

Portanto, a utilização de uma FIO_2 a 100%, assim que disponível, é uma recomendação razoável durante o atendimento da parada cardíaca (classe IIa, LOE C).

Fornecimento passivo de oxigênio durante a ressuscitação cardiopulmonar

A ventilação com pressão positiva tem sido um dos pilares da RCP, mas recentemente tem sido também objeto de discussão pelo potencial de interferir na circulação por meio do aumento da pressão intratorácica e consequente redução do retorno venoso para o coração[5].

As compressões torácicas, por si só, favorecem a troca gasosa e a eliminação de gás carbônico, além de permitir a entrada de oxigênio passivamente devido à retração elástica do tórax.

No cenário extra-hospitalar, o fornecimento passivo de oxigênio por máscara - mantendo-se aberta a via aérea da vítima durante os primeiros 6 minutos de RCP - foi empregado pelos serviços de emergência médica como parte de um protocolo de intervenções (incluindo compressões torácicas contínuas), resultando em melhora da sobrevida[6-8].

Em contrapartida, a utilização de um tubo traqueal fenestrado (tipo Boussignac – Figura 14.1) para promover a oferta passiva de oxigênio durante manobras ininterruptas de RCP realizadas por médicos não mostrou diferença na oxigenação, retorno à circulação espontânea ou na sobrevivência à admissão hospitalar quando comparada com manobras de RCP-padrão[8,9].

A ventilação com BVM é particularmente útil quando a instalação de uma via aérea avançada é muito demorada ou malsucedida. O socorrista deve usar um dispositivo adulto (de 1 a 2L de capacidade) e ofertar um volume corrente em torno de 600 mL, suficiente para produzir elevação do tórax ao longo de 1 segundo[10].

Em teoria, os requisitos da ventilação são mais baixos do que o normal durante a parada cardíaca, e o oxigênio ofertado pelo fornecimento passivo através de uma via aérea superior patente provavelmente seja suficiente para vários minutos após o início da parada cardíaca.

Entretanto, até o momento, não há provas suficientes para sustentar a eliminação das ventilações nas manobras de RCP realizadas por profissionais de saúde e socorristas treinados, que devem realizar duas ventilações a cada ciclo de 30 compressões.

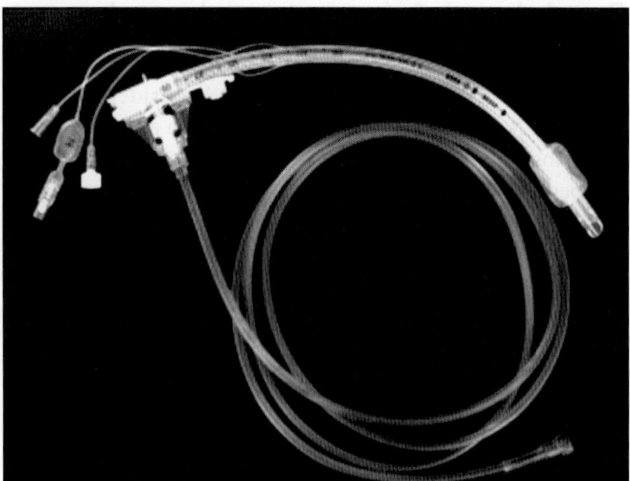

Figura 14.1. Tubo traqueal fenestrado tipo Boussignac.

A realização de ventilação com bolsa-máscara sem a técnica adequada pode produzir distensão gástrica com complicações graves, incluindo regurgitação e broncoaspiração de conteúdo gástrico. Além disso, a distensão gástrica pode comprimir o diafragma, restringindo a expansibilidade pulmonar e reduzindo a complacência do sistema respiratório[11,12].

Pressão cricoide

A pressão cricoide (também conhecida como manobra de Sellick) em pacientes sem parada cardíaca pode oferecer algum grau de proteção contra distensão gástrica e aspiração durante a ventilação com bolsa-valva-máscara (BVM)[13,14]. No entanto, também pode impedir a ventilação e interferir na colocação de uma via aérea supraglótica ou tubo orotraqueal.

Já nas vítimas de parada cardíaca, não existem estudos definindo com clareza o papel da pressão cricoide, e o seu uso rotineiro não é recomendado (classe III, LOE C).

Cânula orofaríngea

Apesar de os estudos não considerarem especificamente a utilização de uma cânula orofaríngea em pacientes com parada cardíaca, ela pode auxiliar na realização de uma ventilação adequada com um dispositivo BVM, impedindo a obstrução das vias respiratórias pela língua.

Esse procedimento deve ser realizado somente por pessoas treinadas, uma vez que a inserção incorreta de uma via aérea orofaríngea pode deslocar a língua na hipofaringe, levando à obstrução das vias aéreas (classe IIa, LOE C).

Cânula nasofaríngea

Assim como as cânulas orofaríngeas, nenhum estudo analisou especificamente o uso de cânulas nasofaríngeas em pacientes com parada cardíaca, podendo ser utilizadas como alternativa as primeiras no auxílio à ventilação com BVM.

Entretanto, sangramento de vias aéreas pode ocorrer em até 30% dos pacientes[15] e foram relatados casos de inserção intracraniana inadvertida em pacientes com fratura de base de crânio[16,17].

Dessa forma, na presença de fratura de base de crânio ou coagulopatia grave conhecida ou suspeita, deve-se dar preferência a uma cânula orofaríngea (classe IIa, LOE C).

Ventilação com bolsa-valva-máscara

Ventilação com BVM é um método aceitável de proporcionar ventilação e oxigenação durante a RCP. Contudo, exige prática e competência para um resultado satisfatório, de tal sorte que a ventilação com BVM não é recomendada quando a RCP for realizada por um socorrista sozinho.

Nesse caso, a ventilação é mais eficiente utilizando-se uma máscara de bolso (*pocket-mask*), na modalidade conhecida como boca-a-máscara (Figura 14.2).

Quando um segundo socorrista está disponível, a ventilação com BVM pode ser realizada por um socorrista treinado e experiente no seu manuseio, utilizando a técnica conhecida como dedos em "C" e dedos em "E" (Figura 14.3). Contudo, essa modalidade ventilatória é mais eficaz quando realizada por dois socorristas treinados e experientes, em que um socorrista abre as vias aéreas e veda a máscara contra a face da vítima, enquanto o outro comprime a bolsa (Figura 14.4).

Esse volume corrente é adequado para a oxigenação e minimiza o risco de distensão gástrica.

O provedor deve ter certeza de abrir as vias aéreas de forma adequada com extensão da cabeça e elevação do queixo, levantando o queixo contra a máscara e selando-a contra a face da vítima.

Durante a RCP, após cada série de 30 compressões, deve-se instituir duas ventilações de 1 segundo cada, durante uma breve pausa de, no máximo, 10 segundos.

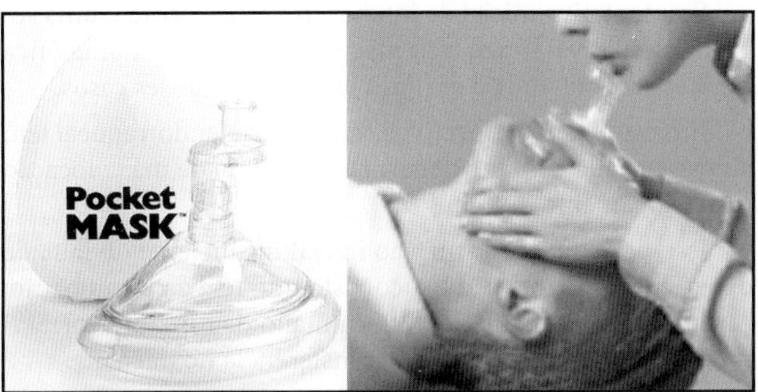

Figura 14.2. Máscara de bolso e ventilação boca-a-máscara.

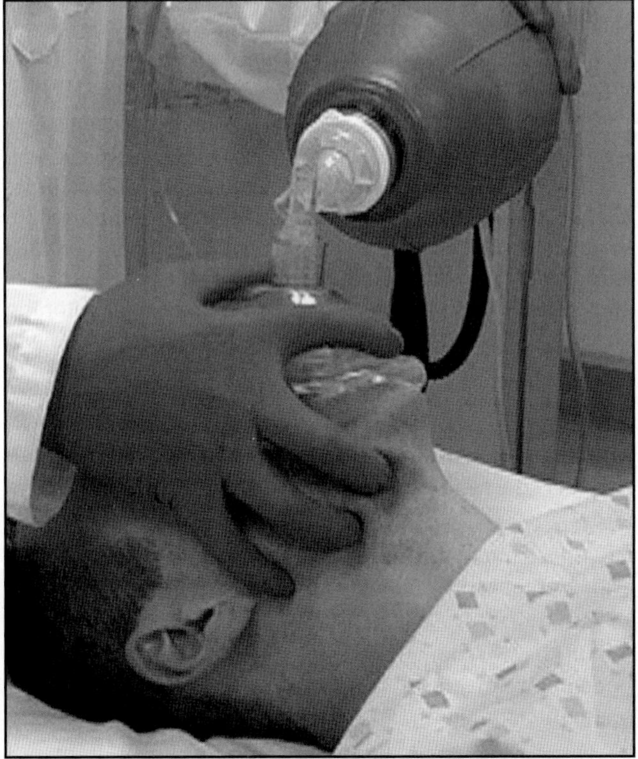

Figura 14.3. Ventilação com bolsa-valva-máscara com um socorrista. Detalhe dos dedos em "C" fixando a máscara e dedos em "E" elevando a mandíbula.

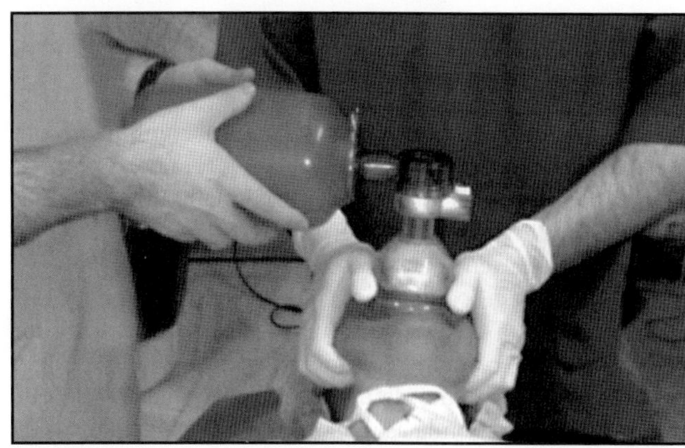

Figura 14.4. Ventilação com bolsa-valva-máscara com dois socorristas.

Vias aéreas avançadas

Tanto a ventilação com BVM como através de uma via aérea avançada (por exemplo, tubo endotraqueal ou via aérea supraglótica) são aceitáveis durante a RCP.

Portanto, os socorristas devem ser treinados na prática de ventilação e oxigenação eficazes com BVM e na inserção de uma via aérea avançada se a primeira for inadequada ou ineficaz e devem estar cientes dos riscos e benefícios da inserção de uma via aérea avançada durante uma tentativa de reanimação. Tais riscos dependem do estado do paciente e da experiência do socorrista no controle das vias aéreas.

Não existem estudos que abordam diretamente o tempo de inserção de uma via aérea avançada e seus resultados durante a parada cardíaca. Embora a inserção de um tubo endotraqueal possa ser realizada durante as manobras de RCP, a intubação frequentemente está associada à interrupção das compressões torácicas por tempo muito prolongado, prejudicando, assim, a chance de retorno à circulação espontânea e, consequentemente, interferindo na sobrevida.

Nesse contexto, a colocação de uma via aérea supraglótica é uma alternativa razoável para a intubação endotraqueal e pode ser realizada com sucesso, sem interromper as compressões torácicas.

O socorrista deve pesar a necessidade de compressões torácicas contínuas contra a de inserção de um tubo endotraqueal ou das vias aéreas supraglóticas.

Não existem provas inequívocas para definir qual o melhor momento para a inserção de uma via aérea avançada, em relação a outras intervenções, durante as manobras de RCP. Em um registro de 25.006 paradas cardíacas intra-hospitalares, o tempo mais precoce para a instalação de uma via aérea invasiva (menor que 5 minutos) não foi associado à melhora no retorno à circulação espontânea, mas relacionou-se à melhora na sobrevida em 24 horas[18].

Em um cenário extra-hospitalar urbano, a intubação que foi realizada em até 12 minutos do início da RCP associou-se a melhor sobrevida do que a intubação realizada em 13 minutos ou mais[19].

Em ambientes urbanos e rurais, pacientes intubados durante a ressuscitação extra-hospitalar tiveram melhor taxa de sobrevivência em relação a pacientes que não estavam intubados[20], ao passo que em um cenário intra-hospitalar os pacientes que necessitaram de intubação durante a RCP apresentaram pior taxa de sobrevida[21].

O adiamento na intubação endotraqueal combinada com a oferta passiva de oxigênio e compressões torácicas minimamente interrompidas foi associado com melhora da sobrevida com função neurológica intacta após a parada cardíaca fora do hospital em pacientes adultos com fibrilação ventricular (FV)/taquicardia ventricular (TV) sem pulso testemunhada. Se a colocação de uma via aérea avançada for interromper as compressões torácicas, provedores podem considerar o adiamento de inserção das vias aéreas até que o paciente não responda às manobras de RCP e tentativas de desfibrilação iniciais ou retorno à circulação espontânea demonstrada (classe IIb, LOE C).

Para um paciente com ritmo de perfusão que requer intubação, oximetria de pulso e cardioscopia contínua devem ser instituídas durante a inserção das vias aéreas e as tentativas de intubação devem ser interrompidas para proporcionar oxigenação e ventilação, conforme necessário.

Uma vez que uma via aérea avançada é inserida, os socorristas devem realizar imediatamente uma avaliação rigorosa para garantir que ela está devidamente posicionada.

Capnografia contínua com forma de onda é recomendada, além de avaliação clínica, como o método mais confiável para confirmar e monitorar a colocação correta de um tubo endotraqueal (classe I, Um LOE) (Figura 14.5). Entretanto, seu uso para confirmar e monitorizar a inserção correta de uma via aérea supraglótica não foi devidamente estudado, e a sua utilidade, até o momento, permanece vinculada à intubação orotraqueal.

Uma vez que uma via aérea avançada esteja devidamente locada, o socorrista responsável pelas compressões torácicas deve realizar compressões contínuas, com uma frequência de pelo menos 100 por minuto, sem pausas para ventilação.

O socorrista responsável pelas ventilações deve realizar uma ventilação a cada 6 a 8 segundos (8 a 10 ventilações por minuto), devendo-se evitar a hiperventilação a qualquer custo, pelo risco de comprometer o retorno venoso e o débito cardíaco durante a RCP.

É importante lembrar que não existem evidências de que a utilização de uma via aérea avançada melhore as taxas de sobrevivência no cenário de parada cardíaca fora do hospital.

Intubação endotraqueal

O tubo endotraqueal já foi considerado o melhor método para acessar a via aérea durante a parada cardíaca. No entanto, as tentativas de intubação por parte de socorristas não qualificados podem levar a intercorrências e complicações graves, tais como: trauma na orofaringe, interrupção das compressões e ventilações por períodos inaceitavelmente longos e hipoxemia decorrente de tentativas prolongadas de intubação ou da falha em reconhecer intubação do esôfago, intubação seletiva ou deslocamento do tubo.

O tubo endotraqueal mantém a via aérea patente, permite a aspiração de secreções das vias respiratórias, permite a entrega de uma concentração elevada de oxigênio, fornece um percurso alternativo para o a administração de algumas drogas, facilita o fornecimento de um volume corrente selecionado e, por intermédio do *cuff*, protege as vias respiratórias de aspiração do conteúdo gástrico.

As indicações para intubação traqueal de emergência são:

- A incapacidade do socorrista em ventilar o paciente inconsciente adequadamente com uma BVM;
- A ausência de reflexos protetores das vias aéreas (coma ou parada cardíaca).

O socorrista deve ter formação e experiência adequadas para a intubação traqueal, uma vez que o número e a duração das interrupções das compressões torácicas devem ser minimizados durante a RCP. Nesse contexto, o objetivo é limitar as interrupções em até 10 segundos, tempo ideal para a visualização das cordas vocais e inserção do tubo.

Se a tentativa inicial de intubação é malsucedida, uma segunda tentativa é razoável, mas uma via aérea supraglótica deve ser considerada como primeira opção nesses casos.

Em estudos retrospectivos, a intubação endotraqueal tem sido associada com incidência de 6% a 25% de má colocação ou deslocamento do tubo[22-26].

Isso pode refletir formação inicial insuficiente ou falta de experiência por parte do socorrista que realiza a intubação, ou ainda ser resultado do deslocamento de um tubo corretamente posicionado durante a transferência do paciente.

O risco de extravio, deslocamento ou obstrução do tubo é alto[24,27], especialmente quando o paciente é movido[28]. Assim, mesmo quando se tem visão direta da passagem do tubo pelas cordas vocais e a posição do tubo é verificada pela expansão torácica e ausculta durante a ventilação com pressão positiva, os socorristas devem obter confirmação adicional da correta posição do tubo por meio da capnografia com forma de onda ou detector de CO_2 exalado ou um dispositivo esofágico (DE)[29].

O socorrista deve usar ambos os dispositivos clínicos de avaliação e confirmação para verificar a colocação do tubo imediatamente após a inserção e, novamente, quando o paciente é movido. No entanto, nenhuma técnica de confirmação sozinha é completamente confiável[30,31]. A capnografia contínua com forma de onda é recomendada além da avaliação clínica como o método mais confiável de se confirmar e monitorar o posicionamento de um tubo endotraqueal (classe I, LOE A).

Vias aéreas supraglóticas

São dispositivos projetados para manter as vias respiratórias abertas e facilitar a ventilação.

As vias aéreas supraglóticas que têm sido utilizadas e estudadas na parada cardíaca são a máscara laríngea (ML), o tubo esofagotraqueal (Combitube®) e o tubo laríngeo (King-LT®).

Ao contrário da intubação endotraqueal, a inserção de um dispositivo supraglótico não exige a visualização da glote, podendo ser realizada sem que as compressões torácicas sejam interrompidas.

Dessa forma, a via aérea supraglótica é uma alternativa à ventilação com BVM (classe IIa, LOE B) e à intubação endotraqueal (classe IIa, LOE A) durante a RCP realizada por socorristas treinados na sua utilização.

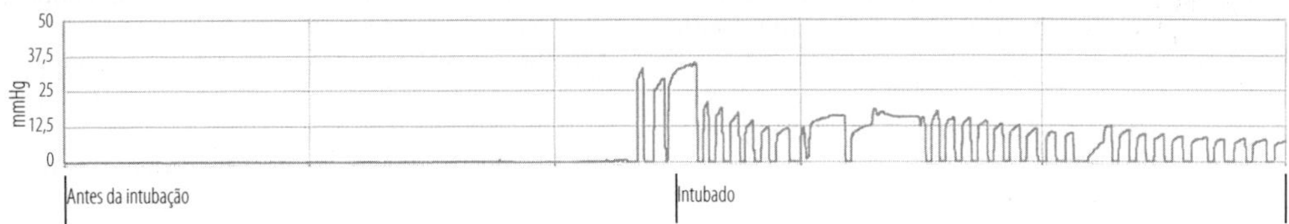

Figura 14.5. Capnografia quantitativa com forma de onda mostrando a pressão parcial do dióxido de carbono exalado ($PETCO_2$) em mmHg: detecção de CO_2 exalado assim que o paciente foi intubado, confirmando a posição do tubo. Modificada de: "Destaques das Diretrizes da AHA 2010 para RCP e ACE".

Sumário

Todos os prestadores de cuidados básicos e avançados devem ser capazes de fornecer ventilação com um dispositivo BVM durante a RCP ou quando o paciente demonstrar grave comprometimento cardiorrespiratório.

Controle de vias aéreas com uma via aérea avançada, que pode incluir um tubo endotraqueal ou um dispositivo de via aérea supraglótica, é uma habilidade fundamental de suporte avançado de vida em cardiologia.

O benefício da colocação da via aérea avançada deve ser ponderado em relação aos efeitos adversos da interrupção das compressões torácicas. Se a ventilação com BVM for adequada, os profissionais de saúde poderão protelar a inserção de uma via aérea avançada até que o paciente deixe de responder à RCP inicial ou até que a circulação espontânea retorne.

Todos os socorristas devem ser capazes de confirmar e monitorar o correto posicionamento de uma via aérea avançada, pois essa habilidade é a chave para assegurar o uso seguro e eficaz desses dispositivos.

Treinamento, experiência no método e monitoramento do sucesso e das complicações são mais importantes que a escolha específica de um dispositivo de via aérea avançada durante a RCP.

Referências bibliográficas

1. Ornato JP, Garnett AR, Glauser FL. Relationship between cardiac output and the end-tidal carbon dioxide tension. Ann Emerg Med. 1990;19:1104-6.
2. Chandra NC, Gruben KG, Tsitlik JE, Brower R, Guerci AD, Halperin HH, et al. Observations of ventilation during resuscitation in a canine model. Circulation. 1994;90:3070-5.
3. Liu Y, Rosenthal RE, Haywood Y, Miljkovic-Lolic M, Vanderhoek JY, Fiskum G. Normoxic ventilation after cardiac arrest reduces oxidation of brain lipids and improves neurological outcome. Stroke. 1998;29:1679-86.
4. Lipinski CA, Hicks SD, Callaway CW. Normoxic ventilation during resuscitation and outcome from asphyxial cardiac arrest in rats. Resuscitation. 1999;42:221-9.
5. Neumar RW, Otto CW, Link MS, Kronick SL, Shuster M, Callaway CW, et al. Part 8: adult advanced cardiovascular life support: 2010 American Heart Association Guidelines for Cardiopulmonary Resuscitation and Emergency Cardiovascular Care. Circulation. 2010 Nov 2;122(18 Suppl 3):S729-67.
6. Kellum MJ, Kennedy KW, Ewy GA. Cardiocerebral resuscitation improves survival of patients with out-of-hospital cardiac arrest. Am J Med. 2006;119:335-40.
7. Bobrow BJ, Ewy GA, Clark L, Chikani V, Berg RA, Sanders AB, et al. Passive oxygen insufflation is superior to bag-valve-mask ventilation for witnessed ventricular fibrillation out-of-hospital cardiac arrest. Ann Emerg Med. 2009;54(5):656-62.e1.
8. Saïssy JM, Boussignac G, Cheptel E, Rouvin B, Fontaine D, Bargues L, et al. Efficacy of continuous insufflation of oxygen combined with active cardiac compression-decompression during out-of-hospital cardiorespiratory arrest. Anesthesiology. 2000;92(6):1523-30.
9. Bertrand C, Hemery F, Carli P, Goldstein P, Espesson C, Rüttimann M, et al.; Boussignac Study Group. Constant flow insufflation of oxygen as the sole mode of ventilation during out-of-hospital cardiac arrest. Intensive Care Med. 2006;32(6):843-51.
10. Dörges V, Ocker H, Hagelberg S, Wenzel V, Idris AH, Schmucker P. Smaller tidal volumes with room-air are not sufficient to ensure adequate oxygenation during bag-valve-mask ventilation. Resuscitation. 2000;44(1):37-41.
11. Doerges V, Sauer C, Ocker H, Wenzel V, Schmucker P. Airway management during cardiopulmonary resuscitation – a comparative study of bag-valve-mask, laryngeal mask airway and combitube in a bench model. Resuscitation. 1999;41:63-9.
12. Ocker H, Wenzel V, Schmucker P, Dorges V. Effectiveness of various airway management techniques in a bench model simulating a cardiac arrest patient. J Emerg Med. 2001;20:7-12.
13. Petito SP, Russell WJ. The prevention of gastric inflation – a neglected benefit of cricoid pressure. Anaesth Intensive Care. 1988;16:139-43.
14. Moynihan RJ, Brock-Utne JG, Archer JH, Feld LH, Kreitzman TR. The effect of cricoid pressure on preventing gastric insufflation in infants and children. Anesthesiology. 1993;78:652-6.
15. Stoneham MD. The nasopharyngeal airway. Assessment of position by fibreoptic laryngoscopy. Anaesthesia. 1993;48:575-80.
16. Schade K, Borzotta A, Michaels A. Intracranial malposition of nasopharyngea airway. J Trauma. 2000;49:967-8.
17. Muzzi DA, Losasso TJ, Cucchiara RF. Complication from a nasopharyngeal airway in a patient with a basilar skull fracture. Anesthesiology. 1991;74:366-8.
18. Wong ML, Carey S, Mader TJ, Wang HE. Time to invasive airway placement and resuscitation outcomes after inhospital cardiopulmonary arrest. Resuscitation. 2010;81:182-6.
19. Shy BD, Rea TD, Becker LJ, Eisenberg MS. Time to intubation and survival in prehospital cardiac arrest. Prehosp Emerg Care. 2004;8:394-9.
20. Jennings PA, Cameron P, Walker T, Bernard S, Smith K. Out-ofhospital cardiac arrest in Victoria: rural and urban outcomes. Med J Aust. 2006;185:135-9
21. Dumot JA, Burval DJ, Sprung J, Waters JH, Mraovic B, Karafa MT, et al. Outcome of adult cardiopulmonary resuscitations at a tertiary referral center including results of "limited" resuscitations. Arch Intern Med. 2001;161:1751-8.
22. Jones JH, Murphy MP, Dickson RL, Somerville GG, Brizendine EJ. Emergency physician-verified out-of-hospital intubation: miss rates by paramedics. Acad Emerg Med. 2004;11:707-9.

23. Sayre MR, Sakles JC, Mistler AF, Evans JL, Kramer AT, Pancioli AM. Field trial of endotracheal intubation by basic EMTs. Ann Emerg Med. 1998;31:228-33.
24. Katz SH, Falk JL. Misplaced endotracheal tubes by paramedics in an urban emergency medical services system. Ann Emerg Med. 2001;37:32-7.
25. Jemmett ME, Kendal KM, Fourre MW, Burton JH. Unrecognized misplacement of endotracheal tubes in a mixed urban to rural emergency medical services setting. Acad Emerg Med. 2003;10:961-5.
26. Silvestri S, Ralls GA, Krauss B, Thundiyil J, Rothrock SG, Senn A, et al. The effectiveness of out-of-hospital use of continuous end-tidal carbon dioxide monitoring on the rate of unrecognized misplaced intubation within a regional emergency medical services system. Ann Emerg Med. 2005;45(5):497-503.
27. Gausche M, Lewis RJ. Out-of-hospital endotracheal intubation of children. JAMA. 2000; 283:2790-2.
28. Beyer AJd, Land G, Zaritsky A. Nonphysician transport of intubated pediatric patients: a system evaluation. Crit Care Med. 1992;20:961-6.
29. White SJ, Slovis CM. Inadvertent esophageal intubation in the field: reliance on a fool's "gold standard". Acad Emerg Med. 1997;4:89-91.
30. Andersen KH, Schultz-Lebahn T. Oesophageal intubation can be undetected by auscultation of the chest. Acta Anaesthesiol Scand. 1994;38:580-2.
31. Kelly JJ, Eynon CA, Kaplan JL, de Garavilla L, Dalsey WC. Use of tube condensation as an indicator of endotracheal tube placement. Ann Emerg Med. 1998;31:575-8.

15

OUTROS DISPOSITIVOS DE ACESSO À VIA AÉREA: MÁSCARA LARÍNGEA, COMBITUBE, TUBO LARÍNGEO

Roberto de Moraes Junior
Fernando Sabia Tallo
Fabio Liberali Weissheimer

Introdução

Com os avanços da anestesia e da tecnologia, técnicas mais aprimoradas e equipamentos mais complexos passaram a ser utilizados no manuseio das vias respiratórias.

Partindo de equipamentos bastante rudimentares, enormes progressos foram alcançados nos últimos 50 anos, até que agora, nos dias atuais, modernos equipamentos permitem aos socorristas o emprego de métodos sofisticados e versáteis de acesso à via aérea e ventilação.

O objetivo deste capítulo é fornecer uma breve descrição e informações sobre os três dispositivos de via aérea avançada, mais comumente encontrados no nosso meio, para uma abordagem além das fontes de oxigênio básico, máscara facial padrão, laringoscópio convencional e tubos endotraqueais: a máscara laríngea (ML), o tubo esofagotraqueal (Combitube®) e o tubo laríngeo.

Terminologia

A literatura frequentemente descreve os dispositivos das vias aéreas contidos nesse capítulo como supraglóticos.

No entanto, Brimacombe[1] desafiou a adequação do termo "supraglótico", observando que alguns dispositivos são projetados para serem inseridos com uma extremidade distal abaixo do nível da glote, ou seja, em uma situação "infraglótica".

Assim, o termo "extraglótico" foi proposto para descrever essa mesma classe de dispositivos de vias aéreas.

Atualmente, os dois termos – supraglótico e extraglótico – são comumente aceitos e descritos na literatura.

Dispositivos supraglóticos (extraglóticos)

São dispositivos alternativos para garantir a permeabilidade das vias aéreas, por promoverem vedação adequada das cavidades oral e faríngea, e por permitirem tanto ventilação espontânea como ventilação com pressão positiva.

Idealmente, produzem baixa resistência ao fluxo dos gases respiratórios e protegem as vias respiratórias de secreções gástricas e nasais.

São dispositivos provisórios, considerados "intermediários" entre a máscara facial e uma via aérea definitiva, como o tubo endotraqueal. Entretanto, fornecem ventilação adequada e mais eficaz que os dispositivos não invasivos.

Podem ser classificados, de acordo com seu mecanismo de vedação das vias aéreas, basicamente em[2]:

- **Com *cuff*** (ML, Combitube, tubo laríngeo);
- **Anatomicamente pré-moldados ou sem *cuff*** (*I-Gel Airway*).

Dentro de cada grupo, podemos ainda subclassificar os dispositivos de acordo com a utilização: em único uso (descartável) e reutilizável (múltiplos usos).

Embora os projetos de criação de dispositivos supraglóticos das vias aéreas tenham sido "um tanto empíricos"[3], muitas características de uma via aérea "ideal" foram levadas em conta por seus inventores.

A questão de qual dispositivo supraglótico seria o mais "ideal" foi examinada por Miller[2], que desenvolveu um sistema de pontuação para comparar dispositivos supraglóticos de vedação. Embora admitisse que seu sistema de pontuação podia ser considerado "prematuro", "subjetivo" e "provavelmente controverso", informou que os tipos LMA Classic™ e LMA Fastrach™ (Intubating LMA™) (Figura 15.1) incorporaram a maioria das "propriedades ideais".

Miller, então, chegou à conclusão de que a LMA Classic™ tornou-se a via aérea supraglótica padrão em muitos países e alertou que muitos argumentos utilizados para convencer os profissionais a escolher o dispositivo predileto foram baseados em propaganda, e não são suportados por estudos científicos comparativos.

Dessa forma, cada socorrista deve decidir qual é o seu dispositivo de vias aéreas supraglótico "ideal", devendo-se examinar a literatura quando se compara a sua escolha com o padrão-ouro, a LMA Classic™, especialmente quando se avaliam as questões de praticidade e segurança do paciente.

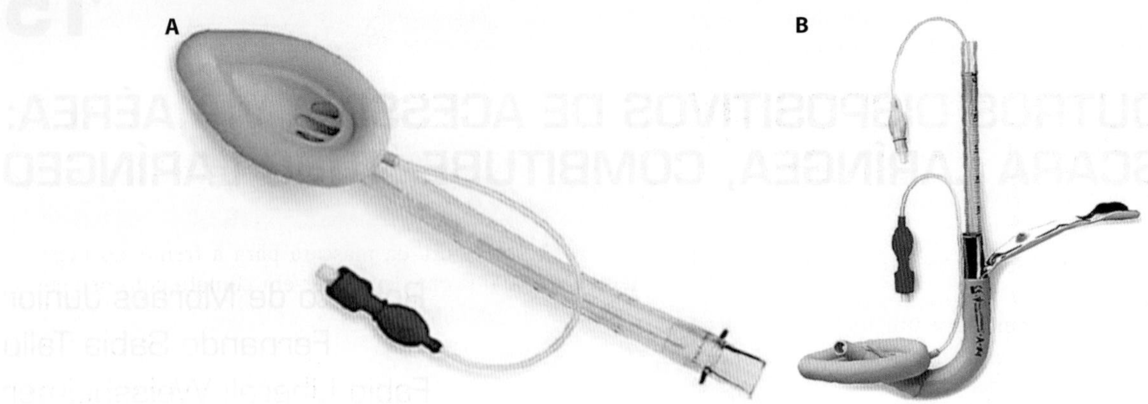

Figura 15.1. (**A**) LMA Classic™; (**B**) LMA Fastrach™.

Máscara laríngea

A ML foi inventada pelo Dr. Archie Brain em 1981[4], comercializada na Inglaterra em 1988 e aprovada para uso nos Estados Unidos em 1991[5].

Nos dias atuais, em todas as suas variações clínicas, é o dispositivo supraglótico mais popular, com estimativa de uso em mais de 200 milhões de procedimentos cirúrgicos a partir de 2009[6].

Ao longo dos últimos 21 anos, a ML foi modificada para oferecer mais opções para uso clínico, bem como para melhorar a segurança do paciente.

Sua função é vedar a abertura da laringe por meio de uma bolsa inflável, que rodeia a entrada do órgão[7]. Originalmente desenvolvida para casos de controle de rotina das vias aéreas com ventilação espontânea, a ML está agora incorporada no algoritmo de via aérea difícil da *American Society of Anaesthesiology* (ASA) e é descrita como útil nas diretrizes de ressuscitação da *American Heart Association* (AHA)[8].

Características, utilidade e situação anatômica

Segundo seu idealizador, "O objetivo do seu uso é formar uma conexão direta com as vias aéreas do paciente, permitindo uma maior segurança e comodidade que a máscara facial". Quando a ML é inserida corretamente, sua ponta encosta no esfíncter superior do esôfago, suas bordas aderem nas fossas piriformes e a borda superior fica voltada para a base da língua.

O posicionamento adequado da ML promove alinhamento entre a glote e a abertura das vias aéreas, formando uma vedação em torno da laringe (Figura 15.2).

Um dos aspectos práticos da ML é que ela fornece uma via aérea muito mais confiável do que a máscara facial e foi concebida, inicialmente, para ser usada em pacientes com respiração espontânea e naqueles cuja ventilação foi controlada[4]. Atualmente, seu uso foi estendido para outras situações de emergência, inclusive durante as manobras de ressuscitação cardiopulmonar, em virtude da rapidez e facilidade de sua inserção.

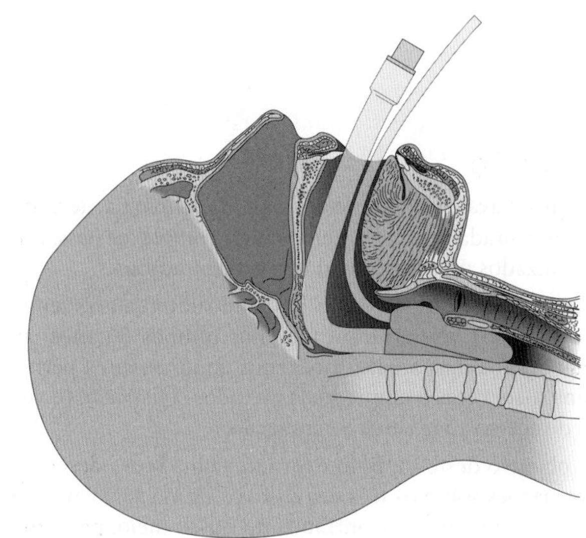

Figura 15.2. Máscara laríngea adequadamente posicionada.

Dr. Brain alertou que a ML não é um substituto para um tubo endotraqueal, quando este último é claramente indicado, uma vez que não existem evidências inequívocas de que a ML protege o paciente de aspiração do conteúdo gástrico regurgitado e o esfíncter da glote ainda pode fechar apesar da ML posicionada, especialmente se o paciente é anestesiado de maneira inadequada ou a via aérea é acessada por socorristas com pouca ou nenhuma experiência no método[9].

Indicações

- Alternativa à máscara facial para acessar e manter um controle das vias aéreas durante procedimentos anestésicos de rotina ou de emergência.
- Situação de via aérea difícil conhecida ou inesperada.
- Como um método para estabelecer uma via aérea patente no paciente profundamente inconsciente, com reflexos glossofaríngeo e laríngeo ausentes, que podem precisar de ventilação artificial. Nesses casos, deve ser usada somente na impossibilidade de intubação traqueal.
- Como alternativa à bolsa-valva-máscara (BVM) e a outros dispositivos avançados de via aérea na ressuscitação cardiopulmonar.

- Não é indicada para ser utilizada como um substituto ao tubo endotraqueal, sendo mais adequada em cirurgias eletivas em que a intubação traqueal não é necessária.

Contraindicações

- Devido ao potencial risco de regurgitação e aspiração, não use a ML como um substituto ao tubo endotraqueal em pacientes eletivos ou com via aérea difícil não emergencial:
  - Que não se encontram em jejum, incluindo pacientes cujo jejum não pode ser confirmado;
  - Com obesidade mórbida; gestação com mais de 14 semanas; lesão aguda, maciça ou múltipla de abdome ou tórax; distensão gástrica importante; em uso de opiáceos antes do jejum ou diante de qualquer situação que prejudique o esvaziamento gástrico.
- Pacientes com grave diminuição da complacência pulmonar, como na fibrose pulmonar, uma vez que a ML forma uma vedação de baixa pressão ao redor da laringe e pode ocorrer escape de ar durante a ventilação com pressão positiva.
- Pacientes em que se esperam picos elevados de pressão na via aérea.
- Pacientes adultos não completamente orientados ou com baixo poder cognitivo, uma vez que o uso da ML pode estar contraindicado nesses casos pela falta de informações adequadas do histórico do paciente.

Técnica de inserção

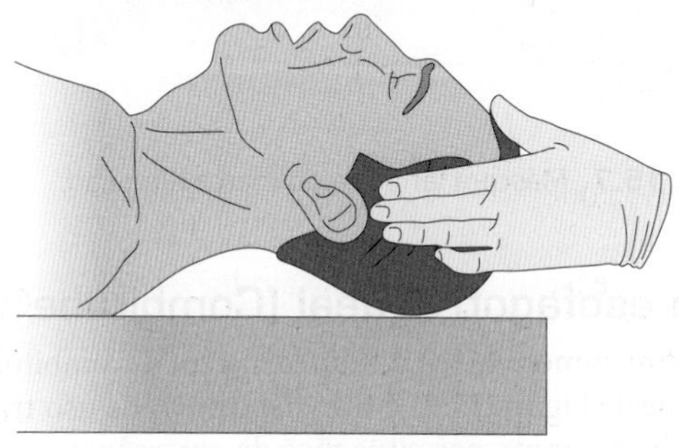

O socorrista deve se posicionar atrás da cabeça do paciente, mantendo-a em posição neutra.

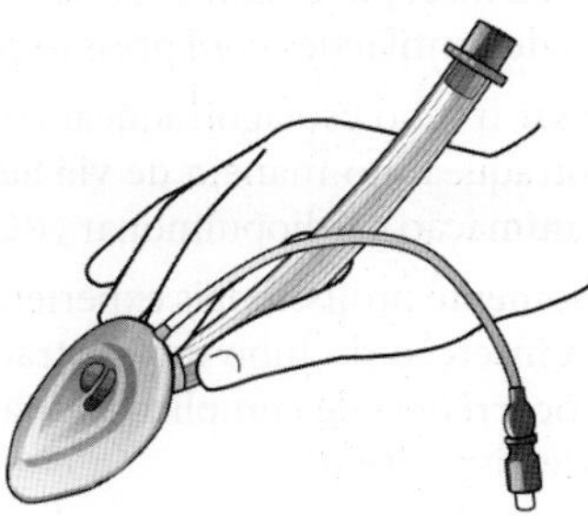

Segurar a máscara como se fosse uma caneta, com o dedo indicador na inserção do manguito no *cuff*.

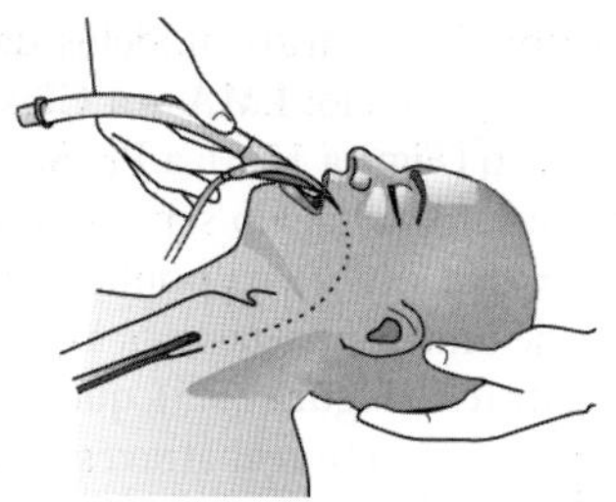

Voltar a abertura da máscara para a frente, ao mesmo tempo que seu dorso deve estar em contato com os dentes incisivos do paciente.

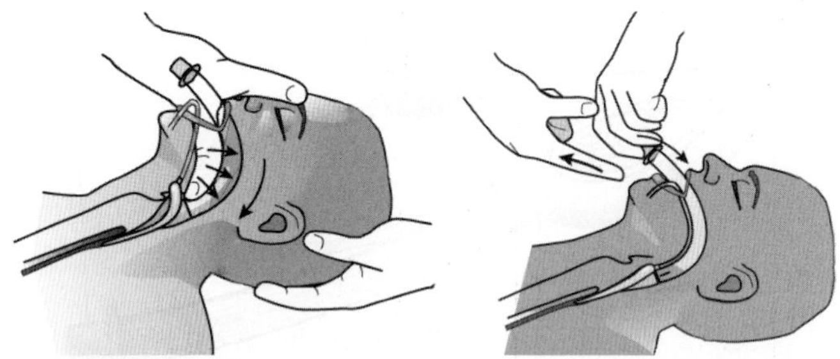

Deve ser introduzida na faringe, guiada pelo dedo indicador e pressionada contra o palato do paciente, até encontrar resistência na hipofaringe.

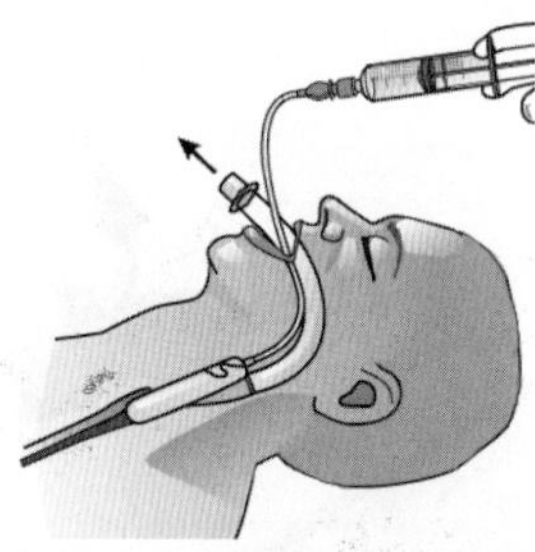

Assim que o balonete é insuflado com o volume indicado na máscara, ela é empurrada contra a abertura esofágica, proporcionando uma vedação efetiva e uma via aérea patente para a passagem do ar até o interior da traqueia.

É inserida às cegas, sem necessidade de laringoscopia. Além disso, por não invadir a traqueia, não proporciona o risco fatal de se ventilar apenas o esôfago com a traqueia obstruída.

A Tabela 15.1 traz as recomendações gerais do tamanho da ML a ser utilizada em relação ao peso do paciente.

Tabela 15.1. Recomendações gerais para o tamanho da máscara laríngea

Tamanho	Peso do paciente
1	< 5 kg: neonatos e lactentes
1½	5-10 kg: lactentes
2	10-20 kg: lactentes e crianças menores
2½	20-30 kg: crianças
3	30-50 kg: crianças maiores
4	50-70 kg: adultos menores e mulheres em geral
5	70-100 kg: adultos e maioria dos homens
6	> 100 kg: adultos

Hoje, estão disponíveis vários modelos da ML, sendo as mais utilizadas no nosso meio: **LMA** - a **Classic®**, considerada a ML padrão-ouro (Figura 15.3); a **ProSeal®** (Figura 15.4), que possui um conduto esofágico separado, lateralmente ao tubo de ventilação, que se abre na ponta da máscara permitindo a passagem de uma sonda gástrica às cegas diretamente pelo esôfago; a **Fastrach®** (Figura 15.5), que apresenta a opção da passagem de um tubo traqueal através dela, funcionando como guia. E ainda: **AMBU®** (Figura 15.6) e **King LA®** (Figura 15.7).

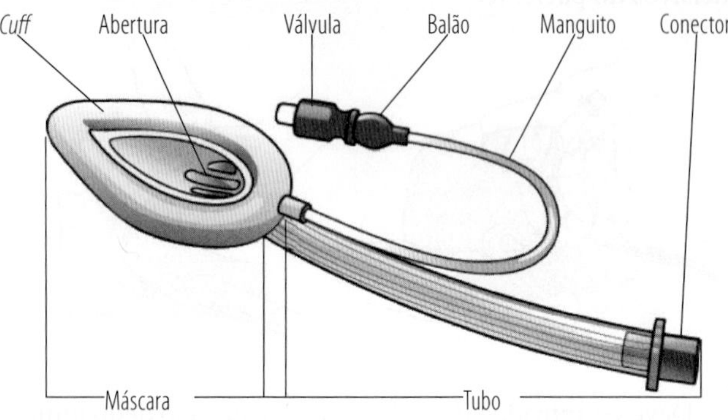

Figura 15.3. Componentes da LMA Classic.

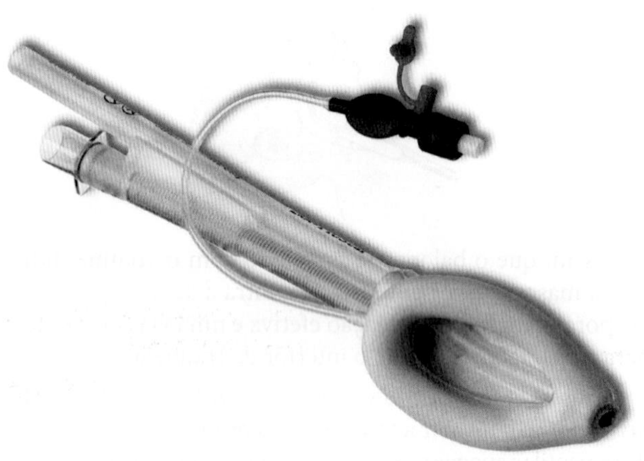

Figura 15.4. LMA ProSeal. Notar o conduto esofágico e o orifício distal para passagem de sonda gástrica.

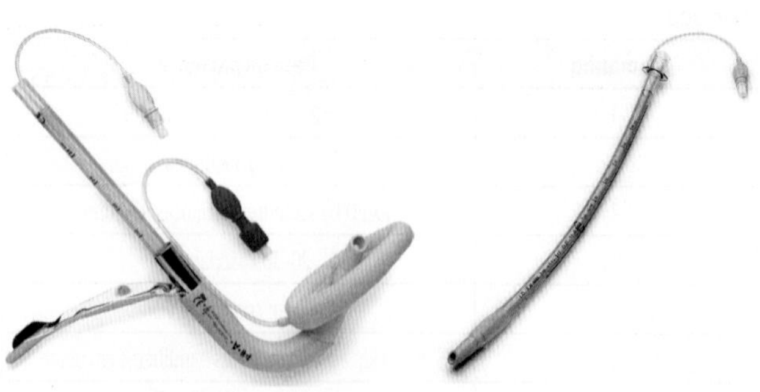

Figura 15.5. LMA Fastrach com tubo traqueal no destaque.

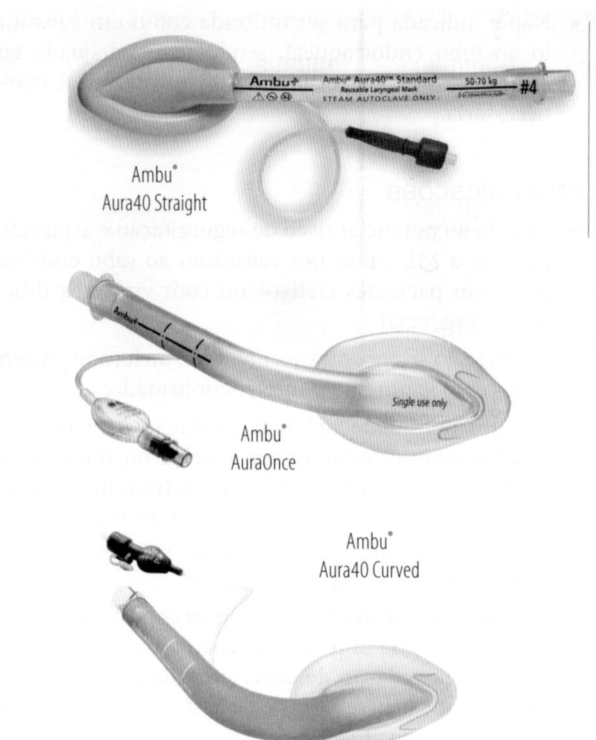

Figura 15.6. Ilustração de máscaras laríngeas da marca Ambu®.

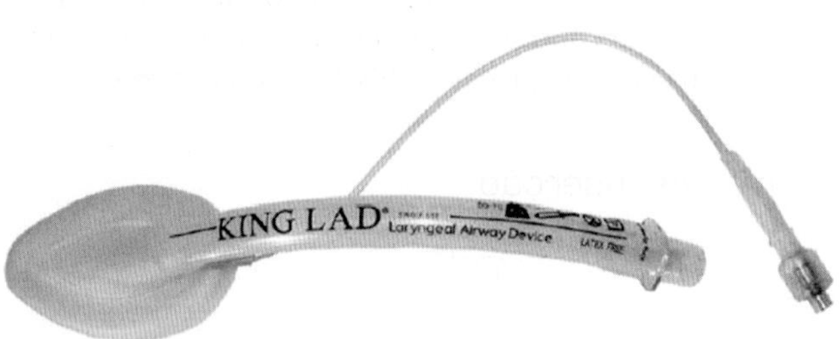

Figura 15.7. Máscara laríngea da marca King Lad.

Tubo esofagotraqueal (Combitube®)

Assim como a ML e o tubo laríngeo, o Combitube esofagotraqueal (Figura 15.8) é um dispositivo de uso transitório, servindo de ponte nas situações de emergência respiratória até que seja possível a inserção de uma via aérea definitiva.

Esse método é seguro e rápido, também dispensa laringoscopia para a sua inserção e mantém a via aérea adequada para a realização de ventilações com pressão positiva.

É aceitável usar o tubo esofagotraqueal como alternativa a um tubo endotraqueal no manejo de via aérea durante as manobras de reanimação cardiopulmonar (RCP).

Entretanto, somente profissionais experientes em seu uso devem realizar a inserção do tubo esofagotraqueal, pelo risco potencial de ocorrência de complicações fatais com o uso inadequado desse dispositivo[8].

Está disponível em dois tamanhos: **37F**, indicado para pacientes com altura entre 1,22m e 1,52m, e **41F**, para pacientes com mais de 1,52m[8].

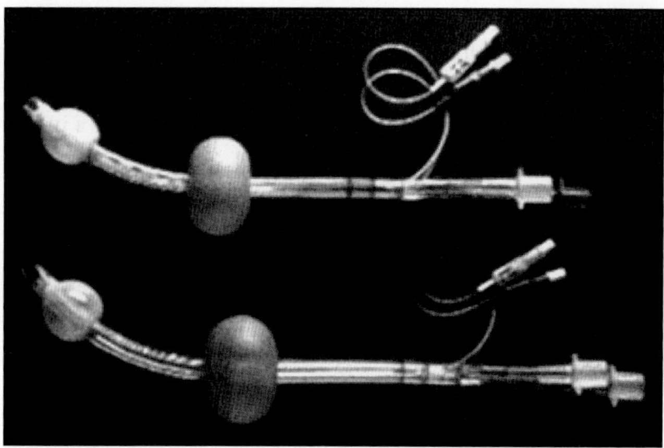

Figura 15.8. Combitube esofagotraqueal: 37F (acima) e 42F.

Esse dispositivo é constituído de dois tubos conjugados, montados lado a lado e independentes entre si:

- O nº 1, de cor azul, chamado obturador esofágico, apresenta fenestrações na sua face lateral, acima do balão distal, e a extremidade distal ocluída;
- O nº 2 é igual ao tubo endotraqueal, com abertura na extremidade distal.

Existem dois *cuffs* que devem ser insuflados após a inserção às cegas do dispositivo:

- O do tubo nº 1, com capacidade de 80 a 100 mL, não permite que a pressão positiva fornecida pela BVM retorne pelas vias aéreas;
- O do tubo nº 2, com 15 a 20 mL de capacidade, não permite que o ar vá para o esôfago.

Dessa forma, a ventilação pode ser fornecida por qualquer dos dois lumens, dependendo de onde a extremidade distal é inserida na vítima.

Assim que os dois *cuffs* são insuflados, é necessário que seja feita a checagem. Na grande maioria das vezes, ventila-se primeiro pelo obturador esofágico, tubo azul nº 1, já que em mais de 80% das vezes o dispositivo termina no esôfago após a inserção às cegas e, se for esse o caso, expansão torácica é observada com ventilação com BVM.

Se eventualmente o Combitube for para a traqueia, haverá ruídos gástricos à ventilação pelo obturador esofágico. Nessa situação, a ventilação deverá ser executada pelo tubo transparente nº 2, que possui a extremidade distal aberta.

A Figura 15.9 ilustra a situação anatômica do Combitube adequadamente posicionado.

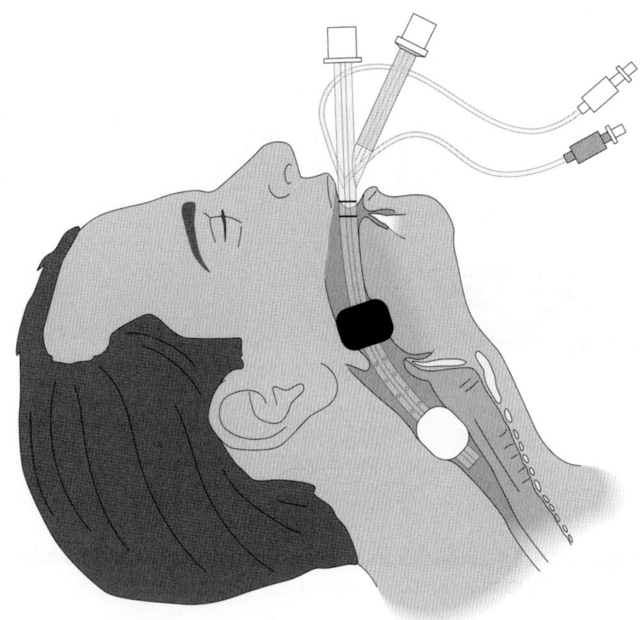

Figura 15.9. Combitube posicionado com o *cuff* nº 1 (superior) e o nº 2 insuflados.

Tubo laríngeo

Dispositivo supraglótico que é inserido sem a necessidade de visualizar a glote (dispensa laringoscopia), cujas vantagens são similares àquelas do tubo esofagotraqueal, entretanto é mais compacto e menos complicado de ser manipulado.

É um dispositivo de lúmen único com dois *cuffs* insuflados por uma só abertura. Sua extremidade distal é ocluída, com forma angular oblíqua para facilitar seu deslizamento no esôfago superior colapsado. Seu *design* também diminui a probabilidade de inserção inadvertida na traqueia.

Projetado para ser inserido no esôfago, promove fluxo de ar para o interior da traqueia através das fenestras laterais, após a vedação eficaz do compartimento proporcionada pela insuflação dos *cuffs* no interior do esôfago e no nível da hipofaringe, que impede a fuga do ar para o esôfago e para os compartimentos superiores (Figura 15.11).

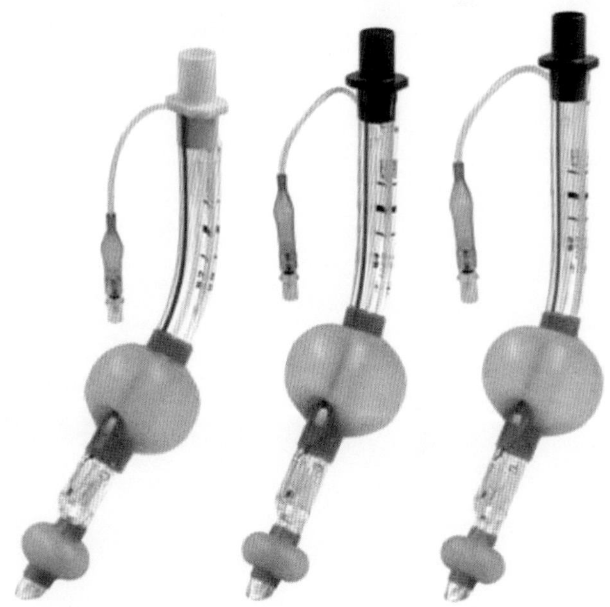

Figura 15.10. Tubo laríngeo números 3, 4 e 5, respectivamente.

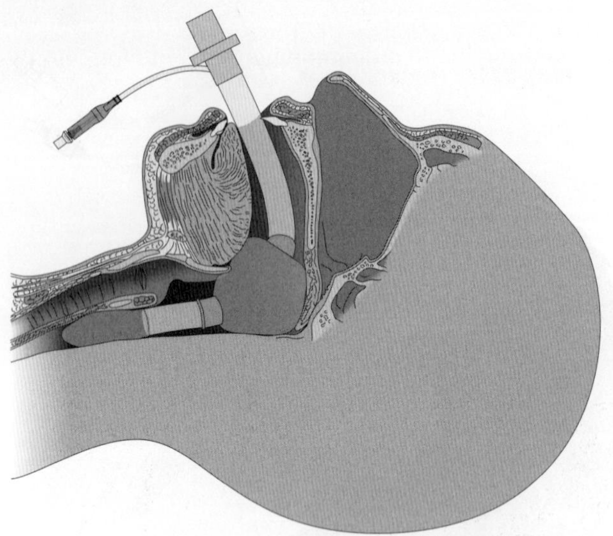

Figura 15.11. Situação anatômica com o posicionamento adequado do tubo laríngeo.

Disponível em vários tamanhos, identificados por colorações diferentes:

- Nº 3 = Amarela => pacientes entre 1,22m e 1,52m;

- Nº 4 = Vermelha => pacientes entre 1,52m e 1,83m;

- Nº 5 = Roxa => pacientes com mais de 1,83m.

Os profissionais de saúde treinados no uso de tubo laríngeo podem considerá-lo como alternativa à ventilação com BVM ou à intubação endotraqueal para manejo de via aérea em PCR, podendo ser inserido sem interromper as manobras de RCP[8].

Somente profissionais experientes devem realizar a inserção desse dispositivo.

Referências bibliográficas

1. Brimacombe J. A proposed classification system for extraglottic airway devices. Anesthesiology. 2004;101(2):559.
2. Miller DM. A proposed classification and scoring system for supraglottic sealing airways: a brief review. Anesth Analg. 2004;99:1553-9.
3. Charters P. Airway devices: where now and where to? Br J Anaesth. 2000;85:504-5.
4. Brain AIJ. The intravent laryngeal mask: instruction manual. Tidmarsh: Brain Medical; 1992.
5. Brimacombe JR. Laryngeal mask anesthesia: principles and practice. 2nd ed. Saunders: Philadelphia; 2005.
6. GoDaddy. Disponível em: www.1mana.com. Acesso em: 4 jan. 2010.
7. Brain AI. The laryngeal mask – a new concept in airway management. Br J Anaesth. 1983;55:801-5.
8. Neumar RW, Otto CW, Link MS, Kronick SL, Shuster M, Callaway CW, et al. Part 8: adult advanced cardiovascular life support: 2010 American Heart Association Guidelines for Cardiopulmonary Resuscitation and Emergency Cardiovascular Care. Circulation. 2010 Nov 2;122(18 Suppl 3):S729-67.
9. Finucane BT, Tsui BCH, Santora AH. Principles of airway management. 4th ed. New York: Springer; 2011.
10. Costa MPF, Guimarães HP. Ressuscitação cardiopulmonar: uma abordagem multidisciplinar. São Paulo: Atheneu; 2006.

SEÇÃO IV

VENTILAÇÃO MECÂNICA

Coordenador
Luiz Cláudio Martins

16

VENTILAÇÃO MECÂNICA NÃO INVASIVA NO PRONTO-SOCORRO

Cristina Prata Amendola
Eliana Fazuoli Chubaci
Saint-Clair Bernardes Neto

Introdução

A ventilação mecânica (VM) propicia melhora das trocas gasosas e diminuição do trabalho respiratório em casos de insuficiência respiratória aguda (IRpA) ou crônica. Quando é feita por meio de uma interface externa, geralmente uma máscara facial, é chamada de ventilação não invasiva (VNI)[1].

A VNI vem sendo cada vez mais utilizada nos departamentos de urgência e emergência, pois deve ser parte do arsenal dos profissionais que cuidam de pacientes com IRpA[2]. Seu uso cresceu muito nos últimos cinco anos em razão das fortes evidências científicas sobre seus efeitos positivos em situações de disfunções respiratórias[3].

A ventilação não invasiva com pressão positiva (VNIPP) consiste em método de assistência ventilatória em que uma pressão positiva é aplicada à via aérea do paciente através de máscaras ou outras interfaces sem a utilização da intubação endotraqueal (IE)[4-9].

São usados os termos "CPAP" e "BiPAP" como sinônimos, porém são técnicas distintamente diferentes[2,9]. Define-se como CPAP não invasivo, a aplicação de uma pressão maior do que a atmosférica para a via aérea proximal, através de uma máscara facial ou outra interface, proporcionando abertura das vias aéreas, aumento do volume pulmonar e da pressão intratorácica, sem descarga muscular inspiratória.

O recrutamento de pulmão hipoventilado é similar ao uso da pressão positiva do fim da expiração (PEEP) em pacientes intubados ventilados mecanicamente[9].

Já a BiPAP fornece suporte respiratório completo, por meio da aplicação de pressão inspiratória maior que a expiratória[6,7,10]. A ventilação é produzida pela pressão positiva inspiratória na via aérea (IPAP), enquanto a pressão positiva expiratória na via aérea (EPAP) recruta áreas pulmonares hipoventiladas e oferece PEEP (com efeitos benéficos no início do ciclo respiratório).

Os diagnósticos mais comuns associados com a VNI na emergência são edema pulmonar agudo, pneumonia, IRpA de origem obscura, exacerbação de doença pulmonar obstrutiva crônica (DPOC) e asma[11,12].

A IRpA é uma ocorrência comum nos serviços de urgência e emergência[12]. É definida como a incapacidade de manter adequada troca gasosa e é caracterizada por anormalidades nas tensões dos gases sanguíneos arteriais[9].

A IRpA hipercápnica é aquela em que o paciente não apresenta evidência de doença respiratória preexistente e a gasometria do sangue arterial mostrará alta $PaCO_2$, baixo pH e bicarbonato normal. Na insuficiência respiratória crônica, há evidências de doença respiratória crônica, alta $PaCO_2$, pH normal e bicarbonato alto no sangue arterial. Na insuficiência respiratória crônica agudizada, há deterioração aguda com significativa hipercapnia preexistente, insuficiência respiratória, alta $PaCO_2$, pH baixo e bicarbonato alto[9].

A VNI tem sido considerada uma alternativa eficaz para a IRpA, especialmente por reduzir a necessidade da IE e seus riscos pertinentes, tornando esse procedimento cada vez mais frequente e seguro, além de garantir maior conforto, comodidade e redução de custos do tratamento[13].

O impacto do início de um protocolo de VNI, para casos de insuficiência respiratória, por diversas etiologias em serviço de urgência foi analisado e se evidenciou que ela foi responsável por diminuir a necessidade de transferência para unidade de terapia intensiva (UTI)[14].

É uma técnica que pode ser usada fora de uma unidade de cuidados intensivos, porém a implementação prática de VNI nesses locais deve ser precedida de preparação e motivação das equipes[15].

De acordo com o *Official ERS/ATS clinical practice guidelines: noninvasive ventilation for acute respiratory failure 2017*, a VNI deve ser a primeira opção de suporte ventilatório para pacientes com exacerbação grave de DPOC ou edema pulmonar cardiogênico (EAP)[7].

Efeitos fisiológicos da ventilação não invasiva

A VNI permite o aumento da ventilação alveolar, diminuindo a $PaCO_2$ e melhorando, assim, a acidose respiratória.

Melhora a oxigenação, aumentando a relação PaO_2/FiO_2 e, consequentemente, a frequência respiratória (FR) e cardíaca. Também, diminui o trabalho respiratório, levando à redução da atividade excessiva do diafragma e à melhora da sensação de dispneia[8,16].

Indicações da ventilação não invasiva

Para que a VNI seja indicada, primeiramente o paciente deve apresentar sinais de necessidade de VM, como desconforto respiratório, taquipneia, uso da musculatura acessória e/ou acidose respiratória aguda ($PaCO_2$ menor que 50 mmHg e pH menor que 7,25), além de um diagnóstico em que a evidência mostrou benefício para uso de VNI (Tabela 16.1)[1,2,11,12].

Tabela 16.1. Indicações da VNI em departamento de emergência

Presença de desconforto respiratório, taquipneia e/ou acidose respiratória e um dos diagnósticos abaixo
Exacerbação de doença pulmonar obstrutiva crônica
Edema pulmonar agudo
Asma
Síndrome de angústia respiratória do adulto
Insuficiência respiratória aguda hipoxêmica
Imunodeprimido
Pneumonia adquirida na comunidade

Fonte: Arquivo dos autores.

Posteriormente, deve-se excluir as contraindicações (Tabela 16.2) e em seguida inicia-se a VNI. O sucesso não depende só dos equipamentos, mas também da seleção adequada de candidatos ao seu uso, da escolha da modalidade e interface a ser aplicada, além de uma equipe bem treinada[6,17,18].

A seleção criteriosa de pacientes aumenta a chance de sucesso da VNI, pois não são todos os pacientes que podem se favorecer dessa técnica[17,19].

Tabela 16.2. Contraindicações a ventilação não invasiva

Absolutas (sempre evitar)
Necessidade de intubação de emergência
Parada cardíaca ou respiratória
Relativas (analisar caso a caso risco x benefício)
Incapacidade de cooperar, proteger as vias aéreas, ou secreções abundantes
Rebaixamento de nível de consciência (exceto acidose hipercápnica em DPOC)
Falências orgânicas não respiratórias (encefalopatia, arritmias malignas ou
hemorragias digestivas graves com instabilidade hemodinâmica)
Cirurgia facial ou neurológica
Trauma ou deformidade facial
Alto risco de aspiração
Obstrução de vias aéreas superiores
Anastomose de esôfago recente (evitar pressurização acima de 20 cmH_2O)

Adaptada de: Holden *et al.*[1].

A VNI, durante o episódio de IRpA, resulta em economia nos custos hospitalares e redução no tempo de internação[6,7,19,20].

Ventilação não invasiva na exacerbação da doença pulmonar obstrutiva crônica

Vários estudos ajudaram a definir que a VNI deve ser usada como primeira opção de tratamento nos casos de agudização da DPOC[2,10,19,21-26].

A descompensação da DPOC resulta em quadro de insuficiência respiratória, pois acarreta aumento da carga elástica, ocasionada pela hiperinsuflação pulmonar, além do aumento da carga resistiva no sistema respiratório, causada pela obstrução das vias aéreas, prejudicando, assim, a ventilação alveolar. Consequentemente, ocorre piora da hipoxemia, hipercapnia e acidose[18].

A VNI deve ser utilizada como tratamento de primeira escolha entre os pacientes portadores de DPOC, principalmente para aqueles com exacerbação grave da doença, caracterizada por acidose respiratória (pH menor que 7,35), e preconiza-se que deve ser instalada antes da piora da acidose[27].

O uso de VNI aumentou significativamente ao longo do tempo entre os pacientes hospitalizados por exacerbações da DPOC, enquanto a necessidade de intubação e mortalidade intra-hospitalar diminuiu[2,27-30].

Um grande número de ensaios prospectivos controlados e randomizados têm sido publicados em pacientes com agudização da DPOC, pois fazem parte de uma categoria que se beneficia com a técnica de VNI[13,18,19,28,30,31].

Além da diminuição da mortalidade e menor necessidade de intubação, a VNI leva à melhoria rápida na primeira hora do pH, $PaCO_2$ e FR, além de diminuir o tempo de internação hospitalar[28,32].

O uso de VNI deve ser recomendado em adição ao tratamento medicamentoso convencional da exacerbação grave da DPOC[2,7].

O tratamento convencional tem como objetivo assegurar a adequada oxigenação e tratar a causa da exacerbação, geralmente utilizando broncodilatadores, corticosteroides, antibióticos e oxigenoterapia controlada[27].

A utilização da VNI, associada a tais procedimentos, é mais efetiva e menos dispendiosa que o tratamento convencional realizado apenas com medicamentos[29].

O tratamento com a VNI, quando bem indicado, melhora a $PaCO_2$, o pH e a função pulmonar[33], assim, evita a IE, diminui o fracasso do tratamento da DPOC exacerbada e reduz a mortalidade nesses pacientes[21,28,30].

Não se recomenda o uso de pressão positiva contínua (CPAP) por máscara em pacientes que têm exacerbação grave da DPOC, devido à falta de ensaios clínicos randomizados.

Ficou constatado que o uso da VNI para pacientes com exacerbação da DPOC é considerado um padrão de atendimento, após evidência estabelecida em duas metanálises[2].

A recomendação do uso de VNI é feita para pacientes com hipercapnia em um estado de acidose[7]. Não está recomendada a VNI para pacientes hipercápnicos sem um estado de acidose.

A ventilação *bilevel* deve ser considerada em pacientes com pH menor ou igual a 7,35, $PaCO_2$ maior que 45 mmHg e FR entre 20 e 24 ipm, a despeito do padrão de tratamento clínico. A VNI *bilevel* é o padrão preferencial de assistência e o limite inferior de pH é incerto[7]. Porém, sabe-se que quanto menor o pH, maior a chance de falha, por isso esse paciente deve ser monitorizado de perto caso haja necessidade de intubação.

Ventilação não invasiva no edema agudo de pulmão

O edema agudo do pulmão (EAP) é um problema médico frequente no serviço de urgência e emergência. Vários estudos têm demonstrado a eficácia da VNI no seu tratamento.

No EAP, há elevação das pressões pulmonares, como resultado da diminuição do débito cardíaco e/ou aumento da pressão atrial esquerda. Com isso, há extravasamento de líquido em nível intersticial e, posteriormente, alveolar, que leva à piora da dispneia, pelo aumento do trabalho respiratório[14].

A utilização de pressão positiva nesse caso promove a redistribuição do líquido alveolar e o recrutamento de alvéolos colapsados, diminuindo a dispneia, normalizando o metabolismo e favorecendo a oxigenação.

A VNI é importante terapia adjuvante ao tratamento do EAP, pois tem como efeitos fisiológicos importantes a melhora do fornecimento de O_2 e a redução do trabalho respiratório.

De acordo com o estudo de Gray *et al.*, que envolveu 26 serviços de emergência e avaliou 1.069 pacientes admitidos por IRpA causada por EAP, não houve relação entre a modalidade da VNI. Concluíram que a VNI produziu resolução mais rápida das anormalidades metabólicas e do desconforto respiratório, mas não teve efeito sobre a mortalidade[15].

Tanto a CPAP quanto a BiPAP são consideradas modalidades seguras, pois ambas diminuem a necessidade de intubação nos casos de EAP e devem ser associados à terapia medicamentosa convencional.

O uso de CPAP pode resultar em importantes melhorias fisiológicas, tais como redução na FR e $PaCO_2$, além de melhoria na relação PaO_2/FIO_2.

Existem vários ensaios clínicos randomizados controlados e metanálises sobre o tema[16-20]. As conclusões baseadas nessas evidências são:

1. VNI diminuiu a necessidade de IE;
2. VNI está associada com a diminuição da mortalidade hospitalar;
3. VNI não está associada ao aumento do infarto do miocárdio (preocupação surgida no primeiro estudo de comparação com CPAP)[21];
4. CPAP e BiPAP têm efeitos semelhantes nos desfechos clínicos.

Não há até esse momento evidências sólidas de um método sobre o outro. Portanto é possível a utilização de CPAP nessa situação clínica.

No cenário pré-hospitalar, há alguns ensaios clínicos randomizados sobre a utilização da VNI em pacientes com edema agudo de pulmão de origem cardiogênica[22-24].

Os estudos foram heterogêneos, com alguns utilizando CPAP e outros BiPAP. A recomendação atual baseada nesses estudos é a utilização da VNI em pacientes no cenário de pré-hospitalar. Alguns estudos demonstraram até mesmo diminuição da mortalidade, mas esse desfecho ainda não pode ser afirmado nesse momento com os estudos disponíveis.

Ventilação não invasiva nos pacientes com crise asmática

A principal característica desse grupo de pacientes é o início de um quadro de broncoespasmo súbito e transitório. Esse fenômeno provoca aumento da resistência das vias aéreas, que pode variar em gravidade, gerando dispneia, aumento do esforço respiratório, hiperinsuflação dinâmica e, possivelmente, hipercapnia[25].

A VNI seria utilizada em conjunto com a terapia adjuvante para tentar diminuir o trabalho respiratório, aumentado pela situação de alteração da mecânica respiratória, na intenção de evitar a IE e a VM invasiva.

Há poucos estudos relacionados ao assunto possivelmente pela relativa raridade da necessidade de UTI e VM nos doentes asmáticos que chegam à emergência. Há um estudo que demonstrou benefício no uso do CPAP, demonstrando diminuição do produto (pressão x tempo) da musculatura respiratória; esse índice representa a utilização energética (trabalho respiratório)[26].

Porém, poucos ensaios clínicos randomizados não controlados foram feitos comparando VNI com abordagem sem essa VM[27,28].

Em um estudo retrospectivo em 97 hospitais nos EUA, durante quatro anos, o uso de VNI na asma foi de 4% (556 pacientes de 13.930)[29] e de ventilação invasiva foi de 5% (668 de 13.930). A taxa de falha da VNI foi de 4,7% (26 pacientes). A mortalidade hospitalar dos pacientes que foram intubados sem tentativa prévia de VNI foi de 14,5%, dos que receberam VNI previamente, mas falharam, foi de 15,4% e apenas de 2,3% quando a VNI foi bem-sucedida.

Pacientes imunocomprometidos

A VNI pode ser utilizada em pacientes que desenvolvem IRpA leve a moderada e são portadores de imunocomprometimento de diversas etiologias. Esses estudos, no entanto, são desenhados com a disponibilidade imediata de VM, se necessária, em UTI[30,31].

Um ensaio clínico randomizado multicêntrico recente, o uso de VNI em pacientes com imunossupressão não alterou mortalidade, índice de infecção ou tempo de permanência hospitalar[32].

Em última análise, poderíamos recomendar a utilização da VNI precocemente nesse grupo de pacientes, porém com evidência moderada[7].

Insuficiência respiratória de novo

A chamada insuficiência respiratória *de novo* se refere a pacientes com insuficiência respiratória sem doenças respiratórias crônicas prévias. Seriam pacientes com insuficiência respiratória normalmente hipoxêmicos (PaO_2/FiO_2 menor que 200) e taquipneicos (FR 30 a 35 ipm) sem diagnóstico de doença crônica respiratória prévia com pneumonias e ou síndrome do desconforto respiratório agudo (SDRA)[33].

A VNI pode ser utilizada nesses pacientes com o objetivo de melhorar a oxigenação, diminuir o trabalho respiratório e evitar a intubação orotraqueal e as complicações associadas à VM.

Uma limitação para o uso da VNI nesse grupo de pacientes é que sua eficiência em diminuir o trabalho respiratório nesse grupo específico de pacientes, hipoxêmicos, não é o mesmo que nos hipercápnicos, nos quais já existe clara demonstração.

Outra preocupação é a possibilidade de aumento substancial do volume corrente nesses pacientes em VNI, gerados por altas pressões transalveolares que poderiam se associar a lesões induzidas pela ventilação mesmo em situações espontâneas como a VNI[34-36].

Os pacientes hipoxêmicos normalmente precisam de altas pressões, o que aumenta a probabilidade de intolerância do paciente e a possibilidade de insuflação gástrica e vazamentos[37].

Recentemente a VNI nesse grupo de pacientes está sendo comparada com a ventilação utilizando terapia de cânula nasal de alto fluxo, que apresentaria a vantagem de menor espaço morto e melhor adaptação nesse grupo de pacientes. Um estudo não demonstrou diferença em necessidade de IE entre os dois métodos[38,39].

O grande risco parece ser o atraso da intubação orotraqueal utilizando a VNI nesses pacientes. Estudos mostraram que a falha na VNI é um fator de risco independente para mortalidade, embora a seleção cuidadosa de pacientes para a VNI pareça reduzir o risco[40,41].

Portanto, devido ao grau de incerteza no assunto, não é possível estabelecer uma recomendação para o uso de VNI nesses pacientes.

Ventilação não invasiva no paciente vítima de trauma torácico

Três ensaios clínicos randomizados estudaram esse assunto. Compararam VNI com oxigênio suplementar ou com ventilação mecânica invasiva[42,43].

A diminuição da necessidade de IE foi significativa quando realizada em pacientes com randomização para VNI ou terapia de oxigênio com alto fluxo superior a 10L/min ou VNI (RR 0,20, IC 95%, 0,05-0,87), com significativa diminuição da permanência hospitalar em UTI[44].

Baseado nesses ensaios clínicos, pode ser sugerida a utilização de VNI em pacientes com trauma de tórax e insuficiência respiratória.

Ventilação não invasiva em insuficiência respiratória aguda por uma pandemia por doença respiratória viral

Os estudos observacionais que foram feitos avaliando a VNI em pacientes com H1N1 mostraram taxas de falha que variaram entre 13% e 77%. Não foram avaliados por meio de ensaios clínicos randomizados[45,47].

Em virtude da incerteza, não é possível estabelecer recomendação para ser realizada de rotina nesses pacientes.

Ventilação não invasiva em pacientes que desenvolvem insuficiência respiratória pós-extubação

Dois estudos e uma metanálise compararam a VNI com tratamento de suplementação de oxigênio em pacientes que desenvolveram IRpA pós-extubação[48-50].

Os estudos mostraram que não houve benefício de mortalidade ou índice de necessidade de reintubação em realizar VNI nesse grupo de pacientes sobre o tratamento-padrão.

Portanto, baseado nesse conhecimento, não há recomendação da utilização de VNI nesse grupo de pacientes.

Modalidades de ventilação não invasiva

Entre as modalidades mais discutidas, encontra-se a CPAP, que apresenta como característica a utilização de um único nível de pressão contínua nas vias aéreas. Essa modalidade tem como principais efeitos o aumento da pressão das vias aéreas, o recrutamento de alvéolos pouco ventilados e o aumento da ventilação-minuto, sem aumentar a ventilação alveolar. Também pode ser aplicado através de geradores de fluxo[10].

Outra modalidade de VNI é a BiPAP (pressão positiva em dois níveis nas vias aéreas), que é diferenciada por apresentar uma pressão positiva inspiratória conhecida por IPAP e uma pressão positiva expiratória nas vias aéreas, a EPAP. Por meio dessas duas pressões, a BiPAP aumenta proporcionalmente a pressão média das vias aéreas, o suporte inspiratório, a ventilação alveolar e, consequentemente, oferece um descanso para a musculatura respiratória fadigada (Figura 16.1)[9].

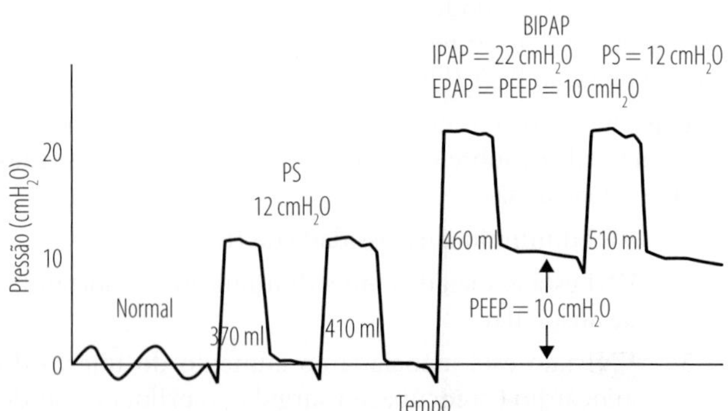

Figura 16.1. Exemplo de curva pressórica de paciente ventilando em BiPAP.

Material necessário

Interfaces

A VNI melhora os gases sanguíneos e os índices de esforço respiratório, independentemente do tipo de máscara utilizada[51,52], porém a escolha da interface é um importante determinante do sucesso ou fracasso da VNI, principalmente porque ela será responsável pelo conforto do paciente.

Deve-se eleger a máscara ideal para cada paciente, mesmo que a utilização seja a curto prazo para prevenir problemas como vazamento de ar, claustrofobia, eritema cutâneo, danos da pele e irritação dos olhos[53].

Máscaras nasais

A máscara nasal pode ser completa, quando abrange todo o nariz, ou as chamadas de *slings* nasais, aplicada externamente às narinas (Figura 16.2).

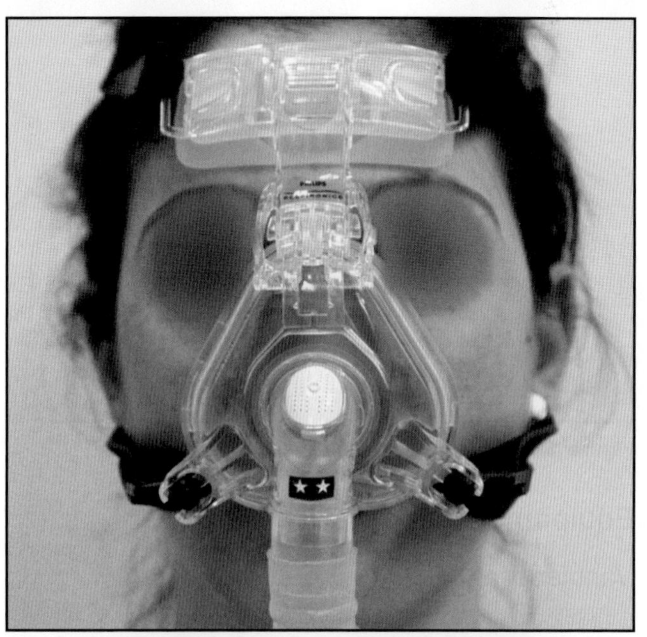

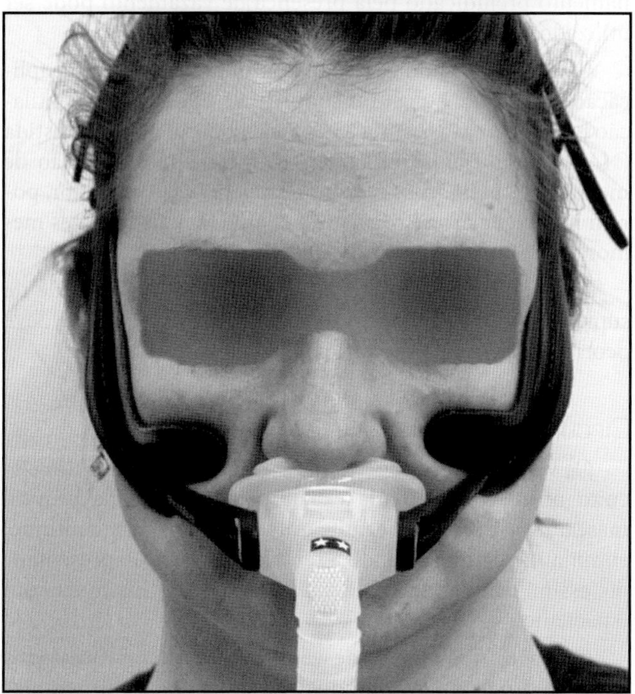

Figura 16.2. Máscaras nasais. Fonte: Arquivo dos autores.

As vantagens da máscara nasal são interferir menos na fala e alimentação, permitir tosse, ter menor perigo com vômitos, prevenir claustrofobia, evitar risco de asfixia em caso de mau funcionamento do ventilador e ter menor propensão a causar distensão gástrica[51]. Além disso, é de fácil manuseio e tem menor espaço morto.

Vazamentos através da boca são comuns e, ainda, tem como desvantagens a despressurização oral, irritação nasal, limitação do uso em obstrução nasal e resultar em boca seca e em ventilação menos eficaz.

Máscaras oronasais ou faciais

A máscara oronasal deve ser a estratégia de primeira linha no tratamento inicial da IRpA com VNI, porque esses pacientes geralmente respiram pela boca para contornar a resistência nasal[53,54].

São utilizadas nesses casos, pois permitem maior volume corrente quando comparada com a máscara nasal, corrigindo mais rapidamente as trocas gasosas e visando à melhora rápida dos parâmetros fisiológicos.

Tem como desvantagens maior chance de úlcera por pressão nasal ou pontos de apoio, maior claustrofobia, maior risco de aspiração, dificultar a alimentação, atrapalhar a comunicação e risco de asfixia e de broncoaspiração (Figura 16.3).

Talvez a abordagem mais importante para evitar ruptura da pele seja evitar amarrar a máscara muito apertado. Também se pode utilizar uma máscara com espaçador na testa ou um apoio ajustável, para reduzir a pressão sobre a região do nariz. Pode-se aplicar placa no nariz, mas será menos eficiente após a ocorrência de descolamento da pele.

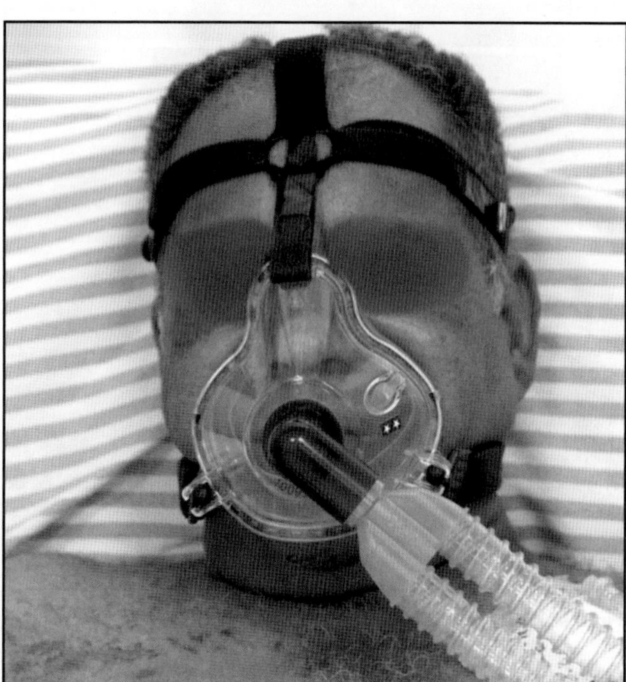

Figura 16.3. Exemplo de máscara facial. Fonte: Arquivo dos autores.

Máscara facial total

Uma máscara facial total cria um selo macio ao redor do perímetro do rosto, por isso não há pressão sobre as áreas do nariz, propensas à lesão. Geralmente não apresenta vazamentos de ar ao redor dos olhos e da boca. Permite uma maior pressurização das vias aéreas, sendo indicada em casos de IRpA mais graves.

Suas desvantagens são apresentar maior espaço morto, não ser associada a aerossolterapia e ter risco de aspiração[1] (Figura 16.4).

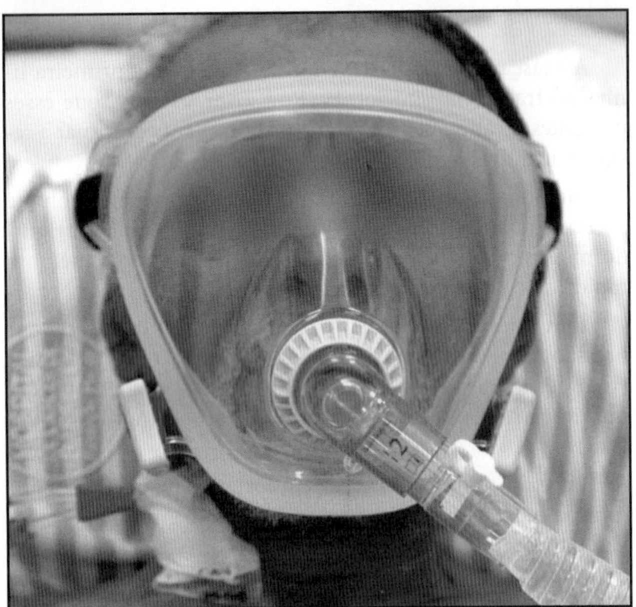

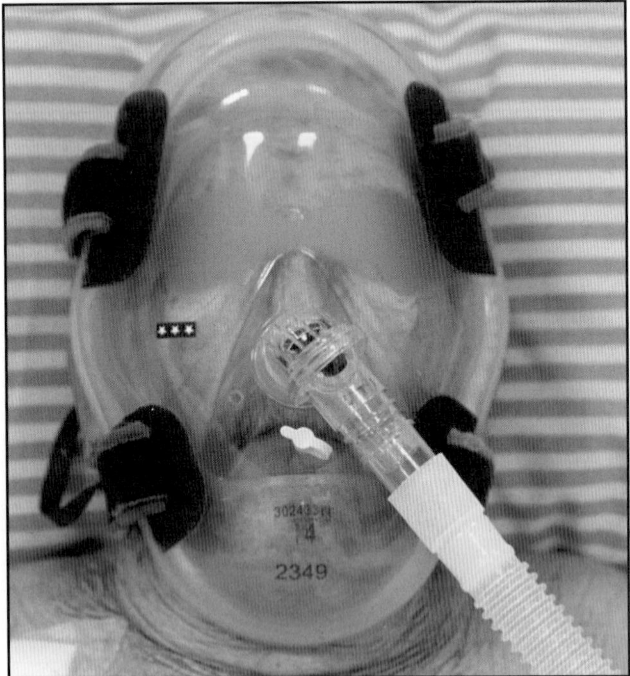

Figura 16.4. Exemplo de máscara facial total.

Capacete

O capacete tem dois pontos – um por onde o gás entra e outro de saída de gás – e é fixado ao paciente por correias na axila. É mais confortável para uso prolongado e não oferece risco de lesão cutânea facial[1].

Suas desvantagens são risco de inalação de CO_2, favorecimento de assincronia entre paciente e ventilador, risco de asfixia, não pode ser associada a aerossolterapia, presença de altos ruídos, necessidade de pressões mais altas para compensação do espaço morto e possibilidade de desenvolver lesões cutâneas nas axilas[1] (Figura 16.5).

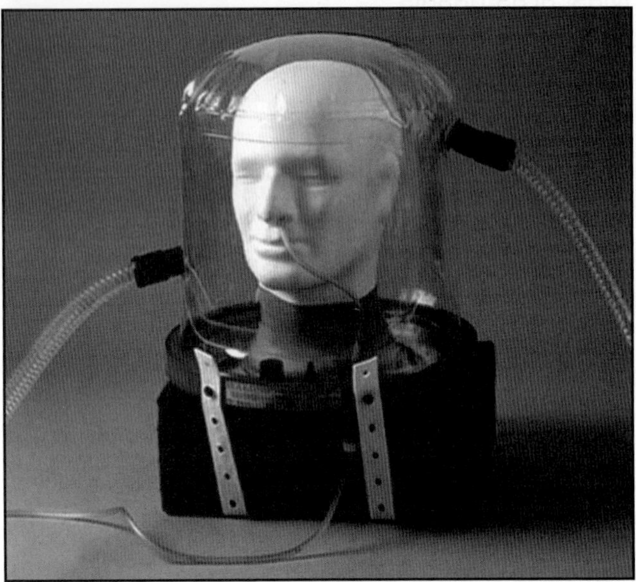

Figura 16.5. Exemplo de capacete.

Equipamentos

Ventiladores

Qualquer ventilador mecânico que não tenha seu funcionamento prejudicado pela presença de vazamento pode ser utilizado para a VNI.

O modo PSV ainda é o mais comumente usado para aplicação de VNI em pacientes com IRpA. Modos como ventilação proporcional assistida (PAV) e ventilação neural assistida (NAVA) estão sendo utilizados na VNI com a intenção de melhorar as assincronias entre o paciente e o ventilador, porém não está claro se o uso desses modos mais recentes melhora os resultados nesses pacientes.

Nos equipamentos de VNI portáteis, há necessidade de suplementação de oxigênio através de rede externa, que deve ocorrer diretamente no orifício da máscara.

Circuitos

Os ventiladores próprios para a VNI apresentam um circuito único, com válvula exalatória localizada na própria máscara. Esse orifício permite um vazamento de ar contínuo, eliminando e minimizando a reinalação do CO_2, apresentando, assim, compensação do vazamento e boa sincronia com o paciente.

Gerações mais novas de ventiladores microprocessados avançados permitem o modo VNI por meio de programas específicos. Nesses casos, os circuitos são duplos, têm válvulas inspiratória e expiratória e compensam vazamentos causados pelas interfaces.

Aplicação da ventilação não invasiva

Após a seleção do candidato a receber a ventilação, análise das indicações e contraindicações, deve-se avaliar a melhor interface que se adapte à condição e ao contorno facial do paciente.

O paciente deve estar em decúbito dorsal com elevação da cabeceira a no mínimo 45°.

Inicialmente, para adaptar-se à mascara previamente selecionada, caso seja aparelho específico para VNI, montar circuito único, com adaptações para suplementação de oxigênio. Caso seja ventilador microprocessado avançado para uso invasivo dotado de módulo próprio para VNI, montar circuito duplo.

Após escolher a modalidade ventilatória e ajustar o ventilador, aplicar a máscara e iniciar.

Monitorização e cuidados pós-procedimento

Com o início da VNI, esse paciente deve ser constantemente acompanhado e monitorizado[54].

A avaliação clínica deve conter: movimentação da caixa torácica, coordenação do esforço respiratório com o ventilador, recrutamento de musculatura acessória, frequência cardíaca, FR, conforto do paciente e estado mental.

Essa vigilância será fundamental para o sucesso e/ou fracasso da aplicação da VNI, já que sinais como acidose respiratória severa, baixo nível de consciência, idade avançada, hipoxemia grave e alta FR após a instalação da VNI são sugestivos de falha.

Existe grande preocupação em relação ao tempo prolongado de VNI, quando a terapia está falhando. Os pacientes que deterioram ou não melhoram, de 0,5 a 2 horas, devem ser imediatamente intubados, pelo risco de perda de proteção da via aérea inferior e parada respiratória.

As complicações estão listadas na Tabela 16.3.

Tabela 16.3. Complicações da ventilação não invasiva

Graves	Leves
Ruptura da pele facial	Desconforto relacionado à máscara
Distensão gástrica	Assincronia leve devido a vazamentos
Regurgitação e aspiração	Desconforto em vias aéreas superiores devido à umidificação inadequada
Efeitos hemodinâmicos da pressão positiva intratorácica	Insuflação gástrica suave

Referências bibliográficas

1. Holden V, Slack III D, McCurdy MT. Diagnosis and management of acute exacerbations of chronic obstructive pulmonary disease. Emerg Med Pract. 2017;19(10):1-24.
2. Hess DR. Noninvasive ventilation for acute respiratory failure. Respir Care. 2013;58(6):950-72.
3. Vega J, Luque A, Sarmento GJV, Moderno LFO. Tratado de fisioterapia hospitalar: assistência integral ao paciente. São Paulo: Atheneu; 2012.
4. Mehta S, Hill NS. Noninvasive ventilation. Am J Respir Crit Care Med. 2001;163(2):540-77.
5. Schonhofer B, Kuhlen R, Neumann P, Westhoff M, Berndt C, Sitter H. Clinical practice guideline: non-invasive mechanical ventilation as treatment of acute respiratory failure. Dtsch Arztebl Int. 2008;105(24):424-33.
6. Crummy F, Naughton MT. Non-invasive positive pressure ventilation for acute respiratory failure: justified or just hot air? Intern Med J. 2007;37(2):112-8.
7. Rochwerg B, Brochard L, Elliott MW, Hess D, Hill NS, Nava S, et al. Official ERS/ATS clinical practice guidelines: noninvasive ventilation for acute respiratory failure. Eur Respir J. 2017;50(2).
8. Emmerich JC. Suporte ventilatório não invasivo. In: Emmerich JC. Suporte ventilatório: aplicação prática. 4ª ed. Rio de Janeiro: Revinter; 2011. p. 9-23.
9. British Thoracic Society Standards of Care Committee. Non-invasive ventilation in acute respiratory failure. Thorax. 2002;57(3):192-211.
10. Plant PK, Owen JL, Parrott S, Elliott MW. Cost effectiveness of ward based non-invasive ventilation for acute exacerbations of chronic obstructive pulmonary disease: economic analysis of randomised controlled trial. BMJ. 2003;326(7396):956.
11. Hotchkiss JR, Marini JJ. Noninvasive ventilation: an emerging supportive technique for the emergency department. Ann Emerg Med. 1998;32(4):470-9.
12. Schneider AG, Calzavacca P, Mercer I, Hart G, Jones D, Bellomo R. The epidemiology and outcome of medical emergency team call patients treated with non-invasive ventilation. Resuscitation. 2011;82(9):1218-23.
13. Hess DR. The evidence for noninvasive positive-pressure ventilation in the care of patients in acute respiratory failure: a systematic review of the literature. Respir Care. 2004;49(7):810-29.
14. Lenique F, Habis M, Lofaso F, Dubois-Randé JL, Harf A, Brochard L. Ventilatory and hemodynamic effects of continuous positive airway pressure in left heart failure. Am J Respir Crit Care Med. 1997;155(2):500-5.
15. Gray A, Goodacre S, Newby DE, Masson M, Sampson F, Nicholl J. Noninvasive ventilation in acute cardiogenic pulmonary edema. N Engl J Med. 2008;359:142-51.
16. Potts JM. Noninvasive positive pressure ventilation: effect on mortality in acute cardiogenic pulmonary edema: a pragmatic meta-analysis. Pol Arch Med Wewn. 2009;119:349-53.
17. Weng CL, Zhao YT, Liu QH, Fu CJ, Sun F, Ma YL, et al. Meta-analysis: Noninvasive ventilation in acute cardiogenic pulmonary edema. Ann Intern Med. 2010;152(9):590-600.
18. Mariani J, Macchia A, Belziti C, Deabreu M, Gagliardi J, Doval H, et al. Noninvasive ventilation in acute cardiogenic pulmonary edema: a meta-analysis of randomized controlled trials. J Card Fail. 2011;17(10):850-9.
19. Vital FM, Ladeira MT, Atallah AN. Non-invasive positive pressure ventilation (CPAP or bilevel NPPV) for cardiogenic pulmonary oedema. Cochrane Database Syst Rev. 2013;(5):CD005351.
20. Cabrini L, Landoni G, Oriani A, Plumari VP, Nobile L, Greco M, et al. Noninvasive ventilation and survival in acute care settings: a comprehensive systematic review and metaanalysis of randomized controlled trials. Crit Care Med. 2015;43(4):880-8.
21. Mehta S, Al-Hashim AH, Keenan SP. Noninvasive ventilation in patients with acute cardiogenic pulmonary edema. Respir Care. 2009;54:186-95.
22. Thompson J, Petrie DA, Ackroyd-Stolarz S, Bardua DJ. Out-of-hospital continuous positive airway pressure ventilation versus usual care in acute respiratory failure: a randomized controlled trial. Ann Emerg Med. 2008;52(3):232-41, 241.e1.
23. Roessler MS, Schmid DS, Michels P, Schmid O, Jung K, Stöber J, et al. Early out-of-hospital non-invasive ventilation is superior

to standard medical treatment in patients with acute respiratory failure: a pilot study. Emerg Med J. 2012;29(5):409-14.
24. Plaisance P, Pirracchio R, Berton C, Vicaut E, Payen D. A randomized study of out-of-hospital continuous positive airway pressure for acute cardiogenic pulmonary oedema: physiological and clinical effects. Eur Heart J. 2007;28(23):2895-901.
25. Leatherman J. Mechanical ventilation for severe asthma. Chest. 2015;147:1671-80.
26. Martin JG, Shore S, Engel LA. Effect of continuous positive airway pressure on respiratory mechanics and pattern of breathing in induced asthma. Am Rev Respir Dis. 1982;126:812-7.
27. Murase K, Tomii K, Chin K, Tsuboi T, Sakurai A, Tachikawa R, al. The use of non-invasive ventilation for life-threatening asthma attacks: Changes in the need for intubation. Respirology. 2010;15(4):714-20.
28. Ganesh A, Shenoy S, Doshi V, Rishi M, Molnar J. Use of noninvasive ventilation in adult patients with acute asthma exacerbation. Am J Ther. 2015;22(6):431-4.
29. Stefan MS, Nathanson BH, Lagu T, Priya A, Pekow PS, Steingrub JS, et al. Outcomes of noninvasive and invasive ventilation in patients hospitalized with asthma exacerbation. Ann Am Thorac Soc. 2016;13(7):1096-104.
30. Antonelli M, Conti G, Bufi M, Costa MG, Lappa A, Rocco M, et al. Noninvasive ventilation for treatment of acute respiratory failure in patients undergoing solid organ transplantation: a randomized trial. JAMA. 2000;283(2):235-41.
31. Elliott MW, Steven MH, Phillips GD, Branthwaite MA. Non-invasive mechanical ventilation for acute respiratory failure. BMJ 1990;300:358-60.
32. Lemiale V, Mokart D, Resche-Rigon M, Pène F, Mayaux J, Faucher E, et al.; Groupe de Recherche en Réanimation Respiratoire du patient d'Onco-Hématologie (GRRR-OH). Effect of Noninvasive Ventilation vs Oxygen Therapy on Mortality Among Immunocompromised Patients With Acute Respiratory Failure: A Randomized Clinical Trial. JAMA. 2015;314(16):1711-9.
33. ARDS Definition Task Force, Ranieri VM, Rubenfeld GD, Thompson BT, Ferguson ND, Caldwell E, Fan E, et al. Acute respiratory distress syndrome: the Berlin Definition. JAMA. 2012;307(23):2526-33.
34. Carteaux G, Millán-Guilarte T, De Prost N, Razazi K, Abid S, Thille AW, et al. Failure of noninvasive ventilation for de novo acute hypoxemic respiratory failure: role of tidal volume. Crit Care Med. 2016;44(2):282-90.
35. Yoshida T, Uchiyama A, Matsuura N, Mashimo T, Fujino Y. Spontaneous breathing during lung-protective ventilation in an experimental acute lung injury model: high transpulmonary pressure associated with strong spontaneous breathing effort may worsen lung injury. Crit Care Med. 2012;40(5):1578-85.
36. Mascheroni D, Kolobow T, Fumagalli R, Moretti MP, Chen V, Buckhold D. Acute respiratory failure following pharmacologically induced hyperventilation: an experimental animal study. Intensive Care Med. 1988;15(1):8-14.
37. L'Her E, Deye N, Lellouche F, Taille S, Demoule A, Fraticelli A, et al. Physiologic effects of noninvasive ventilation during acute lung injury. Am J Respir Crit Care Med. 2005;172(9):1112-8.
38. Frat JP, Thille AW, Mercat A, Girault C, Ragot S, Perbet S, et al. High-flow oxygen through nasal cannula in acute hypoxemic respiratory failure. N Engl J Med. 2015;372:2185-96.
39. Dysart K, Miller TL, Wolfson MR, Shaffer TH. Research in high flow therapy: mechanisms of action. Respir Med. 2009;103(10):1400-5.
40. Demoule A, Chevret S, Carlucci A, Kouatchet A, Jaber S, Meziani F, et al. Changing use of noninvasive ventilation in critically ill patients: trends over 15 years in francophone countries. Intensive Care Med. 2016;42(1):82-92.
41. Demoule A, Girou E, Richard JC, Taille S, Brochard L. Benefits and risks of success or failure of noninvasive ventilation. Intensive Care Med. 2006;32(11):1756-65.
42. Bolliger CT, Van Eeden SF. Treatment of multiple rib fractures. Randomized controlled trial comparing ventilatory with nonventilatory management. Chest. 1990;97:943-8.
43. Gunduz M, Unlugenc H, Ozalevli M, Inanoglu K, Akman H. A comparative study of continuous positive airway pressure (CPAP) and intermittent positive pressure ventilation (IPPV) in patients with flail chest. Emerg Med J. 2005;22(5):325-9.
44. Hernandez G, Fernandez R, Lopez-Reina P, Cuena R, Pedrosa A, Ortiz R, et al. Noninvasive ventilation reduces intubation in chest trauma-related hypoxemia: a randomized clinical trial. Chest. 2010;137(1):74-80.
45. Belenguer-Muncharaz A, Reig-Valero R, Altaba-Tena S, Casero-Roig P, Ferrándiz-Sellés A. Utilización de la ventilación mecánica no invasiva en neumonía grave por virus H1N1. Med Intensiva. 2011;35(8):470-7.
46. Estenssoro E, Ríos FG, Apezteguía C, Reina R, Neira J, Ceraso DH, et al.; Registry of the Argentinian Society of Intensive Care SATI. Pandemic 2009 influenza A in Argentina: a study of 337 patients on mechanical ventilation. Am J Respir Crit Care Med. 2010;182(1):41-8.
47. Masclans JR, Pérez M, Almirall J, Lorente L, Marqués A, Socias L, et al.; H1N1 GTEI/SEMICYUC Investigators. Early non-invasive ventilation treatment for severe influenza pneumonia. Clin Microbiol Infect. 2013;19(3):249-56.
48. Keenan SP, Powers C, McCormack DG, Block G. Noninvasive positive-pressure ventilation for postextubation respiratory distress: a randomized controlled trial. JAMA. 2002;287(24):3238-44.
49. Esteban A, Frutos-Vivar F, Ferguson ND, Arabi Y, Apezteguía C, González M, et al. Noninvasive positive-pressure ventilation for respiratory failure after extubation. N Engl J Med. 2004;350(24):2452-60.
50. Lin C, Yu H, Fan H, Li Z. The efficacy of noninvasive ventilation in managing postextubation respiratory failure: a meta-analysis. Heart Lung. 2014;43(2):99-104.
51. Anton A,Tarrega J, Giner J, Guell R, Sanchis J. Acute physiologic effects of nasal and full-face masks during noninvasive positive-pressure ventilation in patients with acute exacerbations of chronic obstructive pulmonary disease. Respir Care. 2003;48(10):922-5.
52. Fraticelli AT, Lellouche F, L'her E, Taille' S, Mancebo J, Brochard L. Physiological effects of different interfaces during noninvasive ventilation for acute respiratory failure. Crit Care Med. 2009;37(3):939-45.
53. Schönhofer B, Sortor-Leger S. Equipment needs for noninvasive mechanical ventilation. Eur Respir J. 2002;20(4):1029-36.
54. Nava S, Navalesi P, Gregoretti C. Interfaces and humidification for noninvasive mechanical ventilation. Respir Care. 2009;54(1):71-84.

17

VENTILAÇÃO MECÂNICA INVASIVA NO PRONTO-SOCORRO

Fernando Sabia Tallo

Introdução

Embora seja frequente a intubação orotraqueal na emergência, a abordagem da ventilação mecânica é pouco enfatizada na prática médica do médico da emergência. Em geral, os médicos em treinamento da emergência recebem pouco tempo de capacitação específica em ventilação mecânica.

O manejo da ventilação mecânica na emergência pode influenciar a evolução do paciente grave. Muitos pacientes que necessitam dessa abordagem são encontrados na emergência e possuem altos riscos de complicação com um manejo inadequado. Exemplos são pacientes vítimas de trauma, síndrome do desconforto respiratório agudo (SDRA), doença pulmonar obstrutiva crônica (DPOC), asma e outros. Além disso, a demora e a falta de leitos de unidade de terapia intensiva (UTI) em nosso país podem determinar que pacientes em ventilação mecânica fiquem muito tempo sob os cuidados do médico da emergência.

Ventilação mecânica é a ação pela qual o sistema respiratório renova o ar alveolar por meio do uso de um dispositivo externo (respirador), e essa insuflação é realizada por meio de uma pressão positiva (a ventilação com pressão negativa não será abordada).

O objetivo é ofertar adequada ventilação e oxigenação, diminuindo o trabalho respiratório da musculatura inspiratória, provendo o máximo de sincronia entre paciente e o respirador.

É importante que, uma vez instituída a ventilação mecânica, uma primeira análise do perfil gasométrico seja realizada. Assim, pacientes com insuficiências respiratórias hipoxêmicas (insuficiência cardíaca congestiva, SDRA) exigirão mais atenção de parâmetros ventilatórios capazes de melhorar a oxigenação, enquanto pacientes com hipercapnias importantes (DPOC exacerbado, *overdose* de drogas, doenças neuromusculares) necessitarão de atenção quanto a aspectos de melhora da ventilação. Já outros pacientes podem necessitar da ventilação mecânica para mera proteção de sua via aérea (convulsivos, anestesia geral).

A descontinuação da ventilação mecânica pode ser rápida, à medida que haja a recuperação das condições que comprometiam a integridade das vias aéreas.

Terminologia na ventilação mecânica

Variáveis independentes são manipuladas pelo profissional de saúde e configuradas no ventilador para dada modalidade respiratória. Variáveis dependentes são aquelas que serão alteradas e medidas pelo respirador em seu monitor.

Variável de disparo (*trigger*) é a variável que inicia a fase inspiratória (pressão, fluxo). Pode ser por tempo, quando apenas a frequência está configurada. O disparo do fluxo reduz o trabalho respiratório que o paciente deve realizar para iniciar a ventilação. Uma vez que a variável de disparo sinaliza o início da inspiração, há sempre um pequeno atraso para a liberação do fluxo; esse fenômeno se chama tempo de resposta.

Variável de ciclagem – a fase inspiratória sempre termina quando uma variável atinge o valor pré-configurado; pode ser a pressão (principalmente para configurar alarmes).

Volume corrente (VC) – quantidade de gás insuflado para o paciente na inspiração (mililitros).

Frequência respiratória (FR) – número de ciclos por minuto, que pode ser determinado pelo ventilador, pelo paciente ou ambos.

Volume minuto (Ve) – o produto de VC e FR (litros/minuto).

Pressão de pico das vias aéreas (Paw) – pressão gerada com o VC (cmH_2O).

Pressão de platô (Pplat) – pressão necessária para distender o pulmão (cmH_2O).

Pico de fluxo inspiratório – o fluxo mais alto que é alcançado durante a fase inspiratória para insuflar o VC determinado.

Pressão média das vias aéreas – a pressão média ponderada durante todo o ciclo respiratório.

Tempo inspiratório – o tempo em segundos para insuflar o VC.

Pressão positiva no final da expiração (PEEP) – a quantidade de pressão positiva que é mantida no final da expiração (cmH_2O).

Fração inspirada de oxigênio – a concentração de oxigênio no gás inspirado (0,21 a 1,0).

Mecanismos de suporte ventilatório

Agora, vamos entender como o respirador realiza a ventilação para o paciente.

O suporte ventilatório mecânico pode ser total (ventilação mecânica controlada) ou parcial (ventilação mecânica assistida). No suporte total, o ciclo é iniciado, mantido e finalizado pelo respirador, que realiza todo o trabalho respiratório (ausência de *drive* respiratório, anestesia geral, coma).

No suporte parcial, o respirador assiste o paciente durante o ciclo.

Os respiradores apresentam o modo assisto-controlado no qual o ciclo assistido será ofertado por meio do reconhecimento do possível esforço do paciente. O profissional deve prestar atenção no número de ciclos assistidos em relação aos controlados para ter uma ideia da integridade do sistema nervoso ou da profundidade da sedação do paciente para a consideração de mudanças na ventilação.

Fases do ciclo respiratório e variáveis (Figura 17.1)

Os ciclos respiratórios podem ser iniciados (disparados) por três mecanismos:

- Pelo respirador, por tempo fixado pelo profissional;
- Pelo paciente, por meio de um limiar fixado de pressão (sensibilidade à pressão), esforço do paciente, detectado pelo aparelho;
- Pelo paciente, percebido pelo aparelho, por meio de um limiar de fluxo (sensibilidade ao fluxo) estabelecido pelo profissional.

Uma vez que o ciclo é disparado, a válvula de fluxo é aberta e o fluxo é liberado. A válvula inspiratória será comandada pelo operador de acordo com a modalidade:

- O objetivo será determinado fluxo (variável constante) com variações de pressão durante o ciclo; ou

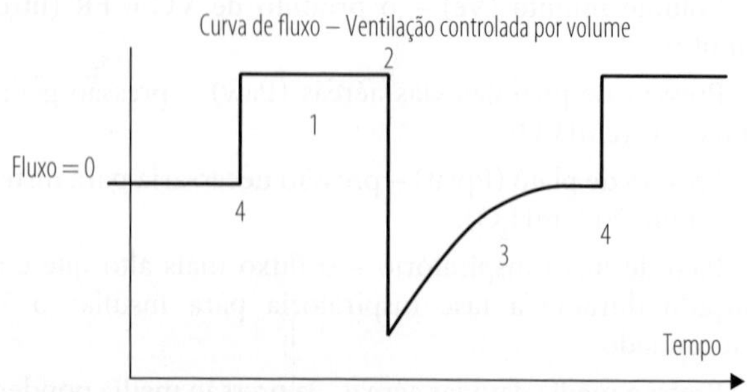

Figura 17.1. Fases do ciclo ventilatório. Fonte: Arquivo dos autores.

- O objetivo será alcançar determinada pressão (variável constante) com fluxos e volumes variáveis.

A fase inspiratória é seguida pela fase de ciclagem, na qual o respirador interrompe a inspiração por meio de quatro formas possíveis:

- Quando o volume fixado é alcançado;
- Quando o tempo fixado para inspiração é alcançado;
- Quando determinada porcentagem de queda de fluxo é alcançada;
- Quando a pressão fixada na inspiração é alcançada.

Essas quatro formas de ciclagem são utilizadas para classificar a ventilação mecânica em ciclado a volume, ciclado a tempo, ciclado a fluxo e ciclado a pressão.

A fase seguinte é a expiratória, que é passiva e depende do recolhimento elástico (complacência estática) e da resistência do sistema respiratório. É regida pela constante de tempo, que é o produto entre a complacência e a resistência. Pacientes com longas constantes de tempo necessitam de um longo tempo de esvaziamento (DPOC, asma) e pacientes com constantes de tempo mais curtas possuem esvaziamento rápido (SDRA, fibrose pulmonar). Eventualmente, o paciente pode usar a musculatura acessória para realizar a expiração (DPOC, asma).

Modalidade volume assisto-controlado (VCV)

No modo VCV, o ciclo pode ser iniciado pelo respirador (controlado) ou pelo paciente (assistido) (Figura 17.2).

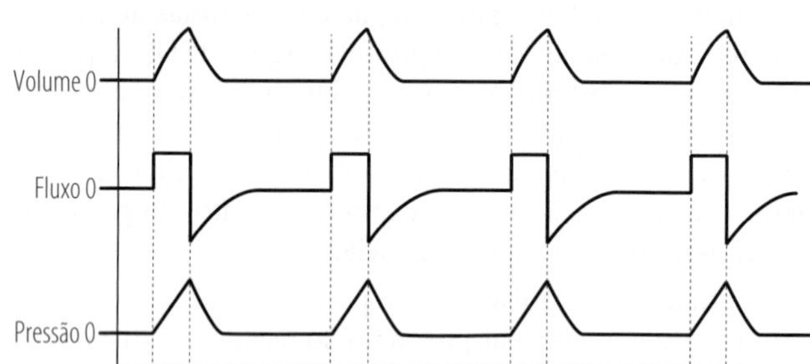

Figura 17.2 Gráficos da modalidade VCV com fluxo quadrado.

Parâmetros ajustáveis: modelo de painel de controle. (Figura 17.3)

Um fluxo é fixado (variável constante para alcançar um determinado VC. O ventilador termina a inspiração (ciclagem) e permite o início da expiração. O profissional determina, então, os parâmetros: VC, fluxo inspiratório, FR, PEEP, sensibilidade e fração inspirada de O_2 (FIO_2). As variáveis dependentes são a pressão (Paw, Pplat).

O tempo inspiratório é determinado pela razão entre o VC e o fluxo (Ti = VC /fluxo).

Pacientes nesse modo ventilatório possuem a FR mínima fixada pelo profissional, sempre com o mesmo VC. Dessa forma, se, por algum motivo, não houver a participação do paciente, está assegurado o Ve mínimo fixado pelo profissional. A desvantagem do modo é que pode haver hiperventilação, gerando-se alcalose respiratória, e que, caso haja aumento de demanda por parte do paciente, o fluxo, sendo fixo, não será aumentado conforme a necessidade, podendo gerar assincronia entre paciente e respirador.

Na VCV quando o paciente participa da ventilação, o tempo expiratório não é constante. Quando o paciente tem constante de tempo elevada ou um *drive* respiratório diminuído, pode haver assincronia e graus de hiperinsuflação pulmonar.

Um estudo demonstrou que níveis de sedação podem ser preditores para os esforços ineficientes que não disparam o aparelho. Outros fatores associados com esforços ineficientes são VCs elevados e pressões de suporte elevadas. Alguns desfechos clínicos podem ser prejudicados na presença de esforços ineficientes na ventilação mecânica como aumento do tempo de ventilação mecânica do paciente.

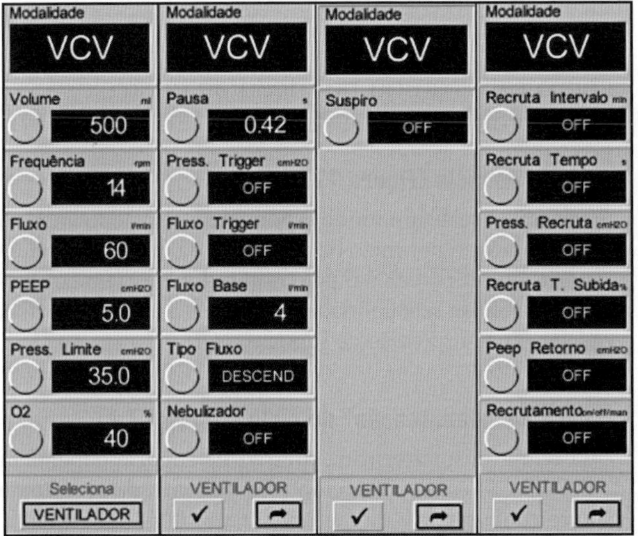

Figura 17.3. Modelo de painel de controle da modalidade VCV.

Fonte: http://www4.anvisa.gov.br/base/visadoc/REL/REL[6209-3-2].PDF.

Modo pressão controlada

No modo PAC, o ciclo pode ser iniciado pelo respirador (controlado) ou pelo paciente (assistido) (Figura 17.4).

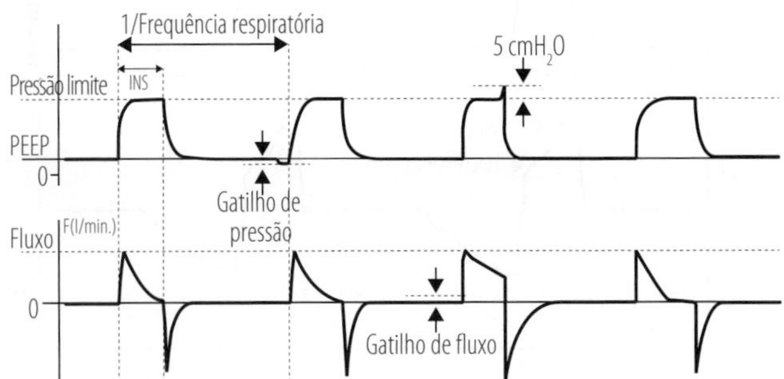

Figura 17.4. Gráficos de fluxo e de pressão no tempo da modalidade PCV. INS: inspiratório.

Parâmetros ajustáveis (Figura 17.5)

O VC é oferecido por meio de um mecanismo baseado na pressão. O profissional determina a pressão desejada que deve ser alcançada pela válvula inspiratória em determinado tempo, também fixado por ele (tempo inspiratório). A inspiração é, então, interrompida e se inicia a expiração passiva.

O profissional configura, então: FR, tempo inspiratório, pressão inspiratória, PEEP, FiO_2 e sensibilidade. A onda de fluxo será desacelerada nesse modo, já que o fluxo diminui assim que o gradiente de pressão vai diminuindo.

Pacientes nesse modo ventilatório terão a frequência mínima fixada pelo profissional, sempre com as mesmas pressões inspiratórias em cada ciclo. A magnitude do VC vai depender da impedância do sistema respiratório (resistência, complacência) e algumas vezes do tempo inspiratório, portanto não há garantia de um Ve adequado.

Vantagem importante do modo são o controle da pressão das vias aéreas e o padrão de fluxo desacelerado, que melhora a distribuição do gás insuflado em pacientes com propriedades de mecânica respiratória heterogênea, o que pode ser muito importante em pacientes com SDRA, por exemplo.

Também pode ser um modo útil em situações de uso de tubos endotraqueais sem o *cuff* ou em fístulas broncopleurais, porque continua pressurizando a via aérea durante a inspiração a despeito das possíveis perdas de volume por vazamento. Além disso, pode ser melhor para pacientes com aumento de demanda respiratória ou aumento do *drive* com necessidades de altos fluxos inspiratórios por seu comportamento de fluxos variáveis.

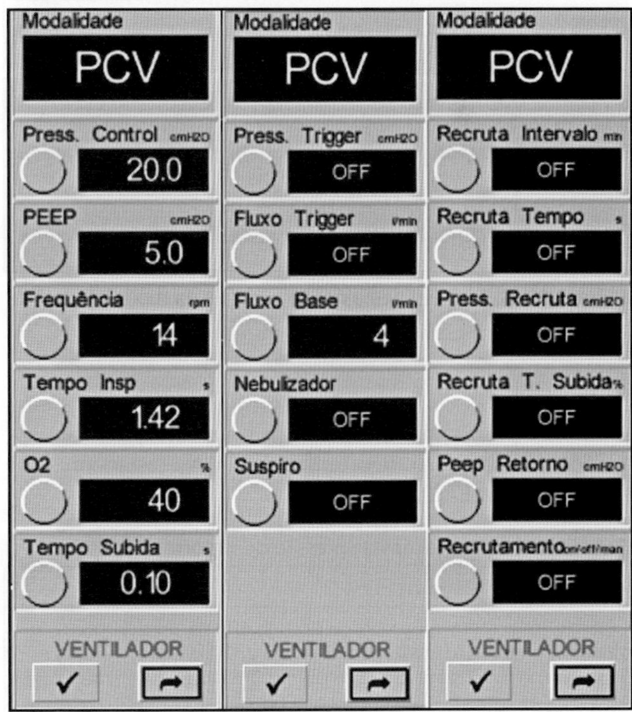

Figura 17.5. Modelo de painel de controle da modalidade PCV.

Fonte: http://www4.anvisa.gov.br/base/visadoc/REL/REL[6209-3-2].PDF.

Modalidade pressão de suporte ventilatório

A pressão de suporte ventilatório (PSV) é uma forma de suporte ventilatório parcial, que auxilia a ventilação espontânea iniciada pelo paciente, por meio de uma pressão positiva inspiratória predeterminada e constante (Figura 17.6).

É uma modalidade limitada à pressão em que o ciclo é disparado e mantido pelo paciente. O seu uso também é possível por meio de ventilação não invasiva.

Epidemiologia

Inicialmente, a PSV foi considerada um método quase exclusivamente utilizado para o processo de desmame. Em um estudo, 45% dos pacientes que passavam pelo processo de desmame utilizaram a modalidade combinada com SIMV (*synchronized intermittent mandatory ventilation*) ou isoladamente. Atualmente, nos pacientes em ventilação por mais de seis dias, é a modalidade mais presente nas UTIs.

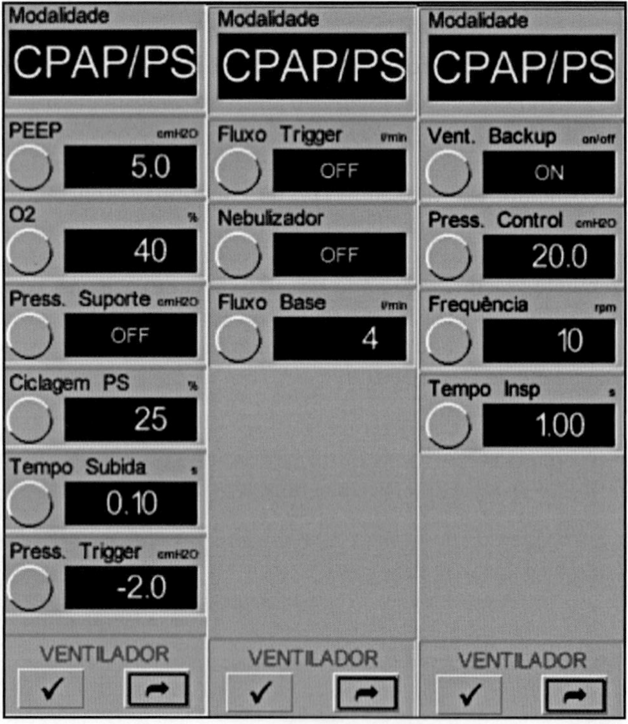

Figura 17.6. Modelo de painel de controle da modalidade PSV.
Fonte: http://www4.anvisa.gov.br/base/visadoc/REL/REL[6209-3-2].PDF

Indicações

Como pré-requisito, a presença o *drive* respiratório, comando do impulso neuromuscular, deve estar presente (Tabelas 17.1 a 17.3).

Tabela 17.1. Indicações de pressão de suporte

Desmame da ventilação mecânica
Pacientes com insuficiência respiratória que desenvolvem pressões elevadas das vias aéreas em técnicas convencionais de ventilação e que preservam esforço inspiratório
Ventilação artificial acima de 72 horas com fatores contribuintes para atrofia muscular
Uso com ventilação não invasiva em pacientes com limitação importante de fluxo aéreo ou mesmo insuficiência respiratória aguda parenquimatosa

Tabela 17.2. Vantagens da PSV

Oferece treinamento gradual à musculatura inspiratória
Previne a atrofia muscular e a fadiga por sobrecarga de trabalho
Aumenta o conforto e melhora sincronização
Aperfeiçoa a relação pressão/volume do pulmão, diminuindo os riscos de hiperinsuflação e barotrauma
Pode diminuir o fenômeno da PEEP intrínseca
Age para a diminuição do trabalho respiratório gerado pela prótese respiratória, válvulas de demanda e componentes do circuito do ventilador

Tabela 17.3. Desvantagens da PSV

Necessita do pleno funcionamento do impulso neuromuscular para respiração
A ventilação alveolar pode sofrer grandes alterações com as mudanças da mecânica respiratória, como será descrito neste capítulo
Pressões de suporte baixas podem propiciar o desenvolvimento de atelectasia, enquanto as muito elevadas podem causar alterações hemodinâmicas

O ciclo respiratório no modo de controle pressão de suporte (PSV)

Início do ciclo (Figura 17.7)

Por tratar-se de um modo espontâneo, o paciente inicia o ciclo respiratório por meio da contração da musculatura respiratória, que é "percebida" pelo respirador, mediante o ajuste do controle de sensibilidade, que libera a pressão positiva predeterminada (pressão de suporte)

Fase de "manutenção" do ciclo (Figura 17.7)

O tempo inspiratório da pressão de suporte dependerá da duração do esforço exercido pelo paciente, da pressão de suporte configurada e da mecânica respiratória do paciente. Em determinado modelo de PSV, uma servoválvula é controlada durante todo o ciclo para fornecer pressão muito próxima da configurada pelo operador.

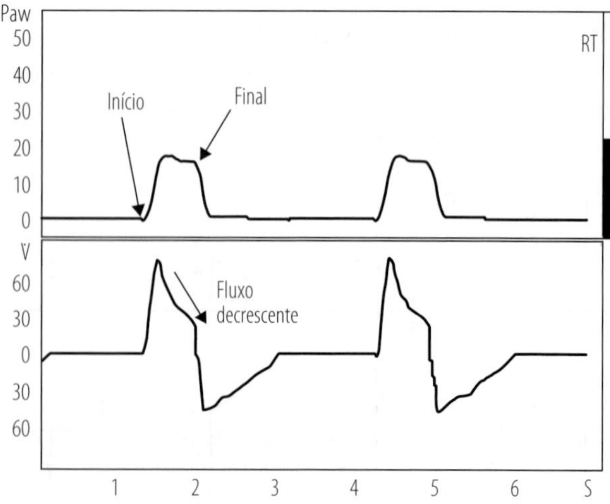

Figura 17.7. Gráficos de pressão e fluxo da modalidade PSV. RT: *rise time* ou tempo de subida.

Ciclagem da modalidade (Figura 17.8)

Dependerá do modelo do ventilador. A maioria possibilita a programação do operador. Os ventiladores podem fornecer a possibilidade de configuração da porcentagem de queda do pico de fluxo para a ciclagem, de acordo com as particularidades da mecânica respiratória do paciente.

Exemplo – Fabricante: Puritan Bennett Covidien, ventilador 840. Critérios de ciclagem: ajuste 1% a 80% do pico de fluxo. Esse ventilador possui outras duas formas de ciclagem da PSV. Caso haja aumentos acima da pressão configurada (1,5 cmH_2O) acima da Paw, o aparelho também realizará a ciclagem, ou caso tenha havido um período inspiratório maior que 3 segundos.

Caso a opção seja 25% do pico de fluxo, significa que, ao se alcançar essa porcentagem "fluxo de corte", a válvula inspiratória vai se fechar e interromper o suporte oferecido pelo respirador.

Há mudanças importantes entre os diferentes fabricantes na disponibilidade dessa modalidade ventilatória, que sempre deve ser considerada na comparação de resultados entre pacientes com ventiladores diferentes. Um aspecto fundamental é a capacidade da valva de demanda em disponibilizar o início do ciclo (mecanismo de disparo).

Imagine a seguinte situação: são necessários 200 ms a partir do início do esforço inspiratório do paciente para a disponibilização do fluxo pela válvula de demanda (início do ciclo mecânico). Imagine ainda que esse equipamento "demore" mais 200 ms para "pressurizar" (velocidade de pressurização) a via aérea com a pressão configurada. Perceba que já se foram 0,4s do tempo inspiratório do paciente sem entrada de gás nos pulmões.

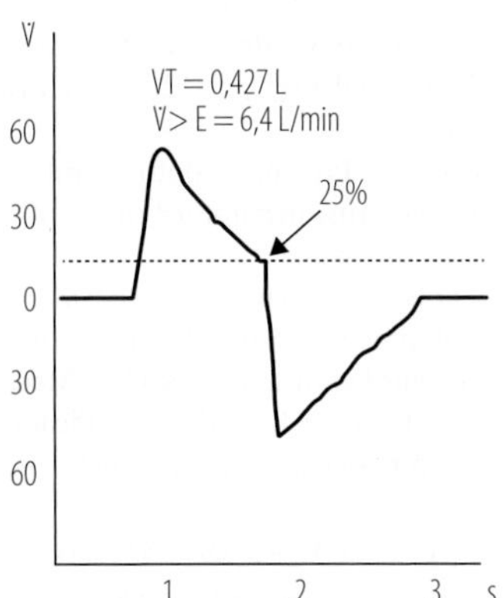

Figura 17.8. Modelo de ciclagem (25% do pico de fluxo).

Interação paciente × respirador na PSV

Pelo que o leitor pode perceber pelas características da modalidade, o tempo inspiratório e a FR dependem do paciente, e o fluxo inspiratório e o VC atingido em cada ciclo resultam da interação do esforço do paciente com a pressão de suporte oferecida pelo respirador e programada pelo operador, além da mecânica respiratória do paciente (complacência e resistência).

Perceba que o fluxo atinge um valor máximo no início, e depois, com o enchimento progressivo do pulmão e diminuindo a diferença de pressão para o movimento do gás, há queda progressiva de fluxo. Caso a programação de ciclagem (mudança de fase inspiratória para expiratória) seja 25% do pico de fluxo, esse será o momento do fechamento da válvula inspiratória.

Esse "comando" pode ser modificado pelo operador buscando uma melhor sincronia com a demanda do paciente em ventilação mecânica.

Observe que as curvas são de pressão, volume e fluxo no tempo. Note que, de um ciclo para outro, no mesmo paciente, o fluxo e o volume foram variáveis. Admitindo-se que a pressão de suporte permaneceu a mesma e que não houve mudança na mecânica do sistema respiratório, o paciente exerceu esforços diferentes entre os dois ciclos, ou tempos diferentes de inspiração, determinando volumes e fluxos proporcionais.

Para o início da inspiração, determinado fluxo é liberado pela válvula inspiratória em determinado tempo, até se atingir a pressurização do sistema pretendida pelo operador. Suponhamos que você determinou uma pressão de suporte de 25 cmH_2O, pois deseja que a válvula de fluxo libere determinado fluxo capaz de pressurizar o sistema ventilador – paciente em 25 cmH_2O. Há uma possibilidade nos respiradores modernos de regulagem dessa velocidade de pressurização, ou seja, do tempo de subida da pressão, permitindo melhor adaptação do fluxo inspiratório em relação à demanda, referente à fase pós-disparo (*post-trigger phase*) do paciente. Essa regulagem se obtém mediante o controle do *rise time* (tempo de subida)

Efeitos da PSV no padrão ventilatório

Na verdade, há interação entre o controle ventilatório do paciente (tempo inspiratório, VC) e o suporte ventilatório na PSV.

Caso haja mudança da forma de ciclagem, aumentando ou diminuindo a porcentagem na queda do pico de fluxo para ciclagem, haverá mudança de VC e tempo inspiratório.

Na maioria das vezes, aumento da pressão de suporte na PSV diminuirá a FR e aumentará o VC. Essas mudanças, e outras, ocorrem em 1 a 2 minutos. Níveis excessivos de pressão de suporte podem gerar hiperinsuflação, alcalose respiratória, depois depressão respiratória com apneia ou dissincronias (esforços inspiratórios insuficientes).

Em pacientes obstrutivos, de acordo com a pressão de suporte selecionada, admitindo ser excessivo, o tempo inspiratório neural do paciente termina e a inspiração mecânica continua. Quanto maior o nível pressórico configurado, maior o seu prolongamento. Admita que o paciente inicie o esforço inspiratório, "gaste um tempo para vencer o auto-PEEP", dispare o aparelho que disponibilizará a pressão configurada, o tempo inspiratório do paciente se encerrará e a inspiração mecânica continuará, já que só se encerrará com a queda de pico de fluxo configurada.

Aumentos da pressão de suporte prolongam o tempo inspiratório e diminuem o tempo expiratório, o que pode provocar dissincronias entre o paciente e o ventilador.

Outra observação é que o aumento da PSV falhou, em capacidade de aumentar o Ve, portanto o padrão respiratório muda, mas o Ve pode não mudar. Monitorar a PSV por meio do Ve não parece medida confiável. No entanto, há aumento da ventilação alveolar.

A tendência é de diminuição da $PaCO_2$ e há o risco de alcalose respiratória caso a pressão de suporte não seja "tateada". Acredita-se que na PSV exista certa interação entre os níveis de pressão de suporte e ventilação alveolar que não seja totalmente controlado pelo centro respiratório. Isso justificaria essa tendência a alcalose não controlada pelo centro respiratório. Durante o sono, pode haver apneias, dessaturação e fragmentação. Não há mudanças significativas da PaO_2 na PSV comparando a outras modalidades nas mesmas condições.

Efeitos da PSV no trabalho respiratório

Um dos objetivos da PSV é melhorar a "eficácia" do esforço inspiratório do paciente e diminuir o trabalho respiratório.

Alguns estudos demonstraram que a FR ao redor de 30 ipm não representava aumento do trabalho respiratório em pacientes em PSV. Portanto, esses valores não devem, necessariamente, exigir aumentos de assistência para a sua diminuição, podendo essa conduta causar assincronia tardia.

A via aérea artificial (tubo endotraqueal) e a válvula de demanda aumentam o trabalho respiratório, e a pressão de suporte pode compensar esse aumento.

No entanto, diversos estudos demonstram que o trabalho respiratório para ventilar com o tubo endotraqueal é semelhante ao trabalho respiratório necessário, imediatamente após a extubação.

Portanto o que teoricamente deveria ser compensado seria apenas a própria resistência do circuito e sistema de disparo do equipamento. Esses níveis variam de PSV 5 a 10 cmH_2O.

Assincronias mais comuns associadas a PSV

A PSV pode estar associada a muitas assincronias entre paciente e ventilador, que podem ser solucionadas alterando a configuração do ventilador. Uma assincronia, como o atraso do disparo, é inevitável e pode ser minimizada pela eficácia da valva de demanda e pelo sistema de disparo de pressão ou fluxo. O operador pode influenciar nesse particular quando há disponibilidade de configuração do tempo de subida (aceleração de fluxo) no aparelho, como discutido acima.

Disparo efetivo

Quando um paciente inicia o esforço inspiratório, ele deve contrabalançar o gradiente de pressão entre alvéolos e a abertura da via aérea. Essa assincronia está relacionada com PSVs excessivas, que aumentam a hiperinsuflação dinâmica, e com pacientes com limitação do fluxo expiratório. É a assincronia mais comum na PSV. Frequências respiratórias mecânicas menores que 20 ipm e irregularidades na curva de fluxo expiratório devem levantar suspeitas da assincronia. O operador pode tentar diminuir a PSV e o espaço morto, e aumentar a PEEP. A estratégia é diminuir o tempo inspiratório, aumentando a porcentagem do pico de fluxo para a ciclagem, ou diminuir a pressão de suporte configurada, para diminuir o VC.

Mudanças nas variáveis da PSV e na mecânica respiratória do paciente

Resistência do sistema respiratório

O aumento da resistência diminui o fluxo inspiratório, retardando o enchimento dos pulmões. Com a consequente diminuição do fluxo inicial, ocorrerá diminuição do fluxo de término, com aumento do tempo inspiratório, caso se mantenha para a ciclagem uma porcentagem do pico de fluxo máximo.

Complacência do sistema respiratório

A diminuição da complacência do sistema respiratório confere um "decaimento" mais acentuado do fluxo inspiratório, não exatamente do fluxo inicial (dependente mais da resistência), devido à elevação maior da pressão intrapulmonar. O efeito seria a diminuição do tempo inspiratório, já que a porcentagem do pico do fluxo máximo seria atingida mais rápido e haveria diminuição do VC.

Leitura recomendada

Acute Respiratory Distress Syndrome Network, Brower RG, Matthay MA, Morris A, Schoenfeld D, Thompson BT, Wheeler A. Ventilation with lower tidal volumes as compared with traditional tidal volumes for acute lung injury and the acute respiratory distress syndrome. N Engl J Med. 2000;342(18):1301-8.

Auler Jr. JOC, Gomide do Amaral RV. Assistência ventilatória mecânica. 1ª ed. São Paulo: Atheneu; 1998. p. 155-61.

Báez AA, Hanudel P, Perez MT, Giraldez EM, Wilcox SR. Prehospital Sepsis Project (PSP): knowledge and attitudes of United States advanced out-of-hospital care providers. Prehosp Disaster Med. 2013;28(2):104-6.

Boysen PG, McGough E. Pressure control and pressure support ventilation. Flow patterns, inspiratory time and gas distribution. Resp Care. 1988;33:126-34.

Brochard l, Harf A, Lorino H, Lemaire F. Bedside estimation of the optimum level of pressure support ventilation during weaning from mechanical ventilation. Intensive Care Med. 1988;14:261.

Brochard L, Pluskwa F, Lemaire F. Improved efficacy of spontaneous breathing with inspiratory pressure support. Am Rev Respir Dis. 1987;136:411-5.

Brochard L. Pressure-limited ventilation. Resp Care. 1996;41-447-55.

Cabello B, Thille AW, Drouot X, Galia F, Mancebo J, d'Ortho MP, et al. Sleep quality in mechanically ventilated patients: comparison of three ventilatory modes. Crit Care Med. 2008;36(6):1749-55.

Carvalho RR. Ventilação mecânica – Volume 1 – Básico. 1ª ed. São Paulo; Atheneu; 2000. p. 112-6.

Chatburn RL, Mechanical ventilators: classification and principles of operation. In: Wilkins RL, Stoller JK, Scanlan CL, editors. Egan's fundamental of respiratory care. 8th ed. St Louis, MO: Mosby; 2003. p. 929-62.

Chiumello D, Pelosi P, Calvi E, Bigatello LM, Gattinoni L. Different modes of assisted ventilation in patients with acute respiratory failure. Eur Respir J. 2002;20(4):925-33.

Cinnella G, Conti G, Lofaso F, Lorino H, Harf A, Lemaire F, et al. Effects of assisted ventilation on the work of breathing: volume-controlled versus pressure-controlled ventilation. Am J Respir Crit Care Med. 1996;153(3):1025-33.

de Wit M, Pedram S, Best AM, Epstein SK. Observational study of patient-ventilator asynchrony and relationship to sedation level. J Crit Care. 2009;24(1):74-80.

Dent AW, Weiland TJ, Paltridge D. Australasian emergency physicians: a learning and educational needs analysis. Part Four: CPD topics desired by emergency physicians. Emerg Med Australas. 2008;20(3):260-6.

Determann RM, Royakkers A, Wolthuis EK, Vlaar AP, Choi G, Paulus F, et al. Ventilation with lower tidal volumes as compared with conventional tidal volumes for patients without acute lung injury: a preventive randomized controlled trial. Crit Care. 2010;14(1):R1.

Esteban A, Anzueto A, Frutos F, Alía I, Brochard L, Stewart TE, et al.; Mechanical Ventilation International Study Group. Characteristics and outcomes in adult patients receiving mechanical ventilation: a 28-day international study. JAMA. 2002;287(3):345-55.

Esteban A, et al. Third international mechanical ventilation study. 2011. Personal communication.

Goligher EC, Ferguson ND, Kenny LP. Core competency in mechanical ventilation: development of educational objectives using the Delphi technique. Crit Care Med. 2012;40(10):2828-32.

Hager DN, Krishnan JA, Hayden DL, Brower RG; ARDS Clinical Trials Network. Tidal volume reduction in patients with acute lung injury when plateau pressures are not high. Am J Respir Crit Care Med. 2005;172(10):1241-5.

Hering R, Zinserling J, Wrigge H, Varelmann D, Berg A, Kreyer S, et al. Effects of spontaneous breathing during airway pressure release ventilation on respiratory work and muscle blood flow in experimental lung injury. Chest. 2005;128(4):2991-8.

Hilbert G, Choukroun ML, Gbikpi-Benissan G, Guenard H, Cardinaud JP. Otimal pressure support level for beginning weaning in patients with COPD: measurement of diaphragmatic activity with step-by-step decreasing pressure support level. J Crit Care. 1998;93:506-9.

Iotti G, Braschi A, Rodi G. Rationale for pressure support ventilation. International Symposium of Inspiratory Muscle Function During Partial Ventilator Support. Tutzing, Germany; 1988.

Ishaaya AM, Nathan SD, Bekman MJ. Work of breathing after extubation. Chest. 1995;107:204-9.

Kacmarek R. Inspiratory pressure support: does it make a clinical difference? Intensive Care Med. 1989;15:337-9.

Kallet RH, Campbell AR, Alonso JA, Morabito DJ, Mackersie RC. The effects of pressure control versus volume control assisted ventilation on patient work of breathing in acute lung injury and acute respiratory distress syndrome. Respir Care. 2000;45(9):1085-96.

Kilickaya O, Gajic O. Initial ventilator settings for critically ill patients. Crit Care. 2013;12;17(2):123.

Lofaso F, Isabey D, Lorino H, Harf A, Scheid P. Respiratory response to positive and negative inspiratory pressure in humans. Respir Physiol. 1992;89(1):75-88.

MacIntyre N, Leatherman N. Ventilatory muscle loads and the frequency-tidal volume pattern during inspiratory pressure assisted (pressure supported) ventilation. Am Rev Respir Dis. 1990;141(2):327-31.

MacIntyre N. Pressure support ventilation: effects on ventilatory reflex and ventilatory muscle work load. Respir Care. 1987;32:447-57.

MacIntyre N. Pressure support ventilation. Resp Care. 1986;31:189-90.

MacIntyre NR, McConnell R, Cheng KC, Sane A. Patient-ventilator flow dyssynchrony: flow-limited versus pressure – limited breaths. Crit Care Med. 1997;25:1671-7.

Manthous CA. Avoiding circulatory complications during endotracheal intubation and initiation of positive pressure ventilation. J Emerg Med. 2010;38(5):622-31.

Mascheroni D, Kolobow T, Fumagalli R, Moretti MP, Chen V, Buckhold D. Acute respiratory failure following pharmacologically induced hyperventilation: an experimental animal study. Intensive Care Med. 1988;15(1):8-14.

McMullen SM, Meade M, Rose L, Burns K, Mehta S, Doyle R, et al.; Canadian Critical Care Trials Group (CCCTG). Partial ventilatory support modalities in acute lung injury and acute respiratory distress syndrome-a systematic review. PLoS One. 2012;7(8):e40190.

Mulqueeny Q, Ceriana P, Carlucci A, Fanfulla F, Delmastro M, Nava S. Automatic de-tection of ineffective triggering and double triggering during mechanical ventilation. Intensive Care Med. 2007;33:2014-8.

Muñoz J, Guerrero JE, Escalante JL, Palomino R, De La Calle B. Pressure-controlled ventilation versus controlled mechanical ventilation with decelerating inspiratory flow. Crit Care Med. 1993;21(8):1143-8.

Nathan SD, Ishaaya AM, Koerner SK, Belman MJ. Prediction of minimal pressure support during weaning from mechanical ventilation. Chest. 1993;103(4):1215-9.

Nava S, Bruschi C, Fracchia C, Braschi A, Rubini F. Patient-ventilator interaction and inspiratory effort during pressure support ventilation in patients with different pathologies. Eur Respir J. 1997;10:177-83.

P Putensen C, Hering R, Muders T, Wrigge H. Assisted breathing is better in acute respiratory failure. Curr Opin Crit Care. 2005;11(1):63-8.

Thille AW, Cabello B, Galia F, Lyazidi A, Brochard L. Reduction of patientventilator asynchrony by reducing tidal volume during pressure-support ventilation. Intensive Care Med. 2008;34:1477-86.

Thille AW, Lyazidi A, Richard JC, Galia F, Brochard L. A bench study of intensive-care-unit ventilators: new versus old and turbine-based versus compressed gas-based ventilators. Intensive Care Med. 2009;35(8):1368-76.

Thille AW, Rodriguez P, Cabello B, Lellouche F, Brochard L. Patient-ventilator asynchrony during assisted mechanical ventilation. Intensive Care Med. 2006;32(10):1515-22.

Tobin MJ. Principles and practice of mechanical ventilation. 3rd ed. New York: McGrall Hill; 2013.

Tokioka H, Saito S, Kosaka F. Effect of pressure support ventilation on breathing pattern and respiratory work. Intensive Care Med. 1989;15:491-4.

Viale JP, Duperret S, Mahul P, Delafosse B, Delpuech C, Weismann D, et al. Time course evolution of ventilatory responses to inspiratory unloading in patients. Am J Respir Crit Care Med. 2008;36:1692-3.

Wilcox SR, Seigel TA, Strout TD, Schneider JI, Mitchell PM, Marcolini EG, et al. Emergency medicine residents' knowledge of mechanical ventilation. J Emerg Med. 2015;48(4):481-91.

Wilcox SR, Strout TD, Schneider JI, Mitchell PM, Smith J, Lutfy-Clayton L, et al. Academic emergency medicine physicians' knowledge of mechanical ventilation. West J Emerg Med. 2016;17(3):271-9.

Wood S, Winters ME. Care of the intubated emergency department patient. J Emerg Med. 2011;40(4):419-27.

Zakynthinos SG, Vassilakopoulos T, Daniil Z, Zakynthinos E, Koutsoukos E, Katsouyianni K, et al. Pressure support ventilation in adult respiratory distress syndrome: short-term effects of a servocontrolled mode. J Crit Care. 1997;12(4):161-72.

18

PRINCÍPIOS DA VENTILAÇÃO MECÂNICA EM SITUAÇÕES ESPECIAIS: DOENÇA PULMONAR OBSTRUTIVA CRÔNICA, ASMA, OBESIDADE, DOENÇAS RESTRITIVAS NO PRONTO-SOCORRO

Fernando Sabia Tallo
Luiz Cláudio Martins

Doença pulmonar obstrutiva crônica

Desde a década de 1990, muitos estudos em pacientes com doença pulmonar obstrutiva crônica (DPOC) em ventilação mecânica contribuíram para um melhor entendimento da mecânica respiratória desses pacientes em insuficiência respiratória aguda.

Na verdade, as formas de ventilação mecânica escolhidas para esses pacientes são oriundas, muito mais, da fisiopatologia revelada por esses estudos do que por ensaios clínicos controlados e randomizados.

Doença pulmonar obstrutiva crônica é um termo que descreve um conjunto de doenças que resultam em obstrução crônica do fluxo de ar para dentro dos pulmões e para o ambiente externo e que geralmente não são totalmente reversíveis. Vamos distinguir a bronquite crônica do enfisema pulmonar, ressaltando que há habitual superposição de características nos pacientes[1].

Conceitos

Bronquite crônica

Condição de excesso de produção de muco traqueobrônquico que resulta em obstrução das pequenas vias aéreas. Tosse com expectoração por, no mínimo, três meses, por pelo menos dois anos sucessivos, afastadas outras causas.

Enfisema pulmonar

É baseada em critérios histológicos. Há dilatação anormal dos espaços aéreos distais aos bronquíolos terminais, acompanhada de destruição de suas paredes.

O desarranjo do sistema elástico com a perda da tração radial (provoca colabamento das vias aéreas) e redução da retração elástica (provoca diminuição do fluxo aéreo de saída do órgão) limita o fluxo aéreo.

Eventualmente, há ruptura alveolar, criando espaços na via aérea que são menos eficientes na troca gasosa. Como resultado, há colapso das vias aéreas na expiração, que leva a aumento da resistência das vias aéreas. Essa obstrução pode também causar a formação de bolhas, com compressão do tecido pulmonar adjacente[2].

Há aumento da capacidade pulmonar total (CPT) por diminuição da retração elástica e maior contração dos músculos inspiratórios, o que determina um novo ponto de equilíbrio com aumento da capacidade residual funcional (CRF). O volume residual também aumenta pelo aprisionamento do ar durante a expiração. O volume residual (VR) aumenta mais que a CPT VR/CPT, o que diminui a capacidade vital.

Tabela 18.1. Características específicas da DPOC relacionados ao enfisema e à bronquite crônica

Características	Enfisema	Bronquite
Recolhimento elástico	Severamente diminuído	Normal
Resistência	Ligeiramente aumentada	Alta
Capacidade de difusão	Diminuída	Ligeiramente diminuída
PaO_2	65-75 mmHg	45-60 mmHg
$PaCO_2$	35-40 mmHg	50-60 mmHg

Mecânica respiratória na DPOC com insuficiência respiratória

O paciente com DPOC, em insuficiência respiratória, apresenta deterioração da mecânica respiratória, da função muscular e das trocas gasosas.

Há aumento da resistência inspiratória com aumento do esforço inspiratório e do trabalho respiratório nos pacientes com DPOC em insuficiência respiratória.

O aumento da resistência expiratória é de 1,6 a 3,8 vezes em relação à resistência inspiratória. Ocorre limitação ao fluxo expiratório, represamento de volume e mobilização da musculatura expiratória, que não consegue diminuir o volume pulmonar ao final da expiração abaixo do volume de repouso (com aumentos das pressões alveolares).

O tempo mínimo de expiração, para dado volume pulmonar até o volume de relaxamento, é determinado pelo fluxo expiratório máximo. Uma diminuição nesse tempo, portanto, provoca represamento de volume e aumento do recolhimento elástico (auto-PEEP – pressão positiva do fim da expiração)[3,4].

Função muscular

O paciente com DPOC gera menor pressão inspiratória negativa máxima, que o paciente saudável. Há diminuição da força muscular inspiratória (degradação de proteínas, desnutrição, corticoides, modo ventilatório, hiperinsuflação dinâmica com encurtamento da fibra etc.).

Curiosamente, acredita-se que o paciente apresenta desconforto respiratório grave antes de o músculo entrar em fadiga propriamente.

Abordagem ventilatória

A característica é acidose respiratória com hipercapnia quando esses pacientes desenvolvem insuficiência respiratória. Ocorre diminuição da ventilação alveolar por mudança no padrão respiratório, com diminuições dos tempos inspiratórios e expiratórios, o que leva a aumento da frequência respiratória e a diminuição do volume corrente – respiração superficial e rápida. Há piora da relação, espaço morto e volume corrente. (Vd/Vt).

A primeira abordagem envolve sempre a completa anamnese e o exame físico para a realização das hipóteses diagnósticas e o planejamento de seu tratamento. O principal motivo para a descompensação é o aumento de resistência das vias aéreas (broncoespasmo, inflamação das vias aéreas, acúmulo de secreção).

- O paciente deve ser monitorizado com cardioscopia, pressão arterial e oximetria de pulso.
- Atendimento de suporte básico e avançado de vida são preocupações iniciais.
- Análise da situação clínica acidobásica, considerando que o paciente pode possuir como característica basal baixos níveis de pressão parcial de oxigênio PaO_2 e altos níveis de $PaCO_2$.
- Por isso, o profissional deve ficar atento aos níveis de PH e bicarbonato para caracterizar um processo de acidose ou mesmo acidemias (pH menor que 7,35), procurando suas causas e perseguindo sua reversão.
- Usar a terapia broncodilatadora (corticoides, β-adrenérgicos, drogas adjuvantes).
- Analisar e corrigir possíveis alterações hidroeletrolíticas.
- Analisar e oferecer suporte nutricional individualizado.
- Realizar tratamento profilático quando indicado.
- Oferecer suporte ventilatório.
- Cerca de 10% a 30% dos pacientes com exacerbação da DPOC necessitarão de assistência respiratória.

Ventilação invasiva

Uma grande variedade de modalidades ventilatórias pode ser utilizada no paciente com DPOC.

Os pacientes com falha na ventilação não invasiva (VNI), parada respiratória, pneumotórax não drenado, vômitos incoercíveis, sangramento intestinal alto e intolerância à máscara devem receber ventilação invasiva.

Os objetivos serão diminuir o esforço inspiratório, minimizar a hiperinsuflação dinâmica e diminuir a acidose respiratória, hipoxemia e desconforto respiratório.

Não há evidências sobre a superioridade de uma modalidade ventilatória sobre a outra. As recomendações de configuração do aparelho baseadas nas diretrizes brasileiras de ventilação mecânica, de 2013, são:

- Fração inspirada de oxigênio suficiente para manter a PaO_2 em 65 a 80 mmHg e a $SatO_2$ em 92% a 95%;
- Volume corrente de 6 mL/kg de peso predito;
- Programação da frequência respiratória inicial de 8 a 12 ipm;
- Na VCV, os fluxos iniciais de 40 a 60L são comuns com o uso da onda descendente de fluxo,

Na PCV orienta-se manter tempo inspiratório para o mínimo de pressão de distensão suficiente para zerar o fluxo inspiratório, e relação insp/exp, 1/3;

- Pode-se utilizar a PEEP extrínseca de acordo com a PEEPi medida.

Uma boa forma de monitorar a ventilação do DPOC é com pressão de platô na VCV e volume expirado na PCV.

Na ventilação assistido-controlada, a PEEP extrínseca pode ser 85% do valor da auto-PEEP[5].

Após início da ventilação mecânica:

- Analisar desequilíbrios acidobásicos;
- Analisar as pressões parciais de $PaCO_2$, e mantê-las próximas aos níveis basais do paciente (caso seja conhecido); o maior interesse é "tratar" o pH. A alteração do $PaCO_2$ prévio do paciente para níveis muito diminuídos pode provocar alcaloses graves. Habitualmente os autores sugerem manter o pH maior ou igual a 7,20 a 7,25.

Verificar auto-PEEP e hiperinsuflação dinâmica

Os parâmetros iniciais sugeridos procuram minimizar o problema aumentando o tempo expiratório (baixas frequências respiratórias, altos fluxos inspiratórios e baixos volumes correntes). O profissional deve monitorar os níveis de auto-PEEP para ajustar os parâmetros da PEEP externa em torno de 80% a 85% da auto-PEEP.

Avaliar estado hemodinâmico do paciente

Com a situação da mecânica respiratória de alta complacência, associada a hiperinsuflação pulmonar e provável presença de auto-PEEP, somando-se a presença de pressão positiva pela ventilação mecânica, há uma situação propícia para a diminuição do retorno venoso e o aumento da resistência vascular pulmonar. Além disso, a correção dos distúrbios acidobásicos e de oxigenação pode diminuir a liberação de catecolaminas e contribuir para a instabilidade hemodinâmica.

Outra consideração é a manutenção do paciente euvolêmico. Deve-se nessa situação, se possível, procurar medidas na ventilação mecânica para diminuir a pressão média das vias aéreas (mudança de modos ventilatórios pressão de suporte, alteração dos valores da PEEP, tempo inspiratório, volume corrente).

Abordagem a hiperinsuflação dinâmica

Na ventilação da DPOC, utilizam-se altos fluxos que muitas vezes têm impacto nas pressões resistivas. Uma possibilidade é o uso de fluxos decrescentes no modo volume controlado, que diminui para os demais parâmetros, sendo mantida constante a pressão de pico das vias aéreas. Deve-se lembrar de que o maior objetivo é reduzir a hiperinsuflação[6,7]

Ventilação mecânica na asma grave

A asma grave é uma doença inflamatória crônica das vias aéreas, com envolvimento principalmente de mastócitos, eosinófilos e linfócitos T e aumento da responsividade das vias aéreas a estímulos variados; há obstrução variável ao fluxo aéreo, que é total ou parcialmente reversível na maior parte dos pacientes, de forma espontânea ou mediante tratamento.

Nos EUA, 6,000 a 10.000 pacientes, por ano necessitam de ventilação mecânica em crises de asma grave. A maioria dos pacientes evolui para ventilação mecânica (VM) em um ou mais dias e cerca de 20% em minutos a horas. Essa situação possui marcado broncoespasmo e menor presença de muco obstruindo a via aérea, por isso costuma ter início e resolução mais rápidos.

A asma ameaçadora à vida se associa a aumentos da resistência das vias aéreas, hiperinsuflação pulmonar, espaço morto fisiológico, com consequente hipercapnia e risco de parada respiratória.

Na asma, a distribuição dos gases na inspiração durante uma crise aguda é heterogênea. A maior parte dos pulmões recebe menor quantidade de ar, criando grandes áreas pouco ventiladas em relação à sua perfusão (efeito *shunt* - hipoxemia), e a menor parte dos pulmões recebe grande quantidade de ar, criando áreas muito ventiladas em relação à sua perfusão (efeito espaço morto – hipocapnia). A combinação dessas características pode ser encontrada na gasometria (hipoxemia + hipocapnia + alcalose respiratória). À medida que o quadro clínico se agrava, a $PaCO_2$ pode aumentar. Lembra-se que na asma há um componente de reversibilidade possível com o tratamento da fase aguda.

Hiperinsuflação dinâmica

Pacientes com crise de asma grave ventilam próximo de sua CPT. Na ventilação mecânica, seus volumes pulmonares podem aumentar ainda mais[8] (Figura 18.1).

A hiperinsuflação mecânica ocorre quando o tempo da expiração é insuficiente para a completa exalação e resulta em aumento do volume pulmonar ao final da expiração e auto-PEEP. No paciente asmático, o melhor parâmetro para monitorizar a hiperinsuflação dinâmica pode ser a pressão de platô. Sua complacência é próxima do normal e aumentos do platô significam aumento da hiperinsuflação dinâmica. Outra medida de monitorização da auto-PEEP é a manobra de oclusão expiratória ao final da expiração. As médias de auto-PEEP encontradas nos estudos para esses pacientes estão entre 10 e 15 cmH_2O em média[9-14].

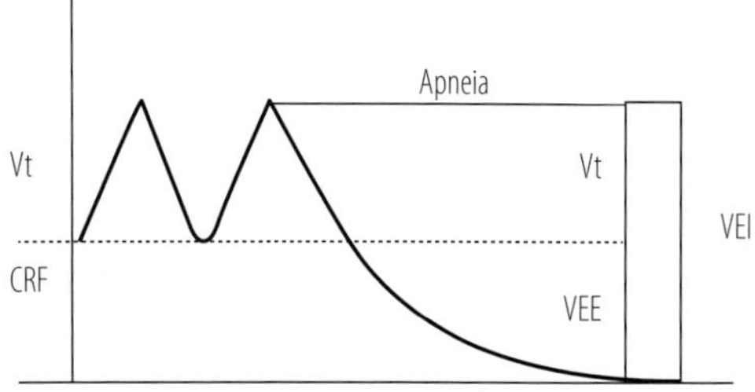

VEE – volume ao final da expiração causado pela hiperinsuflação dinâmica
VEI – volume ao final da inspiração
Subtrair o VEI – Vt = VEE

Figura 18.1. Hiperinsuflação dinâmica.

Orientações gerais no atendimento do paciente em crise asmática[15]

Tratamento medicamentoso:

- Monitorização do paciente (oximetria de pulso, pressão arterial, acesso venoso, cardioscopia);
- Iniciar β2-agonista a cada 10 a 30 minutos em conjunto com brometo de ipatrópio na primeira hora (evidência A) – vias alternativas endovenosas, subcutâneo);
- Ofertar oxigenoterapia: adultos $SatO_2$ maior que 92%, crianças $SatO_2$ maior que 95%;
- Corticoides devem ser oferecidos na primeira hora, endovenoso ou oral;
- Aminofilina não tem indicação no atendimento inicial;
- Sulfato de magnésio para pacientes refratários aos β2-agonistas de curta duração (adultos: 1 a 2g endovenoso em 20 minutos, crianças: 25 a 75 mg/kg, dose máxima de 2g - evidência A);
- Reavaliação e reclassificação do paciente.

Caso haja má resposta depois de todas essas tentativas de tratamento: pico de fluxo expiratório (PFE) menor que 40% do previsto, $SatO_2$ menor que 91%; sem melhora de outros parâmetros considerados na tabela de gravidade, consideram-se assistência ventilatória e unidade de terapia intensiva (UTI)[16,17].

Recomendações para os parâmetros de ventilação mecânica

É essencial reconhecer, medir e controlar a provável presença de auto-PEEP e hiperinsuflação pulmonar dinâmica no paciente asmático, pelo risco de barotrauma e instabilidade hemodinâmica.

A monitorização da hiperinsuflação dinâmica pode ser realizada através de uma apneia prolongada com o paciente em paralisia muscular e mensura-se o volume exalado total. Esse método fornece o valor do volume ao final da inspiração acima da CRF. Esse valor subtraído do valor do volume corrente é igual ao volume ao final da expiração acima CRF (volume da hiperinsuflação dinâmica)[18-20].

Outra forma de monitorização da hiperinsuflação dinâmica é a medida das pressões da via aérea, ao final da expiração prolongada, com pausa, já descrita nesta obra. Observe que as pressões de pico das vias aéreas não monitora com precisão a presença ou magnitude da hiperinsuflação dinâmica, já que possui íntima relação com o fluxo resistivo inspiratório.

Porém, a pressão de platô nesses pacientes é um bom parâmetro para monitorar a hiperinsuflação dinâmica. Esses pacientes, normalmente, possuem complacência pulmonar normal, e o aumento da pressão de platô resulta da hiperinsuflação dinâmica, com aumento do recolhimento elástico provocado[21,22].

A pressão de platô, por representar uma média e, possivelmente, muitos alvéolos estarem submetidos a valores muito superiores de pressão pela heterogeneidade das obstruções das vias aéreas, deve ficar entre 25 e 30 cmH_2O.

Configuração do ventilador

As estratégias são centradas em alterações da mecânica respiratória como aumento de resistência expiratória. Nesse sentido configura-se o ventilação minuto baixa e um tempo expiratório prolongado. As configurações que mais influenciarão a hiperinsuflação dinâmica serão: volume corrente, frequência respiratória e taxa de fluxo inspiratório médio[23,24].

Um estudo importante encontrou a ventilação-minuto (Ve) como o principal determinante da presença e da magnitude da hiperinsuflação dinâmica, não importando a combinação de frequência respiratória e o volume corrente. O aumento da Ve de 10 L/min para acima de 16 L/min causou hipotensão e barotrauma.

A diminuição da frequência respiratória deve aumentar o tempo total de expiração. O impacto dessa manobra na pressão de platô e auto-PEEP depende da frequência respiratória de base. Um estudo demonstrou que a frequência respiratória diminuída de 12 para 6 ipm diminui em cerca de 2 a 3 cmH_2O o auto-PEEP. O fluxo expiratório vai diminuindo muito depois de alguns segundos de expiração. Além disso, o componente de volume que fica represado "atrás" da obstrução da via aérea independe do tempo expiratório e conta com grande porcentagem da auto-PEEP.

Acredita-se que há pouco benefício em diminuições de frequência respiratória abaixo de 10 ipm em volumes correntes de 6 a 9 mL/kg.

O uso da PEEP de 10 a 15 cmH_2O nos pacientes com asma mostrou aumentos do volume pulmonar em um estudo. O efeito parece variável nos pacientes com obstrução das vias aéreas, podendo mesmo aumentar o volume pulmonar.

Taxa de fluxo inspiratório

Como comentamos acima, a principal medida é diminuir o volume-minuto; taxas de fluxo inspiratório muito elevadas para esses pacientes – 100 L/min – não parecem ter grande impacto na redução da hiperinsuflação dinâmica. Utilizamos 60 a 70 L de taxa de fluxo com onda descendente.

Hipercapnia

Os pacientes com asma em ventilação mecânica, em função das estratégias adotadas, possuem alterações acidobásicas (pH = 7,18, $PaCO_2$ = 68 mmHg) em um estudo. O principal mecanismo é o aumento do espaço morto fisiológico.

O efeito fisiológico da hipercapnia é raro, mas são descritos hipertensão e sangramento intracraniano pela hipercapnia.

A princípio, não há evidências para a tentativa de correção da acidose respiratória com o uso sistemático de bicarbonato, a não ser em situações específicas (hipercalemia, arritmias, instabilidades hemodinâmicas).

Recomendação inicial de parâmetros do ventilador para pacientes com exacerbação da asma e necessidade de ventilação mecânica

Tabela 18.2. Parâmetros da ventilação mecânica da asma

Ventilação mecânica controlada
Frequência respiratória de 10 a 14 ciclos por minuto
Volume corrente de 7 a 8 mL/kg (peso ideal)
Pico de fluxo inspiratório de 60 a 70 L/min (fluxo descendente)
Fração inspirada de oxigênio de 100%
PEEP de 5 cmH_2O

Modificada de: Brenner *et al.*, 2009.

Complicações após início da ventilação mecânica

No broncoespasmo induzido pela intubação orotraqueal, os estudos demonstram aumento da resistência da via aérea em resposta à intubação orotraqueal. O pré-tratamento com broncodilatadores parece contribuir para diminuir as complicações da hiper-reatividade das vias aéreas nesses pacientes.

Piora ou persistência da hipoxemia

Causas possíveis: pneumotórax, intubação seletiva, deslocamento do tubo traqueal, obstrução do tubo traqueal, vazamento ao redor do tubo, defeitos no equipamento, broncoaspiração, piora do broncoespasmo, grande distensão gástrica com diminuição do sistema respiratório.

Instabilidade hemodinâmica

As causas mais comuns de hipotensão no paciente asmático são a hiperinsuflação pulmonar excessiva e os efeitos de sedativos. Caso haja instabilidade, a tentativa de introduzir apneia de mais ou menos 1 minuto pode ser realizada.

Parada cardiorrespiratória

A hiperinsuflação dinâmica pulmonar excessiva pode levar à parada cardiorrespiratória. Outros: pneumotórax hipertensivo, acidoses, hipoxemias, distúrbios hidroeletrolíticos e outros, conforme as características do paciente (isquemia miocárdica, drogas etc.).

Barotrauma

Existe aumento de morbidade e da mortalidade (51,4% *vs.* 39,2%, p = 0,04) nos pacientes vítimas de barotrauma, e sua associação com volumes, pressões nas vias aéreas e PEEP é controversa. O paciente com asma tem maior probabilidade de desenvolvimento de barotrauma em ventilação mecânica. Um pesquisador encontrou associação de barotrauma com volumes de gás expirado coletados a partir da CPT até a CRF durante 40 a 60 segundos de apneia (Vei > 20 mL/kg).

Doenças pulmonares restritivas

É um grupo de doenças em que ocorre dificuldade de expandir os pulmões, com diminuição na CPT e na capacidade vital (CV) e do volume residual (VR) e redução da complacência pulmonar e da difusão (Tabela 18.3).

Tabela 18.3. Doenças restritivas pulmonares

Causas extrapulmonares	Causas pulmonares
Doenças pleurais	Doenças pulmonares intersticiais
Doenças neuromusculares	Edemas pulmonares
Doenças osteomusculares	Atelectasias
	Ressecções pulmonares

Mecânica respiratória das doenças restritivas

Caso o paciente seja portador de uma doença pulmonar intersticial, haverá fibrose e diminuição da luz alveolar. Portanto, o pulmão estará mais "duro", e essa maior dificuldade para distendê-lo significa um deslocamento da curva pressão × volume (complacência).

Observe que, apesar da diminuição do volume expiratório forçado no primeiro segundo (VEF1), a relação VEF1/CVF é normal ou até mesmo aumentada, pois a pressão de recolhimento elástica do pulmão está aumentada (Figura 18.2)[24].

A $PaCO_2$ geralmente é diminuída por aumento da frequência respiratória, e a PaO_2 só diminui com a progressão da doença ou com realização do exercício por alteração da relação ventilação-perfusão e diminuição da difusão do O_2 com alargamento do gradiente alvéolo – capilar de oxigênio.

Com a fibrose, não há capilares que suportem o aumento da demanda do exercício, aumentando a pressão da artéria pulmonar e piorando a difusão de oxigênio. Em pacientes respirando espontaneamente e estáveis com doenças neuromusculares, a elastância estática do sistema respiratório foi 1,5 a 2 vezes maior do que nos controles, com resistência do sistema respiratório variando em torno de 16 $cmH_2O/L/s$ em pacientes com sarcoidose. Em pacientes considerados em fase terminal de fibrose intersticial pulmonar e cifoescoliose grave, tanto a elastância estática quanto a resistência do sistema respiratório foram marcadamente elevados, se comparados aos pacientes com DPOC. Nessa situação, a limitação ao fluxo expiratório parece ser rara.

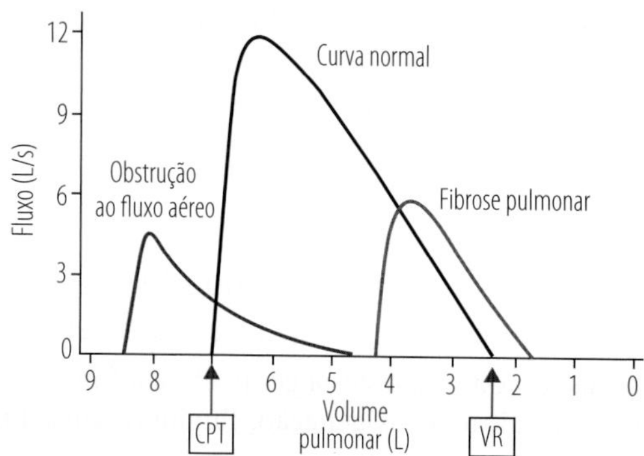

Figura 18.2. Representação (à direita) das diminuições dos volumes do doente restritivo. Representados pela curva fluxo × volume expiratório.

Tabela 18.4. Comparação de variáveis de mecânica respiratória de pacientes com situações especiais e insuficiência respiratória e PEEP de zero

DPOC	Cifoescoliose	Fibrose pulmonar	Normal	
LFE	Sim	Não avaliado	Não avaliado	Não avaliado
ΔCRF	0,34	Não avaliado	Não avaliado	0
PEEPi	5,7	1,8	Negligenciável	0
Rsr	12,8	20	16,7	5
Rint	7,2	6,2	13,7	2,23
ΔRsr	5,6	14	4	2,72
Esr,est	12,6	28	51,9	14,5
Fluxo	0,80	0,28	0,60	0,56
Vol	0,73	0,47	8 mL/kg	0,47

Obesidade

A obesidade é considerada uma doença metabólica caracterizada por excessivo acúmulo de tecido adiposo – 40% a 60% da massa corpórea – ou IMC (índice de massa corpórea) maior que 30 kg/m^2.

A primeira alteração que deve ser lembrada é a diminuição do volume de reserva expiratória e da CRF, enquanto a capacidade vital e pulmonar total são normais ou pouco alteradas[25].

A complacência do sistema respiratório está diminuída na obesidade grave, principalmente devido à diminuição da complacência da parede torácica.

A resistência do sistema respiratório e das vias aéreas também está aumentada na obesidade mórbida. Uma das explicações é a redução do volume pulmonar[26].

A despeito do aumento da resistência do sistema respiratório, o VEF1 é normal. O aumento da resistência parece se relacionar ao tecido pulmonar e pequenas vias aéreas.

Os obesos mórbidos frequentemente são hipoxêmicos com alargamento do gradiente alvéolo-arterial de oxigênio, por alteração da relação ventilação-perfusão relacionada ao fechamento das vias aéreas periféricas[27].

Habitualmente, possuem pressão parcial de CO_2 normal, apesar do aumento da demanda respiratória aumentam a frequência respiratória com volume corrente próximo do normal[28].

O paciente obeso mórbido também pode ter limitação ao fluxo expiratório, com todos os riscos inerentes à mecânica respiratória.

Considerações sobre a obesidade e a ventilação mecânica e o paciente anestesiado

É conhecido que a anestesia geral altera a função pulmonar, com diminuição da oxigenação. Também causa diminuição da CRF em cerca de 50% dos valores pré-anestésicos. O mecanismo é a atelectasia, que é muito aumentada no paciente obeso.

O volume de fechamento pode se tornar maior que a CRF, aumentando a resistência do sistema respiratório, diminuindo a complacência do sistema respiratório e alterando ainda mais a relação ventilação-perfusão. Também há aumento da prevalência de auto-PEEP e limitação do fluxo expiratório.

Há teorias afirmando que, durante os ciclos respiratórios, a abertura e o fechamento das pequenas vias aéreas durante a ventilação contribuem para lesão no epitélio e aumento da resistência das vias aéreas, que é observado no paciente obeso.

Referências bibliográficas

1. Decramer M, Derom E, Gosselink R. Respiratory muscle mechanics in chronic obstructive pulmonary disease and acute respiratory failure. In: Lenfant C, editor. Acute respiratory failure in chronic obstructive pulmonary disease. Bethesda, MD: Marcel Dekker; 1996. p. 47-64.
2. Ferris Jr BG, Pollard, Mead J, Opie LH. Partitioning of respiratory flow resistence in man. J Appl Physiol. 1964;19:653.
3. Tuxen DV. Detrimental effects of positive end-expiratory pressure during controlled mechanical ventilation of patients with severe airflow obstruction. Am Rev Respir Dis. 1989;140:5-9.
4. Ninane V, Rypens F, Yernault JC, De Troyer A. Abdominal muscle use during breathing in patients with chronic airflow obstruction. Am Rev Respir Dis. 1992;146:16-21.
5. Maltais F, Reissmann H, Navalesi P, Hernandez P, Gursahaney A, Ranieri VM, et al. Comparison of static and dynamic measurements of intrinsic PEEP in mechanically ventilated patients. Am J Respir Crit Care Med. 1994;150(5 Pt 1):1318-24.
6. Tantucci C, Corbeil C, Chassé M, Braidy J, Matar N, Milic-Emili J. Flow resistance in patients with chronic obstructive pulmonary disease in acute respiratory failure. Effects of flow and volume. Am Rev Respir Dis. 1991;144(2):384-9.
7. Broseghini C, Brandolese R, Poggi R, Polese G, Manzin E, Milic-Emili J, et al. Respiratory mechanics during the first day of mechanical ventilation in patients with pulmonary edema and chronic airway obstruction. Am Rev Respir Dis. 1988;138(2):355-61.
8. D'Angelo E, Calderini E, Torri G, Robatto FM, Bono D, Milic-Emili J. Respiratory mechanics in anesthetized paralyzed humans: effects of flow, volume, and time. J Appl Physiol (1985). 1989;67(6):2556-64.
9. Coussa ML, Guérin C, Eissa NT, Corbeil C, Chassé M, Braidy J, et al. Partitioning of work of breathing in mechanically ventilated COPD patients. J Appl Physiol (1985). 1993;75(4):1711-9.
10. Leatherman JW, MacArthur C, Shapiro RS. Effect of prolongation of expiratory time on dynamic hyperinflation in mechanically ventilated patients with severe asthma. Crit Care Med. 2004;32:1542-5.
11. Reddy RM, Guntupalli KK. Review of ventilatory techniques to optimize mechanical ventilation in acute exacerbation of chronic obstructive pulmonary disease. International Journal of COPD. Int J Chron Obstruct Pulmon Dis. 2007;2(4):441-52.
12. Weg JG, Anzueto A, Balk RA, Wiedemann HP, Pattishall EN, Schork MA, et al. The relation of pneumothorax and other air leaks to mortality in the acute respiratory distress syndrome. N Engl J Med. 1998;338:341-6.
13. Tuxen DV, Lane S. The effects of ventilatory pattern on hyperinflation, airway pressures, and circulation in mechanical ventilation of patients with severe air-flow obstruction. Am Rev Respir Dis. 1987;136:872-9.
14. Lim WJ, Mohammed Akram R, Carson KV, Mysore S, Labiszewski NA, Wedzicha JA, et al. Non-invasive positive pressure ventilation for treatment of respiratory failure due to severe acute exacerbations of asthma. Cochrane Database Syst Rev. 2012;12:CD004360.
15. Douglass JA, Tuxen DV, Horne M, Scheinkestel CD, Weinmann M, Czarny D, et al. Myopathy in severe asthma. Am Rev Respir Dis. 1992;146:517-9.
16. Brenner B, Corbridge T, Kazzi A. Intubation and mechanical ventilation of the asthmatic patient in respiratory failure. Am Thorac Soc. 2009;6:371-9.
17. Pendergraft TB, Stanford RH, Beasley R, Stempel DA, Roberts C, McLaughlin T. Rates and characteristics of intensive care unit admissions and intubations among asthma-related hospitalizations. Ann Allergy Asthma Immunol. 2004;93(1):29-35.
18. Tuxen DV, Lane S. The effects of ventilator pattern on hyperinflation, airway pressures, and circulation in mechanical ventilation of patients with severe airflow obstruction. Am Rev Respir Dis. 1987;136:872-9.
19. Leatherman JW, Mcarthur C, Shapiro RS. Effect of prolongation of expiratory time on dynamic hyperinflation in mechanically ventilated patients with severe asthma. Crit Care Med. 2004;32:1542-5.
20. Oddo M, Feihl F, Schaller MD, Perret C. Management of mechanical ventilation in acute severe asthma: practical aspects. Intensive Care Med. 2006;32(4):501-10.
21. Kyroussis D, Polkey MI, Hamnegard CH, Mills GH, Green M, Moxham J. Respiratory muscle activity in patients with COPD walking to exhaustion with and without pressure support. Eur Respir J. 2000;15(4):649-55.
22. Afessa B, Morales I, Cury JD. Clinical course and outcome of patients admitted to an ICU for status asthmaticus. Chest. 2001;120:1616-21.
23. Mutlu GM, Factor P, Schwartz DE, Sznajder JI. Severe status asthmaticus: management with permissive hypercapnia and inhalation anesthesia. Crit Care Med. 2002;30(2):477-80.
24. Finder JD, Birnkrant D, Carl J, Farber HJ, Gozal D, Iannaccone ST, et al. Respiratory care of the patient with Duchenne muscular dystrophy: ATS consensus statement. Am J Respir Crit Care Med. 2004;170(4):456-65
25. Akinnusi ME, Pineda LA, El Solh AA. Effect of obesity on intensive care morbidity and mortality: a meta-analysis. Crit Care Med. 2008;36:151-8.
26. Haupt MT, Reed MJ. Critically ill obese and morbidly obese patients [preface]. Crit Care Clin. 2010;26:xiii-xiv.
27. Suratt PM, Wilhoit SC, Hsiao HS, Atkinson RL, Rochester DF. Compliance of chest wall in obese subjects. J Appl Physiol. 1984;57:403-7.
28. Holley HS, Milic-Emili J, Becklake MR, Bates DV. Regional distribution of pulmonary ventilation and perfusion in obesity. J Clin Invest. 1967;46:475--81.

19

VENTILAÇÃO MECÂNICA NA SÍNDROME DE DESCONFORTO RESPIRATÓRIO AGUDO

Luiz Cláudio Martins
Fernando Sabia Tallo

Introdução

A síndrome de desconforto respiratório agudo (SDRA) apresenta complicações potencialmente fatais no paciente grave, e a ventilação mecânica baseada em evidências é crucial para a sobrevida[1].

Trata-se de síndrome descrita pela primeira vez em 1967, que inclui desconforto respiratório agudo, é refratária ao uso de oxigênio e apresenta diminuição da complacência pulmonar e opacidade difusa a radiografia do tórax. Essas alterações não podem ser explicadas por motivos hidrostáticos[2].

O termo "lesão pulmonar aguda" (LPA) foi utilizado pelo *American-European Consensus Conference* em 1994, para descrever a síndrome como LPA quando a relação PaO_2/FiO_2 fosse inferior ou igual a 300 mmHg e maior que 200 mmHg, enquanto a SDRA teria uma relação inferior a 200 mmHg[3].

A classificação, apesar de simples, tem vários problemas, não define o significado de agudo, não há fácil reprodutibilidade da interpretação radiológica, os fatores de risco não são formalmente incluídos na definição, altos valores da pressão capilar pulmonar, utilizada nas definições, poderiam coexistir com SDRA, inconsistência da razão PaO_2/FiO_2 devido ao efeito da pressão positiva do fim da expiração (PEEP), que não era considerada nos conceitos da definição da síndrome.

A *European Society of Intensive Care Medicine,* associada à *American Thoracic Society* e à *Society of Critical Care Medicine*, utilizando-se de novos conceitos epidemiológicos, fisiológicos e de ensaios clínicos randomizados, aperfeiçoou e atualizou as definições da síndrome[4].

As mudanças envolveram a proposição de categorias de gravidade da SDRA: leve, moderada e grave. Foi estabelecido um *timing* para início da SDRA de 72 horas para a maioria dos pacientes, com aproximadamente todos os demais sendo diagnosticados no máximo em sete dias do início do fator de risco. Foram mantidos os critérios radiológicos de opacidades bilaterais em radiografias de tórax, no entanto acrescentou-se explicitamente a possibilidade do reconhecimento das alterações radiológicas na tomografia em vez da radiografia. A aparição de três ou quatro quadrantes de opacidade foi considerada critério de gravidade da síndrome.

O critério de utilização do cateter da artéria pulmonar e medidas da pressão capilar pulmonar foi retirado. Caso o médico não considere uma explicação suficiente para a insuficiência respiratória, uma sobrecarga hídrica ou insuficiência cardíaca aguda, baseada nos dados do paciente que ele possua, considera-se SDRA. Algumas medidas objetivas como a utilização de ecocardiografia auxiliam na eliminação da possibilidade de edema hidrostático.

O termo "lesão pulmonar aguda" foi retirado da classificação, pela percepção de que era utilizado para pacientes com hipoxemia menos severa e não necessariamente com doentes portadores da síndrome. A influência da PEEP na relação PaO_2/FiO_2 foi considerada para os critérios da definição.

Outras medidas fisiológicas foram consideradas para os critérios de definição: complacência e ventilação-minuto padronizada. As medidas consideradas foram respectivamente menores ou iguais a 40 mL/cmH_2O e 10 L/min.

O grupo de trabalho selecionado para as "definições de Berlim" estudaram um banco de dados de 4.188 pacientes, dos quais 518 (12%) foram perdidos, porque não tinham critérios de PEEP ou não havia referência ao seu uso adequadamente.

Foram encontrados 22% dos pacientes (IC 95%, 21%-24%) com critérios para SDRA leve, 50% (IC 95%, 48%-51%) com critérios para SDRA moderada e 28% (IC 95%, 27%-30%) com critérios para SDRA grave. A mortalidade encontrada foi, respectivamente, de 27%, 32% e 45%.

Para os sobreviventes, o tempo médio de ventilação mecânica foi de cinco dias (leve), sete dias (moderada) e nove dias (grave). Comparando-se com as definições anteriores, as definições de Berlim obtiveram melhor valor preditivo para mortalidade. Na análise da curva ROC combinando uma relação PaO_2/FiO_2 de 100 ou menos com ou uma C menor ou igual a 20 mL/cmH_2O, ou uma ventilação-minuto padronizada de 13 L/min ou mais, identificou-se um subgrupo com SDRA grave, com maior risco de mortalidade (52% – IC

95%, 48%-56%) estatisticamente significativo, em comparação com pacientes sem tais critérios.

Observe a Tabela 19.1 e se familiarize com a classificação da SDRA.

Tabela 19.1. Nova proposta de classificação da SDRA

Leve	Moderada		Grave
Timing	Início agudo dentro de uma semana de uma agressão clinicamente determinada ou sintomas respiratórios novos/piorando		
Hipoxemia	PaO_2/FiO_2 201 a 300 com PEEP/CPAP ≥ 5 cmH_2O	PaO_2/FiO_2 101 a 200 com PEEP/CPAP ≥ 5 cmH_2O	PaO_2/FiO_2 ≤ 100 com PEEP/CPAP ≥ 10 cmH_2O
Origem do edema	Insuficiência respiratória não totalmente explicada por insuficiência cardíaca ou sobrecarga de fluidos		
Alterações radiológicas	Opacificações bilaterais*	Opacificações bilaterais*	Opacificações envolvendo pelo menos 3 quadrantes*
Alterações fisiológicas adicionais	N/A	N/A	VEcorr > 10 L/min** ou CRS < 40 mL/cmH_2O

* Não totalmente explicadas por derrames pleurais, nódulos/massas ou colapso lobar/pulmonar (atelectasia).

** VEcorr = VE * $PaCO_2$/40.

Adaptada de: Ranieri *et al.*[4].

Nos pacientes com SDRA, há considerável variabilidade em propriedades mecânicas dos pulmões, padrões de colapso e enchimento e infiltração. Nas fases mais precoces, o que predomina é o aumento da permeabilidade com edema celular e proteináceo. Também há desarranjo nos surfactantes, destruição de células produtoras e inundação alveolar, com diminuição da complacência por fechamento das pequenas vias aéreas e atelectasias.

A substituição de áreas ventiladas por debris e células inflamatórias também diminui a complacência pulmonar. Há deslocamento da curva pressão-volume para a direita e grande aumento do trabalho respiratório para o mesmo volume corrente.

Fisiopatologia

É um tipo de injúria difusa e aguda, associada com fatores de risco conhecidos, caracterizados por inflamação levando ao aumento da permeabilidade vascular e perda de tecido pulmonar aerado.

Em nível microscópico, podem-se observar atelectasias de alvéolos tipo *loose* por forças compressivas pelo peso dos pulmões agindo para fechar a pequena via aérea. Em geral, respondem a pequenas pressões pulmonares. E atelectasias alveolares *sticks* que se formam por reabsorção gasosa e que necessitam de pressões transalveolares elevadas para resgate.

No edema pulmonar na SDRA, "água extravascular" também está relacionada à pressão microvascular hidrostática. Portanto, o termo "edema pulmonar não cardiogênico" não quer dizer que a SDRA é indiferente ao gradiente de pressão hidrostática através dos pulmões na síndrome. Há vazamento microvascular extra-alveolar dependente da pressão hidrostática[5].

Etiologia

É conhecido entre os profissionais de saúde que esses pacientes, mesmo com tratamento semelhantes, evoluem de maneira muito diferente uns dos outros. Essa observação de diferença de suscetibilidade à síndrome sugere que há componentes genéticos e ambientais capazes de atuar na sua evolução[6]. Há uma interessante descrição de defeitos enzimáticos envolvendo a β-oxidação de ácidos graxos de cadeia longa em crianças que desenvolveram SDRA, e esses defeitos poderiam alterar o componente fosfolipídico do surfactante e sua função[7].

Esses estudos, ainda em seu início, representam esperança de melhor entendimento da síndrome e das possibilidades de tratamento.

As causas mais comuns envolvem pneumonias graves, politrauma, peritonites, sepse grave e choque séptico (40% desenvolvem SDRA)[8]. Uma condição predisponente importante é o abuso crônico do álcool[9] (Tabela 19.2).

Tabela 19.2. Fatores de risco para SDRA

Lesão pulmonar direta	Extrapulmonar
Pneumonia	Sepse e choque séptico
Broncoaspiração	Politrauma
Embolia aérea/gordurosa	Pancreatite aguda
Lesão por inalação	Circulação extracorpórea
Contusão pulmonar	Politransfusão
Edema de reperfusão	Edema pulmonar neurogênico
Síndrome de quase afogamento	Drogas

Noções básicas da fisiopatologia

Em sua fase aguda (exsudativa) ocorre aumento da permeabilidade da barreira alveolocapilar (epitélio alveolar e endotélio vascular), o que leva ao extravasamento de um líquido rico em proteínas e células inflamatórias nas vias aéreas distais e alveolares e prejuízo na produção de surfactante pelos pneumócitos tipo II[10].

Essa fase aguda, exsudativa, pode evoluir com rápida resolução do processo inflamatório ou evoluir para uma fase tardia chamada fibroproliferativa, que pode se iniciar, precocemente, até cinco a sete dias do início da síndrome[11]. Nesse estágio, há preenchimento alveolar com células mesenquimais e proliferação de miofibroblastos no interstício[12].

Apresentação clínica

Os sintomas da SDRA em seu início podem ser inespecíficos (tosse seca, dispneia); normalmente dentro das primeiras 12 a 24 horas desenvolvem-se taquipneia e taquicardia, evoluindo rapidamente para aumento importante do trabalho respiratório, com diminuição da oxigenação e possível aparecimento de cianose. O paciente pode estar inicialmente agitado, evoluindo para letargia e obnubilação, com a piora do padrão respiratório. A ausculta pulmonar pode, eventualmente, demonstrar crepitação bilateral ao final da expiração e o pulmão mostra-se com diminuição da complacência.

As anormalidades laboratoriais mais precoces são aumento do gradiente alveolocapilar de oxigênio com hipoxemia arterial e alcalose respiratória inicial.

A hipóxia é atribuída à alteração na relação ventilação-perfusão (V`/Q`), *shunt* intrapulmonar, diminuição da difusão de oxigênio e hipoventilação[13]. Com a progressão da doença, o paciente torna-se refratário ao oxigênio ofertado e inicia um processo de insuficiência respiratória por fadiga muscular e aumento do espaço morto pulmonar. A radiologia e os achados laboratoriais podem ser indistinguíveis de edemas cardiogênicos e a monitorização hemodinâmica pode ser uma opção.

Radiografia de tórax

Nas primeiras 12 a 24 horas do início da síndrome, habitualmente a radiografia de tórax ainda está normal, salvo em situações de broncoaspiração ou alterações pulmonares diretas (pneumonias graves). Nas primeiras 36 horas, surge com exsudação alveolar e intersticial. Surge um padrão de infiltrado difuso e bilateral, podendo evoluir para um padrão tipo "vidro fosco" com áreas de franca consolidação. O derrame pleural pode estar presente e não afasta, de maneira alguma, a síndrome (Figuras 19.1 e 19.2).

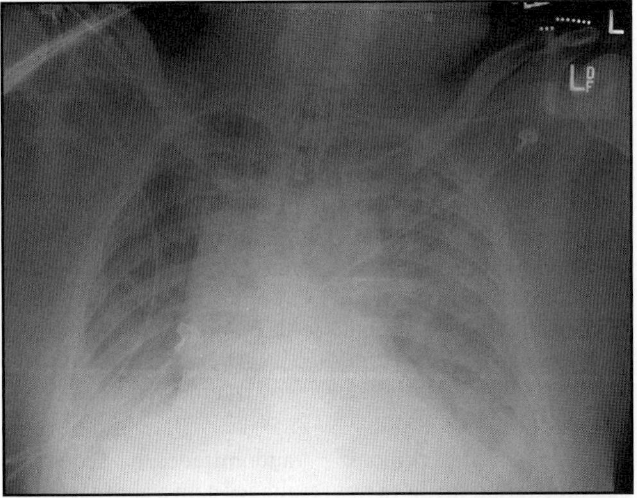

Figura 19.1. Paciente com radiograma compatível com SDRA.

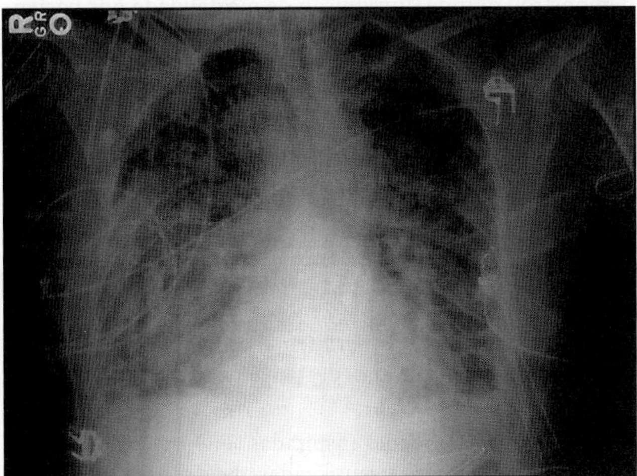

Figura 19.2. Exemplo de radiograma de paciente com SDRA.

O padrão radiológico resolve-se apenas depois de semanas, com exceção da SDRA associada à *overdose* de opioides, síndrome de quase afogamento e pneumonias virais não complicadas. O médico deve ficar atento para as complicações possíveis: pneumomediastino ou pneumotórax, que são secundárias a doença ou a ventilação mecânica.

Tomografia computadorizada

A tomografia computadorizada (TC) tem revelado que na SDRA a lesão pulmonar tem um padrão heterogêneo e que pode variar com a causa, o tempo de doença, a posição prona e a ventilação mecânica.

O achado mais marcante na fase precoce da doença é sua natureza heterogênea[14] (Figura 19.3).

Três áreas são reconhecíveis:

- Uma área normal normalmente localizada em regiões não dependentes do pulmão;
- Uma área de opacificação, tipo "vidro fosco", com preservação das margens brônquicas e vasculares na região média dos pulmões;
- Áreas de franca consolidação em regiões mais dependentes do pulmão.

Depois, durante a fase mais tardia, com a reabsorção de líquidos, há diminuição da densidade do pulmão na tomografia, podendo aumentar as imagens de cistos subpleurais e bolhas. Também é descrito um padrão reticular em áreas não dependentes dos sobreviventes, que parece ter relação com o tempo de ventilação mecânica[15].

Estudos relacionando a tomografia e a mecânica pulmonar em pacientes com SDRA mostraram que a complacência respiratória não estava relacionada com a quantidade de tecido não ventilado ou pouco ventilado. A complacência respiratória parece ser uma medida direta do tecido do pulmão normalmente ventilado; o pulmão na fase precoce da síndrome "não está duro, está pequeno". Portanto, não há sentido em tomografias sequenciais sem indicações precisas[16].

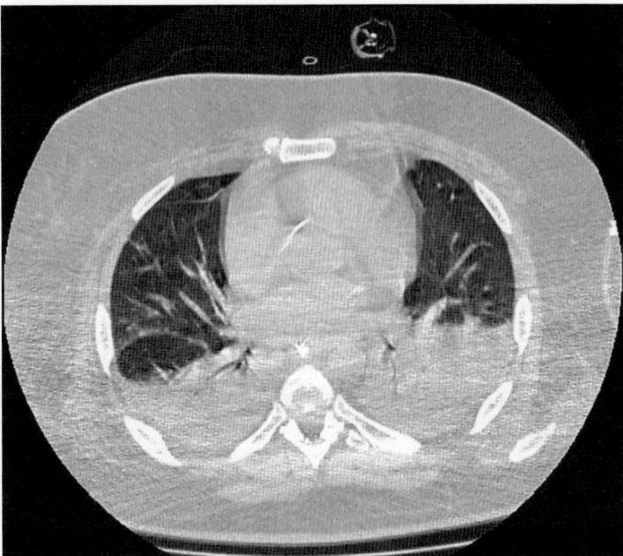

Figura 19.3. Tomografia de paciente com SDRA.
Fonte. Arquivo dos autores.

Tratamento

A prioridade no tratamento da SDRA é sempre identificar e tratar a possível causa.

A hipoxemia e a posterior hipercapnia que se instalam na SDRA evoluindo em insuficiência respiratória, frequentemente, necessitam de ventilação mecânica para assegurar as trocas gasosas e diminuir o trabalho respiratório.

A melhor abordagem na ventilação mecânica chamada protetora ainda é desconhecida.

Depois, na terapia de suporte envolvendo a ventilação, deve se tentar evitar a lesão induzida pela ventilação mecânica (LIVM) e propor uma reposição volêmica que não favoreça o processo de edema pulmonar.

Teorias sobre a LIVM envolvem a hiperdistensão e o atelectrauma alveolar. A lesão endotelial e epitelial estaria envolvida com a translocação de mediadores inflamatórios e produtos bacterianos (biotrauma)[17].

Recomendações genéricas na ventilação mecânica nos pacientes com SDRA

Modo ventilatório

Não existem dados suficientes para determinar se ventilação com volume controlado ou com pressão controlada difere em seus efeitos sobre a morbidade ou mortalidade de pacientes com SDRA. Recomendam-se modos ventilatórios que limitem a pressão.

Volumes correntes e pressões na via aérea

Recomenda-se usar volumes correntes menores ou iguais a 6 mL/kg de peso prévio e manter a pressão de platô menor ou igual a 30 cmH_2O. Até aqui era aumentada a frequência respiratória (FR) para poder manter uma ventilação-minuto "aceitável". No entanto, estudos recentes que avaliam a transferência de energia para os pulmões, que pode estar relacionada com LIVM, referem que esse fenômeno depende, entre outros fatores, da FR (resistência, complacência, FR)[18].

Hipercapnia

A hipercapnia pode ser tolerada em pacientes com SDRA, no intuito de diminuir volumes correntes e pressões de platô, com exceção dos pacientes com hipertensão intracraniana. Recomenda-se manter o pH entre 7,20 e 7,25[17].

Pressão positiva ao final da expiração

Recomenda-se o uso da PEEP em todos os pacientes com SDRA. Não há ainda evidências sólidas sobre o seu papel na mortalidade (*vide* discussão a seguir).

Recrutamento alveolar

Algumas manobras de recrutamento parecem sustentar melhoras nas trocas gasosas, mas ainda não há comprovação em relação à diferença na mortalidade dos pacientes com SDRA. Frações inspiradas de oxigênio:

- O objetivo é manter PaO_2 maior ou igual a 60 mmHg e SaO_2 maior que 90 mmHg com FiO_2 menor que 60% sempre que possível.

Estratégias ventilatórias protetoras

Há grande controvérsia, historicamente, sobre a ventilação mecânica na LPA/SDRA. Não há um padrão definido de início, monitorização e ajustes nos padrões ventilatórios. Há grandes variações até mesmo no uso de volumes correntes pelos intensivistas.

Mesmo as metanálises sobre a estratégia de ventilação com baixos volumes correntes e pressões das vias aéreas limitadas divergiram. Uma revisão sistemática envolvendo seis ensaios clínicos e 1.297 pacientes concluiu que essa estratégia reduziu a mortalidade em 28 dias[19].

No entanto, outra metanálise de cinco ensaios clínicos e 1.202 pacientes concluiu que a estratégia utilizando baixos volumes correntes não deveria servir de padrão para esses pacientes[20]. Uma recente revisão sistemática e metanálise analisando 10 ensaios clínicos e 1.709 pacientes analisou a estratégia da ventilação com baixos volumes correntes ($\leq$ 10-15 mL/kg) e pressões limitadas das vias aéreas e encontrou redução na mortalidade hospitalar.

Histórico das estratégias

Um estudo[21] randomizou dois grupos de pacientes; um que recebia volumes correntes de 12 mL/kg e PEEP médios de 8 cmH_2O durante sete dias de tratamento. O grupo da estratégia protetora recebia volume corrente de 6 mL/kg e PEEP médio de 16,4 cmH_2O, durante 36 horas iniciais com os volumes sendo progressivamente reduzidos caso a pressão inspiratória superasse 40 cmH_2O. Foram encontradas melhora de mortalidade e diminuição de barotrauma com a estratégia chamada de protetora. Não há clareza, pelo desenho do trabalho, se a melhora se deveu aos volumes, ao PEEP ou as pressões inspiratórias utilizadas.

Vários ensaios clínicos[22-24] randomizados na sequência não mostraram melhora nos resultados com a abordagem de baixos volumes correntes e limitação da pressão inspiratória. No entanto, outro grande ensaio envolvendo 861 pacientes demonstrou grande diminuição de mortalidade nos pacientes ventilados com baixos volumes correntes e, por isso, foi interrompido antes de sua conclusão[25]. Outro estudo importante sobre o tema, ARDS Network ALVEOLI, investigou pacientes com LPA/SDRA ventilados com baixos volumes, comparando a utilização de PEEPs elevados e baixos, e não obteve diferença[26].

Frações inspiradas de oxigênio na ventilação mecânica da LPA/SDRA

Estudos clínicos e experimentais sugerem que altos níveis de frações inspiradas de oxigênio resultam em lesão pulmonar[27].

O uso de altas frações inspiradas (FiO_2 maior ou igual a 0,60), caso necessitem ser utilizadas, deve ser por curtos períodos. Portanto, o intensivista deve procurar sempre adotar medidas agressivas para sua redução, como aumentar, quando possível, a pressão média das vias aéreas.

Glicocorticoides

Os glicocorticoides agem como inibidores naturais da produção de citocinas pró-inflamatórias e inibem a proliferação de fibroblastos, a ativação de neutrófilos e a deposição de colágeno. O seu uso na SDRA é controverso. Por curtos períodos e em altas doses, mostrou-se ineficaz e possivelmente prejudicial em pacientes com SDRA estabelecida e sepse grave[28].

Um grande estudo retrospectivo recente mostrou aumento da dependência do ventilador dos pacientes submetidos a regimes de corticosteroides e piora do prognóstico[29].

De fato, uma das conclusões mais importantes do estudo é que o uso de metilpredinisona pode ser prejudicial se iniciada depois de duas semanas ou mais do início da SDRA.

Reposição volêmica na SDRA

O uso de cateter de artéria pulmonar, para abordagem da reposição volêmica na SDRA, não mostrou diferença de mortalidade e demonstrou aumento de complicações, como arritmias, quando comparado ao uso de cateter venoso central.

Embora não tenha sido demonstrada diferença de mortalidade entre uma estratégia mais conservadora e liberal para reposição volêmica, parece haver melhora na função pulmonar e do sistema nervoso central, e diminuição da necessidade de sedação e ventilação mecânica e menor permanência de dias em terapia intensiva[30,31].

Terapia surfactante

Diversos ensaios clínicos randomizados estudam o tratamento com surfactante exógeno em pacientes com SDRA.

Um estudo instilou um surfactante natural modificado, Survanta, nas vias aéreas de pacientes com SDRA, em um período de 28 dias, e encontrou para determinada dosagem diferença significativa de mortalidade em relação ao grupo controle. Outros estudos não demonstraram benefícios[32-34].

ECMO (*extracorporeal membrane oxygenation*)

A oxigenação e a retirada de gás carbônico extracorpórea são opção de tratamento quando o pulmão é incapaz de realizar as trocas gasosas.

Porém, um grande ensaio clínico randomizado, realizado em pacientes adultos com SDRA utilizando ECMO, falhou em demonstrar alguma vantagem sobre a ventilação convencional[35].

Não há evidências suficientes para a recomendação. Há limitações no ensaio clínico que foi realizado, por exemplo, uma aplicação incompleta da intervenção (24% dos pacientes randomizados para a intervenção não receberam ECMO), falta de padronização da ventilação mecânica no grupo controle e outras questões metodológicas.

Acredita-se que na SDRA grave o ECMO pode ter papel transitório na sustentação da vida até que possivelmente melhores parâmetros ventilatórios possam ser alcançados.

Ajustando o ventilador

Todo ajuste de parâmetros é individualizado e depende de muitas variáveis.

1. Determinar o peso predito do paciente.

- Homens: peso predito (kg) = 50 +2,3 {[altura (cm) × 0,394] – 60}
- Mulheres: peso predito (kg) = 45,5 +2,3 {[altura (cm) × 0,394] – 60}
- Escolha a modalidade PCV, VCV.
- PCV: os parâmetros fixos serão:
- Pressão inspiratória (Pinsp) ou pressão controlada (PC): ajustar calculando de 4 a 6 mL/kg de peso ideal do paciente, na medida em que quanto maior a PC maior o volume corrente (VC); dessa forma, assim que o VC atingir o valor estipulado pelo peso, se manterá tal pressão;
- Tempo inspiratório (Tinsp): 0,8 a 1,2 segundos (conforme o ajuste do Tinsp, visualizar a relação inspiração:expiração (I:E) e tentar manter 1:2; 1:3;
- FR: dentro da normalidade buscando adequar a gasometria;
- PEEP: o valor para manter SpO_2 maior que 90% (o ideal é otimizá-la – PEEP ideal e recrutamento);
- Sensibilidade (Sb): preferência a pressão (mais utilizado em adultos, o esforço é maior para o paciente) -2 cmH_2O;
- FiO_2: admitir com 100% e ir diminuindo gradativamente de acordo com saturação. A FiO_2 ideal é menor ou igual a 60% (devido os efeitos deletérios do oxigênio).
- Parâmetros importantes a partir dos já fixados:
  - Volume-minuto: entre 6 e 8L (caso o Vm esteja maior ou menor do que os valores citados, poderá reter ou lavar CO_2); para ajustar o Vm ideal, será necessário ajustar o VC e/ou a FR
  - (Vm = VC × FR)
  - Pressão pico: até 40 cmH_2O;
  - Pressão de platô: menor ou igual a 30 cmH_2O, a fim de evitar a hiperdistensão alveolar;
  - Tentar manter FiO_2 menor ou igual a 60% com SpO_2 maior que 90%, assim normalmente é preciso elevar a PEEP;
  - A relação I:E invertida: não é mais recomendada (maior pressão média em vias aéreas com maior prejuízo hemodinâmico, sem benefício de oxigenação e proteção pulmonar).

Admitindo o paciente com ventilação assisto-controlada a volume (VCV)

- Escolha o modo e modalidade: Ventilação com volume assisto-controlado (VCV);

Os parâmetros fixos serão:

- Onda de fluxo decrescente: maior distribuição do ar inspirado;
- VC: calcular de 4 a 6 mL/kg de peso do paciente (peso ideal);
- PEEP: o valor para manter SpO_2 maior ou igual a 88% a 95%;
- Fluxo: entre 40 e 60 L/min;
- Pausa inspiratória;
- FR: dentro da normalidade, buscando adequar a gasometria;
- Sb: preferência à pressão (mais utilizado em adultos; o esforço é maior para o paciente) -2 cmH_2O;
  - FiO_2: admitir com 100% e ir diminuindo gradativamente de acordo com a saturação. A FiO_2 ideal é menor ou igual a 60%, se possível.
- Parâmetros importantes dados a partir dos já fixados:
  - Volume-minuto: entre 6 e 8L; para ajustar o Vm ideal, será necessário ajustar o VC e/ou a FR (Vm = VC × FR);
  - Pressão pico: até 40 cmH_2O;
  - Pressão de platô: menor ou igual a 30 cmH_2O, a fim de evitar a hiperdistensão alveolar;
  - Tentar manter FiO_2 menor ou igual a 60% com SpO_2 maior ou igual a 90%, assim normalmente é preciso elevar a PEEP.

Em geral, a orientação é pressão de platô inferior a 30 cmH_2O e pressão de distensão inferior a 15 cmH_2O.

Critérios de oxigenação do paciente: PaO_2 de 55 a 80 mmHg ou SpO_2 de 88% a 95%.

A melhor maneira de titulação da PEEP e seus resultados sobre os pacientes com SDRA é extremamente controverso.

Vários estudos recentes foram feitos sobre esse assunto. Uma recente metanálise envolvendo 2.778 pacientes e oito ensaios clínicos randomizados concluiu que a utilização de PEEPs altas em pacientes que não pertençam a grupos selecionados de SDRA provavelmente não melhora os desfechos[36].

Outro estudo recente abrangendo 1.010 pacientes, avaliando a mortalidade em 28 dias e seis meses como desfecho primário, mostrou aumento de mortalidade nos pacientes da intervenção com manobras de recrutamento alveolar com a titulação de PEEP, em pacientes com SDRA moderada a grave, comparadas à utilização de PEEPs baixas[37].

De forma geral, uma PEEP de no mínimo 5 cmH_2O é utilizada nos pacientes com SDRA. Uma metanálise com três ensaios clínicos randomizados envolvendo pacientes com SDRA moderada a grave refere que PEEPs de 16 cmH_2O em média tiveram diminuição de mortalidade em relação a pacientes em que se mantinham PEEPs mais baixas[38]. No entanto, a melhor forma de titular a PEEP se mantém controversa[39].

Sabe-se que ao final da expiração a pressão positiva pleural é frequentemente positiva em pacientes com SDRA, principalmente em pacientes com obesidade e altas pressões abdominais. Essa situação leva a pressões transpulmonares negativas (palveolares – pressões pleurais) e atelectrauma.

Em virtude desses achados, a utilização da pressão transesofágica vem aumentando na prática clínica como forma de titulação da PEEP para evitar esse mecanismo de LIVM[40]. Alguns ensaios clínicos estão sendo realizados para determinar a utilidade dessa estratégia e dos desfechos primários que ela poderia causar.

Outra estratégia importante é o ajuste da PEEP e do volume corrente no sentido de minimizar a pressão de distensão (a diferença da pressão de platô e da PEEP). Essa a estratégia diminuiria a LIVM que envolve o atelectrauma[41].

Posição prona em pacientes com ventilação mecânica na SDRA

Posição prona

O uso da posição prona pode melhorar a oxigenação em pacientes com SDRA. Os mecanismos que contribuem para isso são melhora na relação ventilação-perfusão e alterações regionais da mecânica da parede torácica[28]. Um estudo utilizando 7 horas por dia, durante 10 dias, a posição prona em pacientes com SDRA mostrou melhora na oxigenação, porém não demonstrou melhora na mortalidade[42].

Um ensaio clínico randomizado controlado e multicêntrico, com 466 pacientes com SDRA grave (FiO_2/PaO_2 menor que 150 mmHg, FiO_2 maior ou igual a 60%, vol. 6 mL/kg de peso ideal, PEEP maior ou igual a 5 cmH_2O) e desfecho primário, sobrevida em 28 dias, encontrou mortalidade em 28 dias de 16% no grupo intervenção (posição prona por no mínimo 16 horas por dia) e de 32,8% no grupo controle ($p < 0,001$)[43].

Em casos de SDRA moderada a grave com relação PaO_2/FiO_2 menor que 120 mmHg, existe a recomendação da posição prona, por vários estudos terem determinado diminuição de mortalidade[43,44]. Um dos mecanismos possíveis é a diminuição do efeito de compressão do lobo inferior esquerdo sobre o coração.

A recomendação da posição prona atualmente se relaciona, portanto, a pacientes com SDRA grave. Deve ser realizada em um período mínimo de 12 horas por dia[45,46].

Tabela 19.3. Tabela PEEP baixo

FiO_2	30%	40%	40%	50%	50%	60%	70%	70%	70%	80%	90%	90%	90%	100%
PEEP	5	5	8	8	10	10	10	12	14	14	14	16	18	18-24

Tabela 19.4. Tabela PEEP alto

FiO_2	30%	30%	30%	30%	30%	40%	40%	50%	50%	50-80%	80%	90%	100%	100%
PEEP	5	8	10	12	14	14	16	16	18	20	22	22	22	24

Bloqueio neuromuscular em pacientes em ventilação mecânica na SDRA

O bloqueio neuromuscular, quando comparado com a estratégia de sedação profunda, melhorou o desfecho nos pacientes com SDRA moderada a grave (no estudo, consideraram-se pacientes com relação PaO_2/FiO_2 menor que 150 mmHg). Outro ensaio clínico randomizado está sendo realizado para melhorar essa evidência, já que há dúvidas sobre a possibilidade de a sedação profunda, por si só, ser a responsável por LIVM[47,48].

Conclusões e perspectivas

Muitos avanços têm sido conseguidos na ventilação mecânica da SDRA nas últimas décadas. E há expectativa de outros tantos como a terapia farmacológica associada a ventilação mecânica (bloqueador neuromuscular), medidas como vasodilatadores inalatórios e o avanço da pesquisa clínica de novos modos ventilatórios na SDRA, por exemplo, a ventilação com liberação de pressão nas vias aéreas, além da utilização de monitorizações, que poderiam fazer diferença para os pacientes, como seria o caso da pressão esofágica.

Esperamos que isso aconteça no futuro próximo e que possa haver melhor expectativa de vida para esses pacientes.

Referências bibliográficas

1. Fan E, Del Sorbo L, Goligher EC, Hodgson CL, Munshi L, Walkey AJ, et al.; American Thoracic Society, European Society of Intensive Care Medicine, and Society of Critical Care Medicine. An Official American Thoracic Society/European Society of Intensive Care Medicine/Society of Critical Care Medicine Clinical Practice Guideline: Mechanical Ventilation in Adult Patients with Acute Respiratory Distress Syndrome. Am J Respir Crit Care Med. 2017;195(9):1253-63.
2. Ashbaugh DG, Bigelow DB, Petty TL, Levine BE. Acute respiratory distress in adults. Lancet. 1967;2:319-23.
3. Bernard GR, Artigas A, Brigham KL, Carlet J, Falke K, Hudson L, et al, The American-European Consensus Conference on ARDS. Definitions, mechanisms, relevant outcomes, and clinical trial coordination. Am J Respir Crit Care Med. 1994;149(3 Pt 1):818-24.
4. Ranieri VM, Rubenfeld GD, Thompson BT. Acute Respiratory Distress Syndrome: The Berlim Definition. The ARDS Definition Task Force. JAMA. 2012;307(23):2526-33.
5. Lamm WJ, Luchtel D, Albert RK. Sites of leakage in three models of acute lung injure. J Appl Physiol. 1988;64(3):1079-83.
6. Leikauf GD, McDowell SA, Bachurski CJ, Aronow BJ, Gammon K, Wesselkamper SC, et al. Functional genomics of oxidant-induced lung injury. Adv Exp Med Biol. 2001;500:479-87.
7. Lundy CT, Shield JP, Kvittingen EA, Vinorum OJ, Trimble ER, Morris AA. Acute respiratory distress syndrome in long-chain 3-hydroxyacyl-CoA dehydrogenase and mitochondrial trifunctional protein deficiencies. J Inherit Metab Dis. 2003;26(6):537-41.
8. Hudson LD, Milberg JA, Anardi D, Maunder RJ. Clinical risks for development of the acute respiratory distress syndrome. Am J Respir Crit Care Med. 1995;151:293-301.
9. Guidot DM, Roman J. Chronic ethanol ingestion increases susceptibility to acute lung injury: role of oxidative stress and tissue remodeling. Chest. 2002;122(Suppl):S309-14.
10. Greene KE, Wright JR, Steinberg KP, Ruzinski JT, Caldwell E, Wong WB, et al. Serial changes in surfactant-associated proteins in lung and serum before and after onset of ARDS. Am J Respir Crit Care Med. 1999;160(6):1843-50.
11. Ware LB, Golden JA, Finkbeiner WE, Matthay MA. Alveolar epithelial fluid transport capacity in reperfusion lung injury after lung transplantation. Am J Respir Crit Care Med. 1999;159:980-8.
12. Lindroos PM, Coin PG, Osornio-Vargas AR, Bonner JC. Interleukin 1 beta (IL-1 beta) and the IL-1 beta-alpha 2-macroglobulin complex upregulate the platelet-derived growth factor alpha-receptor on rat pulmonary fibroblasts. Am J Respir Cell Mol Biol. 1995;13:455-65.
13. Humann P, Hedenstierna G. Ventilation-perfusion distributionsin different porcine lung injury models. Acta Anaesthesiol Scand. 2001;45:78-86.
14. Gattinoni L, Mascheroni D, Torresin A, Marcolin R, Fumagalli R, Vesconi S, et al. Morphological response to positive end expiratory pressure in acute respiratory failure. Computerized tomography study. Intensive Care Med. 1986;12(3):137-42.
15. Desai SR, Wells AU, Rubens MB, Evans TW, Hansell DM. Acute respiratory distress syndrome: CT abnormalities at long-term follow-up. Radiology. 1999;210(1):29-35.
16. Gattinoni L, Pesenti A, Avalli L, Rossi F, Bombino M. Pressure-volume curve of total respiratory system in acute respiratory failure. Computed tomographic scan study. Am Rev Respir Dis. 1987;136(3):730-6.
17. Thompson BT, Chambers RC, Liu KD. Acute respiratory distress syndrome. N Engl J Med. 2017;377(6):562-72.
18. Gattinoni L, Tonetti T, Cressoni M, Cadringher P, Herrmann P, Moerer O, et al. Ventilator-related causes of lung injury: the mechanical power. Intensive Care Med. 2016;42(10):1567-75.
19. Petrucci N, Iacovelli W. Lung Protective Ventilation Strategy for the acute respiratory distress syndrome. Cochrane Database Syst Rev. 2007;(3):CD003844.
20. Eichacker PQ, Gerstenberger EP, Banks SM, Cui X, Natanson C. Meta-analysis of acute lung injury and acute respiratory distress syndrome trials testing low tidal volumes. Am J Respir Crit Care Med. 2002;166:1510-4.
21. Amato MB, Barbas CS, Medeiros DM, Magaldi RB, Schettino GP, Lorenzi-Filho G, et al. Effect of a protective-ventilation strategy on mortality in the acute respiratory distress syndrome. N Engl J Med. 1998;338(6):347-54.
22. Brochard L, Roudot-Thoraval F, Roupie E, Delclaux C, Chastre J, Fernandez-Mondéjar E, et al. Tidal volume reduction for prevention of ventilator-induced lung injury in acute respiratory distress syndrome. The Multicenter Trail Group on Tidal Volume reduction in ARDS. Am J Respir Crit Care Med. 1998;158(6):1831-8.
23. Stewart TE, Meade MO, Cook DJ, Granton JT, Hodder RV, Lapinsky SE, et al. Evaluation of a ventilation strategy to prevent barotrauma in patients at high risk for acute respiratory distress syndrome. Pressure- and Volume-Limited Ventilation Strategy Group. N Engl J Med. 1998;338(6):355-61.
24. Brower RG, Shanholtz CB, Fessler HE, Shade DM, White P Jr, Wiener CM, et al. Prospective, randomized, controlled clinical trial comparing traditional versus reduced tidal volume ventilation in acute respiratory distress syndrome patients. Crit Care Med. 1999;27(8):1492-8.
25. Acute Respiratory Distress Syndrome Network, Brower RG, Matthay MA, Morris A, Schoenfeld D, Thompson BT, Wheeler A. Ventilation with lower tidal volumes as compared with traditional tidal volumes for acute lung injury and the acute respiratory distress syndrome. N Engl J Med. 2000;342(18):1301-8.
26. Brower RG, Lanken PN, MacIntyre N, Matthay MA, Morris A, Ancukiewicz M, et al.; National Heart, Lung, and Blood Institute ARDS Clinical Trials Network. Higher versus lower positive end-expiratory pressures in patients with the acute respiratory distress syndrome. N Engl J Med. 2004;351(4):327-36.
27. Hyde RW, Rawson AJ. Unintentional iatrogenic oxygen pneumonitis: Response to therapy. Ann Intern Med. 1969;71:517-31.
28. Bernard GR, Luce JM, Sprung CL, Rinaldo JE, Tate RM, Sibbald WJ, et al. High-dose corticosteroids in patients with the adult respiratory distress syndrome. N Engl J Med. 1987;317(25):1565-70.

29. Takaki M, Ichikado K, Kawamura K, Gushima Y, Suga M. The negative effect of initial high-dose methylprednisolone and tapering regimen for acute respiratory distress syndrome: a retrospective propensity matched cohort study. Crit Care. 2017;21(1):135.
30. Gattinoni L, Cressoni M, Brazzi L. Fluids in ARDS: from onset through recovery. Curr Opin Crit Care. 2014;20(4):373-7.
31. Wheeler AP, Bernard GR, Thompson BT, Schoenfeld DA, Wiedemann HP, de Boisblanc BP, et al. Pulmonary-artery versus central venous catheter to guide treatment of acute lung injury. New Engl J Med. 2006;354:2213-24.
32. Gregory TJ, Steinberg KP, Spragg R, Gadek JE, Hyers TM, Longmore WJ, et al. Bovine surfactant therapy for patients with acute respiratory distress syndrome. Am J Respir Crit Care Med. 1997;155(4):1309-15.
33. Anzueto A, Baughman RP, Guntupalli KK, Weg JG, Wiedemann HP, Raventós AA, et al. Aerosolized surfactant in adults with sepsis-induced acute respiratory distress syndrome. Exosurf Acute Respiratory Distress Syndrome Sepsis Study Group. N Engl J Med. 1996;334(22):1417-21.
34. Spragg RG, Lewis JF, Wurst W, Häfner D, Baughman RP, Wewers MD, et al. Treatment of acute respiratory distress syndrome with recombinant surfactant protein C surfactant. Am J Respir Crit Care Med. 2003;167(11):1562-6.
35. Peek GJ, Mugford M, Tiruvoipati R, Wilson A, Allen E, Thalanany MM, et al.; CESAR trial collaboration. Efficacy and economic assessment of conventional ventilatory support versus extracorporeal membrane oxygenation for severe adult respiratory failure (CESAR): a multicentre randomised controlled trial. Lancet. 2009;374:1351-63.
36. Walkey AJ, Del Sorbo L, Hodgson CL. Higher PEEP versus lower PEEP strategies for patients with acute respiratory distress syndrome. A systematic review and meta-analysis. Ann Am Thorac Soc. 2017;14(Suppl 4):S297-303.
37. Writing Group for the Alveolar Recruitment for Acute Respiratory Distress Syndrome Trial (ART) Investigators, Cavalcanti AB, Suzumura ÉA, Laranjeira LN, Paisani DM, Damiani LP, Guimarães HP, et al. Effect of Lung Recruitment and Titrated Positive End-Expiratory Pressure (PEEP) vs Low PEEP on Mortality in Patients With Acute Respiratory Distress Syndrome: A Randomized Clinical Trial. JAMA. 2017;318(14):1335-45.
38. Fan E, Del Sorbo L, Goligher EC, Hodgson CL, Munshi L, Walkey AJ, et al.; American Thoracic Society, European Society of Intensive Care Medicine, and Society of Critical Care Medicine. An Official American Thoracic Society/European Society of Intensive Care Medicine/Society of Critical Care Medicine Clinical Practice Guideline: Mechanical Ventilation in Adult Patients with Acute Respiratory Distress Syndrome. Am J Respir Crit Care Med. 2017;195(9):1253-63.
39. Briel M, Meade M, Mercat A, Brower RG, Talmor D, Walter SD, et al. Higher vs lower positive end-expiratory pressure in patients with acute lung injury and acute respiratory distress syndrome: systematic review and meta-analysis. JAMA. 2010;303(9):865-73.
40. Talmor D, Sarge T, Malhotra A, O'Donnell CR, Ritz R, Lisbon A, et al. Mechanical ventilation guided by esophageal pressure in acute lung injury. N Engl J Med. 2008;359:2095-104.
41. Amato MB, Meade MO, Slutsky AS, Brochard L, Costa EL, Schoenfeld DA, et al. Driving pressure and survival in the acute respiratory distress syndrome. N Engl J Med. 2015;372(8):747-55.
42. Gattinoni L, Tognoni G, Pesenti A, Taccone P, Mascheroni D, Labarta V, et al.; Prone-Supine Study Group. Effect of prone positioning on the survival of patients with acute respiratory failure. N Engl J Med. 2001;345(8):568-73.
43. Guérin C, Reignier J, Richard JC, Beuret P, Gacouin A, Boulain T, et al.; PROSEVA Study Group. Prone positioning in severe acute respiratory distress syndrome. N Engl J Med. 2013;368(23):2159-68.
44. Rhodes A, Evans LE, Alhazzani W, Levy MM, Antonelli M, Ferrer R, et al. Surviving Sepsis Campaign: international guidelines for management of sepsis and septic shock: 2016. Crit Care Med. 2017;45:486-552.
45. Gattinoni L, Carlesso E, Taccone P, Polli F, Guerin C, Mancebo J. Prone positioning improves survival in severe ARDS: a pathophysiologic review and individual patient meta-analysis. Minerva Anestesiol. 2010;76:448-54.
46. Douglas WW, Rehder K, Beynen FM, Sessler AD, Marsh HM. Improved oxygenation in patients with acute respiratory failure: the prone position. Am Rev Respir Dis. 1977;115(4):559-66.
47. Papazian L, Forel JM, Gacouin A, Penot-Ragon C, Perrin G, Loundou A, et al.; ACURASYS Study Investigators. Neuromuscular blockers in early acute respiratory distress syndrome. N Engl J Med. 2010;363(12):1107-16.
48. Huang DT, Angus DC, Moss M, Thompson BT, Ferguson ND, Ginde A, et al.; Reevaluation of Systemic Early Neuromuscular Blockade Protocol Committee and the National Institutes of Health National Heart, Lung, and Blood Institute Prevention and Early Treatment of Acute Lung Injury Network Investigators. Design and Rationale of the Reevaluation of Systemic Early Neuromuscular Blockade Trial for Acute Respiratory Distress Syndrome. Ann Am Thorac Soc. 2017;14(1):124-33.

SEÇÃO V

QUEIXAS FREQUENTES NO PRONTO-SOCORRO

Coordenador

Antonio Carlos Lopes

20

CEFALEIA

Fernando Sabia Tallo
Cesar Alfredo Pusch Kubiak

Introdução

A cefaleia é a quarta queixa mais comum no pronto-socorro e representa 3% de todas as visitas realizadas no departamento de emergência[1].

A cefaleia primária é uma cefaleia crônica, de apresentação episódica ou contínua e de natureza disfuncional, o que significa a não participação de processos estruturais na etiologia da dor[2]. Exemplos seriam a enxaqueca, a cefaleia do tipo tensão e as cefaleias trigêmino-autonômicas.

As cefaleias secundárias seriam as atribuídas a traumatismo cranioencefálico ou cervical, infecção, perturbação psiquiátrica, entre outras.

No pronto-socorro, as prioridades seriam a identificação de causas ameaçadoras e o alívio da dor.

Dois problemas podem ser apontados no atendimento inicial. O erro diagnóstico de causas secundárias que podem levar a tratamentos iatrogênicos e o uso exagerado dos exames de imagem.

Neste capítulo, serão apresentadas as cefaleias de causas benignas (95%) e as cefaleias de causas ameaçadoras (5%).

O erro diagnóstico é muito comum. Portanto, será necessária uma abordagem racional e prática, porém acurada, para distinguirmos essas duas situações clínicas que envolvem a cefaleia no departamento de emergência.

Serão descritos alguns cenários diferentes possíveis no pronto-socorro e será proposta uma abordagem de cada um deles na sequência do capítulo.

Classificação das cefaleias

Podemos classificar as cefaleias em dois grandes grupos. As cefaleias primárias e as cefaleias secundárias. Para efeito de emergência, vamos nos preocupar mais, durante o capítulo, com as formas de se realizar um bom diagnóstico diferencial entre as cefaleias "benignas" e as ameaçadoras à vida. As etiologias das cefaleias secundárias serão abordadas em outra seção desta obra.

Podemos classificar as cefaleias em dois grandes grupos conforme a Tabela 20.1.

Tabela 20.1. Classificação internacional das cefaleias

Cefaleias primárias	Cefaleias secundárias
• Enxaquecas • Cefaleia tipo tensão • Cefaleias trigêmino-autonômicas • Outras	• Cefaleia atribuída a traumatismo da cabeça/pescoço • Cefaleia atribuída a perturbação vascular craniana ou cervical • Cefaleia atribuída a perturbação intracraniana não vascular • Cefaleia atribuída a substâncias ou sua privação • Cefaleia atribuída a infecção • Cefaleia atribuída a perturbação da homeostasia • Cefaleia ou dor facial atribuída a perturbação do crânio, pescoço, olhos ou ouvidos, nariz, seios paranasais, boca, dentes ou outras estruturas cranianas ou faciais • Cefaleia atribuída a perturbação psiquiátrica

Fonte: *Headache Classification Committee of the International Headache Society* (IHS)[2].

Abordagem genérica do paciente com cefaleia no pronto-socorro

Determinar se não há risco imediato. Caso haja estabilidade do paciente, o emergencista deve procurar aliviar a dor e o desconforto. O alívio ou não da dor não será uma forma confiável de determinar se a cefaleia é primária ou secundária. Não é incomum a hemorragia subaracnóidea (HSA) ou a dissecção da artéria cervical (DACe) responderem a analgésicos[3].

A grande preocupação são as cefaleias secundárias de causas ameaçadoras à vida (Tabela 20.2).

Outra dúvida frequente é quando solicitar o exame de imagem (Tabela 20.3).

Tabela 20.2. Características das cefaleias secundárias

Diagnóstico	Clínica	Exame	Conduta	Observação
HSA	Cefaleia intensa e súbita	Tomografia Liquor	Interconsulta em neurocirurgia Ventriculostomia Nimodipina Controlas da PA	Tomografia Extrema sensibilidade nas primeiras 6h, que diminui depois
DACe DACai ou DAV	Dor recente de cabeça, pescoço ou face Isquemia anterior: perda de visão monocular, Horner, alteração de nervos cranianos Isquemia posterior	Tomografia de cabeça e pescoço Angiografia	Anticoagulantes x antiplaquetários Considerar trombolíticos em AVC isquêmico precoce e dissecção extracraniana	Trauma em 40% dos casos Afastar HSA antes da anticoagulação Sintomas neurológicos podem demorar depois da cefaleia
ACG	Cefaleia > 50 anos Polimialgia reumática associada Alterações no exame da artéria temporal Claudicação mandibular Perda visual, febre	VHS Biópsia da artéria temporal	Corticoterapia sistêmica	Febre de origem desconhecida em idosos Iniciar corticoides precocemente
Trombose venosa cerebral	Cefaleia e sinais de aumento da pressão intracraniana ou sinais focais	Tomografia RNM Venograma	Anticoagulação endovascular Trombectomia caso anticoagulação não funcione	Trombofilia, gestação puerpério, uso de contraceptivo oral
Hipertensão intracraniana idiopática	Mais comum em mulheres jovens e obesas; 3ª-4ª década, cefaleia, *Tinnitus*, papiledema, turvação visual	Neuroimagem para descartar lesão e PL > 20 mmHg	Perda de peso, acetazolamida ou furosemida, fenestração de nervo óptico ou *shunt* SNC se progride a perda visual	Lesão de VI par é característica Tratamento impede progressão de perda visual em 25% dos casos
Glaucoma agudo de ângulo fechado	Dor ocular aguda, cefaleia, vermelhidão, perda visual, náusea e vômito, pupila médio-fixa	PIO elevada > 21-30 mmHg	Interconsulta com oftalmologista, Realizar terapia osmótica, sistêmica. Ex. colírios hipotensores	Realizar exame ocular em pacientes alertas com dilatação pupilar e cefaleia súbita e de forte intensidade
Meningite bacteriana	Febre, cefaleia, rigidez de nuca	PL, tomografia de crânio	Antibióticos; considerar dexametasona	Os sinais meníngeos têm baixa sensibilidade: Kernig, rigidez etc.
Pré-eclâmpsia	Cefaleia em gestantes > 20 semanas, alterações visuais, dispneia, dor torácica, dor abdominal, vômitos	PAS > 140 mmHg ou PAD > 110 em 2 ocasiões + qualquer dos seguintes: proteinúria, disfunção renal, prejuízo de função, hepática, trombocitopenia, edema pulmonar, cerebral ou distúrbios visuais	Consultar obstetrícia Sulfato de magnésio Parto de urgência Controle de PA	Considerar diagnóstico até 6 semanas de puerpério, havendo maior risco na primeira semana
Apoplexia hipofisária	Cefaleia intensa, queixas visuais, vômitos e hipopituitarismo	Tomografia de crânio sem contraste para hemorragia e RNM para massa hipofisária	Consulta com equipe de neurocirurgia Glicocorticoides sistêmicos se houver insuficiência adrenal	Alterações de pares cranianos III, IV ou VI Mais comum III par
Envenenamento por monóxido de carbono	Cefaleia, tontura, quadro semelhante ao da gripe, com piora matinal Pode evoluir em sincope, confusão e morte	Gasometria arterial	Câmara hiperbárica	A câmara hiperbárica está indicada quando há sinais neurológicos e cardiovasculares
Processos expansivos	Piora progressiva da cefaleia, piora se assumir posição de cabeça para baixo	Tomografia RNM	Equipe de neurocirurgia Medidas para diminuição da PIC Tratar causa base	Elevação da cabeça, hiperventilação, diuréticos Cirurgia, corticoides, antibióticos
Trauma oculto	Sinal de abuso ou negligência Anticoagulação ou coagulopatia	Tomografia de crânio	Equipe de neurocirurgia	População sob risco, pode não relatar trauma
Síndrome de hipertensão cerebral reversível	Cefaleia "explosiva" que se resolve em minutos ou horas Múltiplas recorrências	Tomografia, RNM, Angiografia	Terapia de suporte e monitorização em UTI neurológica	AVCs isquêmicos ou hemorrágicos podem ocorrer em 20% dos pacientes Período pós-parto é fator de risco
Infarto cerebelar	Cefaleia com tontura, sinais cerebelares, alterações de pares cranianos	Tomografia ou angiorressonância	Interconsulta com neurologia	Tomografia para afastar hemorragias e efeito de massa

HSA: hemorragia subaracnóidea; DACe: dissecção da artéria cervical; PA: pressão arterial; DACai: dissecção da artéria carótida interna; DAV: dissecção da artéria vertebral; AVC: acidente vascular cerebral; VHS: velocidade de hemossedimentação; ACG: arterite de células gigantes; RNM: ressonância nuclear magnética; PL: punção liquórica; PIC: pressão intracraniana; PIO: pressão intraocular; SNC: sistema nervoso central; PAS: pressão arterial sistólica; PAD: pressão arterial diastólica; UTI: unidade de terapia intensiva.

Tabela 20.3. Indicação de neuroimagem na cefaleia

Cefaleia com achados novos no SNC (alteração de estado mental, sinais focais etc.)	NE-B Tomografia de crânio sem contraste na emergência
Cefaleia de forte intensidade, súbita e recente	NE-B Tomografia de crânio sem contraste na emergência
Cefaleia em HIV com novo tipo de cefaleia	NE-B Tomografia de crânio sem contraste na emergência
Paciente com > 50 anos e cefaleia de novo tipo e com exame neurológico normal	NE-C Tomografia de crânio sem contraste na emergência

Manifestação clínica das cefaleias no pronto-socorro

A manifestação mais característica de ameaça à vida do paciente em cefaleia é aquela que surge de maneira súbita, de aparecimento recente e com forte intensidade. Esse quadro clínico pode ser atribuído a cefaleias de causas benignas, mas cefaleias de causas emergenciais também devem ser consideradas. Esses pacientes devem ser investigados na emergência para que se afastem hemorragias como HSA[4]. Sabe-se que a tomografia de crânio sem contraste não é capaz de revelar todos os sangramentos. A completa investigação incluiria também uma punção liquórica para verificar xantocromia ou a presença de hemácias[5].

As cefaleias súbitas também podem se originar de outras naturezas vasculares como tromboses venosas cerebrais (TVCs) e dissecção de artéria cervical, por exemplo, e se comportam de maneira indistinguível da HSA. Na DACe, são sinais importantes a presença de sintomas unilaterais em pescoço e cabeça e déficits neurológicos. E nas tromboses venosas, o quadros mais clássicos e frequentes são com cefaleia progressiva associada a sinais visuais[6].

Outra cefaleia de origem intensa, acompanhada de dor ocular, pode ser um glaucoma agudo de ângulo fechado, com necessidade de exame ocular completo com medida da pressão intraocular. Outros diagnósticos possíveis para esse grupo de pacientes são encefalopatia hipertensiva, síndrome de vasoconstrição cerebral reversível, apoplexia de pituitária e hipotensão intracraniana espontânea[7,8].

Todos os pacientes que chegam ao pronto-socorro com cefaleia acompanhada de déficits neurológicos recentes, incluindo qualquer alteração do estado mental, devem ser investigados com neuroimagem. A presença de sinal focal é altamente preditiva de patologia intracraniana. Não obstante, uma variedade de causas pode se associar a sinais focais: envenenamento por monóxido de carbono, infecções, trauma, malignidade, causas metabólicas e mesmo vasculares[9].

A cefaleia é uma característica da HSA e do acidente vascular cerebral (AVC) hemorrágico. No AVC isquêmico a cefaleia é mais comum na mulher jovem e naquele de origem de circulação posterior. Por isso, é importante fazer o diagnóstico diferencial quando do diagnóstico de enxaqueca hemiplégica[10].

Quando a cefaleia é unilateral, acompanhada de sintomas de AVC de circulação anterior com dor facial, ou cervical, acompanhada de sintomas de isquemia de retina e síndrome de Horner, a dissecção de artéria carótida deve ser considerada. Porém, quando acompanhada de sintomas de AVC de circulação posterior, a suspeita é dissecção da artéria vertebral. O início da cefaleia geralmente antecede o início dos sinais focais em alguns dias em ambas as dissecções[11].

A cefaleia pode surgir com alterações de pares cranianos. A lesão do nervo oculomotor pode aparecer com doença ocular primária, isquemia cerebral ou arterite temporal. O terceiro par craniano pode surgir associado a cefaleia e levantar a hipótese de aneurisma de artéria comunicante posterior. Já em um trauma cranioencefálico grave, pode significar herniação cerebral. O sexto par, por ter o trajeto mais longo, pode estar presente em qualquer situação que eleva a pressão intracraniana. Os envolvimentos de pares cranianos também podem aparecer nas lesões de tronco cerebral e na trombose de seio cavernoso.

Imunossupressão e cefaleia

Os pacientes com imunossupressão e cefaleia devem chamar a atenção do emergencista para a possibilidade de patologia intracraniana. Os pacientes com HIV têm maiores taxas de doenças intracranianas que a população geral, que podem ser infecciosas ou até mesmo linfomas[12].

Os pacientes transplantados também têm grande incidência de infecções, complicações neurotóxicas não infecciosas e malignidade e encefalopatia posterior reversível em sistema nervoso central (SNC)[13].

Cefaleia no idoso

O *American College of Emergency Physician* (ACEP) recomenda a realização da neuroimagem em pacientes acima de 50 anos com o aparecimento de cefaleia com características novas. Esses pacientes têm quatro vezes mais chances de patologias intracranianas que pacientes mais jovens como malignidades, arterite de células gigantes (ACG), hemorragias e traumas ocultos[14-16].

Cefaleia e a paciente gestante

As cefaleias mais prevalentes nas gestantes são as mesmas que na população geral: enxaquecas e cefaleias tensionais. Porém, aumenta-se a probabilidade de cefaleias secundárias como TVC, pré-eclâmpsia, eclâmpsia e apoplexia hipofisária. A pré-eclâmpsia e a eclâmpsia devem ser consideradas a partir das 20 semanas de gestação até seis semanas de puerpério, com o maior risco sendo na primeira semana pós-parto. As pacientes com eclâmpsia geralmente antecipam o quadro convulsivo com cefaleia de duração de pelo menos um dia[17].

A cefaleia pós-bloqueio locorregional, raquianestesia e epidural pode ocorrer na paciente grávida. A fisiopatologia é um processo de vasoconstrição arterial de médio e grosso calibre. O início é agudo e a dor é de forte intensidade. A síndrome cerebral de vasoconstrição reversível é outro diagnóstico possível na grávida com cefaleia. Essas cefaleias têm forte intensidade, são episódicas e podem se associar a emergências como hemorragias intracranianas, infarto cerebral e edema cerebral vasogênico[18].

Cefaleia em pacientes com coagulopatias

Pacientes com alterações de coagulação e cefaleia podem sofrer TVCs e hemorragias intracranianas espontâneas.

Cerca de 34% dos pacientes com TVC possuem distúrbios pró-trombóticos. Os pacientes em uso de anticoncepcionais, deficiência de proteína C/S, hiper-homocisteinemia e mutações do fator V de Leiden também têm aumento da probabilidade de TVC[19].

Os pacientes com distúrbios de coagulação como hemofilia A/B e doença de von Willebrand têm fatores de risco para hemorragia intracraniana. Cerca de 12% a 20% das hemorragias intracranianas se relacionam aos pacientes que usam anticoagulante. Expansões mais agressivas de hematomas cerebrais também são mais comuns nesses pacientes[20,21].

Cefaleia e malignidade

A cefaleia da malignidade pode ocorrer tanto por efeito de massa de um processo expansivo primário como por efeitos de metástases cerebrais[22] (60% dos casos), assim como pelo próprio tratamento do câncer. Habitualmente, a cefaleia se associa a náuseas, vômitos e anormalidades neurológicas. Os tumores primários que mais se relacionam a metástases cerebrais são: de pulmão (19%), renais (6,5%), melanomas (6,1%), de mama (5,1%) e colorretais (1,8%)[23]. A cefaleia como manifestação isolada no tumor cerebral é rara (2% a (8%). Esses pacientes são mais propensos a hemorragias intracranianas, principalmente os que têm metástases de tumores sólidos. Pacientes que recebem radioterapia ou quimioterapia também podem se queixar de cefaleia.

Cefaleia no paciente febril

O paciente com cefaleia e febre na sala de emergência é um desafio diagnóstico. Pode representar desde afecções benignas até situações de alto risco de mortalidade.

O paciente com cefaleia e febre deve levantar a suspeita no emergencista de um processo infeccioso primário no SNC ou sistêmico. Determinadas situações indicam o exame de imagem antes da punção liquórica, tais como: pacientes acima de 60 anos, imunocomprometidos, com histórico de alguma afecção de SNC, alteração do estado mental, convulsões recentes, déficit neurológico focal e papiledema[24].

O abscesso cerebral também pode ser acompanhado de cefaleia em 70% dos casos e de febre em 50% dos casos, mas raramente com meningite. Os pacientes com recentes instrumentações cirúrgicas cerebrais, HIV e imunocomprometidos devem ser lembrados. A situação mais comum de seu aparecimento é vinculada a sinusites, otites ou infecções dentárias por contiguidade. A disseminação hematogênica é própria da endocardite infecciosa ou do abscesso pulmonar[25].

A cefaleia com febre pode acompanhar a HSA nos dias que se sucedem ao evento e significa piora de prognóstico, com aumento de mortalidade e da incapacidade funcional do paciente. A fisiopatologia parece ser relacionada ao processo inflamatório sistêmico e à perda de controle da termorregulação central. Os pacientes com apoplexia hipofisária podem se apresentar com quadro clínico semelhante ao da meningite/encefalite e representar um desafio diagnóstico ao emergencista[26]. As vasculites também podem se apresentar com cefaleia e febre, com destaque para a ACG.

Cefaleia e distúrbios visuais nos pacientes do pronto-socorro

Os pacientes com queixas visuais acompanhando a cefaleia necessitam de diagnósticos diferenciais para afastar doenças ameaçadoras à vida. Os pacientes com enxaqueca podem ter queixas visuais, porém com características distintas das queixas visuais dos pacientes com doença cardiovascular[27].

A aura visual se desenvolve de maneira gradual em 5 a 20 minutos e se resolve em 60 minutos, e frequentemente antecede a cefaleia e envolve alteração de cores e escotomas. Já as alterações visuais de outras etiologias podem se apresentar com perdas súbitas de visão monocular ou defeitos de campos visuais.

A maioria dos casos de hemianopsia em adultos é secundária à etiologia vascular, incluindo infarto cerebral e hemorragia intracraniana, seguida por trauma e tumor cerebral[28].

Outras etiologias como ACG, glaucoma agudo de ângulo fechado, neurite óptica e, mais raramente, dissecção de carótida (2% dos casos) também evoluem com alterações visuais.

Nos pacientes com perda visual bilateral súbita da visão a suspeita seria de processo expansivo intracraniano e hipertensão intracraniana idiopática.

Todos os pacientes com cefaleia e alterações visuais devem ser examinados pelo emergencista com um exame de campo visual de confrontação. Outro exame obrigatório para esse grupo de pacientes é um fundo de olho. A presença de papiledema sugere o aumento da pressão intracraniana por qualquer causa: hipertensão intracraniana idiopática, TVCs, malignidade, encefalopatia hipertensiva ou infecção.

Cefaleias em pacientes com rebaixamento do nível de consciência no pronto-socorro

Nesse grupo de pacientes, primeiramente devem ser consideradas causas vasculares e tentar afastá-las. Os pacientes que se apresentam com história de convulsão podem estar sofrendo de eclâmpsia, infecção de SNC, hemorragia, processo expansivo e aumentos de pressão intracraniana de outras origens. Caso haja HSA associada, o evento convulsivo é fator independente de risco de incapacitação do paciente[29].

Os pacientes podem se queixar de cefaleias e apresentar síncopes; isso pode acontecer em 5% das HSAs. Outra possibilidade é obstrução do terceiro ventrículo por processos expansivos, por exemplo, que também evoluem com síncope.

Seja qual for a suspeita de etiologia, será necessária a investigação pormenorizada de todos os pacientes com cefaleia e rebaixamento do nível de consciência no departamento de emergência[30].

Referências bibliográficas

1. National Hospital Ambulatory Medical Care Survey: 2011 Emergency Department Summary Tables. Disponível em: http://

www.cdc.gov/nchs/data/ahcd/nhamcs_emergency/2011_ed_web_tables.pdf. Acesso em: 27 dec. 2015.
2. Headache Classification Committee of the International Headache Society (IHS). The International Classification of Headache Disorders, 3rd edition (beta version). Cephalalgia. 2013;33(9):629-808.
3. Prokhorov S, Khanna S, Alapati D, Pallimalli SL. Subcutaneous sumatriptan relieved migraine-like headache in two adolescents with aseptic meningitis. Headache. 2008;48(8):1235-6.
4. Suarez JI, Tarr RW, Selman WR. Aneurysmal subarachnoid hemorrhage. N Engl J Med. 2006;354(4):387-96.
5. Perry JJ, Spacek A, Forbes M, Wells GA, Mortensen M, Symington C, et al. Is the combination of negative computed tomography result and negative lumbar puncture result sufficient to rule out subarachnoid hemorrhage? Ann Emerg Med. 2008;51(6):707-13.
6. Cumurciuc R, Crassard I, Sarov M, Valade D, Bousser M. Headache as the only neurological sign of cerebral venous thrombosis: a series of 17 cases. J Neurol Neurosurg Psychiatry. 2005;76(8):1084-7.
7. Garza I, Kirsch J. Pituitary apoplexy and thunderclap headache. Headache. 2007;47(3):431-2.
8. Dodick DW. Thunderclap headache. Headache 2002;42(4):309-15.
9. Locker TE, Thompson C, Rylance J, Mason SM. The utility of clinical features in patients presenting with nontraumatic headache: an investigation of adult patients attending an emergency department. Headache. 2006;46(6):954-61.
10. Tentschert S, Wimmer R, Greisenegger S, Lang W, Lalouschek W. Headache at stroke onset in 2196 patients with ischemic stroke or transient ischemic attack. Stroke. 2005;36(2):e1-3.
11. Debette S, Leys D. Cervical-artery dissections: predisposing factors, diagnosis, and outcome. Lancet Neurol. 2009;8(7):668-78.
12. Rothman RE, Keyl PM, McArthur JC, Beauchamp NJ Jr, Danyluk T, Kelen GD. A decision guideline for emergency department utilization of noncontrast head computed tomography in HIV-infected patients. Acad Emerg Med. 1999;6(10):1010-9.
13. Pruitt AA, Graus F, Rosenfeld MR. Neurologic complications of solid organ transplantation. Neurohospitalist. 2013;3(3):152.
14. Kahn CE Jr, Sanders GD, Lyons EA, Kostelic JK, MacEwan DW, Gordon WL. Computed tomography for nontraumatic headache: current utilization and cost-effectiveness. Can Assoc Radiol J. 1993;44(3):189-93.
15. Duarte J, Sempere AP, Delgado JA, Naranjo G, Sevillano MD, Clavería LE. Headache of recent onset in adults: a prospective population-based study. Acta Neurol Scand. 1996;94(1):67-70.
16. Pascual J, Berciano J. Experience in the diagnosis of headaches that start in elderly people. J Neurol Neurosurg Psychiatry. 1994;57(10):1255-7.
17. Shah AK, Rajamani K, Whitty JE. Eclampsia: a neurological perspective. J Neurol Sci. 2008;271:158.
18. Skeik N, Porten BR, Kadkhodayan Y, McDonald W, Lahham F. Postpartum reversible cerebral vasoconstriction syndrome: review and analysis of the current data. Vasc Med. 2015;20(3):256-65.
19. Saposnik G, Barinagarrementeria F, Brown RD Jr, Bushnell CD, Cucchiara B, Cushman M, et al.; American Heart Association Stroke Council and the Council on Epidemiology and Prevention. Diagnosis and management of cerebral venous thrombosis: a statement for healthcare professionals from the American Heart Association/American Stroke Association. Stroke. 2011;42(4):1158-92.
20. Hemphill JC 3rd, Greenberg SM, Anderson CS, Becker K, Bendok BR, Cushman M, et al.; American Heart Association Stroke Council, Council on Cardiovascular and Stroke Nursing, Council on Clinical Cardiology. Guidelines for the management of spontaneous intracerebral hemorrhage: a guideline for healthcare professionals from the American Heart Association/American Stroke Association. Stroke. 2015;46(7):2032-6.
21. Cucchiara B, Messe S, Sansing L, Kasner S, Lyden P; CHANT Investigators. Hematoma growth in oral anticoagulant related intracerebral hemorrhage. Stroke. 2008;39(11):2993-6.
22. Schankin CJ, Ferrari U, Reinisch VM, Birnbaum T, Goldbrunner R, Straube A. Characteristics of brain tumour-associated headache. Cephalalgia. 2007;27(8):904-11.
23. Barnholtz-Sloan JS, Sloan AE, Davis FG, Vigneau FD, Lai P, Sawaya RE. Incidence proportions of brain metastases in patients diagnosed (1973 to 2001) in the Metropolitan Detroit Cancer Surveillance System. J Clin Oncol. 2004;22(14):2865-72.
24. Hasbun R, Abrahams J, Jekel J, Quagliarello VJ. Computed tomography of the head before lumbar puncture in adults with suspected meningitis. N Engl J Med. 2001;345(24):1727-33.
25. Muzumdar D, Jhawar S, Goel A. Brain abscess: an overview. Int J Surg. 2011;9(2):136-44.
26. Vidal E, Cevallos R, Vidal J, Ravon R, Moreau JJ, Rogues AM, et al. Twelve cases of pituitary apoplexy. Arch Intern Med. 1992;152(9):1893-9.
27. Hill DL, Daroff RB, Ducros A, Newman NJ, Biousse V. Most cases labeled as "retinal migraine" are not migraine. J Neuroophthalmol. 2007;27(1):3-8.
28. Zhang X, Kedar S, Lynn MJ, Newman NJ, Biousse V. Homonymous hemianopias: clinical-anatomic correlations in 904 cases. Neurology. 2006;66(6):906-10.
29. Butzkueven H, Evans AH, Pitman A, Leopold C, Jolley DJ, Kaye AH, et al. Onset seizures independently predict poor outcome after subarachnoid hemorrhage. Neurology. 2000;55(9):1315-20.
30. Tabatabai RR, Swadron SP. Headache in the emergency department avoiding misdiagnosis of dangerous secondary causes. Emerg Med Clin N Am. 2016;34(4):695-716.

21

FRAQUEZA

Fernando Sabia Tallo
Antonio Carlos Lopes

Introdução

A palavra do latim "*flaccus*" significa: mole, frouxo, pendente. Trata-se de um sintoma muito presente nas consultas médicas e no departamento de emergência. O paciente que possui a queixa principal de fraqueza tem diminuição de força ou potência muscular, que pode ser focal, envolver um grupo muscular específico ou ser generalizada. Representa um grande desafio diagnóstico, tendo em vista as amplas possibilidades etiológicas.

Conceitos

Estes conceitos serão constantemente utilizados durante o capítulo e devem ser de conhecimento do leitor:

- Paralisia (plegia): ausência de força muscular para executar movimento;
- Paralisia flácida – associada a hiporreflexia e hipotonia;
- Paralisia espástica – associada a hiper-reflexia e hipertonia;
- Nível sensitivo: segmento mais caudal da medula espinhal que apresenta sensibilidade normal.

Epidemiologia

A queixa de fraqueza é muito frequente no pronto atendimento, ou mesmo em prontos-socorros. Uma das situações mais frequentes é sua associação com hipoglicemia, que soma mais de 380.000 visitas ao sistema de saúde por ano nos EUA[1]. Outra situação frequente na clínica médica é o sintoma de fraqueza atribuído a medicações prescritas[2].

Abordagem inicial

A avaliação do "ABC" e verificar se há necessidade de intubação endotraqueal (IOT) será a prioridade no início do atendimento na emergência (Tabela 21.1). Quando há comprometimento neuromuscular, os músculos acometidos mais relevantes são o diafragma e/ou os de orofaringe, que podem levar ao colabamento da via aérea e à diminuição importante do reflexo da tosse, com possibilidade de broncoaspiração. Caso a fraqueza seja relacionada ao diafragma e à musculatura intercostal e o paciente mantenha a capacidade de proteger sua via aérea, a ventilação não invasiva pode ser tentada[3].

Tabela 21.1. *Checklist* da primeira hora de atendimento da fraqueza não traumática

Avaliação ABC
Caracterizar a fraqueza com anamnese e exame físico detalhado
Diagnósticos diferenciais iniciais de fraqueza
Considerar causas de atendimento de emergência
Glicemia, eletrólitos, creatinina, nitrogênio ureico sanguíneo (BUN), hemograma, coagulograma
Exames de imagem

Fonte: Flower *et al.*[3].

Caso haja necessidade de IOT, a técnica de sequência rápida deve ser considerada. A succinilcolina deve ser evitada no caso de suspeita de doença neuromuscular em progressão (Guillain-Barré, imobilidade prolongada, doença neuromuscular crônica). O rocurônio 1 mg/kg de peso é uma alternativa[4].

A decisão de IOT leva em consideração muitos fatores. A decisão do acesso à via aérea é baseada na avaliação clínica. Porém, alguns fatores objetivos podem ser citados, como a pressão inspiratória máxima menor que -30 cmH_2O, pressão expiratória máxima menor que 40 cmH_2O, hipercapnia, capacidade vital menor que 1L, ou 20 mL/kg ou diminuição de seu valor em 50% em um dia[5].

Apresentação clínica

O paciente deve ser perguntado e expressar com clareza sobre o início e a duração dos sintomas, a presença de fatores de melhora e de piora, se há fatores que acompanham e se a a fraqueza é local ou generalizada.

A queixa súbita e generalizada pode sugerir um distúrbio metabólico ou infeccioso; já a progressão lenta – dias ou semanas – pode sugerir *miastenia gravis* ou síndrome de Guillain-Barré. Uma história de infecção de vias aéreas, ou após vacinação por influenza, e fraqueza ascendente simétrica sugere essa síndrome.

O médico deve incluir na anamnese o histórico recente de vacinação, viagens, atividades profissionais, uso de medicamentos, picadas de insetos, uso de drogas e doenças conhecidas como miastenia.

Sobre os diversos aparelhos, em interrogatório complementar, o hábito intestinal, dificuldade de deglutição, diplopia, dores articulares ou musculares, perda de peso, manchas na pele, febre ou sudorese também devem ser investigados.

Deve-se dar atenção à população idosa, que pode evoluir com sintomas de fraqueza em infecções "ocultas" e/ou distúrbios metabólicos.

O paciente com fraqueza deve ser submetido rapidamente ao exame de glicemia capilar. Sua monitorização deve observar a saturação de oxigênio e alguma presença de dificuldade ventilatória como prioridade. A monitorização com oximetria de pulso pode ser necessária. A verificação de temperatura é importante, porque infecções podem cursar com queixa de fraqueza. Avaliação da tireoide, auditiva, dos seios da face e cardiovascular e inspeção cuidadosa à procura de sinais de trauma não devem ser negligenciadas também.

Exame neurológico no paciente com queixa de fraqueza

Avaliar o nível e o conteúdo de consciência. Avaliar a atenção e a orientação. Pacientes com queixa de fraqueza e alterações de consciência podem ser vítimas de envenenamento por organofosforados e monóxido de carbono.

O médico deve examinar os nervos cranianos: observar a presença de ptose, pedir para o paciente manter o olhar para cima alguns minutos, testar a capacidade de acomodação ocular, observar no exame de motricidade ocular uma possível paralisia de III, IV ou VI par craniano.

Destaca-se o exame de motricidade. O médico deve iniciar com exame do trofismo muscular, seguido do exame do tônus muscular. Depois deve proceder ao exame de força muscular com boa técnica semiológica (Tabela 21.2). Por fim, examinam-se os reflexos tendíneos profundos.

Os reflexos tendíneos profundos são, em geral, hiper-reflexivos nos pacientes com doenças do neurônio motor superior como a esclerose múltipla. Já os pacientes com doenças do neurônio motor inferior são arreflexivos ou com diminuição dos reflexos.

Tabela 21.2. Sistema de graduação da força muscular

0	Não se percebe nenhuma contração
1	Traço de contração, sem produção de movimento
2	Contração fraca, produzindo movimento com a eliminação da gravidade
3	Realiza movimento contra a gravidade, porém sem resistência adicional
4	Realiza movimento contra a resistência externa moderada e gravidade
5	É capaz de superar maior quantidade de resistência que no nível anterior

Fonte: *Medical Research Council scale.*

As lesões medulares agudas (LMA), na maioria das vezes, estão associadas ao trauma, mas podem ser decorrentes também de espondilose vertebral, isquemia medular, inflamação, neoplasia rapidamente expansiva ou de massa piogênica, podendo se apresentar com arreflexia em seu início.

Os pacientes com síndrome da cauda equina (região lombossacra, constituindo a coleção de raízes nervosas que descem pelo canal vertebral, pelas vértebras L6, L7 e sacro) podem se apresentar com fraqueza motora distal, arreflexia, retenção urinária e anestesia com distribuição em sela.

A queixa de fraqueza pode ser comum a doenças dos neurônios motores superiores ou inferiores. A Tabela 21.3 mostra as principais diferenças na história e exame físico das afecções dos neurônios motores superiores e inferiores.

Tabela 21.3. Características do exame físico do neurônio motor superior e inferior

História/exame físico	Neurônio motor superior	Neurônio motor inferior
Fraqueza	Fraqueza predomina nos extensores dos braços e flexores da perna	Fraqueza em geral em um grupo muscular
Reflexo tendíneo profundo	Aumentado	Diminuído
Tônus muscular	Aumentado	Diminuído
Fasciculação[1]	Ausente	Presente
Atrofia muscular	Ausente	Grave
Sinal de Babinski	Presente	Ausente
Clônus	Presente	Ausente

Observação: Na fase aguda, lesões do neurônio motor superior podem mimetizar as lesões do neurônio motor inferior – paralisia flácida, tônus reduzido ou normal e exame de reflexos incerto. Não há tempo suficiente para atrofias e as fasciculações são raras.

As fasciculações são definidas como contrações involuntárias de grupos de fibras musculares, que podem ser observadas durante o repouso. As contrações são curtas e irregulares e não são capazes de movimentar segmentos corpóreos, com exceção, às vezes, de discretos movimentos dos dedos.

Na esclerose lateral amiotrófica, a apresentação clínica é geralmente de fraqueza assimétrica de grupos motores distais. Os sistemas sensoriais, movimentos oculares voluntários e esfíncteres urinários são poupados. O paciente tem apresentação clínica mista, com sinais de afecção do neurônio motor superior, Babinski positivo, hiper-reflexia e do neurônio inferior, como fasciculações.

A fraqueza do neurônio motor superior geralmente é unilateral, com o Babinski positivo, sem fasciculações, com aumento do tônus musculares e reflexos aumentados. Em geral, o grupo muscular distal é mais gravemente afetado.

A fraqueza do neurônio motor inferior afeta um único grupo muscular. Os reflexos tendíneos profundos e o tônus muscular são diminuídos, e extensores e flexores são igualmente afetados. A fraqueza pode se originar do músculo, do nervo (neuropática) ou da junção neuromuscular. A Tabela 21.4 pode ajudar o emergencista a diferenciá-las.

Lesões de medula espinhal por compressão ou trauma também podem se apresentar com fraqueza distal à lesão. As lesões traumáticas de medula podem acompanhar disfunção autonômica (hipotensão, priapismo). Veja a Figura 21.1 com a proposta de algoritmo de atendimento do paciente com fraqueza não traumática.

Tabela 21.4. Características das afecções de neurônio motor inferior

Clínica	Miopático	Neuropático	Junção mioneural
Distribuição	Proximal > distal	Distal > proximal P. ex.: Guillain-Barré	Distal > proximal Difuso, afeta especialmente a área bulbar e músculos respiratórios P. ex.: miastenia, botulismo
Reflexos	Diminuído	Diminuído	Normal
Envolvimento sensorial	-	+	-
Atrofia	±	±	-
Fadiga	±	±	+
Creatinofosfoquinase	Normal ou elevada	Normal	Normal
Exemplo	Polimiosite	Guillain-Barré	*Miastenia gravis*

Adaptada de: Wolfson[6].

Outros sinais e sintomas que acompanham a fraqueza

É muito importante a percepção de achados na anamnese e no exame físico que acompanham a queixa de fraqueza, para guiar o diagnóstico. Apresentaremos na Tabela 21.5 alguns dos mais importantes.

Tabela 21.5. Achados que acompanham a queixa de fraqueza e doenças relacionadas

Tetraplegia aguda, paralisia dos músculos da face, com exceção da ocular, sem alteração de sensório	Síndrome *locked-in*[7]
Fadiga na fixação do olhar para cima na musculatura extraocular e elevador da pálpebra	*Miastenia gravis*[8]
História de acidente com animal peçonhento, paralisia descendente, coagulopatia, rabdomiólise	Envenenamento[9]
Paralisia ascendente seguindo doença infecciosa	Guillain-Barré[10]
Paralisia simétrica descendente sem febre e alteração de sensório	Botulismo[11]
Fraqueza com sinais e sintomas colinérgicos proeminentes	Intoxicação por organofosforados[12]
Exposição a metais pesados, sintomas gastrointestinais, disfunção de múltiplos órgãos	Intoxicação por metais pesados[13]
Fraqueza proximal periódica com história familiar	Paralisia periódica familiar
Dor abdominal, fraqueza proximal, sintomas psiquiátricos, urina vermelha	Porfiria intermitente aguda
Mácula eritêmato-vinhosa na região periorbital (heliotropo)	Dermatomiosite
Contato com a toxina salivar do carrapato	Paralisia do carrapato

Localização da fraqueza ao exame físico

Os pacientes com fraqueza localizada: hemiparesia ou hemiplegia também podem ter diferentes etiologias no pronto-socorro (Tabela 21.6).

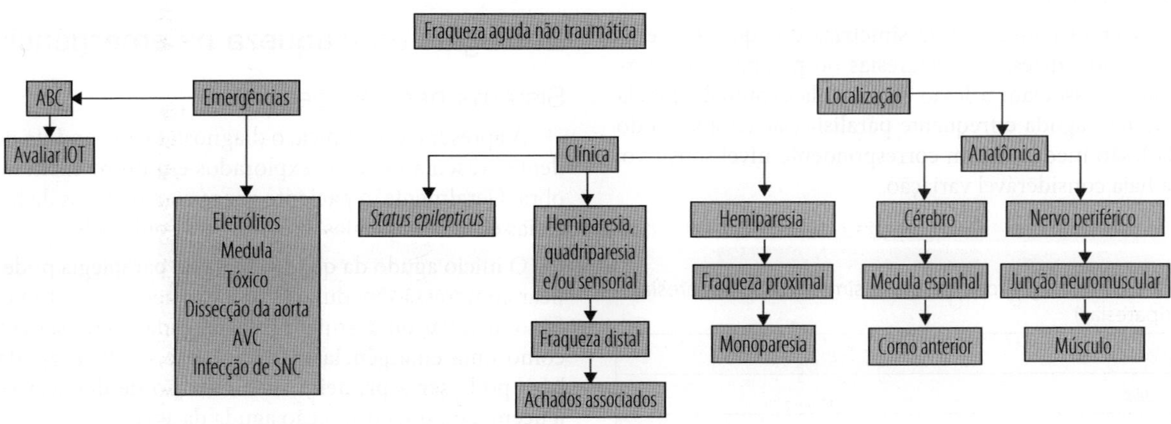

Figura 21.1. Protocolo de atendimento da fraqueza não traumática. Fonte: Flower *et al.*[3].

Tabela 21.6. Possíveis etiologias das hemiparesias e hemiplegias

Acidente vascular cerebral
Processo expansivo intracraniano
Meningite/encefalite
Hipoglicemia/hiperglicemia
Paresia pós-ictal de Toddy
Enxaqueca hemiplégica
Síndrome de Brown-Séquard

Os exames iniciais para esses pacientes seriam, de imediato, glicemia e tomografia de crânio sem contraste.

A síndrome de Brown-Séquard[14] (Tabela 21.7) é um conjunto de sinais e sintomas resultante de hemissecção da medula espinhal. Pode não se associar a trauma: tumores extramedulares, hérnia de disco vertebral cervical.

O emergencista deve-se lembrar dos tratos que não decussam na medula, sintomas do mesmo lado da lesão, e dos tratos que decussam na medula, sintomas do lado oposto ao da lesão.

Tabela 21.7. Associações anatomoclínicas da síndrome de Brown-Séquard

Alteração (sinais/sintomas)	Base anatomofuncional
Paralisia espástica, com sinal da Babinski ipsilateral (sd I neurônio motor)	Trato corticoespinhal (piramidal)
Abolição da sensibilidade profunda (posição e movimento) e do tato epicrítico ipsilateral	Fascículos grácil e cuneiforme
Anestesia/hipoestesia térmico-dolorosa contralateral	Trato espinotalâmico lateral
Alteração do tato protopático contralateral	Trato espinotalâmico anterior

Por isso, o paciente fica com queda da força muscular em um membro inferior, com Babinsky presente, perda da sensibilidade vibratória e propriocepção e com preservação da sensibilidade térmica e dolorosa do mesmo lado. E do outro lado haverá preservação da força muscular com perda da sensibilidade dolorosa e térmica.

Os pacientes com fraqueza simétrica dos quatro membros ou de dois deles, quadriparesias ou paraparesias, normalmente se associam a lesão de medula espinhal (Tabela 21.8). Na fase aguda é frequente paralisia flácida abaixo do nível da lesão medular, com correspondente nível sensitivo, embora haja considerável variação.

Tabela 21.8. Etiologias das fraquezas simétricas (paraparesias e quadriparesias)

Compressão medular
Infarto medular
Mielite transversa
Fraqueza generalizada (eletrólitos, glicose)

Fraqueza proximal

Os pacientes com fraqueza proximal (Tabela 21.9) geralmente se apresentam com fraqueza de musculatura axial, deltoide e flexores da coxa. Referem dificuldades em levantar-se da poltrona ou até em escovar os cabelos, podendo ainda ter dificuldade de fletir e estender o pescoço.

Tabela 21.9. Etiologias de fraqueza proximal no pronto-socorro

Miopatia aguda
Síndrome de Guillain-Barré
Miastenia gravis
Síndrome miastênica Lambert-Eaton
Radiculopatia lombossacra diabética aguda
Poliomielite

Fraqueza distal

Essa fraqueza acomete principalmente as mãos, punho e pé. É causada por neuropatia periférica, que, em geral, se apresenta com sinais sensitivos. Destacam-se a neuropatia vasculítica, neuropatia periférica tóxico-induzida (agudas) e síndromes de compressão nervosa. Esses pacientes diminuem sua força de preensão e deixam cair objetos e ou tem distúrbios da marcha pela alteração da força do pé (pé caído)[15,16].

Monoparesia

A monoparesia se refere a paralisia de um único músculo, um grupo muscular ou um membro. Esse fenômeno pode ser causado por lesão do sistema nervoso central (SNC) ou periférico. *Vide* etiologias possíveis na Tabela 21.10.

Tabela 21.10. Etiologias de monoparesias

Acidente vascular cerebral
Processo expansivo intracraniano
Síndrome de compressão nervosa
Poliomielite aguda
Radiculopatia lombossacra diabética aguda

Etiologias da fraqueza na emergência

Sistema nervoso central

A apresentação clínica, o diagnóstico e a conduta dos acidentes vasculares serão explorados em outro capítulo desta obra. Geralmente, o paciente chega com quadros de hemiparesias e/ou hemiplegias, como é bem conhecido.

O início agudo da quadriplegia ou paraplegia pode significar compressão medular (abscesso, hematoma, tumor), infarto medular ou desmielinização aguda e deve ser atendido como uma emergência médica. Lesão medular aguda também pode ser a primeira manifestação de doenças como a leucemia ou uma dissecção aguda da aorta.

O infarto medular tem como característica a tetraparesia ou paraparesia aguda, com a alteração sensitiva correspondente ao nível do infarto na medula. Não há na história suspeita de infecção ou trauma, a dor está ao nível da lesão em 60% dos pacientes e pode haver relação com cirurgias de aorta e ablação de gânglio celíaco. Alguns fatores de risco são determinados como sexo masculino, fibrilação atrial sem anticoagulação, hipercolesterolemia, diabetes, tabagismo e estados de hipercoagulação. A síndrome da artéria espinhal anterior ocorre com desenvolvimento súbito de paraplegia, perda dos reflexos profundos e preservação parcial da propriocepção e sensação vibratória abaixo do nível da lesão. Normalmente é bilateral, mas pode ser unilateral[17].

A síndrome da artéria espinhal posterior se apresenta com perda da sensação vibratória e propriocepção abaixo da lesão e anestesia total ao nível da lesão; a fraqueza é leve e transitória.

A investigação é feita com ressonância nuclear magnética (RNM), que demonstra uma lesão isquêmica bem delimitada em T2 no território da artéria acometida. Podem ser solicitados também *screening* pró-trombótico e para vasculites, toxicológico, ultrassom com Doppler das artérias cervicais, radiograma de tórax, eletrocardiograma e Holter.

O tratamento é apenas de suporte, não estando recomendados corticoides. Podem ser utilizados antiplaquetários para pacientes com fator de risco para mais eventos tromboembólicos.

Outro diagnóstico ao qual o emergencista deve ficar atento é a mielite transversa[18]. Essa afecção se inicia geralmente após um histórico de infecção viral, geralmente na medula torácica, e pode acompanhar a esclerose múltipla. É um processo progressivo em horas e dias em pacientes sem história de compressão medular com fraqueza e distúrbios sensitivos no dermátomo e miótomo ao nível da lesão e hiper-reflexia (sinal de Babinski). Dor nas costas e incontinência urinária e intestinal são comuns. O diagnóstico pode ser feito com RNM, porém, caso seja normal, não afasta suspeita. O tratamento é feito com metilprednisolona, plasmaférese e imunoglobulinas.

O médico não deve confundir a suspeita de mielite transversa com síndrome de Guillain-Barré. A segunda poupa o esfíncter anal e se apresenta com hiporreflexia, com fraqueza de padrão ascendente e progressivo em dias ou semanas.

A síndrome da cauda equina pode se apresentar com fraqueza de membros inferiores, diminuição dos reflexos tendíneos profundos dos membros inferiores, lombalgia e incontinência urinária e intestinal e anestesia em sela. Essa síndrome é muito importante para a percepção imediata do emergencista, porque é considerada uma emergência neurocirúrgica.

É importante lembrar que sua apresentação é variável. Pode-se apresentar com completa ausência de sinais em membros inferiores[19].

Outras situações abrangendo o SNC em que a fraqueza generalizada pode estar presente é o estado pós-ictal e as meningites ou encefalites.

Medicações e toxinas

Algumas medicações podem produzir fraqueza generalizada, dificilmente podemos identificar sinais focais ao exame neurológico (Tabela 21.11).

Tabela 21.11. Fármacos e outras substâncias associadas a fraqueza

Miopatias
Esteroides, álcool, heroína, clofibrato, ácido épsilon-aminocaproico, diuréticos, laxativos, anfotericina, d-penicilamina, cimetidina, procainamida
Nueropatias
Monóxido de carbono, metais pesados, isoniazida, nitrofurantoína
Doença da junção neuromuscular
Organofosforados, carbamatos
Envenenamento por animais peçonhentos
Serpentes, escorpiões.

Fonte: Autores.

A exposição ao monóxido de carbono é o principal motivo de mortes por envenenamento nos EUA. Os pacientes podem se apresentar apenas com fraqueza e cefaleia.

Endocrinológicas

O hipotireoidismo é a causa endocrinológica mais comum de queixa de fraqueza. A insuficiência adrenal parece ser a etiologia mais ameaçadora, porque pode cursar com hipotensão, hipercalemia e hiponatremia. Deve ser lembrada nos pacientes que utilizam cronicamente corticoides. Os pacientes diabéticos podem se apresentar com fraqueza generalizada por cetoacidose diabética ou déficits neurológicos inespecíficos com hipoglicemia. A deficiência de cobalamina (vitamina B12), associada a anemia perniciosa, é uma causa importante de fraqueza de membros inferiores e parestesias. Outro diagnóstico possível de fraqueza seria a paralisia periódica tireotóxica associada a hipocalemia[6].

Dos distúrbios hidroeletrolíticos, os que mais se relacionam com fraqueza são: hipocalemia, hipercalemia, hiponatremia, hipernatremia, hipomagnesemia e hipofosfatemia[20,21].

Reumatológicas

Fraqueza é um sintoma muito frequente nas doenças reumatológicas e ocasionalmente pode ser o primeiro sintoma de várias doenças como lúpus, polimiosite, dermatomiosite, polimialgia e, principalmente, a *miastenia gravis* deve ser considerada em todos os pacientes com fraqueza simétrica.

Referências bibliográficas

1. Lin YF, Wu CC, Pei D, Chu SJ, Lin SH. Diagnosing thyrotoxic periodic paralysis in the ED. Am J Emerg Med. 2003;21(4):339-42.
2. Barin K, Dodson E. Dizziness in the elderly. Otolaryngol Clin North Am. 2011;44:437-54.
3. Flower O, Wainwright MS, Caulfield AF. Emergency neurological life support: acute non-traumatic weakness. Neurocrit Care. 2015;23 Suppl 2:S23-47.
4. Orebaugh SL. Succinylcholine: adverse effects and alternatives in emergency medicine. Am J Emerg Med. 1999;17:715-21.
5. Abel M, Eisenkraft JB. Anesthetic implications of myasthenia gravis. Mt Sinai J Med. 2002;69:31-7.
6. Wolfson AB. Clinical practice of emergency medicine. 6ª ed. Philadelphia: Wolters Klumer; 2015. 1651p.
7. Bruno MA, Pellas F, Schnakers C, Van Eeckhout P, Bernheim J, Pantke KH, et al. [Blink and you live: the locked-in syndrome]. Rev Neurol (Paris). 2008;164(4):322-35.

8. Grob D, Brunner N, Namba T, Pagala M. Lifetime course of myasthenia gravis. Muscle Nerve. 2008;37:141-9.
9. Warrell DA. Snake bite. Lancet. 2010;375:77-88.
10. Hughes RA, Swan AV, van Koningsveld R, van Doorn PA. Corticosteroids for Guillain-Barre syndrome. Cochrane Database Syst Rev. 2006;(3):CD001446.
11. Chalk C, Benstead TJ, Keezer M. Medical treatment for botulism. Cochrane Database Syst Rev. 2011;(3):CD008123.
12. White J. Venomous animals: clinical toxinology. EXS. 2010;100:233-91.
13. Marx A, Glass JD, Sutter RW. Differential diagnosis of acute flaccid paralysis and its role in poliomyelitis surveillance. Epidemiol Rev. 2000;22:298-316.
14. Sayer FT, Vitali AM, Low HL, Paquette S, Honey CR. Brown-Sequard syndrome produced by C3-C4 cervical disc herniation: a case report and review of the literature. Spine. 2008;33:E279-82.
15. Mathew L, Talbot K, Love S, Puvanarajah S, Donaghy M. Treatment of vasculitic peripheral neuropathy: a retrospective analysis of outcome. QJM. 2007;100:41-51.
16. Racaniello VR. One hundred years of poliovirus pathogenesis. Virology. 2006;344:9-16.
17. Novy J, Carruzzo A, Maeder P, Bogousslavsky J. Spinal cord ischemia: clinical and imaging patterns, pathogenesis, and outcomes in 27 patients. Arch Neurol. 2006;63:1113-20.
18. Brinar VV, Habek M, Brinar M, Malojcic B, Boban M. The differential diagnosis of acute transverse myelitis. Clin Neurol Neurosurg. 2006;108:278-83.
19. Barriga A, Villas C. Síndrome da cauda equina por hérnia discal gigante. Rev Med Univ Navarra. 2002;46:33-5.
20. Reynolds RM, Padfield PL, Seckl JR. Disorders of sodium balance. BMJ. 2006;332:702-5.
21. Riggs JE. Neurologic manifestations of electrolyte disturbances. Neurol Clin. 2002;20:227-39.

22

TONTURA

Fernando Sabia Tallo
Antonio Carlos Lopes

Introdução

A queixa de tontura é um dos sintomas mais comuns da medicina de urgência e emergência. Aproximadamente 3,5% de todas as visitas ao departamento de emergência (DE) são por tontura[1].

A tontura, em geral, é descrita pelo paciente de diversas formas: sensação giratória, de "cabeça vazia" ou de desmaio, descrição de desequilíbrio, de oscilação (pisando em falso) e outras. A qualificação exata do sintoma pelo paciente é difícil, além disso, muitas vezes o paciente qualifica a tontura de mais de uma forma durante o mesmo atendimento. Essa qualificação dos sintomas foi a primeira maneira de abordar o assunto em um estudo clássico de 1972[2].

O que conhecemos como vertigem é a sensação que o paciente tem de estar girando em torno do ambiente ou vice-versa. Mais raramente, há a sensação de movimento em báscula no plano horizontal, de movimento ascendente e descendente ou ilusão de rotação horária ou anti-horária no plano frontal. Trataremos a expressão "tontura" como o termo genérico[3].

A maneira de formular hipóteses diagnósticas apenas com essas informações do paciente não se baseia em evidências. Por exemplo, nem sempre pacientes que afirmam ter vertigem possuem doenças do sistema vestibular. Em um estudo, 40% dos pacientes que afirmaram sentir vertigem tinham uma doença cardiovascular como etiologia e idosos que referiam sensação de "cabeça vazia" tinham vertigem posicional paroxística benigna (VPPB)[4].

O diagnóstico diferencial NÃO deve ser baseado na palavra, mas sim na duração, fatores desencadeantes, sintomas associados e contexto epidemiológico.

Estudos apontam para muitos erros diagnósticos no atendimento inicial no DE, por isso esse é um assunto essencial para ser tratado em uma obra como esta. Há muito desperdício de tempo, dinheiro e exames subsidiários nos pacientes com queixa de tontura. Por outro lado, diagnósticos como acidentes vasculares cerebrais (AVCs) isquêmicos transitórios e doenças cerebrovasculares deixam muitas vezes de ser realizados[5,6].

Epidemiologia

A maioria das condições que envolvem a queixa de tontura no pronto-socorro são autolimitadas, mas algumas podem ser muito graves e ameaçar a vida. Cada vez mais, o médico tem o objetivo de realizar o diagnóstico, se possível, usando menos recursos. Um estudo retrospectivo apontou que os diagnósticos mais encontrados por neurologistas no pronto-socorro foram benignos (73%), entre os quais a VPPB (22%) e os AVCs (20%)[7]. Os custos com pacientes com sintoma de tontura nos Estados Unidos são de quase US$ 4 bilhões e 12% são gastos com imagem, sendo a grande maioria tomografia computadorizada (TC) de crânio, que tem pouco valor diagnóstico em pacientes com tontura.

A prevalência de pacientes com doença cerebrovascular (96%, AVCs isquêmicos) que se apresentam com tontura no pronto-socorro é de 3% a 6% e a de síndrome vestibular aguda (SVA) é de 25%.

Muitos outros diagnósticos considerados ameaçadores podem ter associação com pacientes com tontura: distúrbios hidroeletrolíticos, doenças cerebrovasculares, síndromes coronárias, arritmias, anemia e hipoglicemia. Outras são mais raras: insuficiência adrenal, dissecção da aorta, embolia pulmonar, intoxicação por monóxido de carbono e deficiência de tiamina.

Anatomia

O aparelho vestibulococlear localiza-se na orelha interna. É composto por um conjunto de cavidades ósseas na parte petrosa do osso temporal, o labirinto ósseo. É dividido em aparelho coclear e vestibular. O aparelho coclear é responsável pelos estímulos acústicos e o vestibular, pela percepção do equilíbrio (Figura 22.1). É irrigado por ramos da carótida externa e da artéria vertebral, por isso um AVC raramente se manifesta apenas por um quadro vertiginoso. O VIII par, ou nervo vestibulococlear, tem fibras distintas para a parte coclear e vestibular. Existem quatro núcleos vestibulares localizados na ponte, no assoalho do quarto ventrículo.

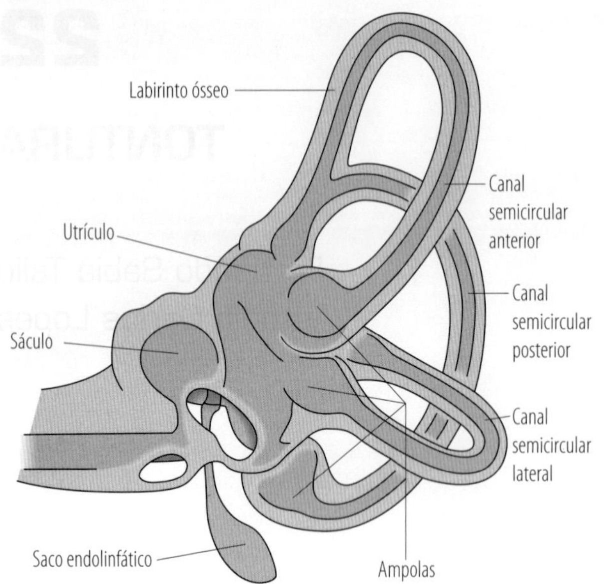

Figura 22.1. Ouvido interno.

Aspectos particulares da anamnese

Acredita-se que há um grande número de erros diagnósticos nos pacientes com queixas de tontura no pronto-socorro.

A abordagem mais adequada é baseada na história e no exame físico. Quando um diagnóstico baseado no sintoma de tontura é realizado de forma confiável, o tempo de permanência hospitalar e muitos exames de imagem podem ser desnecessários. Já, quando o diagnóstico envolve o sistema nervoso central (SNC), muitas vezes será necessário um tratamento de urgência e emergência.

Um grande estudo analisando as etiologias do sintoma de tontura encontrou que mais 50% tinham diagnósticos genéricos, inclusive cardiovascular, 33% tinham diagnósticos envolvendo o aparelho otovestibular, e as afecções de SNC somaram 11% dos casos. Além disso, muitas vezes, na emergência, o paciente com tontura fica apenas com o diagnóstico sintomático; isso acontece duas vezes mais com pacientes com tontura do que com pacientes com outros sintomas na emergência[8].

Outro estudo envolvendo 907 pacientes, em três anos, na triagem do pronto-socorro, demonstrou também que a maioria dos diagnósticos é benigna: disfunções vestibulares periféricas, hipotensão ortostática e enxaquecas; 22% dos casos não receberam diagnóstico específico e em 5% dos casos foram encontradas doenças cerebrovasculares[9,10].

Vários estudos[11-13] tentam determinar fatores de risco para pacientes com tontura que poderiam relacioná-la a doenças do SNC e representar uma séria ameaça ao paciente (Tabela 22.1).

Um estudo[14] considerou cinco motivos principais para o erro diagnóstico no paciente com queixa de tontura: basear o diagnóstico na qualificação do sintoma dado pelo paciente, basear o diagnóstico em resultado de TC, não utilizar os achados associados a queixa de tontura e fatores desencadeantes e que acompanham e duração do sintoma, não considerar a possibilidade de AVC em pacientes jovens e supervalorizar os fatores de risco cardiovasculares e a idade para basear o diagnóstico.

Tabela 22.1. Razão de chances para os pacientes com os fatores de risco apresentados possuírem um diagnóstico de doença cerebrovascular relacionada à tontura no DE

Fator de risco	Razão de chances (OR)
> 50 anos	6,15
Sintomas de desequilíbrio ou ataxia	5,9-11,39
Sintomas neurológicos focais	11,78
Acidentes vasculares cerebrais prévios	3,89
Fatores de risco cardiovasculares (diabetes, hipertensão)	0,48
ABCD2 escore elevado	1,74 (considerando escore uma variável contínua)
HINTS teste	2,82
Outros déficits neurológicos	2,54

Fonte: Edlow JA. Emerg Med Clin N Am. 2016;34:717-42.

Exame físico

O exame se inicia na triagem, com dados completos dos sinais vitais que podem, associados com outros dados da história, guiar o emergencista para doenças e síndromes gerais que podem se relacionar à tontura, como hemorragias digestivas, embolia pulmonar e outras.

No exame de diversos aparelhos, atenção especial deve ser dada ao aparelho auditivo. A membrana timpânica deve ser examinada na busca de otites. A história de perda auditiva unilateral e tontura sugere causa periférica. Porém, pacientes com fatores de risco cardiovasculares e história de perda súbita de audição, associados a tontura, podem estar sofrendo um AVC envolvendo a artéria cerebelar anterior-inferior (ACAI) que se origina da basilar. A artéria labiríntica é ramo da ACAI.

O exame neurológico deve testar pares cranianos, marcha e função cerebelar. Uma alteração recente da marcha, principalmente associada a incapacidade de andar sem evitar queda, deve sugerir uma causa de SNC, a menos que haja uma instabilidade hemodinâmica que justifique. Pode-se, também, pedir para o paciente sentar na maca sem usar seus braços (cruzados sobre o tórax) para testar a presença de ataxia do tronco. Nos pacientes com SVA, a presença de ataxia de marcha ou de tronco se relaciona com grande probabilidade a causas de SNC)[15].

Nos pacientes com SVA, o exame dos pares cranianos na beira do leito é essencial para o diagnóstico e é considerado mais acurado que a ressonância nuclear magnética (RNM) nas primeiras 48 horas de início dos sintomas para diferenciar neurite vestibular de AVC de circulação posterior[16].

São realizados três exames pelo médico. O primeiro é testar o reflexo oculovestibular (Figura 22.2).

O paciente sentado olha para o nariz do examinador. O médico segura firmemente a cabeça do paciente orientado pela linha média axial. Faz um deslocamento rápido de 30 graus aproximadamente para o lado. Esse movimento rápido da cabeça gera um movimento ocular da mesma velocidade em sentido contrário e a permanência do olhar fixo no nariz do examinador. O exame é considerado positivo caso haja desvio do olhar do paciente em dois tempos, um movimento curto e lento e outro chamado "sacada de correção", mais rápido, para manter a fixação do olhar. Caso a lesão vestibular periférica seja direita, ao se virar a cabeça para a direita, se verificarão os movimentos descritos para o lado esquerdo; já a movimentação da cabeça para a esquerda teria o reflexo normal. O exame, em geral, é positivo quando há lesões periféricas (neurites) e é normal no AVC cerebelar. A via do reflexo oculovestibular não envolve o cerebelo[17].

É importante lembrar que esse o reflexo oculovestibular alterado deve ser valorizado no contexto da SVA. Um estudo mostrou que apenas 5% dos pacientes com lesões vestibulares periféricas e 85% dos pacientes com AVC tinham o reflexo oculovestibular normal[18].

Alguns AVCs de tronco cerebral, quando atingem a raiz do nervo vestibular na ponte, podem ter o reflexo positivo.

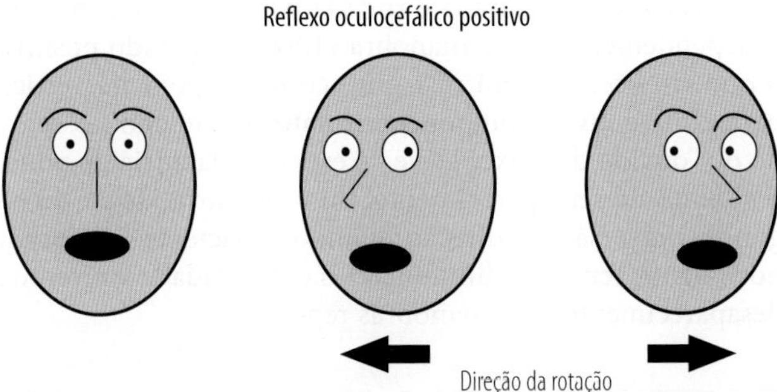

Figura 22.2. Ilustração do reflexo oculomotor positivo.

Nistagmo

O segundo teste é verificar a presença de nistagmo (Figura 22.3). É importante descrever a natureza do nistagmo no exame físico.

Os pacientes com alterações periféricas vestibulares têm predominantemente nistagmo horizontal e pode haver ligeiro componente rotacional. O nistagmo pode estar presente quando na posição primária do olhar e é marcante quando se olha para o lado. Quando o paciente muda o lado do olhar, o movimento rápido do nistagmo horizontal permanece para o primeiro lado testado. O componente rápido (fase rápida) dá o nome à direção do nistagmo. E a lesão periférica é do lado oposto à direção do nistagmo.

O nistagmo costuma diminuir quando se fixa o olhar. Por isso, usa-se na clínica os óculos de Frenzel (16 dioptrias para evitar a fixação). Como esse equipamento é pouco disponível, um artificio é usar uma luminosidade para evitar que o paciente realize a fixação.

O nistagmo dos pacientes com tontura de origem no SNC também possui orientação horizontal, porém seus componentes "rápidos" podem mudar de direção. Ou seja, quando o paciente olha para a direita, o componente rápido do nistagmo horizontal vai para a direita; quando olha para esquerda, o componente rápido do nistagmo horizontal se desloca para a esquerda. Esse achado tem alta especificidade quando encontrado, porém baixa sensibilidade – 20% a 50% dos casos.

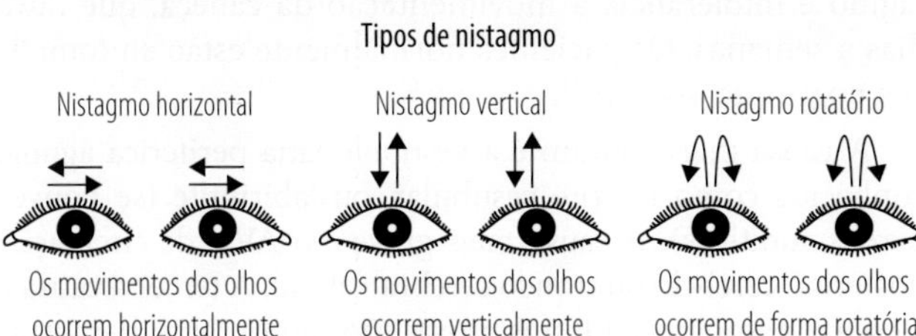

Figura 22.3. Tipos de nistagmo.

O terceiro teste que deve ser feito pelo médico em pacientes com queixa de tontura é o teste de desvio vertical do olhar.

Skew deviation

O teste do *skew deviation* identifica o desalinhamento vertical dos olhos, resulta de assimetria do tônus vestibular e envolve a informação otolítica de repouso que segue para os núcleos oculomotores. Pode ser observado com a oclusão alternada dos olhos. O paciente olha para um ponto na face do examinador e este oclui alternadamente o olho direito e esquerdo, observando se há ou não correção do olhar para a linha mediana. Embora possa estar presente em síndromes periféricas, o olhar desalinhado é sugestivo de comprometimento do SNC com alta especificidade.

Alguns pacientes podem ter achados desses testes propostos sugestivos de acometimento do SNC, mas trata-se de outras etiologias. Um exemplo é a chamada enxaqueca vestibular. Normalmente eles se apresentam já assintomáticos no pronto-socorro, com história de síndrome vestibular episódica (SVE).

Uma sequência do exame físico poderia ser:

1. Testar nistagmo;
2. *Skew deviation*;
3. Reflexo oculovestibular;
4. Exame neurológico completo: focando em nervos cranianos, testes de função cerebelar;
5. Exame da marcha.

Um estudo demonstrou que a realização adequada do exame físico diminuiu a necessidade de TC e internação hospitalar dos pacientes com tontura[19].

Abordagem inicial

A utilização do mnemônico ATTEST é uma forma prática de avaliar inicialmente o paciente com queixa de tontura. Do inglês, A: *associated symptons*, TT: *timing and trigger*, ES: *exam signs*, T: *testing*.

Os achados associados que devem ser perguntados são resumidos na Tabela 22.2.

Tabela 22.2. Achados associados a queixa de tontura

Medicações, uso, alteração de dose etc.
Trauma craniano recente
Fatores de risco cardiovasculares para AVC, AIT
Sintomas associados: cefaleia, febre, dor no pescoço, dor abdominal, perda, dor auditiva, *tinnitus*, palpitações ou dor torácica, sintomas respiratórios, vômitos, diarreia, hematêmese, sintomas neurológicos agudos: diplopia, disfagia, disartria, fraqueza, outro
Sinais vitais: febre, taquicardia, bradicardia, hipotensão, hipóxia, taquipneia, anormalidade no exame físico neurológico, cardiovascular, respiratório, abdominal
Exames solicitados: glicose capilar, teste de gravidez, urina I, eletrocardiograma

AVC: acidente vascular cerebral; AIT: ataque isquêmico transitório.

Adaptada de: Royl G. Eur Neurol. 2011;66(5):256-63.

TT: Depois o médico deve perguntar ao paciente se a tontura é intermitente ou persistente, se apareceu gradualmente ou de maneira súbita, quanto tempo dura e se é persistente. E se for episódica, quanto dura cada evento? O evento é iniciado quando o paciente se põe de pé, iniciando nova medicação, espontaneamente?

Essas perguntas podem relacionar o paciente, caso seja de origem vestibular, em: SVA, episódica, crônica ou posicional.

ES: Após isso, o médico pode realizar testes simples na expectativa de obter sinais clínicos que podem ajudar na elucidação diagnóstica, como será visto adiante: oculomotor, posicional.

T: Alguns exames subsidiários mais sofisticados podem ser necessários para a confirmação diagnóstica, como a angiotomografia e outros.

Essa abordagem *timing and triggering* sugerida não tem estudo prospectivo de validade.

Outra abordagem importante é classificar as síndromes vestibulares baseado na história dos pacientes.

Diagnósticos diferenciais sindrômicos vestibulares (Tabela 22.3)

Vários estudos mostraram que a SVA, diagnosticada como possível processo periférico, era, na verdade, um AVC de circulação posterior, e muitos encaminhamentos para o setor de otorrino por queixa de vertigens eram AVCs não diagnosticados[15,20].

Tabela 22.3. Diagnósticos diferenciais das síndromes vestibulares

Síndromes vestibulares	Descrição de aparecimento da tontura	Etiologias
Síndrome vestibular aguda (SVA)	Início súbito; dura dias com náuseas e vômitos e intolerância a movimentação da cabeça	Benignas: neurite vestibular (não há sintomas auditivos), labirintite Graves: AVC cerebelar
Síndrome vestibular episódica (com fator desencadeante) (SVE_t)	Desencadeada por evento específico como colocar-se de pé, movimento da cabeça; dura < 1 minuto	Benignas: vertigem posicional paroxística benigna Graves: hipotensão ortostática, vertigem posicional paroxística central
Síndrome vestibular episódica (espontânea) (SVES)	Episódica e espontânea; dura minutos a horas, sem fator desencadeante	Benigna: Menière, enxaqueca vestibular Grave: AIT
Síndrome vestibular crônica (SVC)	Crônica, com duração de semanas a meses ou mais	Benigna: efeitos de medicação, ansiedade, depressão Grave: processo expansivo em fossa posterior

SVE_s: síndrome vestibular espontânea.

Exames de imagem

A TC é um exame muito limitado para acidentes vasculares de circulação posterior. Sua sensibilidade chega a apenas 42%. Já ressonância pode não diagnosticar um AVC de circulação posterior em até 20% dos casos nas primeiras 24 a 48 horas após o início dos sintomas.

Síndrome vestibular episódica posicional

Nos pacientes com síndrome vestibular posicional e suspeita de vertigem de posicionamento paroxística benigna (VPPB), a manobra de posicionamento lateral e a de Dix-Hallpike (Figura 22.4) devem ser realizadas.

Na manobra de posicionamento lateral, o paciente sentado tem a cabeça rodada 45° para o lado oposto àquele que se deseja examinar. Em seguida, ele é deitado para o lado examinado. Ao final da manobra, o paciente está em decúbito lateral com a cabeça rodada, olhando na direção do examinador. Na manobra de Dix-Hallpike, o paciente sentado tem a cabeça rodada 45° para o lado que se deseja examinar e em seguida é deitado para trás. Ao final da manobra, a cabeça fica levemente pendurada e rodada para o lado examinado. Independentemente da manobra utilizada, quando positiva, o que se observa é um nistagmo com componente vertical para cima e outro componente rotatório batendo no sentido do "ouvido de baixo. Deve-se esperar a latência de pouco segundos até seu aparecimento; duração curta, de até 45 segundos; inversão da direção quando o paciente é colocado novamente sentado; diminuição na intensidade e eventual desaparecimento com manobras repetidas.

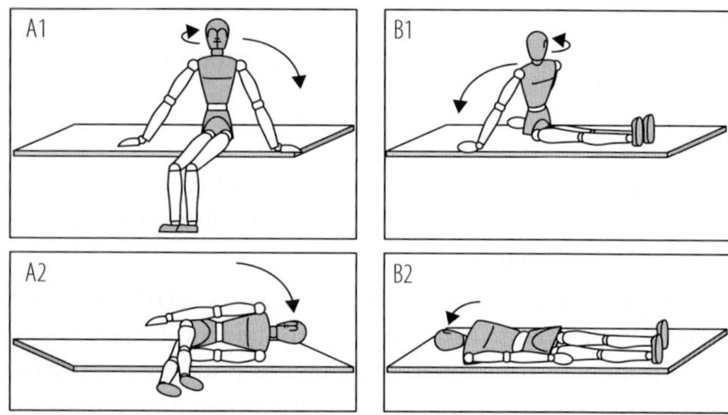

Figura 22.4. Manobras semiológicas para a síndrome vestibular posicional benigna. (**A**) Manobra de Dix-Hallpike: a cabeça do paciente é rodada 45 graus para o lado que se quer examinar (**A1**) e, em seguida, o paciente é rapidamente colocado em decúbito dorsal, permanecendo com a cabeça rodada e inclinada para trás (**A2**). (**B**) Manobra de posicionamento lateral: a cabeça é rodada 45 graus para o lado oposto àquele que se deseja examinar (**B1**) e, em seguida, o paciente é rapidamente colocado em decúbito lateral, do lado examinado. A cabeça permanece rodada e o paciente olha ligeiramente para cima (**B2**).

Síndrome vestibular aguda

É definida como início agudo e espontâneo de tontura persistente com náuseas e vômitos, alteração da marcha, nistagmo e intolerância à movimentação da cabeça, que dura dias a semanas. Os pacientes normalmente estão sintomáticos no pronto-socorro[21].

A causa mais comum é a vestibulopatia periférica aguda, conhecida como neurite vestibular, ou labirintite (se houver perdas auditivas). A causa mais grave é o AVC de circulação posterior, cerebelo ou tronco cerebral lateral. A terceira causa é a esclerose múltipla. Outras causas são muito raras: hemorragias cerebelares, infecções, causas autoimunes ou metabólicas[22].

Um componente importante da SVA é a piora dos sintomas com o movimento da cabeça ou manobra de Dix-Hallpike. O movimento da cabeça **piora** os sintomas, e não os **desencadeia**, como na vertigem paroxística posicional benigna. Essa diferenciação é importante para não contribuir com erro diagnóstico.

A neurite vestibular é um processo inflamatório viral (herpes simples?) ou pós-viral benigno que afeta o nervo vestibular e causa SVA espontânea[23].

O diagnóstico é clínico. Uma condição de SVA com herpes-zóster óptico, perda auditiva, paralisia facial e vesículas no palato e ouvido é chamada síndrome de Ramsay-Hunt tipo II)[24].

É importante dizer que a TC de crânio identifica nas primeiras 24 horas menos de 16% dos AVCs isquêmicos de território posterior. Dessa forma, ela não descarta AVCs posteriores na SVA. Até a RNM perde cerca de 10% a 20% dos diagnósticos[25,26].

Síndrome vestibular episódica espontânea

É marcada por episódios recorrentes de tontura, que duram, na maioria das vezes, de minutos a horas.

Os pacientes são atendidos em geral fora da crise e, dessa forma, o diagnóstico se baseia na história (não há fator desencadeante). Essas tonturas podem ocorrer até várias vezes por dia, mas normalmente são separadas por meses e até anos. A causa benigna mais comum é a enxaqueca vestibular[27]. A causa comum mais grave é o ataque isquêmico transitório (AIT) vertebrobasilar. Esse padrão também inclui a

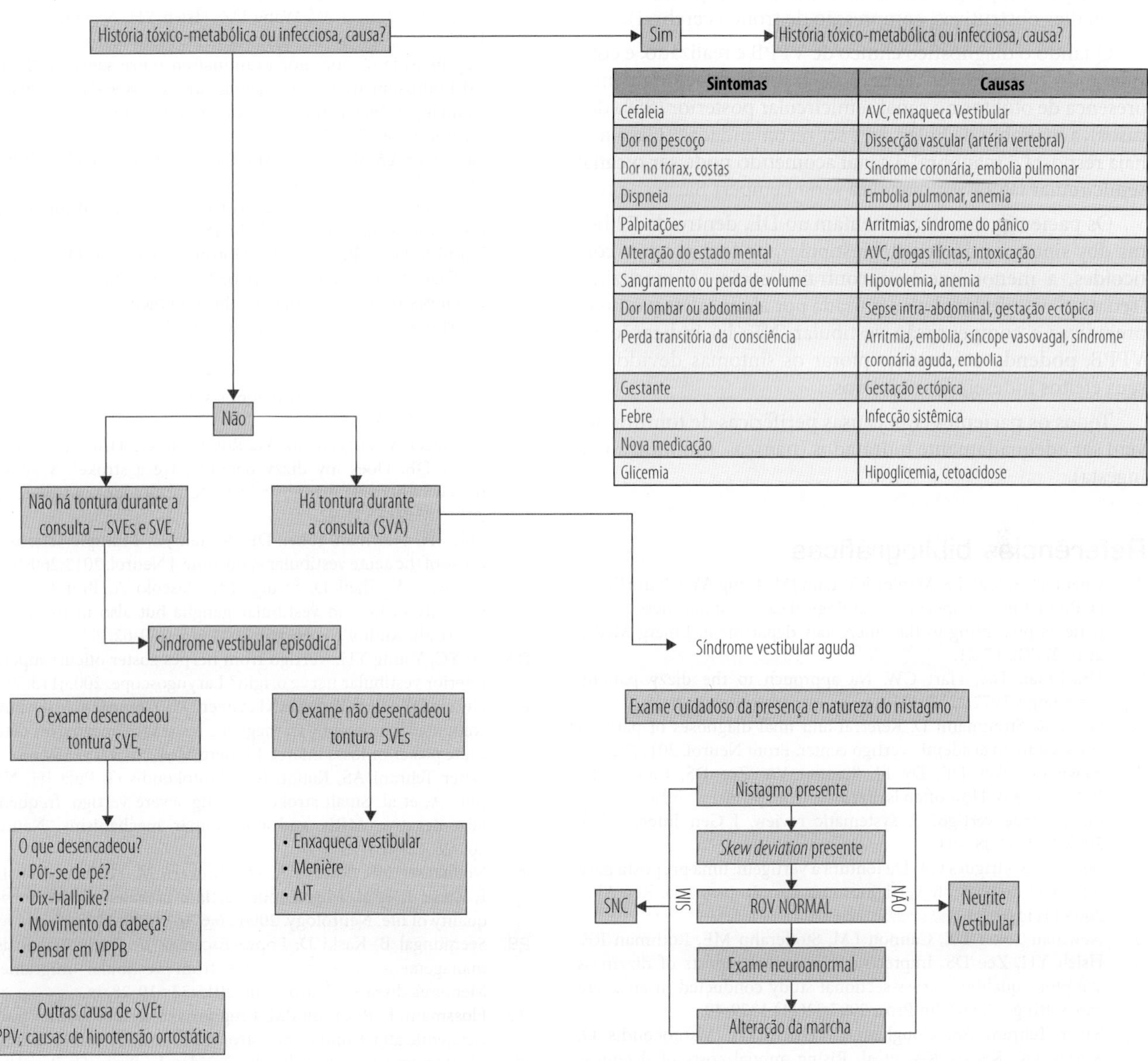

Sintomas	Causas
Cefaleia	AVC, enxaqueca Vestibular
Dor no pescoço	Dissecção vascular (artéria vertebral)
Dor no tórax, costas	Síndrome coronária, embolia pulmonar
Dispneia	Embolia pulmonar, anemia
Palpitações	Arritmias, síndrome do pânico
Alteração do estado mental	AVC, drogas ilícitas, intoxicação
Sangramento ou perda de volume	Hipovolemia, anemia
Dor lombar ou abdominal	Sepse intra-abdominal, gestação ectópica
Perda transitória da consciência	Arritmia, embolia, síncope vasovagal, síndrome coronária aguda, embolia
Gestante	Gestação ectópica
Febre	Infecção sistêmica
Nova medicação	
Glicemia	Hipoglicemia, cetoacidose

Figura 22.5. Anamnese síndrome vestibular aguda.

SNC: sistema nervoso central; ROV: reflexo oculovestibularr; SVE_t: síndrome vestibular episódica (com fator desencadeante); SVE: síndrome vestibular episódica (espontânea); VPPC: vertigem paroxística posicional central.

doença de Menière[28]. Outras causas incluem síncope por reflexo vasovagal e ataques de pânico. Outras causas mais raras são doenças cardiovasculares (arritmias, embolias, anginas), hipoglicemias, neoplasias neuro-humorais, intoxicação (exposição intermitente a monóxido de carbono).

O principal diagnóstico da SVE é o AIT. Sabe-se hoje que episódios de tontura podem estar presentes semanas, meses e até anos antes do completo "infarto". É o sintoma mais comum na dissecção da artéria vertebral e oclusão da artéria basilar e pode ocorrer sem outros sintomas em 20% dos casos nessa última[29].

Condutas

Pacientes com hipótese diagnóstica de AVC de circulação posterior ou AIT ou de alto risco devem ser internados para investigação e tratamento. Esse tratamento deve ser realizado para impedir a progressão secundária ou complicações (hidrocefalias obstrutivas, compressão de tronco cerebral).

Quando o diagnóstico clínico de VPPB é realizado, e considerando que o maior número de casos se relaciona com a presença de otólitos no canal semicircular posterior (85% dos casos), a manobra de Epley deve ser recomendada[30]. Caso não haja resposta à manobra, o canal acometido pode ser o canal semicircular lateral e a manobra seria Lempert Barbecue roll.

Os pacientes que se apresentam ao DE, dentro de 72 horas dos sintomas de neurite vestibular, podem receber corticoides, a menos que haja contraindicação. A meclizina, "sedativo" vestibular, deve ser usada por alguns dias para não prejudicar a compensação vestibular. Não há indicação na VPPB, podendo até mesmo piorar os sintomas devido aos seus efeitos indesejados sedativos.

Todos os pacientes com causas periféricas de tontura devem ser adequadamente hidratados (náuseas, diminuição de ingesta).

Referências bibliográficas

1. Cheung CS, Mak PS, Manley KV, Lam JM, Tsang AY, Chan HM, et al. Predictors of important neurological causes of dizziness among patients presenting to the emergency department. Emerg Med J. 2010;27(7):517-21.
2. Drachman DA, Hart CW. Na approuch to the dizzy patient. Neurology. 1972;22(4):323-34.
3. Geser R, Straumann D. Referral and final diagnoses of patients assessed in an academic vertigo center. Front Neurol. 2012;3:169.
4. Newman-Toker DE, Dy FJ, Stanton VA, Zee DS, Calkins H, Robinson KA. How often is dizziness from primary cardiovascular disease true vertigo? A systematic review. J Gen Intern Med. 2008;23(12):2087-94.
5. Bertol E, Rodrigues CA. Da tontura à vertigem: uma proposta para o manejo do paciente vertiginoso na atenção primária. Rev APS. 2008;11(1):62-73.
6. Newman-Toker DE, Cannon LM, Stofferahn ME, Rothman RE, Hsieh YH, Zee DS. Imprecision in patient reports of dizziness symptom quality: a cross-sectional study conducted in an acute care setting. Mayo Clin Proc. 2007;82(11):1329-40.
7. Saber Tehrani AS, Coughlan D, Hsieh YH, Mantokoudis G, Korley FK, Kerber KA, et al. Rising annual costs of dizziness presentations to U.S. emergency departments. Acad Emerg Med. 2013;20(7):689-96.
8. Royl G, Ploner CJ, Leithner C. Dizziness in the emergency room: diagnoses and misdiagnoses. Eur Neurol. 2011;66(5):256-63.
9. Newman-Toker DE, Hsieh YH, Camargo CA Jr, Pelletier AJ, Butchy GT, Edlow JA. Spectrum of dizziness visits to US emergency departments: cross-sectional analysis from a nationally representative sample. Mayo Clin Proc. 2008;83(7):765-75.
10. Navi BB, Kamel H, Shah MP, Grossman AW, Wong C, Poisson SN, et al. Rate and predictors of serious neurologic causes of dizziness in the emergency department. Mayo Clin Proc. 2012;87(11):1080-8.
11. Moubayed SP, Saliba I. Vertebrobasilar insufficiency presenting as isolated positional vertigo or dizziness: a double-blind retrospective cohort study. Laryngoscope. 2009;119:2071-6.
12. Navi BB, Kamel H, Shah MP, Grossman AW, Wong C, Poisson SN, et al. Application of the ABCD2 score to identify cerebrovascular causes of dizziness in the emergency department. Stroke. 2012;43(6):1484-9.
13. Kerber KA, Meurer WJ, Brown DL, Burke JF, Hofer TP, Tsodikov A, et al. Stroke risk stratification in acute dizziness presentations: A prospective imaging-based study. Neurology. 2015;85(21):1869-78.
14. Kerber KA, Newman-Toker DE. Misdiagnosing Dizzy Patients: common pitfalls in clinical practice. Neurol Clin. 2015;33:565-75.
15. Lee H, Sohn SI, Cho YW, Lee SR, Ahn BH, Park BR, et al. Cerebellar infarction presenting isolated vertigo: frequency and vascular topographical patterns. Neurology. 2006;67(7):1178-83.
16. Kattah JC, Talkad AV, Wang DZ, Hsieh YH, Newman-Toker DE. HINTS to diagnose stroke in the acute vestibular syndrome: three-step bedside oculomotor examination more sensitive than early MRI diffusion-weighted imaging. Stroke. 2009;40(11):3504-10.
17. Halmagyi GM, Curthoys IS. A clinical sign of canal paresis. Arch Neurol. 1988;45(7):737-9.
18. Tarnutzer AA, Berkowitz AL, Robinson KA, Hsieh YH, Newman-Toker DE. Acute vestibular syndrome: Does my patient have a stroke? A systematic and critical review of bedside diagnostic predictors. Can Med Ass J. 2011;183(9):e571-4.
19. Vanni S, Pecci R, Casati C, Moroni F, Risso M, Ottaviani M, et al. STANDING, a four-step bedside algorithm for differential diagnosis of acute vertigo in the Emergency Department. Acta Otorhinolaryngol Ital. 2014;34(6):419-26.
20. Casani AP, Dallan I, Cerchiai N, Lenzi R, Cosottini M, Sellari-Franceschini S. Cerebellar infarctions mimicking acute peripheral vertigo: how to avoid misdiagnosis? Otolaryngol Head Neck Surg. 2013;148(3):475-81.
21. Tarnutzer AA, Berkowitz AL, Robinson KA, Hsieh YH, Newman-Toker DE. Does my dizzy patient have a stroke? A systematic review of bedside diagnosis in acute vestibular syndrome. CMAJ. 2011;183(9):E571-92.
22. Pula JH, Newman-Toker DE, Kattah JC. Multiple sclerosis as a cause of the acute vestibular syndrome. J Neurol. 2013;260:1649-54.
23. Arbusow V, Theil D, Strupp M, Mascolo A, Brandt T. HSV-1 not only in human vestibular ganglia but also in the vestibular labyrinth. Audiol Neurootol. 2001;6(5):259-62.
24. Lu YC, Young YH. Vertigo from herpes zoster oticus: superior or inferior vestibular nerve origin? Laryngoscope. 2003;113:307-11.
25. Hwang DY, Silva GS, Furie KL, Greer DM. Comparative sensitivity of computed tomography vs. magnetic resonance imaging for detecting acute posterior fossa infarct. J Emerg Med. 201;42(5):559-65.
26. Saber Tehrani AS, Kattah JC, Mantokoudis G, Pula JH, Nair D, Blitz A, et al. Small strokes causing severe vertigo: frequency of false-negative MRIs and nonlacunar mechanisms. Neurology. 2014;83(2):169-73.
27. Neuhauser HK, Radtke A, von Brevern M, Feldmann M, Lezius F, Ziese T, et al. Migrainous vertigo: prevalence and impact on quality of life. Neurology. 2006 26;67(6):1028-33.
28. Seemungal B, Kaski D, Lopez-Escamez JA. Early diagnosis and management of acute vertigo from vestibular migraine and Meniere's disease. Neurol Clin. 2015;33:619-28, ix.
29. Flossmann E, Rothwell PM. Prognosis of vertebrobasilar transient ischaemic attack and minor stroke. Brain. 2003;126:1940-54.
30. Bhattacharyya N, Baugh RF, Orvidas L, Barrs D, Bronston LJ, Cass S, et al.; American Academy of Otolaryngology-Head and Neck Surgery Foundation. Clinical practice guideline: benign paroxysmal positional vertigo. Otolaryngol Head Neck Surg. 2008;139(5 Suppl 4):S47-81.

23

ABORDAGEM DE DISPNEIA AGUDA NO ADULTO EM UNIDADE DE PRONTO ATENDIMENTO

Milena Tenório Cerezoli
Felipe Marques da Costa

Definição

O termo dispneia vem do grego *dys*, que significa desconfortável ou difícil, e *pneuma*, cujo significado é respiração.

Segundo a definição da Sociedade Americana de Tórax (ATS), a dispneia caracteriza-se por uma experiência subjetiva de desconforto ao respirar que compreende sensações distintas em seus aspectos qualitativos e quantitativos. Essa experiência é fruto de múltiplas interações entre os aspectos fisiológicos, psicológicos, sociais e ambientais e pode induzir respostas fisiológicas e comportamentais secundárias. Frequentemente, vem acompanhada por outros sinais e sintomas:

- Taquipneia: aumento da frequência respiratória (por exemplo: pneumonia, tromboembolismo pulmonar);
- Hiperpneia: aumento do volume-minuto (hiperventilação) acima da demanda metabólica (por exemplo: transtorno ansioso);
- Ortopneia: dispneia ao deitar;
- Dispneia paroxística noturna (DPN): ortopneia que acorda o paciente e que melhora em ortostase (por exemplo: insuficiência cardíaca – IC);
- Platipneia: ao contrário da ortopneia, a dispneia que surge em ortostase (por exemplo: *shunt* anatômico cardíaco ou pulmonar);
- Trepopneia: dispneia que surge em apenas um determinado decúbito, quase sempre lateral (por exemplo: derrame pleural, paralisia diafragmática).

A dispneia é classificada como aguda quando o início dos sintomas se deu nas últimas quatro semanas. A partir daí, será considerada crônica.

Ao longo deste capítulo, daremos ênfase à abordagem das formas agudas de dispneia, além da descompensação de formas crônica, situações bastante comuns no cotidiano de um pronto-socorro.

Epidemiologia

Dispneia é um problema comum que afeta até metade dos pacientes admitidos em unidades de pronto atendimento de hospitais terciários. Nos Estados Unidos, essa queixa é responsável por 4 milhões de atendimentos por ano em unidades de urgência. Infelizmente, no Brasil, não temos dados precisos sobre essa demanda de atendimento[1].

As etiologias mais comuns de dispneia no pronto atendimento podem ser observadas na Tabela 23.1, sendo mandatório o rastreio de doenças com potencial risco de óbito caso não sejam identificadas precocemente.

Tabela 23.1. Causas comuns de dispneia no pronto-socorro

Causas mais comuns	Risco de evolução rápida para óbito
Doenças obstrutivas: asma, doença pulmonar obstrutiva crônica (DPOC)	Obstrução de via aérea superior: corpo estranho, angioedema, hemorragia
Insuficiência cardíaca descompensada/ edema pulmonar cardiogênico	Pneumotórax hipertensivo
Doenças cardíacas isquêmicas: angina instável/infarto do miocárdio	Doença neuromuscular: *miastenia gravis*, síndrome de Guillain-Barré, botulismo
Pneumonia	Tromboembolismo pulmonar
Psicogênica	Embolia gordurosa

Fisiopatologia

A referência à dispneia pelos pacientes geralmente recebe diversas nomenclaturas, o que sugere que o sintoma represente sensações distintas e de fisiopatologias diferentes[2].

As doenças respiratórias e as cardiovasculares são as patologias mais representativas da dispneia.

O sistema respiratório tem como função principal manter a homeostase ácido-base e de trocas gasosas. Pata tal, utiliza-se de um complexo mecanismo de vias eferentes para estimulação dos músculos respiratórios, os quais serão responsáveis pela "bomba ventilatória" e a troca gasosa como desfecho final.

O sistema cardiovascular fica responsável pelo transporte do sangue oxigenado pelo pulmão para os tecidos metabolicamente ativos e posterior movimento contrário para eliminação do dióxido de carbono. Para que ocorra, deve-se ter uma bomba que mantenha pressões adequadas nos capilares pulmonares e nível de hemoglobina suficiente para carrear o oxigênio.

Qualquer desarranjo desses sistemas leva à falta de ar e a diferentes sensações.

A Figura 23.1 demonstra as vias aferentes e eferentes possíveis que contribuem para a sensação de dispneia.

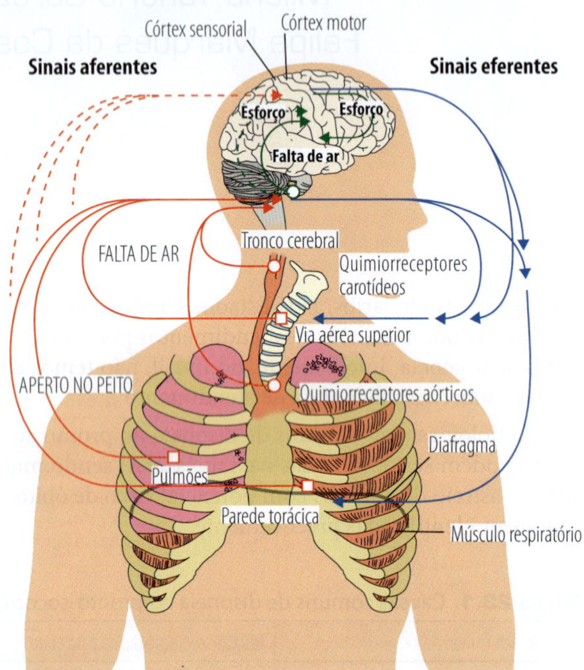

Figura 23.1. Setas vermelhas: sinais aferentes; setas azuis: sinais eferentes; setas verdes: sinais dentro do sistema nervoso central; linhas tracejadas: vias hipotéticas; círculos: quimiorreceptores; quadrados: mecanorreceptores.

A sensação denominada "esforço respiratório" surge de sinais transmitidos pelo córtex motor ao córtex sensorial cerebral, quando são enviados e traduzidos pelos músculos respiratórios. Os sinais motores enviados pelo tronco cerebral também são transmitidos ao córtex sensorial, contribuindo para essa sensação.

A descrição "fome de ar" vem da combinação de estímulos eferentes que aumentam o *drive* respiratório, como: déficit de oxigênio ou excesso de dióxido de carbono [mediado por quimiorreceptores periféricos (presentes no corpo carotídeo e arco aórtico)], hipercapnia aguda ou acidemia [dado por sinais vindos de quimiorreceptores centrais (medula) e periféricos], inflamação intersticial e de vias aéreas (por meio de mediadores pulmonares aferentes) e receptores vasculares. A intensidade da dispneia aumenta quando há dissociação entre as mensagens aferentes e o débito do comando ventilatório.

O relato de "aperto no peito", comumente associado ao broncoespasmo, é mediado por estimulação de receptores vagais. Sinais aferentes de receptores da via aérea, pulmão e caixa torácica provavelmente passam pelo tronco cerebral antes de transmitirem ao córtex sensorial, porém esse caminho pode ser desviado alcançando o córtex sensorial de forma direta.

Abordagem inicial

Com o intuito de estreitarmos as hipóteses diagnósticas durante a abordagem inicial de dispneia, a avaliação sistemática do ponto de vista cardiovascular e respiratório é fundamental.

Anamnese

Início do sintoma (súbito ou progressivo), fatores desencadeantes (palpitação, estresse psíquico, relação com alimentação), progressão dos sintomas (paroxístico, contínuo), decúbito relacionado a dispneia (ortopneia, DPN, trepopneia), achados associados (febre, tosse, dor pleurítica, hiporexia, alterações neuromusculares, perda ponderal, edema de membros inferiores, lesões cutâneas), exposições ambientais e ocupacionais (tabagismo, queima de biomassa), comorbidades prévias (DPOC, asma, trombose venosa, neoplasia em atividade, transtorno psiquiátrico, cardiopatia), sumário de alergia e medicações em uso.

A mensuração da dispneia pode ser feita por meio de inúmeras escalas (BORG, escala visual, IBD, ITD), porém a mais utilizada é a *modified Medical Research Council* (mMRC).

***Modified Medical Research Council* (mMRC)**	
0	Dispneia apenas ao exercício extenuante
1	Falta de ar ao subir ladeira ou caminhar depressa
2	Andar mais devagar que pessoas da mesma idade no plano
3	Para após caminhar uma quadra
4	Restrição para sair de casa ou vestir-se

As características qualitativas da dispneia também podem auxiliar no diagnóstico diferencial (constrição torácica, "fome de ar", sufocamento, respiração pesada).

Exame físico

Atenção especial deve ser dada ao exame cardiovascular e respiratório. Observar a presença de turgência jugular patológica, refluxo hepatojugular, hepatomegalia, ascite, edema e assimetria de membros, terceira bulha cardíaca, tempo de enchimento capilar, pressão arterial sistêmica, assimetria de pulsos e presença de arritmias. Durante a avaliação pulmonar, atentar para a presença de enfisema subcutâneo, assimetria durante incursão respiratória, estridor, roncos, sibilos, egofonia, redução de frêmito toracovocal (FTV), baqueteamento digital[3].

No momento inicial da abordagem do paciente com dispneia, uma busca ativa por achados que sugiram gravidade (Tabela 23.2) é fundamental, sendo necessário atendimento inicial na sala de emergência.

Tabela 23.2. Sinais de gravidade na abordagem do paciente com dispneia

Achados sugestivos de gravidade	
Instabilidade hemodinâmica	Hipoxemia
Presença de estridor	Desvio da traqueia
Hemoptise	Alteração do nível de consciência
Uso de musculatura acessória	Dor torácica
Arritmia cardíaca	Assimetria do murmúrio vesicular
Frases incompletas	

Exames complementares

A solicitação de exames (Tabela 23.3) no atendimento inicial de pacientes com dispneia deve ser feita de acordo com a suspeita clínica após anamnese e exame físico minuciosos. A realização de exames para investigação de doenças com valores pré-testes baixos, além de dispendiosa, pode levar à confusão diagnóstica e exposição do paciente a riscos desnecessários. A proposição de uma rotina "padronizada" deve ser desencorajada, cabendo ao médico a seleção dos melhores métodos para aumentar a acurácia diagnóstica.

Tabela 23.3. Exames que podem ajudar durante a investigação de dispneia, conforme a probabilidade pré-teste da suspeita clínica

Exames complementares	
Hemograma completo	Radiografia de tórax
Eletrocardiograma	Tomografia de tórax
D-dímero	Angiotomografia
Gasometria arterial	Cintilografia V/Q
Troponina	Ecocardiografia
BNP (peptídeo natriurético cerebral)	Cateterismo cardíaco
Peak flow	Ultrassonografia
Outros exames	

Nos pacientes que apresentam critérios de gravidade, o emprego de protocolos de ultrassonografia[4] para avaliação de dispneia, como o BLUE Protocol, é capaz de atingir acurácia diagnóstica em torno de 90%. As Figuras 23.2 e 23.3 mostram as imagens e o algoritmo sugerido pelo BLUE Protocol, respectivamente[5-10].

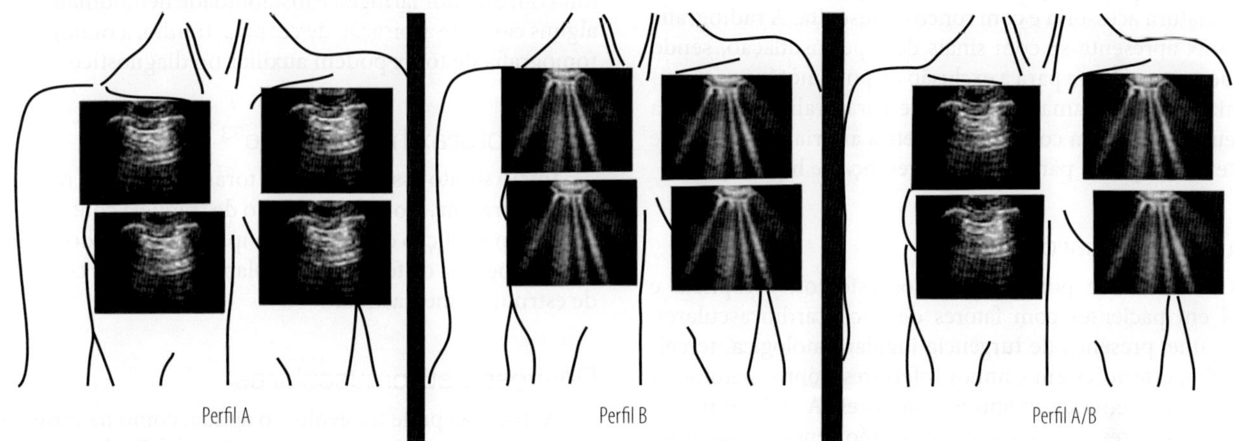

Figura 23.2. Imagens do BLUE Protocol na ultrassonografia de tórax e suas possibilidades diasgnósticas.

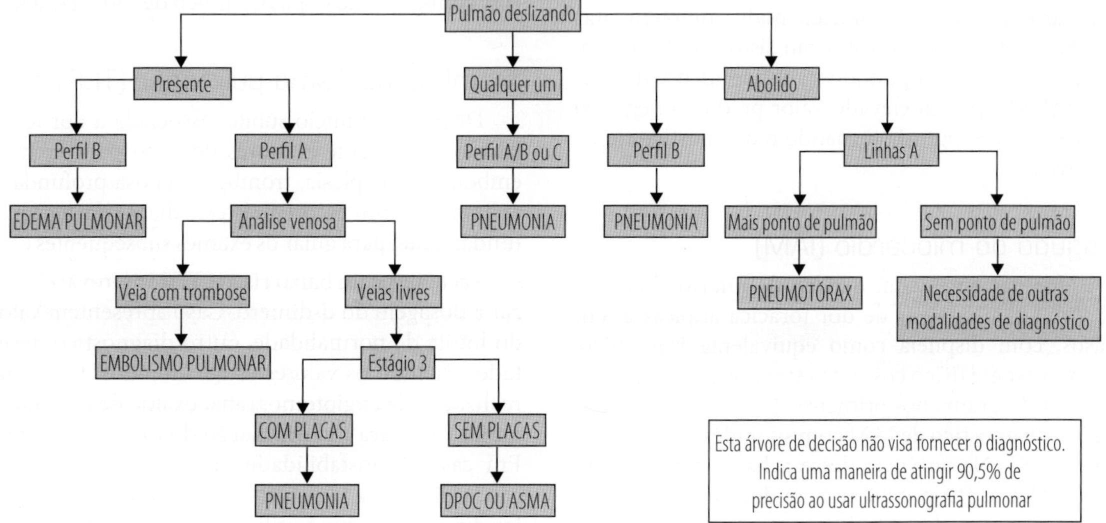

Figura 23.3. Algoritmo do BLUE Protocol. DPOC: doença pulmonar obstrutiva crônica.

Etiologias específicas

Asma[11,12]

Doença inflamatória crônica das vias aéreas que afeta cerca de 18% da população mundial. Caracteriza-se por crises de sibilância, desconforto torácico, geralmente com início na infância, estigmas de atopia, relação com desencadeantes ambientais e boa resposta aos broncodilatadores. Ao exame físico, presença de sibilos, uso de musculatura acessória e hipoxemia a depender da gravidade da crise. A radiografia de tórax pode apresentar-se com sinais de hiperinsuflação. O uso do *peak flow* no atendimento inicial é fundamental em termos prognósticos e para avaliar a resposta ao tratamento.

Doença pulmonar obstrutiva crônica[13-16]

Doença caracterizada por limitação persistente ao fluxo aéreo, consequente à exposição a gases ou partículas nocivas (cigarro, queima de biomassa). Os sintomas mais comuns são dispneia progressiva, tosse e expectoração abundante. Durante os períodos de intensificação dos sintomas (exacerbação), a procura pelo pronto-socorro é comum. Ao exame, os pacientes podem apresentar-se taquipneicos, com uso de musculatura acessória e com roncos à ausculta. A radiografia de tórax apresenta-se com sinais de hiperinsuflação, sendo também importante para a exclusão de pneumotórax e pneumonia. O hemograma é importante para avaliar a presença de leucocitose, bem como a gasometria arterial, em casos de exacerbação grave, para avaliar a presença de hipercapnia.

Insuficiência cardíaca[17-22]

Caracteriza-se por dispneia aos esforços, ortopneia e DPN em pacientes com fatores de risco cardiovasculares. Ao exame, presença de turgência jugular patológica, terceira bulha, estertores em campos inferiores, sopro (patologias valvares) e edema de membros inferiores. A radiografia de tórax pode apresentar sinais de congestão venosa, cardiomegalia e derrame pleural. O eletrocardiograma é importante para rastrear sinais indiretos de sobrecarga de câmaras cardíacas, arritmias, distúrbios de condução e sinais de isquemia. O ecocardiograma transtorácico pode complementar essa avaliação demonstrando disfunção sistólica, diastólica, valvulopatia e hipertensão pulmonar. O peptídeo natriurético cerebral (BNP) possui elevado valor preditivo negativo quando abaixo de 100 pg/mL, tornando o diagnóstico de IC pouco provável.

Infarto agudo do miocárdio (IAM)

Até 1/3 dos pacientes com quadro de infarto chega ao pronto-socorro com queixas de dor torácica atípicas e, em alguns casos, com dispneia como equivalente isquêmico. Nesses casos, o exame físico costuma estar normal. A realização de eletrocardiograma nos primeiros 10 minutos é fundamental para o diagnóstico de IAM com supradesnivelamento de seguimento ST. Na ausência desse achado, a solicitação de enzimas cardíacas (troponina) e a condução em uma unidade de dor torácica podem modificar o prognóstico desses pacientes.

Pneumonia[23,24]

Comumente o paciente apresentará quadro de febre, tosse com expectoração, dor torácica e dispneia de início recente. Ao exame físico, presença de crepitação, aumento do FTV no hemitórax acometido. A radiografia de tórax é o exame de imagem inicial, sendo observadas áreas de consolidação. Em caso de complicação, a tomografia de tórax sem contraste pode ser realizada, sendo um método mais acurado para a avaliação do parênquima pulmonar e da pleura. O hemograma completo quase sempre vem acompanhado por leucocitose, além de elevação da proteína C reativa. Em casos mais graves e com queda da saturação na oximetria de pulso, a realização de gasometria arterial pode revelar hipoxemia (pO_2 < 60 mmHg).

Obstrução da via aérea[25-32]'

Situação ameaçadora à vida que precisa ser diagnosticada precocemente. As principais causas são obstrução por corpo estranho (comum em crianças), trauma, processo infeccioso, angioedema ou anafilaxia. No caso de angioedema e anafilaxia, a dispneia pode progredir rapidamente, estar associada a lesões cutâneas, ter relação com antígenos específicos e evoluir com estridor laríngeo e instabilidade hemodinâmica. Em alguns casos de aspiração de corpo estranho, a radiografia e a tomografia de tórax podem auxiliar no diagnóstico.

Pneumotórax hipertensivo[33]

Início súbito associado à dor torácica em geral relacionada a politrauma. Ao exame, desvio de traqueia contralateral à lesão com abolição do murmúrio ipsilateral ao lado acometido. Radiografia de tórax revela colapso pulmonar com desvio de estruturas mediastinais.

Doenças neuromusculares

A dispneia pode ter evolução aguda, como na crise miastênica, ou subaguda, como nos casos de Guillain-Barré. O achado mais importante é a preservação do gradiente alvéolo-arterial associada à elevação do CO^2 na gasometria arterial, configurando o quadro típico de hipoventilação alveolar.

Tromboembolismo pulmonar (TEP) agudo[27-30]

Dispneia de início súbito, associada a dor torácica ventilatório-dependente e fatores de risco para eventos tromboembólicos (neoplasia, trombose venosa profunda – TVP). A aplicação de um escore pré-teste diante da suspeita de TEP é fundamental para guiar os exames subsequentes (Tabela 23.4).

Pacientes com baixo risco (TEP improvável) devem realizar a dosagem do d-dímero. Caso apresentem valores abaixo do limite de normalidade, outro diagnóstico deve ser aventado. Quando os valores estão alterados, faz-se necessária a realização de angiotomografia, exame de escolha, ou cintilografia V/Q para a confirmação do diagnóstico (Figura 23.4). Em caso de instabilidade hemodinâmica, a realização de ecocardiograma transtorácico revelando disfunção ventricular direita também é utilizada como ferramenta diagnóstica e prognóstica.

Tabela 23.4. Escore de Wells simplificado

	Versão simplificada
TVP ou TEP prévios	1
Frequência cardíaca > 100 bpm	1
Cirurgia ou imobilização dentro das últimas 4 semanas	1
Hemoptise	1
Neoplasia ativa	1
Sinais clínicos de TVP	1
Diagnóstico alternativo é menos provável do que TEP	1
TEP improvável	0-1
TEP provável	≥ 2

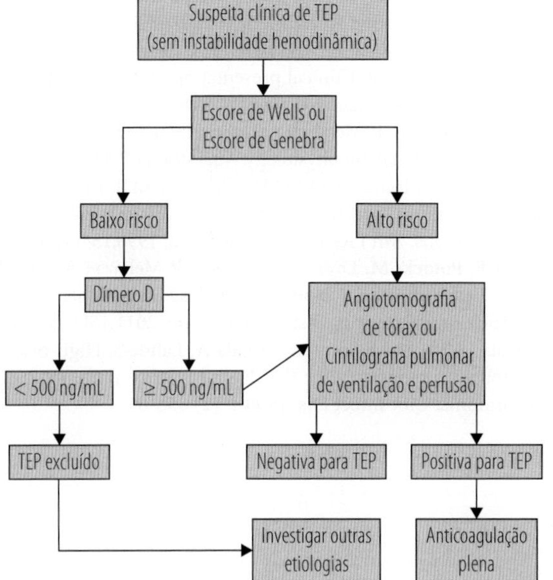

Figura 23.4. Fluxograma diagnóstico de tromboembolismo pulmonar.

Dispneia psicogênica[35-37]

Dispneia desproporcional aos achados clínicos, com fatores desencadeantes relacionados a eventos estressores associados a parestesias e *globus hystericus*. Comorbidades psiquiátricas estão comumente presentes. Devido a hiperventilação, a gasometria arterial pode apresentar-se com alcalemia à custa de alcalose respiratória. Demais exames estarão normais.

Tratamento

Em linhas gerais, os pacientes com hipoxemia devem receber oxigenoterapia suplementar. Além disso, a definição diagnóstica definirá as próximas linhas de tratamento, seguindo as peculiaridades de cada patologia.

Referências bibliográficas

1. Prekker ME, Feemster LC, Hough CL, Carlbom D, Crothers K, Au DH, et al. The epidemiology and outcome of prehospital respiratory distress. Acad Emerg Med. 2014;21(5):543-50.
2. American Thoracic Society. Dyspnea. Mechanisms, assessment, and management: a consensus statement. Am J Respir Crit Care Med. 1999;159:321-40.
3. Schwartzstein RM, Lewis A. Chapter 29: Dyspnea. In: Broaddus V, Mason RJ, Ernst JD, King Jr TE, Lazarus SC, Murray JF, et al., editors. Murray & Nadel's textbook of respiratory medicine. 6th ed. Philadelphia: Elsevier Health Sciences, Saunders/Elsevier; 2015. p. 490-1.
4. Kajimoto K, Madeen K, Nakayama T, Tsudo H, Kuroda T, Abe T. Rapid evaluation by lung-cardiac-inferior vena cava (LCI) integrated ultrasound for differentiating heart failure from pulmonary disease as the cause of acute dyspnea in the emergency setting. Cardiovasc Ultrasound. 2012;10(1):49.
5. Anderson KL, Jenq KY, Fields JM, Panebianco NL, Dean AJ. Diagnosing heart failure among acutely dyspneic patients with cardiac, inferior vena cava, and lung ultrasonography. Am J Emerg Med. 2013;31(8):1208-14.
6. Russell FM, Ehrman RR, Cosby K, Ansari A, Tseeng S, Christain E, et al. Diagnosing acute heart failure in patients with undifferentiated dyspnea: a lung and cardiac ultrasound (LuCUS) protocol. Acad Emerg Med. 2015;22(2):182-91.
7. Feng LB, Pines JM, Yusuf HR, Grosse SD. U.S. trends in computed tomography use and diagnoses in emergency department visits by patients with symptoms suggestive of pulmonary embolism, 2001-2009. Acad Emerg Med. 2013;20(10):1033-40.
8. Huckins DS, Price LL, Gilley K. Utilization and yield of chest computed tomographic angiography associated with low positive D-dimer levels. J Emerg Med. 2012;43:211-20.
9. Qaseem A, Alguire P, Dallas P, Feinberg LE, Fitzgerald FT, Horwitch C, et al. Appropriate use of screening and diagnostic tests to foster high-value, cost-conscious care. Ann Intern Med. 2012;156(2):147-9.
10. Coco AS, O'Gurek DT. Increased emergency department computed tomography use for common chest symptoms without clear patient benefits. J Am Board Fam Med. 2012;25(1):33-41.
11. Chapter 8 – The thorax and lungs. In: Bickley LS, Szilagyi PG, editors. Bates' guide to physical examination and history taking. 11th ed. Philadelphia: Lippincott Williams & Wilkins; 2013. p. 301.
12. Global Initiative for Asthma. Diagnosis of diseases of chronic airflow limitation: asthma, COPD and asthma-COPD overlap syndrome (ACOS). 2015. Disponível em: http://www.ginasthma.org/documents/14/Asthma%2C-COPD-and-Asthma-COPD-Overlap-Syndrome-%28ACOS%29. Acesso em: 1º maio 2015.
13. Husain AN. Chapter 15 – The lung. In: Kumar V, Abbas AK, Aster JC, editors. Robbins and Cotran pathologic basis of disease. 9th edPhiladelphia: WB Saunders; 2014. p. 679.
14. Ram FS, Rodriguez-Roison R, Granados-Navarrete A, et al. Antibiotics for exacerbations of chronic obstructive pulmonary disease. Cochrane Database Syst Rev. 2006;(2):CD004403.
15. Sampson HA, Munoz-Furlong A, Campbell RL, et al. Second Symposium on the Definition and Management of Anaphylaxis: summary Report – Second National Institute of Allergy and Immunology. Ann Emerg Med. 2006;47(4):373-80.
16. Simons FE, Ardusso LR, Dimov V, Ebisawa M, El-Gamal YM, Lockey RF, et al; World Allergy Organization. World Allergy Organization Anaphylaxis Guidelines: 2013 update of the evidence base. Int Arch Allergy Immunol. 2013;162(3):193-204.
17. Pang PS, Collins SP, Sauser K, Andrei AC, Storrow AB, Hollander JE, et al. Assessment of dyspnea early in acute heart failure: patient characteristics and response differences between likert and visual analog scales. Acad Emerg Med. 2014;21(6):659-66.
18. Fonarow GC. The Acute Decompensated Heart Failure National Registry (ADHERE): opportunities to improve care of patients hospitalized with acute decompensated heart failure. Rev Cardiovasc Med. 2003;4(Suppl 7):S21-30.
19. Silvers SM, Howell JM, Kosowsky JM, Rokos IC, Jagoda AS; American College of Emergency Physicians. Clinical policy: Critical issues in the evaluation and management of adult patients

presenting to the emergency department with acute heart failure syndromes. Ann Emerg Med. 2007;49(5):627-69.
20. Carpenter CR, Keim SM, Worster A, Rosen P; BEEM (Best Evidence in Emergency Medicine). Brain natriuretic peptide in the evaluation of emergency department dyspnea: is there a role? J Emerg Med. 2012;42(2):197-205.
21. Miller JB, Sen A, Strote SR, Hegg AJ, Farris S, Brackney A, et al. Inferior vena cava assessment in the bedside diagnosis of acute heart failure. Am J Emerg Med. 2012;30(5):778-83.
22. Metlay JP, Fine MJ. Testing strategies in the initial management of patients with community-acquired pneumonia. Ann Intern Med. 2003;138:109.
23. Mandell LA, Wunderink RG, Anzueto A, Bartlett JG, Campbell GD, Dean NC, et al.; Infectious Diseases Society of America; American Thoracic Society. Infectious Diseases Society of America/American Thoracic Society consensus guidelines on the management of community-acquired pneumonia in adults. Clin Infect Dis. 2007;44 Suppl 2:S27-72.
24. American Thoracic Society, Infectious Diseases Society of America. Guidelines for the management of adults with hospital-acquired, ventilator-associated, and healthcare-associated pneumonia. Am J Respir Crit Care Med. 2005;171(4):388-416.
25. Kucher N, Rossi E, De Rosa M, Goldhaber SZ. Prognostic role of echocardiography among patients with acute pulmonary embolism and a systolic arterial pressure of 90 mm Hg or higher. Arch Intern Med. 2005;165(15):1777-81.
26. Dresden S, Mitchell P, Rahimi L, Leo M, Rubin-Smith J, Bibi S, et al. Right ventricular dilatation on bedside echocardiography performed by emergency physicians aids in the diagnosis of pulmonary embolism. Ann Emerg Med. 2014;63(1):16-24.
27. Fesmire FM, Brown MD, Espinosa JA, Shih RD, Silvers SM, Wolf SJ, et al.; American College of Emergency Physicians. Critical issues in the evaluation and management of adult patients presenting to the emergency department with suspected pulmonary embolism. Ann Emerg Med. 2011;57(6):628-52.e75.
28. Blondon M, Righini M, Aujesky D, Le Gal G, Perrier A. Usefulness of preemptive anticoagulation in patients with suspected pulmonary embolism: a decision analysis. Chest. 2012;142(3):697-703.
29. Wells PS, Anderson DR, Rodger M, Stiell I, Dreyer JF, Barnes D, et al. Excluding pulmonary embolism at the bedside without diagnostic imaging: management of patients with suspected pulmonary embolism presenting to the emergency department by using a simple clinical model and d-dimer. Ann Intern Med. 2001;135(2):98-107.
30. Kline JA, Courtney DM, Kabrhel C, Moore CL, Smithline HA, Plewa MC, et al. Prospective multicenter evaluation of the pulmonary embolism rule-out criteria. J Thromb Haemost. 2008;6(5):772-80.
31. Abidov A, Rozanski A, Hachamovitch R, Hayes SW, Aboul-Enein F, Cohen I, et al. Prognostic significance of dyspnea in patients referred for cardiac stress testing. N Engl J Med. 2005;353(18):1889-98.
32. Zehtabchi S, Rios CL. Management of emergency department patients with primary spontaneous pneumothorax: needle aspiration or tube thoracostomy? Ann Emerg Med. 2008;51(1):91-100, 100.e1.
33. Roberts DJ, Leigh-Smith S, Faris PD, Blackmore C, Ball CG, Robertson HL, et al. Clinical presentation of patients with tension pneumothorax: a systematic review. Ann Surg. 2015;261(6):1068-78.
34. Morris CG, Low J. Metabolic acidosis in the critically ill: part 1. Classification and pathophysiology. Anaesthesia. 2008;63(3):294-301.
35. Smoller JW, Pollack MH, Otto MW, Rosenbaum JF, Kradin RL. Panic anxiety, dyspnea, and respiratory disease. Theoretical and clinical considerations. Am J Respir Crit Care Med. 1996;154(1):6-17.
36. Burri E, Potocki M, Drexler B, Schuetz P, Mebazaa A, Ahlfeld U, et al. Value of arterial blood gas analysis in patients with acute dyspnea: an observational study. Crit Care. 2011;15(3):R145.
37. Syrjälä H, Broas M, Suramo I, Ojala A, Lähde S. High-resolution computed tomography for the diagnosis of community-acquired pneumonia. Clin Infect Dis. 1998;27(2):358-63.

24

ABORDAGEM DA DOR ABDOMINAL NO PRONTO-SOCORRO

Fábio Pimentel Martins
Lucas Guimarães Vieira Martins

Introdução

A dor abdominal é um sintoma muito frequente, relatado por pacientes atendidos em unidades de pronto atendimento. Muitas vezes se caracterizará como queixa única ou como componente de um quadro clínico denominado abdome agudo.

Apresenta-se com intensidade variável, pois não depende da origem, mas de aspectos subjetivos (orgânicos e/ou psíquicos), já que o limiar de excitabilidade celular humano é padronizado.

Trata-se muitas vezes de um sinal de alarme para a detecção de afecções graves, outras vezes de mecanismo de defesa ou proteção contra lesões ou doenças.

No pronto atendimento, uma queixa com que lidamos com grande frequência é a dor abdominal. Nem sempre é uma questão isolada, podendo ser relatada com febre, prostração, náusea, entre outros sintomas presentes em vários dos quadros que se manifestam por meio da dor abdominal.

A grande questão em relação à manifestação da dor abdominal é identificar a origem de maneira precisa e ágil. Nesse aspecto, é importante localizar onde surgiu o fator que a originou. É importante ressaltar a necessidade do atendimento multidisciplinar para que, de maneira harmônica, seja possível trabalhar para identificar o diagnóstico sindrômico e etiológico.

A abordagem da dor abdominal diverge em vários aspectos na literatura e não é possível encontrar homogeneidade concreta. Então, propõe-se aqui definir tendências; a partir daí, a primeira questão a ser abordada é a dos recursos que se tem em mãos para chegar ao diagnóstico e estabelecer o tratamento. O paciente deve ser inserido no ambiente ao qual está sendo atendido, sendo importante ressaltar que os recursos disponíveis em uma unidade de pronto atendimento são fatores que valorizam o aspecto institucional.

Apesar disso, é necessário que o médico desenvolva habilidades que, independentemente dos exames complementares e da instituição, sejam capazes de estabelecer o diagnóstico. Sir Zachary Cope tem como peça fundamental um trabalho do século XIX sobre a abordagem da dor abdominal, no qual: "A investigação da dor abdominal é um exemplo clássico de aplicação de habilidades clínicas". Após dois séculos, esses conceitos se perpetuam. Independentemente de toda sofisticação de exames complementares de imagem, eles não descartam, e nunca descartarão, a habilidade humana de chegar ao diagnóstico, valorizar a queixa e saber excluir "ciladas" e "armadilhas" que estão envoltas no quadro fazendo um exame físico detalhado.

Etiologia e fisiopatologia

Entrando no mérito da dor, um ponto importante é a sensação dolorosa, que muitas vezes é mal interpretada, principalmente na questão do limiar de excitabilidade celular. Fisiologicamente, todos os seres humanos possuem o mesmo limiar de excitabilidade para a produção do potencial de ação, que é o responsável pelo transporte neuronal e consequente codificação e interpretação cortical do estímulo, porém a resposta subjetiva é individual. Cada indivíduo pode apresentar diversas reações ao mesmo limiar de dor.

É necessário discernir a sensação dolorosa do ponto de sensibilidade celular e do ponto de vista de resposta subjetiva personificada, o que dificulta graduar a dor, em intensa, leve ou moderada, pois diferentes pacientes graduarão subjetivamente a intensidade daquele estímulo. É importante, ainda, determinar a periodicidade, sendo ela contínua, em caráter sazonal ou em determinados períodos do dia, para direcionar o raciocínio clínico.

O estímulo doloroso é divido em dois tipos. O primeiro tipo é a dor visceral, que decorre muitas vezes da víscera, sendo esse acometimento referido no local onde embriologicamente se formou aquele órgão. Por exemplo, na apendicite aguda, onde a dor se inicia na região periumbilical (T10) ou epigástrio (T6), seu sítio embriológico, para posteriormente focar na região da fossa ilíaca direita, seu sítio anatômico. O outro tipo é a dor parietal, que, diferente da visceral, tem o acometimento de regiões topográficas, em resposta aos estímulos dolorosos localizados. É necessário acrescentar que a mesma doença pode causar uma dor inicialmente visceral e posteriormente parietal, por esse motivo deve existir um componente lógico de evolução do quadro.

A localização em que a dor se manifesta é importante também, podendo não representar o que ocorre em relação a situações intracavitárias. Atenta-se para a interconexão do dermátomo, com a estrutura fisiológica da víscera, sendo transmitido o estímulo tanto da pele quanto da víscera, transportados juntos até o corno posterior da medula por neurônios do grupo I e formando uma via de interconexão.

Os impulsos viscerais vão pelas fibras aferentes viscerais, que acompanham as fibras simpáticas dos nervos esplâncnicos até a raiz posterior. Essas vão se unir aos neurônios somáticos, de tal modo que as vias nervosas de condução são comuns aos estímulos somáticos viscerais. Portanto, muitas vezes, um estímulo da parede abdominal pode suprimir a sensação dolorosa do acometimento de um órgão visceral, como acontece em crianças com distensão, que, ao comprimir a parede abdominal, suprimem a sensação dolorosa, em função do estímulo frenatório formado na parede com a dor visceral. Uma vez na medula, o trato espinotalâmico lateral leva até a representação cortical os estímulos em questão.

Esses quesitos devem ser interpretados em vigência da evolução da dor abdominal. Ainda, devemos atentar para a relação da dor com outros aspectos fundamentais: o tipo de alimento, a forma alimentar, a velocidade de ingestão e suas intolerâncias e alergias alimentares. Observamos, por exemplo, quadros em que o indivíduo ingere alimento hiperlipídico e há contração da vesícula, onde um cálculo fortuito pode impactar no infundíbulo e causar espasmos da musculatura lisa, gerando dor manifesta no hipocôndrio direito e referida no dorso, o qual é a origem embriológica da vesícula, relacionando cronologicamente o alimento com o surgimento do quadro álgico e orientando para a conclusão do diagnóstico etiológico.

Diagnóstico e critérios de gravidade

Nos sintomas, ressalta-se a cronologia da formação da dor. Há fatores que agravam ou atenuam a sensação dolorosa, principalmente o uso de analgésicos em fase precoce, que mascaram o quadro e podem mascarar a evolução da doença. Aspectos importantes como movimentação peritoneal, direcionando para a dor parietal. A possibilidade de trauma deve ser atentada, devendo ser levada com maestria, existindo a possibilidade de o indivíduo mascarar as queixas, podendo ser omitido (por exemplo, pelo fato de o paciente não ser capaz de externá-lo, em casos de doenças associadas como demências, dificuldades cognitivas, entre outras) e prejudicando o diagnóstico.

O exame clínico é sempre mais importante, para que, conectando-se os aspectos da história, da periodicidade, da intensidade, da sensação e dos fatores coadjuvantes do surgimento da dor, se possa chegar ao diagnóstico.

A partir daí, se os critérios obtidos não forem suficientes, deve-se recorrer aos exames auxiliares ou complementares: exames de análises clínicas, sangue, urina e unidades séricas e exames de imagem gerados por meio do ultrassom, radiografia ou ressonância magnética. Assim, cria-se a base necessária para a definição da conduta.

Muitas vezes a conduta pode não ser exclusivamente terapêutica, considerando-se que a conduta expectante pode ser indicada no contexto, para que ocorra a autolimitação do evento ou sua evolução, assim, evitando-se diagnósticos intempestivos que induzirão a uma conduta agressiva e contrabalanceando com um diagnóstico tardio, que possa prejudicar e alterar o tratamento.

Em alguns casos, poderão ocorrer manifestações que nem sempre se associarão ao acometimento da dor. São situações em que o paciente deverá ser orientado.

É de extrema importância na história clínica a definição da sede da dor no início dos sintomas, sendo corriqueiro a sede diferente ao percurso da evolução. Pode ocorrer modificação do sítio e da localização da dor com a evolução. A irradiação da dor, as variedades especiais, a relação com alimento, álcool e drogas, a presença ou não de vômito, febre, calafrio, inapetência, alteração do hábito intestinal e a associação entre os sintomas, embora frequentes, podem não existir. A dor pode ser fator isolado, sem a ocorrência de sintomas associados.

São importantes na história clínica as afecções pregressas, para definir a possibilidade de um fator prévio induzindo o quadro ou interferindo no nível ou surgimento da dor.

Entre os fatores que interferem na aquisição de dados, estão: situação de estresse, medo, depressão, impossibilidade de valorizar com detalhes o nível de intensidade, aspectos educacionais, religiosos e étnicos, que muitas vezes podem interferir em sintomas que são associados ou envolvidos, agressão insuspeitada, uso de medicamentos ou de drogas ilícitas, extremos da idade, estado de confusão mental e possibilidade de gravidez.

Um dado importante para o diagnóstico pode estar no aspecto macroscópico, sendo, sempre, os pacientes examinados seguindo uma sequência racional do exame clínico. Hérnias, manifestações cutâneas (herpes-zóster) e hematomas devem ser avaliados na inspeção. Durante o exame físico, deve-se avaliar a correlação do estado geral e o nível de intensidade de dor que é relatado, sendo um demarcador importante. É importante observar a atitude no leito, atentando para posições clássicas, como a prece maometana na nefrolitíase, posições recurvadas, posturas variadas nas dores tipo cólica, diferentes da posição estática que ocorre na irritação peritoneal. É importante verificar a palidez cutânea para investigação de disfunções sanguíneas ou um estado de vasoconstrição periférica, que pode representar o estado inicial de um choque circulatório, ou uma resposta inflamatória. A presença da sudorese é indicadora de estimulação do sistema neurovegetativo simpático. O pulso deve ser relacionado também com a sudorese e o sistema simpático. A condição de respiração, na fase evoluída, é importante. É necessário verificar se a temperatura está elevada e se está relacionada ao aparecimento da dor, tomando cuidado com o estado de hipotermia, que pode caracterizar, com a dor abdominal, quadros muitos graves com evolução concomitante do estado de choque séptico. O objetivo final é criar uma teia relacionando e valorizando os sintomas para que se possa, no contexto, chegar ao diagnóstico.

No exame do abdome, é importante detalhar os movimentos da parede abdominal relacionados à respiração. O indivíduo com dor abdominal não usará a parede como auxiliar na ventilação pulmonar, frequentemente ocorrendo paralisia dela, a hiperestesia cutânea. Na palpação, busca-se a sensibilidade peritoneal; com medidas simples, é possível verificar que, ao se movimentar a membrana peritoneal, a sensação dolorosa é exacerba. A percussão é uma importante ferramenta, fazendo vibrar a membrana peritoneal como um tambor, e o peritônio inflamado percutido responderá com aumento da intensidade do estímulo. Atenta-se durante esse período para a rigidez da parede, difusamente, chamada abdome em tábua, que representa a expressão máxima de fenômenos que irritam o peritônio, causando contratura involuntária da musculatura abdominal. É importante buscar a presença de líquidos na cavidade e sempre se deve complementar o exame do paciente com o toque retal e/ou vaginal, sendo o ponto no qual tocaremos de maneira mais próxima o peritônio. A presença do peristaltismo é um detalhe importante, devendo ser feito de maneira comparativa com o centro da ausculta, durante 10 minutos, determinando se está ausente ou presente, e ainda pode ocorrer aumento ou diminuição dele, o que implica relação com algum fato e momento que previamente foi analisado.

É muito importante naqueles pacientes com dor por irritação peritoneal, nos quais a irritação gera paresia da musculatura lisa adjacente, o chamado fenômeno de Stokes, implicando a diminuição ou interrupção do peristaltismo. Os sinais clássicos devem ser pesquisados de acordo com a sequência ou com suspeição prévia; todos os sinais devem representar sua importância naquele ponto. O sinal de Blumberg, em que o examinador comprime a região da fossa ilíaca direita e libera a mão rapidamente, desencadeando dor após a descompressão, é caracterizado como positivo. O sinal do obturador, que é a irritação do músculo obturador interno quando estendido com a rotação lateral da coxa, é positivo ao desencadear dor e ocorre em fenômenos como na apendicite aguda com localização pélvica e na doença inflamatória pélvica. E o sinal do psoas, realizado em decúbito lateral e extensão do membro inferior, para distender o psoas, ao causar dor, representa um fator na detecção da apendicite aguda, apesar de não excluir a hipótese em casos negativos. É importante lembrar sempre que a obesidade é um fator importante de limitação do exame físico do abdome, principalmente para a palpação do abdome.

O fato de a dor se iniciar no abdome e referir ou refletir em pontos a distância remete para o detalhamento da anatomia embriológica, em que o ombro direito seria a representação do fígado, vesícula biliar e diafragma. O ombro esquerdo, no qual pode ocorrer dor de origem cardiogênica, representa a cauda do pâncreas ou diafragma. No epigástrio, referem-se o apêndice ou afecções do estômago. Na bolsa escrotal ou no testículo, pode-se ter a dor referida de afecções no ureter. No dorso, está referido o pâncreas e nos flancos, os rins.

Com relação aos exames laboratoriais, tem-se a rotina para a série eritrocitária, para verificar a presença ou não de anemia aguda ou crônica. Por meio do leucograma, principalmente, verificam-se doenças inflamatórias e infecciosas em evolução, ressaltando-se doenças como sepse, em que a carga dos leucócitos é consumida e pode apresentar-se com leucopenia. Observa-se, por meio dos eletrólitos, ureia e creatinina principalmente a condição de funcionalidade renal. A presença de glicemia elevada pode caracterizar cetoacidose diabética, que pode se manifestar com características abdominais. A amilase e a lipase aparecem nas doenças inflamatórias agudas do pâncreas. As bilirrubinas são vistas em casos que há alterações de colestase em fígados congestos e ainda nas obstruções de vias biliares, bem como a fosfatase alcalina. Aminotransferases séricas, TGO e TGP podem estar alteradas nas afecções hepatocelulares, principalmente nas hepatites. O lactato sérico é um marcador evolutivo da acidose metabólica e do grau dela. E a proteína C reativa, embora inespecífica, é um marcador importante de resposta inflamatória, que, correlacionada à dor abdominal, pode representar evolução grave na causa da dor.

Ainda, a análise urinária de rotina revela infecções do trato urinário (ITU), hematúria e outros. A gonadotrofina coriônica, sempre necessária nas mulheres em idade fértil, verifica a gestação. O exame de fezes, com dados parasitológicos, e os leucócitos fecais, na vigência de infecções intestinais, são importantes para verificar o comprometimento intestinal, que gera dor abdominal.

Quanto aos métodos de imagem, as radiografias de tórax e abdome, que vêm sendo cada vez menos solicitadas, podem trazer dados importantes. Em pacientes com dor no hipocôndrio direito, irradiação para o dorso, sinal de Murphy positivo no exame clínico, a radiografia demonstrando na topografia da vesícula a presença de cálculos multifacetados será um detalhe que levará ao diagnóstico. Em um paciente com histórico de ingestão crônica de álcool em grandes quantidades que apresenta dor no andar supramesocólico ou epigástrio, com irradiação para o dorso em faixa, após episódio de ingestão alcoólica, a radiografia evidenciando calcificações ao nível de L1-L2, topografia do pâncreas, fecha o diagnóstico clínico, principalmente com auxílio dos exames laboratoriais, com elevação da amilase ou lipase. Ainda, um velamento do psoas e um ílio segmentar adinâmico selam o diagnóstico de apendicite aguda, relacionada aos sinais clínicos. Também quadros de hiperemese gravídica, nos quais a paciente apresenta dor intensa e a radiografia apresenta pneumomediastino, pode induzir ao diagnóstico, mesmo incomum, de ruptura espontânea do esôfago. As pneumonias basais, que são representadas nas radiografias de tórax, podem representar queixas de abdome agudo. Portanto, as radiografias do tórax e do abdome devem compor o armamento para a análise da dor abdominal no pronto atendimento.

Alguns exames têm acuidade muito grande para certos casos, como a ultrassonografia para detectar a colelitíase. Em função da interface sólida e líquida, há no ultrassom a produção de imagens com sensibilidade e especificidade para dor no hipocôndrio direito.As imagens mostram um detalhamento excelente de determinadas situações clínicas. As mulheres em idade fértil e dor em fossa ilíaca direita com gravidez ectópica podem ser diagnosticadas corretamente.

O grande avanço nos métodos propedêuticos dos pronto atendimentos foi a utilização da tomografia computadorizada, unanimidade na literatura. Apesar de ser um exame invasivo, pela grande exposição à radiação, tem grande eficiência em alguns casos para a conclusão ou exclusão diagnóstica. A tomografia, em virtude da própria característica de aquisição dos dados, cria detalhamento melhor representado no retroperitônio em relação à ultrassonografia, então, em situações como na diferenciação entre uma apendicite aguda e um abscesso do psoas com características clínicas semelhantes, é um fator que direciona ao diagnóstico, definindo a diferença do tratamento. Ainda é importante na pesquisa das coleções subfrênicas e apendicites ectópicas. Nesse ponto, a tomografia auxilia nas obstruções intestinais, distensão intestinal e abdominal, em que o ílio terminal pode estar com intussuscepção, por exemplo.

Outro ponto que ganhou poder na década de 1990 foi a laparoscopia, que anteriormente era usada apenas como método diagnóstico, mas hoje é usada como método de tratamento. Com geração da imagem, tem-se a visão indireta das estruturas intracavitárias, e a partir da visão macroscópica é possível diferenciar as patologias. A laparoscopia abrevia o tempo de observação, principalmente nas afecções de evolução prolongada, e é importante no sexo feminino, em que o conteúdo da genitália interna pode causar alterações subsequentes. Ainda pode qualificar as lesões, por exemplo, nas gestações tubárias, verificando o lado e o grau de acometimento, e a partir daí definir o tratamento.

Atenção deve ser dada aos eventos extra-abdominais, os quais podem causar dor que necessite um tratamento de emergência; nesse caso, deve-se atentar para as doenças metabólicas e hematológicas e para as toxinas e drogas. É importante que, no estudo, se saiba diferenciar e discernir essas diversas causas.

As causas intra-abdominais podem ser agrupadas em cinco tipos principais de síndromes: hemorrágica, inflamatória/infecciosa, por perfuração, oclusivas e isquêmicas. A partir daí, existe uma gama de afecções que, agrupadas, deve levar à conclusão sobre o tratamento de cada uma. Nessas afecções, é preciso determinar quando é necessário convocar o cirurgião para o tratamento ou conclusão diagnóstica, como nas situações de: volvo do colo esquerdo que não se distorce, situações como isquemia intestinal, presença de colelitíase, gravidez tubária rota e intussuscepção intestinal.

É importante lembrar ainda que, com toda a tecnologia disponível, nada substitui um minucioso exame clínico para a elucidação da causa e definição terapêutica.

Referências bibliográficas

1. Guyton AC, Hall JE. Tratado de fisiologia médica. 11ª ed. Rio de Janeiro: Elsevier; 2006.
2. Mendes PR, Rosa, Y, Aguilar M, López H, Elias M, Jiménez O. Evaluación de la calidad del diagnóstico de apendicitis aguda en la atención primaria y secundaria. Rev Arch Med Camagüey. 2016;20(1).
3. Bejarano M, Gallego C, Gomez J. Frecuencia de abdomen agudo quirúrgico em pacientes que consultan al servicio de urgências. Rev Colomb Cir. 2011;26:33-41
4. Pulat H, Karakose O, Benzin MF, Benzin S, Cetin R. Small bowel perforation due to fish bone: A case report. Turk J Emerg Med. 2016;15(3):136-8.
5. Güney LH, Fakıoğlu E, Acer T, Ötgün İ, Arslan EE, Sağnak Akıllı M, et al. Is every intussusception treatment an emergency intervention or surgery? Ulus Travma Acil Cerrahi Derg. 2016;22(2):139-44.
6. Macari M, Balthazar EJ. The acute right lower quadrant: CT evaluation. Radiol Clin North Am. 2003;41(6):1117-36.
7. Cademartiri F, Raaijmakers RH, Kuiper JW, van Dijk LC, Pattynama PM, Krestin GP. Multi-detector row CT angiography in patients with abdominal angina. Radiographics. 2004;24(4):969-84.
8. in't Hof KH, Krestin GP, Steijerberg EW, Bonjer HJ, Lange JF, Becking WB, et al. Interobserver variability in CT scan interpretation for suspected acute appendicitis. Emerg Med J. 2009;26(2):92-4.
9. Ahmad TA, Shelbaya E, Razek SA, Mohamed RA, Tajima Y, Ali SM, et al. Experience of laparoscopic management in 100 patients with acute abdomen. Hepatogastroenterology. 2001;48(39):733-6.
10. Perri SG, Altilia F, Pietrangeli F, Dalla Torre A, Gabbrielli F, Amendolara M, et al. [Laparoscopy in abdominal emergencies. Indications and limitations]. Chir Ital. 2002;54(2):165-78.
11. Stefanidis D, Richardson WS, Chang L, Earle DB, Fanelli RD. The role of diagnostic laparoscopy for acute abdominal conditions: an evidence-based review. Surg Endosc. 2009;23(1):16-23.
12. Brown JJ, Wilson C, Coleman S, Joypaul BV. Appendicitis in pregnancy: an ongoing diagnostic dilemma. Colorectal Dis. 2009;11(2):116-22.
13. Gajic O, Urrutia LE, Sewani H, Schroeder DR, Cullinane DC, Peters SG. Acute abdomen in the medical intensive care unit. Crit Care Med. 2002;30(6):1187-90.

25

O PACIENTE EM CHOQUE NA SALA DE EMERGÊNCIA

André Rodrigues Durães
Carlos Roberto Seara filho

Objetivos

- Compreender o conceito de hipotensão, má perfusão periférica e choque e sua importância do ponto de vista clínico e epidemiológico.
- Estar apto para classificar e diagnosticar as principais causas de choque (hipovolêmico, cardiogênico, distributivo e obstrutivo) e suas etiologias específicas.
- Entender a fisiopatologia do choque e as manifestações clínicas mais importantes.
- Aprender os aspectos mais importantes para o diagnóstico precoce e o manejo inicial do choque na sala de emergência.

Introdução

Em 1872, Samuel Gross descreveu choque como "um desarranjo grosseiro da maquinaria da vida". Trata-se de uma síndrome complexa, na qual existe clara deficiência entre a oferta (DO2) e a demanda de oxigênio (VO2), gerando resposta inflamatória de variada intensidade e diferentes níveis de disfunção orgânica devido à hipoperfusão tecidual. O agente causador, a causa e tipo do choque, as características intrínsecas do organismo e o tempo entre o início do processo patológico, o diagnóstico e as intervenções médicas apropriadas ditarão o prognóstico dessa síndrome. Apesar dos grandes avanços em métodos diagnósticos e no manejo dos diferentes tipos de choque, a mortalidade continua elevada, variando de 40% a 60%, a depender do tipo de choque envolvido[1].

Mesmo sabendo que é comum o paciente apresentar-se com hipotensão no pronto-socorro (PS), isso não é patognomônico de estado de choque, podendo existir hipotensão sem choque e choque sem hipotensão. Várias patologias diferentes têm nesta síndrome sua manifestação final[2]. O choque é classificado em quatro grandes categorias, descritas inicialmente por Dr. Alfred Blalock, em 1934[3]: hipovolêmico (incluindo hemorrágico), cardiogênico, distributivo e obstrutivo. Independentemente do evento inicial que leve ao choque, a condição *sine qua non* para ele se instalar é a hipoperfusão tecidual, pois esta leva à hipóxia com hiperlactatemia e à disfunção orgânica.

Epidemiologia

Determinar a prevalência do estado de choque no departamento de emergência não é tarefa fácil nem mesmo nos países com excelentes registros clínicos, porque existem várias patologias que levam ao estado de choque, gerando grande viés no registro de informações ao ser valorizada a etiologia causadora do choque (infarto agudo do miocárdio, embolia pulmonar, trauma), ocultando-se muitas vezes o registro direto dessa síndrome. Apesar disso, estima-se em 1% de todos os atendimentos no PS.

Sepse e choque séptico estão apresentando elevação expressiva na incidência em todo o planeta, podendo ser justificados pelo envelhecimento populacional e maior reconhecimento (diagnóstico) por parte dos profissionais de saúde[4]. A hemorragia é a causa mais comum de choque no doente traumatizado[5], e choque por trauma é a causa mais comum de morte no mundo de pessoas com até 35 anos de idade[6]. Já o choque cardiogênico apresenta tendência à queda anual na sua incidência nos últimos 15 anos, provavelmente devido ao advento da angioplastia primária (reperfusão), representando 5% a 8% e 2,5% dos casos de infarto agudo do miocárdio com supra de ST (IAMCSST) e sem supra de ST (IAMSSST), respectivamente[7]. Não se pode esquecer de que miocardites, valvulopatias, miocardiopatias, arritmias, distúrbios metabólicos, drogas (ilícitas ou não) e cardiopatias congênitas podem também evoluir com choque cardiogênico, aumentando, assim, a prevalência dessa patologia.

Fisiopatologia

Para melhor entendimento da fisiopatologia do choque, é necessária uma breve revisão da fisiologia cardíaca. Sabe-se que a pré-carga representa a pressão diastólica final (ventrículo cheio) ou o volume do retorno venoso para o coração, sendo diretamente influenciada pela capacitância venosa e pelo estado volêmico, enquanto a pós-carga representa a pressão na saída da artéria ou a resistência ao fluxo anterógrado de sangue, enquanto o débito cardíaco (DC) é a quantidade de sangue bombeada a cada minuto pelo coração, ou seja, produto do volume sistólico (VS) pela frequência cardíaca (FC). O que chamamos de pressão arterial é oriundo do produto entre o DC e a resistência vascular sistêmica (pós-carga). Nota-se na Figura 25.1 o resumo desses conceitos.

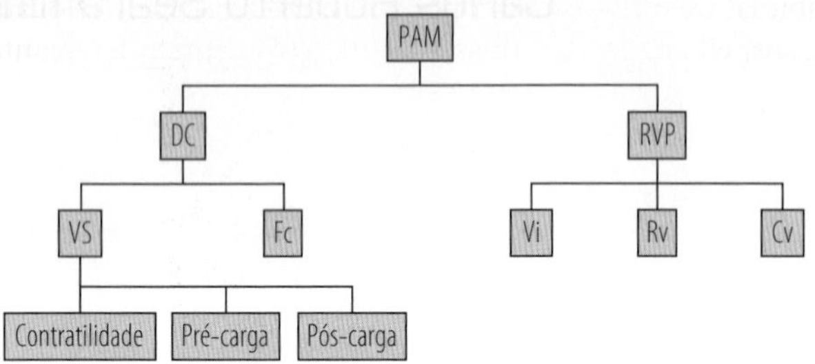

Figura 25.1. Determinantes da pressão arterial. PAM: pressão arterial média; DC: débito cardíaco; RVP: resistência vascular periférica; Fc: frequência cardíaca; VS: volume sistólico; Vi: viscosidade sanguínea; Rv: resistência dos vasos; Cv: complacência dos vasos.

O controle da pressão arterial é muito complexo. Além dos mecanismos expostos na Figura 25.1, há o sistema renina-angiotensina-aldosterona, quimiorreceptores, barorreceptores, sistema simpático e parassimpático, estado volêmico, endotélio, entre outros, atuando em diferentes níveis, tentando preservar a vida. Em relação aos mecanismos iniciais do choque, pode-se constatar que no choque classificado como hipovolêmico a pré-carga (retorno venoso) e, logo em seguida, a contratilidade (mecanismo de Frank-Starling) são os componentes primários para a descompensação. No choque cardiogênico, qualquer componente do VS (contratilidade, pré ou pós-carga) e/ou a FC podem estar danificados, enquanto no choque distributivo é a resistência vascular periférica, e no obstrutivo, a pré ou pós-carga os principais fatores de descompensação ou de desarranjo no circuito. Após essa fase inicial, mecanismos inicialmente adaptativos iniciam uma resposta inflamatória sistêmica (resposta ao estresse), na tentativa de manter boa perfusão nos órgãos vitais como cérebro e coração.

Intracelularmente, sabe-se que é a mitocôndria a primeira estrutura a ser afetada. Mais de 95% do metabolismo aeróbico provêm dessas estruturas[8] e mais de 90% do oxigênio celular disponível são consumidos por elas no processo de fosforilação oxidativa. Com a disfunção mitocondrial, presente em vários tipos de choque, inclusive no hemorrágico, inicia-se um mecanismo de hipóxia citopática, no qual, mesmo com a melhora na DO2, o organismo afetado apresenta dificuldade no consumo de oxigênio[9]. Com o processo de má perfusão tecidual, inicia-se a anaerobiose com a produção do lactato, que se torna um grande marcador dessa síndrome. Na Figura 25.2, consta um resumo da fisiopatologia do choque. Na fase inicial desse cenário, observa-se o surgimento da síndrome da resposta inflamatória sistêmica (SIRS), que apresenta boa sensibilidade, porém baixa especificidade para o diagnóstico de choque (Tabela 25.1). Caso não haja intervenções médicas apropriadas, esse processo evoluiu para um estado de disfunção de múltiplos órgãos (falência renal, hepática, respiratória, depressão miocárdica e hematológica com coagulação intravascular disseminada).

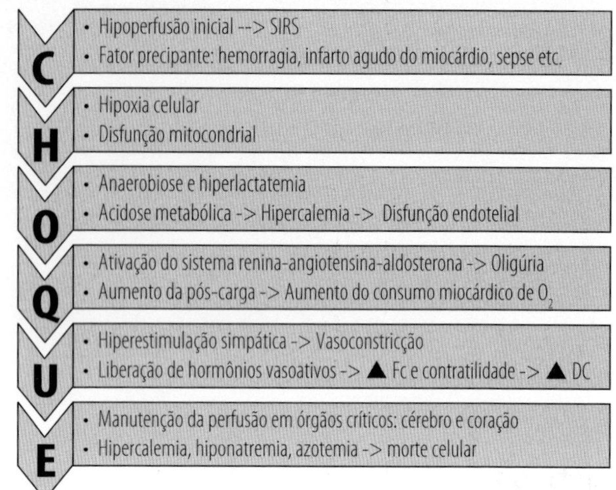

Figura 25.2. Fisiopatologia do estado de choque.

Tabela 25.1. Síndrome da resposta inflamatória sistêmica (SIRS)

Temperatura	Febre (> 38 °C) ou hipotermia (< 36 °C)
Frequência cardíaca	Taquicardia (Fc > 90 bpm)
Frequência respiratória	Taquipneia (Fr > 20 ipm ou $PaCO_2$ < 32 mmHg)
Leucograma	Leucocitose (> 12.000 cels/mm³) ou leucopenia (< 4.000 cels/mm³) ou > 10% formas jovens (bastões)

Independentemente da causa do choque, a bomba cardíaca é muito exigida. Ela deve sair de um estado de DC fisiológico para um estado hiperdinâmico na tentativa de compensar a fase inicial da hipoperfusão tecidual. Para tanto, é necessária uma boa perfusão coronária. Quanto melhor o fluxo coronário no estresse, melhor a contratilidade (fenômeno de Gregg)[8].

É importante notar que a função cardíaca poderá estar agudamente deprimida, consequente ao efeito negativo dessa resposta inflamatória por meio da ação direta e indireta de várias citocinas. O processo inflamatório, que é uma resposta normal contra agentes nocivos, pode gerar um quadro patológico que interfere na contratilidade cardíaca. Entre os mediadores inflamatórios, na sepse, por exemplo, já são bem conhecidos: TNFα (fator de necrose tumoral), óxido nítrico, IL-1 (interleucina-1), IL-6, IL-8, IL-10, fator ativador plaquetário, prostaglandinas, HMGB1 (*high mobility group protein box 1*), que foram bem estudados. A IL-8 e a IL-10 são as mais relacionadas com a gravidade da resposta à infecção ou inflamação[10]. Além disso, ocorre interferência na cascata de coagulação tendendo para trombose/coagulação. A acidose e a hiperlactatemia contribuem muito discretamente com a disfunção cardíaca.

No choque hemorrágico, respostas adaptativas ocorrem rapidamente: liberação de catecolaminas, hormônio antidiurético, receptores natriuréticos atriais, vasoconstricção das arteríolas e aumento da FC na tentativa de aumentar o DC e manter a pressão de perfusão. Surgem, então, taquipneia e hipotensão[11]. Devido ao redirecionamento do fluxo para órgãos vitais, a isquemia gerada na pele, vísceras e intestino elevam precocemente o lactato. O segundo momento de injúria no choque hemorrágico ocorre na ressuscitação. Por isso, o termo "ressuscitação agressiva" foi modificado para "ressuscitação balanceada" na última versão do suporte avançado de vida no trauma, como veremos no manejo[5].

Quadro clínico e diagnóstico

É relativamente frequente o atendimento de pacientes em choque no PS. Infelizmente, não existe exame diagnóstico e/ou biomarcador isoladamente que determine o estado de choque, seu tipo ou sua etiologia. Geralmente, os pacientes com essa síndrome apresentam-se com nível de consciência alterado dificultando a coleta da anamnese e estão agitados, confusos ou sonolentos, hipoativos.

Em muitos pacientes, a história desencadeante do choque é bem aparente (infarto agudo do miocárdio, hemorragia, anafilaxia). Porém, em outros, os dados são escassos. Em qualquer paciente em choque irresponsivo, deve-se considerar o trauma como uma complicação primária ou secundária[12]. Familiares nem sempre dão informações precisas, gerando informações conflitantes e dúvidas quanto à etiologia do choque. Palidez cutânea, sudorese, extremidades frias, pulsos finos e rápidos ou muito lentos, hipotensão arterial chegando a se tornar inaudível são encontrados em diferentes níveis a depender do tipo de choque, etiologia, velocidade de instalação, duração e particularidades do indivíduo e de sua resposta adaptativa.

Em pacientes potencialmente graves, que à admissão apresentem aparente estabilidade nos sinais vitais (chamado estado de pré-choque), é interessante utilizar o ***Shock Index*** (**SI**), que é simples de calcular (FC/pressão sistólica), cuja faixa normal é de 0,5 a 0,7 e apresenta boa acurácia para o diagnóstico precoce de choque quando utilizado no PS. Em um estudo com grupo controle, pacientes que apresentaram esse escore maior que 0,9 cursaram na evolução com necessidade de cuidados em terapia intensiva, sendo possivelmente um marcador precoce de gravidade nesses casos[13]. Existem outros escores como o ***Emergency Severity Index*** (**ESI**) recentemente comparado ao SI, com acurácia similar[14].

A Tabela 25.2 a seguir ilustra as principais manifestações clínicas encontradas em diferentes pacientes com síndrome do choque, dividida por sistema para fins didáticos, que podem surgir de maneira isolada ou associada em diversos graus, não existindo nenhum sinal ou sintoma de forma isolada que seja patognomônico dessa síndrome. O próprio critério da SIRS (Tabela 25.1) pode estar frequentemente presente.

Como já dito, não existe qualquer teste diagnóstico com elevada acurácia para o diagnóstico da síndrome do choque, seja ele laboratorial ou de imagem. Existem exames realizados de rotina logo na fase inicial de admissão no PS que podem nortear o diagnóstico e o tratamento. Na Tabela 25.3 seguem os principais e seu racional.

A utilização do uso do ultrassom "*point of care*" na beira do leito no departamento de emergência apresenta várias vantagens no diagnóstico e no manejo de várias situações de choque e já está bem validada na literatura para esses cenários. Kendal *et al.*[15] listaram várias situações em que o uso dessa ferramenta é essencial para o médico que está no PS. Entre elas, estão suspeita de gravidez ectópica, trauma torácico ou abdominal, aneurisma de aorta abdominal, dissecção de aorta ascendente, derrame pericárdico, entre outras. Além disso, serve para guiar procedimentos invasivos como acesso venoso central e pericardiocentese. No entanto, deve-se lembrar que esse tipo de técnica é diferente da realização habitual de um ultrassom por um radiologista. Ela é focada na suspeita e faz do ultrassom uma ferramenta interessante, não invasiva, de fácil realização e boa acurácia. Ela deve ser realizada de forma rápida e objetiva, contribuindo para a decisão clínica.

Tabela 25.2. Manifestações clínicas do choque

Geral	Febre ou hipotermia, palidez, cianose central ou periférica, extremidades frias, sudorese profusa, pele fria e pegajosa ou quente e avermelhada, pulsos finos, lentificação do enchimento capilar (> 2-3 segundos), mucosas descoradas e secas
Sistema nervoso	Ansiedade, agitação, sensação de morte iminente ou de sede intensa ou torpor, letargia, confusão mental, desorientação, estupor ou coma
Aparelho cardiovascular	Taquicardia ou bradicardia, pulsos periféricos finos ou até impalpáveis, hipotensão, bulhas taquicárdicas bem audíveis ou abafadas, estase de jugular, sopros, B3
Aparelho respiratório	Taquipneia, bradipneia, respiração rápida e superficial, uso de musculatura intercostal, respiração de Kussmaul (inspirações e expirações ruidosas intercaladas por apneias curtas), hipertimpanismo a percussão, murmúrio vesicular ausente ou diminuído, crepitação
Outras	Oligúria (< 0,5 mL/kg/h) ou anúria, redução da motilidade gastrointestinal com estase ou até íleo metabólico, livedo reticular
Laboratoriais	Hiperlactatemia, acidose metabólica, anemia, hipercalemia, elevação de escórias nitrogenadas, hiperbilirrubinemia, plaquetopenia, leucocitose ou leucopenia

No trauma, por meio de "avaliação ultrassonográfica direcionada para o trauma", "FAST" na língua inglesa, são obtidas imagens do saco pericárdico, do espaço hepatorrenal (ou bolsa de Morison), do espaço esplenorrenal e da pelve, ou do fundo de saco de Douglas (feitos por pessoas treinadas em até 5 minutos), sendo recomendado repetir o exame 30 minutos após para comparação. Para avaliação de líquido intra-abdominal, sua sensibilidade (90%), especificidade (97,7%) e acurácia são comparáveis às de outras técnicas, como lavagem peritoneal ou tomografia.

Outras indicações do ultrassom no PS seriam para avaliação de hidronefrose, urolitíase, colelitíase e, com uso do Doppler, para trombose venosa profunda ou, ainda, *cor pulmonale* agudo (ecocardiograma), na suspeita de tromboembolismo pulmonar[5,16]. Outras indicações que se ampliaram nos últimos anos foram para avaliação de suspeita de pneumonia no PS[17], avaliação do nervo óptico na suspeita de hipertensão intracraniana[18], além de várias patologias oculares como corpo estranho, hemorragias e patologias vasculares oculares[19].

Tabela 25.3. Exames diagnósticos iniciais para avaliação do choque

Hemograma completo	Útil para avaliar nível de Hb/Ht, leucograma e diferencial, além de plaquetas. Excelente custo x efetividade.
Gasometria arterial com dosagem do lactato arterial sérico	Avaliação das trocas gasosas, distúrbios acidobásicos e eletrolíticos, além de perfusão tecidual por meio do lactato arterial, que é um grande marcador de hipoperfusão tecidual no choque, além de um indicador de ressuscitação adequada com dosagem seriada. Existem gasômetros que já avaliam Hb/Ht/K/Mg/Cl com a mesma amostra coletada.
Eletrólitos (Na, K, Mg, Cl, Ca, P), ureia, creatinina, glicemia	Úteis na detecção de alterações metabólicas, distúrbios eletrolíticos e metabólicos, que podem estar em curso durante o quadro de choque, e para indicar a etiologia da descompensação, como diabetes.
ECG	Imprescindível na suspeita de choque cardiogênico secundário a IAMCSST ou IAMSSST, taquiarritmias, bradiarritmias, distúrbios de condução ou, ainda, outras alterações isquêmicas que podem nortear uma intervenção.
Exame de urina	Pode indicar infecção urinária, hematúria, mioglobinúria, *diabetes insipidus*, entre outras alterações.
Estudos da coagulação	Tempo de protrombina, TTPa e RNI indicam a gravidade do choque e podem dificultar intervenções invasivas.
TGO, TGP, bilirrubinas	Indicativos de agressão hepática por diversos agentes. Podem estar elevados de forma primária, como numa hepatite fulminante aguda, ou secundária, como numa hepatite isquêmica.
Culturas: sangue, urina, fluidos	Em qualquer suspeita de sepse, é imprescindível a coleta de culturas de forma precoce para não retardar a introdução de antibióticos.
Ultrassom na beira do leito	Ferramenta imprescindível para o diagnóstico diferencial do paciente em choque no PS.

Manejo inicial de acordo com cada tipo de choque

Choque hipovolêmico

O choque hipovolêmico apresenta-se com clara depleção do volume circulante efetivo, geralmente por perda sanguínea aguda ou de fluidos (vômitos, diarreia, grandes queimados). Esse déficit volêmico leva à redução da pré-carga e, consequentemente, do VS (mecanismo de Frank-Starling), culminando com queda do DC, iniciando-se o processo fisiopatológico do choque já citado.

No choque hemorrágico, além da depleção volêmica, ainda há redução da hemoglobina, piorando a oferta de oxigênio, e do fluxo coronariano, reduzindo a *performance* cardíaca (fenômeno de Gregg), como já relatado. A ativação do sistema simpático é precoce, na tentativa de melhorar a contratilidade e o retorno venoso pela vasoconstricção arteriolar, porém gerando aumento da pós-carga, o que pode aumentar o trabalho cardíaco e o consumo de oxigênio pelas células miocárdicas, e uma queda do DC pode ocorrer a depender do grau de desequilíbrio entre os fatores citados.

Em relação às causas, pode-se dividir o choque hipovolêmico em causas hemorrágicas e não hemorrágicas. No primeiro grupo, há perda sanguínea por traumatismos gastrointestinal, geniturinário ou intracavitário (tórax, abdome, pelve). No segundo, há vômitos, diarreia, anasarca, queimados, pancreatite aguda, poliúria, obstrução intestinal, entre outros.

A classificação da perda volêmica (geralmente sangue) em quatro classes é útil para estimar a porcentagem de sangue perdida no paciente logo na admissão no PS. A Tabela 25.4 assinala a perda estimada de sangue para cada classe, facilitando o raciocínio clínico e a possível intervenção (apesar de criticada, tem finalidade didática) – dados extraídos do ATLS[5]. É importante notar que essa classificação apresenta limitações, pois existem variações a depender da faixa etária, sexo, área de superfície corporal ou uso de medicamentos como betabloqueadores. Experiência, perspicácia clínica e uso de outros dados como lactato arterial poderão nortear intervenções mais ou menos agressivas. O segredo é não utilizar nenhum parâmetro citado de forma isolada. No choque hemorrágico, o restabelecimento do fluxo urinário parece ter boa correlação com a ressuscitação volêmica.

Tabela 25.4. Perda estimada de sangue (ou fluidos) baseada na condição inicial

	Classe I	Classe II	Classe III	ClassenIV
Perda sanguínea (ml)	Até 750	750 a 1500	1500 a 2000	> 2000
Perda em %	Até 15%	15-30%	30-40%	> 40%
Pulso	< 100	> 100	> 120	> 140
PA	nl	nl	Diminuida	Diminuida
FR	14-20	20-30	30-40	> 35
Diurese (ml/h)	> 30	20-30	5-15	Despresivel
Estado mental	Levemente ansioso	Moderadamente ansioso	Ansioso e confuso	Confuso e letargico
Reposição volêmica	Cristaloide	Cristaloide	Cristaloide e sangue	Cristaloide e sangue

É interessante notar que, no choque hemorrágico (ou hipovolêmico) classes I e II, os dados vitais ainda estão preservados ou com discreta alteração. Nesses casos, o emergencista pode realizar o SI, por exemplo, ou alguma manobra que aumente a sensibilidade para o diagnóstico do choque, como a pesquisa de hipotensão ortostática (queda da pressão sistólica ou diastólica em no mínimo 20 e 10 mmHg, respectivamente, quando o paciente é colocado da posição deitada para sentada, ou em ortostase), permitindo a investigação e intervenções mais precoces, antes que a perda sanguínea, que muitas vezes é oculta, seja resolvida para evitar a evolução para um quadro de choque mais avançado.

Pode-se concluir que os objetivos primários no tratamento do choque hemorrágico são "parar o sangramento" e "restaurar o volume intravascular"[11]. Na abordagem moderna, é importante ter algumas metas em mente para evitar complicações secundárias, como a coagulopatia aguda do trauma, hipotermia e acidose – juntas denominadas de "**tríade letal**". Os novos paradigmas para evitar essa tríade recomendados nos últimos anos são: a hipotensão permissiva (pressão sistólica de 80 a 100 mmHg), evitando, assim, o uso excessivo de fluidos; a ressuscitação hemostática (plasma fresco congelado, crioprecipitado ou até antifibrinolíticos em transfusões maciças); a cirurgia direcionada para o controle de danos, visando cessar o sangramento agudo; parcimônia na meta da hemoglobina (alvo de 7 a 9 g/dL). Existem evidências de que, mesmo no sangramento agudo (sangramento digestivo), uma estratégia mais restrita (gatilho transfusional quando a hemoglobina é menor que 7,0 g/dL) é superior a uma estratégia mais liberal (gatilho transfusional quando a hemoglobina é menor que 9,0 g/dL) em relação a morte e ressangramento[20].

Como visto na Tabela 25.4, os pacientes com classe I, perda de até 15%, apresentam mínimas alterações clínicas. A reposição volêmica com cristaloides em geral restabelece a fisiologia circulatória, sem necessidade de transfusões sanguíneas. Na classe II, perda de 15% a 30%, a taquicardia é uma alteração muito frequente com ou sem hipotensão arterial. Geralmente, o paciente encontra-se com algum grau de ansiedade, porém mantendo bom fluxo urinário. Nesses casos, a maior parte dos pacientes tem boa resposta com reposição volêmica balanceada, evitando-se hemoderivados. Já na classe III, perda de 30% a 40%, os sinais clássicos de hipoperfusão são notórios (taquicardia, taquipneia, palidez, enchimento capilar lentificado, ansiedade e hipotensão). Nesse cenário, a transfusão é quase imprescindível, fora a reposição cristaloide habitual. E por fim, a classe IV, maios de 40% de perda sanguínea. São pacientes graves, com risco iminente de morte. Hipotensão grave, taquicardia, taquipneia, oligoanúria e redução do nível de consciência para letargia ou torpor são frequentemente vistos, necessitando-se de transfusões com urgência, além de rápida intervenção cirúrgica.

Choque cardiogênico

O choque cardiogênico é definido como uma redução no DC com evidência de hipoperfusão tecidual, sendo exigido, por alguns autores, um volume circulante sanguíneo adequado[21]. Para confirmar esse conceito, seria obrigatória uma avaliação hemodinâmica com: persistente hipotensão (pressão sistólica menor que 80 a 90 mmHg) com redução severa no índice cardíaco (menor que 1,8 L.min-1.m-2) e pressão de enchimento adequada ou elevada (pressão diastólica final do ventrículo esquerdo e direito maior que 18 e maior que 10-15 mmHg, respectivamente)[7]. Desse modo, trata-se de uma via final comum de várias condições cardíacas graves que leva à queda do DC e consequente hipoperfusão tecidual. Isso gera um círculo vicioso de inflamação, isquemia e disfunção miocárdica progressiva. Sem dúvida, a causa mais comum de choque cardiogênico é o IAMCSST e o IAMSSST. O tratamento mais efetivo nesse contexto é a revascularização miocárdica precoce, seja percutânea ou cirúrgica, a depender da anatomia coronariana e da evolução clínica. A incidência dessa entidade permanece relativamente estável nos últimos 15 anos, apresentando-se com grande espectro de gravidade variando do pré-choque ao quadro de choque cardiogênico refratário (quando em uso de pelo menos dois inotrópicos e o tratamento etiológico quando possível foi estabelecido), indicando a instalação precoce de algum suporte circulatório mecânico (balão intra-aórtico, dispositivos de assistência ventricular etc.)[22]. Os casos refratários apresentam prognóstico ruim, com mortalidade hospitalar de pelo menos 50%.

A Tabela 25.5 enumera as causas mais comuns de choque cardiogênico. É importante observar que, na maioria dos casos de síndrome coronariana aguda que evoluem para choque, existe um retardo de pelo menos 5 horas entre o início dos sintomas e a instabilidade clínica, sendo um desafio para o emergencista menos experiente ficar sempre atento a casos com isquemia miocárdica, justificando a monitorização desde a chegada ao PS[22,23].

Tabela 25.5. Causas de choque cardiogênico

Causas
Síndrome coronariana aguda* Disfunção do VE Disfunção do VD IM agudo CIV aguda Ruptura da parede livre do VE Tamponamento cardíaco
Miocardite aguda
Contusão cardíaca
Valvulopatias
Cor pulmonale crônico
Ruptura de músculo papilar
Dissecção de aorta
Trauma
Endocardite infecciosa
Cardiomiopatias
Choque séptico com depressão miocárdica grave
Choque pós-cardiotomia
Arritmias

* Representa no mínimo 80% dos casos. VE: ventrículo esquerdo; VD: ventrículo direito; IM: infarto do miocárdio; CIV: comunicação intraventricular.

Choque distributivo

Fazem parte desse grupo: choque neurogênico, anafilático e séptico. Todos esses subtipos apresentam um padrão hemodinâmico similar: resistência vascular sistêmica baixa, DC elevado e hipotensão.

No choque neurogênico, há perda súbita do tônus simpático vasomotor ocasionando vasodilatação e diminuição expressiva do retorno venoso, reduzindo, assim, a contratilidade e o DC. Geralmente secundário a trauma da medula espinhal, é a forma mais rara de choque. Frequentemente cursa com importante hipotensão[24]. É comum os pacientes apresentarem bradicardia relativa, desproporcional ao quadro hemodinâmico. A pele geralmente se torna quente e avermelhada, e isso gera perda de calor, podendo-se evoluir com hipotermia. Apesar de hidratação não resolver o quadro hemodinâmico, ela em geral se torna necessária com solução isotônica. Uso de aminas vasoativas como fenilefrina (ação alfa-adrenérgica) ou noradrenalina (ação alfa e beta) torna-se necessário[25].

No choque anafilático, existe uma reação rápida e agressiva do sistema imune (existem casos em que não há ação direta do sistema imune – anafilaxia não alérgica), geralmente mediada por IgE, a um agente gatilho: vacinas, globulinas imunes, alguns antibióticos como a penicilina, pólen ou veneno de alguns insetos himenópteros como abelhas. Pródromos relatados são ansiedade, prurido, vermelhidão, estridor, cianose e hipotensão grave, com perda de consciência. Se não ocorrer óbito nos minutos iniciais sem tratamento, alguns pacientes podem evoluir nos 30 minutos seguintes com urticária e angioedema. Os protocolos para tratamento, em geral, colocam a epinefrina intramuscular como droga de escolha[26-29].

O conceito de sepse, sepse grave e choque séptico, com a utilização do escore SIRS, foi recentemente modificado. Com três publicações no *JAMA* em 2016[4,14,30,31], a "*Sepsis Definitions Task Force*" lançou o "Sepse 3.0". Nessas novas recomendações, comparou-se o escore SIRS com o "***Sequential Organ Failure Assessment score***" (**SOFA**) e o "***Logistic Organ Dysfunction score***" (**LODS**), evidenciando superioridade do SOFA em comparação ao SIRS ao avaliar a validade preditiva para mortalidade intra-hospitalar. Foi criado então o ***quick-SOFA*** (**qSOFA**) para avaliação mais rápida e objetiva na beira do leito. O SOFA exige algumas variáveis, incluindo laboratoriais, no ambiente extra-UTI (por exemplo no PS), e novas definições de sepse e choque séptico (Tabela 25.6). É interessante notar que o qSOFA ainda necessita de avaliação prospectiva de mundo real, o que está gerando algumas críticas sobre se os três critérios desse escore realmente terão impacto clínico.

Tabela 25.6. Novos conceitos denominados Sepse 3.0

Sepse	Infecção suspeita ou confirmada + disfunção orgânica potencialmente fatal (incremento ≥ 2 pontos no SOFA)
Choque séptico	Sepse com hipotensão após ressuscitação volêmica + necessidade de vasopressor para manter PAM ≥ 65 mmHg + lactato sérico > 2 mmol/L
qSOFA*	FR ≥ 22 ipm PAS ≤ 100 mmHg Alteração do estado mental (escala de Glasgow < 15)

* Originado de dados retrospectivos pontuando de 0 a 3 pontos. Pacientes com qSOFA ≥ 2 apresentam 3 a 14 vezes mais chance de morte intra-hospitalar. Aguarda validação prospectiva em mundo real. qSOFA: QuickSOFA; PAM: pressão arterial média; FR: frequência respiratória; PAS: pressão arterial sistólica.

Contra agentes infecciosos, ocorre a inflamação no organismo. Isso gera a SIRS. A produção excessiva desses mediadores inflamatórios leva ao choque distributivo na sua fase inicial, redução do retorno venoso e queda do DC, com consequente taquicardia. Outros órgãos são envolvidos como cérebro, pulmão e rins[32,33].

A coleta de culturas de maneira precoce, o início de antibioticoterapia de amplo espectro na primeira hora e a reposição volêmica cristaloide inicial (30 mL/kg – se hipotensão ou lactato ≥ 4 mmol/L) nas **primeiras 3 horas da admissão** continuam a ter prioridade no tratamento dessa patologia, com evidência de redução de mortalidade quando o serviço demonstra adesão a essas metas, e isso tem que ser iniciado no departamento de emergência. São pacientes que deveriam ter prioridade no atendimento, no reconhecimento e na aplicação desse protocolo logo na admissão do PS[34,35]. O uso rotineiro de acesso venoso central e meta guiada por saturação venosa central não demonstrou benefício em três grandes estudos multicêntricos randomizados recentes, contrariando a recomendação prévia que utilizava um protocolo rígido denominado "***Early Goal-Directy Therapy***" (**EGDT**), oriundo de um único serviço, e provavelmente sem suficiente poder estatístico, para demonstrar benefício em desfechos duros[36-38].

Condutas na sala de emergência

Como visto, para reduzir a morbimortalidade do paciente com choque que dá entrada no PS, torna-se necessária a mobilização de toda a equipe multiprofissional, com identificação precoce dos possíveis portadores de choque, priorizando o atendimento, a utilização de protocolos validados, por exemplo, com coleta de culturas e início precoce de antibioticoterapia, associados à ressuscitação volêmica na suspeita de infecção, além da dosagem seriada de lactato[39].

Logo na chegada, geralmente no setor de acolhimento e classificação de risco, a coleta de uma história sucinta, a aferição de dados vitais iniciais e a constatação da presença de SIRS e/ou palidez e/ou extremidades frias e/ou taquicardia sinusal em repouso e/ou hipotensão e/ou alteração do nível de consciência indicarão a necessidade de manter o paciente em observação e, se possível, já monitorizado numa "sala amarela", ou até na "sala vermelha", setor destinado a pacientes graves em unidades de pronto atendimento (UPAs), a depender do escore atingido no protocolo de classificação de risco.

Devido à frequente superlotação dos serviços de emergência, pacientes na fase inicial do estado de choque não são priorizados, o que agrava muito o prognóstico dessa síndrome, independentemente da causa (sepse, infarto agudo do miocárdio, hemorragia digestiva)[40-42].

Desse modo, além da utilização de escores ou de algum sistema de triagem na admissão, é necessária a implantação de protocolos específicos que priorizem pacientes que necessitam extremamente de redução no tempo do atendimento para que sua patologia tenha evolução mais favorável, por exemplo, o IAMCSST, em relação ao qual existem gigantes evidências na literatura demonstrando que o tempo para reperfusão é um crucial marcador de sobrevida, tanto para trombólise quanto para angioplastia primária. Ou, ainda, a aplicação do protocolo de 3 horas para o tratamento inicial do choque séptico ou, mais angustiante, o reconhecimento e a intervenção em menos de 30 minutos, para uma vítima de choque anafilático.

O choque é uma patologia grave e frequente no PS. Cabe aos profissionais de saúde da gestão e da assistência, mediante a implantação de protocolos institucionais, treinamento e educação continuada, ficar atentos a essa síndrome. Reconhecimento precoce, intervenções direcionadas no sentido de bloquear os mecanismos geradores e vigilância para evitar lesões irreversíveis são metas a serem implantadas no departamento de emergência com o intuito de salvar vidas e evitar danos.

Referências bibliográficas

1. Wacker DA, Winters ME. Shock. Emerg Med Clin North Am. 2014;32(4):747-58.
2. Stone CK, Humphries RL. CURRENT: Diagnosis and Treatment Emergency Medicine. 6th ed. New York: McGraw-Hill; 2008.

3. Brooks B, Blalock A. Shock with particular reference to that due to haemorrhage and trauma to muscles. Ann Surg. 1934;100(4):728-33.
4. Singer M, Deutschman CS, Seymour CW, Shankar-Hari M, Annane D, Bauer M, et al. The Third International Consensus Definitions for Sepsis and Septic Shock (Sepsis-3). JAMA. 2016;315(8):801-10.
5. ATLS Subcommittee; American College of Surgeons' Committee on Trauma; International ATLS working group. Advanced trauma life support (ATLS®): the ninth edition. J Trauma Acute Care Surg. 2013;74(5):1363-6.
6. Alberdi F, García I, Atutxa L, Zabarte M; Trauma and Neurointensive Care Work Group of the SEMICYUC. Epidemiology of severe trauma. Med Intensiva. 2014;38(9):580-8.
7. Reynolds HR, Hochman JS. Cardiogenic shock: current concepts and improving outcomes. Circulation. 2008;117(5):686-97.
8. Marx J, Hockberger R, Walls R. Rosen's Emergency Medicine – Concepts and Clinical Practice. 8th ed. Philadelphia: Saunders; 2014.
9. Cairns CB. Rude unhinging of the machinery of life: metabolic approaches to hemorrhagic shock. Curr Opin Crit Care. 2001;7(6):437-43.
10. Barbosa AP, Pinheiro C, Rigato O, Lobo SM, Friedman G. Critérios para diagnóstico e monitorização da resposta inflamatória. Res Bras Ter Intensiva. 2004;16(2):105-8.
11. Gutierrez G, Reines HD, Wulf-Gutierrez ME. Clinical review: hemorrhagic shock. Crit Care. 2004;8(5):373-81.
12. Tintinalli JE, Stapczynski JS, Ma OJ, Yealy DM, Meckler GD, Cline DM. Tintinalli's – Emergency Medicine: A Comprehensive Study Guide. 8th ed. New York, NY: McGraw-Hill Education; 2016.
13. Rady MY, Smithline HA, Blake H, Nowak R, Rivers E. A comparison of the shock index and conventional vital signs to identify acute, critical illness in the emergency department. Ann Emerg Med. 1994;24(4):685-90.
14. Torabi M, Mirafzal A, Rastegari A, Sadeghkhani N. Association of triage time Shock Index, Modified Shock Index, and Age Shock Index with mortality in Emergency Severity Index level 2 patients. Am J Emerg Med. 2016;34(1):63-8.
15. Kendall JL, Hoffenberg SR, Smith RS. History of emergency and critical care ultrasound: the evolution of a new imaging paradigm. Crit Care Med. 2007;35(5 Suppl):S126-30.
16. Michalke JA. An overview of emergency ultrasound in the United States. World J Emerg Med. 2012;3(2):85-90.
17. Pagano A, Numis FG, Visone G, Pirozzi C, Masarone M, Olibet M, et al. Lung ultrasound for diagnosis of pneumonia in emergency department. Intern Emerg Med. 2015;10(7):851-4.
18. Amin D, McCormick T, Mailhot T. Elevated intracranial pressure diagnosis with emergency department bedside ocular ultrasound. Case Rep Emerg Med. 2015;2015:385970.
19. Kilker BA, Holst JM, Hoffmann B. Bedside ocular ultrasound in the emergency department. Eur J Emerg Med. 2014;21(4):246-53.
20. Villanueva C, Colomo A, Bosch A, Concepción M, Hernandez-Gea V, Aracil C, et al. Transfusion strategies for acute upper gastrointestinal bleeding. N Engl J Med. 2013:368(1):11-21.
21. McAtee ME. Cardiogenic shock. Crit Care Nurs Clin North Am. 2011;23(4):607-15.
22. Reyentovich A, Barghash MH, Hochman JS. Management of refractory cardiogenic shock. Nat Rev Cardiol. 2016;13(8):481-92.
23. Hochman JS, Buller CE, Sleeper LA, Boland J, Dzavik V, Sanborn TA, et al. Cardiogenic shock complicating acute myocardial infarction – etiologies, management and outcome: a report from the SHOCK Trial Registry. SHould we emergently revascularize Occluded Coronaries for cardiogenic shocK? J Am Coll Cardiol. 2000;36(3 Suppl A):1063-70.
24. Jordan JR, Witt JP. Neurogenic shock. In: Vincent. JL, Hall JB, editors. Encyclopedia of intensive care medicine. Berlim: Springer; 2012.
25. Maurin O, de Régloix S, Caballé D, Arvis AM, Perrochon JC, Tourtier JP. [Traumatic neurogenic shock]. Ann Fr Anesth Reanim. 2013;32(5):361-3.
26. Bălan H, Gurghean A. Anaphylactic shock: are we doing enough and with the right timing and order? Rom J Intern Med. 2015;53(3):191-8.
27. Saito K. [Anaphylactic shock]. Nihon Rinsho. 2009;67(11):2144-7.
28. Whiteside M, Fletcher A. Anaphylactic shock: no time to think. J R Coll Physicians Edinb. 2010;40(2):145-7.
29. Zarar A, Khan AA, Adil MM, Qureshi AI. Anaphylactic shock associated with intravenous thrombolytics. Am J Emerg Med. 2014;32(1):113.e3-5.
30. Shankar-Hari M, Phillips GS, Levy ML, Seymour CW, Liu VX, Deutschman CS, et al.; Sepsis Definitions Task Force. Developing a New Definition and Assessing New Clinical Criteria for Septic Shock: For the Third International Consensus Definitions for Sepsis and Septic Shock (Sepsis-3). JAMA. 2016;315(8):775-87.
31. Seymour CW, Liu VX, Iwashyna TJ, Brunkhorst FM, Rea TD, Scherag A, et al. Assessment of Clinical Criteria for Sepsis: For the Third International Consensus Definitions for Sepsis and Septic Shock (Sepsis-3). JAMA. 2016;315(8):762-74.
32. Stearns-Kurosawa DJ, Osuchowski MF, Valentine C, Kurosawa S, Remick DG. The pathogenesis of sepsis. Annu Rev Pathol. 2011;6:19-48.
33. Pop-Began V, Păunescu V, Grigorean V, Pop-Began D, Popescu C. Molecular mechanisms in the pathogenesis of sepsis. J Med Life. 2014;7 Spec No. 2:38-41.
34. Rhodes A, Phillips G, Beale R, Cecconi M, Chiche JD, De Backer D, et al. The Surviving Sepsis Campaign bundles and outcome: results from the International Multicentre Prevalence Study on Sepsis (the IMPreSS study). Intensive Care Med. 2015;41(9):1620-8.
35. Herrán-Monge R, Muriel-Bombín A, García-García MM, Merino-García PA, Cítores-González R, Fernández-Ratero JA, et al.; GRECIA Network. Mortality Reduction and Long-Term Compliance with Surviving Sepsis Campaign: A Nationwide Multicenter Study. Shock. 2016;45(6):598-606.
36. Mouncey PR, Osborn TM, Power GS, Harrison DA, Sadique MZ, Grieve RD, et al.; ProMISe Trial Investigators. Trial of early, goal-directed resuscitation for septic shock. N Engl J Med. 2015;372(14):1301-11.
37. ProCESS Investigators; Yealy DM, Kellum JA, Huang DT, Barnato AE, Weissfeld LA, Pike F, et al. A randomized trial of protocol-based care for early septic shock. N Engl J Med. 2014;370(18):1683-93.
38. ARISE Investigators; ANZICS Clinical Trials Group; Peake SL, Delaney A, Bailey M, Bellomo R, Cameron PA, Cooper DJ, et al. Goal-directed resuscitation for patients with early septic shock. N Engl J Med. 2014;371(16):1496-506.
39. Graham CA, Parke TR. Critical care in the emergency department: shock and circulatory support. Emerg Med J. 2005;22(1):17-21.
40. Carlson K. Crowding in the Emergency Department. J Emerg Nurs. 2016;42(2):97-8.
41. Khalifa M, Zabani I. Reducing emergency department crowding: evidence based strategies. Stud Health Technol Inform. 2016;226:67-70.
42. Schull MJ, Vermeulen M, Slaughter G, Morrison L, Daly P. Emergency department crowding and thrombolysis delays in acute myocardial infarction. Ann Emerg Med. 2004;44(6):577-85.

26

SÍNCOPE

Fernando Sabia Tallo
Antonio Carlos Lopes

Introdução

Conceito

A síncope é uma perda transitória e súbita de consciência, associada com perda do tônus postural e que se resolve espontaneamente e completamente sem necessidade de nenhuma intervenção[1]. Trata-se de diminuição transitória do fluxo sanguíneo cerebral, e sua etiologia varia de causas benignas a ameaçadoras à vida

Epidemiologia

Aproximadamente 40% dos pacientes com síncope que chegam ao hospital necessitam de internação[2]. A incidência entre homens e mulheres é semelhante. O gasto do sistema de saúde americano com síncope é da ordem de 3,8 bilhões de dólares anuais, comparáveis aos gastos com asma e HIV[3]. A média de custo de testes diagnósticos por paciente chega a ≤ 1.114 (IC 95% ≤ 995-≤ 1.233)[4]. O médico da emergência deve tentar identificar a síncope "ameaçadora à vida": associada a arritmias, síndromes coronárias agudas, hemorragias subaracnóideas e outras etiologias. Alguns pacientes necessitam de intervenção (ortostase provocada pela polimedicação, bradicardias) e outros pacientes teriam causas benignas de síncope.

O médico da emergência terá a responsabilidade de decidir, em conjunto com o especialista ou não, de acordo com sua condição de trabalho e de acordo com o caso clínico específico, a internação, a necessidade de investigação ou a alta do ambiente hospitalar.

Fisiopatologia

Vários estudos têm demostrado que a diminuição do débito cardíaco mediado por diminuições de frequência cardíaca ou volume sistólico tem se associado a síncope[5,6].

O estudo ISSUE-3[7] mostrou que o marca-passo definitivo poderia diminuir a recorrência de síncope em pacientes com mais de 40 anos. Essa prática seria em função do papel crucial da diminuição profunda da frequência cardíaca até períodos de assistolia, que, diminuindo o débito cardíaco, causariam a síncope nesses pacientes.

Outros estudos mostraram que há diminuição progressiva do volume sistólico imediatamente antes da síncope. A explicação não parece apenas associada ao acúmulo de sangue em membros inferiores. A compressão de membros inferiores favorecendo o retorno venoso não se associou a diferenças significativas na ocorrência da síncope[8], o que sugere que o acúmulo no território vascular esplâncnico e/ou renal é muito importante para gênese da síncope[9]. A diminuição rápida do volume sistólico na síncope pode ser atribuída também à redução da contratilidade cardíaca[10] e a uma rápida venodilatação. Fica claro que a fisiopatologia é multifatorial.

Estudos recentes demonstram que a diminuição da atividade simpática pode não contribuir diretamente para a síncope. Alguns estudos demonstraram diminuições da pressão arterial muito antes da diminuição da atividade simpática[11].

De fato, persistência da atividade nervosa muscular simpática (ANMS) foi verificada em muitos pacientes durante a síncope, e em mulheres jovens diminuição da atividade simpática não ocorreu na fase pré-síncope, e ocorre aumento da concentração plasmática de epinefrina em comparação com pacientes que mostram diminuição da atividade simpática[12].

Outra constatação experimental é a diminuição da resistência vascular periférica na fase pré-sincopal mais precocemente que a queda da ANMS, com a relação e a explicação do fenômeno ainda pouco clara[6].

Em resumo, uma diminuição moderada do débito cardíaco com concomitante vasodilatação ou uma queda severa no débito cardíaco sem mudanças na resistência vascular periférica contribuem de maneira muito importante para a síncope. A diminuição da atividade simpática nem sempre é pré-requisito para a síncope neuromediada (vasovagal).

Classificação da síncope

A classificação da síncope está principalmente relacionada aos mecanismos subjacentes que têm como consequência a hipoperfusão cerebral transitória, mostrada na Tabela 26.1.

Tabela 26.1. Classificação da síncope

Classificação das causas de síncope			
		Cardiogênica	
Neurogênica	**Ortostática**	**Arrítmica**	**Mecânica**
Vasovagal Síndrome do seio carotídeo Situacional: tosse, pós-micção etc. 60% dos casos	Induzida por medicamentos Disfunção do sistema nervoso autônomo Primária Secundária 15% dos casos	Bradicardia – Disfunção do seio – Bloqueio atrioventricular – Taquicardia – Taquicardia ventricular Taquicardia supraventricular Patologias relacionadas a canais iônicos 10% dos casos	Estenose de valva aórtica Cardiomiopatia isquêmica Cardiomiopatia não isquêmica Hipertensão pulmonar Dissecção de aorta Roubo de subclávia 5% dos casos

Modificada de: Moya *et al.*[13].

Síncope reflexa (neurogênica)

Refere-se a condições nas quais o sistema nervoso autônomo (SNA) falha na manutenção da pressão arterial ou da frequência cardíaca, resultando em perfusão cerebral insuficiente e perda de consciência[6]. A mais comum é a chamada síncope vasovagal. Outras condições sincopais neurologicamente mediadas incluem a síndrome do seio carotídeo e outras como após micção, defecação e deglutição (situacionais).

Síncope ortostática

Ocorre quando há resposta insuficiente de vasoconstrição em resposta ao estresse (levantar-se). É definida com diminuições de 20 mmHg de pressão sistólica ou 10 mmHg de pressão diastólica após 3 minutos de ter se levantado. Essa situação pode ser causada por falência autonômica primária que ocorre na idade avançada, uso de medicação, diabetes, Parkinson, atrofia multissistêmica, demência de corpos de Lewy, disfunção autonômica pura, hemorragias agudas, diurese excessiva e doença de Addison.

Síncope cardiogênica

Refere-se a condições nas quais a síncope é causada por diminuição no débito cardíaco devida a etiologia cardíaca primária. As causas são arritmias e obstruções fixas ou dinâmicas: miocardiopatias hipertróficas, estenose aórtica, mixoma atrial esquerdo, hipertensão pulmonar e embolia pulmonar.

Síncopes devidas a arritmias cardíacas

A síncope por arritmias pode ocorrer por taquicardias ou bradicardias. As bradicardias são as mais comuns e podem ocorrer pela pausa sinusal, bloqueio atrioventricular de alto grau ou assistolia que ocorre após taquicardia atrial (particularmente fibrilação atrial).

As taquicardias supraventriculares ou ventriculares podem se associar a síncope. Os pacientes com disfunção autonômica são mais suscetíveis a síncopes, porque os mecanismos reflexos protetores no momento da arritmia podem ser ausentes ou lentificados. Os pacientes com síncope associada a taquicardia ventricular (TV) com patologias de canal iônico ou disfunção ventricular esquerda têm alto risco de morte súbita. Esses pacientes, quando identificados, devem ser submetidos a estudos eletrofisiológicos[2].

Síncope devida a doença cardíaca estrutural

Alterações em volume sistólico (infarto, embolia pulmonar) podem servir de mecanismos de hipoperfusão cerebral e síncope. Alterações estruturais em valvas cardíacas, como estenose mitral e aórtica, e mixomas atriais, também podem causar síncope. Em pacientes com estenose aórtica severa, a vasodilatação causada pelo esforço do exercício pode servir como base para hipotensão sintomática e síncope[14].

Quadro clínico

Anamnese

A anamnese minuciosa é essencial para o diagnóstico de síncope e está contida na Tabela 26.2. Inicialmente é preciso diferenciar a síncope verdadeira das outras causas de perda temporária da consciência (convulsões, hipoglicemia, distúrbios hidroeletrolíticos, concussão, pseudossíncope). A anamnese também deve conter fatores de risco, doença cardíaca conhecida, medicações em uso, história familiar de síncope e história de morte súbita.

Tabela 26.2. Anamnese na síncope

Detalhes da síncope: Evento semelhante prévio, hora do dia, local, relação com alimentação (antes, durante, depois), relação com defecação, micção, tosse, exercício (durante ou depois), idade de início, número de episódios, fadiga, cefaleia
Posição do paciente: sentado, de pé, deitado, levantando-se
Sinais e sintomas associados: palpitações, dor no peito, fadiga, náuseas e vômitos, palidez
Fatores de risco: doença cardíaca, hipertensão, dislipidemia, *diabetes mellitus*, tabagismo, doença vascular na família
Sintomas de doença cardíaca: anginas, dispneia aos esforços, dispneia paroxística noturna, edema de membros inferiores, ortopneia, palpitações
Medicações em uso: prolongam QT, anti-hipertensivos
História familiar: síncope, morte súbita, convulsões recorrentes, afogamentos, *single vehicle motor vehicle accidents*, síndrome da morte súbita infantil, abortos

Fonte: Bennett *et al.*[15].

Outra importante decisão do clínico do pronto-socorro será sobre a necessidade ou não de internamento do paciente. Essa decisão passa pela possibilidade de diferenciar os tipos de síncope e identificar aquelas que precisariam de melhor investigação e possível conduta.

Um estudo[16] validou um questionário para diagnosticar a síncope vasovagal. Esse questionário (Tabela 26.3) foi aplicado a 418 pacientes sem doença cardíaca aparente. O diagnóstico de síncope vasovagal foi realizado utilizando-se um escore com 89% de sensibilidade e 91% de especificidade.

Tabela 26.3. Escore de Sheldon

Evento	Sim	Não
História de assistolia, diabetes, taquicardia supraventricular ou bloqueio bifascicular	-5	
Notaram que você ficou azul ao desmaiar?	-4	
Desmaios começaram com 35 anos ou mais?	-3	
Você se lembra de algo enquanto estava inconsciente?	-2	
Ao ficar muito tempo sentado ou em pé você desmaia ou sente que vai desmair? Você sua ou sente calor em excesso antes desmaiar?	1 2	
Ao sentir dor ou ir ao hospital você desmaia ou sente que vai desmaiar?	3	

Escore ≥–2 considerou-se síncope vasovagal.

Os pacientes portadores de doença cardíaca estrutural podem evoluir com síncope cardiogênica devida a, por exemplo, arritmias como TV, e também com síncope de origem vasovagal. Um estudo[17] validou um questionário para auxiliar o clínico na beira do leito na diferenciação diagnóstica. O objetivo foi desenvolver critérios baseados em evidência que distinguissem a síncope devida a TV (cardiogênica) da síncope vasovagal dos pacientes com doença cardíaca estrutural. O questionário utilizado foi o da Tabela 26.4. O escore classificou corretamente 92% dos pacientes. O diagnóstico de TV alcançou 99% de sensibilidade e 68% de especificidade.

Tabela 26.4. Os pacientes com doença cardíaca estrutural conhecida são considerados com síncope de origem associada a TV, com escores ≥ 1, e síncope vasovagal, com escores < 1

O primeiro evento foi superior a 34 anos?	3
Você é homem?	1
Você sentiu tontura ou sensação de desmaio após um período prolongado de pé ou sentado?	-1
Você sente tontura quando está em alguma situação de estresse?	-2
Você sente fadiga depois de desmaiar?	-2
Você sente cefaleias recorrentes?	-2

Os chamados "pródromos" típicos, que se associam a síncope neurocardiogênica (vasovagal), são sinais e sintomas, como dor abdominal, náuseas e vômitos, sudorese, excitação e outros.

A síncope vasovagal é mais provável quando a palidez é descrita e é reconhecida por quem assiste o evento, quando a síncope acontece inicialmente antes de 35 anos de idade, quando se associa a períodos prolongados de permanência em pé ou sentado e quando não há nenhuma lembrança sobre o estado inconsciente. Nos pacientes mais idosos, as referências aos pródromos podem ser mais escassas por amnésia retrógrada, em parte, assumindo característica, portanto, diferente da do paciente jovem[18]. Em relação ao exercício, a síncope que acontece depois do exercício é mais característica da vasovagal. Já aquela que acontece após fortes emoções, sustos ou contato com ruídos intensos e também exercícios (em particular, natação) deve lembrar a síndrome do QT longo.

As convulsões são mais associadas com alucinações olfatórias, mudanças comportamentais, *déjà vu*, *jamais vu*, aura sensorial, pródromos e posturas corporais características, torção da cabeça e pescoço, mordedura da língua e movimentos tônico-clônicos de membros[19].

Exame físico

Nos sinais vitais, deve-se dar especial atenção para a frequência cardíaca: taquicardia ou bradicardia e pressão arterial com aferição em decúbito dorsal 3 a 5 minutos e com o paciente de pé e 3 a 5 minutos para a pesquisa de hipotensão postural ou sintomas.

Observação do ictus e turgência jugular e ausculta cardíaca pormenorizada na tentativa de auscultar sopros, identificar sinais de insuficiência cardíaca e possíveis doenças valvares, devem fazer parte do exame físico.

O médico da emergência deve realizar massagem do seio carotídeo em pacientes com suspeita de síndrome do seio carotídeo. A massagem deve ser realizada com o paciente deitado em posição supina, com monitorização eletrocardiográfica e de pressão arterial. Uma pausa maior que 3 segundos e/ou uma queda de 50 mmHg na pressão arterial define hipersensibilidade carotídea. A massagem do seio carotídeo somente pode ser realizada após a ausculta das carótidas, para certificar-se de que não existem sopros (na presença de sopros, a massagem está contraindicada).

Avaliação da síncope (Figura 26.1)

Caso não seja possível, após a avaliação inicial, identificar com segurança o diagnóstico etiológico, então será feita a estratificação de risco para se determinarem a urgência e a necessidade de monitorização e investigação[15,20,21]. As características presentes na síncope de alto risco (morte a curto prazo) estão resumidas na Tabela 26.5.

Tabela 26.5. Características de alto risco associado a pacientes com síncope

História, sintomas ou fatores de risco para doença cerebrovascular, doença estrutural grave, doença arterial coronária, infarto prévio, insuficiência cardíaca, baixa fração de ejeção de ventrículo esquerdo
• Idade < 60 anos
• Síncope durante exercício
• Síncope em posição supina
• Ausência de pródromos
• Palpitações durante síncope
• História familiar de morte súbita
Exame físico
• Hipertensão
• Hipotensão
• Sinais e sintomas de doenças cardíacas
Investigação prévia
• Anemia ou distúrbios de eletrólitos
• Eletrocardiograma anormal, isquemia miocárdica, infarto

A presença e a gravidade de doenças cardíacas estruturais coexistentes com a síncope são os mais importantes preditores de risco de mortalidade. No estudo de validação da síncope EGYS-2, 9,2% desses pacientes morreram em um seguimento médio de 614 dias. Entre os pacientes que morreram, 82% tinham eletrocardiograma (ECG) anormal e/ou alguma doença cardíaca. Por outro lado, só 3% das mortes ocorreram em pacientes sem um ECG anormal e/ou uma doença cardíaca (VPN = 97%)[22].

Os fatores clínicos que favorecem a causa cardíaca da síncope ou morte são: idade maior que 45 anos, história de insuficiência cardíaca congestiva, história de arritmia ventricular e anormalidades eletrocardiográficas. Arritmias ou mortes em um ano ocorreram em 4% a 7% dos pacientes sem qualquer fator de risco e aumentaram para 58% a 80% em pacientes com três ou mais fatores. A mortalidade em um ano dos pacientes com síncope cardíaca é consistentemente mais elevada (18% a 33%) que dos pacientes com causas não cardíacas (0% a 12%) ou síncope com origem inexplicável (0% a 6%)[23]. Um estudo observou quatro características que foram associados com piores desfechos: idade maior que 65 anos, história clínica de doença cardiovascular, alterações de ECG e síncope sem pródromo[24]. No escore proposto pelo estudo, valores superiores a 4 se associaram com mortalidade em um ano em 57,1% dos pacientes. Apesar desses dados, os pacientes com síncopes de origem cardíaca não parecem ter índices de mortalidade maiores do que pacientes com o mesmo grau de doença cardíaca sem síncope.

Algumas situações podem ser consideradas exceção: estenose aórtica grave, cardiomiopatia hipertrófica, insuficiência cardíaca com grave disfunção ventricular esquerda e síncope em pacientes com patologias de canais iônicos, síndrome de Brugada, síndrome do QT longo, miocardiopatia ventricular direita arritmogênica.

Estratificação de risco da síncope

Curto prazo

A admissão hospitalar é incentivada pela presunção de síncope que acompanha uma ameaça à vida a curto prazo (dias, semanas). Essa prática não encontra evidência em melhora de desfechos a longo prazo. Além disso, em unidades com pouca experiência na avaliação da síncope, provavelmente há grande aumento na realização de exames subsidiários sem a obtenção do esclarecimento diagnóstico (tomografias, ressonâncias, Holters tradicionais, ECGs). Caso um risco imediato de mortalidade fosse excluído por uma avaliação cuidadosa, uma boa conduta seria encaminhar o paciente para um centro de referência[25].

Diversos estudos avaliaram o risco de morte a curto prazo (menos de um mês) dos pacientes com síncope.

O estudo que ficou conhecido como regra de São Francisco[26] para estratificação encontrou fatores de risco para predizer aumento na probabilidade de eventos adversos graves (infarto agudo do miocárdio, arritmias, embolia pulmonar, acidentes vasculares cerebrais, hemorragias subaracnóideas, outras hemorragias ou condições adversas que exigiam retorno ao pronto-socorro) em sete dias a partir da avaliação no departamento de emergência. São eles: pressão arterial sistólica menor ou igual a 90 mmHg, hematócrito menor ou igual a 30% e insuficiência cardíaca congestiva (ICC). Apesar de o estudo exibir sensibilidade de 98% para a regra e 58% de especificidade, estudos posteriores de validação mostraram altas taxas de falso-positivo e falso-negativo.

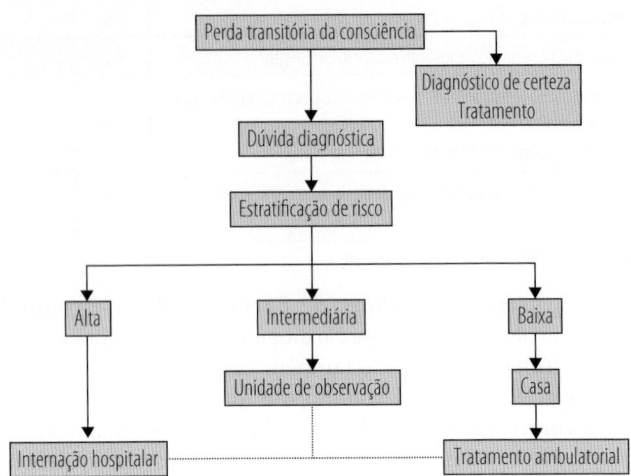

Figura 26.1. Abordagem da síncope. Fonte: Moya *et al.*[13].

O estudo ROSE[20] tinha o objetivo de delinear e validar critérios para avaliação da síncope. Essa avaliação era baseada em achados no exame físico, anamnese e marcadores bioquímicos. Peptídeo natriurético cerebral (BNP) maior ou igual a 300 pg/mL, sangue oculto nas fezes, hemoglobina menor ou igual a 9 g/dL, saturação de oxigênio menor ou igual a 94%, onda Q no ECG, dor torácica durante a síncope e bradicardia menor que 50 bpm seriam preditores de graves eventos adversos dentro de um mês do atendimento no pronto-socorro, com sensibilidade de 87,2% e especificidade de 65,5%. Os eventos considerados adversos graves foram: morte, infarto, arritmias ameaçadoras à vida, necessidade de implante de marca-passo ou desfibrilador dentro de um mês, embolia pulmonar, acidente vascular cerebral, necessidade de intervenção cirúrgica urgente ou intervenção endoscópica.

O estudo STePS[27] incluiu 676 pacientes. Os fatores de risco independentes para eventos adversos de curto prazo (10 dias) foram: idade maior que 65 anos, sexo masculino, doença cardíaca estrutural, insuficiência cardíaca, trauma, ausência de pródromo e ECG anormal. No entanto, devido à baixa taxa relativa de eventos, a utilidade clínica foi prejudicada por um valor preditivo positivo muito baixo, que variou de 11% a 14%.

O estudo Boston[28] utilizou um critério predeterminado para a avaliação de risco em pacientes adultos consecutivos no pronto-socorro com síncope. Os critérios considerados como fatores de risco para eventos adversos em 30 dias foram: síndrome coronariana aguda, doença do sistema de condução, história de doença cardíaca, doença cardíaca valvular, história familiar de morte súbita, sinais vitais anormais no pronto-socorro, depleção de volume e evento primário de sistema nervoso central. De 293 pacientes, resultados adversos ou intervenções ocorreram em 68 (23%). A sensibilidade dos critérios determinados foi de 97% e a especificidade, de 62%. Os critérios consistentemente associados foram: síndrome coronária aguda associada com síncope, evidência de história de insuficiência cardíaca, história de doença estrutural, ECG anormal, anemia, instabilidade hemodinâmica.

Longo prazo

Vários estudos avaliaram o risco a longo prazo (maior ou igual um ano) de probabilidade de efeitos adversos da síncope.

O estudo prospectivo[29] STEPS avaliou mortalidade e arritmias ameaçadoras em seguimento de um ano. O objetivo foi identificar fatores de risco. A análise multivariada identificou: ECG anormal (OR 3,2, 1,6 e 6,4), definido como anormalidades de ritmo, distúrbios de condução, presença de hipertrofias, presença de sinais de infartos prévios, bloqueios atrioventriculares, história de arritmias ventriculares (OR 4,8, 1,7 e 13,9), história de insuficiência cardíaca congestiva (OR 3,1, 1,3 e 7,4), e idade maior que 45 anos (OR 3,2, 1,3 e 8,1). Esses fatores de risco foram encontrados como preditores de arritmias graves: TV sustentada, taquicardia supraventricular sintomática, pausas maiores que 3s, bloqueios atrioventriculares, disfunção de marca-passo ou morte em um ano; 80,4% (grupo 1) a 57,6% (grupo validação) apresentaram três ou quatro fatores de risco.

No estudo OESIL[30], os fatores de risco identificados com o aumento de mortalidade em um ano foram: idade maior que 65 anos, história de doença cardiovascular, ausência de pródromos, ECG anormal com distúrbios de ritmo, de condução, isquemia aguda e bloqueio atrioventricular. Os pacientes com os quatro fatores chegaram a 57% de mortalidade em um ano.

Limitação da estratificação de risco

Apesar dos vários estudos e critérios propostos para a estratificação de risco na síncope, nenhum dos escores possui consenso para utilização e nenhum substitui uma minuciosa avaliação clínica de um profissional experiente.

Exames subsidiários simples e disponíveis para avaliação inicial da síncope

Eletrocardiograma

Deve ser realizado nos pacientes com suspeita de doença cardíaca estrutural. O ECG é importante na avaliação inicial da síncope. Embora sua utilização para o diagnóstico seja muito baixa (5% a 12%), é um exame barato, disponível e rápido. Ele serve mais para estratificação de risco; um ECG normal pode revelar a possibilidade de doença cardíaca estrutural[31,32]. Podem ser observadas doenças de sistema de condução, isquemias, alterações de intervalo QT e hipertrofias ventriculares. As derivações precordiais direitas devem ser cuidadosamente examinadas para padrão de Brugada e sinais arritmogênicos por miocardiopatia direita[33].

Ecocardiograma

O ECG e o ecocardiograma (ECO) permitem a estratificação de risco e o possível diagnóstico de estenose aórtica grave, tumores cardíacos obstrutivos, trombos, tamponamento cardíaco, dissecção da aorta e anomalias congênitas das artérias coronárias.

Um estudo retrospectivo[34] observou a validade do ECO em pacientes com ECG normal para elucidação diagnóstica. Apenas 5,7% desses pacientes tinham alterações no ECO. Cinco pacientes tiveram alterações no exame, mas elas não ajudaram no diagnóstico; outros três já tinham histórico de alteração de valva aórtica. Mesmo nos pacientes com ECGs anormais, o ECO foi considerado diagnóstico em apenas 6,5% dos pacientes[35].

Observação: Outros exames subsidiários para abordagem da síncope não serão realizados em ambiente de pronto-socorro e vão além do objetivo deste capítulo.

Considerações da abordagem da síncope neurocardiogênica para o conhecimento do médico do pronto-socorro

Síncope neurocardiogênica

O tratamento envolve medidas educativas, manobras de contrapressão (*hand grip*) e mudanças no estilo de vida. O paciente é orientado a evitar situações que podem desencadear a síncope vasovagal, como ficar longos períodos em pé, executar movimentos bruscos de mudança para a posição ereta, realizar excessiva ingesta de álcool e de fármacos vasodepressores, e ficar períodos de jejum, devendo ter ingesta adequada de líquidos e sal.

Tratamentos não farmacológicos

Alguns exercícios isométricos (contrapressão) têm sido utilizados como medidas para evitar os episódios de síncope que são precedidos de pródromos. Eles têm como finalidade aumentar de forma rápida a resistência arterial periférica e, assim, evitar a síncope decorrente da queda de pressão arterial. Os principais são o *hand grip*, a tensão dos membros superiores, unindo as duas mãos e fazendo força para separá-las, e o cruzamento das pernas sentado, contraindo os membros inferiores[36,37].

Essas manobras podem diminuir a recorrência da síncope em até 39%. Recomenda-se que pacientes com síncope vasovagal recorrente ingiram 2 a 3 litros de água por dia e até 10 gramas de sal.

Tratamento farmacológico

Muitos medicamentos são utilizados para uma tentativa de tratamento da síncope neurocardiogênica. A maioria dos estudos são pequenos e com resultados conflitantes. A maioria das medicações objetiva modular o SNA ou tenta agir para aumentar o volume plasmático[38].

Alfa-agonistas

Atuam por meio do aumento da resistência vascular periférica e da redução da capacitância vascular, com consequente aumento do retorno venoso. A midodrina pode ser utilizada na dose de 5 mg três vezes ao dia. É considerada de baixa efetividade no tratamento e de baixa aderência[39].

Fludrocortisona

É um análogo mineralocorticoide que atua como expansor plasmático e aumentando a vasoconstrição, por sensibilizar os receptores alfa-adrenérgicos periféricos. Não parece, entretanto, que reduza significativamente a incidência da síncope neurocardiogênica[35].

Betabloqueadores

A eficácia dos betabloqueadores em pequenos ensaios clínicos é incerta[40]. O metoprolol foi testado contra placebo sem sucesso em pacientes com síncope neurocardiogênica[41].

Uma metanálise recente demonstrou que betabloqueadores podem reduzir a incidência de síncope neurocardiogênica, principalmente em pacientes acima de 42 anos e hipertensos[42].

Inibidores seletivos de recaptação de serotonina

Esses medicamentos promovem o *downregulation* dos níveis de receptores centrais pós-sinápticos da serotonina, dessa forma atenuando a resposta a quedas abruptas de serotonina central[43].

Um ensaio clínico randomizado e controlado demonstrou diferença com o uso da paroxetina em relação à síncope vasovagal recorrente em comparação com o placebo (82,4% vs. 47,1%, $p < 0,001$)[44,45].

Conclusão

Cabe ao médico do pronto-socorro a responsabilidade do diagnóstico de síncope ou síncope presumível. Após o diagnóstico, deve-se realizar uma estratificação de risco para decidir se há necessidade de prosseguir a investigação. Observe a proposta da Figura 26.2 e da Tabela 26.6.

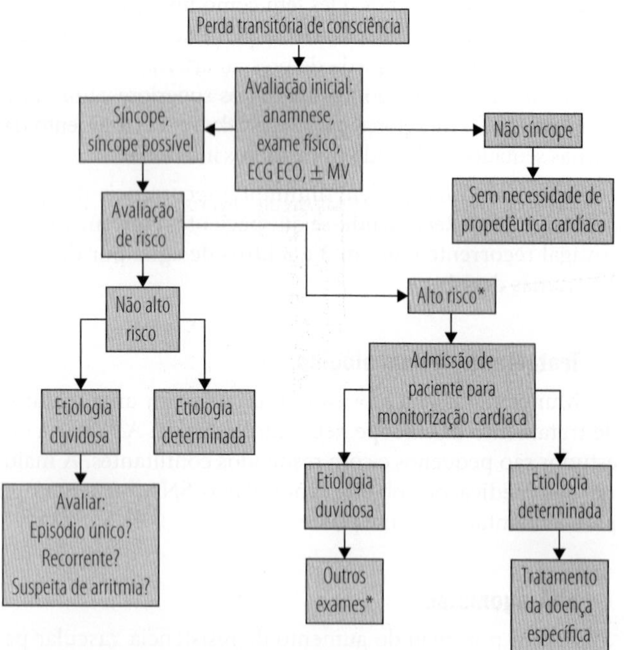

Figura 26.2. Conduta da síncope no pronto-socorro. MV: manobra vagal; ECG: eletrocardiograma. Fonte: Bennett *et al.*[15].

Tabela 26.6. Pacientes com síncope e indicação de internação

Arritmias: ventriculares, pré-excitação, uso de CDI, bloqueio atrioventricular, sinais
eletrocardiográficos de patologias de canais iônicos (síndrome de QT longo, Brugada, p. ex.)
Portadores de marca-passo ou usuários de antiarrítmicos com síncope sem causa aparente
Sinais e sintomas de insuficiência cardíaca
Idoso com síncope súbita, sem pródromos, acompanhada de queda e trauma
Hipotensão ortorstática importante
Suspeita de síndrome coronariana.
Suspeita de cardiopatia obstrutiva (sopro)
Alteração do estado mental
Suspeita de cardiopatia obstrutiva: presença de sopro
Escores alterados (p. ex., Escore OESIL > 2)

Referências bibliográficas

1. Wolfson BA. Clinical practice of emergency medicine. 6th ed. Philadelphia: Harwood-Nuss; 2015.
2. Grubb BP. Clinical practice. Neurocardiogenic syncope. N Engl J Med. 2005;352(10):1004-10.
3. Sun BC. Quality-of-life, health service use, and costs associated with syncope. Prog Cardiovasc Dis. 2013;55(4):370-5.
4. Edvardisson N, Wolff C, Tsintzos S, Rieger G, Linker NJ. Costs of unstructured investigation of unexplained syncope: insights from a micro-costing analysis of the observational PICTURE registry. Europace. 2015;17(7):1141-8.
5. Verheyden B, Liu J, van Dijk N, Westerhof BE, Reybrouck T, Aubert, AE, et al. Steep fall in cardiac output is main determinant of hypotension during drugfree and nitroglycerine-induced orthostatic vasovagal syncope. Heart Rhythm. 2008;5:1695-701.
6. Fu Q, Verheyden B, Wieling W, Levine BD. Cardiac output and sympathetic vasoconstrictor responses during upright tilt to presyncope in healthy humans. J Physiol. 2012;590:1839-48.
7. Sutton R, Ungar A, Sgobino P, Russo V, Massa R, Melissano D, et al. Cardiac pacing in patients with neurally mediated syncope and documented asystole: effectiveness analysis from the Third International Study on Syncope of Uncertain Etiology (ISSUE-3) Registry. Europace. 2014;16:595-9.
8. Protheroe CL, Dikareva A, Menon C, Claydon VE. Are compression stockings an effective treatment for orthostatic presyncope? PLoS One. 2011;6;e28193.
9. Jardine DL. Vasovagal syncope: new physiologic insights. Cardiol Clin. 2013;31:75-87.
10. Folino AF, Russo G, Porta A, Buja G, Cerutti S, Iliceto S. Autonomic modulation and cardiac contractility in vasovagal syncope. Int J Cardiol. 2010;139:248-53.
11. Cooke WH, Rickards CA, Ryan KL, Kuusela TA, Convertino VA. Muscle sympathetic nerve activity during intense lower body negative pressure to presyncope in humans. J Physiol. 2009;587:4987-99.
12. Vaddadi G, Esler MD, Dawood T, Lambert E. Persistence of muscle sympathetic nerve activity during vasovagal syncope. Eur Heart J. 2010;31(16):2027-33.
13. Moya A, Sutton R, Ammirati F, Blanc JJ, Brignole M, Dahm JB, et al. Guidelines for the diagnosis and management of syncope (version 2009): The Task Force for the Diagnosis and Management of Syncope of the European Society of Cardiology (ESC). Eur Heart J. 2009;30:2631-71.
14. Olshansky B, Poole JE, Johnson G, Anderson J, Hellkamp AS, Packer D, et al.; SCD-HeFT Investigators. Syncope predicts the outcome of cardiomyopathy patients: analysis of the SCD-HeFT study. J Am Coll Cardiol. 2008;51(13):1277-82.
15. Schwartz LS, Goldfischer J, Sprague GJ, Schwartz SP. Syncope and sudden death in aortic stenosis. Am J Cardiol. 1969;23:647-58.

16. Sheldon R, Rose S, Connolly S, Ritchie D, Koshman ML, Frenneaux M. Diagnostic criteria for vasovagal syncope based on a quantitative history. Eur Heart J. 2006;27(3):344-50.
17. Sheldon R, Hersi A, Ritchie D, Koshman ML, Rose S. Syncope and structural heart disease: historical criteria for vasovagal syncope and ventricular tachycardia. J Cardiovasc Electrophysiol. 2010;21(12):1358-64.
18. Romme JJ, van Dijk N, Boer KR, Dekker LR, Stam J, Reitsma JB, et al. Influence of age and gender on the occurrence and presentation of reflex syncope. Clin Auton Res. 2008;18(3):127-33.
19. Kanjwal K, Karabin B, Kanjwal Y, Grubb BP. Differentiation of convulsive syncope from epilepsy with an implantable loop recorder. Int J Med Sci. 2009;6(6):296-300.
20. Bennett MT, Leader N, Krahn AD. Recurrent syncope: differential diagnosis and management. Heart. 2015;101(19):1591-9.
21. Hatoum T, Sheldon R. A practical approach to investigation of syncope. Can J Cardiol. 2014;30:671-4.
22. Nishijima DK, Laurie AL, Weiss RE, Yagapen AN, Malveau SE, Adler DH, et al. Reliability of clinical assessments in older adults with syncope or near syncope. Acad Emerg Med. 2016;23(9):1014-21.
23. Ungar A, Del Rosso A, Giada F, Bartoletti A, Furlan R, Quartieri F, et al. Early and late outcome of treated patients referred for syncope to emergency department. The EGSYS 2 follow-up study. Eur Heart J. 2010;(31):2021-6.
24. Del Rosso A, Ungar A, Maggi R, Giada F, Petix NR, De Santo T, et al. Clinical predictors of cardiac syncope at initial evaluation in patients referred urgently to general hospital: the EGSYS score. Heart. 2008;94:1690-8.
25. Youde J, Ruse C, Parker S, Fotherby M. A high diagnostic rate in older patients attending an integrated syncope clinic. J Am Geriatr Soc 2000;48:783e7.
26. Akdemir B, Krishnan B, Senturk T, Benditt DG. Syncope: Assessment of risk and an approach to evaluation in the emergency department and urgent care clinic. Indian Pacing Electrophysiol J. 2015;15(2):103-9.
27. Quinn JV, Stiell IG, McDermott DA, Sellers KL, Kohn MA, Wells GA. Derivation of the San Francisco Syncope Rule to predict patients with short-term serious outcomes. Ann Emerg Med. 2004;43:224-32.
28. Reed MJ, Newby DE, Coull AJ, Prescott RJ, Jacques KG, Gray AJ. The ROSE (risk stratification of syncope in the emergency department) study. J Am Coll Cardiol. 2010;55:713-21.
29. Costantino G, Perego F, Dipaola F, Borella M, Galli A, Cantoni G, et al. Short- and long-term prognosis of syncope, risk factors, and role of hospital admission: results from the STePS (short-term prognosis of syncope) study. J Am Coll Cardiol. 2008;51:276-83.
30. Grossman SA, Fischer C, Lipsitz LA, Mottley L, Sands K, Thompson S, et al. Predicting adverse outcomes in syncope. J Emerg Med. 2007;33:233-9.
31. Martin TP, Hanusa BH, Kapoor WN. Risk stratification of patients with syncope. Ann Emerg Med. 1997;29:459-66.
32. Colivicchi F, Amiratti F, Melina D. Development and prospective validation of a risk stratification system for patients with syncope in the emergency department: The OESIL risk score. Eur Heart J. 2003;24:811-9
33. Saklani P, Krahn A, Klein G. Syncope. Circulation. 2013;127:1330-9.
34. Martin GJ, Adams SL, Martin HG, Mathews J, Zull D, Scanlon PJ. Prospective evaluation of syncope. Ann Emerg Med. 1984;13(7):499-504.
35. Romme JJ, van Dijk N, Go-Schön IK, Reitsma JB, Wieling W. Effectiveness of midodrine treatment in patients with recurrent vasovagal syncope not responding to non-pharmacological treatment (STAND-trial). Europace. 2011;13(11):1639-47.
36. Chang NL, Shah P, Bajaj S, Virk H, Bikkina M, Shamoon F. Diagnostic yield of echocardiography in syncope patients with Normal ECG. Cardiol Res Pract. 2016.
37. Van Dijk N, Quartieri F, Blanc JJ, Garcia-Civera R, Brignolle M, Moya A, et al. Effectiveness of physical counter pressure maneuvers in preventing vasovagal syncope. The Physical Counter Pressure Maneuvers Trial (PC-Trial). J Am Coll Cardiol. 2006;48:1652-7.
38. Wieling W, Colman N, Krediet CT, Freeman R. Nonpharmacological treatment of reflex syncope. Clin Auton Res. 2004;14 Suppl 1:62-70.
39. Sule S, Palaniswamy C, Aronow WS, Ahn C, Peterson SJ, Adapa S, et al. Etiology of syncope in patients hospitalized with syncope and predictors of mortality and rehospitalization for syncope at 27-month follow-up. Clin Cardiol. 2011;34(1):35-8.
40. Sheldon R, Morillo CA, Krahn A, et al. A randomized clinical trial of fludrocortisone for the prevention of vasovagal syncope (POST2). Can J Cardiol. 2011;27(5S):S335-6.
41. Madrid AH, Ortega J, Rebollo JG, Manzano JG, Segovia JG, Sánchez A, et al. Lack of efficacy of atenolol for the prevention of neurally mediated syncope in a highly symptomatic population: a prospective, double-blind, randomized and placebo-controlled study. J Am Coll Cardiol. 2001;37(2):554-9.
42. Sheldon R, Connolly S, Rose S, Klingenheben T, Krahn A, Morillo C, et al.; POST Investigators. Prevention of Syncope Trial (POST): a randomized, placebo-controlled study of metoprolol in the prevention of vasovagal syncope. Circulation. 2006;113(9):1164-70.
43. Sheldon RS, Morillo CA, Klingenheben T, Krahn AD, Sheldon A, Rose MS. Age-dependent effect of β-blockers in preventing vasovagal syncope. Circ Arrhythm Electrophysiol. 2012;5(5):920-6.
44. Grubb BP, Samoil D, Kosinski D, Kip K, Brewster P. Use of sertraline hydrochloride in the treatment of refractory neurocardiogenic syncope in children and adolescents. J Am Coll Cardiol. 1994;24(2):490-4.
45. Di Girolamo E, Di Iorio C, Sabatini P, Leonzio L, Barbone C, Barsotti A. Effects of paroxetine hydrochloride, a selective serotonin reuptake inhibitor, on refractory vasovagal syncope: a randomized, double-blind, placebo-controlled study. J Am Coll Cardiol. 1999;33(5):1227-30.

SEÇÃO VI

INFECTOLOGIA

Coordenadores

Sergio Cimerman

Rebecca Bellini Saad

27

SEPSE E CHOQUE SÉPTICO

Dennise de Oliveira Nogueira Farias
Letícia Sandre Vendrame
Flávia Ribeiro Machado

Introdução

O reconhecimento precoce da sepse e sua adequada abordagem terapêutica são preocupações cada vez mais crescentes entre os profissionais da área de saúde que atuam nas unidades de urgência e emergência, uma vez que estão combinados dois fatores de extrema relevância: alta prevalência e alta mortalidade. Dessa forma, estamos diante de um problema de saúde pública, uma vez que sua prevalência tende a subir ainda mais com o envelhecimento da população, maior número de comorbidades, além de maior índice de reconhecimento e diagnóstico dessa patologia, resultado de políticas de educação dos profissionais envolvidos. Essa elevada taxa de morbidade e mortalidade apresenta impacto negativo no sistema de saúde e na qualidade de vida dos pacientes. Atualmente, a sepse é a principal causa de morte em unidades de terapia intensiva (UTIs) não cardiológicas, com elevadas taxas de letalidade, que diferem entre países desenvolvidos e entre países em desenvolvimento. É de suma importância a detecção precoce da sepse, visto que a rápida instituição da terapêutica é crucial na oportunidade de reverter a doença, salvando-se vidas. A sepse deve, portanto, ser encarada como uma urgência médica.

Além disso, há consciência crescente de que os pacientes que sobrevivem à sepse frequentemente têm incapacidades físicas, psicológicas e cognitivas de longo prazo, com necessidade de cuidados de saúde significativos e implicações sociais.

Epidemiologia

Apesar da alta incidência, os números reais não são conhecidos e devem estar subestimados. Estudos apontam que 30% dos leitos de UTIs do Brasil estão ocupados por pacientes com sepse ou choque séptico. O estudo BASES, que foi conduzido em cinco UTIs de maio de 2001 a janeiro de 2002, mostrou que a letalidade por sepse grave e choque séptico foi de 47,3% e 52,2%, respectivamente. O COSTS, com dados colhidos entre 2003 e 2004 em 21 UTIs brasileiras, mostrou letalidade maior em hospitais ligados ao Sistema Único de Saúde (SUS): (49,1%) em relação àqueles do Sistema de Saúde Suplementar (36,7%). O estudo Sepse Brasil, de 2006, foi realizado em 75 UTIs de todas as regiões do Brasil e evidenciou mortalidade por sepse, sepse grave e choque séptico de 16,7%, 34,4% e 65,3%, respectivamente. Sua ocorrência associa-se a tempo de internação hospitalar em média de 15 dias, e estima-se que o custo durante a internação em UTI no Brasil seja de 9.632,00 por paciente. A mortalidade por choque séptico é uma das mais elevadas no mundo (67,4%), com pacientes mais graves e com tempo de internação maior.

Definições

As definições iniciais se centraram na visão de que a sepse resulta de síndrome de resposta inflamatória sistêmica (SIRS) de um hospedeiro à infecção. A sepse complicada por disfunção orgânica, então denominada sepse grave, poderia evoluir para choque séptico, definido como "hipotensão induzida por sepse que persiste apesar da ressuscitação adequada de fluidos". As definições de sepse, choque séptico e disfunção orgânica permaneceram praticamente inalteradas por mais de duas décadas.

Por ser um tema de grande impacto na saúde pública, é algo bastante discutido e, em 2016, houve certa polêmica com o lançamento de novas orientações sobre o manejo da sepse. O *Surviving Sepsis Campaign* foi atualizado em 2016 e, no mesmo ano, o *JAMA* lançou novas orientações sobre o manejo da sepse, extinguindo o antigo termo "sepse grave", já que eles consideram toda sepse algo grave, e também mostrando novas definições para sepse e choque séptico. Mesmo que as novas definições tenham sido validadas por grandes centros ao redor do mundo, foram motivo de muita controvérsia, principalmente no que se refere ao aumento da especificidade à custa de redução da sensibilidade e da sua aplicabilidade em países com poucos recursos.

De acordo com as novas definições publicadas recentemente, a sepse é definida como a disfunção orgânica ameaçadora à vida causada por uma resposta desregulada do hospedeiro à infecção. Os critérios definidos para se diagnosticar sepse são: a presença de infecção documentada ou presumida e o aumento agudo de dois ou mais pontos no *Sequential Organ Failure Assessment* – SOFA (escore de disfunção orgânica).

Já o choque séptico é definido pela sepse com alterações circulatórias e metabólicas (celulares) graves, levando ao aumento substancial da mortalidade. Para caracterizar choque séptico, passam a ser usados os critérios para sepse com necessidade de terapia com vasopressores para a manutenção de pressão arterial média (PAM) maior que 65 mmHg e lactato maior que 2 mmol/L (18 mg/dL), após adequada ressuscitação volêmica.

Análise crítica das novas definições

Reconhecendo a necessidade de reexaminar as definições atuais, a *Society of Critical Care Medicine* (SCCM) e a *European Society of Critical Care Medicine* (ESICM) reuniram uma força-tarefa e revisaram as definições, conhecidas como Sepse 3. A força-tarefa procurou definições e critérios clínicos de suporte que fossem claros e preenchessem múltiplos domínios de utilidade e validade.

O uso atual de dois ou mais critérios SIRS para identificar a sepse foi unanimemente considerado pela equipe de trabalho como inútil. Para eles, os critérios SIRS não indicam necessariamente uma resposta desregulada, com risco de vida, e podem estar presentes em muitos pacientes hospitalizados, incluindo aqueles que nunca desenvolverão infecção.

A gravidade da disfunção orgânica foi avaliada com sistemas que quantificam anormalidades de acordo com achados clínicos, dados laboratoriais ou intervenções terapêuticas. Existem vários escores, mas o escore predominante no uso atual é o SOFA. O diagnóstico clínico de disfunção orgânica se baseia na variação de dois ou mais pontos no escore SOFA. Uma pontuação SOFA mais elevada está associada a maior probabilidade de mortalidade. O escore classifica anormalidade por sistema de órgãos e explica as intervenções clínicas. Contudo, variáveis laboratoriais, nomeadamente PaO_2, contagem de plaquetas, creatinina e nível de bilirrubina são necessários para a computação completa.

Novos termos e definições

A sepse é definida como uma resposta desregulada do hospedeiro à infecção. A disfunção orgânica pode ser identificada como uma alteração SOFA de dois pontos consequentes à infecção. A pontuação SOFA inicial pode ser considerada zero em pacientes com disfunção orgânica preexistente (Tabela 27.1). Toda sepse é grave, então o termo antigo "sepse grave", que considerava a presença de disfunção orgânica, passa a não existir mais. O termo SIRS pode simplesmente refletir uma resposta apropriada do hospedeiro que é frequentemente adaptativa, por isso ele passou a não ser mais utilizado nos critérios, apesar de ajudar no diagnóstico geral da infecção.

O termo "qSOFA" ("SOFA rápido"), que incorpora alteração da pressão arterial sistólica de 100 mmHg ou menos, frequência respiratória de 22 ipm por minuto ou mais e alteração de consciência, fornece critérios de cabeceira para identificar pacientes adultos com suspeita de infecção que provavelmente terão resultados desfavoráveis. Embora o qSOFA seja menos robusto do que um escore SOFA de 2, não requer testes laboratoriais e pode ser avaliado rapidamente e repetidamente, servindo como triagem, principalmente fora da UTI, não devendo ser usado para definição.

Choque séptico é o resultado evolutivo da sepse, em que circulação subjacente e anormalidades celulares/metabólicas são profundas o suficiente para aumentar substancialmente a mortalidade. São pacientes que apresentam hipotensão persistente que requer uso de vasopressores para manter a PAM maior que 65 mmHg e ter um nível de lactato sérico maior que 2 mmol/L (18 mg/dL), a despeito da reanimação com volume adequado. A força-tarefa reconheceu que as medidas séricas de lactato geralmente, mas não universalmente, são disponíveis, especialmente em países em desenvolvimento. No entanto, critérios clínicos para choque séptico foram hipotensão e hiperlactatemia, porque a combinação compreende tanto a disfunção celular como o comprometimento cardiovascular e está associada a maior mortalidade ajustada pelo risco. Essa proposta foi aprovada pela maioria dos membros de votação, mas é necessário revisá-la.

Tabela 27.1. SOFA (Sequential [Sepsis-Related] Organ Failure Assessment Score)

Score	0	1	2	3	4
Sistemas:					
Respiratório – paO_2/FiO_2	> ou = 400	< 400	< 300	< 200 com suporte ventilatório	< 100 com suporte ventilatório
Coagulação – plaquetas x 10^3	> ou = 150	< 150	< 100	< 50	< 20
Fígado – bilirrubina mg/dL	< 1,2	1,2-1,9	2,0-5,9	6,0-11,9	> 12
Cardiovascular	PAM > ou = 70 mmHg	PAM < 70 mmHg	Dopamina < 5 ou dobutamina (qualquer dose)	Dopamina 5,1-15 ou epinefrina < ou = 0,1 ou norepinefrina < ou = 0,1	Dopamina > 15 ou epinefrina > 0,1 ou norepinefrina > 0,1
Sistema nervoso central – Escala de Coma de Glasgow	15	14-13	12-10	9-6	< 6
Renal – creatinina/diurese	< 1,2	1,2-1,9	2,0-3,4	3,5-4,0 < 500	> 5,0 < 200

Tabela 27.2. Critérios para definição do qSOFA (Quick SOFA)

Frequência respiratória > ou = 22/min
Alteração do nível de consciência
Pressão sanguínea sistólica < ou = 100 mmHg

Conceitos anteriores

Tabela 27.3. Critérios de síndrome de resposta inflamatória sistêmica (SIRS)

SIRS: presença de 2 ou mais critérios:
Tax > 38,3 °C ou < 36 °C
FC > 90 bpm
FR > 20 ipm ou $PaCO_2$ < 32 mmHg
Leucócitos: > 12.000/mm³ ou < 4.000/mm³ ou > 10% bastões

Tabela 27.4. Definições anteriores

Sepse	Presença de infecção (documentada ou presumida) acompanhada de manifestações sistêmicas secundárias
Sepse grave	Sepse associada a disfunção orgânica, hipoperfusão ou hipotensão
Choque séptico	Sepse com hipotensão induzida pela sepse persistente, a despeito de adequada ressuscitação hídrica, associada à presença de anormalidades de perfusão

Fisiopatologia

A sepse é definida pela presença de disfunção orgânica consequente a uma resposta desregulada do hospedeiro à infecção. Resulta de uma complexa interação entre o microrganismo infectante e a resposta imune, pró-inflamatória e pró-coagulante do hospedeiro. Ocorrem fenômenos inflamatórios, que incluem ativação de citocinas, tais como interleucinas 1 (IL-1), 2 (IL-2), 6 (IL-6), 8 (IL-8) e 12 (IL-12), TNF-α (fator de necrose tumoral alfa) e TNF-β (fator de necrose tumoral beta), associados à produção de óxido nítrico, radicais livres de oxigênio e expressão de moléculas de adesão no endotélio, além do comprometimento do processo de coagulação, com aumento dos fatores pró-coagulantes e redução dos anticoagulantes e da fibrinólise. A interação entre TNF-α e IL-1 propicia o desenvolvimento de um estado pró-coagulante, por meio da inibição da trombomodulina e do receptor endotelial da proteína C, impedindo a ativação da proteína C e aumentando a síntese do inibidor do ativador do plasminogênio 1 (PAI-1), interrompendo a fibrinólise e favorecendo tromboses na microcirculação, o que leva à redução da oferta de oxigênio aos tecidos com consequente aumento do metabolismo anaeróbio e hiperlactatemia. Além disso, os níveis de TAFI (inibidor da fibrinólise ativado pela trombina) também estão aumentados, inibindo o tPA (plasminogênio tecidual ativado). Portanto, no paciente séptico ocorre exacerbação da coagulação, comprometimento dos mecanismos de anticoagulação e redução da fibrinólise, levando à trombose na microcirculação.

A interação entre citocinas também promove uma série de alterações hemodinâmicas encontradas na sepse, tais como aumento da permeabilidade vascular, diminuição da resistência vascular periférica e inotropismo negativo. A microcirculação é o alvo possivelmente mais importante da injúria promovida pela sepse. Ocorre diminuição no número de capilares funcionantes, o que prejudica a capacidade máxima de extração de oxigênio. Isso pode ser explicado por compressão extrínseca dos capilares por edema tecidual e endotelial, e pela oclusão do lúmen capilar por leucócitos e eritrócitos. Distúrbios vasculares podem ser também produzidos diretamente pelas endotoxinas, pela via alternativa do complemento, induzindo vasodilatação, aumento da permeabilidade vascular, potencialização da agregação plaquetária e ativação/agregação de neutrófilos, com consequente extravasamento capilar, além de liberação de calicreína, cininogênio e bradicinina, que contribuem para a vasodilatação e hipotensão. A ativação do fator XII pode acionar a via intrínseca da coagulação, resultando em coagulação intravascular disseminada (CIVD). Todas essas alterações juntas (hipovolemia, vasodilatação e trombose da microcirculação) podem levar à inadequação da oferta de oxigênio em relação à demanda do organismo. Ao mesmo tempo, o organismo contrarregula essa resposta com desencadeamento de resposta anti-inflamatória. O desequilíbrio entre essas duas respostas gera a disfunção orgânica. A Figura 27.1 representa as três principais alterações fisiopatológicas presentes no paciente séptico: aumento das cascatas inflamatória e de coagulação, além de prejuízo da fibrinólise, resultando em disfunção múltipla de órgãos.

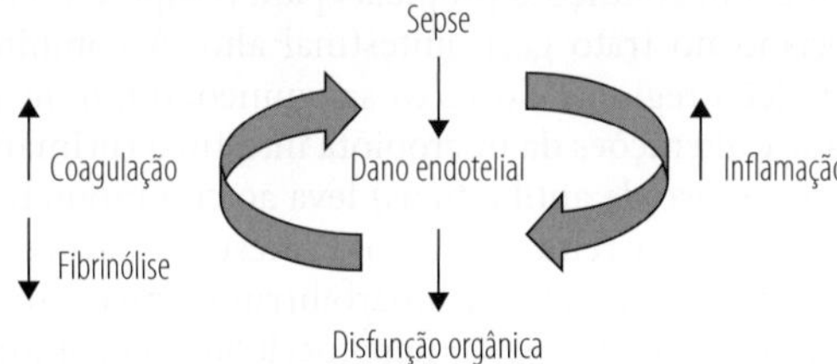

Figura 27.1. Principais alterações fisiopatológicas da sepse: aumento das cascatas inflamatória e de coagulação e prejuízo da fibrinólise, resultando em disfunção múltipla de órgãos.

Quadro clínico

A sepse pode sobrevir como consequência de diferentes processos infecciosos com diferentes focos, os quais podem ser identificados mediante cuidadosa anamnese e exame físico minucioso.

As infecções mais comumente associadas são pneumonia, infecção intra-abdominal e a infecção do trato urinário, causadas por germes Gram-negativos, Gram-positivos e fungos em menor parcela (mais comuns em pacientes imunocomprometidos, uso de nutrição parenteral, pancreatite necrotizante, cirurgia recente, tempo de internação prolongada e múltiplas colonizações ou usos de antibióticos de largo espectro), mas nem sempre é possível identificar o agente causador. Além disso, a multirresistência bacteriana está intimamente associada ao aumento da incidência. Recomenda-se que os hospitais tenham um programa de melhoria de desempenho para sepse, incluindo a triagem de rotina para pacientes com doença grave aguda e alto risco para síndrome.

Os mecanismos responsáveis pela disfunção orgânica na sepse podem ser agrupados em sistêmicos e órgão-específicos. Dentre os mecanismos sistêmicos, destacam-se as alterações na função vascular e do metabolismo da glicose.

Entre os órgãos acometidos, o sistema cardiovascular é o mais afetado, com disfunção miocárdica consequente às múltiplas alterações celulares. A característica hemodinâmica principal da sepse é uma vasodilatação arterial generalizada associada à queda na resistência vascular sistêmica. Mudanças no desempenho ventricular sistólico e diastólico são manifestações precoces na sepse. Inicialmente, a função ventricular pode ser capaz de aumentar o débito cardíaco por meio do mecanismo de Frank Starling, porém esse aumento pode ser insuficiente para as necessidades metabólicas e estado hiperdinâmico do paciente. Adicionalmente, ocorre depressão miocárdica, pela ação de citocinas como o TNF, disfunção diastólica e miocardite intersticial. A hipotensão é a expressão mais grave da disfunção circulatória observada na sepse.

Os pulmões também podem ser acometidos precocemente pelo processo inflamatório induzido pela sepse, e alguns pacientes podem evoluir para SDRA (síndrome do desconforto respiratório agudo). O dano endotelial ocasiona aumento da permeabilidade microvascular, que, associado à excessiva administração de fluidos e consequente aumento no volume intersticial, leva a edema pulmonar, alteração na relação ventilação-perfusão e hipóxia.

Em geral, o paciente séptico estará intubado e incapaz de se alimentar, condições propícias para o supercrescimento bacteriano no trato gastrointestinal alto. A combinação da diminuição regional do fluxo sanguíneo, diminuição da motilidade e alterações da microbiota intestinal (primária ou secundária ao uso de antibióticos) leva ao comprometimento da função de barreira da mucosa intestinal, favorecendo a translocação bacteriana. A hiperbilirrubinemia direta e a colestase, mais do que a lesão hepatocelular, são comuns na sepse. A disfunção hepática pode contribuir para o surgimento de quadros de encefalopatias metabólicas e coagulopatias e agravá-los.

O acometimento cerebral pode se apresentar por agitação, confusão mental ou coma.

Alguns pacientes evoluem com lesão renal aguda, pelo mecanismo de vasoconstrição renal, em alguns casos com necessidade de terapia dialítica. Se esse estado de azotemia pré-renal persistir, ocorrerá disfunção tubular, que poderá evoluir para necrose tubular aguda. As causas da insuficiência renal na sepse são multifatoriais: choque circulatório, distúrbios locais de circulação, necrose tubular aguda, síndrome compartimental abdominal e uso de substâncias nefrotóxicas.

A sepse afeta principalmente o sistema de coagulação, resultando em um estado pró-coagulante, representado pela CIVD, com consumo de plaquetas e de fatores de coagulação.

Em relação ao metabolismo, pode ocorrer catabolismo proteico, hipoalbuminemia e hipertrigliceridemia.

Tratamento

Em seguida, abordaremos os dois principais algoritmos de sepse, o *Surviving Sepsis Campaign* e o Sepse 3, lançado pelo *JAMA*.

Surviving Sepsis Campaign

Foram revisadas as propostas de 2012, e as orientações contidas nesse documento visam ao manejo de pacientes com sepse e choque séptico.

Ressuscitação inicial

A reanimação eficaz precoce dos líquidos é crucial para a estabilização do paciente. A hipoperfusão induzida pela sepse pode manifestar-se por disfunção aguda de órgãos e/ou hipotensão e aumento do lactato sérico.

Dados anteriores dessas diretrizes têm recomendado ressuscitação quantitativa protocolizada, também conhecida como terapia inicial dirigida a metas, que se baseou no protocolo publicado por Rivers. Essa recomendação descreveu o uso de uma série de "metas", que incluíram pressão venosa central (PVC) e saturação de oxigênio venosa central ($ScvO_2$). Essa abordagem foi agora desafiada após a falha em mostrar redução da mortalidade (três ensaios multicêntricos – PROCESS, ARISE e PROMISE – mostraram que *Early Goal* tem resultados similares ao tratamento usual, que evoluiu muito desde o estudo de Rivers *et al.*). Nenhum dano foi associado às estratégias intervencionistas. Assim, a utilização das metas anteriores ainda é segura e pode ser considerada. Recomenda-se que o tratamento e a ressuscitação sejam iniciados imediatamente, com administração de pelo menos 30 mL/kg de cristaloides (são os fluidos de escolha) nas primeiras 3 horas. A albumina pode ser utilizada em adição aos cristaloides para a ressuscitação inicial e subsequente reposição volêmica de pacientes com sepse e choque séptico quando eles necessitarem de grandes quantidades de cristaloides. Após a fase inicial de ressuscitação volêmica, infusões adicionais de fluidos devem ser guiadas por reavaliações frequentes do estado hemodinâmico do paciente, realizando um exame clínico completo e utilizando as variáveis fisiológicas disponíveis (frequência cardíaca, pressão arterial, saturação arterial de oxigênio, frequência respiratória, temperatura, débito urinário, entre outras), bem como ferramentas de monitorização invasivas ou não invasivas, conforme a disponibilidade. Caso o exame físico não leve a um diagnóstico claro do tipo de choque, recomenda-se monitorização hemodinâmica adicional, bem como avaliação da capacidade de resposta a fluidos conforme disponibilidade. A ecocardiografia vem ganhando cada vez mais espaço. Outro avanço importante é que as novas diretrizes recomendam o uso de variáveis dinâmicas (ou seja, pulso ou variações de volume de curso induzidas pela ventilação mecânica ou teste passivo do aumento da perna) sobre variáveis estáticas (pressões ou volumes intravasculares) para prever fluido-responsividade. O uso de PVC sozinha para guiar a ressuscitação não pode ser justificado, porque a capacidade de prever uma resposta à reposição de fluido quando a PVC se encontra em um intervalo relativamente normal (8 a 12 mmHg) é limitada. O mesmo vale para outras medições estáticas de pressão cardíaca direita ou esquerda.

Recomenda-se um nível-limite inicial de PAM de 65 mmHg em pacientes com choque séptico que necessitarem de vasopressores. Em pacientes com hiperlactatemia como marcador de hipoperfusão tecidual, sugere-se guiar a ressuscitação visando à normalização do lactato arterial. Destaca-se a importância de reavaliações frequentes dos pacientes.

Coleta de lactato

O lactato arterial deve ser coletado em todos os pacientes sépticos, uma vez que ele é considerado um dos marcadores de perfusão tecidual dos quais podemos facilmente dispor na prática clínica. Já é classicamente conhecido que níveis de lactato maiores do que 4 mmol/L têm correlação com mau prognóstico nos diversos estados de choque. Conceito mais recentemente aplicado é o do *clearance* de lactato, ou seja, a porcentagem de queda do lactato após instituição da terapêutica. Ao final de 6 horas após a apresentação do choque séptico, *clearance* de lactato maior do que 10% se correlaciona com 52% de diminuição da mortalidade hospitalar. Ainda assim, alguns autores apontam algumas limitações quanto ao uso clínico do lactato como marcador de perfusão. Há hipóteses, por exemplo, de que a simples descarga catecolaminérgica da sepse e do choque poderia estimular a bomba Na/K ATPase, aumentando a demanda de ATP, solicitando maior produção pela via glicolítica e, consequentemente, aumentando o lactato sérico, sem que exista déficit na oxigenação dos tecidos. Além disso, o lactato fica limitado quando a sepse ocorre em cenários clínicos, que, por si, já elevam o lactato, como rabdomiólise extensa, insuficiência hepática grave, leucemias e isquemia mesentérica. Portanto, um único marcador não pode ser visto, isoladamente, como guia na tomada de decisões e condutas.

Apesar de tais considerações, a literatura recomenda a coleta de lactato arterial para todos os pacientes sépticos, logo no início do seu atendimento, além da realização do cálculo do *clearance* de lactato após 6 horas de tratamento. Deve-se lembrar que, além disso, o valor do lactato acima de 2 mmol/L ou 18 mg/dL (valores equivalentes) constitui um dos critérios definidores de choque séptico, juntamente com a hipotensão persistente, que requer uso de vasopressores para manter a PAM maior que 65 mmHg, a despeito da reanimação hídrica adequada.

Coleta de culturas

Recomenda-se a coleta de culturas dos sítios apropriados (sempre dois pares) antes do início do antibiótico para pacientes com suspeita de sepse, desde que ela não atrase o início do antibiótico. Além das hemoculturas, deve-se avaliar cada caso individualmente, coletando-se culturas pertinentes. Por exemplo: na suspeita de meningite, além das hemoculturas, deve-se coletar cultura de LCR (liquor).

Terapia antimicrobiana

Deve-se iniciar a terapia antimicrobiana intravenosa o mais rápido possível após o reconhecimento e na primeira hora do diagnóstico de sepse ou choque séptico, utilizando antibiótico empírico de largo espectro com um ou mais antimicrobianos para pacientes com sepse ou choque séptico, a fim de cobrir todos os patógenos possíveis (incluindo bactérias, e potenciais riscos para fungos e vírus), levando em consideração, também, o perfil de cada hospital, otimizando a dose conforme princípios farmacocinéticos e farmacodinâmicos e dirigindo, em seguida, conforme perfil de sensibilidade microbiológica em cultura ou após melhora clínica do paciente observada.

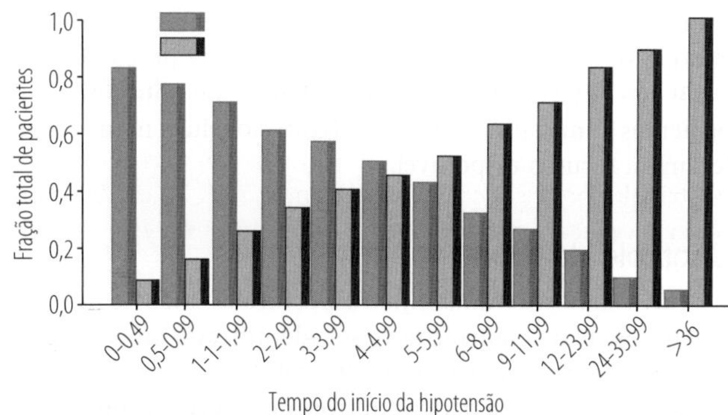

Figura 27.2. Sobrevida de acordo com o tempo de início do antimicrobiano.

Fonte: Kumar *et al.*, 2006.

Deve-se realizar descontinuação de um dos antibióticos nos primeiros dias se observada melhora clínica e/ou evidência de resolução da infecção. Isso se aplica tanto à terapia combinada (infecção com cultura positiva) como à terapia empírica (culturas negativas). Em relação à escolha do medicamento, deve-se pesar fatores-chave do paciente, que incluem a natureza da síndrome clínica/local da infecção, doenças subjacentes, disfunções crônicas de órgãos, medicamentos permanentes, presença de imunossupressão, infecção recente conhecida ou colonização com agentes patogênicos específicos e uso de antimicrobianos nos últimos três meses. Além do mais, deve-se pesar a localização do doente no momento da aquisição da infecção (comunidade, instituição de cuidados crônicos, hospital de cuidados agudos), a prevalência de patógenos e os padrões de suscetibilidade dos patógenos locais comuns tanto na comunidade como no hospital. Potenciais intolerâncias à droga e toxicidade também devem ser consideradas.

Recomenda-se contra a manutenção de antimicrobianos profiláticos em pacientes com estado de inflamação grave de causa não infecciosa (por exemplo: pancreatite grave, grandes queimados). Sugere-se a terapia empírica combinada (pelo menos dois antibióticos de classes diferentes) dirigida aos agentes bacterianos mais prováveis para o tratamento inicial de pacientes com choque séptico. A terapia combinada não deve ser utilizada de rotina para o tratamento da maioria das outras infecções graves, como bacteremia e sepse sem choque (isso não exclui o uso de terapia multidroga para aumentar o espectro de atividade antimicrobiana), assim como em pacientes neutropênicos com sepse/bacteremia (isso não exclui o uso de terapia multidroga para aumentar o espectro de atividade antimicrobiana).

O prazo de manutenção do antibiótico deve ser de 7 a 10 dias para o tratamento da maioria das infecções graves associadas a sepse e choque séptico, e um curso mais prolongado é apropriado para os casos com melhora clínica lenta, foco não controlado, bacteremia por *Staphylococcus aureus*, algumas infecções fúngicas e virais ou em pacientes com imunodeficiência (por exemplo: neutropênicos). Um curso mais curto é apropriado para alguns pacientes, particularmente para aqueles com melhora clínica rápida após o controle efetivo do foco intra-abdominal ou urinário, e aqueles com pielonefrite não complicada.

A avaliação deve ser diária para a possibilidade de descontinuação da terapia antibiótica em pacientes com sepse e choque séptico. A mensuração dos níveis de procalcitonina pode ser utilizada para reduzir o tempo de antibiótico em pacientes com sepse, apesar de alguns hospitais nem sempre terem tal recurso disponível.

Controle do foco

Um diagnóstico anatômico específico do foco de infecção que necessite de controle deve ser identificado ou excluído o mais rápido possível em pacientes com sepse, e qualquer intervenção necessária para o controle dele deve ser implementada o mais rápido possível, assim que factível.

A remoção dos dispositivos intravasculares que sejam considerados como possíveis focos de sepse deve ser imediata e logo após a punção de outro acesso vascular. Outros possíveis focos infecciosos devem sempre ser aventados e controlados, por exemplo: drenagem de abscessos intracavitários, drenagem de empiema, limpeza cirúrgica etc.

Uso de drogas vasoativas e inotrópicos

A noradrenalina, que tem potente ação alfa-adrenérgica e pouco efeito beta-adrenérgico, aumenta a PAM devido ao seu efeito vasoconstritor, com pouca mudança na frequência cardíaca. Recomenda-se noradrenalina como vasopressor de primeira escolha. Sugere-se adição de vasopressina (até 0,03 U/min) ou adrenalina à noradrenalina, com o objetivo de elevar a PAM até o alvo, ou adicionar vasopressina (até 0,03 U/min) para desmame de noradrenalina. A epinefrina apresentou mais efeitos colaterais, por aumentar a produção de lactato aeróbio por meio de estimulação dos receptores β2-adrenérgicos do músculo esquelético e, assim, poder impedir a utilização de lactato para guiar a ressuscitação. A vasopressina pode ser eficaz na elevação da pressão arterial em pacientes refratários a outros vasopressores.

A dopamina pode ser usada como alternativa de agente vasopressor à noradrenalina apenas em casos selecionados (por exemplo: pacientes com baixo risco de taquiarritmias e com bradicardia absoluta ou relativa), não se devendo usar baixas doses de dopamina para nefroproteção.

A disfunção miocárdica consequente à infecção ocorre em um subconjunto de pacientes com choque séptico, mas o débito cardíaco é geralmente preservado por dilatação ventricular, taquicardia e resistência vascular reduzida. Alguns pacientes podem ter diminuição da reserva cardíaca e não ser capazes de atingir débito cardíaco adequado para suportar aporte de oxigênio. O reconhecimento dessa reserva cardíaca reduzida pode ser desafiador.

Alguns pacientes podem ter melhora da perfusão tecidual com terapia inotrópica visando aumentar o fornecimento de oxigênio, sendo a dobutamina a primeira escolha.

A dobutamina, que é um agente inotrópico, agonista adrenérgico, e que estimula receptores beta-1 e beta-2, elevando o índice cardíaco e ajustando a oferta e o consumo de oxigênio, pode ser utilizada em pacientes com evidência de hipoperfusão, a despeito da expansão volêmica adequada e do uso de agentes vasopressores. Se iniciada, a dose de vasopressores deve ser titulada conforme o alvo de perfusão e descontinuada ou reduzida diante da piora da hipotensão ou presença de arritmias. Os dados que suportam a dobutamina são principalmente fisiológicos, com melhora do perfil hemodinâmico e dos índices de perfusão, o que pode incluir melhora clínica, diminuição dos níveis de lactato e melhora da $ScvO_2$.

Todos os pacientes em uso de vasopressor devem ter um acesso venoso central puncionado assim que possível.

Outras recomendações

Sugere-se uso de hidrocortisona endovenosa (200 mg por dia) para tratar pacientes de choque se a reanimação adequada com fluidos e vasopressores não for capaz de restaurar a estabilidade hemodinâmica. Não se recomenda o uso para prevenir choque séptico.

A hemotransfusão deverá ser realizada apenas quando a hemoglobina for menor que 7,0 g/dL em adultos, na ausência de circunstâncias como isquemia miocárdica, hipoxemia grave ou hemorragia aguda. A transfusão profilática de concentrado de plaquetas deverá ser realizada quando as plaquetas estiverem inferiores a 10.000/mm^3, na ausência de sangramento aparente, e quando estiverem inferiores a 20.000/mm^3, nos pacientes com significativo risco de sangramento.

Opta-se por medidas de ventilação protetora em pacientes com SDRA induzida pela sepse: pressão de platô até 30 cmH_20, volume corrente 6 L/kg, pressão positiva do fim da expiração (PEEP) mais elevada, posição prona quando pressão arterial parcial de O_2 (PaO_2)/fração inspirada de oxigênio (FiO_2) menor que 150.

Deve-se manter níveis glicêmicos abaixo de 180 mg/dL.

Considerações sobre o tratamento

Anteriormente, dividia-se o tratamento da sepse em pacotes, baseado no tempo que se dispunha para realizar algumas medidas básicas e que apresentam impacto na mortalidade desses pacientes. Sendo assim, de forma didática, lembramos dos pacotes com as intervenções (previamente já comentadas neste capítulo).

Pacote de 3 horas

1. Realizar dosagem do lactato arterial em todo paciente séptico.

Pacote de 3 horas	Pacote de 6 horas
Dosagem de lactato	Uso de noradrenalina, caso não haja resposta à reposição volêmica inicial
Coleta de hemoculturas antes do ATB	Se choque séptico persistente, reavaliação do *status* volêmico e perfusão tecidual (exame físico, PVC, $ScvO_2$, USG, fluido-responsividade)
ATB EV de amplo espectro em 1 hora	
Reposição volêmica com cristaloides 30 mL/kg	*Clearance* de lactato

2. Realizar coleta de hemoculturas e culturas pertinentes ao caso antes da administração dos antibióticos, preferencialmente em menos de 45 minutos (de forma a não atrasar o início da antibioticoterapia).
3. Administrar terapia antimicrobiana empírica de amplo espectro, endovenosa, em 1 hora (no máximo).
4. Iniciar reposição volêmica adequada nos pacientes sépticos hipotensos (PAM menor que 65 mmHg) com pelo menos 30 mL/kg de cristaloides. Inicialmente, a reposição volêmica deverá ser mais agressiva, e tal volume deverá ser infundido o mais rápido possível, idealmente em 30 a 60 minutos.

Pacote de 6 horas – Choque

1. Caso a PAM permaneça abaixo de 65 mmHg (após a infusão de volume inicial), iniciar vasopressores. Não se deve tolerar pressões abaixo de 65 mmHg por períodos superiores a 30 a 40 minutos. Por isso, embora tenha sido colocado dentro do pacote de 6 horas, o vasopressor deve ser iniciado mesmo dentro das 3 primeiras horas nos pacientes em que ele está indicado. Em casos de hipotensão ameaçadora à vida, pode-se iniciar o vasopressor mesmo antes da reposição volêmica. É fundamental garantir pressão de perfusão enquanto se continua a reposição volêmica. A droga de escolha é a noradrenalina.
2. Idealmente, os pacientes com choque séptico (enquanto em uso de vasopressor) devem ser monitorados com pressão arterial invasiva.
3. O paciente hipotenso e/ou com hiperlactatemia inicial, a despeito da otimização da reposição volêmica, tem indicação de reavaliação do estado volêmico ou de parâmetros perfusionais pela equipe médica, dentro das primeiras 6 horas de tratamento. As seguintes formas de reavaliação poderão ser consideradas:
   - Mensuração de PVC;
   - Variação de pressão de pulso;
   - Variação de distensibilidade de cava;
   - Elevação passiva de membros inferiores;
   - Qualquer outra forma de responsividade a fluidos;
   - Mensuração de $SvcO_2$;
   - Tempo de enchimento capilar;
   - Intensidade de livedo;
   - Sinais indiretos (por exemplo, melhora do nível de consciência ou presença de diurese).
4. Continuar reposição volêmica, orientado pelas formas de realização do *status* perfusional, visando atingir o alvo terapêutico.
5. Utilizar toda estratégia de otimização da qual fazem parte: reposição volêmica, noradrenalina, dobutamina e, eventualmente, concentrado de hemácias.
6. Nos pacientes com lactato alterado (duas vezes o valor de referência institucional), a meta terapêutica é o clareamento dele. Assim, dentro das 6 horas após o início do protocolo de sepse, e após ressuscitação volêmica adequada, nova dosagem deve ser solicitada. O objetivo é obter clareamento de 10% em relação aos níveis anteriores, visando à normalização deles.

Pacote de 24 horas

1. Somente em pacientes com choque séptico refratário, pode-se avaliar a prescrição de hidrocortisona 50 mg de 6 em 6 horas. Não usar rotineiramente essa medicação em todos os pacientes.
2. Caso o paciente esteja em ventilação mecânica e com diagnóstico de SDRA, deve ser utilizada a estratégia de ventilação mecânica protetora. Todos os esforços devem ser feitos para manter a pressão de platô abaixo de 30 cmH_2O e o volume corrente entre 4 e 6 mL/kg de peso predito pela altura e respeitar a *driving pressure* ou Δpressão menor 15 cmH_2O, otimização da PEEP, manobras de recrutamento alveolar e uso da posição prona (quando relação PaO_2/FiO_2 for inferior a 150).
3. Deve-se usar estratégia para controle glicêmico, objetivando glicemias entre 80 e 180 mg/dL. Evitar hipoglicemias.

Considerações finais

O termo "resposta desregulada do hospedeiro" é mais apropriado para descrever o processo fisiopatológico na definição de sepse, visto que a definição prévia de sepse provocada exclusivamente como uma resposta inflamatória do hospedeiro não é mais plausível do ponto de vista fisiopatológico. As novas definições não exigem a presença de SIRS, que não é nem sensível nem específica para sepse, já que nem todos os pacientes desenvolvem SIRS e, além do que, alguns pacientes podem desenvolver SIRS, secundária a uma doença, por exemplo, a pancreatite, e não apresentar sepse. A proposição do consenso norte-americano de 1992 de que a sepse seja definida por uma combinação da SIRS e a presença de uma infecção gerou confusão, porque os critérios SIRS (especialmente febre, taquicardia e contagem de leucócitos alterada) são eles próprios características típicas da infecção. Ainda assim, os critérios SIRS podem ser utilizados como ferramentas de triagem. A associação da palavra sepse a uma condição grave promove melhor entendimento da sepse pelos profissionais de saúde e público leigo. Sendo assim, não existe mais o termo "sepse grave": toda sepse é grave.

A principal preocupação gerada pelas novas definições é a redução de sensibilidade para detectar casos que podem ter evolução desfavorável, principalmente em países de recursos limitados, pelo fato de o novo consenso limitar o diagnóstico à presença de disfunção orgânica, tornando os critérios mais específicos, porém menos sensíveis. Em relação ao SOFA, o escore não é bem conhecido pelos profissionais de saúde, e sua aplicabilidade é complexa, pois demanda cálculo e exames laboratoriais adicionais. Outro problema é a exclusão da hiperlactatemia, que não foi utilizada nos critérios de disfunção orgânica (apenas na definição de choque séptico, e não na definição de sepse), o que pode comprometer a detecção precoce de pacientes graves.

A nova definição de choque séptico exige hiperlactatemia como componente obrigatório para a definição e não houve outra opção em relação ao lactato, tornando o diagnóstico mais difícil em locais com baixo recurso onde não se disponibilize do exame. Os novos critérios assumem que pacientes com hiperlactatemia grave, porém sem hipotensão, não têm risco elevado de óbito, só que a presença de ambas as variáveis aumenta o risco de óbito e qualquer uma delas é um fator independentemente de risco.

O escore qSOFA apresenta baixa sensibilidade, e aguardar até que o paciente desenvolva critérios qSOFA para só então dar início ao tratamento pode ser deletério. Menos de dois critérios qSOFA ainda podem levantar preocupação, e o julgamento clínico deve sempre substituir as ferramentas, caso necessário.

Nem todas as sociedades endossaram as novas definições, e não havia membros de países em desenvolvimento. A aplicabilidade das novas definições varia muito entre os países, já que dependem de recursos disponíveis para diagnóstico.

O Sepse 3 acredita que essas definições atualizadas e critérios clínicos devem clarificar descrições e facilitar o reconhecimento antecipado e o tratamento de pacientes com sepse ou em risco de desenvolvimento. Esse processo, no entanto, permanece um trabalho em andamento, com possíveis futuras interações.

A sepse é caracterizada pela disfunção orgânica ameaçadora à vida, causada por resposta desregulada do hospedeiro diante de uma infecção. Em decorrência da ativação da inflamação, ocorrem extravasamento capilar e vasodilatação, com consequente hipotensão. Existe exacerbação da coagulação, comprometimento dos mecanismos de anticoagulação e redução da fibrinólise, levando à trombose na microcirculação. A disfunção orgânica múltipla é a principal causa de morte na sepse e choque séptico.

Deve ser considerada uma urgência médica, e todos os esforços devem se voltar para o reconhecimento precoce e a instituição das terapêuticas adequadas também de forma precoce. É uma doença com elevadas taxas de incidência, custos e mortalidade. No Brasil, a morbimortalidade é superior à média mundial, o que nos alerta em relação à necessidade de instituição de mais políticas públicas de conscientização da população em relação à gravidade da doença, bem como em relação à educação dos profissionais da área de saúde. Seu tratamento baseia-se em ações que devem ser executadas nas primeiras horas após a instalação da disfunção orgânica, e que são fundamentais para melhorar a sobrevida dos pacientes.

Bibliografia consultada

Annane D, Bellissant E, Bollaert PE, Briegel J, Keh D, Kupfer Y. Corticosteroids for treating severe sepsis and septic shock. Cochrane Database Syst Rev. 2004;(1):CD002243.

Besen BA, Romano TG, Nassar AP Jr, Taniguchi LU, Azevedo LC, Mendes PV, et al. Sepsis-3 definitions predict ICU mortality in a low-middle-income country. Ann Intensive Care. 2016;6(1):107.

Carrol ED, Thomson AP, Hart CA. Procalcitonin as a marker of sepsis. Int J Antimicrob Agents. 2002;20(1):1-9.

Henkin CS, Coelho UC, Paganella MC, Siqueira RM, Dias FS. Sepse: uma visão atual. Scientia Medica. 2009;19(3):135-45.

James JH, Luchette FA, McCarter FD, Fischer JE. Lactate is an unreliable indicator of tissue hypoxia in injury or sepsis. Lancet. 1999;354(9177):505-8.

Machado FR, Assunção MSC, Cavalcanti AB, Japiassú AM, Azevedo LCP, Oliveira MC. Getting a consensus: advantages and disadvantages of Sepsis 3 in the context of middle-income settings. Rev Bras Ter Intensiva. 2016;28(4):361-5. Disponível em: http://dx.doi.org/10.5935/0103-507x.20160068. Acesso em: 23 out. 2017.

Machado FR, Cavalcanti AB, Carrara FS, Bozza FA, Lubarino J, Azevedo LC, et al. Prevalência e mortalidade por sepse grave e choque séptico em unidades de terapia intensiva brasileiras. Rev Bras Ter Intensiva. 2014;Supl 1:S13.

Machado FR. Dados epidemiológicos relevantes. In: Machado FR. Sepse: um problema de saúde pública/Instituto Latino-Americano de Sepse. Brasília: Quality Gráfica e Editora; 2016. p. 1-92.

Martins MA. Manual do residente de clínica médica. São Paulo: Manole; 2015.

Mouncey PR, Osborn TM, Power GS, Harrison DA, Sadique MZ, Grieve RD, et al. Trial of early, goal-directed resuscitation for septic shock. N Engl J Med. 2015;372:1301-11. Disponível em: http://dx.doi.org/10.1056/nejmoa1500896. Acesso em: 23 out. 2017.

Rivers E, Nguyen B, Havstad S, Ressler J, Muzzin A, Knoblich B, et al.; Early Goal-Directed Therapy Collaborative Group. Early goal-directed therapy in the treatment of severe sepsis and septic shock. N Engl J Med. 2001;345(19):1368-77.

Schor N. Acute renal failure and the sepsis syndrome. Kidney Int. 2002;61:764-76.

Schrier RW, Wang W. Acute renal failure and sepsis. New Engl J Med. 2004;351:159-69.

Seymour CW, Liu VX, Iwashyna TJ, Brunkhorst FM, Rea TD, Scherag A, et al. Assessment of Clinical Criteria for Sepsis: For the Third International Consensus Definitions for Sepsis and Septic Shock (Sepsis-3). JAMA. 2016;315(8):762-74.

Shankar-Hari M, Phillips GS, Levy ML, Seymour CW, Liu VX, Deutschman CS, et al.; Sepsis Definitions Task Force. Developing a New Definition and Assessing New Clinical Criteria for Septic Shock: For the Third International Consensus Definitions for Sepsis and Septic Shock (Sepsis-3). JAMA. 2016;315(8):775-87.

Singer M, Deutschman CS, Seymour CW, Shankar-Hari M, Annane D, Bauer M, et al. The Third International Consensus Definitions for Sepsis and Septic Shock (Sepsis-3). JAMA. 2016;315(8):801-10.

Siqueira-Batista R, Gomes AP, Calixto-Lima L, Vitorino RR, Perez MCA, Mendonça EG, et al. Sepse: atualidades e perspectivas. Rev Bras Ter Intensiva. 2011;23(2):207-16.

Surviving Sepsis Campaign. Surviving Sepsis Campaign Responds to Sepsis-3. March 1, 2016. Disponível em: http://www.survivingsepsis.org/SiteCollectionDocuments/SSC-Statements-Sepsis-Definitions-3-2016.pdf. Acesso em: 16 out. 2017.

Vincent JL, Martin GS, Levy MM. qSOFA does not replace SIRS in the definition of sepsis. Crit Care. 2016;20(1):210.

Zanon F, et al. Sepse Brasil: estudo epidemiológico da sepse em unidades de terapia intensiva brasileiras. Rev Bras Ter Intensiva. 2006;18(1):9-17.

28

DIAGNÓSTICO DIFERENCIAL DAS DOENÇAS EXANTEMÁTICAS

Paulo Cézar Vaz de Almeida Filho
Camila Balbi Lima
Juliana Carvalho Cantaluppi Ferreira
Karen Bom Lima Ligeiro
Martha Caniné de Oliveira Machado
Joseph Samuel Kierszenbaum

Doenças exantemáticas são patologias infectocontagiosas que afetam o sistema tegumentar pela ação direta de microrganismos ou por seus produtos tóxicos. As considerações iniciais da avaliação do exantema (manifestação cutânea) devem incluir principalmente: morfologia, duração e distribuição. Lembra-se que idade, gênero, história familiar, medicamentos e alergias também são importantes. A história epidemiológica pode ser o principal fator para o diagnóstico diferencial. O exame físico deve ser feito minuciosamente, a fim de obter todos os detalhes e, assim, chegar a um diagnóstico sem necessitar de exames complementares. O diagnóstico diferencial de doenças exantemáticas é assunto de extrema importância na prática médica, principalmente na pediatria, pois um erro diagnóstico pode repercutir sobre o paciente, seus contatos e a comunidade.

Descrição das principais doenças exantemáticas na prática clínica

A seguir será feita uma breve descrição de aspectos clínicos, diagnóstico e terapêutico das principais doenças exantemáticas na prática clínica. As doenças exantemáticas podem diferenciar-se pelo tipo de erupção: maculopapular, vesicular e petequial.

Sarampo

Descrição

O sarampo é uma doença exantemática maculopapular de natureza viral. Seu vírus RNA pertence ao gênero *Morbillivirus* da família Paramyxoviridae. É grave, transmissível e extremamente contagioso. Ocorre principalmente no final do inverno ao início da primavera. É transmitido diretamente de pessoa a pessoa por meio das secreções nasofaríngeas. Seu período de incubação varia de 8 a 12 dias. A notificação do sarampo é obrigatória e imediata.

Manifestações clínicas

Caracteriza-se inicialmente por febre alta, acima de 38,5 °C, mal-estar e anorexia. Após 24 horas, segue-se com tosse produtiva, coriza mucopurulenta, conjuntivite, fotofobia e manchas de Koplik (pontos branco-acinzentados que aparecem na mucosa bucal), que podem ser observadas de 24 a 48 horas antes do aparecimento do *rash*. Entre o segundo e o quarto dia, surge o exantema maculopapular de coloração vermelha, iniciado na região retroauricular, seguindo então para face, pescoço, braços e parte superior do tórax; depois, dorso, abdome, membros superiores e coxas. Atinge as extremidades após cinco dias. Após três a quatro dias do início do *rash*, a febre desaparece, o exantema torna-se escurecido e a pele torna-se descamativa (furfurácea). A persistência da febre por mais de três dias após o surgimento do exantema é um sinal de alerta, indicando a possibilidade de o paciente apresentar complicações, sendo as mais comuns: otites, infecções respiratórias, doenças diarreicas e neurológicas.

As taxas de mortalidade são maiores em crianças menores de 5 anos e imunodeprimidos, nos quais, muitas vezes, não há desenvolvimento de exantema.

Diagnóstico

O diagnóstico laboratorial é realizado pela dosagem de anticorpos IgM no sangue, desde os primeiros dias até quatro semanas após o aparecimento do exantema.

Tratamento

Não existe tratamento específico para sarampo. É recomendável a administração de vitamina A, a fim de reduzir a ocorrência de casos graves e fatais em pacientes de 6 meses a 2 anos, hospitalizados com sarampo, pacientes maiores de 6 meses com imunodepressão ou evidência de deficiência de vitamina A, alterações de absorção intestinal e desnutrição moderada a grave. O isolamento respiratório deve ser feito durante os primeiros quatro dias após o início do exantema, sendo uma medida de precaução.

Medidas de controle

O controle é feito no plano coletivo por meio de alta cobertura vacinal (acima de 95%). Vacinação de rotina: tríplice viral (sarampo, rubéola e caxumba) aos 12 meses; segunda dose aos 15 meses com a tetra viral (sarampo, rubéola, caxumba e varicela). Vacinação de bloqueio: é limitada aos contatos dos casos suspeitos, a fim de evitar surgimento de novos casos de sarampo. Deve ser administrada dentro de 72 horas após a exposição.

Rubéola

Descrição

A rubéola é uma doença exantemática maculopapular de natureza viral. Seu vírus RNA pertence ao gênero *Rubivirus* da família Togaviridae. Tem curso benigno, porém apresenta alta contagiosidade. Sua importância epidemiológica está representada pela possibilidade de ocorrência de rubéola durante a gravidez, resultando em abortos, morte do feto ou síndrome da rubéola congênita. Assim como o sarampo, ocorre principalmente no final do inverno ao início da primavera. É transmitida pelo contato direto com o doente ou gotículas de secreção nasofaríngea. Seu período de incubação varia de 14 a 21 dias. Todos os casos suspeitos devem ser notificados à Secretaria de Saúde.

Manifestações clínicas

Caracteriza-se por exantema maculopapular, assim como no sarampo, porém com exantema de coloração mais clara, além de linfadenopatia (sobretudo occipital, cervical posterior e retroauricular) e febre baixa geralmente antecedendo o exantema. Adolescentes e adultos podem apresentar também artralgias e mialgias, conjuntivite, coriza e tosse.

A síndrome da rubéola congênita caracteriza-se por alterações oftalmológicas (catarata, retinopatia e glaucoma congênito), cardíacas (estenose de artéria pulmonar e persistência do canal arterial), auditivas (surdez neurossensorial) e neurológicas (meningoencefalites, alterações cognitivas); podem ocorrer ainda hepatoesplenomegalia, trombocitopenia, lesões purpúricas e retardo de crescimento. Se a infecção ocorrer durante as primeiras quatro semanas de gestação, a incidência de defeitos congênitos é de 85%.

Diagnóstico laboratorial

O diagnóstico é feito pela dosagem de anticorpos IgM e IgG. O anticorpo IgM pode estar presente desde os primeiros dias até quatro semanas após o aparecimento do exantema. Em lactentes infectados por via congênita, o diagnóstico é feito pelo isolamento do vírus (sangue, urina, liquor e *swab* de orofaringe).

Tratamento

Não há tratamento específico para rubéola. Os pacientes devem ser tratados de acordo com os sintomas apresentados. Precauções respiratórias devem ser tomadas durante sete dias desde o início do exantema.

Medidas de controle

Iguais às do sarampo:

- Vacinação de rotina: tríplice viral (sarampo, rubéola e caxumba) aos 12 meses; segunda dose aos 15 meses com a vacina tetra viral;
- Vacinação de bloqueio: é limitada aos contatos dos casos suspeitos a fim de evitar surgimento de novos casos de sarampo. Deve ser administrada dentro de 72 horas após a exposição.

Escarlatina

Descrição

A escarlatina é uma doença maculopapular (mais papular) de natureza bacteriana. Seu agente etiológico é, na maioria das vezes, o Estreptococo beta-hemolítico do grupo A. Ocasionalmente é causada por Estreptococos dos grupos C e G. O quadro deve-se à liberação de toxinas eritrogênicas ou pirogênicas. Seu período de incubação varia de dois a cinco dias. É frequentemente associada à faringite estreptocócica.

Manifestações clínicas

O período prodrômico inicia-se de maneira abrupta, com febre alta, vômitos, cefaleia e amigdalite eritematosa intensa. O exantema surge de 12 a 48 horas após o início dos sintomas e é difuso, micropapular, dando a sensação de lixa ao toque. Surge primeiramente nas dobras cutâneas (pescoço, cotovelos, axilas, regiões inguinais), estendendo-se rapidamente para tronco, pescoço e membros, poupando palmas das mãos e plantas dos pés. Existem vários sinais patognomônicos, como o sinal de Filatov (palidez perioral), língua em framboesa (no início a língua é revestida por uma crosta esbranquiçada e após exibe uma cor vermelha com papilas salientes), sinal de Pastia (petéquias em dobras, formando linhas transversais) e descamação em "dedos de luva" (descamação após cinco a sete dias do princípio do quadro iniciando-se em face, pescoço e tórax e progredindo para extremidades).

Diagnóstico laboratorial

O diagnóstico é feito pelo hemograma, revelando leucocitose com neutrofilia e eosinofilia. Pode ser feito também *swab* de orofaringe.

Tratamento

O tratamento é feito com penicilina benzatina em dose única ou penicilina oral durante 10 dias.

Exantema súbito

Descrição

O exantema súbito é uma doença exantemática maculopapular de natureza viral. Seu vírus DNA pertence ao gênero *Herpesviridae,* herpes-vírus humano tipos 6 (HHV-6) e 7 (HHV-7). Ocorre principalmente na primavera e no outono. Seu predomínio é em crianças na faixa etária de 6 meses a 3 anos. A transmissão se dá a partir da disseminação assintomática do vírus persistente em secreções de um contato próximo. Cerca de 90% das crianças têm sorologia positiva aos 5 anos. Seu período de incubação varia de 10 a 15 dias.

Manifestações clínicas

O início é súbito, com febre alta, que dura de três a sete dias, e manutenção do estado geral. Após esse período, há queda abrupta da temperatura, com aparecimento do exantema maculopapular eritematoso não coalescente, que se inicia em tronco, estende-se para braços e pescoço, envolvendo levemente face e pernas. A duração é de um a dois dias. Pode ocorrer aumento de linfonodos cervicais e leucopenia a partir do segundo dia de febre.

Diagnóstico laboratorial

O diagnóstico de certeza requer técnicas de pesquisa por isolamento do HHV-6 na amostra de sangue periférico ou liquor.

Tratamento

Não há tratamento para o exantema súbito, exceto em imunodeprimidos com doença grave, que devem receber ganciclovir.

Eritema infeccioso

Descrição

O eritema infeccioso é uma doença exantemática maculopapular de natureza viral. Seu vírus DNA de cadeia simples (parvovírus humano B19) pertence ao gênero *Eritrovirus* da família Parvoviridae. Ocorre principalmente no final do inverno ao início da primavera. É transmitido pelo contato com secreção do trato respiratório, transmissão vertical, exposição percutânea a sangue ou produtos do sangue. Acomete frequentemente crianças de 2 a 14 anos de idade. Seu período de incubação varia de 5 a 14 dias.

Manifestações clínicas

Sintomas sistêmicos leves, febre em 15% a 30% dos pacientes acometidos, exantema característico acometendo face, com bochechas avermelhadas (em forma de asa de borboleta) e palidez perioral; geralmente é simétrico, maculopapular, rendilhado, pruriginoso; e após um a dois dias na face, acomete tronco, braços, nádegas e coxas. Esvaece com resolução central, havendo duração média de 11 dias e possibilidade de recrudescimento periódico com exercícios físicos, banhos quentes ou transtornos emocionais. Crianças com doenças hematológicas, como anemia falciforme, podem manifestar crise aplástica grave; imunodeprimidos podem apresentar anemia crônica.

Diagnóstico laboratorial

O diagnóstico é feito por meio de IGM específico para parvovírus e PCR (sobretudo em pacientes imunodeprimidos).

Tratamento

Não há tratamento, exceto em imunodeprimidos, nos quais se deve considerar uso de gamaglobulina.

Enteroviroses

Descrição

Os enterovírus são causa de doenças exantemáticas. São vírus RNA incluindo 23 grupos de Coxsackievírus A (tipos A1 a A24, exceto A23); seis grupos de Coxsackie B (tipos B1 a B6); 28 Echovírus (tipos 1 a 33, exceto tipos 8, 10, 22, 23 e 28) e cinco Enterovírus (tipos 68, 71 e 73). Em regiões de clima temperado, são mais comuns no verão e início da primavera; padrões de sazonalidade são raros nos trópicos. A disseminação se dá por via fecal-oral, de mãe para RN na hora do parto e por meio de objetos contaminados. A taxa de infecção é maior em crianças pequenas, de baixo nível socioeconômico, de regiões tropicais e com higiene deficiente. Seu período de incubação é de 24 a 72 horas.

Manifestações clínicas

Os enterovírus são responsáveis por grande número de doenças, entre elas:

- Doença da mão, do pé e da boca: caracterizada por febre e exantema vesicular nas mãos e pés e enantema na cavidade oral. Causada pelo vírus Coxsackie do grupo A;
- Exantema de Boston: caracteriza-se por febre, odinofagia, dor abdominal e exantema súbito. Quando a temperatura cai, surge o exantema maculopapular e os outros sintomas desaparecem. Causado pelo vírus ECHO tipo 16;
- ECHO 9: caracteriza-se por exantema petequial, podendo ser confundido com meningococcemia.

Diagnóstico laboratorial

O diagnóstico é feito por meio do isolamento de partícula viral extraída da garganta, fezes, líquido cefalorraquidiano (LCR) e sangue.

Tratamento

O tratamento deve ser feito com medidas de suporte em pacientes sintomáticos.

Mononucleose

Descrição

A mononucleose é uma doença exantemática de natureza viral. Seu vírus Epstein-Barr (EBV), um vírus DNA, é um herpes-vírus B-linfotrópico. É transmitido diretamente de pessoa a pessoa pelo contato direto com secreções salivares do indivíduo portador; ocasionalmente há transmissão via transfusão sanguínea. Seu período de incubação varia de 10 até 30 a 50 dias.

Manifestações clínicas

A infecção primária ocorre numa fase precoce da infância, podendo ser desde assintomática a um quadro clínico muito variado, sendo caracterizada como "doença das mil faces". Em geral, 80% a 85% dos pacientes referem dor de garganta com linfadenopatia, febre e hiperplasia linfática de faringe; observa-se exsudato branco-acinzentado em tonsila palatina em 50% dos casos. Em 30% a 50%, há hepatoesplenomegalia; 1/3 pode apresentar edema periorbitário (sinal de Hoagland) e 5%, icterícia. O *rush* cutâneo ocorre em cerca de 3% a 8% e em geral é rubeoliforme. O uso de ampicilina leva a exantema em 70% a 100% dos casos.

Diagnóstico laboratorial

Podem ser feitos testes laboratoriais inespecíficos: hemograma com leucocitose, linfocitose e 10% a 20% de atipia; aumento de transaminases e bilirrubina; e testes laboratoriais específicos: anticorpos heterófilos; monoteste ou reação de Hoff-Bauer; reação de Paul-Bunnell-Davidsohn; e sorologia para o EBV.

Tratamento

Deve ser feita terapia de suporte, exceto em imunodeprimidos, em que se recomenda aciclovir em altas doses.

Varicela

Descrição

A varicela é uma doença exantemática maculopapular de natureza viral. Seu vírus RNA é o vírus varicela-zóster da família Herpesviridae. É altamente contagiosa. Ocorre principalmente no final do inverno ao início da primavera. É transmitida diretamente de pessoa a pessoa por contato direto ou de secreções nasofaríngeas. A contagiosidade é maior um a dois dias antes e logo após o início do exantema, podendo, no entanto, estender-se até a forma de crostas. Seu período de incubação varia de 14 a 21 dias.

Manifestações clínicas

A infecção primária é caracterizada pelo surgimento de exantema maculopapular generalizado e pruriginoso, que, após algumas horas, se torna vesicular e evolui rapidamente para pústulas e, posteriormente, forma crostas, em três a quatro dias. É acompanhada de febre moderada e sintomas sistêmicos. Pacientes com distúrbios de imunidade, adolescentes e adultos tendem a apresentar formas mais graves ou complicações como pneumonite, hepatite, encefalite ou ataxia cerebelar, infecções bacterianas de pele e lesões necro-hemorrágicas.

Sua reativação decorre da replicação dos vírus nos gânglios dos nervos espinhais ou cranianos, surgindo como herpes-zóster.

Diagnóstico laboratorial

O diagnóstico é clínico, aliado ao isolamento do vírus da base das lesões vesiculares (principalmente até o terceiro a quarto dia de evolução) ou pesquisa de IgG no soro na fase aguda ou convalescença.

Tratamento

O tratamento deve ser feito para aliviar os sintomas. Uso de anti-histamínicos sistêmicos para aliviar o prurido.

O uso de antiviral (aciclovir) deve ser iniciado nas primeiras 24 horas do aparecimento das lesões nas seguintes situações: pacientes maiores de 12 anos de idade; imunodeprimidos; portadores de distúrbios crônicos cutâneos ou pulmonares.

Pessoas suscetíveis expostas devem receber VZIG – imunoglobulina específica para varicela-zóster – até 96 horas após exposição ou vacina contra varicela até 72 horas após exposição. O VZIG é indicado para crianças imunodeprimidas, grávidas suscetíveis, recém-nascidos cuja mãe iniciou quadro cinco dias antes ou 48 horas após o parto e prematuros.

Medidas de controle

Como prevenção da doença, o Sistema Único de Saúde (SUS) adicionou no calendário básico de vacinação da criança, a partir de 2013, a vacina tetra viral que inclui a imunização contra a varicela (catapora), além do sarampo, caxumba e rubéola, já contempladas na tríplice viral. A vacina tetra viral é recomendada em dose única, para crianças de 15 meses a 23 meses e 29 dias, desde que a criança já tenha recebido a primeira dose da tríplice viral.

Dengue

Descrição

A dengue é uma doença viral, exantemática, febril aguda, que pode ser benigna ou grave, dependendo da forma como se apresente. Seu vírus RNA é do gênero *Flavivirus* da família Flaviviridae. Compreende quatro sorotipos: DENV-1, DENV-2, DENV-3 e DENV-4. O mais importante vetor é o *Aedes aegypti*. Ocorre principalmente nas estações chuvosas, que, em países tropicais, corresponde ao verão. A ocorrência da dengue requer a presença do mosquito vetor, do vírus e de pessoas suscetíveis. Os surtos da doença podem ser explosivos ou progressivos, dependendo da densidade e da suscetibilidade do vetor, cepa viral, nível de imunidade da população humana e da intensidade do contato vetor-humano. Seu período de incubação varia de 3 a 15 dias.

Manifestações clínicas

A forma clássica é mais frequente em escolares, adolescentes e adultos, caracterizando-se por febre alta (39 a 40 °C), cefaleia, hiperemia conjuntival, mialgia, náuseas, vômitos, dor retro-orbital e artralgia. O exantema ocorre em 30% dos casos, surgindo após o declínio da febre; em geral, é maculopapular, iniciando-se em tronco, com disseminação posterior, podendo atingir a região palmo plantar; são descritas também lesões escarlatiniformes em áreas de confluência e petéquias em membros inferiores. A fase aguda tem duração de uma semana e é seguida por um período de convalescença de uma a duas semanas, caracterizado por anorexia, mal-estar e debilidade.

A febre hemorrágica da dengue inicialmente se apresenta semelhante à forma clássica, porém, entre o terceiro ou quarto dia, agrava-se com o aparecimento de manifestações hemorrágicas, entre elas, petéquias, equimoses, epistaxe, gengivorragia, entre outras. A fragilidade capilar pode ser evidenciada pela prova do laço. Nos casos graves pode ocorrer choque, caracterizado por pulso rápido e fraco, queda da pressão arterial, extremidades frias, agitação.

Sinais de alarme:

- Dor abdominal intensa e contínua;
- Vômitos persistentes;
- Hipotensão postural e/ou lipotimia;
- Hepatomegalia dolorosa;
- Hemorragias importantes;
- Sonolência e/ou irritabilidade (em crianças);
- Diminuição da diurese;
- Diminuição repentina da temperatura corpórea ou hipotermia;
- Desconforto respiratório;
- Aumento repentino do hematócrito;
- Queda abrupta das plaquetas.

Diagnóstico laboratorial

Pesquisa de anticorpos IgM; isolamento viral cinco dias após o início dos sintomas. Exames inespecíficos como hematócrito, contagem de plaquetas e dosagem de albumina são extremamente importantes para o diagnóstico e o acompanhamento de pacientes.

Tratamento

O tratamento ambulatorial para pacientes que não apresentam sangramento ou sinais de alarme baseia-se em hidratação adequada e uso de sintomáticos, exceto ácido acetilsalicílico (AAS) e seus derivados.

Pacientes que apresentam algum tipo de sangramento devem ficar em observação em uma unidade de saúde.

Os pacientes que apresentam sinal de alarme devem ser internados em hospitais. Para pacientes que apresentam sinais de choque, deve ser solicitado vaga de unidade de terapia intensiva (UTI).

Medidas de controle

A vacina contra a dengue é utilizada para prevenção dos sorotipos 1, 2, 3 e 4 do vírus. A vacina ainda não está disponível na rede pública, sendo recomendada pelo Ministério da Saúde para pessoas acima de 9 anos até os 45 anos de idade que vivem em áreas endêmicas, a partir de um esquema de três doses (0, 6 e 12 meses).

É importante destacar que a vacina não protege contra os vírus chikungunya e zika.

Doença de Lyme

Descrição

Lyme é uma doença exantemática maculopapular. É causada pela espiroqueta *Borrelia burgdorferi*. Ocorre principalmente em países de clima temperado. É transmitido pela picada do carrapato infectado. Seu período de incubação varia de 7 a 14 dias.

Manifestações clínicas

Apresenta-se com *rush* característico, denominado *eritema migrans*, no local da picada, que se inicia como uma mácula ou pápula vermelha e se expande formando lesão anular, eritematosa, com aproximadamente 5 cm de diâmetro; é acompanhado de febre, mal-estar, cefaleia, rigidez na nuca, mialgia e artralgia. Pode evoluir com *eritemas migrans* múltiplos três a cinco semanas após a picada, acompanhados de paralisia de nervos cranianos, meningite, conjuntivite, artralgia, mialgia, cefaleia, fadiga e cardite. Na doença tardia, pode evoluir com artrite pauciarticular.

Diagnóstico

O diagnóstico é feito pela identificação clínica nas fases iniciais do *rush* característico (*eritema migrans*) e por imunoensaio enzimático (EIA) e imunofluorescência indireta (IFA).

Tratamento

O tratamento na doença localizada precoce utiliza-se amoxicilina de 14 a 21 dias; na forma precoce disseminada, usa-se o mesmo antibiótico, mas por 21 a 28 dias; na doença tardia, em que há artrite persistente ou recorrente, opta-se por ceftriaxona por 14 a 21 dias.

Doença de Kawasaki

Descrição

Kawasaki é uma vasculite aguda exantemática. Seu agente etiológico é desconhecido. Ocorre principalmente no final do inverno ao início da primavera. Tem discreta predominância em meninos (1,5:1) e em menores de 5 anos. Descrita por Tomisaku Kawasaki em 1967, foi inicialmente designada como síndrome mucocutânea linfonodal.

Manifestações clínicas

Evolui em quatro fases clínicas:

- Fase aguda: febre alta (10 dias), hiperemia conjuntival não exsudativa, lábios vermelhos, secos e rachados, língua em framboesa, adenopatia cervical, leucocitose ao hemograma e aumento de velocidade de hemossedimentação (VHS) e PCR; na metade da primeira semana, há aparecimento de exantema polimorfo, edema e eritema palmo plantar;
- Fase subaguda: com duas semanas, há remissão dos sintomas, surgindo descamação de dedos de mãos e pés, trombocitose e arterite coronariana;
- Convalescença: com seis a oito semanas, há melhora dos sintomas clínicos e persistência da coronarite;
- Fase crônica: de meses a anos, podendo permanecer assintomático ou com sequelas cardíacas.

Diagnóstico

O diagnóstico é clínico. A *American Heart Association* (AHA) estabelece quatro de cinco critérios clínicos ou três, na presença de coronarite, associado à febre por mais de cinco dias:

- Conjuntivite não exsudativa;
- Alteração de lábios e mucosa oral;
- Edema e eritema palmo-plantar, com descamação;
- Exantema polimorfo não vesicular ou bolhoso;
- Adenopatia cervical não supurativa maior que 1,5 cm.

Tratamento

O tratamento é feito com imunoglobulina em dose única nos primeiros 10 dias de evolução; AAS, inicialmente em dose anti-inflamatória e posteriormente em dose antiagregante plaquetária.

Febre maculosa

Descrição

A febre maculosa é uma doença febril aguda de natureza bacteriana. É causada por uma bactéria Gram-negativa intracelular obrigatória, do gênero *Rickettsia* (*Rickettsia rickettsii*), transmitida por carrapatos. Em países de clima temperado, ocorre entre abril e setembro. É transmitido pelo carrapato. Seu período de incubação varia de 3 a 14 dias.

Manifestações clínicas

Caracterizada por início abrupto, com febre alta, mialgia intensa, prostração, cefaleia, náuseas e vômitos, seguidos por exantema maculopapular pode evoluir com petéquias, equimoses e hemorragias.

Diagnóstico

Pesquisa indireta por métodos imunológicos. Presença de anemia e plaquetopenia são achados comuns. Creatinoquinase (CK), desidrogenase lática (LDH), transaminase glutâmico-oxalacética (TGO), transaminase glutâmico-pirúvica (TGP) e bilirrubinas estão geralmente aumentadas.

Tratamento

A droga de escolha é a doxiciclina (contraindicada para gestantes e menores de 9 anos), que deve ser usada no manejo ambulatorial. Nos casos graves, de manejo hospitalar, a droga de escolha é o cloranfenicol.

Chikungunya

Descrição

Chikungunya é uma doença viral, exantemática e febril aguda. Seu vírus é o chikungunya (CHIKV), que pode ser transmitido pelos mosquitos *Aedes aegypti* e *Aedes albopictus*. Ocorre principalmente nas estações chuvosas, que, em países tropicais, corresponde ao verão. Seu período de incubação varia de 2 a 12 dias. No Brasil, a circulação do vírus foi identificada pela primeira vez em 2014.

Manifestações clínicas

Caracteriza-se por febre alta, mialgia, artralgia, cefaleia e exantema. Os sinais costumam durar de 3 a 10 dias. Não é possível ter chikungunya mais de uma vez. Depois de infectada, a pessoa fica imune pelo resto da vida. Os sintomas se iniciam entre 2 e 12 dias após a picada do mosquito. O mosquito adquire o vírus CHIKV ao picar uma pessoa infectada, durante o período em que o vírus está presente no organismo infectado. Cerca de 30% dos casos não apresentam sintomas.

Diagnóstico

O diagnóstico é clínico.

Tratamento

O tratamento é feito com sintomáticos. Não é recomendado usar o AAS devido ao risco de hemorragia. Recomendamse ao paciente repouso absoluto e hidratação em abundância.

Zika

Descrição

Zika é uma doença viral, exantemática e febril aguda. Seu vírus é do gênero *Flavivirus* da família Flaviviridae, assim como os vírus da dengue (DENV-1, DENV-2, DENV-3 e DENV-4) e da febre amarela (vírus amarílico). O principal modo de transmissão descrito do vírus é pela picada do *Aedes aegypti*. Outras possíveis formas de transmissão do vírus Zika precisam ser avaliadas com mais profundidade, com base em estudos científicos. Não há evidências de transmissão do vírus Zika por meio do leite materno, assim como por urina e saliva. Conforme estudos aplicados na Polinésia Francesa, não foi identificada a replicação do vírus em amostras do leite, assim como não há descrição de transmissão por saliva. É crescente a evidência de que o vírus pode ser sexualmente transmissível. Seu período de incubação pode ser de 3 a 12 dias. Foi identificado pela primeira vez no Brasil em abril de 2015.

Manifestações clínicas

Seu principal sintoma é o exantema com prurido, febre baixa (ou ausência de febre), hiperemia ocular sem secreção ou prurido, artralgia, mialgia e cefaleia. Normalmente os sintomas desaparecem após três a sete dias. Pode ter complicações com manifestações neurológicas, como paralisia facial e fraqueza nas pernas, a exemplo do desenvolvimento da síndrome de Guillain-Barré.

Diagnóstico

O diagnóstico é clínico.

Tratamento

O tratamento é com sintomático para o controle da febre e manejo da dor. No caso de erupções pruriginosas, os anti-histamínicos podem ser considerados. Não se recomenda o uso de AAS e outros anti-inflamatórios, por causa do risco aumentado de complicações hemorrágicas descritas nas infecções por outros flavivírus. Os casos suspeitos devem ser tratados como dengue, devido à sua maior frequência e gravidade conhecida.

Avaliação e conduta das doenças exantemáticas na emergência

Na prática clínica, deparamos com diversas patologias que cursam com exantema, por isso devemos estar alertas para as doenças que causam maior morbimortalidade para os pacientes. Daremos ênfase a dengue, zika, chikungunya e meningites nessa abordagem inicial na emergência.

Inicialmente, deve-se fazer uma abordagem comum a toda doença exantemática com anamnese detalhada com data de início dos sintomas, estabelecer relação entre o início do exantema e outros sintomas, questionar sobre a presença de outros sintomas associados, averiguar se há casos idênticos na família ou peridomicílio ou domicílio, história de viagem recente, possibilidade de gravidez, idade do paciente, presença de comorbidades, uso regular de medicações, internações hospitalares anteriores e contato com pessoas doentes. A seguir, deve ser realizado um exame físico minucioso para complementar a anamnese e permitir diagnósticos diferenciais. Em seguida, deve ser realizado o diagnóstico específico para cada patologia e tratamento adequado.

Dengue

Caso suspeito de dengue é classificado como paciente com febre há menos de sete dias, acompanhada de pelo menos dois sintomas, tais como: cefaleia, dor retro-orbitária, mialgia, artralgia, prostração e exantema. Após a suspeita de dengue ser avaliada, deve-se atentar para situações que aumentam o risco de evolução desfavorável e que agravam o quadro, como gestação, idade menor que 13 anos, idosos maiores que 65 anos, portadores de hipertensão arterial, *diabetes mellitus*, asma brônquica, doença hematológica ou renal crônica, cardiopatia ou doença autoimune. Após essa abordagem, deve-se realizar a aferição da pressão arterial em duas posições (em pé, deitado ou sentado), medição da frequência cardíaca e da temperatura axilar e prova do laço.

Os sinais de alarme são sinais apresentados pelos pacientes que devem ser valorizados e observados na emergência, já que eles determinam o prognóstico da doença. Os sinais de alarme são dor abdominal intensa e persistente, vômitos persistentes, sonolência ou apatia, hipotermia, hepatomegalia dolorosa, hematêmese ou melena, derrames cavitários (pericárdico, pleural, peritoneal), hipotensão arterial, pressão arterial convergente (diferença entre a pressão arterial sistólica e diastólica menor que 20 mmHg), taquicardia com pulso filiforme, lipotimia, extremidades frias e cianóticas, oligúria e desconforto respiratório.

As indicações para internação hospitalar são presença de sinais de alarme, recusa alimentar e ingesta de líquidos, algum comprometimento no aparelho respiratório com dispneia, taquipneia, ausculta respiratória alterada, plaquetas inferiores a 20.000/mm^3, independentemente de manifestações hemorrágicas, impossibilidade de seguimento e retorno à unidade de saúde, comorbidades descompensadas e uso de cumarínicos. A série vermelha deve ser avaliada com cautela, e se os hematócritos forem superiores ou iguais a 40%, deve-se considerar internação hospitalar.

O manejo clínico do paciente deve ser de acordo com a classificação de risco do paciente. Sem dúvida, a hidratação é o tratamento mais importante; quando há piora clínica, deve-se abrir mão da hidratação venosa.

Meningite

Doença caracterizada como grave problema de saúde pública, pois 10% dos pacientes com meningite bacteriana morrem e 40% terão sequelas, surdez ou comprometimento neurológico. Por isso, deve haver a intervenção precoce na chegada do paciente à emergência.

A história vacinal do paciente deve ser investigada, pela possibilidade de meningite por *Haemophilus influenzae* tipo b. Houve redução significativa do número de casos de meningite por esse agente nos países em que as vacinas passaram a ser utilizadas rotineiramente.

Qualquer microrganismo pode causar meningite em um indivíduo suscetível, mas os principais agentes etiológicos são: *Haemophilus influenzae* tipo b, *Neisseria meningitidis* e *Streptococcus pneumoniae.*

O diagnóstico precoce e a instituição imediata da terapêutica são condições imprescindíveis para reduzir a morbimortalidade determinada pela meningite. A suspeita diagnóstica é feita na presença de sinais de sintomas clínicos, que, em geral, traduzem a inflamação meníngea e suas consequências e variam de acordo com a faixa etária acometida. Uma vez que existam sinais e sintomas sugestivos de meningite, a realização de punção lombar com coleta do LCR é medida imperativa para estabelecer o diagnóstico da doença. As contraindicações para a realização da punção lombar são raras e deve ser evitada se houver sinais neurológicos focais, instabilidade hemodinâmica, papiledema, discrasia sanguínea, infecção no local do sítio da punção e suspeita de hipertensão intracraniana. Nos casos de hipertensão intracraniana, deve ser realizada tomografia computadorizada de crânio, não devendo ela ser impedimento para início do tratamento a ser instituído. O liquor deve ser enviado para análise citológica, bioquímica e bacteriológica.

O tratamento a ser instituído deve selecionar antimicrobianos que sejam eficazes contra os possíveis patógenos, que tenham boa penetração no sistema nervoso central, que atinjam concentração bactericida adequada no liquor e que apresentem baixa toxicidade para o paciente. Outro fator importante para o sucesso terapêutico é o início precoce do antibiótico, sendo realizado de maneira empírica para cada faixa etária. As opções terapêuticas são cefalosporinas de terceira geração e penicilinas. A prescrição de corticoides é controversa na literatura, porém, em nossa experiência clínica, a dexametasona é empregada com sucesso terapêutico.

Chikungunya

Doença viral que cursa com exantema, febre e principalmente com artralgia. Na emergência clínica, é necessário fazer diagnóstico diferencial com a dengue, sendo importante avaliar a ocorrência de sinais de alarme e de choque.

O exame físico do paciente com chikungunya deve conter aferição da pressão arterial em duas posições, avaliação da frequência cardíaca e respiratória e da temperatura axilar. Deve ser feito exame neurológico e oftalmológico. O exame das articulações deve ser realizado segundo as queixas na anamnese, levando-se em consideração que frequentemente não se percebem sinais de calor e rubor nas articulações acometidas.

O diagnóstico laboratorial será por meio de sorologia. Não há tratamento antiviral específico para essa doença. A terapia utilizada é de suporte sintomático, hidratação e repouso. Os corticoides por via oral podem ser utilizados, se necessário. Todo caso de chikungunya deve ser notificado imediatamente ao serviço de vigilância epidemiológica, conforme o fluxo estabelecido em cada estado.

Zika

É uma arbovirose emergente no mundo, cuja apresentação clínica é inespecífica, podendo ser confundida com outras doenças, tais como dengue, sarampo e chikungunya. O Ministério da Saúde do Brasil suspeita de infecção pelo zika vírus em todo caso de febre associado a exantema pruriginoso. O diagnóstico diferencial deve ser pensado em todo paciente com quadro agudo de febre baixa, cefaleia e *rash* maculopapular pruriginoso ou não. A prova do laço deve ser usada na unidade de emergência, já que a fragilidade capilar causada pela dengue pode levar a manifestações hemorrágicas, implicando prognóstico reservado. Essa fragilidade capilar não acontece na infecção pelo zika vírus.

A doença evolui de maneira favorável na maioria das vezes, porém há relatos de manifestações neurológicas tardias, provavelmente imunomediadas, como a síndrome de Guillain-Barré. O diagnóstico dessa síndrome deve ser suspeitado quando há parestesia ou até mesmo paresia de membros inferiores, simétrica, associada à dissociação proteíno-citológica no LCR.

Deve-se observar na emergência também a infecção pelo zika vírus em gestantes, principalmente as que se encontram no primeiro e segundo trimestre, período de embriogênese.

Bibliografia consultada

Aires VLT. Práticas Pediátricas. São Paulo: Atheneu; 2006.

Pickering LK, editor. Red Book: 2003. Report of the Committee on Infectious Diseases. 26th ed. Elk Grove Village, IL: American Academy of Pediatrics; 2003.

Kimberlin DW, editor. Red Book: 2015. Report of the Committee on Infectious Diseases. 30th ed. Elk Grove Village, IL: American Academy of Pediatrics; 2015.

Azevedo CES. Doenças exantemáticas em pediatria e outras doenças mucocutâneas. São Paulo: Atheneu; 1999.

Farhat CK, Carvalho LHFR, Succi RC. Infectologia Pediatrica. 3ª ed. São Paulo: Atheneu; 2007.

Gonzaga MA. Manual de Infectologia Pediátrica. Rio de Janeiro: Sociedade de Pediatria do Estado do Rio de Janeiro; 2016. p. 91-103.

Guimarães PC, Oliveira SA. Diagnóstico diferencial das doenças exantemáticas. In: Gonzaga MA, coordenadora. Manual de Infectologia Pediátrica da Sociedade de Pediatria do Estado do Rio de Janeiro – Comitê de Infectologia. São Paulo: Lemos; 2003. p. 91-103.

Kierszenbaum JS. Subsídios ao estudo clínico e epidemiológico do sarampo no município de Petrópolis [tese]. Rio de Janeiro: Universidade do Estado do Rio de Janeiro; 1984.

Mandel GL, Douglas RG, Bennet JE. Principles and practice of infectious diseases. 4th ed. Nova York: Churchill Livingstone; 1995.

Perneta C. Terapêutica pediátrica. Rio de Janeiro: Atheneu; 1987.

Tavares W. Antibióticos e quimioterápicos para o clínico. Rio de Janeiro: Atheneu; 2014.

Veronese R. Doenças infecciosas e parasitárias. Rio de Janeiro: Guanabara Koogan; 2009. http://www.saude.rs.gov.br/upload/20120409143012sarampo_folder_diagnostico.pdf. Acesso em: 17 set. 2016.

Bio-Manguinhos. Tetravalente viral. Disponível em: http://www.bio.fiocruz.br/index.php/produtos/vacinas/virais/tetravalente-viral. Acesso em: 22 out. 2016.

Portal Brasil. Primeira vacina contra a dengue tem registro aprovado. Disponível em: http://www.brasil.gov.br/saude/2015/12/primeira-vacina-contra-a-dengue-tem-registro-aprovadohttp://www.brasil.gov.br/saude/2015/12/primeira-vacina-contra-a-dengue-tem-registro-aprovado. Acesso em: 21 out. 2016.

Ministério da Saúde. Dengue: diagnóstico e manejo clínico – adulto e criança. 4ª ed. Brasília, DF; 2013. Disponível em: http://portalsaude.saude.gov.br/images/pdf/2016/janeiro/14/dengue-manejo-adulto-crianca-5d.pdfhttp://portalsaude.saude.gov.br/images/pdf/2016/janeiro/14/dengue-manejo-adulto-crianca-5d.pdf. Acesso em: 21 out. 2016.

Ministério da Saúde. Secretaria de Vigilância em Saúde. Protocolo de Vigilância e Resposta à Ocorrência de Microcefalia e/ou Alterações do Sistema Nervoso Central (SNC) – Emergência de Saúde Pública de Importância Internacional – ESPII. 2016. Disponível em: http://combateaedes.saude.gov.br/images/sala-de-situacao/Microcefalia-Protocolo-de-vigilancia-e-resposta-10mar2016-18h.pdf. Acesso em: 22 out. 2016.

29

OSTEOMIELITE E PRÓTESES ARTICULARES

Ana Lúcia Lei Munhoz Lima
Priscila Rosalba Domingos Oliveira
Vladimir Cordeiro de Carvalho

Osteomielite

O termo "osteomielite" refere-se à inflamação do tecido ósseo causada por um agente infeccioso. Essa doença geralmente evolui com destruição e necrose óssea progressivas, resultando em neoformação e sequestro ósseo, prejudicando a irrigação sanguínea local e impedindo a ação adequada dos antibióticos[1].

Introduzido na literatura médica em meados do século XIX por Nelaton, o termo substituiu outros sinônimos como "abscesso ósseo", "necrose óssea" e "osteíte", usados indistintamente na época para descrever a mesma doença[2].

Fisiopatologia

A simples presença do agente infeccioso no osso, seja por inoculação direta ou por bacteremia de um foco piogênico distante, não é suficiente para o desenvolvimento da osteomielite. Para que uma infecção óssea ocorra, é necessário que um microrganismo suficientemente virulento e em quantidade adequada esteja presente na região acometida, vencendo, assim, os mecanismos de defesa locais.

A particularidade na formação de um abscesso ósseo é a falta de elasticidade desse tecido, quando comparado a outros tecidos corporais, com pouca ou nenhuma possibilidade de expansão em resposta à atividade inflamatória. A formação de pus resultante do processo infeccioso aumenta o volume tecidual e eleva a pressão na região da medular óssea, causando necrose da sua camada cortical. Esse tecido desvitalizado fornece novo substrato para a proliferação bacteriana e impede a concentração adequada de antibióticos, perpetuando a infecção[3].

A osteomielite é uma infecção de erradicação difícil em qualquer cenário clínico. Nos casos agudos, quando ainda não há necrose do osso acometido, períodos prolongados de tratamento com antibióticos são necessários para a adequada erradicação bacteriana, em geral com duração de algumas semanas. Nos casos crônicos, o achado clássico da infecção é a necrose do tecido, que sofre a ação dos osteoclastos na tentativa de remover o material necrótico e se traduz na radiografia simples como o "sequestro" ósseo.

Na tentativa de isolar e combater essa infecção, o periósteo inflamado forma um novo tecido ósseo cobrindo o foco de infecção, caracterizando o invólucro ósseo. Esse envelope de tecido pouco vascularizado faz com que os antibióticos se tornem pouco eficazes, dificultando sobremaneira o tratamento e gerando a necessidade de remoção cirúrgica. Nesses casos, os antibióticos geralmente são utilizados por alguns meses e sempre são associados ao desbridamento cirúrgico[4].

Sistemas de classificação das osteomielites

A osteomielite é uma doença muito heterogênea em relação a sua apresentação clínica, fisiopatologia e tratamento. Embora sejam agrupadas sob o mesmo nome, as diversas síndromes clínicas que compõem essa mesma entidade devem ser classificadas de acordo com características comuns, permitindo, assim, a padronização de condutas e a comparação de desfechos entre diferentes estudos clínicos[5].

A primeira classificação a considerar aspectos anatômicos e fisiológicos dos ossos na diferenciação dos casos de osteomielite foi realizada por Trueta, em 1959[6]. Esse autor estudou apenas as osteomielites agudas de disseminação hematogênica e dividiu os casos em três grupos, com base nas características da vascularização óssea nas diferentes idades dos pacientes.

Nas crianças menores de 1 ano, a osteomielite causa lesões epifisárias graves e permanentes, muitas vezes acompanhada de infecções articulares e formação de invólucro.

Nas crianças entre 1 e 16 anos, a osteomielite causa grandes lesões na camada cortical do osso, com formação de invólucros, mas poupa a cartilagem de crescimento.

Nos adultos, a osteomielite aguda geralmente acomete ossos curtos, como as vértebras; nos ossos longos, pode invadir todo o osso e frequentemente evolui para a cronicidade da infecção na camada medular.

A classificação de Waldvogel[7] foi descrita em 1970 e ainda é o sistema de classificação mais importante e mais utilizado nos estudos clínicos. Esse autor divide as osteomielites de acordo com sua fisiopatologia e de acordo com o tempo de evolução da infecção.

Baseadas na fisiopatologia, as infecções são classificadas em três grupos: osteomielite hematogênica, osteomielite secundária a um foco de infecção contígua e osteomielite associada a insuficiência vascular periférica. Baseadas no tempo de evolução, as infecções são divididas em osteomielites agudas (episódios iniciais) e osteomielites crônicas (recorrências). O autor não determina um tempo de evolução que separe os casos crônicos dos casos agudos. Um resumo é apresentado na Tabela 29.1.

Tabela 29.1. Classificação das osteomielites segundo Waldvogel

Mecanismo de infecção óssea	Características
Hematogênica	Secundária ao transporte bacteriano pelo sangue. Maioria das infecções nas crianças
Por contiguidade	Inoculação bacteriana através de um foco adjacente. P. ex.: osteomielites pós-traumáticas, infecções de prótese
Associada a insuficiência vascular	Infecções em pacientes com pés diabéticos, hanseníase, insuficiência vascular periférica
Tempo de infecção	**Características**
Aguda	Episódios iniciais de osteomielite. Edema, formação de pus, congestão vascular, trombose de pequenos vasos
Crônica	Recidivas de casos agudos. Grandes áreas de isquemia, necrose e sequestro ósseo

Fonte: Waldvogel *et al.*[7].

A classificação de Cierny e Mader[8] foi descrita em 1984 na tentativa de abordar aspectos cirúrgicos que influenciam a evolução das osteomielites e que não haviam sido contemplados em classificações anteriores. Divide as osteomielites de acordo com a anatomia do osso acometido e com fatores fisiológicos do hospedeiro.

Os autores descrevem quatro estágios anatômicos de acordo com o acometimento ósseo encontrado e três tipos de hospedeiro, a depender das condições clínicas do paciente, definindo 12 estágios clínicos diferentes de doença. Cada estágio tem uma recomendação distinta com relação ao tratamento e ao prognóstico e prevê que alguns pacientes não devem receber tratamento se tiverem uma condição clínica ruim.

Essa classificação é mais utilizada para o planejamento cirúrgico de pacientes com osteomielite crônica, sendo pouco utilizada na prática clínica por sua complexidade de utilização. Foi elaborada visando principalmente à infecção em ossos longos. Um resumo é apresentado na Tabela 29.2.

Lima e Zumiotti[9] sugerem uma classificação baseada na proposta por Waldvogel, mas modificada para maior aplicabilidade clínica. As osteomielites são classificadas como hematogênica, por contiguidade e osteomielite da coluna vertebral, a depender da localização e do mecanismo de infecção óssea, e subdivididas como agudas ou crônicas de acordo com o tempo de evolução dos sintomas. Nessa classificação, o termo "osteomielite por contiguidade" inclui as osteomielites pós-traumáticas, que são ainda divididas em osteomielites pós-operatórias e pós-fraturas expostas. É a classificação atualmente adotada no Instituto de Ortopedia e Traumatologia do Hospital das Clínicas da Faculdade de Medicina da Universidade de São Paulo. Um resumo é apresentado na Tabela 29.3.

Tabela 29.2. Classificação das osteomielites segundo Cierny e Mader

Estágio anatômico	Características
1 – Medular	Infecção restrita à medula óssea
2 – Superficial	Infecção restrita à cortical óssea
3 – Localizada	Infecção com margens bem definidas e estabilidade óssea preservada
4 – Difusa	Infecção acometendo toda a circunferência óssea, com instabilidade antes ou após o desbridamento
Classificação do hospedeiro	**Características**
A – Hospedeiro normal	Paciente sem comorbidades
Bl – Comprometimento local	Tabagismo, linfedema crônico, estase venosa, arterite, grandes cicatrizes, fibrose por radioterapia
Bs – Comprometimento sistêmico	*Diabetes mellitus*, desnutrição, insuficiência renal ou hepática, hipoxemia crônica, neoplasias, extremos de idade
C – Condições clínicas precárias	Tratamento cirúrgico será mais mórbido que a própria osteomielite

Fonte: Cierny e Mader[8].

Tabela 29.3. Classificação das osteomielites segundo Lima e Zumiotti

Mecanismo de infecção óssea	Características
Hematogênica	Secundária ao transporte bacteriano pelo sangue. Maioria das infecções nas crianças
Por contiguidade	Inoculação bacteriana secundária a uma infecção de partes moles adjacentes.
Pós-traumáticas	Inoculação bacteriana diretamente no foco de fratura. Inclui as osteomielites pós-fraturas expostas e pós-operatórias
Osteomielite da coluna vertebral	Frequentemente por disseminação hematogênica. Disco vertebral pouco vascularizado dificulta o tratamento
Tempo de infecção	**Características**
Aguda	Episódios iniciais de osteomielite, com menos de quatro semanas de evolução
Crônica	Casos com mais de quatro semanas de evolução, em geral recidivas de casos agudos

Fonte: Lima e Zumiotti[9].

Microbiologia e tratamento das osteomielites

Do ponto de vista microbiológico, o *Staphylococcus aureus* (*S. aureus*), o *Staphylococcus* coagulase-negativo (SCN) e os bacilos Gram-negativos (BGN) aeróbios são, nessa ordem, os agentes mais frequentemente isolados, com o percentual relativo desses agentes variando de acordo com o estudo analisado[10].

Nas osteomielites de disseminação hematogênica, é comum o achado de um único agente como causador da infecção, geralmente bactérias do gênero *Staphylococcus*. Nas infecções por contiguidade, como nas fraturas expostas com grande perda do revestimento cutâneo, é comum o achado de infecção polimicrobiana[3].

Devido à dificuldade de prever com segurança o agente etiológico envolvido nos casos de osteomielite, o seu isolamento por meio de culturas microbiológicas é de fundamental importância para guiar a antibioticoterapia específica. Porém, as culturas obtidas a partir do esfregaço superficial de feridas e da secreção de trajetos fistulosos devem ser desvalorizadas e ter sua coleta desencorajada, pois podem traduzir apenas os agentes colonizantes da pele e levar a um resultado falso-positivo do agente etiológico[11].

As amostras clínicas preferenciais devem ser osso, secreção do canal medular e partes moles profundas, colhidas em centro cirúrgico, com técnica asséptica e após desbridamento de tecidos desvitalizados. Como alternativa, podem ser consideradas as punções de coleções fechadas e as culturas de biópsias dos bordos das feridas, obtidas após limpeza da superfície local com solução salina[12].

Os centros de referência para o tratamento de infecções osteoarticulares e que atendem pacientes com osteomielite possuem uma complexidade variável de casos, a depender do perfil do paciente e do tipo de patologia a que atendem. Essa variabilidade de casos influencia diretamente o perfil dos agentes mais encontrados em cada centro, sendo muito importante que cada centro de referência conheça a microbiota local e seu perfil de sensibilidade.

O *S. aureus* é o agente mais frequentemente isolado nas mais diversas séries de casos. Esse agente produz uma vasta gama de fatores que potencializam sua virulência, criando mecanismos que agem na adesão extracelular e na evasão dos mecanismos de defesa do hospedeiro, na sobrevivência no interior das células do tecido ósseo e, juntamente com outras colônias de *Staphylococcus*, agindo na produção de biofilme.

Sinha *et al.*[13] demonstraram que o poder de invasão celular do *S. aureus* é conferido pelas proteínas ligadoras de fibronectina presentes na superfície da bactéria. Essas proteínas agem como adesinas da bactéria ao interagir com a integrina $\alpha5\beta1$ presente em células epiteliais de mamíferos. Nesse mesmo estudo, cepas mutantes que não apresentavam as proteínas ligadoras de fibronectina perderam o poder de invasão celular. Hudson *et al.*[14] estudaram osteoblastos em cultura de células e observaram que cepas específicas de *S. aureus* eram internalizadas pelos osteoblastos. Bactérias viáveis puderam ser recuperadas desses osteoblastos após algumas horas da internalização, sugerindo que essas cepas não foram mortas pelos osteoblastos.

Algumas bactérias possuem a capacidade de adesão à superfície de materiais de implante e de tecidos corporais lesados, criando uma camada gelatinosa de proteínas e polissacarídeos ao redor desses locais, que é conhecida como biofilme. Essas bactérias passam a viver no interior do biofilme e a utilizá-lo como uma proteção à ação dos antibióticos, além de desenvolverem cepas mutantes com metabolismo diminuído que podem sobreviver por anos dessa forma. As bactérias do gênero *Staphylococcus* possuem alta capacidade de formação de biofilme, o que pode explicar a dificuldade na erradicação dessas bactérias[15].

A escolha da droga para o tratamento empírico das infecções comunitárias causadas por *S. aureus* deve levar em consideração o paradigma da resistência desse agente à meticilina. Em locais onde a prevalência de cepas resistentes à meticilina é baixa, a droga de escolha deve ser a oxacilina. Já nos locais em que a prevalência de cepas resistentes à meticilina é alta, a droga de escolha deve ser um glicopeptídeo, como a teicoplanina ou a vancomicina[16]. As quinolonas, as lincosamidas e o cotrimoxazol podem ser usados como drogas alternativas no tratamento das infecções por *S. aureus*, tanto pela possibilidade de administração por via oral quanto por apresentarem ótima concentração óssea.

As infecções por *S. aureus* adquiridos na comunidade e resistentes à oxacilina (CA-MRSA) têm sido descritas nos mais variados sítios anatômicos e merecem atenção especial. Esses agentes são encontrados em pacientes sem fatores de risco para a colonização por agentes hospitalares e associam-se a maior taxa de complicações em crianças com infecções ósseas e de partes moles, especialmente os isolados, em que se identifica a citotoxina leucocidina de Panton-Valentine (LPV)[17]. Esses casos possuem relevância clínica menor no nosso meio por sua baixa ocorrência, porém têm sido descritos com grande frequência na América do Norte e em alguns países da América do Sul[18].

O tratamento das infecções causadas por agentes Gram-positivos multirresistentes deve ser valorizado em pacientes que apresentam fatores de risco para desenvolver infecções por MRSA. Tradicionalmente, as infecções por MRSA são consideradas infecções de origem hospitalar e apenas os pacientes internados ou com internação hospitalar recente, com acessos venosos centrais, em hemodiálise, submetidos à cirurgia recente ou os institucionalizados são considerados pacientes de risco para infecções por MRSA. Nesses pacientes, a microbiota hospitalar ganha importância na determinação do agente etiológico e a droga de escolha para o tratamento dessas infecções deve ser um antibiótico glicopeptídeo administrado por via endovenosa, ajustando-se posteriormente o espectro antimicrobiano conforme o resultado das culturas[19].

Embora os bacilos Gram-negativos não sejam agentes bacterianos comumente encontrados como colonizantes da pele, eles ganham relevância em algumas situações clínicas especiais. O crescente número de cirurgias ortopédicas com uso de implantes e o aumento dos casos de traumas de alta energia associados a fraturas expostas fazem com que as infecções por bacilos Gram-negativos tenham importância cada vez maior[20].

Outra situação que favorece a ocorrência dos BGNs como agentes infectantes são as fraturas expostas associadas a traumas de alta energia, que no nosso país estão muito relacionadas aos acidentes de trânsito e a casos de violência urbana. O Brasil é reconhecidamente um dos recordistas mundiais de acidentes de trânsito e o problema revela-se não apenas pelo número absoluto de acidentes, mas também pela alta incidência de acidentes por pessoa ou por veículo em circulação[20].

Embora representem uma parcela menor do total de agentes isolados dos casos de osteomielite, os BGNs são de grande importância clínica por apresentarem particularidades nos padrões de resistência antimicrobiana, pelo risco do surgimento de resistência durante o período prolongado de tratamento necessário e pelas comorbidades geralmente apresentadas pelos pacientes.

Os BGNs são historicamente divididos de acordo com sua capacidade de fermentação da glicose e classificados como fermentadores ou não fermentadores. Os BGNs fermentadores correspondem à maioria dos agentes causadores de infecção no homem, como *Escherichia coli*, *Klebsiella pneumoniae*, *Serratia marcescens*, *Enterobacter* sp., entre outros. Já os BGNs não fermentadores são agentes mais frequentemente causadores de infecção em pacientes imunossuprimidos ou que se encontram em terapia intensiva, sendo os principais agentes a *Pseudomonas aeruginosa* e o *Acinetobacter baumannii*[21].

Recentemente, tem-se descrito a importância de bacilos Gram-negativos multirresistentes, principalmente os não fermentadores, como agentes causadores de osteomielite aguda pós-traumática em soldados e civis com fraturas expostas dos membros inferiores[22].

Osteomielite aguda hematogênica

A osteomielite hematogênica aguda é uma doença fundamentalmente de crianças e, embora possa ocorrer em qualquer fase da vida e atingir qualquer osso do corpo, as metáfises de crescimento de ossos longos (tíbia e fêmur) são as mais envolvidas[23].

O *S. aureus* é o patógeno responsável pelo maior número de casos. A maioria dos pacientes com bacteremia estafilocócica confirmada, excluídos os hospedeiros imunodeprimidos, apresenta infecções ósseas ou articulares. Vários focos infecciosos iniciais são relatados, incluindo cateterização venosa, onfalites, infecções de pele, tonsilites e otites médias. No entanto, em quase a metade dos pacientes com diagnóstico de osteomielite hematogênica não se identifica a porta de entrada do processo, presumindo-se que portadores nasais de *S. aureus* apresentem incidência maior de infecção óssea e articular[23].

Outras bactérias identificadas são o *Streptococcus agalactiae*, *Escherichia coli*, *Streptococcus pyogenes* e *Haemophilus influenzae*, cuja maior ou menor incidência depende da faixa etária envolvida.

O quadro clínico em neonatais é caracterizado por sintomas e sinais pouco exuberantes, incluindo dor, febre de início abrupto, irritabilidade, letargia e sinais locais de inflamação. A efusão articular adjacente à infecção óssea está presente em 60% dos casos. Crianças maiores geralmente apresentam partes moles normais próximas à área óssea infectada e são capazes de eficiente resposta metabólica, grande reabsorção do sequestro e significante resposta periosteal[24].

Adultos referem sintomas vagos, tais como dor não característica, poucos sintomas constitucionais, podendo ocorrer febre, calafrios, edema e eritema local[3].

Os abscessos iniciais na metáfise podem permanecer contidos pelos mecanismos de defesa do hospedeiro, mas eventualmente persistem na forma subaguda e crônica, estendendo-se, em alguns casos, a estruturas adjacentes. Esses achados parecem confirmar que o grau e a duração da resposta inflamatória determinam a magnitude da destruição óssea. A rota de disseminação do processo infeccioso é controversa, podendo ocorrer da medula metafiseana ao espaço subperiosteal via canais de Volkmann[6].

O diagnóstico pode ser realizado pela história e exame clínico, a despeito da sofisticação atual dos métodos por imagem.

Muitas vezes, nas formas mais importantes da doença, a presença de edema e eritema em partes moles pode dificultar o diagnóstico diferencial entre osteomielite e celulite. Se não há confirmação, na presença de características clínicas sugestivas de osteomielite hematogênica, o aspirado ósseo deve ser realizado, guiado por ultrassonografia ou tomografia computadorizada (TC). A lavagem do local com 5 mL de solução salina pode ser útil, em especial se não houver secreção suficiente na fase inicial. O agente pode ser isolado por meio da aspiração em mais de 70% dos pacientes. Técnicas modernas de identificação de fragmentos de antígenos bacterianos aumentam a utilidade dessa técnica. As culturas de sangue e a dosagem da proteína C-reativa (PCR) auxiliam no diagnóstico. Na fase aguda da doença, a contagem global de leucócitos, a velocidade de hemossedimentação (VHS) e a dosagem da alfaglicoproteína ácida estão aumentadas[24].

O estudo radiológico convencional na fase inicial da doença não apresenta alterações, embora seja necessário para excluir outras hipóteses diagnósticas como tumor de Ewing ou leucemia e para estabelecer a base da interpretação das alterações subsequentes.

As alterações radiológicas das periostites e da destruição óssea tornam-se aparentes entre o 10º e o 14º dia do início da doença. Essas alterações surgem mais rapidamente em neonatos.

A TC e a ressonância magnética (RM) identificam as alterações que se seguem ao desenvolvimento da lesão inflamatória. A TC demonstra abscessos subperiosteais, enquanto a RM pode ser útil na detecção de alterações precocemente, como microabscessos intraósseos[25].

Embora os exames com substâncias radioativas, incluindo os leucócitos marcados, possam ser positivos na fase inicial da osteomielite hematogênica, o objetivo principal é identificar o agente infeccioso e determinar o esquema antimicrobiano mais apropriado, reiterando a indicação da aspiração com coleta de material[26].

O tratamento empírico dos casos de osteomielite aguda deve ser iniciado imediatamente e o esquema antimicrobiano ajustado posteriormente, de acordo com os resultados das culturas. No Instituto de Ortopedia e Traumatologia do Hospital das Clínicas da Faculdade de Medicina da Universidade de São Paulo (IOT – HCFMUSP), o esquema preconizado para o tratamento empírico das osteomielites agudas hematogênicas é a associação de oxacilina com gentamicina. Essa escolha baseou-se na compilação das culturas de pacientes atendidos nesse instituto na última década, conjuntamente com a avaliação da literatura médica pertinente.

Osteomielites pós-traumáticas

As osteomielites pós-traumáticas são devidas, na maioria das vezes, à implantação de bactérias por via direta no osso e classicamente representadas pela infecção na evolução das fraturas expostas ou pelas osteomielites pós-operatórias.

Quanto às fraturas expostas, observa-se muitas vezes a contaminação pela microbiota intra-hospitalar resultante da manipulação peri ou pós-operatória. A classificação de Gustilo[27] hierarquiza as fraturas expostas, levando em consideração a gravidade do ferimento e sugerindo o potencial de infecção para cada um dos graus de fratura, conforme demonstrado na Tabela 29.4.

Tabela 29.4. Risco de infecção em fraturas expostas

Tipo de fratura	Risco de infecção
Tipo I	até 2%
Tipo II	2%-7%
Tipo IIIa	7%
Tipo IIIb	10%-50%
Tipo IIIc	25%-50%

Um estudo multicêntrico americano demonstrou a importância de fatores predisponentes de infecção nas fraturas expostas. Os três principais fatores relacionados à infecção pós-fraturas expostas foram: fraturas tipo IIIb e IIIc, fraturas abaixo do joelho e o volume de sangue transfundido no atendimento inicial dos pacientes. Com menor importância, foram observados fatores anteriormente consagrados como: idade, tempo entre o ferimento e início da antibioticoterapia e/ou cirurgia[28].

O Serviço de Infecção do IOT tem como linha de pesquisa permanente a avaliação da incidência, etiologia e evolução das infecções nas fraturas expostas. Em um levantamento dos casos atendidos e tratados no período de janeiro de 2005 a dezembro de 2009, foram computados 1.044 pacientes com fraturas expostas tipos I, II e III de Gustilo. Houve diagnóstico de infecção de sítio cirúrgico relacionada à topografia da fratura em 128 pacientes, sendo a incidência desse tipo de infecção de 12,3%. Houve isolamento do agente causador da infecção em 81,3% dos casos, com média de 1,77 microrganismo por paciente. Dos 185 isolados, 49,1% eram cocos Gram-positivos, 48,1%, bacilos Gram-negativos e 2,7%, fungos. Os agentes mais frequentes foram *S. aureus*, com 36 isolados (19,4%); *A. baumanii*, 32 isolados (17,3%); *Staphylococcus* spp. coagulase-negativos, 26 isolados (14%); *E. faecalis*, 20 isolados (10,8%); *P. aeruginosa*, 14 isolados (7,5%); e *E. cloacae*, 13 isolados (7%)[29].

Na maioria das vezes, os pacientes apresentam febre, sinais inflamatórios locais e drenagem de secreção purulenta pela ferida cirúrgica ou ferimento ainda exposto. A exemplo das outras apresentações clínicas das osteomielites, é necessário o isolamento dos agentes etiológicos para a realização de antibioticoterapia adequada. Sempre ao lado da antibioticoterapia correta, o desbridamento cirúrgico de todo o tecido mole e ósseo desvitalizado, bem como a avaliação da retirada de materiais de síntese, é de fundamental importância para o controle da infecção. Também quanto mais rapidamente for restabelecida a cobertura cutânea desses ferimentos com retalhos convencionais ou microcirúrgicos, melhor o prognóstico em relação às infecções ósseas crônicas[30].

As osteomielites agudas pós-operatórias não são citadas claramente na literatura mundial, mas devem ser abordadas de maneira diferenciada do ponto de vista clínico e ortopédico. Geralmente, essas infecções são complicações de cirurgias ortopédicas eletivas ou de urgência nas quais houve a utilização de materiais de síntese. A apresentação clínica dessa entidade é, via de regra, aguda, precoce e toxêmica com sinais locais evidentes. Em relação à etiologia, observa-se ainda uma predominância discreta do *S. aureus*, porém o crescente número de cirurgias ortopédicas com o uso de implantes e o aumento nos casos de traumas de alta energia associados a fraturas expostas fazem com que as infecções por bacilos Gram-negativos ganhem importância cada vez maior.

Embora representem uma parcela menor no total de osteomielites, sua importância clínica é grande pelas particularidades dos padrões de resistência antimicrobiana de tais agentes, pelo risco do surgimento de resistência durante o longo tratamento demandado e pelas comorbidades geralmente apresentadas pelos pacientes. Ainda mais recentemente, tem-se descrito a importância de bacilos Gram-negativos multirresistentes, principalmente os não fermentadores, como agentes causadores de osteomielite aguda pós-traumática em soldados com fraturas expostas dos membros inferiores[31].

A partir da análise da sensibilidade das bactérias supostamente envolvidas na etiologia da infecção associada à fratura exposta, baseia-se a escolha empírica da antibioticoterapia imediata a ser instituída até que o desbridamento cirúrgico seja realizado com obtenção de fragmento ósseo para cultura e antibiograma.

Em relação à condução da antibioticoterapia, o Serviço de Infecção do IOT segue princípios clássicos baseados no uso de drogas bactericidas e que tenham concentração óssea conhecida, em dose máxima para o peso do paciente, com espectro de ação adequado para a bactéria isolada no fragmento ósseo e manutenção por tempo adequado.

Além desse posicionamento, vale lembrar que a antibioticoterapia não substitui e não exclui a necessidade dos desbridamentos cirúrgicos extensos, retirada dos materiais de sínteses em algumas situações e das reparações ósseas e do revestimento cutâneo, para a obtenção do controle da infecção.

Osteomielite vertebral

A coluna espinal é o local mais comum de osteomielite hematogênica em adultos. A apresentação clínica é muitas vezes indefinida e o diagnóstico pode ser demorado. É, em geral, de origem hematogênica, e a rota arterial prevalece ao plexo venoso de Batson. A doença pode envolver duas vértebras próximas e um disco intervertebral[32].

Os fatores de risco incluem o *diabetes mellitus*, a instrumentação do trato urinário e o uso de drogas ilícitas por via venosa. Outras situações menos frequentes abordadas pela literatura são: laminectomia prévia, inoculação direta após ferimentos por armas de fogo ou armas brancas, facada e, ainda, iatrogênico, durante punção lombar, mielograma e aortografias.

Em hospedeiros imunocompetentes, o *S. aureus* é a bactéria mais identificada, enquanto em usuários de drogas a *Pseudomonas aeruginosa* é a mais isolada. Pacientes em hemodiálise aparentemente apresentam risco maior de infecção, tanto por bactérias Gram-positivas como Gram-negativas[32].

A apresentação clínica mais comum em adultos caracteriza-se por dor lombar, enquanto crianças apresentam dificuldade para andar, sentar ou permanecer em pé. Dor abdominal pode ocorrer pelo envolvimento dos segmentos nervosos do cordão espinal (torácico e lombar) ou até por extensão do processo infeccioso, levando à inflamação do retroperitônio[33].

Sinais meníngeos podem ser detectados, embora o fluido espinal seja normal. O envolvimento da região cervical ou torácica pode culminar em disfagia, dor de garganta e torácica.

A dor pode ser insidiosa, progredindo durante semanas ou até meses. A febre e a leucocitose estão presentes em 50% dos casos, enquanto a VHS é geralmente elevada, podendo ser utilizada como guia prognóstico.

A complicação mais diagnosticada é o abscesso, que pode localizar-se na região epidural, subdural, meníngea, retrofaríngea, mediastinal, subfrênica e retroperitoneal{Zimmerli, 2010, Clinical practice. Vertebral osteomyelitis}[32].

O diagnóstico de osteomielite vertebral pode ser dificultado pela ausência de febre no início da evolução clínica em até 50% dos casos. A VHS é a alteração laboratorial mais consistente por sua extrema sensibilidade, embora baixa especificidade.

Em pacientes com osteoporose que apresentam fraturas compressivas vertebrais, febre inexplicada, dor severa e constante ou bacteremia sem um foco de infecção evidente, deve-se aventar a possibilidade do diagnóstico de osteomielite vertebral.

A frequência pela qual a radiografia rotineira é positiva na osteomielite vertebral é variável, porém apresenta baixa sensibilidade em geral. A TC, por sua vez, atinge índices de eficiência que oscilam entre 80% e 95%. A RM é, na verdade, o melhor exame para esse tipo de afecção, pois permite estabelecer o diagnóstico precoce, além de ser extremamente sensível na detecção e melhor caracterização da infecção. Dentre as limitações da RM, destacam-se a dificuldade em auxiliar a realização de biópsia dirigida e a baixa especificidade para distinguir a mielite granulomatosa da neoplasia intramedular[34].

As técnicas de mapeamento são úteis, mas limitadas no diagnóstico, pois, embora extremamente sensíveis, não são tão específicas, podendo confundir processos infecciosos com doenças neoplásicas e degenerativas[26].

É fundamental a identificação do agente etiológico para que se utilize o esquema antimicrobiano adequado. As hemoculturas e culturas dos materiais obtidos em biópsias de ossos são métodos utilizados na confirmação do agente causal.

Os objetivos do tratamento na osteomielite vertebral são a eliminação da infecção e a fusão dos corpos vertebrais envolvidos. As indicações de cirurgia limitam-se a abscessos não drenáveis por procedimentos percutâneos e presença de grande destruição óssea, causando deformidade e instabilidade.

A imobilização por períodos prolongados foi amplamente indicada no passado. No momento, embora não haja estudos controlados, a maioria dos autores recomenda limitação ditada pela dor, atividade restrita após o período de repouso e antibioticoterapia utilizada por pelo menos quatro semanas nas infecções agudas e seis meses nas crônicas[35].

O prognóstico é bom, com mortalidade inferior a 5%, e sequelas neurológicas em aproximadamente 6% dos pacientes.

Osteomielite crônica

As osteomielites crônicas representam um grande problema de saúde, decorrente da importante morbidade, embora com baixa mortalidade.

Essa infecção ocorre em aproximadamente 5% a 50% das fraturas expostas, menos de 1% das fraturas fechadas com osteossíntese e em 5% dos casos de doença hematogênica aguda. O principal problema da infecção crônica no osso é a persistência prolongada de microrganismos patogênicos[36].

O *Staphylococcus aureus* é o agente mais isolado, mas outros organismos, em particular os Gram-negativos e anaeróbios, são cada vez mais relatados. Em um terço dos casos há mais de um agente envolvido[10].

A desnutrição crônica, o *diabetes mellitus* descompensado e a presença de outras comorbidades são frequentemente associados ao processo infeccioso crônico[8].

A maioria das alterações ósseas como osteólise, periostite e sequestros pode ser identificada em estudo radiológico simples, mas a extensão da doença, detalhes, particularmente com respeito ao sequestro e alterações ósseas, devem ser obtidos pela TC ou RM.

A importância da cintilografia no diagnóstico da osteomielite crônica ainda é discutível. Utilizando ^{99m}TC-MOP, com três a quatro fases de estudos, obtém-se alta sensibilidade, mas baixa especificidade; o gálio é amplamente usado, mas tem demonstrado resultados não específicos. Os resultados obtidos com a utilização de leucócitos marcados com TC ou índio-111 parecem ser mais favoráveis. As técnicas cintilográficas com imunoglobulinas e antibióticos marcados encontram-se ainda em investigação. Mais recentemente, a tomografia computadorizada com emissão de pósitrons (PET-CT-SCAN) tem demonstrado alta sensibilidade e especificidade para a detecção de atividade das infecções osteoarticulares, podendo auxiliar no diagnóstico pré-operatório de casos particularizados com a finalidade de melhorar o planejamento cirúrgico[25].

Os princípios do tratamento cirúrgico incluem extenso desbridamento do osso desvitalizado, bem como de todas as partes moles comprometidas e pouco vascularizadas, obliteração do espaço morto, seguido por reparo de revestimento cutâneo e restauração óssea e funcional do segmento afetado[4].

Quando não há possibilidade de ressecção cirúrgica curativa, outras opções de tratamento devem ser discutidas. A amputação pode ser adotada quando não há possibilidade de cura e a morbidade associada à osteomielite crônica é muito elevada. Deve ser indicada em condições especiais, devendo trazer benefícios que superem as restrições da osteomielite crônica, ou quando for detectada degeneração neoplásica nas bordas das fístulas[37].

Nos casos de osteomielite crônica, o tratamento empírico deve ser iniciado após o desbridamento cirúrgico e a coleta de culturas, para diminuir a possibilidade de um resultado de cultura negativo induzido pela ação do antibiótico. Em condições ideais, qualquer antibiótico deve ter seu uso suspenso duas semanas antes do procedimento cirúrgico. No IOT, o esquema preconizado para o tratamento das osteomielites crônicas, no período de 2012 a 2013, é a associação de clindamicina com ciprofloxacino. Assim como para os casos agudos, essa escolha baseou-se na compilação das culturas de pacientes atendidos nesse instituto na última década, conjuntamente com a avaliação da literatura médica pertinente.

Adjuvantes de tratamento

Além do desbridamento cirúrgico agressivo e antibioticoterapia dirigida, alguns adjuvantes podem ser utilizados, como curativos especiais, incorporação de antibiótico no cimento ortopédico e oxigenoterapia hiperbárica.

Em relação aos curativos especiais, o uso de lâminas de carvão ativado, biofibras impregnadas com prata e principalmente a terapia de fechamento de feridas por pressão negativa têm sido de grande utilidade na condição dos casos. A terapia por pressão negativa, conhecida como curativo "a vácuo", permite a remoção contínua das secreções, mantendo o ferimento limpo e estimulando diretamente a granulação. Com o auxílio dessa terapia, ocorre a redução do número de desbridamentos cirúrgicos para contenção da infecção e também redução das áreas a serem reparadas por retalhos e/ou enxertos de pele[38].

As cavidades ósseas geradas pelos desbridamentos podem ser preenchidas por cimento ortopédico impregnados com antibiótico. O mecanismo de ação do antibiótico ocorre por difusão, garantindo concentrações locais por até 14 dias. Além do polimetilmetacrilato, estão também indicados os cimentos reabsorvíveis como o sulfato de cálcio. Vale ressaltar que a adição de antibióticos no cimento deve ser criteriosa, pois existem drogas que não permanecem estáveis nessa condição. O uso de antibiótico no cimento não substitui a antibioticoterapia sistêmica[39].

A oxigenoterapia hiperbárica (OHB) pode ser utilizada como adjuvante de tratamento nos pacientes com osteomielite crônica. Quando associado ao desbridamento cirúrgico agressivo e à antibioticoterapia correta, a OHB tem a capacidade de reduzir os mediadores pró-inflamatórios e ajudar na neovascularização local, melhorando o processo de cicatrização. Não deve ser utilizada como modalidade única de tratamento[40].

Infecção em próteses articulares

O processo de envelhecimento da população mundial segue um padrão bem estabelecido e compreendido pela sociedade moderna. Esse processo inicia-se com o declínio da mortalidade infantil, seguido pelo declínio na taxa de fertilidade e, posteriormente, queda nas taxas de mortalidade em idades mais avançadas. Esse fenômeno, conhecido como transição demográfica, vem acompanhado de outro fenômeno, conhecido como transição epidemiológica, no qual as doenças cronicodegenerativas ganham importância fundamental[41].

Esse envelhecimento é associado à melhora no cuidado à saúde, e não a avanços no retardo do processo de envelhecimento. Projeções sobre a expectativa de vida ao nascimento em 2030 mostram uma perspectiva de crescimento em todas as regiões do globo terrestre, sendo maior entre as mulheres e nos países desenvolvidos. Em projeção publicada em 2005, estima-se que em 2030 a população mundial será de aproximadamente 8 bilhões de pessoas e a expectativa de vida será de 76 anos para homens e de 82 para mulheres vivendo em regiões desenvolvidas e de 64 anos para homens e 70 anos para mulheres vivendo em regiões subdesenvolvidas.

O Brasil experimentou queda importante nas taxas de mortalidade entre as décadas de 1940 e 1960 e queda expressiva na taxa de fertilidade a partir da segunda metade da década de 1960, estando inserido no contexto da dinâmica de envelhecimento populacional. O número de idosos teve aumento de aproximadamente 700% em 50 anos no país, passando de 3 milhões em 1960 para 20 milhões em 2008. Estima-se que, em 2030, cerca de 35 milhões de brasileiros tenham mais de 60 anos e que em 2050 esse número ultrapasse os 50 milhões[41].

Como a maioria das doenças cronicodegenerativas tem como fator de risco a idade, o envelhecimento populacional traz inúmeras questões relacionadas à saúde, entre elas a geração de recursos e a construção de infraestrutura capaz de atender à demanda da população idosa.

Dentre as doenças cronicodegenerativas de reconhecida importância, estão as do aparelho osteoarticular, como osteoartrite e artrites inflamatórias. A prevalência de artrite reumatoide varia entre 0,3% e 1% na população geral, enquanto a prevalência de osteoartrite, na população acima dos 60 anos, é de 9,6% entre os homens e 18% entre as mulheres, sendo a osteoartrite considerada uma entre as 10 maiores causas de doença debilitante nos países desenvolvidos[42].

Entre os tratamentos possíveis para osteoartrite e artrite reumatoide estão as artroplastias. A implantação de próteses articulares é cada vez mais comum e estima-se que ocorram até 800 mil procedimentos anuais nos EUA, entre artroplastias primária e de revisão. As projeções americanas para 2030 mostram a expectativa da realização de mais de 500 mil artroplastias primárias de quadril e mais de 3 milhões de artroplastias primárias de joelho[43]. Os dados brasileiros não estão disponíveis.

A artroplastia é um procedimento cirúrgico realizado para restaurar a movimentação de uma articulação e a função dos músculos, ligamentos e partes moles que controlam essa articulação. Os objetivos de uma artroplastia total são simples: aliviar a dor, proporcionar movimentação com uma articulação estável e corrigir deformidades. As próteses articulares atuais, quando corretamente implantadas, alcançam com bastante eficácia esses objetivos, tanto em curto prazo quanto em longo prazo. Entretanto, muitos problemas precisam ser solucionados na área de biomecânica das próteses, como o desenho mecânico ideal dos implantes, materiais com melhor compatibilidade óssea, melhores técnicas de fixação e melhores técnicas de instrumentação para proporcionar revisões de maior facilidade[44].

As próteses articulares melhoram consideravelmente a qualidade de vida dos pacientes que possuem indicação de substituição articular, porém seu uso não está isento de riscos. As próteses mais utilizadas são as de quadril e joelho, sendo as próteses de ombro, cotovelo, punho e tornozelo menos utilizadas. Esses implantes podem apresentar complicações relacionadas ao seu uso e a infecção é a mais grave e importante delas.

A literatura médica aponta uma taxa de infecção para as próteses de joelho em torno de 0,8% a 1,9% e uma taxa de infecção menor para as próteses de quadril, em torno de 0,3% a 1,7%. No contexto de cirurgias para a colocação de próteses articulares, as infecções podem ser causadas por agentes com alto poder de virulência e estão frequentemente associadas a infecções agudas, especialmente em infecções polimicrobianas[45].

Vias de infecção

O acesso da bactéria ao sítio cirúrgico pode ocorrer de três maneiras principais[46]:

- Hematogênica: refere-se à chegada de microrganismos no local da prótese por meio de disseminação hematogênica a partir de foco infeccioso a distância. Pode ocorrer em qualquer momento após a colocação da prótese, sendo mais frequente em pacientes que desenvolvem quadro clínico tardio;
- Implantação direta: os microrganismos são implantados no local por contaminação direta ou por meio da disseminação local de sítios infecciosos adjacentes. Está relacionada com as infecções agudas pós-operatórias pelo implante de bactérias no momento da cirurgia ou no pós-operatório imediato;
- Reativação de infecções quiescentes: refere-se à reativação de infecções prévias da articulação ou tecidos periprotéticos, como nas infecções pós-revisão de artroplastia.

Fatores predisponentes

O procedimento cirúrgico por si só apresenta um risco inerente de infecção, estimado entre 1% e 2%[45]. Esse cenário é justificado e agravado por fatores encontrados no hospedeiro, na prótese, no ato cirúrgico e no cimento de polimetilmetacrilato, caso seja utilizado, a saber:

- Hospedeiro: diabetes, obesidade, tabagismo, desnutrição, doenças ou medicações imunossupressoras, doenças reumatológicas e focos infecciosos quiescentes não diagnosticados no pré-operatório são fatores de risco para a ocorrência de infecção;
- Prótese: as ligas metálicas utilizadas na confecção das próteses promovem imunodeficiência local, favorecendo a proliferação bacteriana. Além disso, o polietileno presente na maioria das próteses modernas é o local preferencial de assestamento bacteriano, passo inicial na formação do biofilme. A presença do implante diminui em mais de 100 mil vezes o tamanho do inóculo bacteriano necessário para que ocorra infecção;
- Ato cirúrgico: ambiente cirúrgico, paramentação da equipe e técnica cirúrgica são fatores diretamente relacionados com a presença de maior ou menor inóculo bacteriano no sítio operatório ao final do procedimento. É estimado que cirurgias com duração maior de 120 a 140 minutos tenham risco aumentado de infecção;
- Cimento de polimetilmetacrilato: a reação exotérmica causada pelo processo de polimerização do cimento eleva a temperatura local, o que pode também contribuir para a diminuição dos mecanismos de defesa e ação das células fagocíticas.

Classificação das infecções periprotéticas (IPP)

De maneira geral, a classificação de Fitzgerald[47] é a mais difundida e utilizada na atualidade. Esse autor divide as infecções da seguinte maneira:

- Agudas pós-operatórias: ocorrem até três meses após a cirurgia, geralmente hospitalares com quadro clínico toxêmico e sinais locais de infecção;
- Tardias profundas: podem manifestar-se entre três meses e dois anos de pós-operatório, ainda levando em consideração a predominância de agentes hospitalares implantados no ato cirúrgico, com quadro clínico variável, mas com dor sempre presente;
- Hematogênicas tardias: ocorrem dois anos após a cirurgia, com etiologia baseada em agentes etiológicos comunitários provenientes de focos infecciosos a distância ou manipulação de tecidos distantes infectados ou colonizados como do trato gastrointestinal, pele etc.

Diagnóstico nas infecções em próteses articulares

O diagnóstico de infecção periprotética pode ser relativamente fácil de ser realizado em alguns casos agudos, pela presença de edema, hiperemia e secreção, ou no paciente crônico com presença de fístula e exposição do implante. Já para os pacientes nos quais a queixa maior é a dor, com ou sem sinais radiográficos de soltura da prótese ou inflamação evidente, a diferenciação entre etiologia séptica ou asséptica se torna um desafio. Além da confirmação da hipótese de infecção, o que muda significativamente a estratégia de tratamento, a identificação do agente etiológico é de grande importância na orientação da terapia medicamentosa[48].

Não se pode afirmar que um único teste ou exame seja conclusivo no diagnóstico de infecção periprotética, sendo necessária a combinação da história clínica, achados de imagem e uso de diversas ferramentas diagnósticas para que se obtenha uma conclusão satisfatória[48]. Discutiremos a seguir os métodos diagnósticos convencionais disponíveis atualmente.

Testes laboratoriais

Os testes laboratoriais utilizados na investigação diagnóstica de infecção periprotética são o leucograma, a VHS, a PCR, a alfa-1-glicoproteína ácida (AGP) e a dosagem de interleucina-6 (IL-6). Todos são considerados inespecíficos, podendo estar alterados em infecções de outros órgãos e em doenças inflamatórias[48].

O leucograma pode estar alterado nas infecções com repercussão sistêmica. A leucocitose não é frequente em pacientes com próteses infectadas, especialmente se houve uso recente de antibióticos ou em casos crônicos. Em até 80% das vezes, o leucograma é normal.

A VHS é um marcador inflamatório inespecífico. Tem seu pico em cinco a sete dias após procedimentos cirúrgicos, a partir do qual o declínio é lento. Isoladamente tem pouco valor e baixa especificidade, devendo ser utilizado para o acompanhamento do tratamento das infecções osteoarticulares.

A PCR é produzida pelo fígado em resposta a inflamações, infecções e neoplasias. Apresenta melhor correlação clínica que o VHS com os quadros de infecções osteoarticulares. Tem elevação sanguínea após 4 horas do início da infecção, trauma ou procedimentos cirúrgicos e pico entre 24 e 72 horas, declinando a partir do sétimo dia. Quando da interpretação do resultado, deve-se levar em consideração comorbidades inflamatórias, cardíacas e neoplásicas que podem elevar o valor basal *de per si*.

A AGP é sintetizada pelo fígado, granulócitos e monócitos e tem atividade tanto pró como anti-inflamatória. É o componente quantitativamente mais importante da fração mucoproteína presente no soro. A quantificação desses marcadores no soro pode ser útil na detecção do processo agudo, bem como no seu monitoramento, semelhante ao VHS.

A IL-6 sérica é produzida pelo estímulo de monócitos e macrófagos, sendo responsável pela indução da produção de diversas outras proteínas inflamatórias, inclusive a PCR. Seu valor normal é de 1 pg/mL, podendo atingir entre 30 e 400 vezes esse valor após três dias de uma cirurgia de implantação de prótese e retornando ao normal em questão de dias. Estudos recentes sugerem que seja um excelente marcador de infecção, mas sua disponibilidade em nosso meio ainda é baixa, sendo utilizada mais em trabalhos experimentais. Tem sensibilidade elevada, embora com menor especificidade quando comparada à PCR[49].

Quando associadas IL-6 e PCR, a sensibilidade se aproxima de 100%. Há necessidade de mais estudos que comprovem essa eficácia antes de se tornar prática clínica rotineira. Outros marcadores recentemente estudados em infecções, como o fator de necrose tumoral alfa (TNF-α) não parecem eficazes no diagnóstico de infecção periprotética[49].

Análise do líquido sinovial e secreções

A baixa correlação entre o achado da cultura do trajeto fistuloso em infeções de prótese e o agente etiológico causador da infecção torna esse exame de pouco valor para o diagnóstico. Em casos agudos em que exista drenagem, a positividade é maior, principalmente para *Staphylococcus aureus*. Porém, não deve ser utilizado na rotina diagnóstica[50].

Por meio de artrocentese, é possível ser feitos dois tipos de análise do líquido sinovial diante da suspeita de infecção em uma artroplastia: contagem de células e cultura do líquido. Na obtenção desse material, todo cuidado na antissepsia deve ser tomado, e na prótese de quadril é necessária a utilização de radioscopia durante o procedimento.

A contagem de leucócitos no líquido sinovial, assim como a porcentagem encontrada de neutrófilos, apresentam elevados índices de sensibilidade e especificidade (acima de 80%) nas infecções periprotéticas. No entanto, o valor mínimo para se considerar a hipótese de infecção varia entre 1.100 e 4.200 células por microlitro (cel/mL) em diferentes publicações, sendo a porcentagem de neutrófilos considerada suspeita quando acima de 65%. Esses valores são inferiores aos encontrados em artrites sépticas hematogênicas na ausência de prótese (em geral acima de 50.000 cel/mL) e devem ser avaliados com cautela em pacientes com doenças inflamatórias, pois é frequente o aumento dos leucócitos intrarticulares[48].

A artrocentese para obtenção de material para cultura é considerada um método eficaz para o diagnóstico de infecção periprotética, desde que haja rigor na técnica de assepsia e punção e o material coletado seja colocado diretamente em frasco adequado, de preferência do tipo utilizado para hemocultura. Isso diminui o risco de contaminação da amostra e aumenta sua sensibilidade, que gira em torno de 80%. Na busca da identificação do agente etiológico, deve-se fazer rotineiramente culturas para microrganismos aeróbios e anaeróbios e para fungos.

Uma vez que exista a forte suspeita de infecção periprotética, caso decidido pela intervenção cirúrgica, deve-se aproveitar a exposição da articulação para fazer mais estudos que comprovem a infecção e definam o agente etiológico. Para atingir esses objetivos, são ferramentas válidas:

- Estudo anatomopatológico de tecido periprotético;
- Cultura de fragmentos ósseos e de tecido periarticular;
- Sonicação.

Vale ressaltar que a opção de fazer a coleta de material para bacterioscopia (técnica de Gram), muitas vezes realizada de rotina no intraoperatório, se mostra com pouca sensibilidade quando utilizada de maneira isolada (em torno de 27%).

Estudo anatomopatológico

São possíveis dois tipos de análise histológica[49] de material retirado no intraoperatório:

- Análise por congelamento – é realizada a busca pela presença de ao menos cinco leucócitos polimorfonucleares (neutrófilos) por campo de visão com alta magnificação (aumento de 40 vezes) em ao menos cinco campos microscópicos diferentes. A infiltração de neutrófilos sugere fortemente a presença de patógeno local com existência de inflamação aguda. Quando a presença dessas células é menor, pode ser decorrente de reação ao polietileno ou cimento ortopédico (metilmetacrilato). A especificidade dessa análise é excelente, porém a sensibilidade é afetada por fatores como baixa virulência do microrganismo ou coleta inadequada. O método depende ainda da experiência do patologista que examinará a amostra;

- Análise da membrana de interface ao redor da prótese removida (pseudomembrana), sendo considerada como sugestiva de infecção a membrana tipo II (presença de fibroblastos ativados, proliferação de pequenos vasos sanguíneos, edema e infiltrado inflamatório neutrofílico).

A análise por congelamento tem o inconveniente de exigir infraestrutura específica para esse fim, não sendo disponível em muitos centros. Sua utilidade se dá principalmente no segundo tempo do tratamento de infecção periprotética, quando há dúvidas na implantação ou não de nova prótese. Já a análise da pseudomembrana é útil nos casos de soltura de causa indeterminada, em que a suspeita de infecção pode determinar mudanças na conduta no pós-operatório, incluindo nova revisão ou antibioticoterapia prolongada.

Cultura de fragmentos ósseos e tecido periarticular

O diagnóstico de uma infecção periprotética tem como padrão-ouro a positividade de culturas obtidas no intraoperatório. No entanto, faltam padronizações sobre o número de fragmentos obtidos para cultura, o recipiente no qual a amostra deva ser colocada, ou mesmo critérios que definam objetivamente se a positividade da cultura significa que o agente identificado é causador de infecção ou que a cirurgia esteja de fato infectada.

O meio de cultura ideal a ser colocado o fragmento imediatamente após ser retirado do paciente é aquele que facilita a sobrevivência e o crescimento do patógeno. Frascos de hemocultura, mesmo aqueles para uso pediátrico no caso de pouco volume coletado, são aconselháveis. O número ideal de fragmentos a serem coletados é de cinco ou seis, sendo o diagnóstico de infecção e identificação correta do agente etiológico fortemente provável quando duas ou mais amostras apontam para o mesmo microrganismo. Deve-se coletar material ósseo, principalmente aquele em contato com a prótese e fragmentos da pseudomembrana que reveste o implante, assim como da cápsula articular. A cultura deve ser observada por sete dias antes de ser considerada negativa. Alguns microrganismos de menor virulência ou de crescimento lento podem exigir tempos ainda maiores de incubação da cultura. Antibioticoterapia, quando empregada, deve ser suspensa duas semanas antes da cirurgia, exceto se houver risco de complicações sistêmicas por sua retirada[50].

Sonicação

A estratégia para aumentar de modo significativo a identificação de patógenos contidos no biofilme é a realização da sonicação dos explantes. Consiste em submeter os explantes obtidos cirurgicamente e acondicionados de forma estéril em contêineres plásticos previamente esterilizados ao processo inicial de vortização (chacoalhar) e posteriormente passagem de ultrassom de baixa frequência. Essa técnica induz o rompimento da matriz exopolissacarídea que envolve as bactérias e/ou fungos. O fluido obtido na sonicação é submetido às culturas convencionais com meios apropriados para o crescimento de bactérias aeróbias e anaeróbias e fungos.

Várias publicações demostraram a diferença estatisticamente significante quando comparadas a porcentagem de culturas ósseas e membrana periprotética com o fluido sonicado. Os resultados foram ainda mais significativos em pacientes com antibioticoterapia prévias, aumentando a positividade em até 45%. Apesar de muito promissoras, a interpretação dos resultados das culturas dos fluidos sonicados deve ser analisada cautelosamente, uma vez que se sabe que podem estar presentes biofilmes multimicrobianos sem haver correlação direta entre todos os microrganismos nele presentes e a causa da infecção. Ainda, a sonicação em revisões de artroplastia de joelho e quadril de casos clinicamente sem infecção chega a ter culturas positivas em até 50% dos pacientes, mais frequentemente naqueles com osteólise importante. O valor preditivo positivo desse achado ainda está por ser comprovado[51,52].

Estudos de imagem

A radiografia simples (plana) tem baixa sensibilidade e especificidade na detecção de infecção periprotética, uma vez que as imagens que sugerem soltura do implante são semelhantes existindo ou não processo infeccioso. Essas alterações envolvem osteólise, migração do implante e presença de linhas radioluscentes na transição prótese-osso ou cimento-osso[53].

A TC e a RM têm pouca utilidade no diagnóstico de infecção periprotética pela excessiva quantidade de artefatos presentes no exame, à exceção dos implantes de titânio ou tântalo, nos quais a RM pode demonstrar alterações de partes moles, como fístulas e acúmulo de líquidos. Porém, imagens obtidas por RM com redução de artefatos metálicos têm mudado o panorama de utilização desse exame pelo grande detalhamento das imagens sem a presença do artefato gerado pelo metal da prótese articular[54].

A cintilografia óssea é uma opção válida na pesquisa de soltura de uma prótese, uma vez que não é afetada pela presença de material metálico. O exame com tecnécio-99 apresenta alta sensibilidade a qualquer processo de remodelação óssea, sendo, desse modo, capaz de demonstrar a soltura do implante, e não de indicar sua causa. Vários autores procuraram definir padrões de captação (difuso ou focal) que poderiam definir haver infecção ou não, mas não há consenso a respeito desse tema. Em mais de 10% dos pacientes assintomáticos portadores de artroplastia total de quadril cimentada, a cintilografia é hipercaptante por mais de um ano após a cirurgia, sendo ainda maior essa frequência naqueles com próteses não cimentadas[55]. De modo geral, pode-se afirmar que a acurácia da cintilografia com tecnécio-99 no diagnóstico de infecção periprotética é baixa, entre 50% e 70%, sendo útil apenas na triagem de casos suspeitos. A associação entre a cintilografia óssea com tecnécio-99 e cintilografia com gálio-67 aumenta a acurácia do diagnóstico de infecção para 65% a 80%. Os exames se complementam e devem ser solicitados conjuntamente. No caso de a cintilografia óssea ser positiva e a cintilografia com gálio ser normal, o caso deve ser considerado como não sendo portador de infecção[55].

A cintilografia com leucócitos marcados tem por base o conceito de que essas células (neutrófilos polimorfonucleares) deverão estar concentradas ao redor da prótese infectada, em outras áreas onde exista metabolismo ósseo aumentado. Tem sido considerado um dos exames mais precisos no diagnóstico por imagem de infecção periprotética, embora pouco disponível em nosso país. No entanto, diversos estudos comprovaram que a sensibilidade desse exame é relativamente baixa, ao redor de 75%. Isso pode ser decorrente da baixa população de leucócitos em infecções crônicas de baixa virulência, mas provavelmente a explicação é pela falta da padronização na interpretação das imagens. Na cintilografia com leucócitos marcados, o padrão de comparação é a hipercaptação ao redor do implante em suspeita de infecção e um ponto de referência considerado normal. No entanto, a intensidade da captação ao redor da prótese não está relacionada à presença ou não de infecção[55].

A fluordesoxiglicose (FDG) é uma molécula que se mostra aumentada em áreas com aumento do metabolismo da glicose, como são os tecidos infectados e inflamados. Por meio da PET-CT, é possível detectar o acúmulo da FDG em situações como infecção periprotética, osteomielite, tumores malignos e doenças inflamatórias. Aparentemente existe alta correlação entre alterações na FDG-PET em infecções periprotéticas no quadril, com sensibilidade em torno de 90%, porém com baixa especificidade. Já na articulação do joelho, os índices encontrados são significativamente mais baixos, havendo falsos-positivos em situações como rotação inadequada do componente femoral. Não há evidências de que esse exame deva ser utilizado rotineiramente na pesquisa de infecção periprotética do joelho até o momento. Outro fator que diminui a eficácia da PET é que sua precisão diagnóstica diminui em casos de inflamação induzida por desgastes de metal ou polietileno, uma vez que o aumento do metabolismo de glicose pode ocorrer devido à inflamação causada pelos debris do implante[56].

Tratamento

O sucesso do tratamento das infecções das próteses articulares depende do extenso desbridamento cirúrgico e da antibioticoterapia adequada e efetiva. Os quadros infecciosos que se desenvolvem nos primeiros três meses do pós-operatório são considerados infecções hospitalares e devem ser tratados com antibióticos que tenham ação na microbiota hospitalar do serviço onde foi realizada a cirurgia até os resultados das culturas colhidas no desbridamento cirúrgico. É recomendável o início da antibioticoterapia empírica na indução anestésica, o que evita os riscos aos pacientes decorrentes da manipulação cirúrgica do foco de infecção sem cobertura adequada e não interfere na positividade das culturas colhidas no ato operatório. É fundamental a cobertura de *S. aureus* meticilina-resistente, visto a importância epidemiológica desse agente nessas infecções. O tempo total da antibioticoterapia varia de quatro a seis semanas nos casos de infecção aguda e de três a seis meses nos casos de infecção crônica, e o tratamento deve ser readequado quando necessário, com base nos resultados das culturas colhidas.

Infecções em próteses articulares que se manifestem no período de até quatro semanas após a cirurgia de implantação do material ou com até quatro semanas de evolução dos sintomas podem ser tratadas inicialmente com limpeza cirúrgica extensa e retenção do implante. A antibioticoterapia deverá ser mantida por quatro a seis semanas. As infecções que se manifestem após esse período ou com maior tempo de sintomas, devido à formação de biofilme e aderência bacteriana ao material implantado, devem ser tratadas com limpeza cirúrgica extensa associada à remoção da prótese articular, que pode ser substituída em um ou dois tempos. Nesse caso, o tempo total de administração dos antibióticos é de três a seis meses[50].

Na revisão em um tempo, o paciente é submetido a desbridamento cirúrgico extenso, retirada da prótese articular e colocação de nova prótese no mesmo tempo cirúrgico. Quando bem indicada, a revisão em um tempo tem índices de sucesso terapêutico semelhantes aos da revisão em dois tempos[57]. São considerados contraindicações para a revisão em tempo único:

- Fatores locais:
  a) Comprometimento significativo das partes moles;
  b) Perda óssea que impeça cimentação;
  c) Doença vascular periférica;
- Fatores relacionados ao hospedeiro:
  a) Imunossupressão;
  b) Septicemia;
  c) Doença sistêmica;
  d) Reinfecção;
- Fatores relacionados ao microrganismo:
  a) Multirresistência;
  b) Infecção polimicrobiana;
  c) Agentes não habituais;
  d) Agente não identificado.

Na revisão em dois tempos, o paciente é submetido à limpeza cirúrgica, retirada da prótese articular e colocação de espaçador local com antibiótico misturado ao cimento ortopédico. Após seis a oito semanas de tratamento com antibiótico sistêmico, o paciente pode ser submetido ao segundo tempo da revisão, com a retirada do espaçador e colocação da nova prótese articular. Novas culturas devem ser coletadas nesse tempo cirúrgico e a antibioticoterapia deve ser ajustada se necessário. O tempo de tratamento com antibiótico sistêmico deve ser de três a seis meses desde a colocação do espaçador[58].

Referências bibliográficas

1. Waldvogel FA, Papageorgiou PS. Osteomyelitis: the past decade. N Engl J Med. 1980;303(7):360-70.
2. Nelaton A. Elements de pathologie surgicale. Paris: Bailliere; 1844.
3. Lew DP, Waldvogel FA. Osteomyelitis. Lancet. 2004;364(9431):369-79.
4. Rao N, Ziran BH, Lipsky BA. Treating osteomyelitis: antibiotics and surgery. Plast Reconstr Surg. 2011;127 Suppl 1:177S-87S.
5. Gale EAM. Declassifying diabetes. Diabetologia. 2006;49(9):1989-95.
6. Trueta J. The three types of acute haematogenous osteomyelitis: a clinical and vascular study. J Bone Joint Surg Br. 1959;41-B:671-80.

7. Waldvogel FA, Medoff G, Swartz MN. Osteomyelitis: a review of clinical features, therapeutic considerations and unusual aspects. N Engl J Med. 1970;282(4):198-206.
8. Cierny G, Mader JT, Penninck JJ. A clinical staging system for adult osteomyelitis. Contemp Orthop. 1985;10:17-37.
9. Lima ALLM, Zumiotti AV. Current aspects of diagnosis and treatment of osteomyelitis. Acta Ortop Bras. 1999;7(3):135-42.
10. Berbari EF, Steckelberg JM, Osmon DR. Osteomyelitis: principles and practice of infectious diseases. 1. Philadelphia: Elsevier; 2005. p. 1322-32.
11. Patzakis MJ, Wilkins J, Kumar J, Holtom P, Greenbaum B, Ressler R. Comparison of the results of bacterial cultures from multiple sites in chronic osteomyelitis of long bones: a prospective study. J Bone Joint Surg Am. 1994;76(5):664-6.
12. Lima A, Santos A, Fidelis C, Santos E, Sebastianes F, Rossi F, et al. Diretrizes brasileiras para o tratamento das infecções em úlceras neuropáticas dos membros inferiores. Braz J Infect Dis. 2010;14 Suppl 1:1 - 76.
13. Sinha B, François PP, Nüsse O, Foti M, Hartford OM, Vaudaux P, et al. Fibronectin-binding protein acts as Staphylococcus aureus invasin via fibronectin bridging to integrin α5β1. Cell Microbiol. 1999;1(2):101-17.
14. Hudson MC, Ramp WK, Nicholson NC, Williams AS, Nousiainen MT. Internalization of Staphylococcus aureus by cultured osteoblasts. Microb Pathog. 1995;19(6):409-19.
15. Stewart PS, Costerton JW. Antibiotic resistance of bacteria in biofilms. Lancet. 2001;358(9276):135-8.
16. Stevens DL. The role of vancomycin in the treatment paradigm. Clin Infect Dis. 2006;42 Suppl 1:S51-7.
17. Martínez-Aguilar G, Avalos-Mishaan A, Hulten K, Hammerman W, Mason EO, Kaplan SL. Community-acquired, methicillin-resistant and methicillin-susceptible Staphylococcus aureus musculoskeletal infections in children. Pediatr Infect Dis J. 2004;23(8):701-6.
18. Rozenbaum R, Sampaio MG, Batista GS, Garibaldi AM, Terra GM, Souza MJ, et al. The first report in Brazil of severe infection caused by community-acquired methicillin-resistant Staphylococcus aureus (CA-MRSA). Braz J Med Biol Res. 2009;42(8):756-60.
19. Horan TC, Andrus M, Dudeck MA. CDC/NHSN surveillance definition of health care–associated infection and criteria for specific types of infections in the acute care setting. Am J Infect Control. 2008;36(5):309-32.
20. Carvalho VC, Oliveira PR, Dal-Paz K, Paula AP, Félix CaS, Lima AL. Gram-negative osteomyelitis: clinical and microbiological profile. Braz J Infect Dis. 2012;16(1):63-7.
21. Pier GB, Ramphal, R. Pseudomonas aeruginosa. Principles and Practice of Infectious Diseases. 2. Philadelphia: Elsevier; 2005. p. 2587-615.
22. Murphy RA, Ronat JB, Fakhri RM, Herard P, Blackwell N, Abgrall S, et al. Multidrug-resistant chronic osteomyelitis complicating war injury in Iraqi civilians. J Trauma. 2011;71(1):252-4.
23. Nade S. Acute haematogenous osteomyelitis in infancy and childhood. J Bone Joint Surg Br. 1983;65(2):109-19.
24. Arnold JC, Bradley JS. Osteoarticular infections in children. Infect Dis Clin North Am. 2015;29(3):557-74.
25. Lee YJ, Sadigh S, Mankad K, Kapse N, Rajeswaran G. The imaging of osteomyelitis. Quant Imaging Med Surg. 2016;6(2):184-98.
26. El-Maghraby TAF, Moustafa HM, Pauwels EKJ. Nuclear medicine methods for evaluation of skeletal infection among other diagnostic modalities. Q J Nucl Med Mol Imaging. 2006;50(3):167-92.
27. Gustilo RB, Mendoza RM, Williams DN. Problems in the management of type III (severe) open fractures: a new classification of type III open fractures. J Trauma. 1984;24(8):742-6.
28. Patzakis MJ, Wilkins J. Factors influencing infection rate in open fracture wounds. Clin Orthop Relat Res. 1989;(243):36-40.
29. Oliveira PR, Carvalho VC, da Silva Felix C, de Paula AP, Santos-Silva J, Lima AL. The incidence and microbiological profile of surgical site infections following internal fixation of closed and open fractures. Rev Bras Ortop. 2016;51(4):396-9.
30. Zalavras CG, Patzakis MJ, Holtom PD, Sherman R. Management of open fractures. Infect Dis Clin North Am. 2005;19(4):915-29.
31. Johnson EN, Burns TC, Hayda RA, Hospenthal DR, Murray CK. Infectious complications of open type III tibial fractures among combat casualties. Clin Infect Dis. 2007;45(4):409-15.
32. Zimmerli W. Clinical practice: vertebral osteomyelitis. N Engl J Med. 2010;362(11):1022-9.
33. Cornett CA, Vincent SA, Crow J, Hewlett A. Bacterial spine infections in adults: evaluation and management. J Am Acad Orthop Surg. 2016;24(1):11-8.
34. Prodi E, Grassi R, Iacobellis F, Cianfoni A. Imaging in spondylodiskitis. Magn Reson Imaging Clin N Am. 2016;24(3):581-600.
35. Berbari EF, Kanj SS, Kowalski TJ, Darouiche RO, Widmer AF, Schmitt SK, et al. 2015 Infectious Diseases Society of America (IDSA) Clinical Practice Guidelines for the Diagnosis and Treatment of Native Vertebral Osteomyelitis in Adults. Clin Infect Dis. 2015;61(6):e26-46.
36. Lima AL, Oliveira PR, Carvalho VC, Cimerman S, Savio E; Diretrizes Panamericanas para el Tratamiento de las Osteomielitis e Infecciones de Tejidos Blandos Group. Recommendations for the treatment of osteomyelitis. Braz J Infect Dis. 2014;18(5):526-34.
37. Forsberg JA, Potter BK, Cierny III G, Webb L. Diagnosis and management of chronic infection. J Am Acad Orthop Surg. 2011;19 Suppl 1:S8-19.
38. Robert N. Negative pressure wound therapy in orthopaedic surgery. Orthop Traumatol Surg Res. 2016.
39. Kluin OS, van der Mei HC, Busscher HJ, Neut D. Biodegradable vs non-biodegradable antibiotic delivery devices in the treatment of osteomyelitis. Expert Opin Drug Deliv. 2013;10(3):341-51.
40. Strauss MB, Bryant B. Hyperbaric oxygen. Orthopedics. 2002;25(3):303-10.
41. Brasil. Ministério da Saúde. Atenção à saúde da pessoa idosa e envelhecimento. Brasília, DF; 2010.
42. Lane NE, Shidara K, Wise BL. Osteoarthritis year in review 2016: clinical. Osteoarthritis Cartilage. 2017;25(2):209-15.
43. Kurtz S, Ong K, Lau E, Mowat F, Halpern M. Projections of primary and revision hip and knee arthroplasty in the United States from 2005 to 2030. J Bone Joint Surg Am. 2007;89(4):780-5.
44. Ahmad SS, Gantenbein B, Evangelopoulos DS, Schär MO, Schwienbacher S, Kohlhof H, et al. Arthroplasty – current strategies for the management of knee osteoarthritis. Swiss Med Wkly. 2015;145:w14096.
45. Del Pozo JL, Patel R. Infection associated with prosthetic joints. N Engl J Med. 2009;361(8):787-94.
46. Berbari EF, Hanssen AD, Duffy MC, Steckelberg JM, Ilstrup DM, Harmsen WS, et al. Risk factors for prosthetic joint infection: case-control study. Clin Infect Dis. 1998;27(5):1247-54.
47. Fitzgerald RH, Nolan DR, Ilstrup DM, Van Scoy RE, Washington JA, Coventry MB. Deep wound sepsis following total hip arthroplasty. J Bone Joint Surg. 1977;59(7):847-55.
48. Osmon DR, Berbari EF, Berendt AR, Lew D, Zimmerli W, Steckelberg JM, et al. Diagnosis and management of prosthetic joint infection: clinical practice guidelines by the Infectious Diseases Society of America. Clin Infect Dis. 2013;56(1):e1-25.
49. Parvizi J, Gehrke T, Chen AF. Proceedings of the International Consensus on Periprosthetic Joint Infection. Bone Joint J. 2013;95-B(11):1450-2.
50. Lima AL, Oliveira PR, Carvalho VC, Saconi ES, Cabrita HB, Rodrigues MB. Periprosthetic joint infections. Interdiscip Perspect Infect Dis. 2013;2013:542796.
51. Tande AJ, Patel R. Prosthetic joint infection. Clin Microbiol Rev. 2014;27(2):302-45.
52. Trampuz A, Piper KE, Jacobson MJ, Hanssen AD, Unni KK, Osmon DR, et al. Sonication of removed hip and knee prostheses for diagnosis of infection. N Engl J Med. 2007;357(7):654-63.
53. Awan O, Chen L, Resnik CS. Imaging evaluation of complications of hip arthroplasty: review of current concepts and imaging findings. Can Assoc Radiol J. 2013;64(4):306-13.

54. Talbot BS, Weinberg EP. MR Imaging with metal-suppression sequences for evaluation of total joint arthroplasty. Radiographics. 2016;36(1):209-25.
55. Gemmel F, Van den Wyngaert H, Love C, Welling MM, Gemmel P, Palestro CJ. Prosthetic joint infections: radionuclide state-of-the-art imaging. Eur J Nucl Med Mol Imaging. 2012;39(5):892-909.
56. Basu S, Kwee TC, Saboury B, Garino JP, Nelson CL, Zhuang H, et al. FDG PET for diagnosing infection in hip and knee prostheses: prospective study in 221 prostheses and subgroup comparison with combined (111)In-labeled leukocyte/(99m)Tc-sulfur colloid bone marrow imaging in 88 prostheses. Clin Nucl Med. 2014;39(7):609-15.
57. Rudelli S, Uip D, Honda E, Lima AL. One-stage revision of infected total hip arthroplasty with bone graft. J Arthroplasty. 2008;23(8):1165-77.
58. Cabrita HB, Croci AT, Camargo OP, Lima AL. Prospective study of the treatment of infected hip arthroplasties with or without the use of an antibiotic-loaded cement spacer. Clinics (Sao Paulo). 2007;62(2):99-108.

30

PIOARTRITES

Ana Lúcia Lei Munhoz Lima
Priscila Rosalba Domingos Oliveira
Vladimir Cordeiro de Carvalho

Pioartrites

A pioartrite caracteriza-se por ser um processo inflamatório intra-articular que tem um microrganismo invasor como causa presumida ou confirmada. A artrite bacteriana apresenta incidência estimada em 2 a 10 casos por 100.000 ao ano, com mortalidade de 7% a 15% e com perda irreversível da função articular em 25% a 50% dos sobreviventes. Entre 60% e 80% dos casos ocorrem nos membros inferiores, e o joelho, por sua vez, é a articulação mais acometida por essa patologia, que pode ocorrer em todas as faixas etárias, tendo predileção por neonatos, crianças e idosos[1].

Vias de contaminação

Os microrganismos podem atingir a articulação basicamente de três formas distintas[2]:

1. Disseminação hematogênica (bacteremia): essa é a forma mais frequente de invasão articular. A bactéria atinge os capilares sinoviais via corrente sanguínea, proveniente de um foco infeccioso a distância como otites, amidalites, endocardites, infecções do trato urinário, entre outros, ou ainda devido ao uso de drogas ilícitas por via intravenosa. Nos pacientes portadores de infecção gonocócica, a disseminação ocorre a partir do local de infecção do gonococo, mais frequentemente o cérvix uterino, a uretra, o reto e a orofaringe. A instalação ou não da infecção vai depender diretamente dos fatores locais da articulação e da defesa imunológica do hospedeiro, visto que nem todos os pacientes que apresentam bacteremia pelas mais diversas causas evoluem com pioartrites;
2. Inoculação direta: qualquer traumatismo perfurocortante da articulação pode levar a um quadro de pioartrite. Assim, os procedimentos diagnósticos, como a punção articular, ou terapêuticos, como a artroscopia, podem propiciar a introdução direta da bactéria na articulação. Da mesma forma, as cirurgias abertas que envolvem a articulação, como a colocação de hastes intramedulares na tíbia e no fêmur, podem levar ao desenvolvimento de pioartrite se houver inoculação bacteriana durante o ato cirúrgico. Os traumatismos fechados geram condições locais predisponentes à instalação da bactéria, criando um processo inflamatório que se instala com uma fase de hiperemia, permitindo maior exposição aos microrganismos. As alterações anatômicas decorrentes do trauma em si levam à diminuição de eficácia das barreiras imunológicas locais e à formação de hematoma, que constitui um meio de cultura para os microrganismos;
3. Contiguidade: a partir de um foco infeccioso adjacente, as bactérias podem invadir a cápsula articular e desenvolver um quadro de pioartrite. Infecções de partes moles, celulites, piodermites, erisipelas, bursites sépticas ou osteomielite são exemplos de focos de pioartrite por contiguidade.

Fatores predisponentes

Entre os pacientes que apresentam algum fator predisponente para pioartrite, devem ser destacados aqueles com[3]:

1. Doença articular prévia: nos pacientes com doença articular preexistente, principalmente aqueles com artrite reumatoide, a incidência de pioartrite pode chegar a 3%. A destruição articular causada pela doença de base nesses pacientes diminui a ação dos mecanismos de defesa locais e facilita a instalação da infecção. O processo inflamatório crônico da articulação produz hiperemia e neovascularização, permitindo maior exposição aos microrganismos. Além disso, o uso de corticoterapia sistêmica e outras drogas imunossupressoras por tempo prolongado aumenta o risco de infecções em geral. As punções diagnósticas e as constantes infiltrações intra-articulares podem ser catastróficas nesses pacientes;
2. Extremos de idade: pacientes com idade superior a 60 anos ou recém-nascidos são mais suscetíveis às infecções articulares em razão da variação da função

imune articular e, no idoso, associado a alterações degenerativas da cartilagem;

3. Outros fatores predisponentes: doenças crônicas, alcoolismo, AIDS, neoplasias, *diabetes mellitus*, anemia falciforme, uso de corticoterapia ou drogas imunossupressoras e desnutrição são fatores associados à imunossupressão e podem aumentar o risco de desenvolvimento de pioartrite.

Fisiopatologia

A bactéria penetra na cavidade articular, principalmente por via hematogênica, oriunda de um foco infeccioso primário detectável ou não, embora possa ocorrer por meio de inoculação direta, de contiguidade com tecidos moles infectados ou de osteomielite justarticular. Os focos primários mais frequentemente localizados podem estar na pele, trato respiratório, vias geniturinárias, trato gastrointestinal ou no endocárdio.

A bactéria migra do espaço vascular para o intersticial da membrana sinovial, que é intensamente vascularizada, e se multiplica formando abscessos sinoviais, até que eles se rompam na cavidade articular e se estendam através da circulação. Se a inoculação bacteriana for direta, ocorrerá rápida multiplicação no líquido sinovial, sendo algumas bactérias fagocitadas por células sinoviais, superficiais, levando à formação purulenta dentro da membrana sinovial.

Substâncias produzidas pelas bactérias estimulam células sinoviais a produzirem fator de necrose tumoral alfa (TNF-α) e interleucina 1 (IL-1), e essas citocinas potencializam a expressão de moléculas de adesão intercelular (ICAM-1) nas células endoteliais dos vasos da membrana sinovial, resultando em adesão dos leucócitos polimorfonucleares (PMN), com migração deles para os tecidos articulares e líquido sinovial.

Os complexos antígenos-anticorpos formados a partir dos antígenos bacterianos ativam a via clássica do complemento e toxinas bacterianas ativam a via alternativa por meio de C3. Os PMNs sofrem autólise ao fagocitarem a bactéria, liberando enzimas lisossomais na cavidade articular, que lesam a articulação e a cartilagem. A necrose de condrócitos da cartilagem adjacente é observada em até 48 horas após a injeção experimental de bactérias.

Os PMNs estimulam o metabolismo do ácido aracdônico, liberam colagenase, enzimas proteolíticas e IL-1, ampliando o processo inflamatório. A multiplicação bacteriana na superfície da cartilagem acaba provocando sua fragmentação, o que facilita a sua invasão e ocasiona a inibição de síntese de proteoglicanos e o aumento da atividade de proteases produzidas pelos condrócitos estimulados.

O sistema de coagulação é ativado por toxinas bacterianas, promovendo trombose intravascular na membrana sinovial com depósito de fibrina nas superfícies sinovial e cartilaginosa, tornando-se ainda mais favorável para a replicação bacteriana. A obstrução microvascular causa isquemia e necrose, com proliferação da membrana sinovial, que lesiona a cartilagem e o osso subcondral, podendo ocasionar osteomielite. A cartilagem alterada pode tornar-se antigênica e, concomitantemente com outros componentes bacterianos, causar sinovite crônica persistente. Há, portanto, congestão, edema, derrame intra-articular (com fluido sinovial turvo ou francamente purulento) e aumento de pressão e temperatura articulares[4].

Agentes etiológicos

Para melhor entendimento da distribuição dos agentes etiológicos nas pioartrites, dividiremos as infecções em comunitárias e relacionadas aos serviços de saúde. Por definição, as infecções causadas por agentes etiológicos comunitários são aquelas que se desenvolvem em pacientes que não apresentem nenhuma das condições abaixo relacionadas que os inclua nas infecções relacionadas aos serviços de saúde. São elas:

- Internação hospitalar nos últimos 90 dias;
- Cirurgias nos últimos 30 dias;
- Antibioticoterapia prévia nos últimos 30 dias;
- Atendimento de *homecare* nos últimos 30 dias;
- Institucionalização;
- Programas de hemodiálise;
- Uso de cateteres: venosos de longa permanências, sonda vesicais de demora.

Infecções comunitárias

O predomínio de um tipo de microrganismo na pioartrite dependerá da faixa etária do paciente, da existência de comorbidades e de fatores epidemiológicos relacionados acima. Em geral, são acometidas as grandes articulações, principalmente quadril (15% dos casos) e joelhos, e com menor frequência a articulação sacroilíaca, ombros, punhos, cotovelo e tornozelos. Em crianças e idosos pode haver também o acometimento de pequenas articulações.

Nos neonatos e lactentes, as estatísticas conhecidas demonstram que as bactérias mais frequentemente encontradas são *Staphylococcus aureus*, *Streptococcus* do grupo B, bacilos Gram-negativos como *Escherichia coli*, *Enterobacter* sp. e *Pseudomonas aeruginosa*.

Entre os 6 meses e os 3 anos de idade, existe aumento significativo da ocorrência de pioartrite causada por *Haemophilus influenzae* tipo B (30% a 50%), seguido por *Staphylococcus aureus* e *Streptococcus* sp.

Acima dos 3 anos de idade, os agentes mais frequentes são semelhantes aos do adulto: o *Staphylococcus aureus* torna-se o agente etiológico mais frequente, estando presente em mais de 50% dos casos, seguido por *Streptococcus* do grupo A e *Streptococcus pneumoniae*.

A incidência de infecção por *S. aureus* resistente à meticilina adquirido na comunidade (CA-MRSA) é crescente na atualidade em alguns países como EUA, Uruguai, Venezuela e alguns países asiáticos, tendo sido descrito inicialmente como causador de infecções da pele e partes moles de evolução grave, mas também relacionado em casos de pioartrites. No nosso meio, não há identificação expressiva de casos de MRSA adquirido na comunidade[5].

Não se pode deixar de ressaltar a alta frequência de *Neisseria gonorrhoeae* em pacientes jovens e sexualmente ativos, destacando-se como a maior causa de artrites sépticas em mulheres jovens nos EUA.

Nos pacientes idosos, a queda na atividade do sistema imune, muitas vezes associada a comorbidades, faz com que aumente a incidência de bacilos Gram-negativos como *Escherichia coli* e *Pseudomonas aeruginosa*, além da importância do *Staphylococcus aureus*.

Os usuários de drogas ilícitas injetáveis e os portadores de anemia falciforme também têm frequência aumentada de bacilos Gram-negativos, enquanto os pacientes esplenectomizados apresentam maior risco de desenvolver pioartrite por bactérias capsuladas como *Streptococcus pneumoniae*.

Vale ressaltar o crescente aumento das infecções por *Mycobacterium tuberculosis* em nosso meio em pacientes imunocompetentes, sendo a articulação um dos locais acometidos a partir de foco primário pulmonar (sintomático ou não). A artrite tuberculosa, na sua grande maioria, tem apresentação monoarticular, raramente acometendo mais de uma articulação[6].

Também são descritos casos de reativação da tuberculose (TBC) com forma articular em pacientes que fazem uso de imunobiológicos especiais para tratamento de doenças reumatológicas e autoimunes. Ainda, em pacientes imunodeprimidos, há a possibilidade de infecção articular por micobactérias não tuberculosas, sendo de maior relevância as espécies *avium*, *intracellulare* e *kansasii*[6].

Como a infecção pelo *Mycobacterium leprae* ainda é muito prevalente em algumas regiões de nosso país, ressalta-se o acometimento articular da doença. Na grande maioria dos casos, o comprometimento articular é considerado reacional e inflamatório em resposta à doença sistêmica. Entretanto, existe controvérsia sobre a presença do bacilo na articulação causando quadros infecciosos localizados, gerando artrite infecciosa isoladamente.

Em pacientes imunodeprimidos, independentemente da causa, não deve ser desvalorizada a ocorrência de infecções fúngicas, sendo relevantes as infecções por *Candida albicans* e *Cryptococcus neoformans*. Ainda, infecções fúngicas adquiridas na comunidade também podem manifestar quadros articulares isoladamente ou fazendo parte da doença sistêmica.

Em nosso meio, tem importância relacionada com determinadas localidades geográficas o *Paracoccidioides brasiliensis*, que pode gerar acometimento osteoarticular, fazendo parte da forma aguda da doença, ou tipo juvenil.

Deve-se levar em consideração, para o diagnóstico diferencial, a etiologia viral, visto que a apresentação clínica difere das pioartrites bacterianas pela menor intensidade do acometimento articular e que geralmente afeta as pequenas articulações. Podem fazer parte de doença disseminada como na rubéola, hepatites pelos vírus A e B, citomegalovirose, mononucleose, varicela, infecções por parvovírus e adenovírus[7].

O acometimento articular por bactérias espiroquetas como a *Borrelia burgdorferi* (doença de Lyme) acontece na evolução da doença sistêmica, geralmente na articulação dos joelhos, com a presença de sinais inflamatórios evidentes e derrame articular. Felizmente, as infecções por esse tipo de espiroqueta não são frequentes em nosso país, devendo ser lembradas em pacientes que relatem viagens prévias ao exterior onde a prevalência seja relevante.

Infecções relacionadas aos serviços de saúde

As infecções relacionadas aos serviços de saúde, entre elas as hospitalares propriamente ditas, têm um perfil bastante diferente em relação às comunitárias, não só pelo tipo de agente envolvido, mas também pela resistência aos antimicrobianos e pela possibilidade de infecções polimicrobianas. As pioartrites que se desenvolvem após procedimentos artroscópicos devem ser discutidas de maneira particular.

A artroscopia passou a ser utilizada em larga escala após seu desenvolvimento, a partir da década de 1950, como método de diagnóstico e terapêutico em várias doenças articulares, substituindo muitas vezes tratamentos conservadores adotados anteriormente. Por ser um procedimento considerado de baixo risco, espera-se recuperação rápida e sem complicações.

A incidência de infecções pós-artroscópicas é estimada em 0,01% a 0,48% e, apesar de pouco frequente, pode levar a sequelas definitivas e graves. Além dos fatores de risco para essa complicação citados anteriormente e relacionados com o hospedeiro, acrescentamos aqueles relacionados com o procedimento propriamente dito e com o material utilizado. As artroscopias com tempo cirúrgico prolongado e associadas a procedimentos cirúrgicos de maior complexidade, como reconstrução do ligamento cruzado anterior, osteotomias e reoperações, elevam o risco potencial de infecção. Nesses casos, a microbiota hospitalar deve ser relacionada com a etiologia do processo infeccioso pós-operatório[8].

Devido ao preparo inadequado dos aparelhos utilizados para os procedimentos endoscópicos em geral e de outros materiais envolvidos nesse procedimento, o Brasil experimentou um surto de infecções por micobactérias de crescimento rápido sem precedentes, no período de 2003 a 2009, com 2.520 casos de infecção por tal agente relacionados a videolaparoscopias, artroscopias, implantes mamários e procedimentos estéticos faciais e corporais. As artroscopias foram responsáveis por 5% de todos os casos. As espécies de micobactérias de crescimento rápido mais frequentemente identificadas no surto foram *M. massiliense*, *M. abscessus*, *M. fortuitum* e *M. chelonae*.

A análise dos fatores relacionados ao surto levou a uma nova RDC (Resolução da Diretoria Colegiada) da Agência Nacional de Vigilância Sanitária, nº 8, de 2009, com o objetivo de conter o surto por meio de mudanças no processo de desinfecção dos aparelhos, proibindo a imersão em saneantes, uso de ciclo FLASH das autoclaves rotineiramente, bem como alterações nos fluxos dos materiais consignados, seu preparo e esterilização. Com essas medidas, houve redução significativa do número de casos em todo o país.

Temos observado um aumento significante de infecções fúngicas pós-operatórias, principalmente devidas às diversas espécies de *Candida*, sendo mais frequentes *C. albicans* e *C. parapsilosis*. Em prematuros, nos nascidos de parto cesáreo e naqueles manipulados no ambiente hospitalar com sondas e cateteres, a etiologia fúngica também deve ser lembrada, com a predominância da *Candida albicans*[9].

Nos pacientes com sintomas sugestivos de infecção articular por um período de tempo superior a 30 dias, a etiologia tuberculosa ou fúngica deve ser considerada, mesmo em pacientes imunocompetentes.

Cerca de 30% dos casos não possuem agente etiológico identificado. A principal causa para o não isolamento é a antibioticoterapia prévia à coleta de culturas. Falhas no processo de processamento e semeadura dos materiais colhidos para cultura também podem ser causas importantes.

Quadro clínico

O quadro clínico típico da pioartrite manifesta-se agudamente, independentemente do microrganismo causador. Nos pacientes imunossuprimidos, a apresentação pode ser atípica, com sintomatologia subaguda ou crônica[10].

Os principais sintomas são febre, toxemia, mal-estar generalizado, artralgia, anorexia, e no exame físico constatam-se marcha antálgica, edema, calor local e limitação de movimentos.

Deve-se ressaltar que nem sempre o quadro clínico é tão exuberante. Como exemplo, nos neonatos e lactentes há impossibilidade de anamnese e encontra-se grande dificuldade no exame físico, quando a criança se encontra irritada, mas sem manifestações sistêmicas consistentes. Também nos pacientes idosos e imunodeprimidos, seja por doenças neoplásicas, AIDS ou uso de medicamentos imunossupressores, o quadro clínico pode ser atípico, sem febre e com pobres sinais inflamatórios locais.

Qualquer sinal deve servir de alerta para o diagnóstico precoce, evitando-se a progressão do quadro infeccioso e sequelas articulares, lembrando sempre que o uso de antimicrobiano prévio pode mascarar o quadro clínico e diminuir a positividade do isolamento do microrganismo em culturas.

A artrite gonocócica caracteriza-se por acometimento poliarticular migratório, podendo ser monoarticular, e a articulação do joelho é a mais acometida em adultos com vida sexual ativa. Pode ser acompanhada de quadro sistêmico com febre, calafrios, tenossinovites e lesões cutâneas disseminadas, eritematosas e petequiais[11].

É comum a associação de pioartrite com osteomielite na metáfise do osso adjacente, principalmente em neonatos e recém-nascidos, em razão da existência de vasos transepifisários, que perduram até os 6 meses de idade, e também por reflexões da membrana sinovial no osso metafisário, que desaparecem com a idade. Na criança mais velha, somente as articulações do ombro, do quadril e do tornozelo permanecem intracapsulares.

Nas infecções causadas por micobactérias, como *Mycobacterium tuberculosis* e *Mycobacterium leprae*, pode haver a evolução para cronicidade, com ausência de sintomas gerais e formação de fístulas provenientes da articulação.

Nas infecções por micobactérias de crescimento rápido, os sinais articulares podem manifestar-se semanas ou meses após o procedimento artroscópico, com a presença marcante de fistulizações e nódulos cutâneos arroxeados, geralmente acometendo os portais de introdução do aparelho.

Diagnóstico

Qualquer paciente com sintomas agudos de artrite monoarticular deve ser abordado como com possível artrite séptica bacteriana. O diagnóstico de pioartrite pode ser inespecífico ou específico. O diagnóstico inespecífico é realizado com base em vários dados que sugerem a invasão bacteriana da articulação e o específico consiste na identificação do microrganismo causador[1].

A. Diagnóstico inespecífico:

- História clínica;
- Exame físico;
- Análise bioquímica do líquido sinovial;
- Leucometria periférica: os pacientes frequentemente apresentam leucocitose no sangue periférico com aparecimento de formas jovens – desvio à esquerda;
- Velocidade de hemossedimentação, proteína C-reativa e alfa-1-glicoproteína ácida: geralmente elevadas;
- Exames sorológicos para identificação de doenças sistêmicas associadas;
- Exame radiográfico: embora a radiografia no início da pioartrite possa apresentar-se normal, ela deverá ser realizada, de preferência comparando-a com a do joelho oposto. O achado inicial consiste, em geral, na distensão da cápsula articular; nota-se um deslocamento da sombra da gordura e da musculatura periarticular. Também pode ser notado aumento do espaço articular. Deve-se sempre procurar por alguma evidência de osteomielite no osso adjacente, por exemplo, áreas radioluscentes na região metafisária. Com o atraso no diagnóstico, podem-se visualizar na radiografia: erosão óssea subcondral; osteopenia periarticular (secundária a hiperemia ou desuso); diminuição do espaço articular (devido à destruição da cartilagem); complicações (destruição da epífise, fise ou subluxação);
- Cintilografia: é um exame baseado na captação da atividade osteoblástica, sendo diretamente influenciado pelo fluxo sanguíneo regional. Na pioartrite, demonstra-se aumento de captação periarticular em razão da inflamação da membrana sinovial, com consequente hiperemia e aumento do fluxo sanguíneo local. Trata-se de um exame útil para o diagnóstico precoce de osteomielite, principalmente quando em múltiplos focos e para a diferenciação com celulite, visto que essa última só apresenta hipercaptação na fase de fluxo. Na impossibilidade de obtenção desse exame na urgência e na suspeita de diagnóstico de pioartrite, a punção articular deve ser feita para não retardar o diagnóstico, fato que não inviabiliza a posterior realização da cintilografia.

B. Diagnóstico específico

Punção articular: é de importância vital para o diagnóstico, devendo ser realizada o mais precocemente possível, sendo realizada sob técnica estritamente asséptica, evitando-se a abordagem da articulação por áreas de pele ou partes moles infectadas. Utiliza-se agulha de calibre 18 ou 20 para permitir a aspiração de exsudatos densos. A aspiração geralmente é dolorosa, sendo aconselhável o uso de anestésico local para suprimir a dor ao transpassar a pele e a cápsula articular. No caso da não obtenção de quantidade adequada de material ou de a articulação apresentar pouco fluido, pode-se introduzir uma pequena quantidade de solução fisiológica estéril intra-articular e aspirá-la novamente para análise. É importante observar a aparência, cor, viscosidade do líquido obtido que na fase inicial da pioartrite, que pode se apresentar serossanguinolento. Com a evolução, torna-se purulento e com viscosidade alterada[4].

O material obtido na punção deve ser prontamente encaminhado para:

- Contagem de células (citológico);
- Exame bacterioscópico com coloração de Gram, micológico direto e pesquisa direta de bacilos álcool-ácido resistentes (BAAR);
- Determinação de glicose e proteína;
- Cultura para bactérias aeróbias e anaeróbias, fungos e BAAR;
- Contraimunoeletroforese para pesquisa de antígenos do *Haemophilus influenzae*, *Streptococcus pneumoniae* e *Neisseria meningitidis*;
- Dosagem de adenosina deaminase (ADA) na suspeita de TBC;
- Amplificação de DNA de micobactérias sem padronização específica para líquido articular.

Em geral, a análise do líquido sinovial em pioartrite demonstra contagem elevada de leucócitos (25 a 250 mil), com predomínio de polimorfonuclerares (90%) e diminuição da glicose intra-articular em relação à plasmática devido à ação glicolítica dos leucócitos ou em razão do seu consumo pelas bactérias. A pesquisa direta de bactérias no líquido sinovial por meio da coloração de Gram tem positividade de 50% a 75% nas artrites não gonocócicas e de 25% nas gonocócicas, podendo demonstrar rapidamente a presença do agente etiológico e suas características tintoriais, orientando a escolha de um esquema antimicrobiano. O diagnóstico definitivo e a adequação dos antimicrobianos será realizado com o resultado final da cultura e antibiograma[1].

A cultura do líquido sinovial em meios adequados tem positividade de 85% em artrites não gonocócicas e de 25% nas gonocócicas; se o meio de cultura utilizado for enriquecido para o crescimento de gonococo, a positividade pode atingir 50%[11].

Em casos em que a cultura do material obtido é negativa e a determinação do agente etiológico é prioritária para a terapêutica, pode ser realizada a biópsia sinovial, de preferência pela via artroscópica.

Diagnóstico diferencial

- Osteomielite em ossos adjacentes: quadro muito similar, podendo muitas vezes cursar com derrame articular reacional; difere da pioartrite pelo fato de a dor ser localizada na região metafisária e o movimento articular ser menos restrito ou doloroso.
- Artrite reumatoide juvenil: o início é gradual e o estado geral não está tão comprometido. A pesquisa direta (Gram) e a cultura são negativas e não há predomínio de polimorfonucleares no líquido sinovial.
- Febre reumática: caracteriza-se por acometimento migratório das articulações e com manifestações extra-articulares.
- Sinovite traumática.
- Celulites: apresentam eritema, edema e dor mais localizados, com mobilidade articular mais preservada, podendo ser acompanhada de linfoadenopatia.
- Hemofilia: em alguns casos a hemartrose pode ser a primeira manifestação, particularmente no joelho.
- Artrites induzidas por cristais (gota): lembrar que a presença do cristal no líquido sinovial não exclui o diagnóstico de pioartrite, pois a infecção, ao diminuir o pH, reduz a solubilidade do urato, provocando sua precipitação.
- Síndrome de Reiter: distúrbio caracterizado pela associação da artrite com uretrite, conjuntivite e lesões mucocutâneas.
- Doença de Lyme: infecção pela *Borrelia* sp., podendo gerar em sua evolução comprometimento monoarticular de grandes articulações como o joelho.
- Anemia falciforme.

Tratamento clínico

O uso de antibióticos é fundamental para aperfeiçoar os resultados do tratamento, e a droga utilizada deve preferencialmente ser bactericida. A escolha dos antimicrobianos a serem utilizados no tratamento da pioartrite é realizada de maneira empírica antes do diagnóstico final das culturas, devendo ser orientada pelo resultado das pesquisas diretas com o uso da coloração de Gram. A droga deve ter ação contra os agentes etiológicos mais frequentes para a faixa etária do caso em análise e estar adequada à ação contra agentes adquiridos na comunidade ou no hospital. Quando se obtiver o resultado da cultura, o esquema deverá ser adaptado para maximizar o seu efeito e diminuir os riscos para o paciente[12].

Assim, nos neonatos e lactentes está indicada a associação de uma penicilina antiestafilocócica (isoxazolilpenicilina: oxacilina) e aminoglicosídeos. Em crianças entre 6 meses e 3 anos, a ocorrência de *Haemophilus influenzae* deve ser considerada, principalmente na vigência de meningite concomitante, sendo a escolha feita entre ampicilina e cefalosporinas de terceira geração (cefotaxima, ceftriaxona). Nos adolescentes e adultos, a etiologia gonocócica deve ser lembrada e o tratamento deve incluir uma penicilina ou cefalosporinas de terceira geração. De maneira geral, a etiologia estafilocócica predomina em todas as faixas etárias, sendo o uso da oxacilina amplamente indicado[3].

Em casos particulares em que os bacilos Gram negativos possam estar envolvidos (anemia falciforme, neoplasias, uso de drogas injetáveis, imunodeprimidos e idosos), sempre deve ser avaliada a utilização de aminoglicosídeos ou cefalosporinas de terceira geração.

Essas opções terapêuticas estão indicadas nas infecções adquiridas na comunidade, pois na maioria das vezes os microrganismos intra-hospitalares são resistentes a esses antimicrobianos. Os serviços de controle de infecção hospitalar possuem dados relativos à flora microbiana do hospital em questão, bem como sobre a sensibilidade aos antimicrobianos, devendo ser consultados em tais situações para avaliação da necessidade do uso de antimicrobianos de amplo espectro. Drogas como vancomicina, teicoplanina, cefalosporinas de terceira geração com ação antipseudomonas, cefalosporinas de quarta geração e carbapenêmicos, entre outras, podem compor o esquema terapêutico.

A artrite fúngica, embora possa ocorrer em indivíduos imunocompetentes, é uma doença essencialmente relacionada a condições de imunossupressão. Nos indivíduos imunocompetentes, os agentes mais comuns são fungos endêmicos, como *Sporothrix schenckii*, *Paracoccidioides brasiliensis* e *Blastomyces dermatitidis*. Nos pacientes imunossuprimidos, a espécie mais frequentemente isolado é a *Candida albicans*, porém outras espécies de *Candida* também podem estar envolvidas[9].

O tratamento da pioartrite por *Candida albicans* deve ser feito com fluconazol 400 mg ao dia por seis semanas. Outras espécies de *Candida* têm sensibilidade reduzida ao fluconazol e necessitam de avaliação especializada do infectologista. Outros antifúngicos que podem ser usados no tratamento da artrite fúngica são:

- Anfotericina B desoxicolato – 0,5 a 1 mg/kg/d, EV diário;
- Anfotericina B lipídica – 3 a 5 mg/kg/d, EV diário;
- Caspofungina – dose de ataque de 70 mg, seguido de 50 mg EV diário;
- Anidulafungina – dose de ataque de 200 mg, seguido de 100 mg EV diário;
- Micafungina – 100 mg EV diário.

No acometimento articular por *Mycobacterium tuberculosis*, o tratamento preconizado é o mesmo utilizado para os pacientes com tuberculose pulmonar, com ou sem imunossupressão associada: rifampicina, isoniazida, pirazinamida e etambutol por dois meses, seguidos de rifampicina e isoniazida por mais quatro meses, completando seis meses de tratamento total[6].

No acometimento articular por outras espécies de micobactérias, o tratamento varia de acordo com a espécie, geralmente sensíveis a amicacina, tigeciclina, macrolídeos, ciprofloxacino, doxiciclina e carbapenêmicos. Os testes de sensibilidade são de difícil interpretação pela falta de padronização, mas devem ser sempre realizados.

Por ser considerada infecção com grande potencial de disseminação e de gerar sequelas graves, é aconselhável a terapêutica parenteral por no mínimo duas semanas. O tempo total de tratamento varia de quatro a seis semanas, podendo ser concluído com antimicrobianos de uso oral.

Para que a terapêutica seja modificada para via oral, é necessário que tenha havido boa resposta clínica e laboratorial ao tratamento inicial e que o agente etiológico isolado tenha sensibilidade comprovada por antibiograma aos antimicrobianos de uso oral.

Tratamento ortopédico

O objetivo do tratamento inclui a esterilização da articulação, sua descompressão, remoção de todo o tecido necrótico e corpos estranhos, eliminação do tecido de granulação (*pannus*) que se deposita e, por fim, a reabilitação funcional.

A agressividade do tratamento depende em parte do microrganismo causador e das condições gerais do paciente. Porém, como regra, toda pioartrite deve ser drenada cirurgicamente.

Em relação ao método de tratamento, alguns autores defendem, para o tratamento das piortrites, o uso das artrocenteses com lavagem articular de repetição com agulhas de grosso calibre, principalmente em adultos e em casos em que o líquido obtido é serossanguinolento e não purulento. E apontam como vantagem que o método diminui o tempo de hospitalização, descarta a necessidade de anestesia e não apresenta problemas relacionados à ferida operatória. Porém, é um método bastante combatido por outros autores que demonstram altos índices de falha (31%), além de ser traumático e dificultoso em crianças e, o mais importante, não possibilita debelar lojas purulentas e aderências[13].

A drenagem com o uso da artrotomia é um método consagrado, porém tem sido substituído pela limpeza articular por via artroscópica nos grandes centros hospitalares. A via artroscópica permite a inspeção de todos os compartimentos do joelho, realização de boa descompressão com lavagem e desbridamento da articulação, desfazendo lojas e septos melhor que a artrotomia, com a vantagem de apresentar menor morbidade e reduzir acentuadamente a permanência no hospital. Além disso, pode ser utilizada para eventual biópsia ou, se necessário, sinovectomia.

A imobilização prolongada tem efeito deletério nas articulações sinoviais, podendo causar rigidez articular, atrofia muscular, osteoporose de desuso e artrite degenerativa tardia. Para o joelho, a movimentação ativa precoce ou, se possível, o uso de CPM (*continuous passive motion*) previne as aderências e a formação de tecido de granulação (*pannus*), melhora a nutrição da cartilagem por melhor difundir o líquido sinovial e estimula os condrócitos a sintetizarem a matriz. O joelho, por ser uma articulação de carga, deve ser protegido pelo uso de muletas na fase reparativa, até que tenha boa força muscular e função normal. Pode ser usada órtese noturna para evitar deformidade em flexão.

Complicações

A pioartrite passou a ter prognóstico mais favorável com o advento da antibioticoterapia, porém muitos casos ainda evoluem com sequelas. Deve-se salientar a necessidade de um diagnóstico precoce, associado à remoção urgente do líquido purulento e ao uso adequado de antimicrobianos para prevenir danos à articulação. Porém, algumas situações estão associadas com pior prognóstico na evolução da pioartrite, como[1]:

- Virulência do agente etiológico: sabe-se que o *Staphylococcus aureus* possui grande capacidade de aderência e destruição da cartilagem articular, o que muitas vezes dificulta o tratamento medicamentoso;

- Diagnóstico tardio: persistência do processo infeccioso articular sem abordagem terapêutica;
- Hemoculturas positivas;
- Persistência de culturas positivas do líquido sinovial ao longo do tratamento.

Entre as complicações mais frequentes, podem ser encontrados graus variáveis de déficit do movimento articular, deformidades em varo, valgo ou *recurvatum*, aparecimento de abscessos, osteomielite crônica, sepse grave e até mesmo óbito.

Referências bibliográficas

1. Ohl CA, Forster D. Infectious Arthritis of Native Joints. In: Bennett JE, Dolin R, Blaser MJ, editors. Principles and Practice of Infectious Diseases. Philadelphia, PA: Elsevier; 2015. p. 1302-17.
2. Goldenberg DL. Septic arthritis. Lancet. 1998;351(9097):197-202.
3. Sharff KA, Richards EP, Townes JM. Clinical management of septic arthritis. Curr Rheumatol Rep. 2013;15(6):332.
4. Mathews CJ, Weston VC, Jones A, Field M, Coakley G. Bacterial septic arthritis in adults. Lancet. 2010;375(9717):846-55.
5. Arnold JC, Bradley JS. Osteoarticular infections in children. Infect Dis Clin North Am. 2015;29(3):557-74.
6. Malaviya AN, Kotwal PP. Arthritis associated with tuberculosis. Best Pract Res Clin Rheumatol. 2003;17(2):319-43.
7. Marks M, Marks JL. Viral arthritis. Clin Med (Lond). 2016;16(2):129-34.
8. Bauer T, Boisrenoult P, Jenny JY. Post-arthroscopy septic arthritis: current data and practical recommendations. Orthop Traumatol Surg Res. 2015;101(8 Suppl):S347-50.
9. Silveira LH, Cuéllar ML, Citera G, Cabrera GE, Scopelitis E, Espinoza LR. Candida arthritis. Rheum Dis Clin North Am. 1993;19(2):427-37.
10. Wang DA, Tambyah PA. Septic arthritis in immunocompetent and immunosuppressed hosts. Best Pract Res Clin Rheumatol. 2015;29(2):275-89.
11. Rice PA. Gonococcal arthritis (disseminated gonococcal infection). Infect Dis Clin North Am. 2005;19(4):853-61.
12. Carvalho VC. Antibioticoterapia – Pioartrites. In: Lima ALLM, Oliveira PRD, Carvalho VC, editores. Infecções ortopédicas – Abordagem multidisciplinar. São Paulo: Atheneu; 2013. p. 117-20.
13. Dodwell ER. Osteomyelitis and septic arthritis in children: current concepts. Curr Opin Pediatr. 2013;25(1):58-63.

31

EXPOSIÇÃO OCUPACIONAL DE PROFISSIONAIS DA ÁREA DE SAÚDE

Alcyone Artioli Machado

Introdução

O trabalho constitui importante atividade do ser humano, trazendo ganhos do ponto de vista pessoal e emocional, porém não é isento de riscos.

Na atividade da área da saúde, há exposição a uma série de riscos, como os físicos, químicos, biológicos, psicossociais, ergonômicos, mecânicos e de acidentes. Os riscos biológicos são os principais geradores de periculosidade e insalubridade a esses trabalhadores, uma vez que, por meio do contato com fluidos corpóreos de seus clientes, em especial sangue, pode haver a aquisição de doenças transmitidas por microrganismos patogênicos, por vezes letais.

Grande variedade de patógenos pode ser responsável pela contaminação de trabalhadores da área da saúde, tendo sido descritos casos de infecção ocupacional com 60 diferentes agentes infecciosos após exposição a sangue e outros materiais biológicos: 26 diferentes vírus, 18 bactérias/rickettsias, 13 protozoários e 3 fungos.

Nas infecções de curta duração, que cursam com baixos níveis do agente infeccioso na circulação sanguínea e nas quais há contenção da infecção pelo sistema imunológico, a possibilidade de contaminação do trabalhador acidentado durante o curto período de circulação sanguínea é improvável, e essas doenças não são normalmente consideradas de transmissão sanguínea. Outras infecções cursam com a presença contínua ou intermitente de partícula infecciosa na corrente sanguínea, oferecendo risco contínuo de transmissão. Assim, os riscos associados à transmissão viral têm papel preponderante nas doenças ocupacionais.

O risco de adquirir um agente infeccioso por meio de um acidente ocupacional é dependente de uma série de fatores, desde a fase evolutiva da infecção no paciente-fonte, tipo de cepa que ele possua, até em que circunstâncias o acidente ocorreu, se foi em pele lesada ou não, em mucosa, se ocorreu com objetos cortantes e/ou perfurantes e se havia o uso de barreiras protetoras.

Dentre os fluidos corporais, tem-se reconhecido o sangue como o mais importante veículo de transmissão ocupacional do vírus da hepatite B (VHB), do vírus da hepatite C (VHC) e, em especial, do vírus da imunodeficiência humana (HIV), entre outros. Assim, abordaremos neste texto apenas o risco de contaminação pelo HIV, VHB, VHC e respectivas medidas profiláticas e de prevenção.

Epidemiologia

As infecções de transmissão sanguínea causadas por vírus são reconhecidas, de longa data, como os principais riscos para os trabalhadores da área da saúde expostos a sangue e outros materiais biológicos. Porém, somente após a descoberta do HIV tipo 1 e o conhecimento do seu principal modo de transmissão, é que os acidentes ocupacionais com material biológico potencialmente contaminado passaram a ser tratados como problema de saúde pública.

Durante os cuidados dispensados aos pacientes infectados, os trabalhadores da área da saúde entram em contato com diferentes fluidos corporais e, em especial, com o sangue, principal fluido infectante para o HIV, VHB e VHC, entre outros agentes. O acidente com perfurocortantes é considerado como de maior risco para aquisição do HIV, VHB e VHC, porém o contato de fluidos contaminados com mucosas ou pele não íntegra também oferece risco de aquisição desses patógenos em menor grau.

A preocupação dos trabalhadores da área da saúde com os riscos ocupacionais associados à exposição a sangue e fluidos biológicos, bem como com a transmissão cruzada de doenças infecciosas veiculadas por eles, culminou com a publicação das precauções universais pelos *Centers for Disease Control and Prevention* (CDCs), em 1987, que estabeleciam padrões básicos de biossegurança para o desempenho das atividades de cuidado à saúde, destacando o risco de contaminação por quaisquer fluidos corporais, com ênfase para o sangue, devendo tais medidas ser aplicadas a todos os pacientes.

Reconhecendo que os fluidos corporais poderiam conter sangue não visível macroscopicamente e que, em algumas situações, levar as agulhas sem reencapá-las até as caixas de descarte poderia aumentar o risco de acidentes, os CDCs reformularam e atualizaram as precauções universais, as quais passaram a ser denominadas precauções-padrão e continuam válidas até o presente momento. Elas incluem recomendações sobre uso de equipamentos de proteção individual (EPIs), lavagem de mãos, manuseio e descarte de perfurocortantes, limpeza, desinfecção e esterilização dos equipamentos utilizados no paciente, controle ambiental e procedimentos quanto a rouparia e lavanderia. Essas medidas diminuiriam a possibilidade da infecção, porém não a eliminaram, sendo necessárias a padronização de condutas no tratamento de material contaminado e medidas profiláticas pós-exposição, que, se aplicadas em tempo hábil e de maneira eficaz, reduzem o risco de infecção ocupacional. Todo trabalhador da área da saúde deveria se proteger previamente, com barreiras adequadas, quando da manipulação de qualquer fluido corporal. Apesar dessas normas, muitos trabalhadores não as utilizam, sob diferentes pretextos. Estima-se que cerca de 20% a 37% dos acidentes ocupacionais com material potencialmente contaminado poderiam ser evitados se as vítimas tivessem observado as precauções-padrão.

O estudo sistemático da ocorrência de exposições ocupacionais a materiais potencialmente infectantes é de extrema importância para a adoção de medidas efetivas para o controle das doenças que acometem os profissionais da saúde, bem como o seguimento clínico e laboratorial daqueles potencialmente infectados, visando identificar precocemente a infecção e tratá-la quando indicado. Independentemente do nível de complexidade em que os profissionais da saúde estejam envolvidos, a instituição de medidas preventivas e de biossegurança tornou-se obrigatória.

É sabido que a frequência de acidentes com exposição ao sangue em profissionais da saúde varia de acordo com a ocupação, os procedimentos realizados e as medidas preventivas efetuadas.

Virtualmente, qualquer categoria profissional pode estar sob risco. Além disso, visitantes e outros profissionais que estejam ocasionalmente nos serviços de saúde também podem sofrer exposições a material biológico. O número de contatos com sangue, incluindo exposições percutâneas e mucocutâneas, varia conforme as diferentes categorias profissionais, as atividades realizadas pelo profissional e os setores de atuação dentro dos serviços de saúde. Alguns trabalhos têm sido conduzidos no sentido de verificar quais as categorias profissionais são mais expostas ao risco de acidentes durante o exercício de suas funções. Trabalhadores da área cirúrgica, paramédicos e profissionais de setores de atendimento de emergência são descritos como profissionais de alto risco de exposição a material biológico. Os riscos de exposição entre médicos variam conforme as diferentes especialidades. Conforme as estatísticas observadas, a equipe de enfermagem é uma das principais categorias sujeitas a exposições a material biológico. Esse número elevado de exposições relaciona-se com o fato de o grupo ser o maior nos serviços de saúde e ter mais contato direto na assistência aos pacientes e também ao tipo e à frequência de procedimentos realizados por seus profissionais.

Deve ser lembrado que o potencial contagiante de um paciente é máximo quando da primoinfecção, e nesse período pode não haver quaisquer sintomas e/ou sinais ou informação sorológica detectáveis.

Somente a partir do ano de 1998 é que no Brasil a transmissão ocupacional do HIV, como categoria de exposição específica, foi incluída na ficha de notificação de casos de aids.

Em 2005, foi inserida na legislação brasileira a Norma Regulamentadora 32 – Segurança e Saúde no Trabalho em Serviços de Saúde (NR-32), atendendo às várias solicitações das entidades que representam as diversas categorias de trabalhadores da saúde. A NR-32 é considerada de extrema importância no cenário brasileiro, uma vez que até então não havia legislação federal específica abordando questões de segurança e saúde no trabalho no setor da saúde. As leis existentes estavam reunidas em outras normas e resoluções, que não foram construídas especificamente para tal finalidade. Em seu artigo 32.1.1, ela estabelece que: "Esta Norma Regulamentadora – NR tem por finalidade estabelecer as diretrizes básicas para a implementação de medidas de proteção à segurança e à saúde dos trabalhadores dos serviços de saúde, bem como daqueles que exercem atividades de promoção e assistência à saúde em geral". E no artigo 32.1.2: "Para fins de aplicação desta NR entende-se por serviços de saúde qualquer edificação destinada à prestação de assistência à saúde da população, e todas as ações de promoção, recuperação, assistência, pesquisa e ensino em saúde em qualquer nível de complexidade".

A NR-32 trouxe grandes avanços, em especial a aquisição de dispositivos de segurança pelos estabelecimentos de saúde com a consequente diminuição de acidentes perfurocortantes.

Risco para aquisição ocupacional do vírus da imunodeficiência humana

A possibilidade de transmissão do HIV por meio de acidente ocupacional com material potencialmente contaminado teve profundo impacto sobre a rotina dos trabalhadores nos meios de assistência à saúde e hoje constitui um grave problema de saúde pública.

Desde o primeiro caso documentado, em 1984, de infecção pelo HIV após acidente ocupacional, vários outros casos de soroconversão no contexto da exposição ocupacional a sangue foram reportados aos CDCs, e em 1995 foi publicado o primeiro estudo mostrando a diminuição do risco de transmissão com o uso de zidovudina (AZT). Com base nesse estudo, o Serviço de Saúde Pública dos Estados Unidos recomenda, desde 1996, o uso de antirretrovirais (ARVs) como profilaxia, dependendo da situação e conforme o tipo de exposição.

Em estudos prospectivos com profissionais da saúde, determinou-se que o risco de contaminação com HIV, após exposição percutânea a material biológico contendo sangue, é de 0,3% (95% de intervalo de confiança, 0,2 a 0,5) e após a exposição de membrana mucosa é de 0,09% (95% de intervalo de confiança, 0,006 a 0,5). Apesar de a transmissão através de pele intacta já ter sido documentada, estima-se que tal risco é menor que o da exposição das membranas mucosas, bem como o risco de transmissão via fluidos ou tecidos que não o sangue contaminado.

Apesar de o risco de adquirir o HIV por acidente ocupacional não ser elevado, ele não é desprezível. O panorama mundial dos casos de infecção pelo HIV entre os profissionais da saúde é de 356 casos, 107 deles documentados e 249 considerados como de possível transmissão ocupacional. Entre os casos documentados, a grande maioria ocorreu nos Estados Unidos, sendo 58 documentados e 150 possíveis. Na Europa, há 35 casos documentados e 85 possíveis e no resto do mundo, 14 casos documentados e 14 possíveis. O primeiro caso de aids ocupacional relatado no Brasil ocorreu em 1994, com uma auxiliar de enfermagem, sendo reconhecido pelo Ministério do Trabalho do Brasil conforme ofício nº 141/99 da Secretaria de Estado da Saúde de São Paulo. Atualmente foram descritos dois outros casos de infecção pelo HIV ocupacionais no Brasil.

Diversos fatores relacionam-se à maior probabilidade de transmissão. São eles: material com sangue visível do paciente-fonte; procedimento que envolve material diretamente introduzido em veia ou artéria do paciente-fonte; ferimento profundo; paciente-fonte que morre após dois meses da exposição (refletindo provavelmente maior carga viral ou outros fatores como cepas indutoras de sincício do HIV).

Cabe lembrar que é possível a transmissão do HIV mesmo de indivíduos com carga viral indetectável, visto que a pesquisa da carga viral detecta somente vírus livres no plasma e há células com infecção latente que podem transmitir a infecção.

Estudo demonstrou que acidentes profundos e com maior quantidade de sangue oferecem mais risco que a magnitude da carga viral em si.

Medidas profiláticas

As medidas específicas para a profilaxia da aquisição do HIV incluem a recomendação de quimioprofilaxia com ARVs pós-exposição ocupacional. A indicação do uso de ARVs deve ser baseada em avaliação criteriosa acerca do risco de transmissão do HIV, considerando as circunstâncias e o tipo de acidente, o esperado benefício e eventuais efeitos colaterais da medicação instituída e que a cepa infectante seja suscetível ao regime terapêutico utilizado.

Os benefícios da profilaxia pós-exposição (PEP) são inferidos por evidências indiretas, seja por estudos em animais demonstrando que o uso de ARVs como PEP nesses modelos, durante 28 dias, pode prevenir a infecção pelo vírus da imunodeficiência símia (SIV), seja por meio de estudos clínicos de transmissão perinatal do HIV em que se usou profilaxia com ARVs. Embora os dados sejam encorajadores, é claro que, mesmo que haja benefício com o tratamento pós-exposição, a proteção não é absoluta, sendo reportados casos de soroconversão, embora tenha havido o uso de PEP. Vários fatores podem ter contribuído para a falha do tratamento, desde falta de eficácia da medicação ARV até provável resistência do vírus às drogas, assim como o inadequado uso dos ARVs pelo profissional (por efeitos colaterais ou falha nas doses e/ou horários).

No atendimento inicial após a exposição ao HIV, faz-se a avaliação do risco da exposição quanto ao tipo de material biológico envolvido, tipo da exposição, tempo transcorrido entre a exposição e o atendimento, condição sorológica para o HIV da pessoa exposta e da pessoa-fonte. Assim, a partir da avaliação desses critérios objetivos, será possível definir se há ou não indicação de PEP.

Outro fator importante a ser avaliado é o tipo de material envolvido na exposição. Assim, há materiais de alto risco como sangue e aqueles em que o sangue estiver presente, além de sêmen e fluidos vaginais. Líquidos de serosas (peritoneal, pleural, pericárdico), líquido amniótico, liquor e líquido articular são considerados potencialmente infectantes.

Suor, lágrima, fezes, urina, vômitos, secreções nasais, saliva (exceto em ambientes odontológicos) são considerados sem risco para a transmissão do HIV, desde que não haja presença de sangue. Caso haja sangue, eles passam a ser potencialmente infectantes, e o uso da PEP pode ser necessário.

Exposições com risco de transmissão do HIV são as percutâneas, que seriam, por exemplo, as causadas por agulhas ou outros instrumentos perfurantes e/ou cortantes; aquelas envolvendo membranas mucosas, como a exposição sexual; respingos em olhos, nariz e boca; as cutâneas envolvendo pele não íntegra e as mordeduras com presença de sangue, devendo-se nesse caso avaliar o risco tanto para o indivíduo que sofreu a lesão quanto para aquele que a provocou.

Agulhas de sutura não são consideradas fontes de infecção, mas infecção ocupacional pelo HIV tem sido reportada em cirurgiões. Exposição de pele intacta a sangue contaminado não tem sido identificada como risco para transmissão do HIV. Risco associado à mordida não é quantificado, mas a vítima e aquele que a causou devem ser avaliados para a possibilidade de infecção. O risco nesses casos é extremamente baixo, a não ser que haja sangue na saliva de quem causou a mordida. O acidente pode ser considerado como exposição de mucosa se houver picada ou furo causados pela mordida.

Deve ser lembrado que a exposição ao HIV é uma emergência médica, portanto a PEP deve ser iniciada o mais precocemente possível, idealmente nas primeiras 2 horas após a exposição. A eficácia da terapia aumenta quanto mais precocemente ela for iniciada. Os casos em que o atendimento se der após 72 horas da ocorrência do acidente devem ser avaliados, pois muitas vezes o início da PEP não está indicado devido à grande queda da eficácia *versus* os efeitos colaterais da medicação. Porém, estão indicados nesses casos o acompanhamento clínico e sorológico e, claro, a prevenção de outras infecções.

A avaliação do *status* sorológico da pessoa exposta deve sempre ser realizada em situações de exposições consideradas de risco. Além disso, o *status* da pessoa-fonte, sempre que possível, deve ser conhecido.

A PEP não está indicada quando o indivíduo exposto já se encontra infectado pelo HIV (infecção prévia a exposição) ou quando a infecção pelo HIV pode ser descartada no indivíduo-fonte.

Deve-se, inicialmente, realizar a investigação do diagnóstico para o HIV da **pessoa exposta** (ver fluxograma em: http://www.aids.gov.br.

Caso seja positivo, **a PEP não está indicada**. Nesses casos, a infecção pelo HIV ocorreu antes da exposição e a pessoa deve ser encaminhada para acompanhamento clínico e início da terapia antirretroviral. Se negativo, deve-se avaliar o *status* da pessoa-fonte quanto à infecção pelo HIV, quando possível. Na impossibilidade de realização do diagnóstico imediato da infecção pelo HIV na pessoa exposta, avaliar o *status* da pessoa-fonte quanto à infecção pelo HIV, quando possível.

Em relação ao *status* da **pessoa-fonte** quanto à infecção pelo HIV, caso seja negativo, **a PEP não está indicada**. A profilaxia poderá ser indicada quando a pessoa-fonte tiver história de exposição de risco nos últimos 30 dias, devido à possibilidade de resultados falso-negativos de testes imunológicos de diagnóstico (rápidos ou laboratoriais) durante o período de janela imunológica. No caso de utilização de testes de fluido oral, considerar a janela imunológica de 90 dias.

A PEP está indicada em situações que envolvam acidentes com paciente-fonte com sorologia anti-HIV desconhecida ou paciente-fonte desconhecido (material encontrado no lixo, em áreas de expurgo ou outros), levando em consideração a origem do material (áreas de risco como serviços de emergência, centro cirúrgico, diálise, entre outros), desde que avaliada a possibilidade de risco ao HIV.

Quando o *status* do paciente-fonte for positivo, **a PEP está indicada** para a pessoa exposta.

É importante que todo e qualquer resultado da investigação diagnóstica seja sempre comunicado à pessoa que foi testada. Em caso de diagnóstico de infecção pelo HIV na pessoa-fonte, ela deverá ser encaminhada para seguimento clínico.

A pessoa acidentada pode recusar a PEP ou outros procedimentos indicados após a exposição (por exemplo, coleta de exames sorológicos e laboratoriais). Nesse caso, deve-se proceder ao registro em prontuário, documentando a recusa e explicitando que foram realizadas as devidas informações sobre os riscos da exposição e os benefícios das intervenções.

Mesmo que a pessoa chegue ao serviço depois de 72 horas da exposição, caso o *status* da fonte seja positivo ou desconhecido, recomendam-se a realização da investigação inicial do *status* sorológico e o acompanhamento sorológico pós-exposição.

O intervalo entre o começo da viremia e a detecção de anticorpos contra o HIV, com o uso dos rotineiros testes imunoenzimáticos (ELISA) para HIV existentes, é no máximo de alguns dias. Assim, se o resultado do teste para HIV do paciente-fonte for negativo, supõe-se que o risco de transmissão seja zero, a menos que o paciente tenha fatores de risco para infecção pelo HIV ou os achados clínicos sejam compatíveis com infecção aguda como febre, faringite, linfoadenopatia, lesões maculopapulares e indisposição.

Deve-se realizar o mais próximo possível do momento da exposição a investigação diagnóstica para infecção pelo HIV, tanto na pessoa exposta quanto na pessoa-fonte, uma vez que a PEP, se indicada, deve ser iniciada preferencialmente nas primeiras 2 horas após a exposição, quando a eficácia é maior. Assim, o uso de testes rápidos para o diagnóstico da infecção pelo HIV na avaliação da indicação de PEP é fundamental. O Teste Rápido (TR) é um dispositivo de teste de uso único que não depende de infraestrutura laboratorial e que produz resultado em tempo igual ou inferior a 30 minutos. Esses testes são recomendados primariamente para testagens presenciais. Podem ser realizados com fluido crevicular gengival G – mais conhecido como fluido oral (FO) – soro, plasma ou sangue total (o que permite o uso de amostras obtidas por punção digital). Pelo *site* www.telelab.aids.gov.br, pode-se realizar o curso de capacitação para realização dos TRs. Os TRs podem ser usados para pesquisar antígenos ou anticorpos contra os agentes infecciosos para os quais foram projetados. Caso o teste se destine à pesquisa de anticorpos, haverá antígenos (geralmente proteínas sintéticas) imobilizados na membrana de nitrocelulose para a captura dos anticorpos presentes na amostra. Caso a pesquisa seja para antígenos, haverá anticorpos imobilizados para a captura dos antígenos presentes na amostra.

Para avaliação da presença de HIV, deve-se realizar a testagem inicialmente com um teste rápido de triagem (TR1). Caso o resultado seja não reagente, o diagnóstico estará definido como negativo. Caso seja reagente, deverá ser realizado um segundo teste rápido (TR2). Caso esse também seja reagente, o diagnóstico estará definido como positivo.

A amostra com resultados discordantes entre TR1 e TR2 não terá seu resultado definido. Nesse caso, deve-se repetir o fluxograma; persistindo a discordância entre os resultados, uma amostra deverá ser coletada por punção venosa e encaminhada para ser testada em laboratório.

Os testes rápidos são interessantes na medida em que minimizam o uso de ARV e a consequente exposição aos seus efeitos colaterais e diminuem a ansiedade do profissional de saúde em se imaginar contaminado até o resultado final do ELISA. Os testes rápidos não são definitivos para o diagnóstico da infecção no paciente-fonte, devendo o resultado final ser fornecido apenas após a realização do teste anti-HIV (ELISA).

O Ministério da Saúde preconiza como esquema preferencial para PEP o uso de tenofovir (TDF) + lamivudina (3TC) + atazanavir/ritonavir (ATV/r). A duração da PEP é de 28 dias. Essa escolha baseia-se em melhor adesão por parte da pessoa acidentada e melhor tolerabilidade.

O ATV/r foi escolhido para compor o esquema de PEP por poder ser dado em dose única diária, o que melhora a adesão e, em consequência, sua eficácia. Contudo, faz-se necessária orientação para o indivíduo exposto sobre a possibilidade de icterícia, de curso benigno, que ocorre em cerca de 4% dos indivíduos, para que o acidentado não interrompa a PEP por causa desse evento adverso. Outro fator a ser lembrado é o uso de medicações que interfiram na acidez gástrica. No caso de uso dos inibidores da bomba de prótons (por exemplo, omeprazol), o uso do atazanavir/r está contraindicado. Já no caso de uso concomitante com antagonista de receptores de H2 (ranitidina), é esperada redução da concentração plasmática do atazanavir/r. Assim, para minimizar esse efeito, o atazanavir/r e os antagonistas de receptores de H2 devem ser administrados com o maior intervalo possível, de preferência 12 horas.

Para a estruturação de esquemas alternativos sem o ATV/r, recomenda-se como terceira droga o lopinavir/r (LPV/r) ou zidovudina (AZT). Os esquemas incluindo LPV/r têm como principal desvantagem maior número de comprimidos e maior dosagem de ritonavir.

O tenofovir é bem tolerado, porém está associado à toxicidade renal, especialmente em pessoas com doenças renais preexistentes ou com fatores de risco. Dado que na PEP a exposição ao medicamento é de 28 dias, é suficiente o monitoramento da função renal.

Existe também a preocupação com o risco potencial de exacerbação (*flares* hepáticos) entre pessoas infectadas pelo VHB quando os esquemas de PEP com TDF são finalizados. Tal risco é pouco conhecido, mas a avaliação do *status* sorológico de VHB não deve ser uma pré-condição para o oferecimento de PEP com o TDF. Assim, recomenda-se que pessoas coinfectadas pelo VHB iniciem a PEP e sejam encaminhadas para serviços de referência.

Nos casos em que o TDF não é tolerado ou é contraindicado, a combinação de zidovudina (AZT) + lamivudina (3TC) pode ser usada como alternativa.

A maioria dos efeitos colaterais provocados pelas medicações instituídas na PEP é de fácil manejo, não sendo necessária a interrupção da profilaxia, bastando a utilização de medicações sintomáticas (antieméticos ou antidiarreicos, por exemplo). Eventualmente podem ocorrer reações alérgicas, as quais devem ser avaliadas com cuidado, pois por vezes há necessidade de suspensão com substituição dos ARVs em uso.

Como esquemas alternativos para a PEP, o Ministério da Saúde sugere AZT, 3TC e ATV/r, quando o TDF estiver contraindicado, e o uso de esquema contendo TDF + 3TC + LPV/r ou TDF + 3TC + AZT, quando o ATV/r estiver contraindicado.

Em caso de exposição a pacientes em uso de ARVs, é importante averiguar, pelo histórico, a possibilidade de cepas virais resistentes. Dados de fenotipagem e genotipagem são raramente disponíveis em tempo hábil para guiar a decisão da terapia profilática. Caso o paciente-fonte possua genotipagem recente (12 meses), ela pode ser utilizada na avaliação do esquema a ser instituído para o profissional acidentado, incluindo ao menos duas drogas às quais o vírus seja suscetível. Se a informação não for disponível, pode-se, em último caso, instituir para o profissional acidentado a terapia que o paciente-fonte estiver usando no momento.

É importante ressaltar que, embora poucos estudos tenham sido conduzidos no sentido de avaliar a adesão e o seguimento proposto para profilaxia ARV após exposição acidental, pelo profissional de saúde, tem sido mostrado que a adesão é geralmente baixa. Talvez isso se deva ao fato de que, após o pânico inicial gerado no momento de o acidente ser superado, abre-se caminho para uma nova construção dos sentimentos anteriores ao acidente. Nesse sentido, é importante que o profissional entenda a necessidade do uso correto dos ARVs, e por vezes retornos curtos e acompanhamento psicológico se fazem necessários. Algumas estratégias no sentido de melhora da adesão podem ser instituídas como telefonemas e/ou mensagens SMS lembrando do seguimento.

Nenhum dos ARVs recomendados no esquema preferencial (TDF, 3TC, ATV/r) é contraindicado em gestantes.

As mulheres que estejam amamentando devem ser esclarecidas sobre os riscos potenciais de transmissão do HIV pelo leite materno. Em tais situações, deve-se orientá-las para a interrupção da amamentação.

Em situações de exposições ao HIV, devem-se considerar potenciais exposições a outros agentes infecciosos, como patógenos de transmissão sexual e sanguínea (vírus das hepatites B e C) e de transmissão sexual (*Treponema pallidum*, *Neisseria gonorrhoeae* e *Chlamydia trachomatis*).

Risco para aquisição ocupacional do vírus da hepatite B

Não é somente o HIV que pode ser transmitido quando da ocorrência de um acidente ocupacional com risco biológico. Entre os diferentes agentes, o VHB ocupa um lugar de destaque, uma vez que é 100 vezes mais transmissível que o HIV, sendo o único prevenível por meio da vacinação. A probabilidade de infecção pelo VHB após exposição percutânea pode atingir até 40% em exposições em que o paciente-fonte apresente sorologia HBsAg reativa. O VHB sobrevive no sangue seco à temperatura ambiente, em superfícies ambientais, por pelo menos uma semana. O contato direto de mucosas e pele não íntegra pode transmitir o vírus.

No Brasil, a vacina para hepatite B é recomendada para todo profissional da saúde. É uma vacina extremamente eficaz, havendo 90% a 95% de resposta vacinal em adultos imunocompetentes, e não apresenta toxicidade, tendo como possíveis redutores da eficácia o aumento da idade, a obesidade, o sexo masculino e o hábito de fumar. Os efeitos colaterais são raros, na grande maioria das vezes dor discreta no local da aplicação, febre e, excepcionalmente, fenômenos alérgicos. A vacina para hepatite B deve ser aplicada em deltoide. Deve-se evitar a aplicação na região glútea, por resultar em menor imunogenicidade. A dose da vacina, em micrograma ou mililitros, varia de acordo com o fabricante. O intervalo entre as doses deverá ser de zero, um e seis meses. Profissionais que tenham interrompido o esquema após a primeira dose deverão realizar a segunda dose logo que possível e a terceira dose com intervalo de pelo menos dois meses da dose anterior. Se o profissional interrompeu o esquema após a segunda dose, deverá realizar a terceira tão logo seja possível. É recomendada a realização de teste sorológico (anti-HBsAg) após a vacinação, com um a dois meses após a última dose, e para aqueles profissionais com esquemas incompletos, com um a seis meses após a última dose, para confirmação da presença de anticorpos protetores. Gravidez e lactação não são contraindicações para a vacinação.

A questão da duração da imunidade após vacina de hepatite B foi motivo de numerosos estudos desde seu licenciamento em 1982. O declínio nos títulos do anticorpo da superfície do vírus (anti-HBsAg) ocorre e foi bem quantificado em vários trabalhos: em geral é mais rápido após 12 meses da terceira dose e depois a queda é gradual. Entre adultos vacinados, o declínio do anti-HBsAg para títulos inferiores a 10 UI/mL é de 7% a 50% após cinco anos e de 30% a 60% após 9 a 11 anos. Porém, nenhum estudo reportou casos de hepatite B entre vacinados respondedores, apesar de alguns detectarem infecção assintomática por testes sorológicos, que reverteu totalmente. Acredita-se que essa infecção clinicamente inaparente não leva à infecção persistente. Essas exposições, que podem ocorrer após a vacinação, quando o título caiu abaixo de 10 UI/mL, seriam abortadas pela excelente resposta anamnéstica observada após a reexposição. Desse modo, hoje é um consenso que, após uma série completa de vacinação, tendo apresentado resposta comprovada (título de anti-HBsAg = 10 mL/U), não é necessário repetir sorologias periódicas nem tampouco revacinação. Se o profissional não respondeu à primeira série de vacina, deve realizar uma segunda série, com chance de resposta de até 60%. Caso persista a falta de resposta, não é recomendada a revacinação e o profissional será considerado não respondedor. Nessa situação, caso o profissional venha a sofrer um acidente, com risco biológico, com fonte sabidamente positiva para VHB (HBsAg), devem ser administradas duas doses da imunoglobulina humana contra hepatite B, com intervalo de um mês entre as doses.

Em profissionais que tenham sorologia anti-HBsAg negativa muito tempo após a terceira dose do primeiro esquema, deve-se aplicar uma dose e repetir a sorologia um mês após. Caso seja a sorologia positiva, considerar o profissional vacinado; caso a sorologia seja negativa, completar o esquema com doses habituais com um mês e seis meses após a primeira dose. Realizar nova sorologia anti-HBsAg e, se continuar negativa essa nova sorologia, a pessoa será considerada não respondedora, e em caso de acidente deve-se proceder como descrito acima.

Quando de exposição percutânea ou mucosa a sangue ou material contendo sangue, com paciente-fonte sabidamente positivo para VHB (HBsAg) ou desconhecido com risco (politransfundido, com cirrose, em hemodiálise, soropositivo para HIV, usuário de droga), se o profissional for não vacinado ou com vacinação incompleta, aplica-se uma dose (0,06 mL/kg, intramuscular – IM) de imunoglobulina humana contra hepatite B e inicia-se ou completa-se a vacinação. Se o profissional é vacinado, porém não sabe sua resposta vacinal, deve-se proceder ao teste anti-HBs; havendo resposta adequada, não imunizar; sem resposta, aplicar uma dose (0,06 mL/kg, IM) de imunoglobulina humana contra hepatite B e revacinar. Se não for possível realizar o teste, indica-se uma dose de imunoglobulina e uma dose de vacina contra hepatite B.

A Tabela 31.1 especifica as situações e condutas relativas à exposição com risco para hepatite B.

Tabela 31.1. Recomendações para profilaxia de hepatite B após exposição ocupacional a material biológico*

Situações vacinal e sorológica do profissional de saúde exposto	Paciente-fonte HBsAg positivo	Paciente-fonte HBsAg negativo	Paciente-fonte HBsAg desconhecido ou não testado
Não vacinado	IGHAHB + iniciar vacinação	Iniciar vacinação	Iniciar vacinação
Com vacinação incompleta	IGHAHB + completar vacinação	Completar vacinação	Completar vacinação
Previamente vacinado			
Com resposta vacinal conhecida e adequada (≥ 10 mUI/mL)	Nenhuma medida específica	Nenhuma medida específica	Nenhuma medida específica
Sem resposta vacinal após a 1ª série (3 doses)	IGHAHB + 1ª dose da vacina contra hepatite B da nova série de 3 doses	Iniciar nova série de vacina (3 doses)	Iniciar nova série de vacina (3 doses) **
Sem resposta vacinal após 2ª série (6 doses)	IGHAHB (2x)***	Nenhuma medida específica	IGHAHB (2x)***
Resposta vacinal desconhecida	Testar o profissional de saúde: – Se resposta vacinal adequada, nenhuma medida específica – Se resposta vacinal inadequada, IGHAHB + 1a dose da vacina contra hepatite B	Testar o profissional de saúde: – Se resposta vacinal adequada, nenhuma medida específica – Se resposta vacinal inadequada, fazer segunda série de vacinação	Testar o profissional de saúde: – Se resposta vacinal adequada, nenhuma medida específica – Se resposta vacinal inadequada, fazer segunda série de vacinação**

IGHAHB: imunoglobulina humana contra hepatite B; HBsAg: antígeno de superfície do vírus da hepatite B.

* Profissionais que já tiveram hepatite B estão imunes à reinfecção e não necessitam de profilaxia pós-exposição. Tanto a vacina quanto a imunoglobulina devem ser aplicadas dentro do período de sete dias apos o acidente, idealmente nas primeiras 24 horas após o acidente.

** Uso associado de imunoglobulina hiperimune contra hepatite B está indicado se o paciente-fonte tiver alto risco para infecção pelo HBV, como: usuários de drogas injetáveis, pacientes em programas de diálise, contatos domiciliares e sexuais de portadores de HBsAg positivo, homens que fazem sexo com homens, heterossexuais com vários parceiros e relações sexuais desprotegidas, história prévia de doenças sexualmente transmissíveis, pacientes provenientes de áreas geográficas de alta endemicidade para hepatite B, pacientes provenientes de prisões e de instituições de atendimento a pacientes com deficiência mental.

*** IGHAHB (2x) = 2 doses de imunoglobulina hiperimune para hepatite B com intervalo de 1 mês entre as doses. Esta opção deve ser indicada para aqueles que já fizeram 2 séries de 3 doses da vacina, mas não apresentaram resposta vacinal, ou apresentem alergia grave à vacina.

Adaptada de: Brasil. Ministério da Saúde. Secretaria de Vigilância em Saúde. Departamento de Vigilância Epidemiológica. Hepatites virais: o Brasil está atento. 3ª ed. Brasília: Ministério da Saúde; 2008. 60p. (Série B. Textos Básicos de Saúde).

Risco para aquisição ocupacional do vírus da hepatite C

O risco para a hepatite C é da ordem de 1% a 10%. A exposição de mucosa é rara e ainda não foram identificados casos de transmissão pela pele mesmo não íntegra. Dados epidemiológicos sugerem que a contaminação ambiental com sangue não apresenta risco de transmissão, com exceção dos centros de hemodiálise. O risco de transmissão por outros fluidos não está quantificado, mas é aparentemente baixo.

Não há necessidade de restringir as atividades do profissional exposto.

Caso o paciente-fonte seja positivo para o VHC, o profissional acidentado deverá realizar seguimento clínico e sorológico por um ano. Deve-se monitorizar o nível de anticorpos para o vírus C e as enzimas hepáticas (aspartato aminotransferase, alanina aminotransferase), realizando com 45 dias, três meses, seis meses e um ano do acidente da exposição.

Como não há nenhuma medida profilática até o momento que possa ser instituída, imunoglobulinas ou vacinas, para prevenção da transmissão do VHC, e diante de algumas evidências de que o tratamento da infeção aguda com antivirais (por exemplo, interferona) poderia prevenir a evolução para doença crônica, sugere-se, principalmente nas exposições de alto risco com fonte positiva a realização da pesquisa de VHC RNA no 90° dia após a exposição. Esse exame está indicado para o diagnóstico e o tratamento precoce da infecção aguda. O tratamento da hepatite C aguda deverá ser realizado antes de 120 dias de evolução da doença. Para melhor resposta terapêutica, o profissional deverá realizar seguimento com especialista para avaliação e eventual início de terapia específica. Após 180 dias de evolução, a hepatite C é considerada crônica, e o tratamento deverá ser feito de acordo com as indicações para essa forma da doença.

Uso de testes rápidos para hepatites B e C

O Ministério da Saúde tem preconizado o uso de testes rápidos para pesquisa de VHB e/ou VHC nos casos de acidentes ocupacionais com risco biológico em profissionais da saúde. Os testes rápidos utilizados para o diagnóstico das hepatites B e C baseiam-se na tecnologia de imunocromatografia de fluxo lateral. O teste para hepatite B permite a detecção do antígeno de superfície do VHB (HBsAg) no soro, plasma ou sangue total. Para hepatite C, o teste detecta o anticorpo anti-VHC no soro, plasma ou sangue total. A sensibilidade analítica dos TR é menor que a dos imunoensaios de laboratório. O Ministério da Saúde adquire e distribui testes rápidos para as hepatites virais desde 2011 e estabelece os critérios de sensibilidade e especificidade. Sensibilidade para VHB de 99,4% e para VHC de 99,4%. Para a especificidade, tem-se 99,5% para VHB e 99,4% para VHC. (Fonte: Departamento de DST e Aids e Hepatites Virais/SVS/MS)

Condutas adicionais

Durante o período de seguimento no profissional cuja fonte do acidente tiver sido positiva para HIV e/ou VHB e/ou VHC, deve ser feita prevenção por meio do uso de preservativos nas relações sexuais, ele não deverá doar sangue, órgãos, sêmen, tecidos, fluidos biológicos nem compartilhar seringas ou agulhas. Essas medidas devem ser instituídas até a demonstração de que não houve soroconversão no período de até seis meses.

As ocorrências de acidentes devem ser notificadas por meio de cadastramento, que pode ser feito via internet, por meio do documento denominado Comunicação de Acidente de Trabalho (CAT). O preenchimento da CAT é de extrema importância e deve ser feito pelo setor de pessoal da empresa ou pelo empregador. Na falta da comunicação por parte da empresa, o próprio segurado acidentado, seus dependentes ou o médico que o atendeu podem preencher a CAT. Para cadastrar a CAT no Instituto Nacional do Seguro Social (INSS), basta que o responsável pelo preenchimento da CAT acesse a página da Previdência na internet (www.previdenciasocial.gov.br, http://www.previdenciasocial.gov.br), clique no *link* "Serviços", opção "Empresas" e, em seguida, em "Comunicação de Acidente de Trabalho - CAT" (http://www.dataprev.gov.br/servicos/cat/cat.shtm).

Comentários finais

O episódio de acidente com material biológico é sempre um evento que envolve estresse, dada a possibilidade de adquirir um vírus ou doença muitas vezes letal. O indivíduo que prestar o primeiro atendimento ao acidentado deve ter a sensibilidade de perceber isso e procurar tranquilizar o profissional. Há relatos de casos de suicídio após o acidente, e quadros psiquiátricos prévios podem ser exacerbados pelo evento.

Muitas das subnotificações são devidas à angústia de se declarar contaminado, mas, muitas vezes, é pelo não conhecimento da existência da possibilidade de tratamento.

A falta de informação, a angústia da incerteza da contaminação, o medo de ser "rotulado" de soropositivo e com isso ser excluído do meio social e/ou demitido levam o profissional de saúde a não seguir adequadamente o tratamento quando ele é prescrito.

Provavelmente, aqueles que já se acidentaram se aproximam um pouco mais do universo de representação do papel do profissional do ponto de vista do paciente, e então fica mais clara a importância desse papel para a manutenção do vínculo com a vida, principalmente nos primeiros momentos. Nesse sentido, é preciso pensar em quais as possíveis repercussões negativas do acidente, tanto no que se refere aos aspectos práticos (exames, medicamentos, profilaxias em geral) quanto a toda sua implicação psicológica e social.

As reações dos profissionais que se acidentam demonstram o impacto do acidente no ambiente familiar, não penalizando apenas o profissional, mas havendo extensão à esfera familiar, aumentando seu sofrimento.

A educação continuada, o treinamento, a mudança de prática de trabalho e o acesso a dispositivos de segurança são alguns dos aspectos que devem ser cada vez mais reforçados.

A aplicação de medidas universais e a aquisição de materiais de proteção não são suficientes para garantir a segurança. Faz-se necessária a aceitação por parte do profissional de uma estratégia preventiva, que implica notadamente uma reflexão sobre seus gestos e as causas de acidentes, ou seja, de organização satisfatória do trabalho.

Há a crença de que a pressa pode ser uma das causas de acidentes ocupacionais, contudo essa contingência parece estar associada a outras dificuldades verificadas no *setting* de trabalho, como o número insuficiente de funcionários, a negligência dos equipamentos de proteção em função do tempo, a conduta inadequada no descarte de materiais e as dificuldades do trabalho em equipe. Cabe ressaltar que o uso correto e sistemático das Precauções Universais (PU), assim como do EPI, é de suma importância para que o acidente seja evitado.

Atualmente estão disponíveis na internet várias páginas que possuem grupos de discussão ou espaço para esclarecimento de dúvidas e que oferecem também extensa literatura: http://www.riscobiologico.org, http://www.nedlestick, mednet.ucla.edu, http://www.cdc.gov/hepatitis.

Sugestão de roteiro de como proceder em caso de acidente com material biológico potencialmente contaminado

Para o profissional de saúde acidentado:

1. Mantenha a calma, pois seu acidente pode ser de baixíssimo risco, em especial se não estiver envolvido sangue ou for com pele íntegra ou usando luvas;
2. Não esprema o local ou coloque material abrasivo, não escove, pois isso poderá facilitar a penetração do material/agente que tenha entrado em contato com a pele. Lave o local com água e sabão. Se for mucosa, lave com água ou soro fisiológico em abundância;
3. Procure o serviço mais próximo do seu local de trabalho onde possa ser avaliado o tipo de acidente e o real risco. Geralmente isso pode ser feito no próprio local onde você trabalha ou na unidade básica.

Para o médico que prestará assistência ao acidentado:

1. Tranquilize o profissional. A grande maioria dos acidentes envolve risco baixo de contaminação;
2. Avalie se o profissional estava portando algum equipamento de proteção individual (luvas, óculos), se foi vacinado contra hepatite B e se sabe seu estado de imunidade;
3. Busque saber se houve paciente-fonte e se ele possuía algum risco de ser portador do HIV, VHB e/ou VHC;
4. Existindo paciente-fonte, verificar a possibilidade de colher uma amostra de sangue para dosagem de anticorpos contra o HIV, VHB e VHC. Ver as condições do paciente para as doenças provocadas por esses vírus (Está em estágio terminal? A carga viral para o HIV é alta? É politransfundido? Faz hemodiálise?);
5. Se houver teste rápido para o HIV em seu local de atendimento, proceda à realização dele no sangue do paciente-fonte enquanto você conversa com o profissional e procura saber as circunstâncias do acidente;
6. Não havendo teste rápido, o sangue do paciente-fonte deverá ser encaminhado para realização de teste imunoenzimático (ELISA);
7. Avalie as circunstâncias do acidente, se foi perfurocortante, se a pele estava íntegra ou não, se houve envolvimento com sangue ou outro fluido;
8. Colha amostras de sangue do profissional da saúde para a realização da quantificação de anticorpos contra HIV e VHC. Se o profissional não for vacinado contra hepatite B ou se for vacinado, mas não sabe seu estado de imunidade, colher também sorologia para quantificação de anticorpos contra VHB (HBsAg). Se vacinado sem resposta adequada, verificar o paciente-fonte: se positivo ou de risco, aplicar no profissional acidentado 0,06 mL/kg, via intramuscular, de imunoglobulina humana contra hepatite B e vacinar. Se o paciente-fonte for negativo ou desconhecido sem risco, revacinar o profissional. Caso o profissional saiba não ser respondedor à vacina, aplicar duas doses da imunoglobulina humana contra hepatite B, com intervalo de um mês entre elas;
9. Se as circunstâncias indicarem necessidade de medicação ARV, instituir as medicações e orientar o profissional sobre a importância de seguir a prescrição corretamente;
10. Explicar os efeitos colaterais das medicações que você prescreveu e como proceder caso ocorram;
11. Se o profissional for sabidamente não respondedor à vacina da hepatite B, disponibilizar a imunoglobulina humana específica;
12. Marcar retorno curto para avaliar os resultados dos diferentes exames solicitados para o paciente-fonte e profissional acidentado. Avaliar também nesse retorno a aceitação e efeitos colaterais da medicação;
13. Se o paciente-fonte se negar a colher exames para avaliação sorológica, mesmo após aconselhamento com informações sobre a natureza do teste, o significado dos seus resultados e as implicações para o profissional da saúde envolvido no acidente, considerar como fonte desconhecida e tratar o caso como tal;
14. Orientar o(a) profissional sobre o uso de preservativo, em qualquer tipo de sexo; não amamentar, não engravidar, não doar sangue, órgãos, tecidos, sêmen e não compartilhar seringas e agulhas durante o período de monitoramento;
15. Orientar o profissional a proceder ao preenchimento da CAT;
16. Notificar o caso ao serviço de notificação de seu município.

Bibliografia consultada

Bell DM. Occupational risk of human immunodeficiency virus infection in health care workers: an overview. Am J Med. 1997;102(Suppl 5B):9-15.

Brasil. Ministério da Saúde do Brasil. Boletim Epidemiológico AIDS. Ano IX, n. 6, p. 10- 22, 1997.

Brasil. Ministério da Saúde. Coordenação Nacional de DST/AIDS. Revisão da definição nacional de caso de AIDS em indivíduos com 13 anos de idade ou mais, para fins de vigilância epidemiológica. Brasília; 1998. 17p.

Brasil. Ministério do Trabalho e Emprego. Portaria nº 485, de 11 de novembro de 2005. Diário Oficial da União. Brasília (DF); 2005. Disponível em: http://sbbq.iq.usp.br/arquivos/seguranca/portaria485.pdf. Acesso em: 7 set. 2016.

Brasil. Ministério da Saúde. Secretaria de Vigilância em Saúde. Departamento de Vigilância Epidemiológica. Hepatites virais: o Brasil está atento. 3ª ed. Brasília: Ministério da Saúde; 2008. 60p. (Série B. Textos Básicos de Saúde)

Brasil. Ministério do Trabalho e Emprego. Cronograma previsto no item 32.2.4.16 da NR 32. Portaria nº 939, de 18 de novembro de 2008.

Brasil. Ministério do Trabalho e Emprego. Nova redação do subitem 32.2.4.16 da Norma Regulamentadora nº 32. Portaria nº 1.748, de 30 de agosto de 2011.

Brasil. Ministério da Saúde. Departamento de DST, Aids e Hepatites Virais. Protocolo Clínico e Diretrizes Terapêuticas para Profilaxia Antirretroviral Pós-Exposição de Risco à Infecção pelo HIV. (Atualizado em 23 de julho de 2015). Disponível em: http://www.aids.gov.br/sites/default/files/anexos/publicacao/2015/58167/_p_pcdt_pep_hiv_versao_para_divulgacao_23julho201_30887.pdf. Acesso em: 7 set. 2016.

Brasil. Ministério da Saúde. Secretaria de Vigilância em Saúde. Departamento de DST, Aids e Hepatites Virais. O Manual Técnico para o Diagnóstico das Hepatites Virais. Brasília: Ministério da Saúde; 2015. 68p. Disponível em: http://www.aids.gov.br/sites/default/files/anexos/publicacao/2015/58551/manual_tecnico_hv_pdf_75405.pdf. Acesso em: 14 set. 2016.

Bulhões I. Riscos do trabalho de enfermagem. 2ª ed. Rio de Janeiro: Folha Carioca; 1998. 221p.

Cardo DM, Bell DM. Bloodborne pathogen transmission in healthcare workers – risks and prevention strategies. Infect Dis Clin North Am. 1997;11(2):330-46.

Canini SRMS, Machado AA, Castro G, Gir E. Cost of needlestick injuries in a university hospital. Infect Control Hosp Epidemiol. 2000;2(21):107.

Canini SRMS, Gir E, Machado AA. Accidents with potentially hazardous biological material among workers in hospital supporting services. Rev Latino-Am Enfermagem. 2005;13(4):496-500.

Centers for Disease Control (CDC). Update: human immunodeficiency virus infections in health-care workers exposed to blood of infected patients. MMWR Morb Mortal Wkly Rep. 1987;36(19):285-9.

Centers for Disease Control (CDC). Recommendations for prevention of HIV transmission in health-care settings. MMWR Suppl. 1987;36(2):1S-18S.

Centers for Disease Control (CDC). Update: universal precautions for prevention of transmission of human immunodeficiency virus, hepatitis B virus, and other bloodborne pathogens in health-care settings. MMWR Morb Mortal Wkly Rep. 1988;37(24):377-82, 387-8.

Centers for Disease Control and Prevention (CDC). Case-control study of HIV seroconversion in health-care workers after percutaneous exposure to HIV-infected blood – France, United Kingdom, and United States, January 1988-August 1994. MMWR Morb Mortal Wkly Rep. 1995;44(50):929-33.

Joyce MP, Kuhar D, Brooks JT. Centers for Diseases Control and Prevention (CDC). Notes from the Field: Occupationally Acquired HIV Infection Among Health Care Workers – United States, 1985-2013. MMWR Morb Mortal Wkly Rep. 2015;63(53):1245-6. Disponível em: http://www.cdc.gov/mmwr/preview/mmwrhtml/mm6353a4.htm#fig. Acesso em: 14 set. 2016.

Garner JS. Guideline for isolation precautions in hospitals. Infect Control Hosp Epidemiol. 1996;17(1):53-80.

Gerberding JL, Bryant-LeBlanc CE, Nelson K, Moss AR, Osmond D, Chambers HF, et al. Risk of transmitting the human immunodeficiency virus, cytomegalovirus, and hepatitis B virus to health care workers exposed to patients with AIDS and AIDS-related conditions. J Infect Dis. 1987;156(1):1-8.

Gerbeding JL. Occupational exposure to HIV in health care settings. N Engl J Med. 2003;348(9):826-33.

López-Lopes GI, Coelho LP, Hornke L, Volpato AP, Lopércio AP, Cabral GB, et al. Transmission of a multidrug-resistant HIV-1 from an occupational exposure, in São Paulo, Brazil. AIDS. 2015;29(12):1580-3.

Gir E, Costa FPP, Silva AM. A enfermagem frente a acidentes de trabalho com material potencialmente contaminado na era do HIV. Rev Esc Enferm USP. 1998;33(3):262-72.

Occupational Health Protection Agency Centre for Infections & Collaborators. Occupational transmission of HIV. Summary of published reports. 2005.

Ford N, Mayer KH. HIV Postexposure Prophylaxis. Clin Infect Dis. 2015;60(Suppl 3).

Ippolito G, Puro V, Petrosillo N, Pugliese G, Wispelwey B, Tereskerz PM, et al. Prevention, management & chemo-prophylaxis of occupational exposure to HIV. 1ª ed. Virginia: International Health Care Workers Safety Center; 1997. 109p.

Jagger J, Hunt EH, Brand-Elnaggar J, Pearson RD. Rates needlestick injury caused by various devices in a university hospital. N Engl J Med. 1988;319:284-8.

Machado AA, Castro G, Abduch R, Figueiredo JFC, Martinez R. Surveillance of accidental HIV-1 contamination among health care workers in Ribeirão Preto, São Paulo, Brazil. In: World Aids Conference, 12. Geneva, Suíça, 1998. p. 163- 6.

Machado AA, Martinez R, Haikal AA, Rodriguez da Silva MCV. Advantages of the rapid HIV-1 test in occupational accidents with potentially contaminated material among health workers. Rev Inst Med Trop S Paulo. 2001;43 (4):199-201.

Marcus R. The CDC Cooperative Needlestick Surveillance Group. Surveillance of health care workers exposed to blood from patients infected with the human immunodeficiency virus. New Engl J Med. 1988;319:1118-23.

Marziale MHP, Galon T, Cassiolato FL, Girão FB. Implantação da Norma Regulamentadora 32 e o controle dos acidentes de trabalho. Acta Paul Enferm. 2012;25(6):859-66.

McCray E. The CDC Cooperative Needlestick Surveillance Group. Occupational risk of the acquired immunodeficiency syndrome among health care workers. N Engl J Med. 1986;314:1127-32.

Nishide VM, Benatti MCC. Riscos ocupacionais entre trabalhadores de enfermagem de uma unidade de terapia intensiva. Rev Esc Enferm USP. 2004;38(4):406-14.

Oliveira Jr FI, Abreu ES, Arruda JMF, Feijó RDF, Silva AMC, Ramalho M. Suicídio após acidente ocupacional de baixo risco com exposição a fluidos biológicos – relato de caso. In: VIII Congresso Brasileiro de Controle de Infecção e Epidemiologia Hospitalar; 2002.

Parkin JM, Murphy M, Anderson J, El-Gadi S, Forster G, Pinching AJ. Tolerability and side-effects of post-exposure prophylaxis for HIV infection. Lancet. 2000;355:722-33.

Pedrosa TMG, Couto RC. Prevenção das infecções nosocomiais ocupacionais. In: Couto RC, Pedrosa TMG, Nogueira JM. Infecção hospitalar: epidemiologia, controle, gestão para a qualidade. Rio de Janeiro: Medsi; 1999. cap. 35, p. 585-611.

Rissi MRR, Machado AA, Figueiredo MAC. Health care workers and AIDS: a differential study of beliefs and affects associated with accidental exposure to blood. Cad Saude Publica. 2005;21(1):283-91.

São Paulo. Secretaria do Estado da Saúde. Programa DST/AIDS. Ofício nº 141/99, de 29 de setembro de 1999.

Souza RS, Cortez EA, Carmo TG, Santana RF. Occupational diseases of workers cleaning service in hospital environment: educational proposal to minimize exposure. Enfermería Global. 2016;15(2):552-64.

Staszewski S, Morales-Ramirez J, Tashima KT, Rachlis A, Skiest D, Stanford J, et al. Efavirenz plus zidovudine and lamivudin, efavirenz plus indinavir, and indinavir plus zidovudine and lamivudine in the treatment of HIV-1 infection in adults. N Engl J Med. 1999;341(25):1865-73.

Tarantola A, Golliot F, Astagneau P, Fleury L, Brücker G, Bouvet E; CCLIN Paris-Nord Blood and Body Fluids (BBF) Exposure Surveillance Taskforce. Occupational blood and body fluids exposures in health care workers: four-year surveillance from the Northern France network. Am J Infect Control. 2003;31(6):357-63.

Tarantola A, Abiteboul D, Rachline A. Infection risks following accidental exposure to blood or body fluids in health care workers: A review of pathogens transmitted in published cases. Am J Infect Control. 2006;34(6):367-75.

Wong ES, Stotka JL, Chinchilli VM, Williams DS, Stuart CG, Markowitz SM. Are universal precautions effective in reducing the number of occupational exposures among health care workers? A prospective study of physicians on a medical service. JAMA. 1991;265(9):1123-8.

Wood JJA. Management of occupational exposures to blood-borne viruses. N Eng J Med. 1995;332:444-9.

32

MALÁRIA

Odeli Nicole Encinas Sejas
Camila Cristina Martini Rodriguez
Karina Takesaki Miyaji

Introdução

A malária, também conhecida como paludismo, é uma doença infecciosa febril aguda, causada por protozoários do gênero *Plasmodium*, que ocorre em várias áreas tropicais e subtropicais do mundo. Ela é considerada a protozoose de maior impacto no mundo, colocando sob risco aproximadamente 40% da população mundial. É transmitida ao homem pela picada da fêmea de mosquito do gênero *Anopheles* spp., porém ocasionalmente a transmissão ocorre por via sanguínea (sangue ou hemocomponentes na transfusão sanguínea, transplante, compartilhamento de agulhas e seringas infectadas entre os usuários de drogas intravenosas, transmissão acidental nosocomial) ou transmissão vertical. Os custos da malária - para indivíduos, famílias, comunidades, nações - são enormes, constatando-se essa doença, ainda, como um verdadeiro problema de saúde pública em todo o mundo, sendo a causa de consideráveis perdas sociais e econômicas das populações sob risco, principalmente daquelas que vivem em condições precárias de habitação e saneamento[1].

Epidemiologia

A área de transmissão atual abrange extensas áreas de clima tropical e subtropical. Em muitos dos países afetados pela malária, ela é uma das principais causas de doença e morte. Dados da Organização Mundial da Saúde (OMS), de 2015, estimam cerca de 212 milhões de casos por ano (variando de 148 a 304 milhões), com cerca de 429.000 mortes (variando de 236.000 a 635.000)[2], ocorrendo mais de 90% dessas mortes na África Subsaariana e quase todas as outras ocorrendo no Sudeste Asiático e América do Sul.

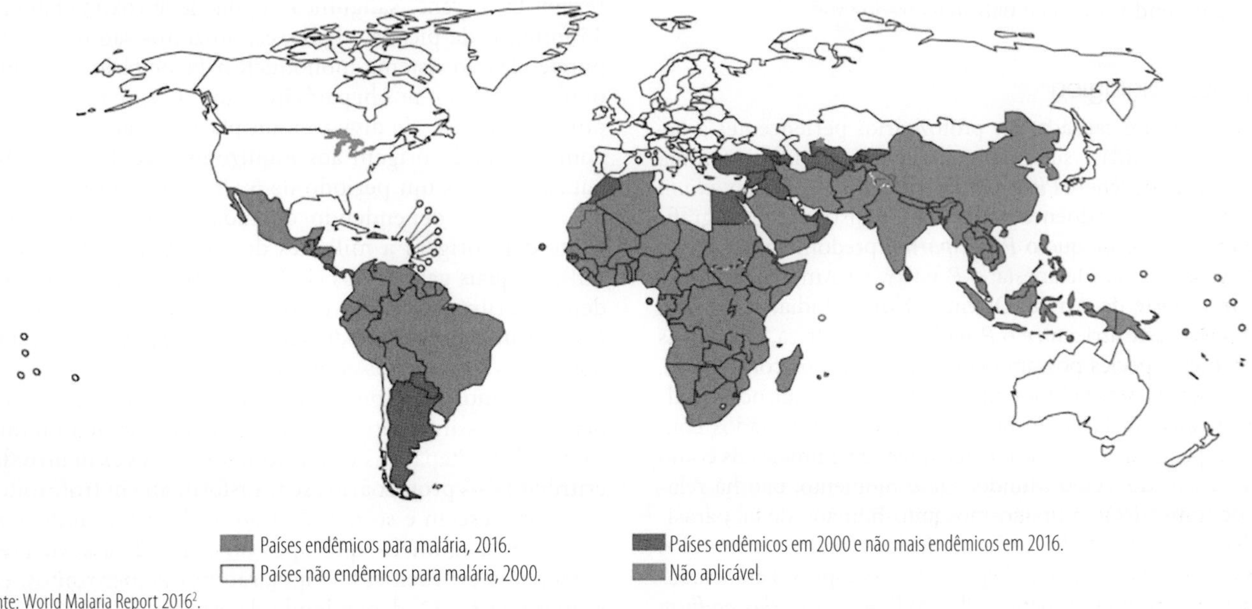

Figura 32.1. Countries endemic for malaria in 2000 and 2016. Countries with 3 consecutive years of zero indigenous cases are considered to have eliminated malaria. No country in the WHO European region reported indigenous cases in 2015 but Tajikistan has not yet had 3 consecutive years of zero indigenous cases, its last case being reported in July 2014.

O *Centers for Disease Control and Prevention* (CDC) ajudou a eliminar a malária como um problema de saúde pública nos Estados Unidos no final de 1940. No entanto, aproximadamente 1.500 casos de malária são relatados anualmente nos Estados Unidos, principalmente em viajantes que retornam e imigrantes[3]. Os turistas provenientes de regiões não endêmicas, ou sem exposição prévia, ao visitarem áreas onde existe transmissão da infecção, são altamente vulneráveis a desenvolver malária grave ou complicada por ter pouca ou nenhuma imunidade. Quando expostos, podem desenvolver a doença e, se não adequadamente atendidos, haverá retardo ou não estabelecimento do diagnóstico no regresso ao país de origem, destacando-se, nesse contexto, que a malária é a causa mais comum de morte prevenível entre as doenças infecciosas em viajantes, assim como a causa mais frequente de febre pós-viagem[4].

No Brasil ela ainda representa um grande problema de saúde pública, sendo o país que concentra o maior número de casos no continente americano, estimando-se a ocorrência de mais de 300.000 casos anuais[5], com o maior número de casos registrados na Região Amazônica (Acre, Rondônia, Roraima, Amazônia, Amapá, Pará, Maranhão e Mato Grosso). No ano de 2013 foram registrados 178.613 casos no Brasil, com 41 óbitos registrados pela doença. Desses, 169.570 (94,9%) tiveram como local provável de infecção a Região Amazônica. Nos últimos anos, tem sido observada a ocorrência de surtos de transmissão de malária em diversos estados não amazônicos, situação preocupante, uma vez que toda a região não amazônica é receptiva para transmissão de malária e os serviços de vigilância em saúde de alguns municípios são carentes de estrutura adequada para o enfrentamento do problema. Aproximadamente 97,0% dos casos importados no Brasil possuem como local provável de infecção países do continente americano, sendo a Guiana Francesa o país com maior percentual de participação no total de casos notificados no Brasil, em 2012 e 2013 (33% e 28%, respectivamente). Os países africanos representam 2,5% dos países prováveis de infecção, sendo Angola o país mais frequente[6].

Agente etiológico

A doença é causada por protozoários pertencentes à ordem Coccidiida, subordem Haemosporidiidea, família Plasmodiidae, gênero *Plasmodium*. As espécies de *Plasmodium* capazes de causar doença no homem se distribuem geograficamente de forma que o *P. falciparum* predomina na África Subsaariana e na Melanésia; o *P. vivax*, na América do Sul e Central, norte da África, Oriente Médio e Índia; o *P. ovale*, na região oeste africana e o *P. malariae*, na África, embora as diferentes espécies possam ocorrer em todos os continentes. Existe outro parasita "zoonótico", o *P. knowlesi*, que ocasionalmente causa malária em humanos, que são infectados com essas espécies de *Plasmodium* que infectam animais tais como os macacos do Velho Mundo. Até o momento, não há relatos de transmissão humano-mosquito-humano de tal parasita. No Brasil, 99,9% dos casos notificados foram transmitidos nos estados da Amazônia Legal, e há três espécies associadas à malária em seres humanos: *Plasmodium vivax*, *Plasmodium falciparum* e *Plasmodium malariae*, sendo o *Plasmodium vivax* a espécie causadora de quase 90% dos casos[1]. Em 2012, 85% dos casos foram causados por *P. vivax* e 15% por *P. falciparum*. Em 2013, apesar da redução em números absolutos, observa-se redução da proporção de casos por *P. vivax* para 82% e aumento da proporção de *P. falciparum* para 18%[6].

Existe determinada sazonalidade observada na malária, pois, ao longo do ano, a distribuição dos casos não ocorre de maneira uniforme, e para a Região Amazônica o período após as chuvas coincide com o período de maior transmissão da malária, devido às condições propícias à proliferação dos vetores[7]. A intensidade da transmissão em geral varia em função da densidade, das picadas e das taxas de sobrevivência do mosquito vetor, que são influenciadas pela temperatura e umidade, bem como são medidas de controle de vetores. Devido às variações em fatores climáticos e ecológicos que influenciam a abundância de sítios de reprodução de vetores e mosquitos, a transmissão da malária pode ser muito heterogênea dentro de um país.

Fisiopatologia

A gravidade da malária depende da relação entre o hospedeiro (vulnerabilidade e estado imunológico) e o *Plasmodium* spp. (espécie infectante e densidade parasitária)[8]. Quanto ao hospedeiro, os que se encontram mais vulneráveis às formas graves da doença são os pacientes primoinfectados provenientes de áreas livres de malária, as gestantes, cuja imunidade foi diminuída pela gravidez, e as crianças pequenas, que ainda não desenvolveram imunidade à malária. A maioria dos casos de malária grave e de óbitos é causada pelo *P. falciparum*, apesar de existirem relatos cada vez mais frequentes de infecções graves pelo *P. vivax*[9].

A infecção por *Plasmodium* spp. se inicia com a introdução do microrganismo no organismo humano. Assim, ao picar o homem suscetível, a fêmea do mosquito do gênero *Anopheles* inocula na corrente sanguínea, junto com a saliva, os esporozoítos (forma plasmodial infectante). Esses esporozoítos inoculados nos capilares subcutâneos desaparecem da corrente sanguínea depois de aproximadamente 45 minutos da picada, alguns esporozoítos são destruídos por células do sistema mononuclear fagocitário, enquanto outros penetram nos hepatócitos, nos quais se multiplicam por um processo de divisão múltipla assexuada – esquizogonia –, dando origem aos esquizontes teciduais (ou hepáticos)[8]. Após um período de 5 (*P. falciparum*) a 16 dias (*P. malariae*), dependendo de cada espécie, cada esquizonte dará origem a milhares de merozoítos (de 10 a 40 mil), os quais ganham os capilares intra-hepáticos e invadem os eritrócitos[10]. No caso de infecções por *P. vivax* e *P. ovale*, uma proporção de parasitas pode permanecer dormente nos hepatócitos como hipnozoítos por vários meses até cinco anos[11]. Do ponto de vista clínico, a esquizogonia hepática é assintomática, pois apenas um pequeno número de células hepáticas está infectado. Uma vez dentro dos eritrócitos, os protozoários se transformam em trofozoítos, os quais crescem e sofrem divisão nuclear, passando a esquizontes sanguíneos, que, após nova divisão assexual (esquizogonia eritrocítica), originarão novos merozoítos, em número de 8 a 32, dependendo da espécie. Há, então, uma ruptura das células infectadas, com liberação dos merozoítos na circulação, que irão reiniciar o ciclo, induzindo o processo fisiopatológico e o aparecimento de sintomas e justificando os paroxismos febris[8]. A ativação da cascata de citocinas é responsável por muitos dos sintomas e sinais da malária.

A periodicidade da esquizogonia sanguínea é variável, de acordo com a espécie - ciclo de 72 horas no caso de *P. malariae*, ciclo de 48 horas na infecção por *P. vivax* e *P. ovale*, e a cada 36 a 48 horas no caso de *P. falciparum*. Devido à menor duração do ciclo tecidual, à maior produção de merozoítos durante as esquizogonias tecidual e eritrocitária e à capacidade de infectar hemácias de qualquer idade, o *P. falciparum* tem a potencialidade de produzir hiperparasitemias, intimamente relacionadas à gravidade da infecção. Além disso, o *P. falciparum* é a única espécie que claramente produz alterações na microcirculação, concorrendo, assim, para o surgimento de uma doença mais grave[8]. Após a invasão das hemácias pelo protozoário, ocorrem, progressivamente, mudanças na membrana celular, facilitando a aderência dessas às células endoteliais de vênulas e pós-capilares e capilares de diversos órgãos, como cérebro, pulmões e rins, além da presença de adesinas do *Plasmodium*, propiciando a maior gravidade da doença, por meio do fenômeno conhecido por citoaderência. Somando-se à citoaderência, existe também o processo de produção de "rosetas", no qual as células infectadas aderem a células não infectadas, havendo, portanto, o efeito sinérgico dos dois fenômenos na patogênese da malária grave, com formação de agregados celulares que interferem na microcirculação. Ademais, na malária grave, as hemácias infectadas e as não infectadas tornam-se rígidas, o que promove um impedimento adicional ao fluxo sanguíneo[12]. A propriedade de citoaderência explica o porquê de só os trofozoítos jovens - e não as formas maduras de *P. falciparum* - serem observados no sangue periférico, visto que eles são sequestrados na microcirculação. As altas parasitemias provocadas pelo *P. falciparum* (maiores ou iguais a 5% de hemácias infectadas) são relacionadas com apresentações mais graves de malária, tanto pelo maior acometimento da microcirculação quanto pela presença de efeitos metabólicos deletérios, como a hipoglicemia e a acidose lática. Por se tratar de uma síndrome de resposta inflamatória sistêmica (SIRS) de origem infecciosa, pode-se considerar a malária grave um quadro de sepse pelo *Plasmodium*, com possível evolução para disfunção múltipla de órgãos e sistemas (DMOS), sendo uma das mais importantes causas de morte em unidades de terapia intensiva em diversas regiões do mundo[8]. A malária pelo *P. vivax* também pode se comportar como uma sepse grave com evolução para DMOS. A importância clínica desse agente tem sido atribuída à disseminação da resistência à cloroquina, o que implica o aumento da morbidade e mortalidade da infecção[9]. A resposta imune ao *Plasmodium* é complexa. De forma sucinta, inclui mecanismos celulares - células fagocíticas ativadas liberam óxido nítrico e derivados de oxigênio tóxico que induzem a destruição esplênica dos eritrócitos infectados - e humorais - anticorpos produzidos ativam receptores para macrófagos e monócitos na superfície das hemácias infectadas inibindo a expansão da parasitemia[8].

Mecanismos de recaída

Enfatizamos que as infecções por *P. vivax* e *P. ovale* se caracterizam por apresentar hipnozoítos que ficam dormentes nos hepatócitos por vários meses até cinco anos. Após um período de latência, pode ocorrer recaída, com a renovação de sintomas clínicos e parasitemia assexuada[11]. A recaída é geralmente menos grave e de menor duração que o primeiro ataque[13]. Esse fenômeno é devido à reinvasão do sangue por merozoítos produzidos quando os hipnozoítos acordam da dormência e evoluem a esquizonte hepático. As recidivas ocorrem semanas, meses ou mesmo anos após a infecção primária, com diferente cronologia de tempo relacionada com a estirpe do *P. vivax*, a origem geográfica da infecção e o uso de tratamento antipalúdico inadequado. Cepas de *P. vivax* de diferentes regiões geográficas tendem a apresentar diferentes padrões de recaída. Em geral, as cepas de zonas subtropicais ou tropicais estão associadas a infecções primárias, seguidas de frequentes recidivas em intervalos curtos, enquanto as zonas temperadas estão associadas a infecções primárias, que tendem a ser retardadas, com menos recaídas[13].

Por outro lado, existe um fenômeno de recaída também por *P. malariae* e *P. falciparum*, mesmo sem apresentar hipnozoítos, consistindo na recrudescência que pode ocorrer meses após, até anos no caso de *P. malariae*, em decorrência da persistência das formas eritrocíticas, havendo, então, retorno das manifestações clínicas e parasitemia[11].

Quadro clínico

Período de incubação

O período de incubação da primoinfecção após a transmissão por um mosquito contaminado varia de 7 a 14 dias para a maioria das espécies de plasmódio, podendo atingir 30 dias ou mais para *P. falciparum*, o qual responde pela maioria dos casos graves, com complicações e elevada mortalidade. Sendo assim, grande parte dos pacientes apresenta os sintomas nos primeiros 30 dias após o retorno de local endêmico[1]. Alguns pacientes se apresentam afebris no primeiro contato com o serviço de saúde, o que dificulta a suspeita e o diagnóstico da doença. A condição imunológica prévia do hospedeiro, a quantidade de esporozoítos inoculados, determinadas cepas e espécies de *Plasmodium* e o efeito parcial da quimioprofilaxia podem interferir no tempo de incubação, prolongando sua duração[14]. Em situações de transmissão por sangue contaminado, o tempo de incubação geralmente é menor. Recaídas por hipnozoítos latentes podem ocorrer meses ou até anos após a picada do mosquito. Parasitemia baixa e assintomática tem sido descrita em pacientes provenientes de áreas endêmicas, com início dos sintomas meses após.

Manifestações clínicas

As manifestações clínicas variam de acordo com a imunidade prévia do hospedeiro, o fato de já ter sido exposto previamente ou não e com características individuais do paciente. Em áreas endêmicas, crianças menores de 5 anos são as mais acometidas por quadros graves e pessoas acima dessa idade invariavelmente adquirem imunidade parcial[11]. Em pacientes vivendo com HIV e gestantes, principalmente, nos segundo e terceiro trimestres, a infecção pelo plasmódio associa-se a quadros graves, com menor resposta terapêutica e maior mortalidade[11]. A malária congênita pode ocorrer por qualquer espécie de plasmódio, mas tem sido mais descrita por *P. vivax* e *P. malariae*, principalmente em regiões endêmicas. Na maior parte das vezes, a transmissão ocorre durante o parto[15]. Mesmo em infecções oligossintomáticas por *P. vivax* ou *P. falciparum*, adequadamente tratadas, há risco aumentado de aborto e recém-nascidos com baixo peso ao nascer, além outras complicações como trabalho de parto prematuro, amniorrexe, hepatite e anemia grave, sendo esta última a complicação mais descrita em gestantes[16,17]. A taxa de mortalidade infantil está aumentada principalmente em situações em que a infecção materna ocorreu tardiamente, durante a gestação[17].

Os sintomas iniciais são inespecíficos e se assemelham a uma síndrome gripal, com mal-estar, anorexia, tontura, cefaleia, mialgia, desconforto abdominal e febre, sendo este o sintoma que marcadamente estará presente. Náuseas, vômitos, e hipotensão ortostática são frequentes[14,17]. Desde seu aparecimento, a febre é alta, acompanhada de calafrios violentos e de curta duração (acesso malárico), inicialmente diária e de padrão irregular, porém com o passar dos dias pode se apresentar coincidindo com o rompimento e extravasamento dos eritrócitos acometidos pela geração de parasitas predominante, a cada 48 horas no caso do *P. vivax* (febre terça benigna) e *P. falciparum* (febre terça maligna), e a cada 72 horas no caso do *P. malariae* (febre quartã). Entretanto, sem o tratamento adequado, a esquizogonia volta a ocorrer por múltiplas gerações de parasitas, e a febre volta a ser cotidiana[15].

Pacientes com infecções não complicadas evoluem com poucas alterações clínicas além da febre, anemia e baço palpável. Adultos podem apresentar icterícia, e aumento das dimensões hepáticas é descrito principalmente em crianças[17].

A doença pode apresentar-se, ainda, assintomática ou oligossintomática, dificultando o controle adequado dos vetores, principalmente em áreas hiperendêmicas, já que o paciente pode manter a carga parasitária mesmo na ausência de sintomas, permitindo a infecção de mosquitos sadios. *P. falciparum* e *P. vivax* respondem pela maioria dos casos relatados, entretanto o fenômeno também tem sido descrito com *P. malariae* e *P. ovale*[18].

Infecção por *P. vivax* e *P. ovale*

Raramente evoluem com complicações e, desde que tratadas adequadamente, apresentam baixas taxas de mortalidade. Em virtude da intensa vasoconstrição verificada nos acessos maláricos, inicialmente, a pele é fria, seca, pálida e ocasionalmente cianótica (fase fria). Posteriormente, a temperatura se eleva rapidamente até atingir picos de 39 a 41 °C, acompanhada de tremores intensos com ranger de dentes. A fase quente e seca que se segue pode surgir acompanhada de hiperpirexia. Por fim, ocorre a fase sudoreica, em que a temperatura cai rapidamente e o paciente permanece sonolento e cansado. Caso não sejam tratados corretamente, os acessos podem permanecer por semanas a meses, com resolução espontânea, entretanto poderão haver recaídas tardias. Os sintomas são semelhantes aos da infecção primária, exceto por seu início abrupto, com acessos maláricos periódicos desde o início dos sintomas. Em relação aos achados laboratoriais inespecíficos, frequentemente está descrito algum grau de anemia hemolítica, com hiperbilirrubinemia indireta, além de leucopenia e plaquetopenia discretas[11,15].

Infecção por *P. falciparum*

A febre ocorre diariamente e os sintomas podem ser, inicialmente, confundidos com gastroenterite infecciosa. Hepatoesplenomegalia, hipotensão ortostática e icterícia ocasionalmente estão presentes, conferindo maior gravidade ao quadro clínico. Complicações podem ocorrer em qualquer fase da doença, inclusive nos pacientes oligossintomáticos[11]. Anemia grave e hipoglicemia são mais comuns em crianças, enquanto edema pulmonar agudo, falência renal e icterícia são mais descritos em adultos[17]. Essas e outras complicações serão descritas adiante, no tópico de malária grave, juntamente com os achados laboratoriais. Quando diagnosticada em forma precoce e se instituído tratamento adequado rapidamente, a evolução dos pacientes é boa. Recrudescência pode ocorrer meses após, em decorrência da persistência das formas eritrocíticas, havendo, então, retorno das manifestações clínicas e parasitemia[11].

Infecção por *P. malariae*

É a principal responsável pela forma persistente da malária. O tempo de incubação frequentemente é superior a 30 dias, e a infecção primária assemelha-se à do *P. vivax*. Os acessos maláricos apresentam, tipicamente, intervalos de 72 horas (febre quartã). A parasitemia raramente excede 1% dos eritrócitos, com anemia pouco evidente, e pode haver leucopenia. Alguns casos cursam com síndrome nefrótica. Caso não seja tratada, o curso da infecção é autolimitado, porém a remissão completa pode demorar vários meses. Recrudescência pode ocorrer mais frequentemente no primeiro ano, no entanto há descrições de eventos até 30 a 50 anos após. Os responsáveis pela recrudescência são formas sanguíneas persistentes, já que não existem hipnozoítos nesse tipo de apresentação clínica[11].

Infecção por *P. knowlesi*

Responde pela maioria das apresentações na Malásia Oriental e alguns outros países asiáticos, sendo primariamente infecção de primatas não humanos. Apresenta difícil distinção nos aspectos clínicos em relação a *P. vivax* e *P. falciparum*. Laboratorialmente, apresenta similaridades, ao microscópio, com *P. malariae*, com hiperparasitemia como achado frequente[11].

Malária grave

A alta parasitemia é um importante fator de risco para morte, todavia apresenta relação com o prognóstico de acordo com o local em que ocorreu a infecção. Em áreas de baixa endemicidade, parasitemias acima de 100.000/μL (2,5% de parasitemia) estão associadas com aumento da mortalidade, enquanto áreas de alta endemicidade apresentam esse padrão com parasitemias acima de 20%[19]. Classicamente, o quadro grave é causado pelo sequestro maciço dos eritrócitos parasitados, levando à disfunção de órgãos vitais, diretamente relacionada a obstruções da microvasculatura[17].

P. falciparum é classicamente associado aos quadros graves, entretanto uma parcela dos casos descritos está associada a *P. vivax* e *P. knowlesi*. Infecções por *P. vivax* descritas em estudos recentes da Oceania e Região Amazônica apontam para taxas variáveis de anemia grave (19% a 89%), atribuídas a recaídas frequentes ou infecções crônicas em consequência à resistência à cloroquina[17]. Em estudos com pacientes internados por malária por *P. vivax*, a taxa de mortalidade encontrada foi de 28,2%, em comparação com 0,2% para situações em que foram analisados conjuntamente pacientes internados e ambulatoriais[20]. De forma geral, o atraso para a identificação da infecção e para o início do tratamento adequado é o principal responsável pelas altas morbidade e mortalidade associadas. Classicamente, a definição de malária grave é composta por evidências clínicas e/ou laboratoriais de disfunção orgânica. Entretanto, mesmo na impossibilidade de definição laboratorial em situações em que os exames não estejam prontamente disponíveis, a avaliação deve ser imediata e a indicação de tratamento parenteral deve ocorrer precocemente. Nas Tabelas 32.1 e 32.2, estão listadas as características clínicas e laboratoriais da malária grave, segundo a OMS[19].

Tabela 32.1. Características clínicas da malária grave

Alteração da consciência, incluindo coma
Prostração e fraqueza generalizada (com dificuldade de se locomover sem auxílio)
Convulsões múltiplas (mais de 2 episódios em 24 horas)
Dificuldade respiratória (respiração acidótica, padrão de Kussmaul)
Edema pulmonar agudo e síndrome do desconforto respiratório agudo
Choque circulatório (PAS < 80 mmHg em adultos ou < 50 mmHg em crianças)
Icterícia clínica com evidências de disfunção de órgãos
Sangramento espontâneo anormal

PAS: pressão arterial sistólica. Adaptada de: OMS[19].

Tabela 32.2. Características laboratoriais da malária grave

Hipoglicemia grave (glicemia < 40 mg/dL)
Acidose metabólica (bicarbonato sérico < 15 mmol/L)
Anemia normocítica grave (Hb < 5 g/dL, hematócrito < 15% para crianças; Hb < 7 g/dL, hematócrito < 20% para adultos)
Hemoglobinúria macroscópica
Hiperparasitemia (> 2% ou 100.000/mL em áreas de baixa endemicidade; > 5% ou 250.000/mL em áreas de alta endemicidade
Hiperlactatemia (lactato > 5 mmol/L)
Lesão renal aguda (creatinina sérica > 3 mg/dL)

Adaptada de: OMS[19].

Malária cerebral

Segundo a OMS, é definida como infecção por *P. falciparum* acompanhada de manifestações neurológicas (Escala de Coma de Glasgow < 11, Escala de Coma de Blantyre < 3). Na prática clínica, entretanto, conforme descrito previamente, qualquer alteração de consciência deve ser conduzida como malária grave[19]. Múltiplos fatores estão associados a essa forma de apresentação, como hipoglicemia, acidose, hiperpirexia, estado pós-ictal e alguns efeitos de medicações anticonvulsivantes[14]. As alterações descritas variam desde sonolência, desorientação, *delirium*, até posturas de descerebração, decorticação e opistótono. Sinais meníngeos são incomuns. A punção liquórica, quando realizada para diagnóstico diferencial, revela pleocitose linfocítica discreta e hiperproteinorraquia, geralmente inferior a 150 mg/dL[11]. A pressão de abertura é normal em adultos, porém está aumentada em até 80% das crianças[17]. A mortalidade é de até 20% em adultos, apesar do tratamento adequadamente instituído. Quando a recuperação ocorre, apesar de infrequentes, são descritas sequelas como psicose, lesão de nervos cranianos, ataxia, polineuropatia, convulsões, déficits focais, incluindo hemiplegia, e comprometimento da cognição e aprendizado[11,17]. Crianças são responsáveis pela maioria dos casos descritos, em comparação com menos de 3% dos adultos[17].

Alterações pulmonares

Indistinguível da apresentação clássica da síndrome respiratória aguda grave, a falência pulmonar pode ocorrer em qualquer fase da doença, entretanto em alguns casos ocorre após a fase aguda da doença, quando já houve o *clearance* da parasitemia e o indivíduo está se recuperando clinicamente. Gestantes estão especialmente suscetíveis[11]. Até 30% dos adultos apresentam aumento da permeabilidade capilar pulmonar após o início do tratamento antimalárico. Essa condição não tem, ainda, sua fisiopatologia completamente elucidada, entretanto o dano endotelial consequente à inflamação tem papel importante. A administração cautelosa de fluidos é essencial, já que a mortalidade é alta, principalmente por *P. falciparum*, com taxas acima de 50% para pacientes sob ventilação mecânica[17].

Falência renal aguda

Alterações de função renal podem ser encontradas nas variadas apresentações de malária, inclusive não complicada. Devem ser suspeitadas principalmente nos casos em que a dosagem de creatinina sérica esteja acima de 3 mg/dL, além de oligúria em 60% a 70% dos pacientes[16,17]. O hipofluxo na microvasculatura é, provavelmente, responsável pelo comportamento de necrose tubular aguda encontrado. Terapia substitutiva renal precoce é benéfica, especialmente em pacientes hipercatabólicos[17]. Ainda que infrequente no Brasil, o *P. malariae* deve ser descartado por métodos de biologia molecular em pacientes diagnosticados com *P. vivax* que estejam evoluindo com falência renal aguda, uma vez que o *P. malariae* é importante causa associada a glomerulonefrite[16].

Disfunção hepática

Icterícia, predominantemente à custa de bilirrubina indireta associada a hemólise, é comum em pacientes adultos com malária grave, sendo rara em crianças. Em casos de comprometimento hepático importante, pode haver predomínio de bilirrubina direta. Em geral, ocorre aumento de transaminases hepáticas, porém menos pronunciado em relação às hepatites virais[11]. Síndrome ictérica tem sido descrita como causa frequente de internação de gestantes com infecção por *P. vivax* em Manaus, e a malária deve compor o arsenal de diagnósticos diferenciais de sepse neonatal em áreas endêmicas. Existem, ainda, evidências de maior frequência de icterícia com elevação de transaminases em pacientes coinfectados por vírus da hepatite B e malária por *P. vivax*, especialmente na Região Amazônica, que concentra taxas mais altas de infecção crônica pelo vírus B[16].

Distúrbios hematológicos

A anemia é habitualmente normocítica e normocrômica, e é secundária a processo multifatorial, envolvendo hemólise dos eritrócitos infectados, resposta medular inapropriada e condições associadas como HIV e deficiência de glicose-6-fosfato desidrogenase (G6PD), de vitamina A, de vitamina B12, entre outras[11]. Em áreas hiperendêmicas, é a principal condição associada a crianças, frequentemente resultado das múltiplas infecções, e pode ser fatal[17]. Estudo de base populacional realizado recentemente em Rondônia mostrou que anemia esteve presente em 25,8% da amostra, entretanto não foi levado em consideração o nível basal de hemoglobina por faixa etária, comprometendo, em parte, a relevância dos achados. Outros fatores associados são a coexistência de helmintíase e desnutrição[16].

Pequenos distúrbios de coagulação são frequentes, raramente acompanhados de coagulação intravascular disseminada, além de plaquetopenia, descrita inclusive em malária não complicada. A condição de trombocitopenia é tão habitual, que contagem normal de plaquetas pode colocar em dúvida o diagnóstico de malária[17]. Nas apresentações graves, a plaquetopenia é geralmente inferior a 50.000/μL, tendo sido o achado laboratorial mais prevalente, de 26,1%, segundo literatura recente[20].

Acidose e hipoglicemia

Cetoacidose é importante causa de morte em crianças com malária grave, sendo a respiração acidótica um sinal de mau prognóstico, geralmente acompanhada de choque circulatório refratário à expansão volêmica e com drogas inotrópicas. Dosagem de bicarbonato sérico, excesso de bases e lactato têm valor preditivo alto para mortalidade. A hipoglicemia está associada a acidose lática, resultado da falência hepática para neoglicogênese e do aumento do consumo tecidual de glicose, especialmente em crianças e gestantes. Estas últimas podem, ainda, apresentar hipoglicemia hiperinsulínica em decorrência do uso de quinino, por sua administração rápida ou prolongada[11,17].

Blackwater fever (febre biliosa hemoglobinúrica)

Síndrome descrita pela associação de colúria com hemólise intravascular grave. Ocorre principalmente em pacientes com deficiência de G6PD tratados com quinino ou derivados de artemisina. Seu prognóstico é bom, na maioria dos pacientes, à exceção de uma minoria que pode evoluir com falência renal crônica secundária à necrose tubular aguda[11,15].

Complicações infecciosas

Infecções bacterianas podem ocorrer devido a múltiplos fatores. A baixa positividade de hemoculturas leva a crer que as taxas de infecções invasivas podem ser inclusive maiores do que as relatadas. Alguns dos mecanismos relacionados são a maior permeabilidade às formas invasivas de *Salmonella* sp., justificada pela hemólise e acúmulo de pigmento malárico nos granulócitos prejudicando suas funções macrofágicas e, ainda, o sequestro parasitário na microvasculatura[11,17].

Síndrome da esplenomegalia tropical (síndrome da malária hiper-reativa – SMH)

Ocorre somente em áreas endêmicas, como resultado das múltiplas infecções ao longo da vida[11]. Apresenta frequência variável segundo a literatura, responsável por até 40% dos casos de hepatoesplenomegalia, segundo análise recente, na Zâmbia, por exemplo, e atualmente é definida pelos seguintes parâmetros diagnósticos[15]:

- Esplenomegalia volumosa de evolução crônica;
- Hipergamaglobulinemia acentuada à custa de aumento de IgM;
- Altos títulos de anticorpos circulantes contra plasmódios;
- Infiltração linfocitária sinusoidal hepática;
- Hiperesplenismo acentuado;
- Regressão do quadro clínico e laboratorial após a terapêutica prolongada.

Diagnóstico

A busca pelo diagnóstico laboratorial de malária deve sempre fazer parte da abordagem do paciente, segundo recomendações da OMS, com exceção de situações em que o resultado de um teste parasitológico não possa ser obtido em até 2 horas após a suspeita clínica. Apenas nessa condição, há a recomendação do tratamento empírico, que deverá ser confirmado posteriormente, sempre que possível. Na maioria dos países endêmicos, o clínico terá acesso a pelo menos um teste rápido de detecção de antígenos e/ou parasitológico por utilização de microscopia[21].

A visualização direta do agente etiológico, ao microscópio, no sangue periférico permanece como padrão-ouro para o diagnóstico da malária, seja por gota espessa ou esfregaço[15,17]. Em situações em que o exame inicial seja negativo, principalmente na suspeita de *P. falciparum*, ele deve ser repetido 12 horas após, já que pode estar havendo sequestro dos trofozoítos e esquizontes para a microvasculatura[14].

- *P. falciparum*: parasitemia elevada, com 10% ou mais das hemácias parasitadas, podendo ocorrer frequentemente infecção múltipla dos eritrócitos. Na maior parte das vezes, apenas trofozoítos são vistos no sangue periférico, entretanto gametócitos em crescente podem ser vistos 10 a 12 dias após a infecção aguda ter sido iniciada[15]. Esquizontes e trofozoítos tardios são raramente observados, e sua presença pode ser indicativa de mau prognóstico[11].
- *P. vivax*: parasitemia moderada, com até 2% das hemácias parasitadas. Todos os estágios (trofozoítos, esquizontes, merozoítos e gametócitos) são vistos no sangue periférico. Gametócitos aparecem pre-

cocemente e permanecem em circulação por curto período[11].

- *P. malariae*: parasitemia leve, com poucos parasitas no sangue periférico. Todas as formas evolutivas podem ser encontradas, sendo os gametócitos semelhantes aos do *P. vivax* e pouco numerosos[11].
- *P. knowlesi*: hiperparasitemia na maioria das vezes. Seus trofozoítos jovens são indistinguíveis dos que ocorrem no *P. falciparum*, e as formas maduras e gametócitos são semelhantes às do *P. malariae*[11,22].

Existem diversos testes rápidos para detecção de antígenos de *P. vivax* e *P. falciparum*, havendo critérios estabelecidos pela OMS para sua comercialização e padronização. O limiar de detecção dos testes deve ser de, no mínimo, 75% com 200 parasitas/µL, a taxa de falsos-positivos deve ser inferior a 10% e a proporção de testes inválidos, inferior a 5%[21]. O Programa Nacional de Prevenção e Controle da Malária (PNCM) preconiza e disponibiliza a utilização do teste rápido em algumas situações, a saber[23]:

- Áreas rurais de difícil acesso, sem condições de instalação de unidade de laboratório para diagnóstico ou ausência de pessoal treinado para manuseio de microscópio;
- Área de garimpo, com condições especificadas acima;
- Área indígena, com condições especificadas acima;
- Na região extra-amazônica, nas unidades de referência para o diagnóstico de malária.

Atualmente, o teste utilizado pelo PNCM é um teste combinando as proteínas HRP-II e pLDH do *P. falciparum* e pLDH do *P. vivax*, conferindo sensibilidade de 99,7% e 98,2%, respectivamente. A especificidade do teste é de 99,3% e ele não deve ser utilizado para lâmina de verificação de cura (LVC), devido à possibilidade de falsos-positivos[23].

Outros exames podem ser úteis em inquéritos soroepidemiológicos, para a determinação de endemicidade ou foco da doença, como testes sorológicos para a detecção de anticorpos como ELISA, imunofluorescência indireta (IFI), hemaglutinação e radioimunoensaio, além de técnicas moleculares como PCR (reação em cadeia da polimerase). Estas últimas, com elevado valor preditivo positivo (88%) em ameríndios da Amazônia venezuelana[15].

Diagnóstico diferencial

De acordo com os sintomas apresentados pelo paciente, histórico de viagens recentes ou residência em área endêmica, alguns diagnósticos diferenciais devem fazer parte da investigação clínica. Inicialmente, alguma virose autolimitada ou influenza podem ser confundidos com malária. Outras doenças como toxoplasmose aguda, leishmaniose visceral, endocardite infecciosa, doença de Chagas aguda, tuberculose miliar, brucelose e outras arboviroses devem ser lembradas[15]. Quando há icterícia, é importante descartar hepatites virais, leptospirose íctero-hemorrágica, febre amarela e febre tifoide[16]. Nas formas crônicas, com esplenomegalia e pancitopenia periférica, devem ser lembradas as hepatopatias crônicas virais (cirrose hepática pelos vírus B e C), trombose da veia porta, hipertensão portal idiopática, calazar, doenças linfoproliferativas e anemias hemolíticas crônicas[15].

Por fim, em áreas endêmicas, o diagnóstico deve se basear no conjunto dos dados de exames físico, laboratoriais, sorológicos, radiológicos e histopatológicos, e a presença de poucos parasitas no sangue periférico não implica, necessariamente, que a doença atual do paciente seja malária, uma vez que ela poderá coexistir com várias outras patologias ao longo da vida do indivíduo[14,15].

Avaliação inicial na sala de emergência

A avaliação de um caso suspeito de malária deve ser a mesma de um caso de sepse, com exame físico completo, avaliação de pressão arterial, oximetria e nível de consciência. Alterações na ausculta pulmonar e aumento da frequência respiratória podem significar edema agudo pulmonar. Além disso, a presença de icterícia, descoramento de mucosas ou alterações de nível de consciência são alguns dos indicativos de malária grave.

Condutas na sala de emergência

Pacientes com malária devem ser adequadamente hidratados. A hiper-hidratação pode agravar o quadro pulmonar e a desidratação pode levar a piora da função renal. Além disso, deve ser ofertado oxigênio suplementar sempre que necessário. Quadros mais graves com insuficiência respiratória grave ou rebaixamento do nível de consciência podem demandar ventilação mecânica invasiva. Casos de choque devem receber drogas vasoativas para manutenção de pressão arterial.

Monitorização, tratamentos, prescrição

Pacientes com malária devem ser monitorizados em relação a pressão arterial, oximetria e diurese. Radiografia de tórax deve ser realizada para avaliar alterações relacionadas a edema pulmonar. Os exames necessários para avaliação da gravidade do quadro são: hemograma completo, glicemia, gasometria arterial com lactato, ureia, creatinina, eletrólitos, transaminases e bilirrubinas[1,24].

Tratamento específico

O tratamento específico da malária deve ter como objetivos: a eliminação do ciclo sanguíneo, responsável pelo quadro clínico; a prevenção de recaídas, mediante a eliminação dos hipnozoítos hepáticos e a interrupção do ciclo de transmissão, com a eliminação dos gametócitos.

A escolha adequada do tipo de tratamento para o paciente com malária depende de alguns fatores:

1. Espécie de plasmódio envolvida;
2. Gravidade do quadro;
3. Comorbidades do paciente e risco de doença grave ou maior toxicidade da medicação.

Inicialmente, deve-se avaliar a necessidade de internação do paciente. Pacientes com risco de doença grave e complicações ou aqueles que apresentam sinais de gravidade devem ser hospitalizados (Tabela 32.3). A Tabela 32.4 mostra os sinais e os exames que indicam gravidade do quadro.

Tabela 32.3. Condições que indicam necessidade de internação do paciente com malária

Condições
Crianças menores de 1 ano de idade
Idosos com mais de 70 anos
Gestantes
Pacientes imunodeprimidos
Hiperpirexia (temperatura > 41 °C)
Convulsão
Vômitos repetidos
Oligúria
Dispneia
Anemia intensa
Icterícia
Hemorragia
Hipotensão arterial

Adaptada de: Guia Prático de Tratamento da Malária no Brasil[1].

Tabela 32.4. Sinais e alterações laboratoriais que indicam gravidade do quadro

Sinais e alterações
Prostração
Alteração de nível de consciência
Dispneia/taquipneia
Convulsões
Hipotensão arterial/choque
Edema pulmonar
Hemorragias
Hiperpirexia (T > 41 °C)
Oligúria
Anemia grave
Hipoglicemia
Acidose metabólica
Insuficiência renal
Hiperlactatemia
Hiperparasitemia

Adaptada de: Guia Prático de Tratamento da Malária no Brasil[1].

É fundamental que as doses das medicações sejam ajustadas para o peso do paciente para garantir melhor eficácia e menor toxicidade do tratamento.

Tratamento de malária por *P. vivax* ou *P. ovale* não complicada em adultos (exceto gestantes): cloroquina combinada com primaquina[1]

1. Cloroquina (comprimido de 150 mg):
   a. Primeiro dia: quatro comprimidos;
   b. Segundo dia: três comprimidos;
   c. Terceiro dia: três comprimidos.
2. Primaquina (comprimidos de 5 mg e de 15 mg):
   a. Esquema preferencial: 0,25 mg/kg de peso por dia por 14 dias. Para adultos até 70 kg, pode ser prescrita a dose de 15 mg por dia por 14 dias. Para pessoas acima de 70 kg, a dose deve ser ajustada para o peso, sendo mais adequado estender o tempo de tratamento (Tabela 32.5);
   b. Esquema alternativo: 0,5 mg/kg de peso por sete dias. Para adultos até 70 kg, pode ser prescrita a dose de 30 mg por dia por sete dias. Para pessoas acima de 70 kg, a dose deve ser ajustada para o peso, sendo mais adequado estender o tempo de tratamento (Tabela 32.5). Esse esquema é indicado para melhorar a adesão.

Tabela 32.5. Ajuste da dose de primaquina para pacientes com mais de 70 kg

Faixa de peso (kg)	Tempo de tratamento	
	Esquema longo (15 mg/dia)	Esquema curto (30 mg/dia)
70 a 79	16	8
80 a 89	18	9
90 a 99	20	10
100 a 109	22	11
110 a 120	24	12

Adaptada de: Guia Prático de Tratamento da Malária no Brasil[1].

Gestantes e crianças menores de 6 meses de idade não devem ser tratadas com primaquina devido ao risco de hemólise, sendo utilizada somente a cloroquina. Para crianças, a dose deve ser ajustada de acordo com o peso e a idade (disponível em http://bvsms.saude.gov.br/bvs/publicacoes/guia_pratico_malaria.pdf)[1].

Tratamento de malária por *P. malariae:* não complicada em adultos

Devido à ausência de hipnozoítos na infecção causada por *P. malariae*, o tratamento consiste em cloroquina somente:

1. Cloroquina (comprimido de 150 mg):
   a. Primeiro dia: quatro comprimidos;
   b. Segundo dia: três comprimidos;
   c. Terceiro dia: três comprimidos.

Em crianças, a dose deve ser ajustada de acordo com o peso e a idade (disponível em http://bvsms.saude.gov.br/bvs/publicacoes/guia_pratico_malaria.pdf)[1].

Tratamento de malária por *P. falciparum* não complicada em adultos (exceto gestantes): sempre deve ser usada combinação de drogas para melhorar a eficácia do tratamento e diminuir o risco de desenvolvimento de resistência às drogas utilizadas[1]

1. Área não endêmica: artesunato (100 mg) + mefloquina (200 mg): dois comprimidos ao dia por três dias.

2. Área endêmica: artemeter (20 mg) + lumefantrina (120 mg): quatro comprimidos de 12 em 12 horas por três dias.
3. Alternativa: combinação de quinino com doxiciclina:
   a. Quinino (500 mg): dois comprimidos de 12 em 12 horas por três dias;
   b. Doxiciclina (100 mg): um comprimido de 12 em 12 horas por cinco dias.

A primaquina (15 mg) na dose de três comprimidos, dose única, ao final do tratamento deve ser administrada a pacientes que residem ou vão permanecer em área endêmica para eliminação dos gametócitos e interrupção da cadeia de transmissão[1,24].

Tratamento da malária mista

Nos casos de malária mista causados por *P. falciparum* e *P. vivax* ou *P. ovale*, deve-se combinar o tratamento para *P. falciparum* com a primaquina por 14 (preferencial) ou sete dias, para eliminação dos hipnozoítos[1].

Gestantes

Gestantes com malária por *P. vivax* ou *P. ovale* não devem receber primaquina pelo risco de hemólise no feto, em casos de deficiência de G6PD. Nesse caso, o tratamento deve ser somente com cloroquina e deve ser considerado o uso de dose semanal de dois comprimidos de cloroquina (150 mg) após o tratamento[24] até o parto. Outra alternativa é iniciar a cloroquina semanal apenas após a primeira recaída e continuar por 12 semanas[1].

Nos casos de malária não grave por *P. falciparum*, o tratamento deve ser com quinino combinado com clindamicina (um comprimido de 300 mg de 6 em 6 horas por cinco dias).

Tratamento da malária grave

Quadros graves ocorrem predominantemente por *P. falciparum*, porém casos de malária causada por *P. vivax* que evoluem com complicações, incluindo pulmonares e cerebral, também podem ocorrer[25,26]. Nos casos que apresentem sinais ou alterações de exames que indiquem gravidade (Tabela 32.4), deve ser utilizado tratamento com droga de administração parenteral. Assim que o paciente apresentar melhora clínica e condições de deglutição, o tratamento deve ser substituído pela medicação via oral e administrado pelo tempo total, por exemplo: por três dias com artesunato + mefloquina ou artemeter + lumefantrina. A Tabela 32.6 resume os tratamentos disponíveis e as doses preconizadas. As combinações de drogas são[1]:

1. Artesunato (endovenoso) com clindamicina (endovenosa) – **preferencial**;
2. Artemeter (intramuscular) com clindamicina – alternativo;
3. Quinino (endovenoso) com clindamicina – para crianças menores de 6 meses de idade.

Lâminas de verificação de cura

Para o controle do tratamento da malária, devem ser realizadas LVCs com o objetivo de avaliar a eficácia do tratamento e, nos casos de malária por *P. vivax* e *P. ovale*, avaliar recaídas. As LVCs devem ser realizadas de acordo com a espécie de plasmódio envolvida:

- *P. vivax* ou mista: dias 2, 4, 7, 14, 21, 28, 40 e 60;
- *P. falciparum*: dias 2, 4, 7, 14, 21, 28 e 40.

Prevenção em viajantes

Pessoas que viajam para áreas com risco de transmissão de malária devem ser orientadas quanto a medidas de proteção contra picadas de mosquitos[27]:

- Uso de repelente contra insetos em concentração adequada e orientações quanto à reaplicação do produto em intervalos de acordo com a concentração deles;
- Uso de roupas claras e que protegem a maior área possível (calças e blusas de mangas compridas);
- Uso de telas em portas e janelas para evitar a entrada de insetos, mosquiteiros impregnados com piretroides e uso de ar condicionado;
- Informar sobre horário de maior atividade dos mosquitos: do anoitecer ao amanhecer.

Tabela 32.6. Esquemas de tratamento de malária grave em adultos

	1º dia		2º dia	3º dia	4º dia	5º dia	6º dia	7º dia
	0	12h						
Artesunato (EV)	2,4 mg/kg	1,2 mg/kg	1,2 mg/kg	1,2 mg/kg	1,2 mg/kg	1,2 mg/kg	1,2 mg/kg	1,2 mg/kg
				OU				
Artemeter (IM)	3,2 mg/kg	-	1,6 mg/kg	1,6 mg/kg	1,6 mg/kg	1,6 mg/kg	-	-
				OU				
Dicloridrato de quinina (EV)	20 mg/kg dose de ataque e 10 mg/kg de 8/8 horas até completar 7 dias de tratamento							
				+				
Clindamicina	20 mg/kg*	20 mg/kg	20 mg/kg	20 mg/kg	20 mg/kg	20 mg/kg	20 mg/kg	20 mg/kg

* A dose deve ser dividida em três tomadas diárias.

Quimioprofilaxia

A quimioprofilaxia consiste no uso de medicação antimalárica em doses menores que as habituais e pode ser uma medida utilizada para evitar casos graves e óbito por malária em viajantes. A eficácia é de 75% a 95%. O seu uso deve ser criterioso, considerando o risco de doença grave e óbito por malária e o risco de eventos adversos graves relacionados à medicação profilática. Os riscos avaliados nos viajantes são[27]:

- Probabilidade alta de exposição à transmissão de malária;
- Presença de transmissão de malária no perímetro urbano do local de destino;
- Elevada incidência de malária por *P. falciparum*;
- Existência de resistência antimalárica na região;
- Possibilidade de acesso a serviço de saúde superior a 24 horas do início dos sintomas;
- Caso o viajante faça parte de grupo especial e/ou seja portador de doença que leve a risco maior de doença mais grave, como imunodeprimidos, idosos e gestantes;
- Duração da viagem menor que seis meses.

A quimioprofilaxia deve ser iniciada antes da chegada à área endêmica. As drogas disponíveis no Brasil para quimioprofilaxia são[27]:

- Doxiciclina: 100 mg por dia, iniciar um a dois dias antes da chegada à área endêmica e continuar tomando por 28 dias após a saída dela. Os eventos adversos mais comuns são: irritação gastrointestinal, fotossensibilidade e candidíases;
- Cloroquina (comprimidos de 150 mg de base): só pode ser utilizada em algumas regiões do Caribe onde não há resistência significativa a essa droga (Haiti e República Dominicana). Dose: 300 mg por semana ou 100 mg por dia seis dias da semana; iniciar uma semana antes da chegada à área endêmica e continuar tomando por quatro semanas após a saída dela. Os eventos adversos mais comuns são: tontura, cefaleia, náuseas, dor abdominal e diarreia. Podem ocorrer alterações psiquiátricas: insônia, alucinações, alteração da coordenação, alteração do humor, agitação, agressividade e reações paranoides. Os eventos adversos mais comuns são: distúrbio gastrointestinal, cefaleia e, raramente, convulsões;
- Mefloquina (comprimidos de 250 mg): o comprimido isolado não é amplamente disponível, somente o combinado com artesunato. Dose: 250 mg por semana; iniciar pelo menos uma semana antes (ideal duas a três semanas) da chegada à área endêmica e continuar tomando por quatro semanas após a saída dela. Os eventos adversos mais comuns são: tontura, cefaleia, náuseas, dor abdominal e diarreia. Podem ocorrer alterações psiquiátricas: insônia, alucinações, alteração da coordenação, alteração do humor, agitação, agressividade e reações paranoides.

Outra droga muito utilizada em outros países, mas que não é disponível no Brasil, é a combinação de atovaquona (250 mg/cp) com proguanil (100 mg/cp) na dose de um comprimido por dia; iniciar um dia antes da chegada à área endêmica e continuar tomando por sete dias após a saída dela. Os eventos adversos mais comuns são os distúrbios gastrointestinais.

Deve-se lembrar que pacientes que utilizam quimioprofilaxia e desenvolvem malária não podem utilizar a mesma droga para tratamento.

Os viajantes em uso de quimioprofilaxia devem ser orientados a manter as medidas de prevenção a picadas de mosquitos e a observação de sinais e sintomas de malária. Deve-se ressaltar que a eficácia da quimioprofilaxia depende da adesão à medicação e que, mesmo se utilizada corretamente, não é 100% eficaz, assim o viajante deve realizar exame de gota espessa e pesquisa de hematozoário ao final da quimioprofilaxia, mesmo assintomático, ou em qualquer momento se tiver sintomas.

Tratamento autoadministrado

O tratamento autoadministrado é outro recurso que pode ser utilizado em viajantes e consiste na prescrição da medicação antimalárica contra *P. falciparum* na dose de tratamento habitual, para que o viajante o leve na viagem e o utilize, caso se iniciem sintomas compatíveis com malária. O viajante deve ter condições de compreender que só deve utilizar a medicação se apresentar sintomas e que deve iniciar imediatamente o deslocamento para área em que haja atendimento médico, devido ao risco de outras doenças com sintomas semelhantes e que podem se agravar na ausência de tratamento adequado (por exemplo: febre tifoide).

Para sua indicação, devem ser considerados os seguintes fatores[27]:

- Deslocamento para áreas remotas com transmissão de malária por *P. falciparum* e de difícil acesso a serviços de saúde;
- Deslocamento por curtos períodos, porém frequentes, para áreas remotas com transmissão de malária por *P. falciparum*;
- Permanência na área por um período maior que seis meses;
- Contraindicação ou recusa ao esquema de quimioprofilaxia.

Referências bibliográficas

1. Ministério de Saúde. Secretaria de Vigilância em Saúde. Departamento de Vigilância Epidemiológica. Guia prático de tratamento da malária no Brasil. Brasília, DF; 2010.
2. World Health Organization (WHO). World Malaria Report 2016. Geneva: WHO; 2016.
3. Centers for Disease Control and Prevention (CDC). Division of Parasitic Diseases and Malaria. Disponível em: www.cdc.gov/malaria. Acesso em: 16 mar. 2017.
4. Hill DR, Ericsson CD, Pearson RD, Keystone JS, Freedman DO, Kozarsky PE, et al.; Infectious Diseases Society of America. The practice of travel medicine: guidelines by the Infectious Diseases Society of America. Clin Infect Dis. 2006;43(12):1499-539.
5. Oliveira-Ferreira J, Lacerda MV, Brasil P, Ladislau JL, Tauil PL, Daniel-Ribeiro CT. Malaria in Brazil: an overview. Malar J. 2010;9:115.

6. Secretaria de Vigilância em Saúde. Boletim Epidemiológico – Situação epidemiológica da malária no Brasil, 2012 e 2013. Ministério de Saúde; 2015. Contract n. 43.
7. Ministério da Saúde. Secretaria de Vigilância em Saúde. Departamento de Vigilância Epidemiológica. Guia de Vigilância Epidemiológica – Malária. 7ª ed. Brasília, DF; 2010.
8. Gomes AP, Vitorino RR, Costa AP, Mendonca EG, Oliveira MG, Siqueira-Batista R. Severe Plasmodium falciparum malaria. Rev Bras Ter Intensiva. 2011;23(3):358-69.
9. Tjitra E, Anstey NM, Sugiarto P, Warikar N, Kenangalem E, Karyana M, et al. Multidrug-resistant Plasmodium vivax associated with severe and fatal malaria: a prospective study in Papua, Indonesia. PLoS Med. 2008;5(6):e128.
10. Chulay JD, Ockenhouse CF. Host receptors for malaria-infected erythrocytes. Am J Trop Med Hyg. 1990;43(2 Pt 2):6-14.
11. Bartoloni A, Zammarchi L. Clinical aspects of uncomplicated and severe malaria. Mediterr J Hematol Infect Dis. 2012;4(1):e2012026.
12. Dondorp AM, Ince C, Charunwatthana P, Hanson J, van Kuijen A, Faiz MA, et al. Direct in vivo assessment of microcirculatory dysfunction in severe falciparum malaria. J Infect Dis. 2008;197(1):79-84.
13. Chen N, Auliff A, Rieckmann K, Gatton M, Cheng Q. Relapses of Plasmodium vivax infection result from clonal hypnozoites activated at predetermined intervals. J Infect Dis. 2007;195(7):934-41.
14. Mandell G, Douglas R, Bennett J, Dolin R. Mandell, Douglas, and Bennett's: principles and practices of infectious diseases. 7ª ed. Philadelphia: Churchill Livingstone; 2010.
15. Veronesi R. Tratado de infectologia. 5ª ed. São Paulo: Atheneu; 2015.
16. Lacerda MVG, Mourão MPG, Alexandre MAA, Siqueira AM, Magalhães BML, Martinez-Espinosa FE, et al. Understanding the clinical spectrum of complicated Plasmodium vivax malaria: a systematic review on the contributions of the Brazilian literature. Mal J. 2012;11:12.
17. White NJ, Pukrittayakamee S, Hien TT, Faiz MA, Mokuolu OA, Dondorp AM. Malaria. Lancet. 2014;383(9918):723-35.
18. Laishram DD, Sutton PL, Nanda N, Sharma VL, Sobti RC, Carlton JM, et al. The complexities of malaria disease manifestations with a focus on asymptomatic malaria. Malar J. 2012;11:29.
19. World Health Organization (WHO). Management of severe malaria. 3rd ed. Geneva; 2012.
20. Rahimi BA, Thakkinstian A, White NJ, Sirivichayakul C, Dondorp AM, Chokejindachai W. Severe vivax malaria: a systematic review and meta-analysis of clinical studies since 1900. Malar J. 2014;13:481.
21. World Health Organization (WHO). Recommended selection criteria for procurement of malaria rapid diagnostic tests. Geneva; 2016.
22. Singh B, Daneshvar C. Human infections and detection of Plasmodium knowlesi. Clin Microbiol Rev. 2013;26(2):165-84.
23. Ministério da Saúde. Testes rápidos para a detecção de componentes antigênicos de plasmódio. Brasília, DF; 2014. Disponível em: http://portalsaude.saude.gov.br/index.php/o-ministerio/principal/leia-mais-o-ministerio/662-secretaria-svs/vigilancia-de-a-a-z/malaria/11774-testes-rapidos. Acesso em: 28 mar. 2017.
24. World Health Organization (WHO). Guidelines for the treatment of malaria. 3rd ed. Geneva; 2015.
25. Im JH, Kwon HY, Baek J, Park SW, Durey A, Lee KH, et al. Severe Plasmodium vivax infection in Korea. Malar J. 2017;16(1):51.
26. Raposo CC, Santos JB, Santos GM, Gonçalves EG, Silva AR. Plasmodium vivax malaria: related factors to severity in the State of Maranhão, Brazil. Rev Soc Bras Med Trop. 2013;46(1):67 72.
27. Ministério da Saúde. Guia para profissionais de saúde sobre prevenção de malária em viajantes. 1ª ed. Brasília, DF: Ministério da Saúde; 2008.

33

LEPTOSPIROSE

Décio Diament

Introdução

A leptospirose é uma zoonose causada por espécies patogênicas de espiroquetas do gênero *Leptospira* sp. Estudos de genética molecular demonstraram que há diversas espécies desse microrganismo: *L. interrogans, L. alexanderi, L. fainei, L. inadai, L. kirschneri, L. meyeri, L. borgpetersenii, L. wellii, L. santarosai* e *genomospecies* 1, 4 e 5. As espécies *L. biflexa, L. wolbachii* e *genomospecies* 3 são saprófitas. Cada espécie é subdividida em sorogrupos e estes, por sua vez, dividem-se em serovares. A *L. interrogans*, por exemplo, encampa os sorogrupos *Australis, Bataviae, Canicola, Icterohaemorrhagiae* e outros. No sorogrupo *Icterohaemorrhagiae*, há os serovares *icterohaemorrhagiae, copenhageni* e *lai*, entre vários outros[1]. Cada serovar é uma variante da espécie adaptada a determinado ambiente e hospedeiro. A *L. interrogans*, sorogrupo Icterohaemorrhagiae, serovar *icterohaemorrhagiae,* é comumente isolada em surtos de doença grave com manifestações hemorrágicas, relacionada a contato com urina de ratos em centros urbanos onde ocorrem enchentes. O serovar *pomona* relaciona-se a porcos (febre dos porqueiros) e o *canicola*, a cães.

O microrganismo caracteriza-se por ser afilado, helicoidal e flexível, com 6 a 20μ de comprimento e 0,1μ de diâmetro. Possui dois flagelos e tem grande mobilidade. Vive em ambiente líquido, em temperaturas variadas, em geral amenas. Seu cultivo requer meios de cultura específicos, como os meios de Fletcher, Stuart ou EMJH, em temperaturas entre 28 e 30 °C.

Os hospedeiros definitivos são roedores silvestres ou urbanos (ratos, ratazanas) e vários animais podem ser hospedeiros intermediários, como cães, gado bovino, ovino, caprino, porcos, cavalos, serpentes, peixes etc.[2].

Epidemiologia

A leptospirose é uma zoonose cujos hospedeiros definitivos são roedores. Nos centros urbanos, os ratos e ratazanas desempenham o papel de reservatório, enquanto em áreas rurais roedores silvestres são responsáveis pela manutenção dos reservatórios. Esses animais excretam o microrganismo na urina continuamente por meses ou anos, contaminando o ambiente e outros animais, incluindo o homem.

A transmissão da doença se dá pelo contato com água contaminada pela urina de roedores que albergam o patógeno. Contato com água de enchentes, natação recreacional ou esportiva e queda acidental em curso d'água podem transmitir a doença, assim como o exercício de certas profissões que necessitam de contato com águas potencialmente contaminadas, como pedreiros, encanadores e outros. O contato direto com urina, sangue, tecidos, secreções e órgãos de animais infectados em criações, abatedouros ou peixarias também pode resultar em transmissão. Outra via de infecção é a transplacentária[3].

Surtos e epidemias ocorrem periodicamente, relacionados ao regime de chuvas, ocorrência de enchentes ou desastres naturais[4-6].

A incidência média da doença é de 1,75/100.000 habitantes. Conforme dados obtidos do Sistema de Informação de Agravos de Notificação (Sinan; Datasus, Brasil, 2016), de 2001 a 2015, notificaram-se 55.107 casos de leptospirose, com média de 3659,33 ± 634,89 casos por ano, variando de 2.773 casos em 2002 a 4.950 casos em 2011 (Figura 33.1). A maioria dos casos notificados ocorre nas regiões Sudeste (35,0%) e Sul (32,1%), seguidas do Nordeste (17,2%), Norte (14,2%) e Centro-Oeste (1,4%).

O critério de confirmação clínico-laboratorial, que inclui além do quadro clínico e epidemiológico, um exame laboratorial confirmatório (sorologia e/ou cultura), foi obtido em 46.534 casos (84,4%). O critério clínico-epidemiológico foi obtido em 7.786 casos (14,1%). Em 787 casos notificados (1,4%), o critério diagnóstico é ignorado ou em branco.

A maioria dos casos notificados foi de indivíduos do sexo masculino, com 43.754 casos (79,4%), contra 11.331 casos do sexo feminino (20,6%). Em 22 casos não havia informação sobre o sexo do paciente.

Sobre o quesito raça, 11.799 não declararam ou preencheram o formulário de notificação. Dos 43.308 casos (78,6% do total) com informação disponível, 23.241 eram brancos

(53,7%), 16.802 pardos (38,8%), 2.845 negros (6,6%), 298 amarelos (0,7%) e 122 indígenas (0,3%).

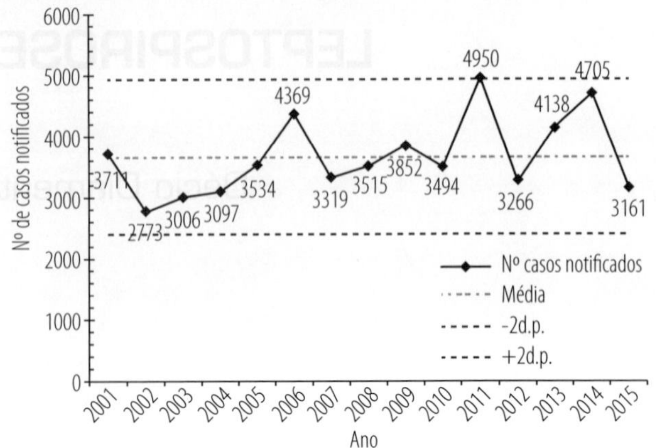

* O total de casos considerados nesse gráfico foi de 54.890 casos com informação disponível sobre o ano de ocorrência. Em 217 casos a informação não está disponível ou aguarda confirmação.

Figura 33.1. Distribuição do número de casos notificados por ano de ocorrência de 2001 a 2015*.

A distribuição mensal de casos variou segundo o padrão habitual, com maior número de casos nos meses quentes e chuvosos, quando a ocorrência de enchentes é maior (Figura 33.2).

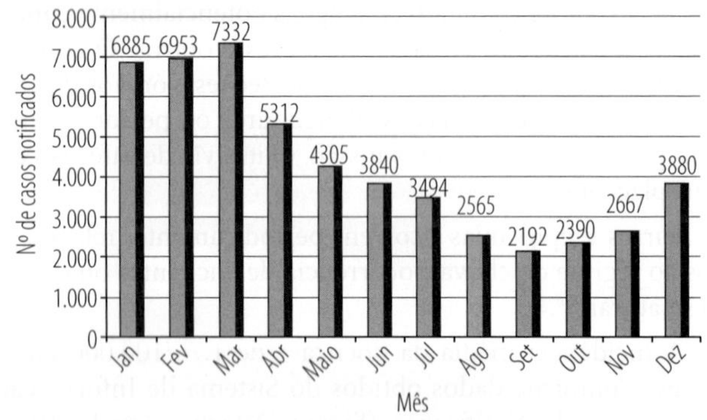

* Nesse gráfico foram usadas informações disponíveis para 51.815 casos notificados.

Figura 33.2. Distribuição mensal de casos de 2001 a 2015*.

As faixas etárias mais atingidas foram os adolescentes (10 a 19 anos) e adultos jovens (20 a 59 anos). Crianças e idosos foram menos atingidos (Figura 33.3).

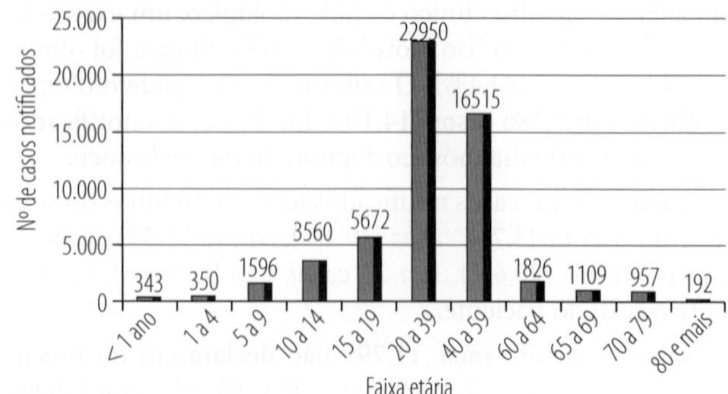

Figura 33.3. Distribuição por faixa etária.

A informação sobre a distribuição por escolaridade, de 2007 a 2015, abrangeu 21.746 casos (39,5% do total de 55.107 notificações de 2001 a 2015) e mostrou maior concentração de casos nos indivíduos com pouca escolaridade (Tabela 33.1).

Tabela 33.1. Distribuição pelo grau de escolaridade

Grau de escolaridade	Nº de casos	%
Analfabeto	562	2,6
1ª a 4ª série incompleta do EF	3.597	16,5
4ª série completa do EF	2.226	10,2
5ª a 8ª série incompleta do EF	5.902	27,1
Ensino fundamental completo	2.474	11,4
Ensino médio incompleto	2.344	10,8
Ensino médio completo	3.616	16,6
Educação superior incompleta	441	2,0
Educação superior completa	584	2,7
Total	21.746	100,00

EF: ensino fundamental.

Do total de 55.107 casos notificados, 44.705 (81,1%) evoluíram para cura, 5.377 (9,8%) foram a óbito por leptospirose e 282 (0,5%) morreram por outras causas. Em 4.743 casos não há informação disponível sobre a evolução (8,6%).

Fisiopatologia

A invasão do organismo pelas leptospiras se dá através de pequenos ferimentos, abrasões cutâneas ou mucosas de nasofaringe e conjuntivas. A inalação de aerossóis contendo a espiroqueta em pequenas gotículas também pode ocorrer, apesar de menos frequente. Em animais é comum ocorrer invasão pela mucosa do trato genital. Outra via importante é a transplacentária[7].

As cepas virulentas de leptospiras aderem às células epiteliais e utilizam proteínas da parede celular para penetrar os tecidos, quebrando as junções das membranas celulares[8,9].

O microrganismo se dissemina pela corrente sanguínea para diversos órgãos. Na ausência de anticorpos específicos, as leptospiras patogênicas sobrevivem à fagocitose por macrófagos, induzindo apoptose dessas células de defesa[8]. Concomitantemente, há indução de citocinas pró-inflamatórias, desencadeando a resposta imune. Proteínas e lipopolissacarídeos (LPS) da parede celular contribuem para a estimulação da resposta inflamatória, por meio da ativação de receptores *toll-like* 2 e 4 (TLR2 e TLR4)[10,11]. Diversas citocinas medeiam a resposta inflamatória induzida pelas leptospiras, como fator de necrose tumoral alfa (TNF-α) e diversas interleucinas (IL-1β, IL-6, IL-8, IL-10, IL-12 etc.). Os casos graves têm níveis plasmáticos mais elevados de citocinas que os casos brandos[12]. A resposta inflamatória decorrente da secreção de citocinas leva ao aumento da permeabilidade capilar, vasodilatação e coagulopatia. A associação de desidratação decorrente de vômitos, diarreia, inapetência e febre resulta em hipovolemia, hipotensão arterial, choque e falência de múltiplos órgãos, notadamente pulmões, coração e rins[13] (Figura 33.4).

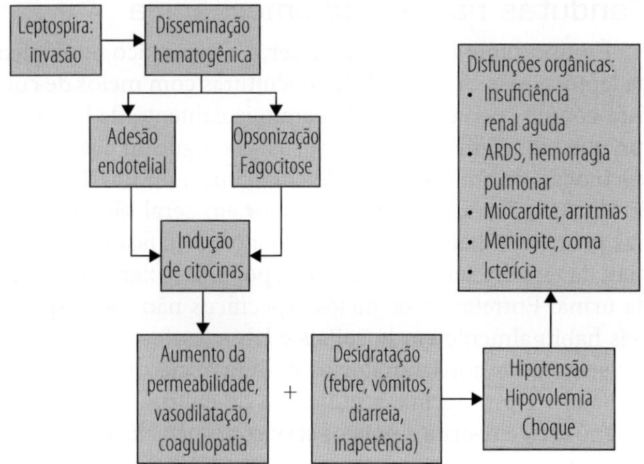

Figura 33.4. Fisiopatologia da leptospirose.

Nos pacientes graves, a disfunção cardiovascular se apresenta com padrão hemodinâmico hiperdinâmico, com índice cardíaco elevado, resistência vascular baixa e pressões ventriculares de enchimento baixas, em tudo similar ao padrão do choque séptico clássico[14].

A disfunção pulmonar pode se associar ao quadro de choque, evoluindo tal qual uma síndrome do desconforto respiratório decorrente de lesão pulmonar aguda, com lesão alveolar de início vascular, seguida de edema intersticial e alveolar. Casos mais graves apresentam hemorragia pulmonar, sendo essa a principal causa de morte nesses pacientes[15].

A lesão renal se dá nos glomérulos e túbulos contornados proximais. Há menor expressão da isoforma 3 da enzima permutadora de sódio/hidrogênio, assim como da aquaporina 2, enquanto a enzima cotransportadora sódio-potássio-2 cloros (NKCC2) tem sua expressão aumentada. Nos pulmões, também há diminuição da aquaporina 2, o que contribui para a formação de edema[16]. Além da queda do *clearance* de creatinina, há significativa natriurese e perda da capacidade renal de concentrar urina, gerando poliúria no estádio inicial da insuficiência renal. A perda de sódio nos túbulos proximais é parcialmente compensada nos túbulos distais, havendo troca desse íon por potássio, resultando em hipocalemia[17].

No músculo cardíaco, a lesão vascular produz focos de necrose e inflamação, com potencial arritmogênico, agravado pelos distúrbios eletrolíticos gerados pela disfunção renal. As arritmias mais observadas são a fibrilação atrial, bloqueios atrioventriculares e de ramos de condução e extrassistolia tanto atrial quanto ventricular. A vasculite pode eventualmente desencadear a formação de coágulos coronarianos, resultando em infarto do miocárdio, notadamente em pacientes predispostos. A insuficiência cardíaca por miocardite ou isquemia miocárdica pode se associar ao quadro de falências orgânicas[18].

As lesões inflamatórias são comuns na musculatura estriada, sobretudo na musculatura mais utilizada, como das pernas, resultando em quadro doloroso típico nas panturrilhas.

Os fenômenos hemorrágicos observados na leptospirose resultam da ativação da coagulação no contexto de reação inflamatória sistêmica e vasculite. Classicamente, observa-se aumento dos tempos de protrombina e tromboplastina parcial ativada, diminuição das plaquetas e aumento do fibrinogênio, dímero-D e complexos trombina-antitrombina circulantes. Alguns pacientes com doença mais grave desenvolvem quadro clássico de coagulação intravascular disseminada[19,20]. A plaquetopenia está presente em mais da metade dos casos graves logo no início do quadro clínico e pode se desenvolver na evolução da doença, geralmente nos casos mais severos, com falência renal e internação prolongada.

Quadro clínico

As manifestações clínicas da leptospirose variam conforme a região geográfica e o serovar predominante. Entretanto, não há serovar determinante de qualquer quadro clínico. As formas clínicas variam de assintomáticas, leves até graves.

A forma anictérica caracteriza-se por evolução febril bifásica. Na fase inicial, de leptospirosemia, há febre, calafrios, cefaleia intensa e mialgias, principalmente nos músculos paravertebrais, abdominais, panturrilhas e braços. Muitos pacientes apresentam náuseas, vômitos, diarreia, prostração, artralgias, irritação conjuntival, tosse, escarros hemoptoicos, exantema e hemorragias cutâneas e alterações mentais. Esses sintomas duram poucas horas ou dias, seguindo-se a defervescência por um a dois dias e recrudescimento da febre. Inicia-se a fase imune, quando já não há mais circulação hematogênica das leptospiras, mas apenas excreção urinária da espiroqueta. Nessa fase ocorre a meningite, com sintomas típicos e alterações liquóricas sugestivas de infecção viral ou bacteriana, com cultura e prova do látex negativa. Todavia, o DNA da leptospira pode ser encontrado por reação em cadeia da polimerase (PCR) no liquor[22]. Podem ocorrer encefalite, neurites periféricas, convulsões, paralisia de pares cranianos, síndrome de Guillain-Barré e mielites. Hemorragias subaracnóideas ou intraparenquimatosas cerebrais também são observadas, embora com pouca frequência. O acometimento ocular caracteriza-se pela uveíte uni ou bilateral, que geralmente aparece da terceira semana de evolução até um ano após a doença[2].

A forma ictérica caracteriza-se por ser grave e dificilmente apresentar evolução bifásica típica. Os sintomas são os mesmos da forma anictérica, só que mais graves e prolongados. A icterícia é descrita como rubínica, com leve tom alaranjado, decorrente da combinação com a vermelhidão da vasculite cutaneomucosa. Fenômenos hemorrágicos são mais frequentes, nos pulmões (hemorragia alveolar), rins (hematúria) e trato gastrointestinal (hematêmese, enterorragia, melena). A desidratação geralmente é acompanhada de hipotensão, podendo chegar ao choque. Arritmias cardíacas e isquemia miocárdica podem ocorrer. A insuficiência renal inicialmente pode ter um breve período de poliúria, seguido de oligúria ou anúria, a depender do estado de hidratação do paciente. Após reposição volêmica, a poliúria pode retornar. Distúrbios eletrolíticos e acidobásicos são comuns nessa fase, como hiponatremia, hipocalemia, acidose metabólica e hiperlactatemia. A insuficiência respiratória aguda por edema pulmonar instala-se rapidamente e, quando há hemorragia pulmonar, o quadro é dramático e pode resultar em morte por asfixia[13,23].

Diagnóstico diferencial

A forma anictérica deve ser diferenciada da gripe, dengue e outras arboviroses, febres hemorrágicas, febre tifoide, malária *vivax*, sepse e meningite. A forma ictérica deve ser diferenciada da malária *falciparum*, hepatites virais agudas, febre amarela, febres hemorrágicas por hantavírus e sepse.

Avaliação inicial na sala de emergência

Define-se como caso suspeito[a] todo paciente que apresentar antecedentes epidemiológicos sugestivos nos 30 dias anteriores ao início dos sintomas, como exposição a enchentes, alagamentos, lama ou coleções hídricas; exposição a esgoto, fossas, lixo ou entulho; atividades que envolvam risco ocupacional; residência ou trabalho em área de risco para leptospirose. Associado ao critério epidemiológico, consideram-se como caso suspeito pacientes que apresentem sufusão hemorrágica conjuntival, insuficiência renal aguda oligúrica ou poliúrica, icterícia ou aumento de bilirrubinas e fenômenos hemorrágicos.

Os sinais clínicos de alerta que indicam internação hospitalar são:

- Tosse, dispneia, taquipneia, escarros hemoptoicos;
- Oligúria ou poliúria;
- Fenômenos hemorrágicos;
- Hipotensão arterial;
- Alteração do nível de consciência;
- Vômitos frequentes;
- Arritmias cardíacas;
- Icterícia.

São critérios para internação em terapia intensiva:

- Insuficiência respiratória aguda:
  - Dispneia ou taquipneia [frequência respiratória (FR) maior que 28 ipm];
  - Hipoxemia [pressão parcial de oxigênio (PO_2) menor que 60 mmHg em ar ambiente];
  - Escarros hemoptoicos ou hemoptise;
  - Infiltrado em radiografia de tórax com ou sem manifestações de hemorragia pulmonar;
- Insuficiência renal aguda;
- Distúrbios eletrolíticos e acidobásicos:
  - Não responsivos à reposição de volume e/ou eletrólitos;
- Hipotensão refratária a volume;
- Arritmias cardíacas agudas;
- Alteração do nível de consciência;
- Hemorragia digestiva.

Condutas na sala de emergência

É importante tentar estabelecer o diagnóstico etiológico da leptospirose. A coleta de hemoculturas com meios de cultura comuns não é adequada para o isolamento de leptospiras, que requerem meios específicos. O sangue ou liquor deve ser inoculado em meios de Fletcher, Stuart ou EMJH a 28 a 30 °C. As culturas de sangue e liquor em geral são positivas nas primeiras duas semanas de doença. Nas fases mais tardias, da terceira semana em diante, pode-se isolar leptospiras da urina. Entretanto, os meios específicos não são disponíveis habitualmente em hospitais e laboratórios, mas podem ser solicitados aos laboratórios de referência do Ministério da Saúde. Dessa forma, a utilização de culturas como meio diagnóstico é restrita a poucos serviços especializados[24].

O diagnóstico etiológico geralmente é feito por meio de sorologia. Deve ser solicitada uma amostra na fase aguda, nos primeiros dias de doença, e uma segunda amostra, depois de 10 a 15 dias. Testes qualitativos pelas técnicas de aglutinação em látex, ELISA, dot-ELISA ou immunoblot dão resultados positivos ou negativos com alta sensibilidade e especificidade. O padrão-ouro é a aglutinação microscópica, disponível em laboratórios de referência. Essa técnica detecta anticorpos pela aglutinação de diversos serovares de leptospiras, observável à microscopia de campo escuro. O soro do paciente é submetido a várias diluições e o resultado vem em títulos de 1:50 até 1:25.600 ou mais.

Amostras de fase aguda positivas ou com títulos altos (acima de 1:800) de anticorpos são consideradas positivas. A amostra inicial negativa não descarta a doença e deve-se colher uma segunda amostra, que, em caso de positividade, indica a doença (soroconversão)[25].

O diagnóstico inespecífico inclui exames laboratoriais para avaliação do estado clínico do paciente:

- Hemograma: anemia, leucocitose com desvio à esquerda, plaquetopenia;
- Provas de função hepática: ALT, AST, gama-GT e fosfatase alcalina elevadas; bilirrubinas elevadas à custa de direta;
- Creatinofosfoquinase total (CPK) elevada; fração MB (CK-MB) pode estar elevada, assim como a troponina-I;
- Função renal: ureia e creatinina elevadas na disfunção renal;
- Eletrólitos: sódio normal ou baixo, potássio baixo; outros eletrólitos podem estar alterados;
- Gasometria arterial: acidose metabólica; lactato elevado;
- Coagulograma: aumento do tempo de protrombina e de trombina; fibrinogênio inicialmente elevado; plaquetopenia;
- Liquor: pleocitose à custa de neutrófilos no início, até 500/mm^3, proteínas pouco elevadas (até 300 mg/dL), glicose normal ou pouco baixa;
- Radiografia de tórax: infiltrados intersticiais;
- Eletrocardiograma (ECG): arritmias, sinais de isquemia miocárdica.

---

[a] Conforme definição de caso do Centro de Vigilância Epidemiológica de São Paulo. Disponível em: http://www.saude.sp.gov.br/resources/cve-centro-de-vigilancia-epidemiologica/areas-de-vigilancia/doencas-de-transmissao-por-vetores-e-zoonoses/leptospirose.htm.

Monitorização, tratamentos, prescrição

A monitorização inicial deve ser feita com ECG contínuo, oximetria de pulso e medida não invasiva de pressão arterial. A diurese deve ser quantificada. As monitorizações hemodinâmicas e respiratórias avançadas devem ser aplicadas nos casos graves, em regime de terapia intensiva.

O tratamento específico é feito com antibióticos, mas há controvérsia sobre a eficácia, principalmente nos casos graves e nas fases mais tardias da doença[26]. Diversos estudos são controversos em indicar benefícios como menor tempo de evolução clínica, febre e hospitalização[27]. As leptospiras são sensíveis a penicilina e a outros betalactâmicos, assim como a tetraciclinas e macrolídeos[28], e sua utilização precoce pode ser benéfica em termos de tempo de evolução da doença e letalidade.

O tratamento pode ser feito por cinco a sete dias com os seguintes esquemas:

- Penicilinas:
  - Penicilina cristalina – 1,5 MU de 6 em 6 horas intravenosa (IV);
  - Ampicilina – 1 g de 6 em 6 horas IV;
  - Amoxicilina – 500 mg de 8 em 8 horas via oral (VO);
  - Ceftriaxona – 1 g de 12 em 12 horas IV[29];
- Tetraciclinas:
  - Doxiciclina – 100 mg de 12 em 12 horas VO[30];
- Macrolídeos:
  - Azitromicina – 15 mg/kg/dia VO em duas tomadas[31,32].

O tratamento por via oral restringe-se aos casos leves, em tratamento ambulatorial. Casos mais graves devem receber terapia inicial endovenosa e, posteriormente, em caso de melhora clínica, podem passar o tratamento para via oral.

Tratamento inespecífico:

- Formas anictéricas leves: hidratação oral e sintomáticos (analgésicos, antitérmicos etc.);
- Meningite: sintomáticos (analgésicos, antitérmicos, anticonvulsivantes, etc.); suporte vital (hidratação, nutrição etc.); medidas de controle da hipertensão intracraniana e do edema cerebral;
- Formas anictérica ou ictéricas graves: suporte vital (terapia intensiva);
- Respiratório: oxigenoterapia e ventilação mecânica;
- Cardiocirculatório: reposição volêmica e de componentes do sangue; drogas vasoativas, monitorização hemodinâmica;
- Renal: correção de distúrbios hidroeletrolíticos e acidobásicos; **ATENÇÃO AO POTÁSSIO**; procedimentos dialíticos;
- Nutricional: enteral ou parenteral, conforme a necessidade.

Referências bibliográficas

1. Bharti AR, Nally JE, Ricaldi JN, Matthias MA, Diaz MM, Lovett MA, et al. Leptospirosis: a zoonotic disease of global importance. Lancet Infect Dis. 2003;3(12):757-71.
2. Haake DA, Levett PN. Leptospirosis in humans. Curr Top Microbiol Immunol. 2015;387:65-97.
3. Faine S; World Health Organization (WHO). Guidelines for the control of leptospirosis. Geneva: WHO; 1982.
4. Romero EC. Fifteen years of human leptospirosis in São Paulo, Brazil. J Epidemiol Res. 2015;2(1):1-7.
5. Investigação de surto de leptospirose em Várzea Alegre-CE, 2008. SVS – Boletim Eletrônico Epidemiológico. 2008;(20).
6. Investigação do surto de leptospirose no município de Pacoti, Ceará, em 2009. SVS – Boletim Eletrônico Epidemiológico. 2010;(9).
7. Adler B, editor. Leptospira and leptospirosis. Berlin, Heidelberg: Springer Verlag; 2015.
8. Adler B. Pathogenesis of leptospirosis: cellular and molecular aspects. Vet Microbiol. 2014;172(3-4):353-8.
9. Evangelista KV, Hahn B, Wunder EA, Ko AI, Haake DA, et al. Identification of Cell-Binding Adhesins of Leptospira interrogans. PLoS Negl Trop Dis. 2014;8(10):e3215-14.
10. Wang H, Wu Y, Ojcius DM, Yang XF, Zhang C, Ding S, et al. Leptospiral hemolysins induce proinflammatory cytokines through toll-like receptor 2-and 4-mediated JNK and NF-κB signaling pathways. PLoS One. 2012;7(8):e42266-16.
11. Diament D, Brunialti MK, Romero EC, Kallas EG, Salomao R. Peripheral blood mononuclear cell activation induced by Leptospira interrogans glycolipoprotein. Infect Immun. 2002;70(4):1677-83.
12. Reis EA, Hagan JE, Ribeiro GS, Teixeira-Carvalho A, Martins-Filho OA, Montgomery RR, et al. Cytokine response signatures in disease progression and development of severe clinical outcomes for leptospirosis. PLoS Negl Trop Dis. 2013;7(9):e2457.
13. Lomar AV, Diament D, Torres JR. Leptospirosis in Latin America. Infect Dis Clin North Am. 2000;14(1):23-39, vii-viii.
14. Marotto PC, Nascimento CM, Eluf-Neto J, Marotto MS, Andrade L, Sztajnbok J, et al. Acute lung injury in leptospirosis: clinical and laboratory features, outcome, and factors associated with mortality. Clin Infect Dis. 1999;29(6):1561-3.
15. Medeiros FR, Spichler A, Athanazio DA. Leptospirosis-associated disturbances of blood vessels, lungs and hemostasis. Acta Trop. 2010;115(1-2):155-62.
16. Andrade L, Rodrigues AC, Sanches TRC, Souza RB, Seguro AC. Leptospirosis leads to dysregulation of sodium transporters in the kidney and lung. Am J Physiol Renal Physiol. 2007;292(2):F586-92.
17. Seguro AC, Lomar AV, Rocha AS. Acute renal failure of leptospirosis: nonoliguric and hypokalemic forms. Nephron. 1990;55(2):146-51.
18. Navinan MR, Rajapakse S. Cardiac involvement in leptospirosis. Trans R Soc Trop Med Hyg. 2012;106(9):515-20.
19. Chierakul W, Tientadakul P, Suputtamongkol Y, Wuthiekanun V, Phimda K, Limpaiboon R, et al. Activation of the coagulation cascade in patients with leptospirosis. Clin Infect Dis. 2008;46(2):254-60.
20. Wagenaar JF, Goris MG, Partiningrum DL, Isbandrio B, Hartskeerl RA, Brandjes DP, et al. Coagulation disorders in patients with severe leptospirosis are associated with severe bleeding and mortality. Trop Med Int Health. 2010;15(2):152-9.
21. Daher EF, Silva Jr GB, Silveira CO, Falcão FS, Alves MP, Mota JA, et al. Factors associated with thrombocytopenia in severe leptospirosis (Weil's disease). Clinics. 2014;69(2):106-10.
22. Romero EC, Billerbeck AE, Lando VS, Camargo ED, Souza CC, Yasuda PH. Detection of Leptospira DNA in patients with aseptic meningitis by PCR. J Clin Microbiol. 1998;36(5):1453-5.
23. Marchiori E, Lourenço S, Setúbal S, Zanetti G, Gasparetto TD, Hochhegger B. Clinical and imaging manifestations of hemorrhagic pulmonary leptospirosis: a state-of-the-art review. Lung. 2010;189(1):1-9.
24. Levett PN. Leptospira Culture. In: Clinical microbiology procedures handbook. 4th ed. Washington: American Society of Microbiology; 2016. p. 3.14.1-3.14.5.
25. Niloofa R, Fernando N, de Silva NL, Karunanayake L, Wickramasinghe H, Dikmadugoda N, et al. Diagnosis of

Leptospirosis: Comparison between Microscopic Agglutination Test, IgM-ELISA and IgM Rapid Immunochromatography Test. PLoS One. 2015;10(6):e0129236.
26. Costa E, Lopes AA, Sacramento E, Costa YA, Matos ED, Lopes MB, et al. Penicillin at the late stage of leptospirosis: a randomized controlled trial. Rev Inst Med Trop Sao Paulo. 2003;45(3):141-5.
27. Charan J, Saxena D, Mulla S, Yadav P. Antibiotics for the treatment of leptospirosis: systematic review and meta-analysis of controlled trials. Int J Prev Med. 2013;4(5):501-10.
28. Naing C, Reid SA, Aung K. Comparing antibiotic treatment for leptospirosis using network meta-analysis: a tutorial. BMC Infect Dis. 2017;17(1):29.
29. Raptis L, Pappas G, Akritidis N. Use of ceftriaxone in patients with severe leptospirosis. Int J Antimicrob Agents. 2006;28(3):259-61.
30. Suputtamongkol Y, Niwattayakul K, Suttinont C, Losuwanaluk K, Limpaiboon R, Chierakul W, et al. An open, randomized, controlled trial of penicillin, doxycycline, and cefotaxime for patients with severe leptospirosis. Clin Infect Dis. 2004;39(10):1417-24.
31. Ghouse M, Maulana AB, Mohamed Ali MG, Sarasa VD. A two-year study of the efficacy of azithromycin in the treatment of leptospirosis in humans. Indian J Med Microbiol. 2006;24(4):345-6.
32. Panaphut T, Domrongkitchaiporn S, Vibhagool A, Thinkamrop B, Susaengrat W. Ceftriaxone compared with sodium penicillin g for treatment of severe leptospirosis. Clin Infect Dis. 2003;36(12):1507-13.

34

ACIDENTES POR ANIMAIS PEÇONHENTOS

Rui Seabra Ferreira Junior
Mônica Bannwart Mendes
Benedito Barraviera

Os acidentes causados por animais peçonhentos representam um problema de saúde pública no Brasil. No ano de 2015 foram notificados 171.114 acidentes causando 293 óbitos.

ACIDENTES OFÍDICOS

Introdução

As serpentes são as principais causadoras de acidentes por animais peçonhentos no Brasil. No mundo existem cerca de 3 mil espécies de serpentes, sendo 410 consideradas venenosas. As espécies venenosas encontradas no Brasil são: *Bothrops*, *Crotalus*, *Lachesis* e *Micrurus*.

Identificação e classificação das serpentes

As serpentes brasileiras venenosas e não venenosas são distribuídas em quatro famílias, a saber: Boidae, Colubridae, Elapidae e Viperidae.

A família Boidae é constituída de serpentes que, ao se alimentarem, matam a presa por constrição. Pertencem a essa família a jiboia (*Boa constrictor*), a sucuri ou anaconda (*Eunectes murinus*) e a cobra-papagaio (*Corallus caninus*). Todas apresentam dentição do tipo áglifa (*a* = ausência, *gliphé* = sulco), que são dentes pequenos, todos iguais e sem a presença de presas inoculadoras. Essas são as verdadeiras serpentes não peçonhentas (Figura 34.1).

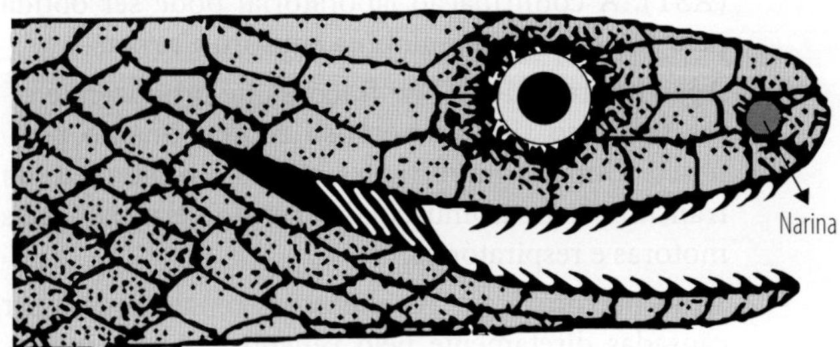

Figura 34.1. Dentição do tipo áglifa.

As serpentes pertencentes à família Colubridae podem apresentar dentição dos tipos áglifa ou opistóglifa (*ophistos* = atrás, *gliphé* = sulco), que é constituída de dois ou mais dentes posteriores com um sulco anterior ou lateral por onde sai o veneno (Figura 34.2). São exemplos as falsas-corais (*Liophis frenatus*), as muçuranas (*Clelia clelia*), a cobra-verde (*Philodryas olfersii*), a cobra-d'água (*Liophis miliaris*) e as dormideiras (*Dipsas albifrons* e *Sibynomorphus mikanii*). A jararacuçu-do-brejo (*Mastigodryas bifossatus*), a caninana (*Spilotes pullatus*) e a boipeva (*Waglerophis merremii*) apresentam dentição do tipo áglifa.

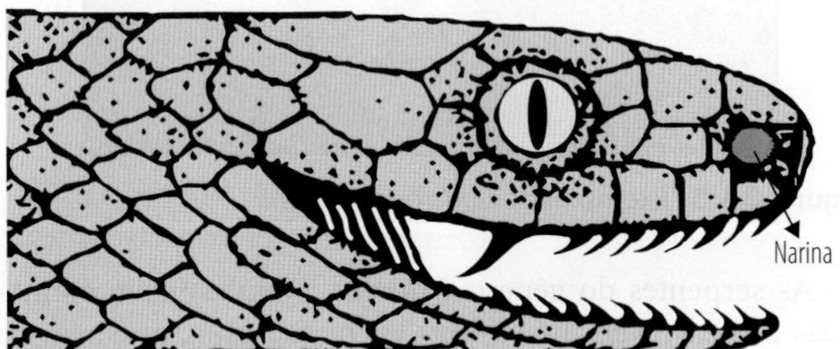

Figura 34.2. Dentição do tipo opistóglifa.

As serpentes pertencentes à família Elapidae, denominadas de corais-verdadeiras, apresentam dentição do tipo proteróglifa (*protero* = anterior, *gliphé* = sulco), constituída de um par de dentes ou presas anteriores bem desenvolvidos, com um canal central, por onde é inoculado o veneno. Incluem as serpentes do gênero *Micrurus*. Essas serpentes são responsáveis por menos de 1% dos acidentes ofídicos no Brasil (Figura 34.3).

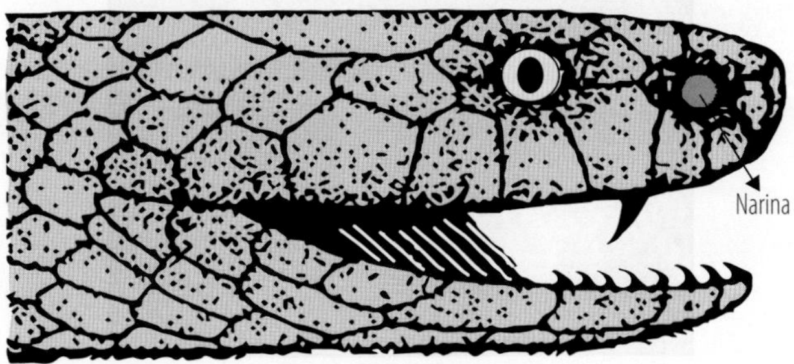

Figura 34.3. Dentição do tipo proteróglifa.

As serpentes da família Viperidae incluem os gêneros *Bothrops, Crotalus, Lachesis, Porthidium* e *Bothriopsis*. A dentição do tipo solenóglifa (*soleno* = canal, *gliphé* = sulco) é constituída de um par de dentes ou presas anteriores, bem desenvolvidos, com canal central e maxilar móvel. As serpentes do gênero *Bothrops* são responsáveis pela maioria (entre 80% e 90%) dos acidentes ofídicos no Brasil. Possuem as seguintes características: cabeça triangular, olhos pequenos com pupila em fenda, presença de fosseta loreal e escamas na cabeça, dentição solenóglifa, cauda sem guizo, pele com desenhos semelhantes ao da letra V invertida. São as jararacas, urutus, jararacuçus, caiçacas, entre outras (Figuras 34.4 e 34.5).

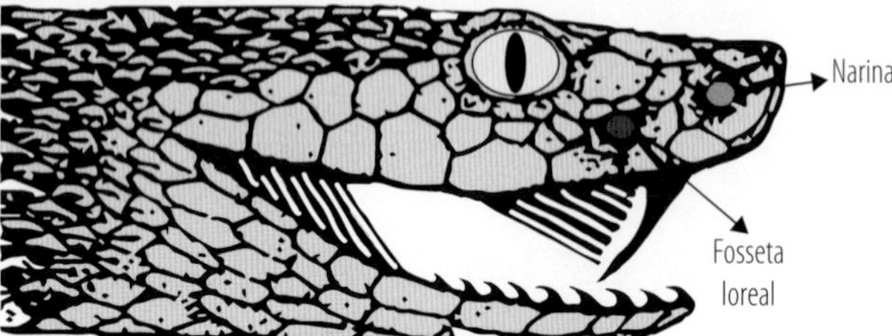

Figura 34.4. Dentição do tipo solenóglifa.

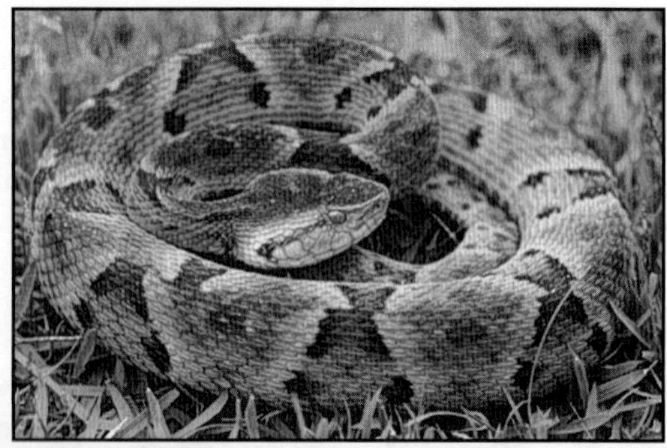

Figura 34.5. Exemplar de *Bothrops moojeni*.

As serpentes do gênero *Crotalus*, popularmente conhecidas por cascavéis, boicininga ou maracaboia, possuem na cauda um guizo ou chocalho. São responsáveis por 10% a 20% dos acidentes ofídicos no Brasil. As características são as seguintes: cabeça triangular, olhos pequenos com pupila em fenda, presença de fosseta loreal e escamas na cabeça, dentição solenóglifa, cauda com guizo ou chocalho (Figura 34.6).

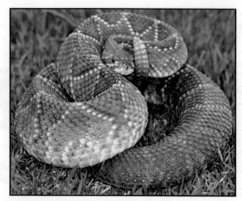

Figura 34.6. Exemplar de *Crotalus durissus terrificus*.

As serpentes do gênero *Lachesis*, popularmente conhecidas por surucucu, surucucu-bico-de-jaca ou surucutinga, possuem cauda com escamas arrepiadas no final. São responsáveis por cerca de 3% dos acidentes ofídicos no Brasil.

Epidemiologia

Em 2015, ocorreram no Brasil 27.046 casos de acidentes ofídicos com 109 óbitos, sendo cerca de 2.000 deles no estado de São Paulo. A maioria dos acidentes ocorre no verão, sendo os indivíduos do sexo masculino, na faixa etária entre 20 e 49 anos e lavradores os mais acometidos. Os membros inferiores, seguidos dos superiores, são os mais acometidos.

Serpentes do gênero *Bothrops*

Esses venenos têm ações coagulante, proteolítica e vasculotóxica:

- **Ação coagulante** – É a propriedade que o veneno das serpentes dos gêneros *Bothrops, Crotalus* e *Lachesis* tem de transformar diretamente o fibrinogênio em fibrina tornando o sangue incoagulável;
- **Ação proteolítica** – Também denominada de necrosante. Decorre da ação citotóxica direta nos tecidos por frações proteolíticas do veneno, podendo haver liponecrose, mionecrose e lise das paredes vasculares;
- **Ação vasculotóxica** – Esses venenos podem causar hemorragia local ou sistêmica. O edema no local da picada, que em geral ocorre minutos após o acidente, é decorrente de lesão tóxica no endotélio de vasos sanguíneos;
- **Outras ações** – Esses acidentes podem ser acompanhados de choque, com ou sem causa definida; entre eles, a hipovolemia por perda de sangue ou plasma no membro edemaciado, a ativação de substâncias hipotensoras, o edema pulmonar e a coagulação intravascular disseminada. A insuficiência renal pode se instalar por ação direta ou secundária a complicações em que o choque está presente.

Serpentes do gênero *Crotalus*

Possuem veneno com ações miotóxica, neurotóxica, nefrotóxica, coagulante e hepatotóxica:

- **Ação miotóxica** – É caracterizada pela liberação de mioglobina para o sangue e urina. O diagnóstico de rabdomiólise pode ser comprovado pela elevação dos níveis séricos de creatina quinase (CK), desidrogenase láctica (DHL) e aspartato aminotransferase (AST). A confirmação laboratorial pode ser obtida pela detecção de mioglobina em soro e urina;
- **Ação neurotóxica** – São frações que produzem efeitos tanto no sistema nervoso central quanto periférico. Um dos importantes efeitos é o bloqueio da transmissão neuromuscular sugerido pelas paralisias motoras e respiratórias;
- **Ação nefrotóxica** – As alterações renais podem ser causadas diretamente pelo veneno e, ainda, indiretamente pela rabdomiólise. Outros fatores tais como

desidratação, hipotensão arterial, acidose metabólica e choque podem estar associados à rabdomiólise e contribuem para a instalação da lesão renal;

- **Ação coagulante** – As alterações coagulantes estão relacionadas principalmente com o consumo de fatores de coagulação. A enzima tipo trombina, presente no veneno, tem a capacidade de transformar fibrinogênio em fibrina. Isso acaba levando ao consumo de fatores de coagulação e, por fim, à incoagulabilidade sanguínea;
- **Ação hepatotóxica** – As alterações hepáticas foram propostas pela primeira vez em 1989, por Barraviera *et al.* Naquela oportunidade, os autores observaram um doente que evoluiu para o óbito e que apresentou no exame anatomopatológico do fígado extensas necroses. Posteriormente, os autores concluíram que as lesões podem ser transitórias nos pacientes que não evoluem para óbito. O aumento da alanina aminotransferase (ALT) sanguínea comprova essa hipótese.

Serpentes do gênero *Micrurus*

- **Ação neurotóxica** – As neurotoxinas elapídicas podem atuar na pré ou na pós-sinapse, podendo haver, no último caso, reversão do bloqueio pela administração de anticolinesterásicos. O desenvolvimento dos sintomas de bloqueio da junção mioneural em geral é rápido, em decorrência do baixo peso molecular dessas neurotoxinas. O quadro clínico neurológico é semelhante ao do acidente crotálico.

Serpentes do gênero *Lachesis*

O veneno dessas serpentes possui ações coagulante, necrosante e vasculotóxica. O quadro clínico é semelhante ao do acidente botrópico.

Quadro clínico dos acidentes ofídicos

Serpentes do gênero *Bothrops*

- **Sintomatologia local** – Imediatamente após a picada, em geral nos primeiros 30 minutos, ocorrem dor, edema, eritema e calor local. A dor é imediata, de intensidade variável, podendo ser o único sintoma. O edema, acompanhado de calor e rubor, pode estar ausente no início, mas instala-se dentro das primeiras 6 horas. A instalação de bolhas, equimoses e necroses ocorre em geral 12 horas após o acidente.
- **Tempo de coagulação** – O tempo de coagulação e o tempo de tromboplastina parcial ativada estão aumentados pela ação coagulante do veneno. O tempo de coagulação é um exame útil, de fácil execução, podendo ser realizado em lâmina e/ou em tubo simples de vidro. O tempo de coagulação normal varia entre 3 e 6 minutos, podendo ser indeterminado nos acidentes graves.
- **Hemorragia local e sistêmica** – Podem ocorrer no local da picada ou em pontos distantes, tais como gengiva (gengivorragia), nariz (epistaxe), tubo digestivo alto (hematêmese), rins (hematúria) e às vezes na borda do leito ungueal.
- **Complicações** – As principais são a necrose primária, em decorrência da ação do próprio veneno, ou a secundária, por efeito de infecção bacteriana. Esta última em geral está associada a germes Gram-negativos, tais como a *Morganella morganii*, *Escherichia coli*, *Providencia* sp., *Klebsiella* sp., *Enterobacter* sp. e raramente por germes Gram-positivos, entre eles o *Staphylococcus aureus* e *Staphylococcus epidermidis*. A mortalidade pelo acidente botrópico é baixa. As causas, em geral, são insuficiência renal aguda e hemorragias incontroláveis (Figuras 34.7 a 34.10).

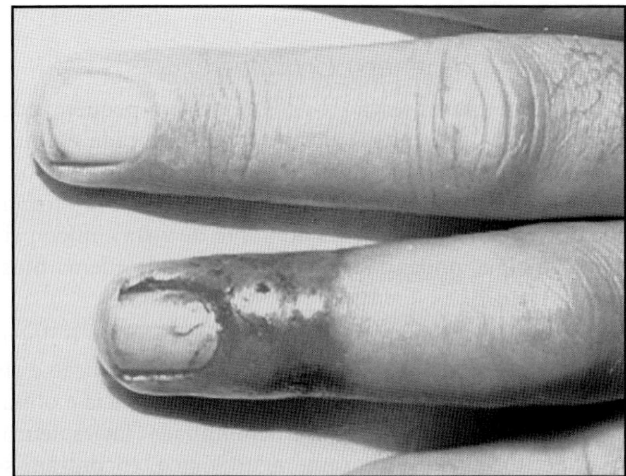

Figura 34.7. Efeito proteolítico do veneno botrópico.

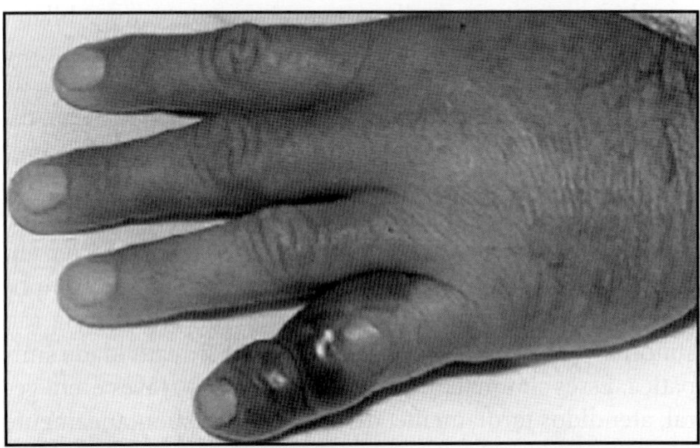

Figura 34.8. Efeito proteolítico do veneno botrópico.

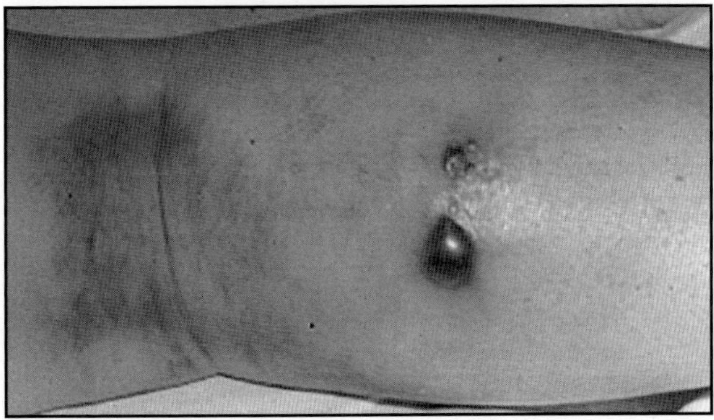

Figura 34.9. Efeito proteolítico do veneno botrópico.

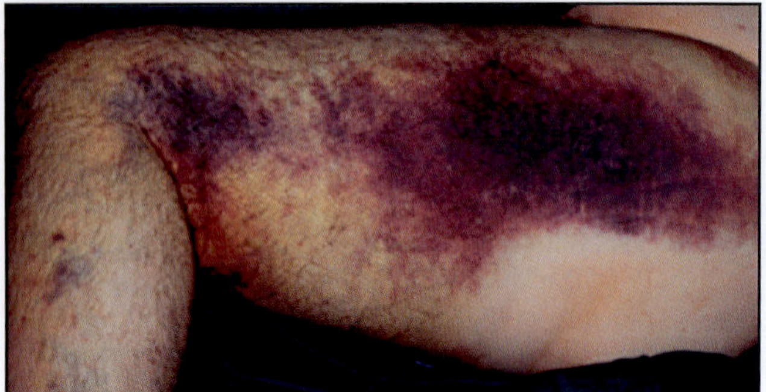

Figura 34.10. Efeito proteolítico do veneno botrópico.

Serpentes do gênero *Crotalus*

Em geral, não há reação local, embora um pequeno edema possa estar presente. A dor no local da picada é pouco frequente. A região fica adormecida poucos minutos após e permanece assim por várias semanas ou meses. A miotoxicidade do veneno é evidenciada do ponto de vista clínico pela intensa mialgia, podendo ser acompanhada de edema muscular discreto.

A neurotoxicidade ocorre após algumas horas e o doente passa a referir dor na região do pescoço, diminuição e até perda da visão, ptose palpebral bilateral, sonolência e obnubilação. A fácies é característica e denominada "fácies neurotóxica de Rosenfeld". Ao exame neurológico, encontram-se hiporreflexia global e comprometimento do II par craniano, evidenciado pelo exame de fundo de olho, no qual se observam borramento de papila e ingurgitamento venoso bilateral. O comprometimento dos III, IV e VI pares cranianos é evidenciado por ptose palpebral bilateral, diplopia, plegia de músculos da pálpebra, midríase bilateral semiparalítica e diminuição de reflexos fotomotores. Além disso, podem-se verificar movimentos nistagmoides, plegia dos movimentos do olhar conjugado, tontura, alterações da gustação e hiposmia e/ou anosmia. A insuficiência respiratória pode ocorrer em alguns casos. Cefaleia intensa, febre, hipertensão e/ou hipotensão arterial acompanhada de taqui e/ou bradicardia são sintomas que lembram a síndrome de hiper-reatividade simpática. Esses sintomas acompanham os casos graves e, em geral, atendidos tardiamente, desaparecendo espontaneamente após a primeira semana.

As alterações renais, evidenciadas pela urina escura e/ou vermelha, costumam ocorrer após 24 a 48 horas do acidente. Nos casos que evoluem para insuficiência renal aguda, o quadro clínico é o clássico descrito.

As alterações hematológicas, principalmente a incoagulabilidade sanguínea, ocorrem após algumas horas do acidente, entretanto involuem com o tratamento adequado (Figuras 34.11 a 34.14).

Serpentes do gênero *Micrurus*

Nos acidentes elapídicos, a sintomatologia ocorre minutos após, em virtude do baixo peso molecular das neurotoxinas. A sintomatologia predominante é a neurotóxica e o doente apresenta fácies miastênica, com ptose palpebral bilateral e paralisia flácida dos membros. O quadro é mais grave que o dos acidentes crotálicos, devido à elevada incidência de paralisia respiratória de instalação súbita.

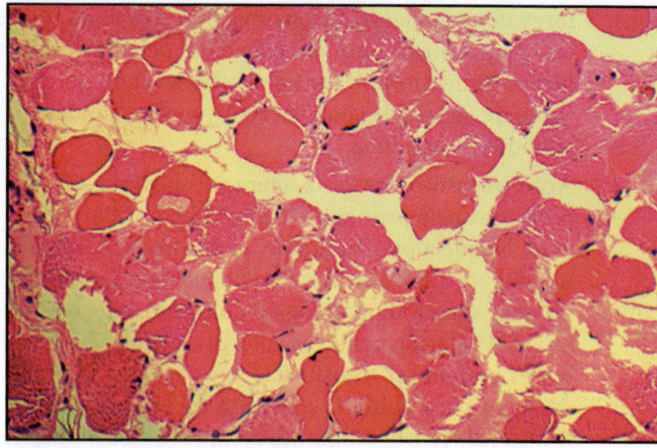

Figura 34.11. Rabdomiólise após acidente com *Crotalus durissus terrificus*.

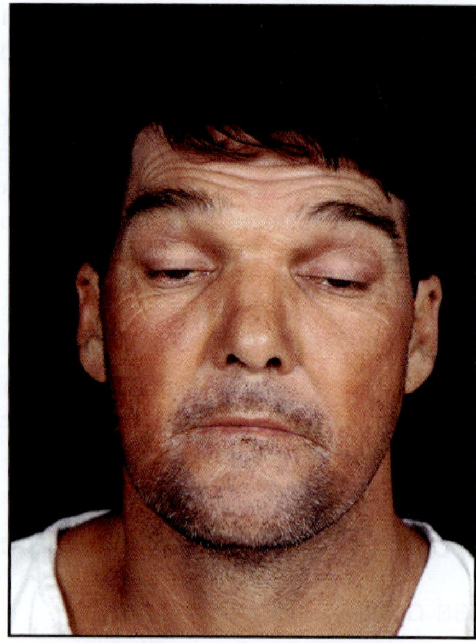

Figura 34.12. Fácies miastênica ou neurotóxica.

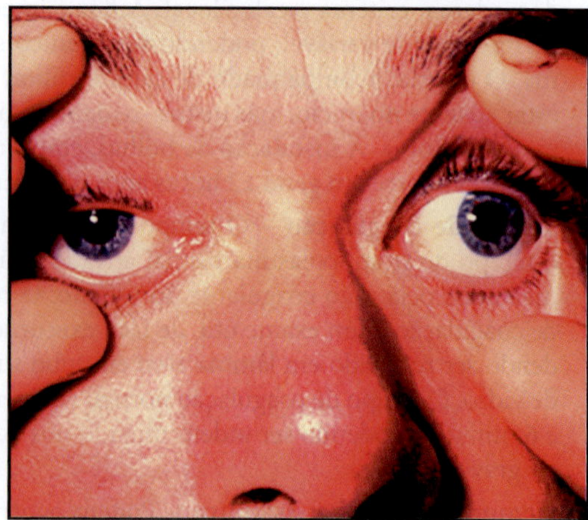

Figura 34.13. Midríase paralítica (acidente com *Crotalus durissus terrificus*).

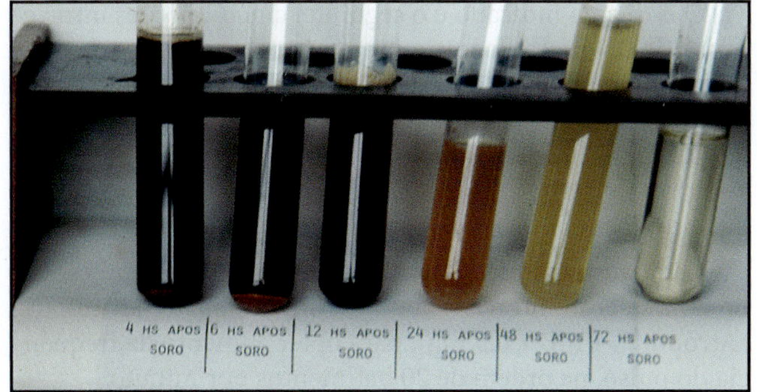

Figura 34.14. Alteração urinária (acidente com *Crotalus durissus terrificus*).

Serpentes do gênero *Lachesis*

As manifestações clínicas são semelhantes às do envenenamento botrópico. Nesse sentido, os doentes picados por essas serpentes costumam apresentar, momentos após o acidente, intensa sintomatologia no local da picada. A dor, o edema, o calor e o rubor são semelhantes aos do acidente botrópico, podendo ser confundidos com ele. O tempo de coagulação pode alterar-se, contribuindo para as hemorragias sistêmicas muitas vezes observadas. Além disso, o doente pode apresentar sintomas de excitação vagal, tais como bradicardia, diarreia, hipotensão arterial e choque. As complicações observadas nesse tipo de acidente são as mesmas do acidente botrópico.

Diagnóstico dos acidentes ofídicos

O diagnóstico de certeza deve ser feito pela identificação da serpente. Se isso não for possível, devemos nos orientar pelo quadro clínico apresentado pelo paciente.

Tratamento

"A precocidade do atendimento médico é fator fundamental na evolução e no prognóstico do doente."

Medidas gerais

Anéis e alianças devem ser retirados do dedo atingido, pois o edema pode tornar-se intenso, produzindo um sistema de garrote. O uso de torniquete, com a finalidade de reter o veneno no local da picada, é contraindicado para os acidentes botrópicos. É também contraindicado utilizar instrumentos cortantes com a finalidade de fazer cortes ao redor da picada, pois os venenos possuem frações proteolíticas que irão atuar nesses locais, piorando muito a necrose. O doente deve ser colocado em repouso e transportado rapidamente para um hospital, onde deve receber tratamento específico. A imunoprofilaxia contra o tétano deve ser realizada.

O soro antiofídico a ser aplicado deve ser específico para o gênero ao qual a serpente pertence. Deve ser administrado o mais precocemente possível, em dose única, de preferência pela via intravenosa, com o objetivo de neutralizar a peçonha antes que ela possa ter causado dano. As doses para adultos e crianças são as mesmas. As reações inerentes à soroterapia podem ser imediatas (anafiláticas, anafilactoides e pirogênicas) ou tardias, manifestando-se 6 a 10 dias após, pela doença do soro.

Serpentes do gênero *Crotalus*

O doente deve ser colocado em repouso absoluto e encaminhado imediatamente para um hospital. O tratamento específico é realizado com soro anticrotálico ou pela fração específica do soro antiofídico, administrando-se doses sempre superiores a 150 mg, por via intravenosa ou subcutânea.

O tratamento complementar, a fim de evitar a insuficiência renal aguda, consiste em hidratar o doente por via intravenosa, infundindo 1 a 2 litros de soro fisiológico, a uma velocidade que deve ser em torno de 60 a 80 gotas por minuto nos adultos. A rabdomiólise [creatinofosfoquinase (CPK) superior a 5.000 U/mL ou urina escura, oligúria e/ou anúria] deve ser controlada hidratando-se com solução fisiológica a 0,9%, 20 mL/kg, aberto, para atingir um volume urinário entre 2 e 3 mL/kg/hora. Repetir até três vezes, se necessário, visando atingir uma CPK inferior a 1.000 U/mL.

Tabela 34.1. Quadro clínico dos acidentes causados por serpentes dos gêneros *Bothrops*, *Lachesis*, *Micrurus* e *Crotalus*

Gênero da serpente	Ações do veneno		Sintomas e sinais (até 6 horas após o acidente)	Sintomas e sinais (12 horas após o acidente)
*Bothrops**	Proteolítica coagulante Hemorrágica	Alterações locais evidentes	Dor, edema, calor e rubor imediatos no local da picada Aumento do TC Hemorragias e choque nos casos graves	Bolhas, equimoses, necrose, oligúria e anúria (insuficiência renal aguda)
Lachesis	Proteolítica coagulante Hemorrágica "Neurotóxica"		Poucos casos estudados; manifestações clínicas semelhantes aos acidentes por *Bothrops*, acrescidas de sinais de excitação vagal (bradicardia, hipotensão arterial e diarreia)	
Micrurus	Neurotóxica	Alterações locais discretas ou ausentes	Ptose palpebral (fácies miastênica – "neurotóxica"), diplopia, oftalmoplegia, sialorreia, dificuldade de deglutição e insuficiência respiratória aguda de instalação precoce	
Crotalus	Coagulante Miotóxica Neurotóxica		Aumento do TC Mialgia generalizada. Alterações visuais: diplopia, anisocoria, ptose palpebral, dores musculares (fácies neurotóxica de Rosenfeld)	Urina cor de "água de carne" Evolui com mioglobinúria, anúria e insuficiência renal aguda

* Incluem os gêneros *Porthidium* e *Bothriopsis*. Deve-se salientar que os acidentes causados por filhotes de *Bothrops* (< 40 cm) podem apresentar como único elemento diagnóstico a alteração do TC. TC: tempo de coagulação.

Tabela 34.2. Classificação quanto à gravidade e soroterapia recomendada para o acidente botrópico

Manifestações clínicas e tratamento proposto*	Classificação da gravidade		
	Leve	Moderada	Grave
Manifestações locais (dor, edema, equimose)	Discretas	Evidentes	Intensas
Manifestações sistêmicas (hemorragia grave, choque, anúria)	Ausentes	Ausentes ou presentes	Evidentes
Tempo de coagulação (TC)**	Normal	Normal ou alterado	Alterado
Quantidade aproximada de veneno a ser neutralizada	100 mg	200 mg	300 mg
Uso de garrote	Ausente	Ausente e/ou presente	Ausente e/ou presente
TA*** (horas)	< 6	6	> 6
Soroterapia (número de ampolas de soro) (SAB, SABC, SABL)****	2 a 4	4 a 8	8 a 12
Via de administração	Intravenosa	Intravenosa	Intravenosa

* O doente deve ser mantido internado e a classificação da gravidade é feita no momento da chegada ao hospital. Esse processo é evolutivo e pode mudar durante a internação.
** TC normal: até 10 minutos; TC prolongado: de 10 a 30 minutos; TC incoagulável: > 30 minutos.
*** TA: tempo decorrido entre o acidente e o atendimento médico em horas.
**** SAB: soro antibotrópico; SABC: soro antibotrópico-crotálico; SABL: soro antibotrópico-laquético.

Observação: A determinação do TC (tempo de coagulação) tem sido usada como parâmetro de eficácia da dose de antiveneno. Se após 24 horas do início do tratamento o sangue ainda estiver incoagulável, está indicada dose adicional de duas ampolas de antiveneno.

Após 12 horas de internação, reavaliar o tempo de coagulação. Se ele ainda se encontrar alterado, suplementar a soroterapia anticrotálica na dose de 100 mg. Se o doente evoluir com anúria, avaliar a função renal pela dosagem de ureia, creatinina, bem como os níveis de sódio, potássio e cálcio. Constatada a insuficiência renal aguda, indicar a hemodiálise. As manifestações clínicas renais e neurológicas observadas nesses doentes são reversíveis.

Serpente do gênero *Micrurus*

O soro específico antielapídico deve ser aplicado por via intravenosa, em quantidade suficiente para neutralizar 150 mg de veneno. O bloqueio da junção mioneural, em alguns acidentes elapídicos, ocorre pós-sinapticamente. A reversão desse bloqueio é possível, portanto, com o uso de anticolinesterásicos. Dessa forma, o tratamento da insuficiência respiratória aguda, quando presente, poderá ser tentado com anticolinesterásicos, enquanto o paciente é removido para centros médicos que disponham de recursos de assistência ventilatória mecânica.

O esquema indicado é o seguinte: cinco injeções intravenosas de 0,5 mg de neostigmina (Prostigmine®, 1 mL = 0,5 mg), com intervalos de 30 minutos entre cada administração; em seguida, administrar a mesma quantidade de neostigmina (0,5 mg) a intervalos progressivamente maiores, conforme a resposta clínica, até que ocorra a recuperação completa, o que acontece em torno de 24 horas.

Cada administração de neostigmina deve ser precedida de uma injeção intravenosa de 0,6 mg de sulfato de atropina (Atropina®, 1 mL = 0,5 mg), para obter aumento da frequência do pulso, na ordem de 20 batimentos por minuto.

Diante da possibilidade de haver ou não resposta aos colinesterásicos, dependendo do tipo de bloqueio da junção mioneural, a Organização Mundial da Saúde recomenda a administração de 10 mg de cloridrato de edrofônio (Tensilon®, 1 mL = 10 mg), por via intravenosa, cujo efeito se fará sentir imediatamente após a injeção. Nos casos em que houver melhora, deve-se utilizar o esquema de uso de anticolinesterásicos citado. Para as crianças, usar o esquema descrito na Tabela 34.4.

Tabela 34.3. Classificação quanto à gravidade e soroterapia preconizada para o acidente crotálico

Manifestações clínicas e tratamento proposto*	Classificação da gravidade		
	Leve	Moderada	Grave
Fácies miastênica/visão turva	Ausente ou tardia	Discreta ou evidente	Evidente
Mialgia	Ausente ou discreta	Discreta	Intensa
Urina vermelha ou marrom	Ausente	Pouco evidente ou ausente	Presente
Oligúria/anúria	Ausente	Ausente	Presente ou ausente
TC	Normal	Normal ou alterado	Alterado
Quantidade aproximada de veneno a ser neutralizada	100 mg	200 mg	300 mg
Soroterapia (número de ampolas de soro) (SAC, SABC)	5	10	20
Via de administração	Intravenosa	Intravenosa	Intravenosa

* O doente deve ficar sempre internado.
TC: tempo de coagulação; SAC: soro anticrotálico; SABC: soro antibotrópico-crotálico.

Tabela 34.4. Esquema terapêutico indicado para adultos e crianças

Medicamento	Crianças	Adultos
Atropina (ampola de 0,25 mg)	0,05 mg/kg IV	0,5 mg IV
Neostigmina (ampola de 0,5 mg)	0,05 mg/kg IV	0,05 mg/kg IV
Tensilon (ampola de 10 mg)	0,25 mg/kg IV	10 mg IV

Observação: Cloridrato de edrofônio (Tensilon®, 1 mL = 10 mg) é um anticolinesterásico de ação rápida. Apesar de não ser disponível comercialmente no Brasil, é mais seguro e pode substituir o uso da neostigmina como teste.

Serpentes do gênero *Lachesis*

Essas serpentes inoculam grande quantidade de veneno, por isso preconiza-se o uso de 10 a 20 ampolas de soro antilaquético ou antibotrópico-laquético, pela via endovenosa. O tratamento complementar e os cuidados que devem ser tomados são os mesmos da terapia antibotrópica.

ACIDENTES POR ARTRÓPODES PEÇONHENTOS

Aranhas

A grande maioria das aranhas possui glândulas produtoras de veneno, porém poucas são perigosas para os seres humanos. No Brasil, as principais aranhas de interesse médico pertencem aos gêneros *Phoneutria, Loxosceles, Latrodectus* e *Lycosa*. Devem ser considerados os acidentes com as aranhas dos gêneros *Grammostola* e *Pamphobeteus*, que podem provocar reação de hipersensibilidade, por apresentarem o corpo coberto por pelos urticantes. Nesses acidentes, o diagnóstico etiológico se baseia na identificação do agente agressor, no diagnóstico clínico, no relato de picada e nos sinais e sintomas determinados pelos diferentes tipos de veneno. Em 2015, ocorreram no Brasil 30.306 casos com 17 óbitos.

Tabela 34.5. Foneutrismo – classificação quanto à gravidade, manifestações clínicas, tratamento geral e específico

Classificação	Manifestações clínicas	Tratamento geral	Tratamento específico
Leve	Dor local na maioria dos casos, eventualmente taquicardia e agitação	Observação até 6 horas + analgesia*	–
Moderado	Dor local intensa associada a: sudorese e/ou vômitos ocasionais e/ou agitação e/ou hipertensão arterial	Internação + analgesia*	2 a 4 ampolas de SAAr** (crianças) Via intravenosa
Grave	Além das anteriores, apresenta uma ou mais das seguintes manifestações: sudorese profusa, sialorreia, vômitos frequentes, hipertonia muscular, priapismo, choque e/ou edema pulmonar agudo	Unidade de cuidados intensivos + analgesia*	5 a 10 ampolas de SAAr** Via intravenosa

* A analgesia deve ser feita com lidocaína a 2% sem vasoconstritor, injetando-se pelo menos 5 mL do anestésico no local da picada ou na região troncular correspondente.

** SAAr: soro antiaracnídico – 1 ampola = 5 mL (1 mL neutraliza 1,5 dose mínima mortal).

Acidente por *Phoneutria*

Causado pelas aranhas do gênero *Phoneutria*, conhecidas por aranhas armadeiras, aranha-da-banana ou aranha-dos-mercados-de-frutas. São aranhas grandes, medindo aproximadamente 3 a 5 cm de corpo e até 15 cm de envergadura das pernas. Possuem coloração castanha ou cinza-escura, com pelos castanhos nas pernas e no abdome. No dorso do abdome apresentam uma série longitudinal de pares de manchas claras. O ventre é negro nas fêmeas adultas e vermelho ou laranja em jovens e machos adultos. São bastante agressivas; o veneno tem efeito neurotóxico periférico, sendo a dor no local da picada de instalação imediata, com irradiação para todo o membro acometido.

Acidente por *Loxosceles*

Esse acidente é causado pelas aranhas do gênero *Loxosceles*, conhecidas por aranhas-marrom. São aranhas pequenas, com aproximadamente 1 cm de corpo e 3 cm de envergadura. Não são agressivas; os acidentes acontecem principalmente quando a aranha é comprimida contra a pele do indivíduo, por se encontrar dentro de vestimentas e em roupas de cama ou de banho.

O veneno loxoscélico possui atividades proteolítica (responsável pelas lesões necróticas e isquêmicas na região da picada), hemolítica (produz hemólise intravascular) e coagulante (capaz de ocasionar coagulação intravascular disseminada). O acidente pode se apresentar sob duas formas clínicas: cutânea e cutâneo-visceral.

Na forma cutânea, as ações proteolítica e hemolítica do veneno manifestam-se tardiamente, em torno de 12 a 24 horas após o acidente. O quadro clínico cutâneo caracteriza-se por edema, eritema e dor local semelhante a queimadura. A necrose torna-se evidente ao final da primeira semana após a picada. Apresenta-se como uma crosta seca e negra que se desprende com o tempo, primeiro da periferia e, por fim, da base da lesão, deixando à mostra uma úlcera de proporções variáveis.

A forma cutâneo-visceral tem manifestações sistêmicas e instala-se em pequeno número de casos, principalmente em crianças. A ação hemolítica do veneno se manifesta por icterícia e hemoglobinúria. A urina torna-se escura, cor de "coca-cola", e pode evoluir para oligúria, anúria e insuficiência renal aguda, semelhante ao que ocorre no acidente crotálico.

O tratamento cirúrgico das áreas necrosadas pode ser necessário no manejo das úlceras e correção das cicatrizes. O emprego do soro específico deve ser feito até 36 horas após o acidente.

Acidente por *Latrodectus*

Esse acidente é causado pelas aranhas do gênero *Latrodectus*, conhecidas popularmente por viúva-negra, aranha ampulheta ou flamenguinha. Em geral, possuem coloração negra e vermelho vivo, como na espécie *L. curacaviensis*, ou esverdeado ou acinzentado com manchas alaranjadas, como na espécie cosmopolita *L. geometricus*. O abdome é globoso, com manchas vermelhas de tamanho variável. O ventre possui um característico desenho em forma de ampulheta.

O veneno é neurotóxico central e periférico, causando quadro clínico no local da picada e no sistema nervoso central. Além da dor intensa no local da picada, o doente pode ainda apresentar mialgia intensa, contraturas musculares generalizadas, podendo levar a convulsões tetânicas. A presença de sialorreia, dores abdominais exacerbadas com sudorese profusa, pode levar a confusão com o diagnóstico de abdome

Tabela 34.6. Loxoscelismo – classificação dos acidentes quanto à gravidade, manifestações clínicas e tratamento

Classificação	Manifestações clínicas	Tratamento
Leve	– *Loxosceles* identificada como agente causador do acidente – Lesão incaracterística – Sem comprometimento do estado geral – Sem alterações laboratoriais	Sintomático: acompanhamento até 72 horas após a picada*
Moderado	– Com ou sem identificação da *Loxosceles* no momento da picada – Lesão sugestiva ou característica – Alterações sistêmicas (*rash* cutâneo, petéquias) – Sem alterações laboratoriais sugestivas de hemólise	Soroterapia: 5 ampolas de SAAr** via intravenosa e/ou Prednisona: Adultos 40 mg/dia Crianças 1 mg/kg/dia durante 5 dias
Grave	– Lesão característica – Alteração no estado geral: anemia aguda, icterícia – Evolução rápida – Alterações laboratoriais indicativas de hemólise	Soroterapia: 10 ampolas de SAAr via intravenosa e Prednisona: Adultos 40 mg/dia Crianças 1 mg/kg/dia durante 5 dias

* Pode haver mudança de classificação durante esse período.

** SAAr: soro antiaracnídico.

agudo. Alterações hemodinâmicas do tipo bradicardia e hipotensão podem acabar determinando choque hipovolêmico e insuficiência renal aguda. A morte, quando ocorre, em geral se deve à parada respiratória e ao choque.

O tratamento deve ser intensivo, utilizando-se analgésicos potentes para o alívio das dores musculares e abdominais. Podem ser realizados bloqueios anestésicos regionais à base de lidocaína sem vasoconstritor.

Os relaxantes musculares à base dos benzodiazepínicos, além do gluconato de cálcio, podem ser utilizados para alívio das contrações espasmódicas, tremores e câimbras musculares. O tratamento com o soro específico é obrigatório.

Deve-se garantir suporte cardiorrespiratório e os pacientes devem permanecer internados pelo menos 24 horas.

Acidente por *Lycosa*

O acidente é causado por aranhas do gênero *Lycosa*, conhecidas como aranha-de-jardim, aranha-de-grama, aranha-lobo ou tarântula. Apresentam como característica um desenho negro em forma de ponta de flecha no dorso do abdome. O veneno é discretamente proteolítico e a picada é acompanhada de pouca ou nenhuma dor, podendo aparecer edema e eritema. O acidente é considerado de caráter benigno e não tem valor sanitário. O diagnóstico diferencial, quando a história de picada é recente, deve ser feito com as aranhas *Loxosceles*. Nesse caso, torna-se necessária a reavaliação do doente após 12 a 24 horas do acidente.

O tratamento é sintomático, com curativos locais à base de antissépticos. Caso haja reação alérgica local, ou presença de infecção secundária, pode-se utilizar pomadas compostas de antibióticos e corticosteroides. Não há necessidade de soroterapia específica.

Tabela 34.7. Classificação, manifestações clínicas e tratamento do latrodectismo

Classificação	Manifestações clínicas	Tratamento
Leve	– Sudorese e dor local – Edema local discreto – Dor nos membros inferiores – Parestesia em membros – Tremores e contraturas	– Sintomático: analgésicos, gluconato de cálcio, observação
Moderado	*Além dos acima referidos* – Dor abdominal/mialgia – Sudorese generalizada – Ansiedade/agitação – Dificuldade de deambulação – Cefaleia, tontura e hipertermia	– Sintomático: analgésicos, sedativos e – Específico: SALatr* 1 ampola via intramuscular
Grave	*Todos acima referidos e* – Taqui/bradicardia – Hipertensão arterial – Taquipneia/dispneia – Náuseas e vômitos – Priapismo e retenção urinária – Fácies latrodectísmica	– Sintomático: analgésicos, sedativos e – Específico: SALatr* 1 a 2 ampolas via intramuscular

* SALatr: soro antilatrodéctico.

Tabela 34.8. Latrodectismo – drogas utilizadas no tratamento sintomático

Medicamento	Crianças	Adultos
Benzodiazepínicos do tipo diazepam	1 a 2 mg/dose intravenoso a cada 4 horas, se necessário	5 a 10 mg intravenoso a cada 4 horas, se necessário
Gluconato de cálcio a 10%	1 mg/kg intravenoso lentamente a cada 4 horas, se necessário	10 a 20 mL intravenoso lentamente a cada 4 horas, se necessário
Clorpromazina	0,55 mg/kg/dose intramuscular a cada 8 horas, se necessário	25 a 50 mg intramuscular a cada 4 horas, se necessário

Acidente por aranhas *Mygalomorphae*

No Brasil, essas aranhas são conhecidas popularmente por aranhas-caranguejeiras. Apresentam grande variedade de colorido e de tamanho, desde alguns milímetros até 20 cm de envergadura das pernas. Algumas são muito pilosas. Sua importância médica está no fato de elas poderem lançar pelos urticantes, situados no dorso do abdome, quando ameaçadas. Esses pelos podem causar reações de hipersensibilidade, com prurido cutâneo, mal-estar, tosse, dispneia e broncoespasmo.

Escorpiões

Em 2015, ocorreram no Brasil 85.811 casos com 118 óbitos. Os escorpiões do gênero *Tityus* são os causadores de acidentes. As principais espécies estão a seguir.

Tityus serrulatus

Medem cerca de 6 a 7 cm de comprimento e possuem o colorido do tronco marrom-escuro, pedipalpos, patas e cauda amarelos.

Tityus bahiensis

Medem cerca de 6 a 7 cm de comprimento e possuem coloração marrom-escura, patas manchadas, pedipalpos com mancha escura no fêmur e na tíbia.

Tityus stigmurus

Medem cerca de 6 a 8 cm de comprimento e possuem coloração amarelo-escura. Apresentam um triângulo negro na cabeça e uma faixa escura longitudinal mediana. Apresentam manchas laterais no tronco.

Tityus fasciolatus

Medem cerca de 6 a 8 cm de comprimento e possuem coloração amarelo-escura. Apresenta três faixas longitudinais quase negras, além de manchas laterais no tronco.

Tityus cambridgei

Medem cerca de 6 a 8 cm de comprimento e possuem coloração escura, quase negra, e pentes claros esbranquiçados.

Em 2014, foram notificados 88.410 casos de escorpionismo, com 98 óbitos e letalidade de 0,11%. O *Tityus serrulatus* é o maior causador de mortes no Brasil. Na sua grande maioria, crianças com menos de 7 anos de idade. O escorpionismo grave caracteriza-se por falência cardiocirculatória, podendo cursar com edema pulmonar, sendo essa umas das causas mais comuns de óbito. O comprometimento cardíaco é caracterizado por alterações eletrocardiográficas (ECG) sugestivas de miocardite e/ou infarto agudo do miocárdio, com aumento das enzimas creatinoquinase (CK) e lactato desidrogenase (LD). O edema pulmonar observado nos casos graves, e que muitas vezes é responsável pelo óbito do paciente, pode ter origem cardiogênica ou pela liberação de mediadores químicos no pulmão (aumento da permeabilidade vascular). A radiografia do tórax de um paciente picado pelo escorpião *Tityus serrulatus* pode mostrar edema pulmonar acometendo predominantemente um dos pulmões e com aumento da área cardíaca.

A grande maioria dos pacientes acidentados gravemente cursa com vômitos, às vezes com dor abdominal e aumento da amilase sanguínea. Todos os pacientes devem ficar em observação, em ambiente hospitalar, entre 4 e 6 horas após a picada.

Abelhas e vespas

O Brasil possui mais de 400 espécies de "vespas sociais" responsáveis por muitos acidentes. As mais comuns são: *Polybia paulista* (paulistinha), *Polistes versicolor* (marimbondo-cavalo) e *Stenopolybia vicina* (caçunungá).

As abelhas africanizadas *Apis mellifera* existentes atualmente nas Américas são, na verdade, poli-híbridos resultantes do cruzamento natural entre as abelhas africanas e as existentes em cada região do Brasil. Os acidentes por picadas de abelhas e vespas apresentam manifestações clínicas distintas, dependendo da sensibilidade do indivíduo ao veneno e do número de picadas. O acidente mais frequente é aquele no qual um indivíduo não sensibilizado ao veneno é acometido por poucas picadas. Nesses casos, o quadro clínico limita-se à reação inflamatória local, com presença de pápulas eritematosas, dor e calor. Na maioria das vezes essa situação é resolvida sem a participação médica. Em 2015, ocorreram no Brasil 13.597 casos, com 39 óbitos.

Outra forma de apresentação clínica é aquela na qual o indivíduo previamente sensibilizado a um ou mais componentes do veneno manifesta reação de hipersensibilidade imediata. É ocorrência grave, podendo ser desencadeada por

Tabela 34.9. Classificação e tratamento do escorpionismo

Classificação do escorpionismo	Manifestações clínicas	Tratamento	
		Geral	Específico
Leve	Somente presente as manifestações locais. Dor presente em 100% dos casos. Ocasionalmente vômitos, taquicardia e agitação de pequena intensidade.	Combate à dor; analgésicos e/ou anestésicos locais. Observação quanto ao aparecimento de manifestações sistêmicas durante 6 a 12 horas em ambiente hospitalar, principalmente crianças abaixo de 7 anos.	–
Moderado	Manifestações locais e alguma sintomatologia sistêmica como agitação, sonolência, sudorese, náuseas, vômitos, hipertensão arterial, taquicardia e taquipneia.	Combate à dor. Observação da evolução clínica durante 12 a 24 horas em ambiente hospitalar.	Em crianças abaixo de 7 anos está indicado SAE*: 2-4 ampolas IV. Nos demais, *vide* tratamento geral.
Grave	Manifestações locais e sistêmicas. Vômitos profusos e frequentes, náuseas, sialorreia, lacrimejamento, sudorese profusa, agitação, alteração da temperatura (geralmente hipotermia), taquicardia, hipertensão arterial, alteração do ECG, taquipneia, tremores, espasmos musculares, paralisias e até convulsões. Os casos graves podem evoluir com bradicardia, bradipneia, edema agudo pulmonar, colapso cardiocirculatório, prostração, coma e morte.	Combate à dor. Internação hospitalar. Cuidados intensivos, monitorização das funções vitais. Cuidados de UTI.	5-10 ampolas IV de SAE*.

* SAE: soro antiescorpiônico (ou soro antiaracnídeo) – 1 ampola = 5 mL.

apenas uma picada, e exige a intervenção imediata do médico. O quadro clínico em geral manifesta-se por edema de glote e broncoespasmo acompanhado de choque anafilático.

A terceira forma de apresentação desse tipo de acidente é a de múltiplas picadas. Geralmente o acidente ocorre com as abelhas africanizadas, quando o doente é atacado por um enxame — em geral no campo. Nesse caso ocorre inoculação de grande quantidade de veneno, devido às múltiplas picadas, em geral centenas ou milhares. O tratamento de poucas picadas de abelhas ou vespas em indivíduo não sensibilizado deve ser à base de anti-histamínicos sistêmicos e corticosteroides tópicos.

O tratamento do indivíduo sensibilizado que evolui com broncoespasmo, edema de glote e choque anafilático é o mesmo referido para as reações anafiláticas e anafilactoides. O tratamento do acidente por múltiplas picadas de abelhas ou vespas é sempre uma emergência médica.

A partir de 2016 um consórcio de pesquisadores brasileiros desenvolveu o soro antiapílico, específico contra o veneno das abelhas africanizadas *Apis melífera*. Esse ensaio clínico I/II encontra-se na fase de recrutamento de voluntários com idades acima de 18 anos, após a devida autorização do Conselho Nacional de Pesquisa (Conep) e a Agência Nacional de Vigilância Sanitária (Anvisa). O protocolo aprovado para indivíduos adultos e que está em execução é o seguinte:

- **Tratamento específico:**
  - Até 5 picadas – não está indicada a aplicação do tratamento específico, a não ser por indicação médica;
  - Entre 5 e 200 picadas – 2 ampolas de soro antiapílico;
  - Entre 201 e 600 picadas – 6 ampolas de soro antiapílico;
  - Entre 601 e acima de 1.000 picadas – 10 ampolas de soro antiapílico.
- **Tratamento adjuvante:** Visa manter e evitar o choque hemodinâmico, preservar a função renal, diminuir o edema cerebral e prevenir as disfunções decorrentes da hemoglobinúria. Dessa forma, se propõe:
  - Repor a volemia hidratando vigorosamente o paciente com SF a 0,9%, após cateterização periférica de veia de grosso calibre, objetivando garantir a estabilidade hemodinâmica, mantendo sempre os níveis de pressão arterial acima de 90 x 60 mmHg;
  - Usar drogas vasoativas, entre elas dopamina e/ou noradrenalina, para tratar a hipotensão refratária a volume, a critério da equipe do centro de referência;
  - Suspeitar de rabdomiólise quando a CPK estiver acima de 5.000 U/mL. A presença de urina escura, de oligúria e/ou anúria podem também denotar presença de rabdomiólise. Nesse caso o volume do SF a 0,9% a ser infundido será de 20 mL/kg, correndo aberto, podendo ser repetido até três vezes. O objetivo será manter um volume urinário entre 2 e 3 mL/kg/hora. A hidratação vigorosa deverá ser mantida até que a CPK atinja níveis inferiores a 1.000 U/mL;
  - Na presença de oligúria ou anúria refratária, solicitar a avaliação de um nefrologista para eventual indicação de hemodiálise;
  - Na presença de distúrbios eletrolíticos tais como alterações dos níveis de Na^+, K^+, Ca^{++} ou Mg^{++}, estes deverão ser cuidadosamente monitorados. A hipercalemia e a hipocalcemia, quando presentes, deverão ser corrigidas prontamente, de acordo com os protocolos dos serviços de referência.
- **Tratamento sintomático:** Todos os pacientes e a critério da equipe médica deverão:
  - Tratar e prevenir as reações de hipersensibilidade inerentes ao veneno ou ao soro:
    1. Anti-histamínicos: injetar pela via intramuscular uma ampola de 50 mg de prometazina na chegada do paciente; repetir a cada 6 horas se necessário;
    2. Corticosteroide: administrar pela via endovenosa 200 mg de hidrocortisona na chegada do paciente; repetir a cada 6 horas se necessário. Esse esquema poderá ser mantido por três a cinco dias, de acordo com a evolução clínica;
  - Tratar a dor: injetar pela via intramuscular uma ampola de cloridrato de petidina 50 mg; repetir a cada 6 horas se necessário;
  - Em suspeita de choque anafilático: caso o paciente apresente grave hipotensão e na ausência de pulso palpável, injetar pela via subcutânea 500 mcg (0,5 mL) de adrenalina aquosa 1:1.000;
  - Em presença de broncoespasmo: utilizar cateter de oxigênio (O_2) associado a broncodilatadores do tipo beta-2-agonistas inalatórios (salbutamol, fenoterol ou terbutalina), em doses habituais usadas no centro de referência. Manter o esquema até o desaparecimento dos sintomas.
- **Tratamento complementar:**
  - Cateterizar uma veia periférica de grosso calibre. Em pacientes críticos, usar acesso venoso central;
  - Aplicar monitorização cardioscópica e de saturação de O_2;
  - Retirar os ferrões um por um, com o cuidado de evitar a inoculação do veneno neles contido. Deve ser salientado que durante a picada apenas um terço do veneno contido no ferrão é inoculado na vítima. O restante fica no aparelho inoculador, situado na extremidade proximal dele. A retirada incorreta dos ferrões poderá ser acompanhada de compressão desse aparelho. Como consequência, haverá inoculação de grande quantidade de veneno. Para retirá-los, utilizar uma pinça de Haslted aplicada rente à pele;
  - Sondagem vesical e nasogástrica, quando indicado;

- Aplicação de permanganato de potássio na diluição de 1:40.000, para antissepsia das áreas picadas;
- Alimentação enteral com cerca de 2.000 calorias por dia quando indicada;
- Manutenção dos equilíbrios hidroeletrolítico e acidobásico;
- Traqueostomia e/ou intubação orotraqueal com instalação de reposição assistida, quando indicado;
- Diálise peritoneal e/ou hemodiálise, quando houver insuficiência renal aguda;
- Prevenir a formação de escaras de decúbito;
- Evitar infecções respiratórias secundárias.

Lacraias

Os quilópodes, conhecidos popularmente como lacraias e centopeias, possuem corpo quitinoso dividido em cabeça e tronco articulado, de formato achatado, filiforme ou redondo, permitindo fácil locomoção.

Na maioria das vezes, o quadro clínico é benigno, causando apenas envenenamento local sem maiores consequências, caracterizado por dor local imediata em queimação de intensidade variável, acompanhada ou não de prurido, hiperemia, edema e com evolução para necrose superficial. Sintomas gerais podem estar presentes, como cefaleia, vômitos, ansiedade, pulso irregular, tonturas, linfadenite e linfangite. O tratamento deve ser basicamente sintomático, direcionado para o alívio da dor. Podem ser utilizados analgésicos sistêmicos, bloqueio anestésico local ou troncular e calor local. Quando necessário, indica-se o bloqueio anestésico, no local da picada ou no tronco nervoso, infiltrando-se lidocaína a 2%, sem vasoconstritor, 3 a 4 mL em adultos e 1 a 2 mL em crianças. Não se recomenda o uso de corticosteroides, anti-inflamatórios ou anti-histamínicos.

Lagartas venenosas

Em 2015 ocorreram no Brasil 3.355 casos com um óbito. As três principais manifestações clínicas são as seguintes: dermatológicas, hemorrágicas e osteoarticulares.

Para as formas osteoarticulares, não há conduta terapêutica específica. As formas crônicas acompanhadas de artropatia devem ter acompanhamento especializado.

Tabela 34.10. Classificação da gravidade e orientação terapêutica nos acidentes por lagartas do gênero Lonomia

Manifestações e gravidade	Quadro local	Tempo de coagulação	Sangramento	Tratamento
Leve	Presente	Normal	Ausente	Sintomático
Moderado	Presente ou ausente	Alterado	Ausente ou presente em pele e mucosas	Sintomático Soroterapia: 5 ampolas de SALon* intravenoso
Grave	Presente ou ausente	Alterado	Presente em vísceras. Paciente com risco de morte	Sintomático: Soroterapia: 10 ampolas de SALon intravenoso

* SALon: soro antilonômico.

Bibliografia consultada

Barbosa NA, Guimarães BC, Costa CBP, Hissa JT, Cunha LER, Carneiro MTR, et al. Soro antiapílico. Botucatu: Cevap-Unesp; 2014. 59p.

Fundação Nacional de Saúde. Manual de Diagnóstico e Tratamento de Acidentes por Animais Peçonhentos. 2ª ed. Brasília: Ministério da Saúde; 2001.

Lima ME, Pimenta AMC, Martin-Eauclaire MF, Zingali RB, Rochat H. Animal toxins: state of the art – perspectives in health and biotechnology. Belo Horizonte: Editora UFMG; 2009. 750p.

35

URGÊNCIAS E EMERGÊNCIAS EM IMUNIZAÇÕES

Lessandra Michelin
Juarez Geraldo Cunha

Introdução

Neste capítulo, optamos por abordar alguns aspectos práticos relacionados às imunizações e que podem estar presentes nos atendimentos das urgências e emergências. Iniciamos com vacinas e imunoglobulinas (IGs) que podem atenuar ou mesmo evitar que pessoas suscetíveis apresentem manifestações clínicas após a exposição a determinadas doenças infecciosas, desde que administradas dentro do prazo adequado. Pode-se utilizar imunização ativa (vacinas) e/ou passiva (IGs) em situações de pós-exposição, e aqui será explorado o uso desses imunobiológicos na pós-exposição ao sarampo, varicela, hepatite A, hepatite B, tétano e raiva. A seguir, abordamos assuntos que julgamos fundamentais o profissional da saúde conhecer. São eles: o manejo de eventos adversos à imunização, como a anafilaxia e síncope, e alguns aspectos gerais das contraindicações e precauções no uso de vacinas que podem auxiliar na decisão de recomendar ou não esses produtos tão importantes na prevenção de doenças infecciosas.

Exposição

A transmissão respiratória se constitui em exposição potencialmente infectante em contato face a face, no mesmo ambiente, maior que 5 minutos com a pessoa doente, apesar de alguns estudos evidenciarem um tempo maior que 1 hora. Em ambiente hospitalar, exposição a uma doença transmissível via aerossóis (como na varicela) ou gotículas (como no sarampo) consiste em compartilhar a mesma sala com um paciente doente ou no contato face a face com esse paciente. A transmissão por contato com material biológico ou objetos contaminados com o vírus da hepatite B (VHB) depende da natureza do acidente e do paciente-fonte, e o vírus da hepatite A (VHA) tem sua transmissão via fecal-oral e está frequentemente relacionado a alimentos contaminados. O tétano está relacionado a ferimentos muitas vezes pouco perceptíveis, enquanto a exposição à raiva está relacionada ao tipo de acidente com animal doméstico ou silvestre[1-4].

Conduta na sala de emergência

Pós-exposição ao sarampo

O sarampo é uma doença infecciosa viral, altamente contagiosa, com taxa de ataque secundária de mais de 90% nos contactantes suscetíveis. A doença, com frequência, apresenta complicações, podendo levar a quadros muito graves e até a óbito. São considerados indivíduos em risco: contatos domiciliares suscetíveis, em especial crianças com um 1 de idade ou menos, imunodeprimidos, mesmo que adequadamente vacinados, e gestantes suscetíveis. Na pós-exposição ao sarampo, o uso de vacina e IG humana *standard* intramuscular (IM) em suscetíveis, no tempo adequado, pode ser bastante eficaz em atenuar ou mesmo evitar a doença (Tabela 35.1)[5,6].

Vacina

O uso da vacina contra sarampo monovalente ou suas combinações, tríplice viral (sarampo, caxumba e rubéola) ou tetra viral (sarampo, caxumba, rubéola e varicela), é a condu-

Tabela 35.1. Profilaxia pós-exposição ao sarampo

Produto	Indicação	Prazo para uso, dose e duração de proteção
Vacina	Para prevenção de sarampo na pós-exposição	Imunocompetente (inclusive HIV-assintomático) Até três dias do contato, administrar somente a vacina
IG humana		Imunocompetente (inclusive HIV-assintomático) Aplicar entre 3 e 6 dias do contato 0,25 mL/kg IM, na dose máxima de 15 mL
		Imunodeprimido Aplicar, dentro de 6 dias do contato, 0,5 mL/kg IM, na dose máxima de 15 mL

ta preferencial para imunocompetentes suscetíveis que não tiveram a doença ou não têm documentadas duas doses da vacina, em até 72 horas da exposição. Uma dose da vacina tem eficácia de 93% de evitar a forma grave do sarampo[7,8].

Imunoglobulina

O uso de IG humana é indicado para imunocompetentes (inclusive HIV-assintomáticos) quando a exposição ao sarampo já aconteceu entre três e seis dias do contato. A dose é de 0,25 mL/kg IM, com uma dose máxima de 15 mL. Já em imunodeprimidos, condição que em geral contraindica o uso da vacina, deve ser aplicada, dentro de até seis dias do contato, o mais precocemente possível, com a dose de 0,5 mL/kg IM, com a dose máxima de 15 mL. Essa recomendação se aplica para imunodeprimidos, independentemente de seu histórico vacinal prévio. Quando aplicadas em tempo e dose adequados, previnem 80% dos casos[5,7].

Pós-exposição à varicela

Doença infecciosa viral, altamente contagiosa, em geral de evolução benigna, mas que pode complicar principalmente nas seguintes situações[5]:

- Pessoas com imunodeficiências por doença ou drogas;
- Recém-nascidos de mães não imunes, expostos entre cinco dias antes e dois dias após o nascimento;
- Adolescentes, adultos e gestantes não imunes;
- Crianças que frequentam creches.

A transmissão da doença geralmente ocorre por contato pessoal com indivíduo portador de lesão cutânea ou por via respiratória. O período de incubação varia de 9 a 23 dias, e o paciente transmite a doença dois dias antes e até todas as lesões estarem em crosta (cinco a sete dias). Na pós-exposição à varicela, o uso da vacina e da imunoglobulina humana específica antivaricela-zóster (IGHAVZ) pode ser bastante eficaz em atenuar ou mesmo evitar a doença (Tabela 35.2)[5,9-14].

Vacina

O uso da vacina contra a varicela monovalente ou sua combinação como tetra viral (sarampo, caxumba, rubéola e varicela) é a conduta preferencial para imunocompetentes em até cinco dias da exposição, e a tetra viral está liberada somente até os 12 anos de idade. Na pós-exposição, se a vacina for aplicada até três dias após o contato, a eficácia em prevenir a doença é de mais de 90%; se aplicada em até cinco dias, a eficácia é de aproximadamente 70% em prevenir a varicela e 100% em modificar a severidade da doença[11-14].

Imunoglobulina

O uso da IGHAVZ é indicado para:

- Pessoas imunodeprimidas sem história de doença ou de vacinação;
- Gestantes suscetíveis;
- Recém-nascidos de mães que apresentaram varicela desde cinco dias antes do parto até dois dias após;
- Recém-nascidos prematuros (RNPTs) hospitalizados, com 28 semanas ou mais de gestação, filhos de mães sem história de varicela ou sem evidência sorológica de proteção;
- RNPTs hospitalizados, com menos de 28 semanas de gestação ou com peso de nascimento menor ou igual a 1.000g, independentemente da imunidade materna.

Na pós-exposição, a IGHAVZ deve ser administrada nas primeiras 96 horas após o contato. Quanto mais precoce a aplicação, maior a sua eficácia, podendo ser administrada em até 10 dias da exposição[5,10,11].

Tabela 35.2. Recomendação para a profilaxia de varicela na pós-exposição

Produto	Indicação	Prazo para uso, dose e duração de proteção
Vacina	Prevenção de varicela na pós-exposição	Até 5 dias do contato; nos imunocompetentes, administrar somente a vacina
IGHAVZ		Aplicar, dentro de 3 a 10 dias do contato, 125 U/10 kg ou 1,25 mL/10 kg, IM, na dose máxima de 625U. Proteção por, no máximo, 3 semanas

Pós-exposição à hepatite A

Doença viral transmitida por via fecal-oral; os alimentos e as águas contaminadas são os principais veículos de transmissão. O contato íntimo pessoa-pessoa pode facilitar o contágio, sendo o período de incubação médio de 30 dias. O período de transmissibilidade estende-se desde os 15 dias antes dos sintomas até sete dias após o início da icterícia. Na pós-exposição à hepatite A, o uso da vacina e da IG humana *standard* imunoglobulina pode ser bastante eficaz em atenuar ou mesmo evitar a doença[15-17].

Vacina

A imunoprofilaxia para hepatite A, tanto na pré-exposição quanto na pós-exposição, é preferencialmente realizada com a utilização da vacina. Níveis protetores de anticorpos contra o VHA são observados 30 dias após a primeira dose, em 94% a 100% dos vacinados com idade igual ou maior a 1 ano de idade, e em 100% deles, 30 dias após a segunda[18,19].

Manejo[5,19]:

a) Pessoas saudáveis entre 1 e 40 anos: administrar a vacina anti-hepatite A;
b) Pessoas maiores de 40 anos: administrar IG, com a opção de utilizar a vacina caso a IG não esteja disponível;
c) Crianças menores de 12 meses, pessoas com imunodepressão, pessoas com doença hepática crônica e pessoas que apresentam fatores que contraindicam o uso da vacina: apenas a IG é recomendável.

Imunoglobulina

A imunoprofilaxia passiva na pré-exposição é restrita a grupos em que a vacina não é recomendada; já na pós-exposição a recomendação é para crianças menores de 12 meses e adultos maiores de 40 anos, pessoas de qualquer faixa etária que apresentem imunodepressão, doença hepática crônica ou fatores que contraindiquem o uso da vacina (Tabela 35.3). A injeção intramuscular de gamaglobulina humana (IG) previne 85% a 95% dos casos se usada em até 14 dias da exposição. No entanto, após duas semanas do contato, não apresenta eficácia[18,19].

Tabela 35.3. Recomendação para a profilaxia de hepatite A

Produto	Indicação		Comentários
IG humana	Prevenção de hepatite A	Pré-exposição[1]	Proteção por menos de 3 meses, 0,02 mL/kg, IM
			Proteção por 3-5 meses, 0,06 mL/kg, IM Repetir a cada 5 meses se permanecer em risco
		Pós-exposição[2]	Aplicar dentro de 14 dias do contato 0,02 mL/kg, IM Proteção de 80%-90% Entre 1-40 anos, aplicar de preferência a vacina

[1] Na pré-exposição, a vacina contra a hepatite A é a melhor opção para a prevenção da doença.

[2] Na pós-exposição: crianças menores de 12 meses, pessoas com imunodepressão, pessoas com doença hepática crônica e pessoas que apresentam fatores que contraindicam o uso da vacina. Para pessoas maiores de 40 anos, é preferível administrar IG, com a opção de utilizar a vacina caso a IG não esteja disponível. Tanto a vacina quanto a IG devem ser administradas o mais cedo possível, dentro de 14 dias do contato.

Pós-exposição à hepatite B

Doença viral com transmissão predominantemente sexual, parenteral e vertical (desde a concepção até os 5 anos de idade); embora a infecção pela forma fecal-oral possa ocorrer, ela é rara. O agente pode ser encontrado em todos os líquidos orgânicos (sangue, urina, lágrima, sêmen, secreção vaginal, leite, bile, sucos digestivos, liquor e líquidos pleurais, sinovial e ascítico), mas raramente nas fezes. O período de incubação é de aproximadamente 75 dias. O período de transmissibilidade estende-se semanas antes do início dos sintomas, até o desaparecimento deles (forma aguda) ou enquanto persistir o AgHBs (forma crônica e portador). Na pós-exposição à hepatite B, o uso da vacina e da imunoglobulina humana hiperimune anti-hepatite B (IGHAHB) pode ser bastante eficaz em atenuar ou mesmo evitar a doença (Tabela 35.4). Pessoas não respondedoras à vacina recebem apenas IGHAHB[20,21].

A vacina contra hepatite B aplicada nas primeiras 12 a 24 horas após a exposição ao vírus apresenta 70% a 90% de eficácia na prevenção da doença, enquanto uma dose de HBIG pode significar 70% a 90% de proteção quando administrada em até sete dias de exposição percutânea. O intervalo de tempo no qual a IGHAHB é efetiva em caso de acidente percutâneo não está definido, mas provavelmente não é maior do que sete dias e, no caso de exposição sexual, não é maior que 14 dias[22].

A profilaxia pós-exposição ao VHB confere proteção de 85% a 95% para prevenir infecção aguda e crônica pelo VHB, quando administrada a RNs de mães positivas para AgHBs e AgHBe nas primeiras 12 a 24 horas do nascimento. Na mesma situação, se apenas a vacina for utilizada (sem a IGHAHB), a eficácia é de 70% a 95%[5,23].

Vacina e IGHAHB – Recomenda-se administrar sempre ambas para:

a) RNs de mães com AgHBs positivo;
b) Pessoas com imunodepressão após exposição de risco, mesmo que previamente vacinadas;
c) Pessoas suscetíveis após exposição de risco. Exposições de risco são acidente com material biológico suspeito de infecção por VHB, abuso sexual e contato sexual com indivíduo que apresente quadro agudo de hepatite B[21].

É importante lembrar que pessoas que não apresentam níveis protetores de anti-HBs após um a dois meses da revacinação (três doses do esquema iniciais e uma a três doses adicionais) são "não respondedoras" ou portadoras crônicas do VHB. Os "não respondedores", em caso de exposição, devem receber IGHAHB[5,22,25].

Tabela 35.4. Profilaxia pós-exposição cutânea ou de mucosas ao vírus da hepatite B

Vacinação/resposta de anticorpos	Situação da fonte de transmissão	Manejo
Não vacinado ou vacinação incompleta	HBsAg positivo	IGHAHB* 1 dose e vacina
	HBsAg negativo	Vacina
	Desconhecida ou HBsAg não testado	Se fonte de alto risco, tratar como HBsAg positivo
Vacinado com resposta adequada	HBsAg positivo	Nenhum tratamento
	HBsAg negativo	
	Desconhecida ou HBsAg não testado	
Vacinado sem resposta adequada	HBsAg positivo	IGHAHB* 2 doses ou 1 dose e revacinar
	HBsAg negativo	Revacinar
	Desconhecida ou HBsAg não testado	Se fonte de alto risco, tratar como HBsAg positivo
Vacinado sem resposta conhecida	HBsAg positivo	Dosar anti-HBs: Se adequado – nenhum tratamento Se inadequado – IGHAHB* e revacinar
	HBsAg negativo	Nenhum tratamento
	Desconhecida ou HBsAg não testado	Dosar anti-HBs: Se adequado – nenhum tratamento Se inadequado – IGHAHB* e revacinar

* IGHAHB: imunoglobulina humana hiperimune anti-hepatite B. No RN, dose de 0,5 mL e nas outras idades, 0,06 mL/kg, IM, de preferência dentro de 24 horas. No contato sexual, aplicar em até 14 dias; nos outros tipos de exposição, em até 7 dias. No indivíduo não respondedor à vacina (6 doses), em caso de acidente percutâneo ou em mucosa, aplicar 2 doses de IGHAHB, com intervalo de 30 dias. Quando administradas IGHAHB e vacina, aplicá-las em locais diferentes.

†Vacina hepatite B: via IM, 3 doses nos não vacinados (0, 1 e 6 meses) ou atualizar nos incompletos.

Pós-exposição ao tétano

Doença causada pelo *Clostridium tetani*, bactéria comumente encontrada na natureza, especialmente em solos contaminados por fezes ou fertilizantes com esterco, na poeira das ruas, nos objetos perfurantes e cortantes, no reino vegetal, nas águas putrefatas, nos pregos enferrujados e até na pele. O tétano ocorre em várias formas clínicas, incluindo a doença neonatal e acidental (generalizada ou localizada). Na pós-exposição ao tétano, o uso da vacina e da imunoglobulina humana hiperimune antitetânica (IGHAT) pode ser bastante eficaz em atenuar ou mesmo evitar a doença (Tabela 35.5)[26-30].

Vacina

Pessoas com vacinação incompleta não necessitam reiniciar o esquema, apenas completá-lo. Está recomendada uma dose de reforço a cada 10 anos, antecipada para cinco anos em caso de ferimento suspeito de causar tétano[27-30].

Imunoglobulina

A profilaxia do tétano com administração simultânea ao uso da vacina tem alta eficácia. Os níveis de anticorpos são alcançados em quatro a sete dias após a administração e a meia-vida é de 28 dias. Deve ser administrada em pacientes com ferimento suspeito e com HIV, no primeiro ano pós-TCTH (transplante de células-tronco hematopoiéticas), independentemente do seu estado vacinal. Os Centros de Referência para Imunobiológicos Especiais (CRIE) também disponibilizam a IGHAT para RN prematuro com lesões potencialmente tetanogênicas (independentemente da história vacinal materna), RN em risco para tétano de mães com situação vacinal desconhecida ou inadequadamente vacinadas, pessoas que apresentam o teste de sensibilidade positivo ao SAT (soro antitetânico) e pessoas que apresentaram reação de hipersensibilidade após terem recebido qualquer tipo de soro heterólogo[5,27,30].

Tabela 35.5. Recomendação para profilaxia do tétano no manejo de ferimentos

Toxoide tetânico	Ferimentos limpos	Ferimentos suspeitos*
Desconhecido ou < 3 doses	Vacinar†: Idade < 7 anos – DTP ou DTPa ou DT Idade ≥ 7 anos – dT ou dTpa‡ Não usar SAT§ ou IGHAT‖	Vacinar†: Idade < 7 anos – DTP ou DTPa ou DT Idade ≥ 7 anos – dT ou dTpa‡ Aplicar SAT§ ou IGHAT‖
Três doses ou mais	Vacinado há menos de 10 anos, não vacinar Vacinado há 10 anos ou mais, vacinar Não usar SAT§ ou IGHAT‖	Vacinado há menos de 5 anos, não vacinar Vacinado há 5 anos ou mais, vacinar Não usar SAT§ ou IGHAT‖

DTP: vacina tríplice bacteriana de células inteiras contra difteria, tétano e pertússis (coqueluche); DTPa: vacina tríplice bacteriana acelular contra difteria, tétano e pertússis (coqueluche) para uso em crianças; DT: vacina dupla bacteriana contra difteria e tétano para uso em crianças; dT: vacina dupla bacteriana contra difteria e tétano para uso em adultos; dTpa: vacina tríplice bacteriana acelular contra difteria, tétano pertússis (coqueluche) para uso em adolescentes e adultos; SAT: soro antitetânico equino; IGHAT: imunoglobulina humana antitetânica.

* São considerados ferimentos suspeitos: aqueles contaminados com sujeira, fezes, terra e saliva, os puntiformes, aqueles com perda de substância e os resultantes de arma de fogo, trituração, queimadura e congelamento.

† Vacinar dentro de três dias do ferimento. Não vacinados ou com história vacinal desconhecida recebem três doses no esquema 0, 2 e 4 meses ou 0, 2 e 8 meses (intervalo mínimo de 1 mês entre as doses). Aqueles com vacinação incompleta não necessitam reiniciar o esquema, apenas completá-lo.

‡ Vacina dTpa: o CDC indica o reforço no início da adolescência (11-12 anos) com a vacina dTpa e reforços posteriores com a dT de 10 em 10 anos. Adolescentes e adultos não vacinados (até os 64 anos de idade) podem receber a primeira dose na formulação dTpa e a segunda e a terceira dose com dT. O Ministério da Saúde liberou a vacina dTpa para todas as faixas etárias, a partir da adolescência.

§ SAT: solução purificada de imunoglobulinas específicas obtidas do plasma equino hiperimunizados com toxoide e toxina tetânica. A rede pública utiliza o SAT como primeira escolha para a profilaxia passiva do tétano. A dose é de 5.000 UI, IM, após a realização do teste de sensibilidade.

‖ IGHAT: administrar 250 UI, IM, dentro de três dias do ferimento. Pacientes com ferimento suspeito e HIV positivo, ou dentro do primeiro ano pós-transplante de células-tronco hematopoiéticas (TCTH), recebem IGHAT, independentemente do estado vacinal.

Pós-exposição à raiva

Doença viral aguda transmitida por exposição à saliva de um animal infectado. Os principais reservatórios da raiva são os cães domésticos, mas todos os mamíferos podem ser acometidos. Período de incubação de aproximadamente um a dois meses (podendo ser de até um ano). Na pós-exposição à raiva, a limpeza vigorosa com água e sabão deve ser realizada. O uso da vacina e da imunoglobulina humana hiperimune antirrábica (IGHAR), associado à limpeza do local, é bastante eficaz em atenuar ou mesmo evitar a doença, com efetividade de 100%. Em adultos saudáveis, o nível de anticorpos considerados protetores é alcançado cerca de 14 dias após a profilaxia pós-exposição, com ou sem a administração simultânea de IGHAR e independentemente da idade (Tabela 35.6)[31-35].

Vacina

Esquema pós-exposição para pessoas não vacinadas previamente: iniciar o esquema o mais rápido possível, dentro das primeiras 24 horas, ou a qualquer momento, independentemente do tempo transcorrido da exposição. Vacinar nos dias 0, 3, 7, 14 e 28 e nunca aplicar vacina e IGHAR, ou soro antirrábico equino (SAR), na mesma região anatômica (Tabela 35.6). Se a terapia foi iniciada e a vigilância indicar que o animal não é portador do vírus da raiva, a terapia pode ser interrompida[33-35].

Esquema pós-exposição para pessoas previamente vacinadas: são considerados previamente vacinados os indivíduos que receberam vacina de cultivo celular no regime pré ou pós-exposição, ou aqueles que receberam outros tipos de vacina e desenvolveram títulos adequados de anticorpos neutralizantes. A determinação dos títulos de anticorpos para aqueles que desconhecem a sua situação é desaconselhada para não atrasar o início da profilaxia. O esquema é composto pela administração de duas doses de vacina: uma imediatamente e outra três dias após. A IGHAR não deve ser administrada nessa situação para não interferir na resposta anamnéstica desencadeada pelas doses adicionais de vacina[33-35].

Imunoglobulina

Quando se utiliza IGHAR e vacina para a prevenção pós-exposição à raiva, a efetividade chega a 100%. Os anticorpos neutralizantes podem ser detectados dentro de 24 horas após a administração e atingem o nível de 0,1 UI em três dias, com meia-vida de 21 dias. Protegem o paciente antes que a resposta ativa da vacina aconteça, o que pode levar de 7 a 14 dias.[33-35].

O uso precoce da imunoprofilaxia, aliado ao manejo adequado dos ferimentos, é praticamente 100% efetivo em prevenir a raiva, mesmo após exposição de alto risco. Entretanto, o atraso no início da prevenção, especialmente na presença de lesões graves em cabeça, mãos ou ferimentos múltiplos, pode resultar em morte. Acidentes com morcego são sempre graves[33,35].

Eventos adversos

Evento adverso pós-vacinação é qualquer ocorrência clínica indesejável em indivíduo que tenha recebido al-

Tabela 35.6. Esquema para tratamento profilático antirrábico humano

Condições do animal agressor / Tipo de exposição	Cão ou gato sem suspeita de raiva no momento da agressão[1]	Cão ou gato clinicamente suspeito de raiva no momento da agressão	Cão ou gato raivoso, desaparecido ou morto Animais silvestres[2] (incluindo os domiciliados) Animais domésticos de interesse econômico ou de produção
Contato indireto	• Lavar com água e sabão • Não tratar	• Lavar com água e sabão • Não tratar	• Lavar com água e sabão • Não tratar
Acidentes leves – Ferimentos superficiais, pouco extensos, geralmente únicos, em tronco e membros (exceto mãos e polpas digitais e planta dos pés); podem acontecer em decorrência de mordeduras ou arranhaduras causadas por unha ou dente – Lambedura de pele com lesões superficiais	• Lavar com água e sabão • Observar o animal durante 10 dias após à exposição • Se o animal permanecer sadio no período de observação, encerrar o caso • Se o animal morrer, desaparecer ou se tornar raivoso, administrar 5 doses de vacina (dias 0, 3, 7, 14 e 28)	• Lavar com água e sabão • Iniciar tratamento com 2 (duas) doses, uma no dia 0 e outra no dia 3 • Observar o animal durante 10 dias após a exposição • Se a suspeita de raiva for descartada após o 10º dia de observação, suspender o tratamento e encerrar o caso • Se o animal morrer, desaparecer ou se tornar raivoso, completar o esquema até 5 (cinco) doses; aplicar uma dose entre o 7º e o 10º dia e uma dose nos dias 14 e 28	• Lavar com água e sabão • Iniciar imediatamente o tratamento com 5 (cinco) doses de vacina, administradas nos dias 0, 3, 7, 14 e 28
Acidentes graves – Ferimentos na cabeça, face, pescoço, mão, polpa digital e/ou planta do pé – Ferimentos profundos, múltiplos ou extensos, em qualquer região do corpo – Lambedura de mucosas – Lambedura de pele onde já existe lesão grave – Ferimento profundo causado por unha de gato	• Lavar com água e sabão **Área de raiva controlada:** • Observar o animal durante 10 dias após à exposição • Se o animal permanecer sadio no período de observação, encerrar o caso • Se o animal morrer, desaparecer ou se tornar raivoso, administrar o soro[3] e 5 doses de vacina (dias 0, 3, 7, 14 e 28) **Área de raiva não controlada:** • Observar o animal durante 10 dias após exposição • Iniciar tratamento com duas doses: uma no dia 0 e outra no dia 3 • Se o animal permanecer sadio no período de observação, encerrar o caso • Se o animal morrer, desaparecer ou se tornar raivoso, dar continuidade ao tratamento, administrando o soro[3] e completando o esquema até 5 (cinco) doses; aplicar uma dose entre o 7º e o 10º dia e uma dose nos dias 14 e 28	• Lavar com água e sabão • Iniciar o tratamento com soro[3] e 5 doses de vacina nos dias 0, 3, 7, 14 e 28 • Observar o animal durante 10 dias após à exposição • Se a suspeita de raiva for descartada após o 10º dia de observação, suspender o tratamento e encerrar o caso	• Lavar com água e sabão • Iniciar imediatamente o tratamento com soro[3] e 5 (cinco) doses de vacina, administradas nos dias 0, 3, 7, 14 e 28

[1] É preciso avaliar, sempre, os hábitos dos cães e gatos e os cuidados recebidos. Podem ser dispensadas do tratamento as pessoas agredidas por cão ou gato que, com certeza, não tem risco de contrair a infecção rábica. Por exemplo, animais que: vivem dentro do domicílio (exclusivamente); não tenham contato com outros animais desconhecidos; somente saem à rua acompanhados dos seus donos e não circulem em área com a presença de morcegos. Em caso de dúvida, iniciar o esquema de profilaxia indicado.

[2] Nas agressões por morcegos, deve-se indicar a sorovacinação independentemente da gravidade da lesão ou indicar conduta de reexposição.

[3] Aplicação do soro na(s) porta(s) de entrada. Quando não for possível infiltrar toda a dose, a quantidade restante deve ser aplicada pela via intramuscular, podendo ser utilizada a região glútea. Sempre aplicar em local anatômico diferente do que aplicou a vacina.

Obs. 1: Dose da vacina: 0,5-1,0 mL (dependendo do laboratório produtor); SAR 40 UI/kg; IGHAR: 20 UI/kg.

Obs. 2: Acidentes com coelhos, rato, cobaia, *hamster*, porquinho-da-índia, camundongo, ratazana de esgoto ou outros roedores urbanos não necessitam de profilaxia.

gum imunobiológico. Pode ser associado temporalmente à aplicação da vacina, mas nem sempre tem relação causal com ela[1,3].

Classificação de eventos

Os eventos adversos podem se manifestar alguns minutos ou horas após a administração da vacina e persistir por 48 horas ou mais, e em geral são leves e autolimitados. São classificados como locais, sistêmicos e alérgicos. Os mais frequentes e comuns à maioria dos imunobiológicos são os locais, que incluem: dor local, edema, eritema e enduração. Eventos adversos sistêmicos incluem febre, mal-estar, síncope, mialgias, cefaleia, perda de apetite ou outros sintomas inespecíficos, podendo ocorrer pela vacina ou por causa não relacionada à vacina aplicada, e são relativamente frequentes com a vacina tríplice bacteriana de células inteiras (DTP). Eventos adversos relacionados às vacinas de componentes vivos atenuados, em geral são mais tardios, no momento da replicação viral, isto é, entre 3 e 21 dias após a aplicação. Esses eventos em geral são leves e podem mimetizar a doença que está sendo protegida. Já as reações alérgicas podem ser causadas pelo antígeno vacinal ou por componentes da vacina como: solventes, conservantes, antibióticos, estabilizadores, proteínas do látex da borracha natural, meios de cultivo biológico e adjuvantes. Reações alérgicas severas como a anafilaxia são raras, mas a equipe que administra produtos imunobiológicos deve ser treinada e preparada para reconhecê-las e tratá-las[5].

Anafilaxia

As reações alérgicas, de hipersensibilidade, podem ser desencadeadas por diferentes mecanismos. Aqui será abordada de forma especial a reação tipo I, que em geral ocorre em alguns minutos, mediada pela imunoglobulina E, ocorrendo com maior frequência em indivíduos sabidamente alérgicos. Pode ser desencadeada após qualquer vacina ou IG (heteróloga ou homóloga) e apresenta como sintomas principais: urticária, angioedema, congestão nasal, tosse, estridor, sibilos, vômitos, dor abdominal, diarreia, hipotensão. A mais grave manifestação desse tipo de reação é a anafilaxia, de incidência rara no uso de imunobiológicos, com risco de 0,65 a 1,53 caso por milhão de doses administradas. Embora também raras, podem ocorrer outras reações de hipersensibilidade, tipos II e III, que, por serem mais tardias, não serão abordadas neste capítulo[12].

Como identificar e tratar uma reação anafilática: anafilaxia é uma reação de hipersensibilidade sistêmica, que progride com rapidez e é potencialmente fatal, envolvendo vários órgãos (ao menos dois):

- **Pele e mucosa:** acometimento mais frequente e ocorre em mais de 90% dos casos com eritema, prurido, urticária e angioedema;
- **Trato respiratório:** ocorre em 40% a 70% dos casos, com disfonia, tosse, estridor, sibilos, dispneia, opressão, asfixia e morte;
- **Trato digestório:** acomete em 30% dos casos, com náuseas, vômitos, cólicas e diarreias;
- **Sistema cardiovascular:** taquicardia, hipotensão, tontura, lipotimia, choque (10%) e morte;
- **Sistema nervoso:** síncope, convulsões e coma.

A rapidez do tratamento é fator fundamental para a recuperação do paciente, sendo o atraso na administração de adrenalina identificado como um fator relacionado ao desfecho desfavorável. Outros fatores que podem impactar de modo negativo o resultado são: o uso de doses ou vias de administração inadequadas (subcutânea, por exemplo) e o uso concomitante de outros medicamentos como betabloqueadores, inibidores da enzima conversora de angiotensina (ECA), inibidores da monoamina oxidase (MAO) e antidepressivos. Após a fase aguda, pode ocorrer uma fase tardia, após 6 a 12 horas, com o reaparecimento dos sintomas. Portanto, os pacientes devem permanecer supervisionados na unidade de saúde por pelo menos 12 horas[6,12].

Critérios diagnósticos de anafilaxia[12]

A anafilaxia é muito provável quando for preenchido qualquer um dos três critérios a seguir:

1) Doença de início agudo (minutos a várias horas), com envolvimento da pele, tecido mucoso ou ambos (por exemplo: urticária generalizada, prurido ou rubor facial, edema de lábios, língua e úvula) e pelo menos um dos seguintes sintomas:
   a) comprometimento respiratório [por exemplo: dispneia, sibilância, broncoespasmo, estridor, redução do pico de fluxo expiratório (PFE), hipoxemia];
   b) redução da pressão arterial ou sintomas associados de disfunção terminal de órgão (por exemplo: hipotonia, colapso, síncope, incontinência);
2) Dois ou mais dos seguintes sintomas que ocorrem logo após a exposição ao provável alérgeno para determinado paciente (minutos ou várias horas):
   a) envolvimento de pele/mucosa (urticária generalizada, prurido e rubor, edema de lábios, língua e úvula);
   b) comprometimento respiratório (dispneia, sibilância, broncoespasmo, estridor, redução do PFE, hipoxemia);
   c) redução da pressão sanguínea ou sintomas associados [por exemplo: hipotonia [colapso], síncope, incontinência];
   d) sintomas gastrointestinais persistentes (por exemplo: cólicas abdominais, vômitos);
3) Redução da pressão sanguínea após exposição a alérgeno conhecido para determinado paciente (minutos ou várias horas):
   a) lactentes e crianças: pressão sistólica baixa (idade específica) ou queda maior do que 30% do seu basal;
   b) adultos: pressão sistólica abaixo de 90 mmHg ou queda maior do que 30% do seu basal.

Condutas prioritárias[12]

a) Avaliar A-B-C: vias aéreas, respiração, circulação.
b) Adrenalina: a via adequada para tratamento da anafilaxia é intramuscular (músculo vasto lateral da coxa)

e a dose é de 0,3 a 0,5 mL, da diluição 1:1.000), (0,01 mg/kg em crianças – máximo de 0,3 mL). Repetir a cada 5 a 15 minutos, se necessário.

Medidas sequenciais[12]

c) Colocar o paciente em decúbito dorsal horizontal com as pernas elevadas.
d) Manter vias aéreas pérvias: intubação orotraqueal ou traqueostomia, se necessário.
e) Oxigênio: 6 a 8 litros/min.
f) Expansão de volume: soro fisiológico a 0,9%, 20 mL/kg intravenoso (IV) rápido, ou coloides para hipotensão grave.
g) Difenidramina: 50 mg IV ou 1,0 mg/kg/dose.
h) Nebulização com salbutamol (2,5 a 5,0 mg).
i) Drogas vasoativas: dopamina: 2 a 20 mcg/kg/min.
j) Glucagon: 1 a 5 mg/dose (indicado se o paciente está em uso de betabloqueador).
k) Metilprednisolona: 1 a 2 mg/kg em 24 horas (previne a fase tardia da reação bifásica).

As pessoas que apresentarem reação alérgica grave ou outra reação adversa séria devem ser avaliadas por um alergista/imunologista. Como regra geral, a ocorrência de anafilaxia após a administração de um imunobiológico contraindica sua posterior utilização[6].

Síncope

A síncope, também chamada de reação vasovagal, é causada por uma reação emocional que estimula o sistema nervoso neurovegetativo, levando à hipotensão com perda temporária de consciência. É uma situação benigna, com recuperação espontânea e que, em geral, não deixa sequelas. Acontece de início súbito e pode ser desencadeada por inúmeros fatores externos como: calor excessivo, alterações posturais, jejum prolongado, ansiedade, dor súbita etc. Os sintomas ocorrem na maioria dos casos nos primeiros 20 minutos após a administração da vacina. Entre os principais sinais e sintomas relatados está a perda de consciência. Recomendam-se cuidados gerais até a recuperação[6,12].

Ao contrário do que se observa nas crises epilépticas generalizadas, a perda da consciência vem precedida por sintomas de hipotensão arterial: palidez, sudorese fria, parestesia nos membros superiores e/ou membros inferiores, turvamento visual e, caso não seja adotada alguma medida, o indivíduo costuma desfalecer. A queda raramente é súbita e costuma ocorrer gradualmente. A perda da consciência também é rápida, na maior parte das vezes dura menos de 1 minuto (média de 20 a 30 segundos), e o paciente desperta aos poucos, voltando ao normal em 5 ou 10 minutos[12].

A síncope é uma reação bastante comum, principalmente em adolescentes. Em geral (80% dos casos), ocorre nos primeiros 15 minutos após a vacinação. Uma preocupação é a possibilidade de traumatismo craniano. Nos EUA, é relatado que 76% dos casos de traumatismo cranioencefálico relacionados a síncope ocorrem em adolescentes. As principais recomendações para a prevenção são vacinar adolescentes e adultos jovens nas posições sentada ou deitada e que permaneçam assim por 15 minutos. Episódios com alterações da consciência e outros sinais e sintomas de aparecimento mais tardio devem ser investigados, pois podem ser por outra causa. Episódios de síncope prévia sempre devem ser questionados, mas ressaltamos que não contraindicam a aplicação de doses posteriores da vacina, porém servem para reforçar a prevenção desse quadro[6].

Notificação

Eventos adversos pós-vacinais são condições de notificação que são monitoradas pelo Ministério da Saúde por meio do Sistema Nacional de Vigilância Epidemiológica de Eventos Adversos Pós-Vacinação (VEAPV). Os eventos adversos pós-vacinação, moderados e graves, devem sempre ser notificados para a Secretaria Municipal de Saúde; e os eventos graves são sempre de notificação compulsória[4].

Contraindicações e precauções

Muitas contraindicações e precauções são temporárias e a vacina pode posteriormente ser aplicada. Contraindicação é uma condição que aumenta a possibilidade de eventos adversos graves a determinada vacina ou a alguma condição de saúde do paciente. Já precaução é uma condição que pode aumentar essa possibilidade ou que pode comprometer a resposta imune àquela vacina[5,6].

Reação anafilática prévia a uma vacina é contraindicação para a aplicação de doses posteriores daquele produto. Quando houver o risco aumentado de reação de hipersensibilidade (história prévia de aparecimento após uso de um imunobiológico ou algum de seus componentes) e a vacina estiver indicada, recomenda-se a administração em ambiente hospitalar. Evita-se aplicar qualquer imunobiológico na presença de doenças agudas e febre alta. Nas pessoas imunodeprimidas, as vacinas com componentes vivos atenuados, em geral, são contraindicadas. Pessoas com severa trombocitopenia ou distúrbio da coagulação, que possam contraindicar injeções IM, devem receber os imunobiológicos por via subcutânea, desde que essa forma de administração seja liberada pelo fabricante[6-8].

Tabela 35.7. Contraindicações e precauções das vacinas comumente usadas

Vacina	Contraindicações	Precauções
Geral para todas as vacinas	Reação alérgica grave (exemplo: anafilaxia) em dose prévia da vacina específica*	Doença aguda moderada ou grave, com ou sem febre Aplicação antes da idade mínima ou com intervalo menor que o mínimo recomendado entre doses
Vacinas atenuadas	Gestação[†] Imunodeficiências graves BCG em crianças com menos de 2 kg Pólio oral em ambiente hospitalar Rotavírus em indivíduos com história de intussuscepção prévia	SCR e varicela: ter recebido sangue/derivados ou imunoglobulinas nos últimos meses SCR: necessidade de realizar PPD (*purified protein derivative*)[‡], história de trombocitopenia ou púrpura trombocitopênica idiopática Rotavírus: doença gastrointestinal crônica, espinha bífida ou extrofia de bexiga; evitar o uso em ambiente hospitalar Febre amarela: adiar, se possível, a vacinação de nutrizes até a criança completar 6 meses de idade
Vacinas inativadas	DTP, DTPa e dTpa: encefalopatia sem outra causa identificável, dentro de 7 dias da aplicação de dose prévia	DTP, DTPa: doença neurológica progressiva; apresentar após dose prévia: febre ≥ 40,5 ºC até 48h, episódio hipotônico-hiporresponsivo até 48h, convulsões com ou sem febre, até três dias, choro persistente e inconsolável por ≥ 3h até 48h, síndrome de Guillain-Barré até seis semanas (também para DT, dT e influenza), reação tipo Arthus (também para DT e dT) Hepatite B em crianças com menos de 2 kg ao nascer Influenza: reações alérgicas graves a ovo indicam avaliação médica e, se prescrita, administrar em local com recurso adequado

*Exceção é a vacina da raiva, que, pela gravidade da doença, não tem contraindicações.

† A vacina contra febre amarela pode ser administrada em gestantes se houver risco para aquisição da doença.

‡ Realizar teste tuberculínico no mesmo dia, até um dia depois ou quatro semanas após a vacina.

SCR: sarampo, caxumba, rubéola; DTP: difteria, tétano, coqueluche; DTPa: difteria, tétano, coqueluche acelular; DT/dT: difteria e tétano.

Referências bibliográficas

1. American Academy of Pediatrics. Red Book: 2015 Report of the Committee on Infectious Diseases. 30th ed. Elk Grove Village, IL: American Academy of Pediatrics Publications; 2015.
2. Cunha J, Krebs LS, Barros E. Vacinas e imunoglobulinas: consulta rápida. Porto Alegre: Artmed; 2009.
3. Brasil. Ministério da Saúde. Secretaria de Vigilância em Saúde. Departamento de Vigilância das Doenças Transmissíveis. Manual de Normas e Procedimentos para Vacinação. 1ª ed. Brasília: Ministério da Saúde; 2014.
4. Brasil. Ministério da Saúde. Secretaria de Vigilância em Saúde. Coordenação-Geral de Desenvolvimento da Epidemiologia em Serviços. Guia de Vigilância em Saúde. 1ª ed. atual. Brasília: Ministério da Saúde, 2016.
5. Brasil. Ministério da Saúde. Secretaria de Vigilância em Saúde. Departamento de Vigilância das Doenças Transmissíveis. Manual dos Centros de Referência para Imunobiológicos Especiais. 4. ed. Brasília: Ministério da Saúde; 2014.
6. National Center for Immunization and Respiratory Diseases. General recommendations on immunization – recommendations of the Advisory Committee on Immunization Practices (ACIP). MMWR Recomm Rep. 2011;60(2):1-64.
7. Centers for Disease Control and Prevention. Epidemiology and Prevention of Vaccine-Preventable Diseases. The Pink Book: Course Textbook. 13th ed. Washington DC: Public Health Foundation; 2015.
8. Brasil. Ministério da Saúde. Calendário nacional de vacinação 2017. Disponível em: http://portalsaude.saude.gov.br/index.php/o-ministerio/principal/leia-mais-o-ministerio/197-secretaria-svs/13600-calendario-nacional-de-vacinacao. Acesso em: 13 fev, 2017.
9. Centers for Disease Control and Prevention. Immunization Schedules. Disponível em: https://www.cdc.gov/vaccines/schedules/index.html. Acesso em: 13 fev. 2017.
10. Marin M, Güris D, Chaves SS, Schmid S, Seward JF; Advisory Committee on Immunization Practices, Centers for Disease Control and Prevention (CDC). Prevention of varicella: recommendations of the Advisory Committee on Immunization Practices (ACIP). MMWR Recomm Rep. 2007;56(RR-4):1-40.
11. Centers for Disease Control and Prevention (CDC). FDA approval of an extended period for administering VariZIG for postexposure prophylaxis of varicella. MMWR Morb Mortal Wkly Rep. 2012;61(12):212.
12. Sociedade Brasileira de Imunizações (SBIm); Associação Brasileira de Alergia e imunizações (ASBAI). Guia de imunização SBIM/ASBAI – Asma, alergia e imunodeficiências 2015-2016. Disponível em: http://sbim.org.br/images/files/guia-sbim-asbai-151110-bx.pdf. Acesso em: 13 fev. 2017.
13. Sociedade Brasileira de Imunizações (SBIm). Calendários de vacinação 2016-2017. Disponível em: http://sbim.org.br/calendarios-de-vacinacao. Acesso em: 13 fev. 2017.
14. Sociedade Brasileira de Pediatria (SBP). Calendários de vacinação 2016. Disponível em: http://www.sbp.com.br/src/uploads/2016/08/Calendario-Vacinacao-2016-19out16.pdf. Acesso em: 13 fev. 2017.
15. Ministério da Saúde. Hepatites virais. Boletim Epidemiológico. 2015;(1):4-18.
16. Nelson KE. The changing epidemiology of hepatitis A virus infections in the United States. J Infect Dis. 2015;212:171-2.
17. Williams WW, Lu PJ, O'Halloran A, Kim DK, Grohskopf LA, Pilishvili T, et al.; Centers for Disease Control and Prevention (CDC). Surveillance of Vaccination Coverage Among Adult Populations – United States, 2014. MMWR Surveill Summ. 2016;65(1):1-36.
18. Shouval D, Ashur Y, Adler R, Lewis JA, Miller W, Kuter B, et al. Safety, tolerability, and immunogenicity of an inactivated hepatitis A vaccine: effects of single and booster injections, and comparison to administration of immune globulin. J Hepatol. 1993;18 Suppl 2:S32-7.
19. WHO position paper on hepatitis A vaccines – June 2012. Wkly Epidemiol Rec. 2012;87(28/29):261-76.
20. Brasil. Ministério da Saúde. Portaria nº 1.533, de 18 de agosto de 2016.
21. Advisory Committee on Immunization Practices; Centers for Disease Control and Prevention (CDC). Immunization of health-care personnel: recommendations of the Advisory Committee on Immunization Practices (ACIP). MMWR Recomm Rep. 2011;60(RR-7):1-45.
22. McMahon BJ, Dentinger CM, Bruden D, Zanis C, Peters H, Hurlburt D, et al. Antibody levels and protection after hepatitis B vaccine: results of a 22-year follow-up study and response to a booster dose. J Infect Dis. 2009;200(9):1390-6.
23. Bzowej NH. Hepatitis B Therapy in Pregnancy. Curr Hepat Rep. 2010;9(4):197-204.

24. Chaiklang K, Wipasa J, Chaiwarith R, Praparattanapan J, Supparatpinyo K. Comparison of immunogenicity and safety of four doses and four double doses vs. standard doses of hepatitis B vaccination in HIV-infected adults: a randomized, controlled trial. PLoS One. 2013;8(11):e80409.
25. Cardell K, Akerlind B, Sällberg M, Frydén A. Excellent response rate to a double dose of the combined hepatitis A and B vaccine in previous nonresponders to hepatitis B vaccine. J Infect Dis. 2008;198:299-304.
26. Collins S, Amirthalingam G, Beeching NJ, Chand MA, Godbole G, Ramsay ME, et al. Current epidemiology of tetanus in England, 2001-2014. Epidemiol Infect. 2016;144(16):3343-53.
27. Cavalcante NJF. Tétano. In: Amato Neto V, editor. Atualizações, orientações e sugestões sobre imunizações. São Paulo: Segmento Farma; 2011. p. 177-84.
28. Bader MZ, McKinsey DS. Postexposure prophylaxis for common infectious diseases. Am Fam Physician. 2013 ;88(1):25-32.
29. McVicar J. Should we test for tetanus immunity in all emergency department patients with wounds? Emerg Med J. 2013;30:177-9.
30. Tetanus vaccines: WHO position paper – February 2017. Wkly Epidemiol Rec. 2017;92(6):53-76
31. Zhu S, Guo C. Rabies control and treatment: from prophylaxis to strategies with curative potential. Viruses. 2016;8(11):279.
32. Mansfield KL, Andrews N, Goharriz H, Goddard T, McElhinney LM, Brown KE, et al. Rabies pre-exposure prophylaxis elicits long-lasting immunity in humans. Vaccine. 2016;34(48):5959-67.
33. Brasil. Ministério da Saúde. Secretaria de Vigilância em Saúde. Departamento de Vigilância Epidemiológica. Normas técnicas de profilaxia da raiva humana. Brasília; 2014.
34. Plotkin SA. Rabies vaccines. In: Plotkin SA, Orenstein WA, Offit PA, editor. Vaccines. 6th ed. Philadelphia: Elsevier; 2013. P. 598-645.
35. Secretaria da Saúde/SP; Centro de Vigilância Epidemiológica; Comissão Permanente de Assessoramento em Imunizações. Norma Técnica do Programa de Imunização. São Paulo: SES-SP; 2016. p. 66-75.

36

RAIVA HUMANA

Alexandre Naime Barbosa

Introdução

A raiva é uma doença de etiologia viral que causa grave encefalite aguda quase sempre fatal em seres humanos e outros animais. Registros históricos da antiguidade na Babilônia (2.300 a.C.) e Grécia (500 a.C.) já apontavam relatos clinicamente compatíveis com essa infecção. No ano de 1.885 surgiu a primeira intervenção terapêutica específica, com o advento da vacina com vírus atenuado criada por Louis Pasteur.

A estratégia de imunoprevenção combinada (vacina e/ou soro antirrábica) é uma medida altamente eficaz, porém dezenas de milhares de pessoas morrem anualmente em todo o mundo por conta da negligência no reconhecimento do perigo que ferimentos causados por animais podem representar, e os países pobres são os mais prejudicados. O impacto da raiva como agravo à saúde global ainda é importantíssimo também do ponto de vista econômico, principalmente pelos custos dos produtos de prevenção, e pela perda de milhares de vidas.

Epidemiologia

A raiva permanece nos dias de hoje como um dos maiores desafios de saúde pública, disseminada por todos os continentes (com exceção da Antártida), poupando poucos países, ilhas ou territórios, que ficam geralmente isolados por barreiras geográficas e estrita vigilância epidemiológica. Em todo o mundo, são estimadas anualmente 59 mil mortes, 99% delas concentradas em regiões rurais da África e Ásia, predominando nesses locais a transmissão por animais domésticos (em geral o cão) em crianças menores de 15 anos[1]. No Brasil, estatísticas oficiais apontam 25 mortes nos últimos 10 anos (2007-2016), mostrando drástica redução na incidência em comparação com a década anterior (1997-2006), que acumulou 237 óbitos[2]. A diminuição no número de casos esteve associada, assim como em outros países, ao controle ou erradicação da doença em cães e gatos domésticos, e em estratégias de profilaxia pós-exposição. Em países que lograram êxito em implementar essas medidas, predomina a transmissão por animais silvestres, principalmente pelo morcego.

A transmissão percutânea (mordedura, arranhadura ou lambedura) é responsável pela quase totalidade dos casos, ainda que existam raros relatos de morte pela inalação de aerossóis (caverna infestada por morcegos e manipulação viral em laboratório), zoofilia (sexo com animais), relação inter-humana (beijo na boca, mordidas e transplacentária), manipulação de carcaças infectadas e transplante de córnea e de órgãos sólidos[3]. Não há transmissão pelo contato de material contaminado com pele íntegra, e viremia nunca foi demonstrada em seres humanos ou animais[4]. São descritos quatro ciclos naturais inter-relacionados de transmissão ao homem, em ordem de importância: a) urbano, cujo principal hospedeiro é o cão ou o gato doméstico; b) rural, em que o morcego infecta bovinos, equinos e outros animais de interesse econômico; c) aéreo, em que o reservatório é o próprio morcego; e d) silvestre-terrestre, em que uma ampla gama de mamíferos silvestres pode abrigar o vírus, na dependência das características geográficas do país ou da região (no Brasil, cachorros-do-mato, guaxinins, saguis, entre outros)[3].

Fisiopatologia

O vírus causador da raiva clássica pertence à família Rhabdoviridae, gênero *Lyssavirus*, tem aspecto cilíndrico em forma de projétil, genoma constituído por RNA e alto neurotropismo[5,6]. A grande afinidade pelo sistema nervoso determina dois pontos fundamentais na fisiopatologia dessa infecção: o escape da resposta imunológica e a instalação de encefalomielite. Dependendo da distância, após a inoculação, o vírus pode infectar diretamente os nervos periféricos ou se replicar em células musculares ou do tecido subepitelial, até atingir uma concentração adequada para alcançar as terminações nervosas (Figura 36.1). Esse fator, aliado à quantidade de partículas virais introduzidas, explica a grande variação de tempo entre o contato e o surgimento dos primeiros sintomas (período de incubação) encontrada em seres humanos, que pode ser de poucos dias até vários anos, com média entre duas e oito semanas[4]. Dessa forma, são de maior risco para progressão rápida as lesões em territórios altamente inervados, como a cabeça, face, pescoço, mãos e pés.

Ao atingir os neurônios sensoriais e motores revestidos pela bainha de mielina, o vírus escapa da resposta imune específica e, protegido, segue inexoravelmente de forma centrípeta até os gânglios espinhais na medula, e de lá ascende ao encéfalo (Figura 36.1). As estratégias imunoterapêuticas pré e pós-exposição (vacina e soro antirrábico) são eficazes somente antes do acometimento de terminações mielinizadas; após isso, anticorpos, células efetoras do sistema imune e a interferona não têm mais acesso às partículas virais, assim, a evolução da doença é quase sempre fatal[4,6]. No sistema nervoso central (SNC), há intensa replicação ocasionando o início dos primeiros sintomas. O ciclo viral progride na forma de uma segunda onda de migração, agora centrífuga para músculos, córnea, mucosa nasal, pulmões, coração, rins, bexiga, útero, testículos, folículo piloso e, principalmente, para as glândulas salivares, no intuito de promover a transmissão do vírus para outro hospedeiro (Figura 36.1)[3,4].

As lesões histopatológicas encontradas no SNC são, até certo ponto, discrepantes em relação à magnitude dos sintomas da doença. Quando comparadas a outras infecções neurológicas, a raiva exibe um fraco componente inflamatório, constituído principalmente por infiltração perivascular[4,7]. O fator de alto impacto patológico da raiva, mais do que a lesão celular em si, parece ser a disfunção neuronal, caracterizada por alterações na neurotransmissão, em especial da acetilcolina, serotonina e do GABA (ácido gama-aminobutírico)[4]. O achado de inclusões intracitoplasmáticas perinucleares, conhecidas como corpúsculos de Negri, é patognomônico e demonstra replicação, mas podem não estar presentes em quadros evolutivos muito rápidos.

A migração viral, ao atingir inicialmente o sistema límbico cerebral, provoca distúrbios de comportamento, fase conhecida como raiva furiosa, justificando a perda do medo por parte dos animais em relação ao homem e os consequentes ataques. Já no acometimento subsequente, o neocórtex é afetado e a fase paralítica da doença se instala, levando ao coma e à parada respiratória.

Quadro clínico

Período de incubação (infecção)

Ocorre após a penetração do vírus pelas mucosas, solução de continuidade da pele ou trato respiratório. A velocidade de migração para o SNC dependerá da proximidade e do número de terminações nervosas no local. Todos os esforços da profilaxia são para evitar que o vírus atinja essas terminações e progrida protegido pela bainha de mie-

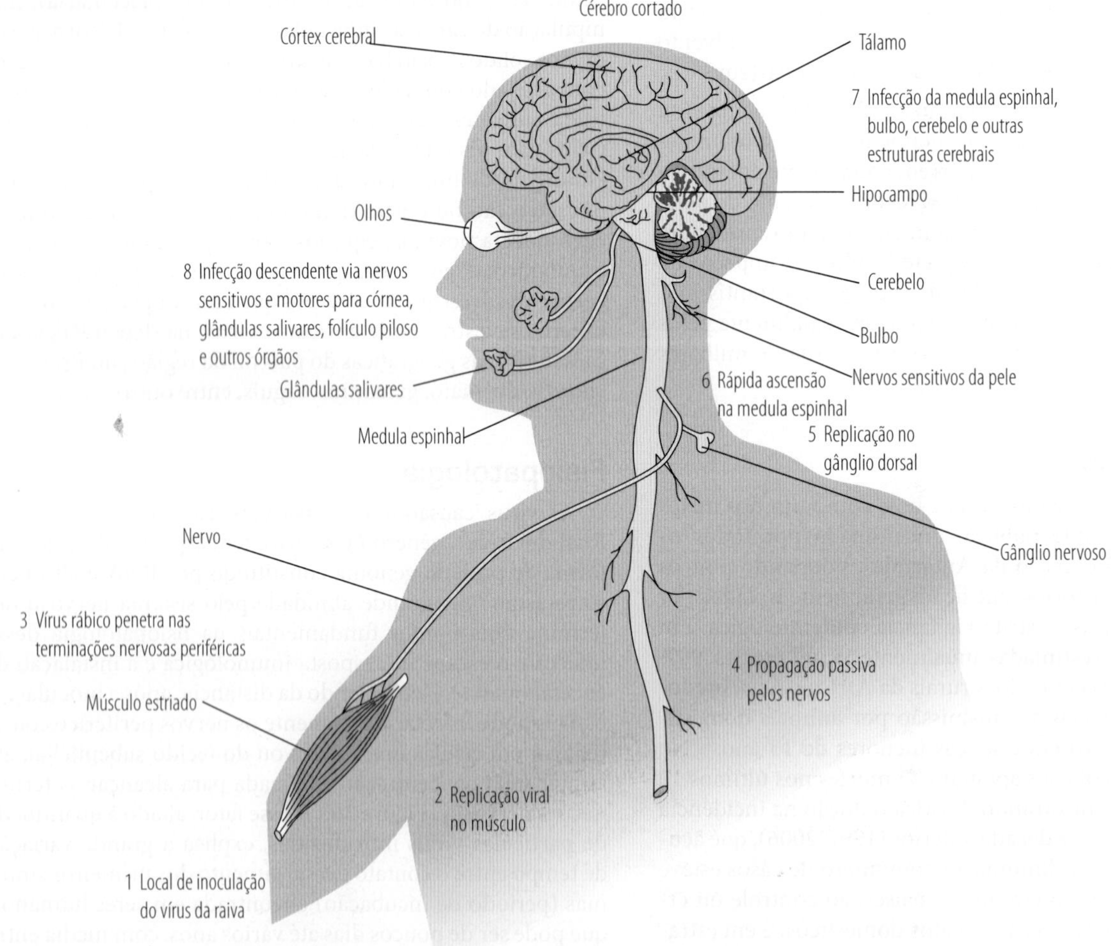

Figura 36.1. Fisiopatologia da raiva. Extraída de: Kotait *et al.*[3].

lina. Nessa fase, o indivíduo exposto está completamente assintomático.

O período de incubação é variável, com extremos de alguns dias até vários anos, mas a maioria dos pacientes adoece entre um e três meses após a exposição[3]. Uma vez o vírus presente nos nervos periféricos, as condutas atuais quase sempre não interrompem a subsequente disseminação e evolução para as manifestações clínicas, que se dividem em período prodrômico e doença neurológica.

Período prodrômico

Febre, anorexia, mialgia, náuseas, vômitos, cefaleia e mal-estar são os primeiros sintomas a surgir. Podem ocorrer simultaneamente dor e parestesia no local da exposição, além de sintomas neurológicos precoces e mais leves, difíceis de reconhecer, que perduram até o óbito. Essa fase tem duração média de 2 a 10 dias[3,4,7].

Doença neurológica

Raiva furiosa: faceta da doença presente em cerca de 2/3 dos casos, com sintomas de hiperatividade, cursando com alterações de comportamento, ansiedade, alucinações, salivação, sudorese, hidrofobia, convulsões, hiperventilação, *diabetes insipidus*, arritmias cardíacas, priapismo, ejaculação espontânea, midríase e anisocoria. A evolução para coma ocorre entre uma e duas semanas, e o óbito é quase inevitável, geralmente causado por arritmias. Cuidados de terapia intensiva podem aumentar a sobrevida, mas dificilmente alteram o prognóstico[4,3,7].

Raiva paralítica: em cerca de 1/3 dos pacientes o quadro clínico se inicia por paralisia ascendente progressiva, sendo mais evidente na região da exposição. Apesar da semelhança com a síndrome de Guillain-Barré, há preservação de sensibilidade. Sinais de irritação meníngea podem ocorrer, mas com manutenção do estado de consciência. A progressão leva a confusão mental e coma. As terapias de suporte também são pouco eficazes na alteração do prognóstico. Essa fase tem duração média de 14 dias[4,3,7].

Diagnóstico diferencial

Os achados do período prodrômico são inespecíficos e semelhantes aos de muitas viroses, como a gripe. Na raiva furiosa, faz-se necessário excluir outras encefalites virais, principalmente quando a hidrofobia e a hiperatividade não são muito pronunciadas. A encefalite herpética tem alterações semelhantes de liquor e eletroencefalograma, situação que não ocorre no tétano, que, eventualmente, é confundido com a raiva pela presença de opistótono. Hidrofobia é distinguível de comportamentos histéricos de recusa à ingestão de água e pelos espasmos faríngeos presentes no ato de beber. Encefalites pelo HIV, arbovírus, enterovírus e diversos outros tem descrições de quadros clínicos compatíveis. Intoxicações exógenas por atropina (plantas como *Atropa belladona* e *Matura stramonium* ou medicações) e por estricnina podem mimetizar sintomatologia semelhante[3,4,7].

A raiva paralítica faz diagnóstico diferencial principalmente com polineuropatia progressiva inflamatória aguda (síndrome de Guillain-Barré) e com mielite transversa; a investigação deve contar com estudos eletromiográficos e de imagem, que são normais nos pacientes com raiva. A poliomielite merece ser lembrada em regiões com baixa cobertura vacinal[7].

Avaliação inicial na sala de emergência

Como no período de incubação, não há nenhum ensaio laboratorial eficiente no diagnóstico confirmatório da infecção viral, toda a atenção deve ser dada aos achados epidemiológicos. Portanto, a exposição a um animal potencialmente rábico deve ser rapidamente identificada, para que a profilaxia seja iniciada.

Estratégias de prevenção pré e pós-exposição

A potencial exposição ao vírus da raiva deve ser identificada o mais rápido possível, e a situação ideal ocorre quando ações preventivas são capazes de minimizar os riscos. Quando a prevenção falha e ocorre o acidente, é imprescindível que uma completa anamnese seja colhida com informações sobre a história vacinal pregressa, data, localidade, tratamento prévio e natureza da agressão, assim como o tipo e o estado de saúde do animal, no momento do acidente e sua evolução após.

Profilaxia pré-exposição

É indicada para indivíduos com mais chance de exposições de risco, como veterinários, vacinadores, laçadores e domadores de cães, profissionais que trabalham com o vírus no laboratório, espeleólogos, entre outros. Após a administração do esquema, é imprescindível a dosagem de anticorpos neutralizantes para confirmar o efeito da imunização. Após o 14º dia, o título deve estar igual ou acima de 0,5 UI/mL; a verificação deve ser anual, ou mesmo semestral em situações de risco intenso, com a administração de uma dose de reforço se os níveis de anticorpos estiverem insuficientes. Utiliza-se o seguinte esquema[8]: vacina de cultivo celular – três doses de 0,5 a 1,0 mL dependendo das especificações do fabricante pela via intramuscular, em região deltoide ou vasto lateral da coxa, nos momentos 0, 7 e 28 dias.

Profilaxia pós-exposição

O ferimento deve ser lavado exaustivamente com água corrente e sabão ou outros detergentes, o mais rápido possível; após, recomenda-se o uso de antissépticos (álcool iodado). Se houver riscos funcionais, estéticos ou de infecções, a sutura pode ser realizada, porém existe a possibilidade de infiltração mecânica do vírus nas terminações nervosas. A infiltração local com soro ou imunoglobulina antirrábica ajuda a prevenir essa possibilidade. Avaliar a necessidade de profilaxia para tétano. São consideradas lesões leves: mordedura, arranhadura ou lambedura de ferimento de pele em tronco, membros, excetuando mãos e pés, se único, superficial ou pequeno.

São consideradas lesões graves: mordedura, arranhadura ou lambedura de ferimento de pele em segmento cefálico, pescoço, pés ou mãos e também ferimento múltiplo, extenso ou profundo em qualquer parte do corpo.

Os esquemas profiláticos que se seguem são os propostos atualmente pelo Ministério da Saúde do Brasil. Eles foram recentemente revistos e validaram a redução para quatro doses de vacina em vez de cinco, nos casos em que ela está indicada[8,10].

As modalidades de esquema de proteção pós-exposição em uso são as seguintes[8,10]:

- Vacina de cultivo celular: doses de 0,5 a 1,0 mL, dependendo das especificações do fabricante pela via intramuscular, em região deltoide ou vasto lateral da coxa. A periodicidade de aplicação das doses de vacina é indicada pelo tipo de exposição:
  - Observação do animal: dias 0, 3;
  - Vacinação: dias 0, 3, 7 e 14;
  - Sorovacinação: dias 0, 3, 7 e 14;
  - Reexposição: considerar tempo decorrido, tipo de vacina e número de doses. Após 90 dias, aplicar nos dias 0 e 3.

A sorovacinação consiste em aplicar as doses de vacina previstas associadas ao soro ou imunoglobulina antirrábicos; infiltrar em torno da ferida produzida pelo animal, de modo a cobrir toda sua extensão e profundidade. Se necessário, a dose indicada deve ser diluída, a fim de haver quantidade suficiente de material para os casos de lesões múltiplas e extensas. Se houver sobras, essas devem ser aplicadas, profundamente, na região glútea. As doses são as seguintes:

- Soro (heterólogo) antirrábico (SAR): 40 UI/kg;
- Imunoglobulina humana antirrábica (HRIG): 20 UI/kg.

A profilaxia deve ter início imediatamente, mesmo quando há demora na procura por assistência médica. Pode-se aguardar até 48 horas pelo exame diagnóstico em animais, desde que eles não estejam demonstrando sintomatologia sugestiva de raiva no momento da agressão. Gravidez não é contraindicação de profilaxia. Sempre que possível, indivíduos em utilização de corticosteroides devem ter essa medicação suspensa durante a aplicação da profilaxia pós-exposição indicada.

Condutas na sala de emergência

Diagnóstico laboratorial em humanos *ante mortem*

O diagnóstico *ante mortem* em humanos ganhou maior importância após o primeiro caso possível de cura, relatado em 2005[9]. Após o início dos sintomas, exames empregados na

Condições do animal agressor / Tipo de exposição	Cão ou gato sem suspeita de raiva no momento da agressão	Cão ou gato clinicamente suspeito de raiva no momento da agressão	Cão ou gato raivoso, desaparecido ou morto; animais silvestres* (inclusive os domiciliados), animais domésticos de interesse econômico ou de produção
Contato indireto	1. Lavar com água e sabão 2. Não tratar	1. Lavar com água e sabão 2. Não tratar	1. Lavar com água e sabão 2. Não tratar
Acidentes leves Ferimentos superficiais, pouco extensos, geralmente únicos, em tronco e membros (exceto mãos e polpas digitais e planta dos pés); podem acontecer em decorrência de mordeduras ou arranhaduras causadas por unha ou dente, lambedura de pele com lesões superficiais	1. Lavar com água e sabão 2. Observar o animal durante 10 dias após a exposição 3. Se o animal permanecer sadio no período de observação, encerrar o caso 4. Se o animal morrer, desaparecer ou se tornar raivoso, administrar quatro doses de vacina (dias 0, 3, 7, 14)	1. Lavar com água e sabão 2. Iniciar esquema com duas doses, uma no dia 0 e outra no dia 3 3. Observar o animal durante 10 dias após a exposição 4. Se a suspeita de raiva for descartada após o 10º dia de observação, suspender o esquema e encerrar o caso 5. Se o animal morrer, desaparecer ou se tornar raivoso, completar o esquema até quatro doses. Aplicar uma dose entre o 7º e o 10º dia e uma dose no dia 14	1. Lavar com água e sabão 2. Iniciar imediatamente o esquema com quatro doses de vacina, administradas nos dias 0, 3, 7 e 14
Acidentes graves Ferimentos na cabeça, face, pescoço, mão, polpa digital e/ou planta do pé, ferimentos profundos, múltiplos ou extensos, em qualquer região do corpo, lambedura de mucosas, lambedura de pele onde já existe lesão grave, ferimento profundo causado por unha de animal	1. Lavar com água e sabão 2. Observar o animal durante 10 dias após a exposição 2. Iniciar esquema com duas doses, uma no dia 0 e outra no dia 3 3. Se o animal permanecer sadio no período de observação, encerrar o caso 4. Se o animal morrer, desaparecer ou se tornar raivoso, dar continuidade ao esquema administrando o soro e completando o esquema até quatro doses. Aplicar uma dose entre o 7º e o 10º dia e uma dose no dia 14	1. Lavar com água e sabão 2. Iniciar o esquema com soro e quatro doses de vacina nos dias 0, 3, 7, 14 3. Observar o animal durante 10 dias após a exposição 4. Se a suspeita de raiva for descartada após o 10º dia de observação, suspender o esquema e encerrar o caso	1. Lavar com água e sabão 2. Iniciar imediatamente o esquema com soro e quatro doses de vacina, administradas nos dias 0, 3, 7 e 14

* Nas agressões por morcegos, deve-se indicar a sorovacinação independentemente da gravidade da lesão, ou indicar conduta de reexposição.

investigação rotineira de uma encefalite não são específicos para determinar a etiologia; o liquor pode apresentar discreta pleocitose (5 a 30 células/mm[3]), aumento de proteinorraquia (até 100 mg/mL) e níveis de glicose normais. Exames de imagem apresentam alterações não específicas, na sua maioria[4,7].

Para definição diagnóstica, a imunodifusão direta (IFD) é o exame mais tradicional, e deve ser colhida em decalques de células de córnea (córnea teste), na biópsia da pele da região da nuca (folículo piloso) ou da saliva[11]. RT-PCR e *semi-nested* RT-PCR na saliva, no folículo piloso e no liquor atualmente representam ótimas opções, bem como a presença de anticorpos no liquor, mesmo em indivíduos vacinados. Os testes descritos devem ser realizados em associação, pois, apesar de boa especificidade, nenhum tem nível ótimo de sensibilidade[4,11].

Considerações sobre a terapia específica

Até 2004, os poucos pacientes que não evoluíram para óbito tinham recebido algum tipo de profilaxia anterior, ou não eram casos de raiva confirmados. Nesse ano, uma jovem norte-americana de 15 anos que havia sido mordida por um morcego há cerca de 30 dias desenvolveu sintomatologia compatível com raiva, sem ter tido recebido profilaxia pré ou pós-exposição. O diagnóstico foi estabelecido por sorologia sérica e liquórica, pois nenhum outro teste realizado foi positivo. Ela foi, então, submetida a um processo de coma induzido em conjunto com drogas antivirais, conhecido como protocolo de Milwaukee, e sobreviveu[4,8,12].

Uma série de outros casos foi tratada sob o mesmo protocolo, com resultados que promovem conflito entre os autores da proposta e outros *experts* da área, sendo a principal crítica a fraca fundamentação científica do conjunto de medidas e a falta de eficácia[4]. O fato é que esse protocolo não é recomendado pelas grandes agências globais, como a Organização Mundial de Saúde ou o *Center for Diseases Control* (CDC Atlanta) dos Estados Unidos. Apesar da baixa aceitação, o Ministério da Saúde do Brasil adota como política oficial viabilizar, quando possível, o Protocolo de Milwaukee (adaptado à realidade nacional sob o nome de Protocolo de Recife) a pacientes com diagnóstico confirmado, dando suporte à equipe do serviço de saúde onde o paciente se encontra[11].

Monitorização, tratamentos, prescrição

Dada a evolução inexorável da raiva para o óbito, somada à ausência de terapia específica comprovadamente eficaz, todos os cuidados devem convergir para diminuir o sofrimento do doente e de seus familiares, além de promover o suporte básico de vida em unidades de terapia intensiva.

Dessa forma, as medidas recomendadas a um paciente com diagnóstico de raiva confirmada se limita a cuidados paliativos, envolvendo conforto, nutrição, hidratação, ventilação, controle da dor e sedação, sem individualização específica.

O caso suspeito deve ser rapidamente notificado para a Vigilância Epidemiológica, que prestará apoio na confirmação diagnóstica e na possível inclusão do paciente no Protocolo de Recife[11]. Devido à grande quantidade e à rápida velocidade de modificações feitas constantemente nesse protocolo, o autor prefere não listar o conjunto de medidas terapêuticas propostas e sugere a pronta notificação do caso para que o Grupo Técnico de Raiva do Ministério da Saúde possa prestar o suporte necessário.

É importantíssimo ressaltar a necessidade de alocar o paciente em isolamento de contato, usando equipamento de proteção individual adequado (avental de manga longa, máscara, luvas e óculos).

Referências bibliográficas

1. World Health Organization. 10 facts on rabies. Weekly Epidemiological Record. 2016. Disponível em: http://www.who.int/rabies/resources/who_wer9143_rab/en/. Acesso em: 10 mar. 2017.
2. Brasil. Ministério da Saúde. Secretaria de Vigilância em Saúde. Casos confirmados de Raiva Humana, segundo UF de residência. Brasil, Grandes Regiões e Unidades Federadas – 1990 a 2016. Disponível em: http://portalsaude.saude.gov.br/index.php/o-ministerio/principal/leia-mais-o-ministerio/752-secretaria-svs/vigilancia-de-a-a-z/raiva/11431-situacao-epidemiologica-dados. Acesso em: 30 jan. 2017.
3. Kotait I, Carrieri ML, Takaoka NY. Raiva – Aspectos gerais e clínica. São Paulo: Instituto Pasteur; 2009. 49p.
4. Jackson, AC. Human Rabies: a 2016 Update. Curr Infect Dis Rep. 2016;18:38.
5. Rupprecht CE, Hanlon CA, Hemachudha T. Rabies re-examined. Lancet Infect Dis. 2002;2(6):327-43.
6. Warrell MJ, Warrell DA. Rabies and other lyssavirus diseases. Lancet. 2004;363:959-69.
7. McKay N, Wallis L. Rabies: a review of UK management. Emerg Med J 2005;22:316-21.
8. Brasil. Ministério da Saúde. Secretaria de Vigilância em Saúde. Departamento de Vigilância Epidemiológica. Normas técnicas de profilaxia da raiva humana. 2011. Disponível em: http://www.saude.sp.gov.br/instituto-pasteur/publicacoes/normas-e-notas-tecnicas. Acesso em: 30 jan. 2017.
9. Willoughby RE Jr, Tieves KS, Hoffman GM, Ghanayem NS, Amlie-Lefond CM, Schwabe MJ, et al. Survival after treatment of rabies with induction of coma. N Engl J Med. 2005;352(24):2508-14.
10. Secretaria do Estado da Saúde de São Paulo; Coordenadoria de Controle de Doenças; Instituto Pasteur. Nota Técnica 02 – Vacina Antirrábica Humana. 2016.
11. Brasil. Ministério da Saúde. Secretaria de Vigilância em Saúde. Departamento de Vigilância Epidemiológica. Protocolo de tratamento da raiva humana no Brasil. Brasília: Ministério da Saúde; 2011. 40p.
12. Medical College of Wisconsin. The Milwaukee protocol, 2017. Disponível em: http://www.mcw.edu/FileLibrary/Groups/PedsInfectiousDiseases/Rabies/Milwaukee_protocol_v5_1_61117.pdf. Acesso em: 30 jan. 2017.

37

INFECÇÕES DE PARTES MOLES

Gabrielly Borges Machado

Introdução

As infecções de partes moles são caracterizadas por processo inflamatório difuso que acomete a derme e o subcutâneo e, comumente, estão associadas a sintomas sistêmicos, como mal-estar, febre e calafrios. São consideradas causas importantes de morbidade. As infecções necrotizantes, que atingem o subcutâneo profundamente, cursam com destruição da fáscia e do tecido gorduroso, sendo potencialmente fatais e exigindo intervenção cirúrgica agressiva.

Podem ocorrer em decorrência de diversos agentes infecciosos, com predomínio dos agentes bacterianos, principais responsáveis por internações hospitalares e quadros graves.

Fatores de risco, como imunossupressão, trauma, queimaduras, ferimentos, procedimentos invasivos, insuficiência venosa, micose interdigital prévia, entre outros, predispõem a entrada e invasão de bactérias patogênicas.

Este capítulo tem como propósito apresentar as principais infecções bacterianas de tecidos moles, abordando objetivamente as características peculiares, diagnóstico e tratamento de cada patologia.

Impetigo

É uma infecção cutânea superficial, altamente transmissível e muito comum, principalmente em crianças na idade pré-escolar. É causado por cocos Gram-positivos. Os principais agentes etiológicos são: *Streptococcus pyogenes* e *Staphylococcus aureus*.

O contágio ocorre principalmente pelo contato direto (pessoa a pessoa). A infecção é precedida por colonização pelo estreptococo ou estafilococo, sendo favorecida por certos fatores como alta umidade, altas temperaturas, traumas cutâneos e más condições de higiene.

É caracterizado pelo aparecimento de lesões vesicopustulares intradérmicas.

O impetigo bolhoso, que tem como agente etiológico o *Staphylococcus aureus*, é caracterizado por lesões bolhosas sobre a camada granulosa da pele, sendo normalmente precedido por trauma local. As lesões iniciam-se como vesículas, que se transformam em bolhas com conteúdo purulento superficial, as quais sofrem ruptura com formação de lesões crostosas. As lesões atingem principalmente face, tronco, nádegas, períneo e extremidades.

Complicações como osteomielite, artrite séptica, e mais raramente, sepse podem ocorrer em casos não tratados.

O impetigo não bolhoso, causado pelo *Streptococcus pyogenes*, é caracterizado pela formação de pequenas pústulas que se rompem deixando a base úmida e eritematosa, recoberta por crosta aderente. Geralmente são assintomáticas e autolimitadas e predominam em boca, nariz e extremidades. A principal complicação em casos não tratados é a glomerulonefrite difusa aguda pós-estreptocócica.

O diagnóstico de impetigo é baseado nos achados clínicos. Bacterioscopia e cultura de material coletado da lesão podem ser realizadas para identificação do patógeno.

Tratamento:

- Limpeza local e remoção das crostas com água morna;
- Poucas lesões: antibioticoterapia tópica com mupirocina;
- Antibioticoterapia oral empírica:
  - **Primeira escolha:** betalactâmicos (cefalexina 500 mg de 6 em 6 horas ou amoxicilina 500 mg de 8 em 8 horas) por sete dias;
  - **Alternativas:** claritromicina 500 mg de 12 em 12 horas ou clindamicina 300 a 600 mg de 8 em 8 horas por sete dias;
  - **Casos graves:** oxacilina;
  - (4 a 12 g/dia) via intravenosa, em quatro a seis doses ou clindamicina 1.200 a 2.400 mg por dia, em três ou quatro doses.

Ectima

Considerada uma evolução do impetigo não bolhoso, atinge a derme determinando a formação de ulcerações bem delimitadas, que podem ser únicas ou múltiplas. O *Streptococcus pyogenes* é o principal agente infeccioso, podendo ocorrer infecção estafilocócica concomitantemente. Associa-se às precárias condições de higiene, sendo a idade pediátrica mais acometida. Em idosos, pode cursar com linfedema crônico.

Inicia-se como lesão pustulosa, evoluindo para úlcera profunda recoberta por crosta necrótica aderida e secreção purulenta. O diagnóstico é baseado nos achados clínicos.

Tratamento: primeira escolha – betalactâmicos (cefalosporina de primeira geração ou amoxicilina) por sete dias; alternativas – claritromicina ou clindamicina.

Celulite

É uma infecção aguda, grave, que acomete a derme profunda e o tecido subcutâneo, tendo como principais agentes etiológicos *Staphylococcus aureus* e *Streptococcus pyogenes*.

Em diabéticos e portadores de úlcera venosa crônica, pode-se encontrar flora polimicrobiana, composta por germes aeróbicos e anaeróbicos, predominando *Staphylococcus aureus* e bactérias Gram-negativas, como *Pseudomonas aeruginosa*.

Em geral, a infecção resulta de trauma prévio ou lesão cutânea subjacente (tinha interdigital, ferimentos, dermatites, eczema, picadas de insetos, uso de drogas injetáveis, feridas cirúrgicas, queimaduras, laceração, entre outros). Ou seja, ocorre em decorrência de ruptura da integridade da epiderme, o que favorece a invasão de microrganismos patogênicos. Alterações de drenagem linfática, insuficiência venosa, *diabetes mellitus*, obesidade e imunossupressão também são considerados fatores predisponentes.

Após o trauma, há o surgimento de sinais flogísticos intensos no local, com extensão da área envolvida. Sintomas sistêmicos como febre, calafrios e mal-estar estão associados ao quadro. As bordas não são elevadas e nitidamente demarcadas. Não há distinção entre a pele normal e a pele acometida. Podem ocorrer, ainda, linfadenopatia regional, áreas de necrose e formação de abscessos.

Os locais de maior ocorrência são: membros inferiores, membros superiores e face.

Complicações como, linfangite, tromboflebite, linfedema crônico, bacteremia e sepse podem ocorrer em decorrência da invasão de vasos linfáticos e sanguíneos pelo patógeno.

O diagnóstico é clínico. Alterações laboratoriais como leucocitose com desvio à esquerda, elevação de proteína C reativa e velocidade de hemossedimentação (VHS) podem auxiliar na definição diagnóstica.

O exame microbiológico pode ser realizado com a coleta do aspirado, do fragmento da borda da lesão primária ou ainda do sangue, para isolamento do agente, no entanto a sensibilidade é baixa.

Exames de imagens (ressonância magnética, ultrassonografia de tecidos moles): auxiliam no diagnóstico e são importantes para avaliar a presença de complicações como abscesso e gás nos tecidos moles, afastar piomiosite e fasciíte necrotizante e avaliar a extensão do comprometimento desses tecidos.

Tratamento:

- Repouso;
- Manter o membro elevado a 45º;
- Antibioticoterapia: na ausência da identificação do microrganismo, recomenda-se antibioticoterapia abrangente, com cobertura para estafilococos e estreptococos;
- Ambulatorial:
  - Betalactâmicos orais: cefalexina 1 g de 6 em 6 horas ou amoxicilina/clavulanato 500/125 mg de 8 em 8 horas por 7 a 10 dias;
  - Alternativas: clindamicina, macrolídeos;
- Casos graves:
  - Hospitalização;
  - Antibioticoterapia de escolha: oxacilina 8 a 12 g por dia via endovenosa (EV), dividida em quatro ou seis doses;
  - Alternativas: clindamicina 1.200 a 2.400 mg por dia, em três ou quatro doses; cefalotina 4 a 12 g por dia dividida em seis doses; amoxicilina/clavulanato 1 g a cada 8 horas via EV ;
  - Infecções por *S. aureus* resistente à oxacilina (MRSA): vancomicina 1 g EV a cada 12 horas (alternativas: linezolida, teicoplanina, daptomicina);
  - Duração: 10 a 14 dias.

Erisipela

Trata-se de uma estreptococcia cutânea, de instalação aguda, caracterizada por infecção da derme e epiderme, com importante envolvimento linfático. O principal agente etiológico é o *Streptococcus pyogenes*. Pode acometer indivíduos jovens e idosos, sobretudo acima de 30 anos, com fatores predisponentes, como traumas, feridas, insuficiência vascular periférica, diabetes, obesidade, entre outros.

Acomete com mais frequência os membros inferiores e a face.

Caracteriza-se pelo surgimento de placa eritematosa, brilhante, com bordas elevadas e bem delimitadas, associada a dor, edema e calor local. São lesões elevadas com nítida diferenciação entre a área afetada e a pele de aspecto normal, associadas a sintomas sistêmicos como, febre, mal-estar, calafrios, mialgia e prostração.

Em casos graves, podem ocorrer complicações como, linfangite, linfonodomegalia regional, formação de bolhas, petéquias e sepse. A erisipela recorrente resulta em linfedema crônico.

O diagnóstico é eminentemente clínico. Exames complementares, como hemograma, proteína C-reativa e hemocultura, podem auxiliar na definição diagnóstica. Exames de imagem, como ultrassonografia da região afetada, são importantes para afastar complicações locais, como abscessos ou coleções.

Tratamento:

- Repouso;
- Manter o membro elevado a 45º;

- Ambulatorial:
  - Betalactâmicos orais: cefalexina 1 g de 6 em 6 horas ou amoxicilina 500 mg de 8 em 8 horas por 7 a 10 dias;
  - Alternativas: clindamicina, macrolídeos;
- Casos graves:
  - Hospitalização;
  - Antibioticoterapia EV : ceftriaxona 2 g ao dia por 10 a 14 dias;
  - Alternativas: ampicilina 1 g via de 6 em 6 horas; clindamicina 1.200 a 2.400 mg por dia, em três ou quatro doses; penicilina cristalina 0,5 a 4 milhões UI de 4 em 4 horas, via EV.

Infecções necrotizantes de tecidos moles/síndrome de Fournier

São caracterizadas pela presença de significativa necrose tecidual, liquefeita e fétida, com a formação de escara enegrecida. A gangrena cutânea pode cursar com mionecrose e extensão do processo inflamatório para o plano fascial, em associação com manifestações sistêmicas, como febre, calafrios, mal-estar e prostração.

Cursa com má resposta à antibioticoterapia isolada. Em geral, há necessidade de desbridamento cirúrgico dos tecidos desvitalizados.

A fasciíte necrotizante de tecidos perineais, genitais e perianais, também conhecida como síndrome de Fournier, é uma infecção grave, de etiologia polimicrobiana, que acomete agressivamente planos fasciais profundos da região, com rápida evolução.

Os principais patógenos envolvidos são: Enterobactérias (*Escherichia coli, Klebsiella pneumoniae, Proteus* spp. etc.), *Streptococcus* spp., *Staphylococcus* spp. e bactérias anaeróbicas (*Bacteroides* spp., *Clostridium* spp. etc.), que atuam de maneira sinérgica, determinando gravidade e rápida disseminação do processo infeccioso.

É considerada idiopática em até 42% dos casos. Lesões penetrantes na região, grandes queimados, procedimentos cirúrgicos urológicos ou proctológicos, trauma local, lesão cutânea prévia, idosos, diabéticos, imunossupressão, etilismo e obesidade são considerados os principais fatores predisponentes. Ocorre principalmente em indivíduos do sexo masculino, afetando todas as faixas etárias, com média das idades ao redor dos 50 anos. A taxa de mortalidade é elevada, em torno de 40% a 67%.

O diagnóstico é baseado na história clínica e exame físico. Cultura e antibiograma de material colhido da lesão devem ser realizados para adequação da antibioticoterapia.

Exames de imagem como radiografia e ultrassonografia podem demonstrar a presença de gás, indicando infecção por anaeróbios. Tomografia pélvica é útil para a confirmação diagnóstica e para demonstrar a extensão da infecção.

O tratamento precoce e agressivo determina favoravelmente o curso da infecção. A terapia contempla antibioticoterapia de amplo espectro empírica e desbridamento cirúrgico de emergência, com remoção ampla da fasciíte necrotizante, tendo como limite os tecidos viáveis.

Antibioticoterapia endovenosa empírica (ampla cobertura):

- Ampicilina-sulbactam 1,5 a 12,0 g, intravenoso, divididos em quatro doses; ou
- Piperacilina-tazobactam 13,5 a 18,0 g por dia, divididos em quatro doses;
- Associados a aminoglicosídeos (gentamicina – 3,0 a 5,0 mg/kg/dia ou amicacina – 15 mg/kg/dia, administrados uma vez ao dia);
- Duração: três a quatro semanas;
- Alternativas:
  - Ceftriaxona 2 g intravenoso ao dia associado a metronidazol 1,5 a 2,0 g dividido em três doses ou clindamicina 900 a 2.400 mg divididos em quatro doses.

Os principais fatores relacionados com a mortalidade na gangrena de Fournier parecem ser: tempo decorrido entre o início da doença e o tratamento cirúrgico, extensão da necrose e repercussões sistêmicas com alterações fisiológicas refletindo o impacto da doença sobre o paciente.

Caso clínico

Paciente de 36 anos, sexo masculino, mecânico, sem doenças de base ou uso de medicações, procura atendimento médico referindo surgimento de hiperemia difusa em membro inferior esquerdo, associada a edema, calor e dor intensa, há três dias. Relata história prévia de trauma no referido membro, devido a acidente motociclístico há cerca de 10 dias, com ferimento corto-contuso. Refere ainda febre não aferida, mal-estar e prostração. Nega tabagismo, etilismo e uso de drogas ilícitas.

Ao exame físico: temperatura: 38,3 °C, frequência respiratória: 94 bpm, pressão arterial: 110/80 mmHg. Presença de eritema extenso, estendendo-se por todo o membro inferior esquerdo, com bordas não elevadas e mal delimitadas, associado a edema difuso, calor local e linfadenopatia inguinal à esquerda.

Diante da hipótese diagnóstica de celulite, baseada na história clínica e exame físico, foi indicada internação hospitalar e antibioticoterapia endovenosa empírica. Foram solicitados exames laboratoriais: hemograma, PCR e VHS.

Prescrição:

1) Dieta oral livre;
2) Oxacilina 2 g EV de 4 em 4 horas;
3) Dipirona 1 ampola EV de 6 em 6 horas se houver dor ou febre;
4) Manter o membro elevado a 45°;
5) Sinais vitais e cuidados gerais de 4 em 4 horas.

Bibliografia consultada

Goldman L, Ausiello D. Cecil: Tratado de Medicina Interna. 23ª ed. Rio de Janeiro: Elsevier; 2009.

Lopes A, Neto VA. Tratado de Clínica Médica. 2ª ed. São Paulo: Roca; 2009.

Kasper D L, et al. Harrison: medicina interna. 17ª ed. São Paulo: Macgraw Hill; 2008.

38

DENGUE

Gabrielly Borges Machado

Introdução

É uma doença febril aguda, de etiologia viral, conhecida como febre de quebra-ossos, febre da dengue, e possui amplo espectro clínico, complexo e diverso. A maior parte dos pacientes se recupera após evolução clínica leve/moderada e autolimitada; uma pequena parte evolui para quadro grave, podendo levar a óbito.

Consiste em sério problema de saúde pública no mundo. É considerada a principal arbovirose que afeta o homem, pois ocorre em mais de 100 países, com crescente incidência nos últimos 50 anos.

As condições do meio ambiente nos países tropicais e subtropicais favorecem o desenvolvimento e a proliferação do vetor transmissor da doença. Devido à potencial gravidade dessa doença, associada aos números alarmantes de casos, todo caso suspeito deve ser notificado à Vigilância Epidemiológica, pois compete a ela adotar medidas capazes de reduzir a circulação viral, buscando promover o controle e a prevenção da doença.

Etiologia e fisiopatologia

O agente etiológico é um vírus RNA, arbovírus pertencente ao gênero *Flavivirus* e à família Flaviviridae. Atualmente são conhecidos quatro sorotipos: DENV-1, DENV-2, DENV-3 e DENV-4, disseminados por todo o território nacional, sendo as epidemias associadas com alteração do sorotipo predominante. O período de incubação varia de 4 a 10 dias, sendo em média de cinco a seis dias.

Os vetores são mosquitos do gênero *Aedes*. A espécie *Aedes aegypti* é a mais importante na transmissão da doença, mas também pode transmitir o vírus da febre amarela urbana, vírus Chikungunya e vírus Zika.

O ciclo evolutivo do vetor, em condições favoráveis, completa-se em um período de 10 a 13 dias. Desenvolvem-se preferencialmente em água parada e limpa. Dessa forma, o período entre janeiro e abril favorece o desenvolvimento e a disseminação do mosquito, e consequentemente o aumento da incidência da doença.

A transmissão se dá pela picada da fêmea do *A. aegypti*. portadora do vírus. Após a inoculação viral pelo mosquito, ocorre a viremia, com consequente disseminação viral e início dos sintomas da doença.

A susctibilidade ao vírus da dengue é universal. A imunidade é permanente para um mesmo sorotipo (homóloga). Na infecção secundária com outro sorotipo, há formação de anticorpos parcialmente neutralizante e resposta imune celular, o que favorece o aumento da carga viral, da permeabilidade vascular e da coagulopatia, sinais característicos da forma hemorrágica da dengue.

Fatores de risco individuais determinam a gravidade da doença (gravidade do extravasamento plasmático) e incluem idade, etnicidade e, possivelmente, comorbidades e infecção secundária (prévia).

Quadro clínico

A infecção pode ser assintomática ou causar doença cujo espectro inclui desde formas oligossintomáticas até quadros graves com choque, com ou sem hemorragia, podendo evoluir para óbito.

As manifestações clínicas da dengue, podem ser classificadas em três fases:

- Fase febril – duração de dois a sete dias. É caracterizada por febre alta (39 a 40 °C) de início abrupto, associada a cefaleia, hiporexia, mialgia, artralgia, prostração, astenia, dor retro-orbital, exantema, prurido cutâneo, náuseas e vômitos. Podem ocorrer manifestações hemorrágicas leves, como petéquias, gengivorragia e epistaxe;
- Fase crítica – duração de um a dois dias. Comumente ocorre entre o terceiro e o sétimo dia da doença. É definida como o período de defervescência da febre, podendo ocorrer o aumento da permeabilidade capilar e extravasamento de plasma, apresentando como consequência aumento dos níveis de hematócrito. Leucopenia progressiva e diminuição abrupta

na contagem de plaquetas também acontecem nessa fase. Podem ser detectáveis ascite e derrame pleural. O grau de elevação do hematócrito reflete a gravidade do extravasamento de plasma, que determina a gravidade e a evolução da doença. O choque sucede quando um volume crítico de plasma é perdido por extravasamento, o que geralmente ocorre entre os dias 4 ou 5 de doença, na maioria das vezes precedido por sinais de alarme (decorrentes do extravasamento capilar, indicando a possibilidade de desenvolvimento de dengue grave e choque hipovolêmico).

Sinais de alarme:

- Dor abdominal intensa (à palpação ou referida) e contínua
- Vômitos persistentes
- Acúmulo de líquidos (ascites, derrame pleural, derrame pericárdico)
- Sangramento de mucosa ou outra hemorragia
- Hipotensão postural e/ou lipotimia
- Hepatomegalia maior do que 2 cm abaixo do rebordo costal
- aumento progressivo do hematócrito
- letargia e/ou irritabilidade

Sinais de gravidade:

- Sangramento grave
- Comprometimento grave de órgãos
- Taquicardia
- Extremidades distais frias
- Taquipneia
- Pulso fraco e filiforme
- Enchimento capilar lento (> 2 segundos)
- Pressão arterial convergente (< 20 mmHg)
- Oligúria
- Hipotensão arterial

O choque possui curta duração e pode levar a óbito em um intervalo de 12 a 24 horas ou à recuperação rápida, após tratamento adequado. Manifestações neurológicas, como convulsões e irritabilidade, podem estar presentes em alguns pacientes. O choque prolongado leva à hipoperfusão de órgãos e, consequentemente, ao comprometimento progressivo deles, resultando em acidose metabólica e coagulação intravascular disseminada (CIVD). A CIVD, por sua vez, leva a hemorragias graves, causando diminuição de hematócrito em choque grave. Comprometimento orgânico grave como hepatites, encefalites, miorcardites e/ou sangramento abundante (gastrointestinal, intracraniano) pode ocorrer.

– Fase de recuperação – duração de dois a três dias. Ocorre após as 24 a 48 horas da fase crítica. É caracterizada por melhora progressiva da disfunção endotelial com reabsorção gradual do fluido que havia sido extravasado para o compartimento extravascular. Há melhora do estado geral e retorno do apetite, os sintomas gastrointestinais diminuem, o estado hemodinâmico estabiliza-se e a diurese retorna. Alguns pacientes podem apresentar *rash* cutâneo, prurido generalizado, desconforto respiratório ou hipotermia, bem como sintomas prolongados.

Diagnóstico

Clínico-epidemiológico:

- Caso suspeito: pessoa que viva em área onde se registram casos de dengue ou que tenha viajado nos últimos 14 dias para área com ocorrência de transmissão de dengue, com febre entre dois e sete dias, e duas ou mais das seguintes manifestações:
  - Náusea, vômitos;
  - Exantema;
  - Mialgias, artralgia;
  - Cefaleia, dor retro-orbital;
  - Petéquias;
  - Prova do laço positiva.

Exames específicos:

- Virológico – antes do quinto dia dos sintomas:
  - Pesquisa de vírus (isolamento viral);
  - Pesquisa de genoma do vírus da dengue por reação em cadeia da polimerase de transcrição reversa (RT-PCR);
  - Pesquisa de antígeno NS1;
- Sorológico – após o sexto dia dos sintomas:
  - Pesquisa de anticorpos IgM (ELISA).

Exames inespecíficos: hematócrito, contagem de plaquetas, dosagem de albumina e transaminases. São de suma importância para o diagnóstico e acompanhamento dos pacientes, especialmente os que apresentarem sinais de alarme e sangramento, e para pacientes em situações especiais, como gestantes, crianças, idosos (maiores de 65 anos) e portadores de doenças crônicas.

Diagnósticos diferenciais

Síndrome febril	Enteroviroses, febre tifoide, infecções respiratórias, hepatites virais, malária
Síndrome exantemática febril	Rubéola, sarampo, escarlatina, eritema infeccioso, exantema súbito, mononucleose infecciosa, parvovirose enterovirose, citomegalovirose, doença de Kawasaki
Síndrome hemorrágica febril	Hantavirose, malária grave, riquetsiose, febre amarela, leptospirose, leishmaniose visceral e púrpuras
Síndrome dolorosa abdominal	Obstrução intestinal, abdome agudo inflamatório, pneumonia, infecção urinária
Síndrome meníngea	Meningite bacteriana, meningites virais e encefalite
Síndrome do choque	Meningococcemia, septicemia, meningite por influenza tipo B, síndrome do choque tóxico e choque cardiogênico

Tratamento

Baseia-se principalmente em reposição volêmica adequada. É de suma importância que seja feito o estadiamento da doença, ou seja, a classificação de risco (grupos A, B, C e D), baseado nos sinais e sintomas apresentados pelo paciente, para determinar a conduta. Durante a evolução da doença, o enfermo pode passar de um grupo a outro, em curto período de tempo. É importante reconhecer precocemente os sinais de extravasamento plasmático (sinais de alarme) para a correção rápida com infusão de fluidos.

Grupo A

- Caso suspeito de dengue com:
  - Prova do laço negativo e ausência de sangramentos espontâneos;
  - Ausência de sinais de alarme;
  - Sem comorbidades, grupo de risco ou condições clínicas especiais.
- Conduta:

> • Acompanhamento ambulatorial.
> Exames laboratoriais complementares a critério médico;
> Orientar repouso e prescrever dieta;
> Hidratação oral:
> – Adultos: 60 mL/kg/dia, sendo 1/3 com solução salina e no início com volume maior. Para os 2/3 restantes, orientar o consumo de líquidos (água, soro caseiro, suco de frutas, água de coco, chás etc.);
> – Crianças até 10 kg: 130 mL/kg/dia; crianças de 10 a 20 kg: 100 mL/kg/dia; crianças acima de 20 kg: 80 mL/kg/dia, oferecer 1/3 na forma de soro de reidratação oral (SRO) e o restante ofertando água, sucos e chás.
> Sintomáticos: analgésicos – paracetamol e/ou dipirona;
> Não usar salicilatos ou anti-inflamatórios não esteroides;
> Orientações sobre sinais de alarme;
> Retorno entre o terceiro e o sexto dia se possível para reavaliação.

Grupo B

- Caso suspeito de dengue com:
  - Sangramento de pele espontâneo (petéquias) ou induzido (prova do laço positiva);
  - **Ausência de sinais de alarme;**
  - Condições clínicas especiais e/ou de risco social ou doenças crônicas: lactentes (menores de 2 anos), gestantes, idosos acima de 65 anos, hipertensão arterial ou outras doenças cardiovasculares graves, *diabetes mellitus*, doença pulmonar obstrutiva crônica, doenças hematológicas crônicas (principalmente anemia falciforme e púrpuras), nefropatias, doença ácido-péptica, hepatopatias e doenças autoimunes.
- Conduta:

> • Manter em observação com hidratação oral conforme grupo A até resultado de exames (hemograma obrigatório):
> Hematócrito normal: igual ao grupo A (ambulatorial), reavaliação clínica diária.
> Paciente com surgimento de sinais de alarme: seguir conduta do grupo C.

ATENÇÃO: O surgimento de sinais de alarme ou aumento do hematócrito, na vigência de reposição volêmica adequada, indica internação hospitalar. Em casos de plaquetopenia menor que 20.000/mm³, mesmo sem repercussão clínica, são necessárias internação e reavaliação clínica e laboratorial a cada 12 horas.

Grupo C

- Caso suspeito de dengue com presença de algum sinal de alarme.
- Conduta:

> • Internação hospitalar por um período mínimo de 48 horas
> Reposição volêmica com 10 mL/kg de soro fisiológico (SF) na primeira hora (máximo de cada fase de expansão 20 mL/kg em 2 horas).
> Realizar exames complementares obrigatórios: hemograma completo e dosagem de albumina sérica e transaminases.
> Exames de imagem: radiografia de tórax e ultrassonografia de abdome.
> **Reavaliação clínica e laboratorial em 2 horas:**
> **Melhora clínica e laboratorial, após fase de expansão:** iniciar fase de manutenção: **Primeira fase** – 25 mL/kg em 6 horas. Se melhora, iniciar segunda fase;
> **Segunda fase** – 25 mL/kg em 8 horas (1/3 com SF e 2/3 com SG).
> **Sem melhora clínica e laboratorial após 2 horas:** repetir a fase de expansão até três vezes.
> **Resposta inadequada após três fases de expansão:** conduta do grupo D.

Grupo D

São os pacientes que apresentam as características a seguir.

- Caso suspeito de dengue com:
  - Presença de sinais de choque, sangramento grave ou disfunção grave de órgãos.
- Conduta:

> • Acompanhamento em unidade de terapia intensiva (mínimo de 48 horas), e após estabilização permanecer em leito de internação.
> **Fase de expansão rápida parenteral:** solução salina isotônica: 20 mL/kg em até 20 minutos; repetir até três vezes se necessário.
> Reavaliação clínica a cada 15 a 30 minutos e de hematócrito em 2 horas.
> – Resposta clínica e laboratorial após fases de expansão: retornar para a fase de expansão do grupo C e seguir a conduta recomendada para o grupo.
> – Resposta inadequada: avaliar hematócrito.
> **Hematócrito em ascensão e sinais de choque:** utilizar expansores plasmáticos (albumina 0,5 a 1 g/kg); preparar solução de albumina a 5% (para cada 100 mL dessa solução, usar 25 mL de albumina a 20% e 75 mL de SF a 0,9%); na ausência dela, usar coloides sintéticos, 10 mL/kg/hora. Se a resposta for satisfatória: conduzir como grupo C.
> Hematócrito baixo e sinais de choque: pesquisar hemorragias e avaliar a coagulação.
> Se houver hemorragia, transfundir concentrado de hemácias (10 a 15 mL/kg por dia).
> Se houver coagulopatias, considerar o uso de plasma fresco (10 mL/kg), vitamina K endovenosa (EV) e crioprecipitado (1U para cada 5 a 10 kg).
> **Indicações de transfusão de plaquetas:** persistência de sangramento, mesmo após correção de fatores de coagulação e do choque, e com plaquetopenia e INR (razão normalizada internacional) maior que 1,5 vez o valor normal.
> **Hematócrito em queda com resolução do choque, ausência de sangramentos, mas com o surgimento de outros sinais de gravidade:** investigar hiper-hidratação, sinais de desconforto respiratório, sinais de insuficiência cardíaca congestiva.
> – Conduta: diminuição da infusão de líquido, uso de diuréticos e drogas inotrópicas, se necessário.
> – A reposição volêmica deve ser suspensa ou reduzida à velocidade mínima necessária quando houver: término do extravasamento plasmático; estabilização da pressão arterial, do pulso e da perfusão periférica; redução do hematócrito, na ausência de sangramento; normalização da diurese e ausência de sintomas abdominais.
> **Presença de critérios de alta:** retorno para reavaliação clínica e laboratorial conforme orientação para o grupo B.

Indicações para internação hospitalar:

- Presença de sinais de alarme;
- Recusa na ingesta de alimentos e líquidos;
- Comprometimento respiratório;
- Plaquetas < 20.000/mm³, independentemente de manifestações hemorrágicas;
- Impossibilidade de seguimento ou retorno à unidade de saúde;
- Comorbidades descompensadas como *diabetes mellitus*, hipertensão arterial, insuficiência cardíaca, uso de dicumarínicos, crise asmática, entre outras;
- Outras situações a critério médico.

Critérios de alta hospitalar – Os pacientes precisam preencher todos os seis critérios a seguir:

- Estabilização hemodinâmica durante 48 horas;
- Ausência de febre por 48 horas;
- Melhora visível do quadro clínico;
- Hematócrito normal e estável por 24 horas;
- Plaquetas em elevação e acima de 50.000/mm³.

Medidas preventivas

A principal medida preventiva é o controle vetorial, combatendo os focos de acúmulo de água, que são potenciais criadouros do mosquito. A vacina tetravalente contra a dengue contendo vírus vivos atenuados será disponibilizada para a população após aprovação da Agência Nacional de Vigilância Sanitária.

Conclusão

A dengue, atualmente, encontra-se difundida por praticamente todo o território nacional. Apresenta-se como epidemias recorrentes, mais comuns nos grandes centros urbanos. Houve crescimento da proporção de casos graves, associados principalmente a diagnóstico tardio, não detecção dos sinais de alarme e terapia tardia e inadequada. Dessa forma, é fundamental que os profissionais da saúde tenham conhecimento sobre o manejo clínico dos casos de acordo com a classificação de risco e reconheçam precocemente os sinais de alarme, para que o diagnóstico seja precoce e o tratamento adequado, implicando diretamente a redução do número de casos graves e óbitos. A participação consciente da população, mediante estratégias mais rigorosas de combate ao vetor, é medida crucial no controle da doença.

Caso clínico

Paciente do sexo feminino, de 20 anos, sem comorbidades, nega uso de medicação contínua. Relata que há três dias iniciou quadro de febre alta (39 °C), cefaleia intensa, mialgia difusa, prostração e astenia. Procurou um hospital universitário, pois evoluiu com vômitos persistentes, dor abdominal intensa e petéquias pelo corpo. O exame físico mostrou estado geral regular, corada, desidratada (2+/4+), acianótica, anictérica, temperatura de 38,5 °C, frequência respiratória de 20 irpm, frequência cardíaca de 95 bpm, pressão arterial de 100 x 60 mmHg, prova do laço positiva, pulmões limpos, ritmo cardíaco regular, abdome globoso, flácido, sem visceromegalias, doloroso à palpação. Exames laboratoriais: hemograma = hemácias: 4,88; hemoglobina: 15,1; hematócrito: 45; leucócitos: 3.000; plaquetas: 60.000/mm³.

1. Dieta oral livre
2. Hidratação EV – 10 mL/kg de SF na primeira hora
3. Dipirona 2 mL EV se houver dor ou febre
4. Metoclopramida 1 ampola EV de 8 em 8 horas se houver náuseas ou vômitos
5. Dados vitais e cuidados gerais de 1 em 1 hora
6. Comunicar anormalidades

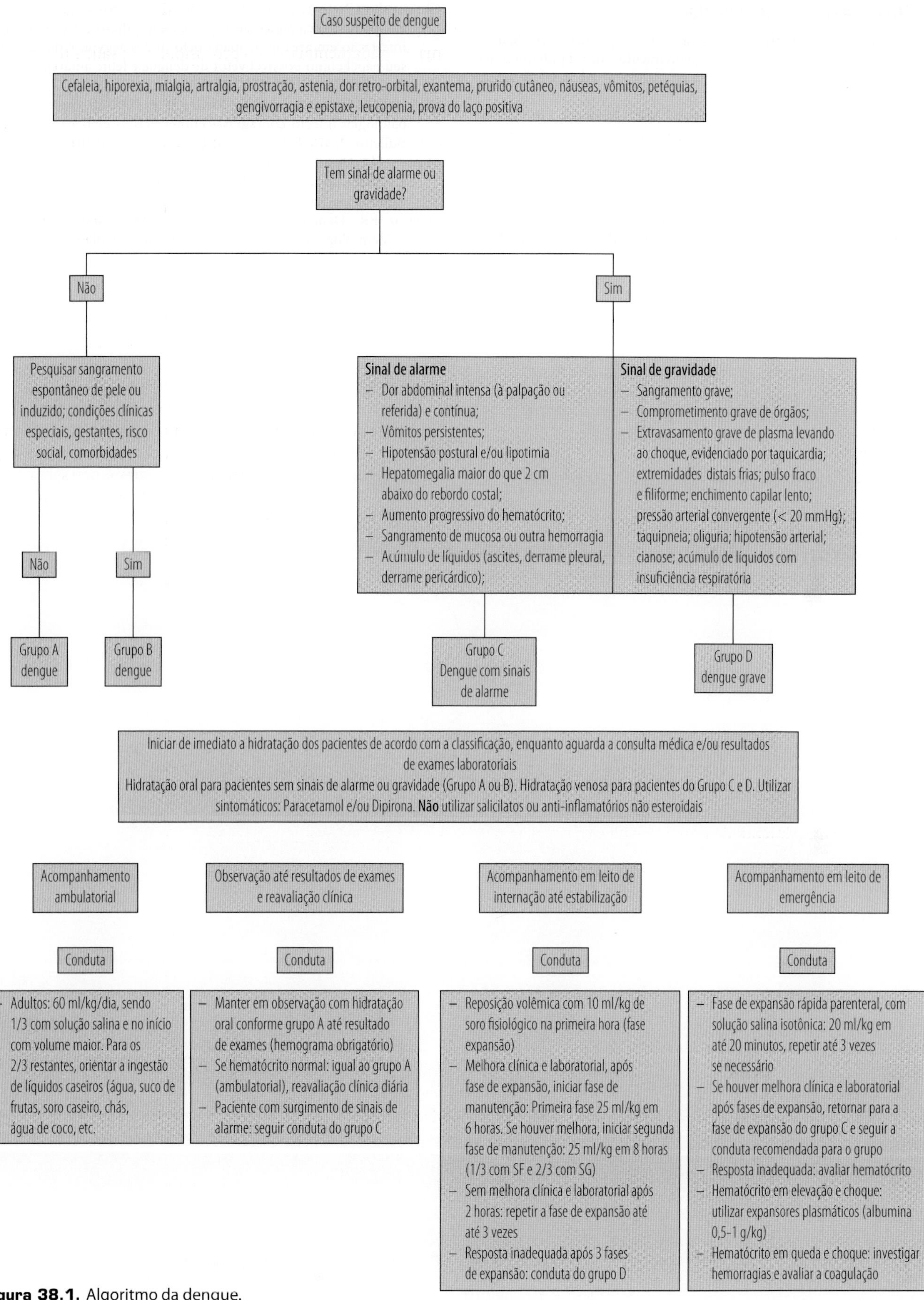

Figura 38.1. Algoritmo da dengue.

*Adaptado da publicação do Conselho Regional de Medicina, Secretaria do Estado de Minas Gerais.

Bibliografia consultada

Brasil. Ministério da Saúde. Secretaria de Vigilância em Saúde. Coordenação-Geral de Desenvolvimento da Epidemiologia em Serviços. Guia de Vigilância em Saúde. 1ª ed. atual. Brasília: Ministério da Saúde; 2016.

Brasil. Ministério da Saúde. Secretaria de Vigilância em Saúde. Departamento de Vigilância das Doenças Transmissíveis. Dengue: diagnóstico e manejo clínico: adulto e criança. 5ª ed. Brasília: Ministério da Saúde; 2016.

Furlan NB, Tukasan C, Estofolete CF, Nogueira ML, Silva NS. Low sensitivity of the tourniquet test for differential diagnosis of dengue: an analysis of 28,000 trials in patients. BMC Infect Dis. 2016;16:627.

Chiaravalloti Neto F, Dibo MR, Barbosa AAC, Battigaglia M. Aedes albopictus (S) na região de São José do Rio Preto, SP: estudo da sua infestação em área já ocupada pelo Aedes aegypti e discussão de seu papel como possível vetor de dengue e febre amarela. Rev Soc Bras Med Trop. 2002;35(4):351-7.

Oliveira KK, Fernandes PANL, Moura SGF. Perfil de morbidade por patologias infecto-contagiosas entre crianças de 0 a 12 anos. Fiep Bulletin. 2012;82:203-10.

Martins FEP, Porto RS, Dias RV, Viana RS, Linhares MSC. Promoção à saúde no combate à dengue em Sobral (CE): relato de experiência. Sanare. 2015;15(1):112-8.

Queiroz ER. Dengue grave no brasil central: aspectos clínicos e epidemiológicos [dissertação]. Goiás, Goiânia: Pontifícia Universidade Católica; 2016.

39

AIDS E INFECÇÕES OPORTUNISTAS

Gabrielly Borges Machado

Introdução e definição

A síndrome da imunodeficiência adquirida (AIDS) passou a ser reconhecida no início da década de 1980 nos EUA, com a identificação de casos de infecção por *Pneumocystis jiroveci* (antigamente denominado de *Pneumocystis carinii*) e sarcoma de Kaposi em homossexuais previamente hígidos. Posteriormente, começou a ser reconhecida entre usuários de drogas intravenosas e em pacientes submetidos à hemotransfusão. No Brasil, o primeiro caso identificado foi em 1980. Em 1984, obteve-se o isolamento do HIV (vírus da imunodeficiência humana). A terapia antirretroviral (TARV) teve início em 1987, com a utilização da zidovudina (AZT). Atualmente, existem diferentes classes de antirretrovirais, com mecanismos de ação distintos, responsáveis pelo controle efetivo da replicação viral.

As principais formas de transmissão são:

- Sexo sem camisinha – vaginal, anal ou oral;
- Transmissão vertical – de mãe infectada para o filho durante a gestação, o parto ou a amamentação;
- Uso da mesma seringa ou agulha contaminada por mais de uma pessoa;
- Transfusão de sangue contaminado;
- Instrumentos perfurocortantes, não esterilizados.

O HIV é um vírus esférico, pertencente à família Retroviridae, subfamília Orthoretrovirinae e gênero *Lentivirus*. Possui um capsídeo que comporta o genoma do vírus formado por duas moléculas de ácido ribonucleico (RNA) de fita simples.

É composto por proteínas estruturais, como as glicoproteínas do envelope viral (gp160, gp120 e gp41), que estimulam resposta imune e enzimas virais no interior do capsídeo, como protease (PR), transcriptase reversa (TR) e integrase (IN). Essas enzimas são responsáveis pelo processo de transcrição e, consequentemente, pela multiplicação viral e patogênese no hospedeiro.

Apresenta alta capacidade de sofrer mutações genéticas, responsáveis pelo surgimento de cepas resistentes do vírus.

Etiologia e fisiopatologia

O HIV-1 e HIV-2 são tipos distintos do vírus. O HIV-1 é subdividido em quatro grupos: grupo M (do inglês, *major* ou majoritário), grupo N (do inglês, *new* ou *non-M*, *non-O*, ou novo, não M, não O), grupo O (do inglês, *outlier*), o mais divergente entre os grupos, e ainda o grupo P. A maioria das infecções ocorre com HIV-1 do grupo M, o qual é diferenciado em subtipos (A, B, C, D, F, G, H, J e K).

A principal forma de transmissão ocorre através das mucosas do trato genital ou retal durante a relação sexual. Logo após a infecção pela via sexual, o HIV e células infectadas atravessam a barreira da mucosa, ocorrendo intensa multiplicação viral no local de entrada. Após aproximadamente 10 dias do contágio, ocorre viremia com disseminação do vírus na corrente sanguínea.

Inicialmente, há disseminação para os linfonodos locais e posteriormente para os tecidos linfoides, os quais atuam como reservatórios virais latentes. O vírus infecta principalmente linfócitos T CD4+ de memória, sofrendo intensa replicação intracelular. A replicação viral ativa nessa fase leva a um pico de viremia por volta de 21 a 28 dias após a exposição ao HIV, com consequente depleção no número de linfócitos T CD4+. Com a disseminação sistêmica, há ativação de resposta imune celular e humoral, no entanto a produção de anticorpos anti-HIV é tardia e insuficiente para erradicar a infecção. A ativação imune leva ao aumento no número de linfócitos T CD8+ (T CD8+), que exercem controle parcial da infecção, mas não são suficientes para impedir a lenta e progressiva depleção de linfócitos T CD4+ e a eventual progressão para aids.

A atuação da resposta imune celular e a subsequente síntese de anticorpos específicos levam à queda da carga viral (viremia) e à cronicidade da infecção pelo HIV. A resposta imune mediada por células é mais importante do que a resposta imune humoral no controle da replicação viral durante a fase aguda, mas os anticorpos têm um papel relevante na redução da disseminação do HIV na fase crônica da infecção, sendo fundamentais na progressão para a fase de latência (assintomática).

Quadro clínico

O curso clínico da infecção pelo HIV é dividido em quatro fases clínicas: 1) infecção aguda; 2) fase assintomática ou fase de latência; 3) fase sintomática inicial ou precoce; e 4) aids/SIDA (síndrome da imunodeficiência adquirida humana).

1) **Infecção aguda:** também chamada de síndrome retroviral aguda, ocorre em cerca de 50% a 90% dos pacientes, logo após o contágio. O diagnóstico nessa fase é difícil, sendo, em sua maioria, retrospectivo. Essa fase é caracterizada por viremia elevada, intensa resposta imune celular e depleção rápida de linfócitos T CD4 +. Ocorre ainda aumento de células T CD8+ devido à resposta T citotóxica potente, observada antes do surgimento de anticorpos neutralizantes. A síndrome retroviral aguda ocorre entre a primeira e terceira semana após a exposição. O quadro clínico é inespecífico e ocorre em decorrência do pico de viremia, variando desde um quadro gripal até uma síndrome mononucleose-símile, apresentando manifestações como febre, adenopatia, faringite, mialgia, artralgia, *rash* cutâneo maculopapular eritematoso, ulcerações mucocutâneas, hiporexia, adinamia, cefaleia, fotofobia, hepatoesplenomegalia, perda de peso, náuseas e vômitos. O quadro é autolimitado, com duração de aproximadamente 14 dias. A síndrome retroviral aguda persistente está relacionada com evolução mais rápida para aids. A resposta imune celular ativada controla a replicação viral, levando à resolução espontânea da fase aguda, com estabilização da viremia e da contagem de linfócitos TCD4+. Nessa fase, os níveis de anticorpos anti-HIV não são detectados (janela imunológica), pois a resposta humoral é tardia.
2) **Fase assintomática:** corresponde ao período de latência viral, caracterizada por ausência de manifestações clínicas, em decorrência da atuação de resposta imune celular e humoral, mediada por anticorpos específicos. Alguns pacientes podem apresentar linfadenopatia generalizada persistente e indolor. Os exames laboratoriais de rotina recomendados para seguimento são:
   - Hemograma completo: a cada três a seis meses;
   - Funções hepática e renal, eletrólitos, glicemia de jejum, lipidograma: anual;
   - Sorologia para sífilis: a cada seis meses (pacientes HIV+ com diagnóstico de sífilis não tratada devem ser submetidos a punção lombar e avaliação para neurolues);
   - Sorologia para os vírus da hepatite B e C: anual;
   - Sorologia para toxoplasmose;
   - Sorologia para citomegalovírus (CMV) e herpes;
   - Radiografia de tórax;
   - Prova tuberculínica (PT): anual, para avaliação de tuberculose latente. PT superior a 5 mm indica necessidade de quimioprofilaxia, que deve ser realizada com isoniazida;
   - Citologia oncótica: recomendada na avaliação ginecológica inicial, seis meses após e, se resultados normais, anualmente;
   - Contagem de TCD4+ e carga viral: para estadiamento da infecção, prognóstico e avaliação da resposta terapêutica, bem como o uso de profilaxia para as infecções oportunistas mais comuns e liberação para vacinações.
3) **Fase sintomática inicial:** caracterizada por manifestações sistêmicas inespecíficas, constitucionais, resultantes de imunodeficiência, como sudorese noturna, fadiga progressiva, emagrecimento, anorexia, diarreia, sinusopatias, febre, cefaleia, candidíase oral e vaginal (mais comum infecção fúngica em pacientes portadores do HIV), queilite angular, leucoplasia pilosa oral (espessamento epitelial benigno causado provavelmente pelo vírus Epstein-Barr), gengivite, úlceras aftosas, herpes simples recorrente (HSV-1 e HSV-2), herpes-zóster, trombocitopenia, púrpura trombocitopênica imune e doenças oportunistas de origem infecciosa ou neoplásica.
4) **Aids:** estágio mais avançado da infecção pelo HIV, caracterizado por imunodepressão grave (T CD4+ inferior a 200 células/mm^3) e maior risco de doenças oportunistas (doenças definidoras de aids). Em indivíduos não tratados, o tempo médio entre o contágio e o aparecimento da doença (aids) é em torno de 10 anos.

As doenças oportunistas associadas à aids podem ser causadas por vírus, bactérias, protozoários, fungos e certas neoplasias:

- Vírus: citomegalovirose, herpes simples, leucoencafalopatia multifocal progressiva;
- Bactérias: micobacterioses (tuberculose e complexo *Mycobacterium avium intracellulare*), pneumonias (*S. pneumoniae*), salmonelose;
- Fungos: pneumocistose, candidíase, criptococose, histoplasmose;
- Protozoários: toxoplasmose, criptosporidiose, isosporíase;
- Neoplasias: sarcoma de Kaposi, linfomas não Hodgkin, neoplasias intraepiteliais anal e cervical.

Diagnóstico

O diagnóstico laboratorial da infecção pelo HIV pode ser realizado por meio de testes sorológicos (triagem e confirmatório), que detectam a presença de anticorpos anti-HIV específicos no soro, testes rápidos (TR) e testes moleculares pela técnica de PCR (reação em cadeia da polimerase), que detecta o RNA viral.

Nas últimas décadas, quatro gerações de imunoensaios (IE) foram desenvolvidas. Os IE de terceira e quarta geração são mais sensíveis do que os testes confirmatórios convencionais (Western blot – WB, Imunoblot – IB ou Imunoblot Rápido – IBR).

Os testes moleculares empregados como testes confirmatórios são mais adequados para o diagnóstico de infecções agudas e/ou recentes, nas quais a sorologia pode ser negativa (janela imunológica).

Sendo assim, casos de infecção recente são mais facilmente identificados com a utilização de um IE de quarta geração como teste de triagem e um teste molecular como teste confirmatório.

O diagnóstico na fase crônica é feito por meio de métodos sorológicos, com a combinação de um teste de triagem (IE de terceira ou quarta geração), seguido por um teste confirmatório (WB).

As principais características das quatro gerações de IE estão descritas a seguir:

- Primeira geração: a presença de anticorpos anti-HIV-específicos é detectada por um conjugado constituído por um anticorpo anti-IgG humana. Em média, a janela de soroconversão é de seis a oito semanas. Atualmente, esses ensaios deixaram de ser utilizados na rotina diagnóstica dos laboratórios;
- Segunda geração: utiliza antígenos recombinantes ou peptídeos sintéticos derivados de proteínas do HIV. São mais sensíveis e específicos. Em média, a janela de soroconversão é de 28 a 30 dias;
- Terceira geração: o ensaio de terceira geração tem o formato "sanduíche" (ou imunométrico). Utiliza antígenos recombinantes ou peptídeos sintéticos, permitindo a detecção simultânea de anticorpos anti-HIV IgM e IgG, sendo mais sensível e específico do que os de gerações anteriores. Em média, a janela de soroconversão é de 22 a 25 dias;
- Quarta geração: detecta simultaneamente o antígeno p24 do HIV e anticorpos específicos anti-HIV (todas as classes de imunoglobulinas). Em média, a janela diagnóstica é de aproximadamente 15 dias, dependendo do ensaio utilizado.

Os TRs são IEs simples que permitem a detecção de anticorpos anti-HIV 1 e 2 em até 30 minutos. São testes qualitativos com alta especificidade (superior a 99%) e sensibilidade (99,5%), ampliando o acesso ao diagnóstico. O sangue para a realização do teste pode ser obtido por punção venosa periférica ou punção digital; além disso, o fluido oral também pode ser utilizado como amostra.

Existem vários formatos de TR, e os mais frequentemente utilizados são: dispositivos (ou tiras) de imunocromatografia (ou fluxo lateral), imunocromatografia de dupla migração (DPP), dispositivos de imunoconcentração e fase sólida. Embora os TRs e os IEs disponíveis atualmente sejam altamente sensíveis e específicos, os testes complementares são importantes para a confirmação do diagnóstico. Os testes complementares incluem: WB, IB ou IE em linha (LIA, do inglês *Line Immuno Assay*), incluindo o IBR e imunofluorescência indireta (IFI).

Tratamento

A instituição da TARV tem como objetivo diminuir a morbidade e a mortalidade, melhorando a qualidade e a expectativa de vida das pessoas que vivem com HIV/aids (PVHA). Sabe-se que, mesmo em indivíduos assintomáticos com contagens elevadas de LT-CD4+, a replicação viral e a ativação imune crônica são associadas ao surgimento de doenças não relacionadas à infecção pelo HIV, tais como eventos cardiovasculares e neoplasias. Além disso, pessoas com reconstituição imune, em uso de TARV, que mantêm contagens de LT-CD4+ acima de 500 células/mm³ e carga viral indetectável, atingem expectativa de vida semelhante à da população geral. O início precoce da TARV eleva as chances de alcançar níveis elevados de LT-CD4+, além de promover redução significativa da morbimortalidade e da transmissão do HIV. No entanto, deve-se levar em consideração a importância da adesão e o risco de efeitos adversos a longo prazo. Atualmente, estão disponíveis opções terapêuticas mais simplificadas, eficazes, cômodas e bem toleradas, justificando o estabelecimento de novos critérios para o início da TARV.

O Protocolo Clínico e Diretrizes Terapêuticas para Manejo da Infecção pelo HIV em Adultos (PCDT), disponível em www.aids.gov.br/pcdt, traz novas recomendações de esquemas antirretrovirais (ARV) considerando princípios básicos como eficácia, toxicidade e comodidade posológica.

Tabela 39.1. Recomendações para início da TARV em pessoas vivendo com HIV/Aids

Todas as PVHA, indepentemente da contagem de CD4	
Estimular início imediato da TARV, na perspectiva de redução da transmissibilidade do HIV, considerando a motivação da PVHA	
Sintomáticos (incluindo tuberculose ativa), independentemente da contagem de CD4	
Iniciar TARV	
Assintomáticos	
CD4 ≤ 500 células/mm³	Iniciar TARV
CD4 > 500 cédulas/mm³	Iniciar TARV na coinfecção HIV-HBV com indicação de tratamento para hepatite B Considerar TARV nas seguintes situações: • Neoplasias não definidoras de Aids com indicação de quimioterapia ou radioterapia • Doença cardiovascular estabelecida ou risco cardiovascular elevado (acima de 20%, seguindo escore de Framingham) • Coinfecção HIV-HCV • Carga viral do HIV acima de 100.000 cópias/mL
Sem contagem de LT-CD4+ disponível	Na impossibilidade de se obter contagem de CD4, não se deve adiar o início do tratamento
Gestantes	
Iniciar TARV	

Fonte: Protocolo Clínico e Diretrizes Terapêuticas para Manejo da Infecção pelo HIV em Adultos (PCDT)/SVS/MS.

Sintomáticos:

- TB ativa: LT-CD4+ < 200 – iniciar TARV na segunda semana após o início do tratamento de TB; LT-CD4+ > 200 – iniciar TARV ao final da oitava semana;
- Manifestações clínicas atribuídas diretamente ao HIV:
  - Nefropatia associada ao HIV;
  - Alterações neurológicas;
  - Cardiomiopatia associada ao HIV;
- Imunodeficiência avançada (doença definidora de aids) ou moderada.

Classes de antirretrovirais

- **Inibidores da transcriptase reversa análogos de nucleosídeos e nucleotídeos (ITRN/ITRNt):**
  ABC = abacavir
  AZT = zidovudina
  TDF = tenofovir
  3TC = lamivudina
- **Inibidores da transcriptase reversa não análogos de nucleosídeos (ITRNN):**
  EFZ = efavirenz
  ETR = etravirina
  NVP = nevirapina
- **Inibidores da protease reforçados com ritonavir (IP/r):**
  ATV/r = atazanavir/ritonavir
  DRV/r = darunavir/ritonavir
  LPV/r = lopinavir/ritonavir
  TPV/r = tipranvir/ritonavir
- **Inibidores da integrase:**
  DTG = dolutegravir
  RAL = raltegravir
- **Inibidores de entrada:**
  Inibidores de fusão: T20 (enfuvirtida);
  Inibidores do correceptor CCR5: MVQ (maraviroque).

O esquema terapêutico recomendado atualmente pelo PCDT para terapia inicial consiste na associação de ITRN/ITRNt com inibidor da integrase.

Tabela 39.2. Tratamento antirretroviral inicial em pessoas vivendo com HIV/AIDS

Preferencial	
TDF@/3TC/DTG	Esquema para início de tratamento a partir de 2017
TDF@/3TC/EFZ	Esquema para início de tratamento nas seguintes situações: – Coinfecção TB-HIV – Gestantes
Alternativo	
TDF@/3TC/EFV	Esquema alternativo para início de tratamento em caso de intolerância ou contraindicação ao DTG
TDF@/3TC/RAL	Esquema alternativo de tratamento em caso de intolerância ao EFZ, nas seguintes situações: – Coinfecção TB-HIV – Gestantes Concluída a situação (tratamento completo de TB ou parto), poderá ser feita mudança para TDF/3TC/DTG
ABC/3TC/DTG	Esquema para início de tratamento em caso de contraindicação ao TDF em PVHA com teste negativo para HLA-B*5701#

Observações:
A ampliação do uso do teste de HLA-B*5701 para avaliação de hipersensibilidade ao ABC encontra-se em análise pela Conitec.
@ O AZT permanece como alternativa em casos de intolerância ao TDF.

Fonte: Protocolo Clínico e Diretrizes Terapêuticas para Manejo da Infecção pelo HIV em Adultos (PCDT)/SVS/MS.

Tabela 39.3. Tratamento antirretroviral após primeira falha com esquema inicial em pessoas vivendo com HIV/aids

Preferencial	
TDF/3TC/ATV/r	Caso haja intolerância ou contraindicação ao TDF, o ABC pode substituí-lo, desde que a carga viral seja inferior a 100.000 cópias/mL
Alternativo	
TDF/3TC/DRV/r TDF/3TC/LPV/r	Caso haja intolerância ou contraindicação ao TDF, ABC pode substituí-lo, independentemente do valor da carga viral
ABC/3TC/LPV/r	Nas raras situações em que o ATV e o DRV não possam ser utilizados, o LPV/r pode ser considerado uma alternativa. Entretanto, o LPV/ está mais associado a intolerância, toxicidade e má adesão. Em combinação com o LPV/r, o ABC pode ser usado independentemente do valor da carga viral

Observações:
A ampliação do uso do teste de HLA-B*5701 para avaliação de hipersensibilidade ao ABC encontra-se em análise pela Conitec.
@ O AZT permanece como alternativa em casos de intolerância ao TDF. Os esquemas após falha ao tratamento inicial devem ser obrigatoriamente guiados por exame de genotipagem.

Fonte: Protocolo Clínico e Diretrizes Terapêuticas para Manejo da Infecção pelo HIV em Adultos (PCDT)/SVS/MS.

Tabela 39.4. Tratamento antirretroviral após segunda falha ao esquema inicial em pessoas vivendo com HIV/aids

Os esquemas após falha ao tratamento inicial devem ser obrigatoriamente guiados por exame de genotipagem e estruturados de acordo com as recomendações do Protocolo Clínico e Diretrizes Terapêuticas, disponível em www.aids.gov.br/pcdt. As PVHA em uso de esquemas de segunda falha com raltegravir (RAL) deverão substituí-lo por dolutegravir (DTG) a partir de janeiro de 2017.
DRV/r, TPV/r, DTG, ETR, MVQ T20

Fonte: Protocolo Clínico e Diretrizes Terapêuticas para Manejo da Infecção pelo HIV em Adultos (PCDT)/SVS/MS.

Monitoramento

O monitoramento laboratorial da infecção pelo HIV é feito por meio da contagem de LT-CD4+ e da carga viral (CV), biomarcadores importantes para avaliar resposta terapêutica, falha, indicação de imunizações e necessidade de profilaxias para infecções oportunistas.

PVHA em uso de TARV, assintomático, carga viral indetectável e CD4 maior que 350 células/mm^3 em dois exames consecutivos, recomenda-se somente CV a cada seis meses.

PVHA sem uso de TARV, falha virológica ou CD4 menor que 350 células/mm^3, recomenda-se contagem LT-CD4+ e CV a cada seis meses.

CD4 menor que 200 células/mm^3: profilaxia para infecções oportunistas com sulfametoxazol/trimetoprima três vezes por semana.

Conclusão

Trata-se de uma infecção crônica, sistêmica, de evolução insidiosa, com amplo espectro de apresentações clínicas, desde a fase aguda até a fase avançada (aids). A infecção pelo HIV desencadeia resposta inflamatória crônica e persistente, predispondo a complicações como doenças cardiovasculares, renais e neoplasias.

Cerca de 2,5 milhões de pessoas ainda são infectadas por HIV todos os anos no mundo. Não existe atualmente nenhuma vacina disponível para o HIV. A prevenção baseia-se principalmente em mudança comportamental e sexo seguro. Nos casos em que haja exposição ao vírus (como acidente ocupacional e violência sexual), recomenda-se a profilaxia pós-exposição (PEP), até 72 horas após a exposição.

Graças ao advento dos antirretrovirais, a aids tornou-se uma doença crônica, de evolução insidiosa. Além de controlar a replicação viral e evitar a progressão da infecção, são responsáveis pela prevenção de doenças oportunistas.

No Brasil, a epidemia de Aids é considerada estável pelo governo, com taxa de detecção em torno de 19,1 casos para cada 100 mil habitantes. O Brasil é considerado pela Organização Mundial da Saúde um dos países mais avançados em programas de prevenção e tratamento da doença.

Caso clínico

Paciente, sexo masculino, 45 anos, branco, casado, previamente hígido, comparece ao posto de saúde relatando emagrecimento de aproximadamente 15 kg e adinamia intensa com início há quatro meses. Refere ainda hiporexia e febre esporádica. Nega doenças preexistentes, uso de medicamentos, alergias e uso de drogas ilícitas. Refere tabagismo e etilismo. Relata prática de relações heterossexuais com várias parceiras sem uso de preservativos.

Ao exame físico: estado geral regular, emagrecido, hipocorado, temperatura axilar de 36 °C, discreta hiperemia e descamação em face, frequência cardíaca de 82 bpm, PA de 120/75 mmHg, frequência respiratória de 20 irpm. Ausculta cardíaca e pulmonar sem alterações. Oroscopia: lesões brancacentas recobrindo língua e palato, sugestivas de candidíase oral.

Ao hemograma: anemia normocítica e normocrômica e linfocitopenia. Radiografia de tórax: sem alterações. Realizada sorologia para pesquisa de anticorpos anti-HIV, sendo a amostra de sangue coletada reagente.

Após o diagnóstico de infecção pelo HIV, o paciente realizou exames complementares – anti-HCV: não reagente, HBsAg: não reagente, anti-HBC total: não reagente, anti-HBs: não reagente, VDRL: não reagente, toxoplasmose IgG: reagente e IgM: não reagente, prova tuberculínica: 0 mm. A contagem de LTCD4+ foi de 142 células/mm^3 e a carga viral, de 247.635 cópias/mL. Iniciada TARV com TDF/3TC/DTG.

Após três meses de tratamento regular, o paciente comparece ao ambulatório apresentando contagem de CD4 de 250 células/mm^3 e carga viral indetectável (Figura 39.1).

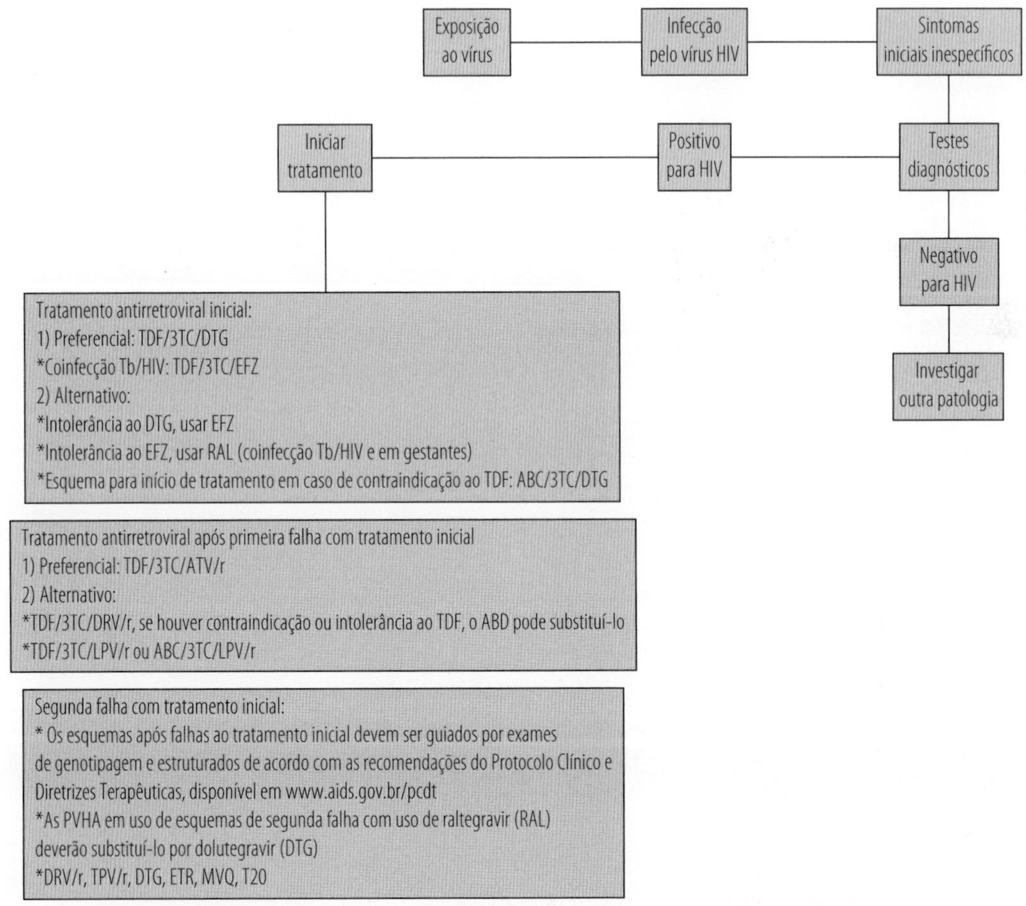

Figura 39.1. Protocolo Clínico e Diretrizes Terapêuticas para Manejo da Infecção pelo HIV em Adultos.

Fonte: Protocolo Clínico e Diretrizes Terapêuticas para Manejo da Infecção pelo HIV em Adultos (PCDT)/SVS/MS.

Bibliografia consultada

Barcellos C, Peiter P, Rojas LI, Matida A. A geografia da AIDS nas fronteiras do Brasil. Campinas: Ministério da Saúde/CN DST/AIDS; Population Council e USAID; 2001.

Barreto CC, Nishyia A, Araújo LV, Ferreira JE, Busch MP, Sabino EC. Trends in antiretroviral drug resistance and clade distributions among HIV-1 – infected blood donors in Sao Paulo, Brazil. J Acquir Immune Defic Syndr. 2006;41(3):338-41.

Benjamini E, Coico R, Sunshine G. Imunologia. 4ª ed. Rio de Janeiro: Guanabara Koogan; 2002.

Brasil. Ministério da Saúde. Departamento de DST, Aids e hepatites virais. HIV: estratégias para diagnóstico no Brasil. Brasília; 2010. 82p. Série Telelab.

Brasil. Ministério da Saúde. Fundação Nacional de Saúde (Funasa). Recomendações para vacinação em pessoas infectadas pelo HIV. Brasília; 2002.

Brasil. Ministério da Saúde. Secretaria de Vigilância em Saúde. Programa Nacional de DST e AIDS. Critérios de definição de casos de AIDS em adultos e crianças. Brasília; 2004.

CLSI. Criteria for Laboratory Testing and Diagnosis of HIV Infection; Approved Guideline. CLSI document M53-A. Wayne: Clinical and Laboratory Standards Institute; 2011.

Daar ES, Little S, Pitt J, Santangelo J, Ho P, Harawa N, et al.; Los Angeles County Primary HIV Infection Recruitment Network. Diagnosis of primary HIV-1 infection. Los Angeles County Primary HIV Infection Recruitment Network. Ann Intern Med. 2001;134(1):25-9.

Dourado I, Veras MASM, Barreira D, Brito AM. Tendências da epidemia de Aids no Brasil após a terapia antirretroviral. Rev Saúde Pública. 2006;40(Supl):9-17.

Dykes C, Demeter LM. Clinical Significance of human immunodeficiency virus type 1 replication fitness. Clin Microbiol Rev. 2007;20(4):550-78.

Friedman SR, Kippax SC, Phaswana-Mafuya N, Rossi D, Newman CE. Emerging future issues in HIV/AIDS social research. AIDS. 2006;20:959-65.

Guia de consulta rápida protocolo clínico e diretrizes terapêuticas para manejo da infecção pelo HIV em adultos. Revisado; 2015.

Marchou B, Tangre P, Charreau I, Izopet J, Girard PM, May T, et al.; ANRS 106 Study team. Intermittent antiretroviral therapy in patients with controlled HIV infection. AIDS. 2007;21(4):457-66.

Miller LE. Laboratory diagnosis of HIV infection. In: Stevens CD. Clinical immunology and serology: a laboratory perspective. 3ª ed. Philadelphia: F.A. Davis Company; 2010.

Molina JM, Cohen C, Katlama C, Grinsztejn B, Timerman A, Pedro RJ, et al.; TMC114-C208 Study Group; TMC114-C215 Study Group. Safety and efficacy of darunavir (TMC114) with low-dose ritonavir in treatment-experienced patients: 24-week results of POWER 3. J Acquir Immune Defic Syndr. 2007;46(1):24-31.

Brasil. Ministério da Saúde. O manejo da infecção pelo HIV na Atenção Básica – Manual para Profissionais Médicos. Brasília; 2015. Disponível em: file:///C:/Users/Sandra/Desktop/manejo_da_infeccao_manual_para_medicos_pdf_17112.pdf. Acesso em? 12 jun. 2017.

UNAIDS/WHO Working Group on Global HIV/Aids/STI Surveillance. Guidelines for using HIV testing technologies in surveillance: selection, evaluation and implementation, 2009 update. Geneva: World Health Organization; 2009.

Veras NMC. História evolutiva do HIV-1 no Brasil. [tese]. Brasília: Universidade de Brasília; 2010. Disponível em: http://hdl.handle.net/10482/7430. Acesso em: 10 jan. 2017.

40

HANSENÍASE

Gabrielly Borges Machado

Introdução

A doença hansênica tem evolução lenta e se manifesta, essencialmente, por meio de sinais e sintomas dermatoneurológicos como as lesões de pele, de nervos periféricos, acometendo principalmente olhos, mãos e pés, onde o paciente apresenta um ou mais dos seguintes sinais cardinais: lesão(ões) e/ou área(s) da pele com alteração da sensibilidade térmica e/ou dolorosa e/ou tátil; ou espessamento de nervo periférico, associado a alterações sensitivas e/ou motoras e/ou autonômicas; ou presença de bacilos *M. leprae*, confirmada na baciloscopia de esfregaço intradérmico ou na biópsia de pele.

O diagnóstico é essencialmente clínico e epidemiológico, por meio de uma boa anamnese, exame geral e dermatoneurológico, identificando lesões ou áreas de pele com alteração de sensibilidade e/ou comprometimento de nervos periféricos, com alterações sensitivas e/ou motoras e/ou autonômicas.

Classificação clínica e operacional

Clínica	Forma clínica	Classificação operacional	Baciloscopia
Áreas de hipoestesia, anestesia e/ou parestesia, manchas hipocrômicas e/ ou eritêmato-hipocrômicas, com ou sem diminuição da sudorese e rarefação de pelos	Indeterminada	Paucibacilar PB	-
Placas eritematosas de limites externos nítidos e/ou marginados com microtubérculos, com ou sem descamação	Tuberculoide	Paucibacilar PB	-
Eritemas e infiltração difusos, placas eritematosas-infiltradas, de bordas difusas, tubérculos e nódulos, madarose (queda de cílios e supercílios), lesões das mucosas	Wirchowianas	Multibacilar MB	+
Lesões pré-foveolares (eritematosas planas com o centro claro); lesões foveolares (eritematosas infiltradas com o centro deprimido); lesões eritêmato-pigmentares (de tonalidade ferrugínea ou pardacenta)	Dimorfa	Multibacilar MB	+ ou -

Fonte: Coordenação-Geral de Hanseníase e Doenças em Eliminação – CGHDE/DEVIT/SVS/MS.

Tratamento

No esquema terapêutico padrão, os medicamentos são fornecidos em cartelas individuais que contêm a dose mensal supervisionada e as doses diárias autoadministradas, existindo cartelas para PB e MB, adulto e infantil, com as seguintes apresentações:

Tratamento de poliquimioterapia – PQT/MS

Apresentação das cartelas para poliquimioterapia (PQT) - PB e MB

Esquemas terapêuticos

O tratamento é ambulatorial, utilizando esquemas terapêuticos padronizados, de acordo com a classificação operacional.

Faixa	Cartela pb	Cartela mb
Adulto	Rifampicina (RFM): cápsula de 300 mg (2)	Rifampicina (RFM): Cápsula de 300 mg (2)
	Dapsona (DDS): comprimido de 100 mg (28)	Dapsona (DDS): comprimido de 100 mg (28)
		Clofazimina (CFZ): cápsula de 100 mg (3) e cápsula de 50 mg (27)
Criança	Rifampicina (RFM): cápsula de 150 mg (1) e cápsula de 300 mg (1)	Rifampicina (RFM): cápsula de 150 mg (1) e cápsula de 300 mg (1)
	Dapsona (DDS): comprimido de 50 mg (28)	Dapsona (DDS): comprimido de 50 mg (28)
		Clofazimina (CFZ): cápsula de 50 mg (16)

Fonte: Coordenação-Geral de Hanseníase e Doenças em Eliminação – CGHDE/DEVIT/SVS/MS.

Esquema terapêutico para casos paucibacilares: seis cartelas

Adulto	Rifampicina (RFM): dose mensal de 600 mg (2 cápsulas de 300 mg) com administração supervisionada
	Dapsona (DDS): dose mensal de 100 mg supervisionada e dose diária de 100 mg autoadministrada
Criança	Rifampicina (RFM): dose mensal de 450 mg (1 cápsula de 150 mg e 1 cápsula de 300 mg) com administração supervisionada
	Dapsona (DDS): dose mensal de 50 mg supervisionada e dose diária de 50 mg autoadministrada

Fonte: Coordenação-Geral de Hanseníase e Doenças em Eliminação – CGHDE/DEVIT/SVS/MS.

Duração do tratamento: seis cartelas em até nove meses.

Esquema terapêutico para casos multibacilares: 12 cartelas

Adulto	Rifampicina (RFM): dose mensal de 600 mg (2 cápsulas de 300 mg) com administração supervisionada
	Dapsona (DDS): dose mensal de 100 mg supervisionada e dose diária de 100 mg autoadministrada
	Clofazimina (CFZ): dose mensal de 300 mg (3 cápsulas de 100 mg) com administração supervisionada e dose diária de 50 mg autoadministrada
Criança	Rifampicina (RFM): dose mensal de 450 mg (1 cápsula de 150 mg e 1 cápsula de 300 mg) com administração supervisionada
	Dapsona (DDS): dose mensal de 50 mg supervisionada e dose diária de 50 mg autoadministrada
	Clofazimina (CFZ): dose mensal de 150 mg (3 cápsulas de 50 mg) com administração supervisionada e uma dose de 50 mg autoadministrada em dias alternados

Fonte: Coordenação-Geral de Hanseníase e Doenças em Eliminação – CGHDE/DEVIT/SVS/MS.

Duração do tratamento: 12 cartelas em até 18 meses.

Seguimento dos casos e alta:

- Comparecimento mensal para dose supervisionada, quando deverá ser feito o exame dermatoneurológico no paciente.
- Na alta após seis cartelas de PQT/PB nos casos paucibacilares e 12 cartelas de PQT/MB nos casos multibacilares, o paciente deverá ser submetido à avaliação dermatológica, neurológica simplificada e do grau de incapacidade física para receber alta por cura.

Esquema terapêutico para crianças menores de 30 kg

Droga	Dose pqt	Dose mg/kg
Rifampicina (RFM) em suspensão	Mensal	10-20
Dapsona (DDS)	Mensal	1-2
	Diária	1-2
Clofazimina (CFZ)	Mensal	5,0
	Diária	1,0

Fonte: Coordenação-Geral de Hanseníase e Doenças em Eliminação – CGHDE/DEVIT/SVS/MS.

Observação: Em caso de intolerância ou paraefeito dos medicamentos, encaminhar o paciente para centros de referência para mudança do esquema terapêutico.

Reações hansênicas

As reações hansênicas ou surtos reacionais são episódios inflamatórios agudos, de causa imunológica, que podem ocorrer antes, durante ou após o tratamento. Requerem avaliação e tratamento imediato para prevenção de incapacidades e deformidades. As reações podem ser do tipo 1 (reação reversa) e do tipo 2.

Reação do tipo 1 (ou reação reversa)

Caracterizada por exacerbação de lesões cutâneas prévias, que ficam mais eritematosas, edemaciadas e dolorosas, podendo ocorrer surgimento de lesões novas.

A neurite periférica, caracterizada por espessamento e dor, é a manifestação mais grave, podendo ocasionar incapacidade e deformidade. Pode ocorrer de forma isolada ou acompanhada de lesões cutâneas.

Reação do tipo 2

Caracterizada pelo surgimento de eritema nodoso, podendo acometer todo o tegumento cutâneo. Associados ao quadro cutâneo, podem ocorrer sintomas sistêmicos como febre, mal-estar, astenia e hiporexia. Podem ocorrer ainda outras manifestações como: linfadenopatias, orquite, irite, iridociclite e glomerulonefrite. O comprometimento neural na reação do tipo 2 é menos pronunciado do que na reação do tipo 1.

Tratamento clínico das reações

a) Reação do tipo 1

Prednisona: 1 mg/kg/dia ou dexametasona 0,15 mg/kg/dia em hipertensos ou cardiopatas, conforme avaliação clínica.

Se ocorrer durante o tratamento: manter a PQT. Se ocorrer após alta: não reintroduzir a PQT.

b) Reação do tipo 2 ou eritema nodoso hansênico (ENH)

Talidomida: 100 a 400 mg por dia, de acordo com a gravidade do quadro. Na impossibilidade do seu uso, prescrever prednisona 1 mg/kg por dia ou dexametasona na dose equivalente.

Se ocorrer durante o tratamento: manter a PQT. Se ocorrer após alta: não reintroduzir a PQT. Na presença de neurite: associar corticosteroides.

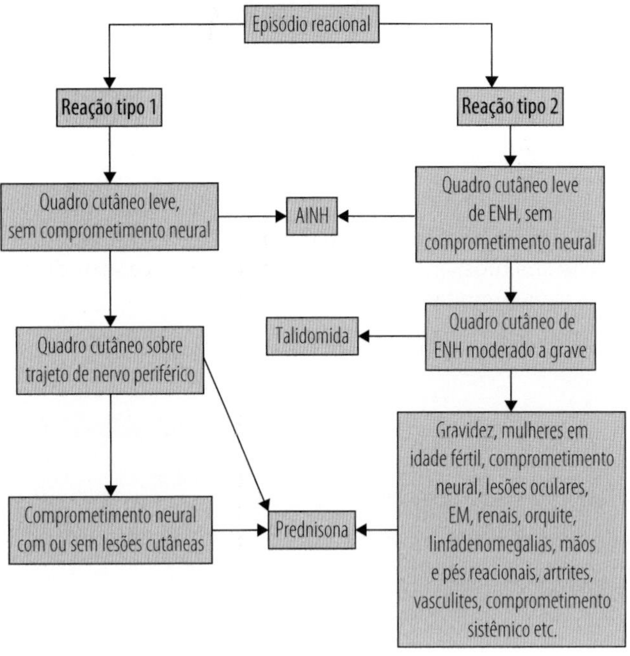

Figura 40.1. Tratamento dos episódios reacionais.
Fonte: Coordenação-Geral de Hanseníase e Doenças em Eliminação – CGHDE/DEVIT/SVS/MS.

Principais aspectos de diferenciação de reação e recidiva

Características	Reação	Recidiva
Período de ocorrência	Frequente durante a PQT e menos frequente no período de dois a três anos após término do tratamento	Em geral, período superior a cinco anos após o término da PQT
Surgimento	Súbito e inesperado	Lento e insidioso
Lesões antigas	Algumas ou todas as lesões podem se tornar eritematosas, brilhantes, intumescidas e infiltradas	Geralmente imperceptíveis
Lesões recentes	Em geral, múltiplas	Poucas
Ulceração	Pode ocorrer	Raramente ocorre
Regressão	Presença de descamação	Ausência de descamação
Comprometimento neural	Muitos nervos podem ser rapidamente envolvidos ocorrendo dor e alterações sensitivo-motoras	Poucos nervos podem ser envolvidos, com alterações sensitivo-motoras de evolução mais lenta
Resposta a medicamentos antirreacionais	Excelente	Não pronunciada

Fonte: Coordenação-Geral de Hanseníase e Doenças em Eliminação – CGHDE/DEVIT/SVS/MS.

Contatos

Contatos familiares recentes ou antigos de pacientes MB e PB devem ser examinados, independentemente do tempo de convívio. Tanto os contatos familiares como os sociais (qualquer pessoa que conviva ou tenha convivido em relações familiares ou não, de forma próxima e prolongada) devem ser avaliados por cinco anos.

A vacina BCG-ID deve ser aplicada nos contatos examinados sem a presença de sinas e sintomas de hanseníase no momento da investigação, independentemente da classificação operacional do caso-índice. Após analisar o histórico de vacinação pregressa, siga as recomendações abaixo.

Esquema de vacinação de contatos com o BCG

Cicatriz vacinal	Conduta
Ausência de cicatriz – bcg	Uma dose
Uma cicatriz de bcg	Uma dose
Duas cicatrizes de bcg	Não prescrever

Caso clínico

Paciente de 22 anos, moradora de zona rural, grávida com 12 semanas gestacionais, procurou o serviço alegando ter aparecido "manchas vermelhas" no seu abdome e nádegas, que estavam dormentes. Ela comprou pomada antimicótica na farmácia, o que "não resolveu" o problema. Ao exame, foi constada a presença de duas lesões periumbilicais eritematosas de limites precisos, foveoláceas e centro deprimido - uma com cerca de 3 × 5 cm e a outra com 8 × 7 cm - com alterações de sensibilidade (monofilamento vermelho) e diminuição de sensibilidade térmica (teste com tubos de ensaios contendo água morna e fria), com uma das lesões apresentando rarefação de pelos. Na nádega direita, a paciente apresentou uma lesão de 6 × 3 cm de cor ferruginosa, com limites externos precisos e centro deprimido, hipocrômico e também com diminuição de sensibilidade térmica e monofilamento lilás. Na nádega esquerda, havia três lesões menores hipocrômicas. Os nervos ulnar esquerdo e tibial posterior direito apresentavam espessamento, e a paciente alegou desconforto ao serem apalpados. Foram solicitados exames laboratoriais, que não apresentaram anormalidades significativas, e a baciloscopia para BAAR do raspado intradérmico foi negativa. A paciente foi diagnosticada como portadora de hanseníase da forma dimorfa e foi indicado o tratamento PQT/MB.

Observação: Pelas normas do Programa de Hanseníase, não é contraindicado o tratamento com as drogas padronizadas na gravidez e a baciloscopia do raspado intradérmico não é um exame para confirmar o diagnóstico (as formas indeterminada, tuberculoide e dimorfa podem apresentar baciloscopia zero). A biópsia da lesão não é procedimento usual e deve-se ter cautela em sua interpretação, pois o diagnóstico é essencialmente clínico-epidemiológico.

Bibliografia consultada

Alves ED, Ferreira TL, Ferreira IN. Hanseníase: avanços e desafios. Brasília: Universidade de Brasília (UnB); Núcleo de Estudos em Educação e Promoção da Saúde (NESPROM); 2014.

Brasil. Ministério da Saúde. Diretrizes para Vigilância, atenção e eliminação da hanseníase como problema de saúde pública. Brasília; 2016.

Brasil. Ministério da Saúde. Portaria GM/MS nº 3.125, de 7 de outubro de 2010.

Secretaria Estadual de Saúde de Minas Gerais. Atenção à Saúde do Adulto: hanseníase. Belo Horizonte; 2016.

Brasil. Ministério da Saúde. Secretaria de Vigilância em Saúde. Coordenação-Geral de Desenvolvimento da Epidemiologia em Serviços. Guia de Vigilância em Saúde. 1ª ed. atual. Brasília: Ministério da Saúde; 2016.

SEÇÃO VII

NEFROLOGIA

Coordenadora
Érika Bevilaqua Rangel

41

LESÃO RENAL AGUDA NA EMERGÊNCIA

Sandra Maria Rodrigues Laranja
Benedito Jorge Pereira

A lesão renal aguda (LRA) é uma síndrome clínica com amplo espectro de etiologias, complicando em média 5% das admissões hospitalares e 30% das admissões em unidade de terapia intensiva (UTI). Ela piora o prognóstico e aumenta o risco de mortalidade em todos os cenários em que se desenvolve, com mortalidade média de 50%, podendo chegar a 80% na falência de múltiplos órgãos. Na emergência, é descrita uma incidência média de LRA de 25%, com mortalidade média de 11% nos pacientes com LRA *vs.* 3,3% nos quadros sem LRA[1-4].

O seu desenvolvimento também aumenta a morbidade e o tempo de internação e eleva os custos hospitalares.

Pode se apresentar como decorrência de diversas patologias ou na evolução delas. Nos últimos 20 anos, apresentou uma mudança no espectro de gravidade, deixando de ser entendida como falência de um único órgão para integrar uma síndrome multissistêmica. Essa síndrome envolve diversos órgãos e se traduz com complexa interação a distância com pulmões, coração e cérebro, determinando a deterioração desses órgãos, assim como sofrendo os efeitos das disfunções deles também[5-9].

O tratamento da LRA é bastante complexo quando associada a quadros de insuficiência respiratória, síndrome da angústia respiratória aguda (SARA), choque cardiogênico, sepse e disfunção de múltiplos órgãos[10,11].

Devido à complexidade e à gravidade da síndrome em diversas situações clínicas e cirúrgicas, o importante é realizar a prevenção para não ocorrer o desenvolvimento da LRA, e a avaliação inicial da função renal na admissão à sala de emergência constitui um momento fundamental para determinar a evolução de qualquer paciente[12].

Definição e diagnóstico

A LRA atualmente é definida pelos critérios do KDIGO (*Kidney Disease Improvement Global Outcomes*), baseados na creatinina sérica e no volume urinário (VU). A elevação persistente, após hidratação, de 0,3 mg/dL por 48 horas ou a elevação de creatinina maior ou igual a 1,5 vez o valor da creatinina de base, presumivelmente nos últimos sete dias, estabelece o diagnóstico de LRA, assim como o VU menor que 0,5 mL/kg em 6 horas. A LRA é classificada em níveis progressivos de gravidade conforme a Tabela 41.1, sendo a denominação de insuficiência reservada para as fases de falência renal e dialítica[13].

Tabela 41.1. Classificação dos estágios da LRA

Estágios	Creatinina sérica	Débito urinário
1	⇧ 1,5-1,9 x a creatinina de base ou de 0,3 mL/dL	< 0,5 mL/kg/h em 06 h
2	⇧ 2,0-2,9 x a creatinina de base	< 0,5 mL/kg/h em 06 h
3	⇧ 3 x a creatinina de base ou creatinina ≥ 4 mL/dL ou Início de TSR ou em menores de 18 anos; redução de FG < 35 mL/min/1,73 m²	< 0,3 mL/kg/h em 24 h ou Anúria > que 12 h

TSR: terapia de substituição renal.

Os estágios possibilitam realizar um diagnóstico mais precoce, bem como estabelecer a gravidade da disfunção renal, ainda que baseado na creatinina plasmática e no VU.

No momento, esses critérios ainda não se traduziram na prática por chamado mais rápido ao nefrologista, porém é importante a sua utilização para reconhecer a LRA nas fases mais precoces[14,15].

Um estudo recente demonstrou, inclusive, que períodos mais curtos de oligúria (3 horas) se correlacionam com o desenvolvimento de LRA e maior mortalidade[16].

Após a perda súbita de função renal em pacientes com função previamente normal, pode ou não ocorrer a recuperação completa após o evento desencadeante. Os estudos epidemiológicos da LRA, nos últimos anos, demonstram que, além de os pacientes não conhecerem sua função renal prévia (15%), em média 30% dos pacientes não possuem função normal no momento de um evento agudo de disfunção renal, com ausência de sintomas[10,17].

Com o aumento da expectativa de vida, vários pacientes, principalmente os idosos, apresentam redução progressiva de filtração glomerular (FG), possivelmente relacionada ao envelhecimento e acentuada por morbidades como *diabetes mellitus* (DM), hipertensão arterial sistêmica (HAS), insuficiência cardíaca (IC), entre outras, aumentando a ocorrência de agudização da doença renal crônica (DRCag).

Em trabalhos realizados pelo Grupo de Insuficiência Renal Agudado Hospital do Servidor Público Estadual de São Paulo (GIRA-HSPE), foram comparados três períodos de evolução epidemiológica, de 2000 a 2013, de LRA *vs.* DRC agudizada – Estudo 1, com 446 pacientes: 61% *vs.* 39%; Estudo 2, com 981 pacientes: 47% *vs.* 53%; Estudo 3, com 677 pacientes: 33% *vs.* 67%. Nesse período, verificou-se um aumento da incidência progressiva de DRCag até a inversão dela, comparada à LRA[18,19].

Além disso, o desenvolvimento de LRA aumenta a chance de evolução para DRC, bem como a dependência de terapia de substituição renal (TSR) após a alta[20].

A creatinina ainda é o exame mais utilizado, mas apresenta limitações importantes, porque é dependente da massa muscular, o que prejudica a sua avaliação por superestimar a função renal em pacientes desnutridos, portadores de doenças consumptivas, idosos, hipervolêmicos ou com anasarca, e assim com hemodiluição[21].

Também nas fases iniciais da LRA, com a redução da FG, há aumento de secreção tubular da creatinina, que pode contribuir para superestimar a função renal, retardando o diagnóstico de LRA em evolução, pois, quando ela se mostra alterada, os mecanismos moleculares e celulares de lesão das diferentes células renais já foram desencadeados[22,23].

Assim, mesmos valores de creatinina podem significar diferentes níveis de função renal e, dessa forma, é importante que toda vez que se avalia um paciente, principalmente nas situações de emergência, jamais se pode utilizar a creatinina sérica isoladamente, devendo-se estimar a FG, por qualquer uma das diferentes fórmulas: CKD-EPI, Cockroft-Gault, MDRD. Embora nenhuma fórmula seja precisa, elas podem nos situar rapidamente em relação ao nível de função renal do paciente, prevenido, assim, lesões iatrogênicas[24].

Já é possível utilizar marcadores mais precoces de LRA como o N-GAL (neutrófilo gelatinase associada à lipocaína), que podem diagnosticar lesão renal, com evolução de 6 horas, e que têm demonstrado boa *performance* em pacientes da emergência, inclusive como prognóstico na evolução após procedimento de reanimação[25-29].

Biomarcadores como a interleucina18 (IL18), a proteína ligadora de ácidos graxos tipo L (L-FABP) e a KIM-1(molécula 1 de injúria renal – *kidney injury molecular 1*) podem, inclusive, indicar a etiologia da lesão, se isquêmica, inflamatória, nefrotóxica, além de se associar ao prognóstico em algumas situações clínica. Porém, esses biomarcadores ainda não encontraram seu espaço na prática e ainda necessitam da definição de aplicabilidade na rotina[30-32].

Portanto, a admissão na sala de emergência é um dos momentos mais importantes para a prevenção do desenvolvimento da LRA hospitalar ou do seu diagnóstico precoce. A sala de emergência é o local onde a função renal deve ser sempre avaliada para qualquer procedimento e/ou medicação que se vai utilizar, independentemente da patologia que levou o paciente à emergência. Com valores de creatinina, estimam-se a FG e acompanhar a sua evolução (KDIGO). E quando possível, utilizam-se marcadores de diagnósticos e prognósticos para evolução da internação[32-34].

Epidemiologia

Além da dificuldade do diagnóstico precoce, um dos grandes desafios da LRA é que **não existe uma etiologia única,** mas sim uma grande quantidade de doenças que podem desencadear ou cursar com LRA, em algum momento da sua evolução sendo frequentemente multifatorial.

Nem todos os casos de LRA **são iguais**. Eles apresentam diferentes níveis de gravidade, desde os quadros mais leves até a LRA na falência de múltiplos órgãos. Também dependem dos fatores socioeconômicos, se de origem comunitária ou intra-hospitalar, de hospitais especializados: como trauma, cardiológico, oncológicos, de doenças infecciosas, se de referência secundários ou terciários, com situações específicas de suas emergências, e dessa forma, com diferentes etiologias, evoluções e tratamentos[3].

Dentre as etiologias da LRA em pacientes críticos, destacam-se a sepse (47,5%), grandes cirurgias(34,5%), baixo débito cardíaco (27%), hipovolemia (25,5%), nefrotoxicidade (19%), causas obstrutivas (3%), entre outras[10,17].

As etiologias mais comuns de LRA na sala de emergência são descritas na Tabela 41.2.

Tabela 41.2. Etiologias comuns de lesão renal aguda na emergência

Hipovolemia: vômitos, diarreia, gastroenterites, pancreatite
Choque hemorrágico: hemorragia digestiva alta ou baixa, trauma com lesões vasculares ou viscerais
Choque séptico
Choque cardiogênico e/ou síndrome cardiorrenal
Parada cardiorrespiratória
Obstrutivas: hipertrofia prostática benigna, câncer de próstata, câncer de colo útero, litíase renal se bilateral ou unilateral em rim único
Rabdomiólise: trauma, síndrome de esmagamento, abuso de álcool, drogas ilícitas (cocaína, heroína), estatinas
Nefrotoxicidade por contraste (que pode ser desencadeada pelo uso na emergência)

Em estudo recente do GIRA-HSPE, com 302 pacientes com mais de 48 horas de permanência na UTI, 80% (282) deles apresentaram algum grau de disfunção renal;desses,75% (229) eram sépticos[14].

Pacientes da sala de emergência são potenciais candidatos às UTIs; assim, a avaliação e a prevenção da LRA na emergência são vitais nessa evolução[1,35,36].

Considerando algumas das causas de LRA ou de agudização da disfunção renal na sala de emergência, cuja intervenção precoce pode ter impacto nas chances de evitar o desenvolvimento de uma lesão instalada da LRA, descrevemos brevemente: a síndrome cardiorrenal (SCR), a nefropatia induzida pelo contraste radiológico iodado e a rabdomiólise.

Síndrome cardiorrenal

As doenças cardíacas e renais possuem íntima correlação, podendo uma ser responsável pelo surgimento da outra, e uma falha primária, aguda ou crônica em um dos órgãos gera disfunção no outro, estabelecendo, assim, um quadro também agudo ou crônico. Tal correlação é conhecida como SCR e, embora seja uma entidade documentada há mais de 15 anos, apenas mais recentemente teve sua fisiopatologia revisada e ampliada[37,38].

A SCR é classificada em cinco formas, conforme o órgão primário e a temporalidade do acometimento, ou ainda a concomitância de lesões por dano de causa não cardíaca ou renal com reflexo sistêmico[39].

A classificação da SCR segundo o ADQI (2013) e das principais patologias primárias relacionadas na etiopatogenia da lesão secundária é resumida na Tabela 41.3[38].

A relevância da classificação da SCR é devida à possibilidade de se identificar e tratar precocemente a causa de base, o que pode modificar o curso de uma LRA inicialmente hemodinâmica (pré-renal) para evolução de uma LRA intrínseca (isquêmica). Essa sistematização em cinco subtipos e sua natureza bidirecional demonstra as inter-relações entre rim e coração, com proposição de diretrizes de tratamento dessas diferentes inter-relações[40,41].

O foco do tratamento da SCR aguda ou crônica deve ser ressaltado no ambiente de emergência, apesar de permanecer um desafio, pois a síndrome coronariana aguda (SCA) e a IC, com LRA e/ou IRC agudizada, são causas frequentes de admissão na emergência. O manuseio terapêutico da SCR será discutido mais adiante.

Tabela 41.3. Definições e causas das síndromes cardiorrenais (SCR)

Tipo	Correlação	Definição	Causas
1	Cardiorrenal	Lesão e disfunção renal aguda em pacientes com acometimento cardíaco agudo	Insuficiência cardíaca descompensada Síndrome coronariana aguda Choque cardiogênico Cirurgia cardíaca
2	Cardiorrenal	Lesão e disfunção renal aguda em pacientes com acometimento cardíaco crônico	Doença coronariana Doença valvar Insuficiência cardíaca crônica Cardiomiopatias
3	Renocardíaca	Lesão e disfunção cardíaca aguda em pacientes com acometimento renal agudo	Glomerulopatias Doenças intersticiais Necrose tubular aguda Pielonefrites agudas Obstruções urinárias agudas
4	Renocardíaca	Lesão e disfunção cardíaca (aguda ou progressão para crônico) em paciente com acometimento renal crônico	Doença renal crônica
5	Cardiorrenal	Acometimento sistêmico com lesão e disfunção renal e cardíaca simultâneos	Sepses Intoxicação medicamentosa

Nefropatia induzida por contraste radiológico iodado e fibrose nefrogênica sistêmica por contraste paramagnético com gadolínio

O contraste iodado está entre as drogas mais prescritas e largamente utilizadas em métodos diagnósticos e procedimentos intervencionistas. Na emergência, com muita frequência é necessária a utilização de contrastes iodados para pacientes com IAM ou angina para a realização de cateterismo e angioplastia, nos casos de acidente vascular cerebral para realização de tomografia e angiografia, e em procedimentos diagnósticos em pacientes com trauma ou pré-operatório.

A desidratação e a FG menor que 60 mL/min são os fatores de risco mais importantes para a LRA induzida pelo contraste, além de DM, IC, volume de contraste infundido (maior que 200 mL), redução do volume efetivo circulante, como ocorre na cirrose e síndrome nefrótica (albumina menor que 3,5 mg/dL), tempo de intervalo entre exames repetidos (menor que 72 horas), dose, tipo de contraste utilizado e uso concomitante de drogas nefrotóxicas[13,18,42].

No momento, a hidratação com solução salina a 0,9% é o único fator de proteção para LRA, porém a quantidade e o tempo não estão definidos até hoje. A prevenção da LRA com utilização de contraste é abordada mais adiante[13,18,,42].

Além do reconhecimento dessa causa frequente de LRA, é importante estratificar na sala de emergência os pacientes com maior risco de desenvolvimento de LRA por contrastes iodados (Tabela 41.4), bem como identificar os pacientes de risco para o desenvolvimento de FNS e pacientes com FG menor que 60 mL/minuto, particularmente abaixo de 30 mL/minuto (Tabela 41.5).

Tabela 41.4. Estratificação de risco da lesão renal aguda induzida pelo contraste iodado

	Predição de risco	Grau	Risco de LRA	Risco de diálise
Hipotensão	5			
Balão intra-aórtico	5	≤ 5	7,5%	0,04%
Insuficiência cardíaca congestiva	5			
> 75 anos	4	6-10	14%	0,12%
Anemia	3			
Diabetes	3	11-16	26,1%	1,09%
Volume de contraste	1/100 mL			
Cr > 1,5 mg/dL	4	≥ 16	57,3%	12,6%
Filtração glomerular				
40-60 mL/min	2			
20-40 mL/min	4			
< 20 mL/min	6			

Adaptada de: Mehran R *et al.*[43].

Tabela 41.5. Fatores de risco para o desenvolvimento de fibrose nefrogênica sistêmica

Pacientes em estágios 4 e 5 de DRC (10-13%)
Uso de gadolíneos de molécula linear
(Gadodiamido + implicado, relatos com gadopentato, gadoversatamido)
Maiores doses e número de exposições
Utilização de eritropoietina
Suplementação de ferro sérico
Pacientes com doença vascular

O gadolínio, contraste paramagnético utilizado para a realização de ressonância magnética, pode desencadear doença incapacitante de fisiopatologia pouco conhecida, acometendo progressivamente pele, articulações e órgãos como pulmões e coração, por liberação do gadolínio (principalmente os de moléculas lineares) de seu complexo gadolínio-quelato, que se liga, então, a metais do organismo como ferro, zinco, entre outros, depositando-se na pele articulações e órgãos, evoluindo com fibrose progressiva dos tecidos acometidos.

Rabdomiólise

Outra causa de LRA a ser considerada na emergência é a rabdomiólise, que ocorre por lesão do músculo esquelético danificado intensamente, desencadeando toxicidade direta aos túbulos pela mioglobina, além da vasoconstrição renal. Cerca de 33% dos episódios de rabdomiólise levam **à** LRA, e muitos pacientes chegam ao hospital após acidentes automobilísticos ou soterramentos, exposição ao abuso de álcool, drogas ilícitas como "êxtase (*ecstasy*)", cocaína e *crack*, infecções como na leptospirose, dengue, infecções virais, hipertermia, convulsões e anormalidades eletrolíticas como hipernatremia e hipofosfatemia levando à lise celular isquêmica. Esses pacientes referem quadro importante de dor muscular associada à desidratação. O quadro é confirmado com a presença de reagentes de urina com teste positivo para hemoglobina na ausência de eritrócitos urinários, mioglobinúria, níveis séricos de creatinoquinase elevados superiores cinco vezes o limite superior normal, altos níveis de lactato desidrogenase, aspartato e alanina aminotransferase, hipercalemia e baixo nível de cálcio sérico[44].

A necessidade de reconhecer essa importante causa de LRA se deve ao fato de quanto mais precocemente ela é identificada, mais cedo também são instituídas as medidas de prevenção da LRA, com hidratação vigorosa e alcalinização da urina com bicarbonato de sódio, para evitar precipitação e lesão da mioglobina nos túbulos proximais[45].

Também a utilização de estatinas é causa de elevação de níveis de creatinofosfoquinase (CPK) e rabdomiólise, por alteração do metabolismo da mitocôndria. Elas inibem a coenzima Q10 (ubiquinona), causando depleção de metabólitos intermediários, alterando a produção de adenosina trifosfato (ATP) e reduzindo a fosforilação oxidativa e a respiração celular do miócito.

Fisiopatologia

A LRA pode ser desencadeada por alterações hemodinâmicas e inflamatórias; apesar de se iniciar por diferentes etiologias, compartilha vias fisiopatológicas finais comuns de estresse oxidativo[22,23,46].

A falta de perfusão glomerular adequada leva à disfunção tubular, alterando mecanismos de filtração, secreção e reabsorção. Diferentes mecanismos podem determinar a disfunção humoral, resultando em vasoconstrição pela liberação de hormônios como catecolamina, renina, angiotensina, endotelina, adenosina, entre outros, bem como em insuficiência na produção ou desequilíbrio na relação de mediadores vasoconstritores e vasodilatadores como bradicinina, prostaglandinas vasodilatadoras e óxido nítrico, determinando a modificação da composição iônica intracelular e causando alteração do funcionamento ou mesmo destruição de organelas intracelulares como mitocôndria e retículo endoplasmático[47,48].

Lesão da parede celular com alteração da concentração de cálcio intracelular, liberação de enzimas, destruição do citoesqueleto e peroxidação lipídica com alteração da composição físico-química celular desencadeiam desequilíbrios acidobásicos e hidroeletrolíticos, já que as células tubulares perdem propriedades de mediações desses mecanismos por perda da capacidade de reabsorção e secreção de íons, entre outras, e com a indução da liberação de diversos mediadores intra e extracelulares[22,23,49,50].

Participam da fisiopatologia fatores imunológicos e inflamatórios. Citoquinas e quimioquinas levam à super-regulação de moléculas de adesão, afetam a interação de leucócitos e endotélio, levam ao recrutamento de neutrófilos e macrófagos, bem como à participação de células T. O desequilíbrio de fatores pró e anti-inflamatórios afeta a extensão da lesão e a reparação dos tecidos.

As células epiteliais tubulares são extremamente sensíveis ao estresse oxidativo. A liberação de células necróticas, bem como de histonas, *heat shock proteins*, fibronectinas e biglicans, ativa receptores do tipo *toll-like*, LRR, *pyrin domain-containing 3 inflammasome*, expressos nas células epiteliais, endoteliais e dendríticas; leucócitos, monócitos e macrófagos ativam o parênquima renal com expressão de fator de necrose tumoral alfa (TNFα), gamainterferona (IFNγ), IL6, IL1 beta, IL23, IL17, C3, C5a e C5 beta, bem como anti-inflamatórias IL-4, fator de transformação do crescimento beta (TGFβ), heme oxigenasse 1, resolvinas, protectinas D1, determinantes da fase de lesão e recuperação da LRA. Lesão e morte celular ocorrem em extensão e complexidades variáveis, de acordo com a natureza do insulto[29,36,51,52].

A LRA aumenta a chance de evolução para DRC, bem como a dependência de TSR após a alta[53].

O desencadeamento de fibrose por liberação de mediadores pró-fibrose no interstício como o TGF**β**, entre outros, pode ocorrer no período de recuperação da LRA e ser mantido na situação clínica de hipotensão e instabilidade hemodinâmica[7,20,54,55].

Quadro clínico

A LRA pode se apresentar com diferentes quadros clínicos e evoluir com tratamentos diversos, na dependência da sua etiologia e morbidades associadas.

Didaticamente, classificamos a LRA em três grupos clínicos: hipovolêmica (pré-renal), potencialmente reversível nas fases iniciais com a reposição volêmica; obstrutiva (pós-renal), ocasionada por qualquer uma das etiologias que envolvam a obstrução do trato urinário a partir do sistema pielocalicial até a uretra, como cálculos e tumores; intrínseca (renal), ocasionada por eventos isquêmicos após hipoperfusão e inflamação, como choque hipovolêmico, cardiogênico, séptico, IC e nefrotoxicidade.

Em fases iniciais, habitualmente não apresenta sintomas relacionados a síndrome urêmica, sendo diagnosticada apenas por alterações laboratoriais e/ou do VU. Em seguida, pode evoluir com quadro de oligúria, congestão pulmonar ou mesmo com edema agudo de pulmão e hipertensão arterial.

Ao se instalar um quadro mais importante de uremia, podem ocorrer náuseas, vômitos e confusão mental, relacionados diretamente às toxinas urêmicas ou aos distúrbios eletrolíticos, como hiponatremia e hipercalemia, com risco iminente de morte por arritmias cardíacas.

Com relação aos distúrbios eletrolíticos associados à LRA, podem ser destacados aqueles decorrentes da hipo ou hipernatremia e os desencadeados por hipo ou hipercalemia.

Na **hiponatremia**, pode-se observar sintomas de letargia, apatia, desorientação, câimbras musculares, anorexia, náuseas e agitação e sinais de anormalidade do sensório como reflexos profundos deprimidos, respiração de Cheyne-Stokes, hipotermia, reflexos patológicos, paralisia pseudobulbar e convulsões[56].

Já na **hipernatremia**, os pacientes podem ser assintomáticos ou ter alterações neurológicas consequentes à desidratação, muito comuns em idosos com LRA. As primeiras manifestações de hipernatremia são: agitação, letargia e irritação. Esses sintomas podem ser seguidos de espasmos musculares, hiper-reflexia, tremores e ataxia.

A **hipercalemia** pode ser assintomática até a parada cardíaca. As células excitáveis são mais sensíveis aos altos valores de potássio, como as células miocárdicas e as neuromusculares, o que se traduz em fraqueza, arreflexia, paralisia muscular (inclusive respiratória), parestesias, alterações de condução cardíaca e arritmias fatais. Vale ressaltar que a hipercalemia vista na doença renal crônica é mais tolerada do que a da LRA, o que se deve à adaptação dos mecanismos de eliminação extrarrenal do potássio.

Quando a causa da **hipercalemia** for devida à carga de potássio aumentada, como acontece na síndrome do esmagamento, hipercatabolismo ou hemólise maciça, associada a déficit de excreção como ocorre na LRA, poderá haver rápida elevação dos níveis de potássio, com riscos de parada cardiorrespiratória (PCR). Nessas condições, o tratamento dialítico imediato deve ser considerado.

A **hipocalemia** grave pode resultar em declínio funcional do fluxo sanguíneo renal e da taxa de FG, que costuma ser reversível com a reposição do potássio. Outra complicação grave da hipocalemia é a mioglobinúria, que pode induzir à LRA em alguns pacientes. O defeito mais comum é a incapacidade de concentrar a urina ao máximo, ocorrendo poliúria. A hipocalemia também potencializa a gravidade da LRA nefrotóxica (aminoglicosídeos, anfotericina B).

Dentre os distúrbios metabólicos instalados nessa fase da LRA, destaca-se a acidose metabólica, que agrava a sintomatologia de náuseas e taquipneia. Os sintomas mais relevantes da LRA são descritos na Tabela 41.6.

Tabela 41.6. Quadro clínico da lesão renal aguda

Assintomático com alterações laboratoriais (creatinina, ureia, potássio, sódio, acidose metabólica)
Oligúria (diurese menor que 400 mL/24 h)
Dispneia (hipervolemia)
Taquipneia (acidose metabólica)
Congestão pulmonar (hipervolemia)
Insuficiência cardíaca (hipervolemia e/ou hipertensão arterial)
Hipertensão arterial
Edema de membros inferiores ou anasarca
Confusão mental (uremia e/ou distúrbios hidroeletrolíticos)
Torpor (uremia e/ou distúrbios hidroeletrolíticos)
Arritmia cardíaca (hipercalemia)

Avaliação inicial na sala de emergência

A abordagem inicial da LRA na emergência é resumida na Tabela 41.7.

Tabela 41.7. Avaliação inicial da lesão renal aguda na emergência

História clínica
Reconhecer os fatores predisponentes mais importantes
Avaliar uso recente de medicações ou drogas (lícitas ou ilícitas)
Exame físico
Avaliação hemodinâmica: • Avaliação volêmica • Pressão arterial • Hipotensão postural (quando possível) ou elevação de MMII • Frequência cardíaca • Monitorização de débito urinário • Peso

Condutas na sala de emergência

O diagnóstico inicial da LRA deve incluir o que já foi descrito em relação às alterações laboratoriais e do VU, com a respectiva classificação inicial de gravidade, como proposto pelo KDIGO, devendo-se pesquisar exaustivamente a etiologia que ocasionou a LRA[13].

Para isso, é necessária uma história clínica detalhada, incluindo a avaliação das medicações recentemente utilizadas, uso de drogas lícitas ou ilícitas, doenças predisponentes e morbidades associadas. História ou diagnóstico de arritmias, instabilidade hemodinâmica, desidratação, hipovolemia, sangramentos ativos, tromboembolismo, infecções, traumas, choque de qualquer etiologia, uso de drogas vasoativas e PCR.

É importante reconhecer nesse momento que, na prática clínica, diferente do que acontece nos modelos experimentais, a LRA costuma ser multifatorial, e o mesmo paciente pode ter quadros de infecções, sepse e baixo débito cardíaco, todos associados.

Várias medicações desencadeiam nefrotoxicidade, sendo necessário avaliar, por isso, nessa fase de busca do diagnóstico etiológico, nos pacientes da emergência, o uso de medicações como anti-inflamatórios, o emprego de contraste iodado em exames recentes ou o uso de inibidores de enzima de conversão da angiotensina (IECA) ou de bloqueadores de receptores da angiotensina II (BRAII) para tratamento de IC. O uso concomitante desses agentes em pacientes com períodos de desidratação, descompensação da IC, infecção, hipovolemia e sepse são frequentes na sala de emergência.

Alguns exames são necessários na avaliação dos quadros de LRA diagnosticados na emergência, como os citados abaixo:

- **Creatinina:** na admissão e prévia, se possível; depois de realizado o diagnóstico, devem ser coletadas diariamente para avaliar a evolução do quadro. Realizar o cálculo da FG e a avaliação da classificação de gravidade, segundo os critérios do KDIGO, conforme já descrito na Tabela 41.1, especialmente no primeiro dia e até o início da recuperação da função[13];
- **Ureia:** além da elevação dos níveis séricos, é necessária a avaliação da desproporção da relação creatinina/ureia acima de 1:40, que pode sugerir hipoperfusão renal, hipovolemia, estados de hipercatabolismo, sangramentos com reabsorção (hemorragia digestiva, hematomas) ou estar relacionada ao uso corticosteroides;
- **Sódio plasmático:** tanto hipernatremia como hiponatremia podem estar presentes na LRA. A hipernatremia (níveis de sódio maiores que145 mEq/L) sugere depleção de volume efetivo circulante, principalmente quando associada **à desproporção creatinina**/ureia (superior a 1:40). A hiponatremia também pode ocorrerem quadros de depleção de volume, diurese osmótica, diarreia e uso de diuréticos tiazídicos. Porém, é mais comum em pacientes com hipervolemia, IC, hepatopatia e excesso de administração de volume. Com isso, observa-se a importância de verificar inicialmente se a hiponatremia está associada à tonicidade baixa, normal ou aumentada. Na prática, a hiponatremia relacionada à LRA ocorre por diluição dos solutos no organismo, provocando hiposmolalidade e hipotonicidade. A hiponatremia que ocorre na presença de contração do volume extracelular deve-se à perda de sódio pela pele, do trato gastrointestinal ou rim. A concentração de sódio urinário nesses casos está baixa (menor que 20 mEq/L), devido à reabsorção tubular. Quando a concentração urinária de sódio estiver mais alta (maior que 20 mEq/L), pode-se considerar que a perda renal é a causa da hiponatremia[56];
- **Sódio urinário:** pode auxiliar na diferenciação da LRA pré-renal, pois túbulos íntegros, mas com perfusão renal inadequada, têm Na^+_{ur} reduzido e $FENa^+$ menor que 1% ou, no caso de causas intrínsecas, necrose tubular aguda (NTA) com lesão tubular, sendo o Na^+_{ur} elevado e a $FENa^+$ maior que 1%. Embora essa avaliação seja pouco utilizada na prática, pela interferência do uso de diuréticos de alça, ela pode ser até factível na sala de emergência, onde o diurético pode ainda **não ter sido introduzido**;
- **Potássio:** níveis de potássio sérico acima de 5,1 mEq/L mais frequentemente ocorrem por lesão tubular renal na NTA, na acidose metabólica, com ouso de medicações como IECA ou BRAII, antagonistas da aldosterona, amilorida, pentamidina, sulfametoxazol-trimetropima, antagonista dos receptores beta-adrenérgicos, associação medicamentosa, lise tumoral, rabdomiólise e insuficiência adrenal. Porém, vale a pena ressaltar o papel da hipocalemia em agravar a LRA. A hipocalemia grave resulta em declínio do fluxo sanguíneo renal e da taxa de FG, o que costuma ser reversível com a reposição do potássio. A hipocalemia também potencializa a nefrotoxicidade de aminoglicosídeos e anfotericina B;
- **Gasometria arterial:** para avaliação do equilíbrio acidobásico, pH, bicarbonato e excesso de bases. Na lesão renal, os rins perdem a capacidade de excreção de ácidos fixos, desencadeando acidose metabólica com consumo de bicarbonato. A acidose metabólica aumenta a instabilidade hemodinâmica, piora a *performance* miocárdica e a resposta vasomotora, resultando em hiporresponsividade a drogas vasopressoras e inotrópicas, o que predispõe a arritmias[57].A reposição de bicarbonato é comum, mas controversa em pacientes críticos, sendo recomendada apenas se o pHfor menor que 7,15. Nem todas as acidoses têm a mesma forma de tratamento, e na acidose láctica por uso de metformina em pacientes com FG reduzida, a TSR deve ser instituída, assim como na acidose refratária com pH menor que 7,15[58];
- **Lactato arterial:** a hiperlactemia indica o efeito da baixa perfusão tecidual, presente de maneira mais significativa nos quadros de choque refratário, como acontece na sepse, e pode ser um marcador importante de melhora da perfusão dos tecidos ao se avaliar a eficiência da reposição volêmica;
- **Urina tipo I:** para avaliar leucocitúria, hematúria, cilindrúria e proteinúria e auxiliar no diagnóstico de quadros glomerulares e infecciosos;
- **Hemograma:** hemoglobina/hematócrito (Hb/Ht) na avaliação de sangramento, como no choque hemorrágico ou anemia crônica, relacionada a DRC subjacente; leucócitos e plaquetas para avaliação de quadros infecciosos e sangramentos, entre outros;
- **Proteína C-reativa (PCR):** importante marcador de atividade inflamatória que auxilia no diagnóstico e controle evolutivo dos quadros infecciosos;
- **Ultrassom (US) de rins e vias urinárias:** apesar do exame de imagem nos casos de LRA não apresentar alterações significativas, a não ser diante da LRA obstrutiva, quando se verifica a presença de vários níveis de hidronefrose, o US pode participar na avaliação de tamanho renal e auxiliar na distinção dos casos de DRC, quando não se tem a informação prévia da função renal. Ao contrário do exame da LRA que é normal, na DRC pode ser verificada

a hiperecogenicidade na região corticomedular, sugerindo a presença de fibrose, associada ou não à redução da relação corticomedular (menor que 15 a 20 mm) e à redução das dimensões (menor que 100 a 120 mm).

Diagnóstico diferencial

Lesão renal aguda × doença renal crônica agudizada

Em média, 15% dos pacientes não conhecem sua função renal prévia e 30% dos pacientes não possuem função normal no momento de um evento agudo de disfunção renal com ausência de sintomas[10].

Para o diagnóstico diferencial de LRA *vs.* DRCag na emergência, podem ser avaliados os sinais indiretos da DRC, como redução do Hb/Ht para pacientes sem choque hemorrágico ou outras causas conhecidas de anemia, presença de hipocalcemia e hiperfosfatemia e a redução da dimensão renal pelo US de rins e vias urinárias, além de descartar causas obstrutivas da LRA.

Lesão renal aguda, insuficiência cardíaca congestiva e hipervolemia

Na presença de edema agudo pulmonar (EAP), patologia frequente naemergência, é importante realizar o diferencial entre outras etiologias, também frequentes nesse setor, como:

- Hipervolemia por oligúria na LRA ou DRC agudizada, podendo levar à congestão pulmonar;
- Falência cardíaca pós-SCA ou miocardiopatia dilatada determinando perfusão renal inadequada com lesão renal consequente, como ocorre na síndrome cardiorrenal tipo 1 (SCR1) e a síndrome cardiorrenal tipo 2 (SCR2), respectivamente. NaSCR1, o desenvolvimento de LRA ou a agudização de DRC ocorre por evento cardíaco agudo, sendo os principais eventos desencadeadores a IC aguda, a SCA e a cirurgia cardíaca, com mecanismos hemodinâmicos e neuro-humorais complexos, estando entre as causas frequentes de LRA (27%);
- Emergência hipertensiva com falência cardíaca e renal, associada ou não com hipertensão maligna, que exige a constatação das alterações de retinopatia hipertensiva grave com a presença de hemorragia retiniana e papiledema.

Monitorização, tratamentos e prescrição

Não existe tratamento farmacológico para a LRA. Embora várias drogas tenham sido promissoras em modelos experimentais – dopamina, fenoldopam, peptídeo atrial natriurético, adenosina, óxido nítrico, estatinas, proteína C ativada, entre várias outras –, nenhuma delas demonstrou efetividade em estudos clínicos. Também a acetilcisteína e o bicarbonato, utilizados em vários ensaios clínicos para a prevenção da nefropatia do contraste iodado, até o momento ainda têm valor discutível[42,59-61].

O melhor tratamento da LRA é a sua prevenção, pois, após o seu aparecimento, a única ação terapêutica que atualmente pode ser realizada é retirar o fator ou fatores desencadeantes e, se assim for possível, impedir fatores de manutenção da lesão renal, como hipofluxo, hipotensão, infecção e obstrução do trato urinário. Após a lesão estar instalada (LRA intrínseca), o tratamento deve ser o de suporte a esses pacientes, com manutenção do balanço hidroeletrolítico e metabólico até a recuperação, e sempre que necessário a TSR.

O desafio no tratamento da LRA se baseia no fato de que, embora ainda seja necessário estabelecer diretrizes para a evolução e o tratamento, ele certamente continuará a ser individualizado, pois os pacientes podem apresentar necessidades particularizadas dependendo da etiologia e quadro clínico.

Com a avaliação inicial do nível da função renal, como já descrito, pode-se decidir sobre a necessidade de aumentar ou reduzir a hidratação, drogas a serem suspensas, antibióticos a serem administrados, realizar o ajuste dos antibióticos ou suspensão de drogas potencialmente nefrotóxicas, evitar a expansão volêmica com amidos modificados (*starchs*), que aumentam o risco de LRA, principalmente em pacientes sépticos e avaliar o risco *vs.* benefício do uso de contrastes iodados.

Baseados na evolução do quadro, com a redução do VU ou elevação da creatinina sérica, pode-se suspender o uso de IECA ou BRA durante a LRA, já que não há meios adequados para avaliação da hemodinâmica glomerular nesses casos e a FG se mantém à custa da vasoconstrição da arteríola eferente, como ocorre em pacientes desidratados, hipovolêmicos e em alguns pacientes com IC, que podem ser altamente dependentes da angiotensina II para a manutenção da FG.

A abordagem da sepse na sala de emergência, com coleta de culturas, introdução de antibióticos, reposição volêmica adequada e manutenção da estabilidade hemodinâmica, pode modificar a evolução do paciente, embora trabalhos com ressuscitação volêmica padronizada e ressuscitação usual em pacientes sépticos atualmente não demonstrem diferença na incidência de LRA[62,63].

Reposição volêmica na lesão renal aguda

A manutenção da volemia é um dos pilares para a manutenção da estabilidade hemodinâmica e a preservação da função renal e um dos maiores fatores de risco para o desenvolvimento de LRA. Porém, a avaliação volêmica não é tarefa simples, principalmente em pacientes críticos, não sendo incomum a dúvida entre necessidade de hidratação, administração de diuréticos ou ultrafiltração em pacientes edemaciados e hipovolêmicos. Há poucos métodos sensíveis, refinados, com facilidade de propedêutica prática e não invasivos disponíveis.

Métodos mais refinados apresentam maior complexidade, necessidade de infraestrutura, monitorização invasiva, maior custo e em geral são restritos aos ambientes de terapia intensiva e não facilmente utilizados na emergência.

Não há muitos trabalhos que suportem estratégias de reposição correlacionando a forma e o tipo de reposição com a mortalidade, pois o conjunto de fatores implicados no estado volêmico pode ser bastante diverso entre pacientes, e mesmo a terapia de reposição volêmica imediata não se confirmou em alguns estudos posteriores direcionados para avaliar a ocorrência de LRA[62,64].

A reposição volêmica é baseada num conjunto de dados clínicos e laboratoriais associados ao conhecimento e à experiência do médico que assiste o paciente, isto é, individualizada e, às vezes, empírica. O que se tem tentado nos últimos anos com o *Acute Dialysis Quality Initiative* (ADQI) é aprimorar esses parâmetros para que seja cada vez mais baseados em evidências e diretrizes mais fundamentadas[38,65]

Ao se iniciar a reposição volêmica, é necessário ter o objetivo bem claro de restabelecer e estabilizar a volemia necessária àquele paciente. Na Figura 41.1, apresentam-se as fases de reposição volêmica que habitualmente desenvolvemos ao acompanhar os pacientes.

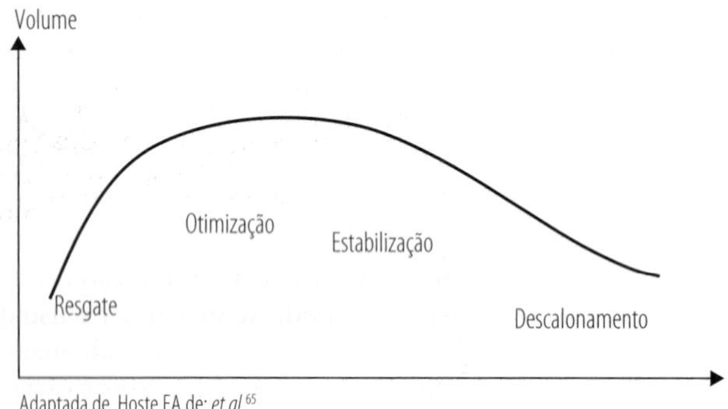

Adaptada de Hoste EA de: *et al.*[65].

Figura 41.1. Quatro fases de reposição volêmica,

Nesse processo, há vários parâmetros que podem ser utilizados, comum conjunto de dados como: frequência cardíaca (FC), pressão arterial (PA), débito urinário, balanço hídrico, saturação de O_2 de sangue venoso central (maior que 70%), desafio volêmico (500 mL) com aumento de 15% de débito cardíaco, avaliação de débito cardíaco por ecocardiograma transesofágico, teste de extensão de pernas a 45º com aumento maior que 8% no fluxo sanguíneo aórtico, variação de pressão de pulso (maior que 13%), índice de colabamento de veia cava superior (maior que36%) ou inferior (maior que 12%), que tem comportamentos opostos no ciclo respiratório, pressão de oclusão de artéria pulmonar (menor que 12 mmHg), quando se utiliza o Swam-Ganz, cujo uso tem sido muito reduzido devido às suas complicações, e a pressão venosa central (PVC), que tem fatores limitantes (8 a 12 mmHg). Contudo, parte a desses métodos pode não se encontrar disponível na sala de emergência.

O volume de hidratação e o tipo de solução utilizada são fatores determinantes para o sucesso da reposição volêmica, porém estudos relevantes sobre reposição volêmica e lesão de órgãos também são escassos, e um dos poucos se refere à reposição nas primeiras 6 horas da sepse utilizando solução salina a 0,9%[63].

A manutenção de hidratação após a *Early goal-directed therapy* na sepse, além do preconizado de 6 horas, pode desencadear efeitos deletérios, principalmente em pacientes críticos, com repercussões sistêmicas, alterações endoteliais, extravasamento capilar, edema intersticial e pulmonar, congestão, agravamento de quadros respiratórios, prolongamento de ventilação mecânica (VM) e aumento da mortalidade, embora ainda não esteja claro se a hipervolemia por si é causa de mortalidade ou se é marcador de gravidade[66].

A congestão pulmonar, além do componente cardiogênico, pode apresentar etiologia inflamatória, tanto pelos efeitos da LRA a distância como pela produção pulmonar local de interleucinas l e alteração da expressão de aquaporinas. Na LRA, essas etiologias comumente estão presentes e podem ser diagnosticadas pela presença de interleucinas no lavado brônquico[7,67].

Por outro lado, a LRA pode ser, inclusive, perpetuada pelo excesso de retirada de volume, mantendo ou piorando a isquemia renal.

Soluções cristaloides

A primeira escolha para reposição volêmica é a solução salina a 0,9%, ringer, ringer lactato e soluções balanceadas, como o Plasma-Lyte e o ELO-MEL isoton.

A utilização de solução salina a 0,9%, dependendo da quantidade administrada, pode levar a risco de acidose metabólica hiperclorêmica, por excesso de oferta de cloro, predispondo à vasoconstrição renal e à maior risco de LRA. Estudos sugerem esse risco particularmente quando são necessários mais de 3.000 mL, porém trata-se de pacientes graves, já com risco de LRA e presença de vasoconstrição e acidose por outros fatores. A quantidade do volume administrado nesses casos também pode ter participação como fator causal ou como um marcador de gravidade. As soluções balanceadas, embora com osmolaridade próxima à do plasma, apresentam maior quantidade de acetato e gluconato, que também possuem efeitos metabólicos desfavoráveis e, assim, também não tão fisiológicos, sendo por isso necessários estudos mais robustos para a demonstração da superioridade dessas soluções. O estudo SPLIT não demonstrou essa superioridade, embora com um perfil mais baixo de gravidade dos pacientes (média do APACHE = 14)[66,68,69].

Albumina

A albumina é um expansor fisiológico plasmático muito eficiente, porém com maior custo. É o principal determinante da pressão oncótica do plasma, da regulação do volume plasmático e do transporte e mobilização de fluidos, além do transporte de numerosas substâncias endógenas como hormônios, bilirrubinas não conjugadas e várias drogas terapêuticas.

O estudo SAFE demonstrou que a reposição volêmica com albumina não aumenta o risco de mortalidade, embora seja mais cara e, portanto, reservada para casos selecionados[70,71].

Amidos modificados

Muitos trabalhos demonstram maior necessidade de TSR em pacientes que utilizaram amidos modificados (*starchs*). Sendo a hipovolemia um dos fatores de risco para o desenvolvimento de LRA, pacientes resistentes à reposição de volume com cristaloides não deverem utilizar amidos modificados[72].

Pressão arterial

O manuseio hemodinâmico ideal de pacientes com LRA ainda não é conhecido. Estudos têm demonstrado que em algumas situações a manutenção da pressão arterial média (PAM) acima de 70 mmHg ou reduções pressóricas menos pronunciadas em pacientes de risco para o desenvolvimento de LRA, como nas cirurgias cardíacas, podem ser benéficas. Os pacientes sépticos, com grau avançado de aterosclerose e níveis mais elevados (80 a 85 mmHg), tiveram menor necessidade de TSR[9,73,74].

Drogas vasoativas

Não existe recomendação de droga vasoativa específica, e o mais importante é a manutenção da estabilidade hemodinâmica e da PAM pelo menos acima de 70 mmHg[66].

Diuréticos

A avaliação volêmica nem sempre é uma tarefa simples, como já descrito, e pacientes com edema, anasarca e hipoalbuminemia podem apresentar má distribuição volêmica e depleção de volume efetivo intravascular, podendo não se beneficiar do uso de diuréticos de alça, que podem desencadear ou agravar a lesão renal.

O diurético não deve ser usado na tentativa de reversão de disfunção renal grave, nem retardar o início de procedimento dialítico, mas pacientes hipervolêmicos com congestão pulmonar podem se beneficiar da sua utilização parcimoniosa.

Não há definição de dose e a utilização deve ser individualizada. Em paciente que se encontre adequadamente hidratado e sem depleção intravascular, o diurético pode ser titulado (1 mg/kg inicial = sugestão) para se manter um débito urinário sem aumento de ureia e desenvolvimento de hipernatremia e hipocalemia[75].

Tratamento dos distúrbios eletrolíticos na lesão renal aguda

Terapêutica da hiponatremia na lesão renal aguda

Na hiponatremia, como é importante verificar o estado volêmico do paciente, o tratamento pode variar desde restrição hídrica até reposição de solução salina isotônica ou hipertônica. Porém, nos casos de hiponatremia sintomática, geralmente com sódio entre 120 e 125 mEq/L, deve-se fazer a reposição salina, independentemente da causa, especialmente se a hiponatremia ocorreu de maneira muito rápida.

Embora rara, a desmielinização osmótica pode ocorrer de um a vários dias após o tratamento mais agressivo da hiponatremia por qualquer método, mesmo em resposta à restrição hídrica, como tratamento único. O quadro de desmielinização dos neurônios da ponte e extrapontinos é causa de disfunção neurológica, incluindo quadriplegia, paralisia pseudobulbar, convulsões, coma e até óbito.

O aumento da concentração de sódio não deve exceder 8 a 10 mEq/L nas 24 horas, até atingir níveis entre 125 e 130 mEq/L. Se a concentração inicial estiver abaixo de 100 mEq/L, por exemplo, pode-se aumentar sua velocidade para 1 a 2 mEq/Lpor hora, até atingir níveis satisfatórios ou melhora da sintomatologia. A correção pode ser feita pela fórmula constante da Tabela 41.8.

Tabela 41.8. Fórmulas sugeridas para abordagem da hiponatremia e características das soluções infundidas

Fórmula	Use Clínico	
Alteração no $Na^{+}s = \frac{\text{Na infundido} - \text{Na sérico}}{\text{Água corporal total} + 1}$	Estimar o efeito de 1L de qualquer Na^{+} infundido no Na^{+} sérico	
2. Alteração no $Na^{+}s = \frac{(Na^{+}\text{ infundido} + K^{+}\text{ infundido}) - Na^{+}s}{\text{Água corporal total} + 1}$	Estimar o efeito de 1L de quaisquer Na^{+} e K^{+} infundidos no Na^{+} sérico	
Solução infundida	**Na^{+} infundido (mmOsm/L)**	**Distribuição de fluido extracelular (%)**
Cloreto de Na^{+} 5%	855	100
Cloreto de Na^{+} 3%	513	100
Cloreto de Na^{+} 0,9%	154	100
Solução de ringer lactato	130	97
Cloreto de Na^{+} 0,45%	77	73
Soro glicosado 5%	0	40

Obs: A agua corporal é calculada como fração do peso. O índice para adultos e crianças é 0,6, para mulheres e idosos, 0,45 a 0,5. A fórmula estima o efeito de um litro de qualquer solução infundida no sódio sérico (Nas).

Embora a restrição de água melhore todas as formas de hiponatremia, essa não é a melhor terapia em todos os casos. A hiponatremia, associada com a perda de volume e líquido extracelular, como nas diarreias e perdas gastrointestinais, necessita também de correção da perda de sódio concomitante.

Terapêutica da hipernatremia na lesão renal aguda

O tratamento das causas associadas à LRA é importante, como controlar a perda de líquidos gastrointestinais eo aumento da temperatura e corrigira hiperglicemia e a poliúria provocada por drogas como o lítio. Nos pacientes com hipernatremia, que se desenvolve após algumas horas, a correção rápida melhora o prognóstico, sem risco de provocar edema cerebral. Nesses pacientes, a redução de 1 mEqL/L/h é adequada e deve-se reduzir a concentração de sódio sérico a 0,5 mEq/h, o que evita o aparecimento de edema e convulsões. Recomenda-se que a queda do sódio plasmático não exceda 10 mEq/L nas 24 horas. O objetivo do tratamento é levar os níveis do sódio sérico a 145 mEq/L.

A fórmula a ser utilizada é a mesma utilizada para correção da hiponatremia, como visto anteriormente. A fórmula estima o efeito de 1litro de qualquer solução infundida no sódio sérico. A via preferencial para correção, quando possível, é a oral, utilizando-se sondas nasogástricas ou enterais. Se não for possível, administrar, por via endovenosa, soluções hipotônicas, como glicose a 5%, salina a 0,2% (diluir o sódio em solução glicosada a 5%) e salina a 0,45%. Quanto mais hipotônico o líquido de infusão, mais lenta deve ser a administração.

A solução salina a 0,9% não é adequada para o manuseio da hipernatremia em todos os casos. A única indicação de solução salina num paciente com hipernatremia é quando houver perda de volume extracelular suficiente para provocar alterações hemodinâmicas. Além disso, se persistirem as perdas de líquidos hipotônicos, o sódio sérico poderá aumentar em vez de diminuir. Nesses casos, assim que as condições hemodinâmicas se estabilizarem, deve-se administrar soluções hipotônicas, como salina a 0,45%, para corrigir a hipernatremia. Nos casos em que há hipernatremia por ganho de soluções hipertônicas de sódio, a administração de furosemida agrava a hipernatremia, já que a diurese induzida equivale a, aproximadamente, solução salina a 0,45%. Há necessidade de monitoração contínua, pois há risco de retenção de volume extracelular nesses casos. Na hipernatremia, na vigência da LRA e sobrecarga de volume, a diálise pode ser necessária[76].

Tratamento clínico da hipercalemia

As maneiras de abordar a hipercalemia na LRA são as mesmas de outras causas de hipercalemia, isto é: utilização do antagonismo direto aos efeitos do potássio sobre a membrana com o gluconato de cálcio; redistribuição do potássio do extra para o intracelular com bicarbonato de sódio, solução de insulina/glicose (proporção 1 UI/4g de glicose) e agentes β2-adrenérgicos; e aumentar a excreção do potássio com resinas de troca iônica, diuréticos de alça, mineralocorticoides e procedimentos dialíticos; além da retirada de IECA, BRAII e espironolactona em pacientes que estão na vigência de utilização.

Tratamento da hipocalemia na lesão renal aguda

O tratamento é voltado para a correção do déficit de potássio e da doença de base. Se a concentração sérica cair abaixo de 3,0 mEq/Lou se aparecerem os sintomas, a terapêutica é recomendada. A via de administração pode ser tanto oral quanto parenteral.

Quando houver comprometimento da função gastrointestinal, nível sérico de K^+ abaixo de 3,0 mEq/L ou sinais e sintomas, a terapia parenteral deve ser preferida. A administração endovenosa deve ser preparada em uma solução de soro fisiológico a 0,9%, com concentração final de 40 a 60 mEq/L, e infundida em 6 horas, se for usada veia periférica, pois concentrações maiores causam irritação e esclerose da veia. Soluções mais concentradas devem ser infundidas em veia central, e a velocidade de infusão não deve exceder 20 mEq/h, com dose diária máxima de 200 mEq. Em casos extremos, com hipopotassemia grave e risco iminente de parada cardíaca, podem ser infundidos até 100 mEq/h, com monitorização eletrocardiográfica.

Ventilação mecânica

As inter-relações entre a LRA e a VM são significativas e bidirecionais. Os pacientes com hipervolemia refratária ao uso de diuréticos e aos quais ainda não foi instituída a diálise podem necessitar do recurso da VM. Porém, assim como a LRA e a hipervolemia podem prolongar o tempo de VM, a VM pode levar ao agravamento ou prolongamento da LRA[7].

A correlação da VM com a LRA não ocorre somente por fatores hemodinâmicos, mas pela expressão das vias inflamatórias e apoptóticas. Pulmão e rim compartilham similaridades na composição da membrana glomerular e alveolar, e a VM pode desencadear mediadores de lesão que induzem apoptose nas células renais[67,77].

A estratégia de ventilação com baixo volume corrente (menor que 6 mL/kg/peso), bem como a administração conservadora de volume na SARA, devem ser implementadas sempre que possível[7,67].

Prevenção da lesão renal aguda induzida pelo contraste

A hidratação com solução salina a 0,9% é possivelmente o único fator de proteção para LRA induzida pelo contraste, porém o volume e o tempo não estão definidos até o momento. Sugere-se a utilização de solução salina a 0,9% 1mL/kg/hora por pelo menos 6horas antes do procedimento[18,42].

O protocolo de hidratação com bicarbonato pode ser útil nos procedimentos de emergência, principalmente quando não houve tempo suficiente para a realização de hidratação com solução salina por tempo mais prolongado (pelo menos 6 horas). É proposta a solução com 150 mEq de bicarbonato + 850 mL soro glicosado a 5%, sendo a dose de 3,0 mL/kg 1hora antes do procedimento e 1,0 mL/kg nas 6 horas posteriores para pacientes que não puderam receber hidratação ou nos procedimentos de urgência[13,42].

Contrastes de baixa osmolaridade e não iônicos são mais seguros que os de alta osmolaridade, mas trabalhos recentes não confirmam superioridade dos não iônicos sobre os de baixa osmolaridade[42].

Nenhuma estratégia de proteção é garantia. Diversos trabalhos não confirmam a proteção com acetilcisteína ou hidratação com bicarbonato, porém, em pacientes de maior risco, como aqueles com ritmo de filtração glomerular (RFG) menor que 60 mL/min e nos procedimentos de emergência, eles podem ser utilizados, mas não isoladamente.[13,42,78].

A acetilcisteína pode ser administrada por via oral 600 mg de 12 em 12 horas ou, como em alguns estudos, 1.200 mg endovenoso (EV) de 12 em 12 horas[59,79].

As estratégias para a prevenção da LRA por contraste são descritas na Tabela 41.9.

Abordagem terapêutica da síndrome cardiorrenal

Apesar dos muitos estudos descrevendo a classificação, diagnóstico e fisiopatologia da SCR, poucos estudos sugerem diretrizes do seu tratamento. Até o momento, o tratamento da SCR aguda (SCR 1) é baseado na melhora da *performance* miocárdica com drogas inotrópicas positivas e redução dos componentes de pré-carga cardíaca tratando adequadamente a hipervolemia, seja com diuréticos e/ou com a ultrafiltração[80].

Tabela 41.9. Prevenção da lesão renal aguda induzida por contraste iodado

Avaliar custo x benefício do uso
Estimar o RFG (maior risco em FG < 60 ml/min)
Retirar, se possível, drogas nefrotóxicas concomitantes AINH, aminoglicosídeos
Hidratação com SF 0,9% 1 ml/kg/hora 6-12 horas um dia antes e no dia do procedimento
Hidratação com solução de bicarbonato de sódio (150 mEq bicarbonato/850 mL SG 5%) 3,0 mL/kg uma hora antes do procedimento e 1,0 mL/kg nas 6 horas posteriores para pacientes que não puderam receber hidratação ou nos procedimentos de urgência
Retirar furosemida por 24 horas antes e depois do procedimento
Utilizar contrastes de baixa osmolaridade ou iso-osmolar e não iônicos
Utilizar o menor volume possível de meio de contraste (< 2 mL/kg peso)
Retirar os hipoglicemiantes orais na realização do procedimento (risco de hipoglicemia e acidose nos casos de evolução com LRA)
Intervalo de 72 horas caso seja necessário mais de um exame
N-acetilcisteína 600 mg 12/12 horas antes e após em pacie ntes com disfunção renal avançada (controverso)

Um dos pontos mais controversos ainda é o uso dos inibidores da IECA ou BRAII nos pacientes com a IC descompensada e a LRA na fase de baixo fluxo cardíaco pós-infarto (SCR1). É prudente reconhecer o benefício do uso desses agentes na remodelação miocárdica pós-IAM e no controle da descompensação da IC, porém a atenção também tem que estar voltada ao surgimento de LRA, particularmente após o uso de diuréticos para reduzir a hipervolemia, especialmente nos pacientes com a função miocárdica muito deteriorada, em que o dilema entre a necessidade de restrição de volume ou sua depleção por meio dos diuréticos ou ultrafiltração pode determinar a piora da função renal principalmente em pacientes em uso de IECA ou BRAII[81,82].

Indicação para terapia de substituição renal na sala de emergência

As indicações da TSR na sala de emergência são relacionadas especialmente a hipercalemia, hipervolemia e acidose metabólica refratárias ao tratamento clínico.

Quando indicada a TRS, a hemodiálise convencional é a mais utilizada, pela rapidez e eficiência do método, bem como pela infraestrutura disponível no setor. Caso os pacientes evoluam com instabilidade hemodinâmica, métodos estendidos podem ser indicados, bem como contínuos, porém nesse último caso é necessária maior infraestrutura maior e a transferência para a terapia intensiva deve ser providenciada.

É importante que o serviço tenha experiência com os métodos dialíticos indicados e recursos técnicos e humanos disponíveis para a realização segura do procedimento e que se contemplem as necessidades de controle volêmico, catabólico, acidobásico e hidroeletrolítico adequados no suporte desses pacientes.

Em resumo, é importante avaliar o risco da LRA na emergência, prevenir e tratar o mais precocemente os casos diagnosticados conforme descrito nas Tabelas 41.10 a 41.12, a fim de priorizar o atendimento e evitar as complicações da LRA.

Conclusão

A LRA continua sendo um importante desafio clínico apesar dos avanços significantes no conhecimento fisiopatológico e no tratamento dialítico da síndrome.

Contribuem para essa situação o conhecimento incompleto de vários aspectos fisiopatológicos da doença e a ausência de marcadores precoces estabelecidos; alguns estão sendo validados inclusive na sala de emergência como fator prognóstico.

Já que não existe tratamento específico para a LRA, nosso principal objetivo é a prevenção, e a sala emergência é o primeiro lugar onde ela deve ser realizada, pois, após o seu desenvolvimento, o tratamento que pode ser realizado é o de suporte aos pacientes.

Muitos dos quadros com que frequentemente nos deparamos na sala de emergência podem ser potencialmente previsíveis e preveníveis.

Tabela 41.10. Avaliação de risco de lesão renal aguda na emergência

1. Avaliar o nível de função renal pela creatina plasmática e filtração glomerular (estimada) na admissão do paciente
2. Utilizar os critérios do KDIGO para diagnóstico de LRA
3. Manter estado de hidratação adequada dos pacientes com soluções salinas e, se necessário, coloide: albumina (não utilizar amidos modificados) para os pacientes de risco para LRA
4. Não permitir excesso de hidratação e hipervolemia
5. Uso de droga vasoativa quando necessário para manutenção de pressão arterial e perfusão renal adequada (PAM > 70 mmHg)
6. Uso de diuréticos de forma parcimoniosa e individualizada, somente em pacientes adequadamente hidratados, hipervolêmicos, congestos ou com insuficiência cardíaca e hipervolemia
7. Evitar o uso de drogas nefrotóxicas e sempre ajustá-las para a função renal
8. Não retardar o início de diálise em pacientes que não responderam às doses tituladas de diuréticos em 4 a 6 horas

Tabela 41.11. Prevenção da lesão renal aguda na emergência

1. Avaliar a creatinina e estimar a FG de qualquer paciente hospitalar ou ambulatorial para administração de drogas com correção para função renal
2. Idade (risco para declínio de função renal sem sintomas)
3. Avaliar as condições e comorbidades com potencial de LRA: desidratação, depleção de volume efetivo circulante, sepses, hipotensão, choque de qualquer etiologia, arritmias com repercussão hemodinâmica, insuficiência cardíaca, cirurgia cardíaca, grandes queimados, grandes cirurgias, diabetes mellitus etc.
4. Avaliação pré-operatória: no jejum manter hidratação endovenosa para euvolemia, procedimentos anestésicos, com manutenção de PA média acima de 70 mmHg (em pacientes idosos, com disfunção renal possível, benefício de PA acima de 75 mmHg), planejamento do uso de antibióticos, analgesia e risco de utilização de AINH)
5. Exames contrastados – avaliar o risco/benefício da piora de função renal (única profilaxia realmente comprovada é não utilização) ou risco de FNS

Tabela 41.12. Tratamento clínico da lesão renal aguda na emergência

1. Diagnóstico de LRA pelos critérios do KDIGO (creatinina e diurese)
2. Avaliar o nível de função renal pela filtração glomerular
3. Correção dos estados de hipoperfusão
4. Manutenção do estado de hidratação adequado dos pacientes com soluções cristaloides e, se necessário, uso de coloides, albumina para os pacientes de risco
5. Não utilizar amidos modificados.
6. Não permitir excesso de hidratação levando à hipervolemia
7. Uso de droga vasoativa para pacientes não responsivos a volume
8. Manter PAM acima de 70 mmHg, individualizar pacientes com arteriopatia e aterosclerose avançada, possível necessidade de maior nível de PAM que 70 mmHg)
9. Correção de acidose metabólica com bicarbonato, para pacientes com acidemia (pH < 7,15)
10. Correção da hipercalemia: correção da acidose metabólica se presente, diuréticos de alça, uso de solução glico-insulina, resinas de troca, B2 agonistas inalatórios, hemodiálise sem atraso dependendo dos níveis de potássio e risco de arritmias
11. Diuréticos somente em pacientes hipervolêmicos, congestos, com insuficiência cardíaca e na hipercalemia
12. Retirar IECA e BRAII de pacientes com LRA em evolução
13. Evitar o uso de antibióticos ou drogas nefrotóxicas (AINH, ciclosporina, tacrolimo, contrastes iodados, anfotericina e aminoglicosídeos particularmente e realizar o ajuste para a função renal principalmente nos pacientes sem uso de TSR
14. Desobstrução nas etiologias de LRA pós-renal
15. Monitorização de níveis séricos de drogas como vancomicina, aminoglicosídeos, ciclosporina e tacrolimo, ou outras drogas se disponíveis
16. Utilização de equinocandinas e antifúngicos azólicos em alternativa a anfotericina e caso não seja possível uso de soluções lipossomais
17. Imunossupressão nas glomerulonefrites
18. Retirada dos fatores etiológicos e não permitir episódios de hipotensão ou perpetuação fatores agressores
19. Não retardar o início de diálise em pacientes que não responderam às medidas clínicas implementadas

Referências bibliográficas

1. Challiner R, Ritchie JP, Fullwood C, Loughnan P, Hutchison AJ. Incidence and consequence of acute kidney injury in unselected emergency admissions to a large acute UK hospital trust. BMC Nephrol. 2014;15:84.
2. Pakula AM, Skinner RA. Acute kidney injury in the critically III patient: a current review of the literature. J Intens Care Med. 2016;31(5):319-24.
3. Santos PR, Monteiro DLS. Acute kidney injury in an intensive care unit of a general hospital with emergency room specializing in trauma: an observational prospective study. BMC Nephrol. 2015;16:30.
4. Kolhe NV, Muirhead AW, Wilkes SR, Fluck RJ, Taal MW. The epidemiology of hospitalized acute kidney injury not requiring dialysis in England from 1988 to 2013: retrospective analysis of hospital episode statistics. Int J Clin Pract. 2016;70(4):330-9.
5. Sheel PJ, Liu M, Rabb H. Uremic lung: new insights into a forgotten condition. Kidney Int. 2008;74(7):849-51.
6. Ko GJ, Rabb H, Hassoun HT. Kidney-lung crosstalk in the critically ill patient. Blood Purif. 2009;28(2):75-83.
7. Faubel S,Edelstein CL. Mechanisms and mediators of lung injury after acute kidney injury. Nat Rev Nephrol. 2016;12(1):48-60.
8. Doi K, Rabb H. Impact of acute kidney injury on distant organ function: recent findings and potential therapeutic targets. Kidney Int. 2016;89(3):555-64.
9. Afsar B, Sag AA, Yalcin CE, Kaya E, Siriopol D, Goldsmith D, et al. Brain-kidney cross-talk: definition and emerging evidence. Eur J Intern Med. 2016;36:7-12.
10. Uchino S, Kellum JA, Bellomo R, Doig GS, Morimatsu H, Morgera S, et al.: for the Beginning and Ending Supportive Therapy for the Kidney (BEST Kidney). Acute renal failure in critically ill patients a multinational, multicenter study. JAMA. 2005;294(7):813-8.
11. Venkataraman R, Kellum JA. Acute renal failure in the critically ill. Curr Opin Anaesthesiol. 2005;18(2):117-22.
12. Laranja SMR. Abordagem clínica nas cirurgias não cardíacas – Insuficiência renal e distúrbios metabólicos. In: Póvoa R. Avaliação clínica pré-operatória. Rio de Janeiro: Guanabara Koogan; 2006.p. 123-33.
13. KDIGO 2012 Clinical practice guideline for the evaluation and management of chronic kidney disease. Kidney Int Suppl. 2013;3(1):1-136.
14. Pinheiro K, Azedo F, Laranja SMR. Risk factors and mortality in intensive patients with sepsis-induced kidney injury [tese]. São Paulo: Escola Paulista de Medicina da Universidade Federal de São Paulo (EPM-Unifesp); 2015.
15. Palomba H, Amaral Campos PP, Corrêa TD, Carvalho FB, Westphal G, Gusmão D, et al. Defining and treating acute kidney injury patients in Brazilian intensive care units: results from a cross-sectional nationwide survey. J Crit Care. 2016;34:33-7.
16. Vaara ST, Parviainen I, Pettila V, Nisula S, Inkinen O, Uusaro A; The FINNAKI Study Group. Association of oliguria with the development of acute kidney injury in the critically ill. Kidney Int. 2016;89:200-8.
17. Hoste EA, Bagshaw SM, Bellomo R, Cely CM, Colman R, Cruz DN, et al. Epidemiology of acute kidney injury in critically ill patients: the multinational AKI-EPI study. Intensive Care Med.2015;41(8):1411-23.
18. Laranja SMR, Dande CV. Lesão renal aguda e doença renal crônica agudizada: epidemiologia, evolução e prevenção. Atualidades em Nefrologia. São Paulo: Sarvier; 2012. p. 420-5.
19. Azedo F, Pinheiro K, Laranja SMR. Acute kidney injury and acute kidney injury/chronic kidney diseases in a thertiary hospital [tese]. São Paulo: Escola Paulista de Medicina da Universidade Federal de São Paulo (EPM-Unifesp); 2015.
20. VA/NIH Acute Renal Failure Trial Network, Palevsky PM, Zhang JH, O'Connor TZ, Chertow GM, Crowley ST, Choudhury D, et al. Intensity of renal support in critically ill patients with acute kidney injury. N Engl J Med. 2008;359(1):7-20.
21. Macedo E, Bouchard J, Soroko SH, Chertow GM, Himmelfarb J, Ikizler TA, et al.; Program to Improve Care in Acute Renal Disease (PICARD) study. Fluid accumulation, recognition and staging of acute kidney injury in critically-ill patients. Crit Care. 2010;14:R82.
22. Bonventre JV, Weinberg JM. Recent advances in the pathophysiology of ischemic acute renal failure. J Am Soc Nephrol. 2003;14(8):2199-210.
23. Bonventre JV, Zuk A. Ischemic acute renal failure: an inflammatory disease? Kidney Int. 2004;66(2):480-5.
24. Bouchard J, Macedo E, Sharon S, Chertow GM, Himmelfarb J, Ikizler TA, et al. Comparison of methods for estimating glomerular filtration rate in critically ill patients with acute kidney injury. Nephrol Dial Transplant.2010;25(1):102-7.
25. Soto K, Papoila AL, Coelho S, Bennet M, Ma Q, Rodrigues B, et al. Plasma NGAL for the diagnosis of AKI in patients admitted from the emergency departament setting. Clin J Am Soc Nephrol. 2013;8(12):2053-63.
26. Devarajan P. NGAL for the detection of acute kidney injury in the emergency room. Biomark Med. 2014;8(2):217-9.
27. Wang M, Zhang Q, Zhao X, Dong G, Li C. Diagnostic and prognostic value of neutrophil gelatinase-associated lipocalin, matrix metalloproteinase-9, and tissue inhibitor of matrix

metalloproteinases-1 for sepsis in the emergency department: an observational study. Crit Care. 2014;18(6):634.
28. Elmer J, Jeong K, Abebe KZ, Guyette FX, Murugan R, Callaway CW, et al.; Pittsburgh Post-Cardiac Arrest Service. Serum neutrophil gelatinase-associated lipocalin predicts survival after resuscitation from cardiac arrest. Crit Care Med. 2016;44(1):111-9.
29. Weisbord SD, Palevsky PM. Design of clinical trials in acute kidney injury: lessons from the past and future directions. Semin Nephrol. 2016;36(1):42-52.
30. Bongiovanni C, Magrini L, Salerno G, Gori CS, Cardelli P, Hur M, et al. Serum Cystatin C for the diagnosis of acute kidney injury in patients admitted in the emergency department. Dis Markers. 2015;2015:416059.
31. Murugan R, Wen X, Keener C, Pike F, Palevsky PM, Unruh M, et al.; Biological Markers of Recovery for the Kidney (BioMaRK) Study Investigators. Associations between intensity of RRT, inflammatory mediators, and outcomes. Clin J Am Soc Nephrol. 2015;10(6):926-33.
32. Nga HS, Medeiros P, Menezes P, Bridi R, Balbi A, Ponce D. Sepsis and AKI in clinical emergency room patients: the role of urinary NGAL. Biomed Res Int. 2015;2015:413751.
33. Kimmel M, Shi J, Latus J, Wasser C, Kitterer D, Braun N, et al. Association of renal stress/damage and filtration biomarkers with subsequent AKI during hospitalization among patients presenting to the Emergency Department. Clin J Am SocNephrol. 2016;11(6):938-46.
34. Marino R, Struck J, Hartmann O, Maisel AS, Rehfeldt M, Magrini L, et al. Diagnostic and short term prognostic utility of plasma pro-enkephalin (pro-Enk) for acute kidney injury in patients admitted with sepsis in the emergency department. J Nephrol. 2015;28(6):717-24.
35. Medeiros P, Nga HS, Menezes P, Bridi R, Balbi A, Ponce D. Acute kidney injury in septic patients admitted to emergency clinical room: risk factors and outcome. Clin Exp Nephrol. 2015;19(5):859-66.
36. Martensson J, Bellomo R. Pathophysiology of septic acute kidney injury. ContribNephrol. 2016;187:36-46.
37. Ronco C, Cicoira M, McCullough PA. Cardiorenal syndrome type: pathophysiological crosstalk leading to combined heart and kidney dysfunction in the setting of acutely decompensated heart failure. J Am CollCardiol.2012;60(12):1031-42.
38. Mehta RL, Rabb H, Shaw AD, Singbartl K, Ronco C, McCullough PA, et al.Cardiorenal syndrome type 5: clinical presentation, pathophysiology and management strategies from the eleventh consensus conference of the Acute Dialysis Quality Initiative (ADQI). Contrib Nephrol. 2013;182:174-94.
39. McCullough PA, Kellum JA, Mehta RL, Murray PT, Ronco C. Diagnosis of acute kidney injury using functional and injury biomarkers: workgroup statements from the Tenth Acute Dialysis Quality Initiative Consensus Conference. Contrib Nephrol. 2013;182:13-29.
40. Ronco C, Haapio M, House AA, Anavekar N, Bellomo R. Cardiorenalsyndrome. J Am Coll Cardiol. 2008;52(19):1527-39.
41. Shrestha K, Tang WH. Cardiorenal syndrome: diagnosis, treatment, and clinical outcomes. Curr Heart Fail Rep.2010;7(4):167-74.
42. Vanommeslaeghe F, De Mulder E, Van de Bruaene C, Van de Bruaene L, Lameire N, Van Biesen W. Selecting a strategy for prevention of contrast-induced nephropathy in clinical practice: an evaluation of different clinical practice guidelines using the AGREE tool. Nephrol Dial Transplant. 2015;30(8):1300-6.
43. Mehran R, Aymong ED, Nikolsky E, Lasic Z, Iakovou I, Fahy M, et al. A simple risk score for prediction of contrast-induced nephropathy after percutaneous coronary intervention: development and initial validation. J Am Coll Cardiol. 2004;44(7):1393-9.
44. Lane R, Phillips M. Rhabdomyolysis. BMJ. 2003;327(7407):115-6.
45. Hashemi B, Safari S, Hosseini M, Yousefifard, Erfani E, Baratloo A, et al. A systematic review of Iranian experiences in seismo-nephrology. Arch Trauma Res.2016;5(2):e28796.
46. Schor N. Acute renal failure and the sepsis syndrome. Kidney Int. 2002;61(2):764-76.
47. Schor N, Ichikawa I, Brenner B. Mechanism of action of various hormones and vasoactives substances in glomerular ultrafiltration in the rat. Kidney Int. 1981;20:442-51.
48. Matejovic M, Ince C, Chawla LS, Blantz R, Molitoris BA, Rosner MH, et al.; ADQI XIII Work Group. Renal hemodynamics in AKI: in search of new treatment targets. J Am Soc Nephrol. 2016;27(1):49-58.
49. MolitorisBA.Actin cytoskeleton in ischemic acute renal failure. Kidney Int. 2004;66(2):871-83.
50. Agarwal A, Dong Z, Harris R, Murray P, Parikh SM, Rosner MH, et al.; Acute Dialysis Quality Initiative XIII Working Group. Cellular and molecular mechanisms of AKI. J Am SocNephrol. 2016;27(5):1288-99.
51. Bonventre JV, Basile D, Liu KD, McKay D, Molitoris BA, Nath KA, et al.; Kidney Research National Dialogue (KRND).AKI: a path forward. Clin J Am Soc Nephrol. 2013;8(9):1606-8.
52. Meola M, Nalesso F, Petrucci I, Samoni S, Ronco C. Pathophysiology and clinical work-up of acute kidney injury. Contrib Nephrol. 2016;188:1-10.
53. Humphreys BD, Cantaluppi V, Portilla D, Singbartl K, Yang L, Rosner MH, et al.; Acute Dialysis Quality Initiative (ADQI) XIII Work Group. Targeting Endogenous Repair Pathways after AKI.J Am Soc Nephrol. 2016;27(4):990-8.
54. Zuk A, Bonventre JV. Acute kidney injury. Annu Rev Med. 2016;67:293-307.
55. Ferenbach DA, Bonventre JV. Acute kidney injury and chronic kidney disease: from the laboratory to the clinic. Nephrol Ther. 2016;12 Suppl 1:S41-8.
56. Vieira Neto OM, Moysés Neto M. Fluid and electrolyte disorders. Medicina (Ribeirão Preto). 2003;36:325-37.
57. Berend K, Vries APJ, Gans ROB. Physiological approach to assessment of acid-base disturbances. N Engl J Med. 2014;371:15.
58. Weyker PD, Pérez XL, Liu KD. Management of acute kidney injury and acid-base balance in the septic patient.Clin Chest Med. 2016;37:277-88.
59. Tepel M, van der Giet M, Schwarzfeld C, Laufer U, Liermann D, Zidek W. Prevention of radiographic contrast agent induced reductions in renal function by acetylcysteine. N Engl J Med. 2000;20;343(3):180-4.
60. ACT Investigators. Acetylcysteine for prevention of renal outcomes in patients undergoing coronary and peripheral vascular angiography: main results from the randomized Acetylcysteine for Contrast-induced nephropathy Trial (ACT). Circulation. 2011;124(11):1250-9.
61. Nigwekar SU, Navaneethan SD, Parikh CR, Hix JK. Atrial natriuretic peptide for management of acute kidney injury: a systematic review and meta-analysis. Clin J Am SocNephrol. 2009;4(2):261-72.
62. Kellum JA, Chawla LS, Keener C, Singbartl K, Palevsky PM, Pike FL, et al.; Process and Progress-AKI Investigators. The effects of alternative resuscitation strategies on acute kidney injury in patients with septic shock. Am J Respir Crit Care Med. 2016;193(3):281-7.
63. Mouncey PR, Osborn TM, Power GS, Harrison DA, Sadique MZ, Grieve RD, et al.; ProMISe Trial Investigators. Trial of early, goal-directed resuscitation for septic shock. N Engl J Med. 2015;372(14):1301-11.
64. Asfar P, Meziani F, Hamel JF, Grelon F, Megarbane B, Anguel N, et al. High versus low blood-pressure target in patients with septic shock. N Engl J Med. 2014;370:1583-93.
65. Hoste EA, Maitland K, Brudney CS, Mehta R, Vincent JL, Yates D, et al.; ADQI XII Investigators Group. Four phases of intravenous fluid therapy: a conceptual model.Br J Anaesth. 2014;113(5):740-7.
66. Honore PM, Jacobs R, Hendrickx I, Bagshaw SM, Joannes-Boyau O, Boer W, et al. Prevention and treatment of sepsis-induced acute kidney injury: an update. Ann Intensive Care. 2015;5:51.
67. Roch A, Guervilly C, Papazian L. Fluid management in acute lung injury and ards. Ann Intensive Care. 2011;1:16.

68. Joannidis M, Forni LG. Effect of a buffered crystalloid solution vs saline on decision. Nat Rev Nephrol. 2016;12(1):6-8.
69. Yau YW, Kuan WS. Choice of crystalloids in sepsis: a conundrum waiting to be solved. Ann Transl Med. 2016;4(6):121.
70. Finfer S, Bellomo R, Boyce N, French J, Myburgh J, Norton R; SAFE Study Investigators. A comparison of albumin and saline for fluid resuscitation in the intensive care unit. N Engl J Med. 2004;350:2247-56.
71. Caironi P, Tognoni G, Masson S, Fumagalli R, Pesenti A, Romero M, et al.; ALBIOS Study Investigators. Albumin replacement in patients with severe sepsis or septic shock. N Engl J Med. 2014;370(15):1412-21.
72. Myburgh JA, Finfer S, Bellomo R, Billot L, Cass A, Gattas D, et al.; CHEST Investigators; Australian and New Zealand Intensive Care Society Clinical Trials Group.Hydroxyethyl starch or saline for fluid resuscitation in intensive care. N Engl J Med. 2012;367(20):1901-11.
73. Saito S, Uchino S, Takinami M, Uezono S, Bellomo R. Postoperative blood pressure deficit and acute kidney injury progression in vasopressor-dependent cardiovascular surgery patients. Crit Care. 2016;20:74.
74. Badin J, Boulain T, Ehrmann S, Skarzynski M, Bretagnol A, Buret J, et al. Relation between mean arterial pressure and renal function in the early phase of shock: a prospective, explorative cohort study. Crit Care. 2011;15:R135.
75. Grams ME, Estrella MM, Coresh J, Brower RG, Liu KD; National Heart, Lung, and Blood Institute Acute Respiratory Distress Syndrome Network.Fluid balance, diuretic use, and mortality in acute kidney injury. Clin J Am Soc Nephrol. 2011;6(5):966-73.
76. Liamis G, Filippatos TD, Elisaf MS. Evaluation and treatment of hypernatremia: a practical guide for physicians. Postgrad Med. 2016;128(3):299-306.
77. Davies SW, Leonard KL, Falls RK Jr, Mageau RP, Efird JT, Hollowell JP, et al. Lung protective ventilation (ARDSNet) versus airway pressure release ventilation: ventilatory management in a combined model of acute lung and brain injury. J Trauma Acute Care Surg.2015;78(2):240-9.
78. Pannu N, Wiebe N, Tonelli M. Prophylaxis strategies for contrast-induced nephropathy. JAMA.2006;295:2765-79.
79. Trivedi H, Daram S, Szabo A, Bartorelli AL, Marenzi G. High-dose N-acetylcysteine for the prevention of contrast-induced nephropathy. Am J Med.2009;122(9):874.e9-15.
80. Jois P, Mebazaa A. Cardio-renal syndrome type 2: epidemiology, pathophysiology, and treatment. Sem Nephrol. 2012;32(1):26-30.
81. Testani JM, Kheraav, ST John Suttn MG, Keane MG, Wiergers SE, Shannon RP, et al. The Effect of right ventricular function and venous congestion on cardiorenal interactions during the treatment of decompensated heart failure. Am J Cardiol. 2010;105(4):511-6.
82. Testani JM, Cappola TP, Bresinger CM, Shannon RP, Kimmel SE. Interaction between loop diuretic-associated mortality and blood urea nitrogen concentration in chronic heart failure. J Am Coll Cardiol. 2011;58(4):375-82.

42

URGÊNCIAS E EMERGÊNCIAS NO DOENTE RENAL CRÔNICO

Adriano Luiz Ammirati
Cassio Jose Rodrigues

Introdução

A doença renal crônica (DRC) constitui hoje um dos principais problemas de saúde pública, dada a sua alta prevalência e sua tendência de evolução para estágios finais da disfunção renal, com necessidade de terapia renal substitutiva. Pela importância do rim para a manutenção da homeostase corporal, da volemia, do controle eletrolítico e da eliminação de substâncias exógenas, o indivíduo portador de DRC é altamente suscetível a enfrentar situações graves. Neste capítulo abordaremos as urgências e emergências no doente renal crônico em tratamento conservador e naquele em terapia renal substitutiva.

Epidemiologia

Como já foi dito anteriormente, a DRC é um importante problema de saúde pública. Na população adulta dos EUA, a prevalência de DRC é estimada em 13%, com aumento significativo nos últimos anos[1]. Dados recentes da literatura revelam que a prevalência de DRC corresponde a 8% a 16% da população mundial[2]. Assim, no Brasil, estima-se que 16 a 32 milhões de indivíduos apresentem essa moléstia. Essa tendência de aumento tem sido atribuída ao envelhecimento da população, em conjunto com taxas crescentes de *diabetes mellitus*, hipertensão e obesidade[2]. Além da alta prevalência, a DRC determina nos pacientes acometidos um risco maior de complicações e mortalidade, especialmente cardiovascular[3]. Vale destacar que a presença de DRC pode afetar o prognóstico de pacientes internados em setores de emergência ou de terapia intensiva[4].

Fisiopatologia da doença renal crônica

A DRC se inicia e se caracteriza pela ocorrência de um dano irreversível com perda de alguns glomérulos e prejuízo das funções tubulares. As principais patologias responsáveis por esse dano são a hipertensão arterial, *diabetes mellitus*, glomerulopatias, rejeição crônica do enxerto renal, doença renal policística, doenças autoimunes, infecções sistêmicas, infecções urinárias de repetição, uropatias obstrutivas e neoplasias[5].

Diagnóstico diferencial – Avaliação inicial na sala de emergência

Por definição, é portador de DRC qualquer adulto com idade maior ou igual a 18 anos que, por um período maior ou igual a três meses, apresentar taxa de filtração glomerular (TFG) menor que 60 mL/minuto/1,73 m^2 ou TFG maior que 60 mL/minuto/1,73 m^2, acompanhados de alguma evidência de lesão da estrutura renal. São indicadores de lesão renal a presença de albuminúria, alterações em exames de imagem renal, alterações histológicas à biópsia renal e transplante renal prévio[6].

O diagnóstico preciso de DRC na sala de emergência muitas vezes não é feito devido à definição complicada dessa patologia, além da necessidade de monitorar a função renal durante um período prolongado. No entanto, é útil para o médico de emergência compreender o que significa quando um paciente tem disfunção renal preexistente, bem como estar atento para a suspeita da presença de DRC não diagnosticada em um paciente com os sinais e sintomas apropriados. Claramente, o principal diagnóstico diferencial é a insuficiência renal aguda, e os principais sinais que sugerem um quadro crônico e não agudo são: perda de função renal lenta e progressiva; sinais e sintomas de uremia avançada como anemia, hiperfosfatemia e hiperparatireoidismo; antecedentes de hipertensão arterial, diabetes ou doenças vasculares; ultrassonografia mostrando rins contraídos (exceção é a nefropatia diabética) ou hiperecogênicos e presença de albuminúria persistente[6]. Portanto, a determinação da DRC requer tanto a avaliação da TFG como de marcadores de dano renal, geralmente com base na medição da creatinina sérica e da albumina urinária. Os pacientes sem TFG reduzida e sem marcadores de danos renais podem ser descritos como não tendo DRC.

Para ajudar nessa diferenciação diagnóstica. vale ressaltar que a creatinina sérica não deve ser utilizada como fonte isolada para avaliar a função renal pelas variações com idade e massa muscular. Uma alternativa seria a dosagem da cistatina C, já que sua concentração é menos influenciada pela massa muscular e dieta do que a creatinina, mas com limitação do custo mais elevado e de ser menos difundida. De forma consensual, como já foi dito, para o melhor diagnóstico da DRC, é necessária a avaliação da TFG. Para a avaliação da TFG, é recomendado medir a creatinina sérica e calcular a TFG estimada utilizando a *Chronic Kidney Disease Epidemiology Collaboration (CKD-EPI) equation 2009*. Para os pacientes não compensados, com massa muscular anormal ou extremos de ingestão de proteína, é recomendada a realização de medidas de *clearance* urinários ou a dosagem da cistatina C. Outro ponto importante é a avaliação da albuminúria por meio da mensuração da albumina e a creatinina urinária numa amostra de urina isolada, calculando-se a relação albumina-creatinina (valor de referência de 30 mg/g). Para os pacientes instáveis, com massa muscular anormal, extremos de ingestão de proteínas, infecções do trato urinário e referência de exercício intenso, é recomendada a dosagem de albuminúria na urina de 24 horas[7].

Quadro clínico

Os sinais e sintomas da DRC estão relacionados ao desequilíbrio hidroeletrolítico e acidobásico (hipercalemia, acidose), às variações do volume extracelular (edema, hipertensão arterial, insuficiência cardíaca), à redução da produção hormonal de eritropoetina (anemia) e vitamina D (hipocalcemia), à produção hormonal excessiva (sistema renina-angiotensina-aldosterona, paratormônio com hipertensão arterial e doença óssea) e à retenção de solutos tóxicos oriundos do metabolismo de proteínas e gorduras (queda da filtração glomerular com sintomas gastrointestinais, neurológicos e hematológicos). Mesmo com a perda inicial das funções glomerulares e/ou tubulares, o indivíduo só apresenta sintomas em fases mais avançadas da doença. Isso ocorre porque o rim é capaz de manter a estabilidade de suas funções principais graças aos seguintes fatores: reserva funcional, multiplicação do trabalho dos néfrons remanescentes, alteração na dinâmica renal e adaptação tubular. Os principais sinais e sintomas da DRC são (Tabela 42.1):

Tabela 42.1. Principais sinais e sintomas da DRC

Neurológicos	Irritabilidade, tremores, sonolência, soluço, câimbra, fraqueza muscular, parestesias, coma
Gastrointestinais	Náusea, vômito, gastrite, anorexia, hemorragia, diarreia, hálito urêmico
Cardiovascular	Hipertensão arterial, dispneia, edema agudo de pulmão, pericardite, tamponamento cardíaco
Dermatológicos	Prurido, equimose, pele seca, palidez, calcificações distróficas
Metabólicos	Perda de peso, acidose metabólica, hiperuricemia, hipercalemia
Endócrinas	Diminuição da libido, amenorreia/menorragia, impotência, galactorreia
Hematológicos	Anemia, sangramentos
Renais	Noctúria, oligúria

Doença renal crônica na sala de emergência – Condutas

Vale a pena destacar algumas situações clinicas em ambiente de emergência que são influenciadas pela presença da DRC. Dividiremos essa discussão em dois grupos de pacientes: aqueles com DRC em tratamento conservador ou na fase pré-dialítica e aqueles submetidos a hemodiálise ou diálise peritoneal.

Pacientes com DRC em tratamento conservador

Nos pacientes em tratamento conservador, algumas situações são muito importantes no contexto da emergência, tais como: hipercalemia, manejo da volemia, cetoacidose, drogas nefrotóxicas, síndrome coronariana aguda (SCA) e marcadores cardíacos, indicação de terapia renal substitutiva.

Hipercalemia

A hipercalemia é uma desordem eletrolítica comum em pacientes com DRC[8]. Vários estudos estabeleceram a associação entre hipercalemia e mortalidade. De fato, em uma análise retrospectiva de cerca de 245.000 pacientes internados, o risco de óbito nos pacientes com potássio sérico maior ou igual a 6 mEq/L foi maior que naqueles com potássio sérico menor que 5,5 mEq/L[9].

Sabemos que a presença de potássio alto pode desestabilizar a condução miocárdica, mas o nível de potássio sérico específico e o padrão cinético relacionado que predispõem os pacientes a arritmias são incertos. No entanto, o monitoramento cardíaco sempre deve ser realizado em pacientes com altos níveis de potássio sérico (ou seja, maior que 6 mEq/L). Pacientes com DRC podem ter menor probabilidade de apresentar alterações eletrocardiográficas secundárias a hipercalemia, pois provavelmente esses pacientes podem desenvolver algum grau de tolerância à hipercalemia[10]. A abordagem geral da hipercalemia está descrita em outro capítulo deste livro, mas vale destacar que pacientes com DRC em fase mais avançada podem apresentar menor resposta ao uso de diuréticos espoliadores de potássio, além de alta prevalência de acidose metabólica.

Cetoacidose diabética e uso de metformina

A cetoacidose diabética (CAD) é uma emergência médica comum, e a fisiopatologia dessa situação clínica em pacientes com DRC difere significativamente da de pacientes com função renal preservada. De fato, as diretrizes estabelecidas para o manejo da CAD reconhecem a importância, para a maioria dos pacientes, da ressuscitação volêmica e da suplementação de potássio, o que pode não ser seguro nos pacientes com DRC em fase avançada. Além disso, a hiperglicemia, em pacientes com disfunção renal, pode, paradoxalmente, levar à expansão do volume extracelular devido ao aumento da sede e da ingestão de água secundário ao aumento da tonicidade sérica e ao deslocamento osmótico do líquido do compartimento intracelular para o extracelular. Dados da literatura mostram que o tratamento com insulina por si só pode ser útil na resolução da expansão de fluido extracelular em pacientes em DRC avançada e hiperglicemia grave. Do mesmo modo, embora a suplementação de potássio (para prevenir a hipocalemia grave) seja geralmente vital no tratamento da CAD em doentes com função renal preservada, essa estratégia, em pacientes com disfunção renal, deve ser mais cautelosa[11].

A metformina, um hipoglicemiante oral muito utilizado como terapia de primeira linha no *diabetes melittus*, é excretada pelo rim, podendo, consequentemente, acumular-se durante uma lesão renal aguda ou crônica. Essa situação pode levar à acidose láctica de ânion *gap* elevado, um efeito adverso metabólico raro, mas severo (43 casos/100.000 doentes/anos)[12]. Para os pacientes com DRC, o uso de metformina tem que ser acompanhado de controle metabólico e laboratorial mais rigoroso, e a dose da medicação deve ser reduzida em 50% em pacientes com TFG menor que 45 mL/min/1,73 m^2 e deve ser suspensa naqueles com TFG menor que 30 mL/min/1,73 m^2.[13]

Uso de drogas nefrotóxicas

A exposição aos medicamentos nefrotóxicos pode iniciar uma lesão renal aguda e/ou potencialmente iniciar ou exacerbar a DRC. A nefrotoxicidade varia de acordo com o agente e pode ocorrer após uma dose isolada, ser dose-dependente e/ou ter efeitos de dose cumulativa ao longo do tempo. O uso de drogas nefrotóxicas está associado a vários mecanismos patogênicos como, por exemplo, alteração da hemodinâmica glomerular, lesão de células tubulares, resposta inflamatória, nefropatia por cristais, rabdomiólise e microangiopatia trombótica[14].

Os indivíduos com DRC, os idosos ou aqueles com doenças crônicas como diabetes, hipertensão, doenças cardiovasculares, insuficiência cardíaca e sepse estão em maior risco de nefrotoxicidade. De fato, a presença de DRC aumenta o risco de lesão renal aguda em 10 vezes em comparação com aqueles indivíduos com função renal normal após a exposição a um agente nefrotóxico[15].

Em um estudo recente utilizando informações de um banco de dados americano, foi observado que, entre 2006 e 2012, quase 72% dos indivíduos com DRC receberam medicação nefrotóxica, representando 10,5 milhões americanos. Além disso, esses pacientes utilizaram mais os serviços de saúde como visitas a emergência e hospitalização e as despesas de saúde totais foram quase 30% superiores quando comparados ao grupo de não exposição a medicações nefrotóxicas[16].

Síndrome coronariana aguda, marcadores cardíacos e doença renal crônica

O diagnóstico da SCA pode ser particularmente desafiador em pacientes com DRC, já que a alta prevalência de níveis persistentemente elevados de troponina nesses pacientes pode reduzir a especificidade desse marcador para o diagnóstico de isquemia miocárdica. Os níveis mais elevados de troponina em pacientes com DRC podem ser explicados pela presença de lesão cardíaca associada à doença estrutural crônica (como doença arterial coronariana ou insuficiência cardíaca), em vez de isquemia aguda, especialmente quando os níveis não se alteram rapidamente ao longo do tempo e pela depuração renal reduzida, embora essa questão seja controversa[17]. Assim, o diagnóstico de SCA em pacientes com DRC e níveis elevados de troponina representa um dilema para o clínico e muitas vezes requer uma avaliação extensa para um diagnóstico preciso. Recomenda-se alteração do nível de troponina superior a 20% nas dosagens seriadas para o diagnóstico de infarto agudo do miocárdio (IAM) nos doentes com disfunção renal crônica e suspeita de SCA[17]. O uso de ensaios para troponinas cardíacas de alta sensibilidade na população de DRC, embora associado a valores mais persistentemente elevados, parece ser capaz de acelerar o tempo até o diagnóstico, como ocorre com pacientes com função renal normal. Como conclusão, vale ressaltar que o julgamento clínico continua a ser um componente crítico para o diagnóstico de IAM entre os pacientes com DRC, já que, embora a utilização de uma mudança dinâmica nos valores de troponina melhore a especificidade diagnóstica, a dependência exclusiva de tal alteração poderia estar associada com a perda de até 12% nos diagnósticos de infartos sem supra de ST nesses pacientes[18].

Semelhante aos pacientes com função renal normal, níveis mais elevados de troponinas nos pacientes com DRC são preditivos de pior prognóstico em comparação com níveis mais baixos[19].

Hipervolemia

A hipervolemia tem sido associada de forma independente com disfunção cardíaca em pacientes com DRC, e o seu manejo eficaz é fundamental para evitar o agravamento da patologia cardíaca já estabelecida. De fato, em um estudo avaliando 478 pacientes nos estágios 4 e 5 da DRC, a hipervolemia foi um fator de risco independente para desfecho combinado de mortalidade geral ou cardiovascular[20]. Na avaliação da mesma população, a hipervolemia também foi associada com declínio mais rápido da função renal e com início mais precoce de diálise[21].

A avaliação clínica da hipervolemia é relativamente difícil e os diuréticos são prescritos principalmente em situações clínicas com base na presença de pressão arterial elevada e sinais físicos de edema. Embora o edema possa estimar o excesso de volume extravascular, seu valor é limitado na avaliação do excesso de volume intravascular, já que vários litros de água devem ser retidos antes que os sinais físicos de edema se tornem visíveis. Outras técnicas para avaliar a volemia estão sendo testadas, apresentando algumas limitações. Esses métodos incluem: a avaliação por ultrassom do diâmetro da veia cava inferior, que pode apresentar variabilidade interoperacional e intraoperacional; biomarcadores, tais como o peptídeo natriurético cerebral (BNP) e o peptídeo natriurético cerebral N-terminal (NT-pro BNP), que podem refletir alterações no estado dos fluidos, embora sejam influenciados pela presença de doença cardiovascular estabelecida. Recentemente, também tem sido avaliado o uso da espectroscopia de bioimpedância, isto é, a monitorização de composição corporal (BCM) para avaliação do estado de fluido em doentes com DRC, sendo demonstrada associação entre sobrecarga de fluidos e declínio da função renal[22].

Classicamente, focando o tratamento da hipervolemia e controle pressórico, várias diretrizes sugerem o uso de diuréticos de alça para pacientes com TFG menor que 30 mL/min/1,73 m^2) e de diuréticos tiazídicos para aqueles com

TFG maior que 30 mL/min/1,73 m²)[23]. Entretanto, essa estratégia apresenta alguns pontos de controvérsia, já que, além de seus efeitos benéficos, esses agentes também podem diminuir a TFG e causar distúrbios metabólicos, que, por sua vez, aumentam o risco de eventos cardiovasculares. Infelizmente, não existem ensaios clínicos randomizados que demonstrem benefícios clínicos ou malefícios da terapia com diuréticos em doentes com DRC. Em um estudo recente envolvendo 312 pacientes com DRC, sendo 43% hipovolêmicos, foi observado que o uso de diuréticos foi associado com queda mais acentuada da TFG e maior necessidade de terapia renal substitutiva[24]. Portanto, o uso de diurético em pacientes com DRC e hipervolemia deve ser realizado com cautela, mantendo em vista benefício *versus* dano para cada paciente.

Indicação de diálise

Outro ponto importante no manejo de pacientes com DRC na emergência é a indicação de terapia renal substitutiva. As indicações absolutas para iniciar a diálise incluem pericardite urêmica ou pleurite e encefalopatia urêmica progressiva. Outros sinais e sintomas comuns que fornecem indicação para o início de diálise incluem declínio do estado nutricional, sobrecarga de volume persistente ou difícil de tratar, fadiga e mal-estar, comprometimento cognitivo leve e anormalidades laboratoriais refratárias, incluindo acidose, hipercalemia e hiperfosfatemia.

De forma geral os pacientes assintomáticos com TFG de 5 a 15 mL/min/1,73 m² não têm indicação de diálise, mas devem ser seguidos de perto, visando detectar o surgimento de sinais e sintomas relacionados com a disfunção renal. Os pacientes com TFG menor ou igual a 5 mL/min/1,73 m² devem iniciar diálise independentemente da presença ou não de sintomas ou sinais.

Pacientes com doença renal crônica em diálise

Desenvolvidas como substituição para as diversas funções dos rins, as técnicas dialíticas são capazes de normalizar o balanço hídrico, corrigir distúrbios eletrolíticos e outras anormalidades de solutos, além de remover toxinas urêmicas e drogas da circulação. Em menor grau, permitem reverter a sintomatologia urêmica e controlar a hipertensão, a anemia e a osteodistrofia características de portadores de doença renal avançada.

De maneira geral, o tratamento dialítico na DRC deve ser iniciado quando o benefício de impedir sinais e sintomas urêmicos é maior que o risco associado ao procedimento e seu efeito sobre a qualidade de vida do paciente.

As modalidades dialíticas na DRC incluem a hemodiálise e a diálise peritoneal, incluindo a diálise peritoneal ambulatorial crônica (CAPD) e a diálise peritoneal automatizada (APD). Recentemente, técnicas de hemofiltração têm sido estabelecidas como métodos alternativos à hemodiálise. A escolha do método dialítico se baseia em diversos fatores, como disponibilidade e conveniência, fatores socioeconômicos e inerentes à estrutura domiciliar do paciente, capacidade de tolerância à sobrecarga volêmica, quadro clínico e presença de comorbidades. Atualmente, não existem evidências de que haja diferença em termos de sobrevida ao se compararem ambos os métodos, e a escolha deve ser individualizada. Entretanto, há pior evolução clínica em pacientes que iniciam o tratamento dialítico em situações de emergência.

Apesar dos avanços determinados pela evolução das técnicas de substituição renal, pacientes sob tratamento dialítico ainda mantêm expectativa de vida reduzida ao serem comparados com a população geral[25]. Adicionalmente, existe risco aumentado de apresentarem diversas situações mórbidas associadas, que incluem *diabetes mellitus*, hipertensão arterial, eventos cardiovasculares, infecções, alterações hidroeletrolíticas e metabólicas e distúrbios nutricionais, osteodistróficos, neurológicos e psiquiátricos. Grande quantidade de alterações pode ser causada pela perda da função renal, muitas das quais podem determinar condutas emergenciais. Dentre elas, destacando-se a sobrecarga volêmica, hipercalemia, acidose metabólica, hiperfosfatemia e anormalidades relacionadas a disfunções sistêmicas e hormonais, como anorexia, náuseas, vômitos, fadiga, hipertensão, anemia, desnutrição e doença óssea. Além das alterações intimamente associadas à disfunção renal, pacientes em programa dialítico crônico também apresentam maior suscetibilidade a complicações sistêmicas, como eventos cardiovasculares agudos e quadros infecciosos variados. Os próprios métodos substitutivos renais também podem favorecer a ocorrência de eventos graves, como a embolia gasosa ou infecções associadas ao acesso vascular relacionados à hemodiálise ou peritonites como complicações da diálise peritoneal.

As situações emergenciais mais relevantes em portadores de DRC em diálise serão abordadas a seguir.

Síndrome coronariana aguda

Quase metade dos óbitos em indivíduos com DRC avançada tem causa cardiovascular e 20% são devidos à doença arterial coronariana[26].

Os pacientes em programa dialítico apresentam elevado risco de diversos sintomas associados à insuficiência coronariana (IC), incluindo episódios de angina associada à remoção de volume e hipotensão intradialítica, arritmias, IAM e morte súbita.

Embora pacientes dialíticos com IC aguda geralmente apresentem os mesmos sintomas encontrados na população geral, manifestações atípicas como dispneia isolada, síncope e palpitações são mais frequentes em portadores de DRC avançada, o que contribui para maior dificuldade diagnóstica. Também de maneira semelhante à população geral, o diagnóstico de IAM baseia-se na sintomatologia, alterações de eletrocardiograma (ECG) e biomarcadores cardíacos. Contribui para maior dificuldade para definir o diagnóstico o fato de apresentarem menos comumente alterações de segmento ST e exibirem alta prevalência de alterações basais do ECG e elevações de biomarcadores cardíacos não relacionados à doença coronariana[27].

Com relação ao tratamento, não há contraindicações para o uso de aspirina, betabloqueadores, inibidores da enzima conversora de angiotensina II, bloqueadores do receptor da angiotensina II e nitroglicerina, sempre se levando em conta a necessidade de eventual ajuste de doses[28]. Com relação aos inibidores da glicoproteína IIb/IIIa, alguns estudos relataram maior risco de eventos adversos, particularmente sangramentos, em pacientes renais crônicos dialíticos, embora não haja consenso[29]. Mesmo considerando sua potencial toxicidade, o abciximabe pode ser usado, sem necessidade de ajuste de dose, a qual é necessária em relação à tirofibana. A utilização da eptifibatida está contraindicada[30].

Em pacientes em hemodiálise, a primeira sessão após o evento coronariano agudo deverá ser adiada ao máximo, desde que não haja alguma indicação emergencial, com cuidados redobrados para evitar episódios de hipotensão arterial[31].

Variações agudas da pressão arterial

A hipotensão arterial sintomática durante ou logo após a hemodiálise é comum, podendo estar presente em mais de 50% das sessões em alguns pacientes. Pode ocorrer sem que haja uma causa definida ou estar associada a grande quantidade de fatores, que incluem principalmente remoção excessiva de volume durante a diálise, efeito de drogas hipotensoras, cardiopatia, infecções, embolia, hemorragia, hemólise e reações à membrana de hemodiálise, sendo importante reconhecer essas condições[32].

A conduta a ser tomada inclui interromper a remoção de volume quando ocorrer durante a sessão de hemodiálise, deixar o paciente em posição de Trendelenburg e realizar reposição volêmica cuidadosa (geralmente 500 mL de solução salina na maioria dos casos são suficientes), oxigenoterapia, avaliação cuidadosa considerando principalmente as possibilidades de cardiopatia aguda, tamponamento pericárdico e infecção ou sangramento

A hipertensão arterial é extremamente frequente em indivíduos sob tratamento dialítico crônico, podendo chegar a mais de 80% em alguns relatos. É mais comum durante os primeiros meses de diálise e está intimamente relacionada à sobrecarga volêmica[33]. Drogas simpaticolíticas, inibidores do sistema renina-angiotensina, bloqueadores de cálcio e vasodilatadores são as melhores escolhas no tratamento.

Pericardite

Pacientes com DRC em diálise podem desenvolver quadros de pericardite, resultante do acúmulo de toxinas urêmicas, sobrecarga volêmica[34] ou em decorrência de alguma doença sistêmica. Embora possam demonstrar sinais clássicos de tamponamento pericárdico comuns à população geral, o diagnóstico em pacientes renais crônicos pode se mostrar mais difícil. Dados clínicos como dor torácica e atrito pericárdico podem estar ausentes, e a disfunção autonômica comum na DRC pode impedir o aumento da frequência cardíaca.

Casos de pericardite sem evidências de tamponamento são tratados com instituição ou intensificação do suporte dialítico. Quando há efusão pericárdica com colapso diastólico ou quando se desenvolvem rapidamente, há indicação para pericardiotomia ou pericardiectomia[35].

Complicações agudas da hemodiálise

A hemodiálise pode determinar o surgimento de grande variedade de eventos clínicos que podem levar o paciente à unidade de emergência[36].

Cefaleia, náuseas e vômitos são frequentes durante e após as sessões de hemodiálise. Embora o mecanismo fisiopatológico básico desses sintomas não esteja plenamente estabelecido, fatores como uma remoção de solutos, hipotensão arterial, distúrbios metabólicos, utilização de medicações e síndrome de desequilíbrio da diálise podem estar envolvidos e devem ser considerados durante a avaliação e o tratamento desses pacientes. Dores torácicas podem surgir em decorrência de hipotensão arterial ou síndrome de desequilíbrio ou ser causadas por um evento coronariano agudo.

Embora a ocorrência de dispneia seja mais comum no período que antecede a hemodiálise, em virtude de hipervolemia, é uma queixa também frequente durante e após o procedimento. Entre os fatores mais prováveis, devem ser considerados a SCA, episódios de bacteremia, pericardite aguda e reações ao dialisador ou a medicamentos.

A ocorrência de dor e sensação de opressão torácica, dispneia e dor lombar em mais de um paciente em hemodiálise sugere a ocorrência de hemólise, que pode levar o paciente a óbito, principalmente por hipercalemia e anemia severas, as quais devem ser diagnosticadas e corrigidas imediatamente.

Tanto a rápida remoção de volume e de eletrólitos durante a sessão de hemodiálise quanto a presença de alguma cardiopatia de base favorecem que haja incidência aumentada de arritmias e mesmo de morte súbita durante e após o procedimento dialítico. Embora o tratamento das arritmias associadas à hemodiálise não apresente diferenças em relação à população geral, particular atenção deve ser dada à eventual necessidade de corrigir alterações eletrolíticas, principalmente a hipocalemia.

Outra entidade clínica associada às sessões de hemodiálise é a chamada síndrome de desequilíbrio da diálise, uma situação cada vez mais rara, caracterizada pelo aparecimento de sintomas neurológicos durante ou após a hemodiálise, particularmente na primeira sessão de tratamento[37]. Está associada ao desenvolvimento de edema cerebral, sendo proposto que ocorra devido à rápida remoção de solutos pelo procedimento dialítico, com consequente redução de osmolalidade plasmática, o que favorece o movimento de água em direção às células. O quadro clínico é representado por alterações neurológicas que aparecem durante ou logo após um procedimento dialítico, geralmente após a primeira sessão ou em pacientes com altos níveis de toxinas urêmicas. Não há testes diagnósticos, de forma que é um diagnóstico de exclusão. Também não existe tratamento específico, sendo baseado em medidas de suporte clínico. A maioria dos casos tende à melhora dentro de 24 horas.

Uma complicação grave, potencialmente fatal, embora rara, que pode ocorrer em pacientes submetidos a hemodiálise é a embolia gasosa. Os sintomas dependem basicamente da posição do paciente quando o evento ocorre; no individuo sentado, o ar se dirige para o cérebro e ele tenderá a ter perda de consciência e convulsões; no paciente em posição reclinada, o ar irá em direção ao coração e pulmões, causando tosse, dor torácica e dispneia. A hemodiálise deverá ser interrompida imediatamente e, a partir daí, o paciente deve ser mantido em decúbito lateral esquerdo, com o tórax e a cabeça inclinados para baixo, sob altos fluxos de oxigênio e, se necessário, ventilação mecânica e medidas para estabilização hemodinâmica. Pacientes com comprometimento cardiopulmonar ou hemodinâmico, deterioração neurológica ou evidências de lesões de órgãos-alvo são candidatos à câmara hiperbárica.

Infecções

Ao serem comparados com a população geral, pacientes com DRC em diálise apresentam risco elevado de diversos tipos de infecções bacterianas. Quadros relacionadas aos acessos são a principal causa de mortalidade por infecções, mas há elevado risco de outros tipos de acometimento, predominando infecções do trato urinário, pneumonia e sepse[38]. Além disso, a mortalidade secundária a sepse chega a ser trezentas vezes maior em pacientes dialíticos que na população geral. Embora as estratégias diagnósticas e terapêuticas não difiram substancialmente em relação à população geral, um alto índice de suspeita e um início mais precoce de tratamento devem sempre ser considerados, levando em conta o estado de imunossupressão associado à doença renal e eventualmente diabetes, caso presente.

Infecções respiratórias são comuns e muitas vezes de difícil diagnóstico, uma vez que há constantes modificações na quantidade de líquido pulmonar. Sinais clínicos sugestivos de infecção sistêmica e exames radiológicos podem auxiliar no diagnóstico diferencial. O tratamento sempre deve ser iniciado o mais precocemente possível.

De forma semelhante, o diagnóstico de infecções urinárias em pacientes anúricos pode ser bastante difícil, geralmente havendo apenas desconforto abdominal com ou sem febre. De maneira geral, não há diretrizes específicas para pacientes renais crônicos dialíticos, e tanto infecções do trato urinário baixas quanto pielonefrites agudas deverão ser tratadas conforme o quadro clínico e resultados microbiológicos.

Uma ressalva importante em relação ao tratamento de quadros infecciosos em pacientes renais crônicos dialíticos se refere à necessidade do adequado ajuste de doses de antibióticos.

Infecções associadas a acessos são complicações frequentes e potencialmente graves em pacientes renais crônicos tanto em hemodiálise quanto em diálise peritoneal.

Com relação à hemodiálise, cateteres venosos não tunelizados e, em menor grau, cateteres tunelizados de longa permanência aumentam consideravelmente o risco de infecções. Isso se torna particularmente importante ao considerarmos que a proporção de pacientes mantidos em hemodiálise crônica com cateteres de longa permanência vem aumentando em diversos países[39]. Episódios de bacteremia são pelo menos 10 vezes mais frequentes em indivíduos portando cateteres venosos do que naqueles dialisados por meio de fístulas arteriovenosas[40].

A maioria das bacteremias associadas aos cateteres de hemodiálise se deve a germes Gram-positivos, principalmente estafilococos, embora outros germes possam estar presentes, particularmente em imunossuprimidos. A manifestação clínica mais comum é a presença de febre, podendo estar acompanhada ou não de secreção no sítio de inserção do cateter. Manifestações clínicas indicando acometimento sistêmico ou sugestivas de complicações, como osteomielite, endocardite, artrite séptica ou abscessos, podem estar presentes.

Em razão da alta prevalência e gravidade, bacteremia associada ao cateter deve sempre ser considerada em indivíduos em hemodiálise por cateter, especialmente quando não houver manifestações sugestivas de outro foco. Hemoculturas devem ser colhidas tanto do cateter quanto do sangue periférico, e antibióticos de largo espectro, com cobertura tanto para Gram-positivos quanto Gram-negativos, devem ser iniciados imediatamente. A escolha do antibiótico será inicialmente empírica, até que possa ser norteada pelos resultados das hemoculturas: associações entre vancomicina e aminoglicosídeos ou cefalosporina de terceira geração são as mais utilizadas.

Embora não haja um consenso estabelecido com relação à conduta relativa ao cateter, há tendência a indicar a imediata remoção de cateteres tunelizados se há sepse severa, instabilidade hemodinâmica, evidência de complicação infecciosa a distancia, presença de secreção purulenta ou infecção do túnel de saída, se os sintomas persistem por mais de 48 horas ou se forem causados por germes de difícil resposta clínica, como fungos ou Pseudomonas[41]. No caso de remoção do cateter tunelizado, deverá ser implantado um cateter não tunelizado, que será utilizado de maneira transitória até que haja culturas negativas e total ausência de sinais de infecção. Condutas alternativas, como uso de antibiótico local ou troca do cateter através de um fio-guia, são condutas possíveis e úteis para a preservação do acesso vascular em casos menos graves. No caso de pacientes que apresentam bacteremias associadas a cateter não tunelizado, a remoção dele deverá ser imediata.

Peritonites

A diálise peritoneal está baseada na infusão e drenagem de líquido na cavidade peritoneal através de um cateter que conecta o meio externo à cavidade abdominal. Portanto, existe sempre a possibilidade de infecções bacterianas acometendo o orifício de saída, o túnel e/ou o peritônio.

A infecção do sítio de saída consiste na presença de drenagem purulenta, com ou sem eritema da pele na interface epidérmica do cateter. Infecções do túnel se apresentam com eritema, edema ou dor no trajeto do cateter, podendo ser imperceptíveis clinicamente. Geralmente ocorrem na presença de infecção do sítio de saída, mas raramente podem ocorrer de maneira isolada. Os patógenos mais comuns nas infecções associadas ao cateter de diálise peritoneal são *Staphylococcus aureus* e *Pseudomonas aeruginosa*. Como esses microrganismos frequentemente levam à peritonite, há indicação de antibioticoterapia oral. A terapia deve sempre cobrir *Staphylococcus aureus* e, se o paciente tiver histórico de infecção do sítio de saída por *Pseudomonas aeruginosa*, deve conter cobertura para essa bactéria também. Quando há progressão para peritonite, geralmente é necessária a retirada do cateter.

As peritonites são complicações comuns em indivíduos em diálise peritoneal, podendo levar a diversas consequências, como perda do cateter, inadequação dialítica, necessidade de mudança de modalidade dialítica e até óbito[42]. Normalmente, estão associadas à contaminação com germes patogênicos da pele ou colonização do cateter. Pacientes com peritonite geralmente apresentam efluente turvo e dor abdominal, embora alguns casos possam apresentar-se com dor abdominal e efluente límpido. Eventualmente, pode haver febre, náuseas, diarreia e sinais de acometimento sistêmico.

A análise do liquido peritoneal demonstra aumento de celularidade (acima de 100 células/mm^3), com predomínio de neutrófilos, e a cultura do liquido peritoneal geralmente será positiva, havendo nítido predomínio de germes Gram-positivos, principalmente estafilococos coagulase-negativa. Pode haver leucocitose, porém hemoculturas geralmente são negativas. O diagnóstico diferencial deve ser feito em relação à possibilidade de peritonite secundária a patologias abdominais, muitas vezes necessitando de investigação mais detalhada.

A intensidade da dor é importante para nortear a decisão terapêutica. Pacientes com dor leve podem frequentemente ser tratados ambulatorialmente com terapia intraperitoneal e analgesia oral. Aqueles que necessitarem de analgesia via endovenosa precisarão de internação para o seu manejo.

O tratamento antimicrobiano empírico deve ser iniciado tão logo seja detectada a turvação do efluente, sem que se aguarde o resultado da análise do líquido peritoneal. Antibióticos empíricos devem fornecer cobertura para germes Gram-positivos e Gram-negativos, e comumente incluem vancomicina ou cefalosporinas de primeira geração para Gram-positivos e cefalosporinas de terceira geração ou aminoglicosídeos para Gram-negativos, com preferência para a via intraperitoneal, que tende a ser superior à intravenosa. Uma vez obtido um resultado de cultura positivo, ele norteará o tratamento posterior. Espera-se que haja melhora clínica em até 24 horas de tratamento. Casos de peritonite recidivante, peritonite refratária, peritonite fúngica ou infecção refratária do cateter indicam a retirada do cateter.

Referências bibliográficas

1. Coresh J, Selvin E, Stevens LA, Manzi J, Kusek JW, Eggers P, et al. Prevalence of chronic kidney disease in the United States. JAMA. 2007;298(17):2038-47.
2. Jha V, Garcia-Garcia G, Iseki K, Li Z, Naicker S, Plattner B, et al. Chronic kidney disease: global dimension and perspectives. Lancet. 2013;382(9888):260-72.
3. Levey AS, Coresh J. Chronic kidney disease. Lancet. 2012;379(9811):165-80.
4. Rimes-Stigare C, Frumento P, Bottai M, Mårtensson J, Martling CR, Bell M. Long-term mortality and risk factors for development of end-stage renal disease in critically ill patients with and without chronic kidney disease. Crit Care. 2015;19:383.
5. Romão Jr. JE. Doença renal crônica. J Bras Nefrol. 2004;26(3);1-3.
6. KDIGO 2012 Clinical Practice Guideline for the Evaluation and Management of Chronic Kidney Disease. Kidney Inter Suppl. 2013;3(1):1-150.
7. Levey AS, Becker C, Inker LA. Glomerular filtration rate and albuminuria for detection and staging of acute and chronic kidney disease in adults: a systematic review. JAMA. 2015;313(8):837-46.
8. Lazich I, Bakris GL. Prediction and management of hyperkalemia across the spectrum of chronic kidney disease. Semin Nephrol. 2014;34(3):333-9.
9. Einhorn LM, Zhan M, Hsu VD, Walker LD, Moen MF, Seliger SL, et al. The frequency of hyperkalemia and its significance in chronic kidney disease. Arch Intern Med. 2009;169(12):1156-62.
10. Aslam S, Friedman EA, Ifudu O. Electrocardiography is unreliable in detecting potentially lethal hyperkalaemia in haemodialysis patients. Nephrol Dial Transplant. 2002;17(9):1639-42.
11. Varma R, Karim M. Lesson of the month 1: diabetic ketoacidosis in established renal failure. Clin Med (Lond). 2016;16(4):392-3.
12. Vecchio S, Giampreti A, Petrolini VM, Lonati D, Protti A, Papa P, et al. Metformin accumulation: lactic acidosis and high plasmatic metformin levels in a retrospective case series of 66 patients on chronic therapy. Clin Toxicol (Phila). 2014;52(2):129-35.
13. Moioli A, Maresca B, Manzione A, Napoletano AM, Coclite D, Pirozzi N, et al. Metformin associated lactic acidosis (MALA): clinical profiling and management. J Nephrol. 2016;29(6):783-9.
14. Naughton CA. Drug-induced nephrotoxicity. Am Fam Physician. 2008;78(6):743-50.
15. Wang X, Bonventre JV, Parrish AR. The aging kidney: increased susceptibility to nephrotoxicity. Int J Mol Sci. 2014;15(9):15358-76.
16. Davis-Ajami ML, Fink JC, Wu J. Nephrotoxic Medication Exposure in U.S. Adults with Predialysis Chronic Kidney Disease: Health Services Utilization and Cost Outcomes. J Manag Care Spec Pharm. 2016;22(8):959-68.
17. Newby LK, Jesse RL, Babb JD, Christenson RH, De Fer TM, Diamond GA, et al. ACCF 2012 expert consensus document on practical clinical considerations in the interpretation of troponin elevations: a report of the American College of Cardiology Foundation Task Force on Clinical Expert Consensus Documents. J Am Coll Cardiol. 2012;60:2427-63.
18. Bjurman C, Larsson M, Johanson P, Petzold M, Lindahl B, Fu MLX, et al. Small changes in troponin T levels are common in patients with non-ST-segment elevation myocardial infarction and are linked to higher mortality. J Am Coll Cardiol. 2013;62(14):1231-1238.
19. Stacy SR, Suarez-Cuervo C, Berger Z, Wilson LM, Yeh HC, Bass EB, et al. Role of troponin in patients with chronic kidney disease and suspected acute coronary syndrome: a systematic review. Ann Intern Med. 2014;161(7):502-12.
20. Tsai YC, Chiu YW, Tsai JC, Kuo HT, Hung CC, Hwang SJ, et al. Association of fluid overload with cardiovascular morbidity and all-cause mortality in stages 4 and 5 CKD. Clin J Am Soc Nephrol. 2015;10(1):39-46.
21. Tsai YC, Tsai JC, Chen SC, Chiu YW, Hwang SJ, Hung CC, et al. Association of fluid overload with kidney disease progression in advanced CKD: a prospective cohort study. Am J Kidney Dis. 2014;63(1):68-75
22. Yilmaz Z, Yildirim Y, Oto F, Aydin FY, Aydin E, Kadiroglu AK, et al. Evaluation of volume overload by bioelectrical impedance analysis, NT-proBNP and inferior vena cava diameter in patients with stage 3&4 and 5 chronic kidney disease. Ren Fail. 2014;36(4):495-501
23. Levey AS, Eckardt KU, Tsukamoto Y, Levin A, Coresh J, Rossert J, et al. Definition and classification of chronic kidney disease: a position statement from Kidney Disease: Improving Global Outcomes (KDIGO). Kidney Int. 2005;67(6):2089-100.
24. Khan YH, Sarriff A, Adnan AS, Khan AH, Mallhi TH. Chronic kidney disease, fluid overload and diuretics: a complicated triangle. PLoS One. 2016;11(7):e0159335.
25. Chertow GM, Johansen KL, Lew N, Lazarus JM, Lowrie EG. Vintage, nutritional status, and survival in hemodialysis patients. Kidney Int. 2000;57(3):1176-81.
26. Farias MA, McClellan W, Soucie JM, Mitch WE. A prospective comparison of methods for determining if cardiovascular disease is a predictor of mortality in dialysis patients. Am J Kidney Dis. 1994;23:382-8.
27. Shroff GR, Frederick PD, Herzog CA. Renal failure and acute myocardial infarction: clinical characteristics in patients with advanced chronic kidney disease, on dialysis, and without chronic kidney disease. A collaborative project of the United States Renal Data System/National Institutes of Health and the National Registry of Myocardial Infarction. Am Heart J. 2012;163(3):399-406.
28. Sorrell VL. Diagnostic tools and management strategies for coronary artery disease in patients with end-stage renal disease. Semin Nephrol. 2001;21:13-24.
29. Best PJ, Lennon R, Gersh BJ, Ting HH, Rihal CS, Bell MR, et al. Safety of abciximab in patients with chronic renal insufficiency who are undergoing percutaneous coronary interventions. Am Heart J. 2003;146(2):345-50.

30. Tsai TT, Maddox TM, Roe MT, Dai D, Alexander KP, Ho PM, et al.; National Cardiovascular Data Registry. Contraindicated medication use in dialysis patients undergoing percutaneous coronary intervention. JAMA. 2009;302(22):2458-64.
31. Coritsidis G, Sutariya D, Stern A, Gupta G, Carvounis C, Arora R, et al. Does timing of dialysis in patients with ESRD and acute myocardial infarcts affect morbidity or mortality? Clin J Am Soc Nephrol. 2009;4(8):1324-30.
32. Reilly RF. Attending rounds: a patient with intradialytic hypotension. Clin J Am Soc Nephrol. 2014;9:798-803.
33. Agarwal R, Flynn J, Pogue V, Rahman M, Reisin E, Weir MR. Assessment and management of hypertension in patients on dialysis. J Am Soc Nephrol. 2014;25(8):1630-46.
34. Alpert MA, Ravenscraft MD. Pericardial involvement in end-stage renal disease. Am J Med Sci. 2003;325:228-36.
35. Wood JE, Mahnensmith RL. Pericarditis associated with renal failure: evolution and management. Semin Dial. 2001;14:61-6.
36. Sherman RA, Daugirdas JT, Ing TS. Complications during hemodialysis. In: Daugirdas JG, Blake PG, Ing TS, editors. Handbook of dialysis. Philadelphia: Lippincott, Williams & Wilkins; 2007. p. 170-91.
37. Patel N, Dalal P, Panesar M. Dialysis disequilibrium syndrome: a narrative review. Semin Dial. 2008;21:493-8.
38. Sarnak MJ, Jaber BL. Mortality caused by sepsis in patients with end-stage renal disease compared with the general population. Kidney Int. 2000;58:1758.
39. Rayner HC, Pisoni RL. The increasing use of hemodialysis catheters: evidence from the DOPPS on its significance and ways to reverse it. Semin Dial. 2010;23:6-10.
40. Taylor G, Gravel D, Johnston L, Embil J, Holton D, Paton S; Canadian Nosocomial Infection Surveillance Program; Canadian Hospital Epidemiology Committee. Incidence of bloodstream infection in multicenter inception cohorts of hemodialysis patients. Am J Infect Control. 2004;32(3):155-60.
41. Mermel LA, Allon M, Bouza E, Craven DE, Flynn P, O'Grady NP, et al. Clinical practice guidelines for the diagnosis and management of intravascular catheter-related infection: 2009 Update by the Infectious Diseases Society of America. Clin Infect Dis. 2009;49(1):1-45.
42. Li PK, Szeto CC, Piraino B, Bernardini J, Figueiredo AE, Gupta A, et al.; International Society for Peritoneal Dialysis. Peritoneal dialysis-related infections recommendations: 2010 update. Perit Dial Int. 2010;30(4):393-423.

43

DOENÇAS GLOMERULARES NA URGÊNCIA E EMERGÊNCIA

Gianna Mastroianni Kirsztajn

Introdução

As glomerulopatias são em, sua maioria, doenças que podem ser acompanhadas e tratadas em ambulatório pelo nefrologista. Existem, entretanto, condições cujo diagnóstico com frequência é feito nos serviços de urgência e emergência. São as síndromes nefríticas e glomerulonefrites rapidamente progressivas, assim como lesões renais agudas, que podem complicar a síndrome nefrótica e também os processos de agudização de glomerulonefrites crônicas.

Síndrome nefrítica aguda

A síndrome nefrítica aguda se caracteriza por início súbito de hematúria, oligúria, hipertensão arterial sistêmica e déficit de função renal, embora não seja essencial que todas essas alterações ocorram simultaneamente. Nela, em geral, está presente a hematúria, associada a pelo menos uma das outras anormalidades. Proteinúria pode ou não estar presente. Graus variados de edema são observados. Edema é observado na maioria dos pacientes, podendo ser generalizado; paralelamente ocorre redução do volume urinário, mas oligoanúria não é usual. Hipertensão arterial é um achado comum, de grau leve a severo. Por vezes, são diagnosticados também insuficiência cardíaca congestiva, edema agudo de pulmão ou encefalopatia hipertensiva[1,2].

Em caso de suspeita de síndrome nefrítica aguda, deve-se iniciar investigação com urinálise e dosagens séricas de creatinina e de complemento (total e/ou frações).

Algumas glomerulonefrites que se manifestam como síndrome nefrítica aguda são tipicamente hipocomplementêmicas, possibilitando que se suspeite desse diagnóstico se o consumo de complemento for detectado[2,3].

A investigação complementar deve incluir, ainda, a realização de ultrassonografia de rins e vias urinárias, determinação mais precisa dos níveis de proteinúria (proteinúria de 24 horas ou relação proteína/creatinina em amostra isolada de urina), em função dos achados do exame simples de urina, e mesmo depuração de creatinina.

Em seguida, deve-se proceder à investigação da doença de base.

A apresentação mais típica da síndrome nefrítica aguda é a glomerulonefrite pós-estreptocócica, uma das doenças glomerulares secundárias a infecções. Deve ficar claro, entretanto, que as glomerulonefrites pós-infecciosas podem ser determinadas pelos mais variados agentes, com destaque para os agentes bacterianos.

A glomerulonefrite pós-estreptocócica é determinada, sobretudo, por infecção pelo *Streptococcus* beta-hemolítico do grupo A de Lancefield e apenas algumas cepas são nefritogênicas. Em geral, é esporádica, mas há relatos de epidemias da doença, inclusive algumas documentadas no Brasil[4]. Predomina na infância, mas pode ocorrer em qualquer idade e é incomum antes dos 2 anos de vida. Na maioria dos casos, há história típica de infecção de vias aéreas superiores ou de pele que antecede a sintomatologia renal por uma a três semanas, nas infecções de vias aéreas, e de duas a quatro semanas, nas piodermites. O consumo de complemento (em particular C3) na fase inicial é uma evidência a mais a favor dessa doença, para a qual, de modo geral, não se indica biópsia renal[5].

Por vezes, lesão renal aguda (LRA) mais evidente é encontrada, motivando dúvidas quanto ao diagnóstico e frequentemente motivando a realização de biópsia renal.

Do **ponto de vista histológico**, a glomerulonefrite pós-estreptocócica é frequentemente referida como glomerulonefrite difusa aguda ou GNDA.

A maioria dos pacientes, principalmente as crianças, evolui espontaneamente para remissão completa do quadro clínico inicial. Isso ocorre também nos pacientes que apresentaram LRA durante o quadro clínico inicial[6].

O **tratamento** da glomerulonefrite pós-estreptocócica que se apresenta de forma típica, por ser um processo autolimitado, restringe-se ao controle das complicações[2], com ênfase nos seguintes aspectos: correção da expansão do volume extracelular e tratamento da condição urêmica, quando presente. Antibióticos só estarão indicados se houver evidências de infecção atual, o que raramente ocorre.

Na maioria dos casos, as lesões glomerulares pós-infecciosas não estreptocócicas são semelhantes àquelas da glomerulonefrite pós-estreptocócica; em geral, resolvem-se quando a infecção é erradicada e não produzem LRA. Contudo, doença glomerular mais severa com desenvolvimento inclusive de LRA pode ser observada se a infecção é crônica (endocardites bacterianas, abscessos viscerais, dentre outras)[7].

São descritos, mas são raros, os casos de síndrome nefrítica aguda associados a pneumonia pneumocócica e outras infecções bacterianas, assim como a infecções virais diversas.

A LRA no contexto da síndrome nefrítica aguda também pode ser observada em glomerulonefrites de etiologia bem definida (como nefropatia por IgA ou nefrite lúpica) ou idiopáticas[7].

Glomerulonefrites rapidamente progressivas

Tal síndrome diz respeito à glomerulonefrite que se caracteriza por declínio rápido da função renal (ao longo de dias ou semanas)[8-10], geralmente na presença de achados iniciais sugestivos de síndrome nefrítica aguda.

Na avaliação laboratorial, destacam-se hematúria (microscópica ou macroscópica), cilindrúria hemática, proteinúria de nível variável, em geral não muito elevada, e rápida deterioração da função renal. Do ponto de vista clínico, observam-se oligúria e hipertensão arterial sistêmica. Não é necessário que todas essas manifestações estejam presentes para que se faça o diagnóstico de glomerulonefrite rapidamente progressiva (GNRP).

Se deixada ao seu curso, a rápida deterioração da função renal progredirá para doença renal crônica em estágio terminal em meses ou menos.

As glomerulonefrites que, clinicamente, têm comportamento rapidamente progressivo, do ponto de vista histológico, na maioria dos casos, manifestam-se como glomerulonefrites crescênticas, usualmente, embora nem sempre, glomerulonefrites proliferativas e/ou necrotizantes com crescentes.

Doenças de origens as mais variadas podem manifestar-se como glomerulonefrites crescênticas, com quadro morfológico semelhante à microscopia óptica, mas distinguíveis às microscopias de imunofluorescência e eletrônica, assim como por meio de testes sorológicos[10].

Como as doenças que se manifestam como GNRP são muito heterogêneas, uma tentativa de agrupá-las para facilitar o seu manuseio tem sido a classificação de acordo com os achados de imunofluorescência da biópsia renal, como se pode ver na Tabela 43.1.

No que tange à investigação laboratorial, usam-se os mesmo testes adotados para a avaliação das glomerulonefrites que se apresentam como síndrome nefrítica, direcionando conforme o quadro clínico[10].

Diante do padrão pauci-imune, deve-se sempre solicitar a dosagem de anticorpos anticitoplasma de neutrófilo.

Para a investigação de GNRP por anticorpos antimembrana basal glomerular, a dosagem desses anticorpos pode ser útil, mas nem sempre tais testes se encontram facilmente disponíveis.

Tabela 43.1. Classificação das glomerulonefrites rapidamente progressivas de acordo com os achados de imunofluorescência da biópsia renal

Presença de depósitos lineares
Glomerulonefrite por anticorpos antimembrana basal glomerular (com ou sem síndrome de Goodpasture)
Presença de depósitos granulares de imunocomplexos
Glomerulonefrites pós-infecciosas
Nefropatia por IgA
Nefrite da púrpura de Henoch-Schönlein
Nefrite lúpica
Glomerulonefrite da crioglobulinemia
Glomerulonefrites idiopáticas
Ausência de depósitos significativos ou GNRP pauci-imune
Glomerulonefrite da granulomatose com poliangeíte
Glomerulonefrite da poliangeíte microscópica
Glomerulonefrite com crescentes e/ou necrotizante, sem evidências clínicas de vasculite sistêmica

Vale ressaltar que, diante da suspeita de GNRP, pela urgência de iniciar-se o tratamento e o tempo que leva para ter em mãos boa parte dos resultados desses exames, a biópsia renal torna-se ainda mais importante e deve ser realizada assim que possível.

De modo geral, a biópsia renal está indicada em todas as situações em que um rápido declínio da função renal está presente, exceto quando há evidências de que se trate de glomerulonefrite pós-estreptocócica com resolução rápida do déficit de filtração glomerular[10].

Com relação ao tratamento, nos três grupos de GNRP, lança-se mão da pulsoterapia com metilprednisolona endovenosa como primeiro recurso. Em caso de glomerulonefrite pauci-imune ou por anticorpos antimembrana basal glomerular, o acréscimo de ciclofosfamida na fase de ataque é comum, assim como plasmaférese nesta última. Mais recentemente, tem-se utilizado rituximabe no tratamento da GNRP pauci-imune.

De acordo com recomendações internacionais para o tratamento das glomerulonefrites[11], em caso de glomerulonefrite pauci-imune, corticosteroides e ciclofosfamida são a opção inicial e corticosteroides com rituximabe seriam uma alternativa em pacientes sem doença grave ou quando a ciclofosfamida está contraindicada. Sugere-se adicionar a plasmaférese em caso de necessidade de diálise, ou rápido aumento da creatinina sérica ou hemorragia pulmonar difusa.

Já a glomerulonefrite por anticorpos antimembrana basal glomerular, com ou sem hemorragia pulmonar, deve ser tratada com corticosteroide, ciclofosfamida e plasmaférese[11].

Lesão renal aguda em síndrome nefrótica

A LRA é uma complicação bem conhecida da síndrome nefrótica e usualmente se deve a: hipoperfusão renal, necrose tubular aguda, edema intersticial renal, nefrite intersticial superajuntada, ação de drogas, trombose aguda de veia renal ou rápida progressão da doença primária[7].

Mesmo que não se encontrem hipovolêmicos, é possível que os pacientes com síndrome nefrótica estejam numa situação marginal de adequação circulatória, sujeitos a **hipoperfusão renal** e desenvolvimento de insuficiência renal pré-renal diante de reduções adicionais repentinas de volemia, ainda que pequenas.

A lesão renal pré-renal prolongada causada por depleção de volume pode levar a **necrose tubular aguda**.

Uma justificativa para a LRA em síndrome nefrótica, na ausência de alterações histológicas significativas, como nefrite intersticial ou necrose tubular aguda (NTA), é o desenvolvimento de **edema intersticial renal**, que, na maioria dos casos, se reverte com a diureticoterapia.

Algumas medicações são capazes de determinar síndrome nefrótica e **nefrite intersticial por hipersensibilidade**. A LRA aparentemente é devida à nefrite intersticial, e não à doença glomerular.

Esses pacientes parecem particularmente suscetíveis a desenvolver **LRA por uso de anti-inflamatórios não hormonais**, possivelmente determinada por mecanismos hemodinâmicos. Em geral, a função renal se recupera com a suspensão da droga.

Trombose de veia renal na maioria dos casos é crônica e pouco altera a função renal. É preciso que seja aguda e usualmente bilateral para causar LRA grave; em geral, resolve-se espontaneamente à medida que vasos colaterais se desenvolvem e a recanalização ocorre[7].

Por fim, a LRA pode superpor-se a glomerulopatias que se manifestam por síndrome nefrótica por motivos diversos.

Considerações finais

Por fim, as situações aqui discutidas apresentam-se ao médico em serviços de urgência e emergências, assim como complicações diversas das glomerulopatias. Os primeiros cuidados serão dados pelos médicos desses serviços, mas é importante que assim que possível um nefrologista seja chamado para o acompanhamento conjunto.

Na síndrome nefrítica, o médico do pronto-socorro ou da unidade de terapia intensiva deverá conduzir, como em outros contextos, complicações como encefalopatia hipertensiva e edema agudo de pulmão. O mesmo se pode dizer do tratamento de um quadro de tromboembolismo em pacientes com síndrome nefrótica. Mas o tratamento da glomerulopatia propriamente dita exigirá a participação do nefrologista.

Referências bibliográficas

1. Mastroianni-Kirsztajn G, Pereira AB. Nefroses e nefrites. In: Ajzen H, Schor N. Nefrologia – Guias de Medicina Ambulatorial e Hospitalar, Unifesp/Escola Paulista de Medicina. 3ª ed. São Paulo: Manole; 2011.
2. Mastroianni-Kirsztajn G, Pereira AB. Síndrome nefrítica e glomerulonefrite rapidamente progressiva. In: Prado FC, Ramos JA, Valle JR. Atualização terapêutica 2015. São Paulo: Artes Médicas; 2015.
3. Mastroianni-Kirsztajn G. Avaliação clínica e laboratorial em nefrologia. In: Nefrologia pediátrica. Rio de Janeiro: Guanabara Koogan; 2006. p. 89-94.
4. Pinto SW, Mastroianni-Kirsztajn G, Sesso R. Ten-year follow-up of patients with epidemic post infectious glomerulonephritis. PLoS One. 2015;10(5):e0125313.
5. Nussenzveig I. Glomerulopatias. In: Cruz J, Praxedes JN, Cruz HMM. Nefrologia. 2ª ed. São Paulo: Sarvier; 2006. p. 142-87.
6. Potter EV, Lipschultz SA, Abidh S, Poon-King T, Earle DP. Twelve to seventeen-year follow-up of patients with poststreptococcal acute glomerulonephritis in Trinidad. N Engl J Med. 1982;307(12):725-9.
7. Mastroianni Kirsztajn G. Lesão renal aguda nas glomerulopatias. In: Schor N, Durão Jr. MS, Mastroianni Kirsztajn G. Lesão renal aguda: manual prático. São Paulo: Balieiro; 2016. p. 176-86.
8. Tervaert JW, Stegeman CA, Brouwer E, Mulder AH, Limburg PC, Kallenberg CG. Anti-neutrophil cytoplasmic antibodies: a new class of autoantibodies in glomerulonephritis, vasculitis and other inflammatory disorders. Neth J Med. 1994;45(6):262-72.
9. Levy JB, Winearls CB. Rapidly progressive glomerulonephritis: what should be first-line therapy? Nephron. 1994;67:402-7.
10. Mastroianni Kirsztajn G. Glomerulopatias: manual prático. São Paulo: Livraria Balieiro; 2010.
11. Kidney Disease: Improving Global Outcomes (KDIGO) Glomerulonephritis Work Group. KDIGO Clinical Practice Guideline for Glomerulonephritis. Kidney Int Suppl. 2012;2:139-274.

44

DISTÚRBIOS DO POTÁSSIO

Maria Lúcia Buziqui Piruzeli
Miguel Angelo de Góes Junior

Introdução

O potássio (K^+) é o cátion mais abundante no fluido intracelular, com concentração variando, aproximadamente, entre 128 e 140 mEq/L dependendo do tipo celular, do tecido e da concentração corporal total, sendo a sua distribuição adequada através da membrana celular um requisito essencial para a função celular normal.

A manutenção da homeostase de potássio em longo prazo é conseguida por alterações na excreção renal de potássio em resposta a variações na ingestão.

Compreender o mecanismo e as influências reguladoras que regem a distribuição interna e a depuração renal de potássio em circunstâncias normais fornece a base para entender os distúrbios de potássio mais comuns encontrados na prática clínica.

Quase todas as células possuem um trocador de íons localizado na membrana celular, que é chamado de Na^+-K^+-ATPase ("bomba de sódio e potássio"), cuja função é realizar o transporte ativo de Na^+ para fora da célula e de K^+ e para dentro da célula. Assim, há um gradiente de K^+ através da membrana celular, que é o principal responsável por manter a diferença de potencial através da membrana, crítica para a função das células, particularmente nos tecidos excitáveis, tais como os tecidos nervoso e muscular. Qualquer alteração na concentração do K^+ extracelular pode resultar em distúrbios funcionais nesses tecidos excitáveis e com graves consequências resultantes se não corrigida prontamente.

Equilíbrio interno e dinâmico de K^+ no corpo humano

Eletrólitos não são produzidos ou consumidos pelo organismo humano, mas nós os utilizamos ativamente. Ajustes na excreção renal ocorrem ao longo de várias horas; inicialmente o excesso ou a falta de K^+ são manejados por circulação intra e extracelular, na maior parte no tecido musculoesquelético. Os fatores mais importantes que regulam esse movimento em condições normais são a concentração plasmática de K^+, insulina e catecolaminas.

Depois de uma refeição, a liberação pós-prandial de insulina regula tanto a concentração de glicose no soro como a concentração de K^+ por meio da ativação indireta da bomba de Na^+-K^+-ATPase. Esse efeito é conseguido por meio da ligação da insulina à receptores de superfície celular (proteína transportadora de glicose $GLUT_4$) que estimulam a captação de glicose em tecidos responsivos À insulina.

As catecolaminas, por sua vez, promovem o deslocamento do potássio extracelular para o intracelular, por ativar os receptores β2-adrenérgicos nas membranas celulares, que, por sua vez, também ativam a bomba de Na^+-K^+-ATPase.

A insulina e as catecolaminas também desempenham um papel na regulação de liberação celular de K^+ durante o exercício. Em circunstâncias normais, o exercício está associado com o movimento de K^+ intracelular para o espaço intersticial no músculo esquelético. Aumentos de K^+ intersticial pode ser tão elevados quanto 10 a 12 mM com o exercício intenso. O acúmulo de K^+ intersticial é um fator que limita a força da contratilidade e excitabilidade muscular, clinicamente sentida como fadiga. Além disso, os aumentos de K^+ intersticial desempenham um papel na indução de vasodilatação rápida, permitindo o aumento do fluxo de sangue no músculo. Durante o exercício, a liberação de catecolaminas, e seu consequente estímulo de β2, limita o aumento da concentração de K^+ extracelular, que está aumentado como resultado da liberação normal de K^+, contraindo o músculo. Embora o mecanismo provavelmente seja multifatorial, o esgotamento relativo de K^+ pode diminuir o acúmulo de K^+ para o espaço intersticial, o que limita o fluxo de sangue para o músculo esquelético, e essa falta relativa pode ser agente causal da rabdomiólise por hipocalemia.

Alterações nos distúrbios de tonicidade do plasma e ácido-base também influenciam o equilíbrio de K^+. A hiperglicemia leva a circulação de água a partir do compartimento intracelular para extracelular. Esse movimento da água favorece o efluxo de K^+ a partir da célula por meio do processo de *solvent drag* (arrasto de soluto por solvente). Além disso, a redução do fluido intracelular provoca maiores concentração de K^+ no intracelular, assim cria um gradiente de concentração mais favorável ao efluxo de K^+.

A acidemia pode ser uma causa de mudança de distribuição do K^+, e seu efeito geral em causar efluxo de K^+ a partir de células não é por causa de uma troca de K^+-H^+ direta, mas, ao contrário, é devido às alterações nos transportadores que normalmente regulam o pH intracelular no músculo esquelético.

Hipercalemia no contexto da emergência

Quando um paciente se apresenta com hipercalemia de instalação aguda ou crônica, o principal risco é o de que funções importantes sejam afetadas, especialmente a condução elétrica cardíaca e neuronal.

Assim, vamos nos valer dos conhecimentos de distribuição intra e extracelular de K para manejar esse íon eficientemente e de maneira segura em situação de emergência.

Causas de hipercalemia

Para termos um domínio sobre causas de hipercalemia, devemos pensar em balanço de massa do íon – ou a entrada está maior, ou a saída está menor.

Aumento da ingesta	Diminuição de excreção
Suplementos dietéticos	Diminuição da taxa de filtração glomerular – lesão renal aguda ou doença renal crônica
Substituição de sódio por potássio em sais	Disfunção túbulo-intersticial
Sangramento gastrointestinal	Diminuição do fluxo de fluido tubular ao longo do néfron e da chegada de Na^+ em segmentos distais (desidratação, insuficiência cardíaca)
Alimentos ricos em potássio	Acidose metabólica ou hipoldosteroanismo (*diabetes mellitus*, transplante renal, pseudo-hipoaldosteronismo tipos I e II, uso de diuréticos poupadores de K^+)
Transfusão sanguínea maciça ou com risco de lise celular e liberação do K intracelular dos componentes celulares transfundidos Síndrome de lise tumoral, rabdomiólise	Drogas – especialmente inibidores de enzima de conversão de angiotensina, antagonistas de receptor de angiotensina II, betabloqueadores
Redistribuição	Resistência à insulina, drogas – betabloqueadoras ou alfaestimuladoras, paralisia periódica hipercalêmica, acidemia, hipertonicidade, lise celular (hemólise, lise tumoral, rabdomiólise)

A primeira intervenção é diagnóstica: traçado de eletrocardiograma de 12 derivações para diagnóstico de repercussão na condução cardíaca dos impulsos elétricos. Há um padrão de progressão bem conhecido de alteração do ECG – o mais precoce é a onda T bastante apiculada e com base estreita ("em tenda" – procurar em DII, DIII e V2-V4), posteriormente há o prolongamento do intervalo P-R e achatamento da onda P e segue-se onda T-U com alargamento do intervalo QT, que pode culminar em alargamento do complexo QRS e com fibrilação ventricular ou graus mais avançados de bloqueios atrioventriculares.

Qualquer alteração deve ser imediatamente manejada estabilizando o miocárdio – precedendo qualquer atitude para normalizar o potássio; isso é feito classicamente usando infusão de gluconato de cálcio.

Gluconato de cálcio 10% – 20 mL	100 mL de soro glicosado a 5%	Tempo de infusão – 5 minutos

Tão importante quanto a avaliação cardiológica, são a anamnese e o exame físico; a hipercalemia leva à fraqueza muscular e até mesmo a crises convulsivas sem antecedente prévio.

Seguem-se, então, medidas para levar o íon potássio do extra para o intracelular. Assim sendo, atuaremos nos receptores de insulina e beta-adrenérgicos.

O quê?	Como?	
Estimular os receptores de insulina	Fornecer insulina e glicose	Proporção: 1 UI de insulina para 5g de glicose P. ex.: 10 UI de insulina regular diluídos em 100 mL de glicose a 50%
Estimular os receptores beta-adrenérgicos	Usando beta-agonistas	Inalação: salbutamol 10 gotas com soro fisiológico 5 mL
Promover alcalose	Estimular a saída de H^+ da célula e a entrada de K^+ (trocador H^+/K^+)	Bicarbonato de sódio 1 mL (1 mEq)/kg

A exceção à regra é: tratamento de hipercalemia em situações de *diabetes mellitus* descompensado.

Com quadros de hiperglicemia, há tendência de depleção do potássio corporal total, e a medida plasmática (extracelular) pode estar falsamente elevada.

A hiperglicemia causa perda de água por diurese osmótica e mantém a osmolaridade plasmática aumentada, assim, para equilíbrio, a célula também perde água e arrasta consigo K^+, e, com a célula perdendo água, o K^+ intracelular fica em maior concentração e tende a sair passivamente por canais seletivos de K^+.

Assim, a hipercalemia que acompanha descompensações no *diabetes mellitus* é essencialmente um distúrbio de má distribuição e vai se corrigir com a correção da falta de insulina. Porém, medidas emergenciais ainda são necessárias se houver critérios para isso.

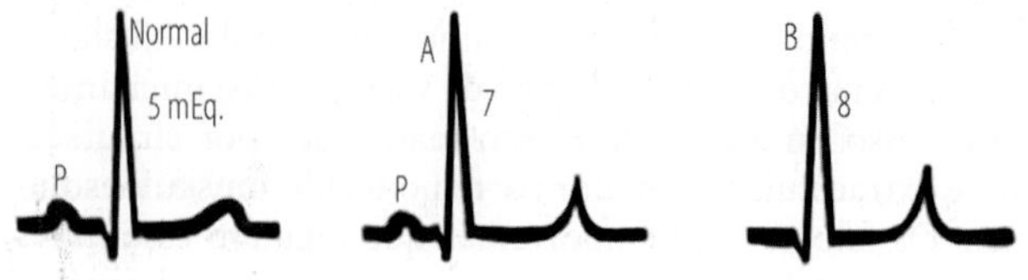

Figura 44.1. Alterações eletrocardiográficas na hipercalemia.

Hipocalemia no contexto da emergência

Utilizando o mesmo conceito de balanço de massa, sabemos que a hipocalemia é causa de maior perda de K^+, ou seja, temos que pensar em fatores que favorecem a saída do íon do corpo – especialmente perdas renais e gastrointestinais.

Aumento da perda gastrointestinal	Aumento da excreção renal
Vômitos Diarreia Drenagem por tubos	Urinária – hiperaldosteronismo e/ou fluxo de fluido tubular diminuído e consequente menor disponibilidade de Na^+ nas porções distais Diuréticos de alça e tiazídicos Acidose tubular renal Outras causas de hiperaldosteronismo: Estenose de artéria renal, adenoma de adrenal secretor de aldosterona Cushing (efeito mineralocorticoide exacerbado)
Diminuição da ingesta	**Redistribuição**
Outros fatores	Alcalose metabólica Aumento da estimulação adrenérgica – após uso de beta-agonistas em tratamento de asma, por exemplo, ou situações de estresse Paralisia periódica hipocalêmica

Complicação menos frequente que a hipercalemia, a falta relativa de K^+ no plasma pode ser acompanhada de diminuição do potássio corporal total ou ser apenas aparente.

A hipocalemia pode agir no sistema nervoso central determinando confusão mental e distúrbios afetivos, alteração autonômica com hipotensão postural e disfunção da musculatura lisa do tubo gastrointestinal, levando a constipação intestinal e podendo, por exemplo, evoluir a íleo paralítico.

Ela causa aumento no potencial de repouso da membrana e da duração do período refratário. Como o período refratário nessas condições é mais prolongado que o potencial de ação, a produção de arritmias por reentrada é facilitada. A ocorrência de arritmias automáticas também está aumentada, porque a hipocalemia estimula a automaticidade. A alteração eletrocardiográfica típica é a formação de onda U, a depressão do segmento ST e o achatamento da onda T, associada, ainda, com o aumento da frequência de extrassístoles atriais e ventriculares, que pode se degenerar em taquicardia atrial ectópica, bloqueio atrioventricular, extrassístoles ventriculares, taquicardia e/ou fibrilação ventricular.

Arritmias provocadas pela intoxicação digitálica são agravadas pela hipocalemia e hipercalemia, assim os níveis séricos de pacientes em uso de digital devem ser monitorizados periodicamente.

A hipocalemia também pode ocasionar poliúria, por determinar diabetes insípido nefrogênico e suas consequências em casos mais graves, que podem ser revertidos com a reposição de potássio, porém o déficit de concentração urinária pode durar alguns meses. Esse defeito na concentração é secundário à resistência ao hormônio antidiurético, determinando aumento da produção de prostaglandinas. A hipocalemia pode, ainda, determinar a retenção de sódio e estimular a geração de amônia e a excreção renal de amônio, contribuindo, assim, para a ocorrência da alcalose metabólica. A liberação de insulina é parcialmente regulada pelos níveis séricos de potássio, e a hipocalemia pode levar à intolerância à glicose.

Além dos mecanismos de redistribuição, que serão os mesmos do início do capítulo (insulina, catecolamina e concentração de K^+), aqui temos a influência maior de regulação renal final de K^+ pelos rins.

Regulação renal de potássio – a perda

1. Secreção inapropriadamente elevada de aldosterona
2. Oferta de Na nos túbulos distais (aldosterona pode exercer seu pleno efeito – reabsorver Na^+ e excretar K^+)

São os fatores essenciais para haver hipocalemia por perda renal.

Para guiar o raciocínio, podemos medir a fração de excreção de K: se há discordância de tendência entre o valor plasmático e o que é excretado, é possível que haja causa renal; por exemplo: se há hipercalemia. a FE K deveria aumentar, e não estar baixa; se há hipocalemia, a FE K deveria diminuir, e não estar alta.

- Além disso, há como avaliar o gradiente de K^+ entre o sangue e o fluido tubular no túbulo distal através do gradiente de concentração transtubular de potássio (TTKG):

$$TTKG = \frac{[K^+] \text{ urina} \times \text{Osm plasma}}{[K^+] \text{ plasma} \times \text{Osm urina}}$$

O TTKG reflete a força motriz para a secreção de K^+ no ducto coletor cortical (DCC) em relação a sua concentração plasmática. O TTKG normal em indivíduos com dietas normais é de 8 a 9. O TTKG esperado na hipercalemia é > de 10. Em situação de hipercalemia, um TTKG baixo (< 7) pode indicar hipoaldosteronismo (comprometimento da atividade de aldosterona no túbulo distal renal). Na ausência de outra doença, a hipocalemia deve produzir um TTKG < de 2-3.

Porém, em publicação recente, observou-se que o TTKG não era um teste confiável para diagnóstico de hipercalemia, não sendo recomendado o seu uso, mas muitas vezes ainda é usado em estados de hipocalemia.

O hiperaldosteronismo pode ser primário, com produção aumentada de aldosterona pela adrenal (classicamente apresentando hipertensão arterial sistêmica, hipocalemia e alcalose metabólica), ou secundário, com estenose de artéria renal, tumores secretores de renina e hipertensão maligna.

Canalopatias que se assemelham fisiologicamente também são causas de perdas renais – Liddle (aumento de função dos canais de Na^+ nos coletores); Batter (síndrome que reúne diversas mutações relacionadas à inibição da reabsorção de Na^+ na alça ascendente espessa de Henle – aumento da oferta de Na^+ distal –, favorecendo perda de K^+); Gitelman (mutação no transportador NaCl sensível a tiazídicos). Todos esses exemplos requerem avaliação cuidadosa e exames específicos para diagnóstico (por exemplo, calciúria, medida de atividade de renina plasmática).

Lembra-se ainda da intoxicação por alcaçuz (inibição da 11-b-hidroxiesterase, promovendo ação do cortisol como mineralocorticoide no local da aldosterona) ou da rara inibição genética dessa enzima.

Na acidose tubular renal tipo I ou distal (exemplo etiológico: síndrome de Sjögren), há resistência na excreção de H^+ nos túbulos distais e, consequentemente, maior excreção de K^+ para equilibrar as cargas elétricas nesses túbulos. Na acidose tubular renal tipo II ou proximal (exemplo etiológico: uso de topiramato), há resistência na reabsorção de HCO_3^- nos túbulos distais e, consequentemente, maior excreção de K^+ para equilibrar as cargas elétricas nesses túbulos

Observação importante: A furosemida, diurético de ação na alça de Henle, impede reabsorção de Na^+ naquele local e propicia maior afluxo desse íon nos segmentos distais. Dessa forma, a ação da aldosterona fica favorecida e há expoliação de K^+ final.

O tratamento da hipocalemia deve ser imediato nos pacientes graves e com alto risco de desenvolvimento de arritmias cardíacas (infarto agudo do miocárdio, hipóxia, intoxicação digitálica ou alterações no ECG consequentes à hipocalemia), com íleo paralítico, fraqueza muscular grave e/ou paralisia da musculatura respiratória.

O cloreto de potássio intravenoso (KCl 19,1% - 10 mL - 25 mEq) é a medicação preferencial nas emergências, exceto em situações em que há déficit associado de fosfato em que o fosfato de potássio pode ser associado em nutrição parenteral. Podemos usar acessos periféricos ou centrais, mas há alguns limites a serem obedecidos.

Concentração máxima da solução - 30 mEq/L de KCl - risco de flebite. Algumas referências trazem valores mais elevados como 40 mEq/L em veia periférica e 60 mEq/L em veia central. Com relação ao planejamento do tempo de infusão, geralmente repõem-se 5 a 10 mEq/hora (valores máximos de 20 mEq/hora). Velocidade de suplementação até 80 mEq/hora tem sido descrita em hipocalemias graves (K^+ sérico menor que 1,5 mEq/L) geralmente realizadas em ambiente de unidade de terapia intensiva ou sala de emergência através de acesso venoso central.

Contudo, deve-se atentar para que o cateter esteja locado na veia cava superior, e não no átrio direito ou ventrículo, para se evitar injeção intracardíaca e hipercalemia localizada com as suas consequências.

Preferencialmente, as infusões intravenosas para reposição de potássio devem ser realizadas com soro fisiológico a 0,9% e não deve haver glicose, porque o açúcar estimulará a liberação endógena de insulina, com subsequente transporte de potássio para o espaço intracelular. Na infusão de K com ringer lactato, deve-se atentar para os riscos de hipercalemia, pois há 4 mEq de K^+/litro dessa solução.

A monitorização cardíaca contínua e a dosagem da concentração de potássio plasmático devem ser realizadas a cada 3 a 6 horas. Em hipocalemia refratária à administração de potássio, deve ser verificado o nível sérico de magnésio, que atua como cofator da Na^+K^+ ATPase; a hipomagnesemia está presente em cerca de 40% dos pacientes com hipocalemia e sua reposição é considerada um fator fundamental e necessário para a correção da concentração de potássio.

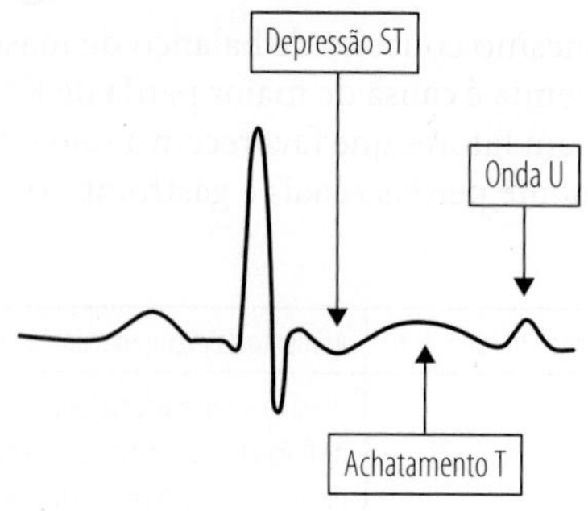

Figura 44.2. Alterações eletrocardiográficas na hipocalemia.

Bibliografia consultada

Aronson PS, Giebisch G. Effects of pH on potassium: new explanations for old observations. J Am Soc Nephrol. 2011;22:1981-9.

Choi Y, Lee JE, Chang Y, Kim MK, Sung E, Shin H, et al. Dietary sodium and potassium intake in relation to non-alcoholic fatty liver disease. Br J Nutr. 2016;116(8):1447-56.

Clausen T, Nielsen OB. Potassium, Na+,K+-pumps and fatigue in rat muscle. J Physiol. 2007;584:295-304.

Clifford PS. Skeletal muscle vasodilatation at the onset of exercise. J Physiol. 2007;583:825-33.

Foley K, Boguslavsky S, Klip A. Endocytosis, recycling, and regulated exocytosis of glucose transporter 4. Biochemistry. 2011;50:3048-61.

Ho K. A critically swift response: insulin-stimulated potassium and glucose transport in skeletal muscle. Clin J Am Soc Nephrol. 2011;6:1513-6.

McKenna MJ, Bangsbo J, Renaud JM. Muscle K1, Na1, and Cl disturbances and Na+-K+ pump inactivation: Implications for fatigue. J Appl Physiol (1985). 2008;104:288-95.

Nguyen TQ, Maalouf NM, Sakhaee K, Moe OW. Comparison of insulin action on glucose versus potassium uptake in humans. Clin J Am Soc Nephrol. 2011;6:1533-9.

Palmer BF. A physiologic-based approach to the evaluation of a patient with hyperkalemia. Am J Kidney Dis. 2010;56:387-93.

Palmer BF. Regulation of potassium homeostasis. Clin J Am Soc Nephrol. 2015;10:1050-60.

Sorensen MV, Grossmann S, Roesinger M, Gresko N, Todkar AP, Barmettler G, et al. Rapid dephosphorylation of the renal sodium chloride co- transporter in response to oral potassium intake in mice. Kidney Int. 2013;83:811-24.

45

DISTÚRBIOS DO SÓDIO

Marisa Petrucelli Doher
Thaís Nemoto Matsui

Introdução

Distúrbios no balanço hidroeletrolítico são encontrados com frequência nos pacientes admitidos na sala de emergência e, em muitas ocasiões, constituem o principal foco do tratamento. Os distúrbios do sódio são os mais comuns e têm sido associados a maior mortalidade, morbidade e aumento no tempo de hospitalização.

Fisiopatologia

Aproximadamente um terço da água corpórea total está no fluido extracelular (FEC). O volume do FEC é dependente da quantidade de sódio corpóreo total, que está praticamente restrito ao líquido extracelular e constitui-se no mais importante componente osmoticamente ativo desse compartimento. Assim, as modificações na concentração de sódio refletem a variação no conteúdo de água corpórea total.

A osmolaridade plasmática (Posm) é determinada pela razão entre solutos plasmáticos e água plasmática. A Posm normal é de 275 a 290 mosmol/kg. A osmolaridade plasmática pode ser estimada a partir da seguinte equação:

Posm = 2 × [Na] + [glicose]/18 + [ureia]

onde Na é a concentração sérica de sódio; glicose é a concentração sérica de glicose e ureia é a concentração sérica de ureia.

As contribuições de glicose e ureia são pequenas quando suas concentrações estão dentro da faixa normal e tornam-se significativas apenas quando se desenvolvem elevações de seus valores como no *diabetes mellitus* (DM) não controlado ou na presença de disfunção renal, respectivamente.

A tonicidade plasmática, também chamada de osmolaridade plasmática efetiva, é o parâmetro detectado pelos osmorreceptores e determina a distribuição transcelular da água. A principal diferença entre a tonicidade plasmática e a osmolaridade plasmática é que a tonicidade plasmática reflete a concentração de solutos que não atravessam facilmente as membranas celulares (principalmente o sódio) e, portanto, afetam a distribuição de água entre as células e a FEC. Em contraste, a osmolaridade plasmática também inclui a contribuição osmótica da ureia, que é considerada um osmol "ineficaz", uma vez que pode equilibrar através da membrana celular e, portanto, tem pouco efeito no movimento da água.

Fórmula da tonicidade plasmática: 2 × [Na] + [glucose] / 18

Os principais mecanismos responsáveis pela regulação do metabolismo da água são a sede e a secreção da vasopressina. Os neurônios osmorreceptivos localizados no hipotálamo anterior detectam alterações na osmolaridade sistêmica efetiva, podendo levar ao aumento da sede e ao ajuste da liberação de vasopressina da glândula pituitária. A vasopressina, por sua vez, aumenta a reabsorção de água nos túbulos distais do néfron. A regulação da água corporal é necessária para minimizar perturbações osmoticamente induzidas no volume celular com efeitos adversos sobre múltiplas funções celulares.

A resposta ao estresse osmótico agudo para impedir a variação de volume celular compreende duas fases: uma é imediata, caracterizada por rápido influxo de íons inorgânicos (Na^+, Cl^- e K^+) para o interior da célula impedindo a desidratação e consequente redução do volume celular; a outra. de adaptação, se completa por volta de 24 horas e é marcada pelo acúmulo de osmóis orgânicos, como sorbitol, mioinositol, beatina, taurina e glicerofosfocolina. Todas as células do organismo apresentam mecanismos fisiológicos de adaptação à variação da osmolaridade para a manutenção do volume celular. No cérebro, as variações plasmáticas de sódio resultam em estresse osmótico, que se reflete em alterações neurológicas de intensidades variáveis (Figura 45.1).

A hiponatremia é, na maioria dos casos, acompanhada por diminuição da tonicidade plasmática, que resulta na movimentação osmótica da água do FEC para as células, incluindo as células cerebrais, e pode contribuir para os sintomas neurológicos da hiponatremia.

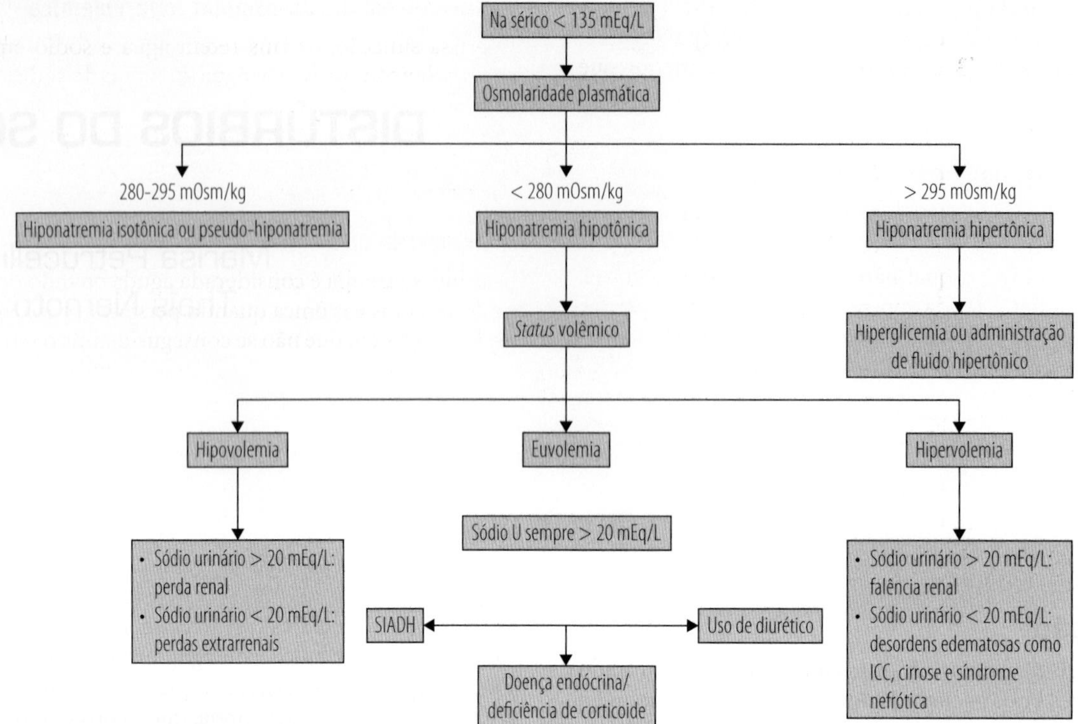

Figura 45.1. Diagnóstico e investigação de hiponatremia.

A hipernatremia é acompanhada por aumento da tonicidade plasmática, que resulta no movimento osmótico da água para fora das células, incluindo as células cerebrais, e pode contribuir para os sintomas neurológicos da hipernatremia.

Hiponatremia

A hiponatremia, definida como concentração sérica de sódio maior que 135 mEq/L, é o distúrbio mais comum no balanço hidroeletrolítico e acidobásico encontrado na prática clínica e está presente em 15% a 20% das admissões no setor de emergência. Está associada ao aumento da mortalidade, morbidade e tempo de internação.

A prevalência de hiponatremia em condições clínicas muito diferentes leva a diversas abordagens de diagnósticos e tratamento variáveis.

Classificação e diagnóstico

De acordo com a osmolaridade

Na avaliação inicial da hiponatremia, devem-se excluir pseudo-hiponatremia, um artefato laboratorial que ocorre quando concentrações anormalmente elevadas de lípidos ou proteínas no sangue interferem na medição precisa do sódio, e hiponatremia translocacional, uma hiponatremia não hipotônica na qual a mudança do sódio é causada pelo movimento de água do espaço intracelular para o espaço extracelular, por aumento na concentração de osmóis séricos como glicose, manitol e glicina (absorção em procedimentos urológicos e ginecológicos). O efeito da hiperglicemia deve ser considerado na interpretação do sódio sérico e, assim, uma apropriada correção deve ser feita. O sódio plasmático diminui aproximadamente 1,6 mEq/L para cada aumento de 100 mg de glicose sérica.

Uma vez excluídas essas duas entidades, é estabelecido o diagnóstico de hiponatremia hipo-osmolar e o próximo passo é classificar o paciente de acordo com sua volemia.

Hiponatremia hipo-osmolar hipovolêmica

Nessa situação, o paciente apresenta diminuição tanto da água como do sódio corporal total, com o déficit de sódio excedendo o déficit de água. Os pacientes depletados em volume por vômitos, diarreia, poliúria e insuficiência adrenal tornam-se hiponatrêmicos pela retenção da água ingerida ou administrada. A resposta hemodinâmica à hipovolemia é a redução do fluxo sanguíneo renal estimulando a reabsorção no túbulo proximal renal do filtrado glomerular e maior concentração urinária. Também ocorre a liberação de hormônio antidiurético (ADH) em resposta à necessidade de concentrar a urina e à redução do volume circulante efetivo. A exposição ao maior volume de água e sua maior retenção asseguram a ocorrência de hiponatremia. Nesse caso, portanto, a hiponatremia não ocorrerá sem a ingestão ou administração inadequada de água. A reposição do volume intravascular reduz os fatores hemodinâmicos determinantes da hiponatremia, com a resolução do distúrbio eletrolítico.

Nessa situação, pode-se mensurar o sódio urinário para diferenciar perda renal de extrarrenal. Nas perdas renais, com uso de diurético, deficiência de mineralocorticoide, síndrome perdedora de sal e diurese osmótica, o Na urinário é maior que 20 mmol/L. Já nas perdas extrarrenais com os vômitos, diarreia e perda para terceiro espaço (pancreatite, trauma e grandes queimados), o Na urinário é menor que 20 mmol/L.

Hiponatremia hipo-osmolar euvolêmica

A hiponatremia hipotônica euvolêmica é a mais encontrada em pacientes hospitalizados. Há expansão da água corporal total e do FEC, a qual não é clinicamente detectável. Dois terços da água retida são sequestrados para o espaço intracelular, e o discreto aumento do volume determina pequena perda de sódio. Está presente na insuficiência adrenal, no hipotireoidismo, nas situações de alta ingesta de água com baixa ingesta de solutos (por exemplo, polidipsia primária encontrada em pacientes com distúrbios psiquiátricos) e na síndrome de secreção inapropriada do hormônio antidiurético (SIADH), a causa mais comum desse subtipo de hiponatremia. Durante a ação persistente do ADH, os rins retêm água livre de eletrólitos, mantendo a concentração de sódio reduzida.

As causas de SIADH estão descritas na Tabela 45.1 e as características necessárias para seu diagnóstico constam na Tabela 45.2.

Tabela 45.1. Causas de SIADH

Drogas	Carcinomas	Doenças pulmonares	Desordens neurológicas	Outros
Clorpropamida Carbamazepina Narcóticos Inibidores da recaptação de serotonina) Ciclofosfamida Anti-inflamatórios não esteroides (AINES) Paracetamol Haldol Amitriptilina Fluoxetina *Ecstasy* Imunoglobulina	Bexiga Próstata Estômago Linfoma Pâncreas Duodeno	Abscesso Asma Pneumotórax Fibrose cística Pneumonia	Encefalites Acidente vascular cerebral (AVC) Hemorragia Trauma Tumores Psicose	HIV idiopática comum no idoso Exercício prolongado Pós-operatório

Tabela 45.2. Diagnóstico de SIADH

Características essenciais	Características suplementares
• Redução da osmolaridade efetiva (< 275 mOsm) • Osmolaridade urinária > 100 mOsm durante hipotonicidade • Euvolemia clínica (ausência de sinal clínico de depleção do fluido extracelular) • Nau > 40 mEq/L com dieta normal em sódio • Função adrenal e tireoidiana normal • Ausência do uso recente de diurético	• Ácido úrico plasmático < 4 mg/dL • Ureia plasmática < 20 mg/gL • FE Na > 1% • Falha na correção da hiponatremia com soro fisiológico a 0,9% • Correção da hiponatremia com restrição hídrica • Elevação do hormônio antidiurético (ADH)

Hiponatremia hipo-osmolar hipervolêmica

Nessa situação, os rins retêm água e sódio em excesso, mas o balanço positivo de água supera o de sódio. Pacientes com essas características são edematosos e hiponatrêmicos, como acontece na insuficiência cardíaca congestiva (ICC), cirrose, síndrome nefrótica e insuficiência renal.

De acordo com o tempo

A hiponatremia é considerada aguda quando ocorre dentro de 48 horas e crônica quando persiste por mais de 48 horas. Nos casos em que não se consegue definir o seu início, ela deve ser considerada e tratada como crônica.

De acordo com os sintomas

A hiponatremia moderadamente sintomática é definida como qualquer grau bioquímico de hiponatremia na presença de sintomas moderadamente graves de hiponatremia, como náuseas, confusão mental e cefaleia; e a hiponatremia "severamente sintomática" é definida como qualquer grau bioquímico de hiponatremia na presença de sintomas graves de hiponatremia, como vômitos, alteração cardiorrespiratória, sonolência, convulsão ou coma.

Fisiopatologia e quadro clínico

Os sintomas neurológicos presentes na hiponatremia são decorrentes do edema cerebral. A diminuição da osmolaridade extracelular leva ao movimento de água para dentro das células, e o aumento do volume celular causa edema tecidual. No cérebro, o edema celular associado ao limite físico do crânio leva à hipertensão intracraniana.

Muitos pacientes são assintomáticos até a concentração sérica de 130 mEq/L, pelos mecanismos de adaptação cerebrais já citados acima. Os sintomas iniciais da hiponatremia aguda são náuseas e astenia. Quando o sódio fica abaixo de 115 a 120 mEq/L, manifestações mais graves relacionadas ao edema cerebral podem aparecer, como cefaleia, letargia, vômitos, psicose, convulsões e coma.

Na hiponatremia crônica, os sintomas mais frequentes são fadiga, náuseas, tonturas, letargia, fraqueza muscular e confusão mental.

Outra síndrome neurológica decorrente do tratamento hiponatremia é a desmielinização osmótica que ocorre com velocidades de correção do sódio > 12 mEq/L em 24 horas e/ou > 18 mEq/L em 48 horas. Geralmente ocorre em hiponatremia severa e crônica.

O local clássico de acometimento da desmielinização osmótica é a região pontina central (em 50% dos casos é o local isolado). Em 30% dos casos ocorrem achados pontinos e extrapontinos (gânglios basais e substância branca). Nos outros 20%, a ponte fica intacta.

A manifestação clínica à desmielinização osmótica ocorre tardiamente em relação à correção natrêmica, demorando de 2 a 6 dias para aparecer: alterações comportamentais, afasia, disartria, paraparesia, quadriparesia, letargia, obnubilação, síndrome *locked-in* e coma. Outros inúmeros achados neurológicos podem estar presentes, na dependência do local onde houve o a desmielinização osmótica.

Tratamento

Os sintomas e a duração da hiponatremia definirão o tipo de tratamento. Os pacientes com hiponatremia aguda são de maior risco para desenvolver sequelas neurológicas relacionadas ao edema cerebral se a hiponatremia permanecer sem tratamento. Já os pacientes com hiponatremia crônica apresentam risco de desmielinização se a hiponatremia for corrigida rapidamente. A hiponatremia severa e não tratada tem mortalidade de até 50%. As medidas iniciais devem ser o suporte clínico do paciente, com correção hemodinâmica e proteção de vias aéreas quando necessário.

Tratamento por tempo de duração e sintomas

Hiponatremia aguda sintomática

Nos pacientes sintomáticos, a correção com solução hipertônica deve ser realizada imediatamente objetivando uma correção do sódio de 2 mEq/L por hora até a resolução dos sintomas. Não é necessária a correção completa da hiponatremia. Essa correção inicial pode ser feita com uma taxa de infusão de soro fisiológico (SF) a 3% em 1 a 2 mL/kg/hora. Já nos pacientes com sintomas neurológicos graves, como convulsão, sonolência ou coma, além dos cuidados iniciais, deve-se realizar infusão com solução hipertônica a 3% em taxas mais elevadas, 4 a 6 mL/kg/hora, com monitorização do sódio pelo menos a cada 2 horas. Esses pacientes devem estar monitorizados (Figura 45.2).

Após atingido o objetivo, deve-se parar a infusão rápida de solução hipertônica e iniciar tratamento específico para o diagnóstico, se disponível, visando nesse momento à estabilização da concentração de sódio. Recomenda-se limitar o aumento da concentração sérica de sódio em 10 a 12 mEq/L durante as primeiras 24 horas e em 8 mEq/L a cada 24 horas, até a concentração sérica de sódio atingir 130 mEq/L.

A concentração sérica de sódio deve ser verificada diariamente a cada 6 a 12 horas, até a estabilização da concentração sérica de sódio e estabilidade do tratamento.

Para atingir o aumento de 1 mEq /L/h recomendado, pode-se utilizar a fórmula de Adrogué-Madias, sabendo-se que o aumento real pode exceder o aumento calculado.

$$\text{Fórmula de Adrogué: } \frac{[Na+]\text{solução} - [Na+]\text{sérico}}{\text{Água corporal total} + 1}$$

A água corporal total estimada (L) é calculada como uma fração do peso corporal. A fração é de 0,6 em homens não idosos, de 0,5 em mulheres não idosas e de 0,5 e 0,45 em homens e mulheres idosos, respectivamente.

Hiponatremia crônica sintomática

A água cerebral nas hiponatremias crônicas severas está aumentada em aproximadamente 10%, sendo a meta de correção de sódio de aproximadamente 10 mEq/L. Não se deve exceder a taxa de correção de 1 mEq/L/h nem corrigir mais que 8 a 10 mEq/L/24 horas.

Hiponatremia crônica assintomática

Deve-se investigar a causa com tratamento de acordo com o diagnóstico (por exemplo, tratamento com levotiroxina nos casos de hipotireoidismo). Mesmo em pacientes assintomáticos, orienta-se correção da hiponatremia, sempre respeitando o limite de correção, já que esses pacientes podem apresentar déficits neurológicos sutis que revertem com a correção.

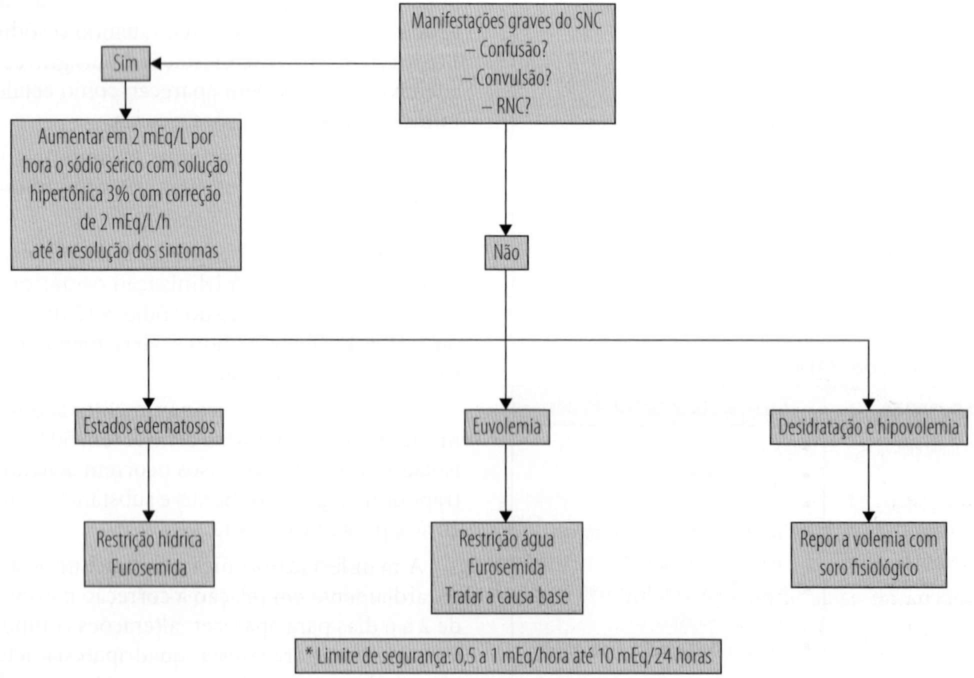

Figura 45.2. Tratamento da hiponatremia.

Tratamento por estado volêmico e etiologia

Hiponatremia hipovolêmica

Nesses casos, deve ser realizada a restauração do volume circulante efetivo (VCE) com cristaloides para interromper a liberação não osmolar de vasopressina.

Hiponatremia hipervolêmica

Nos pacientes com ICC, cirrose ou síndrome nefrótica, deve ser realizada restrição de sal e água, além de tratamento com diuréticos.

Hiponatremia euvolêmica

Devem ser avaliados função tireoidiana e cortisol, com reposição no caso de deficiências.

Todas as medicações em uso devem ser revistas, já que várias drogas estão relacionadas a hiponatremia. A suspensão dessas medicações muitas vezes resolve a hiponatremia.

Se realizado o diagnóstico de SIADH, a restrição hídrica é a terapia de primeira linha nesses pacientes. Nos pacientes que não respondem a essa medida, deve-se aumentar a excreção de sódio usando diurético de alça (furosemida, por exemplo).

A mensuração de sódio e potássio urinário pode indicar o grau de restrição hídrica necessária e a necessidade de associar furosemida desde o princípio do tratamento.

A relação entre eletrólitos urinários (Nau + Ku) e o sódio plasmático maior que 1 indica defeito severo de diluição urinária e somente restrição hídrica não ajudará, devendo-se associar furosemida desde o início do tratamento. Uma relação menor que 0,5 sugere que a restrição hídrica isoladamente (até 1L) pode resolver; entre 0,5 e 1,0, deve-se realizar restrição hídrica de até 0,5L para a resolução da hiponatremia.

Hipernatremia

Definida como aumento sérico da concentração de sódio acima de 145 mEq/L, é uma anormalidade eletrolítica comum, encontrada mais frequentemente em crianças e idosos. É secundária ao excesso de sódio em relação à água, que pode ser devido à perda de água ou à adição de cloreto de sódio (NaCl), sendo este último menos comum, já que o mecanismo de sede, quando o paciente tem acesso à água, previne a hipernatremia.

A hipernatremia causada pela depleção de água é chamada de desidratação, a qual difere de hipovolemia, na qual ocorre perda de água e sal em mesma proporção.

Etiologia, classificação e diagnóstico

Hipernatremia é um distúrbio eletrolítico comum em pacientes críticos e hospitalizados. As principais etiologias estão descritas na Tabela 45.3.

A causa da hipernatremia geralmente é evidente na história clínica. Na emergência, comumente são admitidos idosos com hipernatremia por perda de água sem reposição, por alteração do nível de consciência dificultando o acesso à água. Deve-se avaliar a glicemia para diagnóstico de DM, eletrólitos como potássio e cálcio, que podem ser causa de *diabetes insipidus* (DI), e as medicações em uso. Caso o paciente esteja consciente, com fácil acesso à água e apresente concentração de sódio maior que 150 mEq/L, deve-se suspeitar de lesões hipotalâmicas que afetem o centro da sede, sendo importante solicitar tomografia de crânio.

Tabela 45.3. Causas de hipernatremia

Causas
1. Perda de água sem reposição adequada (alteração no centro da sede ou falta de acesso à água) Perdas insensíveis/suor ou perdas gastrointestinais *Diabetes insipidus* central ou nefrogênico Uso de diuréticos de alça Poliúria após necrose tubular aguda Diurese osmótica • Glicose – *Diabetes mellitus* descompensado • Ureia – Dieta hiperproteica via sonda • Manitol Lesões hipotalâmicas • Hipodipsia primária ou excesso de mineralocorticoides
2. Perda celular de água Exercício severo Convulsão
3. Sobrecarga salina Administração de solução hipertônica

A osmolaridade urinária pode ajudar na diferenciação da etiologia. Diante de hipernatremia com função renal normal, a osmalalidade urinária deve ser maior que 600 mosmol/kg, o que é encontrado no caso de perdas de água sem reposição adequada. Se a osmolaridade urinária for menor do que a osmolaridade sérica (geralmente menor que 300 mosmol/kg), o paciente tem DI central ou nefrogênico. Já no caso de osmolaridade urinária entre 300 e 600 mosmol/kg, a hipernatremia pode ser secundária a diurese osmótica ou DI. O sódio urinário (Nau) também pode ajudar na diferenciação. Nau maior que 100 mEq/L é encontrado na elevada ingestão salina ou reposição de solução hipertônica. Sódio urinário menor que 25 mEq/L deve estar presente nos casos de desidratação (Figura 45.3).

A hipernatremia também pode ser dividida de acordo com o *status* volêmico.

Hipernatremia hipovolêmica

Nesse caso, o paciente apresenta perda de água e sódio, porém, proporcionalmente, perda superior de água. Também apresenta sinais clínicos de desidratação como hipotensão, taquicardia, diminuição do turgor e, algumas vezes, alteração do nível de consciência.

Hipernatremia hipervolêmica

É a forma mais incomum. É decorrente da administração de solução hipertônica com SF a 3% ou bicarbonato de sódio.

Hipernatremia euvolêmica

Pacientes que apresentam perda de água com sódio corporal total normal apresentam-se euvolêmicos, já que não ocorre contração volêmica. Nesse caso, a hipervolemia só ocorre se não houver acesso à água. Está presente nas perdas extrarrenais como febre e nas perdas renais como DI.

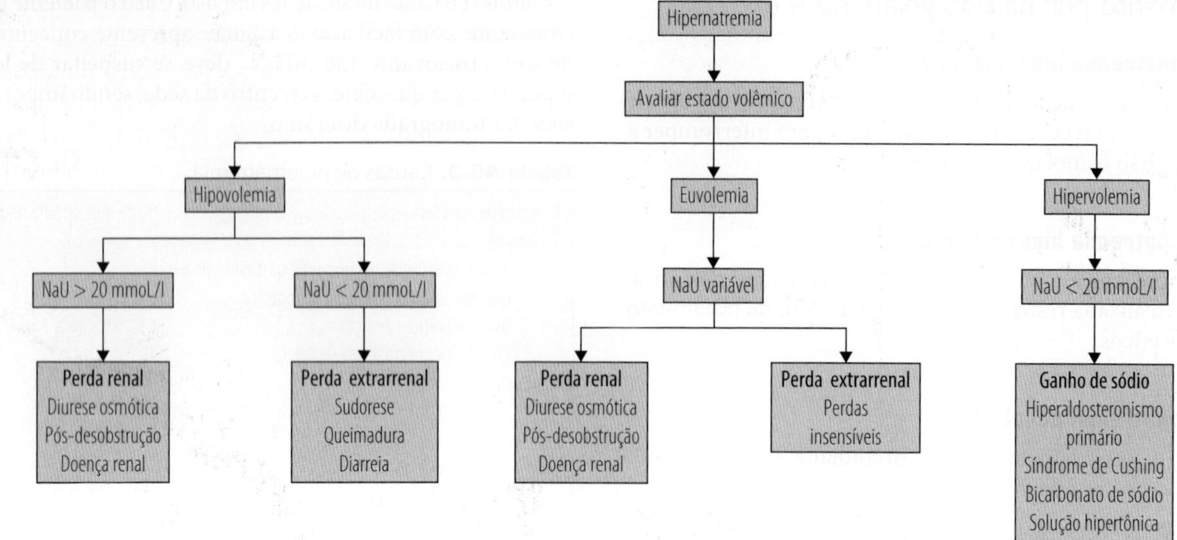

Figura 45.3. Abordagem diagnóstica da hipernatremia.

Fisiopatogenia e quadro clínico

O aumento da osmolaridade que acompanha a hipernatremia leva à entrada de fluido do espaço intracelular para o extracelular causando perda do volume celular. No cérebro, essa alteração pode determinar a tração da vasculatura do sistema nervoso, com consequente dano. Como mecanismo de adaptação cerebral, ocorre, já nas primeiras horas de hipernatremia, aumento dos eletrólitos intracelulares (sódio, potássio e cloreto). Cronicamente, os mecanismos de adaptação envolvem a geração de osmóis orgânicos.

Os sintomas iniciais são inespecíficos e refletem as alterações do sistema nervoso central (SNC). Os pacientes podem apresentar letargia, confusão e rebaixamento do nível de consciência. A sede intensa geralmente está presente, podendo inexistir em situações de hipodipsia.

A hipernatremia aguda grave pode levar a convulsão e óbito, já que, com a redução mais intensa do volume cerebral, pode haver ruptura vascular.

Hipernatremia com concentração sérica de sódio maior que 160 mEq/L está associada a mortalidade de até 75%.

Em pacientes com hipernatremia crônica, a sede intensa pode ser o único sintoma.

Situação especial: *diabetes insipidus*

Uma das causas de poliúria é a presença de DI, que pode ter origem central ou nefrogênica. O DI central caracteriza-se pela falência dos núcleos hipotalâmicos e/ou da neuro-hipófise em sintetizar e/ou secretar o ADH. Dependendo da extensão da lesão do SNC, podem ser encontrados vários graus de poliúria e hipernatremia. Geralmente os pacientes se apresentam com sede e noctúria. Pode ser causada por infecção, tumores ou trauma, porém em 50% dos casos a etiologia é idiopática.

O tratamento do DI central consiste na reposição hormonal, sendo recomendado acetato de desmopressina (DDAVP®), com administração de 10 a 20 mg, duas vezes ao dia, via intranasal ou por mucosa oral. A dose adequada deve ser individualizada com a evolução do paciente. Alternativamente, pode-se utilizar vasopressina aquosa, administrada via subcutânea, na dose de 5 a 10U, repetindo-se a dose a cada 4 ou 8 horas, se necessário. O controle do sódio plasmático deve ser realizado a cada 4 horas, até a estabilização do quadro.

No DI nefrogênico, ocorre resistência à ação do ADH nos túbulos renais e, caracteristicamente, o quadro é menos grave que no DI central, com poliúria discreta a moderada. O DI nefrogênico congênito é raro, observando-se mais comumente a ocorrência do DI nefrogênico adquirido. Entres as causas, estão doença renal crônica, distúrbios eletrolíticos como hipercalcemia e hipocalemia, uso de medicações como anfotericina B, demeclociclina e lítio, e certas doenças hematológicas como anemia falciforme e mieloma múltiplo. O tratamento do DI nefrogênico é direcionado para a causa. As drogas devem ser removidas e, no caso de distúrbios eletrolíticos, eles devem ser corrigidos. No caso de DI secundário ao uso de lítio, a amilorida pode ser usada, por inibir a entrada do lítio no túbulo renal.

Como critérios diagnósticos, é necessária a presença de sódio plasmático maior do que 145 mmol/L, da osmolaridade plasmática acima de 295 mOsm e da osmolaridade urinária abaixo de 300 mOsm.

Tratamento

A hipernatremia está associada a um estado hiperosmolar, e o tratamento inicial consiste no restabelecimento da tonicidade. O tipo de tratamento depende do *status* volêmico (Figura 45.4).

No caso de hipovolemia, deve-se corrigir o déficit volêmico. Na euvolemia, deve-se corrigir o déficit de água livre e na sobrecarga salina ela deve ser suspensa.

O déficit de água livre é calculado pela seguinte fórmula:

$$\text{Déficit de } H_2O \text{ livre} = ([Na^+ \text{ sérico}] - 140) \times 0{,}6 \times \text{peso}/140$$

A correção deve ser atingida em um período de pelo menos 48 horas, com taxa máxima de 1 a 2 mOsm/kg de H_2O por hora.

Os mecanismos de adaptação cerebral devem ser respeitados para evitar distúrbios neurológicos. Limitar a correção de sódio plasmática de até 0,5 mEq/L por hora reduz o risco de edema cerebral e de convulsões.

Os eletrólitos plasmáticos devem ser monitorizados a cada 4 horas e as perdas devem ser repostas continuamente para assegurar um balanço hídrico positivo.

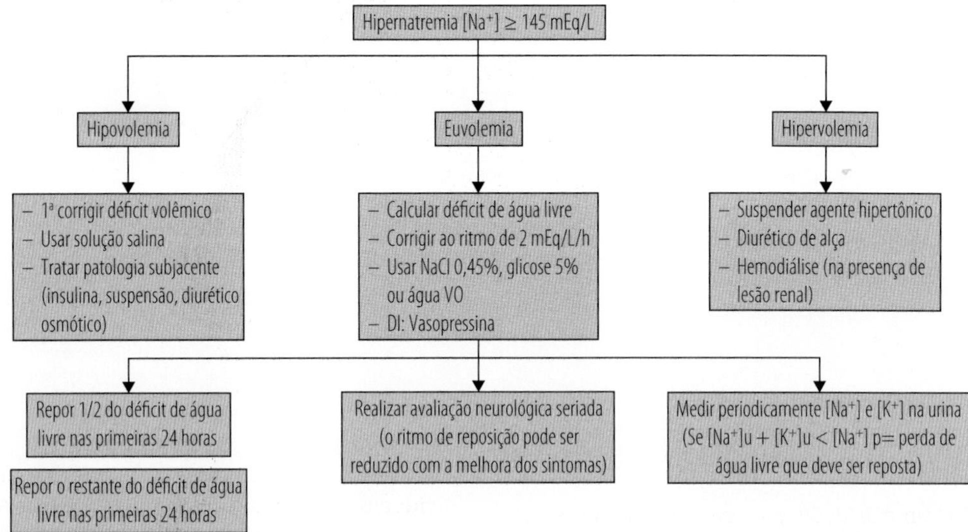

Figura 45.4. Abordagem terapêutica da hipernatremia.

Bibliografia consultada

Adrogue HJ, Madias NE. Hypernatremia. N Engl J Med. 2000;342(20):1493-9.

Dutra VF, Tallo FS, Rodrigues FR, Vendrame LS, Lopes RD, Lopes AC. Water-electrolyte imbalances in the emergency room. Rev Bras Clin Med. 2012;10(5):410-9.

Greenberg A. Primer on kidney diseases. 5th ed. Phipadelphia: Elsevier Saunders; 2009.

Oiso Y, Robertson GL, Nørgaard JP, Juul KV. Clinical review: Treatment of neurohypophyseal diabetes insipidus. J Clin Endocrinol Metab. 2013;98(10):3958-67.

Parikh C, Berl T. Disorders of water metabolism. In: Johnson RJ, Feehally J, Floege J. Comprehensive clinical nephrology. 5th ed. Philadelphia: Elsevier; 2015. p. 118-29.

Seguro AC, Malnic G, Zatz R. Mecanismos de concentração e diluição da urina – Regulação do balanço de água e distúrbios da tonicidade do meio interno. In: Zatz R. Fisiopatologia renal. 2ª ed. São Paulo: Atheneu; 2011.

Sood L, Sterns RH, Hix JK, Silver SM, Chen L. Hypertonic saline and desmopressin: a simple strategy for safe correction of severe hyponatremia. Am J Kidney Dis. 2013;61(4):571-8.

Spasovski G, Vanholder R, Allolio B, Annane D, Ball S, Bichet D, et al.; Hyponatraemia Guideline Development Group. Clinical practice guideline on diagnosis and treatment of hyponatraemia. Nephrol Dial Transplant. 2014;29 Suppl 2:i1-i39.

Sterns RH. Disorders of plasma sodium – causes, consequences, and correction. N Engl J Med. 2015;372:55-65.

Verbalis JG, Goldsmith SR, Greenberg A, Korzelius C, Schrier RW, Sterns RH, et al. Diagnosis, evaluation, and treatment of hyponatremia: expert panel recommendations. Am J Med. 2013;126(10 Suppl 1):S1-42.

46

DISTÚRBIOS DO MAGNÉSIO

Cínthia Montenegro Teixeira
Érika Bevilaqua Rangel

Visão geral e epidemiologia

O magnésio (Mg^{++}) é o quarto cátion mais frequente em nosso organismo e o segundo cátion intracelular mais abundante[1]. Ele atua como cofator e regulador de inúmeras funções biológicas, tais como: síntese proteica, catabolismo da glicose, produção de trifosfato de adenosina (ATP), estabilização de membranas celulares e regulação de canais de cálcio[2].

A hipomagnesemia é um evento relativamente comum, com prevalência de até 15% na população geral e até 65% em pacientes internados em unidade de terapia intensiva[3]. A hipermagnesemia, por sua vez, ocorre em 10% a 15% dos pacientes hospitalizados e, geralmente, está restrita a casos de doença renal e/ou administração iatrogênica de magnésio[4].

Fisiopatologia

Um adulto de 70 kg contém cerca de 25 g (1,04 mol) de magnésio, e 66% desse íon estão localizados no arcabouço ósseo, 33%, no compartimento intracelular e 1%, no fluido extracelular. No soro, encontra-se apenas 0,3% do magnésio corporal, e 1/3 está ligado a proteínas[5].

A homeostasia do magnésio é diretamente dependente do balanço entre a absorção intestinal, a reabsorção/excreção renal e o metabolismo ósseo dos íons Mg^{++}.

A ingesta média de magnésio é de 350 mg por dia, porém apenas cerca de 100 mg por dia são absorvidos por via intestinal e, em geral, os rins excretam essa mesma quantidade, ocorrendo balanço neutro do íon no organismo[6].

Apesar de receber influência de vários hormônios (paratormônio, hormônios tireoidianos, aldosterona, vasopressina, glucagon), a magnesemia não é controlada por hormônios regulatórios específicos. Em casos de deficiência ou excesso de magnésio corporal, a regulação ocorre por meio de controle da absorção intestinal e, principalmente, da regulação da excreção urinária de magnésio.

O rim é o principal órgão envolvido na homeostase do magnésio corporal; em situações de restrição dietética grave e prolongada de magnésio, aumentos de perdas intestinais ou redistribuição do íon do espaço extra para o intracelular, a excreção urinária pode ser reduzida a até 0,5%[7].

As funções fisiológicas relacionadas ao magnésio envolvem a excitabilidade do músculo cardíaco e esquelético, o metabolismo ósseo, a regulação do tônus muscular e a função neurológica.

Avaliação laboratorial

O diagnóstico e o seguimento dos pacientes com distúrbios do magnésio são baseados na dosagem do magnésio sérico.

Exames adicionais que auxiliam na avaliação de causas e consequências de hipo/hipermagnesemia incluem: perfil bioquímico sérico e urinário (com dosagem dos demais íons: sódio, potássio, cálcio, fósforo, cloro e bicarbonato) e estimativa de função renal (ureia e creatinina séricas).

Tendo em vista que o peso molecular do magnésio é de 24,3 dáltons e que a sua valência é de +2, têm-se que[6]:

$$Mg^{++}\text{: } 1\ mEq/L = 0{,}5\ mmol/L = 1{,}2\ mg/dL$$

Embora somente a fração ionizada do magnésio seja biologicamente ativa, a maioria dos laboratórios realiza a dosagem do magnésio sérico total. Em casos de variações da concentração das proteínas plasmáticas, por exemplo, na hipoalbuminemia, o valor deve ser corrigido por meio da fórmula[8,9]:

$$Mg^{++}\text{ corrigido (mEq/L)} = Mg^{++}\text{ medido (mEq/L)} + 0{,}01 \times [40 - \text{albumina(g/L)}]$$

Após a confirmação do distúrbio do magnésio, cabe ao médico emergencista classificar a gravidade do distúrbio, identificar os fatores etiológicos e instituir o tratamento adequado.

Hipomagnesemia (magnésio sérico < 1,5 mEq/L)

As situações de hipomagnesemia podem ser classificadas de acordo com sua: **intensidade** – grave (< 0,8 mEq/L), moderada (0,8-1,2 mEq/L) ou leve (1,3-1,5 mEq/L); **repercussão clínica** – sintomática ou assintomática; **duração** – aguda ou crônica; e **etiologia** – renal, gastrointestinal ou por redistribuição do magnésio (*shift*) para o espaço intracelular.

A hipomagnesemia pode estar acompanhada por hipocalemia e hipocalcemia, devido à relevância do magnésio na homeostase desses íons.

Diagnóstico diferencial etiológico

A hipomagnesemia é ocasionada pelas seguintes situações: redução da ingesta ou da absorção de magnésio, perdas aumentadas gastrointestinais, *shift* intracelular do íon ou excreção urinária aumentada, como sumarizado na Tabela 46.1.

Tabela 46.1. Causas de hipomagnesemia[7,10]

Etiologia	Compartimento afetado	Condição
Fármacos	Renal	Diuréticos (tiazídicos e de alça) Antibióticos (aminoglicosídeos, anfotericina) Cisplatina Inibidores de calcineurina
	Trato gastrointestinal	Laxativos Inibidores de bomba de prótons
Doenças genéticas	Renal	Síndrome de Bartter ou Gitelman Hipomagnesemia familiar com hipercalciúria Hipomagnesemia isolada autossômica
	Trato gastrointestinal	Hipomagnesemia intestinal com hipocalcemia secundária
Condições fisiológicas	Renal	Fase de recuperação de necrose tubular aguda Diurese pós-obstrutiva
	Trato gastrointestinal	Dieta pobre em magnésio (em especial, alcoolistas)
	Shift intracelular	Expansão volumétrica
Condições patológicas	Renal	Hiperglicemia grave Alcoolismo Hipercalcemia
	Trato gastrointestinal	Pancreatite Diarreia (secretória ou mal absortiva) Derivação gastrointestinal do intestino delgado
	Shift intracelular	Síndrome de realimentação Síndrome da fome óssea

A história clínica e o exame físico podem auxiliar na definição da etiologia da hipomagnesemia, por exemplo, nos casos de uso de diuréticos, antibióticos, cisplatina, laxativos ou quadros de diarreia, pancreatite e hiperglicemia.

Caso a etiologia não seja clara, a avaliação da excreção urinária de magnésio pode auxiliar na identificação de comprometimento da reabsorção urinária desse íon.

Considerando que apenas a fração iônica do íon é capaz de ser filtrada pelos glomérulos renais, a fração de excreção do magnésio é calculada por meio da fórmula a seguir[11]:

$$FE\ Mg^{++} = \frac{(MgU \times CrS)}{[(MgS \times 0{,}7) \times CrU)]} \times 100\%$$

em que: MgU = magnésio urinário (mEq/L), CrS = creatinina sérica (mg/dL), MgS = magnésio sérico (mEq/L) e CrU = creatinina urinária (mg/dL).

Em condições de hipomagnesemia, excreção de magnésio na urina de 24 horas maior que 10 a 30 mg ou uma fração de excreção urinária maior que 2% indicam perda urinária de magnésio[11].

Síndromes genéticas podem ocasionar hipomagnesemia de forma isolada (por exemplo, hipomagnesemia isolada autossômica), associada a hipercalciúria e nefrocalcinose (hipomagnesemia familiar com hipercalciúria) ou secundária ao transporte renal anormal dos íons cloreto e sódio (por exemplo, síndromes de Bartter e Gitelman)[12].

O *shift* dos íons do compartimento extracelular para o intracelular que ocorre na síndrome de realimentação e na síndrome da fome óssea, em geral, associa-se à redução plasmática de outros íons intracelulares como o fósforo e o potássio.

Hipomagnesemia induzida pelo uso de inibidores de bombas de prótons geralmente ocorre em pacientes com algum grau de depleção do íon ou com uso concomitante de diuréticos[13,14].

Quadro clínico

Manifestações cardiovasculares

A hipomagnesemia leve, em geral, não se associa a alterações eletrocardiográficas. Entretanto, quando a deficiência de magnésio é moderada, pode ocorrer achatamento ou inversão da onda P, prolongamento do intervalo PR, alargamento do complexo QRS, redução ou inversão da onda T e prolongamento do intervalo QT[15].

Em casos mais graves, há sístoles atriais e ventriculares prematuras, fibrilação atrial sustentada, *torsades de pointes* e fibrilação ventricular refratária ao tratamento habitual[15].

Deve-se ter atenção também ao risco aumentado de cardiotoxicidade da digoxina nos pacientes hipomagnesêmicos, já que tanto a depleção de magnésio como os glicosídeos cardíacos inibem a bomba de Na-K-ATPase[16].

Hipomagnesemia crônica está também associada a aterosclerose, síndrome metabólica, *diabetes mellitus*, hipertensão e infarto agudo do miocárdio.

Numa metanálise recente, foi demonstrado que o aumento da ingestão de magnésio na dieta está associado a um risco reduzido de acidente vascular cerebral, insuficiência cardíaca, diabetes e mortalidade por todas as causas, mas não mortalidade total por doença coronariana ou doença cardiovascular[17]. Esses achados sustentam, no entanto, a noção de que aumentar o magnésio na dieta pode fornecer benefícios para a saúde.

Manifestações neuromusculares

Sintomas neurológicos secundários à hipomagnesemia moderada a grave incluem: confusão mental, irritabilidade, delírio, alucinações, psicose, rebaixamento do nível de consciência, insônia, nistagmo, ataxia, vertigem, disartria e movimentos musculares involuntários atetoides ou coreiformes de extremidades.

Ocorre também hiperexcitabilidade neuromuscular, muitas vezes agravada pela hipocalcemia concomitante, que se manifesta como tetania (sinais de Chvostek e de Trousseau), espasmo carpo-podal, convulsões generalizadas ou focais, hiper-reflexia, clônus, fasciculação muscular e tremores[18].

Distúrbios do metabolismo do cálcio

A hipomagnesemia modifica o metabolismo do cálcio, pois reduz a secreção de PTH em resposta à hipocalcemia. Além disso, acarreta resistência óssea à ação do PTH e promove a deficiência de vitamina D. Em consequência, nas situações de depleção de magnésio, é frequente a ocorrência de hipocalcemia[18].

Hipocalemia

O magnésio intracelular inibe a secreção urinária de potássio (K^+) através do canal ROMK do néfron distal. Em um ambiente de hipomagnesemia, ocorre, portanto, hipocalemia por perda urinária excessiva. A correção da hipomagnesemia é essencial para a normalização dos níveis séricos de potássio[19].

Outros

A deficiência de magnésio induz a disfunção endotelial e tem efeito pró-inflamatório. Hipomagnesemia foi associada a risco aumentado de lesão renal aguda, e esse risco foi revertido com a suplementação do íon[20,21].

Tratamento e monitorização

A intensidade e a velocidade do tratamento da hipomagnesemia devem ocorrer de acordo com a gravidade dos sintomas do paciente e com a intensidade do distúrbio, como exposto na Tabela 46.2.

Para reposição dos estoques corporais de magnésio, a reposição de manutenção deve ser prolongada por três a cinco dias.

Tabela 46.2. Tratamento de hipomagnesemia[11,22]

Reposição de ataque	
Hipomagnesemia grave + Paciente instável	Sulfato de magnésio (50%) 1-2g = 02-04 mL endovenoso em 2-15 min (*bolus*)
Hipomagnesemia grave + Assintomático	Sulfato de magnésio (50%) 1-2g = 02-04 mL endovenoso + SG 50% 100 mL em 1 hora
Reposição de manutenção	
Hipomagnesemia leve/moderada + assintomático	Sulfato de magnésio (50%) 4-8g = 08-16 mL endovenoso + SG 50% 100 mL em 12-24 horas
Hipomagnesemia grave/sintomática, após fase de ataque	Sulfato de magnésio (50%) 4-8g = 08-16 mL endovenoso + SG 50% 100 mL em 12-24 horas

Em pacientes com lesão renal aguda ou crônica, a reposição deve ser cautelosa e reduzida em 50% para evitar intoxicação iatrogênica.

A dosagem sérica de magnésio deve ocorrer diariamente e, nos casos com sintomas graves e/ou insuficiência renal, até três vezes ao dia, para que se possa ajustar a posologia da reposição de manutenção e avaliar a necessidade de nova reposição de ataque.

Nos casos de hipomagnesemia aguda, em geral, não se utiliza a reposição oral com óxidos de magnésio, já que sua absorção é limitada e pode ter efeito catártico importante. Em casos de hipomagnesemia crônica por perda renal (com nas síndromes de Bartter e Gitelman, por exemplo), pode ser tentada a reposição oral como tratamento adjuvante.

Hipermagnesemia (magnésio sérico > 2,3 mEq/L)

Apesar de ocorrer frequentemente entre os pacientes com disfunção renal, a hipermagnesemia grave e sintomática é rara. Ocorre, em geral, em um contexto clínico de intoxicação exógena.

Diagnóstico diferencial etiológico

Administração de magnésio endovenoso ou oral

O magnésio possui inúmeras propriedades terapêuticas, porém a mais conhecida e comumente utilizada envolve o tratamento das síndromes hipertensivas da gestação.

A infusão de magnésio em doses altas melhora o fluxo uteroplacentário com preservação de débito cardíaco, por seu efeito dilatador predominante arterial, com mínimas propriedades venodilatadoras e efeito inotrópico positivo moderado[3,23].

A administração de magnésio também faz parte do arsenal terapêutico do tratamento de: enxaquecas, broncoespasmo e transtorno de déficit de atenção e hiperatividade (TDAH)[1].

Os casos de intoxicação ocorrem pela administração de doses inadvertidamente altas ou pelo não ajuste da dose pelo déficit de função renal.

Todos os pacientes que estejam recebendo magnésio terapêutico devem ser avaliados periodicamente, em busca de sinais ou sintomas de intoxicação, tais como: abolição do reflexo patelar, bradipneia e oligúria.

Insuficiência renal

A redução da filtração glomerular e da função tubular que ocorre na lesão renal aguda e na doença renal crônica (DRC) limitam a capacidade renal do controle do magnésio corporal, ocorrendo hipermagnesemia na maioria dos pacientes com DRC em estádio terminal e naqueles com lesão renal aguda grave.

Outros

Insuficiência adrenal, hiperparatireoidismo primário, hipercalcemia familiar hipocalciúrica, cetoacidose diabética, síndrome de lise tumoral, intoxicação por lítio e síndrome de leite-álcali são outras causas mais raras de hipermagnesemia[4].

Quadro clínico

Os sinais e sintomas da hipermagnesemia se relacionam diretamente aos níveis de magnésio sérico, como demonstrado na Tabela 46.3.

Tabela 46.3. Sintomas de hipermagnesemia, segundo a intensidade[24]

Sinais/sintomas	Leve 4-6 mEq/L	Moderada 6-10 mEq/L	Grave> 10 mEq/L
Gerais	Náusea, *flushing*		
Neurológicos	Cefaleia, letargia, tontura redução dos reflexos tendinosos	Sonolência reflexos tendinosos ausentes	Tetraplegia Insuficiência respiratória
Cardiovasculares		Hipotensão, bradicardia Eletrocardiograma	Parada cardíaca Bloqueio atrioventricular
Alterações eletrolíticas		Hipocalcemia	Hipocalcemia grave

Tratamento e monitoração

A primeira medida a ser realizada nos casos de hipermagnesemia iatrogênica é a suspensão da administração de magnésio.

Quando há sintomas cardiovasculares e neuromusculares desencadeados pela hipermagnesemia grave, deve ser administrado cálcio endovenoso para reverter o quadro, como demonstrado abaixo[4,22].

Cloreto de cálcio 500-1.000 mg IV em 5-10 min ou Gluconato de cálcio 10% – 1-3 g (10-30 mL) IV em 5-10 minutos

Em casos de hipermagnesemia moderada a grave, com boa diurese e função renal, podem ser administrados diuréticos de alça na tentativa de espoliar o excesso de magnésio.

Nos casos com lesão renal ou nos casos refratários às medidas iniciais, deve-se considerar terapias renais substitutivas como a hemodiálise.

Até a completa resolução da hipermagnesemia, o magnésio sérico deve ser medido pelo menos uma vez ao dia.

Conclusões

Apesar de serem distúrbios primordialmente laboratoriais, a hipomagnesemia e a hipermagnesemia devem ser avaliadas considerando-se o contexto clínico do paciente.

Uma história médica detalhada é essencial para a identificação da etiologia do distúrbio, e a avaliação precisa do estado clínico do paciente é que norteia o tratamento de emergência e de longo prazo.

Outros distúrbios hidroeletrolíticos (como os do cálcio, fósforo e potássio) podem ocorrer concomitantemente, como causa ou consequência dos distúrbios do magnésio, e devem ser tratados simultaneamente.

Referências bibliográficas

1. Glasdam SM, Glasdam S, Peters G. The importance of magnesium in the human body: a systematic literature review. Adv Clin Chem. 2016;73:169-93.
2. Blaine J, Chonchol M, Levi M. Renal control of calcium, phosphate, and magnesium homeostasis. Clin J Am Soc Nephrol. 2015;10(7):1257-72.
3. Kutlesic MS, Kutlesic RM, Mostic-Ilic T. Magnesium in obstetric anesthesia and intensive care. J Anesth. 2017;31(1):127-139.
4. Yu ASL, Gupta A. Causes and treatment of hypermagnesemia. Disponível em: http://www.uptodate.com/contents/causes-and-treatment-of-hypermagnesemia. Acesso em: 26 out. 2016.
5. Favus MJ, Goltzman D. Regulation of calcium and magnesium. In: Rosen CJ. Primer on the metabolic bone diseases and disorders of mineral metabolism. 8th ed. Danver: Wiley-Blackwell; 2013. p. 177-8.
6. Yu ASL. Regulation of magnesium balance. Disponível em: https://www.uptodate.com/contents/regulation-of-magnesium-balance. Acesso em: 26 out. 2016.
7. Kestenbaum B, Drüeke TB. Disorders of calcium, phosphate, and magnesium metabolism. In: Johnson RJ, Feehally J, Floege J. Comprehensive clinical nephrology. 5th ed. Philadelphia: Elsevier; 2015. p. 137-41.
8. Kroll MH, Ellin RJ. Relationships between magnesium and protein concentrations in serum. Clin Chem. 1985;31(2):244-6.
9. Liamis G, Liberopoulos E, Barkas F, Elisaf M. Spurious electrolyte disorders: a diagnostic challenge for clinicians. Am J Nephrol. 2013;38:50-7.
10. Yu ASL. Causes of hypomagnesemia. Disponível em: http://www.uptodate.com/contents/causes-of-hypomagnesemia. Acesso em: 26 out. 2016.
11. Yu ASL. Evaluation and treatment of hypomagnesemia. Disponível em: http://www.uptodate.com/contents/evaluation-and-treatment-of-hypomagnesemia. Acesso em: 26 out. 2016.
12. Cole DE, Quamme GA. Inherited disorders of renal magnesium handling. J Am Soc Nephrol. 2000;11:1937-47.
13. Hess MW, Hoenderop JGJ, Bindels RJM, Drenth JPH. Systematic review: hypomagnesaemia induced by proton pump inhibition. Aliment Pharmacol Ther. 2012;36(5):405-13.
14. -Park CH, Kim EH, Roh YH, Kim HK, Lee SK. The association between the use of proton pump inhibitors and the risk of hypomagnesemia: a systematic review and meta-analysis. PLoS One. 2014;13;9(11):e112558.
15. Barcellos GA, Barcellos PT. Manifestações eletrocardiográficas de doenças não cardíacas. Rev Soc Cardiol Est Rio Gd do Sul. 2011;XIX:1-7.
16. Kelly RA, Smith TW. Recognition and management of digitalis toxicity. Am J Cardiol; 1992;69(18):108-19.
17. Fang X, Wang K, Han D, He X, Wei J, Zhao L, et al. Dietary magnesium intake and the risk of cardiovascular disease, type 2 diabetes, and all-cause mortality: a dose-response metaanalysis of prospective cohort studies, BMC Med. 2016;14:210.
18. Yu ASL, Yarlagadda SG. Clinical manifestations of magnesium depletion. Disponível em: https://www.uptodate.com/contents/clinical-manifestations-of-magnesium-depletion. Acesso em: 26 out. 2016.
19. Seguro AC, Malnic G, Zatz R. Distúrbio do metabolismo de potássio. In: Fisiopatologia renal. 2ª ed. São Paulo: Atheneu; 2002.
20. Barbosa EB, Tomasi CD, Damasio DC, Vinhas M, Lichtenfels B, Francisco VL, et al. Effects of magnesium supplementation on the incidence of acute kidney injury in critically ill patients presenting with hypomagnesemia. Intensive Care Med. 2016;42(6):1084.
21. Cheungpasitporn W, Thongprayoon C, Erickson SB. Admission hypomagnesemia and hypermagnesemia increase the risk of acute kidney injury. Ren Fail. 2015;37(7):1175-9.
22. Dutra VF, Tallo FS, Rodrigues FR, Vendrame LS, Lopes RD, Lopes AC. Water-electrolyte imbalances in the emergency room. Rev Bras Clin Med. 2012;10(5):410-9.

23. Dalton LM, Fhloinn DMN, Gaydadzhieva GT, Mazurkiewicz OM, Leeson H, Wright CP. Magnesium in pregnancy. Nutr Rev. 2016;74(9):549-57.

24. Yu ASL, Gupta A. Symptoms of hypermagnesemia. Disponível em https://www.uptodate.com/contents/symptoms-of-hypermagnesemia. Acesso em: 26 out. 2016.

47

DISTÚRBIOS DO CÁLCIO

Aluizio Barbosa Carvalho

Introdução

O cálcio é o quinto elemento mais comum no universo, o principal mineral do esqueleto e um dos cátions mais abundantes no organismo, onde exerce dois importantes papéis fisiológicos. No osso, os sais de cálcio são responsáveis pela integridade estrutural do esqueleto. No fluido extracelular e no citosol, a concentração de íons cálcio, usualmente mantida constante, é criticamente importante na manutenção e controle de inúmeros processos bioquímicos. O indivíduo adulto contém cerca de 1.000 gramas de cálcio, dos quais 99% estão no tecido ósseo sob a forma de cristais de hidroxiapatita. Assim, os níveis de cálcio sérico refletem pobremente o cálcio total do organismo, uma vez que somente 1% dele é mensurável[1].

O cálcio é um cátion divalente, essencial para inúmeras funções, tais como estabilidade e transporte de membrana, divisão celular, neurotransmissão e secreção hormonal. Participa de inúmeras reações enzimáticas, da cascata de coagulação, do processo de mineralização óssea e dos processos de excitabilidade e contração dos músculos cardíaco e esquelético. Além disso, atua como segundo mensageiro na interação de diversos hormônios com seus receptores.

Os níveis normais de cálcio total variam de 8,8 a 10,4 mg/dL e incluem íons livres (51%), íons ligados a proteínas (40% – principalmente albumina) e o restante (9%) ligado a ânions como fosfato, bicarbonato e citrato[2]. O cálcio iônico tem maior relevância fisiológica que o cálcio total e sua concentração é rigidamente regulada, mantendo-se entre 1,11 e 1,40 mmol/L[3].

A homeostase do cálcio é regulada por meio de um sistema hormonal integrado que controla o transporte de cálcio no intestino, rim e ossos. O balanço de cálcio depende da ingestão, da absorção intestinal, da excreção renal e da remodelação óssea, e varia de acordo com a faixa etária e o gênero do indivíduo. A homeostase do cálcio é mantida basicamente por dois hormônios: o paratormônio (PTH) e a 1,25-diidroxivitamina D_3 (calcitriol). Os receptores desses hormônios (PTHr e VDR) e o receptor sensível ao cálcio (CaR) também são fundamentais na homeostase desse elemento. O PTH é secretado pela glândula paratireoide em resposta à queda dos níveis séricos de cálcio iônico. Quando os níveis séricos de cálcio diminuem, o CaR deixa de ser ativado, o que induz a secreção imediata de PTH, que, uma vez secretado, estimula a reabsorção óssea, por meio da ativação dos osteoclastos, liberando cálcio para o compartimento extracelular. Nos rins, o PTH estimula a reabsorção tubular de cálcio e inibe a de fósforo, promovendo fosfatúria, além de estimular a 1α-hidroxilase, enzima que converte o calcidiol em calcitriol, o metabólito mais ativo da vitamina D. Na condição de elevação dos níveis de cálcio, o CaR é ativado e a secreção de PTH, interrompida. O calcitriol é responsável pela absorção do cálcio e fósforo no intestino. Nos rins, facilita a absorção de cálcio e, por meio do VDR, age freando a síntese e a secreção do PTH na glândula paratireoide. Pelo fato de o PTH controlar a síntese de calcitriol por meio da ativação da 1α-hidroxilase, esse é considerado um mecanismo secundário pelo qual o PTH controla a calcemia. Além desses dois hormônios, a calcitonina também desempenha um papel na manutenção da calcemia. A calcitonina é um peptídeo formado pelas células parafoliculares C da glândula tireoide. A elevação sérica do cálcio iônico produz aumento dos níveis de calcitonina, e sua diminuição, produz a queda do hormônio. A calcitonina apresenta ação contrária ao PTH, inibindo a reabsorção óssea e promovendo a queda dos níveis séricos de cálcio[4].

A manutenção da calcemia é fundamental à vida, e distúrbios do cálcio, como a hipercalcemia e a hipocalcemia, são transtornos metabólicos que requerem intervenção emergencial.

Hipercalcemia

É definida como concentrações séricas de cálcio acima dos limites da normalidade, que variam de acordo com os valores de referência do exame laboratorial solicitado[5]. De modo geral, a hipercalcemia é definida quando:

- Cálcio total: maior que 10,4 mg/dL;
- Cálcio iônico: maior que 1,40 mmol/L.

Vale ressaltar que o cálcio iônico é mais significativo que o total, que sofre influência direta da albumina. Uma maneira de minimizar essa influência é calcular o cálcio total corrigido pela albumina por meio da fórmula: *Ca corrigido (mg/dL) = Ca total (mg/dL) + 0,8 x [4 - albumina (g/dL)].*

A hipercalcemia pode ser classificada em:

- Leve (10,5 a 12 mg/dL);
- Moderada (12,1 a 14 mg/dL);
- Grave (mais que 14 mg/dL).

Etiologia

As principais causas de hipercalcemia estão na Tabela 47.1[6,7]. O hiperparatireoidismo primário e as neoplasias malignas são responsáveis por cerca de 90% dos casos de hipercalcemia, sendo o primeiro a causa mais comum do distúrbio em pacientes ambulatoriais. Já em pacientes hospitalizados, a causa mais comum de hipercalcemia são as doenças malignas. Nesse caso, o principal mecanismo de hipercalcemia é a secreção de um peptídeo PTH-símile, o PTH-rp (PTH-*related protein*)[8]. O hiperparatireoidismo primário usualmente apresenta um curso benigno, enquanto a hipercalcemia relacionada a neoplasia tem baixa expectativa de vida. Tanto o hiperparatireoidismo secundário quanto o pós-transplante renal podem cursar com hipercalcemia[9]. Em geral, a hipercalcemia ocorre nas formas avançadas do hiperparatireoidismo, que estão relacionadas ao maior tempo de doença renal crônica (DRC).

A hipercalcemia pode ocorrer em pacientes que ingerem grandes doses de vitamina D. Porém, a dose necessária para causar hipercalcemia varia entre os pacientes, dependendo da absorção, armazenamento e metabolismo próprios de cada indivíduo. Outra causa de hipercalcemia relacionada ao metabolismo da vitamina D são as doenças granulomatosas. Entre 10% e 20% dos pacientes com sarcoidose têm hipercalcemia[10]. Isso é devido ao aumento da absorção intestinal de cálcio, induzida por altas concentrações de calcitriol, produzido por células mononucleares ativadas (particularmente macrófagos) no pulmão e linfonodos.

A hipercalcemia pode ser resultante do uso, excessivo ou não, de alguns medicamentos. Os diuréticos tiazídicos podem aumentar o cálcio sérico, e essa complicação não se explica apenas pela hemoconcentração. Os tiazídicos diminuem a excreção de cálcio urinário, sendo usados como tratamento para hipercalciúria e nefrolitíase. Embora raramente causem hipercalcemia em indivíduos sadios, esse transtorno pode ser observado em pacientes em uso da medicação, que apresentem concomitante aumento da reabsorção óssea. Pacientes em uso crônico de lítio podem desenvolver hipercalcemia devido ao hiperparatireoidismo induzido pela droga. O mecanismo fisiopatológico proposto baseia-se na alteração da sensibilidade do CaR na glândula paratireoide, acarretando diminuição no *set point* para a secreção do PTH[11]. Quando não corrigidos, o hiperparatireoidismo persistente e a hipercalcemia resultante podem exacerbar as manifestações psiquiátricas e levar a ações deletérias no metabolismo mineral ósseo, na função renal e nos vasos sanguíneos. A ingestão excessiva de vitamina A (150.000 UI/dia) pode causar aumento da reabsorção óssea mediada pelo osteoclasto, culminando em hipercalcemia, osteoporose, fraturas e hiperostose. Outra causa medicamentosa de hipercalcemia é a síndrome do leite-álcali (*milk-alkali syndrome*), decorrente da ingestão de grandes quantidades de sais de cálcio, que evolui com alcalose, disfunção renal e, usualmente, nefrocalcinose[12]. A síndrome era mais comum quando antiácidos absorvíveis eram o tratamento-padrão para a doença ulcerosa péptica. Atualmente, ainda é ocasionalmente observada em pacientes em uso excessivo de carbonato de cálcio. É o único exemplo de hipercalcemia puramente absortiva.

Tabela 47.1. Causas de hipercalcemia

1. Relacionadas ao PTH • Hiperparatireoidismo primário [adenoma (90% dos casos), carcinoma, associado a neoplasias endócrinas múltiplas tipos I e II] • Hiperparatireoidismo secundário (DRC) • Hiperparatireoidismo pós-transplante renal
2. Malignidade • Hipercalcemia mediada por PTH-rp: carcinoma de células escamosas, carcinoma de células renais, adenocarcinoma de ovário • Lesão osteolítica: mieloma múltiplo, câncer de mama • Secreção de calcitriol: linfomas
3. Relacionadas à vitamina D • Intoxicação por vitamina D • Doenças granulomatosas: tuberculose, sarcoidose
4. Drogas • Diurético tiazídico • Carbonato de lítio • Intoxicação por vitamina A • Síndrome do leite-álcali
5. Endocrinopatias • Tireotoxicose (hipertireoidismo) • Insuficiência adrenal • Feocromocitoma • Acromegalia
6. Desordens genéticas • Hipercalcemia hipocalciúrica familiar
7. Miscelânea • Imobilização • Doença de Paget
8. Insuficiência renal • Crônica (uso excessivo de calcitriol ou análogos) • Aguda – fase poliúrica (rabdomiólise)

As endocrinopatias, como hipertireoidismo (tireotoxicose), insuficiência adrenal e feocromocitoma, podem ser causa de hipercalcemia. Na tireotoxicose, a hipercalcemia moderada é encontrada em cerca de 10% dos pacientes. O hormônio tireoidiano atua aumentando a reabsorção óssea, que pode culminar em osteoporose. A hipercalcemia ocorre também em alguns pacientes com crise addisoniana. Múltiplos fatores parecem contribuir para a hipercalcemia, incluindo aumento da reabsorção óssea, contração do volume e aumento da reabsorção tubular proximal de cálcio e, talvez, aumento da ligação do cálcio às proteínas séricas. Embora seja uma complicação rara, a hipercalcemia pode estar presente no feocromocitoma[13]. Ela ocorre devido ao hiperparatireoidismo simultâneo, nos casos de neoplasia endócrina múltipla do tipo 2A, ou devido ao próprio feocromocitoma. A hipercalcemia nesses pacientes parece ser devida à produção tumoral de PTHrp.

A hipercalcemia hipocalciúrica familiar (HHF), de herança autossômica dominante, pode ser causa de hipercalcemia assintomática, principalmente de início precoce[14]. É caracterizada por hipercalcemia moderada e hipocalciúria relativa quando comparada ao cálcio sérico. Geralmente é assintomática, mas sintomas como fadiga, astenia ou polidipsia podem ocorrer. A HHF decorre de um defeito no CaR, com consequente aumento no limiar de supressão glandular do PTH pelo cálcio. Além do defeito intrínseco nas paratireoides, os rins também estão afetados e a reabsorção de cálcio, normalmente regulada pelo PTH, permanece elevada mesmo após paratireoidectomia total.

Pacientes imobilizados evoluem com aumento importante na reabsorção óssea, que usualmente acarreta hipercalciúria e, ocasionalmente, hipercalcemia. Tal condição ocorre principalmente em pacientes com estado prévio de alto *turnover* ósseo, como em adolescentes e pacientes com tireotoxicose ou com doença de Paget.

Na DRC, a hipercalcemia costuma ocorrer por administração excessiva de calcitriol ou seus análogos, ou como complicação do hiperparatireoidismo secundário ou pós-transplante, já comentado anteriormente. Já na insuficiência renal aguda, a hipercalcemia é geralmente oriunda da rabdomiólise[7], ocorrendo durante a fase poliúrica dessa patologia.

Manifestações clínicas da hipercalcemia

A hipercalcemia, na sua forma leve, é comumente assintomática. Os sintomas geralmente surgem quando os níveis de cálcio sérico estão acima de 12 mg/dL e tornam-se mais graves se a instalação da hipercalcemia for aguda.

Os principais sinais e sintomas da hipercalcemia incluem:

- Neurológicos: confusão mental, estupor, letargia, fraqueza muscular, irritabilidade, coma;
- Cardiovasculares: aumento da contratilidade miocárdica, alterações no ECG (encurtamento do intervalo QT, bloqueio atrioventricular de primeiro grau etc.), hipertensão arterial sistêmica, calcificação vascular;
- Gastrointestinais: constipação, náuseas, vômitos, úlcera péptica, pancreatite;
- Renais: nefrocalcinose, litíase renal, *diabetes insipidus* nefrogênico, distúrbios acidobásicos (acidose e alcalose metabólicas), perdas renais de fosfato, magnésio, potássio, glicose e aminoácidos;
- Oftalmológicos: calcificação de conjuntiva e da córnea, ceratite, conjuntivite;
- Hematológicos: fibrose medular óssea no hiperparatireoidismo secundário.

Diagnóstico de hipercalcemia

O diagnóstico de hipercalcemia deve compreender história clínica minuciosa e exame físico[5]. A determinação do cálcio sérico deve obedecer a uma cuidadosa análise laboratorial, haja vista que vários fatores pré-analíticos e analíticos podem influenciar na realização desse exame. Recomenda-se que o diagnóstico de hipercalcemia seja confirmado em pelo menos dois exames laboratoriais e a magnitude da elevação seja valorizada. Valores limítrofes, por exemplo, estão mais associados ao hiperparatireoidismo primário, enquanto valores muito elevados estão associados à doença maligna. Pacientes que apresentarem cálcio total maior que 14 mg/dL ou iônico maior que 1,80 mmol/L devem ser referidos a um serviço de emergência imediatamente. Em pacientes sem alterações do pH sanguíneo ou das proteínas séricas, a determinação do cálcio total é confiável e não existe motivo para a solicitação de cálcio iônico. A correção do cálcio pelos níveis séricos de albumina é uma ferramenta útil em pacientes idosos e desnutridos. Porém, essa medida não deve ser utilizada em pacientes com DRC, internados em unidades de terapia intensiva (UTIs) ou naqueles que, além da alteração das proteínas séricas, apresentem também alteração do pH sanguíneo. Nessas condições, a dosagem do cálcio iônico deve ser preferida. A severidade dos sintomas depende do nível sérico de cálcio. Os sintomas costumam ser mais exuberantes se a hipercalcemia se desenvolver rapidamente. Manifestações neurológicas e cardiovasculares são consideradas como urgência e esses pacientes devem ser encaminhados a um serviço de emergência rapidamente.

A Figura 47.1 apresenta o algoritmo para o diagnóstico de hipercalcemia.

Tratamento da hipercalcemia

O tratamento da hipercalcemia visa reduzir a concentração sérica de cálcio, em paralelo com as medidas necessárias para a correção ou atenuação da doença de base[15]. O tratamento deve estar voltado principalmente para os pacientes sintomáticos e/ou para aqueles com hipercalcemia grave (Tabela 47.2). Pacientes que apresentam hipercalcemia oligo ou assintomática e com cálcio total menor que 12 mg/dL não requerem tratamento imediato. O tratamento tem como objetivo fundamental a redução do cálcio sérico, por meio da inibição da reabsorção óssea, do aumento da excreção renal ou da diminuição da absorção intestinal de cálcio.

A hipercalcemia crônica, moderada ou assintomática deve ser tratada pelo risco de nefrolitíase, quando associada à hipercalciúria. Nas doenças granulomatosas e hipervitaminose D, os glicocorticoides são a terapia de escolha. Recomenda-se o uso de prednisona 20 a 40 mg por dia ou hidrocortisona intravenosa (IV) na dose de 200 a 300 mg, durante três a cinco dias. Outras opções, para casos refratários são a cloroquina, a hidroxicloroquina ou o cetoconazol. Em pacientes com hiperparatireoidismo primário e sintomáticos, o tratamento indicado é a paratiroidectomia. No hiperparatireoidismo secundário à DRC que cursa com hipercalcemia, os quelantes de fósforo à base de cálcio, assim como o calcitriol e seus análogos, devem ser descontinuados. O uso de calcimiméticos tem sido promissor quando a opção é o tratamento clínico[16]. Se ele for ineficaz, a opção é o tratamento cirúrgico, por meio da paratireoidectomia[17]. O melhor tratamento da hipercalcemia relacionada à neoplasia é aquele voltado à doença de base. Porém, muitas vezes, é necessário adotar medidas emergenciais nos casos que se associam à hipercalcemia grave. A diálise é considerada o tratamento de última escolha e está indicada para hipercalcemia refratária ou grave, em pacientes com doenças malignas ou com insuficiência renal ou cardíaca, nos quais a hidratação não pode ser administrada efetivamente de forma segura.

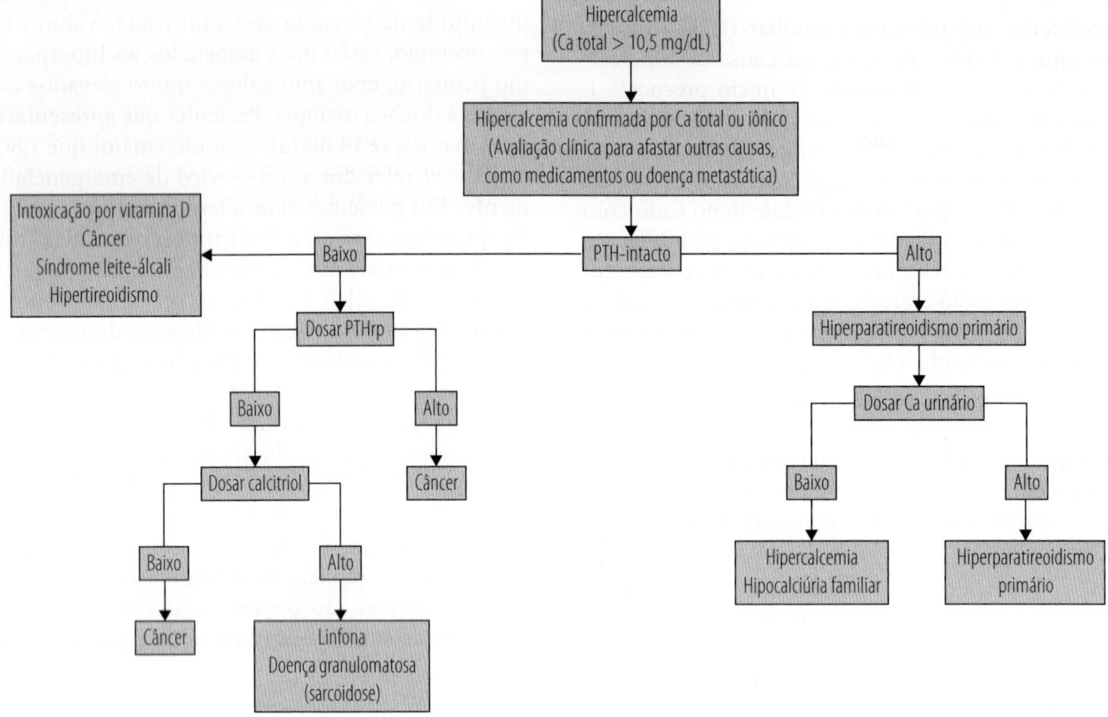

Figura 47.1. Algoritmo do diagnóstico de hipercalcemia.

Tabela 47.2. Tratamento da hipercalcemia grave

Tratamento	Dose
• Hidratar com soro fisiológico a 0,9%	1 a 2 litros ou mais, caso necessário
• Induzir calciúria com furosemida	20 a 60 mg IV
• Reduzir a mobilização de cálcio pelo tecido ósseo	Pamidronato de sódio: 60 mg IV (hipercalcemia moderada) e 90 mg IV (hipercalcemia grave) infundidos em 4 horas Ácido zoledrônico: 5 mg IV, em dose única
• Calcitonina	4 UI/kg, IM ou SC, a cada 12 horas
• Hidrocortisona • Modulação do CaR	200 a 300 mg, IV, por 3 dias Cinacalcete (calcimimético): 30 a 60 mg VO, em dose única

IV: intravenoso; IM: intramuscular; SC: subcutâneo; VO: via oral.

Hipocalcemia

É definida como concentrações séricas de cálcio abaixo dos limites da normalidade, que variam de acordo com os valores de referência do exame laboratorial solicitado. De modo geral, a hipocalcemia é definida quando:

- Cálcio total: menor que 8,5 mg/dL;
- Cálcio iônico: menor que 1,10 mmol/L.

Etiologia

As causas mais comuns de hipocalcemia estão apresentadas na Tabela 47.3. Em ordem de frequência, a hipocalcemia ocorre nos seguintes estados: insuficiência renal aguda e crônica, deficiência de vitamina D, deficiência de magnésio, pancreatite aguda, hipoparatireoidismo e pseudo-hipoparatireoidismo, infusão de fosfato ou citrato.

Além das causas listadas na Tabela 47.3, causas multifatoriais são provavelmente as de maior relevância clínica nos estados hipocalcêmicos emergenciais, como se segue:

- Rabdomiólise: fosfatos elevados da creatinofosfoquinase (CPK) e outros ânions (lactato, bicarbonato) quelam o cálcio;
- Síndrome do choque séptico;
- Malignidades: metástases osteoblásticas (câncer de pulmão e próstata) e lise tumoral;

- Doenças infiltrativas: sarcoidose, tuberculose e hemocromatose podem infiltrar as paratireoides e causar disfunção glandular;
- Causa tóxicas: ingestão ou queimadura por ácido hidrofluórico;
- Traumas: transfusões sanguíneas maciças acarretando distúrbio de coagulação.

Tabela 47.3. Causas de hipocalcemia

1. Hipoalbuminemia • Cirrose hepática, síndrome nefrótica, desnutrição • Queimaduras • Doenças crônicas • Sepse
2. Hipomagnesemia • Hipermagnesiúria (diurese osmótica, drogas) • Síndrome de má absorção intestinal (diarreia crônica, pancreatite severa, *by-pass* ou ressecção de intestino delgado)
3. Hiperfosfatemia • Estados clínicos críticos • Enemas à base de fosfato • Doença renal crônica • Rabdomiólise ou lise tumoral
4. Drogas • Calcimiméticos • Quimioterápicos (cisplatina e 5-fluorouracil + leucovorina) • Ácido zoledrônico, denosumabe • Anticonvulsivantes (fenitoína, fenobarbital) • Foscarnete • Citrato (transfusão sanguínea maciça, plasmaférese) • Miscelânea (contraste radiográfico, fosfato de sódio, fluoreto, cimetidina, inibidores de bomba de prótons)
5. Pós-operatório • Paratiroidectomia (hipocalcemia transitória) • Tireoidectomia • Pancreatectomia • Ressecção de alça intestinal
6. Relacionada ao PTH • Hipoparatireoidismo adquirido [terapia por iodo radiativo/irradiação cervical, pós-paratireoidectomia (transitória = síndrome da fome óssea ou definitiva = remoção inadvertida das paratireoides), doenças infiltrativas da região cervical] • Hipoparatireoidismo autoimune • Hipoparatireoidismo hereditário
7. Pseudo-hipoparatireoidismo • Tipo Ia (diminuição da proteína Gs-alfa) • Tipo Ib e Ic (resistência ao PTH e resistência múltipla a receptores hormonais, respectivamente) • Tipo II (resistência ao AMP-cíclico)
8. Deficiência de ou resistência à vitamina D • Má absorção intestinal (doença celíaca, *by-pass* gástrico, esteatorreia, pancreatopatias) • Pseudodeficiência de vitamina D • Resistência hereditária à vitamina D

A hipocalcemia tem sido encontrada em mais da metade dos pacientes admitidos em UTIs[18], podendo variar entre 15% e 88%[19]. Uma revisão sistemática e metanálise de hipocalcemia pós-tireoidectomia reportou incidência de hipocalcemia transitória em 27% e permanente em 1% dos pacientes[20]. Há relato de hipocalcemia permanente em 2% dos pacientes com hiperparatireoidismo submetidos à paratireoidectomia[21]. Óbito por hipocalcemia é raro, mas tem sido descrito. Geralmente, a doença de base tem maior impacto na morbidade do que a hipocalcemia *per se*.

Manifestações clínicas da hipocalcemia

A hipocalcemia com evidência clínica geralmente se apresenta nas suas formas mais leves e, comumente, é resultante de um estado de doença crônica. Nos serviços de emergência, queixas subagudas ou crônicas, devidas à hipocalcemia leve ou moderada, são sintomas mais provavelmente relatados do que aqueles relacionados à hipocalcemia grave sintomática. Uma vez diante de um exame laboratorial que constate hipocalcemia, a primeira questão é confirmar se se trata de verdadeira hipocalcemia, isto é, se há diminuição do cálcio iônico. A presença de diarreia crônica ou doença intestinal sugere hipocalcemia por má absorção de cálcio e/ou vitamina D. A história clínica pregressa deve ser bem explorada com relação a pancreatite, insuficiência renal ou hepática, desordens gastrointestinais, hipertireoidismo ou hiperparatireoidismo. Cirurgia cervical prévia sugere hipoparatireoidismo; história de convulsões sugere hipocalcemia secundária ao uso de anticonvulsivantes. O longo tempo de evolução da doença pode apontar para hipoparatireoidismo ou pseudo-hipoparatireoidismo[22]. Em idosos, a deficiência nutricional pode estar associada com baixa ingestão de vitamina D. História de alcoolismo pode sugerir hipocalcemia por deficiência de magnésio[23], má absorção ou pancreatite crônica[24]. É importante o inquérito sobre o uso de medicamentos ou drogas associadas à hipocalcemia.

A hipocalcemia aguda pode conduzir a síncope, insuficiência cardíaca congestiva e angina. Os seguintes sintomas neurológicos e neuromusculares podem ocorrer:

- Parestesias peroral ou nas extremidades de dedos e artelhos; câimbras, principalmente no dorso e extremidades baixas, podendo progredir para espasmo carpopedal (tetania);
- Sibilos respiratórios decorrentes de broncoespasmo;
- Disfagia e alterações da voz devidas a laringoespasmo;
- Irritabilidade, depressão, diminuição da capacidade intelectual e alterações da personalidade;
- Fadiga;
- Convulsões (focais ou generalizadas).
- A hipocalcemia crônica pode cursar com manifestações clínicas, tais como:
- Cabelos e unhas quebradiças;
- Psoríase;
- Pele seca;
- Prurido crônico;
- Alterações odontológicas;
- Catarata.

No exame físico, predominam os achados neuromusculares e cardiovasculares. O paciente pode se apresentar confuso, desorientado, com sinais de alucinação ou demência. A hiperexcitabilidade neurológica pode causar desde tremores musculares finos até convulsões. Existem dois sinais clássicos detectados ao exame físico devidos à irritabilidade neuromuscular:

- Sinal de Trousseau: espasmo carpal (adução do polegar, flexão metacarpofalangeana e extensão das interfalangeanas) secundário à insuflação do manguito do esfigmomanômetro, por 3 minutos, 3 mmHg acima da pressão arterial sistólica. A tetania incipiente pode ser revelada por esse sinal;
- Sinal de Chvostek: contração ipsilateral dos músculos da face, promovida pela estimulação do nervo facial na porção anterior ao pavilhão auditivo. Essa contração pode se estender à asa do nariz e pálpebra.

Ao exame cardiológico, bradicardia, taquicardia ou sinais de insuficiência cardíaca podem estar presentes. A alteração eletrocardiográfica característica da hipocalcemia aguda é o alargamento do intervalo QT, que pode evoluir para arritmias ventriculares.

Diagnóstico de hipocalcemia

A detecção de cálcio iônico sérico abaixo dos valores de normalidade confirma o diagnóstico de hipocalcemia. Na investigação da causa de hipocalcemia, são importantes os dados da história clínica, como duração e tempo de instalação dos sintomas, desordens associadas à possível doença de base e presença de características que sugiram anormalidades hereditárias. Exames laboratoriais, como a dosagem sérica de creatinina, amilase, magnésio, fósforo, PTH-intacto e metabólitos de vitamina D (calcidiol e calcitriol), são necessários para a melhor elucidação diagnóstica. A Figura 47.2 apresenta o algoritmo para o diagnóstico de hipocalcemia.

Tratamento da hipocalcemia

A etiologia, a gravidade e a presença de sintomas são diretrizes de conduta no tratamento da hipocalcemia. A forma grave e sintomática deve ser tratada em caráter de urgência, com reposição de cálcio por via IV. Já a forma leve e assintomática pode ser tratada pela via oral, com suplementação de cálcio e vitamina D.

Nos casos de hipocalcemia aguda secundária à hipomagnesemia, a correção do magnésio se faz necessária, uma vez que a hipocalcemia é refratária à reposição de cálcio. A correção da magnesemia se faz em duas fases:

- Dose de ataque: duas ampolas de $MgSO_4$ a 10%, diluídas em 250 mL de soro fisiológico (SF) a 0,9%, IV, em 10 a 20 minutos. Cada ampola tem 1g ou 8 mEq de magnésio;
- Manutenção: infusão contínua de $MgSO_4$ a 10% até que o magnésio sérico atinja níveis maiores que 1 mg/dL. Pode-se infundir seis ampolas (50 mEq), lentamente, em um período de 8 a 24 horas.

Quando a hipocalcemia é aguda, grave e sintomática, porém não relacionada à hipomagnesemia, o tratamento deve ser imediato, por meio da infusão IV de cálcio, utilizando-se um dos dois compostos de cálcio: gluconato de cálcio a 10% [uma ampola de 10 mL contém 90 mg (2,25 mmol) de cálcio elementar] ou cloreto de cálcio [uma ampola de 10 mL contém 270 mg (6,75 mmol) de cálcio elementar]. O gluconato e o cloreto de cálcio devem ser diluídos em solução salina ou glicosada. A correção da calcemia se faz em duas fases:

- Dose de ataque: uma ou duas ampolas de gluconato de cálcio a 10%, diluídas em 150 mL de SF a 0,9% ou soro glicosado (SG) a 5% IV, infundidos durante 10 a

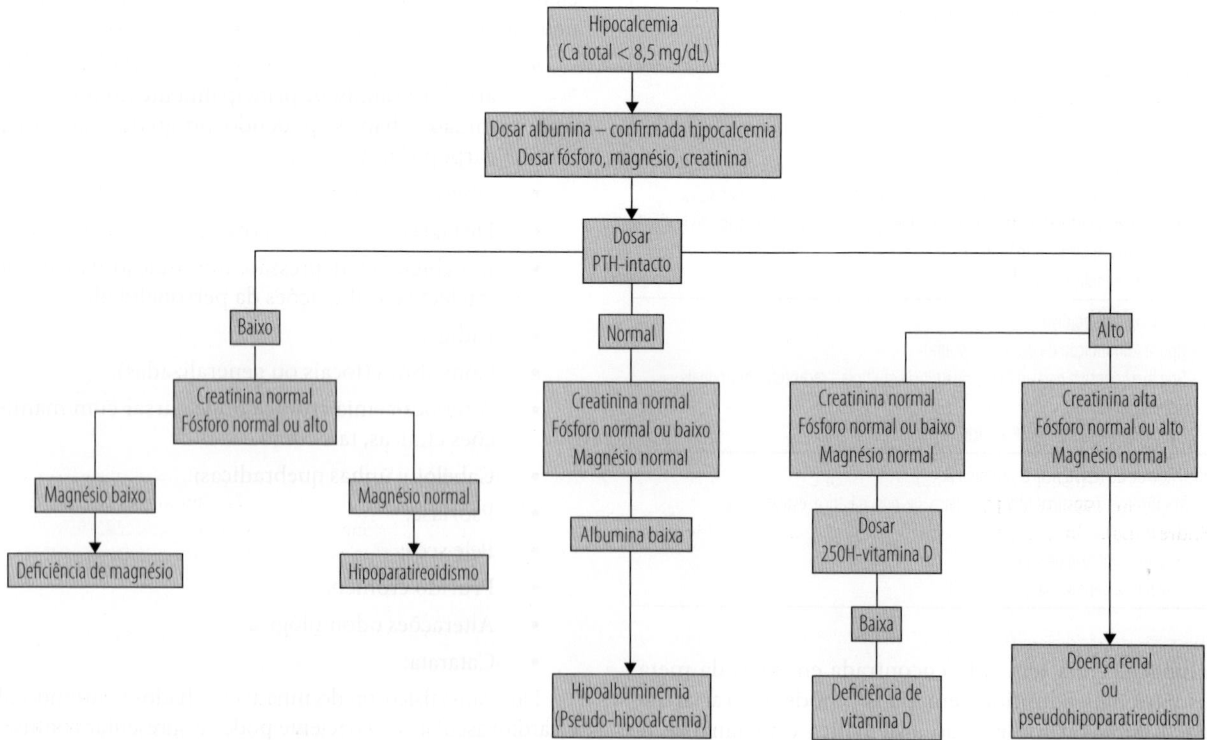

Figura 47.2. Algoritmo do diagnóstico de hipocalcemia.

20 minutos. O tempo de infusão deve ser respeitado, devido ao risco de arritmia ou até mesmo de parada cardíaca;

- Dose de manutenção: a reposição de cálcio deve ser feita por infusão lenta IV, na dose de 0,5 a 1,0 mg/kg/h de cálcio elementar, utilizando-se um dos dois compostos de cálcio:
  - » Seis ampolas de gluconato de cálcio a 10%, diluídas em 500 mL de SF a 0,9% ou SG a 5% (~1 mg/mL de cálcio elementar);
  - » Duas ampolas de cloreto de cálcio a 10% diluídos em 500 mL de solução fisiológica ou glicosada (1 mg/mL de cálcio elementar).

Nos casos de hipocalcemia moderada, a dose de ataque pode ser abolida, administrando-se o cálcio IV, na dose de 0,5 a 1,0 mg/kg/h. A terapia IV deve ser mantida e gradativamente substituída pela reposição oral, assim que possível. O tratamento de reposição oral de cálcio deve ser feito com carbonato de cálcio (1,5 a 2 g/dia) e calcitriol (0,25 a 0,50 µg/dia). No tratamento da síndrome da fome óssea pós-paratireoidectomia, a reposição oral de cálcio e vitamina D pode ser prolongada. Naqueles pacientes com DRC dialítica, o aumento da concentração de cálcio no dialisato auxilia o tratamento da hipocalcemia.

Em pacientes com hipocalcemia crônica, oligossintomáticos, que cursam com níveis de cálcio pouco reduzidos (cálcio sérico total: 7,5 a 8,5 mg/dL ou cálcio iônico: 0,9 a 1,05 mmol/L), a reposição oral de cálcio pode ser feita na dose de 1,5 a 2 g de carbonato de cálcio, preferencialmente. A dieta deve ser restrita em fósforo e conter quantidades adequadas de cálcio. Se a correção da calcemia não for satisfatória, calcitriol na dose de 0,25 a 2,0 µg/dia deve ser associado ao tratamento. Mais recentemente, o PTH recombinante humano (rhPTH) tem sido indicado como um tratamento adjuvante ao cálcio e à vitamina D no controle da hipocalcemia em pacientes com hipoparatireoidismo[25]. Por fim, a associação de diuréticos tiazídicos, com o intuito de diminuir a excreção urinária de cálcio, pode ser útil.

Referências bibliográficas

1. Peacock M. Calcium metabolism in health and disease. Clin J Am Soc Nephrol. 2010;5(Suppl 1):S23-30.
2. Pedersen KO. Binding of calcium to serum albumin. I. Stoichiometry and intrinsic association constant at physiological pH, ionic strength, and temperature. Scand J Clin Lab Invest. 1971;28(4):459-69.
3. Andriolo A, Moreira SR, Silva LA, Carvalho AB, Vieira JGH, Ghiringhello MT, et al. [Serum ionized calcium: reference interval estimation and blood collection condictions]. J Bras Patol Med Lab. 2004;40(2):85-9.
4. Mundy GR, Guise TA. Hormonal control of calcium homeostasis. Clin Chem. 1999;45(8):1347-52.
5. Endres DB. Investigation of hypercalcemia. Clin biochem. 2012;45(12):954-63.
6. Silverberg SJ, Bilezikian JP. Primary hyperparathyroidism. In: Rosen CJ, editor. Primer on the metabolic bone diseases and disorders of mineral metabolism. Washington, DC: American Society of Bone and Mineral Research/Wiley-Blackwell; 2008. p. 302-6.
7. Horwitz MJ, Hodak SP, Stewart AF. Non-parathyroid hypercalcemia. In: Rosen CJ, editor. Primer on the metabolic bone diseases and disorders of mineral metabolism. Washington, DC: American Society of Bone and Mineral Research/Wiley-Blackwell; 2008. p. 307-11.
8. Suva LJ, Winslow GA, Wettenhali REH, Hammonds RG, Moseley JM, Dieffenbach-Jagger H, et al. A parathyroid hormone-related protein implicated in maligant hypercalcemia: cloning and expression. Science. 1987;237:893-6.
9. Custódio MR, Canziani ME, Moysés RM, Barreto FC, Neves CL, de Oliveira RB, et al. [Clinical protocol and therapeutic guidelines for the treatment of secondary hyperparathyroidism in patients with chronic kidney disease]. J Bras Nefrol. 2013;35(4):308-22.
10. Adams JS, Sharma OP, Gacad MA, Singer FR. Metabolism of 25 hydroxyvitamin D3 by cultured pulmonary alveolar macrophages in sarcoidosís. J Clin Invest. 1983;72:1856-60.
11. Oliveira JL, Silva Jr GB, Abreu KL, Rocha NA, Franco LF, Araújo SM, et al. Lithium nephrotoxicity. Rev Assoc Med Bras (1992). 2010;56(5):600-6.
12. Burnett CH, Commons RR, Albright F, Howard JE. Hypercalcemia without hypercalciuria or hypophosphatemia, mild alkalosis, calcinosis and renal insufficiency: a syndrome following the prolonged intake of milk and alkali. N Engl J Med. 1949;240:787-94.
13. Kimura S, Nishimura Y, Yamaguchi K, Nagasaki K, Shimada K, Uchida H. A case of pheochromocytoma producing parathyroid hormone-related protein and presenting with hypercalcemia. J Clin Endocrinol Metab. 1990;70:1559-63.
14. Aida K, Koishi S, Inoue M, Nakazato M, Tawata M, Onaya T. Familial hypocalciuric hypercalcemia associated with mutation in the human Ca2+ -sensing receptor gene. J Clin Endocrinol Metab. 1995;80:2594-8.
15. Ahmad S, Kuraganti G, Steenkamp D. Hypercalcemic crisis: a clinical review. Am J Med. 2015;128(3):239-45.
16. Bover J, Ureña P, Ruiz-García C, da Silva I, Lescano P, del Carpio J, et al. Clinical and practical use of calcimimetics in dialysis patients with secondary hyperparathyroidism. Clin J Am Soc Nephrol. 2016;11(1):161-74.
17. Magnabosco FF, Tavares MR, Montenegro FL. [Surgical treatment of secondary hyperparathyroidism: a systematic review of the literature]. Arq Bras Endocrinol Metabol. 2014;58(5):562-71.
18. Zhang Z, Xu X, Ni H, Deng H. Predictive value of ionized calcium in critically ill patients: an analysis of a large clinical database MIMIC II. PLoS One. 2014;9(4):e95204.
19. Steele T, Kolamunnage-Dona R, Downey C, Toh CH, Welters I. Assessment and clinical course of hypocalcemia in critical illness. Crit Care. 2013;17(3):R106.
20. Edafe O, Antakia R, Laskar N, Uttley L, Balasubramanian SP. Systematic review and meta-analysis of predictors of post-thyroidectomy hypocalcaemia. Br J Surg. 2014;101(4):307-20.
21. Russell CF, Edis AJ. Surgery for primary hyperparathyroidism: experience with 500 consecutive cases and evaluation of the role of surgery in the asymptomatic patient. Br J Surg. 1982;69(5):244-7.
22. Shoback D. Clinical practice. Hypoparathyroidism. N Engl J Med. 2008;359(4):391-403.
23. Martin KJ, González EA, Slatopolsky E. Clinical consequences and management of hypomagnesemia. J Am Soc Nephrol. 2009;20(11):2291-5.
24. Dettelbach MA, Deftos LJ, Stewart AF. Intraperitoneal free fatty acids induce severe hypocalcemia in rats: a model for the hypocalcemia of pancreatitis. J Bone Miner Res. 1990;5(12):1249-55.
25. Mannstadt M, Clarke BL, Vokes T, Brandi ML, Ranganath L, Fraser WD, et al. Efficacy and safety of recombinant human parathyroid hormone (1-84) in hypoparathyroidism (REPLACE): a double-blind, placebo-controlled, randomised, phase 3 study. Lancet Diabetes Endocrinol. 2013;1(4):275-83.

48

TERAPIA RENAL SUBSTITUTIVA NA URGÊNCIA E EMERGÊNCIA

Igor Gouveia Pietrobom
Marisa Petrucelli Doher
Nádia Karina Guimarães

Introdução

A lesão renal aguda (LRA) é uma síndrome caracterizada pela piora rápida (em horas a dias) da função renal em menos de 90 dias. Habitualmente é acompanhada de azotemia e distúrbios hidroeletrolíticos e acidobásicos. A LRA apresenta fisiopatogenia e gravidade distintas (Tabela 48.1).

Tabela 48.1. Estadiamento da lesão renal aguda - *Kidney Disease: Improving Global Outcomes* (KDIGO)

Lesão renal aguda – Estadiamento KDIGO – Adultos		
Estágio	**Creatinina**	**Débito urinário**
1	1,5-1,9× aumento em relação ao basal OU Aumento absoluto ≥ 0,3 mg/dL	< 0,5 mL/kg/hora 6-12 horas
2	2-2,9× aumento em relação ao basal	< 0,5 mL/kg/hora ≥ 12 horas
3	≥ 3× aumento em relação ao basal OU Aumento absoluto para ≥ 4 mg/dL (com incremento de ao menos 0,5 mg/dL) OU Início de terapia renal substitutiva (TRS)	< 0,3 mL/kg/hora ≥ 24 horas OU Anúria por ≥ 12 horas

A LRA não é incomum (dados estimados de 20% dos pacientes) em pacientes nas unidades de urgência e emergência e está associada à alta morbidade e mortalidade. Em muitos pacientes com LRA severa, a terapia renal substitutiva (TRS) está indicada para evitar piores desfechos.

Já a doença renal é definida por alteração na função ou estrutura renal. Se essas alterações estiverem presentes por mais de três meses, é definida como doença renal crônica (DRC). Os pacientes com DRC devem ser preparados ambulatorialmente para iniciar diálise quando o *clearance* de creatinina está menor que 10 mL/min/m^2 ou quando se encontram sintomáticos. Com o aumento da prevalência de pacientes com DRC necessitando de hemodiálise e a falta de acesso à saúde, muitos desses pacientes são admitidos na sala de emergência em urgência dialítica.

Pacientes renais crônicos em TRS também são admitidos na sala de emergência por complicações e enfermidades variáveis, necessitando de diálise intra-hospitalar.

A intercorrelação das síndrome de LRA e DRC é importante e reitera a relevância da discussão desse tópico. O paciente admitido no setor de urgência e emergência com LRA e que necessite de TRS tem risco estimado de 4 a 13 vezes de doença renal em estágio terminal (DRET) comparado ao paciente sem LRA. No paciente previamente renal crônico, esse risco aumenta para 30 a 40 vezes.

Epidemiologia

Considerando os pacientes admitidos no setor de urgência e emergência com LRA, cerca de 2% necessitarão de TRS (Figura 48.1). Essa epidemiologia da LRA, dita "comunitária", é distinta da LRA que se desenvolve no ambiente hospitalar.

Estudos demonstram que cerca de 25% dos pacientes necessitaram de diálise em países desenvolvidos e em desenvolvimento, sendo nos centros emergentes 30,2% dos pacientes, podendo chegar a mais de 60% dos pacientes com LRA estágios 2 e 3.

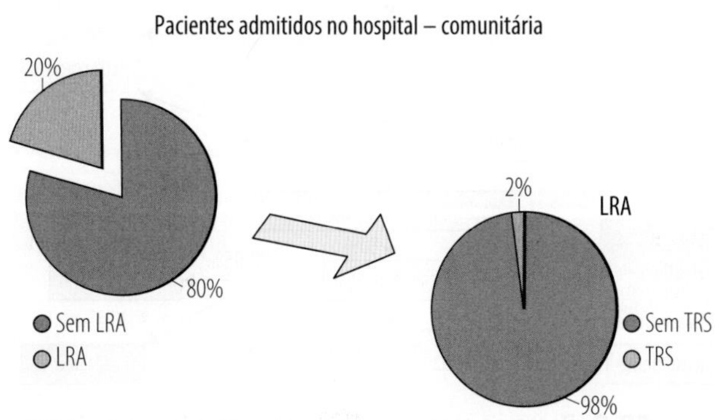

Figura 48.1. Epidemiologia da lesão renal aguda comunitária. Adaptada de: Cerdá *et al.*, 2015.

Indicações de terapia renal substitutiva

A orientação do *Kidney Disease: Improving Global Outcomes* (KDIGO) de LRA para TRS sugere início emergencial quando alterações ameaçadoras à vida no balanço hídrico (BH), eletrolítico e ácido-base existirem. A TRS deve ser considerada a partir do estágio 2 ou 3 do estadiamento de KDIGO da LRA (Tabelas 48.2 e 48.3).

Em pacientes com LRA KDIGO, o teste de estresse de furosemida (1 mg/kg em *bolus* ou 1,5 mg/kg em pacientes que utilizaram diuréticos) tem acurácia superior ao uso de biomarcadores urinários e séricos combinados e mostra-se como boa ferramenta prognóstica da necessidade de TRS e progressão para LRA KDIGO 3 quando o débito urinário é menor que 200 mL em 2 horas.

Tabela 48.2. Indicações clássicas da terapia renal substitutiva – condições ameaçadoras à vida

• Hipercalemia grave e refratária ao tratamento clínico (K+ > 6,5 mEq/L)
• Acidose metabólica grave e refratária ao tratamento clínico (pH < 7,1)
• Hipervolemia grave e refratária (sem resposta à terapia com diurético de alça)
• Complicações clínicas da uremia (encefalopatia, pericardite, disfunção plaquetária da uremia com sangramento ativo).

Tabela 48.3. Indicações não clássicas da terapia renal substitutiva – condições ameaçadoras à vida

• Anúria ou oligúria grave (< 200 mL em 12 horas/< 400 mL/24 horas) e necessidade de controle de volume – o balanço hídrico (BH) positivo e acumulado (> 10%) está associado a mortalidade, tempo de ventilação mecânica, tempo de internação hospitalar, entre outras complicações.
• Nutrição enteral/parenteral e drogas – permite aporte adequado de drogas e nutrientes com menor preocupação à hipervolemia e complicações metabólicas que a terapia possa exercer.
• Controle ácido-base fino – modular a acidose secundária a hipercapnia permissiva que algumas vezes é necessária na síndrome do desconforto respiratório agudo (SDRA), por exemplo.
• Controle de solutos – pacientes com hipercatabolismo ou com lesão metabólica progressiva, por exemplo, na síndrome de lise tumoral.
• Distúrbios de água (disnatremias) graves e refratárias às medidas clínicas.
• Intoxicação grave por droga diálisável – lítio, salicilatos, metanol, etilenoglicol, barbitúricos, teofilina, dabigatrana, entre outras (Figura 48.2).

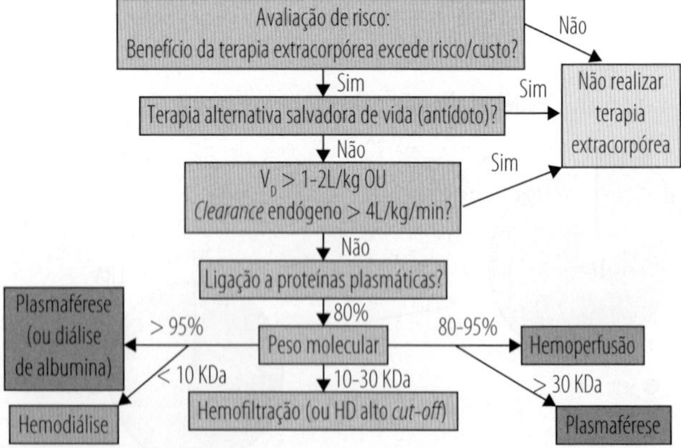

Figura 48.2. Passo a passo do manejo de intoxicações exógenas com terapia extracorpórea – análise crítica e provável melhor terapia a ser utilizada. Adaptada de: Ghannoum *et al.*, 2014.

Momento (*timing*)

Em 2016, dois ensaios randomizados foram publicados com ênfase no momento do início da TRS em pacientes críticos com LRA. O *Early Versus Late Initiation of Renal Replacement Therapy in Critically Ill Patients With Acute Kidney Injury* (ELAIN) foi um ensaio unicêntrico comparando o início precoce de TRS (inferior a 8 horas de LRA KDIGO 2) com TRS tardia (inferior a 12 horas de LRA KDIGO 3 ou indicações clássicas/absolutas). Pacientes predominantemente cirúrgicos apresentavam lipocalina associada à gelatinase de neutrófilos (NGAL – *neutrophil gelatinase-associated lipocalin*) NGAL maior que 150 ng/mL e sepse, hipervolemia, piora progressiva em escore SOFA (*Sequential Organ Failure Assessment*) ou uso de vasopressor. A TRS precoce resultou em redução da mortalidade em 90 dias (15,4%), redução da duração da TRS (9 *vs.* 25 dias), hospitalização (51 *vs.* 82 dias) e citocinas no grupo precoce. O *Artificial Kidney Initiation in Kidney Injury* (AKIKI) *trial* foi um ensaio multicêntrico comparando o início de TRS precoce (inferior a 6 horas – LRA KDIGO 3) e tardio (oligoanúria por tempo maior que 72 horas, azotemia grave, hipercalemia, acidose metabólica, edema pulmonar secundário a hipervolemia) em uma população mista (clínica e cirúrgica) de 620 pacientes com LRA em ventilação mecânica ou uso de vasopressor. A TRS precoce não modificou a mortalidade (~48%) em 60 dias nesse ensaio, com média de diferença de intervenções de 57 horas. Quase todos (98%) do grupo precoce receberam TRS comparados a 51% da estratégia tardia e com menor incidência de infecção de corrente sanguínea associada a cateter no grupo tardio.

O ELAIN e o AKIKI são ensaios importantes e ambos têm limitações metodológicas e de validação externa que impedem a utilização cega de suas informações na prática clínica. Eles refletem a dificuldade e a importância da experiência clínica do nefrologista na condução do paciente com LRA. O momento inicial indicado para o início da TRS, assim como subpopulação em que exista maior benefício de uma ou outra estratégia, persiste em aberto na literatura.

Uma indicação bem definida de diálise precoce é em pacientes com leptospirose – síndrome de Weil –, em que o início de diálise em até 4 horas da admissão, quando comparado ao início de diálise mais tardia (média de 25 horas da admissão), foi associado à redução da mortalidade.

O grau de hipervolemia é um marco importante na decisão do início de TRS em pacientes em unidade de terapia intensiva. Pacientes com BH positivo apresentam maior mortalidade e iniciar TRS em pacientes com BH acumulado menor que 10% está associado com menor mortalidade.

Acesso vascular

O acesso vascular é um determinante importante da qualidade da TRS em LRA. Inicialmente, o acesso vascular de escolha é um cateter venoso de duplo lúmen de curta permanência (não tunelizado). Quando houver a perspectiva de que a duração da LRA com necessidade de TRS se prolongue além de duas a três semanas e em casos específicos, alguns autores sugerem que se considere um cateter venoso de duplo lúmen de longa permanência (tunelizado). Recomenda-se que a instalação do acesso provisório para hemodiálise seja realizada com punção guiada por ultrassonografia para reduzir número de complicações mecânicas.

A veia de escolha a ser utilizada é a jugular interna direita, por sua facilidade de punção, melhor *performance* da TRS e melhor meia-vida do hemofiltro. O segundo sítio de escolha são as veias femorais, seguidas da veia jugular interna esquerda.

Sabe-se que a taxa de infecção é semelhante para cateteres de diálise de curta permanência em femorais e jugulares, exceto nos pacientes com sobrepeso/obesidade (índice de massa corporal – IMC superior a 28,4). A canulação da veia subclávia, além do uso de cateteres centrais de inserção periférica (PICCs), está associada a estenose e trombose venosas subclávias, impossibilitando todo um membro superior para a confecção de um acesso vascular definitivo de melhor qualidade posteriormente (fístula arteriovenosa – FAV) caso o paciente evolua com DRET. Caso necessário, e na impossibilidade de canulação das veias jugulares e/ou femorais, deve-se preferir a veia subclávia do membro superior dominante.

Modalidade

A escolha da modalidade de diálise deve ser individualizada segundo a necessidade do paciente. Abaixo estão as modalidades disponíveis utilizadas na prática clínica.

- Ultrafiltração: é o processo pelo qual a água plasmática é forçada através de uma membrana semipermeável por uma pressão hidrostática do sangue para o dialisato.
- Hemodiálise: difusão na qual o *clearance* de solutos ocorre por diferença de concentração do sangue para o dialisato através de uma membrana semipermeável. O gradiente de concentração é mantido e maximizado, pois o fluxo do dialisato é mantido em contracorrente com o fluxo de sangue através da membrana.
- Hemofiltração: convecção na qual ocorre passagem de água e solutos por "arraste" por uma membrana semipermeável através de um gradiente de pressão transmembrana.
- Hemodiafiltração: difusão e convecção.
- Diálise peritoneal: difusão de solutos e a ultrafiltração de líquido através de um gradiente osmótico (geralmente se utiliza solução com glicose) – o peritônio atua como membrana de diálise endógena.
- Fluido de reposição: utilizado nas técnicas convectivas para reposição de perdas hídricas e eletrolíticas no método e que pode ser realizado pré-filtro (menor efetividade do método e menos coagulação), após o filtro (maior efetividade do método e maior coagulação) ou de forma mista (pré e pós-filtro).
- Dialisato: em contracorrente ao sangue nos métodos difusivos, com concentração de substâncias distintas do plasma para garantir o processo de difusão (gradiente de concentração).
- Efluente: reunião de fluido, eletrólitos e solutos que pode conter o dialisato e/ou o ultrafiltrado e fluido convectivo desprezado.

A escolha entre modalidades contínuas e intermitentes deve ser ponderada caso a caso.

As modalidades intermitentes habitualmente têm maior eficiência de diálise por unidade de tempo, com fluxos de sangue e dialisato mais altos, além de tempo em geral inferior a 6 a 8 horas. Essa modalidade é relacionada com menor custo e maior e mais rápida saída de solutos do sangue.

Comparando-se a hemodiálise intermitente diária com a convencional (três vezes por semana), observam-se menor mortalidade (28% x 46%) e recuperação mais rápida da função renal com hemodiálise intermitente diária, com menos episódios de hipotensão nessa terapia.

Em pacientes com situações clínicas extremas, como hipercalemia grave e refratária, hipervolemia grave e refratária e intoxicações graves por drogas/toxinas dialisáveis, a alta eficiência da terapia intermitente, ao menos na primeira sessão ou nas primeiras horas de TRS, geralmente é a melhor opção.

Alguns ensaios clínicos randomizados e metanálises não demonstraram benefício de sobrevida de uma terapia sobre outra, apesar da maior taxa de recuperação da função renal com terapias contínuas. O KDIGO sugere que as modalidades de TRS sejam utilizadas como terapias complementares no paciente com LRA, podendo ocorrer mudança da utilização de uma modalidade em detrimento a outra no seguimento do mesmo paciente.

Em pacientes com grave instabilidade hemodinâmica, com risco de hipertensão intracraniana (HIC) e com insuficiência hepática fulminante e encefalopatia hepática progressiva, sugere-se o uso de terapias contínuas, pelo menor potencial de exacerbar essas condições por *shift* de soluto e menor taxa de ultrafiltração.

A terapia híbrida ou prolongada intermitente apresenta benefícios em comum às duas terapias, utilizando-se o equipamento comumente utilizado para as terapias intermitentes e, portanto, de menor custo. Uma metanálise comparando terapia híbrida com terapias contínuas, com dados de estudos observacionais, revelou menor mortalidade com a terapia híbrida.

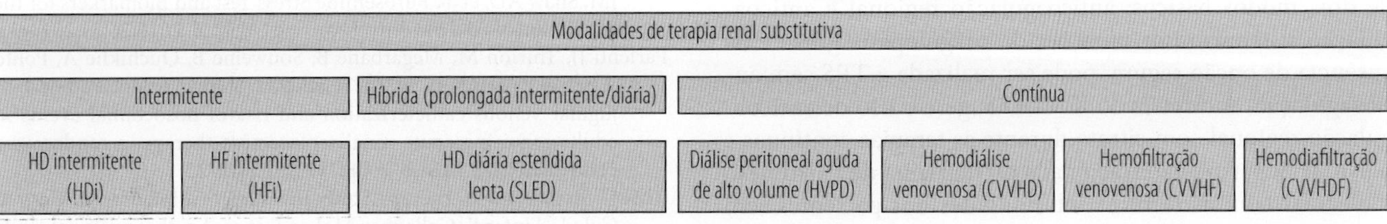

Modificado de: Koyner *et al.*, 2015. HD: hemodiálise; HF: hemofiltração; HDF: hemodiafiltração; CVV: venovenosa contínua.

Figura 48.3.

A diálise peritoneal é pouco utilizada na prática clínica no contexto de LRA. Quando indicada, deve ser realizada em alto volume (diálise peritoneal aguda de alto volume – HVPD), com 18 a 22 trocas por dia, volume de troca de cerca de 2 litros e volume diário de troca de 36 a 44 litros, além de tempo médio de permanência do líquido na cavidade peritoneal de 35 a 50 minutos, utilizando cicladora. Pacientes submetidos à HVPD têm sobrevida e tempo para recuperação da função renal semelhantes aos pacientes que realizaram hemodiálise intermitente diária, sendo uma opção também nos pacientes com instabilidade hemodinâmica.

Dose

A dose de diálise é tema de controvérsia na literatura. Sugere-se que terapias intermitentes mantenham Kt/V por sessão maior ou igual a 1,2 e as terapias contínuas com taxa de efluente de pelo menos 20 a 25 mL/kg/hora, com necessidade de prescrição de dose de 5 a 10 mL/kg/hora, superior à dose-alvo, devido à redução do tempo de diálise para procedimentos, transporte do paciente e intercorrências.

Descontinuação da terapia renal substitutiva

O momento ideal de descontinuar a TRS é quando ocorrer recuperação suficiente da função renal para manter a homeostase.

Apesar disso, não é tão simples avaliar a recuperação da função renal em um paciente em diálise. Os dados da literatura são escassos e o que rege a prática clínica é a recuperação do débito urinário. O retorno do débito urinário em volume superior a 400 a 500 mL em 24 horas é um dos primeiros sinais de recuperação e, geralmente, precede a recuperação da homeostase da função tubular (controle eletrolítico e ácido-base) em alguns dias. Em pacientes em TRS intermitente, a manutenção ou a queda da concentração de creatinina sérica pode sinalizar para a recuperação da função renal, enquanto em pacientes em terapias contínuas essa avaliação prova-se ainda mais difícil. Nos pacientes com débito urinário superior a 30 mL/horam sugere-se coletar *clearances* de creatinina em urina de 6 horas. Pacientes com taxa de filtração glomerular (TFG) superior a 20 mL/min podem ser retirados da TRS. Nos pacientes com TFG entre 12 e 20 mL/min, a decisão fica a cargo do médico responsável pelo caso. Os pacientes com TFG inferior a 12 mL/min devem ser mantidos em TRS.

Anticoagulação

A anticoagulação do sistema para manutenção da patência do circuito e eficiência da terapia pode ser realizada de dois modos básicos: anticoagulação regional e anticoagulação sistêmica. Em situações de coagulopatia grave e na ausência de opção segura, pode ser realizada a TRS sem anticoagulação. A diretriz do KDIGO sugere o uso de anticoagulação regional com citrato durante as terapias contínuas e o uso de heparina não fracionada ou heparina de baixo peso molecular com as técnicas intermitentes nos pacientes sem risco de sangramento ou coagulopatia. O uso de anticoagulação regional com citrato diminui o risco de sangramento, entretanto alguns pacientes, em especial os hepatopatas com choque séptico, podem evoluir com intoxicação com citrato. O uso de citrato infudido quela tanto o cálcio quanto o magnesio, além de ser rapidamente metabolizado no fígado e convertido em bicarbonato (1 citrato: 3 bicabonato). Por isso uma das complicações do uso do citrato em grandes quantidades é a alcalose metabólica. Dessa forma, pacientes hepatopatas ou com hipotermia não convertem o citrato em bicarbonato e apresentam, portanto, hipocalcemia e hipomagnesemia mais acentuadas e duradouras.

Bibliografia consultada

Andrade L, Cleto S, Seguro AC. Door-to-dialysis time and daily hemodialysis in patients with leptospirosis: impact on mortality. Clin J Am Soc Nephrol. 2007;2(4):739-44.

Bouchard J, Acharya A, Cerda J, Maccariello ER, Madarasu RC, Tolwani AJ, et al. A Prospective International Multicenter Study of AKI in the Intensive Care Unit. Clin J Am Soc Nephrol. 2015;10(8):1324-31.

Bouchard J, Soroko SB, Chertow GM, Himmelfarb J, Ikizler TA, Paganini EP, et al; Program to Improve Care in Acute Renal Disease (PICARD) Study Group. Fluid accumulation, survival and recovery of kidney function in critically ill patients with acute kidney injury. Kidney Int. 2009;76(4):422-7.

Cerdá J, Liu KD, Cruz DN, Jaber BL, Koyner JL, Heung M, et al.; AKI Advisory Group of the American Society of Nephrology. Promoting Kidney Function Recovery in Patients with AKI Requiring RRT. Clin J Am Soc Nephrol. 2015;10(10):1859-67.

Chawla LS, Eggers PW, Star RA, Kimmel PL. Acute kidney injury and chronic kidney disease as interconnected syndromes. N Engl J Med. 2014;371(1):58-66.

Davenport A, Will EJ, Davison AM. Continuous vs. intermittent forms of haemofiltration and/or dialysis in the management of acute renal failure in patients with defective cerebral autoregulation at risk of cerebral oedema. Contrib Nephrol. 1991;93:225-33.

Fujii T, Uchino S, Takinami M, Bellomo R. Subacute kidney injury in hospitalized patients. Clin J Am Soc Nephrol. 2014;9(3):457-61.

Gabriel DP, Caramori JT, Martim LC, Barretti P, Balbi AL. High volume peritoneal dialysis vs daily hemodialysis: a randomized, controlled trial in patients with acute kidney injury. Kidney Int Suppl. 2008;(108):S87-93.

Gaudry S, Hajage D, Schortgen F, Martin-Lefevre L, Pons B, Boulet E, et al. Initiation strategies for renal-replacement therapy in the intensive care unit. N Engl J Med. 2016;375(2):122-33.

Ghannoum M, Roberts DM, Hoffman RS, Ouellet G, Roy L, Decker BS, et al A stepwise approach for the management of poisoning with extracorporeal treatments. Semin Dial. 2014;27(4):362-70.

Honore PM, Jamez J, Wauthier M, Lee PA, Dugernier T, Pirenne B, et al. Prospective evaluation of short-term, high-volume isovolemic hemofiltration on the hemodynamic course and outcome in patients with intractable circulatory failure resulting from septic shock. Crit Care Med. 2000;28(11):3581-7.

Kellum JA, Lameire N, Aspelin P, Barsoum RS, Burdmann EA, Goldstein SL, et al. Kidney Disease: Improving Global Outcomes (KDIGO) acute kidney injury work group. KDIGO clinical practice guideline for acute kidney injury. Kidney Int Suppl. 2012;2:1-138.

Koyner JL, Davison DL, Brasha-Mitchell E, Chalikonda DM, Arthur JM, Shaw AD, et al. Furosemide Stress Test and Biomarkers for the Prediction of AKI Severity. J Am Soc Nephrol. 2015;26(8):2023-31.

Parienti JJ, Thirion M, Mégarbane B, Souweine B, Ouchikhe A, Polito A, et al.; Members of the Cathedia Study Group. Femoral vs jugular venous catheterization and risk of nosocomial events in adults requiring acute renal replacement therapy: a randomized controlled trial. JAMA. 2008;299(20):2413-22.

RENAL Replacement Therapy Study Investigators, Bellomo R, Cass A, Cole L, Finfer S, Gallagher M, Lee J, et al. An observational study fluid balance and patient outcomes in the Randomized Evaluation of Normal vs. Augmented Level of Replacement Therapy trial. Crit Care Med. 2012;40(6):1753-60.

Ronco C, Ricci Z, De Backer D, Kellum JA, Taccone FS, Joannidis M, et al. Renal replacement therapy in acute kidney injury: controversy and consensus. Crit Care. 2015;19:146.

Schneider AG, Bellomo R, Bagshaw SM, Glassford NJ, Lo S, Jun M, et al. Choice of renal replacement therapy modality and dialysis dependence after acute kidney injury: a systematic review and meta-analysis. Intensive Care Med. 2013;39(6):987-97.

Srisawat N, Lawsin L, Uchino S, Bellomo R, Kellum JA; BEST Kidney Investigators. Cost of acute renal replacement therapy in the intensive care unit: results from The Beginning and Ending Supportive Therapy for the Kidney (BEST Kidney) study. Crit Care. 2010;14(2):R46.

Tolwani A. Continuous renal-replacement therapy for acute kidney injury. N Engl J Med. 2012;367(26):2505-14.

VA/NIH Acute Renal Failure Trial Network, Palevsky PM, Zhang JH, O'Connor TZ, Chertow GM, Crowley ST, Choudhury D, et al. Intensity of renal support in critically ill patients with acute kidney injury. N Engl J Med. 2008;359(1):7-20.

Vinsonneau C, Camus C, Combes A, Costa de Beauregard MA, Klouche K, Boulain T, et al.; Hemodiafe Study Group. Continuous venovenous haemodiafiltration versus intermittent haemodialysis for acute renal failure in patients with multiple-organ dysfunction syndrome: a multicentre randomised trial. Lancet. 2006;368(9533):379-85.

Zarbock A, Kellum JA, Schmidt C, Van Aken H, Wempe C, Pavenstädt H, et al. Effect of Early vs Delayed Initiation of Renal Replacement Therapy on Mortality in Critically Ill Patients with Acute Kidney Injury: The ELAIN Randomized Clinical Trial. JAMA. 2016;315(20):2190-9.

Zhang L, Yang J, Eastwood GM, Zhu G, Tanaka A, Bellomo R. Extended daily dialysis versus continuous renal replacement therapy for acute kidney injury: a meta-analysis. Am J Kidney Dis. 2015;66(2):322-30.

49

INFECÇÕES DO TRATO URINÁRIO

Eduardo Jorge Duque de Sá Carneiro Filho
Samirah Abreu Gomes

Introdução

A infecção do trato urinário (ITU) resulta da colonização e multiplicação de microrganismos existentes gerando, ou não, sintomas clínicos. É de elevada prevalência na prática médica e responsável por mais de 40% das infecções hospitalares, sendo superior a 15% a mortalidade associada à bacteremia secundária a infecção hospitalar do trato urinário.

Aproximadamente 5% dos pacientes atendidos em ambulatórios apresentam ITU, e cerca de 30% a 40% das bacteremias por Gram-negativos originam-se do trato urinário.

Classificação:

1. Sintomas:
   - Sintomática;
   - Assintomática;
2. Anatomia:
   - Alta (quando há envolvimento renal);
   - Baixa;
3. Gravidade:
   - Complicada: associada a resistência bacteriana, obstrução do trato urinário (litíase, tumores, estenoses de trato urinário, divertículos), bexiga neurogênica, nefrostomia, refluxo vesicoureteral, *diabetes mellitus*, transplante renal, gravidez, cateteres vesicais, entre outros fatores (Tabela 49.1);
   - Não complicada: ocorre principalmente em mulheres jovens e não grávidas.

Tabela 49.1. Condições que favorecem a ITU complicada

Anomalias estruturais e funcionais
Urolitíase
Doenças malignas
Estenoses
Fístulas
Derivações urinárias
Refluxo vesicoureteral
Bexiga neurogênica
Instrumentos invasivos
Sondas urinárias
Stent ureteral
Nefrostomia
Situações diversas
Insuficiência renal
Imunossupressão
Transplante renal
Sexo masculino
Infecção nosocomial/agentes multirresistentes
Prostatite
Gravidez
Diabetes

Epidemiologia

Entre os agentes etiológicos causadores de ITU, os aeróbios facultativos oriundos da flora intestinal predominam (Tabela 49.2). Infecções por anaeróbios ocorrem em casos de fístulas intestinais e cirurgias reconstrutoras do trato urinário; já os fungos acometem principalmente pacientes imunossuprimidos e portadores de cateteres vesicais. A *Escherichia coli* é a grande responsável pelas infecções não complicadas (70% a 95%), podendo também ocorrer infecções por *Staphylococcus saprophyticus* (5% a 20%) e, ocasionalmente, *Proteus mirabilis*, *Klebsiella* sp. e *Enterococcus faecalis*. Nos casos complicados, os Gram-negativos (enterobactérias, *Acinetobacter* sp., *Klebsiella* sp., *Pseudomonas* e *S. maltophilia*) são os principais responsáveis, juntamente com os Gram-positivos (enterococos e estafilococos) e germes multirresistentes.

Tabela 49.2. Bactérias mais frequentes em ITU

Não complicada	Complicada
Escherichia coli	*Escherichia coli*
Staphylococcus saprophyticus	*Enterococci*
Klebsiella spp.	*Klebsiella*spp..
Proteus mirabilis	*Proteus mirabilis*
Enterococci	*Enterobacter* spp.
	Pseudomonas aeruginosa
	Citrobacter spp.
	Staphylococcus aureus
	Serratia marcescens

Fisiopatologia

Fatores relacionados ao agente causador e ao hospedeiro estão implicados na patogênese de ITU. Os associados ao hospedeiro podem ser de ordem genética, biológica e comportamental.

A via de infecção mais comum é a ascendente, a partir da migração de uropatógenos colonizadores do introito vaginal para o trato urinário. A via hematogênica é menos comum, porém explica a ocorrência de abscessos renais múltiplos nos casos mais graves.

Quanto ao sexo feminino, a anatomia relaciona-se com maior incidência de ITU devido ao menor comprimento da uretra. Além disso, o intercurso sexual (facilitando a introdução de patógenos na bexiga) e o uso de contraceptivos, como diafragma e espermicidas, são fatores contribuintes para o desenvolvimento de infecção. Nas mulheres idosas, a menopausa leva à redução do estradiol, eleva o pH vaginal e aumenta a colonização bacteriana; enquanto nas gestantes, ocorre refluxo vesicoureteral nos dois últimos trimestres de gestação por alterações anatômicas geradas pelo aumento do volume uterino e funcionais por aumento dos níveis de progesterona. Isso contribui para o risco elevado de pielonefrite nessa fase (a incidência atinge até 30% dos casos) e maiores taxas de abortamento, baixo peso ao nascer e prematuridade.

O *diabetes mellitus*, com controle glicêmico inadequado, é outro fator de risco para ITU alta. Tanto em gestantes quanto em diabéticos, a existência de bacteriúria assintomática é preditora de infecções sintomáticas no longo prazo.

A virulência dos agentes causadores encontra-se principalmente relacionada à sua capacidade de adesão celular, dependente de fímbrias que se ligam a células mucosas da uretra e ureteres, facilitadas, entre outros fatores, por receptores presentes no grupo sanguíneo P.

Quadro clínico

O quadro clínico da ITU é bastante variado e depende da idade de acometimento. No primeiro ano de vida, é predominante no sexo masculino, devido à associação com malformações congênitas, e pode se manifestar por meio de sinais e sintomas inespecíficos, como irritabilidade, vômitos, diarreia e febre, podendo haver alterações na frequência urinária ou no aspecto da urina. Após 1 ano de idade, tornam-se mais frequentes no sexo feminino, e, dependendo de sua localização no trato urinário, os sintomas são bastante diferentes.

A cistite tem suas manifestações por meio de disúria, polaciúria, urgência miccional e dor suprapúbica, por vezes associada a hematúria ao fim da micção. Deve ser diferenciada dos quadros de vaginite e cervicite, também causadores de disúria, porém estes cursam geralmente com leucorreia, prurido vaginal e dispareunia.

Nos casos de ITUs altas – pielonefrite –, a clínica é de dor lombar, sensação de peso ou dor à movimentação/inspiração profunda, podendo estar associada a náuseas, febre, calafrios e vômitos. Ao exame físico, existe exacerbação da dor à punho-percussão da região lombar (sinal de Giordano). Muitos pacientes com infecção alta também apresentam manifestação de disúria, aumento da frequência das micções e dor suprapúbica.

Em idosos, apesar de infecções graves, pode não haver sinais como febre ou dor lombar, existindo apenas alterações comportamentais; o diagnóstico pode ser difícil também em pacientes hospitalizados, uma vez que os sinais e sintomas são mascarados por outra doença de base ou instabilidade hemodinâmica.

Exames complementares

O exame de urina I, ou sumário de urina, deve ser coletado após cuidadosa limpeza da região perineal, utilizando-se preferencialmente o jato médio da primeira urina da manhã. A contagem de leucócitos por mL de urina é considerada o método mais preciso para o diagnóstico de inflamação no trato urinário. O valor considerado piúria é quando superior a 8.000/mL em amostra de urina não centrifugada, o que corresponde a dois a cinco leucócitos por campo de grande aumento em sedimento centrifugado. Atenção deve ser dada para o fato de a piúria estar presente em cerca de 20% dos pacientes sem haver infecção urinária, enquanto em 30% dos casos de ITU não há piúria associada. Os casos de piúria estéril ocorrem quando há contaminação com leucócitos vaginais (a presença de mais de 20 células epiteliais por campo sugere contaminação com secreções vaginais), nefrite intersticial crônica, nefrolitíase, tumor uroepitelial, cistite intersticial, tuberculose renal, prostatite, entre outros diagnósticos.

O uso de *dipsticks* na urina detecta a presença de nitrito e esterase leucocitária. O teste do nitrito serve para rastreio de bacteriúria, uma vez que as enterobactérias convertem nitrato em nitrito. Não é útil para casos de ITUs recorrentes (muito associadas a Gram-positivos). O teste da esterase revela piúria, quando a concentração leucocitária está acima de 100.000 unidades formadoras de colônias (UFC)/mL, por meio da detecção dessa enzima presente em polimorfonucleares.

O exame bacteriológico direto por coloração Gram é de baixa sensibilidade, porém é de grande ajuda em locais que não dispõem de realização de urocultura, além dos casos de pielonefrite sem resposta ao tratamento inicial, pois direciona o tratamento para germes Gram-positivos ou Gram-negativos.

A urocultura quantitativa permite isolar o agente causal e definir a sensibilidade aos antibacterianos. Considera-se positiva a presença de 10^5 UFC/mL ou mais, porém é necessário avaliar cada caso isoladamente. Em mulheres com quadros sintomáticos agudos ou piúria, a contagem positiva para ITU na urocultura é considerada 10^2 UFC/mL. Na urina de cateterismo vesical, a interpretação é semelhante à da urina de jato médio; e na punção suprapúbica, realizada em crianças quando há dúvida na interpretação de técnicas usuais, qualquer bactéria em amostra não contaminada representa ITU. Deve ser solicitada de acordo com as situações referidas na Tabela 49.3, como pacientes com suspeita de pielonefrite; na infecção complicada; na persistência de sintomas após o tratamento; se houver recorrência após um mês de tratamento e em caso de início de um novo esquema antibiótico.

Tabela 49.3. Necessidade de urocultura

Sinais clínicos de pielonefrite
Falência terapêutica
Sintomas por mais de 7 dias
Suspeita de ITU complicada

Hemoculturas devem ser limitadas aos pacientes que necessitem de hospitalização. São positivas em 10% a 20% dos casos de pielonefrite não complicada.

Em algumas situações, apesar da ausência de sintomas, exames detectam bacteriúria, situação bastante comum na prática médica. Embora portadores de bacteriúria assintomática estejam sob maior risco de ITU sintomática, não se demonstrou que seu tratamento previna essa complicação, portanto o conceito de risco norteia as atuais recomendações para rastreamento e tratamento dessa condição.

Nas mulheres assintomáticas, a bacteriúria é definida como duas uroculturas positivas com o mesmo germe isolado consecutivamente (análise quantitativa maior ou igual a 10^5 UFC/mL). Nos homens, apenas uma amostra de urocultura positiva com único germe maior ou igual a 10^5 UFC/mL é suficiente para o diagnóstico. Tanto em homens quanto em mulheres, uma única amostra positiva colhida após cateterização urinária define bacteriúria assintomática (maior ou igual a 10^2 UFC/mL).

A triagem deve ser realizada nos seguintes casos:

- Mulheres grávidas – realizar coleta de cultura da urina pelo menos uma vez, entre 12 e 16 semanas de gestação (tratar em caso de resultado positivo);
- Após tratamento para bacteriúria recorrente;
- Antes de ressecção transuretral – se positivo, tratar por curto tempo e não continuar após procedimento realizado, a menos que mantenha sonda vesical de demora;
- Antes de outros procedimentos urológicos que sabidamente tenham risco de sangramento da mucosa vesical.

Não deve ser feita triagem de bacteriúria em: mulheres na pré-menopausa; não grávidas; diabéticas; idosos institucionalizados ou não; sequelados de traumatismo raquimedular; pacientes com sonda vesical de demora. Até o momento, não existe consenso sobre a realização de rastreio em pacientes transplantados.

Métodos de imagem

São indicados em infecções em pacientes do sexo masculino; casos de pielonefrite aguda; suspeita de obstrução urinária; resposta inadequada ao tratamento proposto; crianças do sexo feminino com infecção recorrente ou complicada; acompanhamento de cicatrizes renais; rápida recidiva bacteriana:

- Ultrassonografia (USG): avalia as dimensões dos rins e a existência de fatores complicadores (por exemplo: obstrução, abscesso renal ou perinefrético). Em casos de pielonefrite, pode evidenciar aumento de ecogenicidade e dimensão renal;
- Tomografia computadorizada: é indicada quando o diagnóstico diferencial inclui patologias intra-abdominais e retroperitoneais ou nos casos de USG duvidosa. Caracteriza anormalidades anatômicas, processos obstrutivos, abscesso perinefrético, áreas de infecção parenquimatosa e pielonefrite xantogranulomatosa;
- Uretrocistografia: método utilizado em crianças pela maior prevalência de anomalias congênitas na infância. Mais usado para a detecção de refluxo vesicoureteral em crianças que apresentam ITU recorrente;
- Uretrocistoscopia: raramente é utilizada. É útil para os casos de ITU recorrentes, quando os exames anteriores forem inconclusivos, em casos de hematúria sem causa aparente e na suspeita de válvulas, divertículos e patologias que simulem ITU;
- Radioisótopos: cintilografia com DMSA detecta a presença de cicatrizes renais e dano intersticial; cintilografia com DTPA avalia existência de doença obstrutiva. Não permitem o diagnóstico de ITU, mas de suas consequências.

Tratamento

Envolve terapia medicamentosa e medidas comportamentais. Recomenda-se evitar o uso de espermicidas e, para as mulheres que correlacionam seus sintomas com relação sexual, urinar após o coito pode se associar à diminuição do número de ITUs recorrentes devido ao aumento de excreção urinária de bactérias. Não há comprovação científica de que o aumento de aporte hídrico diminua as recorrências. O uso de estrogênio tópico é uma opção para mulheres menopausadas, ao reduzir a colonização bacteriana vaginal.

O tratamento antibacteriano bem-sucedido é baseado no diagnóstico clínico-bacteriológico correto, na escolha do antibacteriano adequado e no acompanhamento do paciente para identificar possíveis recorrências do quadro.

Os padrões de resposta à terapêutica são bem definidos e influenciam na abordagem do paciente admitido com ITU:

- Recidiva: presença de sintomatologia após duas a quatro semanas após tratar o primeiro episódio. Deve ser colhida cultura antes de reiniciar o tratamento;
- Reinfecção: nova infecção ocorre geralmente num período superior a dois meses do tratamento inicial.

As culturas de controle são desnecessárias para casos de cistite aguda;

- Cura: a urocultura se torna negativa, persistindo, assim, por um período de até seis meses;
- Persistência pode indicar ineficácia do antibiótico usado.

ITU não complicada

Tratamento da cistite aguda

Em pacientes jovens com sintomatologia típica, sem fatores de risco para complicação, é recomendada a terapêutica empírica. O tratamento de curta duração, habitualmente por três dias, demonstrou-se eficaz e está estabelecido por seu menor custo e maior conveniência e segurança. Na cistite aguda por germes sensíveis em mulheres não grávidas, a primeira escolha é sulfametoxazol-trimetoprima (SMX-TMP) por três dias ou trimetoprima por sete dias, com a mesma eficiência. As taxas de cura são superiores a 95%. Deve ser usada como primeira linha se não houver: história de intolerância à droga; internação recente; uso desse antibiótico nos últimos três meses ou se a prevalência de *E. coli* resistente no local for superior a 20%. As fluorquinolonas têm eficácia comparável ao SMX-TMP no esquema de três dias, porém, devido ao custo e à resistência crescente, são deixadas como segunda opção, assim como a nitrofurantoína, cuja eficácia não é adequada quando usada por um período curto, devendo ser mantida por no mínimo cinco dias. A fosfomicina em dose única tem ação comparável à do regime de nitrofurantoína por sete dias e é efetivamente inferior ao ciprofloxacino ou SMX-TMP, devendo ser evitada na suspeita de pielonefrite.

Tratamento de pielonefrite aguda

A escolha da via de administração do antibiótico se baseia na queda do estado geral do paciente, incapacidade de manter ingesta oral, presença de sintomatologia incapacitante e incerteza de adesão à terapia. A presença de qualquer desses indícios aponta para a necessidade de uso de via parenteral.

O uso de quinolonas é priorizado nesses casos e seu início deve suceder a coleta de urocultura. Entre as quinolonas, as que melhor penetram no trato urinário são ofloxacino, norfloxacino, ciprofloxacino e levofloxacino. Cefalosporinas de terceira geração e aminoglicosídeos também são opção de tratamento para ITU alta. Casos não complicados, em locais onde a resistência for menor que 10% ou quando a sensibilidade é conhecida, podem ser tratados com SMX-TMP. Dependendo do esquema escolhido, o tempo de tratamento varia entre 7 e 10 dias.

Infecção do trato urinário complicada

O espectro de uropatógenos nos casos complicados é amplo, por isso a antibioticoterapia inicialmente empírica deve ser de largo espectro, estreitando-se de acordo com os testes de sensibilidade após o resultado de cultura (Tabela 49.4).

Tabela 49.4. Tratamento de pielonefrite complicada

Medicação	Dosagem	Posologia
Cefepima	1 a 2 g	A cada 12 ou 8* horas
Ceftriaxona	1 a 2 g	A cada 24 horas
Ciprofloxacino	400 mg	A cada 12 ou 8* horas
Gatifloxacino	400 mg	A cada 24 horas
Levofloxacino	500 a 750 mg*	A cada 24 horas
Gentamicina	1 mg/kg (+/-ampicilina)	A cada 8 horas
Ampicilina	1g (+ gentamicina)	A cada 6 horas
Ampicilina-sulbactam	1,5 g*	A cada 6 horas
Piperacilina/tazobactam	4g/500 mg	A cada 6 a 8 horas
Imipenem	500 mg a 1 g*	A cada 6 a 8 horas
Ertapenem	1 g*	A cada 24 horas
Meropenem	500 mg a 1 g	A cada 8 horas

* Infecções graves.

Nos casos de ITU baixa complicada, a escolha pode abranger ciprofloxacino ou levofloxacino via oral – 7 a 14 dias. Na necessidade de via parenteral, estariam indicados quinolonas endovenosas, ceftriaxona ou aminoglicosídeo. A ampicilina será escolha quando houver isolamento de cocos Gram-positivos (sugestivos de enterococos).

Pielonefrites complicadas geralmente requerem internação hospitalar e as condições complicadoras associadas (por exemplo: obstrução, cálculo, bexiga neurogênica) devem ser corrigidas ou controladas. A duração do tratamento varia entre 10 e 14 dias, podendo se estender em casos de doenças de base mais graves.

Se o exame direto indicar estafilococos, iniciar vancomicina (1g de 12 em 12 horas); em casos de Gram-positivos resistentes a esse antibiótico, teicoplanina e linezolida são opções.

Quimioprofilaxia

É utilizada em casos de reinfecções que ocorrem mais de três vezes por ano. Antes de iniciá-la, deve-se erradicar bacteriúria com doses terapêuticas de antimicrobianos. As doses profiláticas geralmente são administradas uma vez ao dia, mas há opções de uso três vezes por semana. As opções de uso são SMX-TMP, nitrofurantoína, quinolonas e betalactâmicos. A duração da profilaxia é variável entre seis e nove meses nos casos habituais, podendo durar anos em processos obstrutivos que aguardam correção cirúrgica.

Em casos de ITU relacionados ao intercurso sexual, dependendo de sua frequência, justifica-se o uso de antimicrobiano pós-coito. SMX-TMP, nitrofurantoína, cefalexina, ciprofloxacino e norfloxacino podem ser utilizados.

Situações especiais

Infecção do trato urinário em homens

Bacteriúria assintomática e ITU são raras em homens devido a fatores bactericidas do líquido prostático e maior comprimento da uretra. Normalmente, considera-se a ITU

Tabela 49.5. Opções para quimioprofilaxia

Medicação	Dosagem	Posologia
SMX-TMP	800/160 mg	1× ao dia
SMX-TMP	1.600/320 mg	3× por semana
Ciprofloxacino	250 mg	1× ao dia
Ciprofloxacino	500 mg	3× por semana
Norfloxacino	400 mg	1× ao dia
Norfloxacino	800 mg	3× por semana
Nitrofurantoína	100 mg	1× ao dia
Nitrofurantoína	200 mg	3× por semana
Cefalexina	250 mg	1× ao dia
Cefaclor	250 mg	1× ao dia

em homens como complicada, pois a maioria daquelas que ocorrem no recém-nascido, no lactente e em idosos são associadas a anormalidades urológicas e à manipulação por instrumentos do trato geniturinário.

Em pacientes do sexo masculino com cistite complicada, o tratamento deve ser feito preferencialmente com fluorquinolonas. A dose recomendada é de ciprofloxacino (500 mg duas vezes por dia) ou levofloxacino (250 a 500 mg uma vez por dia) por 7 a 14 dias. Para um homem jovem em que se comprovou ITU não complicada, a utilização de sulfametoxazol-trimetoprima é a escolha adequada em locais onde taxas de resistência bacteriana não excedam 20%, com duração mínima de sete dias.

Em casos de recorrência ou resistência ao tratamento antibiótico utilizado, considerar diagnóstico de prostatite.

Infecção do trato urinário em grávidas

Como visto anteriormente, devem ser rastreados e tratados todos os casos de bacteriúria assintomática pelo risco materno-fetal. Em grávidas com cistite, são considerados: amoxicilina (500 mg duas vezes ao dia ou 250 mg três vezes ao dia), nitrofurantoína (100 mg duas vezes ao dia) e cefalexina (500 mg duas a quatro vezes ao dia). A duração varia entre três e sete dias. As fluorquinolonas estão contraindicadas, pois estão associadas a destruição da cartilagem de crescimento do feto. Drogas como SMX-TMP não podem ser usadas no primeiro trimestre pela teratogenicidade do trimetoprima, nem no último, pois a sulfa é capaz de causar hiperbilirrubinemia neonatal. Deve ser feita urocultura de controle uma a duas semanas após o término do tratamento.

Infecção do trato urinário em transplantados renais

É o sítio primário mais frequente das infecções de corrente sanguínea em transplantados renais e representa 40% das complicações infecciosas, sendo mais comum em receptores de doadores falecidos e no sexo feminino. Entre os fatores de risco, estão anormalidades anatômicas do trato urinário, *diabetes mellitus*, episódios prévios de ITU, uso de duplo J, complicações técnicas da anastomose ureteral, tempo de uso de sonda vesical de demora (SVC) e imunossupressão

Vacinação e profilaxia de infecção do trato urinário

Existem algumas evidências na literatura de que as vacinas feitas de extrato bacteriano de *E. coli* e de algumas outras cepas como *Proteus*, *Klebsiella* e *Enterococcus* podem ser uma estratégia promissora na profilaxia da ITU, entretanto estudos futuros ainda são necessários a fim de esclarecer melhor os mecanismos de ação, bem como o seu real benefício. As vacinas que estão disponíveis no mercado são: 1) Uro-Vaxom e SolcoUrovac.

Bibliografia consultada

Goldman L, Bennet JC. Cecil – Tratado de medicina interna. 23ª ed. Rio de Janeiro: Guanabara Koogan; 2009.

Gupta K, Hooton TM, Miller L; Uncomplicated UTI IDSA Guideline Committee. Managing uncomplicated urinary tract infection – making sense out of resistance data. Clin Infect Dis. 2011;53(10):1041-2.

Heilberg IP, Schor N. Diagnosis and clinical management of urinary tract infection. Rev Assoc Med Bras. 2003;49;1:109-16.

Hooton TM, Scholes D, Hughes JP, Winter C, Roberts PL, Stapleton AE, et al. A prospective study of risk factors for symptomatic urinary tract infection in young women. N Engl J Med. 1996;335(7):468-74.

Hooton TM. Clinical practice. Uncomplicated urinary tract infection. N Engl J Med. 2012;366(11):1028-37.

Katharina AR, Marita B, Bianca R, Oelschlaeger TA. Split immune response after oral vaccination of mice with recombinant Escherichia coli Nissle 1917 expressing fimbrial adhesion K88. Int J Med Microbiol. 2009;299:467-78.

Riella MC. Princípios de nefrologia e distúrbios hidroeletrolíticos. 4ª ed. Rio de Janeiro: Guanabara Koogan; 2003.

Scholes D, Hooton TM, Roberts PL, Gupta K, Stapleton AE, Stamm WE. Risk factors associated with acute pyelonephritis in healthy women. Ann Intern Med. 2005;142(1):20-7.

Warren JW, Abrutyn E, Hebel JR, Johnson JR, Schaeffer AJ, Stamm WE. Guidelines for antimicrobial treatment of uncomplicated acute bacterial cystitis and acute pyelonephritis in women. Infectious Diseases Society of America (IDSA). Clin Infect Dis. 1999;29(4):745-58.

50

URGÊNCIAS E EMERGÊNCIAS APÓS O TRANSPLANTE RENAL

Tainá Veras de Sandes Freitas
Érika Bevilaqua Rangel

Introdução

O transplante renal é a terapia de escolha para a doença renal crônica (DRC) terminal. Quando comparado à diálise, o transplante está associado a menor morbimortalidade e melhor qualidade de vida[1]. Consequência da elevada prevalência de DRC e do maior acesso ao transplante, o número de transplantes renais realizados no Brasil aumentou 135% nos últimos 15 anos[2].

Além do *status* pós-cirúrgico, os receptores de transplante renal são habitualmente pacientes com múltiplas comorbidades e em uso crônico de imunossupressores, o que os torna suscetíveis a uma diversidade de complicações. Estudos apontam que 40% a 50% desses pacientes são admitidos em serviços de emergência após o transplante. O percentual e as causas de admissão em unidades de emergência variam dependendo das características dos programas de transplante e do sistema de saúde local[3-7]. Digno de nota, o atendimento ágil e eficaz do paciente transplantado renal está associado a melhores desfechos[8].

O receptor de transplante renal e suas peculiaridades

Para a compreensão das principais situações que requerem atendimento de urgência no paciente transplantado renal, é fundamental o entendimento sobre alguns aspectos clínicos e cirúrgicos:

a) O transplante renal é uma terapia indicada para pacientes com DRC estádio 5. Desde que o enxerto forneça ao paciente uma função renal adequada, a quase totalidade dos distúrbios hidroeletrolíticos e endócrinos secundários à DRC avançada é corrigida. No entanto, alguns pacientes podem apresentar função insatisfatória do enxerto renal, e o paciente poderá apresentar manifestações clínicas e laboratoriais resultantes da redução da filtração glomerular[9];

b) A etiologia da DRC não é corrigida com o transplante e grande parte dessas causas é de doenças de acometimento sistêmico, como *diabetes mellitus*, hipertensão arterial, lúpus eritematoso sistêmico, vasculites, amiloidose, doença policística, síndrome de Alport, doença de Fabry, glomerulopatias secundárias aos vírus da hepatite C e B, HIV etc.;

c) Em transplantes renais sem peculiaridades anatômicas, o enxerto renal é implantado na fossa ilíaca (mais frequentemente à direita), no espaço extraperitoneal. Em pacientes não obesos, é facilmente palpável. A artéria e a veia renal do doador são anastomosadas na artéria e veia ilíacas do receptor (ilíaca externa, interna ou comum). Não infrequentemente, os vasos do doador são múltiplos, necessitando de anastomoses vasculares múltiplas ou manipulação prévia em cirurgia de banco. Os linfáticos locais e pequenos vasos do hilo ou subcutâneo são ligados. O ureter do doador é anastomosado na bexiga (mais frequente) ou ureter ipsilateral do receptor. Trata-se, portanto, de uma cirurgia com manipulação urológica e vascular. Eventualmente, lesão da membrana peritoneal pode ocorrer, mas não há rotineiramente manipulação de vísceras intra-abdominais[10];

d) Para a profilaxia de rejeição aguda, uma combinação de medicamentos imunossupressores é utilizada, o que torna o indivíduo suscetível a infecções e ao desenvolvimento de algumas neoplasias. Além disso, como veremos a seguir, tais medicamentos estão associados a uma diversidade de efeitos adversos e interações medicamentosas;

e) O uso crônico de imunossupressores pode modificar a apresentação clínica clássica de algumas doenças.

Principais urgências após o transplante renal

Cirúrgicas

Hematoma

Descrito em até 20% dos transplantes renais, o hematoma é consequência de pequenos vasos não ligados ou da soltura de ligaduras e suturas vasculares. Os principais fatores de risco são obesidade, anastomoses vasculares complexas, uso de anticoagulantes e antiagregantes plaquetários e distúrbios de coagulação. A manifestação clínica depende do tamanho e do tipo do vaso acometido. A maioria dos hematomas pequenos é assintomática. Em hematomas maiores, dor e abaulamento na topografia do enxerto irradiando para o dorso são as principais manifestações clínicas. Em sangramentos mais severos, sinais de choque hipovolêmico podem ocorrer. O principal exame complementar que auxilia o diagnóstico é o hematócrito. Exames de imagem (ultrassonografia ou tomografia computadorizada sem contraste) podem ser necessários para avaliar o volume e o local do sangramento. Em hematomas com repercussão clínica, o tratamento é cirúrgico, com drenagem do hematoma e exploração dos vasos locais para identificação de sangramentos ativos[10-12].

Linfocele

A linfocele é uma consequência da secção de vasos linfáticos sem posterior ligadura. A incidência varia de 0,6% a 18% dependendo dos fatores de risco: obesidade, enxertos sem cápsula e uso de inibidores da mTOR (sirolimo e everolimo). Habitualmente são achados assintomáticos de ultrassonografia. Linfoceles volumosas podem determinar dor e abaulamento, além de compressão local. A ultrassonografia ou a tomografia computadorizada são úteis para diferenciar entre hematoma e abscesso. Com aspecto radiológico semelhante, o urinoma é um diagnóstico diferencial que pode requerer punção de coleção para avaliação bioquímica (na linfocele, creatinina, ureia e potássio serão semelhantes aos dosados no plasma). O tratamento de linfoceles com repercussão clínica é a drenagem percutânea ou a marsupialização (confecção cirúrgica de uma janela peritoneal)[10-12].

Fístula urinária

Reportada em até 10% dos transplantes renais, a fístula urinária é geralmente resultado de isquemia e necrose ureteral. Mais raramente, pode ocorrer por falha ou soltura nas suturas das anastomoses urinárias ou por lesão acidental do ureter ou bexiga. Os principais sintomas são dor e abaulamento na topografia do enxerto, drenagem de urina pela ferida operatória, aumento da creatinina sérica e redução do volume urinário. O diagnóstico é comumente confirmado pela dosagem bioquímica do material da secreção de drenagem ou do material aspirado da coleção (creatinina, ureia e potássio serão compatíveis com os dosados na urina). A cistografia, a urotomografia e a cintilografia podem auxiliar no diagnóstico em alguns casos. O tratamento é cirúrgico na quase totalidade dos casos[10-12].

Trombose arterial

Complicação infrequente após o transplante (menor que 1%), é geralmente consequência de um problema técnico, como dissecção da íntima durante a manipulação dos vasos, *kinking* (acotovelamento) ou torção durante o posicionamento do rim na fossa ilíaca. Os principais fatores de risco são anastomoses arteriais complexas, hipotensão arterial, trombofilias e rejeição hiperaguda. O quadro clínico se caracteriza por cessação abruta da diurese, sem dor ou hematúria. A confirmação diagnóstica é realizada por meio da ultrassonografia com Doppler e geralmente a enxertectomia é necessária[10-12].

Trombose venosa

Descrita em 1% a 3% dos transplantes renais, a trombose venosa pode ser decorrente de problemas técnicos, compressão venosa por coleções, extensão de uma trombose venosa profunda ipsilateral ou estados de hipercoagulabilidade. O quadro clínico costuma ser exuberante, com dor e abaulamento na topografia do enxerto, hematúria e anúria. O diagnóstico é confirmado pela ultrassonografia com Doppler. Exploração cirúrgica urgente é mandatória e a enxertectomia é frequentemente necessária[10-12].

Obstrução urinária

A obstrução urinária ocorre por patologias que acometem o ureter, a bexiga ou a uretra. As causas mais frequentes são: hematúria com coágulos, obstrução ou deslocamento de cateteres urinários, isquemia e fibrose, litíase, coleções que provocam compressão extrínseca, edema ou estenose da anastomose urinária. A principal manifestação clínica é a redução do volume urinário e a elevação da creatinina. A ferramenta diagnóstica inicial é a ultrassonografia e o tratamento depende da causa e do sítio da obstrução[10-12].

Clínicas

Eventos adversos relacionados aos imunossupressores

Fundamentais para a prevenção de rejeição aguda e crônica, os fármacos imunossupressores utilizados após o transplante estão associados a diversos efeitos adversos. A estratégia atualmente utilizada pela maioria dos centros transplantadores do mundo é a associação de dois ou três fármacos com o intuito de associar mecanismos de ação e atingir eficácia com doses menores. A Tabela 50.1 resume os principais imunossupressores utilizados em nosso meio e os efeitos adversos a eles associados[13].

Eventos cardiovasculares

Os eventos cardiovasculares são a principal causa de óbito após o transplante renal nos países desenvolvidos. Além do elevado risco cardiovascular determinado pela doença de base (como hipertensão arterial e diabetes), a DRC *per se* é um importante fator de risco para doenças cardiovasculares. Além disso, alguns fármacos imunossupressores estão associados ao desenvolvimento ou piora da dislipidemia, hipertensão, diabetes, anemia, hiperuricemia, obesidade e hipercoagulabilidade[14].

A abordagem inicial dos eventos cardiovasculares deve seguir os padrões descritos para o manejo da síndrome coronariana aguda, acidente vascular encefálico, doença vascular periférica e eventos tromboembólicos venosos em pacientes imunocompetentes. Como peculiaridade do transplante renal, o uso de anticoagulação ou antiagregação plaquetária em transplantes recentes e o uso de contraste iodado para exames ou procedimentos devem ser discutidos com a equipe de transplante assistente para ponderação entre risco e benefício.

Tabela 50.1. Efeitos adversos associados aos principais fármacos utilizados no regime imunossupressor de manutenção após o transplante renal

Fármacos	Efeitos adversos que podem levar a atendimentos em serviços de urgência	Efeitos adversos infrequentemente associados a atendimentos de urgência
Ciclosporina e tacrolimo	• Diabetes • Hipertensão arterial • Nefrotoxicidade • Hipercalemia • Neurotoxicidade (tremores, disestesias, cefaleia, insônia, ataxia, convulsões) • Microangiopatia trombótica/síndrome hemolítico-urêmica • Diarreia, náuseas, vômitos, anorexia	• Hirsutismo (mais associado à ciclosporina) • Hipertrofia gengival (mais associada à ciclosporina) • Alopecia (mais associada ao tacrolimo) • Dislipidemia • Hipomagnesemia • Acidose metabólica hiperclorêmica • Hiperuricemia
Micofenolato de mofetila/de sódio	• Diarreia, dor abdominal, vômitos • Anemia, leucopenia (principalmente), plaquetopenia	
Azatioprina	• Hepatotoxicidade • Anemia, leucopenia, plaquetopenia	• Maior risco para câncer de pele
Sirolimo e everolimo	• Retardo na cicatrização de feridas • Linfocele/linforreia • Anemia, leucopenia, plaquetopenia • Pneumonite	• Acnes • Aftas • Dislipidemia • Proteinúria
Corticoide	• Diabetes • Hipertensão arterial • Transtornos psiquiátricos • Necrose asséptica de fêmur • Pancreatite	• Retardo no crescimento (crianças) • Osteoporose • Catarata e glaucoma • Dislipidemia • Obesidade • Fáscies cushingoide • Acne, hirsutismo, fragilidade capilar

Infecções

As infecções são a principal causa de retorno ao hospital após o transplante e a principal causa de morte após o transplante em países subdesenvolvidos e em desenvolvimento, como o Brasil[15,16]. As manifestações clínicas podem diferir daquelas descritas para pacientes imunocompetentes. Reflexo da mudança dos fatores de risco ao longo do tempo (cirurgia, hospitalização, estado de imunossupressão, exposição ambiental), as infecções mais comuns após o transplante ocorrem em épocas relativamente previsíveis, como segue[17]:

Menos de um mês:

- Infecções relacionadas à cirurgia do transplante, à internação prolongada, à manipulação do trato urinário e ao uso de dispositivos: infecção do sítio cirúrgico, infecção urinária, infecção associada a cateter, infecção respiratória, colite por *Clostridium difficile*;
- **Infecções oriundas do doador;**
- Infecções preexistentes do receptor não diagnosticadas durante avaliação pré-transplante;

Um mês a 6 a 12 meses: período de maior suscetibilidade aos agentes oportunistas e à reativação de infecções latentes. O risco de determinadas infecções dependerá da prática local quanto ao uso de profilaxias:

- Infecção por Pneumocystis jirovecii, Listeria monocytogenes, Toxoplasma gondii, espécies de Nocardia e Aspergillus;
- Ativação de infecções latentes por *Histoplasma capsulatum*, *Coccidioides* spp. e *Cryptococcus gatti* e *Mycobacterium tuberculosis*;
- Infecções virais, incluindo citomegalovírus, herpes simples (HSV), herpes-zóster (VZV), herpes-vírus (HHV) 6 ou 7, Epstein-Barr (EBV), BK poliomavírus (BKV), vírus da hepatite B (HBV) e C (HCV), influenza, parainfluenza, vírus sincicial respiratório (VSR) e adenovírus;
- Infecção por parasitas gastrointestinais, como *Cryptosporidium* e *Microsporidium*;
- **Após 6-12 meses**: pacientes com terapia imunossupressora e função renal estáveis apresentarão infecções comunitárias, como:
- Pneumonia por vírus respiratórios, *Pneumococcus*, *Legionella*;
- Tuberculose;
- Infecção urinária;
- Infecção intestinal;
- Infecções relacionadas à exposição/ocupação: aspergilose, criptococose, malária, salmonelose, arboviroses;
- Infecções genitais, como papilomavírus.

Ressalta-se que os pacientes que necessitarem de reinternações após o transplante, reabordagens cirúrgicas ou tratamentos de episódios de rejeição aguda podem apresentar as infecções típicas dos períodos anteriores.

Em pacientes sépticos, a abordagem inicial deve seguir os padrões descritos para os pacientes imunocompetentes. Como peculiaridade, o manejo de volume deve levar em consideração que o paciente transplantado renal frequentemente apresenta algum grau de comprometimento da filtração glomerular e pode não tolerar infusões volumosas. Com relação a pacientes com sepse grave e choque séptico, a equipe assistente deve ser envolvida para discutir sobre o manejo da imunossupressão. Investigação incansável deve ser realizada com o intuito de atingir o diagnóstico microbiológico. Para isso, biópsias e culturas são frequentemente necessárias[17]. O uso de exames contrastados ou de de antimicrobianos nefrotóxicos (como polimixina B, anfotericina e vancomicina) ou com elevado potencial de interação medicamentosa com os imunossupressores (como claritromicina, fluconazol e rifampicina) deve ser discutido com a equipe de transplante assistente para ponderação entre risco e benefício. É importante ainda lembrar que o ajuste da dose de alguns antimicrobianos pode ser necessário em pacientes com comprometimento da filtração glomerular.

Complicações metabólicas

O principal distúrbio metabólico que pode levar o paciente ao atendimento de urgência é o *diabetes mellitus* descompensado. Diabetes pós-transplante é descrito em aproximadamente 20% dos pacientes e é decorrente da ação diabetogênica dos imunossupressores e de alguns vírus e do comum aumento de peso após o transplante, resultando em inibição da secreção de insulina (tacrolimo e ciclosporina) ou aumento da resistência periférica à insulina (sirolimo, everolimo, corticoide, citomegalovírus (CMV), HCV, obesidade)[18,19].

Além do diabetes pós-transplante, a descompensação de diabetes prévio é frequente e ocorre comumente nas primeiras semanas após o transplante, como consequência da recuperação da filtração glomerular. Em fases mais tardias, a descompensação do diabetes prévio pode ser consequência do efeito diabetogênico dos imunossupressores, vírus e obesidade, além de infecções bacterianas.

Desordens hematológicas

As citopenias (anemia, leucopenia e plaquetopenia) são as desordens hematológicas mais comuns após o transplante renal. As principais causas são a toxicidade medular provocada pelos medicamentos imunossupressores e aqueles comumente utilizados para a profilaxia ou tratamento de infecções (globulina antitimócito, azatioprina, micofenolato de mofetila ou de sódio, sirolimo, everolimo, sulfametoxazol-trimetoprima, ganciclovir, valganciclovir), os inibidores da enzima conversora de angiotensina (IECA) e as infecções (CMV, parvovírus B19, infecções fúngicas). Mais raramente, as citopenias podem ser secundárias a carências vitamínicas, síndrome dos linfócitos de passagem, síndrome hemolítico-urêmica (recorrente ou *de novo*), síndrome hemofagocítica ou doença linfoproliferativa[20].

A abordagem das citopenias deve seguir os padrões utilizados para pacientes imunocompetentes. Como peculiaridade, as transfusões de hemocomponentes são uma das principais formas de aloimunonização, devendo ser evitadas quando possível. Pacientes com sorologia negativa para CMV devem receber hemácias filtradas. Nos pacientes com CMV positivo, o uso de filtro para evitar aloimunização é uma prática comum, mas não é um consenso[21]. A suspensão ou ajuste das doses dos fármacos acima citados deve ser discutida com a equipe assistente para ponderação entre risco e benefício.

De causa não completamente esclarecida, a eritrocitose (hematócrito maior que 51%) é um distúrbio hematológico que ocorre em 10% a 15% dos transplantes renais e pode provocar sintomas como tonturas, cefaleia e distúrbios visuais. Além dos sintomas de hiperviscosidade, a eritrocitose é fator de risco para eventos tromboembólicos. O tratamento envolve o uso de antiagregantes plaquetários, IECA ou bloqueador de receptor da angiotensina (BRA) e flebotomia (sangria terapêutica)[22].

Disfunção do enxerto renal

Não infrequentemente o paciente transplantado renal é encaminhado ao serviço de urgência por elevação da creatinina, associada ou não a sintomas. A abordagem da disfunção do enxerto renal deve seguir a mesma linha de raciocínio da lesão renal aguda do paciente não transplantado: avaliação clínica, laboratorial e eventualmente com exames de imagem para diagnosticar causas pré-renais, renais ou pós-renais[23].

É importante ressaltar que o paciente transplantado renal está particularmente suscetível a hipoperfusão renal e, consequentemente, a **LRA pré-renal**, pois: a) o rim transplantado é denervado, perdendo, portanto, os ajustes imediatos realizados pelo sistema nervoso simpático; b) o paciente habitualmente está em uso de medicamentos que interferem na regulação da pressão de perfusão do glomérulo, como inibidores da calcineurina (promovem vasoconstrição da arteríola aferente) e IECA ou BRA (promovem vasodilatação da arteríola eferente); c) estenose da artéria renal pode estar presente e agravar a hipoperfusão renal em vigência de hipovolemia.

Quanto à **LRA renal**, além das causas tradicionais descritas para pacientes não transplantados, aqui devem ser consideradas no diagnóstico diferencial:

a) Rejeição aguda: descrita em 10% a 20% dos transplantes renais, é mais comum nas primeiras semanas após o transplante. No entanto, modificações recentes dos medicamentos imunossupressores, interações medicamentosas que resultam em subexposição e má aderência devem alertar para a possibilidade de rejeição aguda tardia;
b) Nefrotoxicidade por inibidores da calcineurina (tacrolimo ou ciclosporina): a elevação na concentração sanguínea dos inibidores da calcineurina pode ocorrer por aumento na dose, interações medicamentosas ou diarreia;
c) Recorrência da doença de base, como glomerulopatias e síndrome hemolítico-urêmica atípica;
d) Infecções bacterianas ou virais, como pielonefrite aguda e nefropatia por BK vírus.

As principais causas de **LRA pós-renal** foram abordadas acima (na seção Obstrução urinária).

Distúrbios neurológicos

Pacientes com sintomas neurológicos após o transplante renal devem ser cuidadosamente avaliados, uma vez que são pacientes de alto risco para patologias neurológicas graves, como doenças vasculares, neuroinfecções e neoplasias. Os principais distúrbios neurológicos após o transplante são os que seguem[24]:

a) Fármacos imunossupressores: mais comumente relacionados à neurotoxicidade provocada pelos inibidores da calcineurina, especialmente o tacrolimo. Os principais sintomas descritos são tremor, insônia, pesadelos, cefaleia, vertigem, disestesia, fotofobia, distúrbios do humor, mutismo acinético, convulsões, cegueira cortical, déficits focais, psicose e encefalopatia. Os esteroides estão associados principalmente a distúrbios do humor e psicose. Há relatos de síndrome da encefalopatia posterior reversível (PRES) associada ao uso de inibidores da calcineurina e sirolimo e leucoencefalopatia multifocal progressiva (LEMP) associada ao uso de micofenolato, belatacepte e rituximabe;

b) Neuroinfecções virais (herpes, HHV-8, CMV, JC), bacterianas (*Nocardia*, *M. tuberculosis*, *Listeria*) ou fúngicas (*Aspergillus*, *Candida*, *Cryptococcus*);
c) Distúrbios metabólicos, eletrolíticos e carências nutricionais.;
d) Doença linfoproliferativa pós-transplante;
e) Acidente vascular encefálico.

Manejo do paciente transplantado no serviço de urgência: considerações gerais

Independentemente da causa que levou o paciente ao serviço de urgência/emergência, alguns aspectos devem ser sempre considerados:

a) Trata-se de um paciente portador de DRC e, portanto, é possível que apresente previamente algum grau de disfunção renal. Saber qual a função renal é crucial para identificar se há injúria renal aguda atual. Digno de nota, os pacientes portadores de DRC, em especial os transplantados, são mais suscetíveis a LRA;
b) Conhecer o tempo de transplante e o histórico clínico-cirúrgico após a cirurgia (reabordagens cirúrgicas, uso atual de dispositivos urinários, tratamentos para rejeição, modificação recente da imunossupressão etc.) é fundamental para a realização das hipóteses diagnósticas;
c) Os medicamentos nefrotóxicos devem ser evitados, desde que possível;
d) O uso de contraste iodado deve ser evitado, se possível. Caso ele seja necessário, deve-se utilizar o protocolo de prevenção de nefropatia por contraste (uso de contrate isosmolar, uso da menor quantidade possível de contraste, expansão volêmica com solução salina ou bicarbonatada, acetilcisteína);
e) Os anti-inflamatórios não esteroidais estão proscritos;
f) Alguns medicamentos têm elevado potencial de interação medicamentosa com os imunossupressores e devem ser evitados, se possível:
    - Antibióticos macrolídeos, antifúngicos imidazólicos, bloqueadores de canais de cálcio não diidropiridínicos, antirretrovirais inibidores da protease: elevam a concentração sanguínea de inibidores da calcineurina;
    - Rifampicina, fenitoína, fenobarbital carbamazepina, ácido valproico, antirretrovirais inibidores da transcriptase reversa: reduzem a concentração sanguínea dos inibidores da calcineurina;
    - Alopurinol: potencializa a ação da azatioprina, resultando em toxicidade medular;
    - Antiácidos, colestiramina, sevelâmer, sulfato ferroso oral, inibidores da bomba de prótons: reduzem a absorção do micofenolato.
    - Caso o uso de algum desses fármacos seja necessário, a equipe transplantadora assistente deve ser contatada para discutir a conversão da imunossupressão, modificação de dose e/ou estratégia de monitorização terapêutica;
g) As doses dos medicamentos de eliminação renal devem ser ajustadas de acordo com a taxa de filtração glomerular estimada pelas equações MDRD (*Modification of Diet in Renal Disease*) ou CKD-EPI (*Chronic Kidney Disease Epidemiology Collaboration*).

Referências bibliográficas

1. Tonelli M, Wiebe N, Knoll G, Bello A, Browne S, Jadhav D, et al. Systematic review: kidney transplantation compared with dialysis in clinically relevant outcomes. Am J Transplant. 2011;11(10):2093-109.
2. Garcia VD, Abbud-Filho M, Felipe C, Pestana JM. An overview of the current status of organ donation and transplantation in Brazil. Transplantation. 2015;99(8):1535-7.
3. Schold JD, Elfadawy N, Buccini LD, Goldfarb DA, Flechner SM, P Phelan M, et al. Emergency department visits after kidney transplantation. Clin J Am Soc Nephrol. 2016;11(4):674-83.
4. McElroy LM, Schmidt KA, Richards CT, Lapin B, Abecassis MM, Holl JL, et al. Early postoperative emergency department care of abdominal transplant recipients. Transplantation. 2015;99(8):1652-7.
5. Ruiz-Fuentes Mdel C, Vargas-Rivas J, de Gracia-Guindo C, Ruiz-Fuentes N, de Teresa-Alguacil J, Osorio-Moratalla JM, et al. Renal transplant patient in emergency department. Nefrologia. 2015;35(6):591-3.
6. Tokalak I, Basaran O, Emiroglu R, Karakayali H, Bilgin N, Haberal M. Problems in postoperative renal transplant recipients who present to the emergency unit: experience at one center. Transplant Proc. 2004;36(1):184-6.
7. Uysal E, Dokur M, Bakir H, Ikidag MA, Kirdak T, Kazimoglu H. The reasons of renal transplant recipients' admission to the emergency department; a case series study. Emerg (Tehran). 2016;4(4):207-10.
8. Bahr NC, Beaudoin A, Drekonja D. Rapid access to comprehensive care may explain better outcomes in persons with sepsis with solid organ transplant versus those without solid organ transplant. Clin Infect Dis. 2015;60(12):1869-70.
9. Parajuli S, Clark DF, Djamali A. Is kidney transplantation a better state of ckd? impact on diagnosis and management. Adv Chronic Kidney Dis. 2016;23(5):287-94.
10. Guerra EE, Didone EC, Pires FS, D'avila AR, Vitola SP. Cirurgia do transplante renal e suas complicações. In: Garcia VD, Abbud Filho M, Neumann J, Pestana JOM. (Org.). Transplante de Órgãos e Tecidos. 2ed. São Paulo: Segmento Farma Editores Ltda., 2006, p. 408-26..
11. Haberal M, Boyvat F, Akdur A, Kirnap M, Ozcelik U, Yarbug et al. Surgical complications after kidney transplantation. Exp Clin Transplant. 2016;14(6):587-95.

12. Humar A, Matas AJ. Surgical complications after kidney transplantation. Semin Dial. 2005;18(6):505-10.
13. Totoli C S-JH. Fármacos imunossupressores mais utilizados no transplante: posologia e eventos adversos. In: Pestana JOM, Freitas TVS, Silva Jr. HT, editor. Transplante renal: manual prático. São Paulo: Livraria Balieiro; 2014.
14. Cristelli MP FR. Doença cardiovascular entre os receptores de transplante renal. In: Pestana JOM, Freitas TVS, Silva Jr. HT, editor. Transplante renal: manual prático. São Paulo: Livraria Balieiro; 2014.
15. Vega J, Videla C, Borja H, Goecke H, Martinez F, Betancour P. [Causes of death with a functioning graft among kidney allograft recipients]. Rev Med Chil. 2012;140(3):295-304.
16. Harada KM, Mandia-Sampaio EL, de Sandes-Freitas TV, Felipe CR, Park SI, Pinheiro-Machado PG, et al. Risk factors associated with graft loss and patient survival after kidney transplantation. Transplant Proc. 2009;41(9):3667-70.
17. Fishman JA. Infection in organ transplantation. Am J Transplant. 2017.
18. Yates CJ, Fourlanos S, Hjelmesaeth J, Colman PG, Cohney SJ. New-onset diabetes after kidney transplantation-changes and challenges. Am J Transplant. 2012;12(4):820-8.
19. Hecking M, Werzowa J, Haidinger M, Horl WH, Pascual J, Budde K, et al. Novel views on new-onset diabetes after transplantation: development, prevention and treatment. Nephrol Dial Transplant. 2013;28(3):550-66.
20. Reindl-Schwaighofer R, Oberbauer R. Blood disorders after kidney transplantation. Transplant Rev (Orlando). 2014;28(2):63-75.
21. Karpinski M, Pochinco D, Dembinski I, Laidlaw W, Zacharias J, Nickerson P. Leukocyte reduction of red blood cell transfusions does not decrease allosensitization rates in potential kidney transplant candidates. J Am Soc Nephrol. 2004;15(3):818-24.
22. Vlahakos DV, Marathias KP, Agroyannis B, Madias NE. Posttransplant erythrocytosis. Kidney Int. 2003;63(4):1187-94.
23. Zhang R. Clinical management of kidney allograft dysfunction. OJOTS. 2014;4:7-14.
24. Senzolo M, Ferronato C, Burra P. Neurologic complications after solid organ transplantation. Transpl Int. 2009;22(3):269-78.

51

DISTÚRBIOS DE FÓSFORO

Maria Bethania Peruzo
Érika Bevilaqua Rangel

Introdução

As nomenclaturas fosfato e fósforo são frequentemente utilizadas para referir-se ao elemento fósforo, porém fósforo refere-se ao elemento e fosfato ao ânion PO_4. Já o fósforo inorgânico existe como um ácido com três prótons que podem se dissociar: H_3PO_4, H_2PO_4, HPO_4 e PO_4.

Os laboratórios clínicos fornecem a concentração de fósforo inorgânico elementar que existe quase exclusivamente como fosfato. Este representa dois terços de todo fósforo localizado no soro.

Fisiopatologia

O intervalo normal de fósforo é de 3 a 4,5 mg/dL, seu peso molecular é de 31 e a concentração normal é de 1 a 1,5 mmol/L (1,7 a 2,6 mEq/L). Valores normais de fósforo variam com a idade (níveis mais elevados em pessoas mais jovens). A maior parte (80%) do fósforo é mineralizada no osso, com quase todo o restante no compartimento intracelular, e apenas 0,1% do fósforo total do corpo encontra-se no compartimento extracelular.

Noventa por cento do fósforo sérico são filtrados no glomérulo, e 75% a 99% são reabsorvidos pelos cotransportadores Na-P pelos túbulos renais (70% pelos túbulos contornados proximais).

O paratormônio (PTH) e a acidose metabólica diminuem a reabsorção de fosfato pelos cotransportadores Na-P, aumentando, portanto, a excreção renal de fósforo[1].

Como o fósforo é reabsorvido concomitantemente com o sódio, qualquer fator que diminua a reabsorção de sódio diminui a reabsorção tubular de fósforo.

As concentrações normais de fósforo são mantidas pela absorção intestinal e excreção renal. A hipofosfatemia estimula a produção de calcitriol, que aumenta a absorção do fósforo intestinal e a absorção de cálcio. O aumento do cálcio suprime o PTH e a diminuição do PTH aumenta a reabsorção do fósforo nos túbulos[2].

Avaliação laboratorial, diagnóstico, complicações e tratamento dos distúrbios do fósforo

Hipofosfatemia

Graus leves de hipofosfatemia são comuns e de pouca consequência. Hipofosfatemia grave é rara. Em uma revisão de 55.000 medições de fósforo sérico, valores inferiores de fósforo a 1,5 mg/dL foram encontrados em apenas 0,2% dos pacientes[3]. A incidência é maior em séries de pacientes selecionados, encontrando-se em cerca de 10% a 30% dos pacientes com doença pulmonar obstrutiva crônica e os admitidos em terapia intensiva em sepse e traumas[4-7].

Apenas uma pequena proporção do fósforo corporal total é encontrada no espaço vascular, de modo então que o fósforo sérico não é um indicador confiável do fósforo total corporal. A hipofosfatemia isolada sem depleção intracelular é de pouca consequência e é, geralmente, um fenômeno transitório. Os sintomas realmente graves da hipofosfatemia ocorrem quando há depleção total do fósforo corporal.

As causas da hipofosfatemia estão listadas na Tabela 51.1.

Etiologia da hipofosfatemia

Existem três mecanismos principais para a hipofosfatemia: redistribuição transcelular, diminuição da absorção e aumento da excreção urinária.

A redistribuição transcelular é o movimento do fósforo para as células. Ele geralmente é transitório e inofensivo. No entanto, caso o fósforo preexistente seja muito baixo, esse movimento transcelular pode provocar sérios sintomas, incluindo a morte[8].

Os casos mais graves de hipofosfatemia devido à distribuição transcelular são encontrados na síndrome de realimentação. A fome leva à diminuição do fósforo total do corpo devido à redução da ingestão. Apesar da depleção de fósforo, este permanece normal à medida que escapa das células. Com a realimentação, a insulina move o fósforo para as células, onde é consumido. Trinta e quatro por cento dos pacientes de terapia intensiva apresentam hipofosfatemia associada à realimentação[9].

Tabela 51.1. Causas de hipofosfatemia

Mudança do fósforo para o intracelular	Diminuição da absorção de fósforo	Aumento da excreção renal
Infusão de carboidrato (frutose, glicose, glicerol, lactato)	Insuficiência dietética	Alcoolismo
Calcitonina	Má absorção	Expansão volêmica/estados natriuréticos
Catecolaminas (epinefrina, dopamina, terbutalina, albuterol)	Quelantes do fósforo (cálcio, magnésio, alumínio, sevelâmer)	Administração de bicarbonato endovenoso
Insulina	Esteatorreia	Bicarbonatúria
Alcalose respiratória	Deficiência de vitamina D	Glicosúria
Proliferação celular rápida (tratamento da anemia, LMA e crise blástica na LMC)	Glicocorticoides	Diuréticos (acetazolamida, tiazídicos, diuréticos de alça e diuréticos osmóticos)
Síndrome da realimentação	Síndrome de fome óssea após paratireoidectomia	Dieta hipersódica e infusão de solução hipersódica
Reaquecimento durante o tratamento da hipotermia	Queimaduras	Distúrbios endócrinos: hiperaldosteronismo, hiperparatireoidismo e hipercalcemia
	Overdose do acetaminofeno	Síndrome inapropriada do hormônio antidiurético
	Bifosfonatos	Síndrome de Fanconi
	Nitrato de gálio	Mieloma múltiplo
		Medicamentos: aminoglicosídeos, cisplatina, ifosfamidas, glicocorticoides
		Toxicidade por metais pesados
		Ervas chinesas
		Cistinose
		Doença de Wilson
		Intolerância hereditária à frutose
		Acidose metabólica
		Síndrome paraneoplásica
		PTH-rP
		Osteomalácia secundária a tumor
		Transplante renal
		Malária aguda (*falciparum*)
		Raquitismo hipofosfatêmico ligado ao X (raquitismo com resistência à vitamina D)
		Xantinas

LMC: leucemia mieloide crônica; LMA: leucemia mieloide aguda; PTH-rP: *parathyroid-hormone-related peptide*.

Pacientes alcoólatras e anoréxicos, quando internados, também comumente sofrem de síndrome de realimentação. Ambos os grupos, quando nutridos, frequentemente apresentam perda renal de fósforo resultando em sua depleção.

Outra causa bem comum de redistribuição intracelular de fósforo em pacientes hospitalizados é a alcalose respiratória[3]. A queda da pressão parcial de dióxido de carbono resulta em alcalinização intracelular, estimulando a glicólise e consumindo fósforo[10]. A alcalose metabólica raramente causa hipofosfatemia grave, pois geralmente não consegue induzir a alcalinização intracelular, que é uma condição essencial para a ocorrência de hipofosfatemia, conforme descrito anteriormente.

A diminuição da absorção intestinal de fósforo pode ocorrer devido aos corticoides, tanto endógenos quanto aos usados terapeuticamente. Antiácidos que contêm magnésio, cálcio ou alumínio se ligam ao fósforo dietético, impedindo sua absorção. A deficiência de vitamina D diminui a absorção intestinal de fósforo e a deficiência de calcitriol aumenta a liberação de PTH, aumentando ainda mais a perda urinária de fósforo.

O fósforo é principalmente reabsorvido nos túbulos proximais. O PTH aumenta a excreção de fósforo, uma vez que o fosfato é reabsorvido em conjunto com o sódio. Dessa forma, qualquer processo que diminua a natremia (expansão de volume, diuréticos osmóticos e glicosúria) reduz também a reabsorção de fósforo. Os diuréticos que atuam nos túbulos proximais, como os diuréticos osmóticos e inibidores da anidrase carbônica, têm potentes efeitos na hipofosfatemia, porque bloqueiam o local primário de reabsorção de fosfato. Qualquer processo que danifique o túbulo proximal aumenta a excreção renal de fósforo, como a síndrome de Fanconi, que é caracterizada pela disfunção do túbulo proximal e cursa com marcada fosfatúria.

Recentemente, as fosfatoninas, tais como o fator de crescimento de fibroblasto 23 (FGF-23), demonstraram papel no aumento da excreção urinária de fósforo, principalmente na hipofosfatemia pós-transplante renal[11,12].

B2-agonistas, esteroides e fluidos venosos aumentam também a excreção renal de fósforo.

Sequelas clínicas da hipofosfatemia

A hipofosfatemia leve é desprovida de sintomas clínicos. A hipofosfatemia sintomática geralmente se torna aparente quando o fósforo cai abaixo de 1,0 mg/dL. A hipofosfatemia sem depleção de fosfato intracelular, isto é, sem redistribuição transcelular, é benigna[13]. A hipofosfatemia grave, na presença de depleção intracelular de fosfato, causa comprometimento do metabolismo energético, resultando em disfunção celular significativa que pode afetar múltiplos órgãos.

A afinidade do oxigênio pela hemoglobina é regulada pelo 2,3-difosfoglicerato (2,3-DPG). A hipofosfatemia grave diminui o 2,3-DPG, que aumenta a afinidade da hemoglobina pelo oxigênio, diminuindo o fornecimento aos tecidos. Uma vez que o fosfato é um substrato para a glicólise, quando ocorre sua depleção intracelular, há redução da glicólise e diminuição dos níveis de adenosina trifosfato (ATP).

Devido à diminuição do ATP, podem ocorrer fraqueza muscular proximal, íleo metabólico, cardiomiopatia e insuficiência respiratória aguda ou associada à dificuldade de desmame da ventilação[14]. Além disso, arritmias e hemólise podem ocorrer na vigência de hipofosfatemia[15,16].

Os sintomas do sistema nervoso central incluem fraqueza, tremores e parestesias. A hipofosfatemia progressiva pode causar convulsões, *delirium*, mielinólise pontina, coma e morte[17]. Esses sintomas também são comuns na síndrome da realimentação.

Alguns estudos têm demonstrado a associação entre hipofosfatemia e mortalidade em pacientes hospitalizados. A hipofosfatemia pode ser um marcador de gravidade, no entanto, como causalidade, permanece ainda não comprovada[18,19].

Diagnóstico da hipofosfatemia

Alguns cenários clínicos apresentam resultados de hipofosfatemia falsos, como uso de manitol, mieloma múltiplo e hiperbilirrubinemia (maior que 3 mg/dL). Lembra-se que pacientes com contagem de glóbulos brancos muito elevada podem ter falsa hipofosfatemia, principalmente se a amostra tiver coagulado.

Tratamento da hipofosfatemia

Pacientes com hipofosfatemia por depleção de fósforo devem ser tratados. Já pacientes com hipofosfatemia devida à mudança transcelular, por exemplo, alcalose respiratória, não precisam de reposição.

Um grupo de pacientes nos quais o tratamento deve ser particularmente agressivo inclui aqueles em choque séptico, pois a hipofosfatemia está associada a arritmias e diminuição a resposta aos vasopressores[16,20]. Estudos demonstraram que, após a reposição do fósforo, houve aumento da função ventricular esquerda, da pressão arterial sistólica e do pH[6,21].

A reposição enteral de fósforo é apropriada para pacientes com níveis séricos baixos, mas sem sintomas agudos. O fósforo dietético pode ser usado, no entanto deve-se tomar cuidado para não oferecer fósforo com abundância de carboidratos, pois pode precipitar um deslocamento intracelular, agravando ainda mais a hipofosfatemia. Nos pacientes com síndrome da realimentação e hipofosfatemia grave, além de suplementar o fósforo, é importante diminuir o fornecimento de carboidratos, utilizando lipídios e proteínas como fonte principal de calorias.

Os pacientes devem receber 1.000 a 4.000 mg (30 a 130 mmol) de fósforo por dia, divididos em três ou quatro doses. Essa dose deve repor o déficit de fósforo durante 7 a 10 dias. A divisão em três a quatro vezes reduz a ocorrência de diarreia, que pode estar associada à reposição de fósforo. Como é impossível saber o grau exato de fósforo depletado, os pacientes devem ter monitoração laboratorial periódica.

Na reposição parenteral da hipofosfatemia, devem ser administrados 2,5 a 5 mg/kg durante 6 horas[22]. Caso necessário, uma reposição em doses maiores e com infusão mais rápida, isto é, doses de 620 mg em 1 hora ou 25 mg/kg em 30 minutos são comprovadamente seguras e eficazes. Após a terapêutica venosa, os pacientes devem receber fosfato oral para reabastecer as reservas intracelulares. Embora o tratamento da hipofosfatemia seja geralmente seguro, requer monitoração cautelosa[23].

Complicações associadas à correção da hipofosfatemia

As complicações devidas à terapia para hipofosfatemia incluem hiperfosfatemia com ou sem hipocalemia, além de hipernatremia. A hipercalemia ocorre a partir de preparações de fósforo com potássio, enquanto a hipernatremia ocorre devido ao uso de preparações que utilizam fosfato de sódio (4,4 mmol de sódio por mL)[24].

Hiperfosfatemia

A hiperfosfatemia pode ser devida a cargas agudas de fósforo, insuficiência renal ou falha na capacidade do rim de eliminar fósforo.

A ingestão exógena pode ocorrer com cargas maciças de fósforo (4.000 mg/dia) ou utilização de enemas de fosfato (130 mg de fósforo por mL) ou de fontes parenterais. Essas cargas repentinas podem sobrecarregar o rim, resultando em hiperfosfatemia.

As fontes endógenas são devidas à liberação de fósforo pela morte celular provocada pela síndrome da lise tumoral com destruição de tumores com quimioterapia ou radioterapia. As células tumorais liberam fósforo, potássio e purinas (metabolizadas em ácido úrico).

Na insuficiência renal de qualquer etiologia, os rins não conseguem excretar o fósforo, apesar da taxa de filtração glomerular adequada, e perde-se o equilíbrio de filtragem, cursando com hiperfosfatemia.

Sequelas clínicas da hiperfosfatemia

A principal consequência da hiperfosfatemia é a hipocalcemia e suas manifestações metabólicas. O fósforo sérico liga-se ao cálcio ionizado, reduzindo a fração ativa de cálcio[25].

A hiperfosfatemia grave pode resultar em calcificações metastáticas dos tecidos moles e, em casos raros, levar a insuficiência renal aguda e arritmias cardíacas[26]. O risco de calcificações aumenta à medida que o produto cálcio-fósforo sobe acima de 70 mg/dL.

Em pacientes renais crônicos, dados mostram a diminuição da mortalidade quando o produto cálcio-fósforo é menor que 50 mg/dL. O mesmo estudo também mostrou que a hiperfosfatemia isolada aumenta a mortalidade[27].

Tratamento da hiperfosfatemia

A hiperfosfatemia em pacientes com função renal normal geralmente é passageira e autolimitada. O uso de solução salina para induzir natriurese aumenta a excreção renal de fósforo. Também a acetazolamida pode aumentar a excreção renal de fósforo, bloqueando a reabsorção nos túbulos proximais[28].

Em pacientes com insuficiência renal e hiperfosfatemia sintomática, a diálise é essencial. Com uma sessão de diálise de 4 horas, 20 a 30 mmol de fósforo são removidos[29].

Na síndrome de lise tumoral, o uso de bicarbonato de sódio para alcalinizar a urina pode ser prejudicial. A alcalinização tem sido utilizada para aumentar a solubilidade do ácido úrico na urina. Contudo, a solubilidade urinária do fósforo diminui com maior pH da urina, predispondo à deposição renal de cálcio. Além disso, o aumento do pH exacerba a hipocalcemia encontrada na síndrome de lise tumoral. O uso de alopurinol previne a hiperuricemia, eliminando a necessidade de alcalinização da urina.

Os ligantes de fosfato, como carbonato de cálcio, acetato de cálcio e sevelâmer, são regularmente utilizados em doentes com insuficiência renal crônica[30].

Conclusões

A ocorrência de hipofosfatemia não é frequente na prática clínica, mas requer tratamento adequado para evitar varias complicações, como fraqueza muscular proximal, íleo metabólico, cardiomiopatia, arritmias, hemólise e insuficiência respiratória aguda ou associada à dificuldade de desmame da ventilação. A hiperfosfatemia pode ocorrer em pacientes renais agudos ou crônicos, além daqueles que apresentam lise tumoral ou iatrogenia. A duração do tratamento dos distúrbios do fósforo vai depender de sua etiologia.

Referências bibliográficas

1. Kempson SA, Lötscher M, Kaissling B, Biber J, Murer H, Levi M. Parathyroid hormone action on phosphate transporter mRNA and protein in rat renal proximal tubules. Am J Physiol. 1995;268(4 Pt 2):F784-91.
2. Ramirez JA, Emmett M, White MG, Fathi N, Santa Ana CA, Morawski SG, et al. The absorption of dietary phosphorus and calcium in hemodialysis patients. Kidney Int. 1986;30(5):753-9.
3. Halevy J, Bulvik S. Severe hypophosphatemia in hospitalized patients. Arch Intern Med. 1988;148(1):153-5.
4. Gaasbeek A, Meinders A. Hypophosphatemia: an update on its etiology and treatment. Am J Med. 2005;118(10):1094-101.
5. Fiaccadori E, Coffrini E, Ronda N, Vezzani A, Cacciani G, Fracchia C, et al. Hypophosphatemia in course of chronic obstructive pulmonary disease. Prevalence, mechanisms, and relationships with skeletal muscle phosphorus content. Chest. 1990;97(4):857-68.
6. Zazzo JF, Troché G, Ruel P, Maintenant J. High incidence of hypophosphatemia in surgical intensive care patients: efficacy of phosphorus therapy on myocardial function. Intensive Care Med. 1995;21(10):826-31.
7. Brunelli S, Goldfarb S. Hypophosphatemia: clinical consequences and management. J Am Soc Nephrol. 2007;18(7):1999-2003.
8. Weinsier RL, Krumdieck CL. Death resulting from overzealous total parenteral nutrition: the refeeding syndrome revisited. Am J Clin Nutr. 1981;34(3):393-9.
9. Marik PE, Bedigian MK. Refeeding hypophosphatemia in critically ill patients in an intensive care unit. A prospective study. Arch Surg. 1996;131(10):1043-7.
10. Brautbar N, Leibovici H, Massry SG. On the mechanism of hypophosphatemia during acute hyperventilation: evidence for increased muscle glycolysis. Miner Electrolyte Metab. 1983;9(1):45-50.
11. Bhan I, Shah A, Holmes J, Isakova T, Gutierrez O, Burnett SM, et al. Post-transplant hypophosphatemia: Tertiary 'Hyper-Phosphatoninism'? Kidney Int. 2006;70(8):1486-94.
12. Schiavi S, Kumar R. The phosphatonin pathway: new insights in phosphate homeostasis. Kidney Int. 2004;65(1):1-14.
13. Subramanian R, Khardori R. Severe hypophosphatemia. Pathophysiologic implications, clinical presentations, and treatment. Medicine (Baltimore). 2000;79(1):1-8.
14. Agusti AG, Torres A, Estopa R, Agustividal A. Hypophosphatemia as a cause of failed weaning: the importance of metabolic factors. Crit Care Med. 1984;12(2):142-3.
15. Schwartz A, Gurman G, Cohen G, Gilutz H, Brill S, Schily M, et al. Association between hypophosphatemia and cardiac arrhythmias in the early stages of sepsis. Eur J Intern Med. 2002;13(7):434.
16. Melvin JD, Watts RG. Severe hypophosphatemia: a rare cause of intravascular hemolysis. Am J Hematol. 2002;69(3):223-4.
17. Michell A, Burn D, Reading P. Central pontine myelinolysis temporally related to hypophosphataemia. J Neurol Neurosurg Psychiatry. 2003;74(6):820.
18. Ralston SH, Gallacher SJ, Patel U, Dryburgh FJ, Fraser WD, Cowan RA, et al. Comparison of three intravenous bisphosphonates in cancer-associated hypercalcaemia. Lancet. 1989;2(8673):1180-2.
19. Geerse DA, Bindels AJ, Kuiper MA, Roos AN, Spronk PE, Schultz MJ. Treatment of hypophosphatemia in the intensive care unit: a review. Crit Care. 2010;14(4):R147.
20. Saglikes Y, Massry SG, Iseki K, Brautbar N, Barndt R, Brunton LL, et al. Effect of phosphate depletion on blood pressure and vascular reactivity to norepinephrine and angiotensin II in the rat. Am J Physiol. 1985;248(1 Pt 2):F93-9.
21. Bollaert PE1, Levy B, Nace L, Laterre PF, Larcan A. Hemodynamic and metabolic effects of rapid correction of hypophosphatemia in patients with septic shock. Chest. 1995;107(6):1698-701.
22. Shiber JR, Mattu A. Serum phosphate abnormalities in the emergency department. J Emerg Med. 2002;23(4):395-400.
23. Fisher JN, Kitabchi AE. A randomized study of phosphate therapy in the treatment of diabetic ketoacidosis. J Clin Endocrinol Metab. 1983;57(1):177-80.
24. Winter RJ, Harris CJ, Phillips LS, Green OC. Diabetic ketoacidosis. Induction of hypocalcemia and hypomagnesemia by phosphate therapy. Am J Med. 1979;67(5):897-900.
25. Eisenberg E. Effect of intravenous phosphate on serum strontium and calcium. N Engl J Med. 1970;282(16):889-92.
26. Isotalo PA, Halil A, Green M, Tang A, Lach B, Veinot JP. Metastatic calcification of the cardiac conduction system with heart block: an under-reported entity in chronic renal failure patients. J Forensic Sci. 2000;45(6):1335-8.
27. Block GA, Hulbert-Shearon TE, Levin NW, Port FK. Association of serum phosphorus and calcium x phosphate product with mortality risk in chronic hemodialysis patients: a national study. Am J Kidney Dis. 1998;31(4):607-17.
28. Yamaguchi T, Sugimoto T, Imai Y, Fukase M, Fujita T, Chihara K. Successful treatment of hyperphosphatemic tumoral calcinosis with long-term acetazolamide. Bone. 1995;16(4 Suppl):247S-50S.
29. Tan HK, Bellomo R, M'Pis DA, Ronco C. Phosphatemic control during acute renal failure: intermittent hemodialysis versus continuous hemodiafiltration. Int J Artif Organs. 2001;24(4):186-91.
30. Schiller LR, Santa Ana CA, Sheikh MS, Emmett M, Fordtran JS. Effect of the time of administration of calcium acetate on phosphorus binding. N Engl J Med. 1989;320(17):1110-3.

52

URGÊNCIAS NOS PACIENTES TRANSPLANTADOS DE PÂNCREAS

Érika Bevilaqua Rangel

Introdução

Estimam-se que mais de 30 mil transplantes de pâncreas já foram realizados ao redor do mundo[1]. Existem três modalidades de transplante de pâncreas para os pacientes com insuficiência renal crônica e *diabetes mellitus* (DM) tipo 1: (a) transplante simultâneo de pâncreas-rim (TSPR); (b) transplante de rim isolado com doador vivo ou falecido e (c) transplante de pâncreas após o transplante de rim (TPAR). Uma análise recente do Registro Internacional de Transplante de Pâncreas (IPTR - *International Pancreas Transplant Registry*) com 25 mil casos de transplante de pâncreas e tempo de seguimento de 24 anos mostrou que o número de transplantes de pâncreas aumentou até 2004, mas após esse período vem declinando[1]. A maior redução ocorreu no TPAR, sendo observada queda de 50% no período de 2004 a 2010, seguida da redução de 7% no TSPR. Esse declínio se deve a vários fatores, como a maior disponibilidade de insulinas de ação prolongada que permitem melhor controle do DM, a seleção mais criteriosa do doador e do receptor e o transplante multivisceral.

A realização do transplante de pâncreas isolado é bastante restrita e baseia-se nos casos de DM de difícil controle[2].

Epidemiologia

No TSPR, as sobrevidas do paciente em 1, 10 e 20 anos encontram-se em 97%, 80% e 58%; do enxerto renal, em 91%, 63% e 38%; e do enxerto pancreático, em 88%, 63% e 36%, respectivamente[3]. No transplante isolado de rim com doador vivo ou doador falecido, a sobrevida do paciente em um ano é comparável à sobrevida do paciente após o TSPR; no entanto, a longo prazo a sobrevida do paciente é inferior: em 10 anos, é descrita em torno de 60% e 40% e em 20 anos, em torno de 35% e 15%, respectivamente, para os casos de transplante renal com doador vivo e doador falecido[3].

No TPAR, o transplante de rim é geralmente realizado com rim de doador vivo (70% *versus* 30% com doador falecido)[4]. A sobrevida em um ano do enxerto pancreático varia de 81%[4] a 95%[5], enquanto a sobrevida do paciente em um ano encontra-se em 98%[4,5]. Em quatro anos, as sobrevidas do enxerto pancreático e do paciente encontram-se em 60% e mais de 90%, respectivamente[4]. Alguns fatores preditores da perda do enxerto renal após o TPAR foram recentemente analisados e incluem o intervalo entre o transplante de rim e pâncreas superior a um ano, valores das taxas de filtração glomerular três meses após o TPAR, rejeição renal pré-TPAR, rejeição do rim ou do pâncreas pós-TPAR e presença de proteinúria[6]. Apenas 143 dias após o TPAR, o risco de perda do enxerto renal se equipara ao transplante renal isolado no paciente diabético, e após 366 dias, a perda do enxerto renal nos casos de TPAR passa a ser significativamente menor em comparação ao transplante renal isolado[7]. O TPAR está associado à melhor sobrevida do enxerto renal quando a taxa de filtração glomerular pré-TPAR encontra-se superior a 40 mL/min/1,73 m^2, mas não quando se encontra em 30 a 39 mL/min/1,73 m^2, embora nesse grupo a sobrevida do enxerto renal em 10 anos tenha atingido 69%[7].

Com relação ao tipo de drenagem exócrina pancreática entérica ou vesical, não há diferença na sobrevida do enxerto pancreático nas duas modalidades de transplante de pâncreas (TSPR e TPAR)[3,8] e nem na sobrevida do paciente e do enxerto renal[3].

O refinamento das técnicas cirúrgicas e o desenvolvimento de esquemas imunossupressores mais eficazes contribuíram para o aumento da sobrevida do paciente e do enxerto pancreático no primeiro ano após o transplante. As causas de perdas do enxerto pancreático estão relacionadas ao tempo após o transplante: nos primeiros sete dias são atribuídas principalmente a rejeição aguda e trombose vascular e após 30 dias tanto infecção quanto rejeição aguda contribuem para a perda do enxerto pancreático, e as alterações crônicas são a principal causa de perda após seis meses[9].

No entanto, de acordo com os dados do UNOS (*United Network for Organ Sharing*), com mais de 14 mil pacientes submetidos ao TSPR no período de 1987 a 2007, a sobrevida em cinco anos dos enxertos pancreáticos que estiveram com bom funcionamento após o primeiro ano aumentou apenas de 80% para 84%, apesar da dramática redução das perdas técnicas e das perdas precoces por rejeição aguda[10].

Manejo do paciente transplantado de pâncreas nos períodos pré, intra e pós-operatórios

Seleção dos doadores falecidos

Os critérios para selecionar os doadores falecidos ideais para o transplante de pâncreas incluem:

- Idade entre 18 e 45 anos para o transplante de pâncreas-rim. Para pâncreas isolado, idade de 5 a 18 anos;
- Peso maior que 30 kg e índice de massa corpórea (IMC) menor que 30 kg/m². Quando o fígado é também utilizado para a doação, recomenda-se que o peso do doador seja maior que 50 kg;
- Estabilidade hemodinâmica com adequada perfusão e oxigenação. No entanto, os parâmetros relacionados a dosagens de drogas vasoativas não são critérios fixos;
- Ausência de doença transmissível e de neoplasia (exceto tumor primário do sistema nervoso central);
- Ausência de parente de primeiro grau com DM.

Os critérios para exclusão dos doadores falecidos para o transplante de pâncreas incluem:

- História de DM (tipos 1 e 2 ou gestacional);
- Cirurgia pancreática ou esplenectomia prévias;
- Pancreatite;
- Infecção abdominal (presença de peritonite purulenta);
- Uso crônico de álcool (esse parâmetro é complementado com uma avaliação pancreática no ato operatório);
- História recente de uso de droga ilícita;
- Análise do pâncreas no intraoperatório quanto à presença de trauma, lacerações, fibrose, endurecimento e infiltração gordurosa, além de variações anatômicas vasculares.

Seleção dos receptores para o transplante de pâncreas

O candidato a transplante de pâncreas é selecionado previamente no ambulatório e deverá trazer os resultados de todos os exames solicitados quando convocado para o transplante (radiografia de tórax, eletrocardiograma, ultrassom de abdome total e exame cardiológico invasivo ou não invasivo). As principais indicações para o transplante de pâncreas-rim são:

- DM tipo 1;
- Casos selecionados de diabéticos tipo MODY (*maturity onset diabetes of the young*);
- Casos selecionados de DM2, incluindo idade menor que 55 anos, IMC inferior a 30 kg/m², baixo risco cardiovascular, necessidade de insulina menor que 1 U/kg do peso ideal por dia, peptídeo C de jejum inferior a 10 ng/mL[11].

As contraindicações para a realização do transplante de pâncreas-rim incluem:

- Transfusão de hemoderivados com data posterior à coleta de sangue para a realização do *crossmatch* ou prova cruzada, devido ao risco da presença de anticorpos específicos contra o doador do sistema HLA (*human leukocyte antigen*);
- *Crossmatch* ou prova cruzada positiva;
- Incompatibilidade ABO;
- Infecções ativas em tratamento;
- Suspeita de infecções (endocardite, tuberculose, infecção relacionada a cateter de hemodiálise ou diálise peritoneal, osteomielite etc.);
- Suspeita de neoplasia ou diagnóstico de tumores de órgão sólido com menos de cinco anos de cura e carcinomas *in situ* com menos de dois anos de cura;
- Desnutrição grave, hepatites em tratamento, HIV sem tratamento antirretroviral ou com carga viral detectável;
- Síndrome coronariana aguda nos últimos dois meses;
- Acidente vascular cerebral nos últimos seis meses;
- Anticoagulação ou uso de clopidogrel atuais;
- Grande cirurgia recente;
- Doença vascular comprometendo vasos necessários para o implante (por exemplo, trombose de veia cava) não resolvida;
- Insuficiência cardíaca descompensada;
- Problema urológico obstrutivo não resolvido. Bexiga neurogênica não é uma contraindicação, mas deve ser evitada no transplante de pâncreas com derivação exócrina vesical devido ao risco elevado de pancreatite de refluxo.

Uma vez o paciente liberado para transplante, serão realizadas glicemias capilares na admissão e de 2 em 2 horas até o encaminhamento ao centro cirúrgico. As hiperglicemias serão tratadas com insulina regular subcutânea para atingir alvo de 140. A correção deverá obedecer à seguinte fórmula: (glicemia capilar – 140) ÷ 70 = unidades de insulina regular subcutâneas (SC). Realizar hemodiálise, sem heparina, se houver sinais de congestão, peso 2 a 3 kg acima do peso seco e/ou potássio sérico maior ou igual a 5,5 mEq/L. Para pacientes em diálise peritoneal, drenar líquido da cavidade antes de encaminhar o paciente para o centro cirúrgico.

Técnica cirúrgica

Doador

Inicialmente, a sonda nasoduodenal é locada a fim de se realizar limpeza mecânica e química do duodeno, segmento que acompanhará o pâncreas no ato do transplante. Subsequentemente, infunde-se soro fisiológico a 0,9% (440 mL) diluído com polivinilpirrolidona ou conhecido mais popularmente como povidona-iodo (PVPI) (60 mL) e, ao término da infusão, a solução é aspirada de volta. Após essa primeira lavagem, infundem-se mais 500 mL de soro fisiológico a 0,9%, dessa vez com a adição de neomicina (5 mg) e anfotericina B (50 mg), mantendo-a até o final da captação.

A solução de preservação ideal é a Belzer-Universidade de Wisconsin (UW). Recomenda-se a infusão de 2 litros pela artéria aorta. Outra opção inclui a infusão do primeiro litro com Euro-Collins e o segundo litro com Belzer-UW.

Após a perfusão satisfatória, retira-se incialmente o fígado. A veia porta deve ser seccionada 1 a 2 cm acima da inserção da veia esplênica, com especial atenção para não a tornar curta para o enxerto pancreático. Além disso, a separação arterial adequada entre o fígado e o pâncreas é crítica, devendo-se preservar o tronco celíaco e o segmento da aorta para o enxerto hepático. Outro cuidado fundamental na cirurgia do doador é a não manipulação do pâncreas, já que ele é muito suscetível a traumatismos, podendo desencadear pancreatite e complicações no período pós-transplante. Consegue-se tal objetivo por meio da manobra de luxação medial do baço, que é usado como apoio para evitar a manipulação direta do pâncreas.

Cirurgia de mesa (*back table*)

O adequado preparo do pâncreas em cirurgia de mesa é tempo-fundamental, procedendo-se a inúmeras ligaduras hemostáticas, evitando-se hemorragia na reperfusão, reconstrução do pedículo arterial e preservação de 6 a 8 cm de duodeno junto ao pâncreas.

O enxerto pancreático é removido com dois pedículos arteriais, a artéria mesentérica superior e a artéria esplênica, que correspondem à cabeça e à cauda do pâncreas, respectivamente. O pedículo arterial é reconstruído com o enxerto em "Y" da artéria ilíaca do doador, por meio da conexão da artéria ilíaca externa à artéria mesentérica superior e da artéria ilíaca interna à artéria esplênica.

Receptor

A cirurgia do receptor é realizada mediante laparotomia mediana, posicionando o enxerto renal no espaço extraperitoneal, enquanto o enxerto pancreático é posicionado no espaço intraperitoneal, pois há frequente extravasamento de secreções pancreáticas oriundas do parênquima que são absorvidas com mais facilidade se o órgão estiver em contato com a membrana peritoneal, evitando-se digestão da parede no espaço extraperitoneal e consequentes infecções. Utiliza-se, portanto, na maior parte das vezes, um dreno abdominal.

O enxerto pancreático é posicionado, preferencialmente, na fossa ilíaca direita, pois nesse lado há maior superficialidade dos vasos ilíacos, favorecendo o seu implante. O pedículo arterial é colocado geralmente na artéria ilíaca comum do receptor e a drenagem venosa pode ser realizada na veia ilíaca externa/comum ou na veia cava inferior. Dessa forma, a liberação de insulina é sistêmica, não havendo a passagem pelo fígado, como ocorre habitualmente. A drenagem venosa no sistema porta é uma preferência do cirurgião, já que as sobrevidas do paciente e dos enxertos renal e pancreático, além do perfil metabólico, são comparáveis à drenagem sistêmica[12].

A drenagem exócrina inclui as técnicas de derivação entérica (DE) ou vesical (DV), que apresentam similar sobrevida do enxerto pancreático após o TSPR e o TPAR, bem como a sobrevida do paciente e do enxerto renal[3]. Na DE, é realizada anastomose laterolateral do duodeno do doador com o segmento ileal ou jejunal do receptor, enquanto na DV é realizada anastomose laterolateral do duodeno do doador com a bexiga do receptor.

Cuidados no período perioperatório

Intraoperatório:

- Primeira dose de antibioticoprofilaxia – cefotaxima 2 g e ampicilina 2 g endovenosa (EV) na indução anestésica;
- Manitol 20% 1 mL/kg de peso (infundido lentamente durante a anastomose do pâncreas);
- Metilprednisolona 1 g EV (em *bolus*);
- Basiliximabe 20 mg EV (em *bolus*);
- Ondansetrona (4 mg), dipirona (1 g) e ranitidina (50 mg);
- Furosemida 1 mg/kg de peso EV (após a soltura da anastomose);
- Soro fisiológico a 0,9% para hidratação;
- Bomba de insulina: insulina regular 100U + soro fisiológico a 0,9% 100 mL (1 U/mL), via EV. Utilizar preferencialmente frasco de vidro para diminuir perda de insulina por adsorção ao plástico. Pelo mesmo motivo, desprezar os primeiros 10 mL da solução. Monitorizar a glicemia capilar a cada hora;
- Protocolo de insulina regular em bomba de infusão e soro glicosado a 10% (Tabela 52.1).

Tabela 52.1. Esquema de monitorização da função endócrina do enxerto pancreático no período perioperatório

	Insulina 1 UI/mL (soro fisiológico a 0,9%)	Soro glicosado a 10%
Glicemia capilar	UI/h	mL/h
< 70	0	75
71-100	0	65
101-150	1,5	20
151-200	2,0	20
201-250	3,0	20
251-300	4,0	0
301-400	6,0	0

Pós-operatório (PO) imediato:

- PO imediato é realizado na terapia intensiva. Extubar assim que possível;
- Instalar pressão arterial média invasiva. Evitar hipotensão arterial, pois pode ocorrer trombose vascular do pâncreas (o pâncreas é um órgão no qual a microcirculação é lenta);
- Jejum e sonda nasogástrica aberta;
- Antibioticoterapia profilática: cefotaxima 1 g EV de 6 em 6 horas e ampicilina 1 g EV de 6 em 6 horas (manter por 48 horas);
- Infusão contínua de soro glicosado a 10% 60 mL por hora;
- Reposição volêmica com soro fisiológico a 0,9% (100% da diurese por hora);
- Dreno abdominal: observar aspecto, débito e dosagem da amilase diariamente;

- Iniciar heparina subcutânea 5.000U de 8 em 8 horas a 12 em 12 horas após a liberação da equipe cirúrgica. Considerar coagulograma, presença de sangramentos e peso do paciente antes de iniciá-la;
- Timoglobulina 1 mg/kg, em bomba de infusão, em 6 horas, diluída em soro fisiológico a 0,9%, em acesso venoso central. Pode usar a fístula arteriovenosa. Não usar acesso periférico para infundir timoglobulina devido ao risco de flebite;
- Controle da glicemia capilar de hora em hora, seguindo o protocolo do intraoperatório (insulina regular diluída em soro fisiológico a 0,9% e soro glicosado a 10% em bomba de infusão);
- Cuidados com o dreno: a presença do dreno abdominal possibilita a monitorização de sangramento, pancreatite, fístula do parênquima pancreático e fístula entérica. Anotar débito e aspecto do líquido diariamente. Normalmente, o aspecto do dreno é hemorrágico nas primeiras 6 a 12 horas após o transplante pancreático;
- Exames: amilase e lipase séricas, hemograma, creatinina, ureia, glicemia, eletrólitos, amilase do dreno e radiografia de tórax. Hb/Ht do líquido do dreno podem informar quanto à presença de sangramento intra-abdominal, especialmente quando houver instabilidade hemodinâmica;
- Indicações para a realização de ultrassom Doppler: dor abdominal, hiperglicemia súbita e/ou mudança no aspecto do dreno. Nessa fase, é importante descartar trombose vascular do enxerto pancreático (esse risco persiste por aproximadamente um mês).

Primeiro PO:

- Avaliar se há condições de liberar a dieta. Avaliar débito pela sonda nasogástrica e retirá-la conforme a avaliação da equipe cirúrgica. Checar presença de ruídos hidroaéreos;
- Antibioticoterapia profilática: cefotaxima 1g EV de 6 em 6 horas e ampicilina 1g EV de 6 em 6 horas;
- Timoglobulina 1 mg/kg (segunda dose);
- Iniciar imunossupressão (tacrolimo, prednisona e micofenolato);
- Iniciar administração de anti-helmíntico com albendazol, 400 mg por dia (por cinco dias);
- Iniciar profilaxia para pneumocistose com sulfametoxazol-trimetoprima 400 a 80 mg;
- Iniciar administração de ácido acetilsalicílico 100 mg por dia;
- Controle glicêmico: se dieta não liberada, manter controle glicêmico de hora em hora e infusão de soro glicosado a 10% a 60 mL por hora; se dieta liberada, medir glicemia capilar a cada 2 horas;
- Alvo do controle glicêmico: 71 a 100 mg/dL;
- Exames: amilase e lipase séricas, hemograma, creatinina, ureia, glicemia de jejum, eletrólitos e amilase do dreno;
- Anotar débito do dreno e aspecto do líquido do dreno;
- Anotar débito urinário.

Segundo PO:

- Suspender antibioticoterapia profilática;
- Timoglobulina 1 mg/kg (terceira e última dose);
- Glicemia capilar de 4 em 4 horas;
- Alvo do controle glicêmico: 71 a 100 mg/dL;
- Exames: amilase e lipase séricas, hemograma, creatinina, ureia, glicemia de jejum, eletrólitos e amilase do dreno;
- Anotar débito do dreno e aspecto do líquido do dreno;
- Anotar débito urinário.

Dias subsequentes:

- Glicemia capilar quatro vezes por dia. Alvo do controle glicêmico é 71 a 100 mg/L;
- Amilase e lipase séricas, hemograma, creatinina, ureia, glicemia de jejum e eletrólitos diariamente;
- Amilase do dreno diariamente;
- Nível sérico do tacrolimo duas vezes por semana;
- Anotar débito urinário. A sonda vesical de demora é retirada de acordo com a equipe cirúrgica, mas geralmente ocorre no quarto PO (implante ureteral com a técnica de Lich-Gregoir) ou após 7 a 10 dias (implante ureteral com a técnica de Politano-Leadbetter);
- Para pacientes evoluindo com hiperglicemia: solicitar ultrassom Doppler pancreático para investigação de trombose vascular;
- Anotar débito do dreno e aspecto do líquido. O dreno é retirado quando o aspecto é claro, a amilase encontra-se baixa e após avaliação da equipe cirúrgica. Geralmente, o dreno é retirado no quarto ao sétimo PO, quando a evolução é favorável.

Considerações no caso de transplante de pâncreas com derivação exócrina vesical:

- No pós-operatório, realizar hidratação EV vigorosa nos primeiros três a cinco dias (soro fisiológico a 0,9% 1.000 mL de 8 em 8 horas) e reposição de bicarbonato de sódio a 8,4% 50 a 100 mL de 8 em 8 horas. Após aceitação da dieta via oral, iniciar bicarbonato de sódio em pó 5 a 10g, três a quatro vezes por dia, de acordo com a dosagem do bicarbonato sérico;
- Incluir amilasúria três vezes por semana e gasometria venosa diária. Para amilasúria, a amostra é colhida num período de 8 horas – iniciar às 22 horas na véspera até as 6 horas do dia da coleta do exame.

Complicações clínicas e cirúrgicas após o transplante de pâncreas

Complicações clínicas

As complicações clínicas após o transplante de pâncreas estão descritas esquematicamente na Figura 52.1 e incluem a disfunção exócrina e/ou disfunção endócrina[13].

Disfunção exócrina do enxerto pancreático

A principal causa de disfunção exócrina do enxerto pancreático é a rejeição aguda. Com as técnicas modernas de imunologia para detecção de anticorpos específicos do sistema antígeno leucocitário humano (HLA) contra o doador, a ocorrência de rejeição hiperaguda (minutos a horas após o transplante) é praticamente nula. A rejeição aguda pode ser celular, mediada por anticorpos ou mista, podendo ocorrer a partir da primeira semana até o primeiro ano.

Os dados do UNOS referentes ao período de 1988 a 1997 com mais de 4.000 pacientes submetidos ao TSPR demonstraram que no primeiro ano 45% dos pacientes não apresentam rejeição aguda, 36% apresentam rejeição apenas do enxerto renal, 3% apresentam apenas rejeição do enxerto pancreático e 16% apresentam rejeição de ambos os enxertos[14]. Nos casos sem rejeição, a sobrevida em cinco anos dos enxertos renal e pancreático foi descrita em 91% e 85%; nos casos de rejeição isolada do enxerto renal em 88% (risco relativo de perda do enxerto renal de 1,32) e 84%; nos casos de rejeição isolada do enxerto pancreático em 94% e 83% e nos casos de rejeição de ambos os enxertos em 86% (risco relativo de perda do enxerto renal de 1,53) e 78%, respectivamente[14].

No entanto, uma análise posterior da OPTN (*Organ Procurement and Transplant Network*) com 6.575 pacientes (1995 a 2006) relatou incidência menor de rejeição aguda no primeiro ano após o TSPR (28%), ocorrendo rejeição isolada de pâncreas em 14%, rejeição isolada de rim em 29% e rejeição em ambos os órgãos em 57% dos casos[15]. E mais recentemente os dados da OPTN de 2002 a 2013 reportaram incidência de rejeição aguda no primeiro ano e segundo ano de 16% e 20,4% no TSPR e 17,4% e 22,5% no TPAR[16].

A ocorrência de rejeição isolada do pâncreas teve impacto significativamente negativo na sobrevida do enxerto renal num tempo de seguimento relativamente longo de 12 anos (~45% *versus* ~55% em comparação aos casos sem rejeição). Dentre os fatores associados à perda do enxerto renal no TSPR, destacam-se a idade do receptor (maior que 40 anos), a idade do doador (maior que 45 anos), raça negra do doador e do receptor, receptor do sexo feminino, diálise pré-transplante, transplante prévio, função retardada do enxerto renal, rejeição aguda (riscos relativos de 2,46, 4,03 e 1,01 para os casos de rejeição isolada do pâncreas, rejeição isolada do rim e rejeição de ambos os órgãos, respectivamente)[15]. Uma conclusão importante deste trabalho é de que a rejeição aguda no TSPR envolve geralmente os dois órgãos e deve, portanto, ter alto índice de suspeição diagnóstica. Sugere-se, portanto, que o aumento da creatinina pode ser usado como um marcador da rejeição do pâncreas.

Embora as sobrevidas do paciente e dos enxertos renal e pancreático sejam comparáveis após o TSPR e o TPAR, a sobrevida livre de rejeição após o TSPR foi significativamente menor do que no TPAR em um ano (88,5% *versus* 100%), três anos (78,1% *versus* 97,6%) e cinco anos (73,7% *versus* 88,5%)[17]. Da mesma forma, após exclusão dos casos sem indução e dos casos que receberam basiliximabe, o uso da timoglobulina mostrou superioridade significativa para a sobrevida livre de rejeição após o TSPR em comparação ao TPAR em um ano (91,5% *versus* 100%), três anos (82,4% *versus* 97,5%) e cinco anos (75,4% *versus* 88%)[17].

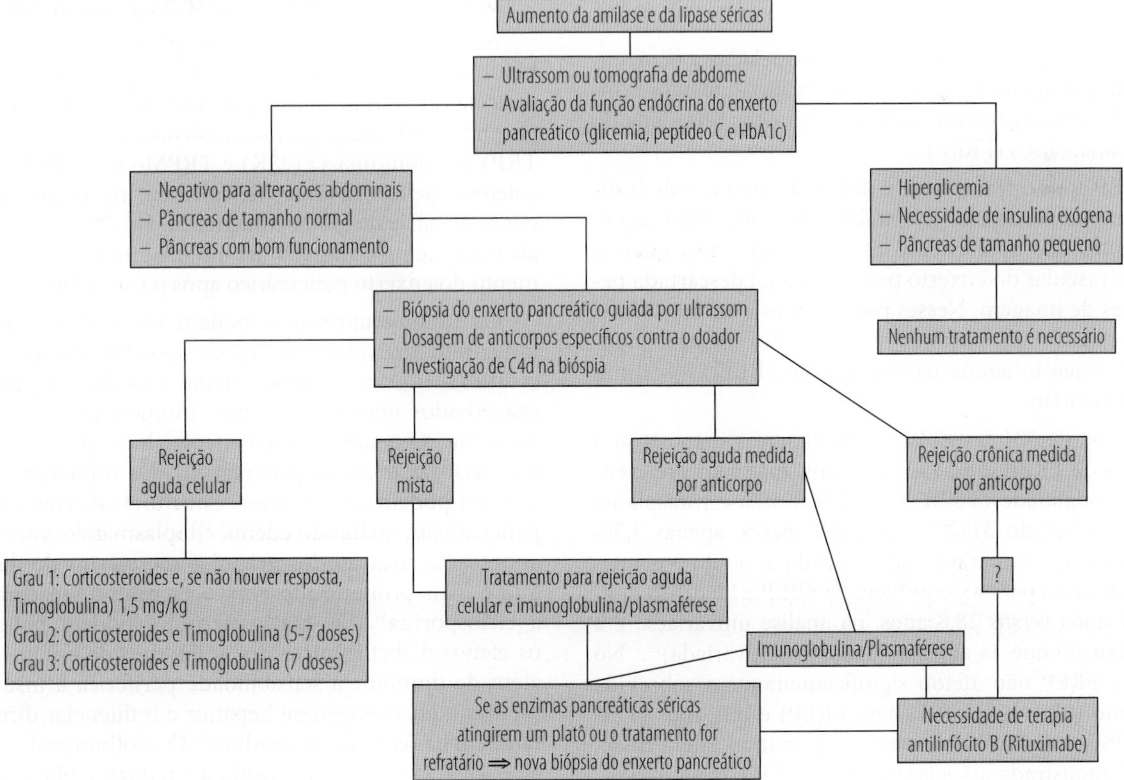

Figura 52.1. Diagnóstico e tratamento das complicações clínicas do enxerto pancreático. Adaptada de: Redfield *et al.*[13].

Diagnóstico da rejeição aguda

O diagnóstico laboratorial da rejeição aguda pancreática baseia-se no aumento da amilase e da lipase séricas[18-21]. Há correlação significativa entre esses dois valores e o diagnóstico de rejeição aguda; no entanto, não foi descrita correlação com valores da glicemia[19]. O aumento da lipase de 322 ± 107 UI/L para 634 ± 247 UI/L tem especificidade de 71% para o diagnóstico de rejeição aguda após o TSPR com DE[20]. Na nossa experiência, os valores séricos da lipase foram os que melhor se correlacionaram com o diagnóstico da rejeição aguda[21], o que foi confirmado pelo grupo de Wisconsin posteriormente[22].

No caso da DV, o aumento igual ou superior a duas vezes da amilase e lipase (valores médios de 3,6 e 8,3 vezes, respectivamente) ou um decréscimo de 40% a 50% da amilasúria apresentam especificidade de 80% para o diagnóstico de rejeição aguda[18]. Os valores reduzidos da amilasúria após o tratamento são fatores prognósticos para a perda do enxerto pancreático[21].

No entanto, os valores da amilase e lipase séricos e os valores da amilasúria não diferenciam a rejeição aguda mediada por células daquela mediada por anticorpos, sendo necessária a biópsia percutânea para diferenciá-las, além da investigação do C4d e dos anticorpos circulantes específicos contra o doador[21].

A presença de eosinofilia pode preceder em um mês o aumento das enzimas séricas pancreáticas e o diagnóstico de rejeição aguda celular do enxerto pancreático[23], embora estudos envolvendo grande número de pacientes seja necessário para estabelecer essa correlação. Por outro lado, a presença de eosinófilos no enxerto pancreático sugere o diagnóstico de rejeição aguda celular[24].

Outras situações que podem estar associadas à ocorrência de rejeição aguda do enxerto pancreático incluem a infecção pelo citomegalovírus (CMV) e a função retardada do enxerto pancreático (FREP).

A FREP após o transplante é definida como uso de insulina no momento da alta hospitalar[25]. Seriam, então, aqueles pacientes que apresentam hiperglicemia e nos quais a trombose vascular do enxerto pancreático foi descartada pelos exames de imagem. Nesses pacientes, as enzimas séricas (amilase e lipase) encontram-se normais. No entanto, quando ocorre rejeição aguda na vigência de FREP, as enzimas séricas aumentam.

A análise de 531 transplantes de pâncreas demostrou a ocorrência de FREP em 31% dos casos, mas sem preferência pela modalidade (TSPR 36%, TPAR 32% e transplante de pâncreas isolado 31%)[25]. Após três meses, apenas 3,5% dos pacientes continuaram usando insulina, sendo o principal fator de risco para a ocorrência de FREP a idade do doador (35,1 anos *versus* 28,8 anos, na análise univariada, e a idade maior do que 45 anos, na análise multivariada)[25]. No entanto, a FREP não afetou significantemente a sobrevida em um ano (87% *versus* 94% sem FREP) e três anos (82% *versus* 87% sem FREP) do enxerto pancreático. Além disso, não foi demonstrada associação entre FREP e rejeição aguda[25]. A análise da FREP na Escola Paulista de Medicina da Universidade Federal de São Paulo (EPM-Unifesp) mostrou incidência menor (11%), confirmou que a idade do doador acima de 45 anos foi o principal fator de risco para sua ocorrência e, ao contrário do trabalho supracitado, mostrou correlação significativa com rejeição aguda (47% *versus* 24%)[26]. Consequentemente, após um ano, a FREP esteve significativamente associada à glicemia de jejum alterada (25% *versus* 5%) e a valores mais elevados da hemoglobina glicada (5,8% *versus* 5,4%)[26]. No entanto, as sobrevidas em um ano do paciente (FREP 95% *versus* não FREP 88,7%), do enxerto pancreático (FREP 90% *versus* não FREP 85,6%) e do enxerto renal (FREP 90% *versus* não FREP 87,2%) foram similares[26].

Com relação à infecção pelo CMV após o transplante de pâncreas, o período de ocorrência é por volta do primeiro mês após o transplante de pâncreas, podendo haver recidiva até o final do primeiro ano. Um estudo europeu multicêntrico com mais de 200 pacientes submetidos ao TSPR e que receberam indução com anticorpo policlonal associada a tacrolimo, micofenolato e uso por curto tempo de corticosteroides demonstrou que a profilaxia reduz significativamente a infecção pelo CMV, de 42% para 22%[27]. No entanto, a taxa de infecção pelo CMV depende do *status* imunológico do doador e do receptor: D-/R-: 11%, D-/R+ 40%, D+/R+ 37%, D+/R- 52%[27]. Além disso, a ocorrência de infecção pelo CMV teve associação significativa com rejeição aguda do enxerto pancreático (66% *versus* 41%), embora a taxa de rejeição aguda pancreática em três anos tenha reduzido significativamente de 61,4% para 42,2% quando a profilaxia foi utilizada[27]. No entanto, a infecção pelo CMV não teve impacto na sobrevida do paciente ou dos enxertos renal e pancreático[27,28]. O tratamento da infecção por CMV é realizado com ganciclovir.

Disfunção endócrina do enxerto pancreático

No primeiro mês após o transplante renal, são descritos hipomagnesemia associada ao uso dos inibidores de calcineurina (tacrolimo e ciclosporina) e aparecimento de hiperglicemia[29]. Os mecanismos envolvidos incluem a inibição de TRPV5, calbindina-D (28K) e TRPM6 nos túbulos distais e coletores pelos inibidores de calcineurina, o que promove a perda urinária de cálcio e magnésio. No entanto, não se sabe até o momento o impacto da hipomagnesemia no funcionamento do enxerto pancreático após o transplante.

Os imunossupressores podem ser diabetogênicos, por induzirem toxicidade direta ou indireta nas ilhotas pancreáticas[30,31]. Muitos desses efeitos são dose-dependentes e exacerbados quando diferentes imunossupressores são associados. O quadro clínico envolve hiperglicemia e valores normais das enzimas pancreáticas. Os inibidores de calcineurina podem causar danos estruturais diretos nas ilhotas pancreáticas, incluindo edema citoplasmático, vacuolização, apoptose e redução dos grânulos secretórios de insulina, o que é mais pronunciado com o tacrolimo em comparação à ciclosporina[32]. Os corticosteroides podem potencializar os efeitos diabetogênicos dos inibidores de calcineurina[32,33], além de diminuir a sensibilidade periférica à insulina, aumentar a gliconeogênese hepática e influenciar diretamente também na secreção de insulina[33]. O sirolimo pode aumentar a resistência periférica à insulina e reduzir a liberação de insulina pelas ilhotas pancreáticas[33]. O micofenolato não apresenta efeito importante no controle glicêmico.

A incidência de DM pós-transplante de pâncreas (definida pelo aumento da glicemia de jejum igual ou superior a 126 mg/dL ou uso de insulina ou hipoglicemiantes via oral por 30 ou mais dias) varia com o tempo, sendo de 14%, 17% e 25% após 3, 5 e 10 anos, respectivamente[34]. A incidência de diabetes pós-transplante é maior no transplante de pâncreas isolado (31% em sete anos), sendo o diagnóstico mais precoce (em média dois anos após o transplante) em comparação ao TSPR (em média três anos)[34]. Os fatores de risco incluem idade do doador, IMC do receptor, ganho de peso maior que 20% após o transplante, rejeição do enxerto pancreático, sorologia para CMV (D+/R-) e valores elevados da glicemia de jejum, da hemoglobina glicada e da relação triglicerídeos/HDL no sexto mês pós-transplante[34].

A recorrência autoimune do DM pode ocorrer em 5% a 6% dos pacientes dois anos e meio a 10 anos após o transplante de pâncreas[35]. Caracteriza-se por hiperglicemia na vigência de função renal normal e valores normais das enzimas pancreáticas. Geralmente o aumento dos níveis séricos dos autoanticorpos (anti-GAD, IA-2A e ZnT8) precede o aparecimento da hiperglicemia. A biópsia do enxerto pancreático revela insulite e/ou perda das ilhotas pancreáticas e infiltrados de linfócitos T (CD3, CD4 e CD8) e graus variados de detecção de insulina[35]. A investigação dos depósitos de amilina, também conhecida por polipeptídeo amiloide das ilhotas, pela coloração vermelho Congo, pode sugerir também recorrência autoimune do DM, além de rejeição aguda e pancreatite[24].

Complicações cirúrgicas após o transplante de pâncreas

As perdas técnicas após o transplante de pâncreas vêm diminuindo ao longo dos tempos devido a melhor seleção dos doadores e receptores e ao refinamento do procedimento cirúrgico. Atualmente, a taxa de perda precoce do enxerto pancreático (menos que três meses) encontra-se em menos de 10%. Na Tabela 52.2, relatamos as principais complicações cirúrgicas e suas manifestações.

As principais complicações cirúrgicas são[36-38]:

- Trombose do enxerto pancreático: com incidência de 3% a 10%, caracteriza-se por hiperglicemia de início súbito (trombose arterial e/ou venosa), dor e aumento do enxerto (trombose venosa), hematúria massiva e com urina de cor negra, além de redução da amilasúria (trombose venosa nos casos com DV). Tem etiologia multifatorial, incluindo dados do doador (idade, causa cardiovascular do óbito, variações vasculares anatômicas) e do receptor (instabilidade hemodinâmica, hipercoagulabilidade, transplante de pâncreas na fossa ilíaca esquerda, tipo de transplante – TPAR e transplante de pâncreas isolado, diálise peritoneal prévia e drenagem exócrina entérica). A rejeição aguda é causa de trombose do enxerto pancreático em até um terço dos casos. A modalidade de transplante de pâncreas, como o TPAR e o transplante de pâncreas isolado, está associada a maior risco de rejeição/trombose, talvez pela ausência do transplante de rim simultâneo, de modo que a ausência do aumento da creatinina poderia reduzir a chance de aquele diagnóstico ser corretamente realizado. Da mesma forma, a drenagem entérica poderia se associar a maior risco de rejeição/trombose, já que a amilasúria não estaria disponível;
- Fístula da anastomose do enxerto pancreático: sintomas incluem dor, peritonite, íleo, febre, leucocitose e hiperamilasemia. Nos casos de drenagem entérica, as fístulas costumam ser mais graves, devido ao risco de sepse. Na drenagem vesical, o quadro clínico é menos severo, havendo queda do débito urinário e aumento da creatinina sérica. Quando ocorre em menos de quatro semanas, envolve geralmente a anastomose duodeno-vesical e após quatro semanas envolve o enxerto duodenal;
- Pancreatite do enxerto pancreático: os sintomas incluem dor abdominal, principalmente na loja do enxerto pancreático, náuseas, vômitos e íleo. A amilase e a lipase séricas podem estar aumentadas, enquanto a função endócrina é geralmente normal. Vários fatores de risco estão envolvidos, como a qualidade do doador (idade, obesidade, história de parada cardíaca, necessidade de inotrópicos em altas doses), uso da solução de perfusão HTK (*histidine tryptophan-ketoglutarate*; especialmente quando o tempo de isquemia fria excede 12 horas) e drenagem vesical (pancreatite de refluxo). As complicações da pancreatite incluem abscessos peripancreáticos, necrose pancreática, fístula pancreática e pseudocistos pancreáticos.

Em resumo, a ocorrência de trombose vascular é a principal complicação após o transplante de pâncreas, seguida da pancreatite do enxerto, que se caracteriza por aumento das enzimas pancreáticas. Em termos didáticos, a pancreatite do enxerto pode ser dividida em duas categorias[37]:

(A) Pancreatite aguda: é subdividida em três subtipos, incluindo a fisiológica, precoce e tardia. A pancreatite aguda fisiológica ocorre em 100% dos transplantes de pâncreas e é secundária à lesão de isquemia-reperfusão. Ocorre após 30 minutos a 72 horas após a reperfusão e é caracterizada macroscopicamente por edema do parênquima e histologicamente por endotelialite, arterite e infiltração granulocítica. No entanto, a pancreatite aguda fisiológica é autolimitada e pode ser prevenida pela administração de corticosteroides no intraoperatório, pelo uso de bloqueadores do canal de cálcio (induzem melhor perfusão do pâncreas e reduzem o cálcio intracelular, o qual geralmente leva à morte celular após a lesão de isquemia-reperfusão) e pelos cuidados no intraoperatório (hipotensão, hipovolemia e altas doses de catecolaminas no momento da reperfusão devem ser evitadas, ressaltando, portanto, o envolvimento do anestesista).

A pancreatite aguda precoce ocorre em 35% a 38% dos pacientes nos primeiros três meses, podendo ser espontânea (pós-infecciosa – CMV e infecção fúngica – em 10% e imunológica em 30%) ou secundária a complicações cirúrgicas (trombose vascular, 60% a 70% dos casos de pancreatite aguda precoce). Está relacionada com fatores de risco do doador (idade maior que 50 anos, causa cardiovascular de óbito, instabilidade hemodinâmica e ressuscitação volêmica importante), da captação do pâncreas (técnica cirúrgica para a retirada e preparo do enxerto no *back table*), do receptor (diálise peritoneal prévia e hipercoagulabilidade), infecção (CMV e infecção fúngica) e imunossupressão (ciclosporina). Tem impacto na sobrevida do enxerto [perda de 78% a 91% no primeiro ano e infecção associada à síndrome da resposta inflamatória sistêmica (SIRS) em 10% a 20%]. Manifesta-se clinicamente por dor abdominal e SIRS, e laboratorialmente por hiperglicemia e hiperamilasemia. Quadros histológicos mais graves cursam com necrose fibrinoide das artérias e veias e necrose do parênquima. O padrão-ouro para diagnóstico é a tomografia computadorizada de abdome, que permite a avaliação da gravidade e da extensão do quadro, incluindo a detecção do borramento da gordura peripancreática e da presença de coleções peripancreáticas. O tratamento inclui antibioticoterapia, interrupção do trânsito intestinal (nutrição parenteral) e cirurgia, se necessário (necrosectomia ou enxertectomia pancreática).

A pancreatite aguda tardia é definida pela pancreatite após três meses do transplante e ocorre em 14% a 25% dos casos. Vários fatores de risco são descritos: drenagem exócrina vesical, lesão traumática direta no pâncreas, estenose mecânica ou pressão mecânica direta no pâncreas, trombose microvascular intraparenquimatosa devida a insulto imunológico crônico, que não induz rejeição aguda (pode cronicamente influenciar o fluxo venoso a partir do enxerto pancreático e lesão isquêmica consequente), infecção recorrente ao redor do pâncreas (como ocorre nos casos de microfístula tardia da drenagem exócrina), oclusão do esfíncter de Oddi secundária a rejeição aguda e infecção por CMV (está também associada a pancreatite aguda tardia e recorrência crônica do DM). Caracteriza-se histologicamente por infiltrados inflamatórios envolvendo o ducto pancreático e seus ramos. Requer diagnóstico diferencial com rejeição aguda tardia, a qual apresenta as lesões vasculares patognomônicas de endotelialite ou vasculite. Manifesta-se clinicamente por dor abdominal (100%), irritação peritoneal (87%), febre (64%) e sintomas gerais como vômitos, diarreia e distensão abdominal (48%). Laboratorialmente, cursa com hiperamilasemia, hiperglicemia e aumento da creatinina, com aumento dos parâmetros inflamatórios. Os exames de imagem, ultrassom ou tomografia computadorizada permitem a diferenciação com a rejeição aguda, pois na pancreatite aguda tardia há edema, coleções peripancreáticas ou alteração do fluxo vascular. No entanto, a pancreatite aguda tardia raramente é causa de perda do enxerto. O tratamento inclui jejum, hidratação, antibióticos e drenagem percutânea ou cirúrgica das coleções.

(B) Pancreatite crônica: a literatura é escassa quanto à fisiopatologia dessa entidade. Os fatores de risco incluem inflamação (pancreatite recorrente aguda), imunológica (rejeição crônica) e infecciosa (CMV e fúngica). É causa de perda do enxerto em 4% a 10% dos casos. Histologicamente, manifesta-se por insulite, fibrose intersticial extensa, atrofia acinar e arteite obliterante. Caracteriza-se por mal-estar abdominal crônico, obstipação e recorrência do diabetes, podendo complicar com infecções. Manifesta-se por hiperglicemia e amilase normal. Os exames de imagem revelam fibrose do enxerto. O tratamento costuma ser conservador e a pancreatectomia é indicada quando há complicações locais e sistêmicas.

Tratamento das complicações clínicas e cirúrgicas

Tratamento das complicações clínicas

O tratamento das rejeições agudas e crônicas celulares ou mediadas por anticorpo é relatado na Figura 52.1. Incluiu corticosteroides (500 mg a 1g por três a cinco dias) para as rejeições agudas celulares grau 1. Para as rejeições graus 2 e 3 e para as rejeições grau 1 que são córtico-resistentes, recomenda-se timoglobulina 1,5 mg/kg por cinco a sete dias[13]. Para as rejeições agudas mediadas por anticorpo, são necessárias imunoglobulina EV associada à plasmaférese, e para casos refratários, recomenda-se terapia antilinfócitos B (rituximabe)[21,22,24]. Existem poucos dados na literatura referentes ao manejo da rejeição crônica mediada por anticorpo após o transplante de pâncreas.

Quando ocorre FREP, recomenda-se utilizar insulina exógena até recuperação da função endócrina do enxerto pancreático[25,26]. Apesar dos poucos trabalhos descrevendo o tratamento da recorrência autoimune do DM, Vendrame *et al.* descreveram três casos de pacientes submetidos ao transplante duplo de rim-pâncreas e que foram tratados com sucesso com timoglobulina e daclizumabe e, desses três casos, dois casos receberam rituximabe também[35]. Todos os pacientes apresentaram peptídeo C positivo por mais de um ano.

Para os casos que apresentam DM pós-transplante de causa multifatorial num período mais tardio do transplante, recomenda-se controle das variáveis modificaveis (ganho de peso e sedentarismo, por exemplo) ambulatorialmente e insulinização do paciente no ambiente intra-hospitalar. Para casos com função parcial do pâncreas, podem ser utilizados antidiabéticos via oral.

Dessa forma, as estratégias de preservação da função das células β que promovem o "repouso" dessas células podem ajudar na prevenção de hiperglicemia após o transplante de pâncreas e ter impacto, portanto, na sobrevida do enxerto pancreático e do paciente a curto e a longo prazo. Essas estratégias incluem a terapia com insulina, a ativação seletiva dos canais de potássio sensíveis ao adenosina trifosfato – ATP (diazóxido) e as drogas antiapoptóticas (tiazolidinediones e incretinas)[39]. Os sensibilizadores de insulina (metformina e pioglitazona) podem ser prescritos para diminuir a resistência periférica, enquanto os secretagogos da insulina (sulfonilureias e meglitinidas) e as terapias com as incretinas (análogos de GLP-1 e inibidores de dipeptidil peptidase 4) promovem melhora da função das células β, além de induzir sua proliferação[31].

No entanto, para os casos de recidiva do DM autoimune e com rejeição crônica evoluindo com perda do enxerto pancreático, recomeda-se investigação de cetoacidose diabética e insulinização plena, via EV. Uma vez havendo compensação do quadro, a insulina é prescrita via subcutânea num esquema de tratamento intensivo (insulina de ação lenta e rápida, contagem de carboidrato e controle da glicemia capilar quatro a seis vezes por dia), com a finalidade de reduzir o risco cardiovascular e preservar a função do enxerto renal.

Tratamento das complicações cirúrgicas

O tratamento das complicações cirúrgicas está descrito na Tabela 52.2. Exceto pela pancreatite do enxerto pancreático complicado com fístula do parênquima pancreático, que pode ser abordada por punção percutânea das coleções ou drenagem cirúrgica aberta, associadas à antibioticoterapia e a antifúngicos, todas as outras (trombose vascular e fístula entérica) requerem, na maior parte das vezes, enxertectomia.

Tabela 52.2. Diagnóstico e tratamento das complicações cirúrgicas após o transplante de pâncreas com derivação entérica ou vesical

Complicação	Quadro clínico	Diagnóstico	Tratamento
Trombose	Dor, hiperglicemia de início súbito, mudança no aspecto do líquido do dreno na derivação entérica e hematúria na derivação vesical	Ultrassom Doppler ou angiorressonância	Enxertectomia. Se trombose parcial, considerar trombolítico e anticoagulação
Pancreatite	Dor e aumento do volume do enxerto pancreático	Aumento das enzimas pancreáticas (amilase e lipase)	Ocreotide na derivação entérica e sondagem vesical de demora na derivação vesical
Abscesso peripancreático	Febre, eritema na ferida operatória, drenagem de secreção purulenta pela ferida operatória. Manifesta-se em torno de 7-14 dias após o transplante	Leucocitose, coleção intra-abdominal detectada pelo ultrassom ou tomografia computadorizada	Drenagem percutânea ou aberta, antibióticos/antifúngicos
Fístula entérica/vesical	Dor, peritonite, febre, sepse. Manifesta-se em torno de 10-14 dias após o transplante	Leucocitose, coleção intra-abdominal detectada pelo ultrassom ou tomografia computadorizada	Rafia, drenagem cirúrgica, antibióticos/antifúngicos. Risco elevado de enxertectomia e morte

(Adaptado de Zaman *et al.*[38].

Conclusões

O transplante de pâncreas-rim para pacientes com DM tipo 1 e insuficiência renal crônica é um tratamento bem estabelecido. O uso de esquemas imunossupressores mais potentes e o refinamento das técnicas cirúrgicas contribuíram para melhorar tanto a sobrevida do enxerto pancreático quanto do paciente a curto e a longo prazo.

As complicações clínicas e cirúrgicas ocorrem em 10% a 30% dos pacientes transplantados de pâncreas e requerem alto nível de suspeição diagnóstica para o correto tratamento.

O controle da glicose deve ser prontamente estabelecido após o transplante, a fim de reduzir o impacto negativo da glicotoxicidade ao enxerto pancreático e também reduzir as complicações cardiovasculares.

Referências bibliográficas

1. Gruessner AC. 2011 update on pancreas transplantation: comprehensive trend analysis of 25,000 cases followed up over the course of twenty-four years at the International Pancreas Transplant Registry (IPTR). Rev Diabet Stud. 2011;8(1):6-16.
2. Sa JR, Alvarenga MA, Rangel EB, Melaragno CS, Gonzalez AM, Linhares MM, et al. Extreme subcutaneous, intramuscular and inhaled insulin resistance treated by pancreas transplantation alone. Am J Transplant. 2010;10(1):184-8.
3. Sollinger HW, Odorico JS, Becker YT, D'Alessandro AM, Pirsch JD. One thousand simultaneous pancreas-kidney transplants at a single center with 22-year follow-up. Ann Surg. 2009;250(4):618-30.
4. Sutherland DE, Gruessner RW, Dunn DL, Matas AJ, Humar A, Kandaswamy R, et al. Lessons learned from more than 1,000 pancreas transplants at a single institution. Ann Surg. 2001;233(4):463-501.
5. Fridell JA, Mangus RS, Hollinger EF, Taber TE, Goble ML, Mohler E, et al. The case for pancreas after kidney transplantation. Clin Transplant. 2009;23(4):447-53.
6. Pavlakis M, Khwaja K, Mandelbrot D, Tang H, Whiting JW, Lorber MI, et al. Renal allograft failure predictors after PAK transplantation: results from the New England Collaborative Association of Pancreas Programs. Transplantation. 2010;89(11):1347-53.
7. Browne S, Gill J, Dong J, Rose C, Johnston O, Zhang P, et al. The impact of pancreas transplantation on kidney allograft survival. Am J Transplant. 2011;11(9):1951-8.
8. Han DJ, Sutherland DE. Pancreas transplantation. Gut Liver. 2010;4:450-65.
9. Drachenberg CB, Papadimitriou JC, Farney A, Wiland A, Blahut S, Fink JC, et al. Pancreas transplantation: the histologic morphology of graft loss and clinical correlations. Transplantation. 2001;71(12):1784-91.
10. Waki K, Terasaki PI, Kadowaki T. Long-term pancreas allograft survival in simultaneous pancreas-kidney transplantation by era: UNOS registry analysis. Diabetes Care. 2010;33:1789-91.
11. Weems P, Cooper M. Pancreas transplantation in type II diabetes mellitus. World J Transplant. 2014;4:216-21.
12. Bazerbachi F, Selzner M, Marquez MA, Norgate A, Aslani N, McGilvray ID, et al. Portal venous versus systemic venous drainage of pancreas grafts: impact on long-term results. Am J Transplant. 2012;12(1):226-32.
13. Redfield RR, Scalea JR, Odorico JS. Simultaneous pancreas and kidney transplantation: current trends and future directions. Curr Opin Organ Transplant. 2015;20:94-102.
14. Reddy KS, Davies D, Ormond D, Tuteja S, Lucas BA, Johnston TD, et al. Impact of acute rejection episodes on long-term graft survival following simultaneous kidney-pancreas transplantation. Am J Transplant. 2003;3(4):439-44.
15. Kaplan B, West-Thielke P, Herren H, Gill J, Knoll GA, Oberholzer J, et al. Reported isolated pancreas rejection is associated with poor kidney outcomes in recipients of a simultaneous pancreas kidney transplant. Transplantation. 2008;86(9):1229-33.
16. Kandaswamy R, Skeans MA, Gustafson SK, Carrico RJ, Tyler KH, Israni AK, et al. OPTN/SRTR 2013 Annual Data Report: pancreas. Am J Transplant. 2015;15 Suppl 2:1-20.
17. Bazerbachi F, Selzner M, Marquez MA, Norgate A, McGilvray ID, Schiff J, et al. Pancreas-after-kidney versus synchronous pancreas-

kidney transplantation: comparison of intermediate-term results. Transplantation. 2013;95(3):489-94.
18. Klassen DK, Hoen-Saric EW, Weir MR, Papadimitriou JC, Drachenberg CB, Johnson L, et al. Isolated pancreas rejection in combined kidney pancreas tranplantation. Transplantation. 1996;61(6):974-7.
19. Papadimitriou JC, Drachenberg CB, Klassen DK, Weir MR, Bartlett ST. Histologic grading scheme for pancreas allograft rejection: application in the differential diagnosis from other pathologic entities. Transplant Proc. 1998;30(2):267.
20. Sugitani A, Egidi MF, Gritsch HA, Corry RJ. Serum lipase as a marker for pancreatic allograft rejection. Transplant Proc. 1998;30(2):645.
21. Rangel EB, Malheiros DM, de Castro MC, Antunes I, Torres MA, Crescentini F, et al. Antibody-mediated rejection (AMR) after pancreas and pancreas-kidney transplantation. Transpl Int. 2010;23(6):602-10.
22. Niederhaus SV, Leverson GE, Lorentzen DF, Robillard DJ, Sollinger HW, Pirsch JD, et al. Acute cellular and antibody-mediated rejection of the pancreas allograft: incidence, risk factors and outcomes. Am J Transplant. 2013;13(11):2945-55.
23. Weir MR, Bartlett ST, Drachenberg CB. Eosinophilia as an early indicator of pancreatic allograft rejection. Clin Transplant. 2012;26(2):238-41.
24. Drachenberg CB, Torrealba JR, Nankivell BJ, Rangel EB, Bajema IM, Kim DU, et al. Guidelines for the diagnosis of antibody-mediated rejection in pancreas allografts-updated Banff grading schema. Am J Transplant. 2011;11(9):1792-802.
25. Tan M, Kandaswamy R, Sutherland DE, Gruessner RW, Gruessner AC, Humar A. Risk factors and impact of delayed graft function after pancreas transplants. Am J Transplant. 2004;4(5):758-62.
26. Baitello M, Galante NZ, Coutinho LS, RangelI EB, MelaragnoI CS, Gonzalez AM, et al. Impact of delayed pancreatic graft function in simultaneous pancreas-kidney transplantation. J Bras Nefrol 2011;33(2):180-8.
27. Ricart MJ, Malaise J, Moreno A, Crespo M, Fernández-Cruz L; Euro-SPK Study Group. Cytomegalovirus: occurrence, severity, and effect on graft survival in simultaneous pancreas-kidney transplantation. Nephrol Dial Transplant. 2005;20 Suppl 2:ii25-ii32, ii62.
28. Parsaik AK, Bhalla T, Dong M, Rostambeigi N, Dierkhising RA, Dean P, et al. Epidemiology of cytomegalovirus infection after pancreas transplantation. Transplantation. 2011;92(9):1044-50.
29. Van Laecke S, Van Biesen W, Verbeke F, De Bacquer D, Peeters P, Vanholder R. Posttransplantation hypomagnesemia and its relation with immunosuppression as predictors of new-onset diabetes after transplantation. Am J Transplant. 2009;9(9):2140-9.
30. Rangel EB. The metabolic and toxicological considerations for immunosuppressive drugs used during pancreas transplantation. Expert Opin Drug Metab Toxicol. 2012;8:1531-48.
31. Rangel EB. Tacrolimus in pancreas transplant: a focus on toxicity, diabetogenic effect and drug-drug interactions. Expert Opin Drug Metab Toxicol. 2014;10:1585-605.
32. Drachenberg CB, Klassen DK, Weir MR, Wiland A, Fink JC, Bartlett ST, et al. Islet cell damage associated with tacrolimus and cyclosporine: morphological features in pancreas allograft biopsies and clinical correlation. Transplantation. 1999;68(3):396-402.
33. Pham PT, Pham PM, Pham SV, Pham PA, Pham PC. New onset diabetes after transplantation (NODAT): an overview. Diabetes Metab Syndr Obes. 2011;4:175-86.
34. Neidlinger N, Singh N, Klein C, Odorico J, Munoz del Rio A, Becker Y, et al. Incidence of and risk factors for posttransplant diabetes mellitus after pancreas transplantation. Am J Transplant. 2010;10(2):398-406.
35. Vendrame F, Pileggi A, Laughlin E, Allende G, Martin-Pagola A, Molano RD, et al. Recurrence of type 1 diabetes after simultaneous pancreas-kidney transplantation, despite immunosuppression, is associated with autoantibodies and pathogenic autoreactive CD4 T-cells. Diabetes. 2010;59(4):947-57.
36. Troppmann C. Complications after pancreas transplantation. Curr Opin Organ Transplant. 2010;15:112-8.
37. Nadalin S, Girotti P, Konigsrainer A. Risk factors for and management of graft pancreatitis. Curr Opin Organ Transplant. 2013;18:89-96.
38. Zaman F, Abreo KD, Levine S, Maley W, Zibari GB. Pancreatic transplantation: evaluation and management. J Intensive Care Med. 2004;19(3):127-39.
39. Wajchenberg BL. BETA-cell failure in diabetes and preservation by clinical treatment. Endocr Rev. 2007;28:187-218.

53

URGÊNCIAS NOS DOADORES DE ÓRGÃOS

Miriam Jackiu
Antônio Tonete Bafi
Flávio Geraldo Rezende de Freitas

Introdução

Em 1954, foi realizado o primeiro transplante de córnea no Brasil, dando início à história dos transplantes em nosso país. No entanto, somente 10 anos depois, em 1964, ocorreu um transplante renal, sendo esse o primeiro transplante de órgão sólido. Nessa época, não havia legislação ou regulamentação específica que orientasse a realização dos transplantes, o que ocorreu somente em 1997, com a criação da Lei nº 9.434, definindo critérios técnicos para a doação, captação e implantação de órgãos. A mesma lei estabeleceu a morte encefálica, regulamentada pela Resolução nº 1.480/97, do Conselho Federal de Medicina, como critério legal para a constatação do óbito. No mesmo ano, o Ministério da Saúde criou o Sistema Nacional de Transplantes (SNT) e as Centrais de Notificação, Captação e Distribuição de Órgãos (CNCDO) e, assim, estabeleceu critérios para a elaboração e o gerenciamento das listas de doentes à espera de um órgão.

Dados da Associação Brasileira de Transplante de Órgãos (ABTO) mostram o Brasil como o segundo país em número total de doadores, atrás dos Estados Unidos. Entretanto, ocupa a trigésima posição se avaliado o número de doadores por milhão de habitantes.

A despeito do transplante de órgãos ser uma excelente opção no tratamento da falência terminal de órgãos em pacientes bem selecionados, uma série de estudos em todo o mundo demostra um desequilíbrio entre o número de potenciais doadores e pacientes nas listas de espera por um órgão. As causas para esse desequilíbrio são variadas. A baixa taxa de autorização familiar, a reduzida identificação e notificação de potenciais doadores, questões socioeconômicas, raciais, religiosas e a perda de potenciais doadores por manejo inadequado das alterações fisiológicas decorrentes da morte encefálica levam à piora do quadro.

Como forma de atenuar esse desequilíbrio, é essencial que profissionais de saúde atuando nos serviços de emergência e de terapia intensiva saibam reconhecer os potencias doadores e os critérios de morte encefálica e proporcionem cuidados adequados ao potencial doador.

Com relação aos cuidados com o potencial doador, há carência de evidências sólidas abordando o problema, o que tem levado várias sociedades médicas, inclusive nacionais, a publicar diretrizes sobre o tema, numa tentativa de padronizar os cuidados de manutenção, bem como de preservação dos órgãos a serem transplantados. Pode-se dizer que, no geral, o cuidado do potencial doador é semelhante ao dos pacientes graves. A seguir, serão discutidos alguns aspectos desse cuidado.

Suporte hemodinâmico

A morte encefálica é precedida de manifestações referentes ao aumento progressivo da pressão intracraniana e consequente herniação e isquemia dos tecidos cerebrais. Ocorrem manifestações cardiocirculatórias devidas à maciça liberação de catecolaminas, determinando hipertensão e taquicardia. Esse período, caracterizado como tempestade autonômica, leva a maior consumo de oxigênio pelo miocárdio e pode resultar em lesões. O esgotamento das catecolaminas, bem como a liberação de mediadores inflamatórios e o diabetes insípido (DI) central, respondem pela vasodilatação generalizada que se segue a esse período, resultando no choque circulatório. Nessa fase, a restauração da estabilidade hemodinâmica e, consequentemente, da perfusão tecidual é essencial. A avaliação do *status* volêmico é mandatória e, diante da necessidade de fluidos, os cristaloides são as soluções de escolha para reposição. A monitorização hemodinâmica invasiva ou minimamente invasiva pode ajudar na escolha do melhor tratamento, evitando intervenções excessivas e desnecessárias. Os consensos americano e europeu, assim como o brasileiro, sugerem que se possa fazer uso da monitorização mais invasiva, em especial quando houver diagnóstico de disfunção ventricular esquerda. Entretanto, não há evidências robustas que suportem tal recomendação. Estudo prospectivo realizado na Austrália comparando um grupo em que a reposição volêmica foi guiada por metas, usando monitorização minimamente invasiva, com um grupo que seguiu avaliação clínica padrão não demonstrou diferenças na disponibilização de órgãos ou sobrevida dos enxertos.

Se por um lado a hipovolemia deve ser pronta e adequadamente corrigida, com importante impacto na oferta de órgãos, especialmente os rins, por outro é importante lembrar que o excesso de fluidos, com o consequente desenvolvimento de edema dos órgãos, resulta em pior desfecho quanto a função do órgão ou em impossibilidade de disponibilização dos pulmões e, eventualmente, do pâncreas para transplante.

O uso de vasopressores está indicado quando a hipotensão persiste após a reposição volêmica. Embora não haja evidência de superioridade entre os diferentes vasopressores ou inotrópicos, algumas considerações devem ser destacadas. O uso de dopamina está associado a efeitos imunomoduladores e potenciais benefícios sobre a permeabilidade capilar pulmonar, redução da transudação alveolar e possível redução da necessidade de diálise nos receptores de renais. Entretanto, se doses acima de 10 mcg/kg são necessárias, é consenso o escalonamento para a noradrenalina ou epinefrina. A noradrenalina pode ser associada a piora da permeabilidade capilar pulmonar e edema pulmonar não cardiogênico, bem como maior vasoconstrição esplâncnica e coronariana. Doses acima de 0,05 mcg/kg são associadas a piora da função do enxerto em transplante cardíaco. Outra opção de vasopressor é a vasopressina. É uma droga não adrenérgica que age por meio da estimulação dos receptores vasculares V1. Também tem papel no tratamento do DI e, consequentemente, no manejo volêmico. Tem sido associada a melhora da disponibilidade dos enxertos cardíacos, pela redução das dosagens ou até interrupção de catecolaminas, em especial a noradrenalina.

Suporte ventilatório

A ventilação do potencial doador deve seguir as estratégias de ventilação protetora. O uso de baixo volume corrente, entre 5 e 8 mL/kg de peso ideal, pressão positiva expiratória final (PEEP) titulada para prevenção de atelectasias e manutenção da pressão arterial de oxigênio (PaO_2) acima de 60 mmHg, ajuste criterioso da fração inspirada de oxigênio (FiO_2), mantida preferencialmente inferior ou igual a 40%, para evitar toxicidade induzida pelo oxigênio (O_2), assim como a limitação da pressão de platô em 30 cmH_2O, evitam distensão alveolar e lesão induzida pela ventilação mecânica. Nos casos em que haja hipoxemia estabelecida, a utilização de estratégias como níveis mais elevados de PEEP ou de posição prona permite desfazer e prevenir atelectasias, promovendo melhora da ventilação alveolar e elevação de PaO_2, com possibilidades de redução da FiO_2. Manobras de recrutamento alveolar também são indicadas para elevar a relação PaO_2/FiO_2 para acima de 300 mmHg e aumentar a disponibilidade de pulmões para transplante.

Controle das alterações endócrinas e reposição hormonal

Vasopressina e desmopressina

A lesão hipofisária decorrente da hipertensão intracraniana que leva à morte encefálica é apontada como responsável pelas alterações hormonais encontradas nessa situação. A ocorrência de DI é vista em cerca de 80% dos casos, com consequente poliúria e hipernatremia. A diurese profusa pode determinar hipovolemia e piora hemodinâmica. Os consensos americano e europeu, assim como o brasileiro, recomendam o uso de desmopressina (DDAVP®), um análogo da vasopressina com ação preferencial em receptores V2 dos túbulos coletores renais para tratamento do DI. Há estudos que associam hipernatremia prolongada com piora da função dos enxertos hepáticos. Outros mostram resultados controversos de uma possível associação do uso de DDAVP® na sobrevida dos enxertos nos transplantes renais. A vasopressina está indicada nos casos de DI em que há instabilidade hemodinâmica associada, pela ação preferencial nos receptores V1, promovendo contração da musculatura lisa dos vasos e restabelecimento do tônus vascular, com consequente redução do uso de catecolaminas. Pode ser usada em associação com a desmopressina em casos em que há dificuldade no controle do DI.

Corticoterapia

O uso de metilprednisolona em doses altas, 15 mg/kg/dia, ainda é recomendado nos consensos, tanto brasileiro quanto americano e europeu, no sentido de reduzir a resposta inflamatória e promover melhor função do enxerto. Entretanto, resultados de metanálises recentes envolvendo estudos prospectivos não comprovam esses benefícios. Parece haver efeito positivo no controle do choque e na redução da água extravascular pulmonar.

Hormônio tireoidiano

A reposição de hormônio tireoidiano tem como objetivo evitar os efeitos deletérios do hipotireoidismo sobre o metabolismo miocárdico e com isso promover melhora hemodinâmica e consequentemente menor necessidade de catecolaminas, o que favoreceria o transplante cardíaco, bem como de outros órgãos. Entretanto, esses efeitos benéficos não foram comprovados em estudos prospectivos mais recentes. As alterações encontradas nos pacientes com morte encefálica apresentam similaridade às vistas na síndrome do eutireoideo doente. A recomendação para a reposição é mantida nos consensos atuais, embora haja discussões sobre sua real efetividade.

Controle glicêmico

A hiperglicemia está associada a piora da poliúria, pela indução de diurese osmótica e maior incidência de distúrbios eletrolíticos. Tem os potencias efeitos adversos descritos para o paciente grave, devendo, portanto, ser tratada. Estudos retrospectivos associam a hiperglicemia a pior função do enxerto nos transplantes de pâncreas e rins. Há também dados prospectivos que sugerem melhora da função dos órgãos transplantados, em especial do enxerto renal, com manutenção do controle glicêmico conforme recomendado para pacientes críticos em geral, com alvo de glicemia até 180 mg/dL.

Temperatura corporal

A perda do controle de temperatura corporal está ligada à lesão hipotalâmica e pode ser considerada uma das alterações mais frequentemente encontrada nos potenciais doadores. Faz-se necessário monitorar a temperatura central para prevenir hipotermia e as implicações fisiológicas a ela ligadas, como distúrbios eletrolíticos, de coagulação e arritmias. A prevenção deve ser a principal medida a ser adotada. Deve-se evitar exposição corporal prolongada e infundir soluções aquecidas, em especial se houver infusão rápida de grandes volumes. Quando necessário, reaquecimento ativo por uso de mantas térmicas pode ser instituído. O consenso brasileiro recomenda evitar a irrigação vesical ou peritoneal. Sugere-se manter a temperatura central maior que 35 °C, idealmente entre 36 e 37,5 °C. Mais recentemente, estudos prospectivos têm apontado resultados favoráveis em relação a menor necessidade de diálise em pacientes receptores de enxerto renal de doadores com temperaturas entre 34 e 35 °C. Entretanto, esses resultados ainda carecem de comprovação e da avaliação do efeito sobre outros órgãos.

Suporte nutricional

Não há evidências sobre os efeitos do suporte nutricional nessa população, entretanto pode haver efeito benéfico na preservação dos estoques de glicogênio hepático, bem como na manutenção do trofismo da mucosa intestinal. Recomenda-se manter o suporte nutricional já instituído, com os ajustes de oferta calórica. Há redução das necessidades calóricas em consequência da ausência do consumo cerebral, bem como da ausência de atividade muscular. Deve-se evitar hiperglicemia.

Considerações órgãos-específicas

Pulmões

Tradicionalmente, o critério usado para qualificar o pulmão para doação é uma relação PaO_2/FiO_2 maior que 300 mmHg com PaO_2 maior que 300 mmHg após ventilação com FiO_2 de 100% e PEEP de 5 cmH_2O. A ressuscitação volêmica agressiva, associada ao aumento de permeabilidade capilar em consequência da ativação da cascata inflamatória no processo de morte encefálica, pode resultar em edema pulmonar e piorar a oxigenação e a relação PaO_2/FiO_2. Já a reposição volêmica mais criteriosa, com balanço hídrico neutro, tem impacto positivo sobre a doação de pulmões, aparentemente sem prejuízo de outros órgãos.

A prevenção de atelectasias, a adequada aspiração de secreções, a adoção de protocolos de prevenção de pneumonia associada a ventilação mecânica e a prevenção de barotrauma, assim como a adoção de uma estratégia de ventilação protetora, são medidas recomendadas em várias diretrizes, que podem resultar em aumento da taxa de doação dos pulmões. Há poucos estudos específicos em doadores, e as evidências do impacto positivo dessas medidas, e que reforçam a recomendação, vêm da experiência em pacientes com síndrome do desconforto respiratório agudo.

A broncoscopia é recomendada nos diferentes consensos, tanto para avaliação anatômica como para pesquisa e aspiração de secreções.

Coração

A intensa liberação de catecolaminas durante a fase da tempestade autonômica, da mesma forma que o choque circulatório que se segue, com necessidade de doses elevadas de vasopressores e inotrópicos, pode determinar danos miocárdicos, responsáveis por reduzir as chances para transplante. O manejo hemodinâmico adequado, com o tratamento da hipertensão e taquicardia com uso de betabloqueadores ou vasodilatadores de curta ação na fase da tempestade autonômica, correção da hipovolemia e a redução ou suspensão de uso de noradrenalina com o uso de vasopressina, traz resultados promissores na disponibilização de doadores cardíacos

A ação favorável da reposição de hormônio tireoidiano, sugerida para prevenir as alterações metabólicas deletérias do hipotireoidismo sobre a fibra miocárdica, não tem sido comprovada.

Níveis elevados de marcadores de necrose miocárdica têm baixa correlação com a presença de doença coronariana nesses pacientes, não havendo consenso sobre a utilidade desse acompanhamento. O ecocardiograma deve ser realizado para identificar lesões estruturais e para avaliação morfológica e funcional do coração do potencial doador. Pode ser necessária a repetição de exames para discriminar disfunção transitória decorrente da tempestade autonômica. A cineangiocoronariografia pode ser realizada nas situações em que seja identificado alto risco de doença coronariana. Deve ser pesado o risco da mobilização do potencial doador, bem como a disponibilidade do exame.

Arritmias cardíacas são frequentes e o manejo deve seguir as orientações do *Advanced Cardiopulmonary Life Support* (ACLS). Em geral estão associadas a estimulação adrenérgica, uso de medicações com potencial arritmogênico como inotrópicos e vasopressores, distúrbios eletrolíticos secundários a poliúria e hipotermia. Podem, também, ser secundárias a isquemia miocárdica. A correção e a monitorização dos eletrólitos, bem como de outros distúrbios causadores, são fundamentais para a prevenção e a reversão de arritmias. As bradiarritmias em potenciais doadores são refratárias ao uso de atropina, sendo a adrenalina a droga para o manejo inicial. O uso de marca-passo deve ser considerado precocemente para garantir a estabilidade.

Rim

A existência de números cada vez maiores de pacientes nas listas de espera para o transplante renal tem estimulado o desenvolvimento de ferramentas que possam predizer a qualidade da sobrevida do enxerto renal. Nos Estados Unidos, foi criado o *Kidney Donor Risk Index*, que considera variáveis do doador, como a idade, presença de hipertensão, *diabetes mellitus*, grau de disfunção renal, bem como a causa da morte, com o objetivo de estimar a qualidade do órgão doado. Quanto menor o índice, maiores as expectativas de sobrevida do enxerto.

A reposição volêmica agressiva parece relacionar-se com melhor oferta de rins para doação, bem como melhor função do enxerto O mesmo tem sido demostrado a respeito do adequado manejo glicêmico, com níveis de glicemia mantidos até 180 mg/dL. O uso de desmopressina não foi associado à melhora da função após o transplante, no entanto o controle adequado do DI e da volemia são considerados benéficos.

O uso de catecolaminas para adequação hemodinâmica relaciona-se à melhora da disponibilização e da função dos órgãos a serem transplantados. Não há evidência de superioridade de uma droga sobre outra, embora alguns trabalhos demostrem influência negativa sobre o valor da creatinina no receptor com o uso de epinefrina. Por outro lado, há relatos de redução da necessidade de diálise no receptor com o uso de dopamina em doses até 4 mcg/kg/min.

A manutenção de temperatura entre 34 e 35 °C foi associada à redução da necessidade de diálise no pós-transplante, embora esse achado precise ser confirmado por outros estudos.

Fígado

A correção do DI, com manutenção de níveis de sódio abaixo de 155 mEq/L, parece ser benéfica em relação ao enxerto hepático, embora os resultados na literatura sejam controversos. O uso de vasopressores, mesmo em doses elevadas, não contraindica a doação do órgão, já a hipotensão e a hipovolemia podem estar associadas a menor possibilidade ou demora no funcionamento do enxerto. O controle glicêmico adequado, com manutenção da glicemia até 180 mg/dL e manutenção do suporte nutricional, para evitar hipoglicemia e preservar os estoques de glicogênio, pode melhorar a função do enxerto após o transplante.

A presença de infecção bacteriana controlada no potencial doador não contraindica o transplante. Entretanto, deve-se avaliar com critério a presença de infecções virais. A presença de hepatites virais agudas, com antígeno proteico de superfície do vírus B (HBsAg) positivo é uma contraindicação. Já a presença do anticorpo anticore da hepatite B (anti-HBc) permite que o órgão possa ser utilizado. O mesmo ocorre com os portadores de hepatite C, que podem doar para aqueles também portadores da mesma infecção. A presença de esteatose hepática extensa pode ser uma contraindicação.

Pâncreas

Da mesma forma que no pulmão, a reposição volêmica criteriosa é desejável, uma vez que a formação de edema do órgão pode inviabilizar o transplante. O pâncreas é mais sujeito a trombose no pós-operatório, e o uso de desmopressina em doses elevadas pode ser relacionado a aumento desse risco, em especial nos casos de transplante duplo – pâncreas-rim. O uso de insulina para controle da hiperglicemia pode ter efeito favorável na função do órgão pós-transplante.

Infecções e neoplasias

Infecções

Infecções bacterianas, em geral, não são contraindicações absolutas ao transplante. Mediante suspeita clínica de infecção, deve-se proceder à coleta de culturas. Quando houver evidência clínica de infecção, a antibioticoterapia (empírica ou guiada por culturas) deve ser iniciada (ou mantida) no potencial doador. Sempre sinalizar a central de transplante sobre a possibilidade clínica da infecção. Nos casos de infecção bacteriana não controlada, definida pela equipe clínica que assiste o doador falecido, geralmente existe um consenso de contraindicar o transplante. Bacteremia documentada por Gram-positivos é relatada em potenciais doadores e está relacionada ao tempo de internação em unidades de terapia intensiva e ao uso de dispositivos intravasculares, assim como ao manuseio durante a cirurgia de retirada do órgão, sendo manejadas pelo uso de antibióticos profiláticos no receptor. Entretanto, infecções documentadas por agentes multirresistentes podem trazer maior risco nos receptores. Os consensos americano, brasileiro e australiano recomendam que seja verificado o grau de controle da infecção, bem como o tempo de uso dos antibióticos, sendo orientado aguardar 48 horas de antibioticoterapia dirigida ao microrganismo identificado antes de realizar a cirurgia para remoção dos órgãos. Os antibióticos devem ser mantidos no receptor. A mesma ponderação é válida em relação a infecções do sistema nervoso central (SNC) pelos agentes mais comuns, como meningococo, pneumococo e hemófilos. As meningites virais, assim como as causadas por *Listeria*, contraindicam a doação. A detecção de infecção por tuberculose, em geral, também contraindica o transplante, bem como as infecções fúngicas invasivas. A detecção de sífilis não é uma contraindicação ao transplante, mas envolve a recomendação de tratamento no receptor.

No Brasil, a presença de doenças por infecções parasitárias, como a doença de Chagas e a toxoplasmose, não constitui uma contraindicação absoluta, mas exige avaliação dos riscos e benefícios, assim como a realização de profilaxia e vigilância no receptor

A pesquisa de sorologia positiva para infecções virais crônicas por citomegalovírus (CMV), Epstein-Barr e herpes simples é necessária para a vigilância do receptor no período pós-transplante, mas não impõe contraindicação. A pesquisa do vírus T-linfotrópico humano (HTLV) I e II é indicada no Brasil, assim como na Austrália, onde há populações com alta prevalência desses vírus. Devido à associação com o desenvolvimento de neoplasias por células T e mielopatias, recomenda-se não utilizar os órgãos desses potenciais doadores

Os consensos americano e australiano contraindicam o transplante no caso de hepatites virais agudas nos potenciais doadores com HBsAg positivo. Entretanto, a infecção pelo vírus C (HCV) ou a presença de anti-HBc não representam contraindicações formais, e os órgãos podem ser considerados para receptores portadores de infecção de pelo HCV, especialmente se considerado o transplante hepático e renal.

O uso de imunoglobulina contra a o vírus B, no receptor, pode reduzir o risco de desenvolvimento da infecção, nos casos de anti-HBc positivo no doador. A presença no potencial doador de anti-HBs, devido à imunização, não representa contraindicação ao transplante.

A infecção pelo vírus da imunodeficiência humana (HIV) é considerada contraindicação nos consensos, embora haja relatos de transplante com sucesso entre portadores do vírus em áreas de alta prevalência, como relatado na África do Sul.

Outras infecções como raiva, coriomeningite linfocítica, meningite criptocócica encefalites virais, vírus do Oeste do Nilo ou suspeita de doença priônica também são contraindicações absolutas.

Neoplasias

O consenso americano sugere uma avaliação criteriosa, em que se considere o risco de transmissão da neoplasia e o risco de permanecer na lista de espera.

Tumores com baixa probabilidade de transmissão, como os tumores basocelulares e o carcinoma cervical uterino *in situ*, não são contraindicações ao uso dos órgãos para doação. Já a presença de qualquer doença neoplásica metastática ou de neoplasias de linhagem hematológica contraindica o transplante.

Tumores do SNC devem ser avaliados de acordo com sua origem histológica. Tumores metastáticos e os de origem hematológica são contraindicações formais, mesmo o linfoma primário do SNC. Outros devem ser avaliados quanto ao comportamento e prognóstico. O *European Committee on Organ Transplantation* determinou recomendações, baseadas na classificação da *World Health Organization* (WHO), em que os tumores classificados como graus I e II não contraindicam o transplante. Tumores considerados grau III, quando associados a histórico de craniotomia, radioterapia, quimioterapia ou outras intervenções cirúrgicas do SNC, da mesma forma que os tumores classificados como grau IV, considerados de alto risco, contraindicam a doação, exceto em condições de urgência para um determinado receptor, que deve ser informado dos riscos de adquirir a neoplasia, em relação à urgência em receber o órgão naquele momento.

Bibliografia consultada

Al-Khafaji A, Elder M, Lebovitz DJ, Murugan R, Souter M, Stuart S, et al. Protocolized fluid therapy in brain-dead donors: the multicenter randomized MOnIToR trial. Intensive Care Med. 2015;41(3):418-26.

Citerio G, Cypel M, Dobb GJ, Dominguez-Gil B, Frontera JA, Greer DM, et al. Organ donation in adults: a critical care perspective. Intensive Care Med. 2016;42:305-15.

I Reunião de diretrizes básicas para captação e retirada de múltiplos órgãos e tecidos da Associação Brasileira de Transplante de Órgãos (ABTO). O processo de doação – Transplante. Campos do Jordão; 23 a 30 de março 2003.

Kotloff RM, Blosser S, Fulda GJ, Malinoski D, Ahya VN, Angel L, et al.; Society of Critical Care Medicine/American College of Chest Physicians/Association of Organ Procurement Organizations Donor Management Task Force. Management of the Potential Organ Donor in the ICU: Society of Critical Care Medicine/American College of Chest Physicians/Association of Organ Procurement Organizations Consensus Statement. Crit Care Med. 2015;43(6):1291-325.

Mascia L, Pasero D, Slutsky AS, Arguis MJ, Berardino M, Grasso S, et al. Effect of a lung protective strategy for organ donors on eligibility and availability of lungs for transplantation: a randomized controlled trial. JAMA. 2010;304(23):2620-7.

Rech TH, Moraes RB, Crispim D, Czepielewski MA, Leitão CB. Management of the brain-dead organ donor: a systematic review and meta-analysis. Transplantation. 2013;95(7):996-74.

Rocon PC, Scárdua RF, Ribeiro LP, de Almeida AV, Gomes LM, Azevedo HG, et al. Reasons for noneffectiveness of organ donation programs in five hospitals in the state of Espírito Santo, Brazil. Transplant Proc. 2013;45(3):1050-3.

Salim A, Velmahos GC, Bronw C, Belzberg H, Demetriades D. Aggressive organ donor management significantly increases the number of organs available for transplantation. J Trauma. 2005;58(5):991-4.

Sally MB, Ewing T, Crutchfield M, Patel MS, Raza S, De La Cruz S, et al.; United Network for Organ Sharing (UNOS) Region 5 Donor Management Goals (DMG) Workgroup. Determining optimal threshold for glucose control in organ donors after neurologic determination of death: a United Network for Organ Sharing Region 5 Donor Management Goals Workgroup prospective analysis. J Trauma Acute Care Surg. 2014;76(1):62-8.

Salvadori M, Bertoni E, What's new in clinical solid organ transplantation by 2013? World J Transplantation. 2014;4(4):243-66.

The Transplantation Society of Australia and New Zealand. Clinical Guidelines for organ transplantation from Deceased Donors. Version 1.0. 2016.

Westphal GA, Caldeira Filho M, Vieira KD, Zaclikevis VR, Bartz MCM, Wazuita R et al. Diretrizes para manutenção de múltiplos órgãos no potencial doador adulto falecido. Parte I. Aspectos gerais e suporte hemodinâmico. Rev Bras Ter Intensiva. 2011;23(3):255-68.

Westphal GA, Caldeira Filho M, Vieira KD, Zaclikevis VR, Bartz MCM, Wazuita R, et al. Diretrizes para manutenção de múltiplos órgãos no potencial doador adulto falecido. Parte II. Ventilação mecânica, controle endócrino metabólico e aspectos hematológicos e infecciosos. Rev Bras Ter Intensiva. 2011;23(3):269-82.

Westphal GA, Caldeira Filho M, Vieira KD, Zaclikevis VR, Bartz MCM, Wazuita R, et al. Diretrizes para manutenção de múltiplos órgãos no potencial doador adulto falecido. Parte III. Recomendações órgãos-específicas. Rev Bras Ter Intensiva. 2011;23(4):410-25.

Westphal GA, Garcia VD, Souza RL, Franke CA, Vieira KD, Birckholz VR, et al. Diretrizes para avaliação do potencial doador de órgãos em morte encefálica. Rev Bras Ter Intensiva. 2016;28(3):220-55.

Westphal GA, Zaclikevis VR, Vieira KD, Cordeiro RB, Hormes MBW, de Oliveira TP, et al. Protocolo gerenciado de tratamento no potencial doador falecido reduz incidência de parada cardíaca antes do explante dos órgãos. Rev Bras Ter Intensiva. 2012;24(4):334-40.

Wheeldon DR, Potter CD, Oduro A, Wallwork J, Large SR. Transforming the "unacceptable" donor: outcomes from the adoption of a standardized donor management techniques. J heart Lung Transplant. 1995;14(4):734-42.

54

CÓLICA NEFRÉTICA

Priscila Ligeiro Gonçalves Esper
Ita Pfeferman Heilberg

Introdução e epidemiologia

A prevalência de litíase renal na população brasileira é estimada em 5% a 10%, apesar da escassez de estudos epidemiológicos precisos. Na população norte-americana, até 12% dos indivíduos apresentam cálculos renais ao longo da vida, com taxa de recorrência de aproximadamente 50%[1].

Seu impacto econômico e social é significativo devido à alta prevalência e recorrência associada aos gastos com exames subsidiários para diagnóstico e seguimento, tratamento e afastamento de dias de trabalho. Uma análise dos dados do Departamento de Informática do Sistema Único de Saúde (Datasus) em 2010 revelou que nesse ano houve 69.039 admissões hospitalares devidas à litíase urinária, totalizando 0,61% das internações hospitalares do SUS, com gasto aproximado de R$ 29,2 milhões[2].

Ainda de acordo com números do Datasus, as internações hospitalares não apresentaram diferenças significantes entre os gêneros; a faixa etária de 62,2% dos pacientes situava-se entre 20 e 49 anos; 63,2% eram brancos e 38,5%, negros. Fatores ambientais também influenciam a taxa de internação, sendo maiores nos meses mais quentes[2-5].

Fisiopatologia

Os cálculos renais se originam na papila renal e podem ficar ali fixados por muito tempo, sem causar sintomas. O desprendimento do cálculo, migração e fixação em algum ponto do ureter pode levar a obstrução e consequente aumento súbito da pressão dentro da via excretora, desencadeando dor e os sintomas característicos de cólica renal.

Os ureteres se estendem do rim até a face posterior da bexiga urinária, no retroperitônio à frente do músculo psoas, e apresentam três pontos de constrição ao longo de seu trajeto: (1) junção ureteropélvica; (2) ponto de transição entre a cavidade abdominal e a pelve; e (3) na junção uretrovesical, sendo esses os locais mais prováveis de alojamento do cálculo.

Em situações de obstrução e hidronefrose, pode haver sintomas gastrointestinais como náuseas e vômitos em função da inervação esplâncnica comum do intestino e da cápsula renal; além disso, a obstrução do trato urinário superior aumenta a pressão da pelve renal, reduzindo a filtração glomerular e o fluxo sanguíneo renal[6].

Quadro clínico

A dor característica da cólica renal tem início agudo, forte intensidade, em cólica, e é localizada em região lombar. Os pacientes costumam se apresentar agitados, sem posição antálgica. A irradiação da dor pode fornecer pistas sobre a localização do cálculo no trato urinário: cálculo impactado na junção ureteropélvica pode causar dor irradiada para todo o flanco e virilha; à medida que o cálculo migra em direção ao ureter e à bexiga, a dor pode estar localizada na região do abdome, com irradiação para as gônadas; cálculo alojado na junção ureterovesical pode ocasionar dor no quadrante inferior com sintomas de irritação vesical, como disúria, polaciúria e urgência miccional, mimetizando quadro de infecção do trato urinário (ITU).

A presença de febre não é comum e deve levantar suspeita de quadro de infecção associada, como ITU ou pielonefrite. Hematúria macroscópica pode estar presente.

Diagnóstico diferencial

Nos serviços de urgência e emergência, não é incomum que, diante de quadro de dor lombar e/ou abdominal e detecção acidental de cálculo, a dor seja a ele atribuída. No entanto, é preciso cautela nessa conclusão, pois muitas vezes se trata de cálculo assintomático na vigência de dor de outra etiologia.

A anamnese fornece informações importantes sobre as características da dor e antecedentes clínicos do paciente, podendo direcionar o diagnóstico para litíase ureteral ou dor de origem abdominal, pélvica ou lombar de outra etiologia. A presença de hematúria macroscópica ou microscópica corrobora o diagnóstico, já que está presente em até 90% dos casos de litíase ureteral[7], no entanto sua ausência não exclui o diagnóstico.

A estratégia diagnóstica radiológica pode variar entre os serviços e depende dos recursos disponíveis, das características do paciente e do quadro clínico apresentado. A ultrassonografia (US) de rins e vias urinárias e a tomografia computadorizada (TC) helicoidal de abdome e pelve sem contraste apresentam boas *performances* diagnósticas e costumam ser os exames de escolha.

A TC helicoidal de abdome e pelve é o melhor exame para a detecção de cálculos ureterais, com elevada sensibilidade (96%) e especificidade (100%)[8-10], no entanto cada vez mais se tenta minimizar a exposição do paciente à radiação, levando-se em consideração que o paciente ao longo do seguimento necessitará de novos exames radiológicos. Além disso, a realização da TC não modificou a conduta em pacientes com quadro clínico altamente sugestível de cólica renal, não trazendo benefício adicional para esse grupo de pacientes[11].

A Associação Europeia de Urologia recomenda o US como primeiro exame a ser realizado[12]. Apesar da menor acurácia diagnóstica, com sensibilidade para todas as litíases com variação entre 19% e 93% e especificidade de 84% a 100%[13], o US é um exame pouco invasivo, amplamente disponível e de baixo custo, e, apesar de frequentemente falhar na detecção de cálculos ureterais, é um bom exame para identificar cálculos renais, cálculos nas junções ureteropélvica e ureterovesical, além de poder visualizar dilatações secundárias a obstruções. Mesmo assim, alguns autores ainda defendem que mesmo a realização de US na emergência pode não ser necessária em casos selecionados, como pacientes afebris e com boa resposta sintomática aos analgésicos, pois o risco de complicação é pequeno e não foi demonstrado aumento de comorbidade com o adiamento do exame de imagem em duas a três semanas[14].

A realização de TC pode ser indicada para pacientes com febre, suspeita de complicações e na avaliação de outras causas de dor abdominal, pélvica ou lombar[15]. Ela avalia muito bem os órgãos adjacentes e, quando está negativa para litíase, pode revelar outra etiologia em 57% dos pacientes, incluindo apendicite, diverticulite, aneurisma de aorta abdominal, câncer de bexiga, massas anexiais, linfadenopatia pélvica, entre outras[10,16].

Avaliação bioquímica deve ser realizada por meio de exame de urina, hemograma, creatinina, ureia e eletrólitos. Infecção associada à obstrução é sugerida pela presença de febre, leucocitúria, bacteriúria e leucocitose[17], sendo necessária a realização de urocultura nesses casos[18].

Avaliação e conduta na sala de emergência

Os pacientes com cólica renal apresentam-se agitados e com grande sofrimento pela dor intensa, portanto a investigação do quadro não pode retardar o início do tratamento e medidas analgésicas devem ser instituídas de imediato para maior conforto do paciente[12].

Os anti-inflamatórios não hormonais (AINHs) são a classe de medicamentos mais efetiva no controle da dor da cólica renal[17] e devem ser considerados como primeira escolha. Sua ação baseia-se no bloqueio renal da arteríola aferente, reduzindo o ritmo de filtração glomerular com consequente diminuição da diurese, do edema e do estímulo da musculatura ureteral[17]. Como efeitos adversos, podem ocorrer náuseas, dispepsia, diarreia e sangramentos, além disso também pode diminuir ainda mais a função renal em pacientes obstruídos, especialmente naqueles com doença renal preexistente[19,20].

Os opioides, apesar de classicamente utilizados na cólica nefrética, apresentam menor efeito analgésico do que os AINHs e causam mais sintomas de náuseas[21,22], sendo reservados como segunda opção[12], especialmente quando houver contraindicação ao uso de AINHs.

A dipirona também é uma droga analgésica muito utilizada e segura, podendo ser prescrita na dose de 2 g/dose a cada 6 horas, preferencialmente pela via endovenosa. É uma droga especialmente útil em gestantes, condição em que o uso de AINHs deve ser evitado[18].

Amplamente utilizado na prática clínica, os antiespasmódicos como o brometo de N-butilescopolamina (Buscopan®) não conferem maior eficácia analgésica quando associados a analgésicos comuns[23]. Além disso, possuem a desvantagem de causar distensão abdominal e obstipação intestinal, razão pela qual alguns serviços não indicam seu uso como sintomáticos nos quadros de cólica renal[18].

Intervenção de urgência pode ser necessária em pacientes com cálculos obstrutivos, ITU superior, dor refratária, anúria, obstrução importante de rim único ou rim transplantado[17].

Obstrução ureteral associada a infecção é emergência urológica que requer descompressão imediata para evitar maiores complicações, uma vez que a diminuição da filtração glomerular secundária à obstrução diminui a entrada dos antibióticos no sistema urinário. Os métodos utilizados para descompressão de emergência são nefrostomia percutânea e passagem de duplo J[24], havendo pouca evidência que demonstre a superioridade de um método sobre o outro[25]. A retirada definitiva do cálculo deve ser adiada até a resolução da infecção.

Monitorização, tratamento, prescrição

A probabilidade de passagem espontânea do cálculo deve ser analisada para decisão terapêutica. De maneira geral, quanto menor e mais distal for o cálculo, maior será a chance de eliminação espontânea. Dependendo do tamanho e da localização do cálculo, sua eliminação pode levar de algumas horas a várias semanas, período no qual outros episódios de cólica renal podem acontecer. Aproximadamente, 95% dos cálculos menores ou iguais a 4 mm são eliminados em até 40 dias[26]. Cálculos maiores que 6 mm são geralmente tratados de forma ativa, apesar de também poderem ser eliminados espontaneamente[12]. Quando um cálculo não é expelido em quatro a seis semanas, é pouco provável que será eliminado espontaneamente, sendo indicada intervenção[27].

A passagem espontânea do cálculo pode ser estimulada por meio de tratamento clínico (MET – *medical expulsive therapy*), na ausência de complicações. Para cálculos cuja probabilidade de eliminação já é elevada, a MET pode não conseguir elevar ainda mais a taxa de eliminação, mas possui o efeito de diminuir a recorrência das cólicas[12]. Uma metanálise demonstrou que pacientes com cálculos ureterais tratados com alfabloqueadores e inibidores de canal de cálcio têm maior probabilidade de eliminar cálculos com menos episódios de cólicas do que os que não recebem o tratamento[28]. Os alfabloqueadores são superiores aos inibidores do canal de cálcio[29,30]. Apesar de a tansulosina ser um dos alfabloqueadores mais utilizados[28], estudos têm demonstrado efeito similar entre os alfabloqueadores, indicando um provável efeito de classe[31-33].

A dissolução química pode ser feita em cálculos de ácido úrico, que são diferenciados dos demais por sua radiotransparência à radiografia simples de abdome[18]. O tratamento é feito por meio da alcalinização da urina (pH de 7,0 a 7,2) com citrato ou bicarbonato de sódio[34,35]. Sugere-se que o pH urinário seja monitorado por meio de fita reagente para ajuste de dose[12].

Referências bibliográficas

1. Sierakowski R, Finlayson B, Landes RR, Finlayson CD, Sierakowski N. The frequency of urolithiasis in hospital discharge diagnoses in the United States. Invest Urol. 1978;15(6):438-41.
2. Korkes F, Silva II JL, Heilberg IP. Costs for in hospital treatment of urinary lithiasis in the Brazilian public health system. Einstein (Sao Paulo). 2011;9(4):518-22.
3. Soucie JM, Coates RJ, McClellan W, Austin H, Thun M. Relation between geographic variability in kidney stones prevalence and risk factors for stones. Am J Epidemiol. 1996;143(5):487-95.
4. Fakheri RJ, Goldfarb DS. Ambient temperature as a contributor to kidney stone formation: implications of global warming. Kidney Int. 2011;79(11):1178-85.
5. Fakheri RJ, Goldfarb DS. Association of nephrolithiasis prevalence rates with ambient temperature in the United States: a re-analysis. Kidney Int. 2009;76(7):798.
6. Vaughan ED, Gillenwater JY. Recovery following complete chronic unilateral ureteral occlusion: functional, radiographic and pathologic alterations. J Urol. 1971;106(1):27-35.
7. Bove P, Kaplan D, Dalrymple N, Rosenfield AT, Verga M, Anderson K, et al. Reexamining the value of hematuria testing in patients with acute flank pain. J Urol. 1999;162(3 Pt 1):685-7.
8. Miller OF, Kane CJ. Unenhanced helical computed tomography in the evaluation of acute flank pain. Curr Opin Urol. 2000;10(2):123-9.
9. Miller OF, Rineer SK, Reichard SR, Buckley RG, Donovan MS, Graham IR, et al. Prospective comparison of unenhanced spiral computed tomography and intravenous urogram in the evaluation of acute flank pain. Urology. 1998;52(6):982-7.
10. Vieweg J, Teh C, Freed K, Leder RA, Smith RH, Nelson RH, et al. Unenhanced helical computerized tomography for the evaluation of patients with acute flank pain. J Urol. 1998;160(3 Pt 1):679-84.
11. Zwank MD, Ho BM, Gresback D, Stuck LH, Salzman JG, Woster WR. Does computed tomographic scan affect diagnosis and management of patients with suspected renal colic? Am J Emerg Med. 2014;32(4):367-70.
12. Türk C, Petřík A, Sarica K, Seitz C, Skolarikos A, Straub M, et al. EAU Guidelines on Diagnosis and Conservative Management of Urolithiasis. Eur Urol. 2016;69(3):468-74.
13. Ray AA, Ghiculete D, Pace KT, Honey RJ. Limitations to ultrasound in the detection and measurement of urinary tract calculi. Urology. 2010;76(2):295-300.
14. Lindqvist K, Hellström M, Holmberg G, Peeker R, Grenabo L. Immediate versus deferred radiological investigation after acute renal colic: a prospective randomized study. Scand J Urol Nephrol. 2006;40(2):119-24.
15. Ripollés T, Agramunt M, Errando J, Martínez MJ, Coronel B, Morales M. Suspected ureteral colic: plain film and sonography vs unenhanced helical CT. A prospective study in 66 patients. Eur Radiol. 2004;14(1):129-36.
16. Katz DS, Scheer M, Lumerman JH, Mellinger BC, Stillman CA, Lane MJ. Alternative or additional diagnoses on unenhanced helical computed tomography for suspected renal colic: experience with 1000 consecutive examinations. Urology. 2000;56(1):53-7.
17. Teichman JM. Clinical practice. Acute renal colic from ureteral calculus. N Engl J Med. 2004;350(7):684-93.
18. Korkes F, Gomes SA, Heilberg IP. Diagnóstico e tratamento da litíase ureteral. J Bras Nefrol. 2009;31(1):55-62.
19. Brater DC. Effects of nonsteroidal anti-inflammatory drugs on renal function: focus on cyclooxygenase-2-selective inhibition. Am J Med. 1999;107(6A):65S-70S.
20. Zabihi N, Teichman JM. Dealing with the pain of renal colic. Lancet. 2001;358(9280):437-8.
21. Holdgate A, Pollock T. Nonsteroidal anti-inflammatory drugs (NSAIDs) versus opioids for acute renal colic. Cochrane Database Syst Rev. 2005;(2):CD004137.
22. Seitz C, Liatsikos E, Porpiglia F, Tiselius HG, Zwergel U. Medical therapy to facilitate the passage of stones: what is the evidence? Eur Urol. 2009;56(3):455-71.
23. Edwards JE, Meseguer F, Faura C, Moore RA, McQuay HJ. Single dose dipyrone for acute renal colic pain. Cochrane Database Syst Rev. 2002;(4):CD003867.
24. Pearle MS, Pierce HL, Miller GL, Summa JA, Mutz JM, Petty BA, et al. Optimal method of urgent decompression of the collecting system for obstruction and infection due to ureteral calculi. J Urol. 1998;160(4):1260-4.
25. Ramsey S, Robertson A, Ablett MJ, Meddings RN, Hollins GW, Little B. Evidence-based drainage of infected hydronephrosis secondary to ureteric calculi. J Endourol. 2010;24(2):185-9.
26. Miller OF, Kane CJ. Time to stone passage for observed ureteral calculi: a guide for patient education. J Urol. 1999;162(3 Pt 1):688-90.
27. Bultitude M, Rees J. Management of renal colic. BMJ. 2012;345:e5499.
28. Curhan GC, Willett WC, Rimm EB, Stampfer MJ. Family history and risk of kidney stones. J Am Soc Nephrol. 1997;8(10):1568-73.
29. Irving SO, Calleja R, Lee F, Bullock KN, Wraight P, Doble A. Is the conservative management of ureteric calculi of > 4 mm safe? BJU Int. 2000;85(6):637-40.
30. Bird VG, Gomez-Marin O, Leveillee RJ, Sfakianakis GN, Rivas LA, Amendola MA. A comparison of unenhanced helical computerized tomography findings and renal obstruction determined by furosemide 99m technetium mercaptoacetyltriglycine diuretic scintirenography for patients with acute renal colic. J Urol. 2002;167(4):1597-603.
31. Teichman JM, Portis AJ, Cecconi PP, Bub WL, Endicott RC, Denes B, et al. In vitro comparison of shock wave lithotripsy machines. J Urol. 2000;164(4):1259-64.
32. Cass AS. Comparison of first generation (Dornier HM3) and second generation (Medstone STS) lithotriptors: treatment results with 13,864 renal and ureteral calculi. J Urol. 1995;153(3 Pt 1):588-92.
33. Graber SF, Danuser H, Hochreiter WW, Studer UE. A prospective randomized trial comparing 2 lithotriptors for stone disintegration and induced renal trauma. J Urol. 2003;169(1):54-7.
34. Becker G; Caring for Australians with Renal Impairment (CARI). The CARI guidelines. Kidney stones: uric acid stones. Nephrology (Carlton). 2007;12 Suppl 1:S21-5.
35. El-Gamal O, El-Bendary M, Ragab M, Rasheed M. Role of combined use of potassium citrate and tamsulosin in the management of uric acid distal ureteral calculi. Urol Res. 2012;40(3):219-24.

SEÇÃO VIII

URGÊNCIAS E EMERGÊNCIAS EM CARDIOLOGIA

Coordenador

João Manoel Theotonio dos Santos

55

DOR TORÁCICA

José Roberto Tavares
João Manoel Theotonio dos Santos

Introdução

De acordo com a I Diretriz de Dor Torácica da Sociedade Brasileira de Cardiologia publicada em 2002[1], as doenças cardiovasculares, entre elas o infarto agudo do miocárdio, são as principais causas de morte no Brasil. Havia em torno de 76.000 mortes ao ano devido a essa afecção, e dados atualizados do Departamento de Informática do Sistema Único de Saúde (Datasus) de 2010 mostraram redução para 66.000 ao ano, com uma casuística de 300.000 a 400.000 infartos, portanto ainda com uma taxa de mortalidade considerada alta diante do contexto tecnológico mundial e inclusive nacional. Ainda é bastante prevalente a queixa de dor torácica nas unidades de pronto atendimento, emergências e prontos-socorros, constituindo-se em aproximadamente 20% dos casos; e 25% desses correspondem a infarto agudo do miocárdio, que apresenta 60% de mortalidade na primeira hora[1], daí a necessidade de medidas de atendimento especializado para um pronto e mais breve diagnóstico possível das doenças que podem causar esse sintoma.

Em alguns países, o profissional médico tem tido a tendência a internar a maioria dos pacientes com suspeita de síndrome coronária aguda. Isso se deve a três fatores: 1) 15% a 30% dos pacientes com dor torácica correspondem a infarto agudo do miocárdio ou angina instável; 2) apenas 50% dos infartos apresentam alterações típicas no segmento ST com supradesnivelamento no eletrocardiograma (ECG) de chegada; 3) menos da metade dos pacientes com infarto sem supradesnivelamento de ST apresenta elevação sérica de CKMB na admissão. Em serviços privados, e por razões de pressão da operadora ou seguro saúde, há pacientes recebendo alta hospitalar antes de eliminar a possibilidade de doença coronária aguda, gerando, em muitos locais, um problema de saúde pública, com a liberação de 11% a 20% de pacientes infartados, dos quais quase a metade morre após a alta, e sendo ocupados leitos de alto custo em outras situações de menor risco.

Por essas razões, foram criadas as Unidades de Dor Torácica, no intuito de minimizar as internações desnecessárias e as altas de pacientes de alto risco. A primeira unidade foi criada nos Estados Unidos, por Raymond Bahr[2], em Baltimore, em 1981, no hospital St. Agnes. A partir daí, houve modificações nessas unidades de acordo com as muitas variáveis da realidade local, disponibilidade ou não de determinados recursos naquele momento, sempre no sentido de identificar as doenças de maior risco com menor tempo possível e maior precisão, assim como as de menor mortalidade, para a orientação terapêutica correta. No entanto, em nosso país, atualmente não há notificação da presença dessas unidades na grande maioria dos hospitais. Vamos rever as principais causas de dor no tórax e a forma mais prática e rápida de identificar a origem para um bom direcionamento terapêutico.

Definição de dor torácica

Podemos definir os principais tipos de dor torácica nas unidades de emergência médica, de forma prática e objetiva, iniciando pelas causas de origem cardíaca (Figura 55.1A), seguidas pelas de origem vascular, pulmonar, gastrointestinal, musculoesquelética, infecciosas e, por fim, psicológicas (Figura 55.1B).

Doença arterial coronária: A presença de dor no peito típica ou anginosa é caracterizada como dor precordial ou retroesternal em aperto ou queimação, em crescendo, podendo ser acompanhada de sudorese e palidez cutânea, podendo irradiar para membro superior esquerdo (MSE), mandíbula ou dorso e, com menor incidência, para membro superior direito (MSD); em alguns casos a dor está localizada em epigástrio ou região diafragmática, causando conflito diagnóstico com patologias gástricas[3] pelo próprio paciente ou pelo profissional médico. Pode-se classificar essa queixa de acordo com o grau de definição: **tipo A** – como dor torácica **definitivamente de origem anginosa ou dor típica**; **tipo B** – como dor torácica de origem **provavelmente anginosa**; **tipo C** – como dor torácica **de origem provavelmente não anginosa**; **tipo D** – como dor torácica **de origem definitivamente não anginosa ou dor atípica**. A dor no infarto agudo do miocárdio é a mesma da angina, porém de duração superior a 20 minutos, e alguns casos apresentam histórico prévio de crises anginosas aos esforços e/ou com fortes emoções e que melhoram com o repouso ou o uso de nitratos (lembrando que também se aliviam os sintomas de algumas patologias esofágicas com essa medicação) e outros não possuem esse tipo de sintoma pregresso.

Várias são as patologias que devem ser incluídas no diagnóstico diferencial de dor torácica:

1. **Prolapso da válvula mitral:** pode se manifestar com desconforto torácico, às vezes como angina típica, mas com maior frequência a dor é atípica ou tipo D, não relacionada aos esforços, duradoura e com curtas crises de grave dor em punhalada no ápice[4];
2. **Estenose aórtica crítica:** a angina ocorre em aproximadamente dois terços dos casos (cerca de metade desses casos apresenta obstrução arterial coronariana significante)[5], e os sintomas se assemelham à angina dos pacientes com doença coronária que se desencadeia aos esforços e melhora com o repouso, porém são encontrados outros achados como alterações de sobrecarga ventricular esquerda ao ECG e sopro rude sistólico na posição aórtica;
3. **Cardiomiopatia hipertrófica:** pode se apresentar de forma assintomática. O sintoma mais frequente é a dispneia, seguida de síncope, pré-síncope e fadiga; nesses pacientes sintomáticos, a angina está presente em aproximadamente 75%, e isso se deve ao desequilíbrio entre a oferta e a demanda de oxigênio como consequência do aumento acentuado da massa miocárdica. Infarto transmural pode ocorrer mesmo na ausência de estreitamento das artérias coronárias extramurais[6];
4. **Cardiomiopatia de estresse ou síndrome de Takotsubo ou síndrome do coração partido:** entidade descrita no Japão por H. Sato, em 1990, se apresenta com dor torácica típica (dor torácica tipo A ou B) com o mesmo quadro clínico do infarto agudo do miocárdio, porém com incidência muito menor;
5. **Miocardites:** podem se manifestar com dor torácica quando há envolvimento concomitante do pericárdio, portanto exibindo as mesmas características da pericardite aguda;
6. **Pericardite aguda:** apresenta dor atípica tipo D que piora com movimentos respiratórios profundos e tosse, e melhora na posição de decúbito lateral esquerdo. Geralmente, envolve o ombro, a borda do trapézio e o pescoço. Uma característica importante que difere a dor de origem isquêmica da pericárdica é o envolvimento da borda do trapézio, que nunca ocorre com a de origem isquêmica, sendo um local característico da dor pericárdica[7];
7. **Causas vasculares:**
   - 7a. **Dissecção aórtica:** a apresentação clínica está baseada nos estudos prévios e antigos como o *International Registry of Acute Aortic Dissection* (IRAD)[8], sendo a mais frequente aquela com dor torácica intensa e de início súbito, diferente da dor provocada pelo infarto, que tem início em crescente, geralmente sendo referida como insuportável, levando o paciente a adotar atitudes de inquietação e agitação no sentido de procurar uma posição de melhora, porém sem encontrá-la; pode haver migração; segundo Spittell *et al.*[9], quando a dor se localiza apenas no tórax, seu envolvimento se faz em 90% na aorta ascendente, e quando a dor se apresenta na região interescapular apenas, mais de 90% envolvem a aorta descendente; quando há irradiação para mandíbula, pescoço, garganta ou face, indica fortemente o envolvimento da aorta descendente; a dor pode ser decorrente da efusão sanguínea no saco pericárdico, causando pericardite aguda ou tipo pleurítica; outras apresentações como insuficiência cardíaca congestiva, acidente vascular cerebral (AVC), neuropatia periférica isquêmica, síncopes, parada cardíaca e morte súbita são menos frequentes;
   - 7b. **Úlcera aterosclerótica penetrante:** definida na literatura moderna em 1986, tem maior incidência na aorta torácica descendente seguida do arco aórtico e com menor frequência na aorta ascendente, portanto sua manifestação é semelhante à da dissecção aórtica com dor torácica intensa e súbita ou no dorso (interescapular);

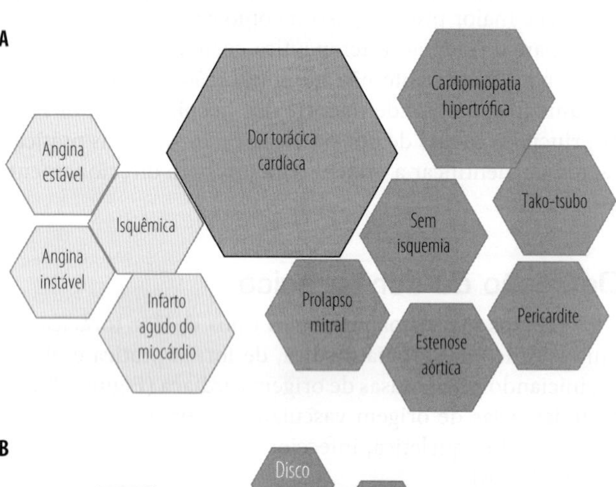

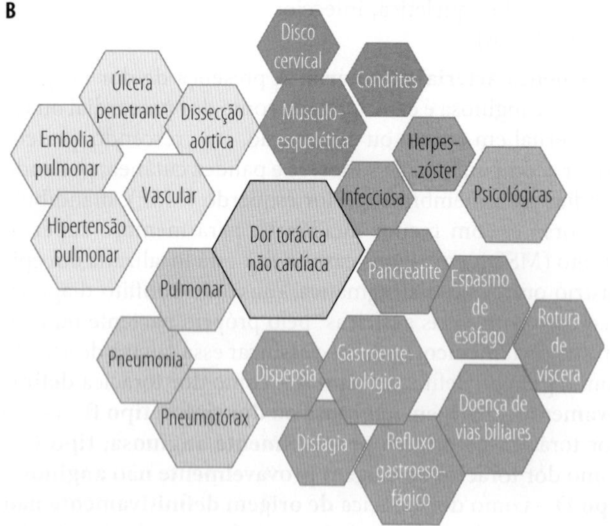

Figura 55.1. A e **B**. Doenças cardíacas e não cardíacas que se manifestam com dor torácica.

7c. **Embolia pulmonar:** não tem seu diagnóstico postulado em mais da metade dos casos[10] e, quando se manifesta com dor torácica, indica envolvimento periférico do pulmão e pleura, lateralmente no tórax, portanto dor tipo pleurítica, e pode estar associada com hemoptise;

7d. **Hipertensão arterial pulmonar:** tem como manifestação mais importante a dispneia aos esforços, porém em estágios mais avançados pode apresentar dor torácica tipo A ou B, ou seja, dor anginosa típica por baixo fluxo nas artérias coronárias por hipertrofia ventricular direita acentuada; a presença de síncopes está associada a débito cardíaco fixo[11];

8. **Causas pulmonares:**

8a. **Pneumonia:** pode causar dor torácica atípica tipo D, que incide ou piora com a tosse, retroesternal, da mesma forma que as traqueobronquites, ou dor tipo pleurítica, quando evolui com pleurisias e posteriormente com derrame pleural durante ou após a infecção. A pleurisia de qualquer origem causa dor torácica "ventilatória-dependente", ou simplesmente dor tipo pleurítica, que piora com os movimentos respiratórios;

8b. **Pneumotórax espontâneo:** geralmente apresenta dor torácica atípica lateral de início súbito, tipo pleurítica, e acompanhada de dispneia;

9. **Causas gastrointestinais:**

9a. **Disfagia orgânica ou funcional:** podem reproduzir dor torácica com odinofagia, ou mesmo por causas emocionais, e podem ter como agravante a presença de aerofagia;

9b. **Refluxo gastroesofágico:** geralmente apresenta pirose retroesternal de 10 a 60 minutos de duração, logo após ingesta copiosa de alimentos ou por deitar-se logo após a alimentação; pode estar associado ou não com a presença de hérnia de hiato;

9c. **Doença péptica gástrica ou duodenal:** reproduz dor em região epigástrica, às vezes sem relação com alimentação e que melhora com o uso de antiácidos;

9d. **Espasmo esofágico difuso:** pode-se apresentar de duas formas – a primeira e mais frequente é associada com dificuldade e dor na deglutição de líquidos e sólidos, e a segunda pode incidir sem dor na deglutição, sendo essa última, muitas vezes, confundida com *angina pectoris*;

9e. **Pancreatite aguda:** pode causar dor atípica na região epigástrica, às vezes irradiada para os flancos, acompanhando o metâmero sem fatores de melhora ou piora;

9f. **Rotura de vísceras:** pode causar dor atípica de forte intensidade localizada na região do órgão perfurado, como no caso do esôfago; a dor geralmente é retroesternal e, no caso do estômago, na região epigástrica;

9g. **Patologias das vias biliares:** é em cólica, de forte intensidade, localizada na região epigástrica ou hipocôndrio direito, prolongada e piora com a ingesta de alimentos gordurosos principalmente;

10. **Musculoesquelética:**

10a. **Costocondrites e síndrome de Tietze:** são frequentes nas unidades de emergência médica, pois podem mimetizar infarto agudo, apesar de a dor torácica ser atípica, de início súbito na região de um ou mais arcos costais na região anterior superior, que piora com a inspiração profunda, podendo estar acompanhada de síndrome do pânico; é facilmente detectada pela palpação de um ou mais arcos costais com edema por processo inflamatório na cartilagem que une a costela com o esterno;

10b. **Doença do disco cervical:** provoca geralmente dor forte no pescoço, podendo irradiar para MSE ou MSD, às vezes acompanha formigamento da região de ambos os membros superiores; os sintomas pioram com a movimentação cervical;

11. **Infeccioso – herpes-zóster:** a primeira manifestação é a dor atípica em queimação de forte intensidade, seguindo o dermátomo, e dias após aparece o *rush* cutâneo com lesões vesiculares seguindo o trajeto referido da dor;

12. **Psicológico – síndrome do pânico:** essa patologia é crescente, muito frequente em grandes cidades, apresenta sensações de desconforto torácico atípico tipo D acompanhado de ansiedade, dispneia sem relacionamento com os esforços e com outros sintomas de ordem psíquica.

Quadro clínico

Síndrome coronária aguda

Pela sua frequência de aproximadamente 30% das queixas nas unidades de emergência médica, pela alta morbidade e pela mortalidade de 50% a 60% na primeira hora em relação aos infartados, deve-se dar prioridade à confirmação ou não desse diagnóstico. Ela compreende dois quadros clínicos distintos: a) síndrome coronária aguda com supradesnivelamento do segmento ST e b) síndrome coronária aguda sem supradesnivelamento de ST no ECG de chegada.

Síndrome coronária aguda com supradesnivelamento de ST

Para selecionar um paciente que se apresenta com dor torácica nessa categoria, é necessário estabelecer agilidade na realização do ECG, com meta de até 10 minutos da entrada no local. Uma vez suposto o diagnóstico, ou seja, dor no peito típica tipo A ou B com tempo superior a 20 minutos de início, ECG exibindo supradesnivelamento do segmento ST superior a 2 mm em duas derivações contíguas (Figura 55.2), ou bloqueio completo do ramo esquerdo de forma aguda

(Figura 55.3), devem ser disponibilizadas condições de pronta resposta para qualquer intercorrência naquele momento, como fibrilação ventricular, taquicardia ventricular sustentada, parada cardíaca, bradicardia acentuada, choque cardiogênico e outras. Portanto, o paciente deve ser acomodado num leito próximo a um desfibrilador, com punção de uma veia de preferência no membro superior esquerdo, monitorização cardíaca contínua da pressão arterial e o uso do oxímetro de pulso, administração de ácido acetilsalicílico 300 mg, de clopidogrel ou novos agentes antiagregantes plaquetários como ticagrelor[12] ou prasugrel[13], de nitratos, se não houver hipotensão arterial sistêmica, e/ou de betabloqueador, coleta de amostra sanguínea. Se houver serviço de hemodinâmica, deve-se encaminhar o paciente a esse setor para intervenção percutânea, no intuito de recanalização do vaso coronário ocluído com tempo porta-balão de 90 minutos no máximo[14]. Se não houver esse serviço, deve-se iniciar a infusão de trombolítico com tempo porta-agulha de 30 minutos no máximo, no sentido de diminuir a intensidade e a extensão de necrose no miocárdio[15], para evitar ou diminuir a possibilidade de disfunção ventricular com falência do músculo cardíaco, que leva a insuficiência cardíaca, edema agudo de pulmão, choque cardiogênico e outras complicações como rotura cardíaca e necrose do septo interventricular, causando comunicação interventricular (CIV) aguda, disfunção do músculo papilar da válvula mitral com insuficiência mitral aguda, enfim, para haver menor mortalidade hospitalar desses pacientes[16].

Síndrome coronária aguda sem supradesnivelamento de ST

Esse grupo de pacientes merece atenção especial pela necessidade de um tempo maior para melhor definição, pois aqui se encontram os pacientes com infarto sem supradesnivelamento de ST (Figura 55.4) e angina instável. Lembramos que aproximadamente a metade dos infartados não apresenta supradesnivelamento do segmento ST e que menos da metade deles mostra alteração enzimática na sua chegada, portanto será necessário um local adequado, com o mínimo recurso, para as principais intercorrências clínicas, conforme descrito acima, para seguirmos com a investigação, por meio de exames de sangue como enzimas cardíacas CKMB, troponina, novos ECGs de forma seriada, pelo menos a cada 3 ou 6 horas, conforme cada caso.

Aqueles que se apresentam com dor precordial tipo A ou B, sem alterações ao ECG ou com alterações ao ECG tipo isquemia como inversão da onda T (Figura 55.5) ou infradesnivelamento do segmento ST em duas ou mais derivações contíguas na chegada, necessitam de investigação mais intensa com radiografia de tórax para todos os pacientes, pois ele poderá fornecer informações como alargamento de mediastino ou não e, se houver, dirigir para o diagnóstico de dissecção de aorta. Se o tamanho da silhueta cardíaca estiver aumentado, poderá indicar miocardiopatia dilatada isquêmica ou não ou derrame pericárdico e, ainda, se há indícios de

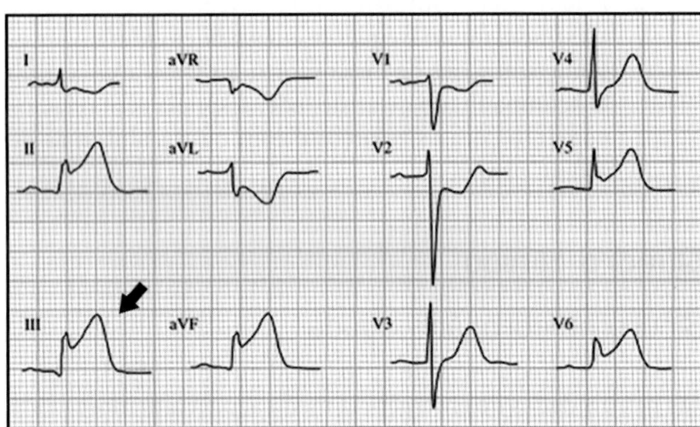

Figura 55.2. Supradesnivelamento ST.

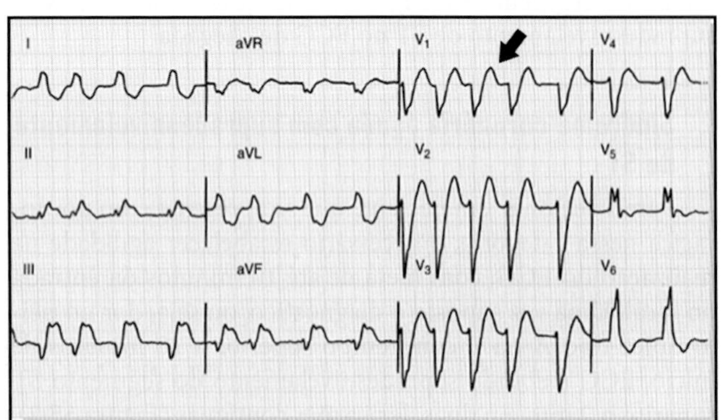

Figura 55.3. Bloqueio de ramo esquerdo (BRE) novo.

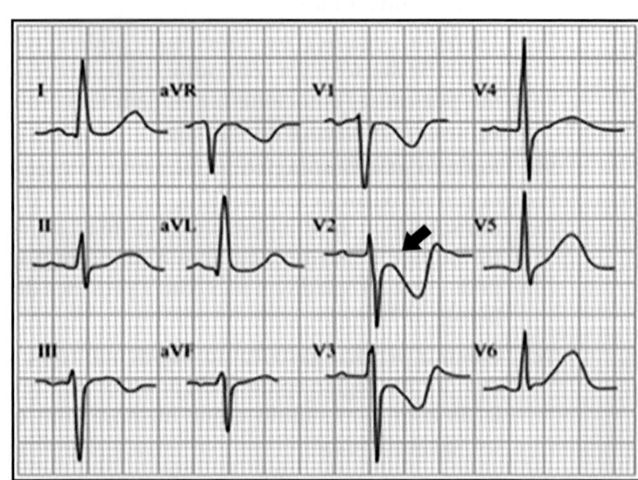

Figura 55.4. Infradesnivelamento ST (ou sem supradesnivelamento ST).

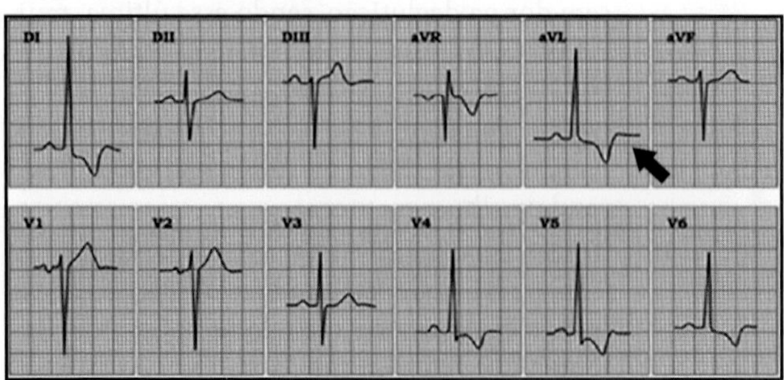

Figura 55.5. Isquemia (onda T invertida).

congestão pulmonar. É um simples e rápido exame, de baixo custo e de muita utilidade em nossa triagem, assim como enzimas cardíacas por pelo menos três amostras, novos ECGs a cada 3 a 6 horas, num prazo não inferior a 9 horas. Nesse período, dependendo da disponibilidade de cada serviço, poderá ser realizado um ecocardiograma para evidenciar ou não alteração segmentar da contratilidade confirmando o diagnóstico de isquemia miocárdica, ou outras alterações como hipertrofia ventricular esquerda, patologias valvulares e até mesmo dissecção aguda de aorta, embora que nesse último caso se trate de uma patologia com baixo valor preditivo negativo para esse exame. A disponibilidade dos marcadores cardíacos com sensibilidade acentuadamente elevada para lesão miocárdica permitiu que os médicos clínicos diagnosticassem infarto em aproximadamente um terço de pacientes adicionais que não teriam preenchido os critérios desse diagnóstico no passado[17], portanto as enzimas cardíacas mais utilizadas em nosso país são a CK total e sua isoenzima CKMB, que apresenta sensibilidade e especificidade para o diagnóstico de infarto em pelo menos três medidas nas primeiras 12 horas, com pico em torno de 24 horas e declínio a partir de 36 horas, assim como as troponinas, com especificidade e sensibilidade maior que a anterior e sua queda mais retardada iniciando com 3 horas de dor, permanecendo no plasma durante 10 a 14 dias, e o grau de sua elevação guardando relação com prognósticos futuros para eventos adversos[18].

Aqui, serão definidas as síndromes coronárias agudas sem supradesnivelamento de ST propriamente dito, encaminhando esses pacientes para uma unidade coronária intensiva, e diagnosticadas outras entidades que se apresentam ou podem se apresentar com dor torácica tipo A ou B, como estenose aórtica crítica, cardiomiopatia hipertrófica, síndrome de Takotsubo e hipertensão arterial pulmonar severa.

A estenose valvar aórtica severa geralmente apresenta outros sintomas na sua história, como cansaço e dispneia progressiva aos esforços, e síncopes, e essa guarda relação com gravidade, antecedentes de internações com insuficiência cardíaca congestiva ou edema agudo de pulmão. Pode estar presente, às vezes, relato de sopro cardíaco. No exame físico, será encontrado pulso anacrótico, na ausculta, um sopro rude sistólico aórtico, e no ECG, uma sobrecarga importante de ventrículo esquerdo, às vezes com inversão de onda T nas derivações esquerdas (Figura 55.6). Na radiografia de tórax, serão observados silhueta cardíaca aumentada à custa do ventrículo esquerdo, aorta ascendente proeminente, botão aórtico nítido e, em certos casos, até sinais de congestão pulmonar. Portanto, haverá várias alterações semiológicas e laboratoriais simples para se suspeitar dessa patologia e encaminhar o paciente para o ecocardiograma, que mostrará a gravidade avaliando seu gradiente sistólico, débito cardíaco, grau de hipertrofia ventricular esquerda e/ou dilatação, assim como outras informações de valor para se definirem o tratamento e a abordagem definitiva.

A cardiomiopatia hipertrófica geralmente apresenta antecedentes familiares com morte súbita e/ou problemas cardíacos. Nos casos sintomáticos, aqui em questão, eles são acompanhados dos sintomas de dispneia, síncopes, pré-síncopes e fadiga. No exame físico, a ausculta cardíaca pode revelar sopro sistólico ejetivo aórtico, bem como sopro sistólico mitral irradiado para a região axilar esquerda, sugerindo insuficiência mitral por hipertrofia septal assimétrica severa. Na radiografia de tórax, se encontrará aumento da silhueta cardíaca à custa do ventrículo esquerdo, e no ECG, uma sobrecarga de ventrículo esquerdo, que pode ser acompanhada de inversão de onda T nas derivações anteriores (Figura 55.7), e em certos casos se nota a presença de ondas Q profundas e estreitas nas derivações inferiores. Nesses pacientes, as enzimas seriadas ajudarão a definir essa hipótese, a encaminhar para o ecocardiograma e a definir a patologia, assim como a sua abordagem terapêutica. É importante lembrar que alguns pacientes dessa classe podem sofrer infarto transmural com enzimas elevadas, mesmo na ausência de doença obstrutiva coronária, conforme já comentado acima, o que muda o seu tratamento imediato para um cuidado intensivo.

A hipertensão arterial pulmonar primária ou secundária de grau severo pode se manifestar com dor torácica típica ou tipo B; a de causas secundárias estarão ricas de outros sinais de suas causas, dependendo da principal, como patologias valvulares cardíacas, cardiopatias congênitas com hiperfluxo pulmonar, patologias do pulmão como *cor pulmonale*, parasitoses como esquistossomose pulmonar, doenças autoimunes, tromboembolismo pulmonar e outras. A chamada hipertensão pulmonar primária incide na faixa de 25 a 35 anos, com história de dispneia aos esforços progressiva até o grau incapacitante, síncopes, e nesse caso, diferentemente das patologias aórticas, não guarda relação com morbidade, mas sim com débito cardíaco fixo, conforme já comentado anteriormente, e aí pode apresentar *angina pectoris* típica ou tipo B.

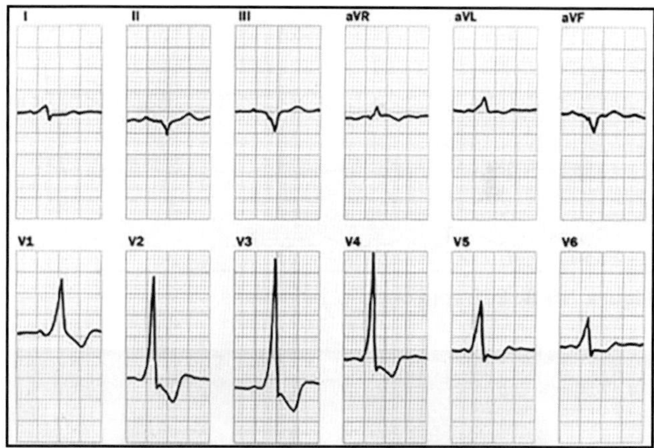

Figura 55.6. ECG na estenose aórtica.

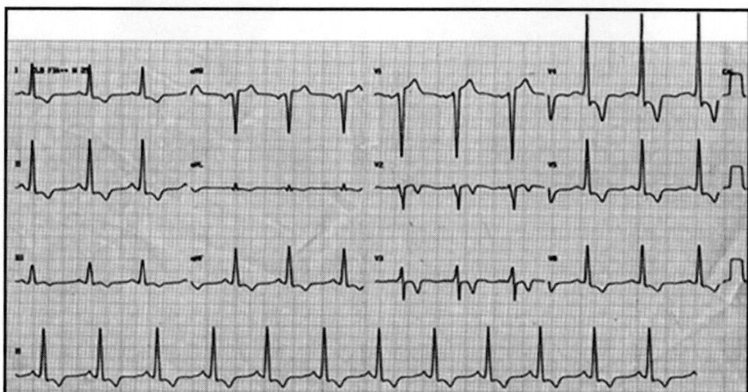

Figura 55.7. ECG na miocardiopatia hipertrófica.

No exame físico, a ausculta cardíaca pode mostrar um sopro sistólico tricúspide suave; no ECG, pode-se encontrar sobrecarga de câmaras direitas como onda P *pulmonale* (Figura 55.8), derivações de baixa voltagem em v1 em contraste com as demais precordiais, onda S profunda nas precordiais esquerdas e R elevadas nas precordiais direitas; na radiografia de tórax, pode se visto um arco médio abaulado, por vezes sem outras alterações significativas. No entanto, nos casos mais graves, há diminuição da vasculatura pulmonar, com hipertransparência do parênquima pulmonar (Figura 55.9), e as enzimas seriadas vão estar dentro da faixa da normalidade. O ecocardiograma é de valor para avaliar a presença ou não de outras patologias associadas e o grau de repercussão nas câmaras cardíacas direitas. O cateterismo cardíaco apresenta curvas e medidas elevadas em nível sistêmico das pressões nas câmaras direitas, porém com pressão capilar pulmonar baixa ou normal.

A síndrome de Takotsubo tem incidência maior em mulheres, e em aproximadamente metade dos casos apresenta histórico de trauma psíquico, evolui com dor típica ou tipo B, ao ECG mostra alterações como supradesnivelamento do segmento ST, porém de baixa amplitude, e suas enzimas seriadas estão alteradas também em valor numérico pouco expressivo; o ecocardiograma mostra alteração segmentar geralmente apical e a cinecoronariografia apresenta coronárias normais com balonização apical na ventriculografia esquerda (Figura 1.10). Devem-se abordar como uma síndrome coronária aguda, e o diagnóstico definitivo se faz pelo seu seguimento, com normalização completa da função sistólica ventricular esquerda em aproximadamente quatro semanas.

Com relação aos pacientes com dor torácica tipo C e tipo D, serão encontradas diversas patologias. Iniciaremos uma breve revisão daquelas de maior gravidade.

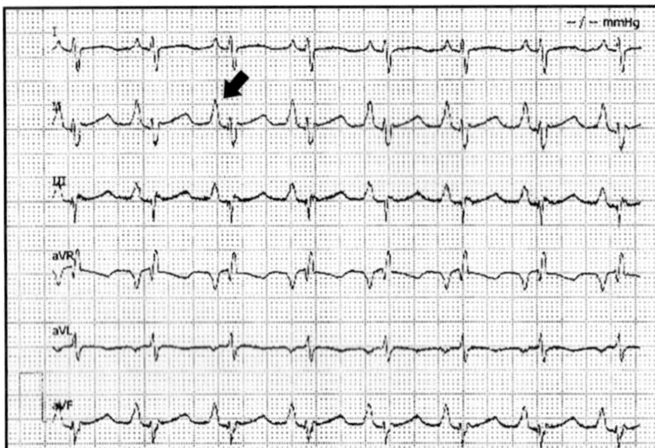

Figura 55.8. ECG com onda "p" *pulmonale.*

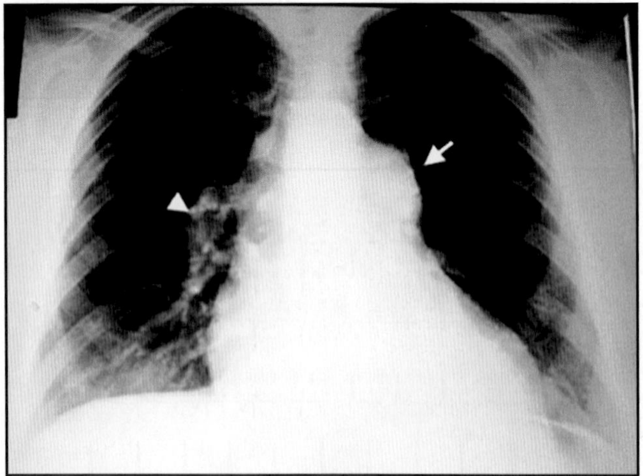

Figura 55.9. Radiografia com abaulamento do intervalo "TP", hipertransparência pulmonar com ausência de vasos.

Patologias vasculares: dissecção aguda de aorta

A apresentação clínica está baseada nos estudos prévios e antigos, sendo o mais recente o IRAD[8]. A apresentação mais frequente é aquela com dor torácica de início súbito e intensa, diferente da dor provocada pelo infarto, que tem início em crescente, geralmente sendo referida como insuportável, levando o paciente adotar atitudes de inquietação, agitação no sentido de procurar uma posição de melhora, porém sem encontrá-la, podendo haver migração. Segundo Spittell *et al.*[9], quando a dor se localiza apenas no tórax, seu envolvimento se faz em 90% na aorta ascendente, e quando a dor se apresenta na região interescapular apenas, em mais de 90% envolve a aorta descendente; quando há irradiação para mandíbula, pescoço, garganta ou face, indica fortemente o envolvimento da aorta descendente. A dor pode ser decorrente da efusão sanguínea no saco pericárdico, causando pericardite aguda ou tipo pleurítica. Outras apresentações como insuficiência cardíaca congestiva, AVC, neuropatia periférica isquêmica, síncopes, parada cardíaca e morte súbita são menos frequentes.

O exame clínico pode revelar ausência de pulsos de determinado(s) membro(s), ou não; na ausculta cardíaca, podem-se encontrar sopro aórtico diastólico de regurgitação aórtica aguda ou ausculta incaracterística; na radiografia de tórax, pode-se observar alargamento do mediastino (Figura 55.11) ou não. A tomografia de tórax *multislice* é o exame de eleição, mas a ausência de dissecção nesse exame não afasta totalmente o diagnóstico. A aortografia pode mostrar sinais de falsos trajetos como *flap*, com sensibilidade em torno de 90%. As enzimas cardíacas somente estarão alteradas quando houver envolvimento coronariano provocando isquemia miocárdica. O ecocardiograma transesofágico possui sensibilidade maior do que o transtorácico.

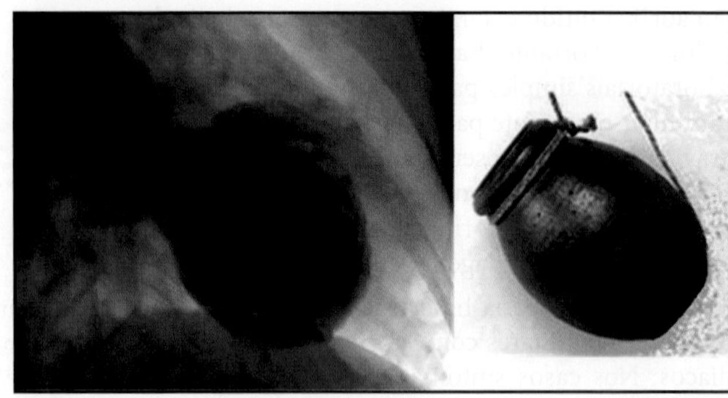

Figura 55.10. Aspecto do VE é comparado a um vaso-armadilha para capturar polvo no Japão, com base redonda e pescoço estreito.

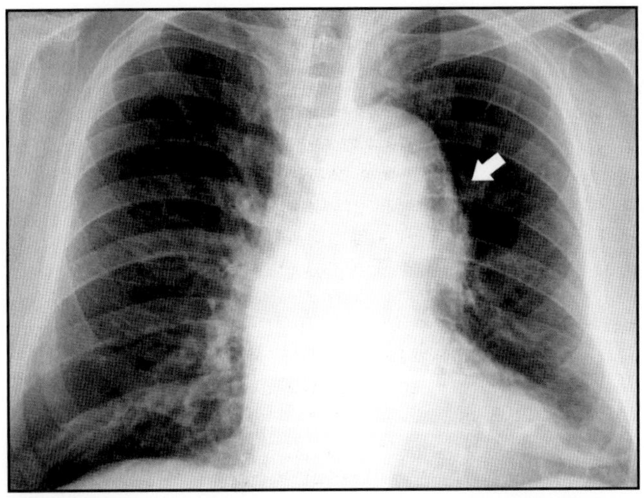

Figura 55.11. Alargamento do mediastino com dissecção aórtica.

As medidas como internação em unidade de terapia intensiva e programação cirúrgica de emergência, se houver envolvimento da aorta ascendente, deverão ser rápidas, pois, após o diagnóstico, a mortalidade está em torno de 1% por hora nas primeiras 48 horas, com 78% na primeira semana.

Referências bibliográficas

1. Bassan R, Pimenta L, Leães PE, Timerman A; Sociedade Brasileira de Cardiologia. I Diretriz de Dor Torácica na Sala de Emergência. Arq Bras Cardiol. 2002;79(Supl 2):1-22.
2. Rezende LLA, Abrantes LOL, Machado MC, Mangueira RC, Cunha AS. Unidades e protocolos de dor torácica – por que implantá-los? (Série Monografias Dante Pazzanese); 2003. v. I, n. 2.
3. Swap CJ, Nagurney JT. Value and limitations of chest pain history in the evaluation of patients with suspected acute coronary syndromes. JAMA. 2005;294(20):2623-9.
4. Bonow OR, Braunwald E. Doença valvular cardíaca. In: Braunwald E, Bonow R, Zipes DP. Braunwald: Tratado de Doenças Cardiovasculares. 7ª ed. Rio de Janeiro: Elsevier; 2008. v. 2.
5. Levinson GE, Alpert JS. Aortic stenosis. In Alpert JS, Dalen JE, Rahimtoola SH, editors. Valvular heart disease. 3rd ed. Philadelphia: Lippincott Williams & Wilks; 2000. p. 183-211.
6. Braunwald E, Seidman CE, Sigwart U. Contemporary evaluation and management of hypertrophic cardiomyopathy. Circulation. 2002;106(11):1312-6.
7. Spodick DH. Pericardial complications of myocardial infarction. In: Francis GS, Alpert JS, editors: Coronary care. 2nd ed. Boston: Little, Brown & Company; 1995. p. 333-41.
8. Hagan PG, Nienaber CA, Isselbacher EM, Bruckman D, Karavite DJ, Russman PL, et al. The International Registry of Acute Aortic Dissection (IRAD): new insights into an old disease. JAMA. 2000;283(7):897-903.
9. Spittell PC, Spittell JA Jr, Joyce JW, Tajik AJ, Edwards WD, Schaff HV, et al. Clinical features and differential diagnosis of aortic dissection: experience with 236 cases (1980 through 1990). Mayo Clin Proc. 1993;68(7):642-51.
10. Pineda LA, Hathwar VS, Grant BJ. Clinical suspicion of fatal pulmonary embolism. Chest. 2001;120(3):791-5.
11. Nootens M, Wolfkiel CJ, Chomka EV, Rich S. Understanding right and left ventricular systolic function and interactions at rest and with exercise in primary pulmonary hypertension. Am J Cardiol. 1995;75(5):374-7.
12. Wallentin L, Becker RC, Budaj A, Cannon CP, Emanuelsson H, Held C, et al. Ticagrelor versus clopidogrel in patients with acute coronary syndromes. N Engl J Med. 2009;361(11):1045-57.
13. Hamm CW. Current practice and limitations of dual antiplatelet therapy in acute coronary syndrome. Eur Heart J. 2009;11(Suppl G):G4-G8.
14. Henriques JP, Haasdijk AP, Zijlstra F; Zwolle Myocardial Infarction Study Group. Outcome of primary angioplasty for acute myocardial infarction during routine duty hours versus during off-hours. J Am Coll Cardiol. 2003;41(12):2138-42.
15. O`Connor RE, Brady W, Brooks SC, Diercks D, Egan J, Ghaemmaghami C, et al. 2010 American Heart Association Guidelines for Cardiopulmonary Resuscitation and Emergency Cardiovascular Care Science. Circulation. 2012;122:5787-817.
16. Mehta SR, Granger CB, Boden WE, Steg PG, Bassand JP, Faxon DP, et al.; TIMACS Investigators. Early versus delayed invasive intervention in acute coronary syndromes. N Engl J Med. 2009;360(21):2165-75.
17. Ravkilde J, Hørder M, Gerhardt W, Ljungdahl L, Pettersson T, Tryding N, et al. Diagnostic performance and prognostic value of serum troponin T in suspected acute myocardial infarction. Scand J Clin Lab Invest. 1993;53(7):677-85.
18. Cannon CP, Braunwald E. Angina instável e infarto do miocárdio sem supradesnivelamento do segmento ST. In: Braunwald E, Bonow R, Zipes DP. Braunwald: Tratado de Doenças Cardiovasculares. 7ª ed. Rio de Janeiro: Elsevier; 2008. v. 2. p. 1246-47.

56

SÍNDROME CORONARIANA AGUDA COM SUPRADESNIVELAMENTO DO SEGMENTO ST

Henrique Tria Bianco
João Manoel Theotonio dos Santos

Introdução

A doença arterial coronariana (DAC) é uma das principais causas de morte e incapacidade nos países desenvolvidos[1]. Embora a mortalidade por essa condição tenha gradualmente diminuído nas últimas décadas nos países ocidentais, ainda causa cerca de um terço de todas as mortes em pessoas com mais de 35 anos[2-4]. A rápida globalização, a urbanização, o envelhecimento da sociedade e o aumento das doenças crônicas colocam novos desafios aos modernos sistemas de saúde[5,6].

De acordo com projeções para o ano 2020, a doença cardiovascular (DCV) permanecerá como causa principal de mortalidade e incapacitação, e atualmente, as regiões em desenvolvimento contribuem mais marcadamente sobre o ônus da DCV que as regiões desenvolvidas. Esse aumento da DCV em regiões em desenvolvimento é resultado, provavelmente, de alguns fatores como a redução da mortalidade por causa infectoparasitária, com aumento da expectativa de vida e mudanças socioeconômicas associadas à urbanização[7]. A despeito de sua elevada letalidade, nos últimos anos, tem se observado uma tendência global à redução da mortalidade por eventos fatais na síndrome coronariana aguda (SCA). Em grande parte, isso se deve ao importante avanço no manejo fármaco-invasivo, com introdução de novos fármacos antitrombóticos e antiagregantes plaquetários e a adoção ampla da estratégia invasiva precoce, com a realização de cinecoronariografia seguida de intervenção coronária percutânea (ICP) nas primeiras horas após o início dos sintomas.

Epidemiologia

As DCVs, no Brasil, são responsáveis por quase 32% de todos os óbitos. Além disso, destacam-se como a terceira maior causa de internações no país, entre elas o infarto agudo do miocárdio (IAM). Segundo dados do Departamento de Informática do Sistema Único de Saúde (Datasus), morrem anualmente no Brasil cerca de 66 mil pessoas vítimas de ataque cardíaco, com estimativa de aproximadamente 400 mil casos anuais. A maioria das mortes decorrentes de IAM ocorre nas primeiras horas de manifestação da doença, sendo 40% a 65% na primeira hora e aproximadamente 80% nas primeiras 24 horas[8,9].

Os principais fatores de risco cardiovasculares são bem identificados, particularmente idade, hipertensão arterial sistêmica, diabetes, dislipidemia, tabagismo e histórico familiar[10,11]. Esses fatores de risco foram incorporados a escores de risco cardiovascular, ferramentas úteis na prática clínica para estratificação do risco de cardiopatia coronariana e óbito por causa cardiovascular, assim como para guiar as abordagens diagnósticas e terapêuticas[12,13]. Se por sua vez, é menos provável a ocorrência de uma SCA na ausência de fatores de risco, e isso pode determinar menor suspeição e retardar a intervenção adequada[14].

Classificação do infarto agudo do miocárdio segundo a definição mundial

Conforme a ESC (*European Society of Cardiology*)/ ACC (*American College of Cardiology*)/WHF (*World Health Federation*)/AHA (*American Heart Association*), o IAM se classifica de acordo com os seguintes tipos:

- **Tipo 1:** IAM primário, devido à isquemia por erosão, fissura ou ruptura de placa aterosclerótica;
- **Tipo 2:** IAM secundário, ocasionado por isquemia secundária a maior demanda de oxigênio ou por redução da oferta de oxigênio;
- **Tipo 3:** Morte súbita ou parada cardíaca, frequentemente com sintomas sugestivos de isquemia miocárdica ou achados sugestivos de IAM (elevação de segmento ST, novo bloqueio de ramo esquerdo ou evidência de trombo recente em coronária);
- **Tipo 4a:** IAM associado a angiosplatia;
- **Tipo 4b:** IAM associado a trombose de *stent*;
- **Tipo 5:** IAM associado a cirurgia de revascularização do miocárdio.

Fisiopatologia

Dentro de um espectro de possibilidades relacionadas com o tempo de evolução, o miocárdio sofre progressiva agressão, representada pelas áreas de isquemia, lesão e necrose, sucessivamente. Na primeira, predominam distúrbios eletrolíticos, na segunda, alterações morfológicas reversíveis e na última, danos definitivos. A necessidade de reperfusão precoce é crucial para o bom prognóstico do infarto do miocárdio.

O termo "infarto do miocárdio" significa basicamente a morte de cardiomiócitos causada por isquemia prolongada. Em geral, essa isquemia é causada por trombose e/ou vasoespasmo sobre uma placa aterosclerótica[15]. O processo migra das regiões subendocárdicas para o subepicárdio. A maior parte dos eventos é causada por rotura súbita e formação de trombo sobre placas vulneráveis, inflamadas, ricas em lipídios e com capa fibrosa delgada. Entretanto, uma parcela significativa está associada à erosão da placa aterosclerótica. O infarto com supradesnível de segmento ST ocorre em associação com oclusão trombótica total do vaso, frequentemente como complicação de placa rica em colesterol e infiltrada de leucócitos. Entretanto, com a crescente exposição a tratamento com estatinas, essa forma de apresentação clínica da SCA tem declinado, em virtude do menor conteúdo lipídico, trombótico e inflamatório. Existe um padrão dinâmico de trombose e trombólise (TL) simultaneamente associadas ao vasoespasmo, o que pode causar obstrução do fluxo de forma intermitente e embolização distal (um dos mecanismos responsáveis pela falência da reperfusão tecidual apesar da obtenção de fluxo na artéria acometida)[16]. A interrupção da evolução dessa patologia é o conceito fundamental da terapia de reperfusão aguda, determinando limites de extensão final do infarto. O tamanho do infarto determina fortemente o prognóstico.

Estudos genéticos associando a doença coronária e o infarto do miocárdio estão historicamente atrasados em relação a outros fatores de risco. A principal razão dessa limitação é a complexidade da doença, possivelmente envolvendo não somente os fatores genéticos, mas também interações ambientais. De fato, muitos fatores de risco foram identificados para a doença coronária, incluindo tabagismo, idade avançada, gênero masculino, *diabetes mellitus*, hipertensão arterial, dislipidemia, história prévia e familiar de doença precoce. Entre esses fatores, a história familiar é um dos fatores de risco independentes mais significativos[17]. Os estudos entre gêmeos também sugerem que fatores genéticos contribuem para o desenvolvimento da doença, apoiando a hipótese da contribuição dos fatores genéticos para o desenvolvimento da doença aterosclerótica[18]. O método mais frequentemente utilizado para identificar os genes de suscetibilidade para DAC e infarto do miocárdio tem sido os estudos de casos-controle para genes candidatos com base em seu envolvimento potencial. Os polimorfismos de um único nucleotídeo (SNPs) são identificados no gene e genotipados em um grupo de pacientes (casos) e controles. As frequências de alelos ou genótipos de SNP são, então, analisadas. Um alelo ou genótipo está associado à doença se sua ocorrência nos casos for significativamente diferente daquela dos controles. Entretanto, esses dados devem ser interpretados com prudência, uma vez que muitos desses estudos são "contaminados" por viés de seleção, correspondência inadequada dos grupos e tamanho amostral pequeno, permanecendo, dessa forma, o intenso debate sobre a verdadeira associação de alguns genes com a doença coronária. O diagnóstico precoce por meio testes genéticos resultará, compulsoriamente, em modificações de estilo de vida em indivíduos com fatores genéticos de risco, e, isolados ou em combinação com os fatores de risco tradicionais, poderiam retardar ou até mesmo prevenir a doença[19].

Quadro clínico

Avaliação inicial

Embora a apresentação clínica de pacientes com isquemia miocárdica aguda possa ser muito diversa, aproximadamente 75% a 85% dos pacientes apresentam dor torácica como sintoma predominante. A dor, usualmente prolongada (maior que 20 minutos) e desencadeada por exercício ou por estresse, pode ocorrer em repouso. A dor, em geral intensa, é aliviada parcialmente com repouso ou com nitratos e pode ser acompanhada de irradiação para membros superiores e pescoço e por outros sintomas associados (dispneia, náuseas e vômitos)[20,21]. Em pacientes com angina prévia, a mudança do caráter da dor é um indicador de instabilização. É importante ressaltar que a obtenção de história detalhada sobre as características da dor e o relato prévio de cardiopatia isquêmica auxilia muito no diagnóstico, mas não têm acurácia clínica adequada para afastar ou confirmar um quadro de isquemia aguda do miocárdio. O exame físico é frequentemente pobre e inespecífico. Menos de 20% dos pacientes apresentam alterações significativas na avaliação inicial. Entretanto, a presença de estertores pulmonares, hipotensão arterial sistêmica (pressão arterial sistólica inferior a 110 mmHg) e taquicardia sinusal coloca o paciente em maior risco de desenvolver eventos cardíacos nas próximas 72 horas[22].

A descrição clássica da dor torácica na SCA é a de dor ou desconforto ou queimação ou sensação opressiva localizada na região precordial ou retroesternal, que pode ter irradiação para o ombro e/ou braço esquerdo, braço direito, pescoço ou mandíbula, acompanhada frequentemente de diaforese, náuseas, vômitos ou dispneia. A dor pode durar alguns minutos (geralmente entre 10 e 20) e ceder, como nos casos de angina instável, ou mais de 30 minutos, como nos casos de IAM. O paciente pode também apresentar queixa atípica como mal-estar, indigestão, fraqueza ou apenas sudorese, sem dor. Pacientes idosos e mulheres frequentemente manifestam dispneia como queixa principal no IAM, podendo não ter dor ou mesmo não a valorizar o suficiente.

O diagnóstico é feito com base no quadro clínico, nas alterações eletrocardiográficas e na elevação dos marcadores bioquímicos de necrose.

O eletrocardiograma

Tendo em vista que os sintomas são extremamente variados e que a elevação dos marcadores se inicia cerca de horas após o início da dor, o principal instrumento diagnóstico e determinante da conduta é o eletrocardiograma (ECG). Ele deverá apresentar o supradesnível do segmento ST ou o bloqueio agudo de ramo esquerdo, critérios suficientes para desencadear a tentativa imediata de reperfusão em um paciente com história sugestiva[23].

A Tabela 56.1 evidencia as alterações no ECG com possível localização da artéria relacionada.

Tabela 56.1. Diagnóstico topográfico de IAM, com sua possível correlação com as artérias coronárias

Derivação	Localização	Artéria envolvida
V1e V2 ou V1-V3	Anterosseptal	DA (ramo diagonal)
V1-V4	Anterior	DA (terço médio)
V1-V6	Anterior extenso	DA (proximal)
V5-V6	Apical ou lateral	Diagonal ou marginal esquerda
DI-aVL	Lateral alto	Diagonal ou marginal esquerda
D2, D3 e aVL	Inferior ou diafragmático	Direita ou circunflexa
V7-9 ou imagem em espelho em V1-2 ou V3	Dorsal ou posterior	Circunflexa
V4 a V6 com ou sem DI e aVL	Anterolateral	Diagonal, ramo intermediário ou marginal esquerda
DII, DIII, aVF e V5 e V6	Inferolateral	Direita ou circunflexa (proximal)
DII, DIII, aVF, V5-6 e V7-8 (ou imagem em espelho em V1 e V2)	Inferolaterodorsal	Circunflexa proximal
V3r e V4r	Ventrículo direito	Direita ou circunflexa

O supradesnível do segmento ST maior que 1 mm em duas derivações contíguas determina o diagnóstico e correlaciona-se com a topografia do infarto. O segmento ST começa no ponto J, ponto no qual termina a inscrição do complexo QRS, apresentando concavidade para cima em uma situação normal. Já o seu final não é bem definido por continuar insensivelmente com o ramo ascendente da onda T. O sinal mais precoce de IAM é um aplanamento do segmento ST, ou seja, a perda da discreta concavidade que existe normalmente na ascensão do segmento ST com duração transitória. Instalada a fase superaguda, é regra habitual a presença do bloqueio de injúria, que se associa ao supradesnivelamento de ST e ao aumento na amplitude da onda T[24]. O segmento ST desnivela-se, inicialmente, com concavidade para cima e com onda T positiva.

Cerca de 50% dos pacientes com infarto não apresentam elevação do segmento ST no primeiro ECG. Exames seriados reduzem o erro de diagnóstico para 10% a 20%. No ECG de 12 derivações, a elevação do segmento ST associada com dor torácica possui especificidade de 91% e sensibilidade de 46% para o diagnóstico de infarto agudo. A orientação dos vetores representativos dos efeitos elétricos resultantes em fase aguda permite determinar com certa acurácia a área ventricular acometida. Em grande parte das vezes, os efeitos elétricos são bem registrados em várias derivações. As mudanças conformacionais no segmento ST em pacientes em fase evolutiva do infarto do miocárdio têm sido associadas à reperfusão da artéria culpada[25,26]. Entretanto, porcentagem significativa dos pacientes não apresenta normalização desse segmento mesmo após revascularização bem-sucedida, apesar do fluxo TIMI grau 3. Isso é causado por uma variedade de processos, incluindo o edema tecidual, agregação plaquetária, adesão de neutrófilos, mionecrose e estase de glóbulos vermelhos intracapilar, resultando no fenômeno conhecido como *no-reflow*[27]. Estudos experimentais e clínicos demonstraram que esse fenômeno é comum e está associado com maior incidência de remodelação ventricular esquerda, insuficiência cardíaca congestiva e morte[28-30]. Assim, alterações do segmento ST após intervenções percutâneas oferecem informações prognósticas, refletindo o *status* da perfusão miocárdica. Há sugestão de que a persistente elevação do segmento ST está fortemente relacionada com maiores volumes e função ventricular esquerda deprimida, e associada com a presença de lesão microvascular, informação essencial no aspecto preditivo[31].

A resolução do segmento ST tem sido usada como desfecho substituto em ensaios que avaliam a reperfusão. Entretanto, o seu significado prognóstico poderia estar limitado apenas a pacientes tratados por fibrinólise química. Em análise de subgrupo proveniente da coorte DANAMI-2 (*DANish trial in Acute Myocardial Infarction-2*)[32] incluindo 1.421 pacientes submetidos a tratamento fibrinolítico ou via angioplastia transluminal, a elevação do segmento ST foi avaliada no início do evento, pré-intervenção percutânea, 90 minutos e 4 horas, sendo estratificada da seguinte forma: 1) completa – maior ou igual a 70%; 2) parcial – de 30% a menos de 70%; e 3) nenhuma resolução – menor que 30%. Os desfechos finais foram para avaliação de mortalidade em 30 dias, em longo prazo e para as taxas de reinfarto. Foram obtidos os seguintes resultados: a resolução do segmento ST em 90 minutos foi mais pronunciada após intervenção percutânea (60% *vs.* 45%, $p < 0,0001$), e o fenômeno de recuperação completa foi observado em 4 horas. No grupo fibrinólise, as taxas de mortalidade em 30 dias e de longo prazo foram significativamente maiores entre os pacientes sem resolução

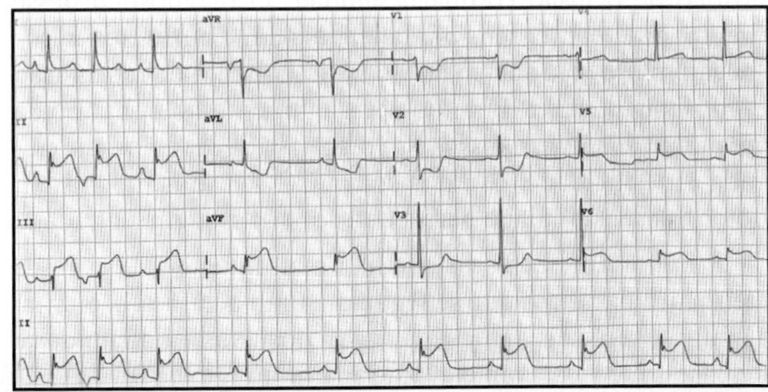

Figura 56.1. Infarto agudo do miocárdio com supradesnível de ST. Interpretação: supradesnível do segmento ST em DII, DIII e aVF; V5 e V6 e infradesnível do segmento ST em V1-V3. Obs.: Infarto agudo do miocárdio com supradesnível de ST em paredes inferior, lateral e posterior (imagem em espelho: infradesnível em V1-V3). Nesses casos, recomenda-se ECG adicional com derivações V3r, V4r (para avaliar infarto de ventrículo direito) e V7, V8 (para detectar o supradesnível na parede posterior). Fonte: Arquivo pessoal.

do segmento ST. A resolução do segmento ST não esteve associada com os desfechos primários do grupo intervenção percutânea. Em análise multivariada, a resolução do segmento ST em 4 horas foi preditora independente de mortalidade mais baixa, e taxas maiores de reinfarto foram observadas entre os pacientes que receberam terapia fibrinolítica. De forma interessante, a resolução do segmento ST em 4 horas correlacionou-se com maiores taxas de reinfarto entre os pacientes que receberam tratamento fibrinolítico, enquanto nenhuma associação foi observada para os pacientes que receberam tratamento percutâneo. Consequentemente, a resolução do segmento ST foi importante estratificador de risco no grupo fibrinólise, mas subestimou o risco no grupo intervenção.

O bloqueio do ramo esquerdo (BRE), quando há suspeita de IAM, pode ser um grande dilema para o médico, porque, na maioria das vezes, mascara os sinais de infarto no ECG, podendo atrasar o diagnóstico e o início do tratamento. Sgarbossa *et al.*[33], em 1996, estudando um grande número de ECG de pacientes com infarto, estabeleceram critérios para o diagnóstico de IAM na presença de BRE. Esses critérios têm baixa sensibilidade (50%), porém têm alta especificidade (90%). Sabe-se que o BRE isoladamente determina alterações secundárias da repolarização ventricular (alterações de ST-T); o desnivelamento do segmento ST e a onda T se opõem ao QRS, isto é, o desnivelamento de ST é sempre discordante, em sentido oposto à maior polaridade do QRS. Nesse estudo, verificaram-se três alterações mais importantes que puderam diagnosticar infarto agudo na presença de BRE:

- Supradesnivelamento de ST concordante com o QRS maior que 1 mm;
- Infradesnivelamento de ST concordante com o QRS maior que 1 mm;
- Supradesnivelamento de ST discordante do QRS maior que 5 mm nas derivações V1 a V3.

O infarto do miocárdio é geralmente causado por oclusão coronária aguda, e sua evolução clínica é principalmente dependente do tempo decorrido entre o diagnóstico e a terapia de reperfusão[34]. A melhor prática requer que o paciente seja submetido a ECG de 12 derivações padronizadas, pois *ST segment deviation* atende a critérios aceitos para o diagnóstico de oclusão coronária aguda[35]. O diagnóstico desse evento deve ter alta sensibilidade, pois um diagnóstico falso-negativo provoca acesso tardio ao tratamento de reperfusão e, consequentemente, um potencial aumento do tamanho da área infartada. Além disso, esse diagnóstico deve possuir elevada especificidade. Estudos com ECG seriados mostraram potencial sensibilidade para a detecção da isquemia aguda.

É importante destacar que há uma sequência de eventos eletrocardiográficos que se seguem a uma oclusão coronária: 1) minutos iniciais: ondas T amplas, positivas, pontiagudas e de base simétrica, com elevação maior ou igual a 0,1 mV; 2) após 20 minutos: supradesnivelamento do segmento ST, que morfologicamente tende a ser convexo; 3) horas após: aparecimento de ondas Q patológicas e corte nas ondas R; 4) após alguns dias: retorno do segmento ST à linha de base, onda T negativa, profunda e simétrica; se o supradesnivelamento do segmento ST permanecer após seis semanas do evento agudo, pode haver a presença de aneurisma ventricular; 5) meses após o evento agudo: eventual positivação da onda T.

As orientações emanadas de diretrizes europeias e americanas para a gestão de SCA recomendam revascularização coronária aguda para todos os pacientes com infarto do miocárdio com elevação do ST (STEMI)[36-39].

Diagnóstico diferencial

Estima-se que 5 a 8 milhões de indivíduos com dor torácica ou outros sintomas sugestivos de isquemia miocárdica aguda sejam vistos anualmente nas salas de emergência nos Estados Unidos[40,41]. Esse número representa cerca de 5% a 10% de todos os atendimentos emergenciais naquele país[42]. Entretanto, cerca de 3% dos pacientes que realmente estão em fase aguda são inapropriadamente liberados da sala de emergência por não terem a sua doença reconhecida ou suspeitada[43]. Em países nos quais os médicos emergencistas têm menos experiência ou conhecimento no manejo de pacientes com dor torácica, ou que por razões conjunturais são menos propensos a interná-los para uma adequada investigação, a taxa de IAM não reconhecida poderia chegar a 20%[44].

A variedade e possível gravidade das condições clínicas que se manifestam com dor torácica faz com que seja primordial um diagnóstico rápido e preciso das suas causas. Essa diferenciação entre as doenças que oferecem risco de vida (dor torácica com potencial de fatalidade), ou não, é um ponto crítico na tomada de decisão do médico emergencista para definir sobre a liberação ou admissão do paciente ao hospital e para iniciar o tratamento, imediatamente. Como a SCA (infarto agudo do miocárdico e angina instável) representa quase 1/5 das causas de dor torácica nas salas de emergência, e por possuir significativa morbimortalidade, a abordagem inicial desses pacientes é sempre feita no sentido de confirmar ou afastar esse diagnóstico[45].

Vários estudos têm sido realizados para determinar a acurácia diagnóstica e a utilidade da história clínica e do ECG em pacientes admitidos na sala de emergência com dor torácica para o diagnóstico de IAM. A característica anginosa da dor torácica tem sido identificada como o dado com maior poder preditivo de doença coronariana aguda[46].

Algumas situações devem ser consideradas como diagnóstico diferencial. A dissecção aguda da aorta ocorre mais frequentemente em hipertensos, em portadores de síndrome de Marfan ou naqueles que sofreram traumatismo torácico recente. Esses pacientes se apresentam com dor súbita, descrita como "rasgada", geralmente se iniciando no tórax anterior e com irradiação para dorso, pescoço ou mandíbula. No exame físico, pode-se encontrar sopro de regurgitação aórtica. A embolia pulmonar apresenta manifestações clínicas muito variáveis e, por isso, nem sempre típicas da doença. O sintoma mais comumente encontrado é a dispneia, vista em 73% dos pacientes, sendo a dor torácica (geralmente súbita) encontrada em 66% dos casos[47]. Ao exame clínico, o paciente pode apresentar dispneia, taquipneia e cianose.

A dor torácica no pneumotórax espontâneo geralmente é localizada no dorso ou ombros e acompanhada de dispneia. Grande pneumotórax pode produzir sinais e sintomas de insuficiência respiratória e/ou colapso cardiovascular (pneumotórax hipertensivo)[48]. Ao exame físico, podem ser encontradas dispneia, taquipneia e ausência de ruídos ventilatórios na ausculta do pulmão afetado. Já na pericardite, o sintoma mais comum é a dor torácica, geralmente de natureza pleurítica, de localização retroesternal ou no hemitórax esquerdo, mas que, diferentemente da isquemia miocárdica, piora quando o paciente respira, deita ou deglute e melhora na posição sentada e inclinada para frente. No exame físico, pode-se encontrar febre e um atrito pericárdico (que é um dado patognomônico).

A estenose aórtica também produz dor torácica cujas características se assemelham à da doença coronária[49]. A presença de um sopro ejetivo aórtico e hipertrofia ventricular esquerda no ECG indica a presença da estenose aórtica, mas não afasta a possibilidade de SCA. Na miocardiopatia hipertrófica, a dor torácica ocorre em 75% dos pacientes sintomáticos e pode ter características anginosas. No exame físico, pode-se encontrar uma quarta bulha e um sopro sistólico ejetivo aórtico. O diagnóstico é feito pelo ecocardiograma transtorácico. O ECG geralmente mostra hipertrofia ventricular esquerda, com ou sem alterações de ST-T.

As doenças do esôfago podem mimetizar a doença coronariana crônica e aguda. Pacientes com refluxo esofagiano podem apresentar desconforto torácico, geralmente em queimação (pirose), mas que às vezes é definido como sensação opressiva, localizada na região retroesternal ou subesternal, podendo se irradiar para o pescoço, braços ou dorso, às vezes associada à regurgitação alimentar, e que pode melhorar com a posição ereta ou com o uso de antiácidos, mas também com nitratos, bloqueadores dos canais de cálcio ou repouso[50,51].

A ruptura do esôfago é uma doença grave e rara na sala de emergência. Pode ser causada por vômitos incoercíveis, como na síndrome de Mallory-Weiss. Encontra-se dor excruciante em 83% dos casos, de localização retroesternal ou no andar superior do abdome, geralmente acompanhada de um componente pleurítico à esquerda. Apresenta alta morbimortalidade e é de evolução fatal se não tratada. O diagnóstico é firmado quando se encontra na radiografia de tórax um pneumomediastino ou um derrame pleural à esquerda de aparecimento súbito. Os sintomas da ruptura esofágica são muitas vezes inespecíficos, mimetizando patologias mais comuns e atribuídas à pneumonia, ao pneumotórax espontâneo, ao infarto do miocárdio, à embolia pulmonar e a outras patologias do aparelho gastrointestinal. A síndrome de Boerhaave é a ruptura espontânea do esôfago, ocorre subitamente e gera risco de morte. Em 80% dos casos, é precedida por episódios de vômitos intensos. A ruptura esofágica é decorrente de súbito aumento na pressão interna do esôfago precipitada durante o ato de vomitar, observada em 77% dos casos, como resultado de incoordenação neuromuscular do músculo cricofaríngeo[52].

Avaliação inicial na sala de emergência

A terapia de reperfusão é conduta crucial nos pacientes de fase aguda. Desde o advento da terapia com fibrinolíticos, o restabelecimento do fluxo coronariano tornou-se objetivo primordial. O prognóstico a curto e longo prazo relaciona-se diretamente com o tempo transcorrido do início dos sintomas à instituição da terapia de reperfusão efetiva[53].

Apesar dos avanços significativos no tratamento e na prevenção, os pacientes com infarto do miocárdio com elevação do segmento ST (STEMI) continuam sendo uma população com alto risco de desfechos clínicos adversos. O *Global Registry of Acute Coronary Events* (GRACE)[54] descreve os dados epidemiológicos, o tratamento e a evolução, de forma detalhada e abrangente, do espectro de pacientes atendidos com SCA. Os dados foram coletados de 11.543 pacientes em 14 países. Desses pacientes, 30% apresentaram infarto do miocárdio com elevação do segmento ST (STEMI), 25% apresentaram infarto do miocárdio sem elevação do segmento ST (NSTEMI), 38% tiveram angina instável e 7% tiveram outros diagnósticos cardíacos ou não cardíacos. A terapia de reperfusão foi utilizada em 62% dos pacientes com STEMI. A ICP foi realizada em 40% desses indivíduos durante a admissão do índice. Os registros se tornam importantes, porque apresentam dados sobre o tratamento realmente oferecido, sua eficácia e a aderência da classe médica às recomendações. Estudos clínicos randomizados, embora também forneçam informações clínicas, seguem critérios de inclusão específicos, limitando a amostra. Já nos registros, os pacientes não são selecionados e seus achados refletem com mais propriedade o chamado "mundo real", no qual os cardiologistas trabalham e vivenciam sua rotina diária. No Brasil, são escassos os registros apropriados, tornando difícil o entendimento dessa doença e as proposições para melhorar o atendimento direcionado às nossas particularidades.

Condutas na sala de emergência

A ICP primária e a TL representam duas estratégias alternativas de reperfusão para o IAM com elevação do ST (STEMI). Em comum, a TL é considerada mais disponível e pode ser iniciada mais rapidamente do que a ICP primária. Em muitos ensaios clínicos randomizados, a ICP tem se mostrado superior à TL na redução da mortalidade, reinfarto e acidente vascular cerebral (AVC)[55-60]. Esse benefício está relacionado com uma taxa de reperfusão mecânica precoce muito mais elevada (cerca de 90%) em comparação com a taxa de reperfusão farmacológica (cerca de 50%), com a capacidade de tratar simultaneamente a estenose subjacente e, finalmente, com o menor risco de hemorragia grave. Diretrizes da Sociedade Europeia de Cardiologia recomendam a ICP primária como tratamento preferencial, sempre que estiver disponível, dentro de 90 a 120 minutos do primeiro contato médico[61,62].

Fibrinolíticos

A utilização de medicamentos fibrinolíticos para a recanalização da artéria relacionada ao infarto (artéria culpada) em pacientes com IAM foi incorporada na prática clínica há mais de 25 anos e está baseada em duas observações: a alta prevalência da presença de um trombo oclusivo nas artérias coronárias nas primeiras horas do IAM e o conhecimento de que a progressão da necrose miocárdica pode ser reduzida com a reperfusão do vaso e consequente redução da mortalidade.

Evidência de benefício

Mais de 150 mil pacientes foram randomizados em estudos clínicos com fibrinolíticos *versus* controle ou *versus* outro regime de fibrinolíticos. A análise do grupo de estudos do FTT (*Fibrinolytic Therapy Trialists*)[63] demonstrou que, entre os pacientes que tinham dor com até 6 horas do início dos sintomas e elevação do segmento ST ou bloqueio de ramo no ECG, aproximadamente 30 mortes eram evitadas por mil pacientes tratados; se fosse entre 7 e 12 horas, esse número era de 20 mortes evitadas por mil pacientes tratados. Além de 12 horas, não foram demonstradas evidências convincentes de benefício para o grupo tratado. Com relação ao tempo de tratamento, o maior benefício é visto naqueles tratados o mais precocemente possível. Comparando-se o tratamento fibrinolítico na primeira hora, em que 65 vidas são salvas por mil pacientes tratados, com os pacientes tratados entre 6 e 12 horas, em que apenas 10 vidas são salvas por mil pacientes tratados, verifica-se a necessidade de estratégias específicas para o início precoce do tratamento fibrinolítico[64]. Da mesma forma, há redução progressiva de aproximadamente 1,6 morte por hora de atraso por mil pacientes tratados.

Comparação entre os fibrinolíticos

O TNK-tPA, único fibrinolítico disponível para uso em *bolus* único, está associado a menor taxa de sangramentos não cerebrais e menor necessidade de transfusão sanguínea. Os fibrinolíticos em *bolus* facilitam o tratamento mais rápido tanto pré-hospitalar como hospitalar e, ainda, reduzem as chances de erros em sua administração, que elevam os índices de morbidade e de mortalidade.

A escolha do agente fibrinolítico depende da análise individual dos riscos e benefícios, da disponibilidade e do custo. Os regimes de administração dos fibrinolíticos para o tratamento do IAM e a necessidade de terapia coadjuvante são descritos na Tabela 56.2.

Tabela 56.2. Terapia fibrinolítica para o tratamento do infarto do miocárdio com supra de ST

	Tratamento	Terapia antitrombótica
Estreptoquinase (SK)	1,5 milhão de unidades em 100 ml de soro glicosado a 5% ou solução salina a 0,9% em 30-60 minutos	Nenhuma ou heparina não fracionada para os infartos de grandes extensão ou risco de tromboembolismo
Alteplase (tPA)	15 mg EV em *bolus*, seguidos por 0,75 mg/kg em 30 minutos e então 0,50 mg/kg em 60 minutos. A dose total não deve exceder 100 mg	Heparina não fracionada por 24-48 horas
Reteplase (rPA)	10 unidades + 10 unidades EV em duplo-*bolus*, separadas por 30 minutos entre as doses	Heparina não fracionada por 24-48 horas
Tenecteplase (TNK-tPA)	*Bolus* único: 30 mg se < 60 kg 35 mg se entre 60 kg e 70 kg 40 mg se entre 70 kg e < 80 kg 45 mg se entre 80 kg e < 90 kg 50 mg se > 90 kg de peso	Heparina não fracionada por 24-48 horas
Aspirina deve ser dada para todos desde que não haja contraindicação ao seu uso		

EV: via endovenosa

Contraindicações ao uso de trombolíticos:

* **Absolutas:**

1. AVC hemorrágico a qualquer tempo;
2. AVC isquêmico com menos de três meses;
3. Lesão vascular cerebral conhecida (malformação arteriovenosa – MAV);
4. Neoplasia maligna no sistema nervoso central;
5. Neurocirurgia ou traumatismo cranioencefálico recente, há menos de três meses;
6. Discrasia sanguínea conhecida ou sangramento ativo (exceto menstruação);
7. Dissecção aórtica suspeita;
8. Doenças terminais.

* **Relativas:**

1. Ataque isquêmico transitório nos últimos três meses;
2. Terapia com anticoagulantes orais;
3. Gravidez ou período de pós-parto com mais de uma semana;
4. Punção vascular não compressível;
5. Parada cardiorrespiratória traumática ou prolongada (maior que 10 minutos);
6. Hipertensão arterial sistêmica não controlada (maior ou igual a 180 mmHg e/ou maior ou igual a 110 mmHg);
7. Doença hepática avançada;
8. Endocardite infecciosa;
9. Úlcera péptica ativa.

* Para a estreptoquinase: exposição prévia ou história de reação alérgica.

Complicações da terapêutica fibrinolítica

Complicações hemorrágicas: podem ser classificadas em graves (hemorragias intracranianas), maiores (que necessitam transfusões sanguíneas) e menores.

Hipotensão arterial: ocorre em cerca de 10% dos pacientes submetidos à estreptoquinase. Manuseio: Colocar o paciente em posição de Trendelenburg e reduzir a velocidade de infusão do fibrinolítico, iniciando-se infusão de solução fisiológica se necessário.

Intervenção coronariana percutânea

A intervenção coronariana percutânea no IAM pode ser dividida em primária (sem o uso prévio de fibrinolíticos), facilitada (relacionada à utilização de farmacologia prévia), de salvamento ou resgate (decorrente do insucesso da fibrinólise) e aquela praticada de maneira eletiva após a fibrinólise. A ICP primária compreende o uso do cateter-balão ou do implante de *stent* coronariano, sem o uso prévio de fibrinolítico, com o objetivo de restabelecer o fluxo coronário anterógrado de maneira mecânica. Essa técnica, quando disponível, constitui-se na melhor opção para a obtenção da reperfusão coronariana, se iniciada até 90 minutos pós-diagnóstico do IAM[65,66].

Para os pacientes com contraindicação para fibrinólise ou na vigência do choque, a ICP primária é a opção preferencial[67]. Não existindo recanalização adequada da artéria relacionada ao IAM, deve ser realizada a intervenção coronariana percutânea de salvamento. Recomenda-se sua realização em tempo inferior a 180 minutos após o fibrinolítico, visto que os benefícios para os pacientes são menores após esse intervalo.

A angioplastia primária tem vantagens no que se refere ao sucesso, já que leva à revascularização completa em 90% a 95% dos pacientes. Dentre algumas de suas complicações, destacam-se aquelas relacionadas ao acesso vascular (sangramento, hematoma, pseudoaneurisma e fístula arteriovenosa), que ocorrem em 2% a 12% dos casos, nefropatia grave (relacionada, pelo menos parcialmente, ao uso de contraste iodado), em até 2% dos pacientes, e taquicardia e fibrilação ventricular (4,3%). Atualmente, a reoclusão do vaso-alvo é rara (cerca de 1% dos casos), reduzindo muito a necessidade de cirurgia de revascularização de urgência. As maiores limitações da angioplastia primária são a sua disponibilidade e o atraso na transferência do paciente para um centro médico capacitado.

Monitorização, tratamentos, prescrição

Recomendações:

1. Anamnese breve e direcionada para identificação de candidatos à terapia de reperfusão e possível contraindicação à TL farmacológica; 2. Exame físico direcionado com aferição dos dados vitais, palpação de pulsos e identificação de sinais clínicos de gravidade;
3. Monitorização cardíaca contínua;
4. Saturação de oxigênio;
5. ECG de 12 derivações, complementado com derivações direitas (V3r e V4r) e dorsais (V7 e V8) no caso de infarto inferior;
6. Acesso venoso periférico;
7. Exames laboratoriais: marcadores cardíacos, eletrólitos e coagulação;
8. Radiografia de tórax (não é essencial, porém serve para avaliação de congestão pulmonar e possibilidade diagnóstica de dissecção aórtica).

Tratamentos, prescrição

Oxigênio: a administração rotineira de oxigênio (3L/min a 100% por meio de cateter nasal) é indicada em todos os pacientes com IAM não complicado, nas primeiras 3 a 6 horas, ou por mais tempo, de acordo com indicações específicas, como saturação de oxigênio abaixo de 90%, verificada pela oximetria de pulso, e presença de congestão pulmonar. Não há evidências de benefícios no IAM não complicado, passadas as primeiras horas de uso. Quando utilizada de forma desnecessária, a administração de oxigênio por tempo prolongado pode causar vasoconstrição sistêmica e aumento da resistência vascular sistêmica e da pressão arterial, reduzindo o débito cardíaco, sendo, portanto, prejudicial.

Terapia da dor: diminui o consumo de oxigênio pelo miocárdio isquêmico, provocado pela ativação do sistema nervoso simpático. A analgesia deve ser feita de preferência com sulfato de morfina endovenosa – exceto para pacientes alérgicos a esse fármaco – na dose inicial de 2 a 8 mg (geralmente suficiente para aliviar a dor e a ansiedade). Com a monitorização da pressão arterial, essas doses podem ser repetidas em intervalos de 5 a 15 minutos. Em caso de não disponibilidade ou hipersensibilidade ao fármaco, o sulfato de morfina pode ser substituído pelo sulfato de meperidina, em doses fracionadas de 20 a 50 mg.

Nitratos: devem ser utilizados na formulação sublingual (nitroglicerina, mononitrato de isossorbida ou dinitrato de isossorbida) para reversão de eventual espasmo e/ou para alívio da dor anginosa. Também são recomendados para controle da hipertensão arterial ou alívio da congestão pulmonar, se presentes. Estão contraindicados na presença de hipotensão arterial (pressão arterial sistólica menor que 100 mmHg), uso prévio de sildenafila ou similares nas últimas 24 horas e quando houver suspeita de comprometimento do ventrículo direito. A dose sublingual preconizada é de: nitroglicerina, 0,4 mg; mononitrato de isossorbida, 5 mg; ou dinitrato de isossorbida, 5 mg. Devem ser administradas no máximo três doses, separadas por intervalos de 5 minutos.

Ácido acetilsalicílico (AAS): o mecanismo de ação do AAS é bem estabelecido e conhecido; o medicamento leva à acetilação irreversível com consequente inativação da enzima ciclo-oxigenase (COX), bloqueando, desse modo, a geração do tromboxano A2. O AAS pode inibir também a formação de prostaciclinas (prostaglandina I2), que são inibidores da agregação plaquetária nos vasos. É o único anti-inflamatório não esteroide indicado rotineiramente para todos os pacientes com suspeita de IAM, exceto nos casos de contraindicação (alergia ou intolerância ao medicamento, sangramento ativo, hemofilia, úlcera péptica ativa). Pacientes com maior risco de doença coronária devem ser instruídos por seus médicos assistentes a tomar AAS não tamponado em situações emergenciais. É o antiplaquetário de eleição a ser utilizado no IAM, tendo sido demonstrado pelo estudo ISIS-2 (*Second International Study of Infarct Survival*)[68] que reduz a mortalidade em 20%, isoladamente, quase tanto quanto a estreptoquinase. Além disso, tem ação sinérgica com o próprio fibrinolítico, levando a associação de ambos os medicamentos a um decréscimo de 42% na mortalidade. A dose recomendada é de 160 a 325 mg por dia, a ser utilizada de forma mastigável quando da chegada do paciente ao hospital ou ao ser atendido por emergência móvel, ainda antes da realização do ECG.

Clopidogrel: o clopidogrel é um agente antiagregante plaquetário com ação inibitória sobre a difosfato de adenosina (ADP). Os trombos arteriais ricos em plaquetas são relativamente resistentes à fibrinólise e tendem a induzir a reoclusão após a reperfusão inicial. Apesar da inibição da ciclo-oxigenase pelo AAS, a ativação das plaquetas ainda pode ocorrer por meio de vias independentes do tromboxano A2, levando à agregação de plaquetas e à formação de trombina. O clopidogrel é um antagonista do receptor de ADP, que bloqueia o componente P2Y12 do receptor de ADP e inibe a ativação e a agregação plaquetária. Possui efeito antitrombótico sinérgico quando combinado com o AAS. As evidências para o uso do clopidogrel no infarto agudo do miocárdio com supradesnivelamento do segmento ST (IAMCST) se referem a sua utilização combinada ao AAS em pacientes que receberam terapia trombolítica inicial, demonstrando o seu benefício em reduzir eventos cardiovasculares maiores. O benefício foi maior quanto mais precocemente foi administrado o medicamento e quando uma dose de ataque foi utilizada (300 mg). A dose de manutenção recomendada é de 75 mg por dia.

Anticoagulantes: a enoxaparina deve ser administrada quando do diagnóstico do IAMCST nas seguintes doses: em pacientes com idade menor que 75 anos – 30 mg intravenoso (IV) em *bolus* e após 1 mg/kg de peso subcutâneo de 12 em 12 horas até a alta hospitalar; em pacientes com idade maior ou igual a 75 anos – não administrar *bolus* e iniciar com 0,75 mg/kg subcutâneo de 12 em 12 horas[69]. Embora a enoxaparina não tenha demonstrado redução de mortalidade, houve redução do desfecho primário de morte ou infarto do miocárdio não fatal, sem aumento importante de sangramento. Para cada 1.000 pacientes tratados com enoxaparina, houve redução de 15 reinfartos não fatais, sete episódios de revascularização urgente e seis mortes, com quatro episódios adicionais de sangramento maiores não fatais.

Betabloqueadores: na ausência de contraindicações, essa classe de medicamentos deve ser iniciada imediatamente, de preferência por via oral, após a admissão do paciente. A efetividade do uso do betabloqueador na fase aguda do infarto do miocárdio passou a ser reavaliada pelos resultados de estudos que não confirmaram todo o benefício descrito previamente. Além de provocar hipotensão mais prolongada e maior número de casos de bradicardia e choque cardiogênico, não houve redução na mortalidade. Hoje, deve-se utilizá-lo com mais critério na administração venosa. Primeiro, deve-se identificar os pacientes com maior risco para choque cardiogênico nas primeiras 24 horas, ou seja, aqueles com idade acima de 70 anos, pressão sistólica abaixo de 120 mmHg, frequência cardíaca maior do que 110 bpm ou insuficiência cardíaca maior pela classificação de Killip, além de outras contraindicações aos betabloqueadores (intervalo PR maior que 240 ms, bloqueio atrioventricular de segundo ou terceiro grau, asma ativa ou doença pulmonar reativa), evidência de baixo débito ou sinais de insuficiência cardíaca. Atualmente, prefere-se usar o betabloqueador por via oral nas primeiras 24 horas, reservando-se a via endovenosa para casos selecionados. A administração oral com metoprolol é de 50 mg de 6 em 6 horas no primeiro dia e de 200 mg a partir do segundo dia. No caso de se usar a via endovenosa, a dose de metoprolol é de 5 mg IV de 5 em 5 minutos por até três doses nos pacientes hipertensos, sem os fatores de risco descritos e sem contraindicações usuais aos betabloqueadores. Caso sejam usados outros betabloqueadores, devem ser utilizadas doses equivalentes. Pacientes com contraindicação para o uso precoce dos betabloqueadores devem ser reavaliados como candidatos a essa terapia na prevenção secundária.

Antiarrítmicos: no final da década de 1970 e início dos anos 1980, o uso profilático de lidocaína foi comum, com o objetivo de reduzir a incidência de fibrilação ventricular. Apesar de ter diminuído a incidência dessa arritmia, foi observada elevação nos índices de mortalidade hospitalar, possivelmente decorrente do aumento de assistolia. Sua utilização no atendimento, tanto pré-hospitalar como hospitalar, portanto, não tem indicação rotineira.

Marcadores enzimáticos de necrose

Em pacientes admitidos com dor precordial prolongada e apresentando supradesnível do segmento ST ao ECG, são dosados os marcadores bioquímicos de lesão miocárdica. Os marcadores atualmente disponíveis começam a se elevar na circulação sanguínea após o tempo ideal de reperfusão arterial coronária e não são essenciais para o diagnóstico de IAM. Nesses casos, deve-se iniciar rapidamente uma estratégia de reperfusão coronária sem aguardar seus resultados. Os marcadores de lesão miocárdica em pacientes com IAM são úteis para estimar a extensão do infarto, prognóstico, diagnóstico de reperfusão coronária à beira do leito e para o diagnóstico de reinfarto. Sua liberação pelo miocárdio lesado depende da perfusão na área de infarto, e a reperfusão coronária causa a elevação precoce e pico mais elevado desses marcadores por causa do maior fluxo sanguíneo na área lesada após o restabelecimento do fluxo arterial (*washout*).

O diagnóstico de reinfarto em pacientes com IAM é muitas vezes difícil. Tradicionalmente, a CK-MB tem sido utilizada para esse diagnóstico devido à normalização de seus valores após 72 horas do início do evento. Uma nova elevação (20% acima do resultado prévio) antes da normalização de seus valores (72 horas) ou uma nova elevação acima do valor de referência, mesmo após a sua normalização prévia, associada a quadro clínico sugestivo, permite o diagnóstico de reinfarto. Atualmente, sugere-se a utilização das troponinas T e I e da CK-MB massa como marcadores de lesão miocárdica.

As troponinas são proteínas presentes nos filamentos finos dos músculos estriados, formando um complexo com três polipeptídeos: a troponina C (TnC), a troponina I (cTnI) e a troponina T (cTnT). Elevam-se entre 4 e 8 horas após o início dos sintomas, com pico entre 36 e 72 horas e normalização entre 5 e 14 dias. Apresentam a mesma sensibilidade diagnóstica do que a CK-MB entre 12 e 48 horas de evolução, mas em portadores de doenças que diminuem a especificidade da CK-MB elas são indispensáveis. Embora consideradas específicas para o miocárdio, resultados falso-positivos de troponina foram publicados por causa da presença de fibrina no soro, da presença de anticorpos heterofílicos e da reação cruzada com anticorpos humanos. A dosagem de CK-MB atividade deve ser substituída o mais precocemente possível.

Conclusões

Inúmeras terapias comprovadamente modificam a evolução de pacientes que se apresentam com IAM. Entretanto, a efetividade da maioria dessas medidas é tempo-dependente. Cada vez mais tem sido salientada a importância da identificação rápida e eficiente de pacientes com isquemia miocárdica aguda nos serviços de emergência. As bases fisiopatológicas da doença coronariana parecem bem estabelecidas, e a necessidade do mais precoce restabelecimento de fluxo para a área infartada ou isquêmica é premissa fundamental. Nesse cenário, o ponto central do atendimento é a reperfusão imediata, com agentes fibrinolíticos ou com angioplastia percutânea. A estratégia fármaco-invasiva, ou seja, o uso de terapia fibrinolítica, seguida de cateterismo sistemático entre 3 e 24 horas (mais precoce se "resgate" for necessário), parece ser estratégia segura e eficiente para locais sem redes organizadas de angioplastia primária. Uma abordagem rápida é sugerida na Figura 56.2.

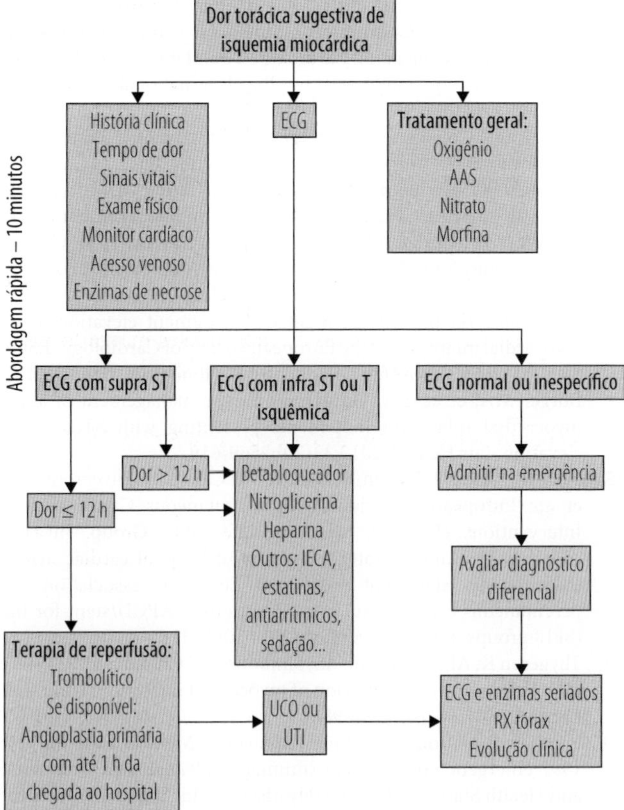

Figura 56.2. Fluxograma de abordagem rápida no infarto agudo do miocárdio.

O exame eletrocardiográfico deve ser realizado idealmente em menos de 10 minutos da apresentação à emergência e é o centro do processo decisório inicial em pacientes com suspeita de IAM. O resultado do ECG é a chave da estratégia terapêutica. O reconhecimento de supradesnivelamento do segmento ST maior que 1 mm em derivações contíguas no plano frontal, o bloqueio de ramo esquerdo novo ou o supradesnivelamento do segmento ST maior que 2 mm em derivações precordiais sugerem alta probabilidade de IAM. Em caso de supradesnivelamento do segmento ST em derivações da parede inferior (DII, DIII e aVF), recomenda-se a obtenção de derivações direitas e V7, V8). A realização de ECGs seriados nas primeiras horas do atendimento inicial aumenta intensamente a sensibilidade do método.

Referências bibliográficas

1. Lozano R, Naghavi M, Foreman K, Lim S, Shibuya K, Aboyans V, et al. Global and regional mortality from 235 causes of death for 20 age groups in 1990 and 2010: a systematic analysis for the Global Burden of Disease Study 2010. Lancet. 2013;380(9859):2095-128.
2. Rosamond W, Flegal K, Furie K, Go A, Greenlund K, Haase N, et al.; American Heart Association Statistics Committee and Stroke Statistics Subcommittee. Heart disease and stroke statistics – 2008 update: a report from the American Heart Association Statistics Committee and Stroke Statistics Subcommittee. Circulation. 2008;117(4):e25-146.
3. Lloyd-Jones D, Adams RJ, Brown TM, Carnethon M, Dai S, De Simone G, et al.; American Heart Association Statistics Committee and Stroke Statistics Subcommittee. Executive summary: heart disease and stroke statistics – 2010 update: a report from the American Heart Association. Circulation. 2010;121(7):948-54.
4. Nichols M, Townsend N, Scarborough P, Rayner M. Cardiovascular disease in Europe 2014: epidemiological update. Eur Heart J. 2014;35(42):2950-9.
5. Horton R. Offline: Chronic diseases – the social justice issue of our time. Lancet. 2015;386(10011):2378.
6. Danaei G, Singh GM, Paciorek CJ, Lin JK, Cowan MJ, Finucane MM, et al.; Global Burden of Metabolic Risk Factors of Chronic Diseases Collaborating Group. The global cardiovascular risk transition: associations of four metabolic risk factors with national income, urbanization, and Western diet in 1980 and 2008. Circulation. 2013;127(14):1493-502, 1502e1-8.
7. Murray CJL, Lopez AD. The global burden of disease: a comprehensive assessmentof mortality and disability from disease, injuries and risk factors in 1990 and projected to 2020. Geneva: World Health Organization; 1996.
8. Kannel WB, Cupples LA, D'Agostino RB. Sudden death risk in overt coronary heart disease: the Framingham Study. Am Heart J. 1987;113(3):799-804.
9. Tunstall-Pedoe H, Kuulasmaa K, Amouyel P, Arveiler D, Rajakangas AM, Pajak A. Myocardial infarction and coronary deaths in the World Health Organization MONICA Project. Registration procedures, event rates, and case-fatality rates in 38 populations from 21 countries in four continents. Circulation. 1994;90(1):583-612.
10. Perk J, De Backer G, Gohlke H, Graham I, Reiner Z, Verschuren WM, et al.; Fifth Joint Task Force of the European Society of Cardiology and Other Societies on Cardiovascular Disease Prevention in Clinical Practice; European Association for Cardiovascular Prevention and Rehabilitation. European Guidelines on cardiovascular disease prevention in clinical practice (version 2012): The Fifth Joint Task Force of the European Society of Cardiology and Other Societies on Cardiovascular Disease Prevention in Clinical Practice (constituted by representatives of nine societies and by invited experts). Atherosclerosis. 2012;223(1):1-68.
11. Goff DC Jr, Lloyd-Jones DM, Bennett G, Coady S, D'Agostino RB, Gibbons R, et al. American College of Cardiology/American Heart Association Task Force on Practice Guidelines. 2013 ACC/AHA guideline on the assessment of cardiovascular risk: a report of the American College of Cardiology/American Heart Association Task Force on Practice Guidelines. Circulation. 2014;129(25 Suppl 2):S49-73.
12. Conroy RM, Pyörälä K, Fitzgerald AP, Sans S, Menotti A, De Backer G, et al. SCORE project group. Estimation of ten-year risk of fatal cardiovascular disease in Europe: the SCORE project. Eur Heart J. 2003;24(11):987-1003.
13. Schünemann HJ, Oxman AD, Brozek J, Glasziou P, Jaeschke R, Vist GE, et al. GRADE Working Group. Grading quality of evidence and strength of recommendations for diagnostic tests and strategies. BMJ. 2008;336(7653):1106-10.
14. Saab F, Mukherjee D, Gurm H, Motivala A, Montgomery D, Kline-Rogers E, et al. Risk factors in first presentation acute coronary syndromes (ACS): how do we move from population to individualized risk prediction? Angiology. 2009;60(6):663-7.
15. Mendis S, Thygesen K, Kuulasmaa K, Giampaoli S, Mähönen M, Ngu Blackett K, et al.; Writing group on behalf of the participating experts of the WHO consultation for revision of WHO definition of myocardial infarction. World Health Organization definition of myocardial infarction: 2008-09 revision. Int J Epidemiol. 2011;40(1):139-46.

16. Thygesen K, Alpert JS, Jaffe AS, Simoons ML, Chaitman BR, White HD, et al.; Joint ESC/ACCF/AHA/WHF Task Force for the Universal Definition of Myocardial Infarction. Third universal definition of myocardial infarction. Circulation. 2012;126(16):2020-35.
17. Colditz GA, Stampfer MJ, Willett WC, Rosner B, Speizer FE, Hennekens CH. A prospective study of parental history of myocardial infarction and coronary heart disease in women. Am J Epidemiol. 1986;123(1):48-58.
18. Marenberg ME, Risch N, Berkman LF, Floderus B, de Faire U. Genetic susceptibility to death from coronary heart disease in a study of twins. N Engl J Med. 1994;330(15):1041-6.
19. Wang Q. Molecular genetics of coronary artery disease. Curr Opin Cardiol. 2005;20(3):182-8.
20. Diamond GA, Forrester JS. Analysis of probability as an aid in the clinical diagnosis of coronary-artery disease. N Engl J Med. 1979;300(24):1350-8.
21. Weiner DA, Ryan TJ, McCabe CH, Kennedy JW, Schloss M, Tristani F, et al. Exercise stress testing. Correlations among history of angina, ST-segment response and prevalence of coronary-artery disease in the Coronary Artery Surgery Study (CASS). N Engl J Med. 1979;301(5):230-5.
22. Ryan TJ. Refining the classification of chest pain: a logical next step in the evaluation of patients for acute cardiac ischemia in the emergency department. Ann Emerg Med. 1997;29(1):166-8.
23. Reddy K, Khaliq A, Henning RJ. Recent advances in the diagnosis and treatment of acute myocardial infarction. World J Cardiol. 2015;7(5):243-76.
24. Zimetbaum PJ, Josephson ME. Use of the electrocardiogram in acute myocardial infarction. N Engl J Med. 2003;348(10):933-40.
25. Jayroe JB, Spodick DH, Nikus K, Madias J, Fiol M, De Luna AB, et al. Differentiating ST elevation myocardial infarction and nonischemic causes of ST elevation by analyzing the presenting electrocardiogram. Am J Cardiol. 2009;103(3):301-6.
26. Man S, Rahmattulla C, Maan AC, van der Putten NH, Dijk WA, van Zwet EW, et al. Acute coronary syndrome with a totally occluded culprit artery: relation of the ST injury vector with ST-elevation and non-ST elevation ECGs. J Electrocardiol. 2014;47(2):183-90.
27. Tanaka A, Kawarabayashi T, Nishibori Y, Sano T, Nishida Y, Fukuda D, et al. No-reflow phenomenon and lesion morphology in patients with acute myocardial infarction. Circulation. 2002;105(18):2148-52.
28. Ndrepepa G, Tiroch K, Keta D, Fusaro M, Seyfarth M, Pache J, et al. Predictive factors and impact of no reflow after primary percutaneous coronary intervention in patients with acute myocardial infarction. Circ Cardiovasc Interv. 2010;3(1):27-33.
29. Niccoli G, Cosentino N, Spaziani C, Minelli S, Fracassi F, Crea F. New strategies for the management of no-reflow after primary percutaneous coronary intervention. Expert Rev Cardiovasc Ther. 2011;9(5):615-30.
30. Brosh D, Assali AR, Mager A, Porter A, Hasdai D, Teplitsky I, et al. Effect of no-reflow during primary percutaneous coronary intervention for acute myocardial infarction on six-month mortality. Am J Cardiol. 2007;99(4):442-5.
31. Nijveldt R, van der Vleuten PA, Hirsch A, Beek AM, Tio RA, Tijssen JG, et al. Early electrocardiographic findings and MR imaging-verified microvascular injury and myocardial infarct size. JACC Cardiovasc Imaging. 2009;2(10):1187-94.
32. Sejersten M, Valeur N, Grande P, Nielsen TT, Clemmensen P; DANAMI-2 Investigators. Long-term prognostic value of ST-segment resolution in patients treated with fibrinolysis or primary percutaneous coronary intervention results from the DANAMI-2 (DANish trial in acute myocardial infarction-2). J Am Coll Cardiol. 2009;54(19):1763-9.
33. Sgarbossa EB, Pinski SL, Barbagelata A, Underwood DA, Gates KB, Topol EJ, et al. Electrocardiographic diagnosis of evolving acute myocardial infarction in the presence of left bundle-branch block. GUSTO-1 (Global Utilization of Streptokinase and Tissue Plasminogen Activator for Occluded Coronary Arteries) Investigators. N Engl J Med. 1996;334(8):481-7.
34. Armstrong PW, Wagner G, Goodman SG, Van de Werf F, Granger C, Wallentin L, et al.; ASSENT 3 Investigators. ST segment resolution in ASSENT 3: insights into the role of three different treatment strategies for acute myocardial infarction. Eur Heart J. 2003;24(16):1515-22.
35. Wagner GS, Macfarlane P, Wellens H, Josephson M, Gorgels A, Mirvis DM, et al. AHA/ACCF/HRS Recommendations for the Standardization and Interpretation of the Electrocardiogram. Part VI: Acute Ischemia/Infarction: A Scientific Statement From the American Heart Association Electrocardiography and Arrhythmias Committee, Council on Clinical Cardiology; the American College of Cardiology Foundation; and the Heart Rhythm Society: Endorsed by the International Society for Computerized Electrocardiology. Circulation. 2009;119:e262-70.
36. American College of Emergency Physicians; Society for Cardiovascular Angiography and Interventions; O'Gara PT, Kushner FG, Ascheim DD, Casey DE Jr, Chung MK, de Lemos JA, et al. 2013 ACCF/AHA guideline for the management of ST-elevation myocardial infarction: a report of the American College of Cardiology Foundation/American Heart Association Task Force on Practice Guidelines. J Am Coll Cardiol. 2013;61(4):e78-140.
37. Task Force on the management of ST-segment elevation acute myocardial infarction of the European Society of Cardiology (ESC), Steg PG, James SK, Atar D, Badano LP, Blömstrom-Lundqvist C, Borger MA, et al. ESC Guidelines for the management of acute myocardial infarction in patients presenting with ST-segment elevation. Eur Heart J. 2012;33(20):2569-619.
38. Noc M, Fajadet J, Lassen JF, Kala P, MacCarthy P, Olivecrona GK, et al.; European Association for Percutaneous Cardiovascular Interventions (EAPCI); Stent for Life (SFL) Group. Invasive coronary treatment strategies for out-of-hospital cardiac arrest: a consensus statement from the European association for percutaneous cardiovascular interventions (EAPCI)/stent for life (SFL) groups. EuroIntervention. 2014;10(1):31-7.
39. Thygesen K, Alpert JS, Jaffe AS, Simoons ML, Chaitman BR, White HD. Third universal definition of myocardial infarction. J Am Coll Cardiol. 2012;60(16):1581-98.
40. Nourjah P. National Hospital Ambulatory Medical Care Survey: 1997 emergency department summary. Advance data from Vital and Health Statistics. No. 304. Hyattsville, Md: National Center for Health Statistics, 1999.
41. Ewy GA, Ornato JP. 31st Bethesda Conference. Emergency Cardiac Care (1999). J Am Coll Cardiol. 2000;35:825-80.
42. Graff L, Joseph T, Andelman R, Bahr R, DeHart D, Espinosa J, et al. American College of Emergency Physicians information paper: chest pain units in emergency departments – a report from the Short-Term Observation Services Section. Am J Cardiol. 1995;76(14):1036-9.
43. Zalenski RJ, Rydman RJ, McCarren M, Roberts RR, Jovanovic B, Das K, et al. Feasibility of a rapid diagnostic protocol for an emergency department chest pain unit. Ann Emerg Med. 1997;29(1):99-108.
44. Bassan R, Scofano M, Gamarski R, Dohmann HF, Pimenta L, Volschan A, et al. Chest pain in the emergency room. Importance of a systematic approach. Arq Bras Cardiol. 2000;74(1):13-29.
45. Selker HP, Zalenski RJ, Antman EM, Aufderheide TP, Bernard SA, Bonow RO, et al. An evaluation of technologies for identifying acute cardiac ischemia in the emergency department: a report from a National Heart Attack Alert Program Working Group. Ann Emerg Med. 1997;29(1):13-87.
46. Bassan R, Scofano M, Gamarski R, Dohmann HF, Pimenta L, Volschan A, et al. Dor torácica na sala de emergência: a importância de uma abordagem sistematizada. Arq Bras Cardiol. 2000;74(1):13-21.
47. Jouriles NJ. Atypical chest pain. The difficult diagnosis. Emerg Med Clinics. 1998;16:717-41.
48. Panju AA, Hemmelgarn BR, Guyatt GH, Simel DL. The rational clinical examination. Is this patient having a myocardial infarction? JAMA. 1998;280(14):1256-63.

49. Otto CM. Aortic stenosis. Clinical evaluation and optimal timing of surgery. Cardiol Clin. 1998;16(3):353-73, vii.
50. Fennerty MB. Gastroesophageal reflux disease. Presentation and approach to treatment. Gastroenterol Clin North Am. 1999;28:861-73.
51. Singh S, Richter JE, Hewson EG, Sinclair JW, Hackshaw BT. The contribution of gastroesophageal reflux to chest pain in patients with coronary artery disease. Ann Intern Med. 1992;117(10):824-30.
52. Liebermann-Meffert D, Brauer RB, Stein HJ. Boerhaave's syndrome: the man behind the syndrome. Dis Esophagus. 1997;10(2):77-85.
53. Piegas L, Feitosa G. IV Diretriz brasileira. Arq Bras Cardiol. 2009;93(6 Supl 2).
54. Steg PG, Goldberg RJ, Gore JM, Fox KA, Eagle KA,Flather MD, et al; GRACE Investigators. Baseline characteristics, management practices, and in-hospital outcomes of patients hospitalized with acute coronary syndromes in the Global Registry of Acute CoronaryEvents (GRACE). Am J Cardiol. 2002;90(4):358-63.
55. Zijlstra F, de Boer MJ, Hoorntje JC, Reiffers S, Reiber JH, Suryapranata H. A comparison of immediate coronary angioplasty with intravenous streptokinase in acute myocardial infarction. N Engl J Med. 1993;328(10):680-4.
56. Vermeer F, Oude Ophuis AJ, vd Berg EJ, Brunninkhuis LG, Werter CJ, Boehmer AG, et al. Prospective randomised comparison between thrombolysis, rescue PTCA, and primary PTCA in patients with extensive myocardial infarction admitted to a hospital without PTCA facilities: a safety and feasibility study. Heart. 1999;82(4):426-31.
57. Widimský P, Groch L, Zelízko M, Aschermann M, Bednár F, Suryapranata H. Multicentre randomized trial comparing transport to primary angioplasty vs immediate thrombolysis vs combined strategy for patients with acute myocardial infarction presenting to a community hospital without a catheterization laboratory. The PRAGUE study. Eur Heart J. 2000;21(10):823-31.
58. Widimský P, Budesínský T, Vorác D, Groch L, Zelízko M, Aschermann M, et al.; 'PRAGUE' Study Group Investigators. Long distance transport for primary angioplasty vs immediate thrombolysis in acute myocardial infarction. Final results of the randomized national multicentre trial – PRAGUE-2. Eur Heart J. 2003;24(1):94-104.
59. Andersen HR, Nielsen TT, Rasmussen K, Thuesen L, Kelbaek H, Thayssen P, et al.; DANAMI-2 Investigators. A comparison of coronary angioplasty with fibrinolytic therapy in acute myocardial infarction. N Engl J Med. 2003;349(8):733-42.
60. Keeley EC, Boura JA, Grines CL. Primary angioplasty versus intravenous thrombolytic therapy for acute myocardial infarction: a quantitative review of 23 randomised trials. Lancet. 2003;361(9351):13-20.
61. Van de Werf F, Bax J, Betriu A, Blomstrom-Lundqvist C, Crea F, Falk V, et al.; ESC Committee for Practice Guidelines (CPG). Management of acute myocardial infarction in patients presenting with persistent ST-segment elevation: the Task Force on the Management of ST-Segment Elevation Acute Myocardial Infarction of the European Society of Cardiology. Eur Heart J. 2008;29(23):2909-45.
62. Silber S, Albertsson P, Avilés FF, Camici PG, Colombo A, Hamm C, et al.; Task Force for Percutaneous Coronary Interventions of the European Society of Cardiology. Guidelines for percutaneous coronary interventions. The Task Force for Percutaneous Coronary Interventions of the European Society of Cardiology. Eur Heart J. 2005;26(8):804-47.
63. Indications for fibrinolytic therapy in suspected acute myocardial infarction: collaborative overview of early mortality and major morbidity results from all randomised trials of more than 1000 patients. Fibrinolytic Therapy Trialists' (FTT) Collaborative Group. Lancet. 1994;343(8893):311-22.
64. Boersma E, Maas AC, Deckers JW, Simoons ML. Early thrombolytic treatment in acute myocardial infarction: reappraisal of the golden hour. Lancet. 1996;348(9030):771-5.
65. Boersma E, Mercado N, Poldermans D, Gardien M, Vos J, Simoons ML. Acute myocardial infarction. Lancet. 2003;361(9360):847-58.
66. Grines CL, Serruys P, O'Neill WW. Fibrinolytic therapy: is it a treatment of the past? Circulation. 2003;107(20):2538-42.
67. Brodie BR, Weintraub RA, Stuckey TD, LeBauer EJ, Katz JD, Kelly TA, et al. Outcomes of direct coronary angioplasty for acute myocardial infarction in candidates and non-candidates for thrombolytic therapy. Am J Cardiol. 1991;67(1):7-12.
68. Randomised trial of intravenous streptokinase, oral aspirin, both, or neither among 17,187 cases of suspected acute myocardial infarction: ISIS-2. ISIS-2 (Second International Study of Infarct Survival) Collaborative Group. Lancet. 1988;2(8607):349-60.
69. Antman EM, Morrow DA, McCabe CH, Murphy SA, Ruda M, Sadowski Z, et al. Enoxaparin versus unfractionated heparin with fibrinolysis for ST-elevation myocardial infarction. N Engl J Med. 2006;354(14):1477-88.

57

SÍNDROME CORONÁRIA AGUDA SEM SUPRADESNIVELAMENTO DO SEGMENTO ST

Bruno de Souza Paolino
João Manoel Theotonio dos Santos

Introdução

Devido à grande prevalência nos dias atuais e à gravidade implicada à doença, a síndrome coronária aguda (SCA) é atualmente um dos maiores desafios dos sistemas de saúde em todo o mundo, demandando crescentes volumes de recursos humanos e financeiros[1]. O melhor conhecimento do grau de risco dos pacientes acometidos e, por conseguinte, a adequação do tratamento para a gravidade da condição pode, além de diminuir a morbimortalidade, reduzir custos para os sistemas de saúde[2]. Por esse motivo, o conhecimento dos tipos de SCA, o diagnóstico preciso e o pronto tratamento da doença, particularmente da SCA sem supradesnível do segmento ST (SCASSST), são fundamentais para reduzir mudar o cenário atual.

Epidemiologia

Com a urbanização e a consequente transição epidemiológica da população dos países em desenvolvimento nos últimos 50 anos, os fatores de risco para doenças cardiovasculares se tornaram muito mais prevalentes e as doenças cardiovasculares, atualmente, protagonizam as causas de morte nesses países[3]. Além disso, as cardiopatias reumáticas e a doença de Chagas apresentavam uma representatividade importante entre as doenças cardiovasculares há décadas no nosso país, mas atualmente essas doenças perderam muito espaço e as doenças coronarianas e as cerebrovasculares são as principais etiologias das doenças cardiovasculares.

Mesmo com a taxa de letalidade em queda nas últimas décadas pela melhora do tratamento instituído[4], a SCA é a segunda causa mais frequente de óbitos no Brasil, perdendo apenas para o acidente vascular cerebral (AVC). Segundo o Departamento de Informática do Sistema Único de Saúde (Datasus), em 2014 houve 87.408 óbitos por SCA ou complicações dessa doença no Brasil[5], e esse número continua em ascensão. Nos EUA, houve queda do número de casos de SCA na primeira década do século XXI, mas a incidência de SCASSST aumentou no mesmo período e, dessa forma, a SCASSST é responsável atualmente por mais de 75% dos casos da doença[6]. A angina instável (AI), inclusive, é a causa cardiovascular mais comum de internações hospitalares nos EUA[7].

Fisiopatologia

Na doença arterial coronária crônica, a aterosclerose coronária é o processo fisiopatológico típico, levando ao desequilíbrio entre a oferta e a demanda de oxigênio no cardiomiócito e se apresentando pela angina estável. A fisiopatogenia na SCA, no entanto, é mais complexa, pois a aterosclerose é acompanhada de intensa atividade trombótica e inflamação[8], também chamada de aterotrombose[9]. Na SCA, há uma instabilização da placa aterosclerótica, seja por ruptura ou fissura da placa ou ainda pela erosão do endotélio. Essa lesão da placa leva à resposta inflamatória local, ativação e agregação plaquetária e ativação da cascata de coagulação, formando um trombo intracoronário que reduz agudamente a luz do vaso[10]. Consequentemente, ocorre uma diminuição aguda da oferta de oxigênio ao cardiomiócito pela redução do fluxo coronário, associado ao aumento da demanda por oxigênio pela resposta adrenérgica e o processo inflamatório local e sistêmico resultante de todo o processo.

Na SCA, o grau de obstrução da luz coronária resultante do processo fisiopatológico é fundamental para a definição, a gravidade e o prognóstico da doença. Quando essa obstrução é parcial e a isquemia resultante não é capaz de causar a necrose dos cardiomiócitos, o processo é chamado de AI. Quando a obstrução é ainda parcial, mas grave o suficiente para levar à morte de cardiomiócitos por isquemia miocárdica, evidenciada pela elevação dos níveis séricos de marcadores de necrose miocárdica (mais notadamente a troponina), a condição é chamada de infarto agudo do miocárdico sem supra de ST (IAMSSST). Essas duas condições clínicas (AI e IAMSSST) são agrupadas nas SCASSST, com a AI tendo um prognóstico variável[11], ainda sim melhor que o IAMSSST. A isquemia da SCASSST ocorre na porção do miocárdio mais distal ao fluxo arterial coronário (e, por conseguinte, mais sensível às reduções da perfusão): o subendocárdio. No eletrocardiograma (ECG), essa lesão é representada por um infradesnível do segmento ST, por um supradesnível transitório do segmento ST, por uma inversão simétrica da onda T ou até mesmo por um exame sem alterações agudas na área relacionada à obstrução. As SCASSSTs serão discutidas neste capítulo.

Quando a obstrução aguda resultante do processo de aterotrombose inflamatória oclui toda a luz coronária, interrompendo completamente o fluxo sanguíneo, ocorre IAM com supra de ST (IAMCSST) ou SCA com supra de ST (SCACSST). Nesses casos, há a formação de uma lesão isquêmica miocárdica transmural na área relacionada ao infarto, o ECG apresenta um supradesnível persistente do segmento ST na parede acometida e há aumento de marcadores de necrose miocárdica. O prognóstico e o tratamento da SCACSST são muito diferentes das SCASSSTs, por isso a SCACSST será discutida em um capítulo à parte. O diagnóstico diferencial entre a SCASSST e a SCACSST depende exclusivamente do aparecimento, no ECG, do supradesnível do segmento ST[12].

O termo "infarto agudo do miocárdico (IAM)" deve ser usado quando houver necrose miocárdica, caracterizada pelo aumento das concentrações séricas de marcadores de necrose miocárdica, relacionados à isquemia miocárdica[13]. Quando há elevação das concentrações séricas de marcadores de necrose miocárdica, mas esse evento não ocorre pela isquemia, como por apoptose, o aumento da permeabilidade da parede celular, liberação de produtos da degradação da troponina[14] e estiramento das fibras miocárdicas, deve ser usado o termo" lesão miocárdica"[15], e não "IAM".

Quadro clínico

A apresentação clínica da SCASSST mais característica é a dor torácica anginosa – precordial ou retroesternal, em aperto ou queimação, podendo ser irradiada para o ombro esquerdo e a face medial do membro superior esquerdo – com duração maior que 20 minutos, agravada pelo esforço físico ou pelo estresse emocional e que alivia com medicações anti-isquêmicas, como os nitratos. Para que a dor anginosa seja caracterizada como instável, necessita ter uma das três características a seguir: tenha início recente, aconteça no repouso ou em crescente (limiares cada vez menores ou intensidades cada vez maiores). No entanto, até um terço dos pacientes com SCA tem outros sintomas além da dor torácica, como dispneia e cansaço, diaforese, náuseas e vômitos ou síncope. Nesses casos de dor torácica típica, o diagnóstico de SCA está firmado somente com a anamnese e o ECG. e os marcadores de necrose miocárdica serão importantes para diferenciar em SCA com ou sem supra de ST e para estratificar o risco da doença.

O quadro clínico, no entanto, pode ser bastante variável, fazendo que os pacientes atrasem a procura pela unidade de saúde por esperarem um quadro clínico típico de dor torácica de forte intensidade[16] ou que, já na unidade de emergência, sejam diagnosticados de forma errônea com doenças gastrointestinais, pulmonares, neurológicas ou osteomusculares ou, ainda, liberados da emergência mesmo com IAM[17]. Parcela significativa dos pacientes apresentando SCASSST chegam às unidades de emergência já sem qualquer desconforto ou com sintomas atípicos, principalmente idosos, diabéticos e os com história pregressa de insuficiência cardíaca. Nesses casos, o paciente deve ser avaliado nas unidades de emergência, preferencialmente em unidades de dor torácica, e o ECG e os marcadores de necrose miocárdica também serão importantes, mas para fazer o diagnóstico de SCA, além de estratificar o risco da doença.

O exame físico na SCASSST frequentemente é frustro e ou pode trazer sinais inespecíficos para o diagnóstico, como os sinais clínicos do aumento de catecolaminas circulantes (sudorese, pele fria, palidez cutaneomucosa, taquicardia e hipertensão sistólica). O exame físico é muito importante, inclusive para descartar ou fazer diagnósticos diferenciais, como pulsos assimétricos na dissecção de aorta ou atritos pericárdicos na pericardite. Porém, em um paciente com SCA, os sinais clínicos de insuficiência cardíaca, tanto por congestão, como estertores bolhosos na ausculta pulmonar, terceira bulha na ausculta cardíaca e edema agudo de pulmão, ou por hipoperfusão tecidual, como hipotensão e confusão mental, denotam um quadro mais grave, conforme será discutido adiante. O choque cardiogênico ocorre, nos pacientes com SCASSST, em menos de 5% dos casos; desses, apenas um terço dos casos o choque se apresenta já na admissão do paciente[18]. As SCAs de parede inferior podem levar à insuficiência mitral aguda e, consequentemente, a um sopro mitral sistólico. Outra importante complicação que já pode ser avaliada no exame físico é a bradicardia, seja por disfunção do nó sinusal, seja por disfunção do nó sinoatrial e consequente bloqueio atrioventricular.

Diagnóstico diferencial

O diagnóstico diferencial da SCASSST é bastante extenso, incluindo doenças extracardíacas, doenças cardíacas não coronarianas e até doenças coronarianas não ateroscleróticas. O diagnóstico é bastante difícil em boa parte das vezes, mas deve ser feito com precisão para que um paciente com SCA não seja liberado da unidade de emergência, como acontece com uma parcela pequena – mas não por isso menos importante – de pacientes. Além disso, o diagnóstico de SCA em pacientes com outras doenças pode causar riscos, como o uso de ácido acetilsalicílico (AAS) em pacientes com úlcera gástrica ou de anticoagulantes em pacientes com dissecção aguda da aorta.

Condições extracardíacas como o tromboembolismo pulmonar (TEP) e a disseção de aorta também podem causar dor torácica típica, e o diagnóstico diferencial pode ser difícil, pois ambas podem levar, inclusive, ao aumento de marcadores de necrose miocárdica. O TEP cursa normalmente com hipóxia e dispneia importantes associadas à dor, e a disseção tem como característica principal a irradiação do desconforto para o dorso, de forte intensidade. Na dissecção de aorta, quando a linha de disseção é direcionada contra o fluxo arterial e acomete o óstio coronariano (geralmente o óstio da coronária direita), pode ocorrer uma SCA, inclusive com alterações eletrocardiográficas e de marcadores de necrose miocárdica. Alguns serviços, quando apresentam essas dúvidas quanto ao diagnóstico diferencial dessas três condições (SCA, TEP e dissecção da aorta), lançam mão da tomografia de triplo descarte: angiotomografia de coronárias, de aorta torácica e de artérias pulmonares. Outro importante diagnóstico diferencial é com as doenças do trato gastrointestinal, particularmente do esôfago e do estômago. A SCASSST, quando acomete a parede inferior do miocárdio, pode se apresentar com desconforto epigástrico, como as doenças dispépticas. Por outro lado, as doenças do esôfago, principalmente a esofagite de refluxo ou a síndrome de Boerhaave, causam desconforto torácico retroesternal em queimação. No entanto, essas geralmente apresentam relação com a alimentação, e não com o esforço.

A dor anginosa pode ocorrer em outras condições cardíacas, como a estenose aórtica e a pericardite. De modo geral, a estenose aórtica apresenta características de angina estável e é acompanhada de sopro de ejeção no foco aórtico. A dor da pericardite alivia com a flexão do tronco, o que é uma apresentação bastante característica. Doenças coronarianas não ateroscleróticas, como a síndrome de Takotsubo, a variante de Prinzmetal e a doença de microcirculação são SCAs, e o diagnóstico só será feito com a coronariografia.

Avaliação inicial na sala de emergência

Todo o algoritmo de tratamento da SCASSST está sintetizado no esquema da Figura 57.1 e será detalhado adiante.

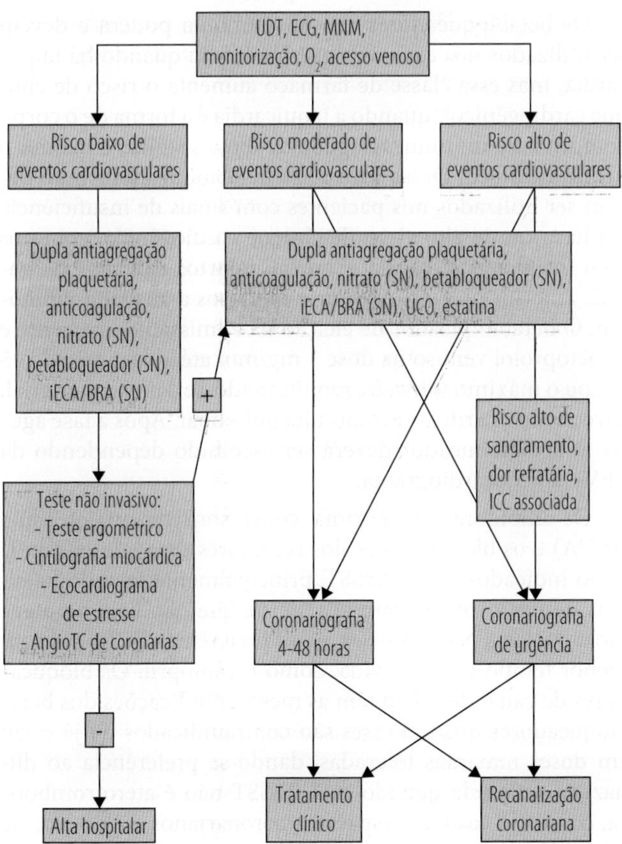

ECG: eletrocardiograma; MNM: marcadores de necrose miocárdica; SN: se necessário; IECA: inibidores da enzima conversora de angiotensina; BRA: bloqueador do receptor da angiotensina; UCO: unidade coronariana; AngioTC: angiotomografia computadorizada. ICC: insuficiência cardíaca congestiva.

Figura 57.1. Algoritmo para o tratamento da SCASSST. UDT: Unidade de Dor Torácica.

Eletrocardiograma

Todo paciente que chega à unidade de emergência com suspeita de SCA, seja por dor torácica ou pelos equivalentes anginosos, deve ser submetido nos primeiros 10 minutos a um ECG de repouso para descartar o IAMCSST, em que o tempo para tratamento definitivo é fundamental. O ECG, inclusive, pode ser feito durante a anamnese, para que não haja tempo perdido. O exame deve ser repetido toda vez que houver mudança do quadro clínico, como aumento ou alívio da dor, ou a cada 3 a 6 horas, para que alterações dinâmicas possam ser percebidas.

Na SCASSST, o ECG pode não ter qualquer alteração em 50% dos casos[19], por isso o exame normal não afasta o diagnóstico. No entanto, o ECG normal está associado a um prognóstico melhor em relação a um exame alterado[20]. Entre as alterações, a inversão simétrica da onda T tem melhor prognóstico que o infradesnível ou o supradesnível transitório do segmento ST[21]. Ainda há uma alteração pouco frequente, mas com um prognóstico muito reservado, que é o padrão *plus-minus* da onda T, ou síndrome de Wellen, que sugere uma estenose crítica da artéria descendente anterior em sua porção proximal. Esse tipo de alteração, ainda que o paciente não tenha mais dor torácica[22], deve levar a uma estratificação mais urgente, conforme será visto adiante.

Marcadores de necrose miocárdica

Os marcadores de necrose miocárdica de eleição nos dias atuais são a CK-MB e a troponina. Elas são extremamente específicas do músculo cardíaco, principalmente a troponina, de modo a confirmar, quando elevadas no sangue periférico, que algum tipo de lesão de cardiomiócitos ocorreu. Marcadores de necrose miocárdica elevados confirmam o IAM quando a lesão é de origem isquêmica e automaticamente denotam uma SCA de risco alto. Por outro lado, dosagens normais de marcadores de necrose miocárdica não descartam o diagnóstico de SCA, apenas de IAM. Assim como o ECG, os marcadores de necrose miocárdica são importantes para o diagnóstico nas apresentações atípicas, e de valor prognóstico nos casos em que o diagnóstico de SCA já foi firmado na anamnese.

A coleta de sangue para dosagem dos marcadores de necrose miocárdica deve ser feita logo na admissão do paciente na sala de emergência. No entanto, as concentrações séricas de troponina e a CK-MB começam a se alterar aproximadamente 4 a 6 horas após o início dos sintomas. Dessa forma, se a coleta do sangue ocorreu menos de 6 horas após o início dos sintomas, a dosagem normal desses testes não é definitiva. Nesses casos, uma nova coleta deve ser feita 4 a 6 horas após o primeiro teste. Quando o início dos sintomas tiver ocorrido mais de 6 horas antes do horário da coleta, diz-se que já houve tempo hábil para os marcadores de necrose miocárdica terem se elevado no sangue, isto é, aquele teste é definitivo.

Apesar de tanto a CK-MB quanto a troponina terem seu início de detecção no mesmo tempo, as curvas dos marcadores são diferentes entre si (Figura 57.1). A troponina tem um pico de elevação em 24 a 48 horas do início dos sintomas e um retorno ao valor normal 7 a 10 dias após o evento isquêmico. Já a CK-MB tem seu pico de elevação em 12 a 24 horas de evento e volta aos valores normais em 48 a 72 horas do início do quadro. Por esse motivo, a troponina não auxilia de maneira eficaz os casos de reinfarto em um intervalo menor de 10 dias do evento anterior. Em 4% dos casos, a CK-MB é positiva e a troponina é negativa[23]. O prognóstico nesses casos é semelhante ao daqueles casos em que ambas as dosagens são negativas.

A troponina ultrassensível tem sido introduzida no arsenal diagnóstico das SCAs. Essa forma de dosagem é muito mais sensível e o tempo de início de detecção bem menor que a troponina convencional. Dessa forma, o valor preditivo negativo da troponina ultrassensível é altíssimo e ela pode ser utilizada para liberar com segurança pacientes dos serviços de emergência com o exame normal, sem se esperar o tempo hábil, como os marcadores tradicionais[24]. No entanto, o valor positivo deve ser visto com cautela, principalmente valores baixos.

Ecocardiograma

O ecocardiograma de repouso pode ajudar muito na investigação da dor torácica, na medida em que aumenta uma suspeita de doença coronariana quando se observar um padrão de acinesia ou hipocinesia segmentar, apesar de o método não conseguir distinguir a SCA da coronariopatia crônica. Da mesma forma, um exame sem alterações de contratilidade durante a dor torácica tem valor preditivo negativo alto, deixando muito distante o diagnóstico de SCA. Além do diagnóstico de SCA, o ecocardiograma pode ajudar em diagnósticos como a estenose aórtica, a dissecção de aorta e o TEP (quando haverá hipertensão arterial pulmonar e piora da função do ventrículo direito). Mesmo nos pacientes com o diagnóstico de SCA firmado, o ecocardiograma terá utilidade para dimensionar o dano contrátil pela SCA sobre a fração de ejeção do ventrículo esquerdo (FEVE) e se há complicações valvares relacionadas ao evento isquêmico. Por esse motivo, o ecocardiograma de repouso pode auxiliar na investigação na sala de emergência e deve ser feito em todos os pacientes internados com o diagnóstico de SCASSST.

Condutas na sala de emergência

Medidas gerais

Os serviços de emergência devem ter sistemas de triagem que façam com que esses pacientes sejam imediatamente acolhidos na sala de emergência para iniciarem os procedimentos do protocolo de dor torácica e não esperem atendimento. A taxa de pacientes que são submetidos ao ECG em menos de 10 minutos da entrada no pronto-socorro, também chamado de tempo porta-ECG, é um indicador de qualidade do serviço. Na admissão, o paciente deve ser colocado em um leito e submetido à monitorização cardíaca, a um acesso venoso periférico e à oximetria de pulso.

Ainda na admissão, com a coleta dos marcadores de necrose miocárdica, outras dosagens no sangue periférico devem ser realizadas para ajudar nas estratificações de risco (de eventos cardiovasculares maiores e de sangramento) e na propedêutica que será instituída a seguir. A função renal, o hemograma completo e o coagulograma são fundamentais para a decisão do tipo e da dose de anticoagulação e da melhor estratificação, conforme veremos adiante, além dos dois primeiros fazerem parte dos escores de risco.

Todos os pacientes com SCA devem ter tratamentos sintomáticos de maneira a diminuir o estímulo adrenérgico e, consequentemente, a demanda miocárdica por oxigênio. Quando a saturação de oxigênio for menor que 90%, O_2 suplementar deve ser ofertado por cateter nasal 2L/min ou máscara de O_2 4L/min de vazão. Máscaras de pressão positiva também podem ser importantes nos casos de edema agudo de pulmão. Em pacientes ansiosos, o uso de ansiolíticos pode ser benéfico. Nesses casos, os benzodiazepínicos em doses baixas são os mais indicados.

Além disso, controle da dor anginosa é essencial para o controle do estímulo adrenérgico e, para esta, os nitratos podem ser utilizados, como o dinitrato de isossorbida 5 mg sublingual a cada 5 minutos até a dose teto de 15 mg, como a nitroglicerina 10 mcg/min em infusão contínua intravenosa, e aumento da vazão em 10 mcg/min a cada 5 min. Deve-se ressaltar a contraindicação dos nitratos nos casos de acometimento do ventrículo direito ou do uso de inibidores da fosfodiesterase-5, como a sildenafila, a vardenafila e a tadalafila. Além dos nitratos, a morfina pode ser feita de forma venosa e agressiva (2 a 4 mg intravenoso a cada 5 minutos) até o controle da dor ou a dose-teto de 25 mg.

Os betabloqueadores venosos também podem e devem ser utilizados nos casos em que há dor ou quando há taquicardia, mas essa classe de fármaco aumenta o risco de choque cardiogênico[25] quando a taquicardia é a forma de o corpo compensar a diminuição aguda da força sistólica e manter o débito cardíaco. Dessa forma, os betabloqueadores não devem ser utilizados nos pacientes com sinais de insuficiência cardíaca ou de alto risco de choque cardiogênico, como os com insuficiência cardíaca prévia, infartos extensos da parede anterior ou com estertores bolhosos à ausculta pulmonar. O betabloqueador de eleição na admissão do paciente é o metoprolol venoso na dose 1 mg/min até a dose teto de 15 mg ou o máximo tolerado, monitorando-se a pressão arterial, a frequência cardíaca e a ausculta pulmonar. Após a fase aguda, o betabloqueador deverá ser escolhido dependendo da FEVE ao ecocardiograma.

Os inibidores da enzima conversora de angiotensina (IECA) e os bloqueadores dos receptores da angiotensina II estão indicados na SCASSST, principalmente quando há sinais de insuficiência cardíaca, desde que não haja hipotensão associada. Na admissão, dá-se preferência às drogas com menor tempo de meia-vida, como o captopril. Os bloqueadores de canal de cálcio têm as mesmas indicações dos betabloqueadores quando esses são contraindicados ou já estão em doses máximas toleradas, dando-se preferência ao diltiazem, ou ainda quando a SCASSST não é aterotrombótica, como é o caso dos espasmos coronarianos e a doença de microcirculação.

Estratificação de risco

As estratificações de risco de eventos cardiovasculares maiores e de sangramento devem ser feitas assim que o paciente recebe o diagnóstico de SCASSST. Elas são primordiais para nortear a estratégia de investigação coronária e o tipo de tratamento medicamentoso a ser instituído. Por meio de algoritmos em que se levam em consideração características de base e apresentações de mais alto risco, esses escores calculam o risco que o paciente apresenta de ter o determinado desfecho e, assim, pode-se mudar o tratamento para preveni-lo de forma mais agressiva. Existem alguns escores diferentes de estratificação tanto de eventos coronários maiores quanto de sangramentos com peculiaridades, com suas vantagens e desvantagens. Alguns serviços advogam pela realização de mais de um escore, levando em conta o resultado mais grave para definir a estratégia terapêutica. Outros serviços escolhem previamente um escore, padronizando a estratificação.

Estratificação de risco de eventos cardiovasculares maiores

Os escores de gravidade calculam o risco de eventos cardiovasculares maiores, mais notadamente a morte e IAM, mas em alguns casos também de angina refratária necessitando revascularização de urgência. O primeiro escore foi o proposto por Braunwald para AI em 1989[26], que foi adaptado pelo mesmo autor para a inclusão da troponina no algoritmo[27], e teve grande aceitação, uma vez que leva em consideração aspectos simples, como a gravidade dos sintomas, as circunstâncias clínicas e o tratamento administrado. No entanto, esse escore não contempla as alterações eletrocardiográficas e a angina refratária, dois preditores independentes de risco[28]. Além disso, pacientes classe II apresentam menor risco de IAM ou revascularização de urgência que os classe I[29].

Braunwald propôs, então, um novo escore, também chamado de estratificação pontual[30], que foi construído para estimar o risco de morte e IAM. Esse é um algoritmo simples, levando em consideração aspectos clínicos e os marcadores de necrose miocárdica somente. Além disso, o escore divide os pacientes em risco alto, moderado e baixo e norteia a propedêutica de investigação e tratamento (Tabela 57.1). No entanto, alguns aspectos são subjetivos e sem apoio em evidências científicas.

Outro importante escore de risco é o de TIMI[31], que tem como vantagem ser extremamente fácil de implementar, pois utiliza somente sete fatores de risco e uma soma em que cada fator de risco vale 1 ponto. Além disso, a soma confere um risco crescente e proporcional tanto de morte e IAM quanto de morte, IAM e angina refratária, necessitando revascularização de urgência (Tabela 57.2). No entanto, uma crítica ao método é o fato de ele ser calculado para o risco de desfechos em 14 dias somente. Por fim, o escore de risco de GRACE[32] é o mais acurado dos escores de risco descritos e tem como vantagem predição de risco de longo prazo, como seis meses. A maior desvantagem do escore de GRACE é o fato de o algoritmo ser mais difícil, pois os nove fatores prognósticos identificados têm pontuações diferentes, fazendo com que seja necessária uma calculadora ou um programa de computador (Tabela 57.3).

Tabela 57.2. Escala de risco de TIMI

Escore de risco de TIMI	Pontos
Idade > 65 anos	1
≥ 3 fatores de risco	1
AAS nos últimos 7 dias	1
Dor refratária	1
Lesão coronariana > 50%	1
Infradesnível ST ≥ 0,5 mm	1
Elevação de marcador de necrose	1
SOMA	0-7 pontos

0-2 pontos: risco baixo de morte e IAM em 14 dias (2,9%); 3-4 pontos: risco moderado (4,7%-6,7%); 5-7 pontos: risco alto (11,5%-19,5%).

Tabela 57.1. Estratificação de risco de Braunwald para angina instável, ou estratificação pontual – Risco de morte e IAM

Risco	Alto risco: Deve ter pelo menos um dos seguintes.	Risco moderado: Nenhum achado do alto risco e pelo menos um dos seguintes.	Risco baixo: Nenhum achado do moderado ou alto risco e um dos seguintes.
História	Agravamento dos sintomas nas últimas 48 horas; idade > 75 anos	Idade de 70-75 anos, infarto prévio, doença cerebrovascular ou periférica, diabetes melito, cirurgia de revascularização, uso prévio de AAS	Novo episódio de angina classe III ou IV da CCS nas últimas duas semanas sem dor prolongada em repouso, mas com moderada ou alta probabilidade de DAC
Dor precordial	Dor prolongada (> 20 min) em repouso	Angina de repouso > 20 min, resolvida, com probabilidade de DAC moderada a alta. Angina em repouso ≤ 20 min, com alívio espontâneo ou com nitrato	Angina de início recente no intervalo de duas semanas a dois meses
Exame físico	Edema pulmonar, piora ou surgimento de sopro de regurgitação mitral, B3, novos estertores, hipotensão, bradicardia ou taquicardia		
ECG	Infradesnível do segmento ST > 0,5 mm (associado ou não a angina), alteração dinâmica do ST, bloqueio completo de ramo, novo ou presumidamente novo. Taquicardia ventricular sustentada	Inversão da onda T > 2 mm; ondas Q patológicas.	Normal ou inalterado durante o episódio de dor
Marcadores de necrose miocárdica	Acentuadamente elevados (p. ex., TnTC > 0,1 ng/mL)	Discretamente elevados (p. ex., TnTc entre 0,03 e 0,1 ng/mL)	Normais

AAS: ácido acetilsalicílico; CCS: *Canadian Cardiology Society*; DAC: doença arterial coronariana; ECG: eletrocardiograma; TnTC: troponina ultrassensível.

Tabela 57.3. Escore de risco de GRACE:

Escala de risco de GRACE	Pontos
Idade (anos)	0-100
Frequência cardíaca (bpm)	0-46
Pressão arterial sistólica (mmHg)	58-0
Creatinina (mg/dL)	1-28
ICC (Killip)	0-59
Parada cardíaca na admissão	0-39
Desvio do ST	0-28
Elevação de marcadores de necrose miocárdica	0-14
SOMA	1-239 pontos

1-108: baixo risco de morte hospitalar (< 1%); 109-140: risco moderado (1%-3%); > 140: alto risco (> 3%). bpm: batimentos por minuto; ICC: insuficiência cardíaca congestiva.

Estratificação de risco de sangramentos

Os antitrombóticos, tanto os antiagregantes plaquetários quanto os anticoagulantes, são indispensáveis no arsenal terapêutico das SCASSSTs, conforme será descrito adiante. No entanto, essas medicações aumentam de forma significativa o risco de sangramento e existem várias evidências de que o sangramento durante o tratamento é um fator de risco independente de mau prognóstico nos pacientes com SCASSST[33,34]. Além disso, alguns fatores de risco para pior prognóstico da SCA também são fatores de risco para sangramentos durante o tratamento. Por esses motivos, a estratificação de risco de sangramento com a estratificação de risco de eventos cardiovasculares maiores é muito importante em todos os pacientes portadores de SCA. Assim como a estratificação de risco de eventos cardiovasculares, alguns algoritmos existem, conforme descrevemos abaixo.

Talvez um dos escores de sangramentos mais utilizados na prática clínica seja o de CRUSADE[35]. Construído na coorte de mesmo nome, tem como características não utilizar a idade (a não ser no cálculo do *clearence* de creatinina) e ser feito especificamente para SCASSST. No algoritmo do CRUSADE (Tabela 57.4), oito fatores de pior prognóstico e a soma dos pontos denotam um risco crescente de sangramento. Um segundo escore bastante utilizado é o proposto pela Dra. Roxana Mehan[36], que é feito para todos os tipos de SCA e foi construído pela análise das coortes dos estudos ACUITY e HORIZON. O escore utiliza a idade entre os fatores de pior prognóstico, mas também contempla o uso de bivalirudina, não comercializada no Brasil, ou inibidores da glicoproteína (GP) IIb/IIIa, pouco utilizados atualmente (Tabela 57.5).

Tabela 57.4. Escore de risco de sangramento de CRUSADE

Escala de risco CRUSADE	Pontos
Hematócrito basal (%)	0-9
Clearence de creatinina (mL/min)	0-39
Frequência cardíaca (bpm)	0-11
Sexo	0-8
ICC na apresentação	0-7
Doença vascular prévia	0-6
Diabetes mellitus	0-6
Pressão arterial sistólica (mmHg)	1-10
SOMA	1-91 pontos

1-20 pontos: muito baixo risco (3,1%); 21-30: baixo risco (5,5%); 31-40: risco moderado (8,6%); 41-50: risco alto (11,9%); 51-91: risco muito alto (19,5%). bpm: batimentos por minuto; ICC: insuficiência cardíaca congestiva.

Tabela 57.5. Escore de risco de sangramento de Roxana Mehan *et al.*

Escala de risco de Mehan *et al*	Pontos
Sexo	0-8
Idade (anos)	0-12
Creatinina (mg/dL)	0-10
Leucócitos totais (/mm^3)	0-10
Anemia	0-6
Apresentação da SCA	0-6
Medicação antitrombóticas	-5-0
SOMA	

< 10 pontos: risco baixo (1,9%); 10-14 risco moderado (3,6%); 15-19 alto (6,0%); > 20 muito alto (13%). SCA: síndrome coronária aguda.

Tratamento medicamentoso

Ácido acetilsalicílico

Poucas foram as medicações que demonstraram benefício tão grande quanto o AAS na SCA, com redução importante de desfechos clinicamente relevantes[37,38]. Além disso, todos os perfis de pacientes com SCA se beneficiaram desse antiagregante plaquetário inibidor da ciclo-oxigenase-2 (COX2), fazendo com que seja dado para todos os casos suspeitos, a menos que haja uma contraindicação grave ao seu uso, como alergias cutâneas graves ou sangramentos ativos, ou se outro diagnóstico é suspeito, como a dissecção de aorta. A dose de ataque do AAS deve ser entre 160 e 325 mg, e a medicação deve ser mantida indefinidamente em dose baixa, como 100 mg por dia, sem redução do seu efeito benéfico.

Clopidogrel

O clopidogrel é um antiplaquetário da classe dos tienopiridínicos que atua bloqueando o receptor P2Y12, antagonizando a ativação plaquetária mediada pela adenosina difosfato (ADP). Essa medicação foi testada num primeiro momento como substituto do AAS, quando há contraindicação ao seu uso, com benefício pequeno (RRR [*risk relative reduction*] 8,4%) na redução de desfechos compostos clinicamente relevantes no estudo CAPRIE[39], mas foi em adição ao AAS que o clopidogrel ganhou espaço, demonstrando no estudo CURE em pacientes com SCASSST[40] uma redução substancial (RRR 20%) na taxa de desfechos clinicamente relevantes na comparação ao AAS isoladamente. Esse efeito benéfico da adição do clopidogrel se manteve nos pacientes submetidos à angioplastia primária no estudo PCI-CURE[41] e no tratamento até um ano[42]. O clopidogrel, dessa forma, deve ser usado em todos os pacientes com SCASSST com risco intermediário e alto, independentemente do tipo de estratificação programada.

A dose do clopidogrel já foi objeto de estudo. A dose de ataque de 300 mg na admissão deve ser feita para que a ação da medicação ocorra minutos após a administração e não em alguns dias, como ocorre quando o ataque não é feito. No estudo CURRENT OASIS-7[43], observou-se que a dose dobrada de ataque (600 mg) e manutenção (150 mg por dia) de clopidogrel na primeira semana diminuiu desfechos trombóticos apenas nos pacientes submetidos à angioplastia como tratamento definitivo, ainda assim aumentando a taxa de sangramentos. Dessa forma, a dose-padrão de 300 mg de ataque e manutenção de 75 mg por dia deve ser realizada sempre, podendo fazer ataque de 600 mg nos pacientes que serão submetidos à angioplastia.

Muitos pacientes são "maus respondedores" ao clopidogrel, uma vez que a droga ainda precisa ser metabolizada no fígado para se tornar a droga ativa, e polimorfismos das enzimas relacionadas com o citocromo P450 envolvidas com o metabolismo do clopidogrel podem causar essa variação[44]. Dessa forma, esses maus respondedores ao clopidogrel acabam por ter eventos isquêmicos mesmo com dupla antiagregação plaquetária, notadamente após angioplastia e implante de *stents*[45]. Outra questão importante é a interação do clopidogrel com os inibidores de bomba de prótons (IBPs), particularmente o omeprazol[46]. Os estudos *in vitro* demonstram que há diminuição do efeito da droga com o uso dos IBPs, mas estudos clínicos apresentam resultados controversos sobre o tema[47,48].

Prasugrel

O prasugrel também é um tienopiridínico como o clopidogrel, com a vantagem de ser uma droga ativa em vez de ser uma pró-droga, como o clopidogrel, e não ter a variabilidade de resposta conforme descrito anteriormente. O estudo TRITON-TIMI-38[49] avaliou pacientes com SCA (74% com SCASSST) com programação de angioplastia, e o uso do prasugrel como segundo antiplaquetário, comparado ao clopidogrel, reduziu a taxa de eventos cardiovasculares clinicamente relevantes. No entanto, a taxa de sangramentos graves aumentou. Os pacientes que tiveram menor benefício com o prasugrel foram os com idade acima de 75 anos, peso abaixo de 60 kg e/ou história prévia de AVC. Em contrapartida, os diabéticos tiveram maior benefício com a droga, na comparação com o clopidogrel[50]. O estudo TRILOGY[51] também comparou o prasugrel com o clopidogrel, mas no contexto de pacientes mantidos em tratamento clínico. Nesse caso, o prasugrel não conseguiu diminuir as taxas de eventos cardiovasculares maiores, mas também não aumentou o risco de sangramentos.

A dose recomendada do prasugrel é a dose de ataque de 60 mg na admissão e a de manutenção de 10 mg por dia. O estudo ACCOAST[52], no entanto, demonstrou que, em pacientes com SCASSST e planejamento de coronariografia, a estratégia de administrar a dose de ataque somente após conhecer a anatomia coronariana e indicar a angioplastia pode reduzir a taxa de sangramentos maiores sem aumentar a taxa de eventos trombóticos.

Ticagrelor

O ticagrelor não é um tienopiridínico, mas também atua reduzindo a agregabilidade plaquetária mediada pelo ADP. Como vantagens em relação aos tienopiridínicos, o ticagrelor tem uma inibição reversível da plaqueta e um tempo de meia-vida menor, o que, em teoria, pode reverter mais rapidamente um sangramento, se esse ocorrer pela droga. No entanto, a medicação tem que ser feita duas vezes por dia e ainda não há recomendação formal de interrupção por tempo menor em caso de procedimentos cirúrgicos, por exemplo. No estudo PLATO[53], essa droga foi comprada ao clopidogrel nos pacientes com SCA (60% de SCASSST) com qualquer programação de tratamento. Nesse estudo, o ticagrelor foi capaz de reduzir a taxa de desfechos cardiovasculares clinicamente relevantes e, inclusive, a taxa de mortalidade por todas as causas isoladamente. Outros estudos foram feitos com grupos específicos de pacientes, como portadores de diabetes, AVC ou doença renal, ou ainda com programação de tratamento percutâneo ou cirúrgico, e todas essas análises apresentaram resultados bastante semelhantes ao do PLATO. A comparação do ticagrelor com o prasugrel na SCA foi feita pela primeira vez pelo estudo PRAGUE-18[54], que mostrou que os benefícios são semelhantes. O PRAGUE-18, inclusive, foi interrompido por futilidade com cerca de 1.200 pacientes com IAM e programação de angioplastia primária.

Inibidores da glicoproteína IIb/IIIa

Esses antiplaquetários inibem de forma muito agressiva a agregação plaquetária e, por esse motivo, aumentam sistematicamente o risco de sangramento. No início do uso dessa classe de medicações, os inibidores da GP IIb/IIIa foram associados ao AAS e comparados ao placebo, e não à dupla antiagregação que fazemos atualmente (AAS + clopidogrel, prasugrel ou ticagrelor), e os pacientes que obtiveram maiores benefícios foram os com risco alto de eventos trombóticos e que tinham programação de estratificação invasiva. Hoje em dia, eles têm sido utilizados em situações bastante especiais, como SCASSST com evidências de carga trombótica muito grande, seja pela visualização na coronariografia de grande quantidade de trombo, seja pela situação do *no-reflow* após a angioplastia ou por angioplastias muito complexas, ou ainda pacientes em que decide não utilizar clopidogrel, prasugrel ou ticagrelor.

No mercado brasileiro, os inibidores da GP IIb/IIIa são representados pelo abciximabe e o tirofibana. O primeiro deve ser feito em *bolus* antes do início da angioplastia, seguido por manutenção por 12 horas, e o segundo é utilizado após retorno à unidade cardiointensiva, em doses de ataque e manutenção, em infusão contínua por 24 horas. Os inibidores da GP IIb/IIIa podem também promover trombocitopenia, por isso a plaquetometria deve ser monitorada ao seu uso.

Anticoagulantes

Se a fisiopatologia da SCASSST demonstra forte ativação de plaquetas e da cascata de coagulação durante o processo de aterotrombose, os anticoagulantes, assim como os antiplaquetários, são essenciais no tratamento da condição. A anticoagulação deve ser feita em todos os pacientes com

SCASSST[55], exceto se houver alguma contraindicação. A heparina não fracionada (HNF), um agonista da antitrombina III, que é bloqueador dos fatores II, VII, IX e X, demonstrou evidências do benefício do uso no tratamento das SCAs há décadas[56]. O inconveniente maior do uso da HNF é a necessidade do uso da infusão contínua e do controle de seu efeito por meio de medidas seriadas do tempo de protrombina (PTT). No entanto, a HNF é utilizada nos pacientes com disfunção renal associada, quando o ajuste da vazão da droga pode controlar o seu efeito.

Além da HNF, as heparinas de baixo peso molecular (HBPMs), em especial a enoxaparina, que são antagonistas preferenciais do fator Xa, podem ser utilizadas. E pelas questões de praticidade do uso (têm administração subcutânea em duas aplicações diárias e não precisam de correção pelo PTT), as HBPMs são preferidas. Além da questão da praticidade e segurança do uso, os estudos ESSENCE[57] e o TIMI 11B[58] mostraram que a enoxaparina se mostrou melhor que a HNF no tratamento da SCASSST. A heparina deve ser mantida até o tratamento definitivo da lesão coronariana ou por sete dias, se o paciente for mantido em tratamento clínico. As heparinas podem induzir trombocitopenia, por isso a plaquetometria deve ser monitorada durante o tratamento.

Além das heparinas, o fondaparinux é uma opção de anticoagulante para a SCASSST. Com ação também relacionada ao fator Xa, o fondaparinux teve menor taxa de sangramentos que a enoxaparina no estudo OASIS 5[59]. Essa diminuição de sangramentos, inclusive, levou à redução líquida de desfechos (eventos trombóticos e sangramentos) e da mortalidade isolada. No entanto, esse estudo demonstrou aumento da taxa de tromboses de cateteres nas estratificações invasivas e, por isso, uma dose de heparina deve ser utilizada no momento do cateterismo nos pacientes que estão em uso de fondaparinux[60]. O grupo com maior benefício no uso do fondaparinux é o de pacientes com SCASSST e alto risco de sangramento.

Mais recentemente, os novos anticoagulantes orais foram testados na SCA e o estudo ATLAS TIMI 51 utilizou a rivaroxabana no tratamento da SCA (metade com SCASSST) após a alta hospitalar, isto é, quando o paciente já não tinha mais indicação de anticoagulantes. A dose de 2,5 mg duas vezes ao dia foi capaz de diminuir desfechos clinicamente significativos, inclusive mortalidade.

Estatinas

As estatinas se mostraram fundamentais no tratamento da SCA há décadas, quando o estudo 4S mostrou que a sinvastatina diminuía a taxa de eventos clinicamente relevantes em pacientes com SCA e hipercolesterolemia[61]. Após esse estudo, começou-se uma investigação para saber se a diminuição mais agressiva do colesterol diminui o risco de eventos cardiovasculares maiores. Os estudos PROVE-IT[62] e, mais recentemente, o IMPROVE-IT[63] demonstraram que o tratamento agressivo das taxas do colesterol são eficazes em diminuir eventos cardiovasculares maiores.

Tratamento no baixo risco

Os pacientes com baixo risco de eventos cardiovasculares maiores podem ser tratados na unidade de emergência e estratificados de forma não invasiva, a princípio. Essa estratificação pode ser feita ambulatorialmente em curto prazo, mas deve ser preferencialmente feita durante a estada do paciente na unidade. O tratamento medicamentoso deve ser instituído conforme descrito acima até a liberação do paciente e, caso o exame não invasivo seja positivo, o paciente é reestratificado como de alto risco, sendo indicada internação na unidade coronariana e feita estratificação invasiva. Se, pelo contrário, o teste não invasivo for negativo, o paciente pode ser liberado da unidade de emergência com segurança.

O tipo de estratificação deve ser escolhido conforme a conveniência do serviço e o risco de aterosclerose que o paciente apresenta (e não a estratificação de risco de eventos pela SCA). A angiotomografia de coronárias é uma excelente estratégia para estratificar os pacientes com poucos fatores de risco para doença cardiovascular, uma vez que o valor preditivo negativo do exame é muito elevado. Esse exame, inclusive, é uma excelente estratégia para diminuir custos de internação e a taxa de coronariografias desnecessárias. No entanto, a angiotomografia de coronárias pode não ser o melhor método em pacientes com vários fatores de risco para aterosclerose, principalmente os mais idosos, pois esses podem ser levados a uma angioplastia de uma lesão crônica.

Os pacientes com SCASSST de baixo risco podem ser estratificados também com testes provocativos de isquemia, como o teste ergométrico, a cintilografia miocárdica de repouso e estresse ou o ecocardiograma de estresse. Esses exames devem ser feitos após o paciente ter marcadores de necrose miocárdica em tempo hábil negativos e estar sem dor torácica há pelo menos 12 horas. Quando bem indicados, esses testes apresentam valor preditivo negativo muito elevado, fazendo com que o paciente possa ser liberado com segurança. O teste ergométrico é um exame fácil, acessível e rápido, sendo usualmente a preferência dos serviços. No entanto, nos pacientes que apresentam alguma limitação à deambulação na esteira ergométrica, bloqueios de ramo ao ECG ou, ainda, áreas inativas prévias podem ter a sensibilidade do exame alterada. Nesses casos, a cintilografia ou o ecocardiograma de estresse, que utilizam o estresse farmacológico e não são guiados pelo ECG, devem ser a estratégia adotada. Nesses exames, ainda há o benefício de informações da função ventricular e da viabilidade miocárdica, se houver algum defeito regional.

Tratamento no risco intermediário e alto

Os pacientes com SCASSST e risco moderado e alto pelos escores de risco devem ser transferidos para a unidade coronariana. Ainda na unidade de emergência, devem receber a dupla antiagregação plaquetária (AAS + clopidogrel, prasugrel ou ticagrelor) e anticoagulação (HNF, enoxaparina ou fondaparinux) sempre que não houver alguma contraindicação, além de betabloqueadores e IECA se houver necessidade. As estatinas e as demais medicações podem ser feitas na unidade fechada, nas primeiras 24 horas. Qualquer que seja a decisão, a terapia antiplaquetária dupla deve ser mantida por um ano, mesmo que o paciente seja mantido em tratamento clínico das lesões coronarianas.

Nesses casos de moderado e alto risco, a estratégia de estratificação coronariana deve ser a coronariografia. Esse exame não precisa ser feito de maneira urgente, como ocorre nos casos de SCACSST, mas deve feito entre 4 e 48 horas da admissão do paciente, isto é, durante a rotina do laboratório de hemodinâmica da instituição. No entanto, a coronariografia deve ser realizada o mais rápido possível em algumas situações de maior risco, como pacientes com sinais clínicos de insuficiência cardíaca, bloqueio atrioventricular total e dor refratária aos anti-isquêmicos e à morfina. Além disso, os pacientes com alto risco de sangramento pelos escores preconizados também se beneficiam de estratificação mais precoce, pois terão menos tempo em uso de anticoagulação plena.

Após a realização da coronariografia, a decisão de tratar as lesões coronarianas e como fazer isso pode não ser tão fácil. A lesão culpada na SCASSST normalmente não é tão fácil de ser identificada, além do fato de os pacientes serem, na comparação com os de SCACSST, mais propensos a terem lesões coronárias triarteriais. Em lesões angiograficamente moderadas, a medida da reserva fracionada de fluxo (FFR) pode perceber as lesões funcionalmente importantes. A decisão pela melhor estratégia de revascularização leva em conta o número de vasos, quais os vasos acometidos e a presença de lesões que requeiram angioplastia complexa, nos mesmos moldes da decisão na doença coronariana estável. Apesar disso, as angioplastias têm sido cada vez mais utilizadas em lesões de múltiplos vasos e em lesões cada vez mais complexas, sendo o tratamento de eleição na maioria dos casos para as lesões coronarianas observadas na coronariografia, Em casos mais difíceis, a decisão colegiada em um *Heart Team*, com cardiologistas clínicos, cirurgiões cardíacos e hemodinamicistas, deve ser estimulada.

Referências bibliográficas

1. Kong DF, Blazing MA, O'Connor CM. The health care burden of unstable angina. Cardiol Clin. 1999;17(2):247-61.
2. Calvin JE, Klein LW, VandenBerg BJ, Meyer P, Ramirez-Morgen LM, Parrillo JE. Clinical predictors easily obtained at presentation predict resource utilization in unstable angina. Am Heart J. 1998;136(3):373-81.
3. Ounpuu S, Anand S, Yusuf S. The impending global epidemic of cardiovascular diseases. Eur Heart J. 2000;21(11):880-3.
4. Avezum A Jr, Braga J, Santos IS, Guimarães HP, Marin-Neto JA, Piegas LS. Cardiovascular disease in South America: current status and opportunities for prevention. Heart. 2009;95(18):1475-82.
5. Ministério da Saúde, 2012. Sistema de Informações sobre mortalidade – SIH/SUS. Disponível em: www.datasus.gov.br.
6. Yeh RW, Sidney S, Chandra M, Sorel M, Selby JV, Go AS. Population trends in the incidence and outcomes of acute myocardial infarction. N Engl J Med. 2010;362(23):2155-65.
7. Effects of tissue plasminogen activator and a comparison of early invasive and conservative strategies in unstable angina and non-Q-wave myocardial infarction. Results of the TIMI IIIB Trial. Thrombolysis in Myocardial Ischemia. Circulation. 1994;89(4):1545-56.
8. Libby P, Theroux P. Pathophysiology of coronary artery disease. Circulation. 2005;111(25):3481-8.
9. Xavier HT, Izar MC, Faria Neto JR, Assad MH, Rocha VZ, Sposito AC, et al. V Diretriz Brasileira de Dislipidemias e Prevenção da Aterosclerose. Arq Bras Cardiol. 2013;101(4 Supl 1).
10. Toschi V, Gallo R, Lettino M, Fallon JT, Gertz SD, Fernández-Ortiz A, et al. Tissue factor modulates the thrombogenicity of human atherosclerotic plaques. Circulation. 1997;95(3):594-9.
11. Theroux P, Fuster V. Acute coronary syndromes: unstable angina and non-Q-wave myocardial infarction. Circulation. 1998;97(12):1195-206.
12. Gianetti NS, Baracioli LM. Síndrome coronária aguda sem supradesnível de ST. In: Soeiro AM, Torres Leal TCA, Oliveira Jr MT, Kalil Filho R. Manual de condutas práticas da unidade de emergências do InCor. 1ª ed. Barueri, SP: Manole; 2015.
13. Thygesen K, Alpert JS, Jaffe AS, Simoons ML, Chaitman BR, White HD; Joint ESC/ACCF/AHA/WHF Task Force for the Universal Definition of Myocardial Infarction. Third universal definition of myocardial infarction. Circulation. 2012;126(16):2020-35.
14. White HD. Pathobiology of troponin elevations: do elevations occur with myocardial ischemia as well as necrosis? J Am Coll Cardiol. 2011;57(24):2406-8.
15. Thygesen K, Alpert JS, White HD; Joint ESC/ACCF/AHA/WHF Task Force for the Redefinition of Myocardial Infarction. Universal definition of myocardial infarction. Eur Heart J. 2007;28(20):2525-38.
16. Finnegan JR Jr, Meischke H, Zapka JG, Leviton L, Meshack A, Benjamin-Garner R, et al. Patient delay in seeking care for heart attack symptoms: findings from focus groups conducted in five U.S. regions. Prev Med. 2000;31(3):205-13.
17. Pope JH, Aufderheide TP, Ruthazer R, Woolard RH, Feldman JA, Beshansky JR, et al. Missed diagnoses of acute cardiac ischemia in the emergency department. N Engl J Med. 2000;342(16):1163-70.
18. Anderson ML, Peterson ED, Ohman EM, Peng SA, Roe MT. Incidence, Treatment and Outcomes of Cardiogenic Shock in STEMI and NSTEMI: Results from the NCDR®. Circ Cardiovasc Qual Outcomes. 2012;5(1):A298.
19. Levine HD. Subendocardial infarction in retrospect: pathologic, cardiographic, and ancillary features. Circulation. 1985;72(4):790-800.
20. Armstrong PW, Fu Y, Chang WC, Topol EJ, Granger CB, Betriu A, et al. Acute coronary syndromes in the GUSTO-IIb trial: prognostic insights and impact of recurrent ischemia. The GUSTO-IIb Investigators. Circulation. 1998;98(18):1860-8.
21. Savonitto S, Ardissino D, Granger CB, Morando G, Prando MD, Mafrici A, et al. Prognostic value of the admission electrocardiogram in acute coronary syndromes. JAMA. 1999;281(8):707-13.
22. Mead NE, O'Keefe KP. Wellen's syndrome: An ominous EKG pattern. J Emerg Trauma Shock. 2009;2(3):206-8.
23. Lin JC, Apple FS, Murakami MM, Luepker RV. Rates of positive cardiac troponin I and creatine kinase MB mass among patients hospitalized for suspected acute coronary syndromes. Clin Chem. 2004;50(2):333-8.
24. Bandstein N, Ljung R, Johansson M, Holzmann MJ. Undetectable high-sensitivity cardiac troponin T level in the emergency department and risk of myocardial infarction. J Am Coll Cardiol. 2014;63(23):2569-78.
25. Chen ZM, Pan HC, Chen YP, Peto R, Collins R, Jiang LX, et al.; COMMIT (ClOpidogrel and Metoprolol in Myocardial Infarction Trial) collaborative group. Early intravenous then oral metoprolol in 45,852 patients with acute myocardial infarction: randomised placebo-controlled trial. Lancet. 2005;366(9497):1622-32.
26. Braunwald E. Unstable angina: a classification. Circulation. 1989;80(2):410-4.
27. Braunwald E, Jones RH, Mark DB, Brown J, Brown L, Cheitlin MD, et al. Diagnosing and managing unstable angina. Agency for Health Care Policy and Research. Circulation. 1994;90(1):613-22.
28. Bazzino O, Diaz R, Tajer C, Paviotti C, Mele E, Trivi M, et al. Clinical predictors of in-hospital prognosis in unstable angina: ECLA 3. The ECLA Collaborative Group. Am Heart J. 1999;137(2):322-31.
29. van Miltenburg-van Zijl AJ, Simoons ML, Veerhoek RJ, Bossuyt PM. Incidence and follow-up of Braunwald subgroups in unstable angina pectoris. J Am Coll Cardiol. 1995;25(6):1286-92.
30. Braunwald E, Antman EM, Beasley JW, Califf RM, Cheitlin MD, Hochman JS, et al. ACC/AHA guidelines for the management of patients with unstable angina and non-ST-segment elevation myocardial infarction. A report of the American College of Cardiology/American Heart Association Task Force on Practice Guidelines (Committee on the Management of Patients With Unstable Angina). J Am Coll Cardiol. 2000;36(3):970-1062.

31. Antman EM, Cohen M, Bernink PJ, McCabe CH, Horacek T, Papuchis G, et al. The TIMI risk score for unstable angina/non-ST elevation MI: a method for prognostication and therapeutic decision making. JAMA. 2000;284(7):835-42.
32. Granger CB, Goldberg RJ, Dabbous O, Pieper KS, Eagle KA, Cannon CP, et al. Predictors of hospital mortality in the global registry of acute coronary events. Arch Intern Med. 2003;163(19):2345-53.
33. Eikelboom JW, Mehta SR, Anand SS, Xie C, Fox KA, Yusuf S. Adverse impact of bleeding on prognosis in patients with acute coronary syndromes. Circulation. 2006;114(8):774-82.
34. Nicolau JC, Moreira HG, Baracioli LM, Serrano Jr CV, Lima FG, Franken M, et al. The Bleeding Risk Score as a Mortality Predictor in Patients with Acute Coronary Syndrome. Arq Bras Cardiol. 2013;101(6):511-8.
35. Subherwal S, Bach RG, Chen AY, Gage BF, Rao SV, Newby LK, et al. Baseline risk of major bleeding in non-ST-segment-elevation myocardial infarction: the CRUSADE (Can Rapid risk stratification of Unstable angina patients Suppress ADverse outcomes with Early implementation of the ACC/AHA Guidelines) Bleeding Score. Circulation. 2009;119(14):1873-82.
36. 36. Mehran R, Pocock SJ, Nikolsky E, Clayton T, Dangas GD, Kirtane AJ, et al. A risk score to predict bleeding in patients with acute coronary syndromes. J Am Coll Cardiol. 2010;55(23):2556-66.
37. Theroux P, Ouimet H, McCans J, Latour JG, Joly P, Levy G, et al. Aspirin, heparin, or both to treat acute unstable angina. N Engl J Med. 1988;319(17):1105-11.
38. Risk of myocardial infarction and death during treatment with low dose aspirin and intravenous heparin in men with unstable coronary artery disease. The RISC Group. Lancet. 1990;336(8719):827-30.
39. CAPRIE Steering Committee. A randomised, blinded, trial of clopidogrel versus aspirin in patients at risk of ischaemic events (CAPRIE). CAPRIE Steering Committee. Lancet. 1996;348(9038):1329-39.
40. Yusuf S, Zhao F, Mehta SR, Chrolavicius S, Tognoni G, Fox KK. Clopidogrel in Unstable Angina to Prevent Recurrent Events Trial Investigators. Effects of clopidogrel in addition to aspirin in patients with acute coronary syndromes without ST-segment elevation. N Engl J Med. 2001;345(7):494-502.
41. Mehta SR, Yusuf S, Peters RJ, Bertrand ME, Lewis BS, Natarajan MK, et al. Clopidogrel in Unstable angina to prevent Recurrent Events trial (CURE) Investigators. Effects of pretreatment with clopidogrel and aspirin followed by long-term therapy in patients undergoing percutaneous coronary intervention: the PCI-CURE study. Lancet. 2001;358(9281):527-33.
42. Yusuf S, Mehta SR, Zhao F, Gersh BJ, Commerford PJ, Blumenthal M, et al. Clopidogrel in Unstable angina to prevent Recurrent Events Trial Investigators. Early and late effects of clopidogrel in patients with acute coronary syndromes. Circulation. 2003;107(7):966-72.
43. Mehta SR, Tanguay JF, Eikelboom JW, Jolly SS, Joyner CD, Granger CB, et al. CURRENT-OASIS 7 trial investigators. Double-dose versus standard- dose clopidogrel and high-dose versus low-dose aspirin in individuals undergoing percutaneous coronary intervention for acute coronary syndromes (CURRENT-OASIS 7): a randomised factorial trial. Lancet. 2010;376(9748):1233-43.
44. Mega JL, Simon T, Collet JP, Anderson JL, Antman EM, Bliden K, et al. Reduced-function CYP2C19 genotype and risk of adverse clinical outcomes among patients treated with clopidogrel predominantly for PCI: a meta- analysis. JAMA. 2010;304(16):1821-30.
45. Breet NJ, van Werkum JW, Bouman HJ, Kelder JC, Ruven HJ, Bal ET, et al. Comparison of platelet function tests in predicting clinical outcome in patients undergoing coronary stent implantation. JAMA. 2010;303(8):754- 62.
46. Frelinger AL 3rd, Lee RD, Mulford DJ, Wu J, Nudurupati S, Nigam A, et al. A randomized, 2-period, crossover design study to assess the effects of dexlansoprazole, lansoprazole, esomeprazole, and omeprazole on the steady-state pharmacokinetics and pharmacodynamics of clopidogrel in healthy volunteers.J Am Coll Cardiol. 2012;59(14):1304-11.
47. Ho PM, Maddox TM, Wang L, Fihn SD, Jesse RL, Peterson ED, et al. Risk of adverse outcomes associated with concomitant use of clopidogrel and proton pump inhibitors following acute coronary syndrome. JAMA. 2009;301(9):937-44.
48. Jackson LR 2nd, Peterson ED, McCoy LA, Ju C, Zettler 3, Baker BA, et al. Impact of Proton Pump Inhibitor Use on the Comparative Effectiveness and Safety of Prasugrel Versus Clopidogrel: Insights From the Treatment With Adenosine Diphosphate Receptor Inhibitors: Longitudinal Assessment of Treatment Patterns and Events After Acute Coronary Syndrome (TRANSLATE-ACS) Study. J Am Heart Assoc. 2016;5(10). pii: e003824.
49. Wiviott SD, Braunwald E, McCabe CH, Montalescot G, Ruzyllo W, Gottlieb S, et al. TRITON-TIMI 38 Investigators. Prasugrel versus clopidogrel in patients with acute coronary syndromes. N Engl J Med. 2007,15;357(20):2001-15.
50. Wiviott SD, Braunwald E, Angiolillo DJ, Meisel S, Dalby AJ, Verheugt FW, et al.; TRITON-TIMI 38 Investigators. Greater clinical benefit of more intensive oral antiplatelet therapy with prasugrel in patients with diabetes mellitus in the trial to assess improvement in therapeutic outcomes by optimizing platelet inhibition with prasugrel-Thrombolysis in Myocardial Infarction 38. Circulation. 2008;118(16):1626-36.
51. Roe MT, Armstrong PW, Fox KA, White HD, Prabhakaran D, Goodman SG, et al.; TRILOGY ACS Investigators. Prasugrel versus clopidogrel for acute coronary syndromes without revascularization. N Engl J Med. 2012;367(14):1297-309.
52. Montalescot G, Bolognese L, Dudek D, Goldstein P, Hamm C, Tanguay JF, et al.; ACCOAST Investigators. Pretreatment with prasugrel in non-ST-segment elevation acute coronary syndromes. N Engl J Med. 2013;369(11):999-1010.
53. Wallentin L, Becker RC, Budaj A, Cannon CP, Emanuelsson H, Held C, et al.; PLATO Investigators. Ticagrelor versus clopidogrel in patients with acute coronary syndromes. N Engl J Med. 2009;361(11):1045-57.
54. Motovska Z, Hlinomaz O, Miklik R, Hromadka M, Varvarovsky I, Dusek J, et al, Prasugrel versus ticagrelor in patients with acute myocardial infarction treated with primary percutaneous coronary intervention. Circulation. 2016;134(21):1603-12.
55. Neri Serneri GG, Gensini GF, Poggesi L, Trotta F, Modesti PA, Boddi M, et al. Effect of heparin, aspirin, or alteplase in reduction of myocardial ischaemia in refractory unstable angina. Lancet. 1990;335(8690):615-8.
56. Cairns JA, Lewis HD Jr, Meade TW, Sutton GC, Theroux P. Antithrombotic agents in coronary artery disease. Chest. 1995;108(4 Suppl):380S-400S.
57. Cohen M, Demers C, Gurfinkel EP, Turpie AG, Fromell GJ, Goodman S, et al. A comparison of low-molecular-weight heparin with unfractionated heparin for unstable coronary artery disease: efficacy and Safety of Subcutaneous Enoxaparin in Non-Q-Wave Coronary Events Study Group. N Engl J Med. 1997;337(7):447-52.
58. Antman EM, McCabe CH, Gurfinkel EP, Turpie AG, Bernink PJ, Salein D, et al. Enoxaparin prevents death and cardiac ischemic events in unstable angina/ non-Q-wave myocardial infarction: results of the thrombolysis in myocardial infarction (TIMI) 11B trial. Circulation. 1999;100(15):1593-601.
59. Yusuf S, Mehta SR, Chrolavicius S, Afzal R, Pogue J, Granger CB, et al. Fifth Organization to Assess Strategies in Acute Ischemic Syndromes Investigators. Comparison of fondaparinux and enoxaparin in acute coronary syndromes. N Engl J Med. 2006;354(14):1464-76.
60. Steg PG, Jolly SS, Mehta SR, Afzal R, Xavier D, Rupprecht HJ, et al. FUTURA/OASIS-8 Trial Group. Low-dose vs standard-dose unfractionated heparin for percutaneous coronary intervention in acute coronary syndromes treated with fondaparinux: the FUTURA/OASIS-8 randomized trial. JAMA. 2010;304(12):1339-49.

61. Scandinavian Simvastatin Survival Study Group. Randomised trial of cholesterol lowering in 4444 patients with coronary heart disease: the Scandinavian Simvastatin Survival Study (4S). Lancet. 1994;344(8934):1383-9.
62. Cannon CP, Braunwald E, McCabe CH, Rader DJ, Rouleau JL, Belder R, et al.; Pravastatin or Atorvastatin Evaluation and Infection Therapy-Thrombolysis in Myocardial Infarction 22 Investigators. Intensive versus moderate lipid lowering with statins after acute coronary syndromes. N Engl J Med. 2004;350(15):1495-504.
63. Cannon CP, Blazing MA, Giugliano RP, McCagg A, White JA, Theroux P, et al.; IMPROVE-IT Investigators. Ezetimibe Added to Statin Therapy after Acute Coronary Syndromes. N Engl J Med. 2015;372(25):2387-97.

58

INSUFICIÊNCIA CARDÍACA AGUDA

Germano Emilio Conceição Souza

Introdução

O termo "síndrome de insuficiência cardíaca (IC) aguda" refere-se a uma variedade de condições clínicas heterogêneas cuja apresentação é semelhante. Apesar de não haver nomenclatura amplamente aceita na literatura[1], o termo engloba condições que se caracterizam pela instalação de um quadro novo ou da recorrência de sintomas e sinais de IC que se desenvolvem de forma rápida ou gradual, requerendo terapia de urgência ou emergência, resultando em hospitalização[2].

Epidemiologia

Registros norte-americanos e europeus[3-5] demonstram que a população acometida é predominantemente idosa, com média de idade de 75 anos, não havendo diferença entre os sexos. No entanto, mulheres tendem a ser mais velhas e a possuir história de hipertensão e fração de ejeção (FE) preservada. Comorbidades cardiovasculares e não cardiovasculares são comuns: 60% a 70% têm história de doença arterial coronariana (DAC); 70% têm história de hipertensão; 40% possuem diabetes; 30% a 40% possuem fibrilação atrial e 20% a 30% possuem insuficiência renal. Entre 40% e 50% possuem IC com FE preservada (ICFEP).

No Brasil, a IC também é uma das principais causas de internação de adultos. Foi publicado recentemente o primeiro registro de pacientes com IC descompensada no nosso país[6]. Foram estudados 1.263 pacientes, sendo 60% do sexo feminino, com média de idade de 64 anos, em 51 centros representando as mais diferentes regiões do Brasil. Desses, 40% tinham IC diastólica. A prevalência de comorbidades como diabetes e hipertensão foi alta. A maioria foi admitida com o perfil quente e congesto. Vasodilatadores venosos e inotrópicos foram administrados a menos de 15% dos pacientes. Indicadores de qualidade assistencial foram atingidos em menos de 65% dos casos estudados. Finalmente, a mortalidade intra-hospitalar encontrada foi de 12,6%.

Fisiopatologia

Tipicamente, a apresentação clínica da IC aguda envolve algum grau de congestão e sobrecarga de volume, mais frequentemente do que evidências de hipoperfusão. Naturalmente, ambas as condições podem coexistir[7]. Dada a sua prevalência, os mecanismos envolvidos na gênese e perpetuação da congestão precisam ser compreendidos para o manejo adequado dos pacientes com IC aguda. Além disso, a intensidade da congestão e o número de órgãos acometidos têm grande importância prognóstica[8].

Na IC aguda, diversas vias neuro-humorais, incluindo o sistema nervoso simpático, o sistema renina-angiotensina-aldosterona e o sistema arginina-vasopressina, estão ativadas em resposta. Isso provoca desajuste no metabolismo de sódio nos rins e, em última análise, de fluidos, gerando congestão[9]. Dessa forma, sinais de congestão venosa e aumento das pressões de enchimento são observados pouco tempo após o evento que precipita a descompensação da IC.

Edema tecidual na IC aguda ocorre quando há desequilíbrio entre a transudação de líquido para o interstício (a partir de pressão hidrostática elevada) e a drenagem do sistema linfático local. Isso pode ser potencializado, na IC, pela disfunção da rede de glicosaminoglicanos, com redução adicional de complacência dos tecidos a partir da persistência do acúmulo de fluidos, tornando ao manejo da congestão e seus efeitos mais difícil.

Por outro lado, a ativação neuro-humoral mencionada acima tem efeitos potencialmente deletérios em todo o sistema cardiovascular, por indução de apoptose, disfunção orgânica e remodelamento ventricular. Nesse contexto, o tratamento com medicamentos moduladores desses sistemas ativados, mormente o sistema nervoso autônomo, tem se mostrado muito eficaz na modificação da história natural dessa síndrome.

Assim, o acúmulo de fluidos não é a única preocupação diante de um quadro de IC aguda. Na maioria dos pacientes com IC aguda, o peso corpóreo total está apenas discretamente aumentado, se tanto, antes da descompensação. Isso ocorre porque, mais do que o aumento absoluto dos fluidos corpóreos, ocorre uma redistribuição mediada pela vasoconstricção de alguns sistemas em detrimento da vasodilatação de outros, num ambiente de sobrecarga de pressão hidrostática.

Dados experimentais recentes sugerem que a congestão desempenha papel perpetuador por meio de mecanismos oxidativos, pró-inflamatórios e pró-trombóticos. As forças biomecânicas envolvidas na congestão parecem induzir disfunção endotelial e ativação neuro-humoral adicional. Dessa forma, a distensão endotelial precipita uma cascata de sinalização intracelular, modificando o fenótipo dessas células, o que influencia diretamente toda a fisiopatologia da IC aguda[10].

Um dos órgãos cuja interação com o sistema cardiovascular mais facilmente se percebe é o rim. Essa interação tem sido denominada de síndrome cardiorrenal. Inicialmente, percebia-se simplesmente a redução de perfusão renal a partir de um sistema cardiovascular que não mantinha sua capacidade de perfusão tecidual por causa de um índice cardíaco reduzido, gerando uma dita insuficiência renal pré-renal. No entanto, essa interação vem se mostrando mais complexa. Mais recentemente, tem sido demonstrado que a congestão venosa pode ser mais importante como determinante de disfunção renal do que a redução do índice cardíaco[11]. A coexistência de ambas as condições – baixo índice cardíaco e congestão venosa acentuada – contribui sinergisticamente para o mau prognóstico.

Classificação

Pode-se classificar as síndromes de IC aguda com base na presença ou ausência de história de IC[2]. Assim, temos:

1. IC aguda de início recente, ou *de novo* (cerca de 20% de todas as admissões por IC aguda) – pacientes que apresentam pela primeira vez sintomas de IC, podendo ou não possuir fatores de risco para doença cardiovascular;
2. IC crônica agudamente descompensada (80% dos casos) – pacientes que estão no estágio C ou D e que apresentam episódio de descompensação, na maior parte das vezes por um fator precipitante identificável (Tabela 58.1).

Pode-se ainda classificar os pacientes conforme o valor da pressão arterial (PA) sistólica à admissão[12]: elevada (maior que 140 mmHg, padrão hipertensivo); normal (90 a 140 mmHg), ou reduzida (menor que 90 mmHg, hipotensos – associada a pior prognóstico, apenas 5% a 8% de todos os casos).

Perfis hemodinâmicos

A classificação clínica mais útil é a que ocorre à beira do leito e envolve a avaliação dos componentes hemodinâmicos da IC descompensada. Os distúrbios hemodinâmicos básicos envolvem[13]:

1. A elevação das pressões de enchimento (manifesta ao exame físico por meio de sinais de congestão) – dizemos que o paciente está "seco" ou "úmido" na ausência e presença desses sinais, respectivamente;

Tabela 58.1. Causas e fatores precipitantes das síndromes de IC aguda

Causas e fatores precipitantes das síndromes de IC aguda
Doença cardíaca isquêmica
Síndromes coronarianas agudas
Complicações mecânicas do infarto agudo do miocárdio
Infarto de ventrículo direito
Valvar
Estenose valvar/insuficiência valvar
Dissecção aórtica
Endocardite
Miopatias
Cardiomiopatia periparto
Miocardite aguda
Hipertensão
Arritmia
Falência circulatória
Septicemia
Tireotoxicose
Anemia
Shunts
Tamponamento
Embolia pulmonar
Descompensação de IC crônica
Falta de aderência ao tratamento
Sobrecarga de volume
Infecções
Acidente cerebrovascular
Cirurgia
Insuficiência renal
Asma/doença pulmonar obstrutiva crônica
Abuso de álcool/drogas

Adaptada de: Dickstein K, Cohen-Solal A, Filippatos G, McMurray JJ, Ponikowski P, Poole-Wilson PA, et al.; ESC Committee for Practice Guidelines (CPG). ESC Guidelines for the diagnosis and treatment of acute and chronic heart failure 2008: the Task Force for the Diagnosis and Treatment of Acute and Chronic Heart Failure 2008 of the European Society of Cardiology. Developed in collaboration with the Heart Failure Association of the ESC (HFA) and endorsed by the European Society of Intensive Care Medicine (ESICM). Eur Heart J. 2008;29(19):2388-442.

2. A redução do débito cardíaco (manifesta por meio de sinais de hipoperfusão tecidual) – dizemos que o paciente se encontra "quente" ou "frio" na ausência e presença desses sinais, respectivamente.

A combinação dessas apresentações resulta em quatro perfis[13] (Figura 58.1):

A. Quente e seco: compensado, bem perfundido e sem congestão;
B. Quente e úmido: bem perfundido, mas congesto. O mais frequente (90% das hospitalizações);

C. Frio e úmido: mal perfundido, congesto. O protótipo do choque cardiogênico, perfil de pior prognóstico;

L. Frio e seco: mal perfundido, sem congestão. Perfil menos comum.

Os sintomas e o exame físico fornecem informações suficientes para classificar a maioria dos pacientes nesses perfis e guiar a terapia inicial.

Avaliação inicial

Além da classificação em perfis hemodinâmicos, é possível lançar mão de testes diagnósticos iniciais na avaliação e manejo dos pacientes.

Entre os testes laboratoriais, estão indicados a coleta de eletrólitos, testes de função renal e hepática, perfil tireoidiano, troponina, hemograma completo, peptídeos natriuréticos (BNP) e glicemia[12].

Entre os exames complementares, recomenda-se inicialmente o eletrocardiograma de 12 derivações e a radiografia de tórax. O ecocardiograma é recomendado imediatamente em pacientes hemodinamicamente instáveis e dentro de até 48 horas quando a função e a estrutura cardíaca são desconhecidas ou podem ter mudado desde o último exame[12].

Apesar de muitas controvérsias na literatura[14] entre os especialistas em IC, o cateter de artéria pulmonar (Swan-Ganz) é geralmente recomendado em quadros selecionados de choque cardiogênico que não responderam à terapia empírica inicial e em que há dificuldade de avaliação clínica das pressões de enchimento das câmaras cardíacas. É útil também para guiar a adequação ao tratamento e facilitar o uso de múltiplos inotrópicos, bem como na avaliação de suporte circulatório mecânico ou transplante cardíaco[13].

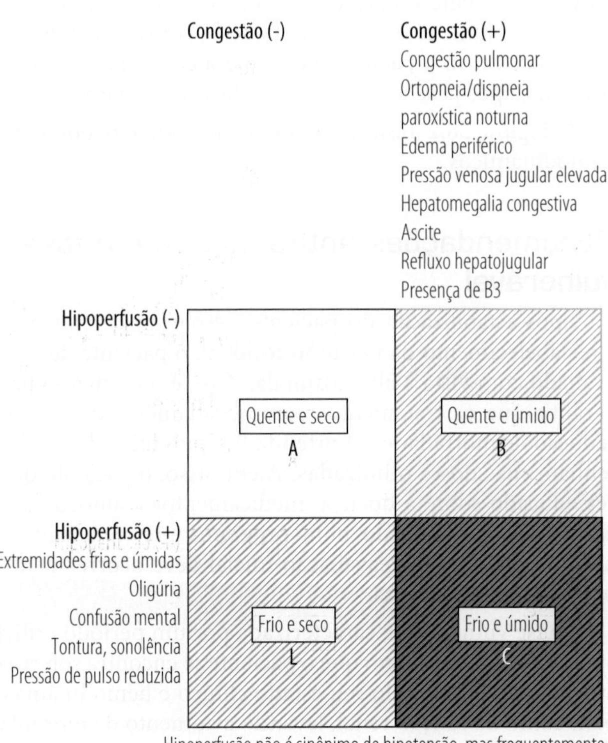

Figura 58.1. Avaliação em "2 minutos" do perfil hemodinâmico. Adaptada de: Ponikowski *et al.*[12].

Medicamentos mais frequentemente empregados

O manejo da fase aguda envolve estabilização clínica inicial com suporte avançado à vida. Portanto, aos pacientes com baixa saturação de oxigênio (hipoxemia) deve ser oferecida oxigenoterapia. A congestão pulmonar responde bem à ventilação não invasiva (VNI) com pressão positiva, reduzindo taxas de intubação. Nos pacientes muito desconfortáveis ou com redução do nível de consciência, a intubação orotraqueal deve ser priorizada.

Diuréticos: são os agentes mais usados. São indicados para tratamento de congestão; os de alça possuem algum efeito vasodilatador. Pacientes com IC de início recente ou sem história de uso prévio de diuréticos ou insuficiência renal respondem a doses menores do que aqueles já em uso crônico da medicação. A escolha inicial são os diuréticos de alça (furosemida) de forma parenteral, podendo ser associados tiazídicos (hidroclorotiazida, clortalidona) e antagonistas da aldosterona (espironolactona), a fim de potencializar os efeitos[12].

Vasodilatadores: depois dos diuréticos, são os agentes mais utilizados. Mediante a vasodilatação do território venoso, reduzem a pré-carga, enquanto, ao vasodilatarem o território arterial, reduzem a pós-carga, aumentando, assim, o débito cardíaco. Devem ser usados com cautela em pacientes com PA reduzida e estenose mitral ou aórtica. Os mais usados são a nitroglicerina e o nitroprussiato de sódio.

Inotrópicos: são indicados para pacientes com redução do débito cardíaco com consequente comprometimento da perfusão tecidual. Podem levar à taquicardia e induzir isquemia miocárdica ou arritmias, razão pela qual os pacientes devem permanecer monitorizados[2]. Nenhum demonstrou reduzir mortalidade em curto prazo. Alguns possuem efeito vasodilatador (milrinona, levosimendana), devendo-se ter cautela em pacientes hipotensos. Os mais utilizados no Brasil são:

- Dobutamina: agonista de receptor beta1, beta2 e discreta atividade alfa1;
- Milrinona: inibidor da fosfodiesterase III;
- Levosimendana: age como sensibilizador do cálcio à troponina (efeito inotrópico) e na abertura de canais de potássio dependentes de ATP do leito vascular (efeito vasodilatador).

Vasopressores: vasoconstritores arteriais periféricos, utilizados para pacientes com hipotensão grave, a fim de redistribuir o fluxo de sangue para órgãos vitais, no entanto à custa de aumento da pós-carga ventricular[2]. Os mais utilizados são: noradrenalina e dopamina. Outras opções incluem: adrenalina, fenilefrina e vasopressina.

Outros tratamentos:

- Digitálicos: preferencialmente em pacientes com fibrilação atrial de alta resposta ventricular (FC superior a 100 bpm). Possuem janela terapêutica estreita[12];

Tabela 58.2. Agentes intravenosos para IC aguda[12,6]

Agente	Dose	Efeitos colaterais
Vasodilatadores		
Nitroglicerina	20-400 µg/min	Hipotensão, cefaleia
Nitroprussiato de sódio	0,3-5,0 µg/kg/min	Hipotensão, cefaleia
Inotrópicos		
Dobutamina	2-20 µg/kg/min	Arritmia, isquemia
Milrinona	0,375-0,75 µg/kg/min	Arritmia, hipotensão, isquemia
Levosimendana	0,1 mg/kg/min, podendo-se reduzir para 0,05 µg/kg/min ou aumentar para 0,2 µg/kg/min	Arritmia, hipotensão
Vasopressor		
Norepinefrina	0,1-1,0 µg/kg/min	Arritmia, isquemia, hipertensão
Diurético		
Furosemida	20-240 mg	Hipocalemia, insuficiência renal

- Antagonistas da vasopressina: promovem a perda de água ao bloquear o receptor V2 do túbulo renal. Podem ser usados para tratar pacientes com sobrecarga de volume e hiponatremia resistente[12];
- Ultrafiltração: utilizada em pacientes com sobrecarga de volume, envolve a remoção de água em resposta a um gradiente de pressão através de uma membrana semipermeável. Reservada para pacientes refratários que falham em responder aos diuréticos[12].

Dispositivos de assistência mecânica:

- **Balão intra-aórtico:** apesar de os estudos não demonstrarem evidência concreta de seu benefício em choque cardiogênico, ainda é o dispositivo de mais fácil acesso no contexto brasileiro. Também é indicado para prover suporte hemodinâmico em casos de problemas mecânicos agudos e no contexto do infarto agudo do miocárdio[12];
- **Dispositivos de assistência ventricular:** podem ser usados como "ponte para decisão" ou "ponte para recuperação", esta última nos pacientes em que se vislumbra uma recuperação da função cardíaca[12].

Princípios do tratamento guiado por perfis

Perfil A – quente e seco: estando o paciente sem sinais de hipoperfusão ou congestão, o diagnóstico de IC pode não explicar os sintomas atuais, os quais podem ser causados por outra condição (isquemia, arritmias etc.)[13].

Perfil B – quente e úmido: tipicamente apresentam-se com PA sistólica normal ou elevada. Quando a hipertensão predomina, faz sentido a estratégia inicial do uso do vasodilatador, seguida do uso de diurético[12]. No perfil em que a congestão predomina, incialmente se utiliza o diurético com reavaliação à beira de leito, verificando-se parâmetros de resposta (melhora dos sintomas, bom débito urinário) e de risco para evolução desfavorável (persistência de sintomas, resistência a diurético, piora de função renal)[12]. Nesses casos, há benefício no uso associado do vasodilatador parenteral. A ultrafiltração é reservada aos pacientes refratários à diureticoterapia. Uma pequena parcela dos pacientes em perfil B inicial pode, na evolução, deteriorar para o perfil C (devido ao uso de inotrópicos negativos, dificuldade na avaliação inicial de paciente com débito cardíaco limítrofe etc.)[13], necessitando, assim, de tratamento para essa condição.

Perfil C – frio e úmido: tais pacientes apresentam-se em choque cardiogênico, de modo que o restabelecimento de adequada perfusão tecidual deve ser prioridade. Se a PA sistólica não for tão reduzida, pode-se iniciar o tratamento com vasodilatadores[12]. Não é infrequente que a PA se mantenha ou mesmo se eleve nessas condições, considerando o papel de redução de pré e pós-carga dessa classe de medicamento. Nos casos de PA muito baixa, inicia-se o tratamento com agentes inotrópicos. Havendo melhora da PA e estabilidade hemodinâmica, posteriormente se pode tentar os vasodilatadores. Em ambos os cenários, o uso de diuréticos está indicado para alívio da congestão. Os pacientes devem ser monitorizados quanto a sintomas, débito urinário, função renal e congestão pulmonar. Casos de difícil manejo beneficiam-se do uso do cateter de artéria pulmonar. Já os casos refratários ou de rápida deterioração podem necessitar de dispositivos de assistência circulatória.

Perfil L – frio e seco: raramente os pacientes se apresentam nesse perfil, de modo que devem ser cuidadosamente avaliados para um provável perfil C inaparente[13]. Nos casos em que o paciente se apresenta seco, um teste cuidadoso com prova de volume está indicado. Pode-se considerar o uso de inotrópicos caso o paciente permaneça com sinais de hipoperfusão, após já se ter tentado restabelecer a volemia.

A Figura 58.2 resume o tratamento guiado por perfis hemodinâmicos.

Recomendações antes da alta e a fase vulnerável

Após estabilização do paciente, resolução da congestão e restabelecimento da perfusão tecidual, o paciente deve ser avaliado com vista à alta hospitalar. Esse é o momento para garantir que os tratamentos comprovadamente eficazes na redução de morbidade e mortalidade sejam iniciados ou que tenham suas doses otimizadas. Além disso, o paciente deve ser educado sobre a doença, medicamentos e autocuidado, bem como ser inserido num programa preferencialmente multiprofissional. A reavaliação inicial deve ocorrer dentro de uma a duas semanas.

A fase vulnerável é caracterizada por um período crítico após a alta hospitalar em que o paciente se encontra sob risco aumentado de piora do seu estado clínico e hemodinâmico, bem como da função renal, levando a aumento de morbidade e mortalidade. As medidas citadas anteriormente visam tentar reduzir complicações para que, passando a fase vulnerável, o paciente entre em um longo período de estabilidade clínica.

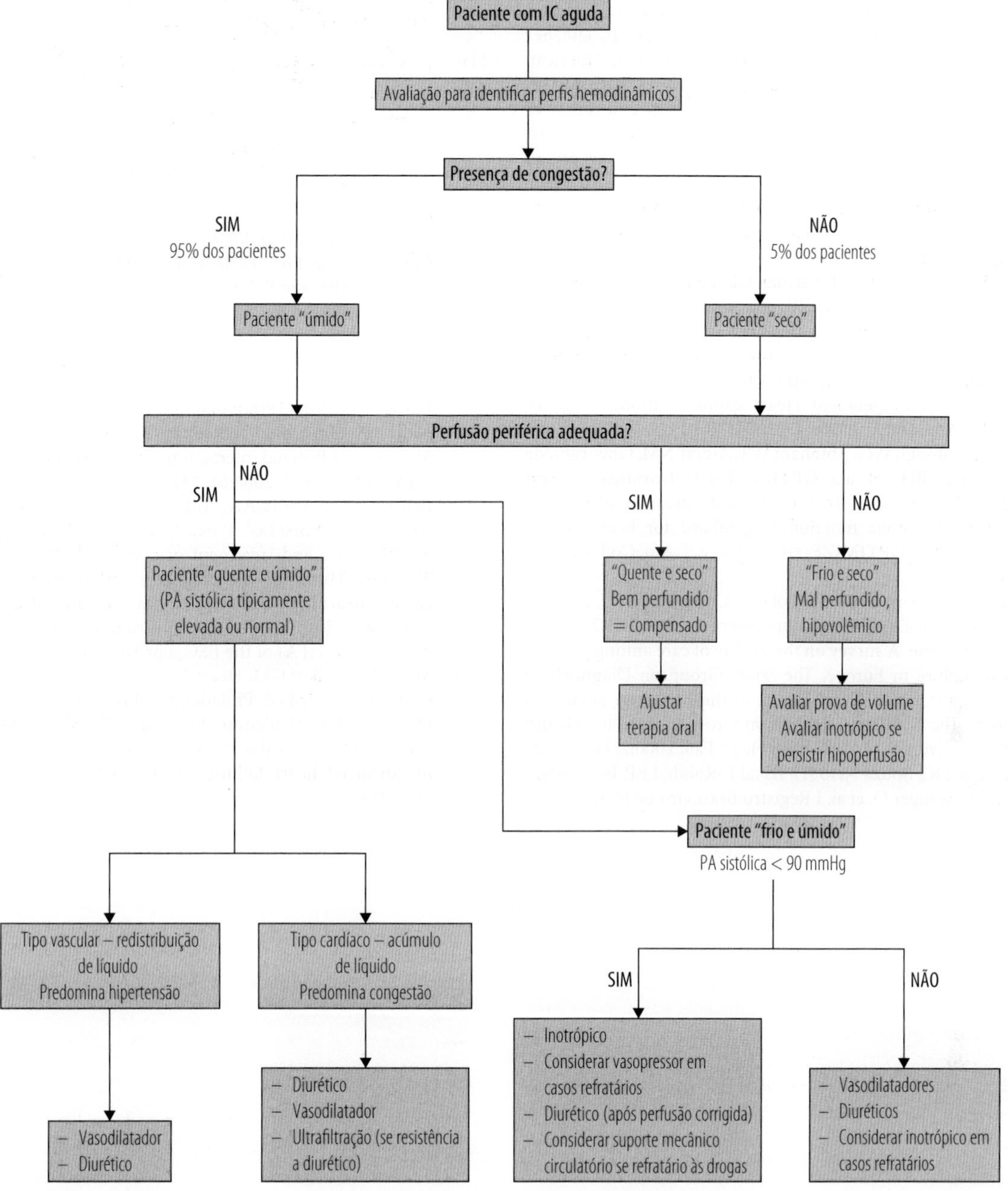

Adaptado de: Ponikowski *et al.*[12].

Figura 58.2. Manejo dos pacientes com IC aguda baseada nos perfis hemodinâmicos

Resumo

- A IC aguda envolve pacientes com casos novos de IC (*de novo*) ou, mais comumente, casos de IC crônica agudamente descompensada.
- Na sua fisiopatologia, a congestão sistêmica representa um papel muito importante, tanto na gênese de sintomas quanto na perpetuação de diversos aspectos fisiopatológicos que contribuem para a progressão e a gravidade da síndrome.
- Os fatores precipitantes são identificados na maioria dos casos, estando entre os mais frequentes a síndrome coronariana aguda/isquemia, não aderência ao tratamento e arritmias.
- A classificação em perfis hemodinâmicos tem valor prognóstico e facilita o adequado manejo dos pacientes. Resulta da avaliação clínica da presença de congestão e hipoperfusão e compreende quatro apresentações clínicas distintas – A, B, C e L.
- Os medicamentos mais utilizados incluem os diuréticos parenterais, vasodilatadores parenterais, inotrópicos e, em alguns casos, vasopressores.
- O momento da alta é tão importante quanto as primeiras horas e envolve manter ou otimizar o tratamento para IC, o que comprovadamente reduz a mortalidade a longo prazo, bem como educar o paciente a fim de se evitarem desfechos desfavoráveis na fase vulnerável.

Referências bibliográficas

1. Yancy CW, Jessup M, Bozkurt B, Butler J, Casey DE Jr, Drazner MH, et al.; American College of Cardiology Foundation; American Heart Association Task Force on Practice Guidelines. 2013 ACCF/AHA guideline for the management of heart failure: a report of the American College of Cardiology Foundation/American Heart Association Task Force on Practice Guidelines. J Am Coll Cardiol. 2013;62(16):e147-239.
2. Bonow RO, Mann DL, Zipes DP, Libby P, editors. Braunwald's heart disease: a textbook of cardiovascular medicine. 9th ed. Philadelphia: Elsevier; 2012.
3. Adams KF Jr, Fonarow GC, Emerman CL, LeJemtel TH, Costanzo MR, Abraham WT, et al.; ADHERE Scientific Advisory Committee and Investigators. Characteristics and outcomes of patients hospitalized for heart failure in the United States: rationale, design, and preliminary observations from the first 100,000 cases in the Acute Decompensated Heart Failure National Registry (ADHERE). Am Heart J. 2005;149(2):209-16.
4. Fonarow GC, Stough WG, Abraham WT, Albert NM, Gheorghiade M, Greenberg BH, et al.; OPTIMIZE-HF Investigators and Hospitals. Characteristics, treatments, and outcomes of patients with preserved systolic function hospitalized for heart failure: a report from the OPTIMIZE-HF Registry. J Am Coll Cardiol. 2007;50(8):768-77.
5. Cleland JG, Swedberg K, Cohen-Solal A, Cosin-Aguilar J, Dietz R, Follath F, et al. The Euro Heart Failure Survey of the EUROHEART survey programme. A survey on the quality of care among patients with heart failure in Europe. The Study Group on Diagnosis of the Working Group on Heart Failure of the European Society of Cardiology. The Medicines Evaluation Group Centre for Health Economics University of York. Eur J Heart Fail. 2000;2(2):123-32.
6. Albuquerque DC, Souza Neto JD, Bacal F, Rohde LEP, Bernardez-Pereira S, Berwanger O, et al. I Registro Brasileiro de Insuficiência Cardíaca – Aspectos Clínicos, Qualidade Assistencial e Desfechos Hospitalares. Arq Bras Cardiol. 2015;104(6):433-42.
7. Costanzo MR, Jessup M. Treatment of congestion in heart failure with diuretics and extracorporeal therapies: effects on symptoms, renal function, and prognosis. Heart Fail Rev. 2012;17(2):313-24.
8. Gheorghiade M, Follath F, Ponikowski P, Barsuk JH, Blair JE, Cleland JG, et al.; European Society of Cardiology; European Society of Intensive Care Medicine. Assessing and grading congestion in acute heart failure: a scientific statement from the acute heart failure committee of the heart failure association of the European Society of Cardiology and endorsed by the European Society of Intensive Care Medicine. Eur J Heart Fail. 2010;12(5):423-33.
9. Nijst P, Verbrugge FH, Grieten L, Dupont M, Steels P, Tang WH, et al. The pathophysiological role of interstitial sodium in heart failure. J Am Coll Cardiol. 2015;65(4):378-88.
10. Arrigo M, Parissis JT, Akiyama E, Mebazaa A. Article Navigation Understanding acute heart failure: pathophysiology and diagnosis. Eur Heart J. 2016;18(Suppl G):G11-G18.
11. Nohria A, Hasselblad V, Stebbins A, Pauly DF, Fonarow GC, Shah M, et al. Cardiorenal interactions: insights from the ESCAPE trial. J Am Coll Cardiol. 2008;51(13):1268-74.
12. Ponikowski P, Voors AA, Anker SD, Bueno H, Cleland JG, Coats AJ, et al.; Authors/Task Force Members. 2016 ESC Guidelines for the diagnosis and treatment of acute and chronic heart failure: The Task Force for the diagnosis and treatment of acute and chronic heart failure of the European Society of Cardiology (ESC) Developed with the special contribution of the Heart Failure Association (HFA) of the ESC. Eur Heart J. 2016;37(27):2129-200.
13. Mann DL, Felker GM. Heart Failure: a companion to Braunwald's heart disease. 3rd ed. Philadelphia: Elsevier; 2015.
14. Drazner MH, Hellkamp AS, Leier CV, Shah MR, Miller LW, Russell SD, et al. Value of clinician assessment of hemodynamics in advanced heart failure: the ESCAPE trial. Circ Heart Fail. 2008;1(3):170-7.

59

COR PULMONALE

Jefferson Luís Vieira

Introdução

O termo "*cor pulmonale*" descreve uma alteração na função e/ou na estrutura do ventrículo direito (VD), resultante de doenças respiratórias que cursam com hipertensão pulmonar (HP), exceto quando as alterações pulmonares são secundárias a falência do ventrículo esquerdo (VE) ou a cardiopatias congênitas[1,2].

Fisiopatologia e etiologia

A circulação pulmonar tem grande distensibilidade e baixa resistência, sendo capaz de acomodar o mesmo volume que a circulação sistêmica, mas com uma pressão média cinco vezes menor. O VD é uma câmara de paredes finas que se adapta mais a mudanças de volume (pré-carga) que de pressão (pós-carga). Com o aumento da pós-carga, a pressão sistólica do VD vai aumentando para manter o gradiente circulatório até um ponto crítico, em que ocorre dilatação e insuficiência circulatória de VD. Essa queda no débito do VD leva à redução do enchimento do VE, o que, por sua vez, resulta na diminuição do débito cardíaco.

A vasoconstrição pulmonar associada à HP é o principal estímulo fisiopatológico do *cor pulmonale*. A Organização Mundial da Saúde (OMS) propõe a classificação da HP em cinco grupos[3], dos quais somente o grupo 2 (HP causada por doença do coração esquerdo) não resulta em *cor pulmonale*. Os grupos de HP associados ao *cor pulmonale* são:

- Grupo 1. Hipertensão arterial pulmonar (HAP): engloba um conjunto de situações caracterizadas pelo acometimento pré-capilar, portanto com pressão de oclusão de capilar pulmonar (POAP) menor ou igual a 15 mmHg, na ausência de doença pulmonar ou tromboembólica crônica. Exemplos: HAP idiopática, hereditária, induzida por drogas e toxinas, associada a doenças sistêmicas (tecido conectivo, infecção por HIV, porto-pulmonar, esquistossomose);
- Grupo 3. Hipertensão pulmonar causada por doença pulmonar e/ou hipóxia: classifica os pacientes com HP causada por doença primária do sistema respiratório, incluindo doença pulmonar obstrutiva crônica (DPOC), doença intersticial pulmonar, apneia obstrutiva do sono, exposição crônica a altitudes elevadas, bronquiectasias crônicas e fibrose cística;
- Grupo 4. Hipertensão pulmonar tromboembólica crônica (HPTEC): pacientes com tromboembolismo pulmonar (TEP) crônico podem evoluir com alta resistência vascular pulmonar (RVP) e *cor pulmonale*;
- Grupo 5. Hipertensão pulmonar multifatorial ou por mecanismos não esclarecidos: estão incluídas doenças hematológicas, sarcoidose, policitemia vera, mediastinite fibrosante, histiocitose de Langerhans, entre outras.

A principal causa de *cor pulmonale* é a DPOC, mas o *cor pulmonale* pode ser agudo resultante de TEP maciço, da síndrome do desconforto respiratório agudo ou da exacerbação infecciosa de *cor pulmonale* crônico.

Epidemiologia

A prevalência exata do *cor pulmonale* é desconhecida devido à dificuldade em diagnosticar HP e disfunção de VD somente com base em sinais e sintomas clínicos. Enquanto a prevalência estimada da DPOC se aproxima de 12% da população mundial[4], a prevalência do *cor pulmonale* pode variar de 20% a 91% dos pacientes com DPOC[5]. O *cor pulmonale* representa até 30% de todas as admissões relacionadas à IC descompensada nos Estados Unidos[6,7].

O *cor pulmonale* agudo do TEP maciço está associado à alta mortalidade devido à insuficiência cardíaca direita aguda, com maior risco na primeira hora do evento.

Globalmente, a incidência do *cor pulmonale* varia entre diferentes países, dependendo da prevalência de tabagismo, poluição atmosférica e outros fatores de risco para doenças respiratórias.

Apresentação

As manifestações clínicas são inespecíficas. Os sintomas podem ser sutis, especialmente no início do quadro, e em geral são relacionados com a patologia respiratória de base.

Sintomas e sinais

O *cor pulmonale* e a HP não possuem sintomas específicos no inicio do quadro, o que dificulta o diagnóstico durante as fases precoces da doença. Os sintomas mais comuns são fadiga e dispneia aos esforços, taquipneia no repouso e tosse não produtiva. Dor torácica anginosa pode ocorrer por isquemia de VD ou por estiramento da artéria pulmonar e habitualmente não responde bem a nitratos.

A hemoptise pode ser causada por ruptura de arteríola pulmonar, mas outras condições como neoplasia, bronquiectasias e infarto pulmonar devem ser excluídas no diagnóstico diferencial. Alguns pacientes podem se queixar de rouquidão pelo efeito compressivo da artéria pulmonar dilatada sobre o nervo laríngeo recorrente esquerdo. Em estágios avançados, a congestão hepática secundária à insuficiência de VD pode causar plenitude, hiporexia, desconforto abdominal e icterícia. As elevadas pressões de enchimento do VD estão associadas com edema periférico. Síncope pode ocorrer por baixo débito.

O exame físico costuma refletir a doença de base, com esforço respiratório, tiragem intercostal, estertoração e sibilância. As alterações mais precoces do *cor pulmonale* são o aumento da intensidade no componente pulmonar da segunda bulha e a presença de quarta bulha à direita. Com a evolução da doença, pode-se ouvir terceira bulha à direita, ritmo de galope e sinais de insuficiência tricúspide com murmúrio sistólico de regurgitação tricúspide, distensão jugular, hepatomegalia, cianose e edema. Icterícia e ascite podem aparecer nos casos avançados.

Diagnóstico

O diagnóstico diferencial envolve HP primária, estenose pulmonar, insuficiência congênita ou infarto de VD, IC congestiva biventricular, defeito do septo ventricular, pericardite constritiva ou cardiomiopatias infiltrativas, mixoma atrial e hiperviscosidade sanguínea.

O diagnóstico do *cor pulmonale* deve acompanhar a avaliação da doença pulmonar de base. Os exames laboratoriais são úteis na investigação de doenças que podem levar ao *cor pulmonale*, como as doenças do tecido conectivo, particularmente lúpus e esclerodermia, infecção pelo vírus HIV, testes de função hepática e sorologia para hepatites e esquistossomose. Alguns exemplos em condições específicas são: hematócrito e coagulograma (proteínas C e S, antitrombina III, fator V de Leyden, anticardiolipina, homocisteína); antitripsina alfa-1; fator antinuclear (FAN) e anti-Scl-70; gasometria arterial; peptídeo natriurético cerebral.

A radiografia torácica pode ser normal em 10% dos pacientes com HP, mas também pode fornecer sinais sugestivos das altas pressões de enchimento direito como artérias pulmonares proeminentes e apagamento dos vasos periféricos (oligoemia). Na doença avançada, há sinais de hipertrofia de VD.

O eletrocardiograma (ECG) mostra sinais de sobrecarga do VD, que podem incluir: desvio do eixo para direita; ondas R amplas em V1,V2 (R/S maior que 1 em V1); ondas S amplas em V5,V6; bloqueio de ramo direito; aumento da amplitude da onda P (P "*pulmonar*", maior que 2,5 mm em D2 e V1); padrão S1Q3T3 no TEP e complexos de baixa voltagem na DPOC com hiperinsuflação.

O ecocardiograma é o método não invasivo mais utilizado para avaliar pacientes com suspeita de HP. Tipicamente mostra sinais de sobrecarga das câmaras direitas e permite avaliar a função do VE, além de afastar a presença de doença valvar e defeitos congênitos. A pressão pulmonar pode ser estimada na presença de refluxo da valva tricúspide. À medida que a doença progride, há restrição do VE devido ao desvio do septo interventricular para esquerda com insuficiência mitral e tricúspide frequentemente presentes. Na doença avançada, a veia cava inferior estará distendida e não sofre colapso na inspiração.

Teste de esforço cardiopulmonar com avaliação ventilatória, metabólica e de trocas gasosas pode ser utilizado na avaliação do *cor pulmonale*. É um método sensível na avaliação da função respiratória e cardiocirculatória, podendo identificar os mecanismos responsáveis pela intolerância ao esforço e avaliar a resposta terapêutica.

Os achados na tomografia computadorizada (TC) dependem da doença de base. O parênquima pulmonar pode mostrar doença intersticial, ou achados consistentes com doença veno-oclusiva pulmonar. Na suspeita dessas doenças, deve-se solicitar TC de alta resolução. Na suspeita de TEP, a angiotomografia pulmonar ou a cintilografia de ventilação/perfusão (V/Q) podem ser realizadas. A ressonância magnética cardíaca (RMC) avalia a função e a estrutura do VD de forma melhor que o ecocardiograma, mas não é indicada rotineiramente na investigação de HP. Os testes de função pulmonar são úteis, mas apresentam baixa especificidade, já que demostrarão somente se o distúrbio é obstrutivo ou restritivo, a depender da doença de base.

O cateterismo direito é considerado o exame padrão-ouro para o diagnóstico de *cor pulmonale*, apesar de ser um exame invasivo que os pacientes podem não tolerar. Está indicado quando o ecocardiograma não consegue medir a regurgitação tricúspide, quando o tratamento depende da medição precisa da RVP e da resposta a vasodilatadores ou em pacientes que já têm indicação de cateterismo esquerdo concomitante. Em pacientes com *cor pulmonale*, o cateterismo direito revela altas pressões de artéria pulmonar (PAP) e venosa central (PVC) e baixa PAOP, caracterizando disfunção isolada de VD com VE normal.

A biópsia pulmonar pode ser indicada na suspeita de doença intersticial pulmonar como asbestose, silicose, doenças do tecido conectivo e pneumonia idiopática. Em geral, não é necessária para guiar a conduta terapêutica e os riscos desse procedimento não justificam os benefícios.

Manejo

O tratamento do *cor pulmonale* é direcionado ao controle da doença de base e envolve medidas de suporte para melhorar a oxigenação, aumentar a contratilidade do VD e reduzir a HP.

A oxigenoterapia noturna melhora a qualidade de vida e a sobrevida de pacientes com hipóxia severa de etiologia pulmonar, por reduzir a vasoconstrição hipóxica e melhorar o débito do VD[8,9]. Está indicada na DPOC quando a PaO_2 (pressão arterial parcial de O_2) é menor que 55 mmHg ou a SaO_2 (saturação de O_2) é menor que 88%, mas em pacientes com *cor pulmonale* ou distúrbio cognitivo pode ser considerada mesmo em situações com valores maiores de PaO_2 e SaO_2. Os melhores resultados hemodinâmicos foram obtidos com a utilização de pelo menos 15 horas por dia de oxigênio. Não há evidência de impacto na sobrevida com oxigenoterapia em *cor pulmonale* secundário a outras doenças.

Diuréticos podem ser utilizados com cautela para reduzir as pressões de enchimento do VD e o edema periférico associado. A melhora da função do VE é atribuída à diminuição da dilatação do VD que desvia o septo interventricular. Atenção deve ser tomada com depleção excessiva de volume e distúrbios eletrolíticos e ácido-base.

Broncodilatadores, como a metilxantina teofilina e os agentes beta-agonistas seletivos, apresentam benefício na DPOC. Além dos efeitos broncodilatadores e mucociliares, ambas as classes de drogas reduzem a RVP e aumentam a contratilidade do VD ao reduzir sua pós-carga. No entanto, a janela terapêutica da teofilina é estreita e os efeitos adversos incluem convulsões e taquiarritmias.

O uso de vasodilatadores não seletivos da circulação pulmonar, principalmente os bloqueadores dos canais de cálcio, só está indicado quando a terapia convencional e a oxigenoterapia tiverem falhado em melhorar os sintomas de falência de VD ou HP. Embora os bloqueadores dos canais de cálcio possam reduzir a PAP e a RVP, esse efeito não é consistente. Pacientes sem componente vasorreativo, além de não terem benefício, estão sujeitos aos efeitos adversos como hipotensão arterial, piora da troca gasosa, efeito inotrópico negativo e até óbito em pacientes com disfunção grave do VD. Outras classes de vasodilatadores como nitratos e inibidores da enzima conversora da angiotensina (ECA) não demonstraram benefício no manejo da DPOC e não devem ser usados de rotina na HP, seja primária ou secundária. Estudos clínicos também não dão suporte ao uso de digitálicos no *cor pulmonale* crônico, exceto nos casos em que haja falência associada de VE.

Na década passada, surgiram alguns medicamentos para o tratamento da HP. Os análogos da prostaciclina (PGI2), como epoprostenol e iloprosta, são potentes vasodilatadores usados no tratamento da HP. O epoprostenol é o mais estudado e mostrou benefícios sobre a qualidade de vida e a sobrevida de pacientes com HAP idiopática (HP do grupo 1). Efeitos adversos comuns com o uso do epoprostenol são cefaleia, *flushing* facial, dor na mandíbula, diarreia e dor óssea.

A bosentana é uma antagonista do receptor da endotelina que demostrou melhora na capacidade física e hemodinâmica. Essa classe de vasodilatadores também está indicada em pacientes com HP do grupo 1 (principalmente HAP idiopática e secundária a doenças do tecido conectivo). Existe um potencial para dano hepático com a bosentana, e testes de função hepática são necessários mensalmente no seguimento desses pacientes.

Os inibidores da fosfodiesterase-5 previnem a degradação do GMP cíclico e prolongam o efeito do óxido nítrico (NO). Drogas como a sildenafila e a tadalafila já receberam aprovação da Agência Nacional de Vigilância (Anvisa) no tratamento da HAP. Potenciais efeitos colaterais incluem *flushing* facial, dispepsia, alterações visuais e sangramento nasal.

O riociguate é o primeiro membro de uma nova classe de fármacos, os estimuladores da guanilato ciclase solúvel (sGC). Quando o NO se liga à sGC, catalisa a síntese do GMP cíclico, que desempenha um importante papel na regulação do tônus vascular, da proliferação celular, da fibrose e da inflamação. O riociguate é o único fármaco aprovado pela Anvisa para utilização em dois grupos de HP (grupos 1 e 4) e o único aprovado para HPTEC inoperável ou recorrente após cirurgia[10,11].

A anticoagulação está recomendada para pacientes com *cor pulmonale* secundário ao TEP ou naqueles com alto risco para evento tromboembólico. Terapia fibrinolítica ou embolectomia cirúrgica podem ser indicadas no TEP com instabilidade hemodinâmica. Flebotomia é uma terapia de exceção que pode ser realizada com cautela em pacientes com policitemia grave (hematócrito acima de 65%), pois reduz PAP e RVP, gerando alívio sintomático e melhora na capacidade ao exercício.

O transplante pulmonar é reservado aos pacientes com HP que não responderam ao tratamento medicamentoso. A sobrevida após o transplante parece ser melhor em portadores de HP secundária do que na HAP idiopática. O transplante coração-pulmão tem poucas indicações, estando atualmente restrito aos casos de doenças cardíacas congênitas ou disfunção grave de coração esquerdo associados à HP severa que contraindique o transplante cardíaco ortotópico convencional.

Referências bibliográficas

1. Weitzenblum E, Chaouat A. Cor pulmonale. Chron Respir Dis. 2009;6(3):177-85.
2. Chronic cor pulmonale. Report of an expert committee. World Health Organ Tech Rep Ser. 1961;213:35.
3. Simonneau G, Gatzoulis MA, Adatia I, Celermajer D, Denton C, Ghofrani A, et al. Updated clinical classification of pulmonary hypertension. J Am Coll Cardiol. 2013;62(25 Suppl):D34-41.
4. Adeloye D, Chua S, Lee C, Basquill C, Papana A, Theodoratou E, et al.; Global Health Epidemiology Reference Group (GHERG). Global and regional estimates of COPD prevalence: Systematic review and meta-analysis. J Glob Health. 2015;5(2):020415.
5. Shujaat A, Minkin R, Eden E. Pulmonary hypertension and chronic cor pulmonale in COPD. Int J Chron Obstruct Pulmon Dis. 2007;2(3):273-82.
6. Han MK, McLaughlin VV, Criner GJ, Martinez FJ. Pulmonary diseases and the heart. Circulation. 2007;116(25):2992-3005.
7. Storrow AB, Jenkins CA, Self WH, Alexander PT, Barrett TW, Han JH, et al. The burden of acute heart failure on U.S. emergency departments. JACC Heart Fail. 2014;2(3):269-77.
8. Continuous or nocturnal oxygen therapy in hypoxemic chronic obstructive lung disease: a clinical trial. Nocturnal Oxygen Therapy Trial Group. Ann Intern Med. 1980;93(3):391-8.
9. Cranston JM, Crockett AJ, Moss JR, Alpers JH. Domiciliary oxygen for chronic obstructive pulmonary disease. Cochrane Database Syst Rev. 2005(4):CD001744.
10. Ghofrani HA, Humbert M, Langleben D, Schermuly R, Stasch JP, Wilkins MR, et al. Riociguat: Mode of Action and Clinical Development in Pulmonary Hypertension. Chest. 2017;151(2):468-80.
11. Simonneau G, D'Armini AM, Ghofrani HA, Grimminger F, Jansa P, Kim NH, et al. Predictors of long-term outcomes in patients treated with riociguat for chronic thromboembolic pulmonary hypertension: data from the CHEST-2 open-label, randomised, long-term extension trial. Lancet Respir Med. 2016;4(5):372-80.

60

BRADIARRITMIAS

Acácio Fernandes Cardoso
Esteban Wisnivesky Rocca Rivarola

Introdução

Conceitualmente a bradicardia é definida como uma frequência cardíaca (FC) inferior a 60 bpm, podendo ser uma condição totalmente fisiológica e frequente em alguns cenários clínicos (por exemplo: atletas de alto rendimento). Já as bradiarritmias compreendem uma série de manifestações clínicas e eletrocardiográficas cujo componente principal está relacionado a alterações na formação ou condução do impulso cardíaco, e o resultado costuma ser a diminuição significativa dos batimentos cardíacos (geralmente inferior a 50 bpm), seja de forma intermitente ou persistente. Por ser uma entidade clínica comum, apresentar manifestação clínica variável e com potencial para evoluir com instabilidade hemodinâmica e óbito, seu reconhecimento e abordagem adequada são fundamentais no ambiente de urgência e emergência.

Bases anatômicas e fisiopatológicas do sistema de condução cardíaco

O sistema de condução cardíaco é formado por estruturas especializadas responsáveis pela formação e condução do impulso cardíaco[1]. O conhecimento do seu funcionamento serve de base para o entendimento das principais bradiarritmias.

Existe uma hierarquia no comando dos batimentos cardíacos. O nódulo sinoatrial (NSA) é considerado o marca-passo (MP) natural do coração, por iniciar e controlar o ritmo cardíaco[2]. Ao alcançar os átrios, o impulso elétrico progride até o nódulo atrioventricular (NAV), onde sofre um pequeno retardo fisiológico, atravessa o sistema His-Purkinge e atinge rapidamente os ventrículos. Essa sequência se repete a cada ciclo cardíaco e tem ampla interação com o sistema nervoso autônomo, fazendo com que as oscilações na FC obedeçam às demandas metabólicas de cada indivíduo.

NSA: está localizado na parede lateral alta do átrio direito na transição com a veia cava superior. O suprimento sanguíneo é feito em 55% a 60% das vezes pela coronária direita e seus ramos e em 40% a 45% pela artéria circunflexa[3]. Recebe ampla inervação do sistema nervoso autônomo, que permite variações da FC de acordo com as necessidades fisiológicas e demandas metabólicas. Sua composição é formada principalmente por dois tipos de células chamadas P e T. As células P são responsáveis pela formação do impulso sinusal, já as células T transmitem o impulso sinusal para o átrio direito na junção sinoatrial. Alterações nas células P podem impedir a formação do impulso sinusal e provocar pausas ou assistolias transitórias. Já o comprometimento das células T pode determinar bloqueios de saída do impulso sinusal para os átrios, reconhecidos como bloqueios sinoatriais. Uma vez que o NSA perde a capacidade de despolarização cardíaca, MPs subsidiários podem ser acionados na cadeia de comando do sistema de condução, possibilitando o surgimento de ritmos de suplência denominados escapes.

NAV e sistema His-Purkinge (SHP)

Os átrios e ventrículos são separados por um anel fibroso; e o NAV é a estrutura responsável por conectar e modular eletricamente as câmaras atriais e ventriculares. O NAV compacto é uma estrutura superficial localizada logo abaixo do endocárdio do átrio direito, anterior ao seio coronário e acima do folheto septal da valva tricúspide. Em 85% a 90% dos casos, o suprimento sanguíneo é feito pela coronária direita e suas extensões, e no restante dos casos por ramos da artéria circunflexa[3]. O SHP é uma extensão do NAV compacto e permite a condução do impulso com alta velocidade pelos ramos e fibras de Purkinge até a despolarização ventricular. O SHP é quase totalmente irrigado pela artéria descendente anterior. Apenas o septo interventricular alto recebe dupla irrigação, tornando esse local mais resistente a eventos isquêmicos, a não ser que ele seja extenso[4]. As propriedades de despolarização cardíaca do NAV são similares ao NSA, porém numa frequência de disparo bem menor. Essa premissa também é válida para o SHP, fazendo com que esses locais atuem como ritmos de escape nas situações em que o NSA e o NAV estejam comprometidos. Patologias que afetam o funcionamento do NAV e do SHP podem levar a variados graus de retardos na condução do impulso aos ventrículos e são responsáveis pelos bloqueios atrioventriculares e bloqueios de ramo.

Epidemiologia

Dados epidemiológicos sobre o atendimento de pacientes com bradiarritmias são escassos. No atendimento pré-hospitalar, bradicardia com instabilidade hemodinâmica representa uma condição ameaçadora à vida, com mortalidade em 30 dias acima de 16%[5-7]. Já no ambiente de pronto-socorro, os dados se resumem a avaliações retrospectivas. Sodeck *et al.* estimaram em 6/10.000/ano a incidência de bradicardia sintomática na sala de emergência em um hospital terciário[8]. Nessa análise de 277 pacientes, 20% necessitaram de implante de MP provisório no atendimento inicial e 50% foram submetidos a implante de MP definitivo durante a internação.

Projeções demográficas apontam para uma elevação significativa da população com idade acima de 65 anos nas próximas décadas[9]. Uma vez que são arritmias mais identificadas em pacientes idosos, o esperado é um aumento importante na prevalência das bradiarritmias[9].

Etiologia

A etiologia é vasta e compreende degenerações do sistema de condução, isquemia miocárdica, distúrbios hidroeletrolíticos, intoxicações, hipotermia, sepses, entre outras. Todos esses processos determinam alterações na formação e condução do impulso cardíaco, de forma permanente ou intermitente, e acarretam instabilidade do ritmo cardíaco e manifestação clínica variada.

Baseados nas alterações do ritmo cardíaco, podemos dividir as bradiarritmias em disfunção do nó sinusal e bloqueios atrioventriculares.

Disfunção do nó sinusal (DNS)

A DNS faz parte de uma gama de manifestações eletrocardiográficas que englobam bradicardia e pausas sinusais, além de períodos de bradicardia intercalados com taquicardia supraventricular (síndrome bradi-taqui). A bradicardia sinusal é definida como uma frequência ventricular inferior a 60 bpm, com onda P identificável precedendo cada QRS e intervalo PR normal (Figura 60.1). Já a pausa sinusal é caracterizada pela ausência de despolarização atrial por um período de tempo antes de a condução cardíaca reassumir o ritmo de forma regular (Figura 60.2). A síndrome bradi-taqui é considerada uma variante da DNS; períodos de bradicardia ou pausas sinusais são intercalados com taquicardia supraventricular (Figura 60.3). Durante os momentos de taquicardia, a fibrilação atrial costuma ser o ritmo de base, embora outras taquicardias supraventriculares possam ser observadas.

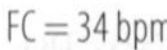

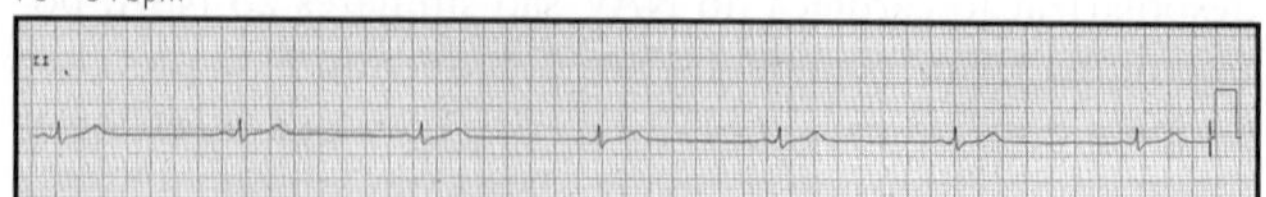

Figura 60.1. Bradicardia sinusal.

* Traçado gentilmente cedido pelo Serviço de ECG do HCFMUSP.

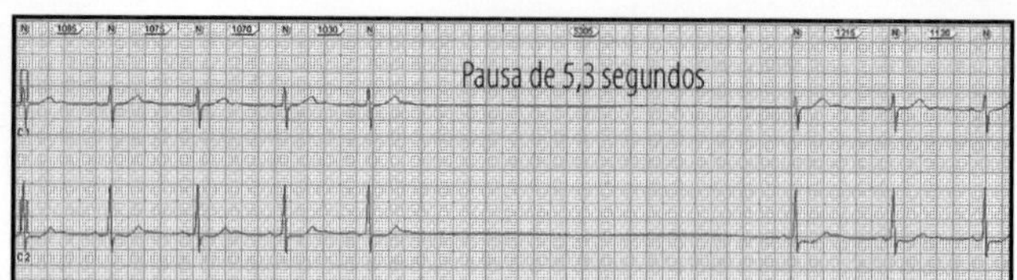

Figura 60.2. Registro de Holter de 24 horas. Pausa sinusal de 5,3 segundos.

* Traçado gentilmente cedido pelo Serviço de ECG do HCFMUSP.

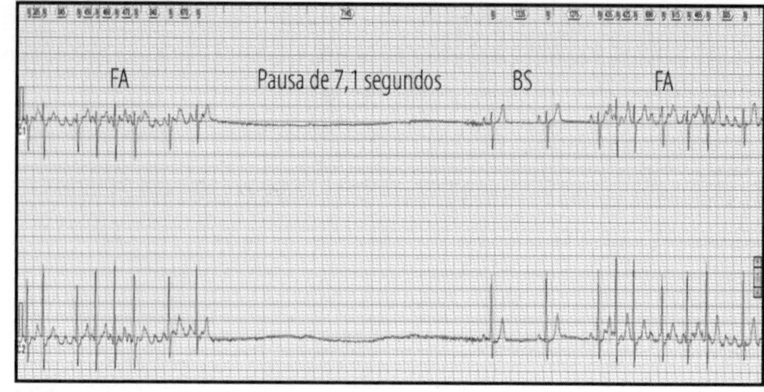

Figura 60.3. Registro de Holter de 24 horas. Síndrome bradi-taqui. FA: fibrilação atrial. BS: bradicardia sinusal.

* Traçado gentilmente cedido pelo Serviço de ECG do HCFMUSP.

A DNS acomete principalmente idosos entre a sétima e a oitava década de vida e é responsável pela principal causa de indicação de MP definitivo[10]. A etiologia é ampla e incluiu causas intrínsecas e extrínsecas (Tabela 60.1). A degeneração do sistema de condução é a principal causa intrínseca da DNS[11]. Já as causas extrínsecas compreendem várias etiologias e são muito importantes no atendimento de urgência/emergência, visto que podem ser reversíveis quando plenamente identificadas e corretamente tratadas.

Tabela 60.1. Causas intrínsecas e extrínsecas de bradiarritmias

Causas intrínsecas	Causas extrínsecas
Degeneração do sistema de condução (p. ex.: doença de Lev-Lenegre)	Síndromes autonômicas (p. ex.: síncope neurocardiogênica, síncope situacional, síndrome do seio carotídeo)
Isquemia miocárdica	Trauma abdominal e cervical
Doenças infiltrativas (p. ex.: sarcoidose, amiloidose, hemocromatose)	Medicamentos (p. ex.: antiarrítmicos, betabloqueadores, lítio, carbamazepina, corticoides)
Doenças do colágeno (p. ex.: lúpus eritematoso sistêmico, esclerodermia, artrite reumatoide)	Hipotireoidismo
Distrofia muscular miotônica	Afecções neurológicas
Doenças infecciosas (p. ex.: Chagas, endocardite bacteriana)	Distúrbios de eletrólitos (p. ex.: hipercalemia, hipocalemia)
Trauma cirúrgico (p. ex.: PO de troca valvar, após ablação por cateter)	Hipotermia

Os sintomas são variáveis e dependentes do grau de acometimento do NSA, da etiologia e do tempo de evolução. A presença de sintomas define a doença do NSA, já a simples manifestação eletrocardiográfica no paciente assintomático deve ser considerada apenas como a disfunção do NSA[12]. As formas leves costumam se manifestar apenas por meio de bradicardia sinusal com FC inferior a 50 bpm. À medida que o comprometimento do NSA avança, sintomas associados à incompetência cronotrópica e ao baixo débito cardíaco costumam surgir. Eventualmente, o diagnóstico pode ocorrer após a manifestação de um evento embólico desencadeado pelos episódios de arritmias atriais provocados pela síndrome bradi-taqui[13].

Bloqueios atrioventriculares (BAV)

Os BAVs são caracterizados por variados graus de retardos da condução dos átrios para os ventrículos. Anatomicamente podem ocorrer dentro, acima e abaixo do tronco do feixe de His. Essa localização pode ser corroborada pela análise do eletrocardiograma e tem implicação prognóstica, já que os bloqueios dentro e abaixo do tronco do feixe de His têm maior propensão para desenvolver bloqueio AV total, a forma mais severa dos BAVs[14].

A incidência de BAV, assim como na DNS, também aumenta com a idade e pode alcançar 30% em grupos selecionados[15]. O bloqueio AV congênito é raro e ocorre em 1 para cada 15.000 a 22.000 nascidos vivos[16,17].

A principal causa dos BAVs é a degeneração do sistema de condução por fibrose e calcificação (doença de Lev-Lenegre)[18,19], mas várias outras causas podem estar envolvidas (Tabela 60.1).

Baseados no ECG, podemos classificar os BAVs em primeiro, segundo e terceiro grau. Os BAVs de segundo grau são subdivididos em quatro categorias: bloqueio AV de segundo grau Mobitz tipo I ou Wenckebach, Mobitz tipo II, 2:1 e avançado.

- Bloqueio AV de primeiro grau: No ECG de repouso, é reconhecido pelo prolongamento do intervalo PR acima de 0,20 segundos (Figura 60.4). O retardo da condução AV pode ocorrer nos átrios, no NAV ou no restante do SHP, porém mais comumente ocorre no NAV e geralmente é assintomático e de bom prognóstico. Eventualmente, o prolongamento acentuado da condução no NAV (por exemplo: acima de 0,30 segundos) pode desencadear sintomas durante o esforço físico, provocados pela falta de adaptação do intervalo PR ao encurtamento progressivo do intervalo RR[20].

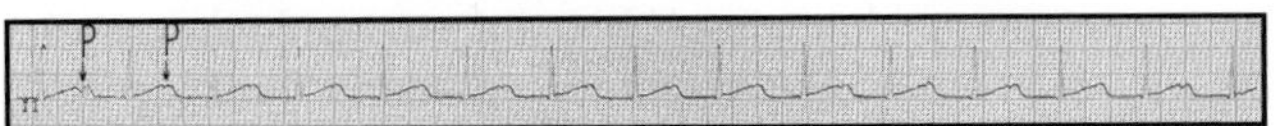

Figura 60.4. Bloqueio AV de primeiro grau. Intervalo PR = 350 ms (vide seta).

* Traçado gentilmente cedido pelo Serviço de ECG do HCFMUSP.

- Bloqueio AV de segundo grau Mobitz tipo I ou Wenckebach: No ECG, é reconhecido pelo prolongamento progressivo do intervalo PR até que uma onda P não é conduzida (Figura 60.5). O intervalo PR após o bloqueio geralmente é o mais curto, e a pausa ocasionada pelo bloqueio AV costuma ser inferior a dois ciclos PP. A relação entre as ondas P e complexos QRS pode variar muito, fazendo com que os ciclos de Wenckebach possam ser curtos ou longos. A localização anatômica desse tipo de bloqueio geralmente é o NAV, por isso é muito influenciado pelas flutuações do sistema nervoso autônomo, sendo mais observado em situações em que há predomínio da ação do vago (por exemplo: durante o sono). Quando não estão associados a distúrbios da condução intraventricular (bloqueio dos ramos do feixe de His), costumam ser assintomáticos, de bom prognóstico e não requerem tratamento adicional.

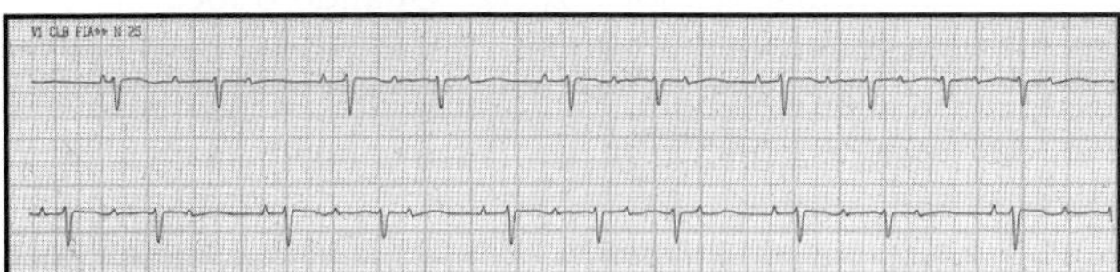

Figura 60.5. Bloqueio AV de segundo grau Mobitz tipo I. Prolongamento progressivo do PR até que uma onda P é bloqueada.

* Traçado gentilmente cedido pelo Serviço de ECG do HCFMUSP.

- Bloqueio AV de segundo grau Mobitz do tipo II: Ao contrário do BAV de segundo grau Mobitz do tipo I, no BAV de segundo grau Mobitz do tipo II o intervalo PR é fixo e a condução AV sofre interrupções abruptas e intermitentes, gerando ondas P não conduzidas (Figura 60.6). Esse tipo de bloqueio é mais comumente observado em pacientes com bloqueios de ramo e lesões mais extensas no sistema de condução, por isso tem maior propensão para evoluir para bloqueio AV total, sendo considerado de pior prognóstico.

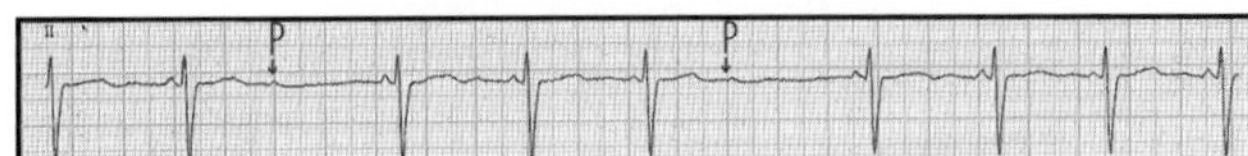

Figura 60.6. Bloqueio AV de segundo grau Mobitz tipo II. O intervalo PR é fixo. Uma onda P é bloqueada subitamente (setas).

* Traçado gentilmente cedido pelo Serviço de ECG do HCFMUSP.

- Bloqueio AV 2:1: Apenas metade das ondas P é conduzida (Figura 60.7). Pode ser uma variação dos bloqueios de segundo grau dos tipos I e II. A observação de mudanças do intervalo PR precedendo os ciclos de bloqueio 2:1 denuncia um comportamento do tipo Wenckebach, portanto mais benignos. Por outro lado, ciclos de BAV 2:1 sem variação do intervalo PR, associados a bloqueios de ramo ou períodos de bloqueio AV avançado (quando duas ou mais ondas P são bloqueadas), sugerem lesões mais graves e de pior prognóstico (Figura 60.8).

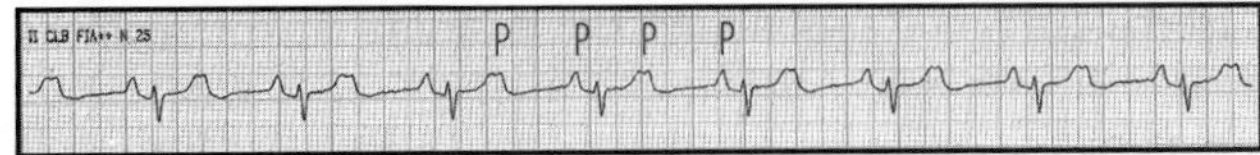

Figura 60.7. Bloqueio AV de segundo grau 2:1. Para cada onda P conduzida, outra é bloqueada.

* Traçado gentilmente cedido pelo Serviço de ECG do HCFMUSP.

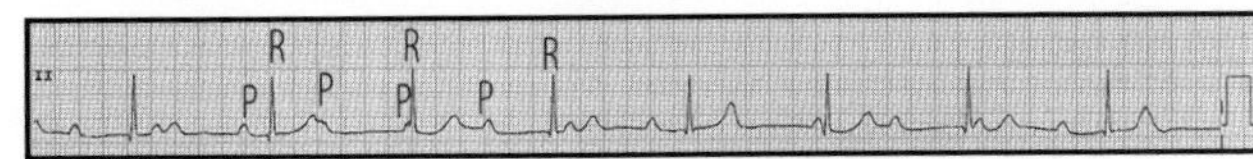

Figura 60.8. Bloqueio AV total com escape juncional (QRS estreito). Observe que o ciclo PP não tem relação com o ciclo RR (dissociação AV).

* Traçado gentilmente cedido pelo Serviço de ECG do HCFMUSP.

- Bloqueio AV total: A marca do bloqueio AV total é a dissociação AV, caracterizada pela ausência de condução dos átrios para os ventrículos. É possível observar dois ritmos com frequências geralmente distintas, sendo a atrial maior que a ventricular (ritmo de escape). Pode ocorrer acima ou abaixo do tronco do feixe de His, e a avaliação da frequência e da morfologia do ritmo de escape ventricular pode determinar sua localização. Quando o local do bloqueio é o NAV, a frequência ventricular costuma ser entre 40 e 60 bpm, e a duração do QRS geralmente é inferior a 0,12 segundo (Figura 60.9). Já com localização intra ou infra-hissiana, a frequência ventricular oscila entre 20 e 40 bpm e a duração do QRS é acima de 0,12 segundo (Figura 60.10). O bloqueio AV total é considerado uma emergência cardiológica por causar variados graus de instabilidade elétrica e hemodinâmica, além de potencial para evoluir com assistolia e óbito[21].

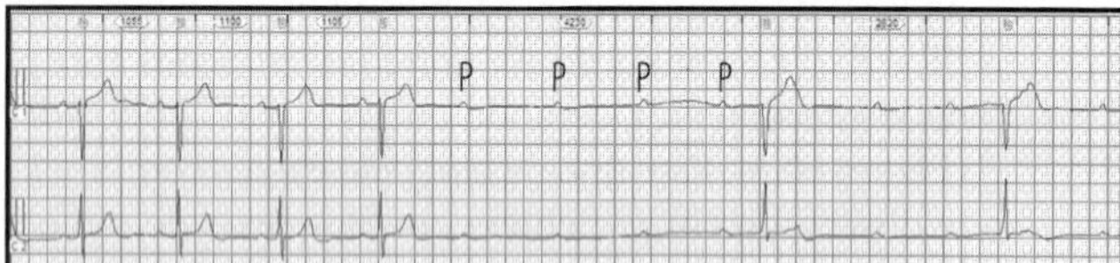

Figura 60.9. Registro de Holter de 24 horas. Bloqueio AV total avançado (2 ou mais ondas P são boqueadas).

* Traçado gentilmente cedido pelo Serviço de ECG do HCFMUSP.

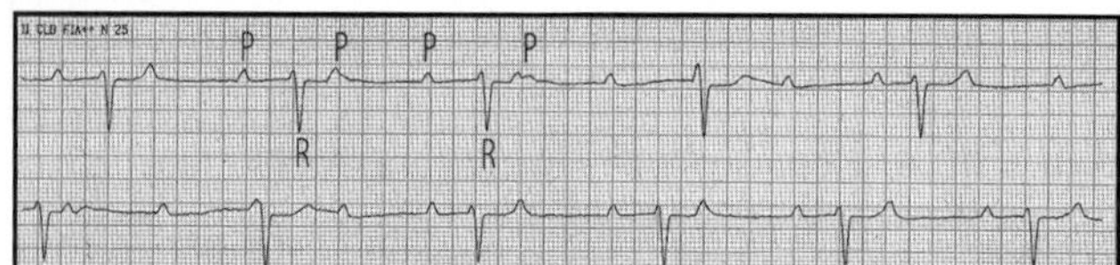

Figura 60.10. Bloqueio AV total com escape infra-hissiano (QRS largo).

* Traçado gentilmente cedido pelo Serviço de ECG do HCFMUSP.

Quadro clínico

Os pacientes podem ser totalmente assintomáticos ou apresentar uma série de manifestações clínicas. Os principais sinais e sintomas são secundários ao baixo débito cardíaco e cerebral e incluem precipitação de insuficiência cardíaca ou *angina pectoris*, intolerância aos esforços, piora da função renal, alteração aguda do *status* mental, pré-síncopes e síncopes, quedas (principalmente em idosos), convulsões, hipotensão arterial e até morte súbita. A DNS costuma ter apresentação mais insidiosa e sua correlação com os sintomas nem sempre é facilmente estabelecida. Já nas formas mais avançadas de BAV, a apresentação geralmente é aguda e com maior risco de desenvolver instabilidade hemodinâmica.

Diagnóstico

O diagnóstico no atendimento de urgência/emergência exige o reconhecimento das manifestações eletrocardiográficas, bem como das principais etiologias e situações correlatas (Tabela 60.2). A distinção entre bradicardia absoluta e relativa também é importante. A primeira é caracterizada por uma FC inferior a 60 bpm, já a segunda pode ser considerada com FC superior a 60 bpm, desde que insuficiente ou não esperada para uma determinada condição clínica.

Tabela 60.2. Principais achados clínicos, etiológicos, fisiopatológicos e eletrocardiográficos das bradiarritmias

Sinais e sintomas	História clínica	Fisiopatologia	Alterações no ECG
Confusão mental, torpor, convulsão, plegias	Trauma cranioencefálico, neoplasia ou aneurisma cerebral	Aumento da pressão intracraniana	Bradicardia sinusal
Pulso filiforme, hipotensão arterial	Paciente dialítico ou com relato de IRC	Hipercalemia	Pausas, assistolia
Dispneia, edema periférico, estase jugular, cianose de extremidades	Uso de drogas antiarrítmicas, betabloqueadores, outras drogas	Diminuição do automatismo e da condução	Bradicardia, pausas, bloqueios AV
Dor torácica, sudorese, náuseas, palidez cutânea	Fatores de risco para DAC. coronariopatia, vasculopatia	Isquemia aguda, necrose	Ritmo juncional, bloqueios AV, alterações de ST
Queda, pré-síncope, síncope, tontura	Idoso, doença de Chagas	Degeneração, fibrose do sistema de condução	Bradicardia, ritmo juncional, pausas, bloqueios AV

Diagnóstico diferencial

Situações clínicas específicas podem ter a bradicardia como pano de fundo e dificultar o diagnóstico definitivo. A identificação é fundamental e pode demandar alto grau de suspeita clínica. Portanto, merecem ser abordadas em tópicos separados:

- Bradiarritmia e isquemia miocárdica: A relação das bradiarritmias com a síndrome coronariana aguda já é bem conhecida e é especialmente comum na isquemia de parede inferior com envolvimento da coronária direita (cerca de 30% dos casos)[22]. Isquemia miocárdica e necrose podem induzir alterações transitórias ou irreversíveis no sistema de condução e acarretar o surgimento de bradicardia, bloqueios de ramo ou bloqueios AV. No infarto agudo do miocárdio com acometimento da coronária direita, o BAV de segundo ou terceiro grau quase sempre é localizado no NAV (90% dos casos) e frequentemente provoca bradicardia moderada e transitória com ritmo de escape juncional e QRS estreito[23]. Essa condição costuma ser transitória e associada a baixo risco de mortalidade. O bloqueio AV no infarto de parede anterior é mais raro e, quando ocorre, geralmente é localizado abaixo do NAV, aparece nas primeiras 24 horas e é precedido de bloqueio do ramo direito[23]. Comumente é associado com doença multiarterial e isquemia miocárdica extensa e frequentemente provoca grave instabilidade hemodinâmica e choque cardiogênico.
- Bradiarritmia mediada por reflexo vagal (neurocardiogênica): A síncope vasovagal é uma causa mui-

to comum de redução aguda da FC. Sua ocorrência está relacionada a uma variedade de situações e estímulos como estresse ortostático, estresse emocional, dor, tosse, após a micção, entre outras. Em resposta aos seus desencadeantes ocorre um desequilíbrio no sistema nervoso autônomo cuja resultante pode ser hipotensão arterial, bradicardia e posterior síncope[24].

- Síndrome do seio carotídeo (SSC): A SSC é um distúrbio do sistema nervoso autônomo relacionado ao desencadeamento de bradicardia (pausas e bloqueios AV) e hipotensão arterial após determinados estímulos mecânicos no seio carotídeo (por exemplo: colarinho apertado, movimentos do pescoço, tumores cervicais, manipulação cirúrgica). Ocorre principalmente em homens acima de 70 anos. É uma causa potencial de síncope em pessoas acima dos 40 anos, sem uma etiologia definitiva, e quando não identificada, pode evoluir com recorrência dos episódios em 25% dos casos[25]. O diagnóstico envolve a realização da massagem do seio carotídeo com reprodução dos sintomas com manifestações de pausas acima de 3 segundos (resposta cardioinibitória), queda da pressão arterial acima de 50 mmHg (resposta vasodepressora), ou ambas (resposta mista).
- Outras situações relacionadas ao reflexo vasovagal.

A instabilidade cardiovascular é comumente observada durante lesão aguda da medula espinhal, especialmente quando envolve a região cervical. Lesões motoras completas ou incompletas na medula espinhal provocam denervação simpática periférica, ocasionam vasodilatação arterial e retenção do sangue na circulação sanguínea venosa e interrompem a inervação simpática cardíaca. A inervação parassimpática mediada pelo vago permanece intacta e frequentemente induz bradicardia e hipocontratilidade miocárdica. Essas alterações ocorrem mais frequentemente na fase aguda e são mais severas nas primeiras duas a seis semanas após o trauma[26]. A hipóxia e a estimulação traqueal são os principais estímulos que desencadeiam o reflexo vagal e a bradicardia nesses casos[27,28].

Uma bradicardia relativa (FC menor que 90 bpm) pode ser observada em pacientes com trauma e hipotensão arterial. Essa resposta paradoxal foi observada em 2% dos casos numa análise retrospectiva que envolveu mais de 10.000 pacientes[29]. Nesse mesmo estudo, a presença de bradicardia relativa em alguns grupos foi associada a melhor prognóstico do que a taquicardia. Em um estudo mais recente, a presença de bradicardia relativa foi associada a alta mortalidade, exceto nos subgrupos com idade acima de 55 anos e naqueles com escala de Glasgow elevada[30]. Uma série de mecanismos tem sido aventada para explicar esse efeito. Observações após trauma abdominal demonstraram que a bradicardia relativa poderia estar associada à hiperestimulação do plexo parassimpático desencadeada pela irritação provocada pelo hemoperitôneo[31].

Bradicardia reflexa também pode ser vista em situações associadas ao aumento da pressão intracraniana. O reflexo de Cushing é caracterizado por uma tríade que envolve aumento da pressão arterial média, respiração irregular e bradicardia, sendo demonstrado em casos com hemorragia intracraniana, acidente vascular cerebral, tumor cerebral e outras situações associadas ao aumento da pressão intracraniana[32]. A hipótese sugerida para explicar o fenômeno relacionou o aumento da pressão intracraniana com o desencadeamento da ativação do tônus simpático com subsequente reativação reflexa do sistema barorreceptor no seio carotídeo, que resultaria em bradicardia.

Alterações metabólicas, endócrinas e infecciosas associadas a bradicardia: Outras situações clínicas podem se manifestar eventualmente por meio de bradiarritmias. Hipotireoidismo, alterações nos níveis de potássio, hipotermia e infecções por vários agentes etiológicos são as causas mais comuns.

Apesar de infrequente, o hipotireoidismo pode se manifestar com bradicardia sinusal, bloqueio AV de primeiro grau e, mais raramente, bloqueio AV total[33]. O quadro geralmente é reversível com a reposição de hormônio tireoidiano, e a indicação de MP definitivo é quase sempre desnecessária[34].

A hipercalemia é comumente vista em estágios finais da doença renal crônica e pode se apresentar com alterações eletrocardiográficas típicas (onda T ampla e simétrica, alargamento do QRS e diminuição da amplitude da onda P). Níveis de potássio acima de 8 mmol/L podem desencadear episódios de pausas sinusais e bloqueios AV[35]. A reversão desse quadro está condicionada à diminuição dos níveis de potássio plasmático, implicando muitas vezes a necessidade de diálise.

A hipotermia é definida como a queda da temperatura corporal abaixo de 35 graus após exposição ao frio. A bradicardia sinusal é comumente observada, e as ondas de Osborn (elevação do ponto J no ECG) podem ou não estar presente. Fibrilação atrial e ventricular também podem ocorrer[36]. O aquecimento restabelece a temperatura corporal normal e reverte as alterações eletrocardiográficas.

Infecções virais, bacterianas e parasitarias podem estar envolvidas com bradiarritmias[37]. As miocardites virais, dengue, endocardite bacteriana, doença de chagas e doença do Lyme são alguns exemplos.

Bradiarritmias induzidas por drogas: Vários agentes farmacológicos podem estar envolvidos. Além dos medicamentos que sabidamente diminuem o automatismo do NSA, retardam ou pioram a condução no NAV como os betabloqueadores, antiarrítmicos das classes I e III (por exemplo: propafenona, amiodarona e sotalol), digital e bloqueadores de canais de cálcio não diidropiridínicos (por exemplo: Cardizem e verapamil), outras classes de medicamentos devem ser consideradas durante a avaliação de urgência/emergência (por exemplo: antidepressivos tricíclicos, anticonvulsivantes, corticoides, antineoplásicos, alfa-agonistas, antipsicóticos etc.).

Avaliação inicial na sala de emergência

A avaliação inicial inclui o reconhecimento dos sinais de instabilidade hemodinâmica (por exemplo, hipotensão arterial, insuficiência cardíaca aguda, má perfusão periférica e alteração do nível de consciência), história clínica e exame físico direcionados para as possíveis etiologias, além da definição da bradicardia como fator responsável pelo quadro clínico. A sequência de atendimento inicial deve ser voltada para o suporte de vias aéreas e respiração, suplementação de oxigênio, acesso venoso, monitoração do ritmo cardíaco e dos sinais vitais, além da realização do ECG[38]. A presença de sinais de instabilidade demanda a identificação da causa e seu tratamento imediato. A demora na correção das situações consideradas reversíveis (por exemplo, hipóxia, acidose, hipercalemia etc.) inviabiliza a recuperação da FC e pode deteriorar o quadro clínico.

Condutas na sala de emergência

As condutas são baseadas na severidade dos sintomas, causas subjacentes, presença de situações potencialmente reversíveis, presença de sinais adversos e risco de progressão para assistolia (por exemplo, assistolia recente, Mobitz tipo II, bloqueio AV total com QRS largo, pausas ventriculares acima de 3 segundos)[38].

Além do reconhecimento das alterações relacionadas à doença do nó sinusal e bloqueios AV no ECG, exames laboratoriais (hemograma, glicemia, eletrólitos, função renal, marcadores de necrose miocárdica, função tireoidiana) e de imagem (RX de tórax, ecocardiograma, tomografia) podem ser solicitados dependendo da suspeita clínica inicial.

Os pacientes assintomáticos devem permanecer monitorados e em observação até o reconhecimento da causa primária, reversão ou identificação de causas transitórias. A persistência da bradicardia e a impossibilidade de identificar a etiologia na emergência podem requerer internação para a realização de exames indispensáveis ao diagnóstico (Holter de 24 horas, teste de esforço, ecocardiograma, coronariografia etc.). Por outro lado, nos casos transitórios mediados por reflexo, como na síncope vasovagal e na hipersensibilidade do seio carotídeo, geralmente nenhum tratamento é necessário. Nesses casos a alta com encaminhamento ao especialista poderá ser feita sem investigações adicionais. Já nos casos instáveis, a prioridade é a estabilização hemodinâmica seguida da correção de situações consideradas reversíveis. O tratamento inicial é farmacológico e o uso de MP (transcutâneo ou transvenoso) é reservado para os casos sem resposta às medidas iniciais ou com risco de assistolia (Figura 60.11)[39,40].

Tratamento da bradicardia na sala de emergência

O tratamento da bradicardia sintomática envolve o uso de medicamentos e MP temporário. A droga de escolha inicial continua sendo o sulfato de atropina; na sequência, drogas com ação beta-adrenérgica como a dopamina e a adrenalina podem ser utilizadas de forma provisória, até a disponibilidade do MP temporário.

- **Atropina:** A atropina tem ação anticolinérgica e apresenta melhores resultados nos pacientes com bradicardia sinusal e bloqueios AV de localização nodal. Nos casos com bloqueios AV mais avançados (localização abaixo do nó AV) ou em pacientes com transplante cardíaco, a atropina costuma ser ineficaz e sua administração não deve retardar a utilização do MP nos pacientes instáveis. A dose inicial recomendada é de 0,5 mg intravenoso a cada 3 a 5 minutos, com dose máxima de 3 mg. Deve ser utilizada com cautela nos casos de bradicardia associada à síndrome coronariana aguda, uma vez que o aumento da FC pode piorar a isquemia miocárdica e aumentar a área do infarto.
- **Dopamina:** O cloridrato de dopamina tem ação alfa e beta-adrenérgica. A dose preconizada de infusão é de 2 a 10 mcg/kg/min e deve ser titulada de acordo com a resposta do paciente. Pode ser usada isoladamente ou em associação com a adrenalina. No cenário de atendimento pré-hospitalar, em um estudo, 82 pacientes instáveis com bradicardia foram randomizados para receber dopamina ou MP transcutâneo após falha da atropina e reposição volêmica. O uso de dopamina demonstrou a mesma sobrevida e taxa de eventos adversos durante o seguimento, sem os efeitos de desconforto torácico ocasionados pela estimulação torácica.
- **Adrenalina:** A adrenalina pode ser uma alternativa após a falha do uso da atropina e do MP temporário para casos com bradicardia e hipotensão arterial. A dose recomendada é de 2 a 10 mcg/kg/min e deve ser titulada conforme a resposta do paciente.

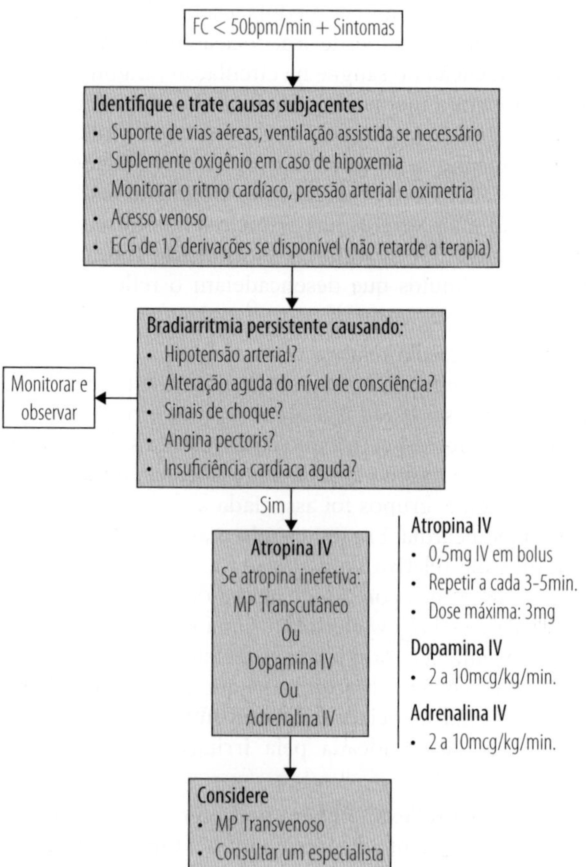

Figura 60.11. Fluxograma representando o atendimento das bradiarritmias na emergência.

- **MP temporário:** Duas formas de estimulação cardíaca artificial podem ser usadas durante o atendimento de pacientes com bradiarritmias.

I. **MP transcutâneo:** O MP transcutâneo é considerado a forma menos invasiva, mais fácil, segura e rápida para tratar casos de bradicardia associados a instabilidade hemodinâmica que não respondem às medidas iniciais. Seu uso é particularmente útil para profissionais menos experientes com a técnica de alocação do MP temporário através de acesso transvenoso. Um estudo demonstrou que o uso de MP transcutâneo evitou o uso do MP transvenoso em 57 de um total de 134 pacientes[41]. As desvantagens desse tipo de estimulação são relacionadas ao desconforto torácico e à incapacidade de gerar um débito cardíaco efetivo. A tolerância à estimulação cutânea pode ser conseguida com o uso de sedativos, porém esses medicamentos podem provocar hipotensão arterial e depressão respiratória, e piorar a condição clínica do paciente.

II. **Técnica para colocação de MP transcutâneo:**

- Realize tricotomia do tórax quando necessário;
- Posicione as placas adesivas no tórax do paciente (região inferior e lateral ao mamilo esquerdo e paraesternal direita ou anterior e posterior no hemitórax esquerdo);
- Monitore o ritmo no cardioversor-desfibrilador;
- Coloque no modo PACE ou MP o monitor do cardioversor;
- Escolha o modo síncrono ou assíncrono de estimulação ventricular (o modo assíncrono vai gerar capturas constantes independentemente do ritmo de escape do paciente; já o modo síncrono permite ao MP evitar estimulações na vigência de eventos próprios - por exemplo: extrassístoles ventriculares), ou se houver ritmo cardíaco acima da frequência de estimulação programada;
- Selecione a frequência de estimulação (recomenda-se iniciar com 80 pulsos por minuto);
- Inicie com nível baixo de energia e aumente 5 a 10 mA gradativamente até observar no monitor que as espículas provocam despolarizações ventriculares; nos casos muito instáveis inicie com energia máxima e diminua gradativamente após a estabilização clínica do paciente;
- Cheque o pulso femoral ou carotídeo para ter certeza de que a estimulação é efetiva o suficiente para gerar débito cardíaco;
- Ao atingir o mínimo de energia necessária para gerar despolarizações ventriculares (espículas seguidas de QRS e onda T), aumente o nível de energia em 10 mA para garantir uma margem de segurança durante a captura ventricular;
- Caso não haja resposta ao MP transcutâneo, providencie rapidamente a passagem do MP transvenoso.

III. **MP transvenoso:** A indicação de MP transvenoso é reservada para bradiarritmias severas associadas a síncope, parada cardíaca ou instabilidade hemodinâmica não responsivas a medidas mais conservadoras. A decisão de indicar um MP transvenoso nem sempre é fácil. No bloqueio AV total, sua principal indicação, pode ocorrer supressão do ritmo de escape com a estimulação, aumentando as chances de assistolia e parada cardíaca em caso de deslocamento acidental do cabo eletrodo. As complicações são comuns durante o procedimento e estão associadas à falha na punção ou na alocação do cabo eletrodo, pneumotórax, tamponamento cardíaco e arritmias. Por essas razões, o procedimento deve ser realizado por um especialista ou por um médico com experiência na técnica de implante.

IV. **Técnica para colocação de MP transvenoso:**

- Assepsia, antissepsia e posicionamento de campos cirúrgicos;
- Anestesia local;
- Punção de acesso venoso (prefira a veia jugular interna direita);
- Passagem de introdutor compatível com o cabo eletrodo;
- Conecte os polos positivo e negativo do cabo-eletrodo ao gerador de pulsos provisório;
- Ligue e programe o gerador de pulsos (modo de estimulação, frequência de estimulação e energia do pulso);
- Com auxílio de radioscopia, avance o cabo-eletrodo pelo introdutor e posicione-o na câmara desejada (átrio ou ventrículo direito);
- Faça o limiar de comando (mínimo de energia necessária para capturar o VD) e mantenha uma margem de segurança (três vezes acima do valor encontrado);
- Faça o limiar de sensibilidade (menor nível de sensibilidade que permite ao MP reconhecer os sinais intracavitários) e ajuste o valor para duas vezes abaixo do encontrado para manter boa margem de segurança; lembre-se de que o limiar de sensibilidade somente pode ser realizado em pacientes com escape estável;
- Programe a frequência de estimulação (geralmente entre 70 e 80 pulsos por minuto);
- Remova o introdutor cuidadosamente e fixe o cabo-eletrodo na pele do paciente; assegure-se de que o risco de deslocamento é baixo;
- Solicite uma radiografia de tórax e um ECG para avaliar o posicionamento do cabo-eletrodo e o funcionamento do MP.

Conclusão

As bradiarritmias representam uma coletânea de distúrbios do ritmo cardíaco que podem desafiar o médico que atua nos serviços de urgência e emergência. O reconhecimento da etiologia demanda *expertise* e investigação adequada, em vista da gama de condições clínicas que podem evoluir com bradicardia. Esses pacientes podem se apresentar com grave instabilidade hemodinâmica e requerer intervenção imediata com o uso de agentes farmacológicos e estimulação cardíaca. Por meio de uma abordagem sistemática e organizada, é possível ofertar a terapia necessária para reverter situações potencialmente graves relacionadas às bradicardias.

Referências bibliográficas

1. Anderson RH, Yanni J, Boyett MR, Chandler NJ, Dobrzynski H. The anatomy of the cardiac conduction system. Clin Anat. 2009;22(1):99-113.
2. Fitzgerald D, Lazzara R. Funcional anatomy of the cardiac conduction system. Hosp Pract. 1988;15:81-92.
3. Rotman M, Wagner GS, Wallace AG. Bradyarrhythmias in acute myocardial infarction. Circulation. 1972;45(3):703-22.
4. Van der Hauwaert LG, Stroobandt R, Verhaeghe L. Arterial blood supply of the atrioventricular node and main bundle. Br Heart J. 1972;34(10):1045-51.
5. Swart G, Brady Jr, DeBehnke DJ, Ma OJ, Aufderheide TP. Acute Myocardial infartion complicated by hemodynamically unstable bradyarrhythmia: prehospital and ED treatment with atropine. Am J Emerg Med. 1999;17(7):647-52.
6. Brady WJ, Swart G, DeBehnke DJ, Ma OJ, Aufderheide TP. The efficacy of atropine in the treatment of hemodynamically unstable bradycardia and atrioventricular block: prehospital and emergency department considerations. Resuscitation. 1999;41(1):47-55.
7. Schwartz B, Vermeulen MJ, Idestrup C, Datta P. Clinical variables associated with mortality in out-of-hospital patients with hemodynamically significant bradycardia. Acad Emerg Med. 2004;11(6):656-61.
8. Sodeck GH, Domanovits H, Meron G, Rauscha F, Losert H, Thalmann M, et al. Compromising bradycardia: management in the emergency department. Resuscitation. 2007;73(1):96-102.
9. Kumar P, Kusumoto FM, Goldschlager N. Bradyarrhythmias in the elderly. Clin Geriatr Med. 2012;28(4):703-15. Mond HG, Proclemer A. The 11th world survey of cardiac pacing and implantable cardioverter-defibrillators: calendar year 2009 – a World Society of Arrhythmia's project. Pacing Clin Electrophysiol. 2011;34(8):1013-27.
10. Demoulin JC, Kulbertus HE. Histopathological correlates of sinoatrial disease. Br Heart J. 1978;40(12):1384-9.
11. Sociedade Brasileira de Arritmias Cardíacas (Sobrac). Departamento de Estimulação Cardíaca. Artificial (Deca), Diretrizes Brasileiras de Dispositivos Cardíacos Eletrônicos Implantáveis. Arq Bras Cardiol. 2007;89(6):e210-38.
12. Moss AJ, Davis RJ. Brady-tachy syndrome. Prog Cardiovasc Dis. 1974;16(5):439-54.
13. Wogan JM, Lowenstein SR, Gordon GS. Second-degree atrioventricular block: Mobitz type II. Emerg Med. 1993;11(1):47-54.
14. Bhat PK, Watanabe K, Rao DB, Luisada AA. Conduction defects in the aging heart. J Am Geriatr Soc. 1974;22(11):517-20.
15. Goldschlager N, Saksena S, Bharati S, Lazzara R, Naccarelli G, Hammill S, et al. Atrioventricular block. In: Saksena S, Camm A, editors. Electrophysiological disorders of the heart. Philadeophia: Elsevier Churchill-Livingstone; 2005. p. 229-47.
16. Friedman RA, Fenrich AL, Kertesz NJ. Congenital complete atrioventricular block. Pacing Clin Electrophysiol. 2001;24:1681-8.
17. Lenegre J. Etiology and pathology of bilateral bundle branch block inrelation to complete heart block. Prog Cardiovasc Dis. 1964;6:409-44.
18. Lev M. The pathology of complete atrioventricular block. Prog Cardiovasc Dis. 1964;6:317-26.
19. Stambler BS, Rahimtoola S, Ellenbogen K. Pacing for atrioventricular conduction system disease. In: Ellenbogen K, Kay G, Lau C, Wilkoff B, editors. Cardiac pacing, desfibrillation and resynchronization therapy. Philadelphia: Saunders Elsevier; 2007. p. 429-72.
20. Edhag O, Swahn A. Prognosis of patients with complete heart block or arrhythmic syncope who were not treated with artificial pacemakers. A long-term follow-up study of 101 patients. Acta Med Scand. 1976;200(6):457-63.
21. Brady WJ Jr, Harrigan RA. Diagnosis and management of bradycardia and atrioventricular block associated with acute coronary ischemia. Emerg Med Clin North Am. 2001;19(2):371-84.
22. Goreneck B, Lundqvisc CB, Terradellas JB, Camm AJ, Hindricks G, Huber K, et al. Cardiac arrhythmias in acute coronary syndromes: position paper from the joint EHRA, ACCA, and EAPCI task force. Europace. 2014.
23. Grubb BP. Neurocardiogenic syncope and related disorders of orthostatic intolerance. Circulation. 2005;111(22)2997-3006.
24. Brignole M, Menozzi C, Lolli G, Bottoni N, Gaggioli G. Long-term outcome of paced and nonpaced patients with severe carotid sinus syndrome. Am J Cardiol. 1992;69(12):1039-43.
25. Lehmann KG, Lane JG, Piepmeier JM, Batsford WP. Cardiovascular abnormalities spinal cord injury in humans: incidence, time course and severely. J Am Coll Cardiol. 1987;10(1):46-52.
26. Piepmeier JM, Lehmann KB, Lane JG. Cardiovascular instability following acute cervical spinal cord trauma. Cent Nerv Syst Trauma. 1985;2(3):153-60.
27. Mathias CJ. Bradycardia and cardiac arrest during tracheal suction – mechanisms in tetraplegic patients. Eur J Intensive Care Med. 1976;2(4):147-56.
28. Demetriades D, Chan LS, Bhasin P, Berne TV, Ramicone E, Huicochea F, et al. Relative bradycardia in patients with traumatic hypotension. J Trauma. 1998;45(3):534-9.
29. Ley EJ, Salim A, Kohanzadeh S, Mirocha J, Margulies DR. Relative bradycardia in hypotensive trauma patients: a reappraisal. J Trauma. 2009;67(5):1051-4.
30. Snyder HS. Lack of a tachycardic response to hypotension with ruptured ectopic pregnancy. Am Emerg Med. 1990;8(1):23-6.
31. Ayling J. Managing head injuries. Emerg Med Serv. 2002;31(8):42.
32. Klein I, Ojamaa K, Thyroid hormone and cardiovascular system. N Eng J Med. 2001;344(7):501-9.
33. Ozcan KS, Osmonov D, Erdinler I, Altay S, Yildirim E, Turkkan C, et al. Atrioventricular block in patients with thyroid dysfunction: prognosis after treatment with hormone supplementation or antithyroid medication. J Cardiol. 2012;60(4):327-32.
34. Mattu A, Brady WJ, Robinson DA. Electrocardiographic manifestations of hyperkalemia. Am J Emerg Med. 2000;18(6):721-9.
35. Brown DJ, Brugger H, Boyd J, Paal P. Accidental hypothermia. N Engl J Med. 2012;367(20):1930-8.
36. Ostergaard L, Huniche B, Andersen PL. Relative bradycardia in infectious diseases. J Infect. 1996;33(3):185-91.
37. Soar J, Nolan JP, Böttiger BW, Perkins GD, Lott C, Carli P, et al.; Adult advanced life support section Collaborators. European Resuscitation Council Guidelines for Resuscitation 2015: Section 3. Adult advanced life support. Resuscitation. 2015;95:100-47.
38. Link MS, Atkins DL, Passman RS, Halperin HR, Samson RA, White RD, et al. Part 6: electrical therapies: automated external defibrillators, defibrillation, cardioversion, and pacing: 2010 American Heart Association Guidelines for Cardiopulmonary Resuscitation and Emergency Cardiovascular Care. Circulation. 2010;122(18 Suppl 3):S706-19.
39. Gonzales MM, Timerman S, Gianotto-Oliveira R, Polastri TF, Canesin MF, Schimidt A, et al. I Diretriz de ressuscitação cardiopulmonar e cuidados cardiovasculares de emergência da Sociedade Brasileira de Cardiologia. Arq Bras Cardiol. 2013;101(2 Supl 3):3-221.
40. Zoll PM, Zoll RH, Falk RH, Clinton JE, Eitel DR, Antman EM. External noninvasive temporary cardiac pacing: clinical trials. Circulation. 1985;71(5):937-44.

61

TAQUIARRITMIAS

Antonio Américo Friedmann
Acácio Fernandes Cardoso

Introdução

Taquiarritmias são as alterações do ritmo cardíaco relacionadas ao aumento da frequência cardíaca (FC acima de 100 bpm). As taquiarritmias podem ter prognóstico benigno como a maioria das taquicardias supraventriculares (TSVs) paroxísticas, mas, dependendo do comportamento e da etiologia, também podem desencadear insuficiência cardíaca, comumente observada em taquicardias incessantes, ou síncope e morte súbita, como ocorre em algumas taquicardias ventriculares (TVs) associadas a cardiopatia estrutural e também em determinadas síndromes genéticas.

O eletrocardiograma (ECG) é fundamental para o registro da arritmia e o diagnóstico dos principais mecanismos eletrofisiológicos envolvidos. No ECG convencional, o registro longo da derivação DII aumenta a possibilidade de detecção e análise de eventuais arritmias. A monitoração do ECG na unidade de terapia intensiva destina-se a acompanhar o ritmo cardíaco e a detectar possíveis alterações. Quando a arritmia não é registrada no ECG de repouso ou durante a monitorização cardíaca, a realização do Holter (monitorização prolongada do ritmo cardíaco) por 24 a 48 horas e o monitor de eventos (*loop recorder*) por 15 a 30 dias podem aumentar as chances de detectá-la[1].

Em indivíduos sem cardiopatia, o substrato das taquiarritmias pode ser anatômico ou funcional e favorece a ocorrência de arritmias por diversos mecanismos eletrofisiológicos[2]. As TVs geralmente ocorrem em portadores de cardiopatia e na maioria das vezes são relacionadas ao mecanismo de reentrada[2]. A presença de mutações em canais iônicos pode ocorrer em indivíduos sem evidências de cardiopatia estrutural e predispor ao desencadeamento de arritmias potencialmente graves e com risco de morte súbita[3]. Outras situações como doenças extracardíacas (por exemplo, hipertireoidismo e infecções), medicamentos, abuso de álcool e distúrbios hidroeletrolíticos podem ser a causa de taquiarritmia.

A emergência é geralmente o local onde o atendimento inicial e o diagnóstico das taquiarritmias ocorrem. O médico deve estar preparado para atender e tratar adequadamente as principais taquicardias. Seu reconhecimento e abordagem adequada são fundamentais para o prognóstico desses pacientes.

Fisiopatologia

O sistema de condução é responsável por gerar o impulso elétrico cardíaco. O automatismo cardíaco predomina no nó sinusal, porque suas células despolarizam-se com frequência maior e são moduladas pelo sistema nervoso autônomo, podendo elevar a FC proporcionalmente às demandas fisiológicas do organismo. Em condições patológicas, outras regiões do coração, além do nó sinusal, podem assumir o ritmo cardíaco, ocasionando arritmias.

Mecanismos eletrofisiológicos das arritmias cardíacas

Automatismo normal: É a propriedade de despolarização espontânea que algumas células cardíacas apresentam. Ao atingir o potencial limiar (cerca de -60 mV), deflagram o estímulo elétrico (Figura 61.1). Normalmente o automatismo ocorre nas células do nó sinusal, porque elas apresentam

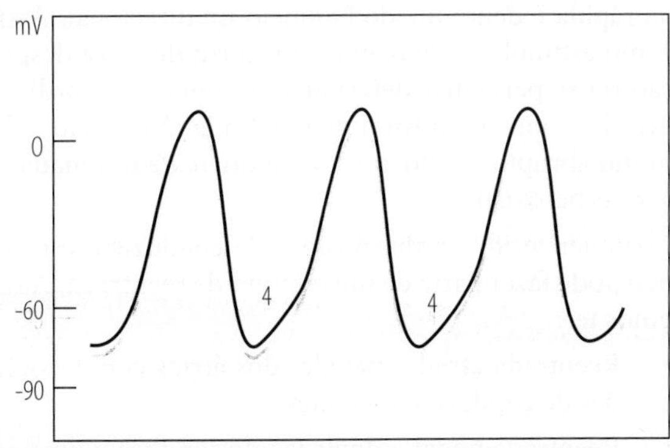

Figura 61.1. Potencial de ação de uma célula cardíaca com propriedade de automatismo. Na fase de repouso (fase 4), em vez de linha isoelétrica, há um aclive (despolarização diastólica espontânea) que, ao atingir o potencial limiar (–60 mV), deflagra novo estímulo.

maior velocidade de despolarização diastólica espontânea, mas pode surgir em células da junção atrioventricular (AV), dos átrios e do sistema His-Purkinje. Essas células são consideradas marca-passos subsidiários, porque ficam habitualmente inibidas pela frequência de estimulação mais elevada das células sinusais (mecanismo denominado *overdrive supression*)[4].

Hiperautomatismo: É a exacerbação do automatismo do nó sinusal ou dos marca-passos subsidiários. Nesses casos, a velocidade de despolarização espontânea dessas células do sistema elétrico está aumentada, ocasionando taquiarritmias.

Automatismo anormal: Ocorre em células dos átrios ou dos ventrículos que em condições normais não exibem qualquer atividade elétrica autônoma. Nessa situação, o potencial de repouso da célula está diminuído e próximo do potencial limiar, gerando um foco ectópico que interfere com o automatismo normal do nó sinusal.

Hiperautomatismo e automatismo anormal são mecanismos causadores de extrassístoles e taquicardias. O aumento da FC é devido ao maior número de impulsos do nó sinusal (taquicardia sinusal – TS), ou de focos ectópicos (taquiarritmias).

Reentrada: É um distúrbio na propagação do estímulo elétrico em que o mesmo impulso retorna e produz uma sucessão de despolarizações (Figura 61.2). O impulso que desencadeia o fenômeno de reentrada é geralmente uma extrassístole.

O fenômeno de reentrada ocorre pela existência de um circuito anatômico ou funcional contendo segmentos com velocidades de condução diferentes. As vias de condução mais rápida têm geralmente maior período refratário, e nas vias de condução mais lenta o período refratário é menor.

Normalmente, o estímulo cardíaco originado no nó sinusal despolariza os átrios e os ventrículos e se extingue. Quando surge um batimento precoce (extrassístole), ele pode encontrar um trecho do sistema de condução (via rápida) ainda em período refratário. Se houver uma via alternativa, com período refratário menor e velocidade de condução mais lenta, o estímulo prossegue por essa via (via lenta). A lentidão na condução permite que o estímulo volte para a via rápida, inicialmente bloqueada, e a encontre agora fora do período refratário. Nesse caso, o distúrbio de condução na via rápida é denominado bloqueio unidirecional. Assim, o mesmo estímulo pode reentrar produzindo nova despolarização ou se perpetuar determinando uma taquicardia. As taquicardias por mecanismo de reentrada têm início súbito e término abrupto, sendo, por esse motivo, denominadas taquicardias paroxísticas[5].

Qualquer tecido cardíaco capaz de conduzir o estímulo elétrico pode fazer parte de um circuito de reentrada. Assim, podemos ter:

- Reentrada atrial – paredes dos átrios com velocidades de condução diferentes;
- Reentrada nodal – dupla via de condução: uma com velocidade de condução lenta (células próprias do nó AV com condução lenta) e outra de condução rápida (células com características daquelas dos feixes de condução rápida que se conectam ao nó AV);
- Reentrada atrioventricular – via acessória (feixe anômalo) conectando um átrio diretamente ao ventrículo conduz o estímulo paralelamente ao nó AV cuja velocidade de condução é mais lenta (mecanismo da síndrome de Wolff-Parkinson-White);
- Reentrada ventricular – o estímulo elétrico, ao encontrar uma área de fibrose intercalada por fibras musculares viáveis com diferentes velocidades de condução, pode se dividir em duas frentes de onda, produzindo um circuito de reentrada.

Os circuitos pequenos, como aqueles localizados na junção AV, são denominados microrreentradas, e os grandes, como no caso das vias acessórias, são macrorreentradas. A reentrada é o mecanismo determinante de arritmias como *flutter* atrial (FLA), taquicardias paroxísticas supraventriculares e algumas TVs[6].

Atividade deflagrada por pós-potenciais: É causada por oscilações que ocorrem nas fases 3 e 4 do potencial de ação, gerando pós-potenciais, respectivamente, precoces ou tardios (Figura 61.3). Se esses pós-potenciais atingem a voltagem do potencial limiar de membrana, desencadeiam

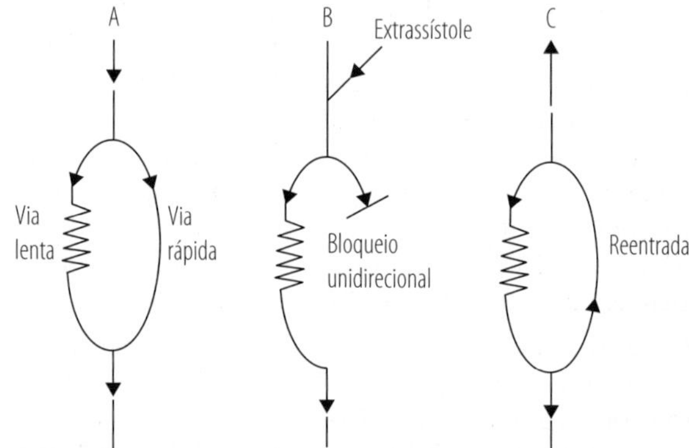

Figura 61.2. Esquema de um circuito de reentrada: **A:** duas vias: uma lenta (com menor período refratário) e outra rápida (com maior período refratário); **B:** o impulso da extrassístole é bloqueado na via rápida (em período refratário) e segue pela via lenta; **C:** o estímulo volta em sentido retrógrado pela via rápida, agora fora do período refratário, e se perpetua (reentrada).

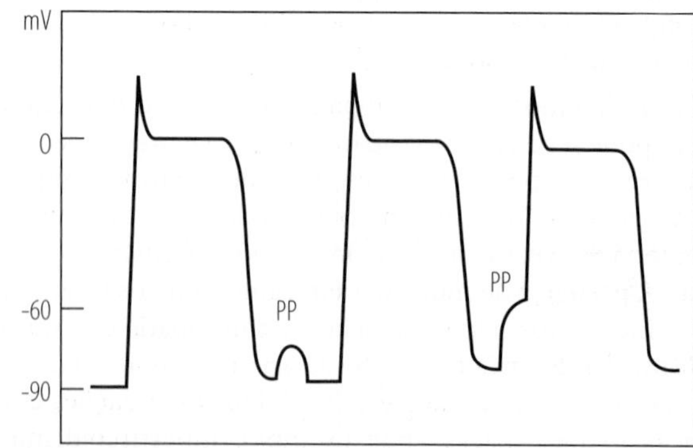

Figura 61.3. Potencial de ação de célula cardíaca não dotada da propriedade de automatismo. O potencial deveria permanecer estável e constante durante a diástole (fase 4). Condições patológicas determinam oscilações do potencial de repouso denominadas pós-potenciais (PP). Quando esses potenciais apresentam voltagem acima do potencial limiar (–60 mV), deflagram um novo estímulo.

estímulos e causam arritmias. Os pós-potenciais precoces ocorrem mais comumente em situações que prolongam a repolarização ventricular, como a síndrome do QT longo. Os pós-potenciais tardios podem ocorrer em depleções eletrolíticas (hipopotassemia) e na intoxicação digitálica.

Embora esses diferentes mecanismos possam isoladamente causar arritmias, na maioria dos casos as taquiarritmias são desencadeadas pela interação de três fatores: substrato (como fibrose ou inflamação no miocárdio, anomalias estruturais e vias acessórias), gatilhos (como, por exemplo, extrassístoles que podem desencadear reentrada) e fatores moduladores como a influência do sistema nervoso autônomo, isquemia ou alterações eletrolíticas[7].

Quadro clínico

As taquiarritmias cardíacas podem determinar várias manifestações, porém palpitações, desconforto torácico, dispneia, pré-síncopes e síncopes são os sintomas mais comuns dos pacientes que procuram atendimento de urgência[8].

O modo de início ou término dos sintomas é importante. Taquicardias com início e/ou término súbito são sugestivas de taquicardias paroxísticas por reentrada. A regularidade do ritmo também é relevante. Palpitações arrítmicas ocorrem na fibrilação atrial (FA) e nas taquicardias por hiperautomatismo. Taquicardias regulares podem ser consequentes a TSV ou TV sustentada. Em indivíduos hígidos, é mais comum a ocorrência de TSVs. Portadores de doença arterial coronariana ou miocardiopatia são mais propensos a TV[8].

Síncopes ou tonturas (pré-síncopes) podem ser decorrentes de bradiarritmias ou taquicardias. Síncopes por taquicardia ocorrem em situações com grande repercussão hemodinâmica como a TV polimórfica do tipo *torsades de pointes* e podem ser autolimitadas, quando não degeneram para fibrilação ventricular. Por isso, são também denominadas de arritmias ventriculares malignas, porque, além de síncopes, podem ocasionar morte súbita[9].

A dispneia e/ou a piora da classe funcional ocorrem em pacientes com cardiopatia estrutural e disfunção sistólica importante. Em idosos com disfunção diastólica significativa, pode haver falência ventricular esquerda e dispneia quando a FC permanece muito elevada por tempo prolongado. A causa mais comum nesses casos é a FA aguda, mas outras TSVs e TVs também podem desencadear sintomas de insuficiência cardíaca.

Principais taquiarritmias na sala de emergência

Taquicardia sinusal

É a forma mais comum de taquicardia. É definida por FC sinusal (eixo e morfologia da onda P normais denotam origem no nódulo sinoatrial) acima de 100 bpm. A TS geralmente ocorre em resposta a alguma condição que aumenta o tônus simpático [exemplos: ansiedade, dor, febre, hipovolemia, insuficiência cardíaca congestiva (ICC), embolia pulmonar etc.]. Situações mais raras, associadas a distúrbios autonômicos, como a TS inapropriada e a síndrome postural taquicardizante, devem ser consideradas quando outras causas são excluídas[10,11].

Taquicardia atrial (TA)

É uma TSV com onda P precedendo cada QRS, cuja orientação espacial e morfologia são diferentes da onda P sinusal (Figura 61.4A). A frequência do átrio varia de 150 a 250 bpm. Os mecanismos mais comuns são hiperautomatismo de focos ectópicos atriais ou reentrada. As causas determinantes de TA são diversas, entre as quais se incluem cardiopatias, alterações metabólicas, hipóxia, isquemia e doença pulmonar obstrutiva crônica (DPOC). As TAs automáticas ocorrem em pacientes mais jovens, tendem a ser incessantes ou muito frequentes e apresentam o fenômeno de aquecimento e desaquecimento no ECG[12]. Já as TAs reentrantes são associadas a cardiopatias, correção cirúrgica de cardiopatias congênitas, cirurgia prévia de valva mitral ou após ablação de FA por cateter[13]. Apresentam-se de forma paroxística ou incessante e podem coexistir com outras arritmias atriais como a fibrilação e o *flutter* atriais.

Taquicardia atrial com bloqueio AV: Comumente o aumento da FC determina retardo na condução atrioventricular (bloqueio AV de primeiro grau funcional), o qual pode evoluir para condução AV do tipo 2:1, isto é, duas ondas P para cada QRS, que pode ser confundida com o FLA. Às vezes a onda P bloqueada se sobrepõe à onda T do batimento precedente, tornando difícil sua visualização (Figura 61.4B).

Taquicardia atrial multifocal: É uma modalidade de TA causada por hiperautomatismo de múltiplos focos, caracterizando a instabilidade elétrica dos átrios. É encontrada principalmente em portadores de DPOC, mormente após a administração de broncodilatadores como teofilina ou agonistas beta-adrenérgicos, mas pode ocorrer também em outras cardiopatias[14]. No ECG, caracteriza-se por ondas P com três ou mais morfologias diferentes precedendo os QRS e FC acima de 100 bpm. Os intervalos PP (entre duas ondas P), RR (entre dois complexos QRS) e PR variam de batimento a batimento. O ritmo é muito irregular e pode ser confundido inicialmente com a FA (Figura 61.4C).

Flutter atrial

É uma taquiarritmia em que a atividade atrial é mais organizada do que na FA e pode ser classificado em FLA típico

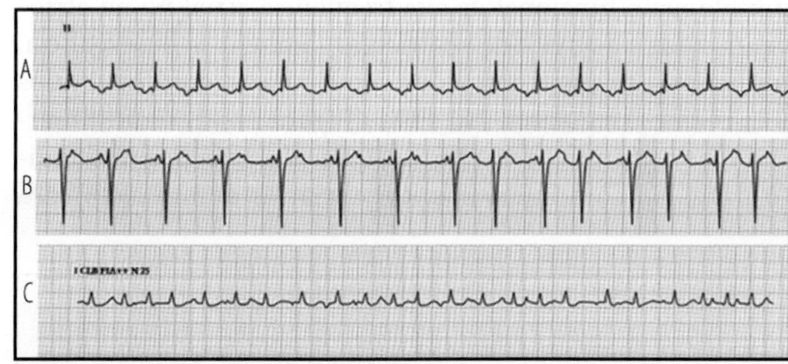

Figura 61.4. Taquicardia atrial. **A:** Taquicardia atrial focal. Onda P negativa precedendo cada QRS. **B:** Taquicardia atrial com bloqueio AV 2:1. Duas ondas P para cada QRS. **C:** Taquicardia atrial multifocal. Ondas P com 3 ou mais morfologias diferentes.

e atípico. O FLA típico é causado por uma macrorreentrada que envolve as paredes septal e lateral do átrio direito e o istmo cavotricuspídeo (região entre a valva tricúspide e a veia cava inferior) nos sentidos anti-horário (90% dos casos) ou horário (FLA reverso)[13]. Já o FLA atípico envolve outros circuitos macrorreentrantes nos átrios. No FLA típico, com reentrada no sentido anti-horário, as ondas F são negativas em D2, D3 e aVF. Já no FLA típico reverso, as ondas F são positivas nas derivações inferiores. A atividade atrial apresenta aspecto regular e tipicamente serrilhado (ondulações denominadas ondas F). A frequência atrial é mais baixa do que na FA, ao redor de 300 bpm. Quando a condução para os ventrículos ocorre numa frequência de 2:1, a FC é igual a 150 bpm. Quando o FLA apresenta condução AV 3:1 ou 4:1, a frequência ventricular é menor, respectivamente 100 ou 75 bpm, e o reconhecimento das ondas F torna-se mais fácil (Figura 61.5). Mais comumente, a condução AV é variável. O FLA com condução AV 1:1 é mais raro.

Menos frequente que a FA, o FLA pode ter as mesmas causas e ocorre mais comumente em pacientes com aumento do átrio direito, como portadores de DPOC. As complicações são também semelhantes às da FA como insuficiência cardíaca e tromboembolismo.

Fibrilação atrial

É a arritmia sustentada (duração acima de 30 segundos) mais comum em toda a população, superada em frequência apenas pelas extrassístoles. Sua incidência aumenta com a idade avançada, acometendo cerca de 10% dos indivíduos com mais de 80 anos[15]. As causas mais frequentes são valvopatias mitrais, miocardiopatias, cardiopatia isquêmica, *cor pulmonale* e, em pacientes sem antecedentes cardíacos, hipertireoidismo e abuso de álcool[16]. Pode surgir também sem doença cardíaca identificável. As complicações mais importantes são insuficiência cardíaca e fenômenos tromboembólicos.

A FA é desencadeada na maioria dos casos por ectopias (gatilhos) em território de desembocadura das veias pulmonares. À medida que os episódios se sucedem e tornam-se mais prolongados, alterações histológicas e eletrofisiológicas ocorrem nos átrios (remodelamento atrial), contribuindo para a progressão da arritmia. Essas produzem redução do período refratário e diminuição da velocidade de condução das fibras atriais de forma heterogênea, predispondo a múltiplos circuitos de reentrada, atividade atrial totalmente desorganizada e manutenção da FA. Em consequência, ocorre um bloqueio funcional da alta frequência atrial no nó atrioventricular e a atividade ventricular também se desorganiza, traduzindo-se por contrações ventriculares com intervalos totalmente irregulares. No ECG (Figura 61.6), serão observadas as seguintes alterações: ausência de onda P; ritmo muito irregular, com intervalos R-R variáveis de um ciclo para outro; registro da atividade atrial irregular denominada de ondas f (ondas fibrilatórias), que são complexos irregulares e de baixa voltagem registrados na linha de base, mais visíveis do final da onda T até o início do QRS, em geral melhor evidenciados na derivação V1; frequência atrial variável de 350 a 700 por minuto.

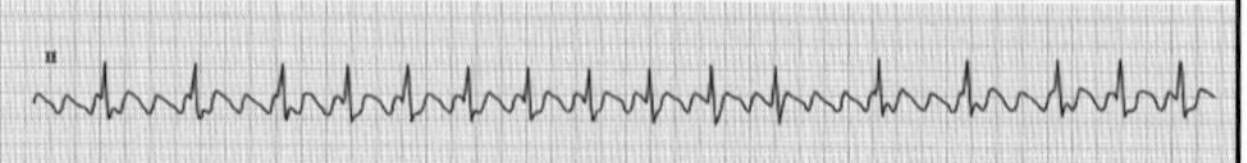

Figura 61.5. *Flutter* atrial típico no sentido anti-horário. Ondas F negativas em DII, com frequência aproximada de 300 bpm e condução AV variável.

Em termos gerais, deve-se suspeitar de FA na taquiarritmia com RR muito irregular, QRS estreito e ausência de ondas P. Em casos de taquicardia com intervalo RR irregular e QRS alargado, também se deve cogitar FA, com distúrbio de condução preexistente (bloqueio de ramo), aberrância de condução devida à FC muito elevada (fenômeno de Ashman) ou presença de via acessória.

Quanto à forma de apresentação, a FA pode ser classificada em: paroxística (a interrupção ocorre de forma espontânea com duração que geralmente varia entre minutos a poucos dias), persistente (dura geralmente acima de sete dias e a interrupção ocorre apenas por meio de cardioversão – CV), permanente (quando qualquer medida terapêutica é incapaz de interromper a arritmia ou após considerar a FA como ritmo definitivo, opta-se apenas pelo controle da resposta ventricular). Nos casos em que a FA tem mais de um ano de duração e se opta pelo restabelecimento do ritmo sinusal, geralmente por meio de procedimento combinado (farmacológico e ablação por cateter), denominamos de FA persistente de longa duração[16].

Quanto à frequência ventricular, não existe uma FC considerada ótima, mas uma frequência adequada a cada paciente. A frequência ventricular ideal na FA crônica persistente ou permanente deve atender às demandas metabólicas do paciente, tanto em repouso quanto durante a atividade física. Nos estudos que avaliaram o controle da resposta ventricular[17], uma FC inferior a 80 bpm em repouso e próxima de 110 bpm durante atividade física foi considerada como controle satisfatório da resposta ventricular. A FA aguda apresenta geralmente resposta ventricular elevada, e as ondas f têm maior amplitude, com uma ondulação bem marcada na derivação V1. Na FA crônica permanente, por serem pacientes que geralmente já fazem uso de medicamentos para o controle da resposta ventricular e melhor adaptados à arritmia, a resposta ventricular costuma ser baixa e as ondas f têm menor amplitude.

Taquicardia paroxística supraventricular (TPSV)

As TPSVs são geralmente encontradas em indivíduos com coração estruturalmente normal, causadas por mecanismo de reentrada. Costumam ocorrer em paroxismos, isto é, com início e término súbitos, o que as diferencia da TS, cuja variação da FC é sempre gradual.

Na TPSV, a FC chega a ultrapassar 200 bpm e pode variar entre 150 e 250 bpm. Os principais tipos de TPSV são:

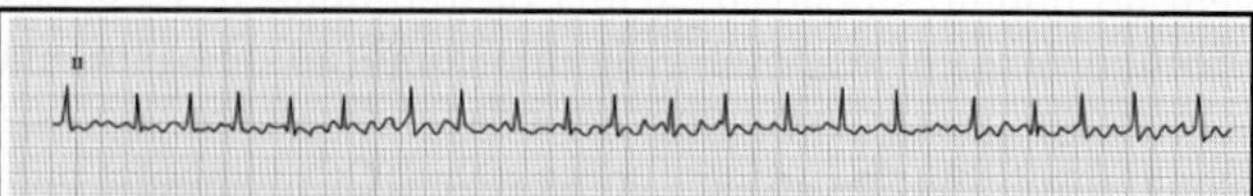

Figura 61.6. Fibrilação atrial. Resposta ventricular alta (FC média de 126 bpm).

taquicardia por reentrada nodal (60% dos casos), taquicardia por reentrada atrioventricular (30% dos casos) e TA (cerca de 10% dos casos)[18].

Taquicardia por reentrada nodal (TRN)

A TRN ocorre devido à existência de duas vias de condução nodal com propriedades eletrofisiológicas distintas. A via rápida apresenta período refratário longo e condução rápida, e a via lenta tem período refratário curto e condução lenta. O ECG do paciente em ritmo sinusal é geralmente normal. Quando ocorre uma extrassístole, o estímulo pode encontrar a via rápida em período refratário e progride pela via lenta. Esse mesmo estímulo pode retornar pela via rápida, agora fora do período refratário, e em seguida reentrar pela via lenta. A perpetuação dessa sequência de ativação permite a manutenção da taquicardia.

Na TRN, como o circuito de reentrada é pequeno (microrreentrada), átrios e ventrículos são despolarizados simultaneamente, e no ECG a onda P coincide com o QRS, tornando o intervalo RP da taquicardia muito curto, geralmente inferior a 100 ms. Na maioria das vezes, podemos evidenciar o término da onda P (despolarizada em sentido retrógrado) na porção final do QRS simulando onda s (pseudo-s) nas derivações D2, D3 e aVF, ou onda r' (pseudo-r') em V1. Para ter certeza de que essas deflexões finais do QRS (pseudo-s e pseudo-r') são de fato ondas P, deve-se comparar o QRS durante a taquicardia com o QRS em ritmo sinusal (de eventual ECG prévio ou do ECG após a reversão). O surgimento dessas ondas (pseudo-s e pseudo-r') durante a taquicardia e o desaparecimento delas em ritmo sinusal são a evidência mais forte para o diagnóstico de TRN (Figuras 61.7A e 61.7B).

Em cerca de 10% dos casos, a TRN pode ocorrer no sentido inverso (condução anterógrada pela via rápida e retrógrada pela via lenta)[18]. Nesse caso (TRN incomum), o intervalo RP será longo (Figura 61.8) e o diagnóstico diferencial pelo ECG com outras taquicardias associadas a intervalo RP longo, como a TA e a taquicardia de Coumel (mediada por uma via acessória oculta cuja condução retrógrada tem características semelhantes às do nó AV), será muito difícil.

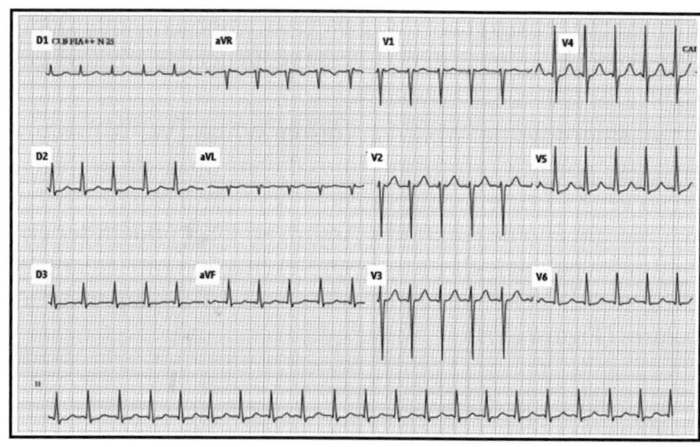

Figura 61.7A. Taquicardia por reentrada nodal (TRN). Taquicardia supraventricular com ausência de ondas P precedendo os complexos QRS. A análise mais detalhada permite evidenciar ondas s em D2, D3 e aVF e ondas r' em V1, indicativas de ondas P (pseudo-s e pseudo-r') típicas de TRN.

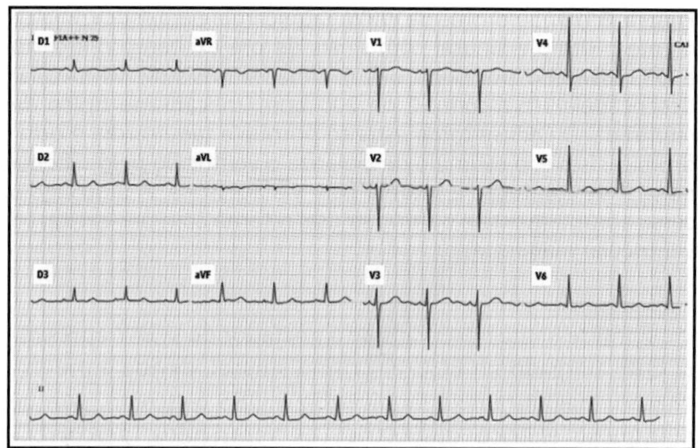

Figura 61.7B. ECG após reversão da TRN. Retorno ao ritmo sinusal após adenosina. Desaparecimento das ondas s em D2, D3 e aVF e das ondas r' em V1. Ondas pseudo-s e pseudo-r' são ondas P retrógradas superpostas ao QRS que surgem comumente na TRN e simulam despolarização final do QRS. A comparação do ECG com taquicardia com o ECG prévio ou após reversão ao ritmo sinusal comprova que são ondas P, porque surgem na taquicardia e desaparecem em ritmo sinusal.

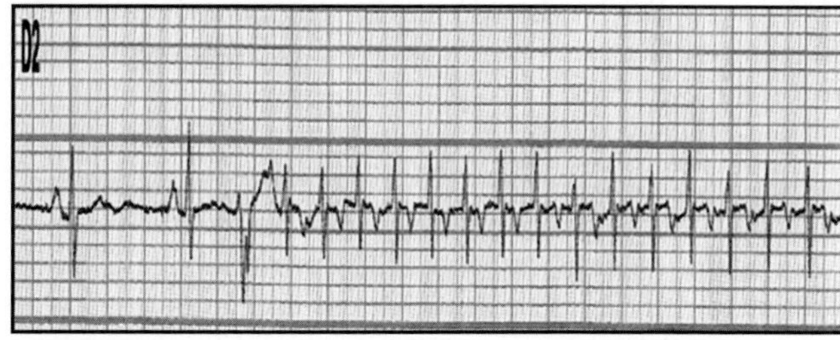

Figura 61.8. Taquicardia por reentrada nodal incomum. Após os batimentos sinusais, surge uma extrassístole ventricular seguida de taquicardia supraventricular com FC de 136 bpm e RP longo.

Taquicardia por reentrada atrioventricular (síndrome de Wolff-Parkinson-White)

Denomina-se via acessória ou via anômala qualquer conexão anormal entre um átrio e um ventrículo além do nó AV. Normalmente átrios e ventrículos são separados por uma camada de tecido fibroso com propriedade isolante elétrica, que faz com que o estímulo elétrico passe obrigatoriamente pelo nó AV, diminuindo a velocidade de condução, a fim de que os átrios se esvaziem antes da contração ventricular. Qualquer ponto do sulco AV que apresente permeabilidade elétrica constitui uma via acessória de condução.

Em ritmo sinusal, o estímulo despolariza parte do ventrículo mais precocemente pela via anômala. Esse fenômeno, denominado pré-excitação, determina alterações típicas no ECG: alargamento na porção inicial do QRS (onda delta), encurtamento do intervalo PR e alterações da repolarização ventricular.

A presença da via acessória predispõe a taquicardias por reentrada AV. Assim, uma extrassístole atrial muito precoce pode ser bloqueada na via acessória, o estímulo prossegue pelo nó AV e em seguida retorna pela via acessória, determinando uma reentrada envolvendo átrios e ventrículos. Quando a indução ocorre após uma extrassístole ventricular, a condução retrógrada se faz pela via acessória e a anterógrada pelo nó AV. A persistência dessa sequência de ativação garante a sustentação da taquicardia.

A síndrome de Wolff-Parkinson-White (WPW) caracteriza-se por ECG em ritmo sinusal com sinais de pré-excitação ventricular e predisposição a taquicardias paroxísticas por mecanismo de reentrada. Assim, no ECG podem ser encontrados os sinais clássicos de pré-excitação ventricular (PR curto e onda delta) ou taquicardias paroxísticas supraventriculares (Figura 61.9).

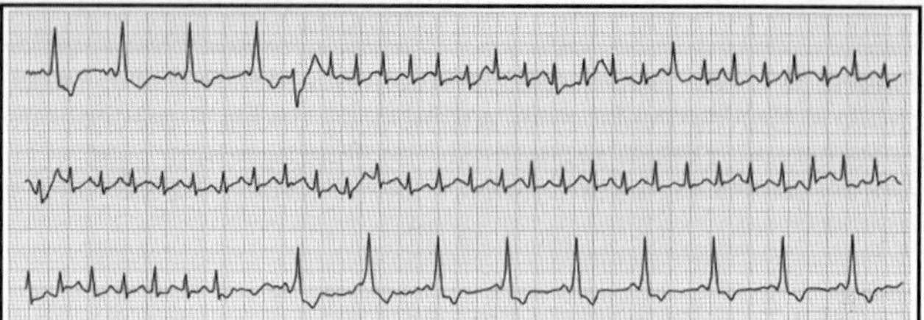

Figura 61.9. Síndrome de WPW. Taquicardia paroxística. Inicialmente o ritmo é sinusal com sinais de pré-excitação (PR curto e QRS alargado por onda delta). Uma extrassístole ventricular desencadeia TPSV com FC de 200 bpm, mecanismo típico de reentrada. O QRS se torna estreito porque a taquicardia é ortodrômica, isto é, o estímulo despolariza o ventrículo pelo sistema normal de condução e retorna pela via acessória. A taquicardia cessa abruptamente e o ritmo sinusal retorna com pré-excitação ventricular manifesta.

É interessante observar que o portador de WPW apresenta QRS alargado no ECG em ritmo sinusal, devido à pré-excitação, mas durante a taquicardia o QRS é estreito, porque o impulso elétrico despolariza os ventrículos, percorrendo o sistema His-Purkinje em sentido normal (reentrada ortodrômica).

Mais raramente, o sentido é inverso e o estímulo elétrico despolariza os ventrículos a partir da via anômala e retorna pela via normal (reentrada antidrômica). Nesse caso, durante a taquicardia, o QRS é alargado e simula uma TV (Figura 61.10). O diagnóstico diferencial entre ambas é difícil durante a taquicardia, mas torna-se evidente quando se obtém outro ECG registrado previamente ou após a reversão da taquicardia, quando os sinais de pré-excitação ventricular se tornam evidentes.

É importante frisar que no portador de via acessória a pré-excitação nem sempre é constante, podendo ser intermitente ou com condução exclusivamente retrógrada (via anômala oculta). Nesses casos, o ECG em ritmo sinusal pode demonstrar sinais intermitentes de pré-excitação ventricular ou sua completa ausência.

A incidência das taquicardias AVs é estimada em 1,5 por 1.000 habitantes[19]. A maioria dos pacientes não apresenta anormalidades anatômicas. Porém, pode ocorrer com maior frequência em algumas cardiopatias, como na cardiomiopatia hipertrófica e na anomalia de Ebstein[19].

A FA nos pacientes com WPW é mais rara que as TSVs por reentrada, mas é mais frequente que na população da mesma faixa etária, uma vez que a taquicardia AV pode degenerar para FA. Durante a FA, os impulsos elétricos dos átrios descem para os ventrículos preferencialmente pela via acessória, por apresentar menor período refratário. Como o feixe anômalo não possui a propriedade de diminuir a velocidade de condução, que é característica das células do nó AV, a frequência ventricular durante a FA é muito alta (Figura 61.11), e pode levar à fibrilação ventricular. Os complexos QRS são muito aberrantes, porque os ventrículos são despolarizados a partir da via acessória, mas ocasionalmente se verificam QRS estreitos quando o estímulo passa pelo sistema normal de condução ou com morfologia intermediária quando a passagem do estímulo ocorre simultaneamente pelas duas vias (fusão).

Taquicardia juncional

É uma TSV originada na região da junção AV, por mecanismos diversos da TRN. É mais frequentemente encontrada na intoxicação digitálica, sendo nesse caso desencadeada por atividade deflagrada por pós-potenciais tardios, mas pode ocorrer em outras condições que envolvem hiperautomatismo de focos ectópicos nas cercanias do nó AV. A FC varia de 100 a 150 bpm, portanto é menor do que a FC das taquicar-

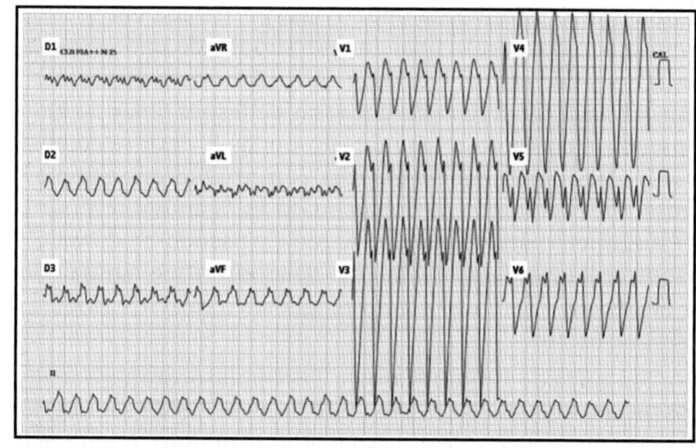

Figura 61.10. Taquicardia com QRS largo e morfologia de BRE. Trata-se de ECG de paciente portador de síndrome de WPW durante taquicardia com reentrada antidrômica. O QRS muito alargado com orientação para direita no plano frontal e morfologia de BRE em V1 simula TV.

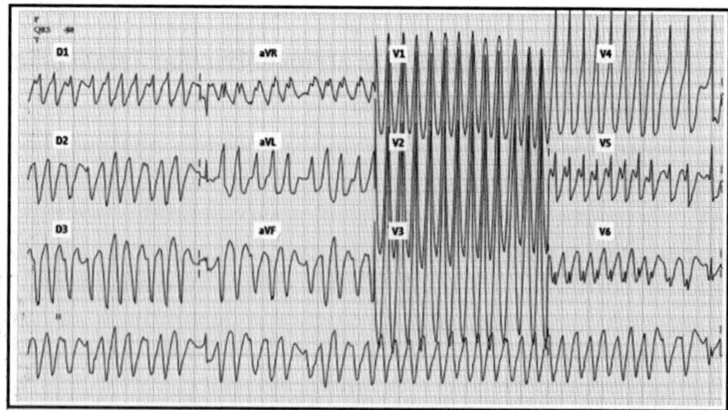

Figura 61.11. FA com WPW. Taquicardia com QRS alargado e ritmo irregular, com FC muito elevada, próxima de 300 bpm. O primeiro complexo QRS em aVR, aVL e aVF é um QRS normal e o último de V4, V5 e V6 é um batimento de fusão. A irregularidade do ritmo sugere FA, mas a FC tão elevada indica a passagem dos estímulos por via acessória com velocidade de condução rápida. Ocasionalmente o impulso atravessa o nó AV determinando uma despolarização normal ou uma fusão.

dias paroxísticas por reentrada. A duração pode ser prolongada, sendo denominada também de taquicardia juncional não paroxística. Quanto à onda P, há duas possibilidades de ativação dos átrios na taquicardia juncional (Figura 61.12):

- **Dissociação AV**. O ritmo do átrio continua sinusal e o ritmo oriundo da junção AV que despolariza os ventrículos, com frequência mais rápida, causa a dissociação entre os complexos QRS e as ondas T. As ondas P sinusais, positivas em D2, são encontradas muito próximas do QRS, precedendo, coincidindo ou aparecendo no segmento ST;
- **Despolarização atrial retrógrada**. Nesse caso observamos após cada QRS ondas P negativas em D2, D3 e aVF (ondas P retrógradas). O estímulo juncional se origina após o nó AV, no início do feixe de His. Inicialmente, os ventrículos são despolarizados e a seguir o impulso elétrico atravessa o nó AV em sentido inverso e despolariza os átrios de baixo para cima.

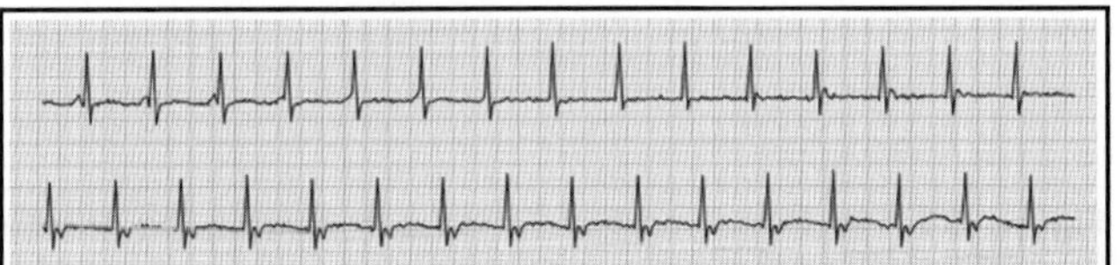

Figura 61.12. Taquicardia juncional. Na primeira linha a onda P está dissociada do QRS e na segunda linha a onda P é retrógrada.

Taquicardia ventricular

As TVs são arritmias com QRS alargado em que a origem do estímulo se situa nos ventrículos. Ocorrem na maioria das vezes em portadores de cardiopatia, mas eventualmente podem ser encontradas em indivíduos com coração estruturalmente normal. Ao contrário das TSVs, as TVs são potencialmente mais graves. Quando se apresentam de forma sustentada, podem causar hipotensão e choque cardiogênico. Algumas modalidades de TV, mesmo quando de curta duração, podem determinar síncopes ou elevar substancialmente o risco de morte súbita.

No ECG, os critérios para o diagnóstico de TV são: três ou mais complexos QRS alargados (duração igual ou maior que 0,12 segundo), precoces e consecutivos; QRS sem associação com as ondas P; FC maior que 120 por minuto[20]. Durante a taquicardia, os intervalos RR podem ser regulares ou ligeiramente irregulares, dependendo do mecanismo eletrofisiológico. As TVs causadas por reentrada são sempre regulares. Quando o mecanismo é hiperautomatismo, o ritmo pode ser irregular devido aos fenômenos de aquecimento e desaquecimento do foco ectópico. Nos casos com FC menor que 100 bpm, a arritmia ventricular é denominada ritmo idioventricular acelerado.

Quando a TV é de longa duração e, portanto, quase sempre sintomática, ela é denominada taquicardia ventricular sustentada. Quando a TV tem duração curta, inferior a 30 segundos, podendo ser assintomática, ela é chamada de TV não sustentada (TVNS). A importância clínica dessa classificação é que as TVs sustentadas têm indicação terapêutica de CV farmacológica ou elétrica. Já nas TVNS, a investigação da etiologia e a estratificação do risco de morte súbita são fundamentais. Quando sintomáticas, o tratamento das TVNS pode envolver uso de medicamentos, ablação por cateter e até mesmo cardioversor desfibrilador implantável (CDI).

As TVs podem ser classificadas também, quanto à morfologia, em TV monomórfica e TV polimórfica.

Taquicardia ventricular monomórfica

É a modalidade mais frequente de TV, em que os complexos QRS são alargados e têm a mesma morfologia e a FC pode variar entre 100 e 200 bpm (Figura 61.13). Quando a taquicardia se origina no ventrículo direito, o QRS tem morfologia de bloqueio do ramo esquerdo (BRE - QRS negativo em V1). Se a taquicardia se origina no ventrículo esquerdo, a morfologia do QRS é de bloqueio do ramo direito (BRD - QRS positivo em V1). Entretanto, na maioria dos casos de TV, o QRS alargado analisado nas 12 derivações do ECG não se enquadra nas morfologias típicas de BRD ou de BRE. Por sua vez, as TSVs com aberrância de condução em geral exibem QRS alargado com morfologia característica de BRD ou de BRE. A principal exceção é a TSV com condução aberrante, que ocorre na minoria dos casos da síndrome de Wolff-Parkinson-White (reentrada antidrômica), em que o QRS é muito aberrante e simula TV.

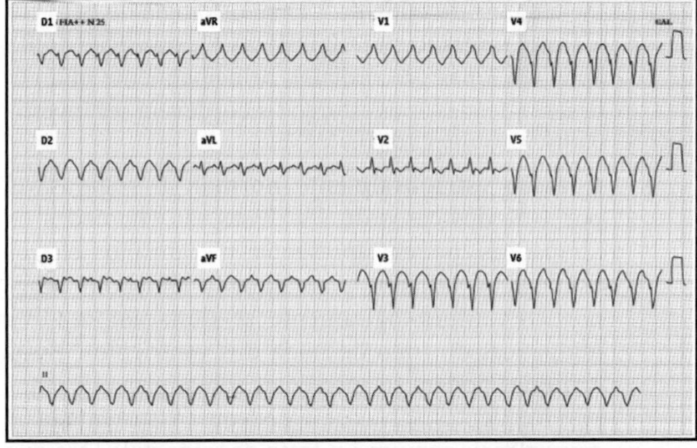

Figura 61.13. TV sustentada e monomórfica. Taquicardia sustentada com QRS largo e ritmo regular. O QRS muito aberrante, apesar da morfologia de BRD em V1, não se enquadra no padrão de BRD ou BRE (ondas R em aVR e morfologia QS em V6). Ondas P não são visíveis.

Causas de taquicardia ventricular

As causas mais importantes de TV e os seus respectivos mecanismos são descritos a seguir:

- **Cardiomiopatia isquêmica:** É a causa mais comum de TV nos países desenvolvidos[21]. Tanto o infarto agudo do miocárdio (IAM) como o infarto prévio predispõem a arritmias ventriculares. A isquemia na periferia da área de necrose é causa de hiperautomatismo de focos ventriculares. A área de fibrose cicatricial, particularmente o aneurisma pós-infarto do miocárdio, constitui o substrato anatômico para a ocorrência de reentrada em seu contorno;
- **Cardiomiopatia dilatada:** A tensão na parede dilatada e o processo inflamatório nas miocardites causam automatismo anormal, que pode desencadear arritmias

ventriculares. Na miocardiopatia dilatada com BRE e disfunção ventricular, a reentrada pelos ramos (TV ramo a ramo) pode ser uma causa importante de TV[22];

- **Cardiomiopatia chagásica:** A doença de Chagas ainda é uma causa importante de arritmias ventriculares no Brasil e na América Latina. Cerca de 30% dos pacientes desenvolvem a forma cardíaca da doença. Desses, em torno de 50% evoluem com morte súbita, seja por bradiarritmias ou por taquiarritmias ventriculares[23];
- **Cardiomiopatia hipertrófica:** É uma doença hereditária em que o desarranjo das fibras miocárdicas observado histologicamente é o mecanismo determinante da hipertrofia assimétrica e também o substrato arritmogênico para as reentradas. É causa importante de morte súbita em atletas jovens[24];
- **Outras cardiopatias:** Destaca-se a displasia arritmogênica do ventrículo direito, doença genética causada por substituição progressiva do miocárdio ventricular por tecido fibroadiposo, que leva à formação de circuitos reentrantes. Essa doença pode ser suspeitada no ECG de repouso do paciente cardiopata pelo encontro de uma deflexão final do QRS na derivação V1 denominada onda épsilon. As TVs com morfologia da via de saída do VD (morfologia de BRE em V1 com ondas R em DII, DIII, aVF e transição do RS após o V3 nas precordiais), principalmente quando desencadeadas após esforço físico, devem ser investigadas para displasia do VD[25];
- **Coração estruturalmente normal:** É responsável por 10% dos casos de TV. Essas são chamadas de idiopáticas, podem apresentar mecanismos eletrofisiológicos variados e geralmente têm bom prognóstico[26]. Morfologicamente se destacam as TVs idiopáticas do trato de saída dos ventrículos. Essas arritmias podem se apresentar sob a forma de ectopias frequentes, salvas de TVNS ou TV sustentada. A origem mais comum é o trato de saída do VD, o que torna o diagnóstico diferencial com displasia arritmogênica do VD obrigatório nesses casos. No ECG, são caracterizadas por QRS amplamente positivo nas derivações inferiores (DII, DIII e aVF). A transição tardia do RS nas precordiais sugere origem na via de saída do VD, já a presença de R inicial em V1 sugere origem na via de saída do ventrículo esquerdo. Outra TV idiopática que merece atenção é a chamada TV fascicular. Seu principal mecanismo é a reentrada e envolve principalmente o fascículo posteroinferior do ramo esquerdo, o que confere uma duração limítrofe ou pouco aumentada do QRS, dificultando o diagnóstico diferencial com uma TPSV. A morfologia é caracterizada por BRD com eixo superior. Geralmente é bem tolerada e pode ser facilmente revertida com infusão de verapamil, por isso é conhecida também como TV verapamil-sensível[27].

Taquicardia ventricular polimórfica

É definida como um ritmo instável, portanto mais grave do que a TV monomórfica, em que ocorre uma variação contínua da morfologia do QRS em qualquer registro de derivação do ECG (Figura 61.14). A forma mais comum está relacionada ao aumento do intervalo QT e a taquicardia apresenta uma morfologia característica denominada *torsades de pointes* (TdP). Essa é uma variedade de TV polimórfica em que os complexos QRS aumentam e diminuem de amplitude ciclicamente, de tal forma que parecem estar girando em torno da linha de base. Além de imediata desfibrilação, a terapia definitiva requer a investigação de causas subjacentes e a prevenção da recorrência. A principal condição associada à TdP é o aumento do intervalo QT, seja congênito, causado por medicamentos ou por distúrbios hidroeletrolíticos. Nos pacientes com QT longo, a bradicardia intensifica o prolongamento do intervalo QT e facilita a ocorrência da arritmia. Na ausência de intervalo QT longo, a investigação da etiologia da TdP deve ser voltada para isquemia miocárdica aguda e outras síndromes genéticas, como veremos a seguir.

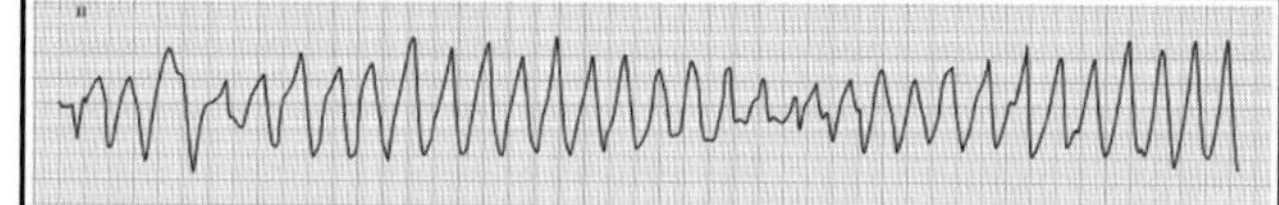

Figura 61.14. TV polimórfica. *Torsades de pointes*. Taquicardia ventricular polimórfica em que os complexos QRS ora são predominantemente negativos, ora tendem a isoelétricos, ora são mais positivos, como se o eixo do vetor QRS estivesse girando continuamente em torno da linha de base.

Existe um grupo especial de TVs polimórficas em coração estruturalmente normal que são associadas a diversas mutações nos canais iônicos e são conhecidas como canalopatias. São síndromes raras, geralmente com história familiar de morte súbita, relatos de síncopes e parada cardíaca recuperada. O ECG tem papel relevante no diagnóstico, uma vez que alterações específicas podem denunciar a presença da canalopatia e o risco de eventos arrítmicos potencialmente graves. Dentre as principais canalopatias, destacam-se a síndrome do QT longo, a síndrome de Brugada, a TV catecolaminérgica, a síndrome do QT curto e a síndrome da repolarização ventricular precoce.

A síndrome do QT longo pode ser causada por alteração metabólica (como hipocalemia e hipomagnesemia) ou por uso de medicamentos (antiarrítmicos das classes I e III, antibióticos do tipo macrolídeos e derivados imidazólicos, antineoplásicos, antipsicóticos etc.) ou pode ser congênita. Nessa síndrome, ocorre uma disfunção dos canais iônicos que prolonga a repolarização ventricular e leva à formação de pós-potenciais precoces que deflagram TVs polimórficas causadoras de síncope e morte súbita. O intervalo QT deve ser sempre corrigido pela FC usando-se a fórmula de Bazzett (Figura 61.15).

Para os homens, o intervalo QT corrigido é considerado aumentado quando acima de 450 ms e para mulheres, acima de 470 ms. O risco de arritmias ventriculares eleva-se significativamente quando esse aumento ultrapassa 500 ms[28].

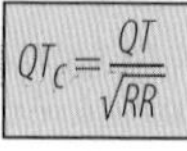

$$QT_c = \frac{QT}{\sqrt{RR}}$$

Figura 61.15. Fórmula de Bazzett.

A síndrome de Brugada é uma doença que afeta os canais de sódio e é caracterizada por alterações típicas no ECG (supradesnivelamento de ST acima de 2 mm, seguida de inversão da onda T, simulando um padrão de BRD, nas derivações precordiais direitas V1 a V3), predispondo à ocorrência de TV polimórfica, síncopes e morte súbita[29]. Atualmente é considerada a segunda causa de morte súbita em pacientes abaixo dos 40 anos. A manifestação eletrocardiográfica pode ser intermitente. É interessante observar que fatores diversos como alterações eletrolíticas, isquemia, medicamentos e hipotermia podem simular as alterações da síndrome no ECG.

A síndrome do QT curto é outra síndrome genética de ocorrência bastante rara, sendo caracterizada por acentuado encurtamento do intervalo QT no ECG de repouso (intervalo QT corrigido abaixo de 340 ms), maior propensão para o desencadeamento de FA e risco aumentado de morte súbita por fibrilação ventricular[30].

A TV catecolaminérgica é uma canalopatia associada a alterações nos canais de cálcio. A ocorrência familiar é alta e acomete principalmente crianças. O ECG de repouso é normal e arritmias ventriculares progressivamente mais graves ocorrem durante exposição continuada ao estresse físico ou emocional. A TV bidirecional também é relatada nesses casos[31]. Deve ser sempre investigada em crianças que desenvolvem síncopes durante esforço físico.

A repolarização precoce, caracterizada por elevação do ponto J e supradesnivelamento côncavo do segmento ST, outrora considerada alteração benigna, tem sido recentemente relacionada a casos de fibrilação ventricular idiopática e morte súbita[32].

Diagnóstico diferencial das taquicardias com QRS alargado

Por definição, as TVs têm sempre QRS alargado (acima de 0,12 segundo). Entretanto, nem toda taquicardia com QRS largo é ventricular, podendo ser supraventricular com aberrância de condução. Como o tratamento e o prognóstico em geral são diferentes, impõe-se o diagnóstico diferencial entre TV e TSV com condução aberrante.

Quando a taquicardia de QRS largo é não sustentada, o diagnóstico torna-se mais fácil, porque é possível comparar o QRS durante a taquicardia com o QRS em ritmo sinusal. Na TV a morfologia do QRS é sempre diferente daquela em ritmo sinusal. Quando as morfologias são iguais, a taquicardia é supraventricular com bloqueio de ramo preexistente. A presença de uma extrassístole ventricular isolada com a mesma morfologia da taquicardia indica evidentemente que a origem é ventricular (Figura 61.16).

Se a taquicardia com QRS largo é sustentada, o diagnóstico pode ser mais difícil. Alguns critérios clínicos e eletrocardiográficos são muito úteis para diferenciar uma TSV com aberrância de condução de uma TV:

1) História de cardiopatia estrutural, infarto do miocárdio prévio, angina e insuficiência cardíaca congestiva têm valor preditivo positivo (VPP) para TV acima de 95%[33]. A presença de instabilidade hemodinâmica, apesar de ser mais frequente nos pacientes com TV, não deve ser considerada na diferenciação das taquicardias de QRS largo;
2) Pacientes com idade acima de 35 anos têm VPP de 85% e sensibilidade de 92% para o diagnóstico de TV[34]. Já a idade abaixo de 35 anos tem VPP de 70% para o diagnóstico de TSV[34];
3) A recorrência de um episódio de taquiarritmia após três anos sugere TSV. Já um primeiro episódio após um infarto agudo do miocárdio sugere fortemente TV[33,35];
4) Alguns dados do exame físico podem apontar para a presença de dissociação AV e indicar fortemente o diagnóstico de TV. A variação da intensidade do som da primeira bulha cardíaca durante a ausculta e a presença de ondas A em canhão no pulso jugular são achados que indicam uma contração atrial e ventricular simultânea durante a dissociação AV. As ondas A em canhão, conhecidas como sinal do sapo, também podem ser vistas durante uma TRN. Porém, ao contrário da TV, em que o sinal ocorre de forma intermitente, na TRN ele é constante;
5) Em geral, a duração do QRS na TV tende a ser maior do que na TSV com aberrância. Taquicardias com morfologia de BRD e duração do QRS acima de 140 ms ou morfologia de BRE com duração do QRS acima de 160 ms sugerem TV. Fazem exceção a essa regra as TVs com origem próximas da região septal. Nesses casos a duração do QRS da TV será menor e pode dificultar o diagnóstico diferencial;
6) A morfologia rSR' em V1, própria do BRD, sugere TSV. Porém, morfologia do QRS muito aberrante, não compatível com bloqueio do ramo direito, esquerdo ou de um dos fascículos, sugere TV;
7) A presença de ondas P caindo aleatoriamente ao longo da taquicardia (dissociação AV) é um dos sinais mais indicativos de TV, com especificidade de quase

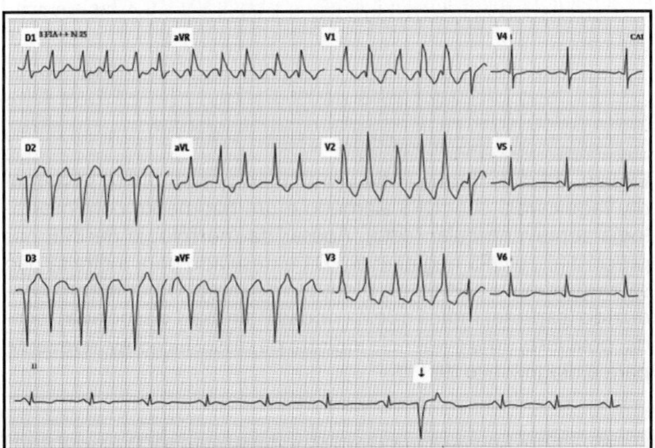

Figura 61.16. TVNS e extrassístole ventricular. Este ECG inicia com taquicardia de QRS largo (morfologia de BRD + BDAS) e ritmo irregular e termina em ritmo sinusal. Poder-se-ia cogitar FA com aberrância de condução. Entretanto, no D2 longo há uma extrassístole ventricular com onda P retrógrada (seta) que apresenta a mesma morfologia do QRS de D2 durante a taquicardia. Trata-se, portanto, de taquicardia ventricular. A irregularidade se deve à variação da FC por hiperautomatismo.

100% (Figura 61.17). Capturas sinusais (morfologia supraventricular normal em meio à TV) e batimentos de fusão (morfologia intermediária entre o batimento sinusal e o ventricular) sugerem a existência de ondas P sinusais, que despolarizaram total ou parcialmente os ventrículos durante a taquicardia e são, portanto, evidências indiretas de dissociação AV (Figura 61.18), comprovando a origem ventricular da taquicardia;

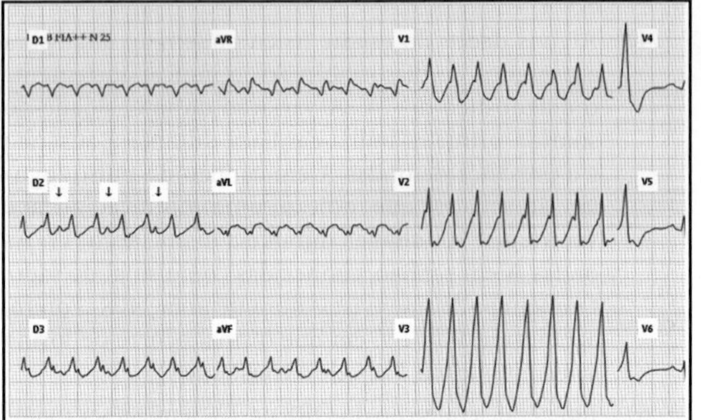

Figura 61.17. Taquicardia ventricular com dissociação AV. TV com frequência ventricular de 200 bpm e ondas P sinusais dissociadas (setas) com frequência de 105 bpm. Na TV, a atividade atrial pode ser dissociada ou ativada por meio de condução retrógrada. Neste caso a dissociação AV é bem evidente em D2. A presença de dissociação AV em taquicardia de QRS largo é elemento de certeza para o diagnóstico de TV.

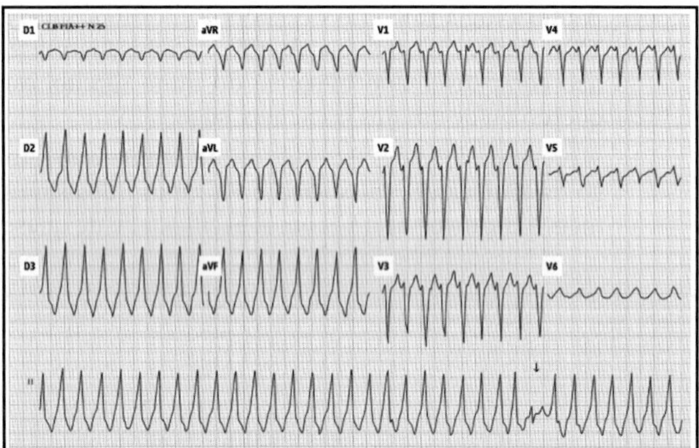

Figura 61.18. Taquicardia ventricular monomórfica sustentada. Taquicardia com QRS alargado e um batimento com morfologia supraventricular (seta). Apesar da morfologia de BRE nas precordiais, o QRS negativo em D1 e desviado para a direita não se enquadra no padrão de bloqueio de ramo. O batimento conduzido (captura) indica que há ondas P sinusais dissociadas, sendo, portanto, uma evidência indireta de dissociação AV, relevante para o diagnóstico de TV.

8) Durante o ritmo sinusal, a derivação aVR é predominante ou totalmente negativa, uma vez que o vetor de ativação se afasta dessa derivação. Portanto, durante uma TSV com aberrância de condução, essa derivação manterá a mesma morfologia do ritmo sinusal. Consequentemente, haverá duas contribuições para o diagnóstico diferencial das taquicardias de QRS largo. Primeiro, desvios extremos do eixo cardíaco (entre +180° e -90°) indicam que o vetor de ativação está direcionado para aVR e, portanto, implica uma orientação dos ventrículos para os átrios. Segundo, a presença de aVR positivo durante uma taquicardia de QRS largo (Figura 61.13) é sugestiva de TV (algoritmo de Vereckei)[36];
9) Uma concordância negativa ou positiva dos complexos QRS nas derivações precordiais (todos negativos ou todos positivos de V1 a V6) sugere fortemente TV[37];
10) Na grande maioria das TVs, a ativação inicial ocorre no músculo cardíaco, fazendo com que a condução se processe lentamente. No ECG, essa ativação lenta se traduz em maior prolongamento inicial do complexo QRS. Por isso, a presença de onda R inicial alargada (acima de 100 ms) nas precordiais direitas (algoritmo de Brugada)[37] indica a presença de TV.

A utilização dessas informações pode elucidar o diagnóstico definitivo das taquicardias de QRS largo na grande maioria das vezes. Porém, quando o dilema do diagnóstico diferencial persiste, a utilização de algoritmos específicos, apesar de complexos e de difícil memorização, pode ajudar a esclarecer a origem da taquicardia.

Fibrilação ventricular

É a mais grave das arritmias e, se não tratada de imediato, culmina com a morte do paciente. Ocorre principalmente em cardiopatas com grave comprometimento miocárdico e no infarto agudo do miocárdio. O quadro clínico é de parada cardíaca. No ECG encontra-se ausência de complexos QRS e ondas T, substituídos por ondulações irregulares e de frequência elevada. Pode surgir de forma súbita inesperada ou após algumas arritmias como TV monomórfica ou polimórfica, e extrassístoles ventriculares precoces que incidem sobre a onda T do complexo precedente – fase vulnerável da repolarização ventricular (fenômeno R/T).

Abordagem diagnóstica das taquicardias na sala de emergência

Em um paciente com taquicardia, é fundamental a verificação das condições hemodinâmicas e a realização do ECG para a definição do diagnóstico. A análise da FC, da regularidade do ritmo e da duração do QRS e a presença de onda P e sua relação com o QRS são importantes. Na TSV, a duração do QRS é estreita (duração menor que 0,12 segundo). Nas taquicardias de QRS largo (duração maior que 0,12 segundo), a taquicardia pode ser ventricular ou supraventricular com aberrância de condução. Na TSV com aberrância, a condução do impulso elétrico pode ser decorrente de um bloqueio de ramo preexistente, por distúrbio de condução dependente da FC (bloqueio de ramo funcional) ou ainda pela presença de pré-excitação ventricular (TAV antidrômica ou FA conduzida por uma via acessória). A distinção entre uma TSV com aberrância de condução e a TV é importante, porque o tratamento e o prognóstico são diferentes.

Os algoritmos a seguir (Figuras 58.19 e 58.20) auxiliam no diagnóstico das diferentes modalidades de taquiarritmias.

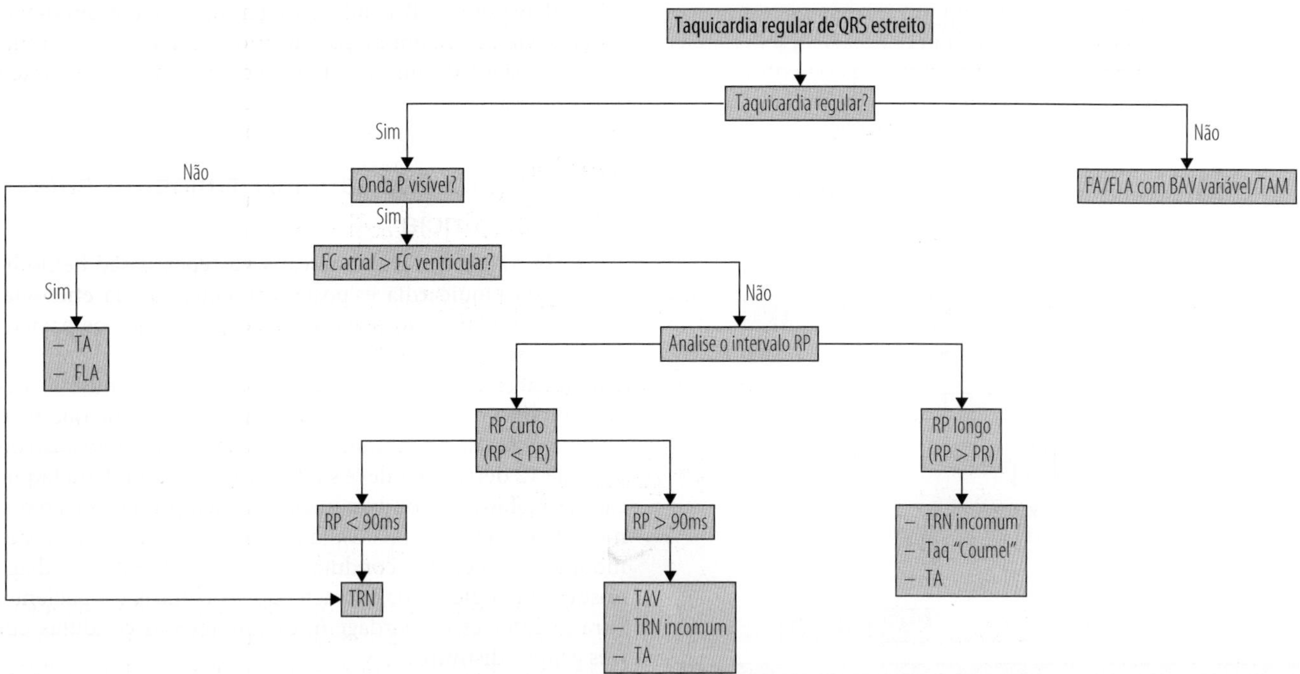

Figura 61.19. Algoritmo para o diagnóstico diferencial das taquicardias de QRS estreito e RR regular [baseada nas diretrizes da *American Heart Association* (AHA)/*American College of Cardiology* (ACC)/*Heart Rhythm Society* (HRS) 2015]. BAV: bloqueio atrioventricular variável; FC: frequência cardíaca. FA: fibrilação atrial; FLA: *flutter* atrial; TA: taquicardia atrial; TRN: taquicardia por reentrada nodal; TAV: taquicardia atrioventricular; Taq: taquicardia.

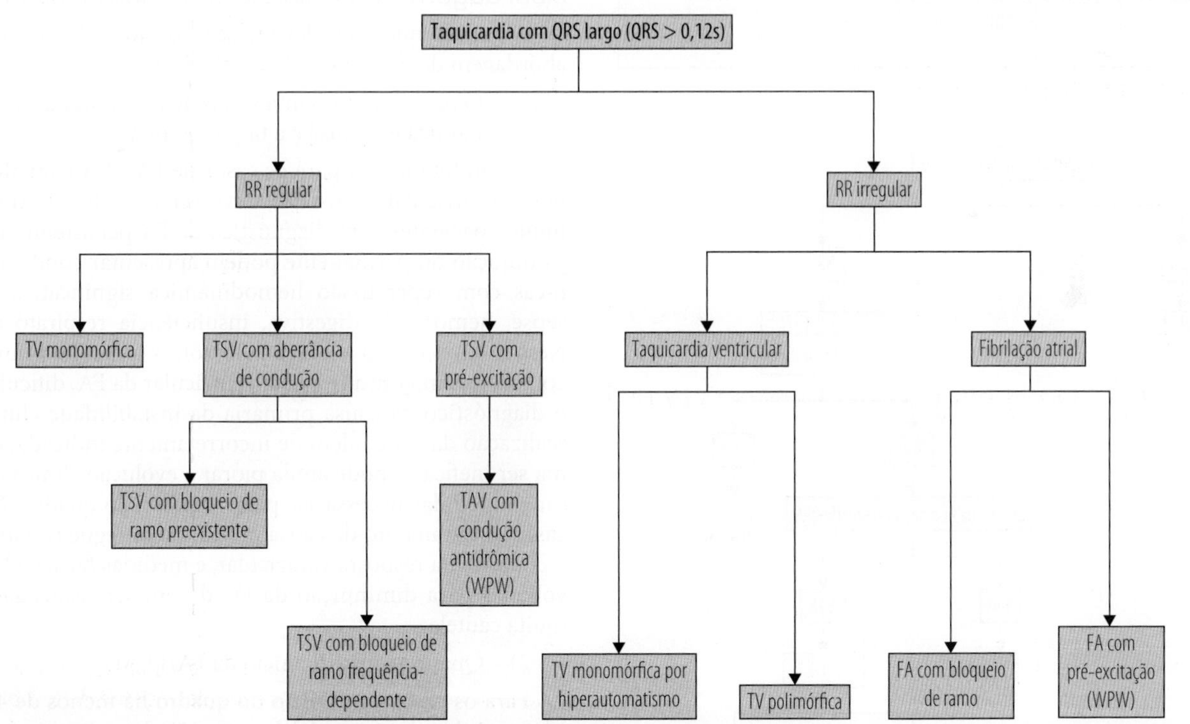

Figura 61.20. Algoritmo para o diagnóstico diferencial da taquicardia com QRS alargado.

Outros algoritmos são utilizados para o diagnóstico diferencial das taquicardias de QRS largo como o de Brugada (Figura 61.21), que utiliza detalhes do QRS nas derivações precordiais, e o de Vereckei (Figura 61.22), que se baseia na morfologia do QRS na derivação aVR.

São quatro os critérios eletrocardiográficos a serem analisados pelo algoritmo de Brugada, e a resposta "sim" para uma das questões sugere o diagnóstico de TV. A resposta "não" aos quatro quesitos direciona para uma tabela de critérios morfológicos.

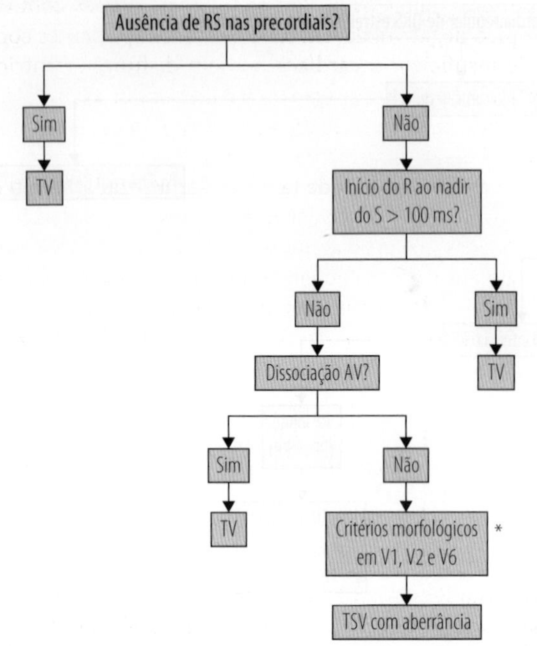

*

	Morfologia de BRD		Morfologia de BRE	
	TV	TSV	TV	TSV
V1	R	R trifásico (rsR')	R > 30 ms	
V2	Monofásico QR ou RS		R ao nadir do S > 60 ms	
V6	R/S < 1 QS ou QR	R trifásico(qRs)	QS ou QR	R monofásico

Figura 61.21. Algoritmo de Brugada.

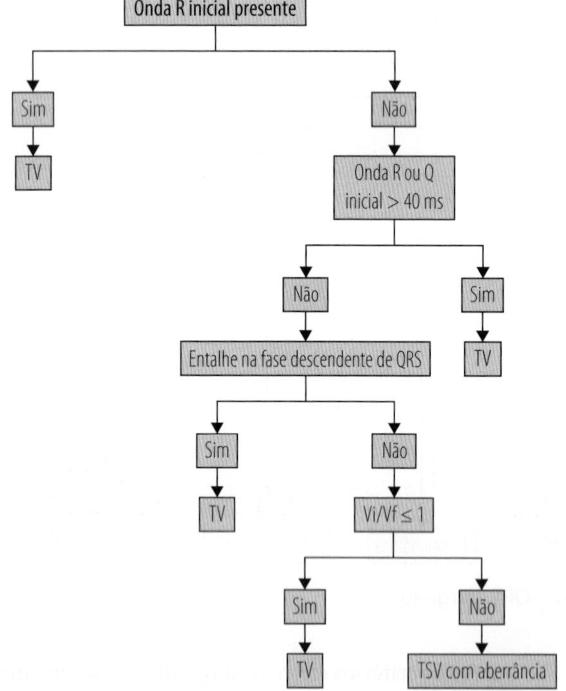

Figura 61.22. Algoritmo de Vereckei para o diagnóstico diferencial da taquicardia de QRS largo baseado na derivação aVR. A relação Vi/Vf significa a voltagem dos 40 ms iniciais do complexo QRS e os 40 ms finais na derivação aVR.

O algoritmo de Brugada, entretanto, falha em um determinado viés; se nenhum dos critérios para TV for identificado, ele não distingue TV de taquicardia AV por reentrada antidrômica.

Tratamento das taquiarritmias na sala de emergência

A abordagem inicial é baseada na repercussão hemodinâmica da taquicardia e, posteriormente, na sua etiologia. Algumas medidas são recomendadas para todos os pacientes, tais como monitorização do ritmo cardíaco e da pressão arterial, acesso venoso periférico, oximetria de pulso e oxigenoterapia (quando a saturação de O_2 for menor que 94% ou houver sinais de desconforto respiratório). A aquisição do ECG de 12 derivações deve ser feita logo a seguir. Para taquicardias instáveis, a conduta inicial será sempre a reversão por meio da CV elétrica (CVE). Já para taquicardias estáveis hemodinamicamente, a conduta inicial vai depender do diagnóstico etiológico e das características clínicas do paciente. Para facilitar essa abordagem, dividiremos as condutas em três grupos distintos:

- Pacientes com FA e FLA;
- Pacientes com TPSV (TA, TRN, TAV);
- Pacientes com taquicardias de QRS largo.

Abordagem na fibrilação e no *flutter* atrial

Algumas questões devem ser consideradas durante a abordagem da FA e do FLA na sala de emergência:

1) O paciente apresenta sinais de instabilidade hemodinâmica e a causa é a taquiarritmia?

A conduta inicial para os casos de FA/FLA com alta resposta ventricular e instável deve ser a CVE[16]. Entretanto, muitos pacientes com diagnóstico de FA persistente de longa duração ou permanente podem apresentar condições clínicas com repercussão hemodinâmica significativa como sepse, hemorragia digestiva, insuficiência respiratória etc. Nessas situações, a elevação do tônus simpático aumenta consideravelmente a resposta ventricular da FA, dificultando o diagnóstico da causa primária da instabilidade clínica. A realização da CVE, além de incorretamente indicada, costuma ser ineficaz e pode ainda piorar a evolução clínica e atrasar as medidas necessárias para reversão do quadro. Nesses casos, o tratamento da causa primária consegue restabelecer o controle da resposta ventricular, e medidas farmacológicas voltadas para diminuição da FC devem ser realizadas com muita cautela.

2) Qual o tempo de início da FA/FLA?

Para os casos com início do quadro há menos de 48 horas, a conduta preferencial é a reversão da arritmia por meio da CV farmacológica ou elétrica. Já para pacientes com início dos sintomas há mais de 48 horas, a estratégia inicial adotada deverá ser o controle da resposta ventricular, porque a CV aumenta o risco de eventos tromboembólicos[16]. Todavia, nem sempre é fácil avaliar o tempo de início da arritmia. Quando houver dúvidas quanto à duração ou houver alto risco para eventos tromboembólicos, recomenda-se a estratégia de controle da resposta ventricular como medida inicial. Para esses casos, a CV poderá ser realizada após a exclusão de trombos intracavitários por meio da realização do ecocardiograma transesofágico (ECO-TE). As contraindicações para a reversão da FA na emergência constam da Tabela 61.1.

Tabela 61.1. Contraindicações para realizar a estratégia de controle do ritmo na FA/FLA

1 – Duração da FA acima de 48horas
2 – Alto risco de AVC a) Doença valvar reumática b) Prótese valvar mecânica c) AVC ou AIT recente
3 – Alto risco de TV ou FV a) Intoxicação digitálica b) Hipocalemia severa c) Não sincronizar antes da CV elétrica

3) Qual medicamento deve ser usado para o controle da resposta ventricular?

O controle da resposta ventricular tem por objetivo proteger o paciente das consequências negativas da taquicardia mediante a utilização de medicamentos que retardam a condução no nó AV. Os medicamentos mais utilizados com esse propósito são os betabloqueadores e os bloqueadores de canais de cálcio (BCC) não diidropiridínicos como verapamil e diltiazem (Tabela 61.2). Por se tratar de drogas com efeito inotrópico negativo, devem ser evitadas em pacientes com sinais de insuficiência cardíaca ou com disfunção ventricular importante (fração de ejeção do VE menor que 40%)[16]. Nesses casos, pode-se optar pela digoxina ou até mesmo pela amiodarona. Apesar de ser uma droga utilizada na CV química da FA, a amiodarona pode também ser utilizada para o controle da resposta ventricular quando as chances de reversão são pequenas (FA persistente de longa duração e átrio esquerdo muito aumentado) ou em condições em que o paciente se encontra em estado crítico (por exemplo, choque séptico). O objetivo do controle da resposta ventricular é reduzir a FC para níveis próximos de 100 bpm. Caso o paciente persista sintomático, ajustes nas doses podem ser feitas para atingir um controle mais restrito da FC (FC menor que 80 bpm)[38].

4) Qual medicamento deve ser usado para o controle do ritmo cardíaco?

O controle do ritmo pode ser realizado por meio da CV química ou elétrica. Essa estratégia deve ser adotada nos pacientes com FA paroxística ou persistente, quando as possibilidades de manutenção do ritmo sinusal após a reversão são grandes. A escolha da droga antiarrítmica depende de alguns fatores como presença de cardiopatia, taxa de reversão e efeitos adversos. As drogas disponíveis no Brasil são a amiodarona e a propafenona (Tabela 61.3); a propafenona não deve ser utilizada em pacientes com cardiopatia estrutural[39].

Tabela 61.2. Drogas mais utlizadas na CV química das TSV e no controle da RV na FA/FLA

Droga	Apresentação	Dose inicial	Efeitos adversos
Adenosina	Amp 6 mg/2 ml	1ª dose: 6 mg/IV 2ª dose: 12 mg 3ª dose: 12 mg total: 30 mg*	Exacerbação de broncoespasmo, assistolia e bloqueio AV transitório
Metoprolol	Amp 5 mg/5 ml Comp 25 e 50 mg	IV: 5mg/2 min.; repetir a cada 5 min.; dose total = 15 mg Oral: 25 mg 2x/dia	Piora da IC, broncoespasmo, bradicardia
Verapamil	Amp 5 mg/5 ml Comp 80 mg	IV: 5 mg/2 min. Caso não haja resposta, repetir a dose após 30 min. Oral: 40-80 mg 2x/dia	Hipotensão, bradicardia, piora da IC
Diltiazen	Amp de 25 mg/5 ml Comp. 30/60 mg	IV: Ataque - 0,25 mg/kg em 2 min. Manutenção - 5-10 mg/h Oral: 120 - 240 mg 2 a 3x/dia	Hiotensão, bradicardia, piora da IC
Deslanosídeo C (Cedilanide) Digoxina	Amp de 2 ml/0,4 mg Comp 0,25 mg	IV: 0,4 a 0,8 mg Oral: 0,125 a 0,25 mg/dia	Bloqueio AV, náuseas, vômitos, inapetência, arritmias em caso de intoxicação
Amiodarona	Amp 150 mg/3 ml Comp 100 e 200 mg	IV: Ataque - 150 mg em 100 ml de SFO, 9%/10 min. Manutenção: 1,2 a 2,4 gr/24 h Oral: 200 a 600 mg/dia	Hipotensão, bradicardia, flebite, prolongamento do QT, *Torsades de pointes*

Amp = Ampolas; IC = Insuficiência cardíaca.

* Realizar *bolus* rápido de SF 0,9% e elevação do braço logo após a infusão.

Tabela 61.3. Drogas mais utilizadas na CV química da FA. No FLA, a opção de escolha deverá ser a CVE

Droga	Apresentação	Dose inicial	Tempo de reversão	Taxa de reversão	Contra indicações
Propafenona	Comp de 300 mg	600 mg VO, 300 mg VO após 6 h se não houver reversão. Manutenção: 300-450 mg/dia	3 a 8 horas	51 a 76 %	Cardiopatias, disfunção do VE, bloqueio de ramo
Amiodarona	Amp 150 mg/3 ml Comp de 200 mg	IV: Ataque - 300 mg em 100 ml de SF 0,9%/30 min. Manutenção IV: 1,2 a 2,4 gr/24 h Manutenção oral: 200 a 600 mg/dia	8 a 24 horas	43 a 68 %	*Intervalo QT longo, bradicardias, hipertireoidismo

* As doses de varfarina e digoxina devem ser reduzidas quando a opção for pela amiodarona.

Comp: comprimido; Amp: ampolas; IV: intravenoso; VO: via oral.

5) Como e quando realizar a CV elétrica?

A CVE consiste na liberação de um choque de alta energia sincronizado com a onda R do ECG do monitor do cardiodesfibrilador. A falta de sincronismo pode predispor ao fenômeno R sobre T e à indução de FV. Estudos em ambiente de emergência têm demonstrado sucesso de 90% para a CVE[40,41]. Sua efetividade é inversamente proporcional ao tempo de duração da FA, ao tamanho do AE e à impedância torácica. A CVE deve ser realizada com o paciente em jejum de 6 horas e com a utilização de sedativos de curta duração. Atualmente duas posições convencionais são utilizadas para a colocação das pás no tórax. Alguns dados sugerem que a posição anteroposterior é mais efetiva do que a anterolateral[42]. A forma da onda do choque também tem mostrado diferenças quanto às taxas de sucesso. Os desfibriladores externos com onda bifásica necessitam de menor nível de energia e são mais eficazes do que os monofásicos, principalmente para pacientes com impedância torácica elevada como os obesos. São associados a menos arritmias após o choque, a baixa prevalência de queimadura de pele e a um menor período de atordoamento miocárdico após o choque[43]. A energia inicial utilizada para reversão da FA é de 200 joules para o aparelho monofásico e de 100 joules para o bifásico.

Nos casos de FLA, as taxas de reversão costumam ser altas com baixa energia, em torno de 50 joules com choque monofásico. No FLA, a utilização de drogas antiarrítmicas apresenta baixa taxa de reversão (entre 20% e 40%), por isso a CVE acaba sendo a opção de escolha[44]. Outra forma efetiva de reversão do FLA pode ser conseguida por meio da estimulação atrial rápida com eletrodos de marca-passo temporário ou definitivo. Já na FA, dependendo da familiaridade do médico com o procedimento, a CVE pode ser a opção inicial ou a segunda opção após a utilização de uma droga antiarrítmica (Figura 61.23).

A CVE é um procedimento bastante seguro e pode ser realizado na sala de emergência com baixa taxa de complicações. O risco é associado com eventos tromboembólicos, arritmias após a CV e complicações relacionadas à sedação. Tromboembolismo tem sido reportado em 3% a 5% dos pacientes que não recebem anticoagulação (AC) antes da CV. Esse risco pode ser diminuído para menos de 1% com a utilização de AC adequada ou a exclusão da existência de trombos intracavitários antes do procedimento[45]. Em pacientes com disfunção do nó sinusal, especialmente idosos, a CVE pode ser seguida de assistolia importante. Nesses casos, a CV deve ser realizada com o auxílio de marca-passo transcutâneo ou temporário, para maior segurança do procedimento. Arritmias significativas como a TV ou FV podem ocorrer na presença de intoxicação digitálica e hipocalemia. Essas situações devem ser consideradas e corrigidas antes da CVE.

6) Quando e como anticoagular o paciente com FA/FLA ?

A AC é uma das etapas mais importantes do tratamento da FA/FLA. A incidência global de AVC na FA não valvar é 4% a 5% por ano, mas pode se elevar até 15,2% dependendo dos fatores de risco para tromboembolismo[15]. Já na cardiopatia valvar, principalmente na valvopatia reumática mitral, a incidência pode chegar a 17%. Na FA/FLA com duração prolongada, o risco de AVC aumenta particularmente durante algum tempo após a CV. Isso ocorre devido ao período de atordoamento do átrio observado após a CV (em torno de quatro semanas) e que predispõe à formação de trombos atriais.

No setor de emergência, a avaliação da necessidade de AC deve ser feita no momento da escolha da estratégia a ser adotada (controle do ritmo ou controle da resposta ventricular – RV) e no momento da alta hospitalar. Antes da CV, mesmo nos casos em que a duração da FA é inferior a 48 horas, recomenda-se a heparinização, seja com heparina não fracionada ou heparina de baixo peso molecular. Já no momento da alta

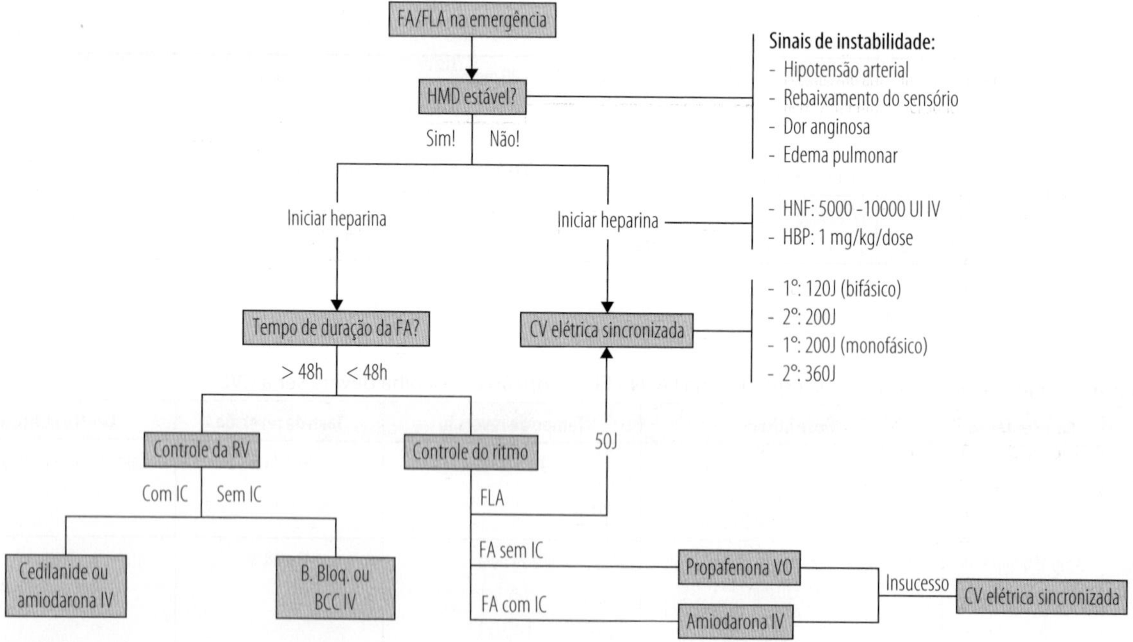

Figura 61.23. Algoritmo para abordagem de FA/FLA na sala de emergência. FA: fibrilação atrial; FLA: *flutter* atrial; HMD: hemodinamicamente; CV: cardioversão, RV: resposta ventricular; IC: insuficiência cardíaca; IV: intravenoso; VO: via oral; B. Bloq.: betabloqueador; BCC: bloqueadores de canais de cálcio.

ou quando a opção for pelo controle da resposta ventricular, o risco deve ser calculado baseado na presença de fatores de risco para tromboembolismo. Esse pode ser estimado por meio da utilização do escore de risco CHA_2DS_2-VASc (Tabela 61.14), amplamente utilizado pelas diretrizes para tratamento de FA[46]. Um escore igual ou maior que 2 indica a necessidade de AC. Em um escore igual a 1, a opção pode ser a AC ou não (a decisão deve ser individualizada, já que não há consenso quanto à indicação de AC nesses casos). Um escore igual a zero dispensa a necessidade de AC na FA não valvar. Uma opção que pode ser adotada nos pacientes em FA com mais de 48 horas de evolução é a AC efetiva por três semanas, seguida de CV e manutenção do anticoagulante por pelo menos quatro semanas. A manutenção ou não da AC após esse período será definida pelo escore CHA_2DS_2-VASc.

O uso do ECO-TE pode abreviar o tempo de espera para CV e costuma ser bastante adotado nos pacientes internados em que a opção é pela reversão da arritmia. Uma vez descartada a presença de trombos intracavitários, a CV pode ser feita com segurança. A manutenção da AC após a CV segue os mesmos princípios adotados anteriormente.

Tabela 61.4. Escore CHA_2DS_2-VASc para avaliação do risco de eventos tromboembólicos na FA

Escore CHA_2DS_2-VASc	Pontuação
Congestão pulmonar - ICC	1
Hipertensão	1
Idade acima de 75anos	2
Diabetes	1
AVC ou AIT prévio	2
Doença vascular (IAM prévio, DAC, IVP)	2
Idade entre 65 e 75 anos	1
Sexo feminino	1
Total	**9**

ICC: insuficiência cardíaca congestiva; AVC: acidente vascular cerebral; AIT: ataque isquêmico transitório; IAM: infarto agudo do miocárdio; DAC: doença arterial coronariana; IVP: insuficiência arterial periférica.

Atualmente, além da varfarina sódica, comprovadamente um anticoagulante oral que previne eventos tromboembólicos na FA valvar e não valvar, novos anticoagulantes orais (NOACs) estão acessíveis e fazem parte do arsenal terapêutico para a FA (Tabela 61.5).

Estudos clínicos demonstraram que esses agentes são equivalentes ou até mesmo superiores (no caso da dabigatrana na dose de 150 mg) à varfarina na prevenção de eventos tromboembólicos da FA não valvar[47]. Em virtude do rápido início de ação, perfil de segurança, facilidade no manejo e menor interação farmacológica, eles vêm ganhando enorme adesão por parte da classe médica. A dabigatrana, a rivaroxabana, a apixabana e a endoxabana podem ser utilizadas na prevenção de eventos embólicos na FA não valvar. Porém, para pacientes que vão iniciar o uso de AC após uma CV, a prescrição dos NOACs carece de mais evidências clínicas, e a varfarina ainda é a melhor opção. Da mesma forma, na cardiopatia valvar, a varfarina permanece como única opção de escolha.

Tabela 61.5. Seleção de anticoagulantes disponíveis e suas respectivas doses recomendadas para pacientes com FA/FLA não valvar

Anticoagulante oral	Paciente	Dose recomendada
Varfarina sódica	≥ 70 kg ≤ 60 kg ou idade ≥ 80 anos	5 mg/dia por 5 dias; obter INR 2,5 mg/dia por 5 dias; obter INR
Dabigatrana	≥ 70 kg ≤ 60 kg ou idade ≥ 80 anos	150 mg de 12/12 h; reavaliar em 14 dias 110 mg de 12/12 h; reavaliar em 14 dias
Rivaroxabana	≥ 70 kg ≤ 6 0 kg ou idade ≥ 80 anos ou IRC moderada	20 mg 1x/dia; reavaliar em 14 dias 15 mg 1x/dia; reavaliar em 14dias
Apixabana	≥ 70 kg ≤ 60 kg ou idade ≥ 80 anos ou IRC moderada	5 mg de 12/12h; reavaliar em 14 dias 2,5 mg de 12/12 h; reavaliar em 14 dias

IRC = Insuficiência renal crônica.

A prescrição da varfarina e dos novos anticoagulantes orais deve levar em consideração as características do paciente, o risco de sangramento e a possibilidade de reversão da AC (estudo ainda não disponível para os NOACs). O sangramento é a complicação mais temida dos anticoagulantes e pode elevar sobremaneira o risco de vida e de sequelas graves, principalmente quando ocorrem no território cerebral. Por isso, a estimativa de risco de sangramento também deve ser calculada nos candidatos a receber AC oral. O escore HAS-BLED (Tabela 61.6) é recomendado para definir esse risco[48]. Nos pacientes com HAS-BLED maior ou igual a 3, cautela e correção dos possíveis fatores reversíveis para sangramento devem ser empregadas antes da prescrição de um AC oral.

Pacientes em anticoagulação crônica são frequentemente atendidos na emergência devido à recorrência da FA. A simples utilização prévia de um AC oral não assegura que a CV possa ser realizada, a não ser que o tempo de duração da FA

Tabela 61.6. Escore HASBLED para avaliação do risco de sangramento para pacientes com indicação de AC oral na FA

Escore HASBLED	Pontuação
Hipertensão não controlada (PAS > 160 mmHg)	1
IRC (CL de CR < 50 ml/min ou CR ≥ 2,26 mg/dl ou diálise/ transplante renal ou função hepática alterada (bilirrubina 2 x > nível normal ou TGO/TGP/FA ≥ 3 x nível normal ou Cirrose hepática)	1 ou 2 (1 ponto cada)
AVC prévio	1
Sangramento (história ou predisposição)	1
Labilidade do INR	1
Idade acima de 65 anos	1
Abuso de álcool ou uso de fármacos (AINE, corticoides, antiplaquetários)	1 ou 2 (1 ponto cada)
Total	**9**

PAS: pressão arterial sistólica; IRC: insuficiência renal crônica; CL de CR: *clearance* de creatinina; TGO: transaminase glutâmico oxalacética; TGP: transaminase glutâmico pirúvica; FA: fosfatase alcalina; AVC: acidente vascular cerebral; AINEs: anti-inflamatórios não esteroides.

seja inferior a 48 horas. Para pacientes em uso de varfarina, a comprovação de AC efetiva (Razão Normalizada Internacional - INR entre 2 e 3) por três semanas previamente à CV é fundamental, já que uma faixa terapêutica inferior a 66% do tempo de protrombina pode elevar o risco de eventos tromboembólicos. Nesses casos, três a quatro exames de INR consecutivos nas últimas três semanas são necessários para que a CV seja realizada com segurança. Já no caso dos NOACs, uma vez comprovada a aderência terapêutica nas últimas três semanas, a CV (química ou elétrica) também poderá ser feita[48].

A internação para pacientes com FA/FLA estará indicada nas seguintes situações:

- Para programar CVE após a realização do ECO-TE;
- Para pacientes com relato de síncope, sinais de ICC ou isquemia miocárdica aguda;
- Quando não ocorrer controle satisfatório da RV;
- Nos casos de FA com pré-excitação ventricular;
- Nos casos de FLA com condução AV 1:1.

Para os demais casos, os pacientes poderão receber alta com encaminhamento para o especialista.

Abordagem na TPSV (TA, TRN, TAV)

A emergência é o principal local para a identificação e o tratamento inicial das TSVs. Para pacientes hemodinamicamente estáveis com taquicardia de QRS estreito e intervalo RR regular, a primeira opção de tratamento é a manobra vagal. Esta, porém, é mais efetiva quando realizada precocemente, antes do estabelecimento da resposta simpática. A manobra de Valsalva é a técnica mais utilizada, seguida pela massagem do seio carotídeo e pela imersão da face em água gelada (indicada para crianças).

No ambiente de emergência, a adenosina intravenosa (IV) é a droga mais indicada para reversão das TSVs[49]. Além de possibilitar interrupção das taquicardias que utilizam o nó AV em uma das alças do circuito, pode auxiliar no diagnóstico de TA/FLA com condução AV 1:1 ao causar bloqueio AV transitório, possibilitando a avaliação da atividade atrial durante seu efeito. A dose inicial recomendada é de 6 mg IV, mas doses adicionais de 12 mg (dose total = 30 mg) podem ser realizadas. Devido ao seu efeito fugaz, a infusão deve ser realizada em acesso venoso mais próximo do coração e seguida de infusão rápida de solução salina. Os efeitos adversos são raros, mas ela deve ser evitada em pacientes com broncoespasmo e não dever ser realizada quando existe a possibilidade de FA com condução por uma via acessória (WPW) pelo alto risco de degeneração para FV.

Quando não ocorre reversão com a adenosina, podem ser utilizados betabloqueadores e BCCs não diidropiridínicos. A amiodarona IV deve ser reservada para pacientes com disfunção ventricular importante. A CVE é uma excelente opção para a reversão das TSVs e poderá ser realizada após a falha da adenosina IV e da utilização de outra droga antiarrítmica (Figura 61.24). É importante ressaltar que ritmos automáticos (TA focal e taquicardia juncional ectópica) e taquiarritmias que recorrem facilmente após a sua interrupção não são responsivos à CVE. Nesses casos, o tratamento farmacológico deve ser preferido.

A internação para pacientes com TPSV deve se restringir aos casos com sinais e sintomas significativos (síncopes, sinais de ICC), episódios recorrentes ou refratários à CV ou quando a arritmia apresentar riscos para o paciente (presença de disfunção ventricular, ocupação de risco etc.). Nesses casos, a ablação por cateter será a opção de escolha antes da alta hospitalar. Para os demais casos, os pacientes poderão ser liberados e encaminhados ao especialista.

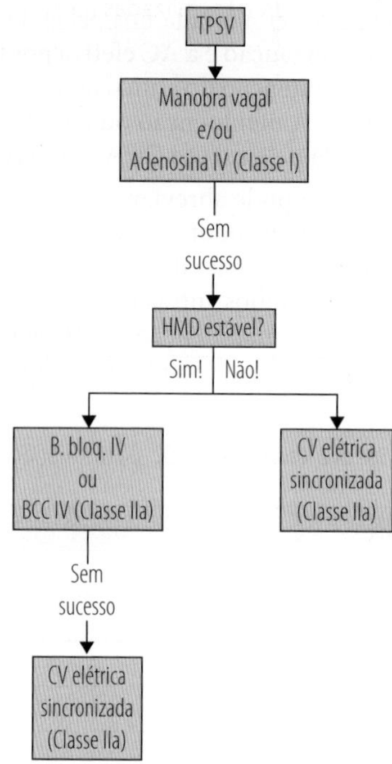

Figura 61.24. Algoritmo II – Recomendações para tratamento agudo das taquicardias supraventriculares com RR regular (baseada nas diretrizes da *American Heart Association* (AHA)/*American College of Cardiology* (ACC)/*Heart Rhythm Society* (HRS) 2015). HMD: hemodinamicamente; B. bloq.: betabloqueadores; BCC: bloqueadores de canais de cálcio (diatiazen ou verapamil); CV: cardioversão.

Abordagem nas taquicardias de QRS largo

Cerca de 80% dos episódios de taquicardias de QRS largo são TVs[20]. Por se tratar de uma arritmia potencialmente maligna, com possibilidades de degeneração para FV, a prioridade inicial nesses casos é a interrupção da arritmia. O diagnóstico etiológico pode ser mais bem avaliado após a reversão. A avaliação dos sinais de instabilidade hemodinâmica como hipotensão arterial, diminuição do nível de consciência, dor anginosa e edema pulmonar deve ser continuamente realizada. Pacientes que se apresentam inicialmente estáveis podem evoluir com instabilidade clínica e requerer CV imediata. Já nos casos de ausência de pulso e nos pacientes inconscientes, a desfibrilação elétrica é a opção de escolha[50].

Basicamente, podemos separar as taquicardias de QRS largo em três cenários distintos:

1. Taquicardia de QRS largo com RR regular;
2. Taquicardia de QRS largo com RR irregular e intervalo QT normal (TV polimórfica);

3. Taquicardia de QRS largo com RR irregular associada a intervalo QT prolongado (*torsades de pointes*).

Cenário 1: As duas situações possíveis para esse cenário são a TSV com aberrância de condução e a TV. Para pacientes estáveis hemodinamicamente, a adenosina pode ser utilizada inicialmente na tentativa de auxiliar no diagnóstico. Entre as opções farmacológicas disponíveis no Brasil, a amiodarona e a lidocaína são drogas recomendadas e podem ser utilizadas em pacientes com e sem disfunção ventricular (Tabela 61.7).

A CVE é o tratamento mais efetivo e pode ser realizada como primeira opção. Nos casos em que a taquicardia de QRS largo não responde às medidas empregadas, torna-se recorrente ou se apresenta de forma incessante, um especialista em arritmias deve ser consultado. Outras abordagens serão necessárias para o controle da arritmia (Figura 61.25).

Tabela 61.7. Principais drogas utilizadas na abordagem da TV monomórfica e polimórfica

Droga	Apresentação	Dose inicial e diluição	Efeitos adversos
Lidocaína 2% (S/V)	FR Amp de 20 ml (1 ml/20 mg)	Ataque: 1-3 mg/kg IV Manutenção: 1-4 mg/min. Diluição: SGI5% 225 ml + 25 ml de lidocaína. (1 mg/min. = 30 ml/h)	Náuseas, vômitos, síndrome neuroléptica em infusões prolongadas
Amiodarona	Amp 150 mg/3 ml	Ataque: 150 mg em 100 ml SF 0,9%/10 min. Manutenção: 1,2 a 2,4 gr/24 h Diluição: SGI 5% 250 ml + 6-8 Amps de amiodarona (10-20 ml/h em BIC)	Hipotensão, bradicardia, flebite, prolongamento do QT, Torsades de Pointes
*Sulfato de magnésio 10%	Amp de 10 ml (1 gr)	Ataque: 2 gr IV Manutenção: 1 gr/h por 6 h Diluição: Sulg de Mg^{2+} 10% 20ml + SF 0,9% 20 0ml em 30 min.	Rubor, sudorese, hipotensão, bloqueio da transmissão neuromuscular
*Isoproterenol	Amp 2 mg/2 ml	05-5 mcg/min. Diluição: 1 Amp em 250 ml de SF 0,9% ou SGI5%, ajustar a dose conforme a resposta da FC	Arritmias

* Indicadas no tratamento da *Torsades de Pointes*.(S/V) = Sem vasoconstritor; FR Amp = Frasco ampol.

(S/V) = Sem vasoconstritor; FR Amp = Frasco ampola.

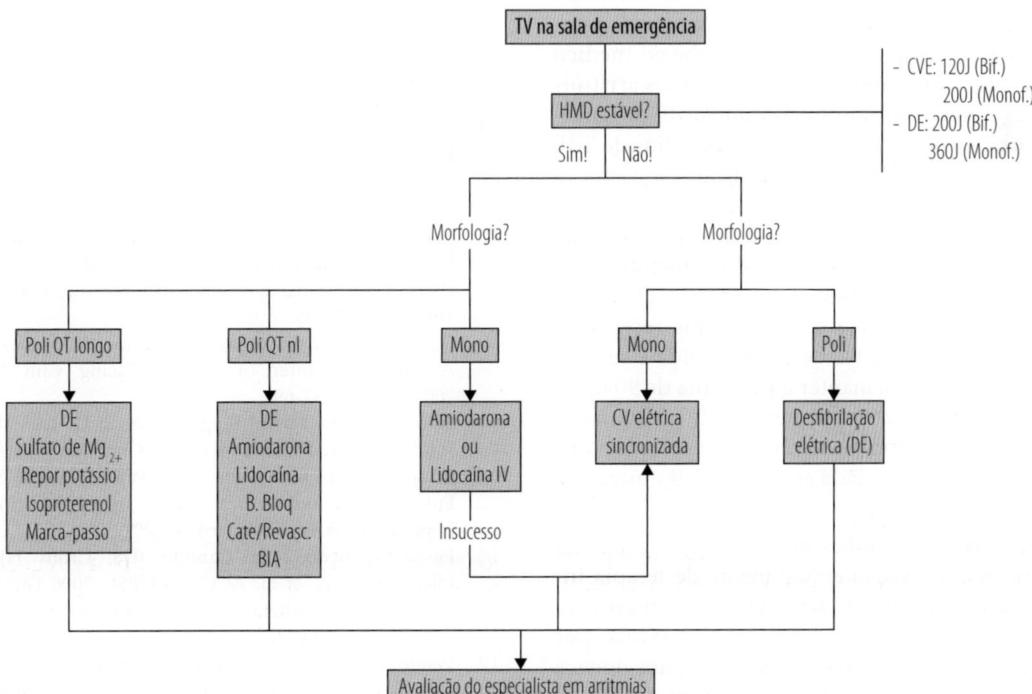

Figura 61.25. Algoritmo III – Abordagem do tratamento da TV na sala de emergência. TV: taquicardia ventricular; HMD: hemodinamicamente; Mono: monomórfica; Poli: polimórfica; CV: cardioversão; DE: desfibrilação elétrica; Cate: cateterismo cardíaco; Revasc: revascularização.

Cenário 2: A TV polimórfica é um ritmo com parada cardíaca mecânica e requer desfibrilação elétrica imediata. A síndrome coronariana aguda é a causa mais frequente, porém outras doenças como miocardite aguda ou cardiomiopatia hipertrófica também podem desencadear esse tipo de arritmia[51]. O controle farmacológico pode ser feito com betabloqueadores, amiodarona ou lidocaína IV.

Nos pacientes com síndrome isquêmica aguda, a revascularização miocárdica, seja percutânea ou aberta, constitui parte importante do tratamento. Situação mais dramática ocorre em pacientes com tempestade elétrica, definida como a presença de três ou mais episódios de TV, FV ou choques do CDI em 24 horas[52]. Nesses casos, a avaliação do especialista em arritmias também está indicada, e outras medidas como sedação profunda e ventilação mecânica, uso de dispositivos de assistência ventricular ou do balão intra-aórtico podem ser necessárias[53].

Eventualmente a FA com condução por uma via acessória (WPW) pode simular uma TV polimórfica e se apresentar com certa estabilidade hemodinâmica. Nesses casos, a utilização de drogas com ação no nó AV (adenosina, betabloqueadores, BCCs e digital) é contraindicada por elas facilitarem a condução pela via acessória e predisporem ao desencadeamento de FV. A CVE (preferencialmente) ou química com amiodarona IV são as opções mais indicadas nesse caso.

Cenário 3: A TdP é uma TV polimórfica associada ao aumento do intervalo QT que pode se apresentar de forma autolimitada causando episódios de síncope. Nem sempre a arritmia estará presente no atendimento inicial. A procura por alterações que possam denunciar a presença de uma canalopatia no ECG, a medida do intervalo QTc e a investigação de possíveis causas associadas ao aumento do intervalo QT (distúrbios eletrolíticos, medicamentos) são fundamentais na avaliação inicial desses pacientes[54]. Cabe ao médico reconhecer que são casos de alto risco para eventos arrítmicos graves e mantê-los sob monitorização cardíaca contínua. Geralmente é nesse momento que os episódios de TdP são flagrados no monitor. Uma vez identificada, a correção dos fatores predisponentes (correção da hipocalemia e infusão de magnésio) e a adoção de medidas que visam ao encurtamento do intervalo QT por meio do aumento da FC são suficientes para o controle inicial da arritmia. O isoproterenol, um simpaticomimético com ação nos receptores beta e capacidade de elevar a FC de forma rápida e sustentada, pode ser utilizado para manter a FC acima de 90 bpm. O marca-passo provisório com frequências de estimulação elevada (entre 100 e 120 bpm) também pode ser utilizado, particularmente na TdP associada ao aumento do intervalo QT[54,55].

Os pacientes com taquicardias de QRS largo devem ser internados para monitorização em ambiente de terapia intensiva, investigação da causa e estratificação de risco para morte súbita. Outros exames podem ser necessários, por exemplo, ecocardiograma, reações sorológicas para doença de Chagas, ressonância magnética cardíaca, coronariografia e estudo eletrofisiológico. Eventualmente o paciente poderá necessitar de outros tratamentos como ablação por cateter e implante de cardiodesfibrilador.

Conclusão

As taquiarritmias determinam situações de emergência com elevado potencial de morbimortalidade. Seu estudo é fundamental para médicos que trabalham em serviços de emergência e em terapia intensiva. Sua complexidade e apresentação multifacetada exigem amplo conhecimento de padrões eletrocardiográficos específicos, entendimento dos principais mecanismos das arritmias, reconhecimento da apresentação clínica e emprego de abordagens diferenciadas para cada situação em particular.

Referências bibliográficas

1. Raviele A, Giada F, Bergfeldt L, Blanc JJ, Blomstrom-Lundqvist C, Mont L, et al.; European Heart Rhythm Association. Management of patients with palpitations: a position paper from the European Heart Rhythm Association. Europace. 2011;13(7):920-34.
2. Josephson ME. Electrophysiology of ventricular tachycardia: an historical perspective. J Cardiovasc Electrophysiol. 2003;14(10):1134-48.
3. Priori SG, Napolitano C. Genetics of cardiac arrhythmias and sudden cardiac death. Ann N Y Acad Sci. 2004;1015:96-110.
4. Mandel W, Hayakawa H, Danzig R, Marcus HS. Evaluation of sinoatrial node function in man by overdrive suppression. Circulation. 1971;44(1):59-66.
5. Orejarena LA, Vidaillet H, DeStefano F, Nordstrom DL, Vierkant RA, Smith PN, et al. Paroxysmal supraventricular tachycardia in the general population. J Am Coll Cardiol. 1998;31(1):150-7.
6. Waldo AL, Wit AL. Mechanisms of cardiac arrhythmias. Lancet. 1993;341(8854):1189-93.
7. Kléber AG, Rudy Y. Basic mechanisms of cardiac impulse propagation and associated arrhythmias. Physiol Rev. 2004;84(2):431-88.
8. Brugada P, Andries E, Gürsoy S, Brugada J. Investigation of palpitations. Lancet. 1993;341(8855):1254-8.
9. Stratmann HG, Kennedy HL. Torsades de pointes associated with drugs and toxins: recognition and management. Am Heart J. 1987;113(6):1470-82.
10. Olshansky B, Sullivan RM. Inappropriate sinus tachycardia. J Am Coll Cardiol. 2013;61(8):793-801.
11. Freeman R, Wieling W, Axelrod FB, Benditt DG, Benarroch E, Biaggioni I, et al. Consensus statement on the definition of orthostatic hypotension, neurally mediated syncope and the postural tachycardia syndrome. Clin Auton Res. 2011;21(2):69-72.
12. Mehta AV, Sanchez GR, Sacks EJ, Casta A, Dunn JM, Donner RM. Ectopic automatic atrial tachycardia in children: clinical characteristics, management and follow-up. J Am Coll Cardiol. 1988;11(2):379-85.
13. Cosío FG, Martín-Peñato A, Pastor A, Nuñez A, Goicolea A. Atypical flutter: a review. Pacing Clin Electrophysiol. 2003;26(11):2157-69.
14. Serra Torres A, Ferriol Bergas J, García De La Villa Redondo B. [Multifocal atrial tachycardia]. Med Clin (Barc). 2009;132(3):106-7.
15. Chugh SS, Blackshear JL, Shen WK, Hammill SC, Gersh BJ. Epidemiology and natural history of atrial fibrillation: clinical implications. J Am Coll Cardiol. 2001;37(2):371-8.
16. Fuster V, Rydén LE, Cannom DS, Crijns HJ, Curtis AB, Ellenbogen KA, et al. ACC/AHA/ESC 2006 Guidelines for the management of patients with atrial fibrillation. J Am Coll Cardiol. 2006;48(4):e149-e246.
17. Waldo AL. Rate control versus rhythm control in atrial fibrillation: lessons learned from clinical trials of atrial fibrillation. Prog Cardiovasc Dis. 2015;58(2):168-76.
18. Al-Zaiti SS, Magdic KS. Paroxysmal supraventricular tachycardia: pathophysiology, diagnosis, and management. Crit Care Nurs Clin North Am. 2016;28(3):309-16.

19. Bhatia A, Sra J, Akhtar M. Preexcitation syndromes. Curr Probl Cardiol. 2016;41(3):99-137.
20. Long B, Koyfman A. Best Clinical Practice: Emergency Medicine Management of Stable Monomorphic Ventricular Tachycardia. J Emerg Med. 2017;52(4):484-92.
21. Myerburg RJ. Epidemiology of ventricular tachycardia/ventricular fibrillation and sudden cardiac death. Pacing Clin Electrophysiol. 1986;9(6 Pt 2):1334-8.
22. Miles WM. Bundle branch reentrant tachycardia: a chance to cure? J Cardiovasc Electrophysiol. 1993;4(3):263-5.
23. Rassi A Jr, Rassi A, Marin-Neto JA. Chagas disease. Lancet. 2010;375(9723):1388-402.
24. Maron BJ, Roberts WC, McAllister HA, Rosing DR, Epstein SE. Sudden death in young athletes. Circulation. 1980;62(2):218-29.
25. Calkins H. Arrhythmogenic right ventricular dysplasia. Curr Probl Cardiol. 2013;38(3):103-23.
26. Lerman BB. Mechanism, diagnosis, and treatment of outflow tract tachycardia. Nat Rev Cardiol. 2015;12(10):597-608.
27. Francis J, Venugopal K, Khadar SA, Sudhayakumar N, Gupta AK. Idiopathic fascicular ventricular tachycardia. Indian Pacing Electrophysiol J. 2004;4(3):98-103.
28. Mönnig G, Eckardt L, Wedekind H, Haverkamp W, Gerss J, Milberg P, et al. Electrocardiographic risk stratification in families with congenital long QT syndrome. Eur Heart J. 2006;27(17):2074-80.
29. Antzelevitch C, Brugada P, Brugada J, Brugada R, Towbin JA, Nademanee K. Brugada syndrome: 1992-2002. J Am Coll Cardiol. 2003;41(10):1665-71.
30. Gaita F, Giustetto C, Bianchi F, Wolpert C, Schimpf R, Riccardi R, et al. Short QT syndrome. Circulation. 2003;108(8):965-70.
31. Sumitomo N, Harada K, Nagashima M, Yasuda T, Nakamura Y, Aragaki Y, et al. Catecholaminergic polymorphic ventricular tachycardia: electrocardiographic characteristics and optimal therapeutic strategies to prevent sudden death. Heart. 2003;89(1):66-70.
32. Rosso R, Adler A, Halkin A, Viskin S. Risk of sudden death among young individuals with J waves and early repolarization: putting the evidence into perspective. Heart Rhythm. 2011;8(6):923-9.
33. Pellegrini CN, Scheinman MM. Clinical management of ventricular tachycardia. Curr Probl Cardiol. 2010;35(9):453-504.
34. Roberts-Thomson KC, Lau DH, Sanders P. The diagnosis and management of ventricular arrhythmias. Nat Rev Cardiol. 2011;8(6):311-21.
35. Waxman MB, Wald RW, Finley JP, Bonet JF, Downar E, Sharma AD. Valsalva termination of ventricular tachycardia. Circulation. 1980;62(4):843-51.
36. Vereckei A, Duray G, Szénási G, Altemose GT, Miller JM. New algorithm using only lead aVR for differential diagnosis of wide QRS complex tachycardia. Heart Rhythm. 2008;5(1):89-98.
37. Brugada P, Brugada J, Mont L, Smeets J, Andries EW. A new approach to the differential diagnosis of a regular tachycardia with a wide QRS complex. Circulation. 1991;83(5):1649-59.
38. Atzema CL, Barrett TW. Managing atrial fibrillation. Ann Emerg Med. 2015;65(5):532-9.
39. European Heart Rhythm Association; European Association for Cardio-Thoracic Surgery; Camm AJ, Kirchhof P, Lip GY, Schotten U, Savelieva I, Ernst S, et al. Guidelines for the management of atrial fibrillation: the Task Force for the Management of Atrial Fibrillation of the European Society of Cardiology (ESC). Eur Heart J. 2010;31(19):2369-429.
40. Michael JA, Stiell IG, Agarwal S, Mandavia DP. Cardioversion of paroxysmal atrial fibrillation in the emergency department. Ann Emerg Med. 1999;33(4):379-87.
41. Stiell IG, Clement CM, Perry JJ, Vaillancourt C, Symington C, Dickinson G, et al. Association of the Ottawa Aggressive Protocol with rapid discharge of emergency department patients with recent-onset atrial fibrillation or flutter. CJEM. 2010;12(3):181-91.
42. Kirchhof P, Eckardt L, Loh P, Weber K, Fischer RJ, Seidl KH, et al. Anterior-posterior versus anterior-lateral electrode positions for external cardioversion of atrial fibrillation: a randomised trial. Lancet. 2002;360(9342):1275-9.
43. Deakin CD, Ambler JJS. Post-shock myocardial stunning: a prospective randomised double-blind comparison of monophasic and biphasic waveforms. Resuscitation. 2006;68(3):329-33.
44. Wellens HJJ. Contemporary management of atrial flutter. Circulation. 2002;106(6):649-52.
45. Bjerkelund CJ, Orning OM. The efficacy of anticoagulant therapy in preventing embolism related to D.C. electrical conversion of atrial fibrillation. Am J Cardiol. 1969;23(2):208-16.
46. Camm AJ, Lip GY, De Caterina R, Savelieva I, Atar D, Hohnloser SH, et al.; ESC Committee for Practice Guidelines (CPG). 2012 focused update of the ESC Guidelines for the management of atrial fibrillation: an update of the 2010 ESC Guidelines for the management of atrial fibrillation. Developed with the special contribution of the European Heart Rhythm Association. Eur Heart J. 2012;33(21):2719-47.
47. Ahrens I, Lip GY, Peter K. What do the RE-LY, AVERROES and ROCKET-AF trials tell us for stroke prevention in atrial fibrillation? Thromb Haemost. 2011;105(4):574-8.
48. January CT, Wann LS, Alpert JS, Calkins H, Cigarroa JE, Cleveland JC Jr, et al.; ACC/AHA Task Force Members. 2014 AHA/ACC/HRS guideline for the management of patients with atrial fibrillation: executive summary: a report of the American College of Cardiology/American Heart Association Task Force on practice guidelines and the Heart Rhythm Society. Circulation. 2014;130(23):2071-104.
49. Page RL, Joglar JA, Caldwell MA, Calkins H, Conti JB, Deal BJ, et al. 2015 ACC/AHA/HRS Guideline for the Management of Adult Patients With Supraventricular Tachycardia. Circulation. 2016;133(14):e506-74.
50. Link MS, Berkow LC, Kudenchuk PJ, Halperin HR, Hess EP, Moitra VK, et al. Part 7: Adult Advanced Cardiovascular Life Support. Circulation. 2015;132(18 Suppl 2):S444-64.
51. Eifling M, Razavi M, Massumi A. The evaluation and management of electrical storm. Tex Heart Inst J. 2011;38(2): 111-21.
52. Credner SC, Klingenheben T, Mauss O, Sticherling C, Hohnloser SH. Electrical storm in patients with transvenous implantable cardioverter-defibrillators. J Am Coll Cardiol. 1998;32(7):1909-15.
53. Rihal CS, Naidu SS, Givertz MM, Szeto WY, Burke JA, Kapur NK, et al.; Society for Cardiovascular Angiography and Interventions (SCAI); Heart Failure Society of America (HFSA); Society of Thoracic Surgeons (STS); American Heart Association (AHA), and American College of Cardiology (ACC). 2015 SCAI/ ACC/HFSA/STS Clinical Expert Consensus Statement on the Use of Percutaneous Mechanical Circulatory Support Devices in Cardiovascular Care: Endorsed by the American Heart Assocation, the Cardiological Society of India, and Sociedad Latino Americana de Cardiologia Intervencion; Affirmation of Value by the Canadian Association of Interventional Cardiology-Association Canadienne de Cardiologie d'intervention. J Am Coll Cardiol. 2015;65(19):e7-e26.
54. Gupta A, Lawrence AT, Krishnan K, Kavinsky CJ, Trohman RG. Current concepts in the mechanisms and management of drug-induced QT prolongation and torsade de pointes. Am Heart J. 2007;153(6):891-9.
55. Passman R, Kadish A. Polymorphic ventricular tachycardia, long Q-T syndrome, and torsades de pointes. Med Clin North Am. 2001;85(2):321-41.

62

MARCA-PASSOS E CARDIOVERSORES – DESFIBRILADORES IMPLANTÁVEIS

Márcio Jansen de Oliveira Figueiredo
Antonio Carlos Assumpção

Introdução

A evolução da tecnologia permitiu que indivíduos pudessem ser tratados de bradiarritmias com a utilização de marca-passos (MPs). Desde o primeiro implante transvenoso em 1958[1], houve grande desenvolvimento da estimulação cardíaca artificial, com a diminuição do tamanho dos geradores, a estimulação de dupla câmara sincronizada, de vários locais do endocárdio, e a agregação de vários recursos terapêuticos[2-4].

O advento dos MPs de dupla câmara e do sincronismo atrioventricular em 1980, além do benefício, permitiu a transmissão imprópria das arritmias do território atrial para o ventricular. Vários algoritmos foram incorporados para evitar essas situações[2-4].

Além das bradicardias, esses dispositivos são capazes de prevenir a morte cardíaca súbita causada por taquiarritmias letais, com extraestímulos e descargas elétricas[3,5].

Paralelamente, a expectativa de vida da população está aumentando, e estima-se que os idosos devem representar 30% da população ocidental em 2040[6].

Dispositivos como os MPs, os cardiodesfibriladores implantáveis (CDIs) e a terapia de ressincronização cardíaca são agrupados sob a denominação de dispositivos cardíacos eletrônicos implantáveis (DCEIs). O número de portadores desses dispositivos, bem como da ocorrência de paradas cardíacas extra-hospitalares, vem aumentando e devem crescer nos próximos anos[7,8]. A própria utilização dos DCEIs contribui para o aumento da longevidade.

O uso de desfibriladores cardíacos externos, capazes de reverter uma arritmia potencialmente letal, não ficou restrito a ambientes hospitalares, e a partir de 1979 ganharam as ruas, na forma de equipamentos automáticos ou semiautomáticos, denominados desfibriladores externos automáticos (DEAs)[9], disponíveis em locais públicos e capazes, inclusive, de ser operados por leigos[10-12].

Com o aumento da expectativa de vida, a maior ocorrência de arritmias, o maior uso de DCEIs e de desfibriladores externos[13], aumenta a possibilidade de atendimento em situações de urgências e emergências de pacientes com:

a) Função normal dos DCEIs durante o atendimento por outras causas;
b) Ocorrência de arritmias em portadores de DCEIs, sem a interferência do dispositivo;
c) Arritmias conduzidas ou mediadas pelo dispositivos;
d) Arritmias induzidas pelo dispositivo;
e) Disfunção (ausência de comando ou bradicardia) causada por falhas do sistema;
f) Terapias apropriadas pelos CDIs;
g) Terapias inapropriadas pelos CDIs;
h) Uso de cardioversores e desfibriladores em portadores de DCEIs;
i) Interferências causadas por equipamentos hospitalares.

Epidemiologia

Com base em dados nacionais, estima-se que tenham sido realizadas 33.055 cirurgias para implante de DCEI em 2014. Quando comparados aos dados internacionais, pode-se observar que, no Brasil, são utilizados 4,5 vezes menos dispositivos que a média europeia[14-17]. Com o número de implantes anuais e o aumento da durabilidade desses equipamentos, não é infrequente nos depararmos com portadores em ambientes de atendimento de urgências, podendo ou não ser a causa do atendimento.

Ocorrência

Várias situações são possíveis de ser encontradas, tais como: equipamentos com funcionamento normal, com esgotamento completo de bateria, fraturas parciais ou completa de elementos condutores, falhas de circuitos eletrônicos, com arritmias induzidas, mediadas ou conduzidas pelo equipamento, terapias apropriadas ou não e interferências.

A principal função desses equipamentos é a estimulação cardíaca, que se manifesta pelo comando (ou captura) cardíaco, identificado pela presença da espícula (transcrição eletrocardiográfica do pulso de energia), seguida da onda de despolarização cardíaca (P ou QRS).

Para o adequado funcionamento desses dispositivos, circuitos de sensibilidade possibilitam funções que variam de inibição, deflagração de estímulos e, nos CDIs, até choques para tratamento de arritmias, passando por uma gama de funções pré-programadas.

Com o intuito de preservar o ritmo próprio atrial e/ou ventricular, algoritmos têm sido desenvolvidos e incorporados (com particularidades entre os fabricantes). Em um desses, a histerese ventricular se manifesta após um período de ritmo próprio, quando o equipamento aguarda um intervalo de tempo maior que a frequência básica programada para iniciar a estimulação.

O quadro clínico, o diagnóstico diferencial e a conduta são apresentados a seguir.

a) Função normal dos DCEIs durante o atendimento por outras causas

É uma situação frequente na ausência de acionamento dos dispositivos, por frequência cardíaca (FC) própria maior, ou em ativação normal, em decorrência de FCs menores que a programada.

a1) Fisiopatologia: A ausência das espículas, que evidenciam o funcionamento do MP, ocorre por inibição do dispositivo por frequências próprias maiores que a programada, podendo representar uma resposta normal do dispositivo. Exemplos dessas situações são demonstrados nas Figuras 62.1 e 62.2. Como regra geral, os MPs funcionam em demanda, sendo ativados por FC menor que a programada. Caso a frequência programada seja suplantada pela do próprio coração, a estimulação artificial é inibida.

a2) Quadro clínico: Como a função do MP se encontra normal, a manifestação independe do funcionamento do equipamento, e sim do quadro de base.

a3) Diagnóstico diferencial: O funcionamento pode ser observado pelas espículas de estimulação, que podem ser vistas em períodos de FC baixa.

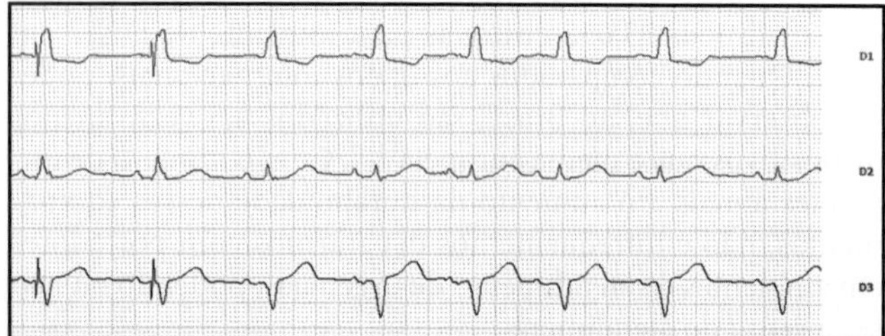

Figura 62.1. Funcionamento normal do marca-passo. Traçado eletrocardiográfico demonstrando inicialmente o comando ventricular seguindo sensibilidade de onda P e posteriormente o MP inibido após aumento da frequência cardíaca.

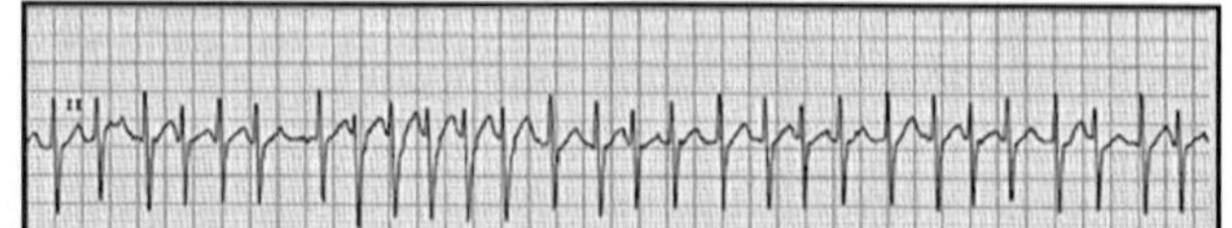

Figura 62.2. Fibrilação atrial com alta resposta. Derivação DII, com registro de fibrilação atrial de alta resposta, em paciente portador de MP. Nesse caso, não é observada estimulação artificial, uma vez que o dispositivo é inibido pela alta resposta ventricular.

Os analisadores ou programadores (equipamentos capazes de fazer a leitura dos dados e mudança das programações) permitem avaliar o correto funcionamento do dispositivo. Os DCEIs têm comportamentos variados em reposta à aplicação de campos magnéticos (como o posicionamento de um ímã). O ímã sobre os geradores dos CDIs desativa a terapia e não interfere na estimulação cardíaca. Nos MPs, as respostas diferem entre os fabricantes, sendo algumas possíveis: 1. **Sincrônica** (ausência de resposta à função magnética): não interfere no funcionamento. 2. **Automática** (mudança temporária): dependendo do fabricante, o MP mantém alguns pulsos (de 3 a 10), com frequência maior que a programada, e retoma a basal. 3. **Assincrônica** (fixa): o efeito magnético determina uma frequência de pulso fixa[18] (diferente entre os fabricantes).

a4) Avaliação inicial na sala de emergência: Exames complementares devem ser solicitados dependendo da clínica do paciente, da história e do exame físico. A obtenção de um traçado eletrocardiográfico longo costuma ser útil, e a análise com programadores (sempre que possível), ou até mesmo de um imã sobre o gerador, pode dar informações importantes para o atendimento.

a5) Condutas na sala de emergência: Na suspeita de disfunção do dispositivo, o paciente deve ser monitorizado e submetido a um eletrocardiograma.

a6) Monitorização, tratamentos, prescrição: Guardaram relação com a abordagem do quadro clínico do paciente.

b) Ocorrência de arritmias em portadores de DCEI, sem a interferência do dispositivo

b1) Fisiopatologia: Portadores de DCEI estão sujeitos à ocorrência de taquiarritmias, que podem ser independentes dos dispositivos. Nesses casos, a manifestação da arritmia é o fator principal, por exemplo: arritmias atriais (taquicardia, fibrilação, *flutter*), taquicardias paroxísticas supraventriculares (reentrada nodal ou atrioventricular) e mesmo ventriculares (taquicardia ou fibrilação), como já referido no capítulo 7 da seção Urgências e Emergências em Cardiologia.

b2) Quadro clínico: Dependerá das condições clínicas e etiológicas das arritmias já referidas no Capítulo 58 – Taquiarritmias.

b3) Diagnóstico diferencial: Apesar de o diagnóstico ser baseado na própria arritmia (dependendo do quadro clínico e do eletrocardiograma), a presença do DCEI pode útil na diferenciação das arritmias, pois a presença de eletrodos e circuitos possibilita, com a utilização de analisadores, a leituras dos potenciais elétricos ventriculares e/ou atriais. Os CDIs não devem interferir em arritmias supraventriculares, podendo indicar a origem da taquicardia. A observação de espículas de pulsos antitaquicardia (ATPs), como exemplificado na Figura 62.3, ou mesmo a transcrição gráfica e sinto-

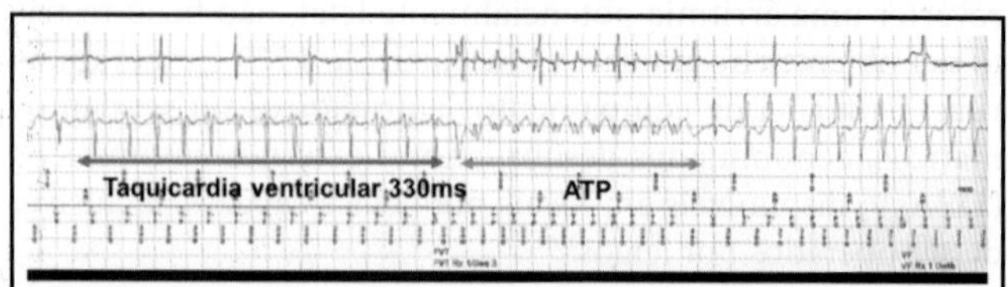

Figura 62.3. Transcrição da interrogação de CDI com ATP. A primeira linha é o traçado endocavitário atrial, a segunda o ventricular e a terceira o canal de marcas, com a indicação da taquicardia ventricular e ATPs (pulsos antitaquicardia).

mas de um choque liberado (como demonstrado na Figura 62.4), pode ser determinante no diagnóstico. Além disso, a aplicação de um ímã sobre o gerador pode trazer informações para o diagnóstico (Figura 62.5).

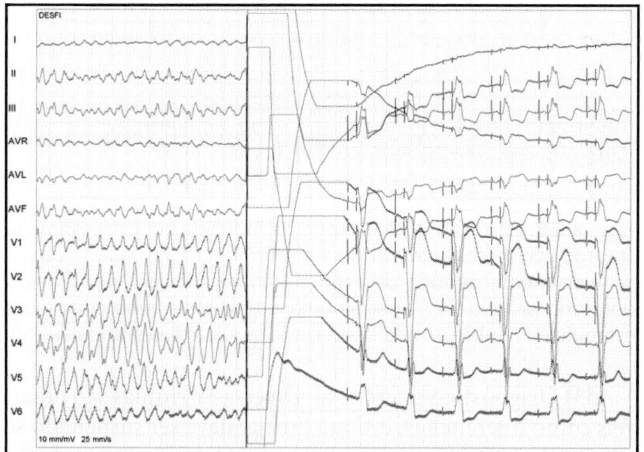

Figura 62.4. Traçado de um choque de CDI. Eletrocardiograma de 12 derivações no qual se observa a reversão de uma fibrilação ventricular por choque aplicado por um CDI.

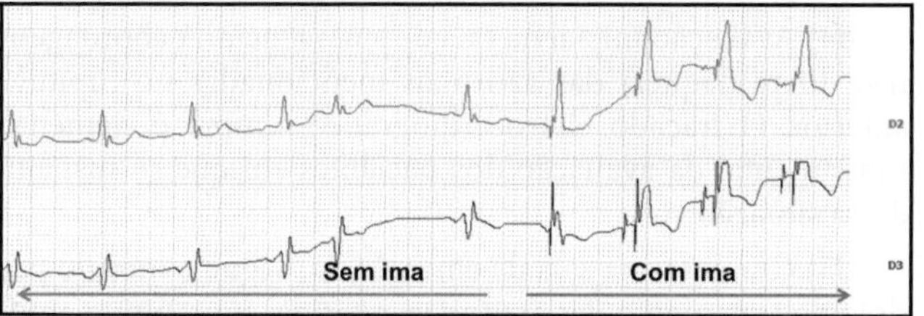

Figura 62.5. Efeito magnético. Eletrocardiograma das derivações D2 e D3 demonstrando a mudança das características com efeito magnético.

b4) Avaliação inicial na sala de emergência: Como a arritmia é a causa do atendimento e independe do dispositivo, a abordagem clínica é fundamental.

b5) Condutas na sala de emergência: A abordagem de paciente com arritmias já foi referida (Capítulo 58 – Taquiarritmias). O uso do programador de MP, quando possível, e de ímã pode ser útil.

b6) Monitorização, tratamentos, prescrição: A monitoração é semelhante a toda situação de arritmias. Por programação, é possível acionar algumas terapias como o ATP e mesmo um choque nos CDIs. O efeito magnético (ímã) pode interromper arritmias por reentrada em MPs programados como assíncronos.

c) Arritmias conduzidas ou mediadas pelo dispositivos

c1) Fisiopatologia: Algumas arritmias atriais (taquicardia, *flutter* ou fibrilação) podem ser detectadas pelo eletrodo atrial e transmitidas aos ventrículos pelo eletrodo ventricular, como demonstrado na Figura 62.6. Outras são decorrentes de ativação anormal do circuito do MP, sendo esse fundamental para sua manutenção. O exemplo mais comum desse tipo de situação é a taquicardia por reentrada eletrônica[19,20], exemplificada na Figura 62.7.

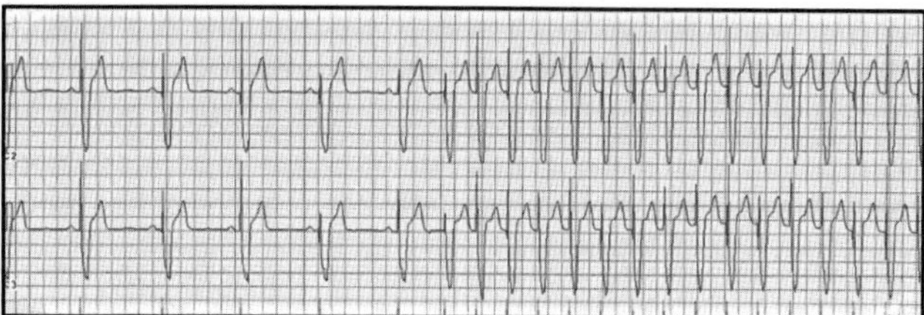

Figura 62.6. Taquicardia conduzida pelo marca-passo. Traçado de Holter em que se observa onda P seguida pela estimulação ventricular e, a seguir, período de taquicardia atrial conduzida para ventrículo. A marcação em vermelho identifica a espícula de comando.

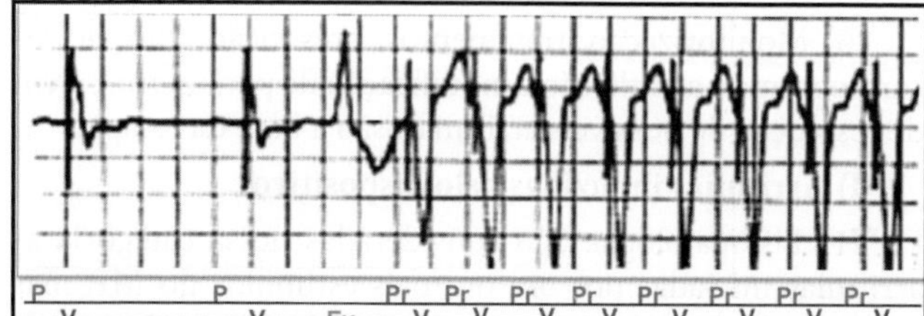

Figura 62.7. Taquicardia por reentrada eletrônica. Traçado eletrocardiográfico adaptado de Azara *et al.*[21] identificando por P a onda P, por V a espícula ventricular do MP, por Ev uma extrassístole ventricular que inicia a taquicardia e por Pr a onda P retrógrada, que deflagra espículas ventriculares.

c2) Quadro clínico: O quadro clínico depende da taquicardia. Em algumas situações, essas alterações podem ser detectadas durante avaliação rotineira do equipamento. A fibrilação, o *flutter* e a taquicardia atrial têm frequência elevada e devem ser suspeitadas ao se observarem ondas atriais típicas, acompanhadas de estimulação ventricular. Existe limitação máxima de frequência ventricular programada por proteção (*upper rate limit*) que são moduladas de modo a responder de forma fixa (1:1, 2:1, 3:1) ou com condução decremental eletrônica (Wenckebach).

Outro modo de resposta que se pode observar é a mudança de modo automática (*mode switch*), como pode ocorrer em um MP de dupla câmara, que, ao identificar uma arritmia atrial de alta frequência, altera automaticamente o funcionamento para um modo de estimulação unicameral[22]. Essas respostas podem determinar estimulação ventricular com frequência regular (Figura 62.6) ou irregular (Figura 62.8).

c3) Diagnóstico diferencial: O aumento da frequência de estimulação em portadores de DCEI pode ser decorrente de sensibilidade indevida de atividade elétrica, de potenciais cardíacos (onda T, reconhecimento de potenciais de outras câmaras, *far field*) ou decorrentes de interferências, distorções causadas por fraturas de eletrodos. A resposta magnética e o uso de programadores são úteis para o diagnóstico.

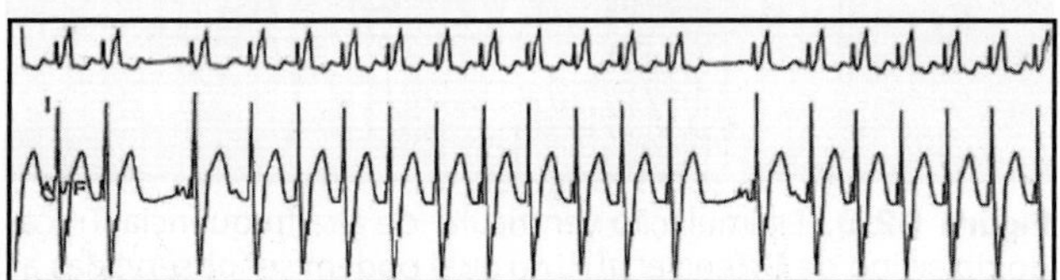

Figura 62.8. Wenckebach eletrônico. Condução decremental (Wenckebach) eletrônica ao atingir a frequência-limite.

c4) Avaliação inicial na sala de emergência: A avaliação clínica, a obtenção de monitoração cardíaca contínua e o ECG podem evidenciar ondas anormais (*flutter*, fibrilação atrial etc.), ou mesmo condução retrógrada. Se a resposta magnética estiver ativa, o período de frequência fixa pode ajudar no reconhecimento ou mesmo interromper arritmias. De fato, a interrogação eletrônica define o diagnóstico.

c5) Condutas na sala de emergência: Deve ser instituído o tratamento adequado da arritmia, com base no diagnóstico. A avaliação dos DCEIs e possíveis reprogramações dependem da análise dos dados obtidos com o auxílio do analisador específico e podem solucionar parcial ou totalmente a situação.

c6) Monitorização, tratamentos, prescrição: Um eletrocardiograma e a avaliação e modificação de parâmetros, além de resolução de possíveis arritmias, são a base da terapia.

d) Arritmias induzidas pelo dispositivo

d1) Fisiopatologia: São consideradas nessa categoria as arritmias iniciadas por um ou mais estímulos do MP, mas não necessita do seu circuito para a manutenção. Um exemplo típico dessa situação é a fibrilação ventricular induzida por MP no infarto agudo do miocárdio[19,20]. Arritmia pouco comum na clínica diária, ela ocorre por estimulação elétrica do miocárdio durante o período vulnerável que ocorre na fase aguda do infarto. A mesma situação pode se observada se não for reconhecido um batimento próprio (falha de sensibilidade) e se uma estimulação ocorrer no período vulnerável. Outra situação rara atualmente é a estimulação ventricular com ritmo regular de alta frequência (disparo) – *runaway* –, potencialmente letal, de início súbito, decorrente de um problema intrínseco do dispositivo. Sua ocorrência está mais associada ao final da vida útil do gerador e mais frequentemente ao MP provisório[23,24] (Figura 62.9).

d2) Quadro clínico: É variável, dependendo da arritmia induzida, e pode se manifestar como arritmias atriais, extrassístoles, taquicardia ou fibrilação ventricular (Figura 62.10).

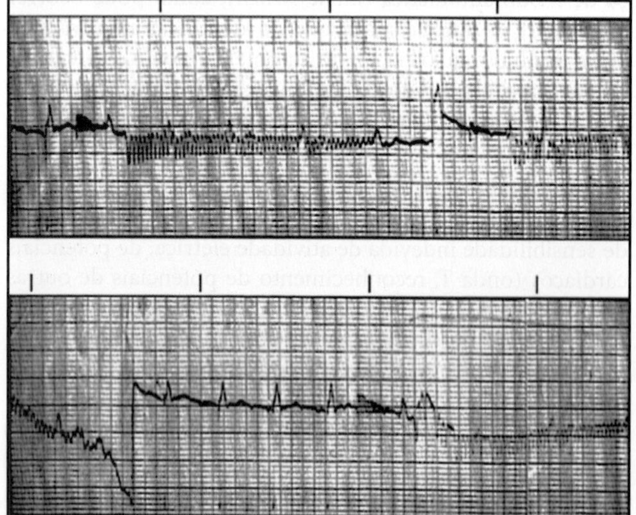

Figura 62.9. Estimulação ventricular de alta frequência. Traçado do artigo de Ortega *et al.*[23], no qual podem ser observadas as espículas de alta frequência (*runaway*) e o comando ventricular não é efetivo (por encontrar-se no final de bateria).

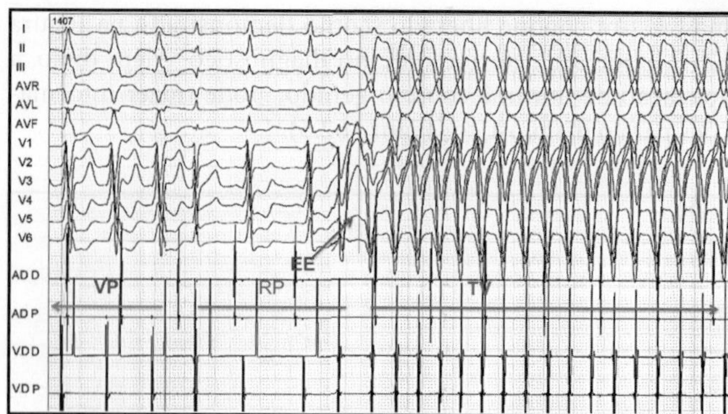

Figura 62.10. Taquicardia ventricular induzida por extraestímulo. Traçado obtido durante estudo eletrofisiológico, em que se observa inicialmente período de estimulação ventricular (VP), seguido por ritmo próprio (RP); a seguir uma extrassístole ventricular e um estímulo (EE), sobre a onda T inicia uma taquicardia ventricular (TV).

d3) Diagnóstico diferencial: Diversas arritmias são possíveis como diferenciais; eventualmente deve ser suspeitado se observada falha de sensibilidade precedendo o início da arritmia ou a recorrência arrítmica após estimulação, sem outras causas aparentes. A exceção é o *runaway* (Figura 62.10), que pode se manifestar por síncopes ou até morte súbita. O seu reconhecimento é feito pela identificação de espículas de alta frequência no traçado eletrocardiográfico.

d4) Avaliação inicial na sala de emergência: A abordagem não difere daquela das arritmias mencionadas no capítulo anterior. O traçado eletrocardiográfico sempre é elemento fundamental da avaliação dos pacientes em que se suspeita dessa situação.

d5) Condutas na sala de emergência: Segue o mesmo padrão do tratamento das arritmias, referidas no capítulo anterior. Na situação de *runaway*, deve-se proceder à retirada do gerador danificado.

d6) Monitorização, tratamentos, prescrição: O paciente precisa ser submetido à monitorização eletrocardiográfica. O tratamento consiste em avaliar e reprogramar o MP, o que geralmente reverte a situação. Raramente a reposição de eletrodos pode ser requerida. A exceção é a situação de *runaway*, a qual requer a retirada e a substituição do sistema.

e) Disfunção (ausência de comando ou bradicardia) causada por falhas do sistema

e1) Fisiopatologia: Com o desenvolvimento dos sistemas de estimulação, essa situação é infrequente, porém possível. Na Figura 62.11, pode ser observado um exemplo dessa situação. Podem ocorrer, por fratura de eletrodo (de filamentos e/ou do isolamento), alterações de modo e frequência de funcionamento no final da bateria e até mesmo o esgotamento total do gerador. Por vezes, alterações do processo cicatricial e deslocamento podem levar à perda de comando. Em raras situações, a estimulação em modo de segurança (situação em que, com a exposição a situações anormais, o DCEI assume uma programação de proteção, definida pelo fabricante) pode ser observada.

e2) Quadro clínico: Dependendo da doença de base e da indicação da estimulação, podem ser encontrados desde indivíduos assintomáticos, com palpitações, dispneia e cansaço, tonturas ou síncopes ou até mesmo morte súbita.

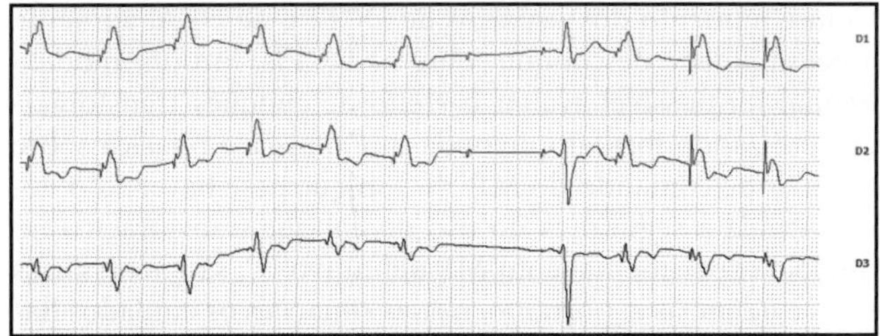

Figura 62.11A. Período de perda de comando, identificado pela presença de espículas sem comando ventricular.

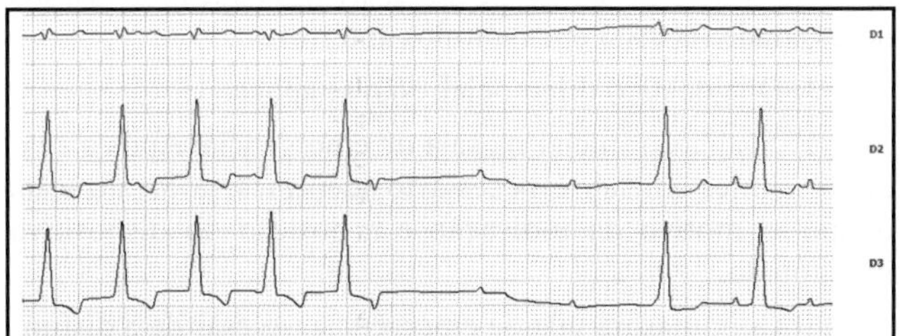

Figura 62.11B. Pausa durante a estimulação sem a identificação de espículas.

e3) Diagnóstico diferencial: Em situações de urgência, a monitoração, a radiografia de tórax e, especialmente, o ECG podem ser ferramentas importantes, e a interrogação em regra nos dá a resposta. A ausência de espículas sugere desgaste total do gerador ou fratura do(s) eletrodo(s). O tempo do implante e da existência de reavaliações periódicas e uma radiografia de tórax podem revelar a causa provável. A existência de espículas indica que o gerador está ativo. Nesse caso, se não houver comando, no pós-operatório recente (com ou sem estimulação diafragmática), o deslocamento do eletrodo é o diagnóstico mais provável. Na fase cirúrgica tardia, na presença das espículas, com perda do comando ou mesmo aumento do seu limiar (menor energia suficiente para a depolarização cardíaca), associada à estimulação de loja ou diafragmática, o diagnóstico provável é de fratura de eletrodo com lesão do isolamento. Na radiografia de tórax, por vezes, é possível observar a fratura do(s) filamento(s). Em qualquer caso, a análise do sistema com o programador esclarece o diagnóstico. A ocorrência de mudança de modo de estimulação (dupla para unicameral), desligamento da resposta de frequência e/ou mudança da frequência de comando sugere desgaste de bateria. Nessa situação, a colocação do ímã sobre o gerador é desaconselhável, pois esse procedimento, por aumento na demanda de energia de um gerador já desgastado, pode levar à falha de capacidade de estimulação cardíaca. O diagnóstico diferencial deve ser feito com desgaste de bateria, estimulação em modo de segurança. A avaliação do sistema com o programador dá o diagnóstico.

e4) Avaliação inicial na sala de emergência: Checar os sintomas clínicos de insuficiência cardíaca, baixo débito e FC.

e5) Condutas na sala de emergência: Devem ser submetidos à monitoração contínua, ECG e radiografia de tórax. A estimulação temporária, transvenosa ou transtorácica, pode ser necessária.

e6) Monitorização, tratamentos, prescrição: Se a bradicardia for significativa, o paciente deverá ser submetido ao implante de MP provisório. É necessária a avaliação especializada do sistema com o analisador.

f) Terapias apropriadas pelos CDIs

f1) Fisiopatologia: O CDI permite tratamentos elétricos para arritmias ventriculares potencialmente fatais[5,25]. Esses equipamentos dispõem de circuitos capazes de fazer a discriminação entre as taquicardias supraventriculares e ventriculares. Após o período reconhecimento, de acordo com programação previamente ajustada, os dispositivos liberam estímulos elétricos antitaquicardia (ATP), que são demonstrados na Figura 62.3, e/ou descargas elétricas, como exibido na Figura 62.4. Na fibrilação ventricular, o tratamento fica restrito à descarga elétrica, como exemplificado na Figura 62.12.

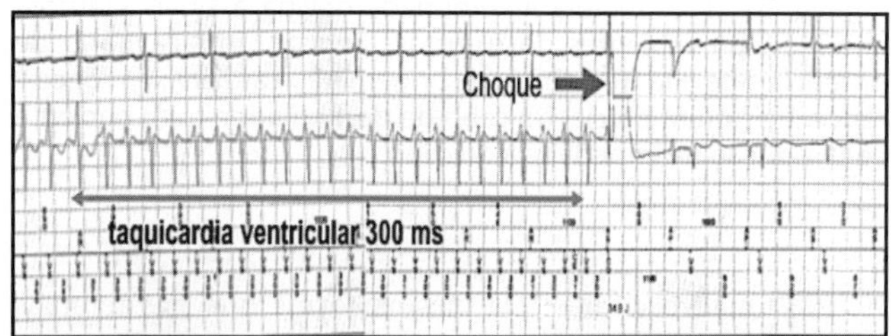

Figura 62.12. Transcrição da interrogação de um CDI com choque. A primeira linha é o traçado endocavitário atrial, a segunda, o ventricular e a terceira, o canal de marcas, com a indicação da taquicardia ventricular e choque.

f2) Quadro clínico: Podem ocorrer terapias pelo dispositivo com ausência de sintomas ou sinais clínicos, sendo identificadas durante avaliação periódica. Em outras situações, a arritmia pode se manifestar como palpitações, tonturas ou síncopes. Embora a ATP não provoque sintomas, o choque dificilmente passa despercebido e frequentemente é o que motiva a busca pela unidade de urgência, especialmente na tempestade elétrica (situação geralmente definida como mais que três terapias apropriadas em 24 horas)[26].

f3) Diagnóstico diferencial: Por se tratar de acionamento do dispositivo, é sempre importante verificar a possibilidade de se tratar de terapia inapropriada.

f4) Avaliação inicial na sala de emergência: O paciente deve ser avaliado com base no ritmo de entrada.

f5) Condutas na sala de emergência: O paciente deve ter monitorização cardíaca contínua e ser submetido a um ECG. A avaliação do dispositivo com um analisador apropriado deve ser providenciada. O tratamento das arritmias associadas e dos fatores causais, tais como distúrbio hidroeletrolítico, uremia, hipertireoidismo e insuficiência cardíaca, deve ter a atenção.

f6) Monitorização, tratamentos, prescrição: O ECG, o tratamento das condições clínicas e dos distúrbios hidroeletrolítico, e o uso de antiarrítmicos são a base do tratamento. A interrogação eletrônica dos dispositivos pode indicar a conduta.

g) Terapias inapropriadas pelos CDIs

g1) Fisiopatologia: A ocorrência de terapias inapropriadas é decorrente da interpretação anormal de arritmias atriais, potenciais elétricos atriais ou ventriculares, ou da onda T. Interferências produzidas pela fratura (parcial ou total) de eletrodo(s) também são causas de acionamentos inapropriadas, como demonstrado na Figura 62.13.

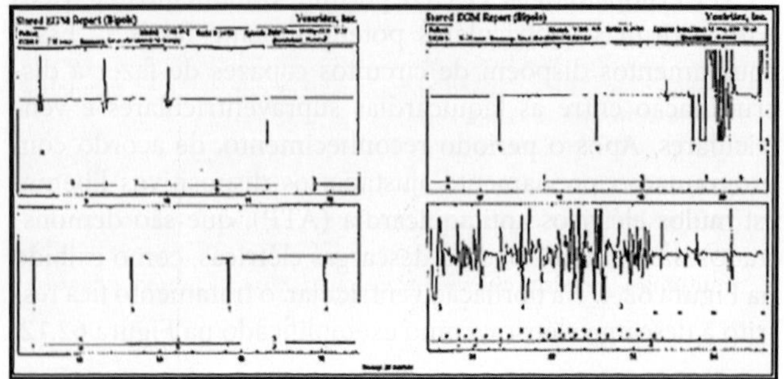

Figura 62.13. Terapia inapropriada devida a sinais elétricos anormais provenientes do eletrodo. Registro intracavitário de potenciais de alta frequência de origem não cardíaca, em decorrência de fratura parcial do cabo de desfibrilador, num paciente com redução na impedância do cabo.

g2) Quadro clínico: Da mesma forma que nas terapias apropriadas, a ATP pode não provocar sintomas. Quando o aparelho libera uma descarga elétrica inapropriada, geralmente o paciente não apresenta queixas relativas a uma arritmia, porém nota o desconforto da descarga.

g3) Diagnóstico diferencial: É obrigatória a diferenciação com o acionamento apropriado do dispositivo.

g4) Avaliação inicial na sala de emergência: Monitoração contínua, ECG, radiografia de tórax e exames laboratoriais devem ser realizados, e a interrogação eletrônica é desejável.

g5) Condutas na sala de emergência: Estabilização clínica, confirmação do diagnóstico. Verificação de acionamento sem a identificação eletrocardiográfica de arritmias e principalmente com a interrogação e a programação nos permite a desativação da terapia. A aposição e a manutenção de um ímã sobre o gerador desabilita a liberação dos tratamentos e pode ser utilizada nessa situação para prevenir novas descargas inapropriadas.

g6) Monitorização, tratamentos, prescrição: A avaliação e programação resolvem os conflitos de sensibilidade anormal. A existência de sinais de disfunção dos eletrodos impõe procedimento cirúrgico para a correção do defeito. Raramente as disfunções ocorrem por problemas intrínsecos dos equipamentos. Quando existem, são emitidos alertas e orientações de condutas pelos órgãos competentes e fabricantes.

h) Uso de desfibriladores em portadores de DCEI

h1) Fisiopatologia: A estimulação ventricular é obrigatória em pacientes dependentes de MP, especialmente logo após cardioversão/desfibrilação torácica (CDT), dentro dos primeiros minutos após a reversão da fibrilação ventricular[13,27], pois, durante a fibrilação, já existe um período de ausência de comando ventricular determinado pela arritmia. Existem relatos de mau funcionamento do MP e/ou aumento do limiar de comando ventricular após CDT[28-31]. Possíveis causas como polarização do eletrodo, deslocamento, cauterização da ponta do eletrodo, alteração de programação do gerador, depleção súbita de bateria e hipóxia são cogitadas[32,33]. Com o aumento dos usuários de DCEI e de DEA, aumenta a possibilidade de choque sobre os DCEIs. Em um modelo animal foi possível avaliar o efeito de choques transtorácicos utilizando formato de onda monofásica e bifásica sobre o limiar de comando do MP[12,13]. Em que pese haver sido demonstrada a segurança do uso do choque transtorácico no modelo experimental com MP definitivo[12,13], são necessárias mais evidências e, portanto, nessas situações os cuidados habituais devem ser priorizados.

h2) Quadro clínico: Obviamente a clínica dos pacientes que utilizarão a CDT dependerá da arritmia que motiva a sua necessidade (já vista em capítulos anteriores).

h3) Diagnóstico diferencial: Não se aplica.

h4) Avaliação inicial na sala de emergência: Após a avaliação clínica inicial, é necessário identificar a localização, o tipo, o motivo da indicação e a posição do dispositivo implantado.

h5) Condutas na sala de emergência: Apesar de a disfunção do MP pós-CDT ser improvável, é necessário certificar-se de que o gerador não está entre as pás do desfibrilador e distantes o gerador por mais de 15 centímetros. O ímã sobre o gerador pode ser útil nos equipamentos programados com resposta magnética assincrônica[18], situação que pode ser identificada pela manutenção de frequência fixa superior à programada, além de 10 pulsos. Um MP transtorácico deve estar acessível. Após a CDT, é recomendada a avaliação dos parâmetros do dispositivo, por meio de analisador específico.

h6) Monitorização, tratamentos, prescrição: As condições devem ser as mesmas dispensadas para a arritmia que motivou o atendimento.

i) Interferências causadas por equipamentos hospitalares

i1) Fisiopatologia: Ondas eletromagnéticas podem ser detectadas pelo DCEI, como sinal intrínseco, inibindo ou deflagrando pulsos artificiais[34], situação ilustrada na Figura 62.14. Apesar de vários artifícios, tais como a carcaça eletricamente selada, filtros de frequência, circuitos eletrônicos e sensibilidade bipolar terem sido incorporados para minimizar essas interferências[35-37], situações como essa podem ocorrer na prática clínica.

Esses dispositivos utilizam circuitos integrados e estruturas de silício que são afetados pela radiação ionizante[39], portanto em ambiente hospitalar vários equipamentos podem interferir nos DCEIs durante a instrumentação dos pacientes.

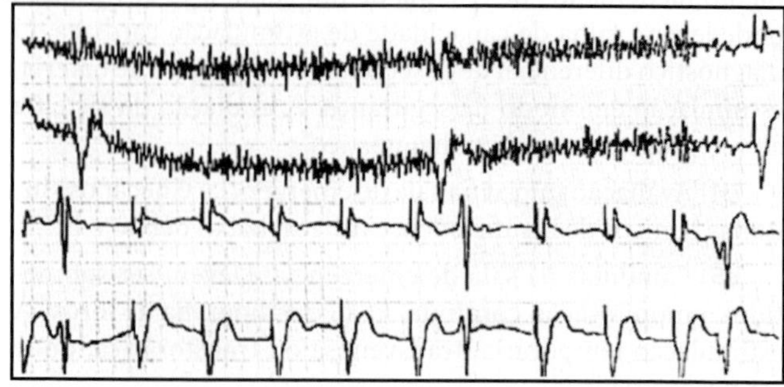

Figura 62.14. Inibição de marca-passo. Eletrocardiograma mostrando a inibição por miopotenciais. Traçado da publicação de Monteiro Filho[38].

A Tabela 62.1 indica equipamentos e terapias e os cuidados que devem ser observados[40].

i2) Quadro clínico: Observados os cuidados, não apresenta alterações.

i3) Diagnóstico diferencial: Falha do sistema implantado.

i4) Avaliação inicial na sala de emergência: Identificar possíveis diagnósticos diferenciais e observar possíveis fontes geradoras de interferência.

i5) Condutas na sala de emergência: Monitoração contínua e ECG; observar os cuidados recomendados.

i6) Monitorização, tratamentos, prescrição: O tratamento eficaz é não expor o paciente às fontes de interferências.

Tabela 62.1. Cuidados com equipamentos e tratamentos

Equipamento/tratamento	Cuidados
Radioterapia, radiação ionizante	Proteção com chumbo; manter distância do gerador
Bisturi elétrico e/ou ablação por radiofrequência	Avaliação prévia e programação assíncrona; desabilitar sensor Avaliação do estado da bateria e reprogramação após o procedimento
Litotripsia	Desabilitar sensor; programação em modo assíncrono; manter distância do gerador
Cardioversão de emergência	*Vide* tópico anterior
Oxigenoterapia hiperbárica	Sem recomendações
Geradores para neuromodulação	Testar a sensibilidade e manter ambos em bipolar
Neuroestimução elétrica transcutânea	Pode ser aplicada em portadores de dispositivos atuais; não deve ser utilizada paralela ao vetor de cabo gerador
Ressonância magnética	Somente para equipamentos tolerantes e respeitando as condicionais de cada fabricante, após programação específica
Oxímetro, ventilador, capnógrafo, bomba de infusão, balão intra-aórtico e monitores de pressão e pulso	Sem interferências
Ecocardiograma, ergometria, Holter, radiografia, cateterismo cardíaco, medicina nuclear, mamografia, encefalotomografia	Sem interferências

Referências bibliográficas

1. Elmgvist R, Landegren J, Pettersson SO, Senning A, William-Olsson G. Artificial pacemaker for treatment of Adams-Stokes syndrome and slow heart rate. Am Heart J. 1963;65(6):731-48.
2. Jeffrey K, Parsonnet V. Cardiac pacing, 1960-1985: a quarter century of medical and industrial innovation. Circulation. 1998;97(19):1978-91.
3. Nelson GD. A brief history of cardiac pacing. Tex Heart Inst J. 1993;20(1):12-8.
4. Mulpuru SK, Madhavan M, McLeod CJ, Cha YM, Friedman PA. Cardiac Pacemakers: Function, Troubleshooting, and Management: Part 1 of a 2-Part Series. J Am Coll Cardiol. 2017;69(2):189-210.
5. Mirowski M, Mower MM, Reid PR. The automatic implantable defibrillator. Am Heart J. 1980;100(6 Pt 2):1089-92.
6. Tsevat J, Dawson NV, Wu AW, Lynn J, Soukup JR, Cook EF, et al. Health values of hospitalized patients 80 years or older. HELP Investigators. Hospitalized Elderly Longitudinal Project. JAMA. 1998;279(5):371-5.
7. Weisfeldt ML, Sitlani CM, Ornato JP, Rea T, Aufderheide TP, Davis D, et al. Survival after application of automatic external defibrillators before arrival of the emergency medical system: evaluation in the resuscitation outcomes consortium population of 21 million. J Am Coll Cardiol. 2010;55(16):1713-20.
8. Alves PM, Freitas EJ, Mathias HA, Motta AEA, Silva RCA, Müller M, et al. Use of automated external defibrillators in a Brazilian airline. A 1-year experience. Arqu Bras Cardiol. 2001;76(4):310-4.
9. Diack AW, Welborn WS, Rullman RG, Walter CW, Wayne MA. An automatic cardiac resuscitator for emergency treatment of cardiac arrest. Med Instrum. 1979;13(2):78-83.
10. São Paulo. Poder Legislativo. Projeto de Lei nº 222, de 2012. Diário Oficial do Estado de São Paulo; 2012. p. 26.
11. Prefeitura do Município de São Paulo. Lei 14.621, de 11 de dezembro de 2007. Diário Oficial da Cidade de São Paulo; 2007. p. P1.
12. Assumpção AC. Limiar de comando ventricular de marca-passo cardíaco após choque transtorácico utilizando diferentes formatos de onda: um estudo experimental [tese]. Campinas, SP: Faculdade de Ciências Médicas/Universidade Estadual de Campinas; 2013. p. 98.
13. Assumpção AC, de Oliveira PP, Vilarinho KA, Eghtesady P, Silveira Filho LM, Lavagnoli CF, et al. Ventricular pacing threshold after transthoracic external defibrillation with two different waveforms: an experimental study. Europace. 2013;15(2):297-302.
14. Registro Brasileiro de Marca-passos, Desfiriladores e Ressincronizadores – RBM. Associação Brasileira de Eletrofisiologia e Estimulação Cardíaca. Disponível em: <http://www.deca.org.br/Medica/RBM.aspx>. Acesso em: 14 out. 2017.
15. Raatikainen MJ, Arnar DO, Zeppenfeld K, Merino JL, Levya F, Hindriks G, et al. Statistics on the use of cardiac electronic devices and electrophysiological procedures in the European Society of Cardiology countries: 2014 report from the European Heart Rhythm Association. Europace. 2015;17 Suppl 1:i1-75.
16. Murgatroyd F. The 9th annual report of the National Audit of Cardiac Rhythm Management (CRM) Devices. London: NICOR – National Institute for Cardiovascular Outcomes Research. 2014. Disponível em: <http://www.ucl.ac.uk/nicor/audits/cardiacrhythm/documents/annual-reports/CRM_National_Annual_Report_2013-14>. Acesso em: 14 out. 2017.
17. Instituto Brasileiro de Geografia e Estatística – IBGE. Censo Demográfico 2010. Resultados gerais da amostra. Disponível em: <http://www.ibge.gov.br/home/presidencia/noticias/imprensa/ppts/0000000847310412201231572748 3985.pdf>. Acesso em: 14 out. 2017.
18. Jacob S, Panaich SS, Maheshwari R, Haddad JW, Padanilam BJ, John SK. Clinical applications of magnets on cardiac rhythm management devices. Europace. 2011;13(9):1222-30.
19. Chung EK. Pacemaker-induced arrhythmias. Cardiovasc Clin. 1974;6(1):199-208.
20. Kruse I, Ryden L. Pacemaker-induced arrhythmias. Cardiol Clin. 1983;1(1):93-108.
21. Azara DH, Ruffa HG, Melo CS. Complicações elétricas e eletrônicas dos marca-passos. In: Melo CS, Mateos JC, Goncalves JFG, Greco OT, Silva Junior OS, editores. Temas de marca-passo. 4ª ed. São Paulo: Leitura Médica Ltda.; 2011. p. 665-701.
22. Lau CP, Leung SK, Tse HF, Barold SS. Automatic mode switching of implantable pacemakers: I. Principles of instrumentation, clinical, and hemodynamic considerations. Pacing Clin Electrophysiol. 2002;25(6):967-83.
23. Ortega DF, Sammartino MV, Pellegrino GM, Barja LD, Albina G, Segura EV, et al. Runaway pacemaker: a forgotten phenomenon? Europace. 2005;7(6):592-7.
24. Park SM, Son JW, Hong KS. Inappropriate high-rate pacing with maximal output due to runaway pacemaker malfunction in a temporary device. Europace. 2016;18(8):1240.

25. Mirowski M, Reid PR, Mower MM, Watkins L, Gott VL, Schauble JF, et al. Termination of malignant ventricular arrhythmias with an implanted automatic defibrillator in human beings. New Engl J Med. 1980;303(6):322-4.
26. Credner SC, Klingenheben T, Mauss O, Sticherling C, Hohnloser SH. Electrical storm in patients with transvenous implantable cardioverter-defibrillators: incidence, management and prognostic implications. J Am Coll Cardiol. 1998;32(7):1909-15.
27. Vukmir RB. Survival from prehospital cardiac arrest is critically dependent upon response time. Resuscitation. 2006;69(2):229-34.
28. Milano G, Corno AF, Samaja M, Morel S, Vassalli G, von Segesser LK. Daily reoxygenation decreases myocardial injury and improves post-ischaemic recovery after chronic hypoxia. Eur J Cardiothorac Surg. 2010;37(4):942-9.
29. Levine PA, Barold SS, Fletcher RD, Talbot P. Adverse acute and chronic effects of electrical defibrillation and cardioversion on implanted unipolar cardiac pacing systems. J Am Coll Cardiol. 1983;1(6):1413-22.
30. Gould L, Patel S, Gomes GI, Chokshi AB. Pacemaker failure following external defibrillation. Pacing Clin Electrophysiol. 1981;4(5):575-7.
31. Das G, Eaton J. Pacemaker malfunction following transthoracic countershock. Pacing Clin Electrophysiol. 1981;4(5):487-90.
32. Giedwoyn JO. Pacemaker failure following external defibrillation. Circulation. 1971;44(2):293.
33. Yamanouchi Y, Miyoshi K, Kodama S, Shiga Y, Sumi S, Niimura H, et al. Ventricular pacing thresholds following high-energy implantable cardioverter defibrillator shocks in integrated bipolar defibrillation systems. Exp Clin Cardiol. 2009;14(1):3-5.
34. Gauch PR, Halperin C, Galvão Filho SS, Paola AA, Pachón-Mateos JC, Martinelli M, et al. [Orientations regarding artificial pacemaker interferences]. Arq Bras Cardiol. 1997;68(2):135-42.
35. Beinart R, Nazarian S. Effects of external electrical and magnetic fields on pacemakers and defibrillators: from engineering principles to clinical practice. Circulation. 2013;128(25):2799-809.
36. Driller J, Barold SS, Parsonnet V. Normal and abnormal function of the pacemaker magnetic reed switch. J Electrocardiol. 1976;9(3):283-92.
37. Hegge FW. A simple zener diode voltage regulator. J Exp Anal Behav. 1965;8(1):69-70.
38. Monteiro Filho MY. Interferências nos marca-passos cardíacos. 2002. Disponível em: <http://www.rbconline.org.br/artigo/interferencias-nos-marcapassos-cardiacos/>. Acesso em: 14 out. 2017.
39. Solan AN, Solan MJ, Bednarz G, Goodkin MB. Treatment of patients with cardiac pacemakers and implantable cardioverter-defibrillators during radiotherapy. Int J Radiat Oncol Biol Phys. 2004;59(3):897-904.
40. D'Orio Nishioka SA, Cavalcante RF, Wesolowski A, Wacatossi EY, Barros DYI. Avaliação e programação dos marca-passos SJM: abordagem clínica e técnica. 1ª ed. Rio de Janeiro: Atheneu; 2016.

63

DOENÇAS VALVARES

Alexandre de Matos Soeiro
Múcio Tavares de Oliveira Jr.

Introdução

Com o envelhecimento da população, é cada vez mais comum encontrarmos pacientes com doenças valvares significativas em unidades de emergência, seja por descompensação clínica da própria doença cardíaca ou por acometimento orgânico de outro sistema. Em ambas as situações, o reconhecimento do problema e o correto manejo clínico podem afetar o prognóstico[1-3].

De uma maneira simplificada, quatro são as valvopatias importantes e que serão comentadas a seguir: estenose e insuficiência da valva aórtica; estenose e insuficiência da valva mitral. Acometimentos isolados de valvas tricúspide e pulmonar são incomuns e ocasionam menores repercussões clínicas.

Estenose valvar aórtica

Epidemiologia

Estenose aórtica (EAo) é a doença valvar mais prevalente nos países desenvolvidos. A prevalência de EAo importante em adultos com mais que 65 anos é de 2% a 5%. Há alguns anos, a principal causa de EAo era febre reumática (FR). Atualmente, acompanhando o envelhecimento da população, a etiologia predominante é a calcífica, secundária a processo inflamatório degenerativo, com características similares à aterosclerose[1-3].

Valva aórtica bicúspide é outra causa frequente de EAo, sendo mais prevalente em homens. Apesar de ser uma doença congênita, o desenvolvimento de calcificação valvar pode ocorrer tardiamente, e os sintomas de EAo importante habitualmente aparecem após os 50 anos de idade[3,4].

Fisiopatologia

Muitos pacientes com EAo importante permanecem assintomáticos por longo período. Com a obstrução progressiva do orifício valvar aórtico, o paciente com EAo apresenta sobrecarga de pressão intraventricular, levando à hipertrofia ventricular compensatória. À medida que isso evolui, o paciente pode apresentar síncope devida à redução de fluxo sanguíneo cerebral, principalmente aos esforços, dor torácica por desbalanço entre demanda e consumo miocárdico e dispneia, tanto por aumento da pressão diastólica final quanto por desenvolvimento de disfunção ventricular em estágio final da doença. Além disso, devido à hipertrofia ventricular significativa, inúmeros pontos isquêmicos/fibróticos se formam, podendo levar a diferentes focos arritmogênicos, sendo um dos principais mecanismos relacionados à ocorrência de morte súbita[2,3].

Quadro clínico

A maioria dos pacientes recebe o diagnóstico de EAo muito tempo antes do aparecimento de sintomas, após avaliação médica rotineira ou realização de ecocardiograma. Por outro lado, outros pacientes apresentam-se já sintomáticos, recebendo indicação de tratamento cirúrgico pouco tempo após o diagnóstico[2,3,5].

Os principais sintomas da EAo são: dispneia aos esforços, *angina pectoris* e síncope. A presença de sintomas em paciente com EAo importante indica um pior prognóstico, com sobrevida média menor que cinco anos caso não seja realizada a troca valvar aórtica[2,5].

A presença de sopro sistólico ejetivo crescendo-decrescendo (em "diamante") com pico tardio (Figura 63.1), desdobramento paradoxal da segunda bulha e pulso arterial "*parvus et tardus*" indica a presença de uma EAo importante[2,3,5].

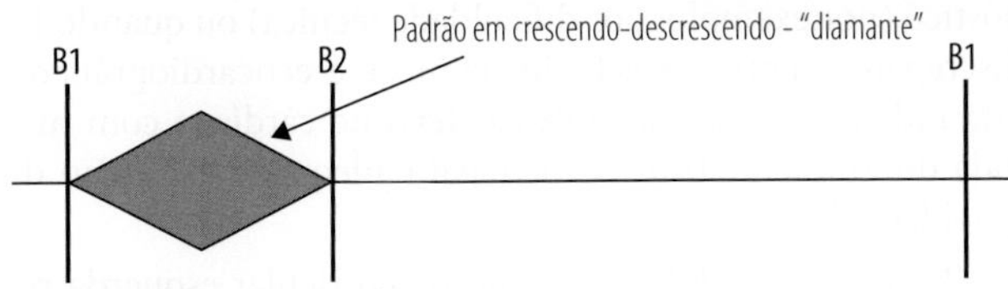

Figura 63.1. Sopro em diamante.

Palpitações taquicárdicas podem também ser manifestadas, representando desde arritmias atriais como fibrilação atrial, até taquicardia ventricular, com ou sem repercussão hemodinâmica. O surgimento de sintomas secundários à obstrução da via de saída do ventrículo esquerdo (VE) na EAo importante pressagia uma alta taxa de mortalidade, revertida apenas com a realização da troca valvar aórtica[2,3,5].

Dessa forma, pacientes sintomáticos com EAo importante devem ser avaliados para intervenção cirúrgica, uma vez que o tratamento medicamentoso tem pouco benefício. Pacientes que não são submetidos a tratamento cirúrgico após o aparecimento de sintomas apresentam descompensações clínicas frequentes, com seguidas visitas ao pronto-socorro[2,3,5].

De 25% a 50% dos pacientes com EAo importante sintomática apresentam doença arterial coronariana significativa concomitante, o que dificulta o diagnóstico anatômico dos sintomas apresentados[5].

Diagnóstico diferencial

- Hiperfluxo aórtico por anemia, gestação, sepse, tireotoxicose, insuficiência aórtica pura, comunicação interatrial sem hipertensão pulmonar (HP), comunicação interventricular sem HP, bloqueio atrioventricular total.
- Esclerose da valva aórtica.
- Estenose subvalvar aórtica.
- Estenose supravalvar aórtica.
- Obstrução da via de saída do VE na cardiomiopatia hipertrófica obstrutiva.
- Presença de prótese valvar.

Avaliação inicial de gravidade

O ecocardiograma transtorácico é o principal exame complementar para confirmação diagnóstica, avaliação de gravidade anatômica e seguimento evolutivo dos pacientes com EAo. Pode-se classificar a EAo em discreta, moderada ou importante, conforme achados ecocardiográficos (Tabela 63.1)[2].

Tabela 63.1. Classificação da EAo de acordo com o ecocardiograma

	Velocidade aórtica (m/s)	Gradiente médio (mmHg)	Área valvar aórtica (cm²)
EAo discreta	2,5-3,0	10-20	1,5-3,0
EAo moderada	3,0-4,0	20-40	1,0-1,5
EAo importante	> 4,0	> 40	< 1,0

EAo: estenose aórtica.

Quando o ecocardiograma não é suficiente para o diagnóstico (por exemplo: por dificuldade técnica) ou quando há discrepância entre os achados clínicos e ecocardiográficos, está indicada a realização de cateterismo cardíaco com medida do gradiente transaórtico, para adequada avaliação da gravidade da EAo[2].

Pacientes com EAo e disfunção ventricular esquerda representam um desafio diagnóstico, uma vez que o gradiente transvalvar aórtico pode estar subestimado pela disfunção ventricular. Nesses casos, a realização de ecocardiograma com estresse farmacológico (dobutamina) pode ajudar na adequada caracterização desses pacientes[2].

Nos pacientes com EAo com baixo fluxo e baixo gradiente, o cateterismo com infusão de dobutamina também pode ser realizado para avaliação hemodinâmica[2,5].

Condutas na sala de emergência

A terapêutica farmacológica visando ao controle da volemia deve ser a primeira opção. O uso de diuréticos é importante no controle sintomático, especialmente na redução da congestão pulmonar e/ou sistêmica. Para resolução dos sintomas, utiliza-se furosemida inicialmente na dose de 1 mg/kg[2,3].

Em casos de edema agudo de pulmão, o paciente é levado à sala de emergência, onde é colocado sentado, se possível com as pernas pendentes, e é ofertado oxigênio preferencialmente sobre pressão positiva (CPAP – pressão contínua positiva das vias aéreas)[2].

Não se empregam em EAo grave vasodilatadores orais ou betabloqueadores, uma vez que eles podem levar a aumento do gradiente transvalvar e choque hemodinâmico. Somente em situações de edema agudo de pulmão, utiliza-se com critério nitroprussiato endovenoso[2,5,6].

O nitroprussiato de sódio reduz a resistência vascular sistêmica, levando a aumento no débito cardíaco e a redução no consumo de oxigênio do miocárdio. Seu uso pode ajudar no manejo de pacientes com EAo importante, sobretudo naqueles que se apresentam com insuficiência cardíaca descompensada [classe funcional (CF) IV pela *New York Heart Association* – NYHA] e disfunção ventricular esquerda, desde que acompanhado de monitorização hemodinâmica e de pressão arterial invasiva em unidade de terapia invasiva. Desse modo, é usado apenas em conduta de exceção no setor de emergência. Seu uso acima da dose tolerada pelo paciente pode levar ao aumento excessivo do gradiente transvalvar e ao choque hemodinâmico[6].

Pacientes que se apresentam com congestão pulmonar e/ou sistêmica importante ou com instabilidade hemodinâmica apresentam risco cirúrgico elevado. Em casos de choque cardiogênico ou edema agudo de pulmão refratários às medidas iniciais de tratamento, iniciam-se drogas vasoativas (de preferência nitroprussiato de sódio, dobutamina e/ou noradrenalina) e, como conduta de exceção, pode ser realizada a valvuloplastia percutânea com balão de urgência. O procedimento é realizado pesando-se o risco-benefício e com o intuito de servir como ponte para a correção cirúrgica definitiva. Quando não for possível realizar o procedimento percutâneo, a cirurgia de urgência deve ser considerada[7].

Tratamento definitivo

Não há, até o presente momento, nenhuma medicação capaz de retardar a progressão da EAo. Estatinas, bisfosfonados e inibidores da enzima de conversão da angiotensina (IECAs) foram estudados, sem resultados satisfatórios[2].

O tratamento da hipertensão arterial sistêmica em pacientes com EAo importante assintomáticos é fundamental, evitando-se uma pós-carga adicional ao VE já hipertrofiado[2].

Pacientes com EAo discreta ou moderada e disfunção ventricular esquerda primária podem apresentar-se com sintomas de insuficiência cardíaca descompensada. Tais pacientes devem receber o tratamento-padrão para insuficiência cardíaca, incluindo betabloqueador, IECA ou bloqueador do receptor de angiotensina, diurético e antagonista da aldosterona, conforme indicação clínica[2].

O tratamento definitivo da EAo importante é a troca valvar aórtica. Na maioria dos casos, o procedimento é feito por meio de cirurgia convencional; em casos selecionados, porém, o implante transcateter (via transfemoral, transaórtica ou transapical) pode ser preferível[2,8,9].

Está indicado o tratamento cirúrgico da EAo importante nas seguintes situações[2]:

- Sintomas como angina, dispneia aos esforços e síncope (classe I);
- Disfunção ventricular esquerda [fração de ejeção ventricular esquerda – (FEVE) menor que 50% ao ecocardiograma (classe I)];
- Ausência de sintomas, mas com indicação de cirurgia cardíaca por outro motivo, como revascularização do miocárdio ou cirurgia da aorta torácica (classe I);
- Ausência de sintomas, mas com variáveis ecocardiográficas de pior prognóstico, como gradiente médio entre o VE e a aorta maior que 60 mmHg, área valvar menor que 0,7 cm^2 ou velocidade de jato transvalvar aórtico maior que 5 m/seg (classe IIa);
- Ausência de sintomas e teste de esforço demonstrando tolerância reduzida ao esforço ou queda da pressão arterial sistólica (classe IIa).

Nos últimos anos, tem sido desenvolvida uma técnica percutânea de tratamento definitivo da EAo importante, dirigida para pacientes com alto risco cirúrgico ou com contraindicação absoluta para o procedimento cirúrgico convencional. Implante transcateter de valva aórtica (TAVI, sigla em inglês) é recomendado para pacientes com indicação de troca valvar aórtica com risco cirúrgico proibitivo e sobrevida pós-TAVI maior que 12 meses[2].

Insuficiência valvar aórtica

Epidemiologia

Do ponto de vista etiopatogênico, a insuficiência aórtica (IAo) geralmente decorre de patologias primárias das semilunares (FR, endocardite, entre outras) ou de afecções da raiz aórtica (aneurisma, dissecção), com insuficiência valvar secundária (Tabela 63.2)[2,3].

As principais causas de IAo aguda são a endocardite infecciosa e a dissecção aórtica. Na endocardite, a deterioração primária do aparelho valvar aórtico com perfuração de folhetos determina graus variados de IAo. A avaliação desses casos exige exploração clínica detalhada em busca de critérios que sugiram endocardite, como febre, sintomas constitucionais e eventos embólicos. A dissecção aórtica do tipo A de Stanford promove desabamento das semilunares e incompetência valvar. Portadores de valvas aórticas bicúspides apresentam maior risco de dissecção[2,3].

A IAo crônica, sobretudo no Brasil e demais países emergentes, ainda se associa à FR, com maior prevalência no sexo masculino. Outras etiologias envolvem alterações congênitas (valvas bicúspides, quadricúspides), dilatação aneurismática da raiz aórtica e sequela de endocardite infecciosa prévia[2].

Tabela 63.2. Etiologia da IAo

Alteração dos folhetos	Alteração da raiz aórtica
Febre reumática	Aneurisma aorta
Endocardite infecciosa	Dissecção aórtica
Congênita (bicúspide, quadricúspide)	Aortite sifilítica
Traumática	Doenças do colágeno (Marfan, Ehlers-Danlos)
Degeneração mixomatosa	Trauma
Iatrogênica (após valvoplastia por cateter-balão)	Espondiloartropatias soronegativas (espondilite anquilosante, Reiter)

Fisiopatologia

A IAo caracteriza-se pelo refluxo diastólico de sangue da aorta para o VE. A sobrecarga volumétrica imposta ao VE determina hipertrofia excêntrica, com aumento das dimensões ventriculares para preservação de complacência. A dilatação ventricular, por atenuar o aumento das pressões de enchimento, representa um mecanismo compensatório e adaptativo importante na história natural da IAo crônica[3].

Na IAo aguda, o refluxo importante de volume para um VE não adaptado promove ascensão acentuada da pressão diastólica final, resultando em congestão pulmonar e baixo débito cardíaco[3].

Quadro clínico

Geralmente dois perfis de pacientes buscam atendimento médico de emergência: portadores de IAo crônica com exacerbação de seus sintomas e pacientes com IAo de instalação aguda.

Na IAo crônica exacerbada, observam-se sintomas de insuficiência cardíaca esquerda (dispneia, ortopneia e dispneia paroxística noturna) associados aos estigmas clínicos típicos de regurgitação aórtica (Tabela 63.3). Os pacientes podem queixar-se de dor torácica e síncope. O *ictus cordis* comumente se encontra desviado para a esquerda e para baixo, denotando remodelamento ventricular. A ausculta caracteriza-se por sopro diastólico aspirativo, de alta frequência, geralmente mais audível na borda esternal esquerda (foco aórtico acessório), associado à hipofonese de segunda bulha. A duração prolongada (sopro holodiastólico) consiste no principal preditor auscultatório de gravidade (Figura 63.2)[3].

A IAo aguda habitualmente provoca repercussão clínica importante, com dispneia acentuada e congestão pulmonar. O choque cardiogênico pode surgir como primeira manifestação. Notadamente, os achados periféricos típicos da IAo crônica são raramente encontrados. Como descrito anteriormente, as principais etiologias relacionadas à IAo aguda são a endocardite infecciosa e a dissecção de aorta[2,3,8,9].

A IAo secundária à endocardite infecciosa habitualmente associa-se a sintomas sistêmicos constitucionais, febre e eventos embólicos. Casos de dor torácica de forte intensidade acompanhada de assimetria de pulsos arteriais periféricos e sopro diastólico aspirativo sugerem dissecção aórtica associada à IAo[2].

Tabela 63.3. Principais sinais periféricos da IAo

Principais estigmas clínicos periféricos da IAo
Pulso em martelo d'água
Sinal de Musset (impulsões sistólicas do segmento cefálico)
Sinal de Müller (impulsões sistólicas da úvula)
Pressão arterial divergente
Sinal de Quincke (impulsões sistólicas observadas na perfusão do leito ungueal)
"Pistol shot" (ruído sistólico audível sobre a artéria femoral)
Sinal de Duroziez (ruído sistólico e diastólico audível sobre a artéria femoral obtido por meio de leve compressão com o diafragma do estetoscópio)

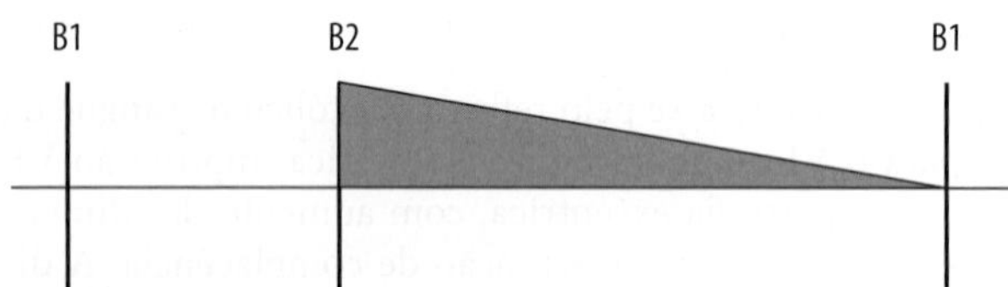

Figura 63.2. Sopro protodiastólico.

Diagnóstico diferencial

Não há outros diagnósticos que levem à ocorrência de sopro diastólico aspirativo como na IAo. No entanto, reforça-se atenção especial à presença de outras doenças em conjunto, como endocardite infecciosa e aneurisma/dissecção de aorta.

Avaliação inicial de gravidade

No eletrocardiograma, a IAo crônica geralmente demonstra sinais de sobrecarga de VE, em função de hipertrofia ventricular excêntrica subjacente. A IAo aguda não costuma produzir alterações eletrocardiográficas específicas. A radiografia de tórax na IAo crônica exacerbada caracteriza-se por cardiomegalia à custa do VE (índice cardiotorácico acima de 0,5) associada a sinais de congestão pulmonar. Já na IAo aguda, a radiografia habitualmente apresenta congestão pulmonar proeminente com dimensões ventriculares preservadas. Nos casos de regurgitação valvar relacionada à dissecção aórtica, podem ser observados variados graus de alargamento do mediastino superior[2].

A ecocardiografia transtorácica com Doppler colorido consiste no principal exame complementar para avaliação da IAo na emergência. Os parâmetros ecocardiográficos definidores de IAo anatomicamente importante consistem em *vena contracta* acima de 6 mm, fração regurgitante superior a 50%, volume regurgitante maior que 60 mL e área efetiva do orifício regurgitante superior a 0,3 cm^2. A ecocardiografia também permite avaliação de vegetações nos casos de endocardite infecciosa, sendo a modalidade transesofágica mais indicada para a avaliação desses casos. O fechamento prematuro da valva mitral também indica IAo importante. A ecocardiografia transtorácica possibilita a quantificação do remodelamento ventricular por meio da medida dos diâmetros sistólico e diastólico do VE, além da avaliação de disfunção sistólica, definida como fração de ejeção (FE) inferior a 50%[2,8,9].

A angiotomografia de aorta torácica pode ser necessária para avaliação dos casos de IAo relacionada à dissecção aórtica, permitindo determinar a extensão da patologia e o envolvimento de outros leitos arteriais. A ecocardiografia transesofágica também consiste numa ferramenta útil para avaliação da IAo na dissecção aórtica, com sensibilidade e especificidade semelhantes à da angiotomografia de aorta torácica[2].

O cateterismo cardíaco com aortografia é necessário nos casos em que existe discordância entre a impressão clínica e os demais exames complementares. A cineangiocoronariografia é recomendada nos pacientes de risco para doença arterial coronariana, objetivando oferecer a revascularização miocárdica cirúrgica no mesmo tempo da intervenção valvar[2,8,9].

Condutas na sala de emergência

O tratamento farmacológico da IAo crônica exacerbada fundamenta-se no emprego de vasodilatadores e diuréticos. Os principais vasodilatadores utilizados são os nitratos endovenosos (nitroprussiato e nitroglicerina). A redução de pós-carga facilita o trabalho do VE ao amenizar o estresse sistólico[2].

Para a redução de pré-carga e consequente alívio das pressões de enchimento, faz-se necessária a utilização de diuréticos endovenosos de alça como a furosemida devido à alta potência e à rápida ação[2,8,9].

Deve-se ministrar oxigênio suplementar para a correção de hipoxemia. A instalação de dispositivos de ventilação não invasiva (CPAP, BIPAP – pressão das vias aéreas bilevel positivo) contribuiu de maneira significativa para o tratamento da congestão pulmonar[2].

Na IAo aguda, na qual frequentemente ocorre associação de baixo débito e congestão pulmonar, pode ser necessário o uso de agentes inotrópicos como a dobutamina. Eles também estão recomendados nos casos de IAo crônica exacerbada na presença de depressão da função sistólica do VE[2].

O emprego do balão intra-aórtico como medida de suporte mecânico é contraindicado na IAo na medida em que a insuflação diastólica do dispositivo agrava a regurgitação valvar[2,8,9].

Tratamento definitivo

O tratamento cirúrgico consiste na modalidade terapêutica primordial tanto para a IAo crônica exacerbada quanto para a IAo aguda. Nesta última, a indicação da intervenção costuma ter caráter emergencial por causa da rápida deterioração clínica observada nesses cenários. Já na IAo crônica exacerbada, o momento ideal para a cirurgia depende do grau de descompensação e das condições clínicas gerais do paciente[2].

A abordagem cirúrgica da IAo relacionada à dissecção aórtica requer tratamento combinado, consistindo geralmente na troca da aorta ascendente associada à substituição valvar.

As principais indicações de correção cirúrgica da IAo são[2]:

- Pacientes com IAo importante sintomáticos;
- Pacientes com IAo importante, assintomáticos, com FE menor que 50% em repouso;
- Pacientes com IAo importante que serão submetidos concomitantemente a cirurgia de revascularização miocárdica ou cirurgia da aorta ou de outras valvas cardíacas;
- Pacientes com IAo importante aguda ou agudizada de qualquer etiologia levando à insuficiência cardíaca aguda;
- Pacientes com IAo de etiologia não reumática, importante, assintomáticos, com FE maior ou igual a 50%, mas com diâmetro diastólico do VE maior que 75 mm ou diâmetro sistólico do VE maior que 55 mm.

Estenose valvar mitral

Epidemiologia

Descrita pela primeira vez em 1705, a estenose mitral (EMi) ainda permanece como um grave problema de saúde pública nos países em desenvolvimento. Casuísticas nesses países são escassas e não permitem a avaliação epidemiológica correta da doença[2].

A principal etiologia da EMi é a FR, que gera espessamento e imobilidade dos folhetos valvares, por meio da fusão comissural (característica ecocardiográfica típica da FR). Outras possíveis causas são a congênita, lúpus eritematoso sistêmico, artrite reumatoide, mucopolissacaridoses e síndrome carcinoide[2].

Fisiopatologia

Trata-se da redução da área de abertura da valva mitral durante a diástole, o que impede o fluxo normal de sangue do átrio esquerdo (AE) para o VE. Em adultos normais, a área do orifício valvar mitral é de cerca de 4 a 6 cm^2. Quando ocorre uma redução de 50% nessa área, os sintomas e sinais podem começar a surgir. Surge aumento importante da pressão atrial esquerda, com consequente repercussão e elevação da pressão pulmonar[2,3].

Quadro clínico

A dispneia, principal sintoma, deve-se à transmissão aos capilares pulmonares da sobrecarga pressórica no AE, levando à transudação nos alvéolos e gerando desconforto respiratório aos esforços e ao deitar-se em decúbito baixo. Com a progressão da doença, as câmaras direitas também serão afetadas, o que resulta no acúmulo de líquido na circulação sistêmica: turgência jugular, hepatomegalia, ascite e edema de membros inferiores[3].

As palpitações são em sua maioria devidas à fibrilação atrial, a qual, por sua vez, é consequência do remodelamento atrial, gerado pela sobrecarga pressórica e pela fibrose miocárdica, consequente aos repetidos surtos de cardite reumática[2,3].

Para qualquer área de orifício valvar mitral, o gradiente pressórico transvalvar é diretamente proporcional ao quadrado do fluxo pela valva, isto é, um aumento em duas vezes no fluxo eleva em quatro vezes o gradiente. Esse aumento pressórico agudo no AE será transmitido à vasculatura pulmonar, gerando dispneia. Isso explica por que situações que levam à taquicardia, como exercício, fibrilação atrial, tireotoxicose, infecção e gravidez, são as principais causas de descompensação do paciente portador de EMi e, portanto, levam-no à emergência[3].

O portador de EMi apresenta-se à emergência com bastante desconforto respiratório, algumas vezes em edema agudo de pulmão. Palpitação também é uma queixa frequente, e sintomas como tontura, sudorese fria, náuseas e vômitos podem significar baixo débito[2,3].

Ao exame físico, constata-se um paciente na maioria das vezes taquidispneico e taquicárdico. Crepitações à ausculta pulmonar, estase jugular, fígado aumentado, ascite e edema de membros inferiores compõem o quadro. Sinais de baixo débito como perfusão lentificada e hipotensão podem estar presentes nos casos mais graves[3].

No ambiente de pronto-socorro, as alterações da ausculta cardíaca típicas da EMi, como a hiperfonese da primeira bulha, estalido de abertura protodiastólico e sopro diastólico em ruflar, com reforço pré-sistólico, nem sempre são fáceis de constatar, devido à taquicardia e aos ruídos pulmonares (Figura 63.3)[3].

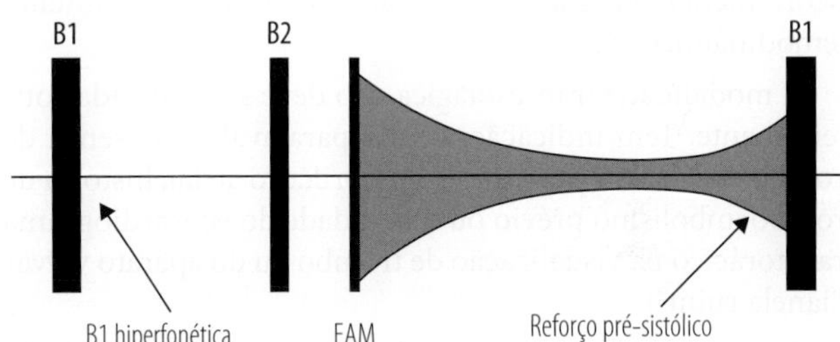

Figura 63.3. Sopro mesodiastólico, decrescendo e crescendo. EAM: estalido de abertura mitral.

Diagnóstico diferencial

- Hiperfluxo mitral por insuficiência mitral (IM), anemia, gravidez, tireotoxicose, sepse, bloqueio atrioventricular total.
- Mixoma atrial.
- Sopro de Austin-Flint.
- Sopro de Carey-Coombs.

Avaliação inicial de gravidade

Na radiografia pulmonar, a análise dos campos pulmonares revela frequentemente opacidades de padrão reticular, principalmente em bases, mas com cefalização da trama vascular pulmonar indicando congestão. A silhueta cardíaca pode ajudar no diagnóstico da EMi, com uma área cardíaca de tamanho normal (VE não sobrecarregado), sinal do duplo contorno e quarto arco (aumento de AE), além de retificação ou abaulamento do tronco da artéria pulmonar, indicando HP[2].

Ao eletrocardiograma, a frequência cardíaca (FC) aumentada é quase uma constante. O ritmo é fibrilação atrial em grande parte das vezes. Quando presente, a onda P com duas corcovas em D2 e bifásica em V1, com o componente negativo mais profundo e mais extenso que 1 mm (sinal de Morris), indica sobrecarga de AE. Podem ser encontrados sinais de sobrecarga de câmaras direitas, como onda P apiculada em D2, ou o sinal de Peñaloza-Tranchesi (aumento abrupto de voltagem de V1 para V2) indicando a sobrecarga de AD; e desvio do eixo para direita, com onda Rs em V1, indicando sobrecarga de VD. A sobrecarga de VE não é comum, a não ser que haja dupla lesão mitral (insuficiência e estenose)[2].

O principal exame para essa avaliação é o ecocardiograma. Além de ajudar no diagnóstico, ao visualizar o déficit de abertura, o espessamento das cúspides e, ocasionalmente, sua fusão (em caso de etiologia reumática), o ecocardiograma também auxilia no prognóstico, já que a graduação da EMi em leve, moderada e grave se dá segundo a área valvar e o gradiente transvalvar (Tabela 63.4)[2,8,9].

O ecocardiograma também tem papel na decisão terapêutica: a exequibilidade da valvoplastia mitral por cateter-balão (VMCB) – descrita adiante – é avaliada pelo escore de Wilkins-Block, descrito em 1988, que avalia e gradua de 0 a 4 pontos quatro aspectos estruturais da válvula mitral (mobilidade dos folhetos, espessamento valvar, grau de calcificação e grau de acometimento do aparato subvalvar). Pacientes com escore menor ou igual a 8 são candidatos ao procedimento hemodinâmico[2,8,9].

A modalidade transesofágica não deve ser realizada rotineiramente. Tem indicação apenas para avaliar presença de trombo em AE em pacientes com fibrilação atrial, história de tromboembolismo prévio ou dificuldade do ecocardiograma transtorácico na visualização de trombo ou do aparato valvar ("janela ruim")[2].

Atualmente, o cateterismo direito e esquerdo está indicado em situações de discordância entre a sintomatologia do paciente e o ecocardiograma.

Condutas na sala de emergência

O principal objetivo do tratamento com medicamentos é o alívio de sintomas e a estabilização clínica. O tratamento definitivo se dá pela correção das alterações anatômicas da valva mitral, por meio de cirurgia ou via hemodinâmica[2].

O alívio da dispneia começa com o fornecimento de suporte ventilatório, que pode ir desde cateter de oxigênio, em pacientes menos graves, até ventilação mecânica não invasiva ou invasiva, em casos de insuficiência respiratória[2].

Tabela 63.4. Graduação da estenose mitral pelo ecocardiograma

	Área valvar	Gradiente transvalvar (médio)
Leve	> 1,5 cm²	< 5 mmHg
Moderado	1,0-1,5 cm²	5-10 mmHg
Grave	< 1,0 cm²	> 10 mmHg

Os diuréticos são essenciais no tratamento da dispneia, com a melhora da congestão pulmonar e sistêmica. Na emergência, é dada preferência para os diuréticos de alça, em infusão endovenosa (furosemida 20 mg em *bolus*, até 1 mg/kg). Os diuréticos são úteis mesmo em casos de associação com IM e/ou doença valvar aórtica[2].

Como destacado anteriormente, o aumento do fluxo transvalvar pelo aumento da FC é o principal fator de descompensação da EMi, de modo que o controle da taquicardia, independentemente do ritmo, é de suma importância para a estabilidade do paciente. Medicamentos endovenosos que têm a capacidade de reduzir a FC, como betabloqueadores (metoprolol 5 mg a cada 5 ou 10 minutos, até a dose de máxima de 15 mg), bloqueadores de canais de cálcio (verapamil 5 a 10 mg em 2 minutos, com dose adicional de 10 mg, se necessário, ou diltiazem 0,25 mg/kg, seguido de 0,35 mg/kg após 15 minutos, se necessário) e digitálicos (deslanosídeo 0,4 mg/2 mL) podem e devem ser usados no pronto-socorro[2].

Quanto à anticoagulação, está sempre indicada no paciente com EMi e fibrilação atrial. Outras indicações são a presença de trombo no AE e eventos tromboembólicos prévios. Devem ser utilizadas heparina de baixo peso molecular, heparina não fracionada ou varfarina. Os novos anticoagulantes (inibidores do fator Xa e inibidores da trombina), até o momento, são formalmente contraindicados na EMi[2].

Tratamento definitivo

Valvoplastia mitral percutânea por cateter-balão

Indicada quando o quadro clínico é refratário ao tratamento medicamentoso. É o procedimento de escolha quando a cirurgia é contraindicada ou como ponte para a melhora clínica em pacientes de alto risco[2,8,9].

Deve ser idealmente realizada nos pacientes com escore de Wilkins menor que 8, e aqueles com escore entre 9 e 11 devem ser submetidos à avaliação individualizada. É contraindicada em pacientes com trombo atrial esquerdo, regurgitação mitral moderada ou importante, escore de Wilkins maior que 12 e presença de valvopatias concomitantes ou doença arterial coronária com indicação de intervenção cirúrgica[2,8,9].

Procedimento realizado através de acesso venoso, com punção transeptal, passagem de cateter com balão em forma de ampulheta (balão de Inoue), posicionamento no orifício mitral e insuflação[2,8,9].

Os parâmetros de sucesso são: área valvar mitral final maior que 1,5 cm², redução da pressão atrial esquerda para menos que 18 mmHg e redução no gradiente transmitral de 50% a 60%, na ausência de complicações[2].

Correção cirúrgica

É indicada para pacientes com contraindicação à valvoplastia por cateter. A mortalidade ocasionada pelo procedimento varia entre 3% e 10% e está proporcionalmente relacionada a idade, classe funcional e grau HP.

As principais indicações cirúrgicas da EMi são[2]:

- Pacientes com EMi moderada a importante, sintomáticos (CF III ou IV), com contraindicações à valvoplastia por cateter;
- Pacientes com EM moderada a importante associada a eventos embólicos recorrentes, apesar de adequada anticoagulação;
- Pacientes com EM importante, assintomáticos (CF I ou II), com HP grave [pressão sistólica da artéria pulmonar (PSAP) maior ou igual a 80 mmHg], não candidatos à valvoplastia por cateter.

Insuficiência valvar mitral

Epidemiologia

As principais causas de IM crônica primária no Brasil são a FR e o prolapso da valva mitral. No caso da IM aguda (IMA), o infarto agudo do miocárdio é responsável por cerca de 50% dos casos (levando a isquemia, necrose ou ruptura do músculo papilar, ou a dilatação global ou segmentar do VE), sendo os demais causados por endocardite infecciosa, disfunção de prótese, trauma ou outras causas mais raras (como ruptura de cordoalha na síndrome de Marfan)[2,3,10].

Fisiopatologia

A IM ocorre em consequência de alterações em um ou mais dos seus componentes: folhetos, anel valvar, cordas tendíneas ou músculos papilares (além das paredes do VE e AE). Os pacientes que se apresentam na emergência com IM podem ser portadores de doença crônica de grau importante que se tornou sintomática (após longo período de evolução) ou de alterações que levam ao surgimento de IMA[3].

Os mecanismos que desencadeiam a descompensação dos pacientes com IM importante envolvem sobrecarga de volume ao AE e ao VE, que se mostram incapazes de acomodar o volume regurgitante, levando ao surgimento de congestão pulmonar[3].

Nos pacientes crônicos e que se apresentam descompensados, será possível observar, em muitos casos, manifestações cardíacas não valvares, incluindo remodelamento do AE e do VE e presença de disfunção ventricular sistólica[3].

Na IMA, como o VE não apresenta dilatação nem hipertrofia, não há aumento compensatório do volume sistólico (que seria necessário devido ao surgimento da regurgitação), podendo gerar, ainda, sinais de baixo débito. O quadro, nesses casos, apresenta rápida evolução para edema pulmonar agudo e/ou choque cardiogênico[3].

Quadro clínico

O principal sintoma de apresentação da IM com descompensação é a dispneia, que pode ou não vir acompanhada de tosse. Outros sintomas estarão presentes conforme a causa, como febre, fraqueza e outras queixas constitucionais na endocardite infecciosa, ou dor torácica, nos pacientes com infarto do miocárdio. A presença de arritmias pode levar, ainda, ao surgimento de palpitações[2,3,10].

A ausculta cardíaca nos pacientes crônicos apresenta-se em geral com primeira bulha (B1) hipofonética e sopro holossistólico regurgitativo, mais bem audível em área mitral, que pode variar de intensidade, normalmente apresentando irradiação para a linha axilar média (Figura 63.4). Nos pacientes com IMA, o sopro é mais grave e tem menor intensidade, podendo inclusive estar ausente. Nesses casos, a presença de taquicardia em paciente dispneico pode muitas vezes dificultar a ausculta. Além do sopro, pode também estar presente a terceira bulha (B3)[3].

Na ausculta pulmonar, há estertores finos com intensidade variável. Nos pacientes com edema agudo de pulmão, eles podem ser auscultados até os ápices pulmonares[3].

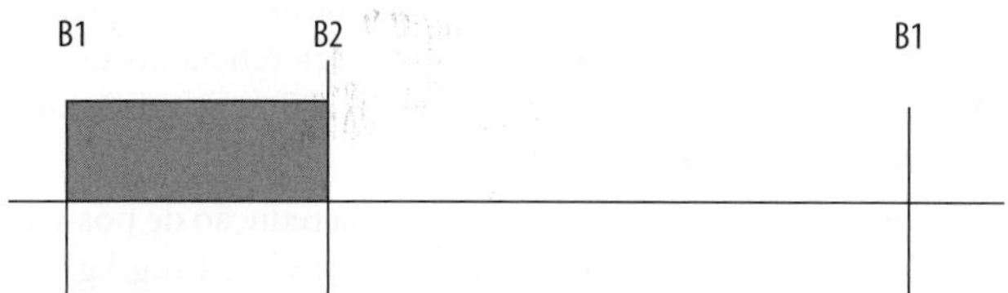

Figura 63.4. Sopro holossistólico.

Diagnóstico diferencial

- Insuficiência tricúspide.
- Comunicação interventricular.
- Comunicação interventricular com HP.

Avaliação inicial de gravidade

O eletrocardiograma pode apresentar alterações de ritmo, sendo a mais frequente a fibrilação atrial, e sinais de sobrecarga de câmaras esquerdas, nos casos crônicos. Além disso, poderá haver alterações de repolarização ventricular relacionadas a isquemia miocárdica e/ou áreas inativas nos pacientes de etiologia isquêmica[2].

A radiografia de tórax apresenta sinais de congestão pulmonar, como ingurgitamento de hilos, cefalização de trama e linhas B de Kerley. Nos casos crônicos, pode apresentar também aumento de área cardíaca à custa de aumento de câmaras esquerdas[2].

A ecocardiografia com Doppler é o principal exame complementar a ser realizado para a avaliação da IM, podendo avaliar a estrutura valvar, o grau de regurgitação, seus mecanismos (incluindo possível ruptura de cordas tendíneas ou músculo papilar), suas repercussões hemodinâmicas (incluindo alterações da pressão pulmonar) e possíveis alterações segmentares ou globais da contratilidade do VE. A ecocardiografia transesofágica permite melhor visualização do aparato valvar mitral, colaborando na programação e na avaliação intraoperatória dos resultados do procedimento cirúrgico, quando indicado[2].

Condutas na sala de emergência

As medidas iniciais serão direcionadas à estabilização do paciente por meio da utilização de medicações que interfiram na fisiopatologia da IM. Após, se optará ou não pelas terapias definitivas, que envolverão na absoluta maioria dos pacientes o tratamento cirúrgico, seja ele conservador ou com implante de prótese valvar. Os pacientes com ruptura de músculo papilar por infarto do miocárdio não submetidos ao tratamento cirúrgico, por exemplo, apresentam taxa de mortalidade de até 75% em 24 horas e 95% em 48 horas[2,10-13].

É importante que seja priorizada a redução da pós-carga, com o intuito de facilitar a ejeção ventricular para a raiz da aorta, reduzindo a regurgitação mitral (fração regurgitante) e, consequentemente, a congestão pulmonar. Faz-se preferencialmente com captopril 25 a 50 mg via oral ou hidralazina 25 mg via oral. Em pacientes graves em edema agudo de pulmão, a preferência é a utilização de nitroprussiato de sódio endovenoso (dose de 0,3 a 10 mcg/kg/min) em bomba de infusão contínua. Já quando a suspeita for de IMA associada à síndrome coronariana aguda, dá-se preferência ao uso de nitroglicerina endovenosa (dose de 10 a 200 mcg/min), também em bomba de infusão contínua[2,14].

Para a resolução dos sintomas, além da redução de pós-carga, utiliza-se furosemida inicialmente na dose de 1 mg/kg[14].

Oxigenoterapia é instituída em todos os pacientes hipoxêmicos, com o intuito de manter a saturação periférica de oxigênio acima de 95%, com o cuidado de evitar hiperóxia. Em casos de edema agudo de pulmão, o paciente é levado à sala de emergência, onde é colocado sentado, se possível com as pernas pendentes, e é ofertado oxigênio preferencialmente sobre pressão positiva (CPAP), desde que não haja contraindicações, como instabilidade hemodinâmica, rebaixamento do nível de consciência, secreção excessiva, tosse ineficaz e agitação ou cirurgia recente de esôfago ou vias aéreas superiores[2,8,9].

Não se recomenda de rotina em IM grave o uso de betabloqueadores endovenosos ou orais, uma vez que eles podem levar a baixo débito cardíaco e choque hemodinâmico[14].

Em casos de choque cardiogênico ou edema agudo de pulmão refratários às medidas iniciais de tratamento, iniciam-se drogas vasoativas (de preferência dobutamina) e pode-se optar pela passagem de balão intra-aórtico, que se mostrou relacionado a menor mortalidade em 30 dias. Caso o paciente se mantenha refratário às medidas, a cirurgia de urgência deve ser indicada[11].

Tratamento definitivo

Para o tratamento cirúrgico, Lorusso *et al.* publicaram estudo em 2008, no qual mostraram não haver diferença de prognóstico conforme a técnica utilizada (plástica valvar ou troca valvar), e em cuja casuística houve pior evolução pós-operatória nos pacientes de etiologia isquêmica (sobrevida de 39% em 15 anos, contra 75% a 77% nos pacientes de outras etiologias, incluindo endocardite infecciosa)[12].

São indicações de tratamento cirúrgico da IM[2]:

- Pacientes com IM crônica importante, sintomáticos (CF II, III ou IV), com FE maior que 30% e DsVE menor que 55 mm;
- Pacientes com IM crônica importante, assintomáticos, com FE entre 30% e 60% e DsVE maior ou igual a 40 mm;
- Plástica da valva mitral em pacientes com IM crônica por prolapso, importante, assintomáticos, com FE maior ou igual a 60% e DsVE menor que 40 mm, desde que realizada em centros experientes, nos quais a taxa de sucesso estimada da plástica é maior que 90%;
- Pacientes com IM crônica importante, assintomáticos, com função ventricular esquerda preservada e fibrilação atrial de início recente;
- Pacientes com IM crônica importante, assintomáticos, com função ventricular esquerda preservada e com HP (PSAP maior que 50 mmHg em repouso ou maior que 60 mmHg com exercício).

Referências bibliográficas

1. Lindman BR, Bonow RO, Otto CM. Current management of calcific aortic stenosis. Circ Res. 2013;113(2):223-37.
2. Tarasoutchi F, Montera MW, Grinberg M, Barbosa MR, Piñeiro DJ, Sánchez CRM, et al. Diretriz Brasileira de Valvopatias – SBC 2011/I Diretriz Interamericana de Valvopatias – SIAC 2011. Arq Bras Cardiol. 2011;97(5 Supl 1):1-67.
3. Bonow RO, Mann DL, Zipes DP, Libby P, editors. Braunwald's Heart Disease: A Textbook of Cardiovascular Medicine. 9th ed. Philadelphia: Elsevier Science; 2011. v. 2.
4. Fedak PW, Verma S, David TE, Leask RL, Weisel RD, Butany J. Clinical and pathophysiological implications of a bicuspid aortic valve. Circulation. 2002;106(8):900-4.
5. Aksoy O, O'Brien BL, Menon V. Options for managing severe aortic stenosis: a case-based review. Cleve Clin J Med. 2013;80(4):243-52.
6. Khot UN, Novaro GM, Popović ZB, Mills RM, Thomas JD, Tuzcu EM, et al. Nitroprusside in critically ill patients with left ventricular dysfunction and aortic stenosis. N Engl J Med. 2003;348(18):1756-63.
7. Aksoy O, Yousefzai R, Singh D, Agarwal S, O'Brien B, Griffin BP, et al. Cardiogenic shock in the setting of severe aortic stenosis: role of intra-aortic balloon pump support. Heart. 2011;97(10):838-43.
8. Nishimura RA, Otto CM, Bonow RO, Carabello BA, Erwin JP III, Guyton RA, et al, 2014 AHA/ACC Guideline for the Management of Patients With Valvular Heart Disease. J Am Coll Cardiol. 2014;63(22).
9. Joint Task Force on the Management of Valvular Heart Disease of the European Society of Cardiology (ESC); European Association for Cardio-Thoracic Surgery (EACTS); Vahanian A, Alfieri O, Andreotti F, Antunes MJ, Barón-Esquivias G, Baumgartner H, et al. Guidelines on the management of valvular heart disease (version 2012). Eur Heart J. 2012;33(19):2451-96.
10. Rossi EG. Insuficiência mitral. In: Grinberg M, Sampaio RO, editores. Doença valvar. Barueri: Manole, 2006. p. 148-54.
11. Kettner J, Sramko M, Holek M, Pirk J, Kautzner J. Utility of intra-aortic balloon pump support for ventricular septal rupture and acute mitral regurgitation complicating acute myocardial infarction. Am J Cardiol. 2013;112(11):1709-13.
12. Lorusso R, Gelsomino S, De Cicco G, Beghi C, Russo C, De Bonis M, et al. Mitral valve surgery in emergency for severe acute regurgitation: analysis of postoperative results from a multicentre study. Eur J Cardiothorac Surg. 2008;33(4):573-82.
13. Flueckiger PB, Cheng AC, Patton JM, Clements Jr SD. Partial papillary muscle rupture: a cause of acute mitral regurgitation. Am J Med Sci. 2013;345(6):478-81.
14. Pires LJT, Grinberg M. Abordagem de pacientes com insuficiência mitral na emergência. In: Soeiro AM, Leal TCAT, Oliveira Jr MT, Filho RK. Manual de condutas práticas da unidade de emergência do InCor. 1ª ed. Barueri: Manole; 2015. p. 222-8.

64

ENDOCARDITES

Luiz Cláudio Martins
Marcos Mello Moreira

Introdução

A endocardite infecciosa (EI) é uma infecção da superfície endocárdica que usualmente acomete a valva cardíaca nativa ou prótese valvar ou, ainda, um dispositivo intracardíaco. Sua ocorrência é mundial e acarreta alta morbimortalidade, ocupando a quarta posição com maior risco de morte entre as síndromes infecciosas, vindo após a sepse, pneumonia e abscesso intra-abdominal[1,2].

Os fatores de risco para a EI são de vital importância, pois com uma breve anamnese é possível percebê-los durante o atendimento do paciente na sala de emergência. Eles podem ser classificados como fatores de riscos cardíacos e não cardíacos. Entre os fatores cardíacos, a doença estrutural cardíaca como uma doença valvar, doença cardíaca congênita, prótese valvar, presença de um dispositivo intracardíaco podem predispor a EI ou ter história clínica de ter tido endocardite[3-5].

Para os fatores de risco não cardíacos, é de relevância: ter idade maior que 60 anos (provavelmente devido à diminuição da doença cardíaca reumática e ao aumento das doenças degenerativas valvares), usar drogas ilícitas injetáveis, ter mau estado de conservação dentária com infecção associada, ser paciente com insuficiência renal crônica em hemodiálise e ser portador do vírus HIV (vírus da imunodeficiência humana) quando associado ao uso de drogas injetáveis[6-8].

Epidemiologia

A incidência precisa da EI é difícil de ser determinada, pois suas definições variam ao longo do tempo, entre autores e entre os centros de tratamento[9,10]. Devem ser considerados também como fatores que dificultam na estimativa mais uniforme da incidência os fatores de risco como a doença reumática cardíaca e o uso de drogas injetáveis, que vão variar de acordo com as regiões e com o período nos quais os dados foram coletados.

Na comparação geral, a EI pode ser considerada como uma doença rara, mas que certamente possui impacto significante na morbimortalidade. A EI ocorre em 3 a 10 pessoas por 100.000 por ano, e estudos sugerem que sua incidência vem aumentando. Nos Estados Unidos, ocorrem 40.000 a 50.000 casos novos por ano, com custo médio superior a US$ 120.000 por paciente[11].

Não se encontram atualmente dados que reflitam a situação epidemiológica do Brasil como um todo.

Fatores de risco

A EI ocorrerá com maior risco para alguns grupos de pacientes listados na Tabela 64.1[12].

Tabela 64.1. Fatores de risco para EI

Fator de risco	Observação
Usuários de drogas endovenosas	A valva tricúspide é acometida na maioria dos casos.
Portadores de prótese valvar	Representa cerca de 10% a 15% das EIs; a frequência será maior nos primeiros 6 meses após o procedimento.
Lesão cardíaca estrutural	Aproximadamente 75% dos pacientes com EI têm algum achado de lesão cardíaca estrutural.
Hemodiálise	Os fatores de risco nesse grupo incluem bacteremia recorrente durante a hemodiálise, uremia, lesão imunológica e valvopatia degenerativa prematura em razão de anormalidades da homeostase cálcio-fósforo e inflamação crônica[13].
Marca-passo definitivo (MPD) e cardiodesfibrilador implantável (CDI)	Corresponde a cerca de 10% das EIs[14].

Microbiologia

Uma grande variedade de microrganismos (Tabela 64.2) pode causar EI. Alguns microrganismos podem ser mais frequentes dependendo da forma da EI, por exemplo, se a valva acometida é nativa e a doença foi adquirida na comunidade ou devido a procedimento médico com o uso de antibioticoterapia profilática, se a valva é protética ou ainda se está associada ao uso de drogas injetáveis. Contudo, o

Staphylococcus aureus e os Estreptococos ocasionam a maioria dos casos[11,15,16].

Tabela 64.2. Agentes etiológicos mais comuns na EI[14]

Staphylococcus aureus	Ocasiona atualmente mais de 30% dos casos de EI. Na comunidade ocorrerá mais em usuários de droga endovenosa. O uso de dispositivos intracardíacos vem aumentando a incidência.
Streptococcus viridans	Provoca 40% a 60% dos casos de EIs de valvas nativas adquiridas na comunidade.
Streptococcus bovis	Faz parte da flora intestinal normal. Está relacionado com 20% a 40% das EIs em valva nativa. O *S. bovis* tipo 1, quando causa EI, está associado a pólipos ou malignidade do intestino grosso.
Pneumococo	Ocorre em 1% a 3% das EIs em valvas nativas. A valva aórtica normal é a mais acometida e pode evoluir com abscesso cardíaco.
Enterococos	Ocorre em 5% a 15% das EIs nas valvas nativas, bem como nas protéticas.
Pseudomonas aeruginosa	É o bacilo Gram-negativo que mais causa EI. A mortalidade por EIs causadas por bacilos Gram-negativos é elevada.
Grupo HACEK (*Haemophilus, Aggregatibacter, Cardiobacterium, Eikenella e Kingella*)	Fazem parte da flora normal orofaríngea e do trato respiratório superior, podendo infectar valvas cardíacas anormais.

Patogênese

O endotélio cardíaco normal é resistente às bacteremias causadas pelas atividades rotineiras como a mastigação ou a escovação dentária. Contudo, após ocorrer uma lesão do endotélio (local de impacto do fluxo sanguíneo turbulento ou após alguma lesão estrutural), poderá ocorrer a formação de um trombo plaquetário (endocardite trombótica não bacteriana) que facilitará a adesão bacteriana originária de uma bacteremia rotineira[2,16].

A lesão do endotélio cardíaco pode ser causada por esclerose valvar, doença reumática ou lesão bacteriana direta, por exemplo, pelo *Staphylococcus aureus*. Adesinas e os fatores aglutinantes dos estafilococos são mediadores bacterianos da adesão e determinantes da patogenicidade. A colonização bacteriana desencadeia ciclos adicionais de lesão endotelial e deposição de trombo, podendo formar uma vegetação infectada e a produção de um biofilme que auxiliará na colonização bacteriana, bem como dificultará a ação dos antibióticos[2].

Do ponto de vista fisiopatológico, a EI pode causar alterações sistêmicas gerais, lesões estruturais cardíacas e alterações a distância. Os sintomas gerais resultam provavelmente da ação das citocinas pró-inflamatórias que são produzidas durante a doença[17]. As consequências fisiopatológicas cardíacas e aas manifestações clínicas da endocardite decorrem de lesão das estruturas intracardíacas, e as alterações a distância são devidas à embolização de fragmentos de vegetação, levando à infecção ou ao infarto de outros tecidos, à infecção hematogênica de locais a distância durante a bacteremia e de lesões teciduais causadas pelo depósito de imunocomplexos circulantes ou às respostas imunológicas a antígenos bacterianos depositados[16].

A lesão do endocárdio valvar funciona como lesão de endotélio de um vaso qualquer: expõe o colágeno subendocárdico, o que propicia a adesão de plaquetas e, portanto, a trombose. As bactérias colonizam o trombo. Se ocorrer destacamento de êmbolos a partir desse trombo, os êmbolos serão sépticos, ou seja, levarão bactérias a outras regiões do corpo. O trombo é do tipo misto, como a grande maioria dos trombos formados em câmaras cardíacas[18].

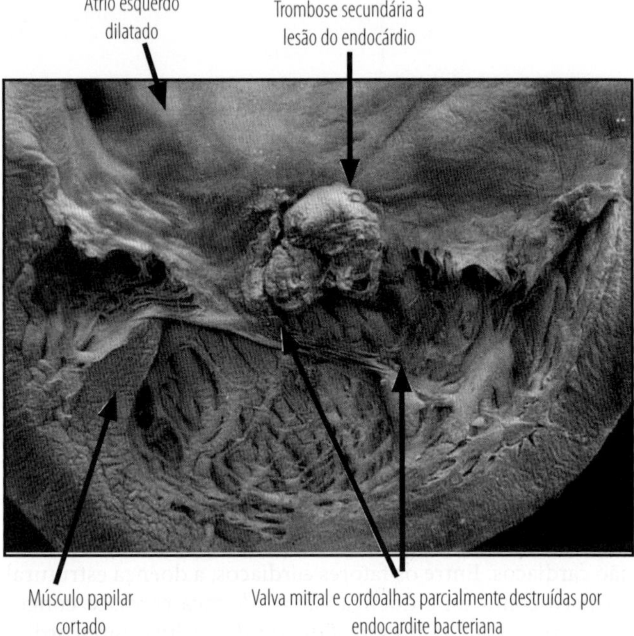

Figura 64.1. Trombo misto em valva mitral[18].
Fonte: Disponível em: http://anatpat.unicamp.br/. Acesso em: 24 jan. 2017 (Direitos autorais reservados para o Departamento de Anatomia Patológica da Faculdade de Ciência Médicas – Unicamp).

Quadro clínico

Willian Osler (1849-1919) percebeu que a EI era uma doença que devia estar presente quando houvesse febre e sudorese, em um paciente com lesão estrutural cardíaca (lesão valvar) que piorava com uma infecção e evoluía em semanas com alterações extracardíacas associadas, tais como petéquias, hemorragia retiniana, hematúria, esplenomegalia, embolia para membros inferiores e infartos múltiplos de órgãos[19].

Apesar de Osler juntar as peças em um quadro clínico lógico e didático, certamente levou muito tempo e deu muito trabalho para compilar essas informações que sugerem o diagnóstico clínico da EI. Ele mesmo disse que: "Poucas doenças apresentam maiores dificuldades, no tocante ao seu diagnóstico, do que a endocardite maligna, dificuldades que em muitos casos são praticamente insuperáveis"[2].

Os sinais, sintomas e achados laboratoriais gerais da EI são apresentados na Tabela 64.3.

Tabela 64.3. Sinais, sintomas e achados laboratoriais gerais[14,16,20]

Febre	É a mais frequente – 80%-90% Pode ter valores mais baixos (< 38 °C) em pacientes cronicamente debilitados, em mais idosos e com história de uso recente de antibióticos.
Mal-estar e anorexia	25%-50%
Mialgia e artralgia	15%-30%
Sopro cardíaco	Preexistente em 80% Mudança do sopro ou surgimento em 20%-50%
Esplenomegalia	Mais encontrada nos quadros com maior duração – 15%-50%
Petéquias	Nas mucosas palpebrais e palato em 10%-40%
Manifestações neurológicas	Geralmente são devidas à embolização de uma vegetação – 20%-40% A maioria apresenta-se como um acidente vascular encefálico ou ocasionalmente como encefalopatia
Manifestações periféricas	2%-15%: **Nódulos de Osler:** nódulos subcutâneos, dolorosos que podem desaparecer em horas ou em dias; **Manchas de Janeway:** máculas hemorrágicas pequenas, encontradas nas palmas das mãos e planta dos pés; **Mancha de Roth:** vasculite retiniana, hemorragias com centro claro; **Hemorragias subungueais:** hemorragias em estilhaço, aparecendo como riscos lineares vermelhos sob a placa ungueal
Manifestações renais	Glomerulonefrite difusa: depósito de imunocomplexos na membrana basal do glomérulo com queda no nível sérico do complemento Infartos renais: dor no flanco e hematúria
Anemia	70%-90%
Leucocitose	20%-30%
Hematúria microscópica	30%-50%
Aumento da VHS	60%-90%
Aumento da PCR	> 90%
Fator reumatoide	50%

VHS: velocidade de hemossedimentação; PCR: proteína C reativa.

Diagnóstico

O diagnóstico da EI necessita da integração da história clínica e exame físico, hemoculturas e exame de imagem. Dados epidemiológicos e sinais e sintomas já foram apresentados acima.

Hemoculturas

A hemocultura positiva é a pedra angular para o diagnóstico da EI. As hemoculturas devem ser coletadas com técnica asséptica padronizada, coletando-se três conjuntos de dois frascos em diferentes sítios de venopunção periférica com intervalo de 2 horas a cada conjunto de frasco. Essas hemoculturas não precisam ser colhidas nos picos febris devido à contínua bacteremia que ocorre na EI[2,16].

Se o paciente apresentar estabilidade clínica e hemodinâmica, pode-se esperar o resultado das hemoculturas. Se as culturas continuarem negativas em 48 a 72 horas, novas coletas deverão ser realizadas. Contudo, nos casos de EI aguda ou com deterioração clínico/hemodinâmica, antibioticoterapia empírica deve ser iniciada logo após as primeiras hemoculturas coletadas[16].

As causas mais comuns para hemoculturas negativas podem ser devidas ao uso de antibiótico prévio à coleta das hemoculturas, ao fato de a EI ser causada por algum microrganismo de crescimento lento ou fungo ou, ainda, no caso de não se tratar de uma EI[2].

Ecocardiografia

A ecocardiografia transtorácica deve ser o método diagnóstico inicial, possuindo sensibilidade de 50% a 90% e especificidade de 90% na EI em valva nativa. No caso de suspeita de EI em prótese valvar, a sensibilidade é menor, variando de 40% a 70% na dependência da série estudada. A escolha desse método como inicial é recomendada, pois possui sensibilidade considerável, é de fácil acesso, é rápido, não é invasivo e fornece avaliação global do tamanho e função do coração[11].

O ecocardiograma transesofágico deve ser solicitado quando o exame transtorácico for positivo, no caso de se tratar de suspeita clínica de EI em prótese valvar ou dispositivo intracardíaco ou, ainda, quando a suspeita clínica é forte para EI e não diagnosticada pelo ecocardiograma transtorácico. Na EI de valva nativa, o ecotransesofágico possui sensibilidade de 90% a 100% e especificidade de 90% para a detecção de vegetações[2,11]. Para a EI de prótese valvar, uma metanálise de 2015 relatou sensibilidade combinada de 86% para o exame transesofágico[21].

Outras modalidades de exames de imagem estão surgindo para confirmar ou excluir o diagnóstico nos casos em que o ecotransesofágico não é definitivo. Fazem parte desses métodos para o diagnóstico da EI a tomografia computadorizada (*multislice*) e a tomografia por emissão de pósitrons (PET)/CT com fluorodeoxiglicose (FDG). A ressonância magnética do coração pode ser útil para a detecção de regurgitação valvar, mas as vegetações são apenas ocasionalmente visualizadas. Estudos mais aprofundados dessas técnicas são necessários para definir seus benefícios, riscos e em quais grupos de pacientes devem ser feitas[22]. Outro ponto que deve ser considerado é que o acesso a esses métodos de imagem avançados é muitas vezes limitado, podendo exercer um obstáculo logístico, atrasando uma intervenção cirúrgica que possa ser necessária[11].

Critérios de Duke modificado

Os Critérios de Duke Modificado (Tabela 64.4) integram os achados clínicos, exames laboratoriais e resultados ecocardiográficos. Esses critérios foram originalmente desenvolvidos para auxiliar na classificação da EI, e não como um instrumento clínico diagnóstico. Portanto, devem ser usados como um guia juntamente com o julgamento clínico.

A EI é definida na presença de dois critérios maiores, ou um critério maior e três menores, ou cinco critérios menores[2].

Critérios patológicos isoladamente também diagnosticam a EI, como na demonstração de microrganismos por meio da histologia ou cultura das vegetações ou abscessos intracardíaco, bem como evidências de endocardite ativa na histologia dessas vegetações e abscessos.

Quando os critérios não são encontrados de forma completa ou existe outro diagnóstico razoável para explicação dos sinais e sintomas, ou ainda a febre desapareceu em até quatro dias, a hipótese de EI será pouco provável.

Tabela 64.4. Critérios de Duke Modificados[2]

Critérios maiores
1. Hemocultura positiva (um dos seguintes)
a. Microrganismos típicos em duas hemoculturas *Staphylococcus aureus* *Streptococcus viridans* *Streptococcus bovis* Grupo HACEK Enterococos adquiridos na comunidade, na ausência de um foco primário; OU
b. Hemocultura persistentemente positiva
Pelo menos 2 culturas de sangue positivas a partir de amostras de sangue extraídas com > 12 horas de intervalo Três ou a maioria de ≥ 4 culturas de sangue distintas (com a primeira e a última amostra com pelo menos 1 hora de intervalo) Hemocultura positiva única para *Coxiella burnetii* ou título de anticorpo IgG de fase I > 1:800
2. Evidência de acometimento endocárdico
a. Ecocardiograma com achados positivos para EI Definido pela presença de vegetação, abscesso ou nova deiscência parcial de prótese valvar
b. Nova regurgitação valvar
Aumento ou alteração em regurgitação valvar preexistente não é suficiente
Critérios menores
1. Fatores predisponentes
Cardiopatia Uso de drogas injetáveis
2. Febre Temperatura > 38 °C
3. Fenômenos vasculares Embolia arterial, infarto pulmonar séptico, hemorragia intracraniana, hemorragia conjuntival e lesões de Janeway
4. Fenômenos imunológicos Glomerulonefrite, nódulos de Osler, manchas de Roth e fator reumatoide
5. Evidência microbiológica Hemocultura positiva que não preenche os critérios maiores Sorologia positiva de infecção ativa compatível com a EI

Tratamento

A EI é uma doença complexa e caracteriza-se por ser um desafio para a equipe que está cuidando do paciente. Para que o paciente seja bem cuidado, faz-se necessário o envolvimento de vários especialistas além do clínico responsável pelo paciente. Destacam-se nessa equipe o infectologista, o microbiologista, o patologista, o cardiologista, o cirurgião cardíaco, o neurologista e o radiologista. Estrutura laboratorial de suporte e intimamente integrada com assistência deve estar presente.

A pedra angular do tratamento é dividida em três pilares fundamentais: o primeiro é o rápido controle do processo infeccioso, o segundo é sempre estar atento às possíveis complicações que a EI poderá desencadear e o terceiro é a avaliação contínua sobre uma possível intervenção cirúrgica.

Rápido controle do processo infeccioso

Como regra geral, a antibioticoterapia deve ser iniciada imediatamente após a coleta das hemoculturas. Contudo, caso o paciente tenha uma história clínica mais prolongada, esteja clínica e hemodinamicamente estável e o médico responsável pelo cuidado do paciente tenha experiência na condução do tratamento, os resultados das culturas poderão ser aguardados para a orientação da antibioticoterapia. No entanto, na falta de algum desses fatores, a antibioticoterapia empírica deve ser iniciada e geralmente deverá incluir antibióticos ativos contra estafilococos, estreptococos e enterococos.

Ao iniciar-se a antibioticoterapia empírica para a EI, faz-se necessário ponderar alguns pontos[23]:

1. O paciente recebeu antibiótico previamente à coleta das hemoculturas? Caso tenha recebido, a possibilidade dos resultados negativos serão maiores e o início empírico da antibioticoterapia não deverá ser protelado.
2. A EI é em uma valva nativa ou em uma prótese?
3. Se é em uma prótese, a cirurgia foi realizada há mais de 12 meses?
4. A EI é comunitária ou hospitalar? Se é hospitalar, a antibioticoterapia empírica deverá ser também orientada pelo perfil antimicrobiano do hospital onde foi adquirida.

Os esquemas de antibioticoterapia sugerida será apenas a antibioticoterapia empírica inicial, considerando ser o objetivo do livro tratar das situações de urgência (Tabela 64.5).

Tabela 64.5. Tratamento empírico inicial da EI

Antibiótico	Dosagem	Comentário
EI comunitária em valva nativa ou em prótese valvar implantada há mais de 12 meses		
Ampicilina + Oxacilina + Gentamicinaa	12 g/dia EV – 4 a 6 doses 12 g/dia EV – 4 a 6 doses 3 mg/kg/dia EV – 1 dose	Caso as culturas continuem negativas, o tratamento deverá ser em conjunto com o infectologista
Vancomicina[a] + Gentamicina[a]	30 mg/kg/dia EV – 2 doses 3 mg/kg/dia EV –1 dose	Para pacientes com alergia à penicilina
EI hospitalar ou em prótese valvar implantada há menos de 12 meses		
Vancomicina[a] + Gentamicina[a] + Rifampicina	30 mg/kg/dia EV –2 doses 3 mg/kg/dia EV – 1 dose 900-1.200 mg/dia VO – 2 doses	Considerar o tratamento cirúrgico na não resposta e ampliar o espectro para Gram-negativos

Adaptada de: "*Guidelines for the management of infective endocarditis* (2015)"[23]. [a] A função renal e o nível sérico devem ser monitorados semanalmente.

O regime antimicrobiano deverá ser reconsiderado de acordo com os resultados das culturas, dos padrões de resistência e da gravidade da infecção.

Possíveis complicações da EI

As complicações da EI podem ocorrer durante e após o início do tratamento, e vários fatores como a virulência do microrganismo causador, a efetividade do tratamento e as comorbidades do paciente influenciarão nessas complicações. Cerca da metade dos pacientes pode apresentar pelo menos uma complicação[24].

Quanto ao microrganismo causador da EI, o *Staphylococcus aureus* está associado à maioria das complicações em várias regiões do mundo, mesmo em pacientes com diferentes características para cada região[25].

As complicações podem ser consideradas baseadas na patogênese, como a disseminação local da infecção, complicações embólicas, complicações devidas à infecção metastática e danos mediados pela imunidade. Na disseminação local da infecção, a lesão e a destruição da valva cardíaca com sua consequência hemodinâmica são de grande importância clínica. Destaca-se como complicação embólica o infarto cerebral, o que demanda contínua avaliação neurológica do paciente com EI. Na infecção metastática, podem ser encontrados: osteomielite vertebral, abscesso renal, abscesso esplênico, abscesso do músculo psoas, abscesso pulmonar e aneurisma micótico. Nos danos mediados pela imunidade, encontra-se glomerulonefrite difusa devida ao depósito de imunocomplexos na membrana basal do glomérulo. Faz-se necessário destacar que mais de uma complicação poderá ocorrer simultaneamente.

Possível intervenção cirúrgica

A cirurgia cardíaca não é infrequente, sendo realizada em 40% a 50% dos pacientes com EI, e os seus objetivos principais são erradicar a infecção e reconstruir a anatomia cardíaca[2]. Duas perguntas devem ser feitas durante o tratamento da EI: a primeira é em quais casos a cirurgia está indicada e a segunda é qual o melhor momento para realizá-la.

As indicações para a abordagem cirúrgica da EI são derivadas de estudos observacionais e de consenso de especialistas, com poucos estudos randomizados e controlados (Tabela 64.6).

Tabela 64.6. Indicações da cirurgia cardíaca para pacientes com EI

1. Cirurgia necessária
a. ICC moderada a grave devida à disfunção valvar
b. Prótese valvar instável com algum grau de deiscência
c. Bacteremia apesar do uso de antibiótico adequado
d. Inexistência de antimicrobiano para o tratamento (EI por fungo ou Brucella)
e. EI em prótese valvar por *S. aureus* com complicação intracardíaca
f. Recidiva em prótese valvar após tratamento adequado com antimicrobiano
2. Cirurgia fortemente considerada
a. Infecção além da valva
b. Resposta inadequada em uma EI por *S. aureus* em VM ou VA
c. Vegetação ≥ 10 mm, com hipermotilidade e risco aumentado para embolização
d. Febre sem explicação (≥ 10 dias) nas EIs em valva nativa com hemoculturas repetidamente negativas
e. Não resposta ou recaída de uma EI causada por enterococo ou bacilos Gram-negativos resistentes aos antibióticos

Adaptada de: Karchmer[16]. ICC: insuficiência cardíaca congestiva; EI: endocardite infecciosa; VM: valva mitral; VA: valva aórtica.

O melhor momento para realizar a cirurgia na EI não é muito bem estabelecido. Existe uma diferença nos termos utilizados nas diretrizes europeias e norte-americanas de 2015 relativa ao melhor momento para realizar a abordagem cirúrgica. As diretrizes europeias advogam que a cirurgia pode ser realizadas em três momentos distintos, sendo o primeiro momento o da cirurgia de emergência (até 24 horas), o segundo momento o da cirurgia de urgência (um a sete dias) e o terceiro momento o da cirurgia eletiva (após uma a duas semanas da antibioticoterapia), sendo sugerida a cirurgia de urgência na maioria dos casos. Por outro lado, as diretrizes norte-americanas definem que a cirurgia é precoce quando acontece durante o período de hospitalização inicial e antes do término do uso completo da antibioticoterapia[11].

Sugere-se, que a partir do momento da indicação cirúrgica, ela seja realizada, avaliando-se as condições clínicas do paciente e a disponibilidade de equipes especializadas na condução do caso (cirurgia cardíaca, cardiologia, infectologia, microbiologia e terapia intensiva). Não existe, até o momento, estudo que defina quão precocemente a cirurgia da EI deve ser realizada.

Profilaxia

Não é o objetivo deste capítulo discutir qual grupo de pacientes deverá receber antibioticoterapia profilática para EI e qual regime de antibiótico será usado. Contudo, por tratar-se de um capítulo de urgência, não podemos nos esquecer de que na sala de emergência é de fundamental importância saber rapidamente se o paciente possui algum antecedente de cardiopatia estrutural, se foi submetido recentemente a algum procedimento mais invasivo (odontológico, respiratório, gastrointestinal ou geniturinário) e se fez uso de algum antibiótico para esse procedimento e examinar detalhadamente a condição dentária do paciente.

Dez observações que não devem ser esquecidas

1. A EI é uma doença complexa que impõem grandes desafios para o clínico.
2. Lesões estruturais cardíacas, uso de drogas injetáveis, hemodiálise, próteses e dispositivos intracardíacos são fatores de risco importantes.
3. Quadro clínico, ecocardiograma e hemoculturas são muito importantes para o diagnóstico.
4. O tratamento deve ser iniciado o mais rapidamente possível.
5. O antibiótico deve ser sempre dirigido ao patógeno isolado. Caso não seja isolado, deverá ser direcionado ao patógeno mais provável.
6. Próteses e dispositivos intracardíacos devem requisitar atenção especial do clínico no quadro de EI.
7. Uma equipe multiprofissional é fundamental no diagnóstico e tratamento da EI.
8. O paciente com EI poderá ser submetido a cirurgia cardíaca em 40% a 50% dos casos.

9. Em pacientes com febre de origem indeterminada, deve-se pensar sempre em EI.
10. Sempre se deve examinar a situação da dentição dos seus pacientes. Não é raro ver hemoculturas positivas e somente depois avaliar a condição da dentição.

Referências bibliográficas

1. Baddour LM, Wilson WR, Bayer AS, Fowler VG Jr, Tleyjeh IM, Rybak MJ, et al. Infective Endocarditis in Adults: Diagnosis, Antimicrobial Therapy, and Management of Complications: A Scientific Statement for Healthcare Professionals From the American Heart Association.. Circulation. 2015;132(15):1435-86.
2. Cahill TJ, Prendergast BD. Infective endocarditis. Lancet. 2016;387(10021):882-93.
3. Gersony WM, Hayes CJ, Driscoll DJ, Keane JF, Kidd L, O'Fallon WM, et al. Bacterial endocarditis in patients with aortic stenosis, pulmonary stenosis, or ventricular septal defect. Circulation. 1993;87(2 Suppl):I121-6.
4. Martino P, Micozzi A, Venditti M, Gentile G, Girmenia C, Raccah R, et al. Catheter-related right-sided endocarditis in bone marrow transplant recipients. Rev Infect Dis. 1990;12(2):250-7.
5. Tornos MP, Permanyer-Miralda G, Olona M, Gil M, Galve E, Almirante B, et al. Long-term complications of native valve infective endocarditis in non-addicts. A 15-year follow-up study. Ann Intern Med. 1992;117(7):567-72.
6. Cantrell M, Yoshikawa TT. Infective endocarditis in the aging patient. Gerontology. 1984;30(5):316-26.
7. Nucifora G, Badano LP, Viale P, Gianfagna P, Allocca G, Montanaro D, et al. Infective endocarditis in chronic haemodialysis patients: an increasing clinical challenge. Eur Heart J. 2007;28(19):2307-12.
8. Nahass RG, Weinstein MP, Bartels J, Gocke DJ. Infective endocarditis in intravenous drug users: a comparison of human immunodeficiency virus type 1-negative and -positive patients. J Infect Dis. 1990;162(4):967-70.
9. Tleyjeh IM, Abdel-Latif A, Rahbi H, Scott CG, Bailey KR, Steckelberg JM, et al. A systematic review of population-based studies of infective endocarditis. Chest. 2007;132(3):1025-35.
10. Mansur Filho J. Endocardite infecciosa. Rev SOCERJ. 2001;XIV(3):231.
11. Cahill TJ, Baddour LM, Habib G, Hoen B, Salaun E, Pettersson GB, et al. Challenges in infective endocarditis. J Am Coll Cardiol. 2017;69(3):325-44.
12. Faleiros EJM, Antunes JDP. Endocardites. In: Dragosavac D, Araujo S. Protocolos e condutas em terapia intensiva. São Paulo: Atheneu; 2014. cap. 34, p. 311-9.
13. Rosa SA, Germano N, Santos A, Bento L. Endocardite aórtica e tricúspide em pacientes de hemodiálise com embolia sistêmica e pulmonar. Rev Bras Ter Intensiva. 2015;27(2):185-9.
14. 14 . Ramos A, Rego MAG, Wihibi L. Endocardite infecciosa. In: Santos ES, Trindade PHD, Moreira HG. Tratado Dante Pazzanese de emergências cardiovasculares. São Paulo: Atheneu; 2016. cap. 48, p. 891-905.
15. Selton-Suty C, Célard M, Le Moing V, Doco-Lecompte T, Chirouze C, Iung B, et al.; AEPEI Study Group. Preeminence of Staphylococcus aureus in infective endocarditis: a 1-year population-based survey. Clin Infect Dis. 2012;54(9):1230-9.
16. Karchmer A. Endocardite infecciosa. In: Kasper DL, Hauser SL, Jameson JL, Fauci AS, Longo DL, Loscalzo J. Medicina interna de Harrison. 19ª ed. New York: McGraw-Hill; 2017. cap. 155, p. 816-26.
17. Araújo IR, Ferrari TC, Teixeira-Carvalho A, Campi-Azevedo AC, Rodrigues LV, Guimarães Júnior MH, et al. Cytokine signature in infective endocarditis. PLoS One. 2015;10(7):e0133631.
18. Departamento de Anatomia Patológica da Faculdade de Ciência Médicas – Unicamp. Site didático de Anatomia Patológica, Neuropatologia e Neuroimagem. Disponível em: <http://anatpat.unicamp.br/>. Acesso em: 24 jan. 2017.
19. Grinberg M, Solimene MC. Aspectos históricos da endocardite infecciosa. Rev Assoc Med Bras. 2011;57(2):228-33.
20. Papadakis MA, McPhee SJ, Rabow MW. Endocardite Infecciosa. In: Current medicina: diagnóstico e tratamento. 53ª ed. Porto Alegre: AMGH; 2015. cap. 33, p. 1287-91.
21. Habets J, Tanis W, Reitsma JB, van den Brink RB, Mali WP, Chamuleau SA, et al. Are novel non-invasive imaging techniques needed in patients with suspected prosthetic heart valve endocarditis? A systematic review and meta-analysis. Eur Radiol. 2015;25(7):2125-33.
22. Bruun NE, Habib G, Thuny F, Sogaard P. Cardiac imaging in infectious endocarditis. Eur Heart J. 2014;35(10):624-32.
23. Habib G, Lancellotti P, Antunes MJ, Bongiorni MG, Casalta JP, Del Zotti F, et al. 2015 ESC Guidelines for the management of infective endocarditis: The Task Force for the Management of Infective Endocarditis of the European Society of Cardiology (ESC). Endorsed by: European Association for Cardio-Thoracic Surgery (EACTS), the European Association of Nuclear Medicine (EANM). Eur Heart J. 2015;36(44):3075-128.
24. Mansur AJ, Grinberg M, da Luz PL, Bellotti G. The complications of infective endocarditis. A reappraisal in the 1980s. Arch Intern Med. 1992;152(12):2428-32.
25. Fowler VG Jr, Miro JM, Hoen B, Cabell CH, Abrutyn E, Rubinstein E, et al.; ICE Investigators. Staphylococcus aureus endocarditis: a consequence of medical progress. JAMA. 2005;293(24):3012-21.

65

PERICARDITES

Maria Luciana Zacarias Hannouche da Trindade
João Manoel Theotonio dos Santos

Introdução

O paciente que se apresenta com dor torácica na sala de emergência representa um grande desafio, porque, além de ser uma queixa frequente (quase um quinto das queixas de um pronto-socorro), compreende uma grande variedade de causas, com ampla gama de implicações clínicas. As causas podem variar desde uma dor de origem musculoesquelética até um infarto agudo do miocárdio, doença de grande morbimortalidade mundial e segunda maior causa de óbitos no Brasil.

Por isso, a abordagem inicial necessita ser rápida e precisa, objetivando inicialmente ao reconhecimento e ao tratamento das principais condições que podem oferecer risco de vida ao paciente, por exemplo: as síndromes coronarianas agudas, dissecção aórtica e embolia pulmonar.

As principais causas de dor torácica (Figura 65.1) costumam ser divididas em cardíacas e não cardíacas. A primeira etapa de avaliação é a anamnese e o exame físico e o maior determinante de uma dor de origem cardíaca, de etiologia isquêmica, é a característica anginosa. Esse será o dado de

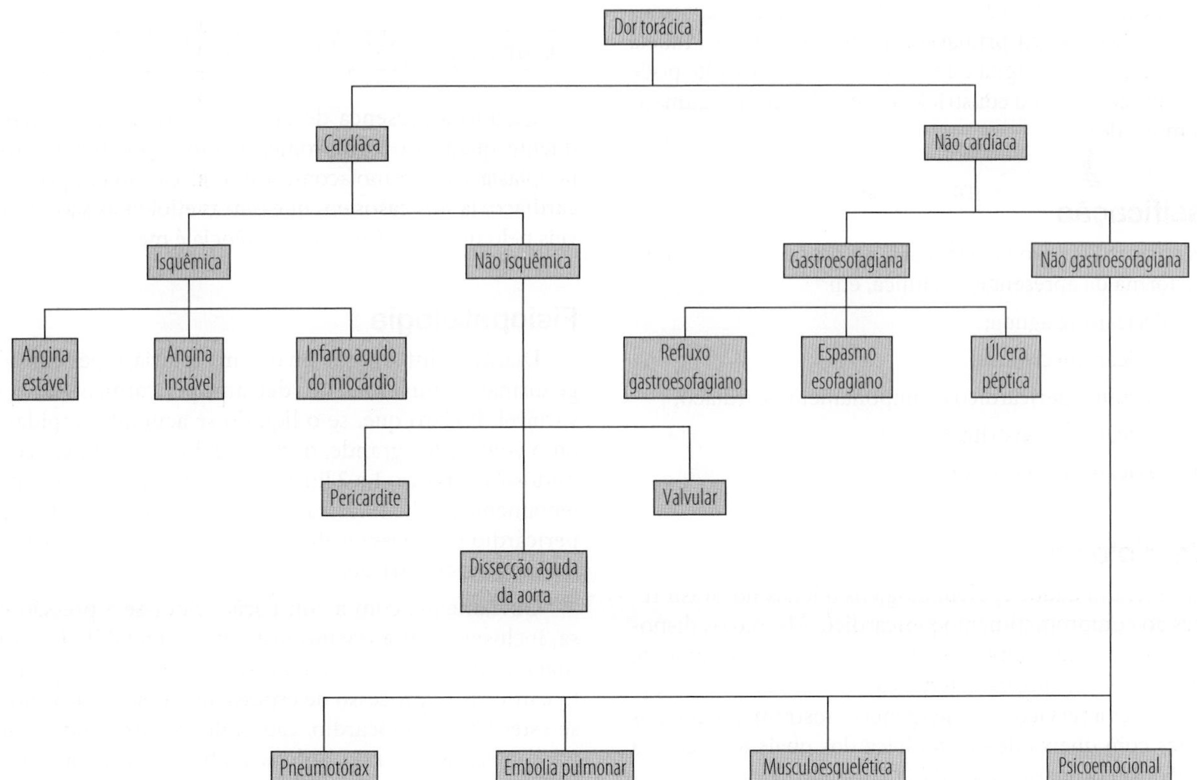

Figura 65.1. Causas de dor torácica.

maior valor preditivo positivo para doença coronariana aguda, que é normalmente a primeira causa a ser excluída. Ao explorar as características da dor, é importante avaliar a localização, característica, intensidade, duração, fatores precipitantes e fatores de alívio.

Neste capítulo abordaremos a dor torácica cardíaca não isquêmica originada da pericardite aguda.

O pericárdio

O pericárdio é um saco fibroelástico que envolve o coração. É composto por uma camada visceral e uma parietal separadas por um espaço: a cavidade pericárdica. Em indivíduos saudáveis, a cavidade pericárdica contém de 15 a 50 mL de um ultrafiltrado plasmático.

Pericardite aguda

A pericardite aguda refere-se a uma inflamação do saco pericárdico que pode provocar espessamento ou derrame pericárdico. O termo "miopericardite", ou perimiocardite, é usado quando, nos casos de pericardite aguda, ocorre concomitantemente a inflamação do miocárdio.

A pericardite aguda pode ocorrer como uma entidade isolada ou como o resultado de uma doença sistêmica. Sua incidência em estudos *post-mortem* varia de 1% a 6%, ao passo que ela é diagnosticada *ante mortem* em apenas 0,1% dos doentes hospitalizados e em 5% dos pacientes atendidos na sala de emergência com dor torácica, mas sem infarto do miocárdio[1,2].

Etiopatogenia

As causas de pericardite são múltiplas e ela se apresenta tanto como doença primária quanto secundária (Tabela 65.1). Geralmente benigna e autolimitada, a pericardite pode cursar com derrame ou constrição pericárdica, o que aumenta sua morbidez[3,4].

Classificação

As pericardites são classificadas, de acordo com a evolução e a forma de apresentação clínica, em[5,6]:

- Pericardite aguda;
- Pericardite crônica;
- Derrame pericárdico e tamponamento cardíaco;
- Pericardite constritiva;
- Pericardite recorrente.

Epidemiologia

Não existem dados epidemiológicos oficiais no Brasil referentes ao comprometimento pericárdico. Mesmo os disponíveis na literatura internacional são escassos e certamente sofrem a influência das características de cada centro. Os dados referentes a serviços de emergência mostram que 5% dos pacientes com queixa de dor torácica dos quais foi afastada insuficiência coronariana aguda[7] e 1% daqueles com supradesnível de segmento ST tinham pericardite aguda[8].

Tabela 65.1. Causas de pericardite

Infecciosas
Viral (cocksackie, herpes, enterovírus, CMV, HIV, EBV, varicela, rubéola, influenza, etc.)
Bacteriana (pneumococo, meningoco, *hemophilus*, *chlamydia*, micobactérias, micoplasma, leptospira, etc.)
Fúngica (cândida, histoplasma)
Parasitária (toxoplasma, *Entamoeba histolytica*, etc.)
Doenças do sistema autoimune
Lúpus eritematoso sistêmico, artrite reumatoide, febre reumática, esclerodermia, espondilite anquilosante, esclerose sistêmica, dermatomiosite, periarterite nodosa, polimiosite, poliarterite nodosa, púrpura trombocitopênica, síndrome pós-cardiotomia e pós-infarto do miocárdio, dentre outras
Doenças de órgãos adjacentes
Miocardites, infarto do miocárdio, dissecção aórtica, infarto pulmonar, pneumonia, empiema, doenças do esôfago, hidropericárdio na IC, síndromes paraneoplásicas
Doenças metabólicas
Insuficiência renal (uremia), diálise, mixedema, doença de Addison, cetoacidose diabética
Doenças neoplásicas
Primárias: mesotelioma, sarcoma, fibroma, lipoma e outros
Secundárias: neoplasias de pulmão, mama, estômago e cólon, leucemia e linfoma, melanoma, sarcoma, dentre outras
Trauma
Direto: ferimento penetrante de tórax, perfuração de esôfago, corpo estranho
Indireto: trauma de tórax não penetrante, irradiação mediastinal
Outras situações ou síndromes
Síndromes de injúria pericárdica e miocárdica, doença inflamatória de Bowel, síndrome de Loeffler, síndrome de Stevens-Johnson, aortite de células gigantes, síndrome eosinofílica, pancreatite aguda, gravidez, dentre outras
Idiopática

Quanto à presença de derrame pericárdico, é mais frequente quando o comprometimento é por tuberculose ou neoplasia, e o mesmo acontece em relação ao tamponamento cardíaco. Já nos casos em que outras etiologias são responsáveis pelo quadro clínico, a frequência é menor.

Fisiopatologia

Diante de inflamação ou de uma injúria, o pericárdio reage formando um exsudato (derrame pericárdico) em volume variável. É claro que, se o líquido se acumular rapidamente ou o volume for grande, os ventrículos poderão ser comprimidos. Na prática, 1 a 2 litros no saco pericárdico acumulado lentamente são bem tolerados. No processo de cicatrização, o pericárdio se espessa e algumas vezes calcifica, podendo então surgir a constrição.

Obviamente, com a constrição, eleva-se a pressão venosa, inclusive com aumento inspiratório (sinal de Kussmaul). Mais adiante, discutiremos a fisiopatologia do tamponamento cardíaco. O processo de espessamento do pericárdio pode se estender ao miocárdio, causando, às vezes, uma redução na contratilidade miocárdica, embora o principal problema da pericardite constritiva seja a restrição ao enchimento ventricular. Com a restrição ao enchimento ventricular, a pressão diastólica ventricular direita e esquerda aumenta, levando a grandes pressões atriais médias. Certamente, a aceleração do retorno venoso das veias cavas para o átrio direito, que normalmente ocorre na inspiração, vai estar impedida na pericardite constritiva. Assim a pressão venosa média não diminuirá na inspiração e, às vezes, chegará a aumentar (sinal de Kussmaul).

Diagnóstico

Sintomas

Sintomas não específicos como febre, mal-estar, calafrio, dispneia e tosse podem acompanhar o quadro. Esses dois últimos são frequentes principalmente em casos de derrame pericárdico.

O sintoma mais comum da pericardite é a dor torácica (32% a 82% de ocorrência), geralmente pleurítica, isto é, exacerbada pela inspiração; comumente localizada na área paraesternal esquerda e ocasionalmente na região interescapular. Muitas vezes, piora quando o paciente respira, deglute ou quando está em decúbito dorsal e melhora quando se senta na posição vertical e se inclina para a frente. Como no infarto do miocárdio, a dor geralmente irradia para o pescoço, braços ou ombro esquerdo. Se a dor irradia para um ou ambos os cumes do músculo trapézio, provavelmente é devido à pericardite, uma vez que o nervo frênico (que inerva o músculo trapézio) atravessa o pericárdio.

Exame físico

Na ausculta cardíaca, a pericardite produz um frêmito de fricção, o atrito pericárdico, semelhante ao ranger do couro do sapato, que é o sinal mais específico para o diagnóstico, ocorrendo em 31% a 100% das vezes.

Exames complementares

- **A análise laboratorial** permite detectar algumas causas de pericardite (por exemplo, leucemia, síndrome da imunodeficiência adquirida (SIDA), infecções, febre reumática e insuficiência renal). Deve-se, portanto, sempre que se pensar em uma etiologia, solicitar os exames pertinentes, como: velocidade de hemossedimentação (VHS), proteína C reativa (PCR), desidrogenase láctica (LDH), leucócitos, parâmetros de função renal e hepática, análise de urina e troponina I.
- **A radiografia de tórax** é geralmente normal em pacientes com pericardite aguda. Embora pacientes com volumoso derrame pericárdico possam apresentar silhueta cardíaca alargada com campos pulmonares sem alterações, esse achado é incomum, pois pelo menos 250 mL de líquido pericárdico devem se acumular antes que a silhueta cardíaca aumente. No entanto, a pericardite aguda deve ser considerada na avaliação de um paciente com nova ou outra forma inexplicável de cardiomegalia. Além disso, a radiografia de tórax pode revelar também uma patologia pulmonar ou mediastinal.
- **Eletrocardiograma (ECG)** — As alterações eletrocardiográficas da pericardite são bastante amplas (Figura 65.2) e acontecem nos segmentos PR e ST e no ritmo, variando de acordo com a fase da pericardite. O ECG pode ser normal em até 6% dos casos.

  Na pericardite aguda, as alterações eletrocardiográficas acontecem em quatro estágios[9]. São eles:

  - **Estágio I:** supradesnível do segmento ST côncavo e difuso, exceto em aVR e V1, onde ocorre infradesnível; onda T apiculada, com leve aumento da amplitude; infradesnível do segmento PR (exceto em aVR, onde ocorre supradesnível). Essas alterações acontecem em mais de 80% dos casos[10,11];
  - **Estágio II:** normalização do segmento ST e PR, além do achatamento da onda T;
  - **Estágio III:** inversão da onda T difusa simulando isquemia miocárdica;
  - **Estágio IV:** Retorno à normalidade da onda T. Pode ocorrer em semanas ou meses após o evento inicial.

Alterações do ritmo podem ocorrer em qualquer estágio da doença e variam de taquicardia sinusal até arritmias atriais diversas[12].

A diferenciação entre pericardite e a repolarização precoce pode ser feita por meio da razão entre a amplitude do início do ST sobre a amplitude da onda T (ST/T) em V6. O diagnóstico de pericardite ocorre quando a razão ST/T é igual ou maior que 0,25[13].

Na pericardite crônica, observam-se predominantemente ondas T invertidas e baixa amplitude do QRS[14].

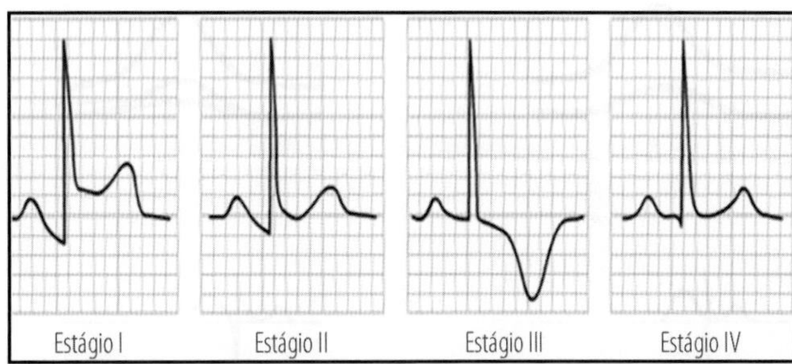

Figura 65.2. Alterações eletrocardiográficas da pericardite.

- **Ecocardiograma bidimensional com Doppler:** é muitas vezes normal nos pacientes com a síndrome clínica de pericardite aguda, a menos que haja derrame pericárdico ou espessamento pericárdico associado. Enquanto um derrame pericárdico em paciente com conhecida ou suspeita de pericardite confirma o diagnóstico, a ausência de uma efusão pericárdica não o exclui. Em uma série de 300 pacientes consecutivos com pericardite aguda, derrame pericárdico estava presente em 180 pacientes (60%). Na maioria dos casos, o derrame foi pequeno ou moderado em volume (79% e 10%, respectivamente), sem consequências hemodinâmicas. O tamponamento cardíaco estava presente em apenas 5% dos pacientes[15].

O ecocardiograma pode revelar também a causa fundamental da pericardite (por exemplo, um tumor), assim como mostrar a pressão que o líquido pericárdico exerce sobre as cavidades direitas do coração; pressão elevada é um possível sinal de alarme quanto à existência de tamponamento cardíaco.

Derrame pericárdico

O derrame pericárdico pode aparecer como transudato, exsudato, piopericárdio ou hemopericárdio. Os derrames volumosos são comuns nas pericardites neoplásicas, tuberculosas, urêmicas, por hipercolesterolemia, mixedema e parasitoses[16]. Derrames que se desenvolvem lentamente podem ser assintomáticos, enquanto o rápido acúmulo de pequenos derrames pode levar ao tamponamento cardíaco. Os derrames localizados são mais comuns quando ocorre cicatrização (por exemplo, pericardite pós-traumática, purulenta). Os derrames pericárdicos crônicos maciços são raros (2% a 3,5% de todos os grandes derrames)[17]. O tamanho dos derrames pode ser classificado, pela ecocardiografia, segundo a classificação de Horowitz[18]: (1) pequeno (espaço livre de eco na diástole de 10 mm); (2) moderada (10 a 20 mm); (3) grande (≥ 20 mm) ou (4) muito grande (≥ 20 mm e compressão do coração). Em grandes derrames pericárdicos, o coração pode se mover livremente dentro da cavidade pericárdica (*swimming heart*) - Figura 65.3.

Classificação de Horowitz de derrames pericárdicos – tipo A: sem efusão; tipo B: separação de epicárdio e pericárdio (3 a 16 mL); tipo C 1: separação sistólica e diastólica do epicárdio e do pericárdio (pequena efusão de 16 mL); tipo C 2: separação sistólica e diastólica do epicárdio e pericárdio com movimento pericárdico atenuado; tipo D: separação pronunciada de epicárdio e pericárdio com grande espaço eco-livre; tipo E: espessamento pericárdico (4 mm) (*American Heart Association*).

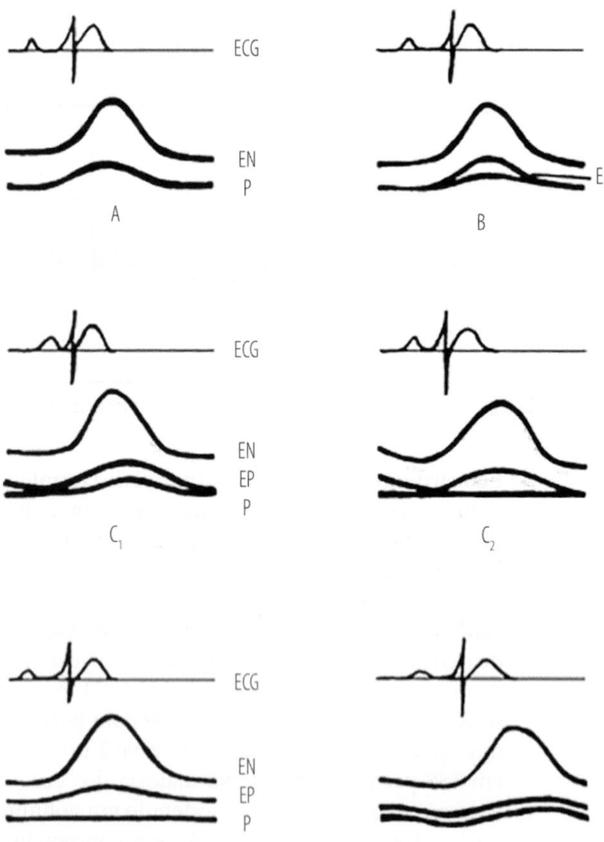

Figura 65.3. Classificação de Horowitz.

O diagnóstico diferencial da pericardite aguda consta na Tabela 65.2.

Tabela 65.2. Diagnóstico diferencial da pericardite aguda.

ECG	Pericardite aguda	IAM	Repolarização precoce
Morfologia do Sg ST	Concavidade para cima	Convexo para cima	Concavidade para cima
Ondas Q	Ausentes	Presentes	Ausentes
Alterações do Seg St em espelho	Ausentes	Presentes	Ausentes
Localização do desnivelamento seg ST	Derivações periféricas e precordiais	Parede envolvida com IAM	Derivações precordiais
Relação ST/T	> 0,25	Não se aplica	< 0,25
Infradesnivelamento do segmento PR	Presente	Ausente	Ausente

Pericardite constritiva

A inflamação crônica do pericárdio leva a aumento da sua espessura e consequente comprometimento do enchimento dos ventrículos e a redução da função ventricular, que é denominada pericardite constritiva.

Os sintomas são fadiga, edema periférico e inchaço. Tipicamente, existe um longo atraso entre a inflamação pericárdica inicial e o início da constrição. Em pacientes descompensados, pode haver congestão venosa, hepatomegalia, derrame pleural e ascite. O comprometimento hemodinâmico do paciente pode ser agravado por uma disfunção sistólica devida a fibrose miocárdica ou atrofia.

O diagnóstico diferencial deve incluir dilatação aguda do coração, embolia pulmonar, infarto ventricular direito, derrame pleural, doenças pulmonares obstrutivas crônicas[19] e cardiomiopatia restritiva. A melhor maneira de distinguir a pericardite constritiva da cardiomiopatia restritiva é a análise de alterações respiratórias com ou sem alterações de pré-carga por ecocardiografia Doppler e/ou ecocardiografia Doppler tecidual[20], mas os achados físicos, ECG, radiografia de tórax, tomografia computadorizada e ressonância magnética, hemodinâmica e biópsia endomiocárdica também podem ser úteis[21].

Pericardite recorrente

O termo pericardite recorrente engloba (1) o tipo intermitente (sem sintomas sem terapia) e (2) o tipo incessante (descontinuação da terapia anti-inflamatória garante recaída). O derrame pericárdico maciço, tamponamento ou constrição são manifestações raras. As evidências de um processo imunopatológico incluem: (1) o período latente com duração de meses; (2) a presença de anticorpos anticoração; (3) a resposta rápida ao tratamento com esteroides e a similaridade e coexistência de pericardite recorrente com outras condições autoimunes (lúpus, doença do soro, polissonose, pós-picardia/síndrome do infarto do miocárdio, doença celíaca, dermatite herpetiforme, artralgias frequentes, eosinofilia, eeação e história de alergia). Distúrbios genéticos subjacentes potenciais também foram relatados: herança autossômica dominante com penetrância incompleta[22] e herança ligada ao sexo (pericardite recorrente associada à hipertensão ocular)[23].

A Figura 65.4 representa o fluxograma de avaliação admissional na pericardite.

Tratamento

Estratégia terapêutica

A terapia de pericardite aguda deve ser direcionada para a etiologia subjacente[24-29].

Os marcadores de alto risco da pericardite aguda indicam a necessidade de admissão hospitalar para avaliação adicional e início do tratamento[30,31]. São eles:

- Febre (maior que 38 °C) e leucocitose;
- Derrames pericárdicos importantes com ou sem tamponamento cardíaco;
- História prévia de anticoagulação oral;
- Pacientes imunodeprimidos;
- Trauma agudo;
- Elevação de enzimas de necrose miocárdica – troponina cardíaca;
- Falha em responder dentro de sete dias à terapêutica com anti- inflamatório não esteroide;
- Disfunção global pelo ecocardiograma, sugerindo miopericardite.

Pacientes sem características de alto risco listadas acima podem ser tratados com segurança ambulatorialatoriamente. Foi proposto um protocolo para tratamento ambulatorial de pacientes de baixo risco[30].

Restrição de atividade – A atividade física extenuante pode desencadear a recorrência dos sintomas, segundo a Sociedade Europeia de Cardiologia[32]:

- Os atletas competitivos não devem participar de esportes competitivos durante pelo menos três meses após a resolução dos sintomas e normalização dos biomarcadores e devem ser reavaliados antes de retomar o treinamento e a competição;
- Os atletas não competitivos devem restringir a atividade até a resolução dos sintomas e a normalização dos biomarcadores (essa abordagem foi endossada pelas diretrizes da Sociedade Europeia de Cardiologia de 2015)[33]. Em casos de miopericardite, recomendamos retirar-se de esportes competitivos por seis meses e voltar somente após a normalização dos dados laboratoriais.

Anti-inflamatórios não hormonais

No tratamento da pericardite aguda, os objetivos da terapia são o alívio da dor e a resolução da inflamação.

Anti-inflamatórios não hormonais e colchicina

Os anti-inflamatórios não hormonais (AINHs) são os principais medicamentos para o tratamento das pericardites idiopática e viral. O objetivo principal do tratamento é o alívio da dor e a resolução do processo inflamatório[34,35].

Os AINHs devem ser utilizados nas doses anti-inflamatórias: ácido acetilsalicílico (AAS) 500 a 750 mg a cada 6 ou 8 horas, por 7 a 10 dias, seguido de redução gradual de 500 mg por semana, por três semanas; ibuprofeno 400 a 800 mg a cada 6 ou 8 horas, por 14 dias; indometacina, 75 a 150 mg ao dia. Na pericardite pós-infarto agudo do miocárdio, deve-se

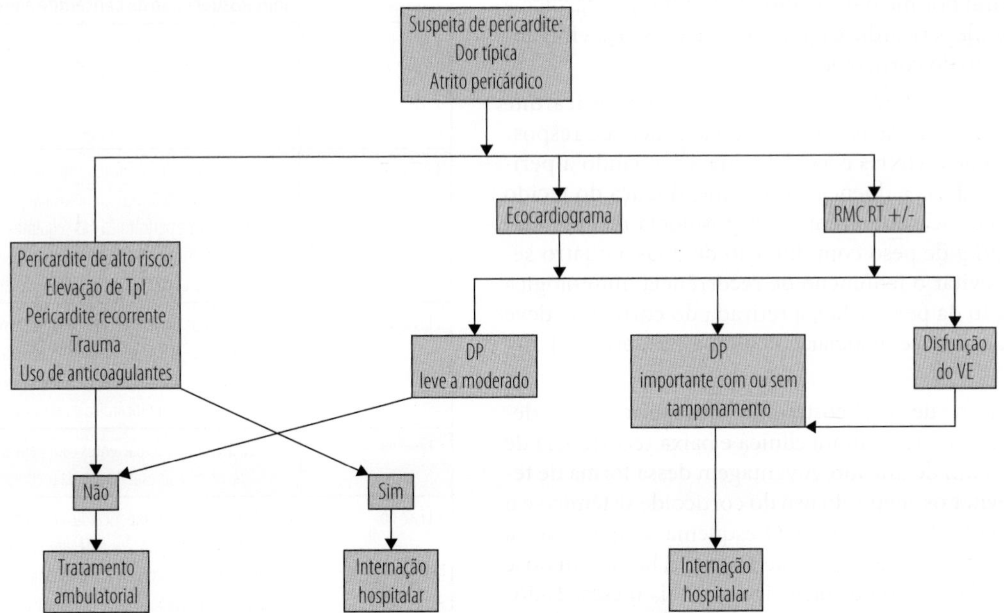

DP: Derrame periocárdico; RMC: Ressonância magnética cardíaca; ANH: anti-inflamatório não hormonal; RT: Realce tardio; TpI; Tropomina I.

Figura 65.4. Fluxograma de avaliação admissional na pericardite.

evitar o uso de indometacina, por estar relacionada à redução do processo cicatricial da área infartada[31,36].

O tempo de tratamento da pericardite com AINH é em torno de 14 dias, usualmente, podendo ser guiado pelos níveis séricos da PCR como marcador de atividade inflamatória. A retirada dos AINHs deve ser progressiva e lenta para reduzir a possibilidade de recorrência[37]. Todos os pacientes devem fazer uso de inibidores de prótons para proteção da mucosa gástrica.

A colchicina tem demonstrado ser efetiva como terapêutica coadjuvante da pericardite aguda, no alívio da dor e na prevenção da recorrência ao fim de 18 meses[38,39]. A dose é de 0,5 mg de 12 em 12 horas ou de 0,5 mg a cada 24 horas nos pacientes com menos de 70 kg, pelo período de três meses no primeiro evento e de seis meses na pericardite recorrente[40,41]; o uso da colchicina por 12 a 24 meses após o último evento de recorrência com retirada gradual[42,43].

O principal efeito adverso da colchinha é a diarreia, que acomete cerca de 8% dos pacientes, e com menos frequência hepatotoxicidade, miotoxicidade e supressão da medula óssea. Assim, deve ser evitada em pacientes com insuficiência renal severa, disfunção hepática, discrasia sanguínea e distúrbios da motilidade gastrointestinal[44,45].

Imunossupressão

A utilização de corticoides para supressão da atividade inflamatória da pericardite usualmente ocasiona dramática melhora clínica e inflamatória. No entanto, devem ser levados em consideração vários aspectos clínicos e fisiopatológicos que limitam a sua eficácia clínica como: 1) a terapia com corticoides favorece o desenvolvimento de recorrência por ocasionar o fenômeno de ancoramento imunológico; 2) deve-se tentar definir o fator etiológico da pericardite para ter uma previsão da resposta terapêutica, assim como de sua posologia; 3) na suspeita de pericardite viral, deve-se pesquisar a presença viral por meio de análise do líquido pericárdico e por biópsia endopericárdica, para afastar a presença viral antes da utilização do corticoide[46].

A indicação da terapia com corticoide na pericardite aguda idiopática é para as situações de ausência de resposta terapêutica aos AINHs e à colchicina, ou quando a pericardite é secundária a doença autoimune, doença do tecido conectivo ou pericardite urêmica. A posologia recomendada é de 1 mg/kg de peso com duração de duas a quatro semanas. Para evitar o fenômeno de recorrência imunológica com reativação da pericardite, a retirada do corticoide deve ser lenta e deve-se se associar colchicina na dose de 1 mg por dia[47].

A utilização de corticosteroide intrapericárdico demonstrou importante melhora clínica e baixa recorrência de pericardite ao fim de um ano. A vantagem dessa forma de terapêutica é evitar os efeitos do uso do corticoide sistêmico e o desenvolvimento de recorrência. O esquema terapêutico é a infusão de triancinolona 300 mg de 12 em 12 horas, em dose única, associada ao uso de colchicina por seis meses. Todos os pacientes devem ser submetidos a biópsia pericárdica e epimiocárdica para comprovação do processo inflamatório e para se afastar a presença de infecção viral ou de outros agentes etiológicos. A limitação desse procedimento se deve ao seu caráter invasivo[48].

Na pericardite recorrente, o primeiro aspecto a ser analisado é a pesquisa do possível fator causal: 1) esquema terapêutico inadequado; 2) posologia inadequada; 3) uso de corticoide associado a uma retirada rápida; 4) reativação em decorrência da replicação viral por uso de corticoide; 5) reinfecção; 6) reativação de doença autoimune ou do tecido conectivo. Na ausência de um desses fatores, consideramos o uso de corticoide nos pacientes com crises frequentes e com importante comprometimento das condições clínicas; recomenda-se o uso de prednisona 1 a 1,5 mg/kg, por quatro semanas, com retirada lenta, de cerca de três meses. Em pacientes com recorrência frequente, pode-se associar azatioprina na dose de 75 a 100 mg ao dia ou ciclofosfamida. Além disso, deve-se associar colchicina para a redução da recorrência[49].

A utilização de baixas doses de prednisona (0,2 a 0,5 mg/kg por dia por quatro semanas) demonstrou a mesma eficácia terapêutica quando comparada a doses de 1 mg/kg por dia, mas com menor taxa de desenvolvimento de paraefeitos[50] (Tabela 65.3).

Pacientes com grande derrame pericárdico, derrame pericárdico hemodinamicamente significativo, suspeita de etiologia bacteriana ou neoplásica ou evidência de pericardite

Tabela 65.3. Indicações para terapêutica anti-inflamatória, imunossupressora e antiviral na pericardite

Classe de recomendação	Indicações	Nível de evidência
Anti-inflamatórios na pericardite aguda		
Classe I	Aspirina ou ibuprofeno por 14 dias no tratamento da pericardite aguda	A
Classe I	Colchicina por 3 meses no tratamento da pericardite aguda e 6 meses na pericardite recorrente	A
Imunossupressão na pericardite aguda		
Classe I	Prednisona na ausência de resposta aos AINH e à colchicina na ausência de infecção viral ou outro agente etiológico, comprovada por biópsia epimiocárdica e pericárdica	B
Classe I	Prednisona na ausência de infecção viral ou outro agente etiológico, comprovada por biópsia epimiocárdica e pericárdica nas seguintes situações clínicas: presença de pericardite autoimune, doença do tecido conectivo ou pericardite urêmica	B
Classe IIa	Prednisona nos pacientes com pericardite recorrente na ausência de fator causal identificado ou infecção viral ou outro agente etiológico, comprovada por biópsia epimiocárdica e pericárdica	C
Classe IIa	Azatioprina nos pacientes com pericardite recorrente apesar do uso da prednisona	B
Classe IIb	Triancinolona intrapericárdica na pericardite autorreativa na ausência de infecção viral ou outro agente etiológico, comprovada por biópsia epimiocárdica e pericárdica	B
Antivirais na pericardite aguda		
Classe IIb	Uso de imunoglobulina na pericardite viral	C

constrictiva devem ser avaliados quanto à terapia invasiva (drenagem pericárdica e/ou pericardiotomia-janela pericárdica) (Figura 65.4).

Indicações de drenagem do derrame pericárdico:

- Evolução prolongada: acima de 10 dias;
- Sem diagnóstico etiológico confirmado;
- Casos com toxemia que sugere infecção por bactéria;
- Punção terapêutica no tamponamento.

Aspecto do líquido drenado e prováveis etiologias:

- Amarelo citrino: virais e tuberculose;
- Purulento: bacterianas inespecíficas;
- Hemorrágico: neoplasias.

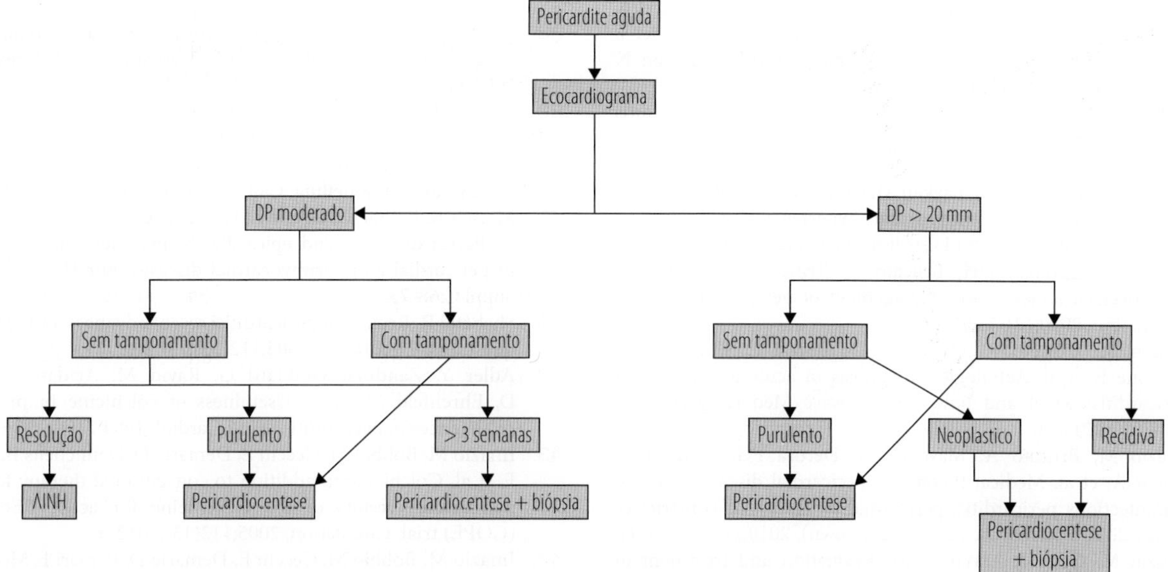

Figura 65.5. Fluxograma de indicação de pericardiocentese e biópsia pericárdica. DP: derrame pericárdico; AINH: anti-inflamatório não hormonal.

Referências bibliográficas

1. Lorell BH. Pericardial diseases. In: Braunwald E, editor. Heart disease: a textbook of cardiovascular medicine. 5th ed. Philadelphia: W.B. Saunders; 1997. p. 1478-534.
2. Launbjerg J, Fruergaard P, Hesse B, Jorgensen F, Elsborg L, Petri A. Long-term risk of death, cardiac events and recurrent chest pain in patients with acute chest pain of different origin. Cardiology. 1996;87:60-6.
3. Troughton RW, Asher CR, Klein AL. Pericarditis. Lancet. 2004;363(9410):717-27.
4. Maisch B, Seferović PM, Ristić AD, Erbel R, Rienmüller R, Adler Y, et al.; Task Force on the Diagnosis and Management of Pricardial Diseases of the European Society of Cardiology. Guidelines on the diagnosis and management of pericardial diseases executive summary; The Task force on the diagnosis and management of pericardial diseases of the European society of cardiology. Eur Heart J. 2004;25(7):587-610.
5. Borghetti-Maio SA, Romano BW, Bocchi EA, Moreira LF, Barreto AC, Stolf NA, et al. Quality of life after cardiomyoplasty. J Heart Lung Transplant. 1994;13(2):271-5.
6. Goyle KK, Walling AD. Diagnosing pericarditis. Am Fam Physician. 2002;66(9):1695-702.
7. Meneghini A, Breda JR, Ferreira C. Pericardite aguda. In Serrano Jr CV, Timerman A, Stefanini E. Tratado de cardiologia SOCESP. 2ª ed. Barueri: Manole; 2009. p. 1961-78.
8. Brady WJ, Perron AD, Martin ML, Beagle C, Aufderheide TP. Cause of ST segment abnormality in ED chest pain patients. Am J Emerg Med. 2001;19(1):25-8.
9. Spodick DH. Diagnostic electrocardiographic sequences in acute pericarditis. Significance of PR segment and PR vector changes. Circulation. 1973;48(3):575-80.
10. Baljepally R, Spodick DH. PR-segment deviation as the initial electrocardiographic response in acute pericarditis. Am J Cardiol. 1998;81(12):1505-6.
11. Bruce MA, Spodick DH. Atypical electrocardiogram in acute pericarditis: characteristics and prevalence. J Electrocardiol. 1980;13(1):61-6.
12. Spodick DH. Arrhythmias during acute pericarditis: a prospective study of 100 consecutive cases. JAMA. 1976;235(1):39-41.
13. Jung HO, Seung KB, Madias JE. Electrocardiographic changes resulting from pericardial effusion drainage. Am J Cardiol. 2010;106(3):437-41.
14. Ginzton LE, Laks MM. The differential diagnosis of acute pericarditis from the normal variant: new electrocardiographic criteria. Circulation. 1982;65(5):1004-9.
15. Dalton JC, Pearson RJ Jr, White PD. Constrictive pericarditis: a review and long-term follow-up of 78 cases. Ann Intern Med. 1956;45(3):445-58.
16. Khandaker MH, Espinosa RE, Nishimura RA, Sinak LJ, Hayes SN, Melduni RM, et al. Pericardial disease: diagnosis and management. Mayo Clin Proc. 2010;85(6):572-93.
17. Mercé J, Sagristà-Sauleda J, Permanyer-Miralda G, Soler-Soler J. Should pericardial drainage be performed routinely in patients who have a large pericardial effusion without tamponade? Am J Med. 1998;105(2):106-9.
18. Soler-Soler J. Massive chronic pericardial effusion. In: Soler-Soler J, Permanyer-Miralda G, Sagrista-Sauleda J, editors. Pericardial diseases – old dilemmas and new insights. The Netherlands: Kluwer; 1990. p. 153-65.
19. Horowitz MS, Schultz CS, Stinson EB, Harrison DC, Popp RL. Sensitivity and specificity of echocardiographic diagnosis of pericardial effusion. Circulation. 1974;50(2):239-47.

20. Oh JK, Seward JB, Tajik AJ. The echo manual. 2nd ed. Philadelphia: Lippincott; 1999. p. 181-94.
21. Rajagopalan N, Garcia MJ, Rodriguez L, Murray RD, Apperson-Hansen C, Stugaard M, et al. Comparison of new Doppler echocardiographic methods to differentiate constrictive pericardial heart disease and restrictive cardiomyopathy. Am J Cardiol. 2001;87(1):86-94.
22. Spodick DH. Pericardial diseases. In: Braunwald E, Zippes DP, Libby P, editors. Heart disease. 6th ed. Philadelphia, London, Toronto, Montreal, Sydney, Tokyo: W.B. Saunders; 2001. p. 1823-76.
23. Sagristà-Sauleda J, Angel J, Permanyer-Miralda G, Soler-Soler J. Long-term follow-up of idiopathic chronic pericardial effusion. N Engl J Med. 1999;341(27):2054-9.
24. DeLine JM, Cable DG. Clustering of recurrent pericarditis with effusion and constriction in a family. Mayo Clin Proc. 2002;77(1):39-43.
25. Erdöl C, Erdöl H, Celik S, Baykan M, Gökçe M. Idiopathic chronic pericarditis associated with ocular hypertension: probably an unknown combination. Int J Cardiol. 2003;87(2-3):293-5.
26. Imazio M, Spodick DH, Brucato A, Trinchero R, Adler Y. Controversial issues in the management of pericardial diseases. Circulation. 2010;121(7):916-28.
27. Imazio M, Brucato A, Derosa FG, Lestuzzi C, Bombana E, Scipione F, et al. Aetiological diagnosis in acute and recurrent pericarditis: when and how. J Cardiovasc Med (Hagerstown). 2009;10(3):217-30.
28. Imazio M, Brucato A, Mayosi BM, Derosa FG, Lestuzzi C, Macor A, et al. Medical therapy of pericardial diseases: part II: Noninfectious pericarditis, pericardial effusion and constrictive pericarditis. J Cardiovasc Med (Hagerstown). 2010;11(11):785-94.
29. Imazio M, Gaita F, LeWinter M. Evaluation and treatment of pericarditis: a systematic review. JAMA. 2015;314(14):1498-506.
30. Imazio M, Brucato A, Mayosi BM, Derosa FG, Lestuzzi C, Macor A, et al. Medical therapy of pericardial diseases: part I: idiopathic and infectious pericarditis. J Cardiovasc Med (Hagerstown). 2010;11(10):712-22.
31. Imazio M, Demichelis B, Parrini I, et al. Day-hospital treatment of acute pericarditis: a management program for outpatient therapy. J Am Coll Cardiol 2004; 43:1042.
32. Imazio M, Cecchi E, Demichelis B, Ierna S, Demarie D, Ghisio A, et al. Indicators of poor prognosis of acute pericarditis. Circulation. 2007;115(21):2739-44.
33. Imazio M, Demichelis B, Parrini I, Cecchi E, Demarie D, Ghisio A, et al. Management, risk factors, and outcomes in recurrent pericarditis. Am J Cardiol. 2005;96(5):736-9.
34. Pelliccia A, Corrado D, Bjørnstad HH, Panhuyzen-Goedkoop N, Urhausen A, Carre F, et al. Recommendations for participation in competitive sport and leisure-time physical activity in individuals with cardiomyopathies, myocarditis and pericarditis. Eur J Cardiovasc Prev Rehabil. 2006;13(6):876-85.
35. Adler Y, Charron P, Imazio M, Badano L, Barón-Esquivias G, Bogaert J, et al; European Society of Cardiology (ESC). 2015 ESC Guidelines for the diagnosis and management of pericardial diseases: The Task Force for the Diagnosis and Management of Pericardial Diseases of the European Society of Cardiology (ESC) Endorsed by: The European Association for Cardio-Thoracic Surgery (EACTS). Eur Heart J. 2015;36(42):2921-64.
36. Adler Y, Finkelstein Y, Guindo J, Rodriguez de la Serna A, Shoenfeld Y, Bayes-Genis A, et al. Colchicine treatment for recurrent pericarditis: a decade of experience. Circulation. 1998;97(21):2183-5.
37. Spodick DH. Acute pericarditis: current concepts and practice. JAMA. 2003;289(9):1150-3.
38. Schifferdecker B, Spodick DH. Nonsteroidal anti-inflammatory drugs in the treatment of pericarditis. Cardiol Rev. 2003;11(4):211-7.
39. Jugdutt BI, Basualdo CA. Myocardial infarct expansion during indomethacin or ibuprofen therapy for symptomatic post infarction pericarditis: influence of other pharmacologic agents during early remodelling. Can J Cardiol. 1989;5(4):211-21.
40. Maisch B, Bethge C, Drude L, Hufnagel G, Herzum M, Schonian U. Pericardioscopy and epicardial biopsy: new diagnostic tools in pericardial and perimyocardial diseases. Eur Heart J. 1994;15 Suppl C:68-73.
41. Shabetai R. Recurrent pericarditis: recent advances and remaining questions. Circulation. 2005;112(13):1921-3.
42. Adler Y, Zandman-Goddard G, Ravid M, Avidan B, Zemer D, Ehrenfeld M, et al. Usefulness of colchicine in preventing recurrences of pericarditis. Am J Cardiol. 1994;73(12):916-7.
43. Imazio M, Bobbio M, Cecchi E, Demarie D, Demichelis B, Pomari F, et al. Colchicine in addition to conventional therapy for acute pericarditis: results of the COlchicine for acute PEricarditis (COPE) trial. Circulation. 2005;112(13):2012-6.
44. Imazio M, Bobbio M, Cecchi E, Demarie D, Pomari F, Moratti M, et al. Colchicine as first choice therapy for recurrent pericarditis: results of the CORE (COlchicine for REcurrent pericarditis) trial. Arch Intern Med. 2005;165(17):1987-91.
45. Brucato A, Brambilla, Adler Y, Spodick DH, Canesi B. Therapy for recurrent acute pericarditis: a rheumatological solution? Clin Exp Rheumatol. 2006;24(1):45-50.
46. Imazio M, Brucato A, Adler Y, Brambilla G, Artom G, Cecchi E, et al. Prognosis of idiopathic recurrent pericarditis as determined from previously published reports. Am J Cardiol. 2007;100(6):1026-8.
47. Lange U, Schumann C, Schmidt KL. Current aspects of colchicine therapy- classical indications and new therapeutic uses. Eur J Med Res. 2001;6(4):150-60.
48. Wilbur K, Makowsky M. Colchicine myotoxicity: case reports and literature review. Pharmacotherapy. 2004;24(12):1784-92.
49. Terkeltaub RA. Colchicine update: 2008. Semin Arthritis Rheum. 2009;38(6):411-9.
50. Artom G, Koren-Morag N, Spodick DH, Brucato A, Guindo J, Bayes-de- Luna A, et al. Pretreatment with corticosteroids attenuates the efficacy of colchicine in preventing recurrent pericarditis: a multicentre all-case analysis. Eur Heart J. 2005;26(7):723-7.

66

TAMPONAMENTO CARDÍACO

Pedro Gabriel Melo de Barros e Silva

Introdução

O pericárdio é um saco fibroelástico que envolve o coração e é composto por duas camadas (visceral e parietal) separadas por um espaço virtual conhecido como cavidade pericárdica. Em indivíduos saudáveis, a cavidade contém de 15 a 50 mL de líquido seroso.

O pericárdio visceral é formado por uma simples camada de células mesoteliais aderidas ao epicárdio, enquanto o pericárdio parietal é uma estrutura fibrosa com menos de 2 mm de espessura composta primariamente de colágeno e, em menor grau, de elastina.

O pericárdio possui as seguintes funções básicas: restrição do volume cardíaco durante a diástole (particularmente das câmaras direitas), estabilização do coração no mediastino e proteção mecânica contra a disseminação de infecção de órgãos contíguos.

O acúmulo de material no saco pericárdico de maneira rápida e/ou em grande volume pode gerar uma restrição patológica ao enchimento ventricular e, consequentemente, levar à redução do débito cardíaco, no que se configura o quadro de tamponamento cardíaco.

Fisiopatologia

O tamponamento cardíaco ocorre quando o acúmulo de material coletado no espaço pericárdico (derrame pericárdico) eleva a pressão ao redor do coração ao ponto que excede a pressão diastólica cardíaca, comprime câmaras cardíacas, compromete o enchimento (aumento da pressão venosa central – PVC) e, por consequência, reduz o débito cardíaco, levando ao choque, que pode ser rapidamente fatal se não for tratado de maneira adequada. Essa não é uma condição clínica de "tudo ou nada", mas na verdade representa um espectro de gravidade que vai de casos com mínima repercussão clínica da função cardíaca até ao franco colapso hemodinâmico, que pode evoluir com atividade elétrica sem pulso nos casos extremos.

Devido à alta complacência do pericárdio em condições normais, grandes quantidades de líquido podem acumular-se antes de ocorrerem efeitos hemodinâmicos evidentes (caso esse acúmulo ocorra de maneira lenta). A capacidade de esticar do pericárdio é limitada quando há acúmulo rápido de material (ou seja, ao longo de minutos a horas). Nesses casos, a pressão intrapericárdica pode aumentar rapidamente, reduzindo o enchimento com um declínio dramático do débito cardíaco, sendo exuberantes os sinais e sintomas de colapso circulatório iminente.

Em condições normais, não há mais do que 15 a 50 mL de líquido entre as duas camadas pericárdicas, mantidas a pressões que se aproximam da pressão pleural ou cerca de 5 mmHg mais baixa do que a PVC. Num pericárdio normal, é possível acomodar de 80 a 200 mL de líquido sem que haja aumento importante na pressão intrapericárdica e comprometimento de enchimento ventricular. Se o derrame se instalar rapidamente, pequenos aumentos no volume de líquido pericárdico (100 a 200 mL) poderão elevar a pressão intrapericárdica acima de 30 mmHg, levando ao tamponamento cardíaco. Já quando o fluido se acumula lentamente, há maior complacência do pericárdio parietal e só há aumento importante na pressão intrapericárdica com volumes bem maiores. Esse fenômeno se deve ao fato de o pericárdio responder de forma diferente ao estiramento agudo e crônico (Figura 66.1). Ao haver acúmulo progressivo de fluido, haverá aumento gradual da complacência do saco pericárdico até o ponto de perda gradativa da complacência com certo aumento da pressão intrapericárdica.

O aspecto mais importante para repercussão clínica não é o volume do derrame, e sim a pressão intrapericárdica elevada. Devido às suas baixas pressões, as câmaras direitas são mais vulneráveis à compressão pelo derrame pericárdico, e a alteração do seu enchimento é o sinal mais precoce de comprometimento hemodinâmico importante. Inicialmente, a pressão elevada no pericárdio é compensada pelo aumento da PVC (mantém um gradiente de pressão que permite o enchimento cardíaco). Nesse contexto, o enchimento adequado das câmaras direitas requer um aumento compensatório do retorno venoso sistêmico, que ocorre devido à venoconstrição e ao aumento da retenção hidrossalina. Entretanto, quando se atinge o limite da complacência pericárdica, a pressão intrapericárdica inicialmente se equaliza com a pressão diastólica do ventrículo direito e posteriormente com a pressão do ventrículo esquerdo devido à interpendência ventricular (Figura 66.2). Nesse momento haverá queda abrupta do débito cardíaco, e a circulação será mantida somente por meio de aumento da frequência cardíaca, da contratilidade e por vasoconstricção arteriolar periférica.

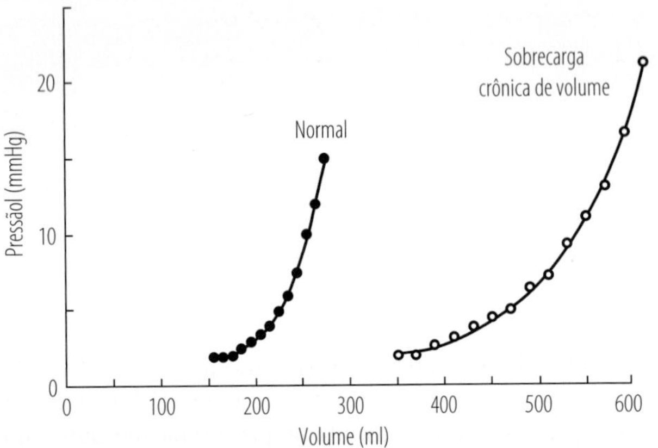

Figura 66.1. Relações pressão/volume pericárdicas obtidas a partir de experimentos animais A curva é desviada para direita na sobrecarga volêmica crônica demonstrando que o pericárdio pode dilatar-se para acomodar uma sobrecarga lenta de volume. Adaptada de: Freeman GL, LeWinter MM. Pericardial adaptations during chronic cardiac dilation in dogs. Circ Res. 1984;54(3):294-300.

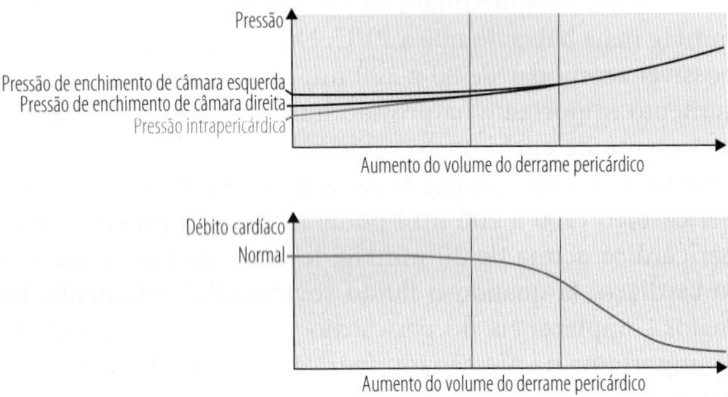

Figura 66.2. Demonstração gráfica da relação entre as pressões intrapericárdicas e de câmaras cardíacas (direitas e esquerdas) na evolução do tamponamento cardíaco.

Etiologia

As causas de tamponamento incluem todas as causas de derrame pericárdico e hemorragia na cavidade pericárdica (pericardite, infarto do miocárdio com ruptura de parede livre, dissecção de aorta tipo A). A pericardite idiopática é a causa mais comum de derrame volumoso e de tamponamento em termos absolutos, por se tratar da causa mais comum de pericardite, embora individualmente os casos dessa pericardite tenham risco muito baixo de tamponamento. Em termos relativos, os casos de pericardite neoplásica, tuberculosa e purulenta têm probabilidade muito maior de evoluir com tamponamento do que os casos de origem viral/idiopática (maior que 60% em uma série de casos.

Quando suspeitar de tamponamento cardíaco?

Na ausência de trauma torácico, o tamponamento cardíaco habitualmente é considerado como diagnóstico a ser pesquisado clinicamente em pacientes com derrames pericárdicos previamente identificados ao ecocardiograma.

Entretanto, no primeiro contato clínico (antes do exame de imagem para avaliar derrame pericárdico), é possível se deparar com casos de tamponamento relacionados a diversas queixas (desde quadros oligossintomáticos de dispneia ou dor torácica a casos de colapso hemodinâmico que rapidamente evoluem para parada cardiorrespiratória em atividade elétrica sem pulso). Deve-se investigar tamponamento em casos de instabilidade hemodinâmica inexplicada, especialmente se houver sinais clínicos de tamponamento cardíaco e/ou história de doenças causadores de derrame pericárdico (uremia, procedimento cardíaco, neoplasia etc.).

Manifestações clínicas

Pacientes com tamponamento apresentam-se bastante ansiosos com dispneia e/ou dor torácica. Além dos sintomas mais frequentes (dispneia e dor torácica), o paciente pode apresentar também manifestações de congestão hepática e visceral (náusea, dor abdominal), compressão esofágica (disfagia) e outros sintomas não específicos (letargia, febre, tosse, fraqueza, fadiga, anorexia, e palpitações). Muitos casos estão em estado crítico (com frequência em choque hemodinâmico), e pode não ser possível obter a história clínica. Casos de pericardite neoplásica podem evoluir sem manifestações clínicas importantes até evoluírem com tamponamento cardíaco.

Ao exame físico, os achados clássicos de tamponamento cardíaco foram descritos em 1935 pelo cirurgião torácico Claude Schaeffer Beck. Dessa forma, a tríade de Beck foi descrita em pacientes cirúrgicos com tamponamento por hemopericárdio agudo (pós-trauma, ruptura de aorta ou de parede ventricular) e consiste na redução da pressão arterial, aumento da pressão venosa jugular e coração silencioso (bulhas hipofonéticas) e pequeno. Já em pacientes clínicos, o derrame pericárdico costuma evoluir lentamente e os achados do exame físico podem ser diferentes dos casos cirúrgicos.

Dados clínicos como hipofonese de bulhas, atrito pericárdico, dor torácica, tosse, febre, letargia, palpitação e hipotensão foram identificados em 50% ou menos dos pacientes. Além de baixa sensibilidade, tais achados são pouco específicos, pois podem ocorrer em diversas circunstâncias; por exemplo: doença pulmonar obstrutiva crônica (DPOC) e tórax volumoso podem gerar hipofonese de bulhas sem haver tamponamento. Apesar das limitações de acurácia, quando avaliados isoladamente, esses dados são úteis quando inseridos de maneira conjunta na avaliação do quadro clínico do paciente, podendo corroborar o diagnóstico e indicar gravidade clínica (por exemplo: hipotensão arterial). É sabido que o colapso hemodinâmico é a via final no tamponamento cardíaco, porém pacientes não cirúrgicos previamente hipertensos podem apresentar pressão arterial elevada em casos não avançados de tamponamento.

Dados clínicos de maior utilidade

Séries de casos indicam que o único sintoma presente em mais de 50% dos casos de tamponamento é a dispneia (sensibilidade de 88%). Apesar de a dispneia ser um sintoma frequente, sinais clínicos de insuficiência cardíaca esquerda são raros no tamponamento. Ao exame físico, os achados com maior valor no diagnóstico são: PVC elevada (virtualmente todos os casos sem hipovolemia), taquicardia (superior a 80% dos casos), taquipneia (sensibilidade de 80%) e pulso paradoxal superior a 10 mmHg (superior a 80% dos pacientes). Deve-se lembrar que nem sempre é possível avaliar adequadamente a PVC pelo exame físico, e casos de tamponamento com hipovolemia ou de instalação súbita podem não apresentar esse achado no exame inicial (visível apenas após provas de volume). Apesar da alta sensibilidade (superior a 80% na maioria dos estudos), os achados de dispneia, PVC elevada e taquicardia são pouco específicos, sendo mais úteis para afastar o diagnóstico quando a ausência desses achados (especialmente associados) representar alto valor preditivo negativo. A presença de perda do descenso Y (abertura da válvula tricúspide e esvaziamento atrial – diástole) com preservação do descenso X (correspondente ao relaxamento atrial) é sugestiva de tamponamento cardíaco, embora a caracterização no exame clínico do pulso venoso seja um pouco mais difícil.

Pulso paradoxal

O aumento da pressão intrapericárdica no tamponamento cardíaco acentua a interdependência ventricular, ou seja, o aumento do volume de uma câmara cardíaca está condicionado à diminuição de volume da outra câmara. Nessa situação, o efeito normal da respiração está acentuado, pois, devido à queda da pressão intratorácica durante a inspiração, ocorre aumento do retorno venoso para as cavidades direitas, com consequente abaulamento do septo interventricular para esquerda, levando à diminuição do enchimento ventricular esquerdo e do débito cardíaco. Portanto, no tamponamento, o enchimento das câmaras esquerdas acontece preferencialmente durante a expiração, quando é menor o enchimento do ventrículo direito. Essa é a base fisiopatológica para o pulso paradoxal.

Só uma minoria dos casos em situações específicas poderia apresentar tamponamento sem pulso paradoxal: comunicação interatrial, disfunção importante de ventrículo esquerdo (especialmente naqueles com pericardite urêmica), hipertrofia ventricular, tamponamento regional, hipotensão acentuada e insuficiência aórtica (importante considerar essa limitação do pulso paradoxal nos casos de dissecção em que tamponamento e insuficiência aórtica podem coexistir). Além da alta sensibilidade, o pulso paradoxal também apresenta grande relevância para aumentar significativamente a probabilidade diagnóstica de um tamponamento cardíaco, quando identificado num paciente com suspeita de tamponamento cardíaco. O ponto de corte para variação da pressão no pulso paradoxal geralmente é de 10 mmHg, pois é um nível de alta sensibilidade; entretanto, quanto maior for a variação identificada no pulso paradoxal, maior será a probabilidade de o diagnóstico ser de tamponamento cardíaco. Dessa forma, outras situações podem apresentar pulso paradoxal: pericardite constritiva, asma, DPOC, insuficiência cardíaca, estenose mitral, disfunção de ventrículo direito, hipovolemia acentuada, *pectus excavatum* acentuado, obesidade, ascite tensa. Entretanto, esses casos são geralmente discretos, com redução de 10 a 20 mmHg (reduções maiores que 20 mmHg sugerem tamponamento, embora possam ocorrer numa minoria dos quadros de asma grave com grande esforço respiratório).

O principal achado no exame físico é a presença do **pulso paradoxal** (Figura 66.3): queda na pressão sistólica durante a inspiração maior que 10 mmHg. Quando severo, o pulso paradoxal pode ser comprovado pela ausência do pulso radial durante a inspiração.

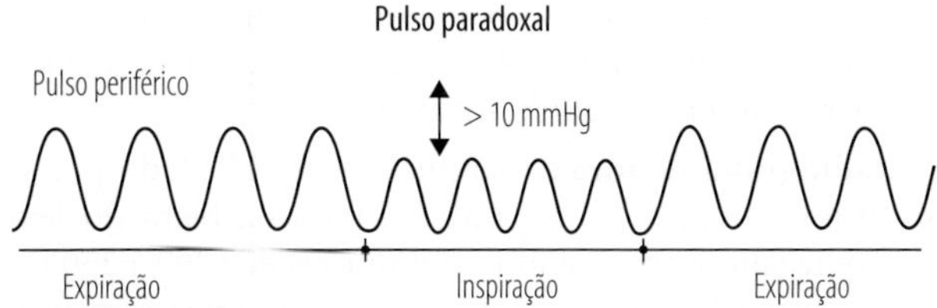

Figura 66.3. Relações da pressão de pulso durante a fase inspiratória da respiração: pulso paradoxal.

Diagnóstico

Não há um sinal clínico patognomônico de tamponamento cardíaco, tampouco há um dado clínico que isoladamente possa descartar o diagnóstico. Embora um quadro clínico típico com exame de imagem característico possa ser considerado suficiente para o diagnóstico, o padrão-ouro para o diagnóstico de tamponamento cardíaco seria por meio da medida simultânea das pressões intrapericárdicas e intracardíacas (as quais seriam equivalentes), sendo o diagnóstico definitivo feito de maneira retrospectiva, com normalização do padrão das pressões e melhora do débito cardíaco após a retirada do excesso de líquido acumulado.

Exames complementares

Se houver suspeita clínica consistente (especialmente na presença de pulso paradoxal), exames complementares devem ser feitos para descartar ou corroborar o diagnóstico antes de uma eventual pericardiocentese. Dessa forma, é recomendável que sejam realizados exames complementares (especialmente ecocardiografia com Doppler), mas que se correlacionem os achados desses exames com os dados clínicos do paciente antes de se indicar punção pericárdica (não se basear apenas nos achados do exame de imagem). Em situações específicas com forte suspeita de tamponamento (especialmente num cenário periprocedimento cardíaco), em que o paciente desenvolve quadro súbito de colapso hemodinâmico ou evolui com parada cardiorrespiratória, a utilização isolada de dados clínicos pode ser justificável para a realização de pericardiocentese, se não houver pronta disponibilidade de ecocardiograma para a confirmação diagnóstica e para guiar punção.

Eletrocardiograma (ECG): Exame que deve ser feito de rotina na investigação diagnóstica de todos os casos suspeitos de tamponamento. Em alguns casos, pode definir um diagnóstico causal (por exemplo: critério diagnóstico de pericardite), mas tem valor limitado para o diagnóstico de tamponamento. O achado mais comum é taquicardia sinusal (maior que 80%) embora seja inespecífico. Já os achados característicos têm baixa sensibilidade: baixa voltagem de QRS (sensibilidade de 42%); alternância elétrica pela oscilação cardíaca num derrame pericárdico volumoso (sensibilidade de 16% a 21%); arritmias atriais e achados de pericardite (elevação de ST e infra de PR) também são achados infrequentes nos casos de tamponamento. Deve-se lembrar que o achado mais comum (baixa voltagem do QRS) é indicativo de derrame pericárdico volumoso (que reduz a captação de atividade elétrica ao ECG), e não de tamponamento necessariamente; além disso, esse achado também é inespecífico, pois pode ocorrer em qualquer situação que reduz a amplitude captada pelo ECG (por exemplo: DPOC, alterações torácicas, obesidade, cardiomiopatias infiltrativas etc.).

Radiografia de tórax: Habitualmente solicitado por ser um exame simples e que pode ser feito na beira do leito. Cardiomegalia surge quando o volume excede 200 a 250 mL, mas a existência de cardiopatia estrutural prévia e casos de derrame pericárdico agudo (por exemplo: pós-operatório) pode limitar a acurácia desse achado, que pode sugerir a existência de derrame pericárdico, mas não indica a ocorrência de tamponamento. Como a maioria dos casos de tamponamento apresenta derrame pericárdico moderado a importante, o achado de cardiomegalia tem boa sensibilidade (a sensibilidade agrupada dos estudos fica em torno de 89%). Caracteristicamente, a cardiomegalia decorrente de derrames pericárdicos apresenta silhueta cardíaca globular (configuração em "moringa") com campos pulmonares livres, sendo possível identificar o sinal da gordura epicárdica com distância maior que 2 mm no perfil.

Ecocardiografia: É a ferramenta mais útil para identificar o derrame pericárdico e quantificá-lo, assim como para identificar sinais de restrição ao enchimento compatíveis com tamponamento cardíaco. O ecocardiograma é geralmente inadequado para avaliar diretamente a espessura do pericárdio, mas é uma técnica excelente para detectar e classificar o volume dos derrames pericárdicos. Derrame mínimo até 15 a 35 mL existe com frequência em indivíduos normais e habitualmente fica confinado ao sulco atrioventricular posterior devido aos efeitos da gravidade. Derrames maiores tendem a envolver o coração.

Classificação dos derrames pericárdicos:

- Discreto: posterior ou inferior a 10 mm;
- Moderado: envolve todo o coração com 10 a 20 mm na diástole;
- Importante: maior ou igual a 20 mm na diástole.

Exceto nos casos muito agudos, derrames moderados a importantes estão presentes no tamponamento, sendo quase sempre circunferências (vistas nas regiões anterior e posterior do coração), podendo-se encontrar ainda o *swinging heart*. O simples achado de derrame pericárdico não indica o diagnóstico de tamponamento, mas sua ausência (num exame sem limitações técnicas) direciona para outro diagnóstico e contraindica a pericardiocentese.

Além do derrame pericárdico, o ecocardiograma permite avaliar alterações hemodinâmicas relacionadas ao tamponamento. Os achados que são compatíveis com a fisiologia do tamponamento são os seguintes:

- Veia cava inferior dilatada e sem variação respiratória (indicativa de aumento das pressões de enchimento de câmaras direitas);
- Colapso atrial direito e/ou do ventrículo direito (indicativo da compressão das câmaras direitas pela alta pressão intrapericárdica; colapso é mais importante durante a expiração, quando é menor o retorno venoso às câmaras direitas);
- Grande variação respiratória das velocidades de fluxo nas valvas mitral e tricúspide (indicativa de interdependência ventricular).

O colapso atrial é mais sensível para o diagnóstico de tamponamento e geralmente ocorre no final da diástole (momento da contração atrial), mas o colapso do ventrículo direito durante mais de 1/3 da diástole é mais específico (mais comum na protodiástole). É importante se lembrar de que o colapso do ventrículo direito pode ocorrer na presença de derrames pleurais importantes, na ausência de derrame pericárdico. Já o colapso do átrio esquerdo (não só do átrio direito) é visto em aproximadamente 25% dos pacientes e é altamente específico para tamponamento.

A presença desses achados num paciente com derrame pericárdico e alta probabilidade clínica pré-teste dão alto grau de confiança para o diagnóstico de tamponamento cardíaco e indicação de punção pericárdica. Entretanto, é fundamental a correlação com dados clínicos, pois enquanto a ausência desses sinais gera um alto valor preditivo negativo nos pacientes avaliados, a presença desses achados (em particular o achado isolado de colapso do átrio direito) apresenta valor preditivo positivo baixo (próximo de 30%). Uma vez que há um *continuum* nos efeitos hemodinâmicos, alguns achados ecocardiográficos podem ser muito precoces (especialmente o colapso do átrio direito), sendo identificados antes mesmo de haver tamponamento (o qual pode não ocorrer nos casos que estabilizem). Dessa forma, apesar da alta acurácia da ecocardiografia, é fundamental associar sempre os dados clínicos (se há ou não comprometimento hemodinâmico e qual o risco de evolução do derrame pericárdico), sendo o diagnóstico eminentemente clínico.

Tratamento

Não há tratamento medicamentoso eficaz para casos de tamponamento, sendo sempre indicada a retirada do material intrapericárdico que levou à compressão das câmaras cardíacas (drenagem do derrame pericárdico). Enquanto se prepara a drenagem, algumas medidas podem ser feitas:

- Monitorização, suporte respiratório (oxigenoterapia e/ou suporte ventilatório), acesso venoso. A ventilação mecânica com pressão positiva nos pacientes com tamponamento geralmente piora a hemodinâmica do paciente, pois a pressão positiva diminui o enchimento ventricular.

- Estabilização hemodinâmica: expansão volêmica é a primeira opção para melhorar a perfusão, pois o aumento da PVC consegue momentaneamente aumentar o enchimento das câmaras direitas (aumenta o gradiente que estava reduzido pela restrição pericárdica). É uma tentativa de estabilização provisória que geralmente tem pouco efeito, e mesmo nos casos de pacientes hipovolêmicos nos quais seu efeito é maior, geralmente é transitório e não deve retardar medidas mais efetivas. Agentes adrenérgicos podem ser usados, mas geralmente são de pouca valia, pois já existe aumento importante da estimulação adrenérgica endógena.
- Drenagem pericárdica: Nos pacientes com tamponamento e parada cardiorrespiratória, o benefício com pressões externas é mínimo, devendo-se realizar a pericardiocentese com a máxima rapidez. Nos pacientes com sinais clínicos de tamponamento, a drenagem do derrame pericárdico pode ser feita por meio de pericardiocentese guiada por ecocardiograma ou fluoroscopia na sala de hemodinâmica. A pericardiocentese guiada por eco é segura, efetiva e pode ser realizada à beira do leito. Na necessidade de biópsia pericárdica para diagnóstico, ou nos casos de pericardite purulenta ou recorrente e hemopericárdio, a drenagem cirúrgica é a melhor opção. Derrames pericárdicos de etiologia neoplásica são geralmente recorrentes. Para diminuir essa possibilidade, pode-se criar uma janela pericárdica cirurgicamente, possibilitando a drenagem do líquido pericárdico para a cavidade pleural.

Na ausência de achados clínicos de tamponamento, a evidência de colapso das câmaras direitas ao eco não é indicativa de pericardiocentese de emergência. No entanto, o paciente deve ser reavaliado com frequência, pois a piora hemodinâmica pode ocorrer de forma súbita.

Técnica de pericardiocentese

Contraindicações absolutas

No paciente hemodinamicamente instável, via de regra, não existem contraindicações absolutas para a realização de pericardiocentese. A retirada de uma pequena quantidade de líquido pericárdico pode melhorar drasticamente o estado hemodinâmico do paciente. A única exceção reportada em literatura seria no caso de dissecção de aorta com tamponamento cardíaco, em que os pacientes devem ser encaminhados imediatamente para abordagem cirúrgica, sendo considerada contraindicação absoluta para pericardiocentese.

Contraindicações relativas

Distúrbios hemorrágicos não corrigidos (incluindo uso de antitrombóticos), derrame de difícil acesso pela punção (derrame pequeno, posterior e/ou loculado) e os casos de tamponamento cardíaco traumático são contraindicações relativas. Alguns autores argumentam que o tamponamento cardíaco traumático deve ser tratado diretamente por toracotomia emergencial.

Posicionamento do paciente

Posicione o paciente em um ângulo de 30 a 45 graus, pois essa posição aproxima o coração da parede torácica anterior (aproxima o fluido da superfície anterior e inferior, maximizando drenagem na punção). A posição supina é uma alternativa aceitável quando não for possível a posição entre 30 e 45 graus.

Cuidados gerais

O médico deve assegurar que o paciente tenha pelo menos uma linha de acesso intravenosa estabelecida, esteja recebendo oxigênio suplementar e esteja conectado a um monitor cardíaco e à oximetria de pulso contínua. Se o tempo permitir, a colocação de uma sonda nasogástrica para descomprimir o estômago e diminuir o risco de perfuração gástrica é fortemente recomendada.

A pericardiocentese pode ser feita sob anestesia local à beira do leito ou na hemodinâmica com radioscopia. A agulha para punção pericárdica deve ser guiada por monitorização eletrocardiográfica ou por método de imagem (a pericardiocentese guiada pelo ecocardiograma apresenta menor risco de complicações e maior sucesso).

Procedimento de punção

A via de acesso pode ser transtorácica, mediana ou subxifoide (locais mais utilizados são a margem esternocostal esquerda ou a abordagem subxifoide). Uma vez definida, realizar a sequência a seguir:

- Colocar luvas estéreis e utilizar solução antisséptica para limpar e preparar cirurgicamente a área subxifoide (se o tempo permitir, utilizar avental e máscara e campos estéreis para delinear o local do procedimento);
- Identificar bem os marcos anatômicos (processo xifoide, quinta e sexta costelas) e selecionar um local para a inserção da agulha;

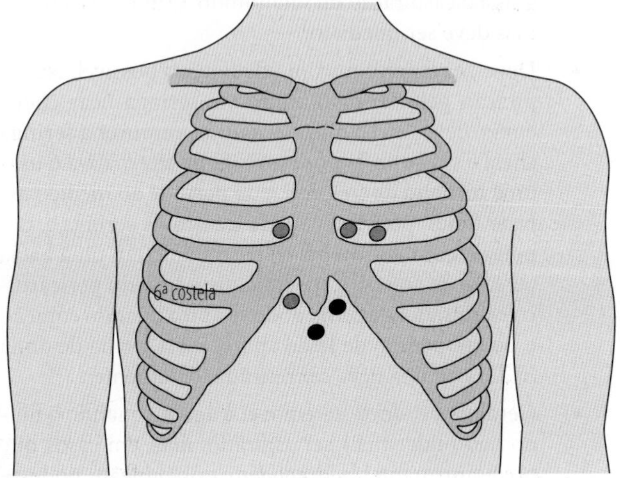

Figura 66.4.

- Pontos de inserção da agulha de pericardiocentese. O subxifoide e a margem esternocostal esquerda são os locais mais comumente utilizados (pontos pretos);
- Infiltrar a solução de anestésico local no ponto de punção escolhido; criando primeiro uma botão anestésico e depois infiltrando os tecidos subcutâneos e mais profundos;
- Conecte uma seringa de 20 ou 60 mL à agulha e aspire 5 mL de solução salina. Se o tempo permitir, conecte um grampo jacaré na base da agulha ao fio V 1 de uma máquina de ECG;
- Faça uma pequena incisão no local escolhido (entre o processo xifoide e a margem esternocostal esquerda) para minimizar a resistência na inserção da agulha;
- Insira a agulha através da incisão cutânea e direcione-a em direção ao ombro esquerdo. Mantenha a agulha em um ângulo de 45 graus em relação tanto à parede abdominal como para fora do plano sagital médio (45 graus para ambos). Se houver disponibilidade, a inserção da agulha deve ser realizada sob orientação ultrassonográfica direta (guiada por ecocardiograma);
- Ao avançar a agulha, pode-se realizar injeção ocasional de até 1 mL de solução salina normal, que ajuda a manter o lúmen da agulha patente; além disso, a injeção salina permite a localização da agulha durante o procedimento. A agulha deve ser avançada lentamente enquanto se aplica pressão negativa na seringa até que um retorno de fluido seja visualizado, pulsações cardíacas sejam sentidas ou uma mudança abrupta na forma de onda de ECG seja observada (profundidade de cerca de 5 cm habitualmente). Se a forma de onda do ECG mostrar um padrão de lesão (elevação do segmento ST), retire lentamente a agulha até que o padrão volte ao normal, uma vez que essa alteração na forma de onda sugere que a agulha está em contato direto com o miocárdio;
- Após a introdução do cateter, é importante a aferição da pressão da cavidade pericárdica (se possível) seguida da aspiração do seu líquido. O alívio dos sintomas deve ser imediato;
- Deve-se retirar o máximo de líquido possível. Na aspiração pela seringa, aspire até seringa ficar cheia; então, deve-se estabilizar a agulha, remover a seringa cheia e substituí-la por outra. Uma alternativa é usar uma torneira de três vias, que permite ao médico aspirar fluido pericárdico para dentro da seringa e, depois de girar a torneira, ejetar o fluido em uma bacia ou saco de coleta. À medida que o líquido pericárdico é aspirado, a agulha pode se aproximar do coração e, se um padrão de lesão aparecer na forma de onda ECG, a agulha deve ser retirada lentamente;
- Geralmente, deve-se remover a agulha quando o fluido não puder mais ser aspirado, mas, em casos que precisam manter a drenagem pós-punção, pode-se utilizar a técnica de Seldinger (há *kits* específicos que são os mais indicados para essa técnica). A colocação de um cateter no espaço pericárdico deve ser considerada em pacientes com grandes derrames pericárdicos e que não puderem ser levados para a sala de operação rapidamente. O médico deve ler as instruções específicas do *kit* antes de tentar a colocação (técnica semelhante à de colocar um cateter venoso central). É fundamental saber que a ponta da agulha está dentro do espaço pericárdico, e não dentro do coração antes de passar o fio-guia e inserir o dilatador (a orientação ultrassonográfica é altamente recomendada nesses casos);
- Na ultrassonografia, a posição da agulha é confirmada pela injeção de soro fisiológico agitado através da agulha, denominada meio de contraste salino por bolhas, para confirmação da posição. Esse procedimento é particularmente importante quando líquido hemorrágico foi aspirado ou quando se confirma a posição da agulha. Na passagem com radioscopia, se o líquido hemorrágico é aspirado, alguns mililitros de meio de contraste são injetados, o que pode ser observado em torno da silhueta cardíaca, indicando que a ponta da agulha está no espaço pericárdico. Se o material de contraste desaparecer imediatamente, então a agulha está em uma das câmaras cardíacas. Há ainda a pericardiocentese guiada por tomografia, que é indicada especificamente para pacientes em que não houve êxito com a pericardiocentese guiada por ultrassonografia ou por radioscopia (por exemplo: procedimentos guiados por ecocardiografia podem ter dificuldades técnicas em pacientes obesos). Na ausência de métodos de imagem, os seguintes dados podem ajudar a identificar se o cateter está no espaço pericárdico: coagulação (sangue intracardíaco forma um coágulo, enquanto o aspirado pericárdico não deve formar um coágulo); medição do hematócrito ou hemoglobina (o aspirado pericárdico deve ter uma concentração de hemoglobina menor que o sangue periférico do paciente); teste de fluoresceína (a injeção intracardíaca de fluoresceína deve causar rubor fluorescente no exame da conjuntiva da pálpebra);
- Dois tipos diferentes de cateteres são comumente usados: o cateter *pigtail* e o cateter reto. O cateter *pigtail* é curvo e tem uma ponta macia, enquanto o outro tem orifícios laterais que ajudam a aumentar a drenagem e a reduzir as chances de obstrução. O tipo de cateter selecionado depende da preferência do cirurgião, mas um cateter mais flexível que permita drenagem contínua pode ser preferível;
- O cateter pericárdico pode ser deixado no espaço por 24 horas com drenagem fechada contínua ocorrendo, usando gravidade para aumentar a drenagem. O cateter deve ser removido após 24 horas, se possível, porque aumenta as chances de infecção no espaço pericárdico. No entanto, manter o cateter no espaço pericárdico é muitas vezes necessário para manter a drenagem por períodos mais longos. A sucção negativa não deve ser utilizada para maximizar a drenagem.

Complicações

As taxas de complicação variam entre 4% e 40% e incluem o seguinte:

- Arritmias;
- Punção arterial inadvertida (coronária, mamária interna esquerda);
- Hemotórax;
- Pneumotórax;
- Pneumopericárdio;
- Lesão hepática;
- Aspiração falso-negativa – sangue coagulado no pericárdio;
- Aspiração falso-positiva – aspiração intracardíaca;
- Reacúmulo de líquido pericárdico.

Situação especial: tamponamento pós-cirurgia cardíaca

A incidência de derrame pericárdico pós-cirurgia cardíaca é alta (50% a 85%). Tamponamento cardíaco ocorre em cerca de 1% dos pacientes pós-cirurgia cardíaca, sendo menos da metade nos primeiros sete dias de pós-operatório (geralmente por sangramento relacionado à cirurgia). Após a primeira semana, há duas situações que podem causar tamponamento:

1. Síndrome pós-pericardiotomia (SPP): apresenta risco muito baixo de tamponamento. A SPP é definida como uma síndrome febril secundária a uma reação inflamatória que envolve pleura e pericárdio, semelhante à síndrome de Dressler pós-infarto. Embora na prática clínica a frequência não seja alta, pois habitualmente são identificados apenas os casos mais importantes, em estudos que fizeram avaliação sistemática de pacientes pós-cirurgia cardíaca, a SPP ocorreu em 10% a 40% dos pacientes dias a semanas após o procedimento. Apesar de controvérsias, os critérios diagnósticos mais utilizados são os da Tabela 66.1;

Tabela 66.1. Critérios diagnósticos para síndrome pós-pericardiotomia

Critérios
1. Febre que perdura além da primeira semana de pós-operatório sem evidência de infecção local ou sistêmica
2. Dor torácica pleurítica
3. Ausculta de atrito
4. Evidência de derrame pleural
5. Evidência de derrame pericárdico novo ou que evolui com piora

* O diagnóstico de SPP se baseia na presença de pelo menos dois critérios.

2. POPE (*post operative pericardial efusion*), os quais são derrames pericárdicos pós-cirurgia cardíaca que podem persistir por semanas a meses e os casos que se apresentam de grau moderado a importante após uma semana e podem evoluir de maneira assintomática até tamponar (não causam febre, dor torácica etc.). São responsáveis pelos casos de tamponamento após alta hospitalar e, de maneira geral, 5% a 10% daqueles que apresentam derrame moderado a importante persistente precisam de drenagem nos primeiros meses pós-cirurgia cardíaca.

Bibliografia consultada

Andreev DA, Giliarov MIu, Syrkin AL, Udovichenko AE, Gerok DV. [Postcardiotomy syndrome outside a cardiosurgical clinic]. Klin Med (Mosk). 2008;86(10):67-71.

Beck C. Two cardiac compression triads. J Am Med Assoc. 1935;104(9):714-6

Brown J, MacKinnon D, King A, Vanderbush E. Elevated arterial blood pressure in cardiac tamponade. N Engl J Med. 1992;327(7):463-6.

Cameron J, Oesterle SN, Baldwin JC, Hancock EW. The etiologic spectrum of constrictive pericarditis. Am Heart J. 1987;113(2 Pt 1):354-60.

Curtiss EI, Reddy PS, Uretsky BF, Cecchetti AA. Pulsus paradoxus: definition and relation to the severity of cardiac tamponade. Am Heart J. 1988;115(2):391-8.

Dubois C, Smeets JP, Demoulin JC, Pierard L, Henrard L, Preston L, et al. Frequency and clinical significance of pericardial friction rubs in the acute phase of myocardial infarction. Eur Heart J. 1985;6(9):766-8.

Finkelstein Y, Shemesh J, Mahlab K, Abramov D, Bar-El Y, Sagie A, et al. Colchicine for the prevention of postpericardiotomy syndrome. Herz. 2002;27(8):791-4.

Fowler NO. Physiology of cardiac tamponade and pulsus paradoxus, II: physiological, circulatory, and pharmacological responses in cardiac tamponade. Mod Concepts Cardiovasc Dis. 1978;47(12):115-8.

Guberman BA, Fowler NO, Engel PJ, Gueron M, Allen JM. Cardiac tamponade in medical patients. Circulation. 1981;64(3):633-40.

Hong YC, Chen YG, Hsiao CT, Kuan JT, Chiu TF, Chen JC. Cardiac tamponade secondary to haemopericardium in a patient on warfarin. Emerg Med J. 2007;24(9):679-80.

Imazio M, Bobbio M, Cecchi E, Demarie D, Demichelis B, Pomari F, et al Colchicine in addition to conventional therapy for acute pericarditis: results of the COlchicine for acute PEricarditis (COPE) trial. Circulation. 2005;112(13):2012-6.

Imazio M, Brucato A, Cemin R, Ferrua S, Maggiolini S, Beqaraj F, et al. A randomized trial of colchicine for acute pericarditis. N Engl J Med 2013;369:1522-8.

Imazio M, Brucato A, Ferrazzi P, Pullara A, Adler Y, Barosi A. Colchicine for prevention of postpericardiotomy syndrome and postoperative atrial fibrillation: the COPPS-2 randomized clinical trial. JAMA. 2014;312(10):1016-23.

Imazio M, Brucato A, Ferrazzi P, Spodick DH, Adler Y. Postpericardiotomy syndrome: a proposal for diagnostic criteria. J Cardiovasc Med (Hagerstown). 2013;14(5):351-3.

Imazio M, Demichelis B, Parrini I, Giuggia M, Cecchi E, Gaschino G, et al. Day-hospital treatment of acute pericarditis: a management program for outpatient therapy. J Am Coll Cardiol. 2004;43(6):1042-6.

Imazio M, Trinchero R, Brucato A, Rovere ME, Gandino A, Cemin R, et al.; COPPS Investigators. COlchicine for the Prevention of the Post-pericardiotomy Syndrome (COPPS): a multicentre, randomized, double-blind, placebo-controlled trial. Eur Heart J. 2010;31(22):2749-54.

Jaworska-Wilczynska M, Abramczuk E, Hryniewiecki T. Postcardiac injury syndrome. Med Sci Monit. 2011;17(11):CQ13-14.

Khandaker MH, Espinosa RE, Nishimura RA, Sinak LJ, Hayes SN, Melduni RM, et al. Pericardial disease: diagnosis and management. Mayo Clin Proc. 2010;85(6):572-93.

Lange RL, Botticelli JT, Tsagaris TJ, Walker JA, Gani M, Bustamante RA. Diagnostic signs in compressive cardiac disorders. Constrictive pericarditis, pericardial effusion, and tamponade. Circulation. 1966;33(5):763-77.

Lee KS, Marwick T. Hemopericardium and cardiac tamponade associated with warfarin therapy. Cleve Clin J Med. 1993;60(4):336-8.

LeWinter MM. Clinical practice. Acute pericarditis. N Engl J Med. 2014;371(25):2410-6.

Lichstein E, Liu HM, Gupta P. Pericarditis complicating acute myocardial infarction: incidence of complications and significance of electrocardiogram on admission. Am Heart J. 1974;87(2):246-52.

Ling LH, Oh JK, Breen JF, Schaff HV, Danielson GK, Mahoney DW, et al. Calcific constrictive pericarditis: is it still with us? Ann Intern Med. 2000;132(6):444-50.

Maisch B, Seferović PM, Ristić AD, Erbel R, Rienmüller R, Adler Y, et al.; Task Force on the Diagnosis and Management of Pricardial Diseases of the European Society of Cardiology. Guidelines on the diagnosis and management of pericardial diseases executive summary; The Task force on the diagnosis and management of pericardial diseases of the European society of cardiology. Eur Heart J. 2004;25(7):587-610.

Maisch B. Pericardial diseases, with a focus on etiology, pathogenesis, pathophysiology, new diagnostic imaging methods, and treatment. Curr Opin Cardiol. 1994;9(3):379-88.

Markiewicz W, Brik A, Brook G, Edoute Y, Monakier I, Markiewicz Y. Pericardial rub in pericardial effusion: lack of correlation with amount of fluid. Chest. 1980;77(5):643-6.

McGee S. Evidence-based physical diagnosis. 3rd ed. Philadelphia: Elsevier; 2012.

Mercé J, Sagristà-Sauleda J, Permanyer-Miralda G, Evangelista A, Soler-Soler J. Correlation between clinical and Doppler echocardiographic findings in patients with moderate and large pericardial effusion: implications for the diagnosis of cardiac tamponade. Am Heart J. 1999;138(4 Pt 1):759-64.

Meurin P, Tabet JY, Iliou MC, Pierre B, Farrokhi T, Fischbach M. Predictive factors for late cardiac tamponade after cardiac surgery. Eur Heart J. 2010;31(Suppl):338-9.

Montera MW, Mesquita ET, Colafranceschi AS, Oliveira Junior AM, Rabischoffsky A, Ianni BM, et al. Sociedade Brasileira de Cardiologia. I Diretriz Brasileira de Miocardites e Pericardites. Arq Bras Cardiol. 2013;100(4 supl. 1):1-36.

Permanyer-Miralda G, Sagristá-Sauleda J, Soler-Soler J. Primary acute pericardial disease: a prospective series of 231 consecutive patients. Am J Cardiol. 1985;56(10):623-30.

Permanyer-Miralda G, Sagristà-Sauleda J, Soler-Soler J. Primary acute pericardial disease: a prospective series of 231 consecutive patients. Am J Cardiol. 1985;56:623-30.

Posner MR, Cohen GI, Skarin AT. Pericardial disease in patients with cancer. The differentiation of malignant from idiopathic and radiation-induced pericarditis. Am J Med. 1981;71(3):407-13.

Prince SE, Cunha BA. Postpericardiotomy syndrome. Heart Lung. 1997;26(2):165-8.

Reddy PS, Curtiss EI, Uretsky BF. Spectrum of hemodynamic changes in cardiac tamponade. Am J Cardiol. 1990;66(20):1487-91.

Reddy PS, Curtiss EI. Cardiac tamponade. Cardiol Clin. 1990;8(4):627-37.

Reichman E, Simon R. Pericardiocentesis. Emergency Medicine Procedures. USA: McGraw Hill; 2004. p. 204-16.

Roy CL, Minor MA, Brookhart MA, Choudhry NK. Does this patient with a pericardial effusion have cardiac tamponade? JAMA. 2007;297(16):1810-8.

Sagristà Sauleda J, Permanyer Miralda G, Soler Soler J. [Diagnosis and management of acute pericardial syndromes]. Rev Esp Cardiol. 2005;58(7):830-41.

Sagristà-Sauleda J, Mercé J, Permanyer-Miralda G, Soler-Soler J. Clinical clues to the causes of large pericardial effusions. Am J Med. 2000;109(2):95-101.

Salem K, Mulji A, Lonn E. Echocardiographically guided pericardiocentesis – the gold standard for the management of pericardial effusion and cardiac tamponade. Can J Cardiol. 1999;15(11):1251-5.

Sugiura T, Nakamura S, Kudo Y, Okumiya T, Yamasaki F, Iwasaka T. Clinical factors associated with persistent pericardial effusion after successful primary coronary angioplasty. Chest. 2005;128(2):798-803.

Thourani VH, Feliciano DV, Cooper WA, Brady KM, Adams AB, Rozycki GS, et al. Penetrating cardiac trauma at an urban trauma center: a 22-year perspective. Am Surg. 1999;65(9):811-6; discussion 817-8.

Tofler GH, Muller JE, Stone PH, Willich SN, Davis VG, Poole WK, et al. Pericarditis in acute myocardial infarction: characterization and clinical significance. Am Heart J. 1989;117(1):86-92.

Troughton RW, Asher CR, Klein AL. Pericarditis. Lancet. 2004;363(9410):717-27.

Tsang TS, Freeman WK, Barnes ME, Reeder GS, Packer DL, Seward JB. Rescue echocardiographically guided pericardiocentesis for cardiac perforation complicating catheter-based procedures. The Mayo Clinic experience. The Mayo Clinic experience. J Am Coll Cardiol. 1998;32(5):1345-50.

Vayre F, Lardoux H, Pezzano M, Bourdarias JP, Dubourg O. Subxiphoid pericardiocentesis guided by contrast two-dimensional echocardiography in cardiac tamponade: experience of 110 consecutive patients. Eur J Echocardiogr. 2000;1(1):66-71.

Wall TC, Califf RM, Harrelson-Woodlief L, Mark DB, Honan M, Abbotsmith CW, et al. Usefulness of a pericardial friction rub after thrombolytic therapy during acute myocardial infarction in predicting amount of myocardial damage. The TAMI Study Group. Am J Cardiol. 1990;66(20):1418-21.

Zayas R, Anguita M, Torres F, Giménez D, Bergillos F, Ruiz M, et al. Incidence of specific etiology and role of methods for specific etiologic diagnosis of primary acute pericarditis. Am J Cardiol. 1995;75(5):378-82.

67

URGÊNCIAS E EMERGÊNCIAS HIPERTENSIVAS

William da Costa
João Manoel Theotonio dos Santos

Introdução

A hipertensão arterial sistêmica (HAS) tem alta prevalência em todo o mundo ocidental, com cerca de 30% da população acima de 20 anos de idade. Quando, por algum motivo, essa elevação adquire um ritmo abrupto, chegando a suplantar as alterações de forma aguda, surgem alguns sintomas relacionados à desadaptação dos órgãos suscetíveis, chamados órgãos-alvo, que passam a apresentar sofrimento e risco de estabelecimento de lesões definitivas, caracterizando as emergências hipertensivas (EHs).

As elevações acentuadas e agudas da PA (pressão diastólica usualmente acima de 120 mmHg) eram caracterizadas, no passado, como crises hipertensivas (CHs), pois pressupunham risco aumentado de complicações cardiovasculares, tais como acidente vascular encefálico (AVE), cegueira, infarto do miocárdio e outras. Nesse contexto, recomendava-se a redução imediata dos níveis de pressão, mesmo em pacientes assintomáticos.

A experiência demonstrou que grande parte daqueles casos não apresentava tais complicações a curto prazo[1], tendo sido proposta uma classificação que melhor representa a gravidade da situação e a rapidez com que a pressão arterial (PA) deve ser reduzida por ela[2]. Os termos "urgência hipertensiva" (UH) e "emergência hipertensiva" surgiram como proposta para uma classificação operacional de CH, em 1993, pelo *V Joint National Committee on Detection Evaluation and Treatment of High Blood Pressure*[3]. Na EH, há dano agudo em órgão-alvo representando risco a curto prazo; na UH, as elevações de PA não estão associadas com repercussões de gravidade imediatas. O termo "crise hipertensiva" abrange uma série de situações clínicas com graus diferentes de severidade de elevação da PA. A definição exata do quadro em urgência ou emergência pode ter consequências quanto à escolha do tratamento. Em algumas circunstâncias, o fator determinante seria a severidade ou rapidez da elevação da PA. Em outras, a relevância depende da natureza da complicação médica subjacente. Apesar de convencionado o termo "crise hipertensiva", para elevações inadequadas da PA acima de 180 a 200 mmHg, componente sistólico, e 110 mmHg, componente diastólico, para a maioria dos autores, a definição de urgência ou EH não pode ser feita pelo valor da PA, do mesmo modo que a necessidade imediata de tratamento. A CH pode ser o resultado de aumento extremo da PA, como na hipertensão arterial maligna, ou da elevação aguda da PA em indivíduo previamente normotenso. Um adolescente com glomerulonefrite aguda pode desenvolver encefalopatia hipertensiva e uma mulher grávida com edema e proteinúria pode apresentar convulsão da eclâmpsia com níveis pressóricos de apenas 160 x 100 mmHg. Ambos são considerados como emergência e devem ser tratados como tal.

A hipertensão pode estar complicando uma doença concomitante como no infarto do miocárdio e no aneurisma dissecante da aorta. Também nessas situações, graus modestos de elevação da PA necessitarão de tratamento imediato. Por outro lado, PA de 240 x 140 mmHg em paciente de 50 anos assintomático, sem evidência de dano a órgão-alvo, pode não necessitar de terapia anti-hipertensiva parenteral ou, até mesmo, nem necessitar de hospitalização se ele puder ser acompanhado de perto.

Muitas vezes a PA elevada pode não ser considerada como CH e pode haver risco se a redução pressórica for rápida e feita de maneira intempestiva. Exemplos clínicos incluem hipertensão crônica e severa assintomática, com fundo de olho grau I ou II, em paciente idoso, causando acidente vascular cerebral isquêmico como iatrogenia do tratamento.

Também elevações pressóricas associadas à ansiedade e pseudo-hipertensão podem simular um quadro de CH. Avanços na farmacoterapia permitiram reduções agudas da PA na maioria dos casos.

Sempre deve ser considerado o equilíbrio entre reduzir a PA de forma eficaz e manter a perfusão sanguínea aos órgãos nobres, para que o risco não exceda o benefício.

Epidemiologia

A cada ano, mais de 500 mil norte-americanos e cerca de 360 mil brasileiros, aproximadamente 1% dos adultos hipertensos, apresentam CHs, que constituem 25% de todos os atendimentos em serviços de urgência[4-6].

A distribuição entre a população segue a da hipertensão essencial, sendo maior nos idosos e nos negros, e duas vezes mais frequente em homens que em mulheres. A mortalidade das EHs em um ano é de 79% se não tratadas, com sobrevida média de 10,5 meses. Esse dado dá a dimensão da gravidade da doença.

Aproximadamente 30% das CHs são casos de EH[7], a qual foi descrita pela primeira vez por Volhard e Fahr, em 1914, como uma síndrome caracterizada por sinais de hipertensão acelerada e vasculopatia cardíaca, renal, cerebral, retiniana, com evolução rapidamente letal[5]. Em 1939, antes da introdução do tratamento farmacológico efetivo, o primeiro grande estudo sobre a história natural da hipertensão maligna revelou que 79% dos pacientes tinham expectativa de vida de um ano, com mediana de sobrevivência de apenas 10,5 meses[8].

A partir do advento da terapêutica anti-hipertensiva efetiva (1940), estima-se que nos Estados Unidos, as CHs sofreram redução de 7% para 1% entre os portadores de HAS[9].

A CH responde por 0,45% a 0,59% de todos os atendimentos de emergência hospitalar, e a EH responde por 25% de todos os casos de CH, AVE isquêmico e edema agudo de pulmão (EAP), constituindo as mais frequentes EHs[10-12]. Entretanto, apesar do grande avanço da eficácia e do desenvolvimento da terapêutica anti-hipertensiva dos últimos 40 anos, a incidência das crises aumentou. As admissões hospitalares por EH triplicaram entre 1983 e 1990, passando de 23 mil para 73 mil casos por ano nos Estados Unidos[13].

Estudo realizado na rede hospitalar de Nova York, com o objetivo de avaliar os fatores predisponentes da hipertensão arterial (HA) grave e não controlada que pudessem favorecer a ocorrência de CH, identificou os seguintes fatores independentes, predisponentes à maior incidência de UH e EH: falta de seguro de saúde e de atendimento médico primário, abuso de álcool e drogas ilícitas, além do corte de verbas aos hospitais públicos[14], condições comumente encontradas na maioria das cidades brasileiras.

Alguns autores citam como principais fatores de risco das CHs: a falta de prevenção primária, o tratamento inadequado da hipertensão estágio I ou II e a má aderência ao tratamento[15,16].

Quanto a não adesão, Tumlin *et al.* observaram que, na semana precedente à EH, apenas 54% dos pacientes estavam em uso terapêutico anti-hipertensivo[17]. Outros autores relataram maior frequência de CH entre negros, fumantes, mulheres em uso de anticoncepcional oral, indivíduos de nível socioeconômico baixo ou sob estresse, hipertensão arterial secundária (renovascular, feocromocitoma), usuários de cocaína e bebidas alcoólicas e pacientes com interrupção súbita de betabloqueadores ou alfa-2-agonista[18-20].

Classificação

As elevações inadequadas da PA são divididas inicialmente em duas classes, chamadas CHs, quando existe risco de desenvolvimento de alguma complicação clínica associada ao aumento abrupto dos níveis pressóricos, e pseudo-CHs, quando, apesar de se presenciarem elevações significativas da PA, associadas ou não a sintomas relatados pelo paciente, não se pode estabelecer relação causal entre a hipertensão e a manifestação do desconforto.

A pseudo-CH, comum nas salas de emergência, é caracterizada pela elevação da PA superior a 180 x 110 mmHg em indivíduos assintomáticos em sem indícios de lesão de órgão-alvo (LOA). Frequentemente, hipertensos crônicos, em situações de pouca aderência à terapêutica ou estresse psicológico agudo, desconforto, dormência, palpitações, tremores, dores ou síndrome pânico decidem medir sua PA e constatam cifras pressóricas elevadas e constantemente são encontrados nos serviços de emergência[21].

Estima-se que aproximadamente 60% dos casos sejam tratados erroneamente como portadores de CH, sendo desnecessário o tratamento para rápida redução da PA com fármacos específicos, mas sim com os sintomáticos e/ou ajuste dos anti-hipertensivos em uso crônico pelo paciente[18].

É importante lembrar que nos hipertensos a relação da equação FSC (fluxo sanguíneo cerebral) = PPC (pressão de perfusão cerebral)/RCV (resistência cerebral vascular) está modificada de tal forma que o limite inferior de autorregulação é maior que em normotensos, portanto graves consequências poderão surgir nas reduções inapropriadas da PA e consequentes da PPC, podendo levar à piora da irrigação cerebral[22].

Quanto à CH, é definida como resultante da elevação abrupta e intensa da PA que representa ameaça à vida ou estabelecimento da lesão definitiva em órgão-alvo.

Nessa definição, são ainda separadas duas situações distintas: as EHs, situações em que o indivíduo apresenta risco imediato de morte ou de lesão definitiva em órgão-alvo, necessitando de intervenção médica imediata e intensiva, e as urgências hipertensivas, condições em que o indivíduo apresenta elevação pressórica intensa que, apesar de não levar a risco imediato de morte, caso seja dispensada de cuidados médicos, poderá comprometer alterações clínicas associadas, como insuficiência coronária ou cardíaca. A atuação sobre o controle pressórico deve ser realizada, porém, de forma menos intensiva, podendo-se estabelecer esse controle em até 24 horas.

Fisiopatologia

A etiologia da CH é desconhecida, mas muitas condições estão relacionadas ao seu desenvolvimento, excetuando-se aquelas situações em que está claro o mecanismo que leva à hipertensão, como a retenção hídrica na glomerulonefrite aguda ou o excesso de catecolaminas no abuso de drogas ou no feocromocitoma[23].

Com relação ao mecanismo de desenvolvimento de LOAs, acredita-se que o extravasamento de líquido para o interstício seja um deles. Em pacientes com EH, a alteração funcional primária é a perda da capacidade de autorregulação de fluxo de sangue pelos tecidos, particularmente nos leitos cerebral e renal. Os órgãos mais afetados pela hipertensão arterial têm como característica própria a capacidade de autorregulação de seu fluxo sanguíneo.

Variações significativas da medida da pressão arterial não afetam o fluxo local de cérebro, coração e rins pela ação coordenada da musculatura das meta-arteríolas presentes nesses órgãos, que mantêm o fluxo sanguíneo estável para sua perfusão (Figura 67.1). Ocorre que, em determinados níveis de pressão arterial, existe o esgotamento desse mecanismo protetor e o fluxo local passa a ser excessivo.

Dessa forma, acontece o extravasamento de fluido e edema, prejudicando as funções adequadas do órgão em questão. O aumento abrupto da resistência vascular em resposta ao excesso de produção de catecolaminas, angiotensina II, vasopressina, aldosterona, tromboxano e/ou endotelina, ou a deficiência na produção de substâncias com ação vasodilatadora como óxido nítrico e prostaciclinas, parece precipitar o aumento da vasorreatividade e levar à EH[24].

A disfunção endotelial resultante da elevação abrupta da pressão arterial seria a responsável pela produção preferencial de tromboxano e endotelina, substâncias vasoconstritoras e que aumentam a adesividade plaquetária, em detrimento da produção de prostaciclinas e óxido nítrico, potentes vasodilatadores. Esse desbalanço local leva a isquemia e lesões definitivas nos órgãos em questão. As hemorragias decorrentes da ruptura da camada endotelial, com consequente formação de fibrina perivascular, são observadas no exame de fundo de olho como exsudatos hemorrágicos. Na verdade, essa alteração pode ocorrer em qualquer órgão, sugerindo-se como mais um dos mecanismos de determinação das lesões definitivas dos órgãos-alvo[24].

Alguns estudos têm correlacionado polimorfismos do sistema renina-angiotensina-aldosterona (SRAA) com CH. Por exemplo, os genótipos DD e ID do gene da enzima conversora da angiotensina 9ECA0 são mais frequentes em pacientes que apresentam HAS maligna ou CH[25,26].

Quadro clínico

A avaliação clínica completa e minuciosa é uma das mais importantes ferramentas para o diagnóstico, fundamentalmente na EH. Clinicamente, pode manifestar-se de modo bastante diferente entre si, por exemplo, edema agudo de pulmões, AVE, dissecção aguda da aorta, encefalopatia hipertensiva, insuficiência coronariana e insuficiência renal rapidamente progressiva[27].

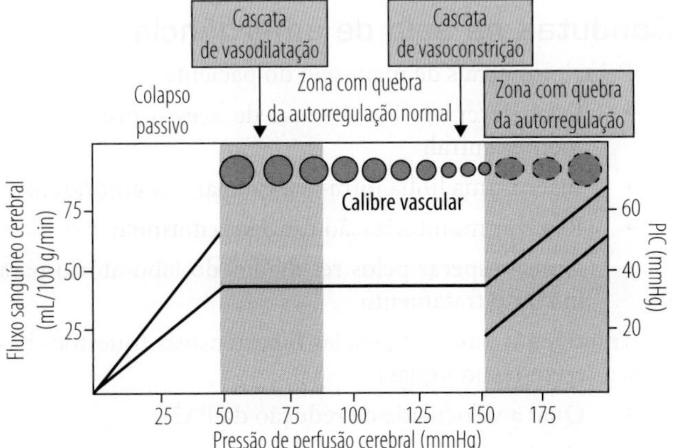

Figura 67.1. A autorregulação do fluxo sanguíneo cerebral é controlada por mecanismos vasculares que o mantêm estável em uma grande faixa de variações da pressão arterial média (PAM).

Na CH, seja na urgência ou na EH, a avaliação deve ser composta por história da doença atual e exame físico, para avaliar os diferentes diagnósticos que podem promover a hipertensão arterial[28].

Considerando o progresso das técnicas diagnósticas nas últimas décadas, não se pode dispensar a escuta do paciente, na busca de sintomas que podem nortear o exame físico e o uso racional dos exames complementares, o que leva muitas vezes ao diagnóstico mais precoce com menor custo[28].

A história clínica deve ser completa; se o paciente for previamente hipertenso, é importante saber a respeito de seu controle pressórico prévio, medicações anti-hipertensivas em uso, doses, aderência e horário em que o último comprimido foi administrado. O uso de drogas (cocaína, anfetamina) ou inibidores da monoaminoxidase (MAO) deve ser questionado. Comprometimento renal pode ser evidenciado pela presença de oligúria ou hematúria.

Os sintomas que motivaram o paciente a procurar o serviço de emergência devem ser explorados de forma adequada, sobretudo quando incluírem queixas de dor torácica, dispneia ou alterações neurológicas, tais como fala arrastada, anormalidade motora ou mudanças sensoriais.

Sinais e sintomas mais frequentemente encontrados nas emergências hipertensivas

Edema agudo de pulmão:

- Anamnese: angústia respiratória e com dificuldade para falar. Geralmente já apresenta algum grau de disfunção ventricular;
- Exame físico: estertores pulmonares até ápice. Baixa saturação de oxigênio. B3 e/ou B4. Se presentes sibilos, deixa dúvidas com o diagnóstico diferencial de asma.

Síndrome coronária aguda (SCA):

- Anamnese: dor ou sensação de opressão precordial. Pode ser acompanhado de náuseas, dispneia, sudorese fria;
- Exame físico: B4 pode estar presente. Pobres achados propedêuticos geralmente. A caracterização minuciosa da dor é a etapa mais importante na investigação de SCA.

Dissecção aguda de aorta:

- Anamnese: dor lancinante, que pode ser precordial ou se irradiar para o dorso;
- Exame físico: pode ter pulsos assimétricos, sopro diastólico em foco aórtico. É fundamental diferenciar de SCA.

Encefalopatia hipertensiva:

- Anamnese: letargia, cefaleia, confusão, distúrbios visuais e convulsões, todos com início agudo ou subagudo;
- Exame físico: pode não ter qualquer achado ao exame físico. Geralmente é necessário excluir AVE com tomografia.

Hipertensão maligna:

- Anamnese: astenia, mal-estar, emagrecimento, oligúria, sintomas vagos cardiovasculares e/ou neurológicos;
- Exame físico: fundo de olho: papiledema. Potencialmente fatal, seu diagnóstico rápido só é possível com o exame de fundo de olho.

Acidente vascular encefálico isquêmico candidato à trombólise ou hemorrágico:

- Anamnese: súbita alteração neurológica (geralmente motora ou sensitiva);
- Exame físico: alteração no exame neurológico. Diagnóstico diferencial principal é hipo ou hiperglicemia. Atenção à cefaleia súbita (hemorragia subaracnóidea).

Eclâmpsia:

- Anamnese: gestante após a 20ª semana de gestação ou até a sexta semana após o parto;
- Exame físico: diagnóstico prévio de pré-eclâmpsia e que desenvolve convulsões.

Semiologia das emergências hipertensivas

A propedêutica do paciente com EH geralmente se inicia pela aferição da PA acima de 180 x 120 mmHg, embora esse nível de pressão não seja absolutamente obrigatório. Pacientes com menor reserva funcional de determinados órgãos podem apresentar EH com níveis pressóricos menores. De fundamental importância é a velocidade em que a PA se eleva.

Pacientes normotensos que não tiveram tempo para estabelecer mecanismos autorregulatórios são mais sensíveis. Os níveis de PA isoladamente não diagnosticam emergência, urgência ou pseudocrise[29-31].

A aferição da PA deve ser feita com manguito de tamanho apropriado. O exame físico deve ser direcionado à pesquisa de acometimento de órgãos-alvo, por meio da palpação de pulsos em todos os membros, ausculta pulmonar em busca de sinais de congestão, ausculta cardíaca para pesquisa de sopros e galopes e pesquisa de sopros em artérias renais. O exame de fundo de olho sempre deverá ser realizado nos pacientes em que se suspeita de CH[30-33].

Diagnóstico diferencial

A hipertensão do "jaleco branco" é uma entidade frequente e reconhecida nos ambulatórios, mas esquecida das unidades de emergência, apesar de sua frequência e associação à pior morbidade quando em frequente apresentação pré-hospitalar[34].

Em medicina intensiva, é fundamental reconhecer quadros como dor (ainda que em pacientes sedados, mas inadequadamente sob analgesia), efeito de outras medicações, elevação de catecolaminas, hipertensão pós-operatória e hipervolemia. Nesses pacientes, os cuidados adicionais são para evitar, com raras exceções (dissecção de aorta), a redução da PAM a mais do que 10% a 20% nas primeiras horas e, sequencialmente, 15% nas 2 a 3 horas subsequentes, evitando, assim, a indução de grave isquemia de órgãos nobres (cérebro, coração e suprarrenais) e permitindo a adaptação dos mecanismos de autorregulação[35-38].

Avaliação inicial na sala de emergência:

- Medição da PA em ambos os membros superiores: observar a diferença entre os membros para afastar a possibilidade de doença arterial obstrutiva;
- Exame de fundo de olho. A fundoscopia auxilia em distinguir entre UH (procurar por vasos saudáveis, sem espasmo, sem exsudatos) e emergência (procurar por edema de papila e exsudatos duros);
- Exame cardiovascular, incluindo a aorta. Identificar cardiomegalia, presença de insuficiência aórtica, sopros, B3 ou B4;
- Exame neurológico: presença de déficit motor ou sensitivo;
- Análise da urina: proteinúria e hematúria;
- Esfregaço de sangue periférico: presença de esquistócitos (sugere hemólise);
- Bioquímica (ureia e creatinina): azotemia ou insuficiência renal;
- Eletrocardiograma: hipertrofia ventricular esquerda; isquemia-injúria ou infarto do miocárdio.

Exames específicos conforme cada tipo de emergência hipertensiva[39]:

- Edema agudo de pulmão: ecocardiograma, peptídeo natriurético cerebral (BNP) sérico, se disponível;
- Síndrome coronariana aguda: marcadores de necrose miocárdica, cineangiocoronariografia;
- Dissecção aguda de aorta: tomografia computadorizada, ecocardiograma transesofágico, angiorressonância, angiografia;
- Encefalopatia hipertensiva: tomografia computadorizada, para descartar AVE;
- Hipertensão maligna: nada em especial;
- Acidente vascular encefálico: tomografia computadorizada de crânio;
- Eclâmpsia: nada em especial.

Condutas na sala de emergência

Princípios gerais de manuseio do paciente:

- Estabelecer via intravenosa de acesso preferencialmente central;
- Inserir uma linha intra-arterial para monitorar a PA;
- Realizar monitorização cardíaca contínua;
- Nunca esperar pelos resultados do laboratório para iniciar o tratamento.

Tratamento das emergências hipertensivas (questões básicas a serem respondidas):

1. Qual a velocidade de redução da PA?
2. Qual a magnitude da redução?

O conceito de que quanto mais rápida a redução da PA associada a um controle quase imediato dos níveis tensionais não é mais aceito como recomendação para o tratamento da CH.

Devese promover a redução da PA de maneira lenta e progressiva, observando-se a ocorrência de deterioração, principalmente nas funções cerebral (cognitiva, estado de alerta), cardíaca (acentuação de isquemia coronariana) e renal (aumento de escórias nitrogenadas)[40], por exemplo:

- Baixar a PA menor ou igual a 25% na primeira hora;
- Baixar a PA de 160 x 100 a 110 mmHg em 2 a 6 horas;
- Baixar a PA de 135 x 85 mmHg em 24 a 48 horas.

Entretanto, as EHs devem ser abordadas considerando o sistema ou órgão-alvo acometido. Assim, cada tipo de EH (cardíaca, cerebral, renal ou outras) deve ser caracterizado previamente antes de se iniciar a terapia anti-hipertensiva específica[41].

Fatores relevantes no manuseio da CH:

1. Idade: cuidado com pacientes idosos. Eles apresentam dificuldades nos mecanismos autorregulatórios cerebrais;
2. Estado volêmico: a depleção de volume pode estar presente devido ao mecanismo pressão-natriurese[42].

Tratamento medicamentoso da crise hipertensiva

1. Nitroprussiato – é um vasodilatador arterial e venoso. É administrado por via intravenosa (IV) através de bomba de infusão, na dose 0,25 a 10 mcg/kg/min. Tem ação rápida (segundos) e duração de 3 a 5 minutos. A toxicidade pelo tiocianato (um metabólito do nitroprussiato excretado pelo rim) pode ocorrer nos casos de infusão muito rápida (mais do que 15 mcg/kg/min) ou por períodos prolongados (mais de 48 horas). Cuidado especial deve ser observado em pacientes com insuficiência renal[43,44].

2. Nitroglicerina – é primariamente um vasodilatador venoso. O efeito no sistema venoso é preponderante sobre o arterial. É administrado por infusão na dose de 5 a 100 mcg por minuto. Tem início logo aos 2 a 5 minutos e duração de 5 a 10 minutos. Efeitos colaterais possíveis são cefaleia e taquicardia[45].

3. Diazóxido – é um vasodilatador arterial. Ele também afeta o coração, interferindo na sua contratilidade, trabalho e consumo de oxigênio. A dose apropriada é de 50 a 150 mg a cada 5 minutos ou infusão de 7,5 a 30 mg por minuto. O início de ação é entre 1 e 5 minutos e a duração é de 4 a 24 horas. O seu uso está contraindicado em paciente com infarto do miocárdio, *angina pectoris*, aneurisma dissecante ou edema pulmonar. Além disso, o diazóxido pode diminuir o trabalho de parto e aumentar a glicemia. Deve-se evitar injeção em *bolus*[46].

4. Labetalol – é um betabloqueador de ação mista. A dose é de 2 mg por minuto IV ou 20 mg inicialmente, seguida por 20 a 80 mg a cada 10 minutos com o máximo da dose de 300 mg. O início de ação ocorre com menos de 5 minutos e a duração é de 3 a 6 horas. Essa medicação apresenta taxa de resposta de 80% a 90% seguida por administração oral[47,48].

5. Hidralazina – é um vasodilatador arteriolar. A dose é de 10 a 20 mg IV. Início de 10 a 30 minutos e duração de 2 a 4 horas. Importante: essa medicação pode causar infarto do miocárdio ou angina. Essa medicação não deve ser usada no tratamento da dissecção aórtica. A sua principal indicação é para grávidas hipertensas[49,50].

6. Propranolol – é um bloqueador beta-adrenérgico. Pode ser administrado tanto IV (1 a 10 mg em *bolus*, seguidos de 3 mg por hora) ou por via oral – VO (80 a 640 mg diários). Apresenta efeito de início imediato que dura 2 horas a cada dose IV e 12 horas VO. O uso primário dessa medicação é como medicação adjunta associada a um potente vasodilatador para impedir taquicardia reflexa. Ele não reduz a pressão agudamente.

7. Enalaprilate – é um inibidor da enzima de conversão da angiotensina (IECA). A dose é de 1,25 a 5 mg IV a cada 6 horas. Tem seu início de ação em 15 minutos e duração de 12 a 24 horas. Essa medicação tem resposta variável, por vezes excessiva. Não deve ser usada na gravidez[51].

8. Clonidina – é um agente simpaticolítico de ação central. É administrado por VO na dose inicial de 0,2 mg, seguida por 0,1 mg a cada hora, até atingir 0,8 mg. Tem início entre 30 minutos e 2 horas e duração de 6 a 8 horas. A sedação é frequente e hipertensão rebote pode ocorrer após se interromper sua administração. O seu uso IV pode determinar elevação inicial da pressão, não sendo recomendado seu uso nessa forma de administração[52,53].

9. Captopril – é um IECA. É administrado VO na dose inicial de 6,5 a 50 mg. Tem início de ação em 15 minutos e dura de 4 a 6 horas. A resposta excessiva pode ocorrer nos caso de estenose de artéria renal ou após o uso abusivo de diurético. O uso sublingual de captopril vem se tornando o substituto ao uso da nifedipino. A experiência nos últimos anos vem apontando para uma adequada redução da PA sem aparecimento de efeitos colaterais indesejáveis.

10. Fentolamina – é um alfabloqueador. É administrado IV na dose de 5 mg para tratamento a curto prazo da CH. Pode causar taquicardia, arritmias cardíacas e eventos isquêmicos. A sua principal indicação é para os pacientes com feocromocitoma[54].

Manuseio da pressão arterial elevada em condições específicas:

- Acidente vascular encefálico;
- Encefalopatia hipertensiva;
- Isquemia/infarto do miocárdio;
- Insuficiência ventricular esquerda;
- Dissecção aórtica;
- Feocromocitoma;
- Uso de drogas ilícitas;
- Insuficiência renal.

Acidente vascular encefálico

A autorregulação da circulação cerebral mantém o FSC contínuo entre uma pressão média de 60 e 120 mmHg. Contudo, em pacientes com hipertensão crônica, a autorregulação é mantida em um patamar mais elevado (aproximadamente 120 a 160 mmHg), provavelmente para proteger o cérebro dos efeitos persistentes da hipertensão.

Após um acidente vascular, os mecanismos normais de autorregulação estão comprometidos, e a perfusão na área isquêmica torna-se pressão-dependente. Um aumento na PA pode ser uma resposta adaptativa na tentativa de manter o fluxo nessa área vulnerável.

Os mecanismos que explicam a hipertensão após o acidente vascular não estão ainda completamente esclarecidos. A ativação do sistema simpático pode estar envolvida como parte de uma resposta metabólica global ao infarto ou à hemorragia cerebral ou associada ao edema cerebral[55].

Não há evidências de que a hipertensão seja deletéria na recuperação final de um acidente cerebral isquêmico durante sua fase aguda. A redução da PA poderá reduzir o fluxo cerebral e, estando a autorregulação comprometida, poderá resultar em mais dano isquêmico ao cérebro. A prática de reduzir e/ou normalizar a PA é potencialmente perigosa. Quando uma obstrução proximal de uma artéria resulta em um leve acidente isquêmico, uma queda da PA resultará num maior infarto, comprometendo todo o território da artéria. A recomendação atual é de que a HA presente durante um AVC agudo deva ser tratada apenas raramente e com muito cuidado.

Geralmente se recomenda que o seu tratamento seja reservado para os pacientes com a pressão arterial diastólica (PAD) maior que 120 a 130 mmHg, não devendo ser reduzida mais do que 20% nas primeiras 24 horas[56].

Não há estudo comparando as diferentes drogas anti-hipertensivas na preservação do FSC durante um acidente isquêmico cerebral.

Com o objetivo de prevenir uma rápida queda da PA, recomenda-se empregar drogas de ação curta, de preferência IV.

Os pacientes devem ser admitidos em centro de tratamento intensivo e deve ser realizada rigorosa monitorização da PA.

O nitroprussiato é a droga mais comumente empregada nessa situação. Deve-se observar que o nitroprussiato pode aumentar a pressão intracerebral e apresentar uma faixa terapêutica estreita, particularmente em pacientes com insuficiência renal (envenenamento por cianeto).

O labetalol é um agente efetivo; o nicardipino e o fenoldopam são medidas alternativas.

O IECA oral ou IV, o nifedipino oral ou sublingual e a hidralazina devem ser evitados por causa seu efeito imprevisível e de sua difícil titulação[57].

Encefalopatia hipertensiva

A encefalopatia hipertensiva é a síndrome de comprometimento do sistema nervoso central associado à CH. Os pacientes se apresentam com cefaleia, náusea, vômitos, confusão e distúrbios visuais. Ao exame, podem-se revelar papiledema, achados neurológicos focais, crises convulsivas e desorientação.

A PA elevada pode determinar infartos em áreas cerebrais que resultam em déficits neurológicos.

A perda do mecanismo autorregulatório do fluxo cerebral causa edema cerebral, resultando em disfunção cerebral ou encefalopatia.

O nitroprussiato é a droga de escolha. A PA deve ser reduzida em no máximo 25% da PAM, e a PAD não deve ser reduzida abaixo de 100 a 120 mmHg. Caso a PA caia além desse ponto, tanto as perfusões cerebral e renal poderão ser reduzidas quanto o mecanismo de autorregulação do cérebro e do rim também poderá ficar comprometido.

Isquemia/infarto do miocárdio

O objetivo do tratamento é reduzir a resistência vascular e melhorar a perfusão coronariana. Não se deve reduzir demasiadamente a perfusão coronariana, o que poderá levar a conversão da isquemia em infarto.

A PAD-alvo é de 100 mmHg. Isso pode ser atingido, empregando-se nitroglicerina IV. Essa é a droga de escolha, porque é um bom vasodilatador coronariano e trabalha nos vasos de capacitância no lado venoso, o que reduz a PA.

O labetalol IV é uma alternativa razoável. Ele apresenta bloqueio alfa e beta. Deve-se evitar a hidralazina e o diazóxido, porque eles aumentam o consumo de oxigênio no miocárdio.

Insuficiência ventricular esquerda

O tratamento é similar ao do infarto agudo do miocárdio (IAM). A droga de escolha é o nitroprussiato. Contudo, a nitroglicerina e os IECAs são alternativas razoáveis. Cuidado deve ser observado quando forem usados os IECAs, porque o paciente pode ter concomitante insuficiência renal, e isso pode resultar em elevação dos níveis de potássio. Devem ser evitados a hidralazina e o diazóxido.

Dissecção aórtica

A dissecção aórtica é caracterizada por elevação severa da PA, acompanhada por dor torácica e/ou dor abdominal. A dor tem início súbito, migra para baixo e é descrita como ruptura ou algo rasgando. Sinais de dissecção aórtica incluem pulsos discrepantes, aparecimento de um novo sopro de insuficiência aórtica e alargamento mediastinal avaliado pela radiografia do tórax. A aortografia permanece como o exame padrão-ouro para o diagnóstico definitivo. O objetivo do tratamento é o de reduzir a contratilidade cardíaca e a PA sistêmica, portanto reduzir o estresse de cisalhamento.

Entre as drogas de escolha se incluem o nitroprussiato e o betabloqueador. Estão formalmente contraindicados a hidralazina e o diazóxido, porque eles exacerbam a dissecção[44,58].

Feocromocitoma

O feocromocitoma é uma condição rara como causa de CH. As drogas de escolha incluem a fentolamina oral, IV, labetalol ou nitroprussiato associado ao betabloqueador. A fentolamina é a melhor medicação para tratar o feocromocitoma[59].

Uso de drogas ilícitas

Substâncias ilícitas que elevam a PA como cocaína, *crack*, anfetaminas e *ecstasy* têm ação simpaticomimética[60]. O *crack* e a cocaína aumentam o risco de AVE e insuficiência coronariana aguda[61]. O *ecstasy* tem outros efeitos além do aumento da frequência cardíaca e da PA, principalmente a síndrome serotoninérgica, podendo causar rabdomiólise e lesão renal aguda[59].

Um complicador dessas intoxicações é a ingestão concomitante de altas doses de cafeína, presente em energéticos, nicotina ou álcool. Um traço comum entre essas intoxicações é o elevado nível de noradrenalina plasmática[62]. O tratamento inclui o uso de betabloqueadores, alfabloqueadores e bloqueadores dos canais de cálcio[63].

Insuficiência renal

A insuficiência renal pode ser a causa ou o resultado da elevação severa da PA. A terapêutica é direcionada para a redução da resistência vascular sistêmica sem comprometer o fluxo renal. Comprometimento agudo e progressivo da função renal é observado em pacientes admitidos em unidades de emergência hospitalar[64]. Indivíduos com maior comprometimento da função renal apresentam importante disfunção cardíaca e têm maior prejuízo da função renal durante episódios de elevação acentuada da PA, o que cursa com altas taxas de mortalidade hospitalar[65].

A lesão renal aguda rapidamente progressiva é definida como agravamento súbito da função renal em um período de 48 horas e tem critérios específicos de classificação – RIFLE (*Risk, Injury, Failure, Loss, End-Stage Kidney Disease*) e AKIN (*The Acute Kidney Injury Network*)[66].

O tratamento inclui hidralazina, diurético de alça e betabloqueador, porém a droga de escolha é o nitroprussiato.

É necessário estar atento, pois a insuficiência renal poderá se deteriorar (temporariamente) com a terapêutica. A alta pressão de perfusão renal no decorrer do tempo leva o rim a adaptar sua função de autorregulação. Quando a PA é reduzida, o rim perde essa capacidade de autorregulação, até se adaptar ao novo patamar de PA[67,68].

Crise hipertensiva urgente

A CH urgente (sem comprometimento de órgão-alvo) deve ser inicialmente tratada em caráter ambulatorial – melhor do que internado. Caso 6 horas após início do tratamento a pressão não tenha reduzido adequadamente, o paciente deverá ser hospitalizado.

O objetivo do tratamento é o de reduzir a PA em torno de 20% da PAM ou levar a PAD para abaixo de 120 mmHg. As drogas de escolha incluem captopril, nifedipino ou clonidina[69].

A hipertensão maligna é uma síndrome caracterizada por grande elevação da PA acompanhada por encefalopatia e nefropatia. Apresenta um substrato anatomopatológico característico, que é a proliferação miointimal com progressão para obstrução do lúmen arteriolar e disfunção múltipla de órgãos, principalmente rim e olho (retina). A hipertensão perioperatória vem sendo arbitrariamente definida quando a pressão arterial sistólica (PAS) é maior que 190 mmHg e/ou a PAD é maior que 100 mmHg em dois momentos consecutivos, seguindo-se à cirurgia. O caráter transitório da hipertensão no pós-operatório e a os fatores clínicos presentes determinam uma conduta individualizada nesse momento. A PAS maior que 169 mmHg ou PAD maior que 109 mmHg em paciente grávida é considerada uma EH e requer imediato tratamento farmacológico[70].

Eclâmpsia

A eclâmpsia com suas convulsões é uma ameaça à vida, constituindo-se em emergência por aumentar a mortalidade e a morbidade materna, sendo o parto o tratamento definitivo para a eclâmpsia. Têm sido preconizados cuidados de suporte nas convulsões da eclâmpsia visando à monitorização contínua (não invasiva e invasiva caso se faça necessário), suporte ventilatório com adequada oxigenação, terapia anticonvulsivante e controle adequado dos níveis pressóricos. Deve-se manter a paciente em decúbito lateral esquerdo, pois isso diminui risco de broncoaspiração e ajuda a promover o fluxo sanguíneo uterino, removendo a obstrução da veia cava pelo útero gravídico. É importante proteger a paciente contra injúrias durante os episódios de convulsões, proteger a língua dela evitando mordeduras pelos dentes e aspirando secreções se necessário.

As considerações sobre fármacos para o controle dos níveis pressóricos recaem no uso da hidralazina ou do labetalol, que podem ser usados pela via IV, mas esse último não é comercializado no Brasil. A meta no controle é manter a PAS entre 140 e 160 mmHg e a PAD entre 90 e 110 mmHg. A hidrazina 5 a 10 mg IV em *bolus* ou o labetalol 20 a 40 mg a cada 15 minutos é recomendada. Medicações potentes como o nitroprussiato ou a nitroglicerina não têm sido recomendadas e raramente são utilizadas.

Quanto à monitorização da gestante, ela depende do curso clínico, devendo ser checado continuamente o *status* neurológico da paciente por meio de sinais que sugiram aumento da pressão intracraniana (PIC) ou de sangramentos (por exemplo, fundoscopia, exame neurológico, pares cranianos etc.). É importante lembrar que a monitorização fetal contínua também se faz necessária, tendo em vista as complicações intraparto como retardo no crescimento fetal (30%), alterações no padrão de batimento cardíaco fetal (30%) e descolamento agudo da placenta (23%).

Deve-se lembrar também de que, apesar de a incidência de eclâmpsia ter diminuído em anos recentes, 5% das pacientes com hipertensão desenvolvem grave pré-eclâmpsia e em torno de 25% das mulheres com eclâmpsia têm hipertensão em gravidez subsequente. Aproximadamente 2% de mulheres com eclâmpsia desenvolvem eclâmpsia com futura gravidez. Mulheres multíparas com eclâmpsia têm alto risco de desenvolver hipertensão arterial primária, tendo também alta mortalidade em futura gravidez em relação a mulheres primíparas[3].

Síndromes hiperadrenérgicas que constituem urgência hipertensiva

A hipertensão e a taquicardia são decorrentes da estimulação dos receptores pós-sinápticos devidos à liberação de neurotransmissores não sinápticos e/ou à ativação cardiovascular pelo aumento de catecolamina circulante.

Em qualquer dos casos, o bloqueio farmacológico é a estratégia principal. As drogas recomendadas para administração IV são: labetalol, propranolol, fentolamina e metoprolol. Agentes orais de curta duração também podem ser empregados quando a pressão não for tão elevada, incluindo propranolol, metoprolol e prazosina.

A síndrome do pânico pode também responder com o uso de benzodiazepínico.

Recomendações finais

Os termos "urgência hipertensiva" e "emergência hipertensiva" foram cunhados visando a uma classificação operacional racional na abordagem das CHs, em 1993, pelo *V Joint National Committee on Detection Evaluation and Treatment of High Blood Pressure*[10].

Dados apontam que a CH corresponde a 0,45% a 0,59% de todos os atendimentos da sala de emergência hospitalar, e as EHs respondem por 25% de todos os casos de CHs, dentre essas o AVE isquêmico e o EAP, as mais frequentes EHs[11,12]. É preciso diferenciar CH de UH. Isso é feito primariamente pela análise da presença do comprometimento de órgão-alvo. Uma rápida avaliação laboratorial é necessária para determinar o emprego de nitroprussiato ou de outro agente. A escolha racional dependerá de fatores clínicos e laboratoriais, além da experiência prévia do médico.

É importante lembrar que a causa mais comum de CH é a hipertensão primária. Outras situações são a doença parenquimatosa renal e a estenose da artéria renal.

É fundamental o seguimento após a alta, no entanto muitos pacientes não compreendem a necessidade e a importância do tratamento contínuo[11,12].

Referências bibliográficas

1. Ferguson RK, Vlasses PH. How urgent is urgent hypertension? Arch Intern Med. 1989;149:257-8
2. Kaplan NM. Clinical hypertension. 4th ed. Baltimore: Williams & Wilkins; 1986. p. 273-91.
3. The fifth report of the Joint National Committee on Detection, Evaluation, and Treatment of High Blood Pressure (JNC V). Arch Intern Med. 1993;153(2):154-83.
4. Chobanian AV, Bakris GL, Black HR, Cushman WC, Green LA, Izzo JL Jr, et al.; Joint National Committee on Prevention, Detection, Evaluation, and Treatment of High Blood Pressure. National Heart, Lung, and Blood Institute; National High Blood Pressure Education Program Coordinating Committee. Seventh report of the Joint National Committee on Prevention, Detection, Evaluation, and Treatment of High Blood Pressure. Hypertension. 2003;42(6):1206-52.
5. Varon J, Marik PE. Clinical review: the management of hypertensive crises. Crit Care. 2003;7(5):374-84.
6. Zampaglione B, Pascale C, Marchisio M, Cavallo-Perin P. Hypertensive urgencies and emergencies. Prevalence and clinical presentation. Hypertension. 1996;27(1):144-7.
7. Vidt DG. Severe Hypertension: emergency or not? Consultant Live. 2007;47(7):1-4.
8. Keith NM, Wagener HP, Barker NW. Some different types of essential hypertension: their course and prognosis. Am J Med Sci. 1939;197:332-43.
9. Stumpf JL. Drug therapy of hypertensive crises. Clin Pharm. 1988;7(8):582-91.
10. Martin JF, Higashiama E, Garcia E, Luizon MR, Cipullo JP. Hypertensive crisis profile: prevalence and clinical presentation. Arq Bras Cardiol. 2004;83(2):131-6; 125-30.
11. Pinna G, Pascale C, Fornengo P, Arras S, Piras C, Panzarasa P, et al. Hospital admissions for hypertensive crisis in the emergency departments: a large multicenter Italian study. PLoS One. 2014;9(4):e93542.
12. Vilela-Martin JF, Vaz-de-Melo RO, Kuniyoshi CH, Abdo AN, Yugar-Toledo JC. Hypertensive crisis: clinical-epidemiological profile. Hypertens Res. 2011;34(3):367-71.
13. Hyattsville MD, editor. National Center for Health Statistics. Vital and Health Statistics: detailed diagnoses and procedures for patients discharged from short-stay hospitals: United States, 1983-1990. National Center for Health Statistics; 1997.
14. Shea S, Misra D, Ehrlich MH, Field L, Francis CK. Predisposing factors for severe, uncontrolled hypertension in an inner-city minority population. N Engl J Med. 1992;327(11):776-81.
15. Kaplan NM. Treatment of hypertensive emergencies and urgencies. Heart Dis Stroke. 1992;1:373-8.
16. Smith CB, Flower LW, Reinhardt CE. Control of hypertensive emergencies. Postgrad Med. 1991;89(5):111-6, 119.
17. Tumlin JA, Dunbar LM, Oparil S, Buckalew V, Ram CV, Mathur V, et al. Fenoldopam, a dopamine agonist, for hypertensive emergency: a multicenter randomized trial. Fenoldopam Study Group. Acad Emerg Med. 2000;7(6):653-62.
18. Franco RJS. Crise hipertensiva: definição, epidemiologia, abordagem diagnóstica. Rev Bras Hipertens. 2002;9(4):340-5.
19. Houston MC. Abrupt cessation of treatment in hypertension: consideration of clinical features, mechanisms, prevention and management of the discontinuation syndrome. Am Heart J. 1981;102(3 Pt 1):415-30.
20. Sesoko S, Akema N, Matsukawa T, Kaneko Y. Predisposing factors for the development of malignant essential hypertension. Arch Intern Med. 1987;147(10):1721-4.
21. Sociedade Brasileira de Cardiologia – SBC. V Diretrizes Brasileiras de Hipertensão Arterial. Rev Bras Hipertens. 2006;13(4):256-312.
22. Vidt DG. Current concepts in treatment of hypertensive emergencies. Am Heart J. 1986;111:220-5.
23. Ault MJ, Ellrodt AG. Pathophysiological events leading to the end-organ effects of acute hypertension. Am J Emerg Med. 1985;3(6 Suppl):10-5.
24. Vaughan CJ, Delanty N. Hypertensive emergencies. Lancet. 2000;356(9227):411-7.
25. Sunder-Plassmann G, Kittler H, Eberle C, Hirschl MM, Woisetschläger C, Derhaschnig U, et al. Angiotensin converting enzyme DD genotype is associated with hypertensive crisis. Crit Care Med. 2002;30(10):2236-41.
26. Espinel E, Tovar JL, Borrellas J, Piera L, Jardi R, Frias FR, et al. Angiotensin-converting enzyme i/d polymorphism in patients with malignant hypertension. J Clin Hypertens (Greenwich). 2005;7(1):11-5; quiz 16-7.
27. Rev Bras Hipertens vol 9(4): outubro/dezembro de 2002.
28. Feitosa Filho GS, Lopes RD, Poppi NT, Guimarães HP. Hypertensive emergencies. Rev Bras Ter Intensiva. 2008; 20(3):305-12.
29. Lopes RD, Feitosa Filho GS. Crise hipertensiva. Rev Soc Bras Clin Med. 2005;3:113-6.
30. Haas AR, Marik PE. Current diagnosis and management of hypertensive emergency. Semin Dial. 2006;19(6):502-12.
31. Stewart DL, Feinstein SE, Colgan R. Hypertensive urgencies and emergencies. Prim Care. 2006;33(3):613-23.
32. Herzog E, Frankenberger O, Aziz E, Bangalore S, Balaram S, Nasrallah EJ, et al. A novel pathway for the management of hypertension for hospitalized patients. Crit Pathw Cardiol. 2007;6(4):150-60.
33. Sociedade Brasileira de Hipertensão; Sociedade Brasileira de Cardiologia; Sociedade Brasileira de Nefrologia. IV Diretrizes Brasileiras de Hipertensão Arterial. Arq Bras Cardiol. 2004;82(Supl 4):7-22.
34. Khan TV, Khan SSS, Akhondi A, Khan TW. White coat hypertension: relevance to clinical and emergency medical services personnel. MedGenMed. 2007;9(1):52.

35. Furtado RG, Coelho EB, Nobre F. Urgências e emergências hipertensivas. Medicina (Ribeirão Preto). 2003;36(2/4):338-44.
36. Brooks TW, Finch CK, Lobo BL, Deaton PR, Varner CF. Blood pressure management in acute hypertensive emergency. Am J Health Syst Pharm. 2007;64(24):2579-82.
37. Slama M, Modeliar SS. Hypertension in the intensive care unit. Curr Opin Cardiol. 2006;21(4):279-87.
38. Feldstein C. Management of hypertensive crises. Am J Ther. 2007;14(2):135-9.
39. Feitosa-Filho GS, Lopes RD, Poppi NT, Guimarães HP. Emergências hipertensivas. Rev Bras Ter Intensiva. 2008; 20(3):305-12.
40. Praxedes JN, Santello JL, Amodeo C, Giorgi DM, Machado CA, Jabur P. Encontro multicêntrico sobre crises hipertensivas: relatório e recomendações. Hipertensão. 2001;4(1):23-41.
41. Malachias MVB, Souza WKSB, Plavnik FL, Rodrigues CIS, Brandão AA, Neves MFT, et al. 7ª Diretriz Brasileira de Hipertensão Arterial. Arq Bras Cardiol 2016;107(3 Supl 3):1-83.
42. Bertel O, Marx BE. Hypertensive emergencies. Nephron 1987;47(Suppl 1):51-6.
43. Varon J, Fromm RE Jr. Hypertensive crises. The need for urgent management. Postgrad Med. 1996;99(1):189-91, 195-6, 199-200, passim.
44. Prisant LM, Carr AA, Hawkins DW. Treating hypertensive emergencies. Controlled reduction of blood pressure and protection of target organs. Postgrad Med. 1993;93(2):92-6, 101-4, 108-10.
45. Ziegler MG. Advances in the acute therapy of hypertension. Crit Care Med. 1992;20(12):1630-1.
46. Bennett NM, Shea S. Hypertensive emergency: case criteria, sociodemographic profile, and previous care of 100 cases. Am J Public Health. 1988;78(6):636-40.
47. Vesey CJ, Cole PV, Simpson PJ. Cyanide and thiocyanate concentrations following sodium nitroprusside infusion in man. Br J Anaesth. 1976;48(7):651-60.
48. Robin ED, McCauley R. Nitroprusside-related cyanide poisoning. Time (long past due) for urgent, effective interventions. Chest. 1992;102(6):1842-5.
49. Bussmann WD, Kenedi P, von Mengden HJ, Nast HP, Rachor N. Comparison of nitroglycerin with nifedipine in patients with hypertensive crisis or severe hypertension. Clin Investig. 1992;70(12):1085-8.
50. Thien TA, Huysmans FT, Gerlag PG, Koene RA, Wijdeveld PG. Diazoxide infusion in severe hypertension and hypertensive crisis. Clin Pharmacol Ther. 1979;25(6):795-9.
51. Lund-Johansen P. Pharmacology of combined alpha-beta-blockade: II. Haemodynamic effects of labetalol. Drugs 1984;28(suppl 2):35-50.
52. Kanto J, Allonen H, Kleimola T, Mäntylä R. Pharmacokinetics of labetalol in healthy volunteers. Int J Clin Pharmacol Ther Toxicol. 1981;19(1):41-4.
53. Schroeder HA. Effects on hypertension of sulfhydryl and hydrazine compounds. J Clin Invest. 1951;30:6723.
54. Shepherd AM, Ludden TM, McNay JL, Lin MS. Hydralazine kinetics after single and repeated oral doses. Clin Pharmacol Ther. 1980;28(6):804-11.
55. Ceyhan B, Karaaslan Y, Caymaz O, Oto A, Oram E, Oram A, et al. Comparison of sublingual captopril and sublingual nifedipine in hypertensive emergencies. Jpn J Pharmacol. 1990;52(2):189-93.
56. Houston MC. The comparative effects of clonidine hydrochloride and nifedipine in the treatment of hypertensive crises. Am Fam Physician. 1988;115(1 pt 1):152-9.
57. Greene CS, Gretler DD, Cervenka K, McCoy CE, Brown FD, Murphy MB. Cerebral blood flow during the acute therapy of severe hypertension with oral clonidine. Am J Emerg Med. 1990;8(4):293-6.
58. Strandgaard S, Olesen J, Skinhoj E, Lassen NA. Autoregulation of brain circulation in severe arterial hypertension. Br Med J. 1973;1(5852):507-10.
59. Gahlinger PM. Club drugs: MDMA, gamma-hydroxybutyrate (GHB), Rohypnol, and ketamine. Am Fam Physician. 2004;69(11):2619-26.
60. Naidoo S, Smit D. Methamphetamine abuse: a review of the literature and case report in a young male. SADJ. 2011;66(3):124-7.
61. Sordo L, Indave BI, Barrio G, Degenhardt L, de la Fuente L, Bravo MJ. Cocaine use and risk of stroke: a systematic review. Drug Alcohol Depend. 2014;142:1-13.
62. Fitzgerald PJ. Elevated Norepinephrine may be a Unifying Etiological Factor in the Abuse of a Broad Range of Substances: Alcohol, Nicotine, Marijuana, Heroin, Cocaine, and Caffeine. Subst Abuse. 2013;7:171-83.
63. Connors NJ, Hoffman RS. Experimental treatments for cocaine toxicity: a difficult transition to the bedside. J Pharmacol Exp Ther. 2013;347(2):251-7.
64. Challiner R, Ritchie JP, Fullwood C, Loughnan P, Hutchison AJ. Incidence and consequence of acute kidney injury in unselected emergency admissions to a large acute UK hospital trust. BMC Nephrol. 2014;15:84.
65. James MT, Grams ME, Woodward M, Elley CR, Green JA, Wheeler DC, et al.; CKD Prognosis Consortium. A Meta-analysis of the Association of Estimated GFR, Albuminuria, Diabetes Mellitus, and Hypertension With Acute Kidney Injury. Am J Kidney Dis. 2015;66(4):602-12.
66. Hoshino T, Ohmae M, Sakai A. Spontaneous resolution of a dissection of the descending aorta after medical treatment with a beta blocker and a calcium antagonist. Br Heart J. 1987;58(1):82-4.
67. Iguchi A, Tabayashi K. Outcome of medically treated Stanford type B aortic dissection. Jpn Circ J. 1998;62:102-5.
68. Gay GR, Loper KA. The use of labetalol in the management of cocaine crisis. Ann Emerg Med. 1988;17(3):282-3.
69. Pitts WR, Lange RA, Cigarroa JE, Hillis LD. Cocaine-induced myocardial ischemia and infarction: pathophysiology, recognition, and management. Prog Cardiovasc Dis. 1997;40(1):65-76.
70. Magee LA, Helewa M, Moutquin JM, von Dadelszen P. Hypertension Guideline Committee; Society of Obstetricians and Ginaecologists of Canada. Prediction, prevention, and prognosis of preeclampsia. In Diagnosis, evaluation, and management of the hypertensive disorders of pregnancy. J Obstet Gynaecol Can. 2008;30(3 Suppl 1):S16-23.

68

DISSECÇÃO DA AORTA TORÁCICA

José Augusto Duncan
Fabrício José de Souza Dinato
Ricardo Ribeiro Dias

Introdução

A aorta é a maior artéria do corpo humano. Durante o período médio de duração da vida, a parede da aorta absorve o impacto do sangue, com um fluxo aproximado de 2 milhões de litros, gerados pelos cerca de 3 bilhões de batimentos cardíacos. Assim, é de se esperar que, com o passar do tempo e com as diversas alterações da fisiologia da circulação sanguínea e da estrutura histológica da parede arterial, possam haver alterações que resultem em dilatação e/ou delaminação desse vaso. Essas alterações podem ser localizadas ou se disseminar por toda a extensão da camada tissular média e são denominadas, respectivamente, aneurismas e dissecções da aorta[1].

A dissecção da aorta é um evento agudo, caracterizado pelo influxo de sangue na camada média da parede arterial, através de uma lesão na camada íntima, denominado orifício de entrada (Figura 68.1). A delaminação gerada na camada média, secundária a esse influxo sanguíneo, cria uma cavidade na parede do vaso (denominada luz falsa), onde o sangue flui paralelamente à luz verdadeira, por extensão variada.

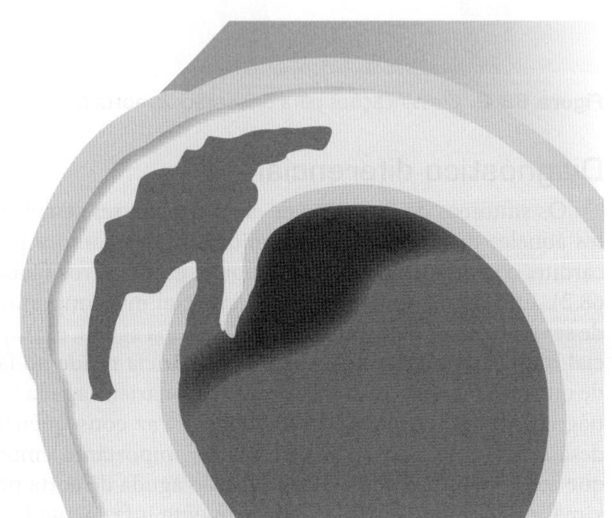

Figura 68.1. Esquema representando a dissecção de aorta.

Epidemiologia

As doenças da aorta, em conjunto com as doenças das coronárias e das artérias periféricas, constituem parte do amplo espectro das doenças arteriais. Estão incluídas nesse contexto não só os aneurismas de aorta como também as síndromes aórticas agudas – dissecção da aorta, hematoma intramural, úlcera penetrante da aorta[2].

Recentemente, o *Global Burden Disease 2010* verificou que a mortalidade decorrente de aneurismas aórticos e dissecções aumentou de 2,49 por 100.000 habitantes para 2,78 por 100.000 habitantes entre 1990 e 2010. A incidência é maior com o envelhecimento e também mais comum entre homens[3].

A dissecção de aorta, mais especificamente, apresenta incidência de 2 a 3,5 casos por 100.000 pessoas por ano. Em revisão de 464 pacientes do Registro Internacional de Dissecções Agudas da Aorta (IRAD), verificou-se que a média de idade na apresentação é de aproximadamente 62 anos, com predominância significativa do sexo masculino (65%)[4].

Fisiopatologia

Diversos fatores estão associados com a dissecção da aorta. Hipertensão arterial sistêmica está presente em aproximadamente 75% dos casos. Alterações genéticas que afetam a aorta exercem também papel importante, como a síndrome de Marfan, Loeys-Dietz, Ehlers-Danlos, Turner, além da valva aórtica bivalvulada. Cirurgia cardíaca prévia, principalmente as que envolvem a valva aórtica ou a aorta propriamente dita, também é um fator de risco. Estresse hemodinâmico agudo, como o encontrado nos usuários de cocaína ou nos indivíduos que exercem levantamento de peso, é um fator associados. A dissecção da aorta pode complicar também quadros de aortite, mais comumente a arterite de células gigantes[5].

A degeneração cística da camada média é a condição subjacente de muitos aneurismas e dissecções da aorta, bem como de anormalidades da função contrátil de células de músculo liso localizadas na parede da aorta[5].

A presença de aneurisma de aorta é, sem dúvida, também um importante fator de risco para a ocorrência da dissecção (Tabela 68.1). O risco dessa complicação potencialmente fatal é proporcional ao tamanho de seu maior diâmetro, sendo mais significativo quando maior que 6 cm para aneurismas de aorta ascendente[6].

Tabela 68.1. Fatores de risco para dissecção de aorta

Hipertensão arterial sistêmica
Condições genéticas (síndrome Marfan, Loeys-Dietz, Ehlers-Danlos, valva aórtica bivalvulada)
Doenças congênitas (coarctação da aorta, síndrome de Turner, tetralogia de Fallot)
Aterosclerose (úlcera penetrante de aorta)
Iatrogênica/traumática (cateteres, balão intra-aórtico, cirurgia prévia, acidente automobilístico)
Uso de cocaína
Doenças inflamatórias/infecciosas (arterite de células gigantes, Takayasu, doença de Behçet, aortite, sífilis)
Gestação (incomum)

Quadro clínico

A dissecção da aorta pode se apresentar com uma grande variedade de sintomas, tanto em tipo quanto em intensidade, podendo, dessa forma, ser associada a uma grande variedade de doenças. Manter sempre um alto índice de suspeição é fundamental para o diagnóstico.

De forma geral, a dissecção da aorta torácica tipicamente (mais de 90% dos casos) se apresenta com dor precordial muito intensa, de início súbito, que pode se irradiar para a região cervical e dorsal (variando conforme a progressão da delaminação). A luz falsa pode comprimir ou ocluir algum ramo aórtico, produzindo isquemia aguda na região afetada[7]. Pode comprometer a perfusão dos membros superiores ou inferiores em até 20% dos pacientes, a perfusão renal em 15%, das coronárias com isquemia miocárdica associada em 10%, prejuízo à perfusão cerebral em 5% (podendo causar déficits neurológicos focais), mesentérica em 3% e medular em 3%[8].

A presença de fluxo diminuído ou ausente nas artérias periféricas se manifesta clinicamente como déficit de pulso (pulso fraco ou ausente à palpação), bem como variação considerável (maior que 20 mmHg) na pressão arterial sistêmica quando comparado com o membro contralateral. Embora seja um achado de exame físico bem típico, não é muito comum, podendo ocorrer entre 9% e 30% dos casos (também dependendo do segmento aórtico acometido)[9].

A delaminação pode se propagar proximalmente ao orifício de entrada, envolvendo, assim, a raiz da aorta e a valva aórtica. Esse acometimento em geral causa insuficiência da valva (secundária à dilatação da raiz com afastamento dos folhetos, desalinhamento ou desabamento da valva), o que se traduz por sopro diastólico novo ao exame físico, associado a pulso em martelo d'água, hipotensão e insuficiência cardíaca aguda. A insuficiência da valva aórtica acomete de 50% a 65% dos pacientes com dissecção da aorta envolvendo a porção ascendente[10].

Pacientes com dissecção da aorta podem também apresentar síncope (entre 5% e 10%), que em geral é secundária à má perfusão cerebral (obstrução parcial ou total dos ramos supra-aórticos) ou ao tamponamento cardíaco gerado pelo exsudato periaórtico[11].

Como vimos, a manifestação clínica, o acometimento de outros órgãos e consequentemente o prognóstico do paciente estão relacionados ao segmento da aorta envolvido pela dissecção. Dessa forma, as duas classificações mais utilizadas para essa doença consideram justamente essa característica. São elas a classificação de Stanford e a de DeBakey[12]. A sistematização de Stanford é a mais amplamente utilizada e classifica como tipo A as dissecções que envolvem a aorta ascendente (independentemente do sítio de entrada e do segmento distal de aorta comprometida) e como tipo B aquelas que não envolvem a aorta ascendente. Já a classificação de DeBakey divide-as em três tipos: tipo I – as dissecções que se iniciam na aorta ascendente com propagação distal a esse segmento; tipo II – as dissecções que estão restritas à aorta ascendente; tipo III – as dissecções que se originam na aorta torácica descendente, como demonstrado pela Figura 68.2.

Outra forma também muito importante de classificação é a baseada no tempo de início dos sintomas, já que as complicações fatais da dissecção ocorrem com mais frequência nas primeiras horas ou dias. Assim, a dissecção de aorta é classificada em aguda, quando os sintomas se iniciaram até no máximo 14 dias, ou crônica, quando o primeiro sintoma ocorreu há mais de 14 dias[13].

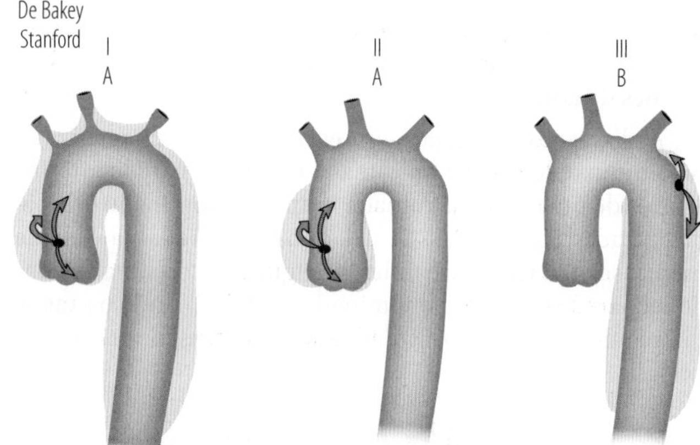

Figura 68.2. Classificações para dissecção de aorta torácica.

Diagnóstico diferencial

Os sintomas de dissecção de aorta podem ser semelhantes àqueles de diversas outras condições, tais como a pericardite, o tromboembolismo pulmonar, entre outros (Tabela 68.2). Entretanto, o diagnóstico diferencial mais importante de ser realizado é o da síndrome coronariana aguda, em especial o infarto do miocárdio. Essa importância reside no fato de que o tratamento para a síndrome coronariana aguda (antiagregantes plaquetários, fibrinolíticos) traz consequências desastrosas para a dissecção de aorta[14]. É importante lembrar que até 3% dos pacientes com dissecção aguda de aorta proximal podem apresentar simultaneamente infarto agudo do miocárdio e, consequentemente, pior prognóstico[15].

Tabela 68.2. Diagnóstico diferencial

Síndrome coronariana aguda
Tromboembolia pulmonar
Pericardite
Pneumotórax espontâneo
Ruptura esofágica (síndrome de Boerhaave)

Avaliação inicial na sala de emergência

A dor torácica é responsável por cerca de 6 milhões de visitas ao pronto-socorro anualmente nos Estados Unidos[16]. Inúmeras doenças podem ser responsáveis por esse sintoma, como dito anteriormente.

Médicos que atendem no pronto-socorro devem se concentrar em diagnosticar (ou excluir) causas de dor torácica que apresentem risco de vida, como síndrome coronariana aguda, dissecção de aorta, tromboembolia pulmonar, pneumotórax hipertensivo, tamponamento cardíaco e mediastinite[17].

Com relação especificamente à dissecção de aorta, apresenta incidência de aproximadamente três pacientes para cada 100.000 atendimentos – embora seja um número subestimado, tendo em vista que muitos pacientes morrem antes de chegar ao serviço médico, ou são liberados com o diagnóstico equivocado. Dessa forma, um elevado nível de suspeição clínica é fundamental para o diagnóstico. Deve-se coletar a história clínica do paciente, caracterizando-se bem a dor: tempo de início, modo (gradual ou súbito), local, qualidade (pontada, aperto, rasgando), irradiação, fatores de alívio ou piora e fatores associados. Devemos sempre lembrar que uma história atípica não descarta o diagnóstico, e alguns estudos mostram que até pode ser mais frequente[18].

Condutas na sala de emergência

Após a coleta adequada da história e levando-se em consideração a possibilidade de dissecção da aorta, deve-se pensar em quais exames complementares seriam úteis.

A radiografia de tórax pode se apresentar como a primeira pista para o diagnóstico, com o alargamento do mediastino e/ou alteração do contorno aórtico sendo as principais alterações, presentes em até 80% dos casos. Infelizmente, são sinais muito inespecíficos. Além disso, até 15% dos pacientes vão apresentar radiografias normais, sendo, assim, importante prosseguir com a investigação. As alterações do eletrocardiograma são inespecíficas, embora até 3% dos pacientes possam apresentar elevação aguda do segmento ST[19].

Diversos marcadores séricos para a dissecção da aorta têm sido estudados, mas até o momento nenhum específico é disponível para a prática clínica. Contudo, o D-dímero pode ser de utilidade nesse cenário. Ele é um produto da degradação da fibrina e reflete, portanto, a ativação da via extrínseca da cascata de coagulação, que foi iniciada após a exposição de fator tecidual da camada média. Dessa forma, o D-dímero emergiu como um marcador útil. Entretanto, como é um indicador não específico de coagulação intravascular, ele pode estar elevado em muitas condições (por exemplo, infarto do miocárdio, trombose venosa profunda, tromboembolismo pulmonar, sepse). Assim, é um exame útil para determinar aqueles que **não** apresentam dissecção de aorta. O valor de corte mais utilizado é 500 ng/mL; valores abaixo desse corte praticamente excluem o diagnóstico em questão[20].

Os métodos de imagem são, portanto, fundamentais para o diagnóstico. Múltiplas modalidades podem ser utilizadas para demonstrar a dissecção, incluindo o ecocardiograma transesofágico, a angiotomografia computadorizada e a ressonância magnética[21]. A angiotomografia de tórax é a escolha inicial mais comum, devido a sua ampla disponibilidade, particularmente no âmbito dos setores de emergência. O diagnóstico é realizado basicamente pela demonstração de um *flap* intimal separando a luz verdadeira da falsa (Figura 68.3), além de demonstrar complicações associadas[22].

Além do diagnóstico propriamente dito, a angiotomografia de tórax permite um estudo anatômico completo, ideal para o auxílio no planejamento cirúrgico. Suas principais desvantagens são o uso de radiação, a nefrotoxicidade do contraste e a inabilidade de avaliar a função da valva aórtica[23].

Em pacientes instáveis hemodinamicamente, o exame mais recomendado é o ecocardiograma transesofágico. É um exame que pode ser realizado à beira do leito em poucos minutos, apresentando sensibilidade de 98% e especificidade de 63% a 96%. Além dessas vantagens, permite também acessar a função valvar aórtica e o grau de derrame pericárdico[24].

A aortografia já foi o exame padrão-ouro, mas atualmente perdeu espaço para os exames mencionados acima. É ainda utilizada durante o tratamento endovascular(caso haja indicação), mas apenas como um componente da estratégia intervencionista[25].

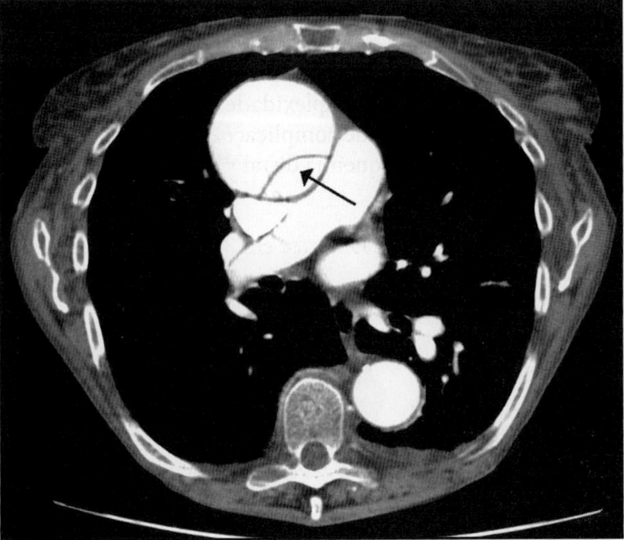

Figura 68.3. Angiotomografia de aorta demonstrando dissecção de aorta ascendente.

Monitorização, tratamentos, prescrição

Uma vez diagnosticada a dissecção de aorta, a monitorização adequada para tratamento é fundamental. Nos casos em que o tratamento medicamentoso é indicado (dissecção tipo B de Stanford não complicada), o objetivo inicial é controlar a frequência cardíaca e a pressão arterial. Assim, haverá menor estresse na parede aórtica, minimizando a tendência de propagação da dissecção[26].

O paciente deve, então, ser admitido em unidade de tratamento intensivo tão logo seja feito o diagnóstico. A meta inicial é o controle de dor e a monitorização com pressão arterial invasiva para atingir pressão sistólica alvo de 100 a 120 mmHg e frequência cardíaca alvo de 60 batimentos por minuto (utilizar inicialmente betabloqueador intravenoso e nitroprussiato de sódio). Pacientes instáveis devem ser submetidos a intubação orotraqueal e avaliação com relação à necessidade de cirurgia de emergência[2].

O tratamento cirúrgico é o de escolha para as dissecções proximais, por causa de sua alta mortalidade (1% a 2% por hora nas primeiras 24 a 48 horas). Embora mortalidade operatória ainda seja elevada (15% a 25% nos serviços de referência), a sobrevida em um mês é de 10% para os pacientes em tratamento clínico e de 70% para aqueles submetidos à cirurgia[2].

Técnicas cirúrgicas efetivas, inicialmente descritas na década de 1950, possuem como princípios básicos a excisão do segmento aórtico, que apresenta a lesão intimal, substituindo-o por um enxerto vascular protético. Essa substituição redireciona o fluxo sanguíneo para a luz verdadeira[27,28].

Quando há insuficiência da valva aórtica associada, em geral a valva propriamente dita está preservada e a insuficiência é corrigida pela suspensão dos pilares comissurais com troca da aorta ascendente (Figura 68.4). Em casos de acometimento da valva e da raiz aórtica em que não há possibilidade de preservação, é necessário realizar a reconstrução da raiz da aorta com a troca da valva, por meio da utilização de tubo valvado (Figura 68.5). Atualmente ainda é motivo de controvérsia a extensão distal do tratamento cirúrgico, por meio de técnicas como o *frozen elephant trunk* (Figura 68.6). Apesar de tratar mais segmentos aórticos em um único tempo cirúrgico, acrescenta complexidade a uma cirurgia que já apresenta elevadas taxas de complicações, devendo ser reservada a pacientes com isquemia distal[2,29].

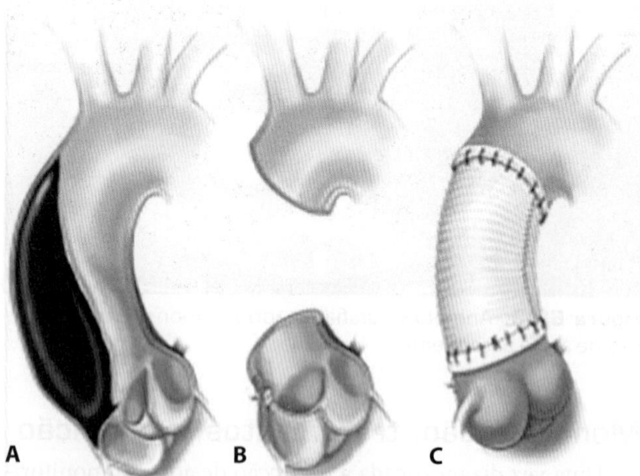

Figura 68.4. Correção cirúrgica da dissecção de aorta; delaminação em aorta ascendente (**A**), retirada do segmento doente (**B**) e substituição por prótese tubular (**C**).

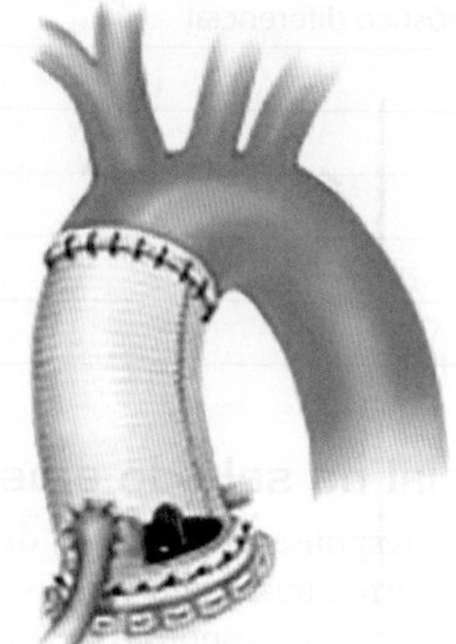

Figura 68.5. Reconstrução da raiz da aorta e da aorta ascendente por tubo valvado.

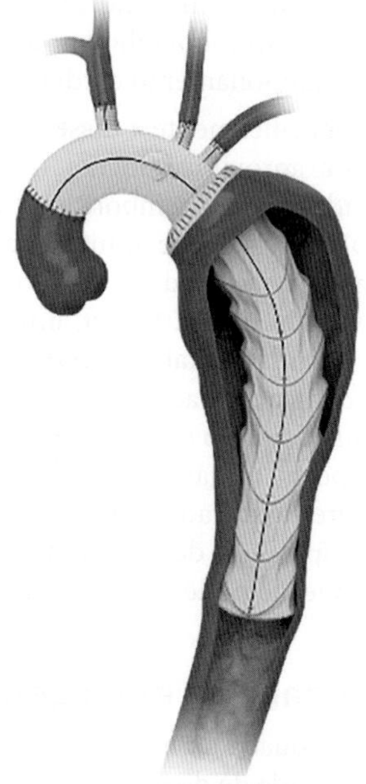

Figura 68.6. *Frozen elephant trunk*: cirurgia em que ocorre troca da aorta ascendente, do arco aórtico e tratamento endovascular da aorta descendente em um único tempo cirúrgico.

As dissecções que estão confinadas à aorta descendente (tipo B de Stanford) são inicialmente submetidas ao tratamento medicamentoso otimizado, a não ser que apresentem alguma complicação (isquemia de órgão distal, hemorragia/ruptura contida, rápida expansão, dor ou hipertensão refratárias)[2]. Para esses, deve-se utilizar o tratamento cirúrgico endovascular sempre que possível, pois apresenta mortalidade significativamente inferior ao tratamento cirúrgico convencional.

O objetivo é revestir a artéria doente com uma endoprótese, que ocluirá o orifício de entrada da íntima e ainda expandirá a luz verdadeira (Figura 68.7). Dessa forma, há redução do fluxo sanguíneo para a luz falsa, com consequente estase, trombose e remodelamento aórtico (diminuição do diâmetro)[30]. Esse tratamento só é possível quando há anatomia favorável, ou seja, acesso vascular periférico de calibre e trajeto adequados à passagem da endoprótese, além de região aórtica saudável para apoio dela.

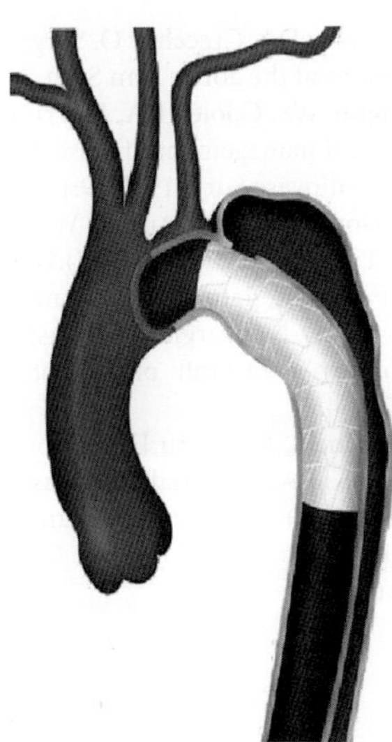

Figura 68.7. Correção endovascular da dissecção da aorta.

Atualmente, há evidências que sugerem tratamento cirúrgico endovascular para pacientes com dissecção do tipo B não complicadas, em associação ao tratamento medicamentoso otimizado[31]. Nesse caso, pode-se realizar o tratamento desses pacientes na mesma internação ou após poucas semanas do evento agudo.

É importante ressaltar que a intervenção cirúrgica, endovascular ou convencional, estará contraindicada em pacientes com prognóstico negativo definido, como no coma e na necrose mesentérica.

A Figura 68.8 mostra, de forma concisa, o manejo dos pacientes com dissecção aguda da aorta.

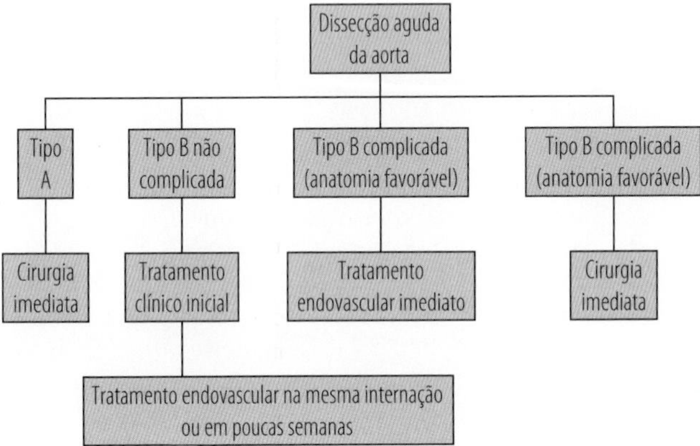

Figura 68.8. Fluxograma mostrando o manejo dos pacientes com dissecção aguda da aorta.

Referências

1. Dias RR, Duncan JA, Stolf NAG. Tratamento cirúrgico das doenças da aorta. In: Magalhães CC, Serrano Jr. CV, Consolim-Colombo FM, Fonseca FAH, Ferreira JFM, editores. Tratado de Cardiologia SOCESP. Barueri: Manole; 2015. p. 1201-8.
2. Erbel R, Aboyans V, Boileau C, Bossone E, Bartolomeo RD, Eggebrecht H, et al.; ESC Committee for Practice Guidelines. 2014 ESC Guidelines on the diagnosis and treatment of aortic diseases: Document covering acute and chronic aortic diseases of the thoracic and abdominal aorta of the adult. The Task Force for the Diagnosis and Treatment of Aortic Diseases of the European Society of Cardiology (ESC). Eur Heart J. 2014;35(41):2873-926.
3. Sampson UK, Norman PE, Fowkes FG, Aboyans V, Yanna Song, Harrell FE Jr, et al. Global and regional burden of aortic dissection and aneurysms: mortality trends in 21 world regions, 1990 to 2010. Glob Heart. 2014;9(1):171-180.e10.
4. Trimarchi S, Nienaber CA, Rampoldi V, Myrmel T, Suzuki T, Mehta RH, et al.; International Registry of Acute Aortic Dissection Investigators. Contemporary results of surgery in acute type A aortic dissection: The International Registry of Acute Aortic Dissection experience. J Thorac Cardiovasc Surg. 2005;129(1):112-22.
5. Braverman AC. Acute aortic dissection: clinician update. Circulation. 2010;122(2):184-8.
6. Coady MA, Rizzo JA, Hammond GL, Mandapati D, Darr U, Kopf GS, et al. What is the appropriate size criterion for resection of thoracic aortic aneurysms? J Thorac Cardiovasc Surg. 1997;113(3):476-91.
7. Hdiji O, Bouzidi N, Damak M, Mhiri C. Acute aortic dissection presenting as painless paraplegia: a case report. J Med Case Rep. 2016;10:99.
8. Mészáros I, Mórocz J, Szlávi J, Schmidt J, Tornóci L, Nagy L, et al. Epidemiology and clinicopathology of aortic dissection. Chest. 2000;117(5):1271-8.
9. Black JH, Manning WJ. Clinical features and diagnosis of acute aortic dissection. UpToDate. Disponível em: <https://www.uptodate.com/contents/clinical-features-and-diagnosis-of-acute-aortic-dissection>. Acesso em: 20 out. 2017.
10. Nienaber CA, Eagle KA. Aortic dissection: new frontiers in diagnosis and management Part I: from etiology to diagnostic strategies. Circulation. 2003;108(5):628-35.
11. Nallamothu BK, Mehta RH, Saint S, Llovet A, Bossone E, Cooper JV, et al. Syncope in acute aortic dissection: diagnostic, prognostic, and clinical implications. Am J Med. 2002;113(6):468-71.
12. Tsai TT, Nienaber CA, Eagle KA. Acute aortic syndromes. Circulation. 2005;112(24):3802-13.
13. Crawford ES. The diagnosis and management of aortic dissection. JAMA. 1990;264(19):2537-41.
14. Erbel R, Alfonso F, Boileau C, Dirsch O, Eber B, Haverich A, et al.; Task Force on Aortic Dissection, European Society of Cardiology. Diagnosis and management of aortic dissection. Eur Heart J. 2001;22(18):1642-81.
15. Luo JL, Wu CK, Lin YH, Kao HL, Lin MS, Ho YL, et al.. Type A aortic dissection manifesting as acute myocardial infarction: still a lesson to learn. Acta Cardiol. 2009;64(4):499-504.
16. McCaig L, Burt C. National Hospital Ambulatory Medical Care Survey: 2003 Emergency Department Summary. Adv Data. 2005.
17. Hollander JE, Chase M. Evaluation of the adult with chest pain in the emergency department. UpToDate. Disponível em: <https://www.uptodate.com/contents/evaluation-of-the-adult-with-chest-pain-in-the-emergency-department>. Acesso em: 29 out. 2017.
18. Pope JH, Aufderheide TP, Ruthazer R, Woolard RH, Feldman JA, Beshansky JR, et al. Missed diagnoses of acute cardiac ischemia in the emergency department. New Engl J Med. 2000;342(16):1163-70.
19. Hagan PG, Nienaber CA, Isselbacher EM, Bruckman D, Karavite DJ, Russman PL, et al. The International Registry of Acute Aortic Dissection (IRAD): new insights into an old disease. JAMA. 2000;283(7):897-903.
20. Suzuki T, Distante A, Zizza A, Trimarchi S, Villani M, Salerno Uriarte JA, et al.; IRAD-Bio Investigators. Diagnosis of acute aortic dissection by D-dimer: the International Registry of Acute Aortic Dissection Substudy on Biomarkers (IRAD-Bio) experience. Circulation. 2009;119(20):2702-7.
21. Kienzl D, Prosch H, Töpker M, Herold C. Imaging of non-cardiac, non-traumatic causes of acute chest pain. Eur J Radiol. 2012;81(12):3669-74.
22. Sueyoshi E, Nagayama H, Hayashida T, Sakamoto I, Uetani M. Comparison of outcome in aortic dissection with single false lumen versus multiple false lumens: CT assessment. Radiology. 2013;267(2):368-75.

23. Vasile N, Mathieu D, Keita K, Lellouche D, Bloch G, Cachera JP. Computed tomography of thoracic aortic dissection: accuracy and pitfalls. J Comput Assist Tomogr. 1986;10(2):211-5.
24. Moore AG, Eagle KA, Bruckman D, Moon BS, Malouf JF, Fattori R, et al.. Choice of computed tomography, transesophageal echocardiography, magnetic resonance imaging, and aortography in acute aortic dissection: International Registry of Acute Aortic Dissection (IRAD). Am J Cardiol. 2002;89(10):1235-8.
25. Rizzo RJ, Aranki SF, Aklog L, Couper GS, Adams DH, Collins JJ Jr, et al. Rapid noninvasive diagnosis and surgical repair of acute ascending aortic dissection. Improved survival with less angiography. J Thorac Cardiovasc Surg. 1994;108(3):567-74.
26. Black JH, Manning WJ. Management of aortic dissection. UpToDate. Disponível em: <https://www.uptodate.com/contents/management-of-acute-aortic-dissection>. Acesso em: 20 out. 2017.
27. De Bakey ME, Cooley DA, Creech Jr O. Surgical considerations of dissecting aneurysm of the aorta. Ann Surg. 1955;142(4):586-610.
28. Debakey ME, Henly WS, Cooley DA, Morris GC Jr, Crawford ES, Beall AC Jr. Surgical management of dissecting aneurysms of the aorta. J Thorac Cardiovasc Surg. 1965;49:130-49.
29. DeSanctis RW, Doroghazi RM, Austen WG, Buckley MJ. Aortic dissection. New Engl J Med. 1987;317(17):1060-7.
30. Nienaber CA, Fattori R, Lund G, Dieckmann C, Wolf W, von Kodolitsch Y, et al. Nonsurgical reconstruction of thoracic aortic dissection by stent-graft placement. New Engl J Med. 1999;340(20):1539-45.
31. Nienaber CA, Kische S, Rousseau H, Eggebrecht H, Rehders TC, Kundt G, et al.; INSTEAD-XL trial. Endovascular repair of type B aortic dissection: long-term results of the randomized investigation of stent grafts in aortic dissection trial. Circ Cardiovasc Interv. 2013;6(4):407-16.

69

EMERGÊNCIAS CARDIOVASCULARES EM ATLETAS

Carlos Alberto Cyrillo Sellera
Nabil Ghorayeb

Introdução

A prática regular de atividade física está associada à diminuição da taxa de eventos cardiovasculares e de mortalidade por todas as causas[1,2], entretanto a atividade física de alto rendimento pode desencadear situações de emergência e mesmo eventos fatais[2].

Então, a atividade física regular e sob orientação profissional é benéfica, mas a ideia de que o atleta é um exemplo ideal de saúde muitas vezes é equivocada, levando em conta que indivíduos submetidos a elevadas cargas de esforço e a treinamento prolongado ficam suscetíveis ao risco de situações de emergência. Nesse contexto, a presença de alterações cardiovasculares preexistentes e assintomáticas clinicamente é descrita na maioria dos casos de morte súbita (MS) não traumática em atletas[2-4], chegando a mais de 90% do total[5]. Embora a MS em atletas seja um evento raro, a grande preocupação que envolve esses eventos tem contribuído para a tentativa de esclarecimento dos mecanismos fisiopatológicos envolvidos e das prováveis causas, nas duas últimas décadas, além do estabelecimento de propostas para sua prevenção[5,6]. A abordagem deve ser sempre individualizada, levando-se em conta as características do atleta, assim como a modalidade esportiva praticada. Não há na literatura atual dados expressivos baseados em evidências, por baixa frequência desses eventos[2,7].

Sendo assim, é de fundamental importância a diferenciação entre as alterações cardiovasculares secundárias ao treinamento físico intensivo e de longa duração, denominadas como síndrome do coração de atleta, e as que são consideradas patológicas e capazes de desencadear desfechos e consequências sérias e eventualmente fatais[8].

Nosso objetivo é informar as manifestações clínicas mais prevalentes relativas ao sistema cardiovascular do atleta que necessitem de atendimento de emergência, destacando a conduta e a fundamental importância de acompanhamento posterior. Para atingir esses objetivos, alguns conceitos devem ser pontuados: atividade física é qualquer atividade da musculatura esquelética que promove movimentação corporal com gasto energético maior do que o gasto em repouso[1]; exercício é uma atividade física regular e planejada, com objetivo de melhorar ou de preservar a saúde e o condicionamento físico[1,8]; atleta competitivo é aquele que participa de programa de esporte organizado, o qual requer treinamento e prática de competição regular, com alta premiação pela excelência e pelas conquistas alcançadas[9,10]; quando não se exige treinamento sistemático regular e de alto rendimento, a atividade é denominada recreativa[1,11]; morte súbita, segundo a Organização Mundial da Saúde (OMS), é definida como aquela que ocorre durante as primeiras 24 horas do início dos sintomas; e, no atleta, a morte súbita é definida como aquela que ocorre durante ou até 24 horas após a interrupção de atividade esportiva, e na maioria dos casos acontece imediatamente ou até 6 horas após o início do exercício[8].

A MS em atletas é assunto de grande preocupação médica e desperta particular interesse da população e dos meios de comunicação, principalmente pelo fato de ocorrer durante a atividade física e em indivíduos considerados como exemplos de saúde.

Epidemiologia

A incidência de MS no atleta não é conhecida com exatidão, podendo variar conforme a idade, sexo, modalidade esportiva praticada e também em função da definição de MS adotada[8].

O risco de MS por causas cardiovasculares em jovens atletas é baixo, podendo variar de 1 por 100.000 a 1 por 300.000[8]. A predominância de atletas do sexo masculino é maior[8]. Van Camp *et al.*, em pesquisa sobre MS não traumática durante atividade esportiva, mostrou incidência anual de 0,75 por 100.000 em homens e de 0,13 por 100.000 em mulheres[12]. De acordo com um grande registro realizado por Maron *et al.* com atletas competitivos americanos jovens (19 ± 6 anos de idade) em um período de 27 anos[4], o número absoluto de casos de MS foi relativamente baixo, menor que 100 por ano, e a principal causa foi cardiovascular. Estudo realizado por Corrado *et al.* na região de Veneto, na Itália, com seguimento de 21 anos[13], observou mortalidade súbita anual de 1 por 100.000 na população geral, de 2,3 por 100.000 em atletas e de 0,9 por 100.000 em não atletas, considerando indivíduos de 12 a 35 anos de idade. Se analisados apenas os casos secundários a doenças cardiovasculares, a taxa anual em atletas foi de 2,1 por 100.000 pessoas[10]. Um levantamento de avaliações de atletas de até 35 anos de idade em atividade, amadores e profissionais, realizadas por Ghorayeb *et al.*, em 2007, compreendendo um período de 30 anos, demonstrou prevalência de 8,2% de cardiopatias, tanto benignas quanto com potencial maligno[7]. Em registro realizado pelo *Minneapolis Heart Institute Foundation*[14], que analisou 387 casos de MS em atletas jovens americanos, a miocardiopatia hipertrófica (MCH) foi a causa mais comum, seguida de *commotio cordis* e de anomalias congênitas das artérias coronárias.

Adicionalmente, estudos de necropsia em atletas jovens demonstraram que em 2% a 5% dos casos não foi detectada doença estrutural cardíaca, provavelmente representadas em parte por canalopatias, como a síndrome do QT longo, síndrome do QT curto, taquicardia ventricular polimórfica catecolaminérgica e síndrome de Brugada, além de outras causas como abuso de drogas ilícitas[5].

Portanto, apesar dos benefícios à saúde proporcionados pela atividade física regular e moderada, na presença de doenças cardiovasculares não diagnosticadas, estruturais ou não, o exercício físico vigoroso e prolongado pode se tornar um gatilho desencadeador de arritmias ventriculares e, consequentemente, de MS cardíaca[10].

Então, as cardiopatias constituem a principal causa de MS em atletas; entre atletas jovens, ou seja, abaixo dos 35 anos, a mais comum é a MCH seguida pelas anomalias congênitas das artérias coronárias e a displasia arritmogênica do ventrículo direito[4,8]. Em atletas com mais de 35 anos, a mais comum é a cardiopatia isquêmica. Também devem ser lembradas outras causas, cardíacas e não cardíacas, como rabdomiólise, valvopatias e ruptura de aneurisma cerebral[8].

Causas de atendimento a atletas na sala de emergência

Relatos recentes têm sugerido que muitos indivíduos com MS relacionada ao exercício apresentam sintomas prodrômicos subestimados pelos próprios pacientes e também pelo médico[2], o que vem negar o paradigma de que a maioria dos atletas que sofreM MS não apresenta sintomas prévios ao evento fatal.

Portanto, na sala de emergência, deve-SE estar atento às seguintes situações que podem ser próprias da atividade esportiva e outras que podem precipitar a MS.

Arritmias cardíacas

Particularidades próprias dos atletas, relacionadas à intensa influência autonômica vagal em repouso e adrenérgica durante a atividade física, podem aumentar a suscetibilidade a arritmias[8,11]. Considera-se que todos os candidatos à prática de atividade física regular devem ser submetidos à anamnese e ao exame físico detalhados, e precisam fazer eletrocardiograma.

Bradiarritmias

Em atletas bem condicionados, devido ao aumento do tônus vagal durante o repouso, um grande espectro de bradiarritmias e alterações eletrocardiográficas pode ocorrer [pausa sinusal, arritmia sinusal, bradicardia sinusal, ritmo juncional, extrassístole atrial, bloqueio atrioventricular (BAV) de primeiro grau, fenômeno de Wenckebach, BAV avançado, critérios para hipertrofia ventricular esquerda, critérios para hipertrofia ventricular direita, elevação do ponto J, alterações da onda T].

Na ausência de sintomas relacionados à bradicardia sinusal, exame físico dentro dos limites da normalidade e traçado eletrocardiográfico sem outras alterações significativas, além da frequência cardíaca, não há necessidade de prosseguir com a investigação. Atletas com BAV de primeiro grau ou segundo grau tipo Mobitz I (Wenckebach) assintomáticos, sem cardiopatia estrutural e com boa resposta cronotrópica ao esforço também não necessitam de seguimento[9,15]. A bradicardia sintomática ou excessiva (menor que 30 bpm) pode ser avaliada com história clínica, exame físico, eletrocardiograma, monitorização eletrocardiográfica ambulatorial de 24 horas (Holter), teste ergométrico; se houver suspeita de cardiopatia estrutural, um ecocardiograma deve ser considerado[9,15]. Outros exames devem ser solicitados conforme a necessidade de cada caso. Atletas com bloqueio tipo Mobitz II e com bloqueio atrioventricular total (BAVT), assim como com bradicardias com instabilidade hemodinâmica, devem ser avaliados para afastar doença cardíaca estrutural e precisam ser tratados de forma igual à população geral.

Taquiarritmias

A MS arrítmica em atletas, na maioria dos casos, resulta de taquiarritmias ventriculares na presença de cardiopatia estrutural[7,8,16]. Entretanto, a morte arritmogênica pode ocorrer em algumas condições sem cardiopatia estrutural, como na síndrome de Wolff-Parkinson-White (WPW), síndrome do QT longo, síndrome do QT curto, síndrome de Brugada e taquicardia ventricular polimórfica catecolaminérgica[8].

Taquicardias supraventriculares

Arritmias supraventriculares em atletas geralmente são benignas e não requerem tratamento, porém, ocasionalmente, podem estar associadas a sintomas graves ou instabilidade hemodinâmica, necessitando de tratamento específico[15].

A taquicardia sinusal ocorre geralmente em resposta a algum tipo de estresse, como o exercício, e não requer tratamento específico, a não ser a interrupção da causa que desencadeou a arritmia. Porém, menos frequentemente, pode ocorrer taquicardia sinusal inapropriada, condição caracterizada pela presença de taquicardia sinusal desproporcional à atividade física ou mesmo ao repouso, sendo necessário tratamento. O tratamento definitivo é realizado por meio da ablação por radiofrequência[8]. Como tratamento medicamentoso, pode-se utilizar betabloqueador ou bloqueador do canal de cálcio não diidropiridínicos, isoladamente ou em combinação, e essa terapêutica deve ser comprovadamente eficaz por um período de seis meses antes de o atleta retornar às competições esportivas. Porém, toda prescrição de medicamentos em atletas deve ser criteriosa, considerando a listagem já conhecida de *dopping* instituída pela WADA (*World Anti-Doping Agency* - www.wada-ama.org).

A fibrilação atrial (FA) no atleta geralmente se deve à distensão atrial, podendo também estar relacionada com o aumento da atividade vagal causada pelo treinamento[17]. Na população jovem, há maior incidência de FA nos atletas quando comparados aos não atletas[8]. Pode aparecer durante ou após atividade física, causando cansaço desproporcional ao exercício, palpitações e até sintomas de baixo débito cardíaco. Na sala de emergência, a conduta em relação ao atleta com FA não difere da relativa ao não atleta.

Síndromes de pré-excitação ventricular

A síndrome de WPW é a mais frequente e é caracterizada por sintomas de taquicardia associados à pré-excitação ventricular resultante da presença de uma via acessória entre o átrio e o ventrículo. O diagnóstico geralmente é feito pelas alterações eletrocardiográficas detectadas na triagem pré-atividade física. No entanto, mesmo em atletas assintomáticos, a pré-excitação ventricular é motivo de preocupação. Sabe-se que níveis elevados de catecolaminas plasmáticas, decorrentes da prática esportiva, podem alterar as propriedades eletrofisiológicas da via acessória e facilitar a condução do estímulo elétrico a partir dessa via, diminuindo o período de acoplamento, que, na presença de FA, poderá culminar em degeneração para fibrilação ventricular e, consequentemente, para a possibilidade de MS[1,8,15]. Com isso, o tratamento definitivo pela ablação da via acessória por radiofrequência tem sido proposto para atletas com síndrome de WPW, devido à imprevisibilidade do comportamento da via acessória na presença de altos níveis plasmáticos de catecolaminas[8,15,16].

Taquicardias ventriculares

A prevalência de arritmias ventriculares em atletas é muito variável (6% a 70%) em estudos com monitorização eletrocardiográfica ambulatorial de 24 horas[16].

Quanto à presença de arritmias ventriculares, três perguntas devem ser respondidas: se há doença ou alteração estrutural associada [MCH, doença arterial coronária (DAC), canalopatias, displasia arritmogênica do ventrículo direito, miocardiopatia dilatada, miocardite, doenças valvares, doenças cardíacas congênitas], se existem sintomas e se os sintomas pioram com a atividade física[8].

Canalopatias

Síndrome do QT longo

A síndrome do QT longo se caracteriza por intervalo QT corrigido superior a 450 ms em homens e 470 ms em mulheres, associado à presença de síncope de repetição ou MS, secundários à taquicardia ventricular polimórfica (*torsade de pointes*) ou fibrilação ventricular[18,19]. Pode ser adquirida, geralmente secundária a efeito de fármacos ou congênita, resultante de mutações nos canais de sódio e potássio[8,16]. Na síndrome congênita, a expressão clínica e o gatilho para desencadeamento de eventos arrítmicos variam conforme o genótipo apresentado[20-22].

Para a estratificação de risco, deve-se considerar a história clínica, apresentando um prognóstico pior os pacientes com história de síncope, parada cardiorrespiratória recuperada, antecedente familiar de MS[22] e também na dependência da duração do intervalo QT[19,23].

Síndrome do QT curto

A síndrome do QT curto se caracteriza por intervalo QT corrigido menor ou igual a 360 ms nos homens e menor ou igual a 370 ms nas mulheres[24], definido como um distúrbio de canais elétricos, de base hereditária autossômica dominante, associado a síncope, FA ou MS, arritmias ventriculares potencialmente fatais[25]. Já foram descritos cinco genes codificadores de funcionamento normal ou anormal dos canais iônicos de potássio e cálcio envolvidos na geração do potencial de ação[26].

Síndrome de Brugada

A síndrome de Brugada é uma doença arritmogênica genética rara, de transmissão autossômica dominante, com predomínio no sexo masculino[16,27,28]. É caracterizada por elevação do segmento ST em derivações precordiais direitas (V1-V3) e alta incidência de MS em indivíduos sem cardiopatia estrutural[29]. As manifestações eletrocardiográficas geralmente são intermitentes e podem ser moduladas por múltiplos fatores como o uso de bloqueadores dos canais de sódio, temperatura corpórea, tônus adrenérgico, agentes vagotônicos, alterações eletrolíticas e uso de bebidas alcoólicas e de cocaína[29,30].

A síndrome é classificada de acordo com o padrão eletrocardiográfico:

- Tipo 1: caracterizada por supradesnivelamento do segmento ST maior que 2 mm com onda T negativa;
- Tipo 2: com supradesnivelamento do segmento ST maior que 2 mm, seguido de onda T positiva ou difásica;
- Tipo 3: com supradesnivelamento do segmento ST maior que 1 mm com onda T com morfologia semelhante à do tipo 2.

Essa síndrome tem quadro clínico variável, incluindo desde indivíduos assintomáticos, com alteração do eletrocardiograma somente após indução por medicamentos, até pacientes recuperados de parada cardiorrespiratória[31]. A presença da síndrome é marcador de arritmias malignas (taquicardia ventricular e fibrilação ventricular), sendo uma das causas de MS de etiologia inexplicada durante o sono. Fatores de risco para eventos arrítmicos são: história de parada cardiorrespiratória recuperada, síncope de repetição e aparecimento espontâneo de padrão eletrocardiográfico tipo 1. O implante de cardiodesfibrilador implantável (CDI) é o único tratamento eficaz comprovado para a doença[29].

Taquicardia ventricular catecolaminérgica

A taquicardia ventricular catecolaminérgica é uma doença genética, de transmissão predominantemente autossômica dominante, ligada a alterações dos receptores da rianodina cardíaca responsáveis pelo efluxo de cálcio[32,33]. Manifesta-se clinicamente por síncope e MS em jovens, devido à taquicardia ventricular polimórfica induzida pelo exercício[34]. Manifesta-se tipicamente com taquicardia ventricular bidirecional, que rapidamente se degenera em taquicardia ventricular polimórfica e fibrilação ventricular.

Displasia arritmogênica do ventrículo direito

A displasia arritmogênica do ventrículo direito é uma doença degenerativa, de origem genética e transmissão autossômica dominante, que envolve necrose de miócitos com substituição progressiva do miocárdio por tecido fibrogorduroso[34]. Essa alteração estrutural interfere na condução do impulso elétrico, sendo responsável pelo desenvolvimento de ondas *epsilon*, dos potenciais tardios e de arritmias ventriculares potencialmente fatais.

Sabe-se que atividade física intensa e regular pode resultar em sobrecarga volumétrica do ventrículo direito e, consequentemente, em aumento da sua cavidade, o que promove processo inflamatório no miocárdio, que se torna gatilho para o desenvolvimento de arritmias malignas e também acelera o processo de atrofia fibrogordurosa na população de atletas[35].

A displasia é identificada em adultos jovens com predomínio no sexo masculino, frequentemente assintomáticos, porém apresenta extenso espectro de apresentação, podendo variar desde extrassistolia ventricular isolada até taquicardia ventricular sustentada ou fibrilação ventricular. A MS pode ser a primeira manifestação da doença, podendo ocorrer durante atividade física ou mesmo em repouso[35].

Seu tratamento, mesmo em indivíduos assintomáticos, inclui o uso de betabloqueadores e antiarrítmicos da classe III como amiodarona e sotalol. Além disso, pode-se realizar ablação por cateter, sendo essa terapia paliativa, já que o tratamento definitivo em alguns casos é o implante do CDI[35].

Síncope

A síncope no atleta pode ser causada por diversos mecanismos, desde condições benignas como síncope neuralmente mediada (geralmente sem doença cardíaca estrutural), bradicardias (adaptação fisiológica ao treinamento, BAVT congênito, doença do sistema de condução), arritmias supraventriculares [FA, *flutter* atrial, taquicardia por reentrada nodal atrioventricular (AV), taquicardia por via acessória AV, outras taquicardias supraventriculares] até as ameaçadoras à vida, como as arritmias ventriculares malignas, alterações estruturais do coração (miocardiopatía hipertrófica, estenose aórtica) e as condiçõs que podem cursar com baixo débito cardíaco (mixoma de átrio esquerdo, hipertensão arterial pulmonar, desidratação grave).

Caracteriza-se pela perda transitória do nível de consciência, secundária à hipoperfusão cerebral, com início súbito, curta duração e recuperação espontânea, e acompanhada de perda do tônus postural[36].

A anamnese e o exame físico detalhados são de fundamental importância para o diagnóstico. Todavia, alguns exames complementares poderão ser necessários quando houver suspeita de cardiopatia estrutural e serão específicos para cada caso.

Quando a síncope ocorre imediatamente após o término do esforço físico, debe-se pensar na síncope neuralmente mediada induzida pelo exercício[15,37,38], enquanto na vigência da atividade física, está associada mais frequentemente a doença cardíaca subjacente, geralmente desencadeada por arritmia ventricular complexa, sendo, nesse caso, importante preditor de MS[39].

A conduta em relação a um atleta com síncope na sala de emergência é semelhante à do não atleta e deve ser individualizada conforme seu mecanismo fisiopatológico, devendo-se dar atenção especial, principalmente, quando a síncope ocorrer durante a atividade física.

Precordialgia e dispneia desproporcional aos esforços realizados

Diversas são as possibilidades etiológicas de precordialgia e dispneia aos esforços em uma situação de emergência, sendo destacadas a seguir as principais entidades relacionadas aos indivíduos atletas.

Miocardiopatia hipertrófica

No atleta com dor precordial, independentemente de sua característica típica ou atípica, deve-se suspeitar de MCH, devido a alterações na microvasculatura da parede ventricular resultantes dessa patologia. Essa cardiopatia tem origem genética, de transmissão autossômica dominante, causada por mutações em genes codificantes de proteínas do sarcômero[40]. Caracteriza-se por hipertrofia ventricular esquerda de grau variável, com acometimento predominante do septo interventricular e da parede posterior, sem dilatação da câmara ventricular e na ausência de outras condições cardíacas ou sistêmicas que justifiquem tal alteração estrutural[1,41].

Durante o treinamento intensivo, podem ocorrer episódios recorrentes de isquemia miocárdica induzida pela atividade física, devido ao maior consumo de oxigênio pelas fibras miocárdicas hipertrofiadas, resultando em áreas de necrose com desarranjo celular e posterior substituição por fibrose. Esse fato propicia maior instabilidade elétrica ventricular, podendo gerar focos potenciais de arritmias[2]. Além disso, o esforço físico vigoroso pode levar a alterações eletrolíticas e volumétricas, as quais também favorecem o desenvolvimento de substratos arritmogênicos[8].

O atleta também pode apresentar, nos casos mais avançados, quadro de insuficiência cardíaca, explicado pela presença de disfunção diastólica secundária às anormalidades no relaxamento e enchimento do ventrículo esquerdo (VE), com consequente diminuição da complacência ventricular, o que leva à dispneia. É importante ressaltar que não há relação entre a gravidade da hipertrofia e o aparecimento de sintomas[1].

A MCH pode ser classificada como obstrutiva ou não obstrutiva, levando em consideração a via de saída do VE, que pode apresentar suas dimensões reduzidas pela hipertrofia septal e também pelo movimento sistólico anterior da valva mitral contra o septo interventricular, dificultando o fluxo sanguíneo[1]. Essas alterações são responsáveis pela formação do gradiente e muitas vezes pela sintomatologia de síncope e de angina.

O ecocardiograma transtorácico é uma das principais ferramentas para a confirmação do diagnóstico pela avaliação morfológica e funcional, contribuindo também para a diferenciação da MCH de alterações resultantes do denominado coração de atleta[5,42,43]. A ressonância nuclear magnética (RNM) também pode contribuir para o diagnóstico, destacando com maior precisão a fibrose miocárdica em áreas com hipertrofia segmentar, além de analisar a função ventricular e suas possíveis anomalias estruturais segmentares[40,44].

Recomenda-se, no tratamento medicamentoso, o uso de bloqueadores beta-adrenérgicos como primeira escolha para alívio e controle dos sintomas de insuficiência cardíaca, pela diminuição da frequência cardíaca e da força de contração e diminuição do consumo de oxigênio pelo miocárdio. O tratamento deverá ser individualizado, objetivando a otimização terapêutica semelhante à de não atletas[1].

Coração de atleta

As adaptações fisiológicas do coração ao treinamento físico regular e intenso envolvem diversas alterações estruturais e funcionais, como o aumento da parede ventricular esquerda, além dos diâmetros da cavidade e massa muscular, com variações dependentes do tipo de atividade esportiva praticada. Contudo, essas alterações não devem levar à disfunção sistólica e/ou diastólica. A esses achados, denominamos coração de atleta[9,45].

Quando a espessura da parede na hipertrofia ventricular esquerda, aferida pelo ecocardiograma transtorácico, está entre 13 e 15 mm, denominamos de zona cinzenta. Nessa condição, será necessária a diferenciação dos casos de MCH e coração de atleta[9,45], pois implicará prognóstico muito diferente. É interessante ressaltar que o coração de atleta tem a característica de regressão da hipertrofia ventricular após três meses de descondicionamento físico e/ou dilatação da cavidade do VE maior que 55 mm[1], fato que não ocorre nos indivíduos com MCH[45].

Anomalias da artéria coronária

Apesar de a grande maioria dos indivíduos com anomalias da artéria coronária ser assintomática, pode ocorrer precordialgia, devido à possibilidade de isquemia durante a atividade física, por fluxo sanguíneo inadequado ao miocárdio[46,47].

Dentre os diferentes tipos, destacamos: origem anômala da artéria coronária; estenose ou atresia da artéria coronária, principalmente ostial; ectasia ou fístula coronária; associação a vasoespasmo; êmbolos intracoronários.

A precisão diagnóstica é importante, porque essas anomalias podem aumentar o risco de MS em atletas, na dependência de suas alterações e da repercussão hemodinâmica[8,46].

A obstrução mecânica é o principal mecanismo responsável por desencadear sintomas nas anomalias da artéria coronária, a partir de reflexos de vasoespasmo ou, ainda, por compressão de regiões próximas, como em casos de dissecção ou ruptura de aneurisma do seio de Valsalva.

A origem e o trajeto proximal das artérias coronárias anômalas são importantes fatores preditivos de gravidade[47]. A artéria coronária esquerda com origem anômala da artéria pulmonar é a alteração mais encontrada[1]. Associam-se em 5% dos casos a outros defeitos cardíacos, como comunicação interatrial ou interventricular, coarctação de aorta e outros.

O diagnóstico pode ser confirmado pelos seguintes exames: ecocardiograma transtorácico; ecocardiograma transesofágico, mais sensível e específico; tomografia computadorizada de coronárias, com boa acurácia na determinação da origem e do trajeto proximal; RNM, que, além da avaliação morfofuncional, permite a avaliação espacial das artérias coronárias e dos grandes vasos; e cineangiocoronariografia, que é considerado o exame ideal[1,8,47].

O tratamento é a correção definitiva da anomalia.

Ponte miocárdica

A ponte miocárdica é caracterizada por segmentos da artéria coronária epicárdica, geralmente da descendente anterior, que se encontram tunelizados e totalmente envolvidos pelo miocárdio do VE. Há maior chance de repercussão clínica quando esses trechos se apresentam longos e profundos, com estenose coronária durante a sístole e pela compressão diastólica residual[8], o que resulta em isquemia miocárdica regional com consequente precordialgia ou até MS relacionadas ao exercício[9]. Porém, é importante ressaltar que a maioria dos indivíduos não tem sintomas. Seu exato significado clínico e prognóstico ainda não está bem definido.

Os exames complementares para o diagnóstico assemelham-se aos já citados para as anomalias da artéria coronária.

Os betabloqueadores e os bloqueadores de canais de cálcio não diidropiridínicos são opções para o tratamento farmacológico, além das possibilidades de intervenção percutânea com implante de *stent*, porém ainda com elevadas taxas de complicações. Em casos extremos e bem selecionados, a ressecção cirúrgica pode ser uma opção[9].

Estenose aórtica

A estenose aórtica é outra suspeita em atletas com precordialgia e/ou dispneia aos esforços. Suas possíveis etiologias são congênita, degenerativa ou reumática[9]. A evolução clínica é insidiosa, e a maioria dos indivíduos apresenta-se, em grande parte da vida, assintomática. Já os casos mais avançados podem apresentar quadro clínico de insuficiência cardíaca[48].

A angina do peito ocorre nos casos graves, na ausência de aterosclerose coronária significativa, na forma de isquemia miocárdica relativa, por roubo do fluxo sanguíneo por obstrução mecânica e vasodilatação periférica. Além disso, a ejeção ventricular torna-se cada vez mais prolongada, na tentativa de vencer o obstáculo mecânico, o que, com o exercício, leva ao aumento do consumo de oxigênio pelo miocárdio, contribuindo para o desequilíbrio entre oferta e consumo. Outro possível mecanismo envolvido é a redução na oferta de oxigênio ao miocárdio devido à contração ventricular vigorosa, que leva à vasoconstrição das artérias intramurais, interferindo na perfusão tecidual durante o esforço[48].

Com a progressão da estenose aórtica, para manter adequado o débito cardíaco, ocorre aumento gradativo da pressão intracavitária, o que pode provocar o desenvolvimento de hipertrofia concêntrica do VE. Essa alteração resulta em redução da complacência pelo aumento da massa muscular e por maior deposição de colágeno intersticial. Isso se reflete na elevação da pressão diastólica final do VE, que resulta no aumento da pressão capilar pulmonar e em consequente congestão pulmonar.

O ecocardiograma transtorácico é o exame complementar mais importante, detalhando a gravidade da lesão valvar e permitindo a avaliação da função ventricular[9].

O teste ergométrico tem o objetivo de atingir o sintoma-sinal limitante ou então a frequência cardíaca máxima prevista para a avaliação objetiva da capacidade funcional[48]. Deve ser realizado com cautela, atentando-se para a pressão arterial em intervalos curtos, o aparecimento de sintomas, a presença de resposta lentificada da frequência cardíaca e a ocorrência de arritmias.

Se os exames citados não forem suficientes para uma avaliação segura da estenose aórtica, há ainda a possibilidade de realizar a RNM e o estudo hemodinâmico[48].

Miocardite

Sabe-se que a atividade física intensa aumenta a suscetibilidade a infecções do trato respiratório, tanto para um episódio de exercício extenuante isolado, como no caso de excesso de treinamento, devido à ação depressora sobre o sistema imunológico (linfócitos T, interleucinas e células do tipo *natural killer*)[49]. Com isso, a miocardite também pode ser causa de precordialgia a ser lembrada, com apresentação clínica heterogênea, que vai desde casos assintomáticos até fulminantes[50]. A maioria dos indivíduos apresenta curso subclínico, o que dificulta o diagnóstico e contribui para eventual progressão para miocardiopatia dilatada.

O atleta pode se apresentar ao exame com: taquicardia persistente desproporcional à temperatura corporal, bulhas cardíacas de intensidade diminuída, ritmo de galope por terceira bulha e sopro sistólico suave em foco mitral e/ou tricúscipe, sobretudo nos casos mais graves com dilatação de câmaras e insuficiência valvar.

O diagnóstico da miocardite é difícil, pois os exames complementares revelam resultados inespecíficos. As alterações eletrocardiográficas consistem em: taquicardia sinusal, alterações difusas do segmento ST, intervalo QT prolongado, bloqueio de ramo predominantemente esquerdo, BAVT e taquiarritmias[51].

Nos exames laboratoriais, podem ser encontrados leucocitose e elevação da proteína C reativa, além de aumento dos marcadores cardíacos de necrose[52]. Os parâmetros ecocardiográficos são importantes para a avaliação funcional, principalmente pela presença de alteração de contratilidade segmentar[51].

Atualmente, a RNM se tornou uma importante ferramenta para o diagnóstico diferencial entre um quadro de isquemia miocárdica e um de miocardite, que podem apresentar essas alterações citadas, e é capaz de distingui-los pela presença de realce tardio epicárdico característico de miocardite[52,51]. Todavia, ressalta-se que a biópsia endomiocárdica é considerada o padrão-ouro para o diagnóstico dessa cardiopatia, pois evidencia infiltrado inflamatório linfocítico com necrose de miócitos adjacentes[51]. Porém, esse é um procedimento invasivo, de alto custo e baixa sensibilidade e especificidade. Geralmente, é realizada na porção apical do septo do ventrículo direito para diminuir o risco de complicações[53].

Dados da literatura demonstraram que cerca de 50% dos casos apresentam cura espontânea[50]. O tratamento se baseia predominantemente no suporte hemodinâmico. Muito se tem estudado a terapia imunomoduladora com imunossupressores, geralmente pulsoterapia com corticoides e imunoglobulinas; no entanto, ainda não foram comprovados seus benefícios[50]. O prognóstico depende do nível de comprometimento hemodinâmico, do grau de disfunção ventricular concomitante e também da presença de alterações residuais[53].

Doença arterial coronária

Essa é a principal causa de MS em atletas acima de 35 anos de idade. São diversos os mecanismos propostos para explicar a fisiopatologia, que, porém, ainda não está completamente definida.

O aumento do estresse da parede vascular provocado pela elevação da frequência cardíaca e da pressão arterial durante o exercício intenso contribui para o desenvolvimento de disfunção endotelial. Além disso, a ruptura e a erosão da placa aterosclerótica[9] e ainda a trombose intracoronária[2], observada nos casos de aumento da ativação plaquetária, são mecanismos considerados. Existe ainda o vasoespasmo induzido pelo esforço, que levou à isquemia miocárdica em testes funcionais, na ausência ou com mínimo de comprometimento coronário obstrutivo, evidenciado na cinecoronariografia[2].

Alguns estudos na última década demonstraram que pessoas com melhor condicionamento físico e boa capacidade funcional (incluindo os atletas) têm apresentado eventos cardiovasculares com lesões coronárias menos críticas do que a população geral e também que o risco de eventos cardiovasculares aumenta com a maior intensidade dos esportes competitivos[9].

Atualmente, existem poucos estudos na literatura que avaliaram atletas com DAC, sendo os conceitos e condutas baseados nos dados da população de não atletas[9].

A conduta na sala de emergência não difere da adotada na suspeita de síndrome coronária aguda em não atletas. Deve-se lembrar que os traçados eletrocardiográficos dos atletas podem apresentar variantes da normalidade que dificultam a diferenciação com alterações secundárias ao evento cardíaco agudo.

Síndrome de Marfan

É uma doença hereditária, de transmissão autossômica dominante, desencadeada por desordens do tecido conjuntivo, que acomete principalmente os sistemas cardiovascular, esquelético e ocular[8,54]. Essa síndrome se caracteriza por dilatação progressiva da aorta, associada a insuficiência da valva aórtica, prolapso e insuficiência da valva mitral[54].

Tanto a dilatação quanto a dissecção da aorta são consideradas critério maior do sistema cardiovascular para o diagnóstico. O esforço físico intenso leva a maior estresse hemodinâmico sobre a camada íntima da artéria aorta[8], provocando aumento da pressão arterial e sobrecarga de volume, o que resulta em dilatação da raiz da aorta e no risco de ruptura ou dissecção local[2]. Essa grave complicação pode gerar um quadro de precordialgia, geralmente lancinante, pelo mecanismo de lesão direta da aorta, porém, também pode ser secundária à isquemia miocárdica por consequente oclusão do óstio da artéria coronária pela progressão do processo de dissecção.

As repercussões valvares, comumente, são insidiosas e progressivas, o que pode proporcionar, nos casos mais avançados, quadros de insuficiência cardíaca com dispneia aos esforços e outras características habituais[54].

O ecocardiograma transtorácico pode trazer informações importantes, principalmente o aumento do diâmetro da aorta, que deve ser ajustado pela idade e a massa corpórea, além informar sobre alterações valvares, função ventricular e presença de complicações[54]. Outros exames complementares poderão ser úteis, como o ecocardiograma transesofágico, a RNM e a tomografia computadorizada[54], que devem ser realizados apenas após a estabilização do paciente.

Se houver complicação com tamponamento pericárdico, associado à instabilidade hemodinâmica, medidas específicas de emergência devem ser tomadas, como em indivíduos não atletas, por vezes, com necessidade de procedimento cirúrgico de urgência.

Colapso cardiovascular

É caracterizado pela perda súbita do fluxo efetivo de sangue, secundária a uma causa cardíaca e/ou a fatores vasculares periféricos, que pode reverter espontaneamente ou, em casos mais graves, apenas por intervenção específica. Não se discutirá a reanimação cardiopulmonar, pois ela será detalhada em outro capítulo deste livro.

O principal mecanismo de colapso cardiovascular relacionado à atividade física é o arritmogênico, que ocorre mais frequentemente na MCH e na cardiomiopatia arritmogênica do ventrículo direito. Já na síndrome de Marfan, a principal etiologia é a ruptura ou dissecção da aorta. Na DAC e na miocardite, destacam-se os quadros com insuficiência ventricular aguda grave. No caso de anomalias da artéria coronária, os mecanismos são dependentes do tipo de alteração e sua consequente repercussão hemodinâmica[46].

Além desses mecanismos, os atletas podem apresentar quadro de colapso grave secundário ao *commotio cordis*, que é consequente a um impacto não penetrante na região do precórdio, sem produzir lesões de costelas, esterno ou coração, e que, mesmo em indivíduos sem doença cardíaca, produz estímulo para o início de uma arritmia ventricular[55]. Tem baixa frequência, acometendo mais crianças e adolescentes, os quais têm mais facilidade de transmissão da energia do impacto no tórax para o miocárdio, o que, por sua vez, induz o estímulo elétrico e pode ser o gatilho para a arritmia, na grande maioria dos casos, fibrilação ventricular. Acredita-se ser consequente ao fenômeno R sobre T, que se caracteriza pelo estímulo gerado pelo impacto exatamente no momento da repolarização ventricular, que compreende o intervalo entre 15 e 30 milissegundos prévios ao pico da onda T, duração que corresponde a cerca de 1% do ciclo cardíaco[56].

Ainda são possíveis traumas de tórax, mesmo não penetrantes, que podem causar lacerações ou rupturas das estruturas cardiovasculares em atletas, com possibilidade de tamponamento cardíaco[55], que necessita de diagnóstico precoce e pronto atendimento específico.

Outra possibilidade está relacionada ao abuso de substâncias/drogas, as quais têm efeitos colaterais cardiovasculares, que podem induzir arritmias e infarto do miocárdio, e até culminar em quadro grave de colapso cardiovascular.

Diante de um indivíduo jovem com quadro de precordialgia, a intoxicação por cocaína tem se tornado mais frequente atualmente e deve ser lembrada também no grupo dos atletas, mesmo na ausência de DAC significativa, devido aos efeitos, tanto do uso agudo como crônico, na ativação do sistema nervoso simpático e do sistema renina-angiotensina e, consequentemente, ao aumento da demanda metabólica do miocárdio pela elevação da frequência cardíaca, da pressão arterial e do inotropismo cardíaco. Além disso, a ação vasoconstritora coronária direta e o estímulo à agregação plaquetária pela cocaína são comprovadas na literatura.

O distúrbio do ritmo cardíaco e o infarto do miocárdio são suas complicações mais graves. Na suspeita de síndrome coronária aguda por cocaína, a conduta é semelhante à conduta em não atletas, devendo-se manter os mesmos cuidados na fase aguda, principalmente o uso de bloqueadores dos canais de cálcio, a fim de promover vasodilatação coronária e reduzir a pós-carga, e o uso de benzodiazepínicos, se necessário; apesar de não existir comprovação de benefícios, pelo uso de antiagregantes plaquetários e anticoagulantes, esses agentes são aceitos para atenuar a ação pró-coagulante da cocaína. A única diferença no tratamento é a contraindicação dos betabloqueadores, para não comprometer a vasodilatação mediada pelos receptores beta-adrenérgicos[57,58].

É importante destacar também os hormônios esteroides anabólicos androgênicos, popularmente conhecidos como anabolizantes, que, apesar da proibição pela Agência Mundial Antidoping – *World Anti-Doping Agency* (WADA), são utilizados na busca de melhor desempenho físico tanto na categoria de ponta quanto na recreativa. Contudo, já foram comprovadas consequências adversas, até fatais, devido aos diversos efeitos cardiovasculares, como ativação da agregação plaquetária e diminuição da fibrinólise, que promove um estado de hipercoagulabilidade, além de espessamento do septo e da parede ventricular posterior, hipertrofia miocárdica e até, em casos mais avançados, miocardiopatia dilatada[59,60].

Conclusão

Os conceitos já conhecidos de que o treinamento físico, quando regular e intenso, pode levar a alterações significativas das estruturas cardiovasculares, podem direcionar o atendimento de urgência dessa parcela específica de indivíduos – os atletas –, evitando-se até desfechos fatais indesejáveis.

Para evitar tal situação, a avaliação pré-participação em atividade física é fundamental e fornece a possibilidade de identificar atletas com anormalidades cardiovasculares não suspeitadas antes do início dos sintomas, o que tem importância na redução do risco de MS relacionada ao esforço físico[6].

As estratégias de avaliação pré-participação para exercícios físicos, além da avaliação precoce de sintomas prodrômicos, e do treinamento adequado de profissionais para situações de emergência, bem como da desqualificação de indivíduos de alto risco para MS, constituem medidas bastante prudentes[2].

A necessidade de entender o substrato anatômico e os mecanismos da MS em atletas e o desenvolvimento de estratégias mais específicas e eficientes de prevenção são as metas que impulsionam o esforço contínuo, cada vez mais discutido atualmente, para a avaliação cardiovascular pré-participação nos atletas[42].

Referências bibliográficas

1. Libby P, Bonow RO, Mann DL, Zipes DP, Braunwald E. Braunwald´s Heart Disease: A Textbook of Cardiovascular Medicine. 8th ed. Philadelphia: Saunders Elsevier; 2008.
2. Thompson PD, Franklin BA, Balady GJ, Blair SN, Corrado D, Estes NA 3rd, et al.; American Heart Association Council on Nutrition, Physical Activity, and Metabolism; American Heart Association Council on Clinical Cardiology; American College of Sports Medicine. Exercise and acute cardiovascular events placing the risks into perspective: a scientific statement from the American Heart Association Council on Nutrition, Physical Activity, and Metabolism and the Council on Clinical Cardiology. Circulation. 2007;115(17):2358-68.
3. Taylor AJ, Rogan KM, Virmani R. Sudden cardiac death associated with isolated congenital coronary artery anomalies. J Am Coll Cardiol. 1992;20(3):640-7.
4. Maron BJ, Doerer JJ, Haas TS, Tierney DM, Mueller FO. Sudden deaths in young competitive athletes: analysis of 1866 deaths in the United States, 1980-2006. Circulation. 2009;119(8):1085-92.
5. Pigozzi F, Rizzo M. Sudden Death in Competitive Athletes. Clin Sports Med. 2008;27:153-81.
6. Corrado D, Migliore F, Bevilacqua M, Basso C, Thiene G. Sudden cardiac death in athletes: can it be prevented by screening? Herz. 2009;34(4):259-66.
7. Ghorayeb N, Cruz FES, Dioguardi G. Morte Súbita de Atletas. Fato Novo? Arq Bras Cardiol. 2007;89(6):e169-70.
8. Ghorayeb N, Dioguardi G. Tratado de cardiologia do exercício e do esporte. São Paulo: Atheneu; 2007.
9. Maron BJ, Zipes DP. 36th Bethesda Conference: eligibility recommendations for competitive athletes with cardiovascular abnormalities. J Am Coll Cardiol. 2005;45:2-64.
10. Corrado D, Basso C, Rizzoli G, Schiavon M, Thiene G. Does sports activity enhance the risk of sudden death in adolescents and young adults? J Am Coll Cardiol. 2003;42(11):1959-63.
11. Ghorayeb N, Barros Neto TL. O exercício. São Paulo: Atheneu; 1999.
12. Van Camp SP, Bloor CM, Mueller FO, Cantu RC, Olson HG. Nontraumatic sports death in high school and college athletes. Med Sci Sports Exerc. 1995;27(5):641-7.
13. Corrado D, Basso C, Rizzoli G, Thiene G. Does sport activity enhance the risk of sudden death in adolescents and young adults? A prospective population-based study. Circulation. 2001;104(Suppl II):III-346.
14. Maron BJ, Shirani J, Poliac LC, Mathenge R, Roberts WC, Mueller FO. Sudden death in young competitive athletes. Clinical, demographic, and pathological profiles. JAMA. 1996;276(3):199-204.
15. Estes NA 3rd, Link MS, Cannom D, Naccarelli GV, Prystowsky EN, Maron BJ, et al.; Expert Consensus Conference on Arrhythmias in the Athlete of the North American Society of Pacing and Electrophysiololgy. Report of the NASPE policy conference on arrhythmias and the athlete. J Cardiovasc Electrophysiol. 2001;12(10):1208-19.
16. Matos LDNJ, Hachul DT. Arritmias ventriculares no atleta: avaliação e elegibilidade para o esporte. Rev Soc Cardiol Estado de São Paulo. 2008;3:272-82.
17. Mont L, Sambola A, Brugada J, Vacca M, Marrugat J, Elosua R, et al. Long-lasting sport practice and lone atrial fibrillation. Eur Heart J. 2002;23(6):477-82.
18. Elosua R, Arquer A, Mont L, Sambola A, Molina L, García-Morán E, et al. Sport practice and the risk of lone atrial fibrillation: a case-control study. Int J Cardiol. 2006;108(3):332-7.
19. Roden DM. Clinical practice. Long-QT syndrome. N Engl J Med. 2008;358(2):169-76.
20. Priori SG, Napolitano C, Vicentini A. Inherited arrhythmia syndromes: applying the molecular biology and genetic to the clinical management. J Interv Card Electrophysiol. 2003;9(2):93-101.
21. Priori SG, Aliot E, Blomstrom-Lundqvist C, Bossaert L, Breithardt G, Brugada P, et al. Task Force on Sudden Cardiac Death of the European Society of Cardiology. Eur Heart J. 2001;22(16):1374-450.
22. Moss AJ, Zareba W, Hall WJ, Schwartz PJ, Crampton RS, Benhorin J, et al. Effectiveness and limitations of beta-blocker therapy in congenital long-QT syndrome. Circulation. 2000;101(6):616-23.
23. Hobbs JB, Peterson DR, Moss AJ, McNitt S, Zareba W, Goldenberg I, et al. Risk of aborted cardiac arrest or sudden cardiac death during adolescence in the long-QT syndrome. JAMA. 2006;296(10):1249-54.
24. Maury P, Extramiana F, Sbragia P, Giustetto C, Schimpf R, Duparc A, et al. Short QT syndrome. Update on a recent entity. Arch Cardiovasc Dis. 2008;101(11-12):779-86.
25. Gussak I, Brugada P, Brugada J, Wright RS, Kopecky SL, Chaitman BR, et al. Idiopathic short QT interval: a new clinical syndrome? Cardiology. 2000;94(2):99-102.
26. Bellocq C, van Ginneken AC, Bezzina CR, Alders M, Escande D, Mannens MM, et al. Mutation in the KCNQ1 gene leading to the short QT-interval syndrome. Circulation. 2004;109(20):2394-7.
27. Brugada J, Brugada R, Brugada P. Right bundle-branch block and ST-segment elevation in leads V1 through V3: a marker for sudden death in patients without demonstrable structural heart disease. Circulation. 1998;97(5):457-60.
28. Priori SG, Napolitano C, Gasparini M, Pappone C, Della Bella P, Brignole M, et al. Clinical and genetic heterogeneity of right bundle branch block and ST-segment elevation syndrome: A prospective evaluation of 52 families. Circulation. 2000;102(20):2509-15.
29. Antzelevitch C, Brugada P, Borggrefe M, Brugada J, Brugada R, Corrado D, et al. Brugada syndrome: report of the second consensus conference: endorsed by the Heart Rhythm Society and the European Heart Rhythm Association. Circulation. 2005;111(5):659-70.
30. Dumaine R, Towbin JA, Brugada P, Vatta M, Nesterenko DV, Nesterenko VV, et al. Ionic mechanisms responsible for the electrocardiographic phenotype of the Brugada syndrome are temperature dependent. Circ Res. 1999;85(9):803-9.
31. Brugada J, Brugada R, Antzelevitch C, Towbin J, Nademanee K, Brugada P. Long-term follow-up of individuals with the electrocardiographic pattern of right bundle-branch block and ST-segment elevation in precordial leads V1 to V3. Circulation. 2002;105(1):73-8.
32. Roberts R, Brugada R. Genetics and arrhythmias. Annu Rev Med. 2003;54:257-670.
33. Laitinen PJ, Brown KM, Piippo K, Swan H, Devaney JM, Brahmbhatt B, et al. Mutations of the cardiac ryanodine receptor (RyR2) gene in familial polymorphic ventricular tachycardia. Circulation. 2001;103(4):485-90.
34. Priori SG, Napolitano C, Memmi M, Colombi B, Drago F, Gasparini M, et al. Clinical and molecular characterization of patients with catecholaminergic polymorphic ventricular tachycardia. Circulation. 2002;106(1):69-74.
35. Elias J, Tonet J, Frank R, Fontaine G. Displasia arritmogênica do ventrículo direito. Arq Bras Cardiol. 1998;70(6):449-56.
36. Task Force for the Diagnosis and Management of Syncope; European Society of Cardiology (ESC); European Heart Rhythm

Association (EHRA); Heart Failure Association (HFA); Heart Rhythm Society (HRS), Moya A, Sutton R, Ammirati F, Blanc JJ, Brignole M, Dahm JB, et al. Guidelines for the diagnosis and management of syncope (version 2009). Eur Heart J. 2009;30(21):2631-71.

37. Sakaguchi S, Shultz JJ, Remole SC, Adler SW, Wrie KG, Benditt DG. Syncope associated with exercise, a manifestation of neurocardiogenic syncope. Am J Cardiol. 1995;75:476-81.
38. Calkins H, Seifert M, Morady F. Clinical presentation and long-term follow-up of athletes with exercise-induced vasodepressor syncope. Am Heart J. 1995;129(6):1159-64.
39. Link MS, Estes NA 3rd. How to manage athletes with syncope. Cardiol Clin. 2007;25(3):457-66, vii.
40. Piva e Mattos B, Torres MAR, Freitas VC. Avaliação diagnóstica da cardiomiopatia hipertrófica em fase clínica e pré-clínica. Arq Bras Cardiol. 2008;91(1):55-62.
41. Corrado D, Basso C, Schiavon M, Thiene G. Screening for hypertrophic cardiomyopathy in young athletes. N Engl J Med. 1998;339(6):364-9.
42. Corrado D, Pelliccia A, Bjørnstad HH, Vanhees L, Biffi A, Borjesson M, eet al.; Study Group of Sport Cardiology of the Working Group of Cardiac Rehabilitation and Exercise Physiology and the Working Group of Myocardial and Pericardial Diseases of the European Society of Cardiology. Cardiovascular pre-participation screening of young competitive athletes for prevention of sudden death: proposal for a common European protocol. Consensus Statement of the Study Group of Sport Cardiology of the Working Group of Cardiac Rehabilitation and Exercise Physiology and the Working Group of Myocardial and Pericardial Diseases of the European Society of Cardiology. Eur Heart J. 2005;26(5):516-24.
43. Seggewiss H, Blank C, Pfeiffer B, Rigopoulos A. Hypertrophic cardiomyopathy as a cause of sudden death. Herz. 2009;34(4):305-14.
44. Shiozaki AA, Kim RJ, Parga JR, Tassi EM, Arteaga E, Rochitte CE. Ressonância magnética cardiovascular na cardiomiopatia hipertrófica. Arq Bras Cardiol. 2007;88(2):243-8.
45. Pelliccia A, Corrado D, Bjørnstad HH, Panhuyzen-Goedkoop N, Urhausen A, Carre F, et al. Recommendations for participation in competitive sport and leisure-time physical activity in individuals with cardiomyopathies, myocarditis and pericarditis. Eur J Cardiovasc Prev Rehabil. 2006;13(6):876-85.
46. Angelini P. Coronary artery anomalies: an entity in search of an identity. Circulation. 2007;115(10):1296-305.
47. Veras FHAP, Victor EG, Saraiva LCR, Lopes MMU. Origem anômala das artérias coronárias. Rev Bras Cardiol Invas. 2007;15(3):285-92.
48. Ghorayeb N, Dioguardi GS, Souza-Carmo ST, Daher DJ. Estenose aórtica: diagnóstico e exercício. Rev Soc Cardiol. Estado de São Paulo. 2003;13(3):325-32.
49. Basso C, Carturan E, Corrado D, Thiene G. Myocarditis and dilated cardiomyopathy in athletes: diagnosis, management, and recommendations for sport activity. Cardiol Clin. 2007;25(3):423-9, vi.
50. Frick M, Pachinger O, Pölzl G. [Myocarditis and sudden cardiac death in athletes. Diagnosis, treatment, and prevention]. Herz. 2009;34(4):299-304.
51. Kearney MT, Cotton JM, Richardson PJ, Shah AM. Viral myocarditis and dilated cardiomyopathy: mechanisms, manifestations, and management. Postgrad Med J. 2001;77(903):4-10.
52. Goitein O, Matetzky S, Beinart R, Di Segni E, Hod H, Bentancur A, et al. Acute myocarditis: noninvasive evaluation with cardiac MRI and transthoracic echocardiography. AJR Am J Roentgenol. 2009;192(1):254-8.
53. Narula N, McNamara DM. Endomyocardial Biopsy and Natural History of Miocarditis. Heart Failure Clin. 2005;1:391-406.
54. Dean JCS. Management of Marfan syndrome. Heart. 2002;88(1):97-103.
55. Maron BJ, Poliac LC, Kaplan JA, Mueller FO. Blunt impact to the chest leading to sudden death from cardiac arrest during sports activities. N Engl J Med. 1995;333(6):337-42.
56. Link MS, Maron BJ, VanderBrink BA, Takeuchi M, Pandian NG, Wang PJ, et al. Impact directly over the cardiac silhouette is necessary to produce ventricular fibrillation in an experimental model of commotio cordis. J Am Coll Cardiol. 2001;37(2):649-54.
57. Nasi L. Dor torácica de causa cardiovascular não coronariana. Rev AMRIGS. 2002;46(1,2):13-6.
58. Silveira MS, Silveira FS, Oliveira DP. Infarto agudo do miocárdio em jovem usuário de cocaína. Rev SOCERJ. 2009;22(1):56-8.
59. Silva PRP, Danielski R, Czepielewski MA. Esteroides anabolizantes no esporte. Rev Bras Med Esporte. 2002;8(6):235-43.
60. Maron BJ, Thompson PD, Puffer JC, McGrew CA, Strong WB, Douglas PS, et al. Cardiovascular preparticipation screening of competitive athletes. A statement for health professionals from the Sudden Death Committee (clinical cardiology) and Congenital Cardiac Defects Committee (cardiovascular disease in the young), American Heart Association. Circulation. 1996;94(4):850-6.

70

GUIA BÁSICO DE ELETROCARDIOGRAFIA

Estevão Tavares de Figueiredo
Fatima Dumas Cintra

Introdução

Desde 1848, primórdios dos estudos eletrofisiológicos do coração, até 1887, quando o fisiologista britânico Augustus Desiré Walker realizou o primeiro eletrocardiograma (ECG), pouco se sabia sobre o potencial de ação do coração. Então, Willem Einthoven reuniu as ideias dos antecessores e, em 1912, fez o primeiro ECG, propriamente dito. Por tal feito, ganhou o Prêmio Nobel de Medicina em 1924. Porém, apenas em 1931 o médico Frank Norman Wilson criou o sistema de seis derivações precordiais, ou plano horizontal, padronizadas pela *American Heart Association* em 1938 (Figura 70.1). O ECG ilustra em gráficos uma sequência de ciclos cardíacos representados por ondas (P-QRS-ST-T-U) (Figura 70.2) e suas diversas morfologias, que variam de acordo com a derivação analisada. O ECG básico possui 12 derivações clássicas, sendo seis no plano frontal (aVR, aVL, aVF, DI, DII, DIII) (Figura 70.3), representando as extremidades colhidas nos membros, e as demais no plano horizontal localizadas no precórdio (V1, V2, V3, V4, V5, V6) (Figura 70.1).

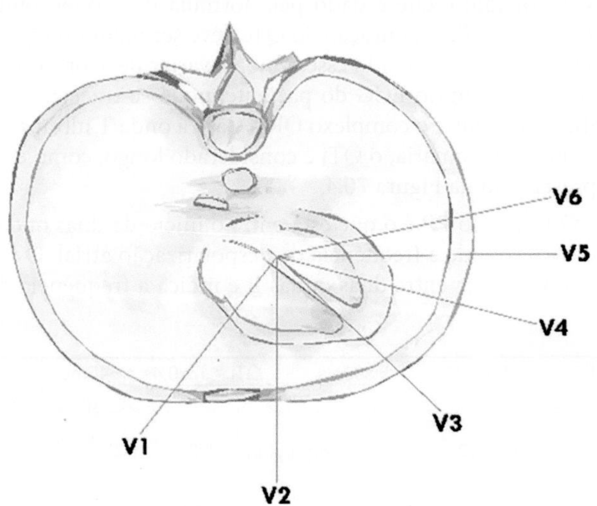

Figura 70.1. Eixos cardíacos precordiais.

Fonte: Elaborada pelo autor.

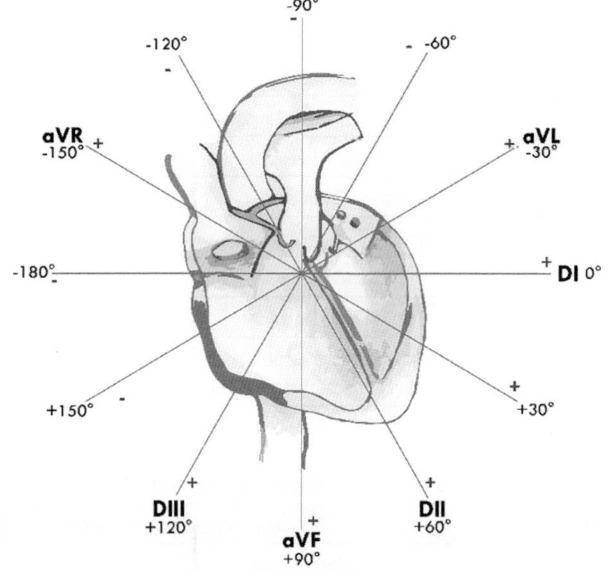

Figura 70.3. Eixos e ângulos cardíacos frontais.

Fonte: Elaborada pelo autor.

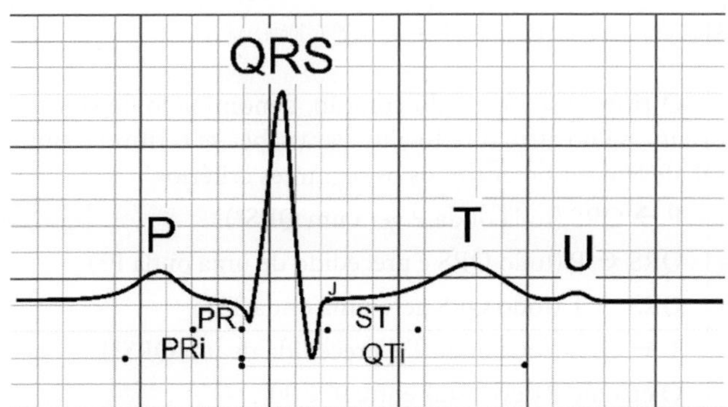

Figura 70.2. Eletrocardiograma normal.

Fonte: Elaborada pelo autor.

Após uma série de estudos, ficou preestabelecido que o posicionamento dos eletrodos no paciente é como consta da Tabela 70.1.

As representações miocárdicas eletrocardiográficas de cada conjunto de derivações preestabelecidas anteriormente são:

Tabela 70.1. Posicionamento dos eletrodos e sua respectiva derivação

Derivação	Posicionamento do eletrodo
DI	MSD e MSE
DII	MSD e MIE
DIII	MSE e MIE
aVR	MSD
aVL	MSE
aVF	MIE
V1	4º EIC na linha paraesternal direita
V2	4º EIC na linha paraesternal esquerda
V3	5º EICE, entre V2 e V4
V3R	5º EICD na linha paraesternal direita
V4	5º EICE na linha hemiclavicular esquerda
V4R	5º EICD na linha hemiclavicular direita
V5	5º EICE na linha axilar anterior
V6	5º EICE na linha axilar média
V7	5º EICE na linha axilar posterior
V8	5º EICE na linha escapular posterior
MSD: membro superior direito; MSE: membro superior esquerdo; EIC: espaço intercostal; EICD: espaço intercostal direito; EICE: espaço intercostal esquerdo.	

Adaptada de: Magalhães LP, *et al.* Arq. Bras. Cardiol. 2016; 106(4 Supl. 1): 1-23.

Tabela 70.2. Representação das derivações no miocárdio

Derivação	Representação no miocárdio
DI, DII, aVF	Parede inferior
V1 – V4	Superfície anterior (septo interventricular incluso)
DI, aVL, V5 – V6	Parede lateral
DI e aVL	Parede lateral alta
V1R – V6R	Ventrículo direito
V7 – V8	Face dorsal – Parede posterior

Adaptada de: Magalhães LP, *et al.* Arq. Bras. Cardiol. 2016; 106(4 Supl. 1): 1-23.

O ritmo fisiológico do coração, denominado de sinusal, origina-se no átrio direito alto. Para saber se o ritmo é sinusal, devem ser preenchidos os seguintes critérios

P → QRS (toda onda P gera um QRS?)

QRS ← P (todo QRS é precedido de uma onda P?)

QRS → T (todo QRS gera uma onda T?)

T ← QRS (toda onda T é precedida de um QRS?)

O eixo de P deve estar entre 0° e 90°.

A onda P corresponde, basicamente, à despolarização atrial decorrente do potencial de ação elétrico advindo das células autoexcitatórias do nó sinoatrial. Sua morfologia normal possui amplitude máxima de 2,5 mm e duração inferior a 120 ms. No entanto, alterações nesses valores ocorrem dependendo da frequência cardíaca, distúrbios de condução, bloqueios, sobrecargas e até mesmo por má-formação cardíaca.

O complexo QRS corresponde à despolarização ventricular. A onda Q é a primeira onda negativa, e a onda R a primeira positiva. O complexo QRS é considerado fisiológico quando a sua duração for inferior a 120 ms e tenha amplitude entre 5 e 20 mm nas derivações do plano frontal e entre 10 e 30 mm nas derivações precordiais.

A onda T representa a repolarização ventricular. Em condições normais, é assimétrica, de início mais lento e final mais rápido, e positiva em quase todas as derivações. Sua amplitude é equivalente a 10% a 30% do QRS.

A onda U é geralmente visível em frequências cardíacas baixas, representando potenciais tardios, que podem ser normais ou aparecer em alguns distúrbios, como hipocalemia. Quando presente, está normalmente após a onda T e antes da P. Pode representar a repolarização tardia das fibras de Purkinje, a repolarização demorada dos músculos papilares, os potenciais residuais tardios do septo, o acoplamento eletromecânico, a atividade das células M ou os pós-potenciais de atividade gatilho.

O intervalo PR (PRi) indica a velocidade de condução entre os átrios e os ventrículos, caracterizada pelo tempo de condução do impulso elétrico desde o nó sinusal, passando pelo nó atrioventricular até aos ventrículos. Sua morfologia corresponde à linha isoelétrica do ECG, e sua duração normal é de 120 a 200 ms.

O segmento ST é o intervalo entre a despolarização e a repolarização ventricular, sendo normalmente isoelétrico. Geralmente sua duração não é levada em consideração, mas sim se existe um supra ou infradesnivelamento desse segmento.

O intervalo QT é utilizado para identificar a duração de atividade elétrica ventricular. Pode ser muito variável devido a alterações da frequência cardíaca; é prático utilizar o QT corrigido, que é dado pela fórmula de Bazzet, onde $QT_C = QT/\sqrt{RR}$. . A duração do QTc deve ser menor ou igual a 440 a 460 ms, podendo esses valores variar de acordo com o sexo. No próprio ECG do paciente, pode-se tracejar uma linha média entre o complexo QRS. Caso a onda T ultrapasse essa linha imaginária, o QTi é considerado longo, como está representado na Figura 70.4.

O intervalo PP é o que está entre o início de duas ondas P e corresponde à frequência de despolarização atrial. O intervalo RR está entre duas ondas R e indica a frequência de

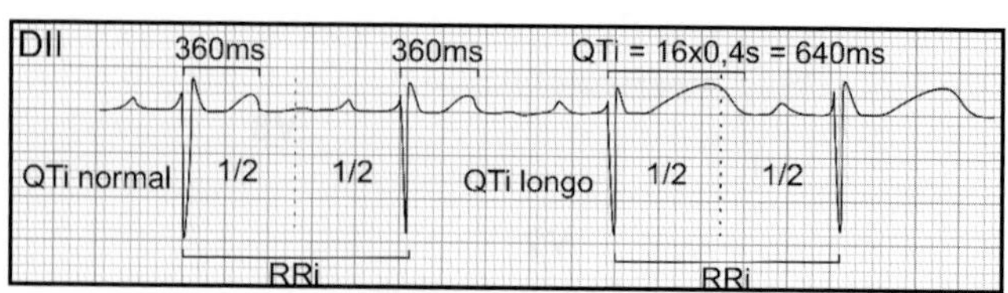

Figura 70.4. Representação da análise do intervalo QT. Adaptada de: Arq. Bras. Cardiol. 2016;106(4): supl. 1.

despolarização ventricular, sendo diretamente relacionado à frequência cardíaca, obtida pelo cálculo: FC = 1.500/RR.

Um resumo prático da duração e eixos presentes no ECG pode ser vistos na Tabela 70.3.

Tabela 70.3. Interpretação do ECG normal

Onda/ Intervalo/ Orientação	Duração
Onda P	< 120 ms
Intervalo PR	120-200 ms
Complexo QRS	< 110-120 ms
Intervalo QT	≤ 440-460 ms
SÂP	0° a 90° paralelo ao plano frontal
SÂQRS	-30° a +90° para trás
SÂT	Paralelo ao SÂQRS no plano frontal

Fonte: Magalhães LP, et al. Arq. Bras. Cardiol. 2016; 106(4 Supl. 1): 1-23.

Sobrecarga atrial esquerda

As modificações eletrocardiográficas da sobrecarga atrial esquerda se caracterizam por aumento da duração da onda P superior a 120 ms, associado ao aparecimento de entalhe (onda P *mitrale*) na derivação DII (em geral se apresentando com dois ápices, sendo o primeiro referente à despolarização do átrio direito e o segundo referente à despolarização do átrio esquerdo). No plano horizontal (precordial), a alça de P tende a se dirigir mais para trás e para a esquerda, o que determina negatividade tardia e de maior duração em V1 e/ou V2.

Essa área da fase negativa de pelo menos 40 ms x 0,1 mV (1 x 1 quadradinho) constitui o índice de Morris. Se houver crescimento atrial esquerdo, o SÂP tende a desviar-se para a esquerda entre os eixos de –30° e –45°.

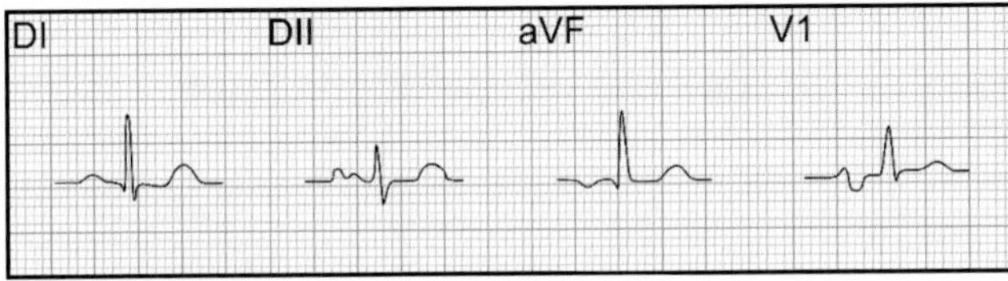

(Eixo de P desviado para a esquerda, presença de onda P *mitrale* em DII e sinal de Morris).

Figura 70.5. Sobrecarga atrial esquerda.

Fonte: Elaborada pelo autor.

Sobrecarga atrial direita

A sobrecarga atrial direita se caracteriza no ECG pela onda P apiculada com amplitude acima de 0,25 mV em DII. Na derivação V1, a onda P apresenta porção inicial positiva com área maior que 60 ms. Peñaloza e Tranchesi descreveram uma forma de sinal indireto de crescimento atrial direito, que se identifica pela presença de complexos QRS de baixa voltagem em V1, sendo de no máximo 1/3 da amplitude comparado à V2. Esse sinal demonstra um nítido contraste com a maior voltagem dos complexos QRS nas outras derivações. É provável que essa baixa voltagem captada seja devida à interposição da câmara atrial direita crescida.

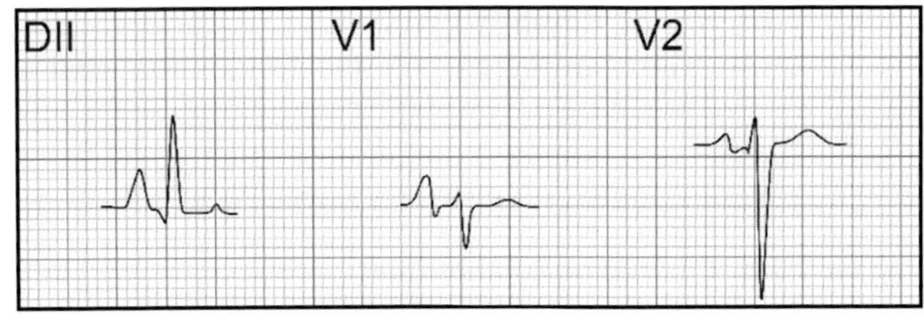

(Presença de onda P *pulmonale*, aumento da porção positiva da onda P em V1 e sinal de Peñaloza-Tranchesi).

Figura 70.6. Sobrecarga atrial direita.

Fonte: Elaborada pelo autor.

Tabela 70.4. Interpretação do ECG em situações de sobrecarga atrial esquerda e/ou direita

Sobrecarga atrial esquerda	Sobrecarga atrial direita
DII: onda P > 120 ms	Amplitude de P > 0,25 mV (P *pulmonale*)
DII: entalhe na onda P > 40 ms (P *mitrale*)	Peñaloza-Tranchesi (QRS V1 < 1/3 QRS V2)
V1: porção final da onda P negativa com área > 40 ms x 0,1 mV (sinal de Morris)	V1: porção inicial da onda P positiva com área > 0,06 ms
SÂP desviada para a esquerda entre -30° e -45°	SÂP desviada para a direita e para cima (75°)

Adaptada de: Magalhães LP, *et al.* Arq. Bras. Cardiol. 2016; 106(4 Supl. 1): 1-23.

Sobrecarga ventricular esquerda

Está relacionada com hipertrofia e dimensão do ventrículo esquerdo (VE). Porém, assim como para as sobrecargas atriais, não é correto falar em hipertrofia atrial ou ventricular do ponto de vista eletrocardiográfico, pois não é possível diferenciar entre hipertrofias concêntricas ou excêntricas, mas apenas se existe ou não uma sobrecarga.

Em casos de sobrecarga de ventrículo esquerdo (SVE), é importante ressaltar a dimensão do átrio esquerdo, pois antecipadamente suporta a sobrecarga, que, paralelamente ou simultaneamente, modifica a anatomia do VE.

A sobrecarga do VE geralmente é um adicional da amplitude do QRS com um desvio à esquerda e posterior das forças elétricas, dando origem à onda S profunda à direita. Além disso, a sobrecarga do VE prolonga a duração do QRS e o tempo entre o começo e o ponto máximo do QRS nas derivações precordiais esquerdas. Inúmeros critérios são usados no diagnóstico de SVE, sendo os mais utilizados:

- **Índice de Sokolow-Lyon:** Utiliza-se a amplitude da onda S na derivação V1 somada à onda R na derivação V5 ou V6 (a maior entre elas). Nota-se a presença de SVE caso o resultado seja igual ou maior que 35 mm. Em indivíduos menores que 30 anos, o valor é mais duvidoso; em crianças, adolescentes e adultos jovens, são comuns ondas R, porém não necessariamente há sobrecarga. Em idosos, esse critério é dificultado devido a comorbidades, que afluem para a diminuição da amplitude do complexo QRS. Em resumo o índice de Sokolow-Lyon é positivo se: SV1 + (RV5 ou V6) > 3,5 mV.
- **RaVL > 1,1 mV:** Este é um critério isolado, em que apenas se verifica se a onda R da derivação aumenta esquerda (aVL) é maior que 11 mm (1,1 mV).

- **Critérios de Romhilt-Estes:** Se o somatório dos critérios eletrocardiográficos estabelecidos for igual a quatro pontos, é provável uma sobrecarga. Se for acima de cinco pontos, o diagnóstico é definitivo. Esses critérios podem ser vistos na Tabela 70.5.

Tabela 70.5. Critérios de Romhilt-Estes

Sokolow-Lyon positivo	3 pontos
Sinais de Morris presente	3 pontos
Anormalidade de ST-T (sem terapia digitálica)	3 pontos
Anormalidade de ST-T (com terapia digitálica)	1 ponto
Desvio do eixo para a esquerda (além de -30°)	2 pontos
Duração do QRS > 120 ms	1 ponto

Adaptada de: Magalhães LP, *et al.* Arq. Bras. Cardiol. 2016; 106(4 Supl. 1): 1-23.

- **Critérios de Cornell:** Utiliza-se a amplitude da onda R da derivação aVL somada à onda S da derivação precordial V3. É um critério sexo-específico. Nos homens, é positivo com valores superiores a 28 mm e nas mulheres a 20 mm, estabelecendo, assim, a SVE.

Portanto, em resumo, consideram-se:

- SV3 + RaVL ≥ 2,8 mV (para homens);
- SV3 + RaVL ≥ 2,0 mV (para mulheres).

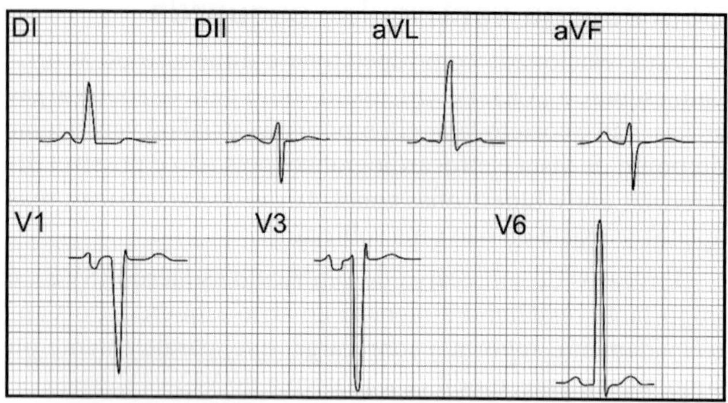

[QRS desviado para a esquerda (além de -30°), SAE com sinal de Morris e SVE com RaVL > 11 mV, Cornell positivo, Sokolow-Lyon positivo e Romhilt-Estes 8 pontos pelos traçados representados].

Figura 70.7. Representação eletrocardiográfica de sobrecarga ventricular esquerda.

Fonte: Elaborada pelo autor.

Sobrecarga ventricular direita

O aumento da resistência vascular e arteriopatia pode ocasionar, ao longo do tempo, sobrecarga de ventrículo direito (SVD) e diminuição da contração e do fluxo sanguíneo ao músculo cardíaco. Alguns critérios para definir se há uma SVD são:

- R em V1 ≥ 0,7 mV;
- QR em V1;
- R/S em V1 > 1 com R > 0,5 mV;
- R/S em V5 ou V6 < 1;
- S em V5 ou V6 > 0,7 mV;
- R em V5 ou V6 ≥ 0,4 mV com S em V1 ≥ 0,2 mV;
- Desvio do eixo para direita (≥ +90°);
- Padrão S1Q3;
- Padrão S1S2S3;
- P *pulmonale* (sobrecarga de átrio direito sugere SVD).

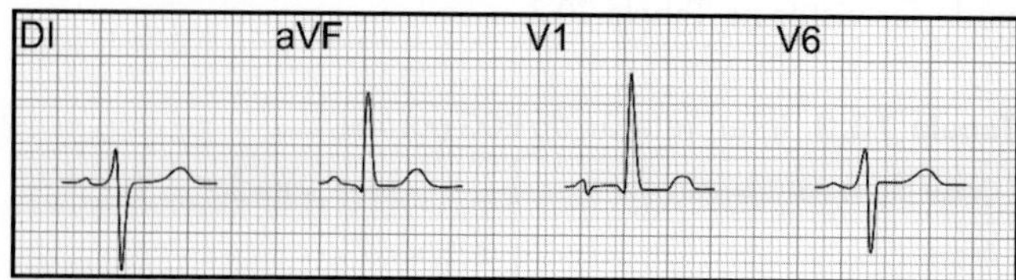

[Eixo do QRS desviado para a direita (> 90°) e SVD pelos critérios de R em V1 > 7 mV e S em V6 > 5 mV com R de V1 > 1 mV].

Figura 70.8. Sobrecarga ventricular direita.

Fonte: Elaborada pelo autor.

Bloqueios unifasciculares

O ramo esquerdo começa contíguo ao ponto onde o feixe de His surge do corpo central fibroso e, em seguida, tem-se um leque de fibras, as quais se subdividem em anteriores, médias e posteriores, caracterizando grande variabilidade anatômica e alterações no fluxo. Como o bloqueio é após os ramos esquerdo e direito, o QRS não se alarga, porém há desvio do SÂQRS.

Os critérios para definir se há bloqueio unifascicular podem ser vistos na Tabela 70.6.

Tabela 70.6. Interpretação dos bloqueios anterossuperior esquerdo e bloqueio posteroinferior esquerdo

Bloqueio anterossuperior esquerdo	Bloqueio posteroinferior esquerdo
SÂQRS de -30° a -90°	SÂQRS > 120°
Padrão rS em DII, DIII e aVF (SD3 > SD2)	Padrão RS em DI e aVL
Padrão qR em aVL	Padrão qR em DII, DIII e aVF
Duração do QRS < 120 ms	Duração do QRS < 120 ms
	Exclusão de causadores desse desvio SÂQRS

Adaptada de: Magalhães LP, *et al.* Arq. Bra.s Cardiol. 2016; 106(4 Supl. 1): 1-23.

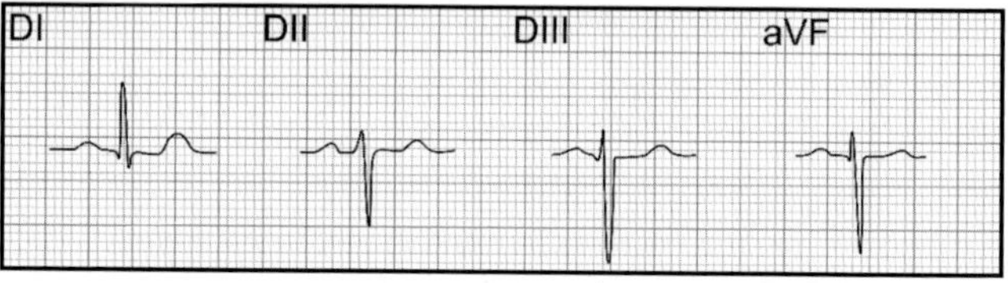

(BDAS. Eixo do QRS desviado para a esquerda, duração do QRS < 0,12s, SDIII > SDII).

Figura 70.9. ECG de paciente com bloqueio divisional anterossuperior (BDAS).

Fonte: Elaborada pelo autor.

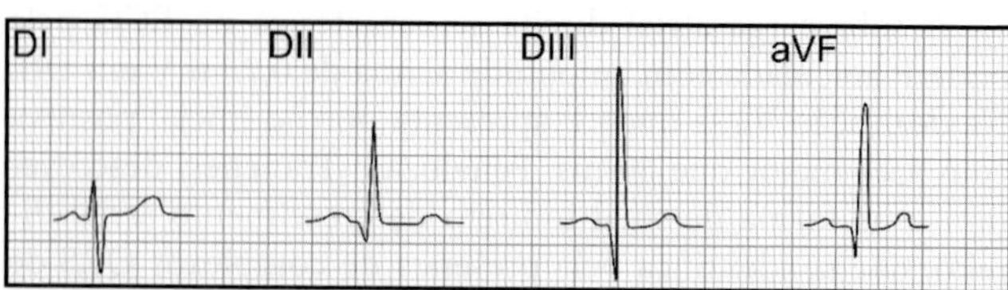

(BDPI se excluídas outras causas de desvio para a direita. Eixo do QRS desviado para a direita, duração do QRS < 0,12s, RDIII > RDII).

Figura 70.10. ECG de paciente com bloqueio divisional posteroinferior (BDPI).

Fonte: Elaborada pelo autor.

Bloqueios de ramo completos

Os bloqueios de ramo esquerdo (BRE) e direito (BRD) ocorrem quando há empecilho ou dificuldade na condução do impulso elétrico pelo feixe de determinado lado do coração. Essa alteração pode causar mudanças na morfologia e duração do complexo QRS. Os bloqueios podem ser intermitentes, ou seja, aparecem e desaparecem nos ECGs, genéticos e na maioria dos casos são associados a doenças de bases.

Os itens que devem ser analisados para verificar se há um BRE ou BRD constam da Tabela 70.7.

Tabela 70.7. Interpretação dos bloqueios de ramo esquerdo e direito

Bloqueio de ramo esquerdo	Bloqueio de ramo direito
Duração do QRS > 120 ms	Duração do QRS > 120 ms
Ondas R amplas, entalhadas em precordiais laterais (V5 e V6) e geralmente em DI e aVL	Ondas S amplas e profundas nas derivações precordiais laterais (V5 e V6)
Ondas R iniciais pequenas ou ausentes em V1 e V2 seguidas por ondas S profundas	Ondas R amplas, entalhadas (padrões rsr', rsR' ou rSR' nas precordiais direitas – V1 e V2)
Ausência de ondas q septais em V5 e V6	
Deflexão intrinsecoide > 60 ms em V5 e V6	

Adaptada de: Magalhães LP, *et al.* Arq. Bras. Cardiol. 2016; 106(4 Supl. 1): 1-23.

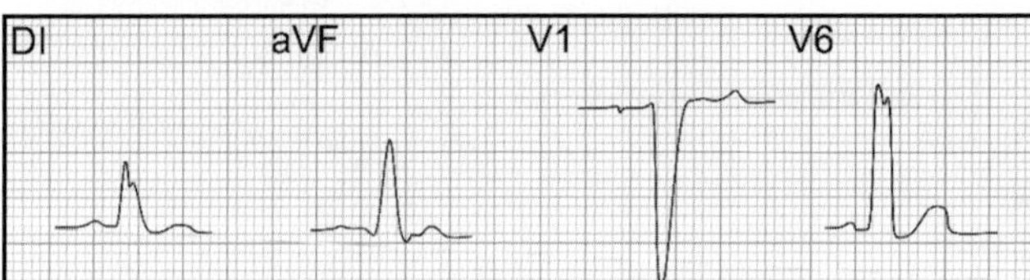

(Duração do QRS > 0,12s, onda R entalhada em D1 e V6, além de pequena onda R em V1 com onda S profunda).

Figura 70.11. ECG de paciente com bloqueio completo de ramo esquerdo.

Fonte: Elaborada pelo autor.

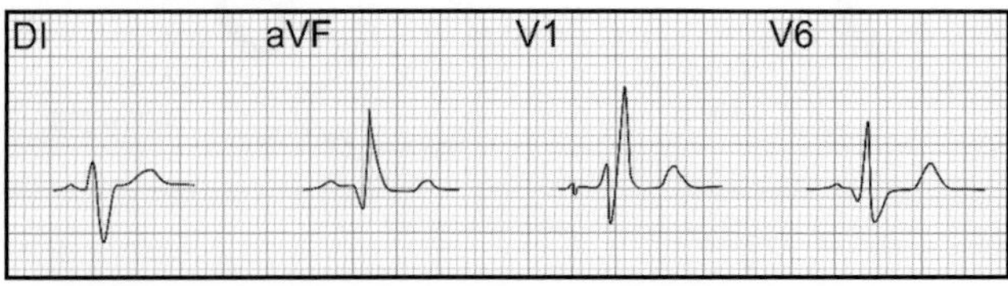

[Eixo do QRS desviado para a direita, duração do QRS > 0,12s, presença de meseta (rsR') em V1 e onda S alargada em V6].

Figura 70.12. ECG de paciente com bloqueio completo de ramo direito.

Fonte: Elaborada pelo autor.

Eletrocardiograma nas síndromes coronarianas

No paciente que chega ao hospital com quadro de dor torácica, seja por *angina pectoris* ou dor atípica, além dos procedimentos no boxe de emergência, é fundamental realizar um ECG. Esse exame é de baixo custo e de simples realização, com resultado imediato e auxilia o médico tanto no prognóstico quanto na estratificação de risco do paciente.

Por apresentar alta prevalência e morbimortalidade em pacientes com dor torácica aguda, o médico deve estar atento às síndromes isquêmicas miocárdicas instáveis (SIMI). Classicamente, os pacientes apresentam dor torácica súbita e aguda, com duração de minutos a horas, nas últimas 24 horas. Portanto, é imprescindível afastar SIMI de outras doenças potencialmente graves, como a dissecção de aorta, a embolia pulmonar (EP) e a pericardite/miocardite.

O ECG de admissão pode reduzir em 34% o tempo porta-agulha e em 18% o tempo porta-balão quando laudado por profissional capacitado, além de interferir positivamente na mortalidade intra-hospitalar em pacientes com infarto agudo do miocárdio (IAM) com supradesnivelamento de ST. A interpretação do ECG nesses casos visa identificar o supradesnivelamento do segmento ST, apesar de apresentar sensibilidade de apenas 45% a 60% para diagnóstico de IAM.

A baixa sensibilidade do ECG de entrada e a fisiopatologia do processo trombo-oclusivo coronariano, presente nas síndromes agudas, devem ser acompanhadas por ECG e seriados. A identificação de novos episódios de isquemia, tanto sintomáticos como assintomáticos, torna-se mais rápida e confiável. O médico deve ficar alerta para quaisquer desvios do segmento ST (maior ou igual a 0,5 mm), inversão da onda T (maior ou igual a 2 mm), presença de onda Q ou inversão de onda T com onda R dominante. O ponto J é a representação final da inscrição do QRS, sendo referência para os desníveis do segmento ST. É válido ressaltar que se preconiza que o ECG deve estar pronto em 10 minutos a partir da chegada do paciente ao serviço hospitalar. Caso ele não mostre sinais de isquemia miocárdica, deve-se repetir o ECG em 15 a 30 minutos.

Para o emergencista, é válido ressaltar que a elevação do segmento ST à direita (V3R e V4R) possui alto valor preditivo eletrocardiográfico, pois representa pacientes com possível isquemia do ventrículo direito (VD). Esse achado pode ser ao acaso, considerando que em 50% dos pacientes não se evidencia a elevação de ST após algum tempo decorrido dos sintomas iniciais. A leitura criteriosa do ECG corrobora a identificação do IAM de VD, sendo sugestivo quando houver: maior elevação do segmento ST na derivação DIII do que em DII, presença de bloqueio de ramo direito (BRD) e BAV de segundo e terceiro graus. Em suma, caso haja supradesnivelamento do segmento ST em parede inferior (DII, DIII e aVF), solicitar também V3R e V4R para descartar infarto de VD, pois, caso ele exista, medicações como nitratos são proscritas. Outra consideração que deve ser feita é que, se existe um infradesnivelamento de V1 e/ou V2, é obrigatório solicitar V7 e V8, pois é possível se tratar de um infarto de parede posterior.

O ECG direciona o diagnóstico das síndromes coronarianas agudas (SCA), seja essa com supradesnivelamento do segmento ST, sem supradesnivelamento de ST ou angina instável.

A Tabela 70.8. mostra algumas das possíveis alterações eletrocardiográficas em caso de SCA em VE (mais comum).

A Figura 70.13 mostra a visão ecocardiográfica do coração, assim como o nome das respectivas paredes, e a visão da vascularização dessas áreas. Também é possível observar o posicionamento das derivações em cada região do miocárdio.

Tabela 70.8. ECG nas síndromes coronarianas agudas

ECG nas síndromes coronarianas agudas		
	Ventrículo esquerdo	
Isquemia	Subepicárdio	• Onda T invertida (V1 a V6)
	Subendocárdio	• Onda T positiva apiculada assimétrica (V1 a V6)
Corrente de lesão	Subepicárdio	• Supra de ST (DII, DIII, V3 a V6)
	Subendocárdico	• Infra de ST (DII, DIII, V3 a V6)
Necrose	Q necrose indica infarto antigo	• Amplitude > 1/3 do QRS • Duração > 40 ms

Adaptada de: Magalhães LP, *et al.* Arq. Bras. Cardiol. 2016; 106(4Supl. 1): 1-23.

Considerar o diagnóstico diferencial de isquemia subepicárdica nos casos de alteração de repolarização ventricular com sobrecarga de VE e bloqueio de ramo, onde há assimetria de onda T. O IAM deve ser diferenciado de pericardite (apresenta elevação do segmento ST em precordiais esquerdas, com concavidade superior preservada), miocardite, IAM antigo com área lesionada e supradesnivelamento persistente, quadros de abdome agudo, repolarização precoce, hiperpotassemia e síndromes catecolaminérgicas.

Eletrocardiograma no hospital geral

Hipercalemia (hiperpotassemia)

A representação no ECG depende da concentração de potássio sérico. "O potássio mora embaixo da onda T". Portanto, espera-se:

- Aumento da amplitude da onda T, se K^+ maior que 5,5 mEq/L;
- Alargamento do complexo QRS, se K^+ maior que 6,5 mEq/L;
- Desaparecimento de onda P, se K^+ maior que 8,5 mEq/L;
- Supradesnivelamento de segmento ST (supra de STs), se K^+ maior que 11 mEq/L;
- Bradiarritmias, fibrilação ventricular ou parada cardiorrespiratória (PCR), se K^+ maior que 12 mEq/L.

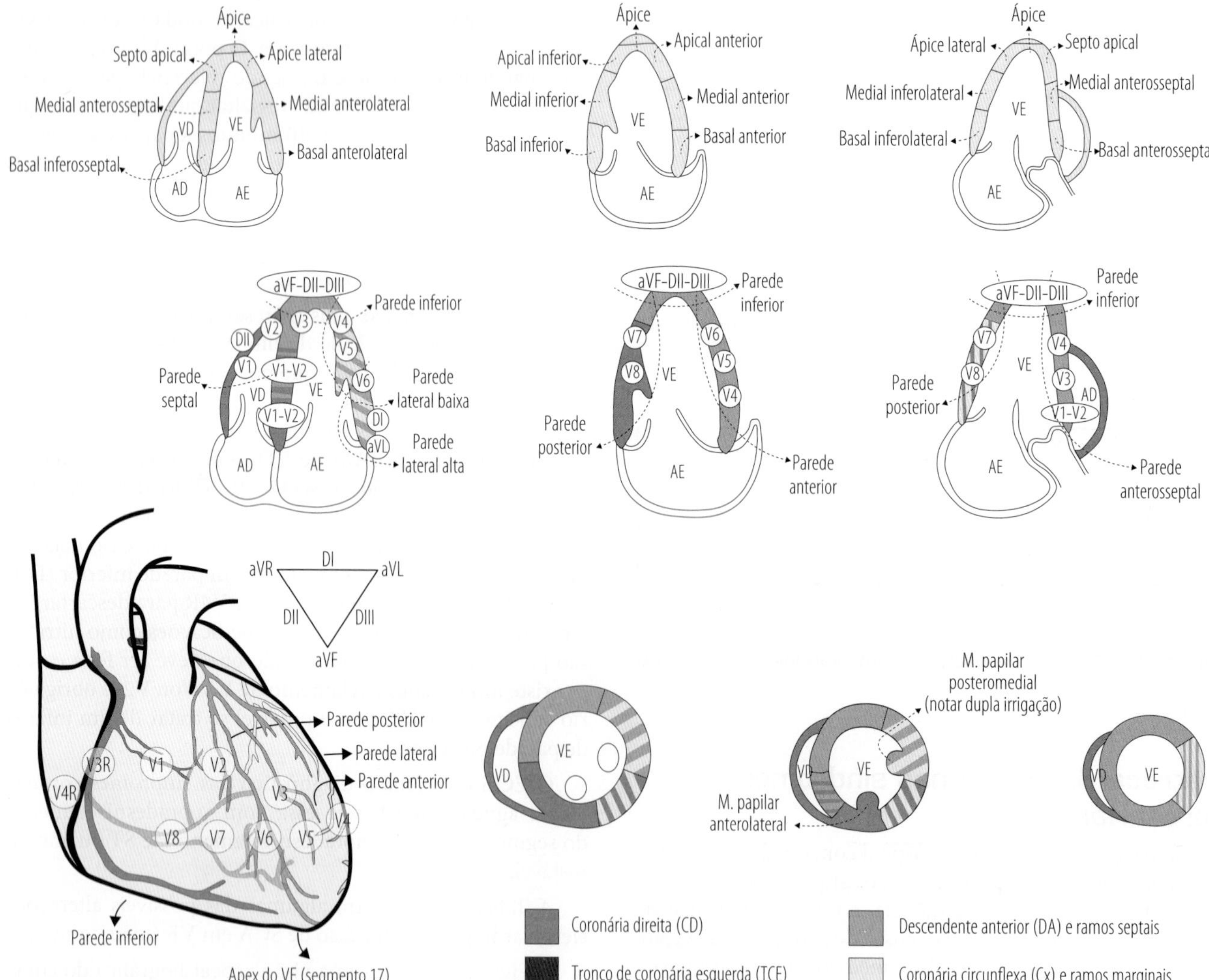

Figura 70.13. Representação anatômica do miocárdico de acordo com as derivações analisadas. Adaptada de: Lang *et al.* J Am Soc Echocardiogr. 2015.[2]

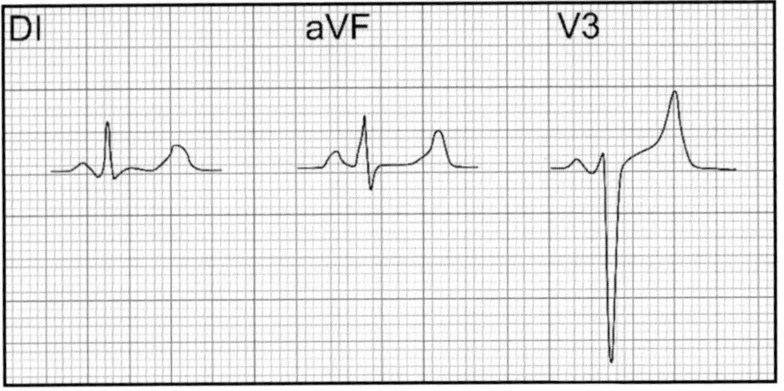

(Presença de ondas T apiculadas e discreto alargamento do complexo QRS visto em V3).

Figura 70.14. ECG de paciente com hiperpotassemia.

Fonte: Elaborada pelo autor.

Hipocalemia (hipopotassemia)

Assim como na hipercalemia, a representação no ECG depende da concentração de potássio sérico. Portanto, as alterações que se esperam quando os níveis de potássio sérico estiverem abaixo do limite inferior, ou seja, menor que 3,5 mEq/L, são:

- Diminuição da amplitude da onda T;
- Infradesnivelamento do segmento ST (infra de STs);
- Presença de onda U;
- Aumento do QTc;
- PCR por bradiarritmia.

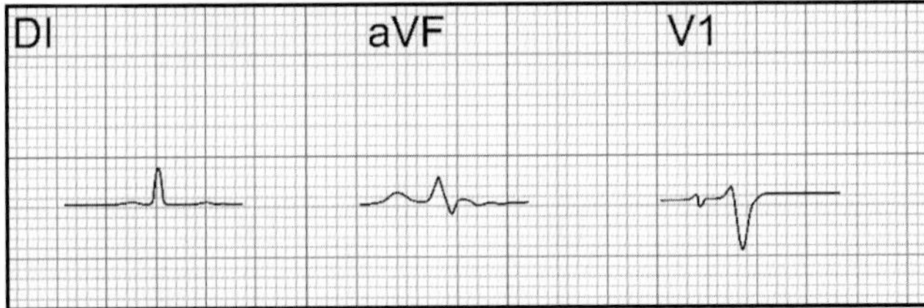

(Ondas T com amplitude diminuída).

Figura 70.15. ECG de paciente em hipopotassemia.

Fonte: Elaborada pelo autor.

Hipercalcemia

Notar que o intervalo QTc diminui à medida que aumentam os níveis séricos de cálcio. Pode-se observar onda J ou O de Osborn, que significa uma discreta onda positiva ao final do complexo QRS.

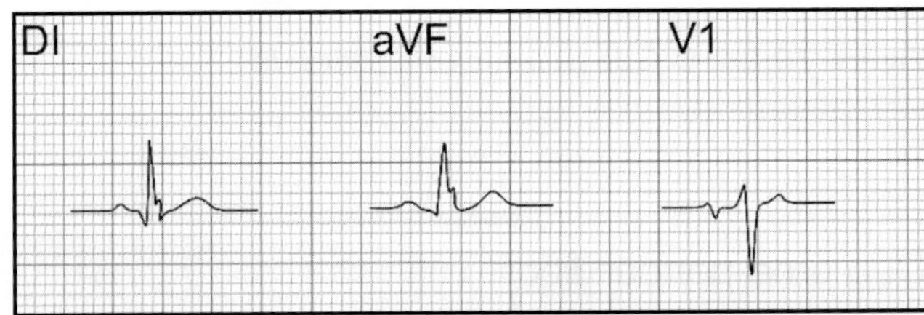

[Presença de positividade ao final do QRS (ondas de Osborn) e diminuição do intervalo QT].

Figura 70.16. ECG de paciente em hipercalcemia.

Fonte: Elaborada pelo autor.

Hipocalcemia

Observar que o intervalo QTc aumenta à medida que diminuem os níveis séricos de cálcio. Além de alterações como a retificação do segmento ST, aumento da onda T e sobrecarga ventricular esquerda.

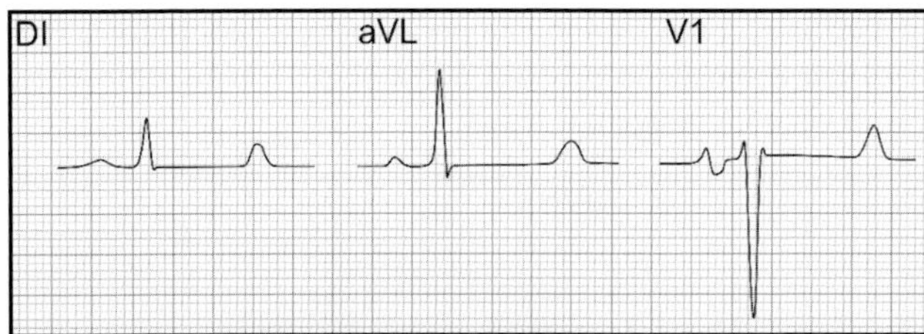

(Observar a retificação do segmento ST, aumento do intervalo QT, sinais sugestivos de sobrecarga ventricular e atrial esquerdas, vistos nas derivações aVL e V1, e onda T apiculada em V1).

Figura 70.17. ECG de paciente em hipocalcemia.

Fonte: Elaborada pelo autor.

Hipotermia

As alterações estão presentes no ECG a partir de temperaturas axilares abaixo de 35 °C. Como consequência imediata, ocorre bradicardia sinusal. O estado de hipotermia pode gerar onda J ou O de Osborn, prolongamento do intervalo QT (QTi) e o clássico miopotencial de ação por tremor muscular.

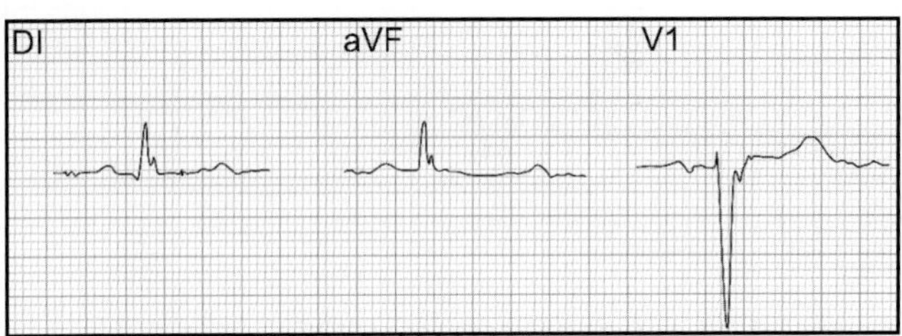

(ECG com ondas de Osborn, aumento do QTi e presença de interferências devidos ao miopotencial).

Figura 70.18. ECG de paciente em hipotermia.

Fonte: Elaborada pelo autor.

Intoxicação digitálica

O ECG poderá apresentar ondas T achatadas, infradesnivelamento de STs, QTi diminuído, PRi aumentado e segmento ST em forma de "pá ou colher de pedreiro". As extrassístoles são o tipo de arritmia mais comum.

Deve-se ficar atento à taquicardia juncional não paroxística (ausência de onda P e ritmo regular, porém com frequência cardíaca entre 100 e 120 bpm) e à dissociação atrioventricular.

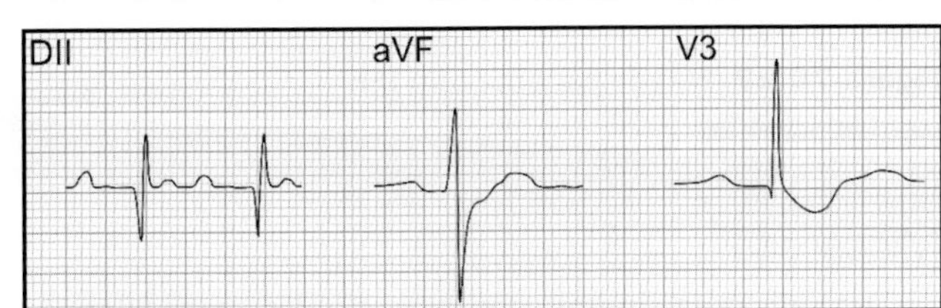

(Frequência cardíaca aproximada de 100 bpm, PRi aumentado, QTi diminuído, ondas T achatadas, leve infradesnivelamento de ST em aVF, presença do "sinal da pá" em V3).

Figura 70.19. ECG de paciente em intoxicação digitálica.

Fonte: Elaborada pelo autor.

Hipotireoidismo

Observar no ECG baixa voltagem (menor que 5 mm em derivações periféricas e menor que 10 mm nas derivações precordiais). Frequentemente pode coexistir alternância elétrica em resposta ao possível derrame pericárdico presente, como visto na imagem a seguir.

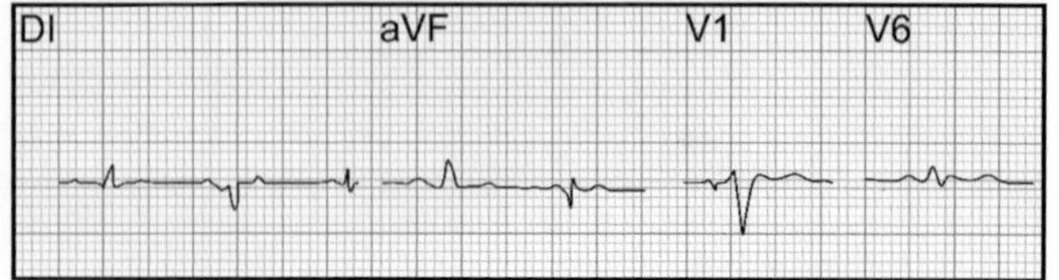

(Derivações com baixa voltagem e alternância elétrica demonstradas em DI e aVF).

Figura 70.20. ECG de paciente com hipotireoidismo.

Fonte: Elaborada pelo autor.

Doença pulmonar obstrutiva crônica (DPOC)

O paciente com DPOC geralmente apresenta os critérios de sobrecarga de átrio direito (onda p *pulmonale*) e de VD. A taquicardia atrial multifocal é a arritmia mais comumente observada. Porém, deve-se ficar atento à taquicardia juncional não paroxística.

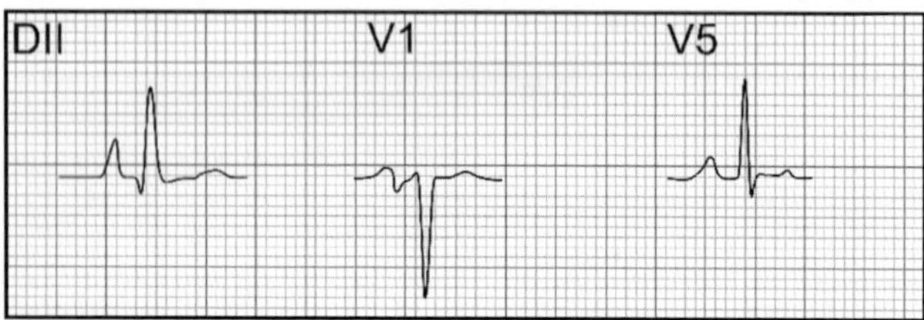

(Presença de onda P *pulmonale*, sinais de sobrecarga atrial direita e ventricular direita).

Figura 70.21. ECG de paciente com DPOC.

Fonte: Elaborada pelo autor.

Tromboembolismo pulmonar (TEP)

O aumento da frequência cardíaca devido à taquicardia sinusal é a manifestação mais comum. Embolia maciça pode ocorrer, o que leva a SVD e sobrecarga de átrio direito (SAD). Em 3% a 5% dos casos de TEP, pode aparecer no ECG o padrão S1Q3T3.

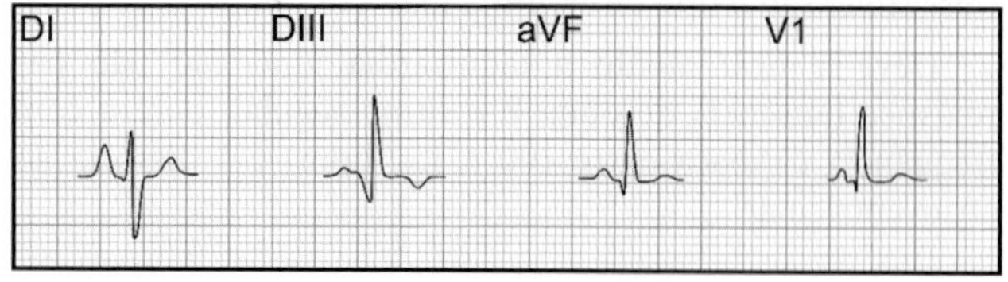

(Padrão S1Q3T3, sobrecarga de átrio direito e de ventrículo direito).

Figura 70.22. ECG de paciente com TEP.

Fonte: Elaborada pelo autor.

Miocardite

A taquicardia sinusal com extrassístoles ventriculares é o achado mais comum. Porém, pode ocorrer bloqueio atrioventricular (BAV) com necessidade de marca-passo. Se o pericárdio também for comprometido, esperam-se alterações do segmento ST e de onda T.

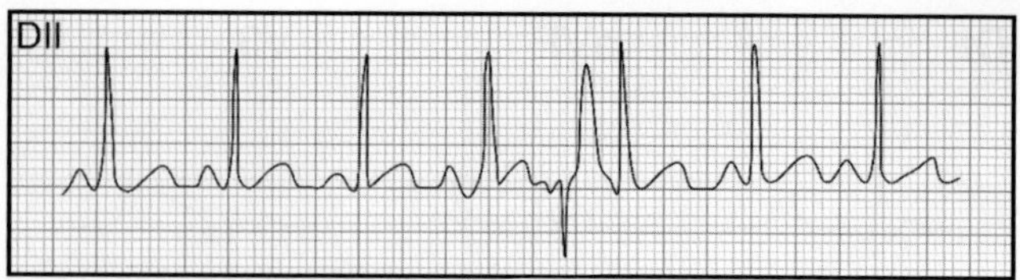

(Taquicardia sinusal com extrassístoles ventriculares sem comprometimento pericárdico).

Figura 70.23. ECG de paciente com miocardite.

Fonte: Elaborada pelo autor.

Pericardite

Nesse tipo de doença, ocorre supra de ST difuso, exceto em aVR e V1, com possível infradesnivelamento do segmento PR. Também podem estar presentes taquicardia sinusal e arritmias supraventriculares. Nas primeiras horas, observa-se supradesnivelamento dos segmentos ST, seguido por normalização dos STs em dias, porém aparecendo inversão de onda T caso o quadro dure semanas. Mesmo sem tratamento adequado, espera-se normalização do ECG após meses de evolução.

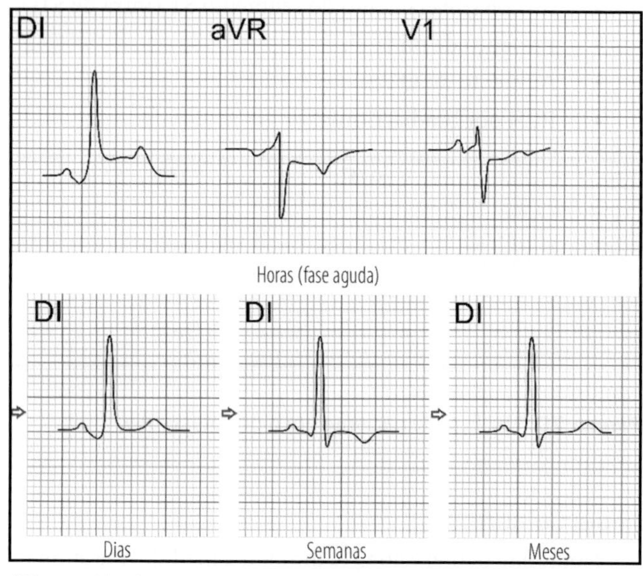

(ECG mostrando infra de PR, onda T apiculada e supradesnivelamento do segmento ST em DI e exemplificando aVR e V1 apenas com infradesnivelamento do segmento ST, por se tratarem de derivações predominantemente direitas. Com dias de evolução, nota-se apenas permanência de infra de PR. Ao se passarem semanas, está presente uma onda T invertida. Caso haja meses de evolução, o ECG pode vir a se normalizar.).

Figura 70.24. ECG de paciente com pericardite.

Fonte: Elaborada pelo autor.

Derrame pericárdico

Observam-se como características principais a taquicardia sinusal e a baixa voltagem do QRS (menor ou igual a 10 mm nas derivações precordiais e menor ou igual a 5 mm nas derivações periféricas). Devido ao movimento do coração envolto em líquido, pode ocorrer o fenômeno de alternância elétrica, em que o QRS em V1 ora está aumentado, ora diminuído. Já em V2 pode estar ora positivo, ora negativo.

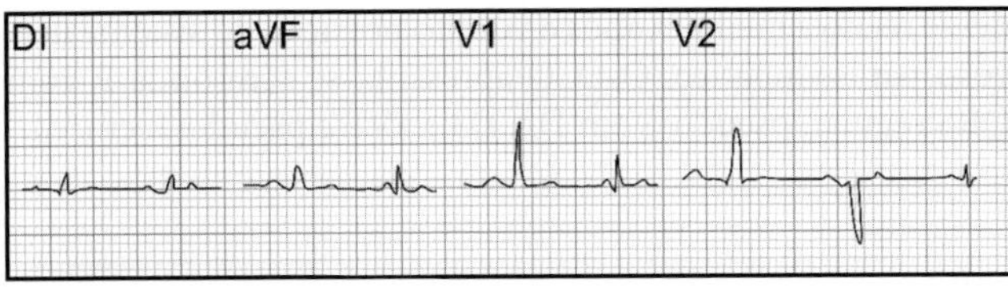

(Traçado eletrocardiográfico de paciente com derrame pericárdico, sendo possível evidenciar alternância elétrica em DI e derivações precordiais).

Figura 70.25. ECG de paciente com derrame pericárdico.

Fonte: Elaborada pelo autor.

Febre reumática

O diagnóstico clínico é soberano e requer evidência de contato com estreptococos do grupo A. O ECG complementar pode apresentar aumento do PRi (maior ou igual a 20 ms), que, pelos critérios de Jones modificados, é um dos critérios menores para febre reumática, sendo um BAV de primeiro grau.

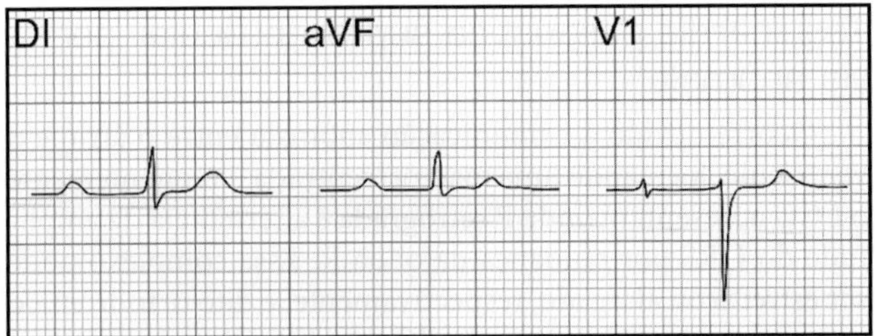

(ECG com aumento do PRi, configurando um BAV de primeiro grau, sendo um dos critérios menores para febre reumática).

Figura 70.26. ECG de paciente com febre reumática.

Fonte: Elaborada pelo autor.

Doença de Chagas

É uma parasitose causada pelo *Trypanosoma cruzi*. Doença que provoca disautonomia cardíaca por inflamação crônica, com alteração do funcionamento normal dos plexos autonômicos cardíacos, sendo a fibrose local o achado mais comum. Com relação à apresentação eletrocardiográfica, as arritmias são comuns, assim como os bloqueios. O ECG característico da doença de Chagas é composto por:

- Bloqueio de ramo direito: meseta em V1 a V3;
- Bloqueio divisional anterossuperior esquerdo (BDASE): SD3 maior que SD2;
- SÂQRS além de -30°.

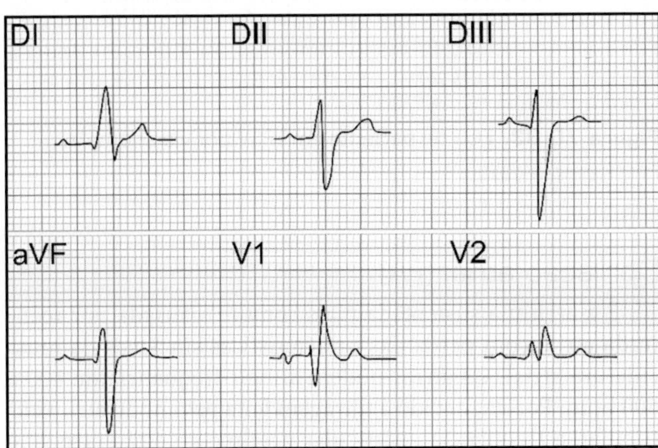

(ECG com eixo do QRS desviado para esquerda, BRD e BDAS).

Figura 70.27. ECG de paciente com doença de Chagas.

Fonte: Elaborada pelo autor.

Hemorragia subaracnóidea

Observa-se um padrão de onda T invertida difusamente. Tais ondas isquêmicas estão presentes devido ao alto nível de catecolaminas circulantes liberadas em decorrência da hiperativação do sistema nervoso autônomo simpático em resposta a alterações de pressão intracraniana e possíveis lesões cerebrais. Deve-se estar atento à positivação dos marcadores de necrose miocárdica também pela concentração elevada de catecolaminas.

Onda T cerebral é aquela com voltagem maior que 10 mm (1 mV).

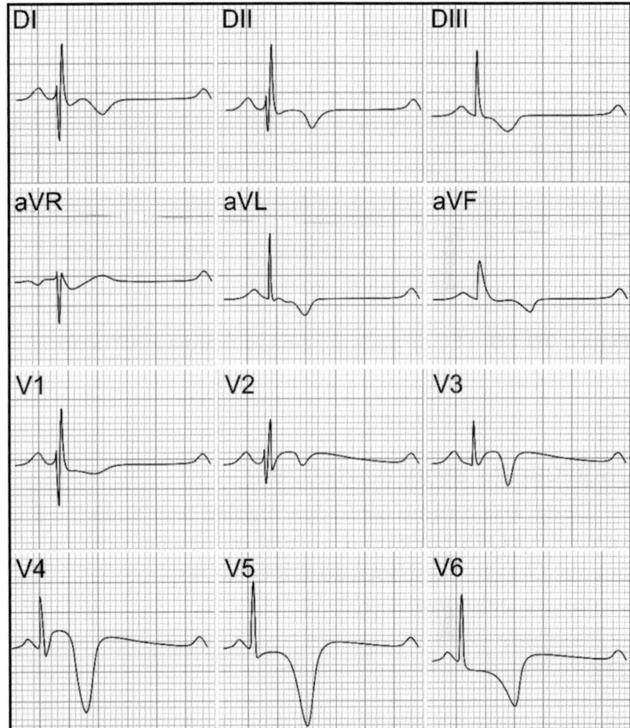

(Padrão de onda T invertida nas 12 derivações e onda T cerebral em V4 e V5, aumento do intervalo QT em precordiais).

Figura 70.28. ECG de paciente em resposta à hemorragia subaracnóidea.

Fonte: Elaborada pelo autor.

Taquiarritmias

As taquiarritmias podem ser divididas em dois subgrupos: as supraventriculares e as ventriculares. Adiante encontra-se um relato breve das principais taquiarritmias.

Taquicardia sinusal

Caracteriza-se por apresentar ritmo cardíaco regular com onda P precedendo todo complexo QRS. Como se trata de taquicardia, a frequência cardíaca (FC) é maior que 100 bpm.

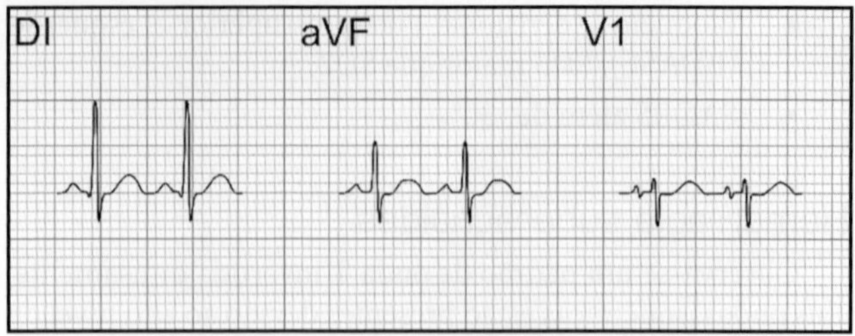

(Eixo de P normal, eixo do QRS normal, ritmo sinusal regular, FC de aproximadamente 150 bpm)

Figura 70.29. ECG de paciente em taquicardia sinusal.

Fonte: Elaborada pelo autor.

Taquicardia atrial unifocal

Nessa situação, o ritmo cardíaco é regular com onda P precedendo todo QRS, porém com desvio do eixo de P. A FC está, geralmente, entre 110 e 180 bpm.

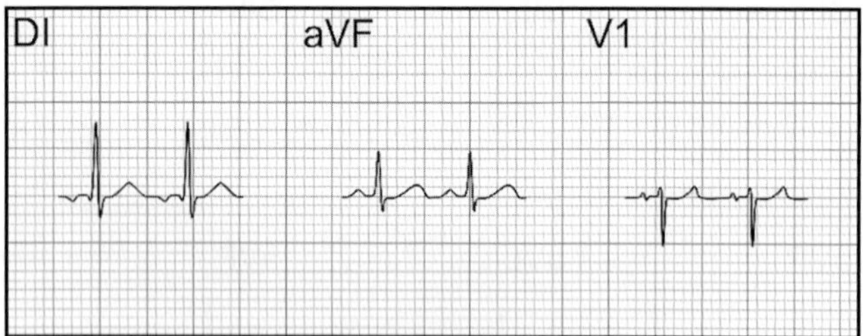

(Eixo de P desviado para a direita, eixo do QRS normal, ritmo não sinusal regular, FC aproximada de 150 bpm).

Figura 70.30. ECG de paciente em taquicardia atrial unifocal.

Fonte: Elaborada pelo autor.

Taquicardia atrial multifocal

Destaca-se o ritmo cardíaco irregular, com onda P e PRi variável. O QRS pode estar normal ou desviado para a esquerda. Geralmente associado a doenças respiratórias, como o enfisema pulmonar.

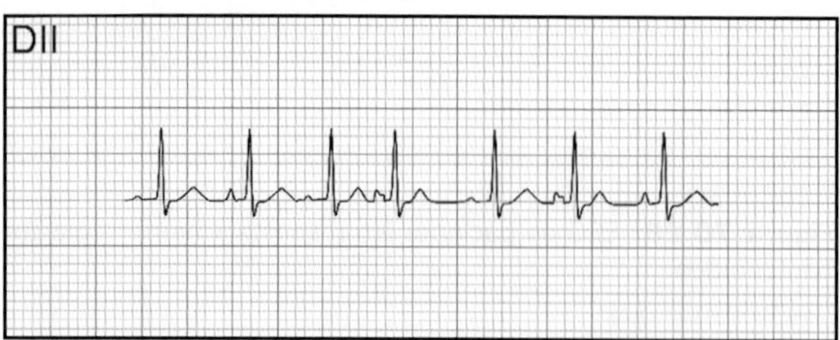

(Ritmo cardíaco irregular, várias morfologias de onda P, FC média > 100 bpm).

Figura 70.31. ECG de paciente em taquicardia atrial multifocal.

Fonte: Elaborada pelo autor.

Taquicardia paroxística supraventricular (TPSV) por reentrada nodal

Corresponde à maior parte das taquicardias juncionais, sendo causada por uma microreentrada devido à presença de vias de condução lenta e rápida com diferentes períodos refratários. A principal queixa é de palpitação, com um relato de que "passava mal, mas quando vomitava parava". Nota-se nesse relato a melhora após o vômito por ação do sistema nervoso parassimpático. O ECG apresenta-se sem onda P, com QRS regular, pseudo-S em D2, D3 e aVF e pseudo-R em V1.

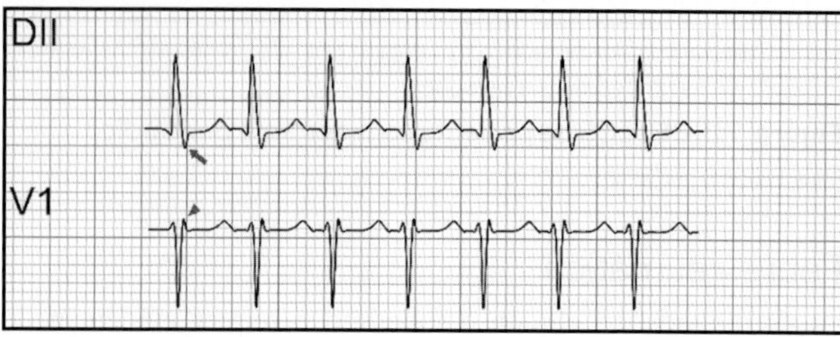

[FC aproximada de 176 bpm, ausência de onda P, intervalo RR regular; presença de pseudo-S em DII (seta) e pseudo-R em V1 (ponta de seta)].

Figura 70.32. ECG de paciente em TPSV por reentrada nodal.

Fonte: Elaborada pelo autor.

Taquicardia paroxística supraventricular por via anômala

Ocorre devido à comunicação anômala entre o átrio e o ventrículo, formando uma macrorreentrada. Frequentemente o ECG apresentará onda P retrógrada e alternância da amplitude do QRS por mudança da onda R. Esse complexo pode ser estreito ou alargado, respectivamente, e dito ortodrômico ou antidrômico. Um exemplo clássico desse tipo de taquicardia é a síndrome de Wolff-Parkinson-White (SWPW), que apresenta PRi diminuído e presença de onda delta, uma "pré-excitação". É considerada uma TPSV por via anômala, nesse caso o feixe de Kent, por uma via ortodrômica. A fibrilação atrial pode surgir em até 30% desses casos.

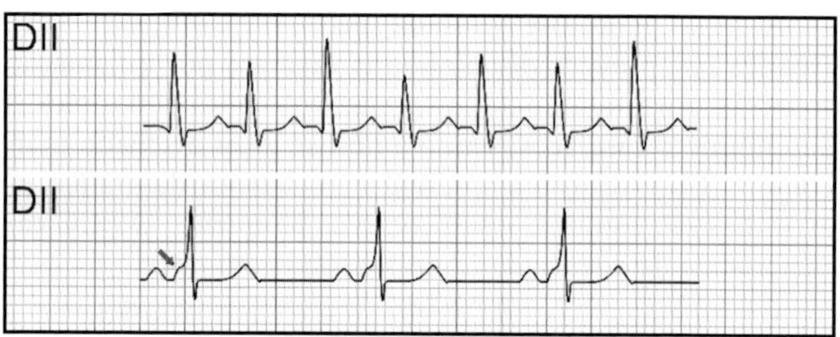

(No primeiro ECG observa-se FC aproximada de 158 bpm, RR regular, ausência de onda P e variabilidade da amplitude do QRS, o que sugere uma TPSV por reentrada AV. Após cardioversão elétrica, observa-se no segundo ECG presença de ritmo sinusal, com PRi diminuído e presença de onda delta, o que caracteriza o paciente com síndrome de Wolff-Parkinson-White, confirmando a taquicardia paroxística por vias anômalas.).

Figura 70.33. ECG de paciente em TPSV por via anômala.

Fonte: Elaborada pelo autor.

Fibrilação atrial (FA)

É a arritmia sustentada mais comum, causada por reentrada atrial com perda das características sinciciais da musculatura atrial. Os átrios podem atingir frequência de 400 a 600 bpm. Porém, devido à filtragem feita pelo nodo atrioventricular, a frequência ventricular geralmente está entre 90 e 170 bpm, embora existam casos ditos de baixa resposta ventricular, em que a FC e menor que 60 bpm. Não se observa onda P, e o intervalo RR é irregular (RRi). Uma dica que se dá é: "se estiver na dúvida se a onda P está presente e um eletro com ritmo irregular, pensar em FA".

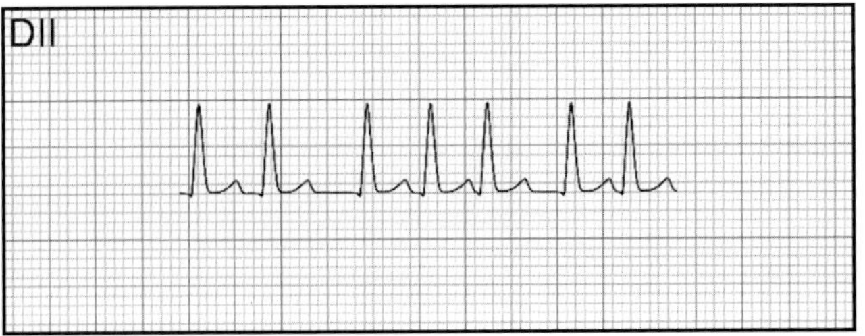

(FC variada, RR irregular, ausência de onda P).

Figura 70.34. ECG de paciente em FA.

Fonte: Elaborada pelo autor.

Flutter atrial

Diferentemente da FA, esse ritmo apresenta frequência atrial fixa, geralmente de 300 bpm, sendo causado por uma única macrorreentrada no átrio direito. Devido à filtragem atrioventricular, a frequência cardíaca tem um padrão, podendo ser 2:1, 3:1 ou 4:1. Assim como na FA, as principais causas são cardiopatias hipertensivas e coronariopatias. Ao observar o ECG, deve-se ficar atento às ondas F de *flutter* ("dente de serra") em D2, D3 e aVF. O intervalo RR é regular e não há intervalos isoelétricos entre os complexos QRS.

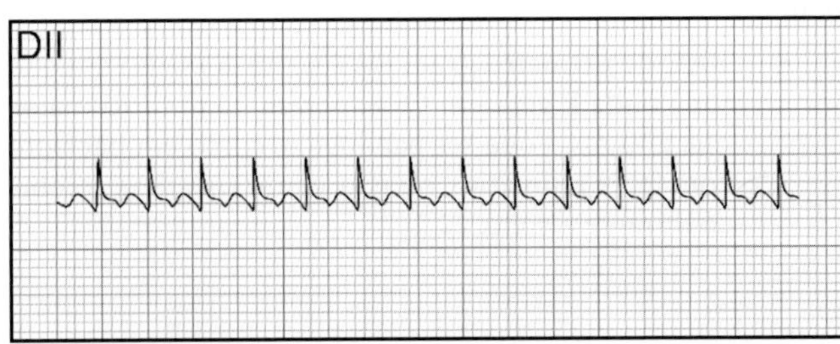

(FC aproximada de 270 bpm, presença de ondas F de *flutter*).

Figura 70.35. ECG de paciente em *flutter* atrial.

Fonte: Elaborada pelo autor.

Taquicardia ventricular não sustentada

Apresenta ritmo cardíaco acima de 100 bpm com três ou mais complexos QRS consecutivos (monomórfico ou polimórfico). Esse tipo de taquicardia dura menos que 30 segundos.

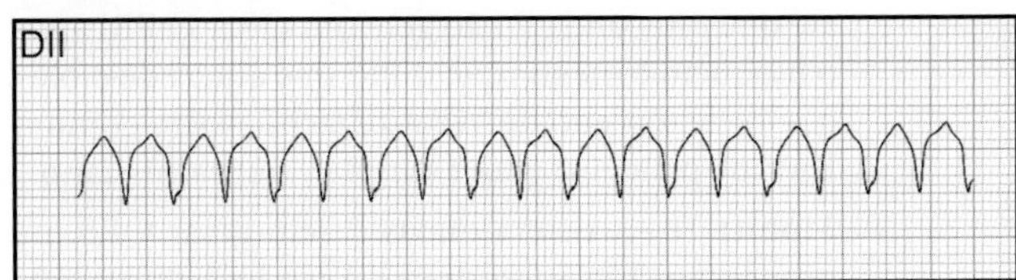

(ECG com complexo QRS alargado e ritmo regular).

Figura 70.36. ECG de paciente em taquicardia ventricular.

Fonte: Elaborada pelo autor.

Taquicardia ventricular monomórfica sustentada

Apresenta ritmo cardíaco acima de 100 bpm com três ou mais complexos QRS consecutivos do tipo monomórfico. O ECG é o mesmo da taquicardia ventricular não sustentada, porém com duração maior que 30 segundos. Ficar atento ao comprometimento hemodinâmico dado pelos critérios de instabilidade, dor, dispneia, hipotensão e alteração do nível de consciência.

Taquicardia ventricular polimórfica – *Torsades de pointes*

Eletrocardiograma com ritmo irregular e inversão da amplitude do QRS. Geralmente está associado a um intervalo QT/QTc longo, drogas como haloperidol, tricíclicos e cocaína ou síndromes que causam o alongamento do QT, como Romano-Ward e Jervell-Lange-Nielsen. Nota-se variação da amplitude e morfologia dos complexos QRS.

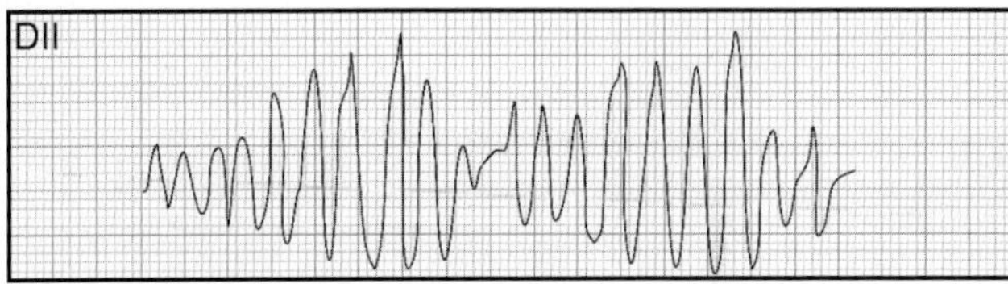

(ECG com amplitude e morfologia de QRS polimórfico e ritmo irregular).

Figura 70.37. ECG de paciente em taquicardia ventricular polimórfica.

Fonte: Elaborada pelo autor.

Bradiarritmia

Arritmia sinusal (fisiológica)

Nessas situações, a onda P está positiva em DI e aVF. Há aumento do RRi na inspiração e diminuição na expiração por ocorrer alteração do volume de sangue que chega ao coração e consequente resposta do sistema nervoso autônomo, denotando seu bom funcionamento e variabilidade.

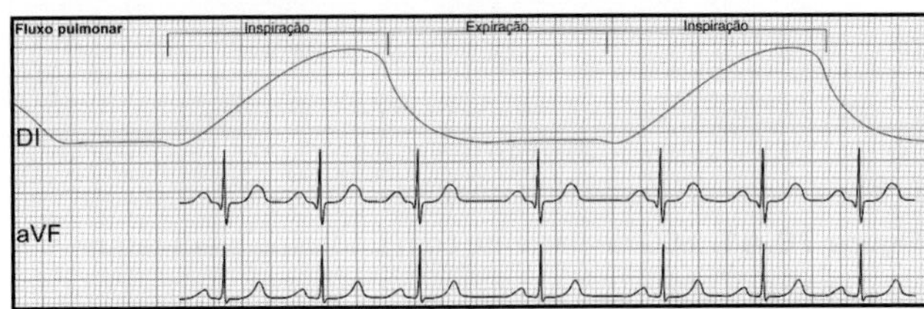

[Ritmo sinusal, presença de variabilidade respiratória fisiológica (aumento da FC na inspiração)].

Figura 70.38. ECG de paciente com arritmia fisiológica.

Fonte: Elaborada pelo autor.

Bradicardia sinusal

Situação em que a frequência cardíaca está abaixo de 50 bpm, com onda P positiva em DI e aVF. Geralmente desencadeada por droga bradicardizante, como betabloqueadores e bloqueadores dos canais de cálcio, ou situações que induzam resposta vagal.

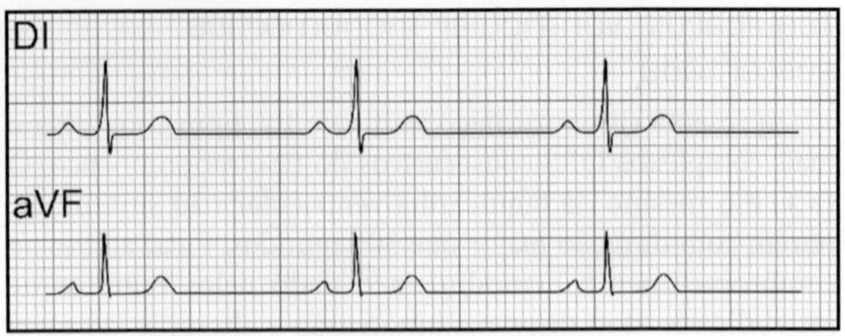

(Ritmo sinusal, FC de aproximada de 54 batimentos).

Figura 70.39. ECG de paciente em bradicardia sinusal.

Fonte: Elaborada pelo autor.

Pausa sinusal

Observa-se ritmo cardíaco normal com um intervalo sem atividade elétrica. Esse intervalo é suficiente para conter um complexo QRS. Se a pausa for maior que 2,5 segundos, o coração produzirá um escape para evitar síncope.

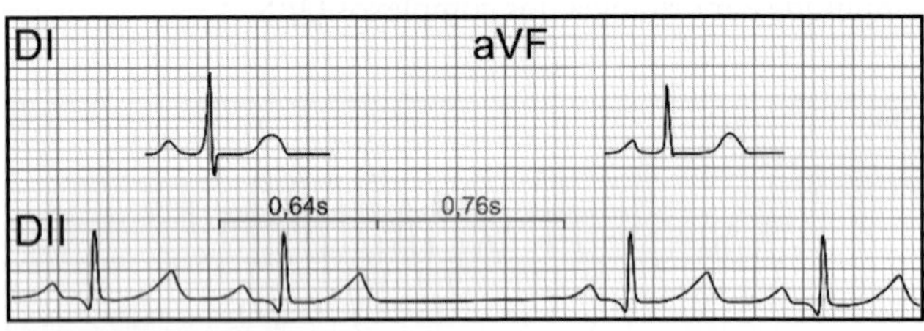

(Ritmo sinusal, eixo de P e do QRS normais, presença de pausa sinusal, sem escape juncional ou ventricular, visto em DII, não sendo múltiplo da FC).

Figura 70.40. ECG de paciente apresentando pausa sinusal.

Fonte: Elaborada pelo autor.

Síndrome bradi-taqui

Observa-se taquiarritmia (FA ou TPSV) e bradiarritmia alternadas. Está associada a doença do nó sinusal e tem como tratamento definitivo a colocação de marca-passo. A doença do nó sinusal, além da síndrome bradi-taqui, também pode gerar bradicardia sinusal e pausa sinusal.

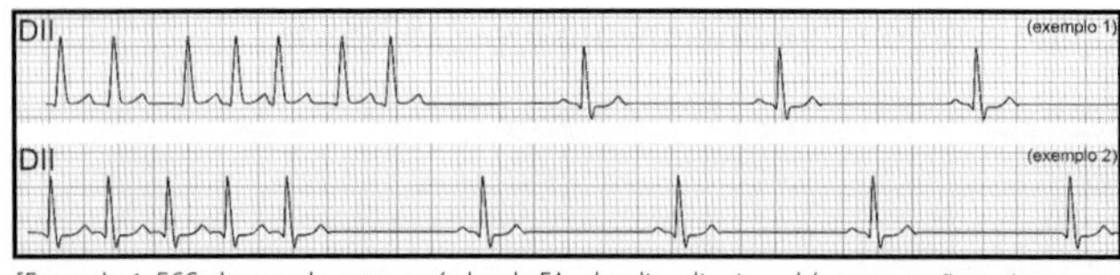

[Exemplo 1: ECG alternando entre períodos de FA e bradicardia sinusal (apresentação mais comum da síndrome bradi-taqui). Exemplo 2: ECG alternando entre períodos de TPSV e bradicardia sinusal]

Figura 70.41. ECG de paciente com síndrome bradi-taqui.

Fonte: Elaborada pelo autor.

Bloqueios sinoatriais (BSA)

São períodos sem onda P e complexo QRS. Subdivide-se em dois tipos, vistos a seguir.

Tipo I – Wenckebach: caracterizado por diminuição do intervalo PP (PPi), progressivamente, até que ocorra uma parada sinusal.

Tipo II – é uma parada sinusal com duração múltipla de um intervalo RR. Nesse caso não há alteração do intervalo PP.

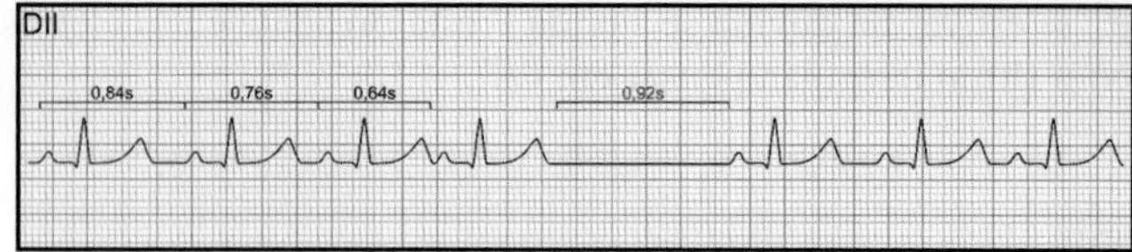

(Observam-se diminuição progressiva do intervalo PP, com pausa sinusal, não múltipla da FC e retorno dos batimentos, persistindo a variabilidade entre os intervalos PP).

Figura 70.42. ECG de paciente com BSA tipo 1.

Fonte: Elaborada pelo autor.

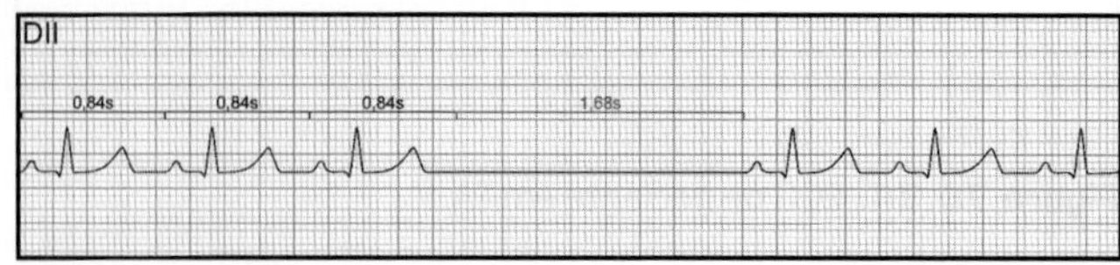

(ECG com ondas de intervalos regulares, sem variabilidade, e presença de pausa de duração múltipla da FC, sem escape juncional ou ventricular).

Figura 70.43. ECG de paciente apresentando BSA tipo 2.

Fonte: Elaborada pelo autor.

Bloqueio atrioventricular

Como o nome diz, é aquele em que há uma interrupção da transmissão do impulso elétrico dos átrios para os ventrículos, fazendo com que ocorra, em alguns casos, escape ventricular. Pode ser dividido em supra-hissiano e infra-hissiano; neste último caso o paciente necessitará necessariamente de marca-passo, diferente dos casos de bloqueio acima do feixe de His, em que a indicação para colocação de marca-passo é relativa. Os bloqueios atrioventriculares podem ser:

- **BAV de primeiro grau:** BAV supra-hissiano em que toda onda P gera um QRS, porém há um PRi maior que 200 ms. Pode ser patológico, como em paciente com febre reumática, ou não, como em atleta aeróbico durante o sono.

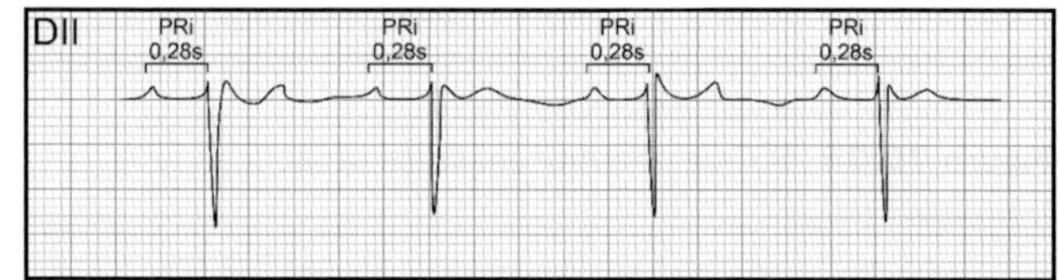

(ECG de ritmo sinusal regular e aumento do PRi).

Figura 70.44. ECG de paciente com BAV de primeiro grau.

Fonte: Elaborada pelo autor.

- **BAV de segundo grau:** é subdividido em dois tipos:
  - **Mobitz I** – existe um aumento progressivo do PRi até que uma onda P não gere um QRS. O PRi após o bloqueio é menor que o PRi que antecede o bloqueio (fenômeno de Wenckebach), assim como o BAV de primeiro grau é um BAV supra-hissiano.
  - **Mobitz II** – existem ondas P sem gerar QRS, na proporção 2:1, 3:1 ou mais quando é dito avançado. O PRi é fixo. Diferentemente dos bloqueios atrioventriculares mencionados anteriormente, esse é um bloqueio infra-hissiano.

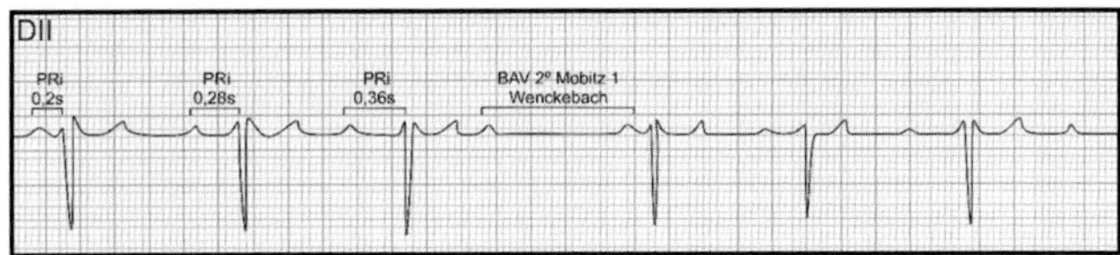

(ECG de ritmo sinusal regular e aumento progressivo do PRi até que ocorra um bloqueio obrigatório).

Figura 70.45. ECG de paciente com BAV de segundo grau Mobitz I.

Fonte: Elaborada pelo autor.

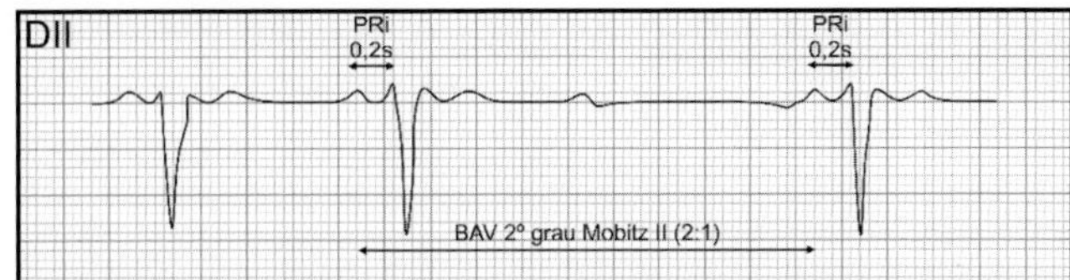

(ECG de ritmo sinusal regular com PRi fixo e presença de BAV de segundo grau Mobitz II de proporção 2:1).

Figura 70.46. ECG de paciente com BAV segundo Mobitz II.

Fonte: Elaborada pelo autor.

- **BAV total:** é aquele em que ocorre completa dissociação atrioventricular. P e QRS assumem frequências próprias e independentes. O intervalo PP permanece sinusal e o RRi regular com frequência autônoma. Os escapes podem ser de dois tipos:
  - » Escape juncional: o QRS geralmente é estreito e tem FC maior que 40 bpm;
  - » Escape ventricular: o QRS é largo e tem FC menor que 40 bpm.

Como ocorre dissociação dos batimentos atriais e ventriculares, em certos momentos será observado um batimento de fusão, com átrio e ventrículo batendo ao mesmo tempo. Nesse instante o exame físico mostrará onda "a" do pulso venoso "em canhão".

Assim como o BAV de segundo grau Mobitz II, esse é um bloqueio infra-hissiano.

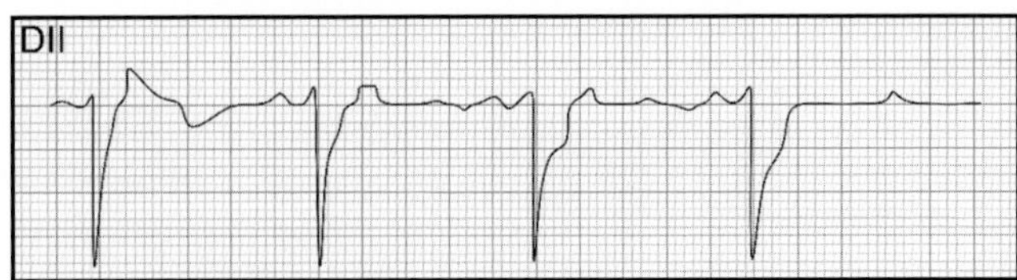

(ECG característico de BAV total com dissociação entre onda P e complexos QRS)

Figura 70.47. ECG de paciente com BAV total.

Fonte: Elaborada pelo autor.

Bibliografia consultada

Hampton J. ECG essencial. 8ª ed. Rio de Janeiro: Elsevier; 2014.

Lang RM, Badano LP, Mor-Avi V, Afilalo J, Armstrong A, Ernande L, et al. Recommendations for cardiac chamber quantification by echocardiography in adults: an update from the American Society of Echocardiography and the European Association of Cardiovascular Imaging. J Am Soc Echocardiogr. 2015;28(1):1-39.e14.

Lapa E. Dica – como suspeitar de forma rápida que o paciente tem intervalo QT aumentado? 2015. Disponível em: <https://cardiopapers.com.br/dica-como-suspeitar-de-forma-rapida-que-o-paciente-tem-intervalo-qt-aumentado/>. Acesso em: 11 fev. 2017.

Lopes AC. Tratado de clínica médica. 3ª ed. São Paulo: Roca Ltda.; 2015.

Mann D, Zipes D, Libby P, Bonow R, editors. Braunwald's Heart Disease: A textbook of cardiovascular medicine. 10ª ed. Philadelphia: Saunders; 2014. 2128p.

Marin-Neto JA, Maciel BC, Pazin Filho A, Castro RBP. Condutas de urgência nas síndromes isquêmicas miocárdicas instáveis. Simpósio: urgências e emergências cardiológicas. Medicina Ribeirão Preto. 2003;36:187-99.

Mccance K, Huethe SE, editors. Pathophysiology: the biologic basis for disease in adults and children. 7ª ed. St. Louis: Mosby; 2014. 1810p.

Pastore CA, Pinho JA, Pinho C, Samesima N, Pereira Filho HG, Kruse JCL, et al. III Diretrizes da Sociedade Brasileira de Cardiologia sobre análise e emissão de laudos eletrocardiográficos. Arq Bras Cardiol. 2016;106(4):1-23.

Piegas LS, Timerman A, Feitosa GS, Nicolau JC, Mattos LAP, Andrade MD, et al. V diretriz da Sociedade Brasileira de Cardiologia sobre tratamento do infarto agudo do miocárdio com supradesnível do segmento ST. Arq Bras Cardiol. 2015;105(2):1-121.

Póvoa R, Souza D. Análise crítica do eletrocardiograma e do ecocardiograma na detecção da hipertrofia ventricular esquerda. Rev Bras Hipertens. 2008;15(2):81-9.

Bayés de Luna A, Rovai D, Pons Llado G, Pons Llado G, Gorgels A, Carreras F, et al. The end of an electrocardiographic dogma: a prominent R wave in V1 is caused by a lateral not posterior myocardial infarction-new evidence based on contrast-enhanced cardiac magnetic resonanceelectrocardiogram correlations. Eur Heart J. 2015;36(16):959-64.

Thygesen K, Alpert JS, Jaffe AS, Simoons ML, Chaitman BR, White HD. Writing Group on the Joint ESC/ACCF/AHA/WHF Task Force for the Universal Definition of Myocardial Infarction. ESC Committee for Practice Guidelines (CPG). Third universal definition of myocardial infarction. Eur Heart J. 2012;33(20):2551-67.

Amsterdam EA, Wenger NK, Brindis RG, Casey DE Jr, Ganiats TG, Holmes DR Jr, et al; American College of Cardiology; American Heart Association Task Force on Practice Guidelines; Society for Cardiovascular Angiography and Interventions; Society of Thoracic Surgeons; American Association for Clinical Chemistry. 2014 AHA/ACC Guideline for the Management of Patients with Non-ST-Elevation Acute Coronary Syndromes: a report of the American College of Cardiology/American Heart Association Task Force on Practice Guidelines. J Am Coll Cardiol. 2014;64(24):e139-228.

Roffi M, Patrono C, Collet JP, Mueller C, Valgimigli M, Andreotti F, et al. 2015 ESC Guidelines for the management of acute coronary syndromes in patients presenting without persistent ST-segment elevation: Task Force for the Management of Acute Coronary Syndromes in Patients Presenting without Persistent ST-Segment Elevation of the European Society of Cardiology (ESC). Eur Heart J. 2015 Aug 29. [Epub ahead of print.

Oliveira Junior MT, Canesin MF, Marcolino MS, Ribeiro AL, Carvalho AC, Reddy S, et al. Sociedade Brasileira de Cardiologia. Diretriz de Telecardiologia no Cuidado de Pacientes com Síndrome Coronariana Aguda e Outras Doenças Cardíacas. Arq Bras Cardiol 2015;104(5 Supp.1):1-26.

SEÇÃO IX

TRAUMA

Coordenador

André Luciano Baitello

71

CONCEITOS FUNDAMENTAIS DO ATENDIMENTO PRÉ-HOSPITALAR AO POLITRAUMATIZADO

Daniel Raylander da Silva Rodrigues
Paulo Cézar Vaz de Almeida Filho
Simone de Campos Vieira Abib

Introdução

O acidente é visto por muitos como um evento ao acaso e fruto de causas desconhecidas, sendo até mesmo definido como "fortuito ou imprevisto", entretanto, quando bem estudado, mostra-se como uma resultante de descuido, desconhecimento ou ignorância. Visto como tal, é possível dividi-lo em três fases de acordo com suas características e modos de atenuação:

1) Fase pré-evento: refere-se às circunstâncias que levaram à lesão e tem a prevenção como sua principal ferramenta de atenuação. São exemplos os sistemas de proteção dentro dos veículos, uso de capacete, preparação de socorristas, checagem de equipamentos nas unidades de resgate e qualidade das pistas;
2) Fase do evento: é o momento exato do trauma, sendo as ações desse período limitadas a não maleficência, ou "não causar mais danos". A segurança na condução da ambulância e de seus ocupantes até o local é um exemplo;
3) Fase pós-evento: lida com as consequências. É nessa fase que se encaixa a distribuição trimodal das mortes: aquelas nos primeiros minutos [entre as quais se encontram a maioria dos óbitos por trauma e independem do atendimento pré-hospitalar (APH), sendo combatidas com prevenção]; as agrupadas em poucas horas após o trauma (com causas que podem ser revertidas por um bom socorro tanto no pré-hospitalar como no hospitalar); e as que ocorrem após dias ou semanas (geralmente por falência múltipla de órgãos).

No Brasil, em dados do Sistema de Informações sobre Mortalidade (SIM) do Ministério da Saúde, as causas externas (entre elas acidentes de trânsito, homicídio e suicídio) representam a terceira causa de morte na população geral, atrás somente das doenças do aparelho circulatório e das neoplasias. Também a partir da tabulação do SIM, foi divulgado que mais de 1 milhão de anos de vida foram perdidos no país em um ano, devido a acidentes de transporte terrestre, principalmente na faixa etária de 20 a 29 anos[1-3].

História do atendimento pré-hospitalar

Evolução histórica

A história do atendimento do paciente grave pode ser dividida em quatro grandes períodos: Era Antiga, Período Larrey (1700-1950), Período Farrington (1950-1970) e Era Moderna.

No final dos anos 1700, o Barão Dominique Jean Larrey, médico-chefe militar de Napoleão, criou as carruagens de resgate batizadas de "ambulâncias voadoras". Ainda baseado nos campos de batalha, instituiu outros princípios norteadores como o treinamento adequado da equipe médica, movimento até o campo de batalha para atendimento, controle da hemorragia ainda em campo, deslocamento para hospitais próximos às linhas de frente e prestação de cuidados durante o deslocamento.

Em um outro período histórico, já no século XX, o Dr. Deke Farrington foi considerado o pai dos serviços de emergência médica nos Estados Unidos. Seus trabalhos na área socorrista foram extensos, e ele se envolveu em inúmeros projetos, desde a adequação de ambulâncias até o treinamento técnico no atendimento, que serviram como embasamento para a estruturação do APH no país.

A partir dos anos 1970, já na chamada Era Moderna, inicia-se a preocupação com a educação e o treinamento dos profissionais em emergência médica, sobretudo no campo pré-hospitalar, dando origem a centros de treinamento, políticas organizacionais e outras regulamentações.

Cinemática do trauma

Conceito

A cinemática refere-se ao ramo da mecânica que lida com o movimento dos objetos. Toda e qualquer lesão resultante da força exercida sobre um corpo é consequência da interação e da troca de energia entre ele e o objeto agressor.

A importância dessa ciência no APH está na possibilidade de explicar as lesões encontradas e predizer outras inicialmente ocultas, porém potencialmente graves se não revertidas. Trata-se um conceito de fundamental importância para a equipe que atende o paciente na cena do acidente. As informações referentes à cinemática do trauma na cena do APH devem sempre ser transmitidas para a equipe que receberá esse paciente no cenário hospitalar, pois, dessa forma, conseguiremos predizer possíveis lesões ocultas que tragam risco ao doente, direcionando melhor o atendimento.

Princípios gerais da biomecânica do trauma

- Primeira Lei de Newton (Lei da Inércia): um corpo em repouso permanece em repouso e um corpo em movimento permanece em movimento, a não ser que seja atingido por alguma força externa. Dessa forma, é possível entender que em um acidente há o impacto do veículo com um objeto, o impacto da vítima que permanece em movimento contra o painel do veículo e o impacto dos órgãos internos contra as paredes cavitárias.
- Segunda Lei de Newton (Princípio da Dinâmica): a mudança do movimento de um corpo está diretamente relacionada à força aplicada sobre ele, e essa resultante é o produto entre a massa do corpo e sua aceleração ($F = m.a$). Diferentes forças se aplicarão sobre os diversos órgãos, visto a diferença entre suas massas, com lesões variáveis.
- Lei da conservação de energia: a energia não pode ser criada ou destruída, mas pode ter sua forma alterada. Em um impacto, a energia mecânica de um veículo que se choca contra um objeto fixo é transferida e dissipada pela deformação da lataria. Da mesma forma, a energia do movimento dos órgãos também se dissipará ao colidir com uma estrutura fixa, como a caixa torácica, por exemplo.
- Energia cinética: é a relação entre a massa e a velocidade de um objeto, em que a energia do movimento é igual à metade da massa de um corpo, multiplicada pela velocidade elevada ao quadrado ($E = ½ m.v^2$). A partir dessa equação, compreende-se a importância da velocidade na energia (e nas consequências) de um trauma: se dobrarmos a massa do veículo, teremos o dobro da energia cinética (linear), mas se dobrarmos a velocidade do veículo, teremos o quádruplo da energia (exponencial).

Troca de energia

Em uma colisão, o número de partículas de tecido do corpo afetadas pelo objeto sólido determina a quantidade de troca de energia. Quanto mais denso o tecido (relação entre partículas e unidade de volume), mais partículas serão afetadas, sendo maior a quantidade de energia trocada. Quanto maior a área de contato, mais partículas estarão em contato com a energia agressora e maior a superfície afetada, sendo essa dividida entre elas (contra uma pequena área a energia se concentra em um ponto e tende a penetrá-lo, por outro lado, quando em uma grande superfície de contato, mais partículas serão afetadas, porém por uma energia proporcionalmente menor).

Um impacto sobre as partículas de um tecido acelera elas para longe do ponto de contato, fazendo com que os tecidos adquiram movimento e tenham a capacidade de colidir com outros. A esse processo dá-se o nome de cavitação.

Dois tipos de cavidades podem ser criados: a cavidade temporária (gerada pela distensão dos tecidos após o impacto) e a cavidade permanente (determinada pelo tipo, elasticidade e capacidade de recuperação tecidual).

Mecanismos de trauma

Colisão automobilística

Impacto frontal

A colisão com um objeto ou outro veículo à frente leva à redução da velocidade. A partir da lei de conservação de energia, pode-se inferir que se o condutor conseguir utilizar os freios em um tempo e distância maiores, perderá (na forma de atrito dos pneus com o asfalto, por exemplo) parte da energia que seria transferida no impacto. xAo analisar a cena, a quantidade de dano ao veículo reflete a velocidade em que ele se encontrava, da mesma forma que marcas de frenagem (e sua extensão) no asfalto informam a redução da energia do impacto.

Se a trajetória assumida pela vítima no interior do veículo for ascendente, ou seja, para cima, a cabeça tende a colidir com o para-brisa. A coluna cervical é a parte menos protegida num trauma vertebral e mais suscetível à lesão nesses cenários em conjunto com o crânio. Na cena do APH pode ser possível inferir esses tipos de lesões (lesões do crânio associadas ao traumatismo raquimedular cervical), como podemos observar no para-brisa do carro durante um resgate, o que chamamos de sinal do olho-de-boi (Figuras 71.1 e 71.2) Na trajetória ascendente da vítima nas colisões frontais, além de alto índice de suspeição das lesões em coluna cervical e crânio, devemos lembrar que o tórax e o abdome podem impactar contra o volante, predispondo a traumas pulmonares, cardíacos, aórticos e de órgãos parenquimatosos abdominais (Figura 71.3).

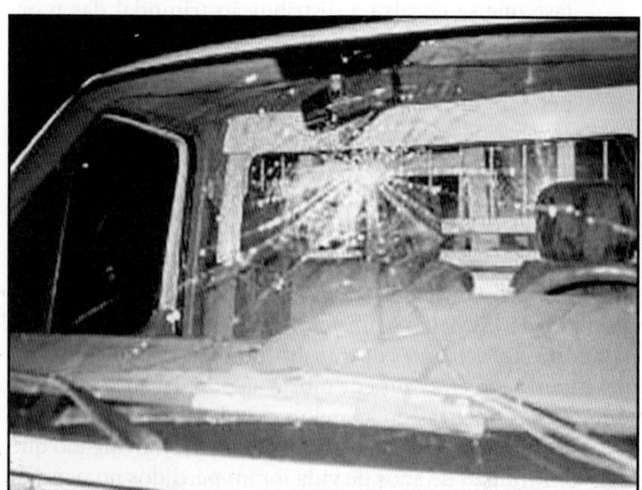

Figura 71.1. Sinal do olho-de-boi no para-brisa do veículo. (Fonte: Arquivo do Dr. Mauricio Carvalho – UFF).

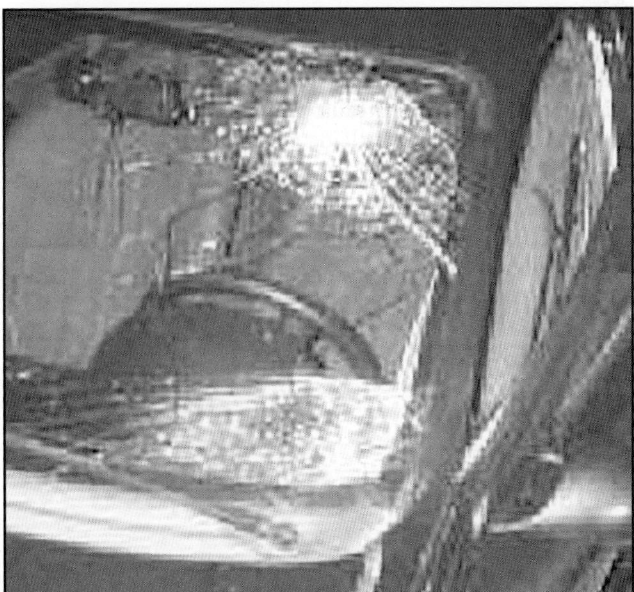

Figura 71.2. Sinal do olho-de-boi no para-brisa do veículo. (Fonte: Arquivo do Dr. Mauricio Carvalho – UFF).

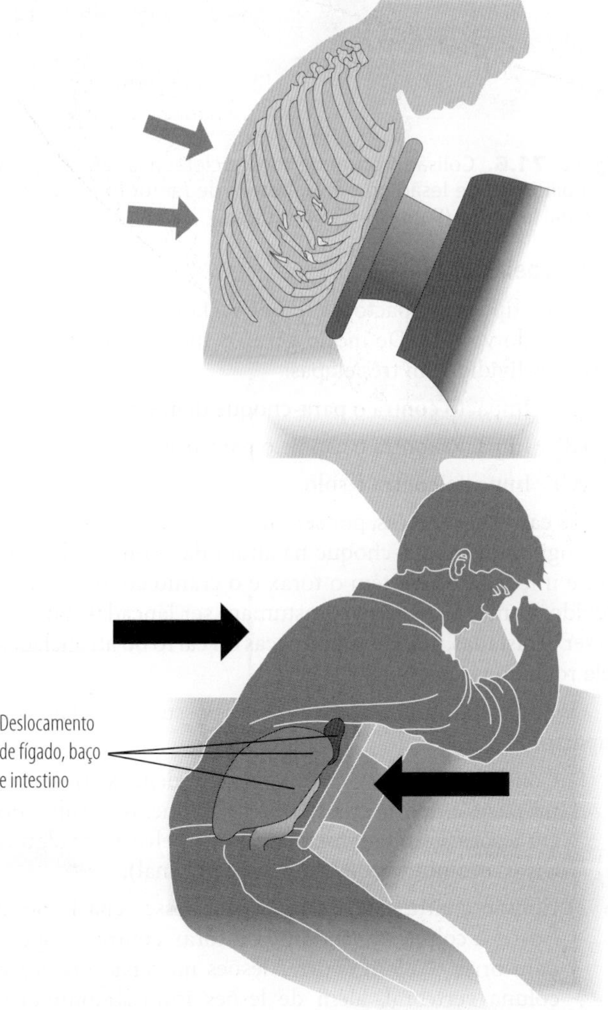

Figura 71.3. Colisão frontal – tórax e o abdome podem impactar contra o volante, sendo importante avaliar a possibilidade de lesões toracoabdominais nesses cenários. (Fonte: PHTLS 6ª Edição).

No caso de uma trajetória descendente, o ocupante pode escorregar pelo assento no sentido dos pedais e da barra de direção, ficando sujeito a traumas musculoesqueléticos nos membros inferiores e bacia (fratura de tornozelo quando os pés estão plantados nos pedais, colisão dos joelhos com o painel, quando fletidos (Figura 71.4).

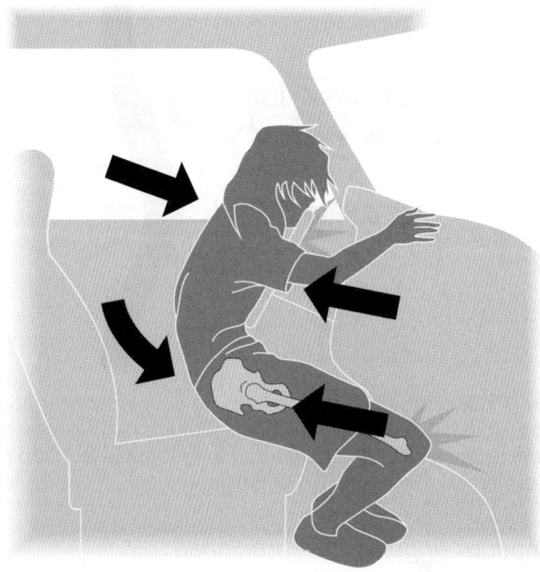

Figura 71.4. Trajetória descendente – Joelhos podem impactar contra o painel, sendo importante avaliar a possibilidade de lesões na pelve e nos membros inferiores nesses cenários (Fonte: PHTLS 6ª Edição).

A artéria poplítea fica próxima à articulação do joelho, podendo ser lesada quando essa articulação é luxada e levar a trombose vascular traumática e redução da perfusão do membro. Essa lesão pode inicialmente passar despercebida no atendimento inicial, sendo importante que o socorrista pré-hospitalar informe ao serviço hospitalar os mecanismos do trauma, possibilitando um diagnóstico presuntivo precoce e redução da morbidade.

Impacto posterior (traseiro)

Ocorre quando o veículo da frente está com velocidade menor que o de trás (quanto maior a diferença de velocidade, maior a força do impacto e a energia dissipada). Com o impacto, os ocupantes do veículo colidido são lançados para frente e, caso o encosto do banco esteja sem ajuste adequado, pode haver a hiperextensão do pescoço, com lesões da coluna cervical.

Se houver impactos secundários, como colisão com outro veículo à frente, uma nova onda de energia e lesões acontecerá.

Impacto lateral

É a colisão lateral com outro veículo, dita "em T", ou quando um veículo derrapa e colide contra um objeto fixo (como uma árvore ou poste). O impacto pode ser do lado do ocupante (podendo ocorrer lesões diretas por partes do veículo) ou do lado contrário (sofrendo as consequências de uma aceleração súbita). Na colisão que ocorre do lado do ocupante, pode haver lesões em qualquer segmento do corpo, como fratura de clavícula e ombro, trauma de tórax, trauma abdominal fechado (sendo muito comum a lesão do baço nesse tipo de colisão), pelve e fêmur (Figura 71.5).

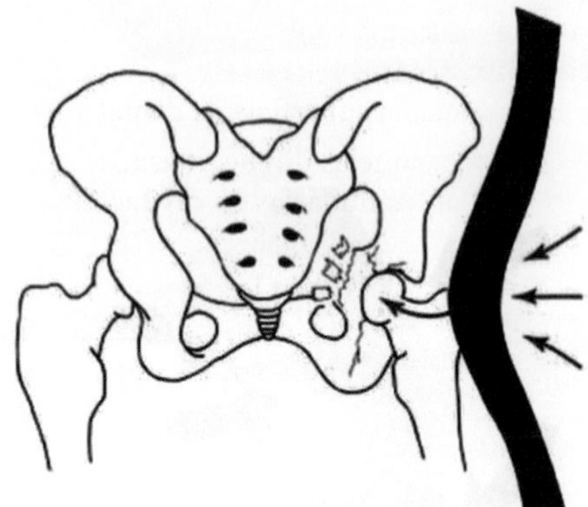

Figura 71.5. Colisão lateral do lado do ocupante: ficar atento para possibilidades de lesão de pelve, fêmur e trauma toracoabdominal (especial atenção para trauma abdominal fechado com lesão esplênica). (Fonte: PHTLS 6ª Edição.)

Impacto angular (ou rotacional)

É quando o canto de um veículo colide contra um objeto imóvel ou o canto de outro veículo mais lento e na direção oposta. As lesões resultantes desse tipo de impacto são diversas, sendo uma combinação daquelas do impacto frontal e lateral ou traseiro e lateral.

Quanto mais próxima do impacto a vítima estiver, mais graves as lesões.

Capotamento

O veículo, durante o capotamento, pode sofrer vários impactos em vários ângulos diferentes, submetendo os ocupantes a diversas energias.

Se estiverem utilizando dispositivos de contenção, como cinto de segurança, podem sofrer ferimentos por cisalhamento, consequentes à movimentação de partes do corpo com diferentes velocidades entre si.

Lesões ainda mais graves podem ocorrer na ausência desses dispositivos, podendo ser ejetados e sofrer traumas secundários como colisão contra o solo ou contra outro veículo e até ser esmagados pelo próprio veículo em capotamento.

ATENÇÃO: O padrão de lesão da vítima ejetada é imprevisível, sendo bastante comum a presença de lesões graves e grande mortalidade, necessitando de avaliação precoce na cena. Esses pacientes devem ser a prioridade na avaliação *in loco*.

Acidentes motociclísticos

Tendem a ser mais graves pelo somatório entre os mecanismos de impacto e os de ejeção, além de não serem protegidos por partes do veículo (que absorvem energia) e, na maioria dos casos, não se utilizarem equipamentos de proteção individual (capacete, jaqueta, joelheira e calçados adequados).

Nas colisões frontais, o ocupante é lançado por cima do tanque de combustível e guidão, podendo sofrer lesões abdominais, pélvicas e de membros inferiores. Nas colisões frontais em que a vítima é lançada, pode ocorrer fratura bilateral do fêmur, devendo ser avaliada pela equipe do APH na cena de atendimento (Figura 71.6).

Em impactos angulares, além das lesões consequentes ao contato com o solo (como queimaduras, fraturas e avulsões), o próprio veículo pode cair sobre o piloto e tornar-se objeto agressor.

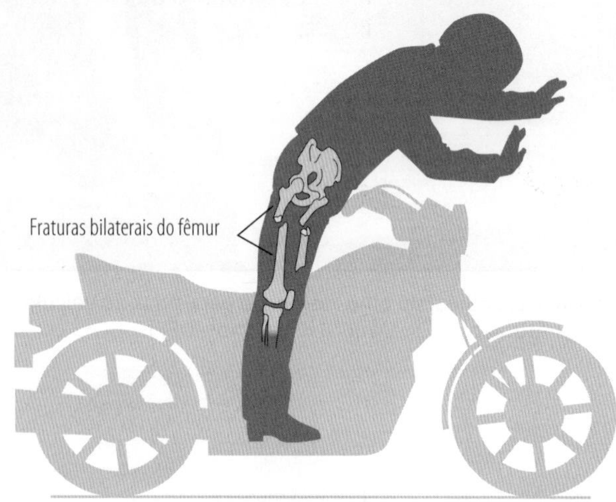

Figura 71.6. Colisão frontal de motocicleta: ficar atento para possibilidades de lesão de pelve, fratura de fêmur e trauma abdominal fechado. (Fonte: PHTLS 6ª Edição.)

Atropelamento

Nesse tipo de impacto, as lesões variam com a altura da vítima e do veículo. De modo geral, o mecanismo de lesão pode ser dividido em três etapas:

(A) Impacto contra o para-choque dianteiro;

(B) Impacto contra o capô e o para-brisa; e

(C) Impacto contra o solo.

No caso das crianças, por serem menores, são inicialmente atingidas pelo para-choque na altura da cintura pélvica e, quase imediatamente, têm o tórax e o crânio contra o capô. Devido ao menor peso, não costumam ser lançadas, podendo ser arrastadas, atingidas por peças do carro ou atropeladas pela roda do veículo.

Os adultos atropelados geralmente possuem três fases de impacto:

1) Colisão contra para-choque: aqui podem existir lesões na parte inferior das pernas (geralmente resultando em lesões em membros inferiores e pelve e, em alguns casos, evoluindo com trauma abdominal),
2) Colisão contra capô e para-brisa: nesse cenário pode existir a colisão do abdome ou tórax contra o capô e para-brisa. Podem ocorrer lesões na caixa torácica e coluna vertebral, além de lesões intra-abdominal e intratorácica por cisalhamento ou esmagamento. Os adultos geralmente colidem crânio contra o capô ou para-brisa, estando a vítima sujeita a trauma de face, crânio e coluna vertebral.

3) Colisão contra solo: quando lançados, estão sujeitos a outro impacto contra o solo ou outro veículo, podendo ter lesões no crânio e na coluna cervical.

Queda

A troca de energia e os consequentes danos dependem principalmente de três elementos:

1) Altura da queda;
2) Superfície sobre a qual colidiu;
3) Quantidades de impactos durante o trajeto e qual parte do corpo foi atingida.

Quedas de mais de 6 metros para adultos e de 3 metros para crianças são geralmente graves. O padrão de traumas em quedas que acometem primeiros os pés é chamado de síndrome de Don Juan, com possíveis fraturas bilaterais de calcâneo, tornozelo, tíbia e fíbula.

Explosões

São reações químicas que liberam, quase instantaneamente, grande quantidade de energia, que se propaga na forma de uma onda expansiva, podendo gerar lesões físicas, químicas e térmicas, dependendo do tipo e quantidade de agente, do ambiente (se local fechado ou aberto) e da distância entre a vítima e o foco.

Depois do evento inicial, há a formação de uma onda de ar e gases comprimidos que se deslocam formando pressão positiva. Posteriormente, um efeito de sucção é promovido devido a uma pressão negativa formada pelo vácuo no primeiro momento. São divididas em cinco formas as potenciais lesões desse mecanismo.

Primárias

Consequências diretas da onda de pressão da explosão. Órgãos como tímpano, olhos, pulmões e intestino (os que possuem gás em seu interior) são os principais acometidos, podendo gerar lesões graves e até morte, sem sinais externos importantes de agressão.

Secundárias

Acontecem devido à mobilização de detritos ou de objetos pela onda de choque, as chamadas lesões balísticas, causando desde fraturas até perfurações e lacerações. São importante causa de lesão, visto que se estendem para além da onda de choque inicial.

Terciárias

Resultam do lançamento da própria vítima, pela pressão positiva, e os traumas secundários contra solo ou outros objetos, além de esmagamento por dano estrutural e desabamento de construções.

Quaternárias

Caracterizadas pelas queimaduras e lesões consequentes à inalação de gases tóxicos, fumaças ou outros agentes suspensos no local.

Quinárias

Descritas por alguns autores como resultantes de aditivos específicos, a depender do agente agressor, como bactérias e radiação.

Lesões penetrantes

São aqueles ferimentos causados por objetos que adentram o tecido, geralmente relacionados à transferência de energia por uma pequena superfície de contato.

As lesões incluem aquelas diretas causadas pelo deslocamento do objeto e as secundárias às cavitações criadas por ele, sendo diretamente relacionadas à energia e, por consequência, à velocidade do objeto durante o impacto.

Os ferimentos penetrantes podem variar de acordo com a energia da arma utilizada e da distância em que se encontram o agressor e a vítima.

As formas de energia podem ser classificadas em:

- Baixa energia: são aqueles objetos lançados manualmente, como facas, além de empalamento por objetos fixos (árvores, postes e placas de rua). Nesses casos pode-se supor as lesões analisando o trajeto da agressão, e os principais determinantes da gravidade são a região anatômica e a profundidade atingida;
- Média energia: são os revólveres. A área de cavitação produzida por eles pode ser até cinco vezes maior que o calibre do projétil;
- Alta energia: os rifles militares ou de caça, por sua vez, podem gerar cavitações até 25 vezes maiores que o projétil. A depender da arma utilizada, além do dano gerado pela energia, este pode ser agravado pela capacidade de fragmentação do projétil, podendo ocorrer ao penetrar o tecido (com maior dano a partes moles) ou quando em contato com uma estrutura resistente dentro do organismo.

De forma geral, lesões características são formadas quando o projétil entra no tecido e quando o deixa. As lesões de entrada caracterizam-se por serem redondas ou ovais, com pequena abrasão rósea da pele (visto que, ao penetrar, o projétil gira no seu próprio eixo) e, em caso de proximidade da arma, os gases aquecidos queimam a pele e deixam ainda fumaça aderida a ela. Já os ferimentos de saída costumam ser estrelados, irregulares, sem lesões abrasivas na pele (Tabela 71.1).

Tabela 71.1. Características dos ferimentos penetrantes

Classificação	Distância	Características
Ferimentos à queima-roupa	Cano encostado na vítima	Ferimentos de entrada circulares com ou sem fuligem e marca do cano da arma. Queimaduras ou chamuscamento nas bordas são comuns. Associados a alta mortalidade.
Ferimentos à curta distância	Menos de 1,8 metro	Ferimentos de entrada circulares, sendo a fuligem nas bordas mais frequente.
Ferimentos de distância intermediária	Entre 1,8 e 5,5 metros	Ferimento central rodeado por pequenas perfurações, chamadas de lesões-satélites. Mistura de ferimentos profundos e escoriações superficiais.
Ferimentos de longa distância	Mais de 5,5 metros	Dispersão de pequenos projéteis. Raramente são fatais. Podem ser mais graves em caso de armas de maior energia e poder de penetração.

Abordagem inicial no atendimento pré-hospitalar

Segurança da cena no atendimento pré-hospitalar

Antes mesmo de se iniciarem os primeiros cuidados com o paciente, a prioridade no atendimento de uma emergência no ambiente pré-hospitalar é a determinação da segurança da cena, sendo necessário garantir a segurança do socorrista, de sua equipe e da vítima.

A segurança deve ser uma prioridade sempre. Isso deve ser iniciado desde o deslocamento até o local, sendo reavaliada periodicamente durante todo o tempo de permanência e, principalmente, diante qualquer alteração do ambiente. Caso julgar necessário, para elevar a segurança, a equipe pode solicitar apoio de policiais ou de agentes de trânsito presentes no local.

Questões como o uso de roupa reflexiva, desvio adequado do tráfego, correto posicionamento das ambulâncias, remoção das vítimas das áreas de perigo, vestimentas adequadas em áreas de incêndio e até critérios para recuo e abandono de cena são necessárias para preservar a integridade dos atendentes e permitir o tratamento adequado das vítimas.

A ambulância deve ser parada no sentido da via, com os sinais luminosos ligados e a uma distância segura do evento. Para decidir pela distância segura, deve-se observar a existência de vazamento de óleo, combustível, gases, fumaça, fogo, entre outros, no local. A sinalização pode ser realizada com cones ou similares. Para estabelecer a distância para a primeira sinalização, deve-se usar a velocidade máxima permitida para a via como referência (Tabela 71.2):

Tabela 71.2. Distância do acidente para início da sinalização

Tipo da via	Velocidade máxima permitida	Distância para início da sinalização (pista seca)	Distância para início da sinalização (chuva, neblina, fumaça, noite seca)
Vias locais	40 km/h	40 passos longos	80 passos longos
Avenidas	60 km/h	60 passos longos	120 passos longos
Vias de fluxo rápido	80 km/h	80 passos longos	160 passos longos
Rodovias	100 km/h	100 passos longos	200 passos longos

Avaliação e manejo do paciente

O atendimento do doente traumatizado deve ser sistematizado a fim de otimizar a conduta e minimizar a morbimortalidade. A partir disso, construiu-se um fluxograma de prioridades iniciando-se por aquelas que, se não tratadas, podem causar a morte do paciente.

A etapa inicial constitui-se na avaliação primária de forma simultânea à reanimação, a qual representa a correção das afecções. Logo em seguida, procede-se à avaliação secundária e, por fim, ao tratamento definitivo (realizado já em ambiente hospitalar).

Avaliação primária

Refere-se à análise rápida dos sistemas, organizada por prioridade: (A) patência das vias aéreas e estabilização da coluna cervical; (B) ventilação; (C) circulação; (D) disfunção neurológica e (E) exposição e controle do ambiente. Cada etapa deve ser avaliada e corrigida, quando necessário, antes de seguir o fluxograma.

Patência das vias aéreas e estabilização coluna cervical

A oferta inadequada de oxigênio ao cérebro é o fator que mais rapidamente leva o traumatizado à morte, fazendo com que o objetivo dessa etapa seja manter as vias aéreas pérvias e a coluna cervical estável, complementado com as condutas subsequentes.

O comprometimento da ventilação pode ocorrer por três mecanismos gerais, a saber: obstrução de vias aéreas, alteração da mecânica respiratória e depressão do sistema nervoso central.

A obstrução deve ser considerada em todos pacientes, sendo a abertura das vias aéreas procedimento de rotina. A principal causa de obstrução em pacientes com redução do nível de consciência é a queda da língua em direção à faringe, causada pela hipotonia e revertida pelas manobras manuais de permeabilização da via aérea ou com o uso de dispositivos permeabilizadores auxiliares (Tabela 71.3)

Fraturas de arcos costais, vítimas idosas ou pneumopatas possuem maior risco de incapacidade ventilatória e falência de sua mecânica. Além disso, casos como traumatismos cranioencefálicos graves, comprometimento do nível de consciência (Escala de Coma de Glasgow ≤ 8; *vide* item *(D) Disfunção neurológica*) e possibilidade de obstrução iminente (edema de vias como em anafilaxias e queimaduras) necessitam do estabelecimento de via aérea definitiva, ou seja, tubo com balão insuflado abaixo das cordas vocais e fonte externa de oxigênio.

Aqueles pacientes que falam sem disfonia ou sem dificuldade não têm problemas no conduto aéreo, sendo possível uma rápida avaliação já na chegada da equipe, analisando permeabilidade de vias, capacidade ventilatória e até adequação neurológica por meio de perguntas simples ("Qual seu nome?", "O que aconteceu?").

Sendo a principal prioridade a garantia do fornecimento adequado de oxigênio enquanto se mantém a coluna cervical alinhada, são iniciadas as manobras básicas de permeabilização da via aérea como a tração da mandíbula, auxiliadas por dispositivos básicos (cânula orofaríngea e nasofaríngea).

Pode-se ainda proceder à passagem de um tubo endotraqueal, enquanto outro socorrista mantém a coluna cervical imobilizada manualmente. Em caso de falha da intubação orotraqueal e permanência da necessidade de estabelecimento da via aérea, a ventilação pode ser feita com máscara laríngea ou outros dispositivos supraglóticos até a obtenção da via aérea definitiva. Se essa opção também for falha, a cricotireoidostomia deve ser cogitada.

Observação importante: Antes de proceder à intubação orotraqueal, é importante prever potenciais dificuldades na sua realização. Alguns fatores como artrose de coluna cervical, trauma maxilofacial, limitação da abertura da boca e da mobilidade cervical, obesidade, variações anatômicas, objetos estranhos e secreções são exemplos de dificultadores ao procedimento. O método mnemônico LEMON pode auxiliar na avaliação, com componentes úteis ao APH:

L: ***Look externally*** (procurar externamente) – procurar características que levem à dificuldade na intubação ou na ventilação.

E: ***Evaluate*** (examinar as distâncias – regra 3-3-2): a distância entre os dentes incisivos superiores e inferiores deve ser de pelo menos três dedos; a distância entre o osso hioide e o mento deve se de pelo menos três dedos; a distância entre a proeminência tireóidea e o assoalho da boca deve ser de pelo menos dois dedos.

M: Mallampati – classificação e quantificação da visualização da hipofaringe:

- Mallampati I: visualização de palato mole, úvula, fauces e pilares;
- Mallampati II: visualização de palato mole, úvula e fauces;

Tabela 71.3. Técnicas para manutenção da via aérea

Técnica	Característica	Indicação
Elevação do mento	Dedos de uma mão sob a mandíbula que é elevada, deslocando o mento anteriormente; não deve provocar hiperextensão do pescoço, sendo pouco viável em vítimas de trauma acima das clavículas (suspeita de trauma cervical).	Manutenção da permeabilidade da via aérea
Tração da mandíbula	Coloca-se uma mão em cada ângulo da mandíbula e os desloca para cima. Grande alternativa de permeabilização na suspeita de trauma cervical.	Manutenção da permeabilidade da via aérea
Cânula orofaríngea	Inserida na boca por trás da língua. Duas técnicas podem ser utilizadas: (1) depressão da língua com abaixador e posicionamento – preferível para crianças, evitando lesões de boca e faringe; (2) inserção da cânula com a concavidade voltada para cima e, ao tocar palato mole, gira 180°.	Manutenção da permeabilidade da via aérea. Evita, quando posicionada corretamente, a queda da musculatura da língua em direção à hipofaringe. Pode ser utilizada juntamente com bolsa-valva-máscara. Não pode ser utilizada em indivíduos conscientes, por induzir o reflexo do vômito.
Cânula nasofaríngea	Inserida em uma das narinas e empurrada em direção à orofaringe posterior. Técnica: após ser lubrificada, deve ser introduzida em narina sem obstrução aparente; em caso de resistência, o procedimento deve ser interrompido e tentado na outra narina.	Manutenção da permeabilidade da via aérea. Não deve ser utilizada em pacientes com suspeita ou possível lesão da lâmina cribiforme, na base do crânio (sinal de Battle, sinal de guaxinim, otorreia e rinorreia liquórica são sinais).
	Dispositivos supraglóticos	
Máscara laríngea (ML)	Dispositivo desenvolvido para o manuseio supraglótico das vias aéreas. Não fornece via aérea definitiva e não precisa de visualização direta para inserção.	Ventilação com dispositivo de máscara com válvula e balão insuficiente e falha na intubação orotraqueal Máscara laríngea que permite intubação (MLI) é aquele dispositivo que possibilita a passagem de tubo através da dela.
Tubo laríngeo	Capacidade semelhante à da ML em fornecimento de ventilação adequada. Não é via aérea definitiva. Colocado sem visualização direta.	Ventilação com dispositivo de máscara com válvula e balão insuficiente e falha na intubação orotraqueal
Combitube	Tubo único com dois balonetes de baixa pressão: um distal e um proximal. O balonete proximal veda a faringe, enquanto o distal faz o mesmo com o esfíncter esofágico superior. Não necessita de manuseio cervical ou de visualização direta para colocação.	Ventilação com dispositivo de máscara com válvula e balão insuficiente e falha na intubação orotraqueal
	Via aérea definitiva	
Intubação endotraqueal	Colocação de tubo na traqueia com insuflação de balonete abaixo da glote, associado à ventilação com ar enriquecido em oxigênio. Em caso de uso colar cervical, ao retirar este, um auxiliar deve manter a cabeça e a cervical na posição neutra. Um introdutor traqueal de Eschmann (*bougie*) pode ser utilizado no auxílio da intubação, sendo um guia flexível com arqueamento na parte distal, proporcionando intubação em até 80% nas vias difíceis.	Necessidade de proteção da via aérea: fraturas maxilofaciais, risco de obstrução (hematoma cervical, lesão de traqueia ou laringe, estridor, edema), risco de aspiração (sangramentos e vômitos) e inconsciência. – Necessidade de ventilação/oxigenação: movimentos respiratórios inadequados (hipóxia, hipercapnia, cianose), hemorragia maciça, trauma cranioencefálico contuso grave, apneia (paralisia neuromuscular, inconsciência).
	Via aérea cirúrgica	
Cricotireoidostomia por punção	Inserção de um cateter sobre agulha grossa (Jelco12 e 14 em adultos, Jelco16 e 18 em crianças) pela membrana cricotireóidea em direção à traqueia. O cateter é conectado a uma fonte de oxigênio em Y ou tubo com abertura lateral. A insuflação é intermitente, 1 segundo sim e 4 não, permitindo a expiração passiva.	Obstrução por edema de glote, fratura de laringe, hemorragia orofaríngea grave, impossibilidade de intubação orotraqueal. Fornecimento de oxigênio por curtos períodos (até 45 minutos) por promoverem retenção progressiva de CO_2. Preferível à cricotireoidostomia cirúrgica em menores de 12 anos.
Cricotireoidostomia cirúrgica	Incisão na pele até a membrana cricotireóidea, inserção de tubo endotraqueal ou tubo de traqueostomia de pequeno calibre	Obstrução por edema de glote, fratura de laringe, hemorragia orofaríngea grave, impossibilidade de intubação orotraqueal. Preferível à traqueostomia. Não é recomendada para menores de 12 anos (pode lesar cartilagem cricoide, o único suporte circunferencial para a parte superior da traqueia).
Traqueostomia	Não é segura no atendimento inicial, visto que exige hiperextensão do pescoço, sendo passível de demora e intercorrências como hemorragias.	Obstrução por edema de glote, fratura de laringe, hemorragia orofaríngea grave, impossibilidade de intubação orotraqueal.

- Mallampati III: visualização de palato mole e base da úvula;
- Mallampati IV: visualização apenas do palato duro.

O: ***Obstruction*** (obstrução) – qualquer que seja, incluindo epiglotite, abscesso peritonsilar e trauma maxilofacial.

N: ***Neck mobility*** (mobilidade cervical – encostar queixo no peito): pacientes traumatizados em uso de colar cervical possuem mobilização cervical limitada, sendo de intubação mais difícil.

Concomitantemente ao manejo da via aérea, iniciam-se os cuidados com a coluna cervical. Todo doente com trauma contundente significativo, principalmente se acima da clavícula e/ou com rebaixamento do nível de consciência, tem lesão medular, até que se prove o contrário.

Durante a avaliação pré-hospitalar, não há sinal clínico que permita descartar, com segurança, o acometimento cervicomedular. Ela será realizada no centro hospitalar, sendo importante ressaltar que mesmo as radiografias da região cervical detectam apenas 85% das lesões.

Um movimento excessivo em qualquer direção pode provocar ou agravar um dano neurológico, devendo ser evitado. Sendo assim, deve-se manter a cabeça e o pescoço em posição neutra durante todo o atendimento, por meio de dispositivos como o colar cervical.

Se necessário manusear a cabeça, inclusive para remoção do capacete, procede-se à imobilização manual e ao reposicionamento posterior do colar.

Além do colar cervical, para o transporte, é necessário o uso da prancha rígida, que manterá a integridade vertebral da vítima.

Ventilação

Para a adequada troca gasosa, além da permeabilidade das vias aéreas, deve haver bom funcionamento do diafragma, caixa torácica e pulmões, sendo necessária a avaliação rápida e atenciosa deles.

Inicia-se a avaliação pela inspeção da região cervical, da caixa torácica e dos movimentos respiratórios. Desvio de traqueia e turgência jugular podem ser indícios de pneumotórax hipertensivo e tamponamento pericárdico, devendo estar presentes como diagnósticos diferenciais.

Observação da caixa torácica pode fornecer informações como ferimentos penetrantes, contusões e assimetria à ventilação por possíveis fraturas dos arcos costais. Em caso de múltiplas fraturas em arcos subsequentes, pode estar presente o tórax instável, no qual há a depressão de um segmento da caixa torácica durante a inspiração.

A palpação pode complementar a inspeção identificando enfisema subcutâneo, lesões de partes moles e crepitação óssea. E a percussão pode incrementar as ferramentas semiológicas, detectando timpanismo ou macicez, diferente do claro pulmonar esperado. Nesses casos, pneumotórax e hemotórax devem ser cogitados, respectivamente.

O ambiente movimentado e ruidoso pode prejudicar a propedêutica da ausculta do tórax, mas a percepção de murmúrios vesiculares simétricos e bulhas cardíacas rítmicas e normofonéticas torna improváveis, pelo menos momentaneamente, as alterações em parênquima pulmonar e tecido cardíaco de condução e de contração.

Inicialmente todos pacientes politraumatizados merecem oxigênio complementar buscando manter a saturação de oxigênio maior que 94%, o que representaria aproximadamente PaO_2 (pressão parcial de oxigênio) próxima a 70 mmHg. Em caso de ventilação anormal, deve-se primeiro certificar-se de que as vias aéreas estão pérvias e o oxigênio suplementar está adequadamente entregue, seja somente por dispositivo de máscara com válvula e balão ou com auxílio de cânulas e tubos endotraqueais.

Na Tabela 71.4 estão relacionadas as principais afecções torácicas encontradas no pré-hospitalar, com ferramentas de identificação e tratamento.

Tabela 71.4. Lesões torácicas

Afecção	Sinais	Tratamento
Pneumotórax hipertensivo	Turgência jugular, hipotensão, murmúrio vesicular ausente à ausculta e hipertimpanismo à percussão	Imediato: punção de alívio no encontro do segundo espaço intercostal e linha hemiclavicular do hemitórax acometido (toracocentese) Definitivo: toracocostomia com drenagem em selo d'água
Pneumotórax aberto	Murmúrio vesicular ausente à ausculta e hipertimpanismo à percussão, além do ferimento de entrada e enfisema subcutâneo à palpação	Se lesão de entrada maior ou igual a 2/3 o diâmetro da traqueia, haverá roubo de ar durante a inspiração, devendo ser tratado com curativo de três pontas. Tratamento definitivo com drenagem torácica.
Hemotórax	Jugulares colabadas, redução ou abolição do murmúrio vesicular com macicez à percussão	Drenagem torácica em selo d'água. Indicações de toracotomia de emergência por hemotórax maciço: drenagem imediata de 1.500 mL, drenagem de 200 mL/h por 2 a 4h e necessidade persistente de transfusão sanguínea.
Tórax instável	Duas ou mais fraturas em dois ou mais arcos costais consecutivos	Analgesia e suporte ventilatório com O_2 suplementar, se necessário. Investigar lesões pulmonares subjacentes. Pode-se proceder à intubação orotraqueal em casos de hipoxemia ($PaO_2 \leq 60$ mmHg) ou Sat < 90%.
Tamponamento cardíaco	Tríade de Beck (hipofonese de bulhas, hipotensão e turgência jugular) e pulso paradoxal (queda na pressão arterial sistólica maior que 10 mmHg durante inspiração)	Imediato: pericardiocentese. Definitivo: toracotomia para reparo

Circulação e controle da hemorragia

Nas situações de perda sanguínea, uma cascata de eventos é desencadeada pelo organismo a fim de compensar o déficit. Entre as manifestações, a taquicardia é uma das mais precoces. A vasoconstrição periférica é outro mecanismo, sendo promovida pelas catecolaminas endógenas e por aumento da resistência periférica. Essas respostas objetivam direcionar o fluxo sanguíneo para rins, coração e cérebro, mantendo o retorno venoso e o débito cardíaco inicialmente, mas são limitados e sujeitos a fatigabilidade.

Em se tratando das células, a redução na perfusão e na oxigenação também as obriga a buscarem mecanismos compensatórios. De início, tem-se a mudança do metabolismo aeróbico para o anaeróbico, com formação de ácido láctico e acidose metabólica, e produção de menor quantidade de energia. Se mantida a situação, a pobre oferta energética leva a mecanismos lesivos como disfunção da membrana celular e liberação de mediadores inflamatórios, levando a um círculo vicioso de danos celulares e inflamação, que culmina na disfunção de múltiplos órgãos e sistemas[4,5].

Na avaliação, sinais como pele fria e pegajosa, taquicardia, redução do débito urinário, alteração do nível de consciência e hipotensão podem significar má perfusão orgânica. É válido citar que hipotensão é um sinal tardio, presente apenas quando há perdas sanguíneas maiores do que 30% da volemia total. Virtualmente, todo choque pós-trauma deve ser considerado hipovolêmico até que se prove o contrário. Até mesmo os choques não hemorrágicos possuem algum componente hipovolêmico e tendem a ter alguma resposta à reposição volêmica.

Os locais primários de hemorragia maciça incluem tórax, abdome, espaço retroperitoneal, pelve e ossos longos. Em caso de fraturas ósseas, o alinhamento delas também é medida inicial prioritária para controle da perda sanguínea. Isso pode ser conseguido por meio de talas ou dispositivos fixadores, assim como lençóis tracionando a região transtrocanteriana, nos casos de instabilidade pélvica.

Na Tabela 71.5 está classificado o choque hemorrágico em categorias, de acordo com a volemia perdida, sinais clínicos e necessidade de reposição.

Nos sangramentos externos, a primeira medida destina-se ao controle deles e pode ocorrer de três formas:

1) Pressão direta local (com gazes ou compressas);
2) Torniquetes (utilizados quando há falha da pressão local); e
3) Hemostasia definitiva (cirúrgica; destinada ao tratamento hospitalar).

Conjuntamente à identificação e ao controle do foco, deve-se iniciar a reposição volêmica[6]. A velocidade máxima de infusão é determinada pelos diâmetros dos cateteres, não dependendo diretamente do calibre da veia em que são colocados. Dessa forma, orienta-se a punção de dois acessos venosos periféricos.

As estratégias atuais de tratamento do choque hemorrágico têm como objetivo o controle rápido do sangramento e da restauração da perfusão. No contexto atual, são reconhecidos os efeitos deletérios[10] da administração excessiva de cristaloides[6,7] e é cada vez mais valorizado o conceito da **hipotensão permissiva**[8], sendo essa conduta cada vez mais estudada e recomendada no contexto do choque hemorrágico no APH[9,11].

É descrita limitação relacionada à abordagem por hipotensão permissiva em pacientes com trauma cranioencefálico[5,12]. Nesses pacientes os níveis pressóricos mais baixos poderiam reduzir a pressão de perfusão cerebral e, consequentemente, contribuir para a instalação ou agravamento da lesão cerebral secundária.

Existe tendência na literatura a restringir o volume de líquidos infundidos na reanimação dos pacientes com hemorragia não controlada. A recomendação é a infusão de 1 a 2 litros (20 mL/kg em crianças) de solução cristaloide isotônica aquecida, sendo fundamental a observação da melhora dos parâmetros clínicos perfusionais[9]. É importante frisar que a reposição volêmica agressiva ou contínua não substitui o controle definitivo da hemorragia.

Disfunção neurológica

O objetivo, nessa primeira avaliação, é determinar o nível de consciência do doente usando como ferramenta principal a Escala de Coma de Glasgow (Tabela 71.6). Ela avalia e pontua a melhor resposta, numa escala de 3 a 15, da abertura ocular, da resposta verbal e da resposta motora a um estímulo, sendo o componente "resposta motora" o melhor preditivo da função cerebral.

Se a vítima estiver intubada, para o cálculo da "resposta verbal", adiciona-se a letra "T" (por exemplo, 8T: 2 + 1T + 5).

Tabela 71.5. Perda estimada de sangue e reposição

	Classe I	Classe II	Classe III	Classe IV
Perda sanguínea (mL)	< 750	750-1.500	1.500-2.000	> 2.000
Perda sanguínea (% volume sanguíneo)	< 15%	15%-30%	30%-40%	> 40%
Frequência de pulso arterial (bpm)	< 100	100-120	120-140	> 140
Pressão arterial	Normal	Normal	Diminuída	Diminuída
Frequência respiratória (irpm)	14-20	20-30	30-40	> 35
Diurese (mL/h)	> 30	20-30	5-15	Desprezível
Estado mental	Levemente ansioso	Moderadamente ansioso	Ansioso ou confuso	Letárgico
Reposição volêmica	Cristaloide	Cristaloide	Cristaloide e sangue	Cristaloide e sangue

Em caso de escores menores ou iguais a 8, há indicação de intubação traqueal para proteção das vias aéreas.

Pupilas e déficit focal ainda podem ser examinados nessa fase. Quatro grandes possibilidades principais devem ser aventadas quando há alteração do nível de consciência, a saber: hipóxia ou hipoperfusão cerebral, lesão do sistema nervoso central, intoxicação por álcool ou outras drogas e distúrbios metabólicos (hiperglicemia, convulsão, parada cardiorrespiratória)[11].

Exposição e controle do ambiente

Baseia-se em remover as vestimentas da vítima para avaliar possíveis lesões ocultas. É importante cobrir e aquecer a vítima após avaliação para evitar a hipotermia nesses pacientes, visto que ela prejudica mecanismos de defesa do corpo, incluindo o sistema de coagulação sanguínea. Os fluidos intravenosos administrados também devem ser aquecidos.

Medidas auxiliares à avaliação primária e à reanimação

São aquelas acessórias ao tempo principal capazes de fornecer informações adicionais importantes. Na avaliação primária e reanimação, as medidas auxiliares são a monitorização eletrocardiográfica, sondas gástricas e urinárias, oximetria de pulso, sinais vitais e até exames radiológicos[11].

Avaliação secundária

Inicia-se somente após o término da avaliação primária e não deve interferir nesta. Divide-se em duas partes. A primeira refere-se a um exame mais detalhado, com ordenação craniocaudal para identificar lesões ocultas que passaram despercebidas na primeira avaliação. A segunda parte consiste na obtenção de informações acessórias na compreensão e terapêutica do quadro, sendo utilizado o mnemônico SAMPLE para caracterizá-la[11].

S-*Sintomas*

A-*Alergias*

M*edicamentos*

P*assado médico-cirúrgico e prenhez*

L*íquidos e alimentos*

E*ventos* (ambiente)

Tabela 71.6. Escala de Coma de Glasgow

Escore	Resposta	Resposta para lactentes
	Abertura ocular	
4	Espontânea	Espontânea
3	Ao estímulo verbal	Ao estímulo verbal
2	Ao estímulo doloroso	Ao estímulo doloroso
1	Ausente	Ausente
	Melhor resposta verbal	
5	Orientado	Balbucia
4	Confuso	Choro irritado
3	Palavras inapropriadas	Choro à dor
2	Sons inespecíficos	Gemido à dor
1	Ausentes	Ausentes
	Melhor resposta motora	
6	Obedece a comandos	Movimentação espontânea
5	Localiza a dor	Localiza a dor
4	Retirada ao estímulo doloroso	Retirada ao estímulo doloroso
3	Flexão patológica (decorticação)	Flexão patológica (decorticação)
2	Extensão patológica (descerebração)	Extensão patológica (descerebração)
1	Ausente	Ausente

Conclusão

O APH representa uma grande parte da medicina de emergência, repleto de particularidades e que exige de seus profissionais características únicas como: rápido raciocínio clínico para tomada de decisão assertiva, capacidade de trabalhar em equipe e conhecimento de leis físicas básicas com a adequação delas no contexto do trauma (cinemática). O desenvolvimento de habilidades em procedimentos de emergência associados a gerenciamento de conflitos e recursos em cenários críticos deve ser prioridade no treinamento e na formação desses profissionais.

Apesar de sua importância, por vezes ele é negligenciado durante a graduação médica e na maioria das residências médicas no país. Compreender os aspectos e as particularidades do atendimento ao paciente politraumatizado, desde os mecanismos do trauma até as manobras de reanimação inicial com avaliação primária e avaliação secundária, pode reduzir significativamente morbimortalidade dos pacientes nesses cenários do trauma pré-hospitalar.

Referências bibliográficas

1. Almeida APB, Lima MLC, Oliveira Jr. FJM, Abath MB, Lima MLLT. Anos potenciais de vida perdidos por acidentes de transporte no estado de Pernambuco, Brasil, em 2007. Epidemiol Serv Saude. 2013;22(2):235-42.
2. Bacchieri G, Barros AJD. Acidentes de trânsito no Brasil de 1998 a 2010: muitas mudanças e poucos resultados. Rev Saúde Pública. 2011;45(5):949-63.
3. 3. Duarte EC, Tauil PL, Duarte E, Sousa MC, Monteiro RA. Mortalidade por acidentes de transporte terrestre e homicídios em homens jovens das capitais das regiões Norte e Centro-Oeste do Brasil, 1980-2005. Epidemiol. Serv. Saúde. 2008;17(1).
4. Kauvar DS, Lefering R, Wade CE. Impact of hemorrhage on trauma outcome: an overview of epidemiology, clinical presentations, and therapeutic considerations. J Trauma. 2006;60(6 Suppl):S3-11.
5. Chesnut RM, Marshall SB, Piek J, Blunt BA, Klauber MR, Marshall LF. Early and late systemic hypotension as a frequent and fundamental source of cerebral ischemia following severe brain injury in the Traumatic Coma Data Bank. Acta Neurochir Suppl (Wien). 1993;59:121-5.
6. Shires T, Coln D, Carrico J, Lightfoot S. Fluid therapy in hemorrhagic shock. Arch Surg. 1964;88:688-93.
7. Nishi K, Takasu A, Shinozaki H, Yamamoto Y, Sakamoto T. Hemodilution as a result of aggressive fluid resuscitation aggravates coagulopathy in a rat model of uncontrolled hemorrhagic shock. J Trauma Acute Care Surg. 2013;74(3):808-12.

8. Schmidt BM, Rezende Neto JB, Andrade MV, Winter PC, Carvalho MG Jr, Lisboa TA, et al. Permissive hypotension does not reduce regional organ perfusion compared to normotensive resuscitation: animal study with fluorescent microspheres. World J Emerg Surg. 2012;7(Suppl 1):S9.
9. American College of Surgeons. Advanced trauma life support course. 9th ed. Chicago: ACS; 2012.
10. Cotton BA, Guy JS, Morris JA Jr, Abumrad NN. The cellular, metabolic, and systemic consequences of aggressive fluid resuscitation strategies. Shock. 2006;26(2):115-21.
11. National Association of Emergency Medical Technicians (NAEMT). Phtls – Atendimento Pré-Hospitalar ao Traumatizado. 8ª ed. Porto Alegre: Artmed; 2016.
12. Rosner MJ, Daughton S. Cerebral perfusion pressure management in head injury. J Trauma. 1990;30(8):933-41.

72

ATENDIMENTO INICIAL INTEGRADO AO TRAUMATIZADO NA REDE DE URGÊNCIA E EMERGÊNCIA

André Luciano Baitello
Roberto Kaoru Yagi
José Carlos Palchetti
Alceu Gomes Chueire
Regina Helena Fornari Morganti Chueire

Introdução

O trauma é uma lesão caracterizada por alterações estruturais ou desequilíbrios fisiológicos decorrentes da exposição aguda a várias formas de energia mecânica, térmica, elétrica, química e irradiações em quantidades acima ou abaixo do limiar de tolerância humana[1].

Trauma também pode ser definido como qualquer dano à saúde causado por fatores externos como: acidente automobilístico, agressão física, ferimento por arma de fogo e arma branca, queda e acidente de trabalho[2].

Os acidentes e as violências configuram um conjunto de agravos à saúde, que pode ou não levar a óbito, no qual se incluem as causas ditas acidentais - devidas a trânsito, trabalho, quedas, envenenamentos, afogamentos e outros tipos de acidentes - e as causas intencionais - agressões e lesões autoprovocadas[3]. Esse conjunto de eventos consta na Classificação Internacional de Doenças (CID), sob a denominação de causas externas[4,5].

O trauma é o líder mundial de anos de vida perdidos, superando outras doenças como as cardíacas e o câncer[6]. O impacto dessas mortes pode ser analisado por meio do indicador relativo a anos potenciais de vida perdidos (APVP). Por incidirem com elevada frequência no grupo de adolescentes e adultos jovens, os acidentes e as violências são responsáveis pelo maior número de APVP[1,6]. No Brasil, o indicador de APVP aumentou consideravelmente em relação a acidentes e a violências, entre 1984 e 2004, enquanto para as causas naturais os dados encontram-se em queda[7].

Na década de 1980 no Brasil, as mortes por acidentes e violências passaram a responder pela segunda causa de óbitos no quadro de mortalidade geral, ensejando a discussão de que se tratava de um dos mais graves problemas de saúde pública a ser enfrentado. A partir de então, essas mortes representam cerca de 15% dos óbitos registrados no país[8]. Em 2008, o total de mortes por todas as causas na população brasileira foi de 1.066.842, das quais 133.644 foram classificadas no grupo das causas externas, representando 12,5% do total de óbitos.

A Organização Mundial da Saúde (OMS) tem previsão para 2020 de que a segunda maior causa de mortalidade será devida aos acidentes de trânsito. No Brasil ocorrem 120 mil mortes por ano e 400 mil por sequelas importantes devidas ao trauma, a maioria em jovens do sexo masculino.

No ano de 2009, foram realizadas 883.472 internações no Sistema Único de Saúde (SUS) por causas externas, representando cerca de 8,0% do total de internações e ocupando o quinto lugar entre as causas de internação. Isso significa que, para cada morte, aproximadamente sete pessoas são hospitalizadas no SUS[7].

Com o progresso mundial dos veículos automotores, ocorreu um aumento da velocidade de tráfego, tanto no meio urbano como nas rodovias. A consequência foi a maior demanda de pacientes nas unidades de emergência, além da maior gravidade dos pacientes acidentados.

A mortalidade no trauma vem sendo descrita, classicamente, em três picos sucessivos de incidência[9]:

1. O primeiro pico ocorre imediatamente após o evento traumático, muitas vezes na cena do acidente. Decorre de lesões não compatíveis com a vida;
2. O segundo pico de morte é constatado após 2 a 4 horas do evento. Deve-se à evolução de lesões que determinam alterações relacionadas a insuficiência respiratória (por exemplo, pneumotórax hipertensivo) e a evento hemorrágico em evolução (por exemplo, ruptura de órgãos parenquimatosos, como o fígado e o baço, fraturas de bacia e múltiplas de ossos etc.), ou mesmo lesões expansivas intracranianas (por exemplo, hematoma extradural, subdural etc.). O reconhecimento e o tratamento imediato desses problemas, associados a uma eficiente organização no atendimento de emergência, podem melhorar a sobrevida desses pacientes e reduzir significativamente os óbitos (definidos com a designação de "mortes evitáveis");
3. O terceiro pico de morte ocorre dias ou semanas após o trauma e é devido a complicações, na maioria das vezes sépticas, das lesões iniciais que se diagnosticam durante a internação.

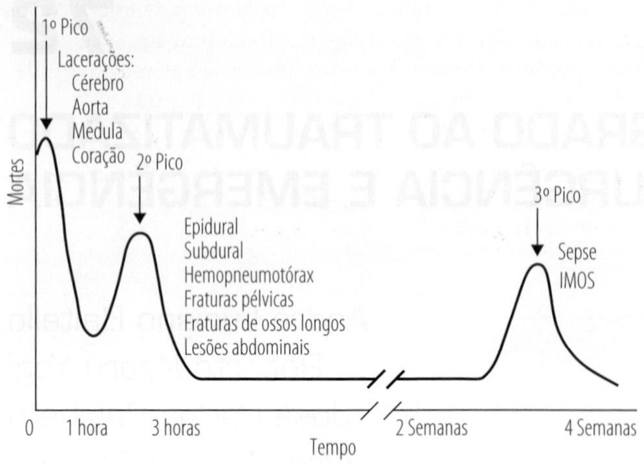

Figura 72.1. Distribuição trimodal das mortes por trauma.

A implementação de um sistema ou rede de atendimento ao trauma melhora as taxas de sobrevivência dos traumatizados graves e reduz o número de traumatizados atendidos nos hospitais de referência. O sistema de trauma e emergência tem dois componentes: o pré-hospitalar móvel e fixo; e o intra-hospitalar. O atendimento móvel atua com o objetivo de chegar rápido até a vítima de trauma e proporcionar atendimento inicial qualificado, o mais precocemente possível. No Brasil, nos últimos anos, graças à implantação do Serviço de Atendimento Móvel de Urgência (SAMU), vem havendo um processo contínuo de melhoria. A equipe hospitalar, nos grandes centros de atendimento ao trauma, envolve várias especialidades médicas e recursos de diagnóstico de alta densidade tecnológica, e se constitui num recurso limitado e de alto custo para o sistema de saúde nacional (SUS). A rede de trauma deverá estar submetida ao controle da regulação médica, que racionaliza e estabelece as prioridades de atendimento[10].

Diante da necessidade de organização dos sistemas de atendimento às urgências no nosso país, garantindo acolhimento, primeira atenção qualificada e resolutiva para as pequenas e médias urgências, estabilização e encaminhamento adequado dos pacientes graves dentro do SUS para os centros de maior complexidade, impõe-se a estruturação dos serviços de saúde, hierarquizando-os de acordo com graus diferenciados de complexidade e definindo territórios de cobertura dentro dos princípios da regionalização, preconizados pelo SUS. Ao longo dos últimos anos, observa-se a configuração de redes de atendimento[8].

A Portaria n° 2.048, do Ministério da Saúde, de novembro de 2002, estabeleceu o regulamento técnico do atendimento das urgências e emergências, com as definições dos componentes de atendimento pré-hospitalar fixo [Unidades Básicas de Saúde (UBS) e unidades não hospitalares de emergência (Unidades de Pronto Atendimento – UPAs) e móvel (unidades de suporte básico e avançado)], classificou as unidades hospitalares de acordo com os recursos disponíveis e introduziu a Regulação Médica como o elemento ordenador e orientador dos Sistemas de Urgência e Emergência. As Centrais de Regulação, estruturadas nos níveis estadual, regional e/ou municipal, organizam a relação entre os vários serviços, qualificando o fluxo dos pacientes no sistema, e geram uma porta de comunicação aberta ao público em geral, por meio da qual os pedidos de socorro são recebidos, avaliados e hierarquizados[8].

Em 2003, o governo federal, considerando o quadro brasileiro de morbimortalidade relativo a todas urgências, inclusive as relacionadas ao trauma e à violência, instituiu a Política Nacional de Atenção às Urgências, por meio da Portaria nº 1.863/GM, em 29 de setembro de 2003[8].

Essa política foi implantada em todas unidades federadas. Ficou estabelecido que o sistema deve ser organizado de modo que permita, entre outros: fomentar, coordenar e executar projetos estratégicos de atendimento às necessidades coletivas de saúde, e contribuir para o desenvolvimento de processos e métodos de coleta, análise e organização dos resultados das ações e serviços de urgência.

A implantação do SAMU – 192 – em municípios e regiões de todo o território brasileiro constituiu-se na primeira etapa da Política Nacional de Atenção às Urgências, por meio da Portaria nº 1.864/GM, de 29 de setembro de 2003[8].

Um importante marco dessa política foi a implantação, a partir de 2008, das UPAs, com a expansão do pré-hospitalar fixo. Essas unidades são componentes da Rede de Urgência e Emergência, além de contarem com estrutura de complexidade intermediária para o atendimento do usuário vítima de trauma. A estratégia, idealmente, visa ao atendimento inicial do paciente e está diretamente relacionada ao trabalho do Componente Móvel de Urgência (SAMU), que organiza o fluxo de atendimento e encaminha o paciente ao serviço de saúde adequado à situação; oferece acolhimento e atendimento de Urgência e Emergência, com classificação de risco, aos pacientes vítimas de trauma que derem entrada no serviço com resolutividade nos casos de menor complexidade e encaminhamento com garantia de atendimento ao serviço especializado (via regulação médica); e referencia os casos de maior complexidade para os Hospitais da rede referenciada, por meio das Centrais de Regulação Médica das Urgências – Complexo Regulador, após realização de procedimentos essenciais de estabilização[8].

O atendimento à demanda espontânea de baixa gravidade e, em especial às urgências, incluídos aí os traumatizados, envolve ações que devem ser realizadas em todos os pontos de atenção à saúde do SUS, entre eles os serviços de atenção primária. De forma geral, a atenção à demanda espontânea na atenção primária deverá ser baseada no acolhimento à população, de forma a garantir um atendimento humanizado, a resolutividade dos serviços e a promoção da saúde da população. Pela sua organização, a atenção primária deve-se constituir como primeiro contato preferencial dos usuários com o sistema de saúde, contribuindo para a sua organização e atuando de forma integrada com os demais níveis de atenção. Esse contato não significa simples meio de encaminhamento aos demais níveis de atenção, pois, pelo fato de a atenção primária fazer parte de uma rede de atenção de cunho integral e longitudinal, mesmo quando referenciada a outro nível de atenção, continua sendo corresponsável e principal referência para a população adstrita[8].

O resultado final da abordagem do paciente traumatizado depende de uma resolução adequada de quatro fases: prevenção, pré-hospitalar fixo e móvel, hospitalar e reabilitação. O ideal é que a fase de prevenção evite a ocorrência ou minimize as consequências do trauma. A fase de reabilitação deve procurar garantir, em menor tempo possível, a reintegração social do paciente traumatizado. Essas fases devem estar integradas com protocolos assistenciais e de regulação em uma verdadeira cadeia de ações no atendimento ao traumatizado (Figura 72.2).

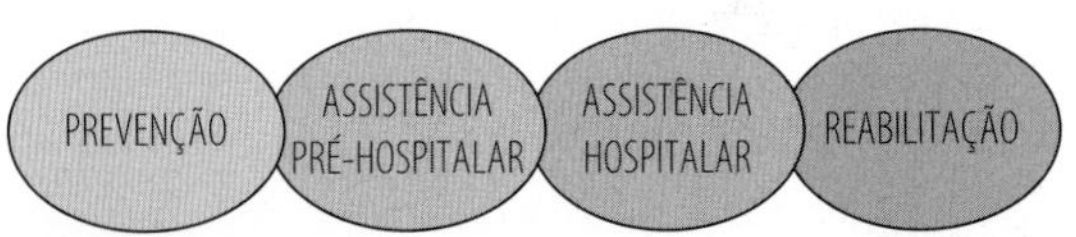

Figura 72.2. Cadeia de ações integradas no atendimento ao traumatizado.

Em 2012, com a proposta de integrar essa rede de atendimento ao traumatizado, vem se constituindo, nas diversas regiões do país, a linha de cuidado ao traumatizado, que consiste no processo integrado de atenção ao paciente vítima de trauma, que articula os pontos de atenção dessa rede, com vistas à prevenção dos agravos, garantia de padrões adequados de acessibilidade aos recursos tecnológicos, à gravidade dos casos e à continuidade do cuidado, com atribuição prévia de responsabilidades assistenciais e mecanismos de regulação, coordenação, comunicação e transporte sanitário entre os diversos serviços e respectivos gestores[9].

Diante da perspectiva do atendimento integrado e organizado ao trauma, em relação aos médicos que atuam nas diversas unidades de saúde e no pré-hospitalar móvel, independentemente de sua complexidade, devem atender o paciente traumatizado seguindo protocolos assistenciais e de regulação médica; estes últimos devem definir as grades de procedimentos e o nível de complexidade da rede hospitalar conveniada com a definição de centros de atendimento ao traumatizado.

Atendimento integrado ao paciente traumatizado na rede de urgência e emergência

Os protocolos assistenciais ao traumatizado, baseados em medidas de reanimação e estabilização do paciente em obediência a prioridades definidas, mostraram fortes evidências de redução da mortalidade, sendo em nosso meio o mais divulgado o *Advanced Trauma Life Support* (ATLS), que, traduzido, significa Suporte Avançado de Vida no Trauma[11].

A padronização proposta pelo ATLS consiste na sistematização do atendimento em fases sucessivas:

1. Avaliação primária (ABCDE);
2. Reanimação;
3. Procedimentos auxiliares para a avaliação primária e a reanimação;
4. Considerar a necessidade de transferência do paciente;
5. Avaliação secundária (da cabeça aos pés), história e avaliação da cinemática do trauma;
6. Procedimentos auxiliares à avaliação secundária;
7. Reavaliação e monitoração contínuas após a reanimação/avaliação terciária;
8. Tratamento definitivo.

Essas fases poderão ter a sequência mudada nos diversos cenários de atendimento (pré-hospitalar fixo e móvel, hospitais), porém a filosofia e a metodologia são as mesmas independentemente do local de atendimento (Figura 72.3).

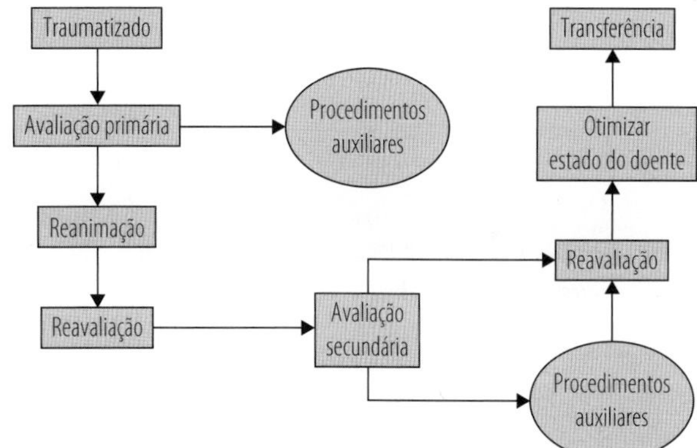

Figura 72.3. Fluxograma da abordagem sistematizada em fases do traumatizado.

Os conceitos fundamentais do programa ATLS são:

- Tratar primeiro a maior ameaça à vida aplicando a sequência "ABCDE" para a avaliação segundo prioridades de manutenção da vida das vítimas de trauma;
- Identificado um problema, ele deve ser imediatamente tratado;
- A falta de um diagnóstico definitivo não impede a aplicação do tratamento imediato;
- Uma história detalhada não é essencial para iniciar a avaliação do traumatizado;
- O paciente deve ser frequentemente avaliado e continuamente monitorizado durante todas as fases do atendimento[11];
- A avaliação terciária ao traumatizado é considerada fase essencial de atendimento ao traumatizado para identificar lesões não percebidas nos primeiros momentos de avaliação.

Avaliação primária e reanimação

Consiste na avaliação do paciente traumatizado segundo uma ordem de prioridades, procurando diagnosticar precocemente as condições que implicam risco de morte. A avaliação e as manobras de reanimação são executadas simultaneamente. Para facilitar a memorização dos passos a serem adotados na avaliação inicial, o ATLS usa o seguinte método mnemônico (Figura 72.4):

A. (***A**irway maintenance with cervical spine control*): manutenção da permeabilidade das vias aéreas e estabilização da coluna cervical;

B. (***B**reathing and ventilation*): manutenção da respiração e ventilação;

C. (***C**irculation with hemorrhage control*): estabilização circulatória com controle da hemorragia;

D. (***D**isability – neurological status*): avaliação neurológica;

E. (***E**xposure/Environment*): exposição – despir completamente a vítima e evitar a hipotermia[11].

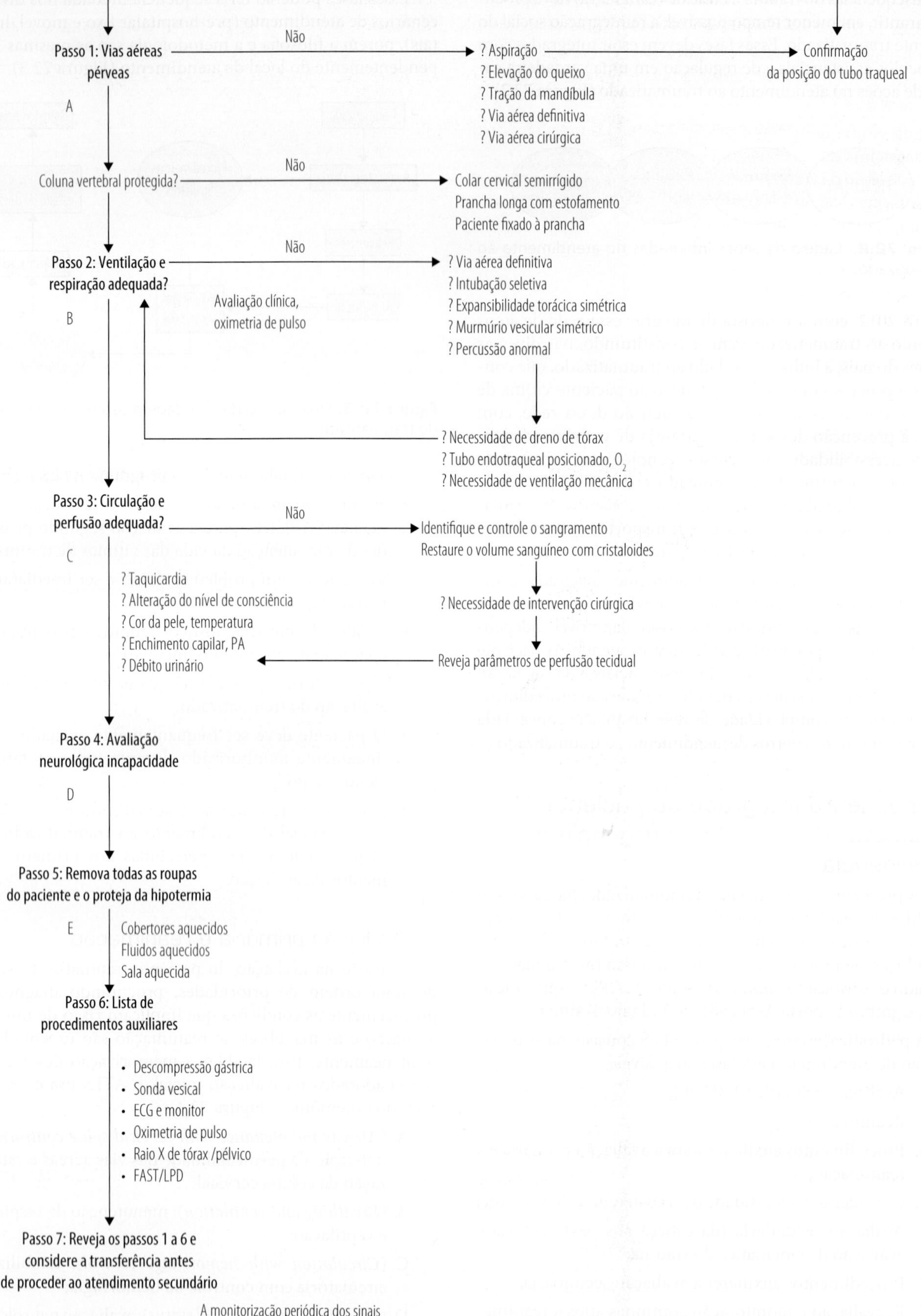

Figura 72.4. Algoritmo do da avaliação primária e reanimação ao traumatizado nas diversas unidades de atendimento.

Manutenção da permeabilidade das vias aéreas e proteção da coluna cervical

A permeabilidade das vias aéreas deve ser avaliada de imediato. Se necessário, deve ser garantida a permeabilidade das vias aéreas.

Toda vítima de trauma, sobretudo na vigência de lesões situadas acima da clavícula, deve ser considerada como portadora de lesão da coluna cervical. A mobilização inadequada da coluna cervical pode agravar uma fratura sem repercussão neurológica inicial, acarretando dano grave da medula espinhal. O exame neurológico inicial nem sempre exclui lesões medulares. Portanto, a cabeça e o pescoço devem permanecer alinhados e imobilizados, protegidos, durante toda a abordagem inicial, sem flexão ou extensão da coluna cervical; exceto em pacientes com trauma penetrante com sangramento ativo no pescoço, sem alterações neurológicas, o uso do colar não é recomendado[12] (Figura 72.5).

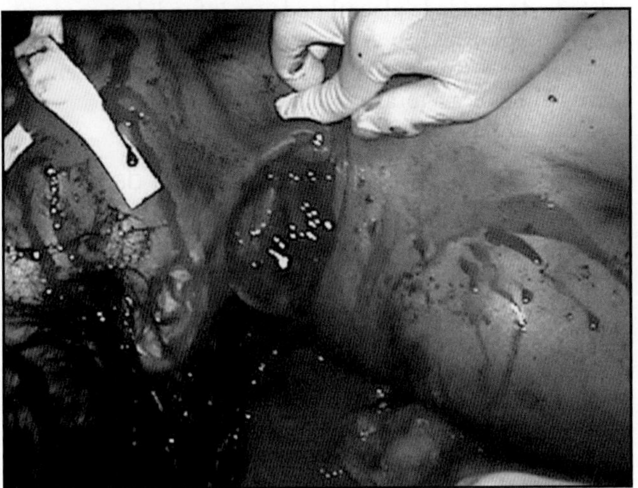

Figura 72.5. Ferimento penetrante no pescoço com sangramento abundante.

Obstrução das vias aéreas é uma das principais causas de morte imediatamente após o trauma[13]. A via aérea pode ser obstruída pela língua, corpo estranho, material aspirado, edema tecidual ou hematoma em expansão.

A principal causa de obstrução das vias aéreas nos pacientes inconscientes é provocada pela queda da base da língua sobre a hipofaringe. A elevação da língua e a remoção de corpos estranhos usualmente solucionam o problema.

As manobras básicas de elevação do mento (*chin lift*) e de tração da mandíbula (*jaw thurst*) podem desobstruir as vias aéreas. A primeira consiste na colocação dos dedos de uma das mãos do examinador sob o mento, o qual é suavemente tracionado para cima e para frente. O polegar da mesma mão deprime o lábio inferior para abrir a boca. A palma da outra mão é mantida sobre a região frontal do paciente para impedir a imobilização da coluna cervical. A manobra *jaw thrust* é executada com as duas mãos. Os dedos indicador e médio empurram o ângulo da mandíbula para frente e para cima, e os polegares deprimem o lábio inferior, abrindo a boca.

O passo seguinte consiste na aspiração da orofaringe, introdução da cânula de Guedel em pacientes inconscientes e, se necessário, ventilação manual com máscara e Ambu. Essas atitudes simples podem permeabilizar portadores de obstrução das vias aéreas e devem ser realizadas enquanto se prepara o material para uma via aérea definitiva, caso haja necessidade.

Caso ocorram vômitos, o paciente deve ser virado para o decúbito lateral. A manobra deve ser executada por três pessoas: uma estabilizando a cabeça e o pescoço, outra, o tronco e os membros superiores, e a terceira, os membros inferiores, girando o paciente em bloco[11].

Os problemas relacionados à via aérea são causas frequentes de morte nos traumatizados A obstrução de vias aéreas pode apresentar evolução aguda, insidiosa, progressiva ou recorrente. Isso requer monitorização contínua em toda a fase inicial do atendimento. A decisão de intubar o paciente na sala de emergência é baseada principalmente em dados clínicos: agitação pode ser indicativa de hipóxia, obnubilação sugere hipercarbia, respiração ruidosa está associada com obstrução da faringe e disfonia resulta da obstrução da laringe. Não existe diretriz definitiva para a intubação orotraqueal. No caso de dúvida, geralmente é melhor realizar a intubação precocemente, particularmente em pacientes instáveis hemodinamicamente ou quando existirem lesões graves na face e pescoço[12,13].

Nos traumas da região cervical e suspeita de pneumotórax hipertensivo, a posição da traqueia deve ser pesquisada pela palpação do pescoço[14].

Uma via aérea definitiva com tubo traqueal com balonete insuflado e conectado a uma fonte de oxigênio pode ser conseguida pela intubação orotraqueal ou nasotraqueal, ou pela cricotireoidostomia cirúrgica. A traqueostomia é usualmente contraindicada em situações de emergência, por ser um procedimento às vezes de execução difícil e demorada e que pode resultar, em alguns casos, em sangramento profuso. Deve ser reservada aos casos de lesão da laringe e executada por mãos experientes. Uma vez obtida uma via aérea definitiva, esta deve ser frequentemente reavaliada para diagnosticar possíveis deslocamentos durante o transporte do paciente. A extubação não intencional é uma causa previsível de morbidade no traumatizado[10,12,13].

A presença de sinais de fratura de base de crânio ou da porção média da face contraindica a utilização do nariz como via de acesso às vias aerodigestiva (sonda gástrica). Os sinais de fratura de base de crânio são: equimose periorbital (sinal do guaxinim), sangramento pelo conduto auditivo ou pelo nariz, hemotímpano e sinal de Battle (hematoma na região da mastoide)[11].

Cricotireoidostomia está indicada como uma via aérea cirúrgica de emergência quando não se obtém sucesso na realização da intubação oral ou nasotraqueal. Nessas situações, quando o médico assistente não promove a intubação e não oxigena adequadamente o paciente, deve-se obter uma via aérea cirúrgica com o objetivo de evitar uma situação de hipóxia grave e a morte[17,18] (Figura 72.6).

Ventilação e respiração

A ventilação tem como objetivo final, garantir o aporte adequado de oxigênio para os tecidos. Todo traumatizado grave deve receber oxigênio suplementar com um fluxo de 10 a 12 litros por minuto. É importante lembrar que a ventilação mecânica com pressão positiva nos pulmões pode resultar em pneumotórax por barotrauma ou converter um pneumotórax sem tensão em pneumotórax hipertensivo[11].

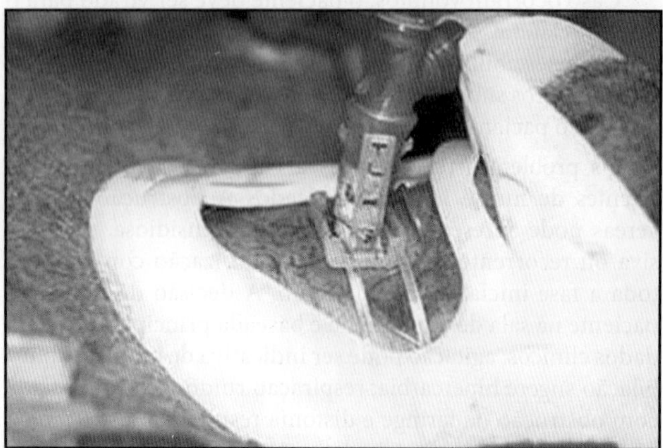

Figura 72.6. Via aérea cirúrgica: cricotireoidostomia.

A permeabilidade das vias aéreas não é por si só garantia de ventilação efetiva. Outras situações comprometem a respiração, devendo ser identificadas e tratadas imediatamente: pneumotórax hipertensivo, pneumotórax aberto, tórax instável e hemotórax maciço[11].

O trauma torácico é responsável por 20% a 25% das mortes relacionadas com traumas, devido aos seus efeitos nocivos sobre a oxigenação e a ventilação[11].

O pneumotórax hipertensivo é potencialmente letal em minutos e sua identificação deve ser rápida e baseada nos achados clínicos, prescindindo de exames radiológicos. O quadro clínico inclui dificuldade respiratória, desvio da traqueia, hipertimpanismo e ausência de murmúrio respiratório no hemitórax afetado. O diagnóstico é confirmado pela introdução de agulha calibrosa (um cateter de punção venosa tipo Jelco 14) no segundo espaço intercostal (linha hemiclavicular). A saída de ar confirma a suspeita clínica e dá início ao tratamento.

O cateter é mantido nessa posição e o tórax é drenado no quarto ou quinto espaço intercostal, entre as linhas axilares média e anterior. No traumatizado, após seccionados os planos da parede torácica, deve-se introduzir o dedo indicador na cavidade pleural na tentativa de palpar alguma víscera em posição anômala (por exemplo, órgão abdominal que ocupa o tórax em consequência de ruptura diafragmática), além de desfazer possíveis aderências. Após a palpação, insere-se o dreno em direção posterossuperior.

O pneumotórax aberto resulta de solução de continuidade da parede torácica. Pequenos orifícios tendem a ser ocluídos espontaneamente pela musculatura do tórax. Caso a perfuração da parede torácica tenha diâmetro igual ou superior a 2/3 do diâmetro da traqueia, o ar tende a penetrar pelo ferimento, ocasionando dificuldade respiratória. O ferimento é prontamente ocluído por meio de curativo semioclusivo de três lados, e a cavidade pleural deve ser drenada em um ponto distante em relação ao local da perfuração[8].

O tórax flácido ou instável decorre de múltiplas fraturas de arcos costais, quando pelo menos dois arcos costais são fraturados em dois pontos diferentes do mesmo arco costal. Como resultado das fraturas, pode-se observar respiração paradoxal (retração de parte da parede torácica fraturada durante a inspiração).

A hipóxia é a principal complicação do tórax flácido. Ela resulta da contusão pulmonar subjacente e da dor decorrente das fraturas múltiplas que limita a excursão torácica. O tratamento é de suporte e consiste em suplementação de O_2, ventilação mecânica quando o paciente evolui para insuficiência respiratória, reposição volêmica criteriosa e analgesia[8].

A presença de 20 a 30 mL/kg ou mais de sangue na cavidade pleural é definida como hemotórax maciço. O paciente apresenta-se em estado grave, com hipotensão arterial e dificuldade respiratória. As veias do pescoço podem estar ingurgitadas ou em colapso. O tratamento inicial consiste na drenagem torácica e reposição volêmica vigorosa. O sangue coletado da cavidade pleural pode ser infundido por via venosa (autotransfusão). A drenagem de volume sanguíneo superior a 2 a 3 mL/kg por hora, nas horas subsequentes à drenagem, indica a toracotomia exploradora[6,11].

Estabilização circulatória e controle da hemorragia

A hemorragia é a principal causa de morte evitável no ambiente hospitalar, nas primeiras horas após o incidente. Todo esforço deve ser realizado com o objetivo de parar o sangramento externo o mais rápido possível. A presença de sinais de choque deve ser considerada de causa hemorrágica até que se prove o contrário. A presença de hipotensão arterial é um sinal que pode ser tardio, aparecendo somente quando essa perda sanguínea for maior que 30% da volemia[11].

Uma rápida avaliação do estado circulatório pode ser obtida pela análise do estado de consciência: pacientes conscientes e orientados têm perfusão cerebral adequada. Por outro lado, a má perfusão e oxigenação do encéfalo é a causa mais comum de inconsciência, e mesmo episódios isolados de hipotensão arterial em pacientes com traumatismo cranioencefálico (TCE) podem agravar a lesão cerebral primária[13].

Outros parâmetros para a avaliação clínica são: coloração da pele e mucosa, frequência respiratória, temperatura cutânea, enchimento capilar, pressão arterial, pressão de pulso, frequência e amplitude do pulso. No mínimo, duas veias periféricas calibrosas devem ser prontamente puncionadas para a infusão rápida de solução de soro fisiológico de NaCl ou ringer lactato (1 a 2 litros no adulto e 10 a 20 mL/kg de peso na criança). Recomenda-se o aquecimento das soluções eletrolíticas em forno micro-ondas até a temperatura de 39 °C[11]. No entanto, no ambiente hospitalar, os doentes com perda de sangue evidente ou grave devem ser imediatamente transfundidos com sangue tipo O (as mulheres em idade fértil devem ser transfundidas com sangue O negativo). Embora doentes ligeiramente instáveis possam ser tratados com cristaloide isotônico em vez de sangue, a infusão desnecessária de cristaloide deve ser evitada[24].

Pacientes com instabilidade hemodinâmica persistente, apesar de um *bolus* inicial de fluido, geralmente requerem transfusão de hemoderivados e controle definitivo da fonte de sangramento. Se for necessária transfusão, uma proporção 1:1:1 de plasma, plaquetas e glóbulos vermelhos deve ser realizada. Os doentes que necessitam de transfusão podem se beneficiar do tratamento com ácido tranexâmico (antifibrinolítico) se ele for administrado dentro de 3 horas após o evento traumático[24].

Enquanto a circulação é avaliada, são colocados dois cateteres intravenosos de grosso calibre (Abocath ou Jelco 16 ou mais calibroso), na maioria das vezes na fossa antecubital de cada braço, e uma amostra de sangue é coletada para exames. Sendo inviável a cateterização venosa em veia periférica, a tendência atual é optar pela punção intraóssea. Em tais circunstâncias, a punção intraóssea - geralmente executada na face anterior da tíbia, 2 a 3 cm abaixo do platô tibial - para a infusão de volume é um procedimento de extremo valor.

O acesso venoso pela via intraóssea vem se tornando uma opção quando existe impossibilidade de acesso venoso por veia periférica; dispositivos e agulhas mais modernas mostrarão que o método é seguro e efetivo para reposição volêmica. A via intraóssea deve ser obtida quando o acesso venoso não for rapidamente estabelecido. Nos casos de impossibilidade desses acessos venosos, dá-se preferência à flebotomia (a dissecção da veia safena magna, com o local de escolha ao nível do maléolo medial). A cateterização percutânea de veia central está sujeita a complicações frequentes em um paciente com hipovolemia e colapso venoso, sendo um procedimento que deve ser evitado nesse momento do atendimento e, se possível, guiado por ultrassom[11].

No ambiente hospitalar, depois de obtido o acesso venoso, coletam-se amostras de sangue para tipagem sanguínea, prova cruzada e determinação do hematócrito, lactato, e realizam-se outros exames que se fizerem necessários.

Hemorragias externas devem ser identificadas e controladas por compressão direta da ferida. O pinçamento dos vasos sangrantes durante o atendimento inicial é procedimento perigoso, podendo resultar em agravamento das lesões vasculares e trauma de tecidos vizinhos. O uso de torniquete pode ser indicado em casos de amputação traumática, visto mais frequentemente em nosso meio em ferimentos com máquinas agrícolas e acidentes com derrapagem de motocicletas[6].

O tamponamento cardíaco ocorre, com maior frequência, em vítimas de ferimentos penetrantes na face anterior do tórax, embora possa estar presente nas contusões torácicas. O saco pericárdico tem constituição fibrosa e é pouco distensível. Portanto, pequenos volumes de sangue são capazes de comprometer a atividade cardíaca. A tríade de Beck (elevação da pressão venosa central, hipotensão arterial e "abafamento" das bulhas cardíacas) vem sendo classicamente considerada como de valor diagnóstico. Entretanto, é difícil a percepção de alteração dos ruídos cardíacos em um paciente traumatizado, atendido em local frequentemente tumultuado e barulhento, como uma sala de admissão de um pronto-socorro.

Suspeita-se de tamponamento cardíaco na vigência de hipotensão e ingurgitamento das jugulares na ausência de pneumotórax hipertensivo. A punção subxifóidea do saco pericárdico pode ser diagnóstica e aliviar temporariamente o tamponamento (Figura 72.7).

Todavia, ocorrem taxas elevadas de resultados falso-positivos. Ocorrendo punção negativa, procede-se à execução da "janela pericárdica" (acesso cirúrgico subxifóideo ao saco pericárdico)[11].

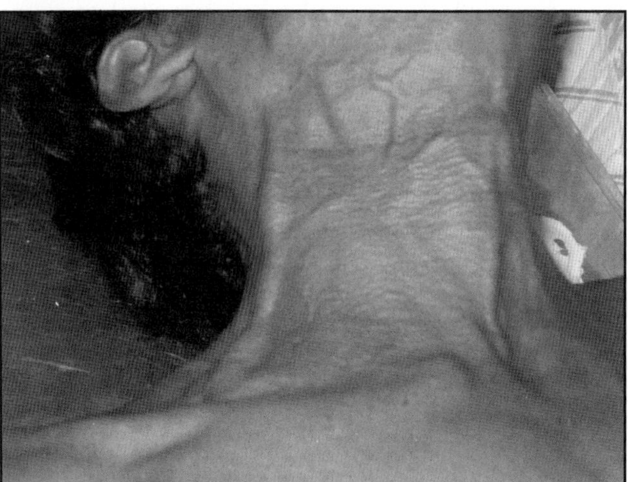

Figura 72.7. Ingurgitamento das veias jugulares.

Avaliação neurológica

O TCE é, depois da hemorragia, a principal causa de morte durante a abordagem inicial[9,13].

Uma breve avaliação neurológica pode ser obtida pela análise do diâmetro e reatividade pupilar, pelo estado de consciência (paciente alerta ou não) e pela resposta motora a comandos verbais ou estímulos dolorosos.

Alterações do estado de consciência podem ser devidas à má oxigenação ou lesão direta do encéfalo. A ingestão de drogas também pode alterar o estado de consciência. Entretanto, afastada a possibilidade de hipóxia, a lesão traumática do sistema nervoso deve ser considerada como causa da inconsciência, mesmo mediante evidências de intoxicação por álcool ou outras drogas.

Inconsciência, resposta motora lateralizada, vômitos incoercíveis, crises convulsivas e alteração da função pupilar estão geralmente relacionados a aumento da pressão intracraniana e implicam a necessidade da realização de tomografia computadorizada (TC) de crânio e avaliação precoce por um neurocirurgião.

Exposição: despir o paciente e evitar a hipotermia

A vítima de trauma múltiplo deve ser completamente despida. Para evitar movimentos e eventual mobilização de fraturas ou luxações, as roupas do paciente devem ser cortadas antes de sua remoção. As evidências médico-legais (orifícios de penetração de projéteis, por exemplo) devem ser preservadas se possível.

Como a hipotermia exerce efeitos deletérios sobre o organismo traumatizado (alterações da coagulação e arritmias cardíacas, por exemplo), o paciente deve ser protegido contra o frio tão logo o exame físico pormenorizado seja completado[10].

Procedimentos auxiliares na avaliação primária e reanimação

A introdução de sonda gástrica e vesical deve ser realizada no traumatizado grave durante o atendimento inicial. Durante a ventilação com Ambu, o paciente deglute ar, que distende o estômago e pode desencadear vômitos. A introdução da sonda pelo nariz, em um paciente com fratura da base do crânio, pode ter consequências graves. As contraindicações da cateterização nasogástrica são as mesmas da intubação nasotraqueal já mencionadas. Nesses casos, a sonda deverá ser introduzida por via oral.

A cateterização vesical permite a medida do volume urinário e, indiretamente, a perfusão dos tecidos periféricos, bem como a avaliação macroscópica da urina (hematúria macroscópica está geralmente associada a lesões urológicas importantes e mioglobinúria). Fraturas pélvicas podem ser acompanhadas de lesões de bexiga e uretra. Lesões uretrais contraindicam a cateterização vesical. A introdução do cateter deve ser precedida de exame do períneo e toque retal. Uretrorragia, hematomas e equimoses perineais e desvios de posição da próstata sugerem lesão de uretra. Nessas circunstâncias, está indicada a realização de uretrocistografia antes da realização da sondagem vesical.

A monitorização da oximetria de pulso deve ser iniciada nessa fase. O oxímetro de pulso mede a saturação de oxigênio. Níveis adequados de oxigenação traduzem algum grau de eficiência das vias aéreas, da respiração e circulação (A, B e C).

O eletrocardiograma deve ser cuidadosamente monitorizado em toda vítima de traumatismo. Taquicardia inexplicada, arritmias, alterações do segmento ST, extrassístoles ventriculares e fibrilação atrial podem ser devidas à contusão miocárdica[6,11].

Avaliação secundária

A abordagem secundária não deve ser iniciada até que a avaliação primária e as medidas de reanimação tenham sido completadas. Os itens da abordagem inicial (ABC) devem ser reavaliados periodicamente.

A abordagem secundária consiste na história e exame clínico minucioso da cabeça aos pés. Lesões despercebidas podem ocorrer, e são mais comuns na avaliação de politraumatizados hemodinamicamente instáveis e com alteração do estado de consciência. Nessa fase, são executados os exames radiológicos e outros procedimentos diagnósticos baseados nos dados da história clínica, exame físico e mecanismo de trauma[6,11].

História clínica

É desejável a obtenção de história AMPLA avaliando todas as circunstâncias que envolveram o trauma, pois as lesões apresentadas são influenciadas pelo tipo de cinética envolvida no acidente.

Os traumas fechados resultam de acidentes com veículos motorizados, quedas e agressões interpessoais. Nos acidentes com veículos automotores, algumas informações são importantes (uso do cinto de segurança ou capacete, ejeção para fora do veículo, direção do impacto, ocorrência de morte entre os demais ocupantes, dano provocado ao carro), pois esses achados, quando presentes, aumentam o risco de gravidade dos envolvidos[9].

Nos ferimentos penetrantes (arma branca e arma de fogo), são relevantes os dados referentes ao calibre, trajetória e velocidade do projétil, distância e número de disparos, perda sanguínea na cena do acidente, comprimento e tipo de arma branca.

As queimaduras podem ser associadas a explosões e inalação de gases tóxicos. Por outro lado, a exposição ao frio sem proteção adequada pode resultar em hipotermia. Mesmo temperaturas ambientais de 15 a 20 °C podem acarretar lesões em pacientes inadequadamente vestidos e que tenham ingerido drogas que aumentem a perda de calor, como, por exemplo, o álcool.

Informações sobre o traumatizado (alergias, medicação em uso, última refeição e antecedentes mórbidos) são outros componentes essenciais da história.

Exame físico

Em pacientes apresentando ferimentos com objetos estranhos encravados em qualquer parte do corpo, os objetos devem ser mantidos no local e só podem ser removidos com segurança em ambiente de centro cirúrgico (Figura 72.8).

Cabeça e pescoço

Todo o couro cabeludo e o crânio devem ser cuidadosamente examinados em busca de fraturas e lacerações. Os olhos devem ser reexaminados quanto ao diâmetro e reatividade das pupilas, acuidade visual, hemorragia conjuntiva, presença de lentes de contato (que devem ser removidas), lesões penetrantes e deslocamento do cristalino.

A posição da traqueia deve ser avaliada. Desvios da traqueia da posição mediana podem estar relacionados com pneumotórax hipertensivo.

Desde que não resultem em obstrução da via aérea e hemorragia profusa, os traumas maxilofaciais devem ser tra-

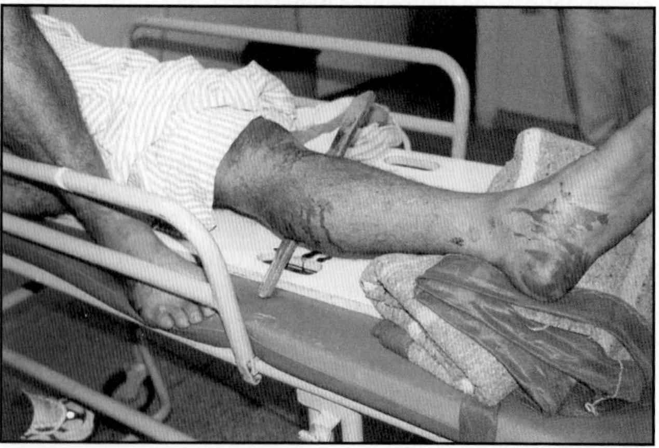

Figura 72.8. Objeto encravado (pedaço de madeira) no membro inferior.

tados por especialista, após a estabilização completa do paciente, portanto esses casos deverão ser encaminhados para os hospitais de referência.

As veias do pescoço podem estar distendidas na presença de tamponamento cardíaco, hemotórax maciço e pneumotórax hipertensivo. Entretanto, na vigência de hipovolemia crítica, geralmente elas estão colabadas.

Pacientes com traumas do crânio e maxilofacial devem ser considerados como portadores de trauma da coluna cervical, sendo o pescoço mantido imobilizado até que uma lesão seja excluída com segurança por meio de avaliação clínica e exame de imagem apropriado. A ausência de manifestações neurológicas e o exame de raios X normal não excluem trauma vertebromedular[11].

Tórax

As paredes torácicas anterior e posterior devem ser inspecionadas para identificar movimentos paradoxais, feridas penetrantes, contusões e hematomas. A palpação de todas as costelas e da clavícula é obrigatória. A presença de dor à compressão do esterno pode ser indicativa de fratura ou de disjunção costocondral. A ausculta do tórax pode trazer informações valiosas. Os achados devem ser comparativos em relação aos dois hemitórax, e o exame clínico é sensível para identificar as lesões letais ou potencialmente graves que podem pôr em risco a vida do traumatizado

"Abafamento" das bulhas e achatamento da pressão de pulso podem indicar tamponamento cardíaco.

Abolição do murmúrio vesicular e choque podem ser o único indício de pneumotórax hipertensivo ou hemotórax maciço e da necessidade de descompressão imediata do tórax[17].

Abdome

Estudos recentes comprovam que as lesões intra-abdominais continuam a ser frequentemente despercebidas, resultando em óbitos evitáveis ou complicações graves. É mais importante na primeira hora de atendimento determinar se há necessidade de laparotomia do que determinar o diagnóstico da lesão específica de uma víscera intra-abdominal. Usualmente, a reavaliação clínica frequente – de preferência pelo mesmo examinador – é que leva à definição da conduta, pois o exame abdominal isolado não é confiável em muitas situações[17].

Pacientes com comprometimento do estado de consciência, hipotensão arterial sem causa aparente e exame físico duvidoso ou não confiável são candidatos a lavagem peritoneal diagnóstica (LPD) ou ultrassonografia (US) de abdome (US-FAST)[11].

Em pacientes estáveis com trauma contuso, sem sinais de irritação peritoneal, recomenda-se a avaliação clínica seriada, que, associada à realização de exames de imagem como o US de abdome (US-FAST) e TC de abdome, garante a possibilidade de tratamento não operatório para a maioria dos casos atendidos nos hospitais de referência, que dispõem de condições adequadas de avaliação e monitoramento.

O exame do períneo deve ser realizado antes da passagem da sonda vesical. Na mulher, o exame do períneo deve incluir o toque vaginal, à procura de hemorragia vaginal ou lacerações da vagina. Recomenda-se a execução sistemática de testes de gravidez em toda mulher traumatizada em idade fértil[11].

Sistema musculoesquelético

Recomenda-se o exame minucioso das extremidades. As fraturas e luxações podem ser diagnosticadas pela palpação cuidadosa de todos os ossos e articulações. A compressão, com as palmas das mãos, das espinhas ilíacas anteriores e da sínfise púbica possibilita o diagnóstico de instabilidade pélvica, ação que deve ser realizada somente uma única vez para evitar uma possível reagudização do sangramento pelo deslocamento de coágulo[17].

Todos os pulsos periféricos devem ser palpados. Outras lesões importantes das extremidades podem ser detectadas no exame físico. A instabilidade articular pode ser secundária à ruptura de ligamentos. A perda da contração voluntária de grupos musculares é devida à lesão nervosa periférica ou à isquemia, incluindo a decorrente da síndrome de compartimento. Essa síndrome é uma das sequelas do trauma frequentemente despercebidas, sobretudo nos pacientes inconscientes.

Fraturas da coluna torácica e lombar podem ser "mascaradas" por outros sinas e sintomas. Convém manter o paciente inconsciente completamente imobilizado até que um ortopedista ou neurocirurgião seja consultado e os exames de imagem apropriados sejam obtidos.

Exame neurológico

Consiste na reavaliação dos reflexos e diâmetro pupilares e das respostas verbal e motora. A determinação da Escala de Coma de Glasgow é de grande valia para a detecção precoce de alterações do estado neurológico. Portanto, o exame deve ser repetido a pequenos intervalos. Uma redução de dois pontos na Escala de Coma de Glasgow é indicativa de deterioração do estado neurológico. Uma queda de três pontos significa uma alteração grave, que exige conduta imediata. Todo paciente com escore de Glasgow igual ou inferior a 14 deve ser submetido à TC de crânio e avaliação neurocirúrgica, e em casos de TCE moderado e grave estes devem ser regulados preferencialmente para um centro de referência para atendimento ao traumatizado.

Outras situações indicativas de trauma do encéfalo e que necessitam de TC e avaliação especializada são: anisocoria, ferimentos abertos com perda de líquido cerebroespinhal ou exposição de encéfalo, fraturas de crânio com afundamento e resposta motora assimétrica[21].

Exame do dorso

As faces posteriores do tronco e membros podem sediar lesões importantes. É, pois, necessário que o paciente seja rodado em bloco (com o auxílio de três pessoas) para possibilitar uma segura inspeção dessa parte do corpo pelo examinador[21].

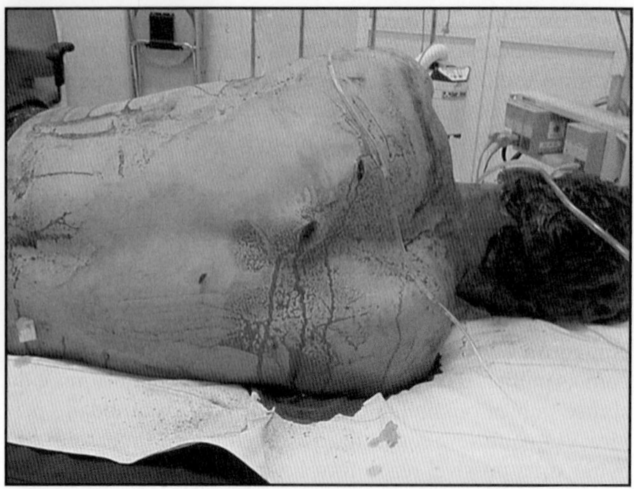

Figura 72.9. Ferimentos penetrantes (arma branca) no dorso.

Exames radiológicos

Nessa fase, caso tenha sido alcançada a estabilidade cardiorrespiratória, o paciente pode ser encaminhado para exame radiológico. É recomendada, em todos os politraumatizados estáveis, a realização de, no mínimo, radiografias da coluna cervical em perfil (os membros superiores devem ser tracionados no sentido caudal para permitir a observação das sete vértebras cervicais e da primeira torácica), do tórax (anteroposterior) e da pelve. Por outro lado, os pacientes com trauma contuso de menor gravidade devem ser submetidos a exames de imagem com radiografias simples somente se os achados clínicos sugerirem a presença de lesão[24].

Outros exames serão solicitados de acordo com a história clínica, mecanismo do trauma, exame físico, exames radiológicos iniciais e LPD ou US-FAST realizados.

Os exames subsidiários não devem atrasar a transferência quando os pacientes necessitam de recursos não disponíveis na unidade de saúde onde o paciente foi inicialmente atendido. Se a transferência for necessária, o processo deve ser iniciado o mais precocemente possível (em alguns casos, imediatamente após a chegada do paciente e avaliação primária).

Reavaliação

Situações que resultam em risco de morte não identificadas durante a avaliação primária e secundária podem ser agora detectadas. É necessário manter uma atitude de suspeição e vigilância contínua. Durante o período de observação, podem surgir novos sinais e sintomas ou a situação clínica pode se agravar. Toda vez que isso acontecer, o médico deverá reiniciar a avaliação primária e a checagem de todos os procedimentos realizados. A quantidade de líquidos infundidos deve ser criteriosamente avaliada.

Quanto a pacientes que apresentem sinais de choque, não é fácil estimar a quantidade total de fluidos a ser reposta durante a fase inicial. O excesso de cristaloides deve ser evitado no paciente com grande hemorragia

É, contudo, de fundamental importância que a resposta circulatória à infusão de volume seja permanentemente avaliada. A normalização da pressão arterial e da frequência cardíaca é sinal de tendência de estabilização hemodinâmica. O volume urinário dá uma ideia aproximada do fluxo sanguíneo renal e, por extensão, dos demais órgãos periféricos. Tais parâmetros clínicos auxiliam na avaliação da perfusão dos tecidos periféricos.

As decisões terapêuticas subsequentes, na sala de emergência, são tomadas com base na reposta à reposição volêmica inicial. Deve-se executar a monitorização contínua da oximetria de pulso, da pressão arterial, da frequência cardíaca e do débito urinário. A dosagem e o *clearance* do lactato sérico ajudam na adequação da reposição volêmica, após as medidas iniciais adotadas na sala de emergência[23].

Avaliação terciária

Com o intuito de minimizar a ocorrência de lesões despercebidas, vem sendo difundida a avaliação terciária, que consiste na reavaliação sistematizada do paciente, no ambiente hospitalar, 24 horas após a sua internação ou no momento que antecede a sua alta, com: anamnese completa, exame físico detalhado, revisão dos exames subsidiários e complementação diagnóstica, se houver necessidade.

Tratamento definitivo

O tratamento definitivo pode ser realizado na mesma instituição em que foi prestado o atendimento inicial (UPAs, UBSs, hospitais de pequeno porte) ou em outro local (centro de trauma ou hospital de nível terciário)[8].

Aproximadamente 70% dos traumatizados atendidos na rede de urgência e emergência podem ser inicialmente avaliados e completamente tratados em UBSs, UPAs e hospitais de baixa complexidade. Quando o paciente requer tratamento que ultrapassa os recursos humanos, materiais e tecnológicos da instituição, ele deve ser transferido sem perda de tempo para um centro de maior complexidade. A necessidade de transferência deve ser estabelecida precocemente.

Antes do encaminhamento, o paciente deve ser completamente examinado, e todos os procedimentos médicos necessários para a estabilização devem ser realizadas, e a transferência somente será processada após a identificação e o tratamento inicial das condições que impliquem risco de morte. É obrigatória a comunicação prévia entre o médico que encaminha e aquele que vai receber o paciente diretamente e/ou via Central de Regulação Médica. Todos os dados relacionados à história do trauma e às avaliações primária e secundária devem ser informados ao médico que receberá o traumatizado. Durante o transporte, o paciente grave ou potencialmente grave deverá ser preferencialmente acompanhado por médico, tendo suas condições clínicas continuamente controladas[12].

Comunicação permanente deve ser mantida entre o pessoal que transporta (APH móvel), a Central de Regulação Médica e a equipe do hospital para o qual o traumatizado está sendo encaminhado.

Reabilitação

As lesões no politraumatizado podem causar uma cascata de eventos, todos potencialmente incapacitantes, que vão desde o déficit físico até plegias que podem envolver os membros, determinar alteração do tônus, ataxia, distúrbios sensoriais e controle postural deficiente. Também causam distúrbios da fala; déficits cognitivos que levam a alterações da atenção e concentração, dificuldades de aprendizagem, reconhecimento de objetos e desordem na relação espacial; além de déficit de comportamento como labilidade emocional, agressividade, impulsividade, desorientação, agitação, irritabilidade, baixo limiar de frustação e desinibição sexual; sem nos esquecer que muitas vezes esses pacientes podem ter seus membros amputados, transformando o sobrevivente em problema crítico enfrentado pelos sistemas de saúde.

A reabilitação engloba quatro categorias de função: física, mental, afetiva e social. A função física diz respeito às habilidades sensório-motoras necessárias ao desempenho das atividades de vida diária e instrumentais, que são habilidades avançadas e consideradas vitais para a independência do indivíduo na comunidade. A função mental está relacionada à capacidade intelectual e cognitiva do indivíduo; já a função afetiva diz respeito às habilidades afetivas e as estratégias para lidar com os problemas e dificuldades; por fim, a função social se refere à capacidade de interagir com outras pessoas de forma bem-sucedida e ao desempenho dos papéis e obrigações sociais.

Equipes interdisciplinares e multiprofissionais, com cirurgiões do trauma, médicos fisiatras e profissionais de saúde como enfermeiros, fisioterapeutas, terapeutas ocupacionais, fonoaudiólogos, psicólogos, assistentes sociais e educadores físicos, são necessárias para guiar o planejamento do tratamento e promover a abordagem de todos esses aspectos.

Para unificar os conceitos e nortear o programa de reabilitação, podemos utilizar instrumentos de medidas tais como a Escala de Coma de Glasgow (gravidade do TCE), Escala do Rancho Los Amigos (função cognitivo-funcional), Medida de Independência Funcional (MIF), Índice de Barthel, Escala de Arshworth Modificada (quando o paciente apresenta espasticidade) e escalas relacionadas à mobilidade, no caso de pacientes amputados que necessitam de protetização.

Conclusões

1. Todo traumatizado atendido pelo APH móvel e fixo deverá ser submetido a avaliação primária, reanimação e procedimentos auxiliares da avaliação primária.
2. A avaliação primária do traumatizado segue uma sequência de prioridades de diagnóstico e tratamento (ABCDE).
3. A avaliação secundária é efetuada mediante uma história e exame físico adequado, e deverá ser iniciada após os procedimentos de reanimação terem sido realizados.
4. O médico deve reconhecer a necessidade e solicitar a transferência dos casos graves após a avaliação primária e secundária quando as necessidades do traumatizado excederem a capacidade de atendimento da unidade de origem.
5. A avaliação terciária, que consiste na reavaliação sistematizada do traumatizado após sua internação hospitalar, deve ser realizada com o objetivo de reduzir as lesões não percebidas.
6. As transferências deverão ser reguladas pela Central de Regulação de Urgência, e os traumatizados graves ou potencialmente graves (avaliados pelo mecanismo de trauma e comorbidades) deverão ser regulados preferencialmente para os centros de referência ao traumatizado.
7. O traumatizado pode evoluir com lesões incapacitantes e o processo de reabilitação é a última etapa em que equipes multidisciplinares são fundamentais para obter o máximo de autonomia para esse tipo de paciente.

Referências bibliográficas

1. Mackenzie EJ, Fowler CJ. Epidemiologia. In: Mattox KI, Feliciano DL, Moore EE. Trauma. Rio de Janeiro: Revinter; 2005.
2. Santos JS. Protocolos clínicos e de regulação: acesso à rede de saúde. Rio de Janeiro: Elsevier; 2012.
3. Brasil. Ministério da Saúde. Secretaria de Vigilância em Saúde. Departamento de Análise de Situação de Saúde. Política nacional de redução da morbimortalidade por acidentes e violências: Portaria MS/GM nº 737, de 16/5/2001, DOU nº 96, seção 1E, de 18/5/2001. Brasília (DF); 2001.
4. Organização Mundial de Saúde. Classificação Mundial de Saúde. Classificação Estatística Internacional das Doenças e de Problemas Relacionados à Saúde, Nona Revisão. Genebra: Organização Mundial de Saúde; 1985.
5. Organização Mundial de Saúde. Classificação Mundial de Saúde. Classificação Estatística Internacional das Doenças e de Problemas Relacionados à Saúde, Décima Revisão. Genebra: Organização Mundial de Saúde; 1995.
6. Colégio Americano de Cirurgiões. PHTLS - Prehospital Trauma Life Support. 5th ed. Rio de Janeiro: Elsevier; 2004.
7. Brasil. Ministério da Saúde. Secretaria de Vigilância em Saúde. Uma análise da mortalidade no Brasil e regiões. Disponível em: http://www.portal.saude.gov.br/portal/svs/visualizar_texto.cfm?idtxt=24421. Acesso em: 21 jun. 2017.
8. Brasil. Ministério da Saúde. Plano de Atenção as Urgências a Secretaria Municipal de Saúde - SAMU-SMSH. Política Nacional de Atenção às Urgências/Ministério da Saúde. 3ª ed. Brasília (DF); 2006.
9. Linha de Cuidado ao Trauma. Disponível em: http://www.saude.gov.br/consultapublica / www.saude.gov.br/sas. Acesso em: 21 jun. 2017.
10. Baitello AL. O impacto da implantação do SAMU na assistência aos traumatizados atendidos em hospital terciário de São José do Rio Preto-SP [tese]. Faculdade de Medicina de São José do Rio Preto; 2008.
11. American College of Surgeons Committee on Trauma. Advanced Trauma Life Support for Doctors, Student Course Manual. 8th ed. Chicago: American College of Surgeons; 2008.
12. Vanderlan WB, Tew BE, McSwain NE Jr. Increased risk of death with cervical spine immobilisation in penetrating cervical trauma. Injury. 2009;40:880.
13. Newgard CD, Schmicker RH, Hedges JR, Trickett JP, Davis DP, Bulger EM, et al.; Resuscitation Outcomes Consortium Investigators. Emergency medical services intervals and survival in trauma: assessment of the "golden hour" in a North American prospective cohort. Ann Emerg Med. 2010;55(3):235-246.e4.
14. Mackersie RC. Pitfalls in the evaluation and resuscitation of the trauma patient. Emerg Med Clin North Am. 2010;28:1.
15. Chesnut RM, Marshall LF, Klauber MR, Blunt BA, Baldwin N, Eisenberg HM, et al. The role of secondary brain injury in determining outcome from severe head injury. J Trauma. 1993;34(2):216-22.

16. Thiboutot F, Nicole PC, Trépanier CA, Turgeon AF, Lessard MR. Effect of manual in-line stabilization of the cervical spine in adults on the rate of difficult orotracheal intubation by direct laryngoscopy: a randomized controlled trial. Can J Anaesth. 2009;56(6):412-8.
17. Mantovani M. Controvérsias e Iatrogenias na cirurgia do trauma. 1ª ed. São Paulo: Atheneu; 2007.
18. Schroeder AA. Cricothyroidotomy: when, why, and why not? Am J Otolaryngol. 2000;21:195.
19. Salvino CK, Dries D, Gamelli R, Murphy-Macabobby M, Marshall W. Emergency cricothyroidotomy in trauma victims. J Trauma. 1993;34(4):503-5.
20. Husain FA, Martin MJ, Mullenix PS, Steele SR, Elliott DC. Serum lactate and base deficit as predictors of mortality and morbidity. Am J Surg. 2003;185(5):485-91.
21. Sampalis JS, Denis R, Fréchette P, Brown R, Fleiszer D, Mulder D. Direct transport to tertiary trauma centers versus transfer from lower level facilities: impact on mortality and morbidity among patients with major trauma. J Trauma. 1997;43(2):288-95,
22. Houshian S, Larsen MS, Holm C. Missed injuries in a level I trauma center. J Trauma. 2002;52:715.
23. Martin JT, Alkhoury F, O'Connor JA, Kyriakides TC, Bonadies JA. 'Normal' vital signs belie occult hypoperfusion in geriatric trauma patients. Am Surg. 2010;76(1):65-9.
24. National Institute for Health and Care Excellence. NICE guideline. Major trauma: assessment and initial management. 2016. Disponível em: nice.org.uk/guidance/ng39. Acesso em: 21 jun. 2017.

73

VIAS AÉREAS – ATENDIMENTO INICIAL AO TRAUMATIZADO

André Luciano Baitello
Roberto Kaoru Yagi
Rogério Yukio Morioka
Rodrigo Florêncio Echeverria
Bruno Monteiro Tavares Pereira

Introdução

A hipoxemia em pacientes com trauma grave provocado por obstrução de vias aéreas ou alterações na ventilação pode evoluir para morte em poucos minutos[1,2].

Nos pacientes vítimas de trauma, a avaliação da via aérea, sua obtenção e manutenção seguras são da mais alta prioridade no atendimento ao politraumatizado. O comprometimento da via aérea e da ventilação é a causa mais rápida da morte do traumatizado, sendo, portanto, a obtenção de uma via aérea segura com ventilação adequada o primeiro objetivos do atendimento ao traumatizado[3,4].

Pacientes traumatizados, especialmente nos traumas contusos, requerem técnicas de manejo que assegurem a via aérea enquanto a coluna cervical é protegida previamente. Assim, é fundamental a manutenção do pescoço em posição neutra para estabilização da coluna em posição alinhada[1,5].

No atendimento primário, cujo objetivo é a identificação de lesões ameaçadoras à vida e o seu tratamento imediato, especialmente no manejo da via aérea, vítimas de trauma, principalmente aquelas com nível de consciência rebaixado, serão consideradas como portadoras de lesão na coluna cervical até definitiva exclusão dessa possibilidade, sendo a imobilização da coluna garantida até que, com segurança, possa ser retirada a imobilização. Todos os esforços serão realizados no sentido de proteger a coluna vertebral, especialmente a região cervical, particularmente vulnerável à movimentação acidental durante as manobras sobre a via aérea, evitando dano adicional por agravamento de possível lesão ainda não diagnosticada[5].

A avaliação da via aérea

O comprometimento da via aérea, no traumatizado, pode se dar de maneira rápida e total, lenta e gradualmente, de maneira progressiva ou recorrente. Duas situações frequentemente observadas no traumatizado, quando presentes na avaliação primária, são indicativas de comprometimento. São elas:

- Pacientes em coma – pacientes com rebaixamento do nível de consciência, com Glasgow menor ou igual a 8, que provoca o desabamento da musculatura de sustentação da língua, fazendo com que ela caia sobre a parte posterior da faringe, obstruindo-a. Pacientes com nível de consciência alterado com ou sem trauma craniano necessitam de medidas de proteção das vias aéreas e podem requerer intubação para prevenir aspiração de sangue, secreções e corpos estranhos e permitir oxigenação e ventilação adequadas[1];
- Trauma sobre a porção central da face e/ou pescoço – situação em que se alteram as relações anatômicas normais da face e do pescoço induzindo ao rápido decréscimo da saturação e insuficiência respiratória subsequente. A orofaringe e a nasofaringe são frequentemente envolvidas no trauma maxilofacial grave. A obstrução pode ocorrer como resultado de deformidade, hemorragia ou corpo estranho. Fraturas da mandíbula podem comprometer a orofaringe por permitir que a língua caia posteriormente e obstrua a via aérea. A hemorragia pode obscurecer os pontos de referência normais, tornando a realização da intubação orotraqueal (IOT) ou nasotraqueal difícil ou impossível. Essas condições podem exigir uma via aérea cirúrgica[6].

O mecanismo de trauma pode sugerir o comprometimento da via aérea. Alto grau de suspeição e reavaliação contínua são fundamentais. O exame físico demonstra a situação da via aérea. São sinais e sintomas indicativos de lesão de vias aéreas e/ou comprometimento ventilatório obtidos com a realização do exame físico:

- Inspeção: agitação, rebaixamento do nível de consciência, taquipneia, respiração superficial, tiragem intercostal, deformidades e ferimentos de face e pescoço, sangue, secreções e corpos estranhos; cianose e turgência jugular;
- Percussão: hemitórax hipertimpânico ou macicez;
- Palpação: fraturas, deformidades, hematomas, enfisema subcutâneo de face, pescoço e tórax; desvio da traqueia;
- Ausculta: ruídos respiratórios e roncos, rouquidão.

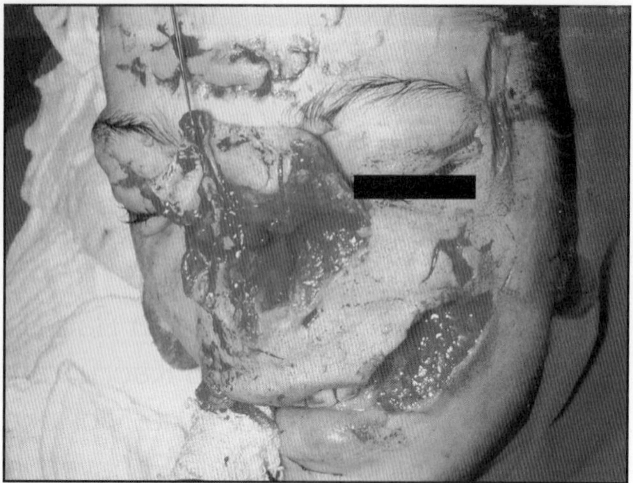

Figura 73.1. Trauma de face grave com comprometimento das vias aéreas.

"O paciente que fala tem sua via aérea patente". "A todo politraumatizado grave deve ser oferecido oxigênio suplementar". "Esta é a única medicação capaz de reduzir mortalidade a curto prazo na sala de emergência"[1]. Essas frases auxiliam o médico a recordar as bases do atendimento ao trauma.

Oximetria de pulso

O oxímetro de pulso é uma ferramenta valiosa e, sempre que possível, deve estar disponível na avaliação inicial, monitoramento no ambiente pré e intra-hospitalar[1,7].

Avaliar a medida da saturação de oxigênio da hemoglobina (% SaO_2) permite, de maneira fácil, não invasiva e contínua, avaliar a oxigenação do paciente, auxiliando no diagnóstico, detectando hipóxia e mensurando o resultado das medidas ressuscitadoras adotadas[5].

A baixa perfusão periférica (choque, vasoconstrição, hipotermia) afeta ou impede a medida. Luz excessiva, hiperpigmentação da pele e esmalte nas unhas podem prejudicar a medida correta e sua utilização[7].

A relação entre a % SaO_2 e a PaO_2 altera-se conforme a curva de dissociação da oxiemoglobina desviando-se de acordo com alterações no pH, na temperatura e na $PaCO_2$ interferindo no transporte de oxigênio[5].

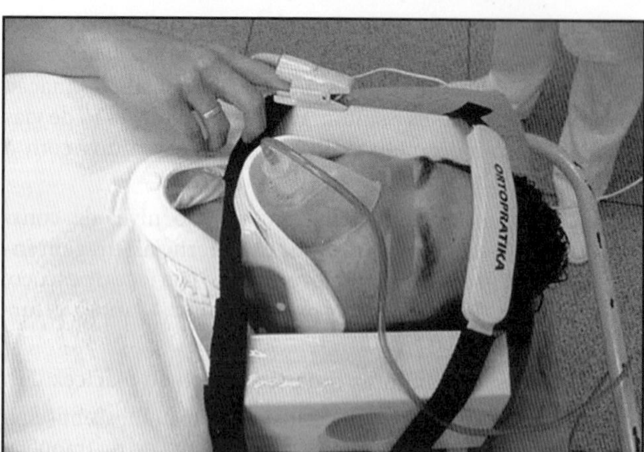

Figura 73.2. Tratamento – manejo das vias aéreas.

Técnicas básicas de manutenção das vias aéreas

A abertura das vias aéreas é o primeiro procedimento indicado assim que identificado o problema. Além de garantir a permeabilidade, serve também para possibilitar a inspeção da cavidade bucal e faringe São técnicas de abertura das vias aéreas:

- Elevação do mento (Figura 73.3) – realiza-se tracionando o queixo anteriormente seguro pelo polegar e o indicador do socorrista, segurando os dentes incisivos inferiores. Essa manobra retirará a língua caída sobre a faringe posterior, desobstruindo-a. Uma das mãos do socorrista fica livre e poderá ser usada para retirar corpos estranhos, utilizar aspirador, colocar máscara facial com O_2 etc.[1];
- Tração da mandíbula (Figura 73.4) – pode ser feita abordando o paciente pela cabeceira, com as mãos contendo a cabeça enquanto o terceiro, o quarto e o quinto dedo de ambas as mãos, apoiados nos ângulos mandibulares, projetam-na para cima, protuindo-a sobre a maxila, retirando a língua da faringe posterior e abrindo também a boca do paciente, se necessário. Essa manobra pode ser feita pelo lado ou pela frente[1].

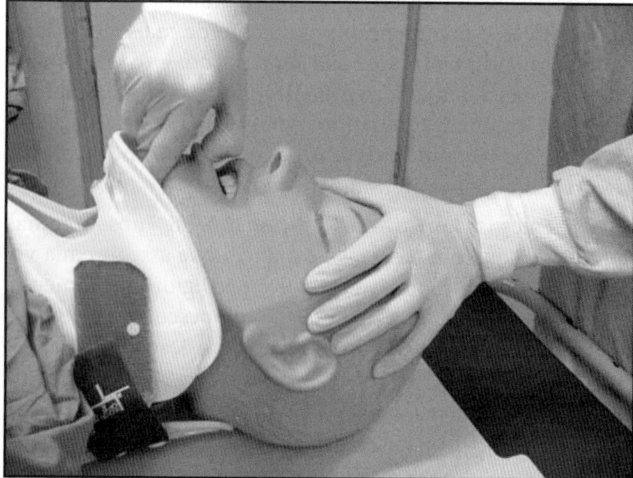

Figura 73.3. Elevação do mento.

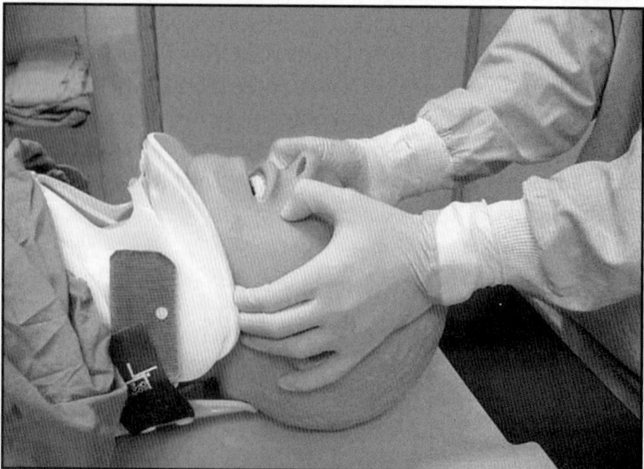

Figura 73.4. Tração da mandíbula.

Como nesse caso o socorrista utiliza as duas mãos, é possível manter o pescoço alinhado do paciente. Essa manobra pode ser utilizada para auxiliar a IOT, enquanto outro socorrista responsável pela intubação faz a laringoscopia (tríplice manobra – Figura 73.5)[3].

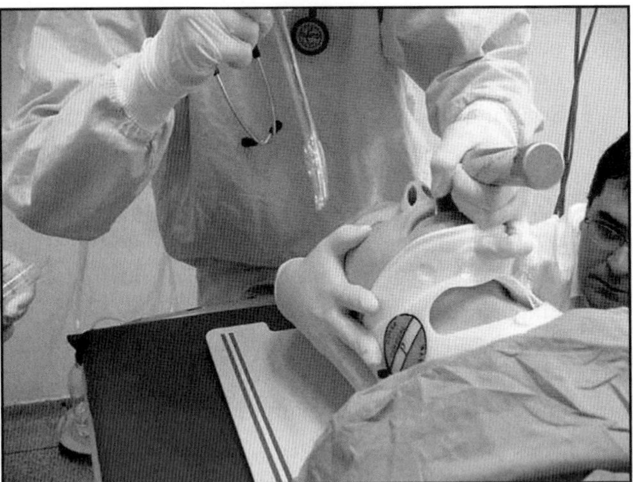

Figura 73.5. Tríplice manobra.

Com a via aérea aberta, deve ser realizada sua inspeção procurando por corpos estranhos, secreções, sangue ou vômito, os quais devem ser removidos com os próprios dedos do socorrista, se o paciente está não responsivo, ou com o emprego de abaixador de língua, foco luminoso e aspirador rígido. Após, é fundamental a oferta de altas concentrações de O_2, preferencialmente em máscara facial com reservatório, maneira rápida de melhorar a hipóxia[3].

Em pacientes com nível de consciência deprimido (Glasgow menor ou igual a 8), pode-se utilizar a cânula orofaríngea ou de Guedel.

- Cânula orofaríngea ou de Guedel – instrumento semicircular que tem a finalidade de apoiar a língua; quando de tamanho adequado e colocado corretamente, impede que a língua caia sobre a parede posterior da faringe, obstruindo-a. Não é tolerada por pacientes conscientes nem semiconscientes, pois provoca-lhes reflexo de engasgo, vômito e até laringoespasmo[3].

- **Técnica de colocação:** esse procedimento é útil para a ventilação temporária do doente inconsciente, enquanto se tomam as medidas cabíveis para proceder à intubação traqueal. Selecionar a cânula de tamanho adequado. O tamanho correto é o que corresponde à distância que vai do canto da boca do doente até o conduto auditivo externo. Abrir a boca do doente com a manobra de elevação do mento ou pela técnica dos dedos cruzados (técnica da tesoura). Inserir um abaixador de língua sobre a língua do doente, o mais posteriormente possível, para abaixá-la adequadamente, tomando cuidado para não provocar náusea. Inserir a cânula posteriormente, deslizando-a gentilmente sobre a curvatura da língua, até que a aba da cânula se apoie sobre os lábios do doente. A cânula não deve empurrar a língua para trás, levando à obstrução das vias aéreas. Retirar o abaixador de língua. Ventilar o doente em conjunto de balão e máscara. Se no final da introdução o paciente apresentar reflexo de engasgo ou de tosse, pode ser que a extremidade da cânula esteja tocando a entrada da glote ou a epiglote, estando muito profunda, devendo, então, ser tracionada um pouco e depois fixada (Figura 73.6)[3].

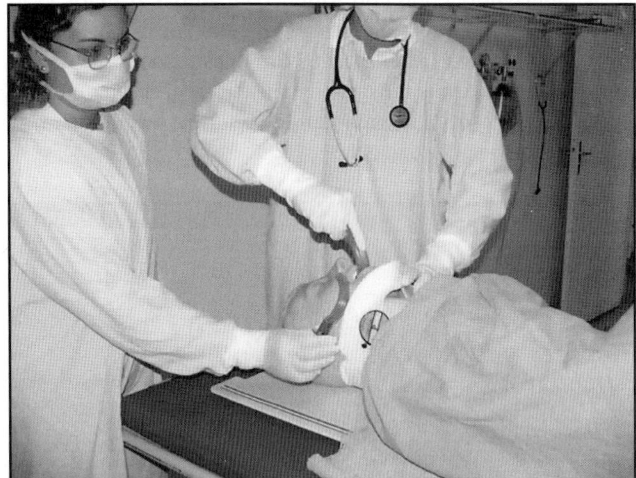

Figura 73.6. Cânula orofaríngea.

Oxigenação com dispositivo bolsa-valva-máscara (Ambu®)

O Ambu® (*Artificial Manual Breathing Unit*) é uma unidade autônoma composta de uma bolsa autoinflável de tamanho variável (1.600 mL no adulto), válvulas direcionais e uma máscara (que deverá ser transparente para se visualizarem secreções ou vômito) que se adapta à face. Pode possuir uma válvula desativável, que limita a pressão do fluxo ejetado em 40 cm de água. Deve sempre ser conectado a um reservatório ligado à rede de O_2 com alto fluxo (12 a 15 L/min), fornecendo concentrações de O_2 a 100%.

Tais medidas utilizadas no nosso meio para garantir oxigenação adequada podem e devem ser utilizadas no ambiente pré-hospitalar e hospitalar, por médicos e outros profissionais de saúde adequadamente treinados para prestar suporte básico de vida[3]. Vale ressaltar que a oxigenação é um segmento mandatório antes de qualquer procedimento de IOT e que a ventilação com Ambu® está contraindicada nos pacientes com ventilação espontânea, a fim de evitar êmese e broncoaspiração.

Técnicas de uso na necessidade de ventilação

- Por uma pessoa: enquanto o socorrista, com uma das mãos, abre a via aérea, tracionando o queixo do paciente com o quinto, quarto e terceiro dedo, com o primeiro e o segundo dedo segura a máscara, comprimindo-a contra a face do paciente. Com a outra mão, aperta ritmadamente a bolsa do Ambu®. Haverá vazamento no contato da máscara com a face, pois é difícil com uma mão manter o acoplamento perfeito e o paciente dificilmente receberá o volume corrente adequado. Há também grande probabilidade de movimentar o pescoço da vítima ventilando desse modo;

- Por duas pessoas (Figura 73.7: enquanto um socorrista contém a cabeça, com as mãos ao longo da face da vítima, impedindo sua movimentação, com o quinto, o quarto e o terceiro dedo de ambas as mãos, projeta a mandíbula, abrindo a via aérea, e com o primeiro e o segundo dedo das mãos segura a máscara, comprimindo-a na face do paciente, o outro socorrista ventila apertando a bolsa do Ambu® com ambas as mãos. Não há vazamentos e não se movimenta o pescoço. Sempre que possível, a ventilação com duas pessoas deve ser a preferida, pois mostra-se mais eficaz. Deve ser evitada a hiperventilação, mantendo volume e frequência respiratória adequadas[7].

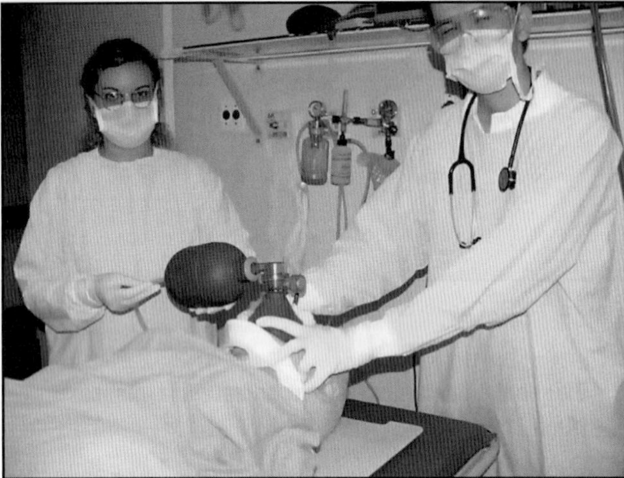

Figura 73.7. Ventilação com bolsa-valva-máscara (Ambu).

Dispositivos supraglóticos

A definição de uma via aérea difícil se dá de acordo com as dificuldades quanto à ventilação, realização de laringoscopia e dificuldade de intubação. Alguns sinais indicativos de que uma via aérea será difícil são: pequena abertura bucal, pescoço curto, macroglossia, traumas de face e hemorragia de via aérea.

Nos casos de dificuldade de intubação traqueal, em casos de via aérea difícil, dois dispositivos podem ser utilizados de maneira temporária, sendo capazes, muitas vezes, de manter os pacientes ventilando e oxigenando enquanto outras medidas, como novas tentativas de intubação em melhores condições ou mesmo uma via aérea cirúrgica, estão sendo providenciadas[5].

Esses dispositivos são a máscara laríngea (ML) - Figura 73.8 - e o tubo laríngeo (TL) - Figura 73.9. Ambos não são considerados uma via aérea definitiva e são colocados às cegas, sem visualização das cordas vocais. No traumatizado com fratura maxilofacial grave, deve ser evitado o uso desses dispositivos pelo risco de agravamento das lesões[1].

Técnica de inserção da máscara laríngea[5]

1. Certificar-se de que a ventilação e a oxigenação utilizadas são adequadas e que há um aspirador imediatamente disponível na eventualidade de o doente vomitar;
2. Insuflar o balão da ML para certificar-se de que não há vazamento;
3. Pedir para um assistente imobilizar manualmente a cabeça e o pescoço do doente. A região cervical não deve ser hiperestendida nem hiperfletida durante o procedimento;
4. Antes de tentar inserir a ML, deve-se esvaziar completamente o balão e lubrificá-lo;
5. Escolher o tamanho correto da ML: 3 para mulheres pequenas, 4 para mulheres grandes e homens pequenos e 5 para homens grandes;
6. Segurar a ML com a mão dominante como uma caneta, com o dedo indicador na junção entre o balão e o cabo e a abertura da máscara orientada sobre a língua;
7. Passar a máscara por trás dos incisivos superiores com o cabo paralelo ao tórax do doente e o indicador apontando para quem está inserindo o dispositivo;
8. Empurrar a ML lubrificada para a posição, ao longo da curva palatofaríngea com o indicador mantendo a pressão e guiando o dispositivo;
9. Insuflar o balão com o volume indicado na extremidade distal;
10. Checar o posicionamento ventilando com máscara e Ambu;
11. Visualizar a expansão torácica com a ventilação.

Material para inserção de ML:

1. Máscara laríngea n°s 3, 4 e 5;
2. Aspirador de ponta rígida;
3. Seringa;
4. Gel lubrificante

Técnica de inserção do tubo laríngeo[5]:

1. Testar o tubo e aplicar gel lubrificante;
2. Realizar a pré-oxigenação;
3. Escolher o tubo de tamanho adequado baseado na altura da vítima;
4. Com a mão não dominante, abrir a boca e tracionar o mento, assegurando-se de que a língua não se dobrará com a inserção do tubo;
5. Introduzir o tubo laríngeo pela boca pela linha média com a ponta apoiada sobre o palato duro e deslizar suavemente pela hipofaringe até que a linha preta demarcatória do TL atinja os incisivos no meio da arcada dentária superior;

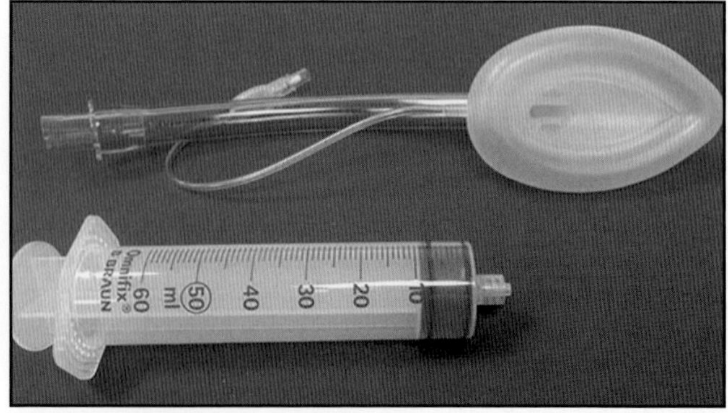

Figura 73.8. Máscara laríngea.

6. Insuflar o balão com o volume indicado na extremidade distal;
7. Ventilar o paciente e confirmar a expansão torácica; pode-se acoplar o capnógrafo na extremidade do tubo;
8. Fixar o tubo no paciente. pode ser utilizada cânula orofaríngea para evitar a mordedura do tubo

Material para inserção de ML:

1. Tubo laríngeo n°s 3, 4 e 5 (para adultos);
2. Aspirador de ponta rígida;
3. Seringa;
4. Gel lubrificante,

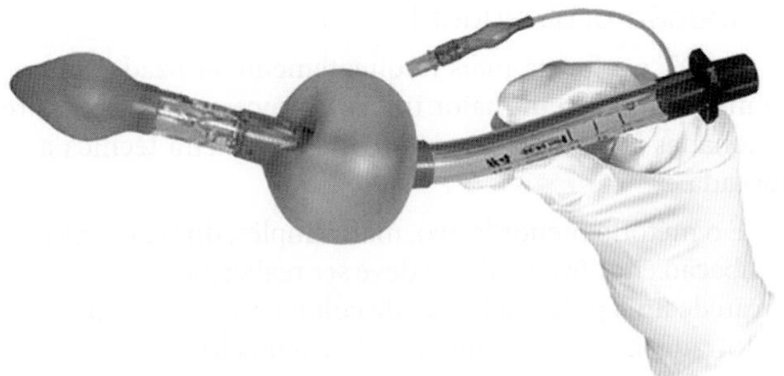

Figura 73.9. Tubo laríngeo.

Via aérea definitiva

As manobras avançadas para obter o acesso à via aérea são: IOT, intubação nasotraqueal e via aérea cirúrgica. Nessas situações, ocorre um tubo endotraqueal com balonete insuflado conectado a uma fonte de oxigênio e denomina-se via aérea definitiva.

As indicações para via aérea definitiva são:

- Impossibilidade de obter e/ou manter a via aérea permeável por outros meios;
- Proteger a via aérea da aspiração de sangue e secreções;
- Garantir a via aérea no manejo e transporte de pacientes instáveis;
- Proteger da obstrução potencial nas lesões por traumas graves sobre a via aérea;
- Ventilar adequadamente pacientes em apneia prolongada e com problemas relacionados a trocas gasosas (por exemplo: contusão pulmonar);
- No tratamento do TCE que exija hiperventilação e/ou realização de exames; e
- Paciente em coma (Glasgow menor ou igual a 8).

Os equipamentos devem ser previamente testados, funcionantes, com opção de tamanhos variados.

A IOT é a forma mais frequentemente utilizada em nosso meio e a que tem maior índice de sucesso das formas relacionadas e deve ser normalmente a primeira técnica a ser adotada[3].

Aspectos fisiológicos

Para aplicar os conceitos de intubação de sequência rápida (SIR), não basta somente entender um determinado protocolo, mas, além disso, entender todo o processo que leva o médico a determinar certas atitudes na sala de emergência que de fato conduzem todo o processo a um procedimento tranquilo e com o mínimo de intercorrências possíveis. Dessa forma, a necessidade de explorar alguns conceitos fisiológicos simples que formam a base de um médico confiante e seguro para realizar procedimentos de emergência, como a IOT, seja qual for o nível de dificuldade técnica, é determinante. [10,11]

Como primeiro ponto, é importante entendermos que a hipoxemia é fator determinante na deterioração clínica do paciente crítico em urgência ou emergência. Devido a esse fato e como forma de prevenção dessa evolução, a conduta universal imediata é fornecer oxigênio em alto fluxo (10 a 15 L/min) com o objetivo de mitigar, assim, as consequências da insuficiência respiratória e, consequentemente, da apneia. A oferta de oxigênio deve ser realizada sempre com máscara e reservatório ou máscara, balão e reservatório. [11]

Nesse caso, o reservatório torna-se essencial por evitar a mistura do oxigênio puro com o ar ambiente, proporcionando, dessa forma, oferta de 100% de oxigênio ao paciente. O ar ambiente possui cerca de 21% de oxigênio, 70% de nitrogênio e outros gases inertes nessa mistura. Já o ar expirado possui cerca de 16% de oxigênio, os mesmos 70% de nitrogênio, cerca de 4% de gás carbônico e outros 10% de gases inertes. Com esses valores, compreende-se que apenas uma troca de 5% de oxigênio mantém um indivíduo vivo e capaz de exercer suas atividades comuns. Entretanto, sendo isso uma verdade, por que se deve oferecer oxigênio a 100%? O ponto é que, tratando-se de um paciente crítico em demanda por oxigênio e em vias de entrar em um estado apneico, seja de forma espontânea ou por indução medicamentosa, proporcionar determinada reserva de oxigênio não seria, portanto, uma ideia contraditória.[11]

Hipoteticamente, para melhor compreensão, admita como exemplo um mergulhador em apneia. O recorde mundial de apneia estática, até os dias atuais, sem suporte adicional de oxigênio, varia em torno de 9 (mulheres) a 11 minutos (homens). Como pode ser possível um ser humano permanecer 11 minutos sem respirar e, após esse período, retornar a superfície respirando, pensando, interagindo e sem sequelas neurológicas? Se transferirmos o exemplo acima para o paciente na sala de emergência, não é difícil concluir que ambos necessitam de certo preparo antes do período de apneia. O mergulhador em questão é um perfeito exemplo comparativo para pacientes críticos que serão submetidos à IOT. Preparar o paciente crítico para o período de apneia que está por vir é condição mandatória em qualquer procedimento de intubação. Observava-se no passado o paciente adentrando à sala de emergência em franca insuficiência respiratória e sem qualquer preparação prévia; a laringoscopia – muitas vezes difícil e malsucedida – era imediatamente realizada, trazendo consequências graves para o paciente. No passado, os conceitos de IOT de urgência ainda não estavam bem fundamentados e o procedimento em questão era preferencialmente encaminhado para determinadas especialidades. O fato é que, alguns anos depois, isso foi encarado como dever do médico que se encontra na sala de emergência.

É importante tornar claro que a SIR deve obrigatoriamente ser utilizada no paciente que chega à sala de emergência com incursões respiratórias presentes. Essa população que chega respirando espontaneamente na sala de emergência (*drive* respiratório) faz parte da grande maioria dos atendimentos de emergência nesse ambiente. Uma minoria que adentra o recinto de emergência em parada cardiorrespiratória deve receber tratamento imediato de manutenção à vida com determinação da permeabilização das vias aéreas superiores e inferiores e ventilação. Nesse caso, ao contrário do cenário em que o paciente chega com *drive* respiratório, a ventilação com máscara, bolsa e reservatório é mandatória, em detrimento de se manter as funções fisiológicas compatíveis com a vida, mesmo que, como consequência, ocorra regurgitação e broncoaspiração, fato esse que pode ser tratado em uma segunda fase, quando o risco de vida imediato for amenizado.[10,11]

Nas situações em que o paciente critico chega à sala de emergência com incursões respiratórias espontâneas e indicação de IOT, a ventilação com máscara-bolsa-reservatório está contraindicada, pelo risco de causar maior dano ao paciente como consequência da broncoaspiração. Nesse caso, como no exemplo hipotético do mergulhador, a ação recomendada é a pré-oxigenação com simples colocação da máscara facial com reservatório ou utilização do conjunto máscara-bolsa-reservatório sem a realização de compressões da bolsa (ventilação). Em 2005, Thomas Mort publicou sua pesquisa sobre os efeitos da pré-oxigenação nos pacientes críticos que requeriam intubação de emergência e demonstrou que o tempo médio de pré-oxigenação necessário para um adulto atingir paO_2 maior que 90 mmHg era igual a 3 minutos. Apesar de discussões surgirem quanto ao tempo de 3 minutos para pré-oxigenação nos diferentes perfis de pacientes na sala de emergência, Mort publicou em 2009 um novo trabalho demonstrando que exceder o tempo predeterminado para 4, 6 ou 8 minutos não estaria indicado e que essa prática poderia inclusive trazer consequências deletérias ao paciente. Essa evidência, de fato, não é muito difícil de entender, uma vez que, em um caso em que atendemos um paciente vítima de trauma por acidente com veículo automotor por exemplo, uma lesão pulmonar como um pneumotórax impediria a elevação da saturação a 100% e delongar o tempo de pré-oxigenação apenas atrasaria a determinação de uma via aérea segura e o diagnóstico de algum eventual intercurso da ventilação do paciente.[11]

O efeito da pré-oxigenação como forma de prolongar o tempo de apneia não é difícil de se entender. A oferta inspiratória de oxigênio puro permite, como o próprio nome demonstra, a inalação de apenas moléculas de oxigênio, ou seja, não há inalação de nitrogênio antes presente no ar ambiente em uma fração de 70%. Assim, em cada ciclo inspiração-expiração o nitrogênio pulmonar é gradativamente eliminado, tendo, por sua vez, sua fração na mistura ocupada pelo oxigênio. Após alguns ciclos de inspiração e expiração consecutivos, a concentração do oxigênio no ar alveolar é igual a 100%. A esse processo se denomina *desnitrogenação pulmonar*. Uma vez a concentração alveolar total sendo igual a 100% de oxigênio, a hematose ocorre livremente, mesmo com o paciente em apneia (mergulhador de apneia). A hematose é o processo de trocas gasosas que ocorre nos capilares sanguíneos dos alvéolos pulmonares por meio da difusão de gases (Lei de Flick): oxigênio e dióxido de carbono. Devido a esse processo mediando o sistema respiratório e o sistema circulatório, o sangue venoso, concentrado em CO_2, é convertido em sangue arterial rico em O_2 e distribuído aos tecidos do organismo para provimento das reações metabólicas das células. No caso em questão, o indivíduo em estado crítico possui um período seguro de apneia, uma vez que respira apesar de não ventilar. A esse período chamamos de oxigenação apneica. Desnitrogenação pulmonar e oxigenação apneica são duas vertentes da pré-oxigenação que nunca devem ser esquecidas pelo aluno, residente ou médico atuante na sala de emergência.

Diante de tantas evidências recentes, fica determinada que a pré-oxigenação com alto fluxo (10 a 15 L/min) de oxigênio a 100% e por tempo de 3 minutos nos pacientes com incursões respiratórias espontâneas é mandatória no cenário de emergência e trauma[11]

Intubação orotraqueal

A IOT é a forma mais frequentemente utilizada em nosso meio e a que tem maior índice de sucesso das formas relacionadas e deve ser normalmente a primeira técnica a ser adotada.

É o método menos lesivo, mais simples, direto e rápido de intubação endotraqueal. Ela deve ser realizada com a preocupação de uma potencial lesão da coluna cervical. A intubação endotraqueal requer equipamento adequado[8].

Uma lista de equipamentos mínimos é apresentada aqui.

Lista de equipamentos:

1. Máscara com válvula unidirecional e Ambu®;
2. Via aérea orofaríngea e nasofaríngea;
3. Tubos endotraqueais – vários tamanhos e comprimentos com guias;
4. Adaptadores de tubo para os ventiladores;
5. Laringoscópio com lâminas curvas e retas;
6. Aparelho de aspiração para boca e faringe;
7. Drogas para analgesia, amnésia e paralisia.

O objetivo da intubação oral é criar um caminho direto entre os dentes incisivos e as cordas vocais com o auxílio de uma lâmina de laringoscópio curva (Mackintosh®) ou reta (Miller®), no adulto, e preferencialmente reta, na criança. Esse caminho possui três eixos: oral, faríngeo e laríngeo. A lâmina curva do laringoscópio é utilizada para elevar a mandíbula superiormente, criando um eixo que expõe a cordas vocais. Uma boa técnica de laringoscopia é fundamental para visualizar as cordas vocais (Figura 73.10) e ter êxito no procedimento.

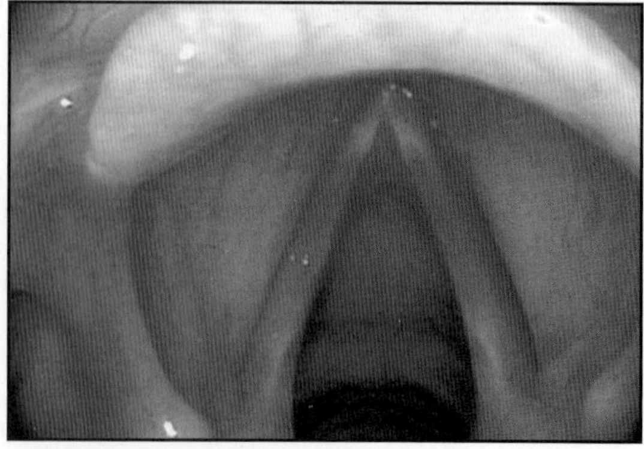

Figura 73.10. Visualização das cordas vocais com posicionamento da lâmina de Mackintosh na valécula.

Para a exposição das cordas vocais, a lâmina curva do laringoscópio é posicionada na valécula, enquanto a lâmina reta á posicionada sob a epiglote.

A necessidade de proteger a coluna cervical do paciente traumatizado torna toda a intubação quase sempre uma tarefa para duas pessoas. O médico que está realizando a intubação fica posicionado à altura da cabeça do paciente. O assistente pode ficar ao lado estabilizando o pescoço em posição neutra. A cabeça do paciente deve estar ao nível do xifoide da pessoa que está realizando a intubação. O laringoscópio é mantido na mão esquerda. Após a abertura da boca, a lâmina curva é posicionada no lado direito da língua, movendo-a anterior e lateralmente. A lâmina é avançada lentamente em direção à valécula até a visualização da epiglote. A lâmina então é erguida para cima e em direção aos pés, até que as cordas vocais sejam vistas[8].

Uma vez que as cordas vocais sejam visualizadas, o tubo endotraqueal previamente selecionado (tamanhos 6,5 a 8 para mulheres, 7 a 8,5 para homens) é passado entre as cordas vocais com a mão direita. O uso de um guia (estilete) é útil para manipular a direção do tubo orotraqueal (TOT). O tubo é avançado sob visão direta até que o balonete tenha ultrapassado nitidamente as cordas vocais. A inserção adequada é geralmente obtida quando a marcação negra, obrigatoriamente presente em todos os tubos orotraqueais e localizada logo acima da porção proximal do balonete, é posicionada na altura das cordas vocais. O balonete é insuflado progressivamente até que não se escute vazamento de ar com a ventilação com pressão positiva. O tubo é, então, cuidadosamente fixado com fita[3].

É importante lembrar que a lâmina do laringoscópio eleva a mandíbula e não deve ser apoiada nos dentes[8].

A posição do tubo endotraqueal é confirmada pela ausculta do tórax, com a presença de murmúrio vesicular em ambos os lados e ausência de ruído no epigástrio. A medida da tensão do CO_2 endotraqueal é útil. A ausência de CO_2 expirado sugere posicionamento esofágico ou faríngeo do tubo[3].

As tentativas de intubação não deverão ser prolongadas e, em caso de falha, o paciente deverá ser cautelosamente ventilado e oxigenado antes de nova tentativa em caso de dessaturação, mesmo sob risco de broncoaspiração. Pacientes recebidos já intubados devem ter a posição do tubo confirmada, assim como a condição do balonete verificada[3]. É importante relembrar que todo paciente deve ser pré-oxigenado por 3 minutos antes de seguir com o método-padrão de intubação de emergência, denominado "sequência rápida de intubação".

Uma série de complicações estão relacionadas à intubação: agravamento de lesão cervical, hipóxia pela demora na realização ou pela má colocação do tubo (seletivo no brônquio fonte direito ou no esôfago) ou broncoaspiração, lesões nos dentes, lábios, língua e laringe pelo mau uso do laringoscópio. Lesão de corda vocal, cartilagens aritenoides e seio piriforme pelo mau uso do próprio tubo ou estilete. Complicações relacionadas ao balonete: muito inflado, com pressão maior que 30 cm de água, leva à necrose da mucosa traqueal. Excesso de pressão também pode obstruir o tubo, por desviar a extremidade dele contra a parede da traqueia. O balonete deve ser cheio inicialmente o suficiente para evitar vazamentos quando ventilamos com Ambu® ou quando acoplado à ventilação mecânica. Se perfurado e ou vazio, leva à broncoaspiração (Figuras 73.11 e 73.12)[9,12].

Entubação de sequência rápida

Tanto para auxiliar na intubação em situações indicadas, quanto para possibilitar o atendimento de pacientes combativos e não-cooperadores que põem em risco a equipe e a si próprios, pode-se, com precaução, utilizar sedativos, analgésicos, relaxantes musculares e ou outras drogas com indicações específicas. Estas devem ter curto período de ação, ser reversíveis em seus efeitos, e com mínimas repercussões deletérias sobre o estado

Técnica. O método baseado em evidência mais frequentemente utilizado para a intubação é a sequência de intubação rápida composta por agente pré-indutor (Fentanil®) sedativo/hipnótico-sedativo ou agente anestésico dissociativo e relaxante muscular, todos de curta duração, como o etomidato e a succinilcolina. A anestesia local é de pouco valor na IOT. A aspiração da boca e faringe é essencial antes de qualquer tentativa de controle da via aérea, utilizando-se, preferencialmente um aspirador de bico rígido. A pré-oxigenação é obtida com oxigênio a 100%, por 3 minutos. Se uma sonda nasogástrica estiver posicionada, ela deve ser conectada a um aspirador[12].

Em traumas graves e deformidades importantes de face, sangue e secreções abundantes na via aérea, assim como outras situações que impeçam a ventilação com dispositivo bolsa-valva-máscara nos casos de pacientes sem *drive* respiratório, a curarização do paciente pode estar contraindicada[12].

Sequência de intubação rápida

Uma vez entendidas as determinantes fisiológicas envolvidas no cenário agudo do paciente que possui indicação de IOT e que a pré-oxigenação é medida obrigatória, dividiremos de forma didática o procedimento de SIR em dois estágios. O primeiro estágio denominaremos de "pré-oxigenação" e o segundo estágio, de "SIR propriamente dito".

Neste ponto, é importante mencionar que, antes de qualquer procedimento de emergência, todo material e dispositivos envolvidos devem estar preparados e previamente testados. São parte do arsenal de materiais e preparatórios na SIR, além dos materiais de proteção individual, os seguintes:

1. Monitor cardíaco;
2. Monitorização não invasiva da pressão arterial;
3. Oximetria de pulso;
4. Acesso venoso periférico;
5. Máscara facial com reservatório e conexão de entrada de oxigênio;
6. Conjunto máscara-bolsa-reservatório com conexão de entrada de oxigênio;
7. Medicações utilizadas na SIR (analgésico opioide, hipnótico-sedativo/ou sedativo, bloqueador neuromuscular);
8. Capnógrafo (opcional, contudo aumenta a segurança do procedimento);

9. Aspirador, preferencialmente com cânula rígida;
10. Laringoscópio, tubo endotraqueal de tamanhos variados e opcionalmente um fio-guia para o tubo endotraqueal;
11. *Bougie* (GEB: *gum elastic bougie*);
12. Máscara laríngea e *kit* de cricotireoidostomia;
13. Seringa de 10 mL;
14. Cânula de Guedel (preferencialmente para pacientes que necessitam ser ventilados, ou seja, sem *drive* respiratório);
15. Estetoscópio.

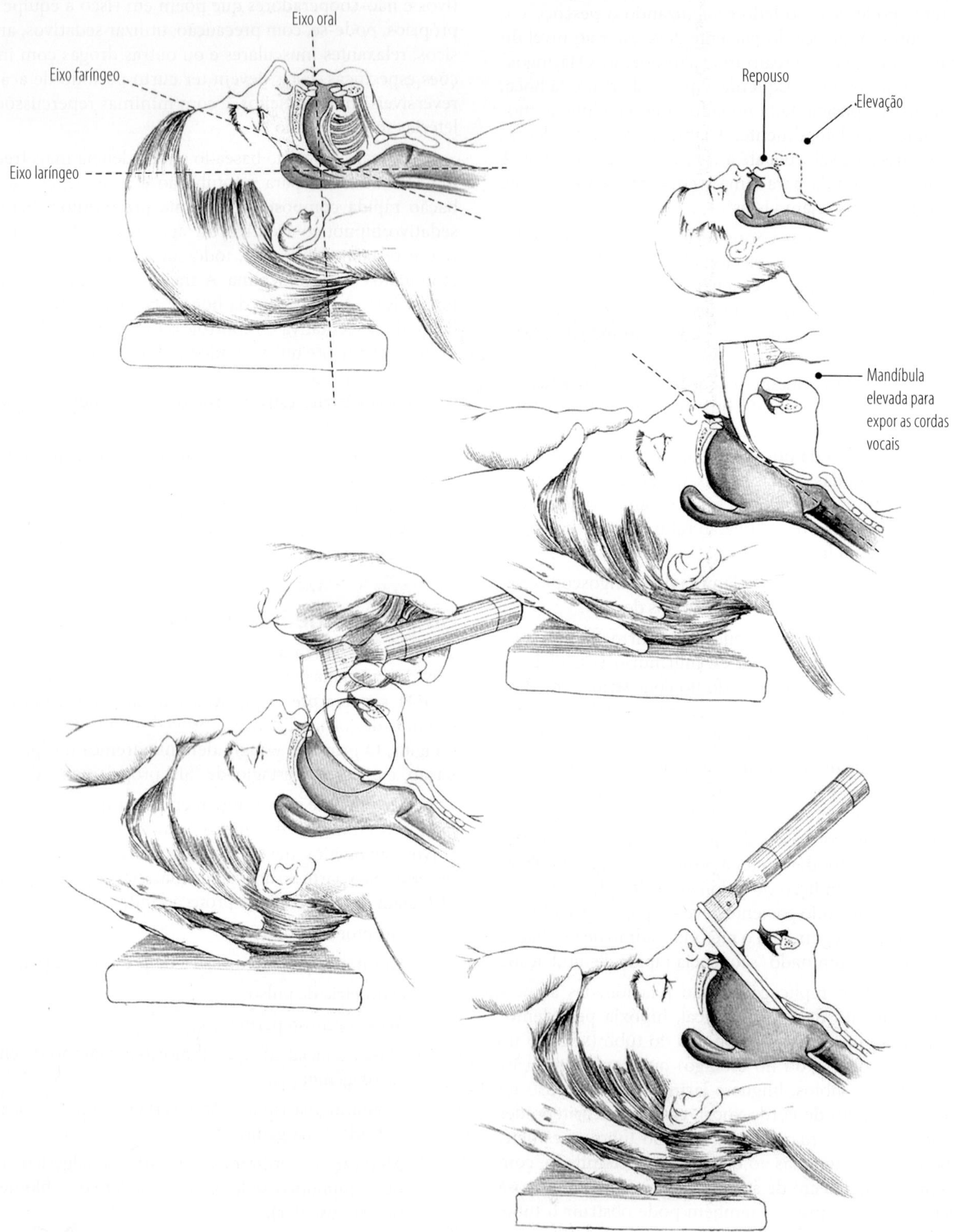

Figura 73.11. Técnica de laringoscopia.

Estágio 1: Pré-oxigenação (Figura 73.12)

No estágio 1, o período de pré-oxigenação de 3 minutos deve ser cumprido com oferta de oxigênio a 100% a 10 a 15 L/min. Sugere-se nesse etapa que se utilize uma droga opioide, preferencialmente o citrato de fentanila (Fentanil®), por possuir potencial analgésico bem mais alto que a morfina e ação ultrarrápida[13-15]. O citrato de fentanila pode ser utilizado logo no início do estágio 1, quando o paciente eventualmente se encontra num estado de estresse tão alto que se torna incapaz de entender que a ação médica de emergência

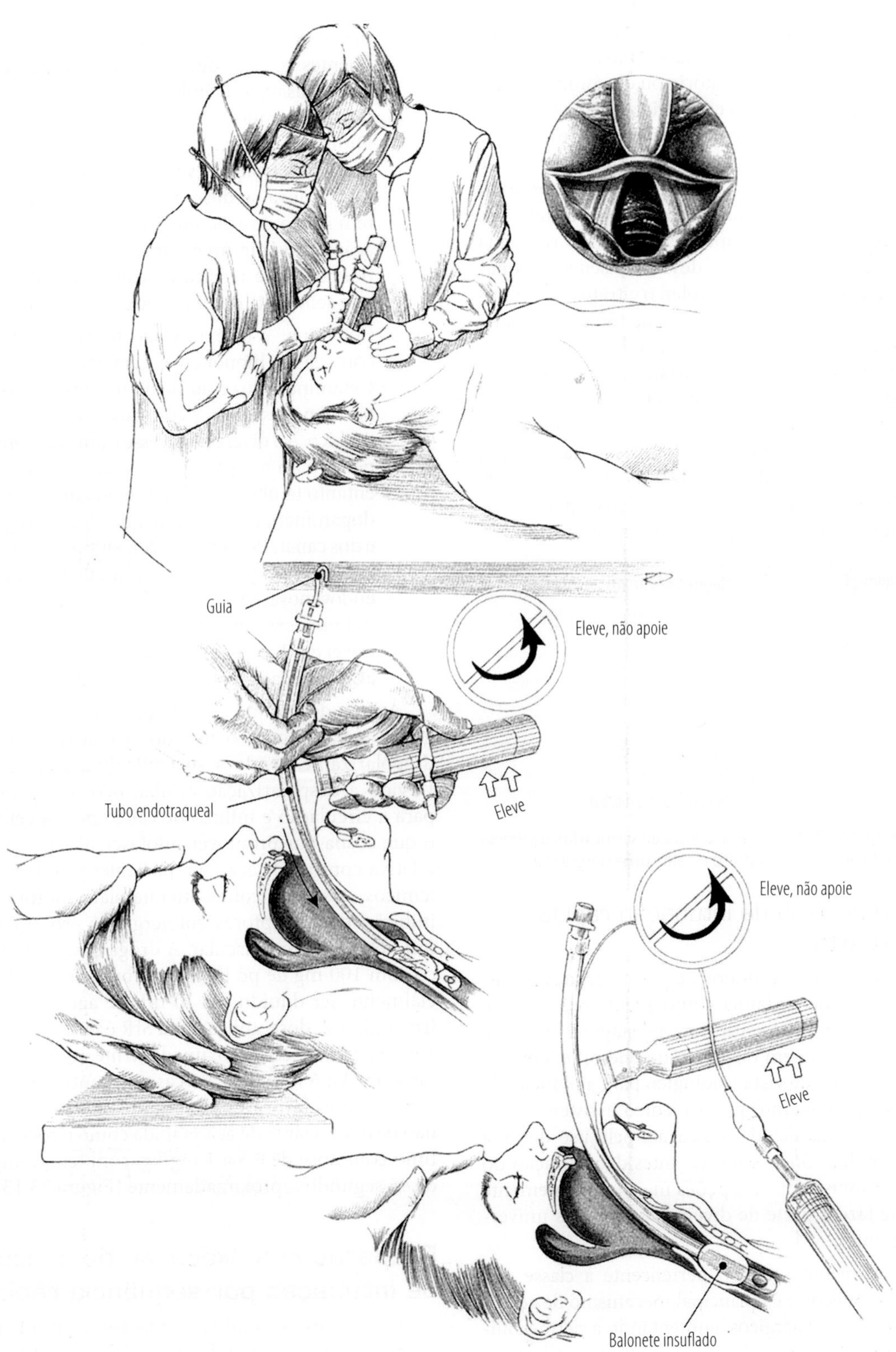

Figura 73.12. Técnica de laringoscopia.

é para seu benefício próprio e luta inconscientemente contra a equipe médica, o que dificulta ou impossibilita medidas essenciais de manutenção da vida em cenário crítico, como a oferta de oxigênio. Neste caso, a propriedade opioide do citrato de fentanila traz benefícios inquestionáveis, levando o indivíduo a um determinado estado de tranquilidade não sedativa que somente o opioide é capaz. Nesse cenário, após a administração do opioide, espera-se encontrar um paciente mais calmo, menos combativo, mais responsivo e alerta, que aceita as medidas de intervenção iniciais como a simples acoplagem da máscara facial e reservatório ou do conjunto máscara-balão-reservatório. No caso contrário ao exposto acima, em que o paciente é extremamente passivo e que reconhece que as medidas de salvamento são importantes, o citrato de fentanila pode ser administrado após o período de pré-oxigenação, ao final do estágio 1, com objetivo único de inibir os reflexos da laringoscopia, principalmente quando realizada com lâmina de Macintosh (curva), devido ao seu posicionamento na valécula. De forma protocolar, o citrato de fentanila pode ser administrado na dose de 150 μg (50 μg/mL) ou 3 mL em pacientes adultos. Atenção especial deve ser dada aos pacientes em extremo de idade. O citrato de fentanila deve ser administrado lentamente, de forma a reduzir a chance de depressão respiratória (não tão frequente em pacientes adultos) e tórax rígido (mais comum em doses altas da droga)[15]. A lidocaína pode ser utilizada em substituição ao citrato de fentanila para bloqueio dos reflexos da laringoscopia, no entanto não possui os benefícios opioides desta última[16].

Estágio 1: Pré-oxigenação	Estágio 2: SIR propriamente dita
O_2 100% (10/15 L/min	Após 3 minutos de pré-oxigenação:
ΔT = 3 min Fentanil • 50 μg/mL • Fazer 3 mL (150 μg)	Midazolam (15 mg) OU Etomidato (0,2 mg/kg) OU Ketamina (1-2 mg/kg) E Succinilcolina (1-2 mg/kg)

Figura 73.13. Esquema didático para realização segura da sequência de intubação rápida no paciente adulto na sala de emergência.

Estágio 2: Sequência de intubação rápida propriamente dita

Uma vez passados os 3 minutos de pré-oxigenação e administrado o citrato de fentanila como agente pré-indutor, estamos autorizados a prosseguir para o estágio 2, no qual o paciente já se encontra em oxigenação apneica[8] e, portanto, preparado do ponto de vista fisiológico para a indução da apneia[12,13]. É nesse momento que o médico assistente deve optar, com base em sua devida indicação, pelo uso de uma droga sedativa ou hipnótico-sedativa antes da utilização do bloqueador neuromuscular. As opções mais frequentemente utilizadas e que fazem parte de diversos protocolos universais, são os seguintes:

1. Midazolam: é um sedativo pertencente à classe dos benzodiazepínicos. Seu principal mecanismo de ação é nos receptores gabaérgicos, aumentando a permeabilidade neuronal aos íons cloretos, colocando a célula em um estado de hiperpolarização. Apresenta efeito sedativo e é um rápido indutor do sono, com importante efeito amnésico durante o período de atividade máxima do medicamento, que possui de curta duração. O início da ação do midazolam ocorre em, aproximadamente, 2 minutos após a injeção intravenosa. O efeito máximo é obtido em 5 a 10 minutos. Em um protocolo de SIR, a dose recomendada é de até 15 mg (5 mg/mL) ou 3 mL[17].
2. Etomidato: trata-se de um fármaco anestésico hipnótico-sedativo de curta duração, com bom perfil para doentes graves, devido a sua excelente estabilidade cardiovascular e inibição do eixo hipotálamo-hipofisário quando administrado em infusão contínua. Diminui a pressão intracraniana. Não libera histamina e sua dose letal é 16 vezes maior do que a dose terapêutica. Utiliza-se dose de 0,3 a 0,5 mg/kg. O etomidato tem início de ação em 30 a 60 segundos, com pico de ação em 1 minuto e duração de 3 a 5 minutos. Possui possibilidade teórica de causar insuficiência adrenal, não sendo utilizada em infusão contínua[18-20].
3. Cetamina: este é um agente anestésico dissociativo, com efeito hipnótico e características analgésicas. A Cetamina induz o aumento máximo da atividade metabólica nas estruturas corticais e subcorticais do sistema límbico. Ao nível celular, esse é um antagonista não competitivo do receptor NMDA (N-metil-D-aspartato), no entanto também altera o funcionamento dos receptores dopaminérgicos, serotonérgicos, colinérgicos, opioides e dos canais de sódio. As concentrações plasmáticas máximas da droga ocorrem 1 minuto após q administração endovenosa, com tempo de meia-vida de 7 a 11 minutos e eliminação entre 2 e 3 horas. A dose da Cetamina é variável em 1 a 2 mg/kg, podendo causar leve hipertensão arterial e da pressão intracraniana.

Após a decisão de qual droga utilizar como sedativo, segue-se adiante com o uso do bloqueador neuromuscular despolarizante, sendo a succinilcolina a droga de escolha. Devido à despolarização celular, ocorre efluxo de potássio para a circulação e influxo de cálcio para a célula muscular, o que acaba por promover miofasciculação, por isso possui relativa contraindicação em pacientes sabidamente hipercalêmicos. A succinilcolina atua na placa motora por meio da inibição dos receptores colinérgicos, proporcionando, por fim, relaxamento muscular. A droga está disponível em frasco com 100 mg de pó liofilizável branco, que deve preferencialmente ser diluído em 10 mL de água destilada ou soro fisiológico. A dose utilizada na SIR é de 1 a 2 mg/kg de peso, atinge paralisia em aproximadamente 30 segundos, com duração de 4 a 6 minutos. No caso de contraindicação relativa, a opção mais favorável seria um bloqueador neuromuscular não despolarizante de ação rápida como o rocurônio. Este último com dose de 0,5 a 1 mg/kg, com tempo inicial de ação de 45 segundos aproximadamente (Figura 73.13).

Preparação e execução do procedimento de intubação por sequência rápida

Esperamos até aqui ter explorado com o leitor toda importância e todo conteúdo que embasam a utilização rotineira da sequência de intubação rápida na sala de emergência em concordância com a literatura mais atual disponível até a data. Neste próximo e último passo, introduzimos algumas dicas na preparação e execução da sequência de intubação rápida na sala de emergência.

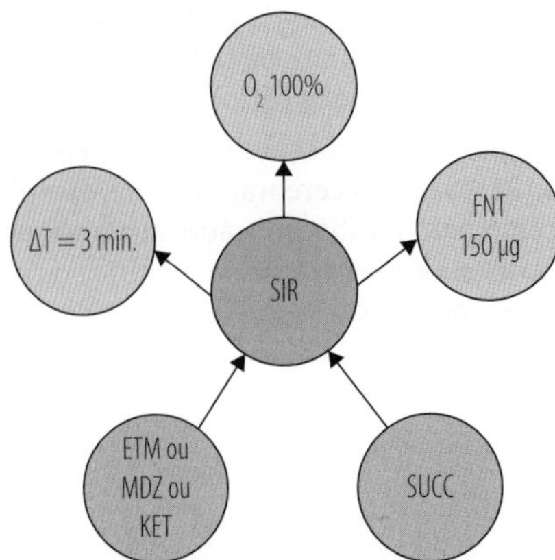

Figura 73.14. Esquema mnemônico para SIR na sala de emergência. SIR: sequência de intubação rápida; FNT: fentanila; ETM: etomidato; MDZ: midazolam; KET: ketamina; SUCC: succinilcolina.

Preparação do procedimento:

1. Obtenha, se possível, informações atuais que motivaram o paciente ou familiares a procurarem auxílio de emergência;
2. Da mesma forma, se possível, atualize-se sobre a história pregressa do paciente;
3. Solicite ajuda dos colegas presentes e comunique a eles sobre a necessidade e indicação do procedimento de intubação;
4. Atente-se a sinais preditores de intubação e ventilação difíceis como: barba, pescoço curto, retrognata, micrognata, macroglossia, pequena abertura de boca, dentes incisivos proeminentes, utilização de dentadura, trauma de face, queimadura de face, cirurgia cervical prévia ou de cabeça e pescoço, tumores em localização de via aérea, hematomas de partes moles na cavidade oral, radioterapia, entre outros;
5. Verifique com a enfermagem os passos do procedimento, drogas e doses a utilizar, necessidade de outros acessos venosos, aspirador, ventilador, disponibilidade de oxigênio, funcionamento de dispositivos de monitorização;
6. Mantenha controle do cenário crítico, uma vez na posição de liderança

Execução do procedimento:

1. Proteja-se com equipamento de proteção individual (EPI);
2. Inicie a pré-oxigenação por 3 minutos com oxigênio a 100% (lembre-se de utilizar reservatório) e solicite monitorização completa para o paciente;
3. Solicite equipe auxiliar que tenha próximo as drogas a utilizar com respectivas doses, laringoscópio (lâmina de Macintosh ou Miller), TOT, aspirador e bolsa valva mascara;
4. Se o colar cervical estiver presente no paciente, a opção de sua retirada é válida desde que alguém qualificado estabilize a coluna cervical;
5. Tenha o "plano B" preparado: ML, GEB, *kit* de cricotireoidostomia;
6. Percorra com a utilização do citrato de fentanila e após use as drogas de indução (sedação + bloqueador neuromuscular);
7. Proceda à IOT após relaxamento muscular, com tranquilidade, aspirando as VAS se necessário. Lembre-se de que o seu paciente "respira apesar de não ventilar";
8. Após s IOT, confirme a posição do TOT com ausculta pulmonar e, se presente, curva de capnografia;
9. Exame radiográfico de tórax simples pode ser solicitado como complementação e evidência da presença e localização do TOT;
10. Certifique-se de preparar e manter o paciente em sedação (midazolam e citrato de fentanila em bombas de infusão separadas).

Intubação nasotraqueal

A intubação nasotraqueal é uma técnica útil nos pacientes com lesão da coluna cervical que estejam respirando espontaneamente, apesar de ser menos utilizada em nosso meio. É alternativa em uma situação de ameaça à vida, principalmente quando o paciente apresenta trismo ou não é conseguido o acesso do tubo pela boca. Pode ter indicações eletivas, quando o paciente vai passar por intervenções cirúrgicas intraorais e intubações prolongada. É o procedimento mais demorado e potencialmente mais traumático (às cegas). É possível fazê-lo com menor risco de movimentação inadvertida da coluna cervical.

A intubação nasotraqueal é contraindicada nos pacientes em apneia e naqueles com fraturas graves de face medial ou com sinais de fraturas da base de crânio[12] (Figura 73.15).

O procedimento é realizado "às cegas" e iniciado pela determinação de qual narina é mais amplamente pérvia. Isso pode ser avaliado pela história ou pela oclusão de uma narina e a aspiração vigorosa pela narina contralateral. A estabilização do pescoço em linha por uma segunda pessoa é essencial quando uma lesão de coluna cervical possa estar presente. A anestesia da passagem nasal é obtida por uma combinação de neosinefrina a 1% e lidocaína geleia. Lidocaína a 4% em aerossol é aplicada na faringe oral e nasal.

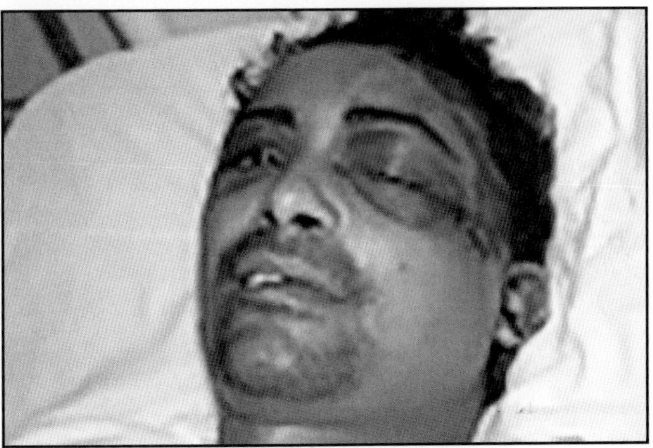

Figura 73.15. Sinais de fraturas da base de crânio.

O tubo endotraqueal selecionado é de tamanho menor do que o que deveria ser utilizado para a intubação por via oral no mesmo paciente. O tubo é lubrificado com lidocaína geleia e passado pela narina diretamente para a faringe posterior. A rotação do tubo moverá a ponta deste da direita para a esquerda e o posicionará acima das cordas vocais. A ausculta dos sons ventilatórios no início do tubo auxiliará o direcionamento dele para a traqueia. Uma vez penetrado na traqueia, o tubo passa anteriormente e é útil rodá-lo 180 graus. Isso direciona o tubo posteriormente e evita que bata na laringe anterior. O tubo deverá ser introduzido até o surgimento de sons em ambos os pulmões. Após fixar o tubo, a documentação do CO_2 expirado e a ausculta de ambos os pulmões devem ser realizadas[12].

A falha em obter a intubação às cegas requer o uso de laringoscópio (lâmina curva), colocado pelo lado direito da língua, o que permitirá a visualização da extremidade do tubo na faringe. O tubo é seguro com um par de pinças de Magill e avançado através das cordas vocais sob visão direta (Figura 73.16).

Complicações: as mesmas da IOT mais epistaxe e introdução da sonda no tecido cerebral, sinusite. Devido às baixas taxas de sucesso para intubação traqueal associado às limitações do método, ela está em desuso na prática da medicina de emergência em nosso país.

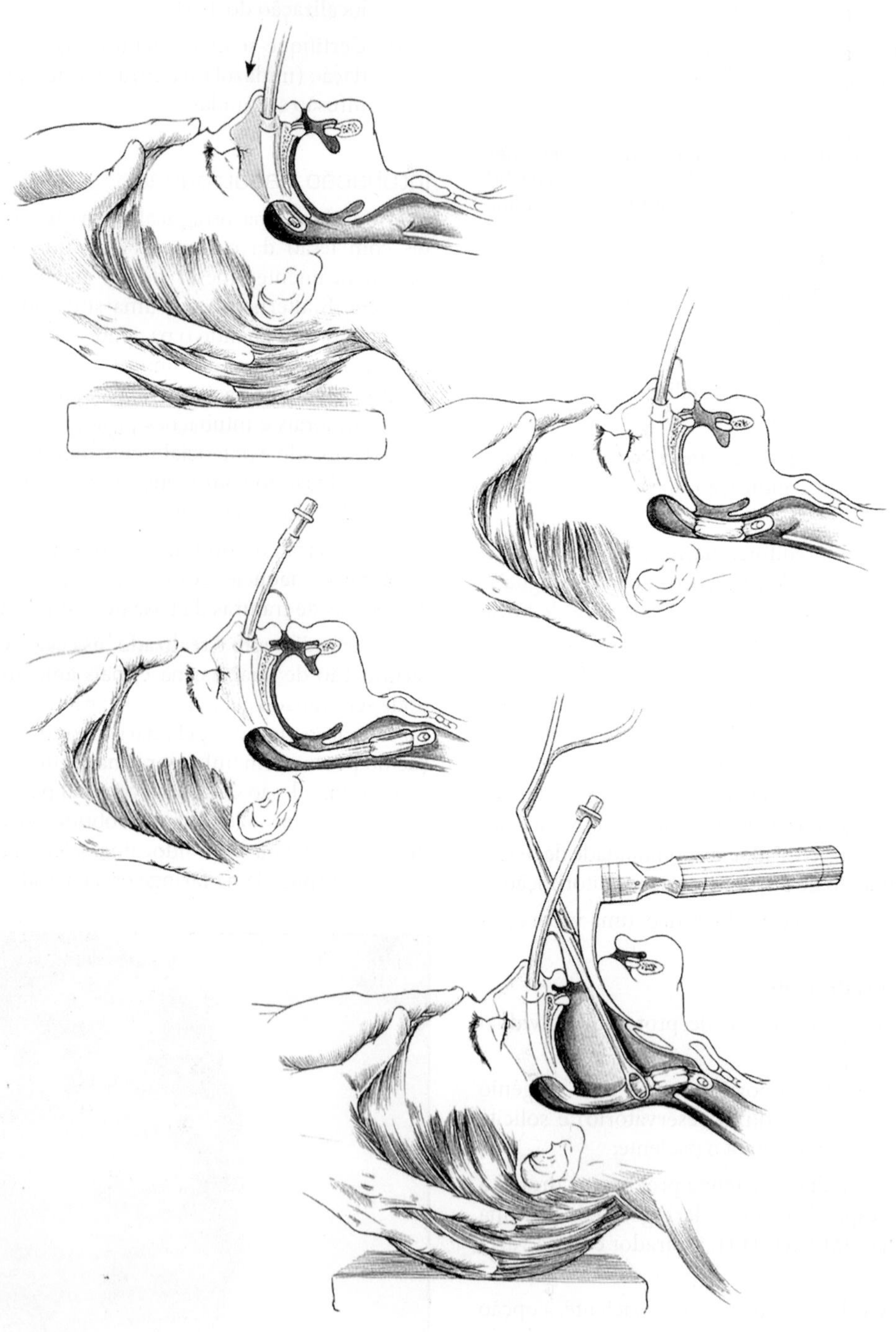

Figura 73.16. Intubação nasotraqueal.

Manejo cirúrgico da via aérea

A falha em obter o controle da via aérea pela intubação por vias oral ou nasal é a indicação primária para o controle cirúrgico da via aérea[14,15].

Um ferimento importante cervical anterior com lesão direta da faringe, laringe ou traqueia pode ser uma oportunidade para o controle temporário da via aérea pela introdução de um tubo endotraqueal ou tubo de traqueostomia diretamente pela lesão da via aérea. Mais frequentemente, a via aérea cirúrgica, cricotireoidostomia ou traqueostomia é necessária[15-17].

Cricotireoidostomia

A realização de uma cricotireoidostomia exige conhecimento da anatomia da laringe e traqueia e de seus pontos de referência superficiais. A membrana cricotireóidea cobre o espaço entre a cartilagem tireoide e o anel cricoide[15].

A cricotireoidostomia é obtida pela técnica de punção percutânea ou por incisão cirúrgica. Em ambas as situações, o paciente está na posição supina e recebendo oxigênio suplementar. A pele é preparada com solução antisséptica[5].

A **cricotireoidostomia cirúrgica** é realizada com o paciente em posição supina. A pele sobre a membrana cricotireóidea é preparada e infiltrada com lidocaína a 1%, se o paciente estiver desperto. Uma incisão transversal por sobre a membrana cricotireóidea é realizada e a membrana é incisada com bisturi. Uma pinça hemostática ou um dilatador de traqueostomia alargará o trajeto. A secção feita através da membrana permite a inserção de um tubo endotraqueal com balonete (#4 ou #5).

A cricotireoidostomia é o procedimento de escolha para uma via aérea cirúrgica na emergência. Entretanto, a conversão para traqueostomia é recomendada em até 24 horas. Esse procedimento é contraindicado em crianças menores de 12 anos (Figura 73.17).

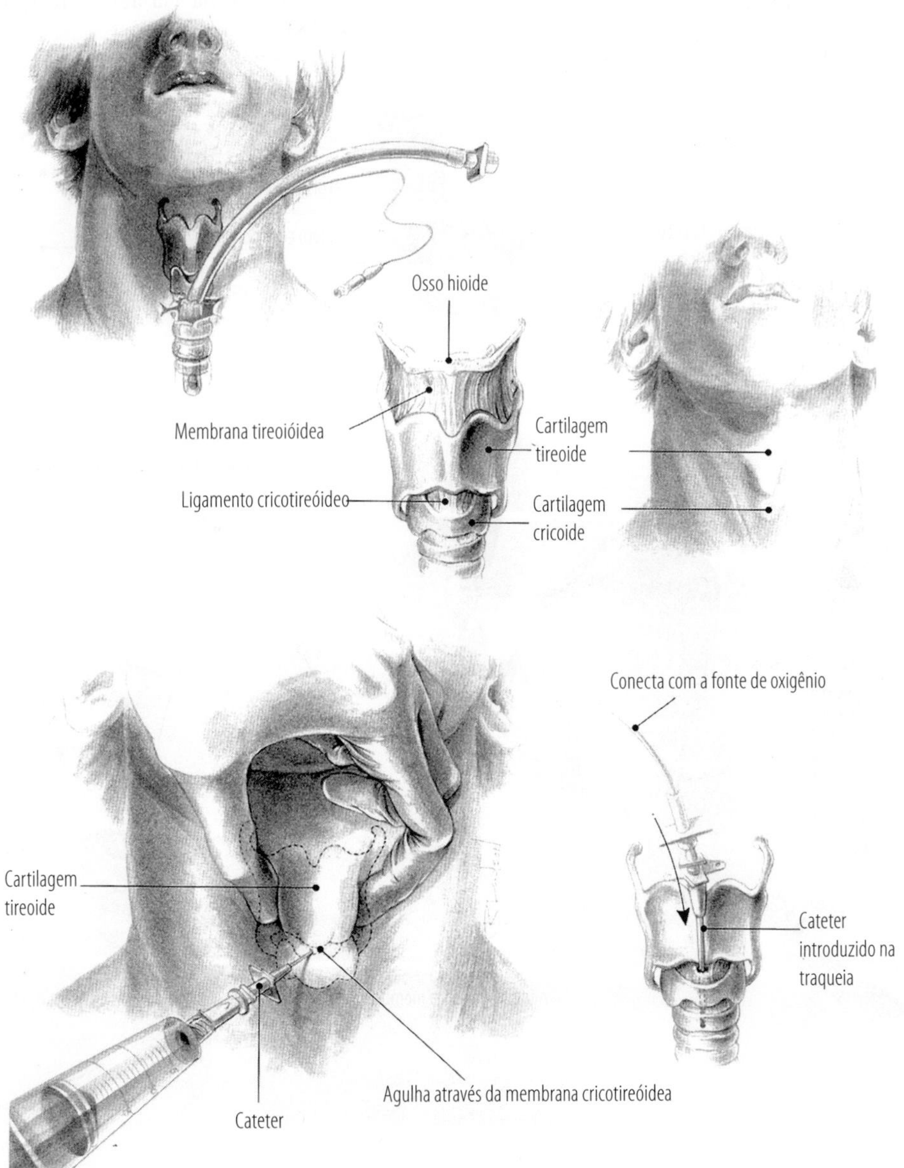

Figura 73.17. Cricotireoidostomia cirúrgica.

Complicações: dissecção dos tecidos tangente à laringe, não penetrando nela, sangramento, aspiração de sangue e secreções, lesão de esôfago, traqueia e cordas vocais, hematomas e estenoses[15].

Cricotireoidostomia por punção

É indicada em crianças menores de 12 anos no lugar da cricotireoidostomia cirúrgica e em adultos com obstrução da via aérea, para manter oxigenação até que solução definitiva mais adequada seja implementada. Não é via aérea definitiva, pois não tem balonete vedando a traqueia de sangue, secreções e vômito[5].

- **Técnica de execução**: identificada a membrana cricotireóidea, o local é puncionado em um ângulo de 45º no sentido craniocaudal com cateter sobre agulha nº 14 adaptado à seringa de 10 mL. Ao penetrar na laringe, aspira-se a seringa e entrará ar nela. A seguir, introduz-se um pouco mais o conjunto e depois apenas o cateter. Retira-se a agulha, deixando-se aproximadamente 2 cm dele dentro da laringe. Fixa-se o cateter no pescoço, com faixas largas de esparadrapo, para que não dobre ou torça, obstruindo-se. Conecta-se o cateter com o látex da linha de O_2 e regula-se o fluxômetro para 15 L/mim. Faz-se um orifício no látex, que funcionará como "gatilho" próximo à sua conexão com o cateter. Fechando o orifício por um segundo, injeta-se aproximadamente 250 mL de oxigênio a 100%. Liberado o orifício por 4 segundos, haverá expiração, existindo risco de barotrauma. A manobra de projeção da mandíbula poderá facilitar a expiração em pacientes obstruídos. Usando um conector de tubo endotraqueal infantil nº 3 ou 3,5, é possível ligar o cateter a um Ambu adulto ou infantil. Desse modo, é possível ventilar o paciente por cerca de 30 minutos. Haverá, nesse período, acentuada retenção de CO_2 com desenvolvimento de hipercapnia, sendo necessária a obtenção de uma via aérea definitiva rapidamente. A cricotireoidostomia por punção é apenas um procedimento temporário. O seu uso permite ganho de tempo na obtenção de uma via aérea cirúrgica definitiva[5] (Figura 73.18).

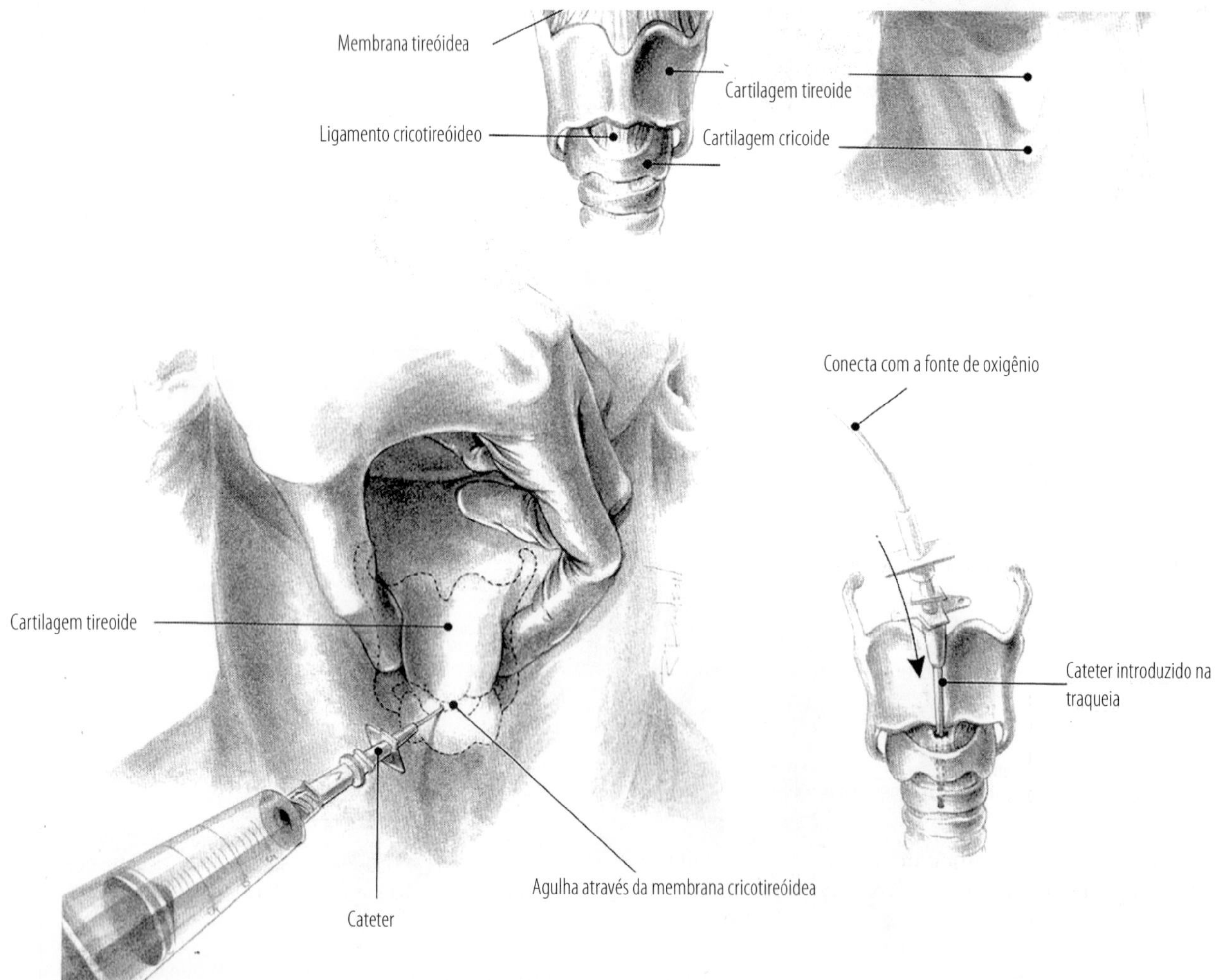

Figura 73.18. Cricotireoidostomia por punção.

Traqueostomia emergencial

A única indicação de traqueostomia emergencial no atendimento inicial ao traumatizado talvez seja em pacientes com trauma direto sob a laringe.

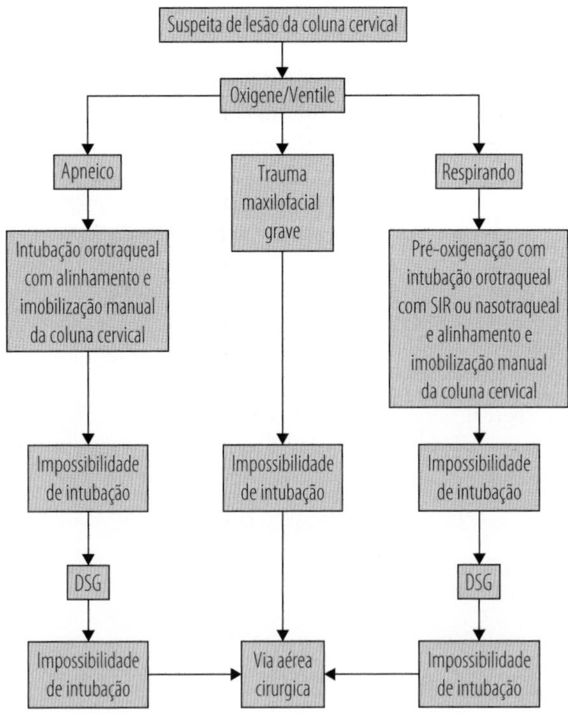

DSG: dispositivo supraglótico.

Figura 73.19. Algoritmo de abordagem da via aérea avançada.

Conclusões

1. O médico deve reconhecer situações clínicas em que existe alto risco de comprometimento das vias aéreas como trauma maxilofacial grave, TCE com rebaixamento de consciência, trauma de pescoço.
2. O médico deve reconhecer precocemente os sinais e sintomas de má oxigenação no ambiente pré-hospitalar e hospitalar.
3. Realizar manobras básicas de desobstrução de vias aéreas deve ser a primeira medida na abordagem das vias aéreas em traumatizados.
4. Deve-se oferecer oxigênio suplementar para todo traumatizado grave.
5. Em caso de via aérea difícil no ambiente pré-hospitalar com pacientes em que está mantida a $SatO_2$ maior que 90 com tempo de transporte inferior a 10 minutos, considerar transportar imediatamente a referência hospitalar
6. Em casos de dificuldade de acesso à via aérea, considerar o uso de máscara laringea ou tubo laríngeo.
7. Em pacientes que necessitam de via aérea definitiva,- que não mantêm oxigenação adequada e não foi possível acessar a via aérea, considerar a realização de cricotireoidostomia.

Referências bibliográficas

1. Colégio Americano de Cirurgiões. PHTLS - Prehospital Trauma Life Support. 5ª ed. Rio de Janeiro: Elsevier; 2004.
2. Demetriades D, Murray J, Sinz B, Myles D, Chan L, Sathyaragiswaran L, et al. Epidemiology of major trauma and trauma deaths in Los Angeles County. J Am Coll Surg. 1998;187(4):373-83.
3. Mantovani M. Controvérsias e Iatrogenias na cirurgia do trauma. 1ª ed. São Paulo: Atheneu; 2007.
4. Baitello AL. O impacto da implantação do SAMU na assistência aos traumatizados atendidos em hospital terciário de São José do Rio Preto-SP [tese]. Faculdade de Medicina de São José do Rio Preto; 2008.
5. American College of Surgeons Committee on Trauma. Advanced Trauma Life Support for Doctors, Student Course Manual. 8th ed. Chicago: American College of Surgeons; 2008.
6. Salvino CK, Dries D, Gamelli R, Murphy-Macabobby M, Marshall W. Emergency cricothyroidotomy in trauma victims. J Trauma. 1993;34(4):503-5.
7. Mackersie RC. Pitfalls in the evaluation and resuscitation of the trauma patient. Emerg Med Clin North Am. 2010;28:1.
8. Chesnut RM, Marshall LF, Klauber MR, Blunt BA, Baldwin N, Eisenberg HM, et al. The role of secondary brain injury in determining outcome from severe head injury. J Trauma. 1993;34(2):216-22.
9. Thiboutot F, Nicole PC, Trépanier CA, Turgeon AF, Lessard MR. Effect of manual in-line stabilization of the cervical spine in adults on the rate of difficult orotracheal intubation by direct laryngoscopy: a randomized controlled trial. Can J Anaesth. 2009;56(6):412-8.
10. Smith KA, High K, Collins SP, Self WH. A preprocedural checklist improves the safety of emergency department intubation of trauma patients. Acad Emerg Med. 2015;22(8):989-92.
11. Varon J, Acosta P. The physiology behind intubation and ventilation: it is never too late to learn. J Emerg Med. 2010;38(5):661-2.
12. Mantovani M. Suporte básico e avançado de vida no trauma. São Paulo: Atheneu; 2005.
13. Wanek S, Mayberry JC. Blunt thoracic trauma: flail chest, pulmonary contusion, and blast injury. Crit Care Clin. 2004;20:71.
14. Bair AE, Panacek EA, Wisner DH, Bales R, Sakles JC. Cricothyrotomy: a 5-year experience at one institution. J Emerg Med. 2003;24(2):151-6.
15. Erlandson MJ, Clinton JE, Ruiz E, Cohen J. Cricothyrotomy in the emergency department revisited. J Emerg Med. 1989;7:115.
16. Fortune JB, Judkins DG, Scanzaroli D, McLeod KB, Johnson SB. Efficacy of prehospital surgical cricothyrotomy in trauma patients. J Trauma. 1997;42(5):832
17. Dufour DG, Larose DL, Clement SC. Rapid sequence intubation in the emergency department. J Emerg Med. 1995;13(5):705-10.
18. Mort TC. Preoxygenation in critically ill patients requiring emergency tracheal intubation. Crit Care Med. 2005;33(11):2672-5.
19. Semler MW, Janz DR, Lentz RJ, Matthews DT, Norman BC, Assad TR, et al. Randomized trial of apneic oxygenation during endotracheal intubation of the critically Ill. Am J Respir Crit Care Med. 2016;193(3):273-80.
20. Mayglothling J, Duane TM, Gibbs M, McCunn M, Legome E, Eastman AL, et al. Emergency tracheal intubation immediately following traumatic injury: an Eastern Association for the Surgery of Trauma practice management guideline. J Trauma Acute Care Surg. 2012;73(5 Suppl 4):S333-40.

74

O PACIENTE TRAUMATIZADO EM CHOQUE

André Luciano Baitello
Gustavo Marcatto
Alcides Pinto de Souza Junior
Carlos Alberto Caldeira Mendes

Introdução

Choque é definido como um estado de má perfusão orgânica e oxigenação tecidual. Tal definição é importante para entender que os sinais clínicos estão relacionados a má perfusão dos órgãos como rins, sistema nervoso e pele, e ao mecanismo compensatório de descarga adrenérgica[1].

Diversos estudos da literatura evidenciam que a hemorragia é a principal causa de morte evitável nos hospitais ocorrida nas primeiras 24 horas após o evento traumático[2].

A avaliação do estado hemodinâmico do paciente traumatizado segue as recomendações da avaliação primária preconizada pelo protocolo do *Advanced Trauma Life Support* (ATLS) e deve ser realizada após a resolução dos problemas de vias aéreas e ventilação[3].

Diagnóstico clínico do choque

O primeiro passo na abordagem do paciente traumatizado em choque é reconhecer sua presença, baseado na avaliação clínica, visto que nenhum teste isoladamente faz o diagnóstico inicial de choque no pré-hospitalar ou na sala de emergência[1,3].

O segundo passo é identificar a sua causa, baseado no mecanismo da lesão. A grande maioria dos doentes traumatizados em choque encontra-se hipovolêmico. A hemorragia é a causa mais comum de choque nas vítimas de trauma. Outros tipos de choque, como obstrutivo, cardiogênico, neurogênico ou séptico, podem ocorrer, e mesmo lesões como o pneumotórax hipertensivo pode produzir choque, associados ou não a hemorragia[1,3,4].

Os sinais mais precoces de perda sanguínea são taquicardia, vasoconstrição cutânea (pele pálida e sudorese fria), enchimento capilar ruim e pressão de pulso (diferença entre a pressão arterial sistólica e diastólica) estreitada, pois com a perda volêmica há redução da pressão arterial sistólica e elevação da pressão arterial diastólica, que aparece pela intensa descarga adrenérgica observada nestas situações[1].

Nas fases 3 e 4, mais avançadas, do choque começa a aparecer hipotensão arterial, que ocorre após o esgotamento dos mecanismos fisiológicos compensatórios, quando já ocorreu perda de 30% a 40% da volemia[1,3].

Outros sinais de choque observados pela má perfusão orgânica são o aumento da frequência respiratória, redução do volume urinário e alteração do nível de consciência[1].

Para a equipe de atendimento pré-hospitalar, pode ser útil a avaliação inicial do pulso determinando se o pulso está presente na artéria que está sendo examinada. Em geral, o pulso radial não será palpável se a pressão arterial sistólica estiver abaixo de 80 mmHg, o pulso femoral não será detectável quando a pressão arterial for menor que 70 mmHg e o pulso carotídeo não será palpável com pressão abaixo de 60 mmHg[1].

Os pacientes gravemente hipotensos com frequência têm depressão do nível de consciência e sensação de morte, e podem estar agitados. Os pacientes em choque profundo estão inconscientes e devem ser submetidos a intubação endotraqueal e ventilação mecânica; contudo, a intubação apresenta riscos nessas situações. Os pacientes hipovolêmicos podem apresentar queda ainda maior da pressão arterial com ventilação com pressão positiva ou, raramente, sofrerem parada cardíaca. Para pacientes adultos em choque, oferecer volumes correntes menores de 5 mL/kg e estabelecer frequências respiratórias de 10 a 20 movimentos respiratórios por minuto é apropriado[4].

Acesso vascular

O acesso vascular mais comumente deve ser estabelecido por meio de punção periférica, devendo-se utilizar um cateter calibroso e curto (Jelco 14 a 20) (Figura 74.1)[1].

Os sítios de punções devem ser periféricos e os locais preferenciais de punção venosa no adulto são: fossas antecubitais, veia safena no maléolo medial, veia jugular externa e veia femoral[5].

Somente quando não é possível a punção periférica, opta-se pela dissecção venosa, sendo o local preferencial, pela facilidade de execução, a dissecção da veia safena junto ao maléolo medial da tíbia (Figura 74.2).

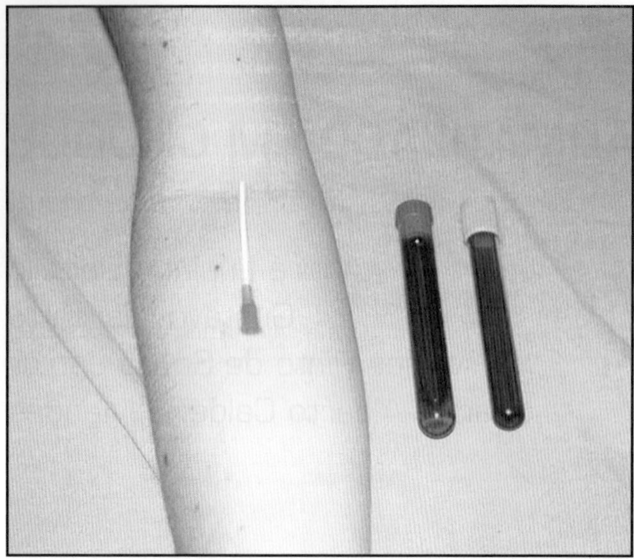

Figura 74.1. Punção venosa com Abocat na região antecubital.

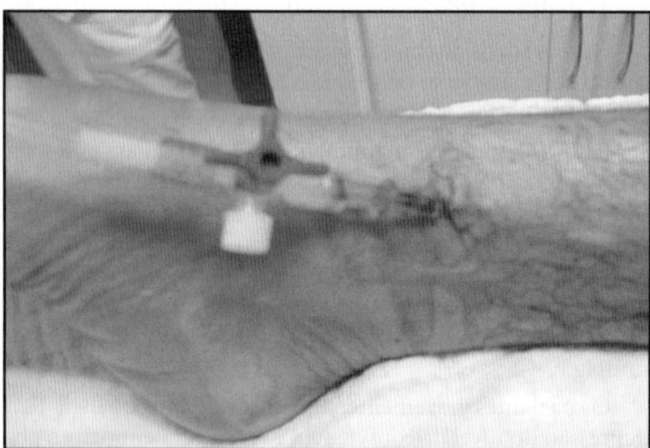

Figura 74.2. Dissecção venosa em veia safena.

O acesso venoso pela via intraóssea vem se tornando uma opção quando existe impossibilidade de acesso venoso por veia periférica; dispositivos para introdução e agulhas mais modernas mostrarão que o método é seguro e efetivo para a reposição volêmica. A via intraóssea deve ser obtida quando o acesso venoso não for rapidamente estabelecido. Em pacientes pediátricos, além dos sítios acima descritos, pode-se fazer punções em veias do couro cabeludo e dissecção de veia axilar, e em crianças menores de 6 anos, se houver dificuldade no acesso vascular, pode-se optar pela via intraóssea (tíbia e úmero).

Existe uma tendência mais atual de utilização de dispositivo específico para a realização de punção intraóssea para adultos, na qual a tíbia em sua região medial alta, na mesma direção da referência em crianças pode ser utilizada[13].

É muito importante, no ambiente hospitalar, que se faça a coleta de amostra de sangue logo após a punção venosa, para a realização de exames bioquímicos, prova cruzada e tipagem sanguínea, dosagens da hemoglobina e hematócrito, lactato, coagulograma, teste de gravidez e estudos toxicológicos[3].

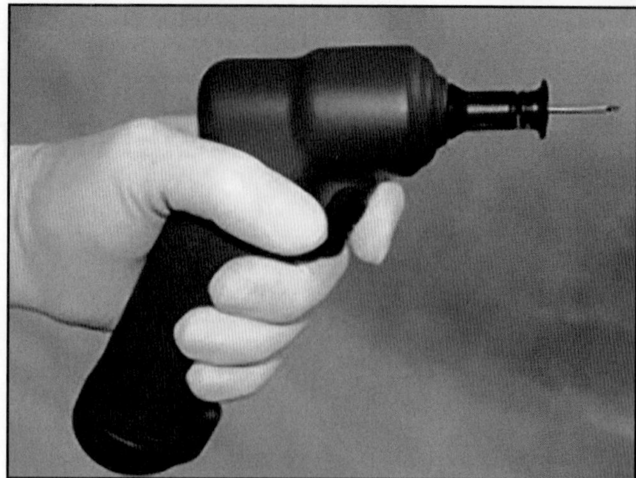

Figura 74.3. Dispositivo para punção intraóssea.

Reanimação do choque hemorrágico

Os pacientes traumatizados hipovolêmicos atendidos no pré-hospitalar móvel ou fixo, assim como nas unidades hospitalares, precisam de duas intervenções imediatas: a reposição da volemia e o controle da hemorragia[1,6].

Os pacientes adultos hipotensos com frequência têm aumento da pressão sistólica após infusão rápida de 1 a 2 L de solução eletrolítica balanceada [soro fisiológico (SF) de NaCL a 0,9% ou ringer lactato]. As crianças devem receber um *bolus* de 10 a 20 mL/kg. A resposta da pressão sanguínea à tentativa inicial de reanimação deve ser determinada. Os pacientes que permanecem hipotensos deverão ser rapidamente avaliados para determinar se a hemorragia persiste. Simultaneamente a isso, um segundo *bolus* de infusão de líquido eletrolítico balanceado é apropriado. Os pacientes que não respondem ao segundo *bolus* em geral necessitarão de cirurgia para controlar a hemorragia, bem como de transfusão de derivados de sangue[4]. Esses grupos de traumatizados graves desenvolvem a chamada coagulopatia do traumatizado grave, que envolve vários mecanismos fisiopatológicos, entre eles: hemodiluição, hipotermia, consumo de fatores de coagulação e fibrinólise precoce.

Os pacientes atendidos nas Unidades de Pronto Atendimento (UPAs), apresentando choque graus 3 ou 4, devem ser adequadamente reanimados e encaminhados rapidamente, via Central de Regulação Médica para as unidades hospitalares de referência[7,9].

No ambiente hospitalar, em pacientes com traumatismos com hemorragia grave e contínua, que é pouco provável que seja controlada rápida ou adequadamente, está indicada a transfusão imediata de hemoderivados numa proporção de 1:1:1 de glóbulos vermelhos, plasma fresco congelado (PFC) e plaquetas (ressuscitação hemostática)[13].

Um protocolo de transfusão maciça deve estar em vigor para qualquer hospital que seja centro de referência para traumatizados. Esse protocolo deve ser ativado precocemente, prevendo a necessidade de transfusão em larga escala, logo que o médico assistente reconheça a presença ou probabilidade de hemorragia grave e contínua.

A infusão excessiva de cristaloide tem sido associada com piores resultados em pacientes com hemorragia grave, de acordo com dados observacionais, e deve ser evitada[13].

Os doentes que necessitam de transfusão podem se beneficiar do tratamento com ácido tranexâmico (antifibrinolítico) se ele for administrado dentro de 3 horas após o evento traumático[13].

Classificação da gravidade do choque

A classificação é útil para enfatizar os sinais precoces de choque, diferenciar o estado fisiopatológico das quatro classes de choque e definir critérios para encaminhamento hospitalar.

Pode-se classificar a perda volêmica no adulto em quatro classes (Tabela 74.1):

- **Classe I** - Volume de perda volêmica discreta (menor que 15% da volemia). Clinicamente, o paciente previamente hígido apresenta apenas mínima taquicardia, sem alterações na pressão de pulso, frequência respiratória ou pressão arterial. Pode nem ser necessária a reposição volêmica, e os mecanismos compensatórios restauram o volume perdido em 24 horas;
- **Classe II** - Hemorragia não complicada (perda de 15% a 30% da volemia). Clinicamente, o paciente encontra-se taquicárdico, taquipneico e com estreitamento da pressão de pulso. É muito importante a palpação do pulso, uma vez que o estreitamento da sua pressão se deve ao aumento da pressão arterial diastólica com mínima redução da pressão arterial sistólica. Pode haver maior ansiedade e o paciente pode ser combativo. Na maioria dos casos, apenas a reposição de cristaloides é necessária;
- **Classe III** - Hemorragia complicada (perda de 30% a 40% da volemia). O paciente apresenta todos os sinais clássicos de perfusão inadequada (taquicardia e taquipneia acentuada, significante alteração do nível de consciência, pulso filiforme e palpável apenas em artérias centrais e queda da pressão arterial sistólica). A reposição volêmica deverá ser feita com cristaloides e derivados de sangue, em quase todos os casos. A decisão sobre a hemotransfusão é baseada na resposta do paciente à reposição volêmica inicial;
- **Classe IV** - Este grau de perda volêmica (maior do que 40%) apresenta risco de vida imediato. Pode ser considerada como um evento pré-terminal e, a menos que sejam tomadas medidas agressivas de reposição volêmica e localização e controle cirúrgico do foco de sangramento, o paciente morre dentro de minutos.

O Serviço de Atendimento Móvel de Urgência (SAMU) deve encaminhar imediatamente os pacientes atendidos com choque classes 3 e 4, via Central de Regulação Médica, para as unidades hospitalares de referência.

Aqueles apresentando ferimento penetrante no tronco deverão ser encaminhados para os hospitais de referência com pressão arterial sistólica entre 70 e 90 mmHg (ressuscitação hipotensiva), não sendo necessária a reposição agressiva de fluidos no ambiente pré-hospitalar caso os níveis pressóricos estejam acima de 90 mmHg[9,10].

Identificação do foco de sangramento

Nas unidades hospitalares de referência, a avaliação do foco de hemorragia se faz necessária. A hemorragia significativa em pacientes traumatizados ocorrerá em **cinco** localizações potenciais, e cada segmento corporal apresenta considerações específicas para o diagnóstico e controle do foco de sangramento. Os cinco locais potenciais de sangramento são: a hemorragia externa, o sangramento intracavitário dentro do espaço pleural ou dentro da cavidade peritoneal, o sangramento dentro dos compartimentos musculares e do tecido subcutâneo por contusão ou fratura dos membros inferiores e o sangramento para dentro do retroperitônio, geralmente por fratura da pelve[3].

1) Hemorragia externa: A hemorragia externa por feridas pode ser óbvia e a compressão direta em geral controla o sangramento. Se o sangramento ocorrer em extremidade que sofreu uma amputação traumática, poderá ser necessário aplicar um torniquete com um manguito de pressão arterial na região proximal para cessar o sangramento, enquanto o paciente é prontamente transportado para o hospital de referência para a exploração da ferida e o reparo ou a ligadura dos vasos sangrantes. As lacerações com sangramento ativo por escalpo podem ser melhor conduzidas com sutura rápida.

2) Espaço pleural: O sangramento dentro do espaço pleural por grandes artérias ramos da aorta, na maioria das

Tabela 74.1. Classificação dos diferentes graus do estado de choque hemorrágico[3]

	Classe I	Classe II	Classe III	Classe IV
Perda sanguínea (ml)	Até 750 mL	750-1.500 mL	1.500-2.000 mL	> 2.000 mL
Perda sanguínea (% volume sanguíneo)	Até 15%	15%-30%	30%-40%	> 40%
Frequência de pulso	< 100	100-120	120-140	> 140
Pressão de pulso	Normal ou aumentada	Diminuída	Diminuída	Diminuída
Pressão arterial	Normal	Normal	Diminuída	Diminuída
Frequência respiratória	14-20	20-30	30-40	> 35
Estado mental	Levemente ansioso	Moderadamente ansioso	Ansioso, confuso	Confuso, letárgico
Diurese (mL/h)	> 30	20-30	5-15	Desprezível
Reposição volêmica	Cristaloide	Cristaloide	Cristaloide e sangue	Cristaloide e sangue

vezes, é rapidamente fatal. O sangramento torácico provocado pelo pulmão, ou pelos vasos menores da parede torácica, como os ramos intercostais ou a artéria mamária interna, produz hemotórax. A radiografia de tórax ou a ultrassonografia oferece pronto diagnóstico. Uma recomendação comumente aceita para indicar toracotomia é a perda inicial de mais de 20 a 30 mL/kg de sangue ou sangramento contínuo em um ritmo excedendo 2 a 3 mL/kg/h.

3) Cavidade peritoneal: A perda de sangue intra-abdominal substancial pode ocorrer sem sinais externos evidentes. Um hemoperitônio pode ser prontamente identificado com lavado peritoneal diagnóstico, ultrassonografia (Figura 74.4) ou tomografia computadorizada do abdome. A laparotomia é o procedimento de escolha para tratamento nos pacientes em choque com hemoperitônio significativo.

4) Fraturas de extremidades: O volume da perda de sangue para dentro de extremidades ou em camadas musculares do tronco pode ser enganoso. Grandes hematomas subfaciais em extremidades e no dorso estão geralmente associados com fraturas; contudo, litros de sangue podem ser perdidos em múltiplas fraturas.

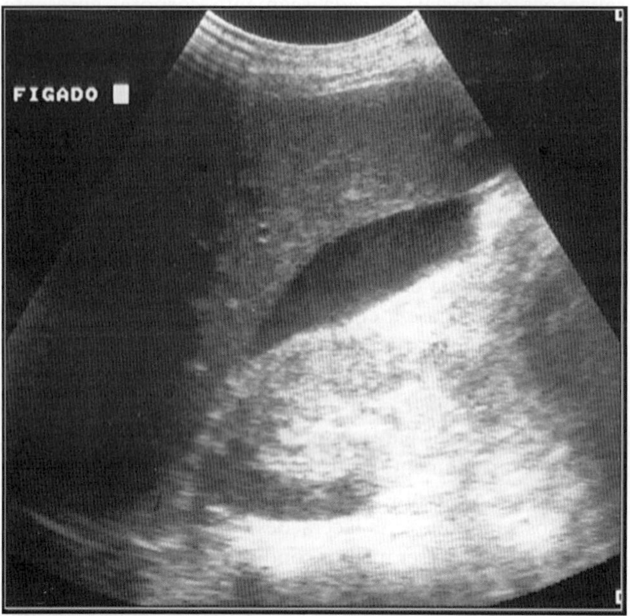

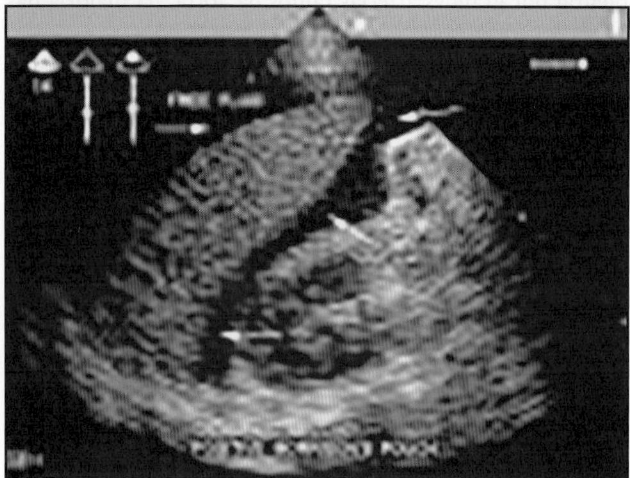

Figura 74.4. US FAST com sangue na cavidade intra-abdominal.

5) Espaço retroperitoneal: Vários litros de sangue podem ficar contidos no espaço retroperitoneal nos pacientes com fratura de pelve, lesões renais ou ruptura de vasos lombares. Traumatizados devem realizar radiografia de bacia (Figura 74.5), e a presença de fraturas, principalmente comprometendo a articulação sacroilíaca, pode ser indicativa do foco de sangramento. Pacientes em choque com suspeita de hemorragia ativa por ruptura arterial associada com fratura de pelve são melhor conduzidos por angiografia diagnóstica e embolização.

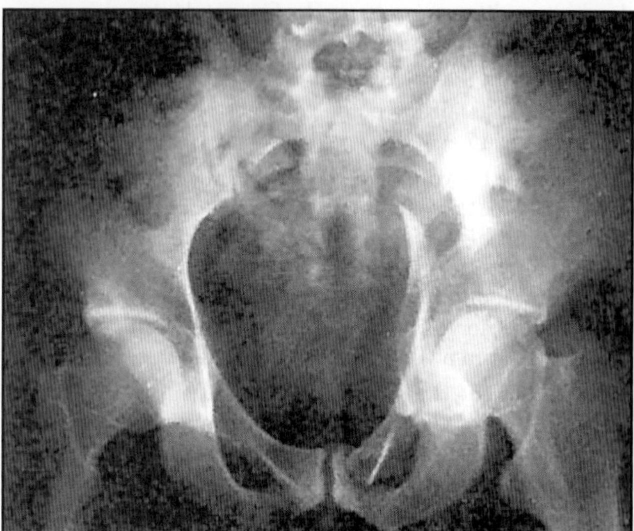

Figura 74.5. Radiografia de pelve com fratura de bacia.

Os pacientes atendidos nas UPAs e pelo SAMU com suspeita de trauma contuso na região da pelve e do tórax ou da transição toracoabdominal, assim como ferimentos penetrantes do dorso e da região toracoabdominal, apresentando choque graus 3 e 4, devem ser encaminhados imediatamente, via Central de Regulação Médica, preferencialmente para o Centro de Trauma Regional, que deverá dispor de recursos específicos como arteriografia, tomografia computadorizada, além de recursos humanos especializados[9,11,12].

Em situações de menor gravidade, os pacientes poderão ser encaminhados para unidades hospitalares de menor complexidade.

Diagnóstico diferencial de choque no traumatizado

Choque neurogênico

Lesão da medula espinal

A lesão da medula espinhal até o nível da vértebra cervical ou torácica pode causar perda do tônus vasomotor simpático com vasodilatação, levando à queda da resistência vascular sistêmica. A resposta hemodinâmica é a queda da pressão sistólica e diastólica e a redução do débito cardíaco.

A vasodilatação dos vasos venosos aumenta sua capacitância, que já é um reservatório substancial, e o tratamento, nesses casos, é a expansão do volume intravascular. Os pacientes hipotensos com choque neurogênico não terão caracteristicamente taquicardia; terão pulsos periféricos fracamente palpáveis e exibirão leitos ungueais rosados com bom enchimento capilar. Esses pacientes têm ampla pressão de pulso; e pacientes hipotensos podem estar alerta. Frequência cardíaca abaixo de 100 bpm, mesmo bradicardia sinusal, ocorre em pacientes com choque neurogênico e é atribuída ao tônus vagal não compensado em pacientes que perderam a inervação simpática.

Muitos pacientes adultos com choque neurogênico responderão à infusão endovenosa de 1 a 2 L de solução eletrolítica balanceada. A expansão de volume pode repor as perdas causadas pela hemorragia e também "encher" as reservas venosas dilatadas.

Lesão cerebral

O traumatismo cranioencefálico (TCE) não deve ser considerado inicialmente a causa primária de hipotensão em pacientes politraumatizados. Além disso, perdas maiores de sangue por lacerações por escalpo ou fratura facial aberta podem ocorrer.

No politraumatizado portador de TCE moderado e grave, deve-se evitar episódios de hipotensão, pois agrava a lesão cerebral traumática.

Choque compressivo

O choque compressivo ocorre quando o débito cardíaco está reduzido devido à pressão extrínseca do coração ou dos pulmões por líquido, ar ou sangue, reduzindo o retorno de sangue para a veia cava durante o enchimento diastólico das câmaras direitas do coração.

Pneumotórax hipertensivo

O pneumotórax hipertensivo ocorre quando o ar fica encarcerado no espaço pleural entre o pulmão e a parede torácica, atingindo pressão suficiente para comprimir os pulmões e desviando o mediastino. Muitos pacientes com pneumotórax hipertensivo também apresentam hemotórax.

O diagnóstico de pneumotórax hipertensivo é suspeitado no exame clínico do paciente hipotenso que tem tórax hipertimpânico à percussão do tórax anterior, ausência de ruídos pulmonares ipsilaterais, desvio da traqueia para o lado contralateral à lesão, distensão das veias do pescoço, provocados por trauma penetrante ou contuso no tórax. O diagnóstico de pneumotórax hipertensivo é clínico, baseado nos achados acima descritos e no mecanismo de trauma (Figura 74.6). O pneumotórax hipertensivo pode ser descomprimido de emergência com uma agulha de grosso calibre inserida no segundo espaço intercostal, na linha hemiclavicular. O tratamento definitivo do pneumotórax hipertensivo é a inserção de um dreno de tórax dentro do espaço pleural.

Tamponamento cardíaco

O tamponamento cardíaco é causa de choque por compressão das câmaras cardíacas pelo sangue retido no saco pericárdico, limitando o enchimento ventricular. Três fatores influenciam na magnitude do choque que se desenvolve em um paciente com tamponamento: (1) volume de sangue no saco pericárdico, (2) complacência do pericárdio e (3) pressão venosa central (PVC).

Achados clínicos são hipotensão, distensão das veias cervicais e hipofonese de bulhas cardíacas (tríade de Beck) em um paciente extremamente ansioso. Em pacientes estáveis, um exame de ultrassonografia confirmará o diagnóstico de líquido no saco pericárdico. As características ecocardiográficas mais estabelecidas de tamponamento cardíaco incluem compressão atrial direita e colapso ventricular diastólico direito.

O tratamento da maioria dos pacientes com suspeita de tamponamento cardíaco deverá se iniciar com a infusão endovenosa de 500 a 1.000 mL de SF e a pericardiocentese (punção de Marfan). Esse procedimento deve ser realizado com o paciente submetido à monitorização cardíaca, sendo, então, introduzida uma agulha (Jelco 14 ou 16) na região subxifóidea à esquerda, em direção à ponta da escápula esquerda. O saco pericárdico é, então, puncionado e conectado a um sistema de três vias (torneirinha). Deve-se realizar a punção observando o monitor cardíaco, pois, se a ponta da agulha encostar no pericárdio, surgem arritmias, tais como extrassístoles ventriculares ou espículas semelhantes a marca-passo ou mesmo inversão de onda T no monitor. Se isso ocorrer, deve-se recuar a agulha. Em pacientes muito graves com lesão penetrante de tórax, que perderam os sinais vitais em minutos da chegada à emergência e cujo ritmo cardíaco está com contrações agônicas, intubação orotraqueal e toracotomia anterolateral esquerda imediata são indicadas no ambiente hospitalar.

No ambiente hospitalar, uma abordagem diagnóstica e terapêutica alternativa, quando a ultrassonografia não está disponível, é a realização de uma janela pericárdica subxifóidea. Esse procedimento tem baixa morbidade e pode ser seguramente realizada por um cirurgião para estabelecer se a suspeita diagnóstica de hemopericárdio está correta. A janela pericárdica deverá ser realizada com o paciente anestesiado e com o equipamento e a equipe pronta para o procedimento com exploração do coração. A indicação de anestesia geral

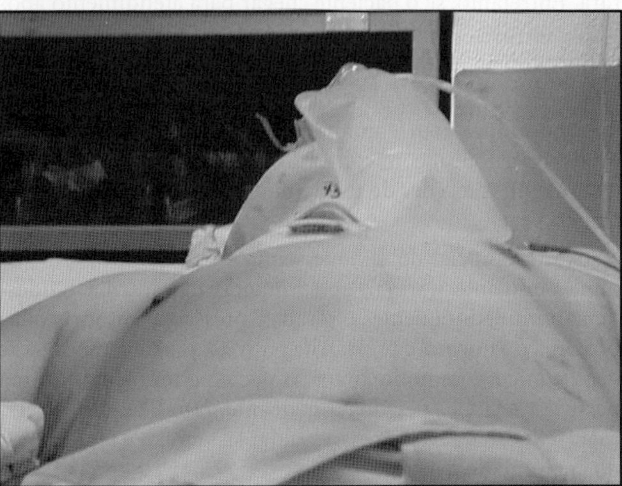

Figura 74.6. Inspeção: assimetria no tórax – pneumotórax hipertensivo.

no paciente com tamponamento cardíaco que está parcialmente compensado pode precipitar hipotensão profunda ou parada cardíaca. Então, antes da administração de drogas e da instalação de ventilação com pressão positiva em um paciente com suspeita de tamponamento cardíaco, é prudente ter o paciente completamente preparado e a equipe cirúrgica preparada para o procedimento de emergência[8].

Durante a laparotomia, tanto a pericardiotomia subxifoide quanto a transdiafragmática podem ser usadas para acessar o saco pericárdico. Quando a janela subxifoide drena o sangue pericárdico, o tamponamento é descomprimido e, em geral há, tempo para prosseguir com esternotomia mediana, oferecendo excelente exposição do coração.

Choque cardiogênico

O choque cardiogênico é provocado pelo evento primário de origem cardíaca promovendo o débito cardíaco baixo. A perfusão para órgãos múltiplos está inadequada no choque cardiogênico, incluindo a oferta de oxigênio ao miocárdio, que exacerba a falência da *performance* miocárdica. A combinação de falência de bomba cardíaca e redução da perfusão coronariana é um insulto sincronizado que pode piorar de forma rápida, causando a morte.

Contusão miocárdica

No traumatizado, a causa mais comum de choque cardiogênico é a contusão miocárdica. A contusão cardíaca raras vezes é a causa de disfunção miocárdica grave e choque em pacientes traumatizados. O diagnóstico de contusão cardíaca é confirmado pelo início súbito de anormalidades no eletrocardiograma da admissão ou hipotensão que não é explicada por outras lesões identificadas. A dosagem de troponina e as alterações no ecocardiograma que incluem disfunção ventricular, insuficiência de valvas, hematoma miocárdico transmural podem confirmar o diagnóstico.

Choque séptico

Pacientes traumatizados podem chegar à unidade de saúde em choque causado por infecção, porém é uma situação rara. Entretanto, se o paciente chegar para atendimento após horas ou dias, esse diagnóstico deve ser considerado com maior probabilidade.

O choque séptico pode ocorrer em pacientes com trauma abdominal com contaminação da cavidade peritoneal ou retroperitoneal com conteúdo intestinal, pancreatite pós-trauma ou infecções de tecido mole de extremidades ou do tronco.

Na fase inicial do choque séptico, os pacientes têm volume circulante normal, apresentando taquicardia modesta, extremidades quentes e rosadas, pressão arterial sistólica próxima do normal e pressão de pulso alargada. Do ponto de vista clínico e hemodinâmico, o paciente tem sinais de má perfusão tecidual devidos à marcante vasodilatação periférica (redução da resistência vascular sistêmica) e lentificação do enchimento capilar.

Na fase avançada, os pacientes sépticos que estão hipotensos e afebris são difíceis de distinguir daqueles com choque hipovolêmico, pois ambos os grupos se manifestam com taquicardia, vasoconstricção cutânea, diminuição do débito urinário, diminuição da pressão arterial sistólica e estreitamento da pressão de pulso. O tratamento inicial desses pacientes consiste em reposição volêmica agressiva, antibioticoterapia e tratamento cirúrgico do foco de infecção, se necessário[1].

Sinais associados aos diversos tipos de choque				
Sinais	Hipovolêmico	Neurogênico	Séptico	Cardiogênico
Temperatura da pele	Fria, pegajosa	Quente, seca	Fria, pegajosa	Fria, pegajosa
Coloração da pele	Pálida, cianótica	Rosada	Pálida, rendilhada	Pálida, cianótica
Pressão arterial	Diminuída	Diminuída	Diminuída	Diminuída
Nível de consciência	Alterado	Mantido	Alterado	Alterado
Enchimento capilar	Retardado	Normal	Retardado	Retardado

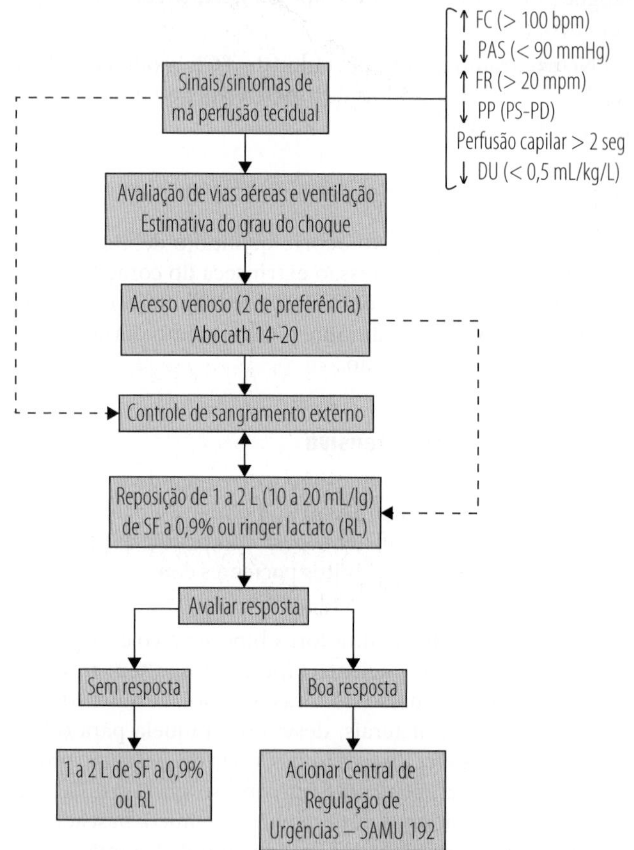

Figura 74.7. Abordagem do choque no traumatizado no atendimento pré-hospitalar.

Conclusões

- A abordagem inicial do paciente em estado de choque segue as recomendações da avaliação primária no cenário hospitalar ou pré-hospitalar.
- Os médicos devem reconhecer os sinais precoces de choque, antes do aparecimento da hipotensão arterial.

- Os pacientes em choque hipotensos deverão ser encaminhados para os hospitais de referência após iniciadas as medidas de controle do sangramento, acesso venoso e reposição volêmica.
- Os pacientes no atendimento pré-hospitalar com pressão arterial sistólica maior ou igual a 90 mmHg apresentando ferimento penetrante no tórax ou abdome necessitam de acesso venoso, porém não devem receber infusão rápida de cristaloide.
- A punção venosa preferencial em veia periférica localiza-se em veia antecubital e deve ser realizada com dois acessos de grosso calibre com a infusão de cristaloide de 1 a 2 litros ou 10 a 20 mL/kg de SF a 0,9% ou ringer lactato.
- Nas unidades hospitalares, devem ser identificados os focos de hemorragia e as medidas mais efetivas para o controle do sangramento.
- O sangramento externo visível deverá ser controlado com compressão externa e em extremidades como medida extrema utilizando o torniquete.
- Pacientes com ferimentos externos sangrantes, na maioria das vezes, podem ser controlados com compressão local e sutura realizadas nas UPAs e Unidade Básica de Saúde (UBS).

Referências bibliográficas

1. Colégio Americano de Cirurgiões. PHTLS - Prehospital Trauma Life Support. 5th ed. Rio de Janeiro: Elsevier; 2004.
2. Teixeira PG, Inaba K, Hadjizacharia P, Brown C, Salim A, Rhee P, et al. Preventable or potentially preventable mortality at a mature trauma center. J Trauma. 2007;63(6):1338-46
3. American College of Surgeons Committee on Trauma. Advanced Trauma Life Support for Doctors, Student Course Manual. 8th ed. Chicago: American College of Surgeons; 2008.
4. Mackersie RC. Pitfalls in the evaluation and resuscitation of the trauma patient. Emerg Med Clin North Am. 2010;28:1.
5. Mantovani M. Controvérsias e Iatrogenias na cirurgia do trauma. 1ª ed. São Paulo: Atheneu; 2007.
6. Husain FA, Martin MJ, Mullenix PS, Steele SR, Elliott DC. Serum lactate and base deficit as predictors of mortality and morbidity. Am J Surg. 2003;185(5):485-91.
7. Sampalis JS, Denis R, Fréchette P, Brown R, Fleiszer D, Mulder D. Direct transport to tertiary trauma centers versus transfer from lower level facilities: impact on mortality and morbidity among patients with major trauma. J Trauma. 1997;43(2):288-95.
8. Houshian S, Larsen MS, Holm C. Missed injuries in a level I trauma center. J Trauma. 2002;52:715.
9. Sasser SM, Hunt RC, Sullivent EE, Wald MM, Mitchko J, Jurkovich GJ, et al.; National Expert Panel on Field Triage, Centers for Disease Control and Prevention (CDC). Guidelines for field triage of injured patients. Recommendations of the National Expert Panel on Field Triage. MMWR Recomm Rep. 2009;58(RR-1):1-35.
10. Lipsky AM, Gausche-Hill M, Henneman PL, Loffredo AJ, Eckhardt PB, Cryer HG, et al. Prehospital hypotension is a predictor of the need for an emergent, therapeutic operation in trauma patients with normal systolic blood pressure in the emergency department. J Trauma. 2006;61(5):1228-33.
11. Shapiro NI, Kociszewski C, Harrison T, Chang Y, Wedel SK, Thomas SH. Isolated prehospital hypotension after traumatic injuries: a predictor of mortality? J Emerg Med. 2003;25(2):175-9.
12. Cotton BA, Jerome R, Collier BR, Khetarpal S, Holevar M, Tucker B, et al.; Eastern Association for the Surgery of Trauma Practice Parameter Workgroup for Prehospital Fluid Resuscitation. Guidelines for prehospital fluid resuscitation in the injured patient. J Trauma. 2009;67(2):389-402.
13. National Institute for Health and Care Excellence. NICE guideline. Major trauma: assessment and initial management. 2016. Disponível em: nice.org.uk/guidance/ng39. Acesso em: 21 jun. 2017.

75

TRAUMA CRANIOENCEFÁLICO

Dionei Freitas de Morais
André Luciano Baitello
Angelo Maset
João Simão de Melo Neto

Introdução

Nas primeiras quatro décadas de vida, o trauma é a principal etiologia de óbito. Existem inúmeros tipos de trauma; entre eles, o traumatismo cranioencefálico (TCE) é determinante na incapacidade e morbimortalidade de pacientes. O TCE refere-se a lesões resultantes de trauma externo na calota craniana e estruturas anatômicas localizadas no seu interior, podendo gerar sequelas temporárias ou permanentes. Esse processo pode envolver fratura dos ossos do neurocrânio, laceração do couro cabeludo, alterações funcionais do encéfalo, meninges, irrigação encefálica e seios venosos da dura-máter. Portanto, o TCE pode acometer funções social, física e psicológica, gerando deficiências sensorial, motora, emocional, cognitiva e de linguagem[1,2].

Sabendo dessas circunstâncias, objetiva-se discutir sobre a epidemiologia, fisiopatologia, quadro clínico, diagnóstico diferencial e avaliação inicial na sala de emergência, condutas na sala de emergência, monitorização, tratamentos e prescrição em pacientes que sofrem TCE.

Epidemiologia

No Brasil, um sistema ativo de vigilância epidemiológica no TCE é considerado de extrema necessidade para que se possa conhecer melhor a população. Mesmo reconhecendo essa necessidade, existem muitas falhas no processo de notificação, assim como deficiência de dados nos prontuários médicos. Contudo, após revisão de literatura[3] nacional realizada em 2016, as seguintes características foram observadas:

- Internações em consequência de TCE: 125.000 internações por ano;
- Incidência anual: 66 casos/100.000 indivíduos;
- Mortalidade anual no ambiente hospitalar: 5,1 casos/100.000 indivíduos;
- TCE fatal: 5 casos/100.000 indivíduos;
- Custo médio anual hospitalar: US$ 70.960.000,00;
- Faixa etária prevalente:
- 20 a 29 anos: homens, em acidentes envolvendo veículos automotores;
- Acima de 70 anos: quedas.

Devido à alta prevalência e incidência, esses pacientes geram alto custo ao sistema de saúde nacional[4].

Fisiopatologia

As lesões traumáticas craniocerebrais podem ser classificadas em primária e secundária. As lesões provenientes do trauma inicial são denominadas primárias, sejam elas por aceleração, desaceleração ou impacto, tais como fraturas dos ossos do neurocrânio e lesões extracranianas e intracranianas. Os danos neurológicos que ocorrem como respostas fisiológicas às lesões primárias são denominados lesões secundárias, cujas manifestações mais comuns são: hipotensão arterial, hipertensão intracraniana, hipóxia, hipercapnia, hipocapnia, hipertermia, isquemia, edema e distúrbios metabólicos[5-7].

Durante a admissão do paciente, visando elaborar uma conduta terapêutica mais apropriada, o TCE deve ser classificado conforme o mecanismo, morfologia e gravidade da lesão por meio da escala de coma de Glasgow. Quanto aos mecanismos, o TCE pode ser disposto em fechado ou penetrante (Figura 75.1)[8,9].

Com relação à morfologia, há[8,9]:

- Lesões extracranianas:
  - Laceração do couro cabeludo;
  - Hematoma subgaleal (Figura 75.2): acúmulo de sangue entre o periósteo e a aponeurose epicraniana;
- Fratura dos ossos do neurocrânio (Figura 75.2):
  - Lineares: fraturas regulares em apenas um fragmento;
  - Cominutivas: fraturas irregulares em vários fragmentos;
  - Afundamento ósseo: depressão na estrutura óssea;

- Lesões intracranianas que podem ser dispostas em focais e difusas.

Lesões focais (Figura 75.3):

- Hematomas intraparenquimatoso: acúmulo de sangue compactado no parênquima;
- Contusão: lesões com hemorragia, edema e necrose, principalmente na região cortical, provenientes do impacto da movimentação encefálica durante o trauma em relação à calota craniana;
- Hematoma extradural: acúmulo de sangue entre a porção compacta interna dos ossos do neurocrânio e a dura-máter;
- Hematoma subdural: acúmulo de sangue entre a dura-máter e a aracnóidea no espaço subdural.

Lesões difusas (Figura 75.4):

- Concussão: lesões agudas e reversíveis dentro de curto espaço de tempo, provenientes do impacto da mo-

A

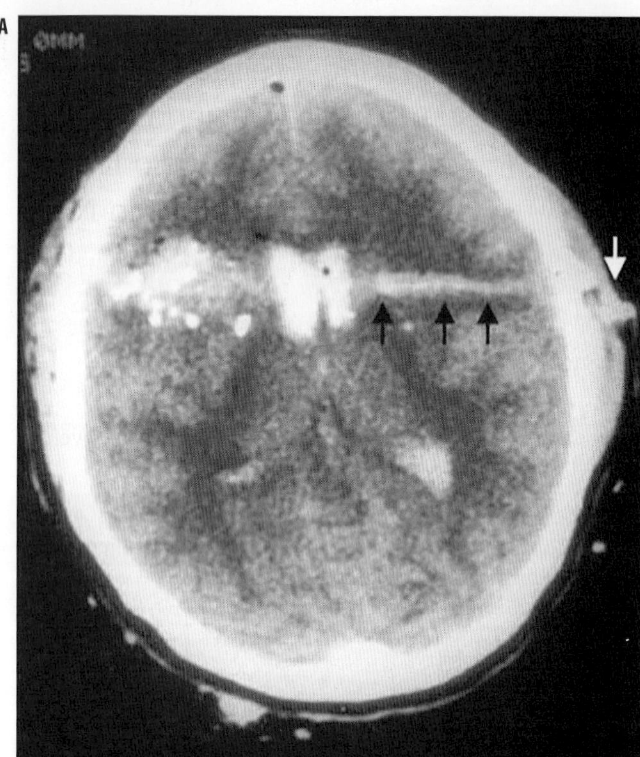

B

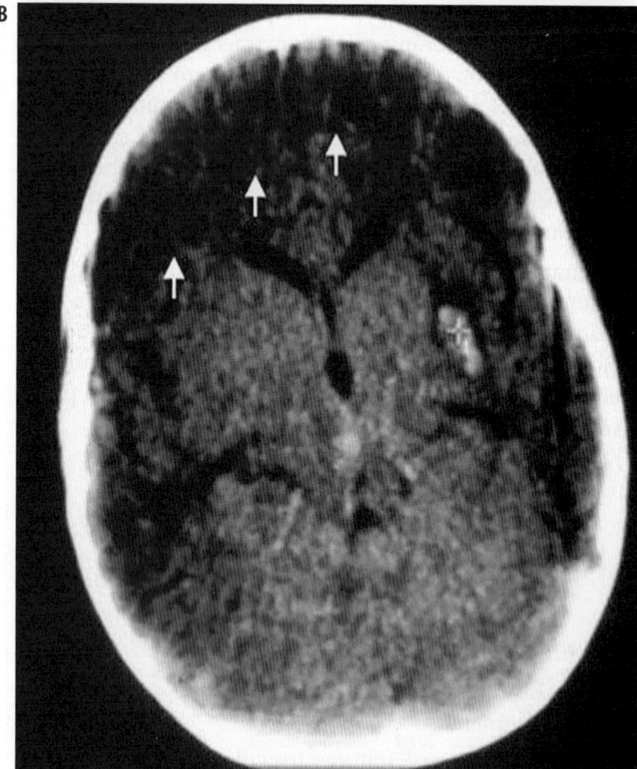

Figura 75.1. Imagens de tomografia computadorizada, sendo apontado pela seta trauma penetrante (**A**) e fechado (**B**).

A

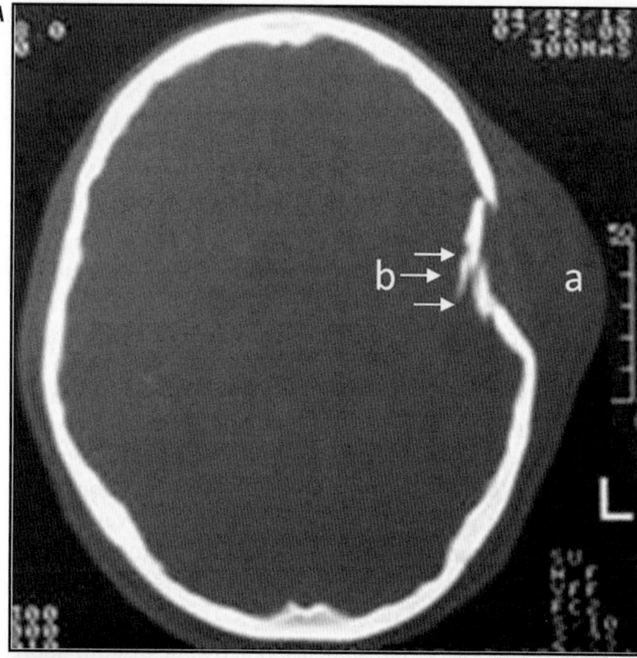

B

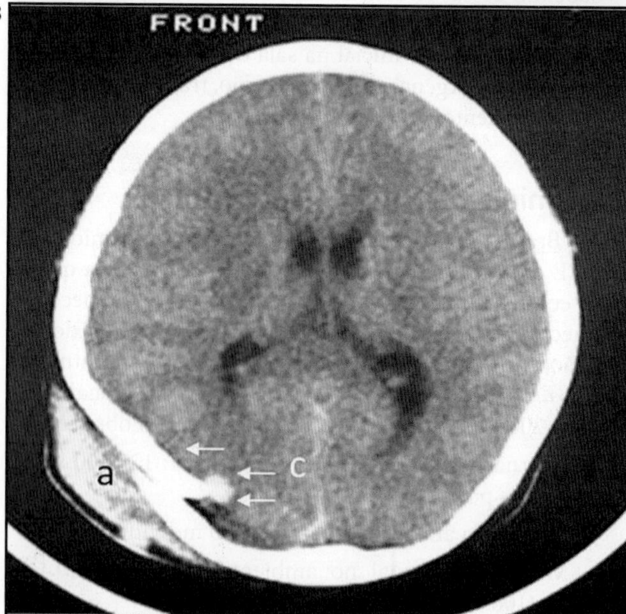

Figura 75.2. Imagens de tomografia computadorizada em janela óssea (**A**) e partes moles (**B**) mostrando hematoma subgaleal (a), afundamento com fratura cominutiva (b), afundamento craniano com fratura linear e contusão parenquimatosa associada (c).

vimentação encefálica durante o trauma em relação à calota craniana;

- Edema cerebral: aumento do volume encefálico secundário ao acúmulo de líquidos no parênquima.;
- Ingurgitamento cerebral: edema cerebral difuso associado à redução do volume dos ventrículos;
- Lesão axonal difusa: extensa lesão nas fibras mielínicas de projeção, associação e comissural.

Quadro clínico

O quadro clínico apresentado pelo paciente com TCE vai variar de acordo com as regiões relacionadas à lesão primária e aos agravos providos da lesão secundária. Portanto, a clínica é muito variada. Contudo, espera-se que envolva distúrbios relacionados à regulação aferente e eferente somática e visceral. Entre esses fatores, podem ser vistas alterações do estado de consciência, da função pupilar, sensorial, motora, emocional, cognitiva e de linguagem[1,2].

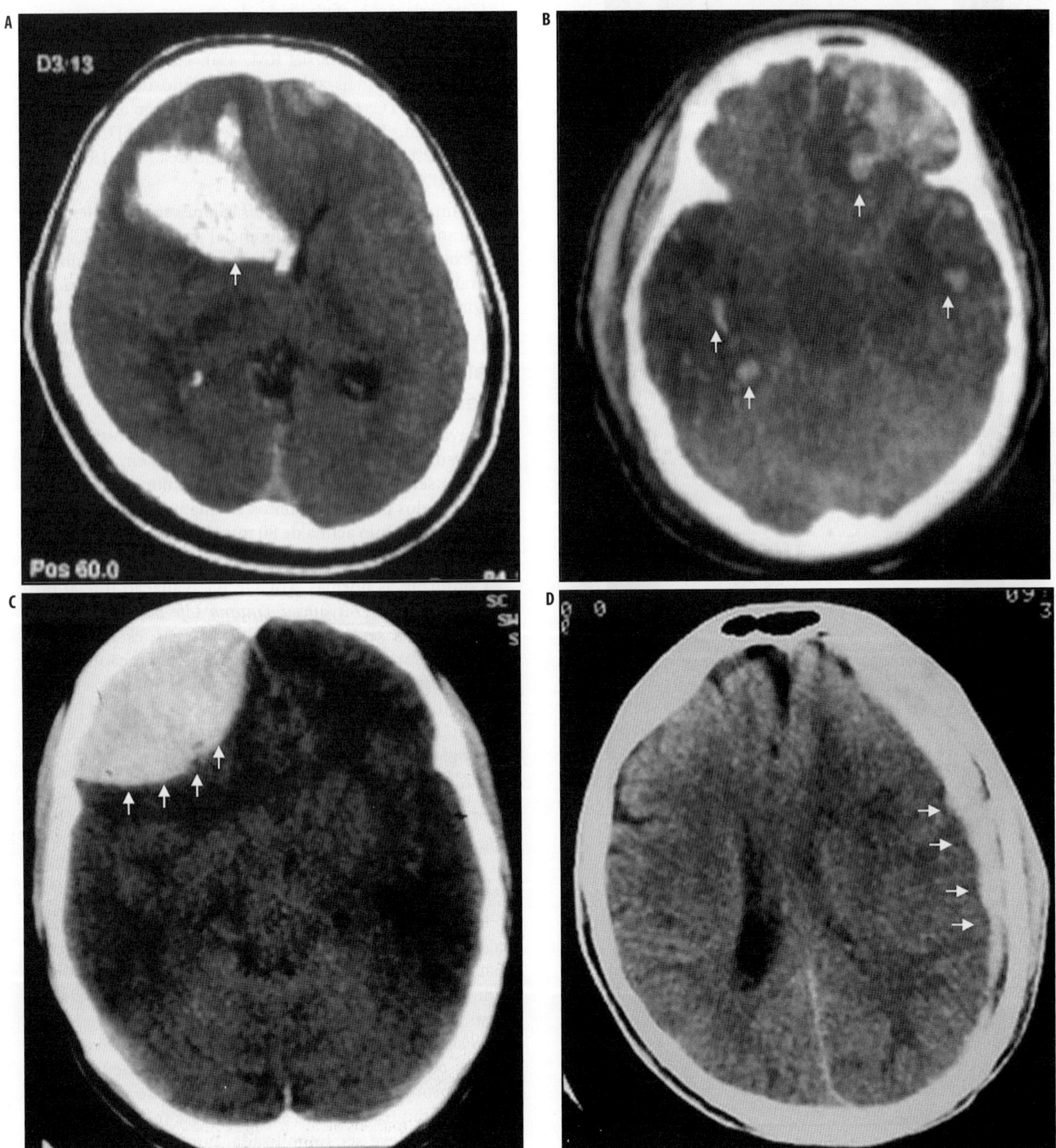

Figura 75.3. Imagens de tomografia computadorizada mostrando lesões intracranianas focais, apontadas pelas setas. Hematoma intraparenquimatoso (**A**), contusões múltiplas (**B**), hematoma extradural (**C**) e subdural (**D**).

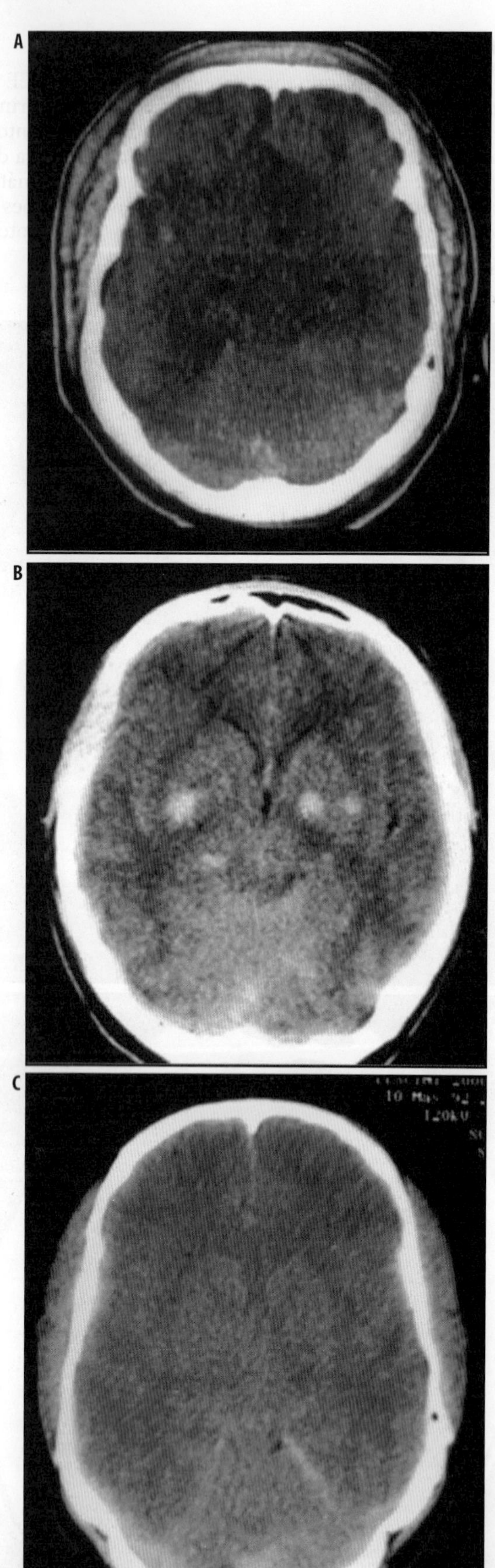

Figura 75.4. Imagens de tomografia computadorizada mostrando lesões intracranianas difusas. Edema cerebral (**A**), lesão axonal difusa (**B**) e ingurgitamento cerebral (**C**).

Diagnóstico diferencial das lesões por exames radiológicos

O diagnóstico por imagem é fundamental para o manejo dos pacientes com lesões traumáticas craniocerebrais. A tomografia computadorizada (TC) craniana é a modalidade de escolha na avaliação inicial. Contudo, tem se observado maior especificidade no diagnóstico por meio da ressonância magnética (RM), como exemplo, no diagnóstico de lesões traumáticas, hemorrágica ou não hemorrágica[10].

Com relação à efetividade dos exames por imagem, a TC apresenta maior potencial de diagnóstico de fraturas cranianas (TC: 29% *versus* RM: 4%). Contudo, a RM tem se demonstrado mais aplicável no diagnóstico de hematoma subdural (TC: 11% *versus* RM: 36%), lesão axonal difusa (TC: 2% *versus* RM: 51%), contusões corticais (TC: 09% *versus* RM: 42%) e hemorragia subaracnóidea (TC: 18% *versus* RM: 42%)[10].

Assim, observa-se que os dois exames são complementares durante o diagnóstico diferencial aplicado ao TCE, mas cada exame apresenta sua especificidade. Após a realização do exame radiológico, as lesões deverão ser classificadas e tratadas.

Avaliação inicial na sala de emergência

A avaliação inicial visa prevenir que as respostas fisiológicas resultantes da lesão primária resultem em danos neurológicos secundários. Dessa forma, durante o atendimento inicial um dos primeiros pontos é a manutenção da pressão arterial de oxigênio acima de 80 mmHg e pressão arterial sistólica maior que 90 mmHg[11].

Conforme as normas ABCDE da avaliação inicial proposta pelo ATLS (*Advanced Trauma Life Support*), inicialmente deverão ser avaliadas as vias aéreas, estabilizadas a coluna vertebral, respiração, circulação, disfunção neurológica, exposição e ambiente do trauma[12]. Após as medidas de estabilização, é possível identificar os possíveis pacientes com TCE e encaminhá-los para a realização de exame radiológico.

Normas de avaliação inicial proposta pelo *Advanced Trauma Life Support*[12]

Vias aéreas e estabilização da coluna vertebral

Esse fator é a prioridade durante o atendimento de trauma. Todos os pacientes deverão receber oxigênio. Quando o paciente apresenta comunicação por meio da fala normal é um indicativo de que não existem complicações nas vias aéreas. A presença de voz rouca ou ruídos adventícios audíveis são indicativos de lesão. Além disso, lesões associadas nos ossos do viscerocrânio e cervical podem resultar em comprometimento das vias aéreas. Nesse caso, a intubação orotraqueal é a mais segura. Nesse momento a coluna vertebral deve ser imobilizada, porque não se sabe da existência de trauma raquimedular (TRM), devendo ser investigado[12].

Respiração

O trauma torácico associado pode resultar em hemotórax, pneumotórax, fratura de costelas e contusão pulmonar, dificultando a respiração. Durante o manejo, a oximetria de pulso, exame físico e radiografia de tórax podem contribuir para a precisão no diagnóstico. No momento admissional, deverá ser ofertado oxigênio visando à manutenção da saturação em 95%, caso contrário a intubação orotraqueal e a ventilação mecânica são os tratamentos mais indicados para restaurar a função respiratória[12].

Circulação

A mensuração da pressão arterial e da frequência cardíaca é fundamental para verificar inicialmente distúrbios circulatórios. A hemorragia é o distúrbio circulatório mais frequente. Então, a primeira ação deverá ser cessar o quadro hemorrágico quando diagnosticado. A hemorragia pode estar localizada na face ou membros, além de poder estar oculta nas cavidades torácica, abdominal e pélvica. Portanto, o uso de radiografia de tórax e pelve, além do ultrassom abdominal, pode contribuir na precisão do diagnóstico de distúrbios circulatórios. Quando não for possível estabilizar, cirurgias e embolizações devem ser aplicadas. Outro fator que pode resultar em alterações circulatórias é a associação do TCE com TRM. O TRM pode resultar em alteração do tônus simpático vascular, devendo esse fator ser levado em consideração no atendimento admissional[12].

Disfunções neurológicas

Para avaliar disfunções neurológicas, a Escala de Coma de Glasgow e a análise da resposta pupilar e da função motora deverão ser aplicadas.

Exposição e ambiente do trauma

Devem ser investigados a exposição e o ambiente do trauma, devido à possibilidade de explosões, locais hipotérmicos e exposição a substâncias radioativas e químicas[12]. O conhecimento desses fatores contribui no direcionamento da conduta terapêutica.

Além disso, informações provenientes do atendimento pré-hospitalar são fundamentais para a conduta terapêutica. Entre elas: idade do paciente, sinais vitais, causa e forma com que ocorreu o trauma, tempo de acidente e como o paciente foi tratado pela equipe multiprofissional. Para análise neurológica, a resposta pupilar e a Escala de Coma de Glasgow deverão ser utilizadas[9].

Resposta pupilar

Durante a avaliação, deverão ser analisados o tamanho, forma, diâmetro e fotorreação da pupila. O tamanho pupilar normal tem entre 2 e 6 mm. Quando alterada, pode ser chamada de miótica (menor que 2 mm) e midriática (maior que 6 mm). Na sequência, deve ser observado se as pupilas apresentam diâmetros iguais (isocórica) ou diferentes (anisocórica). Por último, a avaliação do reflexo fotomotor será pela reatividade à luz e se são iguais nos dois olhos. Os olhos deverão estar previamente fechados antes da exposição à luz, visando que a pupila esteja dilatada[13].

Escala de Coma de Glasgow (ECG)

Para analisar o TCE de acordo com a sua gravidade, deve ser utilizada a ECG, sendo classificado em leve (ECG 14-15), moderado (ECG 9-13) ou grave (ECG 3-8). A Tabela 75.1 representa a distribuição da pontuação de acordo com a resposta ocular, motora e verbal. Após a atribuição da nota para cada resposta, deverão ser somados todos os valores. Portanto, a menor gravidade é a pontuação da ECG = 15, enquanto a pior é ECG = 3 pontos[14].

Pacientes que forem classificados como TCE grave deverão ser intubados, visando impedir quadro de hipoxemia cerebral e manter a perfusão tecidual.

Tabela 75.1. Esquema da pontuação da Escala de Coma de Glasgow[14].

	Resposta		Pontuação
		Espontânea	04
Ocular	Abertura	Após comando verbal	03
		Após estímulo doloroso	02
	Ausência de resposta		01
Melhor resposta motora	Após comando verbal	Correta	06
	Após estímulo doloroso	Localiza a dor	05
		Movimento sem localização da dor	04
		Postura decorticada	03
		Postura descerebrada	02
		Ausência de resposta	01
Melhor resposta verbal		Orientado e comunicativo	05
		Desorientado e comunicativo	04
		Palavras inapropriadas	03
		Sons inapropriados	02
		Ausência de resposta	01
Pontuação final (3-15)			

Condutas durante o transporte e na sala de emergência

Durante o transporte e na sala de emergência, o paciente deve ser mantido sobre a prancha em posição de Trendelemburg reversa, visando reduzir a pressão intracraniana e melhorar o retorno venoso. Em casos de vômitos, manter a posição lateral para prevenir broncoaspiração[15].

Durante o transporte, se o paciente tiver suspeita de TCE grave, deverá ser seguido o algoritmo de conduta representado na Figura 75.5.

Todos os pacientes com TCE deverão ser classificados visando otimizar a conduta terapêutica. Os pacientes com TCE grave e moderado deverão ser encaminhados para a realização do exame radiológico. Os pacientes com TCE leve são categorizados, conforme as características, em baixo, médio e alto risco.

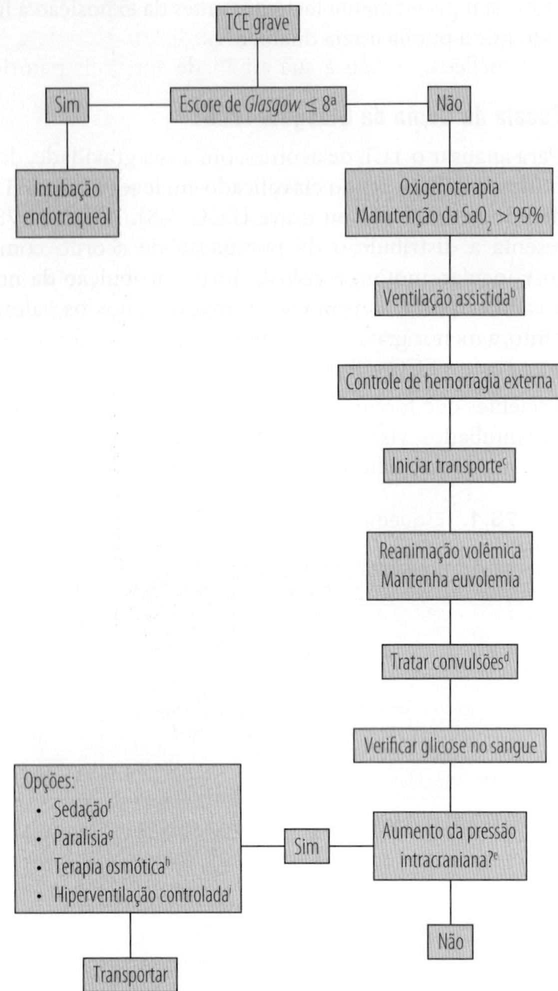

Figura 75.5. Algoritmo de conduta no traumatismo cranioencefálico grave no atendimento pré-hospitalar[16]. [a] Direcionamento para o tratamento das vias aéreas. [b] Frequências no adultos, crianças e bebês deverão ser de 10, 20 e 25 incursões por minuto, respectivamente. [c] Instalações ideais devem apresentar cobertura neurocirúrgica e tomografia computadorizada. [d,f] Usar benzodiazepínicos intravenoso (2 a 5 mg/dose). [e] Observar se os pacientes apresentam queda no escore da ECG, alterações na pupila, plegia, paresia ou fenômeno de Cushing (hipertensão arterial sistêmica associado à bradicardia). [g] Utilizar bloqueador neuromuscular de longa duração (pancurônio). [h] Usar manitol (0,25 a 1 g/kg). [i] Ventilar na frequência de 20, 30 e 35 incursões por minuto no adultos, crianças e bebês, respectivamente[16].

Indivíduos com trauma de pequena intensidade, assintomáticos, com exame físico normal, ausência de alterações neurológicas e exames radiológicos normais são considerados com TCE leve de baixo risco (ECG = 15 pontos). Contudo, alguns sinais e sintomas podem ser apresentados, sendo necessário o monitoramento desses pacientes para verificar se ocorre piora do quadro clínico. Pacientes com dor de cabeça discreta e não progressiva, tontura esporádica, hematoma subgaleal e com exames radiológicos normais podem ser encaminhados para casa[17].

Logo, a categoria de TCE leve de médio risco (ECG = 15 pontos) incluirá pacientes com disfunções neurológicas que estão envolvidos em acidentes graves, história admissional obscura, equimose periorbital e retroauricular (Figura 75.6), alteração cognitiva, intoxicação alcoólica ou outras drogas, desmaio pós-traumático, politraumatismo, dor de cabeça progressiva, vômitos, convulsões, fratura nos ossos do neurocrânio ou viscerocrânio e lesões penetrantes[17]. Esses pacientes deverão ser mantidos em observação.

Deverão ser incluídos como pacientes que apresentam TCE leve de alto risco (ECG = 14-15 pontos) crianças espancadas, gestantes, indivíduos com distúrbios de coagulação, fístula liquórica, politraumatizados, feridos por arma de fogo, lesões petequiais que possam indicar embolia gordurosa, alterações cognitivas, visuais e da consciência, síndromes de Claude-Bernard-Horner e de irritação meníngea[17]. Esses pacientes deverão ser mantidos em observação.

Pacientes com TCE leve com sinais e sintomas neurológicos persistentes também deverão ser encaminhados para a realização de exame de imagem.

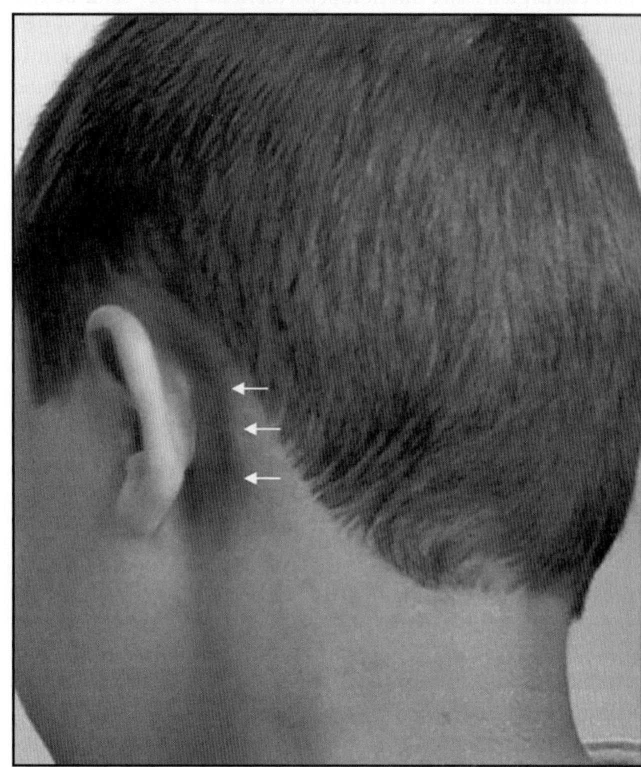

Figura 75.6. Equimose retroauricular apontado pelas setas.

Monitorização, tratamentos, prescrição

Após a análise dos exames de imagem, a conduta terapêutica a ser adotada deverá ser elaborada e dependerá do diagnóstico e características da lesão em cada paciente. Contudo, deve-se priorizar o monitoramento e a manutenção de boa perfusão tecidual, pressão intracraniana adequada e prevenção de comprometimento dos componentes neurais. Dessa forma, previnem-se hipotensão sistêmica e hipertensão intracraniana, pois se sabe que esses são fatores preditores de mortalidade[18]. O monitoramento da pressão intracraniana poderá ser realizado no espaço subaracnóideo, intraventricular, intraparenquimatoso e epidural[19]. O paciente deve ser mantido em monitoramento enquanto for necessário.

A angiografia encefálica é um exame que possibilita verificar danos vasculares resultantes do processo da lesão primária, proporcionando saber quais áreas foram acometidas devido à deficiência circulatória. Quando possível e necessária, a intervenção cirúrgica deverá ser realizada. A análise do liquido cefalorraquidiano possibilita verificar a existência de infecção e hemorragia meníngea. Ainda, o eletroencefalograma contribui para diagnosticar estado de mal epilético subclínico, morte encefálica e extensão do sofrimento cerebral e adequar o nível de sedação[9].

O tratamento deverá ser realizado durante a abordagem inicial no local do acidente, com imobilização e atendimento adequado, visando à estabilização das funções vitais para um transporte seguro. Na sequência, uma avaliação com especialista deve ser realizada para o diagnóstico preciso do TCE, buscando a manutenção da estabilidade hemodinâmica, das funções ventilatórias, nutricional e suporte hidroeletrolítico. Após o diagnóstico preciso ser realizado, a conduta clínica e/ou cirúrgica específica deverá ser realizada[9]. O Doppler transcraniano contribui para verificar edema cerebral, vasoespasmo, embolia e morte encefálica[20].

Além disso, o paciente deve ser incluído em programa de reabilitação com equipe multiprofissional durante a internação e após a alta hospitalar, mesmo com as dificuldades na padronização de condutas devidas à variação de casos clínicos[21,22].

Algumas considerações no tratamento específico de paciente com traumatismo cranioencefálico

Afundamento craniano com fratura óssea (Figura 75.7)

Mesmo quando o paciente não apresenta nenhuma sintomatologia neurológica, o caso tem indicação cirúrgica, visando à elevação da fratura e ao debridamento. Inicialmente, deve ser tratada a ferida cutânea e realizado um corte na pele expondo uma área suficiente para a realização da intervenção cirúrgica. Após, deve ser realizada abertura da estrutura óssea com retirada dos fragmentos. Esses fragmentos serão utilizados como enxerto ósseo no local. A dura-máter deverá ser exposta, então limpa-se a área afetada e sutura-se a dura-máter. Na sequência, deve ser recolocado o enxerto ósseo e feita sutura por planos do tecido cutâneo. Em casos de fratura cominutiva com muitos fragmentos, deve ser levada em consideração a possibilidade de cranioplastia[23].

Lesões focais

Contusão

O tratamento clínico envolve manutenção de boa perfusão, manutenção de posição a 30º de elevação, sedação, analgesia, suporte hidrolítico e nutricional, e monitorização da pressão intracraniana e da temperatura corporal[23]. O uso do dexametasona foi descrito como benéfico, por reduzir a inflamação e o edema resultante da lesão primária[24]. Contudo, em outro estudo experimental, o uso de nimodipino e dexametasona não demonstrou efeito significativo a longo prazo[25]. O uso de colchicina e mesilato de tirilazade têm sido descritos como benéficos, devido à sua atividade anti-inflamatória e antimacrofágos, e por eliminar os radicais livres, respectivamente[25]. Ainda, NG-nitro-L-arginina metil ester (L-NAME) e 2-sulfo-fenil-N-tert-butil nitrona (S-PBN) têm demostrado ser neuroprotetores em estudos experimentais[26]. A aplicabilidade de terapia de oxigênio hiperbárica também tem demonstrado ser benéfica em estudos com animais[27]. Contudo, ainda não existe um protocolo baseado em evidência científica, com necessidade de novos estudos para verificar a efetividade dessas técnicas.

A

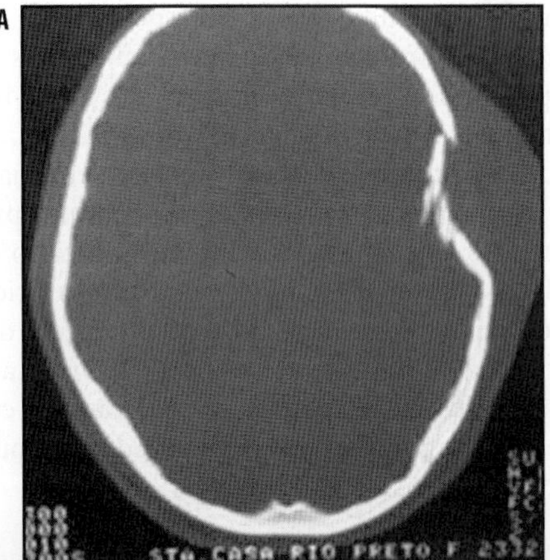

B

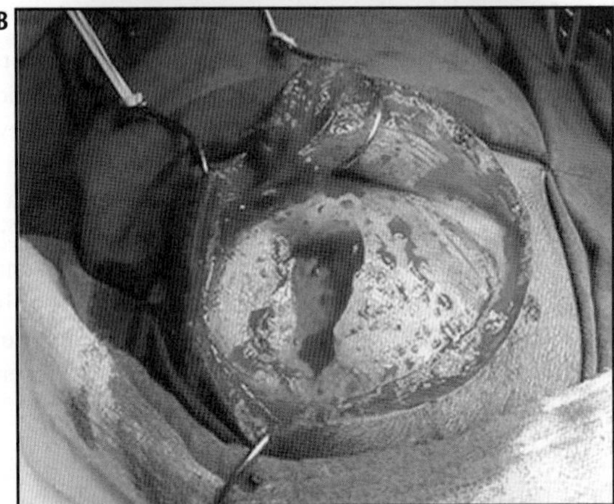

C

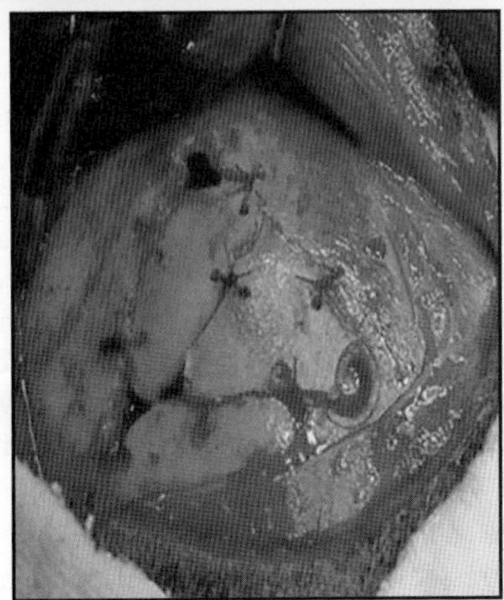

Figura 75.7. Exame radiológico (**A**), exposição do afundamento com fratura óssea (**B**) e, ao final da intervenção cirúrgica, com recolocação do osso (**C**).

A intervenção cirúrgica visará atenuar o desenvolvimento de edema e evitar o agravamento de lesões secundárias, sendo utilizadas variadas abordagens, tais como: craniotomia descompressiva bifrontal (lesão bifrontal), conforme descrita por Kjellberg e Pietro Jr.[28], craniotomia frontotemporal (contusão unilateral frontotemporal), hemicraniotomia (contusão unilateral parietofrontotemporal) e craniectomias (lesões isoladas sem edema importante), conforme descritas por Pereira[23].

Hematoma extradural

O hematoma extradural pode ser tratado de forma conservadora, desde que os pacientes se encontrem em supervisão de uma equipe multiprofissional especializada e que não apresentem alteração da consciência, déficits focais e instabilidade respiratória, além de ausência de desvio da linha média menor que 0,2 cm e diâmetro acima de 2 cm. Contudo, esse tipo de hematoma sempre deve ter preferência por tratamento cirúrgico, pois tem sido observado pior prognóstico em pacientes com atraso na conduta. A incisão cirúrgica e a retirada do fragmento ósseo devem ser o suficiente para que todo o hematoma seja drenado. A drenagem deve contar com irrigação contínua, com solução salina e aspiração. Além disso, vasos com hemorragia deverão ser cauterizados[23]. Por fim, a craniotomia será finalizada com ou sem reposição do enxerto ósseo e duroplastia[29].

Hematoma subdural

Por ser uma cirurgia de grande porte, no pré-operatório é importante realizar antibioticoterapia profilática. A craniotomia deverá permitir a visualização do hematoma, que deverá ser drenado, resultando na descompressão. A origem da hemorragia deverá ser cauterizada. Por fim, a craniotomia deverá ser finalizada com a reposição do enxerto ósseo[23]. Entre as indicações cirúrgicas, estão os pacientes que apresentam hematoma maior que 10 mm de diâmetro, desvio da linha média maior que 5 mm no exame radiológico e ECG menor que 9 pontos[30]. Caso contrário, a mesma conduta conservadora do hematoma extradural deve ser aplicada.

Lesões difusas

Edema cerebral

O tratamento começa com controle da causa que está levando a hipertensão intracraniana. Dessa forma, deve-se intervir por meio de tratamento cirúrgico para a retirada de qualquer processo expansivo que resulte no aumento da pressão intracraniana, visando melhorar a microcirculação. Além disso, devem ser aplicadas drogas que ajam na barreira hematoencefálica para diminuir a transposição de proteínas plasmáticas ao parênquima[23]. De forma geral, devem ser adotadas medidas de controle de hipertensão intracraniana, seja clínica ou cirurgicamente.

Conforme algumas condutas terapêuticas discutidas, inúmeras outras deverão ser utilizadas dependendo do diagnóstico, recursos e prática do neurocirurgião e da equipe multiprofissional. Assim, resultando no sucesso terapêutico e o paciente evoluindo com alta hospitalar.

A

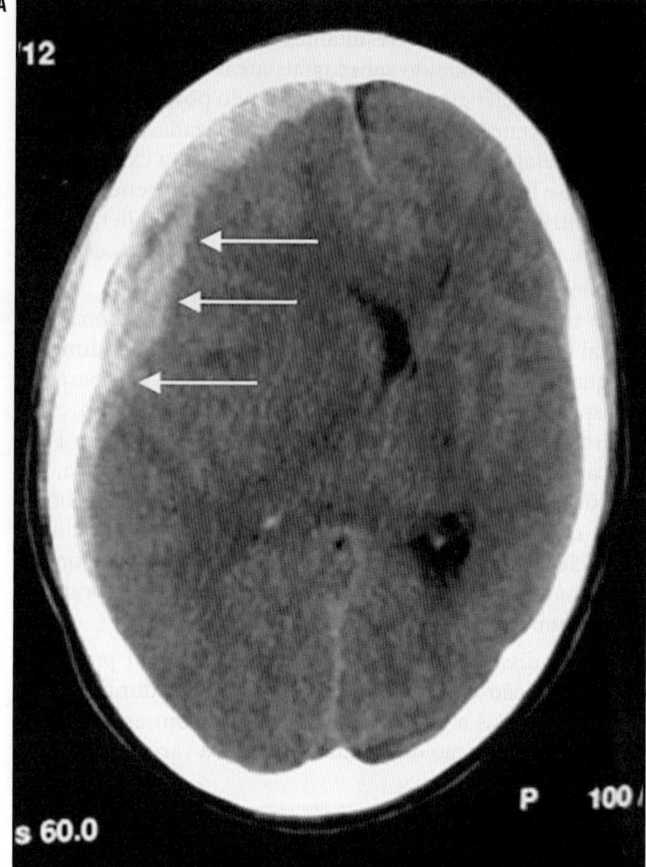

B

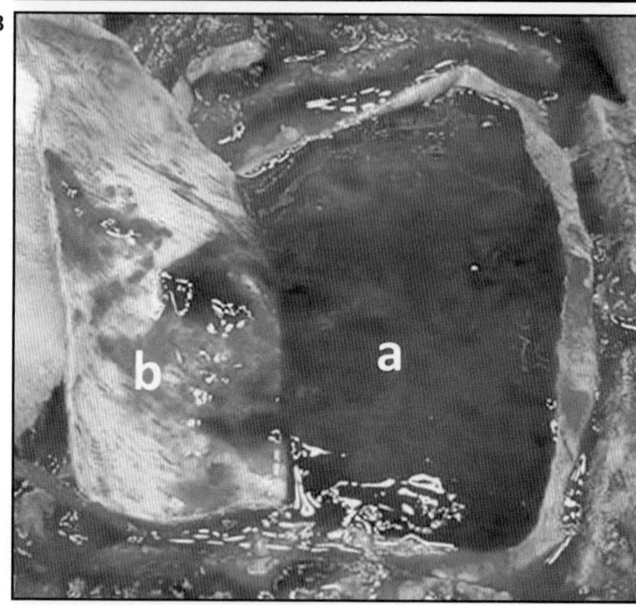

Figura 75.8. Imagem de tomografia computadorizada demonstrando hematoma subdural (setas) e fotografia do ato cirúrgico mostrando o hematoma subdural (**A**) e a dura-máter (**B**).

Orientações durante a alta hospitalar

Os familiares de pacientes com TCE devem ser orientados quando eles recebem alta hospitalar. Eles deverão estar cientes de que deverão procurar o hospital assim que surgir qualquer sinal, sintoma ou complicação após a alta, mesmo que seja após meses do trauma. Entre os inúmeros possíveis sintomas, devem ser observados[31]:

- Cefaleia de alta intensidade;
- Sonolência excessiva e fora dos horários habituais;
- Confusão mental ou alteração do comportamento;
- Fraqueza ou alteração de sensibilidade corporal;
- Distúrbio da memória, fala ou compreensão;
- Tontura crescente;
- Confusão;
- Náusea;
- Vômito;
- Desmaio;
- Movimento ocular involuntário;
- Visão dupla;
- Fotossensibilidade ocular;
- Dispneia;
- Febre (temperatura corporal maior ou igual a 37,8 °C);
- Rinorreia;
- Otorreia;
- Assimetria pupilar;
- Sintomatologia depressiva;
- Qualquer outra observação importante.

Em resumo, discutimos sobre a epidemiologia, fisiopatologia, quadro clínico, diagnóstico diferencial, avaliação inicial na sala de emergência, condutas na sala de emergência, monitorização, tratamentos e prescrição aplicados em pacientes que sofrem TCE.

Referências bibliográficas

1. de Melo Neto JS, Tognola WA, Spotti AR, Morais DF. Analysis of patients with spinal cord trauma associated with traumatic brain injury. Coluna/Columna. 2014;13(4):302-5.
2. Gaudêncio TG, Leão GM. A epidemiologia do traumatismo cranioencefálico: um levantamento bibliográfico no Brasil. Rev Neurocienc. 2013;21(3):427-34.
3. de Almeida CE, de Sousa Filho JL, Dourado JC, Gontijo PA, Dellaretti MA, Costa BS. Traumatic brain injury epidemiology in Brazil. World Neurosurg. 2016;87:540-7.
4. Menon DK, Ercole A. Critical care management of traumatic brain injury. Handb Clin Neurol. 2017;140:239-74.
5. Guerra SD, Jannuzzi MA, Moura AD. Traumatismo cranioencefálico em pediatria. J Pediatr (Rio J). 1999;75(2):S279-93.
6. Chesnut RM, Marshall LF, Klauber MR, Blunt BA, Baldwin N, Eisenberg HM, et al. The role of secondary brain injury in determining outcome from severe head injury. J Trauma. 1993;34(2):216-22.
7. Marmarou A, Anderson RL, Ward JD, Sung CC, Young HF. Impact of ICP instability and hypotension on outcome in patients with severe head trauma. J Neurosurg. 1991;75(1):59-66.
8. Carvalho LFA, Affonseca CA, Guerra SD, Ferreira AR, Goulart EMA. Severe traumatic brain injury in children and adolescents. Rev Bras Ter Intensiva. 2007;19(1):98-106.
9. Nitrini R, Bacheschi LA. A neurologia que todo médico deve saber. 2ª ed. São Paulo: Santos Maltese; 1993.
10. Morais DF, Spotti AR, Tognola WA, Gaia FFP, Andrade AF. Clinical application of magnetic resonance in acute traumatic brain injury. Arq Neuropsiquiatr. 2008;66(1):53-8.
11. Gentile JKA, Himuro HS, Rojas SSO, Veiga VC, Amaya LEC, Carvalho JC. Condutas no paciente com trauma crânioencefálico. Rev Bras Clin Med. 2011;9(1):74-82.
12. Kool DR, Blickman JG. Advanced Trauma Life Support®. ABCDE from a radiological point of view. Emerg Radiol. 2007;14(3):135-41.
13. Padilha KG, Vattimo MFF, Silva SC, Kimura M. Enfermagem em UTI cuidando do paciente crítico. Barueri, SP: Manole; 2010.
14. American College of Surgeons Committee on Trauma. ATLS Course manual. Chicago, IL: American College of Surgeons; 1997.
15. Faleiro RM, Morias JV, Silva RC, Soares JBG. Protocolo de atendimento ao paciente vítima de traumatismo cranioencefálico leve. Belo Horizonte: Fundação Hospitalar do Estado de Minas Gerais; 2009.
16. Colégio Americano de Cirurgiões. PHTLS – Prehospital Trauma Life Support. 5ª ed. Rio de Janeiro: Elsevier; 2004.
17. Ministério da saúde. Linha de cuidado ao trauma na rede de atenção às urgências e emergências. Disponível em: http://portalarquivos.saude.gov.br/images/PDF/2014/maio/09/Trauma-Diretrizes.pdf. Acesso em: 26 mar. 2017.
18. Schreiber MA, Aoki N, Scott BG, Beck JR. Determinants of mortality in patients with severe blunt head injury. Arch Surg. 2002;137(3):285-90.
19. Giugno KM, Maia TR, Kunrath CL, Bizzi JJ. Tratamento da hipertensão intracraniana. J Pediatr (Rio J.). 2003;79(4):287-96.
20. Zétola VF, Lange MC, Muzzio JA, Marchioro I, Nóvak EM, Werneck LC. Doppler transcraniano na prática neurológica. Arq. Neuropsiquiatr. 2006;64(1):100-3.
21. Callender L, Brown R, Driver S, Dahdah M, Collinsworth A, Shafi S. Process for developing rehabilitation practice recommendations for individuals with traumatic brain injury. BMC Neurol. 2017;17(1):54.
22. Sashika H, Takada K, Kikuchi N. Rehabilitation needs and participation restriction in patients with cognitive disorder in the chronic phase of traumatic brain injury. Medicine (Baltimore). 2017;96(4):e5968.
23. Pereira CU, editor. Neurotraumatologia. Rio de Janeiro: Revinter; 2000.
24. Holmin S, Mathiesen T. Dexamethasone and colchicine reduce inflammation and delayed oedema following experimental brain contusion. Acta Neurochir (Wien). 1996;138(4):418-24.
25. Gahm C, Holmin S, Rudehill S, Mathiesen T. Neuronal degeneration and iNOS expression in experimental brain contusion following treatment with colchicine, dexamethasone, tirilazad mesylate and nimodipine. Acta Neurochir (Wien). 2005;147(10):1071-84.
26. Gahm C, Danilov A, Holmin S, Wiklund PN, Brundin L, Mathiesen T. Reduced neuronal injury after treatment with NG-nitro-L-arginine methyl ester (L-NAME) or 2-sulfo-phenyl-N-tert-butyl nitrone (S-PBN) following experimental brain contusion. Neurosurgery. 2005;57(6):1272-81.
27. Palzur E, Vlodavsky E, Mulla H, Arieli R, Feinsod M, Soustiel JF. Hyperbaric oxygen therapy for reduction of secondary brain damage in head injury: an animal model of brain contusion. J Neurotrauma. 2004;21(1):41-8.
28. Kjellberg Rn, Prieto Jr A. Bifrontal descompressive craniotomy for massive cerebral edema. J Neurosurg. 1971;34:488-93.
29. Bullock MR, Chesnut R, Ghajar J, Gordon D, Hartl R, Newell DW, et al. Guidelines for the surgical management of traumatic brain injury. Neurosurgery. 2006;58(3).
30. Bullock MR, Chesnut R, Ghajar J, Gordon D, Hartl R, Newell DW, et al. Surgical management of acute subdural hematomas. Neurosurgery. 2006;58(3):S16-24.
31. Souza FC, Garcia GF, Carvalho JM, Campos MA, Mendonça VMF. Caderno de Protocolos Clínicos da FHEMIG. Belo Horizonte: Fundação Hospitalar do Estado de Minas Gerais; 2010.

76

TRAUMA RAQUIMEDULAR

Dionei Freitas de Morais
André Luciano Baitello
João Simão de Melo Neto

Introdução

O traumatismo raquimedular (TRM) é descrito como lesões nas estruturas anatômicas da coluna vertebral, tecidos moles adjacentes e elementos neurais. O TRM pode resultar em disfunções relacionadas ao sistema nervoso visceral e/ou somático, podendo ser persistentes ou transitórias[1,2].

As causas de lesões traumáticas da coluna e medula variam conforme os fatores culturais e regionais. Contudo, acidentes com veículos automotores e quedas são frequentemente apontados como as principais etiologias. Esportes, lazer, violência, suicídios e acidentes industriais correspondem ao restante dos casos[3]. Ainda, em regiões urbanas são mais frequentes etiologias como ferimento por arma de fogo e acidentes automobilísticos; contrapondo-se a isso, mergulho é uma causa frequente na zona rural[4]. A idade é outro fator que influencia diretamente, sendo observado que acidentes automobilísticos são frequentes em adultos jovens, enquanto quedas são mais prevalentes em idosos[5].

Sabendo dessas circunstâncias, objetiva-se discutir sobre a epidemiologia, fisiopatologia, quadro clínico, diagnóstico diferencial, avaliação inicial na sala de emergência, condutas na sala de emergência, monitorização, tratamentos e prescrição em relação a pacientes que sofrem TRM.

Epidemiologia

Mundialmente, estima-se uma incidência anual de aproximadamente 23 casos/milhão de indivíduos. Contudo, essa perspectiva aumenta na América do Sul (25 casos/milhão de indivíduos). No Brasil, estima-se a ocorrência de cerca de 21 novos casos/milhão de habitantes ao ano[6,7], contudo falhas no processo de notificações dificultam a precisão desse número. Além disso, existem inúmeras pesquisas epidemiológicas[4,5,8-13] realizadas no Brasil abordando a temática em âmbito regional. Porém, ainda são necessários estudos multicêntricos no cenário nacional.

Fisiopatologia

Na coluna cervical, o TRM é distribuído em fratura do côndilo occipital, atlas, áxis, dente de áxis e subaxiais (C3-C7), além de luxação atlanto-occipital, atlantoaxial e espondilololistese traumática do áxis[14]. Já na coluna torácica e lombar, pode-se dividir em torácica (T1-T10), transição toracolombar (T11-L1) e lombar (L2-S1). Entretanto, existem vários sistemas de classificação das lesões para facilitar a conduta terapêutica[5,9]. As classificações mais aplicadas são as propostas por Denis[15] e Magerl *et al.*[16].

Denis[15] sugeriu que as fraturas sejam classificadas em compressão, explosão, flexo-distração e fratura-luxação, baseado na divisão da coluna vertebral em três partes (anterior, média e posterior). A classificação proposta por Magerl *et al.*[16] é compressão (A) com impactação (A1), separação (A2) ou explosão (A3); distração com lesão no complexo ligamentar posterior com (B1) ou sem (B2) fratura no corpo vertebral ou com lesão do complexo ligamentar anterior durante o movimento de hiperextensão (B3); e rotação (C) com compressão (C1), distração (C2) ou cisalhamento (C3).

Já as lesões medulares podem ser classificadas em completas e incompletas. As lesões incompletas mais comuns são dos tipos: síndrome medular central, Brown-Séquard, medular anterior e posterior. Existem diversas formas de classificação das fraturas da coluna vertebral[5,9].

O mecanismo fisiopatológico envolvido no TRM está relacionado com as alterações teciduais originadas no momento do trauma, que são denominadas lesão primária, e pelas lesões secundárias, que são originadas após a agressão tecidual, resultando em hemorragia, isquemia, apoptose e inflamação nos tecidos neuronais[14]. Na sequência, o organismo busca meios de restaurar o tecido nervoso degenerado.

Quadro clínico

Após o TRM, ocorrem alterações nas funções do sistema nervoso somático e do visceral. Contudo, o quadro clínico vai depender da etiologia, mecanismo, fisiopatologia da lesão e conduta no atendimento admissional.

As clínicas observadas com maior frequência são perda motora completa (tetraplegia) ou incompleta (tetraparesia) na região cervical, tronco e nos quatros membros, alteração motora completa (paraplegia) ou incompleta (paraparesia) no tronco e membros inferiores, distúrbio motor completo (hemiplegia) ou incompleto (hemiparesia) em um hemicorpo, parestesia ou quadro álgico nas regiões cervical, torácica e lombar, com ou sem irradiação para os distintos dermátomos inervados pelo seus respectivos segmentos. Porém, outras clínicas podem ser apresentadas, tais como disfunção autonômica, síndrome da cauda equina e priapismo, sendo necessária uma avaliação específica de cada paciente.

Os pacientes com TRM nas regiões cervicais e torácicas altas podem apresentar choque neurogênico, que é caracterizado por um fenômeno hemodinâmico que se dá pela perda do tônus simpático, caracterizado por bradicardia e hipotensão arterial. Na avaliação inicial desses pacientes, será preciso afastar a possibilidade de algum foco de sangramento oculto. Esses pacientes deverão ser encaminhados para os hospitais para avaliação de especialistas na área[5,9].

Avaliação inicial na sala de emergência

Durante atendimento inicial de pacientes que são vítimas de trauma, a equipe multiprofissional de saúde deve levar em consideração todos os cuidados relacionados com a mobilização excessiva, além de estar preparados para realizar imobilização apropriada. Enquanto a coluna vertebral do paciente estiver imobilizada de forma adequada, todos os atendimentos necessários podem ser realizados sem riscos, e a avaliação, exames radiológicos e exclusão de traumas podem ser pospostos[5,9]. Um protocolo proposto por McSwain *et al.*[17] está apresentado na Figura 76.1.

Pacientes admitidos com intoxicação alcoólica, traumatismo cranioencefálico, trauma no tórax e face, queixa de dor na coluna vertebral, parestesia, paresia ou disfunções autonômicas devem ser investigados pela possibilidade de TRM[3].

Inicialmente é fundamental imobilizar o seguimento que sofreu o trauma até retirada da dúvida. As causas do trauma

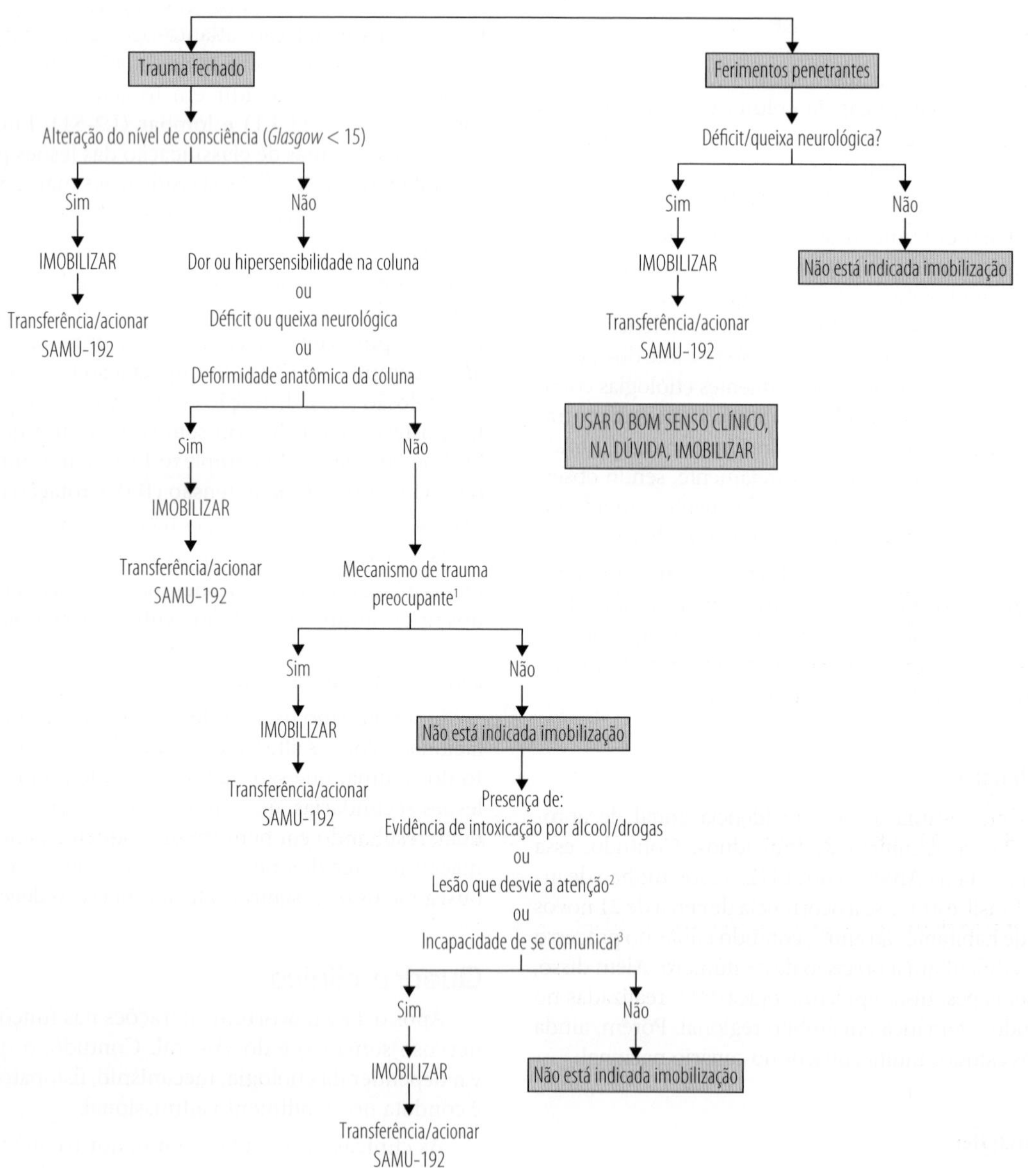

Figura 76.1. Manejo imediato do paciente. Adaptada de: McSwain *et al.*[17].

podem contribuir na suspeita de TRM, sendo descritos com maior frequência acidentes com veículo automotor, queda, mergulho em água rasa, esportes, ferimento por arma de fogo e atropelamento[3]. Porém, outros fatores devem ser levados em consideração, conforme descrito na introdução.

Entre as situações que necessitam de imobilização da coluna vertebral, podem ser levados em consideração[17]:

- Alterações do nível de consciência com Escala de Coma de Glasgow menor que 15 pontos, podendo ser decorrente de traumatismo cranioencefálico, portanto apresentando perda de consciência transitória ou. ainda, comportamento agressivo e não cooperativo. Se o paciente tiver distúrbios mentais prévios, deve ser completamente imobilizado até eliminar a possibilidade da existência de TRM;
- Dor na região da coluna vertebral, seja ela associada ao movimento, isolada ou com postura antálgica e alterações do sistema nervoso somático e visceral;
- Qualquer disfunção do sistema nervoso somático e visceral pós-trauma. Essas disfunções podem ser representadas com alterações sensitivas – térmicas, mecânicas, nociceptivas e com dor referida – e motoras – paresia e plegia abaixo do nível de lesão e disfunções autonômicas como priapismo e bradicardia. Alguns sinais e sintomas de TRM estão expostos na Tabela 76.1;
- Quando o paciente é admitido com qualquer deformidade na coluna associada à crepitação.

Durante a imobilização, é preciso manter a cabeça na posição neutra, apoiada sobre uma superfície rígida. Dentre os instrumentos que podem ser utilizados durante a imobilização, destacam-se o colar cervical, suportes laterais à cabeça e faixas para fixação dos tornozelos, cintura pélvica e cabeça. Ainda, as pranchas longas são úteis e diminuem a exposição do paciente a transferências com movimentação desnecessária. Dessa forma, toda a coluna fica imóvel durante o atendimento. Contudo, o uso da imobilização não deve preceder a necessidade de suporte à vida do paciente[18].

Se o paciente não estiver na posição neutra e estiver consciente, deve ser solicitado que faça o alinhamento cervical. Porém, se estiver inconsciente, uma tentativa deverá ser realizada, sempre respeitando o limite da mobilidade do paciente, pois pode existir um bloqueio articular associado a lesões na coluna vertebral. Outros fatores, como piora do quadro álgico e da sintomatologia neurológica, podem ser sinais de que o alinhamento não deve ser realizado. Assim, a imobilização deverá ocorrer na posição original[18].

Existe grande quantidade de falha durante o atendimento admissional, independentemente de o nível de atenção à saúde ser primário, secundário ou terciário. As lesões com maior falha no diagnóstico são na coluna cervical, correspondendo a aproximadamente 25% dos casos, seguida por coluna torácica e lombar. Nesse contexto, em pacientes admitidos com relatos de trauma na região cervical, deve ser investigada ao máximo a possibilidade de TRM[1,4].

Durante a avaliação inicial, deverão ser investigados a identificação, anamnese, antecedentes pessoais, exame físico e lesões associadas e solicitados exames radiológicos necessários para confirmar o diagnóstico e orientar a conduta terapêutica (Tabela 76.2).

Se durante a avaliação o reflexo bulbocavernoso estiver ausente, é indicativo de que o paciente se encontra em choque medular, impossibilitando a extensão da lesão medular. Quando presente esse reflexo, deverá ser analisada a sensibilidade perianal, pois pode ser um indicativo de lesão completa (ausente) ou incompleta (presente)[14].

O índice motor pode ser determinado de inúmeras formas, como pelas escalas propostas por Frankel e pela *American Spinal Injury Association*[19,20]. Essas escalas são distribuídas em "A, B, C, D e E" – "A" representa lesão completa, "B, C, D" representam lesões incompletas com características específicas e "E" representa ausência de lesão medular.

A avaliação cardiovascular e visceral deverá ser realizada, porque existe a possibilidade de lesões que comprometam a eferência visceral nos níveis de origem simpática (T1-L2, corno lateral da substância cinzenta medular) e parassimpática (S2-S4, corno intermédio lateral da substância cinzenta medular). Além disso, pode existir predominância da atividade parassimpática vagal, resultando em bradicardia[14,21].

A ventilação pulmonar deverá ser avaliada para constatar possíveis alterações na mecânica ventilatória. Essas alterações podem ser provenientes de lesões nos níveis de C3-C4, origem nervosa do nervo frênico, responsável pela inervação do músculo diafragma, principal músculo respiratório[22].

Por fim, os exames radiológicos necessários deverão ser utilizados para estabelecer a conduta terapêutica adequada.

Condutas na sala de emergência

A retirada da imobilização deve ser feita por unidades de saúde e hospitais após uma avaliação adequada que exclua a existência de riscos antes da retirada dos dispositivos de proteção da coluna[7]. Contudo, todos pacientes de trauma moderado e grave devem ser analisados como potenciais

Tabela 76.1. Sinais e sintomas de trauma raquimedular. Adaptada de: McSwain *et al.*[17].

Sinais e sintomas
• Dor na região dorsal ou cervical • Dor durante mobilização cervical ou nas costas • Dor à palpação da região posterior da cervical ou da linha média da coluna vertebral • Deformidade da coluna ou postura álgica • Contratura muscular na região dorsal do pescoço ou tronco • Paralisia, paresia, parestesia nos MMII ou MMSS • Choque neurogênico • Priapismo

portadores de TRM até que a avaliação completa seja realizada[5,9]. Assim que possível, a prancha longa deve ser removida, visto que o uso prolongado pode influenciar e resultar em úlceras de pressão[18].

O dispositivo de imobilização pode ser retirado caso o paciente apresente os seguintes critérios[23-25]:

- Escala de Glasgow: 15 pontos;
- Ausência de dor ou hipersensibilidade à palpação da coluna vertebral;
- Ausência de déficit neurológico;
- Ausência de deformidade anatômica na coluna vertebral;
- Ausência de trauma importante;
- Ausência de intoxicação alcoólica ou de outras drogas;
- Ausência de outras lesões que resultem em distração da atenção do pacientem dificultando a avaliação;
- Incapacidade de comunicação.

Tabela 76.2. Modelo de ficha de avaliação (Hospital de Base, São José do Rio Preto, SP).

Ficha de avaliação
Identificação Nome: Idade: Sexo: Procedência: Profissão: Registro geral: Data da internação: Data do acidente: **Anamnese** Quadro clínico: Etiologia da lesão: Mecanismo da lesão: **Antecedentes pessoais** **Exame físico geral** Pressão arterial: Frequência cardíaca: Frequência respiratória: Saturação de oxigênio: **Exame físico neuro-ortopédico** Inspeção: Palpação: Alteração sensitiva: Dermátomo: Tipo de alteração: ( ) Nociceptiva ( ) Tato ( ) Palestésica ( ) Barestésica ( ) Térmica ( ) Proprioceptiva Alteração motora: Nível medular: Nível de força muscular: Toque retal: Priapismo: Choque neurogênico, medular: Avaliação do nível de *status* neurológico por meio da escala de ASIA (*American Spinal Injury Association*)[16]: Diagnóstico sindrômico: ( ) Brown-Séquard ( ) Centro medular ( ) Anterior ( ) Posterior ( ) Cone medular ( ) Cauda equina Lesões associadas: **Exames radiológicos**

Caso todos esses critérios sejam apresentados, não existe a necessidade de exames radiológicos. Contudo, caso exista uma das condições, o uso de dispositivos de imobilização deverá ser mantido e deverão ser solicitadas radiografia da coluna vertebral e avaliação de especialistas na área. Ainda, quando houver apenas relato de quadro álgico com radiografia normal, deverão ser prescritos analgésicos, relaxantes musculares e anti-inflamatórios ao paciente, além da manutenção da imobilização, sendo reavaliado após 2 horas. Caso os sintomas persistam, deverá ser solicitada avaliação radiológica com exames de maior precisão diagnóstica[23-25].

Diagnóstico por imagem diferencial no traumatismo raquimedular

Com relação ao diagnóstico diferencial, observa-se que os exames radiológicos são fundamentais, assim como contribuem para direcionar a conduta terapêutica. Por meio desses exames, existe maior compreensão dos mecanismos fisiopatológicos. Esses exames proporcionam melhor precisão no diagnóstico do paciente e complementam a avaliação inicial do paciente. Os mais utilizados são radiografia simples, tomografia computadorizada e ressonância magnética (Figura 76.2)[4].

As radiografias simples estão disponíveis na maioria das unidades de pronto atendimento e hospitais de pequeno porte. Dessa forma, existe maior facilidade da aplicação em uma investigação primária em relação ao TRM[26]. Os raios X devem ser aplicados nas incidências anteroposterior, transoral e perfil, durante a investigação de TRM (Figura 76.3)[18].

Para que a radiografia tenha maior precisão no diagnóstico, quando realizada no pescoço, deve incluir a base do crânio e a primeira vértebra torácica. A posição de nadador é aplicada quando não se consegue ter uma visualização completa da coluna cervical. Os elementos laterais das vértebras são visualizados na incidência anteroposterior. A incidência transoral possibilita a visualização das vértebras atlas e áxis.

A
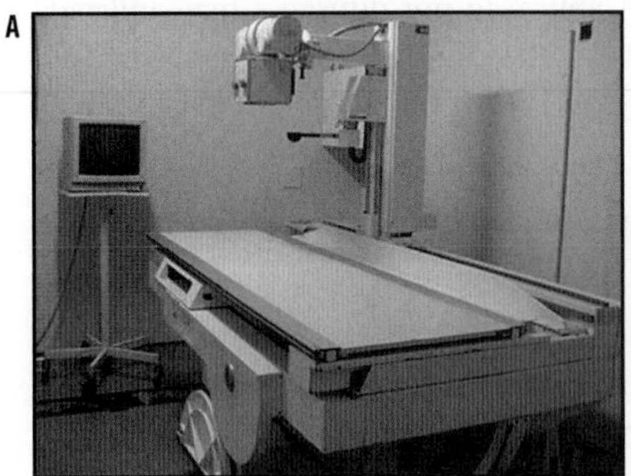
B
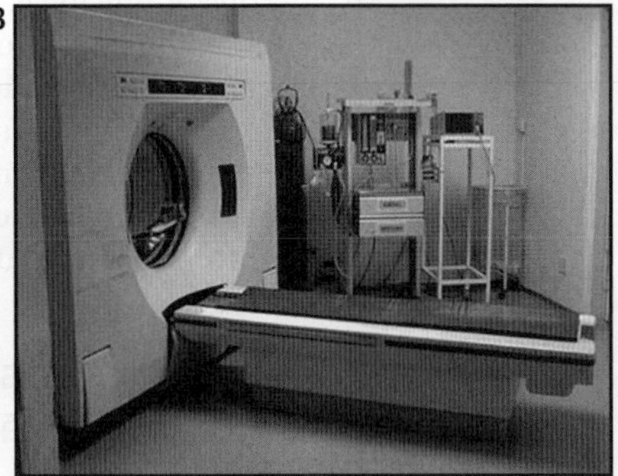
C
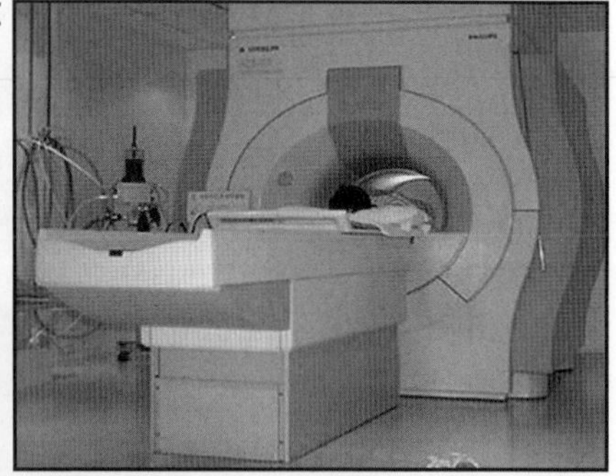

Figura 76.2. Equipamentos para a realização de radiografia (**A**), tomografia computadorizada (**B**) e ressonância magnética (**C**).

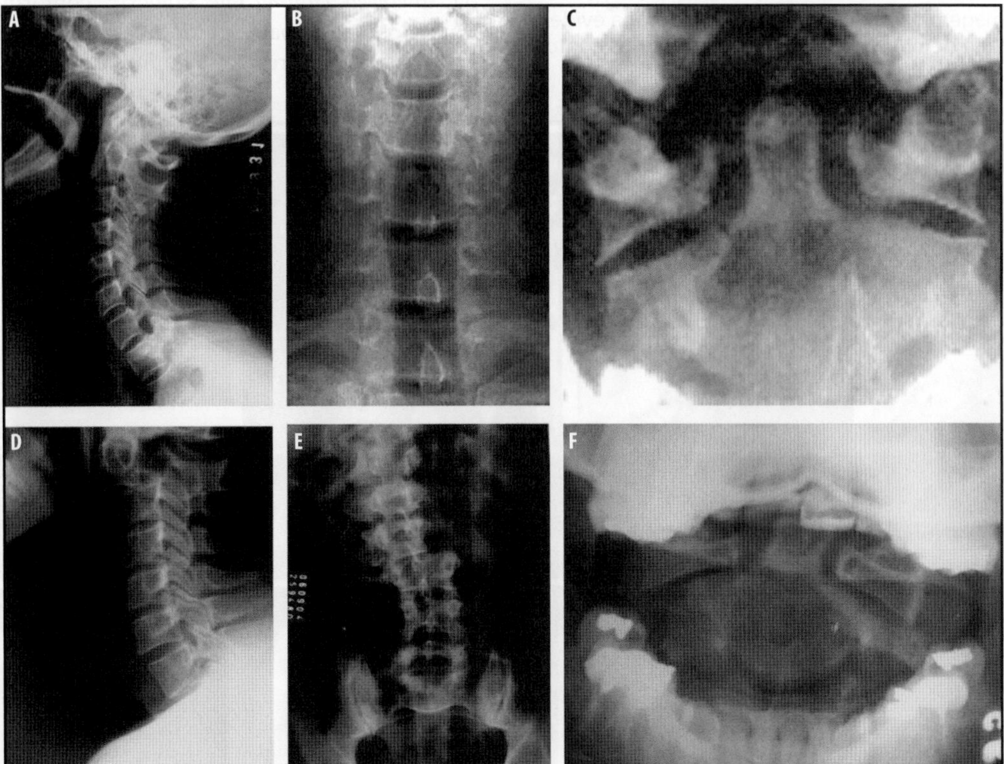

Figura 76.3. Imagens radiológicas normais (**A, B, C**) e com TRM (**D, E, F**) nas incidências dos raios X: perfil (**A, D**), anteroposterior (**B, E**) e transoral (**C, F**).

Contudo, caso o diagnóstico não seja fechado com o uso da radiografia simples, exames radiológicos de maior precisão devem ser realizados[25,25,27,28].

A tomografia computadorizada apresenta a aplicabilidade em cortes axial, sagital e coronal, sendo considerada mais precisa que o radiografia por fornecer informações minuciosas sobre a fratura, permitindo melhor visualização dos contornos ósseos (Figura 76.4)[4]. Além disso, esse exame é superior no diagnóstico de lesões em tecidos ósseos do que a ressonância magnética[29].

A ressonância magnética apresenta maior especificidade no diagnóstico de lesões no complexo disco-ligamentar, hérnia discal, compressão do canal medular e edema ósseo após o trauma, em comparação com a tomografia computadorizada (Figura 76.3). Além disso, esse exame diagnostica maior número de lesões e é mais específico para lesões nos tecidos moles pós-TRM[29].

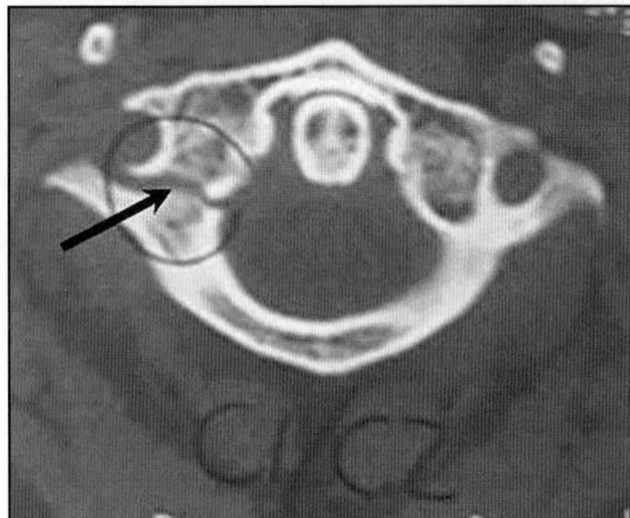

Figura 76.4. Imagem de tomografia computadorizada evidenciando TRM (seta) e demonstrando grande precisão dos contornos ósseos.

As sequências para a realização da RM na vítima de TRM são (Figura 76.5)[4]:

- Sagital T1: verificar anatomia;
- Sagital T2: analisar de lesões na medula, ligamentos, edema medular e disco;
- Sagital T2 SPIR/FAT: analisar edema ósseo e ligamentos;
- Axial T2: verificar lesões na medula, ligamentos, edema medular e disco;
- Axial MPGR T2*: diagnosticar lesões na medula e hemorragia/contusão;
- Coronal DP: diagnosticar lesões ligamentares altas.

As modalidades de ressonância magnética frequentemente aplicadas na suspeita de TRM são por difusão, espectroscopia e funcional. A aplicação por difusão é mais utilizada durante a avaliação encefálica, contudo possibilita maior precisão na verificação da extensão da lesão medular. A espectroscopia contribui no diagnóstico de isquemia, revelando a presença de aumento de lactato e diminuição de N-acetil aspartato. A modalidade funcional contribui na diferenciação entre lesões parciais ou totais[4,30,31].

Tratamentos, prescrição e monitorização

O tratamento inicia-se com transporte e imobilização adequados. Os primeiros socorros deverão seguir os critérios da *Advanced Trauma Life Support*[32], conforme discutido no Capítulo 74 – O paciente traumatizado em choque. Os níveis volêmicos, a pressão sanguínea e a saturação de oxigênio

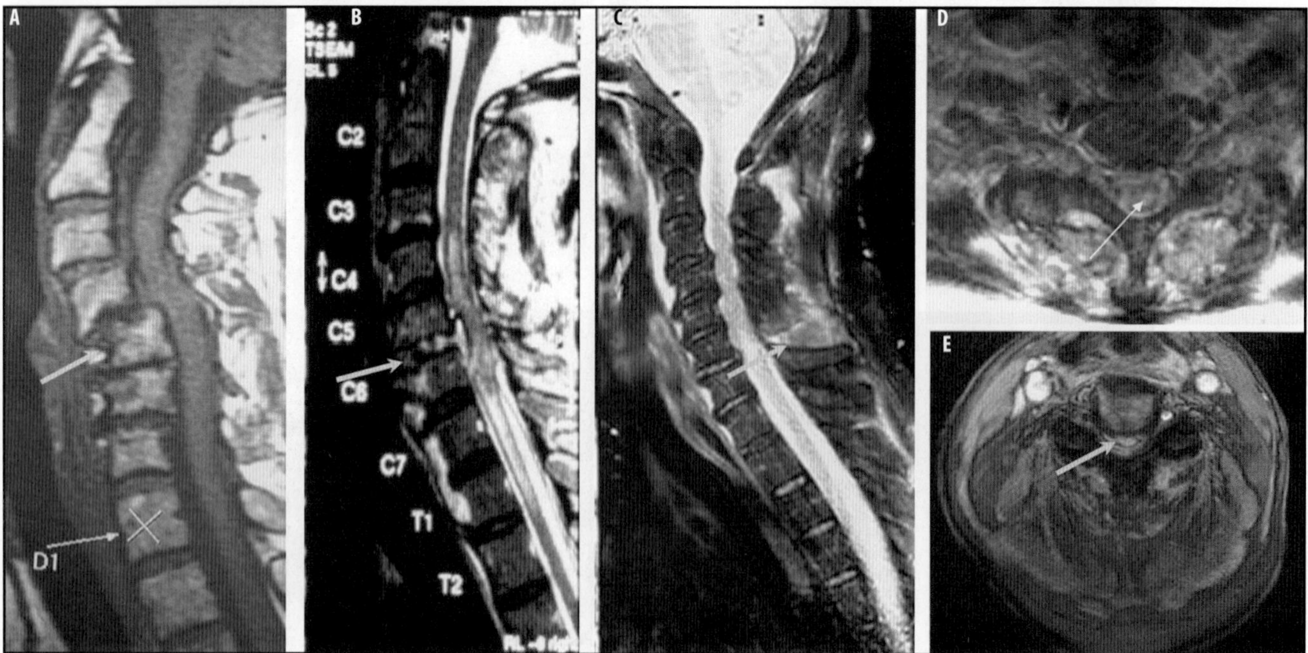

Figura 76.5. Imagens de ressonância magnética demonstrando TRM (seta) nas sequências: sagital T1 (**A**), sagital T2 (**B**), sagital T2 SPIR/FAT (**C**), axial T2 (**D**), axial MPGR T2* (**E**).

devem ser monitorados, visando à manutenção de perfusão medular adequada. Se houver choque, deverá ser distinguido o medular de outros por meio do reflexo bulbocavernoso, conforme previamente discutido. Deve-se realizar o diagnóstico da lesão por exame de imagem e iniciar o tratamento clínico. Caso seja necessária, deve-se estabilizar a lesão e tratamento cirúrgico deverá ser aplicado[33].

O tratamento clínico visa suprimir os efeitos da lesão secundária discutidos na fisiopatologia. Contudo, não existe um protocolo consistente e o tratamento deverá ser adaptado ao paciente[30,33,34]:

Na sequência, se houver necessidade, deverá ser realizada descompressão do canal vertebral, seja de modo indireto (por exemplo: tração, realinhamento) ou direto (cirurgia)[33]. A redução pode ser realizada por halo craniano (aproximadamente um mês), mantendo-se um controle radiológico até que seja apresentada redução da lesão. Contudo, deverá ser mantido cuidado para sinais de estiramento medular. Se houver a possibilidade de tratamento conservador visando à redução da lesão, o paciente deverá fazer uso de halogesso por aproximadamente 14 semanas[35].

Existem várias técnicas cirúrgicas visando à descompressão direta e à estabilização da região do trauma. Contudo, o método aplicado dependerá das características das lesões e do conhecimento do cirurgião[36,37]. Se houver fragmentos ósseos, a remoção será a principal finalidade[34]. Artrodese ou fusão vertebral é a técnica mais aplicável a lesões instáveis. A escolha do método cirúrgico entre fusão vertebral anterior (Figura 76.6) e posterior (Figuras 76.7 e 76.8) será relacionada ao local da instabilidade. Quando a lesão envolve o complexo discoligamentar completo, técnicas de fixação combinada ou circular são recomendadas[36,37].

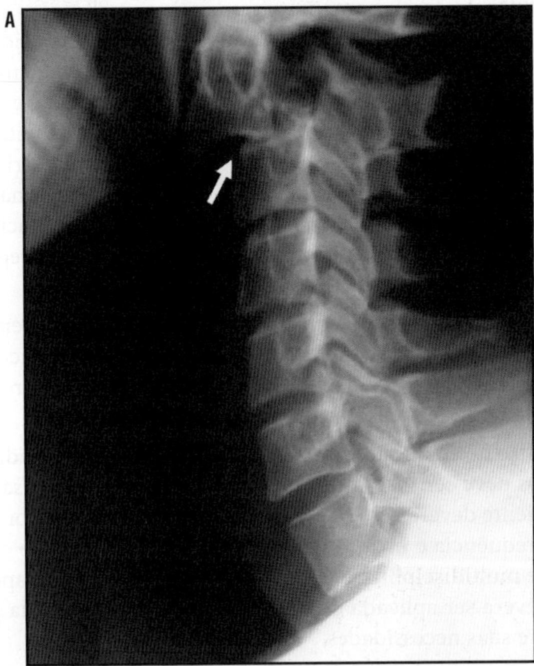

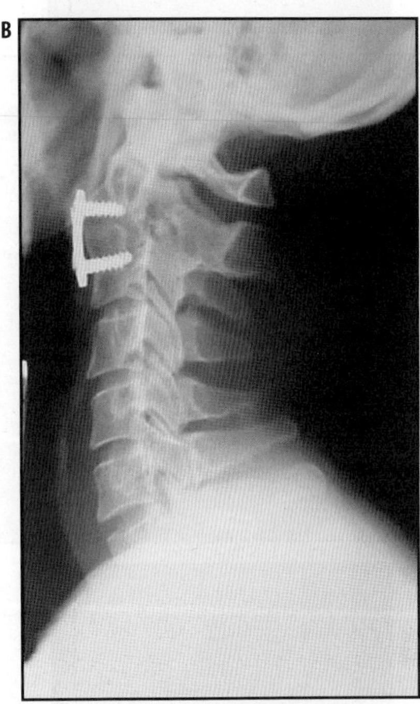

Figura 76.6. Radiografia antes (**A**) e após (**B**) fusão vertebral via anterior na coluna cervical em paciente com TRM.

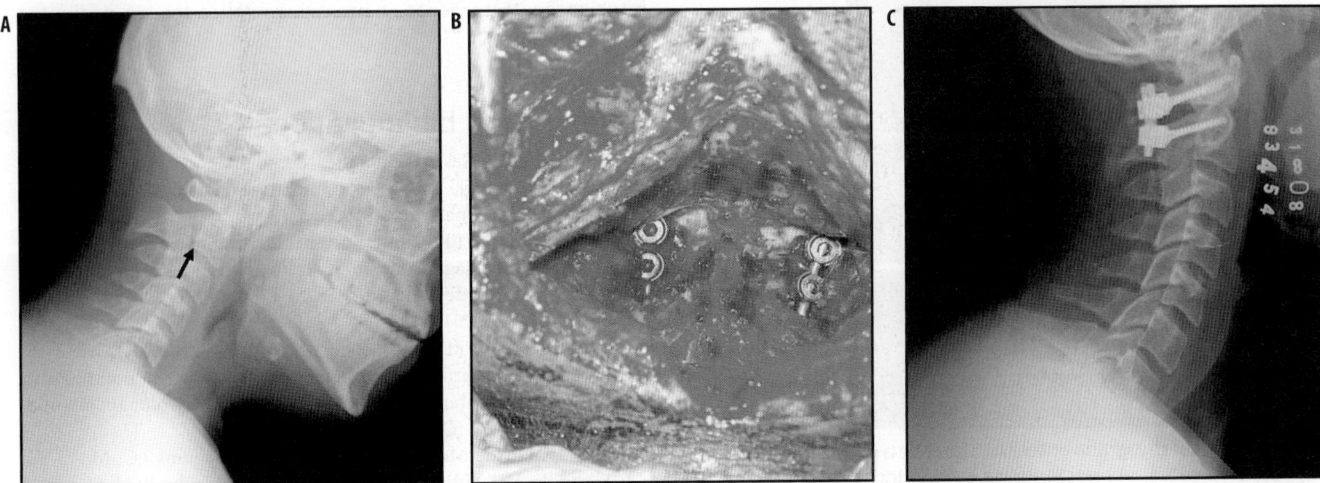

Figura 76.7. Radiografia antes (**A**), durante a cirurgia (**B**) e após (**C**) fusão vertebral via posterior na coluna cervical em paciente com TRM.

A

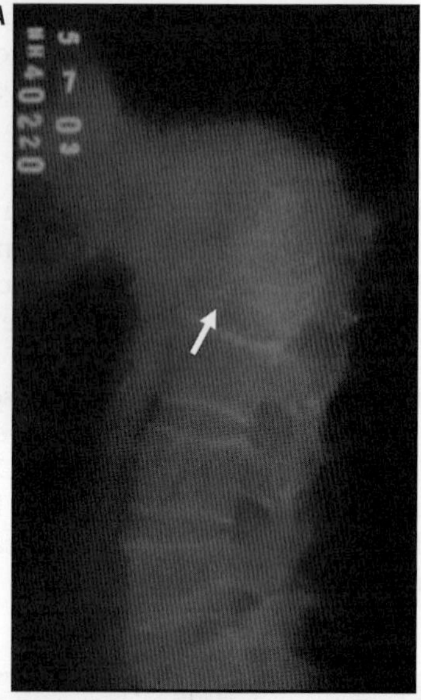

B

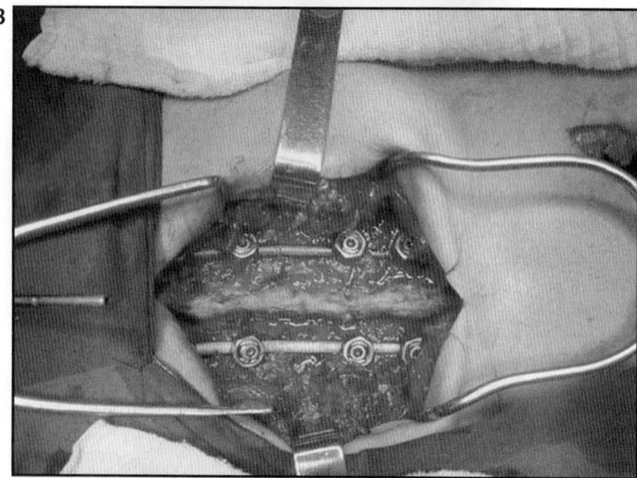

C

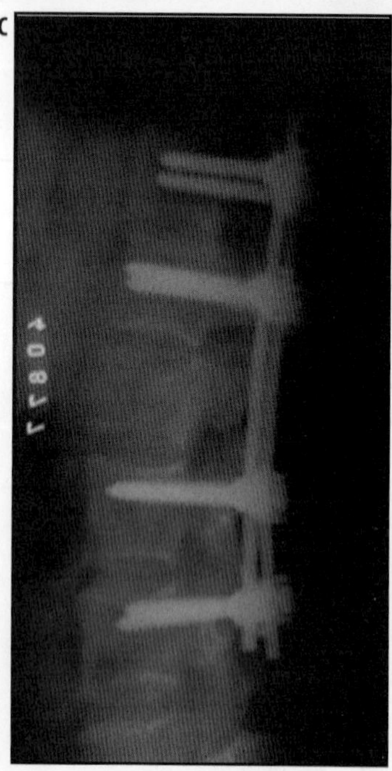

Figura 76.8. Radiografia antes (**A**), durante a cirurgia (**B**) e após (**C**) fusão vertebral via posterior na coluna lombar em paciente com TRM.

Além disso, Melo Neto *et al.*[37] afirmam que pacientes que apresentam lesões na coluna cervical alta (C1-C2) e região lombossacral e que sofrem TRM devido a quedas são direcionados com maior frequência para o tratamento conservador. Contudo, indivíduos com lesões instáveis, pior *status* neurológico, lesões associadas em outros segmentos e cervical inferior são mais direcionados à cirurgia. Ainda, geralmente os pacientes que são submetidos à cirurgia apresentam um pior quadro clínico, dessa forma estão relacionados com maior tempo de permanência hospitalar[37].

Durante o manejo clínico, tem sido observado que déficit neurológico, com pior trauma na coluna vertebral e nos tecidos moles adjacentes e neuronais, está associado a prognóstico ruim em pacientes submetidos à cirurgia. Esses pacientes são frequentemente mais acometidos por complicações, levando a aumento da permanência hospitalar e sendo mais associados à mortalidade[37].

De forma geral, homens sofrem mais complicações pós-TRM por serem mais expostos a atividades de risco. A idade superior a 50 anos, pelo processo natural de envelhecimento, é outro fator que deixa os indivíduos mais suscetíveis ao trauma. A pneumonia é a principal complicação hospitalar, sendo fundamental a aplicação de fisioterapia respiratória. A fisioterapia hospitalar previne ainda alterações relacionadas ao imobilismo no período de internação. Além disso, pacientes com lesão neurológica completa e com TRM na região cervical apresentam maior risco de evoluir a óbito[38].

A modificação de decúbito em cada hora é fundamental, visando prevenir a incidência de úlcera de pressão[34]. O acompanhamento com equipe multiprofissional faz total diferença no tratamento, evolução e prognóstico do paciente.

O uso de analgésicos, anti-inflamatórios e outros medicamentos deve ser inserido no tratamento quando necessário. O paciente deverá ser acompanhado após a alta, monitorado com frequência e incluído em programa de reabilitação com equipe multidisciplinar. Vale ressaltar que a conduta terapêutica deverá ser aplicada de forma individualizada a cada paciente e suas necessidades.

Resumindo, discutimos sobre epidemiologia, fisiopatologia, quadro clínico, diagnóstico diferencial, avaliação inicial na sala de emergência, condutas na sala de emergência, monitorização, tratamentos e prescrição aplicados em pacientes que sofrem TRM.

Referências bibliográficas

1. Defino LAD. Lesão traumática da coluna vertebral. In: Defino LAD. Semiologia das lesões traumáticas da coluna vertebral. São Paulo: Bevilacqua Editora; 2005. p. 13.
2. Barros Filho TEP. Clínica ortopédica: traumatismos da coluna vertebral. In: Diagnóstico por imagem nos traumatismos da coluna vertebral. Rio de Janeiro: MEDSI Editora Médica e Científica Ltda.; 2000. p. 751-80.
3. Morais DF, Spotti AR, Cohen MI, Mussi SE, de Melo Neto JS, Tognola WA. Perfil epidemiológico de pacientes com traumatismo raquimedular atendidos em hospital terciário. Coluna/Columna. 2013;12(2):149-52.
4. Morais DF, de Melo Neto JS, Spotti AR, Meguins LC, Mussi SE, Tognola WA. Image diagnosis of patients submitted to spinal injury. J Bras Neurocirurg. 2013;24:33-9.

5. de Melo Neto JS, Gomes FC, Morais DF, Tognola WA. Spinal cord injury in elderly patients admitted to a tertiary hospital. J Back Musculoskelet Rehabil. 2017;30(4):929-36.
6. Lee BB, Cripps RA, Fitzharris M, Wing PC. The global map for traumatic spinal cord injury epidemiology: update 2011, global incidence rate. Spinal Cord. 2014;52(2):110-6.
7. Botelho RV, Albuquerque LDG, Bastianello Jr R, Arantes Júnior AA. Epidemiology of traumatic spinal injuries in Brazil: systematic review. Arq Bras Neurocir. 2014;33(2).
8. Rodrigues LCL, Bortoletto A, Matsumoto MH. Epidemiologia das fraturas toracolombares cirúrgicas na zona leste de São Paulo. Coluna/Columna. 2010;9(2):132-7.
9. Anderle DV, Joaquim AF, Soares MS, Miura FK, Silva FL, Veiga JCE, et al. Avaliação epidemiológica dos pacientes com traumatismo raquimedular operados no Hospital Estadual "Professor Carlos da Silva Lacaz". Coluna/Columna. 2010;9(1):58-61.
10. 10. Pereira CU, Jesus RM. Epidemiology of spinal injury in Aracaju: a perspective series. J Bras Neurocir. 2011;22(2):26-31.
11. Campos MF, Ribeiro AT, Listik S, Pereira CAB, Andrade SJ, Rapoport A. Epidemiologia do traumatismo da coluna vertebral. Rev Col Bras Cir. 2008;35(2):88-93.
12. Siscão MP, Pereira C, Arnal RLC, Foss MHDA, Carvalho-Marino LH. Trauma raquimedular: caracterização em um hospital público. Arq Ciênc Saúde. 2007;14(3):145-7.
13. Brito LMO, Chein MBC, Marinho SC, Duarte TB. Avaliação epidemiológica dos pacientes vítimas de traumatismo raquimedular. Rev Col Bras Cir. 2011;38(5):304-9.
14 Pozzi I, Reginaldo S, Almeida MV, Cristante AF. Manual de trauma ortopédico. 1ª ed. São Paulo: SBOT; 2011.
15. Denis F. Spine instability as defined by the three-column spine concept in acute spinal trauma. Clin Orthop Relat Res. 1984:189:65-76.
16. Magerl F, Aebi M, Gertzbein SD, Harms J, Nazarian S. A comprehensive classification of thoracic and lumbar injuries. Eur Spine J. 1994;3(4):184-201.
17. Mcswain NE, Frame S, Salomone JP. PHTLS – Atendimento Pré-Hospitalar ao Traumatizado. 8ª ed. Porto Alegre: Artmed; 2016.
18. Santos JS, Bliacheriene AC, Forster AC, Pereira-Junior GA. Protocolos clínicos e de regulação: acesso à rede de saúde. 1ª ed. Rio de Janeiro; Elsevier; 2012.
19. Ditunno JF, Young W, Donovan WH, Creasey G. The international standards booklet for neurological and functional classification of spinal cord injury. American Spinal Injury Association. Paraplegia. 1994;32(2):70-80.
20. American Spinal Injury Association. International Standards for Neurological Classification of Spinal Cord Injury. Atlanta: American Spinal Injury Association; 2011.
21. Machado ABM, Haertel LM. Neuroanatomia funcional. 3ª ed. São Paulo: Atheneu; 2006.
22. Moore KL. Anatomia orientada para a clínica. 7ª ed. Rio de Janeiro: Guanabara Koogan; 2014.
23. Como JJ, Diaz JJ, Dunham CM, Chiu WC, Duane TM, Capella JM, et al. Practice management guidelines for identification of cervical spine injuries following trauma: update from the eastern association for the surgery of trauma practice management guidelines committee. J Trauma. 2009;67(3):651-9.
24. Colégio Americano de Cirurgiões. PHTLS – Prehospital Trauma Life Support. 5ª ed. Rio de Janeiro: Elsevier; 2004.
25. American College of Surgeons Committee on Trauma. Advanced Trauma Life Support for Doctors, Student Course Manual. 8th ed. Chicago: American College of Surgeons; 2008.
26. Defino HLA. Trauma raquimedular. Medicina (Ribeirão Preto). 1999;32(4):388-400.
27. American College of Radiologist. ACR appropriateness criteria – Suspected Spine trauma. 1999. Disponível em: https://acsearch.acr.org/docs/69359/Narrative/2012:1-20.Acesso em: 15 jun. 2017.
28. Sheikh K, Belfi LM, Sharma R, Baad M, Sanelli PC. Evaluation of acute cervical spine imaging based on ACR Appropriateness Criteria®. Emerg Radiol. 2012;19(1):11-7.
29. Morais DF, de Melo Neto JS, Meguins LC, Mussi SE, Ferraz JRL, Tognola WA. Clinical applicability of magnetic resonance imaging in acute spinal cord trauma. Eur Spine J. 2014;23(7):1457-63.
30. Chair DL, Dugan JD, Falci S, Flanders A, Marino R, Schwartz E. Neuroimaging in traumatic spinal cord injury: an evidence based review for clinical practice and research. J Spinal Cord Med. 2007;30(3):205-14.
31. Goldberg AL, Kershah SM. Advances in imaging of vertebral and spinal cord injury. J Spinal Cord Med. 2010;33(2):105-16.
32. Kool DR, Blickman JG. Advanced Trauma Life Support®. ABCDE from a radiological point of view. Emerg Radiol. 2007;14(3):135-41.
33. Volpon JB. Fundamentos de ortopedia e traumatologia. São Paulo: Atheneu; 2014.
34. Silva JS, Kfuri Jr. M, Abagge M, Guimarães JAM, Lourenço PRBT, Balbachevsky D, et al. Politraumatizado – tratamento ortopédico. 1ª ed. São Paulo: Sarvier; 2012.
35. Frankel HL, Hancock DO, Hyslop G, Melzak J, Michaelis LS, Ungar GH, et al. The value of postural reduction in the initial management of closed injuries of the spine with paraplegia and tetraplegia. I. Paraplegia. 1969;7(3):179-92.
36. Herculano MA, Tella Jr. OI, Bonatelli APF. Tratamento cirúrgico das lesões traumáticas do segmento médio-inferior da coluna cervical. Arq Neuropsiquiatr. 2000;58(3A):656-63.
37. de Melo Neto JS, Vidotto LEL, Gomes FC, Morais DF, Tognola WA. Characteristics and clinical aspects of patients with spinal cord injury undergoing surgery. Rev Bras Ortop. 2016;52(4):479-490.
38. Morais DF, de Melo Neto JS, Spotti AR, Tognola WA. Predictors of clinical complications in patients with spinomedullary injury. Coluna/Columna. 2014;13:139-42.

77

TRAUMA DE FACE

José Alvaro Gasques

O traumatismo facial, geralmente, encontra-se presente ou associado aos politraumatizados nas unidades de emergência, segundo dados da Organização Mundial de Saúde (OMS). As lesões de cabeça e face podem representar metade das mortes traumáticas.

Os traumas de face, se não forem reparados de maneira adequada e no momento apropriado, podem evoluir para sérias sequelas funcionais e estéticas, com disfunção psicológica e dificuldades no convívio sociofamiliar.

O gênero masculino é o mais acometido e a faixa etária varia, mas a maior concentração de vítimas encontra-se na faixa etária de 20 a 30 anos de idade, período de maior mobilização e produtividade do ser humano.

As diferentes causas que provocam os traumas nas diferentes faixas etárias nos direciona a uma avaliação anterior de cada caso que chega ao atendimento multidisciplinar nas unidades de emergência.

Os acidentes de trânsito envolvendo carros ou motocicletas, os acidentes domésticos, as quedas e as agressões são fatores presentes no aparecimento desses traumas, com maior ou menor relevância quando medidas de proteção ou preventivas se fizerem presentes.

Os acidentes de trânsito diminuíram sua incidência com o advento da obrigatoriedade do uso do cinto de segurança, de capacete nas motos e do *airbag* dos automóveis. A etiologia, ciência que estuda as causas, as origens das coisas, voltou-se, então, às agressões e quedas, como atropelamentos e mordeduras de animais[1-7].

Importante é que todos os profissionais que atuam no atendimento ao traumatizado de face conheçam princípios básicos, manuseio das áreas de partes moles faciais e avaliação de partes ósseas mais profundas, obtendo, assim, melhor orientação no primeiro atendimento.

A infinita possibilidade de apresentação de um ferimento de face nos leva a pormenorizar cada área acometida e tipo de lesão (Figura 77.1).

O médico que faz a avaliação inicial de um paciente com ferimentos de face deve fazer uma estimativa adequada do estado geral dele envolvendo exame físico pormenorizado, história clínica conjunta do traumatizado e, só então, adotar as medidas necessárias de acordo com o Colégio Americano de Cirurgiões – ATLS (*Advanced Trauma Life Support*).

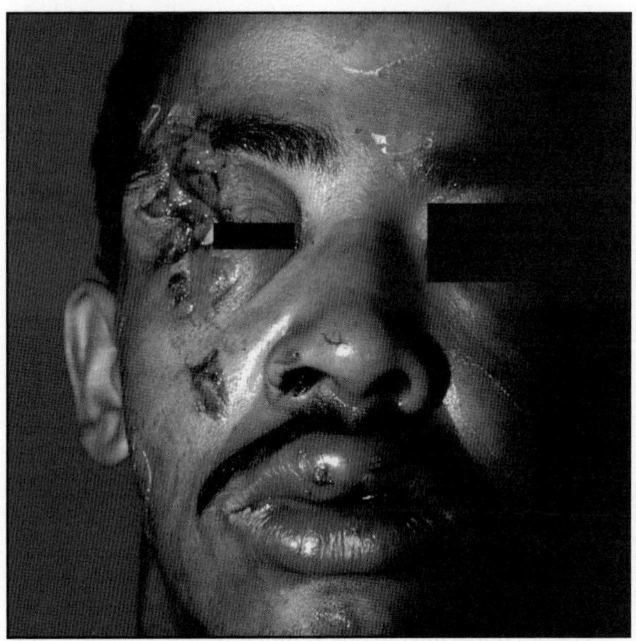

Figura 77.1. Lesão corto contusa de supercílio, pálpebra e malar.

Essa avaliação focando as funções respiratórias com a verificação e desobstrução das vias aéreas, os sangramentos com perdas volêmicas que possam existir e as demais funções vitais do paciente, como cardiológica, pulmonar, urinária e neurológica, é rotineira e de extrema importância no atendimento ao politraumatizado.

A recuperação da ferida facial deverá ser postergada diante de outras lesões que possam colocar em risco a vida do paciente. Essas lesões deverão ser reparadas quando as condições gerais dos pacientes permitirem.

Quando possível, a história clínica do paciente deverá ser colhida com ele mesmo ou seus familiares, investigando-se, inclusive, a causa do trauma e outras possíveis patologias, sua vacinação, importando a prevenção contra o tétano e a raiva.

Os exames complementares, no momento oportuno, auxiliarão numa maior abrangência diagnóstica e condução do caso.

Devemos nos orientar ao atendimento do trauma facial, emergencial e relatado, trazendo o equilíbrio vital ao paciente, posteriormente diagnosticando e reparando cada estrutura facial envolvida, de forma criteriosa.

Princípios básicos

Avaliação local

Após a avaliação geral do paciente por profissionais da unidade emergencial e das condutas específicas na manutenção dos sinais vitais, uma avaliação pormenorizada das lesões de face deverá ser realizada, em local adequado e com boa iluminação.

Após a investigação criteriosa, observamos os tipos de ferimento: corto-contuso, perfurante, abrasivo, por avulsão ou perda tecidual. Somente após, faremos um planejamento para as reparações teciduais.

Exames complementares, se já foram realizados, poderão ser analisados nessa fase ou já serem providenciados.

Princípios gerais

Linhas de força da pele

Essas linhas, descritas por Langer, nos orientam quanto aos ferimentos faciais: elas resultam da contração constante da musculatura, provocando, na pele, linhas ou pregas definitivas. Com isso, teremos os ferimentos que coincidem com essas forças de tração ou paralelas a elas e tenderão a ter menos tensão na cicatrização com evolução dissimulada ou até inaparente. Porém, se a cicatriz se apresentar perpendicularmente, sofrerá retração mais evidente, podendo alargar-se ou hipertrofiar-se. Com esse detalhe, poderemos usar essas linhas de força na promoção de melhores resultados cicatriciais na face, realizando plásticas em "Z" ou "W"[8,9].

Evolução cicatricial

Já é de conhecimento que as linhas de força intensificam-se no idoso, criando as rugas definitivas e apresentando perda da elasticidade e tônus da pele. As crianças e pessoas mais jovens têm um grau maior de elasticidade e um processo cicatricial mais exuberante, tendendo a ter cicatrizes mais eritematosas e, por vezes, mais exuberantes ou hipertróficas.

Localização das feridas e tipo de pele

Sabemos que, em determinadas localizações, os ferimentos tenderão a ter melhor evolução. Além das linhas de força na face, há áreas, como a pálpebra, cuja pele é mais delgada, diferente da região nasal, onde é espessa e rica em glândulas sebáceas, promovendo resultados cicatriciais diferentes.

Enfatizamos também que pacientes de cor negra ou amarela tendem a ter processo cicatricial mais exuberante, o que nos leva a pesquisar antecedentes de lesões do paciente ou familiares.

Tratamento dos ferimentos

Atendimento inicial

Deve-se considerar o paciente com trauma de face como um politraumatizado. Estabelecem-se, após o exame clínico, as prioridades e o planejamento para cada caso.

Deve-se escolher o momento oportuno de reparação, promovendo sempre, inicialmente, a desobstrução de vias aéreas e o estancamento de sangramentos, na urgência.

Avaliaremos a necessidade de uma limpeza detalhada e exaustiva, imediata, na presença de corpos estranhos nas feridas, o que deverá ser feito com produtos neutros para que não se associe a um trauma químico local.

Procuraremos promover esse primeiro atendimento em local adequado, com instrumental próprio e acompanhamento de anestesista, se for necessário.

Devemos evitar ao máximo, nessa fase inicial, a remoção de qualquer porção de pele ou segmento, devolvendo-os à sua posição anatômica e observando sua vitalidade. Reparações posteriores poderão nos mostrar que as perdas teciduais podem se apresentar menores do que aparentam, o que evitará sequelas posteriores.

Tipos de ferimentos de pele

- Cortantes: comuns, produzidos por instrumentos de corte (lâminas, vidros etc.). Geralmente, o tratamento deve ser a sutura por planos (Figura 77.2).
- Lacerantes: também muito comuns nos traumas em que ocorre a avulsão tecidual e elevação da pele, cau-

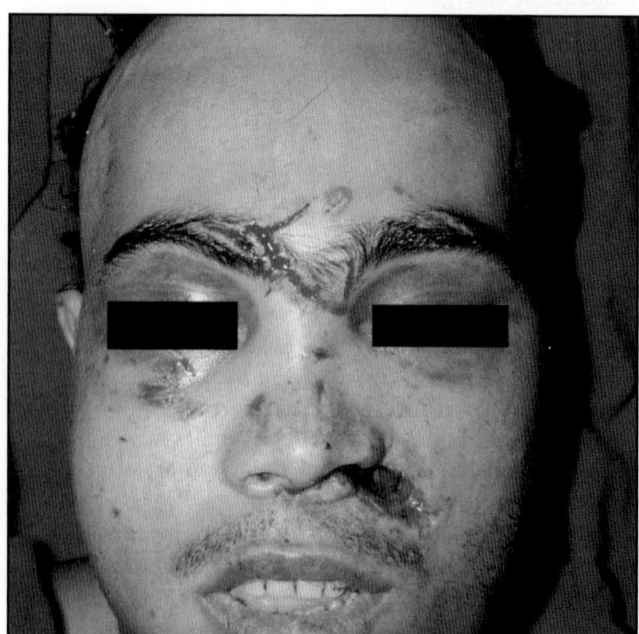

Figura 77.2. Lesões complexas.

sando diferentes graus de sofrimento tecidual. Deve-se ter cuidado de não desbridar tecidos bons na limpeza da pele (Figura 77.3).

- Abrasivos: esses ferimentos levam à perda tecidual, muitas vezes inviabilizando a sutura. Geralmente, apresentam incidência grande de resíduos e corpos estranhos na ferida, sendo indicada limpeza exaustiva, com solução neutra (soro fisiológico, água destilada) e curativo, aguardando-se epitelização e cicatrização, o que pode levar dias. Com perdas de tecidos, esses ferimentos são mais complexos quanto ao tratamento. Dependendo da localização e dimensão, eles necessitam de técnicas complementares, como enxertos ou retalhos.

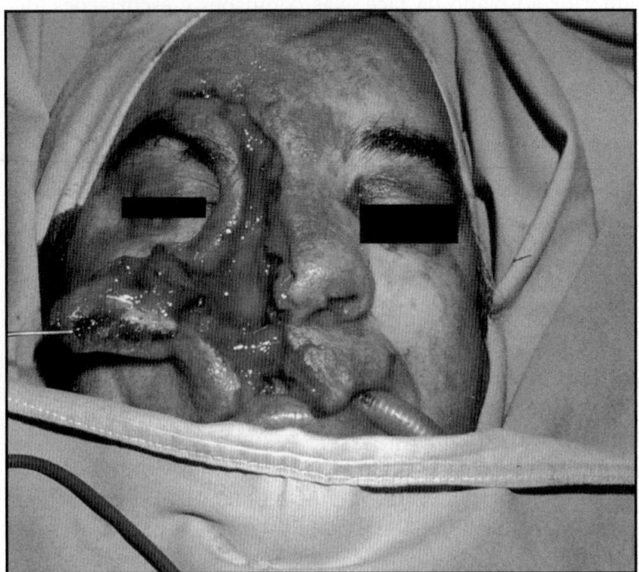

Figura 77.3. Lesões complexas e graves.

Limpeza de feridas

Este deverá ser um dos processos mais importantes no atendimento. Sob anestesia, os ferimentos devem ser lavados exaustivamente, com solução salina, removendo-se todos os corpos estranhos e resíduos. Ferida limpa tem melhor chance de boa evolução cicatricial e menor chance de infecções. Para finalizar a reparação, a antissepsia deverá ser realizada com cuidados próprios e ambiente cirúrgico.

Regularização das feridas

Não é incomum encontrarmos lesões com bordas irregulares ou biseladas. Elas devem ser regularizadas promovendo um alinhamento de bordas prévio à sutura.

Áreas desvitalizadas deverão ser removidas progressivamente, com critérios e observação detalhada do segmento envolvido, evitando trações ou tensões nos elementos da face, o que levaria à desarmonia local. A aproximação da ferida deverá ocorrer de forma anatômica em todos os planos definidos e sem tensão nas bordas.

A hemostasia deverá obedecer aos critérios de ser realizada somente nas áreas em abundância de sangramento, evitando lesões em torno. Nas áreas de vasos menores, a compressão inicial é de grande utilização. Com material, iluminação e ambiente adequado, o procedimento torna-se mais seguro e apropriado.

Com a sutura, em sequência aos passos anteriores relatados, esse momento cirúrgico também tem sua relevante importância. O ambiente asséptico e o material adequado (instrumentos e fios) são necessários.

É importante que se tenha uma visão de todos os elementos faciais lesados, para, na reparação, não alterarmos o equilíbrio dela, evitando-se trações palpebrais, de narina, boca ou orelha. As mobilizações teciduais deverão ser as mais próximas possíveis da lesão.

O início da sutura deverá obedecer aos planos anatômicos das partes envolvidas. Observar-se-á, também, a necessidade de realizar suturas que envolvam planos mais profundos, músculos, subcutâneo ou mucosa, evitando, assim, espaços mortos com a possibilidade de formação de hematomas[8,10-20].

Ferimentos localizados

Couro cabeludo

As lesões de couro cabeludo são acompanhadas de sangramento abundante, pela vascularização exuberante da região. São de etiologia variada, desde traumas diretos, causando ferimentos de diferentes tamanhos e nas avulsões de couro cabeludo, deixando, às vezes, exposição óssea.

O couro cabeludo é formado por cinco camadas: pele, tecido celular subcutâneo, fáscia aponeurótica, tecido celular subaponeurótico e pericrânio. As três camadas superficiais são aderidas entre si e formam uma entidade única, pouco elástica. Isso, por vezes, dificultará a aproximação das bordas da ferida nas perdas de tecido local, nesse caso devemos lançar mão de técnicas auxiliares para fechamento, como retalho ou enxerto.

Nas suturas que envolvam a linha de implantação do cabelo, ela deverá ser preservada como ponto de partida para não haver distorção anatômica com "degraus".

Região frontal

É uma área bastante suscetível ao trauma facial, com ou sem envolvimento ósseo, nos acidentes automobilísticos e quedas.

A avaliação de ramos nervosos deverá ser feita em pacientes conscientes, com movimentação da musculatura frontal. As lesões que acompanham as linhas de expressão são de melhor evolução estética-funcional, não necessitando do uso de zetaplastia. Cuidados maiores devem ser observados nas proximidades dos supercílios, onde ressecções devem ser evitadas, pois podem mudá-los de sua posição anatômica, elevando ou distorcendo sua posição simétrica.

Pálpebras

As pálpebras têm a função principal de proteção do globo ocular. As particularidades anatômicas da região orbitopalpebral e suas inter-relações devem ser bem conhecidas, para haja uma abordagem segura ao atendimento. A assistência polidisciplinar contando com cirurgião plástico e oftalmologista levará a um tratamento mais abrangente e sólido. O exame minucioso das estruturas estáticas e móveis, e de suas funções e anatomia deverá ser observado pelos especialistas.

Os princípios anatômicos deverão ser mantidos nas reparações palpebrais buscando estabelecer sua função de proteção do globo ocular e, posteriormente, seu aspecto estético. Esses princípios são:

- Manter uma camada mucosa interna para boa lubrificação da superfície ocular, evitando a irritação corneana;
- Manter a pele fina para uma excursão palpebral correta;
- Manter suporte palpebral equivalente ao tarso para promover adequada rigidez palpebral;
- Buscar margem palpebral estável, que mantenha os cílios e a pele palpebral distantes da córnea;
- Obter boa fixação dos ligamentos cantais, medial e lateral para a estabilidade palpebral;
- Manter adequada musculatura para abertura e fechamento palpebral.

As feridas, quando superficiais, que só acometem a pele, sem perda de substâncias, exigem limpeza meticulosa e posicionamento adequado dos tecidos envolvidos – mucosa, tarso e pele –, com exame da excursão palpebral e verificação da preservação ou não do músculo elevador da pálpebra (Figura 77.4).

Ferimentos cortantes, quando simples, não apresentam perdas teciduais, e a sutura por planos levará à recuperação adequada. Quando esses são múltiplos ou extensos, com perdas teciduais, haverá perda de função parcial e necessidade de reparação mais precoce, e a avaliação corneana e das vias lacrimais deverá ser feita pelo oftalmologista. Lesões transversas ou perpendiculares às linhas de força palpebral, por vezes, exigem a realização de zetaplastia para evitar futuras retrações cicatriciais e até ectrópio ou lagoftalmo. As feridas com perdas de substâncias são ocasionadas por traumas mais graves ou mordeduras. Podem comprometer a espessura parcial ou total da pálpebra, exigindo uma complexidade crescente nas reparações cirúrgicas.

Nas perdas cutâneas, pode-se lançar mão de retalhos de vizinhança e a distância ou enxertos de pele similar.

Nas lesões de mucosa ou tarso, utilizar-se-ão reparações com enxerto de mucosa e cartilagem, restabelecendo o tarso. Esses procedimentos, às vezes, levam à indicação de blefarorrafia ou tarsorrafia para acomodação tecidual, por um período de tempo variável.

As lesões de canal lacrimal deverão ser avaliadas e reparadas no tratamento inicial pelo oftalmologista, com canalização do ducto lacrimal, evitando-se futuros lacrimejamentos constantes (epífora)[11,13-15,21,22].

Lesões de partes moles do nariz

São frequentes nos politraumatizados, devido à projeção anterior ao plano da face. Nas contusões e escoriações, devem ser procurados hematomas e, quando existirem, aspirá-los, pois, em contiguidade com a cartilagem, eles podem levar a absorção e retração. O tamponamento se faz necessário, assim como a sutura da mucosa nasal, quando lacerada.

A superfície nasal possui uma pele mais espessa e com maior quantidade de glândulas sebáceas, influenciando na qualidade cicatricial final.

As lesões podem acometer os diferentes planos: mucosa, cartilagem e pele (Figura 77.5). A mucosa, normalmente, é propícia a muito sangramento e deve, além de sutura, ser tamponada. Já a cartilagem, assim como a pele, deverá ser colocada em sua posição anatômica, obedecendo aos contornos das rebordas narinárias. Essa é uma região onde a elasticidade de pele é mínima e as perdas teciduais exigirão manobras de reparação mais complexas, com retalhos de vizinhança e até enxertos simples ou compostos (com pele ou cartilagem) para a devolução funcional e estética da estrutura nasal[1,10,13,23].

Lesões de orelha

Devido à sua posição exposta como o nariz, as orelhas têm acometimento frequente nos traumas de face. Sua anatomia é única, e, quando apresentam alguma alteração na forma, no tamanho e na localização, causam significativo desequilíbrio no contorno facial. Sua estrutura tridimensional é dada por cartilagem flexível, recoberta por pele, em duas faces e de textura delicada. Suas angulações são precisas e próprias.

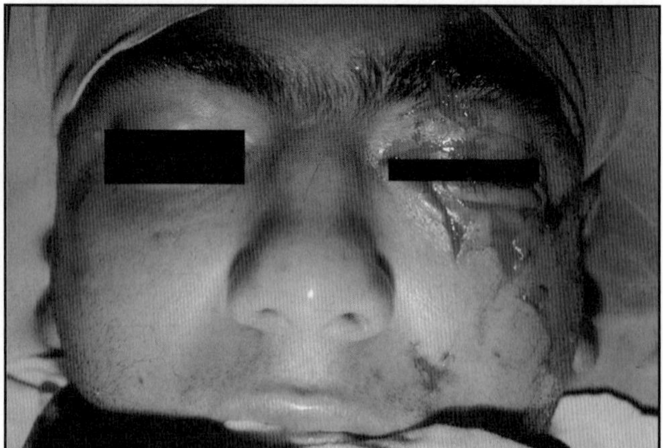

Figura 77.4. Lesão palpebral.

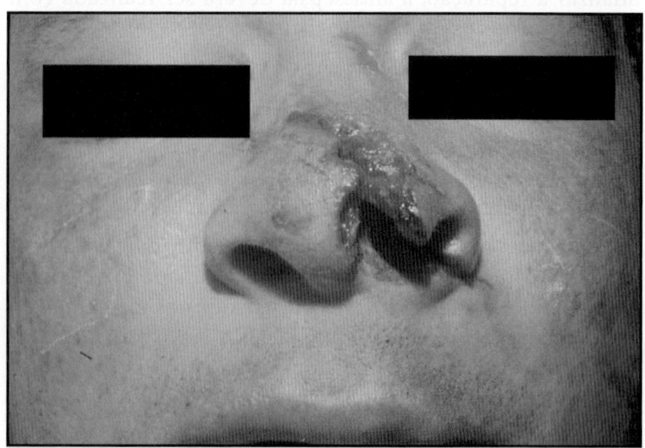

Figura 77.5. Lesão de Nariz.

Os agentes traumáticos podem ser por acidentes, mordeduras de animais ou humanos e amputações com elementos cortantes (lâminas, vidro etc.).

Nas lesões corto-contusas, a preservação anatômica sempre é necessária, iniciando-se a sutura em pontos definidos das projeções e ângulos da cartilagem.

A limpeza prévia deverá ser meticulosa e exaustiva, pois estamos diante de uma cartilagem com pouco aporte sanguíneo, quando exposta ou desnuda de sua pele de cobertura. Devem ser evitados os desbridamentos em tecidos com vitalidade duvidosa, pois o seu reposicionamento, no leito de origem, poderá devolver a irrigação sanguínea, aparentemente perdida.

Quanto ao aparecimento de hematomas, deverão ser drenados precocemente, evitando contaminação ou fibrose retrátil, após reabsorção.

As lesões com perda de pele e cartilagem, às vezes, exigem pequenas ressecções e deslocamentos anatômicos com diminuição estrutural, mas sem prejuízo funcional e estético (Figura 77.6).

Nas amputações parciais ou totais, condutas mais elaboradas deverão ser tomadas, com preservação parcial da orelha ou reconstrução dela com sua própria estrutura preservada ou utilização de cartilagem de outro local.

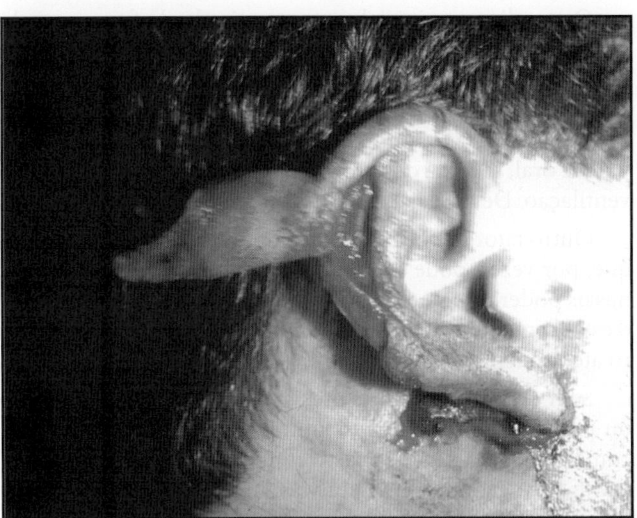

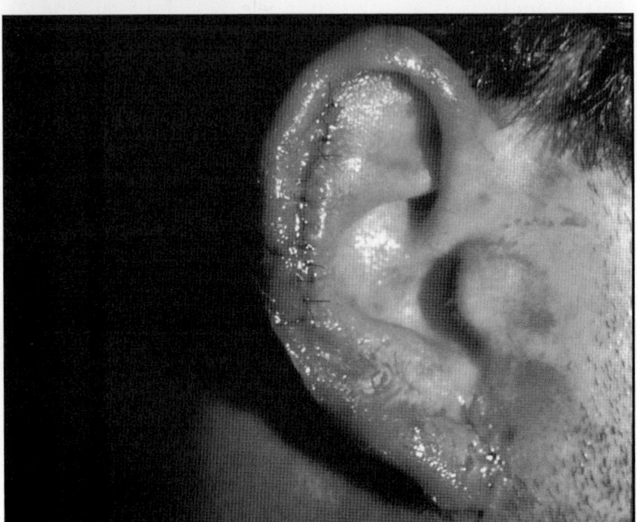

Figura 77.6. Lesão orelha pré-operatório.

Retalhos de vizinhança ou enxertos de pele também podem ser utilizados nas reparações com perdas de tecido[13,24].

Lesão na região geniana

Zona bem aparente e com traumatismo frequente, está situada entre o sulco nasogeniano e a região pré-auricular, o sulco palpebral e a porção inferior da mandíbula.

As lesões podem ser superficiais, devendo ser reparadas, acompanhando as linhas de força da pele facial e suturando os tecidos do plano profundo ao superficial. Lesões com perdas teciduais deverão ser reparadas com retalhos de vizinhança, obtidos com facilidade, pela mobilidade dos tecidos locais.

Ferimentos profundos ou transfixantes, situados no terço médio de uma linha que vai do trago à base da columela, podem ter lesado o ducto parotídeo. Nesses casos, quando se pode identificar os cotos do ducto, estes devem ser cateterizados e suturados.

Ferimentos labiais

Devido à sua localização e relação com estruturas ósseas e dentes, os lábios, superior e inferior, estão frequentemente sujeitos a traumas. Entre as causas mais frequentes, estão os acidentes, agressões e mordeduras.

Anatomicamente, os lábios são formados por duas pregas musculares, constituindo a parede anterior da cavidade oral. Diferentes músculos inserem-se à musculatura do orbicular, promovendo associação à mastigação e à mímica. É uma região de irrigação abundante e com grande número de glândulas sudoríparas e sebáceas, com pele local mais espessa. A mucosa reveste toda a parte posterior do lábio.

O diagnóstico das lesões merece uma observação detalhada com exame clínico, incluindo a cavidade oral.

As lesões contundentes podem levar à formação de hematomas locais, que deverão ser drenados, devendo-se colocar gelo local, nas primeiras horas (até 6 horas), com a finalidade de diminuir pequenos sangramentos e promover discreta anestesia. Nas horas subsequentes, pode-se usar calor, promovendo diminuição do edema e reabsorção do infiltrado.

As lesões corto-contusas, muito comuns, deverão ser tratadas obedecendo à regularização inicial das bordas da ferida, respeitando-se as linhas de tensão da pele dos lábios, sendo o primeiro ponto de reparação dado na transição cutaneomucosa, de onde parte todo o alinhamento para a continuidade da sutura, sendo essa em planos: mucosa, muscular e, finalmente, pele.

As lesões que comprometem até um terço dos lábios, normalmente, poderão ser reparadas por suturas simples. Já as perdas teciduais maiores necessitarão da utilização de retalhos locorregionais ou a distância para a reconstrução labial.

A cavidade oral deverá também ser examinada detalhadamente, com investigação da mucosa oral das bochechas, às vezes laceradas pela própria dentição.

O palato mole, que tem a sua mucosa envolvendo o tecido glandular e malar, prolonga-se e origina a úvula. Ele possui mobilidade na fonação e deglutição. Já o palato duro, com sua mucosa fortemente aderida ao plano ósseo profundo, não possui essas características.

O assoalho bucal, bem como a mucosa alveolar, deverão ser examinados, e a língua, ricamente vascularizada, pode levar a hemorragias importantes quando lesada a artéria lingual. As reparações deverão ser realizadas nos planos devidos.

O envolvimento da arcada dentária, quando presente, nos orienta a avaliação e solicitação da presença de profissional da área odontológica ou bucomaxilofacial para as devidas condutas e associações na reparação do trauma[1,11,13] (Figura 77.7).

Lesões nervosas

O diagnóstico de lesão do nervo facial, nos traumas de face, baseia-se na anamnese e exame clínico, bem como na localização e no tipo de trauma, que nos orientam para um possível comprometimento do nervo facial.

Os traumas fechados podem levar a esmagamento do nervo contra a mandíbula, e as feridas abertas poderão lesar também alguns ramos do nervo.

No exame físico, se o paciente pode responder às ordens médicas, a paralisia de parte da musculatura da mímica facial é identificada, comparando o lado normal com o afetado. Solicitar elevação dos supercílios, fechamento das pálpebras e movimentação da boca orientará no diagnóstico.

O diagnóstico de paralisia facial se tornará mais difícil após o aparecimento de edema facial ou a presença de outros fatores como dor e agitação do paciente. Então, a exploração será realizada quando as reparações em outras áreas se fizerem necessárias. Em lesões abertas, se houver lesão nervosa, ela deverá ser reparada nesse tempo cirúrgico inicial (Figura 77.8).

Em traumas fechados, com a presença de paralisia, deve-se aguardar a regressão do edema, reavaliando o paciente e solicitando exames complementares para auxiliar o diagnóstico.

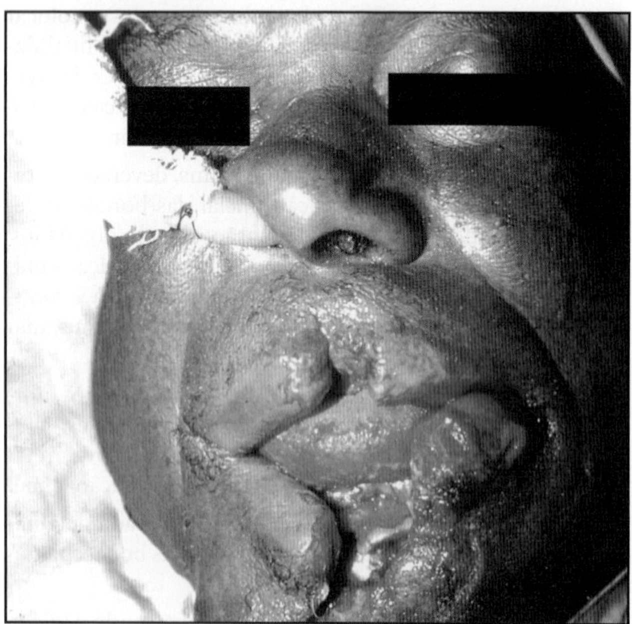

Figura 77.7. Lesão lábios.

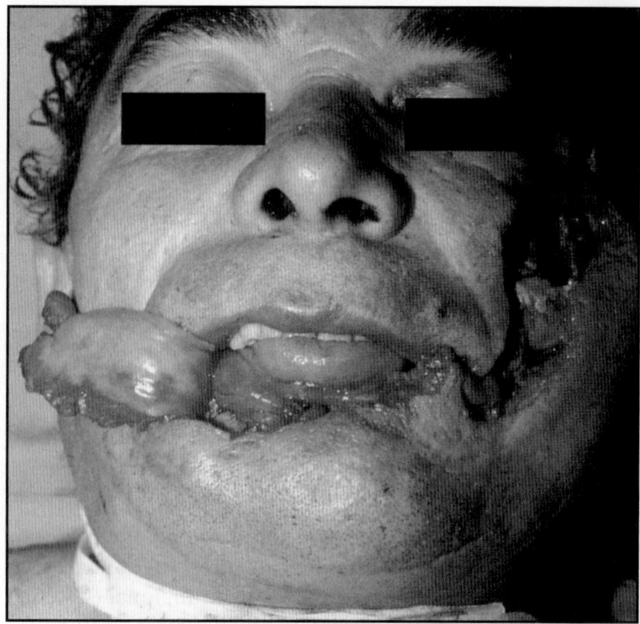

Figura 77.8. Lesão malar, lábio e ramos nervosos.

Traumatismo em partes ósseas

O atendimento inicial ao traumatizado de face em nada difere do atendimento inicial ao politraumatizado, no que se refere às condutas preconizadas. Algumas particularidades anatômicas direcionam para os cuidados com a desobstrução de vias aéreas, com limpeza mecânica e aspiração de cavidade oral, seguida dos procedimentos de permeabilização e ventilação. Deve-se garantir uma via aérea segura.

Outro fator importante no trauma facial é o sangramento, que, por vezes, pode ser de grande monta. Tamponamentos nasais poderão ser necessários, e em lesões de vasos maiores, o estancamento do mesmo será primordial durante o primeiro atendimento.

Sem a localização mais precisa de áreas de sangramento, ou próximas à área com estruturas funcionalmente nobres, como ramos do nervo facial, a compressão local é mais prudente que ligaduras intempestivas[10,12,25-40].

Traumatismo da mandíbula

A posição, a configuração anatômica e a proeminência da mandíbula fazem com que ela seja, depois do nariz, um dos ossos mais acometidos do trauma facial.

O que conduzirá ao tratamento de cada caso é a utilização dos diferentes tipos de classificação das fraturas: considerar a área acometida, a dentição, as associações com outros ossos da face, entre outros, com a elaboração de exame clínico detalhado.

Quanto à localização das fraturas, elas podem ocorrer em partes únicas da mandíbula, como côndilo, corpo, ângulo, sínfise, processo coronoide, ou ser fraturas associadas, o que é mais comum. Elas poderão, também, ser fraturas simples, cominutivas, compostas, complexas, impactadas e em "galho verde". Com relação às direções dos traços de fraturas que envolvam força muscular e dentição, eles serão favoráveis ou desfavoráveis, com sentido vertical ou horizontal, cujo diagnóstico é orientado pelo exame clínico. Sinais e sintomas: a dor está sempre presente, sendo exacerbada com o movimento mandibular do próprio paciente ou durante o exame, e a manipulação anteroposterior intensifica a dor no local por impactação dos fragmentos. O paciente aparenta face de sofrimento, com a boca semiaberta e salivação exacerbada.

A alteração da oclusão dentária é muito comum. As fraturas levam a degraus na arcada dentária, à mordida aberta contralateral, à fratura e ao desvio do queixo na abertura da boca para o lado da fratura. Quando ela se localiza na região condiliana, há dor intensa à palpação pré-auricular, com imobilização da abertura bucal, desconforto e edema local (Figura 77.9).

Quanto a interferências locais, o próprio paciente refere dificuldade na fala, na mastigação e na deglutição. Os contatos prematuros dentais podem manifestar-se com a fratura. Também outras formas de interferência funcional são a impossibilidade de abrir e fechar a boca e os desvios de linha média.

Na deformidade facial, dependendo da região acometida, pode haver áreas de afundamento ou projeções, que logo serão mascaradas pelo edema e equimoses já instalados.

A equimose e o edema, geralmente, são imediatos nas fraturas, como a crepitação óssea e a mobilidade anormal à palpação.

As contraturas musculares intensas levam ao trismo por afetar a musculatura do masseter, intensificando a dor e dificultando a abertura bucal.

Pode-se observar otorragia, por lesões em ouvido médio, ou simplesmente dor à palpação local. Quando se examina o local da fratura, deve-se realizar uma limpeza cuidadosa da face, com remoção de corpos estranhos, detritos etc., verificando as lesões em partes moles. Também é importante

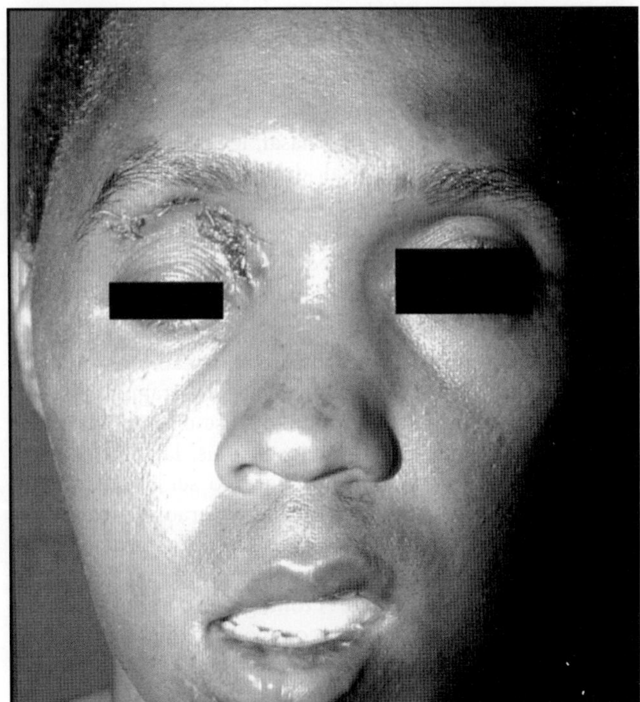

Figura 77.9. Sinais clínicos de fratura mandibular.

a limpeza da boca, para verificar a presença de dentes avulsionados ou quebrados, corpos estranhos ou coágulos, mostrando que as hemorragias intrabucais podem estar presentes (Figura 77.10).

A palpação extrabucal deve iniciar-se pelo côndilo, bilateralmente, descendo pelos ramos e bordas dos corpos mandibulares. Sobre os locais fraturados, haverá sensibilidade à palpação e poder-se-á sentir a presença de degraus ósseos e alterações do contorno e mesmo de crepitação óssea. Quando houver envolvimento do feixe vasculonervoso, poderá ocorrer anestesia do lábio inferior, na região mentoniana.

Na inspeção intrabucal, o vestíbulo e o sulco lingual (assoalho da boca) são examinados para verificar a presença de equimoses e hematomas. Quando eles estão presentes no assoalho, é um forte indício de fratura. O plano oclusal e o rebordo alveolar, com a presença de degraus e maloclusão são examinados, indicando fratura. Completa-se com a palpação intraoral, observando as áreas de dor e degraus ósseos, e os dentes presentes, testados quanto à mobilidade.

Os exames complementares auxiliarão na confirmação diagnóstica e na conduta, com a solicitação de panorâmica de mandíbula e tomografia computadorizada (Figura 77.11). Em serviços em que não há a possibilidade de realizar esses exames, é solicitada radiografia de face frente e oblíquos, evidenciando a mandíbula em toda a sua extensão.

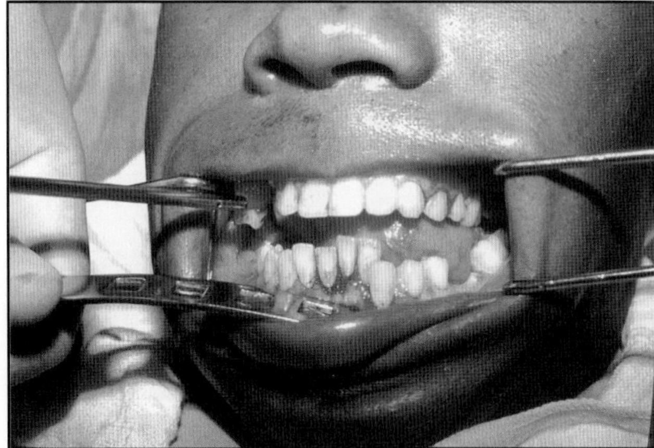

Figura 77.10. Fratura mandíbula – exame intra-oral.

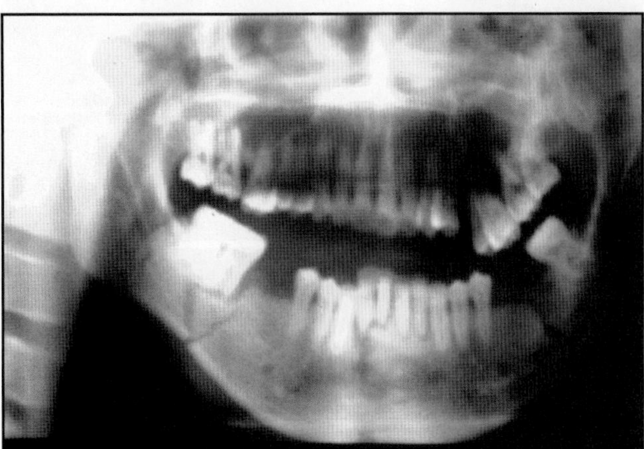

Figura 77.11. Panorâmica de mandíbula.

Os objetivos fundamentais no tratamento das fraturas faciais são a obtenção de reduções tridimensionalmente anatômicas, a imobilização máxima no foco de fratura e maior grau possível de liberdade de movimentos.

Na mandíbula, com o diagnóstico concluído, os focos serão abordados, reduzidos e posicionados. Realizam-se as fixações com acompanhamento da oclusão dentária adequada, própria de cada paciente, e com as imobilizações realizadas de acordo com cada caso[1,10,12,13,26-29,41-50].

Fraturas nasais

O nariz, ocupando uma posição central e projetando-se na face, é frequentemente atingido nos traumatismos faciais e, na ordem de 39%, é fraturado. A incidência maior ocorre dos 15 aos 25 anos, predominando o sexo masculino de duas vezes a mais (Figura 77.12).

As deformidades nasais traumáticas mostram um desvio da linha média, achatamentos, encurtamentos e alterações de formas nasais. Também é comum que fraturas ósseas ou septais nasais passem desapercebidas no primeiro atendimento ao paciente traumatizado. Mas, posteriormente, com distúrbios funcionais respiratórios, um novo procedimento cirúrgico far-se-á necessário para a correção da obstrução nasal e septoplastia (Figura 77.13).

A

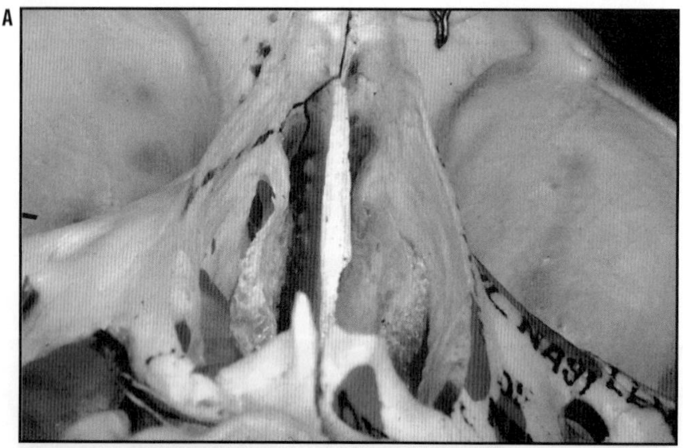

B

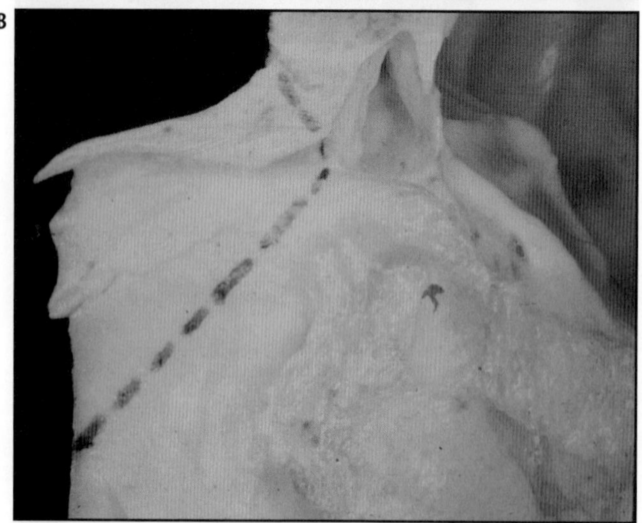

Figura 7.12. (**A**) Estruturas anatômicas do nariz – frente. (**B**) Estruturas anatômicas do nariz – perfil.

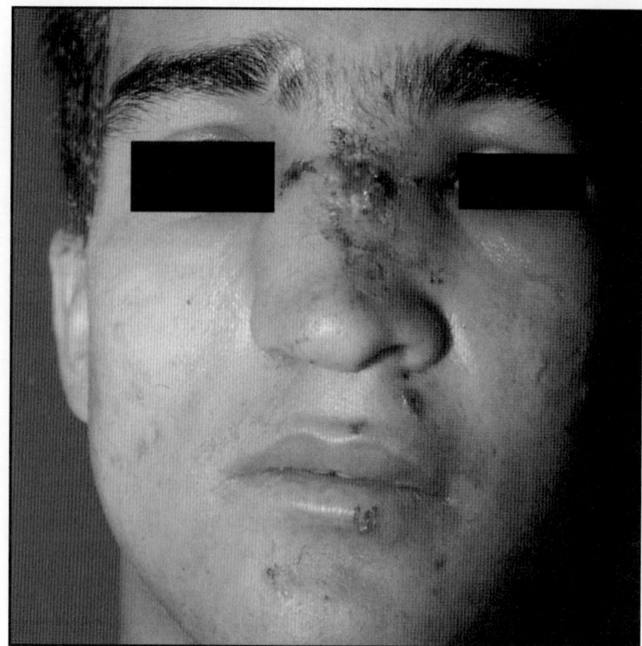

Figura 77.13. Fratura nasal – sinais clínicos.

Os impactos laterais provocam mais fraturas que os frontais, e a pirâmide nasal fratura com mais frequência em zonas estruturais mais fracas, nas junções osteocartilaginosas e nas junções com outros ossos: frontal, parede medial da órbita, maxilar, etmoide e vômer, estando todos eles em íntima relação com a estrutura nasal.

As fraturas de impacto frontal acometendo a órbita podem levar à fratura de alta complexidade, com desarranjo estrutural dos ossos lacrimais, sacos e ductos lacrimais, ligamentos mediais, seios etmoidais, placa cribiforme, seio frontal e até zona craniana anterior. Portanto, as fraturas da lâmina crivosa do etmoide colocam em comunicação a cavidade nasal e a cavidade craniana, devendo-se pesquisar muito bem a existência de lesão de dura-máter, que poderá evoluir para meningite, fraturas essas complexas e graves.

O diagnóstico é baseado na história clínica, relatando um acidente ou trauma na região nasal, levando à mudança de aparência ou obstrução nasal, dependendo do tipo de impacto: escoriações, lesões abertas, hematomas e edema que podem ser vistos. Epistaxe é frequente. Dor local com hematoma e edema de mucosa, equimose periorbital, enfisema subcutâneo, hemorragia subconjuntival e telecanto podem estar associados à fratura.

Na palpação, podem-se notar: crepitação, enfisema, irregularidades ósseas, movimentação de fragmentos; sequencialmente, pela avaliação da mucosa e septo nasal pela rinoscopia, visualizam-se: desvios septais, lacerações e hematomas de mucosa nasal, que deverão ser drenados precocemente. Exames complementares deverão ser realizados, confirmando e auxiliando no diagnóstico e conduta (Figura 77.14): radiografia para os ossos próprios do nariz e radiografia em posição de Waters. A tomografia computadorizada deve ser realizada em traumas com complexidade maior, envolvendo outros ossos da face como frontal, órbita e maxilar.

No tratamento, a opção mais frequente, nas fraturas simples com desvios menores, é a redução fechada. A redução aberta envolverá as fraturas extensas do osso nasal e do septo, o desvio da pirâmide nasal, fraturas septais abertas e a deformidade presente, após a redução fechada prévia.[1,5,10,12,13,27,28,44,51,52]

Um tratamento de urgência deverá ser indicado nas fraturas nasais abertas, associadas a complicações: lesão de vias lacrimais, hematoma de septo, fístula liquórica, sangramento abundante e alteração visual, casos esses com a assistência de uma equipe multidisciplinar: neurocirurgião, oftalmologista etc.

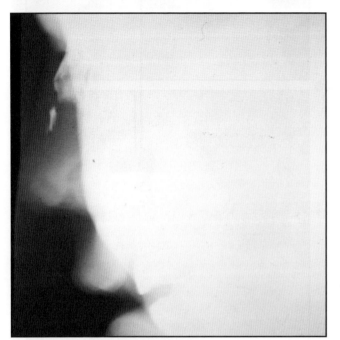

Figura 77.14. Rx de nariz – fratura.

Fraturas maxilares

A maxila participa do terço médio da face, estrutura anatômica complexa que consiste de um sistema de suportes horizontais e verticais e que se combinam para formar uma estrutura entrelaçada, mantendo essas dimensões horizontais e verticais. Os pilares ou suportes verticais são: orbital, nasofrontal, zigomaticomaxilares e pterigomaxilares. Os três últimos se originam nos alvéolos maxilares em direção à base do crânio. O suporte ou barra horizontal é formado pela borda superior da órbita e da glabela. Inferiormente, as estruturas que contribuem para a formação desse arcabouço ósseo são as bordas inferiores das órbitas, alvéolos maxilares, palato, processos zigomáticos dos temporais e as asas maiores do esfenoide (Figura 77.15).

O conhecimento dessas estruturas é importante nos diagnósticos das fraturas complexas de terço médio da face, bem como de sua conduta e tratamento. As zonas de menor resistência se interpõem às de resistência, originando, assim, as linhas de fratura (Figura 77.16).

Com essa complexidade de forças envolvendo os ossos da face, buscou-se uma classificação baseada em pontos comuns onde as fraturas, normalmente, caminham ou estruturalmente se associam, tornando-se complexas.

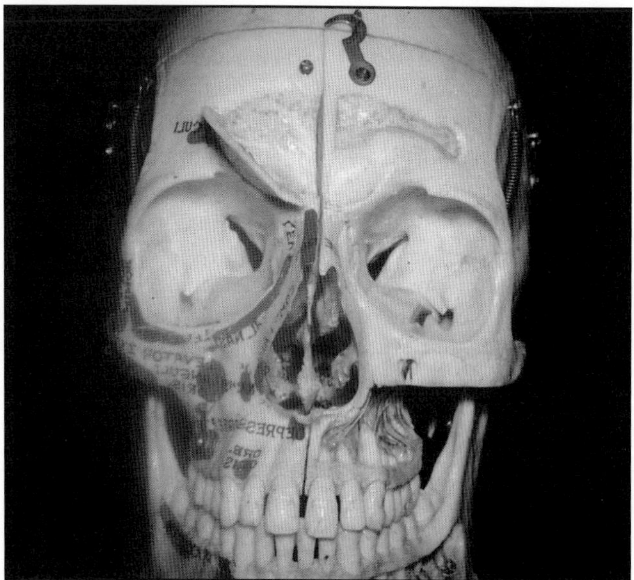

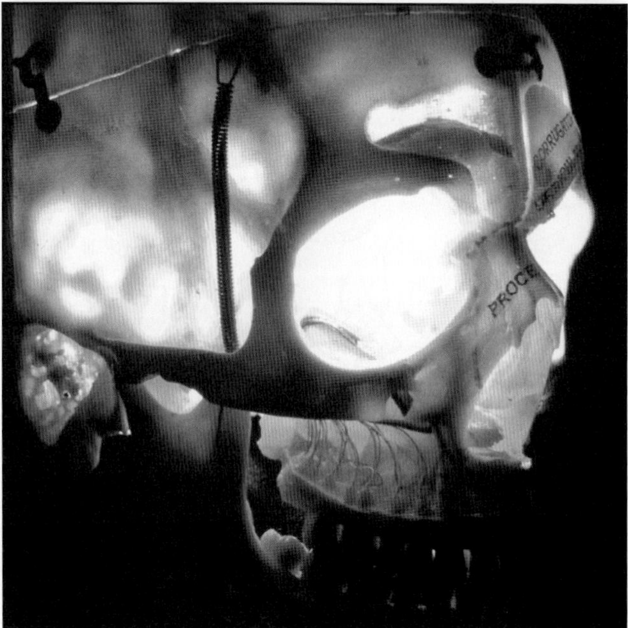

Figura 77.15. Estruturas anatômicas ósseas da face.

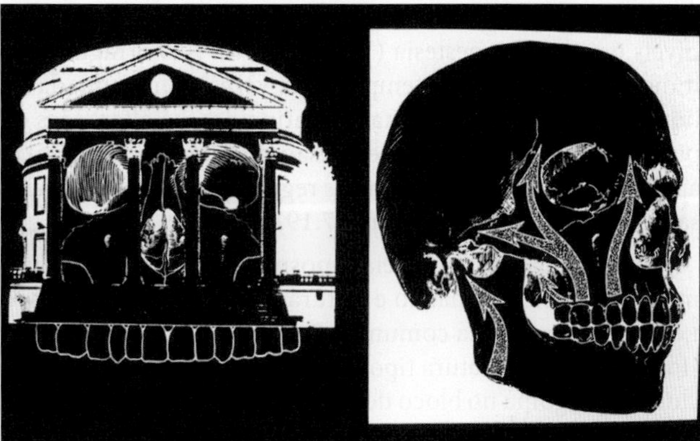

Figura 77.16. Estrutura de forças dos ossos da face..

Classificação – Fratura de rebordo alveolar:

- Fraturas de Le Fort. Le Fort considerou três fatores importantes: o ponto de atuação do trauma, sua direção e a posição da cabeça durante o trauma (Figura 77.17);
- Fratura Le Fort I, ou de Guerin, ou fratura horizontal. Essa fratura é transversa na maxila, iniciando-se no processo piriforme até a fossa pterigomaxilar;
- Fratura Le Fort II ou piramidal. Essa fratura atinge a porção inferior dos ossos nasais, septo, processo frontal de maxila até os lacrimais, rima infraorbital, descendo da maxila até a fissura pterigomaxilar;
- Fratura Le Fort III ou disjunção craniofacial. A linha dessa fratura percorre os ossos nasais, septo, processo ascendente de maxila, lacrimais, parede medial, órbita e células etmoidais até o canal óptico, parede lateral da órbita, afetando esfenoides ou frontal, separando o frontal do malar, na fratura frontomalar inferior e, posteriormente, há uma separação em nível da fissura pterigomaxilar, criando, assim, uma separação craniofacial.

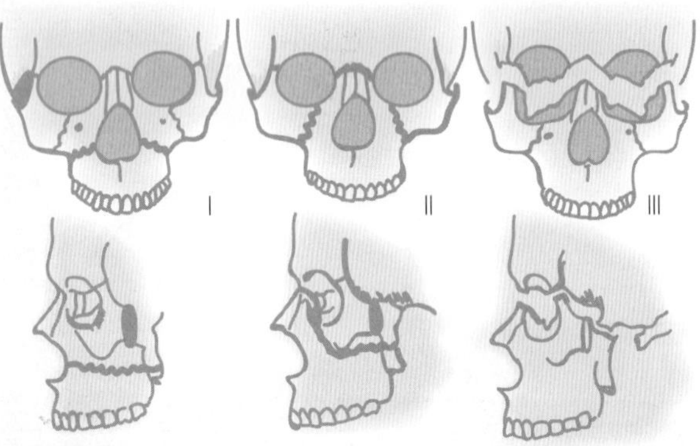

Figura 77.17. Fraturas Le Fort.

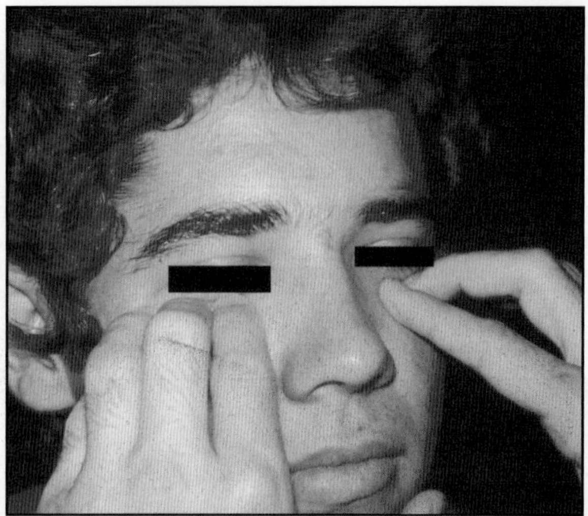

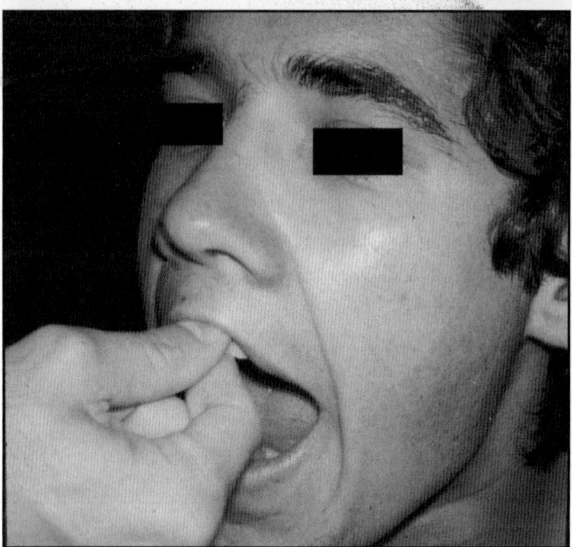

Figura 77.18. Exame clínico.

No diagnóstico, há variações diversas no aspecto clínico, dependendo do local atingido, intensidade e tipo de trauma.

O alongamento do terço médio da face é típico nessas fraturas, equimoses e edema, que podem ser exagerados a ponto de dificultar o exame clínico. Intraoralmente, observa-se má oclusão dentária, com contato prematuro posterior e mordida aberta anterior. O exame narinário mostra laceração e coágulos frequentes. Na palpação, observam-se dor à movimentação, crepitação e mobilidade do segmento afetado, desníveis ósseos e hipoestesia (Figura 77.18). A otorragia pode indicar fratura do osso temporal, às vezes acompanhada de liquorreia. Quando as órbitas são atingidas, há alterações de posição do globo e visuais, e a lesão do nervo intraorbitário apresenta-se com hipoestesia das regiões genianas e lateronasais e assimetria facial (Figura 77.19).

A presença de liquorreia, anosmia, lesão de vias lacrimais, telecanto traumático e fratura nasal indica fratura tipo Le Fort II, em que há comunicação com a cavidade craniana (Figura 77.20). A fratura tipo Le Fort III é semelhante à II, incluindo o zigoma no bloco de fratura, promovendo disjunção craniofacial (Figura 77.21). Os exames radiológicos baseiam-se nas radiografias simples e tomografia computadorizada.

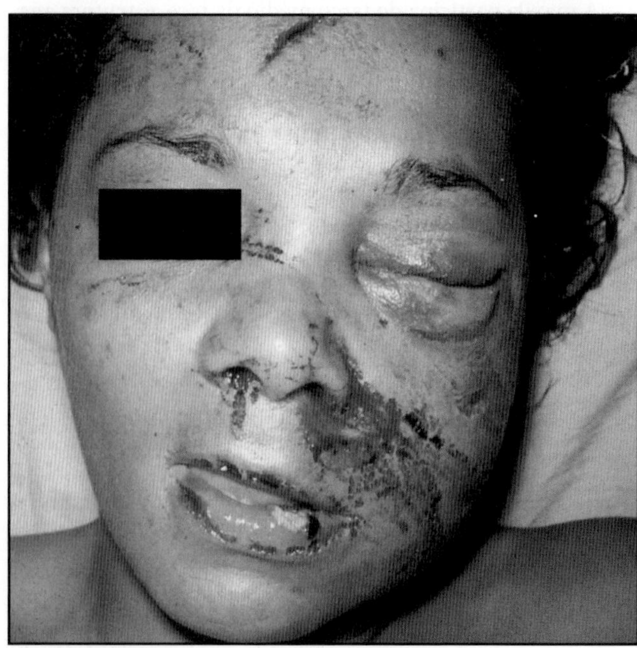

Figura 77.19. Sinais de fratura complexa.

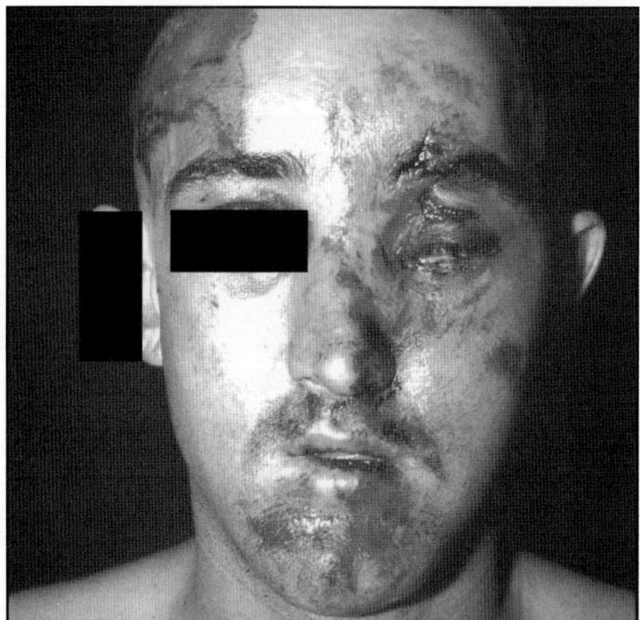

Figura 77.20. Sinais de fratura complexa.

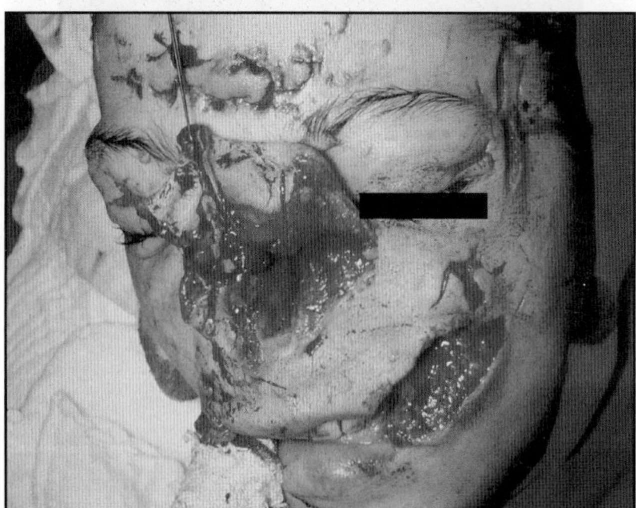

Figura 77.21. Fraturas múltiplas de face.

Utilizamos radiografia simples nas incidências: perfil, para avaliação nasal; Waters (naso-mento-placa) para ossos malares, maxilar e septo nasal (Figura 77.22); Caldwell (fronto-naso-placa) para rebordo orbitário superior e seio frontal; submento-vértex, para avaliação dos arcos zigomáticos e simetrias faciais; oblíqua e panorâmica de mandíbula e tomografia computadorizada, com a reconstrução tridimensional (Figura 77.23).

No tratamento de urgência, como já foi descrito nas fraturas faciais graves, três princípios devem ser seguidos: preservação da vida, manutenção da função e restauração da aparência, o quanto possível.

Pacientes com fraturas complexas e graves, Le Fort II e III, geralmente têm traumas cranioencefálicos associados e lesões oculares e de ouvido, necessitando de atendimento multidisciplinar de especialidades.

A preocupação com o globo ocular é primordial, devendo-se verificar a visão do paciente e, se necessário, pelo edema excessivo, auxiliar na abertura palpebral, pois a lesão do nervo óptico é uma das urgências nos traumas de face, em que o nervo poderá ser danificado rapidamente sob compressão excessiva.

A hemorragia nasal será controlada por tamponamento e as demais, por compressão. O tratamento exige, normalmente, nas fraturas mais graves e complexas, a participação de várias especialidades: cirurgia plástica, neurologia, oftalmologia, bucomaxilo ou dentista apto e otorrinolaringologia. Essas fraturas exigirão dois procedimentos: redução dos fragmentos e seu reposicionamento, devolvendo a

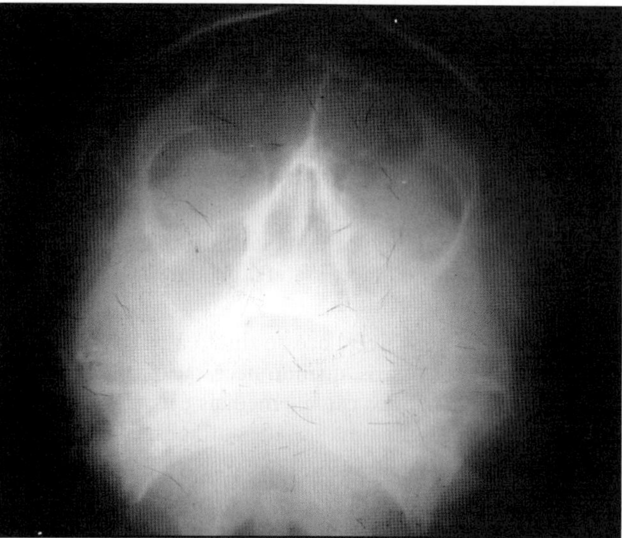

Figura 77.22. Rx Waters – Fraturas.

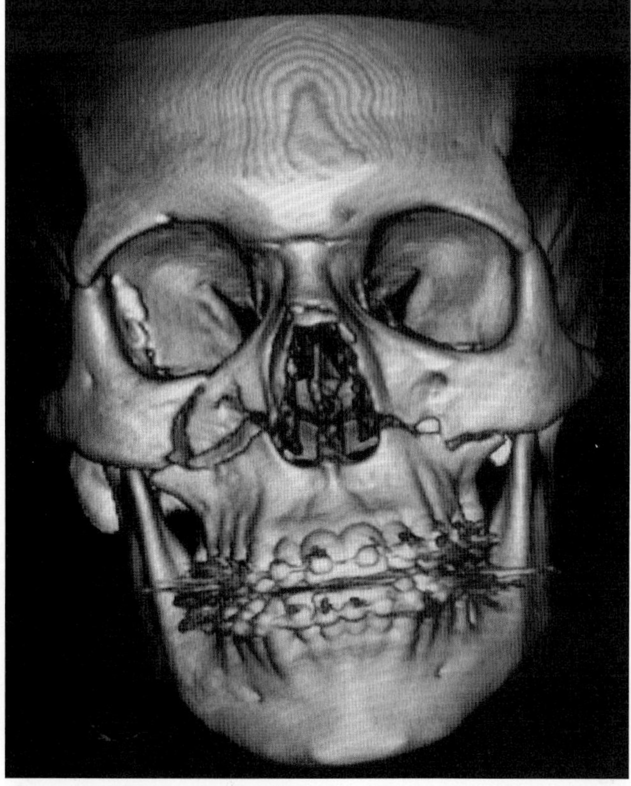

Figura 77.23. Fraturas múltiplas de face.

projeção facial possível e mordida adequada. As reparações que envolvem cada especialidade poderão ser feitas concomitantemente ou em outro tempo cirúrgico, sendo programado durante o acompanhamento multidisciplinar dos casos[1,5,10,12,13,17,27-29,52,53-62].

Fraturas em paredes orbitais

As fraturas naso-órbito-etmoidal são frequentes em traumas na base do nariz até o espaço interorbital medial e etmoide posteriormente, osso esse esponjoso, e o frontal, que se encontra próximo, poderá, também estar afetado, tornando essa fratura complexa, havendo o envolvimento dos ligamentos cantais mediais e estruturas lacrimais de drenagem (Figura 77.24).

No diagnóstico, durante a inspeção, notam-se edema intenso local, achatamento da base nasal, com telecanto traumático evidente, dor, crepitação e exposição óssea, dificuldade à mobilidade ocular e desníveis ósseos estruturais na palpação.

A avaliação radiológica completará o diagnóstico, com radiografia simples da face, Waters, planigrafias locais e tomografia computadorizada.

O tratamento envolverá acesso direto à fratura e reposição dos elementos ósseos, quando necessário, cuidados próprios com os ligamentos cantais mediais e as vias lacrimais. Esse tratamento exigirá uma ação de outras especialidades na avaliação e condução do caso[8,10,13,26,27,44,57,63].

A órbita é composta por diversas paredes na sua estrutura: medial, lateral, inferior e teto. Os traumas diretos sobre a região ocular poderão levar a fraturas em áreas de fragilidade óssea em qualquer dessas paredes, com características próprias (Figura 77.25).

A fratura *blow-out* é caracterizada com afundamento dos ossos da parede inferior orbital, levando a pinçamento da musculatura ocular local, impedindo e limitando alguns movimentos do olho. Essa fratura poderá ocorrer na parede lateral com menos frequência (Figura 77.26).

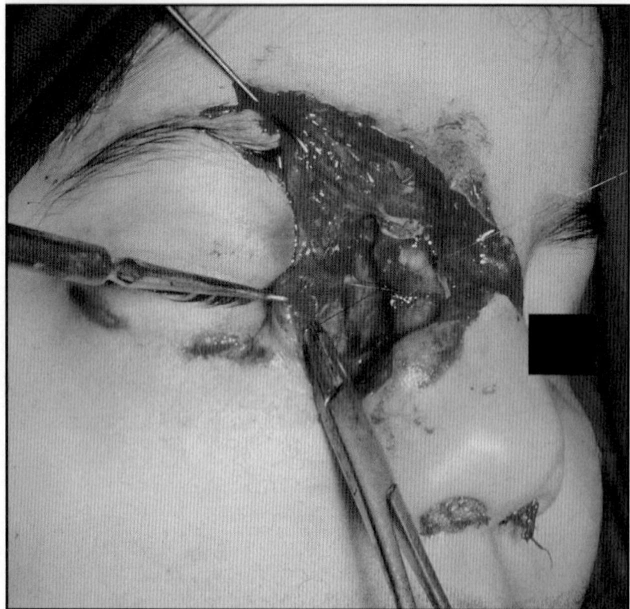

Figura 77.24. Fratura fronto naso orbital. (envolve ossos, ligamento cantal medial e estruturas lacrimais).

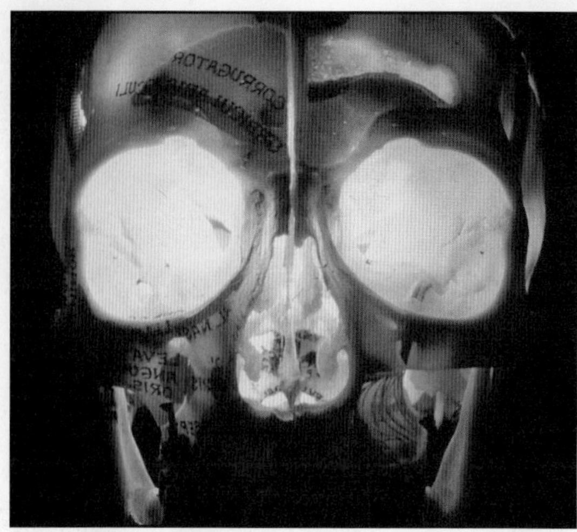

Figura 77.25. Estrutura anatômica orbital.

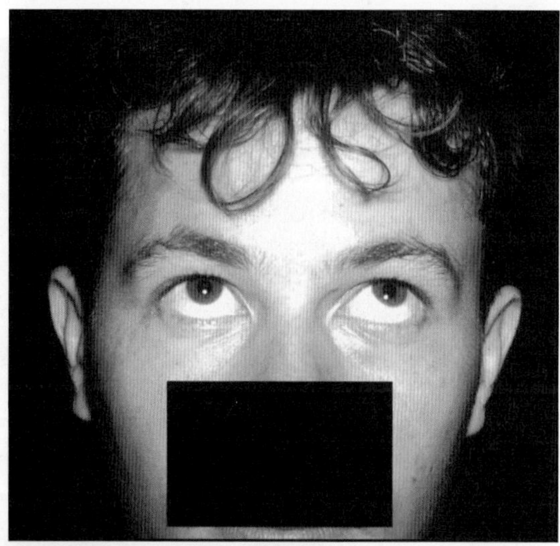

Figura 77.26. Fratura "Blow - out".

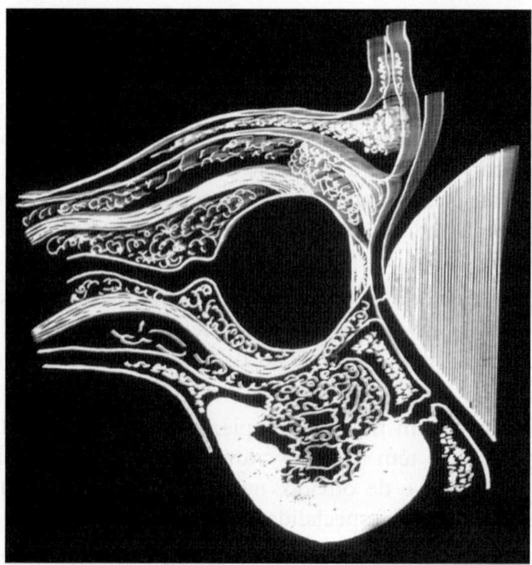

Figura 77.27. Esquema fratura do assoalho orbital.

Observa-se que alguns movimentos oculares limitados serão evidentes no exame clínico e o paciente poderá referir diplopia[8,12,14,21,22,26,27,46,53,54,57,63].

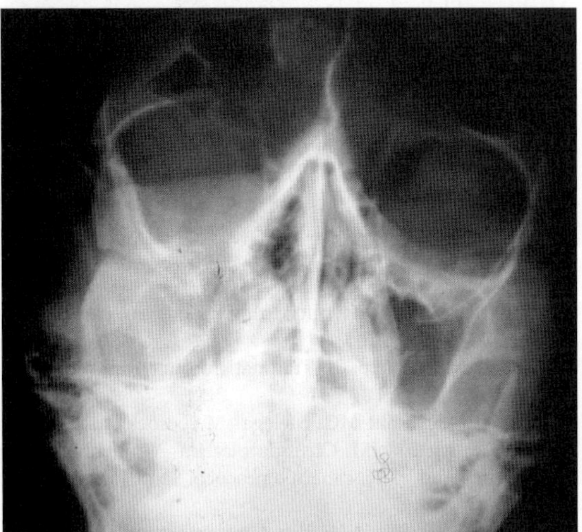

Figura 77.28. Rx com fratura.

Fraturas do zigomático e malar

O complexo zigomático, devido à sua posição projetada na face, é um local frequente de traumatismos, sendo o segundo osso facial o mais afetado, depois do nariz.

O malar é um osso piramidal composto por quatro processos: temporal, orbital, maxilar, frontal e também o arco zigomático, em extensão ao osso malar e temporal.

O malar se une na maxila, formando a parede do seio maxilar, o que evidencia em suas fraturas os hematomas intrassinusais, por ruptura de mucosa do seio facial.

O processo orbital do malar é parte do assoalho da órbita em contato com o músculo reto inferior, região frequente de edema, nos traumas. A parede lateral da órbita é reforçada pelo osso malar.

O diagnóstico das fraturas do malar tem como sinal, muito frequente, a dormência na área de distribuição do nervo infraorbital acometido: porção anterior da bochecha, asa nasal e lábio superior. A diplopia poderá estar presente no trauma e também o impacto poderá causar: edema intenso, áreas de hematoma, epistaxe, equimose e, às vezes, irritação conjuntival. Na palpação, assim como na palpação intraoral, notaremos a presença de degraus no rebordo orbitário (Figura 77.29).

Os exames radiográficos a serem acrescentados são: radiografia simples, Waters, planigrafia e tomografia computadorizada.

No tratamento, a abordagem direta nos focos de fraturas e a redução e a fixação dos ossos são realizadas, bem como associadas, geralmente, a limpeza do hematoma do seio maxilar.

O arco zigomático é formado pelo processo temporal do malar junto com o processo zigomático do temporal. Esse arco é uma estrutura óssea de anatomia simples e frágil. Por sua posição projetada, ele é frequentemente fraturado nos impactos locais.

No diagnóstico dessas fraturas, a história clínica revela trauma direto sobre o local. Na inspeção, notam-se depressão e edema; na palpação, a dor e os degraus são evidenciados, havendo queixa de limitação da abertura bucal. O exame radiológico confirmará o diagnóstico com radiografia em posição de Hirtz e Waters (Figura 77.30).

O tratamento será feito com redução da fratura e, por vezes, necessitando de fixação[1,8,10,12,13,26,27,29,46,53,57,64,65].

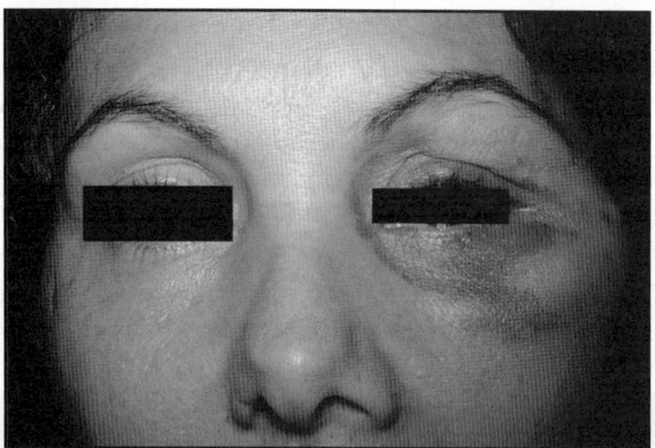

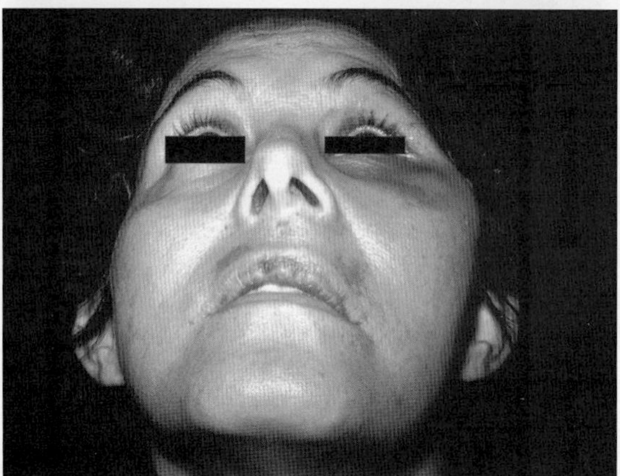

Figura 77.29. Fratura malar – exame clínico.

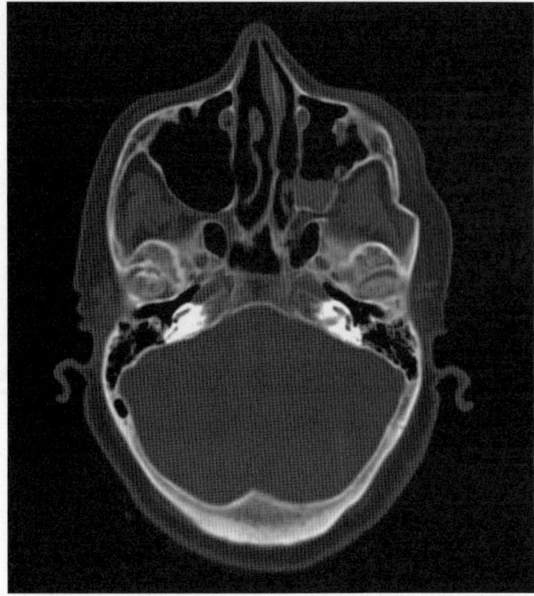

Figura 77.30. Fratura do arco zigomático.

Fraturas frontais

Os seios frontais, de tamanho e formas diferentes, podem ter fraturadas as suas paredes anteriores, posteriores, ou ambas, e as suas bases, onde se localizam seus ductos de drenagem para a cavidade nasal.

As fraturas isoladas do seio frontal não são frequentes, pela resistência óssea ao impacto, e, quando ocorrem, são diagnosticadas com percepção de afundamento, que fica inaparente após a instalação do edema e do hematoma. Nas fraturas mais baixas, há envolvimento de ossos nasais, com sangramento (Figura 77.31).

O diagnóstico radiológico é realizado com incidência de Waters, Caldwell, Hirtz e perfil, assim como a tomografia computadorizada. O atendimento multidisciplinar, com neurocirurgia, é primordial pelo íntimo contato com estruturas cranianas.

O tratamento das fraturas de paredes anteriores deverá focar a redução, posicionamento e fixações ósseas[8,10,13,26,27,44,66].

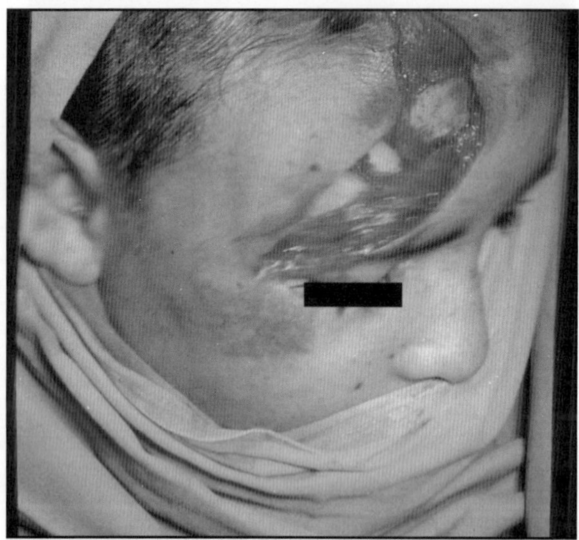

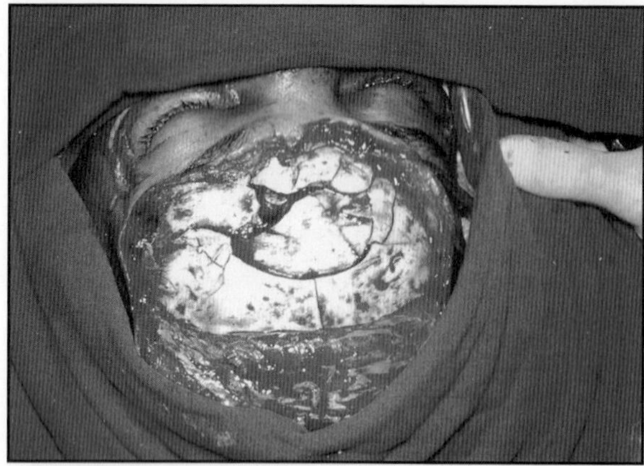

Figura 77.31. Fratura frontal.

Referências bibliográficas

1. Gasques JAL. Estudo epidemiológico dos traumatismos de face [dissertação]. São José do Rio Preto: Faculdade de Medicina de São José do Rio Preto; 1997.
2. Lopes ALC, Rangel CLG, Paiva KRG, Camara THQ, Ferreira MAF. Prevalência dos traumas bucofaciais, em pacientes atendidos no Hospital Walfredo Gurgel (Natal – Rio Grande do Norte). Rev Cir Traumatol Buco-Maxilo-Fac. 2011;11(2):123-30.
3. Mackenzie EJ. Epidemiology of injuries: current trends and future challenges. Epidemiol Rev. 2000;22(1):112-9.
4. Birolini D. Trauma: uma epidemia esquecida ou o Brasil nos tempos de trauma. Amb Rev Assoc Med Bras. 1991;37:53-4.
5. Couto L. Um dispositivo que salva vidas: cinto de segurança. Rev Proteger. 1995;29-33.
6. Mackersie RC. Lesões decorrentes de violência e acidentes transformaram-se em "epidemia" mundial. Jornal Cremesp. 1997.
7. Zero KM. Cinto reduz os acidentes. Rev Zero Km. 1996;11.
8. Grabb WC, Smith JW. Cirurgia plástica. Santiago: Salvat; 1984. p. 223-60.
9. Zerbini EJ. Clínica Cirúrgica Alípio Corrêa Netto. São Paulo: Sarvier; 1974. p. 282-6.
10. Manganello LG, Barros JJ. Traumatismo buco-maxilo-facial. São Paulo: Roca; 1993. p. 87-341.
11. Goes CHF, Kawasaki MC, Melega JM. Lesões das partes moles da face. In: Melega JM. Cirurgia plástica – fundamentos e arte: cirurgia reparadora da cabeça e pescoço. São Paulo: Medsi; 2002. p. 358-68.
12. Godoi M, Bosualdo A. Índice e tratamento de fraturas faciais. Passo Fundo: IMED; 2013.
13. Siqueira JE, Alvarez GS, Bolson PB, Oliveira MP. Abordagem multidisciplinar do trauma facial grave. Rev AMRIGS. 2014;58(4):275-80.
14. Reeh MJ, et al. Cirurgia oftálmica prática: plástica e reconstrutiva. Barueri: Manole; 1978. p. 192-9.
15. Anderson DW, Miller JD, Kalsbeek WD. Findings from a major surgery of persons hospitalized with head injuries. Public Health Rep. 1983;98(5):475-8.
16. Crow RW. Diagnosis and management of sports-related injuries to the face. Dent Clin North Am. 1991;35(4):719-32.
17. Huelke DF, Compton CP. Facial injuries in automobile crashes. J Oral Maxillofac Surg. 1983;41(4):241-4.
18. Kazanjian VH. Treatment of automobile injuries of the face and jaws. J Am Dent Assoc. 1933;20:757.
19. Pitanguy I, Costa A, Pereira EV, Liechavivius N. Fratura do terço médio da face: considerações sobre nossa terapêutica cirúrgica. Rev Bras Cirurgia. 1972:62(5/6):223-30.
20. Schultz CR. Facial injuries from automobile accidents: a study of 400 consecutive cases. J Am Soc Plast Reconst. Surg. 1967;40(5):415-25.
21. Brown MS, Ky W, Lisman RD. Concomitant ocular injuries with orbital fractures. J Craniomaxillofac Trauma. 1999;5(3):41-6.
22. Markowitz BL, Manson PN, Sargent L, Vander Kolk CA, Yaremchuk M, Glassman D, et al. Management of the medial canthal tendon in nasoethmoid orbital fractures: the importance of the central fragment in classification and treatment. Plast Reconstr Surg. 1991;87(5):843-53.
23. Viterbo F, Avelar JM, Padovez JC. Reconstrução do nariz. In: Anais do Simpósio Brasileiro do Contorno Facial, Sociedade Brasileira de Cirurgia Plástica, Regional São Paulo; 1983. p. 206-8.
24. Avelar JM. Cirurgia Reconstrutora da orelha: contribuição à cirurgia plástica. São Paulo: Hipócrates; 2001. p. 105-201.
25. Santos AB, Meurer E. Eventos agudos na atenção básica: trauma de face. Rev UFSC. 2013;1-28.
26. Dingman RO, Natvig P. Cirurgia das fraturas faciais. São Paulo: Santos; 1983. p. 133-310.
27. Psillakis JM, Zanini SA, Mélega JA, Costa EA, Cruz RL. Cirurgia craniomaxilofacial: osteotomias estéticas da face. Rio de Janeiro: Medsi; 1987. p. 463-562.
28. Graziani M. Cirurgia buco-maxilo-facial. Rio de Janeiro: Guanabara Koogan; 1986. p. 595-649
29. Abiose BO. The incidence and management of middle third facial fractures at the University College Hospital, Ibadan. East Afr Med J. 1991;68(3):164-73.

30. Afzelius LE, Rosen C. Facial fractures, a review of 368 cases. Research period 8 years (1969-1976). Int J Oral Surg. 1980;9:25-32.
31. Brook IM, Wood N. Aetiology and incidence of facial fractures in adults. Int J Oral Surg. 1983;12(5):293-8.
32. Costa EA, Pitanguy I, Alba VA. Fraturas da face em crianças. Rev Bras Cir. 1980;70(1/2):73-84.
33. Cruz RL, Costa EA, Pitanguy I, Ceravolo MP. Fraturas de face. Experiência de oito anos em 1340 casos consecutivos. Rev Bras Cir. 1982;71(1):49-58.
34. Dufourmentel C, Mouly R. Les traumatismes de la face au cours dês accidents de la route. Acad Chir. 1969;95(18-19):558-64.
35. Friedman CD, Costantino PD. Facial fractures and bone healing in the geriatric patient. Otolaryngol Clin North Am. 1990;23(6):1109-19.
36. Gwyn PP, Carraway JH, Horton CE, Adamson JE, Mladick RA. Facial fractures – associated injuries and complications. Plast Reconstr Surg. 1971;47(3):225-30.
37. Kelly DE, Harrigan WF. A survey facial fractures, Bellevue Hospital, 1948-1974. J Oral Surg. 1975;33 (2):146-9.
38. Luce EA, Tubb TD, Moore AM. Review of 1000 major facial fractures and associated injuries. Plastic Reconstr Surg. 1979;63 (1):26-30.
39. Souza LCM, Fischman R, Silveira ME, Vita JR. Estudo de 450 casos de fratura dos ossos da face. Rev Assoc Paul Cir Dent. 1983;37(3):256-60.
40. van Hoof RF, Merkx CA, Stekelenburg EC. The different patterns of fractures oh the facial skeleton in four European countries. Int J Oral Surg. 1977;6 (1):3-11.
41. Ellis E 3rd, Moos KF, el-Attar A. Ten years of mandibular fractures: an analysis of 2,137 cases. Oral Surg Oral Med Oral Pathol. 1985;59(2):120-9.
42. Fridrich KL, Pena-Velasca G, Olson RAJ. Changing trends with mandibular fractures, a review of 1067 cases. J Oral Maxil Surg 1992;50:586-9.
43. Dahlström L, Kaimberg KE, Lindahl L. 15 years fallow-up of condylar fractures. Int J Oral Maxilofac Surg. 1989;18:18-23.
44. Sucena RC. Cirurgia plástica. São Paulo: Roca; 1982. p. 849-86.
45. Costa EA, Pitanguy I, Cruz RL. Tratamento das fraturas da região condilar da mandíbula: análise de 137 casos e revisão da literatura mundial. Rev Bras. 1980;70(9/10):343-52.
46. Goldberg M, Williams AC. The location and occurrence of mandibular fractures and analysis of 202 cases. Oral Surg. 1969;28(3):336-41.
47. Hagan EH, Huelke DF. An analysis of 319 cases reports of mandibular fractures. J Oral Surg Anesth Hosp Dent Serv. 1961;19:93-104.
48. Lamberg MA. Site, type and causes of mandibular fractures in 704 patients. Proc Finn Dent Soc. 1978;74(1):1-10.
49. Mallett SP. Fractures of the jaw: a survey of 2124 cases. J Amer Dent Assoc. 1950;41(6):657-73.
50. Pitanguy I, Costa A, Pereira EV, Garcez J. Fraturas de mandíbula. Rev Bras Cir. 1972;62(5/6):205-12.
51. Rollock RA. Nasal trauma pathomechanics and surgical management of acute injuries. Clinic Plast Surg. 1992;19(1):133-47.
52. Dimitroulis G, Eyre J. A 7-year review of maxillofacial trauma in a central London hospital. Br Dent J. 1991;170(8):300-2.
53. Girotto JA, MacKenzie E, Fowler C, Redett R, Robertson B, Manson PN. Long-term physical impairment and functional outcomes after complex facial fractures. Plast Reconstr Surg. 2001;108(2):312-27.
54. Manson PN, Clark N, Robertson B, Slezak S, Wheatly M, Vander Kolk C, et al. Subunit principles in midface fractures: the importance of sagittal buttresses, soft-tissue reductions, and sequencing treatment of segmental fractures. Plast Reconstr Surg. 1999;103(4):1287-306.
55. Kazanjian VH, Converse JM. The surgical treatment of facial injuries. 3rd ed. Baltimore: Williams & Wiljins Company; 1974.
56. Lamberg MA. Site, type and causes of fractures in the middle third of the facial skeleton. Proc Finn Dent Soc. 1977;73(5/6):203-11.
57. Le Fort R. Etude expérimentale sur lês fractures de la mâchoire supérieure. Rev Chir Paris. 1901;23:208-27.
58. Le Fort R. Fractures de la mâchoire supérieure. Rev Chir Paris. 1990:275-8.
59. McMcoy FJ, Chandler RA, Magnan CG, Moore JR, Siemsen G. An analyses of facial fractures and their complications. Surg Plast Reconstr. 1962;29(4)381-91.
60. Marciani RD. Management of midface fractures: fifty years later. Am Assoc Oral Maxillofac Surg. 1993;51:960-8.
61. T Perkins CS, Layton SA. he aetiology of maxillofacial injuries and the seat belt law. Br J Oral Maxillofac Surg. 1988;26(5):353-63.
62. Rogers S, Hill JR, Mackay GM. Maxillofacial injuries following steering Wheel contact by drivers using seat belts. Br J Oral Maxillofac Surg. 1992;30:24-30.
63. Pitanguy I, Costa A, Pereira EV, Silva CE, Lessa FS. Fratura do malar e assoalho da órbita. Rev Bras Cir. 1972;62(5/6):214-21.
64. Convington D, David JWW, Teichgraeber JF, Donald HP. Changing patterns in the epidemiology and treatment of Zygoma fractures, 10 years review. J Trauma. 1994;37(2):243-8.
65. Haidar Z. Fractures of the zygomatic complex in the South East Region of Scotland. Br J Oral Surg. 1978;15(3):265-7.
66. Katzen JT, Jarrahy R, Eby JB, Mathiasen RA, Margulies DR, Shahinian HK. Craniofacial and skull base trauma. J Trauma. 2003;54(5):1026-34.

78

TRAUMA DE EXTREMIDADES E IMOBILIZAÇÃO DO TRAUMATIZADO

Adinaldo Ademar Menezes da Silva (*in memoriam*)
André Luciano Baitello
Carlos Dario da Silva Costa
Alceu Gomes Chueire
Chaudes Ferreira da Silva Junior

Introdução

O médico que realiza o primeiro atendimento no pré-hospitalar móvel (Serviço de Atendimento Móvel de Urgência – SAMU) ou fixo [Unidades de Pronto Atendimento (UPAs) e Unidades Básicas de Saúde (UBSs)] e nos hospitais deve seguir as seguintes prioridades sempre que tratar um paciente com trauma de extremidades:

1. Todas as condições que põem em risco a vida;
2. Todas as condições que põem em risco os membros;
3. Todas as outras condições (se o tempo permitir).

A avaliação primária do paciente com trauma de extremidades segue a sequência ABCDE[1].

Seguir essas prioridades não implica que as lesões de extremidades devem ser ignoradas ou que extremidades traumatizadas não devem ser protegidas de danos adicionais. Isso significa que, em pacientes politraumatizados com lesões nas extremidades que não apresentam risco de morte, cuidados básicos devem ser aplicados para tratar as lesões de extremidades. Isso permite que o médico focalize a sua atenção nas lesões que diretamente ameacem a vida do paciente. A maneira mais fácil e rápida de efetuar o cuidado básico das lesões de extremidade é imobilizar corretamente o paciente numa prancha longa[1].

O médico precisa priorizar as lesões graves dos pacientes com riscos de morte, além do trauma de extremidade. Isso permitirá a intervenção essencial para salvar uma vida quando e onde for mais benéfico ao paciente. Isso pode significar abreviar o tratamento das lesões específicas de extremidades para que a atenção possa permanecer nas condições que apresentam risco de morte ao paciente[1,2].

Pacientes com trauma de extremidades (com hemorragia) com risco de morte, mas que não apresentam outros problemas críticos, devem ser identificados durante a avaliação primária. Esses pacientes devem sofrer intervenções apropriadas, incluindo o tratamento inicial do choque e o transporte rápido para um hospital, onde melhor possam ser atendidos. Em pacientes sem lesões ou condições de risco de morte, o trauma de extremidades pode ser identificado e tratado durante o exame secundário[1,3].

Durante as manobras de reanimação, particular atenção deve ser dispensada ao estancamento da hemorragia externa visível, que deve ser contida por compressão manual direta, no foco de sangramento, evitando a utilização às cegas de pinças e reservando o uso de torniquete apenas para os cotos de amputação traumática (Figura 78.1)[1,3].

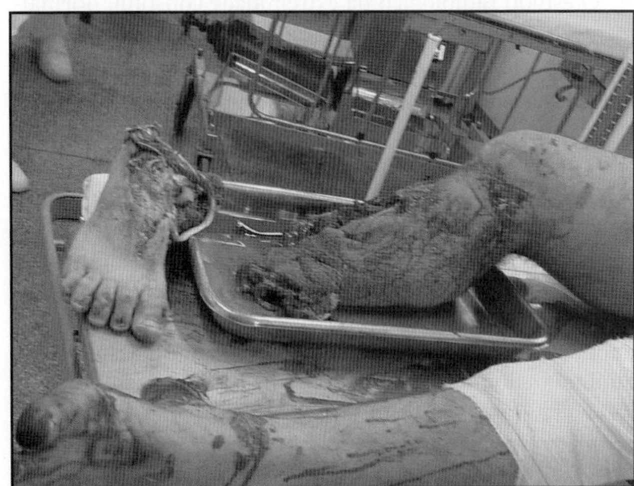

Figura 78.1. Amputação traumática de membro inferior.

O paciente deve ser inspecionado, observando-se a existência de abrasão, equimose, hematoma, solução de continuidade da pele (Figura 78.2), deformidade e assimetria dos membros. Cada segmento esquelético potencialmente lesado deve ser mantido alinhado com o uso de tala[1,3].

Devem ser observados os sinais de potencial comprometimento vascular. Os pulsos centrais e periféricos são pesquisados antes e depois de eventuais manobras de redução e imobilização. Nos casos de ausência ou diminuição dos pulsos, é necessário assegurar que o paciente não esteja chocado. A avaliação neurológica da extremidade deve ser realizada pesquisando-se eventuais déficits sensitivos e/ou motores, antes e depois das manobras de imobilização. Devem ser avaliados o grau de contaminação das partes moles e a necessidade de debridamento[1,4].

As articulações devem ser examinadas à procura de luxação ou ferimento exposto. Deve sempre ser considerado o risco de desenvolvimento da síndrome compartimental no membro lesado[1,3,5].

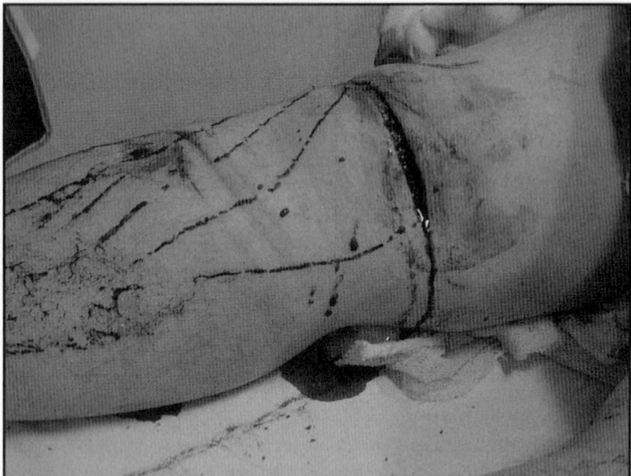

Figura 78.2. Fratura exposta com solução de continuidade da pele.

O estudo radiológico da extremidade constitui, normalmente, o último passo da avaliação na sala de emergência[1].

Nas feridas penetrantes por objetos empalados, arma branca e arma de fogo, a avaliação secundária prevê a inspeção das extremidades e a pesquisa de orifícios de entrada e saída, além do envolvimento de outras partes do corpo. É indispensável a avaliação da perfusão periférica, da sensibilidade e da motricidade do segmento acometido[1] (Figura 78.3).

Uma extremidade traumatizada deverá ser alinhada e imobilizada, entretanto deve ser manipulada o menos possível nessa abordagem preliminar. O objetivo primário da imobilização é evitar o movimento do membro. Isso ajuda a diminuir a dor do paciente e evita maiores danos nos tecidos moles e hemorragia. Para isso, o local traumatizado deve ser apoiado manualmente, enquanto a articulação e o osso acima (proximal) e a articulação e o osso abaixo (distal) do local da lesão são imobilizados (Figura 78.4)[1,3].

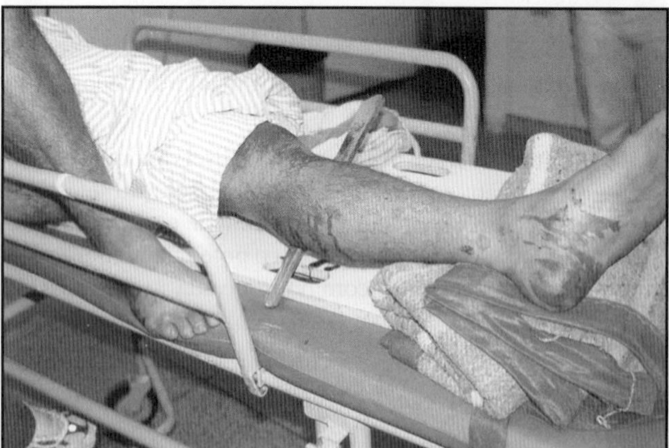

Figura 78.3. Objeto encravado (pedaço de madeira) no membro inferior.

Em caso de suspeita de fraturas, o tratamento inicial inclui as seguintes etapas:

1. Estancar qualquer sangramento e tratar o paciente em choque;
2. Avaliar a função neurovascular distal;
3. Apoiar a área traumatizada;
4. Imobilizar a extremidade traumatizada, incluindo a articulação acima e a articulação abaixo do local da lesão;
5. Reavaliar a extremidade traumatizada depois de imobilizada à procura de alterações da função neurovascular distal;
6. Realizar radiografia da extremidade lesada nas UPAs se a condição do paciente permitir[1].

Três detalhes são importantes para se lembrar quando se realiza qualquer tipo de imobilização:

1. Acolchoe os dispositivos rígidos para ajudar no ajuste das formas anatômicas e nas posições funcionais de repouso para aumentar o conforto do paciente;
2. Remova joias e relógios para que não bloqueiem a circulação quando ocorrer edema adicional;
3. Avalie as funções neurovasculares distais ao local da lesão antes e depois de aplicar qualquer imobilização e, periodicamente, durante o período de observação do paciente[1].

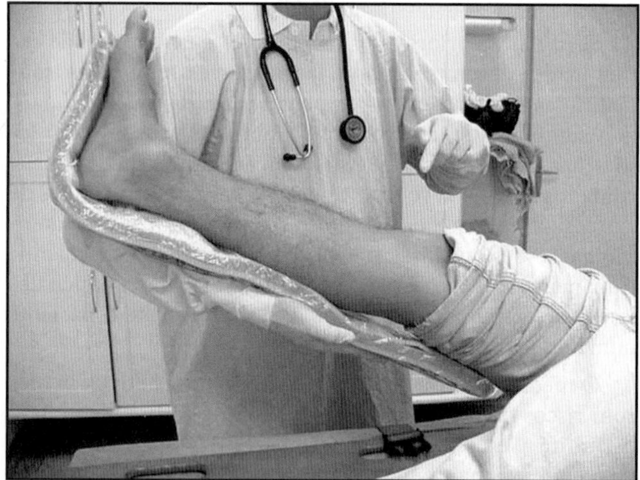

Figura 78.4. Colocação de tala em uma articulação acima e abaixo da lesão.

Imobilização do politraumatizado (da cabeça aos pés)

A imobilização do politraumatizado é de fundamental importância, pois evita o agravamento das lesões e inicia o tratamento de algumas delas, alivia a dor e restabelece a perfusão em fraturas de extremidades. A imobilização deve ser realizada precocemente no ambiente pré-hospitalar móvel e fixo e intra-hospitalar, e consiste na imobilização da coluna cervical e extremidades[1,5,6].

A coluna cervical deve ser protegida até que uma lesão de coluna tenha sido descartada. Para garantir uma imobilização adequada, o paciente deve ser mantido em posição supina com o eixo da coluna alinhada. É sempre obrigatório o uso de colar cervical e, nos casos de suspeita de lesões, além do uso do colar, deve-se utilizar prancha longa e protetores laterais para evitar qualquer movimento de rotação da cabeça ou do tronco. Em crianças pequenas que apresentam a região occipital do crânio desproporcionalmente grande, é necessário o uso de coxim para elevar os ombros e o tronco, com o objetivo de manter o alinhamento vertebral ao serem colocadas em superfície plana. Em crianças que se apresentam com rotação lateral do pescoço, não deve ser realizado o alinhamento e elas devem ser mantidas na posição em que foram encontradas[7].

Estão indicadas as medidas de imobilização em todos os pacientes com trauma aberto ou fechado que possa levar à lesão medular, considerando-se o mecanismo de trauma, a sintomatologia e o exame físico, o qual deve ser realizado sistematicamente. Deve-se interrogar sobre presença de dor sob a região da coluna e pesquisar sinais e sintomas neurológicos[1].

A colocação da prancha longa, com o paciente em decúbito dorsal, deverá sempre ser realizada preferencialmente por quatro pessoas. A primeira etapa consiste em posicionar o paciente com os membros posicionados junto ao corpo. Três pessoas fazem o rolamento do traumatizado em bloco fixo (um na cabeça e pescoço, outro no tronco e o terceiro na pelve e extremidades inferiores). O quarto elemento coloca a prancha junto ao dorso. Após o paciente estar devidamente posicionado, deverão ser colocados os tirantes e fixados junto à prancha[1].

O erro mais comum na imobilização da coluna é assegurar a imobilização da cabeça, e não do dorso. Para evitar essa ocorrência, os pacientes devem ser transportados em prancha longa com três pessoas participando do rolamento. Outro erro comum e grave é a inadequada imobilização da coluna cervical durante a intubação orotraqueal. Para isso, deve-se utilizar duas pessoas na intubação: uma fixando a coluna em posição neutra e a outra procedendo à intubação orotraqueal. As complicações da imobilização de coluna cervical são a aspiração broncopulmonar (pois os pacientes estão restritos e não podem manter as vias aéreas livres), dor e até escaras de decúbito. Portanto, os pacientes devem ser removidos ou colocados sobre superfícies acolchoadas o mais rápido possível[1,4].

A remoção da prancha na unidade de saúde deve ser conduzida por quatro pessoas, mantendo a coluna alinhada como um todo e evitando qualquer arqueamento da coluna. Todos os cuidados devem ser tomados para evitar uma possível lesão no processo de rolamento e remoção da prancha longa[1,4].

O rolamento do paciente em bloco deve ser realizado durante o exame da superfície dorsal do paciente e para retirá-lo da prancha longa. Deve ser realizado por quatro pessoas. Três fazem o rolamento em bloco fixo (um na cabeça e pescoço, outro no tronco e o terceiro na pelve e extremidades inferiores). O quarto elemento coordena o processo, sendo responsável por retirar a prancha longa e examinar o dorso (Figura 78.5).

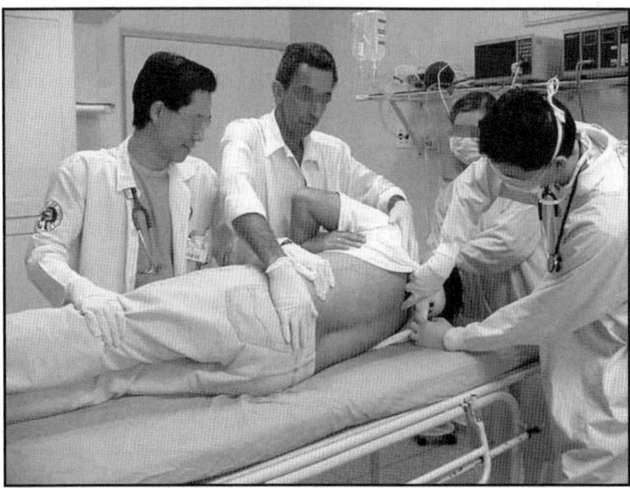

Figura 78.5. Rolamento do paciente em bloco.

A imobilização das extremidades deve ser realizada, sempre que possível, após a estabilização dos pacientes. Em vítimas graves e instáveis, não se deve deixar de realizar a imobilização quando várias pessoas estão prestando atendimento[1,5].

O objetivo da imobilização nas lesões de extremidades é promover o alinhamento das extremidades o mais próximo possível da posição anatômica e a prevenção da movimentação do local de fratura. O atendimento inicial não deve ter o objetivo de reduzir fraturas[1,3].

O alinhamento é obtido com o uso de tração e imobilização com o uso de talas, travesseiros, aparelhos gessados, faixas e mecanismos de tração contínua[1].

As luxações articulares frequentemente exigem imobilização na posição em que foram encontradas e fraturas expostas não necessitam ser alinhadas, pois necessitam de tratamento cirúrgico obrigatoriamente[3].

Antes da colocação das talas, deve-se avaliar a condição neurovascular do membro afetado. A imobilização deve incluir as articulações acima e abaixo do local suspeito de haver fratura. Após a imobilização, o estado neurovascular deve ser reavaliado[1,3].

Outros aspectos importantes sobre a imobilização são: cobrir com gaze estéril qualquer ferimento aberto e aplicar alguma forma de acolchoamento sobre as protuberâncias ósseas. Não se deve esquecer de sempre documentar as condições neurovasculares da extremidade e realizar a profilaxia antitetânica[1].

Os erros graves provocados pelas técnicas inadequadas de imobilização são as lesões neurovasculares e a síndrome compartimental promovida por talas gessadas muito apertadas[1].

As fraturas de fêmur podem ser imobilizadas temporariamente com talas de tração. A força de tração exercida pelo dispositivo é aplicada distalmente, ao nível do tornozelo, ou na superfície da pele. Na sua porção proximal, a tala é empurrada contra a coxa e o quadril por meio de um anel que se apoia nas nádegas, no períneo e na virilha. Tração excessiva pode provocar lesão da pele do pé, do tornozelo ou do períneo. O estiramento dos nervos periféricos pode resultar em comprometimento neurovascular.

As fraturas de quadril podem ser imobilizadas de maneira semelhante com um dispositivo de tração, mas é mais conveniente que sejam imobilizadas por meio de tração na pele ou em uma bota de tração feita de espuma, posicionando o joelho em ligeira flexão. Uma forma simples de imobilizar um membro inferior é enfaixando-o ao membro contralateral. O enfaixamento da pelve, com compressão dela, deve ser feito, em pacientes com suspeita de fratura de bacia, com lençol ou com dispositivo específico (Figura 78.6)[3].

Para garantir a estabilidade e oferecer conforto ao doente, podem ser usados dispositivos de imobilização de joelho disponíveis no comércio ou talas gessadas longas. A perna não deve ser imobilizada em extensão completa, mas permanecer em flexão de 10° aproximadamente, que é a posição funcional de repouso do joelho[7].

As fraturas da tíbia/fíbula são imobilizadas, de forma adequada, por meio de talas em forma de goteira, longas e bem acolchoadas Caso prontamente disponíveis, podem ser usados aparelhos gessados, de modo a imobilizar a perna, o joelho e o tornozelo[7].

As fraturas de tornozelo podem ser imobilizadas com o uso de talas flexíveis, desde que acolchoadas, para evitar que seja exercida pressão sobre as proeminências ósseas.

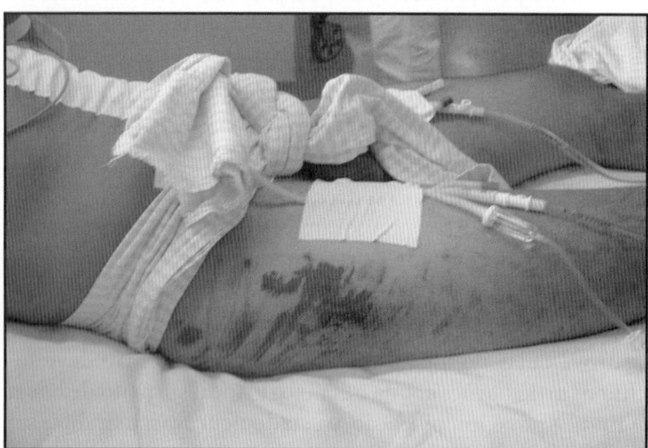

Figura 78.6. Imobilização da bacia com lençol.

A mão pode ser imobilizada temporariamente em posição anatômica e funcional, com o punho em ligeira flexão dorsal e os dedos gentilmente fletidos em 45º, no nível das articulações metacarpofalangeanas. Usualmente, essa posição pode ser obtida por meio da imobilização delicada da mão sobre um rolo grande de gaze, utilizando-se uma pequena tala de antebraço[1,7].

O antebraço e o punho são imobilizados estendidos sobre talas acolchoadas. O cotovelo é imobilizado em posição fletida próximo de 90º em posição neutra (nem pronado e nem supinado), utilizando-se talas acolchoadas ou imobilizando-o contra o corpo, utilizando uma tipoia e bandagens.

O braço costuma ser imobilizado apoiado contra o corpo ou utilizando-se tipoia ou faixas, que podem ser ampliadas com bandagem toracoabdominal. Lesões do ombro são tratadas com tipoia ou faixas ou com um curativo feito à moda de Velpeau[7].

Tratamento da dor

O controle da dor no ambiente pré-hospitalar pode ser obtido com a correta imobilização e analgésicos endovenosos. Analgésicos são recomendados para lesões de articulações e de membros, mas não são incentivados em pacientes com trauma multissistêmico. Antes de administrar um analgésico, o socorrista deve tentar diminuir a dor realizando em primeiro lugar a imobilização. Uma vez que a fratura ou luxação esteja estabilizada e imobilizada, o paciente deve sentir grande redução da dor. A estabilização da extremidade afetada diminui o movimento, o que reduz o desconforto. Se o paciente não estiver com muita dor devido a lesões significativas, deve-se procurar por sinais de uso de álcool ou de drogas[6].

Medicamentos para dor devem ser usados com cautela e de acordo com a tolerância do paciente. As circunstâncias em que os analgésicos devem ser evitados incluem: quando o paciente apresenta ou desenvolve sinais ou sintomas de choque; quando a dor é significativamente aliviada com estabilização e imobilização; ou quando o paciente parece estar sob a influência de drogas e/ou álcool. Nenhuma medicação deve ser administrada sem o conhecimento de suas complicações potenciais. Em caso de fraturas ou luxações, quando necessário, dar preferência às medicações por via endovenosa. O uso inicial de opioide como tramadol 50 a 100 mg ou morfina 2 mg no paciente adulto geralmente é seguro[6,7].

Conclusões

No paciente traumatizado com trauma de extremidades, realize a avaliação primária (ABCDE) e a reanimação.

Imobilize adequadamente o paciente. A imobilização de maneira geral imobiliza uma articulação acima e abaixo do possível foco de fratura e realinha o membro acometido.

Entre em contato com a Central de Regulação Médica, identifique os sinais de gravidade e encaminhe os casos graves com sinais de instabilidade hemodinâmica imediatamente ao hospital de referência.

Identifique sinais de fraturas ou comprometimento neurovascular na avaliação secundária.

Se houver sinais evidentes de sofrimento neurovascular ou fratura, encaminhe para o hospital de referência via Central de Regulação Médica.

Se o paciente estiver com sinais clínicos normais e não apresentar sinais de fratura ou sofrimento vasculonervoso, encaminhe para avaliação radiológica.

Se for identificada fratura ou existir dúvidas sob a presença dela, encaminhe para o hospital referenciado ou ambulatório via Central de Regulação Médica, conforme pactuação do gestor local/regional.

Caso não exista dúvida sobre a presença de fratura e o paciente permaneça com dor ou outro sintoma relacionado, referencie para o ambulatório de ortopedia ou UBS de origem para acompanhamento.

Se o traumatizado de extremidades, após a avaliação primária e secundária, se apresentar com sinais clínicos normais e sem sinais de fratura (clínica e radiológica), deverá receber alta da UPA e UBS após adequadamente tratado dos ferimentos superficiais.

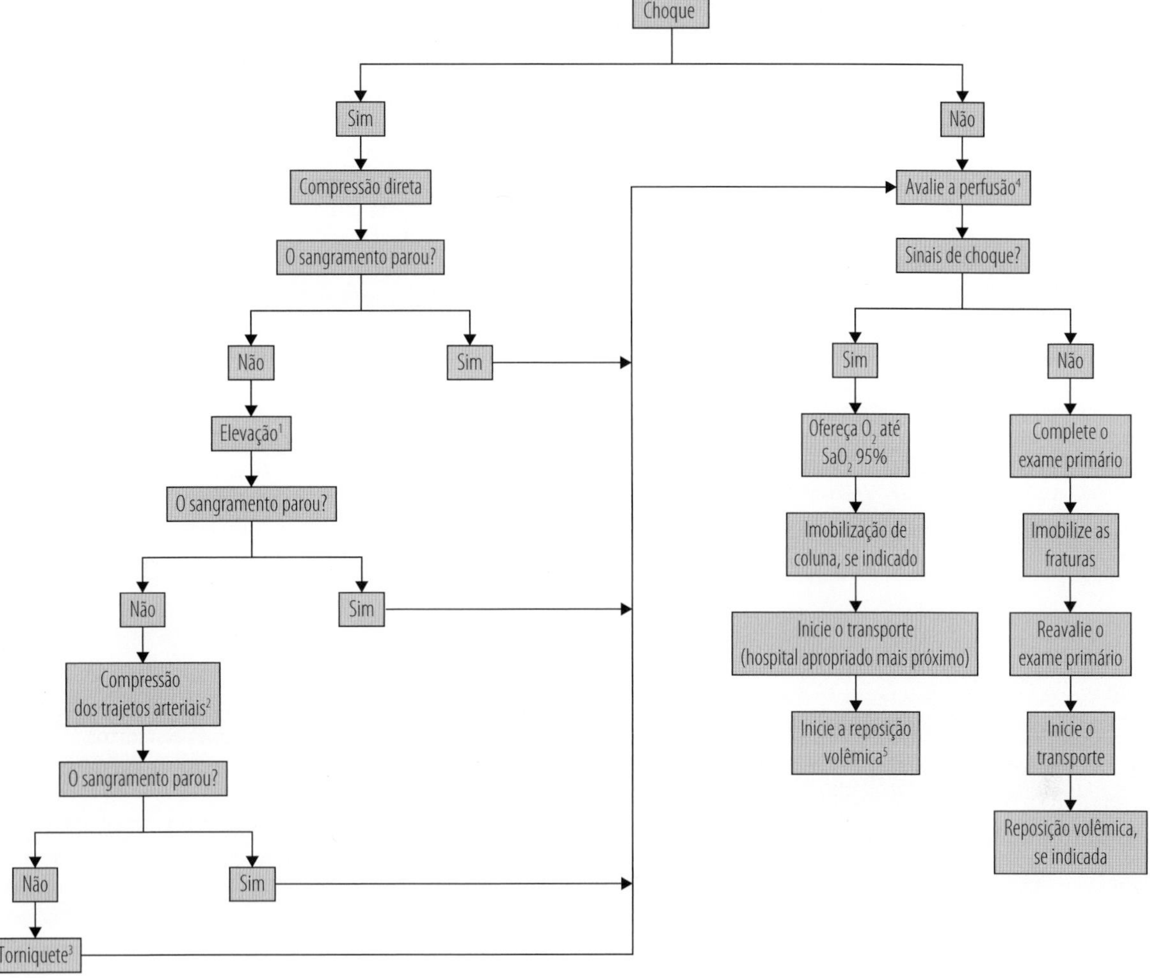

Notas:

1. A elevação do membro deve ser considerada, a menos que esteja contraindicada por causa de fraturas ou seja impossível elevar uma determinada parte do corpo.
2. A compressão deve ser feita proximalmente ao local de sangramento, num dos seguintes pontos: artéria axilar, artéria braquial, artéria femoral ou artéria poplítea.
3. Deve ser usado um material largo, como manguito de medir a pressão arterial.
4. A avaliação da perfusão inclui: presença, qualidade e localização dos pulsos; coloração, temperatura e umidade da pele; tempo de enchimento capilar.
5. Obtenha dois acessos venosos por cateter de grosso calibre (14 ou 16). Deve ser administrado bolo inicial de 1 a 2 litros de solução aquecida (39 ºC) de ringer lactato ou solução fisiológica a 0,9%. Na criança, o bolo inicial deve ser de 20 mL/kg.

Figura 78.7. Algoritmo de tratamento de choque por lesão de extremidades[1,8-10]

Referências bibliográficas

1. Colégio Americano de Cirurgiões. PHTLS – Prehospital Trauma Life Support. 5ª ed. Rio de Janeiro: Elsevier; 2004.
2. Brasil. Ministério da Saúde. Plano de Atenção as Urgências a Secretaria Municipal de Saúde - SAMU-SMSH. Política Nacional de Atenção às Urgências/Ministério da Saúde. 3ª ed. Brasília (DF); 2006.
3. American College of Surgeons Committee on Trauma. Advanced Trauma Life Support for Doctors, Student Course Manual. 8th ed. Chicago: American College of Surgeons; 2008.
4. Mackersie RC. Pitfalls in the evaluation and resuscitation of the trauma patient. Emerg Med Clin North Am. 2010;28(1):1-27.
5. Mantovani M. Controvérsias e Iatrogenias na cirurgia do trauma. 1ª ed. São Paulo: Atheneu; 2007.
6. Freire E. Trauma – A doença dos séculos. Rio de Janeiro: Atheneu; 2001. v. 1-2.
7. Mantovani M. Suporte básico e avançado de vida no trauma. São Paulo: Atheneu; 2005.
8. Sasser SM, Hunt RC, Sullivent EE, Wald MM, Mitchko J, Jurkovich GJ, et al.; National Expert Panel on Field Triage, Centers for Disease Control and Prevention (CDC). Guidelines for field triage of injured patients. Recommendations of the National Expert Panel on Field Triage. MMWR Recomm Rep. 2009;58(RR-1):1-35.
9. Lipsky AM, Gausche-Hill M, Henneman PL, Loffredo AJ, Eckhardt PB, Cryer HG, et al. Prehospital hypotension is a predictor of the need for an emergent, therapeutic operation in trauma patients with normal systolic blood pressure in the emergency department. J Trauma. 2006;61(5):1228-33.
10. Cotton BA, Jerome R, Collier BR, Khetarpal S, Holevar M, Tucker B, et al.; Eastern Association for the Surgery of Trauma Practice Parameter Workgroup for Prehospital Fluid Resuscitation. Guidelines for prehospital fluid resuscitation in the injured patient. J Trauma. 2009;67(2):389-402.

79

TRAUMA TORÁCICO

André Luciano Baitello
Francisco de Assis Cury
Celso Murilo Nalio Matias de Faria

Introdução

O traumatismo torácico é responsável por cerca de 25% das mortes dos politraumatizados em serviços de emergência. Dados da literatura mostram que a cada 100 pessoas com trauma isolado de tórax atendidas nos hospitais, aproximadamente 12 vão a óbito, evidenciando o potencial de gravidade dessas lesões[1-3].

Traumas de tórax envolvem três mecanismos de trauma principais. O mais comum é a aceleração e desaceleração brusca do corpo. O melhor exemplo disso é o acidente automobilístico. O segundo mecanismo mais comum é a compressão do corpo, no qual a força exercida sobre ele exceda a capacidade de resistência das estruturas ósseas. E por fim, impactos de alta velocidade, em que a violência excede a tolerância viscosa do órgão atingido. Esse último difere da aceleração e desaceleração por ser localizado, sendo causado, por exemplo, por projéteis de arma de fogo e armas brancas[2,4].

A maioria dos traumas torácicos graves tem repercussão no sistema respiratório, causando problemas ventilatórios e/ou na difusão dos gases. As principais consequências disso são: hipóxia, hipercapnia e acidose[1,2].

A hipóxia tecidual é a oferta inadequada de oxigênio aos tecidos, que pode ser causada por desequilíbrio na relação ventilação-perfusão e por alterações nas relações pressóricas intratorácicas (pneumotórax aberto ou hipertensivo)[1,2].

A hipercapnia é o aumento na concentração de dióxido de carbono no sangue. As duas causas principais de hipercapnia no traumatizado são o comprometimento da relação ventilação-perfusão e a hipoventilação[1,2].

A hipovolemia é condição associada à hipóxia, não só no trauma torácico, mas em qualquer segmento corporal que origine sangramento volumoso. A acidose metabólica é gerada pelo estado de hipoperfusão tecidual (choque) e também está presente em outras modalidades de trauma que não o torácico. Porém, no trauma torácico, ela pode ser agravada em virtude da associação com acidose respiratória devida ao estado de hipoventilação[2].

O trauma torácico ocorre, principalmente, em homens entre 20 e 50 anos e, ao contrário do que muitos acreditam, o tratamento cirúrgico não é o mais comum nesses casos. Menos de 10% dos traumatismos contusos de tórax necessitam de intervenção cirúrgica. A maioria desses pacientes pode ser tratada com procedimentos simples como a punção e a drenagem de tórax[4,6].

Avaliação primária das lesões com risco de vida

A avaliação primária e a reanimação têm por função minimizar os riscos à vida do paciente traumatizado, por meio da avaliação das vias aéreas, respiração e circulação, a qual estabelece critérios de prioridade de atendimento[1,2].

A avaliação deve ser feita na seguinte ordem:

- Vias aéreas (A):
  - Pedir para o paciente falar e auscultar o fluxo aéreo pela boca e nariz do paciente para avaliar a permeabilidade da via aérea e a existência de movimentos respiratórios;
  - Detectar a presença de tiragem (retração dos espaços intercostais) por obstrução brônquica ou traqueal;
  - Verificar se há corpos estranhos obstruindo a orofaringe, principalmente em pacientes inconscientes;

  A única exceção a essa sequência de atendimento é a presença evidente de um pneumotórax hipertensivo em pacientes inconscientes; nesses casos a punção e a drenagem de tórax devem ter prioridade em relação à intubação traqueal[7].
- Respiração (B) – observar e avaliar os movimentos respiratórios e a qualidade da respiração por meio da exposição do tórax do paciente, ausculta e palpação. Caso haja lesão torácica, haverá sinais importantes, porém sutis, de hipóxia, como aumento da frequência respiratória e mudança no padrão dos movimentos respiratórios. A cianose é um sinal tardio de hipóxia;

além disso, sua ausência não indica oxigenação tecidual adequada e uma via aérea permeável;

- Circulação (C):
  - Avaliar a qualidade, frequência e regularidade do pulso do paciente;
  - Avaliar o pulso e a pressão arterial. Em pacientes hipovolêmicos, o pulso estará fino e fraco;
  - Avaliar a circulação periférica por meio da palpação e observação da pele quanto a temperatura e coloração, comprimindo a ponta dos dedos para avaliar a perfusão tecidual;
  - Verificar a distensão das veias do pescoço, que pode não estar presente em pacientes hipovolêmicos;
  - Instalar um monitor cardíaco no paciente, a fim de detectar arritmias, com possibilidade aumentada em pacientes com hipóxia e/ou acidose vítimas de trauma torácico. Além disso, pacientes com tamponamento cardíaco, pneumotórax hipertensivo, hipovolemia profunda ou ruptura cardíaca podem apresentar atividade elétrica sem pulso, manifesta no eletrocardiograma (ECG) por presença de ritmo cardíaco em paciente sem pulso identificável[8,9].

Identificação das lesões com risco de vida na avaliação primária

Pneumotórax hipertensivo

Denomina-se pneumotórax a coleção de ar entre os folhetos viscerais e parietais da pleura. A pressão negativa entre os folhetos é fundamental para que ocorra a expansão pulmonar. No pneumotórax, essa pressão negativa é abolida, dificultando a respiração[10,11].

Quando fluido, sangue ou pus também estão presentes, fala-se em hidropneumotórax, hemopneumórax ou piopneumotórax, respectivamente.

O pneumotórax pode ser simples, hipertensivo ou aberto.

No pneumotórax hipertensivo, há acúmulo de ar na cavidade pleural por um sistema de válvula unidirecional, que faz com que o ar possa entrar, mas não possa sair. O pulmão do lado afetado é completamente colapsado, e a traqueia e o mediastino são deslocados para o lado oposto, comprometendo o retorno venoso e causando compressão do pulmão contralateral à lesão[12,13].

Na maioria das vezes, a causa é a lesão do parênquima pulmonar, que pode ser agravada com pressão positiva provocada pela ventilação mecânica. Lesões traumáticas da parede torácica também podem ser causa de pneumotórax hipertensivo ocasionalmente. Não é incomum que a inserção de cateteres na veia subclávia ou jugular interna e a ventilação mecânica sejam a causa de pneumotórax[1,2].

Os sinais clínicos do pneumotórax hipertensivo são dispneia, taquicardia, hipotensão, desvio da traqueia para o lado oposto, ausência de murmúrio vesicular unilateral, turgência das veias do pescoço e timpanismo à percussão. A cianose pode surgir como uma consequência tardia da hipóxia[1,2].

O pneumotórax hipertensivo deve ser diagnosticado baseado nos achados de exame físico e no mecanismo de trauma, e deve ser tratado imediatamente ao ser diagnosticado, introduzindo-se uma agulha com Jelco ou Abocath 14 no segundo espaço intercostal na linha hemiclavicular no hemitórax lesado. Converte-se, então, a lesão em um pneumotórax simples. O tratamento definitivo é feito com inserção de um dreno de tórax no quarto ou quinto espaço intercostal anterior à linha axilar média (Figura 79.1).

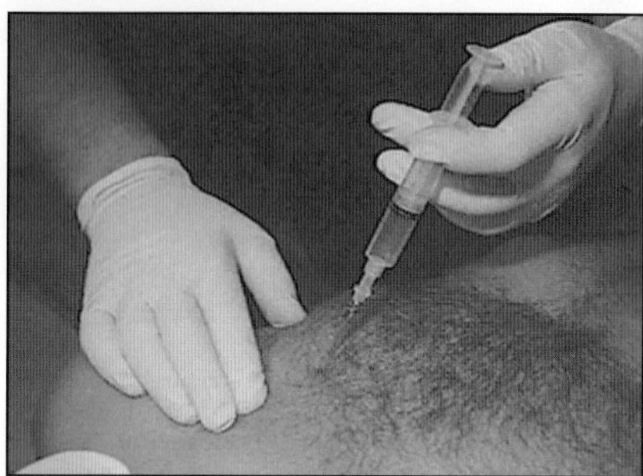

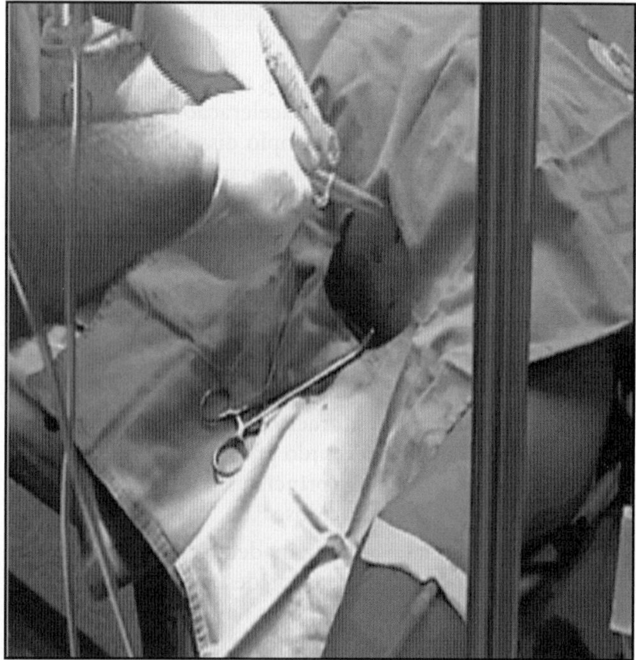

Figura 79.1. Punção e drenagem torácica.

Pneumotórax aberto ou "ferida torácica aspirativa"

Quando há um grande ferimento da parede torácica, amplo o suficiente para permitir que o ar passe livremente, fala-se em pneumotórax aberto. As pressões intratorácica e atmosférica rapidamente se igualam na vigência de tal lesão (Figura 79.2).

A incidência de pneumotórax aberto em ambiente civil é menor que 1%. Embora quaisquer ferimentos por arma de fogo ou arma branca tecnicamente produzam pneumotórax, os tecidos da parede torácica se justapõem, fechando a lesão[1,2].

Se a abertura é maior ou igual a 2/3 do diâmetro da traqueia, o ar passará preferencialmente pelo ferimento, provocando um ruído característico, denominado "traumatopneia".

Ocorre grave distúrbio ventilatório devido ao colapso do pulmão no hemitórax afetado, levando à hipóxia. Há desvio do mediastino para o lado contralateral e dificuldade de expansão do outro pulmão devida à competição entre o fluxo da abertura traqueobrônquica e o fluxo da abertura pleurocutânea.

O tratamento inicial é feito com um curativo quadrangular extenso o suficiente para cobrir todas as bordas do ferimento fixado em três de seus lados. Essa fixação faz com que o curativo funcione como uma válvula que deixa o ar sair na expiração, mas oclui o ferimento durante a inspiração.

O hemitórax lesado deve ser drenado assim que possível, em local diferente do ferimento, que geralmente necessita ser fechado cirurgicamente.

Hemotórax maciço

No hemotórax maciço, há acúmulo rápido de mais de 1,5L de sangue na cavidade pleural. A pressão torácica torna-se positiva, colapsando o pulmão e desviando a traqueia e o mediastino. As veias do pescoço podem estar túrgidas devido aos efeitos mecânicos ou colapsadas pela grave hipovolemia. Há macicez à percussão e ausência de murmúrio vesicular do lado lesado[1,2].

A causa principal são os ferimentos penetrantes que dilaceram vasos sistêmicos ou hilares.

É tratado inicialmente com reposição do volume perdido, através de dois acessos venosos calibrosos, e descompressão da cavidade torácica simultaneamente, pela drenagem no quinto espaço intercostal (Figura 79.4). Em casos de hemotórax sem pneumotórax, a drenagem deve ser realizada em ambiente hospitalar pronto para abordar lesões vasculares emergencialmente, pois a drenagem representa a descompressão pleural e pode consequentemente ativar uma lesão tamponada. Sangue tipo específico deve ser administrado assim que possível. Um volume drenado imediatamente de 20 mL/kg ou mais é altamente sugestivo da necessidade de toracotomia, bem como quando há drenagem sanguínea de 2 a 3 mL/kg por hora durante 4 horas[1,2].

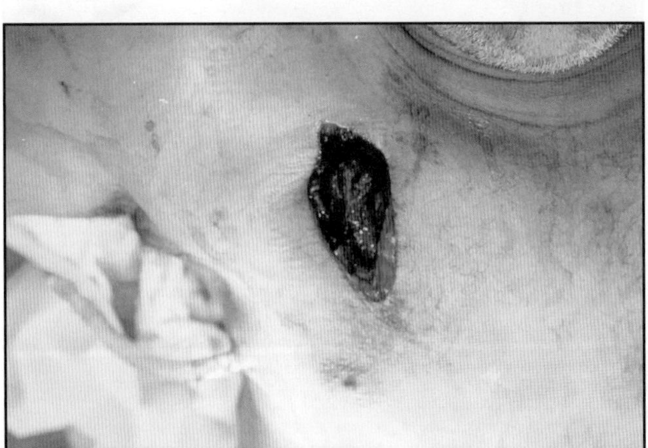

Figura 79.2. Pneumotórax aberto.

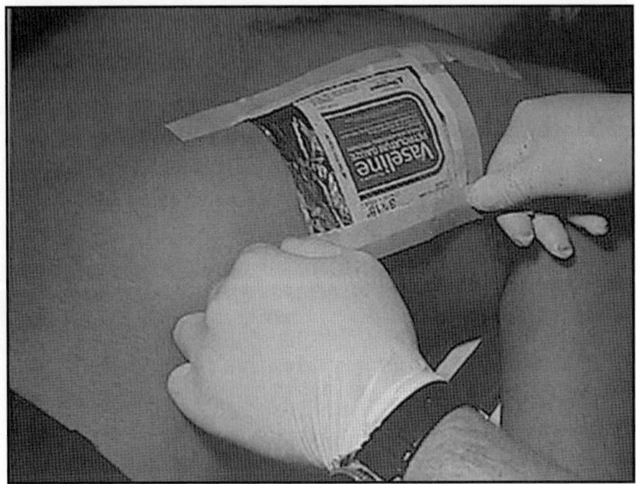

Figura 79.3. Curativo de três pontas.

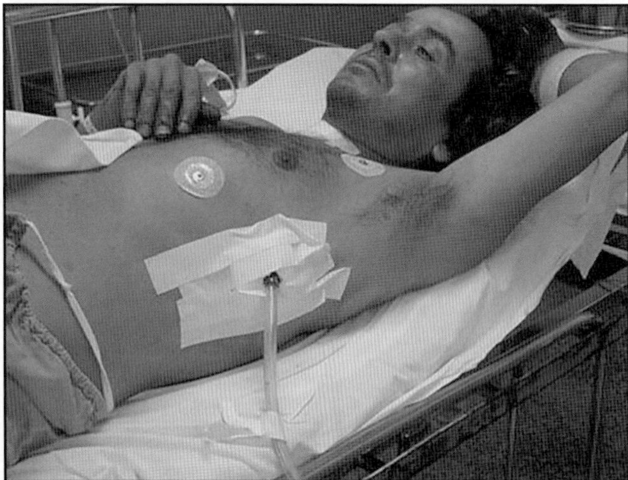

Figura 79.4. Drenagem torácica.

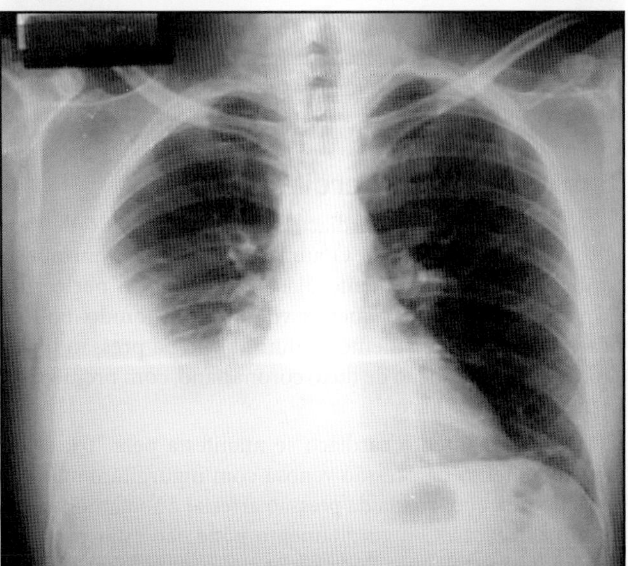

Figura 79.5. Radiografia evidenciando hemotórax.

Tórax instável

Está presente em 10% a 20% dos casos de trauma, sendo caracterizado pela falta de continuidade óssea da parede torácica, determinando mobilidade paradoxal durante o ciclo respiratório. A mortalidade é alta, sendo mais pronunciada em pacientes acima de 60 anos e rara em crianças, devido à maior complacência das costelas[1,2].

As maiores repercussões provêm da lesão pulmonar subjacente, que, com a dor associada à restrição dos movimentos respiratórios, contribui para hipóxia do paciente, que respira com dificuldade, com movimento torácico assimétrico e desordenado, e à palpação detectam-se movimentos respiratórios anormais e crepitação[5,7] (Figura 79.6).

O tratamento inicial inclui correção da hipovolemia e administração de oxigênio umidificado e controle da dor. Caso não haja hipotensão sistêmica, faz-se necessário o controle da administração intravenosa de cristaloides para evitar a congestão pulmonar. Alguns pacientes podem necessitar de ventilação mecânica. Nesse grupo, deve-se aventar a possibilidade de fixação cirúrgica das fraturas[17]. No caso de pacientes que necessitem de transferência cujo tempo possa exceder cerca de 30 minutos, pode ser considerada a drenagem torácica[5,2].

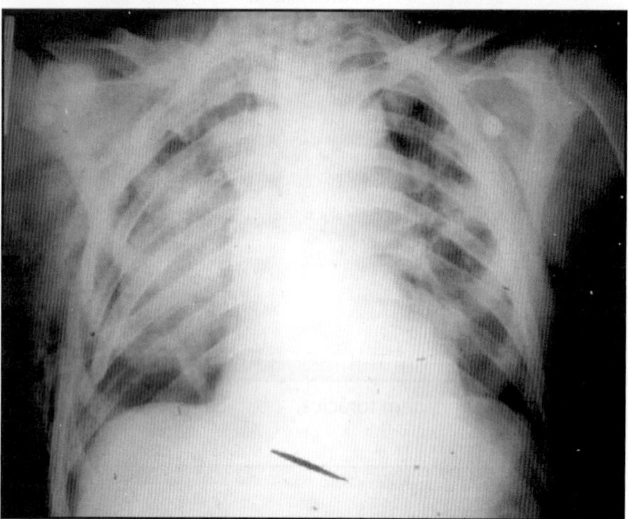

Figura 79.6. Caso de tórax instável com múltiplas fraturas e contusão pulmonar.

Tamponamento cardíaco

No tamponamento cardíaco, há acúmulo rápido de sangue no saco pericárdico. O aumento da pressão intrapericárdica reduz o enchimento diastólico. Como o pericárdio é inelástico, mesmo pequenos volumes de líquido podem ocasionar o tamponamento. A diminuição da pressão intra-aórtica causa redução de fluxo coronariano, com prejuízo do metabolismo cardíaco[3,4].

O tamponamento cardíaco se manifesta pela "tríade de Beck": aumento da pressão venosa com ingurgitamento das veias do pescoço, queda da pressão arterial e abafamento das bulhas cardíacas. O ingurgitamento pode não estar presente devido à hipovolemia. Pode haver pulso paradoxal e diminuição da pressão arterial de mais de 10 mmHg durante a inspiração. O pneumotórax hipertensivo, particularmente do lado esquerdo, pode mimetizar o tamponamento cardíaco, e a diferenciação é feita pelo timpanismo à percussão, presente apenas no pneumotórax. O aumento da pressão venosa na inspiração durante a respiração espontânea (sinal de Kussmaul) reflete o comportamento paradoxal dela na vigência de tamponamento cardíaco[3,4].

O tratamento da maioria dos pacientes com suspeita de tamponamento cardíaco deverá se iniciar com infusão endovenosa de 500 a 1.000 mL de soro fisiológica e pericardiocentese (punção de Marfan). Esse procedimento deve ser realizado com o paciente submetido à monitorização cardíaca, sendo, então, introduzida uma agulha (Jelco 14 ou 16) na região subxifoide à esquerda, em direção à ponta da escápula esquerda (Figura 79.7). O saco pericárdico é, então, puncionado e conectado a um sistema de três vias (torneirinha). Deve-se realizar a punção observando o monitor cardíaco, pois, se a ponta da agulha encostar no pericárdio, surgem arritmias tais como extrassístoles ventriculares ou espículas semelhantes a marca-passo ou mesmo inversão de onda T no monitor. Se isso ocorrer, deve-se recuar a agulha. Após a retirada do sangue do saco pericárdico, o cateter deverá ser deixado posicionado e o paciente deverá ser rapidamente encaminhado para o centro cirúrgico para o tratamento definitivo da lesão[3,4].

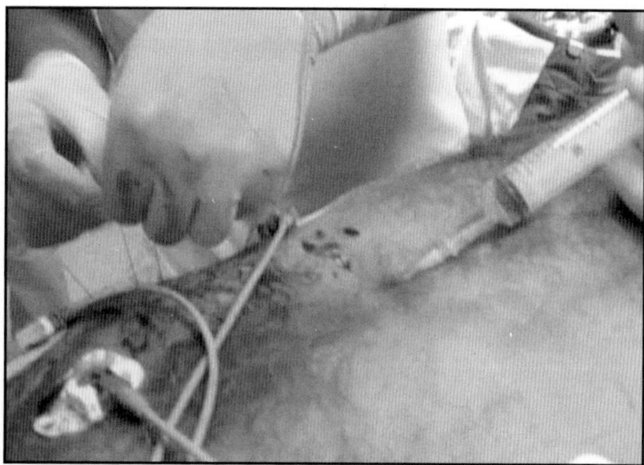

Figura 79.7. Punção do saco pericárdico.

Outras indicações de drenagem de tórax:

- Pacientes que necessitam de anestesia geral para tratamento de outras lesões, nos quais se suspeita de lesão pulmonar significativa;
- Pacientes que necessitam de ventilação com pressão positiva, nos quais se suspeita de lesão torácica grave;
- Pacientes com lesão pulmonar grave que precisam ser transferidos por transporte aéreo ou terrestre.

Drenagem torácica:

- Técnica de execução:
  1. Devidamente paramentado;

2. Determinar o local da drenagem: habitualmente no quinto espaço intercostal entre as linhas axilar anterior e linha axilar média do lado acometido;
3. Preparar cirurgicamente o local da inserção e cobrir com campos;
4. Anestesiar localmente a pele e o periósteo da costela;
5. Pinçar a extremidade proximal do dreno e a extremidade distal do comprimento desejado;
6. Montar o sistema de selo d'água;
7. Fazer uma incisão transversa (horizontal) de aproximadamente 2 a 3 cm, no local predeterminado, e dissecar com pinça Kelly de forma romba as partes moles junto à borda superior da costela inferior;
8. Perfurar a pleura parietal com a ponta da pinça hemostática romba e introduzir o dedo na incisão para evitar lesões de outros órgãos e para remover aderências, coágulos etc.;
9. Introduzir o dreno de toracostomia no espaço pleural, direcionando-o no sentido posterossuperior junto à parede interna da caixa torácica. Desclampear as duas extremidades do tubo;
10. Observar o embaçamento do tubo torácico com e expiração e se existe fluxo de ar ou sangue;
11. Conectar a extremidade distal do dreno no sistema de selo d'água;
12. Fixar o dreno no local com fio de sutura;
13. Aplicar um curativo e fixar com esparadrapo o dreno ao tórax;
14. Fazer radiografia de tórax para determinar o correto posicionamento do dreno;
15. Determinar os gases arteriais ou conectar um monitor de oximetria de pulso se necessário.

Complicações da drenagem de tórax:

1. Laceração ou perfuração de órgãos intratorácicos e/ou intra-abdominais, que podem ser evitados com a técnica de introduzir o dedo antes do dreno;
2. Contaminação da pleura, com infecção, por exemplo, empiema pleural;
3. Lesão do nervo, artéria ou veia intercostal:
    a. Transformando o pneumotórax em hemopneumotórax;
    b. Resultando em neurite ou nevralgia intercostal;
4. Colocação do dreno em posição incorreta, dentro ou fora do tórax;
5. Obstrução ou torção do dreno, deslocamento do dreno em relação à parede torácica ou desconexão do equipamento de selo d'água do dreno torácico;
    a. Pneumotórax persistente:
    b. Grande vazamento do parênquima;
6. Vazamento da pele em torno do dreno torácico; sucção excessiva aplicada ao dreno;
7. Recidiva do pneumotórax após remoção do dreno; por demora na oclusão da ferida de toracostomia;
8. Enfisema subcutâneo, usualmente no local do dreno;
9. Reação alérgica ou anafilática a produtos usados na antissepsia ou na anestesia.

Material necessário:

1. Bandeja de pequena cirurgia (cabo de bisturi, lâmina de bisturi n° 23, pinça Cherron, três pinças Kelly curvas, tesoura reta, porta-agulha, fio de sutura, campo fenestrado, anestésico local, antisséptico tópico, agulhas e seringa);
2. Sistema de selo d'água preenchido com soro fisiológico;
3. Dreno tubular multiperfurado;
4. Paramentação cirúrgica.

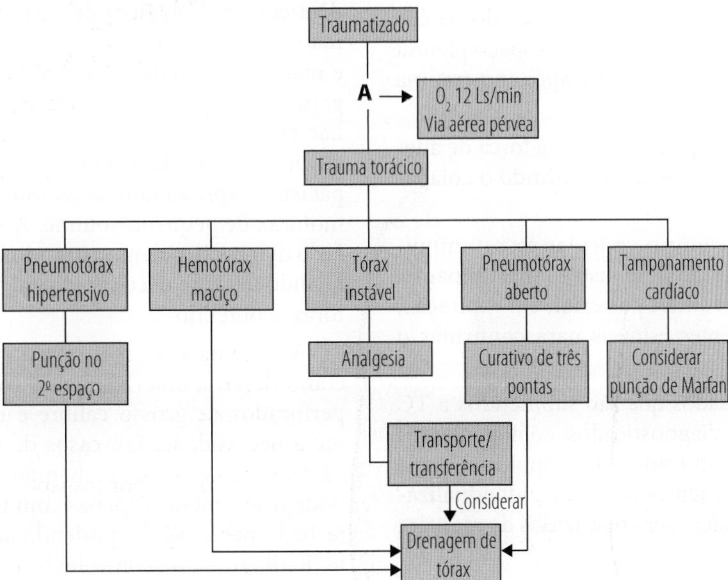

Figura 79.8. Algoritmo da avaliação primária no trauma de tórax.

Identificação das lesões potencialmente graves na avaliação secundária

Avaliação secundária

Algumas lesões com risco de vida potencial que podem não ser identificadas na avaliação primária devem ser diagnosticadas e tratadas durante a avaliação secundária. Os pacientes estão estáveis e têm alterações evidenciadas pelos exames de imagem [radiografia e/ou tomografia computadorizada (TC) de tórax][1,2].

Lesões torácicas potencialmente letais suspeitadas durante a avaliação secundária

Consideram-se como lesões potencialmente letais[14,15]:

- Pneumotórax simples;
- Hemotórax;
- Contusão pulmonar;
- Traumatismo cardíaco;
- Ruptura aórtica;
- Ruptura traumática do diafragma;
- Laceração traqueobrônquica;
- Laceração esofágica.

Tais lesões não são óbvias durante o exame físico inicial. O diagnóstico necessita de elevado índice de suspeição baseado no mecanismo de trauma, nos achados clínicos e radiológicos. No entanto, se passarem despercebidas, tais lesões podem comprometer a vida do paciente[15-17].

Pneumotórax simples

O pneumotórax é definido como a presença de ar no espaço pleural que promove o colapso pulmonar ipsilateral e é resultado da entrada de ar no espaço virtual entre a pleura visceral e a parietal. Tanto o trauma penetrante como o fechado podem causar pneumotórax. A laceração do parênquima pulmonar com vazamento de ar para o espaço pleural é a causa mais frequente de pneumotórax após um trauma contuso e penetrante[1,2].

A presença de ar no espaço pleural rompe a força de adesão entre as pleuras visceral e parietal, permitindo o colabamento do pulmão.

No quadro clínico, o murmúrio vesicular está diminuído no lado afetado e a percussão demonstra hipertimpanismo. Uma radiografia de tórax anteroposterior, em expiração, deve ser realizada em pacientes estáveis para confirmar o diagnóstico (Figura 79.9).

Atualmente, os traumatizados que são submetidos a TC de tórax muitas vezes são diagnosticados com pequenos pneumotórax, antes não identificados (pneumotórax ocultos). O tratamento desses pacientes deve ser individualizado, e os pacientes estáveis podem ser conduzidos de maneira conservadora[11].

O pneumotórax traumático, geralmente, deve ser tratado com a inserção de um dreno de tórax no quarto ou quinto espaço intercostal, anteriormente à linha axilar média. Após a inserção do dreno de tórax, é necessária uma nova radiografia de tórax para confirmar a reexpansão pulmonar

Um pneumotórax simples pode transformar-se rapidamente em pneumotórax hipertensivo com risco à vida, particularmente quando seu diagnóstico não é feito precocemente e o doente é submetido a ventilação com pressão positiva. Doentes com pneumotórax que necessitem de transporte aéreo também devem ser drenados previamente, mesmo em cabines pressurizadas[1,2].

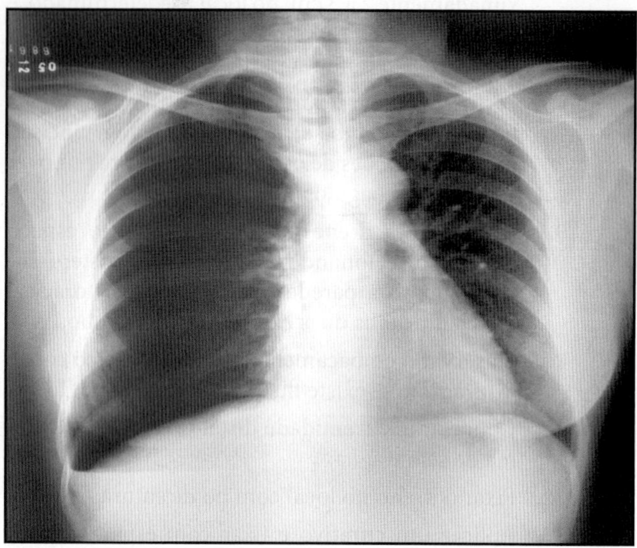

Figura 79.9. Radiografia de pneumotórax simples à direita.

Hemotórax

É definido como a presença de sangue na cavidade pleural que pode ser proveniente de lesões do parênquima pulmonar, parede torácica ou de órgãos abdominais[1,2].

Para o diagnóstico, podem ser encontrados sinais propedêuticos e radiológicos de derrame pleural no paciente traumatizado, como redução ou ausência de murmúrio vesicular e macicez à percussão. A presença de dispneia depende do grau de compressão pulmonar e da condição cardiopulmonar prévia do paciente, bem como sinais de choque hipovolêmico dependem do volume sanguíneo perdido. Muitos pacientes apresentam-se assintomáticos em virtude do hemotórax de pequeno volume. A radiografia simples de tórax faz o diagnóstico demonstrando linha de derrame pleural ou, quando feita em decúbito dorsal, velamento difuso do hemotórax acometido

A conduta a ser realizada é a drenagem pleural fechada, como descrita anteriormente, com drenos tubulares multiperfurados de grosso calibre e reposição volêmica conforme a necessidade. Em casos de trauma com pouca energia há mais de 48 horas, os hemotórax pequenos e moderados podem ser tratados apenas com toracocentese. O hemotórax fechado não coagula, podendo ser removido completamente. Radiografia de controle deve ser realizada após 24 horas para confirmar a ausência de atividade hemorrágica, pouco frequente nessa situação[2,14].

Contusão pulmonar

A contusão pulmonar é a lesão torácica potencialmente letal mais frequentemente observada no trauma contuso. Seu espectro de apresentação varia desde quadros pouco sintomáticos até quadros graves de insuficiência respiratória. A contusão pulmonar costuma apresentar evolução progressiva com piora do quadro respiratório ao longo de horas ou mesmo dias[5].

O diagnóstico é baseado nos dados do acidente com história de trauma de alta energia atingindo o tórax; dispneia progressiva muitas vezes de início tardio; hipoxemia, em geral, progressiva. Os pacientes menos frequentemente podem apresentar hemoptise. A radiografia de tórax mostra infiltrado alveolar, que mais tardiamente pode evoluir com áreas de condensação parenquimatosa, mais comumente atinge a porção posterior dos pulmões e costuma não respeitar lobos ou segmentos pulmonares. A TC de tórax delimita de forma mais precisa as áreas de comprometimento e evidencia a verdadeira extensão da lesão no parênquima pulmonar[1,2] (Figuras 79.10 e 79.11).

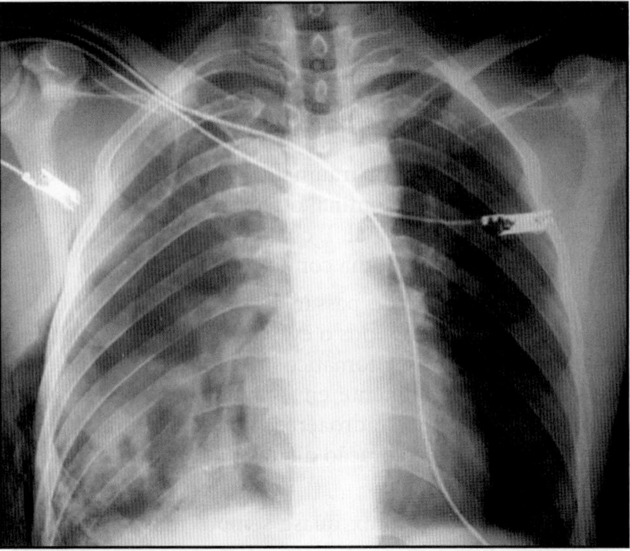

Figura 79.10. Contusão pulmonar.

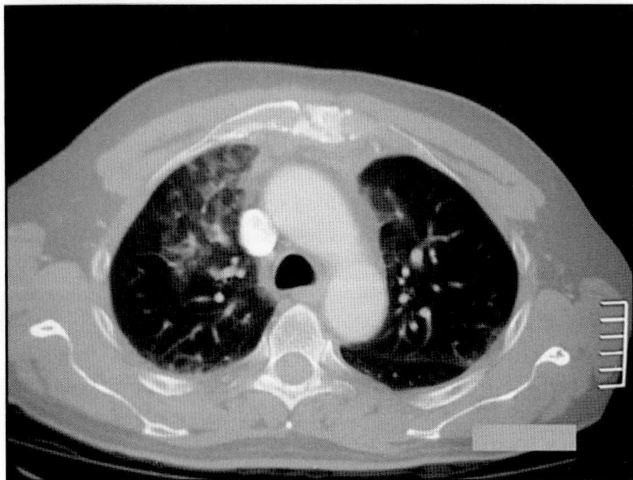

Figura 79.11. Contusão pulmonar.

Para os casos mais leves, a observação rigorosa, o controle da dor e a infusão criteriosa de líquidos e fisioterapia respiratória são medidas terapêuticas eficazes[5].

Nos casos graves, que evoluem com hipoxemia refratária e insuficiência respiratória, a ventilação mecânica invasiva ou não invasiva é necessária. A utilização do pulmão artificial (ECMO – *extracorporeal membrane oxygenation*) pode manter as funções vitais até a recuperação fisiológica, em situações em que a dimensão da lesão traumática é incompatível com a vida[19].

Lesão traqueobrônquica

A ruptura traqueobrônquica pode ser dividida em lesões da traqueia cervical ou lesões da traqueia torácica e brônquios.

A lesão da traqueia cervical pode ser provocada por trauma direto com contusão traqueal ou ferimentos no pescoço penetrantes por arma branca ou de fogo. O quadro clínico pode apresentar sinais externos de trauma cervical como: cornagem, alteração da voz, dispneia, hemoptise e enfisema cervical. O diagnóstico definitivo geralmente é realizado por broncoscopia ou exploração cirúrgica[1].

O tratamento consiste em garantir a permeabilidade de vias aéreas, após a estabilização, e a seguir avaliação para indicar tratamento conservador ou cirúrgico.

O tratamento conservador consiste em observação e está indicado caso o paciente esteja com ventilação espontânea e o quadro clínico estável.

O tratamento cirúrgico está indicado se a ventilação mecânica for necessária e pode ser feito com a realização de traqueostomia abaixo da lesão, sutura primária da lesão ou ressecção e anastomose do segmento acometido, levando em consideração a extensão e as características da lesão quanto a desvascularização, órgãos acometidos e grau de contaminação.

A laceração de traqueia torácica ou brônquios principais é causada por compressão anteroposterior do tórax, desaceleração súbita (impactos frontais ou quedas de grandes alturas) e, menos frequentemente, por ferimentos penetrantes por arma branca ou de fogo[1].

São dados sugestivos para o diagnóstico a história de trauma torácico fechado de alta energia ou trauma penetrante atingindo o segmento torácico associado a desconforto respiratório, hemoptise, pneumotórax hipertensivo ou de grandes dimensões e enfisema de subcutâneo, e fístula aérea significativa e constante pelo dreno torácico após a drenagem torácica[1,2].

O diagnóstico definitivo pode ser estabelecido pela broncoscopia e é fundamental para a programação cirúrgica. A toracotomia aberta ou videotoracotomia para abordagem da lesão pode ser necessária para tratar a lesão, podendo ser realizadas sutura primária, broncoplastia ou traqueoplastia, a depender do local e da extensão da lesão. Em pacientes que não toleram a toracotomia, é possível fazer o "controle de danos", caso o broncoscopista posicione o tubo orotraqueal abaixo da lesão. É possível, em alguns casos de lesões pericarinais, a intubação com dois tubos finos, um em cada brônquio principal, seja via oral ou traqueotomia, manter as funções vitais até a possibilidade de abordagem definitiva[3,4].

Traumatismo cardíaco contuso

A lesão cardíaca decorrente de trauma torácico fechado pode variar seu espectro de lesões desde uma contusão miocárdica até ruptura de câmara cardíaca. A contusão pode apresentar-se semelhante a uma área de infarto do miocárdio, arritmias e até falência miocárdica (rara)[3].

O diagnóstico é suspeitado por sinais externos de trauma na região torácica anterior, taquicardia inexplicada, ECG com alterações do segmento ST e presença de arritmias cardíacas em pacientes não hipoxêmicos. As enzimas cardíacas devem ser solicitadas na suspeita, pois a elevação de CPK, CKmb e troponina nas primeiras 6 horas sugere lesão miocárdica. O ecocardiograma evidencia áreas hipocinéticas sugestivas de contusão.

O tratamento é de suporte, devendo-se evitar hipoxemia, monitorização eletrocardiográfica e tratamento com antiarrítmicos. Em casos muito graves, pode ser uma indicação de ECMO[19].

Traumatismo penetrante do coração

Lesão extremamente grave pode levar ao choque hemorrágico de rápida instalação e tamponamento cardíaco. Quando o paciente portador de lesão como essa chega vivo a uma unidade de atendimento, o diagnóstico e o tratamento imediato são imperativos para evitar a evolução ao óbito[1,3].

O quadro clínico pode ser composto por ferimento da área de Ziedler (quadrilátero limitado superiormente pelo ângulo de Louis, inferiormente pelo apêndice xifoide e lateralmente pelas linhas mamilares), choque com sinais de tamponamento (tríade Beck) e choque hemorrágico grave.

A toracotomia de urgência deve ser realizada rapidamente para alívio do tamponamento e controle do sangramento[3].

Ruptura traumática de aorta

É apontada como causa frequente de morte súbita após colisões automobilísticas ou quedas de grande altura, envolvidas com mecanismo de aceleração e desaceleração súbita. Quando o paciente sobrevive ao evento inicial, a recuperação passa a ser possível, desde que a ruptura seja identificada e tratada precocemente nas primeiras horas. Nesses casos, é frequente o hematoma restrito ao mediastino, que, se extravasar para o espaço pleural, leva a hipotensão, choque e, consequentemente, óbito em minutos, se não prontamente tratado[1,2].

Sinais e sintomas são frequentemente ausentes, sendo importante investigar o mecanismo do trauma. Sinais radiológicos que podem estar presentes são alargamento de mediastino (principal sinal), desvio da traqueia para a direita, apagamento da janela aortopulmonar, fratura do primeiro e segundo arcos costais, entre outros. A arteriografia é considerada o método diagnóstico padrão, porém, com o avanço tecnológico, a TC aparece com boa capacidade de diagnóstico[1,2].

O tratamento cirúrgico deve ser realizado o mais rápido possível, por cirurgião qualificado e com o suporte adequado[3,4].

Atualmente a opção pelo tratamento endovascular vem sendo cada vez mais utilizada, com excelentes resultados, e é considerada excelente quando possível[3].

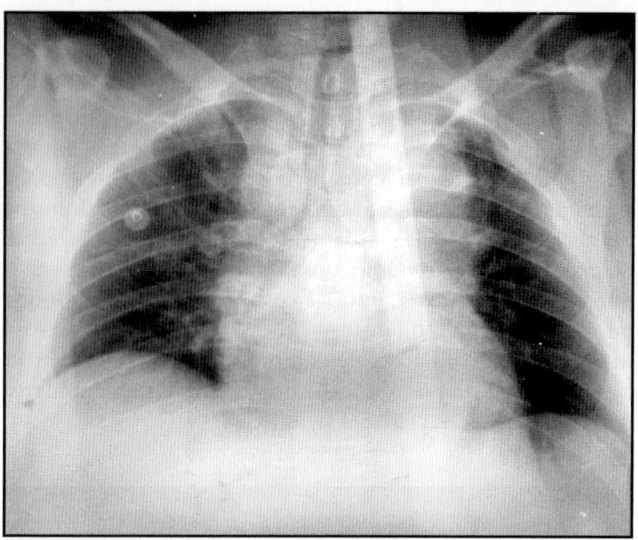

Figura 79.12. Alargamento de mediastino.

Ruptura traumática do diafragma

Pode ser causada por traumatismos contusos com compressão torácica ou abdominal ou ferimentos penetrantes da transição toracoabdominal. É cinco vezes mais comum à esquerda nos casos de trauma contuso[1,2].

Na fase aguda, pode passar despercebida, podendo ser diagnosticada até anos após o evento traumático. O paciente pode se apresentar assintomático até em franca insuficiência respiratória; eventualmente em grandes herniações podem ser auscultados ruídos hidroaéreos no tórax. Durante a drenagem de tórax, a exploração digital pode sugerir a presença das vísceras abdominais.

A radiografia de tórax quase sempre mostra alterações que devem levar à suspeita diagnóstica, pois pode demonstrar a presença de conteúdo aéreo próprio do abdome na cavidade de torácica, irregularidade do diafragma, derrame pleural, além da sonda gástrica enrolada no tórax, que geralmente permite o diagnóstico. O exame contrastado pode firmar o diagnóstico. A TC de tórax estabelece o diagnóstico quando a radiografia deixa dúvidas[4].

A hérnia diafragmática tem indicação cirúrgica e, na fase aguda, a via de acesso preferencial é a abdominal; para casos crônicos, a via preferencial passa ser a torácica[4].

Lesão esofágica

O esôfago pode ser lesado em virtude de ferimentos penetrantes do tórax, devidos a lesões iatrogênicas como na passagem de sondas e, mais raramente, nos traumas fechados de tórax. Na maioria das vezes, a lesão esofágica é assintomática na sua fase inicial, porém a demora no diagnóstico e o aparecimento de complicações como mediastinite levam a um quadro extremamente grave, com alta mortalidade[3].

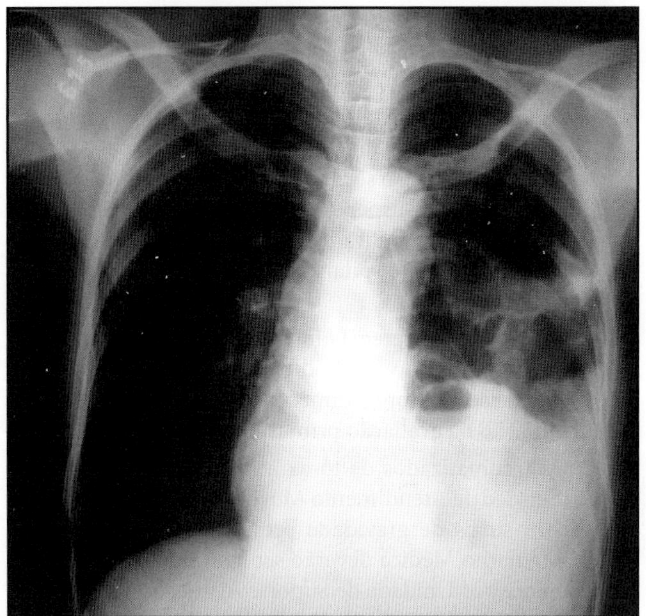

Figura 79.13. Hérnia diafragmática à esquerda.

A história de ferimento transfixante ao mediastino deve sempre levantar a suspeita. Pode aparecer dor após a manipulação do esôfago, como na passagem de sondas e endoscópios. O enfisema mediastinal pode estar presente. Em fase tardia (12 a 24 horas), aparecem dor, febre, empiema pleural, toxemia, sinais de mediastinite e até mesmo choque. O diagnóstico definitivo pode ser realizado com endoscopia digestiva alta.

A conduta na fase aguda deve ser o tratamento cirúrgico com toracotomia direita e correção cirúrgica primária da lesão. Já na fase tardia, deve-se iniciar antibioticoterapia de amplo espectro, com debridamento cirúrgico, se necessário, e desvio esofágico por esofagostomia cervical e gastrostomia para alimentação, deixando a correção definitiva postergada[3].

Ferimento transfixante do mediastino

É uma lesão de grande potencial de gravidade pela probabilidade de lesão de estruturas nobres como os grandes vasos da base (aorta, cava e seus ramos), coração, traqueia e esôfago. Diante do ferimento transfixante do mediastino, devem-se considerar duas situações: o paciente hemodinamicamente normal e o paciente hemodinamicamente instável[3].

Para o paciente hemodinamicamente normal, existe muita controvérsia se há ou não a necessidade de exploração cirúrgica de urgência. Atualmente, com o desenvolvimento de métodos diagnósticos, a tendência é de que, enquanto o paciente se mantiver estável e normal do ponto de vista hemodinâmico, ele deve ser manejado de maneira conservadora com a realização de TC, endoscopia digestiva e respiratória, além de outros exames, de acordo com o trajeto do projétil. A conduta cirúrgica é então tomada com base nos achados desses exames ou se houver estabilização do paciente[3].

Para o paciente hemodinamicamente instável, não existe controvérsia e está indicada a exploração cirúrgica imediata.

Fraturas de costela e esterno

As fraturas de costelas são as mais frequentes das lesões da parede torácica. Pode acontecer de maneira isolada ou estar associada a outras lesões internas mais graves e podem ser indicativas de impacto de alta energia cinética, devendo levar o médico a suspeitar de outras lesões de estruturas internas.

As fraturas de primeiros arcos costais (primeiro a terceiro) são indicativas trauma de alta energia cinética, uma vez que elas estão protegidas pela escápula, clavícula e membro superior, podendo associar-se a lesões pulmonares graves e trauma de aorta e grandes vasos.

As fraturas de clavícula e esterno se relacionam com trauma direto e também estão associados a traumas de grande magnitude.

As costelas intermediárias (quarta a nona) são as mais frequentemente acometidas. A compressão anteroposterior da caixa torácica força as costelas para fora, fraturando-as na sua porção média. A força aplicada diretamente sobre as costelas tende a fraturá-las e direcioná-las para dentro do tórax, aumentando o risco de lesões como o pneumotórax.

A presença de fraturas nas últimas costelas (10ª a 12ª) faz aumentar a suspeita de trauma abdominal de órgãos sólidos associado (em geral hepático, esplênico e renal).

O quadro clínico pode se apresentar-se com dor ventilatório-dependente e crepitação à palpação do arco costal fraturado. Na fratura de esterno, pode-se encontrar, além de dor, deformidade esternal (afundamento) na parede torácica anterior[1,2].

A radiografia de tórax demonstra as fraturas. As fraturas de cartilagem anterior ou disjunções costocondrais têm as mesmas implicações das fraturas de costela, porém não são visualizadas na radiografia de tórax.

A conduta nas fraturas de arcos costais não complicadas consiste no controle eficaz da dor e fisioterapia para prevenir complicações. A fixação dos ossos fraturados tem indicação em casos de dificuldade no controle da dor e nas instabilidades. O mesmo se aplica às fraturas do esterno[18] (Figura 79.14).

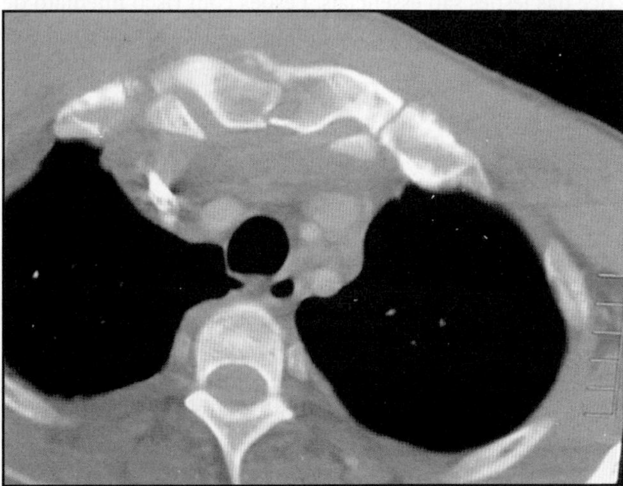

Figura 79.14. Fratura de esterno.

Conduta inicial no traumatizado de tórax atendido na rede de urgência

Nos pacientes com trauma torácico extremamente grave atendidos pelo pré-hospitalar móvel, nas situações em que a expectativa de tempo de transporte é curta para os centros de referência no atendimento ao traumatizado, devem ser realizados somente os procedimentos básicos, como imobilização com colar cervical e colocação de máscara de oxigênio; não se deve perder tempo realizando punção venosa ou intubação orotraqueal, pois o transporte rápido desses pacientes é a principal prioridade[2].

Os médicos que atendem os pacientes com traumatismo torácico no pré-hospitalar móvel ou fixo e nos hospitais necessitam estar preparados para reconhecer as lesões com risco de vida imediato e ter capacidade para a realização de procedimentos como a punção torácica e a drenagem de tórax.

Esses pacientes, após as medidas de reanimação, deverão ser regulados pela Central de Regulação Médica.

Além disso, é preciso reconhecer na avaliação secundária, baseada no mecanismo de trauma e nos achados clínicos e radiológicos, os pacientes que deverão ser encaminhados para os hospitais de referência para complementar os estudos diagnósticos[16,17].

No caso de pacientes atendidos no pré-hospitalar, apresentando estabilidade hemodinâmica e respiratória, que necessitem de drenagem de tórax (por exemplo: pneumotórax simples), recomenda-se que esses procedimentos sejam realizados no hospital de destino.

Pacientes com trauma torácico alertas, colaborativos (sem o uso de drogas) e que não apresentem dispneia ou dor torácica têm baixo risco de lesões intratorácicas significativas[16,17].

Pacientes atendidos nas Unidades de Pronto Atendimento (UPAs) ou Unidades Básicas de Saúde (UBSs) com trauma torácico, apresentando lesões de menor gravidade e que não precisem de internação hospitalar (por exemplo: fratura de costelas, contusão da parede torácica) deverão ter seu problema resolvido com tratamento e orientação adequados.

Concluindo, é alta a incidência de trauma torácico entre os politraumatizados, muitas vezes associado a grande risco de morte. A identificação e o tratamento simples e precoce das lesões são essenciais. Lesões com risco imediato de vida devem ser diagnosticadas já na avaliação primária e tratadas prontamente, permitindo que se continue à avaliação secundária.

Conclusões

- Todo traumatizado de tórax deverá receber oxigênio suplementar e medidas para garantir a permeabilidade das vias aéreas.
- As lesões que põem em risco a vida do traumatizado devem ser identificadas na avaliação primária, sendo: pneumotórax hipertensivo, hemotórax maciço, pneumotórax aberto, tamponamento cardíaco e tórax instável.
- O médico deve ter proficiência para realizar a punção torácica e a drenagem de tórax.
- A avaliação secundária e a radiografia de tórax devem fazer parte da avaliação secundária no atendimento pré-hospitalar (APH) fixo.
- Todos os pacientes atendidos no APH com lesões identificadas na avaliação primária, outras lesões identificadas na avaliação secundária e na radiografia de tórax e outras lesões suspeitas que necessitem de algum exame ou procedimento específico deverão ser referenciados para os hospitais via Central de Regulação de Urgência.
- Os pacientes referenciados deverão ter seu quadro clínico estabilizado na medida do possível, mediante a realização dos procedimentos recomendados de reanimação na avaliação primária.
- Os traumatizados de tórax atendidos no APH móvel (Serviço de Atendimento Móvel de Urgência – SAMU) com sinais de gravidade presumida pela Central de Regulação Médica deverão ser atendidos preferencialmente por Unidade de Suporte Avançado (USA) e encaminhados após avaliação primária aos hospitais de referência para atendimento ao traumatizado; a avaliação secundária poderá, se as condições permitirem, ser realizada durante o transporte.

Referências bibliográficas

1. American College of Surgeons Committee on Trauma. Advanced Trauma Life Support for Doctors, Student Course Manual. 8th ed. Chicago: American College of Surgeons; 2008.
2. Comitê do PHTLS da National Association of Emergency Medical Technicians (NAEMT); Colégio Americano de Cirurgiões. Atendimento pré-hospitalar ao traumatizado: básico e avançado. Rio de Janeiro: Elsevier; 2004.
3. Freire E. Trauma – A doença dos séculos. Rio de Janeiro: Atheneu; 2001. v. 1-2.
4. Mantovani M. Suporte básico e avançado de vida no trauma. São Paulo: Atheneu; 2005.
5. Wanek S, Mayberry JC. Blunt thoracic trauma: flail chest, pulmonary contusion, and blast injury. Crit Care Clin. 2004;20:71.
6. Rossen B, Laursen NO, Just S. Chest radiography after minor chest trauma. Acta Radiol. 1987;28:53.
7. Liman ST, Kuzucu A, Tastepe AI, Ulasan GN, Topcu S. Chest injury due to blunt trauma. Eur J Cardiothorac Surg. 2003;23(3):374-8.
8. Rodriguez RM, Hendey GW, Marek G, Dery RA, Bjoring A. A pilot study to derive clinical variables for selective chest radiography in blunt trauma patients. Ann Emerg Med. 2006;47(5):415-8.
9. Nirula R, Talmor D, Brasel K. Predicting significant torso trauma. J Trauma. 2005;59:132.
10. Newman RJ, Jones IS. A prospective study of 413 consecutive car occupants with chest injuries. J Trauma. 1984;24:129.
11. Ball CG, Kirkpatrick AW, Laupland KB, Fox DI, Nicolaou S, Anderson IB, et al. Incidence, risk factors, and outcomes for occult pneumothoraces in victims of major trauma. J Trauma. 2005;59(4):917-24
12. Ullman EA, Donley LP, Brady WJ. Pulmonary trauma emergency department evaluation and management. Emerg Med Clin North Am. 2003;21:291.
13. Kohn MA, Hammel JM, Bretz SW, Stangby A. Trauma team activation criteria as predictors of patient disposition from the emergency department. Acad Emerg Med. 2004;11:1.
14. Dubinsky I, Low A. Non-life-threatening blunt chest trauma: appropriate investigation and treatment. Am J Emerg Med. 1997;15(3):240.

15. Chen SC, Markmann JF, Kauder DR, Schwab CW. Hemopneumothorax missed by auscultation in penetrating chest injury. J Trauma. 1997;42(1):86.
16. Bokhari F, Brakenridge S, Nagy K, Roberts R, Smith R, Joseph K, et al. Prospective evaluation of the sensitivity of physical examination in chest trauma. J Trauma. 2002;53(6):1135.
17. Rodriguez RM, Hendey GW, Mower W, Kea B, Fortman J, Merchant G, et al. Derivation of a decision instrument for selective chest radiography in blunt trauma. J Trauma. 2011;71(3):549-53.
18. Bhatnagar A, Mayberry J, Nirula R. Rib fracture fixation for flail chest: what is the benefit? J Am Coll Surg. 2012;215(2):201-5.
19. Dreizin D, Menaker J, Scalea TM. Extracorporeal membranous oxygenation (ECMO) in polytrauma: what the radiologist needs to know. Emerg Radiol. 2015;22(5):565-76.

80

TRAUMA ABDOMINAL

André Luciano Baitello
Roberto Kaoru Yagi
José Carlos Palchetti
José Liberato Ferreira Caboclo

Introdução

Trauma abdominal é uma lesão física causada pela transferência de energia para a pessoa envolvida e para as estruturas da cavidade abdominal[1,2].

Lesões abdominais por traumas, quando não adequadamente tratados, são causa frequente de mortes evitáveis[1,2].

O abdome é uma cavidade que contém diversos órgãos sólidos, tais como fígado, baço, pâncreas, rins e vísceras ocas (esôfago, estômago, intestino delgado, intestino grosso, reto, bexiga), e ainda outras estruturas, como diafragma, pelve, coluna e vasos de grosso calibre (aorta, artérias ilíacas, vasos mesentéricos e veia cava). As lesões traumáticas desses órgãos e estruturas podem levar à morte imediata por choque hemorrágico ou, tardiamente, por infecção. As lesões abdominais ocorrem muitas vezes em associação com outras, principalmente do tórax. Isso significa que a contusão no abdome pode estar acompanhada de lesão do tórax, bem como lesões penetrantes do abdome podem levar a lesões também da cavidade torácica[3,4].

A anatomia da superfície do abdome se estende desde a linha mamilar até a prega da virilha anteriormente e das extremidades das escápulas até a prega glútea posteriormente. Os limites anatômicos específicos do abdome são o diafragma, a musculatura da parede abdominal, as estruturas esqueléticas pélvicas e a coluna vertebral. Existem três regiões básicas do abdome: a cavidade peritoneal, com seu componente intratorácico, o retroperitônio e a porção pélvica. Uma vez que o diafragma pode se elevar até a altura do quarto espaço intercostal, o trauma na região torácica inferior pode envolver os órgãos abdominais[3].

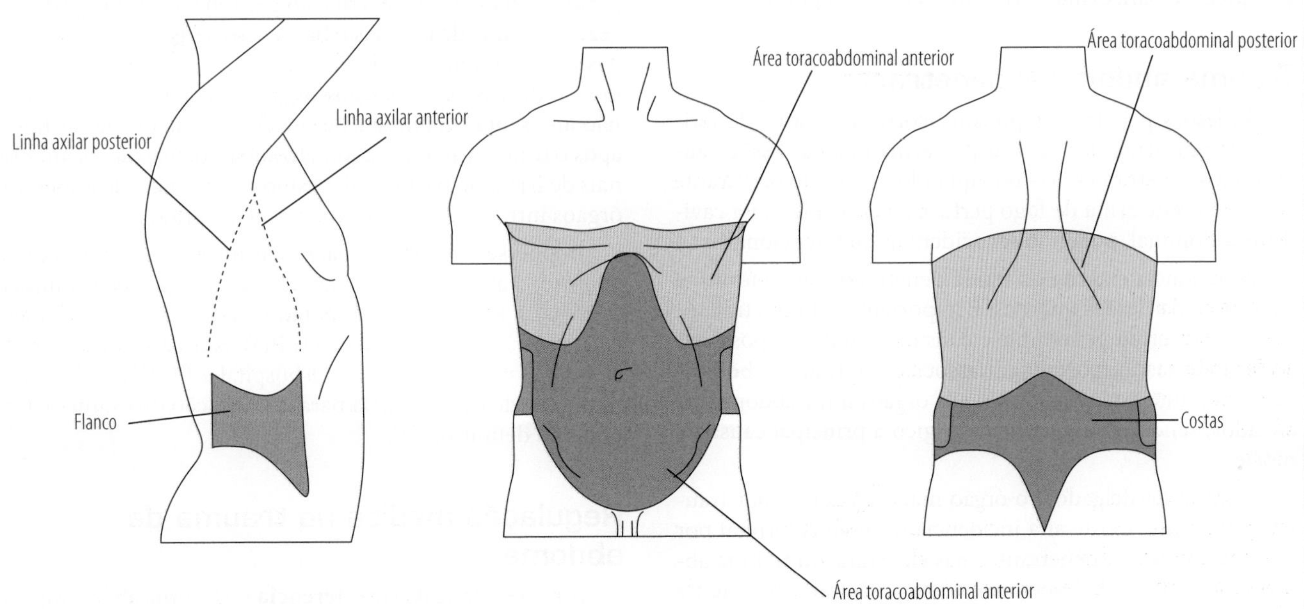

Figura 80.1. Anatomia de superfície do abdome.

O trauma abdominal é classificado pelo mecanismo envolvido em trauma contuso (fechado) e penetrante (aberto). O mecanismo do trauma e o estado hemodinâmico do paciente determinam o processo de investigação diagnóstica[3].

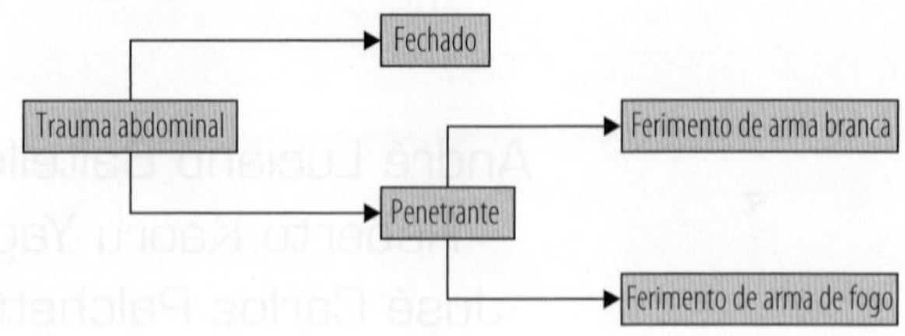

Figura 80.2. Tipos de trauma abdominal.

Trauma abdominal contuso

As causas do trauma abdominal contuso englobam acidentes com veículo automotor, acidentes com motocicleta, atropelamentos de pedestres por automóveis, quedas e agressões[1].

O trauma abdominal contuso pode ocasionar múltiplas lesões em diferentes órgãos. Os órgãos mais frequentemente acometidos são o fígado e o baço[5,6].

As complicações do trauma abdominal contuso incluem peritonite, choque hemorrágico e morte. As lesões comuns são divididas em duas categorias: lesões em órgãos sólidos (por exemplo, fígado, baço, pâncreas, rins) e em vísceras ocas (por exemplo, estômago, intestino grosso e delgado, vesícula biliar, bexiga urinária). As lesões de órgãos sólidos variam desde lesões menores, como lacerações menores no fígado, baço ou rins até lesões devastadoras, que exigem intervenção imediata. As lesões de víscera oca exigem intervenção cirúrgica precoce para evitar peritonite e choque séptico[5,6].

Trauma abdominal penetrante

As lesões penetrantes podem ocorrer em casos de ferimentos por arma de fogo ou por arma branca. Lesões abdominais penetrantes ocorrem quando um objeto perfurante ou projéteis de arma de fogo perfura a pele e adentra a cavidade abdominal, podendo ser acidentais ou intencionais

A aparência externa da ferida penetrante não determina a extensão das lesões internas. É importante definir a trajetória de uma ferida penetrante e considerar todas as possíveis lesões internas. A mortalidade associada ao trauma abdominal penetrante está relacionada aos órgãos intra-abdominais afetados, sendo o choque hemorrágico a principal causa da morte[5].

O intestino delgado é o órgão mais acometido por trauma penetrante. Existe alta incidência de lesão colorretal por trauma abdominal penetrante, mas ela é rara em trauma abdominal contuso. As lesões no estômago são raras no trauma abdominal contuso, mas são comuns no trauma abdominal penetrante. A lesão pancreática é mais comum no trauma abdominal penetrante que no contuso e existe alta incidência de lesão diafragmática no traumatismo toracoabdominal penetrante[6].

Atendimento ao traumatizado de abdome na rede de urgência e emergência

O atendimento primário (A, B, C, D, E) e a reanimação deverão ser a primeira medida a ser realizada no traumatizado de abdome. Objetos encravados não devem ser retirados, e pacientes com trauma penetrante eviscerados devem ter as vísceras cobertas por compressas úmidas e ser encaminhados para o hospital de referência[7] (Figura 80.3).

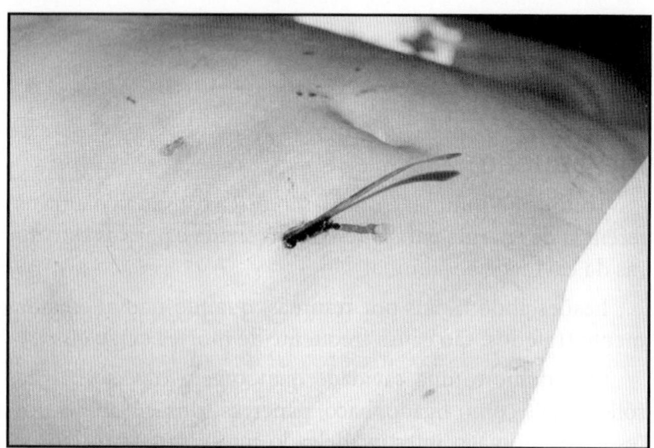

Figura 80.3. Ferimento penetrante por arma branca.

O exame do abdome faz parte da avaliação secundária[3]. O exame físico do abdome, na fase inicial do atendimento do traumatizado, não é confiável para afastar lesões graves. Vários fatores contribuem para esse fato, entre eles: o hemoperitônio não promove irritação peritoneal em boa parte das vezes, fraturas de costelas e bacia associados, lesões associadas como trauma cranioencefálico e trauma raquimedular, uso de drogas, as lesões dos órgãos retroperitoneais podem não apresentar manifestações evidentes nas primeiras horas após o trauma; assim o traumatizado pode não apresentar sinais de irritação peritoneal mesmo em vigência de lesões dos órgãos intra-abdominais extremamente graves[3,7].

Impõe-se em várias situações, principalmente no trauma contuso, a avaliação com métodos de imagem como ultrassom (US), tomografia computadorizada (TC) de abdome e lavado peritoneal diagnóstico (LPD). Nos casos de pacientes atendidos no atendimento pré-hospitalar (APH), existe a necessidade de transferência para a realização de exames e tratamento definitivo[3,8-10].

Regulação médica no trauma de abdome

A **necessidade de transferência** no trauma abdominal no ambiente pré-hospitalar para os hospitais de referência depende dos seguintes fatores de prioridade[5-7,11]:

A- Estado hemodinâmico do paciente

B- Sinais clínicos e mecanismo de trauma de potencial gravidade

C- Tipo de trauma: contuso ou penetrante

D- Localização do ferimento nos casos de trauma penetrante por arma branca

A – Se o paciente apresenta sinais de instabilidade hemodinâmica com hipotensão arterial e taquicardia persistente, deverá ser encaminhado imediatamente, após avaliação primária e reanimação, para o hospital de referência em trauma, via Central de Regulação Médica, com transporte preferencial com Unidade de Suporte Avançado (USA). A obtenção de acesso venoso e a reposição volêmica não devem retardar o encaminhamento do traumatizado, mas podem ser úteis em casos de transporte a longa distância, que ultrapasse 10 minutos, e quando não retardem o atendimento definitivo[6].

Se o paciente foi vítima de ferimento penetrante no abdome, a reposição volêmica no APH deve ser criteriosa, tendo como meta razoável uma pressão arterial sistólica de cerca 90 a 100 mmHg[10,11].

B – Na presença de sinais clínicos de potencial gravidade:

- Evisceração;
- Distensão abdominal e choque;
- Hematúria;
- Toque retal com sangue;
- Sinais clínicos sugestivos de lesão de uretra;
- Sinais clínicos de hérnia diafragmática;
- Sinal de lesão pelo cinto de segurança marcado no abdome (Figura 80.4);
- Hérnia abdominal traumática;
- Irritação peritoneal.

O paciente deverá ser encaminhado para o hospital de referência depois de realizada a avaliação primária e secundária via Central de Regulação Médica com USA ou Unidade de Suporte Básico (USB).

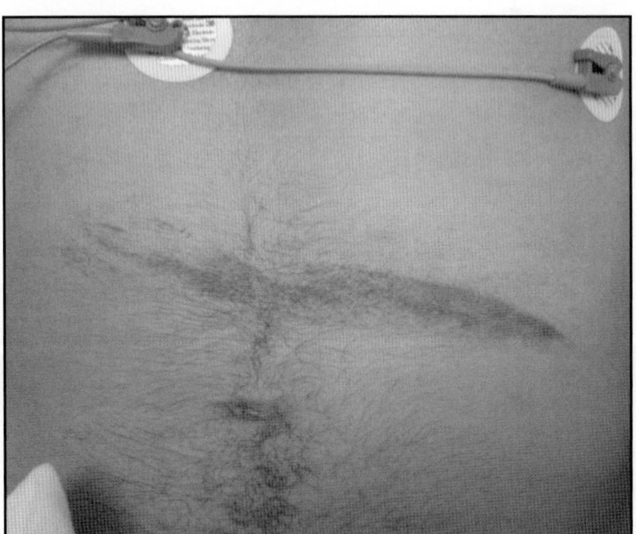

Figura 80.4. Sinal do cinto de segurança no abdome.

C – Nos casos de trauma penetrante por arma de fogo, com estabilidade hemodinâmica, que apresentam alto potencial de destruição, atingindo qualquer região do abdome, os pacientes devem ser submetidos à laparotomia na grande maioria das vezes, assim, devem ser encaminhados para o hospital de referência após avaliação primária e secundária, sendo encaminhados via Central de Regulação Médica com USA ou USB.

D – Em pacientes com estabilidade hemodinâmica nos casos de ferimentos penetrantes do abdome por arma branca (faca, estilete etc.), a localização do ferimento na parede abdominal determina a conduta específica[12,13].

Ferimentos na face anterior do abdome devem ser submetidos à exploração digital. Caso fique evidente que tenha ocorrido penetração da cavidade peritoneal, o paciente deverá ser encaminhado para o hospital com USB (Figura 80.5).

Em caso de não penetração do peritônio ou dúvida da penetração na cavidade, o paciente deverá permanecer em observação por 24 a 48 horas. Se ele permanecer assintomático, com exame físico normal e hemograma normal, deve receber alta com orientações. Nos casos de evolução do quadro clínico, com mudanças no exame físico ou surgimento de dor abdominal, o paciente deverá ser encaminhado para o hospital de referência.

Ferimentos na transição toracoabdominal (Figura 80.6) não deverão ser explorados, devendo-se considerar a necessidade de drenagem de tórax[14] e encaminhamento para o hospital de referência com USA ou USB, via Central de Regulação Médica.

Pacientes com ferimentos por arma branca no flanco ou dorso, na maioria dos casos, deverão ser encaminhados para o hospital de referência para realização de TC de abdome com triplo contraste ou laparotomia, via Central de Regulação Médica, com USB ou USA[13,14].

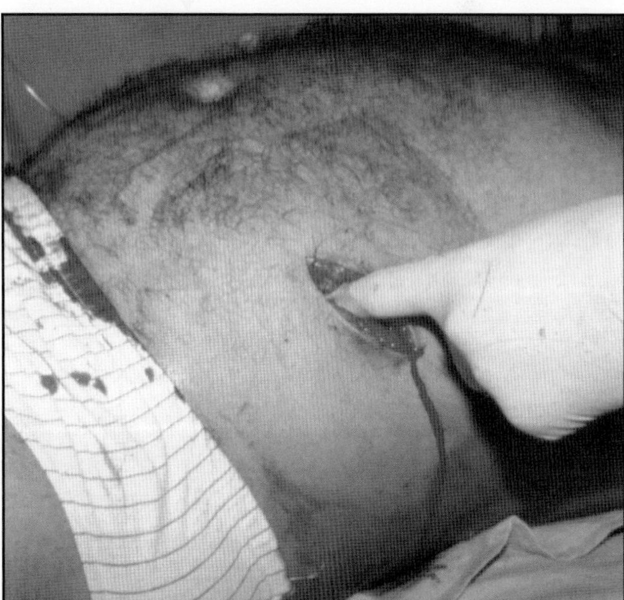

Figura 80.5. Ferimento penetrante por arma branca na face anterior do abdome submetido à exploração digital.

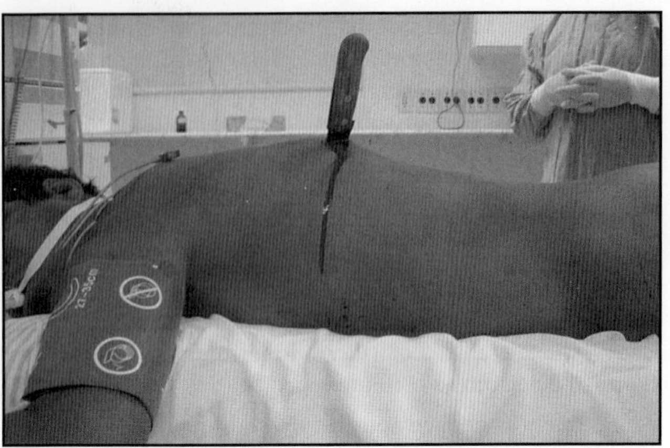

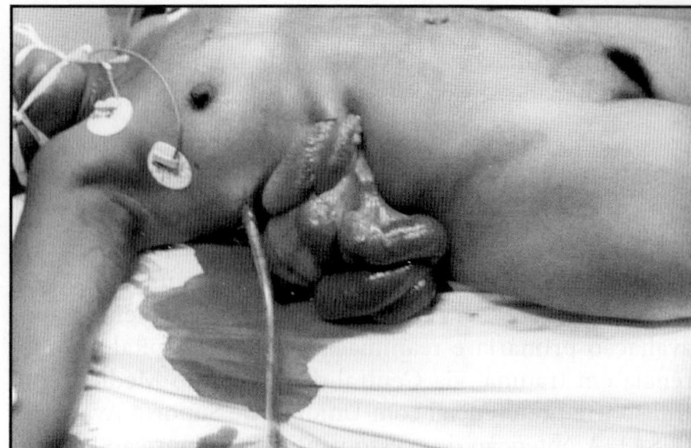

Figura 80.6. Ferimentos na transição toracoabdominal.

- Trauma abdominal
  - Avaliação primária e reanimação
    - Instável hemodinamicamente
      - Hospital de referência
    - Estável hemodinamicamente
      - Trauma penetrante
        - Arma de fogo
          - Hospital de referência
        - Arma branca
          - Localização
            - Face anterior
              - Exploração digital
                - +
                  - Hospital de referência
                - –
                  - UPA
                    - Observação e alta com orientação
            - Dorso transição toracoabdominal flanco
              - Hospital de referência
      - Sinais clínicos de gravidade
        - Hospital de referência
      - Trauma contuso
        - Hospital de referência

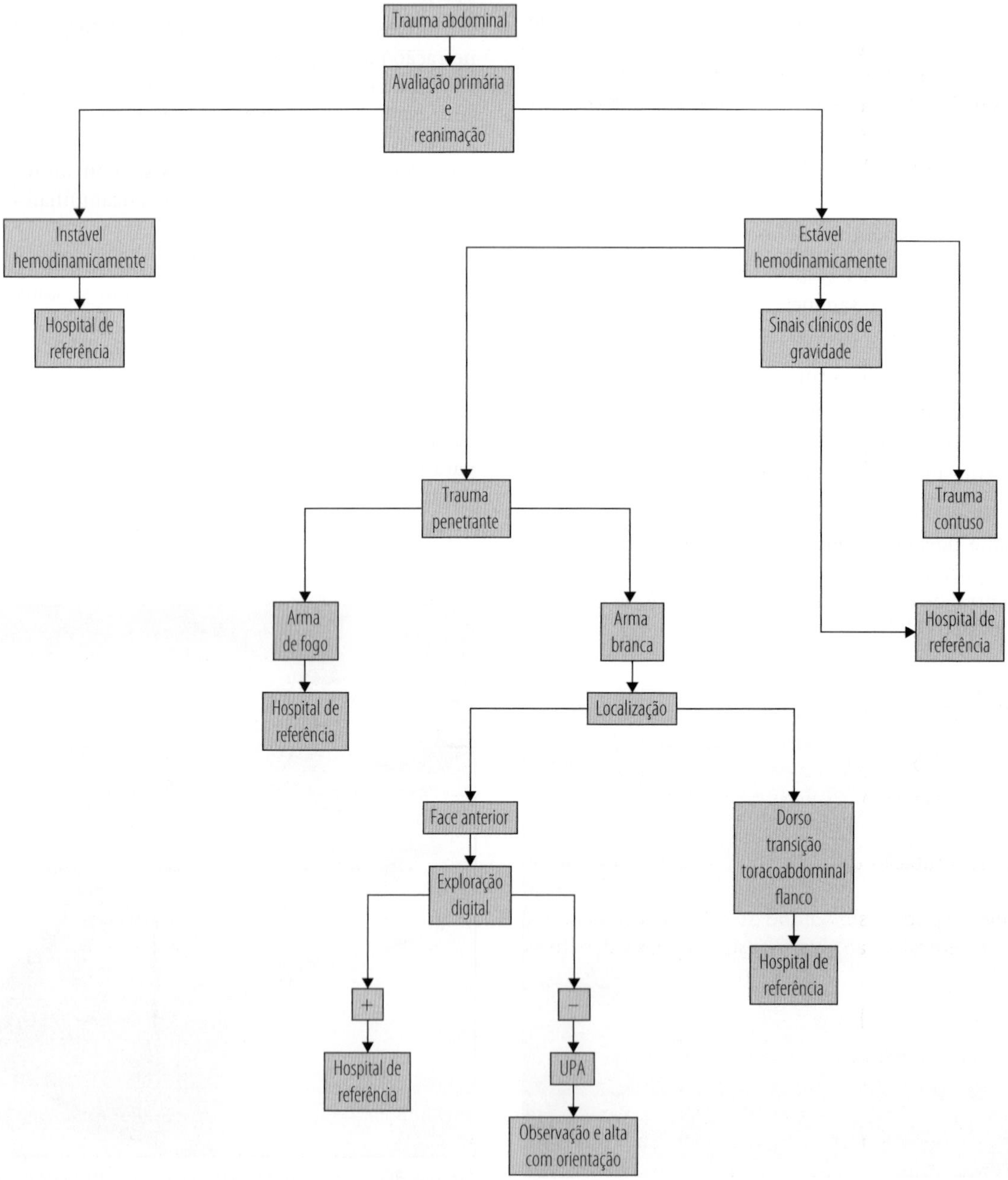

Figura 80.7 Modelo de protocolo de regulação para o trauma abdominal.

Atendimento ao traumatizado de abdome na rede hospitalar

Métodos diagnósticos e como utilizá-los

O exame físico do abdome é pouco confiável em pacientes com traumatismos ou disfunção no sistema nervoso central provocados por trauma ou uso de drogas. A abordagem diagnóstica adequada muitas vezes requer a aplicação de exames auxiliares. Os métodos mais importantes, além do exame físico, são a lavado peritoneal diagnóstica (LPD), a TC, o US e a laparoscopia que permitem realizar diagnósticos com maior precocidade[14].

Métodos de diagnóstico

Exame físico

O exame físico é a principal maneira de detectar a necessidade de uma laparotomia de urgência. No paciente com exame neurológico normal apresentando sinais e sintomas inequívocos de lesão abdominal, incluindo dor, defesa e a rigidez ao exame (peritonismo), além de evisceração e choque com distensão abdominal, a estratégia mais comum é a realização de laparotomia exploradora de urgência, sem a necessidade de prosseguir com a investigação diagnóstica com outros exames. Esse caso frequentemente é observado em lesões penetrantes. Da mesma forma, a laparotomia de emergência está indicada em pacientes com trauma fechado de abdome e instabilidade hemodinâmica, quando o exame físico indicar a presença inequívoca de lesão intra-abdominal[5].

Entretanto, a urgência aplicada na conduta de lesões não cirúrgicas, identificadas na TC em pacientes estáveis é diferente da urgência da abordagem tradicional do trauma abdominal fechado, pois, a partir da identificação desse tipo de lesão, a questão relevante passa a ser a identificação do grau de estabilidade e a presença de irritação peritoneal. Muitos pacientes com lesões em órgãos sólidos intra-abdominais podem ser tratados de forma conservadora (não operatória) com sucesso.

Além disso, muitas lesões associadas, especialmente fraturas ósseas, contribuem para a perda sanguínea. Os pacientes com perda sanguínea e lesões de órgãos sólidos podem se apresentar com relativa estabilidade hemodinâmica. Nestes, é importante determinar se a instabilidade do paciente é secundária ao sangramento abdominal ou se pode ser explicada pelas lesões associadas. É necessária adequada avaliação clínica nesses casos[5].

Há grande limitação do exame físico na presença de rebaixamento do nível de consciência ou confusão mental. Essas disfunções podem ser secundárias à lesão direta no sistema nervoso central ou ao abuso de substâncias psicoativas.

Lavado peritoneal diagnóstico (LPD)

A LPD foi a primeira técnica confiável e bem-estabelecida para o diagnóstico do hemoperitônio. Foi introduzida na prática clínica por Root *et al.* em 1965. Mesmo sendo útil, principalmente no diagnóstico de hemoperitônio, ela pode identificar também lesões em vísceras ocas com contaminação de conteúdo entérico na cavidade[6].

Tabela 80.1. Métodos diagnósticos

	A favor	Contra
Exame físico	Fácil realização Boa acurácia quando positivo	Lesões associadas Estado mental alterado
Lavado peritoneal	Alta sensibilidade Lesões de vísceras ocas	Muito sensível Invasivo Não detecta lesões no retroperitônio
TC de abdome	Melhores informações	Necessita de transporte Ruim para pacientes instáveis
Ultrassom	Não invasivo Rápido Boa sensibilidade Portátil Exames seriados	Baixa especificidade Operador-dependente
Laparoscopia	Identifica penetração na cavidade peritoneal	Anestesia geral Não confiável em trauma fechado

A técnica aberta é a mais frequentemente utilizada e consiste em uma incisão longitudinal periumbilical (geralmente infraumbilical) até o peritônio (nos casos de fratura da pelve, a incisão é feita acima da cicatriz umbilical; quando não houver fratura, é feita abaixo), que é visualizado e aberto para a inserção de um cateter de diálise peritoneal. Após a inserção do cateter, aspira-se o material da cavidade e, caso não reflua sangue, deve-se instilar 1L de soro fisiológico morno no adulto. Os critérios de positividade da LPD em traumas fechados incluem: (1) aspiração de pelo menos 10 mL de sangue na aspiração inicial; (2) 100.000/mm^3 de hemácias ou 500/mm^3 de leucócitos, após infusão de 1L de solução cristaloide na cavidade; (3) presença de bile ou fibras (Figura 80.8).

A partir de sua introdução na prática clínica, a LPD foi, por duas décadas, o padrão-ouro na comparação com outras estratégias diagnósticas no trauma abdominal. Entretanto, nos últimos anos, essa técnica foi relegada ao segundo plano de triagem de rotina, e hoje tem um novo papel. Com o

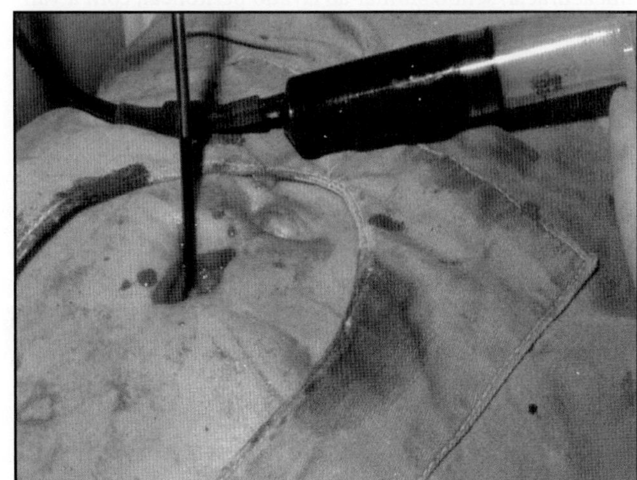

Figura 80.8. Lavado peritoneal diagnóstico macroscopicamente positivo.

passar do tempo, ficou claro que existem problemas com o uso da LPD na investigação de lesões abdominais em traumatismos fechados. Além de ser invasiva, foram observadas complicações vasculares e lesões de vísceras associadas. As principais limitações do método são elevada sensibilidade e baixíssima especificidade. Apenas 20 mL de sangue são necessários para tornar a LPD macroscopicamente positiva. Anteriormente ao manejo não cirúrgico de lesões de órgãos sólidos, era comum que todo baço lesionado fosse tratado com esplenectomia e que qualquer dano ocasionado ao fígado fosse abordado com hemostasia e drenagem. Assim que começou a ficar evidente que muitos desses procedimentos cirúrgicos não cumpriam sua finalidade terapêutica e que o manejo conservador de lesões abdominais fechadas de órgãos sólidos era seguro em casos selecionados, o papel da LPD foi redefinido[14].

Ultrassom de abdome

O US de abdome realizado na sala de emergência é utilizado por cirurgiões europeus e japoneses há mais de uma década, porém seu uso em maior escala é recente nos Estados Unidos e ainda muito incipiente no Brasil. Não é mais obrigatória a realização do US por um radiologista, pois esse exame integra agora protocolos para investigação do trauma abdominal na sala de emergência (FAST) (Figura 80.9).

As vantagens do US de abdome incluem baixo custo, rapidez, portabilidade, não invasividade e sensibilidade. O exame é rápido e pode ser realizado na sala de emergência logo após a admissão. A presença de líquido no espaço subfrênico, no sub-hepático, na goteira parietocólica, na pelve e no pericárdio pode ser detectada facilmente pelo US (Figura 80.10).

A sensibilidade do US para o diagnóstico de hemoperitônio é acima de 90%. A qualidade do exame é prejudicada tecnicamente por obesidade, enfisema subcutâneo e distensão gasosa importante das vísceras abdominais.

As limitações do US de abdome são sua baixa especificidade para identificar um órgão individualmente lesado e a dependência do operador. De maneira geral, o US de abdome é usado, atualmente, para a detecção de hemorragias intra-abdominais, finalidade para a qual foi comprovada sua alta acurácia, sendo similar ao lavado peritoneal, com a vantagem de ser mais rápido e não invasivo e possibilitar a realização de exames seriados com maior facilidade. O US vai colocando à LPD a um papel histórico[5].

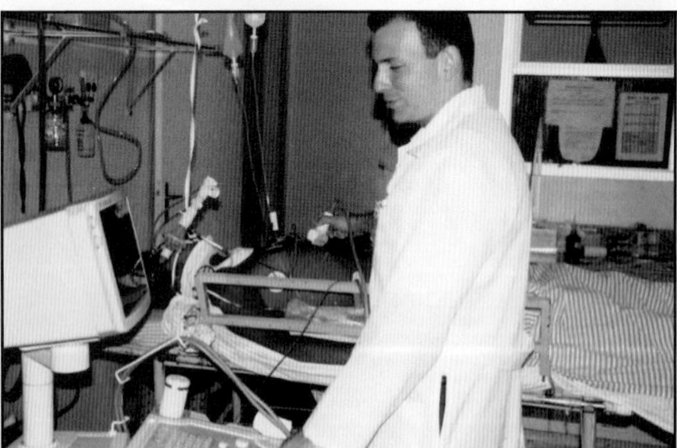

Figura 80.9. Ultrassom realizado à beira do leito de emergência (FAST).

A TC de abdome possibilita uma melhor definição de órgãos e a avaliação do retroperitônio.

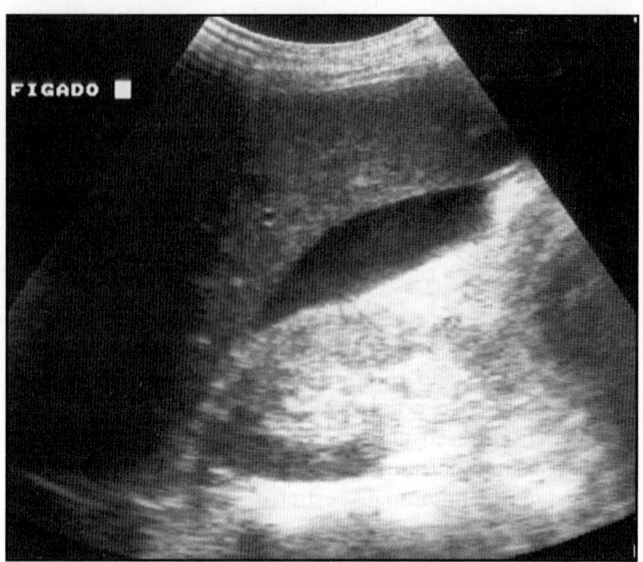

Figura 80.10. Ultrassom positivo para líquido no espaço de Morrison.

Tomografia computadorizada de abdome

Nas últimas décadas, a TC de abdome tem substituído gradativamente a LPD como método de diagnóstico de rotina em casos de trauma abdominal fechado com estabilidade hemodinâmica e sem irritação peritoneal, passando a ser o método mais utilizado nos centros de referência. Outras vantagens da TC de abdome incluem a possibilidade de avaliação simultânea de lesões associadas, como fraturas vertebrais e da pelve. Entretanto, a TC tem as limitações do custo elevado e do tempo requerido para realização do exame. Essas limitações têm diminuído de forma significativa com o aumento da proporção de pacientes vítimas de trauma abdominal submetidos ao manejo não cirúrgico. A especificidade dos métodos disponíveis é que vem alterando a abordagem diagnóstica desses pacientes. O LPD somente revela a presença de sangramento. Além disso, muitas lesões retroperitoneais não são detectadas pelo LPD; já a TC pode oferecer boas informações, embora não perfeitas, sobre o pâncreas, o duodeno e o trato geniturinário[5].

A TC de abdome superou a urografia excretora na investigação de hematúria em pacientes vítimas de trauma fechado, e as lesões da artéria renal são diagnosticadas em maior número e mais precocemente que no passado. Isso ocorre porque essas lesões causam nenhuma, ou mínima, hematúria microscópica e são visualizadas acidentalmente na TC de abdome[6].

A técnica para identificação de lesões traumáticas abdominais já está bem padronizada. Inicia-se no tórax inferior, com cortes de 1 a 2 cm, descendo até a pelve. Podem ser realizadas varreduras com ou sem contraste. A utilização, via oral ou via sonda nasogástrica, de contraste demonstra a localização e a integridade do trato gastrointestinal superior. O contraste endovenoso é usado para definir possíveis lesões, bem como a irrigação para os órgãos e, muitas vezes, para a identificação de sangramento ativo. Com essa finalidade, 100 a 150 mL de contraste são administrados momentos antes do início do exame. A geração mais nova de aparelhos de tomografia helicoidais melhorou a qualidade e o valor da TC na investigação diagnóstica. *Softwares* e aparelhos mais modernos permitem exames mais rápidos e com maior resolução da imagem. Anteriormente, um exame tomográfico de abdome demorava cerca de 30 minutos. Os aparelhos novos podem completar as duas varreduras, com e sem contraste, em menos de 5 minutos[5].

A maior resolução das imagens possibilitou uma melhor definição das lesões de órgãos sólidos quando comparada à alcançada por aparelhos mais antigos. Avanços no campo de programas de computador podem melhorar ainda mais a qualidade das imagens de TC (Figura 80.11).

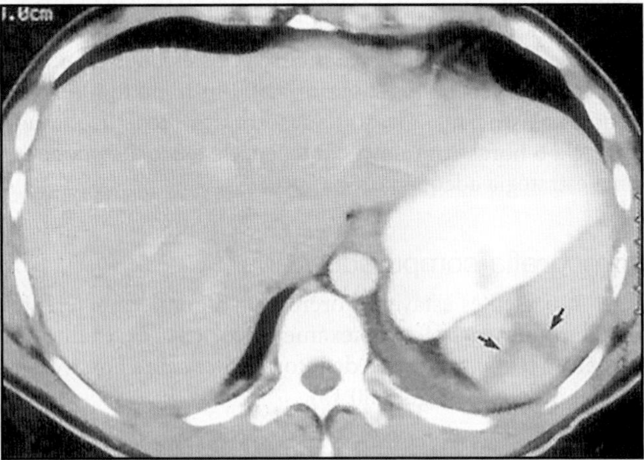

Figura 80.11. TC de abdome mostrando lesão esplênica.

Laparoscopia diagnóstica (LD)

A laparoscopia assumiu um papel importante na cirurgia geral nos últimos anos; no início, devido à sua superioridade em relação à cirurgia aberta para cirurgias eletivas. Essa técnica foi incorporada rapidamente a outras abordagens cirúrgicas terapêuticas e diagnósticas correlatas. Na verdade, o uso da laparoscopia como instrumento diagnóstico no trauma representa uma redescoberta e uma incógnita[6].

Conforme as técnicas operatórias laparoscópicas melhoram, há tendência à sua utilização em lesões selecionadas, como, por exemplo, lacerações de diafragma e algumas lesões de intestino (Figura 80.12).

É questionável se a LD terá impacto na abordagem diagnóstica de pacientes com traumatismos fechados e penetrantes de abdome. O retroperitônio é uma região de difícil visualização durante a LD. Outro problema relevante é que, apesar de proporcionar a visualização direta do fígado e algumas lesões esplênicas, a LD não permite a avaliação da profundidade e da extensão das lesões. A TC de abdome fornece mais informações nesse sentido, eliminando a transferência do paciente à sala de cirurgia, procedimento necessário para a realização da LD. A invasividade e o pneumoperitônio hipertensivo da LD carrega vários problemas em potencial. Há risco de lesão de estruturas subjacentes pelo trocarte. No trauma, as complicações em potencial da LD incluem embolia gasosa e pneumotórax hipertensivo. A embolia pode ocorrer em conjunto com lesões venosas associadas a lesão hepática ou a uma veia não parenquimatosa[5].

A diminuição do custo facilita o emprego da técnica na prática, em situações terapêuticas selecionadas em pacientes estáveis.

Seu uso, atualmente, está melhor definido em caso de ferimento da transição toracoabdominal em pacientes estáveis.

Apesar de a LD ter limitações importantes, assim com a TC e o US, os avanços na tecnologia aumentarão a sua utilização. A pesquisa e o desenvolvimento de técnicas laparoscópicas são prováveis, devido ao grande mercado associado a técnicas cirúrgicas pouco invasivas. Óticas menores permitirão que a LD seja feita no pronto-socorro sob anestesia local, reduzindo o custo. Aparelhos com melhor resolução e imagem permitirão maior aplicação prática terapêutica em pacientes hemodinamicamente estáveis, porém no atual estágio de conhecimento sua aplicação no traumatizado ainda é limitada.

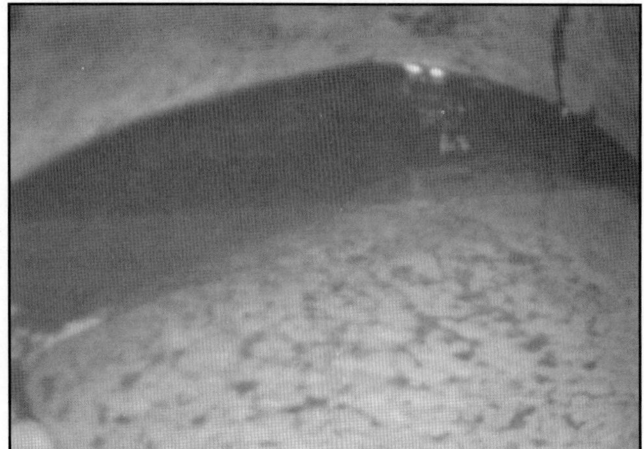

Figura 80.12. Videolaparoscopia com hemoperitônio.

Trauma contuso de abdome

Com a disponibilidade de vários métodos de diagnóstico, é fundamental a escolha da melhor abordagem inicial de um paciente traumatizado. Nenhuma técnica isoladamente é aplicável a todas as vítimas, pois vários mecanismos de lesão podem estar presentes e todas as modalidades têm seus pontos fracos. Os esquemas diagnósticos adotados são fundamentados no grau de estabilidade hemodinâmica do paciente.

Pacientes hemodinamicamente instáveis

Conforme a recomendação do *Advanced Trauma Life Support* para médicos, deve-se realizar um exame primário rápido para a identificação de lesões que coloquem em risco a vida do paciente. Essa abordagem consiste no ABC do trauma: abertura de vias aéreas com imobilização cervical, boa respiração e ventilação, circulação com controle de hemorragias, avaliação das incapacidades e exposição do paciente. A maioria dos pacientes pode ser facilmente ressuscitada do choque hemorrágico. A etiologia do choque hemorrágico pode ser óbvia (por exemplo, ferimento externo com sangramento ativo). Caso um sangramento externo não seja a causa óbvia do choque, as cavidades internas devem ser consideradas. Os locais mais comuns de hemorragias graves são a cavidade pleural, a abdominal (incluindo a pelve) e as coxas. O exame físico e a radiografia de tórax revelarão se a cavidade pleural acumula grande quantidade de sangue. O exame físico demonstrará a presença de fratura de bacia e fêmur ou de fonte de sangramento grave, normalmente subestimada. Devido ao fato de a coxa ser um cilindro (ou cone), o seu volume é proporcional ao quadrado de seu raio. Assim, pequenas alterações no seu raio produzem grandes mudanças no volume. A bacia pode ser foco de grandes hemorragias e deve ser avaliada em todo traumatizado grave[7].

Após se descartar rapidamente o tórax, a bacia e as coxas como locais responsáveis pelo sangramento, a atenção deve ser voltada ao abdome.

Os métodos de diagnóstico para a investigação de hemorragias abdominais em pacientes instáveis são, até certo ponto, limitados. A TC de abdome, na maioria das vezes, não é adequada para essa finalidade, pois o transporte do paciente até a sala e a realização do exame podem consumir muito tempo. A LD também se mostra pouco prática, devido à necessidade de equipamentos especiais, à dificuldade de acesso rápido à cavidade abdominal e à probabilidade de comprometimento da condição hemodinâmica, já grave, do paciente em decorrência do pneumoperitônio.

Em casos de pacientes graves, a decisão mais importante que o cirurgião precisa tomar é se o sangramento tem ou não origem abdominal. Não importa, nesse momento, o órgão lesado. Essa definição somente pode ser alcançada com duas modalidades diagnósticas: o lavado peritoneal diagnóstico e o US de abdome.

O método atualmente mais utilizado para confirmação rápida da existência de hemorragia intra-abdominal é o US. Como já mencionado, essa modalidade é rápida, acurada, não invasiva e, ao contrário do LPD, quase sem complicações. Pode ser repetida em qualquer intervalo para a identificação de hemorragias em curso. A limitação da dependência do operador está diminuindo conforme os centros de trauma implementem programas de treinamento para os cirurgiões. Mais recentemente (é realidade nos centros universitários), o US está, aos poucos, substituindo o LPD como método diagnóstico primário para a detecção de hemorragias abdominais.

Pacientes hemodinamicamente estáveis

Da mesma forma que no paciente instável, as prioridades no atendimento inicial do traumatizado, definidas como vias aéreas, ventilação, circulação, avaliação neurológica e exposição da vítima, também têm aplicação no paciente estável. Uma vez garantida a permeabilidade da via aérea (com ou sem intubação orotraqueal) e obtido acesso vascular adequado, dá-se início à avaliação secundária. A avaliação do abdome pode ser difícil no paciente com múltiplas lesões. Como já mencionado, alterações do nível de consciência causadas por trauma cranioencefálico e consumo de álcool ou outras substâncias psicoativas tornam o exame físico não confiável. Esse fato levou ao uso de diversas modalidades diagnósticas na avaliação abdominal dos pacientes traumatizados. As opções são ainda mais numerosas em pacientes hemodinamicamente estáveis.

LPD/US

Como mencionado anteriormente, as principais vantagens do LPD são simplicidade, baixo custo e acurácia. A única contraindicação absoluta para o LPD é a indicação de laparotomia. As contraindicações relativas incluem presença de incisões prévias na linha média, obesidade importante e gravidez. Em pacientes hemodinamicamente estáveis, o papel do LPD é cada vez menor. Talvez um US seja suficiente em pacientes alertas e estáveis. Entretanto, o US pode não identificar uma lesão em víscera oca secundária a um trauma. Root *et al.* descreveram a migração de leucócitos secundária à lesão intestinal, no entanto esse fenômeno não acontece imediatamente. Na maioria dos estudos clínicos, a contagem de leucócitos superior a 500/mm^3 no fluido do lavado está associada à lesão de víscera oca. Repetir o lavado após 4 a 6 horas com nova contagem de leucócitos pode ser uma estratégia adequada.

Tomografia computadorizada

Em pacientes estáveis, porém com alguma característica que diminua a acurácia do exame físico, a TC é o exame que fornecerá o maior número de informações sobre possíveis lesões abdominais (Figura 80.13).

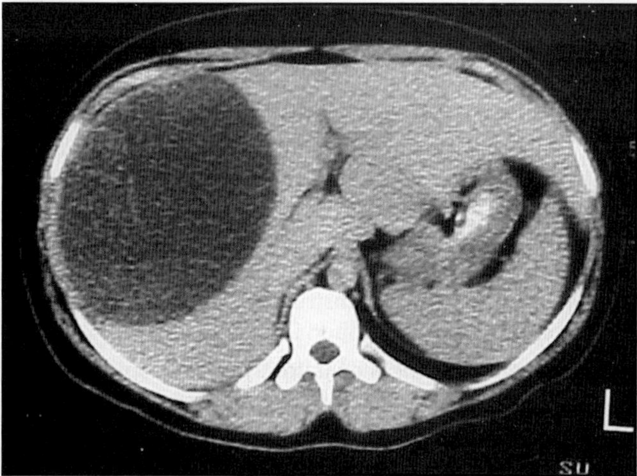

Figura 80.13. TC de abdome mostrando hematoma subcapsular hepático.

Ultrassom abdominal

Existem poucas indicações de US em pacientes estáveis quando a TC estiver disponível como método definitivo para o diagnóstico. Os estudos com tratamento conservador de órgãos sólidos foram quase exclusivamente baseados na TC.

Laparoscopia diagnóstica

Apesar das vantagens do LPD, da TC de abdome e do US, nenhuma dessas modalidades é particularmente adequada para a avaliação de um paciente com alto potencial de ruptura diafragmática. Nesse cenário, é possível visualizar o diafragma com a LD e diferenciar ruptura e eventração. Para outras lesões abdominais, a LD não oferece vantagem em relação aos outros métodos.

Trauma penetrante de abdome

Ferimento por arma branca

As altas taxas de laparotomias não terapêuticas associadas ao seguimento de protocolos que indicavam a laparotomia sistemática em todos os pacientes com ferimento por arma branca trouxeram grandes mudanças, com uma estratégia mais conservadora que vem sendo adotada nos últimos anos[15].

Os pacientes com instabilidade hemodinâmica e sinais óbvios de trauma abdominal, tais como evisceração com exposição de alças intestinais ou epíplon e peritonismo, devem ser submetidos à laparotomia imediata.

A abordagem diagnóstica e de tratamento do trauma penetrante por ferimentos de arma branca nos pacientes que não apresentem as condições listadas acima deve ser individualizada.

A utilização de diferentes métodos diagnósticos tem permitido a redução das laparotomias não terapêuticas. Atualmente, existem quatro abordagens para o manejo de vítimas de ferimento por arma branca estáveis e com achados clínicos inconclusivos: observação, exploração local da ferida, LPD e laparoscopia diagnóstica, de acordo com a região do abdome acometida[15].

Ferimentos por arma branca da parede anterior do abdome

A maior parte desses pacientes apresentam estabilidade hemodinâmica e queixam-se apenas de dor no local da ferida. Nesses casos, está indicada a exploração local do ferimento, que deve ser realizada após antissepsia e anestesia local, podendo-se necessitar ou não de ampliação do ferimento. Tal procedimento é realizado na sala de emergência e o objetivo é definir se houve penetração da cavidade peritoneal. Em caso de dúvida, o paciente pode ser mantido em observação clínica com exames físicos repetidos, realização de US de abdome ou submetido à laparotomia exploradora.

Se houver penetração da aponeurose na exploração local do ferimento, ou penetração peritoneal na laparoscopia ou US positivo com líquido na cavidade peritoneal, está indicada a laparotomia exploradora.

Ferimentos por arma branca na região dos flancos e do dorso

Em pacientes com ferimentos por arma branca na região dos flancos e do dorso devido à espessura da musculatura nesse segmento corporal, a exploração digital torna-se pouco confiável para determinar se ocorreu penetração da cavidade abdominal. Nesses casos, a melhor opção para os pacientes com suspeita de lesão de estruturas internas do abdome é a realização de TC do abdome com triplo contraste (via oral, endovenosa e por via retal). Um achado positivo na TC ocorre quando há evidência de violação peritoneal ou lesão

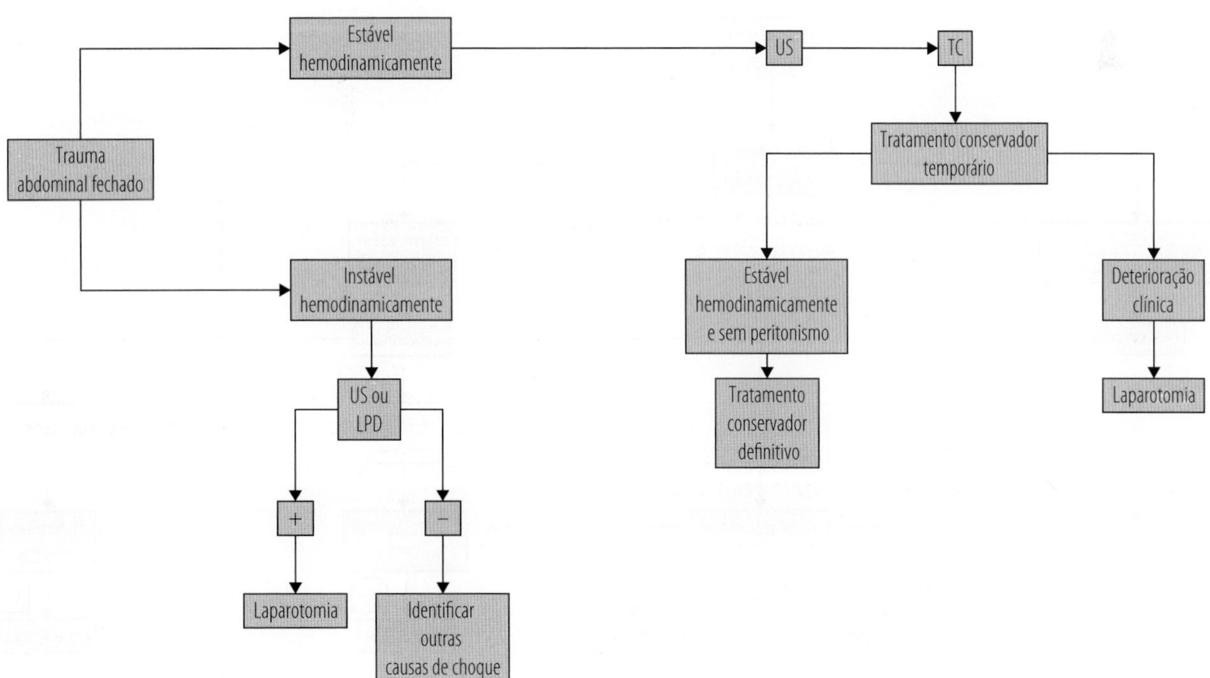

Figura 80.14. Fluxograma do paciente com trauma abdominal contuso.

de estruturas retroperitoneais como o cólon, vasos calibrosos e o trato urinário. Os pacientes com achado positivo na TC, em geral, devem ser submetidos à laparotomia exploradora.

Ferimentos penetrantes da transição toracoabdominal

Em pacientes assintomáticos, as opções diagnósticas são o exame físico seriado, radiografia simples seriada de tórax, toracoscopia, laparoscopia ou TC (para ferimentos toracoabdominais do lado direito). Identificado-se lesões, pode ser optado pelo tratamento por laparoscopia, se as condições forem favoráveis[15].

Ferimento por arma de fogo

A grande maioria dos pacientes com ferimentos por arma de fogo no abdome requer laparotomia imediata para controle do sangramento e da contaminação intestinal.

O tratamento não operatório de pacientes com ferimentos por arma de fogo está ganhando aceitação em pacientes selecionados que apresentam estabilidade hemodinâmica e sem sinais de peritonite, com ferimentos tangenciais que não penetraram a cavidade abdominal. Embora o exame físico permaneça essencial na avaliação desses pacientes, outras técnicas diagnósticas, como a TC e a laparoscopia, permitem acurada e precoce determinação de lesões intra-abdominais. A possibilidade de identificar a não penetração da cavidade abdominal e excluir a presença de lesões de órgãos internos que necessitem de tratamento cirúrgico evita as complicações potenciais das laparotomias não terapêuticas[15].

Em casos de ferimentos toracoabdominais do lado esquerdo por arma de fogo, a conduta mais segura é a laparotomia.

Conclusões

- A conduta inicial nos traumatizados com trauma de abdome segue a sistematização do protocolo do ATLS tanto no ambiente pré-hospitalar quanto no ambiente hospitalar com a realização da avaliação primária e reanimação.
- Pacientes instáveis hemodinamicamente e portadores de ferimentos por arma de fogo no abdome devem ser submetidos a avaliação primária e reanimação e ser encaminhados imediatamente para os hospitais de referência.
- Pacientes com mecanismo de trauma significativo e sinais clínicos de gravidade deverão, após realização da avaliação secundária, ser encaminhados para os hospitais de referência.
- Pacientes com trauma de abdome com risco potencial, atendidos no pré-hospitalar fixo, devem ser encaminhados para o hospital de referência.
- Pacientes com traumas contusos leves e ferimentos na parede anterior sem penetração do peritônio podem, após observação clínica, receber alta da Unidade de Pronto Atendimento (UPA) e Unidade Básica de Saúde (UBS).
- No ambiente hospitalar, o paciente traumatizado deve ser estabilizado antes que a maioria dos estudos radiográficos abdominais (por exemplo, TC) possa ser realizada.
- No paciente hemodinamicamente instável com trauma abdominal contuso ou penetrante, o tratamento depende da determinação da presença ou ausência de hemorragia intraperitoneal. O US de abdome (FAST) normalmente é o primeiro exame a ser realizado. A

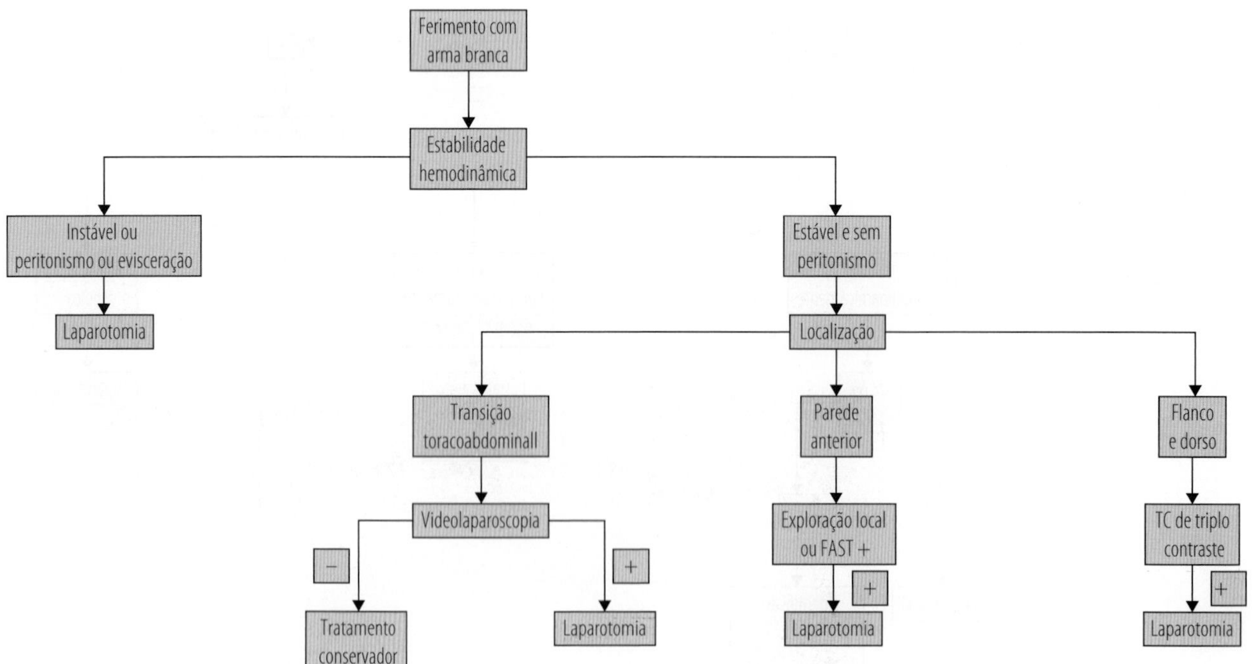

Figura 80.15. Fluxograma do paciente com trauma abdominal penetrante.

presença de hemoperitônio no paciente clinicamente instável, sem outra lesão aparente, define a necessidade de laparotomia.

- A conduta no paciente hemodinamicamente estável com trauma abdominal contuso depende da ausência de peritonismo e estabilidade hemodinâmica. Nesses casos, o US seguido da TC de abdome, ou mesmo primariamente à TC, se impõe e o paciente deverá ser conduzido preferencialmente de maneira conservadora
- No cenário dos hospitais de referência, pacientes com trauma penetrante por arma branca com estabilidade hemodinâmica serão avaliados dependendo da localização do segmento abdominal (parede anterior, flanco e dorso, e transição toracoabdominal).
- Pacientes com trauma penetrante por arma de fogo com estabilidade hemodinâmica, exceto os ferimentos tangenciais à parede abdominal, serão tratados com laparotomia.

Referências bibliográficas

1. Demetriades D, Murray J, Sinz B, Myles D, Chan L, Sathyaragiswaran L, et al. Epidemiology of major trauma and trauma deaths in Los Angeles County. J Am Coll Surg. 1998;187(4):373-83.
2. Teixeira PG, Inaba K, Hadjizacharia P, Brown C, Salim A, Rhee P, et al. Preventable or potentially preventable mortality at a mature trauma center. J Trauma. 2007;63(6):1338-46.
3. American College of Surgeons Committee on Trauma. Advanced Trauma Life Support for Doctors, Student Course Manual. 9th ed. Chicago: American College of Surgeons; 2014.
4. Mackersie RC. Pitfalls in the evaluation and resuscitation of the trauma patient. Emerg Med Clin North Am. 2010;28:1.
5. Freire E. Trauma – A doença dos séculos. Rio de Janeiro: Atheneu; 2001. v. 1-2.
6. Fraga GP, Scarpelini S, Santos JS. Sistema de urgência e emergência no Brasil. In: Ferrada R, Rodriguez A. Trauma – Sociedade Panamericana de Trauma. São Paulo: Atheneu; 2010. p. 7-14.
7. Comitê do PHTLS da National Association of Emergency Medical Technicians (NAEMT); Colégio Americano de Cirurgiões. Atendimento pré-hospitalar ao traumatizado: básico e avançado. Rio de Janeiro: Elsevier; 2004.
8. Sampalis JS, Denis R, Fréchette P, Brown R, Fleiszer D, Mulder D. Direct transport to tertiary trauma centers versus transfer from lower level facilities: impact on mortality and morbidity among patients with major trauma. J Trauma. 1997;43(2):288-95.
9. Sasser SM, Hunt RC, Sullivent EE, Wald MM, Mitchko J, Jurkovich GJ, et al.; National Expert Panel on Field Triage, Centers for Disease Control and Prevention (CDC). Guidelines for field triage of injured patients. Recommendations of the National Expert Panel on Field Triage. MMWR Recomm Rep. 2009;58(RR-1):1-35.
10. Lipsky AM, Gausche-Hill M, Henneman PL, Loffredo AJ, Eckhardt PB, Cryer HG, et al. Prehospital hypotension is a predictor of the need for an emergent, therapeutic operation in trauma patients with normal systolic blood pressure in the emergency department. J Trauma. 2006;61(5):1228-33.
11. Bickell WH, Wall MJ Jr, Pepe PE, Martin RR, Ginger VF, Allen MK, et al. Immediate versus delayed fluid resuscitation for hypotensive patients with penetrating torso injuries. N Engl J Med. 1994;331(17):1105-9.
12. Mantovani M. Suporte básico e avançado de vida no trauma. São Paulo: Atheneu; 2005.
13. Mantovani M. Controvérsias e iatrogenias na cirurgia do trauma. São Paulo: Atheneu; 2007.
14. Souza HP, Breigeiron R, Gabiatti G. Cirurgia do trauma – condutas diagnósticas e terapêuticas. São Paulo: Atheneu; 2003.
15. Pereira Jr. GA, Lovato WJ, Carvalho JB, Horta MFV. Abordagem geral trauma abdominal. Medicina (Ribeirão Preto). 2007;40(4): 518-30.

81

TRAUMA VASCULAR

Rossi Murilo da Silva
Renata Villas-Bôas Domingues Dantas
Eduardo Loureiro
Rita de Cássia Proviet Cury
Gustavo Marcatto
José Dalmo de Araújo Filho

Introdução

A segurança pública é uma das maiores preocupações da sociedade brasileira. É, na verdade, um desafio de todos, havendo a necessidade de mobilização social. Nesse enfrentamento, é preciso transformar a indignação em ação, determinando políticas públicas que surtam efeitos positivos, como, aliás, já vem ocorrendo em alguns centros urbanos. A violência homicida, que era patrimônio indesejado das grandes cidades, desloca-se para áreas de menor densidade e peso demográfico – é a chamada "interiorização do crime". Até pouco tempo, e pelas informações estatísticas da época, observava-se uma maior violência no Rio de Janeiro, São Paulo, Brasília, Pernambuco, Espírito Santo e Minas Gerais. Atualmente, Alagoas e Pará ocupam lugar de destaque no cenário da violência no país. Como bem cita Alba Zaluar: "Ela está em toda parte, ela não tem nem atores sociais permanentes reconhecíveis e nem causas facilmente delimitáveis e inteligíveis"[1]. É comum fazermos a comparação do índice de mortalidade civil no Brasil com os grandes conflitos militares ou armados acontecidos no mundo, e nota-se que a média anual de mortes por homicídio no país supera, extrapola, o número de vítimas em diversos conflitos armados (Tabelas 81.1 e 81.2).

É importante ressaltar que, sendo uma das principais causas de morte em jovens, reduz em termos de anos de vida, 40 a 60 anos, comparado ao câncer e às doenças cardiovasculares que privam 10 a 15 anos[2].

A relação é inevitavelmente paradoxal. Ao mesmo tempo em que ocorre o desenvolvimento tecnológico e industrial, a globalização e a facilidade da comunicação, observamos o aumento da desigualdade social, da pobreza e da agressividade humana. Tal desequilíbrio é fator determinante na gênese da violência.

O trauma vascular continua a ser desafiador no atendimento ao politraumatizado. A complexidade das lesões vasculares, frequentemente associadas às lesões de outros tecidos ou órgãos, requer ação multidisciplinar, cujo objetivo principal é salvar a vida do paciente.

Tabela 81.1. Incidência de lesões vasculares em série militar

Referência	Total de lesão vascular	Extremidades			
		Superior	Inferior	Total	%
Beebe e DeBakey[9]	2.471	892	1.517	2.409	97,5
Suarez[20]	304	112	174	286	94,1
Makins[10]	1.202	412	648	1.060	88,2
Rich *et al.*[42]	1.000	342	568	910	91,0
TOTAL	4.977	1.758	2.907	4.665	93,7

Tabela 81.2. Incidência de lesões vasculares em série civil

Referência	Nº de lesões	Penetrante	Extremidades			
			Superior	Inferior	Total	%
Mc Cready *et al.*[22]	200	191 (95,51%)	93	59	152	76,0
Mattox *et al.*[4]	5.760	5.375 (93%)	1.027	1.104	2.131	37,0
Ben-Menachem *et al.*[35]	220	–	107	55	162	74,0
Flint *et al.*[36]	251	152 (60,5%)	79	74	153	61,0
Jacobson[37]	267	191 (71,5%)	112	114	226	85,0
TOTAL	6.698	5.909	1.418	1.406	2.824	76,7

O acelerado desenvolvimento da cirurgia vascular nas últimas décadas, principalmente no campo da imagem e da intervenção vascular, acoplado aos novos conceitos da cirurgia do controle do dano e das lesões vasculares mínimas, propiciou um melhor índice de sobrevida. O enfoque do tratamento tem que ser na fisiologia, e não na anatomia da lesão.

Epidemiologia

As grandes séries civis foram descritas a partir de 1950, com os trabalhos de Vollmar[3] (1953/1966), Mattox *et al.*[4], Oller *et al.*[5] e Perry *et al.*[6], entre outros.

Desde 1958, quando Seldinger[7] introduziu a técnica de investigação arteriográfica a distância, por punção percutânea, um passo importantíssimo foi dado para o desenvolvimento da radiologia vascular intervencionista. Em contrapartida, um aumento das lesões iatrogênicas passou a ser notado.

É preciso também avaliar a diferença encontrada entre as lesões da população dos centros urbanos e as da população rural. Certamente, essas diferenças são peculiares às atividades próprias de cada lugar[8].

Para fins didáticos, dividiremos os traumas vasculares em três setores.

Conflitos militares

Beebe e DeBakey relataram que o índice de lesão arterial em conflitos militares variou de 0,07% (Guerra da Crimeia) a 2,4% (Guerra Russo-Japonesa)[9].

As avaliações mais fidedignas estão associadas às apurações americanas sobre a Segunda Guerra Mundial, com incidência de 0,96%, e às análises de Rich *et al.*[42] que observaram 2% de lesões vasculares no conflito do Vietnã.

Esse índice relativamente baixo de lesão vascular pode estar relacionado à proteção anatômica que esses vasos têm e à elasticidade de sua parede.

Alguns dados epidemiológicos sofrem a influência de épocas diferentes e precisam ser avaliados como uma evolução dos métodos diagnósticos e terapêuticos. Assim é como interpretam os números compilados por Makins[10], em que encontramos 70% das lesões nas extremidades na Primeira Guerra e 85% na Segunda Guerra. A explicação está na razão do tempo decorrido entre o local em que ocorreu a lesão e o local de tratamento. Muitos morriam antes do atendimento.

Quando comparamos séries militares e civis, observamos que ambas revelam que as extremidades são o sítio mais comum, assim como o mecanismo mais frequente é a lesão penetrante (Tabela 81.3).

Tabela 81.3. Ferimentos por arma de fogo

PAF média velocidade	
38 revólver	265 m/s
45 revólver	253 m/s
9 mm pistola	400 m/s
PAV	
5,56 mm (AR15, M16)	920 m/s
7,62 × 39 mm (AK47)	715 m/s
7,62 × 51 mm (Fal, Parafal)	840 m/s
Granadas	2.000-4.000 m/s

Fonte: Instituto de Criminalística do RJ[2].

Esses dados civis foram coletados até 1960 e sofreram duas influências distintas em relação ao que presenciamos hoje. Primeiro o uso exclusivo militar de armas com poder de destruição tecidual maior do que as de uso civil. Segundo, como foi relatado por Mattox, o sistema de atendimento pré-hospitalar muito mais ágil e eficaz trouxe até os centros de trauma as lesões torácicas, abdominais e de regiões cervicais, que eram mais fatais, tornando a incidência mais homogênea.

Comparativamente, observamos que na Guerra do Vietnã, após um programa mais bem elaborado para o atendimento mais rápido em hospitais montados em locais mais próximos às frentes de combate, uma mais rápida evacuação das vítimas e um treinamento mais adequado pelas equipes cirúrgicas reduziram drasticamente a incidência de amputações (40,3% *versus* 13,5%) (Tabela 81.4).

Novas guerras

A Guerra do Iraque, ou Ocupação do Iraque, foi um conflito que começou em 2003 e teve seu fim declarado em 2011. A ocupação e o conflito ainda perduram no Afeganistão. Os dados compilados pelo *The Joint Theater Trauma Registry* no período de 2002 a 2009 foram divididos em dois grupos: I – injúrias específicas e II – intercorrências cirúrgicas. No grupo I, havia 1.570 lesões (Iraque 1.390 e Afeganistão 180). O mecanismo da lesão foi a explosão em 73%, a arma de fogo

Tabela 81.4. Taxa de amputação em 950 lesões arteriais maiores (excluindo carótidas – Vietnã)[32,38]

	Artéria	Nº lesões	Amputações	%	% do total
Extremidade superior	Axilar	59	3	5,1	2,0
	Braquial	283	16	5,7	
Abdome	Ilíaca	9	1	11,1	0,1
	Femoral	46	7	15,2	
Extremidade inferior	Femoral superior	305	37	12,1	11,4
	Poplítea	217	64	29,5	
	TOTAL	919	128		13,5

em 27% e outros mecanismos em menos de 1%. Nesse período, 13.076 injúrias relacionadas a guerra ocorreram, com um índice específico de 12%. Ainda no grupo I, observam-se 60% (940) de lesões vasculares proximais e 40% (630) em vasos menores e distais. No grupo II, houve um total de 1.212 cirurgias (9%). A ligadura foi o procedimento mais realizado (660 – 54%) e o reparo vascular (552 – 46%).

O índice de injúria vascular é cinco vezes maior nos combates modernos quando comparados aos conflitos anteriores[11,12].

Conflitos urbanos

Existe uma grande dificuldade em avaliar os dados epidemiológicos dos grandes centros urbanos, em razão da falta de padronização dos trabalhos e das variáveis de cada região, inclusive pelas diferenças socioculturais de cada país.

Reunindo as principais séries americanas publicadas, observamos que as regiões mais afetadas são as extremidades (41,9%) e, sequencialmente, o abdome (30,7%), o tórax (15,6%) e o pescoço (11,7%) (Tabela 81.5).

Tabela 81.5. Incidência de amputações em artérias ligadas

	Amputações (%)
Subclávia	28,6
Axilar	43,2
Braquial	26,1
Ilíaca comum	53,8
Ilíaca externa	46,7
Femoral	53,2
Poplítea	72,5

Outra conclusão a que podemos chegar por meio da análise dessas séries americanas é que no mecanismo da lesão a arma de fogo foi o principal agente, seguido pelos ferimentos por arma branca. Os ferimentos por armas de cano longo eram os menos frequentes (Tabela 81.6).

Uma compilação de 18 séries militares e civis combinadas, com total de 6.736 lesões vasculares de extremidades, demonstrou que a artéria femoral é a mais comumente lesada, seguida pela braquial, poplítea, axilar e subclávia, respectivamente[8].

A lesão arterial pode estar associada a outra lesão tecidual importante. A lesão venosa, pela proximidade anatômica, é a mais frequente, seguida pela lesão do nervo e pela lesão musculoesquelética[13].

Nos centros europeus, a realidade se modifica, fruto de uma cultura diferente. As lesões civis são decorrentes do trauma fechado ou acidentes automobilísticos, acidentes de trabalho e lesões iatrogênicas, em razão do desenvolvimento da radiologia vascular.

No Brasil

Diferentemente das décadas anteriores, que evidenciaram um elevado grau de continuidade nos padrões, tanto na intensidade – crescimento contínuo da violência – quanto em sua estruturação – concentrada em poucas unidades federativas (UF) comandando esse crescimento, a década de 2000/2010 vai apresentar drásticas mudanças em ambos os sentidos.

Quanto à intensidade, já vimos nos dados do item anterior que, a partir de 2003, primeiro temos quedas relevantes e, a partir de 2005, oscilações em torno de um patamar de 26 homicídios em 100 mil habitantes[14].

Com relação à estrutura, podemos verificar que:

- Se o número de homicídios na década aumentou levemente (10,1%), esse crescimento foi compensado pelo incremento da população, e assim as taxas permaneceram praticamente inalteradas nos anos extremos da década (26,7 e 26,2 homicídios para cada 100 mil habitantes);
- Estados que no início da década ostentavam níveis moderados ou baixos para o contexto nacional apresentam crescimento severo, como Alagoas, Pará ou Bahia, que de 11º, 21º e 23º lugar passam para o 1º, o 3º e o 7º posto nacional, com crescimento que triplica ou quadruplica os quantitativos nesses 10 anos. Outro fator fundamental foi a mudança do perfil do agente causador das lesões penetrantes, que influenciou na apresentação das lesões vasculares:

Tabela 81.6. Agentes dos mecanismos das lesões vasculares civis

Referência	Armas curtas	Armas longas	Armas brancas	Fraturas	Total
Ristow[46]	63	–	42	21	126
Peixoto[40]	27	–	27	13	67
Mc Cread[22]	67	24	100	9	200
Borst[44]	58	3	29	16	106
Mattox[04]	2.296	214	1.389	304	4.203
Perry[306]	143	–	92	24	259
Jacobson[37]	18	–	167	76	261
Araújo[49]	48	–	54	54	156
TOTAL	2.720	241	1.900	517	5.378
%	**50,6**	**4,5**	**35,3**	**9,6**	–

– Outros estados, com níveis moderados ou baixos no início do período, também ostentam elevadas taxas de crescimento, como Maranhão, Paraíba, Rio Grande do Norte, Ceará ou Paraná;

- Já, a maior parte dos estados que inicialmente lideravam as estatísticas apresentam quedas que, em casos, chegam a extremos bem significativos, como o de São Paulo, cujos homicídios caem 63,2%, ou o do Rio de Janeiro, que caem 42,9%.
- Há três etapas bem definidas na evolução dos homicídios das capitais do país;
- No primeiro período, que vai de 1980 até 1997, as capitais crescem com um ritmo de 4,8% ao ano, superior aos índices do país como um todo, que cresce 4% ao ano. As taxas das capitais se distanciam visivelmente das médias nacionais, deixando entender que seria nas capitais que radicam os focos impulsores da violência homicida no país;
- No segundo período: 1997 a 2003, as taxas de crescimento das capitais praticamente estagnam (crescimento de 0,1% ao ano), enquanto o país ainda mantém um ritmo de 2,2% ao ano, menor que na etapa anterior, mas ainda elevado, indicando uma mudança nos focos de crescimento da violência;
- No terceiro período: de 2003 a 2010, as taxas das capitais caem significativamente (3,7% ao ano). Mas as taxas do país também caem, com um ritmo bem menor: 1,4% ao ano, com o que as taxas das UFs e as das capitais tendem a se aproximar.

Como indicamos na introdução, os dados históricos tornam visível outro processo de desconcentração que acontece concomitante com o anterior: é o que chamamos de interiorização, em que os polos dinâmicos da violência se deslocam das capitais e/ou regiões metropolitanas (RM) rumo ao interior dos estados. Esses dois processos só podem ser desagregados analiticamente para melhorar a compreensão dos processos implicados. Mas trata-se, em realidade, de uma única mudança que vai de umas poucas metrópoles rumo a cidades de menor porte, seja no interior dos estados, seja em outros estados.

Para melhor visualizar esse processo, devemos desagregar os dados das UFs em duas grandes categorias:

- As capitais e as regiões metropolitanas do país. Por apresentarem comportamento muito semelhante, praticamente idêntico, englobaremos ambas em única categoria: capitais+RM;
- O interior dos estados. No contexto do estudo definiremos operacionalmente o interior como os municípios que não são nem capitais de estado nem formam parte de alguma região metropolitana.

Dessa forma, comparando os modos de evolução desses dois blocos, poderemos evidenciar outras peculiaridades recentes na evolução da violência homicida do país.

Por último, cabe indicar que, para ter maior capacidade inferencial, devemos ampliar também aqui o escopo temporal da nossa análise, retrocedendo, em vários casos, até 1980, por se tratar de fenômenos que tiveram início antes da última década.

Pelos dados do último censo do Instituto Brasileiro de Geografia e Estatística (IBGE), dos 190,7 mil habitantes do país, 105 milhões, que equivale a 55,1% da população, moravam no interior dos estados. Esse número já foi maior, pouco mais de 60% em 1980. Mas ainda hoje, apesar da queda de representatividade, o interior ainda concentra a maior parte de população brasileira, motivo pelo qual é recomendável acompanhar as mudanças em sua estrutura ou evolução, porque afetam decididamente os índices nacionais. Geralmente, existe uma ideia um tanto bucólica das cidades do interior, como oásis de paz e tranquilidade que a vida estressante das grandes metrópoles tende a destruir.

A seguir, devemos analisar a evolução dos quantitativos de homicídios no interior dos estados. Mas para entender as mudanças acontecidas na última década, devemos trabalhar com os dados dos 30 anos de homicídios disponíveis:

Podemos observar a existência de três grandes períodos claramente delimitados:

- 1980 a 1995. Nesse primeiro período observamos acelerado crescimento das capitais+RM, que passam de 17,9 para 40,1 homicídios a cada 100 mil habitantes. Isso representa um aumento de 123,8% nesses 15 anos, ou de 5,5% ao ano. No mesmo período, o interior passou de 7,5 para 11,7 homicídios em 100 mil: crescimento bem menor que o das capitais – 55,9% no total do período ou 3% ao ano. Fica evidente que o comando do crescimento no período ficou por conta das capitais+RM, responsáveis pela forte elevação das taxas nacionais;
- 1995 a 2003. Observa-se o crescimento das capitais+RM, cujo incremento nos oito anos foi de 9,8%, o que representa um incremento anual de 1,2%. Já as taxas do interior nesse período pulam para 4,4% ao ano, ao crescer 41,4% no período. De toda forma, ambas as áreas ainda contribuem para o incremento da violência nacional, agora com maior peso para o interior;
- 2003 a 2010. Neste último período as taxas das capitais+RM caem de forma clara, passando de 44,1 homicídios em 100 mil para 33,6, o que representa uma queda de 23,8% nos sete anos, ou uma taxa negativa de 3,8% ao ano. Já os índices do interior continuam crescendo, mas com um ritmo menor. Crescem 21,4% no período, ou 2,8% ao ano. Dessa forma, o interior assume, claramente, o papel de polo dinâmico, motor da violência homicida, ao impedir quedas substantivas nos níveis da violência nacional que as capitais+RM estariam conseguindo[14].

Os fatores etiopatogênicos das lesões vasculares eram claramente distinguidos em lesões provenientes dos conflitos militares e lesões oriundas da violência urbana, com características totalmente distintas, sendo as séries militares francamente mais mutiladoras (Figura 81.1). Com a inexistência de grandes guerras, a experiência dos cirurgiões vasculares em lidar com ferimentos provocados por projéteis de alta velocidade (PAVs) era praticamente nula. Fato novo é a utilização dessas armas nos conflitos urbanos, tornando-se necessário o conhecimento das características das lesões consequentes aos PAVs, assim como o tratamento possível para minimizar as graves complicações decorrentes dos projéteis de armas como a AR15, AK47, M16 e granadas, hoje tão populares em nosso meio (Figura 81.2).

A destruição tecidual, é sem dúvida, o diferencial nas lesões provocadas pelas armas outrora só utilizadas pelos militares. Essa lesão tecidual está na razão direta do quadrado da velocidade do projétil, levando em consideração a energia liberada por essas armas ($E = 1/2\ m.V^2$). O Quadro 81.5 ilustra as diferenças entre as velocidades das principais armas utilizadas.

O que determinou a importância ou relevância desse tipo específico de lesão foi a interpretação dos dados estatísticos, colhidos no banco de dados do Hospital Municipal Souza Aguiar, no período entre 1995 e 2000, no qual se notava um decréscimo de atendimentos a pacientes vítimas de agressão por PAV.

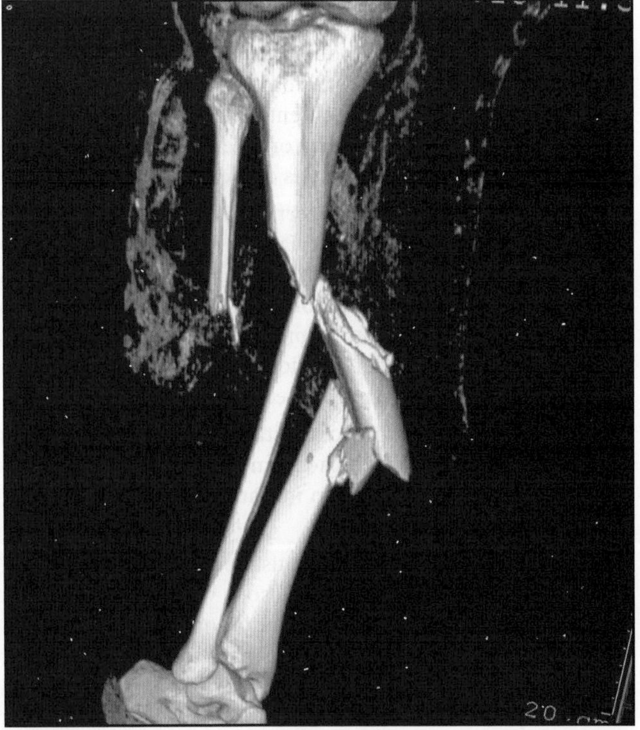

Figura 81.1. Lesão por violência militar.

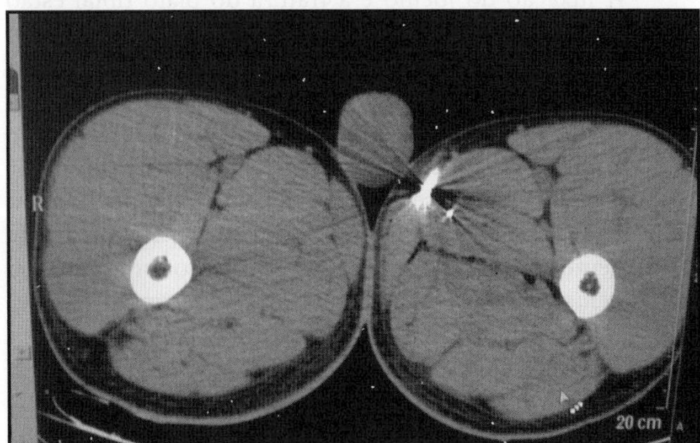

Figura 81.2. Projétil alojado.

Como se observa, essa redução é superior a 50% do número de atendimentos realizados em 1995. A análise isolada do gráfico pode levar a uma conclusão errada, considerando o menor número de vítimas, logo, um menor índice de criminalidade. Infelizmente, dois fatos contradizem tal expectativa: primeiro, a taxa geral de homicídio do estado está em elevação; segundo, o maior número de atendimentos na emergência de pacientes com lesões ocasionadas por PAV.

O período avaliado foi o compreendido entre 2000 e 2011.

Conflitos rurais

Nos poucos trabalhos que relatam as lesões vasculares em áreas rurais, observa-se que o trauma vascular ocorre entre 1% e 3,7% das lesões.

As características das lesões são distintas para membros superiores e inferiores. Nas extremidades inferiores, os traumas geralmente advêm de acidentes automobilísticos. Nas extremidades superiores, os traumas são em consequência de acidentes nas fábricas e acidentes domésticos com vidro e faca, que levam a um percentual elevado de lesão em artérias radiais e ulnares (33,9% a 36,5%), o que justifica o alto índice de ligadura arterial (19,3% a 29,3%)[8].

A taxa de mortalidade variou de 4,8% a 14,2%, sendo muito maior nos pacientes vítimas de acidentes automobilísticos. Um fator que influencia na sobrevida e nos resultados está no tempo entre a lesão e o tratamento, que varia de 3,4 a 6 horas, com necessidade de remoção para grandes centros urbanos.

Iatrogenias

Com o desenvolvimento da arteriografia percutânea e com maior número de procedimentos endovasculares, as possibilidades de lesões também aumentaram.

Nas grandes séries de cateterismo cardíaco e radiologia cardiovascular, os índices de complicações variam entre 0,2% e 1%, e o vaso mais comprometido é a artéria femoral, seguida da artéria braquial, locais mais comuns de punção. As complicações mais frequentes são o hematoma e o sangramento. Existem, ainda, o pseudoaneurisma, tromboembolismo, fístula arteriovenosa, laceração, infecção e outros mais raros como a quebra do cateter dentro da artéria e os nós verdadeiros no cateter[13-15].

Quando o procedimento é acrescido de dilatação, as complicações podem se elevar para 3% a 9%, e nas angioplastias periféricas as complicações que requerem intervenções cirúrgicas podem variar de 1,9% a 12%. Dependendo da metodologia utilizada, podem ser encontrados pseudoaneurismas em até 14%, se forem feitos ecocolor Doppler após todas as punções. Em muitos países da Europa, a lesão vascular iatrogênica é responsável por aproximadamente 40% das lesões vasculares e tem sido visto um número não desprezível de lesões vasculares em cirurgias laparoscópicas. Encontra-se a incidência de 0,76 por 10.000 laparotomias ginecológicas e de 0,93 por 10.000 laparoscopias ginecológicas, que no total são responsáveis por 3% das lesões vasculares na Suécia. Na França, encontrou-se o índice de 0,5 por 1.000 laparoscopias em 1996, resultando na morte de 0,07% por 1.000 casos[16,17].

Podem ser citadas ainda as lesões vasculares ocorridas nas cirurgias de hérnias de disco na incidência de 0,04%, lesando principalmente veias ilíaca e cava[18].

Etiopatogenia

Artérias e veias apresentam histologicamente três camadas em suas paredes: mais externa, a adventícia composta de tecido conectivo; a média, constituída de fibras musculares e elásticas, sendo delimitada pela limitante elástica interna e limitante elástica externa; e a mais interna, a íntima provida de células endoteliais. As veias apresentam a camada média menos desenvolvida.

A resposta vascular a uma lesão vai depender de algumas variáveis, como a duração da aplicação da energia e da sua intensidade.

Os tipos mais comuns de lesões vasculares documentadas são:

- *Laceração simples:* lesão de todas as camadas da parede arterial, mas mantém um segmento circunferencial íntegro impedindo a retração e a trombose das extremidades, o que proporciona sangramento local e, às vezes, preserva a perfusão distal. Normalmente é tratada com sutura lateral.
- *Laceração com perda parcial da parede:* lesão lacerativa com maior destruição arterial e impossibilidade técnica de aproximação das bordas. Dependendo da extensão, realiza-se o *patch* ou desbrida-se a área lesada com a interposição de enxerto;
- *Lesão puntiforme:* geralmente causada por instrumentos pontiagudos ou por espículas ósseas. Pode cessar sangramento espontaneamente ou formar pseudoaneurismas. A correção é bastante fácil com rafia simples;
- *Secção completa:* envolve a divisão do vaso lesado quando toda a circunferência foi atingida. Nesse caso pode haver retração e trombose das extremidades, diminuindo a hemorragia local, mas levando à isquemia distal. O tratamento poderá ser a anastomose terminoterminal ou a reconstituição com enxerto;
- *Contusão simples:* nesses casos a integridade da artéria está mantida. Pode ser causada por trauma fechado ou penetrante, mas com lesão tangencial. Frequentemente tem evolução benigna, sendo incomum provocar estenoses ou tromboses secundárias. O estreitamento da parede poderia explicar a formação de um aneurisma verdadeiro pós-traumático, apresentação raríssima, mas discutida por Lloyd[19];
- *Contusão com lesão da íntima com* flap*:* pelos mesmos mecanismos do hematoma adventicial, mas apresentando descolamento da íntima. O exame arteriográfico evidencia falha do enchimento e irregularidade da parede. Pelos novos conceitos da abordagem ao traumatizado, essa lesão deve ser observada, e caso venha a apresentar alguma descompensação pela trombose e consequentemente isquemia, justifica-se o procedimento cirúrgico;
- *Contusão com espasmo:* é uma resposta miogênica ao trauma. É demonstrada por constrição e estenose segmentar, observada na arteriografia. O tratamento deve ser conservador;
- *Contusão com hematoma subintimal ou dissecção:* é um tipo de lesão "silenciosa" e tem consequências desfavoráveis quando não diagnosticada. Seu diagnóstico diferencial é justamente com espasmo, portanto essas lesões devem ser criteriosamente avaliadas.
- Quando a lesão aguda não é percebida na avaliação inicial e o paciente compensa seu quadro hemodinâmico, outras apresentações das lesões podem surgir tardiamente:
- *Pseudoaneurisma:* pode evoluir de um hematoma da parede ou de uma secção parcial com a formação de um hematoma que se comunica com o fluxo arterial, sendo contido pelas estruturas vizinhas. Os pseudoaneurismas podem se expandir e comprimir estruturas vizinhas, ou romper-se. O achado angiográfico é um extravasamento excêntrico de contraste. Clinicamente é um hematoma tenso, pulsátil, expansivo e geralmente sem sinais de isquemia;
- *Fístula arteriovenosa:* ocorre quando há transfixação e lesão simultânea da artéria e da veia satélite, havendo comunicação entre a luz arterial e venosa, levando à formação de um hematoma com frêmito e sem sinais de isquemia. É comum a presença de pseudoaneurisma associado. A imagem angiográfica é a contrastação venosa precoce durante a fase arterial.

Os agentes etiológicos que estão implicados nas lesões vasculares são múltiplos e cada um tem uma característica diferente, proporcionando um mecanismo de lesão distinto. As principais são:

- *Ferimentos contusos:* são causados por trauma fechado, responsável por 20% das lesões vasculares. Ocorrem comumente em acidentes automobilísticos (atropelamentos, colisões), quedas, esmagamentos e agressões, e geralmente nesses casos nos deparamos com pacientes politraumatizados com lesões em vários sistemas e órgãos. O vaso pode receber um trauma direto ou ser lesado por osso fraturado ou articulação luxada. A luxação do joelho e a fratura do platô tibial estão associadas frequentemente à lesão vascular. Quando há fratura óssea associada, os seus fragmentos podem contundir ou seccionar os vasos, levando, no caso de contusão arterial, à trombose por lesão da íntima, e ao quadro clínico de isquemia importante do membro. No caso de secção do vaso, que pode ser total ou parcial, além da isquemia, pode ocorrer um quadro de hemorragia importante, se o ferimento for aberto, ou hematoma ou tumoração local, se o ferimento for fechado. Esse hematoma pode evoluir para a formação de um pseudoaneurisma;
- *Ferimentos incisos:* são produzidos por arma branca ou objeto cortante, como vidro, levando a lesões lineares nos vasos, com pouca destruição de tecidos

vizinhos. Em geral, existe um quadro de hemorragia externa. As lesões podem causar de simples hematomas adventiciais a secções parciais e totais, formação de pseudoaneurisma ou transfixações também da veia satélite com quadro de fístula arteriovenosa;

- *Ferimentos perfurocontusos:* são causados por arma de fogo, sendo responsáveis por quase 50% dos traumas vasculares nos grandes centros.

História natural e fatores prognósticos

As consequências de uma lesão vascular aguda estão bem definidas, e o conhecimento sobre a urgência que demanda seu tratamento já foi exaustivamente discutido. Obviamente, é necessário estabelecer prioridades quanto à apresentação das lesões. Uma ferida hemorrágica necessita de cuidado mais imediato quando comparada a uma lesão isquêmica. Mas é importante salientar que o fundamental é fazer o diagnóstico, ter conhecimento da sua evolução e bom senso para atuar no momento exato. Alguns fatores prognósticos influenciam diretamente no resultado (Tabela 81.7).

Tabela 81.7. Fatores prognósticos

• Tempo decorrido
• Mecanismo da lesão
• Localização anatômica
• Lesão associada
• Idade e doença crônica associada
• Apresentação clínica

Tempo decorrido

Esse item talvez tenha sido o que maior transformação sofreu na evolução de uma lesão vascular. No Rio de Janeiro, presenciamos uma ação exemplar do grupamento de socorro de emergências do Corpo de Bombeiros.

Para as vítimas com suspeita de traumatismo vascular, o fator tempo tem importância primordial, uma vez que o tratamento de emergência é realizado na sala de cirurgia. A sobrevivência da vítima está ligada à precocidade da intervenção, que só pode ser realizada no ambiente hospitalar. As vítimas de trauma submetidas ao tratamento definitivo (cirurgia) dentro de 1 hora após o trauma apresentam melhor prognóstico, tendo sido esse intervalo de tempo denominado *golden hour*.

Como as ações efetuadas previamente ao início da cirurgia consomem minutos da *golden hour*, é fundamental abreviar ao máximo o tempo de chegada do socorro à cena e diminuir o tempo de permanência do paciente e a duração do transporte.

Deve haver um sistema de regulação médica que integre o sistema hospitalar com o pré-hospitalar. As ambulâncias devem ser orientadas pela central de regulação a referenciar o paciente para o hospital mais próximo dotado dos recursos necessários ao atendimento da vítima. O hospital deve ser informado pelo centro de regulação das ambulâncias, com relação aos pacientes que estão sendo transportados para abreviar a duração do atendimento na sala de emergência.

Há necessidade de que os serviços pré-hospitalares disponham de um sistema de avaliação rápido dos pacientes na cena para categorizá-los de acordo com sua gravidade.

As lesões vasculares podem causar dois tipos de complicação: hemorragia com choque hipovolêmico (responsável por 30% dos óbitos no pré-hospitalar), tamponamento cardíaco levando ao choque obstrutivo e isquemia de órgãos-alvo.

A conduta, na vítima que apresenta evidências de hemorragia interna, deve ser diferente da adotada em vítimas com lesões localizadas nas extremidades. A primeira necessita de intervenções críticas e de transporte rápido com pouca ênfase nas lesões periféricas, e a segunda se beneficia de cuidados das extremidades antes do transporte. Ao abordar as vítimas com suspeita de lesão vascular, deve-se realizar somente intervenções críticas na cena; os óbitos evitáveis decorrem de atrasos na realização do tratamento definitivo (cirurgia) e é necessário reduzir o tempo despendido antes do tratamento definitivo. É importante lembrar que a *golden hour* começa no momento em que a vítima se fere, e não quando a ambulância chega à cena. Os minutos perdidos antes da chegada do socorro são tão importantes quanto aqueles perdidos por ações desnecessárias[20].

Avaliação da vítima

A avaliação pré-hospitalar da vítima é dividida em quatro fases. Enquanto o médico socorrista efetua o exame clínico da vítima, outros procedimentos devem ser designados para outros integrantes da equipe, levando em consideração sua capacitação e habilitação.

Avaliação rápida: deve ser concluída em menos de 2 minutos; tem o objetivo de diagnosticar e tratar rapidamente as condições que ameacem a vida e decidir se um paciente é crítico ou não. Só pode ser interrompida caso seja detectada obstrução de vias aéreas ou parada cardíaca. Distúrbios respiratórios (que não a obstrução das vias aéreas) não são indicações para interromper o exame primário, pois a causa do problema respiratório é frequentemente encontrada durante o exame do tórax. Grandes sangramentos também devem ser controlados nesse momento, porém sem que se interrompa o exame primário.

- Suas prioridades são: desobstrução das vias aéreas com controle da coluna cervical, determinação do nível inicial de consciência, avaliação da respiração e circulação.
- Intervenções críticas e transporte: ao completar a avaliação rápida, deve-se determinar se uma situação crítica está presente e, nesse caso, o transporte deve ocorrer imediatamente após a realização dos procedimentos de estabilização necessários.

As seguintes intervenções são consideradas críticas e devem ser efetuadas no ambiente pré-hospitalar: desobstrução das vias aéreas, abordagem de grandes hemorragias externas, selamento de ferimentos de tórax aspirativos, hiperventilação e descompressão de pneumotórax hipertensivo.

- Os procedimentos não essenciais devem esperar até que o paciente seja transportado.

- Exame detalhado: tem o objetivo de diagnosticar as lesões não detectadas durante a avaliação rápida. Nos pacientes críticos, deve ser realizado durante o transporte, e em vítimas estáveis pode ser realizado na cena em menos de 5 minutos. Os procedimentos do exame detalhado são os seguintes: verificação dos sinais vitais, história, exame da cabeça aos pés, curativos, imobilização e instalação de monitores[20].

Descrição da avaliação rápida

Após avaliar se a aproximação do paciente é segura, a avaliação deve ocorrer em menos de 2 minutos. A avaliação rápida só pode ser interrompida pelo tratamento de obstrução de vias aéreas ou manobras de reanimação cardíaca.

O tempo total na cena deve ser, sempre que possível, menor que 10 minutos.

Mecanismo da lesão

Os agentes causadores das lesões e suas consequências já foram discutidos, e a conclusão estabelecida é que os PAVs apresentam uma lesão tecidual muito maior que a lesão provocada por projéteis de média velocidade. As fraturas podem mascarar a lesão vascular, e o retardo no tratamento pode trazer sérias complicações, inclusive com maior risco de perda do membro (Figuras 81.3 e 81.4). Os atropelamentos apresentam lesões complexas e de difícil tratamento, com elevado índice de sequelas (Figura 81.5). As lesões venosas não diagnosticadas, ou não tratadas, principalmente em membros inferiores, estão associadas a maior incidência de amputação e, sem dúvida, de complicações crônicas semelhantes à síndrome pós-trombótica.

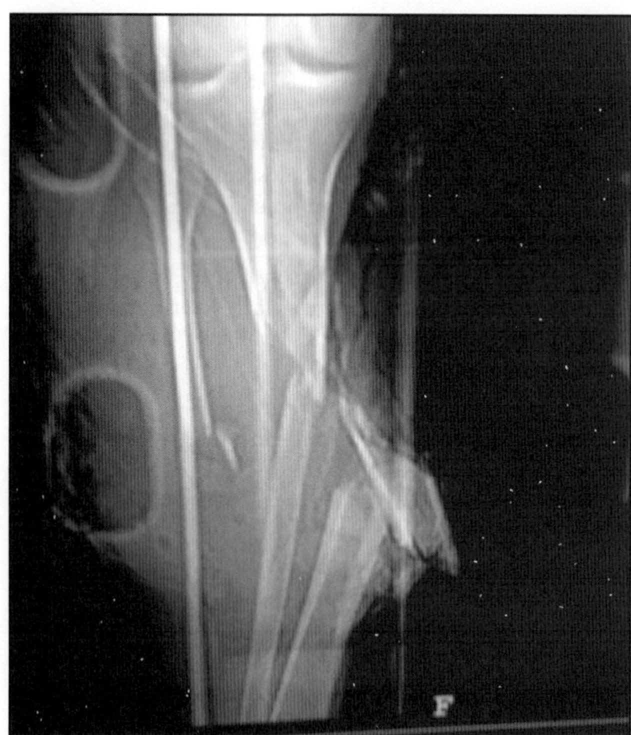

Figura 81.3. Fratura óssea complexa.

Localização anatômica

As lesões arteriais tratadas por meio das ligaduras levam a maiores taxas de amputação em membros inferiores (49,6%), quando comparadas ao mesmo tratamento para os membros superiores (24%)[21,22]. Dessa forma, é possível concluir que quanto maior o número de artérias que possam desenvolver uma rede colateral for preservado, melhor será o prognóstico da manutenção do membro (Tabela 81.6).

Lesões associadas

Pacientes vítimas de lesão vascular associadas a outras lesões aumentam muito a sua morbidade e mortalidade. Os óbitos estão fortemente associados à lesão craniana e torácica.

A lesão nervosa troncular é o fator mais determinante para a indicação de amputação primária.

A lesão venosa, além de ser a mais frequente, é aquela que, associada à lesão arterial, aumenta o risco de síndrome do compartimento, de falência do reparo arterial e de amputação[23].

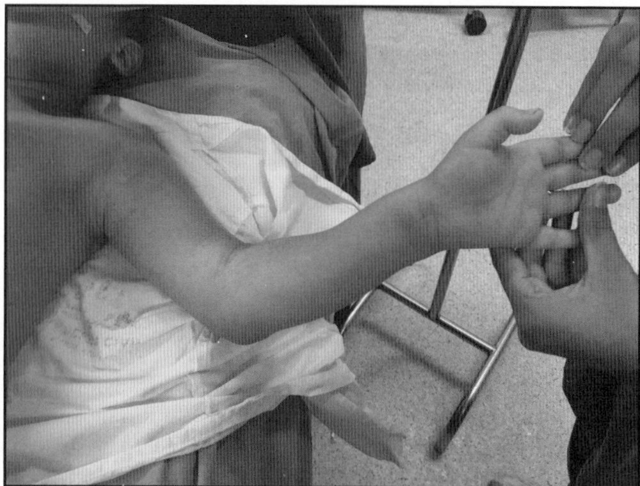

Figura 81.4. Fratura óssea com lesão arterial por compressão.

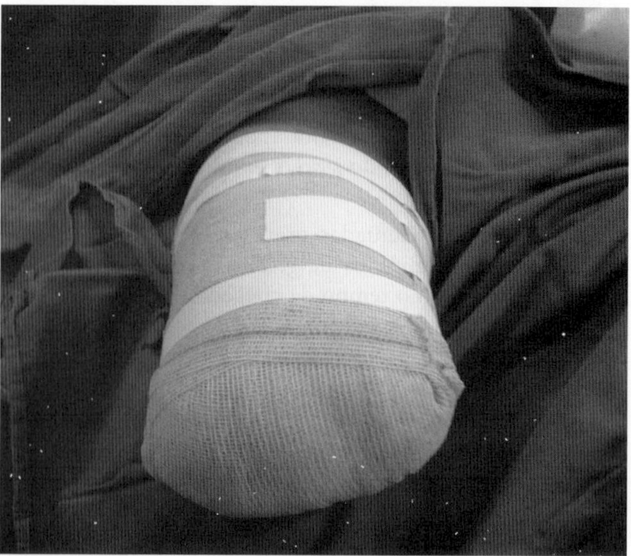

Figura 81.5. Coto de amputação sequela em vítima de atropelamento.

Idade e doenças crônicas

Qualquer doença crônica pode determinar um prognóstico ruim nos pacientes vítimas de trauma. A instabilidade hemodinâmica e os longos períodos operatórios sob anestesia são determinantes para esses pacientes, independentemente da idade.

A idade pode interferir nos pacientes hígidos na questão técnica, em razão da aterosclerose que acomete a parede vascular, sendo um fator complicador no diagnóstico e no reparo cirúrgico.

Apresentação clínica

A apresentação clínica é que vai determinar a conduta a ser tomada. Sem sombra de dúvida, a melhor conduta para os traumas é o reparo. Mas isso nem sempre é possível, principalmente se o paciente estiver hemodinamicamente instável, com lesões associadas graves, ou seja, um paciente politraumatizado. Nesse momento, alternativas técnicas estão disponíveis e precisam ser aplicadas. Essas decisões implicam ligadura, *shunt*, controle do dano etc.

O objetivo é evitar que o paciente comece a apresentar acidose metabólica, hipotermia e coagulopatia, conhecida como tríade letal.

Objetivando ao melhor tratamento às vítimas de trauma, e devido a agentes etiológicos cada vez mais lesivos, em decorrência da elevação dos índices de violência, foi sugerida a criação de um Centro de Trauma.

Essa sugestão partiu da ICRC (*International Committee of the Real Cross*), na Convenção de Genebra, em 1949, e com protocolo adicional de 1977[24].

Equipe

As características das lesões, geralmente de alta complexidade, exigem uma equipe multidisciplinar (cirurgião vascular, neurocirurgião, ortopedista, cirurgião plástico, microcirurgião, anestesista, intensivista, enfermeiro, auxiliar e toda a equipe de suporte)[25].

Os cuidados com o paciente lesado, com instabilidade hemodinâmica decorrente do trauma,envolvem muitas pessoas trabalhando de forma sistematizada. As ações individualizadas devem ser evitadas, propiciando atuação cooperativa de todos os profissionais da equipe. O objetivo está na priorização das lesões mais graves, que põem em risco a vida do paciente.

Estrutura hospitalar

A sala de ressuscitação deverá ser de fácil acesso, com espaço suficiente para a ação de toda a equipe. Todo o material deverá ser prontamente disponibilizado. Essa sala deve ser equipada para a realização de qualquer procedimento invasivo, inclusive com métodos diagnósticos complementares (radiografia, Doppler e ultrassonografia – US).

Tão logo o atendimento inicial seja realizado, o paciente deverá ser transferido para o centro cirúrgico.

Triagem

O processo de selecionar os pacientes que necessitam de cuidados mais efetivos e imediatos requer experiência muito grande.

A tríade clássica para direcionar um paciente para um Centro de Trauma é: avaliar o planejamento logístico da equipe e ter boa organização hospitalar e bom senso médico nas condutas que exigem rapidez. O princípio básico é, inquestionavelmente, fazer o melhor para a maioria ("*To do the best for the most*")[26].

É fundamental ter discernimento para priorizar o atendimento naquele paciente em que o prognóstico é melhor. Existem três categorias de triagem após a exclusão das vítimas com pequenas lesões (Tabela 81.8).

Tabela 81.8. Classificação da lesão arterial

Categoria I: Prioridade cirúrgica
Cirurgia urgente com boas chances de reversão do quadro instável (bom prognóstico)
Categoria II: Sem indicação cirúrgica
Ferimentos superficiais em que a cirurgia não trará nenhum benefício
Pacientes gravíssimos em que a cirurgia está contraindicada (mínimas condições de sobrevida)
Categoria III: Com indicação cirúrgica, mas que pode esperar
Indicação cirúrgica não emergencial

Atendimento hospitalar

O atendimento é realizado de forma coordenada e objetiva. Enfoque nas identificações de todas as lesões que o paciente possa apresentar, respeitando as orientações do ATLS (*Advanced Trauma Life Support*)[27] (Tabela 81.9).

Tabela 81.9. Prioridades do atendimento

A (*Airway*)	Vias aéreas e coluna cervical, intubação, traqueostomia
B (*Breathing*)	Respiração e ventilação, drenagem torácica
C (*Circulation*)	Controle de hemorragia
D (*Disability*)	Avaliação neurológica – TCE
E (*Exposure*)	Exposição corporal

Concomitantemente são acessadas as veias periféricas para infusão medicamentosa e reposição volêmica.

Um questionário básico pode ajudar na avaliação e prognóstico do paciente, envolvendo: história (idade, sexo, uso de medicação ou alguma patologia prévia), etiopatogenia (PAV, ferimento por arma de fogo ou granadas) e o tempo decorrido entre a lesão e o atendimento.

Algumas considerações podem ser lembradas no exame geral do paciente: orifício de entrada pequeno pode estar associado a danos extensos internos; o projétil não tem sempre o trajeto retilíneo; ferida torácica pode estar associada à lesão de cavidade abdominal; feridas de coxa, região glútea e períneo também podem associar-se a comprometimento abdominal; atenção com as síndromes do compartimento, que podem ser desenvolvidas precocemente; e pacientes com múltiplas perfurações (às vezes, a maior nem sempre é a de maior complexidade)[28-30].

Diagnóstico

A história e o exame físico são os principais e os mais importantes instrumentos utilizados para o diagnóstico das lesões vasculares.

Obviamente, o atendimento inicial, como já foi citado anteriormente, está calcado no ATLS.

Clínico

Na maioria das vezes, o paciente é um politraumatizado e o exame clínico tem que ser realizado de acordo com esse quadro complexo, sendo necessário haver interação do cirurgião vascular com outros especialistas na emergência, a fim de se estabelecerem as prioridades quanto à conduta e ao tratamento.

Nas hemorragias graves em que ocorrem hipotensão e choque, o exame clínico vascular feito com segurança só poderá ser realizado após o controle do sangramento e restabelecimento das condições hemodinâmicas. Faz-se necessário que o paciente esteja deitado sobre a maca e que haja boas condições de iluminação para que as áreas suspeitas de lesões sejam examinadas com segurança, lembrando que isso deve ser feito sempre de forma comparativa ao dimídio contralateral.

O conhecimento anatômico da localização dos pulsos periféricos e dos diferentes agentes traumáticos, capazes de produzir obstrução ou ruptura dos vasos, com as respectivas alterações fisiopatológicas, bem como o conhecimento do grau de resistência de cada tipo de tecido na isquemia, são fatores fundamentais para uma avaliação clínica eficiente.

É importante na história do trauma estabelecer a hora em que ele ocorreu. Nas lesões vasculares, quanto mais rápido for feito o diagnóstico e realizado o tratamento, melhores serão os resultados.

A identificação do agente causador orienta sobre os tipos de alterações fisiológicas acarretadas pela obstrução ou ruptura vascular.

Deve-se verificar se o paciente é portador de alguma doença crônica, principalmente de natureza vascular, e se ele faz uso de alguns medicamentos (antiadesivos plaquetários, anticoagulantes etc.), sendo importante lembrar que os pulsos distais podem estar ausentes em decorrência de aterosclerose obliterante crônica, e não devido ao trauma.

Palidez

A coloração da pele, sob o ponto de vista circulatório, depende da quantidade de sangue; logo, a redução do fluxo na circulação periférica dá à pele um tom pálido.

Nos traumas arteriais com oclusão troncular, a circulação faz-se pelos pequenos ramos colaterais, o que causa um fluxo lento, dando à pele a coloração cianótica.

Sangramento

A localização do sangramento nas feridas traumáticas é importante, principalmente se ocorre em trajeto de feixe vasculonervoso, bem como as suas relações com as estruturas anatômicas vizinhas (ossos, articulações, nervos e músculos), principalmente quando associadas às luxações e fraturas.

Aumento de volume

Pode ocorrer nas extremidades aumento de volume sugestivo de sangramento e/ou derivado de traumatismo, que em condições especiais pode desencadear uma síndrome de compartimento, acompanhada de palidez e/ou cianose. Ocorre principalmente na perna e no antebraço e raramente pode ocorrer na coxa, braço, mão e pé.

Abaulamentos

Quando presentes nos traumas cervicais, torácicos e abdominais, sugerem lesões vasculares importantes com a presença de hematomas mais ou menos volumosos de acordo com a importância do vaso lesado.

No paciente politraumatizado não se deve proceder apenas ao exame clínico para fins de diagnóstico vascular; é necessário que se estenda o exame endereçado a outros órgãos e aparelhos na busca de lesões associadas.

Impotência funcional

A avaliação da função sensitiva e motora, principalmente das extremidades, é de fundamental importância na determinação da extensão e da gravidade da isquemia, visto que o tecido nervoso é o primeiro elemento a sofrer danos que variam de acordo com o tempo de isquemia, servindo como parâmetro de avaliação da indicação terapêutica.

As primeiras alterações são as de natureza sensitiva, tais como parestesias e áreas de anestesia, podendo evoluir de acordo com a localização e a extensão da lesão vascular para alterações motoras como paresias e paralisias, e essas alterações podem um caráter reversível ou irreversível.

Pulsos periféricos

A palpação dos pulsos periféricos é a mais importante manobra semiológica executada pelo cirurgião vascular.

Evidentemente há situações em que a palpação dos pulsos periféricos está dificultada como na vasoconstrição, na hipotensão, no choque hemorrágico e nos grandes hematomas e edemas.

No trauma, a avaliação dos pulsos deve ser feita de forma comparativa com relação ao membro contralateral e deve ser registrada se ausente ou presente, bem como seu grau de intensidade. No caso de estar presente, essa avaliação deve ser repetida periodicamente, pois com a evolução do quadro ele pode vir a tornar-se ausente.

Nas luxações e fraturas das extremidades, pode haver ausência de pulsos, sem que tenha ocorrido lesão vascular quando há distensão do vaso, comprometendo o fluxo sanguíneo e a onda de pulso, que prontamente podem ser restabelecidos após a redução da luxação e do alinhamento da linha de fratura.

Atenção especial deve haver quando, após a redução da luxação e da correção da fratura, persistir a ausência de pulsos, porque o perigo reside no diagnóstico clínico de espasmo arterial, pois ele nunca deve ser somente clínico, sendo mandatória uma avaliação complementar, de preferência, com arteriografia ou ecocolor Doppler arterial.

A falha desse diagnóstico pode levar à perda do membro afetado, como ocorre frequentemente nas fraturas supracondíleas de úmero, fêmur, platô tibial e luxações de ombro e cotovelo.

A palpação das tumorações em busca de pulsatilidade deve ser feita nos casos suspeitos de fístula arteriovenosa de natureza traumática em que há também a presença de frêmito, quando se deve proceder à pesquisa do sinal de Nicoladoni-Branham, sendo considerado positivo quando da compressão manual do local da fístula decorre bradicardia.

A exploração digital das lesões pode avaliar as suas características, procurando possíveis fragmentos dos mais diversos (PAF, fragmentos ósseos etc.), bem como lesões das estruturas adjacentes.

Nas lesões de artéria radial ou ulnar, é importante, na procura dos pulsos, observar se há perfusão digital para julgar a existência de arcadas palmares completas, a fim de verificar se a ligadura de uma das artérias possa ser realizada, sem que ocorra comprometimento da circulação, caso contrário, a artéria deverá ser restaurada.

A manobra de Allen verifica a perviedade da artéria ulnar, estando autorizada a ligadura da artéria radial, quando é observada boa perfusão durante a manobra. Caso contrário, a reconstituição arterial é mandatória.

Temperatura cutânea

A temperatura da pele depende do calor que é fornecido pela circulação. Na diminuição ou na ausência dela, evidentemente ocorrerão alterações. A frialdade deve ser pesquisada com a palma ou o dorso da mão, sempre de modo comparativo ao membro contralateral.

Ausculta

A auscultação dos vasos pode ser feita com o estetoscópio ou com auxílio de um Doppler portátil, que deve fazer parte do arsenal próprio de cada cirurgião, na emergência.

Podem ser auscultados sopros nos falsos aneurismas e nas fístulas arteriovenosas traumáticas com o estetoscópio. Nos falsos aneurismas, o sopro será sistólico e nas fistulas, contínuo com reforço sistólico.

Lesões específicas

Lesões carotídeas

A clínica mais comum dos pacientes que chegam ao hospital é o choque devido ao sangramento ativo (60%) ou hematoma (33%) ou déficits neurológicos (20%).

As lesões de carótida comum e interna podem ocasionar trombose ou hemorragia, especialmente quando o ferimento é lateral, ou lesões de íntima, que podem passar despercebidas, ocasionando problemas tardios. O paciente pode chegar com sangramento ativo ou grande hematoma. A avaliação neurológica é fundamental para traçar a conduta terapêutica.

Lesões dos vasos subclávios

A lesão dos vasos subclávios tem mortalidade global alta (66%) e a hospitalar oscila entre 5% e 30%, sendo as complicações fatais devidas à presença de embolia gasosa e à dificuldade de contração da veia para autocontrole do sangramento, diferente do que ocorre nas lesões arteriais completas, em que há vasoconstrição do coto seguida de trombose. Existe grande diferença de manifestação clínica entre os três segmentos da subclávia. O primeiro segmento é intratorácico, e o diagnóstico é habitualmente realizado no ato cirúrgico. Frequentemente apresenta maior morbidade.

Lesões das artérias vertebrais

As lesões isoladas da artéria vertebral são assintomáticas em cerca de um terço dos pacientes, e raramente a oclusão dela resulta em sequelas neurológicas, desde que a outra artéria vertebral se encontre em boas condições.

As manifestações clínicas a serem observadas são hemorragia, sintomas neurológicos ou problemas decorrentes de lesões associadas.

Lesão do ducto torácico

As lesões do ducto torácico são raras e estão habitualmente associadas às lesões dos vasos subclávios.

Clinicamente, apresenta-se como linforragia, que se faz por meio da drenagem torácica ou pela presença de fístulas transcutâneas.

A confirmação do líquido suspeito de ser linfa faz-se laboratorialmente por meio da análise do líquido, no qual há uma taxa de proteínas totais superior a 3 g/dL, gordura entre 0,4 e 4 g/dL, pH alcalino e triglicerídeos superiores a 200 mg/dL e presença de linfócitos.

Trauma vascular torácico

A anamnese pode fornecer detalhes sobre o traumatismo e o exame físico, indicar ou sugerir a ocorrência de lesões de grandes vasos intratorácicos.

Clínica

- Abaulamento do tórax
- Sopro interescapular
- Alterações de pulso em membro superior
- Hipotensão
- Choque
- Fraturas (esterno, clavícula, escápula)
- Dispneia

- Insuficiência respiratória aguda
- Tamponamento cardíaco

Essas condições estabelecem suspeitas clínicas, devendo-se prosseguir com exames complementares, tais como arteriografia, angiotomografia, angiorressonância etc.

Feridas cardíacas

Há ocorrência de lesões por penetração em várias câmaras do coração, sendo o ventrículo direito (42,5%), por sua localização anatômica anterior, a mais lesada, seguido do ventrículo esquerdo (33%), átrio direito (15,4%) e átrio esquerdo (5,8%), e os grandes vasos intrapericárdicos são lesados em 3,3%, e as lesões das artérias coronárias são infrequentes.

Complicações

- Tamponamento cardíaco
- Hemorragia grave
- Lesão valvular
- Infarto concomitante
- Agitação
- Dispneia
- Obnubilação

A presença de feridas penetrantes na região do precórdio, epigástrico e mediastino superior associadas à hipotensão arterial deve ser sugestiva de lesões cardíacas. Os sinais e os sintomas de tamponamento cardíaco variam de acordo com a quantidade de sangue e de coágulos intrapericárdicos, agitação, falta de ar e obnubilação, que podem evoluir para o coma e parada cardíaca.

Tríade de Beck (tamponamento cardíaco)

- Distensão das veias do pescoço
- Abafamento de bulhas cardíacas
- Hipotensão

Abdominal

O ferimento do abdome com orifício de entrada anterior, no flanco ou no dorso, pode produzir lesões dos grandes vasos abdominais.

A perfuração da aorta abdominal determina o aparecimento de hemorragia maciça para o retroperitônio ou cavidade abdominal, ocasionando hipotensão.

O traumatismo penetrante é a causa mais comum de lesões de veias importantes, como a cava e as ilíacas, podendo, nas fraturas pélvicas, ser lesadas pelos fragmentos e espículas ósseas.

As lesões de artérias viscerais são difíceis de ser diagnosticadas no pré-operatório. Comumente evoluem com pseudoaneurismas ou fístulas arteriovenosas.

Extremidades

Os vasos tronculares das extremidades superiores e inferiores acometidos por lesões devem rapidamente ser avaliados a fim de receberem tratamento adequado, sob o risco de ocorrerem sequelas graves e até a perda do membro ou da vida.

O trauma sobre uma artéria pode desencadear tão-somente um fenômeno de vasoespasmo, que, dependendo do tempo de duração e da redução do fluxo distal, pode levar a trombose e, consequentemente, sinais de isquemia.

As obstruções decorrentes de lesões vasculares não penetrantes podem ser devidas à ruptura da camada íntima, que pode evoluir para trombose, ou a uma causa extrínseca em que existe a compressão provocada por edemas traumáticos ou hematomas, ou por fragmentos ósseos e fraturas.

Quando ocorrem extensas rupturas vasculares, como acontece nos esmagamentos e nas grandes feridas com significativa perda de tecidos, como ossos, nervos, músculos e tendões, deve haver avaliação em conjunto com outros especialistas, como ortopedistas, cirurgiões plásticos e neurocirurgiões para que se possam tomar decisões terapêuticas.

Didaticamente, podemos classificar as apresentações clínicas das lesões em sinais diretos ou fortes (*hard*) da lesão vascular ou sinais indiretos ou leves (*soft*) da lesão vascular (Tabela 81.10).

É certo que o valor e a acurácia do exame clínico são fatores preditivos no prognóstico das lesões vasculares.

Tabela 81.10. Sinais das lesões arteriais

Sinais diretos ou fortes	Sinais indiretos ou leves
• Hemorragia ativa e choque • Hematomas expansivo e pulsátil • Sopro ou frêmito em trajeto vascular • Isquemia – *Six "Ps"* – *Pain* (dor) – *Pallor* (palidez) – *Paresthesia* (dormência) – *Paralysis* (diminuição da força) – *Pulselessness* (ausência de pulso) – *Poikilothermy* (frialdade, diferença de temperatura)	• Hematomas pequeno e estável • Lesões em trajetos nervosos • Lesões em trajetos vasculares • Hipotensão persistente • História de hemorragia vultosa que cessou

Complementares

Não invasivos

Radiografia

Geralmente indicada na suspeita de lesões ósseas, principalmente para avaliar a complexidade das fraturas e decidir com o ortopedista a sequência de tratamento. A radiografia permite visualizar projéteis ou fragmentos de chumbo no trajeto vascular. Também é possível diagnosticar deslocamentos articulares provocados por luxações traumáticas (Figura 81.6).

Doppler portátil

Na presença do choque ou do espasmo arterial provocado pela contusão arterial, o Doppler permite comparar os fluxos arteriais das extremidades (trifásico, bifásico ou monofásico). Um dado mais fidedigno é o índice de pressão tornozelo-braço

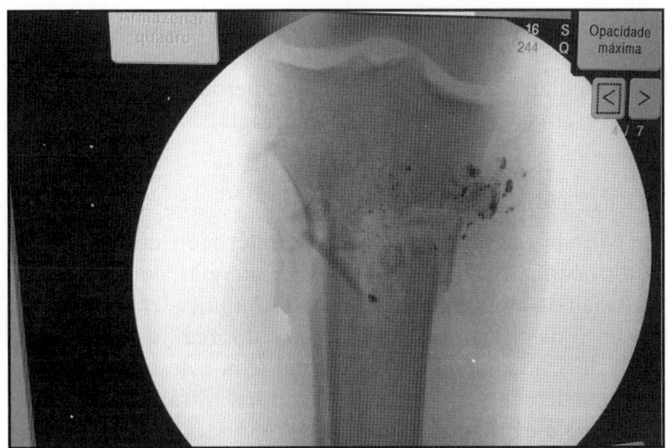

Figura 81.6. Fragmento de projétil e fratura óssea em trajeto vascular.

(IPTB). Índices menores que 0,90 sugerem fortemente lesão vascular. Lesões mínimas, pseudoaneurismas e fístulas arteriovenosas não são percebidos pelo Doppler convencional.

Em uma avaliação negativa, isto é, quando por meio do Doppler não há confirmação da lesão vascular, o paciente deverá ficar por um período de observação e, posteriormente, fazer uma nova avaliação clínica e instrumentalizada.

Ecocolor Doppler

A ação do efeito Doppler, somada à imagem, determina sensibilidade e especificidade bem maiores. O aspecto negativo é a pequena quantidade de ecografistas nos grandes centros de emergência durante 24 horas.

No diagnóstico da lesão vascular tardia, principalmente no pseudoaneurisma e na fístula arteriovenosa, o ecocolor Doppler é suficiente para o planejamento cirúrgico. Mais recentemente, alguns pseudoaneurismas estão sendo tratados com injeção de trombina guiada por ultrassonografia, mas somente nos pseudoaneurismas de colo pequeno.

Invasivos

Tomografia computadorizada (TC)

Destacam-se como vantagens a sua disponibilidade nos centros de emergência, a velocidade rápida do exame e a excelente resolução para a avaliação do esqueleto, pulmões, vísceras maciças e vasos sanguíneos. Embora o método seja indicado somente em pacientes hemodinamicamente estáveis, os modernos equipamentos, capazes de adquirir imagens de alta resolução do corpo todo em poucos segundos, têm possibilitado a avaliação de pacientes gravemente feridos, permitindo o diagnóstico pré-operatório de lesões vasculares, melhor planejamento cirúrgico e redução do tempo de cirurgia.

Independentemente do mecanismo de lesão, as lesões vasculares têm apresentações radiológicas semelhantes. A resposta vascular à lesão manifesta-se como ruptura parcial ou total de sua parede, e os sinais específicos de lesão arterial incluem oclusão, extravasamento livre ou contido (pseudoaneurisma), *flap* intimal, dissecção ou fístula arteriovenosa.

A oclusão vascular parcial ou completa manifesta-se pela falta de impregnação do contraste à angiotomografia. Estreitamento vascular e irregularidades marginais podem ser vistos na estenose traumática graças a *flaps* intimais ou a pequeno hematoma na parede do vaso.

Nas imagens tomográficas, o pseudoaneurisma manifesta-se como o acúmulo anormal de meio de contraste durante a fase arterial, contíguo e excêntrico à luz vascular.

O *flap* intimal pode ser demonstrado como uma falha de enchimento focal dentro do lúmen que representa a parede do vaso parcialmente lesada. A natureza autolimitada de algumas dessas lesões e seu curso clínico benigno têm gerado controvérsias sobre o diagnóstico e a conduta.

A dissecção é uma manifestação rara do trauma penetrante, porém relativamente comum em traumas fechados. Essa lesão se caracteriza por lesão intimal que permite o fluxo de sangue por entre as camadas da parede do vaso.

As fístulas arteriovenosas são causadas pela lesão parietal de uma veia e uma artéria adjacentes e tendem a ser clinicamente mais aparentes. Elas tipicamente não são vistas no momento do trauma, ao contrário, aumentam com o tempo e se manifestam com sinais específicos, como o frêmito. Os pacientes com suspeita de fístula arteriovenosa são prontamente submetidos à angiografia.

Apesar dos constantes avanços dos métodos não invasivos, essa propedêutica ainda tem seu espaço, quando bem indicada, principalmente em pacientes com suspeita de lesões vasculares, apresentando quadro hemodinâmico estável e no exame visando ao tratamento endovascular.

Diversos autores participaram ativamente no desenvolvimento científico e tecnológico dos métodos diagnósticos.

Desde Roentgen (1985), descobridor dos raios X, até Seldinger, que descreveu a técnica de cateterismo femoral percutâneo, vários autores publicaram importantes trabalhos[31]. Brooks (1924) relatou a arteriografia de membro inferior com injeção de iodeto de sódio (precursor dos atuais contrastes)[32], e o cirurgião vascular português Dos Santos foi idealizador da punção translombar com agulha para investigação por aortografia abdominal e de seus ramos[33]. Um grande impulso à divulgação do método deu-se com a introdução dos contrastes não iônicos com menor osmolaridade, proporcionando exames menos dolorosos.

O desenvolvimento da propedêutica não invasiva ou pouco invasiva, por meio do eco-Doppler, da angiotomografia e por angiorressonância magnética, facilitou o diagnóstico no trauma vascular, em centros hospitalares que dispõem dessas tecnologias, e posicionou e redefiniu o papel atual do exame por arteriografia para diagnóstico do paciente com suspeita de lesão vascular.

Indicações gerais

A arteriografia é indicada no trauma vascular conforme o segmento comprometido. A estabilidade hemodinâmica do paciente é o grande "divisor de águas"[34]. Caso haja instabilidade dos sinais vitais, a perda de tempo com a realização desse exame pode ser prejudicial à manutenção da vida, de órgãos e de extremidades. Nesses casos, o acesso cirúrgico direto ao local suspeito da hemorragia é a medida mais eficaz.

De forma geral, a arteriografia é indicada no trauma vascular:

- No sangramento persistente no local de fraturas;
- Nas lesões penetrantes no tórax;
- Nos traumas cervicais das zonas I e III – cervical proximal e base do crânio;
- Na avaliação de lesões por múltiplos projéteis de arma de fogo;
- No trauma das extremidades superiores e inferiores com estabilidade hemodinâmica (Figura 81.7);
- Na lesão vascular em paciente com insuficiência arterial crônica;
- No diagnóstico das lesões vasculares tardias[35,36].

As lesões vasculares iatrogênicas produzidas pelo ato médico cresceram nos últimos anos, motivadas pela maior realização de procedimentos endovasculares pelos intervencionistas e cirurgiões, e nas unidades de tratamento intensivo, como punções para acesso venoso profundo, pressão arterial média, entre outros[37].

A lesão à artéria no local da punção ou por manobras inadequadas com o cateter pode produzir quadros tromboembólicos com isquemia ou perfuração do vaso com extravasamento e hemorragia.

A arteriografia pode determinar o seu diagnóstico ou ser realizada como procedimento pré-terapêutico endovascular. A arteriografia pode, ainda, realizar o diagnóstico de outros tipos de lesões arteriais, como o uso inadvertido de drogas, entre outras.

Não é incomum o paciente evoluir com complicações vasculares tardias devidas às lesões vasculares, como pseudoaneurismas e fístulas arteriovenosas, entre outras. Nesses casos, a angiografia é realizada para confirmar, definindo a melhor estratégia terapêutica por meio de métodos intervencionistas. Em caso de sangramento ativo por laceração vascular, o examinador não deve perder tempo, e por via endovascular deve "conter" a hemorragia[38,39].

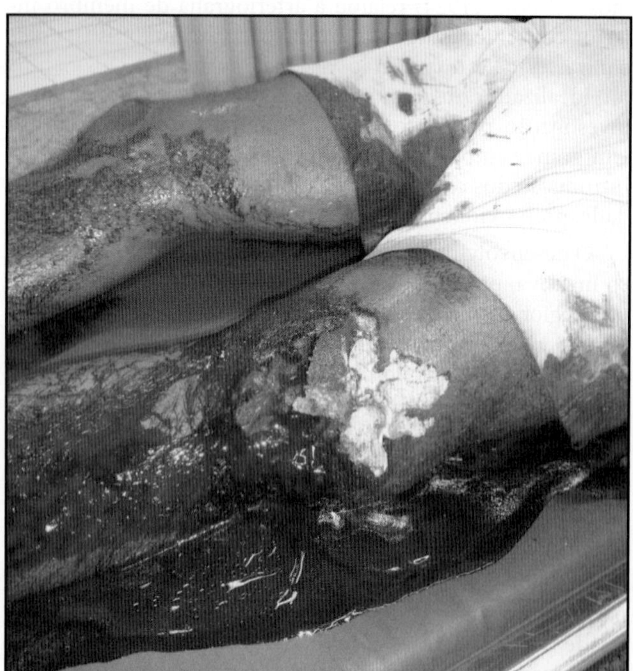

Figura 81.7. Trauma de extremidade inferior com grande perda sanguínea.

Contraindicações gerais

No paciente consciente, ao ser internado no hospital, o questionamento sobre a presença de alergias, como ao iodo, histórias de atopias, como a asma brônquica, rinite alérgica e ao uso de alimentos, como "frutos do mar", deve ser sempre valorizado. Nesse caso, deve ser feita a dessensibilização com corticoide venoso e difenidramina intramuscular, previamente à exposição ao contraste. Às vezes, os próprios familiares podem colaborar informando a equipe médica sobre esses dados tão importantes[40].

No paciente inconsciente, o julgamento é mais difícil. Na prática, a medida mais adequada é a realização dos procedimentos com a vigilância constante dos sinais vitais pela equipe. O uso de contrastes não iônicos e em menor volume reduz os riscos de alergia, insuficiência renal e dor pela injeção, principalmente quando realizado o estudo seletivo dos vasos cerebrais e dos membros.

Frykberg *et al.*[41] descreveram 366 ferimentos penetrantes em 310 pacientes. Vinte e três requereram a cirurgia; em 21 desses pacientes (91,3%) a lesão vascular foi diagnosticada pelo exame clínico. Pacientes que não tinham nenhum sinal ou tinham sinais leves de lesão vascular foram mantidos no hospital para observação, sem fazer arteriografia. Desses pacientes, dois necessitaram de intervenção cirúrgica durante o período de observação.

Técnica de cateterização

A técnica habitualmente utilizada é a descrita por Seldinger[7]. As artérias mais usadas para o cateterismo são a femoral e a braquial.

O ideal é que se disponha no ambiente de trabalho de alguns materiais básicos (agulha de punção, introdutores, guias e cateteres) de variados tamanhos e fins. E, ainda, materiais para uso terapêutico, como cateteres, balão, molas, colas, partículas, balões destacáveis e drogas, como anticoagulantes, trombolíticos e vasodilatadores.

Tratamento

Pacientes com lesão vascular precisam ser avaliados rapidamente, sendo concomitantemente necessário identificar a presença de lesões em outros órgãos ou tecidos para estabelecer a prioridade no atendimento. Em princípio, toda lesão vascular necessita de reparo cirúrgico ou ligadura.

A apresentação hemorrágica, logicamente, tem maior prioridade do que o quadro isquêmico, devendo ser contida de pronto. A compressão digital ou manual é o método mais simples e eficaz, quando possível de ser aplicada.

O clampeamento ou o pinçamento "às cegas" deve ser evitado, pois já foi descrito por Rich e Spencer[42] que danifica mais o tecido do que traz algum benefício. O uso do torniquete poderá levar à trombose pela interrupção da rede colateral.

Frequentemente, esses pacientes chegam em choque hipovolêmico; dessa forma, a tentativa de reversão tem que ser instituída. Nessa fase primária, o primordial é o controle da ventilação e a restauração hemodinâmica.

A conduta adotada para o manuseio das veias aéreas já foi discutida no atendimento inicial ao politraumatizado.

A restauração hemodinâmica é obtida com a punção ou dissecção de duas veias calibrosas e a infusão de cristaloides e sangue.

Antibioticoterapia de largo espectro é instituída, assim como a prevenção do tétano.

- Profilaxia da infecção: o uso de antibiótico faz parte obrigatória das medidas profiláticas de infecção no trauma vascular. Embora não haja estudos prospectivos placebo-controlados que evidenciem diminuição da possibilidade de infecção no trauma pela antibioticoterapia, ela se impõe. Além da importância da antibioticoprofilaxia, a técnica cirúrgica é considerada fundamental e um diferenciador na prevenção de fragmentos estranhos e coágulos, e irrigação peritoneal copiosa, e uma conduta adequada quanto ao fechamento ou não da ferida. O reconhecimento precoce e o tratamento imediato das lesões traumáticas são primordiais na redução do risco de infecção. Os princípios de antibioticoprofilaxia no trauma são os mesmos vigentes para cirurgias eletivas. O seu objetivo é reduzir o risco de infecção no sítio cirúrgico, e não nos demais tipos de infecção relacionados com a assistência prestada no trauma, embora haja evidências de que possa ocorrer redução de algumas dessas infecções em cirurgias eletivas. A infecção está na razão direta da gravidade do trauma e das condições gerais da vítima na chegada ao pronto-socorro. O ideal é a aplicação do antibiótico o mais rápido possível, concomitantemente com a ação emergencial: interrupção do sangramento, reparo cirúrgico e cobertura da ferida operatória. Nas cirurgias programadas, devem ser mantidos níveis sérico e tecidual elevados de antibiótico durante todo o procedimento, entre a abertura e o fechamento da pele. Para tanto, devem ser aplicadas doses adicionais à inicial, em intervalo correspondente a duas vezes a meia-vida da droga[43] (Tabela 81.11).
- Profilaxia antitetânica – a prevenção do tétano envolve duas fases: cuidados com os ferimentos e imunização. As características das feridas influenciam no desenvolvimento do tétano.

As imunizações podem ser ativa ou passiva.

- Ativa. Realizada com o toxoide tetânico:
  - Toxoides diftérico e tetânico e vacina pertússis adsorvidos (DTP ou DPT). Esse agente é utilizado em pacientes com menos de 7 anos de idade;
  - Toxoides diftérico e tetânico adsorvidos (DT) (tipo pediátrico). Esse agente é empregado em pacientes com menos de 7 anos e para pacientes em que a vacina antipertússis estiver contraindicada;
  - Toxoides diftérico e tetânico adsorvidos (Td) (tipo adulto). Esse agente é utilizado em pacientes com 7 anos ou mais. Essa preparação é preferível ao toxoide tetânico somente porque muitos adultos são suscetíveis à difteria, e a administração simultânea de toxoide diftérico aumentará a proteção contra essa doença;
  - Toxoide tetânico adsorvido (Tt). Esse agente é para uso exclusivo em adultos. O toxoide tetânico é um preparado estéril de toxina inativada. É disponível de forma líquida ou adsorvida. A forma adsorvida é preferida, pois induz a títulos de antitoxina mais elevados e tem duração de proteção mais prolongada.
- Passiva:
  - Imunoglobina tetânica (TIG) humana (*hyper-tet*). O risco de hipersensibilidade é menor, por ser uma substância autóloga;
  - Antitoxina tetânica equina. Maior risco de alergia[44].

A maioria das lesões vasculares é tratada por exploração cirúrgica, e uma sequência lógica tem que ser rotinizada: controle hemorrágico, heparinização locorregional, desbridamento, *shunt* ou não, fixação das fraturas, reparo cirúrgico definitivo e fasciotomia, quando indicada.

O controle hemorrágico é atingido pela via de acesso adequada, com mobilização e individualização dos segmentos proximais e distais à lesão. A interrupção do fluxo sanguíneo é alcançada pelo clampeamento vascular ou pela ligadura temporária de Rummell. O desbridamento da área lesada se faz até encontrar uma parede íntegra. Quando o refluxo proximal ou distal está pequeno, pode-se passar um balão de tromboembolectomia para remoção de possível trombos secundários. A heparinização locorregional é aplicada tanto no segmento proximal quanto no segmento distal previamente ao clampeamento. A heparinização sistêmica pode ser considerada na ausência de lesões teciduais associadas. Quando o procedimento vascular for demorado, a utilização de *shunt* pode restabelecer o fluxo vascular, enquanto o ortopedista estabiliza o membro, para que posteriormente o cirurgião vascular faça o procedimento definitivo.

- Indicações do uso de ***shunt***:
  - Manutenção da perfusão do membro de um paciente com lesão vascular periférica, que precise de transferência para outra unidade hospitalar, se possível, para um centro de trauma, para reconstrução das lesões neurológicas, ortopédicas e/ou vasculares;
  - Manutenção da perfusão do membro, enquanto outras lesões graves potencialmente fatais estão sendo tratadas;
  - Manutenção da perfusão do membro enquanto a reconstrução ortopédica está sendo realizada. Essa indicação tem seu uso limitado ultimamente, pois o realinhamento ósseo foi altamente facilitado pelo uso de fixadores externos, diminuindo muito o tempo de reparo ósseo com estabilização da fratura, o que propicia anastomose vascular sem interferência de tensão;
  - Controle da lesão: manutenção da perfusão do membro nos pacientes com múltiplas lesões cuja reconstrução vascular complexa poria em risco sua sobrevivência. Dessa forma, o procedimento definitivo será realizado *a posteriori* após a estabilização hemodinâmica do paciente[45,46].

Tabela 81.11. Esquemas de antibioticoprofilaxia

Cirurgia	Cirurgias vasculares eletivas				
	1ª escolha	Dose inicial	Repique duas vezes a meia-vida	Opção para alérgicos	Duração
Varizes e carótida	Não é necessária profilaxia				
Aneurismectomia e cirurgias com uso de prótese	Cefazolina	2 g	1 g 3/3h e após saída de *by-pass*	Vancomicina 1g inicial e 0,5 g de 6/6h + gentamicina 1,5 mg/kg de 6/6h	24 horas
	Ou cefalotina	2 g	1 g 2/2h e após saída de *by-pass*		
Cirurgias no trauma vascular					
Áreas limpas (MMSS, MMII sem lesão; sem lesão de traqueia ou esôfago)	Cefazolina	2 g	1 g 3/3h	Vancomicina 1 g inicial e 0,5 g de 6/6h + gentamicina 1,5 mg/kg de 6/6h	24 horas
	Ou cefalotina	2 g	1 g 2/2h		
Abdome com lesão entérica, biliar ou pancreática	Ciprofloxacino associado a metronidazol ou clindamicina	400 mg (infusão 30 min)	400 mg 8/8h (infusão 30 min)		
		1 g	1 g 12/12h		
		900 mg (infusão 30 min)	600 mg 4/4h (infusão 30 min)	—	24 horas
	Amoxilina-clavulanato	3 g	1 g 4/4h	Ciprofloxacino + metronidazol ou clindamicina (dose acima)	24 horas
	Ampicilina-sulbactam	3 g	2 g 6/6h		24 horas
	Cefoxitina	2 g	1 g 2/2h		24 horas
Fratura de abertura grau IIIC	Amoxicilina-clavulanato	3 g	1 g 4/4h	Ciprofloxacino + clindamicina (dose acima)	Até 3 dias
Mordeduras	Amoxilina-clavulanato	3 g	1 g 4/4h	Ciprofloxacino + clindamicina (dose acima)	3-5 dias

A sutura vascular normalmente é feita por meio de um chuleio, salvo nas crianças e nos pequenos vasos, em que a sutura com pontos separados é a recomendada.

No pós-operatório, a monitorização do procedimento é realizada com a palpação dos pulsos distais à anastomose. Se houver alguma evidência de perfusão baixa ou ausência de pulsos, um estudo arteriográfico deverá ser efetuado para afastar ou confirmar anormalidade cirúrgica[47].

A técnica de reconstituição a ser empregada dependerá do tipo e da extensão da lesão, conforme a Figura 81.8.

- Endovascular

Sem dúvida, o desenvolvimento da radiologia vascular e a evolução das gerações da TC melhoraram a acurácia no diagnóstico proporcionando uma indicação cirúrgica mais precisa[48].

O tratamento endovascular pode dispensar a anestesia geral. Nos pacientes em que a perda sanguínea esteja acentuada com desenvolvimento de hipotermia e coagulopatia, a técnica não deve ser empregada. O não clampeamento vascular previne a isquemia distal e a síndrome da reperfusão. Mas a vantagem principal está na possibilidade de acesso vascular às lesões complexas em regiões com a anatomia distorcida.

Embora a aplicação da técnica esteja aumentando, ela ainda apresenta muitas limitações, principalmente no campo estrutural e na aquisição de materiais específicos. As limitações clínicas incluem a instabilidade hemodinâmica, as manifestações compressivas e a presença de feridas infectadas. As restrições técnicas são:

- Dificuldade de "negociar" a lesão pelo fio-guia;
- Presença de coágulo nas extremidades lesadas, com eventual risco de embolização;
- Discrepância do calibre entre proximal e distal dos vasos lesados.

Basicamente, podemos utilizar a técnica endovascular em três situações:

Tabela 81.12. Características dos ferimentos

Características dos ferimentos	Ferimentos propensos ao tétano	Ferimentos não propensos ao tétano
Idade do ferimento	> 6 horas	≤ 6 horas
Configuração	Estrelado, avulsão, abrasão	Linear
Profundidade	> 1 cm	≤ 1 cm
Mecanismo de lesão	Projétil, esmagamento, queimadura, hipotermia	Superfície aguda (faca, vidro)
Sinais de infecção	Presente	Ausente
Tecido desvitalizado	Presente	Ausente
Contaminantes (sujeira, fezes, grama, saliva)	Presente	Ausente
Tecido desnervado e/ou isquêmico	Presente	Ausente

1. **Hemostasia:** embolização por meio do cateterismo seletivo dos vasos lesados. Várias substâncias podem ser empregadas (molas, balão e Gelfoam). A técnica foi descrita em 1972, para correção de hemorragia proveniente de fratura pélvica[23]. Regiões inacessíveis ou de difícil acesso com lesões vasculares têm a opção de ser tratadas pela embolização, por exemplo, as regiões cervicais altas, a pelve e a lesão de subclávia;

2. **Controle vascular:** a colocação de um balão no vaso sanguíneo integro, próximo da área lesada, pode conter temporariamente a hemorragia. Em áreas onde o acesso cirúrgico é um pouco mais trabalhoso, ou demorado, a técnica apresenta bons resultados. Lesões de subclávia, lesões nas zonas I e III do pescoço e lesões da ilíaca encontram-se em regiões em que o procedimento é bem aplicável. O posicionamento de balão na altura do processo xifoide, por acesso braquial, controla temporariamente a hemorragia da lesão aórtica[49];

3. **Reparo vascular:** o uso do *stent* revestido no trauma vascular está indicado principalmente nas lesões da aorta torácica, na primeira porção da subclávia, na carótida interna e nas vertebrais. Na aorta abdominal deve ser evitado, pelo risco de contaminação por meio das lesões de alças intestinais.

Apesar dos bons resultados iniciais, *trials* prospectivos são necessários para generalizar o emprego da técnica.

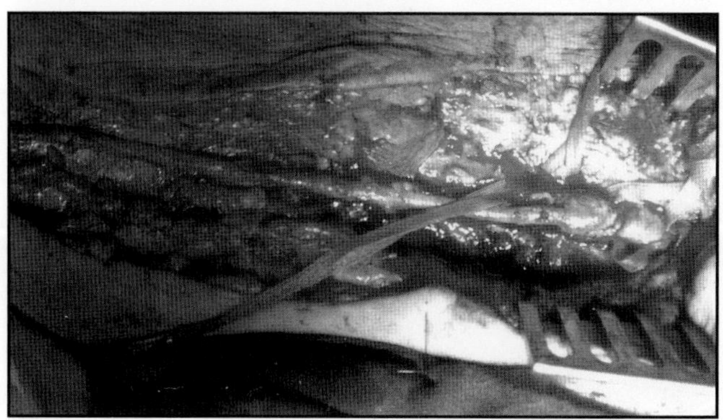

Figura 81.8. Anastomose terminoterminal para reparo de lesão arterial traumática.

Referências bibliográficas

1. Zaluar A. A guerra privatizada da juventude. Folha de S.Paulo. 1997.
2. Souza ER, Assis SE. Mortalidade por violência em crianças e adolescentes do município do Rio de Janeiro. J Bras Psiquiatr. 1996;45(2):85-94.
3. Vollmar J. Surgical experience with 197 traumatic arterial lesions (1953-1966). In: Hiertonn T, Rybeck B, editors. Traumatic arterial lesions. Stockholm: Forsvarets Forskningsanstalt; 1968.
4. Mattox KL, Feliciano DV, Burch J, Beall AC Jr, Jordan GL Jr, De Bakey ME. Five thousand seven hundred sixty cardiovascular injuries in 4459 patients. Epidemiologic evolution 1958 to 1987. Ann Surg. 1989;209(6):698-705
5. Oller DW, Rutledge R, Clancy T, Cunningham P, Thomason M, Meredith W, et al. Vascular injuries in a rural state: a review of 978 patients from a state trauma registry. J Trauma. 1992;32(6):740-5
6. Perry MO, Thal ER, Shires GT. Management of arterial injuries. Ann Surg. 1971;173:403-8.
7. Seldinger SI. Catheter replacement of the needle in percutaneous arteriography. Acta Radiol. 1953;39:368-76.
8. Araujo GR, Mathias SB, Junior GF. Dados epidemiológicos. In: Rossi M, editor. Trauma vascular. Rio de Janeiro: Revinter; 2006. p. 74-82.
9. Beebe GW, DeBakey ME. Battle casualties: incidence, mortality, and logistic considerations. Springfield, IL: Charles C. Thomas; 1952.
10. Makins GW. Gunshot injuries to the blood vessels. Bristol: John Wright and Sons; 1919.
11. White JM, Stannard A, Bukhardt GE, Easttrigde BJ, Blackbourne LH, RasmussenTE. United States Army Institute of Surgical Research. Ann Surg. 2011;253(6):1184-9
12. Nickolay PM, Joseph JD, Daniel S, Brandon WP, Darrin C, Billy T, et al. Anatomic distribution and mortality of arterial injury in the wars in Afghanistan and Iraq with comparison to civilian benchmark. J Vasc Surg. 2012;56(3):728-36.
13. Babu SC, Piccorelli GO, Shah PM, Stein JH, Clauss RH. Incidence and results of arterial complications among 16,350 patients undergoing cardiac catheterization. J Vasc Surg. 1989;10(2):113-6.
14. Kresowik TF, Khoury MD, Miller BV, Winniford MD, Shamma AR, Sharp WJ, et al. A prospective study of the incidence and natural history of femoral vascular complications after percutaneous transluminal coronary angioplasty. J Vasc Surg. 1991;13(2):328-33.
15. Ricci MA, Travisani GT, Pilcher DB. Vascular complications of cardiac catherization. Am J Surg. 1994;167(4):375-8.
16. Katzenschlager R, Ururluoglu A, Ahmadi A, et al. Incidence of pseudo-aneurysm after diagnostic and therapeutic angiography. Radiology 1995;195:463-66.

17. Champault G, Cazacu F, Taffinder N. Serious trocar accidents in laparoscopic surgery: a French survey of 103.852 operations. Surg Laparosc Endosc. 1996;6:367-70.
18. Papadoulas S, Konstantinou D, Kourea HP, Kritikos N, Haftouras N, Tsolakis JA. Vascular injury complicating lumbar disc surgery. A systematic review. Eur J Vasc Endovasc Surg. 2002;24(3):189-95.
19. Lloyd JT. Traumatic peripheral aneurysms. Am J Surg. 1957;93:755-64.
20. Suarez FA, Canetti MD. Atendimento pré-hospitalar à vítima de traumatismo vascular. In: Rossi M, editor. Trauma vascular. Rio de Janeiro: Revinter; 2006. p. 337-545.
21. Morton JH, Southgate WA, Deweese JA. Arterial injuries of the extremities. Surg Gynecol Obstet. 1996;123:611-26.
22. McCready RA. Upper extremity vascular injuries. Surg Clin North Am. 1988;68:725-40.
23. Mullins RJ, Lucas CE, Ledzerwood AM. The natural history following venous ligation for civilian injuries. J Trauma. 1980;20:737-43.
24. Coupland RM. The Red cross wound classification. Geneva: International Committee of the Red Cross; 1991.
25. Dennis JW, Frykberg ER, Veldenz HC, Huffman S, Menawat SS. Validation of nonoperative management of occult vascular injuries and accuracy of physical examination alone in penetrating extremity trauma: 5- to 10-year follow-up. J Trauma. 1998;44(2):243-52
26. Dufove D, Kromann JS, Owen SM, Salmela J, Stening GF, Zetterstrom B. Surgery of the victims of war. Geneva: International Committee of the Red Cross; 1988.
27. Advanced Trauma Life Support. Resource Document 3: Kinematics of trauma. Chicago: American College of Surgeons; 1997.
28. King M, editor. Primary surgery. Trauma. Oxford: Oxford Medical Publications; 2006. v. 2.
29. Milne JS, Hargarten SW. Handgun safety features: a review for physicians. J Trauma. 1999;47:145-50.
30. Bradford B. Vascular injuries in war. Surg Gynec Obst. 1946;83:667.
31. Haschek E, Lindenthal OT. A contribution to the practical use of the photography according to Roentgen. Wein Klin Wochenschr. 1986;9:63-4.
32. Azevedo FS, Laburemie EM. Arteriografia. In: Brito CJ, editor. Cirurgia vascular. Rio de Janeiro: Revinter; 2002. p. 347-59.
33. Dos Santos R, Lamas AC, Caldas JP. Arteriografia da aorta dos vasos abdominais. Med Comtemp. 1929;47:93.
34. Francis H. Vascular proximity: is it valid indication for arteriography in asymptomatic patients? J Trauma. 1991;31:512-4.
35. Ben-Menachem Y. Angiography in diagnosis of vascular trauma. In: Taveras JM, editor. Radiology. Philadelphia: JB Lippincott; 1988. v. 2, n. 48, p. 1243-6.
36. Flint LM, Snyder WH, Perry MO, Shires GT. Management of major vascular injuries in the base of the neck. An 11-year experience with 146 cases. Arch Surg. 1973;106(4):407-13.
37. Jacobson B, Schlossman D. Thromboembolism of the leg following percutaneous catherization of the femoral artery for angiography, predisposing factors. Acta Radiol Diagn. 1969;8:109-18.
38. Reid JD, Weigelt JA, Thal ER, Francis H 3rd. Assessment of proximity of a wound to major vascular structures as an indication for arteriography. Arch Surg. 1988;123(8):942-6.
39. Reid KR. Arteriography and intervention in extremity trauma. Semin Intervent Radiol. 1997;14(2):193-204.
40. Peixoto CLS, Martins HS Jr, Ristow von A. Arteriografia no trauma vascular. In: Rossi M, editor. Trauma vascular. Rio de Janeiro: Revinter; 2006. p. 174-88.
41. Frykberg E, Dennis JW, Bishop K, Laneve L, Alexander RH. The reliability of physical examination in the evaluation of penetrating extremity trauma for vascular injury: results at one year. J Trauma. 1991;31(4):502-11.
42. Rich NM, Spencer FC. Vascular trauma. Philadelphia, PA: WB Saunders; 1978.
43. Marangoni DV, Santos M. Antibioticoterapia no trauma vascular. In: Rossi M, editor. Trauma vascular. Rio de Janeiro: Revinter; 2006. p. 590-7.
44. Borst M. Profilaxia antitetânica. In: Fabian T, editor. Trauma prático. Rio de Janeiro: Revinter; 2006. p. 535-8.
45. Pereira MM, Bonin O, Moritz M. Tipos e indicações do uso do shunt intraluminal no trauma vascular. In: Rossi M, editor. Trauma vascular. Rio de Janeiro: Revinter; 2006. p. 143-6.
46. Ristow AV. Traumatismos vasculares dos membros. In: von Buettner Ristow A, Moreira RSP, orgaanizadores. Urgências vasculares. Rio de Janeiro: Cultura Médica Ltda.; 1983. p. 20-41.
47. MacLean LD. The diagnosis and treatment of arterial injuries. Can Med Assoc J. 1963;88:1091-101.
48. Dennis JW, Frykberg ER, Crump JM, Vines FS, Alexander RH. New perspectives on the management of penetrating trauma in proximity to major limb arteries. J Vasc Surg. 1990;11(1):84-92.
49. Araújo AP, Gomes CFA. Balão de oclusão aórtica no controle pré-laparotomia de hemorragia abdominal grave. In: Rossi M, editor. Trauma vascular. Rio de Janeiro: Revinter; 2006. p. 117-26.

82

TRAUMA NA GESTANTE

Hugo Weisfield Mendes

Introdução

O atendimento da gestante tem amplo número de mecanismos como acidentes automobilísticos e ferimentos por arma branca e de fogo[27], mas vem sendo discutido com melhores informações do ponto de vista das agressões físicas e sexuais, o que realmente merece destaque em um país ainda machista como o Brasil. Porém, vale salientar que estudos relativos ao mecanismo do trauma tem muito mais valor na sua prevenção do que na sistemática do atendimento inicial da mãe e do feto. Neste capítulo você será capaz de notar que o atendimento da mulher gestante deve ser sistematizado, a fim de propiciar menor morbimortalidade para ambas as vidas envolvidas: gestante e feto. O atendimento adequado e em tempo hábil à gestante traz enorme benefício ao feto e à evolução do caso, mantendo o ciclo natural da gestação ou um parto bem-sucedido. Neste início de século, o número de atendimentos e os mecanismos traumáticos em gestantes elevaram[28] muito, em parte pela maior participação da mulher no mercado de trabalho[5]. A diminuição da mortalidade de gestantes por causas obstétricas, pela evolução da medicina, é evidente neste último século, sendo assim o trauma passou a ser a principal causa de morte e complicações em tais mulheres[5]. Aproximadamente, 6% a 7% das gestações complicam por lesões traumáticas[17]. Com relação à violência doméstica, é relatado que 36,9% das mulheres em algum momento da vida sofrem agressões e 34,6% delas na gravidez[14].

Os dados coletados pelo Ministério da Saúde para mortalidade materna não usam as mortes relativas a traumas, pois esses óbitos são classificados como morte "não relacionada" ou "morte materna não obstétrica"[6,25].

Epidemiologia

Os dados analisados em trabalhos epidemiológicos têm variações importantes pela cultura demográfica e por muitas vezes não incluir vítimas de agressões domésticas. As principais causas de trauma nas gestantes na Europa estão divididas em quedas durante as atividades diárias/trabalho (43,9%), acidentes automobilísticos (20,8%), outras quedas (12,2%), choques elétricos (8,6%), agressões (6,5%), outros (8%)[5]. Em estudo retrospectivo com 10.316 casos, realizado na Califórnia por El-Kady *et al.*, os casos de maior prevalência foram os acidentes automobilísticos, quedas, assaltos, ferimentos por armas, queimaduras e tentativas de suicídio[8].

A realidade no Brasil mostra uma estatística parecida, mas falha nos registros e notificações dos traumas de violência doméstica. Em um trabalho realizado na Santa Casa de São Paulo, Corsi *et al.* estudaram os prontuários de 26 gestantes atendidas na pronto-socorro de 1988 a 1997 no departamento de urgência e emergência. Conforme Tabelas 82.1 e 82.2, os mecanismos mais presentes são os atropelamentos, colisões, quedas, arma de fogo e arma branca[6,28].

Tabela 82.1. Mecanismos de trauma

Tipo de trauma	Gestantes número (%)
Trauma fechado	21 (80,7)
Atropelamento	10 (38,4)
Colisão	7 (26,9)
Espancamento	–
Outros	–
Trauma aberto	5 (19,2)
Arma de fogo	2 (7,6)
Arma branca	3 (11,5)
Total	26 (100)

Fonte: Corsi *et al.*[28].

Tabela 82.2. Relação entre os tipos de trauma e a mortalidade materno-fetal

Tipo de trauma	Número	Óbitos maternos	Óbitos fetais
Trauma fechado	21 (80,6)	2	7
Atropelamento	10 (38,4)	2	6
Colisão de veículo	7 (26,9)	–	1
Quedas	4 (15,3)	–	–
Trauma aberto	5 (19,1)	1	1
Arma de fogo	2 (7,6)	1	1
Arma branca	3 (11,5)	–	–
Total	26 (100)	3 (11,5%)	8 (30,7%)

Fonte: Corsi *et al.*[28].

Em análise comparativa entre gestantes que sofreram traumas e as que não passaram por qualquer tipo de traumas ou agressões, nota-se claramente a maior probabilidade de a gestante entrar em trabalho de parto entre as que sofreram traumas[12] (Figura 82.1).

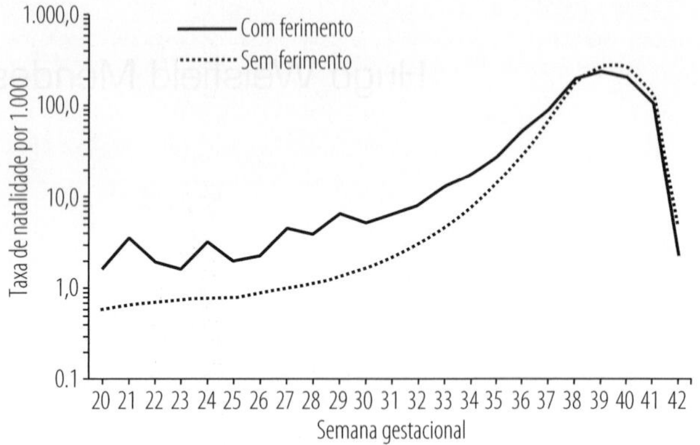

Fonte: Liu *et al.*[12].

Figura 82.1. Semana gestacional.

Fisiopatologia

Vários são os pontos fisiológicos que transformam o atendimento a gestante em um momento ímpar no atendimento protocolar. O estado hemodinâmico da gestante, com alteração pressórica e represamento de volume intersticial, o volume uterino e o comprometimento do retorno venoso adequado são alterações significativas que podem confundir a avaliação inicial, a ressuscitação e a identificação de possíveis pontos de sangramento interno. O maior risco de ruptura uterina depende também do tamanho uterino, por isso estabelecer o período gestacional determina o maior ou menor risco de mortalidade fetal. Até a 12ª semana de gestação, o útero permanece intrapélvico, tendo, assim, maior proteção. Na 20ª semana, o útero atinge a cicatriz umbilical e, a partir da 34ª semana, pode já estar atingindo o rebordo costal, protegendo, assim, as alças intestinais e tornando o útero e o feto muito mais vulneráveis[23].

Para ter tranquilidade, eficiência e eficácia no atendimento da gestante, é necessário conhecer as alterações fisiológicas:

- Sistema respiratório: Devido à elevação diafragmática, com cerca de 4 cm[26], e à diminuição volumétrica da caixa torácica, a gestante tem o volume pulmonar residual diminuído, sua frequência respiratória é normalmente mais elevada e, claro, no trauma sua necessidade de consumo de oxigênio é maior;
- Sistema digestivo: Quanto maior o tempo de gestação, o volume abdominal para alças intestinais e câmera gástrica ficam reduzidos, evoluindo para retardo do esvaziamento gástrico e maior risco de broncoaspiração no rebaixamento neurológico e definição da via aérea por intubação orotraqueal;
- Sistema vascular: Há débito cardíaco aumentado evoluindo para elevação da frequência cardíaca, compressão da veia cava causada pelo volume uterino de acordo com a idade gestacional, elevação do volume plasmático e intersticial, anemia por hemodiluição, o que deve alertar para quanto se deve utilizar de reposição de cristaloides no atendimento inicial;
- Pelve: Pelo alargamento pélvico e maior volume sanguíneo local, no trauma deve-se ter cuidado redobrado na avaliação de possíveis fraturas e sangramento interno. Atenção para o toque retal, com possibilidade de espículas ósseas.

Quadro clínico

O quadro clínico da gestante vítima de trauma é muito variável, por ser consequente de mecanismos diretos e múltiplas possibilidades de lesões simples ou complexas. Os sinais e estigmas do trauma, a cinemática do trauma e os locais dos sintomas devem nortear as possíveis lesões de órgãos-alvo. Porém, o atendimento sistematizado não deve obedecer às apresentações, mas sim a protocolos bem estabelecidos, para evitar a não identificação de possíveis lesões, acarretando sofrimento e morte fetal. As avaliações dos sinais e sintomas devem obrigatoriamente respeitar o atendimento primário da gestante e posteriormente, no atendimento de urgência, o feto.

O *guideline* canadense do *Maternal Fetal Medicine Committe*, publicado em junho de 2015, sugere observação ou internação hospitalar por 24 horas no caso de paciente com quadro clínico de contrações/dores uterinas, dor abdominal significativa, sangramento vaginal, trabalho de parto com contrações (uma para cada 10 minutos, monitorizada nas últimas 4 horas), ruptura de membrana com perda de líquido, batimento cardíaco fetal com taquicardia, bradicardia ou desacelerações, cinemática de trauma de alto impacto, dosagem de fibrinogênio sérico menor que 200 mg/dL[19,20].

Diagnóstico diferencial

O diagnóstico diferencial deve seguir a ordem inversa em gestantes que procuram atendimento médico obstétrico com queixas típicas de trabalho de parto, mas escondem ser vítimas de agressão doméstica. Esse deve ser, em grande parte, o motivo do baixo número de relatos notificados de traumas em gestantes por agressão. Mesmo os menores sinais de trauma devem ser investigados de forma responsável pelo médico emergencista.

Outra possibilidade de agressão doméstica na gestante é no caso de internações por quadros de depressão e tentativas de suicídio[16].

Avaliação inicial na sala de emergência

O primeiro ponto fundamental para o atendimento da gestante é o preparo do local de atendimento, como todo e qualquer local para atendimento ao trauma, esse ambiente deve ser organizado de forma estratégica, com fluxo facilitado para a entrada da vítima, pontos de oxigênio, respiradores pré-montados, aspiradores, monitores, aparelhos para monitorizar o feto (batimentos cardíacos fetais), acesso rápido aos serviços de imagem na sala de emergência como radiografia e ultrassonografia – US (FAST) e US com avaliação gestacional e uterina. A equipe deve estar treinada em protocolo adequado – sugerimos os cursos do ATLS (*Advanced*

Trauma Life Support) e Trauma na Medicina de Urgência e Emergência (TMURGEM).

O atendimento deve seguir a ordem sistematizada, e o ATLS[2] é a opção mundialmente usada para o atendimento em sala de emergência. A gestante tem atendimento similar ao da mulher não grávida, mas respeitando as alterações fisiológicas da gestante.

Sabe-se que o atendimento prioritário e adequado à gestante é a melhor forma de prevenção de mortalidade do feto nessas situações; a estabilização materna é a prioridade e somente após esse momento é dada atenção ao feto[22].

A – A verificação da via aérea ainda tem prioridade na última atualização do ATLS, devendo-se definir a via aérea, quando necessário, sempre ofertando oxigênio em máscara, mas lembrando-se de que a gestante tem trânsito gastrointestinal reduzido e vômitos podem prejudicar a via aérea.

B – Ausculta respiratória com crepitações basais e frequência respiratória elevada pode ser somente resposta fisiológica da gestação; mantenha sempre monitorização com oximetria e, se possível, capnografia. Imobilização em prancha rígida pode causar alterações respiratórias na gestante, então, avalie isso com rapidez para colocar a gestante numa posição de conforto. Se houver necessidade de drenagem torácica, mantenha a rotina de acesso no quinto espaço intercostal e linha axilar média como referência anatômica.

C – Acesso venoso periférico e de grande calibre ainda é a regra para a reposição de volume. Avalie de forma criteriosa essa reposição, pois gestantes já são fisiologicamente hemodiluídas e também perdem volume com facilidade para o meio intersticial. Atenção para a perda de volumes na pelve, pois, com a dilatação do terceiro trimestre, as fraturas são mais frequentes; outro problema importante são as rupturas uterinas, que podem levar a choque por hipovolemia de maneira rápida e cujo controle é exclusivamente cirúrgico. Use o mais rápido possível o ultrassom na sala de urgência. Nos dias atuais é extremamente necessário ter habilidades para o manuseio de ultrassom portátil para o exame do FAST[13]. Descomprimir a veia cava pode ajudar em melhora do retorno de até 30%, e isso pode ser feito com o simples posicionamento em decúbito lateral esquerdo ou lateralizando o útero[20]. Se existir a possibilidade de descolamento de placenta e/ou ruptura uterina, a lateralização do útero deverá ser evitada. A alterações fisiológicas decorrentes da gestação podem retardar o diagnóstico de choque hipovolêmico[22].

D – No exame neurológico, deve-se ter atenção dobrada às convulsões pela possibilidade de eclâmpsia. Havendo a necessidade de se realizarem exames radiológicos como radiografia ou tomografia, eles não devem ser impedidos pelo fato de haver gestação em curso.

E – Sempre avaliar todo o corpo da gestante de forma rápida para voltar a mantê-la coberta e aquecida, lembrando-se de que a paciente merece atendimento humanizado e respeitoso.

Atendimento secundário

Após realizar a melhor conduta na gestante e monitorização contínua, o feto deve ser avaliado. Muitos serviços mantêm, mesmo em trauma leves, a observação de pelo menos 4 horas para avaliação do feto.

O risco de ruptura uterina está associado com o ISS (*Injury Severity Score*). Ali *et al.* mostraram que gestantes atendidas com ISS maior ou igual a 12 que apresentaram DCI (*Disseminated Intravascular Coagulation*), rompimento placentário e perda sanguínea têm indicador elevado de mortalidade fetal[1]. Porém, Schiff *et al.* concluíram em seu trabalho que o ISS isoladamente não é uma ferramenta precisa em predizer desprendimento placentário e/ou morte fetal[3]. A simples avaliação do batimento cardíaco fetal é um recurso muito pobre para avaliar a viabilidade fetal[2].

Sempre se deve ressaltar que no atendimento à gestante vítima de trauma a abordagem deve ser multidisciplinar com médicos emergencistas, cirurgiões, obstetras, neonatologistas e uma equipe de enfermagem, todos com treinamento para a determinação de monitoramento fetal, manutenção do fluxo de sangue uterino, identificação da idade gestacional e determinação do melhor momento para casos de cesárea de emergência[7].

Exames complementares

Exames laboratoriais devem ser coletados para análise posterior, como tipagem sanguínea, prova cruzada, hemograma completo, plaquetas, dosagem de eletrólitos, ureia e creatinina, fibrinogênio e tempo de tromboplastina parcial ativada, tempo de protrombina, teste de Kleihauer-Betke e toxicológicos (exames toxicológicos não devem ser pedidos com o intuito de provas jurídicas) e beta-HCG.

Kopelman *et al.* estudaram a tomografia computadorizada para avaliação de descolamento placentário em vítimas de trauma com idade gestacional acima de 20 semanas, o que poderia evitar complicações fetais[18], mas a menor disponibilidade do exame tomográfico comparado com a US faz desta a prioridade; o exame de ultrassom abdominal é ágil e pode ser realizado na sala de emergência.

Cesária perimorte

A maioria das mortes fetais no trauma são decorrentes de tempo de hipotensão ou hipoxemia prolongada da mãe, descolamento de placenta, ruptura uterina e morte materna[8]. A ressuscitação cardiopulmonar na gestante tem variações[24] em sua efetividade, devido às alterações fisiológicas a cada mês de gestação. Após 32 semanas de gestação, as compressões torácicas podem não ser efetivas e a cesárea deve ser avaliada ao término de 5 minutos do início do procedimento. O parto pode, assim, melhorar a efetividade da compressão, aumentando a chance materna de uma compressão torácica bem-sucedida.

Em gestações com menos de 24 semanas, a cesárea de emergência geralmente não é uma boa alternativa, e as compressões são a melhor alternativa para um bom fluxo sanguíneo e oxigenação fetal. Entre 25 e 32 semanas de gestação, a massagem cardiopulmonar pode ser a melhor alternativa, mas deve ser monitorada com análise de capnografia e verificação dos batimentos cardíacos fetais. Se, por algum, motivo as compressões não conseguirem manter bons parâmetros de capnografia e piorar os batimentos cardíacos fetais, a cesárea pode beneficiar o feto e a mãe[21].

Tratamento

A melhor forma é sempre a prevenção, e no trauma não é diferente. Em sua grande maioria, os traumas são evitáveis com condutas defensivas no trânsito, uso de cinto de segurança, combate à agressão contra a mulher e educação continuada e familiar[4].

Depois do fato ocorrido, os custos são elevados e são necessárias estrutura bem organizada, equipe qualificada e treinada e educação continuada.

O tratamento deve ser multiprofissional e de avaliação contínua tanto da mãe quanto do feto. É importante lembrar que o atendimento à mulher deve ser humanizado e respeitoso, mesmo em ambiente de estresse, que muitas vezes está presente no atendimento ao traumatizado. As condutas protocolares devem ser implementadas, diminuindo, assim, os riscos, a morbimortalidade e o sofrimento materno e fetal.

Como o teste de Kleihauer-Betke positivo indica hemorragia materno-fetal e o negativo não a exclui, se a mãe for Rh negativo, deve-se cogitar a possibilidade de início de imunoglobulina[9-11].

Referências bibliográficas

1. Ali J, Yeo A, Gana TJ, McLellan BA. Predictors of fetal mortality in pregnant trauma patients. J Trauma. 1997;42(5):782-5.
2. Drost TF, Rosemurgy AS, Sherman HF, Scott LM, Williams JK. Major trauma in pregnant women: maternal/fetal outcome. J Trauma. 1990;30(5):574-8.
3. Schiff MA, Holt VL. The injury severity score in pregnant trauma patients: predicting placental abruption and fetal death. J Trauma. 2002;53(5):946-9.
4. Shah KH, Simons RK, Holbrook T, Fortlage D, Winchell RJ, Hoyt DB. Trauma in pregnancy: maternal and fetal outcomes. J Trauma. 1998;45(1):83-6.
5. Karadaş S, Gönüllü H, Oncü MR, Kurdoğlu Z, Canbaz Y. Pregnancy and trauma: analysis of 139 cases. J Turk Ger Gynecol Assoc. 2012;13(2):118-22.
6. Martins-Costa SH, Ramos JGL, Serrano YLG. Trauma na gestação. Rev Bras Ginecol Obstet. 2005;27(9).
7. Mattox K, Goetzl L. Trauma in pregnancy. Crit Care Med. 2005;33(10):S385-9.
8. El-Kady D, Gilbert WM, Anderson J, Danielsen B, Towner D, Smith LH. Trauma during pregnancy: an analysis of maternal and fetal outcomes in a large population. Am J Obstet Gynecol. 2004;190(6):1661-8.
9. Muench MV, Baschat AA, Reddy UM, Mighty HE, Weiner CP, Scalea TM, et al. Kleihauer-betke testing is important in all cases of maternal trauma. J Trauma. 2004;57(5):1094-8.
10. Baiochi E, Camano L, Bordin JO, Avritscher AP, Andrade CMA, Traina E. Por que usamos imunoglubulina anti-D em excesso no abortamento precoce? Rev Bras Ginec Obst. 2004;26(3):363-7.
11. Pereira Jr. GA, Lovato WJ, Carvalho JB, Horta MFV. Abordagem geral trauma abdominal. Medicina (Ribeirão Preto). 2007;40(4): 518-30
12. Liu S, Basso O, Kramer MS. Association between unintentional injury during pregnancy and excess risk of preterm birth and its neonatal sequelae. Am J Epidemiol. 2015;182(9):750-8.
13. Constantine A. Raptis, MD; Vincent M. Mellnick, MD; Demetrius A, Raptis, MD, et al. Imaging of Trauma in the Pregnancy Patient. Emergency Radiology. (2014); 34: p. 748- 763.
14. Okada MM, Hoga LAK, Borges ALV, Albuquerque RS, Belli MA. Violência doméstica na gravidez. Acta Pauli Enfermagem. 2015;28:270-4.
15. Zangene M, Ebrahimi B, Najafi F. Trauma in pregnancy and its consequences in Kermanshah, Iran from 2007 to 2010. Glob J Health Sci. 2014;7(2):304-9.
16. Murphy NJ, Quinlan JD. Trauma in pregnancy: assessment, management, and prevention. Am Fam Physician. 2014;90(10):717-22.
17. Abedzadeh-Kalahroudi M. Approach to trauma during pregnancy. Arch Trauma Res. 2013;2(2):61-2.
18. Kopelman TR, Berardoni NE, Manriquez M, Gridley D, Vail SJ, Pieri PG, et al. The ability of computed tomography to diagnose placental abruption in the trauma patient. J Trauma Acute Care Surg. 2013;74(1):236-41.
19. Barraco RD, Chiu WC, Clancy TV, Como JJ, Ebert JB, Hess LW, et al.; EAST Practice Management Guidelines Work Group. Practice management guidelines for the diagnosis and management of injury in the pregnant patient: the EAST Practice Management Guidelines Work Group. J Trauma. 2010;69(1):211-4.
20. Jain V, Chari R, Maslovitz S, Farine D; Maternal Fetal Medicine Committee, et al. Guidelines for the management of a pregnant trauma patient. J Obstet Gynaecol Can. 2015;37(6):553-74.
21. Desjardins G. Management of the injury pregnant patient. Trauma.org Ressucitation. 2017.
22. Trauma in the obstetric patient: A bedside tool. Clinical & Practice management. (2017)
23. Colégio Americano de Cirurgiões; Comitê de Trauma. Suporte Avançado de Vida no Trauma – ATLS. 9ª ed. Rio de Janeiro: Elsevier; 2012.
24. National Association of Emergency Medical Technicians. Atendimento pré-hospitalar ao traumatizado – PHTLS. São Paulo: Atheneu; 2001.
25. American Heart Association (AHA). Advanced Cardiovascular Life Support – ACLS. 2015
26. Bryan CA, Mistovich JJ, Krost WS, Limmer DD. Beyond the basics: trauma during pregnancy. EMS Mag. 2009;38(2):52-5.
27. Trauma in Pregnancy (abdominal). South Australian Perinatal Practice Guidelines.
28. Corsi PR, Rasslan S, Oliveira LB, Krufly FS, Marinho VP. Trauma na gestante: análise de mortalidade materna e fetal. Rev Col Bras Cir. 1999;26(2):79-83.

83

TRAUMA NO IDOSO

Chaudes Ferreira da Silva Junior

Introdução

A assistência à saúde ao idoso tornou-se prioridade, tendo em vista o aumento progressivo da expectativa de vida observado nas últimas décadas. Diante dessa mudança do perfil populacional, destacam-se os idosos vítimas de trauma e a necessidade de ações preventivas contra esse agravo. A problemática da assistência ao idoso envolve questões como a necessidade de internação hospitalar com maior frequência, maior tempo de internação e reabilitação e maior custo para o sistema de saúde. Os idosos vítimas de trauma apresentam-se inicialmente de modo mais crítico, necessitam de internação hospitalar com maior frequência e representam grande proporção dos pacientes internados em unidades de tratamento intensivo (UTI). Além disso, consomem mais recursos do que pacientes de qualquer outro grupo etário. Os idosos são mais vulneráveis estruturalmente ao trauma, têm capacidade reduzida de recuperação e ficam maior tempo hospitalizados devido às respostas ao trauma. Esse grupo de pacientes gradativamente perde a capacidade de manter a homeostase, e o envelhecimento em nível celular reflete em mudanças anatômicas e funcionais. Idosos traumatizados morrem pelas mesmas razões que pacientes de outras idades, porém, em virtude das doenças preexistentes, morrem por lesões menos graves e de maneira mais precoce do que os jovens.

O trauma é a causa mais frequente de morte de pessoas com menos de 44 anos de idade. Contudo, não é condição exclusiva de jovens. Em 1991, nos Estados Unidos, os idosos, definidos como pessoas com mais de 65 anos, representavam 12,7% da população e 29% das mortes devidas a trauma, bem como 7,8% de todos os acidentes envolviam pessoas idosas. Dados semelhantes foram observados na Austrália, onde 11% da população é de pessoas com idade igual ou superior a 65 anos, mas representam 25% das mortes decorrentes de trauma. No Brasil, em 1994, ocorreram 93.144 mortes por trauma, das quais 9.049 acometeram a população geriátrica. Os acidentes de trânsito e as quedas foram os principais responsáveis pelas mortes devidas ao trauma entre os idosos em nosso país, de forma idêntica ao observado em outros países.

Epidemiologia

A população mundial com idade igual ou superior a 60 anos compreende cerca de 11% da população geral, com expectativa de aumento nas próximas décadas. No Brasil, de acordo com o Instituto Brasileiro de Geografia e Estatística (IBGE), a população de idosos passou de 6,1% em 1980 para 7,3% em 1991, atingindo 10% em 2010. O Brasil cada vez mais se torna um país de *cabelos brancos*, e esse processo traz reflexos para a sociedade brasileira. O aumento do número de idosos exige uma nova organização urbana e mais serviços de saúde adequados às suas particularidades.

No Brasil, o envelhecimento é um acontecimento urbano, resultado da migração da população, por volta de 1960 para atender, ao processo de industrialização do país. O aumento mundial do número de pessoas com 60 anos ou mais representa um dos fenômenos de maior impacto do século XXI.

Atualmente, existem no Brasil cerca de 19 milhões de pessoas com idade igual ou superior a 60 anos, o que representa, pelo menos, 10% do total da população geral. Estimativas apontam que de 1950 a 2025 a quantidade de idosos no país aumentará 15 vezes. Com isso, o Brasil ocupará o sexto lugar quanto ao número de idosos, alcançando, em 2025, aproximadamente 32 milhões de pessoas com 60 anos ou mais de idade. No entanto, apenas recentemente representantes de diversas entidades dedicadas ao estudo do envelhecimento chegaram a um consenso acerca do conceito de fragilidade física em idosos como "uma síndrome médica com múltiplas causas e fatores contribuintes caracterizadas pela diminuição de força, resistência e funções fisiológicas reduzidas que aumentam a vulnerabilidade de um indivíduo desenvolver dependência funcional e/ou morrer". Percebe-se, portanto, que períodos prolongados de internamentos, casos recorrentes e o aumento gradativo dos custos assistenciais incentivaram a busca de conhecimento dos fatores predisponentes para acidentes e traumas em idosos.

Aspectos fisiológicos do envelhecimento

A progressão da idade é acompanhada de mudanças previsíveis em praticamente todos os órgãos e sistemas do organismo com tendência à diminuição da reserva fisiológica. Tais modificações, embora características da idade avançada, não são inevitáveis. A massa corporal magra, constituída pelas massas celular e extracelular, diminui, embora o peso possa permanecer estável devido ao aumento da massa gordurosa. A massa celular corporal diminui, em média, 24% a partir da terceira até a oitava década, ocorrendo redução da força muscular e da necessidade calórica diária. Essas mudanças na composição do corpo e função muscular podem ser parcialmente reduzidas com exercício físico habitual.

O envelhecimento é associado também a alterações morfológicas, funcionais e patológicas nos grandes órgãos e sistemas, sendo os mais frequentemente descritos o cardiovascular, o respiratório e o renal.

Alterações do sistema cardiovascular

Ocorre hipertrofia ventricular com aumento da relação do colágeno, principalmente no endocárdio e epicárdio. Os nodos atrioventricular e atriossinusal e o feixe de Hiss podem ser invadidos por tecido fibroso. Há também aumento do colágeno e músculo liso nas artérias com diminuição do tecido elástico.

As alterações funcionais são as mais evidentes e comprometedoras da função cardíaca. Entre outras, pode ser citado retardo do enchimento diastólico, que pode predispor a alterações hemodinâmicas, quando ocorrerem arritmias, isquemia ou doença hipertensiva.

Há aumento na resistência vascular periférica com diminuição da perfusão cerebral e renal, além do decréscimo das respostas cronotrópica e inotrópica aos estímulos beta-adrenérgicos, que levam à redução do volume final diastólico após exercício físico. Ocorre também diminuição do ritmo cardíaco e aumento da frequência de arritmias, como resultado da maior prevalência de hipertensão arterial e doença coronariana. Existe redução do consumo de oxigênio e do débito cardíaco durante o exercício. Nos pacientes traumatizados, há depressão miocárdica com diminuição da fração de ejeção e um efeito inotrópico bastante negativo na presença de sepse. Quanto às alterações patológicas, está plenamente demonstrado em necropsias que a prevalência de doença coronariana em idosos é duas a três vezes maior do que a diagnosticada clinicamente e que aproximadamente metade das mortes de pessoas acima de 65 anos de idade é atribuída à doença cardiovascular.

Alterações do sistema respiratório

Morfológicas: Encurtamento torácico com aumento do diâmetro anteroposterior com sobrecarga da função diafragmática. Ampliação do volume dos dutos alveolares e bronquíolos (acima dos 40 anos), resultando em diminuição do volume dos alvéolos e consequente redução da área alveolar. Ocorre espessamento das camadas íntima e média das artérias pulmonares de maior calibre levando a aumento da resistência vascular pulmonar.

Funcionais: Diminuição da força e endurecimento dos músculos respiratórios. Declínio da capacidade vital, volume expiratório forçado no primeiro segundo (FEV1). E comprometimento da ventilação-perfusão. Aumento da ventilação/minuto pelo exercício e do espaço morto fisiológico. Redução do consumo máximo de oxigênio (35% de redução entre os 20 e 70 anos de idade), que é menor nas pessoas ativas fisicamente. Há também diminuição da resposta cardiovascular à hipóxia e à hipercapnia e da eficiência da mucosa ciliar, assim como do número de cílios nas vias aéreas, acarretando menor resposta aos estímulos dessas vias.

Patológicas: A exposição crônica a poluentes, fumo e infecções pulmonares torna difícil separar tais alterações das que ocorrem com o processo de envelhecimento, pois tais modificações podem acontecer mesmo em indivíduos jovens.

Alterações do sistema renal

Morfológicas: Redução de aproximadamente 20% da massa renal, mais acentuada no córtex do que na medula, espessamento da camada íntima dos vasos, aumento da camada basal com deposição de material hialino nos glomérulos (que diminuem em número a partir dos 40 anos). Diminuição do fluxo plasmático renal com queda na taxa de filtração glomerular.

Funcionais: Queda progressiva da taxa de filtração glomerular, pouca ou nenhuma alteração da dosagem de creatinina plasmática, a despeito da redução da depuração, e diminuição da massa muscular esquelética resultante da menor produção de creatinina

Patológicas: Existem muitas semelhanças entre as alterações que ocorrem nos rins dos idosos e dos hipertensos, dificultando a avaliação dos efeitos da idade. Há também aumento de proteinúria e bacteriúria em pessoas acima de 65 anos.

Embora tenham sido citadas as alterações produzidas pela idade, consideradas como as mais importantes, principalmente com relação ao manuseio e evolução dos idosos traumatizados, a deterioração que ocorre nos órgãos dos sentidos, juntamente com as modificações na coordenação, força motora e equilíbrio postural, não devem ser esquecidas, já que podem ser consideradas como fatores, pelo menos parcialmente, responsáveis pelo trauma na faixa etária citada.

Assim, a diminuição da acuidade e do campo visuais e da audição, e a redução das funções e vascularização cerebrais, com quadros de síncope ou perda de consciência, são importantes como contribuintes para a ocorrência de trauma nos idosos. A partir das alterações citadas, chegou-se ao que se denominou reserva fisiológica do paciente, que compreende a idade, sexo e estado de saúde antes do trauma e tem sido usada para prognosticar complicações e mortalidade por outras causas.

Evidências recentes mostram a necessidade de resposta hiperdinâmica após traumas graves mesmo em pacientes jovens, estando comprovado que pacientes abaixo de 40 anos, para alcançar estados hiperdinâmicos, precisam de um suporte inotrópico para aumentar o débito cardíaco e a liberação e consumo de oxigênio após reposição volêmica generosa, e os que alcançam um patamar hiperdinâmico têm melhor prognóstico quanto à sobrevida.

A capacidade do idoso em responder ao estresse do trauma pode ser considerado como fator de grande importância na sua sobrevida. A diminuição da função fisiológica no paciente geriátrico é identificada pela existência de menores índices cardíacos, complacência pulmonar, função renal e dificuldade para regular e equilibrar os líquidos perdidos. Além do mais, a reserva cardíaca no idoso é geralmente associada à doença coronariana, que, mesmo ausente clinicamente, pode ser responsável pela redução do débito cardíaco em até 50% na referida faixa etária. Os fatores citados, juntamente com as alterações na resposta endócrino-metabólica ao trauma pelos idosos, tornam mais difícil a ressuscitação de tais pacientes com traumatismos graves.

O conceito de reserva fisiológica limitada é consistente com as alterações funcionais que reconhecidamente ocorrem em praticamente todos os órgãos do organismo na fase de envelhecimento e é bastante variável entre pessoas e entre os diversos sistemas orgânicos. É um conceito que ainda necessita de maiores avaliações em sua relação com o trauma e permanece como um componente subjetivo, que os médicos entendem, mas que têm dificuldade em quantificar.

Alteração do sistema nervoso

O sistema nervoso central atrofia com o envelhecimento, com perda de massa encefálica de 10% entre 30 e 70 anos de idade. Com a redução do volume encefálico, aumenta a distância entre os ossos do crânio e do cérebro, esticando as veias parassagitais e aumentando o espaço intracraniano, o que permite que o cérebro se desloque mais durante um impacto. Traumas de pequenas intensidades em pacientes idosos podem causar sangramentos venosos com hematomas subdurais ou subaracnóideos. Devido ao aumento do espaço intracraniano decorrente da atrofia cerebral, os sintomas desse sangramento são tardios. Piora das funções cognitivas e da memória também ocorrem nesses pacientes. Os pacientes idosos apresentam déficits visuais e auditivos que acabam interferindo e causando dificuldade nos relacionamentos e, por vezes, facilitando alguns acidentes.

Alterações musculoesqueléticas

A osteoporose ocorre na maioria das pessoas idosas, variando de intensidade e facilitando em alguns casos a fratura de ossos em pequenos traumas. A atrofia e a perda de força muscular observadas no envelhecimento dificultam a movimentação desses pacientes. A diminuição da imunidade celular e hormonal com o avançar da idade facilita as infecções em ferimentos de pele. Em idosos, tem sido observado o aumento dos casos de tétano, preconizando maior rigor na profilaxia e no tratamento de feridas nesses casos.

Alterações abdominais

Os idosos com múltiplas lesões – um terço deles apresenta lesões abdominais – têm mortalidade quatro vezes maior que pacientes adultos jovens. A musculatura da alça intestinal torna-se mais fina e a elasticidade e conectividade tornam-se mais suscetíveis a ruptura. Vários graus de aterosclerose afetam as alças intestinais. Alterações sensoriais decorrentes da senilidade dificultam a avaliação da dor abdominal à palpação e à percussão.

Tipos de trauma

A maior atividade física, cada vez mais comum entre os idosos, tem sido apontada como fator de risco crescente para acidentes sofridos pelas pessoas dessa faixa etária. Idosos traumatizados morrem pelas mesmas razões que pacientes de outras idades, porém, em virtude das doenças preexistentes, morrem por lesões menos graves e de maneira mais precoce do que os jovens. As alterações estruturais e funcionais, assim como a coexistência de doenças sistêmicas, predispõem os idosos a diversos acidentes, principalmente quando comparados às pessoas com grande reserva fisiológica.

Apesar de os idosos sofrerem as mesmas lesões dos indivíduos mais jovens, eles apresentam diferenças no que diz respeito ao espectro das lesões, à dominância sexual, à duração e ao resultado da evolução. A queda é o mecanismo de lesão mais frequente entre os idosos (40%), seguida de acidente automobilístico (28%), atropelamento (10%), ferimento por arma de fogo e arma branca (8,0%), entre outros. Recentemente, tem sido chamada atenção para o trauma decorrente de maus tratos ou negligência praticados por familiares ou por pessoas encarregadas de cuidar dos idosos. Outro aspecto a ser considerado é o elevado índice de suicídio, principalmente entre homens, observado nessa faixa etária quando comparada à população mais jovem. Os pacientes idosos apresentam maior taxa de mortalidade do que os jovens após o trauma.

Apesar do aumento na incidência do trauma no idoso, poucos estudos buscam identificar fatores de risco capazes de prever o aparecimento de complicações e a mortalidade nesse grupo de etário. Tem sido afirmado por alguns autores que a mortalidade decorrente de trauma é mais elevada na população geriátrica devido a doenças preexistentes, as quais são observadas com certa frequência nesses pacientes. Entretanto, outros autores acreditam que fatores como o aumento da idade, as complicações decorrentes do trauma, a gravidade da injúria, assim como as doenças preexistentes, podem comprometer negativamente a evolução desse grupo de indivíduos. Os tipos mais frequentes de trauma no idoso são:

- Quedas;
- Acidentes automobilísticos;
- Ferimento por arma branca e de fogo;
- Atropelamentos;
- Queimaduras;
- Traumas por maus tratos e negligência.

Complicações do trauma

Entre as complicações do trauma, a infecção é a que predomina entre as vítimas que sobrevivem à fase inicial de injúria. Nessa circunstância, os idosos, cujos mecanismos imunológicos se encontram diminuídos e que podem ser comprometidos de forma adicional pelo trauma, apresentam taxa de complicações infecciosas da ordem de 15%. Entre essas, a pneumonia é a mais comum, embora sejam frequentes a infecção do trato urinário, a sepse relacionada aos acessos vasculares, a flebite e as infecções dos ferimentos decorrentes do acidente e da ferida operatória. Atenção especial deve ser dirigida a esse grupo de pacientes, uma vez que, dadas as suas características, a manifestação clínica evidente do quadro infeccioso pode ocorrer somente após o estabelecimento pleno da infecção.

A utilização de medicação antimicrobiana segue as regras gerais definidas para o trauma, sendo considerada com especial atenção a escolha do antibiótico, pelo fato de que os idosos são particularmente suscetíveis à toxicidade dessas drogas. Outra particularidade importante entre os idosos é a perda, em muitos deles, da imunidade ao tétano. Assim sendo, a imunização ativa e passiva contra o tétano pode prevenir a ocorrência dessa grave intercorrência infecciosa.

A injúria de intensidade moderada ou grave acarreta comprometimento do estado nutricional, o que, por sua vez, diminui a síntese proteica, prejudica o sistema imunológico e interfere negativamente na resposta inflamatória e no processo de cicatrização. O suporte nutricional é essencial no tratamento de pacientes vítimas de trauma grave e, dependendo das circunstâncias, também de trauma moderado. Essa terapêutica terá início após a injúria tão logo seja possível e deverá ser mantida até que o paciente possa suprir suas necessidades pela alimentação oral.

O objetivo do suporte nutricional apropriado e precoce é o de reduzir complicações relacionadas a desnutrição e implementar a recuperação. A via enteral é considerada como melhor opção do que a parenteral. Quando a oferta por via enteral só puder ser feita de forma parcial, necessitando, assim, de complementação parenteral, os resultados poderão ser melhores do que o do uso isolado do suporte parenteral no paciente vítima de trauma.

Reabilitação

O processo de reabilitação no idoso, diferentemente do paciente mais jovem, ocorre de forma mais sutil ao longo do tempo. O período compreendido entre a restrição do paciente ao leito e o retorno à deambulação é crítico. Nesse período, em particular, o paciente idoso é ainda mais suscetível ao comprometimento da função cardiopulmonar, ao aparecimento de trombose venosa profunda, à atrofia muscular, às alterações articulares e às escaras de decúbito. Além disso, a capacidade física é reduzida com o repouso na ordem de 5% ao dia, sendo recuperado em um ritmo duas vezes menor.

A redução da mobilidade do paciente está relacionada ao grau de fadiga à dor decorrente de fratura, contusão ou incisão cirúrgica e rigidez articular causada pela imobilidade. Além disso, a presença da linha de oxigênio e/ou intravenosa, de drenos, de cateter urinário e/ou nasogástrico e as conexões aos monitores de sinais vitais são fatores desencorajadores da atividade. Assim sendo, a mobilização precoce do idoso vítima de trauma é prioritária e constitui aspecto importante no processo de recuperação. Caso o paciente não possa deambular, devem ser realizados exercícios ativos e passivos ainda no leito, os quais progridem, assim que possível, para atividade em cadeira de rodas e finalmente para deambulação.

Tendo em vista que a idade avançada está relacionada ao retardo no processo de cicatrização, a prevenção das complicações continua sendo a parte fundamental no cuidado com as feridas. A cicatrização é dificultada por condições prevalentes entre os idosos, tais como desnutrição, imobilidade e doenças sistêmicas, fatores esses que também favorecem o aparecimento de úlceras de decúbito. Caso as medidas preventivas sejam insuficientes, utilizar-se-ão procedimentos capazes de minimizar a pressão em áreas da superfície de contato e medidas terapêuticas que favoreçam a cicatrização.

Estão incluídos nessa abordagem terapêutica curativos especiais capazes de criar meio ambiente propício à cicatrização e o uso tópico de fatores de crescimento, com o objetivo de aumentar e acelerar a magnitude do processo cicatricial. Em grande parte, a reabilitação do paciente idoso é dependente de sua motivação, de alterações neurocomportamentais, inclusive de memória ou de humor preexistentes ao trauma, bem como das dificuldades psicológicas decorrentes especificamente do acidente. Assim sendo, esses fatores podem contribuir para invalidez, imobilidade e interferência nas atividades diárias, fazendo-se necessários, portanto, atenção e cuidados especiais.

Essa temática é importante, pois consideram-se preocupantes, por um lado, a rapidez do crescimento da população idosa e, por outro, a dificuldade na efetivação de propostas que possam prevenir o trauma no idoso. Ações integradas entre esses níveis de atenção à saúde somam-se com o objetivo de favorecer a articulação entre os profissionais.

Sala de emergência

Os pacientes idosos vítimas de trauma recebem atendimento da mesma forma que os pacientes de outras faixas etárias, ou seja, devem ser seguidas as recomendações do Colégio Americano de Cirurgiões estabelecidas no *Advanced Trauma Life Suport* (ATLS).

Os idosos apresentam baixa tolerância à exposição e à liberação de catecolaminas induzidas pela dor, que frequentemente se faz presente no trauma grave. A redução dos sentidos, principalmente da visão e da audição, limita ainda mais a comunicação, o que agrava a ansiedade do paciente idoso. É sugerido que a abordagem inicial mais agressiva nesse tipo de paciente esteja relacionada à maior taxa de sobrevida.

Prevenção

A melhor maneira de reduzir a mortalidade e a morbidade do trauma entre os idosos é certamente a prevenção. Algumas estratégias em diferentes momentos podem concorrer tanto para que essa prevenção ocorra como para a diminuição das complicações advindas das injúrias sofridas, por exemplo: educar a população e idosa e suas respectivas famílias sobre a importância da prevenção de acidentes e quedas e da a supervisão direta e indireta dos idosos, e criar mecanismos de atendimento primário para impedir a piora de lesões ou quedas.

São também ações de prevenção: promover a prevenção das complicações após a volta para domicílio após o trauma; propiciar educação no trânsito; conhecer a população do bairro para inserir medidas preventivas para evitar quedas; realizar a suplementação de cálcio e vitamina D para melhorar a função neuromuscular; identificar e notificar a ocorrência de quedas anteriores e suas causas; estimular a realização de atividade física, bem como a utilização de vestimenta adequada para a idade, como calçados; mudar a disposição de móveis e tapetes em domicílios. Essas medidas, quando enfatizadas, diminuem a vulnerabilidades das ocorrências de alguns tipos de trauma no idoso.

Bibliografia consultada

American College of Surgeons Committee on Trauma. Advanced Trauma Life Support for Doctors, Student Course Manual. 8th ed. Chicago: American College of Surgeons; 2008.

Brasil. Ministério da Saúde. Plano de Atenção às Urgências da Secretaria Municipal de Saúde. SAMU-SMSH. Política Nacional de Atenção às Urgências/Ministério da Saúde. 3ª ed. Brasília (DF); 2006.

Colégio Americano de Cirurgiões. PHTLS – Prehospital Trauma Life Support. 5th ed. Rio de Janeiro: Elsevier; 2004.

Fontes PRO, Camargo CFG. Trauma no idoso. In: Petroianu A, Pimenta LG, editores. Cirurgia geriátrica. Belo Horizonte: Medsi; 1998. p. 613-20.

Gawryszewski VP. A importância das quedas no mesmo nível entre idosos no estado de São Paulo. Rev Assoc Med Bras. 2010;56(2):162-7.

Instituto Brasileiro de Geografia e Estatística (IBGE). Estudos & Pesquisas – Informações demográfica e socioeconômica. O fenômeno mundial. Perfil dos idosos responsáveis pelos domicílios no Brasil 2000. Disponível em: www.ibge.gov.br/home/estatistica/populacao/perfilidosos2000.pdf. Acesso em: 12 jul. 2007.

Lojudice DC, Laprega MR, Rodrigues RAP, Rodrigues Jr. AL. Quedas de idosos institucionalizados: ocorrência e fatores associados. Rev Bras Geriatr Gerontol. 2010;13(3):403-12.

Mantovani M. Suporte básico e avançado de vida no trauma. São Paulo: Atheneu; 2005.

McMahon DJ, Schwab CW, Kander D. Comorbidity and the elderly trauma patient. World J Surg. 1996;20:1113-20.

Veras R. Terceira idade: gestão contemporânea em saúde. Rio de Janeiro: Relume Dumara; 2002.

Virtuoso Jr. JS, Guerra RO. Incapacidade funcional em mulheres idosas de baixa renda. Ciênc Saúde Coletiva. 2011;16(5):2541-8.

84

QUEIMADURAS

Bruno Peron
André Luciano Baitello
Antônio Roberto Bozola

Introdução

As queimaduras são lesões decorrentes de agentes (tais como a energia térmica, química ou elétrica) capazes de produzir calor excessivo, que pode danificar os tecidos corporais e acarretar a morte celular[1].

As causas mais frequentes de queimaduras são a chama de fogo, o contato com água fervente ou outros líquidos quentes e o contato com objetos aquecidos. Menos comuns são as queimaduras provocadas pela corrente elétrica, transformada em calor ao contato com o corpo. Queimadura química é a denominação imprópria dada às lesões cáusticas provocadas por agentes químicos, em que o dano tecidual nem sempre resulta da produção de calor[1].

As queimaduras em crianças, na maioria dos casos, acontecem no ambiente doméstico e são provocadas pelo derramamento de líquidos quentes sobre o corpo. Ao contrário, os adultos queimam-se com mais frequência com a chama de fogo e principalmente no ambiente profissional. As queimaduras resultantes, portanto, costumam ser mais profundas e, usualmente, acompanham-se dos danos causados pela inalação de fumaça[1].

Segundo a Sociedade Brasileira de Queimaduras, no Brasil ocorre 1 milhão de casos de queimaduras a cada ano, sendo 200 mil atendidos em serviços de emergência, e 40 mil demandam hospitalização. As queimaduras estão entre as principais causas externas de morte registradas no Brasil, perdendo apenas para outras causas violentas, que incluem acidentes de transporte e homicídios[1].

Apesar dos grandes avanços nas estratégias terapêuticas para o manejo de pacientes com queimaduras, incluindo a ressuscitação volêmica, curativos de feridas, controle de infecção e tratamento de lesões por inalação, as consequências de uma grave queimadura são graves e resultam em alterações metabólicas complexas que podem levar à insuficiência de múltiplos órgãos[2].

Fisiopatologia das queimaduras

A queimadura compromete a integridade funcional da pele, que é sabidamente o maior órgão do corpo humano, que recobre e resguarda a superfície corporal, tendo algumas funções, tais como controlar a perda de água e a manutenção da temperatura corporal. A pele é composta por camadas que detectam as diferentes sensações corporais, como o sentido do tato, a temperatura e a dor. As camadas que compõem a pele são a epiderme e a derme. De igual forma, existem ainda na pele vários anexos, como as glândulas sebáceas e os folículos pilosos, que auxiliam nessas funções. A injúria térmica provoca no organismo uma resposta local, traduzida por necrose de coagulação tecidual e progressiva trombose dos vasos adjacentes, num período de 12 a 48 horas. A ferida da queimadura a princípio é estéril, porém o tecido necrótico rapidamente se torna colonizado por bactérias endógenas e exógenas[1-4].

Nas grandes queimaduras, além da resposta local, o dano térmico desencadeia uma reação sistêmica do organismo, em consequência da liberação de mediadores pelo tecido lesado. Ocorre extenso dano à integridade capilar, com perda acelerada de fluidos, seja pela evaporação através da ferida ou pelo sequestro nos interstícios, que é agravado por subprodutos da colonização bacteriana. Essa resposta sistêmica manifesta-se por febre, vasodilatação, aumento do débito cardíaco e ritmo metabólico acelerado, com aumento do catabolismo muscular[1,5].

Avaliação das queimaduras/critérios de gravidade

São múltiplos os fatores envolvidos nas queimaduras que devem ser observados em sua avaliação. A profundidade, extensão e localização da queimadura, a idade da vítima, a existência de doenças prévias, a concomitância de condições agravantes e a inalação de fumaça têm de ser consideradas na avaliação do queimado. O ambiente da avaliação deve manter-se aquecido, devendo a pele ser descoberta e examinada em partes, de modo a minimizar a perda de líquido por evaporação[1,3,6].

Profundidade

Depende da intensidade do agente térmico, se é gerador ou transmissor de calor, e do tempo de contato com o tecido. É o fator determinante do resultado estético e funcional da queimadura e pode ser avaliada em graus (Tabela 84.1 e Figuras 84.1 e 84.2).

Extensão

Os riscos gerais do queimado nas primeiras horas dependem fundamentalmente da extensão da área queimada, sendo maior a repercussão sistêmica, devido à perda das funções da pele, quanto maior for á área afetada. A extensão é calculada em porcentagem da superfície corporal queimada (SCQ), sendo consideradas apenas as áreas queimadas com profundidade de segundo e terceiro graus[3].

Tabela 84.1. Profundidade da queimadura

Primeiro grau	Segundo grau	Terceiro grau
• Compromete apenas a epiderme. • Apresenta eritema, calor e dor. • Não há formação de bolhas. • Evolui com descamação em poucos dias. • Regride sem deixar cicatrizes. • A repercussão sistêmica é desprezível. • Não é considerada na avaliação da superfície corpórea atingida	• Compromete totalmente a epiderme e parcialmente a derme. • Apresenta dor, eritema, edema, bolhas, erosão ou ulceração. • Ocorre reepitelização a partir dos anexos cutâneos (folículos pilosos e glândulas) • Tem cicatrização mais lenta (2-4 semanas). • Pode deixar sequelas, como discromia nas lesões superficiais e cicatrizes nas lesões profundas.	• Destrói todas as camadas da pele, atingindo até o subcutâneo, podendo atingir tendões, ligamentos, músculos e ossos. • Causa lesão branca ou marrom, seca, dura, inelástica. • É indolor. • Não há regeneração espontânea, necessitando de enxertia. • Eventualmente pode cicatrizar, porém com retração das bordas.

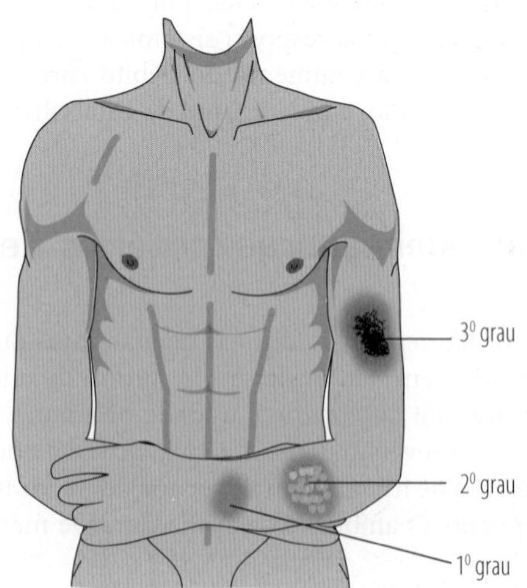

Figura 84.1. Profundidade da queimadura.

Um método prático para calcular a área queimada toma como medida de referência a palma da mão da vítima, considerando-se que a superfície palmar, incluindo os dedos unidos e estendidos, corresponde aproximadamente a 1% de sua superfície corporal. Excluindo os dedos, a superfície palmar representa 0,5% da SCQ, independentemente da idade[3].

Embora grosseiro, esse método é bastante útil para determinar de imediato se a área, principalmente nas queimaduras irregulares, ultrapassa 15% da SCQ do adulto e 10% da SCQ da criança, situação em que se deve instituir a reidratação de urgência. No entanto, para uma avaliação mais precisa da extensão da queimadura, o método mais empregado é a regra dos noves de Wallace (Tabela 84.2 e Figura 84.3), de fácil memorização. Esse método deve ser ajustado para crianças menores de 10 anos de idade (Tabela 84.3).

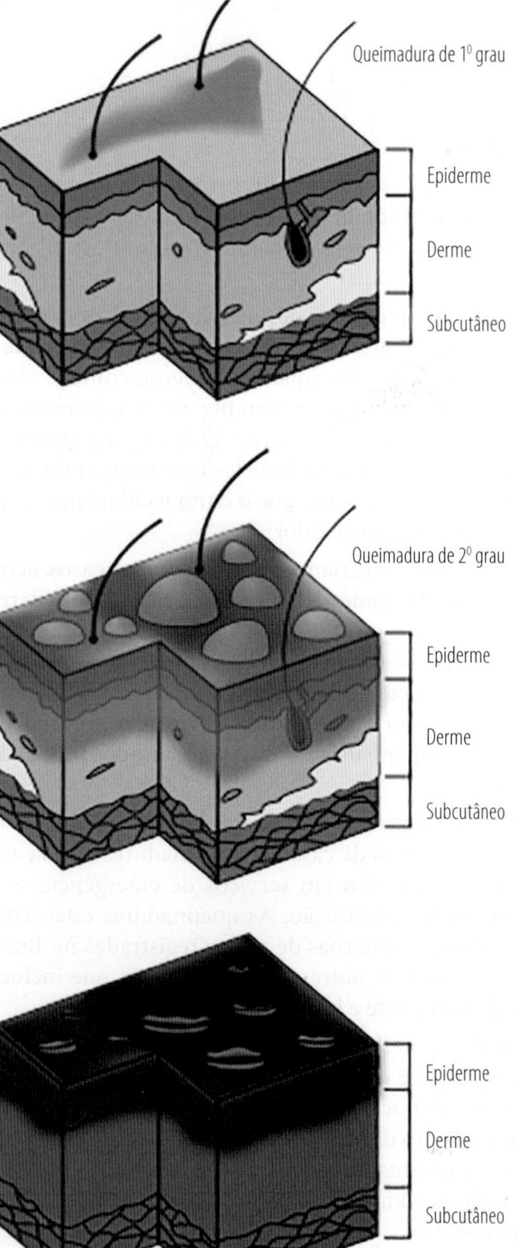

Figura 84.2. Profundidade da queimadura.

Tabela 84.2. Regra dos noves (Wallace), para cálculo da superfície queimada em adultos e crianças a partir de 10 anos de idade[3]

Segmento corporal	Porcentagem (SC)
Cabeça e pescoço	9
Cada membro superior	9 (× 2)
Cada lado do tórax	9 (× 2)
Cada lado do abdome	9 (× 2)
Cada coxa	9 (× 2)
Cada perna e pé	9 (× 2)
Genitais e períneo	1
Total	100

SCQ: superfície corporal total.

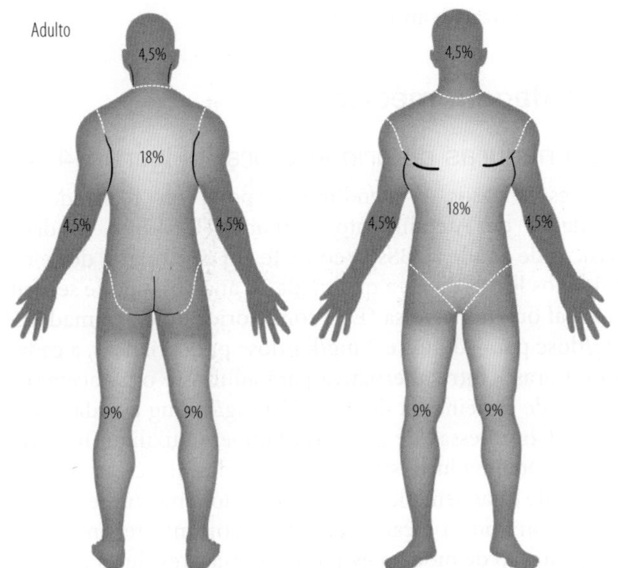

Figura 84.3. Representação da regra de Wallace (regra dos noves).

Tabela 84.3. Regra dos noves (Wallace) para cálculo da superfície queimada em crianças até 10 anos de idade

	Segmento corporal	Porcentagem (SC)
Até 1 ano	Cabeça e pescoço	19
	Cada membro inferior	13
	Demais segmentos	Igual adulto
1 a 10 anos	Cabeça e pescoço	19 - idade
	Cada membro inferior	13 + (idade÷2)
	Demais segmentos	Igual adulto

SCQ: superfície corporal total.

Localização das queimaduras

Em razão dos riscos estéticos e funcionais, são desfavoráveis as queimaduras que comprometem face, pescoço e mãos. Além disso, aquelas localizadas em face e pescoço costumam estar mais frequentemente associadas à inalação de fumaça, assim como podem causar edema considerável, prejudicando a permeabilidade das vias respiratórias e levando à insuficiência respiratória. Por outro lado, as queimaduras próximas a orifícios naturais apresentam maior risco de contaminação séptica[1,3].

Idade do paciente queimado

Deve ser considerada na avaliação da gravidade das queimaduras. Idosos e crianças costumam ter repercussão sistêmica mais intensa. Nessas faixas etárias, as complicações são, portanto, mais comuns e mais graves[1,3,7].

Doenças e condições associadas

São condições que pioram o prognóstico os traumas concomitantes, principalmente neurológicos, ortopédicos e abdominais, ou mesmo politraumatismos, assim como a presença de doenças preexistentes, tais como insuficiência cardíaca, insuficiência renal, hipertensão arterial, diabetes e etilismo. Também tendem a evoluir com pior prognóstico as vítimas alcoolizadas ou sob efeito de drogas ilícitas. Essas situações devem ser consideradas e adequadamente abordadas. Nesses casos a recuperação das alterações decorrentes da queimadura fica substancialmente prejudicada[1,3].

Inalação de produtos de combustão

Além dos danos provocados pela inalação de gases tóxicos, como monóxido de carbono, os produtos de combustão são irritantes e causam inflamação com edema da mucosa traqueobrônquica, que se manifesta por rouquidão, estridor, dispneia, broncoespasmo e escarro cinzento (carbonáceo). Essas lesões costumam ser graves, pioram muito o prognóstico e são responsáveis por elevar a mortalidade dos queimados[1,3,7].

Primeiros cuidados

Os primeiros cuidados adequados dispensados à vítima de queimadura constituem determinante fundamental no êxito final do tratamento, contribuindo decisivamente para a redução da morbidade e da mortalidade. Para isso, é importante educar a população em geral e treinar grupos populacionais de risco para agir corretamente diante de um caso de queimadura. Nesse sentido, nos programas de educação para a saúde deve-se incluir o ensino de procedimentos de primeiros socorros ao queimado[1].

No atendimento inicial a um paciente vítima de queimadura ainda no local do acidente ou ao recebê-lo na sala de emergência, o clínico deve realizar a avaliação primária e a reanimação, e observar se existem traumas associados. A seguir, deverá determinar a superfície e a profundidade das queimaduras.

Com base nos princípios do protocolo do *Advanced Trauma Life Support* (ATLS) para os pacientes traumatizados, podemos normatizar o atendimento do paciente queimado[3].

A (*airway*) – As vias aéreas devem ser avaliadas imediatamente para afastar a presença de lesão por inalação e traumas associados ou obstruções. A inalação de fumaça está presente em pacientes com história de queimadura e confinamento em ambiente fechado com presença de fumaça. Ao exame, detectamos queimaduras de vibrissas nasais, tosse com escarro carbonado e ausculta pulmonar com presença de broncoespasmo. Os sinais de obstrução da via aérea podem não ser óbvios imediatamente, mas, se presentes, eles devem alertar o médico quanto a uma potencial obstrução das vias aéreas.

Qualquer paciente com suspeita de envenenamento por monóxido de carbono e inalação deve receber oxigênio a 100% úmido através de máscara. A obstrução das vias respiratórias superiores, quando ocorre, pode progredir muito rapidamente. Pacientes com queimaduras de faringe, estridor ou rouquidão apresentam alta probabilidade de desenvolver obstrução das vias respiratórias superiores e devem ser intubados antes de ser transferidos. É importante que o tubo esteja bem fixado, porque pode ser impossível repor um tubo endotraqueal em razão da obstrução das vias respiratórias superiores por edema[1,3].

B (***breathing***) – Verificar a frequência e a profundidade da respiração. Auscultar o tórax. Avaliar a necessidade de oxigênio, nebulização e intubação. Queimaduras circunferenciais de terceiro grau em tronco superior podem prejudicar a ventilação e devem ser rigorosamente monitoradas e, quando necessário, tratadas com a realização de escarotomias[3,4].

C (***circulation***) – Após estabelecer a permeabilidade da via aérea, devem ser instalados acessos venosos, preferencialmente periféricos, com cateteres de maior diâmetro (Abocath 14 ou 16).

Iniciar reposição volêmica com ringer lactato aquecido, de forma agressiva, para tratamento do choque, quando estiver presente, e, segundo o ATLS, infundir 2.000 mL de solução cristaloide aquecida, com frequentes reavaliações. Atentar para o fato de que, nos casos em que há traumas associados, até que se prove o contrário, o choque é hipovolêmico, por perda de sangue.

Deve-se instalar cateter vesical para monitorizar a diurese. O débito urinário deve ser mantido entre 0,5 e 1 mL/kg/hora para adultos e 1 mL/kg/hora para crianças. No trauma elétrico, deve-se manter a diurese em torno de 1,5 mL/kg/hora. O débito urinário, no paciente queimado, é o melhor parâmetro para avaliar o restabelecimento da normovolemia[3].

D (***disability***) – Deve-se observar o nível de consciência e avaliar se houve traumatismo craniano concomitante. A desorientação pode ser sinal de hipóxia.

E (***exposition***) – É necessário inicialmente remover as roupas do paciente para diminuir o processo de queimadura e para completa avaliação do paciente queimado. Quaisquer substâncias aderidas à pele que possam provocar lesão persistente deverão ser removidas, evitando o processo de queimadura.

Após a conclusão da avaliação inicial, segundo o protocolo do ATLS, deve-se, então, visar ao atendimento específico para o queimado, assim que tratadas as demais lesões que podem causar risco imediato à vida[3,4].

Tão logo seja possível, deve-se obter a história do acidente com a própria vítima ou com acompanhante, uma vez que o controle inicial, assim como o cuidado definitivo, é ditado pelo agente causal, a duração e a gravidade da lesão. A anamnese deve ser direcionada e as seguintes informações devem ser obtidas e anotadas:

História da queimadura:

- Agente causador da queimadura.
- Hora da lesão.
- A lesão ocorreu em local fechado?
- Há possibilidade de inalação de fumaça?
- Houve perda de consciência?
- Existe trauma associado?

História médica:

- Enfermidades preexistentes ou associadas (diabetes, doença cardíaca ou respiratória ou alterações renais).
- Medicações recebidas, medicações de que faz uso, utilização de bebida alcoólica, cigarro ou entorpecente.
- Alergias.
- Imunização antitetânica.

Abordagem médica

Queimaduras de primeiro grau (Figura 84.4)

Nesses casos, o atendimento pode ser realizado nas Unidades de Atendimento Primário (UPAs) e Unidades Básicas de Saúde (UBSs) e consiste em controlar a dor e nos cuidados locais da área queimada. A analgesia pode ser feita via oral ou endovenosa (EV) com cloridrato de tramadol 50 mg/dose para adultos e 2 mg/kg/dose para crianças, a cada 4 ou 6 horas. Outra alternativa para adultos é o paracetamol/fosfato de codeína na dose de 500 mg/30 mg a cada 4 ou 6 horas. Compressas de água fria também auxiliam no alívio da dor. Queimaduras superficiais (feridas que cicatrizam em menos de duas semanas) requerem emolientes/umectantes e massagem após a cicatrização. É importante recomendar a fotoproteção de modo a evitar discromias residuais[7].

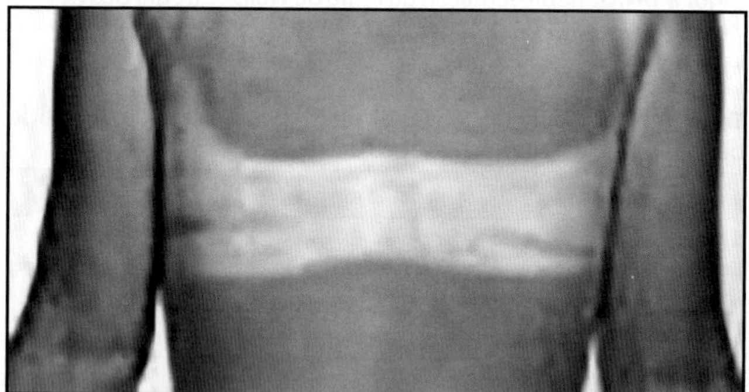

Figura 84.4. Queimadura solar (de primeiro grau).

Queimaduras de segundo e terceiro grau (Figuras 84.5. e 84.6)

Queimadura de baixa gravidade

Considera-se queimadura de baixa gravidade quando da ausência de insuficiência respiratória instalada, ausência de risco de insuficiência respiratória futura (queimaduras de face e pescoço), queimadura de segundo ou terceiro grau inferior a 10% de SCQ (crianças) e 15% de SCQ (adultos). Embora no caso de queimadura benigna o paciente raramente corra risco de vida, há situações que indicam sua remoção para atendimento hospitalar, por exigir cuidado especializado[8,9].

Do contrário, o atendimento nas UBSs ou UPAs consiste em analgesia imediata, por via EV, com dipirona 500 mg a 1g em injeção EV, ou morfina 1 mL (ou 10 mg) diluído em 9 mL de solução fisiológica (SF) a 0,9%, considerando-se que cada 1 mL é igual a 1 mg. Administre de 0,5 a 1 mg para cada 10 kg de peso. Em crianças: dipirona 15 a 25 mg/kg EV ou morfina 0,1 mg/kg/dose (solução diluída)[8,9].

Controlada a dor, pode-se, então, proceder à limpeza profunda da ferida com clorexidina. Em seguida, faz-se o curativo, aplicando sulfadiazina de prata a 1% somente nas lesões em que foi necessário desbride, evitando-se colocar o medicamento tópico em áreas de pele íntegra; em seguida cobrir com gaze vaselinada estéril, cobrindo com ataduras de gaze e enfaixando com bandagem de crepom, sem compressão excessiva[8-10].

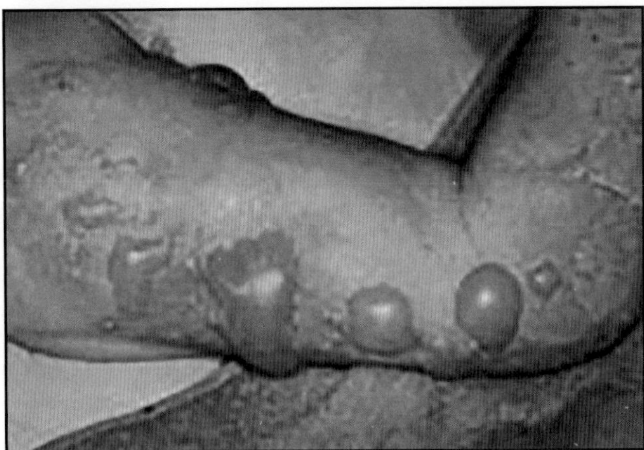

Figura 84.5. Queimadura de segundo grau.

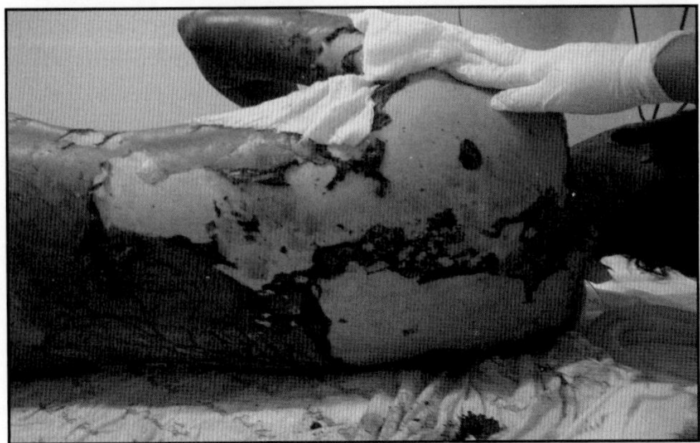

Figura 84.6. Queimadura de terceiro grau.

Queimaduras graves

Uma queimadura grave é qualquer lesão por queimadura que é complicada por traumatismo grave ou lesão por inalação, queimadura química, queimadura elétrica de alta tensão, e em geral, para adultos, qualquer queimadura abrangendo mais de 20% da superfície total do corpo, excluindo queimaduras superficiais (queimaduras de primeiro grau), como queimaduras solares[3].

Os pacientes com maior risco de morte são aqueles nos extremos de idade e com queimadura em associação com comorbidades graves. Para indivíduos idosos e crianças pequenas, uma queimadura que abrange menos de 20% do SCQ pode ser considerada grave. Queimaduras graves geralmente requerem cuidados iniciais em uma unidade de cuidados intensivos especializados de um centro de queimados[10].

Embora as queimaduras envolvendo olhos, ouvidos, rosto, mãos, pés ou períneo, que provavelmente causem prejuízos estéticos ou funcionais, devam ser atendidas em um centro de queimados, nem todas exigirão o manejo em uma unidade de terapia intensiva (UTI)[11].

Nesses casos, toda e qualquer medicação deverá ser administrada exclusivamente por via EV, exceto o reforço de toxoide tetânico, se necessário, que será intramuscular. Deve-se, portanto, providenciar imediatamente um acesso venoso superficial com Abocath. O atendimento à vítima de queimadura grave obrigatoriamente deve ser prestado em ambiente hospitalar e compreende quatro estádios em ordem cronológica[1]:

1. Controle da função respiratória (permeabilidade das vias aéreas);
2. Reposição volêmica e monitorização do estado hemodinâmico;
3. Tratamento analgésico;
4. Acondicionamento do queimado para o transporte à unidade de queimados.

A parte fundamental do atendimento, nesse momento, após a avaliação inicial, é a reposição volêmica, que deve ser vigorosa e monitorada. Essa reposição é regida pela fórmula de Parkland.

Fórmula de Parkland = 2 a 4 mL × % SCQ × peso (kg), sendo SCQ a superfície corporal queimada.

Deve-se usar preferencialmente soluções cristaloides aquecidas (ringer lactato), com a infusão de 50% do volume calculado nas primeiras 8 horas e 50% nas 16 horas seguintes, considerando esse tempo a partir do momento da queimadura.

A profilaxia antitetânica deve ser realizada. O uso de antibióticos sistêmicos e corticosteroides não é indicado no atendimento inicial ao paciente queimado[2].

A taxa metabólica aumenta proporcionalmente com a área queimada. A resposta hipermetabólica em pacientes com queimadura é caracterizada por uma resposta circulatória hiperdinâmica com catabolismo acentuado de proteínas e gorduras, perda de proteína total do corpo, redução da massa muscular, resistência periférica à insulina, aumento do gasto energético, aumento da temperatura corporal, aumento do risco de infecção e estimulação da síntese das proteínas de fase aguda[13].

O suporte nutricional com uma sonda nasogástrica deve ser usado na admissão para iniciar a nutrição enteral precoce, geralmente nas primeiras 24 horas. A nutrição parenteral total está associada ao aumento da mortalidade em pacientes queimados. Assim, todos os esforços devem ser feitos para otimizar a dieta enteral[2].

É importante reconhecer que pacientes gravemente queimados com ou sem lesão traumática concomitante podem ter coagulopatia. O reconhecimento precoce ajuda a orientar a conduta da ressuscitação inicial. As alterações fisiológicas na coagulação em pacientes gravemente queimados são caracterizadas por consumo de fatores da cascata de coagulação e fibrinólise disfuncional, que são diretamente proporcionais à gravidade da lesão. Acredita-se que a etiologia da coagulopatia seja devida à reanimação com soluções cristaloides, hemodiluição e hipotermia relacionadas à reanimação. Atualmente não existem paradigmas de tratamento estabelecidos para a coagulopatia associada à queimadura. As recomendações atuais concentram-se na prevenção, nos cuidados de suporte e na manutenção da perfusão dos órgãos[13].

Critérios de transferência de pacientes para unidades de tratamento de queimaduras/centro de queimados[1,3,10,11]

- Queimaduras de segundo grau em áreas maiores do que 20% da SCQ em adultos.
- Queimaduras de segundo grau maiores do que 10% da SCQ em crianças ou maiores de 50 anos.
- Queimaduras de terceiro grau em qualquer extensão.
- Lesões na face, nos olhos, períneo, mãos, pés e em grandes articulações.
- Queimadura elétrica.
- Queimadura química.
- Lesão inalatória ou lesão circunferencial de tórax ou de membros.
- Doenças associadas, tentativa de autoextermínio (suicídio), politrauma, maus-tratos ou situações sociais adversas.

Queimaduras especiais

Queimadura elétrica (Figura 84.7)

Deve-se definir se foi alta tensão, corrente alternada ou contínua e se houve passagem de corrente, procurando identificar o ponto de entrada e saída.

É necessário também avaliar traumas associados (queda de altura e outros), se ocorreu perda de consciência, arritmias ou parada cardiorrespiratória no momento do acidente, bem como a extensão da lesão e a passagem da corrente. Também se deve realizar monitorização contínua de enzimas (CPK e CKMB) por 24 a 48 horas; internar sempre; avaliar eventual mioglobinúria e estimular o aumento da diurese com maior infusão de líquidos[14].

Queimadura química (Figura 84.8)

A equipe que atende deve utilizar proteção universal para não ter contato com o agente químico e identificar o agente (ácido, base, composto orgânico)[14].

É importante: avaliar a concentração, o volume e a duração de contato; verificar se a lesão é progressiva; remover roupas e retirar excesso; no caso de substância em pó, remover previamente o excesso com escovas ou panos; diluir a substância com água corrente por no mínimo 30 minutos; irrigar exaustivamente os olhos; internar e, se houver dúvida, entrar em contato com Centro de Controle de Intoxicações[9].

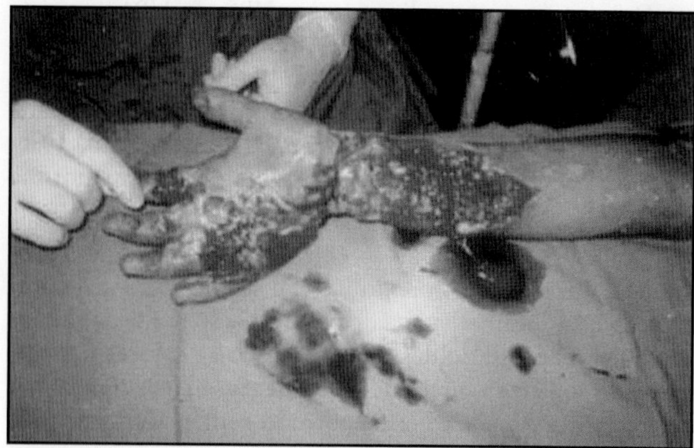

Figura 84.7. Queimadura elétrica.

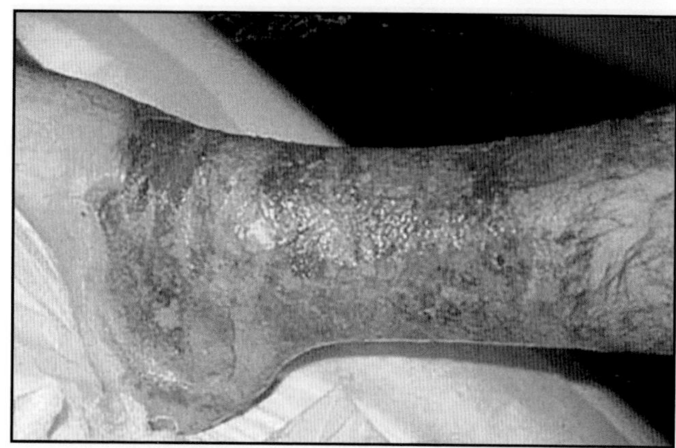

Figura 84.8. Queimadura química.

A mortalidade global por queimadura grave varia de 3% a 55%, dependendo da extensão (por exemplo, tamanho e profundidade) da queimadura, bem como da presença de lesões por inalação. A chance de sobrevivência após uma grave queimadura aumentou de forma constante na segunda metade do século XX devido a uma série de desenvolvimentos terapêuticos, incluindo a ressuscitação de fluidos vigorosa, excisão precoce de feridas, avanços em cuidados de UTI, nutrição e antibióticos tópicos[13].

Vários estudos investigaram as variáveis associadas ao aumento da mortalidade em pacientes queimados. Metade das mortes precoces por queimaduras (nos primeiros 10 dias) pode estar relacionada à reanimação inadequada. Em uma revisão retrospectiva de 1.665 pacientes admitidos em um hospital terciário (média de queimadura de 14% ± 20% de SCQ, idade média de 21 ± 20 anos), foram identificados três fatores de risco associados ao aumento da mortalidade[2]:

- Idade superior a 60 anos;
- Queimaduras de espessura parcial e de espessura total cobrindo mais de 40% da SCQ;
- Lesão por inalação.

Infelizmente todas as estratégias de prevenção implementadas ainda não foram capazes de produzir o esperado impacto no dramático quadro epidemiológico das queimaduras no nosso meio.

Conclusões

- Todo paciente queimado deve ser atendido inicialmente como um traumatizado em potencial.
- As lesões que põem em risco a vida do paciente com queimaduras devem ser identificadas na avaliação primária e tratadas.
- O médico deve identificar os fatores que definem a gravidade do paciente queimado como a profundidade, extensão e localização da queimadura.
- A reposição de líquidos no paciente queimado obedece inicialmente à regra de Parkland.
- Os cuidados locais com curativos e analgesia deverão ter prioridade após a avaliação primária e secundária ter sido completada.
- Todos os pacientes atendidos no atendimento pré-hospitalar (APH) com queimaduras consideradas graves deverão ser encaminhados para o centro de referência ao traumatizado ou para unidades de queimados, via Central de Regulação de Urgência.
- Os pacientes com queimaduras sem fatores de gravidade deverão ser tratados nas UPAs e UBSs e encaminhados para acompanhamento na atenção básica e/ou ambulatório específico de acordo com a pactuação do gestor local/regional.

Referências bibliográficas

1. Brasil. Ministério da Saúde. Secretaria de Atenção à Saúde. Departamento de Atenção Especializada. Cartilha para tratamento de emergência das queimaduras. Brasília: Editora do Ministério da Saúde; 2012. (Série F. Comunicação e Educação em Saúde)
2. Isbi Practice Guidelines Committee; Steering Subcommittee; Advisory Subcommittee. ISBI Practice Guidelines for Burn Care. Burns. 2016;42(5):953-1021.
3. American College of Surgeons Committee on Trauma. Advanced Trauma Life Support for Doctors: Student Course Manual. 9th ed. Chicago: American College of Surgeons; 2012.
4. Comitê do PHTLS da National Association of Emergency Medical Technicians (NAEMT) e Colégio Americano de Cirurgiões. Atendimento pré-hospitalar ao traumatizado: básico e avançado. 5ª ed. Rio de Janeiro: Elsevier; 2004.
5. American Burn Association. Advanced burn life support course provider's manual. Chicago: American Burn Association; 2005.
6. Gomes DR, Serra MCVF, Macieira L Jr. Condutas atuais em queimaduras. Rio de Janeiro: Revinter; 2001.
7. Protocolo de atendimento. Queimaduras. Limeira: Unidade de Tratamento de Queimaduras da Santa Casa de Limeira; 2006.
8. Lemos ATO, Guedes ACM, Costa DM, Ribeiro R, Salles P, Costa LMB, et al. Infecção na criança queimada. In: Lima Jr. EM, Serra MCVF, editores. Tratado de queimaduras. São Paulo: Atheneu; 2004.
9. Sociedade Brasileira de Cirurgia Plástica. Queimaduras: diagnóstico e tratamento inicial. Projeto Diretrizes – Associação Médica Brasileira e Conselho Federal de Medicina; 2008.
10. Sociedade Brasileira de Queimaduras – SBQ. Queimaduras [Internet]. Goiânia [cited 2013 June 16]. Disponível em: http://sbqueimaduras.org.br/queimaduras-conceito-e-causas.
11. Hospital Israelita Albert Einstein. Diretrizes Assistenciais – Protocolo de assistência ao paciente vítima de queimaduras. Versão eletrônica atualizada em março de 2009.
12. Kraft R, Herndon DN, Al-Mousawi AM, Williams FN, Finnerty CC, Jeschke MG. Burn size and survival probability in paediatric patients in modern burn care: a prospective observational cohort study. Lancet. 2012;379(9820):1013-21.
13. Glas GJ, Levi M, Schultz MJ. Coagulopathy and its management in patients with severe burns. J Thromb Haemost. 2016;14:865.
14. Novaes FN. Primeiro atendimento ao paciente queimado. Bras Med. 2003;84:56-62.

85

LESÕES POR EXPLOSÃO

Maxwell Antonio Garcia Rodrigues
André Luciano Baitello

Introdução

As lesões por explosão são um tipo complexo de trauma resultante da exposição direta ou indireta a uma explosão[1] (Figura 85.1). São comuns em ambientes de guerra e terrorismo, onde dispositivos explosivos improvisados (IEDS) são as armas preferidas pelos terroristas[2,3]. Além disso, acidentes industriais, como a explosão da planta de fertilizantes ocorrida na cidade de West no Texas em 2013 ou acidentes domésticos, como os provocados por gás de cozinha ou explosão de aparelhos celulares, são capazes de provocar lesões com padrão semelhante ao de vítimas militares ou terroristas[4].

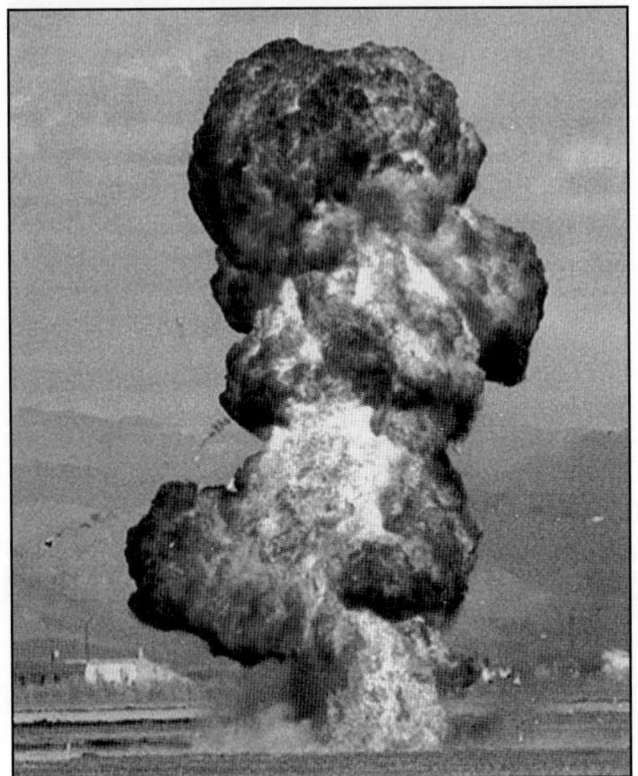

Figura 85.1. Explosão num ambiente aberto.

As explosões provocam súbito aumento de pressão, que se propaga pela formação de uma onda expansiva a partir do foco, podendo gerar várias lesões em função de fatores como intensidade, reflexos (locais fechados), distância que separa a vítima do epicentro ou existência de proteções. Embora as explosões sejam mais comuns num meio aéreo, também podem ocorrer em meio aquático ou sólido[1].

As explosões no meio aéreo provocam a movimentação de uma massa de ar e gases originada no centro da explosão, que provoca uma onda de pressão positiva seguida de uma onda de pressão negativa com efeito de sucção. Apesar de a onda expansiva ser muito potente e avançar em grande velocidade em todas as direções, diminui rapidamente, em média 6 metros a partir do foco. As explosões em espaços fechados ou confinados são muito mais desastrosas, devido aos reflexos da onda expansiva, sendo o risco menor nos espaços abertos[1].

A dificuldade do manejo desses pacientes encontra-se na multidão e gravidade dos ferimentos associados a fonte explosiva, em que a liberação de energia é apenas o evento inicial, ocasionando, além de lesões pela variação de pressão, ferimentos penetrantes, contundentes e térmicos (Figura 85.2).

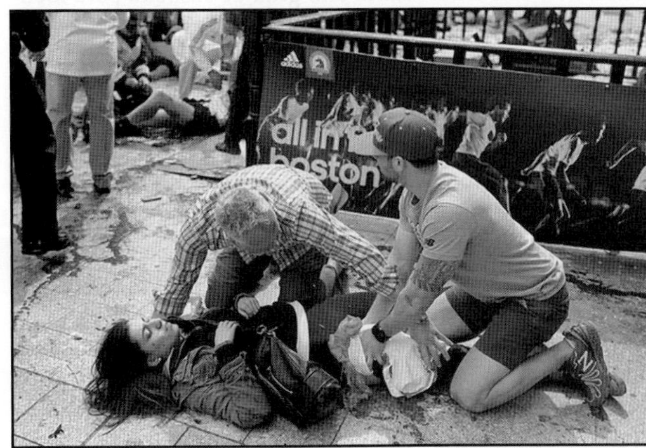

Figura 85.2. Explosão de bomba; ataque terrorista.

Epidemiologia

As situações mais frequentemente relacionadas com explosões podem ser divididas em intencionais, como ataques terroristas e suicidas, e não intencionais, como acidentes industriais em indústrias bélicas e de fogos de artifício e acidentes domésticos com gás de cozinha e aparelho celular.

Fisiopatologia

Os efeitos da lesão por explosão são geralmente agrupados em quatro categorias: lesões primárias, secundárias, terciárias e quaternárias (Figura 85.3).

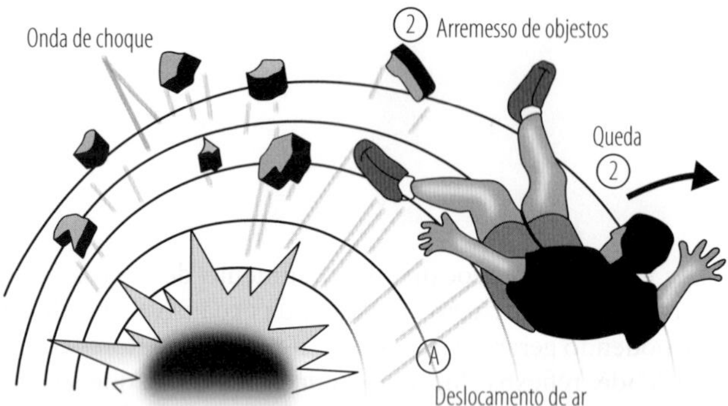

Figura 85.3. Categorias de lesão por explosão.

Lesões primárias

Os efeitos primários da explosão são os causados pela variação da onda de pressão da explosão. A onda de explosão se propaga em três dimensões e diminui em força à medida que se desloca da fonte. Estudos em vítimas militares do Iraque e Afeganistão revelaram lesões primárias de explosão mais graves entre pessoas dentro de veículos[5], sugerindo que veículos blindados podem proteger contra danos de fragmentação secundária, mas ainda transmitem uma onda de pressão significativa.

Os órgãos frequentemente afetados pela lesão primária incluem pulmões, membranas timpânicas, intestinos e cérebro. O mecanismo de ação baseia-se na propagação da onda de pressão, que atinge principalmente órgãos cheios de ar e em interfaces ar-fluido. A lesão primária pode não deixar sinais externos e é necessário alto grau de suspeita para identificar essas lesões. Órgãos sólidos também são suscetíveis ao barotrauma, geralmente quando a vítima está muito próxima ao centro da explosão. Pode ocorrer disfunção cardíaca por efeito depressor miocárdico direto ou arritmias[6-8]. No endotélio vascular, pode causar extravasamento difuso do plasma, levando a hemoconcentração e choque hipovolêmico mesmo na ausência de outras lesões que causem perda de sangue[9].

A membrana timpânica é particularmente sensível, rompendo em diferenciais de pressão de apenas 5 psi (libras por polegadas) (Figura 85.4)[10]. Classicamente, a ruptura da membrana timpânica era vista como marcador para a gravidade da explosão, porém estudos em uma série de vítimas de explosões militares no Iraque sugerem que um exame otoscópico normal não exclui lesão primária significativa, como pneumotórax simples e contusão pulmonar[11,12]. Diferenciais de pressão acima de 56 a 76 psi provocam ruptura da arquitetura pulmonar por compressão e expansão dos alvéolos, levando a cisalhamento da barreira alvéolo-capilar e ocasionando em embolia aérea, pneumotórax, contusão pulmonar, hemotórax, hemorragia pulmonar, pneumomediastino e enfisema de subcutâneo. À medida que os alvéolos se tornam inundados por fluidos e detritos celulares, resultam em *blast lung*, com dificuldade da manutenção da oxigenação secundária à incompatibilidade ventilação-perfusão[13]. No intestino, observam-se contusão, isquemia, necrose e perfuração, podendo raramente ocorrer lesões tardias[14,15]. No cérebro, a exposição à explosão leva a um amplo espectro de gravidade de lesão, de efeitos leves a fatais, sendo observados edema, contusão, lesão axonal difusa, hematomas e hemorragias[16]. Lesão cerebral traumática leve pode levar a sintomas persistentes e muitas vezes debilitantes devido à liberação de radicais livres e morte celular neuronal[17].

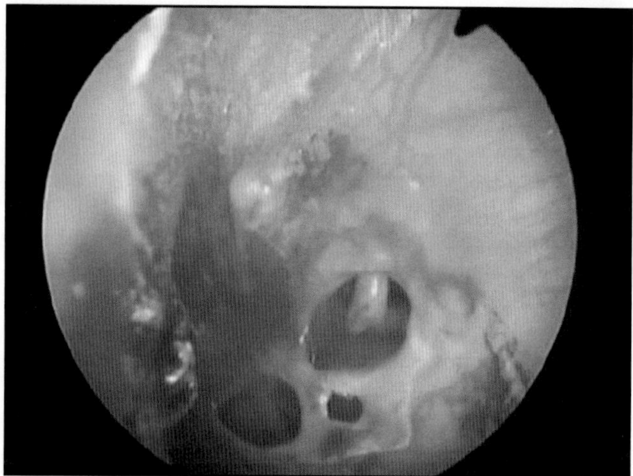

Figura 85.4. Otoscopia mostrando ruptura da membrana timpânica.

Lesões secundárias

Os efeitos secundários da explosão são aqueles causados por fragmentos impulsionados pela explosão inicial (Figura 85.5). São mais comuns que as lesões primárias. Munições militares como granadas de mão ou alguns dispositivos explosivos improvisados são projetados utilizando fragmentos de metal para aumentar sua letalidade. É comum a identificação de cascalho, vidro e fragmentos de metal de veículos causando lesões secundárias por fragmentos (Figura 85.6)[18,19]. Materiais biológicos de vítimas próximas ao centro de explosão ou de suicidas incorporados a dispositivos explosivos podem fragmentar-se e formar projéteis que, além de provocar lesões secundárias[20,21], transmitem doenças infecciosas. Lesões secundárias próximas ao centro de explosão acometendo crânio, tórax e pescoço geralmente são fatais[22,23] e podem provocar decapitação, amputação traumática, lesões extensas em ossos e partes moles. Lesões vasculares em extremidades podem ser rapidamente letais. A passagem de projéteis pelo corpo produz cavitações de 20 a 25 vezes o tamanho do fragmento, estando associada a lesões distantes do local primário do ferimento[10].

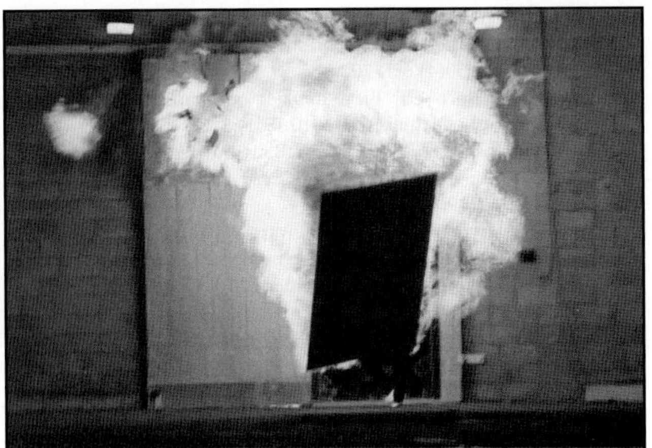

Figura 85.5. Explosão com arremesso de objeto.

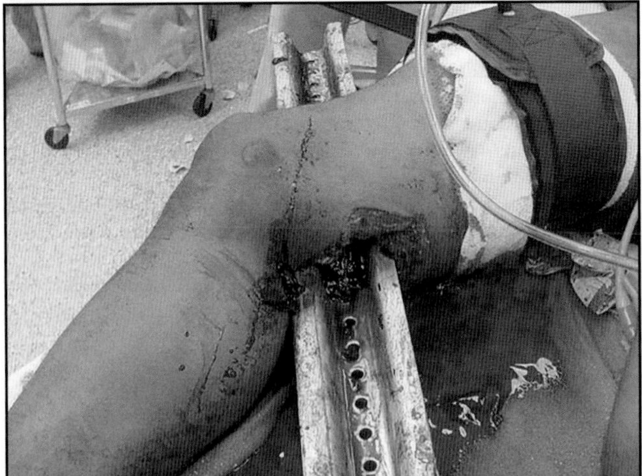

Figura 85.6. Lesão em membro inferior por objeto impalado.

Lesões terciárias

A onda de pressão criada pela explosão pode arremessar as vítimas para longe do local da explosão, causando lesões contundentes quando a vítima atinge o solo ou objetos fixos (Figura 85.7). Além disso, colapsos estruturais, deslocamentos violentos e aprisionamento também são considerados lesões terciárias[4].

A compressão da musculatura pode provocar, além de síndrome compartimental, morte celular e rabdomiólise, com aumento de mioglobina, uratos, fosfatos e potássio, que, se não tratados, podem levar a disfunção renal e parada cardíaca. Compressão torácica pode levar a incapacidade de ventilar e sufocação indireta[10].

Lesões quaternárias

Incluem as lesões provocadas por queimaduras (químicas ou por calor) e as lesões por inalação de poeira e outras toxinas geradas pela explosão ou colapso estrutural. Podem ser importante fonte de lesão. No colapso ocorrido no World Trade Center, em 11 de setembro de 2001, apenas 1% dos sobreviventes apresentou lesões por esmagamento. Porém, 50% necessitaram de tratamento para lesões por inalação[24].

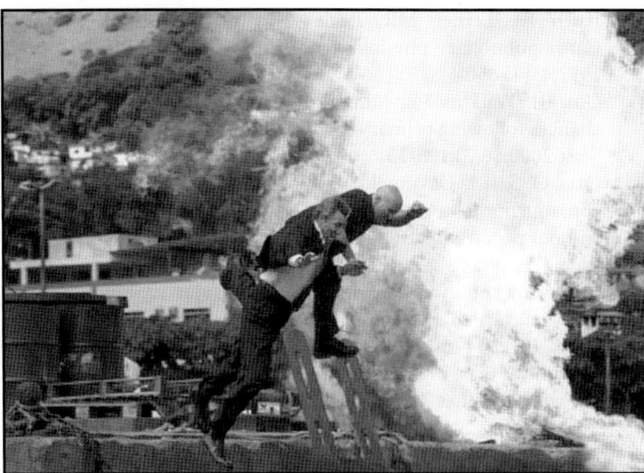

Figura 85.7. Arremesso de vítimas de explosão.

Na chamada "bomba suja" (*dirty bomb*), há inclusão de material radioativo ou substâncias infecciosas para serem dispersos pela explosão, o que dificulta os esforços para limpeza. Ela age como arma psicológica, aumentando a ansiedade do público[25,26]. Alguns autores preferem incluir os efeitos causados pelos aditivos nos explosivos como uma categoria (Figura 85.8)[27].

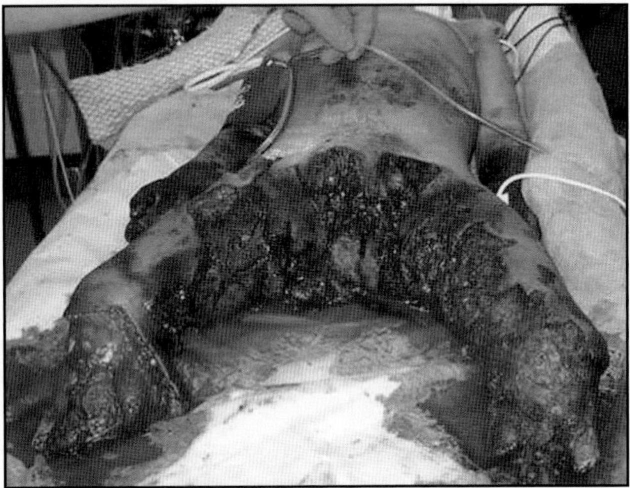

Figura 85.8. Lesões extensas em vítimas de explosão.

Referências bibliográficas

1. James H, Stuhmiller P. Blast injury: translating research into operational medicine. San Antonio: Borden Institute; 2010.
2. Belmont PJ Jr, McCriskin BJ, Sieg RN, Burks R, Schoenfeld AJ. Combat wounds in Iraq and Afghanistan from 2005 to 2009. J Trauma Acute Care Surg. 2012;73(1):3-12.
3. Eskridge SL, Macera CA, Galarneau MR, Holbrook TL, Woodruff SI, MacGregor AJ, et al. Injuries from combat explosions in Iraq: injury type, location, and severity. Injury. 2012;43(10):1678-82.
4. Lesperance RN, Nunez TC. Blast injury: impact on brain and internal organs. Crit Care Nurs Clin North Am. 2015;27(2):277-87.
5. Singleton JA, Gibb IE, Bull AM, Mahoney PF, Clasper JC. Primary blast lung injury prevalence and fatal injuries from explosions: insights from postmortem computed tomographic analysis of 121 improvised explosive device fatalities. J Trauma Acute Care Surg. 2013;75(2 Suppl 2):S269-74.

6. Irwin RJ, Lerner MR, Bealer JF, Brackett DJ, Tuggle DW. Cardiopulmonary physiology of primary blast injury. J Trauma. 1997;43(4):650-5.
7. Guy RJ, Watkins PE, Edmondstone WM. Electrocardiographic changes following primary blast injury to the thorax. J R Nav Med Serv. 2000;86(3):125-33.
8. Ozer O, Sari I, Davutoglu V, Yildirim C. Pericardial tamponade consequente to a dynamite explosion: blast overpressure injury without penetrating trauma. Tex Heart Inst J. 2009;36(3):259-60.
9. Zhang B, Wang A, Hu W, Zhang L, Xiong Y, Chen J, et al. Hemoconcentration caused by microvascular dysfunction after blast injuries to the chest and abdomen of rabbits. J Trauma. 2011;71(3):694-701.
10. Plurad DS. Blast injury. Military Medicine. 2011;176(3):276-8.
11. Turégano-Fuentes F, Caba-Doussoux P, Jover-Navalón JM, Martín-Pérez E, Fernández-Luengas D, Díez-Valladares L, et al. Injury patterns from major urban terrorist bombings in trains: the Madrid experience. World J Surg. 2008;32(6):1168-75.
12. Harrisson CD, Bebarta VS, Grant GA. Tympanic membrane perfloration after combat blast exposure in Iraq: a poor biomarker of primary blast injury. J Trauma. 2009;67(1):210-1.
13. Sorkine P, Szold O, Kluger Y, Halpern P, Weinbroum AA, Fleishon R, et al. Permissive hypercapnia ventilation in patients with severe pulmonary blast injury. J Trauma. 1998;45(1):35-8.
14. DePalma RG, Burris DG, Champion HR, Hodgson MJ. Blast injuries. N Engl J Med. 2005;352(13):1335-42.
15. Velitchkov NG, Losanoff JE Kjossev, Katrov ET, Mironov MB, Losanoff HE. Delayed small bowel injury as a result of penetrating extraperitoneal high-velocity ballistic trauma to the abdomen. J Trauma. 2000;48:169-70.
16. Ramona R. Hicks, Stephanie J. Fertig, Rebecca E. Desrocher, Walter J. Koroshetz, Joseph J. Pancrazio. Neurological Effects of Blast Injurie. J Trauma. 2010;68(5):1257-63.
17. Cernak I, Wang Z, Jiang J, Bian X, Savic J. Ultrastructural and functional characteristics of blast injury-induced neurotrauma. J Trauma. 2001;50(4):695-706.
18. Covey DC, Born CT. Blast injuries: mechanics and wounding patterns. J Surg Orthop Adv. 2010;19(1):8-12.
19. Weil YA, Mosheiff R, Liebergall M. Blast and penetrating fragmente injuries to the extremities. J Am Acad Orthop Surg. 2006;14(10 Spec No):S136-9.
20. Patel HD, Dryden S, Gupta A, Stewart N. Human body projectiles implantation in victims of suicide bombings and implications for health and emergency care providers: the 7/7 experience. Ann R Coll Surg Engl. 2012;94(5):313-7.
21. Eshkol, Katz K. Injuries from biologic material of suicide bombers. Injury 2005;36(2):271-4.
22. Nelson TJ, Clark T, Stedje-Larsen ET, Lewis CT, Grueskin JM, Echols EL, et al. Close proximity blast injury patterns from improvised explosive devices in Iraq: a report of 18 cases. J Trauma. 2008;65(1):212-7.
23. Ramasamy A, Harrisson SE, Clasper JC, Stewart MP. Injuries from roadside improvised explosive devices. J Trauma. 2008;65(4):910-4.
24. Centers for Disease Control and Prevention (CDC). Rapid assessment of injuries among survivors of the terrorist attack on the World Trade Center – New York City, September 2001. MMWR Morb Mortal Wkly Rep. 2002;51(1):1-5.
25. Commission USNR. Fact sheet on dirty bombs. 2014. Disponível em: http://www.nrc.gov/reading-rm/doc-collections/fact-sheets/fs-dirty-bombs.html. Acesso em: 4 nov. 2014.
26. Hall RC, Chapman MJ. Medical and psychiatric casualties caused by conventional and radiological (dirty) bombs. Gen Hosp Psychiatry. 2006;25(3):242-8.
27. Champion HR, Holcomb JB, Young LA. Injuries from explosions: physics, biophysics, pathology, and required research focus. J Trauma. 2009;66(5)1468-77.

86

SÍNDROME COMPARTIMENTAL ABDOMINAL

Bruno M. Pereira
André Luciano Baitello
Carlos Alberto Caldeira Mendes

Introdução

A síndrome compartimental abdominal (SCA) é uma complicação grave oriunda do aumento exagerado da pressão intra-abdominal (PIA), causando significativa morbidade e mortalidade. As alterações fisiopatológicas decorrentes do aumento da PIA em vários órgãos e sistemas têm sido estudadas desde o século passado, inicialmente para salientar a morbimortalidade cardiovascular associada à elevação da PIA. No entanto, o reconhecimento do abdome como um compartimento e do conceito de hipertensão intra-abdominal (HIA) resultando em SCA tem recebido atenção apenas recentemente.

O termo "síndrome compartimental abdominal" foi cunhado por Fietsam em 1989, após descrever o quadro de um paciente em recuperação pós-operatória de aneurisma de aorta abdominal que evoluiu com abdome tenso, oligúria, hipoxemia, hipercarbia e altos picos de pressão inspiratória. Posteriormente, a mensuração da PIA tornou-se disponível e estudos clínicos terminaram por demonstrar a baixa sensibilidade do exame físico, tornando o método de mensuração por meio da pressão intravesical (bexiga) o padrão na maioria dos centros de trauma e unidades de terapia intensiva (UTI) espalhados pelo mundo.

A incidência de HIA ainda foi pouco estudada e faltam estudos prospectivos, duplos-cegos e randomizados e análises baseadas em evidência.

Por definição, PIA é a pressão contida no interior do compartimento abdominal. Embora fisiologicamente a PIA possa atingir marcas transitórias de até 80 mmHg (tosse, manobra de Valsalva, levantamento de peso etc.), esses valores não podem ser tolerados por longos períodos de tempo. Segundo a Sociedade Mundial da Síndrome Compartimental Abdominal (WSACS), responsável pelos mais recentes estudos no assunto, pacientes adultos críticos já possuem a PIA aumentada (5 a 7 mmHg). A HIA, por sua vez, é definida como PIA acima de 12 mmHg em duas mensurações consecutivas, em um intervalo de 4 a 6 horas. Os efeitos nocivos da HIA ocorrem muito antes da manifestação da SCA, e pacientes que se apresentam com HIA estão associados a aumento 11 vezes maior do que aqueles que não possuem HIA/SCA. Assim, a rápida progressão da HIA leva à SCA, que é definida como PIA maior que 20 mmHg. A SCA deve, portanto, ser vista como o resultado final do aumento progressivo da PIA, que, se não corrigido, resultará na disfunção ou falência de múltiplos órgãos. São causas comuns de disfunção/falência múltipla de órgãos:

- Acidose metabólica (em razão da reanimação volêmica);
- Oligúria;
- Pressão das vias aéreas elevadas;
- Hipercarbia refratária ao aumento da frequência respiratória;
- Hipoxemia refratária ao oxigênio e à pressão positiva ao final da expiração (PEEP);
- Hipertensão intracraniana.

O consenso mundial de definições de PIA/HIA/SCA, desenvolvido pela WSACS, pode ser visto resumidamente na Tabela 86.1.

Etiologia e fisiopatologia

Qualquer anormalidade que induza a elevação da pressão no interior da cavidade abdominal pode levar à HIA. Assim, diversas são as potenciais causas de HIA e SCA, incluindo: pancreatite aguda, aneurisma de aorta abdominal, tumores abdominais e retroperitoneais, íleo metabólico, obstrução mecânica do intestino, politrauma, transfusão maciça e sepse.

Os traumas, por sua vez, principalmente o trauma contuso com hemorragia intra-abdominal oriunda de lesões de baço, fígado e mesentério, estão entre as causas mais comuns de HIA/SCA. Não obstante, em uma situação em que a cirurgia do controle de danos seja necessária, a utilização de compressas na cavidade abdominal também aumenta a PIA, assim como a distensão e o edema do intestino. Choque hipovolêmico, reposição volêmica exacerbada e transfusão maciça são importantes causas de HIA/SCA.

Tabela 86.1. Definições preconizadas pela WSACS

Definição 1	Pressão intra-abdominal é por definição a pressão contida dentro do compartimento abdominal.
Definição 2	Pressão de perfusão abdominal = pressão arterial média – pressão intra-abdominal (PPA = PAM – PIA).
Definição 3	Gradiente de filtração (GF) = pressão de filtração glomerular (PFG) – pressão tubular proximal (PTP) = PAM – (2 × PIA).
Definição 4	PIA deve ser mensurada em mmHg, em posição supina e em expiração, após a constatação de que não há contração da parede abdominal e de que o transdutor está "zerado" no nível da linha axilar média.
Definição 5	A mensuração da PIA deve ser realizada via pressão intravesical com instilação máxima de 25 mL de solução salina estéril.
Definição 6	PIA pode ser considerada normal em aproximadamente 5-7 mmHg nos pacientes críticos.
Definição 7	HIA é definida por PIA sustentada ou repetida ≥ 12 mmHg.
Definição 8	HIA é classificada em grau I: PIA 12-15 mmHg, grau II: PIA 16-20 mmHg, grau III: PIA 21-25 mmHg, grau IV: PIA > 25 mmHg.
Definição 9	SCA é definida por PIA sustentada ou repetida ≥ 20 mmHg (com ou sem pressão de perfusão < 60 mmHg), que está associada a disfunção ou falência de órgãos.
Definição 10	SCA primária é a condição associada a lesão ou doença localizada dentro da cavidade abdominopélvica.
Definição 11	SCA secundária refere-se à condição em que a etiologia não se originada região abdominopélvica.
Definição 12	SCA terciária ou recorrente é a condição em que há recidiva da SCA após intervenção cirúrgica ou tratamento clínico prévio de SCA primária ou secundária.

Nos estados de choque hipovolêmico, a vasoconstrição mediada pelo sistema nervoso simpático diminui o fluxo sanguíneo para a pele, músculos, rins e trato gastrointestinal a favor da perfusão do coração e do cérebro. Esse mecanismo fisiológico de defesa acaba produzindo hipóxia celular. A hipóxia gerada no tecido intestinal decorrente da redução acentuada da circulação esplâncnica está associada a três fatores cruciais para o desenvolvimento do círculo vicioso que caracteriza a patogênese da HIA e de sua progressão para a SCA:

1. Liberação de citocinas;
2. Formação de radicais livres de oxigênio;
3. Diminuição da produção celular de trifosfato de adenosina (ATP).

Em resposta à injúria hipóxica tecidual, citocinas pró-inflamatórias são liberadas. Essas moléculas promovem vasodilatação e aumentam a permeabilidade capilar, levando à formação de edema. Após reperfusão celular, radicais livres de oxigênio são gerados e têm efeito tóxico sobre as membranas celulares, agravado pela presença de citocinas, que estimulam a liberação de mais radicais livres. Além disso, o fornecimento insuficiente de oxigênio aos tecidos limita a produção de ATP, prejudicando todas as atividades dependentes de energia celular, particularmente as bombas de sódio e potássio. O funcionamento eficaz da bomba de Na^+/K^+ é essencial para a regulação intracelular de eletrólitos. Quando a bomba falha, ocorre influxo de sódio e água nas células. Com o edema celular, as membranas perdem sua integridade, derramando conteúdo intracelular no ambiente extracelular, promovendo irritação tecidual e inflamação. A inflamação, por sua vez, rapidamente leva à formação de edema, como resultado do aumento e fragilidade capilar, promovendo, por exemplo, edema de alças intestinais e aumento da PIA. Com o aumento da PIA, a perfusão abdominal diminui e o ciclo hipóxia celular, morte celular, inflamação e edema perpetua (Figura 86.1).

A Figura 86.2 demonstra os efeitos sistêmicos da HIA/SCA.

Manifestações clínicas

Como demonstrado na Figura 86.2, a alteração da PIA possui efeitos sistêmicos importantes. Adiante veremos em detalhes os efeitos da HIA em diferentes órgãos e sistemas, no entanto é imprescindível enfatizar que a mensuração da PIA por via intravesical é essencial para o diagnóstico dessa complicação e que o exame físico somente não tem acurácia. Recentes pesquisas demonstraram que a sensibilidade do exame físico na presença de SCA varia entre 40% e 61% e que o valor preditivo positivo varia entre 45% e 76%. Assim, podemos concluir que a chance de diagnosticar a SCA por meio do exame físico somente é a mesma que jogar uma moeda para cima apostando em uma das faces, ou seja, de 50%.

Efeitos da HIA em diferentes órgãos e sistemas

Perfusão cerebral

A pressão de perfusão cerebral (PPC) alterada foi primeiramente descrita em pacientes obesos mórbidos com HIA crônica. O aumento da PIA força o diafragma para cima, diminuindo o volume da cavidade torácica e aumentando a pressão intratorácica (PIT). A PIT aumentada leva ao aumento da pressão venosa jugular e dificulta o retorno venoso do cérebro, elevando, por sua vez, a pressão intracraniana (PIC) e, consequentemente, diminuindo o fluxo sanguíneo cerebral. Essas alterações não são incomuns no período pós-operatório imediato, e a HIA e a SCA podem tornar a PPC ainda pior nos casos de pacientes politraumatizados com lesões abdominais combinadas com lesões cerebrais.

Função cardíaca

A HIA dificulta o retorno venoso, causando, inclusive, edema dos membros inferiores. Alta PIT virtualmente eleva a pressão venosa central (PVC) e a pressão da artéria pulmonar (PAP). Simultaneamente, a pressão de pós-carga do ventrículo esquerdo se eleva devido à resistência vascular aumentada. A PIT elevada também aumenta a pós-carga do ventrículo direito, que, quando extremamente alta, causa falência ventricular direita e dilatação, com consequente desvio de septo cardíaco à esquerda, dificultando o enchimento do ventrículo esquerdo. Clinicamente, o paciente se apresenta com baixo débito cardíaco, altas pressões de enchimento e alta resistência vascular periférica.

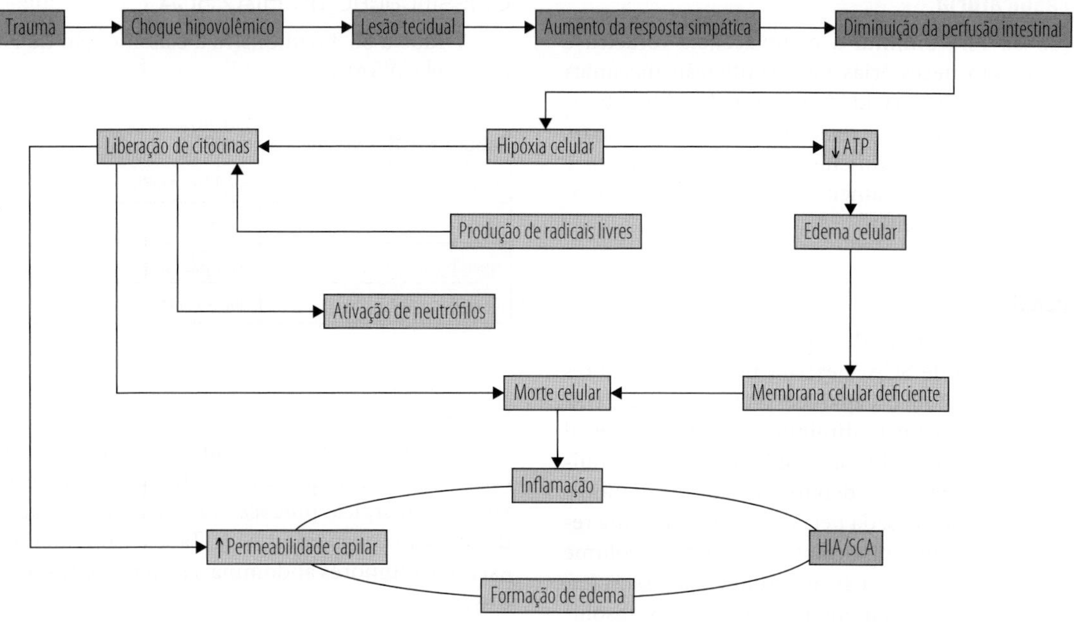

Figura 86.1. Círculo vicioso de perpetuação da PIA.

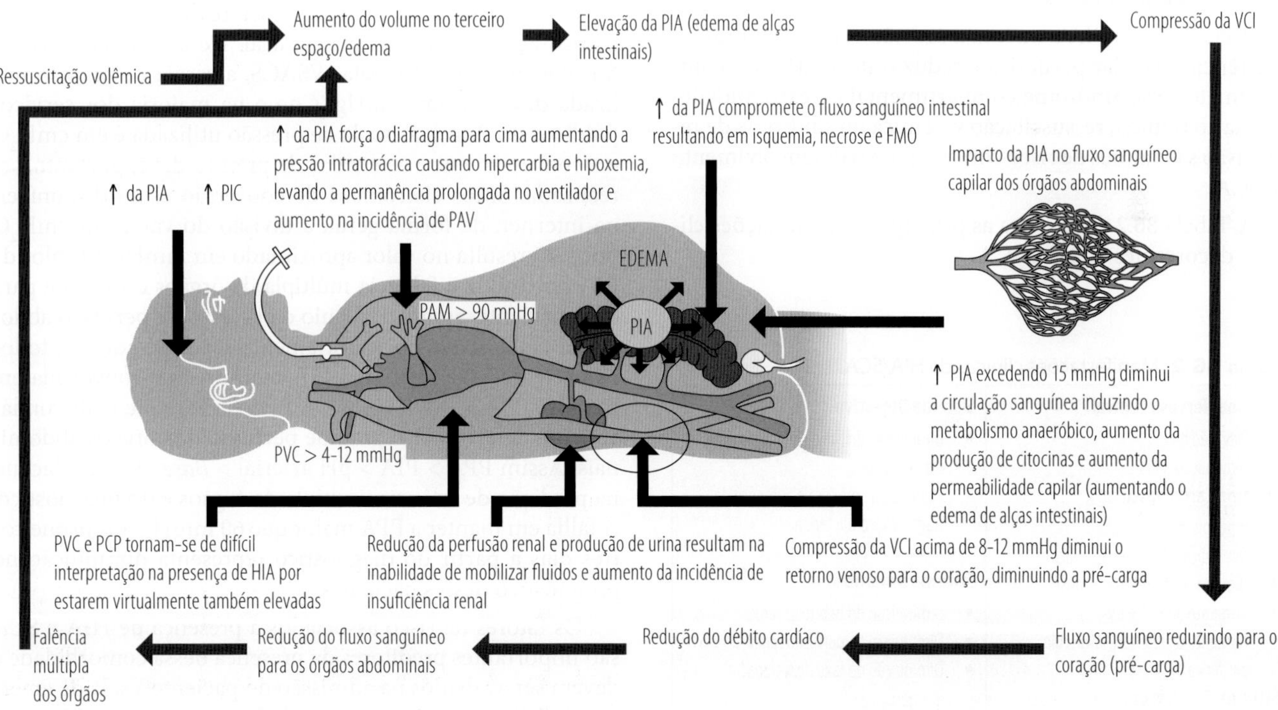

Figura 86.2. Efeitos sistêmicos da HIA/SCA.

Função respiratória

A elevação da PIA diminui a complacência torácica e pressões maiores são necessárias para ventilação mecânica adequada. Além disso, a capacidade funcional residual também se encontra reduzida e a relação ventilação-perfusão, aumentada, desencadeando dificuldade de troca gasosa e oxigenação dificultada. Clinicamente, trata-se de um paciente "difícil de ventilar e oxigenar".

Função renal

Oligúria ou anúria, apesar de reposição volêmica agressiva, é um sinal típico de SCA, descrito por alguns autores como o primeiro sinal clínico a aparecer na presença de HIA. Mecanismos responsáveis pela diminuição da função renal incluem compressão direta do parênquima renal, diminuição da perfusão renal devida ao débito cardíaco diminuído e retenção de água e sódio causada pela ativação do sistema renina-angiotensina. É muito importante interpretar o volume do débito urinário no contexto e na magnitude da ressuscitação volêmica em vez de confiar apenas em números absolutos relativamente normais.

Função intestinal

A HIA dificulta a perfusão esplâncnica por diminuição do débito cardíaco e aumento da resistência vascular periférica e esplâncnica. Quando grave, pode ocorrer isquemia tecidual.

Perfusão periférica

A elevação da PIA aumenta a pressão venosa femoral e a resistência vascular periférica e reduz o fluxo arterial femoral em até 65%. Síndrome compartimental de extremidades devida ao trauma, ressuscitação volêmica ou síndrome de reperfusão são fatores de risco comuns para o desenvolvimento da SCA.

A Tabela 86.2 demonstra as principais manifestações clínicas decorrentes da HIA/SCA.

Tabela 86.2. Manifestações clínicas da HIA/SCA.

Sistema Nervoso Central • Elevação da PIC • Diminuição da PPC **Sistema Cardiovascular** • Hipovolemia • Diminuição do débito cardíaco • Diminuição do retorno venoso • Aumento da PAP e PVC • Aumento da resistência vascular periférica **Sistema Respiratório** • Elevação da PIT • Aumento das pressões ventilatórias • Diminuição da complacência toráxica • Alteração da relação ventilação/perfusão	**Sistema Digestivo** • Diminuição do fluxo sanguíneo esplâncnico • Isquemia de mucosa e aumento da translocação bacteriana **Sistema Urinário** • Diminuição do débito urinário • Diminuição da perfusão renal • Diminuição da taxa de filtração glomeru **Parede Abdominal** • Diminuição da complacência abdominal

Classificação de HIA/SCA

A Tabela 86.3 demonstra a classificação de HIA preconizada pela WSACS.

Tabela 86.3. Classificação da HIA

Grau I	HIA 12-15 mmHg
Grau II	HIA 16-20 mmHg
Grau III	HIA 21-25 mmHg
Grau IV	HIA > 25 mmHg

A SCA pode ser classificada ainda em SCA primária, SCA secundária e SCA terciária ou recorrente.

A SCA primária é a condição associada ao trauma ou à doença abdominopélvica que frequentemente requer intervenção cirúrgica precoce ou intervenção radiológica (radiologia intervencionista) – Tabela 86.1, definição 10. São exemplos tumores abdominais e pélvicos, trauma de abdome e ascite.

A SCA secundária refere-se a condições que não são originárias da topografia abdominopélvica, por exemplo sepse, ressuscitação volêmica maciça e grandes queimados (queimadura abdominal de terceiro grau).

A SCA terciária ou recorrente refere-se à condição em que a SCA ressurge após tratamento clínico/cirúrgico da SCA primária ou secundária.

Diagnóstico e manejo da HIA/SCA

O diagnóstico da SCA deve ser realizado por meio da mensuração da pressão intravesical. De acordo com as definições preconizadas pela WSACS, a escala de pressão utilizada deve ser em mmHg. Como na maioria dos serviços públicos do Brasil, a escala de pressão utilizada é em cmH_2O e a conversão entre as escalas de pressão deve, portanto, ser realizada. Sítios eletrônicos de conversão estão disponíveis na internet; de forma geral, a divisão do valor em cmH_2O por 1,36 resulta no valor aproximado em mmHg. O valor da PIA que induz a falência múltipla de órgãos é variante para cada paciente, assim, o cálculo da pressão de perfusão abdominal (PPA) deve obrigatoriamente ser realizado em todos os pacientes que tiveram a PIA mensurada e convertida em mmHg (PPA = PIA – PAM). A PPA é a variante mais confiável para determinar o grau de perfusão dos órgãos abdominais. Assim PPA > PIA > pH arterial > *Base Deficit* > lactato na predição de falência múltipla de órgãos e do prognóstico. A falha em manter a PPA maior que 60 mmHg nos primeiros três dias a partir do diagnóstico representa diminuição no prognóstico desses pacientes.

Os fatores de risco associados à presença de HIA e SCA são importantes preditores da presença dessa comorbidade e devem ser avaliados na admissão do paciente à sala de emergência/UTI ou na presença de disfunção orgânica. São fatores de risco comuns, entre outros:

- Trauma/tríade letal (hipotermia, coagulopatia e acidose);
- Politransfusão/alto volume de infusão (> 3,5L/24h);

- Sepse;
- Alterações do volume intra-abdominal;
- Disfunção pulmonar, renal e/ou hepática;
- Íleo metabólico;
- Cirurgia abdominal/síntese da aponeurose abdominal.

Na presença de dois ou mais fatores de risco, a PIA deve ser mensurada. Na presença de HIA, a mensuração seriada ou contínua da PIA deve ser realizada em toda a fase crítica do paciente. A Figura 86.3 representa uma sugestão da disciplina de Cirurgia do Trauma da Universidade Estadual de Campinas (Unicamp) de um protocolo para mensuração da PIA, baseado nas diretrizes da WSACS.

A técnica de mensuração da PIA é simples e economicamente acessível para as instituições hospitalares. São infundidos 25 mL de solução salina estéril na bexiga, após cateterização, pelo pórtico de aspiração do cateter de Folley e com o pórtico de drenagem clampeado. Uma agulha de 18 gauge ou Abocath (Jelco) conectada ao transdutor de pressão é inserida no pórtico de aspiração e a pressão é, por sua vez, mensurada. O transdutor deve ser "zerado" na altura da linha axilar média com a crista ilíaca. Na ausência de um transdutor de pressão, um kit para mensuração da PVC pode ser utilizado (Figura 86.4). Outras tecnologias já possibilitam a mensuração contínua da PIA por meio da conexão do cabo transdutor de pressão no monitor cardíaco.

Os princípios básicos essenciais para o manejo da HIA/SCA são:

1. Monitorização contínua ou seriada da PIA;
2. Otimização da perfusão sistêmica e função orgânica;
3. Instituição de intervenções clínicas específicas para controle e redução da PIA;
4. Descompressão cirúrgica imediata para PIA refratária às medidas anteriores.

Baseado nos princípios básicos descritos acima, na presença de HIA, medidas clínicas podem ser empregadas objetivando o impedimento da evolução da crescente PIA e melhora do quadro. A WSACS disponibiliza em seu sítio eletrônico as estratégias e medidas aplicáveis no manejo clínico da HIA, medidas essas cada vez mais reconhecidas como importantes fatores na prevenção e tratamento dessa complicação.

Medidas como reduzir o tônus da musculatura toracoabdominal com sedação, analgesia e paralisia podem potencialmente reduzir a PIA para níveis mais baixos, portanto são importantes ações clínicas a serem tomadas no cuidado do paciente crítico com diagnóstico de HIA. Ainda não há disponível na literatura estudos prospectivos avaliando os riscos e benefícios da sedação e analgesia na HIA/SCA. Essas medidas descritas antes são, na verdade, potenciais adjuntos no manejo da HIA baseados no conhecimento atual da fisiopatologia dessa comorbidade.

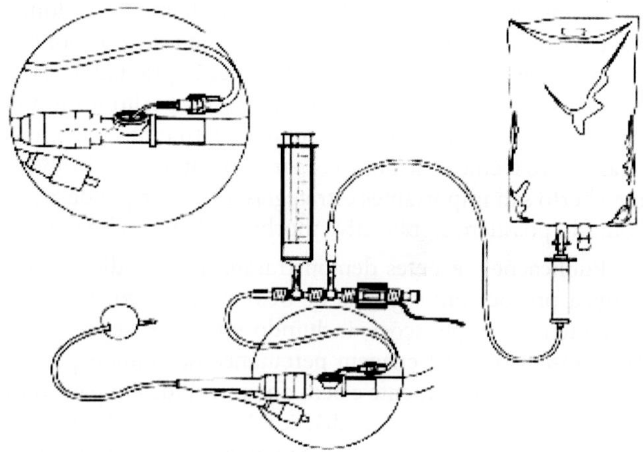

Figura 86.4. Esquema de mensuração da PIA com transdutor de pressão.

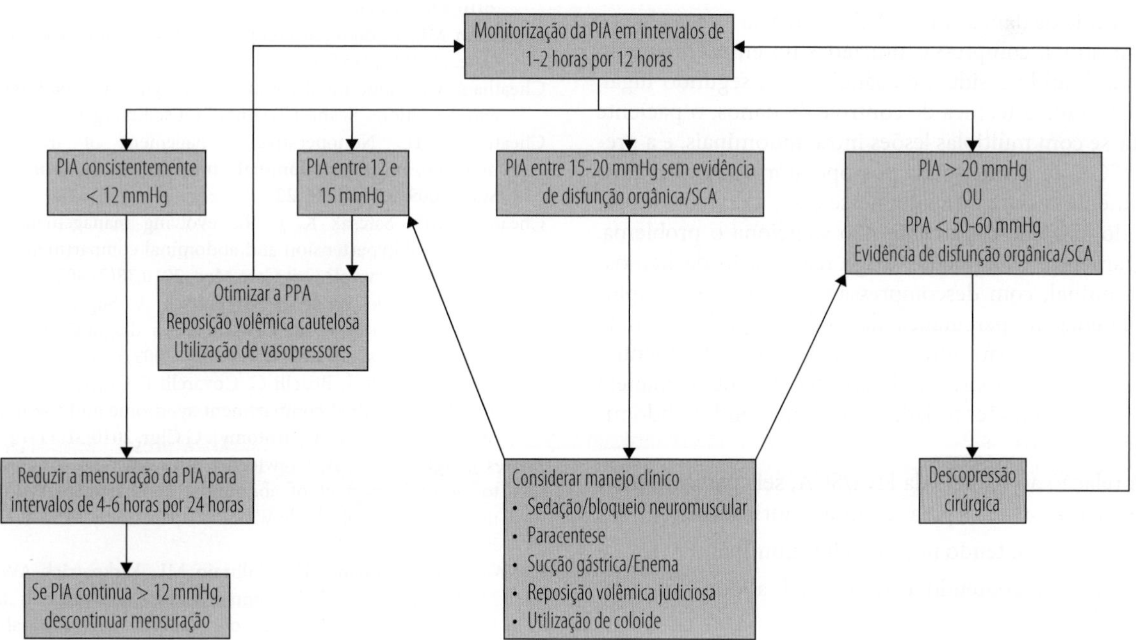

Figura 86.3. Protocolo para mensuração da PIA – Disciplina de Cirurgia do Trauma da Unicamp.

O uso de sonda nasogástrica, os enemas e a descompressão endoscópica são outros métodos simples e minimamente invasivos para reduzir a PIA e tratar HIA graus I, II e, eventualmente, III num cenário subagudo e que não envolva risco de morte imediato. Agentes estimuladores da motilidade gastrointestinal como a bromoprida, metoclopramida ou neostigmina talvez promovam um ainda não evidenciado efeito na evacuação do conteúdo intraluminal do intestino, diminuindo, assim, o volume total da víscera.

Uma vez diagnosticada a SCA primária, o tratamento padrão-ouro estabelecido é a descompressão cirúrgica por meio de laparotomia xifopúbica mediana. Uma vez realizada a cirurgia do controle de danos no caso de pacientes politraumatizados ou resolvidas as causas primárias que induziram a SCA, o abdome deve preferencialmente ser deixado aberto, em peritoniostomia, utilizando-se uma técnica de fechamento temporário. Os requisitos de qualquer técnica de fechamento abdominal temporário são suficientes para fornecer descompressão da fáscia abdominal. O fechamento abdominal temporário ótimo não deve prejudicar a fáscia, a aponeurose ou a pele e deve facilitar a aproximação gradual da pele. A discussão detalhada sobre o manejo da peritoniostomia não faz parte do escopo deste capítulo, entretanto vale enfatizar que as técnicas disponíveis para a manutenção do abdome aberto são importantes estratégias de prevenção da SCA, contudo possuem significativa morbidade e mortalidade.

Publicações recentes demonstraram que a indicação cirúrgica precoce em vigência de SCA resultou em cerca de 80% menos complicações, incluindo infecções, sepse, fístulas e abscessos. A drenagem percutânea do líquido peritoneal é uma opção atraente e bem documentada em pacientes queimados e na literatura pediátrica. Na presença de SCA secundária, a drenagem percutânea é mais comumente usada; logo, esse método pode funcionar na presença de ascite, por exemplo; no entanto, é muito improvável que seja eficiente no controle de pacientes submetidos à laparotomia exploradora, principalmente politraumatizados submetidos à cirurgia do controle de danos em que SCA primária é causada por edema intestinal, compressas utilizadas no empacotamento abdominal, líquido residual e coágulos. Em segundo lugar, quando utilizada a técnica de controle de danos, o paciente apresenta-se com múltiplas lesões intra-abdominais, e a presença de SCA no primeiro dia pós-operatório significa mais provavelmente ressangramento; nesse caso, a drenagem percutânea do abdome claramente não soluciona o problema. Ressangramento, obviamente, exige reavaliação da hemostasia abdominal, com descompressão e laparotomia exploradora. Drenagem percutânea do abdome pode ser uma ferramenta valiosa para um selecionado grupo de doentes, nos quais a SCA primária se desenvolve durante o manejo não operatório de lesões isoladas em órgãos sólidos abdominais (fígado e baço).

Com relação ao manejo da HIA/SCA, seis passos são especialmente importantes para serem memorizados:

1. Evacuar o conteúdo intestinal intraluminal;
2. Esvaziar o conteúdo extraluminal abdominal e/ou retroperitoneal;
3. Melhorar a complacência abdominal;
4. Otimizar a administração de fluidos (ressuscitação balanceada/vasopressor?);
5. Otimizar a perfusão tecidual;
6. Indicar intervenção cirúrgica precoce.

Considerações finais

A síndrome compartimental abdominal é uma condição potencialmente letal causada por qualquer evento que produza aumento da PIA e provoque diminuição da PPA induzindo à isquemia e disfunção orgânica. Assim, a SCA não é um problema exclusivo do trauma. Seus efeitos fisiopatológicos são abrangentes e predispõem os pacientes acometidos à falência múltipla de órgãos se nenhuma ação urgente for deliberada. Anormalidades hemodinâmicas, renais, respiratórias e neurológicas são achados comuns. A laparotomia descompressiva precoce pode diminuir a morbidade e a mortalidade dos pacientes acometidos por essa grave condição.

A presença de SCA reflete a evolução progressiva da HIA sem a intervenção médica adequada. A WSACS classificou a HIA em quatro graus e determinou diretrizes para o diagnóstico e o manejo dessa complicação clínico-cirúrgica. Como consequência da criação da WSACS e das diretrizes e protocolos por ela elaborados, mais médicos e profissionais da área da saúde foram expostos ao conteúdo informativo e educacional e podem atualmente perceber com mais atenção a presença da HIA/SCA.

Após a leitura deste capítulo, esperamos que você esteja apto a diagnosticar, manejar e tratar a HIA/SCA e que recorde os seis importantes passos no manejo dessa síndrome.

Bibliografia consultada

Al-Bahrani AZ, Darwish A, Hamza N, Benson J, Eddleston JM, Snider RH, et al. Gut barrier dysfunction in critically ill surgical patients with abdominal compartment syndrome. Pancreas. 2010;39(7):1064-9.

Cheatham ML. Abdominal compartment syndrome. Curr Opin Crit Care. 2009;15(2):154-62.

Cheatham ML. Abdominal compartment syndrome: pathophysiology and definitions. Scand J Trauma Resusc Emerg Med. 2009;17:10.

Cheatham ML. Nonoperative management of intraabdominal hypertension and abdominal compartment syndrome. World J Surg. 2009; 33(6):1116-22.

Cheatham ML, Safcsak K. Is the evolving management of intra-abdominal hypertension and abdominal compartment syndrome improving survival? Crit Care Med. 2010;38(2):402-7.

Cheatham ML, De Waele J, Kirkpatrick A, Sugrue M, Malbrain ML, Ivatury RR, et al. Criteria for a diagnosis of abdominal compartment syndrome. Can J Surg. 2009;52(4):315-6.

Cirocchi R, Barillaro I, Boselli C, Covarelli P, Grassi V, Cacurri A, et al. [The abdominal compartment syndrome and the importance of decompressive re-laparotomy]. G Chir. 2010;31(11-12):560-74.

Davies J, Aghahoseini A, Crawford J, Alexander DJ. To close or not to close? Treatment of abdominal compartment syndrome by neuromuscular blockade without laparostomy. Ann R Coll Surg Engl. 2010;92(7):W8-9.

De Waele JJ, Cheatham ML, Malbrain ML, Kirkpatrick AW, Sugrue M, Balogh Z, et al. Recommendations for research from the International Conference of Experts on Intra-abdominal Hypertension and Abdominal Compartment Syndrome. Acta Clin Belg. 2009;64(3):203-9.

De Waele JJ, De Laet I, Kirkpatrick AW, Hoste E. Intra-abdominal hypertension and abdominal compartment syndrome. Am J Kidney Dis. 2011; 57(1):159-69.

De Waele J, Desender L, De Laet I, Ceelen W, Pattyn P, Hoste E. Abdominal decompression for abdominal compartment syndrome in critically ill patients: a retrospective study. Acta Clin Belg. 2010;65(6):399-403.

Duchesne JC, Howell MP, Eriksen C, Wahl GM, Rennie KV, Hastings PE, et al. Linea alba fasciotomy: a novel alternative in trauma patients with secondary abdominal compartment syndrome. Am Surg. 2010;76(3):312-6.

Iribarne A, Easterwood R, Yang J, Dayal R, Argenziano M. Retroperitoneal hematoma with abdominal compartment syndrome during minimally invasive mitral valve replacement. Ann Thorac Surg. 2010;89(4):e17-8.

Lamb CM, Berry JE, DeMello WF, Cox C. Secondary abdominal compartment syndrome after military wounding. J R Army Med Corps. 2010;156(2):102-3.

Lee KC, Kim HY, Lee MJ, Koo JW, Lim JA, Kim SH. Abdominal compartment syndrome occurring due to uterine perforation during a hysteroscopy procedure. J Anesth. 2010;24(2):280-3.

Lynn JJ, Weng YM, Weng CS. Perforated peptic ulcer associated with abdominal compartment syndrome. Am J Emerg Med. 2008;26(9):1071 e3-5.

Malbrain ML, De Laet IE, Willems A, Van Regenmortel N, Schoonheydt K, Dits H. Localised abdominal compartment syndrome: bladder-over-gastric pressure ratio (B/G ratio) as a clue to diagnosis. Acta Clin Belg. 2010;65(2):98-106.

Mayer D, Veith FJ, Lachat M, Pfammatter T, Hechelhammer L, Rancic Z. Abdominal compartment syndrome. Minerva Chir. 2010;65(3):329-46.

Milev B, Mirkovic D, Bezmarevic M, Misovic S, Mitrovic M, Jovanovic M, et al. [Intra-abdominal hypertension and abdominal compartment syndrome]. Vojnosanit Pregl. 2010;67(8):674-80.

Mohmand H, Goldfarb S. Renal dysfunction associated with intra-abdominal hypertension and the abdominal compartment syndrome. J Am Soc Nephrol. 2011.

Radenkovic DV, Bajec D, Ivancevic N, Bumbasirevic V, Milic N, Jeremic V, et al. Decompressive laparotomy with temporary abdominal closure versus percutaneous puncture with placement of abdominal catheter in patients with abdominal compartment syndrome during acute pancreatitis: background and design of multicenter, randomised, controlled study. BMC Surg. 2010;10:22.

Rizoli S, Mamtani A, Scarpelini S, Kirkpatrick AW. Abdominal compartment syndrome in trauma resuscitation. Curr Opin Anaesthesiol. 2010;23(2):251-7.

Sugrue M, Buhkari Y. Intra-abdominal pressure and abdominal compartment syndrome in acute general surgery. World J Surg. 2009; 33(6):1123-7.

Tan BW, Toh KL. Life threatening intraperitoneal hemorrhage with abdominal compartment syndrome: unusual presentation of renal angiomyolipoma. Int J Urol. 2010;17(9):820-1.

World Society of the Abdominal Compartment Syndrome. Disponível em: http://www.wsacs.org/. Acesso em: 15 fev. 2011.

87

TRAUMA DE PESCOÇO

Hugo Weysfield Mendes
Luiz Flávio Quinta Junior

Introdução

O pescoço é uma região anatômica extremamente complexa e ao mesmo tempo pouco protegida, na qual várias estruturas vitais, incluindo vasos sanguíneos, trato aerodigestivo, coluna vertebral e medula espinhal são confinadas em um pequeno espaço compacto, nem sempre sendo fáceis de avaliar por exame físico ou exploração cirúrgica[3,9].

Os traumas de pescoço podem ser divididos em: penetrante e não penetrante. O trauma penetrante é aquele cuja lesão ultrapassa o músculo platisma em profundidade, requerendo investigação especial devido à presença de importantes estruturas profundamente ao platisma, ao contrário daquela que não o ultrapassa[12].

Os traumatismos da região cervical destacam-se por sua alta complexidade e elevada morbidade, conferindo grande relevância ao atendimento nos serviços de emergência. Decorrem em 51% a 74% das vezes devido a ferimentos provocados por arma de fogo em países onde não há o controle efetivo do porte e do uso de armas. Poucos estudos mostram predomínio de feridas por arma branca. No Brasil, existe incidência similar entre os ferimentos provocados por armas de fogo e branca. As lesões penetrantes estão presentes em 5% a 10% dos pacientes vítimas de trauma em geral, com mortalidade estimada em 3% a 10%. Há predomínio acentuado de homens entre as vítimas (88% a 92%) e de adultos jovens, por volta dos 28 anos, refletindo maior exposição a situações de violência desses grupos[3,12].

É geralmente aceita uma divisão clínica e anatômica das lesões nas partes superior (zona III), média (zona II) e inferior (zona I) do pescoço[5,7]. As zonas I, II e III estão compreendidas, respectivamente, entre: as clavículas e a cartilagem cricoide; a cartilagem cricoide e o ângulo da mandíbula; o ângulo da mandíbula e a mastoide (Figuras 87.1 e 87.2). A utilização de zonas de lesão do pescoço para orientar as investigações e a abordagem tornou-se uma estratégia de tratamento amplamente utilizada, uma vez que diminui as chances de lesões inadvertidas em comparação ao tratamento não operatório (63% a 66%)[8,12].

Embora as zonas de lesão do pescoço possam fornecer orientação útil na gestão dos traumas penetrantes, existem algumas desvantagens relacionadas com o uso dessa abordagem baseada em zona, incluindo dificuldade de zoneamento de lesões transcervicais ou múltiplas e pouca correlação entre a localização das feridas cervicais e o órgão interno envolvido. Estudos recentes deram mais ênfase aos sinais e sintomas dos pacientes, em vez das zonas do pescoço, para indicar o melhor manejo. Essa abordagem denominada "não zona", que utiliza o exame físico e a angiografia computadorizada tomográfica (CTA), simplificou consideravelmente o manejo dos traumas de pescoço penetrantes com lesões negligenciadas e baixas taxas de exploração negativas (1% a 2%)[3].

O diagnóstico pode ser realizado apenas por meio do exame físico ou auxiliado por exames complementares, como radiografia simples realizada em três incidências (lateral, anteroposterior e transoral), tomografia computadorizada (TC) e ressonância magnética (RM). Atualmente, diversos estudos apontam que o método de escolha seria a CTA, uma vez que é um exame relativamente rápido de ser realizado, de alta resolução e com sensibilidade de 98%, além de ser um exame de fácil acesso e geralmente disponível na maioria dos serviços de trauma[12].

A avaliação e o tratamento dos ferimentos penetrantes de pescoço são ainda de difícil manejo. A estratégia de tratamento das lesões de pescoço penetrantes adquiridas na prática cirúrgica militar sugere exploração obrigatória como tratamento-padrão para essas lesões. No entanto, a adoção civil de exploração obrigatória resultou em alta taxa de exploração negativa (53% a 56%)[3]. Existe, atualmente, um grande debate em torno da conduta a ser adotada em tais lesões, e o manejo operatório vem sendo substituído por uma abordagem mais seletiva e conservadora[12], porém a maioria dos pesquisadores nessa área concorda que a abordagem do trauma de pescoço penetrante precisa ser individualizada, de acordo com a experiência e os recursos disponíveis. A exploração obrigatória é geralmente recomendada se a experiência e tais recursos forem limitados[8].

A conduta nesses casos, ainda hoje, é controversa. A cervicotomia exploradora mandatória, anteriormente preconizada, está caindo em desuso, por levar a um grande número de procedimentos cirúrgicos não terapêuticos. Os pacientes submetidos ao tratamento operatório imediato são aqueles que apresentam hemorragia intensa, instabilidade hemodinâmica, disfonia, escape aéreo, lesão evidente ou diagnosticada na TC, perfuração do platisma, lesões transcervicais por ferimento por arma de fogo e enfisema subcutâneo. Os demais devem ser avaliados cuidadosamente por meio de exame físico e da tomografia, para posteriormente ser realizado o tratamento cirúrgico, caso seja necessário. Diante dessa evidência, é imprescindível estabelecer a abordagem adequada para o atendimento desse problema, o que requer o conhecimento da anatomia e dos mecanismos de lesão que permitem determinar a conduta mais adequada para reduzir a morbimortalidade por traumatismos cervicais[12].

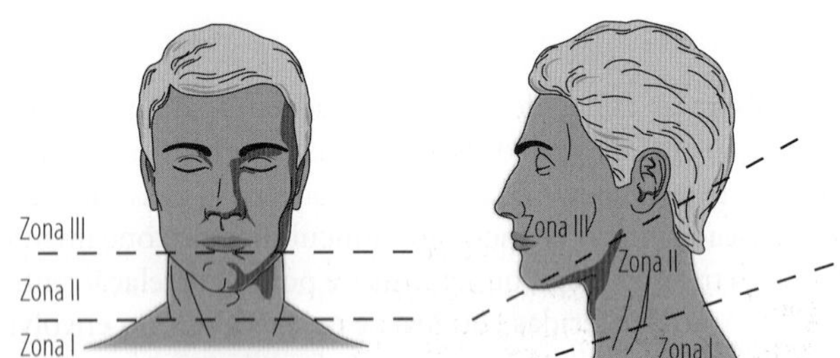

Figura 87.1. Zonas do pescoço.

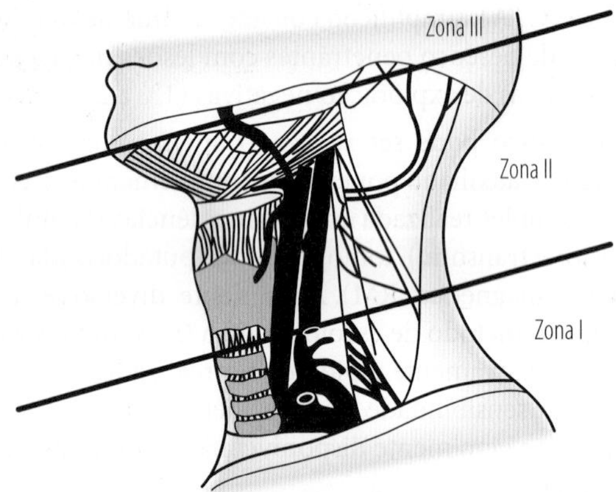

Figura 87.2. Zonas do pescoço.

Epidemiologia

O trauma em região do pescoço tem na maioria das vítimas homens jovens e do sexo masculino (97%), com faixa etária na terceira e quarta década de vida[12], com idade média de 28 anos; já em crianças é raro, com 0,8%[23]. A zona mais acometida é a II; já em ambiente de guerra; Charles *et al.* evidenciaram zonas II e III, com 33% cada[6].

Traumas em região cervical são responsáveis por 5% a 10% de todos os traumas de emergência[8], e os componentes mais frequentemente atingidos em traumas cervicais são até 27% vasculares, 16% espinhal, 10% aerodigestivos[12], mas somente 1% apresenta ruptura da traqueia[2]. Em caso raro operado por nossa equipe, um motociclista apresentava ruptura total de traqueia (Figura 87.3).

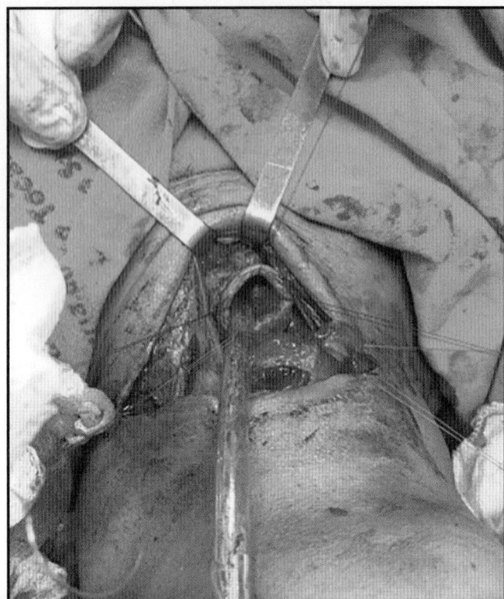

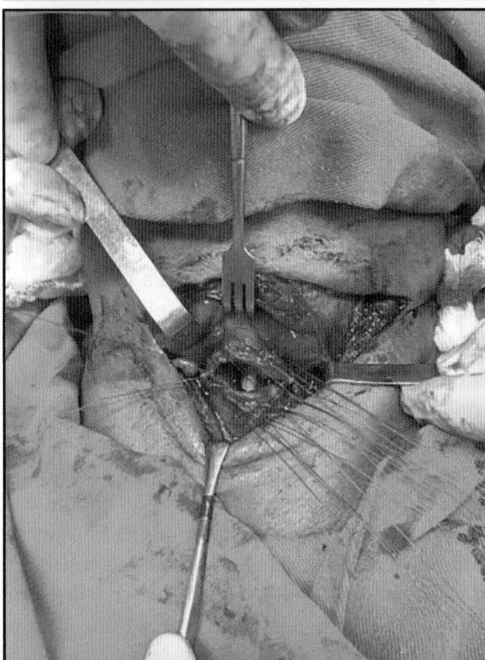

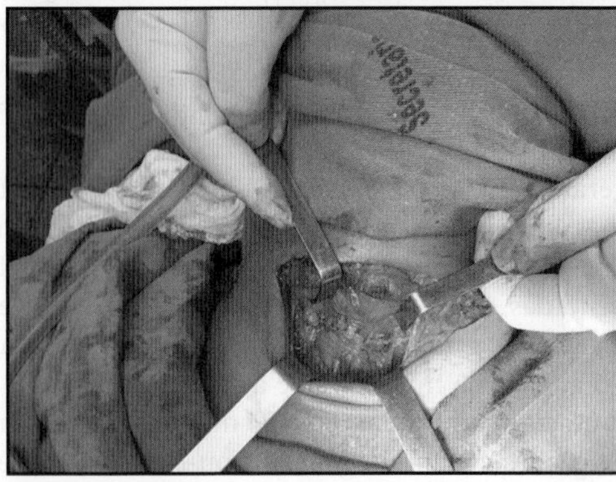

Figura 87.3. Exploração cervical (arquivo do Serviço de Cirurgia Torácica do Hospital Regional Araguaína – Dr. Hugo Weysfied Mendes).

Fisiopatologia

Os órgãos-alvo determinam a fisiopatologia, em sua grande maioria, por lesões vasculares e aerodigestivas, mas é certo que por vezes uma lesão vascular pode trazer queixas respiratórias como hematomas que desviam lateralmente a traqueia ou hematomas retrofaríngeos diminuindo o fluxo de ar adequado para o *drive* ventilatório[18].

Hematomas em expansão ou feridas penetrantes com sangramento ativo tendem a evoluir para choque hipovolêmico se não corrigidos com volume e contidos.

Lesões de via aérea normalmente evoluem com enfisema de subcutâneo, dispneia, crepitações e disfonia. Toda suspeita de lesão de via aérea deve ser triada como instável. Traumas de laringes são infrequentes e têm mortalidade variando de 5,8% a 40%[16,22].

Lesões do esôfago normalmente são de evolução arrastada e podem evoluir tardiamente para mediastinite quando não diagnosticadas. Geralmente cursam com discreta disfagia e dor cervical.

Lesões da coluna cervical têm evolução variável com relação ao tipo de fratura e altura da vértebra acometida, mas não são o propósito deste capítulo.

Quadro clínico

O quadro clínico de pacientes com trauma penetrante ou contuso no pescoço determina os pontos fundamentais para a conduta seguinte, e seus sinais e sintomas auxiliam na triagem de instabilidade ou estabilidade[14].

Pacientes instáveis de traumas no pescoço apresentam qualquer desses sinais e sintomas: hipotensão arterial, taquicardia, sudorese e pele fria, sangramento em atividade, hematomas cervicais em expansão, disfonia, dispneia, enfisema subcutâneo, desvio de traqueia, sopros vasculares, crepitações na mobilização da traqueia.

Pacientes estáveis apresentam sintomas leves como hematomas aparentemente não expansivos, ferimentos com controle de sangramento, escoriações, e estão normotensos, eupneicos e com saturação adequada.

A cinemática do trauma ajuda o emergencista a planejar seu atendimento e a suspeitar de lesões de órgãos-alvo. Por exemplo, ferimento penetrante por projétil de arma de fogo que transfixa o pescoço em zona II, mas tem orifício de entrada e saída anterior à traqueia, faz o médico plantonista suspeitar de lesão de traqueia, porém sem agressão ao esôfago. Já Prichayudh *et al.* discutem a possibilidade de atendimento sem definição de zonas e, assim, uma investigação mais ampla para todos os possíveis órgão envolvidos anatomicamente[3]. Um exame clínico e físico sistematizado determina toda ordem de prioridade para atendimento do traumatizado[21].

Diagnóstico diferencial

Traumas agudos dificilmente geram dúvidas em ser ou não a causa dos achados, porém lesões despercebidas com internações tardias ao trauma podem não ser adequadamente atendidas e mediastinites ou hematomas retrofaríngeos podem não ter a causa de origem identificada como sendo traumática.

Avaliação inicial na sala de emergência

O atendimento do paciente com trauma no pescoço deve ser de forma protocolar e com equipe multiprofissional treinada[10]. Sugerimos treinamentos como ATLS[13,11] e TMURGEM para sincronia e efetividade das ações. A via aérea é sempre uma preocupação e motivo para controvérsias no atendimento. Pacientes com hematomas em expansão, mas assintomáticos, por vezes são negligenciados. Sempre que existir dúvida sobre a evolução, a via aérea deve ser definida, pois muitas vezes em lesão de traqueia se faz necessária a intubação traqueal guiada por fibrobroncoscópio flexível para diagnóstico da lesão e posicionamento do tubo orotraqueal distalmente à lesão[2]. Lesões vasculares com hematomas podem justificar intubação orotraqueal na urgência, e se o paciente estiver estável, pode ser encaminhado para a exame de imagem como angiotomografia, que apresenta, para lesões vasculares, especificidade de 100% e sensibilidade de 90%[17]. Exames de imagem como arteriografia e angiotomografia por vezes poderiam evitar elevados índices de cirurgias negativas, com 45% contrapondo-se a 12% de positivas[14]. Entretanto, deve-se lembrar de que tais exames somente devem ser solicitados em pacientes estáveis.

Alerta importante para os grandes centros populacionais está nos ferimentos de alta velocidade por arma de fogo, com mortalidade semelhante à dos soldados de guerra[19].

As crianças com traumas devem manter s mesma forma de atendimento, e as observações seletivas com exames tomográficos são a melhor escolha[24].

Monitorização, tratamento e prescrição

Deve-se realizar monitorização contínua da via aérea avaliando *drive* ventilatório, oximetria adequada e evolução de enfisema de subcutâneo. AN avaliação do estado hemodinâmico, novos locais de sangramento em atividade devem ser notificados na urgência ao cirurgião plantonista, e reservas de hemoconcentrados e plasma fresco já devem estar feitos ao hemonúcleo. Outros focos de trauma devem ser procurados e a avaliação de órgão-alvo do pescoço deve ser solicitada assim que possível, com angiotomografia, endoscopia ou esofografia e fibrobroncoscopia.

O tratamento definitivo está relacionado ao órgão lesado e, quando possível, deve ser acompanhado por especialista (cirurgião vascular, cirurgião de cabeça e pescoço, cirurgião torácico). O tratamento de lesões esofágicas é conservador frequentemente, diferente das lesões de via aérea, que muitas vezes necessita de correção cirúrgica[4].

Muitos trabalhos identificam seus fluxos no atendimento[15] pela zona da lesão, porém defendemos que os achados de lesões dos órgãos-alvo (vascular, traqueia e esôfago)[20] e instabilidade como sinais de choque hipovolêmicos devem nortear as condutas cirúrgicas ou conservadoras. A literatura sobre condutas salvadoras, como sondas de Folley em ferimentos penetrantes ou algo parecido, é vasta, o que torna impossível relatar tais procedimentos em apenas um capítulo. O que preconizamos ao emergencista são as condutas estabelecidas por protocolos de atendimento ao trauma e atendimento multiprofissional com equipe cirúrgica.

Condutas prescritivas devem manter oferta de oxigênio adequado, mantendo o paciente sempre em jejum até se descartarem lesões cirúrgicas e esofágicas, bem como reposição volêmica com cristaloides e sangue quando necessário.

Os exames-chave para pacientes com lesões penetrantes do pescoço são a angiotomografia, broncoscopia e endoscopia e, havendo condições clínicas adequadas e estáveis, devem ser realizados.

Referências bibliográficas

1. Insull P, Adams D, Segar A, Ng A, Civil I. Is exploration mandatory in penetrating zone II neck injuries? ANZ J Surg. 2007;77(4):261-4.
2. Humenansky KM, Harris TM, Hoffman DM. Laryngotracheal separation following blunt neck trauma. Am J Emerg Med. 2017;35(4):669.e5-669.e7.
3. Prichayudh S, Choadrachata-anun J, Sriussadaporn S, Pak-art R, Sriussadaporn S, Kritayakirana K, et al. Selective management of penetrating neck injuries using "no zone" approach. Injury. 2015;46(9):1720-5.
4. Madsen AS, Laing GL, Bruce JL, Oosthuizen GV, Clarke DL. An audit of penetrating neck injuries in a South African trauma service. Injury. 2016;47(1):64-9.
5. Von Bahten LC, Duda JR, Zanatta PDS, Morais AL, Silveira F, Olandoski M. Ferimentos cervicais: análise retrospectiva de 191 casos. Rev Col Bras Cir. 2003;30(5):374-81.
6. Fox CJ, Gillespie DL, Weber MA, Cox MW, Hawksworth JS, Cryer CM, et al. Delayed evaluation of combat-related penetrating neck trauma. J Vasc Surg. 2006;44(1):86-93.
7. Bagheri SC, Khan HA, Bell RB. Penetrating neck injuries. Oral Maxillofac Surg Clin North Am. 2008;20(3):393-414.
8. Nason RW, Assuras GN, Gray PR, Lipschitz J, Burns CM. Penetrating neck injuries: analysis of experience from a Canadian trauma centre. Can J Surg. 2001;44(2):122-6.
9. Sekharan J, Dennis JW, Veldenz HC, Miranda F, Frykberg ER. Continued experience with physical examination alone for evaluation and management of penetrating zone 2 neck injuries: results of 145 cases. J Vasc Surg. 2000;32(3):483-9.
10. Alves S, Ferreira M, Almeida MG, Condé A, Silva A. Traumatismos cervicais externos. Rev Port ORL. 2006;44(4):343-52.
11. American College of Surgeons. Suporte Avançado de Vida no Trauma – ATLS. 9ª ed. Rio de Janeiro: Elsevier; 2012.
12. Nars A, Oliveira JT, Mazepa MM, Albuquerque CLC, Martini GS, Nazário M, et al. Avaliação da utilização da tomografia computadorizada no trauma cervical penetrante. Rev Col Bras Cir. 2015;42(4):215-9.
13. Wilkinson DA, Skinner MW. Manual de abordagem primária ao trauma: Um manual para a gestão do trauma a nível distrital e zonas remotas. 2000. Edição Standard.
14. Cassimiro AD, Maciente BA, Cabral Jr. DJ, Moreira DRM, Almeida EG, Silva GCC, et al. Abordagem do trauma cervical penetrante na zona II. Rev Med Minas Gerais. 2010;20(4 Supl 2):48-50.
15. Sperry JL, Moore EE, Coimbra R, Croce M, Davis JW, Karmy-Jones R, et al. Western Trauma Association critical decisions in trauma: penetrating neck trauma. J Trauma Acute Care Surg. 2013;75(6):936-40.
16. Fraga GP, Mantovani M, Hirano ES, Crespo NA, Horovitz APNC. Trauma de laringe. Rev Col Bras Cir. 2004;31(6):380-6.
17. Múnera F, Soto JA, Palacio D, Velez SM, Medina E. Diagnóstico das lesões arteriais causadas por trauma penetrante no pescoço: comparação da angiografia por tomografia computadorizada helicoidal e angiografia convencional. Radiol Bras. 2003;36(3):182.
18. Senel AC, Gunduz AK. Hematoma retrofaríngeo secundário a pequeno trauma contuso no pescoço: relato de caso. Rev Bras Anestesiol. 2012;62(5):731-5.
19. Brennan J, Lopez M, Gibbons MD, Hayes D, Faulkner J, Dorlac WC, et al. Penetrating neck trauma in Operation Iraqi Freedom. Otolaryngol Head Neck Surg. 2011;144(2):180-5.
20. Mahmoodie M, Sanei B, Moazeni-Bistgani M, Namgar M. Penetrating neck trauma: review of 192 cases. Arch Trauma Res. 2012;1(1):14-8.
21. Al-Thani H, El-Menyar A, Mathew S, Khawar M, Asim M, Abdelrahman H, et al. Patterns and outcomes of traumatic neck injuries: A population-based observational study. J Emerg Trauma Shock. 2015;8(3):154-8.
22. Mantovani M. Controvérsias e Iatrogenias na cirurgia do trauma. 1ª ed. São Paulo: Atheneu; 2007.
23. Stone ME Jr, Farber BA, Olorunfemi O, Kalata S, Meltzer JA, Chao E, et al. Penetrating neck trauma in children: An uncommon entity described using the National Trauma Data Bank. J Trauma Acute Care Surg. 2016;80(4):604-9.
24. Tessler RA, Nguyen H, Newton C, Betts J. Pediatric penetrating neck trauma: Hard signs of injury and selective neck exploration. J Trauma Acute Care Surg. 2017;82(6):989-94.

88

AFOGAMENTO

David Szpilman

"O maior desafio na redução do desastre afogamento é convencer pessoas de que esta é uma ocorrência usual que acontece em qualquer classe social, que pode levar num piscar de olhos seu bem mais precioso – A VIDA – e que a prevenção pode evitar 85% dos casos"
David Szpilman

Introdução

Dentre todas as possibilidades de trauma, o afogamento é o de maior impacto familiar, social e econômico, tendo risco de óbito 200 vezes maior quando comparado aos eventos de trânsito[1].

A Organização Mundial da Saúde (OMS) estima que 0,7% de todas as mortes no mundo – ou mais de 372 mil mortes a cada ano – é devido a afogamento. Como alguns casos não são classificados como afogamento pela Classificação Internacional de Doenças, esse número subestima em muito a realidade, mesmo em países de alta renda, e não inclui situações como inundações, acidentes de navegação e *tsunamis*[1].

O afogamento é uma das principais causas de morte em crianças e adultos jovens no mundo, embora estejamos quantificando apenas 6% do problema. Isso ocorre pela forma como os dados sobre o assunto são coletados, classificados e reportados, assim como pela dificuldade em interpretar e ajustar esses dados para a nossa realidade[2].

Para a sociedade em geral, a palavra "afogamento" remete ao salvamento e às medidas de primeiros socorros como as mais importantes, no entanto a ferramenta de maior eficácia na luta contra os afogamentos é a prevenção. Então, por que é tão difícil convencer nossa sociedade e gestores públicos e privados a investir nesse segmento? A maior razão para isso é o nosso desconhecimento do tamanho exato do problema, como o número de pessoas que diariamente se submetem ao risco de incidentes aquáticos e os custos humanos e financeiros dessas tragédias (fatais ou não). Um dos grandes desafios nesse segmento é conseguir impactar a sociedade com a possibilidade dessa ocorrência que está entre todos e muito próxima de acontecer. O conhecimento dessas variáveis permitirá elaborar estratégias que possam mitigar o fardo elevado do afogamento, utilizando melhor os recursos disponíveis em prevenção[2].

A realidade dos dados sobre afogamento aqui apresentados não destaca um novo problema, mas uma velha e grave endemia pouco conhecida e divulgada em nossa sociedade. A tragédia do afogamento está presente em nosso dia a dia com 17 mortes diárias (ano 2014)[2]. Incidente silencioso, cercado de mistérios indecifráveis e muitas vezes atribuído a uma fatalidade inevitável do destino, ocorre no ambiente extra-hospitalar em sua grande maioria e, por ter pouca ou nenhuma repercussão, não ganha a notoriedade e a atenção de que necessita. Campanhas de prevenção, além de informar e evitar o desastre de um afogamento, impacta a sociedade com a possibilidade real dessa ocorrência.

O afogamento envolve principalmente a assistência pré-hospitalar prestada por leigos, guarda-vidas, socorristas e profissionais de saúde. Portanto, é essencial que profissionais de saúde tenham conhecimento da cadeia de sobrevivência no afogamento, que inclui desde a preparação, a assistência proativa de prevenção praticada em ambientes de saúde, a identificação de comportamentos e situações de risco iminente no ambiente aquático, passando pela assistência pré-hospitalar no atendimento de uma ocorrência em seu ambiente familiar, até finalmente a internação hospitalar, se necessário. No afogamento, o resgate é um dos componentes vitais para salvar a vítima, e a avaliação e os primeiros cuidados são fornecidos em um ambiente altamente hostil, a água. Aos profissionais de saúde, o conhecimento da assistência reativa prestada ao afogado para ajudá-lo sem, contudo, tornar-se uma segunda vítima é fundamental. Saber como e quando realizar o suporte básico de vida ainda dentro da água e acionar o suporte avançado pode fazer a diferença entre a vida e a morte da vítima. Quando esse tipo de assistência não é realizado adequadamente no local do evento, pouco se pode realizar no hospital para modificar o resultado final[1].

Dados sobre afogamento (Tabela 88.1)[2]

Definição e terminologia

O desconhecido impacto que o afogamento representa para a saúde pública deve-se, em parte, à enorme falta de dados epidemiológicos. A coleta é enormemente prejudicada pela dificuldade em uma definição uniforme e conhecida por todos internacionalmente. Isso significa a exclusão errônea de casos fatais e não fatais. Em 2002, durante o I Congresso

Tabela 88.1. Dados sobre afogamento

No mundo[1]
• Afogamento é a principal causa de morte entre meninos de 5 e 14 anos de idade • Nos Estados Unidos, é a segunda causa de morte por trauma em crianças de 1 a 4 anos de idade • Em muitos países da África e da América Central, a incidência de afogamentos é 10 a 20 vezes maior do que em países desenvolvidos. Na zona rural de Uganda, 27% de todas as mortes são por afogamento • No sul da Ásia o afogamento é a causa mais frequente, entre os traumas, de morte na infância, mesmo quando comparada ao acidente de transporte • O afogamento tem como principais fatores de risco o sexo masculino, a idade inferior a 14 anos, o uso de álcool, a baixa renda familiar, o baixo nível educacional, a área rural, a maior exposição ao meio aquático e principalmente a falta de supervisão • O custo do afogamento no litoral é estimado em 273 milhões dólares por ano nos Estados Unidos e em 228 milhões dólares por ano no Brasil • Para cada pessoa que morre por afogamento, quatro pessoas recebem atendimento no setor de emergência no EUA e 53% dessas necessitam internação[1]
No Brasil[2]
• Afogamento é segunda causa óbito em pessoas de 1 a 9 anos, a terceira causa entre 10 e 19 anos, e a quarta causa entre 20 e 25 anos • A cada 84 minutos um brasileiro morre afogado – 6.000 todos os anos • Homens morrem 6 vezes mais e adolescentes têm o maior risco de morte • O norte do Brasil tem a maior mortalidade • 51% de todos os óbitos ocorrem até os 29 anos • 75% dos óbitos ocorrem em rios e represas • 51% das mortes na faixa de 1 a 9 anos de idade ocorrem em piscinas e residências • Crianças < 9 anos se afogam mais em piscinas e em casa • Crianças > 10 anos e adultos se afogam mais em águas naturais (rios, represas e praias) • Crianças de 4 a 12 anos que sabem nadar se afogam mais pela sucção da bomba em piscina • 44% de todos os afogamentos ocorrem entre novembro e fevereiro • Cada óbito por afogamento custa R$ 210.000,00 ao Brasil • Os incidentes não fatais chegam a mais de 100.000 casos ao ano • Trauma raquimedular é menos comum em praias oceânicas onde a água é mais clara (0,09% de todos os salvamentos realizados por guarda-vidas)[2] e sua incidência é maior em rios, cachoeiras, lagos e locais onde a visibilidade da água não é boa ou muito transparente • Estima-se que 94% da informação dos incidentes aquáticos em nosso país sejam desconhecidos por falta de notificação ou registro[1], já que informações coletadas diretamente dos serviços de salvamento mostram que apenas 2% de todos os resgates realizados por guarda-vidas necessitam de cuidados médicos e 0,5% sofreu ressuscitação • Onde acontecem os afogamentos? – ÁGUAS NATURAIS – 90% • Água doce – 75% • 25% – rios com correnteza (*river stream*) • 20% – represa (*dam*) • 13% – remanso de rio (*backwater river*) • 5% – lagoas (*lakes/ponds*) • 5% – inundações • 3% – baía (*bay*) • 2% – cachoeiras (*waterfalls*) • 2% – córrego (*stream*) • Praias oceânicas (*ocean beaches*) – 15% – ÁGUAS NÃO NATURAIS – 8,5% • 2,5% banheiros, caixas de água, baldes e similares • 2% galeria de águas fluviais (*fluvial*) • 2% piscinas (*pools*) • 2% poço (*well*) • – DURANTE TRANSPORTE COM EMBARCAÇÕES – 1,5%

Mundial sobre Afogamentos, uma nova definição de afogamento e terminologia foi estabelecida em consenso e está em uso atualmente pela OMS[3].

- **Afogamento** é a "aspiração de líquido não corporal por submersão ou imersão".
- **Resgate** é a "pessoa socorrida da água, sem sinais de aspiração de líquido".
- **Cadáver por afogamento** é a "morte por afogamento (exclui situações de mal súbito dentro da água sem aspiração) sem chances de se iniciar reanimação, comprovada por tempo de submersão maior que 1 hora ou sinais evidentes de morte há mais de 1 hora como rigidez cadavérica, livores ou decomposição corporal".

O afogamento ocorre em situações em que o líquido entra em contato com as vias aéreas da pessoa em imersão (água na face) ou por submersão (abaixo da superfície do líquido). Se a pessoa é resgatada, o processo de afogamento é interrompido, o que é denominado afogamento não fatal. Se a pessoa morre como resultado de afogamento, isso é denominado afogamento fatal. Qualquer incidente de submersão ou imersão sem evidência de aspiração deve ser considerado um resgate na água, e não um afogamento. Termos como "quase afogamento" (*near-drowning*), "afogamento seco ou molhado", "afogamento ativo e passivo" e "afogamento secundário (reafogamento horas após o evento)" ou apenas "submersão" são obsoletos e devem ser evitados.

Linha do tempo no afogamento e trauma (Figura 88.1)[4]

Assim como todos os tipos de trauma, a falta de definição e terminologia clara das fases do evento (pré-evento, evento e pós-evento), bem como dos gatilhos, ações e intervenções, prejudica a coleta sistemática de dados. Essa situação impacta o conhecimento real do fardo do afogamento, e isso consequentemente afeta, sobremaneira, a efetividade das estratégias de prevenção. Essa nova proposta de um modelo

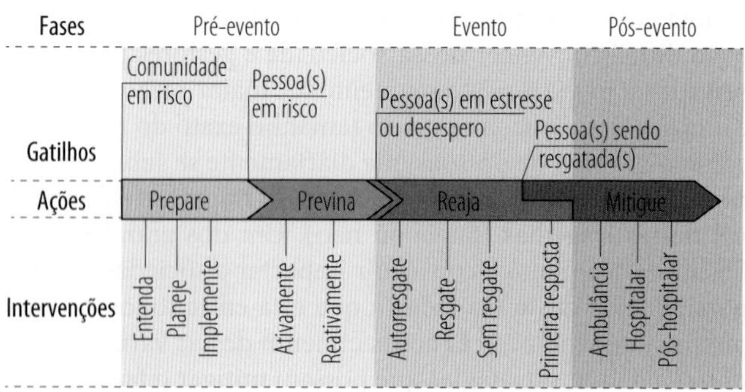

Figura 88.1. Linha do tempo no afogamento. Adaptada de: Szpilman D, Tipton M, Sempsrott J, Webber J, Bierens J, Dawes P, et al. Drowning timeline: a new systematic model of the drowning process. Am J Emerg Med. 2016;34(11):2224-6.

sistemático sobre afogamento – linha do tempo – resolve essa falta de modelos adequados ao trauma e reforça o importante papel da prevenção no combate ao afogamento no mundo. A linha do tempo do afogamento reflete um consenso no entendimento cronológico na sequência desse evento. A definição exata de cada fase, gatilhos, ações e intervenções permite um efetivo emprego de recursos, melhor coordenação entre os atores envolvidos em prevenção, resgate e mitigação, melhores e mais adequadas estratégias de prevenção e a futura medida de custos/benefícios relacionados aos impactos sociais, financeiros, políticos e na saúde.

Fisiopatologia[1]

Quando uma pessoa está em dificuldades na água e não pode manter as vias aéreas livres de líquido, a água que entra na boca é voluntariamente cuspida ou engolida. Se esse processo não é interrompido a tempo, uma quantidade inicial de água é aspirada para as vias aéreas e a tosse ocorre como uma resposta reflexa (evidência de aspiração). Em raras situações ocorre o laringoespasmo (menos de 2%)[5], mas em tais casos é rapidamente terminado pelo aparecimento da hipóxia. Se a pessoa não é resgatada, a aspiração de água continua e a hipoxemia leva em segundos a poucos minutos à perda de consciência e apneia, que acontecem ao mesmo tempo. Em sequência, a taquicardia se deteriora em bradicardia, atividade elétrica sem pulso, e, finalmente, em assistolia. Geralmente o processo todo de afogamento, da imersão (parte do corpo dentro da água) ou submersão (todo corpo dentro da água) até uma parada cardíaca, ocorre de segundos a alguns minutos. Se a pessoa é resgatada viva, o quadro clínico é determinado predominantemente pela quantidade de água que foi aspirada e os seus efeitos. A água nos alvéolos provoca a inativação do surfactante e sua lavagem. A aspiração de água salgada e água doce causam graus similares de lesão, embora com diferenças osmóticas. Em ambos os tipos de afogamento – água salgada e água doce – o efeito osmótico na membrana alveolocapilar rompe em parte a sua integridade, aumenta a sua permeabilidade e por consequência provoca a sua disfunção. O quadro clínico causado por essa alteração na membrana alveolar-capilar se traduz em edema pulmonar, que diminui principalmente a troca de oxigênio e pouco afeta a troca de CO_2. O efeito combinado de fluidos nos pulmões com a perda de surfactante resulta em redução da complacência pulmonar, aumento da área de *shunt* arterial, atelectasias e broncoespasmos. Se a reanimação cardiopulmonar (RCP) for necessária, o risco de dano neurológico é semelhante ao de outros casos de parada cardíaca. No entanto, o reflexo de mergulho e a hipotermia usualmente associadas com afogamento podem proporcionar maiores tempos de submersão sem sequelas. A hipotermia pode reduzir o consumo de oxigênio no cérebro, retardando a anoxia celular e a depleção de adenosina trifosfato (ATP). A hipotermia reduz a atividade elétrica e metabólica do cérebro de forma dependente da temperatura. A taxa de consumo de oxigênio cerebral é reduzida em cerca de 5% para cada redução de 1 °C na temperatura dentro do intervalo de 37 a 20 °C, o que explica casos de sucesso na RCP realizada em pacientes com tempo prolongado de submersão, os quais supostamente não teriam chances de recuperação sem sequelas.

Classificação do afogamento

Quanto ao tipo de água (importante para campanhas de prevenção):

1. Afogamento em água doce: piscinas, rios, lagos ou tanques;
2. Afogamento em água salgada: mar;
3. Afogamento em água salobra: encontro de água doce com o mar;
4. Afogamento em outros líquidos não corporais: tanque de óleo ou outro material e outros.

Quanto à causa do afogamento (identifica a doença associada ao afogamento):

1. Afogamento primário: quando não existem indícios de uma causa do afogamento;
2. Afogamento secundário: quando existe alguma causa que tenha impedido a vítima de se manter na superfície da água e, em consequência, precipitou o afogamento: drogas (36,2% – mais frequente o álcool), convulsão, traumatismos, doenças cardíacas e/ou pulmonares, acidentes de mergulho e outras. Usualmente a cãibra não se caracteriza como afogamento secundário, já que não pode ser responsabilizada por um afogamento; por exemplo: nadadores, surfistas e mergulhadores enfrentam cãibras dentro da água com frequência e não se afogam por essa razão.

Quanto à gravidade do afogamento (permite saber a gravidade e o tratamento)[1]: A classificação de afogamento permite ao socorrista estabelecer a gravidade de cada caso, indicando a conduta a ser seguida. Foi estabelecido com o estudo de casos de afogamento no Centro de Recuperação de Afogados (CRA) de Copacabana e seu acompanhamento no Hospital Municipal Miguel Couto durante 20 anos. A classificação não tem caráter evolutivo, devendo ser estabelecida no local do afogamento ou no primeiro atendimento, com o relato de melhora ou piora do quadro. O primeiro passo no entendimento do processo de afogamento é diferenciarmos um caso de resgate de um afogamento:

- **Resgate:** a vítima resgatada viva da água que **não apresenta tosse ou espuma na boca e/ou nariz** – pode ser liberada no local sem necessitar de atendimento médico após avaliação do socorrista, quando consciente. Todos os casos podem apresentar hipotermia, náuseas, vômitos, distensão abdominal, tremores, cefaleia (dor de cabeça), mal-estar, cansaço, dores musculares, dor no tórax, diarreia e outros sintomas inespecíficos. Grande parte desses sintomas é decorrente do esforço físico realizado dentro da água sob estresse emocional do medo durante a tentativa de se salvar do afogamento;
- **Afogamento:** a pessoa resgatada da água que **apresenta evidência de aspiração de líquido – tosse ou espuma na boca ou nariz** – deve ter sua gravidade avaliada no local do incidente, receber tratamento adequado, devendo ser acionada, se necessário, uma equipe médica paraa prover suporte avançado de vida (ver resumo da classificação e tratamento mais adiante).

Cadeia de sobrevivência do afogamento – Da prevenção ao hospital (Figura 88.2)[6]

Prevenção

Apesar da ênfase no resgate e no tratamento, a prevenção permanece sendo a mais poderosa intervenção e a de menor custo, podendo evitar mais de 85% dos casos de afogamento. Campanhas de educação na prevenção de afogamentos podem ser visualizadas em www.sobrasa.org e na Tabela 88.2.

Reconheça o afogamento e peça para ligarem 193[6]

Qualquer atitude de ajuda deve ser precedida pelo reconhecimento de que alguém está se afogando. Ao contrário da crença popular, o banhista em apuros não acena com a mão e tampouco chama por ajuda, principalmente o sexo, masculino no qual o afogamento é mais frequente. O banhista encontra-se tipicamente em posição vertical, com os braços estendidos lateralmente, batendo com eles na água. Indivíduos próximos da vítima podem achar que ele está apenas brincando na água. A vítima pode submergir e emergir sua cabeça diversas vezes, enquanto está lutando para se manter acima da superfície. As crianças geralmente resistem de 10 a 20 segundos em tal luta, enquanto os adultos resistem por até 60 segundos, antes da submersão. Como a respiração instintivamente tem prioridade, a vítima de afogamento geralmente é incapaz de gritar por socorro. Ao reconhecer que uma vítima está se afogando, a prioridade inicial é dar o alarme que um incidente está em curso. Peça que alguém ligue para 193 (Corpo de Bombeiros) ou 192 (Serviço de Atendimento Móvel de Urgência – SAMU) e avise o que está acontecendo, onde é o incidente, quantas pessoas estão envolvidas e o que já fez ou pretende fazer. Só então o socorrista deverá partir para ajudar a realizar o resgate.

Forneça flutuação – Evite a submersão[6]

Depois de reconhecer que uma vítima está em perigo e pedir a alguém para chamar por ajuda, a próxima prioridade é interromper o processo de afogamento fornecendo flutuação para a vítima. Fornecer flutuação é uma estratégia muito importante, mas não muito utilizada, apesar de ganhar tempo valioso para o serviço de emergência chegar, ou para aqueles que estão ajudando na cena planejarem os esforços necessários ao resgate. A maioria das ações de resgate por leigos tende a concentrar-se no objetivo estratégico de conseguir retirar a vítima da água, mesmo que para isso exista alto risco de vida ao socorrista. Dispositivos de segurança tais como boias salva-vidas foram propositadamente concebidos para proporcionar flutuação. No entanto, eles nem sempre estão disponíveis na cena de um incidente de afogamento. Portanto, improvisar na flutuação é fundamental na hora de ajudar. Objetos tais como garrafas de plástico vazias, pranchas de *surf*, geladeira ou outros materiais em isopor, espumas diversas e madeiras devem ser usados. É fundamental que leigos tomem precauções para não se tornarem uma segunda vítima na hora de ajudar. Levando-se em consideração o número de leigos que se afogam e por vezes morrem nessa tentativa de salvar outros, a prioridade é ajudar jogando o material de flutuação, sem entrar na água, se possível.

Cadeia de sobrevivência do afogamento

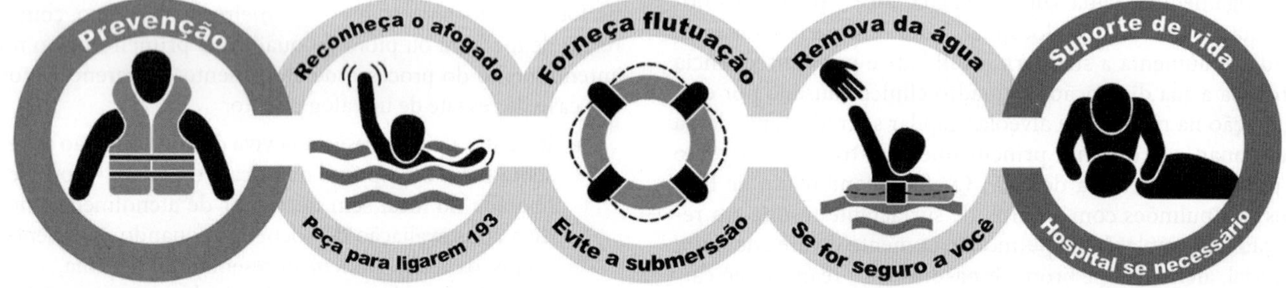
Prevenção
Reconheça o afogado
Peça para ligarem 193
Forneça flutuação
Evite a submerssão
Remova da água
Se for seguro a você
Suporte de vida
Hospital se necessário

1. Crianças a distância de um braço mesmo que saibam nadar.
2. Nade onde exista a segurança de guarda-vidas.
3. Restrinja o acesso a piscinas e tanques com uso de cercas.
4. Sempre utilize colete salva-vidas em barcos e esportes com pranchas.
5. Aprenda natação, medidas de segurança na água e primeiros socorros.

Ao ajudar alguém em perigo na água

1. Reconheça o afogamento – banhista incapaz de deslocar-se ou em posição vertical na água com natação errática.
2. Peça a alguém que chame por socorro (193).
3. Pare o afogamento – forneça um flutuador.
4. Tente ajudar sem entrar na água – mantenha sua segurança.
5. Use uma vara ou corda para atingir o afogado.
6. Só entre na água para socorrer se for seguro a você e use algum material flutuante para sua própria ajuda.
7. Se você estiver se afogando, não entre em pânico, acene por socorro e flutue.

1. Se o afogado não estiver respirando, inicie a RCP com ventilação imediatamente.
2. Se houver respiração, permaneça junto ao afogado até a ambulância chegar.
3. Procure hospital se houver qualquer sintoma.

Figura 88.2. Cadeia de sobrevivência do afogamento. Adaptada de: Szpilman D, Webber J, Quan L, Bierens J, Morizot-Leite L, Langendorfer SJ, et al. Creating a drowning chain of survival. Resuscitation. 2014;85(9):1149-52.

Remover da água – Só se for seguro[6]

Após prover flutuação e parar o processo de submersão, retirar a vítima da água é essencial, a fim de proporcionar um tratamento definitivo ao processo de afogamento. Várias estratégias para essa retirada podem ser usadas. Ajudar a vítima a sair da água apontando direções e locais mais próximos e mais seguros para ela sair. Sempre que possível, tentar ajudar a retirar a vítima sem entrar totalmente na água, utilizando técnicas de salvamento, como jogar algum equipamento, tipo corda, vara, galho de árvore e outros. Se tudo falhar, o socorrista leigo pode, então, considerar sua entrada na água, sabendo que a entrada de uma pessoa inexperiente na água para salvar alguém é extremamente perigosa e não é recomendada. A fim de mitigar o risco durante um socorro dessa natureza, deve-se trazer sempre um objeto de flutuação para ajudar a vítima e reduzir o risco ao leigo/socorrista de ser afogado junto.

A decisão de realizar o suporte básico de vida ainda dentro da água baseia-se no nível de consciência do afogado e no nível de experiência do socorrista[7]:

- *Afogado consciente* (99,5% das ocorrências): deve-se resgatar a pessoa até a terra sem demais cuidados médicos, porém tendo cuidado, pois um banhista apavorado pode ser muito perigoso para o socorrista. Por essa razão, é mais prudente se aproximar utilizando um objeto de flutuação intermediário (bola, Pet 2 litros, isopor);
- *Afogado inconsciente* (0,5% das ocorrências): a medida mais importante é a instituição imediata de ventilação ainda dentro da água. A hipóxia causada por afogamento resulta primeiramente em apneia, ocasionando parada cardíaca em um intervalo de tempo variável, porém curto, caso não seja revertida. A ressuscitação ainda dentro da água (ventilação apenas) proporciona à vítima uma chance quatro vezes maior de sobrevivência sem sequelas. Os socorristas devem checar a ventilação e, se ausente, iniciar respiração boca a boca ainda na água. Infelizmente, compressões cardíacas externas não podem ser realizadas de maneira efetiva na água, logo só devem ser realizadas fora da água.

Tabela 88.2. Medidas de prevenção em afogamento

Medidas gerais	
1. Atenção 100% nas crianças a distância de um braço mesmo que na presença do guarda-vidas. 2. Restrinja acesso à área aquática com o uso de grades ou cercas transparentes (altura que impeça crianças de entrarem no recinto sem um adulto com portões de abertura para fora da área aquática, com trancas autotravantes). 3. Nade sempre perto de um posto de guarda-vidas e pergunte o local mais seguro para o banho. 4. Guarda-vidas sempre presente em áreas aquáticas coletivas – com materiais e equipamentos apropriados. 5. Nunca tente salvar na água se não tiver confiança em fazê-lo, em vez disso avise o socorro profissional (193) e jogue algum material flutuante. 6. Nade sempre acompanhado. 7. Boias não são equipamentos de segurança confiáveis – cuidado!	8. Evite ingerir bebidas alcoólicas e alimentos pesados antes do lazer na água. 9. Encoraje todos, especialmente crianças, a aprenderem natação (aprenda a nadar a partir dos 2 anos) e medidas de prevenção em afogamento. 10. Tome conhecimento e obedeça às sinalizações. Conheça as condições do banho e do tempo antes de entrar na água. 11. Não superestime sua capacidade de nadar. Tenha cuidado! 46,6% dos afogados acham que sabem nadar. 12. Não pratique hiperventilação para aumentar o fôlego. 13. Em água rasa, escura ou desconhecida, entre sempre com os pés primeiro. 14. Pratique a pescaria embarcado ou em áreas de risco com o colete salva-vidas.
Lagos, rios e represas	
1. Em rios. sempre use um colete salva-vidas. Isso não é mico nenhum. Lembre-se de que todos os profissionais de resgate aquático do Corpo de Bombeiros usam um colete diariamente durante todo o serviço. Mico é não voltar para casa. 2. Cuidado com buracos e fundos de lodo, pois você pode afundar rapidamente. Mantenha sempre a água no máximo à altura do umbigo. 3. Se for praticar esportes de aventura (canoagem, boia *cross*, *rafting* ou rapel na cachoeira), use sempre colete salva-vidas e capacete. 4. Cuidado com o limo nas pedras e o barro liso nos barrancos, pois ele pode fazer você escorregar e cair na água. 5. Se você cair no rio, não lute contra a correnteza, guarde suas forças para flutuar e acene por socorro imediatamente. Coloque os pés à frente e a barriga para cima e direcione o braço de forma a usá-lo como um leme, dessa forma a própria correnteza o levará à margem. 6. Se você for socorrer alguém em um rio, jogue uma corda com algum objeto de flutuação na ponta, amarre a outra extremidade se possível e mantenha firme após a vítima se agarrar na corda, e a correnteza levará a vítima mais adiante na sua própria margem.	
Praias	**Piscinas**
1. Nade sempre perto a um posto de guarda-vidas. 2. Pergunte ao guarda-vidas o melhor local para o banho. 3. Não superestime sua capacidade de nadar – 46,6% dos afogados acham que sabem nadar. 4. Nade longe de pedras, estacas ou *piers*. 5. Mais de 85% dos afogamentos ocorrem em correntes de retorno: – Esse é o local de maior correnteza, que aparenta uma falsa calmaria e que leva para o alto mar; – Se entrar em uma corrente, tenha calma e nade transversalmente a ela até conseguir escapar ou peça imediatamente socorro. 6. Não tente ajudar alguém entrando na água. Muitas pessoas morrem dessa forma. 7. Ao pescar em pedras, observe antes se a onda pode alcançá-lo. 8. Antes de mergulhar, certifique-se da profundidade. 9. Tome conhecimento e obedeça às sinalizações de perigo na praia.	1. Atenção 100% no seu filho(a) à distância de um braço, mesmo na presença de um guarda-vidas. 2. Deve haver um guarda-vidas certificado por entidade reconhecida para cada piscina devidamente equipado com seu flutuador de resgate. (Não se aplica a piscinas residenciais.) 3. Urgência – Aprenda como agir em emergências aquáticas. O uso de cilindro de oxigênio é restrito ao guarda-vidas e deve estar em local visível e à disposição na área da piscina. 4. Acesso restrito à(s) piscina(s) com o uso de grades ou cercas transparentes com portões autotravantes a uma altura que impeça crianças de entrarem no recinto da piscina sem um adulto. 5. Sucção de cabelo e partes do corpo deve ser evitada com o uso de ralo(s) antiaprisionamento e precauções de desligamento do funcionamento da bomba. 6. Não pratique hiperventilação para aumentar o fôlego.

Vídeos de prevenção recomendados

Vídeo sobre prevenção em afogamento de praias: http://www.youtube.com/watch?v=RIHEIjQllq0.

Vídeo sobre prevenção em afogamento em água doce (piscinas, rios e lagos): http://www.youtube.com/watch?v=fFv1NsbooPc&feature=youtu.be.

Vídeo sobre prevenção em afogamento em inundações:
http://youtu.be/VKrxfPeWMoI?list=UUJuK-3lp1pMza4SHj-VhKUQ.

Métodos de ventilação dentro da água:

- **Sem equipamento** – só é recomendável com dois socorristas ou com um socorrista em água rasa;
- **Com equipamento** – pode ser realizado com apenas um socorrista, mas com treinamento para tal procedimento. O tipo de material deve ser escolhido conforme o local do resgate. O material de flutuação deve ser utilizado no tórax superior, promovendo uma espontânea hiperextensão do pescoço e a abertura das vias aéreas.

  Nota: A ventilação dentro da água não é possível de ser realizada com barreira de proteção (máscara), por impossibilidade técnica, sendo aconselhável a realização do procedimento boca a boca. O risco de adquirir doenças como a aids nessa situação é uma realidade, embora não exista nenhum caso descrito na literatura em todo o mundo até hoje. É recomendável que todos os profissionais de saúde sejam vacinados para hepatite B.

Considerando a baixa incidência de TRM nos salvamentos aquáticos e a possibilidade de desperdício de precioso tempo para iniciar a ventilação e a oxigenação, a imobilização de rotina da coluna cervical durante o resgate aquático em vítimas de afogamento sem sinais de trauma não é recomendada[8-11].

Suporte de vida – Hospital se necessário[1]

O transporte da vítima para fora da água deve ser realizado de acordo com o nível de consciência, mas preferencialmente na posição vertical para evitar vômitos e demais complicações de vias aéreas. Em caso de vítima exausta, confusa ou inconsciente, deve-se transportá-la em posição mais próxima possível da vertical, mantendo-se a cabeça acima do nível do corpo sem, contudo, obstruir as vias aéreas, que devem permanecer sempre que possível abertas. O posicionamento da vítima para o primeiro atendimento em área seca deve ser paralelo à do espelho d'água, o mais horizontal possível, deitada em decúbito dorsal, distante o suficiente da água a fim de evitar as ondas. Se ela estiver consciente, coloque-a em decúbito dorsal a 30º. Se estiver ventilando, porém inconsciente, coloque a vítima em posição lateral de segurança (decúbito lateral sob o lado direito)[12]. As tentativas de drenagem da água aspirada são extremamente nocivas e devem ser evitadas. A manobra de compressão abdominal (Heimlich) nunca deve ser realizada como meio para eliminar água dos pulmões, pois é ineficaz e gera riscos significativos de vômitos com aumento da aspiração. Durante a ressuscitação, tentativas de drenar água ativamente colocando a vítima com a cabeça abaixo do nível do corpo aumentam as chances de vômito em mais de cinco vezes, levando a aumento de 19% na mortalidade[13]. Em estudo australiano[14], constatou-se que o vômito ocorre em mais de 65% das vítimas que necessitam de ventilação de urgência e em 86% das que necessitam de respiração assistida ou RCP. Mesmo naqueles que não necessitam de intervenção após o resgate, o vômito ocorre em 50%. A presença de vômito nas vias aéreas pode acarretar maior broncoaspiração e obstrução, impedindo a oxigenação, além de poder desencorajar o socorrista a realizar a respiração boca a boca. Em caso de vômito, vire a cabeça da vítima lateralmente e remova o vômito com o dedo indicador usando um lenço ou aspiração e continue prestando a assistência ventilatória[13].

Uma das decisões mais difíceis é como tratar uma vítima de afogamento corretamente. Baseado nessa necessidade, um sistema de classificação foi desenvolvido no Rio de Janeiro em 1972, revisto em 1997[13] e revalidado em 2001[15] para orientar guarda-vidas, socorristas e profissionais de saúde em geral no tratamento de afogados. Esse sistema foi baseado na análise de 41.279 casos de afogamento resgatados, dos quais 5,5% necessitaram de cuidados médicos. Essa classificação engloba todo o suporte desde o local do acidente até o hospital, recomenda o tratamento e revela o prognóstico. É baseado na gravidade das lesões identificadas na cena do acidente utilizando apenas variáveis clínicas (Figura 88.3).

Classificação da gravidade do afogamento e seu tratamento básico (Figura 88.3)[13]

Cadáver – Vítima com tempo de submersão acima de 1 hora ou com sinais físicos óbvios de morte (*rigor mortis*, livores e/ou decomposição corporal). Não iniciar ressuscitação e encaminhar o corpo ao Instituto Médico Legal (IML).

Grau 6 – Parada cardiorrespiratória – PCR (no afogamento seguimos a sequência ABC). O *International Liaison Committee for Resuscitation* (ILCOR) em 2010 e 2015 adota em suas diretrizes: "para vítimas de afogamento se utiliza o tradicional ABC, devido à natureza da hipóxia"[16].

1º – Ao chegar na areia, ou na borda da piscina, coloque o afogado em posição paralela à água, de forma que o socorrista fique com suas costas voltadas para o mar e a vítima com a cabeça do seu lado esquerdo.

- A cabeça e o tronco devem ficar na mesma linha horizontal.
- A água que foi aspirada durante o afogamento não deve ser retirada, pois essa tentativa prejudica e retarda o início da ventilação e oxigenação do paciente, além de facilitar a ocorrência de vômitos.

Cheque a resposta da vítima perguntando: "Você está me ouvindo?".

2º – Se houver resposta da vítima, ela está viva, e isso indica ser um caso de resgate ou graus 1, 2, 3 ou 4. Coloque-a em posição lateral de segurança e aplique o tratamento apropriado para o grau de afogamento (veja no algoritmo). Avalie então se há necessidade de chamar o socorro avançado (ambulância) e aguarde o socorro chegar.

Se não houver resposta da vítima (inconsciente), ligue para 193/192 ou peça a alguém para chamar a ambulância ou o guarda-vidas.

3º – Abra as vias aéreas, colocando dois dedos da mão direita no queixo e a mão esquerda na testa, e estenda o pescoço;

4º – Cheque se existe respiração: ver, ouvir e sentir – ouça e sinta a respiração e veja se o tórax se movimenta. Se houver respiração, é um caso de resgate ou grau 1, 2, 3 ou 4. Coloque-a em posição lateral de segurança e aplique o tratamento apropriado para grau.

5º – Se não houver respiração, inicie a ventilação boca a boca – obstrua o nariz utilizando a mão (esquerda) na testa e com os dois dedos da outra mão (direita) abra a boca e realize cinco ventilações boca a boca iniciais observando um intervalo entre cada uma que possibilite a elevação do tórax

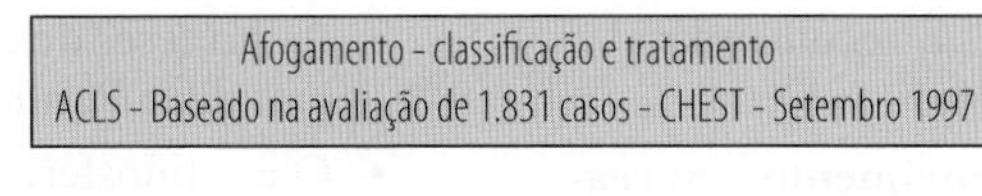

Suporte Cardíaco Avançado de Vida
Afogamento - Szpilman 2016

Cheque a resposta do afogado - Você está me ouvindo ?

Não → Desobstrua as vias aéreas hiperextendendo o pescoço e veja, ouça e sinta a respiração

Sim → Ausculta pulmonar

Cuidado com a mobilização do pescoço se houver suspeita de trauma cervical - use técnica apropriada

Respiração presente?

Não → Faça 5 ventilações artificiais (boca-a-boca ou bolsa + máscara facial) e cheque o pulso carotídeo → **Pulso carotideo / sinais de circulação?**

- Não → Tempo de submersão > 1 h, ou Rigidez cadavérica, decomposição corporal e/ou livores
  - Sim → **Já cadáver**: Não Inicie RCP
  - Não → **Grau 6 (88-93%)**: Inicie RCP – Monitorize ECG para desfibrilação. Insira um T.O.T se possível e acesse via venosa periférica para início de adrenalina IV a 0.01mgr/kg após 3 min e 0.1mgr/kg a cada 3 min de PCR
- Sim → **Grau 5 (31-44%)**: Continue a ventilação artificial de 12/min com 15 litros de O2, até retorno expontâneo da respiração

Após retorno da respiração trate como grau 4

Ausculta pulmonar

Edema agudo de pulmão → **Hipotensão/choque?**

- Sim → **Grau 4 (18-22%)**: 1. Observe a respiração com atenção – pode haver parada respiratória. 2. Siga o tratamento para o grau 3 e associe a infusão venosa de cristalóides por acesso venoso periférico (independente do tipo de água em que ocorreu o afogamento) até restabelecer a pressão arterial. Soluções colóides somente em hipovolemia refratária. Restrinja a reposição hídrica orientada pelo débito urinário de 0.5 a 1 ml/kg/h e parâmetros hemodinâmicos. Raramente há necessidade do uso de drogas vasopressoras ou inotrópicas
- Não → **Grau 3 (4-5%)**: 1. Oxigênio por máscara facial ou TOT a 15 l/min no local do acidente; 2. Posição lateral de segurança sob o lado direito; 3 - Internação hospitalar (CTI) por 48 a 96 h. 3.1 Assistência respiratória - TOT + ventilação mecânica com 5 a 10 cm/H2O de PEE. O uso precoce do PEEP e por 48h encurta o tempo de hospitalização. 3.2.Sedação por 48 h - drogas de ação rápida como midazolam (pode associar relaxantes musculares se necessário). 3.3. Corrija a acidose metabólica. 3.4. Solicite radiografia de tórax + gasometria arterial + eletrolitos + Urea + Creatinina + Glicose + EAS e se houver alteração do nível de consciência - TAC de crâneo

Estertores de leve a moderada intensidade → **Grau 2 (1%)**: 1. Oxigênio nasofaringeo a 5 l/min por cânula. 2. Repouso, aquecimento, e tranquilização 3. Posição lateral de segurança sob o lado direito. 4. Observação hospitalar por 6 a 48 h. Solicite radiografia de tórax e gasometria arterial.

Normal sem tosse → **Resgate(0.0%)**: Libere para casa do próprio local sem atendimento médico

Normal com tosse → **Grau 1 (0,0%)**: Repouso, aquecimento, e tranquilização. Não há necessidade de O2 ou hospital

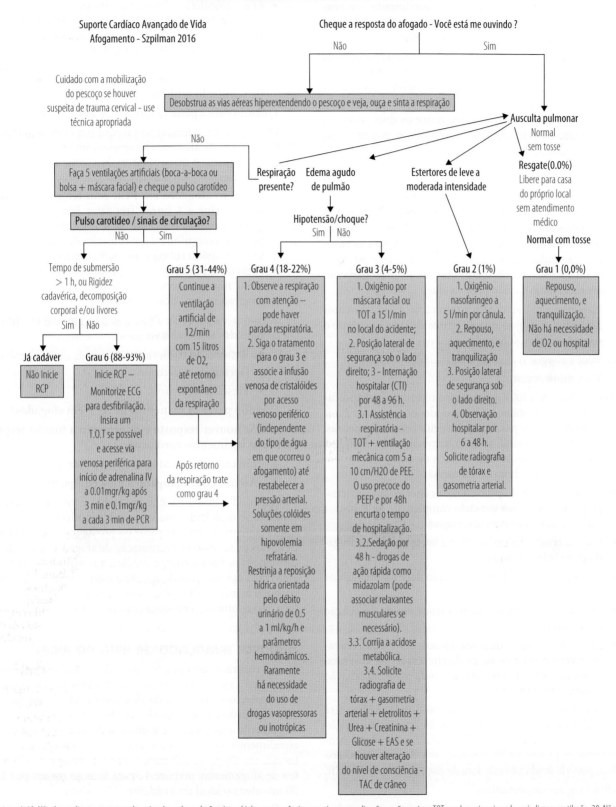

Algoritmo 1: 10. Não desperdice tempo tentando retirar água dos pulmões, isto só irá provocar vômitos e maiores complicações e não aspire o TOT em demasia pois pode prejudicar a ventilação. 20. Não utilize diuréticos ou restrição hídrica para reduzir o edema pulmonar; 30. Não utilize antibióticos antes de 48h exceto se o afogamento ocorreu em água com alta colonização bacteriana; 40. Não utilize corticosteróides exceto em casos de broncoespasmos refratário.; 50. Trate sempre a hipotermia. Não pare a RCP até que a temperatura corporal seja > 340C; 60 Não há diferença terapêutica entre água doce e salgada; Ao lado do grau a mortalidade geral em percentual(%); PCR (Parada Cardiopulmonar);TOT(Tubo Oro-Traqueal);PEEP(Pressão positiva expiratória final); referencias com o autor <david@szpilman.com> - ano 2016.

Figura 88.3. Classificação e tratamento dos afogamentos[1,13,15].

e, logo em seguida, o seu esvaziamento. É recomendável a utilização de barreira de proteção (máscara).

6º – Cheque sinais de circulação (movimentos ou reação à ventilação realizada) – simplesmente observe movimentos na vítima ou reação à ventilação feita.

7º – Se houver pulso, é uma parada respiratória isolada – grau 5 – mantenha somente a ventilação com 10 a 12 vezes por minuto até o retorno espontâneo da respiração (usualmente isso acontece antes de terminar as 10 ventilações)[16]. **Se não houver sinal de circulação, retire** os dois dedos do queixo e passe-os pelo abdome localizando o encontro das duas últimas costelas, marque dois dedos, retire a mão da testa e coloque-a no tórax e a outra por sobre a primeira e inicie 30 compressões cardíacas externas em caso de um socorrista ou 15 compressões em caso de dois socorristas para casos de afogamento. A velocidade dessas compressões deve ser de 100 a 120 vezes em 60 segundos[17] (classe IIa, LOE C-LD). Em crianças de 1 a 9 anos, utilize apenas uma mão para as compressões. Mantenha alternando duas ventilações e 30 compressões ou 2 x 15 com dois socorristas (RCP em afogamento com dois socorristas), e não pare até que:

a. Haja resposta e retornem a respiração e os batimentos cardíacos. Coloque então a vítima de lado e aguarde o socorro médico solicitado;
b. Você entregue o afogado a uma equipe médica; ou
c. Você fique exausto.

Assim, durante a RCP, fique atento e verifique periodicamente se o afogado está ou não respondendo, o que será importante na decisão de parar ou prosseguir com as manobras. Existem casos descritos de sucesso na reanimação de afogados após 2 horas de manobras e casos de recuperação sem danos ao cérebro até 1 hora de submersão.

- Sempre inicie todo processo com apenas um socorrista, para, então, após um ciclo completo de RCP, iniciar a alternância com dois socorristas.
- Os socorristas devem se colocar lateralmente ao afogado e em lados opostos.
- Aquele responsável pela ventilação deve manter as vias aéreas desobstruídas.
- Em caso de cansaço, realize a troca rápida de função com o outro.
- Após os 2 minutos de compressão e ventilação, reavalie a ventilação e os sinais de circulação. Se ausentes, prossiga a RCP e interrompa-a para nova reavaliação a cada 2 minutos.

A RCP deve ser realizada no local, pois é onde a vítima terá a maior chance de sucesso. Nos casos do retorno da função cardíaca e respiratória, acompanhe a vítima com muita atenção durante os primeiros 30 minutos, até a chegada da equipe médica, pois ela ainda não está fora de risco de uma nova PCR.

Observações importantes:

- Nos casos em que não houver efetividade da manobra de ventilação boca a boca, refaça a hiperextensão do pescoço e tente novamente. Caso não funcione, pense em obstrução por corpo estranho e execute a manobra de Heimlich.
- As próteses dentárias só devem ser retiradas caso estejam dificultando a ventilação boca a boca.
- O ar atmosférico é uma mistura gasosa que apresenta cerca de 21% de O_2 em sua composição. Em cada movimento respiratório, gastamos cerca de 4% desse total, restando 17% de O_2 no ar expirado pelo socorrista. Essa quantidade de O_2 é suficiente para a ventilação boca a boca ser considerada o mais eficiente método de ventilação artificial de emergência.

Quando vale a pena tentar a RCP em afogamento?

O tempo é fator fundamental para um bom resultado na RCP, e os casos de afogamento apresentam grande tolerância à falta de oxigênio, o que nos estimula a tentar a RCP além do limite estabelecido para outras patologias. Inicie a RCP em:

1. **Todos os afogados em PCR com tempo de submersão inferior a 1 hora**. Três fatos juntos ou isolados explicam o maior sucesso na RCP de afogados – o "reflexo de mergulho", a continuação da troca gasosa de O_2-CO_2 após a submersão e a hipotermia. O CRA tem registrado 13 casos de PCR com submersão maior do que 7 minutos, sendo 8 com mais de 14 minutos ressuscitados com sucesso (2003).
2. Todos os casos de PCR que não apresentem um ou mais dos sinais abaixo:
   - Rigidez cadavérica;
   - Decomposição corporal;
   - Presença de livores.

Quando parar as manobras de RCP em afogados?

1º – Se houver resposta e retornarem a função respiratória e os batimentos cardíacos;

2º – Em caso de exaustão dos socorristas; ou

3º – Ao entregar o afogado a uma equipe médica.

Assim, durante a RCP, fique atento e verifique periodicamente se o afogado está ou não respondendo, o que será importante na decisão de parar ou prosseguir. Existem casos descritos de sucesso na reanimação de afogados após 2 horas de manobras. Para a equipe médica, a ressuscitação deve ser encerrada apenas quando a vítima estiver com temperatura corporal acima de 34 °C e se mantiver com ritmo em assistolia. Caso contrário, a ressuscitação deverá ser mantida.

Suporte avançado de vida no local[1]

Ao contrário de opiniões passadas, levar o equipamento médico à vítima, em vez de levá-la ao hospital, poupa um tempo precioso aos casos de afogamento. O tratamento médico avançado é instituído de acordo com a classificação do afogamento e de preferência no local do incidente onde todo atendimento inicial básico e avançado será realizado. Dessa forma, em situações críticas de atendimento avançado a casos de afogamento, prepare-se para ficar ao menos por 15 a 30 minutos no local do incidente.

Grau 6 – PCR: A ressuscitação iniciada por leigos ou guarda-vidas na cena deve ser mantida por pessoal médico especializado até que seja bem-sucedida ou caso a vítima necessite de aquecimento por meios sofisticados, situação em que só o hospital poderá fornecer. Nesse último caso, e como única exceção, a vítima deve ser transportada ao hospital enquanto recebe ressuscitação. O pessoal médico deve continuar com as compressões cardíacas e manter a ventilação artificial com máscara de ressuscitação e suplemento de oxigênio até que uma bolsa autoinflável e oxigênio a 15 L/min estejam disponíveis e possíveis (necessitam-se usualmente de dois socorristas para manusear uma boa ventilação com a bolsa), então, assim que seja possível, realizar a intubação orotraqueal. A aspiração das vias aéreas antes da intubação é geralmente necessária, mas não deve ser excessiva a ponto de prejudicar a própria ventilação. Uma vez entubada, a vítima pode ser ventilada e oxigenada adequadamente, mesmo na presença de edema pulmonar. A aspiração de vias aéreas ou do tubo orotraqueal (TOT) somente deve ser realizada quando a quantidade de fluido presente no interior delas interfira positivamente na ventilação, caso contrário a aspiração excessiva produz mais hipóxia. É recomendada na RCP dos afogados uma relação de duas ventilações para 30 compressões antes da inserção do TOT com um socorrista ou 2 x 15 com dois socorristas. Desfibriladores externos podem ser utilizados para monitorar o ritmo cardíaco ainda na cena do incidente, porém o ritmo mais comum nesses casos é a assistolia. Em vítimas hipotérmicas (< 34 °C) e sem pulso, a RCP deve ser mantida. A PCR em afogamentos ocorre 100% em assistolia quando não existem comorbidades ou fatores precipitantes ao afogamento. A fibrilação ventricular pode estar presente em adultos com doença coronariana ou como consequência da terapia de suporte avançado de vida, com o uso de drogas pró-arritmogênicas (adrenalina). O acesso venoso periférico é a via preferencial para se administrarem drogas. Embora algumas medicações possam ser administradas por via traqueal, mesmo na vigência de edema agudo de pulmão, a absorção é incerta e deverá ser feita em último caso. A dose de adrenalina a ser utilizada ainda é um ponto de controvérsia, principalmente no afogamento, no qual o intervalo de tempo da PCR até o início da ressuscitação e o resultado dela pode variar muito, em comparação com outras causas. Uma dose inicial alta ou progressiva de adrenalina aumenta as chances de recuperação da circulação. Porém, altas doses de adrenalina não parecem melhorar a sobrevida nem o prognóstico neurológico em paradas por outras causas, quando utilizada como terapia inicial. Tampouco ficou demonstrado que altas doses de adrenalina são prejudiciais. Portanto, dose alta de adrenalina não é recomendada como rotina, mas pode ser considerada no afogamento, caso a dose de 1 mg não tenha o efeito esperado (classe indeterminada – aceitável, mas não recomendável). Nossa recomendação é que se utilize uma dose inicial de 0,01 mg/kg endovenosa após 3 minutos de RCP e, caso não haja resposta, aumente-se para 0,1 mg/kg, infundido a cada 3 a 5 minutos de RCP.

Grau 5 – Parada respiratória: A vítima em apneia exige ventilação artificial imediata. Esses são casos mais presenciados pelo socorrista no local do ocorrido. Os protocolos de ventilação e oxigenação, que são os mesmos do grau 6, devem ser seguidos até que a respiração espontânea seja restaurada, o que usualmente ocorre após poucas ventilações, e, então, deve-se seguir os protocolos para o grau 4.

Grau 4 – Edema agudo de pulmão com hipotensão arterial: Fornecer oxigênio com suporte de ventilação mecânica é a terapia de primeira linha. Inicialmente o oxigênio deve ser fornecido por máscara facial a 15 L/min até que o TOT possa ser introduzido. O afogado grau 4 necessita de intubação orotraqueal em 100% dos casos devido à necessidade de ventilação com pressão positiva. A ventilação mecânica é indicada, pois o paciente no grau 4 apresenta SaO_{2p} menor que 92% e frequência respiratória alta e grande esforço respiratório. Os pacientes nessa situação devem permanecer relaxados com drogas (sedativos, analgésicos e bloqueadores neuromusculares), se necessário, para tolerarem a intubação e a ventilação mecânica, que deve fornecer um volume corrente de pelo menos 5 mL/kg de peso. A fração de oxigênio inspirada (FiO_2) pode ser de 100% inicialmente, mas deve, assim que possível, ser reduzida para 45% ou menos. Uma pressão expiratória final positiva (PEEP) é indicada inicialmente, com valor de 5 cmH_2O, e aumentada em 2 a 3 cmH_2O até que atinja um *shunt* intrapulmonar (QS:QT) de 20% ou menos ou uma PaO_2/FiO_2 (P/F) de 250 ou mais. Caso a hipotensão arterial não seja corrigida com oxigênio, uma infusão rápida de cristaloide (independentemente do tipo de água responsável pelo afogamento) deve ser tentada primeiro, antes de reduzir temporariamente a PEEP ou dar início à terapia com drogas vasoativas.

Grau 3 – Edema agudo de pulmão sem hipotensão arterial: Vítimas com SaO_{2p} menor que 90% em uso de oxigênio a 15 L/min via máscara facial conseguem permanecer sem TOT e ventilação mecânica em apenas 27,6% dos casos. A maioria dos casos (72,4%) necessita de intubação e ventilação mecânica, observando-se os mesmos protocolos para os afogados grau 4.

Grau 2 – Ausculta pulmonar com estertores: 93,2% das vítimas com esse quadro clínico necessitam apenas de 5 L/min de oxigênio via cânula nasofaríngea e têm recuperação satisfatória em 6 a 24 horas com observação hospitalar.

Grau 1 – Tosse com ausculta pulmonar normal: Esses pacientes não necessitam de oxigênio ou suporte ventilatório e podem ser liberados para suas residências caso não exista comorbidades ou doença associada.

Resgate – Ausência de tosse ou dificuldade respiratória: Avaliar e liberar do local do acidente sem necessidade de cuidados médicos, caso não apresente nenhuma comorbidades ou doença associada.

Abordagem hospitalar

A maioria dos casos de afogamento aspira apenas pequenas quantidades de água e vai se recuperar espontaneamente. Menos de 6% de todas as pessoas que são resgatadas por guarda-vidas precisam de atenção médica em um hospital.

Indicações de internação[1]

Cuidados hospitalares são indicados para afogados de graus 2 a 6. O atendimento hospitalar de casos graves (graus 4 a 6) só é possível se os cuidados pré-hospitalares de suporte básico e avançado tiverem sido fornecidos de maneira eficiente e rápida. Caso isso não tenha ocorrido, siga o protocolo do Algoritmo 18.1 na emergência. A decisão de internar o paciente em um leito de unidade de terapia intensiva (UTI) ou de enfermaria *versus* mantê-lo em observação na sala de emergência ou dar alta a ele deve levar em consideração fatores como anamnese completa, história patológica pregressa, exame físico detalhado e alguns exames complementares como telerradiografia de tórax e principalmente gasometria arterial. Hemograma e dosagem de eletrólitos, ureia e creatinina também devem ser solicitados, embora alterações nesses exames sejam incomuns. Pacientes com boa oxigenação arterial sem terapia adjuvante e que não tenham doenças ou comorbidades associadas podem ter alta (resgate e grau 1). A hospitalização é recomendada para todos os pacientes com grau de afogamento de 2 a 6. Os casos de grau 2 são resolvidos com oxigênio não invasivo no prazo de 6 a 24 horas, e os pacientes podem, então, ser liberados para casa. Pacientes grau 2 com deterioração do quadro clínico serão internados em unidade de cuidados intermediários para observação prolongada. Pacientes graus 3 a 6 geralmente precisam de intubação e ventilação mecânica e devem ser internados em UTI.

Suporte ventilatório[1]

Os pacientes graus 4 a 6 geralmente chegam ao hospital já com suporte de ventilação mecânica e com oxigenação satisfatória. Caso contrário, o médico da sala de emergência ou da UTI deve seguir o protocolo de ventilação para afogamento grau 4. A conduta no paciente graus 3 e 4 depende de avaliação clínica na cena do acidente e, assim que o nível de oxigenação aceitável seja estabelecido com o uso da PEEP, essa deve ser mantida inalterada pelas próximas 48 a 72 horas para que haja tempo de regeneração do surfactante alveolar. Durante esse período, caso o nível de consciência do paciente permita que ele respire espontaneamente bem adaptado ao respirador, uma boa opção de método de ventilação pode ser a pressão positiva contínua nas vias aéreas (CPAP) com pressão de suporte ventilatório (PSV). Em raros casos, a CPAP pode ser oferecida apenas com o uso de máscara facial ou através de cânula nasal, pois geralmente as vítimas de afogamento não toleram esse tipo de ventilação pela falta de colaboração usual do paciente jovem vítima de insuficiência respiratória aguda. Uma entidade clínica muito semelhante à síndrome de desconforto respiratório agudo (SDRA) pode ocorrer após episódios de afogamento graus 3 a 6. A diferença parece estar apenas no tempo de recuperação e na sequela pulmonar residual, pois no afogamento o curso da doença é rápido e não deixa sequela. O manejo clínico do afogado é similar ao dos demais pacientes que apresentam SDRA por outros motivos, incluindo cuidados para reduzir os riscos de volutrauma e barotrauma. A utilização da hipercapnia permissiva deve ser evitada para vítimas de afogamento grau 6, pois podem incrementar a lesão cerebral hipóxico-isquêmica. A PCO_2 deve ser mantida em torno de 35 mmHg, visando evitar lesão cerebral secundária.

Suporte hemodinâmico[1]

Qualquer reposição volêmica inicial deverá ser feita com cristaloides. As soluções coloides só devem ser usadas diante de hipovolemia refratária à administração de cristaloides. Não existem evidências para indicar a administração rotineira de soluções hipertônicas e transfusões para vítimas afogadas em água doce, nem tampouco de soluções hipotônicas para vítimas de afogamento de água salgada. A monitoração hemodinâmica por meio de cateterização da artéria pulmonar ou, mais recentemente, a monitoração minimamente invasiva do débito cardíaco e da oximetria venosa contínua permite monitorar a função cardíaca, a função pulmonar e a eficiência da oxigenação e da perfusão dos tecidos e, ainda, a resposta desses parâmetros às várias terapias utilizadas em pacientes instáveis hemodinamicamente ou que apresentem disfunção pulmonar grave (graus 4 a 6) e que não tenham respondido à reposição de volume com cristaloides. O ecocardiograma pode ser utilizado para estimar a função cardíaca, a fração de ejeção e a necessidade de reposição volêmica, ajudando a decidir o início da infusão de aminas vasoativas, inotrópicas ou ambas, no caso de falha da ressuscitação com cristaloides. Alguns estudos demonstram que a disfunção cardíaca com baixo débito cardíaco é comum imediatamente após casos graves de afogamento (graus 4 a 6). O baixo débito cardíaco está associado a altas pressões de oclusão da artéria pulmonar, pressão venosa central elevada e resistência vascular pulmonar aumentada, que podem persistir por vários dias após a restauração da oxigenação e do débito cardíaco. O resultado não comum é a sobreposição de um edema pulmonar cardiogênico ao edema pulmonar não cardiogênico. Apesar da diminuição do débito cardíaco, a terapia com diuréticos não é uma boa opção. Estudos indicam que a infusão de dobutamina para melhorar a função cardíaca é a opção mais lógica e potencialmente mais benéfica.

Suportes diversos[1]

Somente após a obtenção de uma via aérea definitiva e oxigenação e circulação otimizadas, uma sonda nasogástrica deve ser colocada para reduzir a distensão gástrica, prevenindo a aspiração de mais material. O reaquecimento do paciente deve então ser instituído, exceto nos casos pós-RCP, em que a manutenção da hipotermia está indicada. Isso é seguido por exame físico, radiografia de tórax e gasometria arterial. A acidose metabólica ocorre em 70% dos pacientes que chegam ao hospital. A acidose deve ser corrigida quando o pH é menor que 7,2 ou o bicarbonato é inferior a 12 mEq/L, com a vítima recebendo suporte ventilatório adequado. A queda significativa do nível de bicarbonato raramente ocorre nos primeiros 10 minutos de RCP e o seu uso, portanto, deve ser indicado somente em reanimações prolongadas. O uso de corticosteroides no afogamento não está indicado, exceto em casos de broncoespasmo.

Na história de eventos que envolvem o afogamento, devem ser incluídas informações sobre as atividades do salvamento e da reanimação e qualquer doença atual ou anterior. O afogamento é, por vezes, precipitado por uma condição médica (por exemplo, trauma, convulsões ou arritmia cardíaca), e tais condições devem ser diagnosticadas já que afetam diretamente as decisões de tratamento. Se o afogado permanecer inconsciente sem uma causa óbvia, uma investigação toxicológica e tomografia computadorizada do crânio e coluna cervical devem ser consideradas. Anormalidades nos eletrólitos, ureia, creatinina e hematócrito são incomuns, e sua correção raramente é necessária[1].

Cuidado neurointensivo[1,18,19]

Apesar do tratamento, nos afogamentos grau 6, podem ocorrer lesões e sequelas neurológicas graves como o estado vegetativo persistente. A isquemia cerebral anóxica, que ocorre em casos de RCP com êxito, é a complicação mais importante. A maioria das sequelas e das causas de mortalidade tardia é de origem neurológica. Embora a prioridade seja restaurar a circulação espontânea, todo esforço feito nos primeiros estágios pós-resgate deve ser direcionado para a ressuscitação cerebral e a prevenção de maiores danos ao encéfalo. Esse primeiro esforço envolve as medidas para fornecer adequada oxigenação ($SatO_2$ maior que 92%) e perfusão cerebral (pressão arterial média em torno de 100 mmHg). Qualquer vítima que permaneça comatosa e não responsiva após medidas bem-sucedidas de reanimação ou que deteriore neurologicamente deve ter uma investigação neurológica cuidadosa e frequente, buscando sinais de lesão neurológica. O tratamento intensivo da lesão cerebral inclui: deixar a cabeceira do leito elevada a 30 °C (caso não haja hipotensão); evitar compressões da veia jugular interna e situações que possam provocar manobra de Valsava; realizar ventilação mecânica eficaz sem esforço desnecessário; realizar aspirações da cânula traqueal sem provocar hipóxia; usar, se necessário, terapia anticonvulsivante e proteção contra uso voluntário ou espasmos involuntários da musculatura; evitar correções metabólicas bruscas; evitar qualquer situação que aumente a pressão intracraniana, incluindo retenção urinária, dor, hipotensão ou hipóxia, antes da sedação e relaxamento muscular prolongados; realizar dosagens de glicemia capilar frequentes, mantendo-se valores de normoglicemia. A monitoração contínua da temperatura central ou timpânica é mandatória na sala de emergência e na UTI. Vítimas de afogamento grau 6, nas quais houve sucesso na restauração da circulação espontânea, mas que permanecem comatosas, não devem ser aquecidas ativamente a temperaturas maiores que 32 a 34 °C. Caso a temperatura central exceda 34 °C, hipotermia moderada (32 a 34 °C) deve ser provocada o quanto antes e mantida por 12 a 24 horas. A hipertermia deve ser evitada a todo custo durante o período agudo de recuperação. Além disso, embora não haja evidência suficiente para defender um valor específico ideal de $PaCO_2$ ou de saturação de O_2 durante e após a ressuscitação, a hipoxemia deve ser evitada. Infelizmente, os estudos que avaliam os resultados da ressuscitação cerebral em vítimas de afogamento não demonstram melhora de prognóstico em pacientes que receberam terapia para redução da pressão intracraniana e manutenção da pressão de perfusão cerebral. Esses estudos mostram um prognóstico sombrio (por exemplo, morte, sequela cerebral moderada a grave) quando a pressão intracraniana atinge 20 mmHg ou mais e a pressão de perfusão cerebral é de 60 mmHg ou menos, até mesmo quando condutas são usadas para o controle e melhora desses parâmetros. Novas pesquisas são necessárias para analisar a eficiência das condutas neurointensivas em vítimas de afogamento.

Pneumonias[20]

Em geral, rios, lagos, piscinas e praias não apresentam colonização bacteriana em número suficiente para promover pneumonia direta. Caso a vítima necessite de ventilação mecânica, a incidência de pneumonia secundária aumenta de 34% a 52% no terceiro ou quarto dia de hospitalização, quando o edema pulmonar está praticamente resolvido. A vigilância para eventos sépticos, não só pulmonares como nos demais órgãos, se faz necessária. Os antibióticos profiláticos apresentam um valor duvidoso em afogamento e tendem apenas a selecionar organismos mais resistentes e agressivos. Uma radiografia de tórax não deve ser interpretada como um sinal de pneumonia, pois deverá ser apenas o resultado do edema pulmonar e da broncoaspiração de água nos alvéolos e bronquíolos. A conduta mais apropriada é a coleta diária de aspirados traqueais para a realização de exame bacteriológico, cultura e antibiograma. Ao primeiro sinal de infecção pulmonar, geralmente após as primeiras 48 a 72 horas, caracterizada por febre prolongada, leucocitose mantida, infiltrados pulmonares persistentes ou novos, resposta leucocitária no aspirado traqueal, a terapia com antimicrobianos é instituída baseada no organismo predominante na unidade e seu perfil de sensibilidade. A broncoscopia pode ser útil para avaliar a gravidade e a extensão das lesões provocadas por broncoaspiração sólida e, em raros casos, para a lavagem terapêutica de matérias como areia e outros sólidos, mas principalmente serve para a coleta de material para qualificação e quantificação das culturas de colônias bacterianas. Nos casos em que a água aspirada contiver formação de colônias por unidade (CFU) maior que 10^{20}, existe potencial de causar infecção direta e o líquido onde ocorreu o afogamento poderá ser coletado para cultura qualitativa para identificar o(s) germe)(s) predominantes. Nesses casos, deve-se sempre considerar um amplo espectro de possibilidades. incluindo os Gram-positivos e negativos, anaeróbios e ainda as algas de água doce.

Complicações no curso do tratamento[21]

O pneumotórax é uma complicação comum (10%), secundária à ventilação mecânica com pressão positiva em áreas de hiperinsuflação. Diante de qualquer mudança hemodinâmica brusca, após o início da ventilação mecânica, deve ser considerada a possibilidade de pneumotórax ou outro barotrauma. Quadros de síndrome de reação inflamatória sistêmica (SIRS) ou choque séptico são descritos nas primeiras 24 horas após a ressuscitação da vítima. A insuficiência renal aguda secundária ao afogamento é rara e pode ocorrer devido à hipóxia, ao choque ou à hemoglobinúria. Raramente, vítimas de afogamento estáveis clinicamente durante a avaliação na sala de emergência e que apresentam radiografia de tórax normal podem desenvolver edema agudo de pulmão tipo fulminante após o incidente (SDRA). Ainda é incerta a causa desse edema pulmonar, mas é muito rara.

Prognóstico e escalas de gravidade[21]

Afogamentos graus 1 a 5 recebem alta hospitalar em 95% dos casos sem sequelas. Os afogamentos grau 6 podem evoluir com falência de múltiplos órgãos. Com o progresso da terapia intensiva, o prognóstico é cada vez mais baseado na lesão neurológica. Questões como "Quais vítimas devemos tentar ressuscitar? Por quanto tempo devemos investir? Qual conduta adotar e o que devemos esperar em termos de qualidade de vida após a ressuscitação?" necessitam de respostas mais precisas. Tanto na cena quanto no hospital, nenhuma variável clínica parece ser absolutamente confiável para determinar o prognóstico final no afogado grau 6, portanto a recomendação é insistir na ressuscitação em todos os casos. A RCP deve ser iniciada sem demora em todas as vítimas sem pulso carotídeo que estiveram em submersão por menos de 1 hora ou que não apresentem sinais clínicos evidentes de morte (*rigor mortis*, decomposição corporal ou livores). Embora alguns autores afirmem que a ressuscitação com êxito de vítimas com grande tempo de submersão só ocorre em águas geladas, existem relatos de vítimas com grande tempo de submersão que foram ressuscitadas sem sequelas, mesmo quando resgatadas em águas ditas quentes (acima de 20 °C)[22]. Múltiplos estudos mostram que o prognóstico depende quase unicamente de um único fator – o tempo de submersão –, embora não seja determinante para não se realizar a RCP. Os esforços de RCP só devem ser interrompidos após o aquecimento da vítima acima de 34 °C e o monitor cardíaco mostrando assistolia – "ninguém está morto, até estar quente e morto!". Após a realização da RCP com êxito, a estratificação da gravidade das lesões cerebrais é crucial para permitir a comparação das diversas opções terapêuticas. Vários escores prognósticos foram desenvolvidos para prever quais pacientes vão evoluir bem com a terapia-padrão e quais estão mais propensos a desenvolver a encefalopatia anóxica-isquêmica, requerendo, assim, medidas mais agressivas e inovadoras para proteger o cérebro. Um dos escores mais poderosos é a avaliação da Escala de Coma de Glasgow no período imediato após a ressuscitação (primeira hora) e de 5 a 8 horas após. Variáveis prognósticas são importantes para o aconselhamento dos familiares de afogados nos primeiros momentos após o incidente e, principalmente, para indicar quais pacientes são propensos a se recuperar com a terapia de suporte padrão e quais deveriam ser candidatos a terapias de ressuscitação cerebral ainda em fase experimental de investigação clínica.

O afogamento representa uma tragédia que geralmente pode ser evitada. A maioria é o resultado final de violências contra o bom senso, da negligência para com as crianças e de abuso de bebidas alcoólicas. Esse cenário necessita de intervenção preventiva radical e imediata para a reversão dessa catástrofe diária que é o afogamento em nosso país.

Referências bibliográficas

1. Szpilman D, Bierens JJLM, Handley AJ, Orlowski JP. Drowning: current concepts. N Engl J Med. 2012;366:2102-10.
2. Szpilman D. Afogamento – Boletim epidemiológico no Brasil – Ano 2015 (ano base de dados 2013). Disponível em: http://www.sobrasa.org/?p=23335. Acesso em: 14 maio 2017. Trabalho elaborado com base nos dados do Sistema de Informação em Mortalidade (SIM) tabulados no Tabwin – Ministério da Saúde – DATASUS – 2014. Disponível em: http://www2.datasus.gov.br/DATASUS/index.php. Outubro de 2015 (último ano disponível 2013)
3. vaan Beck EF, Branche CM, Szpilman D, Modell JH, Bieerens JJLM. A new definition of drowning: towards documentation and prevention of a global public health problem. Bull WHO. 2005;83(11).
4. Szpilman D, Tipton M, Sempsrott J, Webber J, Bierens J, Dawes P, et al. Drowning timeline: a new systematic model of the drowning process. Am J Emerg Med. 2016;34(11):2224-6.
5. Szpilman D, Elmann J, Cruz FES. Dry-drowning – Fact or myth? In: World Congress on Drowning. Amsterdam; 2002.
6. Szpilman D, Webber J, Quan L, Bierens J, Morizot-Leite L, Langendorfer SJ, et al. Creating a drowning chain of survival. Resuscitation. 2014;85(9):1149-52.
7. Szpilman D, Soares M. In-water resuscitation – is it worthwhile? Resuscitation. 2004;63(1):25-31.
8. Wernick P, Fenner P, Szpilman D. Immobilization and extraction of spinal injuries, section 5(5.7.2) Rescue – Rescue Techniques. In: Bierens J, editor. Handbook on drowning: prevention, rescue and treatment. Berlin: Springer-Verlag; 2005. p. 291-5.
9. Szpilman D. Aquatic cervical and head trauma: nobody told me it could be a jump in the darkness! In: World Conference on Drowning Prevention. Da Nang – Vietnam; 2011. p. 153.
10. Szpilman D, Brewster C, Cruz-Filho FES. Aquatic Cervical Spine Injury – How often do we have to worry? In: World Congress on Drowning. Amsterdam; 2002. [Oral Presentation]
11. Watson RS, Cummings P, Quan L, Bratton S, Weiss NS. Cervical spine injuries among submersion victims. J Trauma. 2001;51(4):658-62.
12. Szpilman D. Recommended technique for transportation of drowning victim from water and positioning on a dry site varies according to level of consciousness. American Heart Association (AHA) e International Liaisson Comittee for Resuscitation (ILCOR). Budapest; 2004.
13. Szpilman D. Near-drowning and drowning classification: a proposal to stratify mortality based on the analysis of 1,831 cases. Chest. 1997;112(3).
14. Manolios N, Mackie I. Drowning and near-drowning on Australian beaches patrolled by life-savers: a 10 years study, 1973-1983. Med J Aust. 1988;148:165-71.
15. Szpilman D, Elmann J, Cruz-Filho FES. Drowning classification: a revalidation study based on the analysis of 930 cases over 10 years. In: World Congress on Drowning. Amsterdam; 2002. p. 66.
16. Schmidt A, Szpilman D, Berg I, Sempsrott J, Morgan P. A call for the proper action on drowning resuscitation. Resuscitation. 2016;105:e9-e10.
17. Kleinman ME, Brennan EE, Goldberger ZD, Swor RA, Terry M, Bobrow BJ, et al. Part 5: Adult Basic Life Support and Cardiopulmonary Resuscitation Quality: 2015 American Heart Association Guidelines Update for Cardiopulmonary Resuscitation and Emergency Cardiovascular Care. Circulation. 2015;132(18 Suppl 2):S414-35.
18. Bierens J, Berg R, Morley P, Szpilman D, Warner D. Drowning. In: Paradis NA, Halparin HR, Kern KB, Wenzel V, Chamberlain DA. Cardiac arrest. The science and practice of resuscitation medicine. Cambridge: Cambridge University Press; 2007. p. 1088-102.
19. Szpilman D, Magalhães M, Silva RTC. Therapeutic hypothermia after return of spontaneous circulation: should be offered to all? Resuscitation. 2012;83(6):671-3.
20. Szpilman D, Orlowski JP, Bierens J. Drowning. In: Vincent JL, Abraham E, Moore AF, Kochanek P, Fink M, editors. Textbook of critical care. 6th ed. Philadelphia: Elsevier Science; 2011. p. 498-503.
21. Orlowski JP, Szpilman D. Drowning. Rescue, resuscitation, and reanimation. Pediatr Clin North Am. 2001;48(3):627-46.
22. Szpilman D. A case report of 22 minutes submersion in warm water without sequelae; section 6(6.15) resucitation. In: Bierens J, editor. Handbook on drowning: prevention, rescue and treatment. Berlin: Springer-Verlag; 2005. p. 375-6.

89

TRAUMA OCULAR

Gildasio Castello Almeida Junior

Introdução

O trauma ocular é o maior causador de morbidade ocular em crianças e adultos, principalmente em países em desenvolvimento[1,2]. Já nos países industrializados o trauma ocular é a razão mais comum de internação em pacientes com tratamento oftalmológico. Somente nos Estados Unidos existem por volta de 2,5 milhões de casos de traumas oculares por ano. Desse total, 750 mil casos necessitarão de uma internação hospitalar a cada ano, perfazendo um total de 2,3 milhões de pessoas com cegueira devida ao trauma ocular. A estimativa é que em torno de 18 a 19 milhões de indivíduos apresentarão cegueira unilateral ou baixa visual[3].

A Organização Mundial de Saúde (OMS) estima que 55 milhões de pessoas apresentam alguma lesão ocular que restrinja a atividade laboral em mais de um dia por ano[3], além dos custos físicos e psicológicos e dos enormes custos diretos e indiretos para a sociedade, embora os olhos representem apenas 0,1% da superfície corporal total e 0,27% da superfície corporal anterior.

Acredita-se que 90% das lesões traumáticas oculares poderiam ser evitadas[2]. O trauma ocular é o maior agente causador de cegueira unilateral nas crianças. A simples supervisão atenta dos pais e dos cuidadores de bebês e crianças poderia diminuir os casos de cegueira unilateral nesses pacientes pediátricos[4] .

O conhecimento do trauma ocular é de extrema importância, pois mais de 90% dos médicos plantonistas não oftalmologistas sentem-se inseguros em atender uma urgência oftalmológica[5]. Portanto, é necessária a difusão dos conhecimentos oftalmológicos emergenciais a todas as especialidades médicas[5].

Epidemiologia

No mundo, cerca de 18 milhões de pessoas têm cegueira unilateral decorrente de alguma lesão ocular traumática[6] (Tabela 89.1). A cada ano, 250 mil crianças têm algum trauma ocular grave[6]. Somente nos Estados Unidos, o trauma ocular é responsável por 2,4 milhões de consultas por ano no serviço de emergência[7]. A prevalência de trauma ocular é estimada em 1.400 pessoas por 100 mil nos Estados Unidos (EUA) e uma incidência anual em torno de 8,1 por 100 mil americanos[8]. Aproximadamente 80% dos indivíduos que sofreram trauma ocular são do sexo masculino[9-11].

Em algumas regiões do Brasil, 65% a 80% dos pacientes com trauma ocular são homens e 20% a 35% são mulheres. A média de idade é de 31,5 anos[12,13], embora exista alta prevalência em indivíduos com menos de 20 anos[13]. Nessa faixa etária, a atividade de lazer é o principal fator responsável pelos traumas oculares graves, enquanto na faixa acima de 60 anos o trauma ocular ocorre devido a algum ferimento por meio de um material de construção[13].

Tabela 89.1. Incidência e prevalência estimadas do trauma ocular em diferentes países do mundo

Ano de publicação e referência	Achado/ Característica do estudo	País/Metodologia do estudo
1999[14]	12,6/100.000 3,7/100.000 com traumatismo aberto do bulbo ocular	Singapura – Estudo retrospectivo
2012[15]	20,5/100.000 – trauma ocular	Nova Zelândia – Estudo retrospectivo de 10 anos
2014[16]	1,96/100.000 – trauma ocular	Escócia – Estudo prospectivo observacional
2014[17]	77,2/100.00 hospitais 208,9/100.000 centros especializados em trauma ocular – emergências oculares	Estados Unidos – Estudo retrospectivo de centros especializados em trauma ocular – 3 anos
2015[18]	51,10/1.000.000 por ano – queimadura química ocular	Estados Unidos – Estudo observacional baseado na população
2016[19]	3,40/100.000 – adultos com traumatismo aberto do bulbo ocular	Turquia – Estudo retrospectivo

As queimaduras oculares representam de 7% a 18% do total dos traumas oculares observados nas salas de emergência[20]. A grande maioria das queimaduras oculares é química, presente em 84% dos casos. As queimaduras térmicas representam 16% dos casos das queimaduras oculares[21]. Aproximadamente de 15% a 20% dos pacientes com queimaduras faciais apresentam lesão ocular. As relações das frequências relativas entre os agentes ácidos e os álcalis nas queimaduras químicas oculares variam de 1:1 a 1:4[21].

A idade média dos pacientes com queimadura ocular é de 36 anos[21]. Existe forte associação de queimaduras oculares com grupos etários mais jovens no ambiente ocupacional[21].

As queimaduras oculares são mais comuns nos homens do que nas mulheres. Essa diferença provavelmente reflete a predominância masculina nas ocupações industriais, com maior risco de sofrer queimadura química, como a da construção civil e a da mineração[21].

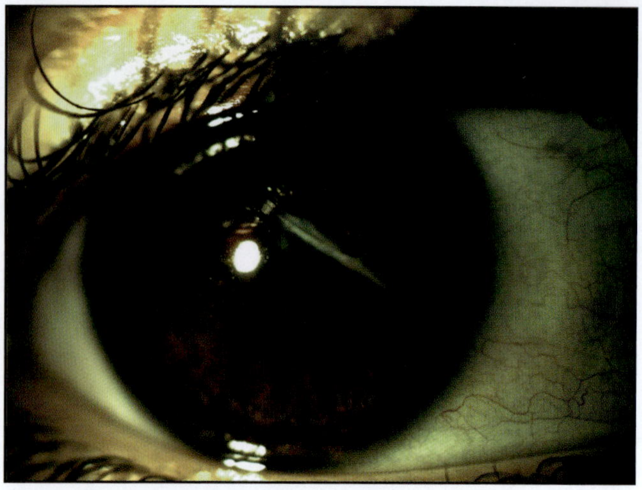

Figura 89.1. Laceração lamelar. Trauma com vidro em criança de 11 anos. Não ocorreu saída do aquoso.

Fisiopatologia

Trauma ocular

Os traumas oculares podem ser mecânicos, químicos, elétricos ou térmicos. Os traumas mecânicos se dividem em abertos e fechados, podendo ou não comprometer a espessura total do bulbo ocular[2]. Os traumas fechados são as contusões, lacerações lamelares e corpos estranhos superficiais. Os traumas abertos se dividem em lacerações e roturas. As lacerações compreendem os ferimentos penetrantes e corpos estranhos intraoculares. Contusões são traumas fechados resultantes do impacto com objetos pontiagudos. Lacerações lamelares são traumas fechados da parede do bulbo ocular ou da conjuntiva bulbar causados por objeto cortante (Figura 89.1). Rotura resulta da lesão de objeto rombo. Lesão penetrante do bulbo ocular decorre da ação de objeto cortante, que provoca ferimento de toda a espessura do bulbo (Figura 89.2). Quando o objeto provoca dois ferimentos de toda a espessura do bulbo, com a presença de um orifício de entrada e um de saída, a lesão é denominada perfurante. A Figura 89.3 detalha a classificação de BETT[22].

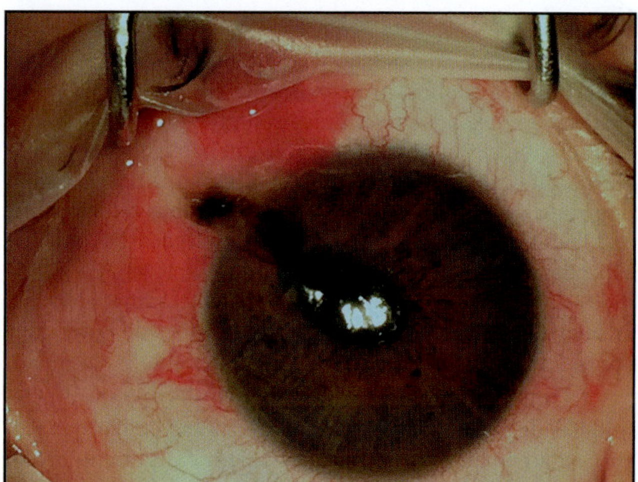

Figura 89.2. Lesão penetrante do bulbo ocular. Observa-se a herniação da íris e corectopia. Trauma por acidente automobilístico com estilhaço de vidro.

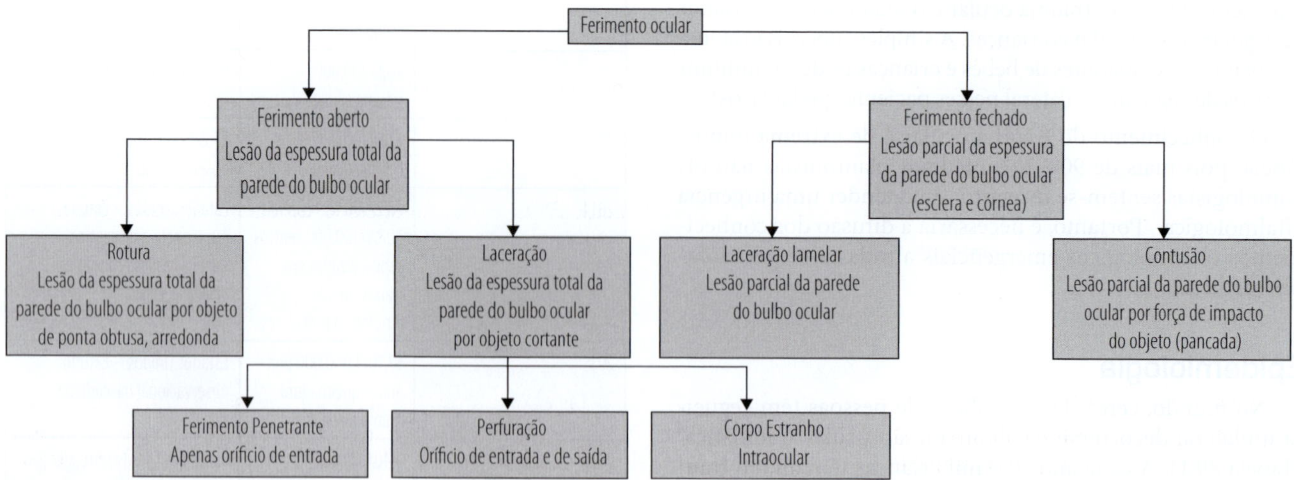

Figura 89.3. Diagrama da classificação do trauma ocular. Classificação de ferimento ocular de BETT22 *"Birmingham eye trauma terminology (BETT): terminology and classification of mechanical eye injuries".*

A acuidade visual (AV) mensurada inicialmente e a presença ou ausência de comorbidade associada a lesão ocular permitirão obter uma estimativa do prognóstico da AV ao final do tratamento (Tabela 89.2). Esses dados baseiam-se na escala do OTS – "*Ocular Trauma Score*"[23].

O OTS é de grande valia para o paciente, para o oftalmologista e para os serviços de saúde pública. Para o paciente, porque o auxilia no alívio da ansiedade e minimiza as incertezas. Para o oftalmologista, porque ajuda na triagem, tratamento e reabilitação. Por último, para os serviços de saúde pública, porque auxilia no planejamento de estratégias de prevenção e padronizações de conduta em diferentes regiões[23]. Quanto maior a pontuação no OTS, melhor é o prognóstico (Tabela 89.3).

Tabela 89.2. Calculando o OTS, representação das variáveis e da pontuação inicial

Variáveis	Pontuação inicial
AV inicial	
SPL	60
PL até MM	70
1/200 até 19/200	80
20/200 até 20/50	90
≥ 20/40	100
Comorbidades	
Rotura	-23
Endoftalmite	-17
Ferimento perfurante	-14
Descolamento de retina	-11
Defeito pupilar aferente	-10

A AV é baseada na escala de Snellen (mensurada em pés). AV: acuidade visual; SPL: sem percepção luminosa; PL: percepção luminosa; MM: movimento de mãos.

Tabela 89.3. Correlação da pontuação no OTS com a acuidade visual final após o tratamento[23]

Soma dos pontos iniciais	OTS	SPL	PL até MM	1/200 até 19/200	≥/200 até 20/50	≥ 20/40
0-44	1	74%	15%	7%	3%	1%
45-65	2	27%	26%	18%	15%	15%
66-80	3	2%	11%	15%	31%	41%
81-91	4	1%	2%	3%	22%	73%
92-100	5	0%	1%	1%	5%	94%

A AV é baseada na escala de Snellen (mensurada em pés). AV: acuidade visual; SPL: sem percepção luminosa; PL: percepção luminosa; MM: movimento de mãos.

Neuropatia óptica traumática

A neuropatia óptica traumática (NOT) refere-se a qualquer insulto no nervo óptico secundário ao trauma. Pode ser classificada dependendo do local da lesão (cabeça do nervo óptico, intraorbitária, intracanalicular ou intracraniana) ou de acordo com o modo da lesão (direta ou indireta)[24].

Na NOT direta, há uma rotura anatômica significativa no nervo óptico, por exemplo, por um projétil que penetra na órbita em alta velocidade[25]. A NOT indireta é causada pela transmissão de forças para o nervo óptico a partir de um local distante, sem qualquer dano explícito *in loco* no canal óptico e nas estruturas de tecido circundantes. A força do impacto é transmitida para o crânio na região do canal óptico[25]. O nervo óptico intracanalicular é suscetível a essa forma de lesão, porque a bainha da dura-máter é firmemente aderida ao periósteo na região do canal óptico.

A fisiopatologia da NOT indireta é que após o trauma há uma separação imediata de uma parte dos axônios das células ganglionares da retina, sendo um processo que resulta em perda neuronal[25]. Ocorre então edema do nervo óptico dentro do estreito canal óptico. A síndrome do compartimento resultante prejudica ainda mais o fornecimento de sangue às células ganglionares retinianas sobreviventes já comprometidas, estabelecendo, assim, um ciclo defeituoso que causa a morte celular por apoptose[25].

Hemorragia traumática do vítreo

A hemorragia vítrea é o extravasamento de sangue na cavidade vítrea e ao redor do corpo vítreo, frequentemente seguida de trauma ocular. Embora a maioria dos casos de hemorragia vítrea seja resultado de um processo não traumático por uma doença de base (retinopatia diabética, anemia falciforme)[26], o trauma corresponde a 12% a 31% de todos os casos[27].

Queimaduras químicas

As queimaduras químicas são frequentemente bilaterais e potencialmente graves[2]. Essas lesões são verdadeiras emergências oculares que podem resultar em cegueira permanente unilateral ou bilateral. As lesões oculares são provocadas pela produção de calor, desidratação, degeneração corneal, necrose de vasos e produção de enzimas tóxicas (colagenases)[2]. A gravidade da lesão no olho correlaciona-se com os seguintes fatores[2,21]: concentração química do agente, tempo de exposição, pH da solução e velocidade de penetração ocular.

As lesões químicas oculares mais preocupantes são as alcalinas, pois são muito prejudiciais devido à sua capacidade de danificar rapidamente as membranas celulares e penetrar profundamente nos tecidos. Os íons hidroxila resultantes da queimadura causam a saponificação do tecido, que se combina com ácidos graxos e proteínas, levando notadamente à necrose de liquefação, em oposição à necrose de coagulação dos ácidos[28]. O cátion dissociado do agente agressor é também ativo na interação com o colágeno e com os glicosaminoglicanos do estroma, porque ocasionam perda da transparência do estroma. A decomposição do tecido dentro da córnea é significativamente prejudicial, pois facilita a penetração mais profunda do produto químico no segmento anterior[28].

Os compostos ácidos geralmente são menos prejudiciais, devido à ligação e ao tamponamento do ácido com as proteínas da córnea[29]. Além disso, o tecido coagulado funciona como uma barreira e impede a penetração mais profunda[29]. Os agentes mais comuns em produzir a queimadura química podem ser observados na Tabela 89.4.

Tabela 89.4. Agentes comumente relacionados às queimaduras químicas oculares[30,31]

Classe	Composto	pH	Fonte e uso frequente	Comentários
Álcali	Amônia	11,6	Fertilizantes; gás refrigerador de câmaras frigoríficas; agentes de limpeza (solução a 7%)	Combina com H_2O para formar NH_4OH; penetração muito rápida
	Hidróxido de sódio (soda cáustica)	14,0	Limpadores de drenos e pias; *airbag*; alisador de cabelo	Penetra quase tão rapidamente quanto a amônia; altamente corrosivo
	Hidróxido de Magnésio	10,0	Refino do açúcar; indústria de celulose e papel; antiácidos	Produz danos combinados térmicos e alcalinos
	Óxido de cálcio + carbonato de cálcio + óxido de magnésio	-	Gesso; argamassa; cimento; cal	Lesões químicas frequentemente relacionadas com o trabalho; toxicidade aumentada se ocorrer retenção de partícula química
Ácido	Sulfúrico	1,2	Limpadores industriais; baterias de automóveis	Combinado com H_2O, pode produzir danos térmicos; podem produzir corpo estranho na córnea/conjuntiva
	Sulfuroso	1,5	Conservantes de frutas/vegetais; refrigeradores; agentes de limpeza contendo cloro	Combina com a H_2O da córnea e forma o enxofre; penetra mais facilmente do que os outros ácidos
	Hidrofluorídrico	2,1	Polimento de vidro; refino de minerais; produção de silicone; agrotóxicos; detergentes; gasolina de alta octanagem	Penetra facilmente; produz lesões graves
	Acético	2,9	Vinagre (4%-10%); essência de vinagre (80%)	Lesão leve com concentração < 10%; ferimento grave em maior concentração
	Crômico	-	Indústria de cromagem; vitrificação de cerâmicas e vidros coloridos	A exposição crônica produz descoloração conjuntival
	Hidroclorídrico (ácido muriático)	1,1	Produtos de limpeza de pisos (solução 31%-38%)	Lesões graves apenas com alta concentração e exposição prolongada

Basicamente a severidade patofisiológica do dano tecidual ocular após exposição química do bulbo ocular está relacionada com[32]:

- Área de contato da superfície – tanto os agentes álcalis quanto os ácidos causam a morte das células epiteliais superficiais;
- Profundidade da penetração – a penetração dos agentes álcalis e ácidos no estroma podem resultar na morte do ceratócito com hidratação estromal e perda de transparência da córnea. A hidratação resulta num espessamento e encurtamento das fibrilas de colágeno, com consequente alteração da malha trabecular e potencial aumento da PIO (pressão intraocular). A penetração na câmara anterior pode ocasionar glaucoma secundário, bem como dano irreversível no corpo ciliar com hipotonia e até *phitisis bulbi*.
- Grau de comprometimento das células precursoras germinativas do limbo – um extenso dano epitelial límbico e corneal; o epitélio conjuntival ao redor será a única fonte para a regeneração epitelial.

O tratamento das lesões químicas, após intervenção inicial de emergência, baseia-se na compreensão das interações entre:

- Regeneração da superfície ocular;
- Degradação e reparação da matriz estromal;
- Resposta inflamatória.

Regeneração da superfície ocular nas queimaduras químicas

O movimento centrípeto das células da periferia córnea, limbo ou conjuntiva é responsável pela reposição normal ou patológica do epitélio corneal[33]. A região epitelial do limbo serve como fonte de células germinativas para as células epiteliais da córnea[2,34]. A lesão extensa do limbo está associada a: atraso na reepitelização[35]; neovascularização estromal superficial e profunda; persistência de células caliciformes no epitélio corneal; erosões epiteliais recorrentes devidas à membrana basal epitelial anormal. Se a perda das células germinativas do limbo for completa e muito severa, o *pannus* superficial invariavelmente ocorre, resultando em "conjuntivalização" da superfície da córnea[35].

Degradação e reparação da matriz estromal nas queimaduras químicas

A manutenção e a regeneração do estroma corneal é função primária dos ceratócitos, após a lesão química. Os ceratócitos são mobilizados de áreas adjacentes para repovoar a área da lesão. A síntese de colágeno pelos ceratócitos pode estar comprometida após a queimadura química, podendo ser resultado tanto dos níveis deficientes de ascorbato no aquoso como pelo uso indiscriminado de corticosteroides tópicos[21]. O colágeno sintetizado tem sua maior concentração entre o 7° e 56° dia, com pico máximo no 21° dia. Deve-se prevenir a ulceração estromal devido à colagenólise[36], porque existe a liberação de colagenases produzidas pelos ceratócitos e leucócitos, principalmente a MMP-1 (metaloproteinase) e a MMP-8. Essas enzimas não estão presentes em grande quantidade antes de 14 a 21 dias após a queimadura química[36].

Resposta inflamatória nas queimaduras químicas

Após 12 a 24 horas da queimadura química, ocorre a infiltração das células inflamatórias na periferia da córnea. Se a queimadura for muito severa, uma segunda onda inflamatória ocorre, iniciando-se no 7° dia e com pico entre o 14° e o 21° dia após a lesão[21]. A inflamação persistente pode retardar a reepitelização e perpetuar o recrutamento contínuo de células inflamatórias, iniciando, assim, um círculo vicioso destrutivo e progressivo do estroma corneal pelas células inflamatórias[36].

O curso clínico após a lesão química evolui por meio de três fases distintas[36]:

- Aguda (0 a 7 dias);
- Reparação precoce (7 a 21 dias);
- Reparação tardia (mais de 21 dias).

Hughes, em 1946[37], classificou as queimaduras químicas conforme a gravidade e o prognóstico das lesões. Essa classificação foi posteriormente modificada por Ballen[38], em 1964, e Roper-Hall[39], em 1965. Descrição detalhada da classificação consta na Tabela 89.5.

Existe também uma classificação de queimadura da superfície ocular mais recente, proposta por Dua *et al.*[40]. Ela subdivide o grau 4 de Roper-Hall, uma vez que pode ser tratado por transplante autólogo de limbo ou com membrana amniótica. O esquema de classificação divide, então, o limbo em 12 horas do relógio, conforme mostra Tabela 89.6.

Tabela 89.5. Classificação da queimadura química – Roper-Hall[39]

Grau 1 – Prognóstico bom	• Desepitalização parcial corneal • Discreta opacificação corneal • Ausência de necrose da conjuntiva e esclera
Grau 2 – Prognóstico bom	• Opacificação corneal permitindo a observação de minúcias da íris • Isquemia limbar menor que 1/3
Grau 3 – Prognóstico reservado	• Perda epitelial total • Opacificação corneal obscurecendo a observação de minúcias da íris • Isquemia presente de 1/3 a 1/2 do limbo
Grau 4 – Prognóstico ruim	• Córnea opalescente com desepitalização total • Isquemia presente em mais da metade do limbo

Tabela 89.6. Classificação de Dua para queimadura ocular[40]

Classificação	Envolvimento do limbo (horas do relógio)	Envolvimento da conjuntiva	Prognóstico
Grau 1	Sem comprometimento (0 hora)	0%	Muito bom
Grau 2	≤ 3 horas	≤ 30%	Bom
Grau 3	> 3 e < 6 horas	> 30 e < 50%	Bom
Grau 4	> 6 e < 9 horas	> 50 e < 75%	Bom-reservado
Grau 5	> 9 e < 12 horas	> 75% e < 100%	Reservado-pobre
Grau 6	12 horas	100%	Muito ruim

Queimadura por energia radiante e térmica

As queimaduras térmicas podem ser tanto por hipertermia quanto por hipotermia[2]. As lesões podem ser superficiais ou profundas[2]. Embora essas queimaduras possam afetar grande área de superfície ocular, elas são geralmente superficiais, atingindo mais a pálpebra, cílios e supercílios. As lesões profundas podem causar perda de tecidos por necrose, acarretando infecção secundária. As complicações mais frequentes são o entrópio, ectrópio, simbléfaro e o anquilobléfaro. As lesões muito graves podem causar infecções, ectasias, estafilomas e perfurações[2,21].

Os soldadores devem ser informados da importância de manter os óculos de segurança durante o trabalho. Pessoas que gastam quantidade significativa de tempo ao ar livre devem ser conscientizadas do perigo da ceratite por radiação UV, particularmente em altitudes elevadas[21].

Hifema

O hifema é descrito como a condição na qual o aquoso tem células vermelhas em seu conteúdo. A coroide e a íris contêm um rico complexo de vasos. A pupila é delimitada e controlada por estruturas complexas do músculo ciliar, esfíncteres e dilatadores. Esses músculos podem ser rompidos por trauma contuso e agudo, portanto são uma fonte frequente de hemorragia intraocular. Além disso, a raiz da íris e/ou o esporão escleral é um local comum de sangramento após o trauma contuso.

O hifema traumático é encontrado em crianças e adultos após um trauma fechado do olho. O hifema traumático é geralmente resultado de um trauma da porção exposta do olho desprotegida da rima orbitária óssea. Muitos objetos podem causar hifema como bola, cabos de *bungee jump*, *paint balls*, polímeros de plástico de brinquedos, bola de futebol e o próprio soco humano[41]. Os homens são acometidos em 75% dos casos[42,43]. A classificação do hifema é a seguinte:

- Grau 1 – A camada de sangue preenche menos de 1/3 do espaço total da câmara anterior (CA);
- Grau 2 – A camada de sangue preenche entre 1/3 e 1/2 do espaço total da CA;
- Grau 3 – A camada de sangue preenche mais que 1/2 do espaço total da CA, porém sem preenchê-la totalmente;
- Grau 4 – A camada de sangue preenche o espaço total da CA, frequentemente referido como hifema bola preta ou bola 8.

A maioria dos hifemas preenchem menos de 1/3 da câmara anterior, e 58% acometem menos de 1/3 da câmara anterior, 20% acometem de 1/3 a metade da câmara anterior e apenas 8% são hifemas totais. Aproximadamente 40% formam um coágulo que geralmente adere ao estroma da íris, e 10% dos coágulos têm aspecto escuro em contato com o endotélio. Essa forma tem pior resultado e maior chance de impregnação corneal.

A duração usual do hifema é de cinco a seis dias. A duração média de elevação da PIO é de seis dias. O aumento da PIO pode estar acompanhado por hifemas com classificações variadas. A PIO elevada (maior que 22 mmHg) pode estar presente em 32% de todos os pacientes com hifema imediato e no decorrer do seu curso[44]. Elevações maiores e mais prolongadas estão mais comumente associadas com hifema total ou quase total.

Pacientes com predisposição ao glaucoma e com glaucoma preexistente são mais propensos a desenvolver glaucoma com o hifema. Glaucoma de células fantasmas com hifema ou hemorragia vítrea pode causar PIO elevada de duas semanas a três meses após o episódio do trauma[45].

Um segundo sangramento ou ressangramento é sinal de pior prognóstico e ocorre em 25% dos pacientes[44,46]. A incidência de ressangramento é maior em hifemas graus 3 e 4[42] e geralmente ocorre entre dois e cinco dias do traumatismo[43].

As maiores complicações do hifema traumático são a sinequia posterior, sinequia anterior periférica, impregnação hemática da córnea e atrofia óptica[44,47].

A impregnação hemática corneal tende a ocorrer mais em hifemas totais que permanecem por pelo menos seis dias, concomitante com uma PIO maior que 25 mmHg[46].

A elevação aguda transitória da PIO, bem como a elevação crônica, resultam na atrofia óptica[44,48]. A palidez óptica difusa é resultado de períodos transitórios de PIO muito elevada. Palidez ocorre quando a PIO fica constante em 50 mmHg ou mais por um período de cinco dias ou 35 mmHg ou mais por um período de sete dias[44,46]. Inúmeros pacientes com anemia falciforme podem desenvolver atrofia óptica com PIO relativamente mais baixa (35 a 39 mmHg) em dois a quatro dias. Os eritrócitos falciformes obstruem a malha trabecular mais facilmente do que os eritrócitos saudáveis[44].

Os agentes hipotensores sistêmicos, tal como a acetazolamida, podem não ser eficazes em reduzir a PIO em indivíduos com anemia falciforme, porque eles contribuem com maior hemoconcentração intravascular e aumento de precipitação eritrocitária microvascular, sendo ambos danosos para o quadro da hemoglobinopatia. Portanto, são contraindicados em altas doses e com maior frequência diária. Fato adicional é que o aumento da PIO é pouco tolerado nesses pacientes, porque a anemia falciforme produz rápida deterioração da função visual por causa da redução acentuada da perfusão da artéria central da retina e artérias ciliares posteriores[49].

Geralmente no hifema associado com trauma ocular, 14% dos indivíduos têm resultado visual reservado. Portanto, em pacientes com histórico familiar de anemia falciforme, deve ser realizado o teste de eletroforese de hemoglobina[44], pois a presença de hifema em pacientes com algum traço ou com a doença falciforme pode apresentar complicações mais severas[44].

Ectopia lentis

A *ectopia lentis* é o deslocamento/luxação do cristalino de sua posição normal na fossa hialoide afixada às fibras zonulares (Figura 89.4)[50]. A subluxação é quando parte do cristalino é deslocada, mas ainda permanece no espaço anatômico original. As causas mais comuns da luxação são golpes diretos no olho ou trauma contuso na cabeça ou na órbita[50].

Hematoma orbitário

Uma história de trauma fechado na órbita associada com exame físico já é informação suficiente para o diagnóstico de hematoma orbitário. O hematoma orbitário é uma emergência ocular verdadeira, devido ao comprometimento vascular do nervo óptico causado pela compressão, e tem um potencial de causar perda visual irreversível em 90 minutos.

Quadro clínico

Trauma ocular contuso

Hemorragia subconjuntival

A ocorrência de hemorragia subconjuntival alerta para a possibilidade de perfuração escleral, principalmente quando associada com hipotonia ocular, câmara anterior muito profunda ou muito rasa com presença de vítreo ou sangue, áreas de pigmentação subconjuntival indicando a possibilidade de exposição de tecido uveal[2,43]. Em crianças menores de 2 anos, deve-se suspeitar da síndrome do bebê sacudido (*shaken baby syndrome*), principalmente se a hemorragia subconjutival estiver associada com hemorragias retinianas[51]. A Figura 89.5 mostra um quadro de hemorragia subconjuntival sem trauma ocorrida apenas devido à realização de esforço físico acentuado pelo aumento da pressão intra-abdominal.

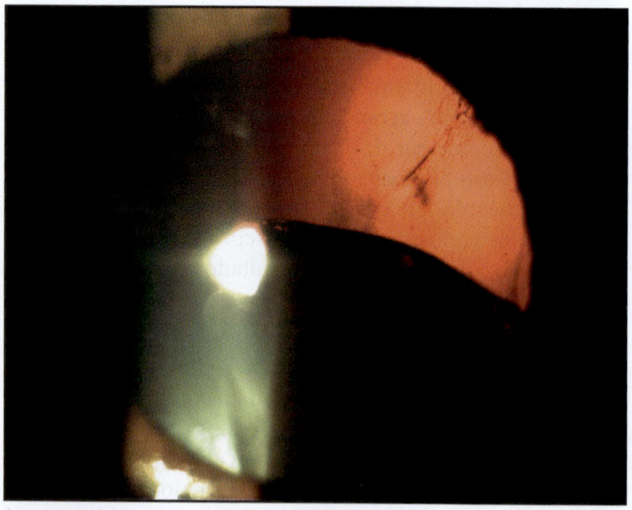

Figura 89.4. Cristalino luxado após trauma fechado com bala de espingarda de chumbinho. Observam-se as fibras zonulares.

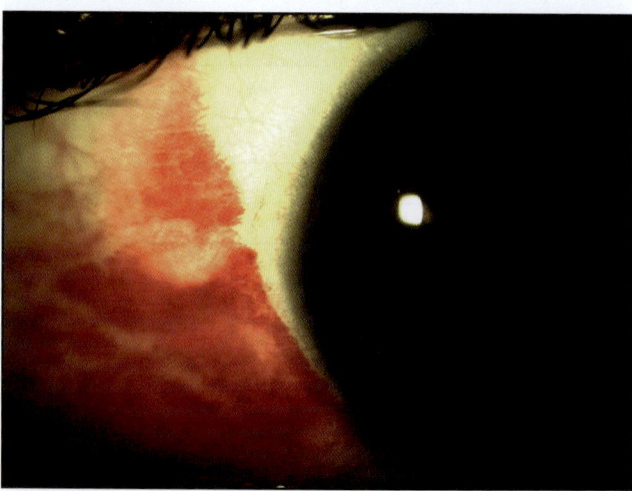

Figura 89.5. Hemorragia subconjuntival. Paciente fez força para levar filho no colo – manobra de Valsalva.

Abrasão da córnea

Em termos da história clínica, o paciente pode ou não se lembrar do evento traumático. O quadro clínico inclui dor aguda, sensação de corpo estranho, fotofobia, visão borrada no olho afetado e às vezes cefaleia[43]. Esses sintomas geralmente pioram com a exposição à luz, o piscar e o coçar dos olhos. O exame sob lâmpada de fenda para auxiliar no diagnóstico é importante. Uma gota de anestésico tópico, como a propacaína ou tetracaína, deve ser instilada no olho para facilitar o exame, seguida de aplicação de fluoresceína. Utiliza-se um filtro de azul cobalto, e toda a córnea é examinada. A abrasão aparecerá na córnea como uma coloração verde-amarelada (Figura 89.6)[43].

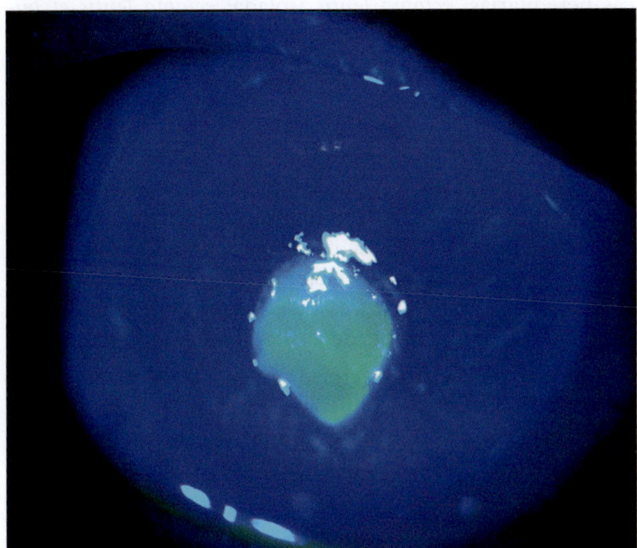

Figura 89.6. Abrasão de córnea. Paciente com corpo estranho na conjuntiva tarsal superior.

Corpo estranho

A presença de corpo estranho ocular varia entre 10% e 41% de todas as lesões oculares envolvendo lesão com rotura do bulbo[52] (Figura 89.7). Os homens jovens são a população mais comumente afetada, com o mecanismo predominante da lesão, sendo a batida de metal sobre o metal[52]. Em geral, os corpos estranhos podem ser tratados no ambulatório. Se houver penetração mais profunda do corpo estranho na câmara anterior ou mais além, é provável que cause morbidade significativa, portanto necessita de estudo completo, avaliação com estudos de imagem e consulta oftalmológica de urgência.

Se nenhum corpo estranho for encontrado, mas se o paciente persiste queixando-se de sensação de corpo estranho, é melhor presumir que o corpo estranho ainda esteja presente. Em alguns casos, os corpos estranhos podem não causar sintomas[53] e não alterar a AV.

Uveíte traumática (iridociclite), midríase traumática e iridodiálise traumática

Uveíte traumática

Ao exame, o paciente apresenta dor, olho vermelho com lacrimejamento, fotofobia e visão borrada. A conjuntiva do

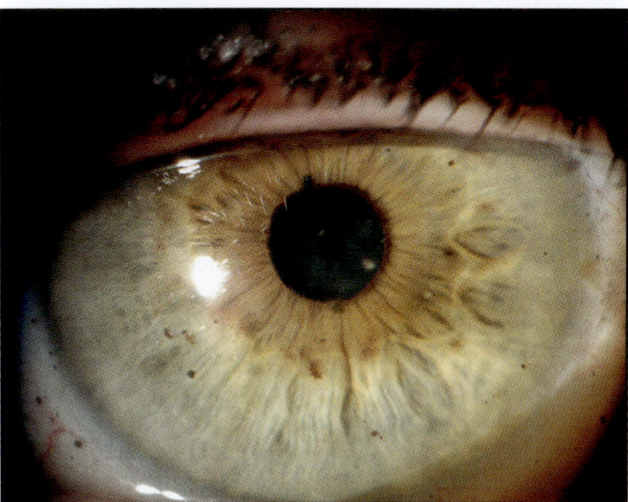

Figura 89.7. Corpo estranho. Presença de pequenos corpos estranhos na córnea e na conjuntiva bulbar após explosão de bomba caseira.

olho afetado pode estar com injeção ciliar com pupila pequena e pouco dilatável. A luz no olho não afetado resultará em dor e fotofobia. A presença de células e *flare* na câmara anterior ao exame sob lâmpada de fenda e com a presença de miose e dor traduz o diagnóstico de uveíte anterior. O processo geralmente é autolimitado e resolve-se em 7 a 14 dias. Complicações da uveíte incluem catarata secundária e glaucoma[43].

Miose e midríase traumáticas

A midríase traumática ocorre quando há algum rasgo no músculo esfíncter da íris resultando em alteração da forma pupilar[43]. A miose tende a estar associada a inflamação na câmara anterior[43]. O paciente queixa-se de borramento visual e dor ocular nas duas entidades acima descritas. Em casos de traumatismo craniano e alteração do estado mental, deve-se se descartar, por exame de neuroimagem apropriado, a possibilidade de paralisia do nervo craniano devida a aumento da pressão intracraniana[54].

Iridodiálise

A separação da raiz da íris do corpo ciliar geralmente está associada com traumatismo rombo. Frequentemente é associada com hifema. Uma iridodiálise pequena não requer tratamento, enquanto uma iridodiálise grande pode causar policoria, diplopia monocular, fotofobia e visão de halos, podendo ser necessário o reparo cirúrgico[43].

Ciclodiálise

A ciclodiálise caracteriza-se pela presença de cisão (fenda) entre o corpo ciliar e o esporão escleral. Causa hipotonia ocular tanto pelo aumento do escoamento do aquoso pela rota uveoescleral[43] quanto pela redução da produção de aquoso pelo corpo ciliar[43] e edema macular[43]. A ciclodiálise muitas vezes cursa com retrocesso angular, podendo levar a um quadro de glaucoma mais tardiamente[51]. Se o tratamento com cicloplégico não for suficiente, considerar a oclusão da fenda com *laser* de argônio, diatermia, crioterapia ou sutura direta[43].

Queimadura por energia radiante e térmica

Os pacientes com queimaduras superficiais frequentemente se queixam de sintomas semelhantes aos da abrasão corneal[2,21]. As queixas mais comuns incluem lacrimejamento, fotofobia ou sensação de corpo estranho. Deve-se ficar muito atento no caso de queimaduras por exposição ao fogo, na medida em que as queimaduras oculares podem ser negligenciadas no cenário de queimaduras corporais maiores[21]. As queimaduras da córnea podem ocorrer mesmo sem lesão nas pálpebras, porque os indivíduos podem manter os olhos abertos quando tentam escapar de um incêndio[21].

Pacientes com queimaduras por radiação UV geralmente têm uma história óbvia, embora possa não ser facilmente percebida pelo paciente. A forma mais comum de queimadura por radiação é devida ao uso da solda elétrica sem óculos de proteção[21]. Pacientes com o chamado "ar de solda nos olhos" apresentam sintomas de dor várias horas após a exposição[21]. Também é comum uma história de exposição excessiva à luz solar, como na cegueira da neve, ou pelo uso prolongado e frequente de câmara de bronzeamento artificial[21]. Deve-se atentar para a queimadura corneal com cinza de cigarro. Ocorre geralmente quando um adulto vai abraçar uma criança. Parte da cinza em geral fica aderida a córnea. Como a temperatura da cinza não é alta, essas lesões quase nunca são graves[2].

Ectopia lentis

Os sintomas e sinais de uma luxação da lente variam dependendo da localização e do grau da luxação. O paciente pode apresentar olho vermelho e doloroso, diminuição da visão próxima e/ou a distância, diplopia ou glaucoma[50]. O exame físico pode revelar olho vermelho com pupila de forma irregular. O descolamento de retina é uma das complicações mais graves de um cristalino luxado ou subluxado. Assim, o exame de fundo de olho dilatado é essencial.

Hemorragia orbitária

Pacientes tipicamente apresentam dor ocular, proptose, defeitos pupilares aferentes e diminuição da AV[55]. Os sinais clínicos de uma síndrome do compartimento orbitário agudo incluem quemose, elevação da PIO, midríase, retropulsão diminuída do bulbo afetado pela pressão manual direta, oftalmoplegia e sinais fundoscópicos de isquemia retiniana[55]. As síndromes do compartimento orbitário já foram descritas com diferentes contextos clínicos. A apresentação que os médicos da emergência provavelmente encontrarão é uma hemorragia retrobulbar pós-traumática aguda que leva a uma síndrome do compartimento da órbita.

Diagnóstico diferencial

Queimaduras oculares: Ulceração da córnea e ceratite ulcerativa; ceratite por UV; herpes-zóster oftálmico.

Hifema (além do traumático): Herpes simples/herpes-zóster; xantogranuloma juvenil; melanoma da coroide e da íris; retinoblastoma; hifema espontâneo; cirurgia intraocular; micro-hemangiomas de íris e pupila; desordem de coagulação; após trabeculoplastia, iridotomia a *laser*; terapia anticoagulante (heparina, clopidogrel ou ácido acetilsalicílico).

Hematoma orbitário: Neuropatia óptica direta por trauma; oftalmopatia distireoidiana (doença de Graves); neoplasia orbitária; lesão direta por dissecção cirúrgica; neuropatia óptica isquêmica anterior; endoftalmite; rotura do bulbo ocular; descompressão do nervo óptico nos casos de neuropatia óptica traumática; descolamento de retina (DR).

***Ectopia lentis*:** As causas não traumáticas incluem doenças hereditárias: *ectopia lentis* isolada; *ectopia lentis et pupila*. As causas sistêmicas incluem: síndrome de Marfan; homocistinúria.

Avaliação inicial na sala de emergência

Em muitos casos com lesões múltiplas ou politrauma, a equipe do trauma inicia o tratamento atenta a qualquer lesão potencialmente fatal. Nesse cenário, o oftalmologista costuma ser consultado após o paciente estar estabilizado e não tem papel imediato no processo de triagem. Os sinais de gravidade são acompanhados de avaliação do estado mental.

Deve-se realizar transferência imediata para a emergência geral se o paciente com trauma ocular apresentar qualquer um dos seguintes sinais durante a avaliação primária[56]: sinais vitais instáveis; estado mental prejudicado; lesões graves não oculares.

Tabela 89.7. Período necessário para o tratamento após trauma ocular acometendo o bulbo de acordo com a gravidade da lesão[56]

Tempo de espera	Condição
Emergência absoluta	Queimadura química (álcali > ácido) Perda da visão devida a hemorragia orbitária Abcesso orbitário
Urgente ≤ 24 horas	Corpo estranho intraocular de alto risco Endoftalmite Trauma aberto do bulbo que requer sutura
Dentro de alguns dias (24 a 72 horas)	PIO não controlada na presença de hifema PIO não controlada na presença de lesão no cristalino
Dentro de 2 semanas	Corpo estranho intraocular Hemorragia submacular

PIO: pressão intraocular/Corpo estranho intraocular de alto risco – corpo estranho vegetal de região agrícola.

Quando se avalia um paciente com trauma ocular, é de extrema importância mensurar a AV no momento do primeiro atendimento, bem como observar se existe concomitantemente os seguintes fatores agravantes do prognóstico[57]: rotura; endoftalmite; ferimento perfurante; descolamento de retina; defeito pupilar aferente.

O melhor resultado visual nas lesões traumáticas abertas do bulbo está associado a pacientes mais jovens, sexo masculino, sem DR, maiores pontuações no OTS, melhor AV inicial, sem lesão no cristalino[57]. A rotura do bulbo ocular é um potencial causador de perda permanente de visão. Portanto, a rotura do bulbo ocular é uma emergência oftalmológica. Consulta oftalmológica de emergência é obrigatória. O paciente queixa-se de falta de visão nítida no olho afetado, baixa de visão acentuada ou até mesmo perda completa da visão[57].

Hemorragia traumática do vítreo

A hemorragia traumática do vítreo é uma emergência oftalmológica, e uma consulta oftalmológica de emergência é obrigatória para descartar condições como rasgos retinianos, descolamento da retina e lesões do bulbo ocular. O exame oftalmoscópico e o exame sob a lâmpada de fenda são os principais métodos para a observação de sangue dentro no vítreo e nos espaços circundantes. Se essas técnicas forem inadequadas ou não tiverem êxito ao exame da hemorragia vítrea, o ultrassom (US)/ecografia B (EcoB), bem como a tomografia computadorizada (TC) e/ou a ressonância magnética (RM), podem ser úteis para determinar a presença e a extensão da hemorragia e alguma lesão associada[58]. O descolamento ou rasgamento da retina está associado a 11% a 44% dos indivíduos com hemorragia vítrea[26]. A identificação rápida e o tratamento da fonte de hemorragia são fatores cruciais para a melhor evolução do quadro. Se o descolamento e a rasgadura de retina forem excluídos do diagnóstico, os pacientes poderão ser observados em regime ambulatorial[58]. O exame periódico é necessário para acompanhar a reabsorção de sangue, pois a resolução completa pode levar de semanas a meses. Quando possível, evite os anti-inflamatórios não esteroides (AINEs), o ácido acetilsalicílico e os pró-coagulantes para evitar a exacerbação da condição. A vitrectomia pode ser necessária para a hemorragia maciça ou persistente[58]. No caso de lesão da retina, hifema ou lesão das estruturas circundantes, é necessária uma consulta oftalmológica de emergência para cessar a fonte do sangramento.

Hematoma orbitário

A avaliação inicial deve incluir mensuração bilateral da AV, teste pupilar aferente e mensuração da PIO. O diagnóstico do hematoma orbitário é feito clinicamente e corroborado pela TC[59].

Queimadura ocular

Quando um paciente se apresenta no setor de emergência com uma queimadura ocular, é importante avaliar o potencial e a coexistência de lesões que ameaçam a vida[2,21,60]. Elas devem ser abordadas antes ou simultaneamente com o tratamento do olho. Em particular, as vítimas de incêndio que sofreram queimaduras térmicas oculares devem primeiro ter suas vias aéreas e respiração avaliadas. Lesões alcalinas no rosto também podem causar queimaduras traqueais ou esofágicas[21,60]. Deve-se avaliar todos os pacientes com lesões alcalinas no rosto para excluir queimaduras traqueais e esofágicas, que são potencialmente fatais. As queimaduras por ácido fluorídrico podem causar hipocalcemia significativa. Deve-se considerar verificar o nível de cálcio para queimaduras que não se limitam ao olho[21].

Qualquer queimadura térmica grave, exposição ocular a qualquer produto químico alcalino ou qualquer lesão visível no olho necessita de consulta oftalmológica de emergência[21]. A transferência para cuidados oftalmológicos especializados pode ser necessária. No entanto, o médico de emergência deve avaliar a estabilidade do paciente para a transferência. Em algumas situações, as condições que ameaçam a vida (por exemplo, queimaduras nas vias aéreas) devem ser estabilizadas antes da transferência[21]. Para pacientes com queimaduras térmicas, a transferência para um centro de queimadura é indicada na presença de envolvimento facial significativo ou lesão por inalação[21].

Hifema

A consulta oftalmológica de emergência é necessária na presença de hifema[61].

Condutas na sala de emergência

Rotura do bulbo ocular

Se houver suspeita de rotura da integridade do bulbo, é mandatório evitar a manipulação do olho e das estruturas periorbitais, bem como evitar qualquer pressão sobre o bulbo ocular. A utilização de blefarostato Desmarres pode ajudar no exame do olho sem fazer pressão sobre ele. A história clínica e o mecanismo da lesão poderá dar indícios da presença da rotura[57]. Comorbidades comuns associadas incluem hemorragia subconjuntival bolhosa, CA rasa, hifema, pupila irregular apontada para a área da ruptura, desinserção da íris (iridodiálise), deslocamento do cristalino e hemorragia vítrea. Uma técnica comum para a detecção da rotura é instilar fluoresceína no fundo de saco do olho e avaliar o olho sob a lâmpada de fenda ou oftalmoscópio direto portátil com filtro de luz de cobalto. O sinal de Seidel positivo é definido pelo fluxo de aquoso saindo de dentro do olho corado pela fluoresceína. A fluoresceína torna o aquoso mais visível em verde-amarelo, quando exposto à luz azul[57].

Deve-se avaliar ambos os olhos para verificar a AV e a extensão das lesões, pois às vezes lesões sutis podem ser devastadoras se não percebidas precocemente. Inúmeros estudos têm mostrado, que os mais importantes indicadores de prognóstico após a rotura do bulbo ocular são[62]: idade, dano tecidual ocular, AV inicial e presença de defeito pupilar aferente. Deve-se também avaliar mecanismo, tamanho e local da lesão ocular.

Em suma, os melhores resultados visuais nos quadros de lesão traumática aberta do bulbo ocular estão associados com pacientes jovens, pontuações altas no OTS, melhor AV inicial e ausência de lesão do cristalino[62].

Endoftalmite traumática

A endoftalmite pós-traumática é uma complicação devastadora no trauma aberto do bulbo ocular, com inflamação e infecção nas cavidades intraoculares ocorrendo mais frequentemente após o trauma ocular do que após a cirurgia ocular. A incidência de endoftalmite após o trauma aberto do bulbo ocular varia de 0% e 16%[63]. O reconhecimento de uma lesão aberta do bulbo ocular é a primordial responsabilidade do médico de emergência, que deve proceder com o urgente encaminhamento oftalmológico para a reparação das feridas primárias, realização de antibióticos intravítreos (24 horas) e a administração de antibióticos profiláticos sistêmicos[63]. Os antibióticos sugeridos para o tratamento são os seguintes[63]:

- Paciente de alto risco: administração endovenosa de vancomicina e ceftazidima 1 g a cada 12 horas;
- Paciente de baixo risco: administração via oral de levofloxacino 500 mg uma vez ao dia por um período de 7 a 10 dias.

Hematoma orbitário

Quando feito o diagnóstico de hematoma orbitário concomitante com a perda súbita da visão ou síndrome do compartimento orbitário[59], deve-se realizar a cantotomia lateral ou a cantólise inferior de emergência, pelo próprio médico da emergência[59]. A cantotomia lateral e a cantólise permitem a liberação do hematoma contido e a descompressão do nervo óptico.

Queimaduras químicas

Irrigação copiosa e imediata é o primeiro passo para tratar o bulbo intacto em lesões oculares químicas[29]. Realiza-se irrigação contínua por pelo menos 30 minutos com o objetivo de limpar a substância prejudicial e obter um pH neutro. As soluções ideais são as estéreis osmóticas, tal como a solução anfotérica (Diphoterine®, Prevor-Valmondois, França) ou soluções tamponadas (BSS Plus® – Alcon, Fort Worth, EUA)[21]. Embora a solução de irrigação ideal não esteja disponível na maioria das salas de emergência[2], utiliza-se as tipicamente disponíveis, como a solução salina normal ou solução de ringer lactato[29]. O volume de irrigação pode atingir 20L ou mais[64]. Se elas não estiverem disponíveis, a solução salina isotônica estéril é um irrigante adequado. Soluções hipotônicas como a água resultam em penetração mais profunda de material corrosivo nas estruturas corneais, como resultado do gradiente osmótico maior da córnea (420 mOsm/L)[21,21]. A irrigação imediata do olho tem enorme impacto no prognóstico, sendo a etapa mais importante no tratamento das queimaduras químicas. A irrigação também ajuda a limpar qualquer partícula residual do olho. O tratamento tardio pode resultar em morbidade significativa[2].

O paciente deve tentar abrir as pálpebras o mais amplamente possível para obter a melhor irrigação. O anestésico tópico antes da irrigação ou a inserção de um blefarostato, como a lente de Morgan (Mor-Tan Inc., Missoula, EUA), facilita a realização da irrigação[2,21]. Também pode ser feita com o tubo de irrigação de equipo intravenoso ou outro sistema de irrigação ocular que possa minimizar a interferência do blefaroespasmo, que muitas vezes pode ser grave[2,21,21]. Se eles não estiverem disponíveis, a pálpebra pode ser retraída manualmente com um blefarostato Desmarres ou blefarostato convencional. Deve-se puxar as pálpebras inferior e superior para irrigar bem a conjuntiva embaixo delas[2]. Alguns autores recomendam gotas a cada 2 a 3 horas, porque a irrigação pode ser irritante e pode levar à ulceração da córnea. Não se deve realizar injeção subconjuntival[21,21].

Deve-se usar uma zaragatoa (cotonete) umedecida para remover as partículas de material ou conjuntiva necrótica, que podem conter resíduos de material químico[2,21]. Mergulha-se o cotonete em ácido EDTA a 1% (etilenodiaminotetracético) se o agente causador contiver óxido de cálcio[21,21].

A duração e a quantidade de irrigação são determinadas pelo pH ocular. Deve-se monitorar o pH ocular com tiras de papel Litmus, 5 a 10 minutos após a irrigação; se o pH estiver muito abaixo ou muito acima de 7, continuar com a irrigação[2]. Continuar irrigando até que o pH permaneça em um nível estável por 30 minutos[21,21]. Se o pH não puder ser monitorado, deve-se prolongar o período de irrigação[2].

O retorno deve ocorrer dentro de 24 horas após a alta do paciente. Antibióticos tópicos e, possivelmente, cicloplégicos são geralmente necessários. Os pacientes não devem ser dispensados do setor de emergência com anestésicos tópicos oftalmológicos, porque esses agentes podem causar toxicidade endotelial da córnea, ulceração da córnea e cicatrizes[2].

Queimadura por energia radiante e térmica

O tratamento das queimaduras térmicas isoladas normalmente pode ser considerado idêntico ao tratamento das abrasões corneais. O tratamento na sala de emergência inclui o seguinte[2,57]: remoção dos agentes agressores; se necessário everter a pálpebra do paciente para remover os detritos. A irrigação também auxilia na remoção de detritos, além de resfriar a superfície. Deve-se tratar a inflamação intraocular. Deve-se fazer curativo oclusivo no olho para estabelecer um ambiente propício à reepitelização. Se as pálpebras estiverem queimadas, aplicam-se compressas salinas frias e usam-se lubrificantes adequados para a superfície ocular. Os cílios queimados e as escaras podem e devem ser removidos. Pacientes com pequenas queimaduras térmicas e por radiação UV podem ser dispensados do serviço de emergência para acompanhamento com um oftalmologista dentro de 24 horas[2,57].

Com lesões UV, ceratite puntata pode ser observada. A eversão da pálpebra é necessária para avaliar a presença de substâncias sólidas retidas[2].

Monitorização, tratamentos e prescrição

Queimaduras químicas

O tratamento das lesões químicas após intervenção inicial de emergência baseia-se na compreensão das interações complexas entre: regeneração da superfície ocular; degradação e reparação da matriz estromal; resposta inflamatória.

Em muitos casos, já se pode notar a diminuição da AV[2]. Também é necessário um exame oftalmológico completo[2], pois pode-se observar a injeção conjuntival, injeção escleral, branqueamento escleral, defeitos da córnea, opacificação da córnea, uveíte, glaucoma ou até mesmo perfuração do bulbo[2,21]. Se a lesão for muito pequena, o paciente pode ser tratado com antibióticos tópicos em pomadas oftálmicas, cicloplégicos (evitar a fenilefrina por seu efeito vasoconstritor), analgésicos orais e curativo oclusivo[2,21]. Prosseguir com a lise de adesões conjuntivais com bastão de vidro (ponta do termômetro) untado com pomada oftálmica[2]. Considerar o uso de lente de contato hidrofílica terapêutica (gelatinosa), lente escleral e lente de colágeno[2]. O retorno para nova avaliação deve ocorrer dentro de 24 horas[21]. O epitélio necrótico deve ser desbridado para permitir a substituição dele pelo epitélio sadio[2]. No final da primeira semana, pode-se prescrever inibidores de colagenases (EDTA 0,01M, uma gota de 3 em 3 horas, ou acetilcisteína 10% a 20%, uma gota de 4 em 4 horas)[2]. O ácido cítrico também pode ser usado, uma vez que é um potente inibidor da atividade dos neutrófilos e diminui a resposta inflamatória[51]. A quelação do cálcio extracelular pelo citrato parece inibir a colagenase. O citrato de sódio tópico a 10% pode ser usado de 2 em 2 horas por 10 dias e oral 2 g quatro vezes por dia pelo mesmo período de tempo[51]. A tetraciclina é inibidora das colagenases e também inibe a atividade dos neutrófilos, reduzindo a ulceração da córnea[51]. Pode ser administrada topicamente (tetraciclina pomada quatro vezes por dia) ou pela via sistêmica (doxiciclina 100 mg de 12 em 12 horas e diminuir para uma vez por dia)[51].

O ácido ascórbico (vitamina C) promove a produção de colágeno[2,21]. Após queimaduras alcalinas, o nível de ácido ascórbico diminui. A administração tópica de ácido ascórbico a 10% pode reduzir a perfuração corneal[21].

As queimaduras mais graves, particularmente as queimaduras alcalinas, podem necessitar de internação. O paciente necessitará de antibióticos oftálmicos tópicos, medicamentos para dor e cicloplégicos. Se o glaucoma secundário se desenvolver, o paciente necessitará de medicação ocular para redução da PIO. Pode-se prescrever inibidor da anidrase carbônica sistêmica (acetazolamida 250 mg via oral duas a quatro vezes por dia) e colírio betabloqueador (maleato de timolol a 0,5% uma gota de 12 em 12 horas)[2]. O tratamento hospitalar em um centro de queimaduras é necessário para os pacientes com queimaduras mais graves ou queimaduras alcalinas[21].

A imunização contra o tétano é necessária para todas as queimaduras oculares. A lubrificação adequada ajuda a prevenir a formação de simbléfaro (ou seja, aderências da pálpebra ao bulbo ocular)[60].

O uso do corticosteroide tópico é controverso[21,60]. Em geral, as preparações de corticosteroides não devem ser usadas, a menos que recomendadas por um oftalmologista, porque podem retardar a cicatrização e predispõem o olho à infecção. O uso de corticosteroides reduz a inflamação e a infiltração dos neutrófilos. Entretanto, eles inibem a cicatrização estromal pela redução da síntese de colágeno e a migração dos fibroblastos[51].

Assim, os corticosteroides devem ser usados no início do tratamento (quatro a oito vezes por dia dependendo da gravidade da lesão) e devem ser descontinuados entre 7 e 10 dias após o início da queimadura, período no qual mais ocorrem as ulcerações da córnea lesionada[51]. A tarsorrafia pode ser benéfica para proteger a superfície ocular[2]. As Tabelas 89.8 e 89.9 mostram as medicações que podem ser utilizadas na fase precoce e tardia respectivamente.

A intervenção cirúrgica para remover o tecido necrótico pode melhorar o resultado pela diminuição da inflamação crônica. Em casos selecionados, a membrana amniótica também pode ser considerada[65,66]. O soro do cordão umbilical também pode ser utilizado com eficácia semelhante à da membrana amniótica[65].

É essencial enfatizar a importância de usar óculos de segurança ao trabalhar com materiais perigosos ou em situações perigosas. As crianças sofrem queimaduras químicas mais frequentemente quando não são supervisionadas por um adulto. Portanto, é de fundamental importância manter todos os produtos domésticos perigosos em uma área difícil de a criança ter acesso[21].

Tabela 89.8. Tratamento medicamentoso na fase de reparação precoce[36,51]

Drogas na fase de reparação precoce (7-21 dias)	Dosagem
*Interromper ou diminuir (com observação cuidadosa) corticosteroides tópicos	4-8×/dia nos primeiros 7-10 dias
Medroxiprogesterona tópica a 1%	A cada 1 a 2 horas, enquanto acordado
Vitamina C a 10% tópica	4×/dia
Vitamina C sistêmica 2g	2×/dia
Citrato de sódio tópico a 10%	4×/dia
Tetraciclina tópica	4×/dia
Doxiciclina sistêmica 100 mg	2×/dia
Medicação antiglaucomatosa	Conforme necessário

Tabela 89.9. Tratamento medicamentoso na fase de reparação tardia[36,51]

Drogas na fase de reparação tardia (> 21 dias)	Dosagem
Medroxiprogesterona tópica a 1%	A cada 1 a 2 horas, enquanto acordado
Vitamina C a 10% tópica	4×/dia
Vitamina C sistêmica 2 g	2×/dia
Citrato de sódio tópico a 10%	4×/dia
Tetraciclina tópica	4×/dia
Doxiciclina sistêmica 100 mg	2×/dia
Medicação antiglaucomatosa	Conforme necessário

Queimaduras térmicas

As queimaduras térmicas podem causar lesões significativas dos anexos oculares[67]. A intervenção cirúrgica precoce e agressiva, se necessária, é recomendada para proteger o bulbo ocular. Com tratamento imediato e intervenção oftalmológica precoce, as queimaduras térmicas geralmente têm bons resultados visuais.

Hifema traumático

O tratamento habitual consiste em repouso no leito, oclusão bilateral, cicloplégicos e corticosteroides tópicos e corticosteroides sistêmicos[68]. A internação deve ser feita em casos de trauma severo. Os antiagregantes plaquetários, como o ácido acetilsalicílico, aumentam a incidência de ressangramento e devem ser evitados[69]. No olho acometido, deve-se colocar um protetor ocular, e também deve-se elevar a cabeceira da cama inclinando-a numa angulação de 30° a 45°, facilitando, assim, a sedimentação do hifema na CA inferior, que ajudará na classificação do hifema. A sedimentação do hifema na região inferior da CA também facilita a melhora da AV e permite avaliação mais precoce do polo posterior e melhor transparência do ângulo da CA.

O cicloplégico tópico é recomendando em pacientes com hifema traumático. A atropina a 1% tópica é indicada em hifemas ocupando mais de 50% da CA, pelo risco de bloqueio pupilar. Os corticosteroides tópicos e o estrogênio têm sido recomendados, mas com resultados contraditórios[70]. Faltam evidências das vantagens do uso de corticosteroides tópicos[46,48]. O uso do corticosteroide tópico tem a vantagem de, se iniciado após o terceiro ou quarto dia do hifema retido, deter o aparecimento da iridociclite e o desenvolvimento da sinequia anterior ou posterior.

O ácido aminocaproico (ACA) deve ser usado em hifemas ocupando 75% ou menos do volume total da CA, porque o coágulo pode persistir na CA por período mais prolongado com a administração da droga. A dosagem sistêmica oral do ACA é de 50 mg/kg a 100 mg/kg a cada 4 horas por cinco dias[71]. A dose total do ACA não deve exceder 30g por dia. O ACA não deve ser usado em pacientes com insuficiência renal e hepática, bem como em gestantes. O ACA pode ser usado topicamente com resultados semelhantes ao do ACA administrado sistemicamente. A melhor concentração do ACA e do veículo é a droga a 30% em carboxipolimetileno a 2%[72].

Outra possibilidade é o uso do ativador do plasminogênio tecidual (rt-PA) pela via intracamerular[43]. Entretanto, ainda faltam estudos randomizados com grande número amostral. A aplicação do rt-PA deve ser considerada nos hifemas que não melhoram com o tratamento convencional e/ou associados com glaucoma maligno[73], embora o momento adequado para a administração do rt-PA a partir do trauma não esteja bem determinado na literatura.

Os antiglaucomatosos como o tartarato de brimonidina, maleato de timolol e inibidores da anidrase carbônica devem ser adicionados ao tratamento. Se, mesmo com a medicação tópica, a PIO continuar elevada (maior que 22 mmHg), deve ser administrada oralmente a acetazolamida (20/mg/kg/dia), dividida em quatro doses, lembrando-se de que acetazolamida pode aumentar a concentração de ascorbato na CA, diminuir o pH do plasma humano e exacerbar a falcização dos eritrócitos.

Se a PIO estiver maior que 35 mmHg, apesar de toda a medicação tópica, deve-se utilizar o manitol. O manitol é administrado pela via endovenosa 1,5 g/kg (geralmente a 10%) por um período de 45 minutos. Deve ser dado a cada 2 ou 3 horas por dia, monitorando a PIO, para mantê-la abaixo de 35 mmHg. O volume urinário, a uremia e os eletrólitos devem ser monitorados em todos os pacientes que continuarão com a terapia por tempo prolongado.

Geralmente a terapia medicamentosa surte melhor resultado visual em pacientes que não têm hifema total.

A maioria dos hifemas deve ser tratada com medicação nos primeiros quatro dias. A resolução espontânea ocorre rapidamente durante esse período, sendo esses casos os que têm melhor prognóstico.

A intervenção cirúrgica é geralmente indicada após o quarto dia. As principais indicações cirúrgicas são[44,46]: impregnação hemática da córnea (mesmo que microscópica); hifema total com PIO maior que 50 mmHg ou mais por quatro dias; hifemas totais ou hifemas ocupando mais de 75% da CA presente por seis dias com PIO de 25 mmHg ou maior; hifemas preenchendo mais de 50% da CA retido por um período maior que oito a nove dias (para prevenir sinequia anterior); pacientes com traço falciforme ou anemia falciforme com hifema de qualquer tamanho associados com PIO maior que 35 mmHg por mais de 24 horas.

A cirurgia deve ser abordada cautelosamente. As complicações cirúrgicas são inúmeras como: lesão do endotélio corneal, do cristalino e íris. Podem ocorrer ainda prolapso do conteúdo intraocular, ressangramento e aumento da formação de sinequia. A remoção completa do hifema é feita com instrumental para vitrectomia, iridectomia periférica e às vezes trabeculectomia. A abordagem deve ser feita incluindo: paracentese, irrigação e aspiração através de uma incisão pequena, remoção do hifema com instrumental de vitrectomia, irrigação do coágulo com trabeculectomia (não deve ser realizada em hifemas pequenos).

O US B-scan e/ou TC pode ser necessário para excluir tumor intraocular ou corpo estranho, principalmente quando não é possível um exame completo. Outros testes são a retinografia fluoresceínica e a gonioscopia.

Neuropatia óptica traumática

Um estudo mostrou que cerca de 50% dos casos que apresentavam NOT também tinham fratura do osso esfenoide[25]. Taxa de recuperação visual de 40% a 60% foi relatada para os casos de NOT indireta tratados de forma conservadora, sendo a AV inicial o fator preditivo mais importante do resultado ao final do tratamento[25]. A NOT direta é uma categoria distinta que resulta em perda visual grave e irreversível, com pouca probabilidade de recuperação, e nenhuma intervenção tem o benefício comprovado[25]. Os exames de imagem como o RX, TC e RM podem auxiliar no diagnóstico. No caso da RM é importante e necessário excluir a possibilidade de corpo estranho metálico intraocular ou intraorbitário.

A TC é o melhor exame de imagem para delimitar as fraturas do canal óptico.

Os corticosteroides têm sido utilizados isoladamente ou em combinação com a descompressão cirúrgica do nervo óptico pré, per ou pós-operatório[74,75]. Com base na dose diária inicial de metilprednisolona utilizada, os regimes de corticosteroides podem ser classificados como[25]: dose baixa (menor que 100 mg); dose moderada (100 e 499 mg); dose elevada (500 e 1.999 mg); dose muito elevada (2.000 e 5.399 mg); superdose (maior que 5.400 mg).

O protocolo de corticosteroides mais comumente utilizado na NOT é metilprednisolona intravenosa na faixa de dose muito elevada até superdose. Contudo, existe uma taxa relativamente elevada de recuperação visual espontânea na NOT, além de não haver dados convincentes de que os corticosteroides proporcionem qualquer benefício visual adicional em relação à observação isolada[25]. Evidências recentes também sugerem um possível efeito prejudicial dos corticosteroides na NOT. Portanto, cada caso precisa ser avaliado individualmente, e o consentimento informado adequado é primordial[76].

As principais opções de tratamento em uso atual para a NOT são as seguintes[25]: corticosteroides sistêmicos, descompressão cirúrgica do canal óptico, combinação de corticosteroide e cirurgia e observação (tratamento conservador).

Ectopia lentis

Embora a TC ou a RM possam ser usadas para diagnosticar o cristalino luxado, a ultrassonografia é a modalidade diagnóstica de primeira linha para os clínicos de emergência devido a sua velocidade, facilidade de uso e falta de radiação (Figura 89.8). Em geral, as luxações traumáticas do cristalino necessitarão de consulta oftalmológica urgente para a reparação cirúrgica, devido à presença de lesões vitreorretinianas concomitantes.

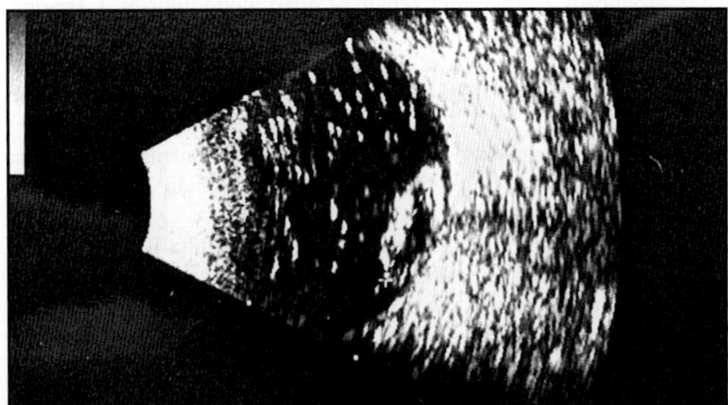

Figura 89.8. US/Ecografia B – Cristalino luxado para a cavidade vítrea – *lens natans*. Foto gentilmente cedida pelo Dr. Rogério de Almeida Tárcia.

Referências bibliográficas

1. Parver LM. Eye trauma. The neglected disorder. Arch Ophthalmol. 1986;104(10):1452-3.
2. Alves MR, Nakashima Y, Nakashima AA. Traumas químicos, térmicos, elétricos, barométricos e por radiação. In: Alves MR, Höfling-Lima AL, Nishiwaki-Dantas MC, editores. Doenças externas oculares e córnea. 3ª ed. ed. Rio de Janeiro: Cultura Médica; 2013. p. 302-10.
3. Négrel AD, Thylefors B. The global impact of eye injuries. Ophthalmic Epidemiol. 1998;5(3):143-69.
4. Cao H, Li L, Zhang M, Li H. Epidemiology of pediatric ocular trauma in the Chaoshan Region, China, 2001-2010. PLoS One. 2013;8(4):e60844.
5. Espíndola RF, Teixeira FC, Yamakami IM, Silva HRF, Freitas JAH. Análise dos conhecimentos básicos sobre urgências oftalmológicas em plantonistas não oftalmologistas. Arq Bras Oftalmol. 2006;69:11-5.
6. Abbott J, Shah P. The epidemiology and etiology of pediatric ocular trauma. Surv Ophthalmol. 2013;58(5):476-85.
7. Haring RS, Canner JK, Haider AH, Schneider EB. Ocular injury in the United States: emergency department visits from 2006-2011. Injury. 2016;47(1):104-8.
8. Klopfer J, Tielsch JM, Vitale S, See LC, Canner JK. Ocular trauma in the United States. Eye injuries resulting in hospitalization, 1984 through 1987. Arch Ophthalmol. 1992;110(6):838-42.
9. Katz J, Tielsch JM. Lifetime prevalence of ocular injuries from the Baltimore Eye Survey. Arch Ophthalmol. 1993;111(11):1564-8.
10. Liggett PE, Pince KJ, Barlow W, Ragen M, Ryan SJ. Ocular trauma in an urban population. Review of 1132 cases. Ophthalmology. 1990;97(5):581-4.
11. Glynn RJ, Seddon JM, Berlin BM. The incidence of eye injuries in New England adults. Arch Ophthalmol. 1988;106(6):785-9.
12. Pierre Filho PTP, Gomes PRP, Pierre ETL, Pinheiro Neto FB. Profile of ocular emergencies in a tertiary hospital from Northeast of Brazil. Rev Bras Oftalmol. 2010;69:12-7.
13. Aragaki GN, Inada ET, Teixeira MF, Almeida Jr. GC, Kashiwabuchi LK. Estudo epidemiológico dos traumas oculares graves em um Hospital Universitário de São José do Rio Preto – SP. Arq Bras Oftalmol. 2003;66:473-6.
14. Wong TY, Tielsch JM. A population-based study on the incidence of severe ocular trauma in Singapore. Am J Ophthalmol. 1999;128(3):345-51.
15. Pandita A, Merriman M. Ocular trauma epidemiology: 10-year retrospective study. N Z Med J. 2012;125(1348):61-9.
16. Morris DS, Willis S, Minassian D, Foot B, Desai P, MacEwen CJ. The incidence of serious eye injury in Scotland: a prospective study. Eye (Lond). 2014;28(1):34-40.
17. Cheung CA, Rogers-Martel M, Golas L, Chepurny A, Martel JB, Martel JR. Hospital-based ocular emergencies: epidemiology, treatment, and visual outcomes. Am J Emerg Med. 2014;32(3):221-4.
18. White ML, Chodosh J, Jang J, Dohlman C. Incidence of Stevens-Johnson syndrome and chemical burns to the eye. Cornea. 2015;34(12):1527-33.
19. Batur M, Seven E, Esmer O, Akaltun MN, Yasar T, Cinal A. Epidemiology of adult open globe injury. J Craniofac Surg. 2016.
20. Merle H, Gérard M, Schrage N. Ocular burns. J Fr Ophtalmol. 2008;31(7):723-34.
21. Solano J, Rosen CL. Ocular burns. Medscape Drugs & Diseases from WebMD Update April 7, 2015 [Internet]. Disponível em: http://emedicine.medscape.com/article/798696-overview-a5. Acesso em: 10 dez. 2016.
22. Kuhn F, Morris R, Witherspoon CD. Birmingham Eye Trauma Terminology (BETT): terminology and classification of mechanical eye injuries. Ophthalmol Clin North Am. 2002;15(2):139-43, v.
23. Kuhn F, Maisiak R, Mann L, Mester V, Morris R, Witherspoon CD. The Ocular Trauma Score (OTS). Ophthalmol Clin North Am. 2002;15(2):163-5, vi.
24. Sarkies N. Traumatic optic neuropathy. Eye (Lond). 2004;18(11):1122-5.
25. Yu-Wai-Man P. Traumatic optic neuropathy-Clinical features and management issues. Taiwan J Ophthalmol. 2015;5(1):3-8.
26. Dana MR, Werner MS, Viana MA, Shapiro MJ. Spontaneous and traumatic vitreous hemorrhage. Ophthalmology. 1993;100(9):1377-83.
27. Rabinowitz R, Yagev R, Shoham A, Lifshitz T. Comparison between clinical and ultrasound findings in patients with vitreous hemorrhage. Eye (Lond). 2004;18(3):253-6.
28. Kim T, Khosla-Gupta BA. Chemical and thermal injuries to the ocular surface. In: Holland EJ, Mannis MJ, editors. Ocular surface disease medical and surgical management. New York: Springer-Verlag; 2002. p. 100-13.
29. Mashige KP. Chemical and thermal ocular burns: a review of causes, clinical features and management protocol. S Afr Fam Pract. 2016;58(1):1-4.
30. Wagoner MD. Chemical injuries of the eye: current concepts in pathophysiology and therapy. Surv Ophthalmol. 1997;41(4):275-313.
31. Kosoko A, Vu Q, Kosoko-Lasaki O. Chemical ocular burns: a case review. Am J Clin Med. 2009;6(3):41-9.
32. Wagoner MD, Kenyon KR. Chemical injuries: emergency intervention. In: Kuhn F, Pieramici DJ, editores. Ocular trauma – principles and practice. New York: Thieme; 2002. p. 77-83.
33. Yoon JJ, Ismail S, Sherwin T. Limbal stem cells: central concepts of corneal epithelial homeostasis. World J Stem Cells. 2014;6(4):391-403.
34. Zieske JD, Bukusoglu G, Yankauckas MA. Characterization of a potential marker of corneal epithelial stem cells. Invest Ophthalmol Vis Sci. 1992;33(1):143-52.
35. Hirst LW, Fogle JA, Kenyon KR, Stark WJ. Corneal epithelial regeneration and adhesion following acid burns in the rhesus monkey. Invest Ophthalmol Vis Sci. 1982;23(6):764-73.
36. Wagoner MD, Kenyon KR. Chemical injuries: clinical course and management. In: Kuhn F, Pieramici DJ, editors. Ocular trauma. New York: Thieme; 2002. p. 335-49.

37. Hughes WF. Alkali burns of the cornea. I. Review of the literature and summary of present knowledge. Arch Ophthalmol. 1946;35:423-6.
38. Ballen PH. Treatment of chemical burns of the eye. Eye Ear Nose Throat Mon. 1964;43:57-61.
39. Roper-Hall MJ. Thermal and chemical burns. Trans Ophthalmol Soc U K. 1965;85:631-53.
40. Dua HS, King AJ, Joseph A. A new classification of ocular surface burns. Br J Ophthalmol. 2001;85(11):1379-83.
41. SooHoo JR, Davies BW, Braverman RS, Enzenauer RW, McCourt EA. Pediatric traumatic hyphema: a review of 138 consecutive cases. J AAPOS. 2013;17(6):565-7.
42. Edwards WC, Layden WE. Traumatic hyphema. A report of 184 consecutive cases. Am J Ophthalmol. 1973;75(1):110-6.
43. Alves MR, Nakashima Y, Nakashima AA. Traumas mecânicos. In: Alves MR, Höffing-Lima AL, Nishiwaki-Dantas MC, editores. Doenças externas oculares e córnea. 3ª ed. Rio de Janeiro: Cultura Médica; 2013. p. 311-23.
44. Read J, Goldberg MF. Comparison of medical treatment for traumatic hyphema. In: Transactions of the American Academy of Ophthalmology and Otolaryngology, v. 78, 5ª ed., 1974.
45. Campbell DG. Ghost cell glaucoma following trauma. Ophthalmology. 1981;88(11):1151-8.
46. Crouch ER, Frenkel M. Aminocaproic acid in the treatment of traumatic hyphema. Am J Ophthalmol. 1976;81(3):355-60.
47. Crouch ER. Traumatic hyphema. J Pediatr Ophthalmol Strabismus. 1986;23(2):95-7.
48. Read J. Traumatic hyphema: surgical vs medical management. Ann Ophthalmol. 1975;7(5):659-62, 664-6, 668-70.
49. Radius RL, Finkelstein D. Central retinal artery occlusion (reversible in sickle trait with glaucoma. Br J Ophthalmol. 1976;60(6):428-30.
50. Bjerregaard R. Ectopia lentis. EyeWiki, American Academy of Ophthalmology. Disponível em: http://eyewiki.aao.org/Ectopia_Lentis. Aceso em: 12 dez. 2016.
51. Kanski JJ, Bowling B. Trauma. In: Kanski JJ, Bowling B, editors. Clinical ophthalmology: a systematic approach. 7th ed. London: Elsevier Saunders; 2011. p. 871-97.
52. Mester V, Kuhn F. Intraocular foreign bodies. Ophthalmol Clin North Am. 2002;15(2):235-42.
53. Park H, Lee JH, H. R. Intraocular foreign body in the posterior chamber. J Med Cases. 2014;5(10):519-21.
54. Manfredi SJ, Raji MR, Sprinkle PM, Weinstein GW, Minardi LM, Swanson TJ. Computerized tomographic scan findings in facial fractures associated with blindness. Plast Reconstr Surg. 1981;68(4):479-90.
55. Lima V, Burt B, Leibovitch I, Prabhakaran V, Goldberg RA, Selva D. Orbital compartment syndrome: the ophthalmic surgical emergency. Surv Ophthalmol. 2009;54(4):441-9.
56. Kuhn F. Designing the management strategy. In: Kuhn F, Pieramici DJ, editors. Ocular trauma. New York: Thieme; 2002. p. 38-51.
57. Tichauer MB. Ocular Trauma: 8 potentially devastating eye injuries. Medscape Drugs & Diseases. 2016. Disponível em: http://reference.medscape.com/features/slideshow/ocular-trauma-page=1. Acesso em: 12 dez. 2016.
58. Dahl AA. Vitreous hemorrhage in emergency medicine. Medscape Drugs & Diseases. 2015. Disponível em: http://emedicine.medscape.com/article/799242-overview. Acesso em: 12 dez. 2016.
59. Scheyerer MJ, Döring R, Fuchs N, Metzler P, Sprengel K, Werner CM, et al. Maxillofacial injuries in severely injured patients. J Trauma Manag Outcomes. 2015;9:4.
60. Malhotra R, Sheikh I, Dheansa B. The management of eyelid burns. Surv Ophthalmol. 2009;54(3):356-71.
61. Nash DL, Sheppard Jr JD. Hyphema. Medscape Drugs & Diseases. 2015. Disponível em: http://emedicine.medscape.com/article/1190165-overview-a10. Acesso em: 15 nov. 2016.
62. Al-Mezaine HS, Osman EA, Kangave D, Abu El-Asrar AM. Prognostic factors after repair of open globe injuries. J Trauma. 2010;69(4):943-7.
63. Ahmed Y, Schimel AM, Pathengay A, Colyer MH, Flynn HW. Endophthalmitis following open-globe injuries. Eye (Lond). 2012;26(2):212-7.
64. Singh P, Tyagi M, Kumar Y, Gupta KK, Sharma PD. Ocular chemical injuries and their management. Oman J Ophthalmol. 2013;6(2):83-6.
65. Sharma N, Lathi SS, Sehra SV, Agarwal T, Sinha R, Titiyal JS, et al. Comparison of umbilical cord serum and amniotic membrane transplantation in acute ocular chemical burns. Br J Ophthalmol. 2015;99(5):669-73.
66. Westekemper H, Figueiredo FC, Siah WF, Wagner N, Steuhl KP, Meller D. Clinical outcomes of amniotic membrane transplantation in the management of acute ocular chemical injury. Br J Ophthalmol. 2016.
67. Stern JD, Goldfarb IW, Slater H. Ophthalmological complications as a manifestation of burn injury. Burns. 1996;22(2):135-6.
68. Milauskas AT, Fueger GF. Serious ocular complications associated with blowout fractures of the orbit. Am J Ophthalmol. 1966;62(4):670-2.
69. Crawford JS, Lewandowski RL, Chan W. The effect of aspirin on rebleeding in traumatic hyphema. Am J Ophthalmol. 1975;80(3 Pt 2):543-5.
70. Milstein BA. Traumatic hyphema: a study of 83 consecutive cases. South Med J. 1971;64(9):1081-5.
71. Palmer DJ, Goldberg MF, Frenkel M, Fiscella R, Anderson RJ. A comparison of two dose regimens of epsilon aminocaproic acid in the prevention and management of secondary traumatic hyphemas. Ophthalmology. 1986;93(1):102-8.
72. Mattox C, Williams PB, Crouch ER. Aqueous humor concentrations after use of reservoir systems for topical delivery of aminocaproic acid. Invest Ophthalmol Visual Sci. 1991(32):1923.
73. Starck T, Hopp L, Held KS, Marouf LM, Yee RW. Low-dose intraocular tissue plasminogen activator treatment for traumatic total hyphema, postcataract, and penetrating keratoplasty fibrinous membranes. J Cataract Refract Surg. 1995;21(2):219-24.
74. Yu-Wai-Man P, Griffiths PG. Steroids for traumatic optic neuropathy. Cochrane Database Syst Rev. 2007(4):CD006032.
75. Yu-Wai-Man P, Griffiths PG. Surgery for traumatic optic neuropathy. Cochrane Database Syst Rev. 2005(4):CD005024.
76. Saxena R, Singh D, Menon V. Controversies in neuro-ophthalmology: steroid therapy for traumatic optic neuropathy. Indian J Ophthalmol. 2014;62(10):1028-30.

90

TRAUMA GENITURINÁRIO

Gerson Alves Pereira Junior
Letícia Almeida do Nascimento
André Luiz Cicilini
Malena Verona Singling
Sara Fiterman Lima

Introdução

A maioria das lesões do trato geniturinário ocorre como resultado de traumas contusos geralmente causados por colisões automobilísticas. Dessa forma, as áreas mais frequentemente lesadas são os rins, a bexiga e a uretra. Os traumas penetrantes podem lesar o trato urogenital em qualquer local, dependendo da trajetória do objeto envolvido. As lesões aos órgãos podem ser mínimas ou catastróficas, e a extensão do dano é determinada, em grande parte, pela natureza do objeto penetrante (armas brancas, de fogo ou outras)[1].

Todo processo diagnóstico e terapêutico nas lesões do trato geniturinário está, geralmente, dentro da área de atuação do cirurgião geral e do trauma, mas, em casos de dúvidas, o urologista pode ser consultado. Os médicos emergencistas precisam conhecê-las e ter as orientações adequadas na abordagem inicial desses casos.

Trauma renal

Epidemiologia

O trauma renal ocorre em 8% a 10% dos pacientes com traumatismos abdominais. A maioria dos casos é devida ao trauma contuso (85% a 90%) e o restante é devido aos ferimentos penetrantes, porém as porcentagens relativas ao mecanismo de trauma são variáveis, de acordo com a população e a região geográfica estudada[2,3].

A maioria das lesões renais ocorre como resultado de um trauma direto ou da rápida desaceleração causada por acidentes de tráfego, quedas, lesões esportivas ou agressões físicas[4].

Embora os traumas contusos sejam responsáveis pela maioria dos casos de lesões renais, o progressivo aumento da violência urbana tem contribuído para um aumento na incidência de trauma renal penetrante[5].

Suspeita de trauma renal e indicações de exames de imagem

As indicações para o estudo radiológico no trauma renal estão bem estabelecidas na literatura médica mundial[6]. Tais indicações foram definidas a partir de extensos trabalhos realizados por diversos autores em diferentes partes do mundo, o que representou grande economia em termos de tempo de avaliação e custos do tratamento total.

As indicações para a investigação radiológica na suspeita de trauma renal são as seguintes:

- Presença de hematúria macroscópica na avaliação inicial, independentemente do estado hemodinâmico do paciente[2,7];
- Hematúria microscópica no paciente que chega à sala de admissão com choque circulatório (pressão arterial sistólica menor ou igual a 90 mmHg)[8];
- Trauma com grande desaceleração, o que deve ser suspeitado pelo mecanismo de trauma, como acidentes com veículos motorizados envolvendo alta velocidade, queda de altura e trauma direto em região dorsal, e devido às lesões associadas como fratura vertebral toracolombar, fratura das três últimas costelas inferiores e fratura/deslocamento do processo transverso de L1 e L2[9,10];
- Ferimento penetrante nas proximidades dos rins[11].

Dessa forma, a investigação radiológica do trauma renal é recomendada para todos os pacientes que apresentam hematúria macroscópica ou hematúria microscópica com choque circulatório (pressão arterial sistólica menor ou igual a 90 mmHg)[12]. Os pacientes traumatizados que estão normotensos e sem hematúria macroscópica não necessitam de exame para a detecção de hematúria microscópica e não há indicação de investigação radiológica[8,13,14].

Vários autores mostraram que o grau de hematúria não se correlaciona com a gravidade da lesão renal[15-17]. Haderman *et al.*[18] comprovaram que a hematúria microscópica isoladamente é um pobre indicador de lesão renal significante, estando presente em apenas 1 de 1.080 pacientes. McAndrew e Corriere[19] não encontraram lesão em 665 pacientes submetidos a cirurgia para traumas renais, quando apenas a hematúria microscópica sem hipotensão foi observada e não havia outras lesões que indicassem tratamento cirúrgico.

Assim, está definido que o grau de hematúria não se correlaciona com o tipo e a extensão da lesão renal[2,20] e que cerca de 25% dos casos de lesão da artéria renal não apresentam hematúria[9,21]. Dessa forma, além da presença de hematúria macroscópica, devemos prestar atenção em traumas cujo mecanismo sugere impacto com grande desaceleração, tais como colisões com veículos motorizados de alta velocidade e quedas de altura[22]. As forças envolvidas na lesão renal precisam ser quantificadas pela avaliação detalhada da biomecânica do trauma, o que auxilia na determinação da necessidade de indicação de avaliação radiológica[23].

Um estudo com pacientes com suspeita de lesão renal por arma branca mostrou que 25,9% deles não apresentaram hematúria macroscópica e, em adição, a hematúria esteve ausente em 20,8% dos pacientes com lesões vasculares renais, mesmo na análise do exame de urina tipo I[5].

Os quatros principais objetivos da avaliação radiológica do trauma renal são: o acurado estadiamento da lesão, o reconhecimento de patologias renais preexistentes no rim traumatizado, a documentação da função do rim contralateral e a identificação de lesões associadas em outros órgãos[23].

A decisão de utilização de métodos de diagnósticos por imagem deve ser baseada na história, mecanismo de trauma, achados no exame físico, exames laboratoriais e quadro hemodinâmico. Após a realização da avaliação radiológica, devemos diferenciar as lesões que requerem tratamento cirúrgico de imediato daquelas que podem ser tratadas, pelo menos na abordagem inicial, de maneira conservadora, ou seja, sem cirurgia[23].

A avaliação e o tratamento do trauma renal têm evoluído nas últimas décadas como resultado da melhora das técnicas de diagnóstico por imagem e pela experiência acumulada tanto no tratamento cirúrgico quanto no tratamento conservador não operatório[23]. O avanço tecnológico na área de diagnóstico por imagem, notadamente com a tomografia computadorizada (TC), e a difusão desse avanço em escala global permitiram que identificássemos muitas lesões de órgãos parenquimatosos abdominais (baço, fígado e rins) em pacientes com estabilidade hemodinâmica.

A TC é um exame que permite melhor definição e estadiamento da lesão renal, podendo ainda, diferentemente da urografia excretora, identificar possíveis lesões associadas em outros órgãos, tanto intraperitoneais quanto retroperitoneais. Possui acurácia de 98%, sendo um exame muito sensível para indicar a presença de pequenos extravasamentos, lesões vasculares, lacerações do parênquima e segmentos avasculares[6,20].

Assim, a TC suplantou a urografia excretora como o exame de imagem de escolha para a avaliação de pacientes traumatizados com suspeita de trauma renal na maioria dos grandes centros de trauma[24]. Numerosos estudos mostraram as limitações da urografia excretora para estadiamento das lesões renais e comprovaram a superioridade da TC na definição dos detalhes anatômicos, mensuração do tamanho do hematoma perirrenal e da profundidade da laceração renal, presença de extravasamento urinário, integridade dos vasos renais e a presença e extensão das lesões extrarrenais[25,26].

A TC mostrou ser capaz de fazer adequada identificação das lesões do pedículo renal[21], sendo a arteriografia indicada apenas quando os resultados da tomografia não são conclusivos[27].

Não estando a TC disponível para avaliação radiológica, a urografia excretora é um método aceitável, embora sua acurácia para estadiamento de pacientes com trauma renal varie de 68% a 95%[6,8].

A utilização da ultrassonografia na avaliação do trauma renal contuso permite a identificação de líquido livre na cavidade peritoneal e a avaliação do contorno e arquitetura do parênquima renal e da presença de hematoma ou outras lesões retroperitoneais. Entre as principais desvantagens da sua utilização, podem se destacar o fato de ser um exame em que a experiência e o treinamento individual para sua realização são extremamente importantes (operador-dependente), a não distinção entre sangue e urina e a difícil avaliação do pedículo renal[28]. O ultrassom de abdome tem sido utilizado como um exame de *screening* para pacientes instáveis hemodinamicamente com trauma abdominal contuso. A tecnologia atualmente disponível não permite adequado estadiamento das lesões, porém o aperfeiçoamento tecnológico poderá aumentar a participação dessa modalidade diagnóstica, que tem excelente indicação para o seguimento de lesões renais já estadiadas e submetidas ao tratamento conservador não operatório ou cirúrgico, para diagnóstico de complicações precoces, principalmente as alterações no tamanho dos hematomas intrarrenal, subcapsular, perirrenal ou retroperitoneal, bem como do extravasamento urinário[29].

A ressonância nuclear magnética permite a visualização de excelentes detalhes da anatomia renal, mas não oferece clara vantagem sobre a TC. O tempo para a realização do exame é grande e, geralmente, o exame requer a completa sequestração do paciente traumatizado dentro do aparelho de ressonância nuclear magnética, além de não ser rapidamente disponível em muitos centros de trauma[30]. Outra limitação é a menor habilidade desse exame em detectar extravasamento urinário[31]. Entretanto, uma indicação pouco usual para a utilização da ressonância nuclear magnética na suspeita de trauma renal pode ser uma alergia grave ao contraste[23].

Assim, a utilização da TC de abdome como exame de escolha na abordagem inicial dos pacientes com suspeita de trauma renal possibilitou uma avaliação mais precisa da extensão da lesão orgânica, assim como a presença de lesões associadas, contribuindo e encorajando para a adoção de um tratamento conservador não operatório[32].

Outro exame que pode ser diagnóstico e terapêutico por embolização é a arteriografia, no entanto ela necessita de estrutura hospitalar mais complexa e uma equipe de sobreaviso com profissionais capacitados (radiologistas ou cirurgiões vasculares). Os estudos têm sido com pequenas casuísticas, no entanto com resultados bastante promissores[33]. Os fatores que podem influenciar os resultados são a experiência individual e do serviço (curva de aprendizado) e a disponibilidade de novas tecnologias[34,35]. As atuais indicações para angiografia incluem a suspeita de trombose arterial ou lesões segmentares arteriais nas quais a embolização e o uso de *stents* têm sido considerados[36].

Estadiamento do trauma renal

Várias classificações foram feitas por diferentes autores, e atualmente parece haver um consenso quanto ao uso da *Organ Injury Scaling* (OIS), já que é a mais frequentemente utilizada[37]. O Comitê da OIS foi criado em 1987 pela *American Association for the Surgery of Trauma* (AAST), com o objetivo de classificar o estadiamento e atualizar, periodicamente, os graus de lesões de 32 órgãos e sistemas orgânicos, facilitando a investigação clínica e permitindo a uniformização e comparação dos resultados de pesquisas[23,37].

A gravidade da escala de lesão proposta para o rim em 1989 superou vários sistemas de gravidade propostos previamente e corresponde ao uso da AIS (*Abbreviated Injury Scale*) para determinar o escore de gravidade da lesão[23].

A gravidade das lesões é baseada no potencial de sobrevida do paciente, e o progressivo escore é derivado de extensa revisão da literatura em consenso com o Comitê da OIS. O objetivo fundamental da OIS não é assinalar o valor prognóstico de uma lesão específica, mas providenciar uma clara descrição da lesão que facilite a comparação de uma lesão equivalente tratada de um modo ou de outro. Sua classificação, que tem sido aceita mundialmente, estabelece cinco graus de lesões renais em ordem crescente de gravidade (Tabela 90.1). As lesões renais de graus I, II e III são consideradas *minor* e as lesões renais de graus IV e V são consideradas *major*[37]. A Figura 90.1 mostra exemplos tomográficos de trauma renal dos diversos graus, bem como sua representação esquemática.

Tal classificação tem permitido uma descrição acurada da grande maioria das lesões renais, embora modificações para melhor relacionar os resultados clínicos com a gravidade das lesões possam ser necessárias[23]. Por exemplo, uma lesão renal grau III ou IV com lacerações corticomedulares pode, erroneamente, ser classificada com lesão grau V com rim multifragmentado. Essa grave lesão que possui profundas lacerações do parênquima renal ocorre em combinação com significantes lesões vasculares, geralmente com trombose da artéria renal ou lacerações arteriais segmentares, frequentemente se necessitando de nefrectomia e, se reparadas as lesões, o resultado funcional é pobre[23].

Dugi *et al.*[38] propuseram um escore de risco no trauma renal com base em três variáveis: tamanho do hematoma perirrenal (de 3,5 cm ou maior), extravasamento de contraste intravascular e lacerações mediais dos rins para identificar a necessidade de intervenção de urgência. A probabilidade de intervenção aumentou drasticamente quanto maior o número desses fatores de risco: pacientes com 0 ou 1 desses fatores de risco foram considerados de "risco baixo" (grau 4a), e aqueles com dois ou três desses fatores de risco foram considerados de alto risco (grau 4b). Uma proposta seria classificar os pacientes com grau 4a como grau 3. Os pacientes com lesões de alto risco (grau 4b) com dois ou três fatores de risco precisaram de intervenções hemostáticas (nefrectomia, renorrafia e embolização transarterial) 34 e 122 mais vezes, respectivamente.

Buckley e McAninch[39] realizaram um estudo para propor uma nova classificação da AAST para trauma renal. As sugestões foram feitas apenas para os graus IV e V, sem alterações para os graus de I a III. Para o grau IV, as sugestões foram incluir as seguintes lesões: 1) do sistema coletor, incluindo as da junção ureteropélvica, 2) segmentares arteriais e 3) venosas. Para o grau V, que antes incluía rim multifragmentado, agora reduzir apenas para lesões hilares (incluindo eventos trombóticos). A ideia foi melhorar a correlação da classificação com as modernas imagens da TC para a predição da necessidade de intervenção cirúrgica.

Chiron *et al.*[40] propuseram a incorporação no grau IV da classificação da AAST de trauma renal das três variáveis: tamanho do hematoma perirrenal (de 3,5 cm ou maior), extravasamento de contraste intravascular e lacerações mediais dos rins para ajudar a determinar o momento e a necessidade de intervenção de urgência.

Futuras alterações na atual classificação de gravidade das lesões renais poderão ocorrer com o avanço dos métodos de imagem e com a incorporação de resultados funcionais do seguimento pós-trauma, que evitarão a perda de tempo e gastos desnecessários com procedimentos para tentar salvar um rim que não funcionará adequadamente[41]. Pereira Jr. *et al.*[42] mostraram que nas lesões grau IV vasculares, o rim traumatizado evolui com o mesmo baixo comportamento funcional das lesões grau V, diferenciando-se muito das lesões grau IV parenquimatosas.

Tratamento não operatório

Estudos recentes têm demonstrado o sucesso do tratamento conservador não operatório das lesões renais, salientando que a decisão acerca da conduta expectante ou cirúrgica não deve ser feita apenas com base no grau do estadiamento tomográfico da lesão, mas também levando em consideração o quadro clínico, o estado hemodinâmico, a presença de lesões associadas e a necessidade transfusional dos pacientes[44].

Tabela 90.1. Classificação da *Organ Injury Scaling*, da Associação Americana de Cirurgia do Trauma (AACT), para casos de trauma renal

Grau	Descrição da lesão	*Abreviatted Injury Scale* (AIS)
Contusão (I)	Hematúria macro ou microscópica, com estudo radiológico urológico normal	1
Hematoma	Subcapsular, não expansível sem laceração do parênquima	1
Hematoma (II)	Hematoma perirrenal não expansível confinado à loja renal retroperitoneal.	2
Laceração	Menor que 1 cm de profundidade do córtex renal, sem ruptura do sistema coletor ou extravasamento de urina.	2
Laceração (III)	Maior que 1 cm de profundidade no parênquima renal, sem ruptura calicial ou extravasamento urinário	3
Laceração (IV)	Laceração do parênquima estendendo-se através do córtex renal, medula e sistema coletor com extravasamento de contraste	4
Vascular	Lesão da artéria ou veia renal principal com hemorragia contida	4
Laceração (V)	Rim completamente fraturado	5
Vascular	Avulsão do hilo renal com desvascularização do rim	5

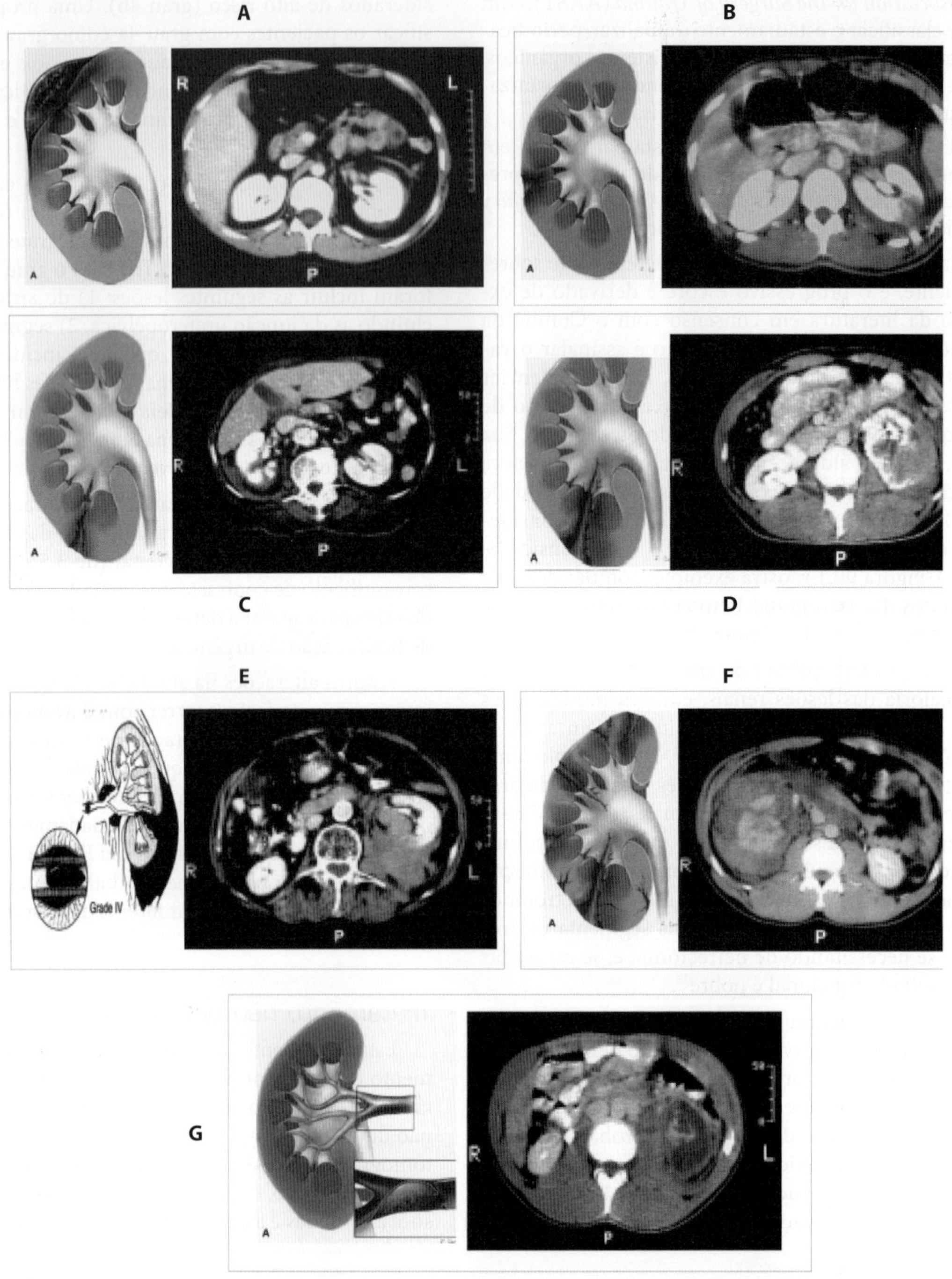

Figura 90.1. Exemplos tomográficos de trauma renal com representação esquemática das lesões. **A**) Lesão grau I – hematoma subcapsular do rim esquerdo. **B**) Lesão grau II – laceração do parênquima renal esquerdo menor que 1 cm. **C**) Lesão grau III – laceração do parênquima renal direito maior que 1 cm, sem extravasamento urinário. **D**) Lesão grau IV – laceração do parênquima renal esquerdo com extravasamento urinário. **E**) Lesão grau IV – ruptura do pedículo vascular esquerdo contido na loja renal. **F**) Lesão grau V – rim direito multifragmentado. **G**) Lesão grau V – desvascularização total de rim esquerdo, com contrastação apenas da cápsula renal – sinal do rim cortical. Fonte: Pereira Jr. *et al.*[43].

A conduta não operatória na lesão de órgãos parenquimatosos abdominais deve ser tomada após o adequado estadiamento tomográfico da lesão. Na adoção de tal conduta, o paciente deve ser mantido em avaliação clínica rigorosa, monitorização hemodinâmica contínua e hematimétrica seriada para surpreender, precocemente, qualquer deterioração do seu quadro clínico[7]. A frequência de reavaliação clínica depende do paciente e da lesão. No caso de lesões graus IV e V, de preferência a dosagem de hemoglobina deve ser a cada 6 horas. Isso requer o envolvimento pessoal do médico responsável pelo caso, que deve estar ciente de todos os fatores agravantes e atenuantes dessa conduta. O repouso no leito normalmente deve durar até a resolução da hematúria macroscópica[45].

Nos critérios de alta hospitalar, o paciente deve estar afebril, com ingesta calórica normal, controle adequado da dor e níveis estáveis de hemoglobina. As recomendações pós alta incluem o retorno imediato às suas atividades rotineiras, sem viagens longas ou para áreas remotas por duas semanas e retorno às atividades esportivas após seis semanas para as lesões renais grau I e após três meses para os demais graus[45].

Quanto ao uso de antibióticos, as recomendações são as seguintes[45]:

- Na ausência de febre ou fatores de risco (segmentos desvitalizados, perda significativa de tecidos moles, lesões pancreáticas ou intestinais e imunossupressão), as lesões renais de graus I a III não necessitam de antibiótico e as lesões graus IV e V devem receber antibiótico endovenoso por 48 a 72 horas, seguido por cinco dias de antibióticos por via oral;
- Na presença de febre ou fatores de risco, lesões de qualquer grau devem receber antibióticos endovenosos por 48 a 72 horas, seguido por mais cinco dias de antibióticos por via oral;
- A não ser que haja contraindicações, a escolha do antibiótico para uso endovenoso ou oral deve ser as cefalosporinas de primeira geração, por terem boa cobertura contra estafilococus, razoável cobertura contra Gram-negativos, serem muitos seguras e com baixo risco de seleção de germes multirresistentes, se usadas por curto período. Outras alternativas incluem ciprofloxacino ou tratamento combinado com ampicilina e gentamicina;
- Se houver lesão intestinal concomitante, ela requer cobertura adicional para anaeróbios com uso preferencial de metronidazol. A alternativa é a clindamicina.

Os preditores de falha do tratamento não operatório são a presença de hipotensão na admissão, o alto grau de lesão, o extravasamento ativo de contraste no CT e a necessidade de transfusão sanguínea. A idade avançada e a lesão neurológica associada, anteriormente consideradas como fatores de contraindicação do tratamento não operatório, nos estudos mais recentes parecem não interferir nesse tipo de conduta[46].

Outra possibilidade é a utilização da arteriografia para diagnóstico e, principalmente, tratamento (angioembolização) dos traumas renais com sangramento significativo. Um estudo analisou 77 casos que foram embolizados por angiografia, e o resultado terapêutico dessa intervenção impediu nefrectomia em 78% e 83% das lesões renais graus IV e V, respectivamente. Notou-se que os pacientes que foram vítimas de trauma penetrante tiveram maior propensão para falha da embolização[33].

Mesmo com uma variedade de critérios clínicos e de imagem presentes em diversos algoritmos de diagnóstico e tratamento do trauma renal, ainda não há critérios validados para a seleção de candidatos à angioembolização, mantendo-se muitas discrepâncias entre os especialistas[36].

Reavaliação radiológica precoce

O objetivo da reavaliação radiológica precoce é identificar os pacientes que tiveram piora do extravasamento urinário, hemorragia significante contínua e complicações mais raras, como abscesso e pseudoaneurisma. Pode ser recomendada geralmente após 36 a 48 horas do exame inicial nas seguintes situações[45]:

- Se houver deterioração clínica com os seguintes fatores: aparecimento de febre, tendência à queda da hematimetria, novo quadro ou persistente instabilidade hemodinâmica, massa no flanco lesado, piora da dor ou presença de irritação peritoneal;
- Em lesões graus IV e V. Raramente indicadas para lesões de graus I a III.

Os exames radiológicos mais utilizados são a TC de abdome com a utilização de contraste endovenoso para adultos, enquanto nas crianças se utiliza o ultrassom com Doppler.

Tratamento cirúrgico

Os objetivos do tratamento cirúrgico do trauma renal são o controle da hemorragia e a preservação de parênquima renal funcionante[47].

As lesões renais de graus I e II, que representam 60% a 85% dos casos, são passíveis de tratamento conservador não operatório em, praticamente, 100% dos casos[48]. Os pacientes de grau III, em sua maioria, são tratados sem cirurgia, desde que mantenham a estabilidade hemodinâmica e não haja grande necessidade de hemotransfusão (três concentrados ou mais de hemácias)[3].

Nas lesões renais grau IV, não há consenso se a cirurgia é mandatória, pois, se realizada precocemente, é alta a porcentagem de nefrectomia devida ao sangramento abundante, enquanto a cirurgia, tendo a sua indicação retardada na tentativa inicial de tratamento conservador não operatório, pode levar a maior morbidade[49].

As maiores dúvidas no tratamento ocorrem no trauma renal grau IV. A tendência atual é retardar a cirurgia, mesmo em casos de extravasamento de urina ou presença de tecido renal desvitalizado, exceto se na TC houver lesões associadas, principalmente de pâncreas e/ou cólon. No entanto, o manuseio conservador de lesões renais com fragmentos desvitalizados resulta em maior morbidade urológica (38%) e risco associado de necessidade de nefrectomia tardia de 6%[50]. Embora estudo mais recente não tenha confirmado a maior necessidade de nefrectomia tardia[51].

Nos casos de trauma renal grau V, pode haver lesão parenquimatosa extensa com múltiplas fraturas do parênquima ou lesão vascular que compromete toda a irrigação sanguínea do rim lesado, e a grande maioria é tratada cirurgicamente. Entretanto, alguns casos selecionados de lesão grau V, que mantêm estabilidade hemodinâmica, têm sido tratados sem cirurgia[22]. Alguns autores não advogam pelo tratamento conservador não operatório nas lesões renais de grau V, principalmente nos casos de lesões renais com estadiamento mais avançado, afirmando que há maior incidência de complicações[52].

Complicações

As complicações mais frequentes são advindas do trauma em geral, principalmente as complicações infecciosas, como o abscesso abdominal após trauma penetrante (10,3%), normalmente presentes em 2,4% a 10% dos pacientes, e a pneumonia (3,3%)[20].

As complicações do tratamento conservador não operatório do trauma renal são: urinoma, abscesso perinefrético, hemorragia tardia e hipertensão arterial[23].

O principal erro que se pode cometer é o estadiamento inadequado, o que implica geralmente complicações como urinoma e sangramento persistente[52].

Um extravasamento urinário persistente ou a formação de um urinoma perirrenal é a mais frequente complicação do tratamento conservador não operatório citada na literatura[4]. A presença de urinoma não é indicação absoluta de cirurgia. Tem resolução espontânea na grande maioria dos casos, tanto na população pediátrica, quanto na adulta. Ainda existe outra possibilidade de que é a utilização de procedimentos endourológicos e percutâneos na resolução de urinomas que pode complicar alguns casos de trauma renal grau IV[53]. No caso de urinomas de pequeno volume, geralmente a resolução ocorre espontaneamente e, assim, adota-se uma conduta expectante com seguimento ultrassonográfico até sua total absorção. Na presença de urinomas de grande volume ou de pequeno volume com aumento progressivo, pode ser tentada a drenagem percutânea guiada pelo ultrassom ou, mais apropriadamente. pela TC[9]. Pode-se, ainda, realizar cistoscopia e proceder à colocação de cateter de *pig-tail* para minimizar o extravasamento de urina[54].

A hemorragia pode ocorrer de forma precoce ou tardia durante a fase de recuperação dos pacientes. A hemorragia pode ser perinefrética ou urinária recorrente e manifesta-se com alteração do quadro hemodinâmico ou queda progressiva do hematócrito, dependendo da intensidade e rapidez do sangramento, e podem ocorrer por lacerações parenquimatosas profundas ou fístulas arteriovenosas. Seu tratamento poderá variar desde conservador, com hidratação, hemotransfusão e repouso, até embolização por arteriografia ou cirurgia[20].

Os riscos tardios do tratamento conservador do urinoma são a fibrose perirrenal e periureteral, obstrução pelviureteral e infundibular, infecção e hipertensão arterial[9].

A hipertensão arterial é uma conhecida complicação do trauma renal. Ela pode ser transitória, mas tende a persistir quando o dano definitivo do parênquima renal está estabelecido. Sua incidência está avaliada entre 0,6% e 33% dos casos de trauma renal[55]. Tal incidência é influenciada pela gravidade da lesão renal e a prevalência de hipertensão arterial essencial preexistente, que é afetada pela idade, sexo e raça da população[23].

As causas de hipertensão arterial secundária representam 5% a 10% dos casos de hipertensão na população geral. Os pacientes que apresentam maior risco são aqueles com quadro abrupto ou piora da sua hipertensão arterial e aqueles com hipertensão refratária ao uso de três drogas anti-hipertensivas. Um quadro de hipertensão arterial que se desenvolve antes dos 20 anos ou após a quinta década de vida é também sugestivo de ter uma causa secundária[56]. Na sua suspeita, deve-se lembrar de que a história de trauma abdominal prévio deve alertar o médico a considerar uma lesão renal não diagnosticada como uma possível causa[55].

Seguimento pós-trauma renal

O objetivo primário do tratamento cirúrgico ou conservador não operatório é salvar parênquima renal suficiente no rim traumatizado para evitar a diálise no caso da perda do rim contralateral. Isso equivale a manter aproximadamente 30% da função de um rim normal[47].

Além do seguimento clínico para verificar a presença de complicações tardias, particularmente a hipertensão arterial e a hemorragia persistente, a utilização de exames de imagem no seguimento ambulatorial permite mostrar a cicatrização adequada de lesões conhecidas e excluir o desenvolvimento de novas patologias, particularmente pseudoaneurismas, fístulas arteriovenosas e hidronefrose[45].

Estudos sobre a preservação da função renal após a reconstrução cirúrgica de 52 pacientes com trauma renal por meio da utilização de cintilografia renal consideraram que os pacientes com mais de 25% de preservação na função renal diferencial foi considerada adequada em 81% dos casos[47], com mínima morbidade hospitalar e exploração cirúrgica reservada apenas para os casos de instabilidade hemodinâmica ou lesão do pedículo[57].

A TC e a angiorressonância magnética são os métodos não invasivos com maior acurácia diagnóstica, com sensibilidade e especificidade diagnósticas entre 90% e 100%[58]. Permitem excelente resolução dos vasos, do parênquima e do retroperitônio renal, porém cada um deles apresenta limitações, sendo as informações de ambos, complementares[20].

Os métodos utilizados na medicina nuclear são os métodos de referência para a quantificação da maioria dos parâmetros funcionais renais, embora a ressonância nuclear magnética possa competir com esses métodos em muitos atributos[59].

As técnicas de imagem utilizando radioisótopos permitem avaliar o fluxo sanguíneo e quantificar a função e a excreção renal. A realização desses estudos permite identificar possíveis diferenças entre os rins direito e esquerdo, a respeito da captação, excreção e tamanho renal. Eventuais assimetrias podem ser determinadas pela inspeção da cintilografia[60].

A cintilografia renal estática com ácido dimercaptosuccínico (DMSA-^{99m}Tc) é o exame mais amplamente utilizado para a estimativa da massa renal funcionante, pois a sua utilização permite a realização de imagens estáticas de alta qualidade do córtex renal[61].

A cintilografia com etilenodicisteína (EC-^{99m}Tc), que tem substituído a utilização do ácido mercaptoacetiltriglicina (MAG$_3$-^{99m}Tc), permite informações sobre a perfusão, excreção e drenagem do sistema urinário. Também tem sido utilizada na investigação de estenose da artéria renal e/ou hipertensão renovascular pela geração de curvas de renogramas numa fase basal e após estímulo com captopril[61].

A desvantagem principal do DMSA é a sua alta dose de radiação para o rim em comparação com outros marcadores, pois sua localização tubular e o tempo necessário entre a injeção e a captação das imagens que, normalmente, é de 2 a 4 horas[61].

Moog *et al.*[62] realizaram um estudo para identificar as consequências do tratamento conservador do trauma renal na função renal global e na função de cada rim individualmente e concluíram que em lesões *minor* há significativa perda da função renal (25%) do lado lesado; em lesões *major*, há perda definitiva de 48% na fração de atividade renal calculada e não há hipertrofia compensatória do lado norma, e também não houve recuperação na função renal após trauma renal *major*, mostrando que a lesão parece ser permanente.

El-Sherbiny *et al.*[63] realizaram um estudo para identificar os resultados a longo prazo do tratamento conservador do trauma renal *major* na morfologia e função renal e concluíram que nenhum paciente desenvolveu hipertensão arterial e não houve alterações dos resultados dos exames bioquímicos de ureia, creatinina e urina tipo I; não houve nenhuma anormalidade na tomografia ou na cintilografia do rim contralateral; havia anormalidades pouco significativas no rim lesado em 12 pacientes, e a redução da função renal do rim lesado variou de 41% a 50%.

Keller *et al.*[64] estudaram o resultado funcional do tratamento conservador das lesões renais e concluíram que há boa função renal após a cicatrização da maioria das lesões renais; o grau de lesão renovascular e a extensão das áreas não perfundidas do rim na tomografia de admissão parecem determinar a perda de volume funcional no seguimento por cintilografia renal, e tais dados são favoráveis ao tratamento conservador do trauma renal, exceto em lesões grau IV com significante desvascularização do parênquima e lesões grau V com significativa ruptura renovascular.

Pereira Jr. *et al.*[42] concluíram que a função renal relativa obtida na cintilografia renal com a utilização do DMSA-^{99m}Tc variou de acordo com a classificação de gravidade do trauma renal, sendo menor o percentual de contribuição do rim lesado à medida que aumentou a gravidade do trauma (Figura 90.2). Também mostraram a importância do comprometimento vascular que ocorre no trauma renal graus IV e V em relação ao resultado funcional obtido na cintilografia renal com a utilização do DMSA-^{99m}Tc, que é bastante diferente do resultado funcional das lesões renais de graus IV e V com comprometimento do parênquima (Figura 90.3).

Os pacientes com risco de desenvolvimento de hipertensão (lacerações de graus IV e V, além das lesões vasculares) devem checar, periodicamente, a pressão arterial, mesmo anos após o trauma. A hipertensão pós-traumática deve ser avaliada em pacientes selecionados, embora protocolos clínicos estabelecidos e indicações de estudos de imagem não estejam definidos para essa população selecionada[23].

Trauma de ureter

A causa mais comum de lesões dos ureteres é o trauma iatrogênico, e os demais traumas representam menos de um quarto de todas as lesões. O terço inferior do ureter é o local o mais geralmente lesado[65].

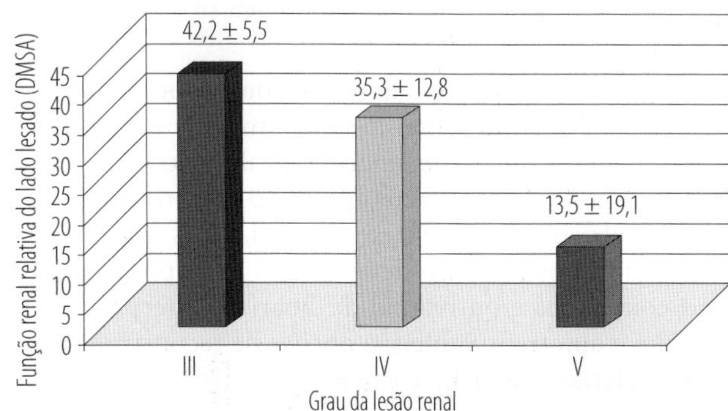

Figura 90.2. Distribuição da função renal relativa expressa em valores absolutos segundo a gravidade do trauma renal. Fonte: Pereira Jr. *et al.*[42].

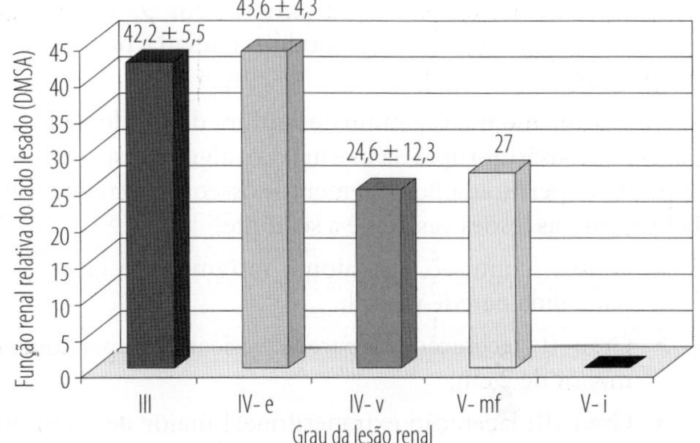

Figura 90.3. Distribuição da função renal relativa expressa em valores absolutos segundo a subdivisão dos traumas renais de grau IV e V. IV-e: com extravasamento (parenquimatosa); IV-v: com lesão do pedículo (vascular); V-mf: com múltiplas fraturas; V-i: com isquemia total. Fonte: Pereira Jr. *et al.*[42].

A OIS classifica as lesões ureterais da seguinte maneira:

- Grau I: contusão ou hematoma sem desvascularização;
- Grau II: laceração de menos de 50% da circunferência;
- Grau III: laceração de mais de 50% da circunferência;
- Grau IV: laceração e ruptura transversal completa com mínima desvascularização (menor que 2 cm);
- Grau V: ruptura transversal completa com mais de 2 cm de desvascularização.

O diagnóstico de uma lesão ureteral, às vezes, pode passar despercebido no momento da realização do estudo radiológico e no tratamento inicial. Essas lesões podem se manifestar por hidronefrose ou hidroureter[1,66]. Uma lesão não detectada geralmente se manifesta ainda durante a hospitalização, devido à formação de urinoma, irritação peritoneal e febre[66].

O tratamento dessas lesões é baseado na gravidade da classificação da OIS e na localização da lesão. Seu tratamento é cirúrgico. Os princípios gerais da reconstrução bem-sucedida são: desbridamento e, em seguida, espatulação das extremidades ureterais, colocação de *stent* interno, fechamento hermético do ureter lesado, colocação de drenagem e isolamento da lesão com peritônio ou omento. Para lesões iatrogênicas que são diagnosticadas no pós-operatório, recomenda-se a tentativa de colocação do *stent* em primeiro lugar, seguida de nefrostomia percutânea se a colocação do *stent* não for bem-sucedida[65].

As lesões ureterais parciais (grau 2 ou 3) podem ser reparadas por fechamento primário sobre um *stent*. Para as lesões de graus 3 a 5, o reparo depende da localização da lesão: nas lesões acima dos vasos ilíacos, a uretero-ureterostomia deve ser realizada sobre um *stent*, se possível, e nas lesões abaixo dos vasos ilíacos o reparo deve ser realizado por reimplantação com psoas e/ou retalho de Boari. A interposição intestinal e o autotransplante são opções de reconstrução para lesões ureterais completas e extensas[65].

Trauma de bexiga

O mecanismo de trauma mais comum na bexiga é o contuso, associado à fratura pélvica, em 95% dos casos. Ocasionalmente, a bexiga pode ser lesada por trauma penetrante[65,66].

O mecanismo mais comum de ruptura do fundo da bexiga pela distensão abrupta da mesma. Em alguns casos, a bexiga pode ser perfurada por fragmentos ósseos. A classificação da OIS para as lesões vesicais é a seguinte:

- Grau I: contusão, hematoma intramural e laceração parcial da parede vesical;
- Grau II: laceração da parede vesical extraperitoneal menor de 2 cm;
- Grau III: laceração extraperitoneal maior de 2 cm ou intraperitoneal menor do que 2 cm;
- Grau IV: laceração da parede vesical intraperitoneal maior que 2 cm;
- Grau V: laceração que se estende para o colo vesical ou orifício ureteral.

A cistografia deve ser indicada para pacientes hemodinamicamente estáveis com hematúria macroscópica e fratura de anel pélvico ou mecanismo de lesão sugestivo de lesão na bexiga. Pode ser realizada a cistografia convencional ou cistografia por tomografia[65]. A cistoscopia é o método preferido para a detecção de lesões intraoperatórias na bexiga e é aconselhada após procedimentos ginecológicos e retropúbicos importantes e para diagnosticar a presença de corpos estranhos[65].

Em cerca de 60% dos casos de ruptura da bexiga, o extravasamento de urina permanece restrito ao espaço extraperitoneal. Lesões extraperitoneais e intraperitoneais simultâneas ocorrem em 10% de todas as lesões traumáticas da bexiga[65]. Para a lesão da bexiga extraperitoneal não complicada, a sondagem e a observação do cateter uretral são necessárias, mesmo na presença de extravasamento retroperitoneal ou escrotal extenso. Recomenda-se a manutenção da sondagem uretral por duas a três semanas. Uma cistografia deve ser realizada no seguimento ambulatorial para confirmar que a lesão da bexiga cicatrizou. Se a bexiga não tiver cicatrizado em quatro semanas, é apropriado considerar reparo cirúrgico[1,66].

As rupturas complicadas da bexiga extraperitoneal são aquelas envolvendo osso exposto dentro do lúmen da bexiga ou lacerações retais ou vaginais. Para essas lesões, o reparo cirúrgico precoce é indicado para facilitar a cicatrização e prevenir a formação de fístulas[1,66]. O reparo cirúrgico também é sugerido para lesão no pescoço da bexiga. Se o paciente está sendo submetido a cirurgia para o reparo de lesões abdominais ou ortopédicas, pode-se considerar a possibilidade de reparar uma lesão extraperitoneal da bexiga, mesmo que não complicada[65].

O tratamento é cirúrgico quando o extravasamento é intraperitoneal no trauma fechado, ou em qualquer perfuração de bexiga nos traumas penetrantes[66]. Após o reparo, a sondagem vesical do cateter sem cistostomia suprapúbica é recomendada[65].

Trauma de vulva e vagina

Os traumas de vulva e vagina geralmente estão associados com abusos sexuais, introdução de corpos estranhos, queda de cavalo e trauma sobre estruturas sólidas (a cavaleiro) como bicicletas, cercas ou portões. Entre as apresentações clínicas, podemos encontrar equimoses, hematomas, lacerações, sangramento vaginal, hematúria, que pode ser micro ou macroscópica, e também retenção urinária[1].

O diagnóstico preciso é realizado por meio de criterioso exame físico. Também se pode utilizar o exame pélvico com vaginoscopia, o exame anorretal com retoscopia, além da uretrografia retrógrada, cistografia e cistoscopia, se houver indicação. Todos esses exames complementares ajudam a confirmar ou descartar lesões associadas da uretra, da bexiga e da região anorretal[66].

Hematomas da vulva podem ser tratados de forma conservadora com repouso, compressas frias e observação. Se o hematoma for suficientemente grande, podendo causar obstrução urinária, deve ser esvaziado, para a realização de hemostasia, lavagem e drenagem[1].

O fechamento primário de lesões vaginais é recomendado para prevenir a formação de fístulas. Recomenda-se a administração de analgésicos não esteroides e compressas de gelo se não houver lacerações vaginais[65].

Trauma de pênis

Há vários tipos de lesões causadas por diferentes mecanismos de trauma, sendo o diagnóstico realizado pelo minucioso exame físico[1]. A cavernosografia, o ultrassom ou a ressonância magnética nuclear são opções de exames de imagem para confirmação e melhor caracterização da lesão[65].

As lesões da pele são geralmente superficiais e tratadas com curativos locais. Em situações mais graves, pode haver a avulsão com a presença de pele apenas na base da glande e o resto do escroto ou do pênis ficam sem a cobertura cutânea, fazendo com que os corpos cavernosos e o corpo esponjoso do pênis e os testículos fiquem expostos. O tratamento desse tipo de traumatismo consiste em cobrir a área afetada com gazes estéreis umedecidas em solução salina. É importante manter essas áreas bem limpas[65].

Há casos em que é necessária a utilização de pedículos cutâneos para obter uma cobertura adequada. Nessas situações, é necessário o uso de drenos colocados debaixo do retalho de pele, para permitir a saída de fluido[66].

No caso de estrangulamento, normalmente há a aplicação de um instrumento de constrição ao redor do pênis, de forma voluntária ou acidental. O diagnóstico é realizado pelo exame físico. O tratamento é a remoção emergencial da causa para prevenir edema, isquemia e necrose dos tecidos. O corpo esponjoso e a uretra raramente são comprometidos pela necrose[66].

A fratura do pênis geralmente ocorre por trauma contuso e com o pênis em estado de ereção. Um terço dessas lesões ocorre durante o ato sexual. Os sinais e sintomas mais comuns são dor, perda da ereção e desvio do pênis para o lado contrário ao da fratura. Pode ocorrer fratura simultânea da uretra em 20% dos casos, que se manifesta por dificuldade para urinar, sendo necessária a realização de uretrografia retrógrada[66]. O tratamento é cirúrgico, consistindo em exploração operatória, esvaziamento do hematoma, realização de adequada hemostasia e reparação dos tecidos lesados, com aproximação da túnica albugínea, usando suturas de material não absorvível e nós invertidos.

Nos casos de ruptura mínima do pênis, sem lesão de uretra, o tratamento conservador pode ser suficiente, consistindo em curativos compressivos, inserção de sonda vesical e administração de antibióticos e anti-inflamatórios por via sistêmica.

A amputação traumática do pênis pode ocorrer por acidentes ou por lesão autoinfringida, principalmente nos distúrbios psiquiátricos. É importante que a parte amputada seja mantida bem limpa e a área comprometida seja irrigada com solução salina. Após essa higiene, envolve-se a porção amputada com uma gaze estéril umedecida com solução salina. Coloca-se dentro de uma bolsa de plástico e a seguir em uma vasilha que contenha gelo (não seco). Esses passos devem ser seguidos na intenção de reimplante, que poderia ser realizado até 16 a 18 horas do momento da amputação. O ideal seria o reimplante do pênis dentro das primeiras 8 horas após a lesão. É necessário contar com recursos humanos capacitados em técnicas de cirurgia microvascular e de microneurocirurgia são devidamente utilizadas[65].

No caso de mordeduras por animais ou humanos, os pacientes requerem hospitalização para uso de antibióticos endovenosos em altas doses. As opções incluem geralmente amoxacilina, doxiciclina, cefalosporina ou eritromicina por 10 a 14 dias. Além disso, a vacina antirrábica, a vacina contra hepatite B e/ou a profilaxia pós-exposição ao HIV devem ser consideradas[65]. O tecido necrosado deve ser desbridado, deixando-se as feridas abertas para sutura primária retarda ou cicatrização por segunda intenção[66].

Trauma de testículo e escroto

O trauma de testículo e escroto pode ser tanto contuso quanto penetrante.

As contusões do escroto são tratadas com repouso, elevação ou suspensão dele, compressas frias, analgésicos e anti-inflamatórios[67].

Quando os hematomas são extensos, o uso da ultrassonografia é de grande ajuda para diagnosticar uma lesão testicular. Pode demonstrar áreas ecogênicas dentro do parênquima testicular ou confirmar a presença de coágulos de sangue, como indicação indireta de ruptura testicular, e avaliar o fluxo sanguíneo[66,67].

A ruptura testicular é encontrada em 50% dos traumatismos contusos diretos no escroto. A ruptura testicular é caracterizada por equimose escrotal, edema e dificuldade em identificar os contornos do testículo no exame físico. O ultrassom escrotal com Doppler permite a avaliação da integridade e irrigação testicular[65]. A exploração cirúrgica precoce é recomendada, mesmo que a imagem seja não terapêutica, pois previne complicações como atrofia isquêmica do testículo e infecção. É realizada por via transescrotal, com desbridamento do tecido necrosado, hemostasia e reparação do restante, com reaproximação da túnica albugínea[1]. Às vezes é necessário realizar orquiectomia, mas deve-se tentar preservar um ou ambos os testículos antes de se decidir por sua exérese[66,67].

O reimplante de um ou ambos os testículos, em condições ideais, é ocasionalmente factível quando se dispõe de microcirurgia[67].

Trauma de uretra

As lesões uretrais femininas são raras. Elas ocorrem quase exclusivamente como resultado de fraturas pélvicas e muitas vezes ocorrem em conjunto com a ruptura da bexiga. Recomenda-se a uretroscopia para o diagnóstico nessas pacientes. Se estiver estável e houver lesão no colo da bexiga ou na uretra proximal, o reparo cirúrgico da uretra, da bexiga e do assoalho pélvico deve ser realizado por meio de abordagem retropúbica. Se a paciente estiver estável e a uretra distal estiver lesionada, o reparo cirúrgico deve ser realizado transvaginalmente[65].

No homem, os traumas de uretra são divididos anatomicamente em dois tipos:

1) Uretra anterior – com suas porções bulbar e peniana;
2) Uretra posterior – com suas porções prostática e membranosa.

Traumatismo da uretra anterior

Ocorre mais comumente após traumas contusos, como queda de cavalo ou sobre estruturas sólidas, tais como bicicletas, barras paralelas ou portão. O mecanismo é a compressão da uretra bulbar contra a sínfise púbica, levando a contusão, ou ruptura parcial ou total da parede da uretra[67].

O exame físico mostra hematoma perineal e/ou uretrorragia. A confirmação diagnóstica é realizada pela uretrografia retrógrada, que indicará a área de lesão pelo extravasamento de contraste. O tratamento imediato dessa lesão consiste na inserção cirúrgica ou transcutânea de uma sonda vesical por via suprapúbica. Em aproximadamente 70% dos pacientes haverá cicatrização da uretra sem a necessidade de outra intervenção[68].

Se as feridas da uretra foram produzidas por arma branca, pode-se fazer a exploração cirúrgica através do períneo[69]. As extremidades uretrais devem ser espatuladas e é realizada a anastomose. Se não for possível a anastomose, geralmente no caso de ruptura maior que 2 a 3 cm de comprimento na uretra bulbar e maior que 1,5 cm na uretra peniana, a uretra deve ser marsupializada e deve feito o reparo tardio com enxerto ou retalho após três meses[65].

A sonda vesical que foi passada através da uretra deve ser mantida por 10 a 14 dias. Realiza-se então uma uretrocistografia, após a sua retirada, para verificar a cicatrização[69].

Nas lesões penetrantes mais devastadoras, como aquelas causadas por arma de fogo, devem ser realizados cistostomia suprapúbica, desbridamento do tecido necrosado e, às vezes, devido à gravidade da lesão no períneo, uma colostomia, com posterior reconstrução[70].

Em todas as lesões da uretra, é necessária a utilização de antibióticos endovenosos de largo espectro[69].

A estenose é a complicação mais comum. Outras complicações são a impotência sexual e a incontinência urinária[69].

Traumatismo da uretra posterior

A maioria dos casos ocorre por trauma contuso. Entre os mecanismos de trauma mais comuns estão a queda de cavalo ou sobre objetos sólidos e traumas nos quais ocorreram mecanismos de aceleração/desaceleração. Cerca de 5% das fraturas da pelve estão associados a trauma da uretra, geralmente na união da uretra prostática com a membranosa, havendo a ruptura do diafragma urogenital[65].

Um dos sinais de trauma uretral é a presença de sangue no meato urinário, o que contraindica a inserção de uma sonda vesical. Outro meio de diagnóstico é o toque retal, o qual mostra uma próstata deslocada superiormente ou ainda não palpável devido ao hematoma que a rodeia[66].

Está indicada a realização de uretrocistografia retrógrada antes da passagem da sonda vesical para identificar não só a área de extravasamento de urina, mas também diagnosticar um possível trauma de bexiga associado (0,7% a 25% de incidência após uma fratura de pelve)[69].

Na presença de lesão, a drenagem urinária imediata deve ser realizada, seja através de cateter suprapúbico ou uretral. O alinhamento endoscópico primário é a melhor opção para pacientes hemodinamicamente estáveis e naqueles que estão sendo operados por outras equipes. Após um realinhamento bem-sucedido, a sonda vesical deve permanecer no local por quatro a oito semanas. Nos pacientes hemodinamicamente instáveis, deve ser feita a drenagem urinária e o tratamento deve ser tardio (no mínimo após três meses)[65,69].

As rupturas parciais da uretra podem ser tratadas com cistostomia suprapúbica e drenagem pré-vesical ou inserção de cateter transuretral[66].

Nos casos de traumas penetrantes, a exploração imediata da área traumatizada está indicada, com reparação das estruturas lesadas[67].

Entre as complicações comuns nesse tipo de trauma, podemos encontrar impotência sexual (em 20% dos casos secundária à lesão vascular e nervosa, no momento da lesão inicial) e estenose. A incontinência urinária é mais rara, mas também pode ocorrer[69].

Referências bibliográficas

1. Varcelotti JR, Pereira Jr. GA. Trauma geniturinário. In: Ferrada R, Rodriguez A, organizadores. Trauma. 2ª ed. São Paulo: Atheneu; 2010. v. 1, p. 449-60.
2. McAninch JW. Injuries to the genitourinary tract. In: Tanagho EA, McAninch JW, editors. General urology. 13th ed. California: W. B. Saunders; 1992. cap. 18, p. 308-26.
3. Cheng DLW, Lazan D, Stone N. Conservative treatment of type III renal trauma. J Trauma. 1994;36:491-4.
4. Mattheus LA, Spirnak JP. The nonoperative approach to major blunt renal trauma. Semin Urol. 1995;23:77-82.
5. Armenakas NA, Duckett CP, McAninch JW. Indications for nonoperative management of renal stab wounds. J Urol. 1999;161:768-71.
6. Mirvis SE, Hastings G, Scalea TM. Diagnostic imaging, angiography, and interventional radiology in the trauma patient. In: Mattox KL, Feliciano DV, Moore EE, editors. Trauma. 4th ed. New York: McGraw-Hill, 2000. Cap. 14, p. 261-310.
7. Knudson MM, Maull KI. Nonoperative management of solid organ injuries. past, present, and future. Surg Clin North Am. 1999;79(6):1357-71.
8. Nicolaisen GS, McAninch JW, Marshall GA, Bluth RF Jr, Carroll PR. Renal trauma: re-evaluation of the indications for radiographic assessment. J Urol. 1985;133:183-6.
9. Gill B, Palmer LS, Reda E, Franco I, Koga SJ, Levitt SB. Optimal renal preservation with timely percutaneous intervention: a changing concept in the management of blunt renal trauma in children in the 1990s. Brit J Urol. 1994;74:370-4.
10. McAndrew JD, Corriere JN. Radiographic evaluation of renal trauma. Evaluation of 1103 consecutive patients. Br J Urol. 1994;73:352-4.
11. Eastham JA, Wilson TG, Ahlering TE. Urological evaluation and management of renal proximity stab wounds. J Urol. 1993;150:1771-3.
12. Mee S, McAninch JW, Robinson AL, Auerbach PS, Carroll PR. Radiographic assessment of renal trauma: A 10-year prospective study of patient selection. J Urol. 1989,141:1095-8.
13. Chandhoke PS, McAninch JW. Detection and significance of microscopic hematuria in patients with blunt renal trauma. J Urol 1988;140:16-8.
14. Eastham JA, Wilson TG, Ahlering TE. Radiographic Evaluation of adult patients with blunt renal trauma. J Urol. 1992;148:266-7.
15. Bright TC, White K, Peters PC. Significance of hematuria after trauma. J Urol. 1978;120:455-6.
16. Guerriero WG, Carlton CE, Scott R. Renal pedicle injuries. J Trauma. 1971;11:53-61.
17. Cass AS, Luxenberg M. Accuracy of computed tomography in diagnosing renal artery injuries. Urology. 1989;34:249-51.
18. Haderman SW, Husmann DA, Chinn HKW, Peters PC. Blunt urinary tract trauma: identifying those patients who require radiologic diagnostic studies. J Urol. 1987;138:99-101.
19. McAndrew JD, Corriere JN Jr. Radiographic evaluation of renal trauma: evaluation of 1103 consecutive patients. Br J Urol. 1994;73(4):352-4.
20. Peterson NE. Trauma genitourinary. In: Mattox KL, Feliciano DV, Moore EE, editors. Trauma. 4th ed. New York: McGraw-Hill; 2000. cap. 37, p. 839-78.
21. Dinchman DH, Spirnak JP. Traumatic renal artery thrombosis: evaluation and treatment. Semin Urol. 1995;13:90-3.
22. Altman AL, Haas C, Dinchman KH, Spirnak JP. Selective nonoperative management of blunt grade 5 renal injury. J Urol. 2000;164:27-31.
23. Santucci RA, Wessels H, Bartsch G, Descotes J, Heyns CF, McAninch JW, et al. Consensus on genitourinary trauma – Evaluation and management of renal injuries: consensus statement of the renal trauma subcommittee. BJU Int. 2004;93:937-54.
24. Nguyen HT, Carroll PR. Blunt renal trauma: renal preservation through careful staging and selective surgery. Semin Urol. 1995;13:83-9.
25. Cass AS, Luxenberg M. Unilateral nonvisualization on excretory urography after external trauma. J Urol. 1984;132: 225-7.
26. Cass AS, Vieira J. Comparison of IVP and CT findings in patients with suspected severe renal injury. Urology. 1987;28:484-7.
27. Lupetin AR, Mainwaring BL, Daffner RH. CT diagnosis of renal artery injury caused by blunt abdominal trauma. AJR. 1989;153:1065-8.

28. Rosales A, Arango O, Coronado J, Vesa J, Maristany J, Gelabert A. The use of ultrasonography as the initial diagnostic exploration in blunt renal trauma. Urol Int. 1992;48:134-7.
29. Furtschegger A, Egender G, Jakse G. The value of sonography in the diagnosis and follow-up of patients with blunt renal trauma. Br J Urol. 1988;62:110-6.
30. Marcos HB, Noone TC, Semelka RC. MRI evaluation of acute renal trauma. J Magn Reson Imaging. 1998;8(4):989-90.
31. Leppaniemi A, Lamminen A, Tervahartiala P, Haapiainen R, Lehtonen T. Comparison of high-field magnetic resonance imaging with computed tomography in the evaluation of blunt renal trauma. J Trauma. 1995;38:420-7.
32. Knudson MM, Harrison PB, Hoyt DB, Shatz DV, Zietlow SP, Bergstein JM, et al. Outcome after major renovascular injuries: a Western Trauma Association multicenter report. J Trauma. 2000;49:1116-22.
33. Hotaling JM, Sorensen MD, Smith TG 3rd, Rivara FP, Wessells H, Voelzke BB. Analysis of diagnostic angiography and angioembolization in the acute management of renal trauma using a national data set. J Urol. 2011;185(4):1316-20.
34. Sauk S, Zuckerman DA. Renal artery embolization. Semin Intervent Radiol 2011;28(4):396-406.
35. Glass AS, Appa AA, Kenfield SA, Bagga HS, Blaschko SD, McGeady JB, et al. Selective angioembolization for traumatic renal injuries: a survey on clinician practice. World J Urol. 2014;32(3):821-7.
36. Costa IA, Amend B, Stenzl A, Bedke J. Contemporary management of acute kidney trauma. JACME. 2016;5(1):29-36.
37. Moore EE, Shackford SR, Pachter HL, McAninch JW, Browner BD, Champion HR, et al. Organ Injury Scaling: spleen, liver, and kidney. J Trauma. 1989;9:1664-6.
38. Dugi DD 3rd, Morey AF, Gupta A, Nuss GR, Sheu GL, Pruitt JH. American Association for the Surgery of Trauma grade 4 renal injury substratification into grades 4a (low risk) and 4b (high risk). J Urol. 2010;183(2):592-7.
39. Buckley JC, McAninch JW. Revision of current American Association for the Surgery of Trauma Renal Injury grading system. J Trauma. 2011;70(1):35-7.
40. Chiron P, Hornez E, Boddaert G, Dusaud M, Bayoud Y, Molimard B, et al. Grade IV renal trauma management. A revision of the AAST renal injury grading scale is mandatory. Eur J Trauma Emerg Surg. 2015.
41. Fiard G, Rambeaud JJ, Descotes JL, Boillot B, Terrier N, Thuillier C, et al. Long-term renal function assessment with dimercapto-succinic acid scintigraphy after conservative treatment of major renal trauma. J Urol. 2012;187:1306-9.
42. Pereira Jr. GA, Muglia VF, Dos Santos AC, Miyake CH, Nobre F, Kato M, et al. Late evaluation of the relationship between morphological and functional renal changes and hypertension after non-operative treatment of high-grade renal injuries. World J Emerg Surg. 2012;7(1):26.
43. Pereira Jr. GA, Carvalho JB, Prado Neto GS, Guedes JR. Tratamento não operatório do trauma de vísceras abdominais parenquimatosas. Medicina (Ribeirão Preto). 2007;40(4):538-50.
44. Margenthaler JA, Weber TR, Keller MS. Blunt renal trauma in children: experience with conservative management at a pediatric trauma center. J Trauma. 2002;52:928-32.
45. McCombie SP, Thyer I, Corcoran NM, Rowlings C, Dyer J, Le Roux A, et al. The conservative management of renal trauma: a literature review and practical clinical guideline from Australia and New Zealand. BJU Int. 2014;114(Suppl 1):13-21.
46. Velmahos GC, Toutouzas KG, Radin R, Chan L, Demetriades D. Nonoperative treatment of blunt injury to solid abdominal organs. Arch Surg. 2003;138:844-51.
47. Wessells H, Deirmenjian J, McAninch JW. Preservation of renal function after reconstruction for trauma: quantitative assessment with radionuclide scintigraphy. J Urol. 1997;157:1583-6.
48. Toutouzas KG, Karaiskakis M, Kaminski A, Velmahos GC. Nonoperative management of blunt renal trauma: a prospective study. Am Surg. 2002;68:1097-103.
49. Kristjansson A, Pedersen J. Management of blunt renal trauma. Brit J Urol. 1993;72:692-6.
50. Robert M, Drianno N, Muir G, Delbos O, Guiter J. Management of major blunt renal lacerations: surgical or nonoperative approach? Eur Urol. 1996;30(3):335-9.
51. Moudouni SM, Patard JJ, Manunta A, Guirard P, Guille F, Lobel B. A conservative approach to major blunt renal lacerations with extravasation and devitalized renal segments. BJU Int. 2001;87:290-4.
52. Husmann DA, Gilling PJ, Perry MO, Morris JS, Boone TB. Major renal lacerations with a desvitalized fragment following blunt abdominal trauma: a comparison between nonoperative (expectant) versus surgical management. J Urol. 1993;150:1774-7.
53. Russell RS, Gomelsky A, McMahon DR, Andrews D, Nasrallah PF. Management of grade IV renal injury in children. J Urol. 2001;166:1049-50.
54. Haas CA, Reigle MD, Selzman AA, Elder JS, Spirnak JP. Use of ureteral stents in the management of major renal trauma with urinary extravasation: is there a role? J Endourol. 1998;12:545-9.
55. Montgomery RC, Richardson JD, Harty JI. Posttraumatic renovascular hypertension after occult renal injury. J Trauma. 1998;45(1):106-10.
56. Shome B, Nadeau J, Blevins Jr LS. Hypertension in an adolescent boy. Am J Med Sci. 2002;323(4):227-30.
57. Baumann L, Greenfield SP, Aker J, Brody A, Karp M, Allen J, et al. Nonoperative management of major blunt renal trauma in children: in-hospital morbidity and long-term follow-up. J Urol. 1992;148:691-3.
58. Vasbinder GB, Nelemans PJ, Kessels AG, Kroon AA, de Leeuw PW, van Engelshoven JM. Diagnostic tests for renal artery stenosis in patients suspected of having renovascular hypertension: a meta-analysis. Ann Intern Med. 2001;135(6):401-11.
59. Grenier N, Basseau F, Ries M, Tyndal B, Jones R, Moonen C. Functional MRI of the kidney. Abdom Imaging. 2003;28:164-75.
60. Grenier N, Hauger O, Cimpean A, Pérot V. Update of renal imaging. Semin Nucl Med. 2006;36:3-15.
61. Buyukdereli G, Guney IB. Role of technetium-99m N,N Ethylenedicysteine renal scintigraphy in the evaluation of differential renal function and cortical defects. Clin Nucl Med. 2006;31:134-8.
62. Moog R, Becmeur F, Dutson E, Chevalier-Kauffmann I, Sauvage P, Brunot B. Functional evaluation by quantitative dimercaptosuccinic Acid scintigraphy after kidney trauma in children. J Urol. 2003;169(2):641-4.
63. El-Sherbiny MT, Aboul-Ghar ME, Hafez AT, Hammad AA, Bazeed MA. Late renal functional and morphological evaluation after non-operative treatment of high-grade renal injuries in children. BJU Int. 2004;93(7):1053-6.
64. Keller MS, Eric Coln C, Garza JJ, Sartorelli KH, Christine Green M, Weber TR. Functional outcome of nonoperative managed renal injuries in children. J Trauma. 2004;57:108-10.
65. Bryk DJ, Zhao LC. Guideline of guidelines: a review of urological trauma guidelines. BJU Int. 2016;117:226-34.
66. Zinman LN, Vanni AJ. Surgical management of urologic trauma and iatrogenic injuries. Surg Clin North Am. 2016;96(3):425-39.
67. Shenfeld OZ, Gnessin E. Management of urogenital trauma: state of the art. Curr Opin Urol. 2011;21(6):449-54.
68. Furr J, Culkin D. Injury to the male external genitalia: a comprehensive review. Int Urol Nephrol. 2017.
69. Lumen N, Kuehhas FE, Djakovic N, Kitrey ND, Serafetinidis E, Sharma DM, et al. Review of the current management of lower urinary tract injuries by the EAU Trauma Guidelines Panel. Eur Urol. 2015;67(5):925-9.
70. Smith TG 3rd, Coburn M. Damage control maneuvers for urologic trauma. Urol Clin North Am. 2013;40(3):343-50.

SEÇÃO X

ORTOPEDIA

Coordenadores

Ricardo Nogueira
Neylor Pace Lasmar

91

A MÃO TRAUMATIZADA

Felipe Armanelli Gibson

Introdução

Apesar de raramente as lesões nas mãos representarem risco de vida, sua importância reside no fato de que esses órgãos normalmente representam a fonte de renda do indivíduo e sua família. Assim, o diagnóstico e o tratamento adequados possibilitam evitar ou minimizar sequelas futuras, bem como abreviar o tempo de recuperação do paciente.

Normalmente o gênero masculino é mais afetado, especialmente adultos jovens; exatamente a faixa populacional mais ativa economicamente, o que acarreta impactos financeiros não só para o indivíduo, mas também para a sociedade como um todo. Tal fato se torna mais dramático quando machucados aparentemente inofensivos não recebem a atenção devida e lesões graves como lesões tendíneas ou nervosas são negligenciadas.

Anamnese

Além da identificação, são importantes os seguintes dados: idade, profissão, mão dominante, mecanismo de trauma, tempo decorrido desde o trauma, doenças pregressas e traumatismos associados [traumatismo cranioencefálico (TCE), trauma torácico, abdominal etc.].

É importante que o atendimento seja feito em ambiente adequado, de preferência em uma sala separada da agitação do pronto-socorro geral. Isso porque o paciente costuma estar num estado de estresse importante, o que é compreensível. Um ambiente mais reservado ajuda o médico a acalmá-lo, otimizando a anamnese e o exame físico. Também se recomenda sentar ou até mesmo deitar a pessoa, visto que desmaios não são raros nessas circunstâncias, especialmente quanto a mão lesada é vista por ela.

Mecanismo de trauma

Os traumas podem variar de traumas baixa energia, como acidentes domésticos com faca, até traumas de altíssima energia, como explosões, esmagamentos ou agressões por arma de fogo (Figura 91.1).

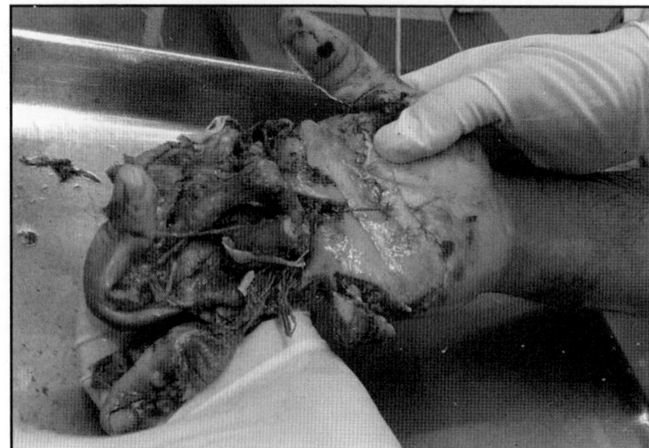

Figura 91.1. Trauma na mão de altíssima energia.

Entre esses dois extremos, abre-se um amplo espectro de possibilidades, como queda de própria altura, traumas esportivos, agressões por arma branca, queimaduras e acidentes automobilísticos e motociclísticos.

Merecem destaque os acidentes de trabalho, tanto pela frequência como pelas possíveis implicações jurídicas. O registro cuidadoso do atendimento no prontuário é, portanto, muito importante.

O grau de contaminação do ambiente do trauma é muito relevante. Por exemplo, uma ferida causada por um caco de vidro de um copo quebrado sob uma torneira de água tem prognóstico muito diferente de uma fratura exposta em ambiente rural como um chiqueiro.

Exame físico

É iniciado pela inspeção. Procuram-se feridas abertas, lacerações, hematomas, bem como deformidades, exposições ósseas e/ou articulares. A cor e a temperatura das extremidades dos dedos devem ser observadas e registradas, porque são indicativas da viabilidade ou não deles.

Pede-se ao paciente para abrir e fechar os dedos. Isso possibilita uma triagem grosseira da função tendínea e nervosa, que deve ser cuidadosamente avaliada como rotina, como descrito a seguir neste capítulo.

As radiografias têm papel importantíssimo na avaliação inicial, sendo consideradas quase uma extensão do exame físico. Elas fazem não somente o diagnóstico de fraturas e luxações, mas também permitem o estudo delas, para determinar se são estáveis ou instáveis e guiar o tratamento. As incidências anteroposterior (AP), perfil e oblíqua configuram a série básica a ser feita em todos os casos.

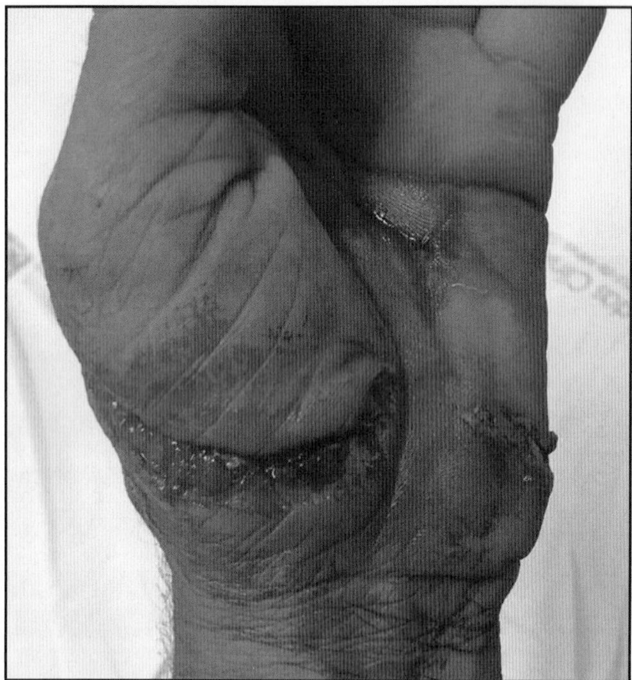

Figura 91.2. Ferida cortocontusa resultante de agressão por arma branca.

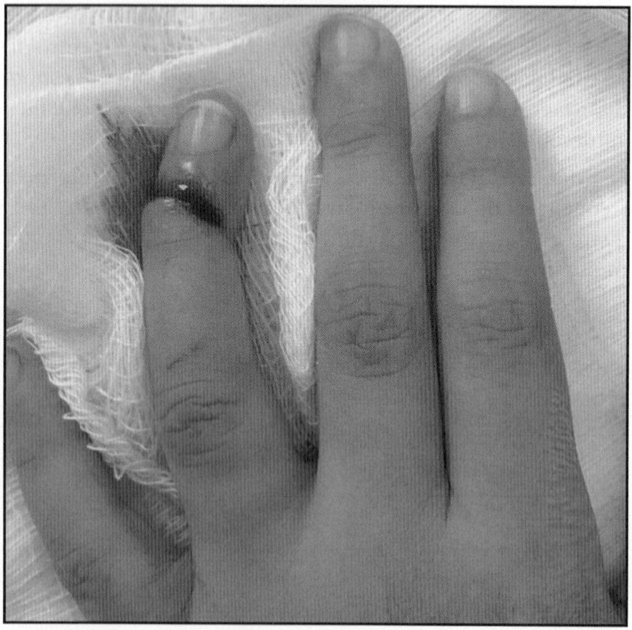

Figura 91.3. Trauma direto decorrente de queda de objeto pesado sobre o dedo.

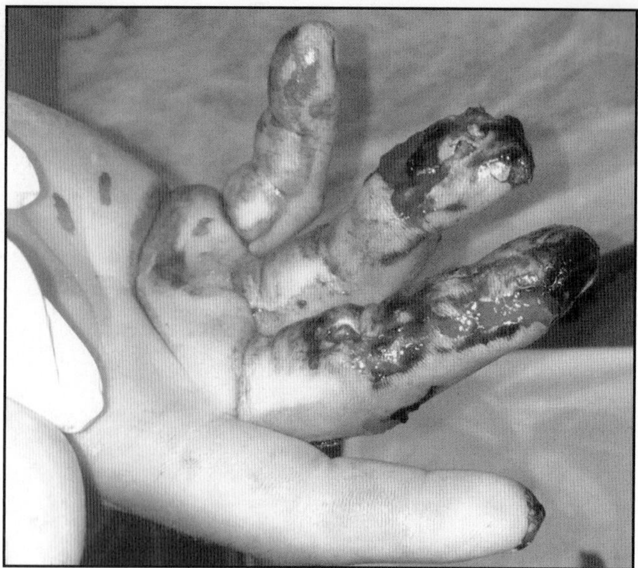

Figura 91.4. Abrasão (acidente de trabalho).

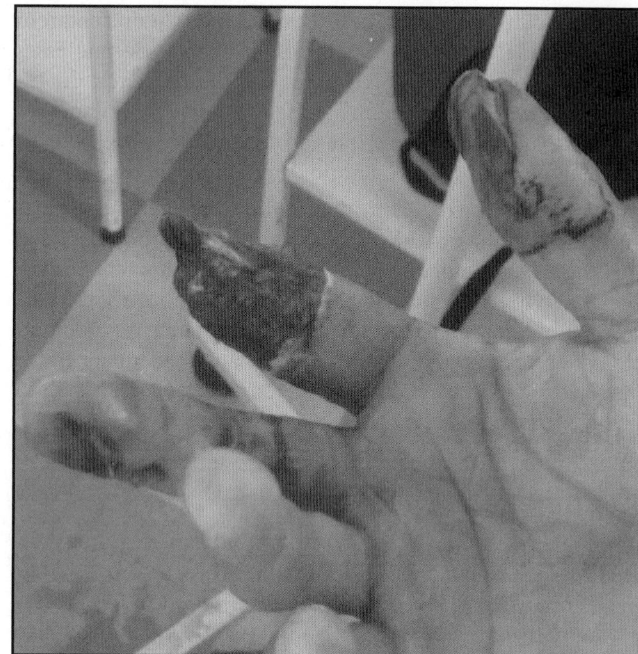

Figura 91.5. Desenluvamento.

Exploração cirúrgica

Em lesões complexas, o exame físico completo pode ser muito difícil. Nesses casos, em que o tratamento cirúrgico de urgência será necessário, é aceitável complementar o exame na exploração cirúrgica, num processo chamado "inventário da lesão".

Anestesia adequada é fundamental. Normalmente, o bloqueio de plexo braquial funciona muito bem, pela grande vantagem de não agredir a extremidade afetada (ao contrário do bloqueio de Bier, por exemplo). Recomenda-se o uso de torniquete pneumático (250 a 300 mmHg por até 2 horas) para conter o sangramento, possibilitar melhor inspeção da anatomia da mão e otimizar a cirurgia.

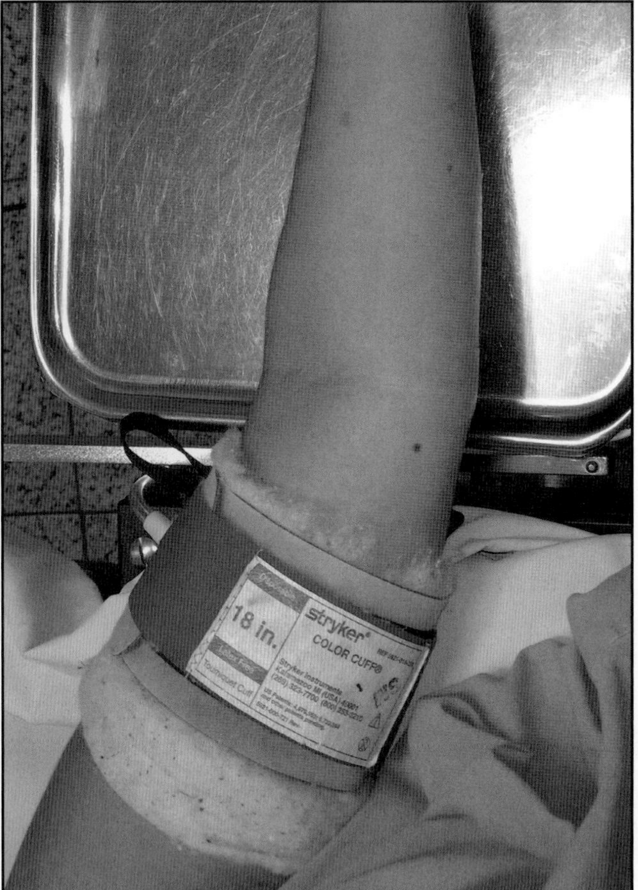

Figura 91.6. Torniquete pneumático.

O primeiro e mais importante passo é sempre a lavação rigorosa das feridas com soro fisiológico e o desbridamento de todos os tecidos inviáveis, para diminuir a chance de infecção. O reparo das estruturas ósseas, tendíneas e nervosas pode ser feito num primeiro tempo. Porém, se houver algum fator que o impossibilite (falta de material adequado, falta de treinamento específico do cirurgião, muito tempo de exposição da ferida etc.), tal reparo pode ser feito num segundo tempo, até 15 dias após o evento. Recomenda-se aguardar o mínimo de 72 horas para a reabordagem para verificar a ocorrência ou não de infecção.

Pele

A pele pode ser lesada por uma miríade de mecanismos, desde feridas puntiformes até extensas lacerações. Feridas cortocontusas, abrasões, desenluvamentos, explosões e esmagamentos são outros exemplos. A palma da mão está mais protegida do que o dorso, sendo nesse último a ocorrência mais frequente das lesões cutâneas.

Diante de uma lesão de pele na mão, a primeira pergunta que o médico assistente deve fazer a si mesmo é: "É possível a sutura primária?".

Embora a resposta pareça simples a princípio, alguns fatores devem ser levados em conta:

1) O grau de contaminação da ferida. Observa-se o grau de sujidade macroscópica no local. E se o evento tiver ocorrido há mais de 6 horas, a ferida já é considerada potencialmente infectada. Nesses casos, a sutura primária não é a conduta mais adequada. A lavação abundante com soro fisiológico e o desbridamento rigoroso continuam indicados. Recomenda-se uma "segunda olhada" após 72 horas. Se não houver sinais de infecção, faz-se então a cobertura adequada da ferida (com sutura direta, enxerto ou retalho de pele);
2) A sutura primária deve ser feita sem tensão. A pele do dorso da mão é mais fina e elástica; se necessário, o descolamento cuidadoso do subcutâneo permite alguma mobilização, tirando a tensão da sutura. A pele da palma da mão, em contraste, é mais grossa e mais aderida ao subcutâneo, por isso é mais difícil de ser suturada. Felizmente, as estruturas nessa região estão situadas mais profundamente, estando mais protegidas quando comparadas àquelas do dorso. Tensão nas bordas das feridas leva a sofrimento microvascular, com perigo de necrose total ou parcial dos *flaps*, deixando-os mais suscetíveis a infecção;
3) Existem lesões associadas? (fraturas ósseas, lesões tendíneas, lesões nervosas?);
4) Os desenluvamentos merecem atenção especial, porque normalmente são lesões mais graves do que aparentam a princípio. Os vasos são estirados e rompidos, cursando com retração e formação de trombos intraluminais. Assim, embora muitas vezes a sutura da pele seja possível, o dano vascular pode ser irreparável, especialmente nos casos de trauma circunferencial no dedo. Exemplo clássico é a "lesão do anel", que é o desenluvamento do anular causado por aliança que se prende em algum lugar (frequentemente ganchinhos no travessão do futebol). Por essa razão, é fundamental que o paciente seja advertido sobre a possibilidade de o caso não evoluir bem (com perigo até mesmo de perda tardia do dedo) e seja acompanhado de perto.

Nas situações em que a extensão da ferida não permite a sutura primária, os enxertos (e principalmente os retalhos) devem ser usados.

Enxertos de pele

Podem ser do tipo parcial (somente epiderme) ou total (derme + epiderme).

Os enxertos parciais têm como vantagens a menor morbidade da área doadora, menor tempo cirúrgico e maior facilidade de "pega". Como desvantagens, costumam retrair demais na área receptora e a cosmese é desfavorável na área doadora.

Os enxertos de pele total retraem menos e, apesar de sua colheita ser mais mórbida, os resultados da área doadora são mais favoráveis. Deve-se ter absoluta atenção quanto aos pelos e à diferença de pigmentação entre as áreas doadora e receptora, especialmente quando o enxerto se destina à região palmar. Em pessoas negras, uma pele escura enxertada na palma – que é mais clara – pode ter efeito catastrófico: parece que a mão está constantemente suja e desconhecidos podem, muitas vezes, recusar o aperto de mão. Tal detalhe pode parecer irrelevante, mas ganha importância na vida cotidiana do paciente.

Embora os enxertos de pele sejam uma ferramenta útil no tratamento da mão traumatizada, algumas contraindicações básicas devem sempre ser respeitadas:

- Infecção. É um dos fatores que impedem a neoangiogênese e a pega do enxerto. Em feridas contaminadas, como já explanado, são importantes a lavação e o desbridamento no tratamento inicial, ficando a cobertura cutânea para um segundo tempo;
- Áreas de comissura interdigital. As retrações advindas da enxertia cutânea atrapalham a função da mão de maneira importante. Sindactilias pós-traumáticas também podem resultar da não observação desse preceito básico de nunca enxertar comissuras. Assim, nessas áreas, os retalhos devem ser usados;
- Pontas de dedos. A retração, a insensibilidade e a fragilidade dos enxertos a pequenos traumas são as razões pelas quais enxertos não devem ser usados aqui. Na grande maioria dos casos os curativos seriados são a melhor opção, com resultados até mesmo superiores aos de retalhos locais;
- Exposição de tecidos nobres. Enxertos de pele *nunca* devem ser usados sobre "partes brancas", isto é, ossos, tendões e nervos. A aderência cicatricial resultante dessa verdadeira iatrogenia costuma ser funcionalmente desastrosa e de difícil solução. Retalhos são indicados nessas situações, até mesmo para se salvarem as estruturas citadas, que correm o risco de necrosar se ficarem expostas ou se receberem enxerto em sua superfície.

Retalhos de pele

São seguimentos vascularizados de pele e subcutâneos transferidos para a cobertura de falhas. Podem ser didaticamente classificados de acordo com seu padrão vascular: (1) aleatório, ou randômico, nutrido pela rede de pequenos vasos subcutâneos; (2) axial, nutrido por uma artéria específica.

Sabemos que a mão, por ser bem vascularizada, tem grande poder de granulação. Porém, o tempo que tal processo leva normalmente é muito deletério para a função do órgão, porque exige imobilização e desuso prolongados. Isso acaba levando à perpetuação do edema e rigidez articular generalizada, com consequências trágicas. Dessa maneira, as condutas de "esperar granular para depois enxertar" ou de "deixar fechar por segunda intenção" são absolutamente condenáveis. Em última análise: sim, haverá cicatrização da pele e, sim, provavelmente o efeito cosmético será razoável. Porém, isso acontecerá à custa da função, o que é absolutamente desastroso.

Tendo isso em mente, os retalhos são importantíssimos no tratamento da extremidade traumatizada, constituindo normalmente a primeira escolha de cirurgia nos casos de feridas não suturáveis primariamente. O paciente deve ser encorajado a iniciar imediatamente a reabilitação (doméstica ou formal com fisioterapeuta), mobilizando as articulações cobertas passiva e ativamente, se possível. Assim, enxertos de pele devem ser considerados tratamento de exceção.

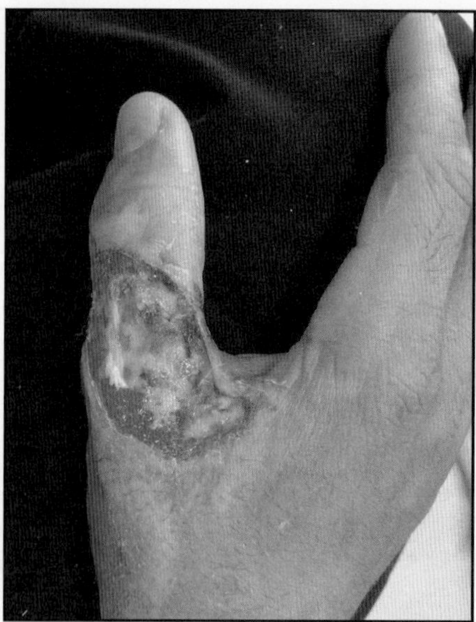

Figura 91.7. Exposição óssea por queimadura elétrica.

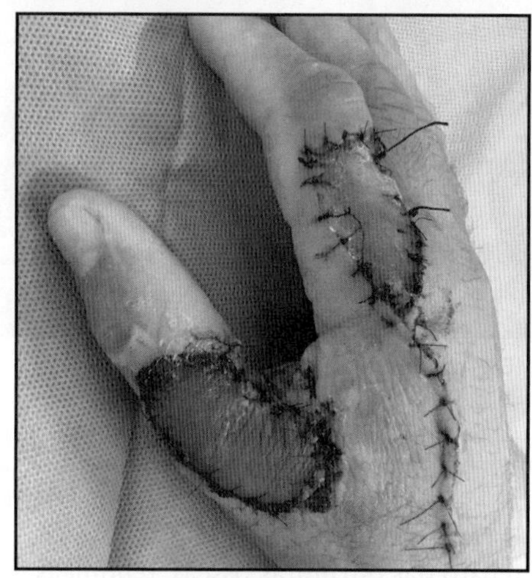

Figura 91.8. Uma semana pós-operatório de retalho tipo *kite*. Note a enxertia de pele total para cobertura da área doadora do retalho.

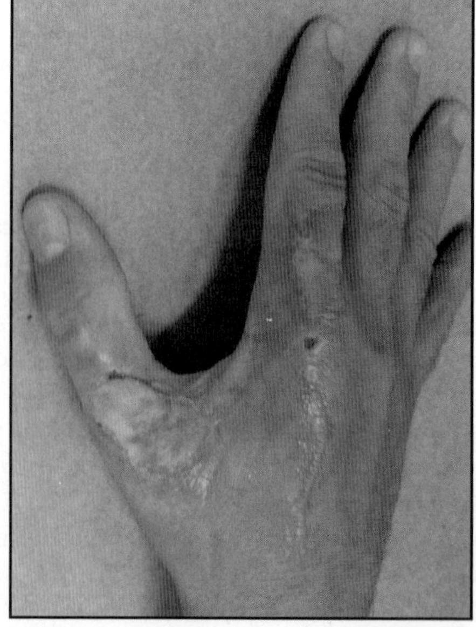

Figura 91.9. Resultado final (quatro semanas de pós-operatório).

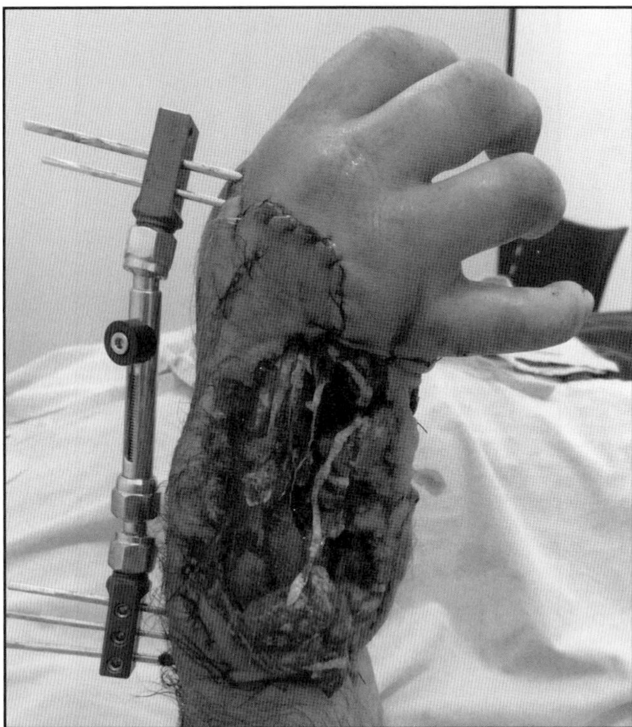

Figura 91.10. Agressão por arma de fogo de calibre pesado. Parte óssea estabilizada no primeiro tempo com fixador externo; extensa lesão de pele e partes moles.

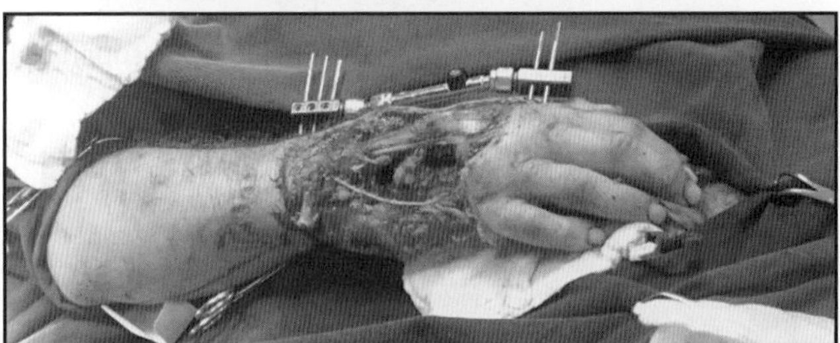

Figura 91.11. Aspecto perioperatório após desbridamento rigoroso de tecidos inviáveis.

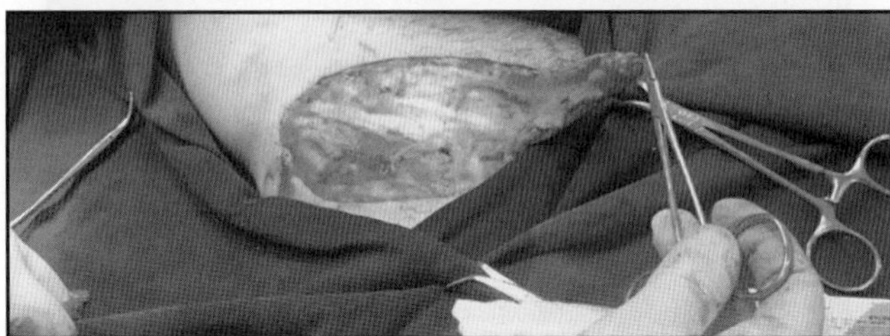

Figura 91.12. Levantamento do retalho inguinal.

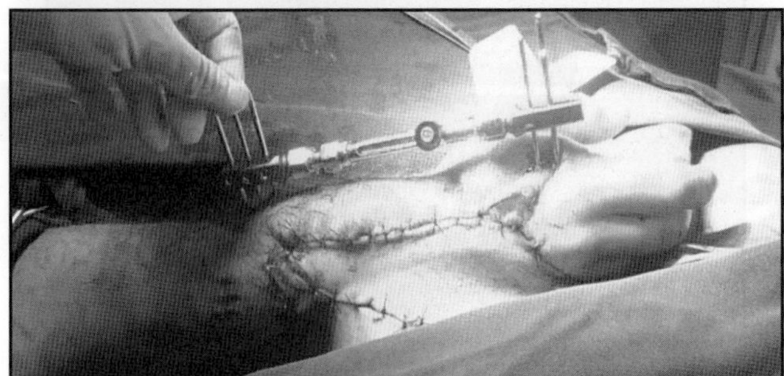

Figura 91.13. Cobertura da falha com retalho inguinal.

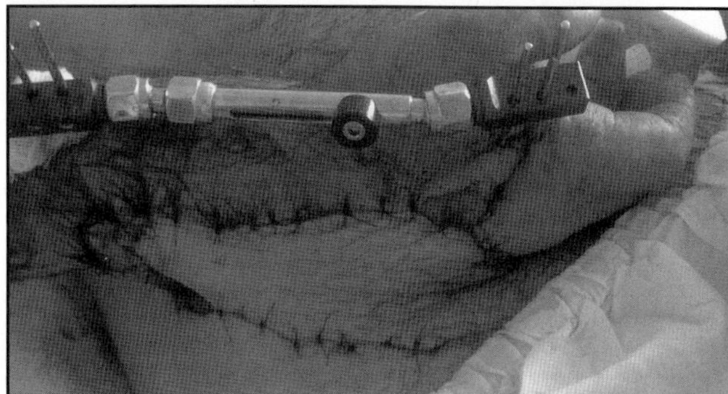

Figura 91.14. Duas semanas pós-operatório. Nota-se a boa perfusão do retalho.

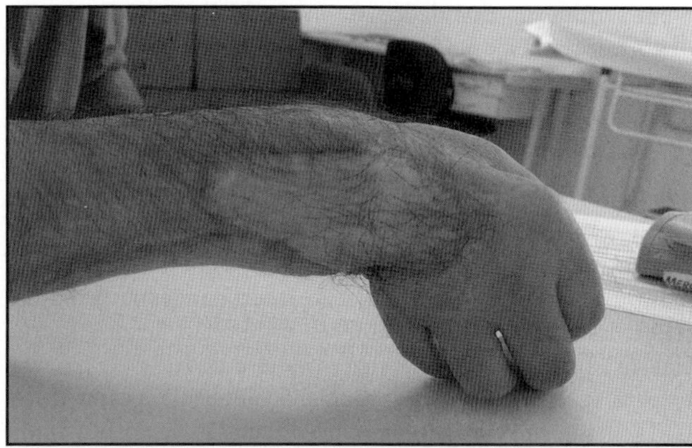

Figura 91.15. Resultado estético final, três meses após autonomização do retalho e retirada do fixador externo.

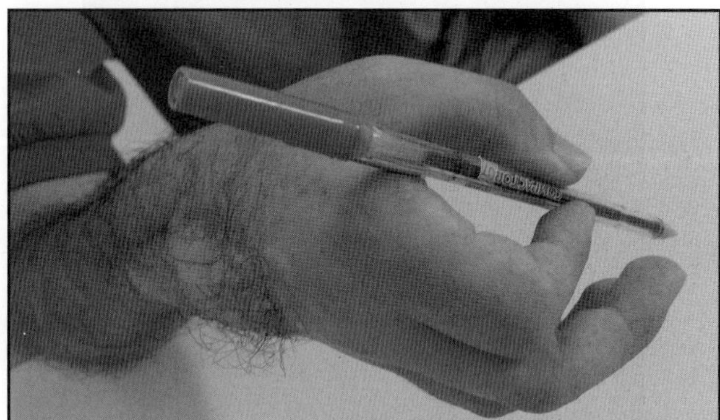

Figura 91.16. Resultado funcional final.

Tendões

Tendões flexores

O polegar tem um tendão flexor longo e um flexor curto. Os demais dedos têm um flexor superficial e um flexor profundo. A denominação se refere à posição dos tendões no antebraço. No nível das cabeças dos metacarpos, a situação se inverte: o tendão superficial se divide (quiasma de Camper) permitindo que o tendão profundo emerja. O tendão superficial se insere na base da falange média e o profundo se insere na base da falange distal.

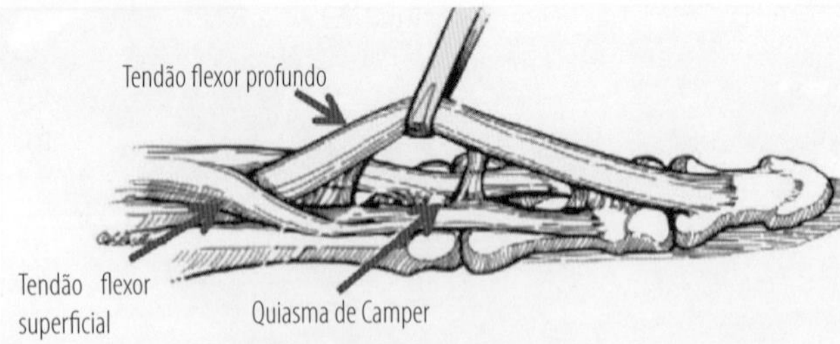

Figura 91.17. Quiasma de Camper.

Deve-se suspeitar de lesão tendínea em toda ferida na mão e no antebraço. A inspeção já traz informações relevantes: o tônus da musculatura flexora é maior que o da musculatura extensora, por isso a posição de repouso da mão é em semiflexão dos dedos. Se existe hiperextensão de um dedo associada a uma ferida cortocontusa na palma da mão, isso indica lesão dos tendões flexores superficial e profundo (Figura 91.18).

A sensibilidade distal do dedo deve ser testada de rotina, para se detectar eventual lesão de nervos digitais.

O exame específico dos flexores se faz da seguinte maneira: (1) estabilizando os dedos vizinhos, pede-se ao paciente para fazer a flexão da articulação interfalangeana proximal (IFP). Isso testa o funcionamento do tendão flexor superficial. (2) Estabiliza-se a falange média e pede-se ao paciente para fazer a flexão da articulação interfalangeana distal (IFD). Isso testa o funcionamento do tendão flexor profundo (Figuras 91.19 e 91.20).

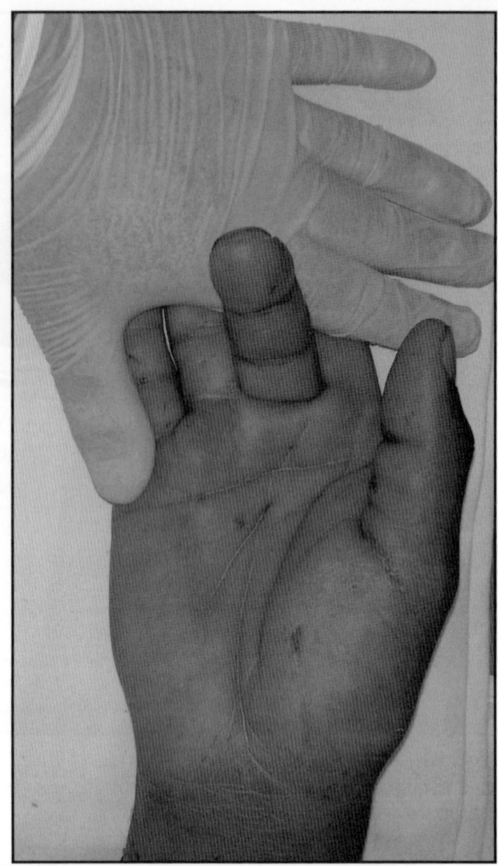

Figura 91.19. Teste de integridade do tendão flexor superficial.

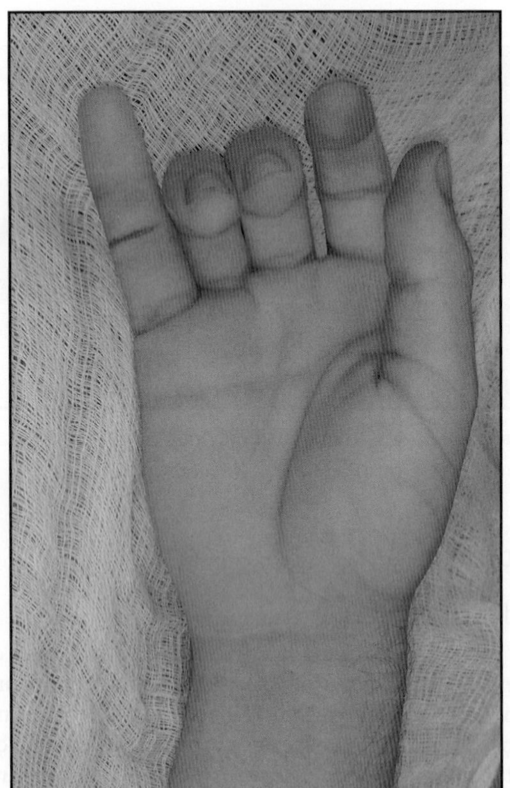

Figura 91.18. Ferida aberta em palma do quinto dedo. Observe-se a atitude em extensão desse dedo indicando lesão dos tendões flexores.

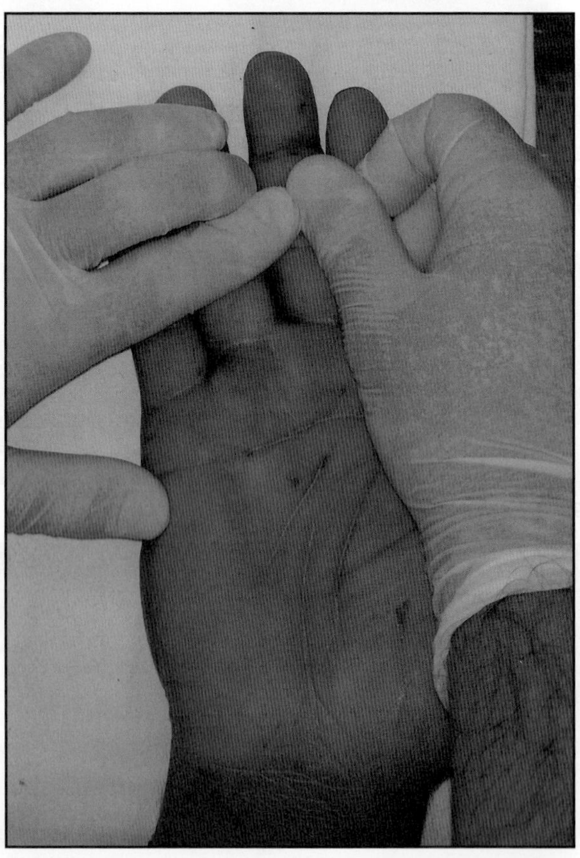

Figura 91.20. Teste de integridade do tendão flexor profundo.

É fundamental a colaboração do paciente, visto que o diagnóstico preciso guia a decisão de operar ou não. Por isso, recomenda-se que ele esteja sentado ou mesmo deitado em ambiente tranquilo. Machucar-se é sempre um evento estressante, e é natural que a pessoa esteja ansiosa. Iniciar o exame pela mão não afetada também é útil, para que o médico tenha a certeza de que suas instruções foram compreendidas ("feche o dedo, por favor") e o paciente perceba que o exame não dói.

As zonas de lesão são:

- I - zona de inserção do tendão flexor profundo;
- II - zona de túnel osteofibroso;
- III - zona da origem dos músculos lumbricais (nos tendões flexores profundos);
- IV - zona do túnel do carpo;
- V - zona tendinosa do antebraço;
- VI - zona muscular do antebraço.

Por definição, o reparo cirúrgico primário é feito nas primeiras 24 horas; o primário retardado, até 15 dias após a lesão; o secundário, de 15 a 30 dias; o tardio, acima de 30 dias. Se houver infraestrutura adequada e cirurgião habilitado, o reparo pode ser feito imediatamente; senão, o reparo feito nos 15 primeiros dias é perfeitamente aceitável, não tendo prognóstico pior.

A ferida deve ser ampliada pela técnica de Bruner (incisões em zigue-zague, que evitam cruzar as pregas da palma da mão em ângulos retos), para exposição e sutura adequadas.

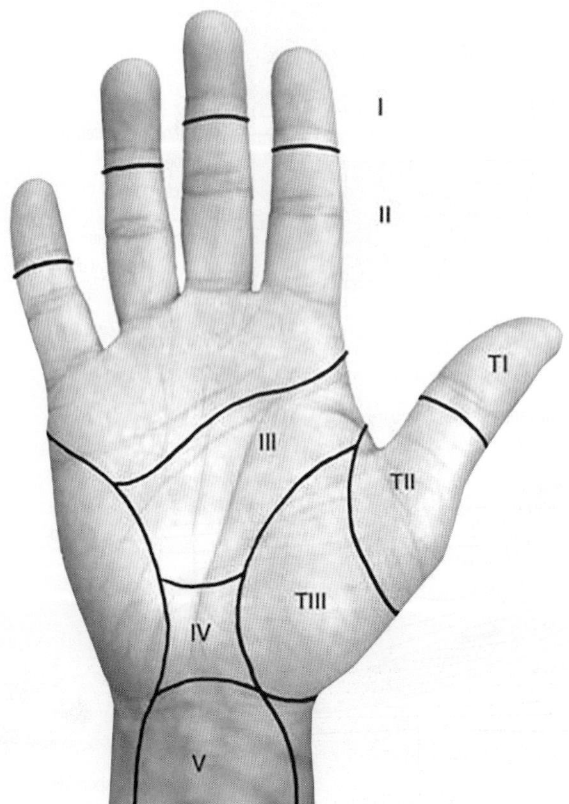

Figura 91.21. Zonas flexoras. Fonte: Fraser J, Leversedge MD, Martin Boyer, MD, MSc, FRCSC, and Charles A. Goldfarb, MD.

Várias técnicas são descritas. Em comum, usam fios inabsorvíveis e objetivam uma força tênsil adequada e um deslizamento satisfatório. As principais complicações pós-operatórias são a rerruptura (evitada por uma boa força tênsil) e as aderências (evitadas por um bom poder de deslizamento).

No pós-operatório deve ser usada uma tala dorsal, mantendo o punho em flexão de 20 a 45 graus e as metacarpofalangeanas em flexão de 75 graus. O acompanhamento fisioterápico formal é indispensável.

Tendões extensores

A musculatura extensora se origina na região dorsorradial do antebraço, chegando à mão somente pelos seus tendões, livrando-a, desse modo, do peso de suas massas musculares.

O retináculo dos extensores se prende por septos conjuntivos ao extremo distal do rádio, formando seis túneis por onde passam os tendões extensores e abdutores do punho e dos dedos, mantendo cada um em seu local de funcionamento e evitando a disfunção chamada de "corda de arco".

O conteúdo de cada túnel está discriminado a seguir:

- Primeiro: abdutor longo do polegar, extensor curto do polegar;
- Segundo: extensor radial curto do carpo, extensor radial longo do carpo;
- Terceiro: extensor longo do polegar;
- Quarto: extensor comum dos dedos, extensor próprio do indicador;
- Quinto: extensor próprio do quinto dedo;
- Sexto: extensor ulnar do carpo (Figura 91.22).

Na região dorsal da mão existem as junturas intertendíneas, septos horizontais de tecido conjuntivo que ligam os tendões extensores entre si. A partir da articulação metacarpofalangeana, não faz mais sentido falar em "tendão extensor"; a terminologia "aparelho extensor" é mais apropriada,

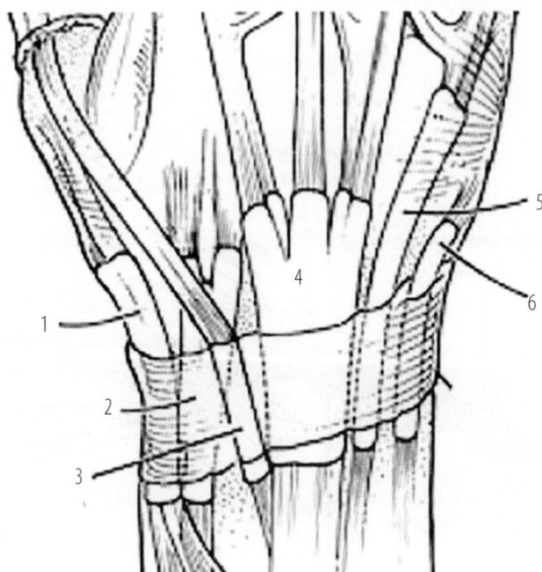

Figura 91.22. Túneis extensores do punho (*vide* texto).

visto que o que existe é uma estrutura complexa, que recebe contribuições anatômicas diversas, inclusive da musculatura lumbrical e interóssea (Figura 91.23).

As lesões de tendões extensores devem ser suspeitadas sempre que houver feridas abertas no dorso da mão, punho e antebraço. A perda da extensão ativa indica ruptura da musculatura ou do tendão.

Quando a lesão é no dorso da mão ou proximal, as junturas intertendíneas podem falsear o exame físico da seguinte maneira: consideremos uma lesão do tendão extensor do terceiro dedo. Ao pedir ao paciente para fazer a extensão dos dedos, ele pode conseguir uma extensão (embora mais fraca) do terceiro dedo à custa da tensão do tendão extensor do segundo dedo, que se propaga pela juntura intertendínea. Para evitar tal armadilha semiológica, deve-se sempre: (1) fazer resistência contra a extensão ativa e compará-la ao lado normal; (2) pedir ao paciente que faça a extensão ativa da IFP contra resistência. Tais cuidados simples melhoram muito a acurácia do exame físico e muitas vezes dispensam propedêutica de imagem, evitando que o tratamento seja atrasado. Em caso de dúvida, a exploração cirúrgica deve ser feita para diagnóstico preciso e tratamento, conforme já exposto anteriormente.

A Federação Internacional de Sociedades de Cirurgia da Mão propôs uma classificação por zonas de lesão dos extensores, a saber:

- Zona I: interfalangeana distal;
- Zona II: diáfise de falange média;
- Zona III: interfalangeana proximal;
- Zona IV: diáfise de falange proximal;
- Zona V: metacarpofalangeana;
- Zona VI: dorso da mão;
- Zona VII: dorso do punho;
- Zona VIII: antebraço distal (tendinoso);
- Zona IX: antebraço proximal (muscular) (Figura 91.24).

De maneira análoga à situação do tratamento dos flexores, também os tendões extensores devem ser suturados de maneira otimizada em relação à força tênsil e ao deslizamento. Normalmente a cirurgia é menos difícil tecnicamente, pois os extensores costumam retrair menos que os flexores. Lesões parciais (abaixo de 60% da largura do tendão) podem receber simplesmente um reforço ou mesmo ser deixadas sem sutura sem que haja prejuízo funcional.

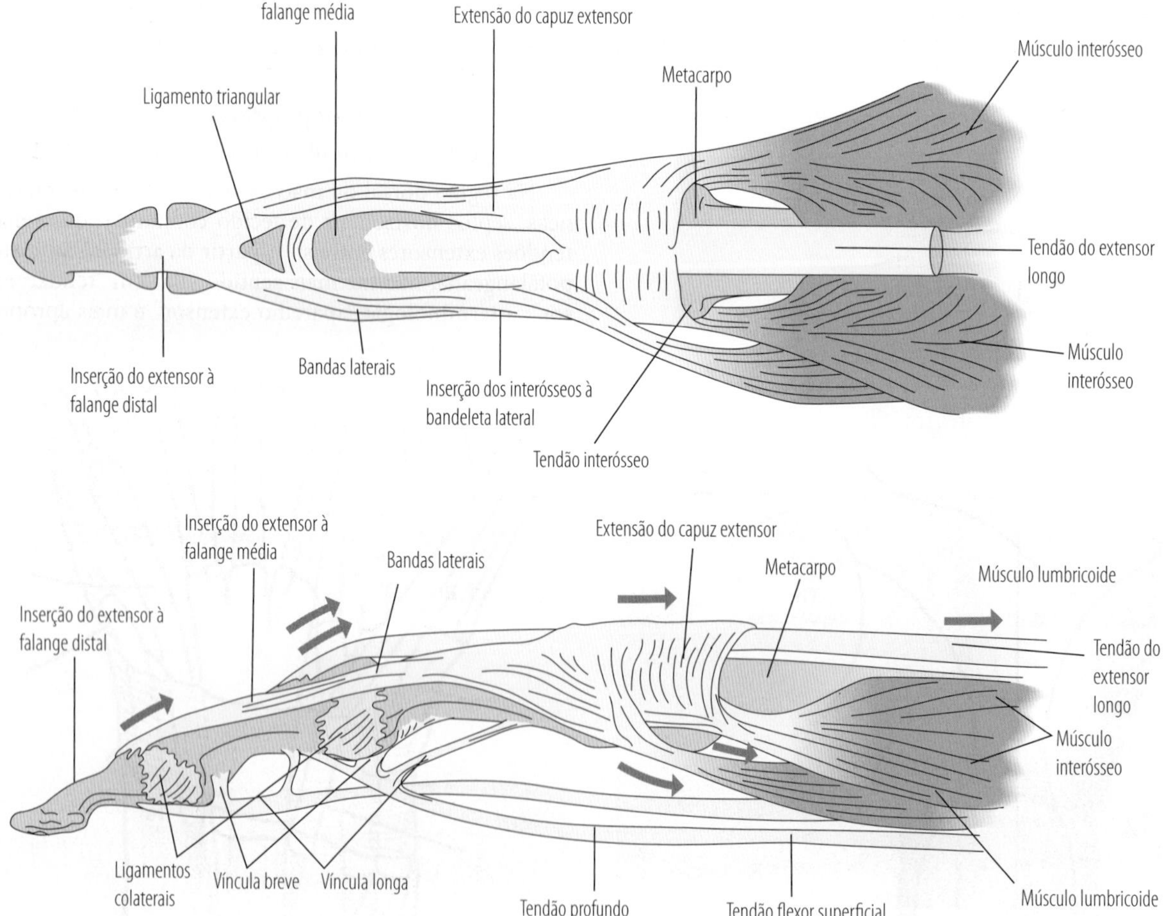

Figura 91.23. Aparelho extensor.

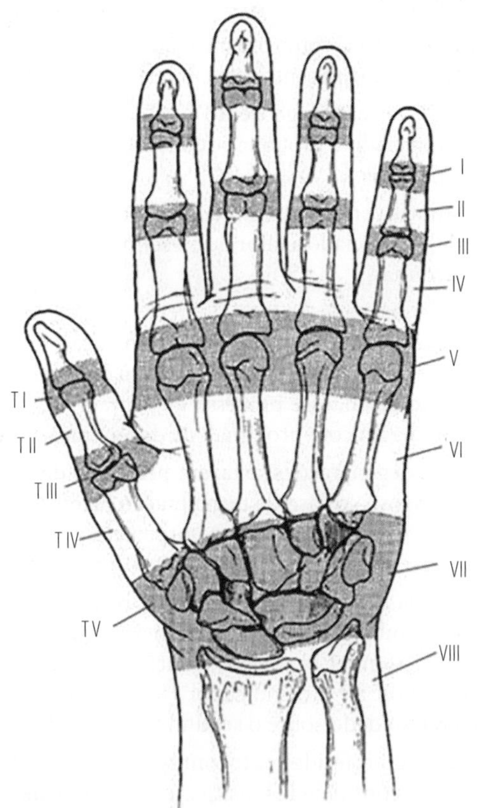

Figura 91.24. Zonas extensoras.

Fonte. Newport ML. Extensor tendon injuries in the hand. J Am Acad Orthop Surg. 1997;5;59-66.

Na posição de repouso da mão, os dedos ficam em flexão, favorecendo a função preensora. Isso acontece porque o tônus dos flexores é maior do que o tônus dos extensores. Por essa razão, as situações de lesões dos extensores exigem tempo de imobilização maior. Classicamente, a tala volar em extensão dos dedos deve ser mantida por seis semanas (embora alguns autores admitam somente quatro nas zonas: VI, VII, VIII e IX).

Embora a maioria das lesões do mecanismo extensor seja por feridas abertas, duas exceções merecem destaque: o dedo em martelo e o dedo em botoeira.

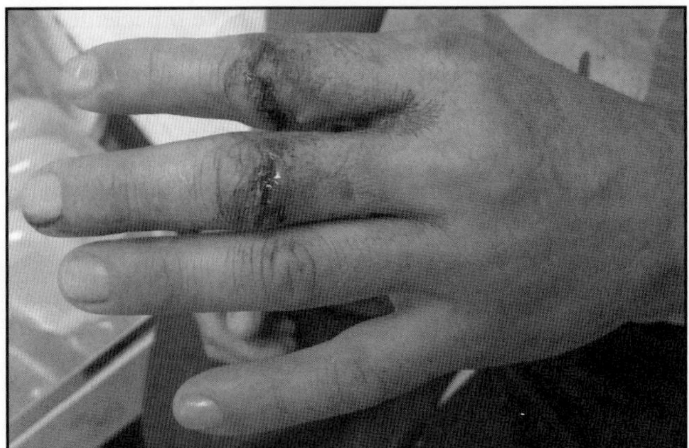

Figura 91.25. Feridas abertas nas zonas extensoras III do indicador e dedo médio, com perda da função de extensão ativa desses dedos.

O dedo em martelo é o resultado da avulsão (arrancamento) da porção terminal do mecanismo extensor (zona I). Apresenta-se como um flexo da interfalangeana distal normalmente após um trauma axial de baixa energia, muitas vezes indolor. A radiografia pode apresentar um fragmento ósseo (Figura 91.26).

O tratamento conservador é feito com uma tala palmar em hiperextensão da articulação interfalangeana distal mantida por seis semanas. A articulação interfalangeana proximal pode ser deixada livre, e o paciente é orientado a não retirar a tala durante o período, sob o risco de rerruptura ou afrouxamento do tendão, arruinando o tratamento.

O tratamento cirúrgico é indicado, segundo a literatura internacional, nos casos de dedo em martelo aberto ou de subluxação palmar da articulação interfalangeana distal.

O dedo em botoeira é resultado da ruptura da bandeleta central do mecanismo extensor na zona III. Com o passar do tempo, as bandeletas laterais tendem a luxar volarmente, tracionando a articulação interfalangeana distal (efeito rédea), provocando sua extensão. Esse desequilíbrio de forças causa o efeito botoeira (*boutonniere*) clássico, e a deformidade se apresenta como flexo da articulação interfalangeana proximal e extensão da articulação interfalangeana distal.

Porém, muitas vezes na urgência a deformidade ainda não se instalou, visto que as bandeletas laterais ainda não luxaram. O exame físico pode ser pobre (dor e tumefação no dorso da interfalangeana proximal; déficit de força ao tentar fazer a extensão resistida dela). Quando houver suspeita da lesão, deve-se imobilizar a IFP em neutro, deixando-se a IFD livre, e reavaliar o paciente 15 dias após o trauma.

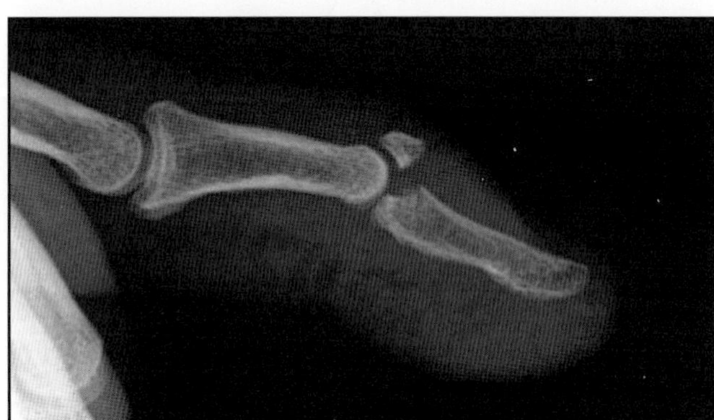

Figura 91.26. Dedo em martelo. Note-se a avulsão óssea.

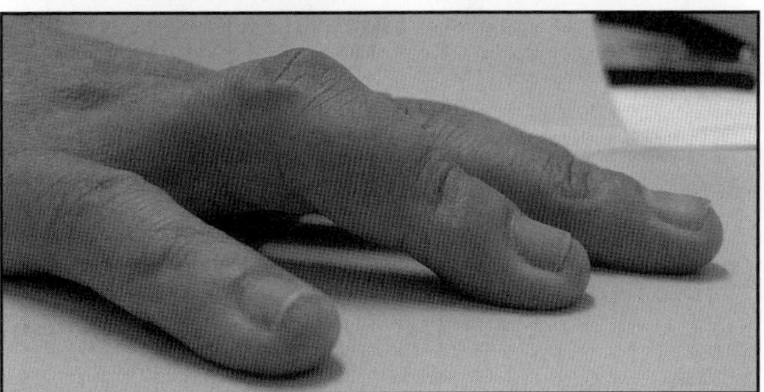

Figura 91.27. Dedo em botoeira.

Nervos

Três nervos chegam à mão: radial, mediano e ulnar.

Quanto à *sensibilidade*, o nervo radial inerva a face dorsorradial da mão (até a metade do terceiro dedo), com exceção do dorso das falanges distais do segundo e terceiro dedos. O nervo mediano (chamado de nervo "da função") inerva a face palmar-radial, até a metade do quarto dedo, mais os dorsos das falanges distais do segundo e terceiro dedos. O nervo ulnar (nervo "da proteção") é responsável pela borda ulnar (quarto e quinto dedos e terceiro dedo como descrito – Figura 91.28).

Quanto à *motricidade*, o nervo mediano é responsável pelos músculos flexores extrínsecos (flexor radial do carpo, palmar longo, flexor longo do polegar, flexor superficial dos dedos e porção radial do flexor profundo dos dedos) e alguns intrínsecos (cabeça superficial do flexor curto do polegar, oponente do polegar, abdutor curto do polegar e lumbricais para dedos indicador e médio).

O nervo ulnar inerva alguns músculos extrínsecos (flexor ulnar do carpo e porção ulnar do flexor profundo dos dedos) e a maioria dos intrínsecos: cabeça profunda do flexor curto do polegar, adutor do polegar, músculos da eminência hipotenar, interósseos palmares, interósseos dorsais e lumbricais para os dedos anular e mínimo.

O nervo radial inerva somente músculos extrínsecos: extensor ulnar do carpo, extensor comum dos dedos, extensor próprio do indicador, extensor próprio do dedo mínimo, extensor radial curto e longo do carpo, abdutor longo do polegar, extensor curto e longo do polegar.

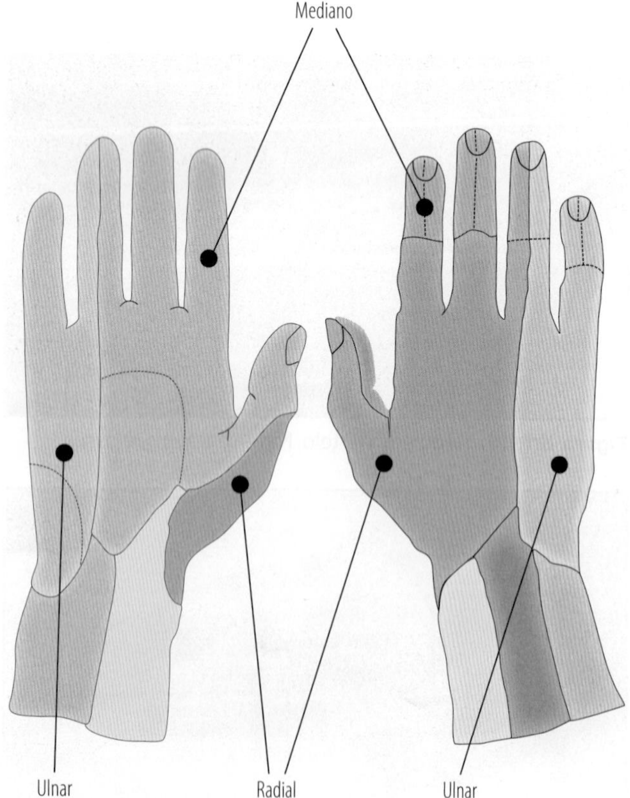

Figura 91.28. Inervação sensitiva da mão.

Fisiopatologia

O axônio funciona como um meio de transporte de maneira centrífuga e de maneira centrípeta em relação ao corpo celular.

O transporte centrífugo (lento – velocidade de 1 a 4 mm por dia) é associado a proteínas de membrana, proteínas secretórias e peptídeos.

O transporte centrípeto (rápido – velocidade de 200 a 400 mm por dia) é associado a fator de crescimento nervoso e outras neurotrofinas.

Quando ocorre a lesão total do nervo periférico (neurotmese), acontece a interrupção da comunicação dele com o sistema nervoso central (SNC), o que leva à degeneração neuronal. No coto distal, esse processo é chamado de degeneração walleriana e no coto proximal, de degeneração primária.

Ambas as degenerações se fazem pela ação de fagocitose pelos macrófagos. No caso da degeneração primária (do coto proximal), ocorrem mudanças no corpo celular: cromatólise com edema do citoplasma e migração excêntrica do núcleo.

O exame da função nervosa deve ser rotina nos casos de trauma do membro superior. De maneira rápida e prática, pede-se para estender o polegar (função do radial), fazer a pinça com o polegar e o indicador (função do mediano) e cruzar o terceiro dedo sobre o segundo (função do ulnar).

Se houver uma ferida cortocontusa no trajeto de determinado nervo com déficit sensitivo e/ou motor desse mesmo nervo, está indicada a exploração cirúrgica, não sendo necessária nenhuma propedêutica complementar. Em casos duvidosos, a eletroneuromiografia pode ajudar. Porém, ela *não deve* ser considerada indispensável nos casos em que o diagnóstico está claro. Esperar a realização de tal exame pode acarretar obstáculos burocráticos que desperdiçarão tempo precioso para a exploração cirúrgica.

O reparo cirúrgico visa primariamente evitar o processo degenerativo citado anteriormente. Também tem como objetivos evitar ou aliviar dor neuropática e preservar a sensibilidade, propriocepção e a motricidade.

A neurorrafia deve ser feita com técnica microcirúrgica, com instrumental adequado e fios inabsorvíveis (*nylon* ou Prolene 7.0 ou 8.0). O uso de adesivo de fibrina vem ganhando terreno, por facilitar a técnica cirúrgica e diminuir a morbidade do procedimento. A recuperação é lenta; considera-se satisfatório o ritmo de 1 a 4 mm por dia, e o paciente deve ser advertido desse detalhe e ser acompanhado ambulatorialmente nos meses subsequentes.

Fatores que influenciam de a regeneração axonal são: (1) idade, (2) hiato entre os cotos nervosos, (3) atraso de mais de 15 dias entre o momento da lesão e o reparo, (4) nível (alto ou baixo) da lesão, (5) condição dos cotos, (6) experiência e *expertise* do cirurgião.

A reabilitação fisioterápica tem papel importantíssimo nesses casos, especialmente para controle da dor e do edema e manutenção da flexibilidade articular.

Ossos e articulações

A extremidade distal superior é especialmente suscetível ao trauma, e as fraturas na mão representam cerca de 17,5%

de todas as fraturas. A falange distal é o osso mais acometido, seguido da falange proximal, da falange média e dos metacarpos. Felizmente, 98,6% das fraturas são isoladas. Homens são significativamente mais acometidos (taxas de 1,8:1 até 5,4:1), especialmente na quarta década (lesões esportivas) e sexta década (lesões laborais). Justamente pelo fato de acometer preferencialmente a faixa economicamente ativa da população, o ônus financeiro e social dessa entidade deve ser sempre levado em conta.

Até a primeira metade do século XX, todas as fraturas nas mãos eram tratadas conservadoramente. Porém, o melhor entendimento da biomecânica e dos princípios da fixação interna, a melhora dos materiais e implantes, a melhora da segurança da anestesia, o aumento da expectativa de vida e da demanda funcional da população foram fatores que contribuíram para o aumento das indicações cirúrgicas.

As indicações de tratamento cirúrgico são resumidas a seguir:

- Fraturas instáveis ou irredutíveis incruentamente;
- Desvio rotacional;
- Traços articulares desviados;

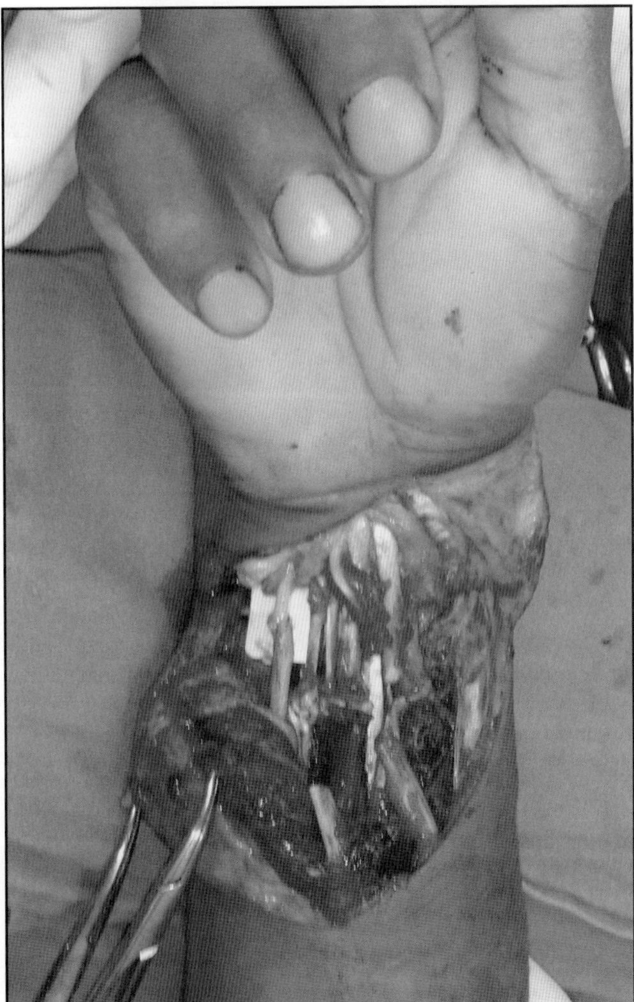

Figura 91.29. Lesão complexa do punho. Tendões flexores superficiais de terceiro, quarto e quinto dedos já suturados. Em destaque, sobre o anteparo branco, observa-se o nervo ulnar já submetido a microneurorrafia.

- Perda de altura;
- Fraturas expostas;
- Perda óssea segmentar.

Considera-se uma fratura exposta quando há comunicação do seu foco com o meio externo (independentemente de o osso "estar para fora" ou não). Assim, na vigência de uma fratura, considera-se ela exposta se houve sangramento na topografia correspondente a ela.

Classicamente usada na traumatologia ortopédica, a classificação de Gustillo e Anderson não tem boa reprodutibilidade na mão, sendo preferida a classificação de Swanson, descrita assim:

- Tipo I: ferida limpa, sem contaminação significativa, tratamento em tempo hábil, paciente saudável;
- Tipo II: ferida contaminada (sujeira, debris), mordidas, ambiente rural, doença sistêmica, atraso de 24 horas ou mais para o atendimento.

Em ambos os casos, são importantes o desbridamento e a lavação rigorosa da ferida. No tipo I, o antibiótico pode ser prescindido, ou pode ser usada uma cefalosporina de primeira geração. No tipo II, recomenda-se o uso de antibioticoprofilaxia venosa de amplo espectro por três dias, sob regime de internação hospitalar.

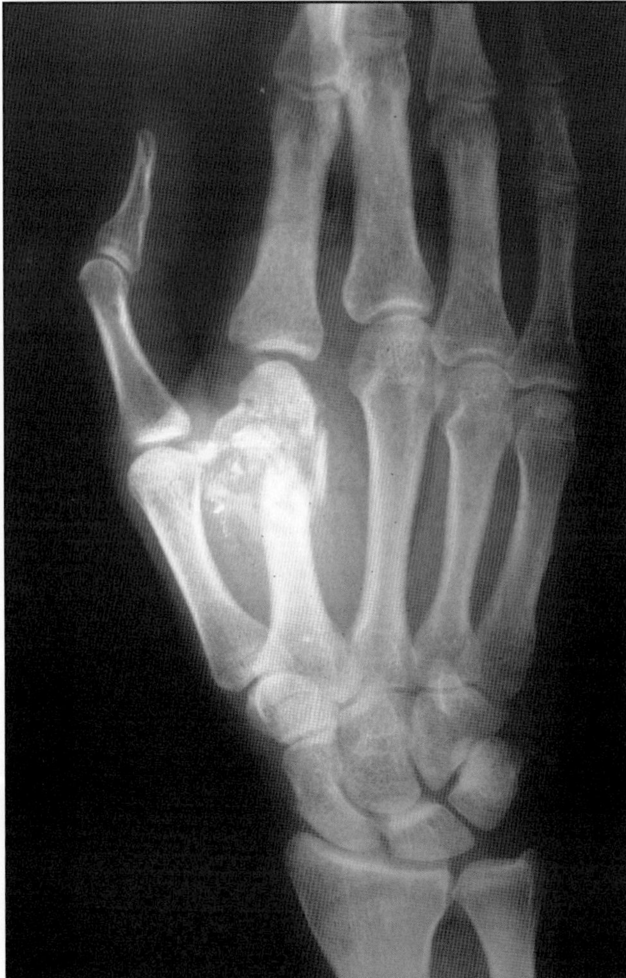

Figura 91.30. Fratura cominutiva de colo do segundo metacarpo por projétil de arma de fogo.

Além dos fatores citados acima, a decisão de operar não uma fratura depende muito da demanda funcional, do poder de entendimento e da colaboração do paciente, além, obviamente, das suas condições de saúde em tolerar o trauma anestésico e cirúrgico. Muitas vezes, pacientes mais velhos com baixa demanda funcional se adaptam muito bem a pequenos déficits funcionais, ao contrário de jovens ativos. No caso específico dos atletas, tende-se a ser mais invasivo, porque a fixação estável de uma fratura proporciona retorno mais rápido às atividades esportivas.

A estabilidade da fixação pode ser *relativa* (uso de fios de Kirschner, por exemplo), tendo como vantagem a menor agressão cirúrgica, ou *absoluta* (uso de placa e parafusos bloqueados ou não), tendo como vantagem a possibilidade de mobilização precoce no pós-operatório, não atrasando a reabilitação fisioterápica.

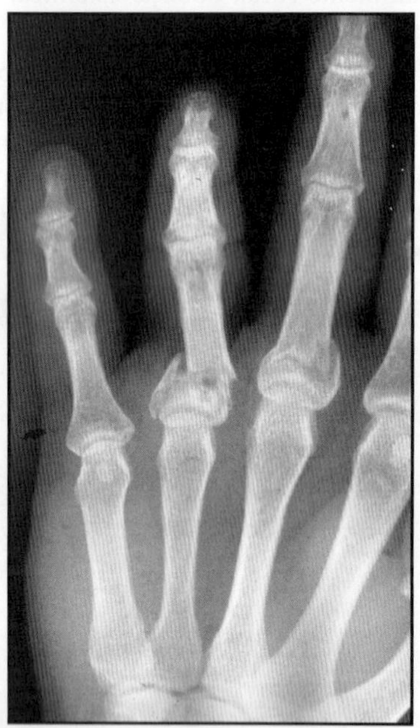

Figura 91.31. Fraturas instáveis de bases de falanges proximais de terceiro e quarto dedos.

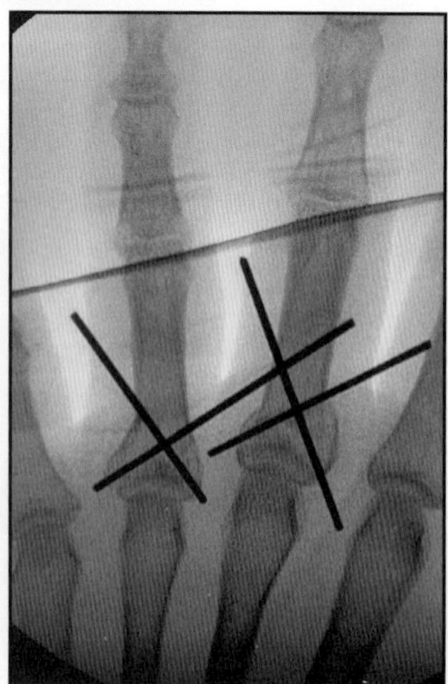

Figura 91.32. Fixação das fraturas com técnica de estabilidade relativa (fios de Kirchner).

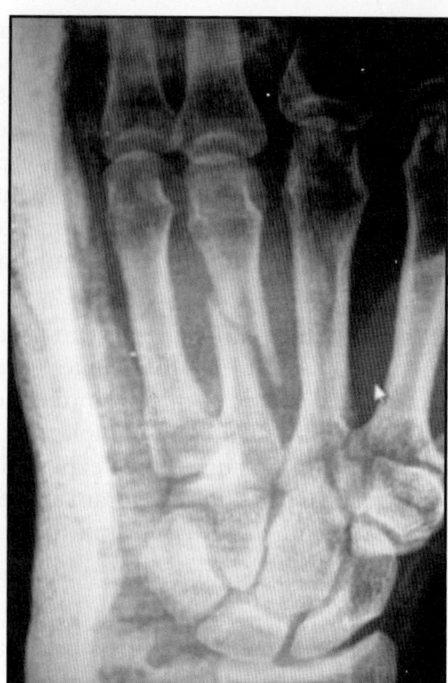

Figura 91.33. Fratura instável do quarto metacarpo em jogador de futebol profissional.

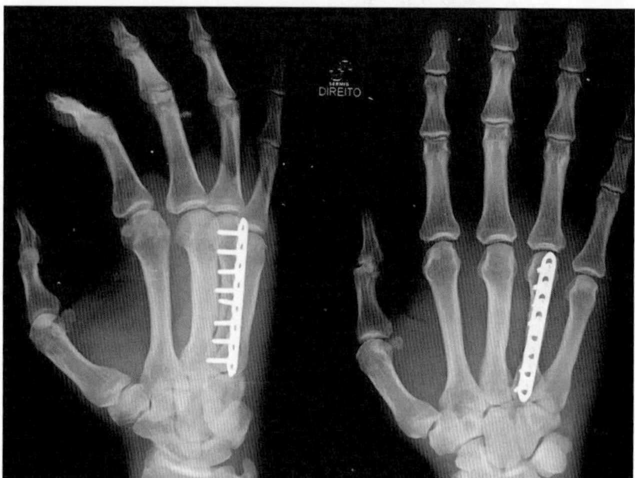

Figura 91.34. Fixação com técnica de estabilidade absoluta (placa e parafusos bloqueados), que possibilitou retorno precoce à atividade esportiva.

Uma *luxação* é definida como a perda da relação anatômica de uma articulação, ou seja, é um deslocamento articular. Sabe-se que a cartilagem é um tecido avascular e sua nutrição se dá pela difusão do líquido sinovial. Por essa razão, ao ser diagnosticada, uma luxação deve ser imediatamente reduzida, sob risco de lesão cartilaginosa definitiva no futuro.

Na mão, as luxações mais frequentes são as interfalangeanas proximais, seguidas pelas metacarpofalangeanas, as interfalangeanas distais (normalmente associadas à deformidade em martelo) e as carpometacárpicas. Deve-se sempre pesquisar a ocorrência concomitante de fraturas.

A grande maioria das luxações na mão é redutível facilmente de maneira fechada por tração axial no dedo. Quando não se consegue a redução incruenta, presume-se que há interposição de partes moles; o exemplo clássico é a luxação palmar da articulação metacarpofalangeana do indicador, em que a placa volar costuma se interpor. Nesses casos, o tratamento cirúrgico está indicado e deve ser feito nas primeiras 6 horas após o trauma.

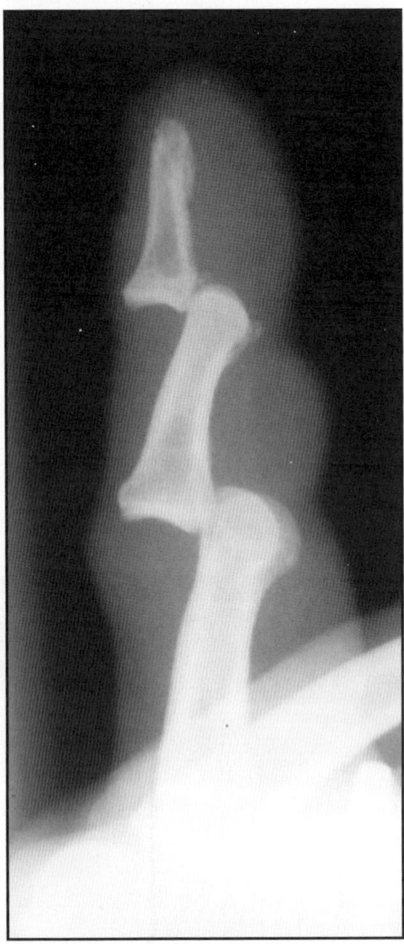

Figura 91.35. Um caso raro de luxação de ambas as articulações interfalangeanas do mesmo dedo.

Após a redução, duas perguntas devem ser respondidas: (1) a articulação está estável? (2) conseguiu-se a redução completa? (ou a articulação continua subluxada?). Se a resposta for negativa para qualquer das duas perguntas, o tratamento cirúrgico é considerado.

De maneira geral, em toda a Ortopedia, no longo prazo uma luxação tem o risco de duas complicações principais: instabilidade crônica ou rigidez articular. O tratamento adequado então se faz mister: imobilização muito prolongada pode levar à rigidez e tempo insuficiente de imobilização, à instabilidade crônica.

Em linhas gerais, após a redução fechada, se a articulação ficou estável, pode-se usar uma tala de dedo por duas semanas. Um detalhe importante é nunca aplicar esparadrapo diretamente na pele, porque isso causa maceração pela umidade do suor e pode levar a infecções bacterianas ou fúngicas, complicando um quadro relativamente simples. Sobre a pele, sempre se deve aplicar fita microporosa (Micropore). Após duas semanas, deve-se fazer controle radiográfico e iniciar reabilitação fisioterápica.

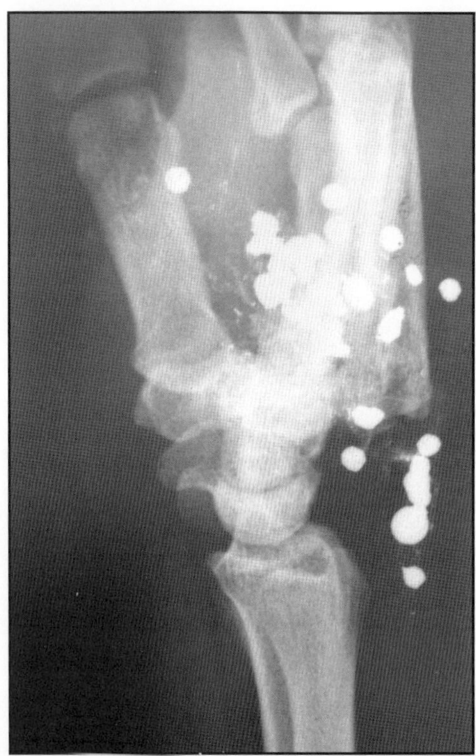

Figura 91.36. Luxação carpometacarpiana dorsal em bloco de segundo, terceiro e quarto raios. Acidente doméstico com cartucheira.

Bibliografia consultada

Birch R, Quick T. Nerve injury and repair. In: Wolfe SW, editor. Green's operative hand surgery. Philadelphia: Elsevier; 2017. p. 979-1022.

Caetano E. Anatomia cirúrgica do punho e da mão. In: Caetano E. Bases anatômicas e funcionais das cirurgias do membro superior. Rio de Janeiro: Medbook; 2010. p. 239-417.

Cannon D. Lesões agudas da mão. In: Canale S, Beaty J, Azar F. Campbell: cirurgia ortopédica. Rio de Janeiro: Elsevier; 2017. p. 3211-235.

Cannon D. Lesões dos tendões flexores e extensores. In: Canale S, Beaty J, Azar F. Campbell: cirurgia ortopédica. Rio de Janeiro: Elsevier; 2017. p. 3237-94.

Calandrucio J. Fraturas, luxações e lesões ligamentares. In: Canale S, Beaty J, Azar F. Campbell: cirurgia ortopédica. Rio de Janeiro: Elsevier; 2017. p. 3295-355.

Day C. Fractures of the metacarpals and phalanges. In: Wolfe SW, editor. Green's operative hand surgery. Philadelphia: Elsevier; 2017. p. 231-77.

Henry H. Fraturas e luxações da mão. In: Bucholz RW, Heckman JD, editors. Rockwood e Green: fraturas em adultos. Barueri: Manole; 2006. p. 655-748.

Jobe M, Martinez S. Lesões dos nervos periféricos. In: Canale S, Beaty J, Azar F. Campbell: cirurgia ortopédica. Rio de Janeiro: Elsevier; 2017. p. 3053-113.

Masquelet A, Gilbert A. An atlas of flaps of the musculoskeletal system. London: Informa Healthcare; 2010.

Seddon HJ. Three types of nerve injury. Brain. 1943;66:237-88.

Seiler III J. Flexor tendon injury. In: Wolfe SW, editor. Green's operative hand surgery. Philadelphia: Elsevier; 2017. p. 183-230.

Strauch R. Extensor tendon injury. In: Wolfe SW, editor. Green's operative hand surgery. Philadelphia: Elsevier; 2017. p. 152-82.

Sunderland S. A classification of peripheral nerve injuries producting loss of function. Brain. 1961;74:491-516.

Verdan CE. Half a century of flexor-tendon surgery: current status and changing philosophies. J Bone Joint Surg Am. 1972;54:472-91.

92

FRATURAS DE METACARPIANOS

Givaldo Rios
Ricardo Nogueira

Fraturas de metacarpianos

As fraturas de metacarpianos são muito comuns e respondem por 30% a 40% das fraturas da mão[1] ou 10% das fraturas do membro superior[2]. Ocorrem com mais frequência no gênero masculino, entre os 10 e os 40 anos de idade, pela maior exposição aos traumas de forma geral[2].

Apesar de a grande maioria das fraturas serem de tratamento conservador, pequenos desvios angulares ou rotacionais podem levar a grandes perdas funcionais quando não corrigidos de forma satisfatória.

Adequado conhecimento anatômico e funcional se faz necessário para a correta avaliação da fratura e de sua melhor opção de tratamento.

Flatt[3] demonstrou que a mão é formada por cinco arcos longitudinais traçados sobre o longo eixo dos cinco metacarpianos, um arco transverso proximal formado pelos ossos do carpo e um arco transverso distal passando sobre os metacarpianos (Figura 92.1). O arco transverso proximal e os arcos longitudinais do segundo e do terceiro raios formam uma estrutura funcionalmente rígida como um mastro de um cargueiro. Os arcos longitudinais do primeiro, quarto e quinto raios e o arco transverso distal formam uma estrutura funcionalmente móvel como os guindastes desse navio. A harmonia entre a porção rígida e as porções móveis desses raios permite a adaptação da mão a diferentes formas dos objetos e a diferentes necessidades de força ou precisão. Qualquer tratamento de fratura de metacarpiano deve ter como princípio fundamental a manutenção dos arcos longitudinais e transversais da mão.

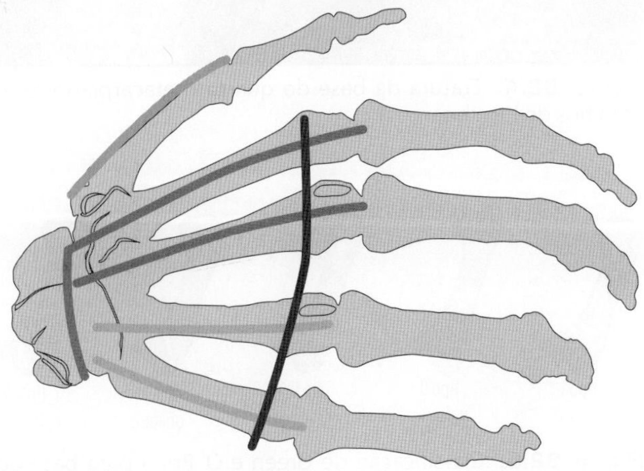

Figura 92.1. Arcos longitudinais e transversais da mão.

A mão possui cinco metacarpianos. São ossos longos e levemente curvos com concavidade palmar. Estão dispostos paralelamente, numa formação que lembra os dentes de um garfo. Cada metacarpiano pode ser dividido anatomicamente em: cabeça, colo, diáfise e base (Figura 92.2).

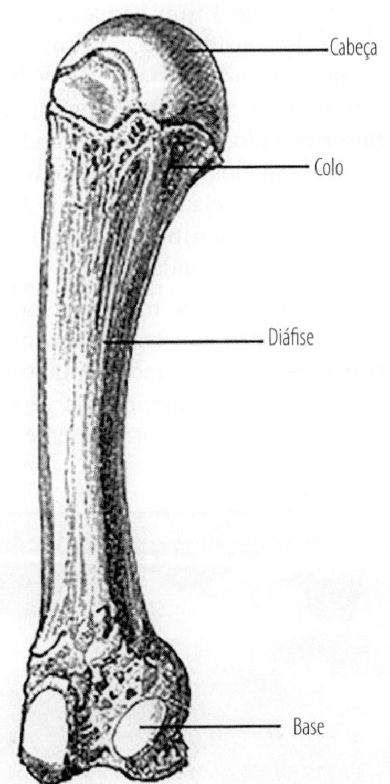

Figura 92.2. Divisão anatômica do metacarpiano.

A cabeça é a extremidade distal arredondada, recoberta por cartilagem que se articula com a falange proximal de cada dedo. São ligadas entre si pelo ligamento transversal. O colo é a porção mais frágil e, por isso, sede frequente de fraturas. A diáfise é a região alongada intermediária. Finalmente, a base é o segmento mais proximal e articula-se com a fileira distal dos ossos do carpo. O segundo e o terceiro metacarpiano não têm mobilidade entre os ossos carpais, enquanto o quarto e o quinto possuem mobilidade de até 30°[1].

A cabeça do metacarpiano une-se à base da falange proximal por meio de ligamentos colaterais, que estão tensos quando a articulação se encontra em flexão e relaxados quando está em extensão, permitindo movimentos de lateralidade radial e ulnar. Portanto, na imobilização dessa articulação, a flexão do dedo é essencial para manter a estabilidade articular e evitar a rigidez.

Os músculos interósseos palmares e dorsais originam-se na diáfise dos metacarpianos e irão se inserir no mecanismo extensor, sendo responsáveis pelos movimentos de aproximação e afastamento entre os dedos, além da flexão da articulação MF. Essa ação, em conjunto com a angulação normal do osso, é a principal responsável pela angulação dorsal nas fraturas do colo e da diáfise[4].

Na avaliação clínica é notada a presença de edema, equimose, deformidade, dor e limitação funcional. Deve ser observado o alinhamento dos dedos, que em flexão normalmente apontam para a tuberosidade do escafoide e apresentam as unhas voltadas para cima (Figura 92.3). Uma fratura de metacarpiano com desvio rotacional leva à alteração dessa disposição.

A avaliação radiográfica deve ser feita em três incidências: posteroanterior, perfil e oblíqua. Meyer demonstrou que um desvio rotacional de 5° no metacarpiano pode levar a uma sobreposição de 1,5 cm de um dedo sobre o adjacente[5]. Já um encurtamento de até 3 mm não leva à disfunção significativa e pode ser desconsiderado em um tratamento conservador[6]. Outro parâmetro importante de avaliação é a angulação volar, que deve ser menos tolerada quanto mais proximal for a fratura e quando acometer o segundo e o terceiro raio, por serem mais rígidos e menos adaptáveis a desvios maiores. Caso a angulação seja maior do que 30° para o quinto metacarpiano, 20° para quarto e 10° para o terceiro e o segundo, a redução deve ser realizada[1].

A grande maioria das fraturas de metacarpiano é tratada de forma conservadora, por não terem desvios significativos ou por serem estáveis após a redução incruenta[7]. A manobra de redução e o tipo de imobilização dependerão da localização e do traço da fratura. Normalmente a consolidação dessas fraturas ocorre entre três e quatro semanas. Quando a opção terapêutica for por um método conservador, a imobilização deve manter a mão em atitude funcional, ou seja, o punho em discreta extensão, articulações MF em flexão de 60° e dedos em extensão (Figura 92.3). Essa posição respeita os arcos anatômicos e evita rigidez por retrações capsuloligamentares[4,8].

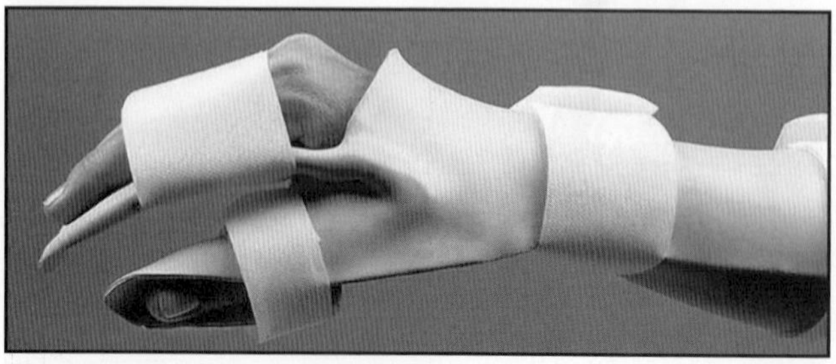

Figura 92.3. Imobilização em posição funcional.

As fraturas de metacarpianos são classificadas de acordo com a localização anatômica[1]. São elas: fraturas da base, fraturas da diáfise, fraturas do colo e fraturas da cabeça.

Fraturas da base dos metacarpianos

A base do segundo, terceiro, quarto e quinto metacarpianos não é sede frequente de fraturas[7,8]. Quando ocorrem no segundo e terceiro, os fortes ligamentos e as características ósseas dessa região não permitem movimentos articulares. Isso torna essas fraturas estáveis e sem desvio, podendo então ser tratadas conservadoramente[7,8]. O mesmo não acontece na base do quarto e do quinto, que, por terem mobilidade articular, necessitam de redução anatômica e fixação com fios de Kirschner (Figura 92.4)[7,8].

As fraturas da base do primeiro metacarpiano foram classificadas por Green e O'Brien em quatro tipos. São eles: I – fratura-luxação de Bennett; II – fratura de Rolando; IIIA – fratura extra-articular com traço transverso; IIIB – fratura extra-articular com traço oblíquo; IV – fratura epifisiólise (Figura 92.5)[9].

A fratura de Bennett é caracterizada por um traço intra-articular. Um fragmento triangular menor fica preso ao seu leito no trapézio e unido à base do segundo metacarpiano por meio do ligamento volar oblíquo, enquanto o restan-

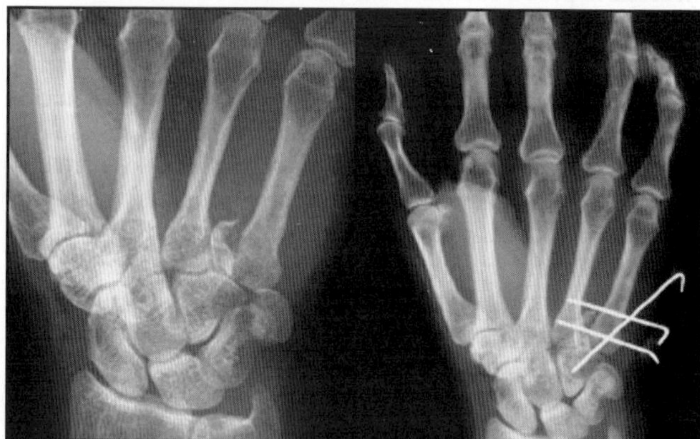

Figura 92.4. Fratura da base do quarto metacarpiano fixada com fios de Kirschner.

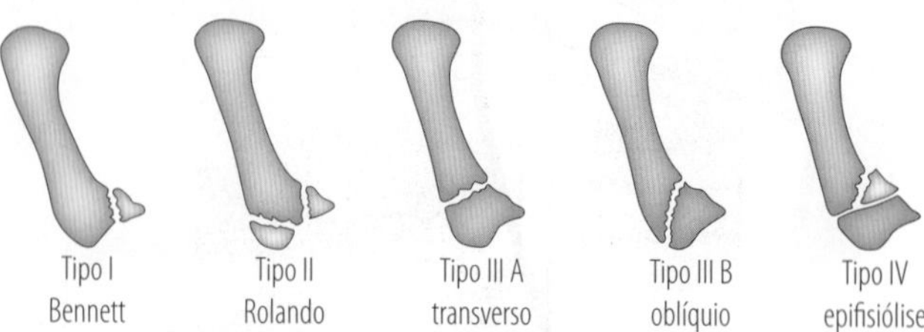

Figura 92.5. Classificação de Green e O' Brien para base do primeiro metacarpiano.

te do osso subluxa dorsal, radial e proximalmente por ação dos músculos adutor do polegar e abdutor longo do polegar (Figura 92.7)[10]. Essa fratura é extremamente instável e deve ser tratada cirurgicamente. A redução é facilmente alcançada por tração longitudinal sobre o polegar. Existem inúmeras técnicas de fixação, sendo a mais comum a que fixa percutaneamente o primeiro metacarpiano ao trapézio com um fio de Kirschner 1,5 mm, enquanto outro fio fixa o primeiro ao segundo metacarpiano (Figura 92.7)[11,12]. A redução aberta com fixação interna com miniparafuso deve ser usada para os casos em que a redução fechada não for satisfatória.

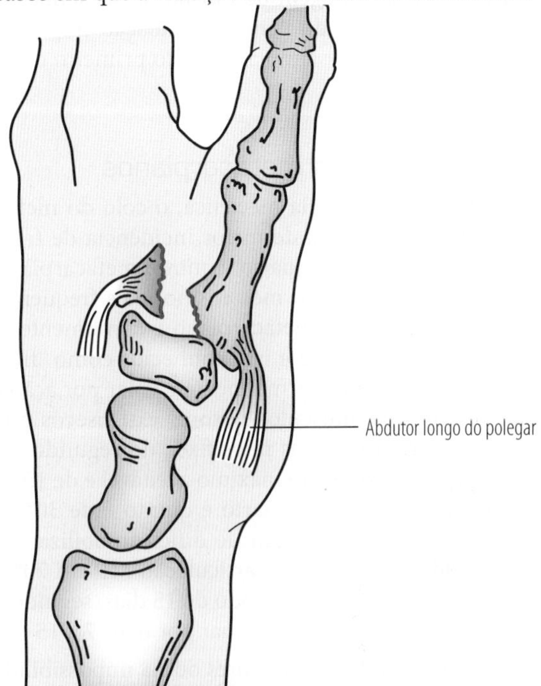

Figura 92.6. Fratura de Bennet.

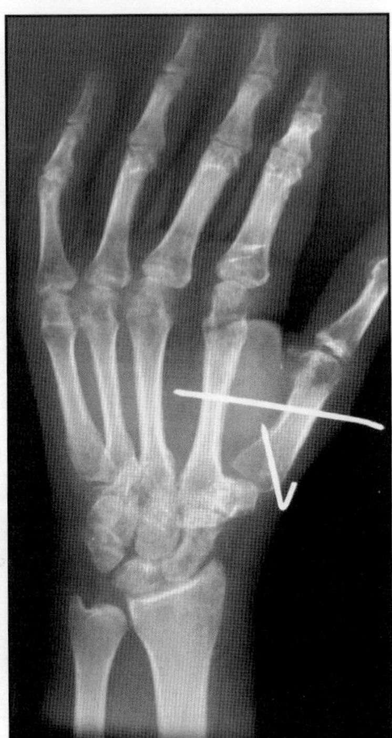

Figura 92.7. Fratura de Bennet fixada com fios de Kirschner.

Na fratura de Rolando, o traço é intra-articular em "T" ou "Y", ou seja, além de um fragmento palmar, também existe um fragmento dorsal (Figura 92.8)[13,14]. O prognóstico é pior e o tratamento é mais difícil. Consiste na redução incruenta e na fixação percutânea com fios de Kirschner ou redução aberta com fixação com fios, miniparafusos ou miniplacas. O tratamento conservador com imobilização gessada por três a quatro semanas pode ser a opção nos casos de cominuição grave[1].

As fraturas extra-articulares dos tipos IIIA e IIIB são mais frequentes do que as anteriores[15]. A massa muscular tenar normalmente impede grandes desvios entre os fragmentos[8]. Nesses casos, o tratamento conservador pode ser realizado com imobilização em aparelho gessado por três a quatro semanas[4]. Havendo grandes deformidades ou instabilidade, essas fraturas devem ser tratadas com redução cruenta ou incruenta e fixação com fios de Kirschner.

No osso imaturo pode ocorrer a epifisiólise da base do primeiro metacarpiano. É uma lesão rara e o traço de fratura pode ser do tipo II ou III da classificação de Salter-Harris. A redução anatômica e a fixação com fios de Kirschner devem ser realizadas por método aberto ou fechado[1].

Fraturas da diáfise dos metacarpianos

A maior parte das fraturas diafisárias de metacarpianos pode ser tratada por método conservador. São classificadas, de acordo com o traço da fratura, em três tipos: transversas, oblíquas e cominutivas[1].

Nas fraturas diafisárias transversas sem desvio, deve-se imobilizar a mão com aparelho gessado funcional mantendo o punho em extensão de 30°, as MFs com flexão de 70° e as IFs em flexão de 0°, por um período de três a quatro semanas.

Em fraturas diafisárias transversas com desvio, o tratamento consiste em redução e fixação com dois fios de Kirschner de 1,5 mm intramedulares introduzidos pela base do metacarpiano com o auxílio de um intensificador de ima-

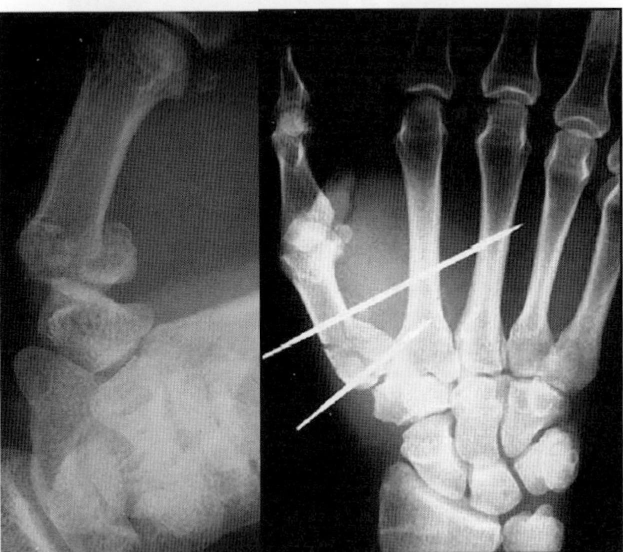

Figura 92.8. Fratura de Rolando fixada com fios de Kirschner.

gem (Figura 92.9)[16]. A fixação retrógrada através da cabeça deve ser evitada pelo risco de lesão do revestimento cartilaginoso e da impossibilidade de mobilização precoce, que pode resultar muitas vezes em rigidez articular.

A estabilização dessas fraturas também é possível de ser realizada com a passagem de dois fios de Kirschner transversais fixando o osso fraturado ao metacarpiano íntegro adjacente[1].

O uso de osteossíntese com placa e parafusos de minifragmentos tem indicação restrita aos casos de fraturas múltiplas ou quando não se consegue adequada estabilização pelos métodos anteriores.

Nas fraturas diafisárias oblíquas, os desvios rotacionais e os encurtamentos são mais acentuados. Um encurtamento de até 3 mm não leva à limitação funcional. Também, uma angulação rotacional de até 10° para o segundo e o terceiro metacarpiano e de 20° para o quarto e quinto são aceitáveis para um tratamento conservador. Acima desses limites, o tratamento deve ser cirúrgico[1]. A fixação intramedular pode não ser satisfatória nesses casos, sendo a fixação com placa e parafusos de minifragmentos a opção mais adequada[17].

Em fraturas diafisárias cominutivas, normalmente ocorrem lesões de tecidos moles associadas. Na ausência de desvios, devem ser conduzidas com tala gessada em posição funcional por quatro a cinco semanas. Em casos com desvios ou grave perda de substância, a fixação interna é tecnicamente difícil. A estabilização transmetacarpiana pode então ser utilizada como um recurso inicial para manter o alinhamento, corrigir os desvios mais grosseiros e evitar o encurtamento.

A fixação externa pode ser outra opção quando a fratura cominutiva for acompanhada de grandes perdas de substância óssea ou de graves lesões de partes moles.

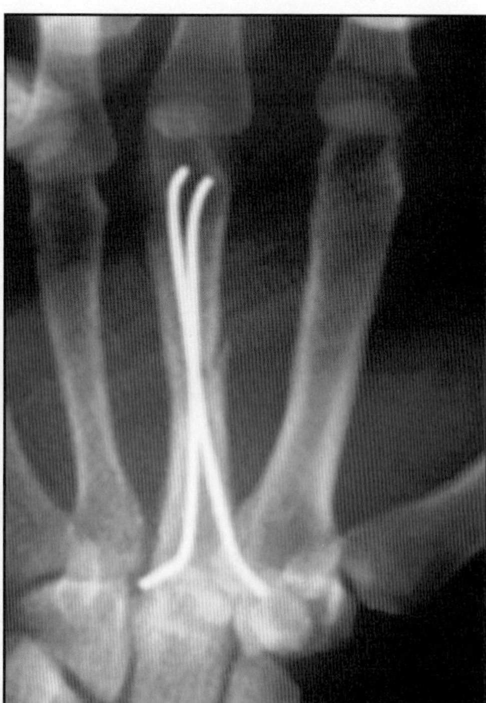

Figura 92.9. Fratura diafisária do terceiro metacarpiano com osteossíntese intramédular.

A fratura diafisária do primeiro metacarpiano apresenta, em geral, um desvio lateral com adução do fragmento distal[9]. O tratamento conservador pode ser feito com redução incruenta por tração longitudinal e pronação do polegar, seguida de imobilização gessada do punho incluindo o polegar[18]. A grande amplitude de movimento da articulação carpometacarpiana permite um desvio angular de até 30° nesse tipo de fratura, sem perda funcional significativa.

As fraturas de traços oblíquos são mais instáveis e necessitam de estabilização adequada. A técnica de fixação pode ser realizada com a passagem de um fio de Kirschner pelo foco da fratura direcionado para a articulação trapéziometacarpiana e outro fio passando através do primeiro e do segundo metacarpiano.

Fraturas do colo dos metacarpianos

Por ter menor resistência mecânica, o colo do metacarpiano é a região anatômica de maior incidência de fratura. Acomete principalmente o quarto e quinto metacarpianos e tem o trauma direto como o mecanismo mais frequente. A fratura do colo do quinto metacarpiano é comumente causada por um murro, sendo por isso conhecida como "fratura de *boxer*". A deformidade normalmente é volar por ação dos músculos interósseos, músculos flexores extrínsecos e pelo formato do próprio osso. Nos raios fixos do segundo e terceiro metacarpianos, o desvio máximo aceitável é de 15°, enquanto nos raios móveis do quarto e quinto é de 30°[1]. São fraturas de fácil redução, porém de difícil imobilização. O aparelho gessado deve manter a articulação MF em 70° e as IFs em 20° de flexão por um período de 15 dias, seguido por imobilização menor como tala palmar por mais 7 a 15 dias.

Nas fraturas com desvios maiores ou na impossibilidade de manutenção da redução por imobilização gessada, o tratamento cirúrgico deve ser utilizado.

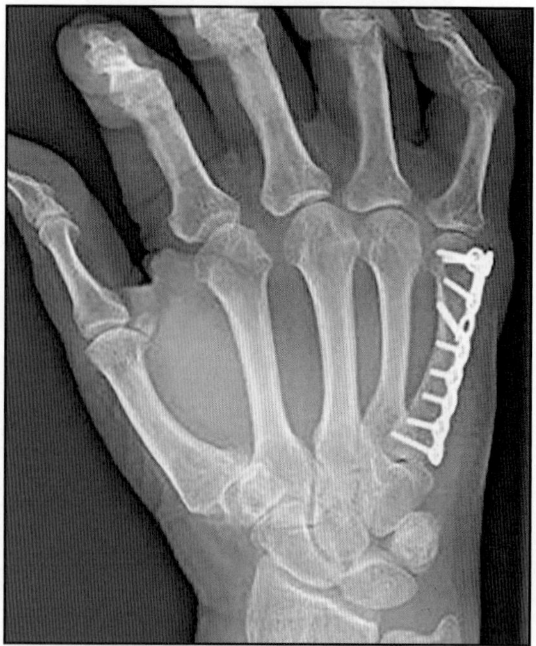

Figura 92.10. Fratura diafisária oblíqua fixada com placa e parafusos.

A técnica de fixação consiste na passagem de dois fios de Kirschner intramedulares ou um fio de Kirschner longitudinal intramedular e outro transversal fixando o fragmento fraturado no metacarpiano adjacente íntegro[19].

Métodos de redução aberta com fixação com placa e parafusos são raramente necessários e têm indicação restrita a fraturas com diástase completa entre a cabeça e a diáfise ou fraturas do colo com acometimento associado da cabeça dos metacarcarpianos.

Fratura da cabeça dos metacarpianos

As fraturas da cabeça dos metacarpianos são mais raras e, por serem intra-articulares, têm o prognóstico mais reservado[7]. O tratamento cirúrgico com fixação absoluta e mobilidade precoce é o mais adequado. Para isso, fios de Kirschner ou parafusos de microfragmentos de 1,5 ou 2,0 mm podem ser utilizados.

Em fraturas cominutivas impossíveis de serem fixadas, a redução pode ser alcançada pelo princípio da ligamentotaxia com o uso de fixador externo. Nesses casos, também se pode estabilizar a cabeça fraturada em um metacarpiano adjacente permitindo a mobilidade precoce e levando a resultados satisfatórios.

A necrose avascular da cabeça e a rigidez articular são as complicações mais frequentes e incapacitantes.

Fraturas de falanges

As fraturas de falanges representam 10% das fraturas que acometem o membro superior e 80% das fraturas da mão[8]. A maior incidência ocorre no sexo masculino em idade produtiva e são normalmente causadas por acidente de trabalho ou prática esportiva[15]. Os dedos polegar e mínimo são os mais lesados por estarem mais expostos nas faces radial e ulnar da mão.

No atendimento inicial, a profissão e a dominância manual devem ser questionadas. Todo o membro superior deve ser despido e ter adornos como relógios, pulseiras e anéis removidos. Isso facilita o exame físico e evita lesões constritivas secundárias ao surgimento do edema.

O exame físico deve verificar o alinhamento das unhas em relação aos dedos. Normalmente as unhas estão paralelas e os dedos em flexão apontam para a tuberosidade do escafoide (Figura 92.11). A mão contralateral pode ser observada para um exame comparativo. A sensibilidade e a perfusão devem ser avaliadas por meio de palpação delicada.

O exame radiológico nas incidências anteroposterior, lateral e oblíqua confirma o diagnóstico e orienta o tratamento.

Não existe uma classificação ideal para as fraturas de falange que possa definir com precisão o método de tratamento a ser empregado. A classificação AO, baseada no traço da fratura, é a mais utilizada para as falanges proximal e média. São elas: espiral, oblíqua curta, cominutiva, unicondilar e bicondilar (Figura 92.12). Para a falange distal, Kaplan demonstrou três tipos de fraturas: longitudinal, cominutiva e transversa (Figura 92.13). Já as fraturas da cabeça da falange, foram classificadas por Weiss e Hastings, de acordo com o traço de fratura, em quatro tipos: oblíqua, sagital longa, coronal dorsal e coronal volar (Figura 92.14)[20,21].

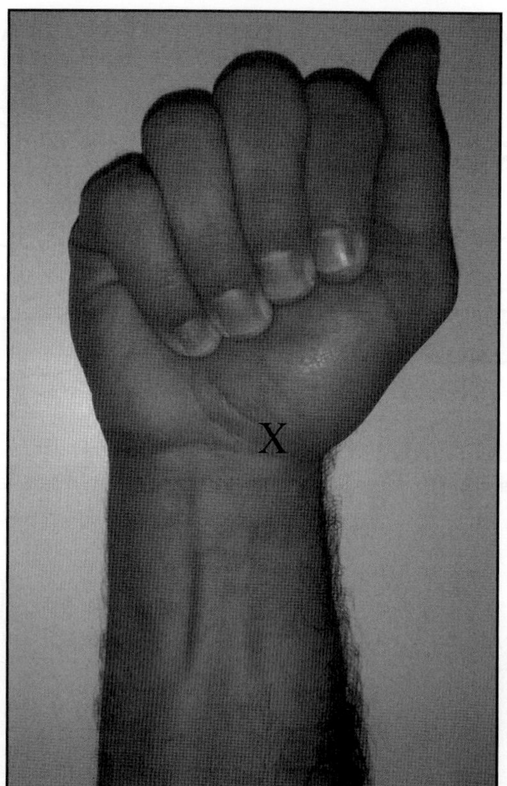

Figura 92.11. Os dedos fletidos apotam para o tubérculo do escafóide.

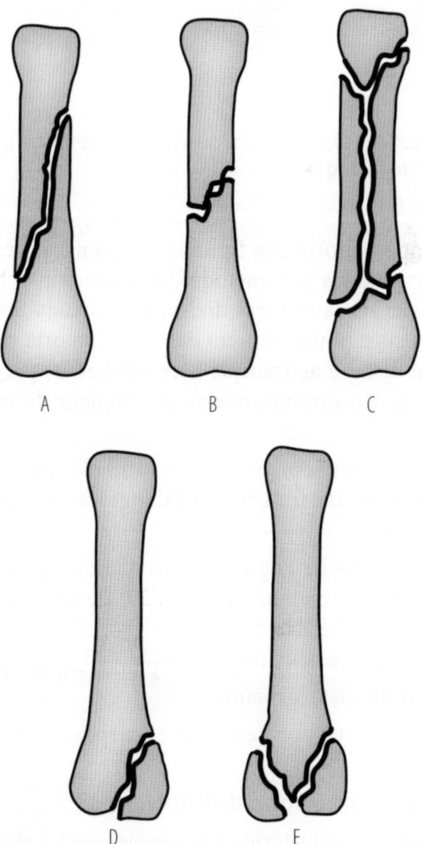

Figura 92.12. Classificação AO das fraturas de metacarpianos e falanges.

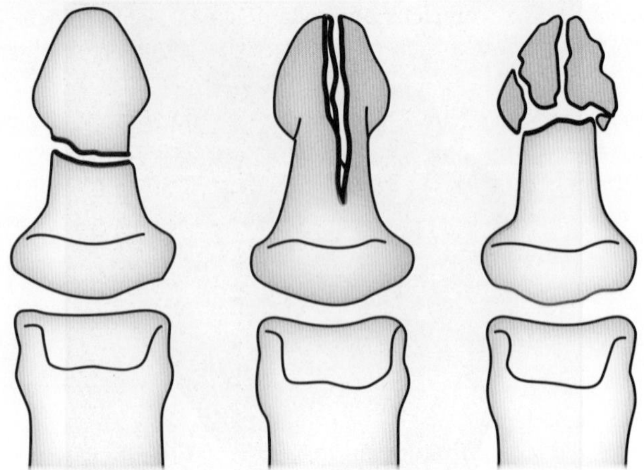

Figura 92.13. Classificação de Kaplan para fraturas da falange distal.

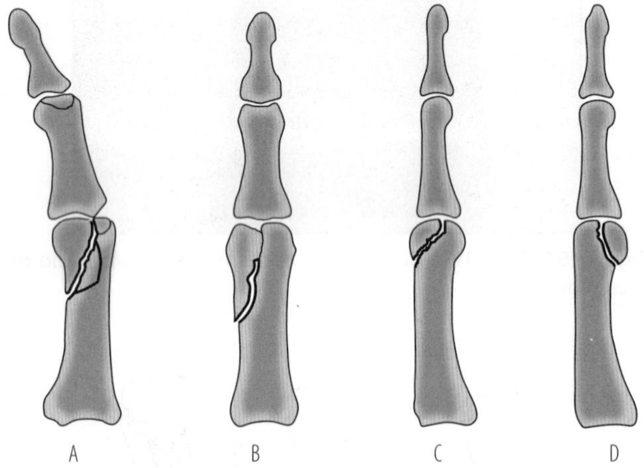

Figura 92.14. Classificação de Weiss e Hastings para fratura condilares de falanges.

A grande maioria das fraturas de falanges é estável, podendo ser tratadas por métodos conservadores. São consideradas estáveis as fraturas diafisárias impactadas fechadas, as fraturas com pouco ou sem desvio, a maioria das fraturas da falange distal e as fraturas bem alinhadas que permanecem sem desvio durante um arco completo de movimento digital[22].

Pun *et al.* definem os critérios radiológicos de alinhamento aceitável de fraturas de falanges e dos metacarpianos[23]. São eles:

1. Dez graus de angulação nos planos sagital e coronal, exceto na metáfise, na qual 20° de angulação no plano sagital é aceito;
2. Até 45° de angulação no plano sagital no colo do quinto metacarpiano;
3. Cinquenta por cento de superposição no local da fratura;
4. Nenhuma deformidade rotacional;

Baseado nesses critérios e nas lesões associadas, é definida a "personalidade da fratura" que deve determinar a forma de tratamento mais adequada.

Tratamento conservador das fraturas de falange

O principal fator para a escolha de um método conservador de tratamento nas fraturas de falange é a estabilidade. A imobilização pode ser feita por diversos modelos de talas ou órteses, que devem seguir os princípios da posição funcional da mão, ou seja, punho em extensão de 20°, articulação MF em flexão de 70° e IF em extensão, além do polegar em abdução palmar. Essa posição tem por objetivo evitar a rigidez articular. A mobilidade ativa deve ser iniciada entre três e quatro semanas, mesmo antes do aparecimento dos sinais radiológicos de consolidação. O prognóstico das fraturas estáveis sem lesões associadas tratadas conservadoramente geralmente é bom.

Tratamento cirúrgico das fraturas de falange

Nas fraturas instáveis de falange, o tratamento cirúrgico é o mais adequado. Diferentes técnicas operatórias podem ser escolhidas de acordo com as características da fratura. Redução fechada com fixação percutânea, redução aberta com fixação externa e redução aberta com fixação interna são as opções cirúrgicas utilizadas.

Na técnica de redução fechada com fixação percutânea, os fios de Kirschner podem ser usados intramedulares ou atravessando perpendicularmente o foco de fratura. As possíveis complicações desse método são as lesões de tendões, infecção nos orifícios de entrada dos pinos e perda da fixação.

A redução aberta com fixação externa é um método normalmente indicado para fraturas expostas e fraturas intra-articulares graves. O uso de minifixadores com pinos rosqueados de 1,6 a 2,0 mm promove boa estabilidade com pouca exposição cirúrgica no foco das fraturas. Sua instalação deve ser feita na face dorsolateral ou mediolateral da falange. Dois pinos rosqueados atravessando ambas as corticais devem ser passados proximais e distais ao foco da fratura. Esse tipo de estabilização permite a mobilidade dos dedos adjacentes. A desvantagem dessa técnica é a transfixação de tendões no ato operatório.

A redução aberta com fixação interna rígida é uma opção para fraturas irredutíveis por métodos fechados. Essa estabilização pode ser realizada com fios de Kirschner, amarrilhas, parafusos ou placas e parafusos. Essa técnica permite mobilidade ativa precoce, resultando em melhor prognóstico funcional.

Fraturas extra-articulares

Nas fraturas transversas da diáfise da falange proximal, a angulação volar ocorre pela ação dos músculos interósseos na base da falange, enquanto o fragmento distal é tracionado pelos músculos extensores extrínsecos.

Na falange média, o desvio da fratura dependerá da localização do traço da fratura. Quando estiver proximal à inserção do flexor superficial, a deformidade terá angulação dorsal. Quando for distal à inserção do flexor superficial, a angulação será volar (Figura 92.15).

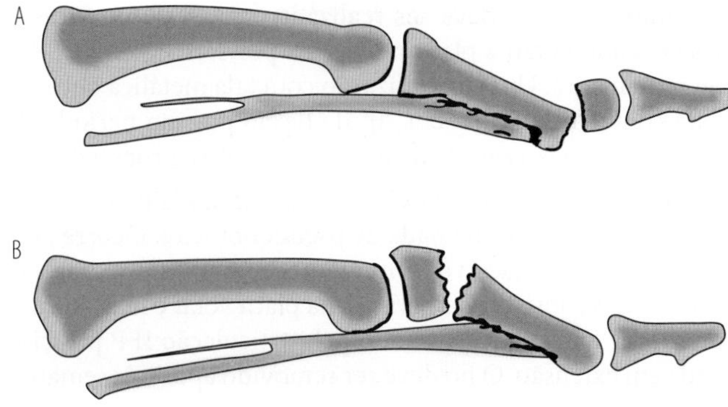

Figura 92.15. **A**) Traço de fratura distal a inserção do F S. **B**) Traço de fratura proximal a inserção do F S.

Uma angulação maior do que 10° no plano coronal ou sagital além de qualquer desvio rotacional não pode ser aceita[22]. Quando a redução ou a imobilização estável não é alcançada, o tratamento cirúrgico deve ser indicado.

A fixação percutânea com fios de Kirschner geralmente apresenta bons resultados funcionais. Uma redução aberta com fixação interna deve ser usada quando a redução fechada não for possível. Fios de Kirschner, parafusos de compressão ou placa e parafusos são utilizados. A fixação com fio de Kirschner intramedular e cerclagem pode ser usada em casos de fraturas oblíquas longas ou espirais corrigindo e estabilizando o desvio rotacional.

Fraturas condilianas

As fraturas condilianas da falange proximal ou média são intra-articulares e podem atingir um ou ambos os côndilos. A abordagem cirúrgica com fixação com fio de Kirschner deve ser realizada na maioria dos casos, para evitar a consolidação viciosa com desvio angular ou a incongruência da superfície articular[22]. Quando a redução anatômica e a fixação não puderem ser obtidas por via percutânea, a redução cruenta e a fixação interna devem ser indicadas.

Fratura da base volar da falange média

As fraturas que atingem a base volar da falange média são causadas por um trauma axial direto ou hiperextensão da articulação IFP. Na maioria dos casos, o tratamento consiste em uma tala dorsal para bloqueio da extensão por um período de quatro semanas, seguido de estabilização aos dedos vizinhos por mais duas semanas. Quando associadas à luxação dorsal da falange média, deve-se observar se a luxação é estável ou instável após a redução fechada. Schenck classificou essas fraturas relacionando o comprometimento articular da fratura à instabilidade da articulação IFP (Figura 92.16). As fraturas estáveis são as que atingem menos de 30% a 40% da superfície articular. McElfresh *et al.*[24] demonstram uma técnica em que essas fraturas são reduzidas por tração longitudinal e flexão da articulação IFP. A imobilização deve ser feita com o punho em extensão de 30°, a articulação MF em flexão de 60° a 80° e a articulação IFP em flexão de 5° a 10° além do ponto em que ela reluxa. O paciente deve fazer revisões semanais, período em que a articulação IFP é estendida 10° por semana até a extensão completa, por volta de quatro a seis semanas. Após esse período, a imobilização é retirada e uma estabilização dos dedos vizinhos é feita por mais duas semanas.

Quando a fratura compromete a superfície articular em mais de 50%, a redução aberta com fixação com fio de Kirschner ou parafuso único deve ser realizada, permitindo a mobilidade precoce.

Se a fratura for cominutiva impossibilitando a fixação, uma tração dinâmica pode ser utilizada. Outra alternativa seria a artroplastia da placa volar com a ressecção dos fragmentos cominuídos e reinserção da placa volar por sutura do tipo *pull-out* passada através da fratura e fixada no dorso da falange média.

Rigidez e contratura em flexão da articulação IFP, além de recidiva da luxação, são complicações frequentes[22].

Fraturas da base dorsal da falange média

As fraturas da base dorsal da falange média são caracterizadas pela avulsão de um fragmento ósseo junto com a banda central do mecanismo extensor. Essa lesão é considerada uma fratura em botoeira, devendo ser tratada por tala metálica com a articulação IFP em extensão e a IFD livre por um período de seis semanas.

Pode ocorrer, em raras ocasiões, a associação com uma luxação volar da falange média. Nesses casos, a redução fechada, fixação transarticular com fio de Kirschner e imobilização por três semanas é o tratamento de escolha.

Em casos de falha na redução fechada, a redução aberta com fixação interna deve ser realizada.

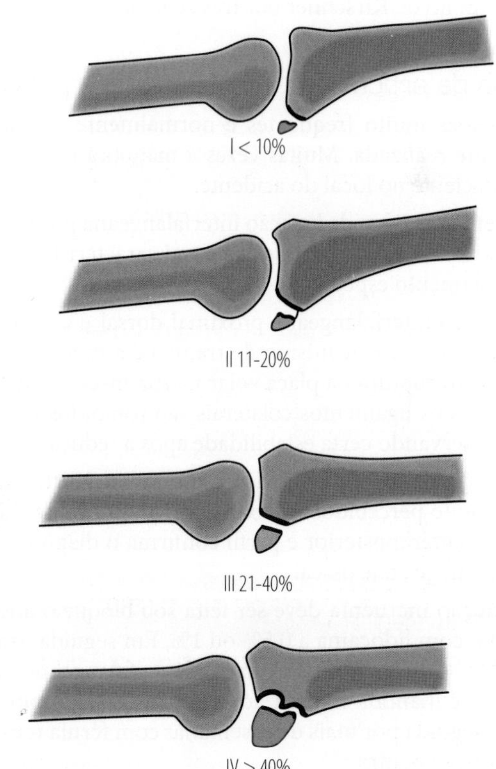

Figura 92.16. Classificação de Schenck para as fraturas-luxações da base volar da F M.

Luxações e lesões ligamentares de metacarpianos e falanges

As luxações e lesões ligamentares envolvendo metacarpianos e falanges estão entre as mais comuns do nosso corpo. Podem ser causadas por acidentes de trabalho, em atividades domésticas, em acidentes de trânsito e, principalmente, em práticas esportivas[25]. Muitas vezes essas lesões são menosprezadas e tratadas de forma inadequada ou negligente, acarretando sequelas definitivas.

Luxação da articulação interfalangeana distal

São lesões pouco comuns e normalmente apresentam um desvio dorsal, podendo, em alguns casos, lesar a pele e expor a articulação[26]. O exame físico evidencia a deformidade. A limitação dos movimentos de flexão e extensão, além de dor à palpação local, completa o quadro clínico. Um exame radiográfico nas incidências anteroposterior e perfil deve ser realizado para investigar possíveis fraturas associadas.

O tratamento da luxação fechada consiste em redução incruenta por tração longitudinal e imobilização da articulação IFD por um período de duas semanas. Quando a luxação é aberta, deve-se realizar o procedimento cirúrgico com técnicas de limpeza e desbridamento adequadas a uma luxação exposta. Caso haja sinais de instabilidade articular, um fio de Kirschner transarticular deve ser usado e removido após três semanas. O uso de antibiótico de amplo espectro e a profilaxia antitetânica são medidas imperativas.

Nas luxações irredutíveis e nas luxações crônicas, ou seja, com mais de três semanas de evolução, a redução deve ser aberta com acesso dorsal, liberação da placa volar fibrosada e fixação com fio de Kirschner por três semanas.

Luxação da articulação interfalangeana proximal

São lesões muito frequentes e normalmente a redução é facilmente realizada. Muitas vezes a manobra é feita pelo próprio paciente no local do acidente.

Existem dois tipos de luxação interfalangeana proximal: a dorsal e a lateral. Cada uma delas possui características próprias e tratamento específico.

A luxação interfalangeana proximal dorsal é a mais comum da mão. Seu mecanismo de trauma é a hiperextensão articular com ruptura da placa volar na sua inserção distal[27]. Nesses casos os ligamentos colaterais são rompidos parcialmente, preservando certa estabilidade após a redução.

A deformidade, o edema, a dor e a limitação funcional são facilmente percebidos no exame físico. O exame radiográfico em anteroposterior e perfil confirma o diagnóstico e observa a integridade óssea.

A redução incruenta deve ser feita sob bloqueio anestésico digital com lidocaína a 0,5% ou 1%. Em seguida, tração longitudinal e discreta flexão é exercida na falange média. A articulação é mantida imobilizada em tala metálica por três semanas, seguida por mais duas semanas com férula removível em posição neutra[28,29].

A luxação pode ser irredutível quando a ruptura proximal da placa volar e sua interposição na articulação[30]. O tratamento cirúrgico deve ser realizado através de um acesso volar, sendo então a placa reinserida por técnica de *pull-out* ou miniâncora. Uma imobilização com tala metálica deve ser feita com a articulação em 20° de flexão por um período de quatro semanas, seguida de mobilização ativa progressiva[15].

A deformidade em flexão da articulação IFP sem hiperextensão da IFD é chamada de pseudobotoeira. Ocorre pela cicatrização da placa volar numa posição mais proximal. O tratamento consiste na liberação da placa volar e fixação com um fio de Kirschner, passando pela articulação IFP posicionada em extensão. O fio deve ser removido após três semanas e a fisioterapia, iniciada[15].

Luxação lateral da articulação interfalangeana proximal

A luxação interfalangeana proximal lateral ocorre por ruptura de um dos ligamentos colaterais e lesão parcial da placa volar. Muitas vezes ocorre a redução espontânea da luxação. No exame físico, o edema e a limitação dolorosa da mobilidade articular podem estar acompanhados de sinais de instabilidade. O teste de estresse lateral sob anestesia local confirma o diagnóstico. O exame radiográfico geralmente não apresenta alterações.

O tratamento normalmente é conservador, com imobilização em tala metálica, da articulação IFP em extensão por três semanas, seguida de fisioterapia.

Quando a luxação é irredutível, ocorre a interposição articular do ligamento colateral radial ou ulnar. Com isso, o tratamento cirúrgico deve ser realizado, para que haja a remoção do ligamento da articulação. Em caso de ruptura completa, a reinserção desse ligamento no local de sua avulsão deve ser feita com uso de miniâncoras.

Luxação da articulação metacarpofalangeana

A luxação metacarpofalangeana é uma lesão menos frequente, por ocorrer numa articulação de características capsuloligamentares mais resistentes. Normalmente ocorre a luxação dorsal da falange, enquanto a cabeça do metacarpiano sofre um desvio no sentido palmar, ficando encarcerada entre ligamentos e estruturas tendinosas[31]. Os dedos mais acometidos são o indicador e o mínimo, por estarem mais vulneráveis a lesões traumáticas. O mecanismo de trauma consiste em hiperextensão da articulação MF, com desinserção proximal da placa volar. O paciente apresenta deformidade típica de hiperextensão da articulação MF e flexão da IFP (Figura 92.17). O exame radiológico em anteroposterior, perfil e oblíquo confirma o diagnóstico, porém, por aparentar ser uma luxação de fácil resolução, muitas tentativas infrutíferas de redução incruenta são realizadas, aumentando o edema e o desconforto do paciente. O tratamento é cirúrgico na grande maioria dos casos. Deve ser realizado com acesso volar em ziguezague longitudinal sobre a prega palmar distal. Os tendões flexores devem ser liberados da polia A1, tonando fácil a redução. No pós-operatório, a articulação MF deve ser imobilizada em flexão de 30° por um período de duas semanas, seguidas por mais duas semanas com ouso de uma tala dinâmica com bloqueio da extensão.

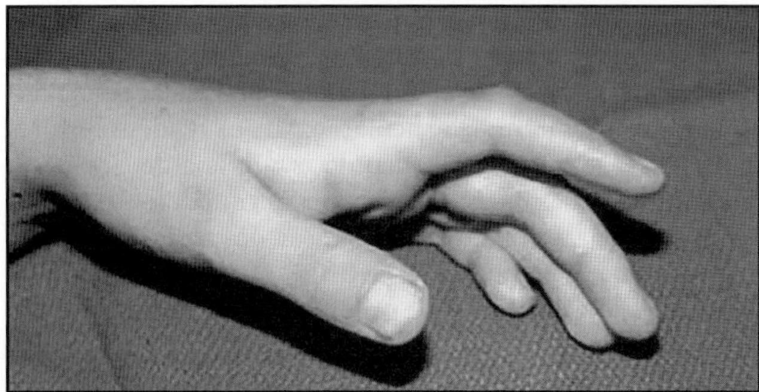

Figura 92.17. Deformidade típica de luxação metacarpofalangeana do indicador.

Lesões ligamentares da articulação metacarpofalangeana do polegar

Podemos relacionar dois tipos de lesão ligamentar da articulação MF do polegar: lesão do ligamento colateral radial e lesão do ligamento colateral ulnar.

A lesão do ligamento colateral radial é mais rara e não costuma causar grande disfunção, no entanto, quando não é adequadamente tratada, pode evoluir com um quadro clínico de dor crônica, instabilidade e limitação funcional. O mecanismo de trauma geralmente é uma força torcional associada a um desvio ulnar. O diagnóstico é confirmado por imagens radiológicas em estresse da articulação lesada. Um pequeno fragmento ósseo avulsionado da base da falange proximal também pode ser visualizado. O tratamento é cirúrgico. Consiste na reinserção do ligamento rompido com uso de miniâncoras. Caso haja um fragmento ósseo, ele pode ser ressecado e o ligamento é, então, fixado na área cruenta da fratura.

A ruptura do ligamento colateral ulnar é mais comum. Um trauma torcional com desvio radial atua como mecanismo de trauma. Essas lesões podem ser estáveis, quando a ruptura é incompleta; instável, quando a ruptura é completa; e a lesão de Stener (Figura 92.18)[32], caracterizada pela interposição da aponeurose do músculo adutor que impede a cicatrização do ligamento rompido. O quadro clínico de dor e limitação funcional pode não ser exuberante, já que o hematoma intra-articular pode ser drenado através do ligamento rompido. O exame de estresse com bloqueio anestésico local define o diagnóstico. A gravidade da ruptura dependerá do grau de abertura lateral. Uma abertura de até 15° é considerada normal; de 15° a 30°, existe ruptura parcial grave; de 30° a 45°, é considerada uma ruptura completa; acima de 45° há ruptura do ligamento e interposição da aponeurose do adutor (Figura 92.19)[25]. Esse exame também pode ser feito com o uso de um intensificador de imagem. A ressonância nuclear magnética pode ser reservada para casos duvidosos.

O tratamento das lesões incompletas deve ser feito com uma luva gessada incluindo o polegar por cinco semanas e mais duas semanas de uso de tala removível. Nas rupturas completas, o tratamento deve ser cirúrgico. A articulação deve ser estabilizada com um fio de Kirschner. Em seguida, o ligamento rompido é reinserido na base da falange proximal com uso de âncora e finalmente a aponeurose do adutor é reparada (Figura 92.20).

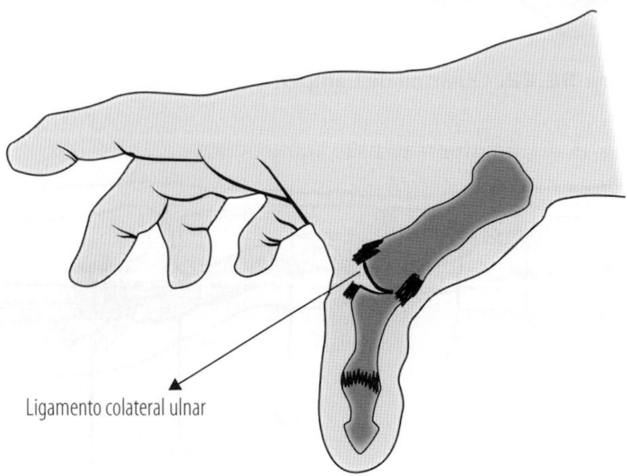

Figura 92.18. Lesão de Stener.

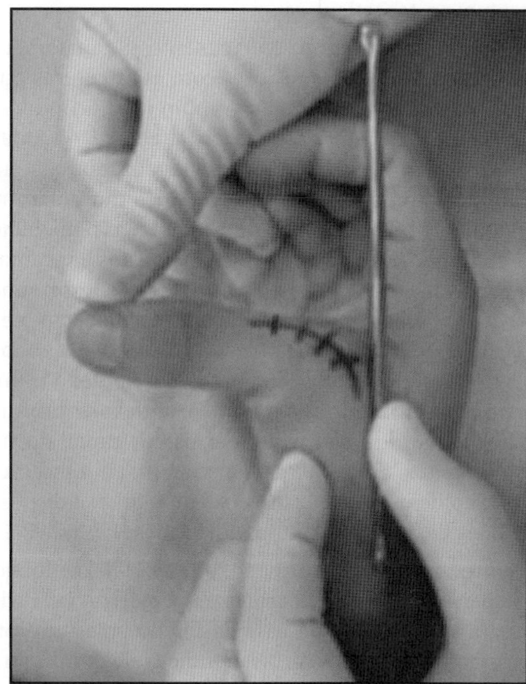

Figura 92.19. Abertura lateral maior do que 45 graus.

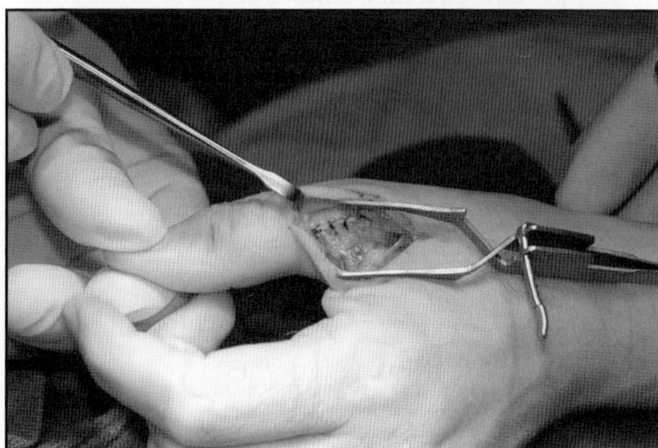

Figura 92.20. Ligamento colateral ulnar reinserido e aponeurose do adutor reparado.

Lesão dos tendões flexores

Pela importância funcional e características anatômicas, as lesões dos tendões flexores devem ser corretamente diagnosticadas e prontamente tratadas.

Diversos parâmetros são considerados para a escolha da abordagem cirúrgica mais adequada. A lesão pode ser aberta ou fechada dependendo da presença ou não de ferimento associado. As lesões abertas são subdivididas em limpas, quando não for percebida a presença de materiais macroscopicamente visíveis; contaminadas, quando esses materiais estiverem presentes e infectados quando o tempo decorrido desde o traumatismo ultrapassar 6 horas, aumentando consideravelmente a chance de infecção. É importante também definir se é um ferimento corto-contuso, em que a lesão apresenta contorno regular; ou lácero-contuso, em que se evidencia a secção irregular do ferimento, dificultando a reparação cirúrgica. Finalmente, deve-se verificar se a lesão tendinosa é única, múltipla ou acompanhada de acometimento de nervos ou estruturas osteoarticulares.

Torna-se imperativo o conhecimento da anatomia dos tendões flexores e de suas relações com as estruturas que os acompanham desde sua origem comum no epicôndilo medial do úmero. A partir do terço distal e volar do antebraço, os flexores superficiais são individualizados, enquanto os profundos permanecem como um bloco muscular único. Passando pelo túnel do carpo junto com o nervo mediano na região do punho, esses tendões estão dispostos em camadas. Na camada mais superficial estão situados o flexor superficial do dedo médio e o do anular, acompanhados no mesmo nível e mais radialmente pelo nervo mediano. Logo abaixo estão o flexor superficial do indicador e o do dedo mínimo. No plano mais profundo encontram-se os flexores profundos e o flexor longo do polegar junto à parede radial do túnel. Sobania e Santos, em 2000, demonstraram, em um desenho esquemático de um corte transversal do punho, a disposição dos tendões flexores e estruturas adjacentes (Figura 92.21)[33].

No interior do túnel carpiano, o tendão flexor longo do polegar penetra por uma abertura na parede radial, dirigindo-se para sua inserção na base da FD do polegar, protegido por uma bainha sinovial. Nesse trajeto ele desliza através de duas polias anulares situadas na articulação MF e outra na IF, além de uma polia oblíqua situada entre as duas anteriores. Após atravessarem o túnel do carpo, os demais flexores seguem em dupla, com íntima relação entre um tendão superficial e um profundo para cada dedo. Nessa região, os músculos lumbricais se originam do tendão de cada flexor profundo e transitam dorsalmente formando e integrando o capuz extensor ao nível das articulações metacarpofalangeanas. Ao passarem da articulação MF, os tendões flexores superficiais se bifurcam formando o quiasma de Camper e permitindo a passagem dos flexores profundos. Ambos os tendões se encaminham até suas inserções na FM e FD respectivamente (Figura 92.22).

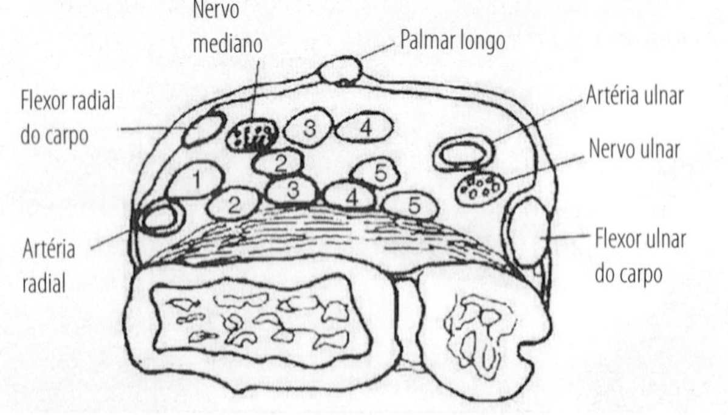

Figura 92.21. Disposição dos tendões flexores e estruturas adjacentes.

A partir da articulação MF, os tendões flexores penetram no túnel osteofibroso, formado pelas polias flexoras que os mantêm em contato com a superfície óssea das falanges. Esse túnel inicia-se na altura da cabeça dos metacarpianos e vai até a base da falange distal. São cinco polias anulares espessas, intercaladas por polias cruciformes mais delgadas e flexíveis. As polias anulares estão situadas na articulação metacarpofalangeana (A1), na falange proximal (A2), na articulação interfalangeana proximal (A3), na falange média (A4) e na articulação interfalangeana distal (A5) (Figura 92.23). Do ponto de vista biomecânico, as polias A2 e A4 são fundamentais para a efetiva ação de flexão do dedo, devendo ser preservadas ou reconstruídas caso sejam lesadas.

Verdan, em 1964, dividiu a mão em várias zonas flexoras de acordo com características anatômicas específicas[34]. Em 1980, a Federação Internacional das Sociedades de Cirurgia da Mão adotou essa classificação, que facilita a indicação do procedimento cirúrgico a ser realizado, assim como define o prognóstico (Figura 92.24).

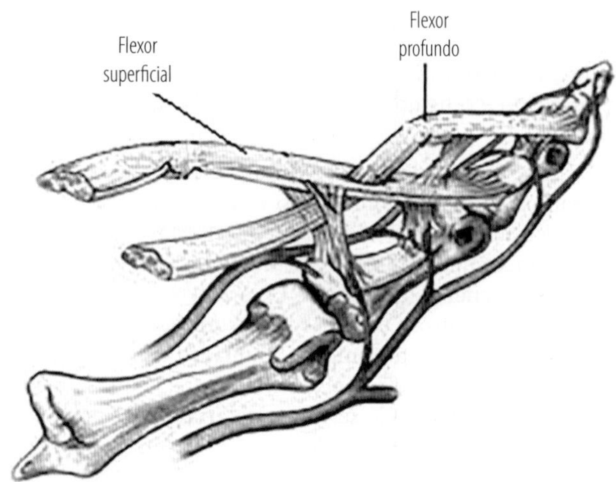

Figura 92.22. Quiasma de Camper.

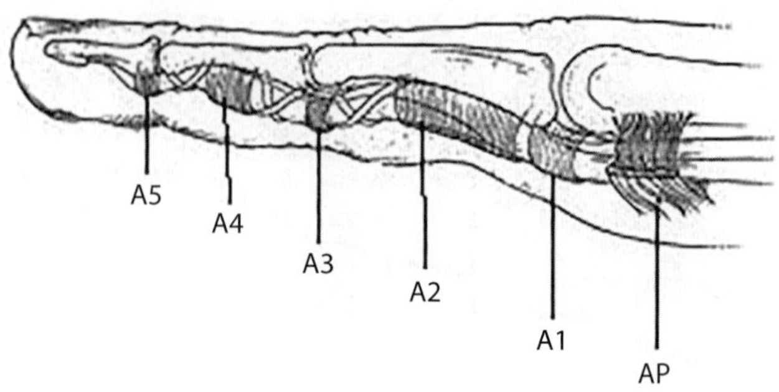

Figura 92.23. Polias anulares.

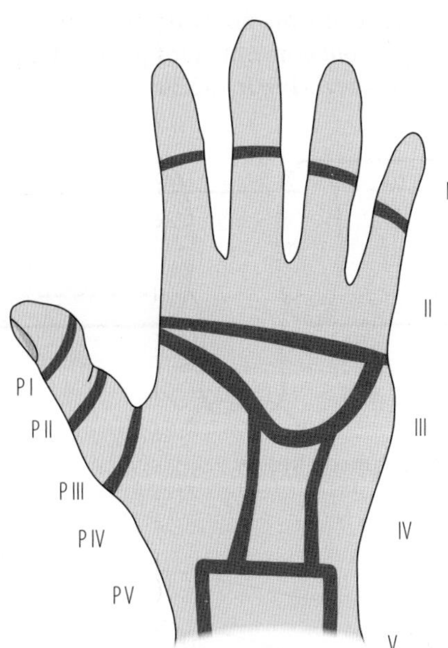

Figura 92.24. Zonas flexoras de Verdan.

São cinco zonas, demonstradas a seguir:

- Dedos:
  - Zona I: distal à inserção do flexor superficial na falange média;
  - Zona II: da polia A1 à inserção do flexor superficial;
  - Zona III: da extremidade distal do túnel do carpo à polia A1;
  - Zona IV: compreende o túnel do carpo;
  - Zona V: antebraço, proximal ao túnel do carpo;
- Polegar:
  - Zona PI: distal à articulação interfalangeana;
  - Zona PII: da primeira polia anular à articulação interfalangeana;
  - Zona PIII: eminência tenar, proximal à primeira polia anular;
  - Zona PIV: região do túnel do carpo;
  - Zona PV: proximal ao túnel cárpico.

O diagnóstico normalmente é fácil. O dedo lesado perde a atitude de repouso em semiflexão e não consegue realizar a flexão ativa. Para saber se a lesão acomete o flexor profundo, bloqueia-se a articulação interfalangeana proximal enquanto o paciente é solicitado a fletir a articulação interfalangeana distal (Figura 92.25).

Para saber se a lesão ocorre no flexor superficial, bloqueiam-se os outros dedos em extensão e pede-se ao paciente para fletir o dedo lesado (Figura 92.26).

A impossibilidade de realizar os movimentos solicitados especifica o diagnóstico.

Exame radiográfico, ressonância magnética e eletroneuromiografia podem ser solicitados em suspeitas de lesões osteoarticulares ou nervosas associadas.

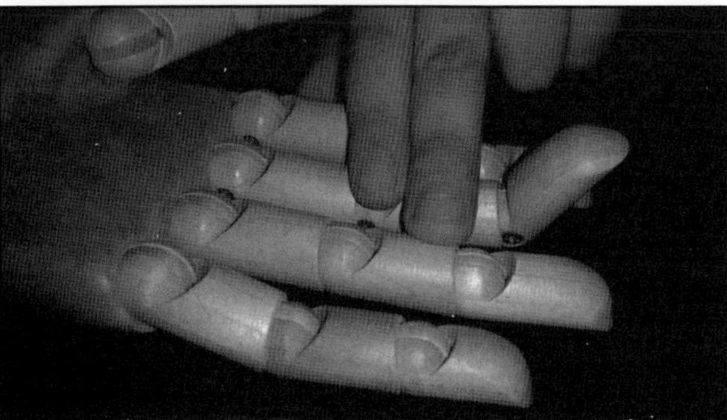

Figura 92.25. Teste semiológico para integridade do tendão flexor profundo.

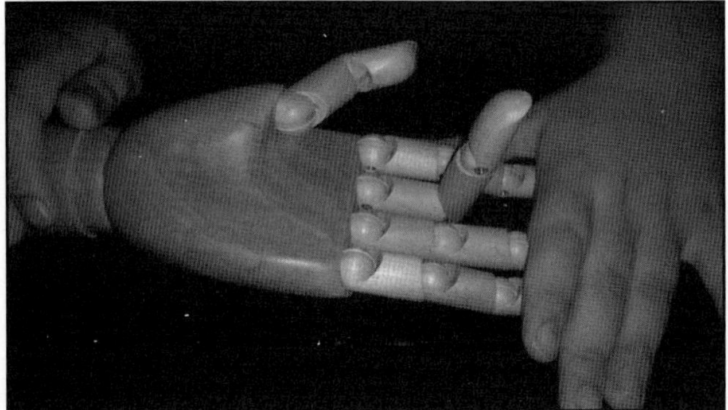

Figura 92.26. Teste semiológico para integridade do tendão flexor superficial.

O tratamento da lesão do tendão flexor é um procedimento de urgência, realizado preferencialmente na primeira semana, e varia conforme as diferentes particularidades do trauma. As medidas preparatórias da cirurgia devem seguir a rotina da cirurgia eletiva com assepsia cuidadosa e delicada do membro para evitar danos adicionais às estruturas atingidas. Em traumatismos complexos, a cobertura cutânea e as estruturas osteoarticulares devem ser reparadas primariamente, pois a função mecânica do tendão dependerá de boas condições de alinhamento e deslizamento.

O acesso cirúrgico ou a ampliação incisional da lesão deve seguir regras que evitem as retrações cicatriciais e aderências. Para isso, Bunnell e Boyes definiram que as incisões fossem feitas sobre as pregas de flexão ou cortadas obliquamente quando necessário. Bruner sugeriu o acesso volar em ziguezague com ângulos de 90° nas pregas de flexão dos dedos (Figura 92.27)[35].

Gusmão Filho recomendou que pequenas incisões fossem feitas para o acesso aos cotos tendinosos de forma a evitar as grandes áreas de cicatriz e aderência (Figura 92.28)[36].

É importante observar que a tenorrafia não deve ser realizada quando há lesão concomitante de partes moles de grande complexidade, fraturas complexas, destruição articular ou grave contaminação do ferimento. Nesses casos, a prioridade reside em reconstruir o arcabouço ósseo, promover a reconstrução de partes moles e prover cobertura cutânea adequada, preferindo-se assim realizar a tenorrafia de forma primária retardada.

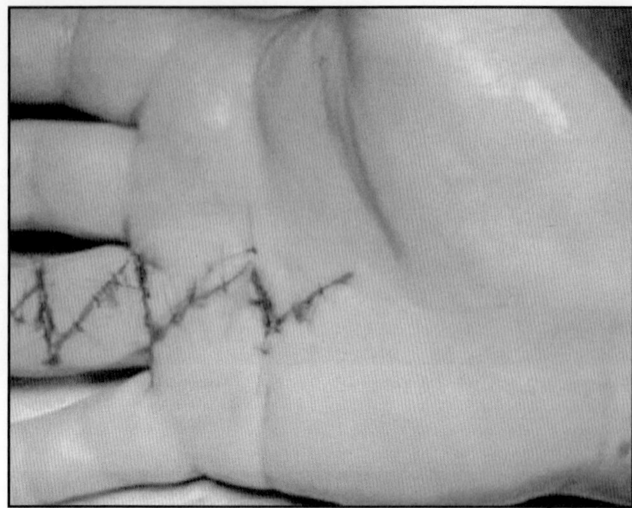

Figura 92.27. Acesso cirúrgico de Bruner.

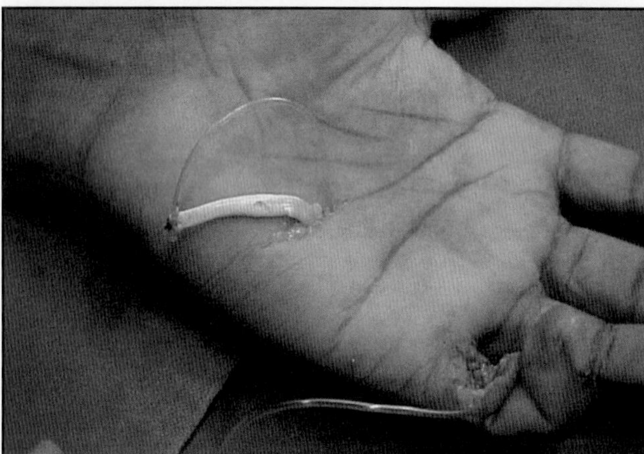

Figura 92.28. Acesso cirúrgico de Gusmão.

A sutura do tendão deve obedecer aos princípios biológicos a seguir:

a) Ser forte para mobilização precoce;
b) Preservar a vascularização;
c) Manter a superfície lisa;
d) Conservar íntegra a bainha e as polias;
e) Técnica atraumática;
f) Usar material não irritante.

Inúmeras técnicas de sutura foram descritas, e mais recentemente foram feitas modificações dessas técnicas consagradas. A mais conhecida foi proposta por Kessler[37], e utiliza sutura de duas passadas intratendinosas com fio monofilamento de náilon 4.0 associada a sutura epitendínea de regularização com náilon 5.0 ou 6.0 (Figura 92.29).

A reparação do tendão flexor requer conhecimentos específicos de cada zona.

Zona I

A manutenção da polia A5 é fundamental para a flexão da articulação interfalangeana distal. Quando a lesão ocorre por avulsão, a fixação tendinosa no osso pode ser com âncora ou por técnica de *pull-out* com cuidados para evitar dano à matriz ou ao leito ungueal (Figura 92.30).

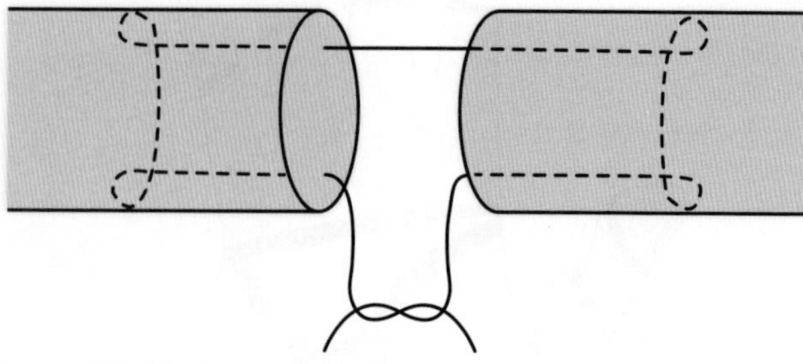

Figura 92.29. Sutura de Kesler.

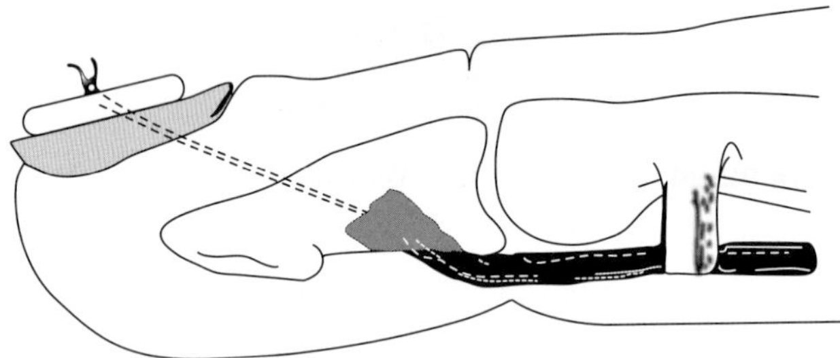

Figura 92.30. Técnica de pull-out em avulsão do tendão flexor na zona um.

Zona II

A preservação do túnel osteofibroso e, em especial, as polias A2 e A4, a reconstrução da relação anatômica entre o flexor superficial com o profundo através do quiasma e uma sutura que permita a sua passagem pelas polias são de fundamental importância para um bom deslizamento tendinoso. Pode-se realizar a sutura única do tendão flexor profundo em casos em que o reparo de ambos os tendões comprometa essa função.

Zona III

A presença de tecidos frouxos preservados adjacentes aos tendões evita aderências.

Zona IV

Nessa região, ocorre frequentemente a associação com lesão do nervo mediano. Sua reparação requer maior tempo de imobilização, tornando o prognóstico mais reservado.

Zona V

Nessa zona, as lesões ocorrem nos tendões e regiões miotendinosas, podendo requerer suturas em U para maior segurança do reparo.

Zonas PI, PII e PIII

A reparação do flexor longo do polegar por ser um tendão único e, por passar apenas em uma articulação interfalangeana, terá melhor prognóstico.

O tratamento cirúrgico deve sempre ser seguido de um programa de reabilitação acompanhado por um fisioterapeuta ou terapeuta ocupacional. Os melhores resultados ocorrem em protocolos de mobilização passiva precoce, como preconizado por Duran *et al.*[38] ou por Lister *et al.*[39].

Em lesões crônicas, pode ser necessário um procedimento cirúrgico em dois tempos, com a reconstrução das polias utilizando espaçadores de silicone e posteriormente enxerto tendinoso.

Um procedimento de tenólise pode ser necessário secundariamente à reparação primária. Isso ocorre principalmente em lesões na zona II e deve ser realizado no prazo ideal entre três meses e um ano após a tenorrafia.

Lesão dos tendões extensores

Apresentando característica mais delgada e localização mais superficial, os tendões extensores são facilmente lesados em ferimentos frequentemente pequenos e de baixa complexidade. Um exame físico cuidadoso e o conhecimento anatômico adequado podem evitar que essas lesões passem despercebidas para que sejam prontamente tratadas.

Existem dois grupos musculares que contribuem para a formação do mecanismo extensor: os extrínsecos e os intrínsecos, com seus tendões correspondentes. Os extensores extrínsecos têm origem comum na porção lateral do cotovelo, descem pelo antebraço, passam no punho sob o retináculo dos extensores que, divididos em seis túneis, separam e direcionam os tendões para suas respectivas inserções no carpo e nos dedos. Ao chegar na falange proximal, o tendão extensor insere-se em sua base e no seu dorso, recebendo fibras dos músculos interósseos e lumbricais. Em seguida, divide-se em uma bandeleta central com inserção na falange média e duas bandeletas laterais que se inserem conjuntamente na base da falange distal. São responsáveis pela extensão das articulações metacarpofalangeanas dos dedos, além da extensão e abdução do polegar. São inervados pelo nervo radial.

Os extensores intrínsecos são constituídos pelos músculos lumbricais e interósseos, que têm origem nos tendões flexores profundos e ossos metacarpais, respectivamente. Agem fletindo as articulações metacarpofalangeanas, ao passo que promovem simultaneamente a extensão das articulações interfalangeanas, além da abdução e adução dos dedos. São inervados pelos nervos mediano e ulnar.

O polegar tem seu mecanismo extensor formado pelos seguintes tendões extrínsecos: extensor longo, que estende a articulação IF; extensor curto, que estende a articulação MF e também o abdutor longo. Contribuem ainda para esse mecanismo extensor as aponeuroses dos músculos tenares intrínsecos, adutor e abdutor curto do polegar.

Baseada nessas características anatômicas, a Federação Internacional das Sociedades de Cirurgia da Mão adotou um sistema de classificação por zonas de lesão (Figura 92.31). São elas:

- Zona I: articulação interfalangeana distal;
- Zona II: falange média;
- Zona III: articulação interfalangeana proximal;
- Zona IV: falange proximal;
- Zona V: articulação metacarpofalangeana;
- Zona VI: metacarpianos;
- Zona VII: retináculo dos extensores (punho);
- Zona VIII: tendões proximais ao retináculo;
- Zona IX: transição músculo-tendínea;
- Zona X: massa muscular extensora.

O polegar possui as mesmas zonas exceto as zonas II e III por ter apenas duas falanges.

O diagnóstico de lesão do tendão extensor é relativamente simples: o paciente perde a capacidade de realizar a extensão ativa da articulação metacarpofalangeana estando o punho em posição neutra. Entretanto, devido à presença de conexões intertendíneas, não raro um dedo com lesão de tendão extensor mantém uma função parcial, particularmente na zona VI. Lesões de tendões extensores dos dedos indicador e mínimo também podem cursar com função absolutamente normal, pois esses dedos apresentam dois tendões extensores cada (um extensor comum e um extensor próprio), de forma que a lesão de apenas um deles não afeta a função do dígito.

Exames complementares como radiografia, ultrassonografia, ressonância magnética e eletroneuromiografia podem ser úteis em casos de estarem associadas lesões osteoarticulares ou nervosas.

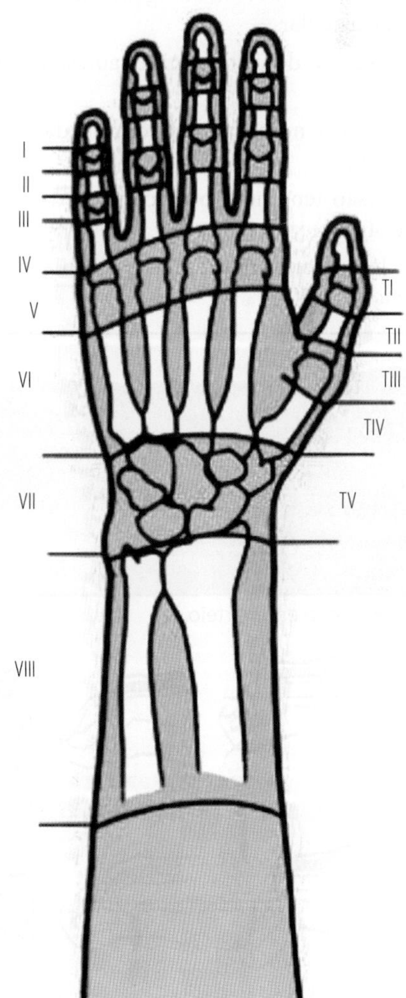

Figura 92.31. Sistema de classificação por zonaso.

O tipo de sutura utilizada dependerá da zona da lesão, pois a espessura do tendão varia de acordo com a localização. Em regiões onde o tendão for mais delgado, o ponto simples ou o ponto em "U" são os recomendados. Em zonas onde o tendão é mais espesso, as suturas de aproximação com duas ou quatro passadas seguidas de sutura epitendinosa contínua, semelhante às usadas para os tendões flexores, são as escolhidas. O fio deve ser monofilamentar não absorvível 3.0 ou 4.0 para as suturas de aproximação e 5.0 ou 6.0 para as suturas epitendinosas[40].

O tratamento das lesões dos tendões extensores é baseado na classificação por zonas anatômicas.

Zona I

A ruptura do tendão extensor terminal leva a uma deformidade em flexão da articulação interfalangeana distal e incapacidade de extensão ativa dessa articulação (Figura 92.32). Conhecida como "dedo em martelo", essa lesão é causada por um traumatismo em flexão, estando a falange distal estendida ou uma lesão direta. Normalmente são lesões fechadas, em pacientes jovens e causadas por trauma esportivo. Albertoni[41,42] classificou o "dedo em martelo", salientando a maior gravidade das lesões quando a deformidade em flexão fosse maior do que 30°. Nesses casos a ruptura tendinosa seria completa e acompanhada do ligamento retinacular oblíquo e cápsula articular.

A classificação de Albertoni é apresentada a seguir (Figura 92.33):

- A1: lesão tendinosa pura com queda da FD menor que 30°;
- A2: lesão tendinosa pura com queda da FD maior que 30°;
- B1: lesão com arrancamento ósseo e queda da FD menor que 30°;
- B2: lesão com arrancamento ósseo e queda da FD maior que 30°;
- C1: lesão com fratura da base da FD com IFD estável;
- C2: lesão com fratura da base da FD com IFD instável;
- D1: deslocamento epifisário da FD;
- D2: fratura-deslocamento epifisário da FD.

Nas lesões do tipo A1 e B1, nas quais a flexão da FD é menor do que 30°, o tratamento é conservador com imobilização em discreta hiperextensão da articulação IFD, por seis semanas (Figura 92.34).

Nas lesões dos tipos A2 e B2, nas quais a flexão da FD é maior do que 30°, o tratamento é cirúrgico com fixação em extensão da articulação IFD, usando um fio de Kirschner transarticular longitudinal e imobilização por seis semanas.

Nas lesões do tipo C1, nas quais ocorre uma fratura da FD sem sinais de instabilidade ou subluxação, o tratamento compreende a redução e a imobilização com tala metálica.

As lesões do tipo C2, nas quais ocorre subluxação da FD, podem ser tratadas com redução aberta com fixação com fios de Kirschner ou utilizando a técnica percutânea de Ishiguro[43], em que um fio de Kirschner é introduzido dorsalmente na cabeça da FM em uma angulação de 45° bloqueando o tendão extensor e outro é passado longitudinalmente transarticular reduzindo a fratura (Figura 92.35).

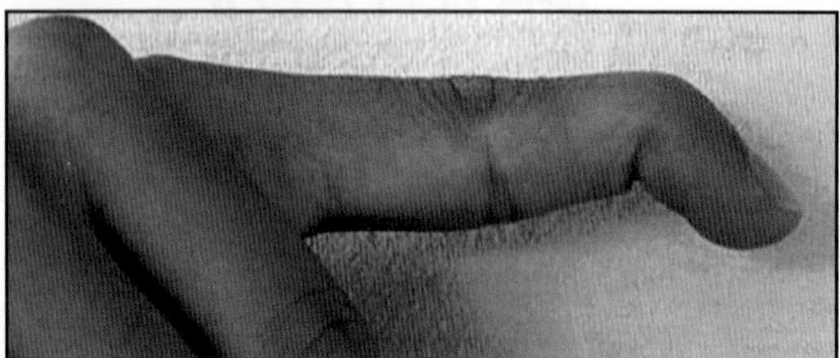

Figura 92.32. Dedo em martelo.

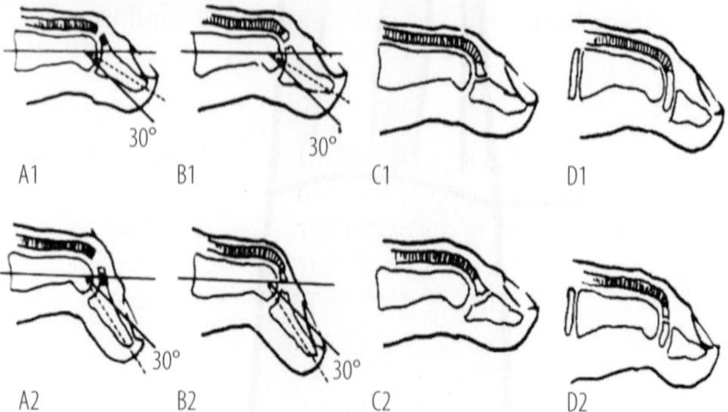

Figura 92.33. Classificação de Albertoni para dedo em martelo.

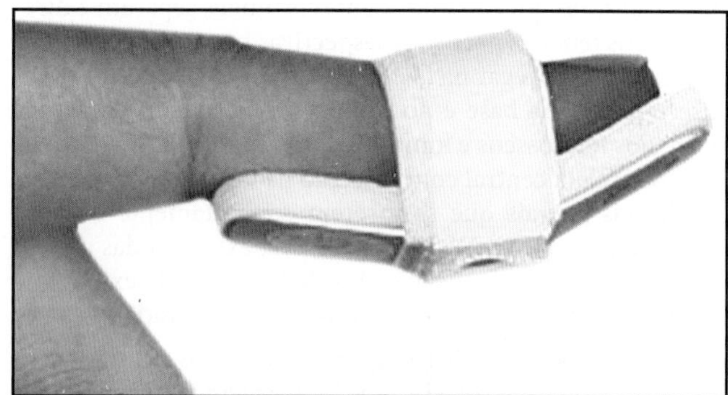

Figura 92.34. Dedo em martelo tratado com tala.

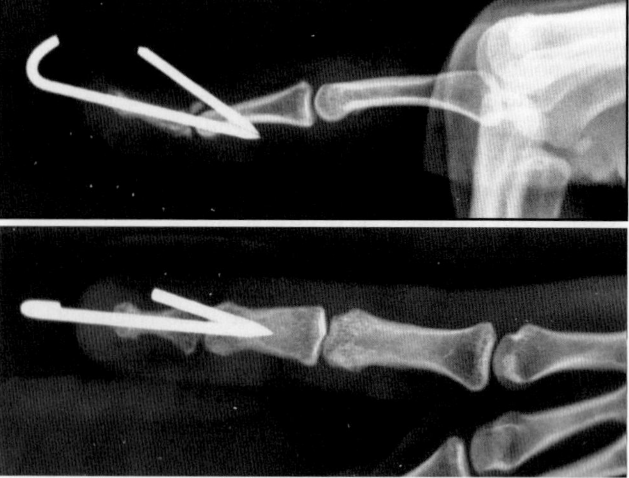

Figura 92.35. Técnica de Ishiguro.

As lesões do tipo D1, que configuram deslocamento epifisário simples da falange distal, devem ser tratadas conservadoramente com tala metálica por quatro semanas. As lesões do tipo D2, nas quais se evidenciam as fraturas epifisárias com desvio, devem ser reduzidas e fixadas axialmente com fio de Kirschner.

Zona II

São lesões abertas em sua maioria. Na falange média, a reparação primária deve ser acompanhada de imobilização com tala metálica bloqueando a articulação IFD por um período de seis semanas.

Zona III

Ocorrem a lesão da bandeleta central e a consequente migração volar das bandeletas laterais, que passam a atuar como flexores da articulação IFP e hiperextensores da articulação IFD, resultando na deformidade característica de "dedo em botoeira" (Figura 92.36). Na maioria dos casos, ocorre por traumatismo fechado e pode muitas vezes passar despercebida, já que a deformidade não se forma de imediato. A lesão pode ser: aguda: até duas semanas de evolução; subaguda: entre duas e oito semanas de evolução; e crônica: após oito semanas de evolução. O tratamento de escolha para as lesões fechadas agudas é a imobilização da articulação IFP com tala metálica por seis semanas (Figura 92.37). Nas lesões abertas, devem ser feitos o reparo primário do tendão extensor central e a imobilização por seis semanas. As fraturas associadas devem ser reduzidas e fixadas com fio de Kirschner. Em lesões subagudas ou crônicas, a deformidade pode estar rígida. Nesses casos é fundamental o ganho pré-operatório de amplitude de movimentos articulares com o uso de órteses dinâmicas ou estáticas progressivas até que a articulação IFD esteja em extensão. A cirurgia visa reconstruir a bandeleta central e reposicionar dorsalmente as bandeletas laterais que migraram para uma posição volar. Quando a reconstrução não é possível, optamos pela cirurgia de Matev com a secção das bandeletas laterais e seu reposicionamento na FM e FD.

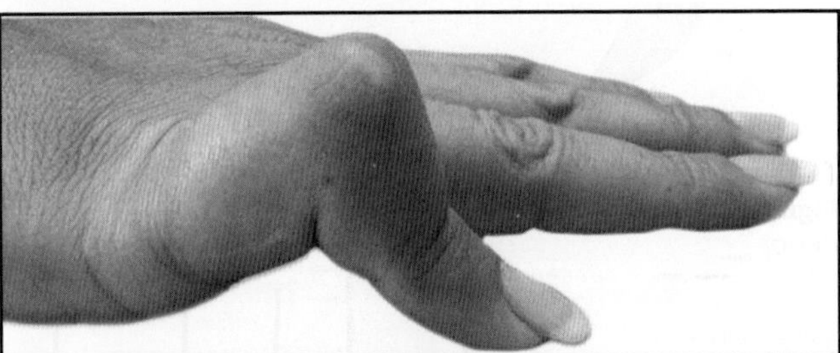

Figura 92.36. Dedo em botoeira.

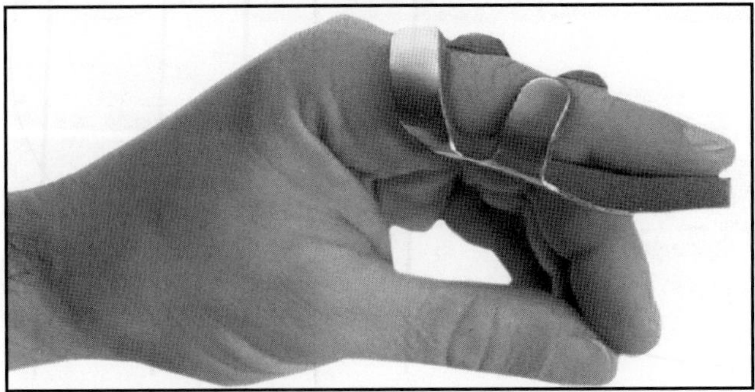

Figura 92.37. Imobilização da articulação interfalangeana proximal em extensão.

Zona IV

Na falange proximal, as lesões normalmente são abertas e de fácil diagnóstico pela inspeção do ferimento. Devem ser reparadas primariamente com pontos simples ou pontos em "U".

Zona V

Nessa zona não ocorre grande migração proximal do tendão lesado, pois ele está preso pelas bandas sagitais e pelo capuz extensor. Comumente são lesões abertas e o diagnóstico é feito pela ausência de extensão ativa da articulação MF. O tratamento deve ser feito com sutura de aproximação com duas ou mais passadas associadas a sutura contínua tipo chuleio para o capuz e as bandas sagitais seguido por imobilização por quatro semanas.

Zona VI

Na região dos metacarpianos, os tendões extensores têm ligações entre si por meio de conexões intertendinosas. Por isso, quando a lesão é única, pode não haver perda evidente da função de extensão da articulação MF, e a confirmação do diagnóstico só é feita pela exploração cirúrgica do ferimento, como citado anteriormente. Perdas extensas de substância são frequentes nessa zona e podem ser tratadas com transferência dos tendões próprios do indicador ou do mínimo, uso de um tendão íntegro para sutura no coto distal de um tendão vizinho lesado ou enxerto de tendão utilizando-se o palmar longo preferencialmente.

Zona VII

Nessa zona, o retináculo dos extensores direciona os tendões através de seis túneis. O conhecimento anatômico do conteúdo de cada túnel é fundamental para a localização do coto tendinoso proximal retraído e sua sutura no coto distal. Por terem boa espessura, devem ser reparados com pontos de aproximação utilizando fio 3.0 ou 4.0 associados a sutura epitendinosa com fio 5.0 ou 6.0. Deve-se tentar reparar o retináculo para evitar o aparecimento de corda de arco no punho. O extensor longo do polegar é frequentemente rompido espontaneamente e pode ser tratado com transferência do extensor próprio do indicador ou enxerto tendinoso.

Zona VIII

No antebraço, geralmente são lesões abertas e atingem os tendões ou as junções miotendíneas. São frequentemente associadas a lesões do nervo sensitivo radial ou do nervo interósseo posterior, que devem ser também reparados no mesmo tempo cirúrgico. O diagnóstico é facilmente realizado pela inspeção do ferimento e pela incapacidade de o paciente estender ativamente os dedos e o punho. Na fase aguda, a sutura de aproximação e a sutura epitendinosa podem ser realizadas com relativa facilidade. Na fase crônica, pode ser necessário enxerto tendinoso ou transposição tendinosa de flexores superficiais dos dedos médio e anular se as lesões forem pontuais, ou do flexor ulnar do carpo, em casos de lesões maciças.

Polegar

Nas zonas I e II são normalmente lesões abertas causadas por instrumentos cortantes. A conduta cirúrgica é semelhante às utilizadas para os dedos longos. Na zona III, é comum ter o tendão extensor longo e o extensor curto do polegar conjuntamente lesados. A lesão única do extensor curto do polegar pode ocasionar deformidade semelhante ao "dedo em botoeira". Essas lesões devem ser reparadas primariamente sem dificuldade, já que não sofrem grande retração proximal. Na zona IV, os tendões extensores são facilmente visualizados e reparados primariamente, exceto o tendão extensor longo do polegar, que pode retrair até o antebraço. Nesse caso, incisões auxiliares podem ser necessárias para sua localização e sutura[44]. Quando não for possível, enxerto de tendão ou transposição do extensor próprio do indicador podem ser realizados. Na zona VII do polegar, região do primeiro túnel, os tendões abdutor longo e extensor curto sofrem grande retração e devem ser localizados no antebraço e reparados primariamente sem o fechamento do retináculo, para evitar aderências cicatriciais. Na zona VIII do polegar, as lesões associadas do músculo supinador e do nervo sensitivo radial devem ser diagnosticadas e reparadas.

Cuidadosa reabilitação pós-operatória deve ser instituída pelo terapeuta de mão. Programas com utilização de órteses, além de exercícios ativos e passivos precoces, são fundamentais para um bom resultado funcional.

A formação de aderência fibrosa que restringe a excursão tendinosa é a principal complicação dessas lesões. A tenólise pode ser realizada após um período de três a seis meses da cirurgia primária, quando não ocorrer progresso no programa de reabilitação.

Lesão da ponta dos dedos

A lesão da ponta do dedo é muito frequente em virtude de sua exposição nas atividades cotidianas e laborativas. Essa lesão apresenta características clínicas diversificadas, em consequência das variadas regiões anatômicas acometidas. Portanto, o tratamento deve ser individualizado e o objetivo é reconstruir a área danificada, provendo cobertura cutânea adequada e com boa sensibilidade.

Um adequado conhecimento anatômico é essencial para o correto diagnóstico da lesão e para a escolha do método terapêutico mais apropriado. A ponta do dedo compreende a falange distal. Sua região dorsal é ocupada pelo complexo ungueal formado pela unha; seus bordos distal, lateral e proximal são denominados hiponíquia, paroníquia e eponíquia; além do leito e da matriz ungueal.

A região volar ou polpa digital é rica em corpúsculos sensitivos altamente especializados em diferentes funções como: dor, temperatura, tato e pressão. Os estímulos são captados por esses corpúsculos e encaminhados como impulsos nervosos para os nervos digitais localizados na face lateral de cada lado.

Baseados no traço da ferida, Komatsu e Leite classificam as lesões em: oblíqua volar, transversa e oblíqua dorsal (Figura 92.38)[45]. Já as lesões transversas são classificadas por Silva de acordo com a localização (Figura 92.39)[46]. São elas:

- Zona I: não existe exposição óssea e perda de substância é pequena;
- Zona II: perda de substância é maior, até 3/4 do leito ungueal;
- Zona III: perda de substância compreende todo o leito ungueal e fratura do terço distal da FD;
- Zona IV: perda de quase toda a FD.

As classificações ajudam a formar um diagnóstico preciso da lesão e auxiliam na escolha da técnica reparadora a ser empregada.

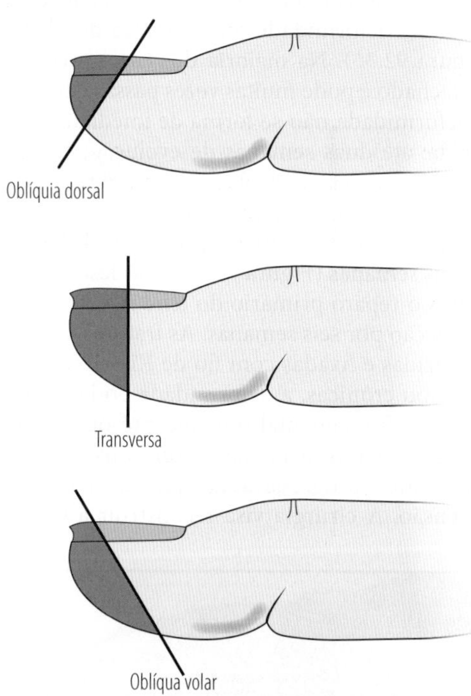

Figura 92.38. Classificação de Komatsu para lesão de ponta de dedo.

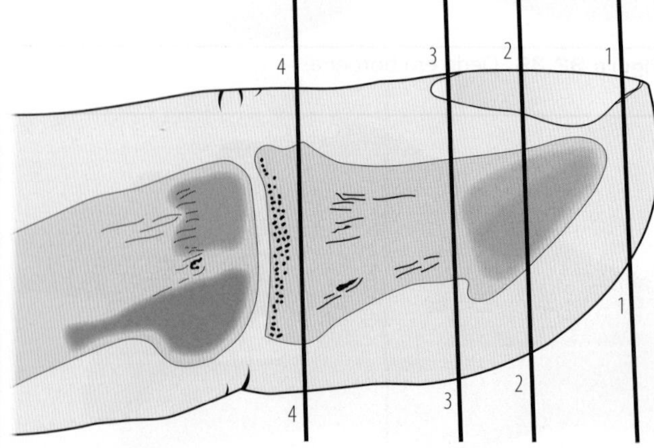

Figura 92.39. Classificação de Silva para lesões transversas de ponta de dedo.

Nas lesões fechadas, quando a extremidade do dedo sofre um trauma direto, pode ocorrer a formação de hematoma entre a unha e a superfície óssea da falange distal. Nessa ocasião a unha adquire coloração escura e a dor pode ser intensa e incapacitante. Um exame radiográfico deve ser feito para se investigar a integridade óssea. O tratamento consiste em drenar o hematoma com perfurações múltiplas da unha usando uma agulha hipodérmica. Não é necessária anestesia e o alívio doloroso é imediato (Figura 92.40).

A unha pode também sofrer avulsão traumática. Tal condição deve ser tratada com a recolocação da unha em seu leito e a fixação com pontos cruzados usando fio mononáilon 5.0. Esse cuidado permitirá que a unha lesada sirva de molde para a que irá crescer. Caso haja um ferimento acometendo o leito ungueal, ele deve ser previamente suturado com fio mononáilon 6.0 e nó invertido (Figura 92.41).

Nas lesões abertas com perda de substância, o atendimento deve ser iniciado pela cobertura da ferida com um curativo estéril para controlar a hemorragia e evitar a contaminação adicional. Analgésico e antibiótico de amplo espectro deverão ser administrados de imediato. O exame radiográfico deve ser realizado, pois esclarece se existe comprometimento ósseo.

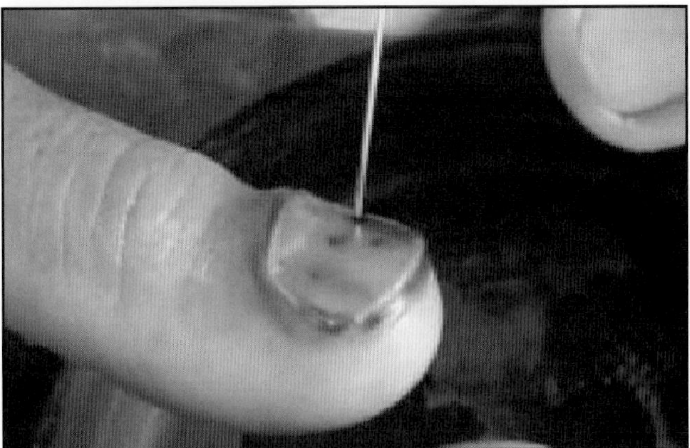

Figura 92.40. Drenagem de hematoma subugueal.

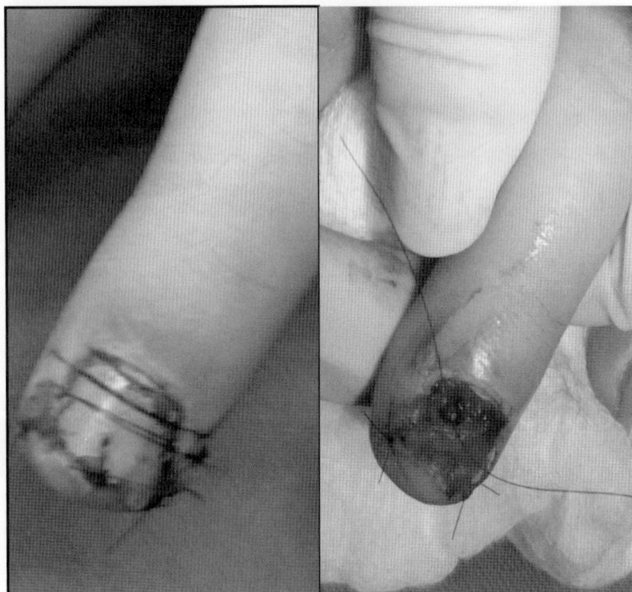

Figura 92.41. Ferimento do leito ugueal suturado e unha fixada com ponto cruzado.

O centro cirúrgico é o local ideal para o tratamento dessas lesões, pois possui condições de antissepsia e material adequado para a anestesia e para o procedimento reparador a ser realizado.

A anestesia de escolha é o bloqueio de plexo braquial ou até um bloqueio digital, quando a lesão ocorrer em apenas um dedo.

O tratamento cirúrgico tem início com a irrigação abundante da ferida com soro fisiológico e desbridamento delicado dos tecidos desvitalizados, preservando toda a pele que puder ser aproveitada[47]. Após essa etapa, diferentes técnicas de reconstrução serão empregadas na reparação das estruturas danificadas.

A cicatrização por segunda intensão pode ser utilizada em lesões da zona I, com pequena perda de substância. Os resultados são bons em 90% dos casos[48].

A sutura primária deve ser feita desde que haja pele suficiente para um fechamento sem tensão. Em caso de impossibilidade de fechamento, alguns autores preconizam o encurtamento ósseo de 1 a 2 mm, porém preferimos usar métodos de reconstrução com enxerto de pele ou retalho.

Em casos de lesões oblíquas volares grandes, o enxerto de pele total pode ser utilizado. As pregas de flexão no cotovelo e no punho servem como áreas doadoras. Após a realização da cirurgia, um curativo compressivo deve ser mantido no local, utilizando-se de fixação com pontos de sutura. A má qualidade da sensibilidade do enxerto é o principal fator negativo desse tipo de cobertura, sendo, na maioria dos casos, preterida em favor das técnicas de retalho.

Nas lesões transversas das zonas II e III ou oblíquas dorsais, Atasoy *et al.*[49] apresentaram um retalho de avançamento volar em V-Y. A dissecção é triangular com base na extremidade distal do ferimento e ápice na prega de flexão da articulação interfalangeana distal. O retalho é avançado distalmente e suturado no leito ungueal, transformando a incisão em V numa ferida suturada em forma de Y (Figura 92.42).

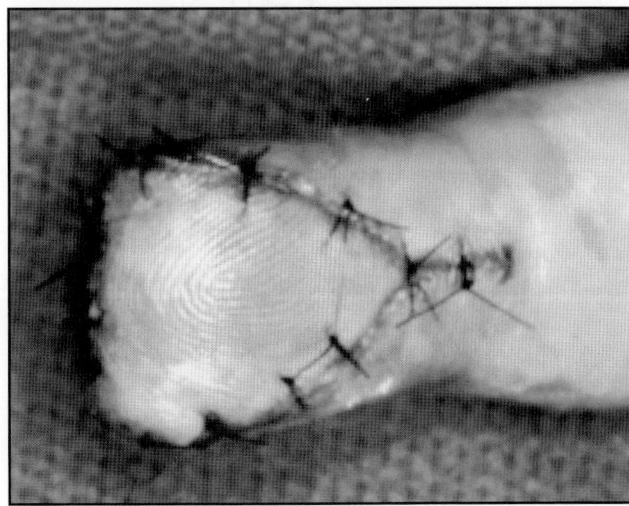

Figura 92.42. Retalho em V-Y de Atasoy.

Kutler[50] demonstrou uma técnica parecida com a de Atasoy, que utiliza dois retalhos laterais em V-Y para a cobertura das lesões de ponta de dedo. É realizada a dissecção de dois triângulos de base na extremidade distal da área cruenta e o ápice na prega de flexão da articulação interfalangeana distal. Desliza-se distalmente o retalho de cada lado e a sutura é feita na linha média do coto de amputação (Figura 92.43).

Outro retalho utilizado é o proposto por Snow[51]. A técnica consiste na elevação da pele e subcutâneo junto com vasos e nervos, desde a borda da ferida até a articulação interfalangeana proximal. O avançamento deve ser de até 0,5 cm. Caso contrário, poderá ocorrer necrose do segmento.

Uma técnica semelhante, usada para cobertura de lesões no polegar, foi descrita por Moberg (Figura 92.44)[52]. O retalho pode ser elevado até a base do dedo, porém um avançamento maior do que 0,5 cm pode causar a flexão fixa da falange distal.

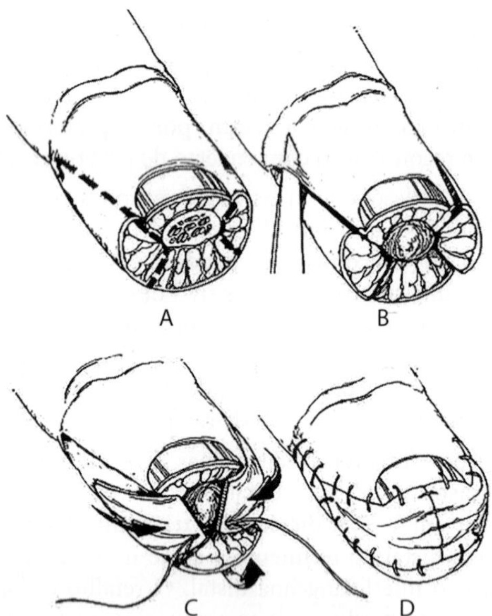

Figura 92.43. Retalho em V-Y de Kutler.

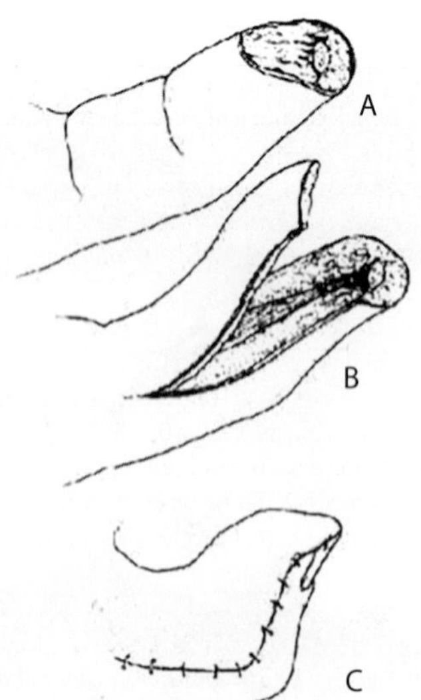

Figura 92.44. Retalho de Moberg.

Descrita inicialmente por Gatewood[53] para cobertura de lesões de ponta de dedo com exposição óssea, o retalho tenar é outra opção cirúrgica. Uma incisão quadrada é feita na região tenar e a pele elevada é suturada na área do ferimento. O dedo deve ser mantido nessa posição fletida por duas semanas, quando então é realizada a autonomização do retalho. A área doadora pode ser fechada primariamente (Figura 92.45). Essa técnica não deve ser usada em pacientes portadores de artropatias degenerativas ou acima de 30 anos de idade, pelo maior risco de desenvolverem rigidez articular.

A preservação de pele de boa qualidade e com sensibilidade na face radial da ponta do indicador e na face ulnar da ponta do polegar é fundamental para a função do movimento de pinça polpa-polpa. Técnicas cirúrgicas mais complexas de elevação de retalhos vascularizados e inervados podem ser usadas nesses casos.

O retalho em ilha heterodigital de Littler[54] promove excelente cobertura tanto para lesões em ponta de dedos longos quanto para o polegar. A técnica é baseada na elevação de um segmento de pele e tecido subcutâneo de um dedo íntegro, junto com um pedículo vasculho-nervoso. É muito im-

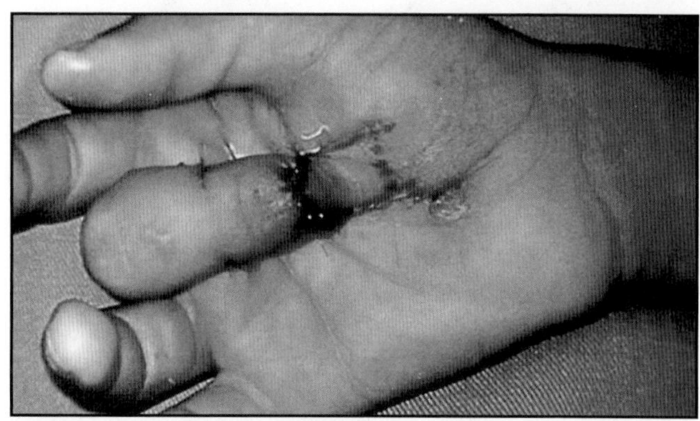

Figura 92.45. Retalho tenar.

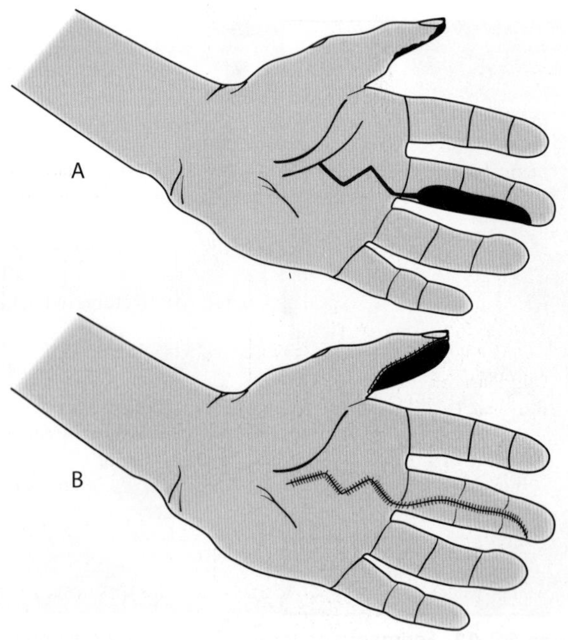

Figura 92.46. Retalho em ilha heterodigital de Littler.

portante observar se o comprimento do pedículo é suficiente para chegar até a área da lesão cutânea (Figura 92.46).

O *cross-finger* é outro retalho heterodigital que pode ser utilizado em lesões de ponta de dedo, sendo especialmente úteis para a extremidade do indicador e do polegar. O método é baseado na elevação de pele vascularizada de um dedo adjacente para cobertura de ferimentos volares ou dorsais (Figura 92.47).

Já o retalho em ilha homodigital consiste na elevação de um retalho com o pedículo vasculho-nervoso do próprio dedo, através de uma incisão tipo Bruner e avançamento distal até a região da perda de substância.

As principais complicações nas reparações das lesões de ponta de dedo são a perda do retalho por necrose ou a limitação da mobilidade nas articulações do dedo lesado. A escolha correta da técnica a ser utilizada e a reabilitação precoce minimizam esses riscos.

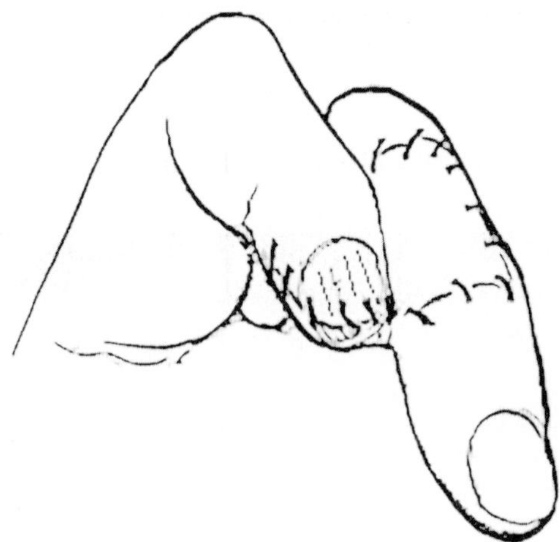

Figura 92.47. Retalho de *cross-finger*.

Referências bibliográficas

1. Pires JP. Fraturas de metacarpianos. In: Pardini Jr. AG, Freitas AD. Traumatismos da mão. 4ª ed. Rio de Janeiro: Medbook; 2008. p. 555-73.
2. Mazzer N, Barbieri CH, Mandarano LG, Bezuti MT. Fraturas dos metacarpianos. In: Barreto JM, Cristante AF, editor. Mão e punho - Série Ortopedia Cirúrgica. Rio de Janeiro: Elsevier; 2013. p. 17-28.
3. Flatt AE. The care of rheumatoid hand. Chap. 2: Kinesiology. 2nd ed. St. Louis: Mosby; 1968. p. 6-22.
4. Lee S, Jupiter JB. Phalangeal end metacarpal fractures of the hand. Hand Clin. 2000;6(3):323-44.
5. Meyer VE, Chiu ATW, Beaslev RW. Fractures of the metacarpals. Clin Plast Surg. 1985;8:51-64.
6. Burkhalter WE. Hand fractures. In: Greene WB, editor. Instructional Course Lectures XXXIX. Park Ridge, II: American Academy of Orthopedic Surgeons; 1990. p. 249-53.
7. Amadio PC, Beckenbaugh RD, Bishop AT, et al. Fractures of the hand and wrist. In: Jupiter JB, editor. Flynns hand surgery. 4th ed. Baltimore: Williams & Wilkins; 1991. p. 122-85.
8. Chiconelli JR, Monteiro AV. Fraturas e luxações dos metacarpianos e falanges. In: Pardini Jr. AG, Freitas AD. Traumatismos da mão. 3ª ed. Rio de Janeiro: Medsi; 2000. p. 519-55.
9. Green DP, O'Brien ET. Fractures of the thumb metacarpal. Southern Med J. 1972;65:807-14.
10. Benett EH. Fractures of the metacarpal bones. Dublin J Med Sci. 1882;73:72-5.
11. Johnson EC. Fracture of the base of thumb: a new method of fixation. JAMA. 1944;126 27.
12. Wagner CJ. Method of treatment of Bennett's fracture dislocation. Am J Surg. 1950;80:230.
13. Rolando S. Fracture de la base du premier metacarpien: et principalement sur une varieté non encore décrite. Presse Med. 1910;33:303.
14. Peltier IF. Rolando fracture. Clin Orthop Rel Res. 2006;445:15-8.
15. Freitas AD. Fraturas dos metacarpianos. In: Silva JB, editor. Cirurgia da Mão - Trauma. Rio de Janeiro: Revinter; 2003. p. 49-55.
16. Freitas AD, Pardini Jr. AG, Monteiro PC. Fixação intramedular com fios múltiplos no tratamento das fraturas dos metacárpicos. Rev Bras Ortop. 1995;30:587-92.
17. Ohara GH. Estudo experimental de cinco modelos de osteossíntese em ossos metacarpianos humanos. Rev Bras Ortop. 1994;29:211-7.
18. Burton RI, Eaton RG. Common hand injuries in the athlete. Orthop Clin North Am. 1973;4:809-38.
19. Green DP, Anderson JR. Closed reduction and percutaneous pin fixation of fracture phalanges. J Bone Joint Surg. 1973;55A:1651-4.
20. Barbieri C, Mazzer N. Fraturas da mão. In: Schwartzmann C, Lech O, Teloken M. Fraturas. Porto Alegre: Artmed; 2003.
21. Hall RF. Treatment of metacarpal and phalangeal fractures in non-compliant patients. Clin Orthop. 1987;214:31-6.
22. Steglich V, Ayzemberg H. Fraturas de falanges. In: Pardini Jr. AG, Freitas AD. Traumatismos da mão. 4ª ed. Rio de Janeiro: Medbook; 2008. p. 575-91.
23. Pun WK, Chow SP, So YC, Luk KD, Ngai WK, Ip FK, et al. Unstable phalangeal fractures: treatment by A.O. screw and plate fixation. J Hand Surg Am. 1991;16(1):113-7.
24. McElfresh EC, Dobyns JH, O'Brien ET. Management of fracture dislocation of the proximal interphalangeal joints by extension falangeal splints. J Bone Joint Surg. 1972;54A:1705-11.
25. Carneiro SC. Luxações e lesões ligamentares de metacarpianos e falanges. In: Pardini Jr. AG, Freitas AD. Traumatismos da mão. 4ª ed. Rio de Janeiro: Medbook; 2008. p. 593-99.
26. Thayer DF. Distal interphalangeal joint injuries. Hand Clin. 1988;4:1-4.
27. Bowers WH. The proximal interphalangeal joint volar plate. J Hand Surg. 1981;6:77-81.
28. Burton RI, Eaton RG. Common hand injuries in athlete. Orthop Clin North Am. 1973;4:809-13.
29. Sprague BL. Proximal interphalangeal joint injuries and their initial treatment. J Trauma. 1975;15:380-4.
30. Kjeldal I. Irreductible compound dorsal dislocations of the proximal interphalangeal joint of the finger. J Hand Surg. 1986;11B:49-50.
31. Kaplan E. Dorsal dislocation of the metacarpophalangeal joint of the index finger. J Bone Joint Surg. 1957;39A;1081-6.
32. Stener B. Hiperextension injuries to the thumb metacarpophalangeal joint of the thumb - rupture of ligaments, fractures of sesmoid bones, rupture of policis brevis. Acta Chir Scand. 1963;125:275-93.
33. Sobania LC, Sobania RL. Lesões dos tendões flexores. In: Pardini A, Freitas A, editores. Traumatismos da mão. 4ª ed. Rio de Janeiro: Medbook; 2008. p. 317-45.
34. Verdan C. Practical considerations for primary and secondary repair in flexor tendon injuries. Surg Clin North Am. 1964;44:951-70.
35. Bruner JM. The zig-zag volar-digital incision for flexor tendon surgery. Plast Reconstr Surg. 1967;40:571-4.
36. Gusmão Filho NS. Reparo de tendões flexores na mão: abordagem pela técnica de miniacesso. Técnicas em ortopedia. 2006;6(1):8-11.
37. Kessler I. The gastring technique for tendon repair. Hand. 1973;5:253-5.
38. Duran R, Houser RG, Coleman C, Stover MG. Management of flexor tendon lacerations in zone 2 using controlled passive motion postoperatively. In: Hunter JM, Schneider LH, Mackin EJ, editors. Tendon surgery in the hand. St. Louis: Mosby; 1987. p. 178-82.

39. Lister GD, Kleinert HE, Kutz JE, Atasoy E. Primary flexor tendon repair followed by immediate controlled mobilization. J Hand Surg Am. 1977;2(6):441-51.
40. Baratz ME, Schmidt CC, Hughes TB. Extensor tendon injuries. In: Green DP, Hotchkiss RN, Pederson WC, editors. Green's operative hand surgery. 5th ed. Philadelphia: Churchill Livingstone; 2005. p. 187-217.
41. Albertoni WM. The Brooks-Garner procedure for correction of mallet finger. In: Tubiana R, editor. The hand. 1st ed. Philadelphia: W.B. Saunders; 1988. p. 97-100.
42. Albertoni WM. Revista do Hospital São Paulo – Escola Paulista de Medicina. 1990;1(3):133-6.
43. Pegoli L, Toh S, Nishikawa S, Vallejo IG. The Ishiguro extension block technique for the treatment of mallet finger fracture: indications and clinical results. J Hand Surg Br. 2003; 28 (1):15-7.
44. Albertoni WM, Leite VM. Lesões dos tendões extensores. In: Pardini Jr. AG, Freitas AD. Traumatismos da mão. 3ª ed. Rio de Janeiro: Medsi; 2000. p. 351-80.
45. Komatsu S, Leite VM. Lesões de ponta de dedos. In: Brusch S, editor. Ortopedia pediátrica. 2ª ed. Rio de Janeiro: Atheneu; 2000.
46. Silva JB. Lesões traumáticas das extremidades dos dedos. In: Pardini Jr. AG, Freitas AD. Traumatismos da mão. 2ª ed. Rio de Janeiro: Medsi; 2000. p. 251-9.
47. Facker ML, Burkhalter WE. Hand and forearm injuries from penetrating projectiles. J Hand Surg. 1995;17A:971-5.
48. Holm A, Zachariae L. Fingertip lesions: an avaliation of conservative treatment versus free skin grafting. Acta Orthop Scand. 1974;45:382-5.
49. Atasoy E, Lokimidis E, Kasdan ML, Kutz JE, Kleinert HE. Reconstruction of the amputated fingertip with a triangular volar flap. A new surgical procedure. J Bone Joint Surg. 1970;52A:921-6.
50. Kutler W. A new method for fingertip amputation. JAMA. 1947;133:29.
51. Snow JW. The use of a volar flap for repair of finger tip amputation: a preliminary report. Plast Reconstr Surg. 1967;40:163-8.
52. Moberg E. Aspects of sensation in reconstructive surgery of de upper extremity. J Bone Joint Surg. 1964;46: 817-25.
53. Gatewood A. A plastic repair of finger defects without hospitalization. JAMA. 1926;87:1479.
54. Littler JW. Neurovascular pedicle transfer of tissue in reconstruction of the hand. J Bone Joint Surg. 1956;38:917-22.

93

LESÕES DO OMBRO E LESÕES DO COTOVELO

Marco Antônio Castro Veado
Ildeu Afonso de Almeida Filho
Alessandro Ulhoa Rodrigues
Bruno de Souza Teixeira

Fraturas do úmero proximal

Introdução

Fraturas do úmero proximal são comuns e ocorrem em torno de 4% a 5% de todas as fraturas, ficando atrás apenas das fraturas do quadril e do antebraço distal em pacientes idosos, sendo o segundo tipo mais comum de fraturas nos membros superiores[1]. Mais de 80% delas são consideradas minimamente desviadas, estáveis e, portanto, com bons resultados quando submetidas ao tratamento conservador[2]. Após quatro a seis semanas na tipoia, iniciam-se os movimentos pendulares e de elevação passiva. Controle radiográfico periódico é uma boa conduta; com a fratura consolidada, inicia-se a reabilitação. O tratamento cirúrgico é indicado para as fraturas desviadas ou instáveis e com lesões neurovasculares associadas[3-5]. Tem-se observado aumento exponencial dessas fraturas com a idade e com a osteoporose associada, bem como nos jovens com traumas de alta energia.

Quadro clínico

A apresentação clínica das fraturas do úmero proximal tem como principal sintoma a dor, acompanhada de edema e limitação funcional. Equimose geralmente surge entre 24 e 48 horas, podendo estender-se por todo o braço, axila e tronco. Tanto o paciente como seus familiares devem ser avisados sobre o aparecimento tardio da equimose. Crepitação pode estar presente, porém deve-se evitar testá-la para não agravar os sintomas e aumentar o desvio da fratura tornando uma fratura de tratamento conservador em uma de tratamento cirúrgico. Avaliação neurovascular deve ser rotineiramente feita lembrando que o nervo mais comumente lesado é o axilar. Uma área de parestesia na região do deltoide pode indicar uma lesão do nervo axilar. Caso isso aconteça, o paciente deve ser avisado, devendo ser anotado no prontuário médico

Classificação

Em 1970, Neer[6] modificou a classificação de Codman, que introduziu os conceitos de desvio e vascularização, sendo a mais utilizada, apesar da acurácia questionada em alguns estudos e da baixa reprodutibilidade inter e intraobservadores[7]. Os desvios clássicos entre os fragmentos descritos para determinar as fraturas desviadas são 1 cm ou angulação maior do que 45°.

No suprimento sanguineo do úmero proximal, a principal artéria responsável pela vascularização da cabeça umeral é a artéria circunflexa umeral anterior, que emite a artéria arqueada, que é o seu ramo ascendente. Além disso, a artéria circunflexa umeral posterior e a anastomose tendão-osso proveniente do manguito rotador completam a vascularização da cabeça umeral[2].

Exames complementares

A avaliação radiográfica deve se iniciar com as radiografias da série trauma para o ombro, sendo esse o melhor método de diagnóstico a princípio. Consiste em radiografias em anteroposterior (AP), perfil da escápula e axilar . Na prática, a incidência axilar não deve ser feita em um primeiro momento, devido à possibilidade de desviar uma fratura sem desvio. Outro método de imagem utilizado para melhorar o entendimento da fratura e auxiliar no planejamento cirúrgico é a tomografia computadorizada (TC) com reconstrução tridimensional .

Fratura isolada do tubérculo maior

Essa fratura é considerada desviada se tiver 1 cm de desvio, porém a maioria dos autores concorda que o ombro tem pouca tolerância aos desvios do tubérculo maior[2].

Park *et al.*[8] afirmam que desvios maiores que 3 mm deveriam ser reduzidos em atletas e trabalhadores braçais.

Mecanismo de trauma

Durante uma queda diretamente sobre o ombro ou estando ele em hiperabdução, ocorre a impactação do tubérculo maior contra o acrômio ou glenoide superior.

Lesões por avulsão frequentemente ocorrem em associação com a luxação glenoumeral anterior

Lesões associadas

A lesão do nervo periférico é a associação mais comum, ocorrendo em 1/3 dos casos, e após os 50 anos essa incidência é superior a 50%. A neuropatia do axilar é a mais comum[9].

Avaliação

Um exame físico cuidadoso ajuda a determinar se existe uma lesão neurológica associada. A eletroneuromiografia elucida o diagnóstico caso não haja melhora após três a seis semanas da lesão.

A ressonância magnética (RM) não tem indicação de rotina, reservando seu uso somente quando as radiografias não mostrarem a fratura e o paciente não apresentar melhora clínica. Nesse caso, a RM pode revelar uma fratura oculta não desviada do tubérculo maior

Tratamento não cirúrgico

A maioria das fraturas do tubérculo maior deve ser tratada de maneira conservadora, por se tratar de fraturas impactadas sem desvio. Aquelas associadas a luxação glenoumeral anterior geralmente se tornam não desviadas ou minimamente desviadas após a redução da luxação. Radiografias devem ser feitas periodicamente para nos certificarmos de que a fratura se mantém impactada. Após seis semanas da lesão, com a fratura consolidada, iniciam-se os exercícios ativos e os de fortalecimento muscular.

Tratamento cirúrgico

A maioria dos autores concorda hoje que os desvios maiores que 0,5 cm não devem ser tolerados (e não de 1 cm como sugeria Neer) e merecem redução e fixação cirúrgica .

Complicações

Resultados ruins com o tratamento conservador são em função da rigidez do ombro, relacionada a imobilização ou consequente a consolidação do fragmento desviado.

A consolidação viciosa causa sérios transtornos na função do ombro. Se o fragmento consolidar mais posteriormente, haverá bloqueio da rotação externa. O impacto subacromial e a fraqueza do manguito rotador ocorrem com o desvio superior do fragmento.

Fratura em duas partes do colo cirúrgico do úmero

Essa fratura geralmente é de tratamento conservador, pois em sua maioria é considerada minimamente desviada ou sem desvio. Nos casos que apresentarem desvio (angulação maior que 45º), o peitoral maior age tracionando a diáfise medialmente.

Pinagem percutânea

A pinagem percutânea na fratura em duas partes permite excelentes resultados em grande parte das fraturas[4,10] .

Outras opções de tratamento são a fixação com haste intramedular e as placas bloqueadas, ambas fornecendo bons resultados funcionais e altos ííndices de consolidação)[12].

Fratura do colo anatômico em duas partes

É um padrão de fratura com prognóstico reservado e com poucos casos descritos na literatura. Recomenda-se para os pacientes jovens tentar sempre a redução cruenta e a fixação interna, aproveitando-se a boa qualidade óssea. Para os pacientes idosos, a melhor opção é a artroplastia. Nos pacientes jovens, a grande complicação é a necrose avascular da cabeça umeral .

Fratura impacção

A fratura impacção ocorre em associação com luxação anterior ou posterior, e o tratamento dependerá do tamanho do defeito na superfície articular e do tempo de evolução.

A luxação glenoumeral posterior é caracterizada pela lesão de Hill-Sachs reversa, na região anteromedial da cabeça umeral. Nos casos de luxação anterior, observa-se a lesão de Hill-Sachs na região posterolateral da cabeça umeral[13].

Head splitting

Esse tipo de lesão é raro. Geralmente ocorre por queda ao solo com trauma direto no ombro, levando à impacção da cabeça umeral contra a glenoide.

O tratamento é baseado na idade do paciente, e nos jovens a melhor opção é sempre fixar a fratura, com a preservação da cabeça umeral. Nos idosos, opta-se pela substituição protética.

Tratamento das fraturas em três partes

Essas fraturas são consideradas instáveis, sendo particularmente mais graves nos idosos com osteoporose, quando geralmente merecem tratamento cirúrgico com redução e fixação dos fragmentos, exigindo muitas vezes a colocação de enxerto ósseo.

Uma das melhores formas de fixação é com o uso das placas bloqueadas, que permitem fixação segura no osso osteopênico.

Tratamento das fraturas em quatro partes

Com o envelhecimento da população, tem-se visto aumento na incidência desse tipo de fratura. São mais comuns nas mulheres, no osso osteoporótico, agravadas pelas comorbidades que geralmente acompanham esses pacientes, e complicadas pelo tabagismo. A valorização da densidade óssea é fundamental na escolha do melhor método de tratamento.

Com a mesma preocupação, vemos essas fraturas nos jovens, vítimas de acidentes de motocicleta, bicicleta ou durante a prática de esportes radicais, considerandos verdadeiros desafios para a preservação da cabeça umeral.

As opções de tratamento são diversas, variando desde o tratamento conservador até a artroplastia[14].

Fraturas da diáfise do úmero

As fraturas da diáfise do úmero são lesões comuns no atendimento de urgência, correspondendo a até 3% das lesões ortopédicas[15]. A incidência é maior nos jovens após trauma de alta energia e nos idosos comm traumas de baixa energia. O atendimento inicial tem por objetivo conter os danos da lesão, controlar a dor do paciente e direcionar o tratamento, que, na maioria das vezes, se dará com medidas não cirúrgicas.

Anatomia

A diáfise do úmero é delimitada proximamente pela inserção do músculo peitoral maior e distalmente pela expansão da metáfise distal. O osso não é homogêneo, sendo cilíndrico na parte superior e triangular da região distal[15].

Em toda sua extensão diafisária, o úmero é coberto por uma robusta musculatura, que confere proteção e tem implicações no tratamento.

É importante saber a relação anatômica entre o úmero e as estruturas neurovasculares. O nervo radial tem trajeto descendente no braço; superiormente se posiciona na região posterior e, na altura da inserção do deltoide, inicia o trajeto posterolateral, passando pelo septo intermuscular lateral em direção anterior a cerca de 10 a 16 cm do epicôndilo lateral. Esse complexa anatomia do nervo radial o deixa muito vulnerável a lesões em fraturas desviadas do úmero, particularmente na junção entre os terços médio e distal[16]. O nervo ulnar tem trajeto medial ao úmero, inicialmente no compartimento anterior, cruzando para o posterior próximo ao cotovelo, onde é percebido de forma superficial no epicôndilo medial[17].

Epidemiologia

Observam-se dois picos de incidência nas fraturas do úmero: jovens com idade entre 20 e 30 anos, com história de trauma de alta energia e idosos com lesão proveniente de quedas ao solo[18].

Diagnóstico

A fratura da diáfise do úmero costuma ser bastante evidente logo no primeiro contato com o paciente. A história do trauma já orienta a observação do membro superior, com o relato de dor intensa, aumento de volume e deformidade, que pode estar presente .

A avaliação neurovascular deve deve ser cuidadosa, principalmente em relação à função do nervo radial. Devido a sua íntima relação com a diáfise umeral, é frequente seu comprometimento nesse tipo de fratura. A paralisia do nervo está presente inicialmente em 10% a 20% dos pacientes e normalmente se manifesta como paralisia da extensão do punho, extensão do dedo nas articulações metacarpofalangeanas, extensão do polegar e hipoanestesia do dorso no primeiro espaço interdigital. É fundamental o registro dessa possível lesão, tanto para fins terapêuticos como para proteção legal, comprovando que a disfunção é decorrente do trauma, portanto prévia aos procedimentos médicos[19,20]. No caso de pacientes inconscientes, deve-se deixar registrada a impossibilidade da avaliação do nervo.

Lesões vasculares são raras (0,5% a 3%). São mais comuns as lesão da artéria braquial e requerem avaliação e conduta do cirurgião vascular[19].

Exames de imagem

Radiografias em duas incidências (AP e perfil) são suficientes para o diagnóstico e definição do tratamento. Elas devem ser posicionadas a 90° uma da outra, incluindo as articulações do ombro e cotovelo. Raramente são necessárias TC ou outros exames.

Tratamento conservador das fraturas da diáfise do úmero

O tratamento conservador da fratura da diáfise do úmero é a indicação principal para a grande maioria dos casos. Trata-se de conduta segura, com benefícios para o paciente e com taxas de consolidação acima de 85%[19-21]. Os custos são muito menores do que nas opções cirúrgicas. Entretanto, não se trata de uma conduta simples, uma vez que exige várias consultas ambulatoriais, com cuidados e orientações bastante específicos.

No atendimento de urgência, após o diagnóstico e a avaliação das condições neurovasculares, deve-se proceder à imobilização adequada do membro, com objetivos de proteção e diminuição da dor. Idealmente, é usada imobilização gessada em "U", que recobre as faces medial e lateral do braço, passando ao redor do cotovelo. No meio ortopédico, é conhecida como "pinça de confeiteiro".

O método descrito por Sarmiento, baseado no uso de órteses funcionais[21,22], mostrou-se muito eficiente e é hoje a referência para o tratamento conservador dessas fraturas.

É controversa a necessidade de redução incruenta, inclusive pela possibilidade de compressão do nervo radial durante a manobra[19,21-23]. Na série de casos de Sarmiento, foi observado alinhamento progressivo da fratura, principalmente pela ação da gravidade. A condição do nervo radial deve ser monitorada durante todo o procedimento[15].

A órtese funcional deve ser confeccionada assim que houver a redução do edema, em geral após a segunda semana. O uso é contínuo, com retiradas supervisionadas pelo ortopedista para higiene local. A consolidação é obtida em média com 12 semanas.

Pacientes com lesões de partes moles ou feridas contaminadas, obesos ou com seios de maior volume não são bons candidatos a esse método de tratamento.

Lesão do nervo radial

Até 18% dos casos de fraturas da diáfise do úmero têm associação com lesão do nervo radial. Felizmente, a recuperação completa ocorre em 72% a 96% das vezes[15]. O surgimento de sintomas após a manipulação da fratura seria uma indicação relativa para a exploração cirúrgica do nervo, porém não há estudo mostrando vantagem na indicação da cirurgia. A fratura em espiral oblíqua do terço distal da diáfise umeral tem o epônimo de Holstein-Lewis. Há associação maior desse padrão de fratura com as lesões do nervo radial, porém não se trata de indicação de tratamento cirúrgico.

Tabela 93.1. Indicações para o tratamento cirúrgico inicial das fraturas da diáfise do úmero[24]

Indicações relacionadas às fraturas	Indicações relacionadas às lesões associadas	Indicações relacionadas ao paciente
Falha na manutenção adequada da redução Encurtamento maior que 3 cm Rotação maior que 30° Angulação maior que 20° Fratura segmentar Fratura patológica Extensão intra-articular	Fratura exposta Lesão vascular Lesão do plexo braquial Fratura ipslateral do antebraço, cotovelo ou ombro Fratura bilateral do úmero Fraturas do membro inferior que necessitem de uso de muletas Queimaduras Lesões por projéteis de armas de fogo de alta velocidade	Politrauma Trauma torácico Traumatismo cranioencefálico (Glasgow = 8) Falta de tolerância do paciente ao tratamento conservador Obesidade e grande volume das mamas.

Opções de tratamento cirúrgico

Em termos cirúrgicos, o objetivo principal do tratamento das fraturas da diáfise do úmero é a fixação com alinhamento adequado[26,27]. A osteossíntese com placa e parafusos e a fixação intramedular são as opções mais utilizadas.

Complicações

Tanto o tratamento conservador como o cirúrgico estão sujeitos a complicações e cabe ao ortopedista estar atento às indicações e possibilidades de intercorrências de cada caso.

No uso de órteses funcionais, são comuns as lesões de pele causadas pelo tutor, o que pode ser evitado com a confecção correta do equipamento e acompanhamento rigoroso.

As falhas de consolidação acontecem em todas as opções de tratamento. É necessário identificar qual o fator causador: se houve limitação biológica, com falta de calo ósseo, ou se a estabilidade foi insuficiente para a consolidação, quando há calo, mas não há união mesmo assim. Para cada tipo de situação, há a indicação de cirurgia adequada.

Fraturas do úmero distal

As fraturas do úmero distal são condições desafiadoras na prática ortopédica, pela complexidade técnica envolvida no seu manejo. A cominuição articular ou metafisária com a osteoporose são fatores que dificultam o tratamento e têm forte associação com esse tipo de lesão.

A grande maioria dos casos tem indicação de tratamento cirúrgico, com o objetivo de restabelecer a anatomia normal e permitir retorno precoce na mobilização.

Epidemiologia

Há um padrão bimodal em termos de idade e sexo, com predominância de homens jovens, vítimas de trauma de alta energia e mulheres idosas com fragilidade óssea, decorrentes de quedas simples ao solo. O aumento da expectativa de vida da população faz elevar o número de casos[1,2].

Anatomia

O terço distal do úmero tem constituição bastante peculiar. Entende-se a anatomia como a projeção em duas colunas, medial e lateral, sustentando a superfície articular

Entre as colunas, há uma região de osso delgado, com duas concavidades. Na superfície anterior, a fossa do coronoide permite a acomodação do coronoide da ulna, da mesma forma que a fossa do olécrano acomoda essa porção da ulna posteriormente.

Os epicôndilos são apófises medial e lateral onde se inserem a musculatura flexora e extensa do antebraço, respectivamente.

A superfície articular do úmero distal é composta por duas porções: o capitelo e a tróclea. Lateralmente, o úmero distal se articula com a cabeça do rádio através do capitelo. Medialmente, a articulação se faz com o olécrano através da tróclea[3].

Diagnóstico

A história de trauma indica a possibilidade da fratura do úmero distal. Nos casos de idosos vítimas de quedas ao solo, costumam ser bastante evidentes os sinais e sintomas. A atuação inicial também deve incluir a pesquisa pelo motivo da queda, com atenção às arritmias cardíacas, eventos cerebrovasculares, uso equivocado de medicação e abuso de álcool.

Os casos de politraumatismo e pacientes desacordados são desafiadores, principalmente pela necessidade de se identificarem outras condições que necessitem de abordagem urgente. Os familiares e acompanhantes devem ser informados das possibilidades do diagnóstico de lesões associadas em momentos posteriores ao primeiro atendimento, cujo objetivo inicial é a preservação da vida do paciente e a estabilização clínica.

Dor, o aumento de volume, crepitação, deformidade e incapacidade funcional são os principais achados na primeira avaliação. O exame neurológico é fundamental, com atenção especial ao nervo ulnar, cuja proximidade anatômica ao úmero distal aumenta a chance de lesão associada. Está documentado o acometimento do nervo ulnar em até 26% dos casos.

A pesquisa de pulso e perfusão distais deve ser rotina nas fraturas do cotovelo.

O envoltório muscular do cotovelo não é tão grande quanto em outras regiões do corpo, principalmente na parte posterior. As fraturas expostas são relativamente comuns e devem seguir o protocolo de uso de antibiótico e abordagem cirúrgica de urgência, conforme o grau de contaminação.

O exame radiográfico feito no atendimento inicial deve ser composto de incidências em AP e perfil do cotovelo. Nos casos de fraturas cominutas, pode ser difícil a identificação correta dos fragmentos, impossibilitando a correta caracterização da fratura. Nesses casos, são muito úteis radiografias feitas sob tração suave do membro. As TC são indicadas para o planejamento cirúrgico, principalmente nos casos de cominuição e fragilidade óssea.

Uma vez definido o diagnóstico e excluídas outras lesões que necessitem de abordagem de urgência, o paciente deve ter seu membro imobilizado com tala gessada axilopalmar devidamente acolchoada. O monitoramento da dor e das condições neurovasculares é fundamental, uma vez que é esperado o aumento do edema nas primeiras horas após o trauma.

O atendimento de urgência tem o objetivo de identificar as lesões associadas e conduzir a suspeita diagnóstica e os exames radiológicos adequados. É importante o alinhamento do membro, com imobilização, que confere conforto e proteção ao paciente.

Tratamento

As fraturas do úmero distal têm indicação de tratamento cirúrgico, exceto nos casos em que não se tem condições clínicas ou em alguns casos com pouco desvio[5]. Nessas situações o paciente é mantido em imobilização até a consolidação da fratura, o que geralmente ocorre em torno da oitava semana.

As opções cirúrgicas são a osteossíntese com placas e parafusos e a artroplastia do cotovelo. O objetivo é permitir a mobilização precoce da articulação. Quanto maior a cominuição e a fragilidade óssea, maiores são as dificuldades técnicas para a osteossíntese. Felizmente, o uso de placas anatômicas bloqueadas trouxe ganho importante no manejo dessas fraturas, pelo aumento da estabilidade e orientação na redução. Em pacientes idosos, de menor demanda funcional e com fraturas com cominuição articular, a artroplastia do cotovelo passa a ter indicação.

Fraturas da clavícula

As fraturas da clavícula são lesões comuns na prática médica, principalmente em centros de atendimento de urgência. A maior parte do casos tem boa evolução com o tratamento conservador. Entretanto, tais fraturas podem ter lesões associadas, fazendo parte de quadros que impõem riscos maiores ao paciente.

Anatomia

A clavícula é um osso relativamente estreito, em formato de "S", que tem na parte anterior convexidade medial e concavidade lateral. Faz articulação com o esterno medialmente e com o acrômio lateralmente. Anatomicamente, a clavícula é dividida em três partes: proximal, média e lateral. As funções são de suporte para inserção muscular e proteção de estruturas neurovasculares[36].

Epidemiologia

As fraturas da clavícula correspondem a até 4% de todas as fraturas e a cerca de 35% das fraturas da cintura escapular. Há predominância no sexo masculino, em pacientes jovens, especialmente nos acidentes de prática esportiva, com trauma direto, lateral e superior no ombro[36]. Nos idosos osteoporóticos, quedas simples podem provocar padrões complexos de fraturas. Trauma por objetos penetrantes, principalmente projéteis de arma de fogo, também pode acarretar padrões de fratura com maior dificuldade para o tratamento, além da possibilidade de lesões de estruturas neurovasculares.

As fraturas do terço médio correspondem à grande maioria dos casos, seguidas pelas do terço lateral e proximal.

Avaliação clínica

Essas fraturas costumam ser bastante evidentes, com aumento de volume,crepitação, equimose e dor. Nos casos de fraturas do terço médio, normalmente o fragmento lateral tem desvio inferior e o fragmento medial é desviado superiormente pelo músculo esternocleidomastóideo.

Lesões vasculares são incomuns, mas devem ser suspeitadas principalmente nos casos de traumas penetrantes e de alta energia. A pesquisa de pulso, perfusão e diferença de pressão arterial nos dois membros direciona o diagnóstico e orienta exames mais detalhados, como arteriografia e Doppler.

As lesões neurológicas também são incomuns.

Avaliação radiográfica

Radiografias em AP do tórax são suficientes para o diagnóstico. Entretanto, para a caracterização ideal da fratura, são necessárias incidências direcionadas. Nas lesões do terço médio, incidências em AP da clavícula e AP com 30º de inclinação cefálica são indicadas. Radiografias do lado contralateral são importantes para a definição do possível encurtamento causado pela fratura, o que tem implicação quanto à escolha do tratamento.

As fraturas do terço distal trazem maior dificuldade de avaliação nas radiografias em AP convencionais. Incidências em AP centradas na articulação acromioclavicular e também com 15º de inclinação cefálica permitem boa visualização (incidência de ZANCA).

O trauma na região medial é avaliado radiograficamente por incidências em AP e AP com 45º de inclinação cefálica. A TC pode ser útil na avaliação das fraturas do terço medial, pela dificuldade de visualização radiográfica habitual.

A escápula sempre deve ser estudada, uma vez que a associação de fratura de escápula, principalmente do colo, e fratura da clavícula confere grande instabilidade local, o que é conhecido como "ombro flutuante"[35].

Tratamento

A grande maioria das fraturas da clavícula é de tratamento conservador. O controle da dor e o uso de tipoia simples são suficientes para bons resultados[37,38].

Fraturas expostas devem ser abordadas em regime de urgência, com os devidos cuidados de debridamento cirúrgico e antibioticoterapia. Em casos de lesões vasculares, a osteossíntese da clavícula deve ser pensada como forma de proteção ao reparo arterial ou venoso.

A

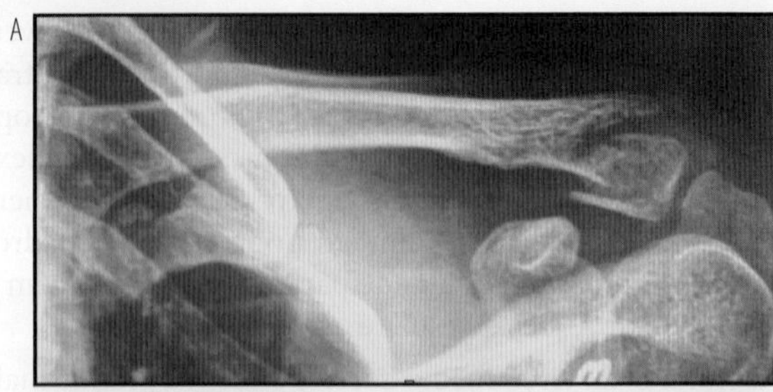

B

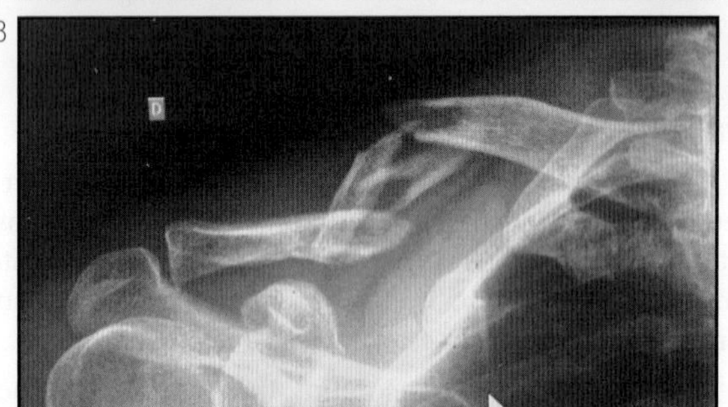

C

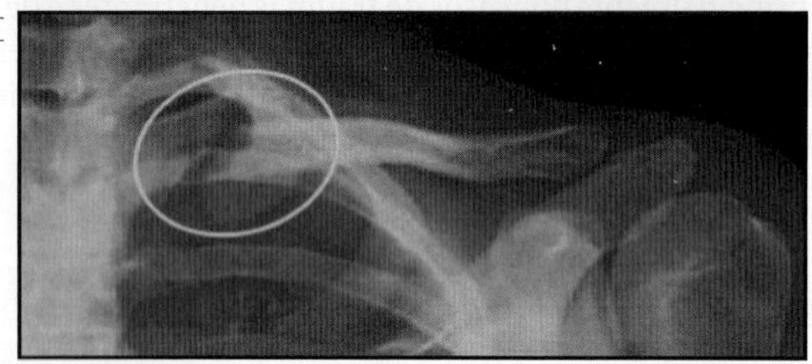

Figura 93.1. (**A**) Fratura do terço lateral da clavícula. (**B**) Fratura do terço médio da clavícula. (**C**) Fratura do terço proximal.

Encurtamentos maiores que 2 cm e fraturas sem contato entre os fragmentos têm benefício com o tratamento cirúrgico. As opções de osteossíntese são placas e parafusos e hastes intramedulares[35,37].

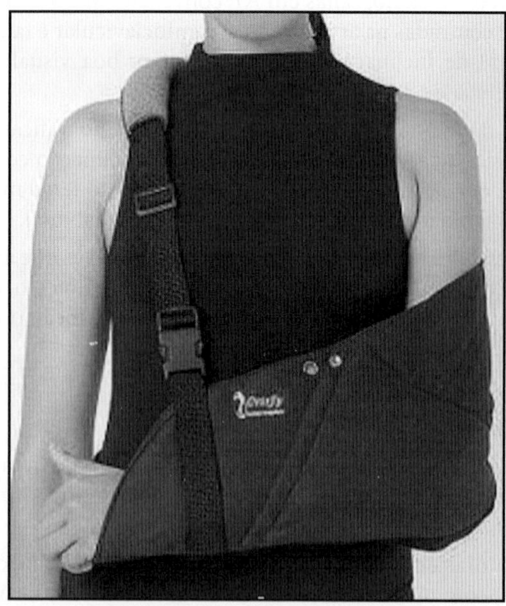

Figura 93.2. Tratamento conservador com imobilização em tipoia.

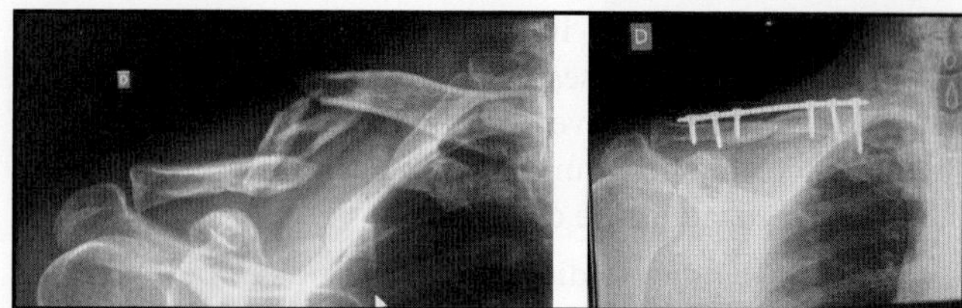

Figura 93.3. Fratura do terço médio tratada com osteossíntese com placa e parafusos.

Fraturas da escápula

A escápula é a conexão entre o membro superior e o tronco, com função complexa de movimento e sustentação. As fraturas desse osso são incomuns, mas com grande probabilidade de estar relacionas a outras lesões decorrentes de traumas de maior energia.

Anatomia

A escápula é composta de um corpo delgado em sua região medial, com apófises laterais bem marcadas. Anterior e lateralmente, nota-se o processo coracoide, onde se insere o tendão conjunto. Lateralmente, percebe-se o acrômio, onde se insere o deltoide e há a articulação com a clavícula. Posteriormente, a espinha da escápula demarca as fossas dos músculos supraespinal e infraespinal. A glenoide é a porção lateral com superfície articular para o úmero. O colo da escápula é a região entre o corpo e a glenoide[35] (Figura 93.4).

Um amplo conjunto de músculos tem inserção da escápula, o que forma um envoltório de proteção a esse osso. A proximidade de estruturas neurovasculares exige muita atenção na avaliação inicial dos pacientes, por causa das lesões associadas[24].

Epidemiologia

A grande maioria dos pacientes com fraturas da escápulas tem história de trauma de alta energia, portanto, sujeitos a outras lesões. Fraturas de arcos costais e traumatismos cranioencefálico e torácico são comuns nessas situações. Fraturas em outras partes do corpo podem ser encontradas em até 20% dos casos[39]. Não são incomuns as vezes em que se identificam as fraturas após o primeiro atendimento, por causa da urgência imposta pelas lesões que trazem risco à vida do paciente.

Diagnóstico

Geralmente o membro superior está aduzido junto ao tronco, com aumento de volume, equimoses e crepitações na topografia do ombro. Em pacientes inconscientes, imobilizados no leito e obesos, esses achados podem não ser tão evidentes. A dor costuma se intensa, gerando grande incapacidade de realizar movimentos .

A avaliação de condição neurovascular deve ser cuidadosa. Quando o paciente se encontra inconsciente, é importante o registro de impossibilidade do exame completo.

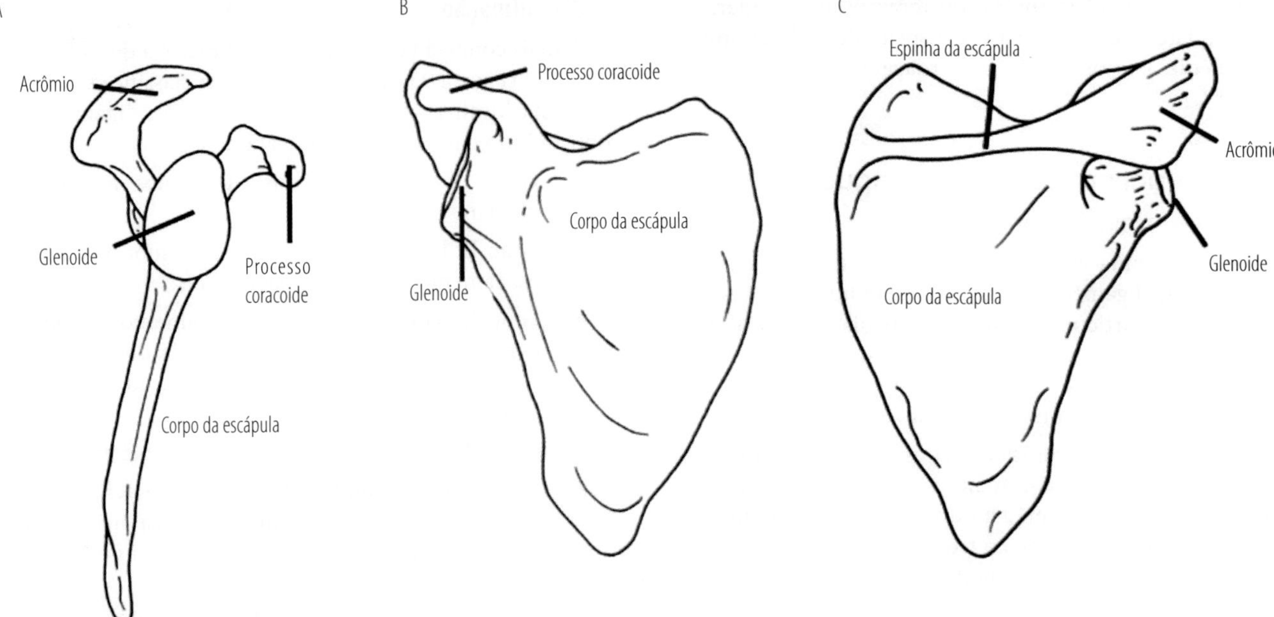

Figura 93.4. (**A**) Visão lateral da escápula. (**B**) Visão anterior da escápula. (**C**) Visão posterior da escápula.

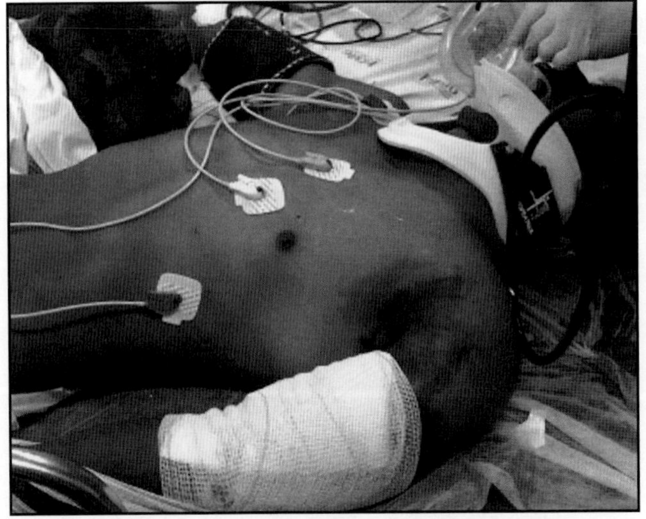

Figura 93.5. Paciente vítima de trauma de alta energia, com sinais evidentes de lesões da cintura escapular esquerda.

Avaliação radiográfica

As condições iniciais do paciente politraumatizado podem impedir a investigação radiográfica ideal. Em boa parte dos casos, as fraturas da escápula são diagnosticadas em radiografias de tórax, entretanto esse osso não é de visualização simples. Tão logo o paciente tenha condições clínicas, as incidências ideais incluem AP e lateral de escápula, com perfil axilar. Como a escápula se encontra a 30° de inclinação em relação ao plano sagital, é necessária angulação adequada para sua correta avaliação. O perfil axilar é importante para o estudo do acometimento articular glenoumeral, entretanto pode ser muito doloroso ao se abduzir o ombro.

Quando não se consegue posicionar o paciente para os exames e em casos de fraturas complexas articulares, a TC é a opção.

Tratamento

O tratamento da fratura da escápula é feito após a estabilização do paciente e a abordagem das lesões associadas que necessitem de condutas de urgência.

A grande maioria das fraturas da escápula têm indicação de tratamento conservador, baseado em analgesia, imobilização com tipoia e acompanhamento ambulatorial. As fraturas do corpo da escápula e das apófises (coracoide, acrômio e espinha) raramente são tratadas cirurgicamente. As fraturas que envolvem a superfície articular podem necessitar de abordagem cirúrgica quando há desvio considerável[40] (Figura 93.6).

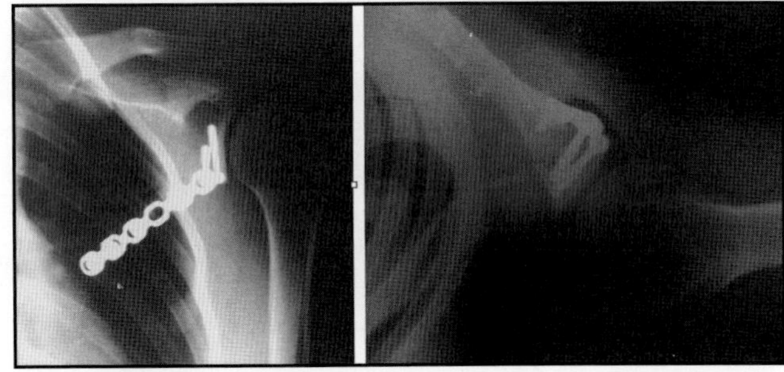

Figura 93.6. Pós-operatório com osteossíntese com placa e parafusos da fratura ilustrada.

Dissociação escapulotorácica

Trata-se de situação de extrema gravidade, em que há lateralização da escápula, funcionando como um arracamento do membro superior, que fica preso por partes moles. Há grande associação com fratura da clavícula, lesão vascular e neurológica, com frequente indicação de amputação ou desarticulação do membro. A suspeita se inicia pela história de trauma de alta energia. Pode não haver lesão cutânea significativa. Radiografias em AP do tórax podem evidenciar a posição lateral da escápula e a suspeita dessa lesão grave. Logicamente a prioridade é a abordagem precoce da lesão vascular[39].

Luxação acromioclavicular aguda

Anatomia e biomecânica

Trata-se de uma articulação diartrodial que depende eminentemente de ligamentos para a sua estabilidade. Apresenta um disco intra-articular e, entre as articulações do ombro, é a que mais frequentemente sofre processos degenerativos. A fáscia dos músculos trapézio e deltoide contribui parcialmente para a estabilidade da clavícula.

Os ligamentos acromioclaviculares superior, inferior, anterior e posterior são os responsáveis pela estabilidade no plano horizontal (AP), enquanto o ligamento conoide estabiliza a articulação no plano frontal (superoinferior). Já o ligamento trapezoide é o responsável pela estabilização da clavícula no seu eixo axial (Figura 93.7).

Luxação aguda

Mecanismo de trauma

Geralmente ocorre trauma direto na face póstero-látero-superior do ombro durante queda sobre o ombro afetado.

Classificação

A mais conhecida e utilizada na prática é a de Rockwood e Young[41] (Figura 93.8). Trata-se de uma classificação que se baseia na localização e gravidade das lesões ligamentares, contribuindo para a adoção do tratamento:

- Grau I: estiramento dos ligamentos acromioclaviculares;
- Grau II: lesão dos ligamentos acromioclaviculares e estiramento dos coracoclaviculares;
- Grau III: lesão completa dos ligamentos acrômio e coracoclaviculares com aumento da distância coracoclavicular de 25% a 100% em relação ao lado não lesado;
- Grau IV: luxação acromioclavicular posterior;
- Grau V: lesão completa dos ligamentos acrômio e coracoclaviculares com aumento da distância coracoclavicular de 100% e 300% em relação ao lado não lesado;
- Grau VI: luxação acromioclavicular inferior.

Propedêutica

O paciente deve ser submetido à série trauma de Rockwood (AP, perfil escapular e axilar) na avaliação inicial com o objetivo de se identificarem fraturas associadas à

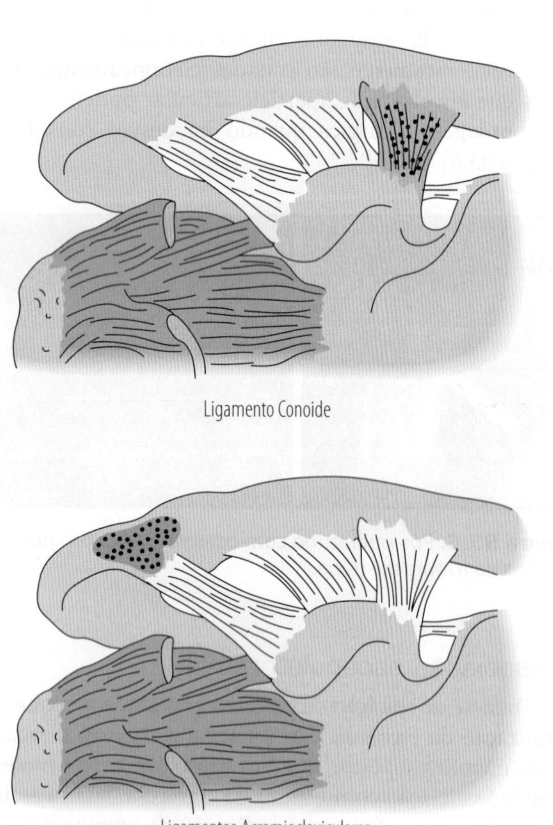

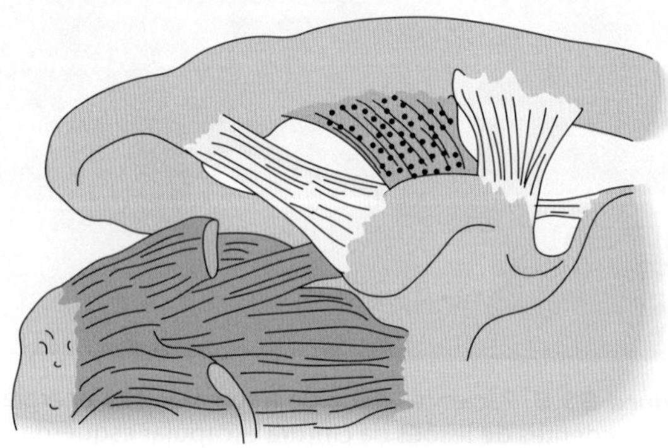

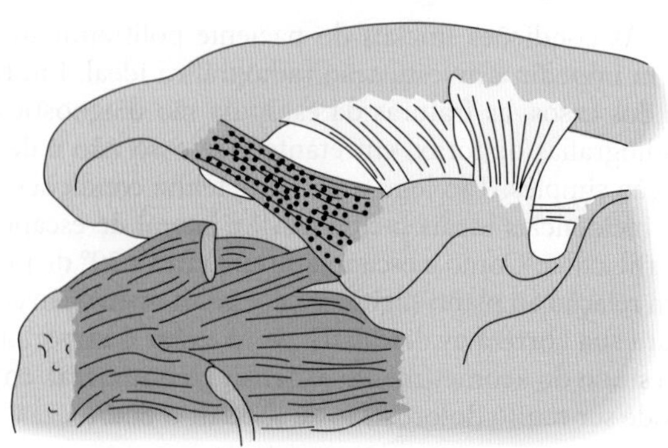

Figura 93.7. Ligamentos acromioclaviculares e coracoclaviculares.

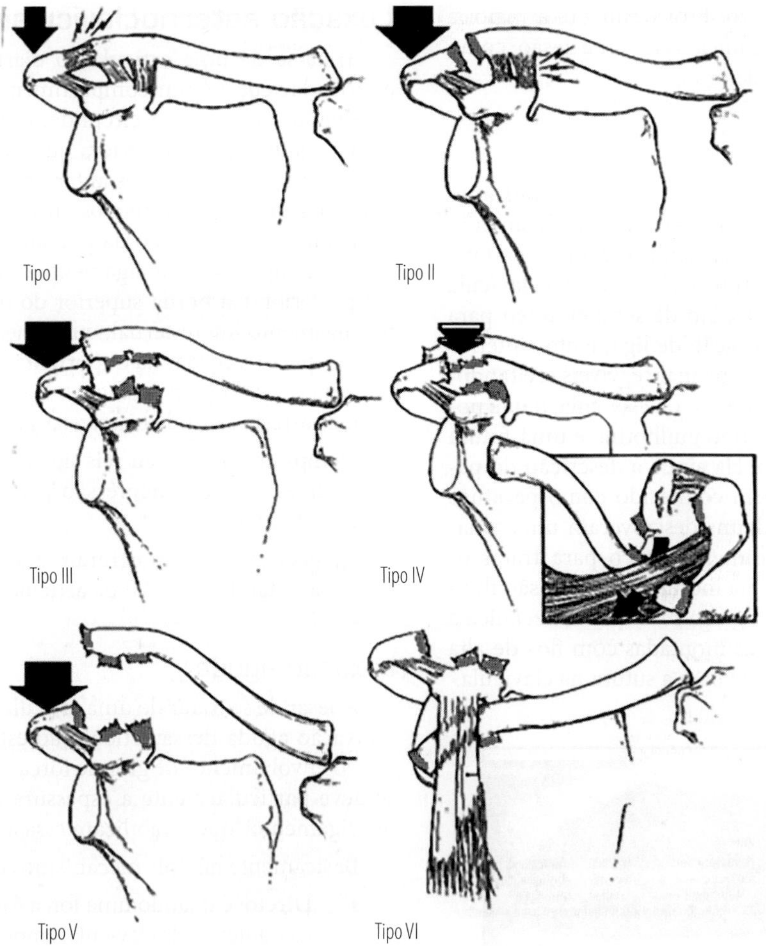

Figura 93.8. Classificação de Rockwood.

lesão acromioclavicular. A incidência axilar auxilia na identificação dos desvios claviculares posteriores, permitindo a adequada classificação dos casos de grau IV. Uma avaliação radiográfica da articulação acromioclavicular em AP comparativa ao lado contralateral deve ser realizada. Medem-se, então, as distâncias coracoclaviculares do lado afetado e compara-se com o lado normal, calculando a diferença de forma percentual com o objetivo de classificar os graus II (menor que 25%), III (entre 25% e 100%) e V (entre 100% e 300%). A radiografia sob estresse por meio do uso de pesos nas mãos mostrou-se ineficaz e não deve ser utilizada[42], apesar de ainda ser descrita por alguns poucos autores.

Tratamento

- Grau I: Conservador. Crioterapia e tipoia para conforto durante poucos dias.
- Grau II: Semelhante ao tratamento do grau I, porém alguns mostraram que pacientes podem evoluir com instabilidade no plano horizontal, desenvolvendo impacto posterior entre a clavícula distal e a espinha da escápula[43].
- Grau III: É o mais controverso deles. A literatura sustenta tanto o tratamento cirúrgico quanto o conservador nesses casos. Os trabalhos comparativos mostraram resultados semelhantes, porém com maior índice de complicações para os casos operados. Pacientes trabalhadores braçais, bem como alguns atletas, devem ser considerados para o tratamento operatório.
- Grau IV: Nesses casos a clavícula está desviada posteriormente e penetra na fáscia e na musculatura do trapézio, o que exige abordagem operatória para a redução adequada e fixação estável.
- Grau V: Trata-se de uma situação de franca instabilidade, com queda do ombro e importante desvio inferior. Geralmente o paciente se queixa do aspecto estético comprometido. Há necessidade de reconstruir o mecanismo suspensório do ombro para o restabelecimento da estabilidade articular. Geralmente a fáscia deltotrapezial está rompida, além de todos os ligamentos acrômio e coracoclaviculares.
- Grau VI: São casos extremamente raros nos quais há luxação inferior da clavícula em relação ao acrômio.

O tratamento é cirúrgico. Provavelmente a maioria dos traumatologistas nunca verá uma lesão como essa, dada a sua raridade.

Técnica cirúrgica

Várias técnicas podem ser utilizadas para a estabilização da articulação reduzida, a saber[44]: transferência do ligamento coracoacromial para a região da clavícula; utilização de uma fita do tendão conjunto e a sua transferência para a clavícula superiormente; utilização de enxerto de semitendíneo para a fixação coracoclavicular: utilização de ligamento sintético coracoclavicular, bem como de fios inabsorvíveis, evitando-se a realização de cerclagem ao redor da clavícula, o que poderia gerar um mecanismo do tipo guilhotina e uma futura fratura por estresse nesse osso. Há ainda a descrição do parafuso coracoclavicular, também conhecido como parafuso de Bosworth (Figura 93.9). Alguns descreveram uma pinagem percutânea como procedimento único para tratar os casos agudos, reduzidos de forma incruenta e sob visão fluoroscópica. Outro recurso que agrega resistência mecânica à reconstrução é o uso de âncoras montadas com fios de alta resistência no processo coracoide para a sutura na clavícula.

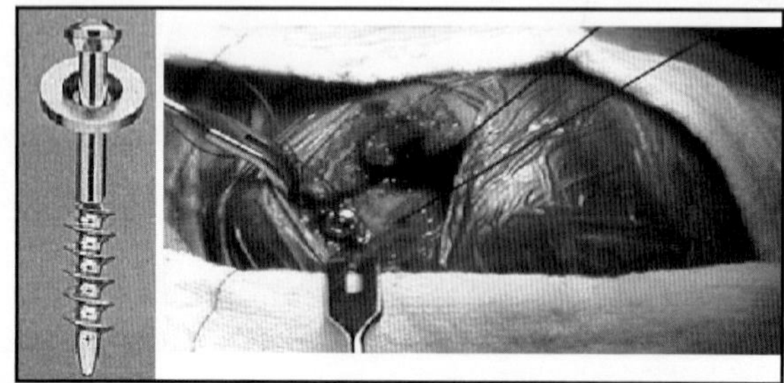

Figura 93.9. Parafuso de Bosworth.

Complicações

A complicação mais frequente é a perda da redução e a presença de um degrau no nível da articulação acromioclavicular. Portanto, o paciente deve ser esclarecido sobre o risco e a frequência desse acontecimento, o que evitará dissabores ao final do tratamento. As infecções superficiais ou profundas devem ser identificadas e abordadas o mais precocemente possível por meio da identificação do microrganismo e a introdução da antibioticoterapia associada ou não com reintervenção cirúrgica nos casos selecionados.

A soltura ou a quebra do parafuso de Bosworth[45] pode ocorrer, bem como a fratura da clavícula ou do processo coracoide onde ele foi fixado. A migração dos pinos transacromioclaviculares é outra complicação frequente. Dor acromioclavicular pode estar presente no pós-operatório tardio, bem como durante a pratica esportiva ou o trabalho braçal. Sua causa varia desde o desenvolvimento de artrite pós-traumática até instabilidade articular. No primeiro caso, na falência do tratamento conservador, pode-se proceder à cirurgia de Munford[46], que consiste na resseção do 1 cm lateral da clavícula. No caso de instabilidade, a indicação é a cirurgia de Weaver-Dunn[47], que consiste em ligamentoplastia acromioclavicular para a clavícula.

Luxação esternoclavicular aguda

Trata-se de uma articulação diartrodial. A articulação esternoclavicular é um compartimento fechado envolto pela cápsula articular que a circunda, a qual apresenta espessamentos anterior e posterior, que correspondem aos ligamentos esternoclaviculares anterior e posterior. O ligamento interclavicular, bem como os ligamentos costoclaviculares, auxiliam na estabilização da porção medial da clavícula. São dois os componentes do ligamento costoclavicular: o anterior e o posterior. Na borda superior do manúbrio esternal existe o ligamento interesternal, que conecta uma clavícula à outra. Há que se recordar da importância das estruturas viscerais retroesternais como o esôfago, a traqueia e a pleura parietal, além da artéria carótida e das veias jugular e tireóidea inferior.

Dempster[48] descreveu seis tipos de movimentos esternoclaviculares: elevação, depressão, protrusão, retração, rotação superior e inferior.

Spencer *et al.*[49] demostraram que a cápsula posterior é o principal estabilizador AP da articulação esternoclavicular.

Luxação aguda

Apesar de se tratar de uma articulação pouco congruente, a luxação aguda dessa articulação está associada a traumas com o envolvimento de grande força ou energia cinética. Isso se deve particularmente a espessura e resistência mecânica dos ligamentos que estabilizam essa articulação.

Basicamente há dois mecanismos causadores da luxação:

- **Direto:** é quando uma força é aplicada diretamente na face anterior da clavícula, empurrando-a para trás, posteriormente ao esterno e para dentro do mediastino;
- **Indireto:** ocorre quando uma força é aplicada na face anterolateral ou posterolateral do ombro, transferindo a energia para a articulação que pode deslocar-se anterior ou posteriormente. Trata-se do mecanismo de trauma mais comumente descrito na literatura, perdendo somente para os acidentes automobilísticos.

Classificação

- **Anterior:** trata-se do tipo mais comum, em que a extremidade medial da clavícula se desloca anterior ou anterossuperiormente ao esterno.
- **Posterior:** é rara; a extremidade medial da clavícula desloca-se posterior ou posterossuperiormente ao esterno.

Propedêutica

Avaliação radiográfica

A avaliação radiográfica da articulação esternoclavicular é dificultada pelo gradil costal, bem como pelas vísceras intratorácicas.

- **Incidência AP:** radiografias rotineiras do tórax ou das articulações esternoclaviculares podem sugerir que algo está errado em relação a uma das clavículas. Isso pode ser interpretado pela avaliação comparativa entre as elas, o que pode evidenciar o alargamento, a migração proximal ou superior, bem como a presença de cistos subcondrais ou esclerose marginal.

- **Incidência de Heinig[50]:** com o paciente na posição supina, o raio é direcionado tangencialmente à articulação esternoclavicular, paralelamente à clavícula oposta.
- **Incidência de *serendipity*:** trata-se de uma incidência AP com inclinação cefálica de 40° com o tubo centrado no esterno. O objetivo é o de dissociarem-se as articulações esternoclaviculares dos arcos costais. Em verdade, passa a ser uma incidência oblíqua.

Tomografia computadorizada

Aqui estamos falando do padrão-ouro em termos de avaliação por imagem. É importante destacar que a avaliação tomográfica deve ser comparativa entre as articulações esternoclaviculares. A capacidade de oferecer visão em diferentes planos por meio de cortes, bem como da reconstrução tridimensional, faz da TC uma importante ferramenta tanto para o diagnóstico quanto para a programação do tratamento.

Ressonância magnética

Trata-se de um exame que auxilia na avaliação das partes moles que compõem e circundam a articulação esternoclavicular. Permite avaliar a presença de edema e a integridade dos ligamentos costoclaviculares, bem como do disco articular. As imagens no plano sagital ainda permitem a avaliação das estruturas nobres retroesternais. Nos pacientes esquematicamente imaturos, contribui muito para a diferenciação entre fratura da clavícula medial e as lesões epifisárias. Quando comparada à TC, a primeira é superior na detecção de anormalidades de sinal da medula óssea e cartilagem articular.

Esse método apresenta muito pouca utilidade na avaliação por imagem da articulação esternoclavicular. É um recurso para a avaliação da adequada redução articular durante procedimentos operatórios.

Tratamento

Não cirúrgico

Subluxação ou luxação espontânea

Pacientes portadores de luxação ou subluxação voluntária da articulação esternoclavicular apresentam maus resultados em termos de estabilização, quando submetidos a tratamento cirúrgico[51]. Martínez *et al.*[52] corroboram esse conceito. A literatura sugere que essa condição traumática ocorre predominantemente em pacientes do sexo feminino abaixo dos 20 anos de idade. Existe correlação entre a subluxação ou luxação voluntária e a síndrome da frouxidão ligamentar generalizada.

Lesões traumáticas

- Entorse: a articulação está estável, porém dolorosa. Aplica-se gelo, prescrevem-se analgésicos e anti-inflamatórios, além do uso de tipoia para conforto por poucos dias.
- Subluxação: além do uso de gelo na fase aguda, alguns autores recomendam o uso de imobilizadores de clavícula do tipo "oito" na tentativa de reduzir ou mesmo melhorar a posição da subluxação. Aconselha-se a manutenção do imobilizador por quatro a seis semanas.
- Luxação aguda: ainda existe controvérsia na literatura sobre o melhor tratamento a ser adotado. Há série de casos mostrando bons resultados em 70% dos casos de luxação anterior aguda tratada conservadoramente. A maioria das reduções incruentas revela articulações instáveis com recidiva do deslocamento com o tratamento conservador.

Redução incruenta

- Luxação anterior: deve ser realizada sob anestesia local ou geral. O paciente é colocado na posição de decúbito dorsal e a clavícula medial deve ser pressionada posteriormente. Em alguns casos há a necessidade de forçar o ombro posteriormente para facilitar a redução. Na maioria das vezes ocorre a luxação anterior logo em seguida à redução por causa da lesão das estruturas ligamentares estabilizadoras.
- Luxação posterior: há que se tomar precauções extremas antes de proceder à redução da luxação esternoclavicular posterior aguda. Uma detalhada avaliação das estruturas vasculares intratorácicas deve ser feita previamente à redução. Deve-se solicitar a avaliação prévia de um cirurgião vascular ou torácico antes do tratamento ortopédico.
- Manobra de abdução: o paciente é colocado em decúbito dorsal, com um rolo de campo entre as escápulas. Procede-se à abdução e à extensão do ombro, nessa ordem, enquanto o ortopedista traciona anteriormente a clavícula com os dedos indicador e polegar (pinça) ou com uma pinça de campo.
- Manobra de adução: deve ser tentada caso a primeira manobra falhe. A posição do paciente é a mesma da anterior e o rolo de campo deve ser mantido entre as escápulas. Agora a tração é feita no sentido da adução e podálica, enquanto o ortopedista pressiona os dois ombros para baixo (trás). Caso a redução fechada não se efetive, deve-se pensar na possibilidade da redução aberta, desde que feita por um cirurgião experiente, em função das estruturas nobres retroclaviculares que eventualmente podem estar sendo tamponadas pelo osso deslocado.
- Pós-redução: imobilizar o paciente durante seis semanas com tensor do tipo "oito".

Cirúrgico

Luxação aguda

A redução aberta deve ser tentada na falência das manobras de redução fechadas, conforme descrito previamente, preservando-se ao máximo os ligamentos esternoclaviculares anteriores. Caso eles estejam totalmente rompidos, deve-se optar entre a reconstrução ligamentar usando tendões do esternocleidomastóideo, subclávio ou peitoral maior e a ressecção do 1 cm medial da clavícula. Deve-se evitar a manutenção da redução com a utilização de pinos metálicos lisos pelo risco de migração e/ou lesão de estruturas nobres circunvizinhas.

Luxação crônica

Nos casos de luxação crônica sintomática, pode-se proceder à chamada artroplastia de ressecção da extremidade proximal da clavícula

A ressecção da extremidade proximal da clavícula é uma opção quando o tratamento não cirúrgico falhou. A sua indicação está vinculada ao processo de degeneração articular sintomática. Para a realização da técnica de maneira segura, torna-se fundamental a preservação das estruturas ligamentares estabilizadoras. Em média, a porção da clavícula proximal que pode ser ressecada sem lesão do ligamento costoclavicular é de 1,26 cm[53].

Técnica cirúrgica

O paciente é posicionado em decúbito dorsal colocando-se um coxim na região interescapular de forma a promover a retração passiva das escápulas. Uma incisão curvilínea é realizada na face anterior da articulação esterno clavicular, iniciando-se paralela a clavícula e estendendo-se distalmente em direção ao centro do manúbrio esternal[9,8]. Procede-se à dissecção subcutânea cuidadosa até a identificação da extremidade medial da clavícula. Faz-se a capsulotomia anterior e expõe-se a extremidade medial da clavícula. A ressecção de cerca de 1 cm dela é feita de forma a preservar a cápsula posterior, o disco articular, bem como e principalmente os ligamentos costoclaviculares. Para facilitar a ostectomia, pode-se utilizar um perfurador e broca de 2 mm para a realização de vários orifícios e um osteótomo de 1 cm de largura, em seguida. Finaliza-se o procedimento com cuidadosa hemostasia e sutura por planos.

Luxação escapuloumeral traumática aguda

Introdução

Essa é uma lesão conhecida desde os tempos de Hipócrates, datando mais de 2.400 anos atrás, quando ele preconizava como tratamento uma queimadura na parte anterior do ombro provocada por um ferro, com o intuito de promover uma ampla cicatriz ao nível da axila, impedindo, assim, o deslocamento da cabeça umeral[54]. Os séculos se passaram e os especialistas continuam estudando essa articulação em busca de qual método seria mais eficiente para estabilizá-la sem comprometer a sua função.

A articulação escapuloumeral é a articulação do corpo humano com mais amplitude de movimentos do que qualquer outra, mas é também a que mais sofre episódios de luxação. Não é como na articulação do quadril em que há uma verdadeira recepção de uma superfície na outra. No ombro existe somente uma justaposição das superfícies articulares. De um lado, a grande e esférica cabeça umeral articulando-se com a pequena e rasa cavidade glenoide, que tem a sua estabilidade dada pelos elementos estáticos e dinâmicos como manguito rotador, lábio glenoidal, ligamentos glenoumerais, superfícies ósseas e pelas forças de coesão-adesão, que mantêm unidas as superfícies articulares[55].

A anamneses é de suma importância para a identificação da direção da luxação. O ombro pode se deslocar anteriormente (85% das vezes), mas também em direção posterior, inferior e superior.

Um trauma em extensão, abdução e rotação externa tende a luxar o ombro para frente. A cabeça umeral está deslocada anteriormente em relação à glenoide e inferior ao processo coracoide[54,55]. Outros tipos de luxação anterior são subglenoide, subclavicular, intratorácico e retroperitoneal. Esses tipos mais raros estão associados a traumas mais intensos quando complicações neurológicas, pulmonares e vasculares podem ocorrer.

Um ombro agudamente deslocado é usualmente muito doloroso, geralmente com um grande espasmo muscular. A cabeça pode ser palpada anteriormente e, posteriormente, percebe-se um vazio abaixo do acrômio. O paciente segura o braço na posição mais confortável, em leve abdução e rotação externa, estando a rotação interna e a adução muito limitadas e extremamente dolorosas[56]. Devido à frequente associação de lesões nervosas, particularmente do nervo axilar, e em menor grau as lesões vasculares, é imperativo que se proceda a um exame neurovascular antes de realizar a redução da luxação, bem como sejam feitas anotações pertinentes no prontuário do paciente.

Avaliação radiográfica

Por meio de radiografias bem feitas e realizadas em posições preconizadas, pode-se chegar à conclusão em relação à direção da luxação e à presença de fraturas associadas. Uma boa avaliação da articulação escapuloumeral pode ser obtida com três incidências padronizadas[54]:

- Incidência AP no plano da escápula, chamada de AP verdadeiro.
- O perfil no plano da escápula, feito também com o braço na tipoia, é útil no diagnóstico da luxação anterior e posterior.
- A incidência em axilar é crítica na avaliação do ombro luxado, pois não somente revela a direção dos deslocamentos, mas também a presença e o tamanho da fratura por compressão na cabeça umeral, fraturas na glenoide e dos tubérculos umerais.

Em caso de dúvidas, pode-se lançar mão da TC com reconstrução tridimensional, completando a avaliação por imagem.

Lesões associadas

A lesão mais característica da luxação anterior traumática do ombro é o destacamento do ligamento glenoumeral anteroinferior e da cápsula, da borda anterior da glenoide, conhecida desde 1923 como lesão de Bankart (Figura 93.4). A não cicatrização dessa lesão ganha especial importância, especialmente nos jovens, pois leva à recorrência dos deslocamentos[55].

É conhecida também a frequente associação da ruptura do manguito rotador com a luxação anterior escapuloumeral, principalmente nos pacientes acima de 40 anos[58]. Após a redução da luxação, se o paciente persiste com dor e fraqueza da rotação externa e abdução, deve-se confirmar a lesão do manguito rotador por meio de exames de ultrassonografia ou RM.

Lesões vasculares

A lesão vascular mais frequentemente encontrada é a lesão da artéria axilar, especialmente nos mais idosos, quando os vasos se tornam menos elásticos. A artéria é relativamente fixa à margem lateral do peitoral menor, que se torna tensa em abdução e rotação externa. Quando a cabeça se desloca, ela empurra a artéria para a frente e o peitoral age como um fulcro rompendo-a[54].

É uma situação de emergência e uma transfusão de sangue deve ser prontamente iniciada. Uma pressão digital acima da primeira costela pode ajudar a controlar a hemorragia, até a exploração cirúrgica com reparo direto ou *by-pass* feita pelo cirurgião vascular.

É fundamental identificar se a luxação não é crônica, evitando-se, assim, manobras intempestivas e forçadas que põem em risco a artéria e o osso osteopênico.

Lesões nervosas

De igual maneira, a localização do nervo axilar o torna vulnerável às lesões provocadas pela cabeça umeral deslocada, podendo ser, na melhor das hipóteses, somente uma neuropraxia, com recuperação em algumas semanas. Casos mais severos seriam as axonotimeses e as neurotimeses, com recuperação mais pobre[54]. A eletroneuromiografia é o exame de eleição para o diagnóstico, realizada três a quatro semanas após o trauma.

Recorrência da luxação

É a complicação mais frequente, principalmente abaixo dos 20 anos de idade, sexo masculino, envolvidos em atividades esportivas de contato corporal. É importante valorizar também como fatores preditivos para a instabilidade pós-traumática a lesão de Hill-Sachs (fratura impacção na região posterolateral da cabeça umeral ocorrida durante o trauma) e as perdas ósseas da borda anterior da glenoide[58].

Nos atletas de alta *performance*, muitos autores já indicam o tratamento da lesão após o primeiro episódio de luxação anterior traumática, evitando-se que ela fique recorrente.

O tratamento pode ser realizado por via artroscópica para correção da lesão de Bankart[59] e de lesões associadas, com bons resultados funcionais, permitindo aos pacientes, atletas ou trabalhadores que retornem às suas atividades com bom desempenho.

Nos últimos anos, tem sido valorizada a técnica do bloqueio ósseo, descrita há décadas, para correção das perdas ósseas, com resultados mais garantidos nos atletas jovens[59].

Redução da luxação anterior traumática aguda

Após a obtenção de radiografias padronizadas para afastamento de fraturas associadas e de um exame neurovascular, uma rápida anamnese será útil para conhecer alguns detalhes importantes como a quantidade de trauma que produziu a luxação, a duração da luxação, o número de episódios anteriores, se o deslocamento está travado e se o paciente é capaz de relaxar voluntariamente a sua musculatura e dispensar o uso da anestesia[55]. Se for o caso, a anestesia venosa com um bom relaxamento muscular, de preferência em bloco cirúrgico, será suficiente para a obtenção da redução.

Existem várias manobras conhecidas para a redução[54]:

- Método de Stimson: o paciente é deitado com as costas para cima, com o ombro na borda da mesa, enquanto uma tração contínua e suave para baixo é mantida em seu membro por alguns minutos;
- Método de tração e contratração: o paciente é deitado agora em posição supina, uma tração é feita no membro afetado em leve abdução e flexão, enquanto uma contratração é mantida no corpo próximo à axila;
- Método de Kocher: tração suave e contínua no membro afetado, com aumento progressivo da abdução e da rotação externa, finalmente levando o cotovelo ao encontro ao tórax, terminando em rotação interna.

É importante lembrar que é possível realizar uma anestesia local logo abaixo do acrômio lateral usando 20 mL de lidocaína a 1%.

Após a redução, as radiografias são repetidas para a detecção de fraturas ou conferir a redução do tubérculo maior, frequentemente envolvido na luxação anterior traumática. Uma tipoia é mantida por período de duas a três semanas, seguida de reabilitação acompanhada por um profissional da área. O paciente é orientado a evitar abdução em rotação externa por algumas semanas, bem como à prática esportiva, devendo ser avisado da possibilidade da ocorrência de novos episódios.

Luxação posterior

A luxação posterior do ombro pode ser subacromial, o tipo mais comum (cabeça atrás da glenoide e debaixo do acrômio), subglenoide (cabeça atrás e debaixo da glenoide) e subespinhal (cabeça debaixo da espinha da escápula e medial ao acrômio)[54].

A literatura relata que aproximadamente 60% dos casos não são diagnosticados inicialmente. Uma das maiores séries é de autoria de Malgaigne, 40 anos antes da descoberta da radiografia, com o diagnóstico feito unicamente por meio do exame físico[54].

A luxação posterior resulta de um trauma com uma carga axial estando o membro aduzido e rodado internamente, ou pela contração muscular involuntária durante uma crise convulsiva ou choque elétrico[56]. A força produzida pelos rotadores internos (grande dorsal, peitoral maior e subescapular) supera a força dos rotadores externos (infraespinhal e redondo menor), deslocando a cabeça umeral posteriormente.

O exame físico atento e minucioso permite ao examinador observar as seguintes alterações[54]:

- Limitação importante da rotação externa (com frequência menor que zero grau);
- Limitação da elevação anterior;
- Proeminência posterior quando o ombro é visto de cima, observando-se arredondamento abaixo do acrômio posterior;
- Achatamento da parte anterior do ombro com saliência do processo coracoide.

Apesar de toda exuberância de sinais clínicos, o diagnóstico é passa despercebido e frequentemente é confundido com ombro congelado, pela limitação dos movimentos, particularmente da rotação externa.

As radiografias são suficientes para diagnosticar a luxação posterior, principalmente na incidência axilar, que tipicamente mostra a cabeça umeral encravada atrás da glenoide. A TC não deixará nenhuma dúvida para firmar o diagnóstico. Caracteristicamente produzirá uma fratura por compressão na região anteromedial do úmero provocada pelo impacto contra a cortical posterior da glenoide, conhecida como lesão de Hill-Sachs reversa.

Fraturas do tubérculo menor do úmero podem acompanhar casos de luxação posterior, devido a violenta tração do subescapular.

A luxação posterior pode também deixar de ser diagnosticada na presença de fratura cominutiva do úmero proximal ou mesmo nas diafisárias do úmero. O cirurgião, atento à fratura, acaba negligenciando o exame da articulação escapuloumeral.

Redução da luxação posterior

Essa redução pode oferecer mais dificuldade do que a luxação anterior, sendo frequentemente diagnosticada tardiamente. Por essa razão, o paciente deve estar sob anestesia venosa e com bom relaxamento muscular. Deve-se procurar conhecer com exatidão o tempo que a cabeça umeral se encontra fora da articulação, informação essa nem sempre muito precisa nos pacientes que sofrem convulsão. Caso esteja luxada há mais de quatro semanas, é intempestivo tentar qualquer manobra de redução fechada devido ao alto risco de fratura.

Com o paciente em posição supina, uma tração longitudinal e outra lateral são aplicadas no braço enquanto se faz suave rotação interna e externa do úmero para desencravar a cabeça. Uma pressão na cabeça empurrando-a em direção anterior acaba recolocando-a na cavidade glenoide[54]. Radiografias confirmam a redução e a situação das fraturas associadas.

O paciente é imobilizado em um gesso toracobraquial ou algum outro imobilizador que mantenha o membro afetado em leve abdução e rotação externa de 10° a 20°, dependendo da estabilidade pós-redução, por período de seis semanas. Um eficiente programa de reabilitação é capaz de restaurar os movimentos e a força muscular e devolver o paciente às suas atividades laborais.

Traumas do cotovelo

Fratura do olécrano

A fratura do olécrano é um das mais comuns do cotovelo. Ela representa em torno de 10% das fraturas[60] nessa articulação. A localização subcutânea e, portanto, sem cobertura muscular adequada facilita esse tipo de fratura. Existem dois picos etários para esse tipo de lesão, sendo o primeiro nos pacientes jovens, proveniente de trauma de alta energia, e o segundo nos pacientes idosos, após trauma de baixa energia ou trauma indireto com o cotovelo em flexão e contração súbita do tríceps[61].

Em geral, com o tratamento adequado, o prognóstico dessa fratura é bom[62-64].

Apresentação clínica

Geralmente o paciente apresenta-se segurando o membro afetado com o cotovelo semifletido, com edema na região do olécrano e hematoma em formação, além de dor local. Pelaa posição subcutânea, dependendo do tipo de fratura, é possível palpar um *gap* entre os fragmentos.

Deve-se sempre avaliar as articulações adjacentes e o paciente como um todo.

É importante sempre excluir qualquer lesão de pele que seja sugestiva de fratura exposta e avaliar o *status* neurovascular, lembrando de ter cuidado especial com o nervo ulnar, por causa de sua proximidade com a fratura.

A incapacidade de extensão do cotovelo contra gravidade deve ser sempre avaliada, pois indica lesão do mecanismo extensor, ou seja, descontinuidade do tríceps com necessidade de reparo.

Exames de imagem

Radiografias em AP e perfil do cotovelo são inicialmente os primeiros exames a serem realizados, sendo, às vezes, suficientes para o diagnóstico e tratamento. Devem ser aproveitadas todas as informações que a radiografia oferece para, dessa forma, avaliar se há fraturas associadas, como da cabeça do rádio, úmero distal, processo coronoide e a presença de fratura-luxação.

A TC nos ajuda no planejamento cirúrgico e na melhor definição do padrão das fraturas. A RM normalmente não é usada nesse tipo de fratura.

Classificação

Várias classificações para fratura do olécrano são utilizadas.

Colton[65] dividiu essas fraturas em dois tipos. No tipo I, as fraturas não apresentam desvio e são estáveis ou apresentam desvio que permanece até 2 mm de afastamento com o cotovelo em 90º de flexão ou extensão contra a gravidade. O paciente consegue extensão ativa contra a gravidade.

No tipo II, as fraturas são classificadas em:

A: fratura por avulsão;

B: fratura transversa/oblíqua;

C: fratura cominutiva;

D: fratura-luxação.

Tratamento

Na sala de emergência, deve-se avaliar o paciente como um todo e, especificamente no membro afetado, avaliar o *status* neurovascular e excluir qualquer fratura que possa ser exposta, uma vez que o olécrano é muito superficial e praticamente não tem cobertura muscular.

Se for constatada a exposição, deve-se cobrir a ferida com curativo estéril e iniciar antibioticoterapia parenteral, normalmente na dose de 1 a 2g de cefazolina. Se o paciente for alérgico a cefalosporinas ou penicilina, opta-se por fazer 600 mg de clindamicina. Deve-se também inquirir o paciente sobre a vacinação antitetânica e encaminhá-lo imediatamente ao bloco cirúrgico para lavagem com soro fisiológico e desbridamento da ferida, podendo a fratura ser fixada ou não nessa primeira abordagem cirúrgica.

Após essa avaliação inicial, deve-se imobilizar o membro afetado com uma tipoia simples e encaminhar o paciente para o setor de radiografia.

Após a constatação e a confirmação da fratura, o membro afetado deverá ser imobilizado com uma tala gessada axilopalmar bem acolchoada. Esse será o tratamento para as fraturas mais simples sem desvio. Posteriormente à consolidação, o paciente será encaminhado para reabilitação fisioterápica.

Para as fraturas desviadas e instáveis, são várias as opções para tratamento cirúrgico, dependendo do tipo de fratura e do perfil do paciente.

Opções para tratamento cirúrgico

Excisão

A excisão do fragmento proximal com reinserção óssea do tríceps é melhor indicada para os pacientes cujo fragmento é pequeno e o paciente é idoso ou de baixa demanda, para pseudartrose da ulna proximal e paciente com cobertura ruim de pele

Banda de tensão

A banda de tensão é uma técnica amplamente utilizada no meio ortopédico. O objetivo dessa técnica é converter as forças de distração do tríceps em forças de compressão. O padrão de fratura mais indicado para essa técnica é a fratura desviada transversa ou oblíqua. A fratura cominutiva é contraindicada.

Fixação com placa

Existem no mercado vários modelos de placa para olécrano, desde a tradicional DCP (placa de compressão dinâmica) ou placa de reconstrução pélvica, que podem ser moldadas, até as placas bloqueadas.

Variados padrões de fraturas podem ser atendidos por essa técnica, como as desviadas ou as instáveis.

Complicações

As complicações desse tipo de fratura incluem perda da redução, soltura do material de síntese, infecção, perda da amplitude de movimento, artrose pós-traumática e lesão do nervo ulnar[67].

Fraturas da cabeça do rádio

Anatomia e biomecânica

A cabeça do rádio articula-se com o úmero por meio da articulação radiocapitelo e com a ulna pela articulação radioulnar proximal. Apresenta movimentos tanto de flexoextensão quanto de rotação. É um estabilizador secundário do cotovelo em valgo, além de sustentar, com o capitelo, em torno de 60% da carga axial do cotovelo[60], e a maior parte dessa força é aplicada entre 0º e 30º[68-70].

Estudos em cadáver demostraram o aumento expressivo da instabilidade da articulação do cotovelo com a ressecção da cabeça do rádio na presença da lesão ligamentar medial[71].

Fraturas da cabeça e do colo do rádio têm incidência variada na literatura. Os relatos mostraram variação de 1,7% até 5,4% de todas as fraturas. Em torno de 10% a 15% dessas fraturas ocorrem em crianças, porém a maior parte ocorre em adultos entre 20 e 60 anos. Em relação ao sexo, a proporção é de 1:1, porém a população masculina apresenta fraturas mais severas[71], em função do tipo de trauma.

Apresentação clínica e exame físico

Após queda ao solo com o antebraço pronado, o cotovelo parcialmente fletido e sob carga axial, o paciente apresenta dor aguda e forte na região lateral do cotovelo, com edema moderado, equimose e limitação da amplitude de movimento.

Se possível, podem ser testados os movimentos rotacionais à procura de bloqueio articular, porém essa manobra só deve ser realizada se o paciente suportar, pois é muito dolorosa.

Após essa avaliação inicial, o paciente deve ter o membro afetado imobilizado em uma tipoia simples e ser encaminhado ao setor de radiografia.

As lesões associadas mais frequentes são tríade terrível (fratura do processo coronoide com luxação posterior do cotovelo), lesão de Monteggia (fratura-luxação envolvendo o olécrano) e ruptura da membrana interóssea com dor na articulação radioulnar distal (lesão de Essex-Lopresti)[72].

Classificação

A classificação mais comum para a fratura da cabeça e colo do rádio utilizada é a de Mason[74], a qual contém três tipos e, posteriormente, um quarto tipo foi acrescentado por Johnston[75]:

- Tipo I: fratura pequena ou marginal com deslocamento menor que 2 mm ou angulação do colo do rádio menor que 30º;
- Tipo II: fratura marginal com deslocamento maior que 2 mm ou angulação do colo do rádio acima de 30º;
- Tipo III: fratura cominutiva;
- Tipo IV: fratura associada à luxação do cotovelo.

Exames de imagem

Radiografias do cotovelo em AP, perfil e radiocapitelo são geralmente suficientes para diagnóstico.

Devem ser observadas as radiografias como um todo e, com isso, avaliar as fraturas associadas, como do processo coronoide, capítulo e se há presença de luxação associada.

A TC pode ser útil para avaliar o tamanho e a quantidade de fragmentos, além do grau de deslocamento da fratura, e orientar no planejamento cirúrgico. Serve também para ajudar a identificar as fraturas associadas.

A RM não tem indicação para avaliar esse padrão de fratura, porém pode ser utilizada na avaliação de lesão ligamentar associada.

Tratamento

As fraturas sem desvio ou minimamente desviadas (tipo I) são tratadas não cirurgicamente. Devem ser imobilizadas com tipoia Velpeau se o paciente não apresenta dor forte, ou com tala gessada para conforto álgico por uma semana, sendo posteriormente estimulada a movimentação ativa do cotovelo. Normalmente não há necessidade de reabilitação fisioterápica para esse padrão de fratura, exceto se houver restrição da amplitude de movimento[74,75].

As fraturas do tipo II possuem várias opções de tratamento. Alguns autores preconizam o mesmo tratamento não cirúrgico que foi indicado para o tipo I, desde que não haja bloqueio articular e o cotovelo esteja estável ao exame físico inicial. Quanto ao tratamento cirúrgico, essas fraturas apresentam melhor resultado quando fixadas, seja com parafusos sem cabeça ou placas.Os resultados são melhores quando as fraturas são fixadas apenas com parafusos, pois as placas, às vezes, precisam ser removidas.

Para as fraturas do tipo III, que geralmente estão associadas a outras lesões do cotovelo, o tratamento vai depender do número de fragmentos. Segundo David Ring, as fraturas com até três fragmentos têm melhor resultado quando são fixadas, seja com parafusos sem cabeça ou placas. Se por outro lado, elas apresentarem mais de quatro fragmentos, o melhor tratamento é a ressecção simples da cabeça do rádio. A substituição por artroplastia parcial é a melhor opção em caso de instabilidade do cotovelo associada

As fraturas do tipo IV são as mesmas fraturas dos tipos I a III associadas à luxação do cotovelo. Sendo assim, o tratamento vai depender do padrão da fratura, conforme descrito anteriormente, e, é claro, do grau de instabilidade do cotovelo. Porém, deve-se sempre ter em mente que não se pode ressecar a cabeça do rádio na presença de instabilidade do cotovelo.

Luxação aguda do cotovelo

Introdução

A luxação de qualquer articulação ocorre quando se perde a congruência articular. A luxação do cotovelo pode ser dividida em simples quando não ocorre fratura e complexa quando há fratura associada.

A articulação do cotovelo é do tipo "dobradiça" e sua principal função é fazer a flexoextensão, movimento esse realizado entre o úmero e a ulna. Dentro do cotovelo também há o movimento de pronossupinação.

Essa articulação é composta por três articulações, que são envolvidas pela mesma cápsula articular: umeroulnar (que é a principal articulação do cotovelo), umerorradial e radioulnar proximal.

Além da parte óssea, essa articulação é mantida congruente pelos complexos ligamentar lateral (CLL) e medial (CLM). O CLL é composto pelos ligamentos colateral lateral radial (LCLR), colateral lateral ulnar (LCLU) e anular (LA)).

Já o CLM é formado pela banda anterior, banda posterior e ligamento transverso.

Desses, o mais importante é a banda anterior, pois é a última estrutura a romper-se durante a luxação do cotovelo[76].

Em relação à estabilidade do cotovelo, ela é dividida entre parte óssea e ligamentar. A articulação umeroulnar (leia-se processo coronoide) é o principal estabilizador em varo do cotovelo e o CLM éo principal estabilizador em valgo, sendo a cabeça do rádio o estabilizador secundário em valgo[77]. Não se pode esquecer da musculatura flexora e extensora também como estabilizadora do cotovelo. Ela aumenta a área de contato entre os ossos, por isso, sempre que possível, deve-se estimular o paciente a movimentar ativamente o cotovelo após uma luxação.

Apesar de toda estabilidade óssea e ligamentar, o cotovelo é a segunda articulação mais acometida por luxação, perdendo apenas para a articulação glenoumeral.

Fisiopatologia

O mecanismo de lesão mais comum é a queda sobre a mão espalmada com o antebraço em supinação e o cotovelo em flexão e valgo.

Dessa forma e segundo O'Driscoll[78], a força da lesão age inicialmente sobre o CLL, passa pela cápsula anterior ou posterior e termina por romper a banda anterior do CLM.

Com isso, há alguns padrões de luxação do cotovelo, conforme mostra a Figura 93.6. A instabilidade rotatória posterolateral (IRPL) é o primeiro padrão. Nesse caso há ruptura apenas do CLL. Se a força continua a se dissipar, há o segundo padrão de instabilidade, que é a subluxação e, por último, a luxação completa.

Classificação

A direção de uma luxação em qualquer segmento do corpo é definida pelo segmento distal. Sendo assim, a luxação do cotovelo pode ser classificada em[79]:

- Posterior: quando os ossos do antebraço estão deslocados posteriormente ao úmero. Ela pode ser subdividida em posterolateral, mais comum (quando o antebraço está desviado em direção ao rádio) e posteromedial (quando o antebraço está desviado em direção à ulna);
- Anterior: quando os ossos do antebraço estão deslocados anteriormente ao úmero;
- Divergente: quando ossos do antebraço estão separados entre si; a mais rara.

Quadro clínico

O cotovelo pode não apresentar grande deformidade após uma luxação. Geralmente o paciente apresenta-se segurando o cotovelo junto ao corpo, normalmente fletido e sem conseguir movimentá-lo. A dor é moderada ou intensa. Apresenta também equimose em formação.

Pode-se perceber inicialmente que a anatomia não está normal. Além disso, dependendo do tempo do trauma, o edema pode variar de leve a grande.

Deve-se sempre avaliar as articulações adjacentes, como ombro, punho e articulação acromioclavicular, além da clavícula, úmero e antebraço. O *status* neurovascular também precisa ser avaliado, apesar dessas lesões serem incomuns[80].

Mesmo que se perceba uma deformidade no cotovelo sugestiva de luxação, não se deve fazer nenhuma manobra para tentar a redução antes de realizar as radiografias.

Exames de imagem

Radiografias AP e perfil do cotovelo são os primeiros exames de imagem que precisam ser realizados. Deve-se diagnosticar a direção da luxação e se há possíveis fraturas associadas, como da cabeça do rádio ou processo coronoide da ulna. Quando essas lesões ocorrem em associação com luxação, tem-se um quadro denominado "tríade terrível" (luxação do cotovelo com fratura da cabeça do rádio e do processo coronoide).

Após a redução da luxação, as radiografias devem ser repetidas e em alguns casos específicos, como luxação complexa do cotovelo ou tríade terrível, deve-se avaliar melhor as lesões com TC. Normalmente não há necessidade de RM nas luxações agudas do cotovelo.

Tratamento

O tratamento inicial da luxação aguda do cotovelo é a redução fechada. O ideal é que essa redução seja feita sob sedação e analgesia para que o paciente possa relaxar adequadamente a musculatura e não sentir dor no momento da manobra.

Na sala de emergência, após a avaliação do *status* neurovascular, colocar uma tipoia simples e encaminhar o paciente para o setor de radiografia.

Constatada a luxação, o membro afetado é imobilizado com uma tala gessada longa e o paciente é encaminhado ao bloco cirúrgico para a redução sob sedação.

Geralmente a tração longitudinal é suficiente para corrigir o desvio medial ou lateral e a flexão corrige o desvio posterior.

Existem duas outras manobras de redução que são realizadas com o paciente em decúbito ventral. Na manobra de Parvin[80], aplica-se uma tração longitudinal para baixo pelo punho por alguns minutos. Assim que o cotovelo começa a se mover no sentido da redução, o médico puxa suavemente o braço para cima. Na manobra de Meyn e Quigley[80], faz-se a mesma posição da manobra anterior, porém o médico auxilia a redução empurrando o olécrano.

Após a redução, as radiografias são repetidas. Avalia-se novamente o *status* neurovascular.

Se o cotovelo estiver estável, ou seja, se não ocorrer luxação até 30° de extensão, o membro deve ser imobilizado em uma tala gessada axilopalmar em 90° de flexão e com antebraço em pronação para alívio da dor e redução do edema. Movimentação ativa dos dedos deve ser realizada o mais rápido possível. A imobilização prolongada deve ser evitada, pois pode levar à rigidez de cotovelo.

Se o cotovelo se apresenta instável, é melhor mantê-lo na tala gessada axilopalmar com um pouco mais de flexão e encaminhá-lo para tratamento cirúrgico.

O tratamento cirúrgico consiste no reparo ligamentar na fase aguda e na reconstrução ligamentar na fase crônica. O planejamento cirúrgico é realizado da seguinte forma: primeiramente repara-se o CLL, que pode ser realizado com parafuso âncora ou com pontos transósseos. Se o cotovelo ficar estável, ele é mantido na tala axilopalmar por duas semanas. Em caso de instabilidade, deve-se reparar o CLM. Se após reparar o CLM o cotovelo ficar estável, coloca-se a tala por duas semanas. Se mesmo assim o cotovelo continuar instável, opta-se por colocar o fixador externo para estabilizá-lo.

O tratamento cirúrgico da luxação complexa do cotovelo depende de cada tipo de fratura.

Complicações

As complicações não são comuns após luxação do cotovelo. O paciente precisa ser informado de que, independentemente do tipo de tratamento, pode ocorrer certa perda da amplitude de movimento no final do tratamento, principalmente para flexoextensão. Porém, não se trata de rigidez do cotovelo, que é uma complicação mais rara e mais grave. Além dessas, outras complicações são citadas, como lesão neurovascular, instabilidade crônica, síndrome compartimental e ossificação heterotópica.

Ruptura distal do bíceps braquial

Introdução

O tendão distal do bíceps braquial é composto por uma cabeça longa e uma cabeça curta, que se fixam ao aspecto posterior da tuberosidade radial[81,82].

A função das duas cabeças é de supinação (principal função) e flexão (função secundária), porém estudos mostram que elas exercem esse papel mecânico de forma diferente, isso devido à posição anatômica, uma vez que elas rodam entre si em um ângulo de 90º, fazendo com que a cabeça curta fique mais distal que a longa[83]. Anatomicamente esse é o tendão mais superficial na região anterior do cotovelo e mais fácil de ser palpado.

A ruptura completa desse tendão acarreta perda de 40% da força de supinação, 47% da supinação contra resistência e de 21% a 30% da flexão quando comparadas ao lado contralateral intacto[84].

Incidência

A incidência desse tipo de lesão é de 3% a 10% de todas as rupturas do tendão do bíceps braquial, porém esse tipo de ruptura só não é mais comum no cotovelo do que as epicondilites[85]. Mais de 80% dos casos ocorrem no lado do dominante, em homens e com média de idade em torno dos 50 anos.

A lesão pode ocorrer em três locais diferentes: na junção miotendínea, no ventre do tendão e, mais frequentemente, na sua inserção.

Diagnóstico

É importante para um diagnóstico correto que observemos sempre a história do paciente. O diagnóstico dessa patologia é clínico, porém, se houver dúvida, pode-se solicitar a ultrassonografia ou a RM. O mecanismo clássico desse tipo de lesão ocorre quando há uma força contra resistência com o cotovelo em 90º de flexão, podendo ser após um trauma direto no antebraço em supinação ou um trauma indireto, por exemplo, após pegar um peso. Esse trauma pode ser acompanhado por um estalido. Esse mecanismo pode ser potencializado nos atletas halterofilistas ou naqueles que fazem uso de esteroides anabolizantes. Deve-se lembrar também de que mudanças degenerativas no tendão podem predispor à ruptura, sem que necessariamente o paciente seja um atleta.

Ao exame físico, o paciente apresenta dor forte e aguda na região da fossa cubital, equimose, fraqueza durante a supinação e flexão quando comparadas com o lado não acometido. Se o *lacertus fibrosus* também estiver rompido, o ventre muscular do bíceps braquial irá retrair-se proximalmente, formando uma deformidade conhecida como sinal de Popeye invertido.

Alguns testes clínicos podem ser usados para auxiliar o diagnóstico.

O'Driscoll *et al.*[86] descreveram o *Hook Test* ou teste do gancho, que é útil para diferenciar uma lesão completa de outra parcial. Ele é realizado com o cotovelo fletido em 90º, antebraço supinado e o indicador do examinador, em forma de gancho, palpando o tendão distal do bíceps braquial de lateral para medial. Em caso de ruptura completa, o tendão não é enganchado. O teste é relatado como sendo 100% sensível e 100% específico na detecção de rupturas distais completas.

Squeeze test[88]: o teste da compressão é realizado com o cotovelo a ser examinado apoiado sobre a coxa do paciente e o examinador realizando uma compressão no ventre muscular do bíceps braquial. O teste é positivo quando se observa leve supinação do antebraço.

Exames de imagem

As radiografias devem ser realizadas no primeiro atendimento, porém são usadas para excluir os outros diagnósticos, como fratura ou luxação ao nível do cotovelo. Como dito anteriormente, a ultrassonografia pode auxiliar no diagnóstico, porém o exame padrão-ouro para esse tipo de lesão é a RM, uma vez que ela consegue diferenciar melhor uma ruptura completa de outra parcial e quantificar o tamanho da retração.

Tratamento

O tratamento não cirúrgico é melhor indicado para as lesões parciais e para os pacientes não ativos. O paciente deve ser imobilizado em uma tipoia Velpeau para conforto por uma semana e posteriormente encaminhado para fisioterapia.

Para os pacientes ativos, é indicado tratamento cirúrgico, e várias técnicas estão descritas na literatura[68].

Essas técnicas podem ser usadas com uma ou duas incisões, conforme a preferência do cirurgião.

Conforme a última revisão sistemática publicada sobre técnicas de reparo do bíceps distal[89], os pacientes apresentaram menos complicações com dupla incisão e túnel ósseo, além de ser o método mais utilizado (84% dos casos), porém com forte inter-relação entre essas variáveis.

Referências bibliográficas

1. Baron JA, Barrett JA, Karagas MR. The epidemiology of peripheral fractures. J Bone Joint Surg. 1996;18(3 Suppl):209S-13S.
2. Rockwood CA Jr, Matsen FA III, editors. The shoulder. 2nd ed. Philadelphia: Saunders; 1998. v. 1, p. 337.
3. Checchia SL, Doneux Santos P, Miyazaki NA, Fregoneze M, Silva LA, Lobo A, et al. Avaliação do tratamento cirúrgico da fratura em duas partes do colo cirúrgico do úmero com placa PFS® 80. Rev Bras Ortop. 2004;39(10):555-67.
4. Veado MAC, Silva NF, Meira MG. Redução fechada e pinagem percutânea das fraturas do úmero proximal. Rev Bras Ortop. 2002;37(4):122-8.
5. Tenor Jr. ACT, Ribeiro FR, Filho RB, Filho CSF, Costa GL, Menniti EL. Avaliação do tratamento cirúrgico das fraturas em duas ou três partes do úmero proximal com o "sistema paraquedas". Rev Bras Ortop. 2010;45(3):241-6.
6. Maier D, Jaeger M, Izadpanah K, Strohm PC, Suedkamp NP. Proximal humeral fracture treatment in adults. J Bone Joint Surg Am. 2014;96(3):251-61.
7. Shrader MW, Sotelo JS, Sperling JW, Rowind CM, Cofield RH. Understanding proximal humerus fracture: image analysis, classification and treatment. J Shoulder Elbow Surg. 2005;14(5):497-505.
8. Veado MAC, Moura A. Fraturas em duas e três partes do úmero proximal tratadas com sutura não absorvível. Rev Bras Ortop. 2007;42(10): 333-42.
9. Green A, Izzi J. Isolated fractures of the greater tuberosity of the proximal humerus. J Shoulder Elbow Surg. 2003;12(6):641-9.
10. Resch H, Povacz P, Frohlich R, Wambacher M. Percutaneos fixation of three and four parts fractures of the proximal humerus. J Bone Joint Surg Br. 1997;79:295-300.

11. Iyengar JJ, Devcic Z, Sprroul RC, Feeley BT. Nonoperative treatment of proximal humeral fracture: a systematic review. J Orthop Trauma. 2011;25(10):612-7.
12. Ferreira Neto AA, Ferreira Filho AA, Zoppi Filho A, Benegas E, Negri JH, Machado LFM, et al. Osteosíntes das fraturas em duas e três partes da extremidade proximal do úmero com hastes de Ender modificadas associadas com amarrilhos de "Ethibond". Rev Bras Ortop. 1997;32(9):707-12.
13. Purchase RJ, Wolf EM, Hobgood ER, Pollock ME, Smalley CC. Hillsachs "remplissage": an arthroscopy solution for the engaging hillsachs lesion. Arthoscopy. 2000;24:723-6.
14. Michael S, Michael K, Paul C, Guillaume D, Robert R. Reverse shoulder arthrosplasty for the treatment of proximal humeral fractures. J Bone Joint Surg. 2014:2(10).
15. Walker M, Palumbo B, Badman B, Brooks J, Van Gelderen J, Mighell M. Humeral shaft fractures: a review. J Shoulder Elbow Surg. 2011;20(5):833-44.
16. Guse TR, Ostrum RF. The surgical anatomy of the radial nerve around the humerus. Clin Orthop. 1995;320:149-53.
17. Fatini D. Anatomia sistêmica e segmentar. 2ª ed. São Paulo: Atheneu; 2000.
18. Ekholm R, Adami J, Tidermark J, Hansson K, Törnkvist H, Ponzer S. Fractures of the shaft of the humerus. An epidemiological study of 401 fractures. J Bone Joint Surg Br. 2006;88(11):1469-73.
19. Rutgers M, Ring D. Treatment of diaphyseal fractures of the humerus using a functional brace. J Orthop Trauma. 2006;20:597-601.
20. Pidhorz L. Acute and chronic humeral shaft fractures in adults. Orthop Traumatol Surg Res. 2015;101(1 Suppl):S41-9.
21. Sarmiento A, Kinman PB, Galvin EG, Schmitt RH, Phillips JG. Functional bracing of fractures of the shaft of the humerus. J Bone Joint Surg Am. 1977;59:596-601.
22. Sarmiento A, Zagorski J, Zych G, Latta L, Capps C. Functional bracing for the treatmene of fractures of the humeral diaphysis. J Bone Joint Surg Am. 2000;82;478-86.
23. Ring D, Chin K, Taghinia AH, Jupiter JB. Non-union after functional brace treatment of diaphyseal humerus fractures. J Trauma. 2007;62:1157-8.
24. Canale ST, Beatty JH, editors. Campbell's Operative Orthopaedics. 11th ed. Philadelphia: Mosby Elsevier; 2007. p. 2737-88.
25. Ekholm R, Ponzer S, Törnkvist H, Adami J, Tidermark J. The Holstein-Lewis humeral shaft fracture: aspects of radial nerve injury, primary treatment, and outcome. J Orthop Trauma. 2008;22(10):693-7.
26. McKnee MD, Larsson S. Humeral shaft fractures. In: Bucholz RW, Court-Brown CM, Heckman JD, Tornetta P III, editors. Rockwood and Green's fractures in adults. 7th ed. Philadelphia, PA: Lippincott Williams and Wilkins; 2010. p. 999-1038.
27. Green E, Lubahn JD, Evans J. Risk factors, treatment, and outcomes associated with nonunion of the midshaft Humeus frature. J Surg Orthop Adv. 2005;14(2):64-7.
28. Tenor Jr. ACT, Cavalcanti AMG, Albuquerque BM, Ribeiro FR, Costa MP, Brasil Filho R. Treatment of proximal humeral fractures using anatomical locking plate: correlation of functional and radiographic results. Rev Bras Ortop. 2016;51(3):261-7.
29. Livani B, Belangero WD. Bridging plate osteosynthesis of humeral shaft fractures. Injury. 2004;35(6):587-95.
30. Ruland WO. Is there a place for external fixation in humeral shaft fractures? Injury. 2000;31(Suppl 1):27-34.
31. Robinson CM, Hill RM, Jacobs N, Dall G, Court-Brown CM. Adult distal humeral metaphyseal fractures: epidemiology and results of treatment. J Orthop Trauma. 2003;17:38-47.
32. Nauth A, McKee MD, Ristevski B, Hall J, Schemitsch EH. Distal humeral fractures in adults. J Bone Joint Surg Am. 2011;93(7):686-700.
33. Ennis O, Miller D, Kelly CP. Fracture do the adult elbow. Curr Orthop. 2008;22:111-313.
34. Gofton WT, Macdermid JC, Patterson SD, Faber KJ, King GJ. Functional outcome of AO type C distal humeral fractures. J Hand Surg Am. 2003;28(2):294-308.
35. Bucholz RW, Court-Brown CM, Heckman JD, Tornetta P III, editors. Rockwood and Green's fractures in adults. 7th ed. Philadelphia, PA: Lippincott Williams and Wilkins; 2010.
36. Robinson CM. Fractures of the clavicle inthe adult. Epidemiology and classifi-cation. J Bone Joint Surg Br.1998;80:476-84.
37. van der Meijden OA, Gaskill TR, Millett PJ. Treatment of clavicle fractures: current concepts review. J Shoulder Elbow Surg. 2012;21(3):423-9.
38. Xu J, Xu L, Xu W, Gu Y, Xu J. Operative versus nonoperative treatment in the management of midshaftclavicular fractures. J Shoulder Elbow Surg. 2014;23(2):173-81.
39. Lantry JM, Roberts CS, Giannoudis PV. Operative treatment of scapular fractures: a sistematic review. Injury. 1993;75:1015-8.
40. Rockwood CA Jr, Matsen FA III, editors. The shoulder. 4th ed. Philadelphia: Elsevier; 2009.
41. Rockwood CA, Jr, Young DC. Disorders of the acromioclavicular joint. In: Rockwood CA, Matsen FA III, editors. The shoulder. 2nd ed. Philadelphia: Saunders; 1998. p. 483-553.
42. Ballesteros GM, Almeida Filho IA. Luxação acromioclavicular: a ineficácia do exame radiográfico sob estresse. Rev Bras Ortop. 1998;33(9).
43. Fukuda K, Craig EV, An KN, Cofield RH, Chao EYS. Biomechanical study of the ligamentous system of the acromioclavicular joint. J Bone Joint Surg Am. 1986;68:434-40.
44. Borges AF. The relax skin tension lines versus other skin lines. Plast Reconstru Surg. 1984;74:144-50.
45. Bosworth BM. Acromioclavicular separation: new method of repair. Surg Gynecol Obstet. 1941;73:866-71.
46. Munford EB. Acromioclavicular dislocation. J Bone Joint Surg. 1941;23:799-802.
47. Weaver JK, Dunn HK. Treatment os acromioclavicular injuries, especially complete acromioclavicular separation. J Bone Joint Surg Am. 1972;54(6):1187-94.
48. Dempster WT. Mechanisms of shoulder movement. Arch Phys Med Rehabil. 1965;46:49-70.
49. Spencer EE, Kuhn JE, Huston LJ, Carpenter JE, Hughes RE. Ligamentous restraints to anterior and posterior translation of the sternoclavicular joint. J Shoulder Elbow Surg. 2002;11(1):43-7.
50. Heinig CF. Retrosternal dislocation of the clavicle: early recognition, x-ray diagnosis, and management. J Bone Joint Surg Am. 1968;50:830.
51. Rockwood CA, Odor JM. Spontaneous anterior subluxation of the sternoclavicular joint. J Bone Joint Surg Am. 1989;71:1280-8.
52. Martínez A, Rodríguez A, González G, Herrera A, Domingo J. Atraumatic spontaneous posterior subluxation of the sternoclavicular joint. Arch Orthop Trauma Surg. 1999;119(5-6):344-6.
53. Carvalho RI, Archetti Neto N, Moraes MJS, Souza MAR, Carrera EF. Bases anatômicas para a ressecção da extremidade esternal da clavícula: estudo em cadáver. Rev Bras Ortop. 2007;42(1/2):33-6.
54. 54. Rockwood CA Jr, Matsen FA III, editors. The shoulder. 3rd ed. Philadelphia: Saunders; 2004.
55. Pardini A, Souza G. Clínica ortopédica: controvérsias no tratamento das fraturas e luxações nos membros superiores. Rio de Janeiro: Medsi; 2004. v. 5, n. 2.
56. Barros Filho T, Lech O. Exame físico em ortopedia. São Paulo: Sarvier; 2001.
57. Barreto JM, Cristante AF. Ombro e cotovelo. 1ª ed. Rio de Janeiro: Elsevier; 2013.
58. Olds M, Ellis R, Donaldson K, Parmar P, Kersten P. Risk factors which predispose first-time traumatic anterior shoulder dislocations to recurrent instability in adults: a systematic review and meta-analysis. Br J Sports Med. 2015;49(14):913-22.
59. Burkhart SS, Lo IKY, Brady P. A Cowboy's guide to advanced shoulder arthroscopy. Philadelphia, PA: Lippincott Williams and Wilkins; 2006.
60. Morrey BF, Sotelo JS. The elbow and its disorders. 4th ed. Philadelphia: Saunders Elsevier; 2009. Chapter 25, p. 389-400.
61. Camargo OP, Barros TEP, Camanho GL. Clínica ortopédica. Editora Barueri: Manole; 2012. v. 2, cap. 195, p. 1407-10.

62. Bucholz RW, Heckman JD, editors. Rockwood and Green's Fractures in Adult. 5th ed. Philadelphia: Lippincott, Williams and Wilkins; 2001.
63. Compton R, Bucknell A. Resection arthroplasty for comminuted olecranon fractures. Orthop Rev Relat Res. 1989;18:189.
64. Gartsman GM, Sculco TP, Otis JC. Operative treatment of olecranon fractures. Excision or open reduction with internal fixation. J. Bone Joint Surg Am. 1981;63:718.
65. Colton CL. Fractures of the olecranon in adults: classification and management. Injury. 1973;5:121.
66. Cabenela RW, Morrey, BF. Fractures of the olecranon. In: Morrey BF, editor. The elbow and its disordes. Philadelphia, WB: Saunders; 2000. p. 365-79.
67. Robert WB, James DH. Rockwood e Green: fraturas em adultos. 5ª ed. São Paulo: Manole; 2006. p. 934-40.
68. Halls AA, Travill A. Transmission of pressures across the elbow joint. Anat Rec. 1964;150:243-7.
69. Morrey BF, An KN, Stormont TJ. Force transmission through the radial head. J Bone Joint Surg Am. 1988;70:250-6.
70. Morrey BF, Tanaka S, An KN. Valgus stability of the elbow. A definition of primary and secondary constraints. Clin Orthop Relat Res. 1991;265:187-95.
71. Schneeberger AG, Sadowski MM, Jacob HA. Coronoid process and radial head as postero-lateral rotatory stabilizers of the elbow. J Bone Joint Surg Am. 2004;86:975-82.
72. Morrey BF, Sotelo JS. The elbow and its disorders. 4th ed. Philadelphia: Saunders Elsevier; 2009. Chapter 24, p. 359-88.
73. Reginaldo SS, Pozzi MI, Miyazaki AN. Ombro e cotovelo. 1ª ed. Rio de Janeiro: Elsevier; 2013. cap. 34, p. 403-8.
74. Mason ML. Some observations on fractures oh the head of the radius with a review of hundred cases. Br J Surg. 1954;42:123.
75. Johnston GW. A follow-up of one hundred cases of fracture of the head of the radius with a review of the literature. Ulster Med J. 1962;31:51.
76. O'Driscoll SW, Hora E, Morrey BF, Carmichael S. Anatomy of the ulnar part of the lateral collateral ligament of the elbow. Clin Anat. 1992;5:296.
77. Morrey BF, An KN. Articular and ligamentous contributions to the stability of the elbow joint. Am J Sports Med. 1983;11:315.
78. O'Driscoll SW, Morrey BF, Korinek S, An KN. Elbow subluxation and dislocation. A spectrum of instability. Clin Orthop Relat Res. 1992;(280):186-97.
79. Morrey BF, Sotelo JS. The elbow and its disorders. 4th ed. Philadelphia: Saunders Elsevier. chapter 28, p. 436-50.
80. Camargo OP, Barros TEP, Camanho GL. Clínica ortopédica. Editora Barueri: Manole; 2012. v. 2, cap. 195, p. 1402-23.
81. Schmidt CC, Savoie FH, Steinmann SP, Hausman M, Voloshin I, Morrey BF, et al. Distal biceps tendon history, updates, and controversies: from the closed American Shoulder and Elbow Surgeons meeting 2015. J Shoulder Elbow Surg. 2016;25:1717-30.
82. Emas MH, Bain GI, Fogg QA, van Riet RP. Distal biceps tendon anatomy: a cadaveric study. J Bone Joint Surg Am. 2007;89:1044-9.
83. Jarrett CD, Weir DM, Stuffmann ES, Jain S, Miller MC, Schmidt CC. Anatomic and biomechanical analysis of the short and long head components of the distal biceps tendon. J Shoulder Elbow Surg. 2012;21:942-8.
84. Safran MR, Graham SM. Distal biceps tendon ruptures: incidence, demographics, and the effect of smoking. Clin Orthop Relat Res. 2002;404:275-83.
85. Morrey BF, Sotelo JS. The elbow and its disorders. 4th ed. Philadelphia: Saunders Elsevier; 2009. chapter 34, p. 518-35.
86. O'Driscoll SW, Gonçalves LBJ, Dietz P. The hook test for distal biceps tendon avulsion. Am J Sports Med. 2007;35:1865-9.
87. Metzman LS Tivener KA. The supination-pronation test distal tendon biceps rupture. Am J Orthop. 2015;44(10):E361-4.
88. Ruland RT, Dunbar RP, Bowen JD. The biceps squeeze test for diagnosis of distal biceps tendon ruptures. Clin Orthop Rel Res. 2005;437:128-31.
89. Kodde IF, Baerveldt RC, Mulder PGH, Eygendaal D, van den Bekerom MPJ. Refixation techniques and approaches for distal biceps tendon ruptures: a systematic review of clinical studies. J Shoulder Elbow Surg. 2016;25:e29-e37.

94

LESÕES DO PUNHO E ANTEBRAÇO

Nicéas da Silva Gusmão Filho
Ricardo Nogueira

Fratura da extremidade distal do rádio

As fraturas da extremidade distal do rádio representam 15% das fraturas das extremidades, acometendo tanto indivíduos idosos como jovens, no entanto a energia cinética utilizada para provocar fratura em um punho senil é bem inferior se comparada ao trauma necessário para fraturar um punho jovem[1].

Anatomicamente, o rádio distal é composto por três superfícies articulares distintas: a faceta do escafoide, que compõe o aspecto lateral do rádio junto ao processo estiloide radial; a faceta do semilunar e a incisura sigmoide da ulna, que se situam entre si num plano perpendicular, formando a porção medial do rádio distal[1]. O rádio articula-se distalmente com o carpo e medialmente com a cabeça da ulna formando a articulação radioulnar distal (ARUD), a qual, por sua vez, é estabilizada pelo complexo fibrocartilaginoso triangular, que une a margem medial do rádio ao processo estiloide da ulna por meio de fortes ligamentos[2].

A classificação em colunas que abrangem o rádio e a ulna distal mostra-se prática e extremamente útil na orientação das condutas a serem adotadas nas fraturas distais do rádio e se baseia na demonstração de um padrão razoavelmente bem definido de fragmentação do rádio distal (Figura 94.1). Nela, o rádio é dividido em: coluna lateral, que é representada pela faceta do escafoide e processo estiloide do rádio; e coluna medial, que corresponde à faceta do semilunar. A coluna medial, por sua vez, é subdividida em coluna medial dorsal e coluna medial volar. A terceira coluna é constituída pelo processo estiloide da ulna e o complexo da fibrocartilagem triangular (CFCT), sendo denominada de coluna ulnar. O aspecto dorsal do rádio é frágil e constantemente submetido a forças de tensão, enquanto a face volar é compacta, sendo submetida a forças de compressão. Tal fato, associado ao principal mecanismo de fratura do punho, que corresponde à queda sobre a mão estendida, explica a maior incidência de fraturas com desvio e cominuição dorsal[1].

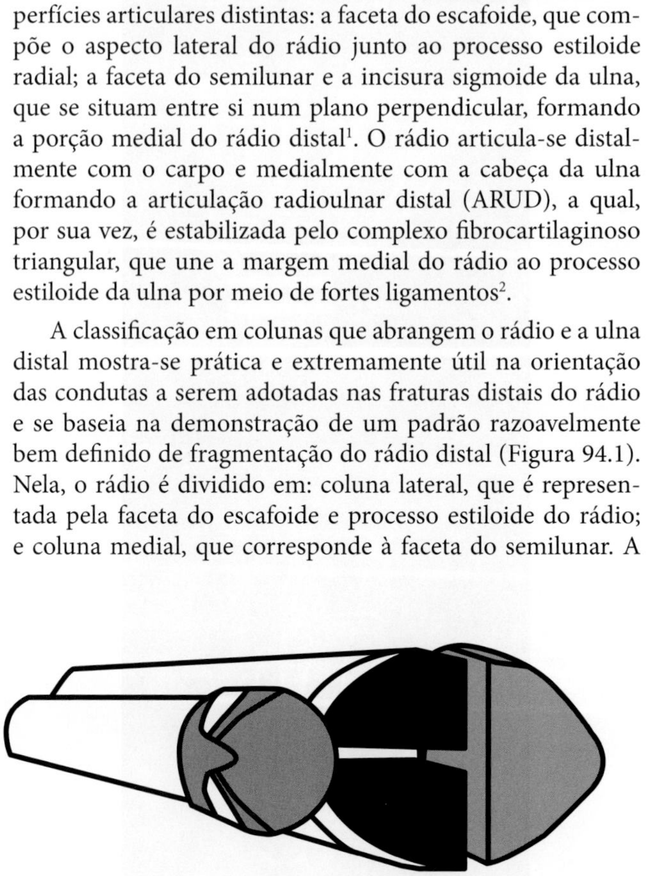

Coluna lateral Coluna medial (volar e dorsal) Coluna ulnar

Figura 94.1. Representação esquemática da classificação baseada em colunas.

O padrão de fraturas citado anteriormente é composto por fraturas que acometem a coluna lateral do rádio isoladamente – "fraturas de Chauffer" – ou associada a fraturas que acometem a coluna medial dorsal – "fratura de Barton dorsal" – ou medial volar – "fratura de Barton volar". Quando todo o conjunto se desloca em sentido dorsal ou volar, tem-se a representação da clássica fratura de Colles e Smith, respectivamente (Figura 94.2). Tais fraturas apresentam-se associadas a lesões ligamentares do carpo e do CFCT em até 68% dos casos[3], entretanto o tratamento associado de tais lesões só se faz necessário se, após sua redução, ficar evidenciada radiologicamente instabilidade grosseira do carpo. As lesões do CFCT são comuns mesmo quando não há lesão associada da coluna medial ou fratura do processo estiloide; entretanto, fraturas desviadas da base do estiloide ulnar aumentam sobremaneira o risco de instabilidade da ARUD[4].

Os parâmetros radiológicos utilizados na avaliação do rádio distal são representados pela imagem da altura do rádio, que normalmente é de 1,0 cm, e de sua inclinação radial e volar, que são respectivamente de 20° e 10°, valores médios obtidos em imagens radiológicas realizadas em plano frontal e perfil[5] (Figura 94.3). Esses parâmetros, encontram-se alterados na vigência de fratura do rádio distal.

As diretrizes para redução aceitável das fraturas de rádio distal incluem:

- Encurtamento da altura do rádio menor que 5 mm em comparação ao lado contralateral;
- Ângulo de inclinação radial maior que 15° nas incidências posteroanteriores;

- Ângulo de inclinação sagital entre 20° de inclinação volar e 15° de inclinação dorsal;
- Intervalo ou degrau de articulação radiocárpica e/ou articulação da incisura sigmoide menor que 2 mm[6,7].

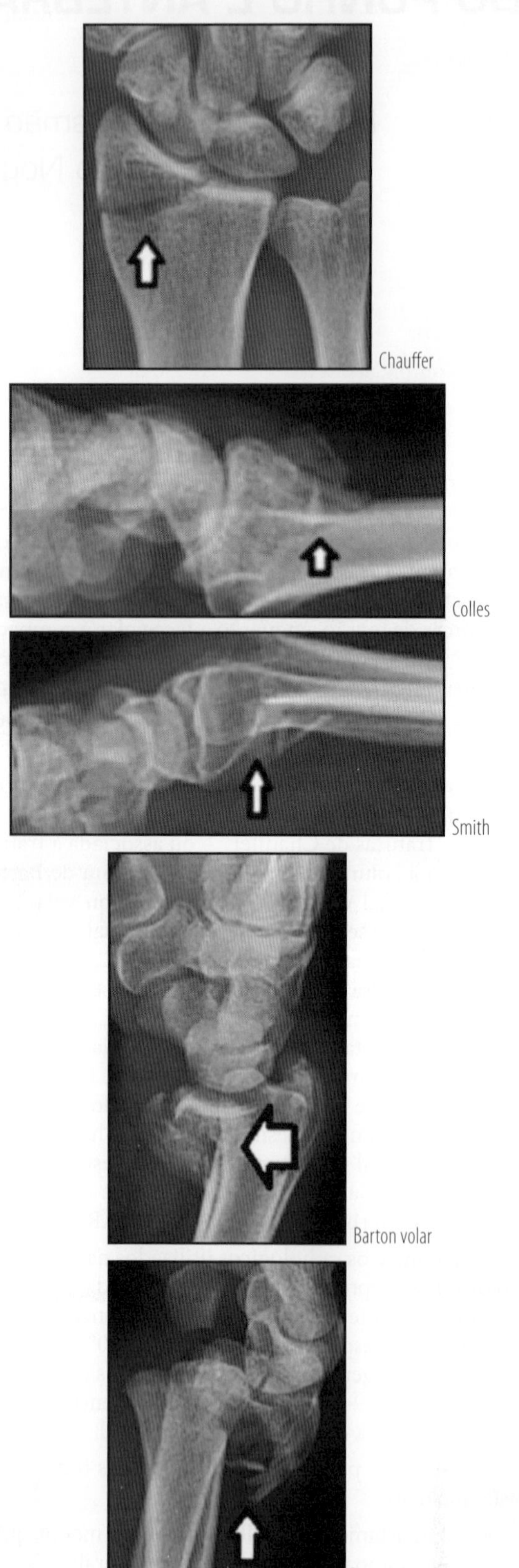

Figura 94.2. Padrão mais comum das fraturas do punho e seus epônimos.

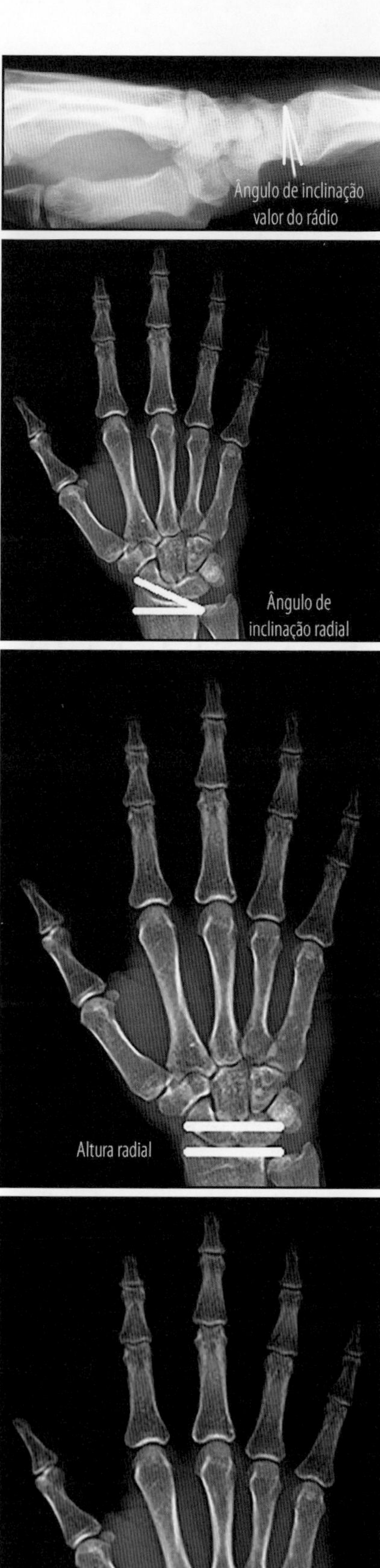

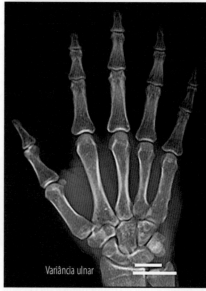

Figura 94.3. Parâmetros radiológicos do rádio distal.

Se o padrão radiológico inicial se encontra de acordo com esses parâmetros, muito provavelmente a fratura manter-se-á dentro dos padrões aceitáveis de redução e assim se consolidará, se for adequadamente imobilizada. Entretanto, se o padrão radiológico inicial fugir dos parâmetros acima descritos, significará que a perda de redução que ocorrerá após o tratamento não cirúrgico será incompatível com a continuação do tratamento conservador, requerendo intervenção cirúrgica[1].

As imagens radiológicas deverão ser obtidas antes e após a redução. As radiografias pós-redução ou em tração evidenciam se o traço de fratura se encontra em posição intra ou extra-articular, além de melhor estadiar o grau de cominuição cortical[8]. Os aspectos radiológicos a serem analisados ainda incluem a avaliação da presença e deslocamento de fraturas do processo estiloide da ulna, presença de subluxação da ARUD e análise da variância ulnar utilizando radiografias comparativas do punho contralateral[6].

No tratamento das fraturas do rádio distal, inicialmente se deve avaliar a estabilidade da fratura de acordo com os parâmetros radiológicos já mencionados. As fraturas estáveis são caracterizadas como aquelas que se encontram de acordo com esses parâmetros, além das fraturas que, após serem submetidas à redução, mantêm a integridade estrutural obtida. Tais fraturas são passíveis de tratamento conservador com imobilização gessada e obtêm êxito prontamente. As fraturas que não são redutíveis, ou que o são, porém não se mantêm após a redução, são consideradas instáveis e deverão ser operadas[1].

No planejamento de tratamento das fraturas do rádio distal, é imperativa a análise da integridade da cortical volar da coluna medial do rádio. Essa estrutura representa o anteparo sob o qual todas as estruturas deverão apoiar-se, devendo ser a primeira estrutura a ser restaurada. Se essa estrutura se encontrar íntegra ou puder ser reduzida com coaptação perfeita das bordas fraturadas, torna-se desnecessária sua fixação cirúrgica. O próximo passo representa a análise da presença de fratura dorsal, tamanho dos fragmentos e grau de cominuição. Na presença de fragmentos dorsais estáveis, o tratamento com imobilização por período adequado é o suficiente; entretanto, se os fragmentos forem instáveis, procede-se à sua redução e estabilização. Os fragmentos grandes poderão, após serem reduzidos e fixados com fios percutâneos seguido por imobilização com tala ou estabilizados com placa de escora dorsal. Quando os fragmentos dorsais são pequenos, há três alternativas: placa volar com parafusos/pinos bloqueados distais sem necessidade de enxertia, fixação externa associada à utilização de enxerto ou placa dorsal com parafusos/pinos bloqueados distais[1].

Diante de fratura instável da cortical volar da coluna medial do rádio, o procedimento deve iniciar-se por sua estabilização. O material de síntese escolhido para esse fim dependerá da existência concomitante de fratura dorsal e do padrão de seus fragmentos. Diante de uma fratura instável da cortical volar, associada à ausência de fratura dorsal ou com presença de fragmentos metafisários estáveis, recorre-se apenas a placa de escora volar e imobilização complementar. Entretanto, na presença de fragmentos metafisários instáveis grandes, pode-se recorrer às placas convencionais aplicadas volarmente associadas à fixação percutânea dorsal ou placas parafuso/pinos bloqueadas aplicadas unicamente na região volar (Figura 94.4). Quando os fragmentos dorsais são pequenos, há duas alternativas: placa volar parafuso/pino bloqueadas ou placa volar convencional associada a fixador externo dorsal e interposição de enxerto ósseo local[1].

Nos casos de associação de fratura conjunta da coluna lateral, esta poderá ser fixada com placa volar extensível a ambas as colunas (medial e lateral), assim como poderá ser fixada de forma independente com dois fios percutâneos ou a céu aberto. A fixação com parafuso é outra opção viável[9].

A coluna ulnar é representada pelo processo estiloide da ulna e CFCT. Haverá necessidade de intervenção e fixação do processo estiloide se ele apresentar desvio maior que 2 mm em sua base, pelo risco potencial de instabilidade secundária da ARUD[4].

As complicações inerentes ao uso de placa volar incluem: lesão do tendão do flexor longo do polegar[10], do flexor ra-

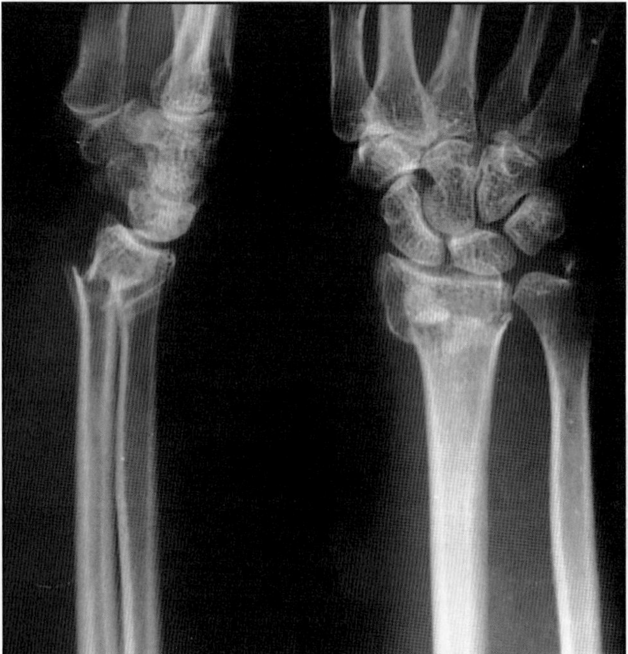

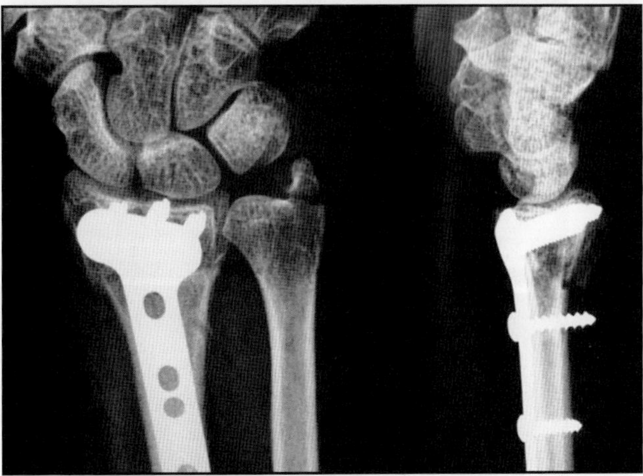

Figura 94.4. Fratura do rádio distal tratada com placa de ângulo fixo com parafusos bloqueados.

dial do carpo, dos extensores radiais do carpo (em virtude do contato com as terminações dos parafusos postos volarmente)[11], síndrome do túnel do carpo e pseudoaneurisma da artéria radial[12]. A aplicação de placa dorsal evolui com irritação e ruptura de tendões extensores em até 30% dos casos.

Fraturas do escafoide

O escafoide é o osso mais fraturado do carpo, sendo um osso bastante peculiar em virtude da complexidade de sua anatomia, vascularização e conexões ligamentares, representando um elemento que conecta as fileiras proximal e distal do carpo. Dois terços de sua superfície são compostos por cartilagem hialina, e as áreas isentas de cobertura cartilaginosa servem de portal por onde penetram os vasos que o nutrem. O escafoide se articula simultaneamente com cinco ossos: distalmente, com o trapézio e trapezoide; medialmente, com o capitato e semilunar; e proximalmente, com a superfície articular do rádio distal[13]. Sua vascularização obedece a um padrão de fluxo retrógrado e é originária de vasos que são oriundos da artéria radial e que penetram o osso em três regiões distintas: dorsalmente, através de ramos da artéria radial que penetram o osso por sua crista dorsal e imediações das articulações entre o escafoide, trapézio e trapezoide, representando 80% da vascularização do osso e 100% da vascularização do polo proximal[14,15]; ventralmente, através do tubérculo do escafoide, com representação de apenas 30% da irrigação óssea em conjunto com vasos oriundos da pequena artéria interóssea anterior e que acompanha o ligamento radioescafossemilunar[16], conforme a Figura 94.5.

Seu complexo ligamentar é constituído por ligamentos extrínsecos: radioescafoide, radioescafocapitato, radioescafossemilunar, radiossemilunar longo e curto e radiocárpico dorsal. Os ligamentos intrínsecos são constituídos pelo complexo escafossemilunar, ligamento escafocapitato, escafotrapézio e escafotrapezoide.

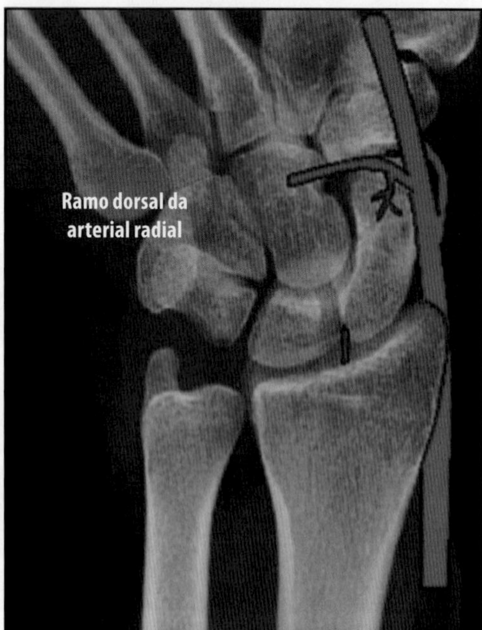

Figura 94.5. Padrão de vascularização do escafoide.

O mecanismo de trauma é clássico, sendo representado por queda com apoio sobre a mão estendida; nessa posição, o escafoide permanece aprisionado entre a borda dorsal do rádio e o ligamento radioescafocapitato ventralmente, e a porção óssea distal a esse bloqueio estende-se conjuntamente com a fileira distal do carpo provocando tração em sua superfície volar e compressão de sua cortical dorsal, ocasionando, por conseguinte, a fratura[17]. Se o mecanismo de trauma acometer o punho estendido, a fratura ocorrerá em seu corpo; entretanto, se houver, além da extensão, desvio ulnar e radial, a fratura acometerá seu polo proximal e distal, respectivamente.

O diagnóstico precoce de fratura de escafoide depende de alto grau de suspeição do examinador. A história de trauma sobre a mão estendida ou trauma em hiperextensão do punho, como comumente ocorre em desportistas, associado à presença de edema e dor à palpação da tabaqueira anatômica, dor à mobilização axial do polegar através de seu eixo ou dor à palpação do tubérculo do escafoide, representa grande indício de fratura.

A confirmação poderá ocorrer pelo estudo radiológico correto. As incidências específicas incluem a posteroanterior (PA), PA com desvio ulnar, PA com dedos forçosamente fletidos, perfil e oblíqua[18]. As incidências específicas imprimem forças de estresse ao escafoide e ao seu complexo ligamentar, podendo evidenciar-se lesões que, de outra forma, não seriam visualizadas nas incidências habituais. A incidência com punho cerrado força a cabeça do capitato proximalmente, tornando clara a presença da diástase entre tais ossos diante de lesão do complexo escafossemilunar, estabelecendo-se um padrão de dissociação escafossemilunar aguda. As incidências em PA com desvio ulnar e oblíqua expõem o longo eixo do escafoide, facilitando a visualização do traço de fratura, enquanto em perfil a análise dos ângulos escafossemilunar, semilunarcapitato e radiossemilunar poderá demonstrar lesões ligamentares associadas[13]. Diante de suspeita clínica de fratura de escafoide, sem subsídios radiológicos, imobiliza-se o punho com tala gessada incluindo o polegar por duas semanas e realiza-se novo exame radiológico. Não havendo fratura, o paciente é orientado a permanecer sem imobilização e realizar novo exame radiológico após mais duas semanas quando houver persistência de dor localizada. Russe salientou que o atraso na detecção imediata da fratura do escafoide ocorre em virtude da absorção de cálcio presente nas interfaces das fraturas e que algumas fraturas só se tornam evidentes após quatro a cinco semanas[19].

A cintilografia mostra-se útil nos casos em que a suspeita de fratura não foi confirmada nos estudos radiológicos; nesses casos, após mostrar-se positiva a cintilografia, torna-se necessário confirmar o diagnóstico com estudo tomográfico. Entretanto, se ambas (radiografia e cintilografia) se mostrarem negativas, torna-se desnecessário o uso de tomografia complementar[20] (Figura 94.6). Estudos recentes demonstram até 100% de sensibilidade e especificidade na detecção precoce de fratura do escafoide com ressonância nuclear magnética[20]. É importante a diferenciação entre um quadro de fratura recente e antiga. A presença de bordas bem delimitadas, levemente escleróticas e com presença de microcistos, depõe contra o caráter agudo da lesão.

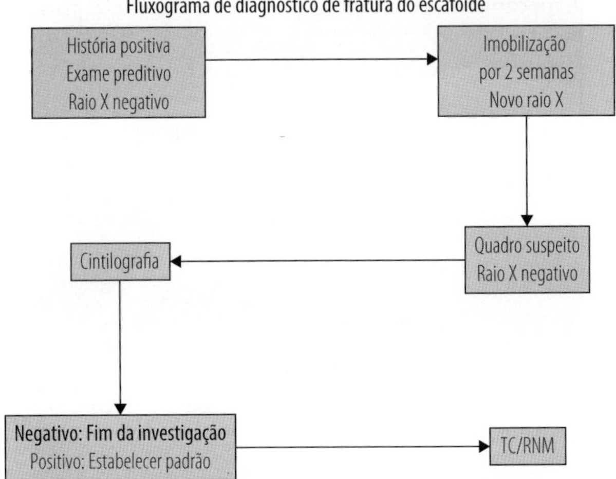

Figura 94.6. Fluxograma de investigação diagnóstica em suspeitas de fratura do escafoide.

A fratura poderá ser classificada de acordo com a região do osso acometida, a orientação do traço de fratura, a presença de desvios e o tempo ocorrido. A classificação que leva em consideração a topografia óssea tem implicação prognóstica em virtude do padrão vascular. As fraturas do corpo do escafoide representam 70% das fraturas, e o polo distal e o proximal são acometidos em 10% e 30% dos casos respectivamente. Com o padrão de fluxo retrógrado, torna-se óbvia a presença de maior risco de necrose nas fraturas em que a penetração vascular ocorre distalmente ao traço fraturário, de forma que a necrose avascular poderá estar presente em mais de 80% dos fragmentos proximais, chegando a 100% nos fragmentos diminutos[21].

Na classificação de Russe, a orientação do traço de fratura poderá predizer o prognóstico, pois a orientação transversa e oblíqua horizontal do traço denotam o caráter estável da fratura, enquanto o padrão oblíquo vertical pertence às fraturas instáveis, por cederem às forças de cisalhamento (Figura 94.7 A, B e C). Os padrões estáveis de traço correspondem a mais de 90% dos casos[22].

As fraturas sem desvios mantêm seu arcabouço cartilaginoso intacto, evoluindo com melhor prognóstico em relação às fraturas desviadas; nesse grupo, estão incluídas fraturas com pelo menos 1 mm de desvio entre os fragmentos. Com relação ao tempo decorrido do trauma para o início do tratamento, são consideradas recentes fraturas com até seis semanas e tardias as tratadas após esse período.

Inúmeras classificações encontram-se descritas na literatura: Classificação de Trojan, divulgada por Russe, de Soto-Hall, de Hebert, de Schernberg, da Clínica Mayo[20]; entretanto, cabe ao cirurgião adotar a que melhor o oriente em relação ao plano de tratamento a ser adotado.

O tratamento da fratura do escafoide dependerá de todas as variáveis descritas anteriormente, além da possível associação com lesões ligamentares e ósseas que, em geral, são decorrentes de luxações ou fraturas-luxações. As fraturas associadas a esse padrão de lesão são denominadas de fraturas complexas, enquanto as fraturas isoladas do escafoide constituem as fraturas simples[23] (Figura 94.8).

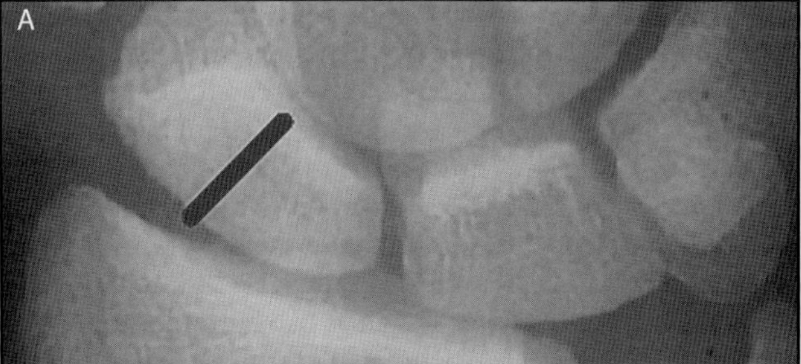

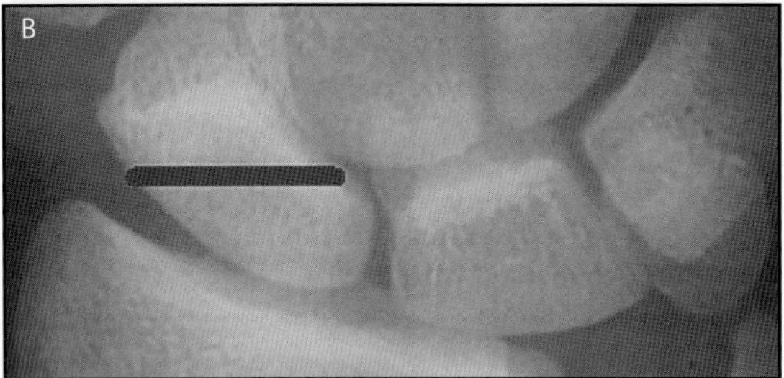

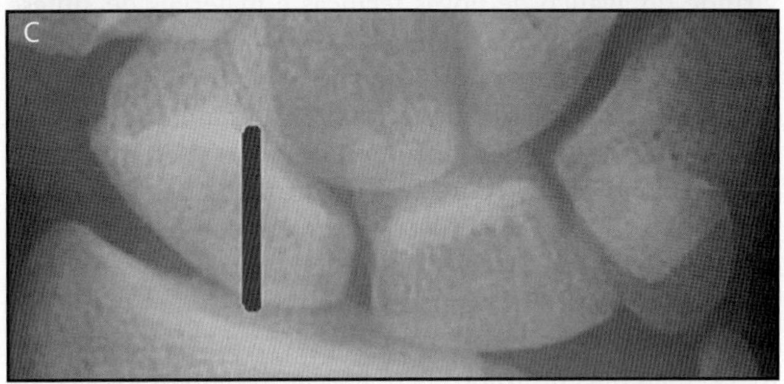

Figura 94.7. (**A**) Traço transverso. (**B**) Traço oblíquo horizontal. (**C**) Traço oblíquo vertical.

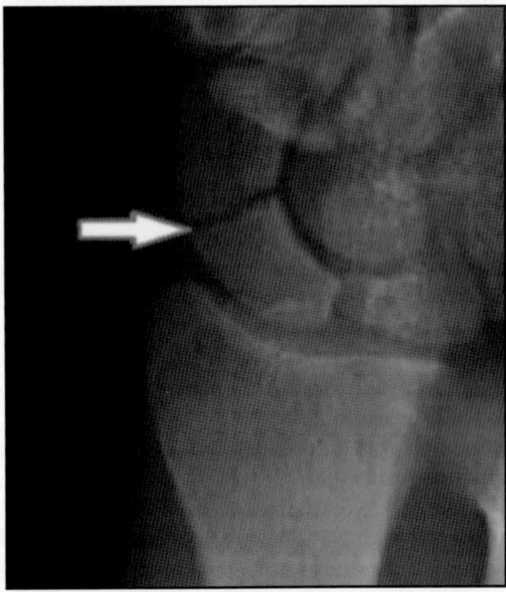

Figura 94.8. Fratura simples, transversa e estável do corpo do escafoide.

O tratamento das fraturas simples, sem desvio do escafoide, portanto fraturas estáveis, é eminentemente conservador. As fraturas que acometem o polo distal são tratadas com aparelho gessado antebraquiopalmar incluindo o polegar mantido por seis semanas. Findo esse período, torna-se necessário confirmar sua consolidação por meio de exame radiológico. Se não houver sinais de consolidação, o aparelho é recolocado por mais quatro semanas, quando é definitivamente retirado. As fraturas localizadas no corpo ou polo proximal do escafoide devem ser tratadas com aparelho gessado axilopalmar incluindo o polegar por seis semanas, seguidas por mais três semanas de gesso curto. Não havendo consolidação, o prazo é prorrogado por mais três semanas; não havendo consolidação óssea, indica-se o procedimento cirúrgico. As fraturas do polo proximal, em geral, requerem tempo mais prolongado de imobilização. O motivo de imobilizar o cotovelo nas primeiras seis semanas objetiva ao bloqueio completo da pronossupinação, mantendo completamente imóvel o foco de fratura, por deixar inerte o ligamento radioescafocapitato[24,25]. A imobilização do polegar tem como objetivo evitar a mobilização do foco de fratura, que, do contrário, ocorreria devido à ação dos abdutores longo e curto do polegar[26,27].

As fraturas simples e estáveis do escafoide vêm recebendo atualmente abordagem mais intervencionista em virtude do avanço de novas técnicas e materiais de síntese disponíveis. Tal conduta abrevia sobremaneira o tempo de imobilização pós-operatório, ao passo que promove retorno precoce às atividades laborais. Embora a estabilização rígida utilizando parafuso de autocompressão possa ser obtida por meio cruento, a fixação percutânea auxiliada por fluoroscopia tornou-se um método acessível, com curva de aprendizado relativamente curta (Figura 94.9). As fraturas desviadas do escafoide, portanto fraturas instáveis, são de tratamento eminentemente cirúrgico, com utilização de via a céu aberto. Os materiais utilizados para fixação variam desde fios de Kirschner até parafusos de Herbert-Whipple[28], parafusos canulados ou cônicos de autocompressão. A redução e a fixação cruenta permitem o restabelecimento do alinhamento e a fixação rígida, entretanto é imperativo evitar a lesão iatrogênica do ligamento radioescafocapitato quando é utilizada a abordagem volar. Fraturas do polo proximal devem ser abordadas dorsalmente e fixadas[13].

Fraturas e luxações carpianas

Praticamente todas as luxações que acometem o carpo são perilunares ou variante delas; tal fato se deve a uma vulnerabilidade inerente a essa região[29]. Essas lesões são resultantes de forças de alta energia cinética[30] que provocam hiperextensão e supinação do carpo, iniciando-se radialmente e migrando progressivamente para a região ulnar do punho, podendo acarretar lesão puramente ligamentar ou lesão óssea conjunta; o padrão dependerá do traçado que a força traumática realizou, se através do arco maior ou menor. Segundo Johnson[31], o arco maior perfaz uma linha traçada unindo o escafoide, o capitato, o hamato e o piramidal. O arco menor corresponde a uma área circunscrita à interface entre o semilunar e os ossos que se articulam com ele (Figura 94.10A). Poderá haver inúmeras combinações de lesões nas quais estarão envolvidas estruturas de ambos os arcos (luxação perissemilunar dorsal, fratura-luxação transescafoperissemilunar dorsal ou volar do carpo etc.), de forma que nenhuma fratura ou luxação deve ser considerada como uma lesão isolada (Figuras 94.10B e 94.10C).

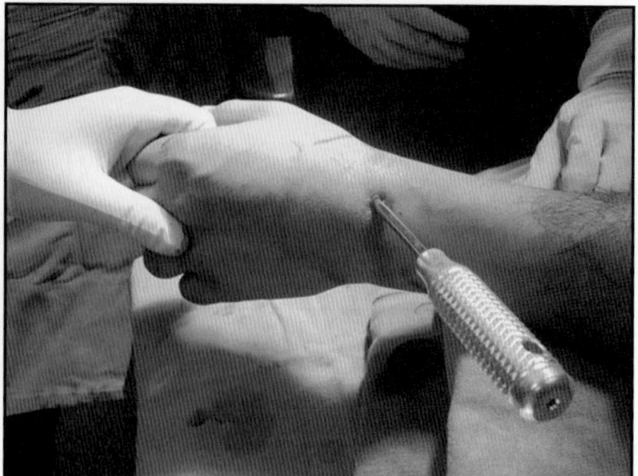

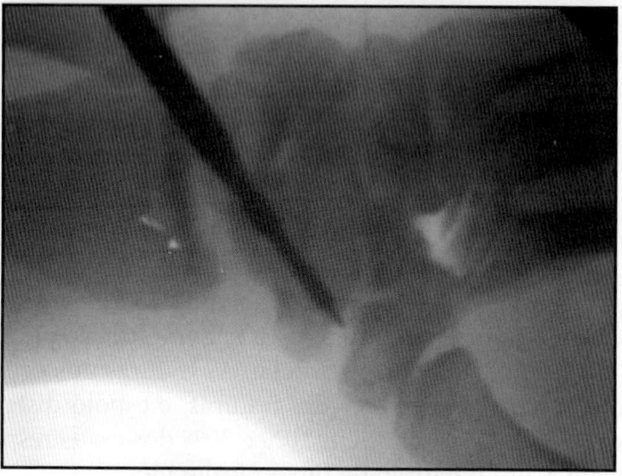

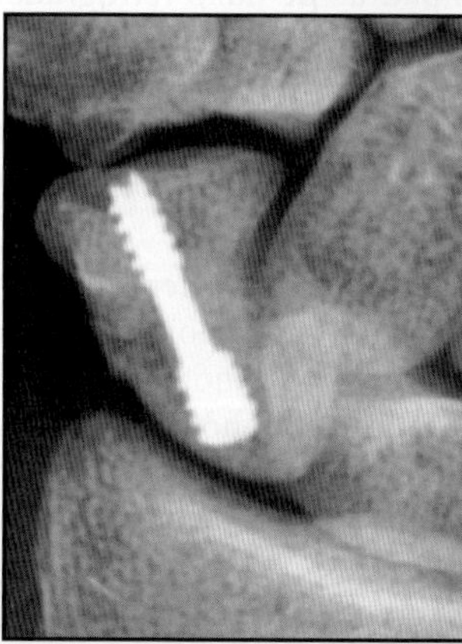

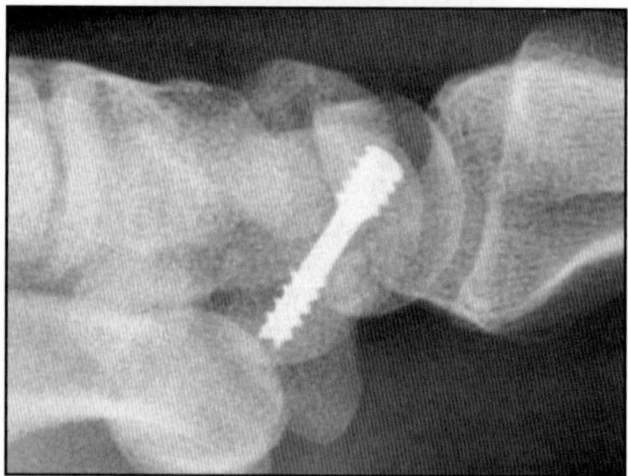

Figuras 94.9. Sequência de osteossíntese percutânea em fratura de traço transverso sem desvio do escafoide. Configuração de fratura padrão-ouro para esse tipo de tratamento. Notar posicionamento central do parafuso em ambas as incidências.

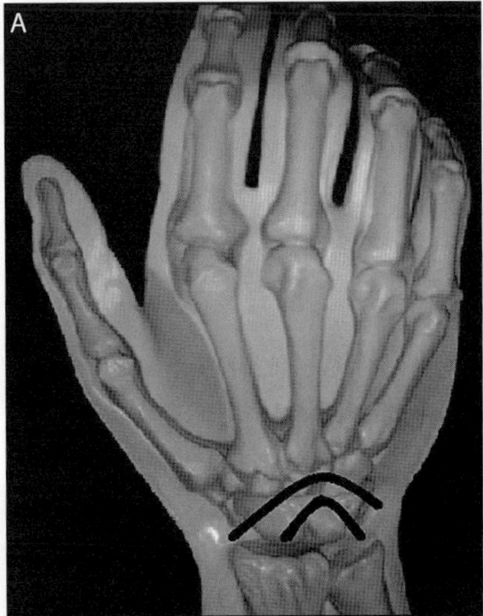

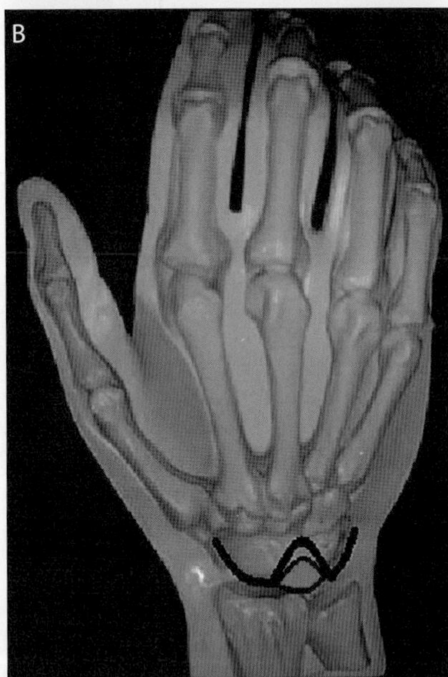

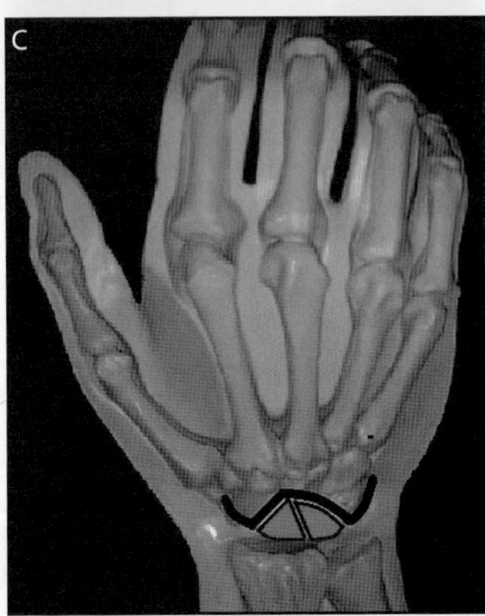

Figura 94.10. Padrão de fratura-luxação de punho: **A.** Padrão descrito por Johnson (arco maior e arco menor). **B.** Padrão de luxação perissemilunar – o semilunar se isola e o carpo adjacente luxa, em geral dorsalmente. **C.** Padrão de fratura-luxação transescafoperissemilunar do carpo – o semilunar e o polo proximal do escafoide se isolam e o carpo adjacente luxa, em geral dorsalmente.

No padrão de progressão da luxação perilunar do carpo descrito por Mayfield *et al.*[32], ocorre uma lesão progressiva em sentido horário dos ligamentos que cruzam o pequeno arco e compreende quatro estágios bem definidos:

- Estágio I (dissociação escafolunar) – compreende a lesão dos ligamentos colateral radial, radioescafossemilunar (ligamento de Testut) e interósseo escafossemilunar. Esse trauma produz uma lesão dissociativa da articulação escafossemilunar, descrita por Linscheid *et al.* como instabilidade dissociativa intercalar dorsal (DISI – *dorsiflexed intercalated segment instability*). Nesse padrão, o escafoide encontra-se em flexão, enquanto o semilunar se estende, havendo migração proximal e dorsal do capitato nos estágios crônicos;
- Estágio II (disrupção capitatossemilunar) – com o progredir do mecanismo de extensão e supinação do carpo, ocorre lesão do ligamento radioescafocapitato ou avulsão do processo estiloide do rádio. Nesse estágio ocorre uma abertura da área palmar intrinsecamente débil, situada entre os ligamentos radioescafocapitato e radiopiramidal, conhecido como espaço de Poirier;
- Estágio III (disrupção semilunopiramidal) – compreende a lesão do ligamento interósseo semilunopiramidal, capitatopiramidal, radiopiramidal palmar e radiocarpiano dorsal;
- Estágio IV (deslocamento radiossemilunar) – nesse estágio ocorre o deslocamento dorsal do carpo simultaneamente ao rompimento das inserções ligamentares dorsais do semilunar, o que provoca luxação volar do semilunar; esse, por fim, adentra no espaço de Poirier. Entretanto, o semilunar se mantém fixado ao rádio por suas fixações ligamentares remanescentes palmares (Figura 94.11).

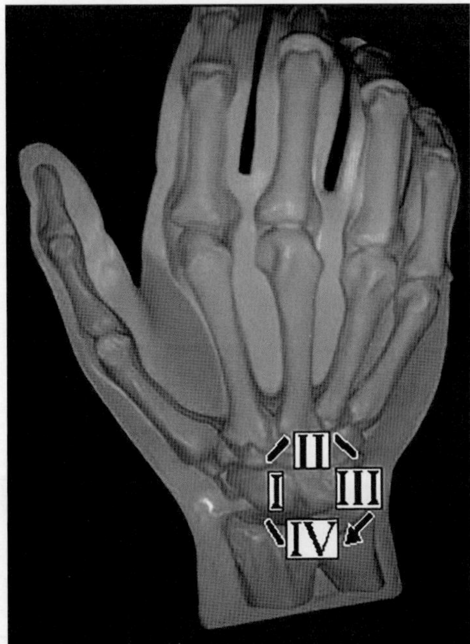

Figura 94.11. Representação da sequência das lesões demarcadas por "zonas" em sentido horário, como descrito por Mayfield.

Nas lesões do grande arco, as fraturas podem acometer sequencialmente o processo estiloide do rádio, o escafoide, o capitato, o hamato e o piramidal[32].

O diagnóstico precoce dos diversos estágios de luxação perissemilunar do carpo depende de alto grau de suspeição do examinador. O punho apresenta-se dolorido, edemaciado e com limitações de movimentos; nos casos graves poderá haver sinais de compressão aguda de nervo mediano. As radiografias devem ser realizadas nas incidências habituais (PA e perfil), além das incidências realizadas sob estresse já descritas no tópico sobre fratura do escafoide. As incidências em plano frontal podem demonstrar sinais radiográficos típicos da dissociação escafossemilunar dorsal do carpo:

- Quebra do arco de Gilula[33] (Figura 94.12) – os arcos de Gilula são linhas arqueadas que contornam a superfície dorsal dos ossos da fileira proximal e distal do carpo. Qualquer sinal de interrupção e desnivelamento desses arcos sugerem desarranjo carpal;
- Sinal de Terry Thomas (Figura 94.13) – esse sinal é caracterizado pelo aumento do espaço entre o escafoide e o semilunar, que normalmente é menor que 3 mm; o alargamento maior que 3 mm é sugestivo de dissociação escafossemilunar; no entanto, exame do punho contralateral deve ser realizado para avaliação comparativa;
- Sinal do anel (Figura 94.13) – representa a superposição radiológica da cortical tubular do escafoide quando esse se encontra pronado e fletido. Radiologicamente, é nítida a presença de um anel na topografia do escafoide;
- Superposição de ossos do carpo e diminuição da altura carpal são indícios radiológicos importantes de luxação ou fraturas-luxações dos ossos do carpo (Figura 94.14).

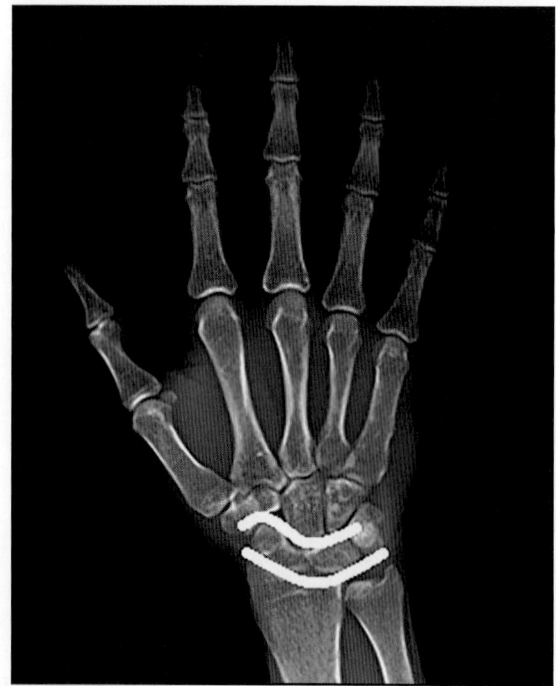

Figura 94.12. Arco de Gilula.

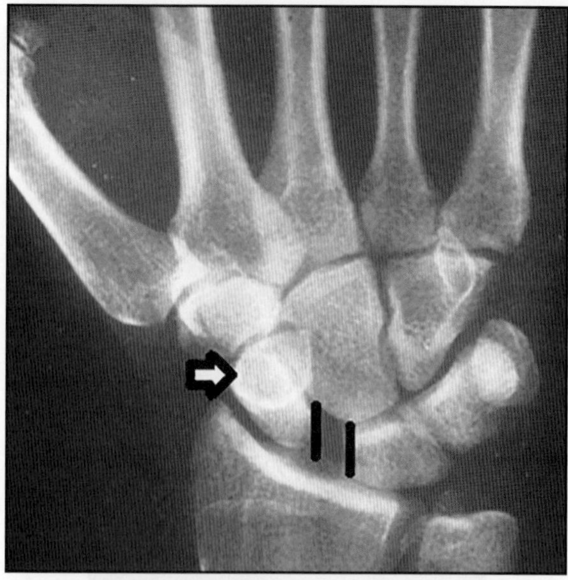

Figura 94.13. Radiografia AP (sinal de Therry-Thomas) – dissociação escafossemilunar estágio I de Mayfield. Observar sinal do anel simultâneo.

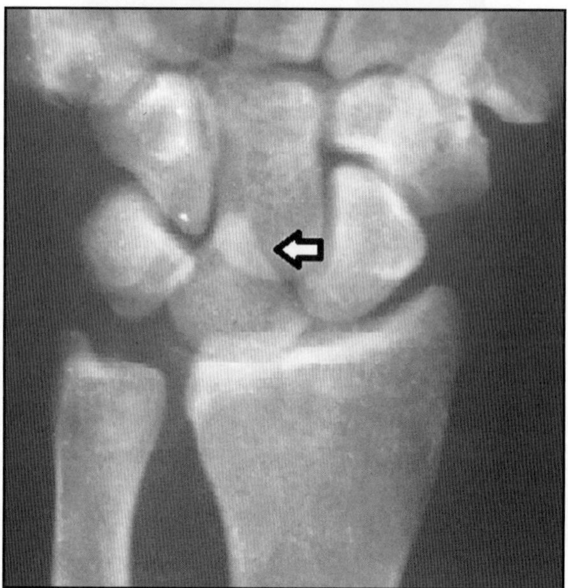

Figura 94.14. Incidência em AP – alteração da forma do semilunar e superposição da silhueta radiológica do semilunar e do capitato.

O padrão radiológico normal do punho apresenta padrões bem definidos de ângulos traçados entre o escafoide, o semilunar, o capitato e o rádio nas incidências em perfil do punho. Tais parâmetros são representados pelos ângulos escafossemilunar, capitatossemilunar e radiossemilunar. O primeiro é formado por uma linha que é traçada de forma perpendicular ao maior eixo do semilunar e outra que perfaz o maior eixo do escafoide, com valor normal de 45° ± 5°.

Os ângulos capitatossemilunar e radiossemilunar são formados pela intersecção de uma linha que passa pelo maior eixo do capitato e do rádio com outra que é traçada perpendicularmente ao maior eixo do semilunar, e normalmente não devem ultrapassar os 15°. Não há qualquer ângulo que deva ser mensurado nas incidências frontais. No punho normal, esses valores quase não oscilam, entretanto no carpo patológico se observa aumento acima dos valores limítrofes, dos ângulos escafossemilunar, radiossemilunar e capitatossemilunar, que são respectivamente de 60° e 15° (Figura 94.15). Entretanto, alguns casos agudos podem revelar claramente a gravidade da lesão, não havendo necessidade de traçar ângulos. Na fase aguda, o exame radiológico pode estar absolutamente normal, em virtude da integridade dos ligamentos contensores secundários da articulação escafossemilunar, mantendo, dessa forma, o posicionamento fisiológico dessa articulação, bem como a normalidade de seus ângulos, na vigência de ruptura do ligamento escafossemilunar. A contensão secundária é realizada pelos ligamentos escafocapitato (EC), radioescafocapitato (REC) e escafotrapeziotrapezoide (ETT). Nesses casos, radiografias realizadas com o punho sob estresse (AP com desvio ulnar ou com os dedos ativamente fletidos), além de cinerradiografia, podem ser úteis quando as incidências convencionais são normais num quadro de instabilidade dinâmica. Em virtude do exposto, logo após a ocorrência de trauma agudo, o paciente pode não apresentar qualquer alteração radiológica, e esse quadro pode permanecer inalterado por um longo período, sendo evidenciado apenas por exame radiológico provocativo.

Entretanto, alguns casos agudos podem revelar claramente a gravidade da lesão, não havendo necessidade de traçar linhas e ângulos; no grau IV da luxação perissemilunar dorsal do carpo, o semilunar luxa volarmente tornando-se bem evidente na incidência em perfil (Figura 94.16). Sintomas de compressão de nervo mediano são comuns nesses casos.

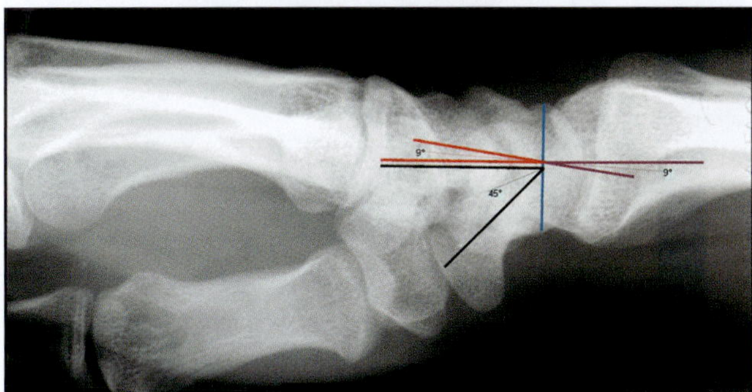

Figura 94.15. Ângulo vermelho = ângulo capitato-semilunar. Ângulo vinho = ângulo radiossemilunar. Ângulo preto = ângulo escafossemilunar.

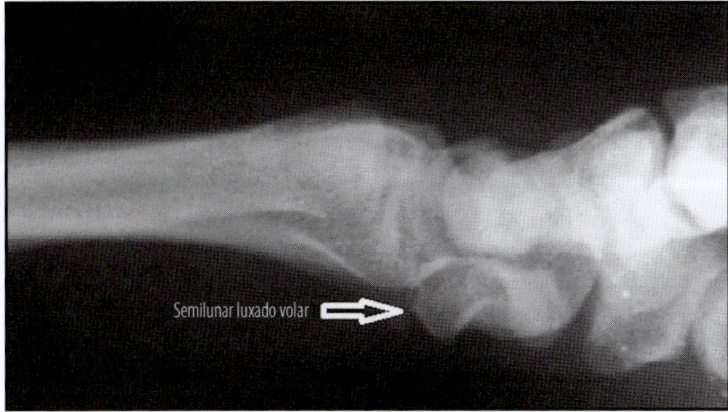

Figura 94.16. Incidência em perfil – presença do semilunar luxado volarmente.

Exames mais acurados como artrografia, artrotomografia e ressonância nuclear magnética do punho, embora desnecessários na maioria das vezes, podem elucidar lesões ligamentares que não se mostram evidentes nos exames convencionais.

O tratamento das luxações perilunares se inicia com o estadiamento minucioso das estruturas lesadas, bem como sua classificação. Nos estágios I e II, em que há completa desconexão ligamentar entre o escafoide e o semilunar, além de ruptura do ligamento radioescafocapitato (importante estabilizador do escafoide), torna-se imprescindível a redução e a estabilização da articulação escafossemilunar. No entanto, torna-se praticamente impossível manter o bom alinhamento dos ossos apenas com imobilização gessada[34], de forma que a redução anatômica e a fixação com fios de Kirschner entre o escafoide e o semilunar, e entre este e o capitato, deverá ser realizada, de preferência, com o auxílio de um intensificador de imagem[34]. A perfeita redução da articulação escafossemilunar poderá ser obtida com o auxílio de fios de Kirschner, sendo utilizados como *joysticks* antes da fixação definitiva. Os ligamentos mantêm-se cruentos e com capacidade de reparação, se afrontados até a terceira semana[34]; entretanto, atualmente se observa preferência pela redução anatômica e reconstrução ligamentar por via aberta. A sutura direta dos ligamentos deverá ser precedida obviamente pela redução e fixação articular com fios de Kirschner, seguida, por sutura direta da substância dos ligamentos cruentos quando a ruptura tiver ocorrido na substância deles ou por meio de inserção óssea utilizando miniâncoras caso tenha havido avulsão ligamentar. Após três semanas, a lesão assume caráter tardio e uma retração cicatricial dos ligamentos pode não viabilizar um reparo direto primário.

A artroscopia demonstra ser de grande importância no arsenal terapêutico das lesões ligamentares do punho, definindo com precisão o diagnóstico e orientando as condutas terapêuticas. Nos casos em que se torna evidente a lesão ligamentar parcial, fazem-se necessários o debridamento e a fixação com fios de Kirschner sob visualização artroscópica[35], associado se necessário a capsulodese dorsal. Entretanto, se houver completa lesão ligamentar, com evidente diástase da articulação escafossemilunar, opta-se por redução e reconstrução ligamentar pelo método aberto como citado anteriormente.

Nos estágios III e IV, embora se torne factível a redução incruenta e a fixação percutânea, tem-se obtido melhores resultados, com redução aberta e reconstrução ligamentar[36].

A luxação perissemilunar dorsal (muito mais frequente) ou volar do punho configura uma urgência e requer redução imediata. A manobra de redução é realizada com o paciente sob bloqueio anestésico, primeiramente realizando-se extensão do punho, seguida de manobra simultânea de redução do semilunar ao seu sítio exercendo pressão palmar direta sobre ele em sentido dorsal, ao passo que se flete e distrai o punho luxado sobre o aspecto dorsal do semilunar. Essa manobra, em geral, se realizada precocemente, devolve ao punho sua anatomia original, entretanto as conexões ligamentares continuarão rompidas e deverão ser reparadas. Após a manobra de redução, o punho deve ser radiografado e sofrer uma análise minuciosa à procura de fraturas ou lesões osteocondrais. Nas lesões dessa magnitude, todo o complexo ligamentar perilunar encontra-se danificado. Embora difícil, se for obtida boa congruência entre o escafoide, o semilunar e o piramidal, deverá haver cuidadosa fixação com fios de Kirschner. Na face radial do punho, a fixação deverá estabilizar o escafoide ao capitato e ao semilunar. Na face ulnar, a estabilização deverá estabilizar o piramidal ao semilunar e ao capitato. O período em que o conjunto deve permanecer imobilizado é controverso, variando entre 8 e 12 semanas, de forma a manter o "anel" ligamentar que circunda a articulação entre o capitato e o semilunar com suas bordas afrontadas tempo suficiente para permitir sua cicatrização.

A reconstrução ligamentar é um procedimento complexo e deverá ser executada por dupla via: dorsal e volar. A abordagem volar permite a redução do semilunar, reconstrução ligamentar da cápsula palmar, descompressão do nervo mediano, além de acessar o espaço de Poirier; esse é um espaço triangular volar formado pelos ligamentos radioescafocapitato, piramidalcapitato e radiopiramidal, frágil e vulnerável por onde luxa o semilunar; sua reconstrução evita a translocação palmar dele (Figura 94.17).

A fratura do escafoide é a associação mais frequente com luxação perissemilunar do carpo, sendo denominada de fratura-luxação transescafoperissemilunar do carpo. Nesse caso, o semilunar mantém-se unido ao fragmento proximal do escafoide, enquanto o fragmento distal luxa com o restante do carpo. O tratamento consiste na redução e fixação do escafoide, em geral com utilização de parafuso canulado de Herbert, e o aspecto ulnar da lesão (articulação semilunopiramidal) poderá ser estabilizado apenas com fios de Kirschner. É importante salientar que esse tipo específico de lesão evolui com integridade do ligamento escafossemilunar, entretanto algum grau de atenuação dele poderá cursar com repercussão clínica futura.

As sequelas futuras dessas lesões incluem limitação de mobilidade, necrose óssea do semilunar e do escafoide[37], instabilidade ligamentar, pseudoartrose de escafoide e artrose do punho.

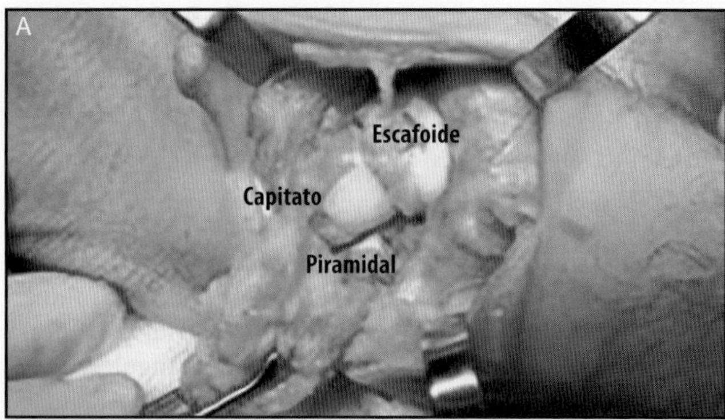

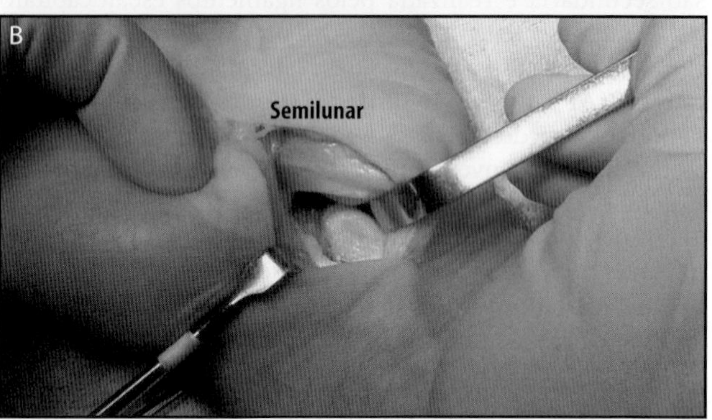

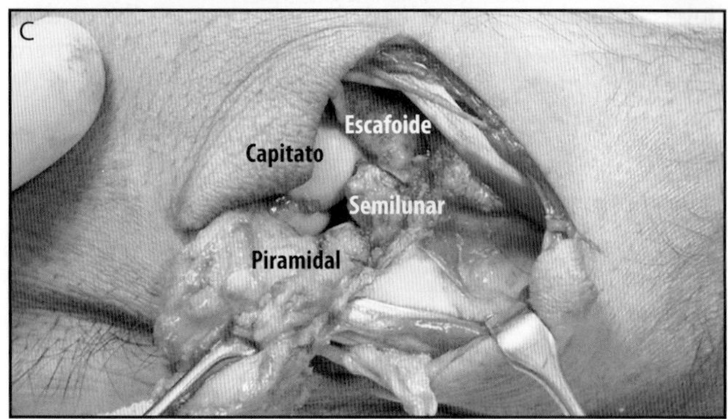

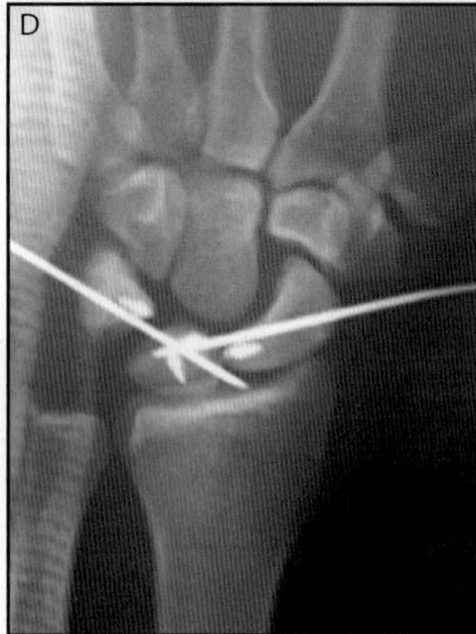

Figura 94.17. Sequência de redução cruenta, fixação e reparação ligamentar de luxação perisseminular dorsal do carpo: **A.** Punho luxado – aspecto dorsal; observar ausência do semilunar; **B.** Punho luxado – aspecto volar; observar semilunar no interior do túnel do carpo; **C.** Aspecto dorsal: fileira proximal reduzida; **D.** Radiografia transoperatória: reconstrução ligamentar com miniâncoras e fixação com fios de Kirschner.

Fratura de Monteggia

A fratura do terço proximal da ulna associada à luxação da cabeça do rádio foi descrita primeiramente por Giovanne Battiste Monteggia, em 1812[38]. Trata-se de lesão incomum em adultos representando menos de 5% de todas as fraturas do antebraço, sendo mais em comum em crianças entre 4 e 10 anos de idade. Em 1967, Bado cunhou o termo "lesão de Monteggia" e classificou as lesões em quatro tipos[39] (Figura 94.18):

- Tipo I: extensão (60%) – fratura da ulna angulada anteriormente associada à luxação anterior cabeça do rádio;
- Tipo II: flexão (15%) – fratura da ulna angulada posteriormente associada à luxação posterior da cabeça do rádio;
- Tipo III: lateral (20%) – fratura da ulna angulada lateralmente associada à luxação lateral da cabeça do rádio;
- Tipo IV: combinado (5%) – o rádio e a ulna são ambos fraturados e a cabeça do rádio é normalmente luxado anteriormente.

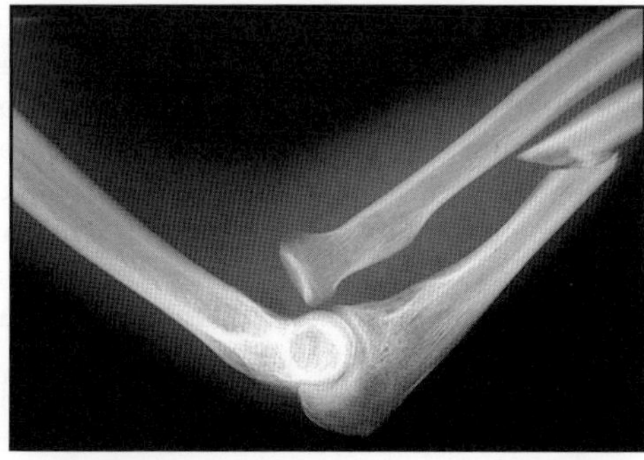

Tipo I

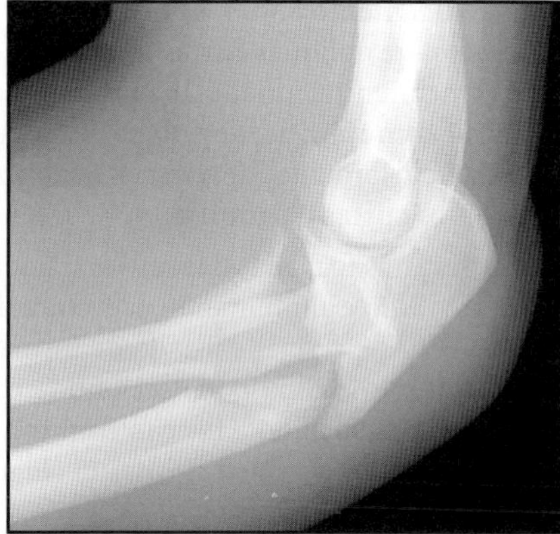

Tipo II

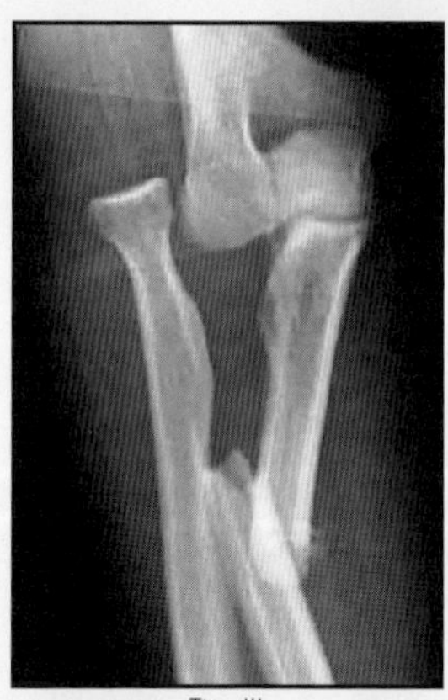

Tipo III

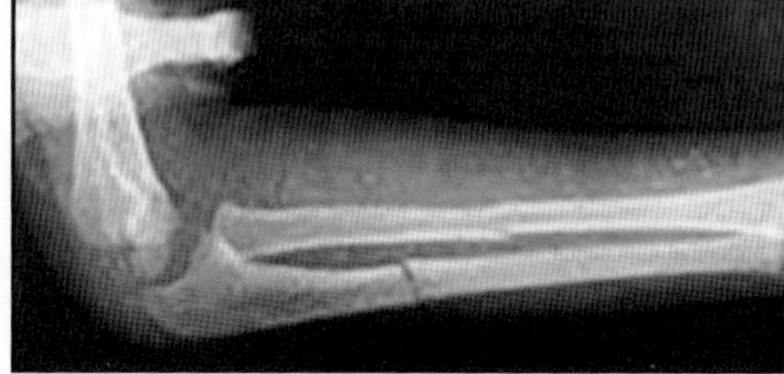

Tipo IV

Figura 94.18. Padrão radiológico da classificação de Bado, conforme descrito acima.

O mecanismo de trauma compreende aplicação de força axial com o membro estendido e antebraço pronado durante uma queda, podendo, também, ser produzida por trauma direto ou hiperextensão. As lesões tipos II e III ocorrem mais frequentemente com o cotovelo semifletido, e as fraturas tipo III podem ser resultado de força direta aplicada à face medial do cotovelo[40].

O perfeito funcionamento do antebraço depende da congruência da articulação radioulnar proximal e distal, da articulação radiocapitelar, do arqueamento do rádio em relação à ulna e da integridade da membrana interóssea que os une. A articulação radiocapitelar é estabilizada pelo ligamento colateral lateral e ligamento anular; essas estruturas podem impedir a redução da articulação radioulnar proximal quando interpostas[41]. O rádio gira ao redor e paralelamente à ulna, que se mantém fixa. O mecanismo de trauma que ocasiona fratura do terço proximal da ulna também provoca ruptura da membrana interóssea proximal à fratura, levando à luxação simultânea da articulação radioulnar proximal e radiocapitelar. A luxação da cabeça do rádio pode lesar o nervo interósseo posterior (NIP), que é um ramo motor do nervo radial que transita circundando o colo do rádio antes de adentrar na arcada do supinador curto (arcada de Frohse) (Figura 94.19). Esse ramo é responsável pela inervação dos extenso-

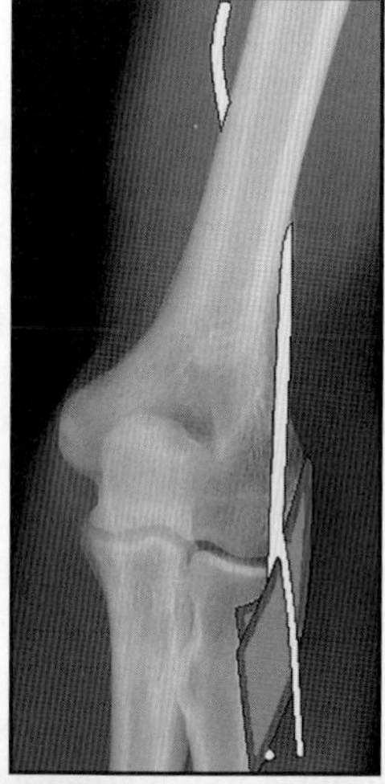

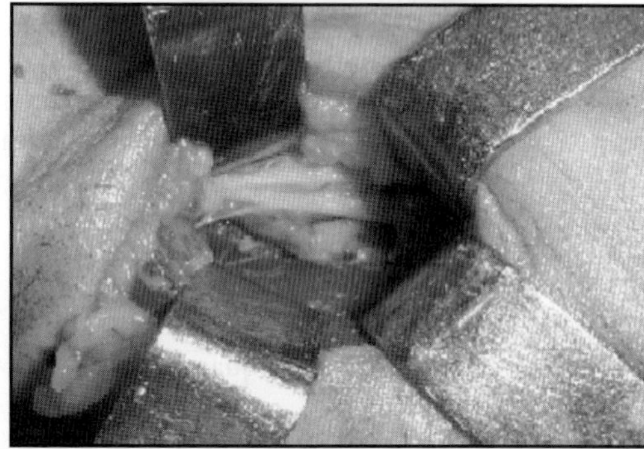

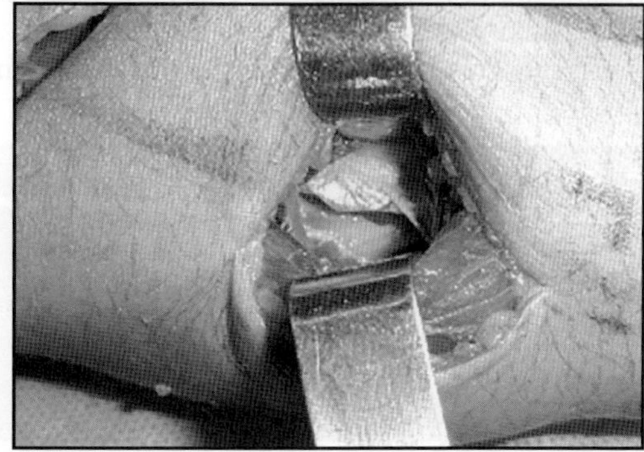

Fig. 94.19. Arcada de Frohse e demonstração do nervo interósseo posterior sob o supinador seccionado.

res dos dedos e do polegar, e sua lesão pode acarretar a perda da extensão deles. Nas fraturas tipo III de Bado com lesão do NIP, indica-se exploração precoce do nervo, pois esse poderá estar sendo traumatizado enquanto interposto na articulação radiocapitelar impedindo a redução articular. Nos demais padrões de fratura, a recuperação ocorre espontaneamente em torno de dois a três meses, devendo ser emplorado caso não haja indício de recuperação após esse prazo[42].

Clinicamente, a lesão se traduz pela presença de edema, crepitação, equimose e dor, que pode ocorrer em repouso ou durante os movimentos do cotovelo e antebraço (pronossupinação). A cabeça do rádio pode ser palpada no aspecto anterior, posterior ou lateral do cotovelo, dependendo do tipo da fratura. O exame clínico deve incluir avaliação do pulso radial, perfusão tecidual e exame da musculatura inervada pelo NIP.

Na presença de fratura dos ossos do antebraço, é mandatória a avaliação radiológica do cotovelo e do punho em duas incidências em planos ortogonais (AP e perfil); essa conduta minimiza a probabilidade de negligenciar uma luxação da cabeça do rádio proximalmente ou da cabeça da ulna distalmente (fratura de Galeazzi). A cabeça do rádio deve estar alinhada com o capitelo, assim, uma linha que passa no centro da cabeça do rádio deve apontar precisamente para o capitelo, seja qual for a incidência. É importante ter em mente que a cabeça do rádio luxa na direção do ápice da angulação da fratura da ulna. A avaliação do eixo da diáfise da ulna deve ser atentamente observada no exame radiológico. A cortical dorsal da ulna deve ser retilínea e coincidir precisamente com uma linha traçada em seu dorso; qualquer arqueamento da cortical indica uma deformidade plástica com implicações na congruência da articulação radioulnar proximal (Figura 94.20).

As fraturas de Monteggia em crianças apresentam características peculiares; nelas, o padrão de luxação da cabeça do rádio assume importância secundária, estando o diagnóstico e o tratamento baseados no padrão de fratura da ulna. A fratura da ulna pode ser incompleta (tipo galho verde), e a mínima deformação plástica pode ocasionar luxação da cabeça do rádio, que pode permanecer luxada até que a deformidade da ulna tenha sido corrigida. As fraturas de Monteggia em criança baseadas no tipo de lesão ulnar podem ser:

- Deformidade plástica;
- Fratura em galho verde;
- Fraturas transversas ou oblíquas curtas;
- Fraturas oblíquas longas.

O tratamento dessas fraturas dependem da idade do paciente e do padrão da fratura. Nas crianças, preconiza-se redução incruenta sob analgesia e sedação, preferencialmente nas primeiras 6 horas, no intuito de prevenir lesões do NIP, seguida de imobilização com gesso longo bem moldado. Nas fraturas tipos I, III e IV, o cotovelo deverá ser mantido em flexão de 90°; nas fraturas tipo IV, em 70°; em ambas o antebraço deve permanecer em supinação. A imobilização deve ser mantida por um período médio de seis a oito semanas. A flexão do cotovelo associada à supinação do antebraço atua relaxando a tensão do tendão do bíceps, minimizando as forças que atuam diretamente na articulação radiocapitelar. A redução da cabeça do rádio é conseguida fazendo digitopressão sobre ela enquanto o antebraço é mantido supinado e tracionado. Se a redução não for obtida, indica-se redução cruenta e reconstrução do ligamento anular se necessário. As fraturas completas transversas e oblíquas curtas podem ser estabilizadas com fio de Kirschner intramedular, entretanto as fraturas oblíquas longas ou cominutivas, devido ao risco de deformidade angular ou encurtamento, devem ser estabilizadas com placas semitubulares curtas e parafusos.

No adulto, as fraturas fechadas devem ser tratadas com redução da cabeça do rádio e alinhamento da fratura da ulna, até que o tratamento definitivo seja realizado de forma eletiva. A osteossíntese da fratura da ulna pode ser obtida com uso de placas LC-DCP de 3.5 associado à fixação com três parafusos (seis corticais) a cada lado do traço de fratura (Figura 94.21).

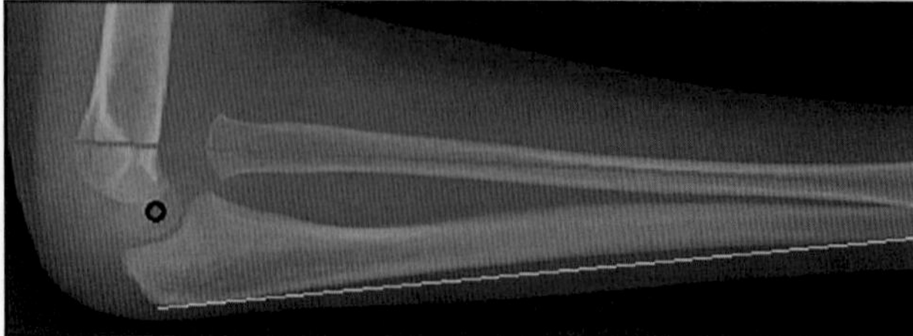

Figura 94.20. Fratura tipo I. Observar o arqueamento anterior da cortical dorsal da ulna, além da luxação anterior da cabeça do rádio.

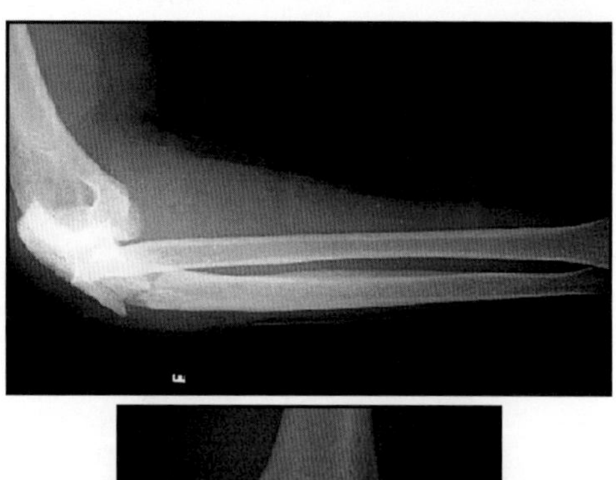

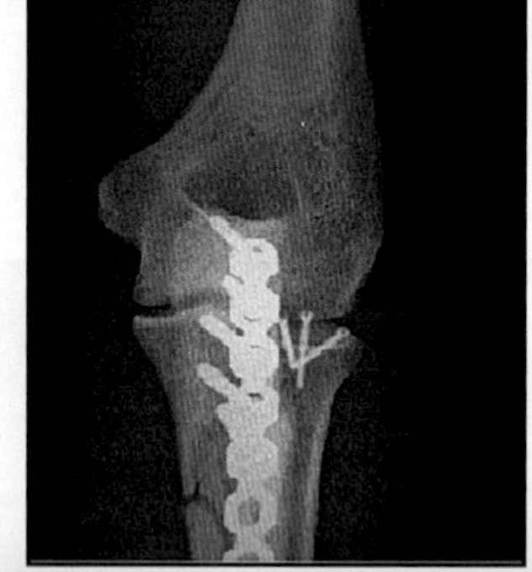

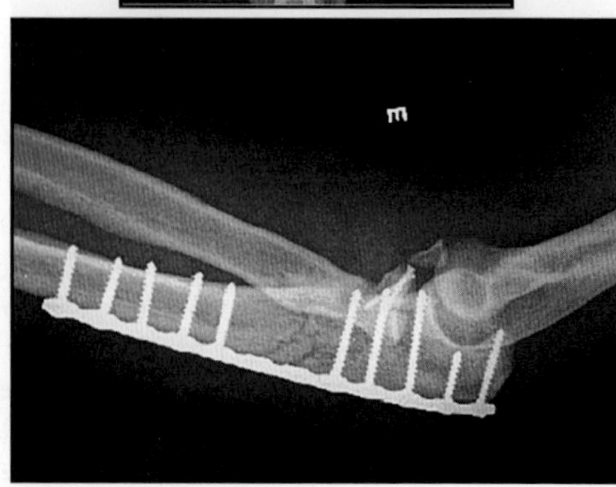

Figura 94.21. Tratamento cirúrgico de fratura tipo II em adulto.

O correto alinhamento da ulna em geral reduz automaticamente a cabeça do rádio, entretanto sua redução deve ser confirmada por fluoroscopia no transoperatório. A articulação radiocapitelar pode eventualmente ser estabilizada como um fio de Kirschner. A imobilização no pós-operatório é mandatória no intuito de manter a redução da articulação radiocapitelar, que é obtida utilizando *splint* axilopalmar com o cotovelo fletido e o antebraço supinado. Nas fraturas tipo II, a flexão não deve ultrapassar os 70° para não incorrer no risco de subluxação dorsal da cabeça do rádio[43].

As fraturas expostas devem ser classificadas pela escala de Gustilo/Anderson e ser tratadas como preconiza o protocolo. As fraturas graus I, II e IIIA podem ser submetidas à osteossíntese primária na urgência; entretanto, nas fraturas mais graves, a osteossíntese deverá ser postergada e reconsiderada após 7 a 10 dias.

A mobilização deve ser realizada tão precocemente quanto possível em articulações estáveis. E deverá ser realizada sob supervisão direta do fisioterapeuta e mantida em *brace* articulado. As lesões instáveis devem ser mantidas imobilizadas por até seis semanas. Nesse período, radiografias seriadas devem ser obtidas para se certificar da congruência da articulação radiocapitelar.

As complicações das fraturas de Monteggia incluem infecção, consolidação viciosa, pseudoartrose, lesão neurológica, sinostose radioulnar, anquilose do cotovelo e subluxação recorrente da cabeça do rádio; entretanto, seu tratamento foge do objetivo deste capítulo.

Fratura de Galeazzi

A fratura de Galeazzi consiste na associação de fratura do terço distal do rádio e subluxação ou luxação da ARUD. A lesão foi descrita primeiramente por Cooper em 1842; entretanto, esse padrão de lesão já havia sido previamente reportado por Ricardo Galeazzi quase um século antes[44]. O mecanismo de trauma compreende aplicação de força axial com o antebraço pronado e a mão espalmada durante uma queda. Esse padrão de fratura corresponde a aproximadamente 7% de todas as fraturas do antebraço em adultos[45].

O exame físico demonstra presença de edema, dor e limitação da mobilidade do punho. A lesão do nervo interósseo anterior (NIA), apesar de incomum, deve ser pesquisada; esse ramo puramente motor provém do nervo mediano e é responsável pela inervação da musculatura responsável pela pinça entre o polegar e o indicador (flexor longo do polegar e flexor profundo do indicador).

O diagnóstico pode ser confirmado por estudo radiológico, que deve incluir incidências em AP e perfil absoluto do punho, antebraço e cotovelo. Deve-se obter imagens comparativas do membro contralateral. O padrão radiográfico comumente revela fratura do terço distal do rádio e da base do processo estiloide da ulna associada à incongruência e subluxação da ARUD (Figura 94.22). A tomografia computadorizada do punho pode ser um recurso de grande utilidade nas fraturas do rádio que cursam com dúvida sobre a integridade da ARUD.

O tratamento da fratura-luxação de Galeazzi em adultos é cirúrgico, devendo ser instituído tão logo seja realizado o diagnóstico[46]. Consiste na redução cruenta e fixação interna da fratura do rádio, o que em geral provoca redução automática da ARUD. O tratamento cirúrgico se impõe em virtude da ação desestabilizadora exercida pelo braquiorradial, pronador quadrado e extensor longo do polegar associado ao padrão de lesão tecidual periarticular. A abordagem anterior de Henry é a via mais comumente utilizada; o rádio deve ser estabilizado com uma placa DCP 3,5 mm e a ARUD, avaliada quanto à redutibilidade e à estabilidade. A ARUD mantém-se congruente devido à força contensora exercida pelo complexo fibrocartilaginoso triangular; essa estrutura se estende da borda da incisura ulnar do rádio à base do processo estiloide da ulna e mantém harmonicamente a cabeça da ulna articulada à incisura ulnar do rádio durante o movimento de pronossupinação. Essa estabilidade pode ser perdida após fratura da base do processo estiloide da ulna ou ruptura do complexo ligamentar. Após a osteossíntese do rádio, a estabilidade da ARUD deve ser testada; faz-se inicialmente com o antebraço em supinação, pois é nessa posição que a articulação se mantém completamente estável. Se a articulação se mantiver reduzida e estável com o antebraço supinado, este deverá ser imobilizado nessa posição em um *splint* longo por

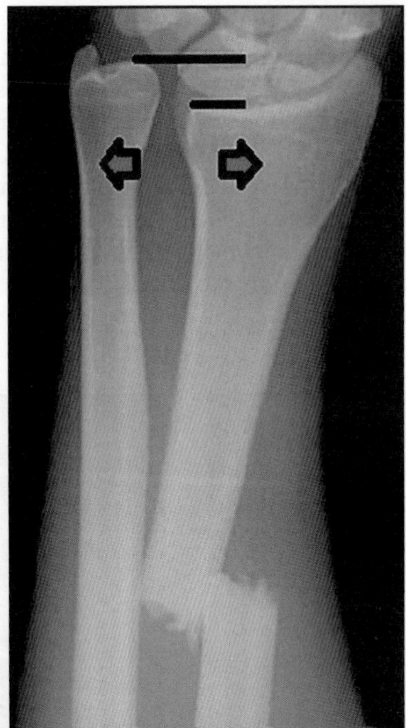

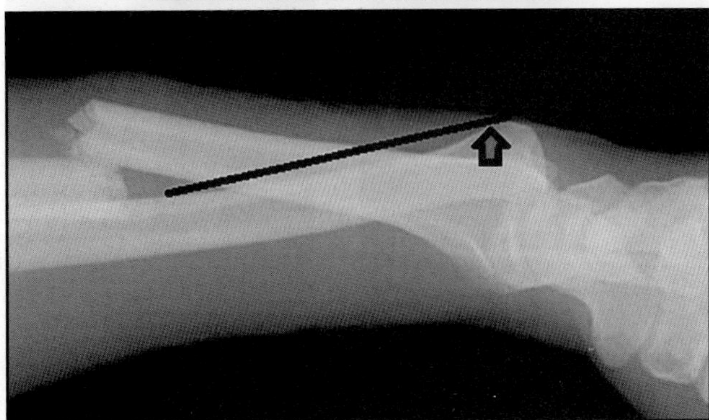

Figura 94.22. Incidência em AP (observe o encurtamento do rádio, afastamento da ARUD e migração distal "relativa" da ulna). Em perfil, é evidente o desvio dorsal da cabeça da ulna.

quatro semanas. A cabeça da ulna poderá ser redutível, mas permanecer instável com o antebraço supinado; nesse caso, o bloqueio da ARUD em supinação com um fio de Kirschner deverá ser seguido de imobilização, como sugerido na Figura 94.23. Eventualmente a ARUD pode não ser passível de redução, nesses casos estará indicada a redução cruenta da articulação e a remoção das estruturas interpostas. A incidência de consolidação do rádio, restauração da congruência e estabilidade da ARUD após o procedimento descrito é de aproximadamente 98%[47]. O uso de dispositivos intramedulares no tratamento dessas lesões tem sido descrito e, apesar dos resultados funcionais razoáveis, apresenta alto índice de complicação[48].

Em crianças, o tratamento difere sobremaneira. Nelas se institui o tratamento conservador com redução incruenta da fratura e imobilização do membro em aparelho gessado axilopalmar longo com o antebraço supinado. Nessa faixa etária o tratamento conservador logra excelentes resultados em virtude das propriedades biológicas inerentes ao esqueleto imaturo como maleabilidade óssea e a contenção proporcionada pela espessura do periósteo[49]. O uso de dispositivo intramedular pode ser um recurso terapêutico, sendo selecionado em casos específicos.

As complicações da fratura-luxação de Galeazzi incluem pseudoartrose, consolidação viciosa, infecção, lesões de nervos periféricos (NIA, NIP e ramos sensitivos do nervo radial) e instabilidade da ARUD. A instabilidade da ARUD pode representar um verdadeiro desafio terapêutico. Ela pode advir do não reconhecimento da lesão, falha em sua redução, interposição de partes moles e mal alinhamento da fratura do rádio. Entretanto, o tratamento dessas condições foge do objetivo deste capítulo.

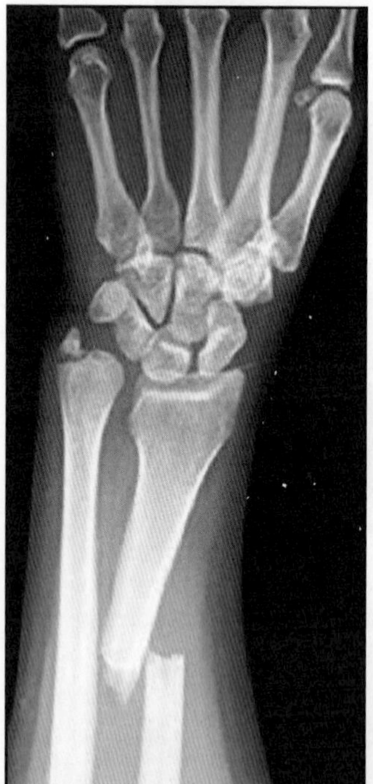

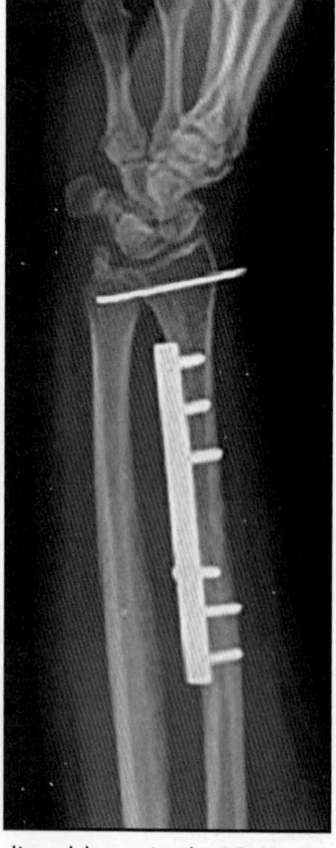

Figura 94.23. Osteossíntese do rádio e bloqueio da ARUD em supinação. Notar a fratura estável da base do processo estiloide da ulna.

Fratura dos ossos do antebraço

O antebraço é uma estrutura anatômica complexa formada por dois ossos longos paralelos que se articulam entre si, permitindo a rotação da mão em um plano de 180°. Esse conjunto é comparável a uma articulação funcionalmente precisa, harmônica e estável. A ulna representa o componente fixo e o rádio, o componente móvel que gira em torno de seu próprio eixo e ao redor da ulna, sem, entretanto, manter contato com esta – apenas em suas extremidades; dessa forma, o movimento existente ocorre em virtude do sinergismo entre a articulação radioulnar distal e proximal. A estabilidade do antebraço depende das estruturas capsuloligamentares presentes no cotovelo e punho, além de uma forte membrana que percorre o espaço interósseo em toda a sua totalidade, sendo mais espessa e resistente em seu terço médio[50]. O rádio apresenta uma curvatura ao longo de seu eixo, que permite o máximo de circundação dele com a ulna sem tocá-la, o que bloquearia o movimento de pronossupinação. Qualquer modificação estrutural maior após uma fratura, como um desvio angular ou encurtamento dos ossos do antebraço, pode acarretar prejuízo funcional, por isso se torna tão importante uma redução tão próxima à anatômica quanto possível.

No adulto, é quase impossível controlar as variáveis deformantes com tratamento conservador; o mesmo não ocorre com as crianças devido às propriedades biológicas que permite obter sucesso com essa modalidade terapêutica. No adulto, o tratamento cirúrgico é a regra, devendo ser obtido com redução cruenta e fixação interna que permita estabilidade absoluta. Na criança, a capacidade de remodelação, aliada à rápida consolidação em virtude do estojo periosteal espesso, permite, dentro dos limites técnicos, resultados bastante satisfatórios, tão melhor quanto mais novo for o paciente[51].

A fratura do antebraço pode resultar de trauma direto ou indireto. Os traumas diretos podem ocorrer devido à agressão física como ocorre com a ulna durante ato reflexo de defesa (fratura do cassetete), acidentes de trânsito, acidentes profissionais ou por queda com o antebraço pronado. A energia do trauma varia; quanto maior a energia, maior a lesão de tecidos moles. De forma geral, as fraturas produzidas por traumas de baixa energia são transversais ou oblíquas curtas, e as fraturas resultantes de traumas de alta energia são cominutivas ou segmentares. As fraturas em espiral ocorrem em decorrência de trauma indireto rotacional aplicado axialmente no antebraço. Nos Estados Unidos, as fraturas de antebraço e mão representam 44% de todas as fraturas diagnósticas em ambulatório de emergência[52]. As fraturas do antebraço podem ser classificadas quanto ao seu padrão, localização, desvio, presença de cominuição ou segmentação, se fechada ou aberta. Em geral, a classificação descritiva fornece bons subsídios para se ter ideia do panorama do trauma. O grupo AO (*Arbeitsgemeinschaft für Osteosynthese*, ou Associação para o Estudo da Osteossíntese) representou um marco na idealização, padronização e orientação dos princípios que norteiam o tratamento das fraturas. Sua classificação é de difícil memorização, mas extremamente racional e prática na aplicabilidade do planejamento operatório.

O quadro clínico é característico, sendo comum o paciente surgir na emergência segurando o membro lesado, em geral apresentando algum grau de deformidade, referindo dor e limitação funcional. O exame físico deve incluir detalhada avaliação da integridade da vascularização e da inervação periférica. A síndrome do compartimento é uma condição frequente, principalmente nas fraturas produzidas por trauma de alta energia. O aumento da pressão intracompartimental pode ser monitorizada clinicamente pelo exame físico periódico. O aumento da dor quando se realiza extensão dos dedos, associado a atenuação do pulso periférico, deve elevar o nível de suspeição, e em casos de dúvidas medidas de pressão intracompartimental podem ser obtidas. A fasciotomia dos compartimentos do antebraço restitui a vascularização tecidual, aliviando a dor e salvando o membro. As fraturas expostas representam uma emergência e devem ser classificadas e tratadas de acordo com o protocolo da instituição. Em geral, as fraturas tipo I, II e IIIA de Gustilo/Anderson devem ser estabilizadas precocemente com osteossíntese interna rígida já na urgência, após ter sido efetuado debridamento e irrigação copiosa da lesão. Essa conduta deve ser efetuada dentro das primeiras 6 a 8 horas; após esse prazo, são requeridos entre 7 e 10 dias para que haja condições de instituir o tratamento definitivo. As fraturas tipos IIIB e IIIC devem ser temporariamente estabilizadas com dispositivo de fixação externa e tratadas definitivamente *a posteriori* (principalmente as fraturas associadas a lesões vasculares)[53].

O exame físico é seguido de estudo radiológico, e as incidências devem ser obtidas em planos ortogonais (AP e perfil), incluindo a articulação do cotovelo e punho. É importante ressaltar que a avaliação da articulação radioulnar distal e proximal deve ser criteriosa. No cotovelo, a cabeça do rádio deve sempre estar direcionada ao centro do capitelo em qualquer incidência, e no punho deve haver superposição das imagens do rádio e da ulna na incidência em perfil, estando ambos na mesma altura no plano anteroposterior. As fraturas de traço complexo, as que acometem as superfícies articulares e as que comprometem as articulações radioulnar proximal e distal podem ser melhor avaliadas com tomografias computadorizadas com reconstrução tridimensional.

O tratamento das fraturas do antebraço em adulto é eminentemente cirúrgico. O objetivo é obter redução anatômica com estabilização rígida e que permita mobilidade precoce. A opção terapêutica clássica utiliza placas DCP, LC-DPC ou semitubulares de 3,5 mm fixando seis corticais (três parafusos) a cada lado da fratura (Figura 94.24). O uso de dispositivos intramedulares tem indicação restrita por não proporcionar estabilidade rígida, permitindo eventuais encurtamentos e mau alinhamento; são utilizados em traumas com comprometimento importante de partes moles, nos quais a manipulação só aumentaria os danos. É imprescindível a reconstrução o mais próximo possível da anatomia normal; defeitos angulares, rotacionais ou alterações do arco radial podem limitar sobremaneira a pronossupinação. A alteração da arquitetura do arco radial limita a rotação do antebraço em virtude do estreitamento do espaço interósseo, e isso permite que haja contato precoce entre os ossos antes que ocorra a circundação completa do rádio ao redor da ulna. A limitação da rotação também pode advir da não observação da rotação do fragmento distal em relação ao proximal do rádio. A utilização de enxerto ósseo estará indicada nas fraturas com perda óssea de mais de um terço de sua circunferência[54].

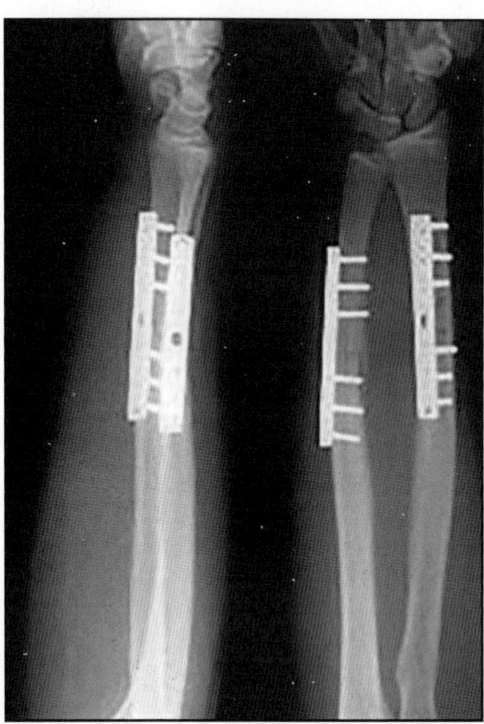

Figura 94.24. Osteossíntese de fratura de antebraço.

Diferentemente dos adultos, o tratamento das fraturas em crianças é conservador em sua quase totalidade. O tratamento consiste em redução incruenta e imobilização em aparelho gessado axilopalmar[55]. Essa modalidade de tratamento é raramente utilizada em adultos, geralmente em fraturas não desviadas. O cotovelo deve ser imobilizado em 90° e o posicionamento do antebraço dependerá do nível da fratura do rádio. O princípio básico da redução das fraturas orienta que fragmentos distais devem ser manipulados buscando o posicionamento do fragmento proximal; assim sendo, fraturas situadas proximalmente à inserção do pronador redondo devem ser imobilizadas em supinação (devido ao efeito do supinador curto e bíceps braquial atuando isoladamente no fragmento proximal); e fraturas que ocorrem distalmente a sua inserção devem ser imobilizadas em neutro, pois o fragmento proximal tem forças de supinação e pronação anuladas devido à ação do pronador redondo, que se opõe aos músculos supinadores anteriormente mencionados (Figura 94.25).

O aparelho gessado deve ter uma secção transversal achatada para moldar intimamente o espaço interósseo. Pequenos desvios angulares no plano de movimento articular podem ser tolerados devido à capacidade de remodelação óssea que acompanha o crescimento do segmento; esses desvios não devem ultrapassar 20° no terço distal, 15° no terço médio e 10° no terço proximal do antebraço[56]. Entretanto, desvios que ocasionam estreitamento do espaço interósseo e desvios rotacionais não são corrigidos espontaneamente, portanto não são tolerados. Fraturas que ocorrem em crianças menores podem eventualmente ser tratadas com o uso de dispositivo intramedular (Figura 94.26); entretanto, crianças com idade entre 10 e 14 anos com fraturas desviadas devem ser submetidas a tratamento cirúrgico – meninas mais precocemente que meninos[57].

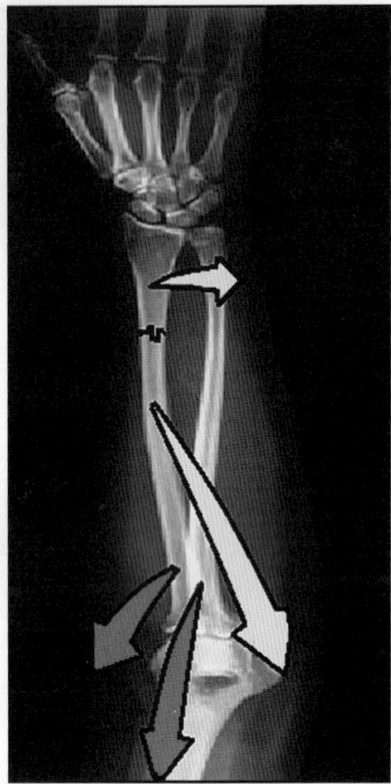

Figura 94.25. Traço de fratura proximal à inserção do pronador redondo – fragmento proximal mantém-se supinado pelo bíceps e supinador curto. Traço de fratura distal à inserção do pronador redondo – notar o equilíbrio de força que mantém o fragmento proximal em posição neutra.

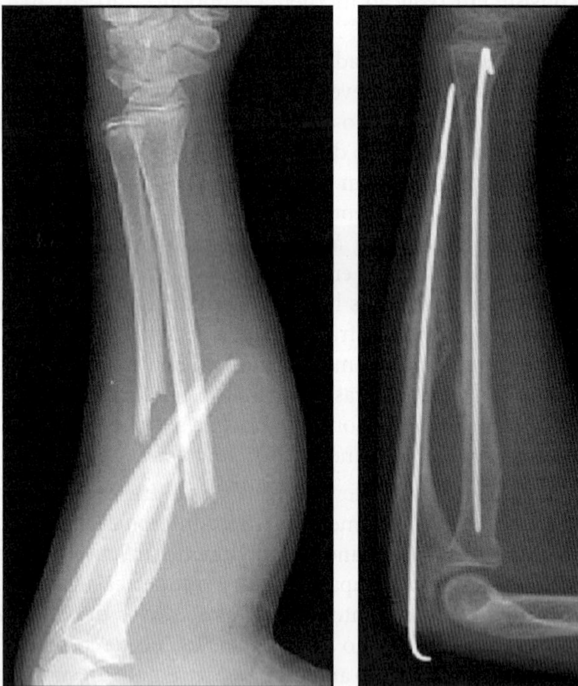

Figura 94.26. Tratamento com uso de fio de Kirschner intramedular. O fio do rádio se exterioriza distalmente e o da ulna proximalmente para evitar lesão da fibrocartilagem triangular.

Acompanhamento radiológico periódico deve ser realizado semanalmente, por um mês. Essa conduta detecta precocemente perdas de redução, prevenindo a ocorrência de consolidações viciosas.

Inúmeras complicações podem se seguir ao tratamento das fraturas do antebraço. Entre as mais comuns, podem ser citadas: consolidações viciosas, pseudoartrose, infecção, sinostose, síndrome de compartimento, fratura de material de síntese, entre outras.

Lesão de Essex-Lopresti

A lesão de Essex-Lopresti consiste na associação de fratura da cabeça do rádio, lesão da membrana interóssea e instabilidade longitudinal da ARUD. Foi descrita primeiramente por Cur e Coe em 1946 e popularizada pelo cirurgião inglês Peter Essex-Lopresti em 1951[58]. O mecanismo de trauma é ocasionado por uma força axial aplicada ao antebraço com o cotovelo estendido e a mão espalmada. A lesão ocasiona fratura da cabeça do rádio, disrupção da membrana interóssea com dissociação e instabilidade longitudinal entre o rádio e a ulna, migração proximal do rádio e instabilidade longitudinal da ARUD[59] (Figura 94.27).

Inúmeras estruturas atuam no sentindo de impedir que forças de cisalhamento ocasionem dissociação entre os ossos do antebraço. O principal estabilizador é a cabeça do rádio, um estabilizador estático e referido como estabilizador primário. No cotovelo, a cabeça do rádio articula-se com o capitelo e com a incisura radial proximal da ulna, sendo estabilizada pelo ligamento anular. Os estabilizadores secundários incluem a membrana interóssea e a articulação raioulnar distal. A membrana interóssea é uma estrutura complexa membranosa e ligamentar, composta por duas camadas de fibras de orientação oblíqua que preenche todo o espaço in-

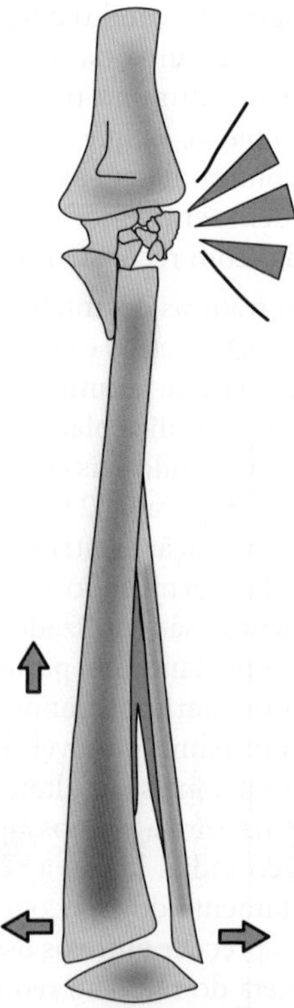

Figura 94.27. Dissipação da força axial aplicada ao antebraço; iniciando com fratura da cabeça do rádio, seguida de lesão da membrana interóssea com consequente migração proximal do rádio, findando com disrupção da ARUD.

terósseo. A camada anterior é composta por fibras descendentes que partem de uma situação radial-proximal para ulnar-distal, impedindo a migração proximal do rádio; sua porção intermediária é a mais espessa e funcionalmente a mais importante, sendo denominada de ligamento interósseo[50]. A camada posterior apresenta fibras no sentido contrário e limita a distalização do rádio. A ARUD, por sua vez, é uma articulação complexa que se mantém estável à custa de uma anatomia óssea que não provê estabilidade intrínseca e por ligamentos tênues compostos pelo CFCT, ligamentos radioulnar dorsal e volar, ligamentos ulnocarpais, assoalho do extensor ulnar do carpo, porção terminal da membrana interóssea e o pronador quadrado[60].

No antebraço intacto, a força axial aplicada à mão é transmitida para o cotovelo na seguinte proporção – 80% via rádio e 20% via ulna. Diante de fratura cominutiva da cabeça do rádio ou de sua ressecção, a transmissão de carga entre os ossos do antebraço muda drasticamente; nesses casos, a ulna transmite toda a carga do punho ao cotovelo, e isso ocorre em virtude da transmissão e distribuição de forças exercida pela membrana interóssea. Entretanto, esse fato provoca atenuação progressiva dos estabilizadores longitudinais secundários, ocasionando migração proximal do rádio e incongruência da ARUD[61] (Figura 94.28). Na fase aguda, é necessário alto grau de suspeição para diagnosticar a lesão.

O exame clínico evidencia dor na face lateral do cotovelo, ao nível da cabeça do rádio, que pode ocorrer em repouso ou ser precipitada pelo movimento de pronossupinação do antebraço. Os sintomas do cotovelo podem vir associados a dor e aumento da sensibilidade ao longo da topografia da membrana interóssea, além de dor sobre a ARUD. A estabilidade da ARUD deve ser averiguada; o exame consiste em manter o rádio fixo enquanto se mobiliza a cabeça da ulna em sentido dorsal e volar; eventualmente a cabeça da ulna pode mostrar-se mais proeminente que a do lado contralateral.

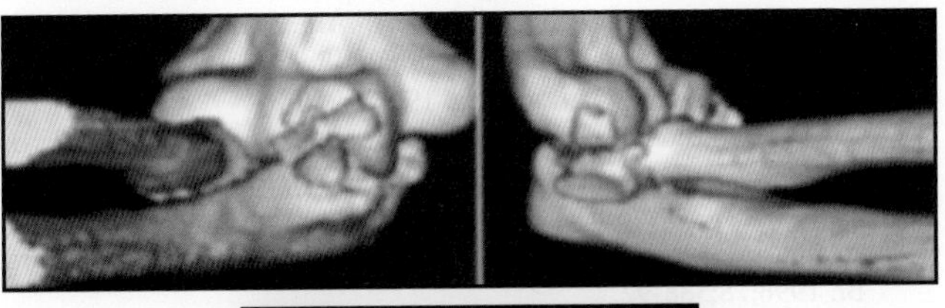

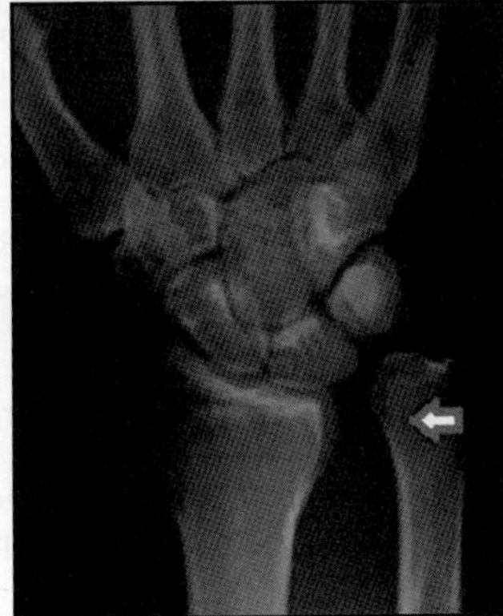

Figura 94.28. Tomografia com reconstrução tridimensional demonstrando o grau de cominução da fratura da cabeça do rádio. Observar incongruência distal da ARUD.

Nos casos crônicos, os sintomas do cotovelo estão diretamente relacionados ao impacto doloroso que ocorre entre o coto proximal do rádio (quando houve ressecção da cabeça) ou cabeça radial fragmentada ao capitelo. No punho, a dor se deve a uma condição denominada impacto ulnocarpal; nela, o impacto ocasionado pela ulna *plus* gera dor na face ulnar e limitação de sua extensão, supinação e desvio ulnar. Em geral, é evidente a restrição funcional da unidade cotovelo-antebraço-punho, associado à diminuição de força preênsil.

O estudo radiológico deve incluir incidências em AP e perfil do punho, antebraço e cotovelo. A incidência em AP do punho cerrado com força dinamiza a ARUD e pode provocar variação ulnar positiva[62]. Diferentemente do cotovelo, em que as incidências demonstram facilmente uma fratura da cabeça do rádio, lesões da ARUD podem passar totalmente despercebidas, levando a falhas no diagnóstico e ocasionando negligência do tratamento. Nos casos crônicos, tornam-se óbvios os sinais de migração proximal do rádio, artrose da ARUD, ulna *plus* e dorsalizada associada ao desvio radial do carpo. Outros exames complementares que podem se mostrar úteis são a ultrassonografia e a ressonância nuclear magnética do antebraço; ambos podem demonstrar lesões agudas da membrana interóssea, não obtendo boa acurácia na fase crônica.

O tratamento da lesão de Essex-Lopresti em sua fase aguda está intimamente relacionado ao tratamento das fraturas cominutivas da cabeça do rádio. Mason classificou as fraturas da cabeça do rádio em quatro tipos: tipo I – fratura não desviadas, passíveis de tratamento conservador; tipo II – fraturas desviadas, melhor tratadas com o emprego de osteossíntese; tipo III – fraturas cominutivas; e tipo IV – qualquer padrão de fratura da cabeça do rádio associado a luxação da articulação radiocapitelar. A lesão dos estabilizadores longitudinais secundários do antebraço ocorrem em geral diante da diminuição do comprimento do rádio, o que se mostra mais factível de ocorrer nas fraturas tipo III. Diante do exposto, torna-se claro que a reconstrução da cabeça do rádio e sua manutenção deve ser empreendida a todo custo, pois, ao se equalizarem os ossos do antebraço, se anula o efeito de cisalhamento, bloqueando a migração proximal da unidade radial do antebraço. Sua integridade é imprescindível diante de fratura associada da base do processo coronoide da ulna e de lesão do ligamento colateral medial do cotovelo (tópicos que serão abordados no capítulo que disserta sobre traumas do cotovelo). No entanto, montar uma cabeça radial completamente fragmentada é um desafio nas mãos dos cirurgiões mais experientes; o uso de implantes de microfragmentos de alta precisão e baixo perfil auxilia sobremaneira nessa tarefa. As próteses de cabeça do rádio surgiram para manter o comprimento do rádio diante de fraturas impossíveis de serem reconstituídas. As próteses atualmente utilizadas são as metálicas, pois o índice de sinovite persistente associado a quebra e soltura do implante foi no passado considerado inaceitável com o uso de próteses de silicone (Figura 94.29).

O tratamento da lesão de Essex-Lopresti pode não terminar com a restituição do comprimento do rádio, de forma que se faz necessário o estadiamento das lesões de partes moles associadas – membrana interóssea e complexo ligamentar da ARUD. As lesões do CFCT podem ser tratadas conservadoramente se a ARUD se mostrar estável no transoperatório; isso pode ser conseguindo bloqueando a ARUD em supinação com dois fios de Kirschner paralelos. Entretanto, se houver instabilidade da ARUD, principalmente antebraço supinado, indica-se reparação do complexo ligamentar por via aberta ou artroscópica.

A membrana interóssea encontra-se tensa quando o antebraço está supinado, promovendo cicatrização sem retração da interface lesada, devendo ser essa a posição de eleição para manter imobilizado o antebraço. Entretanto, a despeito de prover maior estabilidade a ARUD e manter a tensão apropriada da membrana interóssea, alguns autores questionam se manter o antebraço supinado por seis semanas constitui realmente a melhor maneira de tratar essa lesão. A reconstrução cirúrgica da membrana na fase aguda já foi citada de forma pontual, entretanto não há estudos que apontem subsídios que comprovem a superioridade do método.

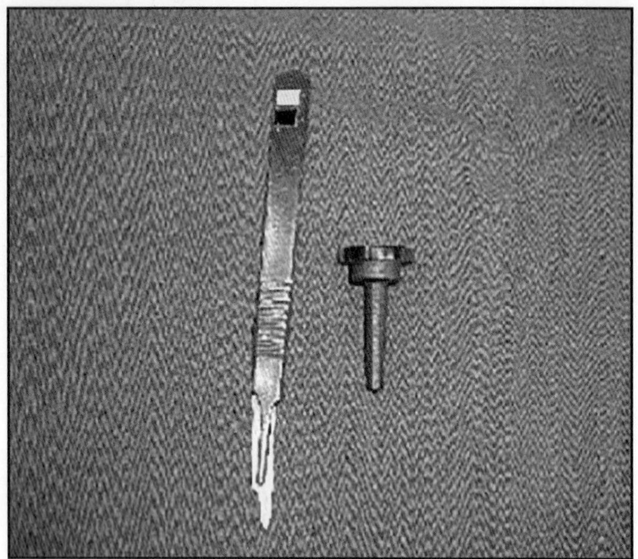

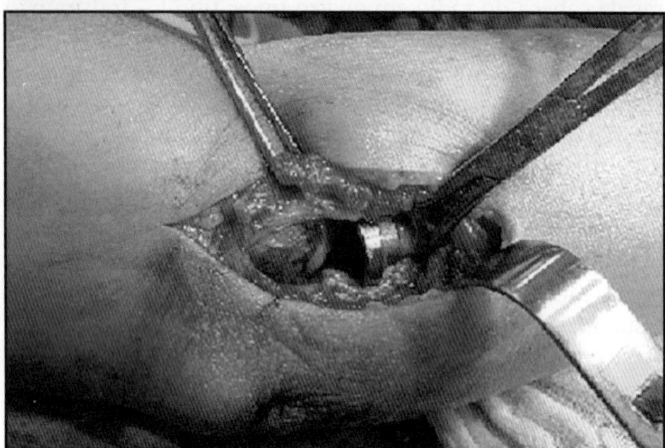

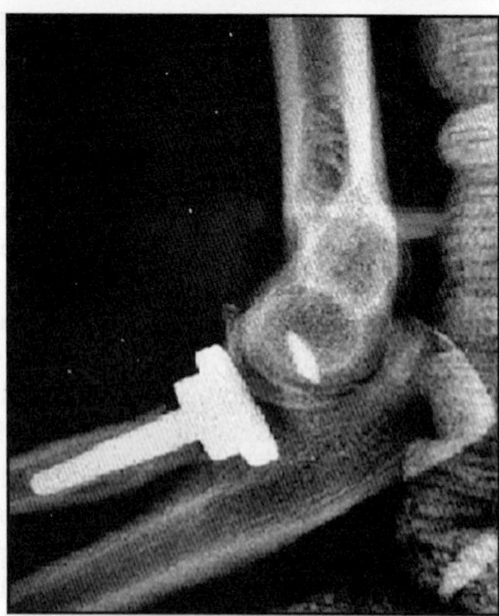

Figura 94.29. Artroplastia da cabeça do rádio com prótese metálica.

O tratamento das sequelas produzidas pela lesão de Essex-Lopresti não constitui o foco principal deste capítulo, entretanto algumas considerações merecem atenção. Na fase crônica, o restabelecimento da altura radial com uso de prótese continua a ser a etapa primordial do tratamento; entretanto, os melhores resultados são obtidos na fase aguda. Alguns autores lograram algum êxito tentando reconstruir a membrana interóssea por meio de enxertos tendíneos, transferência tendinosa, uso de material sintético ou enxerto patelar (osso-tendão-osso). Entretanto, os melhores resultados foram obtidos por Osterman *et al.* Esses autores relataram alívio da dor e melhora da força preênsil associando encurtamento da ulna à reconstrução da membrana interóssea com a técnica osso-ligamento-osso do tendão patelar, anteriormente citada.

Referências bibliográficas

1. Nana AD, Joshi A, Lichtman DM. Fixação com placa do rádio distal. J Am Acad Orthop Surg Br. 2005;3(5):215-26.
2. Palmer AK. The distal radioulnar joint. Orthop Clin North Am. 1984;15:321-35.
3. Geissler WB, Freeland AE, Savoie FH, McIntre LW, Whipple TL. Intracarpal solf-tissue lesions associated with an intra-articular fracture of the distal end of the radius. J Bone Joint Surg Am. 1996;78:357-65.
4. May NM, Lawton JN, Blazar PE. Ulnar styloid fractures associated with distal radius fractures: incidence and implications for distal radioulnar joint instability. J Hand Surg Am. 2002;27:965-71.
5. Metz VM, Gilula LA. Imaging techniques for distal radius fractures and related injures. Orthop Clin North Am. 1993;24:217-28.
6. Graham TJ. Surgical correction of malunited fractures of the distal radius. J Am Acad Orthop Surg. 1997;5:270-81.
7. Knirk JL, Jupiter JB. Intra-articular fractures of the distal end of the radius in young adults. J Bone Joint Surg Am. 1986;68:647-59.
8. Rikli DA, Regazzoni P. Fractures of the distal end of the radius treated by internal fixation and early function. J Bone Joint Surg Br. 1996;78:588-92.
9. Swigart CR, Wolf SW. Limited incision open techniques for distal radius fracture management. Orthop Clin North Am. 2001;32:317-27.
10. Fuller DJ. The Ellis plate operation for Smith's fracture. J Bone Joint Surg Br. 1973;55:173-8.
11. Jupiter JB, Fernandez DL, Toh CL, Fellman T, Ring D. Operative treatment of volar intra-articular fractures of the distal end of the radius. J Bone Joint Surg Am. 1996;78:1817-28.
12. Dao KD, Venn-Watson E, Shin AY. Radial artery pseudoaneurysm complications from use of AO/ASIF volar distal radius plate: a case report. J Hand Surg Am. 2001;26:448-53.
13. Pardini Jr AG, Souza G. Clínica ortopédica: lesões traumáticas do punho, v. 2/3, nº 3. Rio de Janeiro: Medsi. 2001. p. 745-50.
14. Calandra JJ, Goldner RD, Hardaker Jr WT. Scaphoid fractures. Orthopedics. 1992;15:993-4.
15. Collins ED. Anatomy and mechanics, blood supply and classification of scaphoid fractures. Anaheim: AAOS Specialty Day of Hand Surgery; 1999.

16. Taleisnik J, Kelly P. The extraosseous and intraosseous blood supply of scaphoid bone. J Bone Joint Surg. 1966:48A(6):1125-37.
17. Linscheid RL, Weber ER. Scaphoid fractures and nonunion. In: Cooney WP, Linscheid RL, Dobyns JH, editors. The wrist – diagnosis and operative treatment. St Louis: Mosby; 1998. p. 385-430.
18. Böhler L, Trojan E, Jahna H. The results of treatment of 734 fresh, simple fractures of the scaphoid. J Hand Surg Br. 2003;28(4):319-31.
19. Russe O. Fracture of carpal navicular: diagnosis, non-operative treatment and operative treatment. J Bone Surg. 1960;42A(5):759-68.
20. Gama SAM, Folberg CR. Diagnóstico das lesões traumáticas da mão e do punho. In: Pardini Jr. AG, Freitas AD. Traumatismos da mão. 4ª ed. Rio de Janeiro: Medbook; 2008. p. 81-94.
21. Dobyns JH, Linscheid RL. Fractures in adults. Philadelphia: Lippincott Co; 1984.
22. Jupiter JB. Scaphoid fractures. Hand Surgery Update. 1994:78-9.
23. Leite NM. Fraturas e luxações dos ossos do carpo. In: Pardini Jr. AG, Freitas AD. Traumatismos da mão. 4ª ed. Rio de Janeiro: Medbook; 2008. p. 487-544.
24. Verdan C, Narakas A. Fractures and pseudarthrosis of the scaphoid. Surg Clin North Am. 1968;1083-95.
25. Verdan CL. Le role du ligament anterieur radiocarpien dan les fractures de scaphoide. Deductions therapeutics. Z Unfallmed Berufskr. 1954;4:299-304.
26. Soto-Hall R, Handerman KO. The conservative and operative treatment of fractures of the carpal scaphoid (navicular). J Bone Joint Surg. 1941;23:841-50. Stewart MJ. Fractures of the carpal (scaphoid): a report of 436 cases. J Bone Joint Surg Am. 1954;36A:998-1006.
27. Osterman AL. Treatment of acute fractures using artroscopy techniques. Anaheim: AAOS Specialty Day of the Hand Surgery; 1999.
28. McCarty JG, May JW, Littler JW. Cirurgía plástica: la mano, v. I. Buenos Aires: Panamericana; 1990. cap. 16, p. 400-26.
29. Garcia-Elias M. Perilunar injuries including fracture dislocation. In: Berger RA, Weiss APC. Hand surgery. Philadelphia: Linpincott Williams e Wilkins; 2004. p. 511-23.
30. Johnson RP. The acutely injured wrist and its residuals. Clin Orthop. 1980;149:33-44.
31. Mayfield JK, Johnson RP, Kilcoyne RK. Carpal dislocation: pathomechanics and progressive perilunar instability. Hand Surg. 1980;5:226-41.
32. Green DP, O'Brien ET. Classification and management of carpal dislocations. Clin Orthop. 1980;149:55-72.
33. Pardini Jr. AG, Souza G. Clínica ortopédica: lesões traumáticas do punho, v 2/3, nº 3. Rio de Janeiro: Medsi; 2001. p. 783-802.
34. Dautel G, Merle M. Minor scapholunate dissociation (without DISI). In: Buchler U, editor. Wrist instability. London: Martin Dunitz; 1996. p. 117-25.
35. Herzberg G, Comtet JJ, Linscheid RL, Amadio PC, Cooney WP, Stalder J. Perilunate dislocations and fracture-dislocations: a multicenter study. J Hand Surg Am. 1993;18(5):768-79.
36. Green DP, O'Brien ET. Open reduction of carpal dislocations and operative techniques. J Hand Surg. 1978;3:250-65.
37. Monteggia GB. *Instituzioni Chirrugiche*. Milan: Maspero; 1814. v. 5.
38. Bado JL. The Monteggia lesion. *Clin Orthop Relat Res*. 1967;50:71-86.
39. Evans EM. Pronation injuries of the forearm with special reference to anterior Monteggia fractures. *J Bone Joint Surg*. 1949;31B:578-88.
40. Tan JW, Mu MZ, Liao GJ, Li JM. Pathology of the annular ligament in paediatric Monteggia fractures. *Injury*. 2008;39(4):451-5.
41. Ruchelsman DE, Pasqualetto M, Price AE, Grossman JA. Persistent posterior interosseous nerve palsy associated with a chronic type I Monteggia fracture-dislocation in a child: a case report and review of the literature. Hand (N Y). 2009;4(2):167-72.
42. Penrose JH. The Monteggia fracture with posterior dislocation of the radial head. *J Bone Joint Surg*. 1951;33B:65-73.
43. Atesok KI, Jupiter JB, Weiss AP. Galeazzi fracture. *J Am Acad Orthop Surg*. 2011;19(10):623-33.
44. Moore TM, Klein JP, Patzakis MJ, Harvey JP Jr. Results of compression-plating of closed Galeazzi fractures. J Bone Joint Surg Am. 1985;67(7):1015-21.
45. Giannoulis FS, Sotereanos DG. Galeazzi fractures and dislocations. *Hand Clin*. 2007;23(2):153-63, v.
46. Wei SY, Born CT, Abene A. Diaphyseal forearm fractures treated with and without bone graft. *J Trauma*. 1999;46(6):1045-8.
47. Ilyas AM, Thoder JJ. Intramedullary fixation of displaced distal radius fractures: a preliminary report. *J Hand Surg Am*. 2008;33(10):1706-15.
48. Kontakis GM, Pasku D, Pagkalos J, Katonis PG. The natural history of a mistreated ipsilateral Galeazzi and Monteggia lesion: report of a case 39 years post-injury. *Acta Orthop Belg*. 2008;74(4):546-9.
49. Hotchkiss RN, An KN, Sowa DT, Basta S, Weiland AJ. An anatomic and mechanical study of the interosseous membrane of the forearm: pathomechanics of proximal migration of the radius. J Hand Surg Am. 1989;14(2 Pt 1):256-61.
50. Singh S, Bhatia M, Housden P. Cast and padding indices used for clinical decision making in forearm fractures in children. *Acta Orthop*. 2008;79(3):386-9.
51. Chung KC, Spilson SV. The frequency and epidemiology of hand and forearm fractures in the United States. *J Hand Surg Am*. 2001;26(5):908-15.
52. Duncan R, Geissler W, Freeland AE, Savoie FH. Immediate internal fixation of open fractures of the diaphysis of the forearm. *J Orthop Trauma*. 1992.;6(1):25-31.
53. Wright RR, Schmeling GJ, Schwab JP. The necessity of acute bone grafting in diaphyseal forearm fractures: a retrospective review. *J Orthop Trauma*. 1997;11(4):288-94.
54. Samora JB, Klingele KE, Beebe AC, Kean JR, Klamar J, Beran MC, et al. Is there still a place for cast wedging in pediatric forearm fractures? *J Pediatr Orthop*. 2013.
55. Smith VA, Goodman HJ, Strongwater A, Smith B. Tratamento das fraturas do antebraço pediátrica tanto de osso: a comparação de técnicas operatórias. J Pediatr Orthop. 2005;25 (3):309-13.
56. Bowman EN, Mehlman CT, Lindsell CJ, Tamai J. Nonoperative treatment of both-bone forearm shaft fractures in children: predictors of early radiographic failure. J Pediatr Orthop. 2011;31(1):23-32.
57. Essex-Lopresti P. As fraturas da cabeça do rádio distal com deslocamento de rádio-ulnar: relato de dois casos. J Boné Joint Surg Br. 1951;33B(2):244-7.
58. Gabriel MT, Pfaeffle HJ, Stabile KJ, Tomaino MM, Fischer KJ. Passive strain distribution in the interosseous ligament of the forearm: implications for injury reconstruction. J Hand Surg Am. 2004;29:293-8.
59. Gofton WT, Gordon KD, Dunning CE, Johnson JA, King GJ. Soft-tissue stabilizers of the distal radioulnar joint: an in vitro kinematic study. J Hand Surg Am. 2004;29(3):423-31.
60. Halls AA, Travill A. Transmission of pressures across the elbow joint. Anat Rec. 1964;150(3):243-47.
61. Jung JM, Baek GH, Kim JH, Lee YH, Chung MS. Mudanças na variância ulnar em relação à rotação do antebraço e punho. J Bone Joint Surg Br. 2001;83(7):1029-33.

95

LESÕES DA PELVE, QUADRIL E DO FÊMUR PROXIMAL

João Wagner Junqueira Pellucci
Gustavo Lemos Ribeiro Melo
João Lopo Madureira Júnior

Fraturas do anel pélvico

Introdução

As fraturas da pelve são de extrema importância na prática das salas de urgência, por serem lesões que podem ameaçar a vida e necessitarem, em algumas circunstâncias, de intervenção ortopédica de urgência. Assim, é fundamental que se conheçam os conceitos de pelve instável para saber quais são os casos que necessitam de abordagem mais precoce e qual a melhor forma de atuar nesse paciente. Fato é que uma abordagem multidisciplinar no manejo desse paciente aumentará as chances de bons resultados[1].

A pelve é formada pela união do ísquio, do púbis e do ilíaco. Os ligamentos do anel pélvico são responsáveis pela conexão da coluna vertebral (L5-S1) à pelve e são eles que irão resistir ou não às forças de cisalhamento no momento da fratura. Importante lembrar que a raiz de L5 passa muito próximo à articulação sacroilíaca (em torno de 1,5 cm), por isso nas lesões do anel pélvico é mandatório que haja a anotação no prontuário médico do *status* neurológico completo do paciente.

Os ligamentos dividem-se em quatro grupos:

A) Ligamentos sacroilíacos: resistem a ambas as forças, verticais e rotacionais, de cisalhamento;

B) Ligamentos sacrotuberositário: resistem primariamente a forças de cisalhamento verticais;

C) Ligamentos sacroespinhais: resistem primariamente a forças rotacionais;

D) Ligamento iliolombar: estende-se do processo transverso da quarta e quinta vértebra lombar até a crista ilíaca e áreas circunvizinhas.

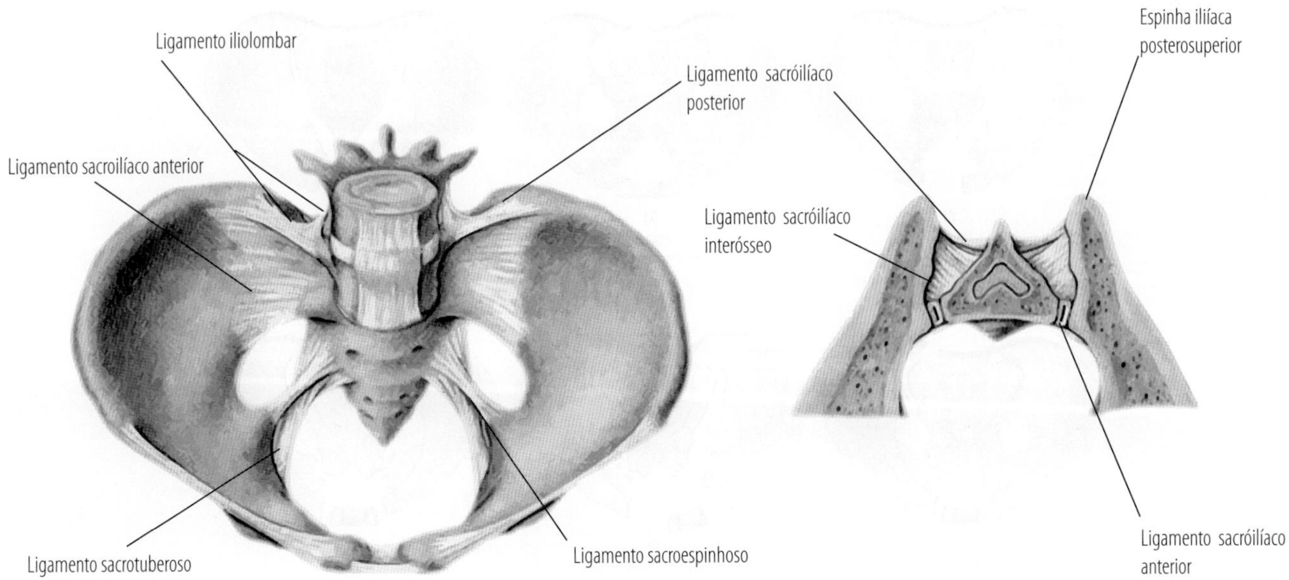

Figura 95.1. Ligamentos do anel pélvico.

Para a abordagem dessa possível lesão pélvica, começamos pela avaliação radiográfica. Vamos, então, entender se aquela pelve é instável ou não. Temos sinais diretos e indiretos de instabilidade pélvica: desvio da articulação sacroilíaca maior que 1 cm (em qualquer plano); abertura da sínfise púbica acima de 2,5 cm; ascensão da hemipelve maior que 1 cm, que são considerados os sinais diretos.

Os sinais indiretos são fraturas do processo transverso de L5 (inserção do ligamento iliolombar), além de avulsão dos ligamentos sacroespinhosos.

A tomografia computadorizada (TC) fornece maiores detalhes na posição dos fragmentos e extensão dos afastamentos da articulação sacroilíaca e sínfise púbica. Importante também para as lesões do sacro e acetábulo (fragmentos ósseos intra-articulares)[2].

Classificação de Tile: é uma das classificações mais usadas e leva em consideração a presença ou não de estabilidade nos planos e a direção da força causadora da lesão, sendo as do tipo A as estáveis, as do tipo B as instáveis rotacionalmente e as do tipo C as instáveis rotacional e verticalmente (Figura 95.2).

Epidemiologia

As lesões pélvicas são raras quando comparadas às fraturas em outras regiões do corpo. Sua incidência global é estimada em 3% de todas as fraturas. Nos politraumas de alta energia, esse número cresce para aproximadamente 25% de fraturas pélvicas, e a taxa de mortalidade pode alcançar em torno de 55% nas lesões graves[3]. Desse modo, uma lesão pélvica deve ser considerada como um fator de trauma importante até que lesões associadas sejam excluídas. A proximidade das estruturas osteoligamentares aos órgãos pélvicos, neurovasculares, vísceras ocas e estruturas urogenitais pode levar a uma grande variação de lesões. Devido ao grande avanço diagnóstico e terapêutico, as taxas de mortalidade caíram ao longo do século (em 1890 eram de 87%; atualmente giram em torno de 5% a 20%).

A maioria das fraturas pélvicas ocorrem em homens, brancos, adultos jovens e vítimas de acidentes de trânsito. Quedas de altura também são muito relacionadas a tais lesões. A raridade das fraturas pélvicas em crianças é explicada pela presença dos componentes cartilaginosos (sínfise pubiana, cartilagem trirradiada e cartilagem das articulações sacroilíacas), que dão certa flexibilidade e elasticidade[4].

Fraturas estáveis do tipo A são as mais prevalentes (as mais frequentes são as fraturas dos ramos isquiopúbicos, apresentando significativa importância em indivíduos mais idosos). Felizmente as fraturas instáveis (tipo C) são as menos frequentes e ocorrem em cerca de 10% dos casos; sendo as fraturas do tipo A as mais frequentes, variando de 50% a

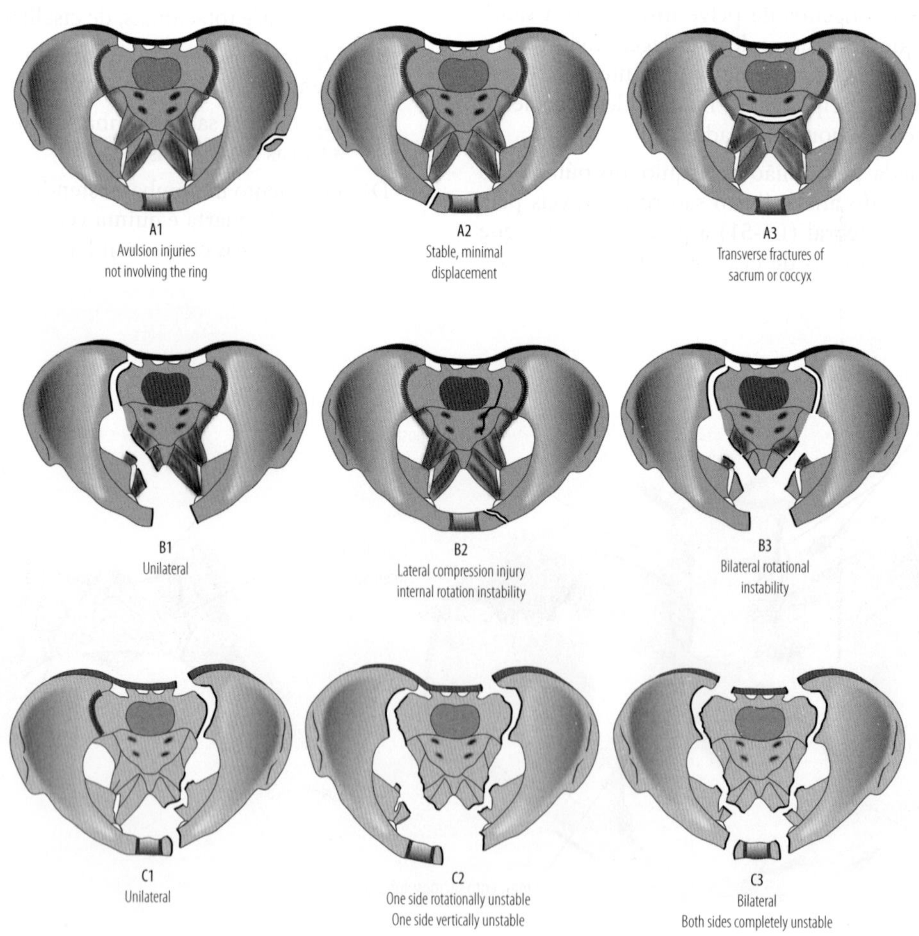

Figura 95.2. Classificação de Tile.

60%. As lesões podem ser divididas em lesões de baixa e alta energia

Lesões de baixa energia são fraturas de ossos individuais da pelve, não comprometendo o anel, como: avulsão da EIAS, EIAI, tuberosidade isquiática, crista ilíaca ou sacro (isolada). São muito comuns em idosos após queda domiciliar e muitas vezes um diagnóstico diferencial importante com fraturas do fêmur proximal

Lesões de alta energia: geralmente produzem ruptura do anel pélvico, além de se associarem com lesão de vísceras ou tecidos moles. Por tratar-se de um "anel" pélvico, é sempre importante, quando se identificarem lesões anteriores, procurar lesões posteriores.

Acidentes automobilísticos são responsáveis por 2/3 das fraturas da pelve.

A instabilidade hemodinâmica está presente em 20% dos casos, sendo a hemorragia a principal causa de morte nas lesões pélvicas (15%). As lesões vasculares associadas mais comuns são as venosas (plexo venoso sacral) e dos ramos da artéria ilíaca interna (em ordem de frequência): artéria glútea superior, pudenda interna, obturadora e sacral lateral. As lesões de vísceras associadas mais comuns são: urogenital (12% a 20%), plexo lombossacral (8%), gastrointestinais (lacerações do trato gastrointestinal baixo por fragmentos ósseos). Nas lesões do trato urogenital, as estruturas mais lesadas são a bexiga e a uretra (trato geniturinário inferior)

Entre os pacientes com lesões instáveis da pelve ou fraturas da asa do sacro ou forames, 50% cursam com lesão do plexo lombossacral. Cerca de 60% a 85% dos pacientes com lesão pélvica apresentam fraturas de extremidades[5].

Fisiopatologia

Segundo Young-Burges, as lesões são produzidas com base na direção e tipo de força aplicada sobre a pelve:

A) Compressão lateral (CL): é o mecanismo mais comum de fratura pélvica. Há fraturas dos ramos púbicos (superior e inferior) unilaterais ou bilaterais com ou sem lesão da sínfise púbica. Inicialmente ocorre a compressão lateral seguida de uma força anteroposterior (rola por cima da vítima);

B) Compressão anteroposterior (CAP): são forças anteriores ou posteriores levando a diástase da sínfise e/ou fraturas longitudinais dos ramos (rotação externa dos ossos da pelve). Avalia-se a integridade dos ligamentos sacroilíacos (SI) anteriores e posteriores, sacrotuberositários (ST) e sacroespinhais (SE):
   - CAP I: leve alargamento da sínfise púbica e/ou articulação sacroilíaca anterior. Os ligamentos SI anteriores, ST e SE estão estirados, mas não rotos, e os ligamentos SI posteriores estão intactos. A abertura da sínfise púbica é menor que 2 cm;
   - CAP II: alargamento da articulação SI anterior com ruptura dos ligamentos SI anterior, ST e SE. Os ligamentos SI posteriores estão intactos. Lesões com diástase da sínfise acima de 2,5 cm. É a fratura em livro aberto clássica com integridade vertical;
   - CAP III: ruptura completa da articulação SI com desvio lateral. Os ligamentos SI anteriores e posteriores, ST e SE estão rotos (lesão de Malgaine). Possui alta incidência de lesões associadas (hemorragia retroperitoneal) e há maior índice de lesões vasculares;

C) Compressão vertical (CV): é o mecanismo de lesão que força a hemipelve em direção vertical com diástase da sínfise e/ou desvio anterior ou posterior por meio da articulação SI, asa do ilíaco ou sacro;

D) Lesões mecânicas combinadas (MC): a mais comum é CL/CV[6].

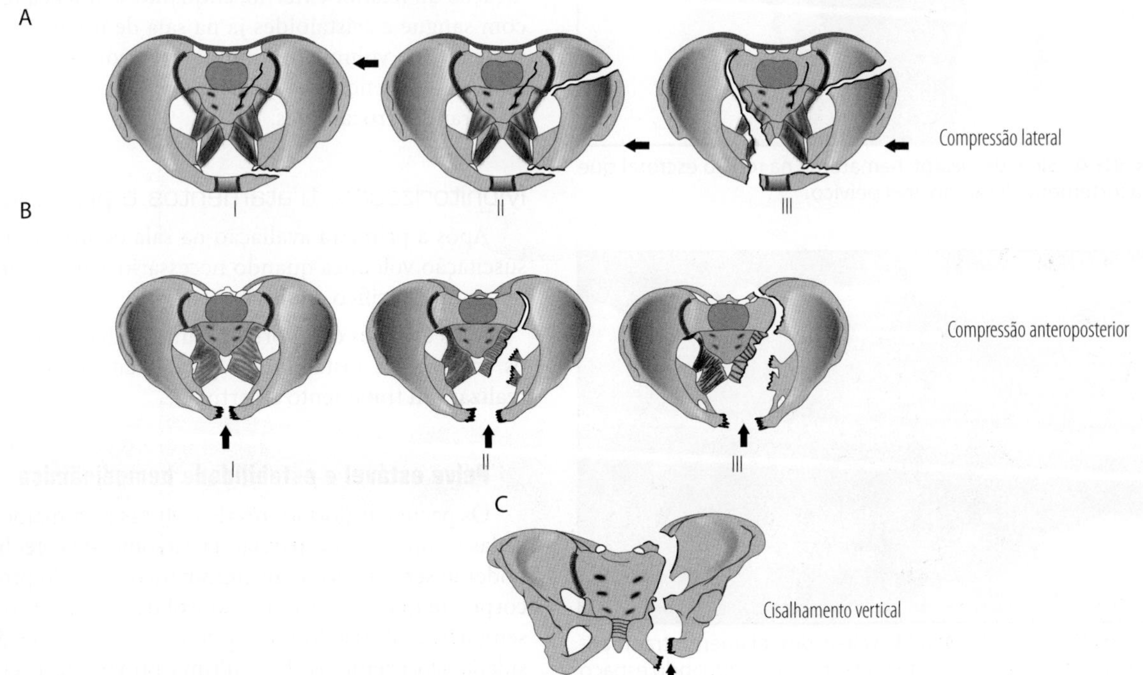

Figura 95.3. Classificação das lesões segundo Young-Burges.

Quadro clínico – Diagnóstico diferencial – Abordagem inicial na sala de urgência

Sendo o paciente um politraumatizado, deve passar por toda sequência do *Advanced Trauma Life Support* (ATLS). No exame secundário, a pelve é avaliada cautelosamente e apenas uma vez (evita desalojamento de eventuais coágulos) forçando a abertura (rotação externa) e o fechamento (rotação interna). As fraturas pélvicas têm como principal diagnóstico diferencial as lesões de vísceras ocas pélvicas. Um exame físico completo da pelve deve ser feito para pesquisar lesões abertas perineais e avaliar a bexiga e a uretra (sangramento no meato é sugestivo de lesão e contraindicação para a colocação de sonda uretral). Nesse momento também se despe o paciente à procura de sinais de lesões pélvicas. Um dos sinais a serem observados é o sinal de Destot: hematoma na região escrotal que denota fortemente lesão do anel pélvico (Figura 95.4). Encurtamentos e deformidades de membros devem ser inspecionados. O *status* neurológico também deve ser pesquisado, com anotação em prontuário principalmente da raiz de L5. Lesão de Morel-Lavallée (Figura 95.5): descolamento traumático entre a fáscia muscular e o tecido subcutâneo originando espaço morto e coleção de exsudato que aumenta substancialmente o índice de infecção nessas fraturas. Outro cuidado que se deve sempre ter é para realizar toque anal e vaginal. A presença de sangramento nesses locais transforma a fratura em fratura exposta da pelve. O deslocamento cranial da próstata à palpação constitui-se, também, em evidência de fratura da pelve[7].

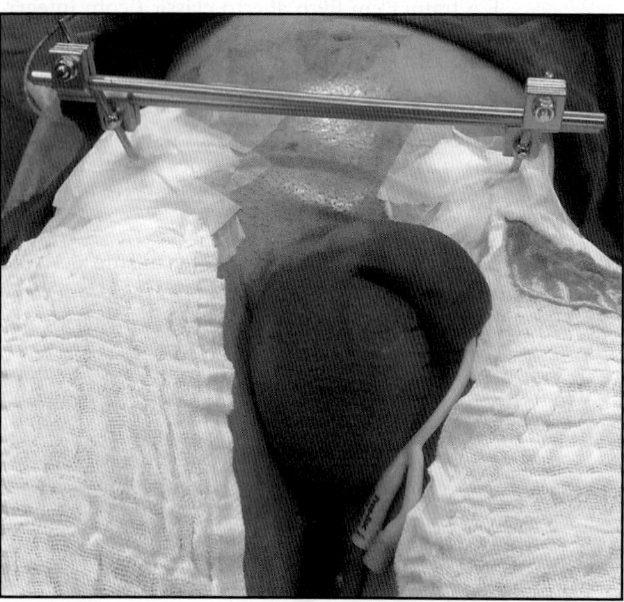

Figura 95.4. Sinal de Destot: hematoma na região escrotal que denota fortemente lesão do anel pélvico.

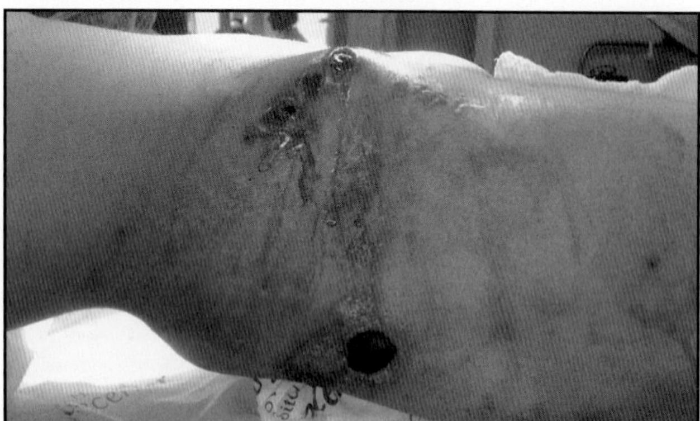

Figura 95.5. Lesão de Morel-Lavallée: descolamento traumático entre a fáscia muscular e o tec.subcutaneo, originando espaço morto e coleção de exsudato.

Condutas na sala de emergência

O tratamento dos pacientes com lesões do anel pélvico é muito peculiar, e duas fraturas semelhantes podem ser tratadas de modo bem distinto a depender do *status* hemodinâmico do paciente. O tempo todo temos que nos perguntar: "Esse paciente tem instabilidade hemodinâmica?"; e quando a resposta for "sim", temos que ser mais agressivos, pois aquela lesão pode levar o paciente a óbito. Mark Gilliland já demonstrou, no *Journal of Trauma*, que os pacientes normotensos têm mortalidade em torno de 8%, enquanto nos hipotensos esse número pula para em torno de 50%. A mortalidade de pacientes com fraturas da pelve esteve associada em 2/3 deles a própria fratura ou complicações decorrentes dela. A ressuscitação requer não apenas a administração de fluidos, sangue e derivados do sangue, mas também o tratamento do trauma pélvico e estabilização das fraturas dos ossos longos. O uso judicioso e precoce da fixação externa anterior da pelve pode salvar a vida em muitos casos. O tratamento é individualizado, levando-se em conta se aquela pelve é ou não estável e se o paciente está ou não com instabilidade hemodinâmica. Nos casos de instabilidade hemodinâmica associada a instabilidade pélvica, na sala de urgência, nossa principal função é diminuir o volume da pelve, fazer a ressuscitação volêmica e levar o paciente o mais rápido possível para a estabilização da sua pelve com fixador externo[8]. Importante lembrar que antes da colocação do fixador externo, enquanto se inicia a reanimação com sangue e cristaloides já na sala de urgência, essa pelve pode ter seu volume diminuído provisoriamente com o auxílio de um lençol ou cintas próprias colocados na região dos grandes trocanteres.

Monitorização, tratamentos e prescrição

Após a primeira avaliação na sala de urgência, com ressuscitação volêmica quando necessário, vamos então ao tratamento específico das lesões.

Mais uma vez é importantíssimo avaliar se o paciente tem os critérios de instabilidade pélvica citados acima, para se realizar um tratamento assertivo.

Pelve estável e estabilidade hemodinâmica

Os pacientes portadores de fraturas minimamente deslocadas e com ruptura parcial da estabilidade osteoligamentar poderão ser tratados com sintomáticos e apoio protegido do corpo até que suas fraturas consolidem, em torno de 8 a 12 semanas. Fraturas do ramo púbico e ou avulsões da tuberosidade são exemplos. Esta última provocada pela ação dos músculos isquiossurais em atletas jovens velocistas.

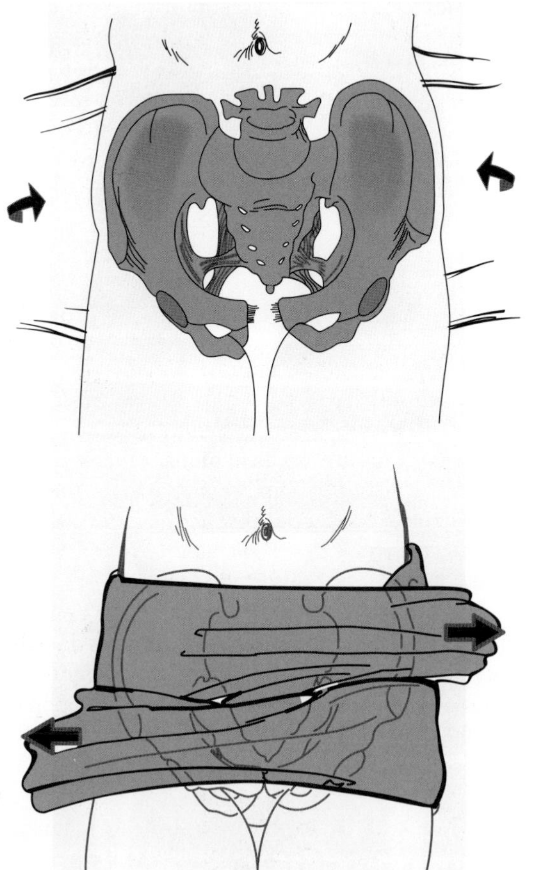

Figura 95.6. Fechamento provisorio da pelve com auxilio de lençol.

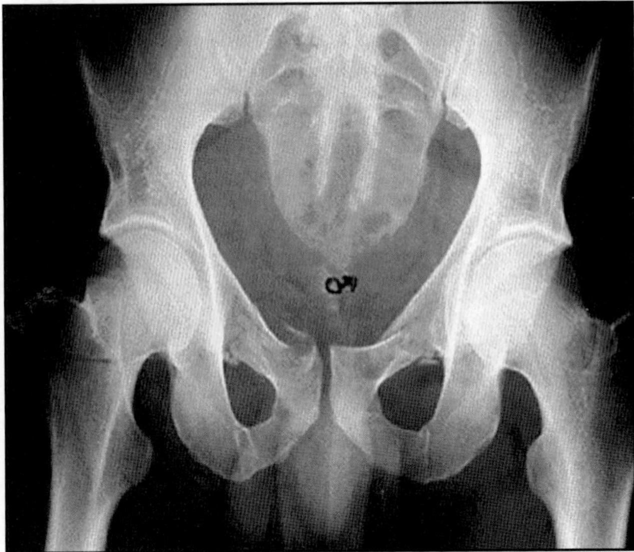

Figura 95.7. Fraturas estáveis do anel pelvico.

Pelve estável e instabilidade hemodinâmica

Aqui entra a grande importância em se distinguir uma pelve estável, pois o tratamento da instabilidade hemodinâmica será conduzido provavelmente pela cirurgia geral, à procura de outros locais de sangramentos que justifiquem o choque, lembrando dos traumatismos no crânio, tórax e abdome e das hemorragias externas associadas às fraturas de ossos longos. Uma vez identificado o local do sangramento, o tratamento específico será instituído, ficando a lesão da pelve, a princípio, em segundo plano e com tratamento conservador com sintomáticos e proteção do apoio.

Pelve instável e estabilidade hemodinâmica

Essa pelve precisará de abordagem cirúrgica para correção dessa instabilidade. Mas qual o momento adequado para essa intervenção? A literatura atual preconiza a utilização de fixador externo na urgência apenas nos casos em que haja instabilidade hemodinâmica associada à instabilidade pélvica. Alguns autores preconizam o fixador externo em pacientes sem instabilidade hemodinâmica, em que a abertura anterior é muito grande, e o paciente possivelmente levará grande tempo para o tratamento definitivo (realidade de muitos serviços públicos do nosso país), mas lembre-se que essa é uma indicação relativa do fixador externo. Em relação às abordagens, temos para as diversas lesões anterior e ou posterior um amplo arsenal terapêutico. Nas rupturas da articulação sacroilíaca, pode-se usar placa anterior ou fixação posterior. Na fixação de luxações sacroilíacas utilizando placas na face anterior da articulação, apenas um parafuso deve ser colocado no sacro devido à proximidade da raiz de L5.

Observe que a RAFI é contraindicada se a cavidade peritoneal estiver contaminada, quando lançamos mão de fixadores externos supra-acetabulares (nunca na urgência).

A fixação anterior é indicada nas disjunções da sínfise maiores que 2,5 cm e posteriormente é indicada nas fraturas tipo C (Tile) ou com outros critérios de instabilidade (visto acima). Muito importante lembrar que aquelas lesões com instabilidade vertical são candidatas à colocação de tração transesqueléticas no fêmur para a estabilização provisória dessa lesão até o tratamento cirúrgico definitivo.

Pelve instável e instabilidade hemodinâmica

Aqui, torna-se fundamental a atuação harmônica da equipe do trauma. Além das lesões já comentadas no tópico acima e que serão abordadas em dois tempos aqui, há a grande importância principalmente da colocação do fixador externo na urgência, em especial nas lesões tipo CAP em que o volume da pelve está muito aumentado e grandes sangramentos podem estar contidos nela. Barry Riemer, no *Journal of Trauma* de 1993[9], já demonstrou que a mortalidade nesses casos com o fixador externo é em torno de 7%, enquanto sem ele esse número vai para em torno de 25%. O fixador de preferência é colocado na asa do ilíaco um grupo de três pinos de 3 mm cada ou dois pinos de 4,5 mm cada. Caso a instabilidade hemodinâmica não se reverta mesmo após a colocação do fixador externo e da reposição volêmica vigorosa, estudos atuais como o de Osborn *et al.*[10] recomendam o *packing* inicial, que nada mais é que a colocação de compressas na cavidade retroperitoneal para estancar a hemorragia e, num segundo tempo, a realização de angiografia para identificação da lesão e sua embolização.

Assim, o médico deve estar sempre atento a essas lesões, pois a vida do paciente pode estar em jogo.

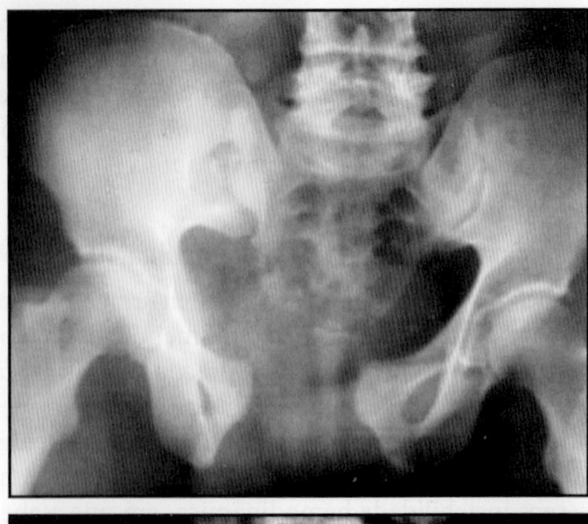

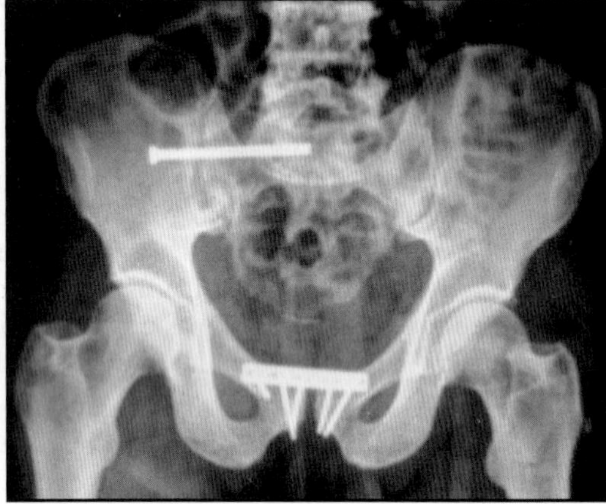

Figura 95.8. Pelve Instavel, mas estavel hemodinamicamente. Cirurgia eletiva.

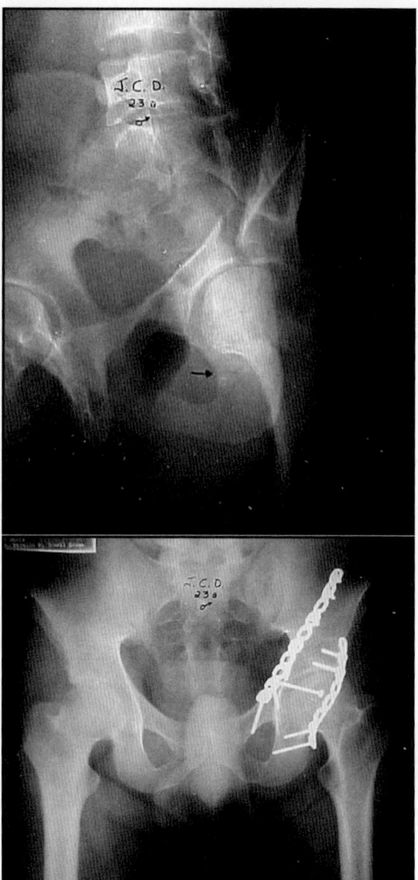

Figura 95.9. Fratura transversa + parede posterior.

Fraturas do acetábulo

Introdução

As fraturas acetabulares são complexas e decorrentes de traumas usualmente de alta energia. Atualmente tem aumentado sua taxa em traumas de baixa energia em idosos acima de 60 anos devido a quedas da própria altura por maior sobrevida da população e osteoporose[11,12]. Desde 1960 é consenso que, nas fraturas acetabulares desviadas, o melhor tratamento é a redução anatômica, fixação cirúrgica e mobilização precoce (RAFI)[13,14].

Nos traumas de alta energia são comuns as lesões musculoesqueléticas e viscerais associadas e que podem pôr em risco a vida do paciente, devendo-se, portanto, na sala de urgência seguir o ATLS.

Epidemiologia

As fraturas de alta energia ocorrem frequentemente em consequência de acidentes de trânsito. Atualmente tem aumentado significativamente no gênero feminino, mas no geral sua incidência se estabilizou, como mostram os dados disponíveis da Grã-Bretanha, após a promulgação da legislação para a obrigatoriedade do uso do cinto de segurança, em 1983. A incidência geral é de 3/100 mil pacientes/ano, permanecendo estável nas últimas décadas. Enquanto as fraturas por baixa energia, como quedas abaixo de 3 metros, têm aumentado[12].

Nos traumas de alta energia, as lesões associadas ocorrem em mais de 50% dos pacientes[12,15]. Em uma série de Matta, 35% estavam associados à lesão em um membro, 19% à lesão craniana, 18% à lesão torácica, 13% à lesão nervosa, 8% à lesão abdominal, 6% à lesão geniturinária e 4% à lesão da coluna vertebral[14].

Nos traumas de baixa energia, a incidência de lesões associadas é de 30% dos casos, mesmo nas fraturas isoladas[11].

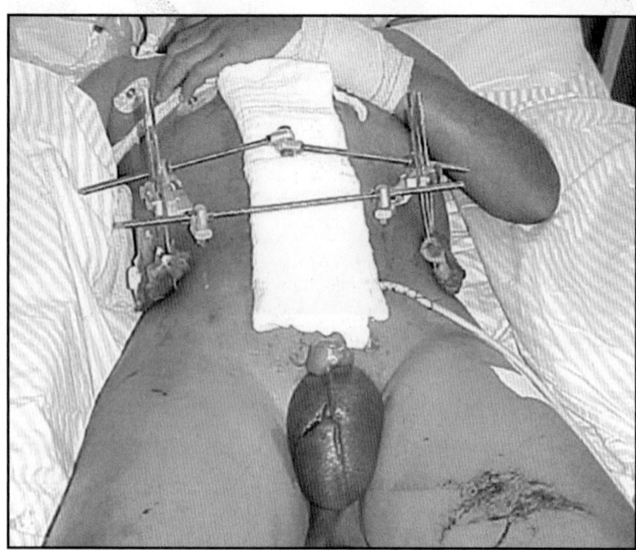

Figura 95.10. Trauma de alta energia.

Fisiopatologia

As fraturas acetabulares são consequências do impacto da cabeça femoral contra a superfície articular do acetábulo[16], podendo ocorrer por trauma direto na região trocantérica ou trauma axial sobre o joelho fletido de encontro ao painel do automóvel, sendo essa a causa mais comum. Os padrões de fraturas dependerão da posição do membro inferior durante o trauma.

Quadro clínico

É importante a história do trauma, se foi de alta energia ou devido a lesões associadas, esqueléticas e/ou viscerais. Na avaliação clínica, deve-se seguir rigorosamente os princípios do ATLS. Nos casos de trauma axial no joelho, são frequentes as lesões ligamentares, principalmente no ligamento cruzado posterior, fraturas do colo fêmur, que em muitos casos podem ser ocultas, e fratura diafisária do fêmur. É importante observar a atitude do membro, pois, em casos de luxação posterior do quadril, apresentará deformidade em flexão, adução e rotação interna. e nas luxações anteriores, extensão, abdução e rotação externa Deve-se avaliar as lesões neurológicas do membro inferior ipsilateral, que ocorrem em até 30%, sendo o nervo isquiático o mais frequentemente acometido na luxação posterior, em geral neuropraxia[13,17]. Deve-se avaliar dorsiflexão do tornozelo e artelhos, anotando antes de qualquer procedimento cirúrgico o grau da força muscular, evitando que seja imputada ao trauma cirúrgico e, assim, resguardando qualquer questionamento futuro médico legal. Podem ocorrer lesões dos nervos femoral, obturatório e glúteo superior. Deve-se avaliar lesões fechadas de partes moles, principalmente na região do quadril, por desluvamento do tecido subcutâneo e formação de grande coleção líquida (lesão de Morel-Lavallée), que apresentam alto índice de infecção e muitas vezes necessitam de debridamento antes do procedimento cirúrgico definitivo[18].

Diagnóstico diferencial

Investigar fraturas da cabeça femoral, do colo femoral, que podem ser ocultas, e diáfise femoral, e lesões osteocondrais e do anel pélvico.

Classificação

A classificação de Judet e Letournel é baseada na anatomia da fratura e continua sendo a mais utilizada pela maioria dos cirurgiões, sendo dividida em 10 categorias: cinco elementares e cinco associadas[13,19].

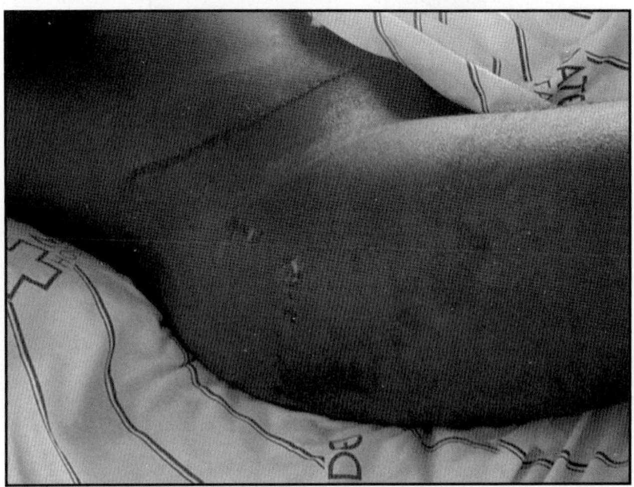

Figura 95.11. Lesão de Morel-Lavalée.

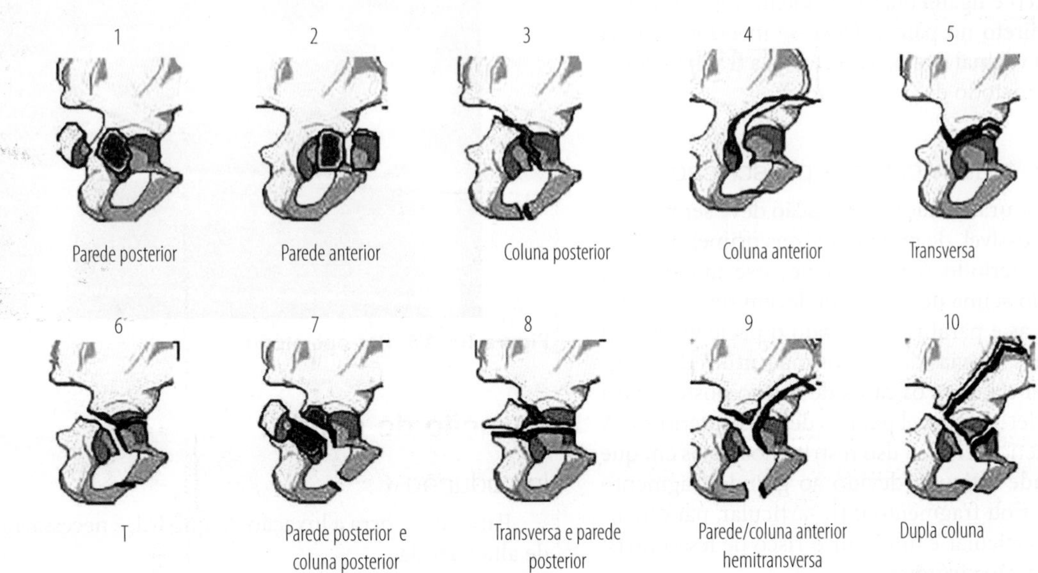

Figura 95.12. Classificação de Judet e Letournel com base na anatomia da fratura.

As fraturas da parede posterior são as mais frequentes, em torno de 25%, das fraturas acetabulares seguidas pelas de duas colunas, em torno de 23%, que se caracterizam por todo acetábulo não estar conectado ao esqueleto axial. O sinal radiográfico patognomônico dessas fraturas é o sinal do esporão, mais bem visualizado na incidência em obturatória, que é a cortical externa do osso ilíaco[13,14].

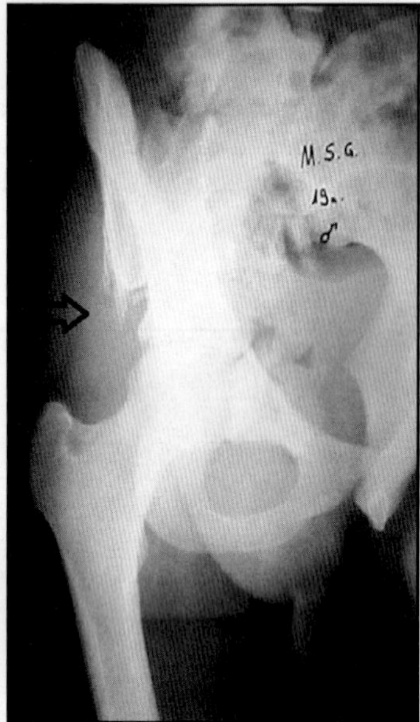

Figura 95.13. Sinal do esporão.

Avaliação inicial e condutas na sala de emergência

Como em todo politraumatizado, deve-se seguir o ATLS. Após solicitar as séries radiológicas e sempre que possível a TC para avaliar melhor lesões esqueléticas, deve-se procurar fraturas da cabeça e diáfise femoral, e lesões da coluna vertebral, do anel pélvico e ligamentares do joelho ipsilateral devidas ao trauma direto no painel. Deve-se investigar lesões ocultas da mucosa vaginal e reto, o que torna a fratura exposta, modificando o método de tratamento.

Monitorização, tratamentos e prescrição

Nos casos de fraturas-luxação, a redução deve ser realizada o mais rápido possível, de preferência nas primeiras 6 horas, pois, após esse período, o índice de necrose aumenta. As fraturas com desvio acima de 1 a 2 mm devem ser reduzidas e fixadas com placas e parafusos, estando o paciente estável em dois a cinco dias. As vias de acessos mais utilizadas são a de Kocher-Langenbeck para os casos de desvio posterior e a ileoinguinal de Judet-Letournel para os desvios anteriores. A tração transesquelética tem seu uso restrito nos casos em que houver instabilidade articular devido ao grande fragmento da parede posterior ou fragmento intra-articular, para manter uma distração articular e diminuir o risco de lesão cartilaginosa, até a correção cirúrgica,

São indicações para intervenção cirúrgica de urgência:

- Luxação recorrente do quadril após redução, apesar da tração;
- Luxação do quadril irredutível;
- Déficit neurológico progressivo após redução fechada;
- Lesão vascular associada necessitando de reparo;
- Fraturas expostas;
- Fratura do colo fêmur ipsilateral.

Com o aumento das fraturas em idosos, casos selecionados com osteoporose avançada, fraturas cominutivas da parede posterior e grande impactação superomedial do teto acetabular (sinal da gaivota) e acometimento acima de 40% da cabeça femoral, tem sido indicada com maior frequência a artroplastia total imediata.

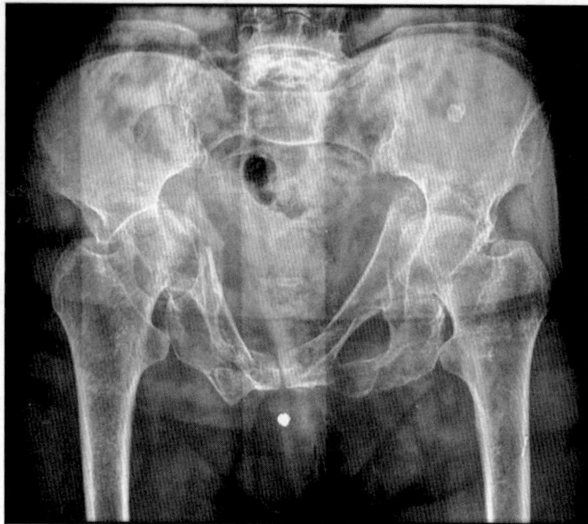

Figura 95.14. Paciente 82 anos com fratura bilateral cominutiva com osteoporose avançada.

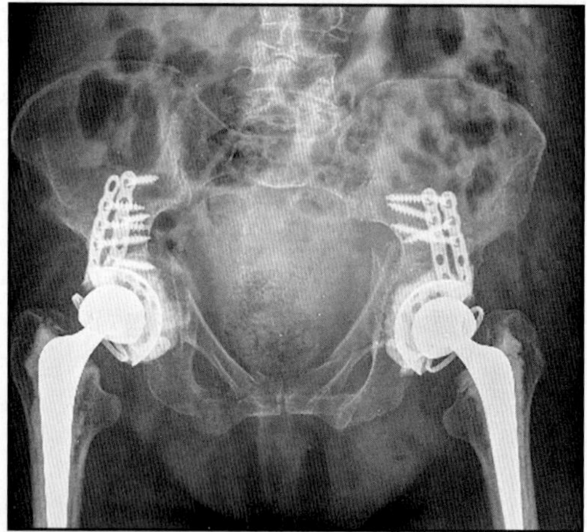

Figura 95.15. Pós-operatório.

Luxação do quadril

Introdução

Para que ocorra a luxação do quadril, é necessário trauma de alta energia.

Todos pacientes devem ser avaliados pelo ATLS para procurar identificar lesões neurológicas e musculoesqueléticas. Deve-se fazer uma avaliação radiográfica rigorosa para não perdera oportunidade de identificar a luxação.

Epidemiologia

A maioria ocorre, como nas fraturas acetabulares, por trauma de alta energia por acidentes motorizados, quedas de altura e atualmente se tem visto aumento em consequência de atividades esportivas. São mais comuns no sexo masculino e em adulto jovem; as luxações posteriores são mais comuns que as anteriores[16,20,21].

Fisiopatologia

O mecanismo de lesão dependerá da posição do membro no momento do trauma. Usualmente é um trauma direto, anterior no joelho. Se o membro estiver em maior flexão, adução e rotação interna, há maior possibilidade de luxação pura; quanto menor a flexoadução, maior a possibilidade de fratura da parede posterior. Apresenta grande incidência de lesão ligamentar do joelho. Tabuenca e Truan relatam em 187 pacientes com luxação ou fratura luxação do quadril 25% de acometimento importante no joelho[22].

Tabela 95.1. Mecanismo de lesão

Posição do quadril x	Padrão de lesão
Flexão,adução, rotação interna	Luxação posterio simples
Flexão parcial, menor adução	Fratura-luxação posterior e rotação interna
Hiperabdução e extensão	Luxação anterior

Quadro clínico

A luxação posterior apresenta deformidade em flexoadução com rotação interna e encurtamento e a luxação anterior, deformidade em abdução com rotação externa. Comumente se observam equimose na região abdominal e região proximal da coxa, e ferimento anterior no joelho devido ao trauma direto (sinal do painel). Deve-se ficar atento, pois, em casos de fraturas diafisárias do fêmur ipsilateral, pode-se não se observarem essas deformidades e passar desapercebida a luxação. É importante fazer cuidadosa avaliação neurovascular e anotar, evitando, assim, futuros problemas médicos legais, após procedimento cirúrgico.

A avaliação inicial é com radiografia da pelve em AP, só solicitando outras incidências e TC em casos de suspeita de outras lesões que poderiam interferir na redução, sendo realizadas posteriormente após a redução e para possível planejamento cirúrgico.

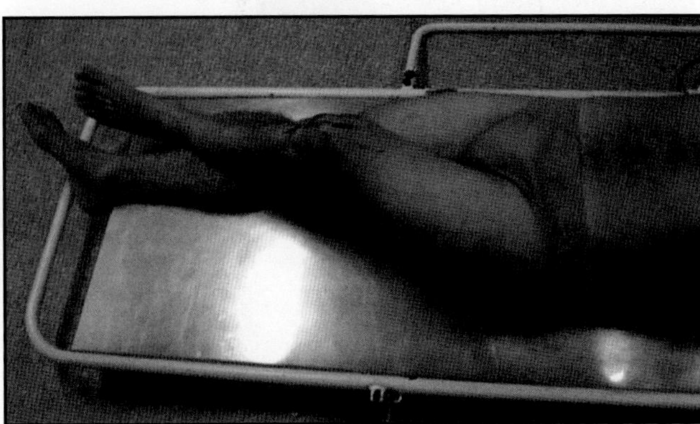

Figura 95.16. Sinal do painel.

Diagnóstico diferencial, avaliação inicial na sala de emergência, condutas na sala de emergência

O principal diagnóstico diferencial das luxações do quadril são as fraturas acetabulares. Ao receber o paciente na sala de emergência, usualmente em atitude de adução, flexão e rotação interna do quadril, são solicitadas imediatamente radiografias para tentar fazer o diagnóstico.

Em seguida, inicia-se analgesia, mas já conduzindo o paciente para centro cirúrgico, no intuito de realizar a redução da luxação, que usualmente é incruenta. As fraturas associadas da cabeça femoral terão seu tratamento realizado habitualmente, em um segundo tempo, assim que o paciente estiver estabilizado.

A luxação é uma emergência ortopédica e deve ser reduzida o mais rápido possível, devido ao risco de sofrimento vascular e consequentemente osteonecrose, que poderá ser observada até cinco anos após o trauma. A redução deve ser realizada sob anestesia e fluoroscopia nas primeiras 6 horas; após esse período a incidência de osteonecrose aumenta. A manobra clássica de redução é a de Allis.

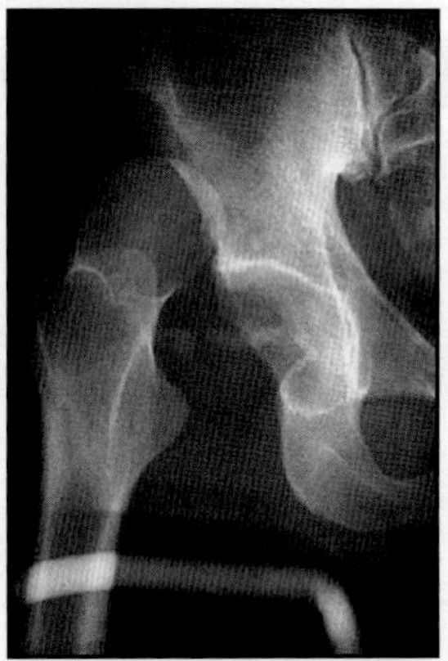

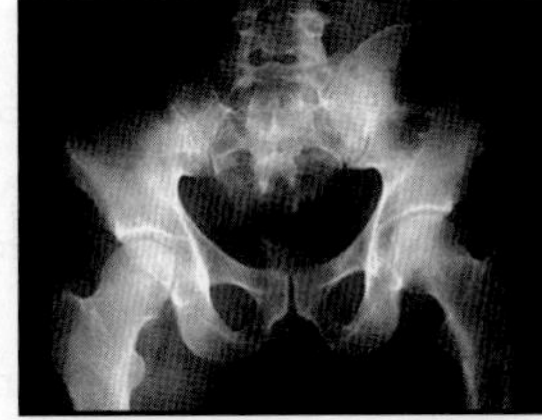

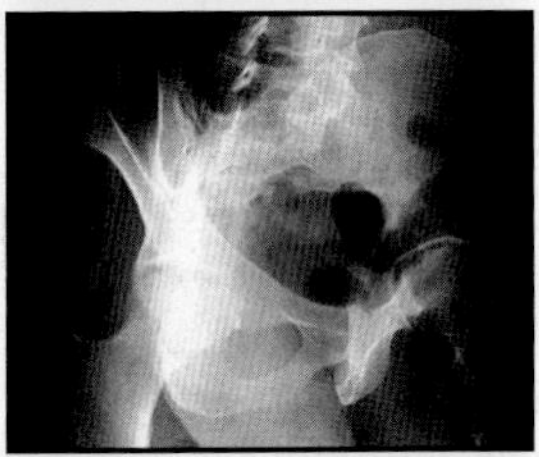

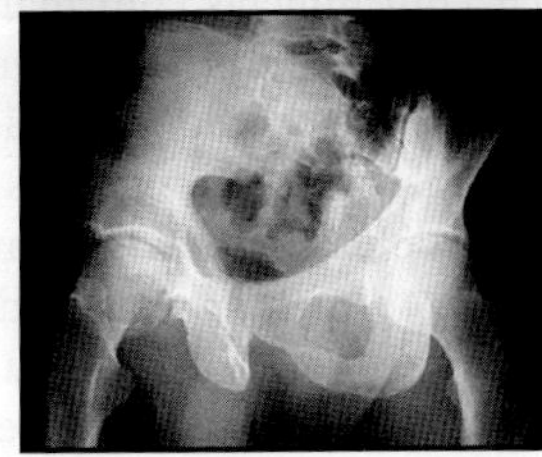

Figura 95.17. Luxação posterior do quadril pré e pós-redução.

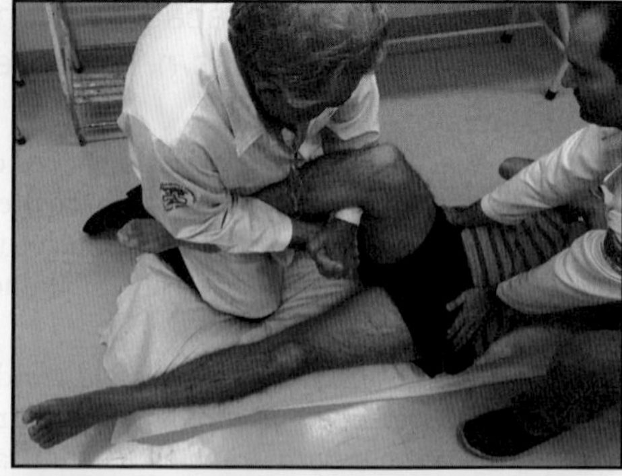

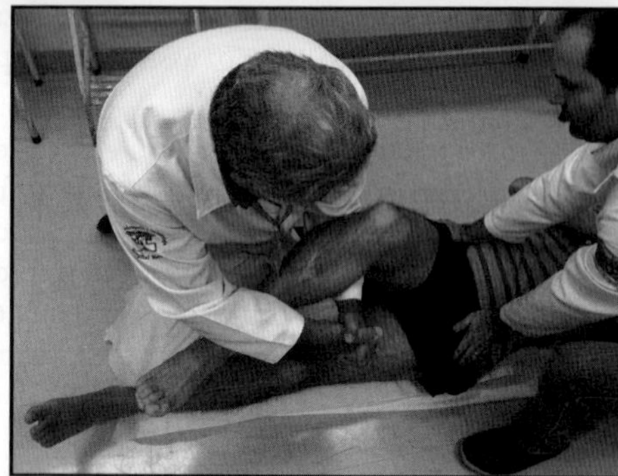

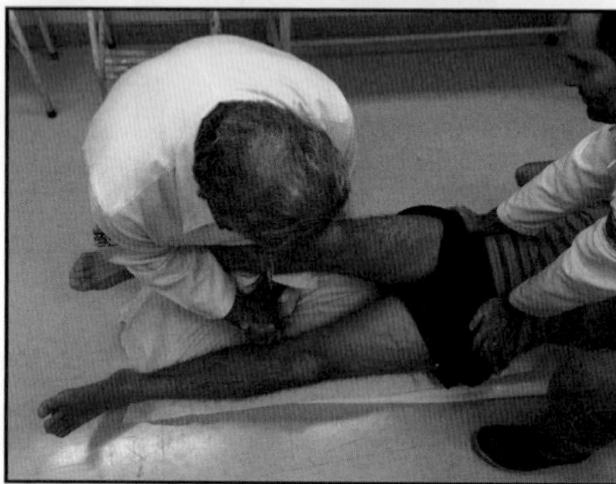

Figura 95.18. Manobra de Allis.

Monitorização, tratamentos, prescrição

A monitorização é feita de forma não invasiva, exceto em casos de instabilidade hemodinâmica e necessidade de admissão em centro de terapia intensiva.

Nos casos de luxação anterior é muito importante orientar os familiares quanto ao risco de morte súbita no momento da redução.

Realizada a redução, deve-se avaliar a congruência articular e a estabilidade com manobras de flexoadução e rotação interna para luxação posterior e extensão, e abdução e rotação externa para luxação anterior. Se o quadril estiver estável e sem sinais de incongruência articular, o paciente é autorizado a deambular com muletas com marcha proprioceptiva no membro acometido por seis semanas e evitando os movimentos que levaram à luxação. A tração transesquelética femoral somente está indicada em casos de instabilidade ou fragmento intra-articular para evitar danos à cartilagem e programar cirurgia. As manobras de redução estão contraindicadas nos casos de fratura de colo ou outras lesões no membro que não permitam a tração e que necessitarão de tratamento cirúrgico prévio com fixação[16,21-24].

Complicações

A osteonecrose poderá ocorrer em até 10% se reduzida nas primeiras 6 horas, aumentando sua incidência após esse tempo, portanto devendo ser reduzida o mais rápido possível. Já foram relatados casos até cinco anos após a luxação.

A osteoartrose é a complicação mais frequente e será mais precoce com a incongruência articular. A lesão neurológica ocorre em 3% a 18% nas luxações posteriores e as lesões vasculares são as mais frequentes nas luxações anteriores.

A incidência de trombose venosa profunda e tromboembolia apresenta alto índice, sendo indicada tromboprofilaxia por quatro semanas.

Fraturas do fêmur proximal

Introdução

As fraturas do fêmur proximal englobam três regiões anatômicas: cabeça femoral, colo e trocânter (Figura 95.19).

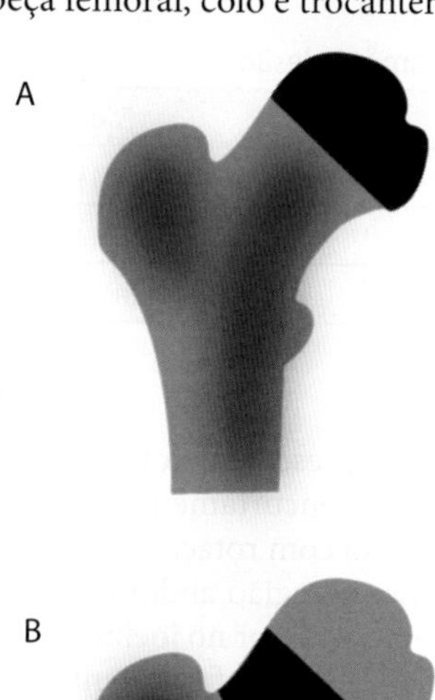

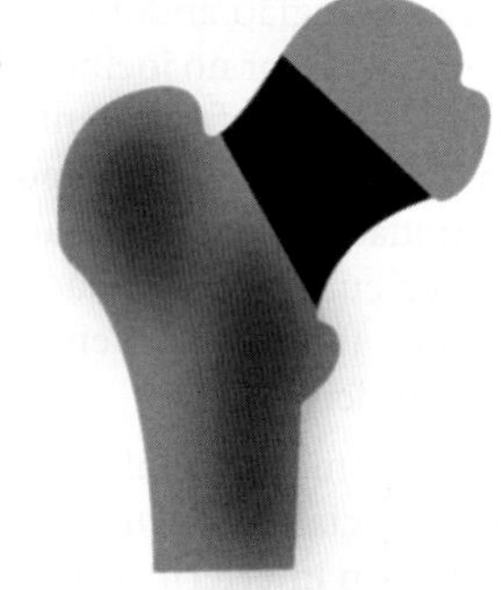

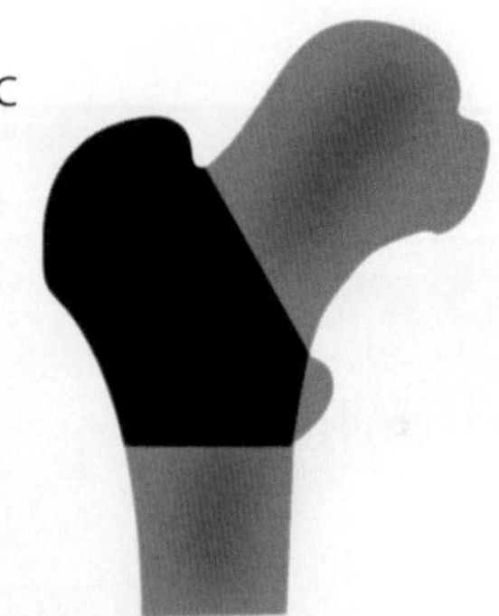

Figura 95.19. (**A**) Fratura da cabeça femoral. (**B**) Fratura do colo do fêmur. (**C**) Fratura trocantérica.

No geral, as fraturas do fêmur proximal no adulto são de tratamento cirúrgico, cabendo exceção aos tipos específicos de fraturas da cabeça femoral, do grande trocânter e do pequeno trocânter por avulsão, isoladas, não desviadas ou minimamente desviadas.

A localização da região da fratura varia de acordo com fatores como:

Energia do trauma:

- Traumas de alta energia: acidentes automobilísticos, motociclísticos e esportivos;
- Traumas de baixa energia: queda ao solo no idoso, rotação/pivotagem do membro inferior;

Mecanismo do trauma:

- Traumas diretos: queda com trauma sobre a região trocantérica e fratura trocantérica;
- Traumas indiretos: acidente automobilístico com trauma do painel, luxação da articulação coxofemoral e consequente fratura da cabeça femoral; pivotagem do membro inferior com fratura do colo femoral.

Existe ainda a fratura por insuficiência com origem em distúrbios osteometabólicos que levam à perda da matriz mineral óssea, como nos idosos pela sarcopenia associada a osteoporose e nos doentes renais crônicos.

Entre essas três localizações, as fraturas mais prevalentes são as do colo do fêmur e as trocantéricas.

A fratura do colo do fêmur é a fratura mais frequente no paciente idoso, sendo associada a maior incidência complicações como pseudoartrose e necrose avascular tardias e relacionada a maior número de maus resultados cirúrgicos ortopédicos. Por essa razão, no idoso, muitas vezes a fratura do colo do fêmur é tratada com cirurgia de artroplastia total do quadril imediata, que possibilita mobilização mais precoce do leito e retorno mais precoce às atividades diárias da vida.

A segunda fratura mais comum do fêmur proximal é a trocantérica. Essa fratura apresenta comportamento mais benigno, com menor chance de maus resultados cirúrgicos ortopédicos, mas não se afastam as complicações clínicas decorrentes dela, principalmente entre a população de pacientes idosos, já fragilizados e frequentemente portadores de alguma doença clínica crônica, além da própria senilidade.

As fraturas da cabeça do fêmur são raras, sendo associadas a traumas de alta energia, como acidentes automobilísticos com trauma do painel e esportivos, levando à luxação da articulação coxofemoral (Figura 95.20 – trauma do painel).

Epidemiologia

Analisando a população mundial e a expectativa de vida crescente, a proporção de idosos acima de 60 anos dobrará até 2050. Estima-se que o número de fraturas do fêmur proximal, como um ferimento típico das pessoas idosas, aumentará cerca de 300%[25].

Ocorrem aproximadamente 250 mil fraturas do quadril anualmente nos Estados Unidos da América do Norte, e os gastos anuais para seu tratamento giram em torno de 1,25 bilhão de dólares.

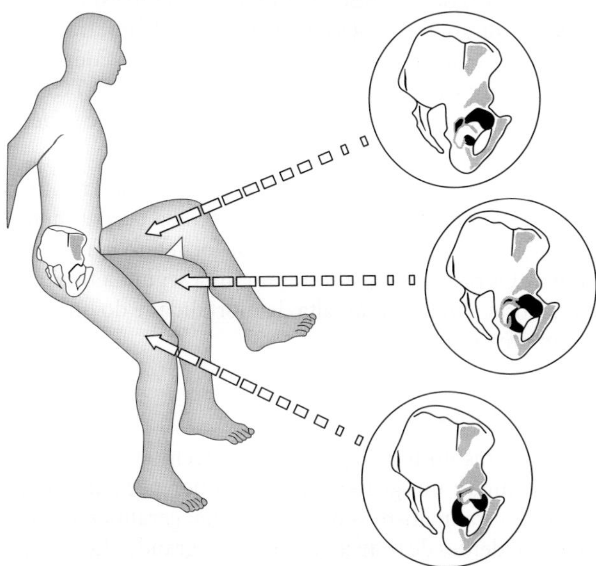

Figura 95.20. Trauma do painel levando à luxação da articulação coxofemoral e fratura da parede posterior do acetábulo e da cabeça femoral. Fonte: Müller ME, Allgöwer M, Perren SM. Manual of internal fixation: techniques recommended by the AO-ASIF group. New York: Springer Science & Business Media; 1991.

Segundo o *Swedish National Hip Fractures Register*, as fraturas do colo femoral constituem 53% das fraturas do quadril, e 3/4 dos pacientes são mulheres caucasianas, com idade média de 81 anos e grande redução da densidade mineral óssea[26].

A proporção entre mulheres e homens que fraturam o colo femoral é de 3,4:1, respectivamente. A incidência anual dessas fraturas por 1.000 pessoas em 1981 foi de 7,4 mulheres e 3,6 homens.

Idade avançada, raça branca e osteoporose estão bem estabelecidas na literatura como fatores de risco para fratura do fêmur proximal. Mais recentemente, alguns estudos relacionaram o abuso de álcool, a deficiência da vitamina C e D e o excesso de ferro à incidência aumentada dessas fraturas[26].

Além da densidade mineral óssea, o maior comprimento do colo femoral (colo valgo) também é um fator importante, já que pessoas mais baixas e mais leves têm menos fraturas do quadril. Faulkner *et al.*[26] mostraram um efeito independente da densidade mineral óssea e o comprimento do colo. Observando-se 8.074 pacientes por 1,6 ano, ocorreram 63 fraturas. Dessas, 40% apresentavam baixa densidade mineral óssea e colo valgo. Não havia fraturas com densidade mineral óssea alta e colo varo. Houve relação exponencial entre risco de fratura e redução da densidade mineral óssea, e o risco também aumentou não linearmente com o aumento do comprimento do colo femoral.

O trauma de baixa energia é o mecanismo mais frequente para fratura no idoso. Somente 3% a 5% dessas fraturas acometem pessoas com menos de 50 anos de idade, sendo o trauma de alta energia o grande responsável nos pacientes mais jovens.

Nos traumas de alta energia, as principais lesões associadas são o traumatismo cranioencefálico (TCE), fraturas da coluna cervical ou torácica, pneumotórax, lesão esplênica ou intestinal, fratura dos ossos da perna ou do fêmur, fratura da patela ou lesão ligamentar do joelho. Já nos casos de trauma de baixa energia as principais lesões associadas são TCE, hematoma subdural e lesão ipsilateral da extremidade superior (fratura de rádio ou úmero).

Na grande série de Barnes[27], a taxa de mortalidade foi de 13,3% em homens e 7,4% em mulheres. Essa taxa aumentou significativamente quando a cirurgia foi retardada além de 72 horas. Os pacientes que sofreram uma segunda fratura do colo femoral têm taxa mais alta de mortalidade do que aqueles com uma única fratura.

Fisiopatologia

As fraturas do fêmur proximal ocorrem em duas populações distintas: um grupo constituído por pacientes jovens que sofrem traumatismos de alta energia, geralmente causados por acidentes de trânsito e quedas de grande altura; outro grupo constituído pela população idosa, no qual aproximadamente 90% das lesões resultam de uma simples queda a partir da posição ereta. Considera-se que a osteoporose progressiva seja a principal causa da grande incidência de fraturas do quadril na população idosa.

Suportando a cabeça e o colo femoral, existe um sistema de "andaimes" internos de osso trabecular. Esse padrão trabecular foi originalmente descrito por Ward, em 1838[28]. Abrindo-se em leque sob a cúpula superior da cabeça femoral e concentrando-se no colo femoral medial, estão as trabéculas de compressão primária. Arqueando-se desde a área da fóvea para o córtex femoral lateral imediatamente distal ao trocânter maior, situam-se as trabéculas de tração primária. As trabéculas de compressão e tração secundárias, bem como um grupo trocantérico maior, estão orientadas ao longo de linhas de tensão no colo femoral lateral, com relativa escassez de trabéculas na área central conhecida como triângulo de Ward[29] (Figura 95.21).

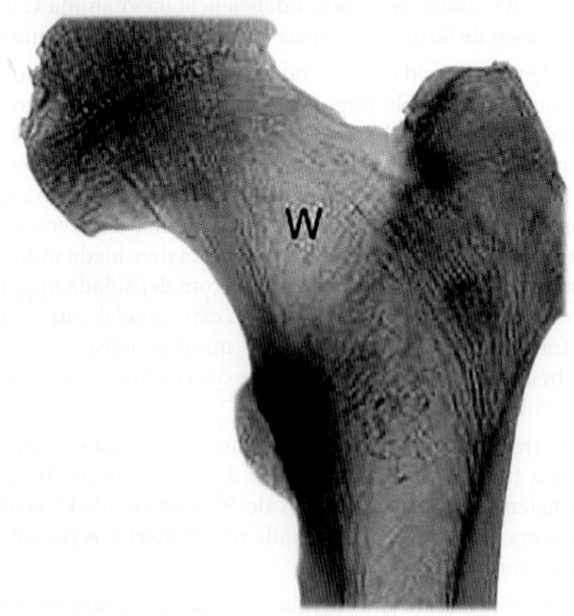

Figura 95.21. Triângulo de Ward.

Outro fator importante é o conhecimento das origens e a distribuição das artérias que irrigam a cabeça e o colo do fêmur. Crock[30] descreveu três grupos de artérias na extremidade proximal do fêmur: um anel arterial extracapsular na base do colo femoral; ramos cervicais ascendentes do anel arterial extracapsular na superfície do colo femoral; e as artérias do ligamento redondo. A artéria epifisária lateral, que é o ramo terminal da artéria circunflexa femoral medial da circulação profunda da coxa, é a principal artéria no suprimento sanguíneo da maior parte da cabeça femoral. A importância dessa anatomia é a perda da circulação e consequentemente da irrigação sanguínea para a cabeça femoral na fratura do colo femoral, podendo desenvolver necrose avascular da cabeça femoral, com seu colapso, perda da esfericidade e, por isso, a necessidade de uma artroplastia total do quadril (prótese do quadril) tardia ou mesmo imediata em pacientes mais idosos.

Quadro clínico

A presença de uma fratura do fêmur proximal pode ser evidente pela atitude da perna afetada. Na fratura do colo femoral, há o óbvio encurtamento e rotação externa do membro fraturado, associado a dor e resistência (atitude de proteção) para a movimentação do membro. Deve-se tomar cuidado especial nas fraturas do colo do fêmur impactadas em valgo ou minimamente desviadas, sugerida apenas pelas queixas do paciente de dor na virilha, irradiando para a coxa e face interna do joelho, ou (menos frequentemente) para a lateral do quadril. Existem casos de pacientes que toleram até mesmo a deambulação, manifestando de forma exuberante a clínica álgica apenas quando ocorre o desvio dos fragmentos. Dor na região do quadril produzida pela percussão na planta do pé com o punho ou dor nos extremos de movimentos, particularmente rotação, podem ser os únicos achados no exame físico sugestivos de uma fratura oculta do quadril.

Diagnóstico diferencial

Em pacientes com histórico de trauma e dor à movimentação da articulação coxofemoral, deve-se excluir primeiramente a fratura do fêmur proximal. Diagnóstico diferencial deve ser feito com fraturas dos ramos púbicos e tuberosidade isquiática, avulsão ou estiramento da musculatura reto femoral (porção direta e reflexa) e do músculo psoas. Em pacientes sem relato de trauma com dor aguda na articulação coxofemoral, deve-se fazer o diagnóstico diferencial com a necrose avascular da cabeça femoral, tenobursites trocantéricas e tenossinovite do psoas, tumores e osteoporose.

Avaliação inicial na sala de emergência

A avaliação inicial deve seguir o preconizado pelo ATLS. Mais especificamente na fratura do fêmur proximal, deve-se avaliar o *status* neurovascular do membro afetado, anotando possíveis alterações, sendo a mais importante a lesão do ciático, como em fraturas-luxação da articulação coxofemoral e fratura da cabeça femoral.

Solicitar os exames de radiografia, mais especificamente:

- Radiografia em AP da pelve/bacia;

- Radiografia da articulação coxofemoral afetada em AP e perfil (tradicional ou com raios horizontais/ *cross table*).

Em casos duvidosos ao exame radiográfico, deve-se lançar mão da TC ou até mesmo da ressonância magnética (RM).

A TC também pode ser utilizada para o diagnóstico das fraturas ocultas do quadril, mas é mais útil nos casos de pacientes com traumatismo de alta energia durante um exame para trauma abdominal, pélvico ou da coluna. Proporciona valiosa informação sobre a quantidade e a localização dos fragmentos nas fraturas cominutivas. Além disso, é útil também para diferenciar fraturas patológicas (não osteoporóticas) de fraturas não patológicas. A TC ainda é extremamente útil na avaliação da fratura da cabeça femoral, que pode estar associada a fraturas do acetábulo e com a presença de corpos livres intra-articulares.

Em casos em que há a suspeição clínica, com exames de radiografia e até mesmo de TC duvidosos, a RM é o exame de escolha para o diagnóstico da fratura do colo femoral não visualizada. Em 100% dos casos, a RM diagnostica a presença de fraturas[31].

Condutas na sala de emergência

A conduta na sala de emergência deve compreender:

- Analgesia: O paciente deve receber analgesia correta e satisfatória, nos EUA já é feito o bloqueio no nervo femoral com a implantação de cateter para analgesia do paciente, mantendo-se até o tratamento cirúrgico;
- Reposição volêmica e hidratação venosa: Essa é uma conduta importante a ser tomada já na sala de emergência, mesmo em pacientes vítimas de trauma de alta energia, como os idosos, que habitualmente já são desidratados cronicamente;
- Revisão laboratorial: As fraturas do fêmur proximal - colo femoral, trocantérica e subtrocantérica - são essencialmente cirúrgicas, devendo-se, portanto, solicitar uma revisão laboratorial que inclua hemograma completo e coagulograma, que serão importantes na reserva de sangue e definição da anestesia a ser aplicada, uma vez que distúrbios de coagulação podem contraindicar a raquianestesia, que pode ser substituída pelo bloqueio do nervo femoral e sedação ou mesmo anestesia geral;
- Tração cutânea: Atualmente não é mais indicada.

Monitorização, tratamentos, prescrição

A monitorização do paciente normalmente é não invasiva, podendo ser feita no leito comum ou em unidades semi-intensivas cirúrgicas, em serviços que dispõe dela.

O tratamento das fraturas do fêmur proximal é quase sempre cirúrgico e depende basicamente da localização e do tipo de fratura, existindo classificações para essas fraturas.

Fratura do colo femoral: classificação de Garden

É baseada no deslocamento dos fragmentos, e não na angulação[32]. O tipo I é uma fratura incompleta impactada em valgo; o tipo II é uma fratura completa sem desvio; o tipo III é uma fratura com desvio em varo; e o tipo IV é uma fratura completamente desviada, na qual as trabéculas ósseas dentro da cabeça realinham-se com o sistema trabecular dentro do acetábulo (Figura 95.22).

O tratamento das fraturas tipos I e II é com a fixação com parafusos canulados; a fratura tipo III é tratada com a redução indireta (mesa de tração) e fixação com parafusos canulados ou também com a artroplastia total do quadril, principalmente em pacientes idosos com baixa densidade mineral óssea. A fratura Garden 4 é tratada com a artroplastia total do quadril, uma vez que nesse tipo de fratura se perdeu toda a rede de circulação para a cabeça femoral, que fatalmente evoluirá para necrose avascular.

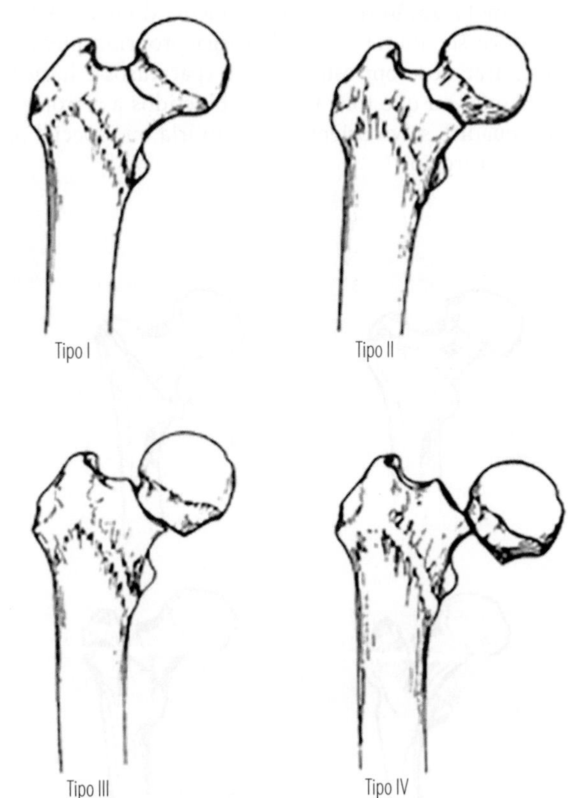

Figura 95.22. Classificação de Garden.

Fratura trocantérica: classificação de Tronzo

Classificação de Tronzo – tipo 1: fraturas incompletas; tipo 2: fraturas não cominutivas, com ou sem desvio; tipo 3: fraturas cominutivas, fragmento grande do trocânter menor, cominuição da parede posterior, impactação do colo na diáfise; tipo 4: cominuição da parede posterior, desvio do colo em relação à diáfise femoral; tipo 5: fratura oblíqua reversa, com ou sem separação do trocânter maior (Figura 95.23).

Todas as fraturas trocantéricas são de tratamento cirúrgico. Nas dos tipos 1 a 3, pode ser utilizado o sistema de placa com parafuso deslizante (DHS); nas fraturas do tipo 3 variante ou em pacientes com condição mineral óssea deficiente, assim como nas dos tipos 4 e 5, a preferência é pelo uso das hastes cefalomedulares, sendo a mais conhecida do tipo Gamma Nail®.

Em pacientes com fratura do colo femoral portadores de osteoporose avançada ou fraturas patológicas (tumorais ou por metástases), doença crônica grave (especialmente artrite reumatoide e insuficiência renal crônica) e expectativa de vida significativamente limitada são indicações para a substituição por artroplastia total do quadril.

Na prescrição pós-operatória desses pacientes, não se deve esquecer da profilaxia para eventos tromboembólicos, devendo-se iniciar entre 8 e 12 horas do pós-operatório com a enoxaparina na dosagem de 40 mg/dL, subcutâneo, de 24 em 24 horas, a qual deverá ser mantida por mais quatro semanas. Nos pacientes idosos, é importante manter suplementação de oxigênio por cateter nasal nas primeiras 48 horas e manutenção da analgesia e hidratação endovenosa, além do balanço calórico positivo, que auxiliarão na fortificação e mobilização precoce do paciente do leito. A fisioterapia deve ser motora com descarga proprioceptiva nos pacientes tratados com osteossíntese (parafusos e hastes) e descarga total ou que tolerar nos submetidos a artroplastia total do quadril, salvo orientação contrária ou especial passada pelo cirurgião.

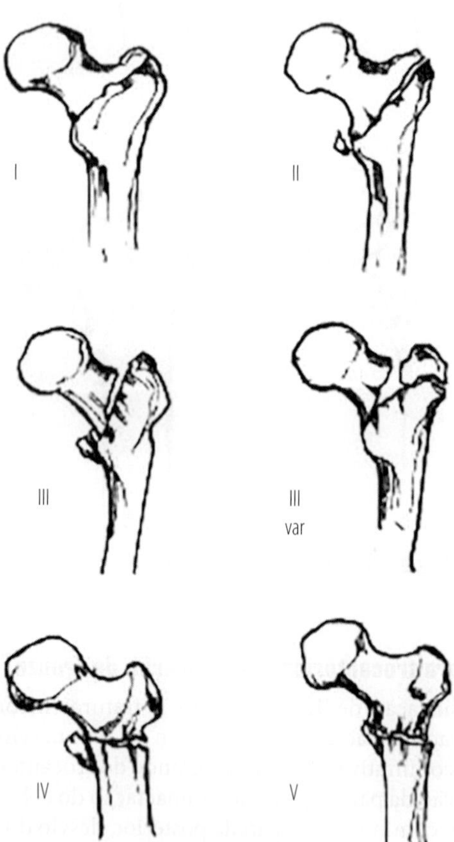

Figura 95.23. Classificação de Tronzo.

Referências bibliográficas

1. Tile M. Introduction and natural history of the pelvic ring. In: Tile M, Helfet DL, Kellan JF, editors. Fractures of the pelvis and acetabulum. 3 ed. Philadelphia: Lippincott William & Wilkins; 2003. p. 3-11.
2. McCormack R, Strauss EJ, Alwattar BJ, Tejwani NC. Diagnosis and management of pelvic fractures. Bull NYU Hosp Jt Dis. 2010;68(4):281-91.
3. Giannoudis PV, Grotz MR, Tzioupis C, Dinopoulos H, Wells GE, Bouamra O, et al. Prevalence of pelvic fractures, associated injuries, and. mortality: the United Kingdom perspective J Trauma. 2007;63:875-83.
4. Quinby WC. Fractures of the pelvic and associated injuries in children. J Pediat Surg. 1966;1:353-64.
5. Stover MD, Mayo KA, Kellam JF. Pelvic ring disruptions. In: Browner BD, Jupiter JB, Levine AM, Trafton PG, Krettek C, editors. Skeletal trauma: basic science, management, and reconstruction. 4ª ed. Philadelphia: Saunders Elsevier; 2009. p. 1107-69.
6. Dalal SA, Burgess AR, Siegel JH, Young JW, Brumback RJ, Poka A, et al. Pelvic fracture in multiple trauma: classification by mechanism is key to pattern of organ injury, resuscitative requirements, and outcome. J Trauma. 1989;29(7):981-1000.
7. Tile M. Fraturas da pelve e acetábulo. In: Tile m. Fratura da pélve e acetábulo. 2ª ed. Rio de Janeiro: Revinter; 2002. p. 66-101.
8. Hak DJ, Smith WR, Suzuki T. Management of hemorrhage in life-threatening pelvic fracture. J Am Acad Orthop Surg. 2009;17:447-57.
9. Riemer BL, Butterfield SL, Diamond DL, Young JC, Raves JJ, Cottington E, et al. Acute mortality associated with injuries to the pelvic ring: the role of early patient mobilization and external fixation. J Trauma. 1993;35(5):671-5
10. Osborn PM, Smith WR, Moore EE, Cothren CC, Morgan SJ, Williams AE, et al. Direct retroperitoneal pelvic packing versus pelvic angiography: a comparison of two management protocols for haemodynamically unstable pelvic fractures. Injury. 2009;40(1):54-60.
11. Ferguson TA, Patel R, Bhandari M, Matta JM. Fractures of the acetabulum in patients aged 60 years and older: an epidemiological and radiological study. J Bone Joint Surg Br. 2010;92(2):250-7.
12. Laird A, Keating JF. Acetabular fractures: a 16-year prospective epidemiological study. J Bone Joint Surg Br. 2005;87:969-73.
13. Letournel E, Judet R. Fractures of the acetabulum. 2nd ed. New York: Springer-Verlag; 1993.
14. Matta J. Fractures of the acetabulum: accuracy of reduction and clinical results in patients managed operatively within three weeks after the injury. J Bone Surg Am. 1996;78A:1632-45.
15. Kregor PL, Templeman D. Associated injuries complicating the management of acetabular fractures: review and case studies. Orthop Clin North Am. 2002;33:73-95.
16. Thompson VP, Epstein HC. Traumatic dislocation of the hip: a survey of two hundred and four cases covering a period of twenty-one years. J Bone Joint Surg Am. 1951;33-A(3):746-78.
17. Helfet DL, Schmeling GJ. Somatosensory evoked potential monitoring in the surgical treatment of acute, displaced acetabular fractures: results of a prospective study. Clin Orthop Relat Res. 1994;301:213-20.
18. Hak DJ, Olson AS, Matta JM. Diagnosis and management of closed internal degloving injuries associated with pelvic and acetabular fractures: the Morel-Lavallé lesion. J Trauma. 1997;42:1046-51.
19. Letournel E. Acetabulun fractures: classifiction and management. Clin Orthop Relat Res. 1980;151:81-106.
20. Bastian JD, Turina M, Siebenrock KA, Keel MJ. Long-term outcome after traumatic anterior dislocation of the hip. Arch Orthop Trauma Surg. 2011;131(9):1273-8.
21. Brav EA. Traumatic dislocation of the hip: army experience and results over twelve years period. J Bone Joint Surg Am. 1962;44:1115-34.
22. Tabuenca J, Truan JR. Knee injuries in traumatic hip dislocation. Clin Orthop Relar Res. 2000;377:78-83.
23. DeLee JC, Evans JA, Thomas J. Anterior dislocation of the hip and associated femoral-head fractures. J Bone Joint Surg Am. 1980;62(6):960-4.
24. Stwart MJ, Milford LW. Fracture-dislocation of the hip; and end-result study. J Bone Joint Surg Am. 1975;46(3):507-25.

25. Goldsztajn F, Cohen JC, Cohen MT. Diagnóstico e classificação. AOT. 2003;3:6-8.
26. Cordey J, Schneider M, Bühler M. The epidemiology of fractures of the proximal femur. Injury. 2000;31(3):56-61.
27. Barnes R. The diagnosis of ischaemia of the capital fragment in femoral neck fractures. J Bone Joint Surg. 1962;44B:760-1.
28. Browner B, Júpiter JB, Levine AM, Trafton PG. Traumatismos do sistema musculoesquelético. 1ª ed. Barueri: Manole; 2000. cap. 48.
29. Ward FO. Human anatomy. London: Renshaw; 1838.
30. Crock HV. A revision of the anatomy of the arteries supplying the upper end of the human femur. J Anat. 1965;99:77-88.
31. Sahasrabudhe A, Wright VJ, Fluhme D, Cohen PZ. The occult hip fracture. Tech. Orthop. 2004;19:187-96.
32. Garden RS. The structure and function of the proximal end of femur. J. Bone Joint Surg. 1961;43B:576-89.

96

FRATURA DA DIÁFISE FEMORAL

Rafael Kennedy
Ricardo Nogueira

Introdução

Fraturas da diáfise femoral situam-se entre as fraturas mais comuns observadas na clínica ortopédica. Considerando que o fêmur é o maior osso do corpo e um dos principais ossos de sustentação de carga da extremidade inferior, quando fraturado pode causar morbidade prolongada e incapacitação acentuada, a menos que o tratamento seja apropriado[1].

Geralmente são produzidas por um trauma de alta energia, e a presença de grande quantidade de partes moles ao redor do fêmur diminui a chance de uma fratura exposta; por outro lado, pode levar a importante quadro de hemorragia, que pode ter consequências sérias para o paciente[2]. Elas podem estar associadas com lesões polissistêmicas[1].

Uma fratura fechada da diáfise femoral pode causar sangramento considerável na coxa (0,5 a 1,5L). Entretanto, a hipotensão nunca deve ser assumida como sendo o resultado da fratura femoral. Outras fontes de perda sanguínea devem ser buscadas no abdome, no tórax ou no retroperitônio[3].

Pacientes com fraturas expostas têm lesões de partes moles maiores, que trazem consigo dificuldade de tratamento, sendo agravadas ainda pela maior possibilidade de infecção[4].

Epidemiologia

Existe uma distribuição bimodal da incidência. A fratura fechada da diáfise do fêmur no adulto é mais frequente ao redor dos 27 anos de idade, em paciente do sexo masculino, decorrente de acidentes de alta energia, como acidente de carro, acidente de moto, atropelamento e queda de altura[5,6]. O segundo pico da incidência ocorre ao redor dos 75 anos de idade, sendo mais comum em mulheres, e decorre de traumas de baixa energia, especialmente a queda ao solo[7].

Pela presença de grande quantidade de partes moles, a fratura da diáfise é fechada em 85% dos casos. Em relação ao traço de fratura, predominam as fraturas de traço simples, correspondendo a aproximadamente 80%, as com cunha, 5% e as multifragmentadas, 15%[8] (Figura 96.1).

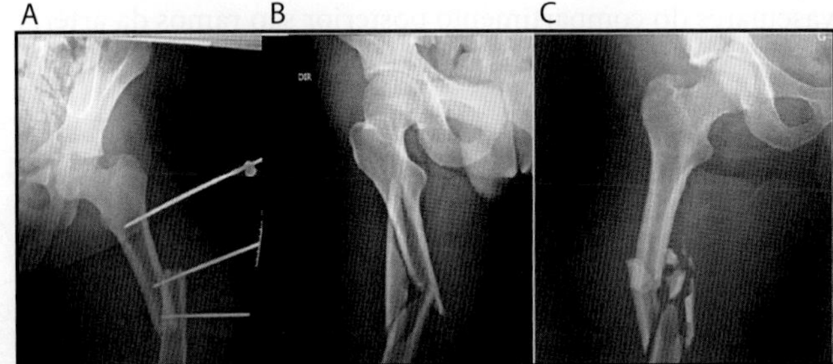

Figura 96.1. (**A**) Fratura com traço simples. (**B**) Fratura com fragmento em cunha. (**C**) Fratura complexa, multifragmentada.

Nos jovens, como a fratura é provocada por trauma de alta energia, a frequência de lesões associadas é maior. As mais frequentes são as que acometem o mesmo membro. A incidência de lesão ligamentar no joelho ipsilateral, por exemplo, pode chegar a 52,5% dos pacientes[9]. Existem comum associações com lesões abdominais e torácicas[10-12].

Nas crianças, as fraturas do fêmur são relativamente comuns, representando quase 1,6% de todas as fraturas nesse grupo específico. É prevalente no sexo masculino, em proporção de 2,3:1, e os picos de maior incidência são ao redor dos 2 anos de idade e na adolescência. Tem como principais causas os acidentes de trânsito e as quedas de altura[13]. Há também uma distribuição sazonal, com maior incidência durante os meses de verão[14].

Deve-se estar atento às fraturas nos primeiros anos de vida, uma vez que maus-tratos são considerados a causa mais comum nessa faixa etária[13]. Já em adolescentes, há um crescente aumento das fraturas devido à violência interpessoal, e a ocorrência por arma de fogo é cada vez maior[13].

Anatomia

A diáfise femoral é uma estrutura cilíndrica em seus aspectos anterior, medial e lateral. O córtex posterior espessado do fêmur forma a linha áspera na diáfise central do fêmur, servindo como local de inserção de músculos e também como suporte ao longo da concavidade da diáfise femoral[15].

O fêmur está quase completamente envolto por músculos, e quase todos têm inserções no próprio osso. O conhecimento dessas inserções musculares é importante para a realização de dissecções cirúrgicas atraumáticas e também para que o cirurgião compreenda os padrões de desvios da fratura[15].

O tônus em repouso dos principais músculos que se inserem no fêmur determina, em grande parte, as deformidades observadas. Um encurtamento é causado pela tração dos isquiotibiais e quadríceps. Nas fraturas proximais, o segmento proximal normalmente está em flexão, abdução e rotação externa, em decorrência dos abdutores do quadril, rotadores externos e iliopsoas.

A coxa está dividida em três compartimentos: anterior, posterior e medial. O compartimento anterior da coxa contém os músculos quadríceps femoral, ilíaco, psoas, sartório e pectíneo. As estruturas neurovasculares do compartimento anterior são artéria e veia femorais, nervo femoral e nervo cutâneo femoral lateral. Os músculos do compartimento posterior são o bíceps femoral, semimembranáceo, semitendíneo e a parte distal do adutor magno. As estruturas neurovasculares do compartimento posterior são ramos da artéria femoral profunda, nervo ciático e nervo cutâneo femoral posterior. O compartimento medial contém os músculos adutor curto, adutor longo, maior parte do adutor magno e grácil e as estruturas neurovasculares como artéria femoral profunda, artéria obturatória e nervo obturatório[15] (Figura 96.2).

Mecanismo de lesão

O mecanismo de lesão é um aspecto importante da história, podendo sugerir a localização da fratura, sua configuração e qualquer lesão de tecido mole associada[15].

As fraturas da diáfise femoral podem ser observadas em qualquer faixa etária e são atribuídas a diversos mecanismos. Possuem distribuição bimodal e associação com o sexo, sendo as fraturas em homens jovens relacionadas ao trauma de alta energia e em mulheres mais velhas ao trauma de baixa energia após queda da posição em pé[15].

Nos pacientes jovens, os acidentes de automóveis, colisões de motocicletas, atropelamentos, quedas de locais elevados e acidente por projétil de arma de fogo estão entre as causas mais comuns[15].

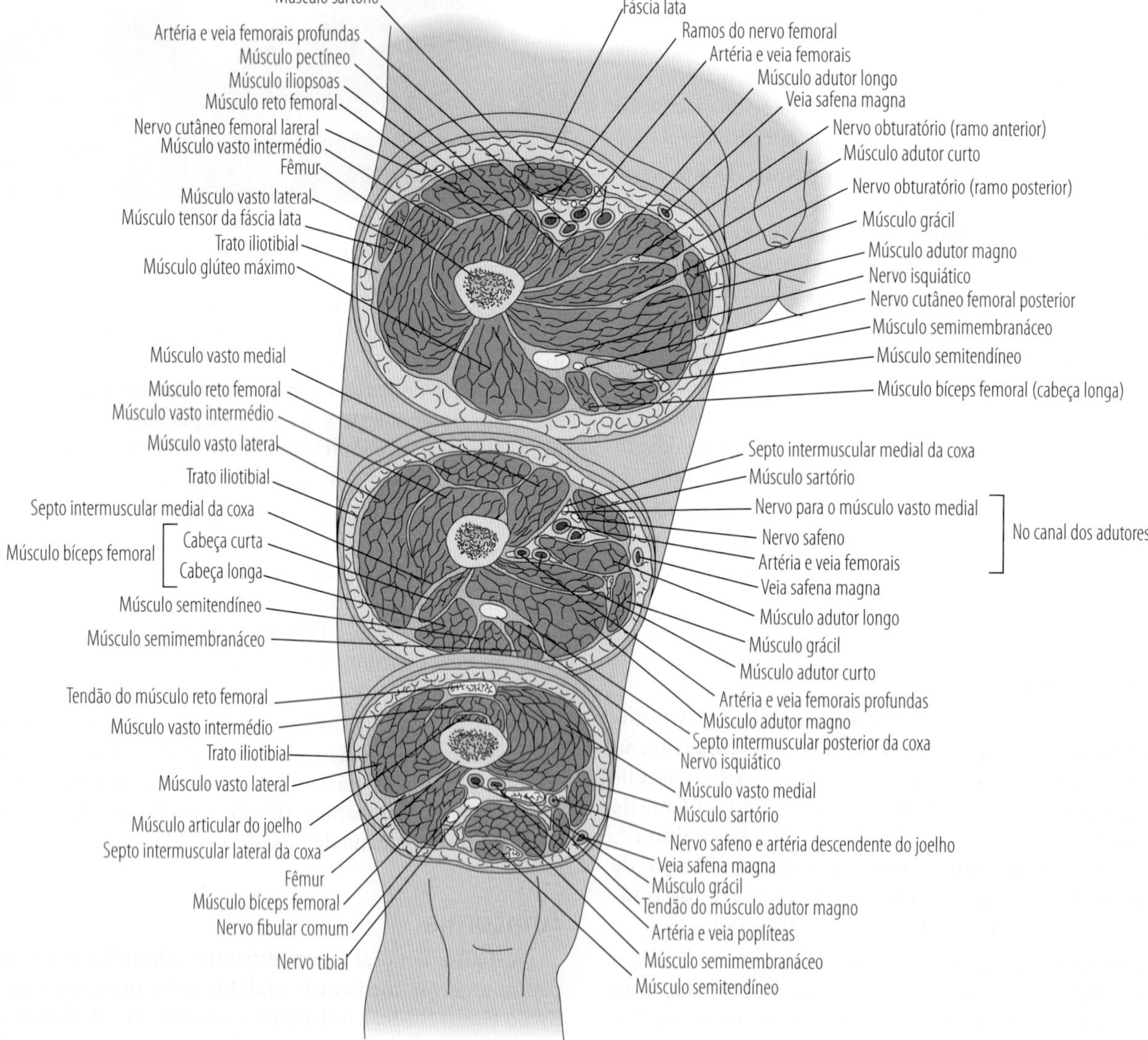

Figura 96.2. Estruturas presentes nos três compartimentos da coxa.

Em pacientes jovens que possuem fratura da diáfise do fêmur por um mecanismo de baixa energia, fratura patológica e osso osteoporótico devem ser investigados.

Tabela 96.1. Conteúdo presente nos compartimentos anterior, posterior e medial da coxa

Compartimento	Conteúdo
Anterior	M. quadríceps femoral M. ilíaco M. psoas M. sartório M. pectíneo Artéria e veia femorais Nervo femoral Nervo cutâneo femoral lateral
Posterior	M. bíceps femoral M. semitendíneo M. semimembranáceo M. adutor magno (parte distal) Ramos da artéria femoral profunda Nervo ciático Nervo cutâneo femoral posterior
Medial	M. adutor curto M. adutor grácil M. adutor magno (maior parte) M. adutor longo Artéria femoral profunda Artéria obturatória Nervo obturatório

Classificação

As fraturas da diáfise femoral são classificadas de acordo com a localização anatômica, morfologia da fratura, grau de cominuição (fragmentação), ou combinação dessas variáveis[15].

Quanto à localização, as fraturas podem ser descritas em terço proximal, terço médio e terço distal. Com frequência, também são classificadas quanto à geometria em transversa, oblíqua, espiral e cominutiva. Quanto ao grau de cominuição, na classificação de Winquist e Hansen, é avaliado desde o grau 0 ao grau IV, com base no percentual de diáfise femoral intacta no foco de fratura[15].

A classificação AO/*Orthopedic Trauma Association* (OTA) se baseia na morfologia da fratura, descrevendo também o local da fratura, o grau e o tipo de cominuição[15]. É uma classificação alfanumérica em que fraturas do tipo A, são consideradas simples (padrões espiral, oblíquo e transverso); fraturas tipo B são fraturas em cunha (padrões em espiral, cunha em flexão ou cunha cominuída); e fraturas do tipo C são aquelas com padrões complexos, não tendo contato cortical entre os fragmentos proximais e distais[15].

Além da classificação do tipo da fratura, é importante também classificar a lesão dos tecidos moles. As fraturas expostas são classificadas segundo Gustilo *et al.*, e as fraturas fechadas também devem ser cautelosamente avaliadas e classificadas segundo Tscherne *et al.* Esses autores classificam as lesões fechadas de 0 a 3[2] (Tabela 96.2).

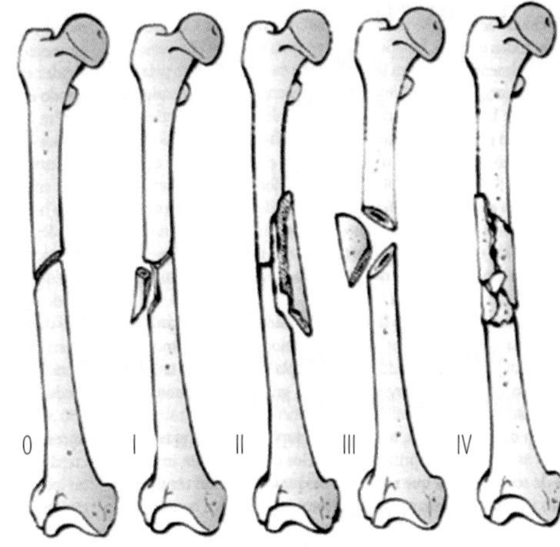

Figura 96.3. Classificação de Winquist e Hansen baseada no grau de cominuição no foco da fratura. Grau 0: sem cominuição; Grau 1: fragmento pequeno com presença de mais de 75% de contato cortical entre os segmentos diafisários; Grau 2: pelo menos 50% de contato cortical entre os segmentos diafisários; Grau 3: grande fragmeno com mínimo contato cortical; Grau 4: cominuição cortical completo, não existindo contato cortical entre os segmentos diafisários.

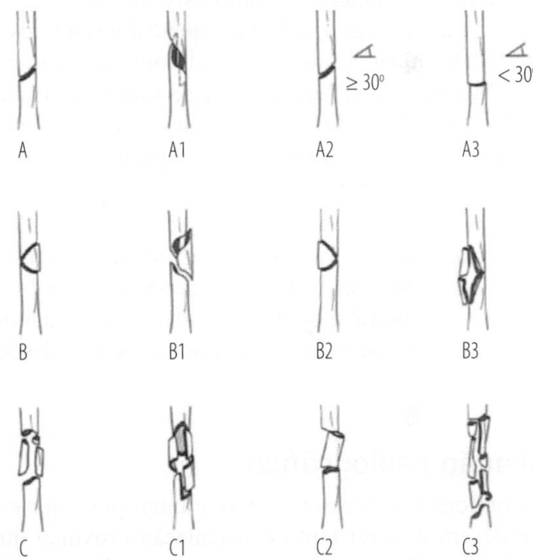

Figura 96.4. Classificação AO/OTA para fratura diafisária do fêmur. Tipo A: fraturas com traço simples. Tipo B: fraturas com segmento em cunha. Tipo C: fratura complexa que não há contato entre fragmento principal proximal com o distal

Tabela 96.2. Classificação de Gustilo para as fraturas expostas

I	Ferida limpa de baixa energia, ferimento < 1 cm, lesão aos tecidos e cominuição mínima
II	Ferida > 1 cm e < 10 cm, com lesão de tecidos moles e cominuição moderada
IIIa	Ferimento > 10 cm, com lesão de tecidos e cominuição grave. Normalmente apresenta cobertura adequada de tecido mole
IIIb	Ferimento > 10 cm, com lesão de tecidos e cominuição grave. Apresenta cobertura inadequada de tecido mole
IIIc	Fratura exposta associada a lesão vascular importante que necessita de reparo para salvar o membro

Avaliação clínica

A fratura de fêmur é de fácil diagnóstico clínico. A compreensão da cinemática do trauma e as condições locais do acidente são importantes para a avaliação do paciente[4]. Em razão da alta energia relacionada com essas fraturas, todo paciente portador dessa lesão deve ser considerado conceitualmente politraumatizado, pois muitos apresentam importante sangramento, necessitando de transfusão sanguínea de até três bolsas[16]. Portanto, é importante iniciar a avaliação clínica com o protocolo *Advanced Trauma Life Support* (ATLS)[2,17].

Como sinais e sintomas, o paciente vai apresentar dor, aumento de volume acentuado, deformidade no local da fratura pelo desvios musculares, impotência funcional e encurtamento do membro afetado[2,4].

O exame físico pode ser difícil em um paciente com fratura da diáfise do fêmur. No entanto, o exame não deve se limitar aos locais de dor e deformidade óbvios. O exame ortopédico deve consistir em inspeção visual e palpação dos membros inferiores e superiores, pelve e coluna vertebral. Nesses pacientes, normalmente se observa uma deformidade evidente, acompanhada de perceptível mobilidade na coxa. A inspeção visual deve consistir em avaliação de toda a circunferência do membro, em busca de lesões expostas associadas, lesões de desenluvamento, contusões e abrasões. Também devem ser examinados o joelho e o quadril ipsilaterais, para que seja determinada a associação de outras fraturas e lesões ligamentares. É obrigatório que seja feito um exame ligamentar do joelho e dos tecidos moles adjacentes, embora esse exame tenha maior precisão com o paciente anestesiado após a fixação do fêmur[15].

Quando se trata de paciente consciente e cooperativo, deve ser realizado e devidamente documentado um exame neurológico minucioso do membro acometido. Embora lesões do nervo femoral e obturatório sejam raras quando associadas a uma fratura do fêmur, podem ocorrer lesões do nervo ciático[15].

Avaliação radiográfica

As radiografias necessárias são a anteroposterior e a lateral e devem mostrar tanto a articulação proximal quanto a distal[2,4]. A radiografia feita com tração facilita a avaliação do padrão da fratura, fragmentação, perda óssea, qualidade óssea e encurtamento. A radiografia do fêmur contralateral serve como modelo para o planejamento pré-operatório, no qual se avalia o comprimento e as angulações normais e dimensões do canal[2].

As radiografias de coluna cervical, tórax e pelve são obrigatórias em pacientes politraumatizados, pois as lesões associadas nesses segmentos colocam em risco a vida do paciente[4]. É importante a realização de radiografias do joelho, pelve e quadril para melhor avaliação.

Tratamento

O tratamento conservador como terapia definitiva para as fraturas da diáfise femoral está restrito a casos específicos na população pediátrica e casos nos quais não existem dispositivos de fixação interna, ou em pacientes com comorbidades clínicas significativas que tornam impossível a estabilização cirúrgica femoral. Esses métodos consistem em aplicação de gesso, tração e uso de órtese de imobilização[15].

O tratamento das fraturas de fêmur em crianças são conservadores geralmente, isso porque a biologia da consolidação na criança é muito mais favorável, bem como a reabilitação exige menores esforços. Porém, em crianças maiores de 6 anos, o tratamento cirúrgico é o mais utilizado[18].

Já o tratamento cirúrgico é o procedimento de escolha a ser efetuado contando com várias técnicas e materiais disponíveis como os fixadores externos, placas e hastes intramedulares. Como procedimento cirúrgico para a estabilização da fratura da diáfise do fêmur, podemos realizar tanto a fixação definitiva como a fixação provisória. Para que seja escolhido o material e a técnica adequados ao paciente, este deve ser cuidadosamente examinado e avaliado, afinal, em um paciente politraumatizado, com presença de fratura exposta, com lesão vascular ou que necessite de cuidados em unidade de terapia intensiva, uma fixação provisória com um fixador externo por exemplo, dará a estabilidade necessária e fará um controle de danos até que essa fixação seja convertida em uma fixação definitiva com placa ou haste intramedular.

Seguem abaixo os principais métodos e materiais utilizados para o tratamento dessas fraturas.

Tração

A tração apresenta-se como uma opção de tratamento temporário, ideal para o transporte do paciente até o hospital e para que ele aguarde, com conforto, pelo tratamento cirúrgico, mantendo o membro alinhado e prevenindo a lesão de partes moles ocasionada pela mobilidade do foco de fratura[2].

Pode-se usar a tração esquelética ou cutânea para o restabelecimento do comprimento do membro. A tração cutânea tem utilidade limitada, por causa da impossibilidade de aplicação de forças suficientes e contínuas sem que ocorram lesões de pele, o que a faz uma má opção como modalidade terapêutica definitiva[15].

Já a tração esquelética permite uma aplicação de forças contínuas por meio de pesos a polias e pode ser aplicada com pino apropriado, de maneira estéril, na porção distal do fêmur ou proximal da tíbia[2,15].

Órteses de imobilização

Hoje em dia, as órteses de imobilização têm seu uso em casos restritos no tratamento de fraturas da diáfise do fêmur. Em raras circunstâncias, esses dispositivos podem ser usados para melhorar a fixação intramedular, caso tenham sido usados implantes sem bloqueio[19].

Em casos bastante específicos de pacientes que não podem ser submetidos a procedimento cirúrgico, o uso inicial de uma tração pode ser substituído por uso de uma órtese de imobilização após ser notada a presença de alguma estabilidade na fratura, em geral por volta de seis a oito semanas. Elas não podem ser utilizadas para corrigir deformidades angulares ou rotacionais[15].

Fixação externa

A fixação externa como tratamento definitivo tem suas indicações bastante restritas, no entanto, como método de fixação temporária, vem sendo cada vez mais utilizada quando indicada[15].

Essa fixação se aplica, sobretudo, no atendimento primário, de emergência, visando ao controle da lesão em pacientes gravemente traumatizados. É especialmente útil nos casos de fratura exposta grave com comprometimento extenso das partes moles, em pacientes com lesão vascular e torácica associada, em presença de quadro infeccioso e em pacientes politraumatizados, em que a fixação provisória é indicada para evitar o agravamento do paciente[13].

O tempo curto para aplicar a fixação externa é muito importante em pacientes graves. A segurança durante sua aplicação é grande, e as perdas sanguíneas são minimizadas, não havendo ainda a colocação de material de implante na zona de fratura[2].

As limitações da fixação externa como método de tratamento definitivo das fraturas expostas da diáfise femoral foram esclarecidas por Mohr *et al.* Foram relatados períodos de tratamento prolongado, infecções profundas, encurtamento e restrição no movimento do joelho[20].

Haste intramedular

É considerada o tratamento de escolha para as fraturas diafisárias do fêmur, com amplo suporte na literatura[12]. É também o tratamento mais comum; porém, há numerosos aspectos do procedimento que dependem de um bom planejamento, para que haja garantia de um bom resultado com mínimas complicações[15].

A haste intramedular fechada foi introduzida por Küntscher na década de 1940, porém tornou-se popular nos Estados Unidos somente nos anos de 1970. Com aprimoramentos na técnica e principalmente a disponibilidade de intensificadores de imagem, as técnicas fechadas de fixação com haste praticamente substituíram a técnica aberta[1].

Existem diversos implantes intramedulares disponíveis como as hastes intramedulares comuns, hastes bloqueadas intramedulares com aplicação anterógrada (inseridas na parte superior do fêmur), hastes bloqueadas intramedulares com aplicação retrógrada (projetadas para serem inseridas através da articulação do joelho) e hastes intramedulares flexíveis utilizadas na população pediátrica (de Rush, de Ender, de Nancy, e as mais modernas hastes elásticas de titânio)[1].

As hastes possuem uma característica comum em sua técnica de inserção: elas podem ser inseridas após ser realizada ou não uma fresagem do canal intramedular. A fresagem tem como objetivo uniformizar o diâmetro interno do canal medular e, com isso, possibilita a inserção de hastes mais grossas, que têm maior resistência mecânica, obtém melhor redução e permite o uso de parafusos de bloqueio mais grossos[2].

A inserção da haste intramedular sem fresagem, utilizada para implantes de pequeno diâmetro, possui benefícios como a menor produção de calor, menor perturbação do suprimento sanguíneo endosteal e menor formação de necrose óssea (um dos fatores de risco para o desenvolvimento de infecção pós-operatória)[3].

As alterações sistêmicas observadas depois da fresagem devem ser levadas em consideração. Incluem a embolização pulmonar, as alterações do sistema de coagulação relacionadas à temperatura e as reações humorais, neurais, imunológicas e inflamatórias. O desenvolvimento de insuficiência pulmonar pós-traumática (incluindo a síndrome da angústia respiratória do adulto) após o encavilhamento intramedular femoral precoce no paciente politraumatizado pode ser mais frequente após o processo de fresagem[3].

Uma fixação com haste intramedular bem-sucedida resulta em hospitalização breve, retorno rápido dos movimentos em todas as articulações, deambulação imediata e um período de incapacitação total relativamente curto. Entretanto, fraturas no terço proximal ou distal da diáfise, ou aquelas com cominuição intensa, são menos apropriadas para essa forma de fixação interna[1].

Placas e parafusos

O uso das placas no tratamento rotineiro das fraturas da diáfise femoral diminuiu com o avanço das hastes intramedulares[15]. Sua aplicação exige experiência e critério, pois seu uso equivocado acarreta maior número de resultados insatisfatórios que qualquer outro[1].

Sua indicação é feita nos casos de osso com canal muito estreito, fratura da diáfise com extensão para a articulação, associação com fratura do colo do fêmur, presença de implante ou prótese numa das extremidades e esqueleto imaturo[2].

As vantagens de seu uso são a possibilidade de obter redução anatômica em determinados padrões de fratura e a ausência de trauma extra em locais distantes (inserção das hastes), como o colo femoral, o acetábulo e o fêmur distal. Já as desvantagens associadas em comparação com a osteossíntese intramedular são a necessidade de abordagem cirúrgica extensa com ampla dissecção de partes moles, com concomitante perda de sangue e maior índice de infecção[15].

Existem ainda a osteossíntese com placa por técnica minimamente invasiva, que minimiza o dano vascular à irrigação sanguínea periosteal e medular do fêmur. Entretanto, seu uso é relacionado com aumento da incidência de má redução[15].

Nos casos de fraturas da diáfise femoral, em que são utilizados placas e parafusos para fixação, deve-se usar uma via de acesso anterolateral[1]. É essencial que a placa tenha comprimento suficiente e que seja utilizada uma quantidade adequada de parafusos para padrões específicos de fratura.

As placas podem ser removidas dois a três anos depois da lesão, desde que a consolidação tenha sido completa; entretanto, geralmente não há necessidade de remover a placa[1].

Complicações

Existem diversas complicações que podem ser encontradas nas fraturas da diáfise do fêmur, desde as relacionadas com o próprio mecanismo do trauma como aquelas do ato cirúrgico e de pós-operatório.

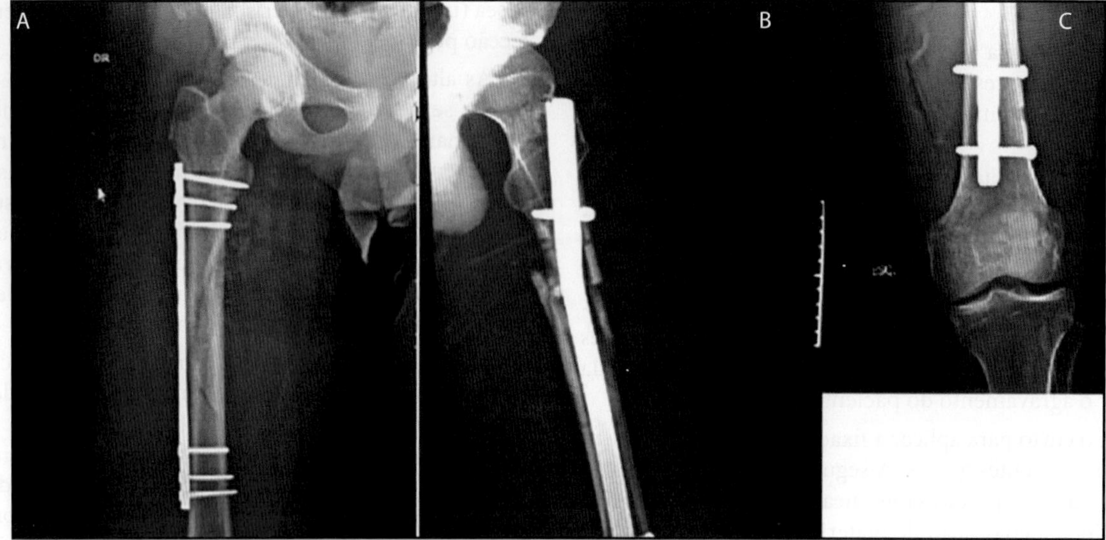

Figura 96.5. Pacientes submetidos a tipos diferentes de osteossíntese. Em (**A**), paciente fixado com placas e parafusos; em (**B**), fixado com haste intramedular anterógrada, onde é demonstrado na parte superior o bloqueio proximal da haste e em (**C**), o bloqueio distal da haste.

Como complicações decorrentes da fratura após o trauma, podemos citar as complicações locais como as lesões neurovasculares, síndrome compartimental, lesão maciça de tecido muscular, que evolui com fraqueza muscular, e as complicações sistêmicas, como alterações hemodinâmicas, hipotensão (que sempre deve levar à investigação de lesões associadas torácica e abdominal, além de outras fraturas) e embolia pulmonar.

Entre as complicações que encontramos no procedimento cirúrgico e no pós-operatório dos pacientes com fratura da diáfise femoral, estão: (1) instalação de um processo infeccioso (seja por uma fratura exposta grave com alto grau de contaminação, por debridamento inadequado em primeiro momento, patologias do paciente que favoreçam a infecção como pacientes diabéticos, ou pelo próprio ato cirúrgico da fixação definitiva); (2) lesões iatrogênicas neurovasculares; (3) aumento de lesão muscular cursando com fraqueza muscular ainda maior; (4) retardo de consolidação; (5) pseudartrose (seja ela atrófica, hipertrófica ou oligotrófica); (6) consolidação viciosa; (7) quebra ou soltura do material de síntese; (8) refratura; (9) rigidez articular.

Referências bibliográficas

1. Canale ST, Beaty JH. Campbell's operative orthopaedics. 11th ed. Philadelphia, PA: Mosby/Elsevier; 2008.
2. Barros Filho TEP, Camargo OP, Camanho GL. Clínica ortopédica. 1ª ed. Barueri: Manole; 2012
3. Ruedi TP, Buckley RE, Moran CG. Princípios AO do tratamento de fraturas. 2ª ed. Porto Alegre: Artmed, 2009.
4. Cohen M, Mattar Jr. R, Garcia Filho RJ. Tratado de ortopedia. 1ª ed. São Paulo: Roca; 2007.
5. Wolinsky PR, McCarty E, Shyr Y, Johnson K. Reamed intramedullary mailing of the fêmur: 551 cases. J Trauma. 1999;46:392-9.
6. Alho A. Concurrent ipsilateral fractures of the hip and femoral shaft: a meta-analysis of 659 cases. Acta Orthop Scand. 1996;67(1):19-28.
7. Salminen ST, Pihlajamäki HK, Avikainen VJ, Böstman OM. Population based epidemiologic and morphologic study of femoral shaft fractures. Clin Orthop Relat Res. 2000;372:241-9.
8. Wolinsky PR, McCarty E, Shyr Y, Johnson K. Reamed intramedullary nailing of the femur: 551 cases. J Trauma. 1999;46(3):392-9.
9. De Campos J, Vangsness CT Jr, Merritt PO, Sher J. Ipsilateral knee injury with femoral fracture. Examination under anesthesia and arthroscopic evaluation. Clin Orthop Relat Res. 1994;300:178-82.
10. Astur Neto N, Lins RAB, Kojima KE, Cunha BL, Hungria Neto JS, Mercadante MT, et al. Resultados do tratamento das fraturas da diáfise do fêmur ipsilaterais às do colo ou transtrocantérica. Acta Ortop Bras. 2010;18(5):255-60.
11. Thoresen BO, Alho A, Ekeland A, Stromsoe K, Folleras G, Haukebo A. Interlocking intramedullary nailing in femoral shaft fractures: a report of forty-eight cases. J Bone Joint Surg Am. 1985;67:1313-20.
12. Hedlund R, Lindgren U. Epidemiology of diaphyseal femoral fracture. Acta Orthop Scand. 1986;57:423-7.
13. Hebert SK, Barros Filho TEP, Xavier R, Pardini Jr. AG. Ortopedia e traumatologia: princípios e prática. 4ª ed. Porto Alegre: Artmed; 2009.
14. Kasser JR, Beaty JM. Fractures of the diaphysis. In: Rockwood CA, Wikins KE. Rockwood and Wilkins': fractures in children. Philadelphia: Lippincott-Raven; 2010. p. 797-841.
15. Rockwood C, Green DP, Bucholz RW. Rockwood and Green's: fractures in adults. 7th ed. Philadelphia: Wolters Kluwer Health/ Lippincott, Williams & Wilkins; 2010.
16. Lieurance R, Benjamin JB, Pappaport WD. Blood loss and transfusion in patients with isolated femur fractures. J Orthop Trauma. 1992;6:175-9.
17. American College of Surgeons. Advanced Trauma and Life Support. 8th ed. Chicago: American College of Surgeons; 2008.
18. Hoffman CR, Traldi EF, Posser A. Estudo epidemiológico das fraturas femorais diafisárias pediátricas. Rev Bras Ortop. 2012;47(2):186-90.
19. Sharma JC, Gupta SP, Mathur NC, Kalla R, Aseri MK, Biyani A, et al. Comminuted femoral shaft fractures treated by closed intramedullary nailing and functional cast bracing. J Trauma. 1993;34(6):786-91.
20. Mohr VD, Eickhoff U, Haaker R, Klammer HL. External fixation of open femoral shaft fractures. J Trauma. 1995;38(4):648-52.
21. Netter FH. Atlas de anatomia humana. 4ª ed. Rio de Janeiro: Elsevier; 2008.

97

LESÕES DO JOELHO

Rodrigo Campos Pace Lasmar
Rodrigo Barreiros Vieira

Introdução

As lesões caracterizadas como urgência ao nível do joelho compreendem as de origens traumáticas que atingem o segmento entre o terço distal do fêmur até a região do planalto tibial e as infecciosas da cavidade articular.

As injúrias traumáticas estão entre as mais prevalentes no serviço de pronto atendimento, e o padrão varia de acordo com a idade e o sexo, afetando preferencialmente a população de adolescentes e adultos jovens do sexo masculino durante as atividades esportivas[1] ou acidentes de tráfego[2].

Elas podem ser causadas por trauma direto ou por mecanismo torcional, gerando fraturas e/ou luxações, podendo ser acompanhadas de lesões de partes moles.

Fratura do fêmur distal

São as fraturas que podem atingir desde a região supracondiliana proximalmente, podendo afetar até o nível da articulação do joelho. Correspondem a cerca de 1% de todas as fraturas e entre 3% e 6% das fraturas do fêmur[3], contudo são geralmente complexas, multifragmentadas e intra-articulares. Apresentam distribuição bimodal, sendo geradas por mecanismo de baixa energia, como queda da própria altura em pacientes idosos e de alta energia, por queda de grande altura ou acidentes de trânsito entre os mais jovens[4].

O atendimento inicial deverá ser realizado com minuciosa avaliação das condições de pele, do grau de edema, deformidades e incapacidade funcional, a fim de diagnosticar possíveis equimoses/hematomas, fraturas expostas e síndrome de compartimento. Mesmo que dificultada, a avaliação neurovascular é de grande importância, pois, se houver diminuição ou ausência de pulso arterial distal, a lesão deverá ser prontamente pesquisada por meio de avaliação clínica pelo índice tornozelo-braquial e exame complementar pelo Doppler ou arteriografia.

A classificação mais amplamente utilizada é a da AO/*Orthopedic Trauma Association* (OTA), sendo divididas em fraturas do tipo A, quando são extra-articulares, B, parcialmente articulares e C, articulares e subdivididas[3] (Figura 97.1).

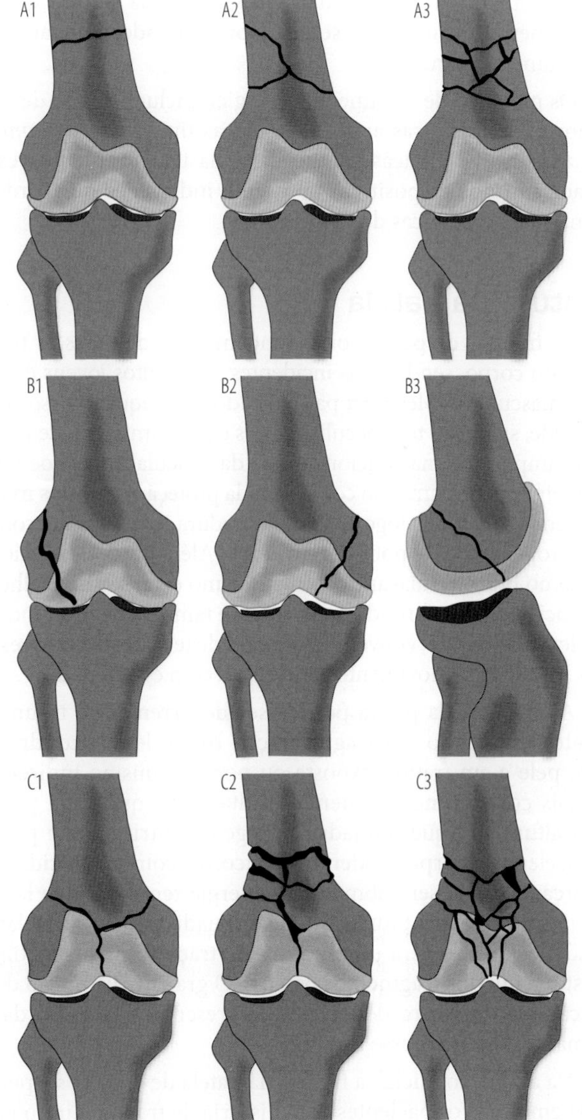

Figura 97.1. Classificação AO/OTA para as fraturas do fêmur distal. Adaptada de: Gangavalli e Nwachuku[3].

O exame de imagem deverá ser realizado com radiografias nas incidências anteroposterior (AP) e perfil do joelho, fêmur e quadril, local frequente de lesões concomitantes. Quando houver significativo encurtamento do membro, uma leve tração ao fazer a radiografia poderá ajudar no melhor entendimento das fraturas mais complexas. A tomografia computadorizada (TC), mesmo não sendo um exame imprescindível, poderá auxiliar na análise das fraturas, principalmente aquelas no plano coronal (fratura de Hoffa[5]) e quando o traço atinge a articulação.

O tratamento inicial consiste em alinhamento do membro e estabilização da lesão por meio de tala gessada inguinopodálica, tração esquelética ou fixação externa, com avaliação neurovascular periódica até o tratamento definitivo.

O tratamento conservador com retirada de apoio do membro afetado e uso de imobilização longa rígida é reservado para pacientes não deambuladores ou em fraturas estáveis e sem desvio. Entretanto, esse modo terapêutico é associado a mais alta incidência de complicações como rigidez articular, úlceras de decúbito e tromboembolismo, além dos resultados funcionais, da consolidação da fratura e do alinhamento do membro serem piores quando comparado ao tratamento cirúrgico[6].

Os métodos de tratamento cirúrgico incluem o uso de fixador externo, placas anguladas, placas tipo DCS (*dynamic condylar screws*), placas bloqueadas e hastes intramedulares, e cada um dos dispositivos apresenta indicações de acordo com as características de cada fratura.

Fratura da patela

As fraturas da patela correspondem a 1% de todas as fraturas do corpo, sendo mais incidentes em adultos jovens e do sexo masculino[7]. Mesmo a patela sendo um pequeno osso sesamoide, sua lesão tem peculiaridades e pode impactar de maneira importante na funcionalidade da articulação do joelho. Primeiramente é um osso com limitada proteção de partes moles, sendo localizada logo abaixo da gordura subcutânea e com isso propensa à lesão por impacto direto. Além disso, ela funciona como braço de alavanca do mecanismo extensor do joelho, potencializando a força do quadríceps[8] e também na resistência de flexão do joelho, convertendo forças de tensão em compressão, permitindo movimentos de descida com estabilidade[9,10].

As fraturas da patela podem ser decorrentes de trauma direto, resultando em fragmentação óssea, lesões condrais e de pele e em fratura exposta ou por mecanismo indireto, o mais comum, normalmente resultante de queda da própria altura, em que o quadríceps age excentricamente para desacelerar o corpo, podendo de acordo com a velocidade e força, a patela ser submetida a energia tensional que leva a sua fratura e a ruptura do tendão quadriciptal ou patelar. Esse mecanismo gera uma fratura de traço transverso, com afastamento dos fragmentos ósseos[8]. O grau de disfunção do mecanismo extensor dependerá da preservação ou não das demais estruturas desse mecanismo.

Na avaliação inicial, a fratura da patela deverá ser suspeitada em todos os pacientes com história de trauma direto na face anterior do joelho ou na incapacidade de extensão ativa do joelho após trauma em flexão ou queda[8].

Hematoma na região anterior, derrame articular, falha palpável e muitas vezes visível no foco de fratura devidos ao deslocamento dos fragmentos podem estar presentes. Dependendo do grau de lesão das demais estruturas que compõem o mecanismo extensor, especialmente os retináculos medial e lateral, o paciente evoluirá com incapacidade de extensão ativa do joelho.

Nas fraturas osteocondrais da superfície articular da patela, os pacientes mantêm a extensão ativa preservada, com graus variados de derrame articular e de dor.

A punção muitas vezes se faz necessária para alívio da dor gerada pelo derrame sanguinolento presente na cavidade articular, sendo fortemente indicativo de fratura quando houver gotículas de gordura no sangue aspirado.

Após avaliação física, o exame complementar se faz por meio de radiografias do joelho nas incidências AP, perfil e, quando possível, axial de patela. Podem ser visualizados afastamento dos fragmentos ósseos, aumento de partes moles devido ao hematoma e presença de ar na cavidade articular nos casos de fraturas expostas. A TC pode auxiliar no melhor entendimento dos traços da fratura nos casos de extrema fragmentação e deve-se lançar mão da ressonância magnética para estudo mais acurado nas suspeitas de fraturas osteocondrais.

As fraturas da patela são classificadas conforme a morfologia de seu traço, podendo ser transversas, verticais, cominutivas, marginais ou osteocondrais. O tipo de fratura tem correlação com o mecanismo de trauma, e as fraturas transversas são resultantes de mecanismos indiretos por distração e as marginais e as cominutivas são devidas a trauma direto sobre a região anterior do joelho.

O tratamento conservador é indicado para as fraturas sem desvio ou minimamente desviadas, isto é de 2 a 3 mm de desnivelamento entre os fragmentos e 1 a 4 mm de diástase entre eles[11], exceto as fraturas osteocondrais, que são de indicação cirúrgica, com redução e fixação do fragmento utilizando parafuso de compressão tipo Herbert. Para avaliação desse desvio, o exame de imagem deverá também ser realizado com flexão do joelho até 40°, para maior afastamento dos fragmentos.

Esse tratamento se faz com imobilização do joelho em extensão, com o uso de órteses, contudo mobilização precoce progressiva a partir da segunda a terceira semana deverá ser preconizada com o objetivo de evitar rigidez articular.

O tratamento cirúrgico é por meio de fixação dos fragmentos ósseos com a utilização de fios de Kirschner ou parafusos canulados pela técnica de banda de tensão, uso de placas e patelectomia parcial ou total, conforme características morfológicas da lesão (Figura 97.2).

Fratura do planalto tibial

Apesar de as fraturas do planalto ou platô tibial apresentarem baixa incidência, correspondendo a 1,3% de todas as fraturas[12], seu tratamento ainda é um grande desafio para o ortopedista.

Ela atinge mais frequentemente homens, com distribuição etária bimodal[13]. A geometria e o desvio da fratura dependem de vários fatores, como a magnitude e a direção da aplicação da força, do grau de flexão do joelho no momento do trauma e, por fim, da qualidade óssea[14]. Nos pacientes mais jovens, devido à microarquitetura óssea preservada, o trauma com mais alta energia frequentemente leva à maior fragmentação óssea, ao acometimento do platô medial e do posterior e à perda de comunicação entre o terço proximal e a diáfise da tíbia. Nos ossos osteopênicos, como os dos idosos, geralmente há afundamento ósseo central do platô lateral, associado ou não com cisalhamento.

As fraturas do platô podem comprometer um dos platôs em 60% das vezes, sendo o lateral a grande maioria deles. Elas são muitas vezes complexas, acometendo os dois platôs em cerca de 35% dos casos e comumente associadas a lesões de partes moles[15]. As lesões meniscais podem estar presentes em até 47% dos casos, conforme estudo de Vangsness *et al.*[16]; já o ligamento cruzado anterior pode estar comprometido em 32% dos joelhos com essa fratura, segundo Gill *et al.*[17], existindo associação muito bem estabelecida da lesão desse ligamento com a fratura da borda lateral do platô tibial

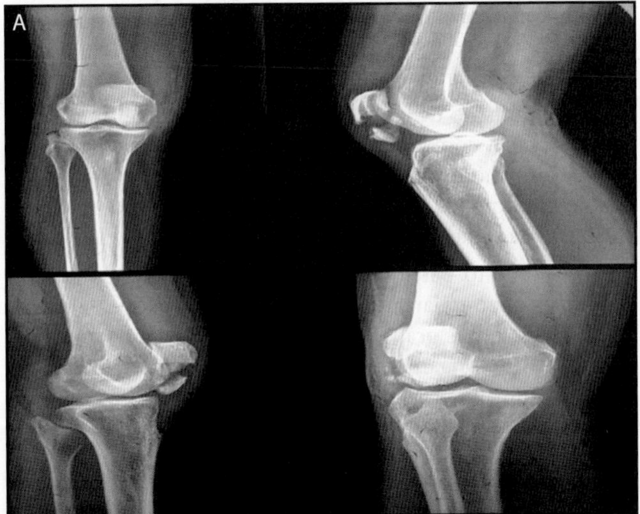

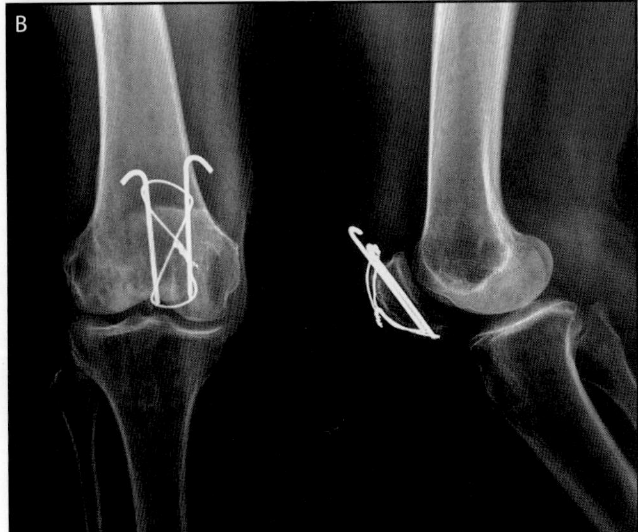

Figura 97.2. Fratura transversa da patela tratada cirurgicamente. **A**: Fratura transversa da patela. **B**: Fratura reduzida e fixada com fios de aço com a técnica de banda de tensão.

lateral, chamada de fratura de Segond. O ligamento colateral medial está lesionado em 7% a 43% das fraturas[18].

Os sinais clínicos nem sempre se mostram explícitos, sendo necessária a suspeição dessa lesão conforme a história do trauma. Inicialmente, o médico no setor de pronto atendimento deverá fazer uma avaliação do estado da pele e das partes moles, incluindo ligamentos, e do perfil neurovascular e pesquisa de possível síndrome de compartimento da perna. O estado do envelope de partes moles releva a quantidade de energia dispendida no trauma e pode refletir a complexidade da fratura. A análise cutânea deverá compreender toda a circunferência da região na busca de possível ruptura da integridade da pele, caracterizando a fratura exposta (3% são expostas[19]) e a presença de edema, equimoses e hematomas. Ainda que difíceis de se realizar no momento inicial, os testes de estresse em valgo e varo para avaliação dos ligamentos colaterais e testes específicos para os ligamentos do *pivot* central podem trazer informações importantes sobre o estado deles, já que, com frequência, são lesionados.

Nos pacientes com fratura que produz desvios importantes dos fragmentos ósseos e também com lesões multiligamentares, devem ser investigadas as condições nervosas e vasculares do membro em questão. A avaliação neurológica deve ser direcionada para a verificação da função dos nervos tibial e especialmente do fibular, visto que essa estrutura tem um trajeto que a deixa vulnerável às lesões da porção proximal da perna e joelho. O deslocamento posterior dos fragmentos do platô tibial pode levar à compressão ou até mesmo à ruptura da artéria poplítea ou de algumas de suas tributárias. O exame clínico por meio da palpação dos pulsos das artérias tibial e pediosa, associado à verificação do enchimento capilar da extremidade distal, se faz necessário, entretanto a positividade deles não exclui lesão arterial. Caso o índice tornozelo-braquial resultante da pressão arterial sistólica da artéria tibial ao nível do tornozelo pela pressão arterial sistólica da artéria braquial seja abaixo de 0,9 ou na ausência de sinais de perfusão distal, faz-se obrigatório lançar mão de arteriografia ou de cirurgia para exploração vascular.

O exame de imagem é primordial no diagnóstico da fratura do platô tibial. A associação de radiografias do joelho nas incidências em AP e perfil é mandatória na investigação. Pode-se lançar mão também das incidências oblíquas e AP com raios direcionados a 10º caudal, para melhor compressão dos traços da fratura e da configuração dos fragmentos ósseos. Contudo mesmo assim, somente a utilização de exames radiográficos tem se mostrado com valor limitado, não auxiliando o ortopedista no completo entendimento da complexidade da lesão. As imagens por TC, especialmente com reconstrução em 3D, cada vez mais têm sido utilizadas e se mostrado superiores à radiografia na análise dessa fratura[20] (Figura 97.3). As imagens por ressonância magnética têm se revelado mais sensíveis no diagnóstico de fraturas ocultas e contusões ósseas, além de mostrarem as condições de cartilagem, meniscos e ligamentos, que não são vistas nas imagens radiográficas e tomográficas, demostrando incomparável superioridade em relação aos demais exames[21], levando a maior concordância entre examinadores no entendimento da fratura[22]. Contudo, trata-se de exame com elevado custo, limitando seu uso de modo mais regular.

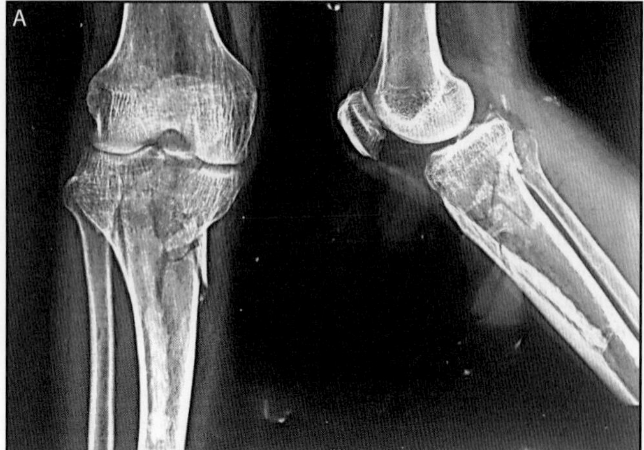

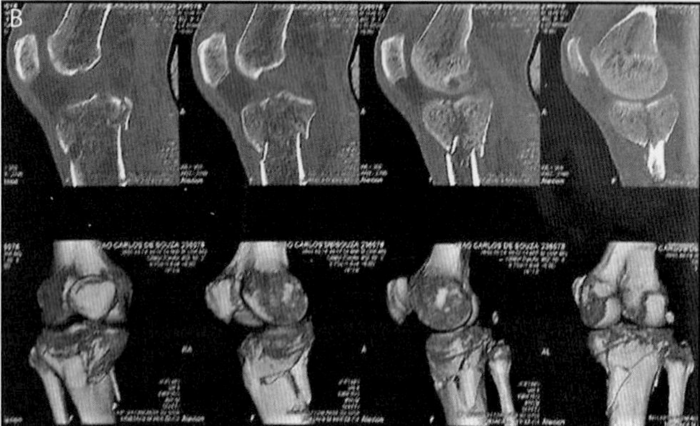

Figura 97.3. Imagem radiográfica de fratura do platô tibial. **A**: Radiografias em AP e perfil do joelho mostrando fratura complexa do platô tibial medial e lateral. **B**: A mesma fratura na TC acima e TC em 3D abaixo.

Existem alguns sistemas de classificação difundidos no cotidiano ortopédico para essas fraturas. A classificação de Schatzker é dividida em seis grupos distintos, sendo os três primeiros com comprometimento do platô tibial lateral e correlacionadas a traumas de mais baixa energia; os três últimos com acometimento do platô medial, dos dois platôs ou separando a diáfise da metáfise, gerados por traumas de alta energia. Na classificação da AO/OTA existe maior abrangência, sendo classificadas por sistema alfanumérico, no qual as B são parcialmente articulares e as C articulares totais[14] (Figura 97.4).

O tratamento inicial deverá ser direcionado ao alívio da dor, sendo indicada punção articular nos casos em que o joelho apresente derrame articular de moderado a intenso, alinhamento do membro e imobilização definitiva, nos casos indicados, ou provisória com o uso de tala gessada inguinopodálica até o tratamento cirúrgico.

O tratamento conservador é indicado nos casos de fraturas de baixa energia, incompletas ou sem desvios e também em pacientes sem condições clínicas para serem submetidos a cirurgia[14]. Ele deverá ser feito com o uso de aparelho gessado longo com o joelho em extensão por 8 a 10 semanas, mas, devido ao risco de rigidez articular, o uso de tutores dinâmicos com ganho progressivo de flexão após a terceira semana tem sido utilizado com sucesso.

O tratamento cirúrgico visa à redução anatômica da superfície articular e ao alinhamento satisfatório do membro, aspectos esses que são importantes preditores de resultados satisfatórios, especialmente minimizando o risco de osteoartrose futura. As fraturas expostas, as associadas a síndrome de compartimento ou a lesão vascular apresentam indicação absoluta para a cirurgia imediata. As demais devem ser imobilizadas provisoriamente, ter tratadas as injúrias que compõem o envelope de partes moles, e submetidas a planejamento quanto à abordagem mais adequada, à utilização de enxertos autólogos ou sintéticos, ao tratamento das lesões ligamentares simultaneamente e ao material de osteossíntese mais indicado, podendo ser parafusos canulados ou esponjosos, fios de Kirschner, placas em T ou L e fixadores externos.

Luxação aguda da patela

A luxação aguda da patela é um transtorno que afeta principalmente crianças e jovens, com 29 novos casos para cada 100 mil pessoas por ano nessa faixa etária[23], com distribuição igualitária entre os sexos e sendo frequentemente associada a prática esportiva ou dança[24]. A dor recorrente e a sensação de falseios são sintomas comuns após a luxação aguda da patela. Hawkins *et al.* relataram que a luxação recidivante da patela e a dor femoropatelar são algumas das sequelas que afetam até metade dos pacientes após o primeiro episódio[25].

O mecanismo de lesão pode ser resultante de trauma direto na patela com força dirigida de medial para lateral ou por mecanismo torsional, o mais comum, com o pé preso no chão e movimento em valgo, com rotação interna do fêmur e externa da tíbia[26].

O ligamento patelofemoral medial é o principal estabilizador estático da articulação femoropatelar, especialmente na extensão e nos graus iniciais de flexão, e a sua ruptura é resultante de alongamento de suas fibras acima de 20% a 30% de seu comprimento[27], e sua lesão está presente em cerca de 90% das luxações da patela[28]. Ela pode ser completa ou incompleta e se localizar na base femoral, patelar, intrassubstancial ou combinada.

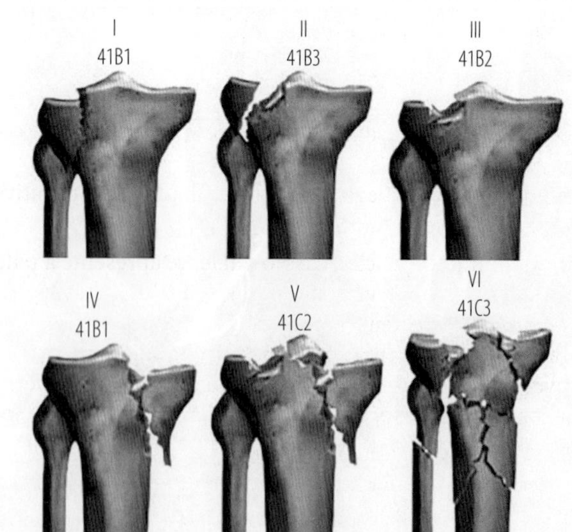

Figura 97.4. Classificações das fraturas do platô tibial, conforme Schatzker e AO/OTA. Esquema mostrando a classificação de Schatzker, apresentada em números romanos de I a VI e a classificação da AO/OTA[14].

Diversos outros fatores intrínsecos estão relacionados à evolução de instabilidade após a primoluxação. Em recente estudo, Lewallen *et al.* concluíram que o sexo feminino, a história de luxação na patela contralateral, a displasia da tróclea femoral, a patela alta, a patela inclinada e a lateralização da TAT estão fortemente relacionadas à luxação da patela[29].

No atendimento inicial, o paciente pode apresentar-se com o joelho semifletido e a patela grosseiramente desviada para a lateral. Entretanto, na maioria dos casos, a patela já estará reduzida; com isso, a pesquisa da história do trauma acompanhado de dor, falseios e derrame é de importância na suspeita da luxação. Nos pacientes com episódios de repetição, a anamnese geralmente é esclarecedora quanto ao diagnóstico. Com a patela já reduzida, pode-se notar derrame articular por conta de hemartrose, palpação de *gap* na topografia do retículo medial, equimose na porção parapatelar medial e dor ou aflição na tentativa de mobilização do joelho, o que dificulta a clínica esclarecedora. Hughston *et al.* relataram que a luxação aguda da patela é a causa mais frequente de erro no diagnóstico da avaliação do joelho agudo[30].

A fratura osteocondral da patela é muito comum , ocorrendo em até 76% dos casos de luxação aguda, podendo também suceder na tróclea femoral[31]. O diagnóstico muitas vezes é subestimado, especialmente quando o fragmento é de pequeno tamanho. Na presença de hemartrose após luxação, faz-se necessário aventar a possibilidade dessa lesão.

As radiografias do joelho nas incidências em AP, perfil e axial de patela podem mostrar aumento de partes moles pelo derrame articular, patela subluxada lateralmente, avulsão óssea da borda medial da patela e fragmento osteocondral. A TC é importante no estudo das alterações intrínsecas que podem levar ao quadro de instabilidade da patela como o ângulo de inclinação da patela, o ângulo da tróclea e o posicionamento da TAT por meio da medida conhecida como TAGT (Figura 97.5).

A imagem por ressonância magnética avalia a integridade do retináculo medial e do ligamento patelofemoral medial e ainda pode mostrar hemartrose e edema ósseo da parede lateral do côndilo femoral lateral e da porção medial da patela, sinais altamente sugestivos da luxação aguda. Também a ressonância evidencia com mais precisão o tamanho do corpo osteocondral, visto que a radiografia subestima o tamanho do fragmento, levando até a resultado falso-negativo, caso esse de pequeno tamanho.

No atendimento inicial, caso o paciente apresente a patela luxada, ela deverá ser prontamente reduzida. Para tal, são feitas manobra de extensão passiva e progressiva do joelho e leve pressão de medialização da patela quando a articulação já estiver completamente estendida. Na ocorrência de derrame articular volumoso, o joelho deverá ser puncionado e esvaziado para alívio da dor.

Apesar de o tratamento da luxação aguda ainda permanecer controverso na literatura[32], a retirada parcial de carga com o uso de muletas e a imobilização por cerca de três semanas, com mobilização precoce progressiva, podem levar a bons resultados funcionais, apesar de apresentar maior índice de recidiva do que a estabilização cirúrgica[33].

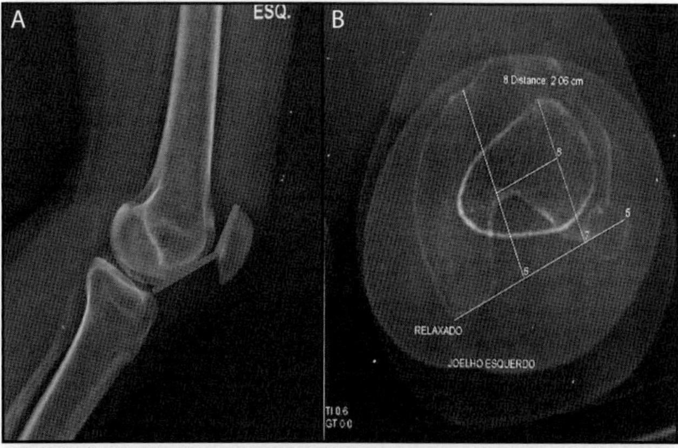

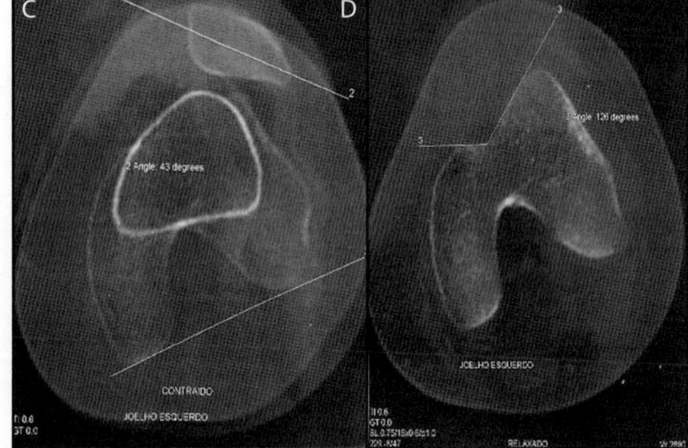

Figura 97.5. Estudo de imagem da articulação femoropatelar na luxação recidivante da patela. **A**: Radiografia do joelho em perfil 30º em flexão com a medida da altura da patela pelo índice de Caton-Deschamps. **B, C, D**: Imagem de TC com medida do TAGT, ângulo de báscula da patela e ângulo da tróclea, respectivamente.

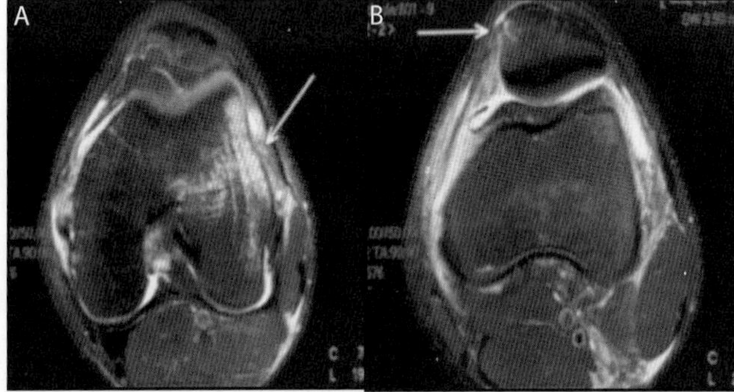

Figura 97.6. Imagem sugestiva de luxação aguda da patela. Imagens de RM na luxação aguda da patela, com edema ósseo da parede lateral do côndilo femoral lateral (seta) na figura **A** e sinal de avulsão óssea do LPFM na patela (seta) na figura **B**.

É de consenso que o tratamento cirúrgico deve ser indicado na fratura osteocondral e na instabilidade recidivante, enquanto existe a tendência para a indicação cirúrgica nas rupturas do ligamento patelofemoral medial, do retináculo medial e no caso de lateralização da patela[28]. O fragmento osteocondral, quando acima de 30% da superfície articular, deve ser reduzido e fixado com o uso de parafuso de compressão tipo Herbert metálico ou absorvível. Na presença de lesão aguda do LPFM, associado a posição lateralizada da patela, é indicado o reparo desse ligamento. Nas rupturas intrassubstanciais, deve ser feita a sutura direta das bordas lesionadas com fios absorvíveis ou a reinserção no leito ósseo com âncoras metálicas para as avulsões das inserções femoral ou tibial.

Para a correção da instabilidade recidivante da patela, existe ampla variedade de técnicas cirúrgicas descritas na literatura que visam à correção das alterações anatômicas reveladas pelo estudo de imagem, entre as mais usuais a osteotomia de distalização da TAT nos casos de patela alta, osteotomia da medialização da TAT, quando essa estrutura está lateralizada (aumento do índice TA-GT), *release* lateral, quando a patela estiver basculhada, e trocleoplastia, nos casos de tróclea displásica. Contudo, as diferentes técnicas para reconstrução do LPFM isolado ou associado aos procedimentos de correção anatômica têm se mostrado com resultados significativamente positivos e com baixos índices de recidivas[34].

Luxação do joelho

A luxação do joelho é conceituada como uma perda de congruência femorotibial e acompanhada por lesão de no mínimo dois dos quatro principais ligamentos do joelho, isto é, ligamentos cruzados anterior (LCA), posterior (LCP), colateral medial (LCM) e complexo lateral. Geralmente resultante de traumas de alta energia e que levam a graves sequelas, especialmente em seu grupo mais incidente: os indivíduos jovens do sexo masculino.

Apesar de ser uma lesão incomum, atingindo 0,2% de todas as lesões ortopédicas e 0,5% das luxações[35], essa incidência tem aumentado progressivamente nos últimos anos por conta da maior quantidade de acidentes de trânsito e também pelo maior número de praticantes de esportes, as duas das principais causas da luxação do joelho, sendo responsáveis por mais de dois terços das lesões[36]. Além disso, tem se notado aumento dos casos de luxação do joelho resultantes de trauma de baixa energia em obesos mórbidos[37]. Sabe-se também que uma importante parcela das luxações são subdiagnosticadas, já que normalmente já estão reduzidas ao primeiro atendimento médico[38].

Essa lesão pode ser classificada conforme o tempo de lesão, a anatomia quanto à direção da tíbia em relação ao fêmur e o padrão de lesão das estruturas ligamentares principais. A luxação do joelho pode ser aguda se tiver menos de três semanas de evolução ou crônica se for superior a esse tempo. Pode ser anterior, posterior, lateral, medial e rotatória, conforme a classificação proposta por Kennedy[39]. A luxação anterior é a mais comum, sendo 40% dos casos, resultante de hiperextensão do joelho e associada a lesão da íntima da artéria poplítea quando a hiperextensão for maior que 50° (Figura 97.6). A luxação posterior, presente em 33% dos casos, é devida à força de direção AP como no trauma do "painel do carro", levando muitas vezes à ruptura da artéria poplítea. As luxações lateral (18%) e medial (4%) são causados por estresse em varo ou valgo, muitas vezes associados à fratura do platô tibial[40].

A classificação de Schenck[41] modificada por Wascher[42] é baseada na ruptura ligamentar, na presença ou ausência de fraturas intra-articulares e nas lesões vasculares ou nervosas associadas (Tabela 97.1).

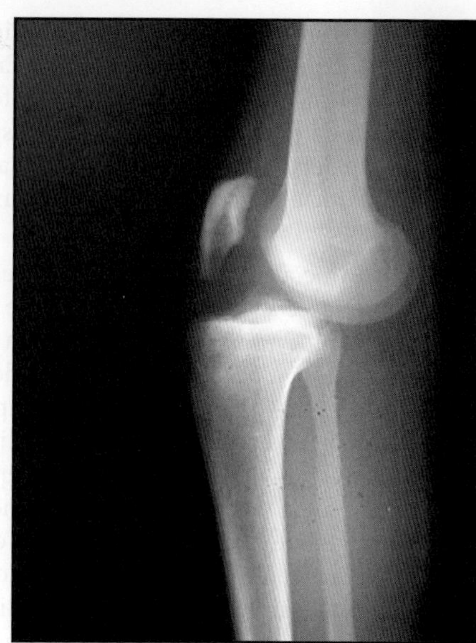

Figura 97.7. Luxação do joelho. Radiografia em perfil mostrando luxação anterior do joelho, conforme classificação de Kennedy.

Tabela 97.1. Classificação da luxação do joelho, conforme proposto por Schenck[41] e modificado por Wascher[42]

	Estruturas lesadas	Estruturas íntegras
KD-I	LCA ou LCP + LCM ou LCL/CPL	LCA ou LCP + LCM ou LCL/CPL
KD-II	LCA + LCP	LCM + LCL/CPL
KD-III M	LCA + LCP +LCM	LCL/CPL
KD-III L	LCA + LCP + LCL/CPL	LCM
KD-IV	LCA + LCP + LCM + LCL/CPL	–
KD-V	Fratura-luxação	
Associar C	Lesão vascular associada	
Associar N	Lesão nervosa associada	

LCA: ligamento cruzado anterior; LCP: ligamento cruzado posterior; LCM: ligamento colateral medial; LCL: ligamento colateral lateral; CPL: canto posterolateral.

A lesão da artéria poplítea está presente em 4,8% das luxações de baixa energia e em cerca de 65% quando de alta energia, levando à amputação em 12% dos casos das luxações com presença de lesão vascular[43]. Já as lesões do nervo fibular comum pode atingir quase metade dos pacientes quando existir ruptura do LCP associada à do canto posterolateral, entretanto com resolução espontânea em até 75% dos casos[44], especialmente entre os mais jovens. Já as fraturas estão associadas a luxação do joelho em 16% das vezes[36].

No atendimento inicial, a possibilidade de luxação do joelho deve ser suspeitada quando houver história de trauma de alta energia associada a edema volumoso, equimose e significativa instabilidade multidirecional. Em cerca de metade dos casos a articulação já se apresentará reduzida na avaliação.

O estado do fluxo sanguíneo distal ao joelho deverá ser avaliado e documentado também em primeiro momento. A palpação dos pulsos das artérias pediosa e tibial posterior, assim como a averiguação do enchimento capilar da extremidade distal, deverá ser feita, mas, caso presente, não descarta lesão vascular, principalmente da camada íntima da artéria.

A análise do índice tornozelo-braquial fornece importante percepção sobre a perfusão do membro, e valores abaixo de 0,90 leva a 100% de valor preditivo positivo para lesão vascular, com necessidade de intervenção cirúrgica[45]. A avaliação do estado neurológico também deverá ser registrada, especialmente a motricidade dos músculos inervados pelo fibular comum e possíveis áreas de anestesia, já que a presença de lesões nervosas impacta negativamente no resultado clínico final. Também deverá ser feita análise minuciosa sobre a possibilidade de síndrome de compartimento da perna, quando houver sinais de hipoperfusão, edema, parestesia e, principalmente, dor de forte intensidade. Quando a clínica for sugestiva, fazer a medida da pressão nos quatro compartimentos da perna, contudo, em caso de dificuldade para essa mensuração, a fasciotomia está indicada, visto que o déficit de perfusão leva a danos irreversíveis ao membro quando acima de 8 horas.

O estudo de imagem deverá constar de radiografias em AP e perfil do joelho para evidenciar a da luxação propriamente dita ou em casos suspeitos verificar assimetrias do espaço femorotibial medial ou lateral e fraturas/avulsões. A angiografia para todos os casos de luxação do joelho foi motivo de discussão por muitos anos, mas atualmente há evidências da utilização seletiva desse método diagnóstico[40] para os casos de sinais clínicos de hipoperfusão e quando o índice tornozelo-braquial for abaixo de 0,90. Também pode ser utilizada angio-TC ou angio-RM.

Nos casos luxados, a redução deverá ser feita imediatamente de maneira fechada sob sedação ou aberta em bloco cirúrgico, nos casos de irredutibilidade. O estado vascular deverá ser verificado logo após; caso haja confirmação de lesão vascular, esta deverá ser imediatamente revascularizada, com altos índices de amputação quando feita além de 8 horas. Imediatamente após, deverá ser feito o reparo e/ou reinserção da cápsula articular e dos ligamentos do complexo colateral, utilizando técnicas de reforço, quando necessário, seguido de imobilização em tala gessada ou, nos casos de maior instabilidade, de fixação externa transarticular, a fim de proteger a artéria recanalizada. A reconstrução dos ligamentos cruzados, quando necessário, deverá ser realizada em segundo tempo, após regressão do edema e maturação do reparo vascular, sendo preconizado o período de 6 a 12 meses para tal propósito[36]. A abordagem cirúrgica imediata é indicada também para os casos de fratura/luxação exposta e síndrome de compartimento.

Para os demais casos, a articulação deverá ser imobilizada provisoriamente e feita abordagem cirúrgica em segundo momento, entre duas e três semanas, conforme preconizado por Fanelli[46], ou entre 6 e 12 semanas, conforme Robertson *et al.*[36], com o intuito de regressão do edema, levando a melhor identificação da anatomia extra-articular, e de cicatrização capsular para possibilitar reconstrução artroscópica das injúrias intra-articulares e evitar artrofibrose[46]. Nas lesões multiligamentares, ainda não existe consenso se a reconstrução de todos os ligamentos deverá ser feita num mesmo tempo ou em dois tempos, e muitos cirurgiões preferem reconstruir inicialmente o LCP e os ligamentos periféricos para tornar a articulação estável e posteriormente abordar o LCA, com a justificativa de que em tempo único se prolonga muito o tempo cirúrgico, aumentando os riscos anestésicos, de infecção e de rigidez articular[47].

A exploração do nervo poderá ocorrer no momento do reparo dos ligamentos, por meio de neurólise para os casos de lesão por tração sem ruptura franca, de enxertia nervosa para os nervos que sofreram transecção e de transposição do tendão tibial posterior para restauração de pé plantígrado nos casos de abordagem tardia[48].

A reabilitação deverá ser precoce e acelerada a fim de evitar rigidez articular, com utilização de imobilizadores articulados ou a retirada assistida de imobilizador rígido para ganho de movimento protegido, especialmente na reconstrução do LCP e reparo vascular. O início do apoio parcial do membro operado com o uso de muletas deve ser a partir da sexta semana e do apoio total, após 12ª semana.

Além das lesões traumáticas descritas anteriormente, também a artrite séptica do joelho é uma patologia que requer abordagem e tratamento de urgência, a fim de evitar degeneração articular irreversível e até mesmo a evolução para óbito, nos casos de condução inadequada.

Artrite séptica

A artrite séptica ou artrite infecciosa é uma situação causada pela invasão de microrganismos na cavidade articular, levando a derrame purulento, processo inflamatório e necrose tecidual. Apesar da melhoria das condições sanitárias e do surgimento de novos antibióticos, tem se notado aumento na incidência de novos casos[49], provavelmente devido a maior longevidade das pessoas, aumento da resistência bacteriana e maior quantidade de cirurgias ortopédicas intra-articulares.

O joelho é a articulação mais comumente infectada, sendo o sítio de quase metade das artrites sépticas que acometem o adulto[50]. Essa predileção pode ser devida ao maior estresse sofrido por essa articulação na posição de locomoção bipodal adquirida pelos humanos[51]. Ela é monoarticular na maioria das vezes, podendo também ser parte de um quadro poliarticular, notadamente em imunodeprimidos e portadores de artrite reumatoide, lúpus eritematoso e *diabetes mellitus*[52].

A infecção no joelho mais frequentemente é resultado de bacteremia oculta, da maior vulnerabilidade histológica dos vasos da membrana sinovial, que facilita a migração dos microrganismos do lúmen arterial para a cavidade articular, e do microambiente articular com características bioquímicas propícias ao crescimento bacteriano. Iniciado o quadro de contaminação articular, ocorre a liberação de proteases e fatores inflamatórios, que resulta em lesão condral e maior liberação de secreção que se acumula, levando ao aumento da pressão local e consequente necrose tecidual.

As infecções por bactérias Gram-positivas *Staphylococcus* e *Streptococcus* atingem a circulação por meio de solução de continuidade cutâneas ou da mucosa, já as Gram-negativas, provavelmente pelos tratos gastrointestinal e geniturinário. Os procedimentos ortopédicos intra-articulares, como as cirurgias artroscópicas, as infiltrações com corticoides e viscossuplementação com ácido hialurônico, também podem introduzir patógenos, resultando em aumento na incidência de artrite séptica[49,53].

Os agentes etiológicos mais prevalentes são *Staphylococcus aureus* (43%), *Streptococcus pyogenes, Streptococcus pneumoniae* e *Neisseria gonorrhoeae* em adultos e bactérias Gram-negativas (10%). Em alguns grupos de indivíduos, existem agentes etiológicos mais prevalentes, que deverão ser pesquisados, como *Pseudomonas* em usuários de drogas venosas e queimados, *Listeria* e *Salmonela* em portadores de HIV em terapia antirretroviral e bactérias Gram-negativas em idosos[51].

O diagnóstico deverá ser suspeitado nos casos de dor de forte intensidade, de início abrupto, somada a atitude antálgica de defesa na tentativa de manipulação do joelho (80% a 90% dos casos[54]), febre (15% a 60%[52]), acompanhados de calor, rubor e derrame articular.

Apesar de fazer parte do arsenal propedêutico nas artrites, os exames de imagem são pouco específicos no diagnóstico. A pesquisa laboratorial deverá constar de análise do sangue, podendo apresentar leucocitose com presença de células jovens e aumento da velocidade de hemossedimentação (VHS) e da proteína C reativa; contudo, são exames inespecíficos e mais importantes no monitoramento do tratamento. A hemocultura deverá ser solicitada para tentar estabelecer o agente etiológico, mas somente em um terço dos casos haverá positividade. A análise do líquido sinovial deverá ser realizada em todos os pacientes com artrite aguda (Tabela 97.2). A contagem de leucócitos total e percentual de células polimorfonucleares, dosagem de glicose, pesquisa de cristais, bacterioscopia e cultura com antibiograma são testes que deverão ser solicitados, nos quais determinadas alterações são sugestivas ou confirmatórias da infecção[55]. Em grupos de risco, meios de culturas específicos deverão ser lembrados e solicitados, como meio de ágar chocolate para pesquisa de *N. gonorrhoeae*[56]. Nos casos em que foi inicada antibioticoterapia anterior, com a colheita do material para as análises acima descritas, a possibilidade de resultados falso-negativos aumenta sensivelmente, podendo-se lançar mão de pesquisa do patógeno por reação de polimersase em cadeia (PCR).

Tabela 97.2. Análise do líquido sinovial[55]

	Normal	Inflamatório	Séptico	Hemorrágico
Aparência	Transparente Claro	Translúcido ou opaco Amarelo	Opaco Cremoso	Opaco Vermelho
Viscosidade	Alto	Baixo	Variável	Variável
Leucócitos	< 200	2.000-75.000	50.000-300.000	–
% de PMN	< 25	50-100	75-100	–
Glicose*	90-100	40-90	≤ 50	90-100

PMN: células polimorfonucleares. *Percentual da glicemia sérica.

O tratamento deverá constar de drenagem da articulação por artrocentese ou artroscopia, com lavagem abundante da cavidade articular e debridamentos dos tecidos desvitalizados, acompanhada de antibioticoterapia venosa, inicalmente empírica e, após confirmação do agente etiológico, antibiótiocos específicos. A utilização de vancomicina é recomendada empiricamente na suspeita de infecção de GRAM-positivo, mas em locais com baixa incidência de bactérias MRSA (*Staphylococcus aureus* resistente à meticilina), pode-se administrar oxacilina. Pode-se associar cefalosporina de terceira geração para cobertura de Gram-negativos[57]. Após a confirmação do agente etiólogico, a antibioticoterapia deverá ser escolhida de acordo com teste de antibiograma e administrada por via endovenosa por duas semanas, seguida de quatro semanas por via oral[58].

O prognóstico está relacionado com características do pacientes e virulência do agente infectante, contudo a rapidez em diagnosticar e o adequado tratamento são fatores preditivos cruciais no resultado.

Referências bibliográficas

1. Gage BE, McIlvain NM, Collins CL, Fields SK, Dawn Comstock R. Epidemiology of 6.6 million knee injuries presenting to United States Emergency Departments from 1999 through 2008. Acad Emerg Med. 2012;19(4):378-85.
2. Albuquerque RP, Hara R, Prado J, Schiavo L, Giordano V, Amaral NP. Estudo epidemiológico das fraturas do planalto tibial em hospital de trauma nível I. Acta Ortop Bras. 2013;21(2):109-15.
3. Gangavalli AK, Nwachuku CO. Management of distal femur fractures in adults. Orthop Clin North Am. 2016;47(1):85-96.
4. Martinet O, Cordey J, Harder Y, Maier A, Bühler M, Barraud GE. The epidemiology of fractures of the distal femur. Injury. 2000;31 Suppl 3:C62-3.
5. Baker BJ, Escobedo EM, Nork SE, Henley MB. Hoffa fracture. Am J Roentgenol. 2002;178(4):994-4.
6. Butt MS, Krikler SJ, Ali MS. Displaced fractures of the distal femur in elderly patients. Operative versus non-operative treatment. J Bone Joint Surg Br. 1996;78(1):110-4.
7. Gwinner C, Märdian S, Schwabe P, Schaser KD, Krapohl BD, Jung TM. Current concepts review: fractures of the patella. GMS Interdiscip Plast Reconstr Surg DGPW. 2016;5:Doc01.
8. Scolaro J, Bernstein J, Ahn J. Patellar fractures. Clin Orthop Relat Res. 2011;469(4):1213-5.
9. Hungerford DS, Barry M. Biomechanics of the patellofemoral joint. Clin Orthop Relat Res. 1979;144:9-15.
10. Koval KJ, Kim YH. Patella fractures. Evaluation and treatment. Am J Knee Surg. 1997;10(2):101-8.
11. Schuett DJ, Hake ME, Mauffrey C, Hammerberg EM, Stahel PF, Hak DJ. Current treatment strategies for patella fractures. Orthopedics. 2015;38(6):377-84.
12. Blakemore ME. Fractures of the tibial plateau. Trauma. 1999;1:235-43.
13. Biggi F, Di Fabio S, D'Antimo C, Trevisani S. Tibial plateau fractures: internal fixation with locking plates and the MIPO technique. Injury. 2010;41(11):1178-82.
14. Kfuri Jr. M, Fogagnolo F, Bitar RC, Freitas RL, Salim R, Paccola CAJ. Fraturas do planalto tibial. Rev Bras Ortop. 2009;44(6):468-74.
15. Burdin G. Arthroscopic management of tibial plateau fractures: surgical technique. Orthop Traumatol Surg Res. 2013;99(1):S208-18.
16. Vangsness CT, Ghaderi B, Hohl M, Moore TM. Arthroscopy of meniscal injuries with tibial plateau fractures. J Bone Joint Surg Br. 1994;76(3):488-90.
17. Gill TJ, Moezzi DM, Oates KM, Sterett WI. Arthroscopic reduction and internal fixation of tibial plateau fractures in skiing. Clin Orthop Relat Res. 2001;(383):243-9.
18. Koval KJ, Helfet DL. Tibial plateau fractures: evaluation and treatment. J Am Acad Orthop Surg. 1995;3(2):86-94.
19. Luciano R, Krause M, Skaf A. Fratura do planalto tibial. Projeto Diretrizes – Associação Médica Brasileira e Conselho Federal de Medicina; 2007. p. 1-9.
20. Chen H, Chang S, Pan J. Recent progress in the diagnosis and treatment of posterior tibial plateau fractures. Int J Clin Exp Med. 2015;8(4):5640-8.

21. Xu Y, Li Q, Su P, Shen T, Zhu Y. MDCT and MRI for the diagnosis of complex fractures of the tibial plateau: a case control study. Exp Ther Med. 2014;7(1):199-203.
22. Yacoubian SV, Nevins RT, Sallis JG, Potter HG, Lorich DG. Impact of MRI on treatment plan and fracture classification of tibial plateau fractures. J Orthop Trauma. 2002;16(9):632-7.
23. Mehta VM, Inoue M, Nomura E, Fithian DC. An algorithm guiding the evaluation and treatment of acute primary patellar dislocations. Sports Med Arthrosc. 2007;15(2):78-81.
24. Fithian DC, Paxton EW, Stone ML, Silva P, Davis DK, Elias DA, et al. Epidemiology and natural history of acute patellar dislocation. Am J Sports Med. 2004;32(5):1114-21.
25. Hawkins RJ, Bell RH, Anisette G. Acute patellar dislocations. The natural history. Am J Sports Med. 1986;14(2):117-20.
26. Respizzi S, Cavallin R. First patellar dislocation: from conservative treatment to return to sport. Joints. 2014;2(3):141-5.
27. Amis AA, Firer P, Mountney J, Senavongse W, Thomas NP. Anatomy and biomechanics of the medial patellofemoral ligament. Knee. 2003;10(3):215-20.
28. Petri M, Ettinger M, Stuebig T, Brand S, Krettek C, Jagodzinski M, et al. Current concepts for patellar dislocation. Arch Trauma Res. 2015;4(3):e29301.
29. Lewallen L, McIntosh A, Dahm D. First-time patellofemoral dislocation: risk factors for recurrent instability. J Knee Surg. 2015;28(4):303-10.
30. Hughston JC, Andrews JR, Cross MJ. The injured knee. J Med Assoc Ga. 1974;63(9):362-8.
31. Seeley MA, Knesek M, Vanderhave KL. Osteochondral injury after acute patellar dislocation in children and adolescents. J Pediatr Orthop. 2013;33(5):511-8.
32. Hing CB, Smith TO, Donell S, Song F. Surgical versus non-surgical interventions for treating patellar dislocation. Cochrane Database Syst Rev. 2011;(11):CD008106.
33. Longo UG, Ciuffreda M, Locher J, Berton A, Salvatore G, Denaro V. Treatment of primary acute patellar dislocation: systematic review and quantitative synthesis of the literature. Clin J Sport Med. 2017;27(6):511-23.
34. Kyung HS, Kim HJ. Medial patellofemoral ligament reconstruction: a comprehensive review. Knee Surg Relat Res. 2015;27(3):133-40.
35. Engebretsen L, Risberg MA, Robertson B, Ludvigsen TC, Johansen S. Outcome after knee dislocations: a 2-9 years follow-up of 85 consecutive patients. Knee Surg Sports Traumatol Arthrosc. 2009;17(9):1013-26.
36. Robertson A, Nutton RW, Keating JF. Dislocation of the knee. J Bone Joint Surg Br. 2006;88(6):706-11.
37. Folt J, Vohra T. Low-velocity knee dislocation in the morbidly obese. Am J Emerg Med. 2012;30(9):2090.e5-e6.
38. Kupczik F, Schiavon MEG, Vieira LA, Tenius DP, Fávaro RC. Knee dislocation: descriptive study of injuries. Rev Bras Ortop. 2013;48(2):145-51.
39. Kennedy JC. Complete dislocation of the knee joint. J Bone Joint Surg Am. 1963;45:889-904.
40. McKee L, Ibrahim MS, Lawrence T, Pengas IP, Khan WS. Current concepts in acute knee dislocation: the missed diagnosis? Open Orthop J. 2014;8:162-7.
41. Schenck RC. The dislocated knee. Instr Course Lect. 1994;43:127-36.
42. Wascher DC. High-velocity knee dislocation with vascular injury. Treatment principles. Clin Sports Med. 2000;19(3):457-77.
43. Medina O, Arom GA, Yeranosian MG, Petrigliano FA, McAllister DR. Vascular and nerve injury after knee dislocation: a systematic review. Clin Orthop Relat Res. 2014;472(9):2621-9.
44. Harner CD, Waltrip RL, Bennett CH, Francis KA, Cole B, Irrgang JJ. Surgical management of knee dislocations. J Bone Joint Surg Am. 2004;86-A(2):262-73.
45. Mills WJ, Barei DP, McNair P. The value of the ankle-brachial index for diagnosing arterial injury after knee dislocation: a prospective study. J Trauma. 2004;56(6):1261-5.
46. Fanelli GC. Multiple ligament-injured (dislocated) knee. Sports Med Arthrosc. 2011;19(2):81.
47. Howells NR, Brunton LR, Robinson J, Porteus AJ, Eldridge JD, Murray JR. Acute knee dislocation: an evidence based approach to the management of the multiligament injured knee. Injury. 2011;42(11):1198-204.
48. Niall DM, Nutton RW, Keating JF. Palsy of the common peroneal nerve after traumatic dislocation of the knee. J Bone Joint Surg Br. 2005;87(5):664-7.
49. Geirsson AJ, Statkevicius S, Víkingsson A. Septic arthritis in Iceland 1990-2002: increasing incidence due to iatrogenic infections. Ann Rheum Dis. 2008;67(5):638-43.
50. Kaandorp CJ, Dinant HJ, van de Laar MA, Moens HJ, Prins AP, Dijkmans BA. Incidence and sources of native and prosthetic joint infection: a community based prospective survey. Ann Rheum Dis. 1997;56(8):470-5.
51. Ross JJ. Septic arthritis. Infect Dis Clin North Am. 2005;19(4):799-817.
52. Dubost JJ, Fis I, Denis P, Lopitaux R, Soubrier M, Ristori JM, et al. Polyarticular septic arthritis. Medicine (Baltimore). 1993;72(5):296-310.
53. Albert C, Brocq O, Gerard D, Roux C, Euller-Ziegler L. Septic knee arthritis after intra-articular hyaluronate injection. Joint Bone Spine. 2006;73(2):205-7.
54. Desforges JF, Baker DG, Schumacher HR. Acute monoarthritis. N Engl J Med. 1993;329(14):1013-20.
55. Faryna A, Goldenberg K. Joint fluid. In: Walker HK, Hall WD, Hurst JW, editors. Clinical Methods: The History, Physical, and Laboratory Examinations. 3rd ed. Boston: Butterworths; 1990. Chapter 166.
56. O'Brien JP, Goldenberg DL, Rice PA. Disseminated gonococcal infection: a prospective analysis of 49 patients and a review of pathophysiology and immune mechanisms. Medicine (Baltimore). 1983;62(6):395-406.
57. Gomes RS, Araújo DB, Adrian U, Flato P. Diagnóstico da monoartrite aguda na emergência. Rev Bras Clin Med. 2009;7:104-10.
58. Weston VC, Jones AC, Bradbury N, Fawthrop F, Doherty M. Clinical features and outcome of septic arthritis in a single UK Health District 1982-1991. Ann Rheum Dis. 1999;58(4):214-9.

98

LESÕES DO TORNOZELO E PÉ

Otaviano de Oliveira Junior
Robinson Esteves Santos Pires

Fraturas da diáfise da tíbia

Introdução

A fratura da diáfise da tíbia é a mais comum entre as fraturas de ossos longos. Acomete, em sua maioria, pacientes jovens e produtivos, causando importante impacto socioeconômico. A anatomia da perna, que apresenta a característica peculiar de uma tênue cobertura de partes moles na sua face anteromedial, deixa a tíbia vulnerável ao trauma direto, que é o mecanismo de lesão mais comum.

Epidemiologia

As fraturas da diáfise da tíbia são mais comuns em pacientes do gênero masculino, predominando entre 20 e 40 anos. Os acidentes de trânsito são responsáveis por cerca de 40% dos casos e os traumas esportivos por 30%. Das lesões esportivas, o futebol representa até 80%. Queda de altura ou traumas com baixa energia cinética também são possíveis mecanismos de lesão. A fíbula está fraturada em 80% dos casos de fraturas da diáfise da tíbia.

Cerca de metade das fraturas da tíbia estão localizadas no terço médio, seguidas pelas fraturas distais e proximais, respectivamente. As fraturas expostas correspondem a 25% das fraturas da tíbia, sendo sua maioria do tipo III de Gustilo.

Classificação

A classificação internacionalmente utilizada para as fraturas da diáfise da tíbia é a classificação AO. Trata-se de um sistema alfanumérico. Primeiramente, utiliza-se o número correspondente ao osso: Tíbia – 4. Posteriormente, o número correspondente à localização da fratura: Diáfise – 2. Em seguida, separam-se as fraturas em três tipos de complexidade crescente, de acordo com a energia do trauma.

O tipo A engloba as fraturas de traço simples. No tipo B, estão as fraturas em cunha e no tipo C, as complexas. Cada tipo possui ainda três grupos, de acordo com o mecanismo do trauma: A1 – Espiral; A2 – Oblíqua (> 30°); A3 – Transversa (< 30°); B1 – Cunha em espiral; B2 – Cunha em flexão; B3 – Cunha cominuída; C1 – Complexa em espiral; C2 – Segmentar; C3 – Irregular (Figura 98.1).

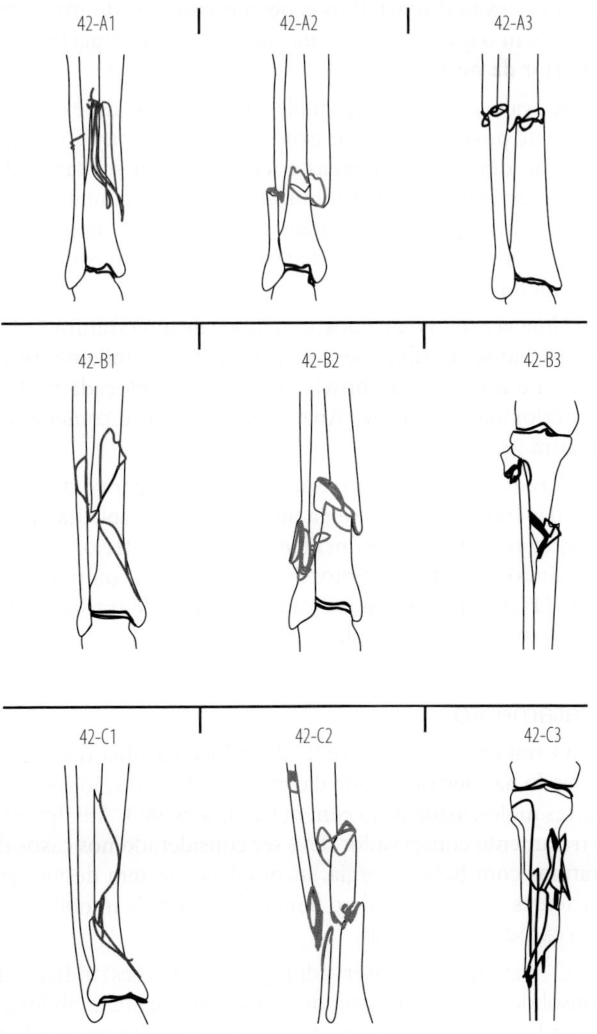

Figura 98.1. Classificação AO para as fraturas da diáfise da tíbia.

Quadro clínico

O diagnóstico, geralmente, não traz grandes dificuldades. Trauma na perna associado a dor e impotência funcional são alertas para a suspeita de fratura da tíbia.

O exame físico deve ser completo, seguindo as determinações do *Advanced Trauma Life Support* (ATLS) e nunca deixando de avaliar a possibilidade de outras lesões associadas nos membros e nos órgãos vitais. O exame específico mostra incapacidade de apoio do membro acometido, associado a edema, dor e deformidade na perna, nos casos com desvios.

Avaliação e conduta na sala de emergência

A avaliação neurovascular do membro no primeiro atendimento é de fundamental importância. Devem ser verificados os pulsos pedioso e tibial posterior, além da perfusão dos artelhos. Deve-se avaliar a possibilidade de síndrome de compartimento, uma vez que o atraso no diagnóstico e no tratamento pode ser catastrófico. O compartimento anterior da perna é o mais acometido pela síndrome compartimental. Dor desproporcional que não cede com analgésicos e piora com a elevação do membro, parestesia no primeiro espaço interdigital e impossibilidade de dorsiflexão dos artelhos e, posteriormente, do tornozelo compõem o quadro clínico da síndrome de compartimento anterior da perna.

A avaliação das partes moles deve constar do exame da pele e de possíveis áreas de exposição da fratura. Fotografias da lesão devem ser tomadas e feridas devem ser tampadas com gaze estéril para minimizar o grau de contaminação das feridas. Nos casos de fraturas expostas, é imprescindível que seja iniciada, imediatamente, a administração de antimicrobianos.

Uma vez feito o diagnóstico clínico de uma fratura fechada da diáfise da tíbia, deve-se proceder ao alinhamento da fratura e imobilização provisória com tala colocada na face posterior da coxa e pé. Analgesia venosa é recomendada. (Figura 98.2)

A radiografia é o único exame necessário para o diagnóstico das fraturas da diáfise da tíbia. Devem ser solicitadas radiografias da perna nas incidências anteroposterior e perfil, incluindo o joelho e o tornozelo. A tomografia computadorizada (TC) somente está indicada nos casos de traços de fratura com extensão articular.

Tratamento

O tratamento das fraturas da diáfise da tíbia deve estar baseado na "personalidade da fratura" (classificação, lesão de partes moles, associação com outras lesões etc.). Atualmente, o tratamento conservador deve ser considerado nos casos de fraturas com baixa energia, incompletas ou sem desvio, em pacientes jovens, quando o tempo estimado de imobilização não exceder 12 semanas.

O tratamento conservador possui maiores índices de consolidação viciosa e pseudoartrose. Apresenta também altos índices de rigidez no tornozelo devido ao tempo prolongado de imobilização.

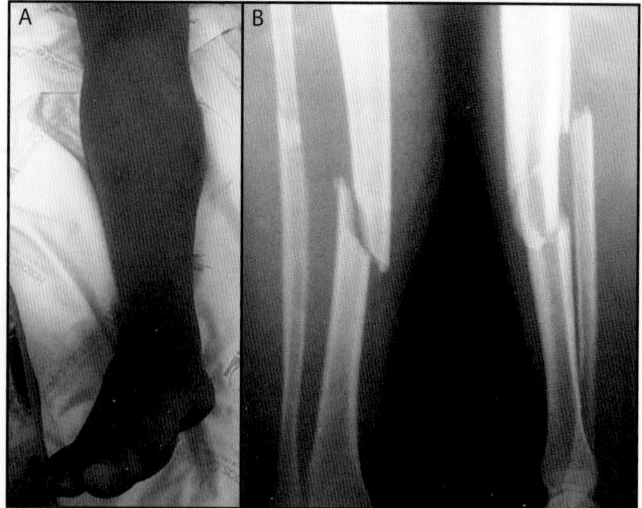

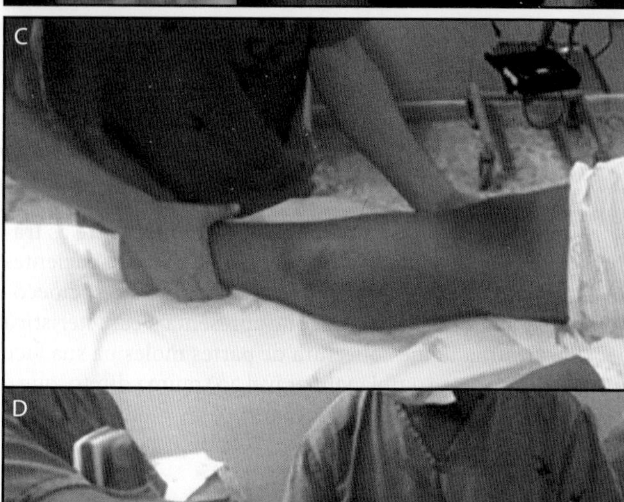

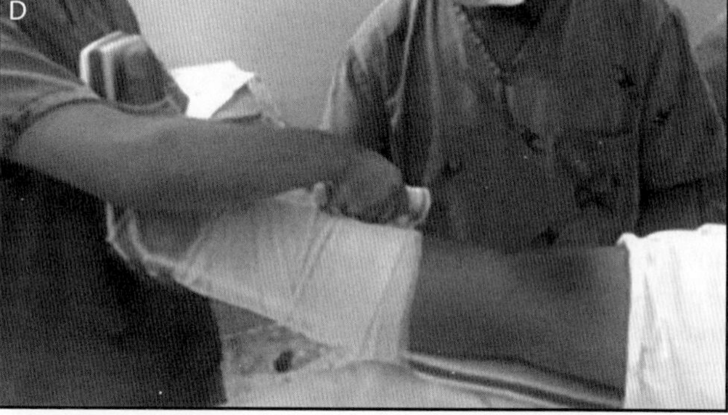

Figura 98.2. **A**: Perna direita de um paciente que sofreu acidente motociclístico apresentando edema e equimose em sua face posteromedial. **B**: Radiografia dos ossos da perna em anteroposterior e perfil mostrando fratura diafisária da tíbia e fíbula. **C**: Alinhamento do membro. Observar a mão esquerda realizando apoio na fossa poplítea e a mão direita realizando leve tração para obtenção do alinhamento do membro. **D**: Realização da imobilização provisória com tala e enfaixamento de distal para proximal. Nos casos de fratura diafisária da tíbia, a tala deve ir até a raiz da coxa.

As hastes intramedulares bloqueadas fresadas são consideradas o padrão de tratamento para a maioria das fraturas desviadas da diáfise da tíbia, principalmente as do terço médio. A haste intramedular atua como um tutor intramedular, gerando estabilidade relativa.

A fresagem consiste da utilização de "brocas" especiais que alargam o canal medular, possibilitando a colocação de implantes com maior diâmetro e com maior superfície de contato osso-haste, aumentando a estabilidade da osteossíntese.

É sabido que a fresagem do canal medular destrói o fluxo endosteal. Porém, estudos demonstram que esse fluxo é recomposto entre 8 e 12 semanas. Paralelamente, há aumento do fluxo periosteal, que é importante na consolidação secundária da fratura. O conteúdo da fresagem passa pelo foco da fratura, podendo contribuir para melhora na biologia. A Figura 98.3 demonstra a fixação de uma fratura diafisária da tíbia com haste intramedular bloqueada fresada.

O bloqueio da haste consiste na colocação de parafusos que travam o sistema proximal e distalmente, gerando maior estabilidade à fixação.

A reabilitação inclui movimentação ativa do joelho e tornozelo, com carga parcial (muletas). A progressão da carga ocorre de acordo com a evolução do processo de consolidação. Geralmente, carga total é permitida após 8 a 12 semanas.

Alternativamente, as placas podem ser uma opção para o tratamento das fraturas da diáfise da tíbia.

Os fixadores externos podem ser utilizados para estabilização temporária ou definitiva da fratura. O fixador externo temporário, geralmente, é mantido até melhora das condições de partes moles ou melhora clínica do paciente. Está bem indicado nas fraturas expostas com grave contaminação. A conversão do fixador externo para a haste intramedular pode ser realizada com segurança até duas semanas após a primeira cirurgia. O tratamento definitivo pode ser considerado nos pacientes que não tenham condições clínicas para novo procedimento cirúrgico ou aqueles que apresentam lesões vasculares e/ou lesões de partes moles que impeçam a conversão para outro método. Nos casos com necessidade de reconstrução do membro ou alongamento ósseo devido a grandes perdas ósseas, o método da fixação externa circular (Ilizarov) é uma opção viável.

Complicações

Brinker *et al.* (2013) estudaram a qualidade de vida dos pacientes com pseudoartrose da tíbia e demonstraram importante impacto na saúde física e mental, com resultados semelhantes ao estágio final da osteoartrose do quadril e da insuficiência cardíaca.

Larsen, em estudo analisando pacientes com fratura da diáfise da tíbia tratados com hastes intramedulares, demonstrou alguma restrição nas atividades em 60% dos pacientes; 44% queixavam-se dor anterior do joelho. As limitações eram maiores nos pacientes mais jovens e ativos. Ferguson encontrou altos índices de restrição no trabalho e de dor após um ano de tratamento da fratura da tíbia.

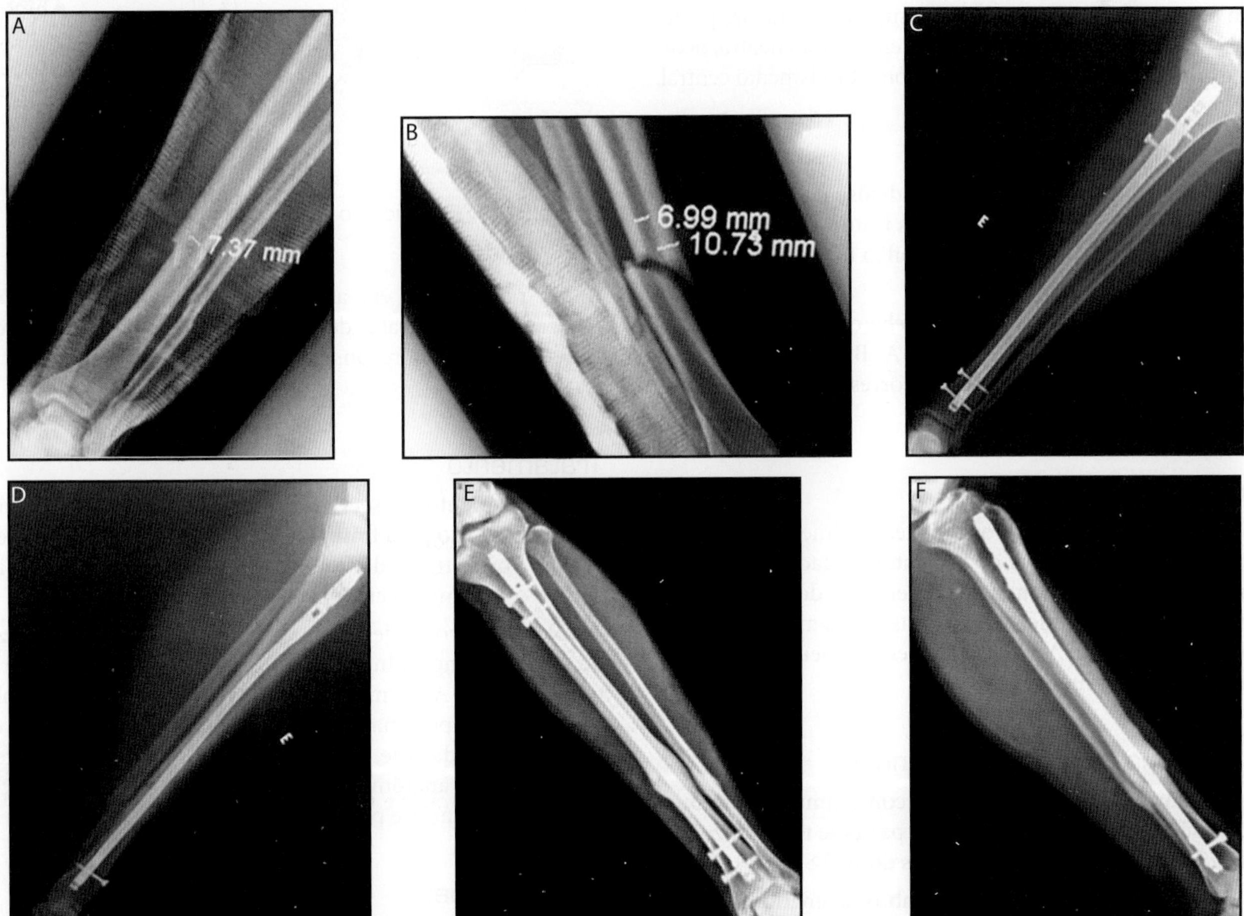

Figura 98.3. **A** e **B**: Radiografias dos ossos da perna em anteroposterior e lateral mostrando fratura diafisária da tíbia e fíbula. Observar o planejamento pré-operatório, com a aferição do diâmetro do canal medular da tíbia. **C** e **D**: Radiografias do pós-operatório imediato mostrando a fixação da fratura com haste intramedular bloqueada fresada. E e F: Radiografias mostrando a fratura consolidada com seis meses de pós-operatório.

Outras complicações incluem a síndrome compartimental, a consolidação viciosa, a pseudoartrose e a osteomielite.

Fraturas do pilão tibial

Introdução

As fraturas do pilão tibial acometem a epífise e a metáfise distais da tíbia, correspondendo à área de carga do tornozelo. Geralmente, há associação com lesões da sindesmose tibiofibular e/ou com fraturas distais da fíbula.

Apesar de apresentarem frequência bem menor que as fraturas maleolares, as fraturas do pilão tibial são, geralmente, causadas por traumas de alta energia, com grave comprometimento de partes moles.

Epidemiologia

Pacientes do gênero masculino, adultos jovens, envolvidos em traumas com elevada energia cinética como quedas de alturas e acidentes de trânsito representam a grande maioria dos pacientes portadores de fratura do pilão tibial. O mecanismo de trauma é carga axial que gera uma força vertical do tálus sobre a superfície articular da tíbia. A posição do tornozelo no momento do trauma determina a localização da fratura. Com o tornozelo em dorsiflexão, a margem anterior da tíbia será fraturada. Com o tornozelo em flexão plantar, a superfície articular posterior será acometida. Com o tornozelo em posição neutra, ocorrerá explosão da superfície articular com afundamento central.

Classificação

Assim como para as fraturas da diáfise da tíbia, a classificação AO é a mais utilizada para as fraturas do pilão tibial. Enquadram-se entre as fraturas do pilão tibial os tipos B e C da classificação AO.

Pela classificação AO, a tíbia recebe o número 4, a localização distal o número 3. As letras A, B e C representam a energia do trauma. O número final corresponde ao mecanismo do trauma (Figura 98.4).

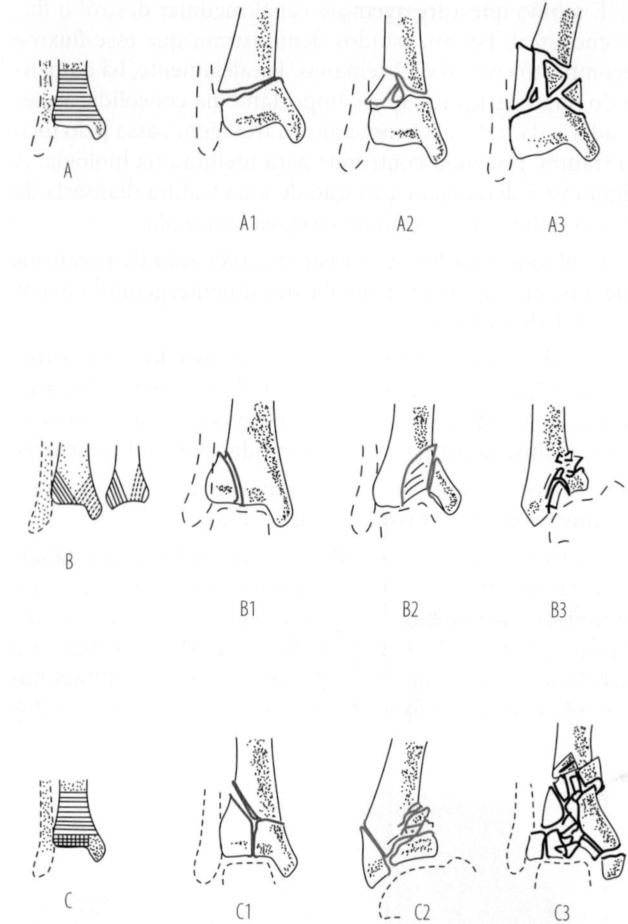

Figura 98.4. Classificação AO para as fraturas do pilão tibial.

Quadro clínico

Edema importante e deformidade, geralmente, estão presentes na avaliação inicial de pacientes portadores de fratura do pilão tibial. Dependendo da energia do trauma e do tempo de evolução, flictenas serosas ou hemorrágicas podem estar presentes. A avaliação do estado neurovascular do membro é imprescindível.

Conduta na sala de emergência

É importante avaliar o paciente como um todo em busca de lesões associadas. O exame do paciente traumatizado é realizado seguindo as determinações do ATLS.

Após exame cuidadoso do membro acometido, deve-se realizar analgesia venosa e imobilização provisória do membro com tala suropodálica colocada na face posterior da perna e do pé. O enfaixamento deve ser realizado de distal para proximal para evitar o garroteamento do membro.

As radiografias em anteroposterior e perfil devem ser realizadas. Por se tratar de fratura articular, geralmente, realiza-se a TC com reconstrução 3D para planejamento do tratamento.

Tratamento

O tratamento conservador com imobilização suropodálica está indicado para fraturas incompletas ou completas sem desvio. Por se tratar de fratura articular, geralmente está indicado o tratamento cirúrgico.

Nos casos com edema importante, o tratamento é realizado em dois tempos. Inicialmente, realiza-se a fixação externa transarticular. Após melhora das condições de partes moles (usualmente, após duas semanas) e aparecimento do sinal do enrugamento da pele, realiza-se a retirada do fixador externo, a redução anatômica da superfície articular e a fixação interna com placas e parafusos (Figura 98.5).

Complicações

Necrose cutânea, deiscência da ferida operatória, osteomielite, pseudoartrose, consolidação viciosa, síndrome compartimental e artrite pós-traumática são complicações frequentes no tratamento das fraturas do pilão tibial.

Fraturas do tornozelo (maleolares)

Introdução

As fraturas do tornozelo acometem os maléolos tibial e/ou fibular. As fraturas podem ser uni, bi ou trimaleolares, se acometerem os maléolos lateral, medial e posterior (margem articular posterior da tíbia), respectivamente. São, geralmente, causadas por mecanismo rotacional. Distinguem-se das fraturas do pilão tibial por não acometerem a área de carga. Geralmente, a fratura maleolar está associada com lesão do complexo capsuloligamentar do tornozelo (sindesmose tibiofibular, ligamento deltoide e complexo ligamentar lateral do tornozelo). Em posição neutra, 90% da carga são transmitidos ao pilão tibial e somente 10% à articulação tibiofibular.

Epidemiologia

As fraturas maleolares correspondem a 107 fraturas/200.000 habitantes/ano. Abaixo dos 50 anos, são mais comuns em pacientes do gênero masculino. Após os 50 anos de idade, são mais comuns no gênero feminino. Traumas torcionais no esporte ou em atividades de lazer respondem por 55% das lesões. Grande parte dos pacientes apresentam fraturas maleolares durante corrida ou atividades que envolvam salto (64%).

Classificação

Os sistemas mais utilizados para classificar as fraturas maleolares são Danis-Weber e Lauge-Hansen. O primeiro

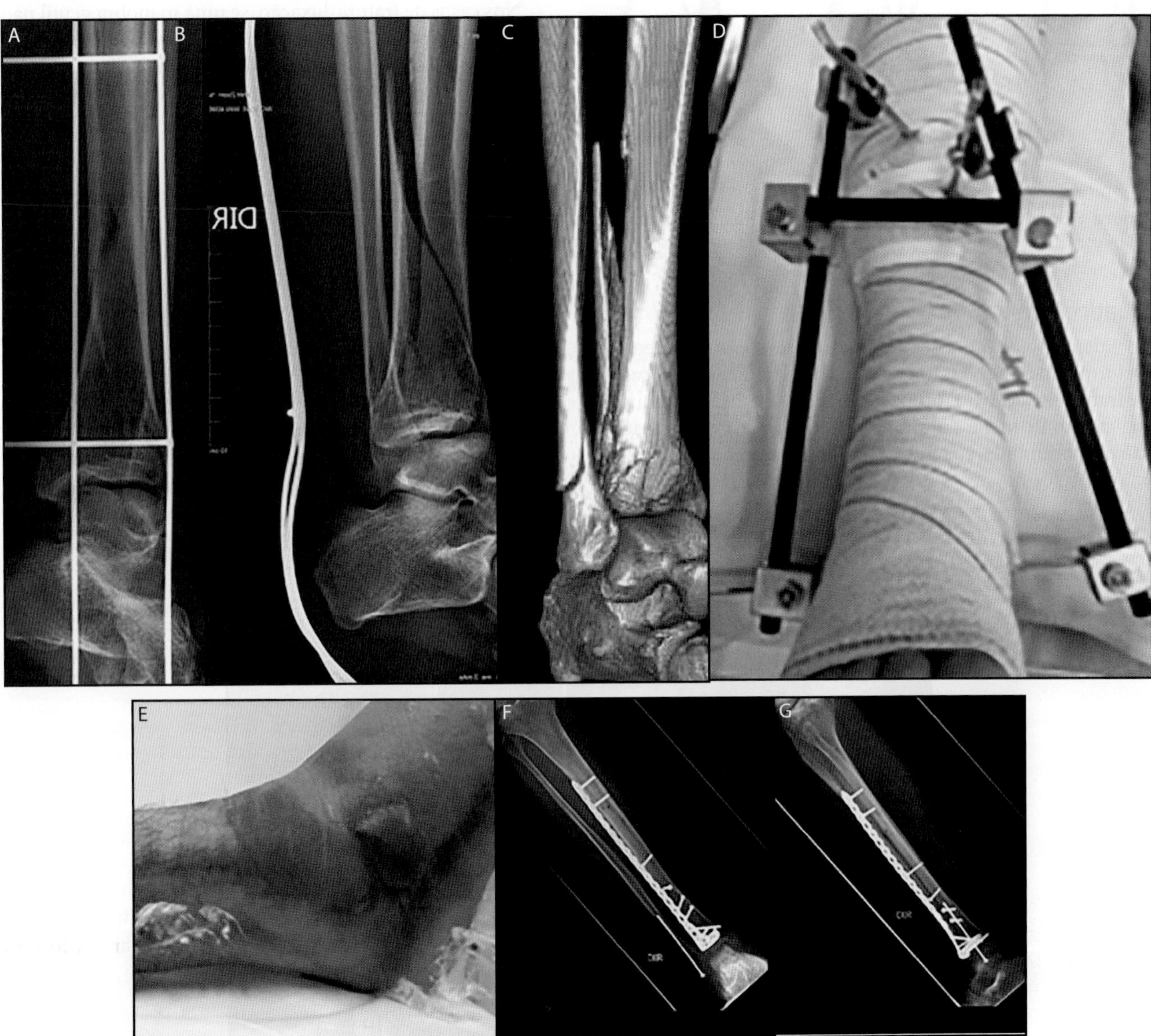

Figura 98.5. A: Radiografias do tornozelo em anteroposterior e perfil mostrando fratura do pilão tibial. **C**: Tomografia com reconstrução 3D demonstrando acometimento articular importante da fratura. **D**: Fixação externa transarticular para aguardar melhora das condições de partes moles. **E**: Edema, equimose e flictena hemorrágica demonstrando elevada energia cinética no trauma. **F** e **G**: Radiografia dos ossos da perna mostrando redução direta e fixação interna com placa e parafusos da fratura do pilão tibial. A fratura da fíbula foi fixada com um parafuso cortical extralongo percutâneo.

leva em consideração a altura da fratura da fíbula, sendo o tipo A infrassindesmal, o tipo B na altura da sindesmose tibiofibular e o tipo C acima da sindesmose tibiofibular (Figura 98.6).

A classificação de Lauge-Hansen leva em consideração o mecanismo de lesão e é mais abrangente que o sistema de Danis-Weber.

A classificação AO é um sistema alfanumérico e as fraturas maleolares são representadas pelo número 44. A seguir, uma letra (A, B ou C) representa a energia do trauma. O número final representa a localização da fratura (uni, bi ou trimelaeolar). No caso das fraturas do tipo C, o número final representa o grau de cominuição e a altura da fratura da fíbula.

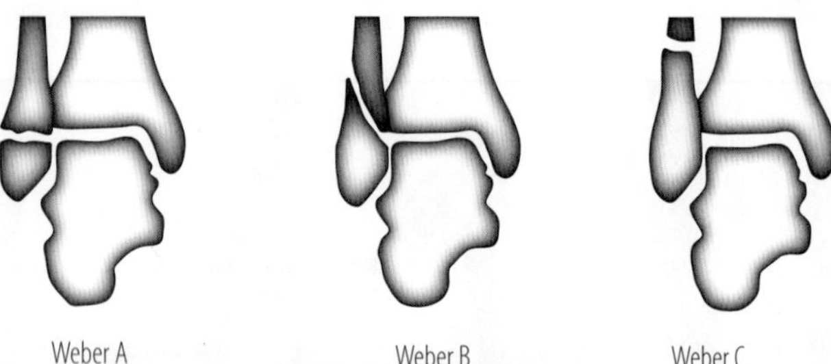

Figura 98.6. Classificação de Danis-Weber para as fraturas maleolares.

Quadro clínico

Edema e equimose perimaleolares são frequentes. Deformidade pode estar presente, especialmente nos casos de fratura-luxação do tornozelo. Flictenas serosas ou hemorrágicas são frequentes. Impossibilidade de realizar ortostatismo e de deambulação também ocorre com frequência.

Conduta na sala de emergência

Após avaliação do paciente segundo as determinações do ATLS, o membro do paciente deve ser cuidadosamente examinado e o estado neurovascular observado.

Analgesia venosa é recomendada. Se não houver deformidade aparente, o membro pode ser imobilizado com uma tala suropodálica localizada na face posterior da perna e do pé. O enfaixamento deve ser realizado de distal para proximal.

Se houver algum grau de deformidade, as radiografias devem ser tomadas antes da realização de manobras de redução.

As incidências radiográficas para o diagnóstico e planejamento do tratamento das fraturas do tornozelo são anteroposterior, anteroposterior verdadeiro (com 15° a 20° de rotação interna) e perfil. A TC raramente é necessária para os padrões mais frequentes de fraturas.

Nos casos de fratura-luxação, se uma manobra gentil não for suficiente para a redução, o paciente deverá ser levado ao bloco cirúrgico para a realização da redução sob anestesia e, se possível, fixação temporária ou definitiva da fratura.

Tratamento

Fraturas unimaleolares sem desvio e estáveis (sem lesões ligamentares associadas) podem ser tratadas conservadoramente com imobilização por seis semanas, seguida por fisioterapia.

Fraturas desviadas e/ou instáveis devem ser tratadas cirurgicamente.

O tratamento-padrão para as fraturas maleolares é a redução direta e fixação interna com placa e parafusos.

O tempo médio de consolidação é de seis semanas e a reabilitação deve ser iniciada precocemente (Figura 98.7).

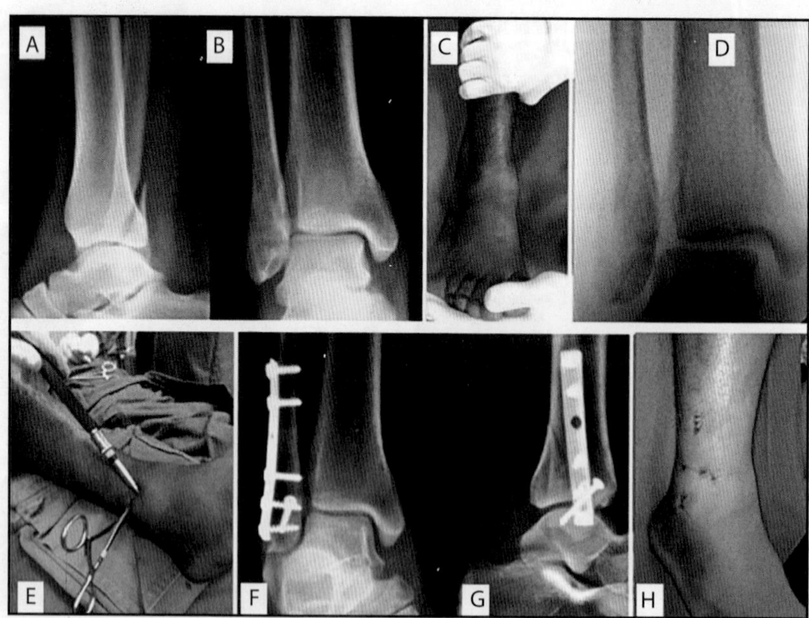

Figura 98.7. A e **B**: Radiografias do tornozelo em anteroposterior e perfil mostrando fratura do maléolo lateral (Weber B). **C**: Realização do teste de estresse ligamentar com rotação externa. **D**: Observe a abertura do espaço claro medial na imagem da radioscopia peroperatória indicando instabilidade da fratura. **E**: Imagem peroperatória mostrando a redução percutânea da fratura do maléolo lateral com uma pinça. **F** e **G**: Radiografias pós-operatórias mostrando a redução da fratura e fixação interna com placa e parafusos. **H**: Fotografia do pós-operatório imediato mostrando a técnica minimamente invasiva para o tratamento das fraturas maleolares.

Nos casos com grave acometimento de partes moles, a fixação externa transarticular temporária está indicada, até que apareça o sinal do enrugamento de pele (usualmente, entre a segunda e a terceira semana). Após esse período, o fixador é retirado e a fixação interna com placa e parafusos é realizada.

Complicações

As complicações mais frequentes são a deiscência da ferida operatória e a infecção superficial ou profunda. A pseudoartrose é infrequente. Consolidação viciosa, geralmente, ocorre por redução insatisfatória da fratura ou da sindesmose tibiofibular. A rigidez articular ocorre como consequência de artrite pós-traumática. Os sintomas causados pelo implante são frequentes. Cerca de 30% dos pacientes que são submetidos à redução e fixação das fraturas maleolares com placas e parafusos terão seus implantes removidos por dor ou incômodo, especialmente na região lateral do tornozelo. Após um ano da osteossíntese, os implantes podem ser retirados com segurança. Se o paciente não apresentar nenhum sintoma, o implante pode ser mantido.

Fraturas do tálus

Introdução

O tálus é um osso esponjoso com 2/3 da superfície articular revestida por cartilagem e com pobre vascularização. A artéria do canal do tarso é responsável pela irrigação de 50% a 75% do corpo do tálus e é formada por um ramo da artéria tibial posterior que entra no canal do tarso entre o tálus e o calcâneo, logo abaixo da ponta do maléolo medial. Da artéria dorsal do pé vem a vascularização para o colo do tálus, cabeça e seio do tarso, em anastomose com ramos da fibular. Completam a rede de anastomose os ramos deltoides, no processo posterior, vindos da artéria tibial posterior. Múltiplas inserções capsuloligamentares estão presentes no colo do tálus, porém sem inserções musculares.

A maioria das fraturas do tálus vem de traumas de alta energia e com o pé em dorsiflexão, como descrito por Anderson em 1919 nas lesões do aviador. O tálus é dividido em cabeça, colo e corpo, com proeminências sujeitas a fraturas, como o processo lateral e o tubérculo de Stieda na região posterior. As fraturas desses processos são geradas após entorses e em traumas de menor energia.

Epidemiologia

Embora as fraturas do tálus sejam mais raras (até 1% do total de fraturas do esqueleto), elas geram grande morbidade e longo tempo de recuperação. Acometem mais o homem jovem, e em 64% dos casos há outras fraturas associadas, sendo 21% delas expostas.

Classificação

Em relação à localização anatômica, Weber classificou as lesões isoladas da cabeça (muito rara), as do corpo (18,3%), as dos processos (36,7%) e as do colo (45%).

Hawkins (1970) classificou as fraturas do colo do tálus em tipo I para as fraturas verticais sem desvio, tipo II com desvio ao nível da subtalar e tipo III com desvios na subtalar e tibiotársica. Canale (1978) acrescentou o tipo IV quando se associa ainda o desvio na talonavicular.

Quadro clínico e exames de imagem

O exame clínico vai depender da gravidade do trauma. Nas lesões do tipo III de Hawkins, é comum a exposição óssea e o desvio do fragmento para a região do túnel do tarso, sendo uma urgência a devida redução. Mesmo nas lesões fechadas, podem ocorrer exposição óssea pela necrose de pele nos casos de fragmentos desviados que não sejam reduzidos.

Exames radiográficos na série trauma de tornozelo (anteroposterior – AP, AP com 15º de rotação interna e perfil), além das incidências oblíquas do pé (Canale), demostram as lesões, porém as imagens de TC são necessárias para o devido planejamento do tratamento.

Tratamento

O tratamento conservador está reservado para as fraturas sem desvio. Para as fraturas desviadas, está indicada a redução cirúrgica e a fixação com parafusos, utilizando-se das vias anteromedial e/ou anterolateral, algumas vezes com a osteotomia do maléolo medial para a devida redução (Figura 98.8).

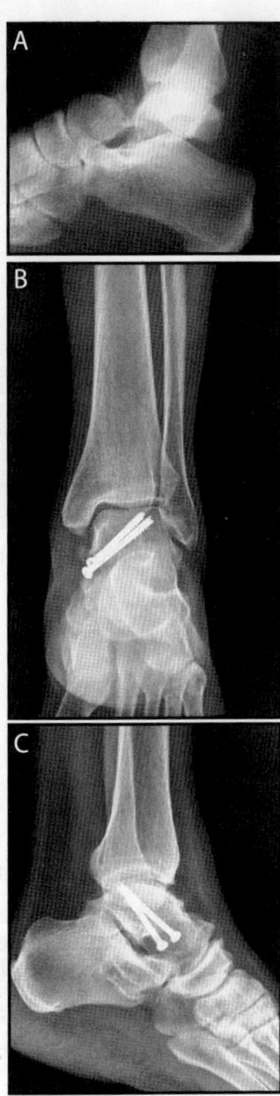

Figura 98.8. **A**: Fratura do colo do tálus Hawkins 3. **B**: Radiografia de incidência anteroposterior pós osteossíntese sem sinal de Hawkins. **C**: Radiografia de incidência em perfil pós-osteossíntese sem sinais de colapso do tálus.

Complicações

As complicações agudas são frequentes, como as lesões de pele (necrose de bordas e deiscências de feridas operatórias), bem como as infecções, necessitando de cuidados mais frequentes. Na fase tardia, as principais complicações são os vícios de consolidação (principalmente em varo), a osteoartrose pós-traumática e a necrose avascular do tálus.

No controle radiográfico, a presença de uma linha de radioluscência no osso subcondral do tálus na incidência em AP, entre as semanas 6 e 8 da fratura, é um indicativo de bom prognóstico, descrito como sinal de Hawkins, com sensibilidade de 100% e especificidade de 57,7% para revascularização do tálus. (Figura 98.9)

A necrose avascular do tálus é uma complicação comum após as fraturas do colo do tálus, com taxas variáveis no tipo I (0% a 13%), no tipo II (20% a 50%) e nos tipos III e IV (83% a 100%), com mau prognóstico. As artrodeses tibiotársica, subtalar ou tibiocalcânea podem ser necessárias.

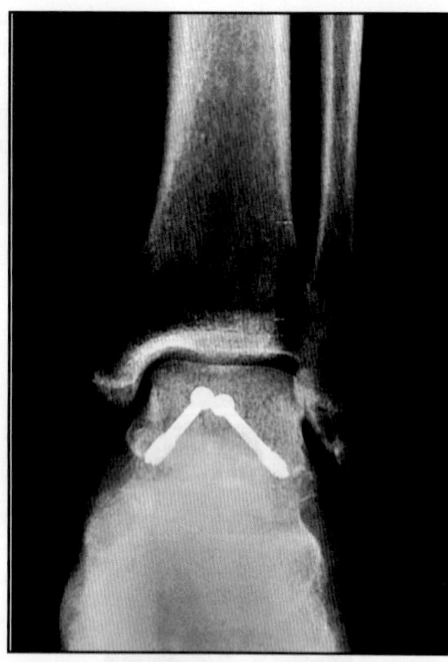

Figura 98.9. Sinal de Hawkins positivo. Linha radioluscente na região subcondral do tálus.

Fraturas do calcâneo

Introdução

A fratura do calcâneo é uma das mais comuns no pé, geralmente acometendo uma população economicamente ativa e muitas vezes com longo tempo de tratamento devido às complicações que comumente aparecem. A grande maioria ocorre devido a carga axial em traumas de alta energia, com acometimento intra-articular, comum em quedas de altura e acidentes de trânsito. As fraturas extra-articulares estão mais relacionadas ao mecanismo torcional do retropé e geralmente traumas de baixa energia.

A região dorsolateral tem um reforço cortical definindo um ângulo de cerca de 120° (+- 20), definido como crucial de Gissane e centrado na parte inferior ao processo lateral do tálus, formado pelas corticais da borda lateral da faceta posterior e anteriormente pelo processo anterior do calcâneo. O ângulo túbero-articular de Bohler (20° a 40°) é formado pela intersecção de uma linha unindo os pontos mais altos da superfície articular posterior e do processo anterior.

Epidemiologia

A maioria das fraturas acometem pacientes adultos jovens do sexo masculino (cerca de 90%) e em idade produtiva, e em até ¼ dos casos há associação com lesões em outros membros e em cerca de 10% dos casos associado às fraturas da coluna toracolombar pela queda de altura. As fraturas expostas (até 17% dos casos) aumentam o risco de infecção.

Classificação

Anatomicamente, há as fraturas intra-articulares (75%), quase sempre causadas pelo trauma axial, e as fraturas extra-articulares pelo mecanismo torcional.

Essex Lopresti (1952) classificou radiograficamente as fraturas nos tipos depressão articular, com o fragmento articular não aderido ao fragmento da tuberosidade, e em língua, quando o fragmento articular mantém-se aderido ao da tuberosidade.

Sanders *et al.* (1993) fizeram uma classificação baseada no grau de desvio superior a 2 mm dos fragmentos intra-articulares da faceta posterior no corte coronal da TC. Um corte frontal divide a faceta articular em três colunas, separadas pelas potenciais linhas de fraturas. Todas as fraturas sem desvio, independentemente da localização, são classificadas como tipo I. As fraturas do tipo II compreendem fraturas em duas partes da faceta posterior. A fratura do tipo III tem três fragmentos articulares, com o fragmento central frequentemente afundado. O tipo IV tem quatro ou mais fragmentos articulares, com alto grau de cominuição. Subtipos pela localização dos traços de lateral para medial (A, B, C). Quanto maior o número de fragmentos, pior o prognóstico da fratura.

Quadro clínico e conduta na sala de emergência

O grau de acometimento das partes moles é proporcional ao desvio e à energia do trauma, sendo comum edema importante e a presença de flictenas serosas ou hemorrágicas pela clivagem dermo-epidérmica. A presença do fragmento em língua posterior ou de avulsão da tuberosidade posterior é uma urgência, necessitando de redução e fixação com imobilização em flexão plantar devido ao risco de necrose cutânea pela compressão mecânica da pele pelo fragmento ósseo.

Na suspeita de uma fratura do calcâneo, a série radiográfica recomendada é o AP do pé, perfil do calcâneo e a incidência em axial, que permite ver desvios articulares, o alargamento do calcâneo e o acometimento das tuberosidades.

Nos casos com desvio da fratura à radiografia e perda da anatomia local, recomenda-se a redução incruenta de imediato com tração axial do calcanhar e compressão das paredes laterais (manobra de Omoto), com o paciente em decúbito ventral e joelho fletido, melhorando a impactação e os desvios (geralmente em varo). Segue-se uma imobilização tipo "Jones", bem acolchoada, ou em uma tala gessada. A TC deve ser realizada nas fraturas intra-articulares para a programação do tratamento definitivo.

Tratamento

O tratamento conservador está indicado para as fraturas sem desvio, seja intra ou extra-articulares, para os pacientes portadores de insuficiência vascular periférica, os diabéticos insulinodependentes mal controlados e os tabagistas inveterados, além daqueles em que as condições clínicas não sejam ideais. A redução cirúrgica e fixação com parafusos pelas técnicas minimamente invasivas ou a convencional com placas está indicada para as fraturas intra-articulares com desvio superior a 2 mm, do processo anterior superior a 25%, desvio da tuberosidade e nos casos das expostas. A artrodese primária pode estar indicada nos casos extremamente cominuídos. (Figura 98.10)

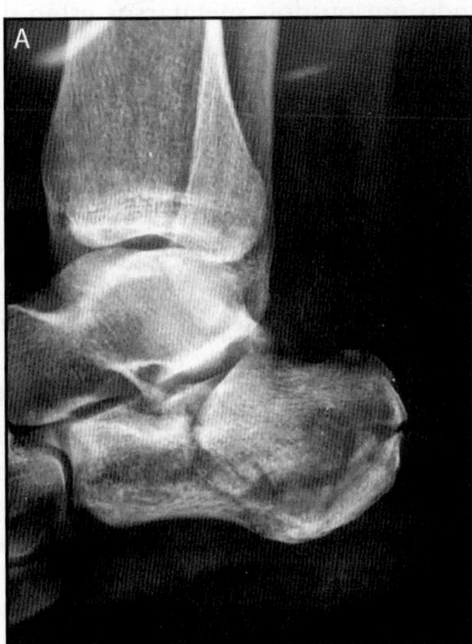

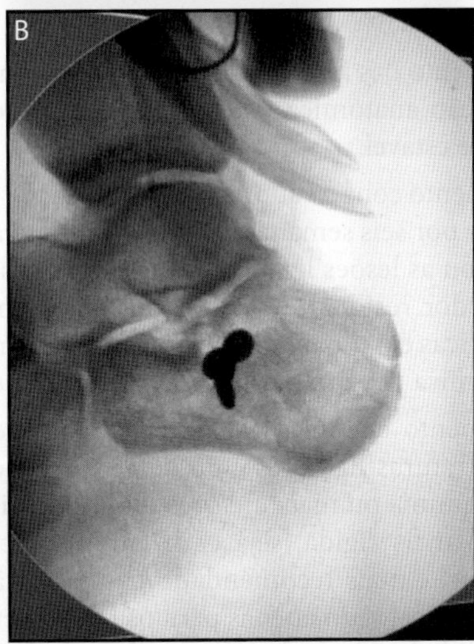

Figura 98.10. **A**: Imagem radiográfica em perfil com fratura em depressão articular com desvio do calcâneo. **B**: Imagem radioscópica em perfil mostrando redução da faceta articular posterior e osteossíntese com dois parafusos de fratura do calcâneo.

Complicações

Os problemas de cicatrização das feridas são mais comuns no acesso alargado convencional em "L" e nas fraturas expostas. As lesões de partes moles, como dos tendões fibulares, do coxim gorduroso plantar e de nervos periféricos (sural e ramos calcaneanos mediais) também são causas comuns de dor tardia. A consolidação viciosa altera a biomecânica da marcha, principalmente quando se perde a altura do calcâneo, nos desvios em varo ou valgo, bem como nas proeminências da parede lateral. A artrose subtalar é uma sequela que geralmente necessita de tratamento cirúrgico com artrodese naqueles casos em que as modificações de calçados ortopédicos e o uso de drogas anti-inflamatórias não respondem.

Fraturas de Lisfranc

Introdução

A articulação tarsometatársica (Lisfranc) é formada pelos ossos cuneiformes medial, intermédio e lateral, cuboide e as bases dos metatarsos, e o posicionamento mais alongado do 2º metatarso, associado ao encurtamento da cunha intermediária, gera estabilidade contra os movimentos laterais. No plano frontal, os ossos cuneiformes e a base dos metatarsos (triangular com base dorsal e ápice plantar) distribuem-se em forma de abóbada, com as partes encaixadas umas às outras como um sustentáculo de arcos romanos com base no 2º metatarso.

A estabilidade é também garantida pelos ligamentos axiais que unem os ossos do tarso às bases dos metatarsos no plano plantar (importante estabilizador dinâmico), além dos ligamentos transversos, intercuneiformes (plano dorsal) e intermetatársicos, exceto entre o 1º e o 2º metatarsos. No plano interósseo há um forte ligamento oblíquo entre o cuneiforme medial e a base do 2º metatarso, conhecido como ligamento de Lisfranc.

As lesões da junta de Lisfranc são causadas pela diferença entre as fortes estruturas de contenção plantar e os frágeis estabilizadores da região dorsal, levando ao deslocamento dorsolateral na maioria dos casos.

Epidemiologia, mecanismo de trauma e quadro clínico

Devido a essa capacidade da articulação de Lisfranc em se tornar flexível quando sem apoio a uma estrutura extremamente rígida quando sustentando o peso corporal, as fraturas e luxações são pouco frequentes. Porém, quando ocorrem, as lesões nessa região do médio pé possuem alto índice de falha no diagnóstico precoce, principalmente as lesões sutis, chegando a cerca de 20% de negligência no primeiro atendimento. A separação entre o cuneiforme medial e o intermédio (lesão de Turco) é um exemplo comum da falha de diagnóstico precoce.

As fraturas podem ser causadas por traumas diretos (acidentes de trabalho ou trânsito), porém os mais comuns são os traumas indiretos, como as clássicas descrições de queda de cavalo com o pé preso ao estribo ou o surfe à vela, em que o antepé fica fixo à prancha. As torções na prática esportiva, como no futebol *society*, em que o pé fica aderido ao piso sintético no final do movimento, e as quedas de escada também são situações comuns.

As fraturas-luxações de Lisfranc decorrentes de traumas de alta energia exibem quadros graves, principalmente quando acometem a região vascular da artéria dorsal do pé em anastomose com a plantar na região entre o 1º e o 2º metatarsos, podendo levar à associação com síndrome compartimental do pé, e sendo consideradas urgências ortopédicas.

O quadro clínico está relacionado com a gravidade da lesão, podendo ter graus variáveis de dor no médio pé exacerbada por movimentos em abdução e pronação, aumento de volume e parestesia. Nos casos sutis em que a luxação se reduz espontaneamente, deve-se ficar atento à dificuldade de descarga de peso no pé lesionado, com restrição da marcha mesmo em curtas distâncias, além do sinal clínico típico das fraturas de Lisfranc, que é a equimose plantar no médio pé (sinal de Ross – Figura 98.11).

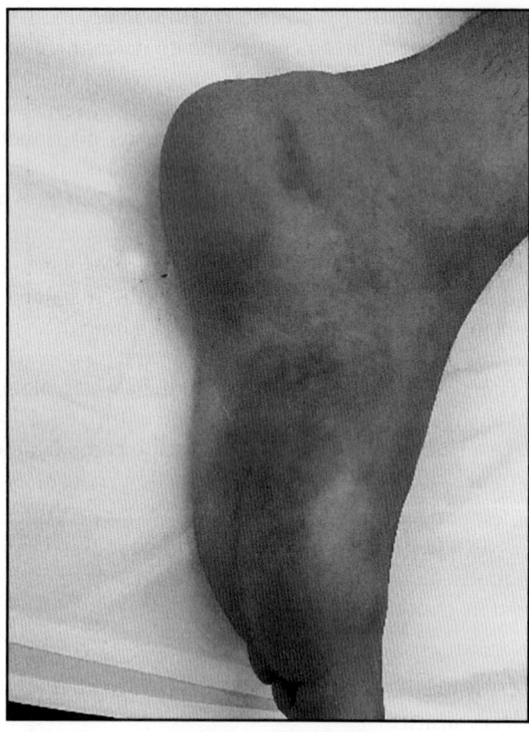

Figura 98.11. Sinal de Ross.

Exames

Radiografias em AP, perfil e oblíquas quase sempre mostram as lesões, devendo nos casos sutis realizar o AP e perfil com apoio e até comparativo com o lado contralateral.

A incidência em AP deve mostrar a borda medial do 2º metatarso em uma linha contínua com a borda medial do cuneiforme intermédio, bem como o alinhamento entre o espaço dos metatarsos 1 e 2 com o espaço entre os cuneiformes medial e intermédio. O 1º metatarso alinha-se com o cuneiforme medial.

Na incidência em oblíquo do pé, a borda medial do 4º metatarso sempre forma uma linha reta e contínua com a borda medial do cuboide. Consequentemente, a borda lateral do 3º metatarso forma uma linha reta com a borda lateral do cuneiforme lateral, e o espaço entre o 2º e 3º metatarsos está em linha reta com o espaço entre os cuneiformes medial e lateral. No perfil avaliamos as luxações e subluxações dorsais das bases dos metatarsos, principalmente do 2º e 3º.

Devemos ter especial atenção na análise de pequenos fragmentos de fratura avulsão da porção medial da base do 2º metatarso ou da porção lateral da base do 1º metatarso, clássica característica da fratura-luxação de Lisfranc, chamados de "sinal da mancha ou da vela", presente em 90% dos casos.

A TC está indicada nos casos duvidosos da fratura-luxação ou quando estiverem presentes lesões associadas. A RM fica reservada para as sutis lesões ligamentares como a de Turco.

Classificação

A classificação de Quenu e Kuss (1909), modificada por Hardcastle *et al.* (1982), divide em: homolateral, quando todos os cinco metatarsos estão desviados na mesma direção; isolada, quando um ou dois metatarsos estão desviados na mesma direção; e divergente, quando o desvio ocorre tanto no plano sagital quanto no coronal.

Myerson (2001) classificou em tipo A os casos com incongruência tarsometatársica total (desvio em um plano que pode ser sagital, coronal ou combinado, subdividido em lateral e dorsoplantar). No tipo B, há uma incongruência tarsometatársica parcial, com desvio em um plano sagital, coronal ou combinado, podendo ser de dois tipos: B1 Medial (desvio afeta o 1º metatarso isoladamente ou em combinação com o deslocamento de um ou mais metatarsos) ou B2 Lateral (não acomete o 1º metatarso, com desvio afetando um ou mais metatarsos laterais). No tipo C, divergente, a incongruência pode ser parcial (C1) ou total (C2), com o 1º metatarso desviando-se internamente e os laterais externamente. Há desvio no plano sagital e coronal.

Tratamento

O tratamento das fraturas luxações de Lisfranc deve visar a uma redução anatômica e ao restabelecimento de um pé plantígrado e estável.

O tratamento conservador com imobilização suropodálica sem carga por seis semanas está reservado para as fraturas sem desvio ou as lesões ligamentares estáveis e sem diástase articular. A dor residual deve ser controlada com medidas fisioterapêuticas e o uso de calçados com solado rígido e palmilha anatômica por um período de até seis meses.

O tratamento cirúrgico está indicado nas lesões instáveis ou nas fraturas-luxações com desvio, devendo-se expor as lesões com uma ou mais incisões longitudinais dorsais. A estabilização mais rígida, seja com parafusos cruzados ou placas dorsais, é mais recomendada que a fixação com fios de Kirschner, reservado apenas para os raios laterais 4 e 5 de maior mobilidade. Nos casos graves de grande cominuição ou perda óssea, bem como nos casos de diagnóstico tardio e irredutíveis, a artrodese tarsometatársica, com ou sem enxerto ósseo, está indicada.

Entorse do tornozelo

Introdução

O complexo ligamentar anterolateral do tornozelo é formado pelos ligamentos talofibular anterior, sendo esse um espessamento da cápsula articular, além dos ligamentos fibulocalcâneo e talofibular posterior. Esses ligamentos são lesados nas entorses em inversão do pé, o mecanismo mais comum de trauma ao nível do tornozelo. Podem ainda ser acometidos pelo trauma em inversão a sindesmose anterior (ligamento tibiofibular anterior).

Já no mecanismo de trauma em eversão há a lesão do ligamento deltoide, sendo dividido em uma parte superficial e profunda. A ruptura total do ligamento deltoide geralmente está associada a uma fratura da fíbula suprassindesmal e também a lesão da sindesmose tibiofibular.

Epidemiologia

Apesar de ser extremamente comum a entorse em inversão do tornozelo, representando cerca de 7% a 10% dos atendimentos de um pronto-socorro, apenas 15% das entorses são graves e com total ruptura ligamentar. A grande maioria são lesões estáveis, mas que não devem ser banalizadas em seu atendimento pelo alto risco de complicações relacionadas, principalmente dor residual e instabilidade. Prado, em publicação de 2013 em nosso meio, estimou em cerca de 1.000 entorses por dia na cidade de São Paulo.

A entorse do tornozelo é uma das lesões mais comuns no esporte em geral, representando cerca de 20% das causas de afastamento, com predomínio no futebol (25% dos casos) e no basquete (40%).

Classificação

As entorses do tornozelo são classificadas de forma geral em relação ao grau de ruptura ligamentar, aos ligamentos acometidos e à estabilidade articular, seja de forma anatômica, clínica ou funcional, em graus 1, 2 e 3. As lesões de graus 1 e 2 são as entorses estáveis, com um mínimo estiramento do ligamento talofibular anterior no grau 1, geralmente com tolerabilidade de apoio e edema discreto. No grau 2, tem-se uma lesão parcial do talofibular anterior, edema um pouco maior e dificuldade de apoio, porém ainda com estabilidade articular pela preservação de fibras ligamentares. Já nas lesões de grau 3, há ruptura ligamentar total do talofibular anterior, podendo estar associada à lesão parcial ou total do fibulocalcaneano e às vezes até do talofibular posterior. Nesses casos, haverá instabilidade articular em diferentes níveis, associada a edema mais difuso e intenso, com dificuldade para apoio, principalmente no primeiro episódio do trauma.

Quadro clínico e exames complementares

Nas entorses de graus 1 e 2, o paciente geralmente consegue apoio do pé lesionado, mesmo que com dificuldade, e o edema na região anterolateral é proporcional ao trauma. No grau 2, podemos também haver dor e edema na região medial mesmo nas lesões em inversão. Já nas entorses de grau 3, o paciente tem dificuldade em apoio por mais de três a cinco passos pela dor, quase sempre com o relato de estalido audível e sensação de "algo fora do lugar". O exame físico tardio (quatro a cinco dias após o trauma, conforme mostrado por C. N. Van Dijk) fornece um diagnóstico de alta qualidade em relação à estabilidade articular, quase sempre com tolerabilidade para a realização dos testes de gaveta anterior e estresse em varo do tornozelo (Figura 98.12).

Em relação aos exames de imagem radiográfica, os critérios de Ottawa têm alta sensibilidade, apesar de especificidade variável. É indicada a série trauma de tornozelo em incidência anteroposterior (AP), AP com rotação interna 15° a 20° e perfil nos pacientes acima de 55 anos que apresentem dor à palpação das extremidades ósseas da fíbula distal, base do 5º metatarso, processo anterior do calcâneo ou que apresentem dificuldade de apoio em até quatro passos.

Exames de ultrassonografia (US) e ressonância magnética (RM) são úteis na avaliação da gravidade de ruptura e na região anatômica acometida, além do diagnóstico de lesões associadas como as osteocondrais ou dos tendões fibulares. A RM é uma investigação de rotina em atletas profissionais e é indicada nas entorses grau 3, em que o índice de lesões associadas é muito alto (até 63% de lesões osteocondrais associadas a entorse grave).

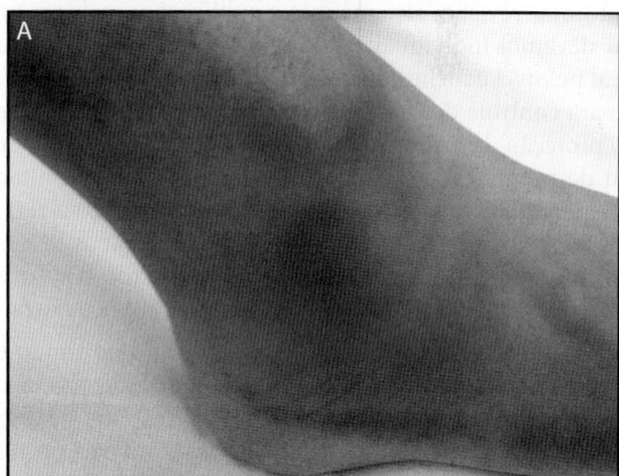

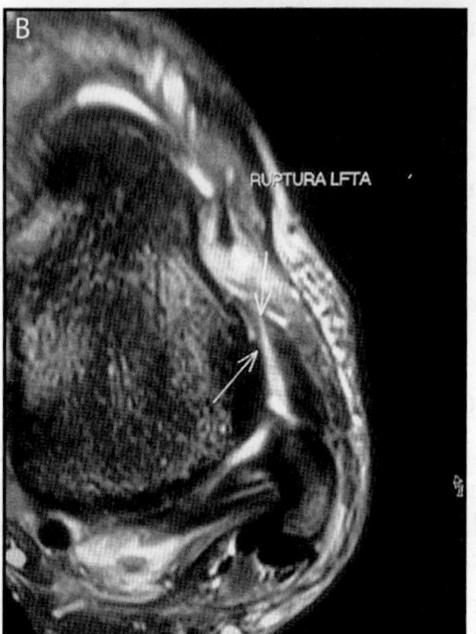

Figura 98.12. **A**: Aspecto clínico de uma entorse de tornozelo após quatro a cinco dias do trauma. **B**: Imagem por ressonância magnética mostrando a ruptura do ligamento talofibular anterior com alterações hemorrágicas e edema anterolateral.

Os exames de radiografias sob estresse são reservados mais para os casos de instabilidade crônica. Utilizamos o AP com estresse em varo comparativo, com instabilidade definida quando a inclinação talar for superior a 5° a 9º, além do perfil com estresse da gaveta anterior (5 a 10 mm de deslocamento do tálus também em relação AP lado contralateral).

Tratamento

No tratamento das entorses de graus 1 e 2 não existem muitas controvérsias, sendo eminentemente conservador e o mais funcional possível, com controle do processo inflamatório pelo protocolo "PRICE" e com descarga de peso liberada conforme tolerabilidade. A imobilização tipo "Jones" ou com bandagens diversas disponíveis no mercado gera um conforto a mais nos primeiros dias.

As dúvidas e controvérsias existem no tratamento das lesões instáveis do grau 3. A literatura até a década de 1990 preconizava a imobilização rígida por seis semanas ou as intervenções cirúrgicas descritas por Brostrom em 1966, também com imobilizações por seis semanas e sem carga, com resultados conflitantes. As revisões dos anos 2000 já comparavam o tratamento funcional sem imobilização alguma com imobilizações rígidas e o cirúrgico, porém com erros metodológicos nos estudos e resultados imprecisos. O que vemos nas últimas revisões sistemáticas e publicações mais recentes é que devemos individualizar o tratamento, sendo o mais funcional possível e incluindo imobilização com órtese, crioterapia para controle do processo inflamatório, descarga de peso com proteção da órtese o mais precoce que o paciente tolerar, além de exercícios terapêuticos progressivos na reabilitação fisioterapêutica. Em relação a qual tipo de órtese, se rígidas (como as botas imobilizadoras Robofoot®) ou funcionais (permitindo a flexoextensão do tornozelo, estilo Air Cast®), ainda não está clara a superioridade de uma sobre a outra.

O que está bem definido e contraindicado no tratamento das entorses grau 3 é fazer uma imobilização rígida por longo período sem descarga de peso, ou o extremo de deixar de imobilizar o tornozelo instável nas fases iniciais do trauma, além de prescrever p uso de drogas anti-inflamatórias após o término da fase 1 do processo de cicatrização (fase inflamatória).

O tratamento cirúrgico de imediato para as entorses grau 3 fica reservado para as francas instabilidades em atletas profissionais ou quando a lesão ligamentar estiver associada às lesões osteocondrais instáveis. Diferentes técnicas cirúrgicas, com diferentes protocolos de pós-operatório, ainda são controvérsias existentes.

Complicações

As principais complicações das entorses de tornozelo são a alta ocorrência de dor ou instabilidade residual, em cerca de 20% a 40% dos casos. A dor geralmente é referida na região anterolateral e ocorre por um pinçamento de partes moles na região inferior do ligamento tibiofibular anteroinferior (Basset), podendo até mesmo formar-se um tecido fibrocicatricial tipo "meniscoide", com um processo de sinovite adjacente.

A evolução para instabilidade está mais relacionada com a negligência no atendimento das entorses graves. Dividimos os casos em instabilidade mecânica, para aqueles em que há incompetência do complexo fibrocicatricial, com uma verdadeira subluxação tibiotalar aos estresses articulares, e em instabilidade funcional, para aqueles em que, apesar da estabilidade articular aos exames de estresse, o paciente apresenta entorses de repetição pela inibição muscular gerada pela dor de uma sinovite local, quase sempre anterolateral.

Quando a reabilitação fisioterapêutica com os exercícios de estabilização articular ou o uso de órteses e bandagens no esporte não corrige a instabilidade do tornozelo, está indicado o reparo cirúrgico, seja ele anatômico ou não. Diversas técnicas são descritas, mas a mais difundida é o reparo do tipo Brostrom-Gould, seja ele totalmente artroscópico ou aberto. Os enxertos de tendões para corrigir a instabilidade lateral são reservados para os casos de falência do procedimento de Brostrom-Gould ou em pacientes com índice de massa corporal superior a 30.

Lesões do tendão de Aquiles

Introdução

O tendão calcâneo (Aquiles) é o maior e mais forte tendão do corpo humano, medindo cerca de 10 cm de comprimento e formado pela união das fibras dos músculos gastrocnêmio e sóleo no terço distal da perna. Essas fibras têm um trajeto sinuoso, torcendo-se desde sua origem até a inserção no calcâneo em aproximadamente 90°, com as fibras do gastrocnêmio orientadas lateralmente e as do sóleo medialmente. Duas bursas estão associadas com a zona de inserção do tendão: a retrocalcânea (localizada entre o tendão e o calcâneo) e a tendínea (entre a pele e o tendão). A área de inserção situa-se 1 cm ao tubérculo distal posterossuperior do calcâneo e estende-se a 2 cm na face posterior dele. A vascularização é derivada dos vasos do peritendão, provenientes da artéria tibial anterior e fibular. É inervado pelo nervo tibial.

Epidemiologia

A clássica ruptura total do tendão calcâneo é mais frequente em indivíduos do sexo masculino, entre 30 e 50 anos de idade, principalmente na região localizada entre 2 e 6 cm proximais à inserção no calcâneo, área de menor vascularização e também sujeita a torções das fibras sob um estresse maior. Quase sempre são acometidos atletas recreacionais ou pessoas sedentárias que praticam esportes ocasionalmente.

Já as lesões na área insercional do tendão calcâneo são mais comuns em uma faixa etária de meia-idade, com graus variáveis de acometimento e ruptura parcial por um processo degenerativo de aspecto mais crônico, podendo até ter um evento agudo complementando uma ruptura parcial prévia.

O crescente aumento da prática de atividades esportivas pela população vem contribuindo para maior incidência dessa lesão, bem como a relação com o uso prévio de quinolonas ou de corticoides.

Classificação

As lesões podem ser classificadas pelo tempo (agudas ou crônicas), pelo grau de ruptura (parcial ou total) ou pelo local acometido (transição miotendinosa, corpo do tendão ou insercional).

Diagnóstico

Na história clínica, o paciente vai relatar a clássica "sensação de pedrada", como se alguém o tivesse golpeado na região do calcanhar, além do estalido audível de que algo se rompeu.

Ao exame clínico, verifica-se a incapacidade para manter o peso do corpo na ponta do pé lesionado, podendo conseguir fazer a flexão plantar do pé, mas com redução da força, à custa da musculatura do flexor longo dos dedos e do hálux, além do fibular longo. Nas rupturas agudas e totais, é possível palpar-se o *gap* no foco de ruptura, além da perda de continuidade do tendão no exame comparativo ao lado contralateral. (Figura 98.13)

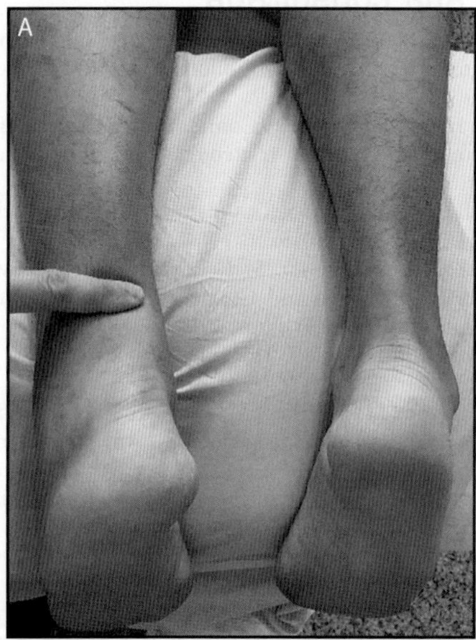

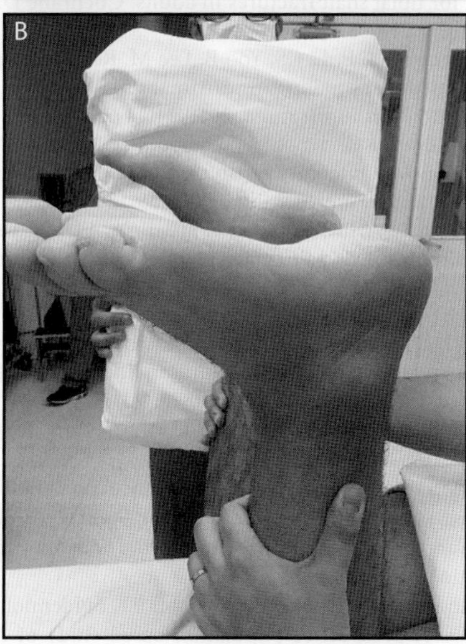

Figura 98.13. A: *Gap* palpável no calcanhar esquerdo demostrando ruptura total ao nível do corpo do tendão de Aquiles. **B**: Sinal de Mattles positivo à esquerda, caracterizado pela perda do equinismo fisiológico do pé com ruptura do tendão de Aquiles comparativamente ao lado normal contralateral.

Alguns testes são característicos, como o de Thompson, realizado com os joelhos fletidos a 90° e com compressão da panturrilha. O normal é ter a flexão plantar do pé após a compressão da panturrilha. A ausência da flexão plantar traduz o teste como positivo para ruptura do tendão calcâneo. Outro sinal importante é o de Mattles, caracterizado pela perda do equinismo fisiológico do pé acometido durante a inspeção do paciente em decúbito ventral e com flexão dos joelhos a 90°.

Já nas rupturas crônicas, o *gap* da ruptura fica preenchido por um tecido fibrocicatricial, levando à incompetência tendinosa pela cicatrização alargada, com o paciente apresentando-se com dificuldade para subir e descer escadas, pular e correr. O teste de Thompson pode ser inconclusivo.

Exames de imagem não são necessários, exceto para as lesões crônicas, histórico de tendinopatia prévia à ruptura ou para registro documental, quando as imagens por RM ou US podem ser realizadas. Não é incomum o radiologista relatar como ruptura parcial uma lesão total, seja pela limitação técnica do US ou pelas rupturas mais complexas e com fibras que se esgarçam no plano longitudinal.

Tratamento

O tratamento das rupturas totais do tendão calcâneo, seja conservador ou cirúrgico, sempre foi controverso. No passado o tratamento conservador estava associado a pior resultado funcional a curto prazo pela maior taxa de rerruptura, além do déficit de força. Até meados desta década, o tratamento conservador era realizado com imobilização prolongada e sem apoio, inicialmente com bota em equino por seis semanas, seguido de bota em neutro por mais quatro semanas sem carga até outras quatro semanas com órtese rígida e apoio parcial. A indicação clássica era para pacientes com comorbidades, tabagistas inveterados e idosos com baixa demanda funcional, evitando as complicações do tratamento cirúrgico, principalmente a necrose de pele e deiscência de feridas operatórias.

Atualmente o tratamento conservador sugerido segue um protocolo de reabilitação mais funcional, mantendo-se as indicações clássicas, mas também para aqueles casos em que não há histórico de tendinopatia, quando o *gap* entre os cotos for menor que 2 cm e quando iniciado ainda na fase inflamatória do processo de cicatrização. Utilizamos órteses que permitem um equino ajustável e com carga de apoio parcial já na fase 2 do processo de cicatrização. A redução gradativa do salto, associada a exercícios para ganho de flexoextensão, estimula uma melhor orientação das fibras de colágeno fibrocicatricial, e os resultados a curto prazo são praticamente os mesmos do tratamento cirúrgico.

As indicações para o tratamento cirúrgico são os pacientes jovens e ativos, atletas e idosos ativos sem comorbidades, bem como as rupturas de tendões com histórico prévio de tendinopatia. Controvérsias existem em relação à técnica aberta, percutânea ou minimamente invasiva, bem como se utilizando reforço associado à tenoplastia e qual tendão utilizado para reforço (Figura 98.14).

O reparo minimamente invasivo apresenta resultados funcionais muito semelhantes à técnica aberta e com sutura tipo Krackow para as rupturas ao nível do corpo do tendão de Aquiles e que não apresentem histórico de tendinopatias prévias. A técnica aberta apresenta maiores taxas de complicações da ferida operatória, principalmente a necrose de pele, mas permite melhor desbridamento e tenoplastia do Aquiles, além de facilitar os reforços tendinosos, quando indicado. O reforço pode ser feito com o tendão do plantar delgado (quando presente), do fibular curto (Turco e Spinella), do flexor longo do hálux (via dupla conforme descrito inicialmente por Wapner ou via única com tenodese do enxerto utilizando parafusos de interferência no calcâneo), de retalho rebatido do tríceps proximal (Bosworth) ou dos tendões flexores do joelho.

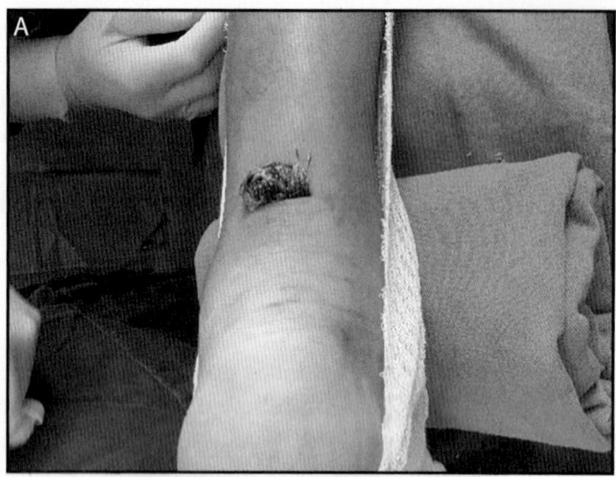

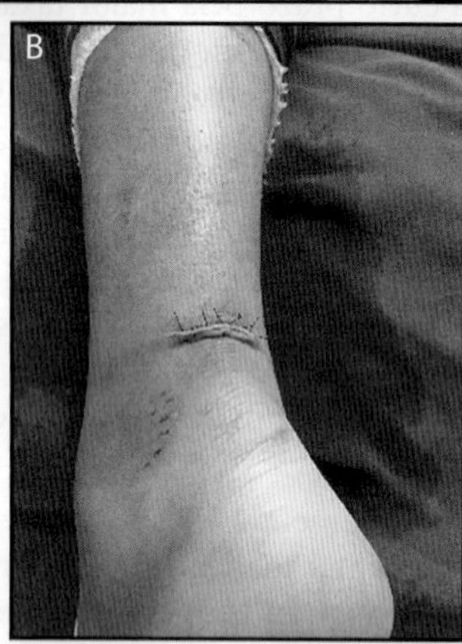

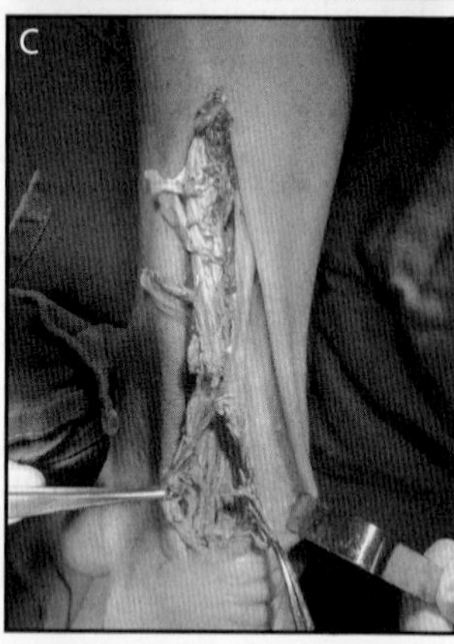

Figura 98.14. **A**: Aspecto de uma clássica ruptura do corpo do tendão de Aquiles com tratamento pela técnica minimamente invasiva. **B**: Pequena ferida operatória da técnica minimamente invasiva com pontos percutâneos. **C**: Acesso convencional aberto para tratamento das rupturas complexas do tendão de Aquiles com histórico de tendinopatia grave, como demonstrado.

Complicações

As principais complicações estão relacionadas ao tratamento cirúrgico, sendo a deiscência da ferida operatória e a necrose de pele mais relacionadas com a abordagem cirúrgica aberta e principalmente nos casos crônicos, em que o tratamento é mais complexo.

A rerruptura está mais associada ao tratamento conservador com protocolo não funcional ou com as técnicas cirúrgicas sem reforço, com graus variáveis de ocorrência na literatura, porém em menor escala quando se utiliza o protocolo de reabilitação funcional.

A lesão do nervo sural está mais relacionada com a técnica percutânea ou a minimamente invasiva. A atrofia da panturrilha é uma complicação encontrada independentemente do tratamento instituído.

Bibliografia consultada

Assal M, Ray A, Stern R. Strategies for surgical approaches in open reduction internal fixation of pilon fractures. J Orthop Trauma. 2015;29(2):69-79.

Brinker MR, Hanus BD, Sen M, O'Connor DP. The devastating effects of tibial nonunion on health-related quality of life. J Bone Joint Surg Am. 2013;95:2170-6.

Canale ST, Beaty JH. Campbell's Operative Orthopaedics. 12th ed. Philadelphia: Mosby; 2016.

Court-Brown C, Heckman JD, McKee M, McQueen MM, Ricci W, Tornetta P. Rockwood and Green's Fractures in Adults. 8th ed. Lippincott Williams & Wilkins; 2014.

Court-Brown CM, McBirnie J. The epidemiology of tibial fractures. J Bone Joint Surg Br. 1995;77-B:417-21.

Crist BD, Khazzam M, Murtha YM, Della Rocca GJ. Pilon fractures: advances in surgical management. J Am Acad Orthop Surg. 2011;19:612-22.

Della Rocca GJ, Crist BD. External fixation versus conversion to intramedullary nailing for definitive management of closed fractures of the femoral and tibial shaft. J Am Acad Orthop Surg. 2006;14:131-5.

Duan X, Al-Qwbani M, Zeng Y, Zhang W, Xiang Z. Intramedullary nailing for tibial shaft fractures in adults. Cochrane Database Syst Rev. 2012;1:CD008241.

Eastman J, Tseng S, Lo E, Li CS, Yoo B, Lee M. Retropatellar technique for intramedullary nailing of proximal tibia fractures: a cadaveric assessment. J Orthop Trauma. 2010;24(11):672-6.

Ferguson M, Brand C, Lowe A, Gabbe B, Dowrick A, Hart M, Richardson M. Outcomes of isolated tibial shaft fractures treated at level 1 trauma centres. Injury. 2008;39:187-95.

Gaebler C, McQueen MM, Vécsei V, Court-Brown CM. Reamed versus minimally reamed nailing: a prospectively randomised study of 100 patients with closed fractures of the tibia. Injury. 2011;42 Suppl 4:S17-21.

Hardcastle PH, Reschauer R, Kutscha-Lissberg E, Schoffmann W. Injuries to the tarsometatarsal joint: incidence, classification and treatment. J Bone Joint Surg Br. 1982;64(3):349-56.

Hawkins LG. Fractures of the neck of the talus. J Bone Joint Surg Am. 1970;52(5):991-1002.

ISAKOS, FIMS World Consensus Conference on Ankle Instability. Chan KM, Karlsson JL. International Society of Arthroscopy, Knee Surgery, and Orthopaedic Sports Medicine; International Federation of Sports Medicine; 2005.

Jensen SL, Andresen BK, Mencke S, Nielsen PT. Epidemiology of ankle fractures. A prospective population-based study of 212 cases in Aalborg, Denmark. Acta Orthop Scand. 1998;69(1):48-50.

Keating JF, O'Brien PJ, Blachut PA, Meek RN, Broekhuyse HM. Locking intramedullary nailing with and without reaming for open fractures of the tibial shaft. A prospective, randomized study. J Bone Joint Surg Am. 1997;79(3):334-41.

Labronici PJ, Pires RES, Franco JS, Fernandes HJA, Reis FB. Recommendations for avoiding knee pain after intramedullary nailing of tibial shaft fractures. Patient Saf Surg. 2011;5:31.

Labronici PJ, Pires RES, Fukuyama JM, Franco JS. Bridge-plating technique for tibial shaft fractures: is rotation deformity a rare complication? Int J Surg Res. 2012;1(2):7-10.

Larsen P, Lund H, Laessoe U, Graven-Nielsen T, Rasmussen S. Restrictions in quality of life after intramedullary nailing of tibial shaft fracture. A retrospective follow-up study of 223 cases. J Orthop Trauma. 2013.

Liporace FA, Stadler CM, Yoon RS. Problems, tricks, and pearls in intramedullary nailing of proximal third tibial fractures. J Orthop Trauma. 2013;27:56-62.

Müller ME, Nazarian S, Koch P, Schatzker J. The comprehensive classification of fractures of long bones. Berlin: Springer-Verlag; 1990.

Myerson MS, Fisher RT, Burgess AR, Kenzora JE. Fracture dislocations of the tarsometatarsal joints: end results correlated with pathology and treatment. Foot Ankle. 1986;6(5):225-42.

Naik MA, Arora G, Tripathy SK, Sujir P, Rao SK. Clinical and radiological outcome of percutaneous plating in extra-articular proximal tibia fractures: a prospective study. Injury. 2013;44:1081-86.

Nork SE, Barei DP, Schildhauer TA, Agel J, Holt SK, Schrick JL, et al. Intramedullary nailing of proximal quarter tibial fractures. J Orthop Trauma. 2006;20(8):523-8.

Prasad M, Yadav S, Sud A, Arora NC, Kumar N, Singh S. Assessment of the role of fibular fixation in distal-third tibia-fibula fractures and its significance in decreasing malrotation and malalignment. Injury. 2013;44(12):1885-91.

Quenu E, Kuss G. Study on the dislocations of the metatarsal bones (tarsometatarsal dislocations) and diastasis between the 1st and 2nd metatarsals [French]. Rev Chir. 1909;39:281-336, 720-91, 1093-134.

Rothberg DL, Holt DC, Horwitz DS, Kubiak EN. Tibial nailing with the knee semi-extended: review of techniques and indications AAOS exhibit selection. J Bone Joint Surg Am. 2013;95:116-8.

Sanders R, Fortin P, Dipasquale T, Walling A. operative treatment in 120 displaced intraarticular calcaneal fractures: results using a prognostic computed tomography scan classification. Clin Orthop. 1993;290:87-95.

Schemitsch EH, Bhandari M, Guyatt G, Sanders DW, Swiontkowski M, Tornetta P, et al.; Study to Prospectively Evaluate Reamed Intramedullary Nails in Patients with Tibial Fractures (SPRINT) Investigators. Prognostic factors for predicting outcomes after intramedullary nailing of the tibia. J Bone Joint Surg Am. 2012;94(19):1786-93.

Schemitsch EH, Kowalski MJ, Swiontkowski MF, Senft D. Cortical bone blood flow in reamed and unreamed locked intramedullary nailing: a fractured tibia model in sheep. J Orthop Trauma. 1994;8(5):373-82.

Theriault B, Turgeon AF, Pelet S. Functional impact of tibial malrotation following intramedullary nailing of tibial shaft fractures. J Bone Joint Surg Am. 2012;94:2033-9.

Thordarson DB, Triffon MJ, Terk MR. Magnetic resonance imaging to detect avascular necrosis after open reduction and internal fixation of talar neck fractures. Foot Ankle Int. 1996;17:742-7.

Volgas D, DeVries JG, Stannard JP. Short-term financial outcomes of pilon fractures. J Foot Ankle Surg. 2010;49(1):47-51.

Yang JS, Otero J, McAndrew CM, Ricci WM, Gardner MJ. Can tibial nonunion be predicted at 3 months after intramedullary nailing? J Orthop Trauma. 2013;27:599-606.

Zou J, Zhang W, Zhang C. Comparison of minimally invasive percutaneous plate osteosynthesis with open reduction and internal fixation for treatment of extra-articular distal tibia fractures. Injury. 2013;44:1102-6.

SEÇÃO XI

URGÊNCIAS E EMERGÊNCIAS EM PNEUMOLOGIA

Coordenador
Renato Maciel

99

PNEUMONIA

Cláudia Henrique da Costa
Rogério Rufino

Introdução

A pneumonia é uma importante causa de procura ao pronto atendimento ou emergência. O diagnóstico deve ser considerado em pacientes com história sugestiva, ou seja, com quadro agudo de tosse, geralmente com expectoração, que pode estar acompanhada de dispneia e dor torácica[1,2]. *Streptococcus pneumoniae* é a principal causa de pneumonia comunitária, sendo responsável por 30% a 35% dos diagnósticos[3]. Outros agentes infecciosos comuns são: *Haemophilus influenzae*, bacilos Gram-negativos, vírus e micoplasma[3,4]. No entanto, o diagnóstico etiológico em geral não é realizado e o tratamento é presuntivo. Na pneumonia grave, pode ocorrer de mais de um agente etiológico em cerca de ¼ dos casos[3].

Epidemiologia

Cerca de 1,5 a 1,7 de cada 1.000 habitantes apresenta pneumonia a cada ano, tornando-a a quarta causa de mortalidade em adultos, atrás apenas das doenças cardiovasculares, acidente vascular encefálico (AVE) e doença pulmonar obstrutiva crônica (DPOC). Na Europa, ela é a principal causa de óbito por infecção, e 90% das fatalidades ocorrem em pacientes idosos (acima de 65 anos)[5,6]. Assim como a idade, outros fatores estão envolvidos com maior risco de adquirir pneumonia[2] (Tabela 99.1).

Tabela 99.1. Fatores de risco de pneumonia

Fatores de risco
Idade (acima de 65 anos)
Hábitos de vida – tabagismo, etilismo
Imunodeficiências
DPOC
Doença cardiovascular
Doenças neurológicas, AVE
Deficiência renal ou hepática
Diabetes mellitus

DPOC: doença pulmonar obstrutiva crônica; AVE: acidente vascular encefálico.

Quadro clínico e diagnóstico

A pneumonia comunitária é aquela que acomete o paciente fora do ambiente hospitalar ou que é diagnosticada nas primeiras 48 horas da admissão[4]. Consideraremos neste capítulo apenas as pneumonias comunitárias.

Clínica: classicamente, o paciente se queixa de quadro agudo de tosse, produtiva ou não, que pode estar associada a dor torácica e dispneia. A febre (temperatura axilar acima de 37,8 °C) é um achado comum. Sudorese, calafrios, mal-estar geral e mialgia podem estar presentes. Confusão mental é um sinal de gravidade. Estertores crepitantes são auscultados em 80% dos casos. Macicez à percussão também pode ser observada, especialmente nos casos de derrame para pneumônico. Taquicardia e taquipneia são mais frequentes nos idosos[4].

Radiologia: para chegar ao diagnóstico, é necessária a realização de radiografia de tórax em posição posteroanterior e perfil. A imagem clássica é a de consolidação, que sugere a etiologia pneumocócica[2,7] (Figuras 99.1 e 99.2). A imagem realizada em estágios muito precoces pode ser normal ou pouco alterada. Pacientes tabagistas com enfisema podem não apresentar consolidação devido à destruição pulmonar relacionada à doença de base. Em geral, a tomografia computadorizada não é necessária, devendo ser reservada para os casos mais graves ou para esclarecer imagens radiográficas que sugiram outros diagnósticos, como tuberculose ou neoplasia. Atualmente, alguns autores vêm publicando trabalhos mostrando que a radiografia poderia ser substituída pela ultrassonografia de tórax, com a vantagem de não ter irradiação[8,9]. No entanto, esse último é um exame que depende de treinamento específico, fato esse que limita seu uso de forma indiscriminada nas salas de emergência.

Exames complementares como hemograma, bioquímica (ureia, creatinina, glicose, sódio, potássio), lactato desidrogenase (LDH), proteína C-reativa (PCR), hemoculturas (duas amostras) e coleta de escarro ou lavado broncoalveolar devem ser solicitados para os pacientes mais graves, que acabam internados.

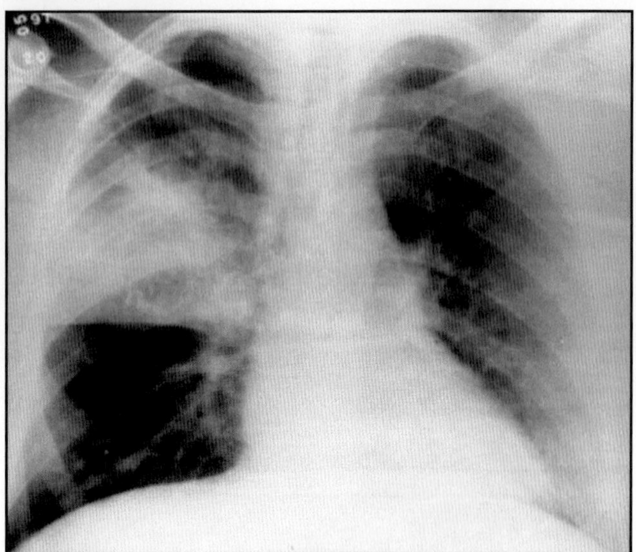

Figura 99.1. Pneumonia em lobo superior direito. Notar a cissura bem identificada no limite inferior da consolidação.

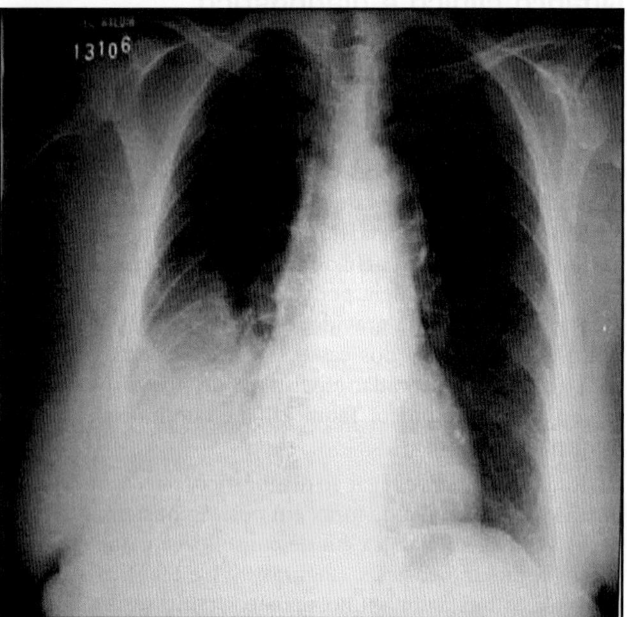

Figura 99.2. Pneumonia em lobo inferior direito. O diafragma não é visualizado.

Diagnóstico diferencial

Os principais diagnósticos diferenciais são as outras infecções do trato respiratório, como bronquite, traqueíte, sinusite, bronquiectasias infectadas e exacerbação da DPOC. Nesses casos, a radiografia poderá ser esclarecedora, pois não haverá consolidação pulmonar. Derrame pleural, tromboembolismo pulmonar e câncer de pulmão podem apresentar dificuldades para o diagnóstico. Em alguns casos, as pneumonias podem estar associadas a essas condições ou ser os diagnósticos diferenciais mais relevantes. Nesses casos, a tomografia computadorizada de tórax deve ser utilizada para o diagnóstico diferencial. Pacientes pediátricos com pneumonia podem apresentar dor abdominal e queixas digestivas, que será mais um fator confundidor, e o diagnóstico diferencial poderá ser ampliado[10].

Avaliação inicial na sala de emergência

Após o diagnóstico de pneumonia, o mais importante é avaliar a gravidade do quadro e a necessidade de internação. Embora a taxa de morbimortalidade seja baixa nas pneumonias não complicadas, pacientes que acabam hospitalizados podem evoluir para óbito em até 13%, chegando a 35% entre os pacientes com pneumonia grave que necessitam de terapia intensiva[1]. A sepse ocorre rapidamente nesses casos, entre 24 e 72 horas após a internação. Dessa forma, saber discriminar os pacientes mais graves e iniciar um tratamento precocemente é extremamente importante. Para facilitar esse raciocínio, alguns escores podem ser usados, como o PSI (*Pneumonia Severity Index*), que engloba 20 parâmetros clínicos, laboratoriais e radiográficos[11]. O CRB-65, proposto pela Sociedade Britânica, acaba sendo mais usado na prática, porque engloba apenas quatro parâmetros e não necessita de avaliação laboratorial. Ele considera um ponto para cada um dos seguintes achados: confusão mental, frequência respiratória igual ou maior que 30 irpm, hipotensão (*blood pressure*, em inglês), representada por pressão arterial (PA) sistólica menor ou igual a 90 mmHg e/ou PA diastólica menor ou igual a 60 mmHg e idade acima de 65 anos. Assim, pacientes com um (apenas a idade) ou nenhum ponto positivo poderiam ser tratados em domicílio, desde que não apresentassem comorbidades descompensadas ou pneumonia em mais de um lobo pulmonar na radiografia de tórax (Figura 99.3). Também foi proposta a inclusão do nível sérico de ureia na avaliação do CURB, para aumentar a sensibilidade da classificação[1,4]. A *American Thoracic Society* (ATS) e a *Infectious Diseases Society of America* (IDSA) propuseram, em 2001, que se avaliasse a necessidade de ventilação mecânica e a presença de choque séptico, além de outros três critérios secundários (PA sistólica menor que 90 mmHg, radiografia com acometimento multilobar, fração inspiratória de oxigênio menor que 250). Seis anos depois, foi proposta a incorporação de outros achados (frequência respiratória maior que 30 irpm, confusão mental, ureia nitrogenada maior que 20 mg/dL, leucopenia, trombocitopenia e hipotermia). Essa estratificação tem um grau maior de discernimento em relação ao CURB para avaliar os pacientes que necessitam de internação em terapia intensiva, mas acaba sendo realizada apenas naqueles que ficam hospitalizados[12].

É bom lembrar que comorbidades como *diabetes mellitus*, insuficiência renal ou hepática, doenças cardiovasculares e neoplásicas estão associadas a pior prognóstico, independentemente da estratificação da pneumonia[1,4]. Da mesma

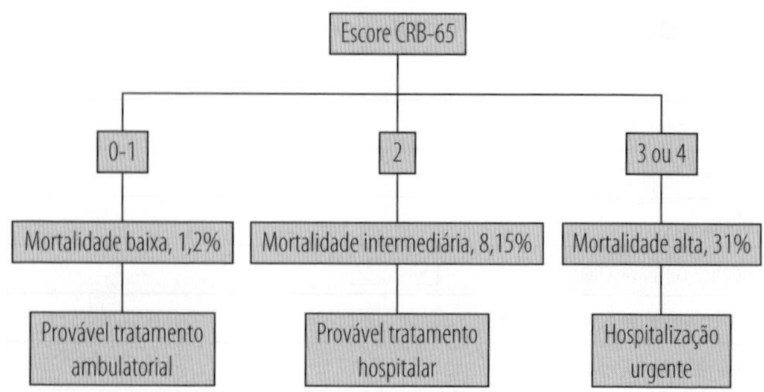

Figura 99.3. Escolha do ambiente de tratamento de acordo com o CRB-65.

forma, pacientes com imunodepressão devem ser avaliados de forma diferente. Com relação à obesidade, os dados publicados são conflitantes, não havendo clareza se essa condição aumenta o risco de pneumonia[13]. Pacientes com extenso comprometimento observado na radiografia de tórax também devem ser considerados como de pior prognóstico[4].

Biomarcadores

Biomarcadores inflamatórios como PCR e contagem de leucócitos são historicamente muito utilizados na pneumonia, já que costumam estar elevados nos casos de etiologia bacteriana[1]. Mais recentemente, procalcitonina, interleucina-6 e fator de necrose tumoral alfa (TNFα) vêm sendo associados ao prognóstico da pneumonia[1]. No entanto, eles não conseguem prever, isodadamente, os pacientes que necessitam de hospitalização. A PCR e a procalcitonina vêm sendo estudadas como avaliadoras da resposta ao antibiótico. Dessa forma, a manutenção ou o aumento do nível sérico de PCR no terceiro dia de tratamento indica prognóstico ruim ou não resposta ao agente em uso. Os níveis baixos de procalcitonina em pacientes com diagnóstico presuntivo de pneumonia devem levantar a suspeita para causa não infecciosa da consolidação pneumônica, como a pneumonia em organização[14]. Esses biomarcadores podem, também, nortear o tempo de uso de antibióticos, já que, após a queda dos níveis sanguíneos, o tratamento poderia ser encerrado. Alguns trabalhos mostram que essa prática pode abreviar o uso de antibióticos[15].

Condutas na sala de emergência

Após a suspeita de pneumonia baseada na história clínica, os exames a ser solicitados na sala de emergência devem se resumir, a princípio, a radiografia de tórax em PA e perfil, leucograma e bioquímica.

O fluxograma da Figura 99.4 resume os passos a serem dados pelo médico da emergência.

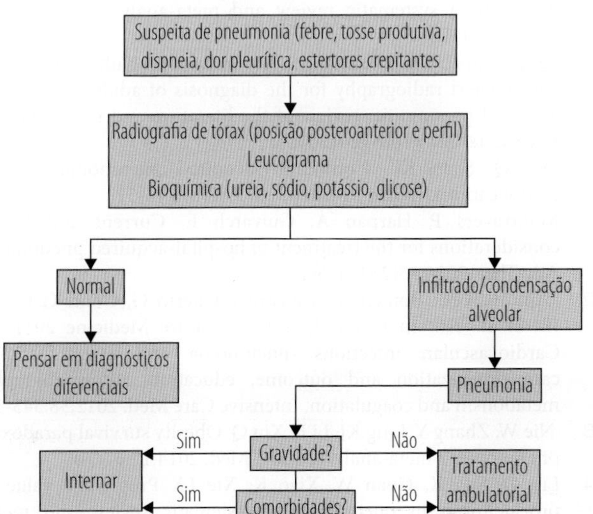

Figura 99.4. Fluxograma da conduta médica na sala de emergência. A gravidade pode ser avaliada por meio de várias ferramentas, como mencionado no texto.

Quando a radiografia é normal, outro diagnóstico deve ser pensado. Caso haja derrame pleural, deve-se solicitar uma radiografia com o paciente em decúbito lateral (Laurell). Quando houver confirmação desse derrame e a distância com a pleura for superior a 10 mm, deve-se solicitar a toracocentese para avaliação de empiema.

O tratamento deve ser iniciado precocemente, na sala de emergência. Antibiótico de largo espectro deve ser prescrito de acordo com as características clínicas do paciente. Nos casos mais graves, que ficarão mantidos na instituição, deve-se realizar coleta de amostra para hemocultura, escarro ou lavado broncoalveolar para pesquisa do patógeno. A pesquisa de antígeno urinário pelo teste imunocromático de membrana pode auxiliar o diagnóstico de *S. pneumoniae*, já que possui sensibilidade de 82% e especificidade de 97%[16]. A medida de antígeno urinário para *Legionella pneumophila* também está disponível e deve ser solicitada em todos com pneumonia grave e suspeita dessa etiologia[4].

Os pacientes que serão liberados devem receber informações sobre a necessidade de manter boa hidratação e uso de antitérmicos, além da prescrição do antibiótico. Também devem ser orientados a retornar em caso de manutenção dos sintomas após 48 horas ou de piora clínica a qualquer momento.

Tratamento específico

Em geral, o tratamento da pneumonia é presuntivo, ou seja, o antibiótico é prescrito com base em características clínicas e radiográficas apresentadas. Pacientes menos graves, que não necessitam de internação, podem ser tratados com terapia oral, podendo ser escolhido um betalactâmico, macrolídeo ou fluorquinolona com atividade antipneumocócica[4]. Como a maioria dos pacientes apresenta o *S. pneumoniae* como agente etiológico, é importante que a cobertura antibiótica seja voltada para esse patógeno[7,17]. É importante lembrar que em nosso meio a tuberculose pode ser um diagnóstico diferencial e que as quinolonas devem ser evitadas em pacientes com suspeita dessa doença[18].

Os pacientes mais graves ou com comorbidades devem ficar internados, e o tratamento venoso com quinolona respiratória ou cefalosporina de terceira geração associada a macrolídeo deve ser iniciado[19].

Nos pacientes nos quais se suspeita a possibilidade de broncoaspiração, como nos que apresentam história de AVE, idosos com déficits neurológicos ou etilistas, é importante cobrir germes anaeróbios. O esquema utilizado pode ser amoxicilina associada ao ácido clavulânico, sulbactam com ampicilina ou quinolona com clindamicina[19,20].

Nos pacientes idosos com alteração do mecanismo de deglutição, a reabilitação, avaliação da higiene bucal, vacinação contra pneumococo e manutenção do paciente com a cabeceira elevada devem ser consideradas como medidas preventivas da pneumonia aspirativa[21].

Em pacientes com importante alteração estrutural pulmonar como aqueles com diagnóstico de bronquiectasias ou DPOC com história de vários tratamentos antibióticos e corticoides, deve-se levantar a possibilidade de infecção por *Pseudomonas aeruginosa*[19]. Nesses casos, pode-se usar ciprofloxacino ou betalactâmico antipseudomonas associado a aminoglicosídeo. Outro esquema possível seria associar piperacilina ou carbapenêmico ou ceftazidima com aminoglicosídeo[19].

A população de idosos está aumentando e é sabido que esses pacientes apresentam risco aumentado para pneumonia, sendo a mortalidade maior nesse grupo. Além disso, os idosos costumam apresentar comorbidades que podem piorar a gravidade da doença. Outro ponto importante a ser levado em consideração é que alguns deles moram em instituições para idosos, fato esse que contribui com a possibilidade de etiologia por *Pseudomonas* ou *Enterobacteriacea*. Apesar de tudo isso, a principal causa de pneumonia nos idosos continua sendo o *S. pneumoniae* e o tratamento a ser instituído não difere daquele dos demais pacientes. No entanto, esse tratamento pode ser modificado ou ampliado de acordo com as características apresentadas em cada caso[21].

Tempo de tratamento

A diretriz da ATS/IDSA recomenda que se trate por, no mínimo, cinco dias os pacientes com pneumonia não complicada, e o paciente deve estar afebril a 48 a 72 horas antes da descontinuação do antibiótico[15]. A diretriz europeia ressalta que não será necessário manter o tratamento por mais de oito dias nos casos simples e que os biomarcadores podem auxiliar na suspensão do fármaco[15]. A diretriz britânica recomenda a terapia por sete dias, podendo ser estendida para 10 dias nos casos mais graves e sem agente etiológico definido. Nos casos suspeitos ou confirmados de infecção por *S. aureus* ou bacilos entéricos Gram-negativos, a terapia pode ser estendida por até 21 dias, de acordo com o discernimento clínico[15]. As recomendações da Sociedade Brasileira de Pneumologia de Tisiologia sugerem que o tratamento da pneumonia leve a moderada seja mantido por 72 após o paciente ficar sem febre, em período igual ou inferior a sete dias[4].

Uso de corticoide

Alguns autores sugerem o uso de corticoide oral associado ao esquema de antibióticos para os pacientes mais graves. O objetivo é reduzir o componente inflamatório, especialmente a interleucina-6, que está aumentada nesses casos[5,22]. Também se sugere que seja benéfico o uso em pacientes com doença pulmonar crônica que evoluam com pneumonia. No entanto, as publicações apresentam resultados conflitantes. Uma metanálise teve dificuldade de selecionar estudos similares, mas sugeriu que os benefícios poderiam ser vistos nos pacientes mais graves e com doença pulmonar de base. No entanto, são necessários estudos desenhados para essa questão antes de se recomendar o uso rotineiro do corticoide como terapia adjuvante na pneumonia grave[22].

Considerações finais

- A pneumonia é uma causa comum de procura à emergência.
- O diagnóstico deve ser pensado em todo paciente febril com sintomas respiratórios.
- *S. pneumoniae* é a principal causa de pneumonia, e o tratamento deve ser feito com antibiótico de amplo espectro.
- Deve-se avaliar a gravidade do quadro antes de liberar o paciente.
- Pacientes graves, idosos e/ou com comorbidades devem, a princípio, ficar internados.
- Todos os pacientes devem receber recomendações de voltar ao médico caso não apresentem melhora em 24 a 48 horas.
- Diagnóstico de tuberculose deve ser levantado em casos que não melhoram rapidamente.

Referências bibliográficas

1. Kolditz M, Ewig S, Höffken G. Management-based risk prediction in community-acquired pneumonia by scores and biomarkers. Eur Respir J. 2013;41(4):974-84.
2. Torres A, Blasi F, Dartois N, Akova M. Which individuals are at increased risk of pneumococcal disease and why? Impact of COPD, asthma, smoking, diabetes, and/or chronic heart disease on community-acquired pneumonia and invasive pneumococcal disease. Thorax. 2015;70:984-9.
3. Cillóniz C, Civljak R, Nicolini A, Torres A. Polymicrobial community-acquired pneumonia: an emerging entity. Respirology. 2016;21:65-75.
4. Corrêa RA, Lundgren FLC, Pereira-Silva JL, Silva RLF, Cardoso AP, Lemos ACM, et al. Diretrizes brasileiras para pneumonia adquirida na comunidade em adultos imunocompetentes – 2009. J Bras Pneumol. 2009;35(6):574-601.
5. Müller-Redetzky H, Lienau J, Suttorp N, Witzenrath M. Therapeutic strategies in pneumonia: going beyond antibiotics. Eur Respir Rev. 2015;35(4):361-5.
6. Torres A, Peetermans WE, Viegi G, Blasi F. Risk factors for community-acquired pneumonia in adults in Europe: a literature review. Thorax. 2013;68:1057-65.
7. Steel HC, Cockeran R, Anderson R, Feldman C. Overview of community-acquired pneumonia and the role of inflammatory mechanisms in the immunopathogenesis of severe pneumococcal disease. Mediators Inflamm. 2013;2013:490346.
8. Chavez MA, Shams N, Ellington L, Naithani N, Gilman RH, Steinhoff M, et al. Lung ultrasound for diagnosis of pneumonia in adults: a systematic review and meta-analysis. Respir Res. 2014;15:50-9.
9. Ye X, Xiao H, Chen B, Zhang S. Accuracy of lung ultrasonography versus chest radiography for the diagnosis of adult community-acquired pneumonia: review of the literature and meta-analysis. PLoS One. 2015;10(6):e0130066.
10. Qin Q, Shen KL. Community-acquired pneumonia and its complications. Indian J Pediatr. 2015;82(8):745-51.
11. Montravers P, Harpan A, Guivarch E. Current and future considerations for the treatment of hospital-acquired pneumonia. Adv Ther. 2016;33(2):151-66.
12. Antonelli M, Bonten M, Chastre J, Citerio G, Conti G Curtis JR, et al. Year in review in Intensive Care Medicine 2011. II. Cardiovascular, infections, pneumonia and sepsis, critical care organization and outcome, education, ultrasonography, metabolism and coagulation. Intensive Care Med. 2012;38:345-58.
13. Nie W, Zhang Y, Jung KJ, Li B, Xiu Q. Obesity survival paradox in pneumonia: a meta-analysis. BMC Med. 2014;12:61-70.
14. Liu D, Su LX, Guan W, Xiao K, Xie LX Prognostic value of procalcitonin in pneumonia: a systematic review and meta-analysis. Respirology. 2016;21:280-8.
15. Pinzone MR, Cacopardo B, Abbo L, Nunnari G. Duration of antimicrobial therapy in community acquired pneumonia: less is more. Sci World J. 2014;2014:759138

16. Smith MD, Derrington P, Evans R, Creek M, Morris R, Dance DA, et al. Rapid diagnosis of bacteremic pneumococcal infections in adults by using the Binax NOW Streptococcus pneumoniae urinary antigen test: a prospective, controlled clinical evaluation. J Clin Microbiol. 2003;41(7):2810-3.
17. Torres A, Blasi F, Peetermans WE, Viegi G, Welte T. The aetiology and antibiotic management of community-acquired pneumonia in adults in Europe: a literature review. Eur J Clin Microbiol Infect Dis. 2014;33(7):1065-79.
18. Grossman RF, Hsueh PR, Gillespie SH, Blasi F. Community-acquired pneumonia and tuberculosis: differential diagnosis and the use of fluoroquinolones. Int J Infect Dis. 2014;18:14-21.
19. Sader HS, Gales AC, Reis AO, Zoccoli C, Sampaio J, Jones RN. Susceptibility to respiratory tract isolated bacteria to antimicrobial agents in patients with community-acquired respiratory tract infections: 1997 and 1998 Brazilian data of the SENTRY surveillance program of resistance to antimicrobial agents. J Bras Pneumol. 2001;27(1):25-34.
20. Teramoto S, Yoshida K, Hizawa N. Update on the pathogenesis and management of pneumonia in the elderly-roles of aspiration pneumonia. Respir Investig. 2015;53(5):178-84.
21. Faverio P, Aliberti S, Belelli G, Suigo G, Lonni S, Pesci A, et al. The management of community-acquired pneumonia in the elderly. Eur J Intern Med. 2014;25;312-9.
22. Sibila O, Ferrer M, Agusti C, Torres A. Corticosteroids as adjunctive treatment in community-acquired pneumonia. Minerva Anestesiol. 2014;80:1336-44.

100

ABORDAGEM DOS DERRAMES PLEURAIS NA EMERGÊNCIA

Alex Gonçalves Macedo

Introdução

A presença de pacientes com quadro e derrames pleurais (DPs) na emergência é cada vez mais comum e infelizmente mal avaliado e conduzido na fase inicial, levando a complicações que implicam maior morbidade de doenças que, se diagnosticadas em fases mais precoces, seriam de manejo mais simples, sem fatores agravantes. A pleura e o espaço pleural são definidos como finas camadas que recobrem a superfície externa dos pulmões (pleura visceral) e a parte interna da parede torácica (pleura parietal) e o espaço formado entre as duas de espaço pleural que na realidade em condições fisiológicas é um espaço virtual, pois as duas camadas ficam praticamente fundidas entre elas, coladas por uma fina camada de líquido, o líquido pleural. São formadas de parede simples de células mesoteliais. Como já citado, não há contato entre a pleura parietal e a visceral, por existir quantidade mínima de líquido no espaço pleural. Esse líquido tem equilíbrio dinâmico, com influxo igual ao efluxo e produção aproximada de 1 litro por dia. A função primária dele é manter as superfícies pleurais "coladas", porém deslizando uma sobre a outra, para que se possa observar a expansão do tórax nos dois sentidos. Portanto, deve-se ter produção de líquido pleural constante e também absorção grande desse líquido pleural para que fique apenas uma camada fina do líquido criando essa pressão negativa que possibilita essa movimentação em dois sentidos e maior expansão da caixa torácica. Caso exista aumento da formação do líquido, alguma condição que diminua a reabsorção ou altere a permeabilidade vascular, o resultado será um acúmulo de líquido no espaço pleural, que chamamos de DP, acarretando aumento da pressão do espaço pleural e diminuição da expansibilidade da caixa torácica.

Fisiopatologia

Os mecanismos envolvidos no aparecimento do DP são:

a) aumento da pressão hidrostática nos capilares sanguíneos e/ou linfáticos;
b) diminuição da pressão oncótica das proteínas do plasma;
c) aumento da permeabilidade capilar;
d) aumento da pressão negativa no espaço pleural.

Todos os mecanismos acima levam ao acúmulo de líquido no espaço pleural. Nas situações que alteram os mecanismos de formação do líquido (alterações das pressões oncóticas, hidrostáticas ou do espaço pleural), teremos a presença de um DP de aspecto claro e com baixa quantidade de proteínas, que passamos a chamar de transudato. Como a maior parte das causas de transudato são doenças sistêmicas, os DPs transudativos são, na maior parte das vezes, bilaterais. Quando as causas são aumento da permeabilidade vascular das pleuras e/ou diminuição da drenagem linfática, tem-se DP com maior quantidade de proteínas, que chamamos de exsudato. Normalmente, neles existe um processo inflamatório secundário a doenças infecciosas, neoplásicas, autoimunes ou até de causa desconhecida, de localização pleural, pulmonar ou ambas, sendo mais frequente unilateralmente e com comprometimento parenquimatoso ocasional. Cerca de 90% dos DPs são causados por insuficiência cardíaca, cirrose com ascite, infecções pleuropulmonares, neoplasias e embolia pulmonar. As principais causas dos DPs estão na Tabela 100.1.

Quadro clínico e radiológico

Normalmente os pacientes com DPs transudativos não têm queixas pulmonares ou têm sintomas relacionados a sua doença de base como edemas e dispneia por insuficiência cardíaca congestiva (ICC), cirrose, insuficiência renal entre outras. Portanto, os sintomas estão mais associados às doenças de base. Já nos DPs exsudativos, os sintomas mais predominantes são dor torácica tipo pleurítica e dor em peso associadas a tosse seca. Febre, emagrecimento e dispneia podem estar presentes dependendo das causas de DPs presentes no quadro em questão. O exame físico é, geralmente, normal quando há menos de 300 mL de líquido. Em quantidades maiores, observam-se macicez à percussão e redução do murmúrio vesicular, do frêmito toracovocal e da expansibilidade torácica. O atrito pleural traduz inflamação na pleura, associada a pequeno derrame ou, até, à sua ausência.

Tabela 100.1. Diagnóstico diferencial dos derrames pleurais – Causas

I. Transudatos	
A. Insuficiência cardíaca congestiva (ICC) B. Cirrose C. Síndrome nefrótica D. Diálise peritoneal E. Obstrução da veia cava superior	F. Glomerulonefrite G. Mixedema H. Embolia pulmonar I. Sarcoidose J. Condições hipoalbuminêmicas
II. Exsudatos	
A. Doenças infecciosas 1. Bactérias 2. Fungos 3. Vírus 4. Parasitas 5. Tuberculose B. Doenças neoplásicas 1. Carcinoma broncogênico 2. Metástase 3. Mesotelioma C. Embolia pulmonar D. Doenças colágeno-vasculares 1. Pleurite reumatoide 2. Lúpus eritematoso sistêmico 3. Síndrome de Sjögren 4. Granulomatose de Wegener E. Doenças gastrointestinais 1. Pancreatite 2. Abscesso subfrênico 3. Abscesso intra-hepático 4. Perfuração do esôfago 5. Cirurgia abdominal alta	F. Induzido por fármaco G. Hemotórax H. Quilotórax I. Hemotórax J. Quilotórax K. Miscelânea 1. Exposição ao asbesto 2. Síndrome de Meigs 3. Sarcoidose 4. Uremia 5. Obstrução do trato urinário 6. Insuficiência renal crônica (IRC) em hemodiálise 7. Síndrome do desconforto respiratório agudo (SDRA) 8. Cirurgia abdominal 9. Síndrome de Dressler 10. Síndrome da unha amarela 11. Linfangioleiomiomatose

Deve-se solicitar radiograma do tórax na suspeita clínica para verificar as incidências posteroanterior e lateral e, por vezes, o decúbito lateral do lado suspeito do DP. Volumes de até 75 mL opacificam o recesso costofrênico posterior; cerca de 170 a 200 mL são necessários para opacificar o recesso costofrênico lateral. Normalmente, devido ao efeito da gravidade, o derrame localiza-se nas bases pulmonares. Nas incidências em decúbitos laterais, os aumentos na imagem lateral do tórax de mais de 1 cm são considerados significantes. Os principais parâmetros radiológicos dos DPs são:

1. Opacificação do recesso costofrênico;
2. Má visualização ou não visualização da cúpula diafragmática;
3. Opacificação homogênea predominando em terço inferior com presença de linha côncava voltada para cima e para o mediastino.

O líquido pode acumular-se entre a base do pulmão e a margem superior do diafragma (derrame subpulmonar) ou formar septações em evoluções mais prolongadas.

Os dados radiológicos sugestivos dessas localizações são:

1. Aparente elevação de uma ou ambas as cúpulas diafragmáticas;
2. Deslocamento lateral do ápice da cúpula diafragmática;
3. Aumento (maior que 2 cm) do espaço entre a bolha gástrica e a margem superior do diafragma;
4. Opacificações em topografia pleural, como espessamentos laterais.

Nos casos em que o estudo radiológico simples deixa dúvidas quanto à presença e/ou à localização do DP, o ultrassom de elucidação diagnóstica serve para identificar melhor a presença do líquido, sua real localização para punção, biópsia e/ou drenagem torácica e as loculações e distinguir derrame de espessamento pleural. A tomografia computadorizada de tórax tem alguma valia, sendo útil em quantificar o espessamento pleural e as placas pleurais calcificadas e na distinção entre abscesso pulmonar periférico e DP loculado. Nos DPs associados a neoplasias pulmonares e mediastinais, também é útil para a localização e o estadiamento da doença de base.

Estudo do líquido

Uma vez o derrame diagnosticado e localizado, deve-se tentar definir a etiologia do líquido pleural. Em algumas circunstâncias, como em portadores de ICC e outras causas de transudatos, pode-se tratar a doença de base, procedendo-se à investigação caso não haja regressão após o tratamento. Sempre que houver dúvida diagnóstica, procedimentos como toracocenteses e biópsia da pleura devem ser realizados.

Toracocentese: deverá ser realizada na emergência por qualquer médico habilitado para realizar o procedimento, normalmente simples e de baixo risco Tem duas indicações: 1) terapêutica: nos derrames volumosos, para o alívio do desconforto respiratório; 2) diagnóstica: para definir a natureza do líquido. Geralmente, a realização não apresenta contraindicações, excetuando-se as circunstâncias em que não se tem colaboração do paciente e na vigência de herpes-zóster, piodermite ou diátese hemorrágica. Entre as complicações, podem ocorrer reação vagal, hemotórax por laceração de vasos locais, pneumotórax, infecção da cavidade pleural e punção inadequada de fígado, rim e baço. A remoção de mais de 1.500 mL de líquido ou mais frequentemente a rápida retirada dele pode causar edema pulmonar de reexpansão; porém, se a pressão pleural não for inferior a 20 cmH_2O, a complicação não ocorre, mesmo quando grandes volumes (4L) de líquido forem retirados.

Diversos testes são referidos como importantes na avaliação do líquido pleural (Tabela 100.2).

Tabela 100.2. Análise do líquido pleural

Cor, odor, viscosidade	Adenosina deaminase (ADA)
Glicose	Lisozima
Proteínas	Reação de polimerização em cadeia (PCR)
Desidrogenase lática (DHL)	
Amilase	Interleucinas
pH	Gamainterferona
Leucócitos	Lipídios
Eritrócitos	Complemento
Mesoteliócitos	Fator antinúcleo
Gram e cultura	Células LE
Citologia oncótica	

Em algumas circunstâncias, o exame isolado do líquido permite a definição diagnóstica, por exemplo, a presença de células malignas, células LE ou bactérias. Na maioria dos casos, o diagnóstico é definido no conjunto de exame físico, história e exames laboratoriais. Para estabelecer o diagnóstico diferencial entre transudato e exsudato, empregam-se parâmetros de acordo com os quais o exsudato deve apresentar, pelo menos, um dos índices: relação proteína pleural/proteína plasmática maior que 0,5; relação desidrogenase lática (DHL)/pleural-DHL plasmático maior que 0,6; DHL pleural de 2/3 do limite superior normal sérico (normalmente maior que 200 mg/dL).

Critérios de Light
Exsudato: DHL pleural > 200 mg/dL;
DHLpl/DHL sérico > 0,6; Ptn Pl/Ptn sérica > 0,5
Transudato: DHL Pleural < 200 mg/dL;
DHLpl/DHL sérico > 0,6; Ptn Pl/Ptn sérica > 0,5

O *aspecto sero-hemático* do líquido pleural sugere neoplasia, embolia pulmonar ou trauma. A contagem de hemácias, frequentemente, apresenta resultados duvidosos. É preferível realizar o hematócrito do líquido: quando maior que 1% (contagem de hemácias superior a 100.000/mm^3), é significativo. O DP sero-hemático ocorre, também, nos pacientes em programa de hemodiálise. Sua etiologia ainda é obscura - alguns autores implicam a heparina usada na hemodiálise. A única certeza é que só regride após transplante renal bem-sucedido.

Nos transudatos, os *leucócitos* encontram-se em número menor do que 1.000/mL, ao passo que nos exsudatos encontram-se em número maior do que 1.000/mL. A contagem diferencial é importante, de tal modo que, sendo os neutrófilos componentes celulares da resposta inflamatória aguda, predominam no DP resultante de inflamação aguda da pleura, pneumonia, pancreatite, abscesso subfrênico e fase precoce da tuberculose. A eosinofilia (mais do que 10% do total dos leucócitos) pode ser isolada ou acompanhada de eosinofilia sanguínea: na primeira circunstância, têm-se pneumotórax, hemotórax, infarto pulmonar e derrames secundários a fármacos; na segunda possibilidade, é preciso estabelecer o diagnóstico diferencial com síndrome de Löffler, poliarterite nodosa, doença de Hodgkin e eosinofilia tropical. Tem sido observado que a presença de eosinófilos em DP de pacientes com pneumonia é sinal de bom prognóstico, uma vez que tal DP raramente é purulento. Derrames crônicos de diversas etiologias e linfomas também podem apresentar linfocitose. A análise dos mesoteliócitos no líquido pleural é importante por dois aspectos: são raros (menor que 5%) nos derrames tuberculosos e frequentes em neoplasia.

A presença de células LE no DP é diagnóstica de lúpus eritematoso sistêmico com pleurite lúpica, porém ela ocorre em menos de 10% dos casos de DP por lúpus eritematoso sistêmico. No entanto, o melhor teste para estabelecer o diagnóstico de pleurite lúpica é o anticorpo antinuclear (AAN), por sua alta especificidade.

Adenosina deaminase (ADA): a determinação da sua atividade tem mostrado grande auxílio diagnóstico. É um teste de baixo custo, de fácil realização e, em países onde a doença tem alta incidência, como no Brasil, tem alta sensibilidade e especificidade. Considerando como valor de corte 40 U/L, está aumentada em mais de 95% dos casos de tuberculose pleural; pode estar aumentada, também, no empiema, que possui, no entanto, quadro clínico bem diferente. No linfoma, pode cursar com valores muito altos (maiores que 300 U/L).

Células neoplásicas: a pesquisa é de extrema importância quando se investiga a possibilidade de comprometimento maligno. O diagnóstico citológico de malignidade é altamente específico, sendo raro o falso-positivo. Quando três amostras isoladas são analisadas, cerca de 80% dos pacientes com DP maligno têm diagnóstico positivo.

Algumas alterações são importantes em relação à análise do líquido pleural:

- **Glicose baixa (abaixo de 35 mg/dL):** empiema, tuberculose, artrite reumatoide, pleurite lúpica, rotura de esôfago e neoplasia;
- **DHL alta (acima de 1.000 UI/L):** empiema, artrite reumatoide e paragonimíase;
- **Amilase alta (relação pleural/sérica maior que 1,0):** pancreatite aguda, pancreatite crônica, rotura de esôfago e malignidade;
- **pH baixo (menor que 7,25):** empiema, artrite reumatoide, tuberculose e malignidade;
- **Proteína alta (maior que 4,0 g/dL):** tuberculose, macroglobulinemia de Waldenström e mieloma (as duas últimas com proteínas mais altas em derrames; acima de 8,0 g/dL);
- **Eosinófilos altos (maior que 10%):** malignidade, pneumotórax, hemotórax, embolia pulmonar com infarto, asbesto, parasitas, infecções fúngicas (criptococose, histoplasmose, paracoccidioidomicose) e fármacos (bleomicina, nitrofurantoína, amiodarona, procarbazina, minoxidil, metotrexato).

Principais causas de derrame pleural

Transudatos

Insuficiência cardíaca congestiva: é a causa mais frequente de transudato. A elevação das pressões venosas sistêmica e pulmonar favorece a produção e diminui a absorção do líquido pleural. Os sintomas são semelhantes aos da ICC. O radiograma revela cardiomegalia e DP bilateral em 88%; quando unilateral, é mais comum à direita (8%) do que à esquerda (4% dos casos).

Ocasionalmente, a presença de líquido interlobar é confundida com neoplasia pulmonar, observando-se o seu desaparecimento após tratamento com digital e diurético, o que constitui o "tumor fantasma". Após o uso de diuréticos, a concentração proteica no líquido pleural pode aumentar, atingindo níveis de exsudato. Quando a ICC é adequadamente tratada, geralmente desaparece o DP. Todavia, em casos de derrame excessivo, pode-se proceder à toracocentese de alívio. Por vezes, devido a DPs de repetição no mesmo local, permanece certa quantidade de líquido no espaço pleural caracterizando DPs de difícil manipulação.

Hidrotórax hepático: cerca de 6% dos pacientes com cirrose e ascite desenvolvem DP. Geralmente, é localizado à direita, mas pode ser encontrado à esquerda ou ser bilateral. A maioria dos pacientes com cirrose que desenvolve DP também apresenta ascite. O mecanismo pelo qual o líquido acumula-se é multifatorial. Destaca-se o transporte do líquido de ascite para o espaço pleural, por meio dos linfáticos transdiafragmáticos, de microscópicos defeitos na superfície diafragmática e, com menor importância, da hipoalbuminemia. O tratamento é basicamente dirigido à ascite.

Diálise peritoneal: ocasionalmente é complicada pelo desenvolvimento de DP agudo. Admite-se que a patogênese é idêntica à que ocorre na vigência de ascite. A introdução de grande quantidade de líquido na cavidade abdominal pode produzir lesões microscópicas no diafragma, o que seria o mecanismo responsável pela passagem do líquido. O quadro pode ser agudo e o principal sintoma é a dispneia. O líquido pleural é semelhante à solução de diálise com baixo teor de proteína, DHL e leucócitos. A diálise deve ser suspensa, mas o cateter deve permanecer drenando até o desaparecimento do derrame.

Exsudatos

O DP do tipo exsudato desenvolve-se secundariamente à anormalidade do endotélio capilar pleural ou à queda da habilidade dos linfáticos parietais de remover proteínas e líquido; pode ter cor variada, sendo a mais comum a cor amarela.

Derrame associado com infecção

Qualquer DP associado com pneumonia bacteriana, abscesso pulmonar e bronquiectasia é denominado derrame parapneumônico. O empiema, por definição, é o pus no espaço pleural, no qual a cultura é positiva.

A evolução do derrame dá-se em três estádios: 1) **Exsudativo**, caracterizado por rápido acúmulo de líquido estéril, resultante do processo inflamatório da pleura. O processo pneumônico associado é contíguo à pleura visceral e resulta em aumento na permeabilidade dos capilares. Nessa fase, o líquido caracteriza-se por baixo número de leucócitos, baixo nível de DHL e níveis normais de glicose e pH. Se for instituída a antibioticoterapia adequada, há tendência à reversão do processo. 2) Caso não tenha havido tratamento com antibiótico, as bactérias invadem o líquido pleural e desenvolve-se o segundo estádio, chamado **fibrinopurulento**, caracterizado por acúmulo de grande quantidade de líquido com leucócitos polimorfonucleares, bactérias e restos celulares. Existe a tendência de osculação, o que previne a extensão do derrame, porém pode tornar a drenagem pleural mais difícil. Nessa fase, o pH e o nível de glicose tornam-se progressivamente menores e o DHL, maior. 3) O terceiro estádio é o de **organização**, no qual o derrame é espesso e, se o paciente não é tratado, o líquido pode drenar espontaneamente através da parede torácica (empiema de necessidade) ou para o interior do pulmão, por meio de fístula broncopleural.

O manuseio de paciente com pneumonia e DP envolve duas decisões. Estamos diante de um DP parapneumônico não complicado, complicado ou de um empiema pleural. Se a punção inicial já mostra tratar-se de pus, a drenagem pleural deve ser imediata. Caso não se evidencie o aspecto purulento, deve-se basear a análise nos resultados do pH, da glicose e do DHL. Se o pH for maior que 7,2, a glicose maior que 40 mg/dL e o DHL menor que 1.000 U/L, o derrame encontra-se no estádio não complicado, não devendo ser drenado. Se o derrame tem pH menor que 7,20 e glicose menor que 40 mg/dL, mesmo sem o aspecto de pus, a drenagem pleural deve ser realizada, porque a quase totalidade dos derrames com essas características torna-se purulenta.

> Lembrar:
> Empiema: purulento ou amarelo-citrino com exsudato polimorfonuclear com pH < 7,20 e/ou glicose < 40 mg/dL
> Conduta: drenagem

Tuberculose

A possibilidade de *pleuris tuberculoso* deve ser considerada em todo paciente com DP. Comumente, trata-se de indivíduo jovem (20 a 40 anos), com antecedentes de contágio e sem evidência de outra etiologia. Segundo alguns autores, o derrame é resultante da ruptura de foco caseoso parenquimatoso subpleural, o que determina a entrada de proteína tuberculosa no espaço pleural, provocando reação de hipersensibilidade; porém, a possibilidade mais aceita é a disseminação do bacilo álcool-ácido resistente (BAAR) pelos linfáticos pleurais, o que poderia explicar a associação de apenas 30% de quadro pulmonar e a apresentação de tuberculose pleural como primoinfecção. Embora a maior parte dos pacientes com tuberculose pleural tenha PPD positivo, em alguns se observa, no começo da enfermidade, PPD negativo. Isso se deve às células de adesão circulantes durante a fase aguda de reação pleural, que suprimem os linfócitos T específicos sensibilizados no sangue periférico e na pele, mas não no líquido pleural. Outra explicação seria o sequestro de linfócitos T-PPD específicos no espaço pleural. O *pleuris tuberculoso* apresenta-se, na maioria das vezes, como doença aguda, mimetizando, em alguns casos, pneumonia bacteriana. Os pacientes apresentam tosse não produtiva e dor torácica, acompanhadas de febre alta ou moderada; sudorese e emagrecimento podem estar presentes. O derrame é, geralmente, unilateral e de tamanho moderado. Em cerca de 39% a 60% dos pacientes, pode-se evidenciar lesão parenquimatosa concomitante. O tempo médio de história clínica é de três a quatro semanas, podendo ser até de poucos dias.

O líquido é de aspecto seroso, amarelo-citrino e sanguinolento em 10% dos casos. Na fase inicial (menor que duas semanas), pode-se encontrar predominância de polimorfonucleares, porém, passado esse período, a neutrofilia e a eosinofilia são raras, havendo predomínio de linfócitos. Os mesoteliócitos, geralmente, estão ausentes ou, quando presentes, nunca acima de 5%. A pesquisa de bacilo de Koch (BK) no líquido é quase sempre negativa, porém a cultura pode ser positiva em até 20% dos casos.

A ADA é uma enzima relacionada ao metabolismo dos linfócitos, principalmente linfócitos T, nos quais sua atividade é 10 vezes maior do que nas outras células do sangue. Está relacionada à proliferação e à diferenciação dos linfócitos; sua atividade está elevada durante a resposta mitogênica dessas células. Em exsudatos linfocitários, ADA maior ou igual a 40 U/L é altamente sugestiva de tuberculose pleural. A enzima possui duas frações – ADA1 e ADA2 –, sendo a segunda, relacionada aos linfócitos T_4, a mais elevada na tuberculose.

Outros exames atualmente realizados são: dosagem de gamainterferona, lisozima e PCR (reação de cadeia de polimerase) do líquido pleural. Porém, são testes de elevado custo e pouco utilizados na prática diária.

A definição diagnóstica é conseguida pela biópsia de pleura com agulha de Cope, cuja positividade pode chegar a 90%, evidenciando-se a lesão granulomatosa com ou sem necrose caseosa. Embora outras doenças, como sarcoidose, fungos e artrite reumatoide, possam se apresentar com lesões granulomatosas na pleura, mais de 95% dos casos com essa etiologia apresentam tuberculose. Sobre o uso de corticosteroide com o objetivo de prevenir o paquipleuris, não há consenso. O tratamento é realizado com o COXCIP 4 por seis meses (mesmo esquema para a tuberculose pulmonar).

> DP tuberculoso: exsudato com predomínio linfomononuclear com ADA > 40 U/L ou biópsia com pleurite crônica granulomatosa
>
> Conduta: Iniciar COXCIP 4

Derrame pleural neoplásico

A maior parte dos derrames neoplásicos resulta de metástases na pleura ou nos gânglios linfáticos do mediastino. Número reduzido de casos deve-se à neoplasia pleural primitiva, geralmente mesotelioma maligno. Entre as causas secundárias, as mais frequentes são carcinomas pulmonares, de mama e do ovário e linfomas. Em cerca de 20% dos casos, a relação proteína pleural-proteína plasmática pode ser menor que 0,5. A presença de elevado número de hemácias (maior que 1.000.000/mm^3) sugere doença pleural maligna, porém cerca da metade dos derrames neoplásicos não é hemorrágica.

O diagnóstico de DP maligno é definido pela demonstração de células malignas no líquido pleural ou na própria pleura. A positividade da citologia oncótica no líquido pleural varia, de acordo com os serviços e a experiência do citologista, de 42% a 86%. A biópsia pleural fechada com agulha de Cope retira fragmentos "às cegas", tendo positividade que pode chegar a 84% em uma ou duas tentativas. Se, ainda assim, o diagnóstico não for realizado, deverá ser feita a videotoracoscopia, na qual poderá ser realizada biópsia por visão direta. O tratamento dos derrames malignos consiste na punção esvaziadora de alívio, naqueles casos em que existe intenso desconforto respiratório, e na realização de pleurodese.

Derrame pleural sem etiologia definida

Apesar dos inúmeros testes descritos, cerca de 20% dos DPs permanecem sem diagnóstico etiológico após duas punções/biópsias pleurais. O prosseguimento da investigação é diferente para cada caso. Em linhas gerais, seguimos alguns critérios:

- Pacientes com infiltrado radiológico ou história de hemoptise em algum momento da doença são submetidos, inicialmente, à broncoscopia, com coleta de lavado brônquico e biópsia transbrônquica; avaliar tromboembolismo pulmonar (TEP);
- Pacientes sem essas queixas, mas com alta probabilidade de doença neoplásica, fazem tomografia computadorizada de tórax, inicialmente;
- Pacientes sem nenhuma das duas características ou nos quais os exames tenham sido inconclusivos são submetidos à videopleuroscopia. Esse último procedimento tem se mostrado de grande valor no diagnóstico dos DPs, sendo empregado cada vez mais na prática diária. A contraindicação à videopleuroscopia, além daquelas para qualquer cirurgia, é a impossibilidade de permanecer com um pulmão colabado durante o procedimento.

> DP por embolia pulmonar: exsudato com predomínio polimorfonuclear sem possibilidade de infecção-lembrar TEP, nas evoluções mais arrastadas poderemos encontrar predomínio de linfócitos e nos casos de infarto pulmonar até hemorrágico.

A Figura 100.1 ilustra o algoritmo diagnóstico nos DPs.

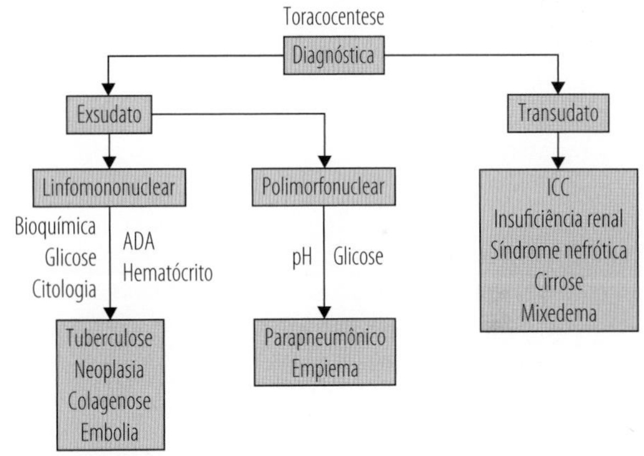

Figura 100.1. Toracocentese.

Bibliografia consultada

Light RW. Pleural effusion. Med Clin North Am. 2011;95(6):1055-70.

Porcel JM. Pleural effusion from congestive heart failure. Semin Respir Crit Care. 2010;31(6):689-97.

Rodriguez-Panadero F, Romero-Romero B. Management of malignant pleural effusions. Curr Opin Pulm Med. 2011;17(4):269-73.

Ryu JH, Tomassetti S, Maldonado F. Update on uncommon pleural effusions. Respiro-logy. 2011;16(2):238-43.

101

ASMA

Ana Luisa Godoy Fernandes

Introdução

A asma é uma doença inflamatória crônica de múltiplas etiologias, caracterizada por dispneia tosse e chiado intermitente. O quadro respiratório funcional se caracteriza por obstrução reversível. O processo inflamatório está presente nas vias aéreas e representa a principal alteração da doença.

O tratamento deve visar ao controle dos sintomas e à redução do risco futuro de exacerbações.

Por definição, uma exacerbação em qualquer semana é indicativa de asma não controlada.

Exacerbação asmática grave: deve incluir pelo menos um dos critérios: 1) uso de corticoide sistêmico (comprimido, suspensão ou injetável) ou aumento da dose do corticoide oral (CO) de manutenção por pelo menos três dias (pulsos de corticoide separados por uma semana ou mais devem ser interpretados como eventos diferentes); 2) hospitalização ou ida ao pronto-socorro (PS) devido à asma requerendo uso de corticoide sistêmico.

Exacerbação asmática moderada: deve incluir pelo menos um dos critérios abaixo: 1) piora dos sintomas respiratórios; 2) piora da função pulmonar; 3) aumento do uso de bombinha de alívio. Esse quadro deve durar pelo menos dois dias, mas sem gravidade suficiente para usar corticoide sistêmico. Ir ao PS e não receber corticoide sistêmico deve ser considerado exacerbação moderada.

Crise de asma

As crises de exacerbação são caracterizadas por dispneia, sensação de opressão torácica, tosse e sibilos. O exame físico auxilia na avaliação da gravidade do episódio de insuficiência respiratória obstrutiva associada à exacerbação dos sintomas, sendo importante ressaltar que a diminuição da ausculta do murmúrio vesicular e a ausência de ruídos adventícios podem ser sinais indiretos de insuficiência respiratória na obstrução grave ao fluxo aéreo.

Asfixia, ainda, é a principal causa da morte por asma e decorre, provavelmente, do não reconhecimento da gravidade da crise por parte dos pacientes e dos médicos. No Brasil, 80% dos óbitos por asma ocorrem em pacientes internados, tratados em enfermaria.

Avaliação da gravidade

Alguns dados da história do paciente estão associados a maior risco para os pacientes:

1. Crise grave prévia com necessidade de internação em unidade de terapia intensiva ou ventilação mecânica – fatores de risco mais fortemente associados a crises fatais ou quase fatais;
2. Três ou mais visitas à emergência, ou duas ou mais hospitalizações por asma no último ano;
3. Uso frequente de corticosteroide sistêmico;
4. Uso de dois ou mais frascos de aerossol dosimetrado de broncodilatador por mês;
5. Problemas psicossociais (por exemplo: ansiedade, depressão, transtorno obsessivo-compulsivo, baixo nível socioeconômico, dificuldade de acesso à assistência, falta de adesão ao tratamento e tabagismo);
6. Presença de comorbidades (doença cardiovascular ou psiquiátrica);
7. Asma lábil, com marcadas variações de função pulmonar [maior que 30% do pico de fluxo expiratório (PFE) ou do volume expiratório forçado no primeiro segundo (VEF_1)];
8. Má percepção do grau de obstrução.

Sendo assim, na história clínica do atendimento de emergência, devemos revisar: data do diagnóstico da asma, comorbidades, medicação de manutenção em uso, visitas ao OS no último ano, internações por asma e necessidade de intubação orotraqueal, uso de corticoide oral ou parenteral por ano e uso de broncodilatador de alívio no último mês.

Dados objetivos do exame físico auxiliam na classificação de gravidade, como apresentado na Tabela 101.1.

Tabela 101.1. Classificação de gravidade da crise de asma

	Leve	Moderada	Grave	PCR iminente
Geral	Normal ou agitado	Agitado	Agitado	Confuso ou sonolento
Dispneia	Com atividade física	Falando	Em repouso	
Posição corporal	Consegue deitar	Prefere ficar sentado	Não consegue deitar	
Fala	Frases completas	Frases incompletas	Palavras	Não consegue falar
Frequência respiratória	Normal ou aumentada	Aumentada	> 30 irpm	
Musculatura acessória	Normalmente não utiliza	Geralmente utiliza	Utiliza	Respiração paradoxal
Ausculta	Sibilos expiratórios moderados	Sibilos expiratórios difusos	Sibilos inspiratórios e expiratórios difusos	Sem sibilos
Frequência cardíaca	< 100 bpm	100-120 bpm	> 120 bpm	Bradicardia relativa
Pulso paradoxal	< 10 mmHg	10-25 mmHg	> 25 mmHg	
PaO_2	Normal	> 60 mmHg	< 60 mmHg	
$PaCO_2$	< 45 mmHg	< 45 mmHg	> 45 mmHg	
VEF_1 ou PFE (previsto)	> 80%	60%-80%	< 60%	< 30%
SpO_2	> 95%	91%-95%	< 90%	

PCR: parada cardiorrespiratória; PaO_2: pressão parcial de oxigênio no sangue arterial; $PaCO_2$: pressão parcial de dióxido de carbono no sangue arterial; VEF1: volume expiratório forçado no primeiro segundo; PFE: pico do fluxo expiratório; SpO_2: oximetria de pulso.

Exames complementares

O diagnóstico da crise de asma é clínico, atentando-se para aspectos relevantes da história clínica como antecedente de alergias e história familiar positiva. Os exames complementares ficam reservados para classificar a gravidade e avaliar fatores precipitantes associados, bem como complicações:

- Saturação periférica de oxigênio (SpO_2): verificar em todos os pacientes. Nos pacientes adultos, a meta é manter a saturação de oxigênio no sangue arterial superior ou igual a 92%, e em gestantes, pacientes com doenças cardiovasculares e crianças o objetivo é mantê-la maior ou igual a 95%;
- Radiograma de tórax: solicitar quando a resposta ao tratamento inicial não for adequada, para poder afastar uma comorbidade que possa estar limitando a resposta ao tratamento. Está, portanto, indicado, se houver necessidade de internação, nos casos de melhora parcial ao tratamento e na possibilidade de pneumonia, derrame pleural ou pneumotórax, por exemplo;
- Gasometria arterial: colher em pacientes com desconforto respiratório importante ou hipoventilação, VEF_1 ou PFE menor que 30% do previsto;
- Hemograma: solicitar se houver suspeita de infecção (febre, tosse com expectoração purulenta);
- Eletrólitos: indicados nos pacientes com necessidade de internação, auxiliando no monitoramento de complicações do uso de β2-agonistas (hipocalemia) e na coexistência com doenças cardiovasculares e uso de diuréticos;
- Prova de função pulmonar e PFE: importantes no monitoramento do paciente em crise;
- Eletrocardiograma: pode ser solicitado nos casos de pacientes com idade superior a 50 anos, com doença cardíaca ou concomitância com doença pulmonar obstrutiva crônica.

O reconhecimento da gravidade de uma crise aguda de asma e a rápida instituição da melhor terapêutica, descrita nos tópicos a seguir, aceleram a recuperação e diminuem a necessidade de internação.

Após a avaliação clínica e funcional, deve-se iniciar terapêutica por via inalatória com β2-agonistas de curta ação e quatro doses de salbutamol 100 mcg/dose a cada 15 minutos, e observar a resposta. A monitorização do PFE está indicada e deve objetivar atingir 70% do valor de PFE previsto para o paciente. Se o paciente estiver em exaustão ou com cianose e confuso, deve-se iniciar oxigenoterapia e cuidados intensivos.

Na Tabela 101.2, consta o algoritmo de avaliação da crise de asma na emergência.

Tabela 101.2. Algoritmo de avaliação após o tratamento inicial

Boa: PFE > 70% Ausência de sinais gravidade	Prednisona VO 40 mg no PS Prednisona 40 mg VO 5-10 dias CI (budesonida 400 a 800 mcg/d) + LABA* ou beta-agonista de curta duração na dependência da gravidade do caso
Parcial: PFE 50%-70% Redução da gravidade	Manter observação no PS β2-agonista a cada 30-60 min até 4h Adicionar brometo de ipratrópio Prednisona VO 40 mg
Ausente ou pequena: PFE 35%-50% Persistência de desconforto respiratório	Avaliar IRPA/comorbidade β-2 agonista a cada 20-30 min até 4h Adicionar brometo de ipratrópio Corticoterapia sistêmica Monitorização Nunca sedar Indicação de suporte ventilatório se necessário
Piora: PFE < 35% ou não mensurável Piora da gravidade	Cuidados intensivos Avaliar IRPA/comorbidade Monitorização da IRPA bd e corticoide parenteral

* *Long acting beta agonist*: beta-2 agonista de longa duração. PFE: pico do fluxo expiratório; VO: via oral; PS: pronto-socorro; IRPA: insuficiência respiratória aguda:

β2-agonistas de curta ação

São os medicamentos de escolha para alívio dos sintomas de broncoespasmo durante as exacerbações agudas. O β2-agonista mais disponível no Brasil é o fenoterol, em aerossol de 100 mcg/dose para uso com espaçador, ou 10 a 20 gotas diluídas em 3 a 5 mL de soro fisiológico (SF) a 0,9% para nebulização. Há também o salbutamol, em aerossol de 100 mcg/dose ou 10 a 20 gotas diluídas em 3 a 5 mL de SF a 0,9% para nebulização. Recomendam-se três inalações na primeira hora de admissão no PS, reavaliando, depois, o paciente e a frequência das inalações. Caso seja utilizado o aerossol com espaçador, são recomendados quatro a oito jatos a cada 20 minutos na primeira hora. Os efeitos colaterais mais frequentes são: taquicardia, palpitação, tremores, ansiedade e hipocalemia.

O uso por via parenteral, disponível para terbutalina e salbutamol, é de exceção e está indicado somente quando o paciente não consegue utilizar a via inalatória, o que é raro. A via sistêmica acarreta mais efeitos colaterais, sem melhora em parâmetros clínicos ou funcionais, sendo reservada para os casos de broncoespasmo grave e na ausência de resposta às medidas inalatórias (dose intramuscular ou subcutânea: 500 mcg/mL - 150 a 250 mcg).

Anticolinérgicos inalatórios

O brometo de ipratrópio pode ser usado no tratamento das exacerbações graves de asma, associado ao β2-agonista de curta duração ou em sua substituição, como no caso de arritmia cardíaca como efeito colateral (dose: 40 gotas). Os principais efeitos colaterais são secura da mucosa oral, glaucoma e retenção urinária. Está indicado nas crises graves e muito graves.

Glicocorticoides sistêmicos

Estão indicados no tratamento das exacerbações que não apresentam boa resposta ao tratamento inicial com broncodilatadores. Promovem resolução mais rápida da obstrução ao fluxo aéreo e diminuem a taxa de recidiva. Devem ser administrados em pulso para pacientes em tratamento com corticoide inalatório durante a exacerbação, no momento da alta dos serviços de emergência, e após exacerbação grave, em cursos de 5 a 14 dias (dose: 1 a 2 mg/kg/dia, máximo de 60 mg), sem necessidade de desmame. Os principais efeitos colaterais ocorrem após o uso prolongado e/ou doses elevadas, destacando-se: hipertensão arterial, osteoporose, alterações no metabolismo da glicose, retenção de líquidos, fácies cushingoide, ganho de peso e necrose asséptica da cabeça do fêmur. As doses de glicocorticoides sistêmicos são:

- Prednisona: 1 a 2 mg/kg/dia (40 a 60 mg), ou prednisolona;
- Metilprednisolona: 40 mg intravenoso (IV) e, após, de 6 em 6 horas (evitar doses maiores que 160 mg por dia);
- Hidrocortisona: 200 a 300 mg IV e, após, 100 a 200 mg de 6 em 6 horas (evitar doses maiores que 800 mg por dia).

Após a alta do PS, o corticoide inalatório deve ser prescrito para pacientes com asma persistente, associado ao corticoide oral. O paciente também deve ser orientado a procurar o tratamento regular ambulatorial o mais rápido possível (preferivelmente em uma semana), preferencialmente com especialista.

Sulfato de magnésio

Reduz a necessidade de internação nos casos mais graves (VEF_1 menor que 30%, falência em melhorar após a primeira hora – VEF_1 maior que 60%). Não há efeitos colaterais significativos (dose: 1,2 a 2 g IV em 20 a 30 minutos).

Oxigênio

Deve ser utilizado nas crises moderadas e graves. Nos pacientes adultos, o objetivo é manter a saturação arterial de oxigênio maior ou igual a 92%, e em gestantes, pacientes com doenças cardiovasculares e crianças a meta é mantê-la maior ou igual a 95%.

Metilxantinas

Não há evidência de benefício do seu uso na terapêutica da crise aguda de asma.

Sedativos

Seu uso deve ser criterioso quando não houver necessidade de intubação orotraqueal, já que podem levar o paciente à apneia.

Ventilação invasiva

Pacientes admitidos com alteração do nível de consciência (agitação ou sonolência), bradicardia ou iminência de parada cardiorrespiratória devem ser submetidos imediatamente a suporte ventilatório com ventilação não invasiva ou intubação orotraqueal. Essa também deve ser considerada durante a evolução clínica do paciente, não devendo ser adiada quando indicada.

Bibliografia consultada

Bateman ED, Hurd SS, Barnes PJ, Bousquet J, Drazen JM, FitzGerald M, et al. Global strategy for asthma management and prevention: GINA executive summary. Eur Respir J. 2008;31(1):143-78.

Cabral AL, Carvalho WA, Chinen M, Barbiroto RM, Boueri FM, Martins MA. Are International Asthma Guidelines effective for low-income Brazilian children with asthma? Eur Respir J. 1998;12(1):35-40.

Chapman KR, Verbeek PR, White JG, Rebuck AS. Effect of a short course of prednisone in the prevention of early relapse after the emergency room treatment of acute asth-ma. N Engl J Med. 1991;324(12):788-94.

Deykin A, Wechsler ME, Boushey HA, Chinchilli VM, Kunselman SJ, Craig TJ, et al. Combination therapy with a long-acting beta-agonist and a leukotriene antagonist in moderate asthma. Am J Respir Crit Care Med. 2007;175(3):228-34.

Diretrizes para o Manejo da Asma da Sociedade Brasileira de Pneumologia e Tisiologia. J Bras Pneumol. 2012;38(Supl 1):S1-S46.

Evans DJ, Taylor DA, Zetterstrom O, Chung KF, O'Connor BJ, Barnes PJ. A comparison of low-dose inhaled budesonide plus theophylline and high-dose inhaled budesonide for moderate asthma. N Engl J Med. 1997;337(20):1412-8.

Fischl MA, Pitchenik A, Gardner LB. An index predicting relapse and need for hospitalization in patients with acute bronchial asthma. N Engl J Med. 1981;305(14):783-9.

Franco R, Nascimento HF, Cruz AA, Santos AC, Souza-Machado C, Ponte EV, et al. The economic impact of severe asthma to low-income families. Allergy. 2009;64(3):478-83.

Holgate ST. Pathogenesis of asthma. Clin Exp Allergy. 2008;38(6):872-97.

Humbert M, Beasley R, Ayres J, Slavin R, Hebert J, Bousquet J, et al. Benefits of omalizumab as add-on therapy in patients with severe persistent asthma who are inadequately controlled despite best available therapy (GINA 2002 step 4 treatment): INNOVATE. Allergy. 2005;60(3):309-16.

Lange P, Parner J, Vestbo J, Schnohr P, Jensen G. A 15-year follow-up study of ventilatory function in adults with asthma. N Engl J Med. 1998;339(17):1194-200.

O'Byrne PM, Reddel HK, Eriksson G, Ostlund O, Peterson S, Sears MR, et al. Measuring asthma control: a comparison of three classification systems. Eur Respir J. 2010;36(2):269-76.

Oliveira M, Muniz M, Santos L, Faresin SM, Fernandes AL. Custo efetividade de programa de educação para adultos asmáticos atendidos em hospital escola de instituição pública. J Pneumonol. 2002;21(2):71-6.

Pauwels RA, Lofdahl CG, Postma DS, Tattersfield AE, O'Byrne P, Barnes PJ, et al. Effect of inhaled formoterol and budesonide on exacerbations of asthma. Formoterol and Corticosteroids Establishing Therapy (FACET) International Study Group. N Engl J Med. 1997;337(20):1405-11.

Pearce N, Ait-Khaled N, Beasley R, Mallol J, Keil U, Mitchell E, et al. Worldwide trends in the prevalence of asthma symptoms: phase III of the International Study of Asthma and Allergies in Childhood (ISAAC). Thorax. 2007;62(9):758-66.

Pereira C, Neder J. II Consenso Brasileiro sobre Espirometria. J Pneumol. 2002;28(3):S2-S115.

Price DB, Hernandez D, Magyar P, Fiterman J, Beeh KM, James IG, et al. Randomised controlled trial of montelukast plus inhaled budesonide versus double dose inhaled budesonide in adult patients with asthma. Thorax. 2003;58(3):211-6.

Proceedings of the ATS workshop on refractory asthma: current understanding, recommendations, and unanswered questions. American Thoracic Society. Am J Respir Crit Care Med. 2000;162(6):2341-51.

Reddel HK, Taylor DR, Bateman ED, Boulet LP, Boushey HA, Busse WW, et al. An official American Thoracic Society/European Respiratory Society statement: asthma control and exacerbations: standardizing endpoints for clinical asthma trials and clinical practice. Am J Respir Crit Care Med. 2009;180(1):59-99.

Rodrigo GJ, Castro-Rodriguez JA. Anticholinergics in the treatment of children and adults with acute asthma: a systematic review with meta-analysis. Thorax. 2005;60(9):740-6.

Rodrigo GJ. Predicting response to therapy in acute asthma. Curr Opin Pulm Med. 2009;15(1):35-8.

Santos LA, Oliveira MA, Faresin SM, Santoro IL, Fernandes AL. Direct costs of asthma in Brazil: a comparison between controlled and uncontrolled asthmatic patients. Braz J Med Biol Res. 2007;40(7):943-8.

Sole D, Camelo-Nunes IC, Wandalsen GF, Pastorino AC, Jacob CM, Gonzalez C, et al. Prevalence of symptoms of asthma, rhinitis, and atopic eczema in Brazilian adolescents related to exposure to gaseous air pollutants and socioeconomic status. J Investig Allergol Clin Immunol. 2007;17(1):6-13.

Taylor DR, Bateman ED, Boulet LP, Boushey HA, Busse WW, Casale TB, et al. A new perspective on concepts of asthma severity and control. Eur Respir J. 2008;32(3):545-54.

The ENFUMOSA cross-sectional European multicentre study of the clinical phenotype of chronic severe asthma. European Network for Understanding Mechanisms of Severe Asthma. Eur Respir J. 2003;22(3):470-7.

Ulrik CS, Backer V. Nonreversible airflow obstruction in life-long nonsmokers with moderate to severe asthma. Eur Respir J. 1999;14(4):892-6.

Using beta 2-stimulants in asthma. Drug Ther Bull. 1997;35(1):1-4.

102

DOENÇA PULMONAR OBSTRUTIVA CRÔNICA

Irma de Godoy

Introdução

A doença pulmonar obstrutiva crônica (DPOC) é comum, pode ser prevenida e é tratável. É caracterizada por sintomas respiratórios persistentes e limitação ao fluxo aéreo devidos a anormalidades nas vias aéreas e nos alvéolos causadas por exposição a partículas ou gases nocivos[1,2]. O principal fator de risco para a DPOC é o tabagismo, mas outras exposições ambientais como à biomassa e à poluição atmosférica podem contribuir para seu desenvolvimento. Anormalidades genéticas, do desenvolvimento pulmonar e envelhecimento acelerado do pulmão são fatores do hospedeiro que predispõem ao desenvolvimento da DPOC[1]. A maioria dos pacientes com DPOC apresenta doenças crônicas concomitantes significativas que aumentam sua morbidade e mortalidade. Na evolução da DPOC ocorrem episódios de piora aguda dos sintomas respiratórios que são chamados de exacerbação[1,2]. Neste capítulo vamos apresentar dados gerais sobre a DPOC, mas o foco será o manejo das exacerbações da doença.

Epidemiologia

A DPOC é uma das principais causas de morbidade e mortalidade no mundo e consequentemente representa substancial e crescente sobrecarga econômica e social. A prevalência, morbidade e mortalidade variam dentro de cada país e entre países, e a exposição continuada aos fatores de risco e o envelhecimento da população apontam para aumento desses indicadores. Com base no estudo *The Burden of Obstructive Lung Disease* (BOLD), a prevalência global de DPOC é de 11,7% [intervalo de confiança de 95% (CI) de 8,4% a 15,0%][3]. A doença causa cerca de 3 milhões de mortes anualmente e, devido aos aumentos da prevalência do tabagismo, nos países em desenvolvimento, e da expectativa de vida, nos países desenvolvidos, a previsão é de que a prevalência de DPOC aumente nos próximos 30 anos e que em 2030 poderão ocorrer mais de 4,5 milhões de mortes em decorrência da DPOC e condições relacionadas[1].

Dados de prevalência na América Latina foram obtidos por meio do estudo epidemiológico Projeto Latino-Americano de Pesquisa em Obstrução Pulmonar (PLATINO)[4]. No PLATINO, foi avaliada a prevalência de DPOC em indivíduos com 40 anos ou mais que moravam em cinco cidades da América Latina. Na região metropolitana de São Paulo, a prevalência de DPOC foi de 15,8%, e 87,5% dos casos eram subdiagnosticados[2,4].

Fisiopatologia

A inalação da fumaça do cigarro e de outras partículas nocivas causam inflamação pulmonar, que, cronicamente, induz a destruição do tecido parenquimatoso pulmonar, que caracteriza o enfisema, e alterações do processo de reparação pulmonar normal e dos mecanismos de defesa pulmonar, resultando em fibrose de pequenas vias aéreas. A inflamação e o estreitamento das vias aéreas periféricas levam à diminuição do fluxo aéreo e à destruição das fibras elásticas do parênquima pulmonar, que, além de contribuir para limitação do fluxo aéreo, diminui a troca gasosa[1]. A limitação do fluxo aéreo causa alçaponamento progressivo de ar durante a expiração, resultando em hiperinflação pulmonar. A hiperinflação estática reduz a capacidade inspiratória e está comumente associada com hiperinflação dinâmica durante o exercício, causando dispneia e diminuição da capacidade física (Figura 102.1). A hiperinflação parece ocorrer mesmo em fases precoces de doença e é o principal mecanismo de dispneia de esforço. Os broncodilatadores podem agir nas pequenas vias aéreas reduzindo o alçaponamento e suas consequências.

As alterações das trocas gasosas, devido a desigualdades na relação entre a ventilação e a perfusão e diminuição da área disponível para difusão de gases, resultam em hipoxemia e hipercapnia, que pioram com o agravamento da doença. A ventilação pulmonar pode estar reduzida por diminuição do estímulo respiratório ou por aumento do espaço morto, que, quando associados com hipoventilação, resultam em hipercapnia. A vasoconstrição hipóxica das arteríolas pulmonares crônica pode causar alterações estruturais delas e, nas fases mais avançadas, hiperplasia da camada íntima e hiperplasia/hipertrofia muscular podem ocorrer e levar à hipertensão pulmonar. Hipertensão pulmonar progressiva causa hipertrofia do ventrículo direito e, em fases mais avançadas, insuficiência cardíaca direita.

Durante as exacerbações da DPOC, causadas por infecções virais, bacterianas ou exposições outras, ocorrem aumento da inflamação pulmonar e da hiperinflação do alçaponamento de ar e redução do fluxo expiratório e, em consequência aumento da dispneia.

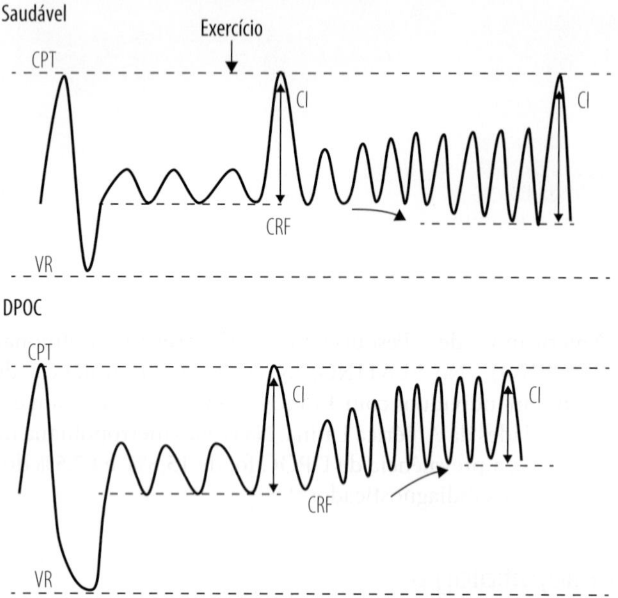

Figura 102.1. Representação das modificações dos volumes pulmonares em repouso e durante exercício em indivíduos normais e pacientes com doença pulmonar obstrutiva crônica (DPOC). Nos indivíduos normais, a capacidade residual funcional (CRF) permanece praticamente constante, o volume corrente (VC) aumenta e a capacidade inspiratória (CI) é mantida. Nos pacientes com DPOC, em repouso, há aumento da CRF e diminuição da CI, e durante o exercício, há aumento da ventilação e, consequentemente, aumento da CRF (hiperinflação dinâmica) com diminuição da CI. O VC se aproxima da capacidade pulmonar total (CPT).

Quadro clínico

O diagnóstico de DPOC deve ser considerado em qualquer paciente que tem dispneia, tosse crônica ou produção de escarro e/ou exposição a fatores de risco (tabaco, biomassa, vapores e poeiras ocupacionais). Levando em consideração que cerca de um terço dos pacientes com DPOC é assintomático, todo indivíduo com mais de 40 anos com exposição aos fatores de risco para a doença deve ser avaliado. Embora seja parte importante do cuidado ao paciente, o exame físico raramente é diagnóstico de DPOC, porque os sinais clínicos tornam-se evidentes em pacientes com graus avançados de obstrução ao fluxo aéreo, e a ausência de sinais clínicos não exclui a doença. Para estabelecer o diagnóstico da DPOC, é necessária a realização de espirometria antes e após broncodilatador. A presença de razão entre o volume expiratório forçado no primeiro segundo (VEF_1) e a capacidade vital forçada (CVF) menor que 70% na espirometria após o uso de broncodilatador é o critério diagnóstico de DPOC (Figura 102.2).

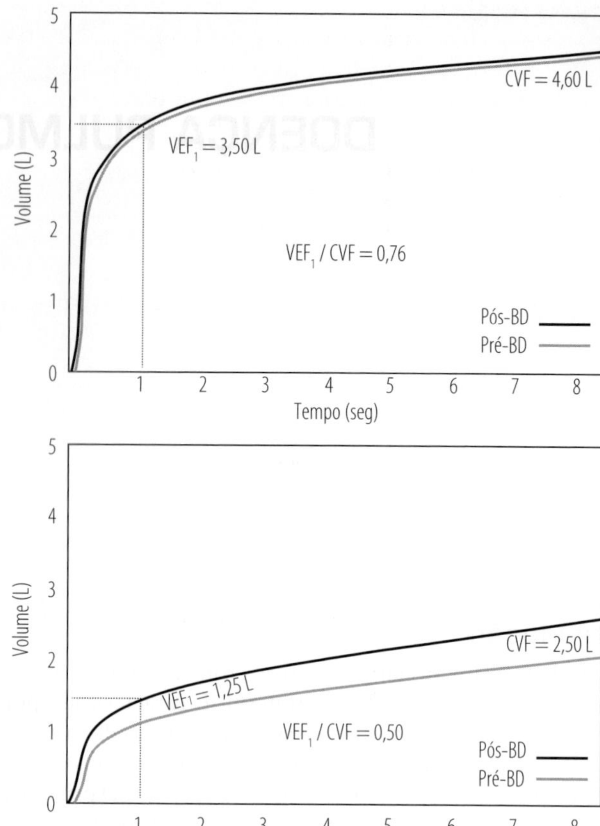

Figura 102.2. Espirometria normal e de doença obstrutiva antes e após broncodilatador.

A gravidade da obstrução ao fluxo aéreo, determinada pelos valores de VEF_1 expressos como porcentagem dos valores previstos, permite classificar o paciente em quatro níveis de gravidade de acordo com o documento GOLD mais recente[1] (Tabela 102.1).

A avaliação dos sintomas em pacientes com DPOC pode ser realizada por várias escalas; entretanto, as duas mais utilizadas são a escala de dispneia modificada do *British Medical Research Council* (mMRC) e o Teste de Avaliação da DPOC (CAT) (Figura 102.3 e Tabela 102.3).

A avaliação do risco de exacerbação é realizada por meio da história de eventos prévios tratados. São definidas como piora aguda dos sintomas respiratórios que resultam em modificações na terapia de manutenção. Assim, os pacientes são classificados em GOLD 1, 2, 3 ou 4, de acordo com o resultado da espirometria, considerados de alto risco para exa-

Tabela 102.1. Gravidade da DPOC baseada na espirometria após o uso de broncodilatador[1]

Estádio GOLD	$VEF_1/CVF < 0,70$ e valores de VEF_1 (% dos valores previstos)
GOLD 1	$VEF_1 \geq 80\%$ do previsto
GOLD 2	$50\% \leq VEF_1 < 80\%$ do previsto
GOLD 3	$30\% \leq VEF_1 < 50\%$ do previsto
GOLD 4	$VEF_1 < 30\%$

cerbações se apresentaram duas ou mais exacerbações ou se internaram devido à exacerbação no último ano e categorizados de acordo com a intensidade dos sintomas avaliados por meio do mMRC ou CAT, conforme a Figura 102.4.

A avaliação dos sintomas em pacientes com DPOC pode ser realizada por várias escalas; entretanto, as duas mais utilizadas são a escala de dispneia modificada do *British Medical Research Council* (mMRC) e o Teste de Avaliação da DPOC (CAT) (Figura 102.3 e Tabela 102.3).

Tabela 102.2. Escala de dispneia do *British Medical Research Council* modificada (mMRC)[1,2]

Pontuação	Atividade
0	Tenho falta de ar ao realizar exercícios intensos
1	Tenho falta de ar quando apresso meu passo, subo escadas ou ladeiras
2	Preciso parar algumas vezes quando ando no meu passo, ou ando mais devagar que outras pessoas de minha idade. Andar mais lentamente do que pessoas da mesma idade devido à dispneia e parar para respirar andando normalmente no plano
3	Preciso parar muitas vezes devido à falta de ar quando ando cerca de 100 metros, ou após poucos minutos de caminhada no plano
4	Sinto tanta falta de ar que não saio de casa, ou preciso de ajuda para me vestir ou tomar banho sozinho

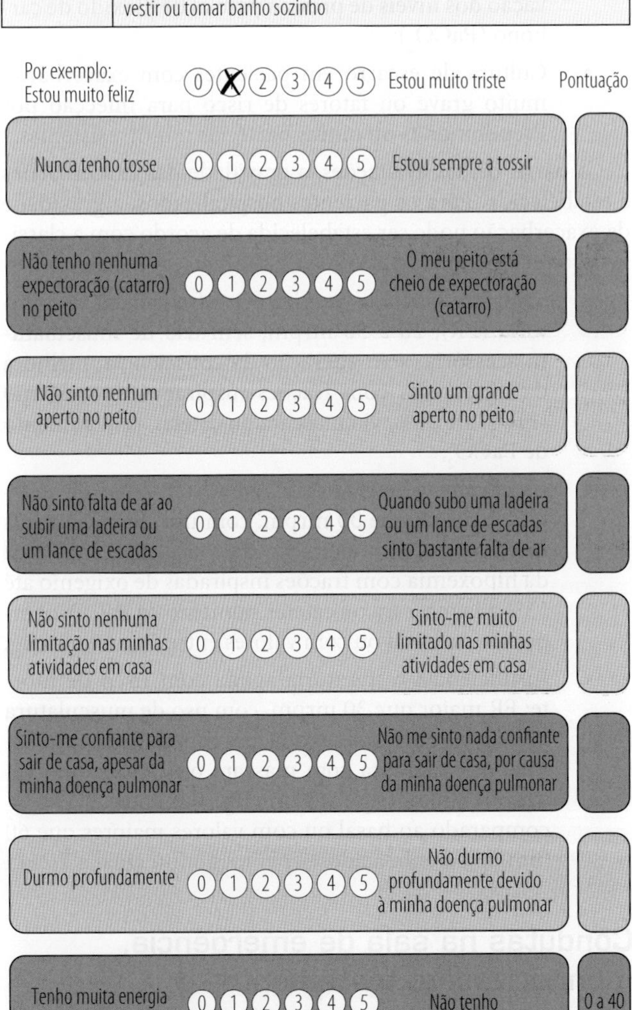

Figura 102.3. Questionário de avaliação da DPOC[1].

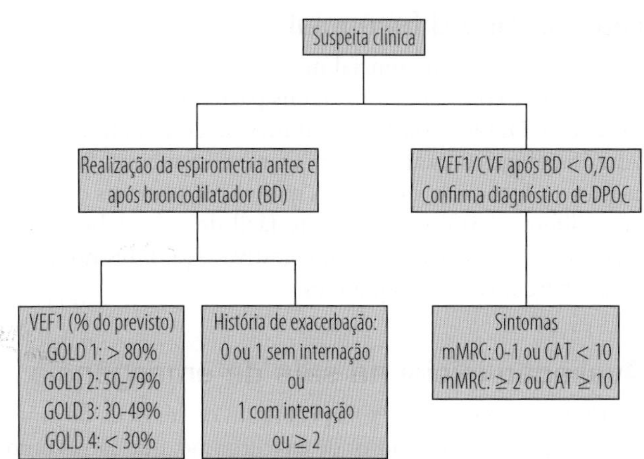

Figura 102.4. Algoritmo de avaliação diagnóstica e de gravidade da DPOC considerando a gravidade de obstrução ao fluxo aéreo, os sintomas e o número de exacerbações.

Tabela 102.3. Avaliação da gravidade da DPOC de acordo com os sintomas e história de exacerbações[1]

- Grupo A: poucas exacerbações não graves (0 ou 1 sem internação) e poucos sintomas (mMRC 0-1 ou CAT < 10)
- Grupo B: poucas exacerbações não graves (0 ou 1 sem internação) e muitos sintomas (mMRC ≥ 2 ou CAT ≥ 10)
- Grupo C: exacerbações frequentes ou graves (1 com internação ou ≥ 2) e poucos sintomas (mMRC 0-1 ou CAT < 10)
- Grupo C: exacerbações frequentes ou graves (1 com internação ou ≥ 2) muitos sintomas (mMRC ≥ 2 ou CAT ≥ 10)

Os pacientes de qualquer grupo GOLD podem ser classificados em quatro categorias de acordo com a história de exacerbação e sintomas avaliados por meio do CAT ou mMRC.

Para todos os pacientes com DPOC, independentemente da gravidade da doença, medidas não farmacológicas devem ser instituídas incluindo a cessação do tabagismo, vacinação contra gripe e pneumococo e atividade física. Os pacientes dos grupos B-D devem participar de programas de reabilitação pulmonar[1]. As terapias farmacológicas reduzem os sintomas, o risco e a gravidade das exacerbações e melhoram a qualidade de vida e a tolerância ao exercício[1,2]. A maioria dos fármacos é inalada, portanto o uso da técnica correta deve ser exaustivamente checado e orientado. Há várias classes de medicamentos e a escolha depende da disponibilidade do medicamento e da resposta e preferência do paciente. Os broncodilatadores de ação prolongada são mais eficazes e convenientes que os de ação curta em pacientes sintomáticos. Os β2-agonistas de ação prolongada (LABA) e os antimuscarínicos de ação prolongada (LAMA) podem ser utilizados isoladamente ou combinados em pacientes que persistem com dispneia após monoterapia[1,2]. O inibidor da fosfodiesterase-4, roflumilaste, é um medicamento anti-inflamatório de segunda linha e utilizado principalmente com o objetivo de evitar exacerbações. Os corticosteroides inalados devem ser considerados em associação com LABA em pacientes com histórias de exacerbações frequentes apesar do uso de broncodilatadores de ação longa e não devem ser utilizados como monoterapia[1,2]. O uso de corticosteroides orais deve ser restrito aos períodos de exacerbação da doença. Suporte nutricional e oxigenoterapia prolongada devem ser utilizados quando indicados[1].

Diagnóstico diferencial

O diagnóstico diferencial mais importante e difícil de se estabelecer é com asma. Em alguns pacientes, a distinção entre asma e DPOC é muito difícil mesmo com a utilização de testes fisiológicos, exames de imagem, e em alguns desses pacientes as doenças coexistem. A maioria dos demais diagnósticos diferenciais é relativamente fácil de ser estabelecida e inclui insuficiência cardíaca congestiva (ICC), bronquiectasias, tuberculose e bronquiolites.

Avaliação inicial na sala de emergência

Os pacientes com DPOC procuram os serviços de emergência devido aos episódios de exacerbação, que são eventos importantes, porque impactam negativamente a qualidade de vida, as taxas de hospitalização e re-hospitalização e a progressão da doença[1,2]. Caracteriza-se por piora de início agudo e persistente da condição do paciente em relação ao período de estabilidade, que excede a variação diária normal, e resulta em modificação da medicação ou internação em pacientes com DPOC[5]. O aumento da inflamação, da produção de muco e do alçaponamento de ar durante esses episódios contribui para o aumento da dispneia, que é o principal sintoma da exacerbação. Podem ocorrer também aumento do volume e purulência do escarro, e aumento da tosse e chiado no peito. As exacerbações devem ser diferenciadas das complicações das diversas doenças concomitantes que podem ocorrer nos pacientes com DPOC, como síndrome coronariana aguda, piora da insuficiência cardíaca, tromboembolia pulmonar, pneumonia, pneumotórax ou administração inadequada de oxigênio, bloqueadores beta-adrenérgicos ou sedativos[6].

As exacerbações são classificadas como leves (tratadas em casa apenas com broncodilatadores de ação curta – SABA), moderadas (tratadas com SABA mais antibióticos ou corticosteroides orais) e graves (requerem hospitalização para monitorização adequada e tratamentos que incluem ventilação mecânica)[1,5]. As exacerbações podem ser associadas com insuficiência respiratória aguda. A taxa de exacerbações varia muito entre os pacientes e com a gravidade da doença. Podem ser desencadeadas por infecções virais, bacterianas e fatores ambientais. Aumento de bactérias no escarro é geralmente associado com aumento da produção e aspecto purulento do escarro. Ocorre aumento isolado, ou associado com neutrofilia, de eosinófilos nas vias aéreas, pulmão e sangue em proporção significante de pacientes com exacerbação da doença. Há evidências, que necessitam de confirmação, de que os pacientes com aumento de eosinófilos no escarro ou sangue são mais responsivos à corticoterapia.

Alguns pacientes com DPOC apresentam exacerbações frequentes (duas ou mais exacerbações ao ano); aproximadamente 20% dos pacientes com doença moderada (GOLD 2) e 47% dos pacientes com doença muito grave (GOLD IV) preenchem esse critério[7]. A história de exacerbações no ano anterior é o melhor preditor de exacerbações futuras[1,2]. O radiograma de tórax não é útil para o diagnóstico de exacerbação da DPOC, mas deve ser realizado em casos de suspeita de pneumonia ou ICC e nos casos de atendimentos em salas de emergência e internação. Nesses casos, há evidências de que achados anormais na radiografia mudaram a condução do caso em 16% a 21% dos pacientes[6].

Assim, a avaliação na sala de emergência deve incluir:

- História clínica, tratamento de manutenção, diagnósticos diferenciais e sinais de agravamento de comorbidades (síndromes cardíacas isquêmicas, ICC, arritmias etc.);
- Os sintomas de agravamento e suas características: frequência respiratória, intensidade da dispneia, volume e aspecto do escarro, presença e intensidade do chiado no peito e estado de consciência;
- Verificação de sinais de cianose e de outras evidências agudas e/ou crônicas de hipoxemia como poliglobulia (hemograma) e novos sinais de insuficiência cardíaca direita (edema periférico);
- Avaliação objetiva da gravidade da obstrução ao fluxo aéreo por meio da medida do pico de fluxo expiratório;
- A saturação de oxigênio por meio da oximetria de pulso complementada o mais breve possível pela gasometria arterial nos pacientes com oximetria de pulso (SpO_2) menor que 90% ou com suspeita de elevação dos níveis de pressão parcial de dióxido de carbono ($PaCO_2$);
- Cultura de escarro em pacientes com exacerbação muito grave ou fatores de risco para infecção por Pseudomonas ou outras bactérias multirresistentes.

A partir dessas avaliações, a gravidade das exacerbações é estabelecida. Para os pacientes hospitalizados, a gravidade da exacerbação pode ser estabelecida de acordo com a classificação recomendada pelo GOLD 2017[1]:

- Sem insuficiência respiratória: frequência respiratória (FR); 20 a 30 mrpm, sem uso de musculatura acessória, sem alteração da consciência, melhora da hipoxemia com frações inspiradas de oxigênio (FIO_2) até 35%, via máscara ou cateter, sem aumento de $PaCO_2$;
- Insuficiência respiratória aguda sem risco de morte: FR maior que 30 mrpm, com uso de musculatura acessória, sem alteração da consciência, melhora da hipoxemia com frações inspiradas de oxigênio até 35%, via máscara ou cateter, aumento da $PaCO_2$ comparado ao basal ou com valores entre 50 e 60 mmHg;
- Insuficiência respiratória aguda com risco de morte: FR maior que 30 mrpm, com uso de musculatura acessória, alteração aguda da consciência, hipoxemia, não melhora com máscara ou cateter e necessita FIO_2 maior que 40 mmHg, aumento da $PaCO_2$ comparado ao basal ou com valores maiores que 60 mmHg ou com acidose (pH menor ou igual a 7,25).

Condutas na sala de emergência, monitorização, tratamentos e prescrição

Os objetivos do tratamento das exacerbações da DPOC são minimizar o impacto do quadro atual e prevenir exacerbações futuras. As três classes de medicamentos mais comumente utilizados no tratamento das exacerbações de DPOC são os broncodilatadores, os corticosteroides e os antibióticos. Na sala de emergência, as principais condutas são as seguintes.

Broncodilatadores

Broncodilatadores adrenérgicos de ação curta (SABA) associados ou não aos antimuscarínicos de ação curta (SAMA), por via inalatória, são recomendados para tratar as exacerbações da DPOC e são igualmente efetivos quando administrados por nebulização ou inaladores dosimetrados (bombinhas), com ou sem espaçador (Tabela 102.4)[8-10]. O paciente deve receber uma dose a cada 30 a 60 minutos, por duas a três vezes, e depois a cada 2 a 4 horas, dependendo da sua resposta. A nebulização contínua não é recomendada. As diretrizes mais recentes recomendam que os broncodilatadores de ação longa (LABA/SAMA ou combinação), com ou sem associação de corticosteroides inalados, sejam mantidos durante a exacerbação ou iniciados assim que possível antes da alta hospitalar[1,2]. Nos pacientes em ventilação mecânica, os broncodilatadores devem ser administrados por meio de nebulizadores dosimetrados através do circuito do ventilador, nas mesmas doses recomendadas acima[2]. As metilxantinas endovenosas não são indicadas por causa de aos efeitos adversos[11,12].

Os efeitos colaterais dos broncodilatadores são poucos e, em geral, de baixa gravidade; entretanto, os beta-adrenérgicos podem causar taquicardia sinusal e têm potencial para causar arritmias cardíacas em pacientes suscetíveis. Tremores de extremidades podem ocorrer em pacientes idosos e recebendo altas doses do fármaco. Hipocalemia pode ocorrer principalmente quando associados a diuréticos tiazídicos, mas geralmente diminui com o tempo devido a taquifilaxia[1,2]. Os antimuscarínicos são seguros e o principal efeito colateral é boca seca. Problemas miccionais são relatados sem comprovação de relação causa/efeito confirmada[1,2].

Tabela 102.4. Broncodilatadores de ação curta utilizados na exacerbação da doença pulmonar obstrutiva crônica

Fármaco	Inalador dosimetrado: aerossol (mcg)	Solução para nebulização (mg/mL)
β2-agonista		
• Salbutamol	100	5
• Fenoterol	100	5
Antimuscarínicos		
• Ipratrópio	20	0,25
Associados		
• Fenoterol + ipratrópio	50/20	

Corticosteroide sistêmico

A corticoterapia deve ser utilizada juntamente com os demais tratamentos em todos os pacientes internados com exacerbação da DPOC[13]. Os corticosteroides sistêmicos encurtam o tempo de recuperação, melhoram a função pulmonar (FEV_1 – volume expiratório forçado no primeiro segundo), a oxigenação, o risco de recaída precoce, a falência do tratamento e diminuem o tempo de hospitalização, embora não tenham efeito na mortalidade. Entretanto, o uso de corticosteroides sistêmico está associado a vários efeitos colaterais, principalmente a hiperglicemia[14]. A dose recomendada é de 40 mg por dia de prednisona por via oral durante cinco dias, que é tão efetiva quanto a administração por tempo maior que 14 dias[15,16]. A via oral tem efetividade igual à endovenosa, que deve ser utilizada apenas em casos em que a ingestão oral esteja impedida.

A porcentagem de eosinófilos no sangue periférico maior ou igual a 2% tem sido sugerida como marcador da resposta aos corticosteroides em pacientes com exacerbação da DPOC e pode evitar o uso desnecessário do medicamento e, assim, os efeitos adversos[5,17,18].

Antibióticos

O uso de antibióticos na exacerbação da DPOC ainda é controverso, mas há evidências que suportam o uso de antibióticos quando os pacientes apresentam os três sinais clínicos clássicos: aumento da dispneia, do volume de escarro e da purulência do escarro ou aumento da purulência do escarro associada a um dos outros sintomas clássicos[1]. O uso da proteína C-reativa (PCR) para indicar antibióticos em pacientes com exacerbação é controverso, porque a PCR pode aumentar em infecções virais e bacterianas[19,20]. A procalcitonina parece ser mais específica para infecções bacterianas e pode ser de valor na indicação de antibióticos, mas é muito cara e não está disponível na maioria dos locais[1,21]. Os antibióticos devem ser administrados por cinco a sete dias[1].

A escolha da antibioticoterapia deve ser baseada no padrão de resistência bacteriana local e deve levar em consideração a gravidade da DPOC, a presença de comorbidades, outras infecções e antibioticoterapia prévia[22,23]. Tradicionalmente, a identificação do agente etiológico é baseada na gravidade da DPOC; *S. Pneumoniae*, *H. Influenzae* e *M. catarrhalis* são isolados em pacientes com VEF_1 maior que 50% e *Enterobacteriaceae* e *P. Aeruginosa*, naqueles com VEF_1 menor que 50%[22,24]. Geralmente, a escolha inicial é empírica e recai na aminopenicilina associada com ácido clavulânico, macrolídeos ou tetraciclina[1]. Em pacientes com exacerbações frequentes, obstrução grave ou exacerbações exigindo ventilação mecânica, culturas do escarro ou outros materiais devem ser realizadas, porque bactérias Gram-negativas ou agentes resistentes que não são sensíveis aos agentes acima podem estar presentes[1,23].

Oxigenoterapia e ventilação não invasiva

A suplementação de oxigênio é central durante os quadros de exacerbação da DPOC; entretanto, a titulação do fluxo a ser administrado é crucial principalmente em pacientes com risco de insuficiência respiratória hipercápnica[25]. Deve ser administrado o fluxo de oxigênio necessário para atingir saturação de oxigênio entre 88% e 92%[26]. Máscaras nasais ou faciais que ofertam alto fluxo de oxigênio e com fração inspirada controlada são mais indicadas[1]. Após o início da suplementação de oxigênio, os níveis de pH, PaO_2 e $PaCO_2$ devem ser avaliados por meio de análise dos gases arteriais, dentro de 30 minutos[2].

A ventilação não invasiva (VNI) é preferível em relação à ventilação invasiva como método inicial de suporte ventilatório para tratar pacientes com exacerbação da DPOC grave. A VNI melhora a troca gasosa e a acidose respiratória por meio de suporte ventilatório através de máscara nasal ou facial e está recomendada em pacientes com exacerbação grave da DPOC e acidose respiratória (pH arterial menor ou igual a 7,35). O uso precoce da VNI durante a internação está associado com redução da necessidade de intubação e melhora a sobrevida dos pacientes[27].

Indicações de ventilação não invasiva[1]

Embora a maior parte de indicações de suporte ventilatório possa ser atendida com VNI, alguns casos, incluindo a falha da VNI, são tratados com ventilação invasiva (Tabela 102.5).

Tabela 102.5. Indicações de ventilação não invasiva

Pelo menos uma das seguintes condições:
• Acidose respiratória ($PaCO_2 \geq 45$ mmHg ou pH arterial $\leq 7,35$
• Dispneia grave com sinais clínicos sugestivos de fadiga dos músculos respiratórios, trabalho ventilatório aumentado, ou ambos, tais como o uso de musculatura acessória da respiração, movimentação abdominal paradoxal ou tiragem intercostal acentuada
• Hipoxemia persistente apesar da suplementação de oxigênio

Tabela 102.6. Indicações de ventilação mecânica invasiva[1]

• Incapacidade de tolerar VNI ou falha da VNI
• Após parada cardíaca ou respiratória
• Diminuição da consciência, agitação psicomotora não controlada adequadamente com sedação
• Aspiração maciça ou vômito
• Incapacidade persistente de remover secreções
• Instabilidade hemodinâmica sem resposta a fluidos e drogas vasoativas
• Arritmias supraventriculares ou ventriculares graves
• Hipoxemia com risco de morte em pacientes que não toleram VNI

Alta hospitalar, seguimento e prevenção

A causa, gravidade, impacto, tratamento e evolução das exacerbações da DPOC são variáveis de acordo com as características dos pacientes e do sistema de saúde do país onde o paciente vive. Portanto, não há recomendações padronizadas para o momento e o tipo de alta (definitiva ou para seguimento do tratamento no domicílio) do paciente. Os fatores associados com a reinternação e mortalidade precisam ser identificados e medidas de prevenção devem ser instituídas. Mortalidade está relacionada com a idade, acidose respiratória, necessidade de suporte ventilatório e com as doenças associadas, incluindo ansiedade e depressão[28].

Atividades de educação sobre a doença, otimização da medicação, supervisão e correção das técnicas de uso das medicações inalatórias, avaliação e manejo apropriado das comorbidades, reabilitação precoce (quando indicada e possível) e manutenção de contato com o paciente são boas práticas clínicas, embora as evidências de sua eficácia em prevenir reinternação e diminuir mortalidade não estejam estabelecidas[1]. A prevenção da recaída deve ser feita com adesão aos tratamentos recomendados para a manutenção do paciente, que incluem a cessação do tabagismo, vacinação contra a influenza, vacinação pneumocócica para os pacientes com 65 anos ou menos e obstrução grave (VEF_1 menor que 40%) e uso de broncodilatadores de longa duração isolados ou associados entre eles ou com corticosteroide inalado. Inibidores da fosfodiesterase-4 (roflumilaste) reduzem exacerbações moderadas e graves tratadas com corticosteroides sistêmicos em pacientes com bronquite crônica, DPOC grave ou muito grave e história de exacerbações[29]. Alguns antibióticos com azitromicina (250 mg por dia, três vezes na semana) ou eritromicina (500 mg por dia), em pacientes com exacerbações frequentes, podem reduzir o risco de novas exacerbações quando comparados com o cuidado usual. A azitromicina associou-se com aumento da resistência bacteriana e deterioração dos testes auditivos[1,2,30].

Referências bibliográficas

1. Global Strategy for the Diagnosis, Management and Prevention of COPD, Global Initiative for Chronic Obstructive Lung Disease (GOLD) 2017. Disponível em: http://goldcopd.org. Acesso em: 23 mar. 2017.
2. Montes de Oca M, López Varela MV, Acuña A, Schiavi E, Rey MA, Jardim J, et al. ALAT-2014 Chronic obstructive pulmonary disease (COPD) clinical practice guidelines: questions and answers. Arch Bronconeumol. 2015 Aug;51(8):403-16.
3. Adeloye D, Chua S, Lee C, Basquill C, Papana A, Theodoratou E, et al. Global and regional estimates of COPD prevalence: systematic review and meta-analysis. J Glob Health. 2015;5(2):020415.
4. Menezes AM, Jardim JR, Pérez-Padilla R, Camelier A, Rosa F, Nascimento O, et al. Prevalence of chronic obstructive pulmonary disease and associated factors: the PLATINO Study in São Paulo, Brazil. Cad Saude Publica. 2005;21(5):1565-73.
5. Pavord ID, Jones PW, Burgel PR, Rabe KF. Exacerbations of COPD. Int J Chron Obstruct Pulmon Dis. 2016;11 Spec Iss:21-30.
6. Balter MS, La Forge J, Low DE, Mandell L, Grossman RF, Group CBW, et al. Canadian guidelines for the management of acute exacerbations of chronic bronchitis: executive summary. Can Respir J. 2003;10(5):248-58.
7. Hurst JR, Vestbo J, Anzueto A, Locantore N, Müllerova H, Tal-Singer R, et al. Susceptibility to exacerbation in chronic obstructive pulmonary disease. N Engl J Med. 2010;363(12):1128-38.
8. Turner MO, Patel A, Ginsburg S, FitzGerald JM. Bronchodilator delivery in acute airflow obstruction. A meta-analysis. Arch Intern Med. 1997;157(15):1736-44.
9. Excellenc NIfHaC. Chronic Obstructive Pulmonary Disease. NICE Guideline (Update) Consultation London. 2010.
10. Celli BR, MacNee W, Force AET. Standards for the diagnosis and treatment of patients with COPD: a summary of the ATS/ERS position paper. Eur Respir J. 2004;23(6):932-46.
11. Barr RG, Rowe BH, Camargo CA. Methylxanthines for exacerbations of chronic obstructive pulmonary disease. Cochrane Database Syst Rev. 2003;(2):CD002168.
12. Duffy N, Walker P, Diamantea F, Calverley PM, Davies L. Intravenous aminophylline in patients admitted to hospital with non-acidotic exacerbations of chronic obstructive pulmonary disease: a prospective randomised controlled trial. Thorax. 2005;60(9):713-7.
13. National Institute for Health and Clinical Excellence. NICE Guideline 101, Manegement of Chronic Obstructive Pulmonary

Disease in Adults in Primary and Secondary Care (partial update) [updated 2010].
14. Walters JA, Tan DJ, White CJ, Wood-Baker R. Different durations of corticosteroid therapy for exacerbations of chronic obstructive pulmonary disease. Cochrane Database Syst Rev. 2014. (12):CD006897.
15. Leuppi JD, Schuetz P, Bingisser R, Bodmer M, Briel M, Drescher T, et al. Short-term vs conventional glucocorticoid therapy in acute exacerbations of chronic obstructive pulmonary disease: the REDUCE randomized clinical trial. JAMA. 2013;309(21):2223-31.
16. Ma Z, Zhang W. Short-term versus longer duration of glucocorticoid therapy for exacerbations of chronic obstructive pulmonary disease. Pulm Pharmacol Ther. 2016;40:84-90.
17. Bafadhel M, Davies L, Calverley PM, Aaron SD, Brightling CE, Pavord ID. Blood eosinophil guided prednisolone therapy for exacerbations of COPD: a further analysis. Eur Respir J. 2014;44(3):789-91.
18. Bafadhel M, McKenna S, Terry S, Mistry V, Pancholi M, Venge P, et al. Blood eosinophils to direct corticosteroid treatment of exacerbations of chronic obstructive pulmonary disease: a randomized placebo-controlled trial. Am J Respir Crit Care Med. 2012;186(1):48-55.
19. Clark TW. Are C-reactive protein levels associated with bacteria in COPD exacerbations? Eur Respir J. 2015;45(5):1515-6.
20. Peng C, Tian C, Zhang Y, Yang X, Feng Y, Fan H. C-reactive protein levels predict bacterial exacerbation in patients with chronic obstructive pulmonary disease. Am J Med Sci. 2013;345(3):190-4.
21. Schuetz P, Christ-Crain M, Thomann R, Falconnier C, Wolbers M, Widmer I, et al. Effect of procalcitonin-based guidelines vs standard guidelines on antibiotic use in lower respiratory tract infections: the ProHOSP randomized controlled trial. JAMA. 2009;302(10):1059-66.
22. Miravitlles M, Espinosa C, Fernández-Laso E, Martos JA, Maldonado JA, Gallego M. Relationship between bacterial flora in sputum and functional impairment in patients with acute exacerbations of COPD. Study Group of Bacterial Infection in COPD. Chest. 1999;116(1):40-6.
23. Boixeda R, Almagro P, Díez-Manglano J, Cabrera FJ, Recio J, Martin-Garrido I, et al. Bacterial flora in the sputum and comorbidity in patients with acute exacerbations of COPD. Int J Chron Obstruct Pulmon Dis. 2015;10:2581-91.
24. Eller J, Ede A, Schaberg T, Niederman MS, Mauch H, Lode H. Infective exacerbations of chronic bronchitis: relation between bacteriologic etiology and lung function. Chest. 1998;113(6):1542-8.
25. Brill SE, Wedzicha JA. Oxygen therapy in acute exacerbations of chronic obstructive pulmonary disease. Int J Chron Obstruct Pulmon Dis. 2014;9:1241-52.
26. Austin MA, Wills KE, Blizzard L, Walters EH, Wood-Baker R. Effect of high flow oxygen on mortality in chronic obstructive pulmonary disease patients in prehospital setting: randomised controlled trial. BMJ. 2010;341:c5462.
27. Plant PK, Owen JL, Elliott MW. Early use of non-invasive ventilation for acute exacerbations of chronic obstructive pulmonary disease on general respiratory wards: a multicentre randomised controlled trial. Lancet. 2000;355(9219):1931-5.
28. Singh G, Zhang W, Kuo YF, Sharma G. Association of psychological disorders with 30-day readmission rates in patients with COPD. Chest. 2016;149(4):905-15.
29. Wedzicha JA, Calverley PM, Rabe KF. Roflumilast: a review of its use in the treatment of COPD. Int J Chron Obstruct Pulmon Dis. 2016;11:81-90.
30. Ni W, Shao X, Cai X, Wei C, Cui J, Wang R, et al. Prophylactic use of macrolide antibiotics for the prevention of chronic obstructive pulmonary disease exacerbation: a meta-analysis. PLoS One. 2015;10(3):e0121257.

103

ABORDAGEM DO PNEUMOTÓRAX E PNEUMOMEDIASTINO NO PRONTO-SOCORRO

Jorge Montessi
João Paulo Vieira
Eveline Montessi Nicolini

Introdução

O pneumotórax é definido como a presença de ar livre na cavidade pleural colapsando o pulmão (Figura 103.1). Seu tamanho depende da fístula broncopleural, que na maioria das vezes ocorre por ruptura de *blebs* ou bolhas que se localizam mais frequentemente em regiões apicais. É uma entidade clínica frequente que apresenta diversas peculiaridades, tanto em sua apresentação clínica quanto no seu tratamento[1-4].

Fisiopatologia

A pleura parietal recobre internamente a parede torácica e se reflete nos hilos pulmonares e mediastino recobrindo os pulmões, onde passa a se chamar visceral. O pulmão é mantido expandido em contato com a caixa torácica em decorrência da pressão negativa intrapleural, que varia de -3 a -12 mmHg na inspiração e expiração máxima, respectivamente. Quando existe a ruptura, o ar passa para o espaço pleural, colapsando o pulmão, variando com tamanho da fístula, que vai diminuindo de acordo com a redução da superfície pleural até se tornar tão pequena que a pressão interna da fístula se iguala com a pleural, estabilizando o pneumotórax. Quando a fístula ou bolha é de grande diâmetro, pode fazer o mecanismo valvular e o pneumotórax tornar-se progressivo, desviando o mediastino, com piora da dispneia, diminuição do retorno venoso e débito cardíaco, resultando em pneumotórax hipertensivo, que é extremamente grave e requer diagnóstico e efetiva intervenção. Ele é raro, sendo mais frequente em pacientes em ventilação mecânica, e a principal causa de parada cardíaca em pacientes politraumatizados com pneumotórax subdiagnosticados[3].

Classificação

O pneumotórax pode ser classificado em espontâneo primário ou secundário.

Primário

Acontece em indivíduos hígidos, predominantemente no sexo masculino, adultos jovens, entre 20 e 30 anos de idade, longilíneos, cuja respiração é predominantemente diafragmática, com pressão negativa intrapleural inspiratória variando de -10 a -12 mmHg e uma pressão menos negativa nas regiões apicais, mantendo essa região mais hiperinsuflada e facilitando a distensão e a ruptura de *blebs* e a formação de

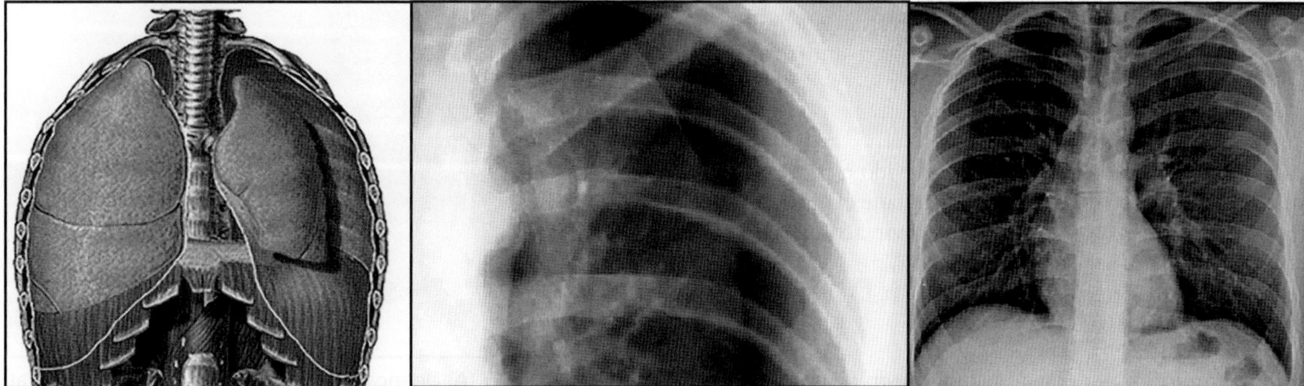

Figura 103.1. Ar evidenciado entre a pleura parietal e visceral.

bolhas apicais. Outros fatores que parecem favorecer o surgimento das *blebs* é a irrigação sanguínea mais escassa nos ápices, principalmente no biótipo longilíneo. São encontradas bolhas ou lesões subpleurais, particularmente nos ápices, em 76% a 100% dos pacientes submetidos à cirurgia torácica videoassistida.

Stephenson publicou uma observação em que 56% dos pacientes com pneumotórax espontâneo primário apresentavam borda irregular da primeira e segunda costela e mantinham contato com as regiões das *blebs* rompidas, que ele chamou de síndrome da costela cortante. São necessários mais estudos para a validação dessa hipótese.

O pneumotórax espontâneo primário pode acontecer bilateralmente em raríssimos casos (2%) e alternado em até 10% dos casos. Das várias hipóteses para as formações das *blebs* subpleurais, o fumo é uma das principais causas. Há ainda uma tendência genética por transmissão autossômica dominante, com predisposição familiar na gênese da doença, sendo os haplótipo HLA e B40 os mais suscetíveis[4-6].

Secundário

Acontece em indivíduos que apresentam um substrato fisiopatológico nos pulmões adjacentes.

Doença pulmonar obstrutiva crônica

É a principal causa de pneumotórax espontâneo secundário, sendo responsável por 45% dos casos. Ocorre em indivíduos, na maioria das vezes fumantes ou ex-fumantes, que apresentam doença brônquica como fator predeterminante do aumento do volume residual e da pressão alveolar, principalmente nos ápices, com formação de bolhas hiperinsufladas que comprimem o pulmão sadio. São pacientes que apresentam a função pulmonar comprometida e um pequeno pneumotórax pode ter repercussões clínicas acentuadas como dispneia intensa e hipoxemia. O pulmão subjacente doente apresenta na maioria das vezes alteração na condição retrátil por fibroses e outras bolhas, com isso o pneumotórax, apesar de ter clínica exuberante, não provoca grande área de colapso, até porque, em alguns casos por causa de infecções de repetição, podem ser encontradas aderências entre as pleuras visceral e parietal (Figura 103.2).

Quando acontece o pneumotórax em paciente não fumante com pulmão hiperinsuflado, em que a tomografia computadorizada (TC) mostra a presença de múltiplas bolhas, principalmente em bases pulmonares, deve-se investigar enfisema pulmonar por deficiência de alfa-1-antitripsina[4,5].

Crise de asma

Pode evoluir com pneumotórax devido à ruptura de alvéolos durante a crise grave por dificuldade expiratória e aumento da pressão nos alvéolos. Pode vir acompanhada de enfisema mediastinal e até subcutâneo[4,5].

Neoplasias

Pneumotórax pode acompanhar neoplasias periféricas, principalmente tumores subpleurais. Também acontece nas neoplasias metastáticas, em especial o osteossarcoma, podendo ser bilateral. Podem acontecer durante o tratamento com quimioterapia por atuação da droga e necrose retrátil da neoplasia. Após a drenagem e a reexpansão do pulmão, devem ser avaliadas criteriosamente essas lesões periféricas, que podem ser confundidas com lesões fibróticas ou intercisurais[4,5].

Tuberculose

Ocorre por ruptura de cavidades periféricas subpleurais, por necrose do parênquima e da própria pleural parietal em decorrência da atividade da doença. Forma-se um pio pneumotórax com bacilo álcool-ácido resistente (BAAR) positivo no líquido pleural, condição única em que se faz pesquisa direta do bacilo. A tuberculose normalmente cursa com firmes aderências pleurais impedindo a formação de fístula; quando acontece é persistente e o diagnóstico deve ser precoce para que se institua rapidamente o tratamento específico[4].

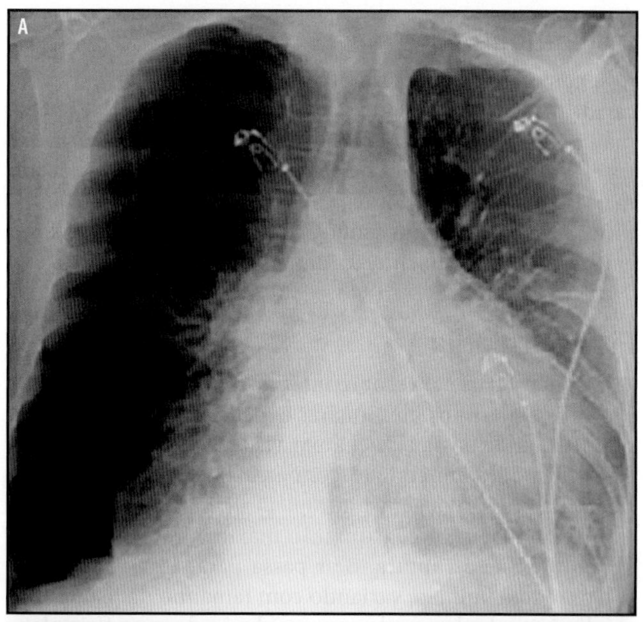

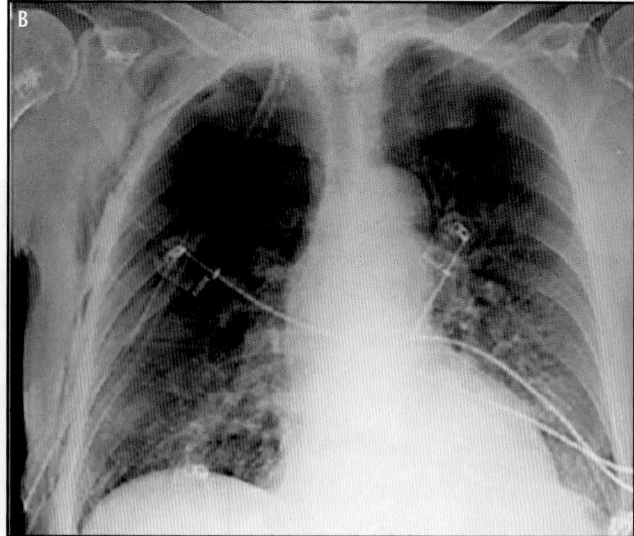

Figura 103.2. (**A**) Doença enfisematosa com aderência pleural. (**B**) Após drenagem pleural.

Catamenial

O pneumotórax espontâneo catamenial é uma entidade clínica definida com a presença de ar no espaço pleural durante as primeiras 48 a 72 horas após o início do fluxo menstrual. Ocorre, preferencialmente, no hemitórax direito, com maior incidência na terceira e quarta década de vida. Na menstruação, com a saída do tampão mucoso, após a descamação endometrial, e a ausência de nidação do ovo, pode haver entrada de ar pelo canal cervical. As contrações uterinas podem forçar a passagem desse ar pelas trompas, alcançando a cavidade peritoneal. Através de pequenos pertuitos congênitos da parede membranosa do diafragma, o ar passa para a cavidade pleural, aspirado pela pressão negativa, formando o pneumotórax catamenial, sem que a etiologia seja endometriose. Esses pertuitos são hoje facilmente diagnosticados com a videotoracoscopia, que aumenta até 20 vezes o tamanho deles. A chegada de ar do peritônio e consequente pneumotórax em raros casos podem acontecer nos exercícios físicos, após exames ginecológicos, puerpério e relações sexuais. Apesar de constituir uma entidade pouco conhecida pela literatura mundial, dada a raridade do quadro, acredita-se que possa estar relacionado à existência de pertuitos diafragmáticos associados ou não à presença de implantes de células endometriais na cavidade torácica. Implantes subpleurais de endometriose, em alguns casos, é acompanhado de hemopneumotórax. São fatores inibitórios gravidez, uso de anovulatórios e menopausa[4,6].

Histiocitose de células de Langerhans

É uma doença rara e pouco conhecida. Em 1987, com a criação da *International Histiocyte Society*, as histiocitoses foram reclassificadas em três classes maiores. A classe I foi denominada histiocitose das células de Langerhans, substituindo as diferentes nomenclaturas utilizadas historicamente, histiocitose X, granuloma eosinofílico, síndrome de Hand-Schüller-Christian, doença de Letterer-Siwe, síndrome de Hashimoto-Pritzker, entre outras. Essas nomenclaturas expressavam a variedade de manifestações clínicas que caracterizam a doença, epônimos ou desconhecimento de sua etiopatogenia. Na classe II, foram incluídas as histiocitoses de células não Langerhans. A classe III engloba as desordens malignas dos histiócitos. Em 1997, a Organização Mundial da Saúde ampliou a classificação, mantendo o termo anterior histiocitose. Pode ser diagnosticada em qualquer faixa etária, acometendo principalmente crianças. A incidência anual na faixa pediátrica é estimada em três a quatro por milhão. A histiocitose X pode ser responsável por pneumotórax espontâneo secundário, devendo ser investigada, pois pode acontecer em até 10% dos indivíduos com pneumotórax espontâneo classificado como primário. Às vezes, o primeiro sintoma é o pneumotórax, podendo ser bilateral, apresentando-se como múltiplas formações císticas bilaterais[7,8].

Linfangioleiomiomatose (LAM)

É uma doença neoplásica rara, caracterizada pela proliferação de células musculares lisas imaturas nas áreas peribrônquicas, perivasculares e perilinfáticas do pulmão, sem células inflamatórias ou fibrose organizada. A hipótese é de

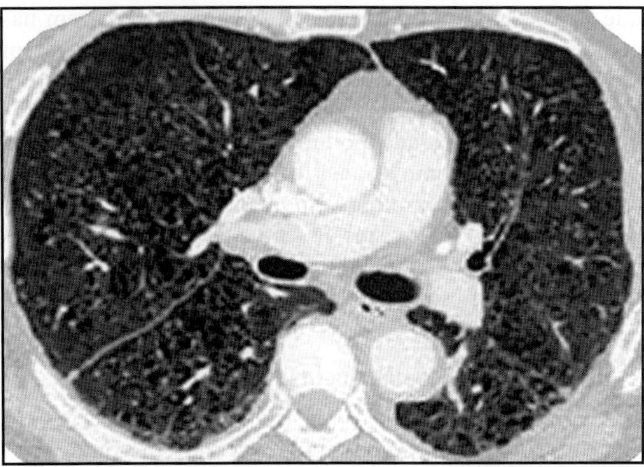

Figura 103.3. Presença de múltiplos cistos difusamente distribuídos pelo parênquima pulmonar, com paredes irregulares e dimensões variáveis, associados a micronódulos difusos. Aspecto característico do acometimento pulmonar pela histiocitose.

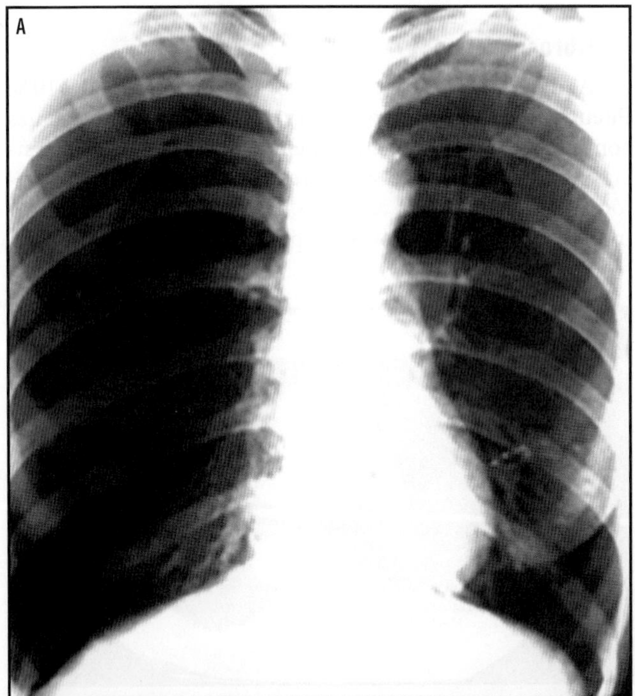

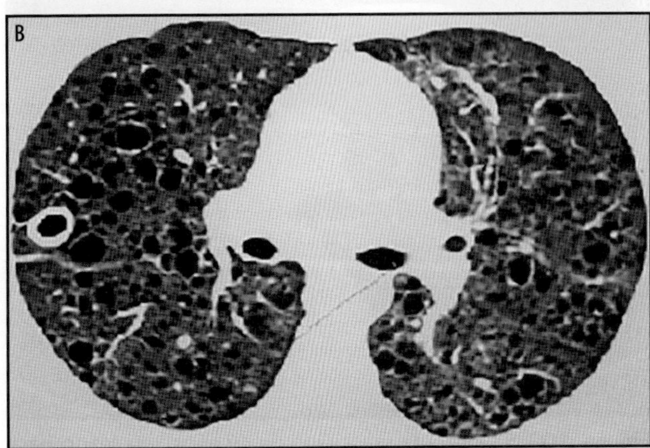

Figura 103.4. (**A**) Pneumotórax. (**B**) Múltiplos cistos de paredes finas.

que essas células musculares lisas tenham a sua origem nas paredes de vasos linfáticos, adquirindo caráter invasivo em locais eletivos de proliferação, como o pulmão, mediastino e gânglios linfáticos retroperitoneais. Doença grave que acomete mulheres em idade produtiva e pode ser acompanhada de sinais clínicos como dispneia e hemoptise e em 25% a 50% dos casos com pneumotórax espontâneo. O estudo radiológico mostra múltiplos cistos disseminados. O transplante de pulmão é o tratamento definitivo. Pode recidivar em pulmão transplantado, mesmo que seja do sexo masculino[9,10].

Infecções por pneumocistose

A pneumonia intersticial causada por *Pneumocystis* em paciente imunossuprimidos muitas vezes tem como apresentação inicial do quadro clínico o pneumotórax. Acontece em torno de 6% dos casos de pacientes infectados pelo *Pneumocystis jiroveci*, podendo ser o primeiro sinal para o diagnóstico da SIDA (síndrome da imunodeficiência humana adquirida)[11].

Fibrose cística

A incidência de pneumotórax gira em torno de 10%. Pneumotórax é uma reconhecida complicação em pacientes com fibrose cística. Reflete um enfraquecimento da aderência pleural, secundário à progressão do processo inflamatório e ao significativo aumento da obstrução brônquica. A incidência de pneumotórax em pacientes com fibrose cística aumenta com a idade, sendo mais frequente na vida adulta. A proporção foi de 72,4% em pacientes maiores de 18 anos e de 27,6% em menores de 18 anos. Segundo alguns autores, a incidência anual seria de 1:167 pacientes císticos por ano[12].

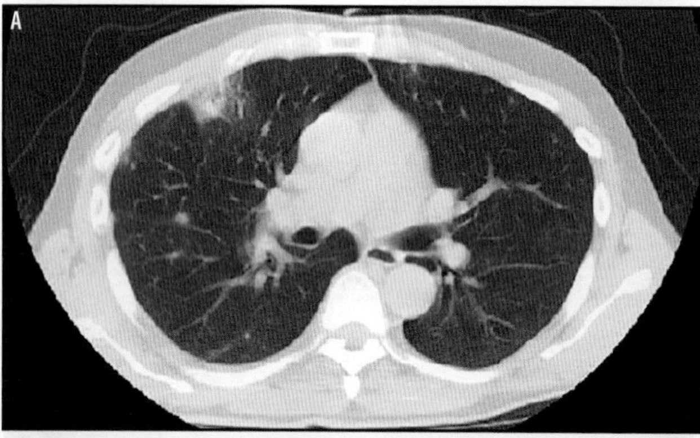

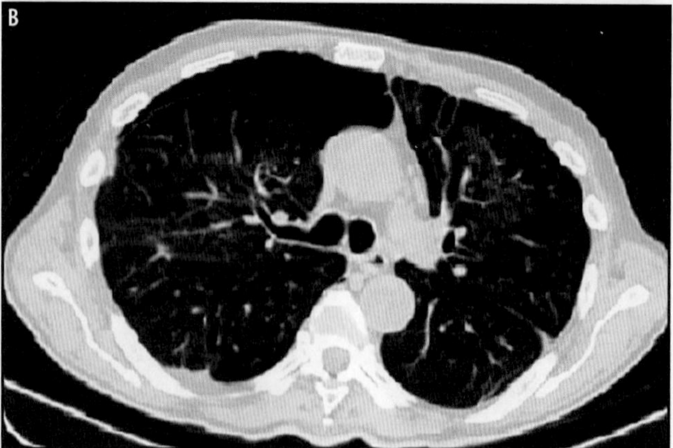

Figura 103.5. Paciente masculino de 49 anos, internado para investigação de lesões pulmonares, evoluindo com pneumotórax por *Pneumocystis jiroveci*.

Pneumonia estafilocócica

Cursando com pneumatoceles, é a principal causa de pneumotórax em crianças. É uma pneumonia predominantemente brônquica distal que causa alçaponamento aéreo formando a pneumatocele, que pode romper para o espaço pleural, evoluindo com piopneumotórax[12,13].

Sintomas:

- Dor torácica: aguda, em pontada, ventilatório-dependente, por provável irritação da pleura parietal, que é muito inervada, presente em mais de 90% dos episódios. Após alguns minutos, a dor vai diminuindo progressivamente, a despeito do uso de analgésicos, podendo irradiar para o ombro, na região subescapular;
- Dispneia: início abrupto, sendo o sintoma mais frequente. Sensação, nos primeiros episódios, de piora progressiva, exacerbada pela dor, que melhora após alguns minutos pela readaptação da relação ventilação-perfusão no pneumotórax espontâneo primário. No pneumotórax secundário, apresenta características mais intensas, pois os pacientes possuem função pulmonar comprometida e, mesmo com uma região de colapso menor, leva à intensificação da dispneia[1,3,4,13].

Exame físico:

- Expansibilidade: diminuída;
- Frêmito toracovocal: diminuído ou ausente;
- Timpanismo: som timpânico à percussão pela presença de ar entre as duas pleuras. Varia de acordo com o tamanho do pneumotórax;
- Murmúrio vesicular: diminuído ou ausente de acordo com a magnitude do pneumotórax[3,4,13].

Diagnóstico

O diagnóstico do pneumotórax é baseado na história clínica e no exame físico, confirmado com a utilização de métodos de imagem.

O pneumotórax espontâneo geralmente ocorre com o paciente em repouso, podendo acontecer durante exercício. Dor torácica e dispneia são os sintomas mais frequentes. A dispneia normalmente é proporcional ao tamanho e à velocidade de acúmulo do pneumotórax e à reserva cardiopulmonar do paciente. A dor torácica caracteriza-se por ser aguda e ipsilateral. Ao exame físico, geralmente se observam redução do murmúrio vesicular e do frêmito toracovocal, diminuição local da expansibilidade torácica com aumento do volume do hemitórax envolvido e timpanismo à percussão. Não é rara a ocorrência simultânea de enfisema subcutâneo e/ou pneumomediastino, dependendo da causa do pneumotórax. Salienta-se que, em muitas situações, os achados clínicos não refletem o tamanho do pneumotórax.

A radiografia simples do tórax geralmente confirma o diagnóstico com a presença de faixa de ar entre a parede torácica e/ou diafragma e a pleura visceral. A radiografia em incidência lateral é útil em algumas situações, podendo ser complementada pela radiografia obtida durante a expiração forçada, que pode evidenciar pequenos volumes de ar no espaço pleural, não visualizados na radiografia convencional.

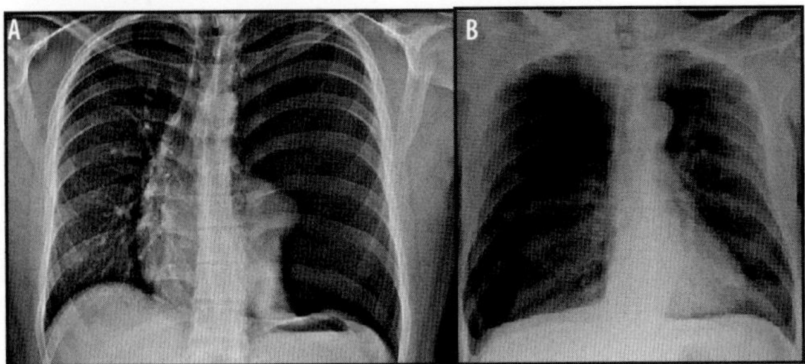

Figura 103.6. As radiografias mostram pneumotórax de magnitude, lado diferente, inclusive com desvio do mediastino mais intenso na primeira e colapso total do pulmão. Pneumotórax aparentemente septado, como na segunda apresentação, sugere ser o mesmo de repetição, pois possui aderências pleurais e consequentemente menor quantidade de sintomas.

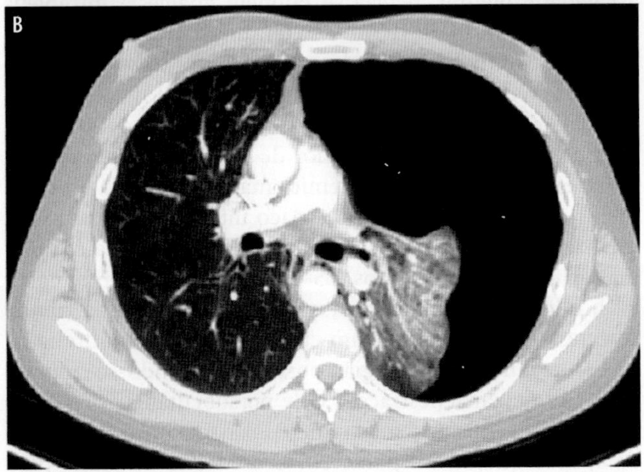

Figura 103.7. Tomografia computadorizada com imagem sugestiva de *bleb* subpleural hiperinsuflada.

A TC de tórax pode ser útil em situações clínicas especiais, quando é necessária uma avaliação mais cuidadosa da cavidade pleural, como nos casos de enfisema de subcutâneo, ou em pacientes na unidade de terapia intensiva, onde a radiografia realizada no leito pode não demonstrar presença de ar na cavidade pleural por septação ou por localização em posição anterior. Também deve ser solicitada em pacientes com suspeição de pneumotórax secundário, pois pode diagnosticar afecções insipientes subestimadas pela radiografia convencional[13-14].

Quando a pressão intrapleural do pneumotórax se eleva a níveis acima da pressão atmosférica, o desvio de mediastino contralateral pode causar estiramento das veias cavas e dificultar o retorno venoso ao coração, com consequente diminuição importante do débito cardíaco. Nesse caso, o paciente pode desenvolver dispneia intensa e instabilidade hemodinâmica grave. Essa condição constitui o pneumotórax hipertensivo, uma verdadeira emergência médica que necessita de intervenção rápida para aliviar a pressão intrapleural (punção com agulha no segundo espaço intercostal anterior a linha média clavicular). É uma entidade que deve ser reconhecida clinicamente pelo exame físico já descrito e a conduta tem que ser imediata, não se permitindo atrasos em decorrência da realização de exames complementares.

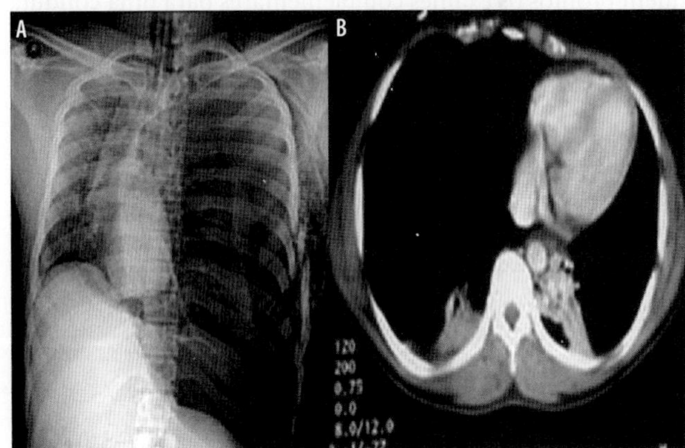

Figura 103.8. (**A**) Pneumotórax traumático hipertensivo com desvio de mediastino para a direita. (**B**) Pneumotórax hipertensivo com desvio do mediastino para a esquerda.

Tratamento

O tratamento do pneumotórax é muito variado e depende de vários fatores. Podem ser tomadas condutas desde tratamentos mais conservadores como a observação clínica até a toracotomia. Aspectos detalhados da conduta terapêutica podem ser consultados no consenso do *American College of Chest Physicians* e da *British Thoracic Society*.

Tabela 103.1. Fatores a serem avaliados na abordagem terapêutica do pneumotórax espontâneo

Tamanho do pneumotórax
Repercussão clínica
Doenças pulmonares associadas
Número de episódios

Tabela 103.2. Tamanho do pneumotórax

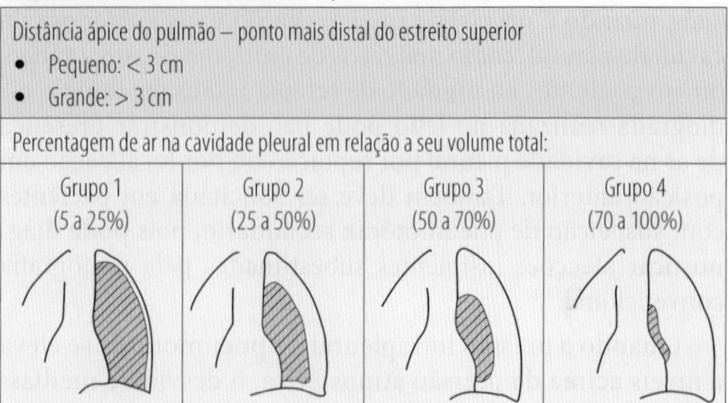

Distância ápice do pulmão – ponto mais distal do estreito superior • Pequeno: < 3 cm • Grande: > 3 cm			
Percentagem de ar na cavidade pleural em relação a seu volume total:			
Grupo 1 (5 a 25%)	Grupo 2 (25 a 50%)	Grupo 3 (50 a 70%)	Grupo 4 (70 a 100%)

Este diagrama somente deve ser considerado em radiografias em inspiração máxima. Em casos clínicos sintomáticos, mas com radiografia de tórax duvidosa, podendo realizá-lo em expiração máxima.

Tratamento clínico

Tamanho do pneumotórax: existe uma discussão na literatura quanto ao tamanho, mas a maioria dos cirurgiões considera até 30% de área de colapso um bom parâmetro indicativo de que o paciente pode ser observado clinicamente. Existem cálculos do percentual de área, mas uma distância entre o ápice do pulmão e o ápice da cavidade pleural menor que 3 cm pode ser considerada um pneumotórax pequeno. Na sala de emergência, nos pacientes estáveis, podem ser fornecidas oxigenoterapia e analgesia para o paciente até que fiquem prontos os exames complementares para uma conduta consistente. Essa avaliação é para pneumotórax espontâneo primário no primeiro episódio. Nesse caso, a chance de um segundo pneumotórax é em torno 30%, e em um segundo episódio chega a 80% a recidiva. Deve-se tratar o segundo episódio de forma mais agressiva, realizando TC para a avaliação de presença de bolhas e pleurodese após drenagem ou mesmo videotoracoscopia com ressecção das *blebs*, bolhas, pleurodese cirúrgica (abrasão pleural/pleurectomia apical).

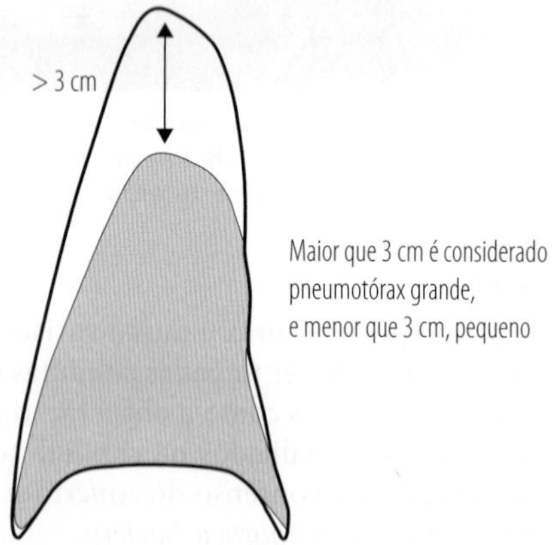

Figura 103.9. Medida do tamanho do pneumotórax: radiografia em inspiração máxima[15].

Toracocentese

Procedimento que pode ser realizado na sala de emergência principalmente na suspeição de pneumotórax hipertensivo, em pacientes cuja radiografia de tórax mostra colapso superior a 30%, mas o paciente se encontra clinicamente bem. Em paciente com primeiro episódio de pneumotórax espontâneo primário, esse procedimento pode diminuir o tamanho dele e facilitar sua posterior absorção, sem necessidade de drenagem. Deve ser realizado no segundo espaço intercostal, lateral ao ângulo de Louis, na linha axilar média. Realiza-se anestesia local, com colocação de Abocath 14 ou mesmo agulha de Cope conectada ao equipo de soro, que deverá estar mergulhado em selo d'água com 5 cm de coluna, estimulando o paciente a tossir para aumentar a pressão intrapleural, propiciando a saída do ar.

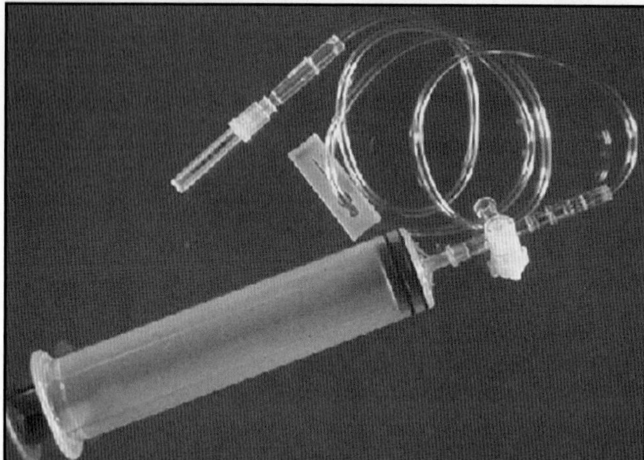

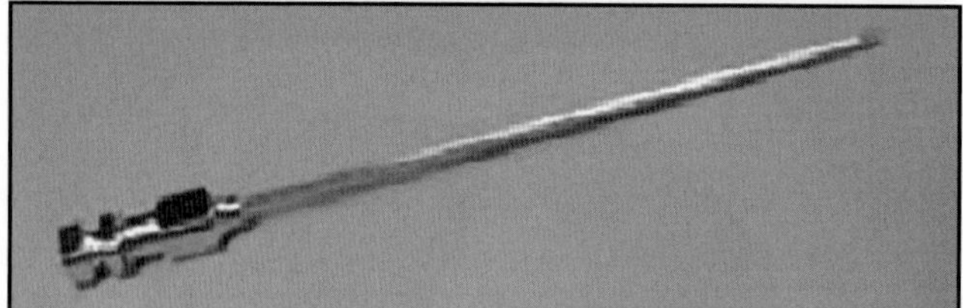

Figura 103.10. Dispositivos para toracocentese.

Drenagem intercostal fechada

Deve ser realizada em pneumotórax espontâneo primário e secundário sintomáticos, com área de colapso superior a 30%. Realiza-se anestesia local, na pele, subcutâneo e intercosto, utilizando-se 20 mL de xilocaína a 1%. Após atingir a cavidade pleural, realiza-se também analgesia intrapleural com instilação de 10 mL de xilocaína a 1%; espera-se em torno de 5 minutos antes da colocação do dreno, pois essa conduta permeia uma boa analgesia pleural, facilitando o combate à dor e a boa expansão do pulmão. Quando não se realiza esse procedimento, a dor de reexpansão é muito intensa, exigindo analgesia sistêmica mais vigorosa. O procedimento é realizado no quinto espaço intercostal, linha axilar média, após localização do pneumotórax. Realiza-se uma incisão de mais ou menos 1,5 cm, dissecção do intercosto no bordo superior da costela, por meio de dissecção romba com tesoura de Metzenbaum curva. Introduz-se o dreno nº 32 Frantz em direção à região posterior tomando-se cuidado para não deixar fenestrações dele no subcutâneo, que pode ser causa de enfisema subcutâneo. Fixa-se com seda agulhada 0, deixando-se um ponto em U em torno do dreno para posterior retirada e fechamento do pertuito. Após a ausência de fuga aérea por período superior a 24 horas, com o pulmão clínica e radiologicamente expandido, se não houver indicação para pleurodese, pode-se retirar o dreno.

A drenagem no segundo espaço intercostal anterior pode ser realizada em pneumotórax de repetição, principalmente em pacientes idosos com suspeita tomográfica de aderências pleuropulmonares nas regiões das bases, com risco de se introduzir o dreno dentro do parênquima pulmonar. O exame físico também é importante nessas avaliações, quando a ausculta pulmonar de base se mostra bilateralmente igual, com predomínio de sinais ao exame como ausência de murmúrio vesicular em região anterior do hemitórax suspeito.

Se a fuga aérea vem diminuindo gradativamente e persistir uma câmera superior em pacientes de risco para uma anestesia geral, pela idade, comorbidades pulmonares e/ou sistêmicas, uma conduta de exceção seria a colocação de um segundo dreno no segundo espaço intercostal anterior, linha clavicular média.

Outra alternativa de drenagem é a colocação da válvula unidirecional de Heimlick, que pode ser inserida em qualquer região do hemitórax, mas de preferência na região de maior facilidade técnica, principalmente para os menos experientes, que é no segundo espaço intercostal anterior, linha clavicular média.

Quando o paciente apresentar um segundo episódio de pneumotórax espontâneo primário, ou mesmo no primeiro episódio, e for piloto de aviação ou mergulhador, deve-se realizar pleurodese química para evitar novas recidivas. Pode-se usar qualquer tipo de irritante pleural, sendo os mais utilizados atualmente o nitrato de prata a 2%, talco sem asbesto, tetraciclina e povidine. Utiliza-se preferencialmente nitrato de prata a 2%, que tem por facilidade ser aplicado intrapleuralmente através do próprio dreno, que fica pinçado por um período de 8 horas, com o paciente mudando de decúbito de hora em hora. Como a pleura parietal é muito inervada e a pleurodese causa muita dor, utiliza-se, 10 a 15 minutos antes da aplicação do nitrato de prata, a instilação intrapleural de 10 mL de xilocaína a 2%. Para que a pleurodese seja realizada, o dreno tem que estar há pelo menos 24 horas sem borbulhar, com o pulmão clínica e radiologicamente expandido. O nitrato de prata causa intenso processo inflamatório pleural que cicatriza com forte aderência e fibrose entre as pleuras, não permitindo a formação de novos episódios de pneumotórax. Em indivíduos jovens, não traz repercussão funcional, somente um volume residual aumentado unilateralmente[16-18].

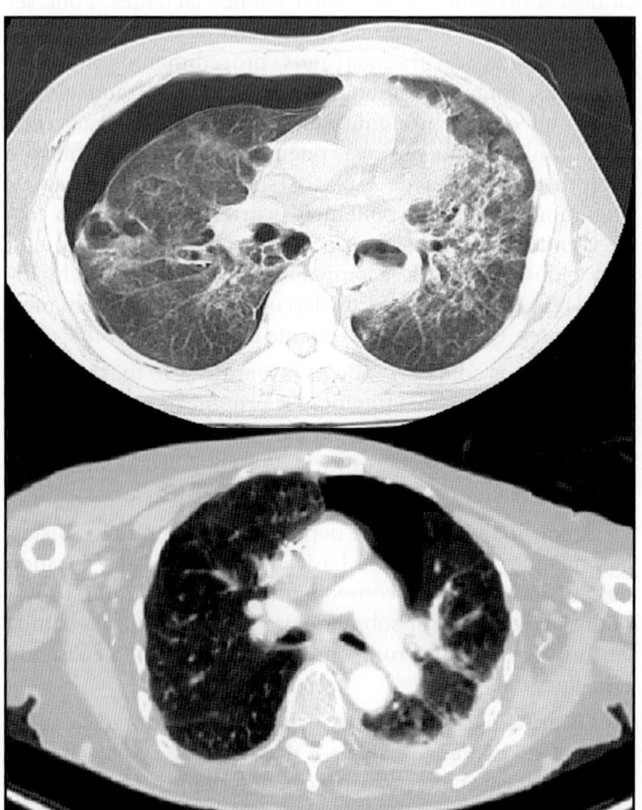

Figura 103.11. Pneumotórax anterior (comum na tomografia).

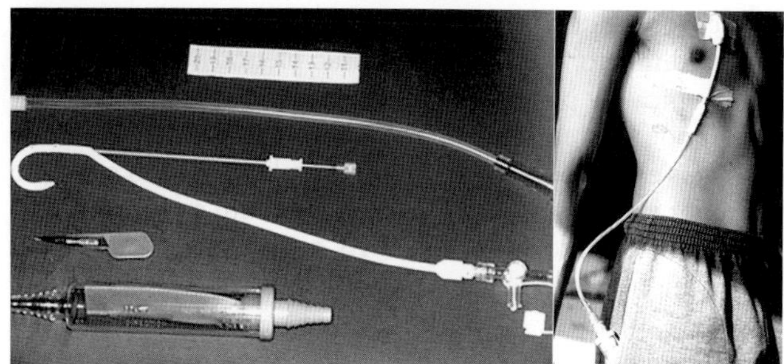

Figura 103.12. Drenagem anterior.

Cirurgia

Após a drenagem torácica, na maioria das vezes a fuga aérea vai diminuindo com a passar dos dias, o pertuito vai cicatrizando e, normalmente com cinco a seis dias, o paciente está apto para que se retire o dreno. Quando a fuga aérea passa de 72 horas sem redução do débito, há manutenção de espaço aéreo persistente com borbulhamento ou presença de hemotórax associado a pneumotórax, que ocorre por provável distensão e ruptura de aderências pleurais após a instalação do pneumotórax, já se pode pensar na indicação cirúrgica. Pode também ocorrer sangramento por ruptura de *blebs* ou bolhas. Inicialmente, pode-se tentar a drenagem intercostal fechada e às vezes, com a expansão do pulmão, o sangramento é controlado. Deve-se ficar muito atento, pois o sangramento advindo da pleura parietal pode ser de grande intensidade e pode evoluir com choque hemorrágico ou mesmo síndrome do coágulo. Nesses casos, a indicação cirúrgica pode ser iniciada por videotoracoscopia, mas na maioria dos casos a toracotomia se impõe. Presença de bolhas visíveis à radiografia convencional ou mesmo por TC pode ser indicativa de cirurgia videotoracoscópica no primeiro episódio. A abordagem cirúrgica também pode ser indicada no primeiro episódio em pacientes de profissão de risco como mergulhadores e aviadores.

O tratamento de escolha nesses casos é a videotoracoscopia (ou simplesmente toracoscopia). Na identificação de uma região suspeita para a gênese do vazamento de ar, como bolhas subpleurais, é feita a ressecção desse segmento pulmonar por meio de grampeadores lineares cortantes. Alguma forma de pleurodese deve ser sempre realizada para complementar o procedimento, por simples abrasão pleural ou por pleurectomia apical. A pleurodese por aspersão de talco (até 5 gramas) pode ser realizada, mas é controversa em virtude dos possíveis efeitos colaterais sistêmicos relatados com o uso do talco por via intrapleural. Os resultados com a videotoracoscopia são bastante animadores. As grandes revisões da literatura apontam insucesso terapêutico somente entre 6,6% e 10% dos casos[19-22].

A toracotomia é uma opção cirúrgica importante. Pode ser convencional, axilar ou posterior com preservação de músculos pelo trígono da ausculta, a nossa preferida, a qual permite a manipulação pulmonar e também procedimentos de pleurodese, incluindo a opção da pleurectomia parietal, o que diminui o índice de insucesso para 3% ou menos (há casuística de recorrência de apenas 0,4%).

Apesar de vários estudos demonstrarem que os índices de complicação da toracotomia e da videotoracoscopia são superponíveis (de 8% a 10%), recomendamos a primeira apenas para situações em que não há disponibilidade para a realização de videocirurgia, para casos de insucesso com o tratamento com ela ou na presença de hemotórax com repercussão clínica.

Embora não aceita de forma consensual, a videotoracoscopia pode ser indicada a partir do quarto dia de fístula aérea persistente. A videotoracoscopia nesses casos pode não ser suficiente e uma toracotomia muitas vezes é realizada para descorticação e total expansão pulmonar[23].

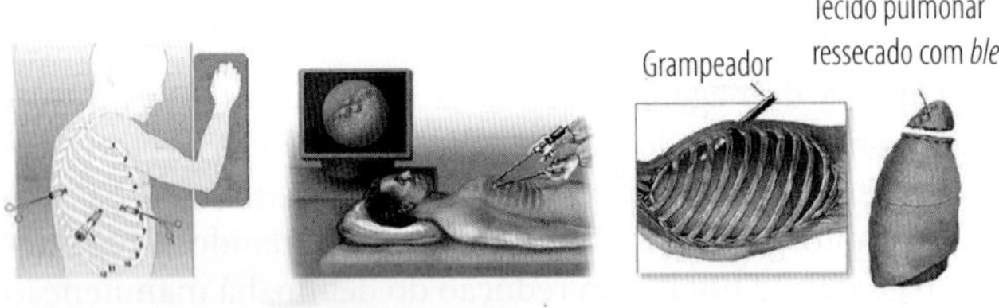

Figura 103.13. Videotoracoscopia.

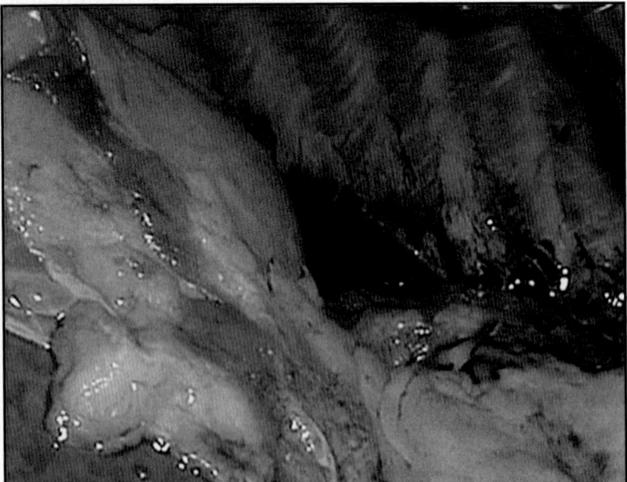

Figura 103.14. Videotoracoscopia. Aspecto cirúrgico. Aspecto videotoracoscópico de pulmão colabado com bolhas e discreto hemotórax.

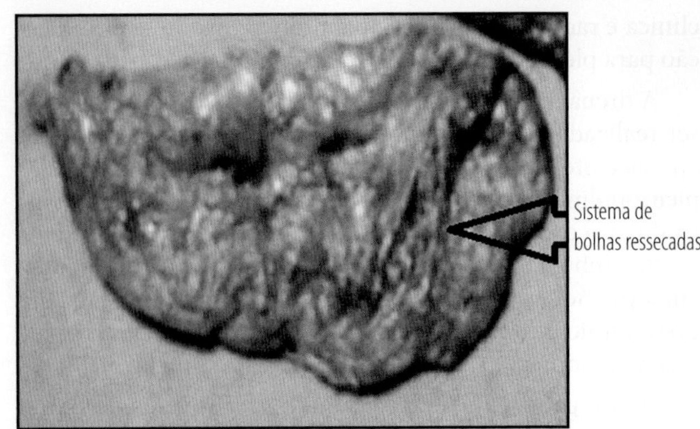

Figura 103.15. Peça cirúrgica ressecada.

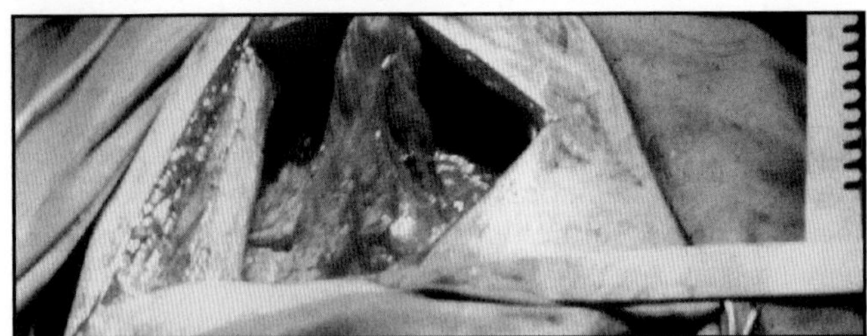

Figura 103.16. Toracotomia posterior com preservação de músculos e presença de bolhas[22].

Pneumomediastino espontâneo

É a presença de ar no mediastino. A incidência é de cerca de 1% no adulto e de 0,5% a 1% nos lactentes. Pode ser único e eventual achado na radiografia de tórax. As principais etiologias são traumatismos, procedimentos invasivos (cervicais, torácicos ou abdominais), fístulas traqueobrônquicas ou esofagobrônquicas, manobra de Valsalva, ventilação com pressão positiva, pneumoperitôneo volumoso e ruptura espontânea de esôfago (síndrome de Boerhaave). Pneumomediastino espontâneo ocorre por acesso de tosse, vômito, esforço físico, uso de drogas inaladas (cocaína), cetoacidose diabética, acompanhados de vômitos e hiperventilação, trabalho de parto, descompressão rápida em mergulhadores, esforço físico e durante uma crise de asma.

É raro nos adultos, sendo os jovens do sexo masculino os mais frequentemente atingidos. A proporção em relação ao sexo masculino/sexo feminino é de 8/1. O número de casos por admissões hospitalares varia de 1 em 800 a 1 em 42.000. Desses, cerca de 1% tem antecedentes de asma.

A cocaína purificada se deposita nos bronquíolos distais nos quais o fluxo aéreo é basicamente terminal, causando mecanismo valvular e consequente hiperinsuflação e ruptura dos alvéolos, e o ar sobre intensa pressão infiltra a bainha peribroncovasculares rompendo-se no mediastino causando essa afecção.

Os principais sintomas associados são dor torácica, dispneia, tosse, disfonia, disfagia e dor cervical. A presença de crepitação à auscultação cardíaca, descrita por Hamman em 1939 e designada de sinal de Hamman, apesar de ser patognomônica, é pouco frequente.

O diagnóstico é estabelecido por exames de imagem, principalmente radiografia de tórax em posteroanterior e perfil e a TC do tórax.

Habitualmente é autolimitada, justificando apenas alívio sintomático. Alguns autores usam antibiótico durante o período de internação[24].

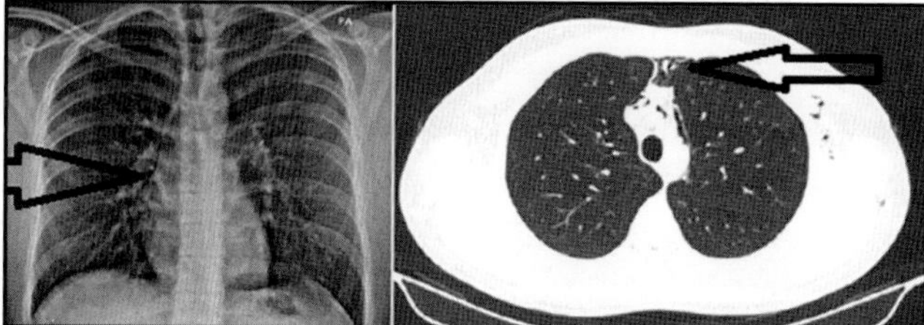

Figura 103.17. Pneumomediastino espontâneo em radiografia e em tomografia computadorizada.

Referências bibliográficas

1. Henry M, Arnold T, Harvey J; Pleural Diseases Group, Standards of Care Committee, British Thoracic Society. BTS guidelines for the management of spontaneous pneumothorax. Thorax. 2003;58 Suppl 2:ii39-52.
2. Baumann MH, Strange C, Heffner JE, Light R, Kirby TJ, Klein J, et al.; AACP Pneumothorax Consensus Group. Management of spontaneous pneumothorax: an American College of Chest Physicians Delphi consensus statement. Chest. 2001;119(2):590-602.
3. Noppen M, Alexander P, Driesen P, Slabbynck H, Verstraeten A. Manual aspiration versus chest tube drainage in first episodes of primary spontaneous pneumothorax: a multicenter, prospective, randomized pilot study. Am J Respir Crit Care Med. 2002;165(9):1240-4.
4. Marsico GA. Pneumotórax. In: Tarantino AB. Doenças pulmonares. Rio de Janeiro: Guarabara Koogan; 2013. p. 839-50.
5. Milanez JR, Vargas FS, Filomeno LT, Fernandez A, Jatene A, Light RW. Intrapleural talc for the prevention of recurrent pneumothorax. Chest. 1994;106(4):1162-5.
6. Montessi J, Pinto LF, Gávio LL, Barral SM, Marsico GA, Reiff CC, et al. Pneumotórax catamenial – revisão da literatura da etiologia, patogênese, terapêutica e relato de um caso. Pulmão RJ. 2001;10:8-13.
7. Chatkin VDS, Fritscher CC, Fiterman J, Reck C. Histiocitose de células de Langerhans: rápida resolução após cessação do tabagismo. J Bras Pneumol. 2005;31(2):173-6.
8. Iyeyasu JN, Vaz ACM, Reis F, Altemani J, Queiroz LS, Carvalho KM. Histiocitose de células de Langerhans diagnosticada em um paciente de idade avançada. Radiol Bras. 2012;45(4):241-3.
9. Medeiros Jr. P, Carvalho CRR. Linfangioleiomiomatose pulmonar. J Bras Pneumol. 2004;30(1).
10. Santos AC, Barbara C, Gomes BMMJM, Amaral-Marques R. Linfangioleiomiomatose pulmonar. Acta Med Port. 1994;7:103-6.
11. Marchiori E, Pereira CIGSP, Moreira LBM, Capone D, Moraes HP. Pneumocistose na síndrome da imunodeficiência adquirida: correlação da tomografia computadorizada de alta resolução com a anatomopatologia. Radiol Bras. 2001;34(6):317-21.
12. Scattolin I, Ricachinevsky C. Complicações em pacientes com fibrose cística. Rev HCPA. 2011;31(2):197-202.
13. Andrade Filho LA, Campos JRM, Haddad R. Pneumotórax. J Bras Pneumol. 2006;32(4).
14. Weisseberg D, Refaely Y. Pneumothorax experience with 1199 patients. Chest. 2000;117:1279-85.
15. Jordan KG, Kwong JS, Flint J, Muller NL. Surgically treated pneumothorax radiologic and pathologic findings. Chest. 1997;111:280-5.
16. Collins CD, Lopez A, Mathie A, Wood V, Jackson JE, Roddie ME. Quantification of pneumothorax size on chest radiographs using interpleural distances: regression analysis based on volume measurements from helical CT. AJR Am J Roentgenol. 1995;165(5):1127-30.
17. Marsico GA. Pneumotórax. In: Chibante A. Doenças da pleura. Rio de Janeiro: Revinter. 1992. p. 278-97.
18. Pinto Filho DR, Leite AG, Perin FD, Barbieri R. Tratamento cirúrgico do pneumotórax espontâneo primário no primeiro episódio. J Pneumol. 2001;27(3):153-7.
19. Wied V, Andersen K, Dchultz A, Rasmussen E, Walt S. Silver nitrate pleurodeses in spontaneous pneumothorax. Scand J Thoracic Cardiovasc Surg. 1981;15:305-7.
20. Körner H, Andersen KS, Stangeland L, Ellingsen I, Engedal H. Surgical treatment of spontaneous pneumothorax by wedge resection without pleurodesis or pleurectomy. Eur J Cardiothorac Surg. 1996;10:656-9.
21. Andrivet P, Djedaini K, Teboul JL, Brochard L, Dreyfuss D. Spontaneous pneumothorax. Comparison of thoracic drainage vs immediate or delayed needle aspiration. Chest. 1995;108(2):335-9.
22. Montessi J, Vieira JP, Almeida ED, Abreu MM, Silva VC, Nicolini EM, et al. Toracotomia posterior com preservação muscular: estudo de 375 casos operados. JCT. 2012;1(1):9-15.
23. Inderbitzi RG, Leiser A, Furrer M, Althaus U. Three years' experience in video-assisted thoracic surgery (VATS) for spontaneous pneumothorax. J Thorac Cardiovasc Surg. 1994;107(6):1410-5.
24. Perseguim AB, Pereira DAR, Fiori LB, Said MM, Peres MVR, Aquino JLB. Pneumomediastino espontâneo (síndrome de Hamman): relato de dois casos. Rev Med (São Paulo). 2016;95(3):138-41.

104

TROMBOEMBOLIA PULMONAR

Renato Maciel

Introdução

A tromboembolia pulmonar (TEP) é uma entidade frequente e de alta morbimortalidade. Em conjunto com a trombose venosa profunda (TVP), compõe o que chamamos de tromboembolia venosa (TEP ± TVP = TEV).

A TEP é geralmente causada pela migração de trombos da circulação venosa – TVP. Embora os êmbolos possam se originar das cavidades cardíacas, de veias de membros superiores e de outras veias pélvicas, na grande maioria dos casos eles provêm da TVP de membros inferiores.

A TEV (TEP e/ou TVP) é causa frequente de ida aos pronto atendimentos, muitas vezes não diagnosticada devido a inespecificidade do quadro clínico, sintomas e sinais da doença e tem como principais sequelas a síndrome pós-flebítica e a hipertensão pulmonar tromboembólica crônica.

A TEP é a terceira causa mais comum de doença cardiovascular aguda após infarto agudo do miocárdio (IAM) e acidente vascular cerebral (AVC), com incidência de cerca de 100 casos por paciente por ano[1].

A carga embólica e o estado cardiopulmonar prévio do paciente determinam o prognóstico da TEP, e a presença de instabilidade hemodinâmica (hipotensão ou choque) decorrente da sobrecarga aguda do ventrículo direito (VD) aumenta significativamente o risco de morte que ocorre geralmente nas primeiras horas de apresentação[2]. Estudo acompanhando 15.520 pacientes com TVP e/ou TEP observou mortalidade total em 90 dias de 8,7%, sendo seis vezes mais frequente nos casos de TEP que de TVP[3].

Quadro clínico

O quadro clínico é inespecífico e se caracteriza pela tríade dispneia, taquipneia e dor torácica.

No estudo PIOPED[4], os achados mais comuns foram: dispneia (73%), taquipneia (70%), dor torácica (66%), tosse (37%), taquicardia (30%) e hemoptoicos (13%).

Em um artigo mais recente, Lobo *et al.*[5] avaliaram 1.325 pacientes com TEP comprovada e sem instabilidade hemodinâmica, e os achados mais frequentes foram: dispneia (78%), dor torácica (96%) e hemoptise (12%).

Em cerca de 10% dos casos, a apresentação pode ser de colapso circulatório por *cor pulmonale* agudo, podendo ocorrer o óbito precocemente por TEP maciço[6]. A associação de achados clínicos sugestivos (dispneia, taquipneia e dor torácica) associados aos fatores de risco (Tabela 104.1) deve sempre levar à suspeita de TEP.

Entretanto, o diagnóstico com base na apresentação clínica e exames não específicos – radiografia de tórax, eletrocardiograma (ECG) e gasometria arterial – apresenta baixa acurácia tanto na confirmação quanto na exclusão de TEP[8]. Na avaliação empírica de probabilidade de TEP, o método exato que cada clínico utiliza não pode ser medido nem padronizado e não é reprodutível. A partir disso, foram criadas regras preditivas para o diagnóstico clínico de TEP, sendo atualmente mais utilizados o escore de Wells (Tabela 104.2).

Tabela 104.1. Fatores de risco para TEV

Risco alto	Risco moderado	Risco baixo
Prótese ou fratura de quadril ou joelho Cirurgia maior Politraumatismo Traumatismo da medula espinal	Imobilização/paralisia de membros inferiores Imobilidade no leito > 3 dias Internação em unidade de terapia intensiva Insuficiência cardíaca congestiva Doença respiratória grave Trombofilia Câncer/quimioterapia Puerpério Artroscopia do joelho Cateteres ou dispositivos venosos centrais TEP ou TVP prévia Terapia de reposição hormonal Anticoncepcional oral	Idade > 55 anos Cirurgia laparoscópica Viagens aéreas > 6h Obesidade mórbida Tromboflebite superficial Gravidez

Adaptada de: Terra-Filho e Menna-Barreto[7].

Tabela 104.2. Escore de Wells[9]

Achados clínicos	Pontuação
História prévia de TEP/TVP	1,5
Frequência cardíaca > 100 bpm	1,5
Escarro sanguíneo	1,0
Câncer em tratamento – últimos 6 meses	1,0
Sinais clínicos de TVP	3,0
Sem outro diagnóstico alternativo + provável	3,0

De acordo com a pontuação do escore, considera-se TEP provável quatro pontos ou mais e improvável quatro pontos ou menos.

A avaliação pré-teste com estratificação em grupos de risco baixo e alto é essencial para o manuseio de pacientes com suspeita clínica de TEP. A vantagem do uso de regras preditivas em relação à estimativa clínica empírica é a reprodutibilidade e a menor variabilidade interobservador.

Diagnóstico

Exames complementares para diagnóstico ou exclusão de TEP

Radiografia do tórax

A radiografia do tórax pode estar alterada em: 84% dos casos. Os principais achados são atelectasias laminares, consolidações e derrame pleural[10].

ECG

A alteração característica consiste em onda S na derivação D1, onda Q em D3 e onda T invertida em D3. Porém, esse padrão $S_1Q_3T_3$ é encontrado em menos de 10% dos casos de TEP.

Gasometria arterial

Os estudos têm demonstrado que a dosagem dos gases arteriais são de uso limitado no diagnóstico ou exclusão de TEP.

Dímero D

O dímero D é um produto específico da degradação da fibrina que é formado pela ação da plasmina sobre a rede de fibrina.

Os níveis de dímero D estão elevados em condições em que ocorre lise de coágulos como TEP, TVP, IAM, AVC, parto, cirurgia recente e outras.

A sensibilidade é alta, mas a especificidade para diagnóstico de TEP é baixa. A alta sensibilidade do dímero D o torna um instrumento importante para exclusão de TEP devido ao seu alto valor preditivo negativo (VPN).

Quando se utilizam métodos mais sensíveis para dosagem do dímero D, como os derivados do ELISA[11], o VPN é de 99%.

Em pacientes com alta probabilidade clínica de TEP (escore de Wells maior ou igual a 4 pontos), o VPN do dímero D é mais baixo e não deve ser utilizado[11]. Recentemente tem se sugerido correção dos valores de corte do dímero D variando de acordo com a idade[12].

A dosagem do dímero D reduz significativamente o uso de métodos de imagem em pacientes com escore de Wells menor que 4 (Figura 104.1).

Ultrassonografia compressiva de membros inferiores

Na maioria dos casos de TEP, os coágulos se originam nos membros inferiores. Devido a facilidade e comodidade do exame de ultrassonografia (US) de membros inferiores, ele é ainda bastante utilizado na prática clínica embora em estudos de pacientes com TEP e sem sinais clínicos de TVP o seu rendimento seja baixo e apenas cerca de 20% têm o diagnóstico confirmado.

Ecocardiograma (transtorácico ou transesofágico)

A elevação abrupta da pressão na artéria pulmonar consequente a obstrução vascular e liberação de mediadores provoca aumento da pós-carga ventricular direita, com consequente dilatação e hipocinesia do VD, desvio do septo interventricular e regurgitação tricúspide. Tais achados podem ser evidenciados pelo ecocardiograma (ECO), assim como pela presença trombos nas cavidades cardíacas direitas ou nas artérias pulmonares centrais.

O exame ainda auxilia no diagnóstico diferencial de dor torácica devida a infarto agudo do miocárdio ou pericardite.

Em pacientes com suspeita de TEP e instabilidade hemodinâmica, a ausência de sinais de disfunção do VD ao ECO praticamente exclui o diagnóstico de embolia pulmonar e essa conduta é muito útil nas emergências (Figura 104.2). Naqueles com estabilidade hemodinâmica, a ausência de disfunção do VD tem implicações na avaliação da gravidade e prognóstico[13].

Cintilografia pulmonar de ventilação e perfusão

O método analisa a perfusão pulmonar por meio da administração intravenosa (IV) de macroagregado de albumina marcada pelo tecnécio^{99} e a ventilação pela inalação de aerossóis marcados com xenônio^{133} ou tecnécio^{99}.

A interpretação dos exames sugestivos de TEP se baseia em defeitos na perfusão não coincidentes com defeitos na ventilação.

Esse método foi intensivamente avaliado pelo estudo PIOPED[14], que demonstrou que, quando se combinam alta probabilidade clínica e cintilografia positiva, há 96% de acerto no diagnóstico de TEP e que baixa probabilidade clínica e cintilografia normal podem excluir TEP. Entretanto, a combinação de quadro clínico e cintilografia V/P permitiu um diagnóstico não invasivo ou a exclusão diagnóstica de TEP em apenas 27% dos pacientes, ficando evidenciada uma baixa acurácia do método.

Angiotomografia de tórax

A tomografia computadorizada (TC) contrastada usada no diagnóstico de TEP se apresenta como defeitos de enchimento no interior das artérias pulmonares.

Os avanços na tecnologia da TC com a introdução de aparelhos com multidetectores (*multislice*), aquisição de imagem mais rápida e técnicas para reduzir os artefatos fizeram a angiotomografia (ATC) de tórax muito mais precisa, com consequente avanço em sua utilização, sendo atualmente o principal exame de imagem a ser solicitado[15].

A angio-TC também auxilia no diagnóstico diferencial de dispneia ou dor torácica com pneumonia, derrame pleural, tumor, pneumomediastino etc.

Como a angio-TC requer contraste iodado, é contraindicada em pacientes com alergia ao iodo ou insuficiência renal grave. e nesses casos deve ser substituída pela angiorressonância magnética.

Arteriografia pulmonar

Foi o método considerado padrão-ouro até o surgimento da angio-TC *multislice*. A arteriografia pulmonar tem custo elevado, é uma técnica invasiva e demorada e apresenta algumas complicações. Há aumento do risco de complicações hemorrágicas em pacientes candidatos a tratamento trombolítico. Estão descritas importantes discordâncias interobservadores de resultados.

Hoje é um exame em franco desuso devido ao avanço e a disponibilidade da angio-TC (ATC).

Manejo diagnóstico da TEP (Figura 104.1)

Pacientes hemodinamicamente estáveis

Estimar probabilidade clínica pré-teste *Escore* de *Wells* para TEP

Probabilidade alta ≠ DD

Escore Wells ≤ 4

Escore Wells > 4

Dímeros-D

Considerar

Heparinização plena (exceto contraindicações)

Normal

Elevado

Angio-TC multidetector

TEP excluída

Wells ≥ 4 ou < 4 com DD+

Angio-TC multidetector

Negativo

Positivo

Escore Wells ≥ 4

Escore Wells < 4

TEP confirmada

Ecografia venosa de membros inferiores (+ ecografia venosa de membros superiores se cateter central)

TEP excluída

Negativo

Positivo

Arteriografia pulmonar convencional

TEP confirmada

Negativo

Positivo

Cintilografia VQ?

TEP excluída

TEP confirmada

Figura 104.1. Roteiro diagnóstico da TEP. Adaptada de: Terra-Filho e Menna-Barreto[7].

Nos casos de TEP com hipotensão ou choque, a estratégia diagnóstica deve ser rápida (Figura 104.2).

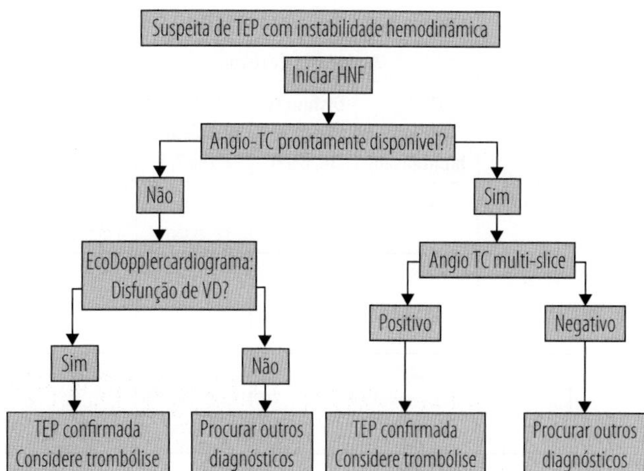

Figura 104.2. Conduta diagnóstica na TEP grave.

TEP – estratificação de risco

A sobrecarga aguda do VD determinada pela extensão da obstrução vascular pulmonar e o estado cardiovascular prévio do paciente determina o prognóstico da TEP. A mortalidade da TEP se deve principalmente ao *cor pulmonale* agudo.

De acordo com a repercussão hemodinâmica do episódio embólico no VD, os pacientes são classificados em relação ao risco de mortalidade: alto, intermediário e baixo.

Regras preditivas como o escore PESI (*Pulmonary Embolism Severity Index*) ou PESIs (simplificado) podem identificar pacientes com risco de mortalidade maior ou menor e isso naturalmente traz implicações terapêuticas. Pontuação maior ou igual a 1 no escore simplificado, conforme Tabela 104.3, significa mortalidade acima de 10%[16].

Tabela 104.3. Escore PESIs (simplificado)

Parâmetro	Pontos
Idade > 80 anos	1
Presença de neoplasia	1
ICC ou doença pulmonar crônica	1
Frequência cardíaca > 110 bpm	1
Frequência respiratória > 30 irpm	1
SaO_2 < 90%	1

Na avaliação de comprometimento do VD, podem ser usados os achados ao ECO (dilatação, hipocinesia, desvio do septo interventricular IV e regurgitação tricúspide)[13], medidas da relação do diâmetro VD/VE (ventrículo esquerdo) obtido na angio-TC (relação maior que 0,90 aumenta significativamente a mortalidade)[17]. Pode-se também lançar mão de biomarcadores de sofrimento ou injúria miocárdica: peptídeo natriurético tipo B (BNP), N-terminal pró-peptídeo natriurético tipo-B (NT-pró-BNP) ou troponinas[18].

De acordo com a estratificação do risco de mortalidade, sugerimos seguir as decisões de tratamento propostas pela diretriz das Sociedades Europeias de Cardiologia e Pneumologia[19], conforme Tabela 104.4.

Tabela 104.4. Estratificação de risco e decisão terapêutica

Risco		Marcadores de risco			Terapêutica
		Clínico (choque/ hipotensão)	Disfunção VD (Eco, TC, BNP)	Injúria miocárdica cTrop T, 1	
Elevado > 15%		+++	Não necessário	Não necessário	Trombólise ou embolectomia
Não elevado	Intermediário 3 a 15%	–	+ + –	+ – +	Hospitalização
	Baixo < 1%	–	–	–	Alta precoce ou tratamento domiciliar

Tratamento da TEP

Pacientes com embolia pulmonar devem ser precocemente anticoagulados para evitar casos fatais e reembolizações.

Durante o período de exames confirmatórios, sugere-se iniciar o tratamento anticoagulante antes mesmo da confirmação diagnóstica de TEP.

O tratamento-padrão da TEP em pacientes com estratificação de risco baixo ou intermediário e consequentemente com estabilidade hemodinâmica deve ser feito com heparina não fracionada (HNF) ou heparina de baixo peso molecular (HBPM) e simultaneamente um anticoagulante oral (ACO) antagonista de vitamina K (AVK), mais comumente a varfarina.

Como a ação terapêutica da varfarina demora mais de 72 horas para acontecer, necessita-se de um tempo de uso concomitante de heparina e varfarina de no mínimo cinco dias, até que a razão normalizada internacional (RNI) esteja dentro dos valores previstos – entre 2,0 e 3,0, por um período de 48 horas. Por isso, os AVKs devem ser iniciados no primeiro dia do tratamento. Geralmente a heparinização dura cerca de cinco a sete dias, embora em algumas ocasiões a ação do ACO possa demorar para ser obtida.

Heparina

As heparinas exercem sua ação anticoagulante por meio da ativação da antitrombina III e acelera a sua atividade em 1.000 vezes para inibição dos fatores de coagulação IIa e Xa.

A HNF é composta por cadeias de polissacárides em média correspondendo a 45 sacárides, com peso molecular variando de 3.000 a 30.000 dáltons.

As HBPMs são fragmentos de HNF obtidos por despolimerização química ou enzimática, com peso molecular variando de 1.000 a 10.000 dáltons e com média de 15 a 18 sacárides.

O tratamento com HNF deve se iniciar com *bolus* de 80 u/kg endovenoso, seguido de infusão contínua de HNF 18 UI/kg/hora, ajustando-se a dose segundo resultado do TTPa (tempo de tromboplastina parcial ativada) colhido a cada 6 horas:

- TTPa menor que 1,2 – *bolus* de 80 UI/kg IV + aumento da infusão em 4 UI/kg/h;
- TTPa entre 1,2 e 1,5 – *bolus* de 40 UI/kg IV + aumento da infusão em 2 UI/kg/h;
- TTPa entre 1,5 e 2,3 – manter a infusão sem alterações;
- TTPa entre 2,4 e 3,0 – redução da infusão contínua em 2 UI/kg/h;
- TTPa acima de 3,0 – interrupção da infusão contínua por 1 hora seguida de redução da infusão de 3 UI/kg/h.

Um grande número de estudos tem evidenciado que a HBPM é tão segura e eficaz quanto a HNF no tratamento da TEV, com algumas vantagens de uso em relação à HNF: administração subcutânea, não necessidade de monitorização laboratorial, menor incidência de trombocitopenia e facilidade de administração domiciliar.

Posologia das HBPMs no tratamento da TEP:

- Enoxaparina – 1 mg/kg/dia subcutânea (SC) de 12 em 12 horas ou 2 mg/kg/dia de 24 em 24 horas;
- Dalteparina – 100 U/kg/dia SC de 12 em 12 horas ou 200 mg/kg/dia de 24 em 24 horas;
- As HBPMs são de eliminação renal e devem ser evitadas em pacientes portadores de insuficiência renal com depuração de creatinina menor que 30 mL/min, dando-se preferência nesses casos para a HNF.

Antagonistas da vitamina K (AVKs)

O ACO mais utilizado no tratamento da TEP é a varfarina, que age inibindo a síntese dos fatores da coagulação dependentes da vitamina K (fatores II, VII, IX e X). Seu uso deve ser iniciado no primeiro dia do tratamento, reduzindo-se, assim, o tempo de administração simultânea com heparina e possibilitando alta hospitalar mais precoce. A dose da varfarina é ajustada pelo tempo de protrombina, cujo resultado é normatizado sob a forma de RNI, que deve ser mantida entre 2,0 e 3,0.

Trombolíticos

Pacientes com TEP e instabilidade hemodinâmica (pressão arterial sistólica inferior a 90 mmHg) têm elevado risco de mortalidade durante as primeiras horas. Reperfusão primária com o uso de trombolíticos sistêmicos é o tratamento de escolha, desde que esses pacientes não apresentem risco alto de sangramento. A infusão deve ser feita por veia periférica.

Recomenda-se o uso de trombolíticos de acordo com a Tabela 104.5.

Tabela 104.5. Posologia dos trombolíticos.

Agente trombolítico	Dosagem
Estreptoquinase	• 1.500.000 UI iv em 2 h
	• 250.000 UI em 30 min., seguido por 100.000 UI/h por 12-24 h
	• 100 mg iv em 2 h
Alteplase (rtPA)	• 0,6 mg/kg (máximo, 50 mg) iv em 15 min

Tratamento cirúrgico

Nos casos de TEP de alto risco (choque ou hipotensão) e indicação de reperfusão primária, mas com contraindicação ou falha da trombólise sistêmica, a embolectomia cirúrgica está indicada, desde que realizada em centros com experiência e infraestrutura para tal.

Outra opção seria a fragmentação ou sucção do trombo por meio da introdução percutânea de um cateter para a realização do procedimento. Nesses casos, deverá haver uma equipe multiprofissional envolvendo um cirurgião torácico e um cardiologista intervencionista[20] (Figura 104.3).

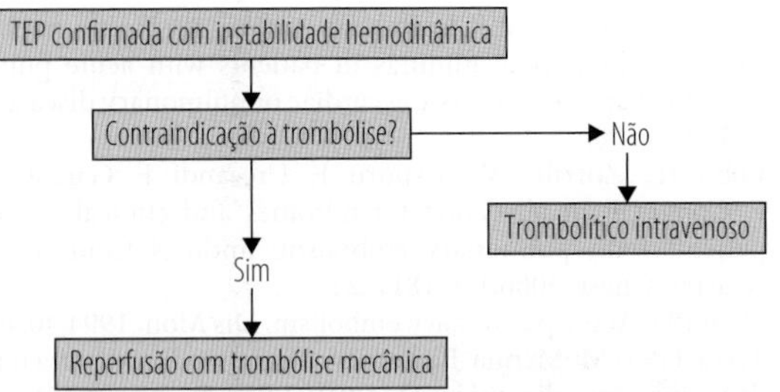

Figura 104.3. Conduta terapêutica na TEP grave.

Filtro de veia cava

A colocação de filtros no segmento infrarrenal da veia cava inferior só deve ser considerada nos casos de TEV e absoluta contraindicação aos anticoagulantes ou em quadros de recorrência de TEP apesar de anticoagulação adequada.

Duração do tratamento

A duração ideal do tratamento da TEV (profilaxia secundária) é desconhecida.

Prolongar a anticoagulação oral reduz as recorrências, mas aumenta o risco de sangramento.

A diretriz da Sociedade Brasileira de Pneumologia e Tisiologia (SBPT)[7] recomenda (Tabela 104.6).

Tabela 104.6. Duração do tratamento.

Recomendações para a duração da tromboprofilaxia secundária[a]	
Contexto	**Tempo de anticoagulação recomendado**
Primeiro episódio de TEV associado a fatores de risco transitórios	3 meses
Primeiro episódio de TEV não provocada	Pelo menos 3 meses
	Se há baixo risco de sangramento, considerar anticoagulação de longa duração
Segundo episódio de TEV não provocada	A longo prazo
TEV associada a câncer	A longo prazo ou enquanto câncer ativo
TEV associada a trombofilias de alto risco[b]	A longo prazo
TEV associada à heterozigose para fator V Leiden, heterozigose para mutação do gene da protrombina ou hiper-homocisteinemia	Conforme contextos anteriores (essas trombofilias isoladamente não modificam a conduta)

[a]Considerar o equilíbrio entre o risco de recorrência de TEV e a chance de sangramento. [b]Trombofilias de alto risco: homozigose para fator V Leiden, mutação do gene da protrombina, deficiência de proteína C, de proteína S ou de antitrombina e síndrome antifosfolipídeo.

Algoritmo de tratamento da TEP (Figura 104.5)

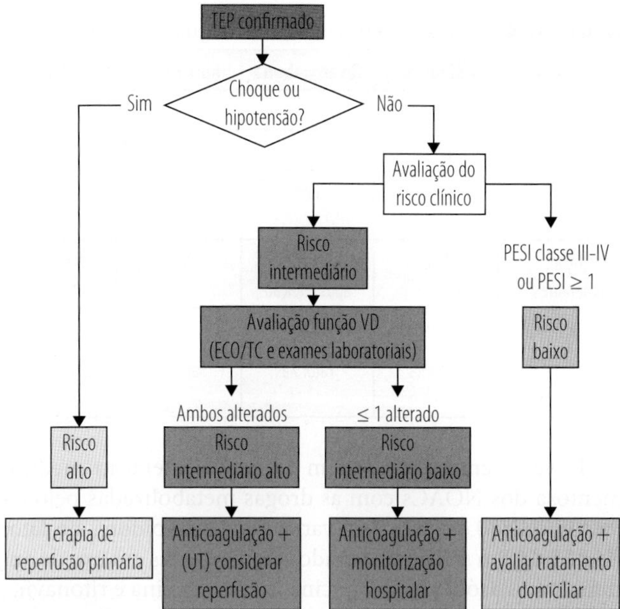

Figura 104.4. Algoritmo de tratamento da TEP.

Novos anticoagulantes orais

Os AVKs foram os únicos anticoagulantes orais disponíveis para tratamento da TEV há mais de 50 anos.

As conhecidas limitações dessa classe de medicamentos impulsionaram as pesquisas em direção ao desenvolvimento de novos anticoagulantes orais (NOACs) igualmente eficazes e que pudessem apresentar características mais próximas do anticoagulante ideal: início de ação rápida e previsível, larga janela terapêutica, sem necessidade de monitorização e ajuste de dose, mínima interação medicamentosa e com alimentos, antídoto disponível em caso de sangramento e uso permitido em pacientes com insuficiência renal e hepática e idosos.

Entre os NOACs, há dois sítios de ação: os inibidores do fator Xa (rivaroxabana e apixabana) e os inibidores diretos da trombina – fator IIa –dabigatrana (Figura 104.5).

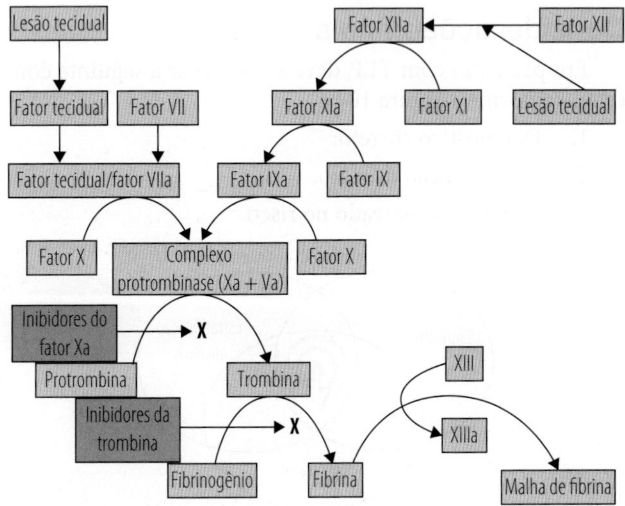

Figura 104.5. Sítios de ação dos NOACs.

Na Tabela 104.7, estão algumas diferenças entre os NOACs e a varfarina.

Tabela 104.7. Características dos anticoagulantes orais

Droga	Dabigatrana	Rivaroxabana	Apixabana	Varfarina
T max	2h	2h	3-4h	5 dias
Meia-vida (h)	12-17	5-9	8-15	36-48
Eliminação renal	80%	33%	25%	0
Restrições alimentares	Não	Administrar após refeição	Não	Verduras
Monitorização	Não	Não	Não	Sim – RNI
Alvo	Fator IIa	Fator Xa	Fator Xa	Fatores II, VII, IX e X

Deve-se enfatizar também a menor interação medicamentosa dos NOACs com as drogas metabolizadas pelo citocromo P450 em relação à varfarina. Os inibidores do fator Xa não devem ser administrados em pacientes em uso de antimicóticos azólicos, rifampicina, claritromicina e ritonavir.

Os estudos do uso dos NOACs no tratamento da TEV demonstram eficácia semelhante à da varfarina, porém com risco reduzido de sangramento maior e principalmente intracraniano. A Tabela 104.8 mostra a posologia dos ACOs.

Tabela 104.8. Uso dos anticoagulantes orais

Droga	Apresentação	Dose	Via	Frequência
Varfarina	Comprimido 5 mg	5 mg, adequar dose de acordo com RNI (2 a 3)	Oral	1x/dia
Rivaroxabana	Comprimido 15 mg Comprimido 20 mg	15 mg por 3 semanas seguido 20 mg 1x/dia	Oral	24/24 horas
Apixabana	Comprimido 5 mg	10 mg de 12/12h – 7 dias, seguidos de 5 mg de 12/12h	Oral	12/12 horas
Dabigatrana	Comprimido 150 mg	1 comprimido	Oral	12/12 horas

Considerações finais

Em pacientes com TEP, deve-se observar a seguinte conduta, conforme a Figura 104.6.

1. Diagnóstico correto;
2. Estratificação de risco;
3. Tratamento baseado no risco.

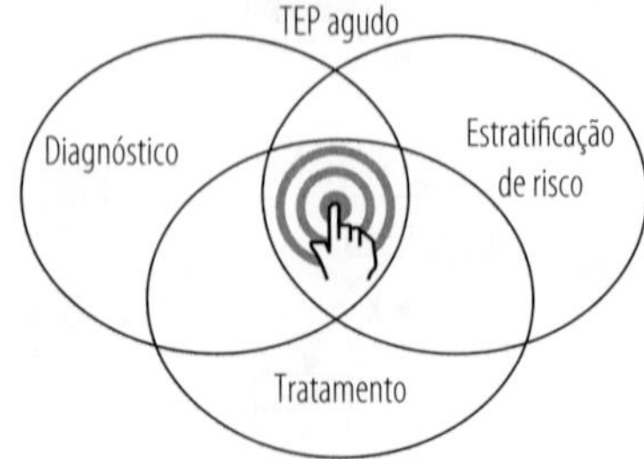

Figura 104.6. Manejo do TEP agudo.

Referências bibliográficas

1. Anderson FA Jr, Wheeler HB, Goldberg RJ, Hosmer DW, Patwardhan NA, Jovanovic B, et al. A population-based perspective of the hospital incidence and case-fatality rates of deep vein thrombosis and pulmonary embolism. The Worcester DVT Study. Arch Intern Med. 1991;151(5):933-8.
2. Wood KE. Major pulmonary embolism: Review of a pathophysiologic approach to the golden hour of hemodynamically significant pulmonary embolism. Chest. 2002;121:877-905.
3. Laporte S, Mismetti P, Décousus H, Uresandi F, Otero R, Lobo JL, et al. Clinical predictors for fatal pulmonary embolism in 15 520 patients with venous thromboembolism findings from the Registro Informatizado de la Enfermedad TromboEmbolica venosa (RIETE) Registry. Circulation. 2008;117:1711-6.
4. Stein PD, Terrin ML, Hales CA, Palevsky HI, Saltzman HA, Thompson BT, et al. Clinical, laboratory, roentgenographic, and electrocardiographic findings in patients with acute pulmonary embolism and no preexisting cardiac or pulmonary disease. Chest. 1991;100:598.
5. Lobo JL, Zorrilla V, Aizpuru F, Uresandi F, Garcia-Bragado F, Conget F, et al. Clinical syndromes and clinical outcome in patients with pulmonary embolism: findings from the RIETE registry. Chest. 2006;130:1817-22.
6. Stein PD. Acute pulmonary embolism. Dis Mon. 1994;40:467-523.
7. Terra-Filho M, Menna-Barreto SS. Recomendações para o manejo da tromboembolia pulmonar, 2010. J Bras Pneumol. 2010;36(Supl 1):S1-S68.
8. Kelly L, Hunt BJ. The utility of pretest probability in patient with clinically suspected thromboembolism. J Thromb Haemost. 2003;1:1888-96.
9. Wells PS, Ginsberg JS, Anderson DR, Kearon C, Gent M, Turpie AG, et al. Use of a clinical model for safe management of patients with suspected pulmonary embolism. Ann Intern Med. 1998;129(12):997-1005.
10. Gotway MB, Edinburgh KJ, Feldstein VA, Lehman J, Reddy GP, Webb WR. Imaging evaluation of suspected pulmonary embolism. Curr Probl Diagn Radiol. 1999;28:129-84.
11. Goldhaber SZ. Pulmonary embolism. Lancet. 2004;363:1295-305.
12. Schouten HJ, Geersing GJ, Koek HL, Zuithoff NP, Janssen KJ, Douma RA, et al. Diagnostic accuracy of conventional or age adjusted D-dimer cut-off values in older patients with suspected venous thromboembolism: systematic review and meta-analysis. BMJ. 2013;346:2492.
13. Konstantinides S. Pulmonary embolism: impact of right ventricular dysfunction. Curr Opin Cardiol. 2005;20:496-501.
14. PIOPED Investigators. Value of the ventilation/perfusion scan in acute pulmonary embolism. Results of the prospective investigation of pulmonary embolism diagnosis (PIOPED). JAMA. 1990;263(20):2753-9.
15. Perrier A, Roy PM, Sanchez O, Le Gal G, Meyer G, Gourdier AL, et al. Multidetector-row computed tomography in suspected pulmonary embolism. N Engl J Med. 2005;352 1760-8.
16. Jiménez D, Aujesky D, Moores L, Gómez V, Lobo JL, Uresandi F, et al. Simplification of the Pulmonary Embolism Severity Index for prognostication in patients with acute symptomatic pulmonary embolism. Arch Intern Med. 2010;170:1383-9.
17. Meinel FG, Nance JW Jr., Schoepf UJ, Hoffmann VS, Thierfelder KM, Costello P, et al. Predictive value of computed tomography in acute pulmonary embolism: systematic review and meta-analysis. Am J Med. 2015;128(7):747-59.
18. Bajaj A, Rathor P, Sehgal V, Kabak B, Shetty A, Al Masalmeh O, et al. Prognostic value of biomarkers in acute non-massive pulmonary embolism: a systematic review and meta-analysis. Lung. 2015;193(5):639-51.
19. Torbicki A, Perrier A, Konstantinides S, Agnelli G, Galiè N, Pruszczyk P, et al.; ESC Committee for Practice Guidelines (CPG). Guidelines on the diagnosis and management of acute pulmonary embolism: the Task Force for the Diagnosis and Management of Acute Pulmonary Embolism of the European Society of Cardiology (ESC). Eur Heart J. 2008;29(18):2276-315.
20. Konstantinides SV, Torbicki A, Agnelli G, Danchin N, Fitzmaurice D, Galiè N, et al. 2014 ESC guidelines on the diagnosis and management of acute pulmonary embolism. Eur Heart J. 2014;35:3033-69.

105

HEMOPTISE

Mauro Zamboni

Introdução

A hemoptise é definida como a expectoração de sangue, proveniente das vias aéreas inferiores – parênquima pulmonar ou árvore traqueobrônquica. É uma condição séria e potencialmente letal devido a severidade e curso imprevisíveis e necessita de investigação imediata.

No nosso meio, as principais causas de hemoptise nos adultos são: tuberculose (em atividade ou suas sequelas), bronquiectasias e câncer de pulmão. A frequência relativa de cada uma das diferentes causas varia nas diversas séries especialmente em função da área geográfica[1-4]. Nas crianças, as bronquiectasias, especialmente aquelas associadas à fibrose cística e às cardiopatias congênitas, são responsáveis pela maioria dos casos[5,6]. Em algumas publicações, a tuberculose pulmonar aparece como causa significativa da hemoptise nos pacientes menores de 18 anos[7,8].

Considerações gerais

Em 90% dos casos de hemoptise o sangue tem origem das artérias brônquicas e somente em 5% dos casos, das artérias pulmonares[9].

Os pacientes com hemoptise se encontram inicialmente extremamente ansiosos, embora não apresentem, na grande maioria das vezes, alterações hemodinâmicas[10].

A quantificação da perda sanguínea é um desafio; o volume de sangue expectorado tende a ser superestimado pelo paciente e a quantidade de sangue que realmente inunda os pulmões pode ser subestimada ou imensurável.

Na literatura, a definição de hemoptise maciça varia de 200 mL/24h a 1.000 mL/24h[11-13], mas a maioria dos autores adotou o volume de 600 mL/24h, empiricamente, na conceituação de hemoptise maciça[14]. As hemoptises maciças somente ocorrem em 1,5% a 15% dos casos[11,15]. Entretanto, a hipoxemia severa pode ocorrer com a presença de apenas 400 mL de sangue no espaço alveolar[16].

As causas mais comuns de hemoptise maciça estão descritas na Tabela 105.1.

Tabela 105.1 Causas mais comuns de hemoptise maciça

Causas
Neoplasias
Câncer de pulmão
Carcinoma neuroendócrino do pulmão
Metástases pulmonares
Lesões cavitárias
Tuberculose
Infecções fúngicas
Abscesso pulmonar
Cisto hidático
Lesões reticulares ou intersticiais
Síndrome de Goodpasture
Granulomatose de Wegener
Bronquiectasias
Linfangioleiomiomatose
Infecções
Doença de Behçet
Lúpus eritematoso sistêmico
Bronquite crônica
Vasculares
Estenose mitral
Embolia ou infarto pulmonar
Ruptura de aneurisma torácico
Malformação arteriovenosa
Ruptura iatrogênica da artéria pulmonar
Trauma
Coagulopatias
Doença de von Willebrand
Hemofilia
Trombocitopenia

Fonte: Jean-Baptiste[17].

Diagnóstico diferencial

O diagnóstico diferencial da hemoptise é extenso (Tabela 105.2) e a frequência relativa das possíveis etiologias varia muito dependendo do cenário clínico. Nos pacientes ambulatoriais, as infecções agudas do trato respiratório, asma, doença pulmonar obstrutiva crônica, neoplasias e bronquiectasias são as principais causas[11,18]. Nos pacientes internados, bronquiectasias, câncer de pulmão, bronquite crônica e pneumonias são responsáveis por mais de 70% dos casos de hemoptise (Tabela 105.3)[11].

Tabela 105.2 Diagnóstico diferencial da hemoptise

Vascular
Malformação arteriovenosa
Embolia pulmonar
Aumento da pressão da artéria pulmonar
Rotura da artéria pulmonar
Pseudo-hemoptise
Origem nas vias aéreas superiores
Origem gastrointestinal
Serratia marcescens (bactéria Gram-negativa que produz pigmento avermelhado que pode ser confundido com sangue)
Simulação de doença
Parênquima pulmonar
Tuberculose
Pneumonia
Abscesso de pulmão
Contusão pulmonar
Micetoma
Hemossiderose
Granulomatose de Wegener
Pneumonite lúpica
Síndrome de Goodpasture
Traqueobrônquica
Bronquiectasias
Neoplasia
Bronquite
Broncolitíase
Trauma da via aérea
Corpo estranho
Causas raras
Coagulopatia sistêmica ou agentes trombolíticos
Hemoptise catamenial

Fonte: Earwood e Thompson[11].

Avaliação clínica

No paciente com hemoptise, a história clínica detalhada é fundamental e em grande número dos casos pode sugerir sua etiologia. Ela é fundamental na determinação da origem anatômica do sangramento. Em paciente com história prévia de tuberculose pulmonar, o sangramento pode ser originário dos vasos sanguíneos dilatados na parede da cavidade resultante da doença – aneurisma de Rasmussen[19]. As cavidades pulmonares residuais causadas pela tuberculose, infecções fúngicas, doença bolhosa ou sarcoidose e colonizadas pelo Aspergillus podem albergar um aspergiloma ou bola fúngica, causa comum de hemoptise[20]. Os pacientes em uso de anticoagulantes também estão sob o risco de sangramento dos pulmões ou árvore traqueobrônquica[21]. O câncer do pulmão deve ser considerado inicialmente como o responsável pela hemoptise nos pacientes fumantes com mais de 40 anos[22]. Pacientes com estenose mitral estão propensos a episódios de hemoptise. A hemoptise catamenial, secundária a endometriose pulmonar, deve ser lembrada quando a hemoptise coincide com o período menstrual[23].

Tabela 105.3 Etiologia da hemoptise em pacientes ambulatoriais e internados (por ordem de frequência)

Pacientes ambulatoriais
Infecção aguda do trato respiratório
Asma
Doença pulmonar obstrutiva crônica
Desconhecida
Câncer do pulmão
Bronquiectasias
Embolia pulmonar
Tuberculose
Alterações na coagulação
Edema pulmonar
Estenose mitral
Aspergilose
Pacientes internados
Bronquiectasias
Câncer de pulmão
Bronquite
Pneumonia
Desconhecida
Insuficiência cardíaca congestiva
Diátese hemorrágica
Tuberculose
Outras

Fonte: Earwood e Thompson[11].

Sinais e sintomas

A sintomatologia relacionada a hemoptise varia com sua etiologia. A dispneia é incomum nos casos de hemoptises leves ou moderadas, a não ser que a doença de base esteja associada com hipoxemia, redução na troca gasosa alveolar, aumento da pressão capilar pulmonar, extensa área de condensação secundária a infecção, neoplasia ou estenose mitral grave[24]. Entretanto, pacientes com hemoptise maciça apresentam dispneia moderada ou grave. A dor torácica é um sinal significativo em pacientes com aneurisma dissecante, embolia ou infarto pulmonar[18]. A dor torácica do tipo pleurítica pode estar presente em pacientes com infecções pulmonares necrotizantes. A presença de febre sugere uma causa infecciosa para a hemoptise, mas outras afecções pulmonares tais como vasculite, neoplasia ou embolia pulmonar podem se manifestar com febre.

A presença de baqueteamento digital sugere a possibilidade de câncer do pulmão ou de doenças pulmonares inflamatórias crônicas – bronquiectasias ou abscesso. A púrpura cutânea ou equimose, estando presente, sugere a possibilidade de uma discrasia sanguínea. Sopro diastólico/ruflar diastólico na ponta é um sinal de estenose mitral. Na doença de Behçet, estão presentes as úlceras aftosas orais ou genitais, uveíte e pústulas cutâneas, e aproximadamente 30% dos portadores da síndrome apresentam hemoptise maciça fatal secundária a rotura de um aneurisma da artéria pulmonar[25]. Nariz em sela, rinite crônica e perfuração do septo nasal são manifestações da granulomatose de Wegener[26]. A hemoptise espontânea em uma criança previamente saudável e com estridor sugere a possibilidade de aspiração de um corpo estranho[27]. O adenoma brônquico pode ser causa de hemoptise em crianças. Na realidade, mais da metade de todos os tumores brônquicos em crianças são adenomas brônquicos[28,29].

O exame físico deve se iniciar pela avaliação cardiopulmonar e a necessidade de medidas críticas. Os critérios para admissão do paciente em unidade de tratamento intensivo estão relacionados na Tabela 105.4. Instabilidade hemodinâmica, alterações na troca gasosa, comorbidades cardiopulmonares e lesões de alto risco para sangramentos maciços indicam a necessidade de internação hospitalar urgente.

Estratégia diagnóstica

A radiografia de tórax é muito útil para determinar a causa da hemoptise. As características patológicas de diversas doenças pulmonares – tumores, cavidades ou infiltrados – podem ser identificadas numa radiografia simples do tórax. Porém, deve-se ter em mente que o acúmulo de sangue nos alvéolos pode mimetizar um infiltrado pulmonar devido ao seu padrão reticulonodular[30]. A tomografia computadorizada (TC) do tórax com contraste auxilia a identificar lesões não observadas na radiografia simples de tórax. Ela é muito sensível no diagnóstico das bronquiectasias, carcinomas broncogênicos nas suas fases iniciais, doenças vasculares, embolia pulmonar e fístula broncoarterial[31]. A presença de uma bola fúngica observada na radiografia simples do tórax pode ser confirmada com o auxílio da TC. Entretanto, apesar da alta sensibilidade da TC, a causa da hemoptise permanece desconhecida em 5% a 10% dos pacientes avaliados por ela[31]. A arteriografia brônquica seletiva não só identifica o sítio do sangramento, mas também pode definir sua causa nas patologias vasculares, tais como os aneurismas, malformações e fístulas. Essas recomendações são consistentes com os critérios do *American College of Radiology* (ACR) (Tabela 105.5).

Nas Figuras 105.1 e 105.2 estão esquematizados a avaliação e a abordagem recomendadas para os pacientes com hemoptise não maciça.

Tratamento

A prioridade na abordagem do paciente com hemoptise é manter sua via aérea livre. Grandes quantidades de sangue na árvore traqueobrônquica podem ser o maior impeditivo para a troca gasosa eficaz. A oxigenação tecidual pode ser monitorada por meio da oximetria de pulso e o fluxo de oxigênio ofertado ao paciente deve ser ajustado pelos níveis de saturação do oxigênio. Pacientes com hipoxemia severa devem ser entubados o quanto antes. As principais complicações da hemoptise são a hipoxemia devido ao comprometimento da troca gasosa alveolar e à hipotensão arterial causada pela perda excessiva de sangue.

Postula-se há muito tempo que o paciente com hemoptise deveria ser colocado em decúbito lateral sobre o lado do sangramento para se evitar a broncoaspiração de sangue para o pulmão normal. Entretanto, não existem estudos controlados corroborando essa recomendação. O uso de sedativos da tosse não está recomendado, porque eles podem causar a retenção do sangue nos pulmões.

Manejo da hemoptise maciça

Broncoscopia

A broncoscopia deve ser realizada após o paciente ter sido entubado. Deve-se utilizar um tubo orotraqueal com o maior diâmetro possível (pelo menos 8 mm) para facilitar a aspira-

Tabela 105.4. Indicações para admissão em UTI de pacientes com hemoptise

• Causas com alto risco para sangramento (aspergilose, lesões com envolvimento da artéria pulmonar)
• Anormalidades nas trocas gasosas [frequência respiratória > 30 irpm, saturação de oxigênio < 88% em ar ambiente necessidade de altos fluxos de oxigênio (> 8 L/min) ou necessidade de ventilação mecânica]
• Instabilidade hemodinâmica (hemoglobina < 8 g/dL ou diminuição progressiva > 2 g/dL, coagulopatia de consumo ou hipotensão necessitando grandes volumes de líquido ou vasopressores)
• Hemoptise maciça (> 20 mL/48h ou > 50 mL por episódio em paciente com doença pulmonar crônica).
• Comorbidades respiratórias (pneumectomia prévia, doença pulmonar obstrutiva crônica, fibrose cística)
• Outras situações (doença isquêmica coronariana, necessidade de anticoagulação)

Fonte: Earwood e Thompson[11].

Tabela 105.5. Critérios do ACR para avaliação por imagem dos pacientes com hemoptise

• A radiografia do tórax deve fazer parte da avaliação inicial do paciente com hemoptise
• Nos pacientes com alto risco para câncer do pulmão e com radiografia do tórax, tomografia computadorizada e broncoscopia normais:
Observação por 3 anos
Radiografia e tomografia do tórax devem ser realizadas no seguimento desses pacientes de acordo com o seu fator de risco
Durante o período de observação, a broncoscopia deve ser realizada a qualquer momento
• A tomografia computadorizada do tórax deve ser o exame inicial para os pacientes com alto risco para neoplasia pulmonar ou com radiografia de tórax anormal
• A tomografia computadorizada do tórax deve ser considerada para os fumantes e ex-fumantes com radiografia do tórax normal
• A hemoptise maciça pode ser tratada com cirurgia ou embolização percutânea

Fonte: Earwood e Thompson[11].

ção e o exame endoscópico da via aérea. Na vigência de hemoptise maciça, alguns especialistas preferem o exame com o broncoscópio rígido, por sua maior eficácia na aspiração e na manutenção da permeabilidade da via respiratória. Deve ser realizada no centro cirúrgico utilizando-se a anestesia geral ou sedação consciente. Contudo, somente as grandes vias aéreas podem ser examinadas com o broncoscópio rígido; e as lesões periféricas e os lobos superiores não são alcançáveis[32].

Em alguns casos, com a identificação do local do sangramento, pode-se administrar uma solução de adrenalina a 1:20.000, injetada através do canal do broncoscópio com o objetivo de conseguir vasoconstrição local com consequente redução ou interrupção do sangramento. Entretanto, esse procedimento pode não ser eficaz nos casos de sangramento maciço.

Tamponamento endobrônquico

Para o tamponamento endobrônquico, utiliza-se um cateter com um balão inflável em sua extremidade capaz de ocluir o brônquio de onde se origina o sangramento. Essa técnica evoluiu muito desde sua introdução na década de 1970. Os cateteres com diâmetros maiores, inicialmente utilizados, so-

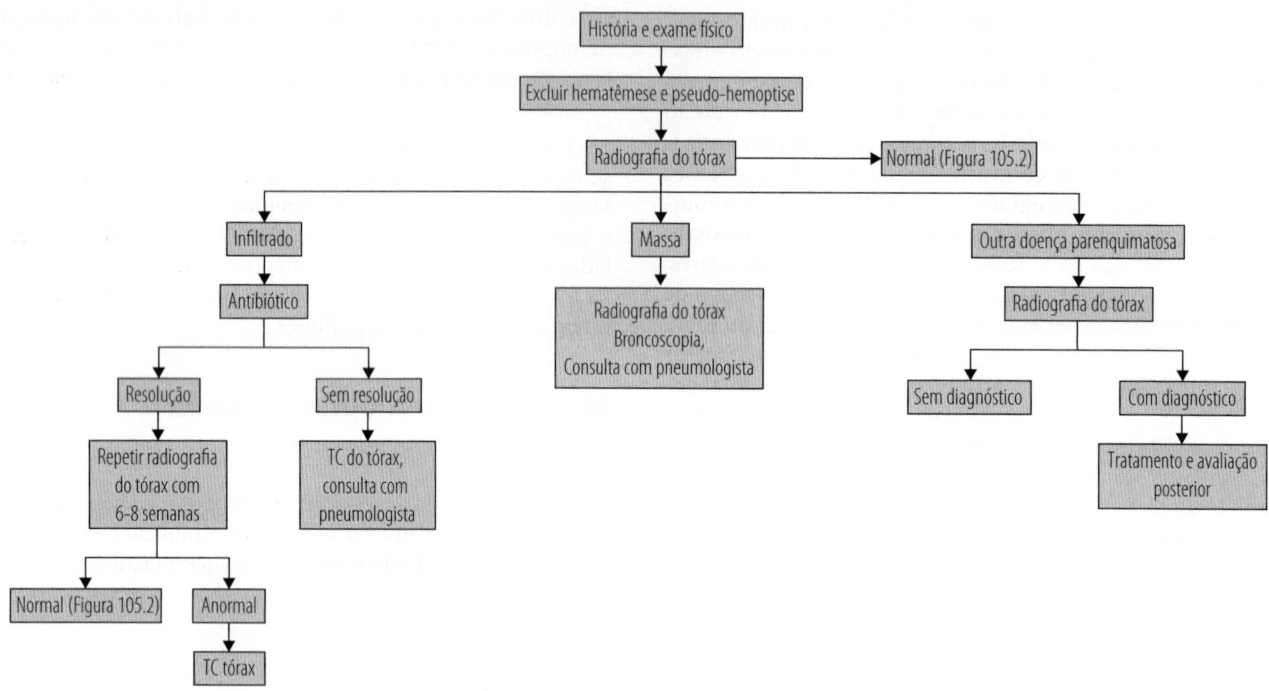

Figura 105.1. Algoritmo para avaliação de hemoptise não maciça. TC: tomografia computadorizada. Fonte: Earwood e Thompson[11].

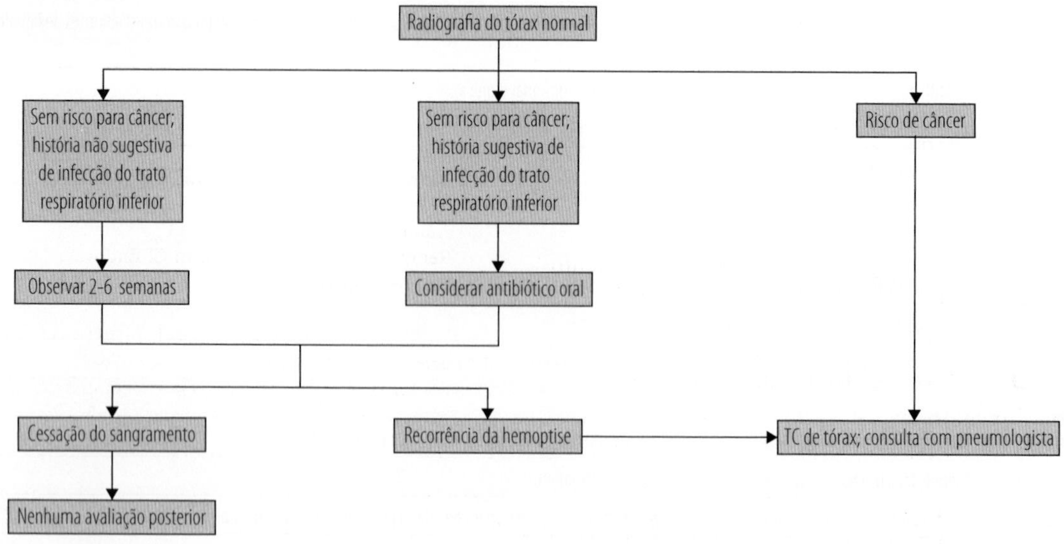

Figura 105.2. Algoritmo para a abordagem dos pacientes com hemoptise não maciça e radiografia do tórax normal. Fonte: Earwood e Thompson[11].

mente podiam ser introduzidos através do broncoscópio rígido e alcançavam exclusivamente os brônquios principais. Assim, os brônquios não sangrantes do pulmão afetado não estavam protegidos da aspiração de sangue e seus espaços alveolares eram imediatamente inundados pela hemorragia tão logo o brônquio principal era ocluído pelo balão. O cateter de Fogarthy tem diâmetro menor e pode ser inserido através do broncofibroscópio em brônquios com menores diâmetros. Em 1993, Freitag descreveu uma nova técnica para a utilização do cateter de Fogarthy, utilizando uma válvula no final da extremidade proximal do cateter. Além disso, o cateter de Freitag tinha outro canal para a instilação de drogas vasoativas. No seu estudo inicial utilizando esse cateter, Freitag *et al.* descreveram alto índice de sucesso, controlando o sangramento em 26 dos 27 pacientes tratados[32]. Uma nova técnica para o controle da hemoptise descrita utilizou selantes biocompatíveis (N-butil cianoacrilato) e foi testado em seis pacientes com hemoptise[33]. O selante foi instilado por um cateter através do broncofibroscópio e o cateter, após sua administração, foi retirado. O sangramento foi controlado em todos os seis pacientes sem nenhuma complicação e sem recorrência por pelo menos 70 dias.

Entubação endotraqueal com tubo de dupla luz

A necessidade urgente de proteger o pulmão que não esteja sangrando da hemorragia maciça que coloca em risco a vida do paciente deu origem a outras medidas terapêuticas quando a broncoscopia ou o tamponamento endobrônquico não estejam disponíveis imediatamente. A colocação de um tubo endotraqueal de dupla luz (Carlens ou Robertshaw) permite a ventilação adequada do pulmão sadio e a aspiração do sangue do pulmão de onde se origina a hemoptise. Após a colocação do tubo de dupla luz, é possível a realização da broncofibroscopia para verificar o correto posicionamento do tubo e para a exploração da via aérea[35,36]. A colocação do tubo de dupla luz deve ser realizada por anestesista capacitado. A principal desvantagem desse procedimento é o posicionamento inadequado do tubo. Trabalho de Klein e colaboradores, com 172 pacientes, mostrou que em 74 (45%) deles, após a introdução do tubo, este se encontrava mal posicionado[37]. Outra maneira de proteger o pulmão que não está sangrando de ser inundado pela hemorragia é a intubação seletiva do seu brônquio principal com um tubo traqueal de um só lúmen, posicionado através da broncofibroscopia. Entretanto, a entubação seletiva tanto com o tubo de dupla luz ou de luz única é uma medida paliativa e temporária. Outras medidas utilizadas para interromper o sangramento devem ser imediatamente tomadas.

Embolização da artéria brônquica

Esse procedimento deve ser realizado após a estabilização clínica e hemodinâmica do paciente. Realiza-se o estudo angiográfico das artérias brônquicas e, uma vez que se identifique a artéria responsável pelo sangramento, injetam-se nela partículas que provocam sua obstrução e interrompem o sangramento. O material utilizado pode ser uma espuma sintética, ou pequenas molas de metal[38]. O índice de sucesso do procedimento é excelente, variando de 85% a 98%[39].

Cirurgia

O número de indicações cirúrgicas para o tratamento de urgência da hemoptise diminuiu dramaticamente nos últimos 30 anos. As ressecções pulmonares foram substituídas pelos procedimentos relatados anteriormente. Entretanto, a cirurgia continua sendo o tratamento ideal para a hemoptise que resulta da ruptura de um aneurisma intratorácico, de trauma torácico ou de malformações arteriovenosas[40].

Mortalidade

O índice de mortalidade secundário a hemoptise está diretamente relacionado com a gravidade do sangramento e a natureza da doença pulmonar. Estudo retrospectivo de Bobrowitz *et al.* avaliou 59 pacientes com hemoptise. A mortalidade foi de 59% quando o sangramento foi maior do que 1.000 mL/24h e se reduziu a 9% quando o sangramento foi menor do que 1.000 mL/24h. A mortalidade alcançou 59% quando a hemoptise foi secundária ao câncer de pulmão e aumentou para 80% nos pacientes com câncer de pulmão e com sangramento maior do que 1.000 mL/24h[40]. Por outro lado, algumas doenças como as pneumonias necrotizantes, abscessos pulmonares e bronquiectasias têm baixíssimo índice de mortalidade (menor que 1%) e em geral o tratamento conservador é suficiente.

Referências bibliográficas

1. Reechaipichitkul W, Lataong S. Etiology and treatment outcomes of massive hemoptysis. Southeast Asian J Trop Med Public Health. 2005;36:474-80.
2. Unsal E, Köksal D, Cimen F, Taci Hoca N, Sipit T. Analysis of patients with hemoptysis in a reference hospital for chest diseases. Tuberk Toraks. 2006;54(1):34-42.
3. Wong CM, Lim KH, Liam CK. The causes of hemoptysis in Malasyan patients aged over 60 and the diagnostic yield of different investigations. Respirology. 2003;8:65-8.
4. Prasad R, Garg R, Singhal S, Srivastava P. Lessons from patients with hemoptysis attending a chest clinic in India. Ann Thorac Med. 2009;4(1):10-2.
5. Coss-Bu JA, Sachdeva RC, Bricker JT, Harrison GM, Jefferson LS. Hemoptysis: a 10-year retrospective study. Pediatrics. 1997;100(3):E7.
6. Godfrey S. Pulmonary hemorrhage/hemoptysis in children. Pediatric Pulmonol. 2004;37:476-84.
7. Roebuck DJ, Barnacle AM. Hemoptysis and bronchial artery embolization in children. Paediatr Resp Rev. 2008;9:95-104.
8. Wong KS, Lien R, Hsia SH. Major hemoptysis and bronchial artery embolization. Indian J Pediatr. 2005;72:537-8.
9. Remy J, Remy-Jardin M, Voisin C. Endovascular management of bronchial bleeding. In: Butler J, editor. The bronchial circulation. New York: M. Dekker; 1992. p. 667-723.
10. Patel U, Pattison CW, Raphael M. Management of massive haemoptysis. Br J Hosp Med. 1994;52:76-8.
11. Earwood JS, Thompson TD. Hemoptysis: evaluation and management. Am Fam Phys. 2015;91(4):243-9.
12. Colice GL. Hemoptysis. Three questions that can direct management. Postgrad Med. 1996;100:227-36.
13. Corey R, Hla KM. Major and massive hemoptysis: reassessment of conservative management. Am J Med Sci. 1987;294:301-9.
14. Baum GL, Wollinsky E. Textbook of pulmonary diseases. 6th ed. Boston: Little & Brown; 1994. p. 248-50.
15. Wyngaarden JB, Smith LH Jr, Bennett JC, editors. Cecil textbook of medicine. 19th ed. Philadelphia: WB Saunders Co.; 1992. p. 370.

16. Szidon JP. Approach to the pulmonary patient with respiratory signs and symptoms. In: Fishman AP, editor. Pulmonary diseases and disorders. 2nd ed. New York: McGraw-Hill; 1988. p. 346-51.
17. Jean-Baptiste E. Management of hemoptysis in the emergency department. Hosp Phys. 2005:53-9.
18. Snider GL. History and physical examination. IN: Baum GL, Wolinsky E, editors. Textbook of pulmonary diseases. 5th ed. Boston: Little & Brown; 1994. p. 243-72.
19. Auerbach O. Pathology and pathogenesis of pulmonary arterial aneurysm in tuberculosis cavities. Am Rev Tuber. 1939;39:99-115.
20. Jewkes J, Kay PH, Paneth M, Citron KM. Pulmonary aspergillomas: analysis of prognosis in relation to haemoptysis and survey of treatment. Thorax. 1983;38:572-8.
21. Chang YC, Patz EF Jr, Goodman PC, Granger CB. Significance of hemoptysis following thrombolytic therapy for acute myocardial infarction. Chest. 1996;109:727-9.
22. McGuinness G, Beacher JR, Harkin TJ, Garay SM, Rom WN, Naidich DP. Hemoptysis: prospective high-resolution CT/bronchoscopic correlation. Chest. 1994;105(4):1155-62.
23. Yu Z, Fleischman JK, Rahman HM, Mesia AF, Rosner F. Catamenial hemoptysis and pulmonary endometriosis: a case report. Mt Sinai J Med. 2002;69(4):261-3.
24. Manning HL, Schwartzstein RM. Pathophysiology of dyspnea. N Engl J Med. 1995;333:1547-53.
25. Raz I, Okon E, Chajek-Sahul T. Pulmonary manifestations in Behçet's syndrome. Chest. 1989;95:585-9.
26. McDonald TJ, DeRemee RA, Kern EB, Harrison EG Jr. Nasal manifestations of Wegener's granulomatosis. Laryngoscope. 1974;84:2101-12.
27. al-Majed SA, Ashour M, al-Mobeireek AF, al-Hajjaj MS, Alzeer AH, al-Kattan K. Overlooked inhaled foreign bodies: late sequelae and the likelihood of recovery. Respir Med. 1997;91(5):293-6.
28. Thompson JW, Nguyen CD, Lazar RH, Stocks RM, Schoumacher RA, Hamdan F, et al. Evaluation and management of hemoptysis in infants and children. A report of nine cases. Ann Otol Rhinol Laryngol. 1996;105(7):516-20.
29. McCaughan BC, Martini N, Bains MS. Bronchial carcinoids. Review of 124 cases. J Thorac Cardiovasc Surg. 1985;898:8-17.
30. Ochs RH. Depositional diseases of the lung. In: Fishman AP, editor. Pulmonary diseases and disorders. 2nd ed. New York: McGraw-Hill; 1988. p. 953-63.
31. Set PA, Flower CD, Smith IE, Chan AP, Twentyman OP, Shneerson JM. Hemoptysis: comparative study of the role of CT and fiberoptic bronchoscopy. Radiology. 1993;189(3):677-80.
32. Ayeer ML, Beamis JF Jr. Rigid bronchoscopy in the twenty-first century. Clin Chest Med. 2001;22:355-64.
33. Freitag L, Tekolf E, Stamatis G, Montag M, Greschuchna D. Three years experience with a new balloon catheter for the management of haemoptysis. Eur Respir J. 1994;7(11):2033-7.
34. Bhattacharyya P, Dutta A, Samanta AN, Chowdhury SR. New procedure: bronchoscopic endobronchial sealing; a new mode of managing hemoptysis. Chest. 2002;121:2066-9.
35. Morell RC, Prielipp RC, Foreman AS, Monaco TJ, Royster RL. Intentional occlusion of the right upper lobe bronchial orifice to tamponade life-threatening hemoptysis. Anesthesiology. 1995;82(6):1529-31.
36. Gray AW Jr. Endotracheal tubes. Clin Chest Med. 2003;24:379-87.
37. Klein U, Karzai W, Bloos F, Wohlfarth M, Gottschall R, Fritz H, et al. Role of fiberoptic bronchoscopy in conjunction with the use of double-lumen tubes for thoracic anesthesia: a prospective study. Anesthesiology. 1998;88(2):346-50.
38. Lampmann LE, Tjan TG. Embolization therapy in haemoptysis. Eur J Radiol. 1994;18:15-9.
39. Cremaschi P, Nascimbene C, Vitulo P, Catanese C, Rota L, Barazzoni GC, et al. Therapeutic embolization of bronchial artery: a successful treatment in 209 cases of relapse hemoptysis. Angiology. 1993;44(4):295-9.
40. Bobrowitz ID, Ramakrishna S, Shim YS. Comparison of medical v surgical treatment of major hemoptysis. Arch Intern Med. 1983;143:1343-6.

SEÇÃO XII

NEUROLOGIA

Coordenador
Rodrigo Moreira Faleiro

106

HEMORRAGIA SUBARACNÓIDEA

Nelson Saade
Gustavo Cartaxo Patriota

Conceito e epidemiologia

A hemorragia subaracnóidea (HSA) consiste em hemorragia intracraniana localizada no espaço subaracnóideo, secundária, de forma mais frequente, a ruptura de aneurisma cerebral. Em um nível microscópico, um vaso sanguíneo arterial é composto de múltiplas camadas que determinam sua resistência. Acredita-se geralmente que o indivíduo que desenvolve um aneurisma na vida adulta apresenta falta de uma camada, normalmente a camada elástica. Como resultado, o constante fluxo de sangue no local do defeito ao longo da vida, juntamente com fatores ambientais, como tabagismo, hipertensão e aterosclerose, causa dilatação e enfraquecimento progressivo dos vasos sanguíneos no local danificado. A HSA primária pode ser resultante de sangramentos espontâneos nas seguintes doenças (as duas primeiras são as mais comuns):

- Aneurisma cerebral sacular;
- Malformação arteriovenosa (MAV) cerebral;
- Ruptura de aneurisma micótico;
- Angioma;
- Neoplasia;
- Trombose cortical;
  - A HSA pode refletir uma dissecção secundária de um hematoma intraparenquimatoso (por exemplo, sangramento por hipertensão ou neoplasia).
  - Dois terços dos casos de HSA não traumática são causados pela ruptura de aneurismas saculares.
  - Causas congênitas também podem ser responsáveis por HSA.
- Ocorrência ocasional familiar;
- Frequência de múltiplos aneurismas;
- Associação dos aneurismas com certas doenças sistêmicas, incluindo a síndrome de Ehlers-Danlos, síndrome de Marfan, a coartação da aorta, doença renal policística.
  - Fatores ambientais associados com defeitos adquiridos da parede do vaso incluem a idade, hipertensão, tabagismo e aterosclerose. O aneurisma é originado de fraqueza da camada elástica da parede do vaso sanguíneo arterial, que leva ao alargamento e ao aumento da área de risco de sangramento espontâneo e lesões secundárias de estruturas nervosas do cérebro, com elevado risco de mortalidade e morbidade. A incidência anual de HSA aneurismática não traumática nos Estados Unidos é de 6 a 25 casos por 100 mil. Mais de 27 mil americanos sofrem ruptura de aneurisma intracraniano a cada ano. A incidência anual aumenta com a idade e provavelmente está subestimada, porque a morte é atribuída a outras razões que não são confirmadas por autópsias. Incidências que variam de 2 a 49 casos por 100 mil foram relatadas em outras regiões do mundo. Estudos do Japão e da Finlândia revelam taxas mais elevadas nesses países (22,7 e 19,7, respectivamente), por razões que não são totalmente compreendidas. A América Central e a América do Sul, em contrapartida, têm taxa de 4,2 por 100 mil em média. Os negros têm risco maior de HSA do que os brancos (2,1:1). A incidência de HSA aneurismática é maior em mulheres. A média de idade da HSA ocorre na quinta década.

Aneurismas geralmente não causam sintomas, a menos que ocorra ruptura e HSA. Muitas vezes, o aneurisma é encontrado na tomografia computadorizada (TC) ou ressonância magnética (RM), realizadas por outra razão. Ocasionalmente, o aneurisma cresce o suficiente para comprimir as estruturas vizinhas e causar sintomas. A mortalidade após o primeiro sangramento é de 43%. Trinta e cinco por cento dos sobreviventes morrem dentro de um ano se o tratamento não é instituído. A mortalidade após o primeiro ressangramento é de 64% e a partir do segundo ressangramento é de 96%. Esses números ressaltam a importância do diagnóstico e do tratamento precoces. Há vários fatores de risco para HAS (história familiar positiva, hipertensão, tabagismo e consumo excessivo de álcool).

Sintomas comuns após a HSA são dor de cabeça intensa (85%), com ou sem perda de consciência (45%). A causa da cefaleia e perda de consciência é um aumento agudo da pressão intracraniana (PIC). Náuseas e vômitos, fotofobia, febre, meningismo, e déficits neurológicos focais também são comuns. O exame físico pode ser normal ou podem-se encontrar algumas das seguintes características:

- Anormalidades neurológicas focais ou globais em cerca de 25% dos pacientes;
- Síndromes de compressão de nervos cranianos:
  - Paralisia do nervo oculomotor (aneurisma da artéria comunicante posterior ou cerebelar superior) com ou sem midríase ipsilateral;
  - Paralisia do nervo abducente;
  - Perda de visão monocular (aneurisma da artéria oftálmica ipsilateral causando compressão do nervo óptico).

Déficits:

- Motor em aneurisma da artéria cerebral média em 15% dos pacientes;
- Sem sinais de localização em 40% dos pacientes;
- Convulsões;
- Sinais oftalmológicos:
  - Hemorragia sub-hialóidea da retina;
  - Papiledema;
- Sinais vitais:
  - Cerca de metade dos pacientes tem elevação da pressão arterial (PA) leve a moderada;
  - A PA pode tornar-se instável com o aumento da PIC;
  - A febre é incomum na apresentação, mas torna-se comum após o quarto dia da hemorragia no espaço subaracnóideo;
  - Taquicardia pode estar presente por vários dias após a ocorrência de uma hemorragia.

Existem vários sistemas de classificação de pacientes no momento da admissão. Esses sistemas de classificação são projetados para ter significado prognóstico e ajudar no processo decisório. As Tabelas 106.1 e 106.2 mostram dois sistemas clínicos comumente utilizados para classificar a HSA. A Classificação de Hunt-Hess e a Classificação da Federação Mundial de Cirurgiões neurológicos (WFNS), este sistema de classificação é baseado na Escala de Coma de Glasgow e a presença ou ausência de déficit motor.

Tabela 106.1. Classificação de Hunt-Hess

Grau	Critérios	Mortalidade perioperatória
I	Assintomáticos ou mínima dor de cabeça ou rigidez nuca	0%-5%
II	Moderada a forte dor de cabeça, rigidez de nuca, sem déficit neurológico, com exceção de nervos cranianos	2%-10%
III	Sonolência ou confusão, leve déficit focal	10%-15%
IV	Estupor, moderada a grave hemiparesia, rigidez descerebração e distúrbios vegetativos	60%-70%
V	Coma profundo, rigidez, descerebração, moribundo	70%-100%

Tabela 106.2. Classificação WFNS

Grau	Escala de Coma de Glasgow	Déficit motor
I	15	Ausente
II	13-14	Ausente
III	13-14	Presente
IV	7-12	Presente ou ausente
V	3-6	Presente ou ausente

Definição de HSA de etiologia aneurismática aguda

É uma síndrome clínica caracterizada por dor súbita, intensa, com ou sem alteração da consciência, geralmente acompanhada de' náuseas e vômitos, sinais meníngeos, com ou sem sinais neurológicos focais, cuja tomografia demonstra hiperdensidade em cisternas basais ou punção lombar (PL) em que o líquido cefalorraquidiano (LCR) apresenta xantocromia espectrofotometricamente (após 12 horas do início dos sintomas), cuja causa é a ruptura de um aneurisma cerebral. A HSA é considerada na fase aguda quando os sintomas começaram nos últimos 21 dias.

Definição de diagnóstico tardio

Síndrome com características semelhantes às descritas acima para HSA aguda, porém com mais do que 21 dias de duração. O objetivo principal do tratamento da ruptura de aneurisma cerebral é reduzir o risco de morte associado com essa condição, prevenir novas hemorragias e evitar as sequelas que levam à dependência. A HSA por ruptura de aneurisma cerebral é uma condição de emergência com elevada mortalidade. A maioria dos pacientes morre fora do alcance do tratamento definitivo.

A taxa de mortalidade da HSA secundária à ruptura de aneurisma cerebral, no Chile, em 2004, foi de 2,8 por 100 mil habitantes. Estudos cooperativos e estatísticos, nos Estados Unidos, mostram que, anualmente, 27 mil novos casos de aneurismas são computados, somente 9 mil desses pacientes retornam às suas atividades anteriores e 2 mil morrem por complicações cirúrgicas. Menos de 40% dos pacientes que têm HSA por ruptura aneurismática sobrevivem sem danos funcionais de grande repercussão. Os fatores mais importantes que determinam a mortalidade e a morbidade são a intensidade da hemorragia inicial, a incidência de ressangramento e a ocorrência de vasoespasmo.

Fatores de risco para a HSA:

- Não modificáveis: história familiar de dois parentes de primeiro grau; história de HSA ou aneurisma anterior; doença renal policística ou displasia fibromuscular; algumas doenças do tecido conjuntivo;
- Modificáveis: hipertensão e tabagismo.

A seguir, esquema com sítios mais frequentes de aneurismas saculares. Cada aneurisma surge a partir da ramificação de uma grande artéria. A maioria está localizada no ou próximo do círculo de Willis. Mais de 90% estão localizados em um dos seguintes locais: (a) artéria carótida interna ao nível da artéria comunicante posterior; (b) junção da artéria cerebral anterior e artéria comunicante; (c) bifurcação proximal da artéria cerebral média; (d) junção das artérias cerebral posterior e basilar; (e) bifurcação da artéria carótida interna em artéria cerebral anterior e artéria cerebral média. Outros sítios de aneurisma na artéria carótida estão na origem da artéria hipófisária, oftálmica superior e coroide anterior. Outros locais são as artérias vertebrais e basilar incluem-se os locais de origem das artérias cerebelar anteroinferior, póstero-cerebelar, e as artérias cerebelar superior e na junção da basilar e artérias vertebrais. A seguinte distribuição ocorre de forma mais frequente: 1) artéria comunicante anterior (ACOM) (30%); 2) artéria comunicante posterior (PCOM) (25%); 3) artéria cerebral média (MCA) (20%); 4) topo da artéria basilar (7%); 5) outros locais incluem as artérias da circulação posterior, pericalosa e artérias oftálmicas.

Diagnóstico e tratamento inicial

Hemorragia subaracnóidea aguda

Os elementos clínicos que fazem suspeitar de uma HSA são cefaleia súbita e intensa, às vezes brutal, com ou sem alteração da consciência, com ou sem náuseas e vômitos, com ou sem sinais meníngeos e com ou sem sinais neurológicos focais e sintomas (Figura 106.1).

As recomendações para o manejo inicial são: todos os pacientes devem receber ressuscitação (ABC) adequada à sua condição clínica, considerando a forma especial.

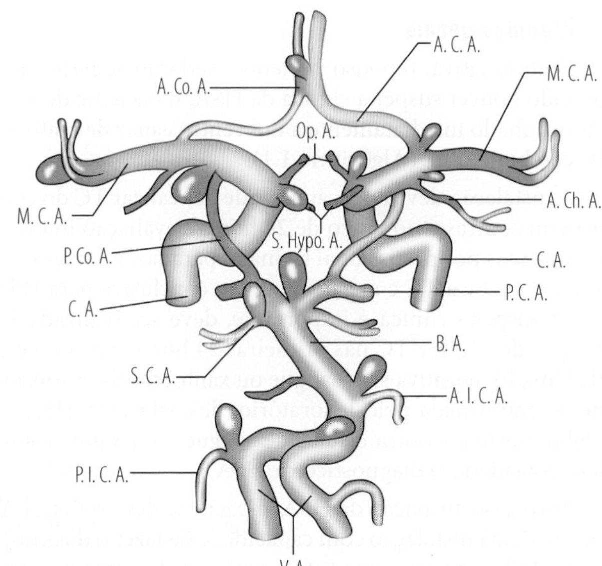

Figura 106.1. Localizações de aneurismas cerebrais saculares. ACA: artéria cerebral anterior; A.Ch.A.: artéria coroide anterior; A.Co.A.: artéria comunicante anterior; AICA: artéria cerebelar anterior; BA; artéria basilar; CA: artéria carótida interna; MCA: artéria cerebral média; Op. A.: artéria oftálmica; PCA: artéria cerebral posterior; P.Co.A.: artéria comunicante posterior; PICA: artéria cerebelar posteroinferior; SCA: artéria cerebelar superior; S. Hipo. A.: artéria hipofisária superior; VA: artéria vertebral.

Fonte: Rhoton AL Jr. Aneurysms. Neurosurgery. 2002;51(Suppl 1):S121-58.

Manutenção das vias aéreas

Intubação quando apresentar Escala ou Coma de Glasgow (GCS) menor ou igual a 8.

Tiopental e etomidato são agentes de indução preferidos na HSA durante a intubação. Tiopental é de curta duração e tem efeito citoprotetor barbitúrico. Deve ser usado apenas em pacientes hipertensos, por causa de sua propensão para a queda de pressão arterial sistólica (PAS), que é a principal causa de lesão cerebral secundária. Em pacientes hipotensos e normotensos, a preferência é o etomidato.

Deve-se utilizar a intubação com sequência rápida, se possível. No processo, para diminuir o aumento da PIC, de preferência usar sedação, defasciculantes, bloqueio neuromuscular de curta duração e outros agentes com propriedades para bloquear aumento da PIC (como lidocaína IV).

Ventilação

Evitar hiperventilação profilática. Evitar a hiperventilação excessiva ou inadequada. O alvo da pCO_2 é de 30 a 35 mmHg para reduzir a PIC elevada. Hiperventilação excessiva pode ser prejudicial para as áreas em risco de vasoespasmo.

Circulação

Acesso intravenoso pérvio.

Utilizar soro fisiológico (SF), evitando soluções hipotônicas e hiperglicemia.

Manter a PA normal. O manejo da PA depende de o aneurisma ser roto ou tratado (clipagem microcirúrgica ou tratamento endovascular). Em HSA aneurismática com um aneurisma não tratado, mudanças na PA podem promover ressangramento. Nesses casos, recomendamos a manutenção da PA dentro da faixa normal - a PAS entre 90 e 140 mmHg e pressão arterial diastólica (PAD) entre 70 e 90 mmHg e a pressão arterial média (PAM) menor que 110 mmHg.

Para diminuir a PA, é recomendado utilizar o labetalol IV ou 25 mg de captopril por via oral (VO), se necessário (recomendação B). Em pacientes com HSA aneurismática com aneurisma tratado, o principal risco é o vasoespasmo. Nesses casos, é recomendado manter a PA com os seguintes limites: PAS maior que 140 mmHg, PAD maior que 90 mmHg e PAM maior que 110 mmHg.

Para aumentar a pressão, recomendam-se solução salina iso ou hipertônica, com monitorização da pressão venosa central (PVC) ou pressão capilar pulmonar (PCP), e drogas vasoativas (recomendação B). Tratar PAS acima de 160 mmHg com inibidores da enzima conversora de angiotensina (IECA), captopril e labetalol.

Nimodipino 60 mg VO de 4 em 4 horas é utilizado para evitar deficitsdéficits neurológicos consequentes aos vasoespasmos em HSAs causadas por aneurisma intracraniano roto em pacientes *postictus* em bom estado neurológico. Enquanto estudos mostram que existe benefício, nenhuma prova indica que essa droga impede ou alivia os espasmos das artérias cerebrais; assim, o verdadeiro mecanismo de ação é desconhecido.

Iniciar a terapia dentro de 96 horas de HSA. Se o paciente não consegue engolir a cápsula, porque foi submetido a cirurgia ou está inconsciente, deve-se fazer furos em ambas as extremidades da cápsula com uma agulha de calibre 18 e extrair o conteúdo para dentro da seringa, esvaziando o conteúdo em sonda nasogástrica, com 30 mL de solução salina.

Metabolismo

Muitas vezes esses pacientes apresentam febre secundária a algum processo infeccioso em curso (pneumonia, infecções da corrente sanguínea, urina e outros) ou causa central neurogênica. É um fato que é descrito em cerca de 50% dos pacientes com HAS. O aumento da temperatura está associado a pior prognóstico neurológico em todas as doenças encefalovasculares e também HSA. A febre nesses pacientes está associada com aumento da taxa metabólica cerebral, edema cerebral, lesão cerebral isquêmica, diminuição da diferença da saturação de oxigênio entre o cérebro e o sistema geral e comprometimento e aumento da incidência de vasoespasmo sintomático.

Recomenda-se manter a normotermia (temperatura menor ou igual a 37,2 °C) com antipiréticos, paracetamol 500 mg a 1g VO, 6 em 6 horas, e com as medidas físicas ou de cateteres intravasculares, se refratário (recomendação B), e correção da causa.

Manter a normoglicemia

Tratamento de hiperglicemia ou mais de 140 mg/dL e hipoglicemia inferior a 60 mg/dL.

A hipoglicemia pode causar danos neurológicos. Tratamento recomendado de forma rápida e eficaz (recomendação C). A monitorização da glicemia é recomendada a cada 6 horas e manter euglicemia de 80 a 140 mg/dL, insulina regular de acordo com um protocolo estabelecido (recomendação B).

Correção de hiponatremia e hipomagnesemia

Distúrbios eletrolíticos são comuns e têm sido descritos em cerca de 50% dos pacientes. Hiponatremia (Na menor que 135 mEq/L) é mais frequente e ocorre na fase aguda em 10% a 34% dos casos. São mais comuns em aneurismas da artéria comunicante anterior. A hiponatremia pode ser um fator de risco para vasoespasmo sintomático, edema cerebral e isquemia cerebral.

Recomendam-se monitoramento diário de eletrólitos e correção da hiponatremia com a ingestão de sódio e aumento de volume (recomendação B)

Hipomagnesemia ocorre frequentemente nos primeiros estágios de HAS e está correlacionada com a intensidade do sangramento. Um estudo randomizado de pacientes em unidade de terapia intensiva (UTI) demonstrou menor número de eventos isquêmicos após HSA aneurismática quando o magnésio em altas doses foi administrado por 10 dias. O mecanismo presumido foi a diminuição do vasoespasmo cerebral. Outros estudos não mostraram nenhum benefício com a administração de magnésio. Estudos adicionais são necessários.

A utilização de sinvastatina 80 mg por dia ainda é controversa, mas em vários estudos com amostragem pequena ela tem se mostrado promissora. O tratamento na fase aguda com estatinas melhorou vasoespasmo e reduziu déficits relacionados a isquemia. Duas metanálises têm-se mostrado contraditórias. Como a maioria dos estudos não incluiu grande número de indivíduos, o uso de estatinas não pode ser recomendado de rotina. Ainda há a necessidade de grande ensaio randomizado e controlado.

Profilaxia das crises convulsivas

Dos pacientes, 10% apresentam crises convulsivas, podendo causar aumento de PIC, instabilidade hemodinâmica e diminuição do aporte de oxigênio.

Difenil-hidantoína (endovenoso – EV) ou fenitoína (VO): dose de ataque de 15 a 18 mg/kg diluída em SF a 0,9% e dose de manutenção de 3 a 5 mg/kg/d fracionada em três doses.

Tratamento da dor

Manter pontuação de 4 ou menos na escala visual analógica (VAS) utilizando um ou mais dos seguintes medicamentos:

- Paracetamol (4g por dia) ou dipirona 2 mL EV de 6 em 6 horas;
- Medicamentos anti-inflamatórios não esteroides (AINEs), IV, com cautela, dada a possibilidade de hemorragia gastrointestinal ou complicações hemorrágicas no pós-operatório;
- Opiáceos, se necessário – tramadol 50 mg EV de 6 em 6 horas;
- Corticosteroides apenas quando sinais meníngeos são importantes;
- Não utilizar aspirina.

Medidas gerais

Dieta laxativa, repouso no leito e sedação se necessário. Quando houver suspeita clínica da HSA, o paciente deve ser encaminhado imediatamente a um centro capaz de realizar a TC cerebral ou PL (Algoritmo 1.1).

A instalação deve ter a capacidade de realizar TC do cérebro sem contraste no prazo de 24 horas e avaliação imediata das imagens por profissional treinado para fazer o diagnóstico da HSA. Se a TC é negativa ou não conclusiva para HSA, mas a suspeita clínica é importante, deve ser realizada PL. Incapaz de realizar TC nas primeiras 24 horas para executar PL. Uma PL negativa sem sangue ou xantocromia, posteriormente confirmada pelo laboratório, descarta uma HSA. Se o laboratório encontra células de sangue e/ou xantocromia, deve considerar o diagnóstico de HSA.

Após a confirmação da HSA, o paciente deve ser encaminhado a uma instalação com capacidade de fazer o diagnóstico da HSA por aneurisma roto o mais rapidamente possível.

Para confirmar ou descartar o diagnóstico de ruptura de aneurisma cerebral, deve ser realizada angiografia intra-arterial seletiva, de preferência em três dimensões (3D), ou angio-TC *multislice*, no prazo de 48 horas desde o momento em que foi diagnosticada a HSA.

Em pacientes com HSA demonstrado, mas com resultado negativo na angio-TC *multislice*, é recomendada a angiografia intra-arterial seletiva, de preferência em 3D.

Diagnóstico laboratorial

Exame do líquido cefalorraquidiano

- A PL é indicada se o paciente tem história e clínica de HSA e TC com resultados negativos.
- Realizar TC antes da PL para excluir qualquer efeito de massa significativo intracraniano ou sangramento intracraniano óbvio.
- A PL pode ser negativa quando realizada em menos de 2 horas após o sangramento; a PL é mais sensível 12 horas após o início dos sintomas.
- As células vermelhas do sangue (hemácias) no LCR que permanecem em diminuição ao longo do tempo falam a favor de punções traumáticas.
- A xantocromia (amarelo para rosa no sobrenadante do LCR) geralmente é observada por até 12 horas após o início do sangramento, idealmente esse é medido com espectroscopia, embora muitos laboratórios contem somente com a inspeção visual.
- A PL usualmente é positiva em 5% a 15% de todas as apresentações de HSA que não são evidentes na TC. Esse número pode já não ser válido com o advento de novas gerações de TC. Uma revisão retrospectiva sobre pacientes que se apresentam ao departamento de emergência e são submetidos a TC de quinta geração e PL não apresentou pacientes com PL positiva e TC negativa.

Diagnóstico neurorradiológico

O estudo inicial de escolha é uma TC sem contraste:

- A sensibilidade diminui com o tempo de início do quadro e com tomógrafos antigos;
- Em estudos citados no artigo de revisão publicado no *New England Journal of Medicine*, a TC com boa qualidade de digitalização em pacientes com risco muito elevado de HSA foi positiva em 100% dos casos dentro de 12 horas do início e 93% dos casos dentro de 24 horas. A maioria dos estudos relatou sensibilidade na faixa de 90% a 95% em 24 horas do início do sangramento; 80% em três dias e 50% em uma semana;
- Em artigo recente, os autores utilizaram um modelo matemático para analisar a literatura e concluíram que a TC sem contraste seguida de angiografia do cérebro pode descartar HSA, com mais de 99% de sensibilidade. Em comparação com a recomendação tradicional de LP seguida de TC, os autores concluíram que a TC e angiotomografia podem oferecer um paradigma menos invasivo e mais específico para diagnóstico de pacientes com queixa de cefaleia aguda e sem fatores de risco para HAS. Uma desvantagem do exposto é que a análise do liquor pode apontar para um diagnóstico alternativo;
- A TC também pode detectar hemorragia intracerebral, o efeito de massa dela e hidrocefalia;
- Uma TC falsamente negativa pode resultar de anemia severa ou de pequeno volume da HSA;
  - A distribuição de HSA na TC pode fornecer informações sobre a localização de um aneurisma e prognóstico.
- A hemorragia intraparenquimatosa pode ocorrer de forma mais frequente com aneurismas da artéria comunicante média e aneurismas da artéria comunicante posterior, enquanto a hemorragia intraventricular e inter-hemisférica podem ocorrer com aneurisma da artéria comunicante anterior;
- A evolução é pior em pacientes com extensa formação de coágulos nas cisternas basais em comparação com aqueles com hemorragia tênue e difusa;
  - A RM é executada se nenhuma lesão é encontrada na angiografia.
- A sua sensibilidade na detecção de sangue é considerada igual ou inferior à da TC, exceto nos casos subagudos e crônicos, acima de 15 dias;
- O custo mais elevado, menor disponibilidade e maior tempo de estudo não fazem desse método ideal para a detecção de HSA;
- A RM, na maior parte das vezes, é usada para identificar MAV, que não é visível na angiografia;
- A RM pode perder pequenas lesões sintomáticas que ainda não tenham rompido;
  - A angiografia por ressonância magnética (MRA) é menos sensível do que a angiografia na detecção de lesões vasculares, no entanto muitos acreditam que a angiografia por TC e/ou MRA tende a ter um papel mais importante.
  - A angiotomografia com multidetectores (MD-CTA) dos vasos intracranianos é atualmente um exame de rotina e tornou-se plenamente integrado no algoritmo de imagem e tratamento de pacientes com HSA aguda em muitos centros no Reino Unido e Europa. A angiografia cerebral com subtração digital tem sido o critério-padrão para a detecção de aneurisma cerebral, mas a angiografia por TC ganhou mais popularidade e é frequentemente utilizada por sua não invasividade e sensibilidade e especificidade comparáveis às da angiografia cerebral.

Classificação da hemorragia subaracnóidea na tomografia de crânio – Escala de Fisher

Classificação	Aspecto tomográfico
1	Sem sangramento visível
2	Sangramento difuso ou sangue no espaço subaracnóideo com < 1 mm espessura
3	Coágulo ou sangue no espaço subaracnóideo com > 1 mm espessura
4	Coágulo intraventricular ou intraparenquimatoso com ou sem HSA difusa

Fonte: Fisher C, Kistler J, Davis J. Relation of cerebral vasospasm to subarachnoid hemorrhage visualized by computerized tomographic scanning. Neurosurgery. 1980;6(1):1-9.

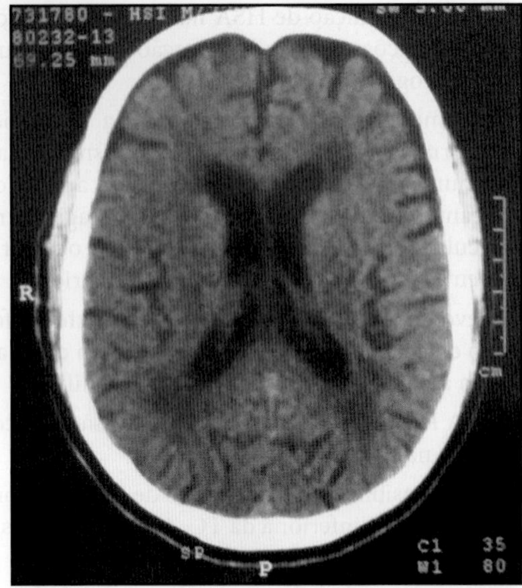

Figura 106.2. Tomografia com hemorragia subaracnóidea Fisher 1.

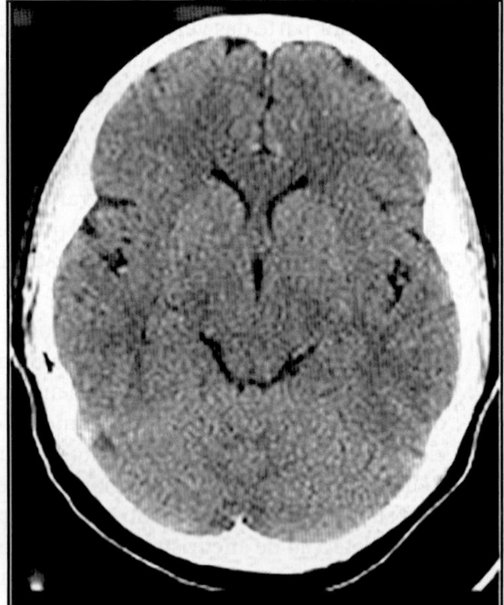

Figura 106.3. Tomografia com hemorragia subaracnóidea Fisher 2.

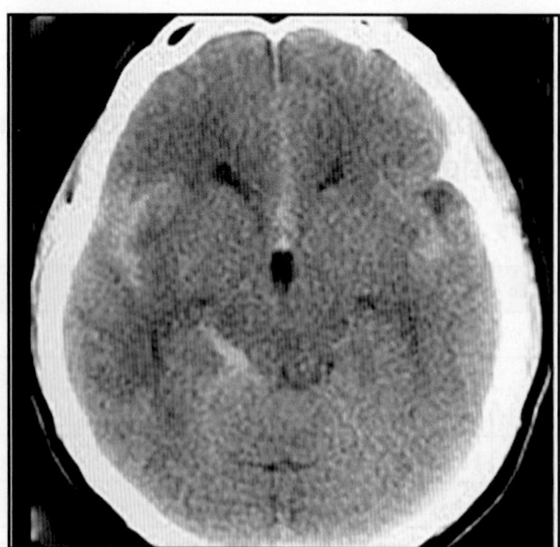

Figura 106.4. Tomografia com hemorragia subaracnóidea Fisher 3.

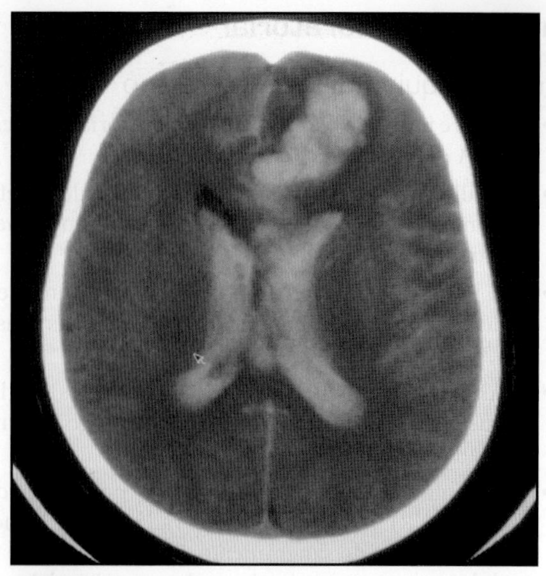

Figura 106.5. Tomografia com hemorragia subaracnóidea Fisher 4.

Angiotomografia cerebral

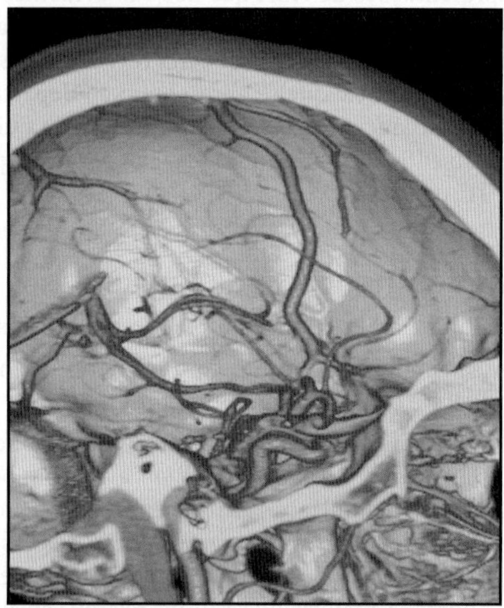

Figura 106.6. Angiotomografia cerebral normal.

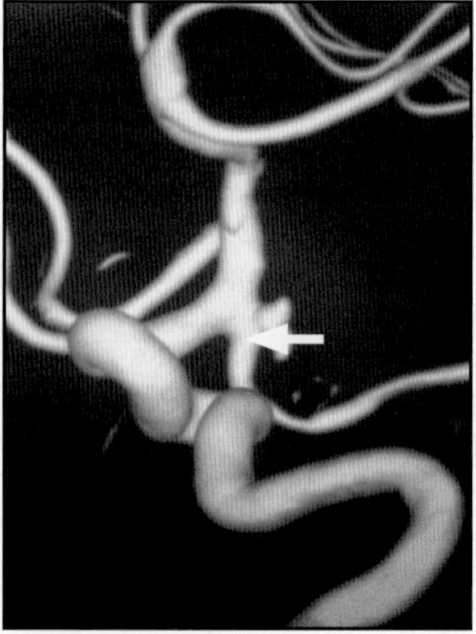

Figura 106.7. Angiotomografia. Seta em aneurisma.

Ressonância magnética/ angiorressonância cerebral

A RM-padrão é considerada inferior à TC para a detecção de HSA aguda. No entanto, a RM está se tornando mais disponível e angiorressonância está se tornando uma alternativa atraente à angiografia. A RM não depende de radiação ionizante e pode delinear infarto, com maior sensibilidade e de forma mais precoce que a TC. Além disso, sem as limitações causadas pelo artefato transversal do osso na TC, as lesões da fossa posterior são mais bem visualizadas com a RM. A sensibilidade da RM é elevada para o diagnóstico de HSA. No entanto, as imagens podem ser obscurecidas por artefatos de fluxo. Alguns autores defendem que a RM e a angiorressonância podem adequadamente identificar e caracterizar as lesões, de modo a permitir a cirurgia precoce em aneurisma intracraniano, sem recorrer à subtração digital intra-arterial na fase aguda da doença. Durante um período de 25 meses, 63 aneurismas em 122 pacientes foram demonstrados e 55 deles foram corrigidos cirurgicamente. Os autores concluíram que, tendo em conta as múltiplas imagens obtidas a partir de RM/angiorressonância, esse método pode muitas vezes ser superior à angiografia digital convencional. O fato de que evita a radiação, não é invasivo e é relativamente fácil de obter torna essa modalidade muito atraente na fase aguda de cuidados para ajudar a planejar precocemente cirurgia para aneurisma após HSA. Usando uma combinação de difusão ponderada (DW) e hemodinamicamente ponderada (HW), a RM pode-se identificar isquemia tecidual e lesão isquêmica precoce em pacientes com vasoespasmo após HSA. Ao analisar a passagem de um bolo de contraste intravenoso por meio de um mapa *multislice* do volume sanguíneo cerebral relativo (rCBV), o fluxo sanguíneo cerebral relativo (FSCr) e o tempo médio de trânsito no tecido (tMTT) podem ser construídos. Lesões isquêmicas em imagens DW foram vistas rodeadas por uma grande área de diminuição de FSCr e aumento de tMTT em todos os pacientes com vasoespasmo sintomático. De forma importante, imagens por RM foram normais nos pacientes assintomáticos com vasoespasmo angiográfico e nos pacientes com angiografia normal e sem sinais clínicos de vasoespasmo. Se a RM DW/HW pode detectar precocemente alterações na hemodinâmica associada com lesão tecidual isquêmica e pode identificar os pacientes com vasoespasmo em risco para a isquemia, a técnica poderá se tornar uma ferramenta útil no manejo clínico de pacientes com HSA.

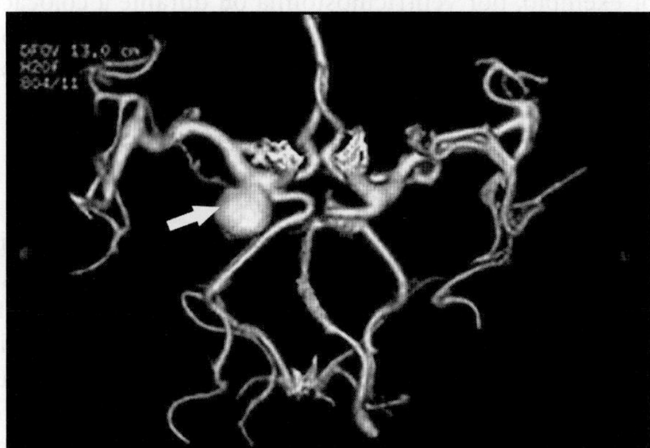

Figura 106.8. Reconstrução com angiorressonância.

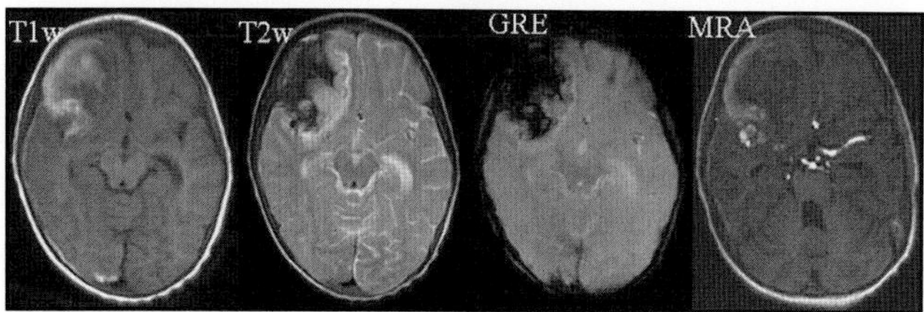

Figura 106.9. Diferentes tempos de aquisição em HSA causada por aneurisma parcialmente trombosado de artéria cerebral média à direita.

Angiografia cerebral

- A angiografia cerebral é realizada uma vez que o diagnóstico de HSA é confirmado e:
- Avalia o seguinte: a anatomia vascular, o sítio do sangramento atual e a presença de outros aneurismas;
- Possibilita o planejamento nas opções do tratamento operatório;
- Seus achados são negativos em 10% a 20% dos pacientes com HSA;
- Caso seja negativa, alguns autores advogam a sua repetição após algumas semanas.

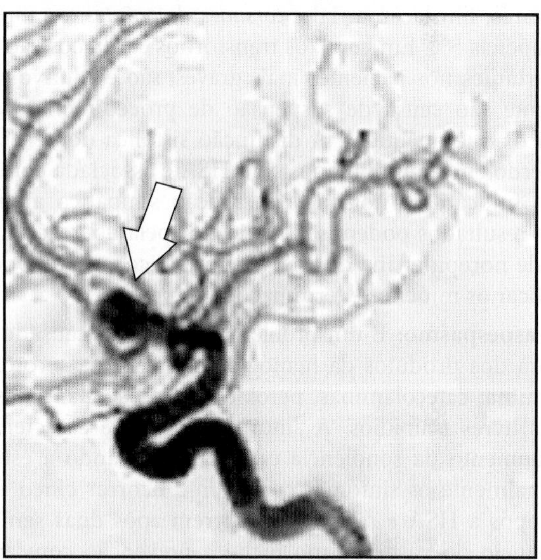

Figura 106.10. Angiografia pré-embolização.

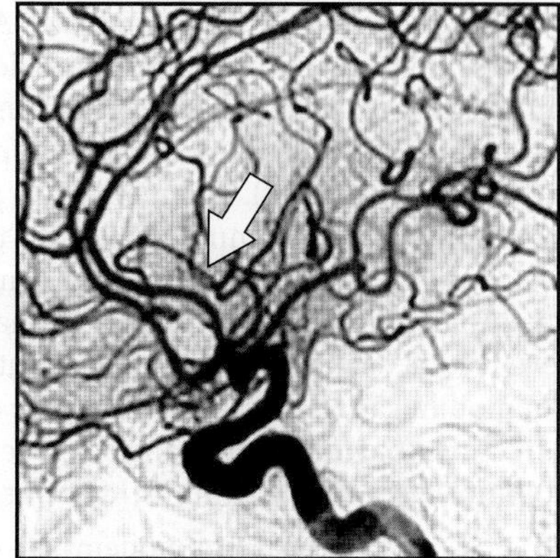

Figura 106.11. Angiografia pós-embolização.

Complicações

Hipertensão: A hipertensão arterial na HSA é secundária e devida à hiperatividade autonômica. O aumento na PA eleva diretamente a pressão transmural (PAM) e a probabilidade de ressangramento. Assim, a PA deve ser cuidadosamente controlada. No entanto, será prejudicial diminuir a PA drasticamente.

Disfunção miocárdica: Pacientes com HSA têm aumento da incidência de arritmias e anormalidades no eletrocardiograma (ECG) As anomalias mais comuns são o prolongamento do intervalo QT, "T" invertido ou achatado, infradesnivelamento do segmento ST e ondas U proeminentes. O significado dessas mudanças no ECG não parece estar associado a quadros neurológicos ou cardíacos adversos.

Alterações cardíacas: A HSA cursa em um número importante de pacientes com dano neurocardiogênico com graus variáveis de repercussão hemodinâmica. Elas se traduzem fundamentalmente em arritmias, com incremento de enzimas cardíacas [creatinoquinase (CK)-MB, troponina I, esta última elevada em 20% dos casos com maior sensibilidade para dano miocárdico], disfunção diastólica e evidência de necrose subendocárdica.

As arritmias ocorrem ao redor de 40% dos pacientes. As mais graves são taquicardias ventriculares, supraventriculares, fibrilação atrial e *torsades de pointes*, e representam apenas 5%. Em geral, os transtornos cardíacos são mais importantes nos pacientes mais graves, são evolutivos e raramente são causa de suspensão de procedimentos diagnósticos e terapêuticos. A disfunção sistólica do ventrículo esquerdo em seres humanos com HSA é associada com perfusão miocárdica normal e inervação simpática anormal. Esses resultados podem ser explicados pela liberação excessiva de norepinefrina dos nervos simpáticos, o que poderia danificar os miócitos e terminações nervosas.

Vasoespasmo: É um problema comum. É causado pela quebra dos produtos da hemoglobina, além da serotonina, histamina, catecolaminas, peroxidases, prostaglandinas, radicais livres e lipídios. A síndrome clínica é caracterizada por aumento da sonolência e confusão, levando a estupor. Normalmente os sintomas começam a ocorrer cinco a sete dias após a HSA e raramente ocorrem após duas semanas. O manejo do vasoespasmo inclui a prevenção com aporte adequado de líquidos e o uso de bloqueadores dos canais de cálcio, melhorando o fornecimento de oxigênio através dos vasos e a dilatação deles (angioplastia cerebral, que normalmente é feita uma vez que o aneurisma é tratado). Além disso, um esforço deve ser feito para proteger o cérebro de isquemia. O regime empregado para tratar o vasoespasmo envolvia geralmente uma combinação de hemodiluição, hipervolemia e hipertensão (tripla terapia H). A hipertensão permissiva (aproximadamente PAS de 160 mmHg antes do tratamento definitivo do aneurisma e guiada por Doppler transcraniano após o tratamento definitivo do aneurisma) é uma estratégia eficaz na prevenção de isquemia tardia. No entanto, a hipervolemia e a hemodiluição, que eram previamente preconizadas, não são mais recomendadas no manejo de pacientes com HSA. Nimodipino é geralmente administrado por 21 dias.

Em muitos casos, vasoespasmos podem ser detectados em imagens radiológicas, mas não resultam em sintomas clínicos observáveis. Cerca de uma semana após uma HSA, 30% a 70% das angiografias mostram vasoespasmo, enquanto apenas 20% a 30% dos pacientes apresentam vasoespasmo sintomático.

O vasoespasmo pode ser seguido com Doppler transcraniano seriado e pode ser diagnosticado definitivamente com angiografia, embora esta seja mais invasiva. Medicamentos intra-arteriais e angioplastia com balão podem ser usados para tratar vasoespasmos não responsivos ao tratamento inicial.

As estatinas podem aumentar a reatividade vasomotora cerebral por meio de mecanismos de colesterol-dependente-independente.

Magnésio: É um agente neuroprotetor que atua como um antagonista do receptor NMDA (N-metil-D-aspartato) e um bloqueador dos canais de cálcio. Uma recente metanálise mostrou que o magnésio reduziu o risco de isquemia cerebral tardia e o prognóstico desfavorável na HSA aneurismática. Níveis de magnésio devem ser cuidadosamente monitorados.

Novos agentes: Vários novos agentes foram investigados, sob a forma de ensaios clínicos randomizados e séries de casos, para a utilização na HSA, especialmente para melhorar o vasoespasmo. A metilprednisolona não diminuiu o vasoespasmo, mas melhorou o prognóstico funcional. O tirilazade não demonstrou benefício. A colforsina intra-arterial está sob investigação para melhorar o vasoespasmo.

Ressangramento: Hemorragia recorrente que ocorre dentro de 14 dias em 20% a 30% dos pacientes não tratados. As abordagens utilizadas para diminuir o risco de ressangramento precoce incluem clipagem cirúrgica, antifibrinolíticos e controle da PA. Drogas antifibrinolíticas como o ácido aminocaproico e o ácido tranexâmico eram utilizadas no passado para inibir a atividade fibrinolítica do LCR e para estabilizar o coágulo do aneurisma, diminuindo, assim, o risco de sangramentos. No entanto, os benefícios teóricos não foram acompanhados de diminuição da morbilidade e mortalidade e esses agentes não são mais usados nos grandes centros.

Hidrocefalia: É comum (10% a 20%) após HSA, devido ao comprometimento da circulação de LCR no espaço subaracnóideo. A hidrocefalia se comporta como uma espada de dois gumes em pacientes que têm aneurisma recentemente rompido. Por um lado, o aumento da PIC devido à hidrocefalia é prejudicial para o cérebro, mas a redução da PIC (por exemplo, por ventriculostomia ou durante a colocação da drenagem subaracnóidea lombar antes da cirurgia) pode causar a ruptura do aneurisma devido à mudança na pressão transmural.

História natural/evolução

Os aneurismas não rotos incluem aqueles descobertos incidentalmente e devem ser considerados para tratamento, já que o resultado de HSA é geralmente de prognóstico desfavorável . Cerca de 65% dos pacientes morrem no primeiro HSA e apenas cerca de 46% deles se recuperam totalmente, com apenas 44% de retorno ao seu antigo emprego. A taxa de ruptura de um aneurisma é estimada em cerca de 1% ao ano. O risco de hemorragia é maior nos pacientes com aneurismas múltiplos (6,8%) quando comparados a pacientes com aneurisma único (2,3%).

O risco de sangramento por aneurisma não roto é diferente do de aneurismas que romperam, dependendo de vários fatores.

Fatores do paciente:

1. Pacientes com HSA prévia de um aneurisma têm maior risco de ruptura;
2. Quanto mais jovem o paciente, maior a probabilidade de que vai ter uma ruptura do aneurisma;
3. Fumar aumenta significativamente o risco de ruptura.

Características do aneurisma:

1. Tamanho: preditor mais importante para a ruptura;
2. Local: aneurismas na circulação posterior (como a artéria comunicante posterior, topo da artéria basilar) são mais propensos à ruptura;
3. Morfologia.

Risco de ruptura é extremamente dependente do tamanho do aneurisma. Para aneurisma menor que 10 mm de diâmetro, o risco anual de ruptura é de cerca de 0,05%; para aneurisma maior que 10 mm, é de cerca de 1%; para aneurismas maiores que 2,5 cm, a taxa de ruptura é de 6% no primeiro Ano. Angiografias seriadas demonstraram que os aneurismas crescem ao longo do tempo

Para aneurismas que romperam, o risco de ressangramento é maior no primeiro dia, de cerca de 4%. O risco é, então, de cerca de 1,5% por dia durante duas semanas. No prazo de 14 dias, 15% a 20% ressangram, e 50% dentro de seis meses. Depois disso, o risco é de cerca de 3% ao ano, com taxa de mortalidade de 2% ao ano. No primeiro mês ocorrem 50% das mortes.

Tratamento definitivo

Os aneurismas intracranianos tiveram como única modalidade de tratamento a microcirurgia com clipagem até 1991. quando Guglielmi descreveu pela primeira vez o tratamento endovascular utilizando *coils*. A partir de então, ambas as técnicas – microcirúrgica e endovascular – continuaram a evoluir, oferecendo mais opções de tratamento. A partir de 2002, o tratamento dos aneurismas cerebrais sofreu grande modificação com a publicação do estudo *International Study of Subarachnoid Aneurysms Treatment* (ISAT). Contudo, apesar dos avanços técnicos que se observaram, importantes limitações continuam a dificultar a terapêutica endovascular de aneurismas específicos, como os de colo largo, os gigantes ou os de morfologia não sacular-fusiformes. Em geral são considerados desfavoráveis os aneurismas cerebrais com colo maior que 4 mm ou com uma razão domus/colo maior que 1,5 mm (Figura 106.12).

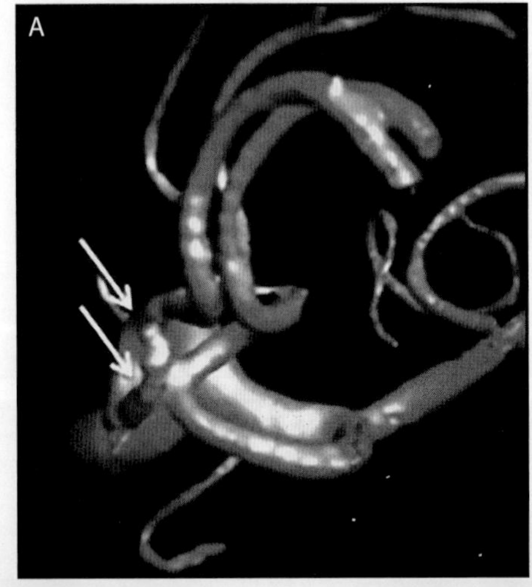

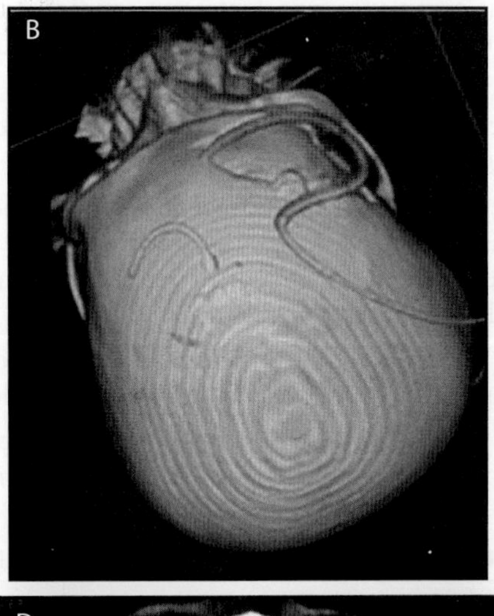

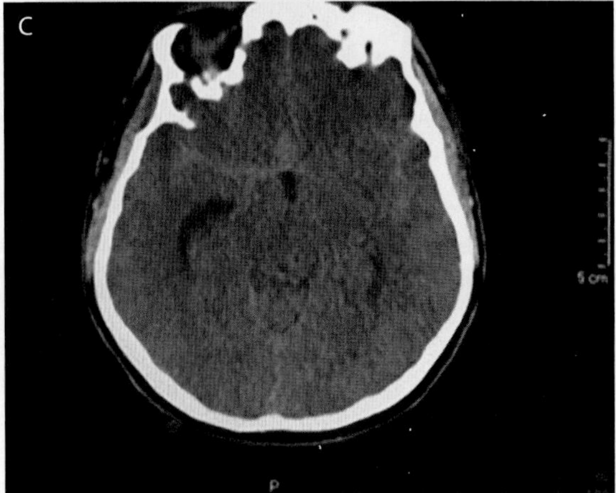

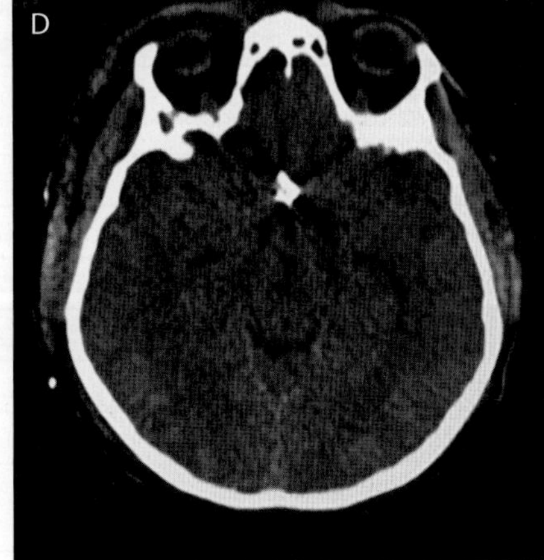

Figura 106.12. Evidencia aneurisma na artéria comunicante anterior de colo largo associado a um aneurisma *baby* (setas).

Portanto, não é fácil escolher o tratamento adequado para excluir da circulação um aneurisma cerebral. Os dados que se seguem facilitarão o entendimento para racionalizar entre a clipagem cirúrgica ou o tratamento endovascular:

O ISAT constituiu-se num ensaio clínico multicêntrico, com 2.143 pacientes alocados, que comparou os dois métodos; 23,7% dos pacientes submetidos ao tratamento endovascular e 30,6% dos pacientes submetidos à clipagem cirúrgica permaneceram dependentes para as atividades da vida diária ou morreram em um ano (redução absoluta do risco de evolução ruim: 6,9%). Todos os pacientes selecionados para esse ensaio clínico eram candidatos apropriados para ambos os procedimentos. Entre os pacientes, 80% haviam apresentado HSA leve (Hunt-Hess 1-2). A localização dos aneurismas foram: artéria cerebral anterior ou comunicante anterior (51%), artéria carótida interna (33%), artéria cerebral média (14%) e circulação posterior (2,7%). Quanto ao diâmetro, 93% dos aneurismas eram menores que 10 mm. Baseado no ISAT, o tratamento endovascular parece ser melhor para aneurismas rotos de artéria cerebral anterior, artéria carótida interna e artérias comunicantes anterior e posterior. Em aneurismas da circulação posterior, a maioria dos centros também prefere o tratamento endovascular.

Portanto, o estudo ISAT recrutou apenas pacientes em boas condições neurológicas e com aneurismas pequenos da circulação anterior. Esses resultados não podem ser extrapolados para aneurismas grandes, da circulação posterior, aneurismas complexos e pacientes em condições neurológicas ruins. Ou seja, eles não representam uma população real de HSA.

As recomendações das diretrizes do *American Heart Association* 2012 sugerem:

1. Microcirurgia com clipagem ou embolização endovascular para aneurismas rotos devem ser realizados o quanto antes para reduzir a taxa de ressangramento (classe I, nível de evidência B);
2. A exclusão completa do aneurisma é recomendada sempre que possível (classe I, nível de evidência B);
3. A escolha do tratamento do aneurisma, por profissionais experientes (neurocirurgiões cerebrovasculares e endovasculares), deve basear-se numa decisão multidisciplinar com base nas características do paciente e do aneurisma (classe I, nível de evidência C);
4. Em pacientes com aneurisma roto com anatomia favorável para ambas as técnicas (microcirurgia por clipagem ou embolização endovascular), a embolização endovascular deve ser considerada (classe I, nível de evidência B);
5. Na ausência de contraindicação, pacientes submetidos a embolização ou clipagem por aneurisma roto devem realizar um estudo de imagem para avaliação e seguimento, devendo o retratamento ser considerado quando houver aneurisma residual (classe I, nível de evidência B);
6. A clipagem microcirúrgica deve ser sugerida em pacientes com hematomas intracerebrais grandes (maiores que 50 mL) e em aneurismas de artéria cerebral média. Embolização endovascular deve ser sugerida em idosos (com mais de 70 anos), naqueles com condição clínica ruim (Hunt-Hess 4-5) e em aneurismas de topo da basilar (classe IIb, nível de evidência C) – Figura 106.13;

Tabela 106.3. Comparando os resultados do estudo ISAT (2002)

Prognóstico		Endovascular	Microcirurgia vascular intracraniana
Incidência de morte ou dependência (mRS 3-6)		23,7%	30,6%
Mortalidade em 1 ano		85	105
Incidência de ressangramento	Antes do tratamento	17 (7)	28 (19)
	< 1 ano	45 (22)	39 (24)
	> 1 ano	7 (2)	2 (2)
Taxa de Retratamento	< 1 ano	121	32
	> 1 ano	15	1
Oclusão completa na primeira angiografia de seguimento		66%	82%
Incidência de convulsões		60	112

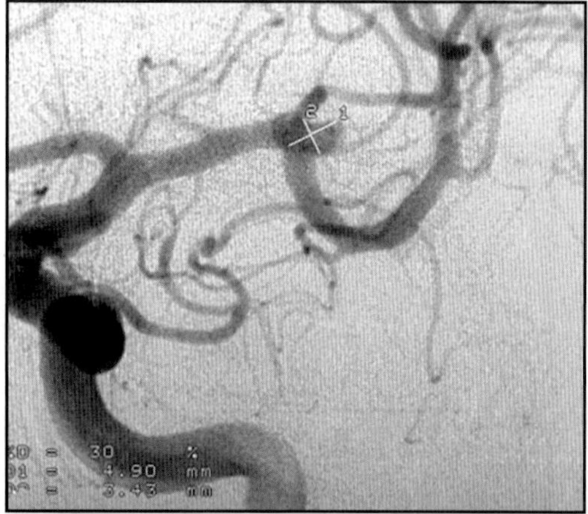

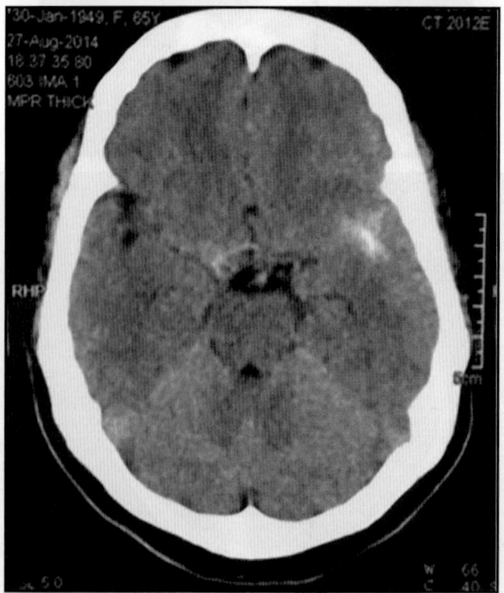

Figura 106.13. Evidencia aneurisma na artéria cerebral média esquerda de colo largo.

7) A utilização de *stent* para aneurismas rotos está associada com aumento da morbidade e mortalidade, e deve apenas ser considerada quando opções com menores riscos tiverem sido excluídas (classe III, nível de evidência C).

Revisão sistemática Cochrane, realizada em 2005, conclui que a evidência se baseia em apenas um grande ensaio. Para pacientes em boas condições com aneurismas rotos de circulação anterior ou posterior, se o aneurisma for considerado favorável para ambas as técnicas, embolização por técnica endovascular está associada a melhor prognóstico funcional.

Revisão sistemática realizada por de Oliveira *et al.*, em 2007, avaliou nove ensaios clínicos, evidenciando que não houve diferença significativa entre clipagem e embolização referente ao prognóstico funcional. Como conclusão, afirmou que não há diferença entre as técnicas para oclusão de aneurisma (clipagem ou embolização) sobre o risco de vasoespasmo e suas consequências.

O estudo ***Barrow Ruptured Aneurysm Trial* (BRAT), 2013,** concluiu que, baseado no prognóstico funcional por meio da Escala de Rankin modificada, após três anos, o prognóstico de todos os pacientes submetidos a embolização mostrou uma diferença absoluta de 5,8% comparados aos submetidos a clipagem, embora não exista diferença estatística ($p = 0,25$). Pacientes do grupo clipado apresentam alto grau de oclusão completa do aneurisma e menor taxa de recorrência e retratamento. Em uma análise *post hoc* avaliando apenas aneurismas da circulação anterior, não há diferença entre os dois grupos em nenhum momento.

Diante desses trabalhos, pacientes adultos jovens (menos de 40 anos) em boa condição neurológica (Hunt-Hess menor ou igual a 3) apresentariam um tratamento mais definitivo se fossem submetidos a microcirurgia com clipagem. No extremo oposto, pacientes idosos, em condições clínicas ruins, com aneurisma de anatomia favorável apresentariam melhor resultado se submetidos a embolização por técnica endovascular. Pacientes com características intermediárias de idade (adulto, idoso), condição clínica (boa, ruim), anatomia do aneurisma (favorável; desfavorável), presença de hematoma intracraniano cirúrgico e presença de efeitos compressivos relacionados ao aneurisma cerebral precisam ser discutidos caso a caso em virtude das diversas variáveis envolvidas (Figura 106.14).

Para uma resposta futura sobre o tratamento dos aneurismas cerebrais, aguardamos os resultados do **ISAT II**. O estudo ISAT II é um ensaio randomizado multicêntrico comparando o prognóstico de pacientes com HSA (com características diferentes do estudo ISAT) alocados para clipagem microvascular ou embolização endovascular. Contará com,

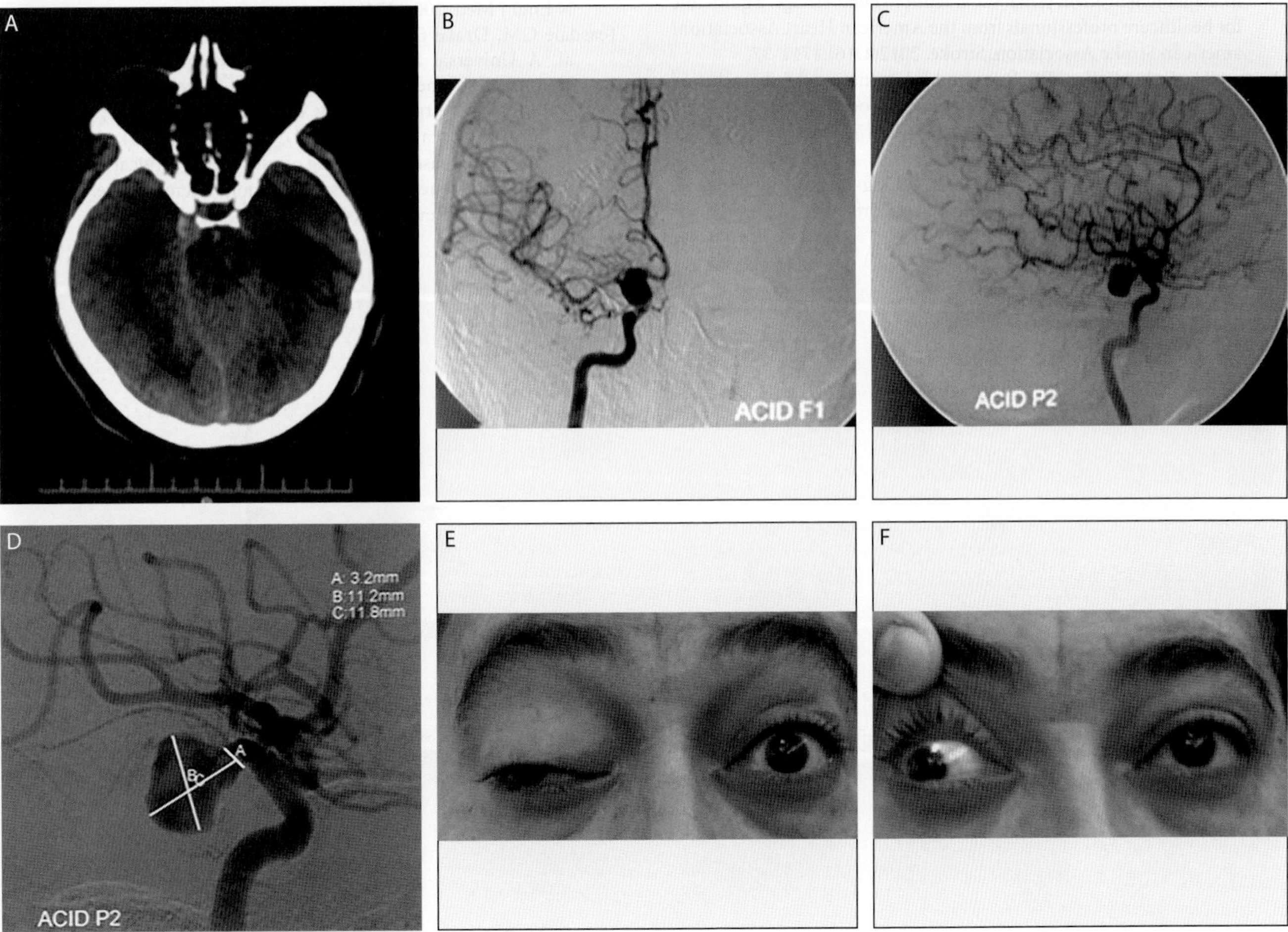

Figura 106.14. Evidencia aneurisma carótida segmento comunicante posterior direito com compressão III par craniano associado a ptose palpebral, anisocoria direita e paralisia musculatura ocular extrínseca.

no mínimo, 50 centros internacionais e levará aproximadamente 12 anos para ser concluído. A análise será a intenção de tratar. O desfecho primário será a incidência de mau prognóstico funcional (mRS maior que 2).

A partir de uma análise de medicina baseada em evidências, trabalhos randomizados e controlados não permitem generalizar os resultados para toda a população. A microcirurgia vascular para tratamento de aneurismas cerebrais ainda apresenta um papel fundamental, em especial nos pacientes adultos jovens (menos de 40 anos) e naqueles portadores de aneurisma de artéria cerebral média, mesmo os idosos. Ainda como ponto a favor, evidencia-se menor incidência de retratamento quando comparada com a técnica endovascular. Os estudos de metanálise não confirmam superioridade entre os tratamentos. Decisões individualizadas devem ser baseadas em considerações multidisciplinares a respeito da idade, condição clínica, anatomia do aneurisma e indicação de tratamento neurocirúrgico de hematoma intracraniano.

Bibliografia consultada

Connolly ES Jr, Rabinstein AA, Carhuapoma JR, Derdeyn CP, Dion J, Higashida RT, et al.; American Heart Association Stroke Council; Council on Cardiovascular Radiology and Intervention; Council on Cardiovascular Nursing; Council on Cardiovascular Surgery and Anesthesia; Council on Clinical Cardiology. Guidelines for the management of aneurysmal subarachnoid hemorrhage: a guideline for healthcare professionals from the American Heart Association/ american Stroke Association. Stroke. 2012;43(6):1711-37.

Darsaut TE, Jack AS, Kerr RS, Raymond J. International Subarachnoid Aneurysm Trial – ISAT part II: study protocol for a randomized controlled trial. Trials. 2013 29;14:156.

de Oliveira JG, Beck J, Ulrich C, Rathert J, Raabe A, Seifert V. Comparison between clipping and coiling on the incidence of cerebral vasospasm after aneurysmal subarachnoid hemorrhage: a systematic review and meta-analysis. Neurosurg Rev. 2007;30(1):22-30.

Dorhout Mees SM, Kerr RS, Rinkel GJ, Algra A, Molyneux AJ. Occurrence and impact of delayed cerebral ischemia after coiling and after clipping in the International Subarachnoid Aneurysm Trial (ISAT). J Neurol. 2012;259(4):679-83.

Dumont AS, Crowley RW, Monteith SJ, Ilodigwe D, Kassell NF, Mayer S, et al. Endovascular treatment or neurosurgical clipping of ruptured intracranial aneurysms: effect on angiographic vasospasm, delayed ischemic neurological deficit, cerebral infarction, and clinical outcome. Stroke. 2010;41(11):2519-24.

Li ZQ, Wang QH, Chen G, Quan Z. Outcomes of endovascular coiling versus surgical clipping in the treatment of ruptured intracranial aneurysms. J Int Med Res. 2012;40(6):2145-51.

Mahaney KB, Todd MM, Torner JC; IHAST Investigators. Variation of patient characteristics, management, and outcome with timing of surgery for aneurismal subarachnoid hemorrhage. J Neurosurg. 2011;114(4):1045-53.

Molyneux A, Kerr R, Stratton I, Sandercock P, Clarke M, Shrimpton J, et al.; International Subarachnoid Aneurysm Trial (ISAT) Collaborative Group. International Subarachnoid Aneurysm Trial (ISAT) of neurosurgical clipping versus endovascular coiling in 2143 patients with ruptured intracranial aneurysms: a randomised trial. Lancet. 2002; 360(9342):1267-74.

Ryttlefors M, Enblad P, Kerr RS, Molyneux AJ. International subarachnoid aneurysm trial of neurosurgical clipping versus endovascular coiling: subgroup analysis of 278 elderly patients. Stroke. 2008;39(10):2720-6.

Spetzler RF, McDougall CG, Albuquerque FC, Zabramski JM, Hills NK, Partovi S, et al. The Barrow Ruptured Aneurysm Trial: 3-year results. J Neurosurg. 2013;119(1):146-57.

Suárez J, Tarr R, Selman W. Aneurysmal haemorrhage: current concepts. N Engl J Med. 2006;354(4).

Teasdale GM, Drake CG, Hunt W, Kassell N, Sano K, Pertuiset B, et al. A Universal Subarachnoid Hemorrhage Scale: Report of a Committee of the World Federation of Neurosurgical Societies. J Neurol Neurosurg Psychiatry. 1988;51:1457.

van der Schaaf I, Algra A, Wermer M, Molyneux A, Clarke M, van Gijn J, et al. Endovascular coiling versus neurosurgical clipping for patients with aneurysmal subarachnoid haemorrhage. Cochrane Database Syst Rev. 2005;(4):CD003085.

107

CONVULSÕES E ESTADO DE MAL EPILÉPTICO

Gustavo Daher Vieira de Moraes Barros

Introdução

Crises convulsivas resultam de hipersincronização elétrica de uma rede neural no córtex cerebral, gerando disfunção cerebral súbita, com sintomas que dependerão da forma como o distúrbio elétrico se instala e se propaga[1].

A epilepsia se caracteriza por crises convulsivas recorrentes, devido a predisposição genética ou por dano cerebral adquirido[2].

Uma crise convulsiva também pode ser secundária a disfunções orgânicas, como distúrbios metabólicos e infecciosos, exposição a substâncias tóxicas, abstinência a drogas ou álcool, outras patologias neurológicas como um acidente vascular cerebral (AVC) ou encefalite. Nesse contexto, o paciente não é considerado epiléptico, pois presume-se que ele não estará em maior risco de novas crises convulsivas assim que tratado da doença de base.

O estado de mal epiléptico (EME) é uma emergência médica, na qual a crise convulsiva não se mostra autolimitada, perdurando por um período no qual o risco de danos cerebrais ou instabilidade clínica se torna iminente.

O EME é diagnosticado quando[3,4]:

- A convulsão é continua por 5 minutos ou mais;
- Ocorrem duas ou mais crises convulsivas sem que o paciente recobre a consciência.

A partir de 30 minutos em EME convulsivo generalizado, o paciente pode apresentar consequências definitivas, incluindo morte neuronal, lesão neuronal e alterações das redes neurais, além das complicações clínicas associadas a esse quadro[5].

Epidemiologia

A frequência de crise convulsiva ao longo da vida é alta. Na faixa dos 85 anos, 10% das pessoas já tiveram ao menos uma crise convulsiva ao longo da vida e 4% foram diagnosticados com epilepsia[6].

A incidência de EME é de 7 a 41 casos por 100.000 pessoas[7], e na maioria dos estudos a definição de EME foi de crise convulsiva, durando ao menos 30 minutos.

A Figura 107.1 mostra a incidência de crises convulsivas em cada faixa etária[8].

Classificação e apresentação

As convulsões são classificadas inicialmente pela forma como se iniciam e pela propagação do distúrbio elétrico[9]. Crises generalizadas se originam e se propagam através de redes neuronais em ambos os hemisférios cerebrais. Elas envolvem perda da consciência e podem incluir movimentos tônico-clônicos do corpo, atonia e movimentos mioclônicos. Crises focais (parciais) se originam e se propagam através de uma rede neuronal limitada a um hemisfério cerebral ou uma área do cérebro. Possuem, por isso, vasta gama de apresentações clínicas, podendo se manifestar com distúrbios motores, sensitivos e autonômicos e alterações do estado emocional, da cognição, da memória ou do comportamento. Uma crise focal pode evoluir para convulsão generalizada (crise focal com generalização secundária), com consequente perda da consciência[9].

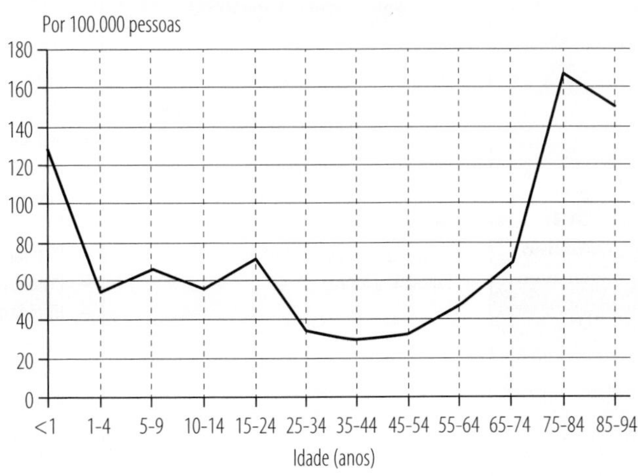

Figura 107.1. Incidência de crises convulsivas por faixa etária[8].

Convulsões provocadas

São definidas como "convulsões provocadas" as crises convulsivas que ocorrem de forma secundária a alguma patologia de base ou evento agudo (por exemplo: traumatismo craniano, AVC, encefalites, exposição a drogas ou toxinas, abstinência alcoólica, infecções sistêmicas, febre)[10]. As causas mais comuns de convulsão provocada estão listadas na Tabela 107.1[11-17].

Um estudo identificou que 96,9% dos pacientes vítimas de uma crise convulsiva isolada e que apresentavam algum déficit focal foram diagnosticados com alguma patologia como causa da convulsão[12], mostrando a importância de um exame físico neurológico adequado em todos os pacientes.

Convulsões não provocadas

Convulsões não provocadas ocorrem em pacientes acima de 1 mês de idade e não apresentam fator causal agudo[10]. A incidência ocorre entre 41 e 63 casos por 100.000 pessoas por ano[18]. Aproximadamente 30% das convulsões não provocadas resultam de lesão cerebral antiga epileptogênica ou de distúrbio neurológico progressivo preexistente[18,19].

Tanto as convulsões provocadas quanto as não provocadas ocorrem com maior frequência em homens e em pacientes acima de 65 anos ou abaixo de 1 ano[18,19]. Crianças têm incidência maior de crises generalizadas e adultos de crises focais[19].

Convulsões não epilépticas

São situações na qual o paciente apresenta sintomas típicos de uma crise convulsiva, mas sem que ocorra distúrbio elétrico no cérebro. Elas são normalmente relacionadas a distúrbios psiquiátricos como as convulsões psicogênicas e os ataques de pânico[20]. Cerca de 20% dos pacientes encaminhados para centros de tratamento de epilepsia apresentam convulsões não epilépticas psicogênicas[20]. Sinais que sugerem esse quadro incluem: resistência a vários anticonvulsivantes, muitas crises ao dia por muitos dias, diagnóstico firmado de depressão, ansiedade ou outro transtorno psiquiátrico. É mais comum haver danos físicos ao paciente secundários à convulsão nos casos epilépticos do que nos psicogênicos[21]. Evidências objetivas de lacerações orais (especialmente na lateral da língua) e liberação de esfíncteres durante a crise também são muito específicos de convulsões epilépticas[22].

Outro diagnóstico diferencial para convulsões não epilépticas são os quadros de síncope, tanto de origem cardíaca quanto vasovagal e ortostática[23]. A síncope normalmente se apresenta como perda súbita da consciência por alguns minutos e pode ser precedida por tontura, escotomas visuais, dor precordial, palpitação e náusea. Apesar de um quadro sincopal poder apresentar algum movimento anormal fugaz, ele tipicamente dura apenas 1 ou 2 segundos e não se assemelha aos movimentos tônico-clônicos sincronizados de 30 a 90 segundos, típicos de uma crise convulsiva epiléptica[11].

Avaliação do paciente vítima de crise convulsiva

A avaliação do paciente deve ser focada nos eventos imediatamente anteriores à convulsão, ao número de convulsões nas 24 horas anteriores, na duração e descrição da crise, na presença de sinais focais (por exemplo: movimentos unilaterais, desvio do olhar, rotação da cabeça para um lado), no tempo de período pós-ictal e no exame físico neurológico[12,15,22].

Em um estudo prospectivo francês, a anamnese cuidadosa evidenciou que cerca de metade dos pacientes atendidos com uma aparente primeira crise convulsiva já havia apresentado, na verdade, uma convulsão antes e que muitos deles omitiram o diagnóstico de epilepsia[24].

A propedêutica inicial deve avaliar se há um contexto que demande cuidados emergenciais e auxiliar na identificação do tipo de convulsão, na sua etiologia e no risco de recorrência.

Exame de imagem

A tomografia computadorizada (TC) de crânio demonstra lesões estruturais em cerca de um terço dos adultos[12] e em metade das crianças com menos de 6 meses de idade[25]

Tabela 107.1. Características das convulsões sintomáticas[11-17]

	Possibilidades diagnósticas	História clínica	Achados de exame
Crises convulsivas sintomáticas	– AVC agudo – Trombose venosa cerebral – Infecção ou tumor em sistema nervoso central – Intoxicação ou abstinência a drogas – Hematoma intracraniano – Medicamento – Distúrbio metabólico – Traumatismo craniano recente – Exposição a toxinas	– Uso de álcool – Diabetes – Uso de drogas – Sintoma motor ou sensitivo focal transitório – Infecção por HIV ou hepatite – Dislipidemia – Doença hepática ou renal – Distúrbios de personalidade – História prévia ou atual de câncer – História de AVC ou AIT (ataque isquêmico transitório) – Cefaleia progressiva – Início recente de algum medicamento – Exposição recente a toxina – História de traumatismo craniano – Desidratação severa	– Idade abaixo de 1 ano ou acima de 65 anos – Sexo masculino – Exame físico pode mostrar confusão, febre, sinais de infecção, rigidez de nuca, assimetria de pupilas, distúrbios de fala, perda sensitiva ou motora unilateral, náusea, vômito

que são atendidas em pronto-socorro com uma primeira crise convulsiva. A Academia Americana de Neurologia recomenda que seja considerada uma TC de crânio, de urgência, em todos os pacientes que apresentem uma primeira crise convulsiva, especialmente se tiverem algum sinal de alerta na história ou exame físico[26]. Já o Colégio Americano de Médicos Emergencistas recomenda que todos os pacientes vítimas de uma primeira crise convulsiva sejam submetidos a TC de crânio, visto que muitos pacientes podem ter alterações tomográficas mesmo sem sinais de alerta[16].

Eletivamente, a ressonância magnética (RM) de crânio é o melhor exame de imagem na propedêutica de uma primeira crise convulsiva, pois é mais sensível do que a tomografia na detecção de tumores cerebrais, AVC, displasias corticais focais, esclerose mesial temporal, malformações vasculares e disgenesias cerebrais[27,28].

Exames laboratoriais

Uma revisão laboratorial deve ser feita em um paciente atendido na urgência com uma primeira crise convulsiva, na busca de uma etiologia que leve ao diagnóstico de uma convulsão provocada. Além de uma rotina básica que inclua hemograma, glicemia, ionograma e função renal, a escolha dos exames a serem feitos deve levar em conta os dados obtidos na história e exame físico[27,28]. Por exemplo, um paciente com diagnóstico de cirrose hepática merece uma dosagem de função hepática e amônia.

Como a gestação aumenta o risco de crise convulsiva em quem tem predisposição até então desconhecida, é recomendado exame de gravidez em todas as mulheres em idade fértil que apresentem a primeira crise[29].

Para auxiliar no diagnóstico diferencial entre convulsão epiléptica e psicogênica, um nível sérico de prolactina elevado (ao menos duas vezes o valor de referência) colhido entre 10 e 20 minutos após a crise possui sensibilidade moderada e especificidade muito elevada para crises convulsivas tônico-clônicas generalizadas e para convulsões focais com alteração de consciência[30].

Estado de mal epiléptico

Conforme dito anteriormente, o EME é uma emergência médica, pois ocorre quando a atividade epiléptica cerebral ocorre de forma contínua ou em alta recorrência, com risco de danos irreversíveis e até a morte do paciente.

Ele pode ser classificado em três tipos:

1. EME convulsivo: repetidas crises tônico-clônicas generalizadas com estado pós-ictal persistente entre as crises;
2. EME não convulsivo: quando ocorre uma atividade epiléptica cerebral sem movimentos convulsivos (sendo um importante diagnóstico diferencial em pacientes em coma persistente em terapia intensiva);
3. Crises parciais repetidas com manifestação focal motora, sensitiva ou de incapacidade funcional (exemplo: afasia), mas não associada a alteração de nível de consciência (classicamente denominada *epilepsia partialis continua*).

Anualmente, entre 50.000 e 150.000 pacientes são atendidos, nos Estados Unidos, com EME[31], com mortalidade abaixo de 3% nas crianças, mas atingindo 30% nos adultos[31,32].

O objetivo do tratamento é o de cessar a atividade epiléptica tanto clínica (cessando a convulsão) quanto eletricamente (interrompendo a atividade elétrica epileptiforme), uma vez que o tratamento rápido e eficaz do EME reduz sensivelmente a mortalidade e a morbidade dos pacientes[33].

O prognóstico do EME é definido pela etiologia do quadro, seu tempo de duração e a idade do paciente[34-36].

O tratamento dessa emergência médica depende de assistência clínica intensiva ao paciente, visando a segurança ventilatória, hemodinâmica e metabólica, e de tratamento adequado tanto do ponto de vista da estratégia anticonvulsivante quanto da patologia de base.

Assim como ocorre em outras emergências clínicas, a utilização de um algoritmo no pronto atendimento torna o atendimento mais eficiente e homogêneo, auxiliando os profissionais envolvidos na execução das condutas prioritárias, com consequente melhora assistencial.

Existem vários algoritmos e fluxogramas presentes na literatura para o tratamento do EME. Apresentamos a seguir um algoritmo baseado nas últimas recomendações da Academia Americana de Epilepsia[37], recentemente publicadas e que foram elaboradas com base nas melhores evidências disponíveis até o momento. As medicações não disponíveis no Brasil não foram incluídas.

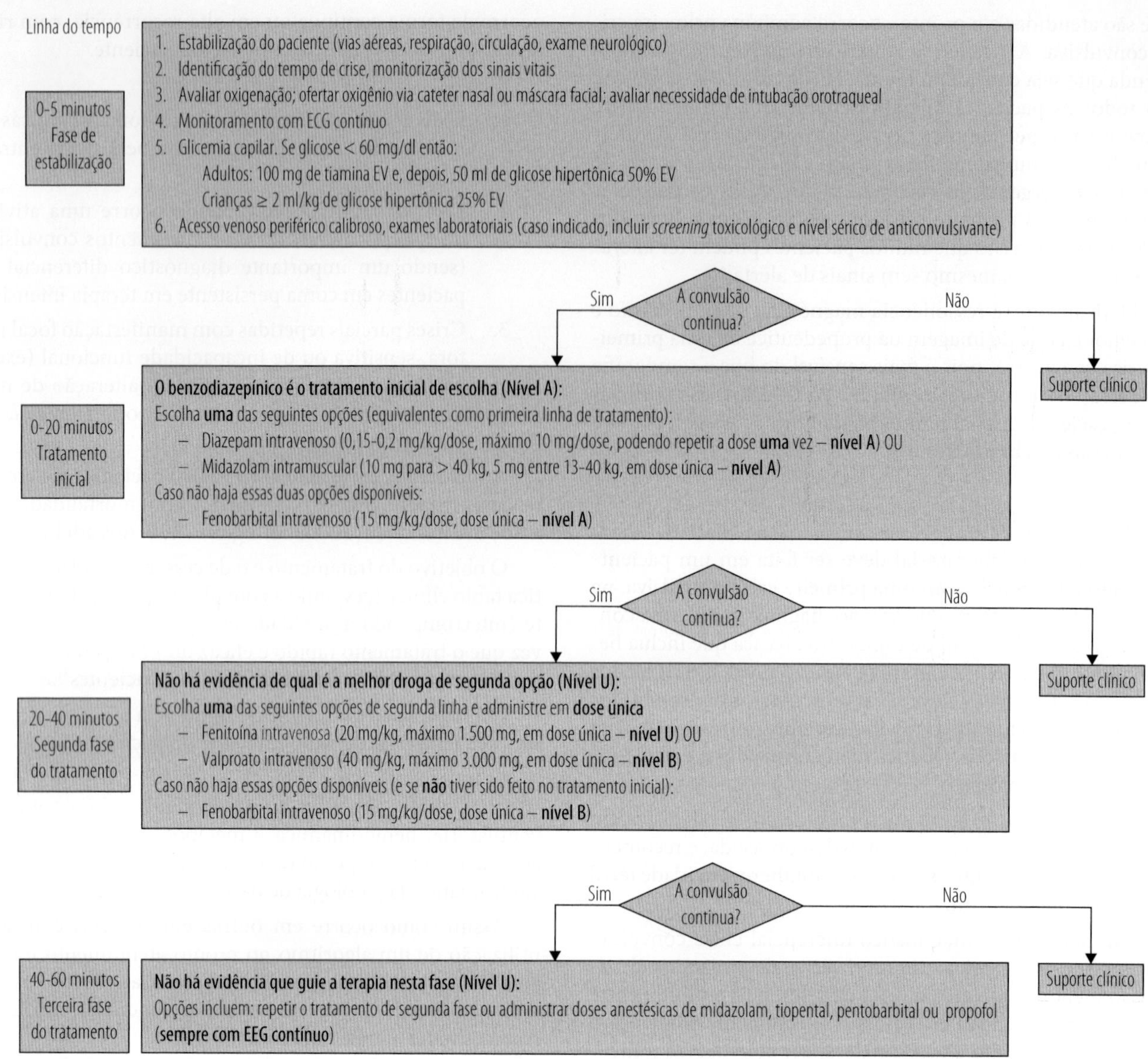

Figura 107.2. Algoritmo para o atendimento do estado de mal epiléptico[37].

Referências bibliográficas

1. Fisher RS, van Emde Boas W, Blume W, Elger C, Genton P, Lee P, et al. Epileptic seizures and epilepsy: definitions proposed by the International League Against Epilepsy (ILAE) and the International Bureau for Epilepsy (IBE). Epilepsia. 2005;46(4):470-2.
2. Chang BS, Lowenstein DH. Epilepsy. N Engl J Med. 2003;349:1257.
3. Brophy GM, Bell R, Claassen J, Alldredge B, Bleck TP, Glauser T, et al.; Neurocritical Care Society Status Epilepticus Guideline Writing Committee. Guidelines for the evaluation and management of status epilepticus. Neurocrit Care. 2012;17(1):3-23.
4. Chen JW, Wasterlain CG. Status epilepticus: pathophysiology and management in adults. Lancet Neurol. 2006;5:246.
5. Trinka E, Cock H, Hesdorffer D, Rossetti AO, Scheffer IE, Shinnar S, et al. A definition and classification of status epilepticus – Report of the ILAE Task Force on Classification of Status Epilepticus. Epilepsia. 2015;56(10):1515-23.
6. Hauser WA, Annegers JF, Rocca WA. Descriptive epidemiology of epilepsy: contributions of population-based studies from Rochester, Minnesota. Mayo Clin Proc. 1996;71(6):576-86.
7. Chin RF, Neville BG, Scott RC. A systematic review of the epidemiology of status epilepticus. Eur J Neurol. 2004;11:800.
8. Werhahn KJ. Epilepsy in the elderly. Dtsch Arztebl Int. 2009;106(9):135-42.
9. Berg AT, Berkovic SF, Brodie MJ, Buchhalter J, Cross JH, van Emde Boas W, et al. Revised terminology and concepts for organization of seizures and epilepsies: report of the ILAE Commission on Classification and Terminology, 2005-2009. Epilepsia. 2010;51(4):676-85.
10. Beghi E, Carpio A, Forsgren L, Hesdorffer DC, Malmgren K, Sander JW, et al. Recommendation for a definition of acute symptomatic seizure. Epilepsia. 2010;51(4):671-5.
11. Benbadis S. The differential diagnosis of epilepsy: a critical review. Epilepsy Behav. 2009;15(1):15-21.
12. Sempere AP, Villaverde FJ, Martinez-Menéndez B, Cabeza C, Peña P, Tejerina JA. First seizure in adults: a prospective study from the emergency department. Acta Neurol Scand. 1992;86(2):134-8.
13. Tardy B, Lafond P, Convers P, Page Y, Zeni F, Viallon A, et al. Adult first generalized seizure: etiology, biological tests, EEG, CT scan, in an ED. Am J Emerg Med. 1995;13(1):1-5.
14. Falip M, Gil-Nagel A, Viteri Torres C, Gómez-Alonso J. Diagnostic problems in the initial assessment of epilepsy. Neurologist. 2007;13(6 suppl 1):S2-10.
15. Lesser RP. Psychogenic seizures. Neurology. 1996;46(6):1499-507.

16. ACEP Clinical Policies Committee; Clinical Policies Subcommittee on Seizures. Clinical policy: Critical issues in the evaluation and management of adult patients presenting to the emergency department with seizures. Ann Emerg Med. 2004;43(5):605-25.
17. Elzawahry H, Do CS, Lin K, Benbadis SR. The diagnostic utility of the ictal cry. Epilepsy Behav. 2010;18(3):306-7.
18. Hauser WA, Beghi E. First seizure definitions and worldwide incidence and mortality. Epilepsia. 2008;49(Suppl 1):8-12.
19. Hauser WA, Annegers JF, Kurland LT. Incidence of epilepsy and unprovoked seizures in Rochester, Minnesota: 1935-1984. Epilepsia. 1993;34(3):453-68.
20. Duncan R, Razvi S, Mulhern S. Newly presenting psychogenic non-epileptic seizures: incidence, population characteristics, and early outcome from a prospective audit of a first seizure clinic. Epilepsy Behav. 2011;20(2):308-11.
21. Peguero E, Abou-Khalil B, Fakhoury T, Mathews G. Self-injury and incontinence in psychogenic seizures. Epilepsia. 1995;36(6):586-91.
22. Oliva M, Pattison C, Carino J, Roten A, Matkovic Z, O'Brien TJ. The diagnostic value of oral lacerations and incontinence during convulsive "seizures". Epilepsia. 2008;49(6):962-7.
23. Sheldon R, Rose S, Ritchie D, Connolly SJ, Koshman ML, Lee MA, et al. Historical criteria that distinguish syncope from seizures. J Am Coll Cardiol. 2002;40(1):142-8.
24. Jallon P, Loiseau P, Loiseau J. Newly diagnosed unprovoked epileptic seizures: presentation at diagnosis in CAROLE study. Coordination Active du Réseau Observatoire Longitudinal de l' Epilepsie. Epilepsia. 2001;42(4):464-75.
25. Bui TT, Delgado CA, Simon HK. Infant seizures not so infantile: first-time seizures in children under six months of age presenting to the ED. Am J Emerg Med. 2002;20(6):518-20.
26. Harden CL, Huff JS, Schwartz TH, Dubinsky RM, Zimmerman RD, Weinstein S, et al.; Therapeutics and Technology Assessment Subcommittee of the American Academy of Neurology. Reassessment: neuroimaging in the emergency patient presenting with seizure (an evidence-based review): report of the Therapeutics and Technology Assessment Subcommittee of the American Academy of Neurology. Neurology. 2007;69(18):1772-80.
27. Krumholz A, Wiebe S, Gronseth G, Shinnar S, Levisohn P, Ting T, et al.; Quality Standards Subcommittee of the American Academy of Neurology; American Epilepsy Society. Practice Parameter: evaluating an apparent unprovoked first seizure in adults (an evidence-based review): report of the Quality Standards Subcommittee of the American Academy of Neurology and the American Epilepsy Society. Neurology. 2007;69(21):1996-2007.
28. King MA, Newton MR, Jackson GD, Fitt GJ, Mitchell LA, Silvapulle MJ, et al. Epileptology of the first-seizure presentation: a clinical, electroencephalographic, and magnetic resonance imaging study of 300 consecutive patients. Lancet. 1998;352(9133):1007-11.
29. Jagoda A, Gupta K. The emergency department evaluation of the adult patient who presents with a first-time seizure. Emerg Med Clin North Am. 2011;29(1):41-9.
30. Sandstrom SA, Anschel DJ. Use of serum prolactin in diagnosing epileptic seizures: report of the Therapeutics and Technology Assessment Subcommittee of the American Academy of Neurology. Neurology. 2006;67(3):544-5.
31. DeLorenzo RJ, Hauser WA, Towne AR, Boggs JG, Pellock JM, Penberthy L, et al. A prospective, population-based epidemiologic study of status epilepticus in Richmond, Virginia. Neurology. 1996;46:1029-35.
32. Wu YW, Shek DW, Garcia PA, Zhao S, Johnston SC. Incidence and mortality of generalized convulsive status epilepticus in California. Neurology. 2002;58:1070-6.
33. Jagoda A, Riggio S. Refractory status epilepticus in adults. Ann Emerg Med. 1993;22:1337-48.
34. Logroscino G, Hesdorffer DC, Cascino GD, Annegers JF, Bagiella E, Hauser WA. Long-term mortality after a first episode of status epilepticus. Neurology. 2002;58:537-41.
35. DeLorenzo RJ, Towne AR, Pellock JM, Ko D. Status epilepticus in children, adults, and the elderly. Epilepsia. 1992;33(Suppl 4):S15-25.
36. Neligan A, Shorvon SD. Prognostic factors, morbidity and mortality in tonic-clonic status epilepticus: a review. Epilepsy Res. 2011;93:1-10.
37. Glauser T, Shinnar S, Gloss D, Alldredge B, Arya R, Bainbridge J, et al. Evidence-Based Guideline: Treatment of Convulsive Status Epilepticus in Children and Adults: Report of the Guideline Committee of the American Epilepsy Society. Epilepsy Curr. 2016;16(1):48-61.

108

NEUROPATIAS PERIFÉRICAS

Wilson Faglioni Junior

Introdução

Anatomicamente, o sistema nervoso periférico é composto pelas raízes nervosas, plexos, nervos distais e ramificações axonais junto a placas motoras ou órgãos de sensibilidade. "Neuropatia periférica" é uma expressão geral que é frequentemente utilizada para referir-se a polineuropatias, mas também pode referir-se a qualquer perturbação do sistema nervoso periférico, incluindo radiculopatias e mononeuropatias. O acometimento pode ocorrer desde as raízes até as terminações axonais.

O quadro clínico das neuropatias pode variar desde perturbações discretas da sensibilidade até quadros motores e respiratórios intensos e debilitantes, com grande sofrimento e acometimento funcional dos pacientes. Podem ser encontradas em qualquer idade, mas existe uma nítida relação entre o envelhecimento e o aumento da prevalência das neuropatias, com prevalência de 2,4% a 10% na população geral[1,2].

O diagnóstico etiológico nem sempre é simples, pois existem várias causas e um espectro amplo de sinais e sintomas, sejam clínicos ou eletrofisiológicos. No contexto das urgências, as causas mais comuns são as neuropatias tóxicas, metabólicas, imunológicas e traumáticas.

Diagnóstico clínico

Como toda patologia, a suspeita diagnóstica se dá a partir de uma anamnese e exames físicos bem realizados. No que tange às neuropatias, dados como acometimento sensitivo ou motor, distribuição espacial e temporal dos sintomas, tempo de evolução, associação com trauma ou acometimento por outra patologia, ingestão ou exposição a agentes infecciosos e tóxicos são de suma importância na validação diagnóstica e instauração de tratamento. Essas informações permitem uma correta classificação das neuropatias, o que facilita o manejo do paciente, seja nos atendimentos de urgência ou no seguimento ambulatorial. Porém, uma parte considerável dos pacientes (30%) permanece sem diagnóstico etiológico definido[3].

Após a avaliação clínica e a formulação de suspeita diagnóstica, os dados são corroborados por exames neurofisiológicos, notadamente a eletroneuromiografia (ENMG). O estudo eletrofisiológico de uma neuropatia permite, em termos globais, fornecer informações relevantes como localização da lesão, classificação do tipo de lesão (mielínica e/ou axonal), avaliação da gravidade da lesão e, ainda, informação em relação ao padrão de evolução temporal, se aguda, subaguda ou crônica[4,5].

Tipos de fibras nervosas envolvidas

A suspeição de qual tipo de fibra nervosa está envolvida é o primeiro passo no manejo desses pacientes. Fibras motoras são grossas e mielinizadas, e a lesão causa fraqueza muscular, hipotonia e fibrilações. Fibras sensitivas podem ser grossas ou finas, e o seu acometimento leva a diminuição da sensibilidade (hipoestesias), alterações da sensibilidade (disestesias), dor e arreflexia. Fibras autonômicas são geralmente finas e amielínicas, e os sintomas associados são sudorese, hipotensão postural, distúrbios esfincterianos e perturbação da sudorese[4,5].

A combinação de fibras acometidas pela doença sugere um padrão seguido por grupos diferentes de doenças. O quadro mais comum encontrado é o de neuropatia sensitivo-motora com acometimento misto das fibras. Neuropatias motoras ou sensitivas isoladas são mais raras, pois se resumem a patologias que atingem principalmente os gânglios dorsais, como as neuropatias paraneoplásicas, ataxia de Friedreich e síndrome de Sjögren. Já as neuropatias de predomínio de fibras finas (autonômicas) são comuns, dada a grande frequência de diabetes na população, mas podem estar presentes na amiloidose e neuropatias hereditárias como a doença de Fabry[5,6].

Determinação espacial das neuropatias

A determinação espacial dos sintomas é particularmente importante na classificação dos diversos tipos de neuropatia: polineuropatias, mononeuropatias, ganglionopatias e radiculopatias. As perguntas principais a serem realizadas é se o processo que acomete o paciente é focal ou generalizado; se for focal, qual a estrutura atingida (raiz, plexo ou nervo); se for generalizado, ele é simétrico ou assimétrico. As polineuropatias são processos generalizados, afetam membros superiores e inferiores, e são de predomínio distal e geralmente de apresentação simétrica. As mononeuropatias são caracterizadas por alterações funcionais focais no território de um único nervo[6,7]. Podem ocorrer mononeuropatias múltiplas, que são caracterizadas pelo acometimento generalizado de diversos nervos, porém, diferentemente das polineuropatias, o acometimento é assimétrico. O acometimento das raízes pode ocorrer de modo a atingir uma única raiz (radiculopatia) ou várias raízes (polirradiculopatia). Plexopatias e gangliopatias (neuronopatias) são de ocorrência mais rara e geralmente assimétricas e focais[7,8].

As neuropatias mais comuns (tóxicas e metabólicas) apresentam um padrão sensitivo-motor, simétrico e em luvas e botas. O mesmo ocorre nas polineuropatias hereditárias. As mononeuropatias assimétricas podem ser de causas compressivas como a compressão do nervo ulnar no cotovelo, síndrome do túnel do carpo (STC) e compressão do nervo fibular na altura da cabeça da fíbula. Podem ocorrer, ainda, mononeuropatias múltiplas e assimétricas no diabetes, infiltrações neoplásicas, vasculites e neuropatias hereditárias[7,8].

Determinação temporal das neuropatias

A determinação temporal é estabelecida a partir de anamnese completa. Os quadros podem ser divididos em agudos (uma semana de sintomas), subagudos (um mês de sintomas) e crônicos (acima de um mês de sintomas). A grande maioria dos casos se manifesta insidiosamente e evolui para casos crônicos. As neuropatias de início agudo são mais raras e os exemplos mais comuns são as neuropatias traumáticas e algumas neuropatias tóxicas e inflamatórias. Entre os casos de início agudo, o exemplo mais importante é a síndrome de Guillain-Barré (SGB) e suas variações (neuropatia motora axonal aguda, neuropatia axonal sensitiva e motora aguda, síndrome de Miller-Fischer, pandisautonomia aguda e e SGB exclusivamente sensitiva)[8-10].

Algumas mononeuropatias múltiplas, crônicas, podem se apresentar em surtos e remissões, podendo ser confundidas com lesões agudas. Os exemplos mais comuns de neuropatias agudas que podem ser encontradas em salas de urgência serão expostos neste capítulo, assim como o manejo dessas doenças.

História pregressa

A obtenção da história pregressa do paciente é de fundamental importância, devido à estreita correlação entre doenças prévias, exposição a agentes tóxicos, história familiar positiva, agentes infecciosos e as neuropatias periféricas mais comuns.

O *diabetes mellitus* está associado a polineuropatias em cerca de 30% dos casos. A neuropatia alcoólica também é muito prevalente, sendo encontrada em 9% dos alcoólatras. Grande número de drogas está associado ao desenvolvimento de sintomas neuropáticos, como amiodarona, cloranfenicol, cloroquina, colchicina, dapsona, zalcitabina, disulfiram, isoniazida, metronidazol, nitrofurantoína, fenitoína, piridoxina, talidomida e sinvastatina. Exposição a metais pesados como arsênico, chumbo e tálio causa sintomas neuropáticos por vezes de difícil diagnóstico. Outros sinais como distúrbios hematológicos, abdominais e de pele são úteis no diagnóstico diferencial entre as polineuropatias por metais pesados. Quadros carenciais vitamínicos (deficiências de vitamina B1, B6, B12 e) também podem levar a quadro neuropático[8,10].

A infecção por vírus da imunodeficiência humana (HIV) causa polineuropatia com grande frequência, inclusive agudamente no momento da soroconversão (polineuropatia desmielinizante inflamatória). Porém, essa apresentação não é a única presente na síndrome da imunodeficiência humana adquirida (SIDA), sendo possível a presença de mononeuropatia única, múltipla e autonômica. Outros agentes infecciosos são importantes como o *Micobacterium leprae*, causador de umas das mais frequentes neuropatias no mundo em desenvolvimento, a hanseníase. A *Borrelia burgdorferi*, causadora da doença de Lyme, provoca neuropatia precoce e tardia, atingindo com grande frequência os nervos cranianos, em particular o nervo facial. Agentes menos comuns causadores de neuropatias incluem os vírus varicela-zóster e difteria. Além dos agentes acima, de modo geral, qualquer quadro de sepse com falência de múltiplos órgãos pode causar neuropatias subagudas, como a polineuropatia do doente crítico.

A história familiar tem relevância nas neuropatias hereditárias como na doença de Charcot-Marie. De modo geral, são neuropatias de anos de evolução, em associação com outros sinais ou sintomas, como deformidades osteomusculares. A obtenção de histórico familiar minucioso ajuda no diagnóstico e na compreensão desses quadros[8-10].

Achados neurofisiológicos

A ENMG é o exame complementar de maior importância no diagnóstico de neuropatias e deve ser solicitado como complementação do raciocínio clínico, já que, por si só, não fecha diagnóstico etiológico. Deve ser interpretada à luz dos achados temporais e anatômicos e a partir da correlação de dados clínicos e exame físico[8].

A ENMG auxilia na determinação de que tipos de fibras foram afetadas (sensitivas ou motoras) e da extensão da lesão (axonal ou desmielinizante) e na exclusão de diagnósticos diferenciais como doenças da junção neuromuscular, doenças do neurônio motor ou miopatias[8,11,12].

As neuropatias axonais são caracterizadas neurofisiologicamente por velocidades de condução e latência distais normais ou pouco alteradas, porém com amplitudes de potências diminuídas sejam motoras ou sensitivas. Nas neuropatias desmielinizantes, observam-se prolongamentos das laterais distais, diminuição da velocidade e bloqueios de condução motoras e de alterações na latência de onda F. O exame miográfico pode demonstrar, tanto em lesões axonais quanto em desmielinizantes intensas, sinais desnervatórios musculares agudos ou crônicos, caracterizados por: fibrilações e ondas agudas positivas (sinais agudos) e potenciais de unidade motora (MUAPs) polifásicos, amplitudes e durações aumentadas, e diminuição do recrutamento dos MUAPs e fasciculações (sinais crônicos). O comprometimento solitário de fibras sensitivas finas não é bem avaliado pelo exame neurológico e neurofisiológico (ENMG), que frequentemente, pode não apresentar alterações nesses casos[8,11,12].

Diagnósticos diferenciais

Após a correlação de achados de história clínica e ENMG, podemos classificar as neuropatias em grupos de acordo com o processo fisiopatológico de acometimento (mielínico ou axonal) e tempo de evolução (aguda/subaguda ou crônica). Desse modo, podemos racionalizar a procura pelo agente etiológico e posterior tratamento[7].

1. Neuropatias axonais agudas: Causas tóxicas como álcool, intoxicações exógenas por organofosforados, metronidazol e fenitoína são as principais. Estados deficitários nutricionais, vasculares de progressão rápida, neuropatia do doente, diabetes, sarcoidose e doença de Lyme também podem se apresentar dessa forma[5,8].
2. Neuropatias axonais crônicas:São exemplos as neuropatias causadas por mieloma múltiplo, gamopatias monoclonais, *diabetes mellitus*, hipotireoidismo e sarcoidose, doença de Lyme e HIV. Causas hereditárias como a neuropatia de Charcot-Marie-Tooth tipo II, síndromes paraneoplásicas ou intoxicação por chumbo causam polineuropatia de curso subagudo ou crônico. Causas mais raras são as neuropatias por citopatias mitocondriais e secundárias à síndrome de Sjögren[8,13,14].
3. Neuropatias desmielinizantes agudas: O exemplo mais frequente é a SGB e suas variações.
4. Neuropatias desmielinizantes crônicas: A polineuropatia desmielinizante idiopática crônica é a causa mais frequente neste grupo. Outras patologias relacionadas são as neuropatias multifocais, síndrome de Lewis-Sumner e neuropatias hereditárias como a Charcot-Marie-Tooth (1A, 1B, 3 e 4)[8,13,14].

Exames laboratoriais

A avaliação laboratorial nas neuropatias deve ser também racionalizada a partir de fundamentação clínica e neurofisiológica. A solicitação racional de exames diminui os custos e causa menor possibilidade de confusão diagnóstica. Por exemplo, em caso de suspeita de uma neuropatia desmielinizante, a dosagem sérica de hormônios tireoidianos não será de grande utilidade, já que essas alterações causam predominantemente neuropatias axonais. Os exames solicitados compreendem avaliações séricas e exames de urina e liquor[15]. A Tabela 108.1 apresenta os exames laboratoriais a serem solicitados em cada grupo específico de neuropatia.

Neuropatias nas urgências

No que tange ao escopo deste livro, a partir de agora, vamos nos ater às principais patologias com que o médico pode se deparar em salas de urgências ou mesmo em consultórios e que demandarão avaliação e manejo de urgência.

Tabela 108.1. Exames laboratoriais

Neuropatias axonais
Glicose sérica
Eletroforese de proteínas
Função tireoidiana
Dosagem de vitamina B12
Fator antinuclear
Glico-hemoglobina
Sorologia para HIV
Dosagem sérica e urinária de metais pesados
Dosagem sérica e urinária para porfiria
Fator reumatoide
Anticorpos anti-Ro e anti-La – síndrome de Sjögren
Teste sorológico para Lyme
Nível sérico de vitamina B12
Ácido metilmalônico e homocisteína
Screening para hepatite B e C
Neuropatias desmielinizantes
Eletroforese de proteínas
Screening para hepatite B e C
Punção lombar
Glicoproteína associada a mielina (MAG) – em pacientes com sintomas predominantemente sensitivos
Anti-GM1 – em pacientes com sintomas predominantemente motores
Sorologia para HIV
Testes genéticos para doença de Charcot-Marie-Tooth

Modificada de: England *et al.*[15].

Síndrome de Guillain-Barré

Introdução

A SGB é uma polineuropatia aguda imunomediada, de apresentação heterogênea e que, na maioria das vezes, é caracterizada por ser precedida por um quadro infeccioso. É a causa de paralisia flácida mais frequente no mundo, com incidência de 1-4/100.000 habitantes, e acomete predominante pacientes jovens, com pico entre 20 e 40 anos de idade[17].

Aproximadamente 60% a 70% dos pacientes com SGB apresentam alguma doença aguda precedente (uma a três semanas antes)[17-19], sendo a infecção por *Campylobacter jejuni* a mais frequente delas (32%), seguida por citomegalovírus (13%), vírus Epstein-Barr (10%) e outras infecções virais, tais como hepatites por vírus tipos A, B e C, influenza e HIV[19,20]. Outros fatores precipitantes de menor importância são cirurgia, imunização e gravidez[21,22].

Características clínicas

As características clínicas fundamentais da SGB são fraqueza progressiva,simétrica, de início ascendente (mas pode começar nos braços ou nos músculos faciais em cerca de 10% dos pacientes), acompanhada de reflexos tendinosos profundos ausentes ou deprimidos. A fraqueza pode variar de leve dificuldade em caminhar até a paralisia quase completa de todos os músculos das extremidades da face e respiratórios. A insuficiência respiratória ocorre em cerca de 10% a 30% dos casos e fraqueza da face e deglutição em cerca de 50% dos casos[15]. Pode ocorrer fraqueza oculomotora em cerca de 15% dos pacientes. Os pacientes, na maioria das vezes, queixam-se de parestesias, mas alterações objetivas de sensibilidade são raras. Também é comum a queixa de dor nas costas e extremidades. A disautonomia ocorre em 70% dos pacientes e se manifesta como sintomas que incluem taquicardia, retenção urinária, hipertensão alternada com hipotensão, hipotensão ortostática, bradicardia, outras arritmias, íleo e perda de sudorese[15]. É importante reconhecer a disfunção autonômica grave, uma vez que ocasionalmente está associada à morte súbita[23]. A fase aguda da doença se prolonga por duas semanas e em quatro semanas a doença já se estabilizou. Sintomas persistentemente progressivos acima de oito semanas de evolução podem significar polineuropatia desmielinizante inflamatória crônica (PDIC)[15].

Variantes

A SGB é reconhecida como uma síndrome heterogênea com diversas formas variantes. Cada forma tem características clínicas, fisiopatológicas e patológicas diferentes.

Polirradiculoneuropatia desmielinizante inflamatória aguda é a forma mais comum nos Estados Unidos e na Europa, representando aproximadamente 85% a 90% dos casos. A variante clínica da **síndrome de Miller-Fisher**, caracterizada por oftalmoplegia, ataxia e arreflexia, ocorre em 5% dos casos nos Estados Unidos e em 25% dos casos no Japão[24]. A **neuropatia axonal motora aguda** e a **neuropatia axonal sensitivo-motora aguda** são formas axonais primárias de SGB. Essas formas são frequentemente observadas na China, no Japão e no México, mas também compreendem um número estimado de 5% a 10% dos casos de SGB nos Estados Unidos[25]. Apesar de inicialmente serem praticamente idênticas à evolução clínica da SGB, essas síndromes diferem no tempo e grau de recuperação, assim como na resposta à terapia instituída.

Fisiopatologia

O mecanismo fisiopatológico proposto para SGB é a precipitação de uma resposta imune por uma infecção prévia com reações cruzadas com componentes do sistema nervoso periférico, devido à partilha de epítopos de reatividade cruzada (mimetismo molecular)[25]. O resultado é uma polineuropatia aguda. Essa resposta imune pode ser dirigida para a mielina ou para o axônio do nervo periférico.

O evento infeccioso antecedente mais comum é a infecção por *Campylobacter jejuni*. Um estudo da Suécia estimou que o risco de desenvolver SGB durante os dois meses seguintes a um episódio sintomático de infecção por *C. jejuni* foi aproximadamente 100 vezes maior do que o risco na população em geral[15].

A SGB também ocorre em associação com a infecção pelo HIV, predominantemente naqueles que não estão profundamente imunocomprometidos. O curso clínico e o prognóstico da SGB em doentes com infecção pelo HIV parece ser semelhante ao SGB em doentes sem infecção por HIV[15].

Outras infecções associadas com a síndrome são por vírus da influenza, Epstein-Barr, varicela-zóster, citomegalovírus, hepatite e, recentemente, o vírus Zika. Algumas bactérias como o *Micoplasma pneumoniae*, *E. Coli* e *Haemophilus influenza* foram relacionadas com a síndrome[15].

Outros fatores desencadeantes associados são cirurgias de grande porte, traumas, e outras doenças crônicas como lúpus eritematoso sistêmico e sarcoidose. Vacinação contra influenza foi correlacionada ao aparecimento de SGB, porém apenas em raros casos e com incidência de 2 casos por 2 milhões de imunizações[27].

Diagnóstico

O diagnóstico de SGB é incialmente suspeitado pelas características clínicas de fraqueza muscular ascendente descrita anteriormente. Na vigência dos mencionados sinais e sintomas, a seguinte propedêutica deve ser tomada:

1. **Análise de líquido cefalorraquidiano (LCR):** A punção lombar revela frequentemente uma proteína elevada do LCR com contagem normal de leucócitos. Esse achado, conhecido como dissociação albuminocitológica, está presente em 50% a 66% dos pacientes com SGB na primeira semana após o início dos sintomas, sendo maior ou igual a 75% dos pacientes na terceira semana[24]. A proteína elevada pode ser devida ao aumento da permeabilidade da barreira hematoneural ao nível das raízes nervosas. Proteína normal no LCR é encontrada em um terço a metade dos pacientes quando testada antes de uma semana após o início dos sintomas e, portanto, não exclui o diagnóstico de SGB[27]. Além disso, ocorre ligeiro aumento na contagem de LCR em alguns doentes com SGB.
2. **Estudos eletroneurofisiológicos:** São valiosos para confirmar o diagnóstico de SGB e para fornecer algumas informações sobre prognóstico. Além disso, estudos eletrodiagnósticos são úteis para classificar as principais variantes de SGB como desmielinizantes (polineuropatia desmielinizante inflamatória aguda) ou axonais (por neuropatia axonal aguda do motor)[28]. Uma vez que as anormalidades da condução progridem ao longo do tempo, estudos neurofisiológicos seriados são frequentemente úteis. Os achados podem ser normais no início da SGB e tipicamente são mais pronunciados aproximadamente duas semanas após o aparecimento da fraqueza[28].
3. **Exames sorológicos:** Anticorpos dosados contra proteína GQib estão disponíveis e são utilizados no diagnóstico de variantes como a síndrome de Miller-Fisher, porém a dosagem de anticorpos não é utilizada de rotina, dada a limitada aplicação clínica[29].

A Tabela 108.2 descreve os fatores essenciais ao diagnóstico de SGB, além dos critérios sugestivos e de exclusão do diagnóstico.

Tratamento

Os pacientes portadores da síndrome podem evoluir com insuficiência respiratória e distúrbio autonômico grave, incluindo envolvimento cardiovascular grave. Na fase de progressão, o paciente deve ser rigorosamente monitorizado e, caso seja necessário, deve ser instituído tratamento suportivo intensivo.

O tratamento específico com imunoglobulina ou plasmaférese está indicado na maioria dos pacientes, já que estão associados a aceleração na recuperação, diminuindo as complicações associadas à fase aguda e os déficits neurológicos residuais a longo prazo[17,31]. Para a correta indicação do tratamento, faz-se necessária a determinação da gravidade clínica[32], sendo considerada doença leve de 0 a 2 e moderada-grave de 3 a 6:

0 - Saudável
1 - Sinais e sintomas menores de neuropatia, mas capaz de realizar tarefas manuais
2 - Apto a caminhar sem auxílio da bengala, mas incapaz de realizar tarefas manuais
3 - Capaz de caminhar somente com bengala ou suporte
4 - Confinado a cama ou cadeira de rodas
5 - Necessita de ventilação assistida
6 - Morte

Tabela 108.2. Critérios diagnósticos de síndrome de Guillain-Barré[30]

Critérios essenciais para o diagnóstico da síndrome de Guillain-Barré
• Fraqueza progressiva de mais de um membro ou de músculos cranianos de graus variáveis, desde paresia leve até plegia • Hiporreflexia e arreflexia distal com graus variáveis de hiporreflexia proximal
Critérios sugestivos para o diagnóstico da SGB
Clínicos • Progressão dos sintomas ao longo de 4 semanas • Demonstração de relativa simetria da paresia de membros • Sinais sensitivos leves a moderados • Envolvimento de nervos cranianos, especialmente fraqueza bilateral dos músculos faciais • Dor • Disfunção autonômica • Ausência de febre no início do quadro ***Análise do liquor*** • Alta concentração de proteína • Presença de menos de 10 células/mm³ ***Estudo eletrofisiológico típico*** • Redução da velocidade de condução motora em 2 ou mais nervos • Bloqueio de condução do potencial na neurocondução motora ou dispersão temporal • anormal em 1 ou mais nervos • Prolongamento da latência motora distal em 2 ou mais nervos • Prolongamento de latência da onda-F ou ausência dela (*Geralmente ausentes antes de 5-7 dias, podendo não revelar anormalidades em até 15%-20% dos casos após esse período.)
Critérios que reduzem a possibilidade da síndrome de Guillain-Barré
• Fraqueza assimétrica • Disfunção intestinal e de bexiga no início do quadro • Ausência de resolução de sintomas intestinais/urinários • Presença de mais de 50 células/mm³ na análise do líquido cefalorraquidiano • Presença de células polimorfonucleares no LCR • Nível sensitivo bem demarcado
Critérios que excluem a possibilidade da SGB
• História de exposição a hexacarbono, presente em solventes, tintas, pesticidas ou metais pesados • Achados sugestivos de metabolismo anormal da porfirina • História recente de difteria • Suspeita clínica de intoxicação por chumbo (ou outros metais pesados) • Síndrome sensitiva pura (ausência de sinais motores) • Diagnóstico de botulismo, *miastenia gravis*, poliomielite, neuropatia tóxica, paralisia conversiva

Estão indicados em pacientes que não conseguem deambular e que estão nas primeiras quatro semanas da doença ou pacientes que deambulam, mas não iniciaram melhora dentro das primeiras quatro semanas. A escolha entre as duas modalidades depende de fatores intrínsecos a evolução, disponibilidade e escolha do paciente.

Tratamento suportivo

O tratamento de suporte é extremamente importante na SGB, uma vez que até 30% dos pacientes desenvolvem insuficiência respiratória neuromuscular que requer ventilação mecânica[33]. Além disso, a disfunção autonômica pode ser grave o suficiente para exigir monitoramento da unidade de terapia intensiva (UTI). Disautonomia ocorre em 70% dos pacientes e manifesta-se como sintomas que incluem taquicardia (a mais comum), retenção urinária, hipertensão alternando com hipotensão, hipotensão ortostática, bradicardia, outras arritmias, íleo e perda de sudorese. Distúrbios autonômicos graves ocorrem em cerca de 20% dos pacientes, a maioria em pacientes que desenvolvem fraqueza grave e insuficiência respiratória. A profilaxia para trombose venosa profunda, sondagem vesical intermitente e atenção ao ritmo intestinal de evacuações, terapia física e ocupacional e apoio psicológico são essenciais. Recomenda-se heparina de baixo peso molecular e meias de suporte até que os pacientes possam caminhar independentemente[33]. Dessa forma, acreditamos que o local de preferência para acompanhamento de pacientes com SGB é a sala de emergência ou UTI. Casos leves com apenas comprometimento sensitivo e já com mais de duas semanas de evolução podem ser tratados em enfermarias, desde que devidamente acompanhados por equipe médica e de enfermagem treinadas.

Tratamento medicamentoso

a) Não está indicado uso de **glicocorticoides**. Dois ensaios clínicos randomizados e controlados avaliaram os desfechos nos pacientes com SGB, tais como melhora no grau de incapacidade, tempo de recuperação, mortalidade e efeitos adversos[32,33]. Nesses estudos, não foi encontrada superioridade estatisticamente significativa da metilprednisolona intravenosa ou da prednisolona oral sobre o placebo, discordando de alguns achados anteriormente demonstrados em modelos animais[34]. Assim, baseado na literatura disponível até o momento, o uso de glicocorticoide no tratamento da SGB não pode ser recomendado[35,36].

b) Imunoglobulina humana intravenosa (IGHIV): A administração de imunoglobulina humana e a plasmaférese têm o mesmo resultado em pacientes com SGB. Essa afirmação é corroborada por Huges *et al.*, em uma uma metanálise da base de dados Cocrahne[37], confirmada nas orientações da Academia Americana de Neurologia sobre IVIG no tratamento de doenças neuromusculares[38]. Não existem ensaios clínicos randomizados comparando IVIG com placebo para o tratamento de SGB, havendo apenas comparação com a plasmaférese[39]. Uma metanálise de 2014 concluiu que os pacientes que receberam IVIG apresentaram probabilidade significativamente menor de interromper o tratamento do que os pacientes submetidos a plasmaférese (risco relativo de 0,14, IC 95% 0,05-0,36)[37].

Uma análise retrospectiva dos dados de ensaios randomizados revelou que o aumento dos níveis séricos de IgG após tratamento com IgIV em comparação com a linha de base variou consideravelmente entre os doentes com SGB e que os doentes com menor elevação de IgG duas semanas após o tratamento apresentaram pior desfecho clínico comparado com as elevações mais altas[40]. Esses dados sugerem que uma dose maior ou uma repetição de IVIG pode ser útil em pacientes com apenas um pequeno aumento na IgG sérica, mas essa hipótese requer confirmação.

A combinação de IVIG e plasmaférese não parece ser benéfica para pacientes com SGB[38]. Essa avaliação foi realizada em um grupo de 379 pacientes com SGB grave dentro de duas semanas do início dos sintomas, que foram aleatoriamente designados para tratamento com cinco ou seis plasmaféreses ou cinco dias de IVIG ou plasmaférese seguida por IVIG. Não houve diferenças significativas nas medidas de recuperação entre os pacientes tratados com troca plasmática, IVIG, ou a combinação de plasmaféreses e IVIG.

A imunoglobulina intravenosa é administrada durante cinco dias a 0,4g/kg por dia. Os efeitos colaterais incluem meningite asséptica, erupção cutânea, insuficiência renal aguda e, raramente, hiperviscosidade levando a acidente vascular cerebral.

c) Plasmaférese: Quatro ensaios clínicos randomizados e comparados com tratamento de suporte demonstraram benefícios inequívocos da plasmaférese em pacientes com SGB (moderada-grave de 3 a 6), particularmente se realizada dentro de sete dias após o início dos sintomas. A recuperação da capacidade de deambular com ou sem ajuda após quatro semanas foi o principal desfecho avaliado[41-44], e dois estudos evidenciaram benefícios sustentados após 12 meses[41,44]. Adicionalmente, a combinação de achados de todos esses estudos (totalizando 604 pacientes) demonstrou que a plasmaférese também diminuiu o tempo de ventilação mecânica, risco de infecções graves, instabilidade cardiovascular e arritmias cardíacas em relação ao tratamento de suporte. O papel da plasmaférese em crianças com menos de 12 anos de idade e após 30 dias do início dos sintomas permanece incerto[17]. Em adultos, o uso da plasmaférese dependerá da disponibilidade do método e da experiência do centro de atendimento terciário envolvido. O esquema de utilização prevê, para casos leves, duas sessões; para casos moderado-graves (escala de 3 a 6)[43,44], o volume de plasma removido por sessão deve ser de 200 a 250 mL/kg a cada 48 horas.

d) Outros tratamentos: Foram testados, por meio de ensaios clínicos randomizados, poliglicosídio *versus* dexametasona, filtragem do liquor *versus* plasmaférese e outros tratamentos adjuvantes à IGIV, tais como fator neurotrófico cerebral ou betainterferona, comparados com placebo. Não houve benefício em nenhum desses tratamentos[17].

Prognóstico pós-tratamento

O início da recuperação clínica é encurtado em cerca de 50% quando o tratamento específico é instituído. Os dados do estudo de plasmaférese que estudou 245 pacientes tratados dentro de 30 dias após o início do déficit motor ilustram o grau de melhora com a terapia[42]. O tempo médio para melhorar um grau nos grupos de plasmaférese e controle foi de 19 e 40 dias, respectivamente. O tempo médio de retorno à deambulação sem apoio nos grupos submetidos a plasmaférese e controle foi de 53 e 85 dias, respectivamente. Dessa forma, os benefícios esperados com a instituição do tratamento são[17]:

A) Diminuição do tempo de recuperação da capacidade de deambular com ajuda e sem ajuda;

B) Diminuição do número de pacientes com complicações associadas que necessitam de ventilação mecânica;

C) Diminuição do tempo de ventilação mecânica ;

D) Aumento na porcentagem de pacientes com recuperação total da força muscular em um ano e diminuição da mortalidade em um ano.

A proporção de pacientes com SGB que deambulam independentemente aos 6 e 12 meses após o diagnóstico é de aproximadamente 80% e 84%, respectivamente[45]. Em um ano, a recuperação total da força motora ocorre em cerca de 60% dos pacientes, enquanto déficits motores persistem em cerca de 14%. Aproximadamente 5% a 10% dos pacientes com SGB têm um curso prolongado, com vários meses de dependência do ventilador e recuperação incompleta[46]. Existem diversos fatores de mau prognóstico no tratamento da SGB, entre eles: idade avançada, início rápido de sintomas (menos de sete dias), fraqueza muscular grave na admissão, necessidade de suporte ventilatório, redução média da amplitude de resposta motora a menos de 20% do normal nos exames neurofisiológicos e doença diarréica precedente[17].

A mortalidade em um ano é de aproximadamente 3% a 7%, apesar da terapia intensiva[45]. Dos pacientes que se tornam dependentes do ventilador, cerca de 20% morrerão. Causas de morte incluem síndrome do angústia respiratória aguda (SARA), sepse, embolia pulmonar e parada cardíaca sem explicação.

Neuropatia nas porfirias agudas

A porfiria aguda é causa rara de neuropatia periférica. A porfiria aguda intermitente (PAI) é uma doença genética rara, autossômica dominante, decorrente de um distúrbio na via hepática da biossíntese do heme, causado pela redução dos níveis da enzima porfobilinogênio desaminase (PBG-D). A apresentação da PAI é altamente variável e os sintomas são inespecíficos, o que explica, em parte, os atrasos frequentes no diagnóstico. A maioria dos indivíduos com mutações PBGD nunca desenvolve sintomas (ou seja, a maioria dos indivíduos com uma mutação tem PAI latente em vez de manifesta). Existem outras formas de porfiria como a porfiria cutânea, variegaste, coproporfiria hereditária e a porfiria associada a proteína 5-ácido aminolevulínico desidratase. Todas as formas podem levar a comprometimento do sistema nervoso periférico

Quando os sintomas de PAI estão presentes, eles geralmente ocorrem como ataques agudos intermitentes, que as vezes são fatais[46,47]. Os sintomas mais comuns são gastrointestinais e neurológicos, e incluem dor no abdome, tórax, costas e extremidades. Esses sintomas são devidos a anormalidades dos sistemas nervoso periférico, autônomo, entérico e central. Os sintomas normalmente resolvem entre ataques, embora os pacientes possam desenvolver sintomas crônicos.

Neuropatia sensorial e motora é comum durante ataques agudos de PAI e pode preceder a dor abdominal. A apresentação é variável e o início pode ser agudo. Pode ocorrer dor nas extremidades conjuntamente com parestesias e disestesias. Neuropatia motora periférica desenvolve-se precocemente em alguns ataques, mas é mais frequentemente uma manifestação posterior de um ataque prolongado. A fraqueza motora, quando presente, geralmente começa proximalmente nos membros superiores e pode progredir para os membros inferiores. Os ataques, quando prolongados, também podem envolver os nervos cranianos e levar a paralisia bulbar, comprometimento respiratório e morte. A neuropatia motora avançada com quadriplegia e paralisia respiratória pode ocorrer e é potencialmente reversível com o tratamento apropriado[48,49].

O diagnóstico depende se o paciente está sintomático no momento do teste. Pacientes sintomáticos são testados para elevações de porfobilinogênio urinário (PBG). Se este teste é positivo, o paciente pode ser diagnosticado com porfiria aguda, e o tratamento deve ser iniciado sem esperar por testes adicionais para determinar o tipo específico de porfiria. No entanto, as amostras para esse teste subsequente devem ser obtidas no momento do ataque agudo, antes do início da terapêutica, porque as amostras obtidas antes do tratamento têm maior probabilidade de proporcionar um diagnóstico claro.

O objetivo da terapia para a PAI (ou outra porfiria aguda) é abortar a crise o mais rápido possível e fornecer cuidados adequados de suporte e sintomáticos até que o ataque agudo se resolva. A hospitalização é geralmente necessária para ataques agudos, porque facilita o tratamento de sintomas graves. Monitorar a respiração, os eletrólitos e o estado nutricional. A administração de glicose ou a administração intravenosa de hematina são as medidas mais urgentes a serem tomadas[50]. A hematina tem efeito mais potente e é utilizada para ataques graves. O aporte de glicose é utilizado apenas em crises com sintomas brandos ou quando a hematina não está disponível.

Neuropatias tóxicas agudas

Ao deparar-se com sintomas de uma neuropatia aguda, o médico precisa ter alto índice de suspeita para descobrir etiologias tóxicas. As intoxicações podem se dever, por exemplo, à utilização de uma nova medicação regularmente prescrita por profissional da saúde ou de automedicação pelo paciente.

A neuropatia tóxica causada por drogas recreativas ou abuso químico pode ser mais difícil de se descobrir do que as exposições ocupacionais ou ambientais, uma vez que o questionamento direto do paciente pode levar a informações incorretas. Em alguns casos, o paciente é levado ao setor de emergência já em quadro de diminuição da consciência, sem a possiblidade de contribuir com um história clínica detalhada, tão necessária nesses casos. O desafio nesse momento é descobrir o agente de ingestão ou inalação.

As neuropatias induzidas pelo trabalho podem ser secundárias a exposições de baixo nível, a longo prazo. Novamente é necessário um alto nível de suspeição, já que, em atendimentos de urgência, os questionamentos sobre exposições a substâncias tóxicas são frequentemente omitidos.

As neuropatias induzidas pela exposição ambiental seguem o mesmo padrão das exposições ocupacionais. Entretanto, são omitidas ainda mais comumente do diagnóstico diferencial. Tal como acontece com a exposição ocupacional, as exposições ambientais são muitas vezes de nível muito baixo, mas são de longo prazo e por vezes mais intensas do que as exposições ocupacionais. Os pacientes que tiveram alta concentração de exposição aguda de um acidente ambiental podem apresentar sintomas clínicos mais óbvios. Um diagnóstico diferencial descartando causas mais comuns de neuropatia é obrigatório para estabelecer a causa da neuropatia.

Causas

Uma variedade de drogas e produtos químicos industriais causa neuropatia, principalmente axonopatia. Em 1989, Kimura listou as seguintes medicações como causas potenciais de neuropatia tóxica[6,7]: amiodarona, cloranfenicol, dapsona, disulfiram, ouro, isoniazida, lítio, metronidazol, nitrofurantoína, óxido nitroso, maleato de perexilina, fenitoína, talidomida e vincristina. Em agosto de 2013, a FDA (*Food and Drug Administration*) anunciou que os antibióticos orais ou venosos com fluoroquinolona podem causar neuropatia periférica permanente e que os rótulos dos medicamentos devem expor essas informações.

Produtos químicos industriais causando neuropatia axonal tóxica também foram listados por Kimura: acrilamida, dissulfeto de carbono, mercúrio inorgânico, metil-n-butil cetona, paratião, bifenil policlorado, tálio, tri-orocresil-fosfato e cloreto de vinila. Em 1999, Feldman adicionou os metais pesados arsênico e chumbo, bem como os solventes n-hexano, percloroetileno (PERC) e TCE (*trichloroethylene*) a essa lista[10]. Em 1995, Albers e Bromberg resumiram a literatura sobre neuropatia tóxica causada pelos solventes óxido de etileno (EtO), estireno, tolueno e solventes mistos[11].

Alguns causadores e suas especificidades

A neuropatia tóxica pode ser o resultado da exposição a numerosos agentes e está relacionada com a dose e a duração das exposições e com os fatores do hospedeiro. A maioria das síndromes é subaguda, evoluindo para crônica, como já descrito.

Tálio

A intoxicação aguda do tálio provoca dor e parestesias nas extremidades distais, seguida de fraqueza e eventual atrofia. A preservação dos reflexos periféricos é um achado físico útil para diferenciar a toxicidade do tálio da SGB. A alopecia é uma marca clínica da toxicidade do tálio e pode se desenvolver semanas após a intoxicação. As linhas de Mee (bandas horizontais e brancas em várias unhas), nefropatia, anemia e hepatotoxicidade são manifestações sistêmicas. A disfunção autonômica também pode ser uma parte da síndrome clínica. A toxicidade do tálio pode ser confundida com porfiria, toxicidade por arsênico ou botulismo. Os níveis séricos de tálio são tipicamente elevados.

Álcool

O álcool, por si só, é tóxico para o sistema nervoso periférico. O uso crônico do álcool também compromete o estado nutricional do paciente. A desnutrição interfere no transporte axonal, levando à neuropatia periférica. Uma vez que pode afetar tanto o cerebelo como o sistema nervoso autônomo, ataxia e outros sintomas sistêmicos podem acompanhar sintomas de disestesia e fraqueza das extremidades inferiores.

Vários estudos tentaram abordar o tipo de neuropatia que ocorre com a exposição ao álcool, bem como a quantidade de exposição necessária antes da ocorrência da neuropatia. Foram mencionadas 10 doses de uísque por dia em um homem de 70 kg durante vários anos para causar neuropatia por álcool. Três litros de cerveja por dia durante três anos foram descritos como outro limiar. Vinho em combinação com outras formas de etanol foi considerado pior, possivelmente devido à associação com impurezas como o chumbo[16].

Mercúrio

O mercúrio inorgânico é utilizado na indústria de cloroálcicos. Os indivíduos expostos ao mercúrio durante 20 a 35 anos com níveis de mercúrio na urina superiores a 0,6 mg/L demonstraram significativamente menos força, coordenação mais pobre, tremor e sensiblilidade diminuída em membros. Neuropatia de predominância motora é o quadro normalmente observado[16].

Organofosforados

Os solventes orgânicos organofosforados têm sido associados com neuropatia periférica com base em estudos transversais e dados em animais. As misturas de solventes foram observadas como responsáveis por neuropatias tóxicas em muitos estudos, porém a identificação do agente culpado tem sido difícil. Muitas vezes, nenhum produto químico com uma associação clara com a neuropatia é listado, sugerindo que os próprios solventes orgânicos, em mistura ou individualmente, podem causar neuropatia. A neurotoxicidade produzida por certos ésteres organofosforados é do tipo axonal. Os efeitos podem resultar de uma única dose grande ou doses cumulativas. A neuropatia induzida por ésteres organofosforados demora pelo menos 10 dias após uma única exposição aguda. Os efeitos das doses cumulativas ocorrem durante um período de semanas após a exposição.

O exame físico revela uma axonopatia distal. Tipicamente, os tractos da medula espinhal e axônios distais das extremidades inferiores estão envolvidos mais do que as extremidades superiores. A axonopatia primária é acompanhada de desmielinização secundária. Tanto fibras sensoriais como motoras estão envolvidas. Curiosamente, essa toxicidade não é um resultado da inibição da acetilcolinesterase, mas sim um resultado da fosforilação de uma proteína receptora, esterase neurotóxica, também chamada de neuropatia alvo-esterase. O mecanismo exato não é conhecido.

Chumbo

A exposição aguda ao chumbo em altas concentrações foi descrita como causadora de neuropatia motora com mínimo envolvimento sensorial, e sua recuperação pode ser completa se o término da exposição for rápido. Exposições crônicas de nível mais baixo levam a neuropatias axonais que parecem semelhantes a neuropatias de diabetes ou álcool. As exposições crônicas, dependendo da duração, podem ter prognóstico pior e apresentam início mais lento e mais gradual.

Tratamento das neuropatias tóxicas

O tratamento passa pelo aconselhamento quanto a remoção da exposição ocupacional ou ambiental, descontinuação da medicação ou hábito de drogas recreativas. Também é necessário fornecer informações sobre como o álcool afeta negativamente a evolução da patologia.

As opções farmacológicas incluem antidepressivos tricíclicos, anticonvulsivantes, opiáceos ou creme tópico de capsaicina. Todas essas opções são para tratamento paliativo e alivio dos sintomas. Outras opções ainda em estudo incluem o uso de gamaglobulina intravenosa, inibidores da aldose redutase, fator de necrose tumoral antitumoral, ácido lipoico, prímula e vitamina E[16].

Neuropatias compressivas

As neuropatias compressivas são diagnósticos extremamente comuns. Uma ampla gama de médicos, desde os prestadores de cuidados primários até especialistas como cirurgiões ortopédicos, cirurgiões plásticos ou neurocirurgiões, são procurados para cuidar desses problemas.

Causas traumáticas, infecciosas, posturais e ocupacionais estão associadas ao aparecimento de sintomas neuropáticos devido à compressão de nervos em pontos anatômicos de predisposição, seja nos membros superiores ou inferiores. Fraturas que levam a calos ósseos proeminentes ou deformidades podem tracionar nervos, causando sintomas. A hanseníase, doença de alta prevalência em algumas regiões do Brasil, causa processo inflamatório crônico e edema nos nervos, os quais são comprimidos contra ligamentos ou fáscias musculares, levando a déficits sensitivos e motores. É bem conhecida a ocorrência de paralisia de nervos após posturas viciosas prolongadas com os membros inferiores e superiores. Após tempo prolongado de cruzamento de pernas, podem ocorrer parestesias no dorso do pé e até mesmo paralisia da flexão dorsal devidos à compressão do nervo fibular comum. Da mesma sorte, nos membros superiores é vista a incapacidade da extensão do punho e dedos ao adormecer com o tronco ou a cabeça em cima do braço, a conhecida "paralisia do sábado à noite". Os sintomas ocorrem devido à lesão compressiva prolongada do nervo radial durante toda uma noite.

A correlação ocupacional e as neuropatias compressivas é evidente. O aparecimento de STC é evidente em digitadores, costureiras e em outras ocupações que exijam movimentos repetitivos das mãos. O uso de cintas apertadas em trabalhadores da construção civil está associado ao aparecimento de meralgia parestésica. Tenistas apresentam, com grande frequência, sinais de compressão do nervo ulnar no cotovelo e ciclistas apresentam sinais de compressão do mesmo nervo no punho.

A despeito das diversas causas possíveis, um grande número de patologias compressivas neurais não apresenta correlação causal nítida, sendo chamadas de neuropáticas. A seguir, descreveremos algumas das neuropatias compressivas mais comuns encontradas nos ambulatórios. A maior parte delas é crônica, mas eventualmente podem se apresentar de forma aguda.

Síndrome do túnel do carpo

A STC é uma compressão do nervo mediano no punho que leva a dormência, formigamento, dor e fraqueza na mão. A síndrome afeta tipicamente polegar, indicador e dedo médio e muitas vezes é particularmente sintomática à noite. O nervo mediano percorre o antebraço e entra na mão após passar através do túnel do carpo, que está localizado na parte central do punho.

A doença afeta quase 5% da população e é mais comum em mulheres de meia-idade[51,52]. Foi primeiramente descrita por Sir. James Paget em paciente com neurite pós-traumática e com "formação excessiva de calo ósseo em fratura de Collen". Phalen *et al.*, descreveram com detalhes a síndrome e afirmaram que: "qualquer condição que causa o aumento da pressão direta sobre o nervo mediano no punho pode levar à síndrome". Muitas pessoas com STC não têm nenhuma causa identificável. Nenhum teste é definitivo para o diagnóstico da STC, o qual é feito com base nas queixas do indivíduo combinadas ao exame físico e exames neurofisiológicos.

Os seguintes fatores estão associados ao desenvolvimento da STC: gravidez, artrite reumatoide e outras causas de inflamação no punho, doenças endócrinas como diabetes e hipotireoidismo e lesões traumáticas da mão. A relação entre o trabalho e a STC é clara. Posições de extrema flexão e extensão são conhecidas por aumentar a pressão dentro do canal do carpo e aplicar pressão sobre o nervo. Isso é particularmente verdadeiro nas lesões por esforço repetitivo no punho. A intensidade, frequência e duração da atividade de trabalho e sua relação com a STC não são totalmente esclarecidas.

O quadro clínico da síndrome é composto por: dormência, dor (geralmente em queimação) e formigamento no primeiro, segundo e terceiro dedo das mãos. Pode ocorrer irradiação proximal do desconforto até o cotovelo e ombro. Pode ocorrer dificuldade na manipulação de pequenos objetos, e casos avançados podem levar a fraqueza e hipotrofia da musculatura da mão, principalmente do abdutor curto do polegar. Os sintomas são geralmente piores à noite e por vezes são temporariamente aliviados "sacudindo" as mãos.

Não existem testes definitivos no diagnóstico do túnel do carpo, e os sinais e sintomas podem não estar totalmente presentes. Porém, o exame físico e a realização de testes provocativos são os métodos mais fidedignos para o diagnóstico.

A busca por atrofias musculares e alterações tróficas da pele podem dar informações sobre o diagnóstico e possíveis causas. A sensibilidade tátil e a discriminação de dois pontos devem ser pesquisadas no território de distribuição do nervo mediano. A força muscular da mão deve ser verificada utilizando o lado contralateral para comparação. Os principais testes provocativos para avaliar a STC incluem: o sinal de Phalen, cotovelos na altura do ombro e dorso das mãos em contato com os punhos dobrados em 90° por 60 segundos. Se o teste reproduz ou piora os sintomas, é considerado positivo. O teste de Phalen é considerado um dos mais sensíveis, sendo positivo em cerca de 80% dos pacientes. O sinal da compressão (sinal de Durkan) geralmente é positivo e é obtido pela compressão da região do punho na altura do osso pisiforme, o que piora os sintomas. No sinal de Tinel a percussão do túnel do carpo com o indicador do examinador produz sensação de choque na distribuição do nervo mediano na face palmar da mão. Esse sinal tem valor diagnóstico questionável devido ao elevado índice de resultados falso-positivos.

Estudos complementares não são imprescindíveis ao diagnóstico, porém em situações especiais devem ser realizados. A ENMG demonstra a diminuição da velocidade de condução do nervo mediano ao atravessar o punho e por vezes alterações musculares secundárias, porém pode ser normal em cerca de 5% a 8% dos pacientes com desnervação na musculatura tenar. A ENMG tem papel importante no diagnóstico diferencial da STC com a radiculopatia cervical e com polineuropatias periféricas, além de ser útil na avaliação e seguimento pós-operatórios.

Nos casos de recidiva e de suspeita de alterações anatômicas no túnel do carpo, exames de imagem como a ultrassonografia e a ressonância magnética podem ser úteis .A ultrassonografia e a ressonância magnética podem demonstrar aumento de volume do nervo mediano na região proximal e/ou distal do canal, redução do volume do nervo no ponto de compressão máxima, aumento da intensidade de sinal do nervo, abaulamento do retináculo dos flexores e aumento do volume da sinóvia que recobre os tendões flexores. Esses exames podem ainda ser importantes na identificação de lesões expansivas no interior do túnel do carpo.

O tratamento da STC é compreendido por medidas clínicas, medicamentosas e cirúrgicas[54]. A imobilização do punho por tala em posição de repouso é normalmente utilizada por um período de quatro a seis semanas. O uso pode levar a alívio duradouro e evitar a necessidade de tratamentos mais agressivos, principalmente em pacientes portadores de síndromes dolorosas noturnas sem comprometimento sensitivo ou motor importantes. No decorrer do tratamento conservador, podem ser utilizados anti-inflamatórios e antidepressivos tricíclicos, mas sempre em conjunto com as outras medidas. Em casos refratários, a injeção intracarpeana de corticosteroides pode ser utilizada, porém pelos riscos inerentes ao tratamento e pela alta taxa de recidiva dos sintomas, ela é reservada para pacientes com alto risco operatório e casos especiais como as gestantes. Tratamento fisioterápico pré-operatório pode ser recomendado, mas carece de confirmação científica de eficácia.

O tratamento cirúrgico é a terapia com melhor índice de bons resultados e foi primeiramente utilizado por Zachary, em 1945. Está indicado, principalmente, após um ciclo de tratamento conservador de quatro a oito semanas ou quando o quadro é particularmente grave, com déficit motor instalado. A presença de achados eletroneuromiográficos de gravidade (alterações axonais) também é sinal indicativo de abordagem cirúrgica[53].

Existem duas técnicas utilizadas atualmente para a descompressão do nervo mediano no túnel do carpo: convencional (aberta) e endoscópica. Em geral, os resultados da descompressão cirúrgica do nervo mediano na STC são excelentes, com índice de sucesso maior que 90% e morbidade pós-operatória inferior a 3%. A longo prazo, não há diferença de resultado entre as duas técnicas utilizadas. No curto prazo, a técnica endoscópica parece propiciar um retorno mais rápido às funções habituais, com uma média de 14 dias para o tratamento endoscópico e de 28 dias para a descompressão tradicional[53]. No entanto, as complicações imediatas do procedimento endoscópico, em geral, são mais graves que as do procedimento convencional. Acredita-se que no início da curva de aprendizado da técnica endoscópica o número de complicações é maior, porém as taxas se igualam às da técnica convencional com a experiência cirúrgica.

Neuropatia compressiva do nervo ulnar no cotovelo

A neuropatia compressiva ulnar no cotovelo é a segunda neuropatia mais comum que afeta as extremidades superiores[54]. Em casos leves, os sintomas incluem perda sensorial e parestesias no quarto e quinto dedo. Em casos mais graves, a fraqueza dos músculos interósseos, IV e V lumbricais, torna-se aparente, levando a hipotrofia e aparecimento da mão em garra e dos sinais de Froment e Watemberg. Manobras provocativas como o sinal de Tinel e a piora dos sintomas com a flexão e desvio ulnar do punho. A dor na região do cotovelo também é comum, mas não está presente em todos os pacientes. Na maioria dos casos, o diagnóstico de neuropatia ulnar pode ser confirmado por testes eletrodiagnósticos ou de imagem, como ultrassonografia ou ressonância magnética.

Pacientes com neuropatia ulnar leve que tipicamente apresentam somente sintomas sensoriais intermitentes frequentemente melhoram com medidas conservadoras ou permanecem estáveis ao longo de anos. Aqueles com sintomas persistentes de fraqueza e dormência, e principalmente na presença de hipotrofia de músculos interósseos, devem ser encaminhados para avaliação para tratamento cirúrgico.

O tratamento conservador é baseado na retirada de fatores compressivos sobre o cotovelo afetado, tratamento de doenças inflamatórias ou reumáticas que possam acometer essa articulação, uso de imobilização noturna para evitar a flexão prolongada do cotovelo, afastamento de atividade que exijam movimentos repetitivos do punho e uso de medicações. As medicações mais utilizadas são os anticonvulsivantes como pregabalina e gabapentina, tricíclicos e anti-inflamatórios.

Existem dois tipos de técnicas para o tratamento cirúrgico (com algumas variações técnicas): a descompressão simples e a transposição do nervo ulnar. O primeiro consiste na descompressão cirúrgica de cinco pontos possíveis de compressão do nervo ulnar na região do cotovelo (arcada de Froshe, sulco retroepicondilar, massa flexora pronadora, cabeças do músculo flexor ulnar no carpo e banda de Osborne). O segundo consiste na descompressão, dissecção circunferencial do nervo ulnar e transposição do nervo para situação anterior no cotovelo, diminuindo, dessa forma, as forças de tensão sobre o nervo durante o movimento de flexão dessa articulação. A descompressão simples é a técnica mais utilizada, já que análises sistemáticas da literatura não demonstraram superioridade entre as técnicas[53]. Sendo tecnicamente mais simples e com menor número de complicações pós-operatórias, a descompressão é preferível sobre a transposição. A transposição é reservada para os casos de recidiva pós-descompressão simples ou em casos de deformidades no cotovelo.

Neuropatia compressiva do nervo fibular no joelho

O local mais frequente de lesão do nervo fibular comum está na face lateral da fíbula, imediatamente antes de se dividir em seus ramos profundo e superficial. A compressão nesse local é frequentemente produzida por pressão externa sobre o nervo devido ao cruzar de pernas ou por posições viciosas que comprimem a região, como em cirurgias ou internações prolongadas em UTI[55].

A apresentação típica é o pé caído, devido a paresia ou paralisia da flexão dorsal do pé. Os pacientes tropeçam com frequência e, para evitar esse acontecimento, levantam mais a coxa durante a deambulação, o que é chamado de marcha em *steppage*. Os pacientes também podem se queixar de parestesias ou perda sensorial sobre o dorso e face lateral do pé. Dor é um achado infrequente, mas, quando presente, geralmente se localiza na face lateral do joelho.

O exame neurológico revela fraqueza na dorsiflexão do pé e na eversão do pé, com preservação da inversão e flexão plantar do pé, devido à preservação da função do nervo tibial. A alteração sensorial é restrita ao dorso do pé, incluindo o primeiro espaço interdigital e a face lateral da perna. Não há alterações de reflexos.

Estudos de eletromiografia e condução nervosa são muito úteis para identificar a neuropatia fibular no como da fíbula. Bloqueio de condução em estudos podem ser identificados através da cabeça da fíbula A redução das amplitudes distal da resposta motora e sensorial sugere lesão mais grave, com acometimento axonal. O exame de agulha revela anormalidades nos músculos inervados dos nervos fibular profundo e superficial.

O tratamento cirúrgico é, na grande maioria das vezes, cirúrgico e consiste na descompressão do nervo e retirada dos fatores compressivos. Em casos brandos, com lesão incompleta, apenas déficits sensitivos ou déficit motor discreto, tratamento conservador pode ser instituído. Ele inclui tratamento de reabilitação fisioterápico, retirada de fatores externos compressivos (como o cruzar de pernas) e uso de órtese para manter a dorsiflexão do pé e possibilitar a deambulação[55].

Referências bibliográficas

1. Martyn CN, Hughes RAC. Epidemiology of peripheral neuropathy. J Neurol Neurosurg Psychiatry. 1997;62:310-8.
2. Chronic symmetric symptomatic polyneuropathy in the elderly: a field screening investigation in two Italian regions. I. Prevalence and general characteristics of the sample. Italian General Practitioner Study Group (IGPSG). Neurology. 1995;45(10):1832-6.
3. Vallat JM, Magy L. Neuropathies Périphériques: généralités. EMC Neurologie. 2005;2:175-81.
4. Rosenberg NR, Slotema CW, Hoogendijk JE, Vermeulen M. Follow up of patients with signs and symptoms of polyneuropathy

not confirmed by electrophysiological studies. J Neurol Neurosurg Psychiatry. 2005;76(6):879-81.

5. McLeold JG. Investigation of peripheral neuropathy. J Neurol Neurosurg Psychiatry. 1995;58:274-83.
6. Martyn CN, Hughes RAC. Epidemiology of peripheral neuropathy. J Neurol Neurosurg Psychiatry. 1997;62:310-8.
7. Guimarães J, Silveira F. Abordagem diagnóstica das neuropatias periféricas. Acta Med Port. 2008;21(1):83-8.
8. Félix EPV, Oliveira ASB. Diretrizes para abordagem diagnóstica das neuropatias em serviço de referência em doenças neuromusculares. Rev Neurocienc. 2010;18(1):74-80.
9. Asbury AK, Cornblath DR. Assessment of current diagnostic criteria for Guillain-Barré syndrome. Ann Neurol. 1990;27(Suppl):S21-4.
10. Gorson KC, Ropper AH: Additional causes for distal sensory polyneuropathy in diabetic patients. J Neurol Neurosurg Psychiatry. 2006;77(3):354-8.
11. Nóbrega JAM, Manzano GM. Eletroneuromiografia. In: Nóbrega JAM, Manzano GM. Manual de eletroneuromiografia e potenciais evocados cerebrais para a prática clínica. São Paulo: Atheneu; 2007. p. 9-49.
12. Brown WF, Bolton CF, Aminoff MJ (Eds). Neuromuscular Function
13. Wolfe GI1, Baker NS, Amato AA, Jackson CE, Nations SP, Saperstein DS, et al. Chronic cryptogenic sensory polyneuropathy: clinical and laboratory characteristics. Arch Neurol. 1999;56(5):540-7.
14. Saperstein DS, Katz JS, Amato AA, Barohn RJ. Clinical spectrum of chronic acquired demyelinating polyneuropathies. Muscle Nerve. 2001;24(3):311-24.
15. England JD, Gronseth GS, Franklin G, Carter GT, Kinsella LJ, Cohen JA, et al.; American Academy of Neurology. Practice Parameter: evaluation of distal symmetric polyneuropathy: role of laboratory and genetic testing (an evidence-based review). Report of the American Academy of Neurology, American Association of Neuromuscular and Electrodiagnostic Medicine, and American Academy of Physical Medicine and Rehabilitation. Neurology. 2009;72(2):185-92.
16. Rutkove SB. Overview of polyneuropathy. Disponível em: https://www.uptodate.com/contents/overview-of-polyneuropathy/contributors. Acesso em: 20 set. 2016.
17. Picon PD, Gadelha MIP, Beltrame A, editores. Protocolos Clínicos e Diretrizes Terapêuticas: Síndrome de Guillain-Barré. Portaria SAS/MS nº 497, de 23 de dezembro de 2009.
18. Ropper AH. The Guillain-Barré syndrome. N Engl J Med. 1992;326:1130-6.
19. Hughes RA, Rees JH. Clinical and epidemiologic features of Guillain-Barré syndrome. J Infect Dis. 1997;176 (Suppl 2):S92-8.
20. Kieseier BC, Hartung HP. Therapeutic strategies in the Guillain-Barré syndrome. Semin Neurol. 2003;23(2):159-68.
21. Raphaël JC, Chevret S, Hughes RAC, Annane D. Plasma exchange for Guillain-Barré syndrome. Cochrane Database Syst Rev. 2002;(2):CD001798.
22. Hughes RA, Cornblath DR. Guillain-Barré syndrome. Lancet. 2005;366(9497):1653-66.
23. Zochodne DW. Autonomic involvement in Guillain-Barré syndrome: a review. Muscle Nerve. 1994;17(10):1145.
24. Fisher M. An unusual variant of acute idiopathic polyneuritis (syndrome of ophthalmoplegia, ataxia and areflexia). N Engl J Med. 1956;255(2):57.
25. McKhann GM. Acute motor axonal neuropathy: a frequent cause of acute flaccid paralysis in China. Ann Neurol. 1993;33(4):333.
26. Vellozzi C, Iqbal S, Broder K. Guillain-Barre syndrome, influenza, and influenza vaccination: the epidemiologic evidence. Clin Infect Dis. 2014;58(8):1149.
27. Fokke C. Diagnosis of Guillain-Barré syndrome and validation of Brighton criteria. Brain. 2014;137(Pt 1):33-43.
28. Willison HJ. Guillain-Barré syndrome. Lancet. 2016;388(10045):717-27.
29. Willison HJ. Miller Fisher syndrome is associated with serum antibodies to GQ1b ganglioside. J Neurol Neurosurg Psychiatry. 1993;56(2):204.
30. Vriesendorp FJ. Guillain-Barré syndrome in adults: Clinical features and diagnosis. Disponível em: https://www.uptodate.com/contents/guillain-barre-syndrome-in-adults-clinical-features-and-diagnosis/contributors. Acesso em: 20 set. 2016.
31. Raphaël JC, Chevret S, Hughes RAC, Annane D. Plasma exchange for Guillain-Barré syndrome. Cochrane Database Syst Rev. 2002;(2):CD001798.
32. Hughes RA, Newsom-Davis JM, Perkins GD, Pierce JM. Controlled trial of prednisolone in acute polyneuropathy. Lancet. 1978;2(8093):750-3.
33. Hughes RA, Wijdicks EF, Benson E, Cornblath DR, Hahn AF, Meythaler JM, et al.; Multidisciplinary Consensus Group. Supportive care for patients with Guillain-Barré syndrome. Arch Neurol. 2005;62(8):1194-8.
34. Double-blind trial of intravenous methylprednisolone in Guillain-Barré syndrome. Guillain-Barré Syndrome Steroid Trial Group. Lancet. 1993;341(8845):586-90.
35. Hughes RA, Kadlubowski M, Hufschmidt A. Treatment of acute inflammatory polyneuropathy. Ann Neurol. 1981;9(Suppl):S125-33.
36. van Koningsveld R, Schmitz PI, Meché FG, Visser LH, Meulstee J, van Doorn PA, et al. Effect of methylprednisolone when added to standard treatment with intravenous immunoglobulin for Guillain-Barre syndrome: randomised trial. Lancet. 2004;363(9404):192-6.
37. Hughes RA, Swan AV, van Doorn PA. Intravenous immunoglobulin for Guillain-Barré syndrome. Cochrane Database Syst Rev. 2014;(9):CD002063.
38. Patwa HS, Chaudhry V, Katzberg H, Rae-Grant AD, So YT. Evidence-based guideline: intravenous immunoglobulin in the treatment of neuromuscular disorders: report of the Therapeutics and Technology Assessment Subcommittee of the American Academy of Neurology. Neurology. 2012;78(13):1009-15.
39. van der MechéFG, Schmitz PI. A randomized trial comparing intravenous immune globulin and plasma exchange in Guillain-Barré syndrome. Dutch Guillain-Barré Study Group. N Engl J Med. 1992;326(17):1123.
40. Kuitwaard K, de Gelder J, Tio-Gillen AP, Hop WC, van Gelder T, van Toorenenbergen AW, et al. Pharmacokinetics of intravenous immunoglobulin and outcome in Guillain-Barré syndrome. Ann Neurol. 2009;66(5):597-603.
41. Osterman PO, Fagius J, Lundemo G, Pihlstedt P, Pirskanen R, Sidén A, et al. Beneficial effects of plasma exchange in acute inflammatory polyradiculoneuropathy. Lancet. 1984;2(8415):1296-9.
42. Plasmapheresis and acute Guillain-Barré syndrome. The Guillain-Barré syndrome study group. Neurology. 1985;35(8):1096-104.
43. Efficiency of plasma exchange in Guillain-Barré syndrome: role of replacement fluids. French Cooperative Group on Plasma Exchange in Guillain-Barré syndrome. Ann Neurol. 1987;22(6):753-61.
44. Apropriate number of plasma exchanges in Guillain-Barré syndrome. The French Cooperative Group on Plasma Exchange in Guillain-Barré syndrome. Ann Neurol. 1997;41(3):287-8.
45. Rajabally YA, Uncini A. Outcome and its predictors in Guillain-Barre syndrome. J Neurol Neurosurg Psychiatry. 2012;83(7):711.
46. Kissel JT, Cornblath DR, Mendell JR. Guillain-Barre syndrome. In: Mendell JR, Kissel JT, Cornblath DR. Diagnosis and management of peripheral nerve disorders. New York: Oxford University Press; 2001.
47. Anderson KE, et al. Disorders of heme biosynthesis: X-linked sideroblastic anemias and the porphyrias. In: Scriver CR, Beaudet AL, Sly WS, Valle D, editors. The metabolic and molecular basis of inherited diseases, 8th ed. New York: McGraw-Hill; 2001. p. 2991.
48. Anderson KE, Bloomer JR, Bonkovsky HL, Kushner JP, Pierach CA, Pimstone NR, et al. Recommendations for the diagnosis and treatment of the acute porphyrias. Ann Intern Med. 2005;142(6):439-50.
49. Wikberg A, Andersson C, Lithner F. Signs of neuropathy in the lower legs and feet of patients with acute intermittent porphyria. J Intern Med. 2000;248(1):27.
50. Anderson KE et al. Recommendations for the diagnosis and treatment of the acute porphyrias. Ann Intern Med. 2005;142(6):439

51. de Krom MC, Knipschild PG, Kester AD, Thijs CT, Boekkooi PF, Spaans F. Carpal tunnel syndrome: prevalence in the general population. J Clin Epidemiol. 1992;45(4):373-6.
52. Atroshi I, Gummesson C, Johnsson R, Ornstein E, Ranstam J, Rosén I. Prevalence of carpal tunnel syndrome in a general population. JAMA. 1999;282(2):153-8.
53. Orak MM, Gümüştaş SA, Onay T, Uludağ S, Bulut G, Börü ÜT. Comparison of postoperative pain after open and endoscopic carpal tunnel release: A randomized controlled study. Indian J Orthop. 2016;50(1):65-9.
54. Caliandro P, La Torre G, Padua R, Giannini F, Padua L. Treatment for ulnar neuropathy at the elbow. Cochrane Database Syst Rev. 2012;(7):CD006839.
55. Rutkove S. et al. UpToDate: Overview of upper extremity peripheral nerve syndromes. Disponível em: https://www.uptodate.com/contents/overview-of-lower-extremity-peripheral-nerve-syndromes. Acesso em: 20 set. 2016.

109

DOENÇAS DESMIELINIZANTES

Maria Fernanda Mendes
Samira Luisa Apóstolos-Pereira

Introdução

As doenças desmielinizantes do sistema nervoso central (SNC) têm se mostrado cada vez mais frequentes, e o seu reconhecimento no atendimento de urgência é fundamental para reduzir as sequelas neurológicas. Os sintomas e sinais que iniciam essas doenças são um desafio para o médico da emergência, dado o grande número de diagnósticos diferenciais. As manifestações clínicas mais comuns na emergência são: baixa da acuidade visual, diplopia, alterações de sensibilidade, déficit de força motora ou de equilíbrio, tontura e sintomas esfincterianos, caracterizando síndromes de neurite óptica, de tronco, cerebrais, cerebelares ou medulares (Tabela 109.1). Tal variedade e heterogeneidade de sintomas e sinas coloca-nos diante de um extenso número de doenças com etiologias variadas – inflamatória, infecciosa ou genética, entre outras –, sendo fundamental a realização do diagnóstico diferencial para que a terapêutica correta seja rapidamente prescrita (Tabela 109.2). Neste capítulo, abordaremos as principais doenças desmielinizantes primárias do SNC – esclerose múltipla, neuromielite óptica e encefalomielite disseminada aguda – enfatizando a abordagem diagnóstica (Tabela 109.3) e terapêutica na fase aguda.

Tabela 109.1. Principais sintomas e sinais das doenças desmielinizantes

Sintoma inicial	Exame físico	Peculiaridades	Síndrome clínica
Dor ocular e baixa da acuidade visual	Perda de visão de cores; edema de papila ao fundo de olho em 1/3 dos casos	A presença de dor ocorre em até 90% dos casos	Neurite óptica retrobulbar
Diplopia	Ao olhar lateral: déficit de adução de um olho associada a nistagmo do olho em abdução		Oftalmoplegia internuclear
Déficit sensitivo, motor ou urgeincontinência	Sinais de liberação piramidal associada a perda sensitiva com nível rostral		Mielite parcial transversa aguda
Desequilíbrio	Déficit de sensibilidade profunda	Sinais de liberação piramidal podem estar asssociados	Ataxia sensitiva
Déficit de coordenação	Perda cerebelar axial ou apendicular	Nistagmo pode estar presente	Sindrome cerebelar

Esclerose múltipla

A esclerose múltipla (EM) é uma doença autoimune crônica, inflamatória, desmielinizante e degenerativa do SNC que acomete preferencialmente adultos jovens, com maior ocorrência no sexo feminino (2 a 3:1). É mais prevalente nas regiões de clima temperado e em indivíduos caucasianos. No Brasil, existem diferentes prevalências regionais, variando de 1,36/100.000 habitantes em Recife -- Pernambuco, a 27/100.000 habitantes em Santa Maria – Rio Grande do

Tabela 109.2. Diagnóstico diferencial das doenças desmielinizantes primárias do sistema nervoso central

Doenças inflamatórias ou granulomatosas
Síndromes de vasculites associadas a comprometimento neurológico
Lúpus eritematoso sistêmico
Doença de Behçet
Síndrome de Sjögren
Sarcoidose
Granulomatose de Wegner
Doenças infecciosas
Neurolues
Síndrome da imunodefiencia adquirida (AIDS)
Doença de Lyme
Meningites virais
Leucoencefalopatia disseminada aguda (LEMP)
Outras
Leucodistrofias de início na idade adulta
CADASIL
Doença de Leber

Sul. As lesões podem ocorrer em qualquer região do neuroeixo, com sintomas neurológicos variáveis e muitas vezes incapacitantes.

Sua fisiopatogênia não é inteiramente conhecida, mas acredita-se que a interação entre fatores genéticos e ambientais desencadeiam uma reação imune celular e humoral no sangue periférico. A ativação dos linfócitos T deflagra a produção de diferentes citocinas e o aumento da expressão de selectinas, integrinas e moléculas de adesão na superfície do endotélio vascular, com migração dos linfócitos T e dos monócitos através da barreira hematoencefálica. Ao penetrar no SNC, células T e B são ativadas, com produção de citocinas e mediadores inflamatórios, com aumento da atividade pró-inflamatória, induzindo o dano tecidual e desencadeando a cascata imunológica que perpetuará esse ciclo, resultando no dano axonal secundário. Esse é um dos determinantes do grau de incapacidade dos pacientes com EM e está fortemente correlacionado com o grau de inflamação no SNC, sendo fundamental o seu controle desde as primeiras manifestações da doença.

A classificação atual considera duas formas clínicas principais: a forma remitente-recorrente e a forma progressiva; ambas podem ser divididas de acordo com a atividade da doença em forma ativa ou inativa. A forma remitente-recorrente representa 80% de todos os pacientes com EM e caracteriza-se por períodos de exacerbações ou surtos seguidos por melhora parcial ou total dos sintomas, sem progressão contínua da doença no período entre os surtos. A forma progressiva caracteriza-se por piora contínua e mantida dos déficits neurológicos, que persistem por mais de seis meses, associada ou não com a presença de surtos. A atividade da doença, por sua vez, é definida clinicamente pela presença de surtos ou piora progressiva da incapacidade funcional, ou radiologicamente pela presença de novas lesões em imagem por ressonância magnética (RM).

Tabela 109.3. Principais diferenças entre as doenças desmielinizantes do sistema nervoso central

	ADEM	NMO	EM
Idade de pico	< 10	variável (30-40a)	20-30
Infecção prévia	Comum	Comum	Raro
Febre	Comum	Raro	Raro
Sinais/sintomas	Polissintomática	Monossintomática	Monossintomática
Encefalopatia	+++	+	-
Convulsão	+++	-	-
Sinais piramidais	+++	++	+
Neurite óptica	Bilateral	Bilateral	Unilateral
RM de encéfalo – Lesões	Substância branca profunda e cortical	Periventricular, diencefálica, tronco e medula espinhal.	Periventriculares e corpo caloso
Liquor	Pleocitose	Pleocitose	Bandas oligoclonais

ADEM: encefalomielite disseminada aguda; NMO: neuromielite óptica; EM: esclerose múltipla; RM: ressonância magnética.

Reconhecimento do surto

O **surto**, **recidiva** ou **exacerbação** da EM ocorre devido a um evento inflamatório agudo no SNC e é a uma das características principais da doença. É definido como "a presença de sinas ou sintomas típicos de um evento inflamatório agudo e desmielinizante do SNC, relatados pelo paciente ou objetivamente observados ao exame neurológico, com duração mínima de 24 horas, na ausência de febre ou infecções". Após a estabilização do surto, ocorre recuperação parcial ou total dos sintomas. Consideramos que todas as alterações neurológicas que ocorrem dentro do período de um mês pertencem ao mesmo evento. Os sintomas persistentes por mais de três meses não são entendidos como manifestação aguda da doença.

A manifestação clínica apresentada é variável e relacionada ao local da lesão, sendo frequente o relato de sintomas visuais, medulares e de tronco encefálico, o que determinará, juntamente com o grau de incapacidade dela decorrente, a gravidade do surto no momento do seu reconhecimento. Usualmente, ela é determinada pela pelo grau de interferência nas atividades da vida diária, pela intensidade dos sintomas e pelo grau de dependência gerado na sua vigência. Mesmo sem tratamento, pode haver recuperação parcial ou completa em um período de semanas ou meses. A recuperação parcial é determinante para o acúmulo de incapacidade funcional a longo prazo, sendo, portanto, fundamental a correta abordagem do surto.

Na avaliação de um paciente com EM referindo novos sintomas ou exacerbação daqueles preexistentes, devemos considerar alguns fatores que podem ser facilmente confundidos com a presença de um novo surto:

1. Afastar a possiblidade de flutuações na manifestação dos sintomas, por exemplo, piora da espasticidade, fadiga ou fatores ambientais;
2. Presença de pseudossurtos, desencadeados por processos infecciosos ou metabólicos;
3. Progressão da doença, caracterizada por piora gradual dos sintomas neurológicos ao longo de meses;
4. Presença dos sintomas em decorrência de outras doenças concomitantes à EM.

Diagnóstico

O diagnóstico da EM é clínico, realizado na presença de sintomas característicos (Tabela 109.1) e fundamentado na presença de disseminação no tempo e no espaço. Dessa forma, os exames de imagem por RM podem permitir o diagnóstico precoce na primeira manifestação clínica, se demonstradas lesões assintomáticas com atividade inflamatória ativa, demonstrada por captação de contraste, em outra topografia do SNC que não seja a responsável pela manifestação clínica. Os critérios de diagnóstico de 2017 são descritos na Tabela 109.4. O exame de tomografia computadorizada de crânio não auxilia no diagnóstico do surto da EM e não tem indicação na avaliação do paciente com EM.

Em pacientes em que existe suspeita de doença inflamatória ou infecciosa, deve ser feita uma extensa investigação do quadro clínico com marcadores reumatológicos e pesquisa de causas infecciosas. O exame do líquido cefalorraquidiano (LCR), além de ajudar a afastar infeções do SNC, pode demonstrar discreta pleocitose linfomonocitária associada à hiperproteinorraquia com glicorraquia normal. Em aproximadamente 60% dos pacientes com EM, a celularidade liquórica é normal, enquanto 5% apresentam pleocitose com mais de 15 células/mm^3, com predomínio de linfócitos e macrófagos. Embora a evidência de síntese intratecal de IgG não seja patognomoônica de EM, a presença de duas ou mais BOCs pode servir como suporte para o diagnóstico, porém, seu valor na fase aguda é controverso. Recomenda-se a sua realização pelo método gel agarose com imunofocalização isoelétrica ou imunofixação de IgG, que confere maior sensibilidade.

É fundamental afastar a presença de fatores desencadeantes ou concomitantes, que podem confundir o diagnóstico ou interferir na terapia futura. Considerando a complexidade da doença, é aconselhável que um médico neurologista habilitado para o tratamento da EM seja responsável pelo diagnóstico e tratamento, sempre que possível. Em pacientes com diagnóstico prévio de EM, não é obrigatória a realização da RM para o diagnóstico de um novo surto, cujo diagnóstico é clínico, apoiado na anamnese e no exame neurológico. Esse exame poderá ser solicitado para avaliar a atividade inflamatória, auxiliando nas decisões terapêuticas após o tratamento da fase aguda da doença.

Tabela 109.4. Critérios diagnósticos para esclerose múltipla – Mc Donald 2017

História	Exame clínico	Exames complementares
> 2 surtos	> 2 lesões objetivas	Nenhum*
> 2 surtos	> 1 lesão objetiva mais uma história clara de um surto prévio em diferente localização+	Nenhum
≥ 2 surtos	1 lesão objetiva	Disseminação no espaço demonstrada por um segundo surto em diferente localização no SNC ou pela RM
1 surto	≥ 2 lesões objetivas	Disseminação no tempo demonstrada por um segundo surto ou pela RM ou pela demonstração de BOC no LCR**
1 surto	1 lesão objetiva	Disseminação no espaço demonstrada por um segundo surto em diferente localização no SNC ou pela RM E Disseminação no tempo demonstrada por um segundo surto ou pela RM ou pela demonstração de BOC no LCR**

* Embora nenhum outro exame complementar seja necessário para caracterizar a disseminação no tempo e no espaço, exames complementares devem ser realizados para afastar os diagnósticos diferenciais.

+ Na ausência de sinais objetivos ao exame neurológico que comprove a existência de um surto prévio, o relato deve ser aceito com cuidado.

**A presença de BOC no LCR não caracteriza disseminação no tempo, porém, quando presente fora do surto da doença, pode ser considerado para o preenchimento dos critérios.

Legenda: RM: ressonância magnética; SNC: sistema nervoso central; LCR: liíquido cefalorraquidiano.

Tratamento do surto

A caracterização da gravidade do surto e da presença de fatores associados, como doenças infeciosas ou metabólicas, é fundamental para o tratamento adequado (Tabela 109.5). Os surtos leves, que não incapacitam para atividades da vida diária, não precisam ser tratados na emergência e devem ser encaminhados ao médico assistente para avaliação.

É recomendado o tratamento com glicocorticoides (GCs) na fase aguda da EM, porém existem poucos estudos comparando a superioridade das diferentes doses, vias de administração ou classe dos GCs. O uso do hormônio adrenocorticotrófico (ACTH) ou de GCs foi analisado em revisão Cochrane, e os autores concluíram que a metilprednisolona (MP) e o ACTH aceleram a recuperação dos surtos, reduzindo o acúmulo de incapacidades. Embora a análise não permitisse avaliar a eficácia dos diferentes esquemas terapêuticos, comparações indiretas sugeriram maior efeito da MP *versus* ACTH e que o tratamento com MP por cinco dias demonstrou maior eficácia que o realizado por 15 dias, com redução dos efeitos colaterais.

A escolha do GC, da dose e de sua forma de administração permanece controversa. Uma revisão visando comparar a eficácia do tratamento com GCs intravenoso *versus* oral na recuperação dos sintomas demonstrou não haver diferenças entre as duas vias de administração nos parâmetros clínicos, radiológicos ou farmacológicos, porém os autores ressaltam que as conclusões quanto à equivalência das vias de administração são prematuras, considerando o pequeno número de pacientes incluídos na revisão e as limitações metodológicas dos estudos. Estudo de não inferioridade comparou o uso de altas doses de MP venosa e oral, 1.000 mg, por três dias, demonstrando equivalência entre as duas vias de administração na resposta clínica no período de um mês. Não existem dados conclusivos quanto a gravidade do surto, dose e forma de administração do GC.

O tratamento com plasmaférese é recomendado para pacientes com surtos graves sem resposta ao tratamento com altas doses de GC, principalmente naqueles com forma pseudotumorais, trazendo significativa melhora dos sintomas. Outras opções terapêuticas têm sido utilizadas, em especial nos surtos refratários ao tratamento com GC, porém os estudos clínicos são escassos e com baixa evidência clínica. Não

Tabela 109.5. Abordagem do paciente em surto na emergência

1. Anamnese a. Sintoma neurológico de início agudo ou subagudo, com duração superior a 24 horas b. afastar flutuações características da doença i. Fadiga, fatores ambientais c. Presença de doenças infecciosas e metabólicas
2. Exame clínico e neurológico a. Verificar presença de doença sistêmica b. Afastar piora de sintomas neurológicos como espasticidade, dor
3. Exames gerais
a. Hemograma, glicemia, função hepática e renal, radiografia de tórax, urina 1

existe estudo conclusivo sobre o tratamento do surto de EM com imunoglobulina.

Recomendamos que, confirmada a presença de novo surto clínico da doença e afastadas as infecções concomitantes ou distúrbios metabólicos associados, seja introduzido tratamento com GC. A forma de administração e posologia deverá ser individualizada para cada paciente, dependendo da gravidade dos sintomas neurológicos e das peculiaridades da doença. Sempre que possível, o tratamento do surto deverá ser realizado sob a supervisão do médico neurologista que realiza o acompanhamento do paciente (Tabela 109.6).

O tratamento da fase crônica é realizado com drogas modificadoras da doença e deverá ser prescrito de acordo com a gravidade e a fase da doença. O arsenal terapêutico para essa fase da doença é amplo, variando em eficácia e segurança, e foge do escopo deste capítulo (Tabela 109.7).

Tabela 109.6. Tratamento medicamentoso do surto

1. Metilprednisolona EV
a. 500-1.000 mg por período de 3-5 dias
2. Prednisona oral: 1 mg/kg de peso em doses decrecentes
Surto refratário:
1. Repetir ou estender o tratamento com metilprednisolona EV
2. Plasmaférese

** Sempre que possível, o médico neurologista responsável pelo tratamento do paciente.

Tabela 109.7. Drogas modificadoras da evolução da esclerose múltipla

Terapias aprovados no Brasil Acetato de glatirâmer Alentuzumabe Betainterferonas Dimetilfumarato Fingolimode Natalizumabe
Outras drogas utilizadas Azatioprina Micofenolato Mitoxantrone Rituximabe

** A apresentação é realizada em ordem alfabética, sem considerar eficácia e segurança.

Neuromielite óptica

A neuromielite óptica (NMO) é uma doença inflamatória do SNC, de predomínio em adulto jovem (30 a 40 anos) do gênero feminino (9:1), caracterizada por episódios recorrentes de déficits neurológicos graves, considerada por muito tempo uma forma de EM. Nas últimas duas décadas, esse conceito mudou, com o conhecimento do anticorpo da classe G de imunoglobulinas direcionado contra uma proteína amplamente difundida na barreira hematoencefálica: a aquaporina 4. O anticorpo antiaquaporina 4 da classe IgG (AQP4-IgG) está presente em 70% a 80% dos pacientes com NMO e ausente nos pacientes com EM. A histopatologia das lesões observadas na NMO demonstra forte imunorreatividade direcionada contra a AQP4 e a proteína ácida fibrilar glial, com extenso dano axonal e astrocítico, havendo relativa preservação da mielina. Por sua vez, nas lesões agudas da EM, há destruição acentuada da mielina.

Clinicamente, a NMO diferencia-se da EM pela gravidade dos surtos, pelo predomínio de sintomas visuais, medulares e de tronco encefálico, e pela ausência da forma progressiva. Na NMO, os surtos graves de perda visual ou de tetra ou paraparesia/plegia – decorrentes de neurite óptica ou mielite transversa respectivamente – são associados a lesão infamatória extensa no nervo óptico ou na medula espinhal. Cerca de 80% dos casos têm evolução recorrente, mormente nos primeiros seis meses a cinco anos, e a mortalidade varia de 9% a 30% nesses períodos.

Diagnóstico

O diagnóstico baseia-se no quadro clínico típico descrito por seis síndromes clínicas características da doença:

1. Neurite óptica usualmente grave uni ou bilateral;
2. Mielite transversa aguda – usualmente com uma síndrome medular completa decorrente de envolvimento completo e extenso da medula espinhal;
3. Síndrome de área postrema – caracterizada por episódios de soluços, náuseas e vômitos incoercíveis;
4. Síndrome de tronco encefálico;
5. Síndrome diencefálica clínica ou narcolepsia sintomática com lesões típicas na RM;
6. Síndrome cerebral hemisférica com lesões típicas em RM.

A presença de uma das seis síndromes clínicas típicas, associada aos exames complementares – sorologia positiva para o AQP4-IgG e neuroimagem demonstrando lesões típicas de NMO –, fecha o diagnóstico de espectro da NMO. A presença do anticorpo AQP4-IgG em pacientes com primeiro episódio de neurite grave, mielite longitudinalmente extensa ou síndrome de tronco encefálico (área postrema) define o diagnóstico, que pode ser feito no primeiro episódio baseado na clínica e na imagem característica, associado à presença do anticorpo AQP4-IgG.

Na ausência desse anticorpo, o diagnóstico depende da ocorrência de dois dos seis episódios típicos da doença, e um desses dois episódios deve ser obrigatoriamente um dos quadros mais típicos do NMO: neurite óptica, mielite transversa longitudinal extensa ou síndrome de área postrema.

Nos pacientes soronegativos para a AQP4-IgG, são necessários ainda alguns achados específicos em imagem por RM:

1. Neurite óptica aguda com RM de encéfalo normal ou com alterações inespecíficas da substância branca, ou lesão extensa com envolvimento de mais da metade do nervo óptico ou do quiasma em imagens ponderadas em T2 ou em T1 com contraste;
2. Mielite transversa com extensão contínua por mais de três corpos vertebrais;
3. Síndrome de área postrema com lesão bulbar dorsal ou na área postrema;
4. Síndrome de tronco com lesões encefálicas periependimárias.

Pelas implicações prognósticas e necessidade de imunossupressão prolongada, o diagnóstico de NMO deve ser realizado após exclusão de outras causas clínicas inflamatórias sistêmicas e infecciosas, que devem ser extensamente investigadas. Embora o estudo do LCR não esteja incluso nos critérios diagnósticos para NMO, ele fornece informações relevantes, sendo fundamental para excluir outras etiologias. Observa-se pleocitose moderada em até dois terços dos pacientes com NMO e cerca de 30% deles apresentam mais que 50 células/mm^3. A hiperproteinorraquia é frequente e ocorre em até 70% dos casos, e a presença de BOCs é descrita em até 36% dos casos de NMO na fase aguda.

Tratamento

Tratamento da fase aguda

O tratamento da NMO visa diminuir a intensidade e a duração dos sintomas, restaurando a função neurológica e reduzindo a probabilidade de sequelas persistentes. Baseado no conceito de atividade inflamatória e na experiência histórica do tratamento dos surtos de EM, a corticoterapia é amplamente recomendada e tem se mostrado benéfica. Para os surtos, recomenda-se o tratamento com GCs em altas doses – 500 a 1.000 mg ao dia de MP, por três a cinco dias, seguidos ou não de corticoide por via oral (VO) em doses decrescentes, por 21 dias.

A plasmaférese deve ser considerada para o tratamento de surtos graves de mielite e nos casos refratários ao tratamento com GC. Nos surtos graves, deve ser indicada de forma aditiva ao corticoide, iniciando-a precocemente, desde o princípio da abordagem terapêutica. A falta de resposta ao tratamento é definida como melhora inadequada ou ausência de melhora 15 dias após o início da pulsoterapia. O mecanismo biológico subjacente ao uso da plasmaférese é a interrupção da cascata imunológica de complemento pela diminuição dos níveis séricos de autoanticorpos, complemento e citocinas.

Na NMO, morbidade e mortalidade resultam principalmente dos danos cumulativos após cada surto, visto que em quase 90% dos casos observa-se uma forma recorrente. Portanto, a prioridade do tratamento consiste no diagnóstico precoce, com pronta identificação e intervenção terapêutica nos ataques agudos e a prevenção da ocorrência de novos surtos. Para isso, sugere-se que o paciente com NMO mantenha o uso da corticoterapia em baixas doses por até seis meses após o tratamento da fase aguda.

Não existe nenhum estudo clínico randomizado que ofereça evidência sobre qual droga deve ser utilizada como primeira escolha na fase crônica da doença, sendo a terapia atualmente baseada em experiência de especialistas e séries de casos. A terapia com drogas imunossupressoras parece ser a chave do tratamento preventivo da NMO, e estudos retrospectivos demonstraram benefícios com o emprego de azatioprina, micofenolato de mofetila, rituximabe, metotrexato e mitoxantrona. Sabe-se atualmente que diferentes agentes imunomoduladores classicamente usados na EM, como interferonas e natalizumabe, podem piorar a NMO, ressaltando-se a importância do diagnóstico correto.

Encefalomielite disseminada aguda

A encefalomielite disseminada aguda (ADEM) é uma doença infamatória desmielinizante, monofásica, com manifestações clínicas variadas. Sintomas neurológicos focais ou multifocais sugestivos de doença inflamatória desmielinizante, como neurite óptica e mielite, surgem usualmente acompanhados de encefalopatia de gravidade variável. Processos infecciosos virais ou vacinação recente usualmente antecedem em três a seis semanas o aparecimento dos sintomas, que podem se instalar de forma abrupta ou progredir em alguns dias. Há uma resposta autoimune dirigida à bainha de mielina ou a outros autoantígenos, possivelmente secundária a um mimetismo molecular ou à ativação de clones de células T autorreativas.

A fase prodrômica é frequente e antecede em poucos dias o aparecimento dos sintomas neurológicos, havendo náuseas, febre, cefaleia, entre outros. As manifestações neurológicas são secundárias a um comprometimento difuso do encéfalo, medula espinhal e meninges, que ocorre em intensidades variáveis. A intensidade do ataque ao SNC determinará a gravidade dos sintomas. Crises convulsivas, sintomas psíquicos e comportamentais e distúrbios do movimento podem surgir nesses pacientes, sendo menos comuns na EM e na NMO.

O quadro clínico clássico – encefalopatia, comprometimento meníngeo e mielite – é mais frequente em crianças e pode não estar completo na idade adulta. A encefalopatia, considerada fundamental para o diagnóstico na infância, apresenta-se de forma muito mais grave nesse grupo etário, não sendo raros o rebaixamento do nível de consciência e coma, podendo ocorrer um desfecho fatal.

O diagnóstico é baseado no reconhecimento dos sintomas clínicos e na neuroimagem, com a presença de encefalopatia e comprometimento neurológico polissintomático. Na RM são observadas lesões extensas em T2, monofásicas e multifocais, com comprometimento de substância branca, havendo ou não alterações na substância cinzenta. Lesões no córtex cerebral podem ser observadas. Usualmente, a captação de contraste ocorre em todas as lesões, porém sua ausência ou heterogeneidade não afasta o diagnóstico quando todos os dados são conjuntamente analisados. O exame do LCR deverá ser realizado sistematicamente para afastar processos infecciosos. O LCR poderá ser normal, porém em 70% dos casos há pleocitose linfomononuclear, com baixa celularidade (inferior a 50 células/mm^3). Na fase aguda, as BOCs podem estar presentes, porém, ao contrário da EM, desaparecem na evolução da doença. O eletroencefalograma pode auxiliar no diagnóstico diferencial com encefalopatias virais.

Tratamento

Afastadas as etologias infecciosas, o tratamento com MP 30 mg/kg por dia em crianças ou 1.000 mg por dia em adultos, por um período de três a cinco dias, deve ser instituído. Havendo boa resposta, preconiza-se a administração de corticoide oral em doses decrescentes por 21 dias. Havendo resposta insuficiente com o curso inicial de MP, o tratamento com plasmaférese deve ser considerado. O uso de imunoglobulina endovenosa (0,4 mg/kg/dia, por cinco dias), embora preconizado por alguns autores, tem baixo nível de evidência, mas pode ser utilizado em algumas situações. Nos pacientes com ADEM fulminante, ciclofosfamida, hipotermia ou mesmo a cirurgia descompressiva pode ser tentada.

Bibliografia consultada

Alexander M, Murthy JM. Acute disseminated encephalomyelitis: Treatment guidelines. Ann Indian Acad Neurol. 2011;14(Suppl 1):S60-4.

Burton JM, O'Connor PW, Hohol M, Beyene J. Oral versus intravenous steroids for treatment of relapses in multiple sclerosis. Cochrane Database Syst Rev. 2009;(3):CD006921.

Calabrese M, Poretto V, Favaretto A, Alessio S, Bernardi V, Romualdi C, et al. Cortical lesion load associates with progression of disability in multiple sclerosis. Brain. 2012;135(Pt 10):2952-61.

Citterio A, La Mantia L, Ciucci G, Candelise L, Brusaferri F, Midgard R, et al. The use of anti-inflammatory corticosteroids for treating acute worsening in people with multiple sclerosis. 2000. Disponível em: http://www.cochrane.org/CD001331/MS_the-use-of-anti-inflammatory-corticosteroids-for-treating-acute-worsening-in-people-with-multiple-sclerosis. Acesso em: 2 fev. 2017.

Habek M, Barun B, Puretić Z, Brinar VV. Treatment of steroid unresponsive relapse with plasma exchange in aggressive multiple sclerosis. Ther Apher Dial. 2010;14(3):298-302.

Le Page E, Veillard D, Laplaud DA, Hamonic S, Wardi R, Lebrun C, et al.; COPOUSEP investigators; West Network for Excellence in Neuroscience. Oral versus intravenous high-dose methylprednisolone for treatment of relapses in patients with multiple sclerosis (COPOUSEP): a randomised, controlled, double-blind, non-inferiority trial. Lancet. 2015;386(9997):974-81.

Lublin FD, Reingold SC, Cohen JA. Defining the clinical course of multiple Sclerosis The 2013 revisions. Neurology. 2014;83:278-86.

Moreira MA, Gomes-Neto AP, Silva DJ, Corrêa EC. Tratamento dos surtos em esclerose múltipla. In: Comini-Frota ER, Mendes MF, Vasconcelos CV. Recomendações para o tratamento da esclerose múltipla e neuromielite óptica. 2ª ed. São Paulo: Omnifarma; 2016.

Young NP, Weinshenker BG, Lucchinetti CF. Acute disseminated encephalomyelitis: current understanding and controversies. Semin Neurol. 2008;28(1):84-94.

Papadopoulos MC, Bennett JL, Verkman AS. Treatment of neuromyelitis optica: state-of-the-art and emerging therapies. Nat Rev Neurol. 2014;10(9):493-506.

Paty DW, Hartung HP, Ebers GC, et al. Management of relapsing-remitting multiple sclerosis: diagnosis and treatment guidelines. Eur J Neurol. 1999;6:S1-35.

Thompson AJ, Banwel BL, Barkhof F, Carrol WCl, Coetze T, Comi G, et al. Diagnosis of multiple sclerosis: 2017 revisions of the McDonald criteria. Lancet Neurol. 2018; 17: 162--73.

Tintore M, Rovira À, Río J, Otero-Romero S, Arrambide G, Tur C, et al. Defining high, medium and low impact prognostic factors for developing multiple sclerosis. Brain. 2015;138(Pt 7):1863-74.

Trebst C, Reising A, Kielstein JT, Hafer C, Stangel M. Plasma exchange therapy in steroid-unresponsive relapses in patients with multiple sclerosis. Blood Purif. 2009;28(2):108-15.

Wingerchuk DM, Banwell B, Bennett JL, Cabre P, Carroll W, Chitnis T, et al; International Panel for NMO Diagnosis. International consensus diagnostic criteria for neuromyelitis optica spectrum disorders. Neurology. 2015;85(2):177-89.

110

DOENÇAS CEREBROVASCULARES

Rodrigo Moreira Faleiro
Geraldo Vitor Cardoso Bicalho
Luiz Alberto Otoni Garcia
Lyster Dabien Hadad
Lucas Ramos Lima

Introdução

A doença cerebrovascular é a principal causa de morte no Brasil. É a principal causa de incapacidade no mundo, segundo a Organização Mundial de Saúde (OMS). Há tendência ao aumento do número de óbitos em sua decorrência, alcançando cerca de 12% da mortalidade mundial em 2030, segundo projeções da OMS. Por sua importância epidemiológica e gravidade, a *American Heart Association* considera o acidente vascular encefálico (AVE) condição especial de suporte básico e avançado de vida, assim como o infarto do miocárdio e o trauma.

Epidemiologia

O AVE hemorrágico (AVEH) representa 15% a 20% dos AVEs, com incidência média entre 10 e 20 casos por 100.000 habitantes. É mais comum na raça negra, orientais, homens e pacientes com maior idade, principalmente acima dos 55 anos. A mortalidade da hemorragia intraparenquimatosa cerebral (HIC) varia entre 30% e 45,4% em 30 dias e é de até 63,6% em um ano.

Fatores de risco

A hipertensão arterial sistêmica (HAS) é o principal fator de risco para AVEH, presente em 70% a 80% dos pacientes. A angiopatia amiloide (depósito de proteína beta-amiloide na parede das artérias cerebrais de pequeno e médio calibre) é fator de risco para HIC, geralmente na região subcortical e em pacientes com mais de 70 anos. O risco de AVE é duas vezes e meia maior em tabagistas. O consumo de álcool é um importante fator de risco. Outros fatores são coagulopatias primárias e secundárias e drogas com efeito simpaticomimético, como cocaína e anfetaminas.

Etiologia

A HIC é classificada como primária (80% a 85%) ou secundária (15% a 25%).

A primária está associada à ruptura de pequenos vasos danificados pela HAS. Os locais mais frequentes são núcleos da base (50%), tálamo (15%), cerebelo (10%) e tronco cerebral (10%). A HIC primária também está relacionada à angiopatia amiloide, que geralmente ocorre na região subcortical (hemorragia lobar).

A fisiopatologia básica da HIC situa-se nos vasos perfurantes da base do cérebro. Estruturas profundas do encéfalo, como a região dos núcleos da base, tronco encefálico e cerebelo recebem seu suprimento sanguíneo por pequenos vasos que saem diretamente de vasos de grande calibre, e penetram na substância encefálica. Por isso, esses vasos são chamados de perfurantes. Pelo fato de saírem diretamente de um vaso de grande calibre, por exemplo, a artéria cerebral média, eles sofrem diretamente o efeito deletério da HAS, enfraquecendo sua parede. Nesse momento, pode ocorrer necrose fibrinoide da parede do vaso, com dilatações descritas como pseudoaneurismas de Charcot-Bouchard. São chamados de pseudoaneurismas, pois nada têm em comum com os aneurismas verdadeiros congênitos. Após essa dilatação, ocorre o extravasamento do sangue para dentro do parênquima cerebral formando o HIC. Por isso, a localização mais comum seria no núcleo caudado e putâmen (55%), tálamo (15%), ponte (10%), cerebelo (10%) e lobares (10%).

A HIC secundária está associada à ruptura de aneurismas congênitos ou malformações vasculares, coagulopatias, vasculopatias, tumores e outras causas listadas na Tabela 110.1.

Quadro clínico

Os sintomas mais comuns na instalação de um AVC são:

- Alteração de força e/ou sensibilidade em um ou ambos os lados do corpo;
- Distúrbios da fala (disfasias);
- Confusão ou dificuldade para entender e se comunicar;
- Alterações da marcha ou equilíbrio;
- Perda da acuidade visual uni ou bilateral;
- Cefaleia súbita e de padrão não habitual.

Tabela 110.1. Fatores etiológicos para hemorragia intracerebral.

Primária
– Hipertensão arterial crônica – Angiopatia amiloide cerebral
Secundária
Malformações vasculares (malformação arteriovenosa, telangiectasia, angioma cavernoso, angioma venoso)
Aneurismas (saculares, infecciosos, traumáticos, neoplásicos)
Coagulopatias – Coagulopatias primárias: hemofilia A e B, doença de von Willebrand, afibrinogenemia – Coagulopatias secundárias: púrpura trombocitopênica idiopática, coagulação intravascular disseminada, púrpura trombocitopênica trombótica, síndrome HELLP, trombocitopenia em síndromes mieloproliferativas, mieloma múltiplo – Fármacos antitrombóticos: antiagregantes, anticoagulantes, trombolíticos
Tumores cerebrais primários ou metastáticos
Vasculopatias – Vasculites sistêmicas – Vasculite isolada do sistema nervoso central – Outras: sarcoidose, doença de Behçet, doença de Moya-Moya, dissecção arterial, vasculite infecciosa , anemia falciforme
Relacionadas a variações bruscas da pressão arterial ou do fluxo sanguíneo cerebral – Fármacos ou drogas com efeito simpatomimético (anfetaminas, efedrina, descongestionantes nasais, cocaína etc.) – Eclâmpsia – Exposição ao frio – Após estimulação do nervo trigêmeo – Após picada de escorpião – Após endarterectomia ou angioplastia para estenose carotídea crítica – Após intervenção cirúrgica para cardiopatia congênita – Após procedimentos cirúrgicos em fossa posterior – Após transplante cardíaco – Após eletroconvulsoterapia
Outras
– Trombose venosa cerebral
– Transformação hemorrágica de infarto isquêmico
– Migrânea
– Endometriose cerebral
– Intoxicação por metanol
– Síndrome de Vive

Os sintomas dependem da região acometida. Geralmente se manifestam com início rápido de déficit neurológico focal (hemiparesia, hipoestesia contralateral, alterações da linguagem, apraxia, hemianopsia).

A hemorragia no parênquima cerebral geralmente é indolor ou com cefaleia progressiva, enquanto a hemorragia subaracnóidea tem como característica marcante a cefaleia intensa ("pior cefaleia da vida") e de início súbito.

Rebaixamento do nível de consciência e vômitos podem estar associados à hipertensão intracraniana.

A distinção clínica entre AVEH e AVE isquêmico não é confiável, sendo mandatório um exame de imagem.

Exames complementares

A tomografia de crânio é o exame de escolha na fase aguda. A localização e alguns achados podem sugerir a etiologia (Figura 110.1).

A ressonância magnética (RM) tem a mesma sensibilidade da tomografia computadorizada (TC) na fase aguda, mas demanda maior custo e tempo. É superior na identificação de malformações arteriovenosas, angiopatia amiloide e neoplasias.

A angiografia de vasos cerebrais é indicada em HIC de localização atípica ou jovens (com menos de 45 anos) ou pacientes com hemorragia subaracnóidea. A angiografia por TC ou RM são alternativas menos invasivas com boa sensibilidade.

O volume da hemorragia é o principal fator prognóstico em pacientes com HIC. Ele pode ser estimado por meio da TC de crânio pelo método ABC/249,50. Esse método, desenvolvido por Kothari *et al.*, baseia-se no fato de que a maioria das HIC se apresenta de forma aproximadamente arredondada e extrapola o cálculo do volume do hematoma pelo cálculo do volume do elipsoide (r1r2r34/3) (Figura 110.2).

Tratamento

A abordagem global do AVEH não difere do AVEI e inclui:

- Manejo de fatores que têm influência no prognóstico funcional [níveis pressóricos, temperatura corporal (inferior a 37,5 °C) e níveis glicêmicos - < 140 mg/dL] – neuroproteção;
- Tratamento específico de acordo com a patogenia;
- Prevenção e tratamento das complicações médicas gerais (por exemplo, aspiração, infecções, úlceras de pressão, trombose venosa profunda, tromboembolismo pulmonar etc.);
- Abordagem interdisciplinar incluindo protocolos, "times de AVC", unidades de AVC;
- Prevenção secundária para reduzir a recorrência;
- Reabilitação precoce.

O cuidado por uma equipe capacitada é fundamental no prognóstico desses pacientes, que devem ser admitidos e monitorizados preferencialmente em unidades de AVE ou unidade de terapia intensiva (UTI), dada a gravidade e instabilidade dessa condição. Os pacientes devem ser reavaliados frequentemente, seguindo escalas padronizadas, como a Escala de Coma de Glasgow (Tabela 110.2), escala de AVE do NIH (*National Institutes of Health Stroke Scale* – www.nihstrokescale.org), escore de HIC (Tabela 110.3) e/ou escala de Hunt-Hess (Tabela 110.4).

As recomendações abaixo seguem as "Diretrizes para manejo de pacientes com HIC espontânea" da Sociedade Brasileira de Doenças Cerebrovasculares e Academia Brasileira de Neurologia[10].

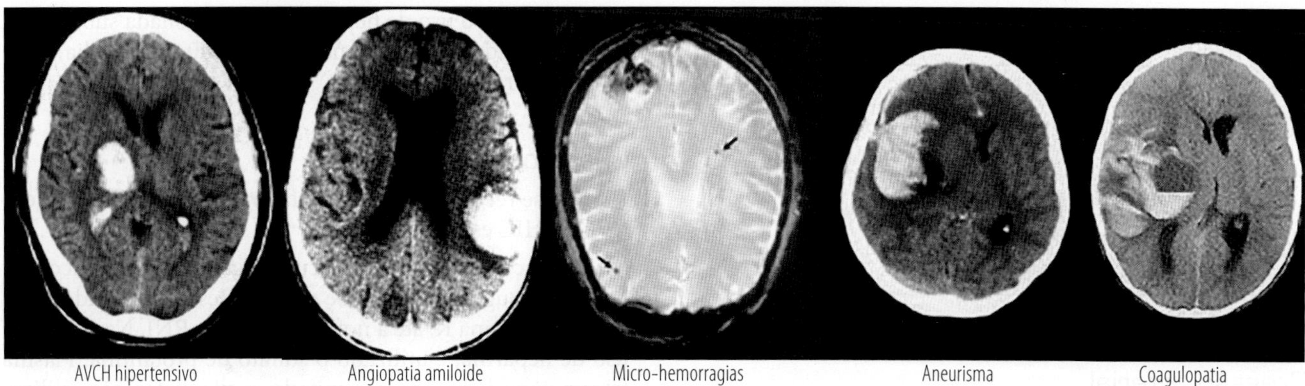

Figura 110.1. AVEH hipertensivo profundo AVEH lobar, idoso: angiopatia amiloide presença de HSA: aneurisma Hemorragia intraventricular isolada nível de fluidos: coagulopatias.

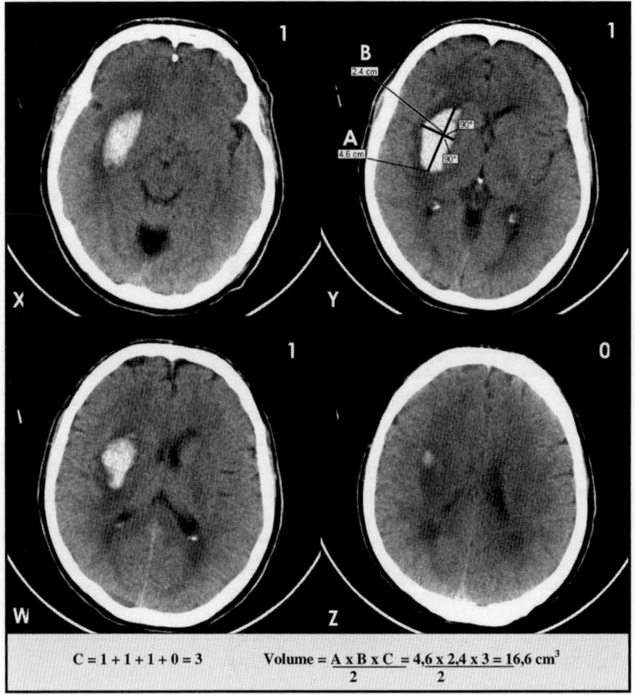

Figura 110.2. Método ABC/2.49. Primeiramente, determina-se o corte tomográfico em que o hematoma a aparece com maior área (corte índice). Nesse corte-índice, A é o maior diâmetro do hematoma e B é o maior diâmetro perpendicular a A, ambos medidos em centímetros. C é o número de cortes de 10 mm em que o hematoma aparece. Entretanto, conforme proposto por Kothari *et al.*, é necessário um ajuste para determinar o valor de C. Para isso, utiliza-se como parâmetro a imagem do corte-índice que recebe o valor 1. Os demais cortes de 10 mm que apresentem hematomas com área maior ou igual a 75% da área do corte-índice também recebem valor 1. Os próximos cortes de 10 mm com área do hematoma entre 25% e 75% da área do corte-índice recebem valor 0,5; e os cortes com hematoma de área menor que 25% da área do hematoma no corte-índice não são computados. Os valores atribuídos a cada corte são somados para obtenção do valor de C. Finalmente, os valores de A, B e C são multiplicados entre si e divididos por 2, assim tem-se o volume do hematoma em cm³. Nesse exemplo, A = 4,6 cm e B = 2,4 cm foram medidos no corte-índice Y; para o cálculo de C, os cortes sequenciais X, Y e W receberam valor igual a 1 e o corte Z recebeu valor 0; portanto, C = 3. Os valores de A, B e C são multiplicados entre si e divididos por 2, resultando em um volume de 16,6 cm³.

Tabela 110.2. Escala de Coma de Glasgow

Abertura ocular		Melhor resposta verbal		Melhor resposta motora	
Espontânea	4	Orientada (balbucio se < 5 anos)	5	Obedece comando verbal (movimentos espontâneos)	6
Ordem verbal	3	Comfuso (choro irritado se < 5 anos)	4	Localiza dor (retira ao toque se < 5 anos)	5
Dor	2	Palavras inapropriadas (choro e dor se < 5 anos)	3	Reação inespecífica (retira a dor se < 5 anos)	4
Sem resposta	1	Sons (gemidos à dor se < 5 anos)	2	Flexão anormal (descorticação) (Flexão normal se < 5 anos)	3
		Sem resposta	1	Extensão a dor (descerebração) (Flexão anormal se < 5 anos)	2
				Sem resposta	1

Tabela 110.3. Escala escore de HIC

Componente		Pontos
Glasgow	3-4	2
	5-12	1
	13-15	0
Volume (cm³)	≥ 30	1
	< 30	0
Inundação ventricular	Sim	1
	Não	0
Origem infratentorial	Sim	1
	Não	0
Idade (anos)	≥ 80	1
	< 80	0
Escore total		0-6

Tabela 110.4. Graduação clínica de Hunt-Hess para hemorragia subaracnóidea

Grau I	Assintomático
Grau II	Cefaleia intensa ou meningismo; sem déficit neurológico (exceto paralisia de nervo craniano)
Grau III	Sonolência; déficit neurológico mínimo
Grau IV	Estupor; hemiparesia moderada severa
Grau V	Coma profundo; postura de descerebração

Fonte: Hunt e Hess, 1968.

Pressão arterial

O tratamento deve ser precoce e mais agressivo que no AVEI, com o objetivo teórico de reduzir o sangramento. Porém, a redução excessiva da pressão arterial (PA) pode reduzir a pressão de perfusão cerebral (PPC), devendo ser individualizada para cada paciente (Tabelas 110.5 e 110.6).

Profilaxia de trombose venosa profunda

Há elevado risco de trombose venosa profunda e tromboembolismo pulmonar nesses pacientes. Dispositivos de compressão pneumática devem ser usados desde a admissão. Após 48 horas e confirmada a estabilidade do volume do hematoma, o uso de heparina não fracionada subcutânea (5.000 unidades 8`8h) ou enoxaparina (40 mg por dia) deve ser considerada.

Coagulopatias

Não se recomenda o uso de fator VII ativado em pacientes com HIC espontânea.

Em pacientes com HIC secundária ao uso de anticoagulante oral, sugere-se o uso de plasma fresco congelado associado à vitamina K, até a normalização do RNI. Naqueles em uso de heparina, é utilizado o sulfato de protamina. Plasma fresco congelado, crioprecipitado e plaquetas são utilizados em pacientes com HIC sintomática associada ao uso de trombolítico.

Hipertensão intracraniana

A elevação da pressão intracraniana (PIC) é associada ao aumento de morbidade e mortalidade após AVEH. Pacientes comatosos e com sinais de elevação da PIC podem se beneficiar de medidas como cabeceira elevada a 30, analgesia, sedação, manitol a 20%, solução salina hipertônica e hiperventilação controlada. Não há benefício com o uso de corticosteroides.

Tabela 110.5. Recomendações para controle da pressão arterial na hemorragia intracerebral

Pressão arterial	Conduta recomendada
PA sistólica > 200 mmHg ou PAM >150 mmHg (duas leituras com intervalo de 5 minutos)	Iniciar redução agressiva da PA por infusão contínua de anti-hipertensivo intravenoso com monitorização da PA a cada 5 minutos.
PA sistólica >180 mmHg PAM >130 mmHg Suspeita de aumento da PIC	Considerar monitorização da PIC. Iniciar redução da PA por infusão contínua ou intermitente de anti-hipertensivo intravenoso com monitorização da PA a cada 5 minutos. Manter PPC >60-80 mmHg.
PA sistólica >180 mmHg PAM >130 mmHg Sem suspeita de aumento da PIC	Iniciar redução moderada da PA por infusão contínua ou intermitente de anti-hipertensivo intravenoso com monitorização da PA a cada 15 minutos (PA alvo 160/90 mmHg ou PAM alvo 110 mmHg).
PA sistólica < 90 mmHg	Expansão com cristaloides por via intravenosa e infusão de aminas vasoativas: Dopamina 2-20 µg/kg/min. Noradrenalina 0,05-0,2 µg/kg/min.

PA: pressão arterial; PAM: pressão arterial média; PIC: pressão intracraniana; PPC: pressão de perfusão cerebral. Adaptado de Broderick J *et al.*, 2007.

Tabela 110.6. Medicações anti-hipertensivas usadas para hemorragia intracerebral.

Droga	Mecanismo	Dose intravenosa	Contraindicações
Metoprolol	Antagonista seletivo do receptor β1 adrenérgico	5 mg a 1 mL/min a cada 10 min, até o máximo de 20 min.	IC grave, DPOC, asma, hipotensão, bradicardia.
Enalapril	Inibidor da enzima conversora de angiotensina	0,625–1,25 mg em 5 min a cada 6 h	Queda súbita da PA em estados de aumento da renina. IRA se estenose da artéria renal.
Diltiazen	Antagonista de canal de cálcio	0,25–0,35 mg/kg em 10 min Infusão 5–15 mg/h	Doença do nó sinusal ou nó atrioventricular. IC grave.
Nitroprussiato	Vasodilatador arterial e venoso	0,25–10 mg/kg/min.	Potencial aumento da PIC, resposta variável, intoxicação por cianeto e tiocianeto.
Esmolol	Antagonista seletivo do receptor β1 adrenérgico	250 a 500 µg/kg/min em bólus a cada 10 min ou infusão. 25–300 µg/kg/min.	IC grave, DPOC, asma, hipotensão, bradicardia

IC: insuficiência cardíaca; IRA: insuficiência renal aguda; DPOC: doença pulmonar obstrutiva crônica; PA: pressão arterial; PIC: pressão intracraniana.

Tratamento cirúrgico

A maioria dos pacientes deve ser tratada clinicamente, sendo encaminhados para cirurgia aqueles que apresentam piora neurológica. Pacientes jovens, com Glasgow entre 9 e 12, com hematomas lobares e superficiais (menor ou igual a 1 cm da superfície cortical) são os mais beneficiados pelo tratamento cirúrgico. Pacientes com hematoma cerebelar de volume maior que 3 cm, que evoluem com deterioração neurológica, sinais de herniação, compressão de tronco ou hidrocefalia também devem ser tratados cirurgicamente.

Prognóstico

Os fatores que predizem pior prognóstico são: volume inicial do hematoma maior que 30 cm, rebaixamento do nível de consciência na admissão, hemorragia intraventricular, idade avançada e localização primariamente infratentorial. O aumento do hematoma nas primeiras 24 horas também é um preditor de gravidade. A escala de HIC estratifica o risco de mortalidade em 30 dias, com pontuação variando entre 0 e 6. Paciente com 4 ou mais pontos apresentam praticamente 100% de mortalidade em 30 dias.

Hemorragia subaracnóidea espontânea

A hemorragia subaracnóidea espontânea (HSAE) corresponde a cerca de 5% de todos os AVEs. Apesar de menos comum, é a forma mais grave e difícil de tratar.

A etiologia mais comum são os aneurismas cerebrais rotos (75% a 80%). Outros incluem as malformações arteriovenosas cerebrais - MAVs (4% a 5%), vasculites, dissecção arterial, tumor, ruptura de um infundíbulo, distúrbio da coagulação, MAV espinhal, HSAE pré-truncal não aneurismática e drogas como a cocaína. Em 14% a 22% dos casos a causa não é determinada.

Em relação à HSAE aneurismática, a mortalidade geral é em torno 40%. Entre os sobreviventes, 30% apresentam sequelas e 30% retornaram às atividades de forma funcional.

A cefaleia é o sintoma mais importante, presente em 97% dos casos, descrita como "a pior dor de cabeça da vida" e de início súbito. Os sinais são meningismo (rigidez de nuca, sinal de Kernig ou sinal de Brudzinski), hipertensão, déficit neurológico focal (paralisia de nervo craniano, afasia, hemiparesia), alteração do nível de consciência, hemorragia ocular (pré-retiniana, intrarretiniana ou no humor vítreo - síndrome de Terson). A graduação clínica é dada pela escala de Hunt-Hess (Tabela 110.4).

A tomografia de crânio detecta HSAE em cerca de 95% dos casos, quando realizada nas primeiras 48 horas (Tabela 110.7). Detecta também complicações como hidrocefalia, hematoma e infarto. Pode também prever a localização do aneurisma em 70% dos casos. A punção lombar é o teste mais sensível para HSAE, mas a redução da pressão liquórica pode precipitar um novo sangramento (Tabela 110.8).

A arteriografia cerebral é o padrão-ouro no diagnóstico dos aneurismas cerebrais. É importante também no diagnóstico e manejo do vasoespasmo cerebral. A angio-TC e angio-RM são opções menos invasivas e com boa sensibilidade.

Tabela 110.7. Graduação de Fisher da hemorragia subaracnóidea na TC

Grau I	Ausência de hemorragia subaracnóidea visível.
Grau II	Fina lâmina hiperdensa localizada ou difusa.
Grau III	Espessa lâmina hiperdensa em mais de uma cisterna.
Grau IV	Espessa lâmina hiperdensa dentro de todas as cisternas, notadamente dentro das cisternas peripedunculares. Hematoma intracerebral. Hemorragia intraventricular.

Fisher *et al.*, 1980

Tabela 110.8. Diferenciação de HSA e punção traumática pelo LCR

Característica do LCR	Punção traumática	HSA
Contagem eritrocitária	Decrescente em tubos sequenciais	Constante entre os tubos
Coagulação	Coagula	Não coagula
Xantocromia	Ausente	Presente
Taxa de eritrócitos/ leucócitos	Normal	Pode estar baixa
Proteínas	Normal	Pode estar aumentada
Macrófagos com hemossiderina	Ausente	Presente
Pressão do LCR	Normal	Elevada
Punção em outro nível	Normal	Mantém HSA

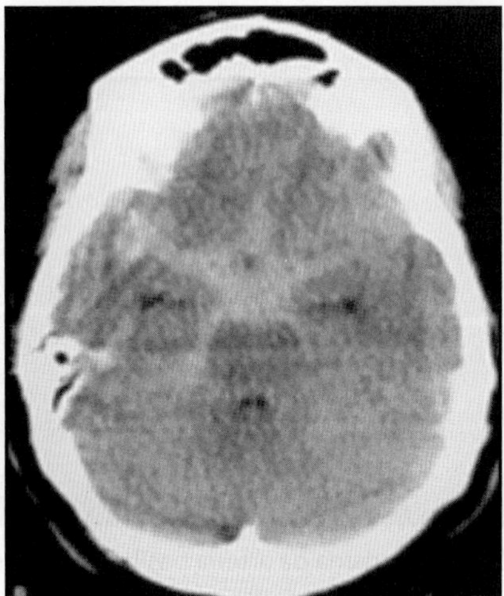

Figura 110.3. Hemorragia subaracnóidea.

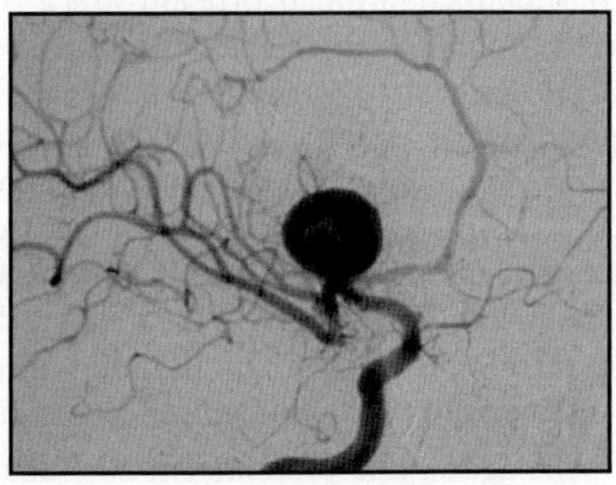

Figura 110.4. Arteriografia com subtração digital evidenciando um aneurisma da bifurcação da artéria carótida interna.

O manejo do HSAE, sobretudo aneurismático, baseia-se em medidas gerais, diagnóstico e tratamento de complicações intra e extracranianas. As medidas iniciais são repouso absoluto no leito, analgesia, droga antiepiléptica profilática e emoliente fecal.

Depois de diagnosticado, o aneurisma cerebral deve ser excluído da circulação por microcirurgia vascular ou por oclusão endovascular. As duas técnicas são eficazes e devem ser individualizadas para cada paciente. Quando não tratado, a taxa de ressangramento é alta – 4% no primeiro dia; do 2º ao 15º dia reduz para 1,5% ao dia; totalizando 25% e 50% ressangram em seis meses.

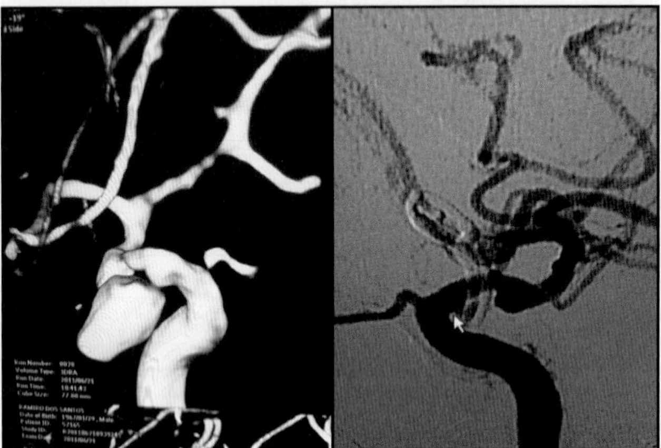

Figura 110.5. Aneurisma cerebral antes e após clipagem microcirúrgica.

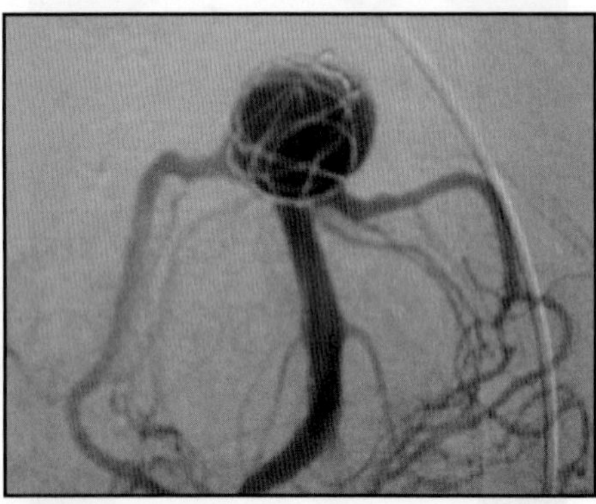

Figura 110.6. Aneurisma da artéria basilar durante oclusão endovascular.

O vasoespasmo cerebral, também chamado de déficit neurológico isquêmico tardio, ocorre em 30% a 70% das angiografias e é sintomático em 20% a 30% dos casos. Tem início máximo entre o sexto e o oitavo dia pós-HSAE, podendo durar até quatro semanas. Indica-se a hipertensão arterial induzida com drogas vasoativas se necessário, com o intuito de manter a PPC. Indica-se também em todos os casos o nimodipino na dose de 60 mg via oral a cada 4 horas. O nimodipino apresenta benefício por ser um bloqueador do canal de cálcio, promovendo proteção celular durante a fase de isquemia. Técnicas endovasculares podem ser necessárias.

Hidrocefalia aguda está presente em 20% dos pacientes, sendo sintomática em 10% dos casos, podendo requerer derivação ventricular.

Complicações extracranianas incluem hiponatremia, trombose venosa profunda e alterações cardíacas.

Acidente vascular cerebral isquêmico

O acidente vascular cerebral isquêmico (AVCi) consiste em um episódio de disfunção neurológica causada por isquemia focal cerebral ou retiniana, com déficits focais típicos e com presença de lesão em exames de imagem. É considerado, hoje, uma das principais causas de mortalidade e morbidade do mundo. Com o aumento da expectativa de vida da população, tem-se aumentado a sua incidência. No Brasil, segundo o Departamento de Informática do Sistema Único de Saúde (Datasus), é a principal causa de óbito da população adulta, sendo considerado também a principal causa de incapacidade neurológica grave.

Em virtude da sua importância socioeconômica, diversas pesquisas têm sido realizadas sobre o assunto e avanços terapêuticos têm possibilitado uma melhora significativa no prognóstico dos pacientes acometidos por essa enfermidade, principalmente quando o diagnóstico é feito precocemente. O AVC deve ser considerado uma emergência médica tão importante quanto o infarto agudo do miocárdio (IAM).

Fisiopatologia

O cérebro necessita de grande quantidade de glicose para manter suas funções neuronais. A interrupção do fluxo sanguíneo pode, portanto, rapidamente causar lesões ao tecido cerebral de forma irreversível.

Fatores que levem à interrupção do suprimento sanguíneo cerebral vão causar alteração do metabolismo cerebral cerca de 30 segundos após a interrupção do fluxo sanguíneo. Após 1 minuto, a função neuronal pode encontrar-se inativa. Cerca de 4 a 5 minutos após a interrupção, ocorre necrose tecidual, já caracterizando área de infarto cerebral, circundada por área de penumbra. A área de penumbra representa a região em que o fluxo sanguíneo está diminuído no limiar de falência elétrica e energética, e pode ser ainda reversível dependendo do tempo de sofrimento tecidual. Em geral, após 2 ou 3 horas, a área de penumbra transforma-se em área de infarto, caso o fluxo não seja restabelecido.

Muitos mecanismos podem causar uma isquemia cerebral, sendo os principais o aterotrombótico, o cardioembólico e a oclusão de pequenas artérias.

Ataque isquêmico transitório

O ataque isquêmico transitório (AIT) consiste em um déficit neurológico focal súbito que desaparece espontaneamente e é causado por uma isquemia focal do cérebro, da medula espinhal ou da retina, sem sinais de infarto agudo em exames de imagem. A antiga definição de AIT considerava que a duração do déficit focal deveria ser menor do que 24 horas. Atualmente, considera-se que a diferença entre AIT e AVCi, tendo como referência o tempo de déficit, não deve ser realizada, já que pode impossibilitar o uso de trombolíticos em casos indicados no AVCi.

O AIT também deve ser considerado uma emergência médica, já que 10% a 15% dos pacientes com diagnóstico de AIT apresentam um AVCi nos primeiros três meses após o AIT, e metade deles apresenta um AVCi nas primeiras 48 horas. Pacientes com AIT devem ser investigados e tratados da mesma forma que pacientes com AVCi, mas sem indicação de trombólise.

Atendimento pré-hospitalar

O AVCi deve ser tratado no momento pré-hospitalar com a mesma importância que o IAM. Quanto mais rápida a identificação do evento, maior a chance de se realizar um tratamento mais eficaz para o paciente.

Quando a história é compatível, após a estabilização de vias aéreas, respiração e circulação, aplicam-se escalas pré-hospitalares para a triagem do AVC. Uma delas, a *Cincinnati Prehospital Stroke Scale*, consiste na avaliação da assimetria facial, força nos braços e linguagem. Caso a triagem seja positiva, o paciente deve ser imediatamente encaminhado a centros especializados no tratamento de AVC, com serviço de emergência que possua tomografia, neurologista e terapia trombolítica.

Durante o transporte do paciente, a glicemia capilar deve ser realizada, já que hipoglicemia pode mimetizar um quadro agudo de isquemia cerebral, e a hiperglicemia acima de 400 mg/dL pode ser prejudicial a pacientes com AVCi. Crises convulsivas, síndrome demencial e déficits motores prévios devem ser descartados. Deve-se puncionar acesso venoso, realizar monitorização cardíaca, deixar cabeceira a 0º e realizar oxigenoterapia caso haja saturação de O_2 abaixo de 92%.

Redução excessiva da PA e administração de excesso de fluidos intravenosos não devem ser realizadas. Ao repor fluidos, deve-se optar por uma solução isotônica.

Na história pregressa, é importante a presença de sintomas anteriores, história de AVC, IAM, trauma, cirurgias anteriores, sangramento, HAS, *diabetes mellitus* (DM), uso de anticoagulantes, insulina e anti-hipertensivos.

Atendimento hospitalar

História

A história típica de paciente com AVC é a de déficit neurológico focal súbito, ou presente ao despertar, com ou sem alteração do nível de consciência.

O mais importante na história é conseguir identificar o tempo de ictus, para avaliar a possibilidade de trombólise. Caso o paciente tenha acordado com o déficit, considera-se que os sintomas se iniciaram a partir do último momento em que o paciente se encontrava acordado sem déficits neurológicos.

É importante, também, a história pregressa de AVC, IAM, trauma, cirurgias, sangramentos, crises convulsivas, enxaqueca, processos infecciosos, gravidez, presença de HAS ou DM, uso de medicações como anticoagulantes, insulina, anti-hipertensivos ou abuso de drogas.

Exame físico geral

Após a estabilização de vias aéreas, respiração e circulação, o exame deve conter avaliação de oximetria de pulso e temperatura corporal.

A avaliação cuidadosa da cabeça e pescoço deve ser realizada para excluir sinais de trauma, atividade epiléptica, doenças carotídeas ou congestão venosa.

A avaliação cardíaca deve afastar o IAM, que pode ser uma causa ou uma consequência do AVC. Pressão arterial, frequência cardíaca, arritmias cardíacas e alterações valvulares também devem ser avaliadas.

A avaliação de alterações de pele também é importante, podendo sugerir coagulopatias.

Exame neurológico

O exame neurológico no paciente com suspeita de AVC não deve ser demorado para não retardar a confirmação diagnóstica e o início do tratamento. Geralmente, é feito com o uso de escalas, como a Escala de Coma de Glasgow e a escala de déficit neurológico do *National Institute of Health* (NIHSS) – Tabela 110.9.

A NIHSS é usada para prever o tamanho da lesão e a gravidade do AVC. Possui, também, valor prognóstico e avalia nível de consciência, linguagem, negligência, perda de campo visual, movimentos oculares, força muscular, ataxia, disartria e perda sensitiva. A avaliação é feita em menos de 10 minutos. A escala permite uma avaliação sistematizada entre os profissionais de saúde.

Exames complementares

Devem ser colhidas amostras de sangue para avaliação de eletrólitos, glicose, hemograma com plaquetas, coagulograma, função renal e enzimas cardíacas.

Um eletrocardiograma (ECG) deve sempre ser realizado para avaliação de IAM, fibrilação atrial, entre outras anormalidades cardíacas.

Em pacientes selecionados, pode-se realizar um *screening* toxicológico, função hepática, gasometria arterial, quando há suspeita de hipóxia, beta-HCG, radiografia de tórax, eletroencefalograma, quando há suspeita de crise epiléptica, e punção lombar, se há suspeita de hemorragia subaracnóidea não evidenciada na tomografia.

Exames de imagem

A TC e a RM são os exames de escolha para confirmar o diagnóstico de AVCi. Além disso, são importantes para a orientação terapêutica e prognóstica, e para a avaliação da eficácia do tratamento. É recomendado realizar um desses exames antes de se decidir pelo tratamento de um quadro isquêmico agudo.

A tomografia tem a vantagem de ser um exame mais rápido, mais barato e disponível em maior número de hospitais. É um ótimo método para diferenciar AVCi de AVC hemorrágico. O evento isquêmico é caracterizado por hipodensidade no leito isquêmico, apagamento dos sulcos corticais, indefinição da transição córtico-subcortical e hiperdensidade no interior de uma artéria cerebral (Figura 110.7). A tomografia pode auxiliar na detecção do subtipo do AVC, na avaliação da extensão da área isquêmica, no tempo de evolução da isquemia de acordo com a intensidade da hipodensidade e na detecção de transformação hemorrágica.

Tabela 110.9. *National Institute of Health Stroke Scale*

Item testado	Pontuação
1A Nível de consciência	0 – Alerta 1 – Sonolento 2 – Obnubilado 3 – Coma/arresponsivo
1B Perguntas de nível de consciência (duas perguntas – mês atual e idade)	0 – Responde a ambas corretamente 1 – Responde uma pergunta corretamente 2 – Não responde corretamente nenhuma das perguntas
1C Comandos de nível de consciência (duas tarefas – abrir e fechar os olhos e as mãos)	0 – Realiza ambas as tarefas corretamente 1 – Realiza uma tarefa corretamente 2 – Não realiza nenhuma das tarefas
2 Movimentação ocular	0 – Movimentos horizontais normais 1 – Paralisia parcial do olhar 2 – Paralisia completa do olhar
3 Campo visual	0 – Sem perda visual 1 – Hemianopsia parcial 2 – Hemianopsia completa 3 – Hemianopsia bilateral (cego)
4 Movimentos faciais	0 – Normais 1 – Paralisia facial leve 2 – Paralisia facial central evidente 3 – Paralisia facial completa
5 Função motora dos braços a. Esquerda b. Direita	0 – Sem queda 1 – Queda antes de 5 segundos 2 – Mantém algum esforço contra a gravidade 3 – Ausência de força contra a gravidade 4 – Nenhum movimento
6 Função motora das pernas a. Esquerda b. Direita	0 – Sem queda 1 – Queda antes de 5 segundos 2 – Mantém algum esforço contra a gravidade 3 – Ausência de força contra a gravidade 4 – Nenhum movimento
7 Ataxia de membros	0 – Ausente 1 – Presente em 1 membro 2 – Presente em 2 membros
8 Sensibilidade	0 – Normal 1 – Perda sensitiva leve a moderada 2 – Perda sensitiva grave ou total
9 Linguagem	0 – Normal 1 – Afasia leve a moderada 2 – Afasia grave 3 – Mudo, afasia global
10 Disartria	0 – Normal 1 – Disartria leve a moderada 2 – Disartria grave
11 Extinção ou desatenção (antiga negligência)	0 – Nenhuma anormalidade 1 – Moderada (perda de uma modalidade) 2 – Grave (perda de duas modalidades)

A RM é utilizada como primeira linha na investigação de AVCi em alguns centros. Ela tem a vantagem de ter maior sensibilidade que a tomografia para alterações isquêmicas precoces, pela da sequência de difusão. É um método importante para avaliação da área da viabilidade tecidual, quantificando a área de penumbra, por meio da comparação das sequências de perfusão e difusão, auxiliando na decisão de trombólise, principalmente após 3 horas do ictus. A diferença entre as áreas de perfusão e difusão é chamada de *mismatch*. Alguns estudos acreditam que, por meio do *mismatch*, se pode indicar trombólise venosa com até 6 horas após o ictus. A ressonância é também um método mais sensível para o diagnóstico de AVCs da circulação posterior (Figura 110.8), pequenos infartos corticais e infartos lacunares.

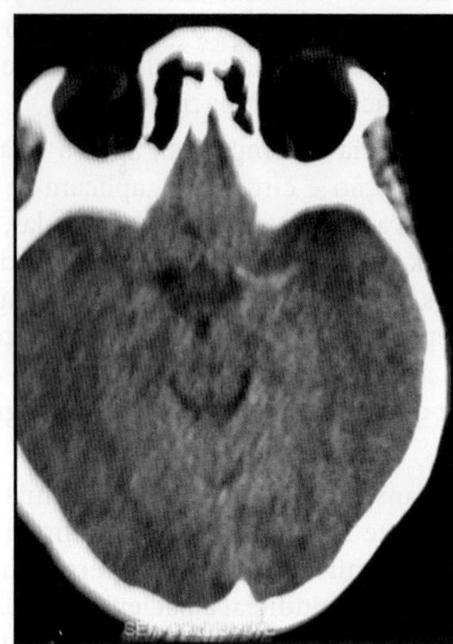

Figura 110.7. Hiperdensidade da artéria cerebral média – "sinal da corda".

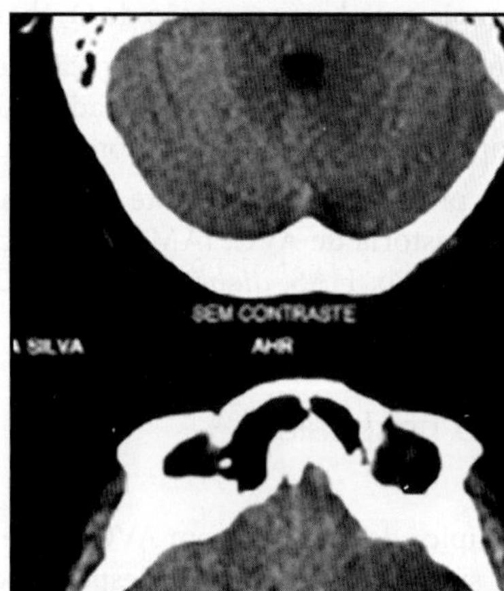

Figura 110.8. Hipodensidade no território de vascularização da artéria cerebral média esquerda.

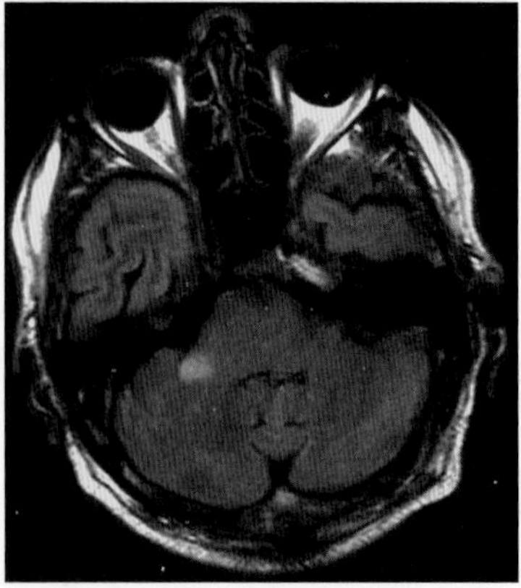

Figura 110.9. Infarto no pedúnculo cerebelar médio direito. Fonte: Caso do Dr. Marco Túlio Salles Resende.

A angiotomografia e a angiorressonância são métodos muito sensíveis para avaliar a presença e a localização de obstrução vascular. Quando há suspeita de lesão vascular cervical, a angio-RM com contraste, a angio-TC e a ultrassonografia de vasos cervicais são bons métodos não invasivos. A angiografia intra-arterial (Figura 110.10) é um método muito sensível, porém existe risco de 1% a 3% de causar AVC em paciente com lesões carotídeas sintomáticas.

O ecocardiograma é um bom método para avaliar a presença de fatores cardíacos que predisponham a um evento isquêmico de origem cardioembólica. O ecocardiograma transesofágico é mais sensível que o ecocardiograma transtorácico para avaliar tais fatores. O exame deve ser realizado em pacientes com história, exame físico ou ECG sugestivos de doença cardíaca, pacientes com exame de imagem sugestivo de isquemia de origem embólica (infartos em múltiplos territórios cerebrais) e pacientes com suspeita de doença aórtica, embolismo paradoxal ou sem outra causa identificável de AVCi.

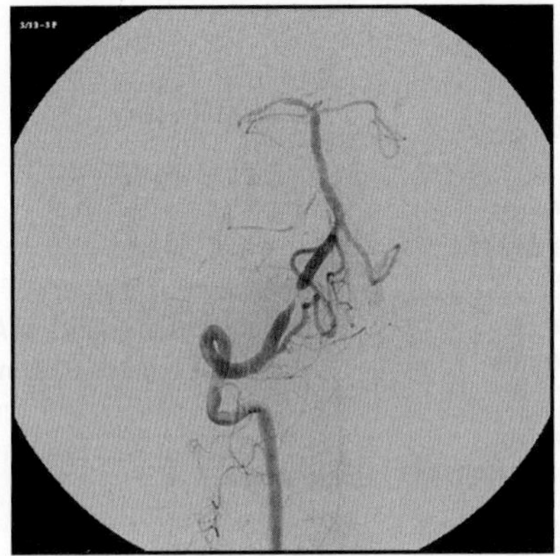

Figura 110.10. Estenose da artéria vertebral direita. Fonte: Caso do Dr. Marco Túlio Salles Resende.

Cuidados gerais no AVC isquêmico

Função pulmonar e proteção das vias aéreas

Recomenda-se a oxigenoterapia caso a saturação de oxigênio esteja abaixo de 95%. Ela pode ser feita com oxigênio por cateter nasal com 2 a 4 litros por minuto. Pode ser necessária a intubação orotraqueal em pacientes com função respiratória prejudicada ou rebaixamento do nível de consciência.

Aporte de fluidos

A desidratação é um fator de pior prognóstico no AVCi. Muitos pacientes com AVCi chegam ao hospital desidratados. Portanto, recomenda-se o aporte de fluidos com soro fisiológico a 0,9% por pelo menos 24 horas.

Cuidados cardíacos

A monitorização cardíaca deve ser feita nas primeiras 24 horas após o ictus, para pesquisa de fibrilação atrial e outras arritmias potencialmente graves.

Ocorre, geralmente, aumento da PA após um AVC. Esse valor não deve ser reduzido farmacologicamente a menos que os valores extrapolem níveis sistólicos de 220 mmHg e diastólicos maiores que 120 mmHg. A PA média elevada ajuda a manter um nível adequado de perfusão nas áreas de penumbra, protegendo o tecido cerebral viável. Quando necessário, a PA deve ser reduzida de forma gradual.

Para a realização de trombólise venosa, os níveis pressóricos admitidos não devem ultrapassar 185 mmHg de sistólica e 110 mmHg de diastólica. Nesses casos, pode-se fazer redução da PA um pouco mais agressiva. Deve-se dar preferência para drogas intravenosas, como o metoprolol, o nitroprussiato de sódio e o enalapril.

A hipotensão deve ser tratada com expansor de volume e/ou catecolaminas como noradrenalina 0,1 a 2 mg/h e dobutamina 5 a 50 mg/h.

Temperatura

O aumento da temperatura corporal é relacionado a pior prognóstico no AVC. Pacientes com hipertermia devem ser tratados com antipiréticos, e deve-se pesquisar um foco de infecção.

Glicemia

A hiperglicemia aumenta a área de infarto, com piora do prognóstico. Os valores acima de 180 mg/dL devem ser tratados com titulação de insulina

A hipoglicemia também pode piorar o prognóstico em um AVCi, além de poder causar déficits neurológicos focais, simulando uma isquemia. Valores menores que 50 mg/dL devem ser tratados com dextrose intravenosa ou administração de glicose a 10% a 20%.

Mobilização e decúbito

A trombose venosa profunda e o tromboembolismo pulmonar não são raros, devido à imobilidade do paciente. Mobilização precoce do paciente, mudança de decúbito, hidratação adequada e tratamento com heparina em doses baixas (preferencialmente enoxaparina 40 mg por dia) precocemente podem evitar tais complicações. Pacientes com contraindicação ao uso de anticoagulação profilática podem se beneficiar do uso de compressão pneumática intermitente. A mudança de decúbito ajuda, também, a evitar úlceras de pressão.

Reabilitação precoce

A reabilitação do paciente vítima de AVCi deve ocorrer o mais precocemente possível. Deve ser feita por uma equipe multidisciplinar englobando as equipes médica, de enfermagem, de fisioterapia, de fonoaudiologia, de terapia ocupacional e de nutrição. A reabilitação tem como objetivo trazer benefícios funcionais ao paciente, além de aumentar sua sobrevida.

Tratamento específico

Trombólise endovenosa

O uso de trombolíticos tem como objetivo a recanalização de artérias ocluídas em um AVCi, com consequente reperfusão cerebral. A trombólise venosa revolucionou o tratamento do AVCi, com melhora do prognóstico quando bem indicada.

O ativador do plasminogênio tissular recombinante (rt-PA) é a droga de escolha. Para sua utilização, é necessário que o ictus tenha ocorrido há menos de 4,5 horas. Quanto menor o tempo do início dos sintomas, melhor o benefício da trombólise.

Devem ser preenchidos os seguintes critérios de inclusão para a trombólise:

- AVCi de circulação anterior ou vertebrobasilar;
- Início dos sintomas menor do que 4,5 horas;
- Ausência de achados de imagem sugestivos de infarto recente maior do que um terço do território da artéria cerebral média e ausência de sangramento;
- Idade acima de 18 anos.

Devido ao risco de sangramento, existem também critérios para exclusão do paciente ao tratamento trombolítico. Critérios absolutos de exclusão:

- Déficits neurológicos menores ou isolados;
- Déficits neurológicos com resolução espontânea em menos de 3 horas;
- Uso de anticoagulação oral ou RNI acima de 1,7;
- Uso de heparina nas últimas 48 horas com TTPA alargado (TTPAp/TTPAc acima de 1,5);
- Plaquetas abaixo de 100.000/mm³;
- AVC ou trauma cranioencefálico grave nos últimos três meses;
- Cirurgia de grande porte nos últimos 14 dias;
- Punção ou procedimento invasivo recente em sítio não compressível;
- PAS maior que 185 mmHg e PAD maior que 110 mmHg não responsiva a uso de drogas hipotensoras;
- Glicemia menor que 50 mg/dL;
- Sangramento gastrointestinal ou urinário nos últimos 21 dias;
- IAM recente (controverso).

Critérios relativos de exclusão:

- Glicemia maior que 400 mg/dL;
- Crise epiléptica no início do déficit neurológico;
- Diagnóstico prévio de MAV e/ou aneurisma;
- Paciente ainda sem resultado de coagulograma, mas que não faz uso de anticoagulantes;
- Paciente acima de 80 anos. Avaliar a presença de leucoaraiose difusa, de angiopatia amiloide e de PA de difícil controle.

O rt-PA deve ser administrado na dose de 0,9 mg/kg, até uma dose máxima de 90 mg; 10% da dose devem ser administrados em *bolus*, em no máximo 1 minuto, e os outros 90% da dose devem ser administrados durante 1 hora.

O paciente deverá ser monitorizado em UTI, sala de emergência ou unidade de AVC durante as primeiras 24 horas. A PA deve ser avaliada a cada 15 minutos nas duas primeiras horas, depois avaliada a cada 30 minutos a partir da terceira até a oitava hora, e então a cada hora, até completar 36 horas de tratamento. A PA deve ser corrigida com anti-hipertensivos intravenosos se a PA sistólica for maior que 185 mmHg e a PA diastólica for maior que 110 mmHg.

O emprego de antiagregantes plaquetários e anticoagulantes só pode ser iniciado 24 horas após a trombólise, depois de realizada TC de crânio para afastar eventos hemorrágicos.

Caso haja suspeita de sangramento durante a trombólise, sua administração deverá ser suspensa. A TC de crânio deverá ser feita com urgência, além de novo coagulograma. Caso se confirme a suspeita, deverá ser solicitada avaliação da neurocirurgia.

As condutas estão resumidas no fluxograma a seguir.

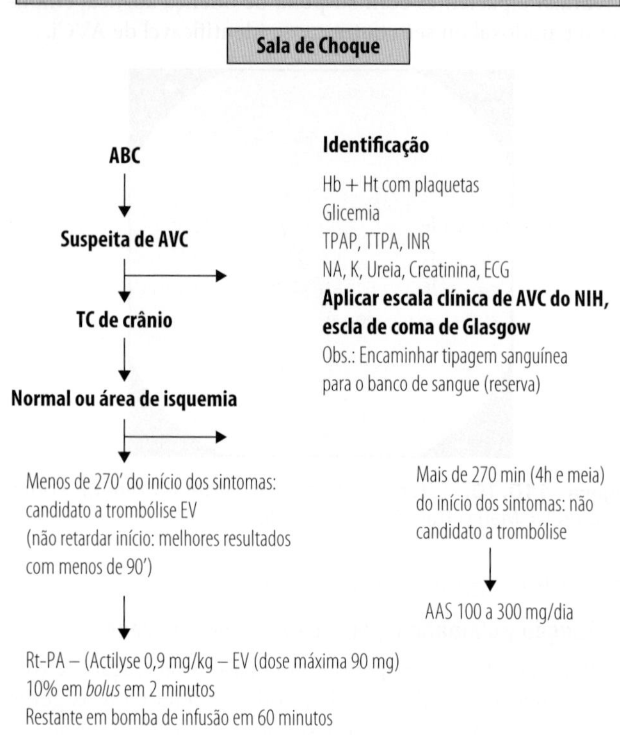

Figura 110.11. Fluxograma para o atendimento do Acidente Vascular Cerebral Isquêmico.

Abordagem endovascular com trombólise intra-arterial

A trombólise intra-arterial é indicada para pacientes que apresentam oclusão de grandes vasos, como a artéria cerebral média, ou a artéria basilar, com até 6 horas de evolução. O rt-PA é a droga atualmente utilizada. A trombólise intra-arterial não deve substituir a trombólise endovenosa, quando há critérios para realização desta.

O uso combinado da terapia endovenosa e intra-arterial tem sido estudado e promete trazer benefícios ao tratamento, mas ainda não há dados suficientes para sustentar tal hipótese.

Abordagem endovascular com técnicas mecânicas

Esse tipo de abordagem utiliza técnicas mecânicas de lise de trombos arteriais proximais. É considerada uma forma de tratamento mais agressiva que o tratamento trombolítico medicamentoso, e, atualmente, é indicada para casos em que há risco de morte ou sequelas graves, quando não houve melhora após a primeira hora do término da infusão de rt-PA. Esse tipo de abordagem deve ser avaliado em novos estudos clínicos para que sua utilidade seja mais bem definida. Centros em que há maior experiência no manejo endovascular têm utilizado esse artifício em situações selecionadas.

As recomendações principais de acordo com as diretrizes brasileiras para tratamento endovascular do AVC agudo, de janeiro de 2017, são:

- Mesmo quando o tratamento com rt-PA é indicado, o tratamento endovascular pode ser necessário para resgate ou complementação;
- A idade não deve ser considerada um critério isolado para contraindicar o procedimento. Deve ser avaliada conjuntamente com o estado geral de saúde do paciente e o *ranking* pré-mórbido;
- Pacientes elegíveis para o tratamento endovascular devem ser tratados o mais rápido possível. O tempo ideal é de no máximo 6 horas desde o início dos sintomas, não havendo certeza se o tratamento será benéfico após esse período;
- Tomografia não contrastada ou um RM com difusão é necessária antes do procedimento;
- O alvo terapêutico deve se a reperfusão completa do vaso obstruído.
- Sedação consciente é preferencial à anestesia geral, estando relacionada a evolução clínica mais favorável;
- O tratamento endovascular deve ser instituído em unidades de referência em AVC com a presença de um neurologista *full time* e suporte neurocirúrgico quando necessário;
- Protocolos internos bem estabelecidos devem ser instituídos no sentido de agilizar o atendimento objetivando a instituição da terapêutica o mais rápido possível;
- Deve-se dispor de uma equipe treinada e preparada para indicar, instituir o tratamento e acompanhar o doente na terapia intensiva.

As principais técnicas utilizadas são:

- Lise mecânica com cateter;
- Angioplastia com balão;
- *Stents*;
- Dispositivos para a remoção mecânica do trombo ("MERCI", "Penumbra", "Catch" e "Laço").

Antiagregação plaquetária

O uso do ácido acetilsalicílico é seguro e eficaz quando iniciado até 48 após o AVCi. O ácido acetilsalicílico é indicado precocemente para o tratamento do AVCi quando há contraindicações para a trombólise. A dose de ataque preconizada é de 160 a 325 mg, seguida de doses de manutenção de 100 mg por dia.

Em pacientes que já façam uso de ácido acetilsalicílico no momento do evento isquêmico, deve-se associar o clopidogrel, com dose de ataque de 300 mg no primeiro dia, e dose de manutenção de 75 mg por dia. Para pacientes alérgicos ao ácido acetilsalicílico, o clopidogrel também é a opção indicada.

Caso seja realizada trombólise, o uso dos antiagregantes plaquetários, assim como o uso de anticoagulantes, não deve ser realizado nas primeiras 24 horas após a trombólise.

O uso concomitante de antiagregantes plaquetários com doses profiláticas de heparina é seguro e deve ser realizado.

Anticoagulantes

A anticoagulação plena precoce diminui a chance de recorrência de um evento isquêmico, mas aumenta de forma significativa a possibilidade de sangramento. Portanto, não deve ser indicada de rotina.

Alguns especialistas recomendam o seu uso selecionado, iniciado após o diagnóstico etiológico, nos seguintes casos:

- AVCi cardioembólico com alto risco de reembolização por fibrilação atrial, prótese valvar, doença valvar mitral reumática e infarto do miocárdio com trombo mural;
- Coagulopatias (deficiência de proteína C e S);
- Dissecção sintomática arterial extracraniana;
- Trombose de seio venoso cerebral.

Complicações

Edema cerebral

O edema cerebral é causado principalmente por um desequilíbrio iônico devido a uma depleção energética na isquemia cerebral. Ocorrem dois subtipos de edema, o edema citotóxico e o edema vasogênico. No edema citotóxico ocorre translocação de água do interstício para o intracelular, em um momento inicial da isquemia. O edema vasogênico ocorre num período mais tardio, quando já há prejuízo da barreira hematoencefálica, ocorrendo extravasamento de fluidos para o extravascular. O edema desenvolve-se geralmente entre o segundo e o quinto dia, mas pode ocorrer mais precocemente, dentro das primeiras 24 horas.

As medidas iniciais para redução da hipertensão intracraniana causada pelo edema incluem elevação da cabeceira da cama entre 20º e 30º para melhorar o retorno venoso, evitar estímulos nocivos, alívio de dor, seguidos de terapia osmótica com glicerol intravenoso (4 x 250 mL de glicerol 10% durante 30 a 60 minutos) ou manitol (25 a 50g a cada 3 a 6 horas). Caso haja monitorização da PIC, a PPC deve ser mantida acima de 70 mmHg.

A hemicraniectomia, se realizada precocemente em infartos completos da artéria cerebral média, reduz a mortalidade sem elevar o número de sobreviventes gravemente sequelados. A hipotermia ligeira (entre 32 e 34 °C) antes da cirurgia melhora um pouco o prognóstico do paciente.

Em infartos importantes do cerebelo, inclusive com hidrocefalia secundária à compressão do quarto ventrículo, ventriculostomia com craniectomia descompressiva está indicada.

Transformação hemorrágica

A transformação hemorrágica ocorre devido à perda da integridade vascular e à interrupção da homeostase neurovascular após o processo isquêmico. Os mecanismos para a ocorrência de tal fenômeno são multifatoriais. O uso de trombolíticos, antiagregantes plaquetários e anticoagulantes aumenta a chance de transformação hemorrágica. A origem cardioembólica da isquemia é relacionada a maior proporção de transformações hemorrágicas do que a origem aterotrombótica. Transformações hemorrágicas são comuns associadas à presença de trombose venosa.

A indicação correta de trombólise venosa combinada com o uso de trombolíticos a partir de 24 horas após a trombólise diminui a incidência de transformação hemorrágica.

O manejo de pacientes com transformação hemorrágica dependerá do tamanho da hemorragia e dos sintomas apresentados pelo paciente. Em situações mais graves, pode ser necessária drenagem neurocirúrgica do sangramento.

A indicação de retorno do tratamento antitrombótico após a transformação hemorrágica dependerá do estado clínico do paciente e do risco de novo episódio isquêmico de origem tromboembólica. Para pacientes sem risco aumentado de novo evento isquêmico de origem tromboembólica, deve-se preferir o uso de um antiagregante plaquetário, que pode ser iniciado imediatamente. Caso o risco de novo evento tromboembólico seja alto, como na fibrilação atrial, é recomendado o uso de um anticoagulante a partir do sétimo dia após o sangramento. Se a transformação hemorrágica for consequência de um processo isquêmico secundário a uma trombose de seio venoso, também se recomenda a anticoagulação, porém esta deverá ser iniciada de forma imediata, de preferência com heparina não fracionada.

Convulsões

Crises epilépticas parciais e secundariamente generalizadas não são raras após um AVCi. Não há uma droga específica para tal situação. A indicação da droga antiepiléptica deve ser individualizada, de acordo com as características do paciente. Não há indicação de uso profilático de drogas antiepilépticas após um AVCi.

Prevenção secundária

Após um episódio de AVCi, a possibilidade de o paciente apresentar um novo quadro isquêmico é maior que a do restante da população, justificando a realização de prevenção secundária. Fazem parte dos cuidados nessa etapa do tratamento:

- Continuidade da terapia antitrombótica;
- Realização de endarterectomia em casos selecionados;
- Controle do colesterol (usar estatinas se necessário);
- Controle da PA;
- Controle glicêmico;
- Alterações do estilo de vida, incluindo dieta, atividade física e cessar o tabagismo.

Bibliografia consultada

Adams HP Jr, del Zoppo G, Alberts MJ, Bhatt DL, Brass L, Furlan A, et al. Guidelines for the early management of adults with ischemic stroke: a guideline from the American Heart Association/American Stroke Association Stroke Council, Clinical Cardiology Council, Cardiovascular Radiology and Intervention Council, and the Atherosclerotic Peripheral Vascular Disease and Quality of Care Outcomes in Research Interdisciplinary Working Groups. Stroke. 2007;38:1655-711.

Albers GW, Amarenco P, Easton JD, Sacco RL, Teal P. Antithrombotic and thrombolytic therapy for ischemic stroke: American College of Chest Physicians Evidence-Based Clinical Practice Guidelines (8th Edition). Chest. 2008;133:630-69.

Balami JS, Chen RL, Grunwald IQ, Buchan AM. Neurological complications of acute ischaemic stroke. Lancet Neurol. 2011;10:357-71.

Boeer A, Voth E, Henze T, Prange HW. Early heparin therapy in patients with spontaneous intracerebral haemorrhage. J Neurol Neurosurg Psychiatry. 1991;54:466-7.

Broderick J, Brott T, Tomsick T, Leach A. Lobar hemorrhage in the elderly. The undiminishing importance of hypertension. Stroke. 1993;24:49-51.

Broderick J, Connolly S, Feldmann E, Hanley D, Kase C, Krieger D, et al.; American Heart Association/American Stroke Association Stroke Council; American Heart Association/American Stroke Association High Blood Pressure Research Council; Quality of Care and Outcomes in Research Interdisciplinary Working Group. Guidelines for the management of spontaneous intracerebral hemorrhage in adults: 2007 update: a guideline from the American Heart Association/American Stroke Association Stroke Council, High Blood Pressure Research Council, and the Quality of Care and Outcomes in Research Interdisciplinary Working Group. Circulation. 2007;116(16):e391-413.

Broderick JP, Brott T, Tomsick T, Huster G, Miller R. The risk of subarachnoid and intracerebral hemorrhages in blacks as compared with whites. N Engl J Med. 1992; 326:733-6.

Calandre L, Arnal C, Ortega JF, Bermejo F, Felgeroso B, del Ser T, et al. Risk factors for spontaneous cerebral hematomas. Case-control study. Stroke. 1986;17(6):1126-8.

Cheung RT, Zou LY. Use of the original, modified, or new intracerebral hemorrhage score to predict mortality and morbidity after intracerebral hemorrhage. Stroke. 2003;34:1717-22.

Comitê Executivo de Doenças Cerebrovasculares e Departamento Científico de Doenças Cerebrovasculares da Academia Brasileira de Neurologia. Diretrizes para atendimento do acidente vascular cerebral: Protocolo de reperfusão na fase aguda. Academia Brasileira de Neurologia; 2008.

del Zoppo G, Saver JL, Jauch EC, Adams HP Jr. Expansion of the time window for treatment of acute ischemic stroke with intravenous tissue plasminogen activator: a science advisory from the American Heart Association/American Stroke Association. Stroke. 2009;40:2945-8.

Easton JD, Saver JL, Albers GW, Alberts MJ, Chaturvedi S, Feldmann E, et al. Definition and evaluation of transient ischemic attack. Stroke. 2009;40:2276-93.

Fábio SRC. Outros Aspectos do Tratamento. (Programa de Aperfeiçoamento Continuado no Tratamento do Acidente

Vascular Cerebral – Módulo VIII). Disponível em: http://www.pactoavc.com.br/downloads. Acesso em: 28 ago. 2011.

Furie KL, Kasner SE, Adams RJ, Albers GW, Bush RL, Fagan SC, et al. Guidelines for the prevention of stroke in patients with stroke or transient ischemic attack: a guideline for healthcare professionals from the American Heart Association/American Stroke Association. Stroke. 2011;42:227-76.

Gebel JM, Broderick JP. Intracerebral hemorrhage. Neurol Sem. 2000;18:419-38.

Greenberg MS. Manual de neurocirurgia. 5ª ed. Porto Alegre: Artmed; 2003.

Hemphill JC III, Bonovich DC, Besmertis L, Manley GT, Johnston SC. The ICH score: a simple, reliable grading scale for intracerebral hemorrhage. Stroke. 2001;32:891-7.

IBGE. 2009. Óbitos Segundo Causa – CID-BR-10. Disponível em: http://tabnet.datasus.gov.br/cgi/tabcgi.exe?sim/cnv/obt10uf.def. Acesso em: 15 ago. 2011.

Jamora RD, Kishi-Generao EM Jr., Bitanga ES, Gan RN, Apaga NE, San Jose MC. The ICH score: predicting mortality and functional outcome in an Asian population. Stroke. 2003;34:6-7.

Kirollos RW, Tyagi AK, Ross SA, van Hille PT, Marks PV. Management of spontaneous cerebellar hematomas: a prospective treatment protocol. Neurosurgery. 2001;49:1378-86.

Kurth T, Kase CS, Berger K, Gaziano JM, Cook NR, Buring JE. Smoking and risk of hemorrhagic stroke in women. Stroke. 2003;34:2792-5.

Laissy JP, Normand G, Monroc M, Duchateau C, Alibert F, Thiebot J. Spontaneous intracerebral hematomas from vascular causes. Predictive value of CT compared with angiography. Neuroradiology. 1991;33:291-5.

Latchaw RE, Alberts MJ, Lev MH, Connors JJ, Harbaugh RE, Higashida RT, et al. Recommendations for imaging of acute ischemic stroke: a scientific statement from the American Heart Association. Stroke. 2009;40:3646-78.

Martins SCO, Longo AL, Friedrich M. Tópicos Avançados em Trombólise. (Programa de Aperfeiçoamento Continuado no Tratamento do Acidente Vascular Cerebral – Módulo V). Disponível em: http://www.pactoavc.com.br/downloads. Acesso em: 28 ago. 2011.

Mayer SA, Brun NC, Begtrup K, Broderick J, Davis S, Diringer MN, et al.; FAST Trial Investigators. Efficacy and safety of recombinant activated factor VII for acute intracerebral hemorrhage. N Engl J Med. 2008;358(20):2127-37.

Mendelow AD, Gregson BA, Fernandes HM, Murray GD, Teasdale GM, Hope DT, et al.; STICH investigators. Early surgery versus initial conservative treatment in patients with spontaneous supratentorial intracerebral haematomas in the International Surgical Trial in Intracerebral Haemorrhage (STICH): a randomised trial. Lancet. 2005;365(9457):387-97.

Miller EL, Murray L, Richards L, Zorowitz RD, Bakas T, Clark P, et al. Comprehensive overview of nursing and interdisciplinary rehabilitation care of the stroke patient: a scientific statement from the American Heart Association. Stroke. 2010;41:2402-48.

Ministério da Saúde. Homepage: www.datasus.gov.br.

Moro CHC, Fábio SRC, Longo AL, Massaro AR, Oliveira Filho J, Vedolin L, et al. Programa de aperfeiçoamento continuado no tratamento do acidente vascular cerebral – Pacto AVC. 2ª ed. Sociedade Brasileira de Doenças Cerebrovasculares; 2009.

Moro CHC, Longo AL, Massaro AR. Trombólise Endovenosa (Programa de Aperfeiçoamento Continuado no Tratamento do Acidente Vascular Cerebral – Módulo IV). Disponível em: http://www.pactoavc.com.br/downloads. Acesso em: 28 ago. 2011.

Moro CHC. Atendimento Emergencial (Programa de Aperfeiçoamento Continuado no Tratamento do Acidente Vascular Cerebral – Módulo II). Disponível em: http://www.pactoavc.com.br/downloads. Acesso em: 28 ago. 2011.

Passero S, Rocchi R, Rossi S, Ulivelli M, Vatti G. Seizures after spontaneous supratentorial intracerebral hemorrhage. Epilepsia. 2002;43:1175-80.

Pontes-Neto OM, Cougo P, Martins SCO, Abud DG, Nogueira RG, Miranda M, et al. Brazilian guidelines for endovascular treatment of patients with acute ischemic stroke. Arq Neuropsiquiatr. 2017;75(1):50-6.

Pontes-Neto OM, Filho JO, Valiente R, Friedrich M, Pedreira B, Rodrigues BCB, et al; Comitê Executivo da Sociedade Brasileira de Doenças Cerebrovasculares e Departamento Científico de Doenças Cerebrovasculares da Academia Brasileira de Neurologia. Diretrizes para o manejo de pacientes com hemorragia intraparenquimatosa espontânea. Arq. Neuropsiquiatr. 2009;67(3-b);940-50.

Poungvarin N, Bhoopat W, Viriyavejakul A, Rodprasert P, Buranasiri P, Sukondhabhant S, et al. Effects of dexamethasone in primary supratentorial intracerebral hemorrhage. N Engl J Med. 1987;316(20):1229-33.

Qureshi AI, Tuhrim S, Broderick JP, Batjer HH, Hondo H, Hanley DF. Spontaneous intracerebral hemorrhage. N Engl J Med. 2001;344:1450-60.

Qureshi AI, Tuhrim S, Broderick JP, Batjer HH, Hondo H, Hanley DF. Spontaneous intracerebral hemorrhage. N Engl J Med 2001; 344:1450-1460.

Qureshi AI. Antihypertensive treatment of acute cerebral hemorrhage (ATACH): rationale and design. Neurocrit Care. 2007;6:56-66.

Ringleb PA, Bousser MG, Ford G, Bath P, Brainin M, Caso V, et al. Guidelines for management of ischaemic stroke and transient ischaemic attack 2008. Cerebrovasc Dis. 2008;25:457-507.

Steiner T, Kaste M, Forsting M, Mendelow D, Kwiecinski H, Szikora I, et al. Recommendations for the management of intracranial haemorrhage – part I: spontaneous intracerebral haemorrhage. The European Stroke Initiative Writing Committee and the Writing Committee for the EUSI Executive Committee. Cerebrovasc Dis. 2006;22(4):294-316.

Vedolim L, Filho JO, Martins S. Neuroimagem no AVC Isquêmico Agudo. (Programa de Aperfeiçoamento Continuado no Tratamento do Acidente Vascular Cerebral – Módulo IX). Disponível em: http://www.pactoavc.com.br/downloads. Acesso em: 28 ago. 2011.

World Health Organization. World Health Statistics 2008; 31-36.

111

AMNÉSIA GLOBAL TRANSITÓRIA

Gustavo Daher Vieira de Moraes Barros

Introdução

A amnésia global transitória (AGT) é uma síndrome clínica reversível na qual há profunda amnésia anterógrada e limitada amnésia retrógrada, que pode durar até 24 horas[1,2].

Enquanto seu prognóstico é normalmente benigno, outras patologias no diagnóstico diferencial possuem consequências potencialmente graves [por exemplo: acidente vascular cerebral (AVC), epilepsia], tornando fundamental que a avaliação e o diagnóstico sejam adequadamente realizados

Epidemiologia

Na população geral, a incidência de AGT foi estimada entre 5,2 e 10 por 100.000 pessoas por ano[3-6]. Nos pacientes com idade superior a 50 anos, a incidência aumenta para 23,5 a 32 por 100.000 pessoas por ano.

A maioria dos episódios ocorre em indivíduos com idade entre 50 e 80 anos. Não há diferença de incidência com relação ao sexo.

Fatores de risco ateroscleróticos, como hipertensão arterial, diabetes e hipercolesterolemia, não parecem aumentar o risco de AGT, conforme evidenciado em vários estudos[2,7], apesar de um grande estudo caso-controle ter identificado incidência maior de AGT em pacientes dislipidêmicos e com história prévia de AVC e infarto agudo do miocárdio (IAM)[8]. Entretanto, nesse mesmo estudo, os pacientes do grupo da AGT, quando comparados com pacientes com história prévia de ataque isquêmico transitório (AIT), tinham menor incidência de hipertensão arterial, diabetes, história de AVC e fibrilação atrial.

A literatura é divergente quanto ao risco maior de AGT em pacientes portadores de enxaqueca, com alguns estudos evidenciando forte relação e outros não[2,9].

Etiologia e fisiopatologia

Não há consenso sobre a etiologia da AGT[6,10-11]. Existem hipóteses de etiologia vascular (tanto arterial quanto venosa) relacionada a enxaqueca e epilepsia e secundária a quadros psicogênicos. Entretanto, nenhuma dessas hipóteses explica de forma clara e consistente todas as características clínicas e fisiopatológicas dessa síndrome.

Estudos de neuroimagem demonstram que a região mediobasal do lobo temporal e o hipocampo são afetados em quadros de AGT. Na fase aguda e subaguda do quadro, a ressonância nuclear magnética mostra restrição à difusão no hipocampo desses pacientes. Esse tipo de lesão é comumente visto em quadros de AVC isquêmico agudo. Porém, ao contrário do que ocorre no AVC, a alteração na AGT é transitória, não deixando sinal de lesão definitiva nas sequências T2 e Flair[12,13].

Outros estudos de neuroimagem funcional, com a tomografia por emissão de pósitron (PET) e a tomografia computadorizada com emissão de fótons (SPECT), evidenciaram outros locais no cérebro com alterações durante quadros de AGT, como o giro para-hipocampal, esplênio do corpo caloso e lobo frontal[14].

A variedade e a diferença de achados nos estudos de neuroimagem funcional fortalecem a impressão de que a AGT é uma síndrome não somente com diferentes fatores causais, mas também com diferentes mecanismos fisiopatológicos. Ao mesmo tempo, fica claro que, apesar da forte relação entre estresse e crises de AGT, não se pode considerar essa síndrome puramente psicogênica. É mais provável que o estresse seja um gatilho potencial para alterações orgânicas em pacientes predispostos.

Diagnóstico

O diagnóstico de AGT é clínico, feito no paciente que desenvolve um episódio súbito de amnésia anterógrada acompanhada de perguntas repetitivas (que normalmente geram um contexto de angústia e ansiedade), durando de poucas a muitas horas (não mais do que 24 horas), sem haver outro prejuízo cognitivo ou déficit neurológico[1,15].

Devem-se descartar história de traumatismo craniano e perda ou oscilação da consciência.

O diagnóstico diferencial de AGT inclui:

- Crise epiléptica (amnésia epiléptica) – nesse contexto, a duração do ataque é mais curta (normalmente poucos minutos), tende a ocorrer no despertar do sono e, normalmente, o paciente apresenta crises recorrentes (a AGT tende a ser um evento único)[10]. Normalmente ocorrem outros sintomas associados, como alucinações olfatórias e automatismos motores[16]. Na amnésia epiléptica, os pacientes tendem a ser menos repetitivos do que na AGT, e a amnésia retrógrada é mais proeminente do que a anterógrada[17,18];
- Ataque isquêmico transitório – amnésia isolada, sem outra alteração neurológica focal, é algo raro no AIT ou no AVC. Entretanto, pacientes que possuam muitos fatores de risco vasculares devem ser rigorosamente avaliados quanto a esse diagnóstico diferencial. Nesse caso, recomenda-se, além do estudo de ressonância magnética do encéfalo, estender a propedêutica com angiorressonância arterial cervical e cerebral. No caso de um AVC acometendo o hipocampo, a ressonância magnética mostrará, já na fase subaguda, a lesão na sequência T2/Flair, o que não ocorre na AGT;
- Outras patologias que podem gerar um quadro de amnésia aguda são traumatismo craniano, exposição a monóxido de carbono, hipoglicemia, intoxicação por drogas ou álcool, encefalite viral, outras causas de encefalite tóxico-metabólica e *delirium*[19]. Entretanto, esses quadros vêm acompanhados de outras alterações físicas e/ou cognitivas, tornando o diagnóstico equivocado de AGT menos provável. A exceção pode ocorrer nos casos de encefalopatia de Wernicke, na qual a amnésia pode ser o único sintoma inicial;
- A amnésia psicogênica também pode confundir o diagnóstico. Uma característica peculiar nesse caso é que nela normalmente o paciente apresenta comprometimento de informações muito pessoais, como o próprio nome, o que nunca ocorre na AGT. Quadros psicogênicos também não geram alterações na ressonância magnética.

Tratamento e prognóstico

Não existe um tratamento específico para a AGT. Quando o paciente é atendido na fase aguda do quadro, é recomendado que:

- Ele seja mantido sob observação até que a memória se restabeleça;
- Seja avaliada a saturação de oxigênio do paciente e colhidos exames de glicose, eletrólitos e *screening* toxicológico (quando a história não for segura para excluir essa possibilidade);
- Exame de imagem cerebral na urgência (se possível, ressonância magnética);
- Administrar tiamina endovenosa se houver o menor risco de encefalopatia de Wernicke.

Após restabelecida a memória, não há a necessidade de restringir o paciente de dirigir veículo automotor ou realizar suas atividades laborativas, a não ser que o evento seja recorrente.

Não há aumento de mortalidade, epilepsia ou AVC em pacientes vítimas de AGT, quando comparados com grupos controle na mesma faixa etária[3,20].

O prognóstico é excelente, apesar de alguns pequenos estudos sugerirem que possa haver comprometimento cognitivo residual em pacientes vítimas de AGT, documentado em testes neuropsicológicos. Porém, outros estudos semelhantes não identificaram esse risco[21,22].

Referências bibliográficas

1. Caplan LR. Transient global amnesia. In: Vinken PJ, Bruyn GW, Klawans HL, editors. Handbook of clinical neurology. Amsterdam: Elsevier Science Publishers; 1985. p. 205-18.
2. Quinette P, Guillery-Girard B, Dayan J, de la Sayette V, Marquis S, Viader F, et al. What does transient global amnesia really mean? Review of the literature and thorough study of 142 cases. Brain. 2006;129(Pt 7):1640-58.
3. Miller JW, Petersen RC, Metter EJ, Millikan CH, Yanagihara T. Transient global amnesia: clinical characteristics and prognosis. Neurology. 1987;37(5):733-7.
4. Lauria G, Gentile M, Fassetta G, Casetta I, Caneve G. Incidence of transient global amnesia in the Belluno province, Italy: 1985 through 1995. Results of a community-based study. Acta Neurol Scand. 1997;95(5):303-10.
5. Koski KJ, Marttila RJ. Transient global amnesia: incidence in an urban population. Acta Neurol Scand. 1990;81(4):358-60.
6. Sander K, Sander D. New insights into transient global amnesia: recent imaging and clinical findings. Lancet Neurol. 2005;4(7):437-44.
7. Sedlaczek O, Hirsch JG, Grips E, Peters CN, Gass A, Wöhrle J, et al. Detection of delayed focal MR changes in the lateral hippocampus in transient global amnesia. Neurology. 2004;62(12):2165-70.
8. Jang JW, Park SY, Hong JH, Park YH, Kim JE, Kim S. Different risk factor profiles between transient global amnesia and transient ischemic attack: a large case-control study. Eur Neurol. 2014;71(1-2):19-24.
9. Schmidtke K, Ehmsen L. Transient global amnesia and migraine. A case control study. Eur Neurol. 1998;40:9.
10. Pantoni L, Lamassa M, Inzitari D. Transient global amnesia: a review emphasizing pathogenic aspects. Acta Neurol Scand. 2000;102:275.
11. Tong DC, Grossman M. What causes transient global amnesia? New insights from DWI. Neurology. 2004;62:2154.
12. Strupp M, Brüning R, Wu RH, Deimling M, Reiser M, Brandt T. Diffusion-weighted MRI in transient global amnesia: elevated signal intensity in the left mesial temporal lobe in 7 of 10 patients. Ann Neurol. 1998;43(2):164-70.
13. Winbeck K, Etgen T, von Einsiedel HG, Röttinger M, Sander D. DWI in transient global amnesia and TIA: proposal for an ischaemic origin of TGA. J Neurol Neurosurg Psychiatry. 2005;76(3):438-41.
14. Ay H, Furie KL, Yamada K, Koroshetz WJ. Diffusion-weighted MRI characterizes the ischemic lesion in transient global amnesia. Neurology. 1998;51(3):901-3.
15. Hodges JR, Warlow CP. Syndromes of transient amnesia: towards a classification. A study of 153 cases. J Neurol Neurosurg Psychiatry. 1990;53:834.
16. Butler CR, Zeman AZ. Recent insights into the impairment of memory in epilepsy: transient epileptic amnesia, accelerated long-term forgetting and remote memory impairment. Brain. 2008;131:2243.
17. Bilo L, Meo R, Ruosi P, de Leva MF, Striano S. Transient epileptic amnesia: an emerging late-onset epileptic syndrome. Epilepsia. 2009;50 Suppl 5:58-61.
18. Milton F, Muhlert N, Pindus DM, Butler CR, Kapur N, Graham KS, et al. Remote memory deficits in transient epileptic amnesia. Brain. 2010;133(Pt 5):1368-79.

19. Mansour G, Abuzaid A, Bellamkonda P. I do not even remember what I smoked! A case of marijuana-induced transient global amnesia. Am J Med. 2014;127:e5.
20. Pantoni L, Bertini E, Lamassa M, Pracucci G, Inzitari D. Clinical features, risk factors, and prognosis in transient global amnesia: a follow-up study. Eur J Neurol. 2005;12(5):350-6.
21. Guillery-Girard B, Quinette P, Desgranges B, Piolino P, Viader F, de la Sayette V, et al. Long-term memory following transient global amnesia: an investigation of episodic and semantic memory. Acta Neurol Scand. 2006;114(5):329-33.
22. Le Pira F, Giuffrida S, Maci T, Reggio E, Zappalà G, Perciavalle V. Cognitive findings after transient global amnesia: role of prefrontal cortex. Appl Neuropsychol. 2005;12(4):212-7.

112

SÍNDROME DA COMPRESSÃO MEDULAR

Rodrigo Moreira Faleiro
Denise Zamprogno de Sousa
José Augusto Malheiros dos Santos Filho

Introdução

Recentemente, os avanços na área de oncologia têm aumentado a expectativa de vida de seus pacientes, a ponto de elevar-se a ocorrência de síndrome de compressão medular metastática (SCMM). A SCMM ocorre em cerca de 5% a 14% dos pacientes com câncer, sendo a segunda principal complicação neurológica, após as metástases cerebrais[1]. Cânceres de mama, de pulmão e de próstata são responsáveis por 50% das metástases espinhais. Os outros 50% são, em ordem decrescente de frequência, devidos a carcinoma de células renais, malignidades gastrointestinais, câncer de tireoide, linfoma e mieloma múltiplo. Quanto à tendência para metástases espinhais, a coluna vertebral é o terceiro sítio mais frequente, e as principais fontes de tumores primários são próstata (90%), mama (75%), melanoma (55%) e pulmão (45%). Em 1990, muitos estudos consideravam a combinação de radioterapia com corticosteroides como melhor tratamento inicial de pacientes com SCMM. Tratava-se de uma época em que os diagnósticos por imagem, assim como os instrumentos cirúrgicos utilizados para a estabilização da coluna, não eram tão avançados, o envolvimento da medula em uma doença metastática era pouco compreendido e a técnica cirúrgica empregada era basicamente a laminectomia. Essa técnica, entretanto, não permite adequada exposição do campo operatório para o cirurgião, assim como não permite a estabilização da área danificada, podendo até mesmo desestabilizar a área intacta. Mesmo que apenas 50% dos pacientes ambulatoriais e poucos não ambulatoriais se beneficiassem com radioterapia mais corticosteroides, o tratamento cirúrgico era considerado apenas de resgate em situações em que houvesse falha do tratamento clínico. Por isso, o risco de complicações cirúrgicas era significativamente maior. Estudos recentes demonstraram que a cirurgia descompressiva e estabilizadora deveria ser considerada como abordagem inicial do paciente com SCMM, uma vez que ela oferece significativa melhora da qualidade de vida e do controle da dor e maiores taxas de preservação das funções neurológicas, de recuperação da capacidade de deambular e de recuperação da função intestinal e vesical[1].

Anatomia e fisiopatologia

Anatomia do espaço epidural

Espaço epidural é o espaço existente entre a dura-máter e a superfície íntima dos ossos do eixo cranioespinhal, sendo mais evidente no interior do canal vertebral, onde é composto por gordura e vasos sanguíneos. No crânio, o espaço epidural é virtual, uma vez que a dura-máter está firmemente aderida à calota craniana, exceto ao nível dos seios venosos. Neles, essa meninge divide-se em duas lâminas, mantendo-se uma aderida ao periósteo, enquanto a outra forma as chamadas pregas da dura-máter. Os seios durais drenam para a veia jugular interna, mas sabe-se atualmente da ligação direta e funcional do plexo venoso vertebral com o sistema venoso intracraniano, incluindo o seio cavernoso suboccipital, as veias condilares e o plexo hipoglosso[2,3].

Anatomia do sistema venoso cefalorraquidiano (SVCV)

O sistema venoso cefalorraquidiano (SVCV) é um sistema venoso interligado, sem válvulas, que se estende da pélvis ao crânio, e pelo qual a drenagem venosa do cérebro, da medula espinhal e da coluna vertebral se misturam. Esse termo é proposto para enfatizar essa livre comunicação, que é reforçada pela falta de válvulas venosas da rede. A primeira divisão desse sistema são as veias intracranianas, incluindo as veias corticais, os seios da dura-máter, os seios cavernosos e as veias oftálmicas. A segunda divisão, o sistema venoso vertebral (SVV), inclui os plexos venosos vertebrais que cursam ao longo de toda a extensão da coluna. Considera-se que o SVV possui três divisões intercomunicantes: o plexo venoso vertebral interno (anterior e posterior) é também chamado de plexo venoso epidural ou "plexo de Batson" e encontra-se dentro do canal medular externamente à dura-máter; os plexos venosos vertebrais externos (anterior e posterior), por sua vez, circundam externamente a coluna vertebral; e, por último, as veias basivertebrais percorrem transversalmente o corpo da vértebra. Tanto o plexo venoso vertebral interno quanto o externo cursam longitudinalmente ao longo de todo o comprimento da coluna vertebral, do sacro até a calvária. As veias durais intracranianas se anastomosam consideravelmente com a SVV na região suboccipital, de modo que são vias terminais superiores das veias vertebrais. Caudalmente, o SVCV se comunica livremente com as veias sacrais e pélvica e do plexo venoso prostático. O SVCV constitui a única rede venosa de grande capacidade em que o fluxo é bidirecional, desempenhando um papel importante na regulação da pressão intracraniana. Além disso, esse sistema proporciona uma via vascular direta para a propagação do tumor, infecção ou êmbolos em qualquer uma das direções. Os SVCVs têm ainda conexões tanto com o sistema venoso profundo sistêmico, valvulado (incluindo a veia cava inferior e superior), quanto com as veias avalvulares superficiais na face, cabeça, dorso e parede toracoabdominal.

Fisiopatologia

A invasão pelo tumor altera a relação entre o plexo venoso epidural (plexo de Batson), o corpo vertebral e o canal medular, provocando estase venosa e edema medular. Isso leva à diminuição do fluxo capilar e à liberação de prostaglandina, citocinas, neurotransmissores e mediadores da inflamação, responsáveis pelas alterações associadas a hipóxia, isquemia e dano tissular neurológico. Outra forma de comprometimento do espaço epidural pode estar relacionada ao contínuo crescimento e expansão da massa tumoral, ou de retropulsão de fragmentos ósseos após o colapso de um corpo vertebral acometido. Além disso, alguns tumores, especialmente linfomas e neuroblastomas, podem atingir o espaço epidural por seu crescimento direto para dentro do canal vertebral, através de um forame radicular. Dessa forma, os tumores metastáticos podem invadir e destruir os corpos vertebrais, causando instabilidade vertebral e/ou compressão medular[4].

Condutas

Avaliação clínico-radiológica

Acredita-se que 10% dos casos novos de câncer são descobertos em decorrência de metástases sintomáticas na coluna vertebral[5]. Desses sintomas, o mais comum é a dor, que pode estar presente em 95% dos casos. A dor pode ser: de origem neuropática (por infiltração ou compressão medular e/ou radicular); de origem mecânica (por instabilidade provocada por fraturas patológicas e destruição da sustentação da coluna vertebral); ou de origem nociceptiva local (por infiltração e distensão de estruturas com inervação nociceptiva, como periósteo, fáscia muscular e articulações). Portanto, "paciente com câncer e dor na coluna vertebral tem metástases até prova contrária". Outro sintoma mais prevalente é a disfunção autonômica (alteração vesical, impotência) associada ou não a disfunção motora – presente em 60% a 75% dos casos[7,8].

Avaliação clínico-oncológica

Todo paciente com doença metastática na coluna vertebral é um paciente com doença sistêmica grave descontrolada. Portanto, merece atenção clínica e laboratorial completa, de modo a avaliar o grau de acometimento sistêmico causado pela doença. Portanto, exames complementares básicos devem ser incluídos na avaliação inicial desses pacientes (por exemplo: hemograma, coagulograma, tempo de sangria, função renal e hepática, radiografia de tórax e ultrassonografia abdominal; eletrocardiograma e/ou ecocardiograma).

Avaliação/exame neurológico

Avaliação sucinta do estado neurológico com foco na função sensitiva e motora – de modo a identificar o nível sensitivo-motor de compressão e definir prognóstico. A escala ASIA, originalmente descrita para trauma, é útil nesses casos para avaliar e acompanhar tais pacientes.

Exames de imagem

Radiografia simples, ressonância magnética, cintilografia óssea, tomografia computadorizada (TC) e PET (*positron emission tomography*)-SCAN.

Radiografia simples de toda a coluna vertebral: exame rápido, fácil, barato. Avalia de forma inicial a estrutura óssea global da coluna, deformidades em cifose ou lordose e desvios laterais. Achado característico de lesão do pedículo "piscadela da coruja". A maioria das lesões metastáticas é osteolítica, mas, para se visibilizar a alteração na radiografia simples, mais de 50% da matriz óssea devem estar acometidos. Portanto, os achados na radiografia simples são tardios[9].

Tomografia computadorizada: muito útil para avaliar a estrutura óssea e planejar o tratamento cirúrgico, incluindo vertebroplastias, cifoplastias e artrodeses.

Ressonância magnética (RM): principal exame na investigação das metástases da coluna vertebral. Avalia a matriz óssea, estruturas nervosas e tecido paravertebral, e diferencia lesões osteoporóticas de fraturas patológicas. Cerca de 20% dos pacientes apresentam outro nível de compressão na ocasião da investigação radiográfica[10]. As alterações típicas da RM: ligeiramente hipointensas em relação à matriz óssea na sequência T1 e ligeiramente hiperintensas em T2. A sequência de difusão (DWI) ajuda a diferenciar as fraturas osteoporóticas das fraturas patológicas das metástases. Outras sequências úteis são as sequências de supressão de gordura com administração de gadolínio.

Cintilografia óssea: importante para o planejamento cirúrgico e decisão terapêutica, pois avalia o envolvimento metastático de todo o esqueleto.

PET-SCAN: bom exame para avaliar o envolvimento global do corpo pela doença. Possui alta sensibilidade, mas o baixo grau de resolução do exame exige outros métodos de imagem complementares (por exemplo, a RM).

Mielografia: atualmente, a mielografia é um exame de exceção, quando não for possível fazer RM (por exemplo, nos pacientes portadores de marca-passo). Faz-se, primeiramente, uma injeção de pouco volume de contraste não iônico por punção lombar e um rastreio geral de bloqueio de contraste (que traduziria compressão). Se houver bloqueio total do contraste, deve-se interromper a punção lombar pelo risco de piora neurológica súbita do paciente (o que pode ocorrer em até 15% dos casos) – e fazer o exame por punção suboccipital ou entre C1 e C2. Nesse caso, retiram-se 10 mL de liquor (para exame citológico oncótico e rotina) e injeta-se contraste para terminar o exame. Em caso de bloqueio parcial do contraste, faz-se tal injeção pela própria punção lombar. Após definição do nível da lesão, pode-se fazer a tomografia (mielotomografia) com reconstrução multiplanar para maior riqueza de detalhes.

Angiografia da coluna vertebral (mieloangiografia): reservada para os casos em que se programa corpectomia ou vertebrectomia e nos tumores muito vascularizados. Nesses casos, a angiografia vem seguida de embolização dos vasos nutridores da lesão tumoral para otimizar sangramentos durante procedimento cirúrgico.

Tratamentos

Medicamentos

Fazem parte da prescrição os medicamentos analgésicos. Tem-se preferência por opioides como tramadol, codeína, metadona e morfina. Além disso, em casos de dores neuropáticas, é importante o uso de medicamentos para estabilização de estímulo doloroso como gabapentina, amitriptilina, ácido valproico, fenitoína e carbamazepina. A principal droga até hoje usada para tratamento (como sintomático) para a doença metastática com dor ou compressão na coluna vertebral é a dexametasona. Consegue-se alívio e melhor controle da dor em 85% dos casos podendo melhorar o déficit neurológico (transitoriamente) até que se consiga o tratamento da compressão propriamente dita[11]. A dose ideal não é completamente certa. Aparentemente, não há diferenças nas doses iniciais em *bolus* de 100 ou 10 mg. Portanto, um esquema sugerido é o de 10 mg a cada 6 horas nas primeiras 72 horas (três dias), seguidos por doses de manutenção de 4 a 6 mg a cada 6 horas[12].

Órteses

O uso de órteses, como os colares cervicais e os coletes para a região toracoabdominal, é importante tanto no manejo clinico quanto cirúrgico. A principal função dos coletes é a imobilização e a distribuição das cargas na coluna, de modo a controlar a dor, facilitar a fusão após tratamento cirúrgico e auxiliar na reabilitação fisioterápica. Dependendo da região de interesse, existe a órtese apropriada:

- Junção craniocervical – a melhor imobilização por órtese desse segmento e feita pelo halo-colete. Desvantagens: necessita ser implantado por especialista. O procedimento consiste na colocação de um arco preso ao crânio por pinos (porção halo) e de um colete na porção torácica. Outra desvantagem é a necessidade de revisões semanais do sistema com aperto dos parafusos;
- Coluna cervical de C3 a C7 – há várias órteses disponíveis pré-fabricadas [macias – colares de espuma; semirrígidas – colares tipo Philadelphia; colares rígidos tipo Miami – J (ou similares)];
- Coluna torácica e lombar: a imobilização-padrão para o segmento torácico e lombar da coluna vertebral e feito pelo colete OTLS (órtese toracolombossacra) de polipropileno. Tal colete e feito sob medida e desmembrado em porções ventral e dorsal, unidas por tiras. Na coluna torácica alta (T4-T5-T6), associam-se ao colete alças que unem também, cranialmente, as porções ventral e dorsal;
- Junção cervicotorácica (quando o acometimento ocorre nas vértebras de transição C7-T1-T2): preferência para os coletes OTLS com extensão cervical. Tais órteses possuem duas partes – a porção cervical (em geral um colar Philadelphia ou Miami J que se prende ao colete OTLS) e uma porção torácica, que é o colete propriamente dito.

Tratamento cirúrgico

O tratamento cirúrgico ganhou enfoque, novamente, com as modernas técnicas de instrumentação e a melhoria do material e da radioscopia perioperatória. Além disso, surgiram técnicas minimamente invasivas, como a vertebroplastia e a cifoplastia. Técnicas antigas de descompressão do canal raquimedular, sem instrumentação da coluna, tinham resultados ruins (pois tratavam a descompressão, mas pioravam a estabilidade mecânica). Portanto, a radioterapia ganhou muitos adeptos e acreditava-se que poderia ser a melhor opção para os tumores radiossensíveis. Trabalhos recentes têm mostrado que a cirurgia moderna com instrumentação e estabilização produz melhores resultados que a radioterapia isolada, incluindo a melhoria na qualidade de vida[1,15,18-20]. O tratamento cirúrgico pode atuar na descompressão medular e estabilização mecânica da coluna vertebral e melhorar o déficit neurológico e o controle de dor[14-18]. A grande questão é se a cirurgia pode, também, melhorar a sobrevida dos pacientes com câncer. O manejo cirúrgico de tais pacientes deve ser discutido individualmente e de uma maneira multidisciplinar, respeitando a condição clínica, oncológica e neurológica do paciente. Antes de se indicar o tratamento cirúrgico, deve-se avaliar a relação risco-benefício:

- Prognóstico oncológico e tempo de sobrevida;
- Chance de recuperação neurológica e prognóstico neurológico;
- Controle da dor;
- Necessidade de citorredução ou exérese de tumores.

O tratamento cirúrgico é vasto e há vários protocolos que visam padronizar a conduta nesses pacientes. Os dois protocolos mais usados são os de Tokuhashi, em 1990, e Tomita, em 2001. Tais protocolos, levam em consideração o grau de malignidade e o número de metástases viscerais e de metástases na coluna vertebral. De acordo com a pontuação de cada caso, opta-se por tratamento conservador ou cirúrgico (Tabela 112.1).

Tabela 112.1. Classificação de Tomita

	Escore 1	Escore 2	Escore 4
Tumor primário	Crescimento lento	Crescimento moderado	Crescimento rápido
Metástase visceral		Tratável	Intratável
Metástase óssea	Solitária	Múltipla	

Para cada categoria (tumor primário, metástase visceral e metástase óssea), aplica-se um valor igual a 1, 2 ou 4. Portanto, os valores variam do mínimo de 2 e máximo de 10:

- Escore 2 a 3 pontos – exérese ampla da lesão para controle local em longo prazo;
- Escore 4 a 5 pontos – excisão intralesional para controle em médio prazo;
- Escore 6 a 7 pontos – cirurgia paliativa para controle local em curto prazo;
- Escore 8 a 10 pontos – tratamento não cirúrgico. Em relação ao momento do tratamento cirúrgico, talvez o principal fator seja o exame neurológico;
- Emergencial: déficit neurológico progressivo – tratamento cirúrgico em menos de 24 horas;
- Urgente: instabilidade estrutural da coluna vertebral (programar cirurgia com instrumentação);
- Programada: dor refratária, necessidade de citorredução (vertebrectomias, corpectomia, via anterior).

As indicações gerais para tratamento cirúrgico para as metástases espinhais são:

- Necessidade de amostra tecidual para diagnóstico (pode ser percutânea guiada por radioscopia ou por tomografia). O índice de sucesso por biópsia guiada por tomografia pode chegar a 90% em algumas séries;
- Instabilidade da coluna vertebral;
- Déficit devido a deformidade espinhal ou compressão por estrutura óssea;
- Tumores radiorresistentes ou progressão durante a radioterapia;
- Deterioração neurológica;

Recorrência após dose de radioterapia. Contraindicações relativas ao procedimento:

- Tumores muito radiossensíveis (por exemplo, mieloma múltiplo, linfoma) sem radioterapia prévia.
- Plegia com mais de 8 horas. Ou inabilidade para andar por mais de 24 horas. Após tal período, a chance de recuperação é muito baixa (mas a cirurgia pode ser indicada para controle de dor e correção ou estabilização de deformidade, e com isso pode melhorar a qualidade de vida, possibilitando ao paciente assentar-se, usar cadeira de rodas etc.). Há, basicamente, cinco tipos de cirurgia propostos;
- Espondilectomia em bloco;
- Vertebrectomia (em pedaços);
- Descompressão com artrodese (anterior e/ou posterior);
- Descompressão só por laminectomia;
- Vertebroplastia ou cifoplastia;

Espondilectomia em bloco e vertebrectomia:

- Reservada nos casos em que se preconiza a ressecção de tumor com o objetivo de citorredução e em casos de lesões primárias (não metastáticas);

Descompressão do canal raquiano com instrumentação:

- E a cirurgia-padrão para os casos de doença metastática na coluna vertebral. Conseguem-se os três objetivos principais: descompressão do canal raquiano (controle neurológico); estabilidade mecânica da coluna vertebral (tratamento de dor e reabilitação); amostra tecidual para análise histológica e de marcadores;

Descompressão isolada por laminectomia:

- Muito utilizada antigamente. A tendência atual é a não realização da laminectomia isolada, salvo em casos em que a regressão e a piora neurológica sejam emergenciais e sem condição técnica ou disponibilidade de material para instrumentação;

Vertebroplastia e cifoplastia:

- Procedimento minimamente invasivo, percutâneo, em que se faz injeção de cimento ortopédico no corpo vertebral guiado por radioscopia (vertebroplastia). No caso da cifoplastia, antes da injeção do cimento, insufla-se um balão, sob pressão, com o objetivo de criar espaço para o cimento. Tais procedimentos são indicados para doenças metastáticas osteolíticas, mesmo que seja em vários níveis, desde que não haja compressão do canal raquidiano ou deformidade que exigiriam cirurgia aberta. Também podem ser usadas associadas à instrumentação para ganho de torque dos parafusos naquelas vértebras mais acometidas pela doença.

Complicações cirúrgicas

A complicação mais frequente é a infecção da ferida operatória, agravada pelo maior tempo de cirurgia, uso de corticosteroides, má nutrição, obesidade e incontinência esfincteriana. São recomendadas como cuidados pré-operatórios, portanto, a profilaxia antibiótica e a redução das doses de dexametasona ao máximo possível. Atelectasia, embolismo pulmonar, falha dos instrumentos de estabilização da coluna vertebral também podem ocorrer. No último caso, poderá proceder-se à reinserção dos instrumentos em nova abordagem cirúrgica e considerar-se uma estabilização suplementar.

Conclusão

A descompressão cirúrgica da medula com instrumentação e estabilização da coluna vertebral, em associação com a radioterapia, se tornou a terapia de escolha do tratamento de SCMM. Desde que as lesões sejam operáveis, a expectativa de vida seja maior que três meses e o estado geral do paciente esteja adequado para cirurgia de grande porte, a cirurgia parece ser mais efetiva do que um tratamento de resgate.

Referências bibliográficas

1. Patchell RA, Tibbs PA, Regine WF, Payne R, Saris S, Kryscio RJ, et al. Direct decompressive surgical resection in the treatment of spinal cord compression caused by metastatic cancer: a randomised trial. Lancet. 2005;366(9486):643-8.
2. Tobinick E, Vega CP. The cerebrospinal venous system: anatomy, physiology, and clinical implications. MedGenMed. 2006;8(1):53.

3. Denis F. The three column spine and its significance in the classification of acute thoracolumbar spinal injuries. Spine (Phila Pa 1976). 1983;8(8):817-31.
4. Cole JS, Patchell RA. Metastatic epidural spinal cord compression. Lancet Neurol. 2008;7(5):459-66.
5. Sciubba DM, Gokaslan ZL. Diagnosis and management of metastatic spine disease. Surg Oncol. 2006;15(3):141-51.
6. Sundaresan N, Rosen G, Boriani S. Diagnosis and staging of spine tumors. Orthop Clin North Am. 2009;40(1):21-36.
7. Bach F, Larsen BH, Rohde K, Børgesen SE, Gjerris F, Bøge-Rasmussen T, et al. Metastatic spinal cord compression. Occurrence, symptoms, clinical presentations and prognosis in 398 patients with spinal cord compression. Acta Neurochir (Wien). 1990;107(1-2):37-43.
8. Helwig-Larsen S, Sorensen PS. Symptoms and signs in metastatic spinal cord compression: A study from first symptom until diagnosis in 153 patients. Eur J Cancer. 1994;30A:396-8.
9. Gabriel K, Schi D. Metastatic spinal cord compression by solid tumors. Semin Neurol. 2004;24(4):375-83.
10. Li KC, Poon PY. Sensitivity and specificity of MRI in detecting malignant spinal cord compression and in distinguishing malignant from benign compression fractures of vertebrae. Magn Reson Imaging. 1988;6(5):547-56.
11. Vecht CJ, Haaxma-Reiche H, van Putten WL, de Visser M, Vries EP, Twijnstra A. Initial bolus of conventional versus high-dose dexamethasone in metastatic spinal cord compression. Neurology. 1989;39(9):1255-7.
12. Spinal epidural metástases. 21.12.4. Greenberg – Neurosurgery Manual, 2011.
13. Tokuhashi Y, Matsuzaki H, Toriyama S, Kawano H, Ohsaka S. Scoring system for the preoperative evaluation of metastatic spine tumor prognosis. Spine (Phila Pa 1976). 1990;15(11):1110-3.
14. Tomita K, Kawahara N, Kobayashi T, Yoshida A, Murakami H, Akamaru T. Surgical strategy for spinal metastases. Spine (Phila Pa 1976). 2001;26(3):298-306.
15. Ibrahim A, Crockard A, Antonietti P, Boriani S, Bünger C, Gasbarrini A, et al. Does spinal surgery improve the quality of life for those with extradural (spinal) osseous metastases? An international multicenter prospective observational study of 223 patients. Invited submission from the Joint Section Meeting on Disorders of the Spine and Peripheral Nerves, March 2007. J Neurosurg Spine. 2008;8(3):271-8.
16. Aebi M. Spinal metastasis in the elderly. Eur Spine J. 2003;12(Suppl 2):S202-13.
17. North RB, LaRocca VR, Schwartz J, North CA, Zahurak M, Davis RF, et al. Surgical management of spinal metastases: analysis of prognostic factors during a 10-year experience. J Neurosurg Spine. 2005;2(5):564-73.
18. Tokuhashi Y, Matsuzaki H, Oda H, Oshima M, Ryu J. A revised scoring system for preoperative evaluation of metastatic spine tumor prognosis. Spine (Phila Pa 1976). 2005;30(19):2186-91.
19. Steinmetz MP, Mekhail A, Benzel EC. Management of metastatic tumors of the spine: strategies and operative indications. Neurosurg Focus. 2001;11(6):e2.
20. Wai EK, Finkelstein JA, Tangente RP, Holden L, Chow E, Ford M, et al. Quality of life in surgical treatment of metastatic spine disease. Spine (Phila Pa 1976). 2003;28(5):508-12.

113

MORTE SÚBITA NA EPILEPSIA (SUDEP): DA BANCADA À BEIRA DO LEITO

Aline Priscila Pansani
Diego Basile Colugnati
Vera Cristina Terra
Antônio-Carlos Guimarães de Almeida
Carla Alessandra Scorza Bahi
Fulvio Alexandre Scorza

Aspectos gerais da epilepsia

Cerca de 70 milhões de pessoas mundialmente são afetados pela epilepsia, e a cada ano estima-se que serão diagnosticados 2,4 milhões de casos novos. Em países desenvolvidos, a incidência de epilepsia varia de 40 a 70 pessoas/100.000 habitantes/ano, sendo mais incidente em crianças pequenas e em idosos[1,2]. Em países de baixa e média renda, a incidência de epilepsia é mais elevada e encontra-se acima de 120 pessoas/100.000 habitantes/ano. De fato, 80% das pessoas com epilepsia vivem em países em desenvolvimento; entre os fatores que contribuem para esses índices elevados, encontram-se os ineficientes sistemas de saúde, menores condições de saneamento e maior risco de infecções cerebrais[3]. Apesar da escassez de estudos epidemiológicos acerca da epilepsia no Brasil, estima-se que 2% da população sejam acometidos por essa doença, o que corresponde a cerca de 1,8 milhão de pessoas de diferentes idades e classes sociais[4]. A epilepsia também impacta economicamente, devido à necessidade de cuidados com a saúde e à perda de produtividade. Um dos indicadores utilizados para medir esse impacto é o DALY (*Disability-Adjusted Life Years*), que representa o somatório dos anos de vida perdidos por mortalidade precoce e dos anos vividos de incapacidade ou deficiência, devido a doenças e lesões; 1 DALY corresponde a um ano de vida saudável perdida. Nesse contexto, dados da Organização Mundial da Saúde (OMS) de 2015 mostram que a epilepsia contribui com mais de 20 milhões de DALYs, valor comparável aos DALYs atribuídos ao câncer de mama nas mulheres e ao câncer de pulmão nos homens[5].

A epilepsia é definida como uma doença do cérebro caracterizada pela predisposição duradoura em gerar crises epilépticas e pelas consequências neurobiológicas, cognitivas, psicológicas e sociais dessa condição[6]. A definição e a classificação das epilepsias passam por constantes revisões e atualizações. Sendo assim, de acordo com a última revisão de 2014[7], a epilepsia é definida como uma doença do cérebro caracterizada por uma das seguintes condições:

a) Presença de, no mínimo, duas crises não provocadas (ou duas crises reflexas) em um intervalo menor que 24 horas;
b) Uma única crise não provocada (ou reflexa), porém com probabilidade maior ou igual a 60% para apresentar outra crise semelhante à primeira condição (por exemplo: uma crise após acidente vascular encefálico, infecções do sistema nervoso central ou traumatismo craniano);
c) Diagnóstico de uma síndrome epiléptica, a qual é definida como um distúrbio epiléptico caracterizado pela presença de sinais e sintomas que usualmente aparecem em conjunto. Esses sinais e sintomas podem ser clínicos (como os referentes ao tipo e à forma de aparecimento das crises a achados neurológicos e neuropsicológicos) ou decorrentes de exames complementares [como eletroencefalograma (EEG) ou estudos de neuroimagem][8].

A epilepsia é considerada resolvida (as chances de retorno das crises são pequenas, porém não inexistentes) em duas situações:

a) Quando o indivíduo teve uma epilepsia relacionada à determinada faixa etária e agora ultrapassou essa idade;
b) O indivíduo está livre de crises há 10 anos, e nos últimos cinco anos, não usou fármacos antiepilépticos.

No que se refere à crise epiléptica, ela é definida como a ocorrência transitória de sinais e/ou sintomas devidos à atividade anormal e excessiva do tecido nervoso ou à atividade neuronal sincronizada. Portanto, pode-se dizer que a crise é um evento, ao passo que a epilepsia é a doença, que envolve crises recorrentes, não provocadas. De acordo com a ILAE (*International League Against Epilepsy*), as crises podem ser classificadas como: a) crises contínuas, denominadas de *status epilepticus* (SE), cuja crise tem duração maior ou igual a 30 minutos, podendo ter ou não sinais clínicos de interrupção da crise, mas sem recuperação da consciência; b) crises isoladas ou autolimitadas, as quais podem se originar de um ponto localizado ou em um hemisfério cerebral (crises focais), ou podem ter início em ambos os hemisférios de forma relativamente síncrona (crises generalizadas); as crises focais podem posteriormente se propagar para ambos os hemisférios, sendo assim denominadas crises focais, com evolução para bilateral tônico-clônica; c) crises reflexas, desencadeadas por fatores precipitantes que podem gerar crises focais ou generalizadas. A Figura 113.1 apresenta a última classificação de crises epilépticas proposta pela ILAE, em 2017[9].

É interessante notar que, embora desde o século XIX a epilepsia tenha sido atribuída a alterações morfológicas e funcionais do encéfalo, ainda nos dias de hoje os pacientes com epilepsia são estigmatizados por crenças relacionadas à origem sobrenatural ou demoníaca dessa doença. Somando-se aos problemas sociais inerentes ao preconceito, os pacientes ainda apresentam distúrbios associados como alterações de humor, psiquiátricas e cognitivas, distúrbios de sono, como apneia do sono, e distúrbios metabólicos[10]. Todos esses elementos contribuem para a redução da qualidade de vida desses indivíduos. Não bastasse isso, os indivíduos com epilepsia possuem maior risco de morrer prematuramente, com um índice de mortalidade duas a três vezes superior ao de indivíduos sem epilepsia[2,3,11]. Entre as causas de morte diretamente associadas à epilepsia, estão afogamentos, sufocação, quedas, acidentes automobilísticos, suicídio, SE e a morte súbita na epilepsia (SUDEP – *sudden unexpected death in epilepsy*)[2,3].

Mortalidade na epilepsia

Recentemente, duas revisões sistemáticas avaliaram a mortalidade na epilepsia em países de renda alta[2] e de média/baixa renda[3]. Em países de renda alta, mostrou-se que, em relação às causas diretamente relacionadas à epilepsia, as injúrias mais relacionadas à morte são afogamento e sufocação [*odds ratio* (OR): 7,7], quedas (OR: 8,5) e suicídio (OR: 3,7). A ocorrência de SUDEP foi de 0,33 a 1,35 caso de SUDEP/1.000 pessoas/ano. Esse índice aumenta nos casos de epilepsia fármaco-resistente, na qual a estimativa de ocorrência de SUDEP é de 1,2 a 6,3 casos de SUDEP/1.000 pessoas/ano. A mortalidade devida ao SE foi de 1,9%.

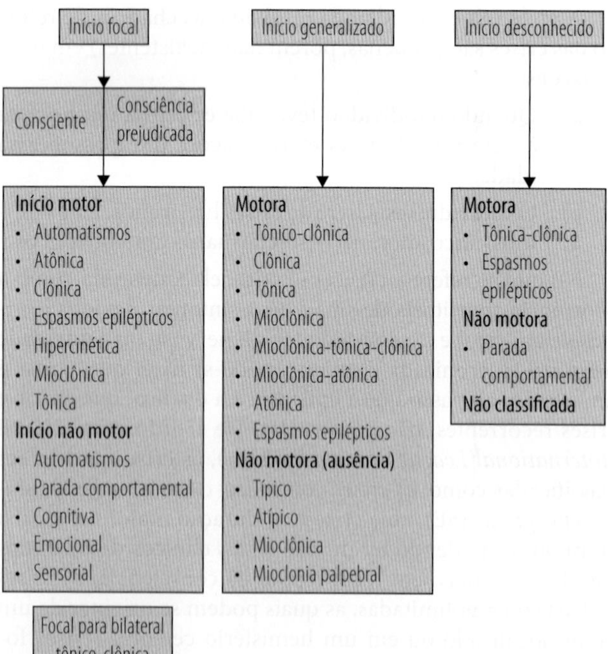
Início focal
Início generalizado
Início desconhecido
Consciente
Consciência prejudicada
Início motor
• Automatismos
• Atônica
• Clônica
• Espasmos epilépticos
• Hipercinética
• Mioclônica
• Tônica
Início não motor
• Automatismos
• Parada comportamental
• Cognitiva
• Emocional
• Sensorial
Motora
• Tônico-clônica
• Clônica
• Tônica
• Mioclônica
• Mioclônica-tônica-clônica
• Mioclônica-atônica
• Atônica
• Espasmos epilépticos
Não motora (ausência)
• Típico
• Atípico
• Mioclônica
• Mioclonia palpebral
Motora
• Tônica-clônica
• Espasmos epilépticos
Não motora
• Parada comportamental
Não classificada
Focal para bilateral tônico-clônica

Figura 113.1. Classificação operacional das crises epilépticas, segundo a ILAE 2017. Adaptada de: Fisher *et al.*[9].

Também foi avaliada a razão de mortalidade padronizada (RMP), um índice que considera a razão entre os óbitos observados na população em evidência e os óbitos esperados, e verificou-se que ela é bastante elevada na epilepsia, ou seja, há maior mortalidade prematura nessa população. A RMP varia de 1,3 a 3,0, e na população infantil esse risco é ainda maior, variando entre 6,4 e 7,5. Esses índices variam quando a mortalidade é analisada sob variáveis como sexo, etiologia da epilepsia, causa da morte, idade e doenças associadas.

Considerando-se o sexo, a mortalidade é ligeiramente maior nos homens. Em indivíduos com idade inferior a 45 anos, a RMP é de 6,4 a 8,5. Crises tônico-clônicas generalizadas (CTCGs) (RMP de 3,9), focais com evolução para bilaterais tônico-clônicas (RMP de 2,7) e epilepsia sintomática (RMP de 2,2 a 4,3) também apresentam elevado RMP. Duas das principais variáveis relacionadas à mortalidade foram a ausência de controle de crises, apresentando risco relativo de 9,3 e 13,4 em relação aos indivíduos com crises controladas, e a presença de comorbidades neurológicas (RMP de 11 a 50).

Em países de renda baixa/média, a mediana da taxa de mortalidade é de 19,8 mortes/1.000 habitantes/ano, sendo a mediana da RMP de 2,6. A mortalidade é maior no sexo masculino, em crianças e adultos jovens. As principais causas de morte nos pacientes com epilepsia nesses países foram: SE 13%, SUDEP 13% e injúrias (acidentes, afogamento, queimaduras) 36%. O que chama atenção é a alta mortalidade por SE, que foi bastante superior em países de renda baixa/média (13%), contrastando com média de 1,9% dos países de renda alta. Epilepsia focal, alta frequência de crises, epilepsia de longa duração, epilepsias sintomáticas e baixa adesão ao tratamento foram os principais fatores de risco encontrados nos países de renda baixa/média. De forma geral, nesses países a mortalidade elevada reflete dois aspectos importantes: 1) a alta incidência e prevalência de epilepsia, devido a problemas perinatais, traumatismos cranianos e infecções parasitárias e 2) a precariedade das políticas públicas de saúde, levando a falhas no tratamento adequado, seja por dificuldade de acesso aos serviços de saúde, pelo tratamento inadequado com drogas antiepilépticas ou até mesmo por não terem acesso a essas drogas, podendo explicar a alta mortalidade por SE. Vale ressaltar que muitas das causas de morte relacionadas à epilepsia, como os traumas, afogamento, acidentes, SUDEP e até mesmo o SE, poderiam ser reduzidas com medidas preventivas. Dessa forma, são importantes políticas que visem à conscientização e à educação de pacientes, acompanhantes e da população como um todo, pois tais ações levam desde à maior adesão ao tratamento até a tomada de medidas eficazes na redução de acidentes.

Sendo assim, considerando que atualmente 65 milhões de pessoas são diagnosticadas com epilepsia e que, dessas, 80% estão em países em desenvolvimento, 75% não recebem tratamento adequado e 30% dos pacientes que recebem tratamento adequado são refratários ao tratamento medicamentoso, fica claro que a epilepsia representa um grande problema de saúde pública. Apesar disso, no Brasil, há poucas campanhas visando à conscientização sobre a epilepsia e a necessidade de prevenção da mortalidade a ela relacionada.

Morte súbita na epilepsia (SUDEP)

Por definição, a SUDEP é toda morte que ocorre de forma súbita, inesperada, testemunhada ou não, não traumática e sem afogamento, com ou sem evidências de crise, excluindo SE, e o exame de necropsia não pode apresentar causa toxicológica ou anatômica que a justifique[12]. Tendo em vista que o diagnóstico de SUDEP é por exclusão e vários fatores podem coexistir em um paciente que morreu subitamente, a SUDEP pode ser classificada em sete categorias de acordo com a Tabela 113.1.

Embora negligenciada por um bom tempo, a SUDEP tem recebido grande destaque na medida em que estudos epidemiológicos mostraram sua alta prevalência em pacientes com epilepsia crônica refratária, pacientes candidatos à cirurgia ou pacientes que permanecem sem controle de crises após esse procedimento. Embora a SUDEP não esteja entre as principais causas de morte em decorrência de doenças neurológicas, ela é a segunda mais impactante quando se leva em consideração os anos de vida perdidos, ficando atrás apenas do acidente vascular encefálico[1,11].

A SUDEP é frequentemente subdiagnosticada, principalmente pela falta de conhecimento, dúvidas na classificação ou, então, pela atribuição equivocada da morte a eventos cardíacos como a morte súbita cardíaca (MSC) e a eventos respiratórios como a síndrome da morte súbita do lactente (SMSL ou SIDS – *sudden infant death syndrome*) e a morte súbita e inexplicável na infância (SUDC – *sudden unexpected death in childhood*)[11,14].

Apesar dessas limitações metodológicas, a SUDEP é uma das principais causas de morte diretamente relacionada à epilepsia. Sua incidência é 27 vezes superior comparada à incidência de morte súbita na população geral e acomete principalmente indivíduos adultos jovens, na faixa etária de 20 a 45 anos, ao passo que apresenta baixa incidência nas faixas etárias extremas da vida[15,16]. Acomete, portanto, pessoas na faixa etária mais produtiva, por isso seu impacto econômico é significativo. No Brasil, são raros os estudos epidemiológicos envolvendo a SUDEP. Em um estudo realizado por Almeida *et al.*[17] em pacientes frequentadores do Programa de Epilepsia do Hospital Universitário da PUCRS, em Porto Alegre, a ocorrência estimada de SUDEP foi de 29:1.000 indivíduos. Nesse estudo, a SUDEP esteve relacionada a crises epilépticas generalizadas, lesões extratemporais e atividades epileptiformes na região extratemporal. Dois outros estudos brasileiros abordaram a mortalidade em crianças e adolescentes, no Hospital das Clínicas de Ribeirão Preto[18], e outro em pacientes submetidos à cirurgia pelo Programa de Cirurgia para Epilepsia de Ribeirão Preto[19]. No primeiro, a mortalidade proporcional de SUDEP foi de 21% (11 de 53 mortes) e no segundo foi de 11,1% (1 de 9 mortes).

Um aspecto importante é o fato de que a SUDEP geralmente ocorre após uma CTCG, sendo esse evento relatado na maioria dos casos de SUDEP testemunhada. Portanto, a CTCG é o principal e o mais importante fator de risco para a SUDEP, levando a crer que a SUDEP resulta da própria crise ou de alterações pós-ictais. Outros fatores que estão relacionados à SUDEP são: crises noturnas, início precoce, longa duração da epilepsia, sexo masculino, faixa etária entre 20 e 40 anos, controle irregular de crises, temperaturas frias, supressão generalizada do EEG pós-ictal e apneia obstrutiva do sono[20].

Tabela 113.1. Classificação da morte súbita na epilepsia

I. SUDEP Definida: A morte preenche todos os critérios contidos na definição de SUDEP, havendo exame de autópsia.
Ia. SUDEP Definida Plus: A morte atende a todos os critérios contidos na definição de SUDEP, mas, além da epilepsia, pode haver a presença concomitante de outras condições pré-morte (como ateromas, síndrome do QT longo etc.) que possam ter contribuído para a morte, mas não ser a causa direta dela. A causa da morte pode ser devida à combinação dos efeitos de ambas as condições, mas os exames de autópsia ou observação/registros de eventos terminais não provam que a morte ocorreu pela condição concomitante.
II. Provável SUDEP/Provável SUDEP Plus: Mesma definição de SUDEP Definida ou de SUDEP Plus, mas sem realização de autópsia.
III. Possível SUDEP: A SUDEP não pode ser descartada, mas as evidências são insuficientes, pois há a presença de uma causa concorrente para a morte. O paciente é encontrado diante de situações que poderiam ser a causa da morte, como morte na água, porém sem imersão, ou evidências de aspiração de vômito ou conteúdo gástrico, porém com extensão de aspiração desconhecida. Diante da ausência de autópsia para qualificar a morte como afogamento ou sufocação, não se pode descartar SUDEP.
IV. Evento de quase SUDEP (Near-SUDEP): Paciente com epilepsia que sobrevive, devido a manobras de ressuscitação, por mais de 1 hora após a parada cardiorrespiratória. Abrange tanto os pacientes que sobreviveram após manobras de ressuscitação como aqueles que inicialmente foram ressuscitados, mas que posteriormente sucumbiram. Não há identificação de causa estrutural após a investigação.
V. Não SUDEP: É identificada uma causa clara para a morte.
VI. Morte não Classificada: Não há informações suficientes para que possa haver classificação da causa da morte.
Como o proposto pela classificação de 2012, é considerada SUDEP se a morte ocorrer dentro de 1 hora do início do evento terminal. Contudo, esse parâmetro se aplica apenas nos casos em que o tempo da morte a partir do evento terminal é conhecido[13].

Mecanismos envolvidos na SUDEP

Embora os mecanismos relacionados à SUDEP sejam desconhecidos, cada vez mais as evidências científicas apontam para uma natureza multifatorial. Portanto, para melhor compreensão, após uma breve introdução, discutiremos separadamente os aspectos cardiovasculares, respiratórios e centrais relacionados à SUDEP.

De fato, relatos de caso de humanos que sofreram SUDEP ou que tiveram uma quase SUDEP demonstram alterações cardiovasculares, respiratórias e encefálicas durante o período peri-ictal e pós-ictal[21]. Tais alterações também são encontradas em modelos experimentais de epilepsia. De forma geral, arritmias cardíacas, alterações da modulação autonômica e alterações morfológicas cardíacas suportam o componente cardiovascular na gênese da SUDEP[22-24]. Edema pulmonar neurogênico e apneia obstrutiva e central são as principais alterações respiratórias encontradas na SUDEP[25-27]. Contudo, cada vez mais o sistema nervoso central é apontado como ponto de convergência para as demais alterações, inclusive as cardiorrespiratórias (Figura 113.2). Nessa hipótese se assume que os centros de controle cardiorrespiratório são influenciados pelas crises, podendo ser hiperexcitados durante o período ictal e inibidos no período pós-ictal[28,29]. A redução da atividade encefálica verificada no período pós-ictal também pode comprometer os mecanismos relacionados ao despertar, o qual, associado a fatores predisponentes como a obstrução de vias aéreas por travesseiros ou outros objetos, poderia levar à asfixia. Nesse sentido, como as vias serotoninérgicas e adenosinérgicas centrais estão envolvidas no controle respiratório e da vigília, elas também podem estar comprometidas nos indivíduos com epilepsia, portanto também estão envolvidas na patofisiologia da SUDEP[21].

Assim, ao longo dos anos, vem crescendo a hipótese de que há uma interação complexa entre fatores cerebrais, pulmonares e cardiovasculares precipitados pelas CTCGs, levando a uma cascata de eventos pós-ictais mediados centralmente (Figura 113.3). Portanto, embora neste texto abordemos separadamente cada um dos sistemas, as alterações cardiovasculares, respiratórias e centrais podem atuar tanto de maneira isolada quanto conjunta para a ocorrência da SUDEP.

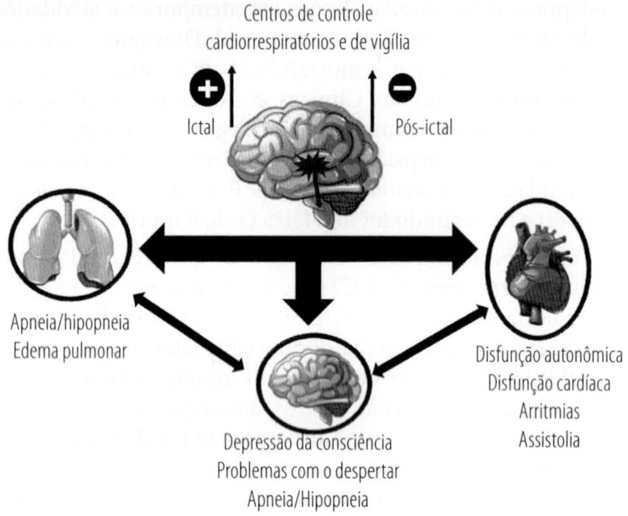

Centros de controle cardiorrespiratórios e de vigília
Ictal
Pós-ictal
Apneia/hipopneia
Edema pulmonar
Disfunção autonômica
Disfunção cardíaca
Arritmias
Assistolia
Depressão da consciência
Problemas com o despertar
Apneia/Hipopneia

Figura 113.2. Componentes centrais, cardiovasculares e respiratórios estão envolvidos na gênese da SUDEP.

Além disso, alterações genéticas e suas variantes também parecem estar relacionadas à SUDEP, atuando em diversos aspectos como a gravidade da epilepsia, depressão da consciência pós-ictal, regulação central e periférica da função autonômica, alteração dos centros de controle cardiorrespiratório do tronco encefálico, alteração da condução elétrica no cardiomiócito e alteração em outros sistemas fisiológicos como a função mitocondrial. Portanto, como ainda não está estabelecido se as epilepsias associadas a mutações genéticas aumentam o risco para SUDEP de forma independente da frequência e gravidade das crises e também pelo fato que tais mutações também implicam alterações cardiovasculares, respiratórias ou centrais, não abriremos um item específico para esse tópico.

Comprometimento cardiovascular

Alterações morfológicas e funcionais cardiovasculares são encontradas em pacientes que tiveram SUDEP. Necropsias de pacientes vítimas de SUDEP revelam anormalidades cardíacas como dilatação e hipertrofia cardíaca, fibrose do miocárdio, hipertrofia de cardiomiócito, fibrose do sistema de condução e aterosclerose em maiores quantidades do que as encontradas em pacientes que não morreram por SUDEP[30].

As alterações funcionais envolvem: elevação da frequência cardíaca de repouso; taquicardia nos instantes que precedem as crises e também depois delas; alteração do traçado eletrocardiográfico com arritmias (taquicardias, fibrilação ventricular, bradicardia e assistolia); prolongamento do in-

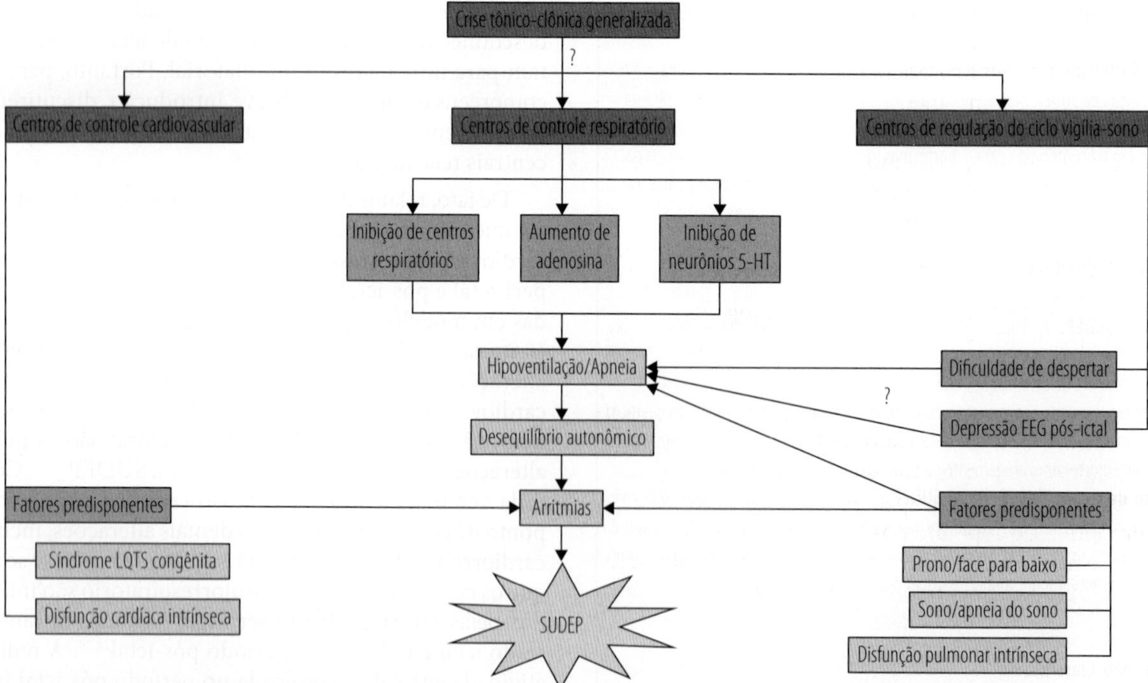

Figura 113.3. Alterações cardiorrespiratórias e centrais decorrentes da crise tônico-clônica generalizada. Durante as crises tônica-clônicas generalizadas há alterações na atividade dos centros de controle cardiorrespiratório e de vigília acarretando desregulação autonômica, hipoventilação e apneia, as quais, somando-se a possíveis alterações no sistema de neurotransmissão e a alterações intrínsecas cardíacas, podem predispor a arritmias e assistolias, levando à morte. Fatores predisponentes também podem contribuir para essas alterações.

tervalo QT; supra e infradesnivelamento do segmento ST e inversão da onda T; bem como elevação da pressão arterial; desequilíbrio autonômico com intenso aumento tanto de atividade simpática quanto parassimpática durante as crises[31-33]. Estudos em unidades de videomonitoramento fornecem evidências dessas alterações em humanos, assim como estudos em animais submetidos a diferentes modelos de epilepsia. Durante as crises, principalmente as focais com comprometimento da consciência, a pressão arterial média pode se elevar em até 30%, retornando aos valores basais 10 minutos após o término da crise. A taquicardia também é bastante frequente, podendo se iniciar antes da crise (sendo por um tempo cogitada como um marcador de crise), durante a crise (podendo haver elevação de 50% dos batimentos cardíacos) e até mesmo permanecer elevada após a crise[34,35].

Embora seja mais frequente encontrar taquicardia durante a crise, a presença de bradiarritmias e assistolias é considerada mais grave e tem sido intimamente relacionada aos casos de SUDEP. Estudos em humanos mostram que as bradiarritmias podem chegar a até 60 segundos de assistolia, podendo ser acompanhadas de apneia central[36]. Além disso, dados do estudo MORTEMUS (*MORTality in Epilepsy Monitoring Unit Study*)[37] demonstraram que todos os pacientes avaliados que morreram por SUDEP apresentaram bradicardia. Já a taquicardia, quando presente, ocorria de forma transitória no início da crise, seguida por bradicardia e, enfim, assistolia. Esse padrão de alterações da frequência cardíaca também é encontrado em estudos que utilizam modelos animais de epilepsia. Nesses estudos, durante a crise observam-se bradiarritmias e hipertensão arterial, podendo ocorrer taquicardia ictal após a bradiarritmia. Todas essas alterações do ritmo cardíaco e da pressão arterial são decorrentes da ativação simultânea de vias simpáticas e parassimpáticas em decorrência do espalhamento da crise para regiões do tronco encefálico e hipotálamo, que controlam o sistema nervoso autônomo[38,39]. Além disso, cada vez mais se tem demonstrado que essa alteração na modulação autonômica se torna permanente, uma vez que no período interictal há redução da variabilidade da frequência cardíaca (VFC), aumento do componente de baixa frequência (LF) – relacionado ao componente simpático –, redução do componente de alta frequência (HF) – relacionado ao componente parassimpático –, aumento da razão LF/HF, aumento da frequência cardíaca de repouso, função barorreflexa prejudicada e alterações eletrocardiográficas como prolongamento do intervalo QT corrigido e presença de extrassístoles ventriculares (ESV)[40,41].

Sabemos que durante o período ictal há ativação de centros de controle cardiorrespiratório (região rostroventrolateral do bulbo, núcleo motor dorsal do vago, núcleo do trato solitário, núcleo retrotrapezoide, núcleo paraventricular e supraóptico do hipotálamo)[29,38,39] e no período pós-ictal frequentemente se observa uma supressão da atividade eletroencefalográfica, podendo inclusive envolver esses mesmos centros, assim como as vias relacionadas ao despertar[42]. Dessa forma, durante o período ictal e pós-ictal, o paciente pode presenciar episódios de hipóxia intermitente contribuindo para o aumento do estresse oxidativo e de fatores inflamatórios no coração, condição essa que pode ser agravada quando há um desequilíbrio autonômico crônico, como citado anteriormente. Além disso, alterações autonômicas crônicas podem contribuir para alterações morfofuncionais do coração, uma vez que um aumento de sobrecarga ou hiperestimulação simpática pode ativar uma série de fatores que desencadearão em remodelamento estrutural e elétrico do coração. De fato, trabalhos experimentais mostram que os corações de animais com epilepsia apresentam hipertrofia, alterações de contratilidade, alterações do transiente de cálcio, menor expressão de receptores beta-adrenérgicos e também aumento da expressão de canais de sódio voltagem-dependente (Nav 1.1)[43,44]. Nesse sentido, outro fator digno de nota é a relação entre síndrome do QT prolongado e SUDEP. As crises epilépticas podem, por si só, prolongar o intervalo QT, principalmente se envolverem a região insular ou se forem acompanhadas de hipercapnia, hipóxia e liberação de catecolaminas. Além disso, algumas canelopatias são comuns tanto à epilepsia quanto à síndrome do QT longo. Entre os genes envolvidos em ambas condições, se encontram: SCN1A, SCN5A, KCNQ1, KCNH2, KCNE1, KCNE2 e KCNQ[11,45,46]. Tendo em vista todas essas evidências, é correto acreditar que o coração de pacientes com epilepsia está mais suscetível a eventos críticos (como arritmias graves) que os da população geral.

Comprometimento respiratório

Embora existam relatos antigos de pacientes que apresentaram cianose, taquipneia e aumento de secreções durante crises epilépticas, as investigações acerca dos componentes respiratórios durante as crises foram negligenciadas durante muitos anos. Felizmente, esse negligenciamento está sendo sanado. Atualmente, cada vez mais as unidades de videomonitoramento têm associado técnicas de monitoramento respiratório, comuns nos exames de polissonografia, como saturação de oxigênio (SatO^2), esforço respiratório, fluxo aéreo oronasal e volume final expirado de gás carbônico (CO_2). Com esses recursos, tem sido possível verificar a frequência e a gravidade das disfunções respiratórias peri-ictais e durante as crises.

Nesse cenário, está cada vez mais claro que a disfunção respiratória ictal é mais comum do que se imaginava. Apneia e dessaturação de oxigênio concomitantes à crise são encontradas tanto em crises generalizadas quanto em crises focais. Durante a crise, a $SatO_2$ pode chegar a valores abaixo de 70%, e o paciente frequentemente apresenta apneia/hipopneia central, mista ou obstrutiva[47,48]. De fato, há relatos de casos em humanos e dados experimentais em animais mostrando a presença de disfunções respiratórias como apneias e laringoespasmo nas mortes por SUDEP ou casos de quase SUDEP[26,47,49]. Essa relação também tem sido estabelecida em necropsias de pacientes que morreram por SUDEP, visto que se encontram alterações pulmonares, principalmente congestão pulmonar moderada a grave e edema pulmonar[27,30]. Uma causa provável para esses achados histológicos é a elevação da pressão pulmonar devida a uma elevação da atividade simpática durante a crise, a qual levaria a uma combinação de vasoconstrição pulmonar e elevação da pressão atrial esquerda decorrente da hipertensão arterial sistêmica, acarretando congestão e edema pulmonar.

Embora existam poucos estudos que avaliem a função respiratória no período livre de crises, não são observadas grandes alterações em parâmetros como frequência respiratória, capacidade vital forçada (CVF) e relação do volume final expirado no primeiro segundo em relação à capacidade vital forçada (VEF1/CVF) em pacientes com epilepsia[50], demonstrando que doenças pulmonares restritivas ou obstrutivas de base não são prevalentes em pacientes com epilepsia, logo, as alterações respiratórias ictais seriam decorrentes da crise. Já em modelos animais, observam-se menor volume corrente e ventilação, além de déficit nas respostas compensatórias às mudanças na pressão parcial de CO_2, sugerindo problemas nos quimiorreceptores centrais[51]. Por outro lado, pessoas com epilepsia apresentam maior frequência de síndrome da apneia-hipopneia obstrutiva do sono (SAHOS), uma condição conhecida por episódios intermitentes de obstrução total ou parcial da via aérea superior por um período mínimo de 10 segundos, decorrente da hipotonia e atonia muscular que ocorrem nas fases NREM e REM do sono, respectivamente[52]. Durante a obstrução há aumento do esforço respiratório, hipóxia e hipercapnia e um quadro transitório de elevação da pressão arterial e bradicardia. Como o fim do episódio obstrutivo depende do despertar, a SAHOS promove ruptura do padrão normal de sono, causando fragmentação dele, devido aos constantes microdespertares, sendo classificada como um distúrbio do sono do tipo dissonia. Como a perturbação do sono predispõe a crises, a SAHOS acaba por ser um fator de risco para SUDEP, pois, além de aumentar a frequência de crises, está relacionada ao aumento de fatores inflamatórios e de estresse oxidativo, tanto centrais quanto periféricos.

Além disso, como será abordado posteriormente, após a crise epiléptica o indivíduo pode entrar em um estado de supressão ou desligamento cerebral pós-ictal, no qual há redução de todos os reflexos, entre eles o de despertar. Nesse momento, se o indivíduo tiver uma crise em sono e houver qualquer obstrução de via aérea, como por travesseiros, por exemplo, a apneia obstrutiva poderá causar morte por sufocação. De fato, estudos epidemiológicos demonstram que a maioria dos casos de SUDEP ocorre após uma CTCG e frequentemente durante o sono[53]. No estudo MORTEMUS[37], a maioria dos casos de SUDEP e quase SUDEP ocorreram à noite e, nos casos em que se analisaram a posição corporal, a maioria dos pacientes se encontrava na posição prona (decúbito ventral) no momento da parada cardiorrespiratória.

Portanto, como descrito anteriormente, o comprometimento cardiorrespiratório durante o período ictal pode decorrer do espalhamento da atividade epileptiforme aos centros de controle cardiorrespiratório e as alterações no período pós-ictal podem decorrer da supressão do EEG após uma crise generalizada, os quais serão abordados na sequência.

Comprometimento central

Como vimos, o colapso cardiovascular e respiratório e prejuízos do despertar são as principais alterações encontradas nos casos de SUDEP. Vários mecanismos podem estar envolvidos nessas alterações, entre eles está a desregulação do controle de centros autonômicos centrais, principalmente no período pós-ictal, como já abordado previamente neste capítulo. Nesse sentido, assume-se que a crise se espalha para regiões neurais que controlam o sistema cardiorrespiratório. De fato, a crise ativa as mesmas áreas encefálicas envolvidas na estimulação do quimiorreflexo e baroreflexo, como o núcleo do trato solitário, núcleo motor dorsal do vago, e região ventrolateral do bulbo. Além disso, já foi demonstrado que a propagação da crise para diversas áreas do sistema nervoso central como ínsula, giro do cíngulo, córtex pré-frontal ventromedial e amígdala afetam a frequência e o ritmo cardíaco[26]. A propagação da crise para a amígdala também desencadeia apneia central e dessaturação de oxigênio, e a estimulação elétrica dessa região é capaz de elicitar as mesmas respostas em humanos, independentemente de terem ou não epilepsia[54].

Por outro lado, para explicar as alterações observadas no período pós-ictal, estudos experimentais sustentam como hipóteses a forte inibição GABAérgica, despolarização alastrante e supressão do EEG após a crise, sugerindo, assim, que haja um silenciamento de regiões do tronco encefálico no período pós-ictal, ocasionando apneia e assistolia e, portanto, SUDEP[28].

De fato, após o término de uma CTCG, alguns pacientes se recuperam prontamente, enquanto outros ficam em um período de torpor. Alguns pacientes apresentam breves períodos de lentidão no EEG, que pode ser focal ou generalizada, enquanto outros apresentam prolongada supressão generalizada do EEG pós-ictal (PGES – *postictal generalized EEG suppression*), no qual há ausência de atividade eletroencefalográfica maior que 10 μV de amplitude, podendo haver artefatos muscular, respiratório ou de movimento. Essa supressão pode durar horas. Muitas vezes a PGES é denominada como parada cerebral (*cerebral shutdown*) e também é encontrada em modelos animais[28,42]. Há relatos de SUDEP ou quase SUDEP em unidade de videomonitoramento, nos quais há PGES, sendo essa considerada um fator de risco independente para SUDEP. A PGES com duração maior que 50 segundos aumenta a probabilidade de SUDEP (OR: 5,22) e para cada aumento de 1 segundo da duração da PGES, essa probabilidade aumenta na proporção de 1,7%. Porém, vale ressaltar que a relação da PGES com a SUDEP não é unânime, uma vez que alguns estudos não verificam essa associação[55].

Em alguns indivíduos, a PGES pode indicar um estado de coma pós-ictal, no qual os reflexos estão deprimidos e há maior dificuldade no despertar. A PGES está relacionada também a casos de longa dessaturação de oxigênio e maiores valores de CO_2 expirado, colapso cardiorrespiratório, apneia, bradicardia e assistolia. Nesse sentido, crises noturnas são fatores de risco para SUDEP, pois a maioria dos casos de SUDEP ocorre após crises durante o sono e a supervisão noturna, por sua vez, reduz o risco de SUDEP[56]. Como dito anteriormente, a presença de PGES é mais comum após crises noturnas.

Portanto, pode-se perceber que há estreita relação entre sono e epilepsia. De um lado, o sono interfere na epilepsia, uma vez que a privação de sono e a fase NREM do sono predispõem a crises, enquanto a fase REM do sono tende a suprimi-las. Por outro lado, a epilepsia interfere no sono, uma vez que a epilepsia pode fragmentar o sono e alterar sua arquitetura, seja pelo efeito da crise *per se*, seja pelo efeito das drogas antiepilépticas sobre o sono[57,58]. Além disso, como dito anteriormente, pacientes com epilepsia apresentam maior frequência de apneia do sono, tanto a obstrutiva (devido à obstrução da via aérea superior, com a presença de esforço respiratório) quanto a central (devido à parada respiratória sem presença de esforço respiratório, demonstrando alteração nos centros de controle respiratório). A apneia do sono em pacientes com epilepsia pode se dar não só pelo silenciamento de neurônios que controlam o ritmo respiratório, mas também devido à morte neuronal nessas regiões[29,59,60].

Nesse cenário, um crescente número de estudos demonstra alteração na neurotransmissão de pacientes com epilepsia. Entre os neurotransmissores, a serotonina e a adenosina recebem destaque, pois estão envolvidas tanto nas vias de controle cardiorrespiratório quanto nas do ciclo vigília-sono. A serotonina controla a respiração e o despertar, duas alterações intimamente relacionadas à SUDEP. Receptores serotonérgicos, principalmente o 5-HT2A, estão envolvidos no despertar perante a hipercapnia[61]. Assim, a disfunção dessa via pode prejudicar, por exemplo, a resposta de defesa relativamente a uma obstrução da via aérea pós-crise, podendo levar a uma grave apneia obstrutiva e, inclusive, à morte. De fato, modelos experimentais demostram que a via serotoninérgica, inclusive a expressão de seus receptores, está prejudicada[62,63]. Nesse cenário, a administração de inibidores seletivos de recaptação de serotonina (ISRS) tem se mostrado eficaz em diminuir a dessaturação pós-ictal em pacientes com epilepsia e em modelos experimentais, e o uso desse medicamento vem sendo adotado como estratégia para pacientes com alto risco para SUDEP. Além disso, a serotonina também está envolvida com o controle de crises, uma vez que drogas que aumentam a atividade serotoninérgica (ISRS ou agonistas se serotonina) diminuem a suscetibilidade à crise tanto em humanos quanto em modelos experimentais[64,65]. Portanto, a atuação na disfunção serotoninérgica pode ser uma medida alternativa para tentar prevenir a SUDEP, por agir em três importantes fatores: controle respiratório, despertar e controle de crises.

Outro importante neurotransmissor que também está envolvido nesses três fatores é a adenosina. Por ter efeito anticonvulsivante, sua liberação durante a crise contribui para o término dela. Contudo, em altas concentrações, pode hiperestimular receptores do tronco encefálico e deprimir a respiração, além de induzir ao sono e dificultar o despertar. O prejuízo dessa via de neurotransmissão, acarretando aumento dos níveis de adenosina, está envolvido na mortalidade após crise em modelos experimentais. Nesses estudos, o uso do antagonista de receptor adenosinérgico, a cafeína, é capaz de aumentar a sobrevida dos animais submetidos a crises[66,67].

Diante do exposto, o comprometimento central, seja devido à alteração da atividade elétrica neuronal durante e após a crise, seja por alteração da função e número de neurônios e neurotransmissores, é uma via comum para as três principais causas atribuídas à SUDEP: comprometimento cardiovascular, respiratório e dos mecanismos de despertar.

Estratégias preventivas na SUDEP

A elaboração de medidas preventivas eficazes envolve primariamente conhecer o objeto de intervenção e identificar seus fatores de risco para testar intervenções em populações de alto risco. Sendo assim, entender a patofisiologia da doença permite a elaboração de intervenções apropriadas por parte dos profissionais da saúde e de maior adesão a essas intervenções por parte do paciente e familiares. Muitos profissionais não falam de SUDEP com seus pacientes. Muitas vezes essa relutância ocorre por receio de o indivíduo sucumbir à notícia de uma morte prematura, uma vez que já está sob o peso de uma doença que abrange problemas físicos, pessoais e interpessoais. O argumento mais utilizado pelo médico é que, como não há nada que possa ser feito, não é necessário abordar o assunto com o paciente. Abdalla *et al.*[68], em 2013, enviaram uma pesquisa eletrônica a 293 epileptologistas membros da Liga Brasileira de Epilepsia, a fim de saber a frequência com que falavam sobre SUDEP com seus pacientes. Somente 44 deles responderam ao questionário. Desses profissionais, 76% relataram que conversam sobre a SUDEP com a minoria de seus pacientes e, nesse caso, 44% só abordavam o assunto se questionado pelo paciente. Entretanto, em 10% dos casos, os médicos não abordavam a SUDEP com seus pacientes.

No momento, as medidas preventivas para SUDEP envolvem diversos aspectos relacionados à epilepsia e ao paciente[56], tais como:

- Esclarecer o paciente e familiares acerca da SUDEP;
- Controlar as crises epilépticas, especialmente a boa adesão ao tratamento farmacológico estabelecido pelo médico, já que o tratamento inadequado e principalmente doses subterapêuticas de drogas antiepilépticas estão envolvidos com o aumento de risco de crises e, consequentemente, SUDEP;
- Gerenciar o estresse;
- Realizar prática regular de atividade física, sob supervisão de um profissional qualificado;
- Estabelecer uma dieta rica em antioxidantes, como ômega 3, uma vez que existem evidências de que esse suplemento tanto melhora a frequência de crises como traz benefícios ao sistema nervoso central e cardiovascular;
- Realizar supervisão noturna, com a presença no quarto de um indivíduo com inteligência normal e mínimo de 10 anos de idade ou cama com sensores que alarmam quando detectam crise;
- Usar dispositivos que detectam crises, como detectores de movimento associados à CTCG ou parâmetros cardiovasculares, a fim de permitir uma pronta intervenção no período peri-ictal;
- Usar travesseiros antissufocação;
- Haver conhecimento, pelos membros da família, de técnicas de ressuscitação cardiopulmonar e utilização de desfibriladores;
- Tratar a SAHOS, caso seja diagnosticada;
- Realizar intervenções durante a crise, como estimulação, reposicionamento corporal (para evitar obstrução de vias aéreas), sucção oral (para retirar excesso de saliva ou conteúdo gástrico) e administração de oxigênio. Todas essas intervenções têm se mostrado eficazes em reduzir a mortalidade, a duração das crises, a disfunção respiratória e a PGES em unidades de monitoramento de epilepsia[69].

SUDEP: Considerações finais

Fazendo um apanhado geral, fica claro que os mecanismos responsáveis pela SUDEP são bastante complexos, característica que se agrava devido a sua natureza multifatorial. Isso leva à necessidade de intensa interação entre comunidade científica (clínica e experimental), profissionais de saúde envolvidos no tratamento da epilepsia, familiares dos pacientes com epilepsia e o paciente propriamente dito. Assim, essa interação, bem como o desenvolvimento de iniciativas que financiem pesquisas translacionais (da bancada à clínica), surgem como o melhor caminho para o completo entendimento e combate à SUDEP.

Referências bibliográficas

1. Thurman DJ, Hesdorffer DC, French JA. Sudden unexpected death in epilepsy: Assessing the public health burden. Epilepsia. 2014;55(10):1479-85.
2. Thurman DJ, Logroscino G, Beghi E, Hauser WA, Hesdorffer DC, Newton CRJC, et al. The Burden of Mortality in High-income Countries: a Systematic Review from the Mortality Task Force of the International League Against Epilepsy. Epilepsia. 2016;1-10.
3. Levira F, Thurman DJ, Sander JW, Hauser WA, Hesdorffer DC, Masanja H, et al. Premature mortality of epilepsy in low- and middle-income countries: a systematic review from the Mortality Task Force of the International League Against Epilepsy. Epilepsia. 2017;58(1):6-16.
4. Gallucci Neto J, Marchetti RL. Aspectos epidemiológicos e relevância dos transtornos mentais associados à epilepsia. Rev Bras Psiquiatr. 2005;27(4):323-8.
5. Murray CJL, Vos T, Lozano R, Naghavi M, Flaxman AD, Michaud C, et al. Disability-adjusted life years (DALYs) for 291 diseases and injuries in 21 regions, 1990-2010: a systematic analysis for the Global Burden of Disease Study 2010. Lancet. 2012;380(9859):2197-223.
6. Fisher RS, Boas WE, Blume W, Elger C, Genton P, Lee P, et al. Epileptic Seizures and Epilepsy: Definitions Proposed by the International League Against Epilepsy (ILAE) and the International Bureau for Epilepsy (IBE). Epilepsia. 2005;46(4):470-2.
7. Fisher RS, Acevedo C, Arzimanoglou A, Bogacz A, Cross JH, Elger CE, et al. ILAE Official Report: A practical clinical definition of epilepsy. Epilepsia. 2014;55(4):475-82.
8. Berg AT, Berkovic SF, Brodie MJ, Buchhalter J, Cross JH, Van Emde Boas W, et al. Revised terminology and concepts for organization of seizures and epilepsies: Report of the ILAE Commission on Classification and Terminology, 2005-2009. Epilepsia. 2010;51(4):676-85.
9. Fisher RS, Cross JH, D'Souza C, French JA, Haut SR, Higurashi N, et al. Instruction manual for the ILAE 2017 operational classification of seizure types. Epilepsia. 2017;58(4):531-542.
10. Gaitatzis A, Trimble MR, Sander JW. The psychiatric comorbidity of epilepsy. Acta Neurol Scand. 2004;110(4):207-20.
11. Devinsky O, Hesdorffer DC, Thurman DJ, Lhatoo S, Richerson G. Sudden unexpected death in epilepsy: epidemiology, mechanisms, and prevention. Lancet Neurol. 2016;15(10):1075-88.
12. Nashef L. Sudden unexpected death in epilepsy: terminology and definitions. Epilepsia. 1997;38(11 Suppl):S6-8.
13. Nashef L, So EL, Ryvlin P, Tomson T. Unifying the definitions of sudden unexpected death in epilepsy. Epilepsia. 2012;53(2):227-33.
14. Scorza F, Tucci PJF. Sudden death in Brazil: epilepsy should be in horizon. Arq Bras Cardiol. 2015;105(2):197-8.
15. Tomson T, Walczak T, Sillanpaa M, Sander J. Sudden unexpected death in epilepsy: a review of incidence and risk factors. Epilepsia. 2005;46(Suppl 11):54-61.
16. Shorvon S, Tomson T. Sudden unexpected death in epilepsy. Lancet. 2011;378:2028-38.
17. Almeida AG, Nunes ML, Palmini ALF, Costa JC. Incidence of SUDEP in a cohort of patients with refractory epilepsy: the role of surgery and lesion localization. Arq Neuropsiquiatr. 2010;68(6):898-902.
18. Terra VC, Scorza FA, Arida RM, Fernandes RMF, Wichert-Ana L, Machado HR, et al. Mortality in children with severe epilepsy: 10 years of follow-up. Arq Neuropsiquiatr. 2011;69(5):766-9.
19. Terra VC, Scorza FA, Cavalheiro EA, Wichert-Ana L, Pinto KGFD, Machado HR, et al. Pediatric epilepsy surgery and sudden unexpected death epilepsy: the contribution of a Brazilian epilepsy surgery program. Childs Nerv Syst. 2010;26(8):1075-9.
20. Tomson T, Surges R, Delamont R, Haywood S, Hesdorffer DC. Who to target in sudden unexpected death in epilepsy prevention and how? Risk factors, biomarkers, and intervention study designs. Epilepsia. 2016;57:4-16.
21. Pansani AP, Colugnati DB, Scorza CA, de Almeida A-CG, Cavalheiro EA, Scorza FA. Furthering our understanding of SUDEP: the role of animal models. Expert Rev Neurother. 2016;16(5):561-72.
22. Tigaran S. Cardiac abnormalities in patients with refractory epilepsy. Acta Neurol Scand Suppl. 2002;177:9-32.
23. Pansani AP, Colugnati DB, Schoorlemmer GHM, Sonoda EYF, Cavalheiro EA, Arida RM, et al. Repeated amygdala-kindled seizures induce ictal rebound tachycardia in rats. Epilepsy Behav. 2011;22(3):442-9.
24. Colugnati DB, Gomes PAP, Arida RM, de Albuquerque M, Cysneiros RM, Cavalheiro EA, et al. Analysis of cardiac parameters in animals with epilepsy: possible cause of sudden death? Arq Neuropsiquiatr. 2005;63(4):1035-41.
25. Sowers LP, Massey CA, Gehlbach BK, Granner MA, Richerson GB. Sudden unexpected death in epilepsy: fatal post-ictal respiratory and arousal mechanisms. Respir Physiol Neurobiol. 2013;189(2):315-23.
26. Blum AS. Respiratory physiology of seizures. J Clin Neurophysiol. 2009;26(5):309-15.
27. Zhao H, Lin G, Shi M, Gao J, Wang Y, Wang H, et al. The mechanism of neurogenic pulmonary edema in epilepsy. J Physiol Sci. 2014;64(1):65-72.
28. Aiba I, Noebels JL. Spreading depolarization in the brainstem mediates sudden cardiorespiratory arrest in mouse SUDEP models. Sci Transl Med. 2015;7:282ra46.
29. Pansani AP, Xavier CH, de Castro CH, Scorza FA, Colugnati DB. Could the retrotrapezoid nucleus neurons tell us something about SUDEP? Epilepsy Behav. 2016;61:86-7.
30. Zhuo L, Zhang Y, Zielke HR, Levine B, Zhang X, Chang L, et al. Sudden unexpected death in epilepsy: Evaluation of forensic autopsy cases. Forensic Sci Int. 2012;223(1-3):171-5.
31. Damasceno DD, Ferreira AJ, Doretto MC, Almeida AP. Cardiovascular dysautonomia after seizures induced by maximal electroshock in Wistar rats. Seizure. 2012;21(9):711-6.
32. Biet M, Morin N, Lessard-Beaudoin M, Graham RK, Duss S, Gagné J, et al. Prolongation of action potential duration and QT interval during epilepsy linked to increased contribution of neuronal sodium channels to cardiac late Na+ current: potential mechanism for sudden death in epilepsy. Circ Arrhythm Electrophysiol. 2015;8(4):912-20.
33. Mukherjee S, Tripathi M, Chandra PS, Yadav R, Choudhary N, Sagar R, et al. Cardiovascular autonomic functions in well-controlled and intractable partial epilepsies. Epilepsy Res. 2009;85(2-3):261-9.
34. Hampel KG, Jahanbekam A, Elger CE, Surges R. Seizure-related modulation of systemic arterial blood pressure in focal epilepsy. Epilepsia. 2016;57(10):1709-18.
35. Tomson T, Nashef L, Ryvlin P. Sudden unexpected death in epilepsy: current knowledge and future directions. Lancet Neurol. 2008;7(11):1021-31.
36. Bartlam R, Mohanraj R. Ictal bradyarrhythmias and asystole requiring pacemaker implantation: combined EEG-ECG analysis of 5 cases. Epilepsy Behav. 2016;64:212-5.

37. Ryvlin P, Nashef L, Lhatoo SD, Bateman LM, Bird J, Bleasel A, et al. Incidence and mechanisms of cardiorespiratory arrests in epilepsy monitoring units (MORTEMUS): a retrospective study. Lancet Neurol. 2013;12(10):966-77.
38. Kanter RK, Strauss JA, Sauro MD. Comparison of neurons in rat medulla oblongata with Fos immunoreactivity evoked by seizures, chemoreceptor, or baroreceptor stimulation. Neuroscience. 1996;73(3):807-16.
39. Gualtieri F, Marinelli C, Longo D, Pugnaghi M, Nichelli PF, Meletti S, et al. Hypoxia markers are expressed in interneurons exposed to recurrent seizures. Neuromolecular Med. 2013;15(1):133-46.
40. Pansani AP, Sonoda EY, Scorza FA, Colugnati DB. Premature ventricular complexes: How benign are they in epilepsy? Epilepsy Behav. 2015;52:74-5.
41. DeGiorgio CM, DeGiorgio AC. SUDEP and heart rate variability. Epilepsy Res. 2010;90(3):309-10.
42. Bozorgi A, Lhatoo SD. Seizures, cerebral shutdown, and SUDEP. Epilepsy Curr. 2013;13(5):236-40.
43. Wagnon JL, Korn MJ, Parent R, Tarpey TA, Jones JM, Hammer MF, et al. Convulsive seizures and SUDEP in a mouse model of SCN8A epileptic encephalopathy. Hum Mol Genet. 2015;24(2):506-15.
44. Kalume F, Westenbroek RE, Cheah CS, Yu FH, Oakley JC, Scheuer T, et al. Sudden unexpected death in a mouse model of Dravet syndrome. J Clin Invest. 2013;123(4):1798-808.
45. Tester DJ, Ackerman MJ. Genetics of long QT syndrome. Methodist Debakey Cardiovasc J. 2014;10(1):29-33.
46. Glasscock E, Qian J, Yoo JW, Noebels JL. Masking epilepsy by combining two epilepsy genes. Nat Neurosci. 2007;10(12):1554-8.
47. Bateman LM, Spitz M, Seyal M. Ictal hypoventilation contributes to cardiac arrhythmia and SUDEP: report on two deaths in video-EEG-monitored patients. Epilepsia. 2010;51(5):916-20.
48. Bateman LM, Li CS, Seyal M. Ictal hypoxemia in localization-related epilepsy: analysis of incidence, severity and risk factors. Brain. 2008;131:3239-45.
49. Nakase K, Kollmar R, Lazar J, Arjomandi H, Sundaram K, Silverman J, et al. Laryngospasm, central and obstructive apnea during seizures: Defining pathophysiology for sudden death in a rat model. Epilepsy Res. 2016;128:126-39.
50. Scorza FA, Abreu AM, Albuquerque M, Pacheco JB, Breviglieri R, Sander JW, et al. Quantification of respiratory parameters in patients with temporal lobe epilepsy. Arq Neuropsiquiatr. 2007;65(2B):450-3.
51. Campos RR, Tolentino-Silva FR, Mello LE. Respiratory pattern in a rat model of epilepsy. Epilepsia. 2003;44(5):712-7.
52. Dempsey JA, Veasey SC, Morgan BJ, O'Donnell CP. Pathophysiology of sleep apnea. Physiol Rev. 2010;90(1):47-112.
53. Shmuely S, Surges R, Sander JW, Thijs RD. Prone sleeping and SUDEP risk: The dynamics of body positions in nonfatal convulsive seizures. Epilepsy Behav. 2016;62:176-9.
54. Dlouhy BJ, Gehlbach BK, Kreple CJ, Kawasaki H, Oya H, Buzza C, et al. Breathing inhibited when seizures spread to the amygdala and upon amygdala stimulation. J Neurosci. 2015;35(28):10281-9.
55. Lamberts RJ, Gaitatzis A, Sander JW, Elger CE, Surges R, Thijs RD. Postictal generalized EEG suppression: an inconsistent finding in people with multiple seizures. Neurology. 2013;81(14):1252-6.
56. Rugg-Gunn F, Duncan J, Hjalgrim H, Seyal M, Bateman L. From unwitnessed fatality to witnessed rescue: nonpharmacologic interventions in sudden unexpected death in epilepsy. Epilepsia. 2016;57:26-34.
57. Matos G, Tufik S, Scorza FA, Cavalheiro EA, Andersen ML. Sleep, epilepsy and translational research: what can we learn from the laboratory bench? Prog Neurobiol. 2011;95(3):396-405.
58. Derry CP, Duncan S. Sleep and epilepsy. Epilepsy Behav. 2013;26(3):394-404.
59. Li P, Ghadersohi S, Jafari B, Teter B, Sazgar M. Characteristics of refractory vs. medically controlled epilepsy patients with obstructive sleep apnea and their response to CPAP treatment. Seizure. 2012;21(9):717-21.
60. Totola LT, Takakura AC, Oliveira JAC, Garcia-Cairasco N, Moreira TS. Impaired central respiratory chemoreflex in an experimental genetic model of epilepsy. J Physiol. 2017;595(3):983-99.
61. Buchanan GF, Smith HR, MacAskill A, Richerson GB. 5-HT2A receptor activation is necessary for CO2-induced arousal. J Neurophysiol. 2015;114(1):233-43.
62. Feng HJ, Faingold CL. Abnormalities of serotonergic neurotransmission in animal models of SUDEP. Epilepsy Behav. 2015;1-7.
63. Richerson GB, Buchanan GF. The serotonin axis: shared mechanisms in seizures, depression, and SUDEP. Epilepsia. 2011;52 Suppl 1:28-38.
64. Bateman LM, Li CS, Lin TC, Seyal M. Serotonin reuptake inhibitors are associated with reduced severity of ictal hypoxemia in medically refractory partial epilepsy. Epilepsia. 2010;51(10):2211-4.
65. Faingold CL, Tupal S, Randall M. Prevention of seizure-induced sudden death in a chronic SUDEP model by semichronic administration of a selective serotonin reuptake inhibitor. Epilepsy Behav. 2011;22(2):186-90.
66. Shen HY, Li T, Boison D. A novel mouse model for sudden unexpected death in epilepsy (SUDEP): role of impaired adenosine clearance. Epilepsia. 2010;51(3):465-8.
67. Kommajosyula SP, Randall ME, Faingold CL. Inhibition of adenosine metabolism induces changes in post-ictal depression, respiration, and mortality in genetically epilepsy prone rats. Epilepsy Res. 2016;119:13-9.
68. Abdalla IG, Scorza CA, Cavalheiro EA, de Albuquerque M, de Almeida ACG, Scorza FA. Attitudes of Brazilian epileptologists to discussion about SUDEP with their patients: truth may hurt, but does deceit hurt more? Epilepsy Behav. 2013;27(3):470-1.
69. Seyal M, Bateman LM, Li CS. Impact of periictal interventions on respiratory dysfunction, postictal EEG suppression, and postictal immobility. Epilepsia. 2013;54(2):377-82.

SEÇÃO XIII

URGÊNCIAS E EMERGÊNCIAS GASTROENTEROLÓGICAS

Coordenadora
Maria do Carmo Friche Passos

114

ABORDAGEM DA DOR ABDOMINAL AGUDA

Fábio Pimentel Martins
Lucas Guimarães Vieira Martins

Introdução

A dor abdominal é um sintoma muito frequente, relatado por pacientes atendidos em unidades de pronto atendimento. Muitas vezes, irá se caracterizar como queixa única ou como componente de um quadro clínico denominado abdome agudo.

Apresenta-se com intensidade variável, pois, independentemente da origem, depende de aspectos subjetivos (orgânicos e/ou psíquicos), já que o limiar de excitabilidade celular humano é padronizado.

Trata se muitas vezes de um sinal de alarme para a detecção de afecções graves, outras vezes de mecanismo de defesa ou proteção contra lesões ou doenças.

No pronto atendimento, uma queixa com a qual lidamos com grande frequência é a dor abdominal. Nem sempre é uma questão isolada, mas pode ser relatada com febre, prostração, náuseas entre outros sintomas presentes em vários dos quadros que se manifestação por meio da dor abdominal.

A grande questão em relação à manifestação da dor abdominal é identificar a origem de maneira precisa e ágil. Nesse aspecto, é importante localizar onde surgiu o fator que a originou. É importante ressaltar a necessidade do atendimento multidisciplinar, para que, trabalhando de maneira harmônica, seja possível identificar o diagnóstico sindrômico e etiológico.

A abordagem da dor abdominal diverge em vários aspectos na literatura e não é possível encontrar homogeneidade concreta. Então, propõe-se aqui definir tendências, e, a partir daí, a primeira questão a ser abordada é a dos recursos que se tem em mãos para chegar ao diagnóstico e estabelecer o tratamento. O paciente deve ser inserido no ambiente no qual está sendo atendido, sendo importante ressaltar os recursos propostos em uma unidade de pronto atendimento. São fatores que valorizam o aspecto institucional.

Apesar disso, o médico precisa desenvolver habilidades que, independentemente dos exames complementares e da instituição, serão capazes de estabelecer o diagnóstico. Sir Zachary Cope coloca como peça fundamental um trabalho do século XIX sobre a abordagem da dor abdominal, no qual afirmou: "A investigação da dor abdominal é um exemplo clássico de aplicação de habilidades clínicas". Após dois séculos, esses conceitos se perpetuam. Independentemente de toda sofisticação de exames complementares de imagem, eles não descartam, e nunca descartarão, a habilidade humana de chegar ao diagnóstico, valorizar a queixa e saber excluir "ciladas" e "armadilhas" que estão envoltas no quadro, fazendo-se um exame físico detalhado.

Etiologia e fisiopatologia

Entrando no mérito da dor, um ponto importante é a sensação dolorosa, que muitas vezes é mal interpretada, principalmente na questão do limiar de excitabilidade celular. Fisiologicamente, todos os seres humanos possuem o menor limiar de excitabilidade para a produção do potencial de ação, que é o responsável pelo transporte neuronal e consequente codificação e interpretação cortical do estímulo, porém a resposta subjetiva é individual. Cada indivíduo pode apresentar diversas reações ao mesmo limiar de dor.

É necessário discernir a sensação dolorosa do ponto de vista de sensibilidade celular e de resposta subjetiva personificada, o que dificulta graduar a dor em intensa, leve ou moderada, pois diferentes pacientes graduarão subjetivamente a intensidade daquele estímulo. É importante, ainda, determinar a periodicidade, sendo ela contínua, em caráter sazonal ou em determinados períodos do dia, o que será necessário para direcionar o raciocínio clínico.

O estímulo doloroso é divido em dois tipos. O primeiro é dor visceral, que decorre muitas vezes da víscera, sendo esse acometimento referido no local onde embriologicamente se formou aquele órgão. Por exemplo, na apendicite aguda, a dor se inicia na região periumbilical (T10) ou no epigástrio (T6), seu sítio embriológico, para posteriormente focar na região da fossa ilíaca direita, seu sítio anatômico. O segundo tipo é a dor parietal, que, diferente da dor visceral, tem o acometimento de regiões topográficas, em resposta aos estímulos dolorosos localizados. É necessário acrescentar que a mesma doença pode causar dor inicialmente visceral e posteriormente parietal, por esse motivo deve existir um componente lógico de evolução do quadro.

A localização em que se manifesta também é relevante, podendo não representar o que ocorre em relação intracavitária. Atenta-se para a interconexão do dermátomo, com a estrutura fisiológica da víscera, sendo transmitido o estímulo tanto da pele quanto da víscera, transportados juntos até o corno posterior da medula por neurônios do grupo I e formando uma via de interconexão.

Os impulsos viscerais vão pelas fibras aferentes viscerais que acompanham as fibras simpáticas dos nervos esplâncnicos até a raiz posterior. Elas vão se unir aos neurônios somáticos, de tal modo que as vias nervosas de condução são comuns aos estímulos somáticos viscerais. Portanto, muitas vezes, um estímulo da parede abdominal pode suprimir a sensação dolorosa do acometimento de um órgão visceral, como acontece em crianças com distensão, que, ao comprimir a parede abdominal, suprimem a sensação dolorosa, por causa do estímulo frenatório. Uma vez na medula, o trato espinotalâmico lateral leva até a representação cortical os estímulos em questão.

Esses quesitos devem ser interpretados em vigência da evolução da dor abdominal. Ainda devemos atentar para a relação da dor com outros aspectos fundamentais: o tipo de alimento, a forma alimentar, a velocidade de ingestão e suas intolerâncias e alergias alimentares. Observamos, por exemplo, quadros em que o indivíduo ingere alimento hiperlipídico e há contração da vesícula, onde um cálculo fortuito pode impactar no infundíbulo e causar espasmos da musculatura lisa, gerando dor manifesta no hipocôndrio direito e referida no dorso, o qual é a origem embriológica da vesícula, relacionando cronologicamente o alimento com o surgimento do quadro álgico e orientando para a conclusão do diagnóstico etiológico.

Diagnóstico e critérios de gravidade

Nos sintomas, ressalta-se a cronologia da formação da dor. Há fatores que agravam ou atenuam a sensação dolorosa, principalmente o uso de analgésicos em fase precoce, que mascaram o quadro e que podem mascarar a evolução da doença. Um aspecto importante é movimentação peritoneal, direcionando para a dor parietal. A possibilidade de trauma deve ser atentada e levada com maestria, existindo a possibilidade de o indivíduo mascarar as queixas, podendo ser omitido, talvez por não ser capaz de externar, em casos de doenças associadas (demências, dificuldades cognitivas), o que prejudica o diagnóstico.

O exame clínico é sempre mais importante, para que, então, conectando os aspectos da história, da periodicidade, da intensidade, da sensação e dos fatores coadjuvantes do surgimento da dor, possa, então, chegar ao diagnóstico.

A partir daí, se os critérios obtidos não forem suficientes, deve-se recorrer aos exames auxiliares ou complementares. São esses: exames de análises clínicas, sangue, urina e unidades séricas, e os exames de imagem gerados por meio do ultrassom, radiografia ou ressonância magnética, criando a base necessária para a definição da conduta.

Muitas vezes a conduta pode não ser exclusivamente terapêutica, levando em consideração que a conduta expectante pode ser indicada no contexto, para que ocorra a autolimitação do evento ou sua evolução, assim, evitando diagnósticos intempestivos que induzirão a uma conduta agressiva, e contrabalanceando com diagnóstico tardio, que possa prejudicar e alterar o tratamento.

Em alguns casos, poderão ocorrer manifestações, as quais nem sempre se associarão ao acometimento da dor. São situações em que o paciente deverá ser orientado.

É de extrema importância na história clínica a definição da sede da dor no início dos sintomas, sendo corriqueira a sede diferente do percurso da evolução, bem como a modificação do sítio e da localização da dor com a evolução. Pode haver irradiação da dor, variedades especiais, relação com alimento, álcool e drogas, presença ou não de vômito, febre, calafrio, inapetência, alteração do hábito intestinal e associação entre os sintomas, que, embora frequentes, podem não existir. A dor pode ser fator isolado, sem a ocorrência de sintomas associados.

É importante a história clínica das afecções pregressas, para definir a possibilidade de um fator prévio induzindo o quadro ou interferindo no nível ou surgimento da dor.

Entre os fatores que interferem na aquisição de dados, estão: situação de estresse, medo e depressão, impossibilidade de valorizar com detalhe o nível de intensidade, aspectos educacionais, religiosos e étnicos, que muitas vezes podem interferir em sintomas que são associados ou envolvidos, agressão insuspeitada, uso de medicamentos ou de drogas ilícitas, extremos da idade, estado de confusão mental e possibilidade de gravidez.

Um dado importante para o diagnóstico pode estar no aspecto macroscópico, sempre com os pacientes examinados seguindo uma sequência racional do exame clínico. Hérnias, manifestações cutâneas (herpes-zóster) e hematomas devem ser avaliados na inspeção. Durante o exame físico, deve-se avaliar a correlação do estado geral e o nível de intensidade de dor que é relatado, sendo um demarcador importante. É importante observar a atitude no leito, atentando para posições clássicas, por exemplo, a prece maometana na nefrolitíase, posições recurvadas, posturas variadas nas dores tipo cólica, diferentes da posição estática que ocorre na irritação peritoneal. É importante verificar a palidez cutânea para investigação de disfunções sanguíneas ou estado de vasoconstrição periférica, que pode representar o estado inicial de um choque circulatório ou uma resposta inflamatória. A presença da sudorese é indicador de estimulação do sistema neurovegetativo simpático. O pulso deve ser relacionado também a sudorese e ao sistema simpático. A condição de respiração na fase evoluída é importante. É necessária correlacionar a temperatura, observar qual sua elevação e se está ou não relacionada ao aparecimento da dor, tomando cuidado com o estado de hipotermia, que pode caracterizar, relativamente à dor abdominal, quadros muitos graves com evolução concomitante do estado de choque séptico. O objetivo final é criar uma teia relacionando e valorizando os sintomas para que se possa, no contexto, chegar ao diagnóstico.

No exame do abdome, é importante detalhar os movimentos da parede abdominal relacionados à respiração. O indivíduo com dor abdominal não usará a parede como auxiliar na ventilação pulmonar, frequentemente ocorrendo paralisia dela – hiperestesia cutânea. Com a palpação, se busca com a mão a sensibilidade peritoneal. Com medidas simples, é possível verificar que, ao movimentar a membrana peritoneal, a sensação dolorosa é exacerbada. A percussão é importante ferramenta, fazendo vibrar a membrana peritoneal como um tambor, e o peritônio inflamado percutido responderá com aumento da intensidade do estímulo. Atenta-se durante esse período para a rigidez da parede, difusamente, chamada abdome em tábua, que representa a expressão máxima de fenômenos que irritam o peritônio, causando contratura involuntária da musculatura abdominal. É importante buscar a presença de líquidos na cavidade e sempre se deve complementar o exame do paciente com o toque retal e/ou vaginal, sendo o ponto no qual se tocará de maneira mais próxima o peritônio. A presença do peristaltismo é um detalhe importante, devendo ser feito de maneira comparativa, com o centro da ausculta, durante 10 minutos, determinando se está ausente ou presente, e ainda pode ocorrer aumento ou diminuição dele, o que implica relação com algum fato e momento que previamente foi analisado.

É muito importante nos pacientes com dor por irritação peritoneal, nos quais a irritação gera paresia da musculatura lisa adjacente, o chamado fenômeno de Stokes, implicando a diminuição ou interrupção do peristaltismo. Os sinais clássicos devem ser pesquisados de acordo com a sequência ou de acordo com suspeição prévia, e todos os sinais devem representar sua importância naquele ponto. O sinal de Blumberg é considerado positivo quando o examinador comprime a região da fossa ilíaca direita e libera a mão rapidamente desencadeando dor após a descompressão. O sinal do obturador, que é a irritação do músculo obturador interno, quando estendido por meio da rotação lateral da coxa, sendo positivo ao desencadear dor, ocorre em fenômenos como na apendicite aguda com localização pélvica e na doença inflamatória pélvica. E o sinal do psoas, realizado em decúbito lateral e extensão do membro inferior para distender o psoas, ao causar dor, representa um fator na detecção da apendicite aguda, apesar de não excluir a hipótese em casos negativos. É importante lembrar sempre que a obesidade é um fator importante de limitação do exame físico do abdome, causando limitação, principalmente à palpação do abdome.

O fato de a dor se iniciar no abdome e referir ou refletir em pontos a distância remete ao detalhamento da anatomia embriológica, em que o ombro direito seria a representação do fígado, vesícula biliar e diafragma. O ombro esquerdo, no qual pode ocorrer dor de origem cardiogênica, cauda do pâncreas ou diafragma. No epigástrio, refere-se ao apêndice ou afecções do estômago. Na bolsa escrotal ou no testículo, pode-se ter a dor referida de afecções no ureter. No dorso o pâncreas e nos flancos, os rins.

Com relação aos exames laboratoriais, tem-se a rotina para a série eritrocitária, para verificar a presença ou não de anemia aguda ou crônica. Por meio do leucograma, principalmente as doenças inflamatórias e infecciosas em evolução, ressaltando-se as doenças como sepse, em que a carga dos leucócitos é consumida e pode apresentar-se com leucopenia. Observa-se, por meio dos eletrólitos, ureia e creatinina, principalmente, a condição de funcionalidade renal. A presença de glicemia elevada pode caracterizar cetoacidose diabética, que pode se manifestar com características abdominais. A amilase e a lipase podem apontar para doenças inflamatórias agudas do pâncreas. As bilirrubinas podem ser úteis em casos que há alterações de colestases em fígados congestos e, ainda, nas obstruções de vias biliares, levando em conta também a fosfatase alcalina. As aminotransferases séricas TGO (transaminase glutâmica oxalacética) e TGP (transaminase glutâmica pirúvica) podem estar alteradas nas afecções hepatocelulares, principalmente nas hepatites. O lactato sérico é usado como marcador evolutivo da acidose metabólica e o grau dela. E a proteína C reativa, embora inespecífica, é um marcador importante de resposta inflamatória, que, correlacionada a dor abdominal, pode representar evolução grave na causa da dor.

Ainda, há a análise urinária de rotina, usada especialmente em busca de infecções do trato urinário (ITU), hematúria e outros. A gonadotrofina coriônica, sempre necessária nas mulheres em idade fértil, serve para verificar a gestação. O exame de fezes, por meio dos dados parasitológicos, e os leucócitos fecais, em vigência de infecções intestinais, são importantes para verificar o comprometimento intestinal que gera dor abdominal.

Nos métodos de imagem, as radiografias de tórax e abdome, que vem sendo cada vez menos solicitadas, podem trazer dados importantes. Por exemplo, em pacientes com dor no hipocôndrio direito, com irradiação para o dorso e sinal de Murphy positivo no exame clínico, a radiografia demonstrando na topografia da vesícula a presença de cálculos multifacetados será um detalhe que levará ao diagnóstico. Também no histórico de ingestão crônica de álcool em grandes quantidades, com dor em andar supramesocólico ou epigástrio, com irradiação para o dorso em faixa após episódio de ingestão alcoólica, no qual a radiografia evidencia calcificações ao nível de L1-L2 e topografia do pâncreas, fecha-se o diagnóstico clínico principalmente com auxílio dos exames laboratoriais, se houver elevação da amilase ou lipase. Ainda, um velamento do psoas e um ílio segmentar adinâmico selam o diagnóstico de apendicite aguda, relacionada aos sinais clínicos. Também quadros de hiperemese gravídica, nos quais a paciente apresenta dor intensa e a radiografia apresenta pneumomediastino, podem induzir ao diagnóstico, mesmo incomum, de ruptura espontânea do esôfago. As pneumonias basais, que são representadas nas radiografias de tórax, podem representar queixas de abdome agudo. Portanto, as radiografias do tórax e do abdome devem compor o armamento para a análise da dor abdominal no pronto atendimento.

São necessários exames de acuidade muito grande para certos casos, como a ultrassonografia para detectar a colelitíase. Por causa da interface sólida e líquida que há no ultrassom, há boa sensibilidade e especificidade para dor no hipocôndrio direito. As imagens mostram detalhes e, correlacionadas aos dados clínicos, podem ser utilizadas em situações como a de mulheres em idade fértil, com dor na fossa ilíaca, que, após síncope, se refere no ombro, com presença de anemia no hemograma, podem detectar gravidez tubária rota, sendo a origem da dor, definindo-se a conduta.

O grande avanço nos métodos propedêuticos dos prontos atendimentos e a unanimidade na literatura foi a utilização da tomografia computadorizada, que, apesar de ser um exame invasivo, pela grande exposição à radiação, tem grande eficiência em alguns casos para conclusão ou exclusão diagnóstica. A tomografia, em função da própria característica de aquisição dos dados, cria detalhamento melhor representado no retroperitônio em relação à ultrassonografia. Então, em situações como na diferenciação de uma apendicite aguda ou um abscesso do psoas com características clínicas semelhantes, é um fator que direciona ao diagnóstico, definindo a diferença do tratamento. Ainda, é importante na pesquisa das coleções subfrênicas e apendicites ectópicas. Assim, a tomografia auxilia nas obstruções intestinais, distensão intestinal e abdominal, em que o ílio terminal pode estar com intussuscepção, por exemplo.

Outro ponto que ganhou poder na década de 1990 foi a laparoscopia, que anteriormente era usada apenas como método diagnóstico, mas hoje é utilizada como método de tratamento. Pela própria geração da imagens, tem-se a visão indireta das estruturas intracavitárias; e a partir da visão macroscópica, é possível diferenciar as patologias. A laparoscopia abrevia o tempo de observação, principalmente nas afecções de evolução prolongada, é importante no sexo feminino, pois o conteúdo da genitália interna pode causar alterações subsequentes. Ainda pode qualificar as lesões, por exemplo, nas gestações tubárias, verificando o lado e o grau de acometimento e, a partir daí, definindo o tratamento.

Atenção deve ser dada aos eventos extra-abdominais, os quais podem causar dor que necessite um tratamento de emergência; nesse caso, deve-se atentar para as doenças metabólicas, hematológicas e para as toxinas e drogas. É importante que no estudo se saiba diferenciar e discernir, para o paciente, essas diversas causas.

As causas intra-abdominais podem ser agrupadas em cinco tipos principais de síndromes: hemorrágica, inflamatória/infecciosa, por perfuração, oclusivas e isquêmicas. A partir daí, existe uma gama de afecções que, agrupadas, devem concluir a possibilidade de tratamento de cada uma. Nessas afecções, é preciso determinar quando é necessário convocar o cirurgião para o tratamento ou conclusão diagnóstica, como nas seguintes situações: volvo do colo esquerdo que não se distorce, situações como isquemia intestinal, presença de colelitíase, gravidez tubária rota ou intussuscepção intestinal.

É importante lembrar ainda que, com toda tecnologia disponível, nada substitui um minucioso exame clínico para a elucidação da causa e definição terapêutica.

Bibliografia consultada

Ahmad TA, Shelbaya E, Razek SA, Mohamed RA, Tajima Y, Ali SM, et al. Experience of laparoscopic management in 100 patients with acute abdomen. Hepatogastroenterology. 2001;48(39):733-6.

Bejarano M, Gallego C, Gomez J. Frecuencia de abdomen agudo quirúrgico em pacientes que consultan al servicio de urgências. Rev Colomb Cir. 2011;26:33-41.

Brown JJ, Wilson C, Coleman S, Joypaul BV. Appendicitis in pregnancy: an ongoing diagnostic dilemma. Colorectal Dis. 2009;11(2):116-22.

Cademartiri F, Raaijmakers RH, Kuiper JW, van Dijk LC, Pattynama PM, Krestin GP. Multi-detector row CT angiography in patients with abdominal angina. Radiographics. 2004;24(4):969-84.

Gajic O, Urrutia LE, Sewani H, Schroeder DR, Cullinane DC, Peters SG. Acute abdomen in the medical intensive care unit. Crit Care Med. 2002;30(6):1187-90.

Güney LH, Fakıoğlu E, Acer T, Ötgün İ, Arslan EE, Sağnak Akıllı M , et al. Is every intussusception treatment an emergency intervention or surgery? Ulus Travma Acil Cerrahi Derg. 2016;22(2):139-44.

Guyton AC, Hall JE. Tratado de fisiologia médica. 11ª ed. Rio de Janeiro: Elsevier; 2006.

in't Hof KH, Krestin GP, Steijerberg EW, Bonjer HJ, Lange JF, Becking WB, et al. Interobserver variability in CT scan interpretation for suspected acute appendicitis. Emerg Med J. 2009;26(2):92-4.

Macary M, Balthazar EJ. The acute right lower quadrant: CT evaluation. Radio Clin North Am. 2003;41:117-36.

Mendes PR, Rosa, Y, Aguilar M, López H, Elias M, Jiménez O. Evaluación de la calidad del diagnóstico de apendicitis aguda en la atención primaria y secundaria. Rev Arch Med Camagüey. 2016;20(1).

Perri SG, Altilia F, Pietrangeli F, Dalla Torre A, Gabbrielli F, Amendolara M, et al. [Laparoscopy in abdominal emergencies. Indications and limitations]. Chir Ital. 2002;54(2):165-78.

Pulat H, Karakose O, Benzin M, Benzin S, Cetin R. Small bowel perforation due to fish bone: a case report. Turk J Emerg Med. 2015;15(3):136-8.

Stefanidis D, Richardson WS, Chang L, Earle DB, Fanelli RD. The role of diagnostic laparoscopy for acute abdominal conditions: an evidence-based review. Surg Endosc. 2009;23(1):16-23.

115

DOR TORÁCICA AGUDA NÃO CARDÍACA

Luiz João Abrahão Junior
Gerson Ricardo de Souza Domingues

Introdução

Dor em região anterior do tórax representa um sintoma alarmante, pela frequente associação com doenças do coração, levando muitos pacientes à investigação cardiológica ou mesmo a emergências pelo receio de serem portadores de uma condição que carreia risco de vida.

A real prevalência da dor torácica não cardiogênica ou não cardíaca (DTNC) é desconhecida e estima-se que cerca de 600.000 angiografias coronárias sejam realizadas por ano para investigação desse sintoma. Dessas, cerca de 30% são normais ou apresentam alterações mínimas, o que representa, pelo menos, 180.000 novos casos por ano de DTNC. Esses números estão subestimados, uma vez que nem todos os pacientes com DTNC são submetidos a exames invasivos para exclusão de doença cardíaca.

Recentemente, Castell propôs a substituição da expressão "dor torácica não cardiogênica" por "dor torácica de origem indeterminada" (DTOI) ou "dor torácica inexplicada", uma vez que, mesmo em pacientes com angiografia coronária (AGC) normal, ainda restaria a possibilidade da existência de angina microvascular.

O prognóstico dos pacientes com dor torácica e AGC normal é muito bom, com mortalidade por doença cardíaca inferior a 1% em um seguimento de até sete anos em mais de 4.000 pacientes. Apesar do bom prognóstico, muitos pacientes continuarão a relacionar sua dor torácica ao coração e, consequentemente, a limitar suas atividades pessoais e laborativas.

A utilização persistente de recursos médicos (ambulatórios, emergências, internações, exames e medicamentos) em pacientes com DTOI representa, de acordo com estatísticas norte-americanas de 1989, um custo anual de cerca de 4.000 dólares por paciente, totalizando, no universo de 180.000 novos casos por ano, um custo estimado de 750 milhões de dólares por ano.

A simples reafirmação da origem não cardíaca da dor tem se mostrado insuficiente para melhora sintomática, justificando a progressão da investigação na tentativa de encontrar a causa desse sintoma.

Doenças do esôfago vêm sendo implicadas como principal causa de DTOI, sendo a doença do refluxo gastroesofágico (DRGE) a afecção mais prevalente, seguida pelos distúrbios motores esofagianos (DME) e, mais recentemente, pelo chamado "esôfago irritável" (EI). A prevalência de doenças esofagianas em DTOI varia conforme a apresentação dos pacientes, sendo de 29% a 60% nos admitidos em emergências (uma vez excluída doença cardíaca isquêmica) e de 18% a 76% em pacientes com dor torácica recorrente de longa data. Outras doenças relacionadas à DTOI estão listadas na Tabela 115.1.

O conceito de dor torácica funcional, recentemente atualizado no Roma IV, caracteriza-se por dor retroesternal recorrente (que não é do tipo queimação) de origem esofágica presumível, não explicada por DRGE, outras doenças mucosas (esofagite eosinofílica) ou distúrbios motores (acalasia, obstrução funcional da junção esofagogástrica, espasmo esofagiano, esôfago em britadeira ou aperistalse), e está inserido no de pacientes com DTOI.

Tabela 115.1. Doenças relacionadas à DTOI

Gastroenterológica	**Musculoesqueléticas**
Cólica biliar	Costocondrite
Colecistite	Doença de coluna cervicotorácica
Síndrome da flexura colônica	Fibrosite
Dismotilidade esofagiana	Doença de Mondor
DRGE	Síndrome da musculatura peitoral
Hepatite	Síndrome do desfiladeiro torácico
Pancreatite	Xifodalgia
Doença ulcerosa péptica	**Pulmonar**
Esplenomegalia	Hiperventilação
Doenças do mediastino	Pleurisia
Pneumoperitônio	Pneumonia
Síndrome de veia cava superior	Pneumotórax
Partes moles	Embolia pulmonar
Doenças da mama	**Psiquiátrico**
Herpes-zóster	Hipocondria
	Síndrome de Münchausen
	Depressão
	Transtorno de ansiedade-pânico

Neste capítulo, vamos nos ater às causas mais frequentes de DTOI, que são as doenças do esôfago.

Fisiopatologia

O mecanismo de produção da dor esofagiana ainda não está totalmente esclarecido. A semelhança entre dor torácica de origem esofagiana e dor torácica de origem cardíaca pode ser explicada pela convergência de fibras aferentes primárias, originadas nesses dois órgãos, para o mesmo segmento da medula espinhal.

A mucosa esofagiana é sensível à distensão (mecanorreceptores), ácido, hipertonia e estímulos térmicos, sendo a maioria desses estímulos mediada pelo vago e, consequentemente, relacionada a reflexos como peristalse ou depuração de ácido refluído.

A dor esofagiana pode se originar a partir de estímulos mecânicos e/ou químicos, representados, respectivamente, pelos distúrbios motores e refluxo gastroesofágico.

Doença do refluxo gastroesofágico

Os sintomas relacionados a episódios de refluxo provavelmente decorrem de estimulação direta de quimiorreceptores esofagianos situados na profundidade da mucosa, uma vez que anestésicos tópicos não são capazes de alterar a resposta à dor.

Abrahão Jr. e Lemme (2005) investigaram 40 pacientes com dor torácica e coronárias normais, e encontraram uma pHmetria alterada em 35% dos casos, sendo a prevalência de esofagite erosiva muito baixa (2,5% nesse estudo).

Recentemente, um estudo empregando ultrassonografia endoscópica na investigação de pacientes com DTOI demonstrou a correlação entre os episódios de dor torácica e uma alteração motora esofagiana não detectada à esofagomanometria (EMN), que consiste na contração sustentada da musculatura esofagiana longitudinal. Em estudo subsequente, os autores sugerem que a ocorrência da pirose se correlacionaria à ocorrência de contrações sustentadas de menor duração, enquanto a dor torácica estaria relacionada às contrações de maior duração.

Distúrbios motores esofagianos

O mecanismo pelo qual os distúrbios motores induzem dor torácica não está bem esclarecido. O mecanismo provavelmente relacionado à produção de dor no teste do edrofônio e ao teste de distensão com balão é o de hipersensibilidade esofagiana, presente nos pacientes respondedores, que perceberiam como dor o aumento da amplitude e a duração das contrações esofagianas, o que não ocorre nos outros indivíduos, e que provavelmente seria mediado por receptores de dor sensíveis à distensão localizados na camada muscular longitudinal do esôfago.

Um estudo recente também demonstrou que o provável mecanismo de produção de dor em pacientes com esôfago em quebra-nozes (EQN) é a hipersensibilidade visceral.

Mittal *et al.*, utilizando monitorização contínua do fluxo sanguíneo da parede esofágica, demonstraram recentemente que em pacientes com EQN o fluxo sanguíneo basal e durante episódios de dor torácica é significativamente menor quando comparados a controles, sendo reversível com o uso de nitroglicerina sublingual. Essa observação sugere que, em pacientes com dor torácica e distúrbios motores espásticos do esôfago, isquemia da camada muscular também poderia ser a causa da dor torácica.

Hipersensibilidade visceral e esôfago irritável

O conceito de hipersensibilidade visceral tem surgido nos últimos anos na gênese da dor torácica em certo grupo de pacientes e se caracteriza pela capacidade aumentada de percepção de dor, bem caracterizada nos estudos de distensão esofagiana com balão em pacientes com DTOI, e sua causa permanece desconhecida. Seu conhecimento tem permitido a adoção de novas estratégias terapêuticas, que se baseiam na modulação da percepção visceral de dor.

Essa hipersensibilidade observada provavelmente decorre de uma alteração no processamento sensorial consequente à sensibilização central. A causa dessa sensibilização permanece desconhecida, podendo provavelmente ser desencadeada por agressão ao esôfago (refluxo ácido ou alcalino, infecção viral), persistindo após sua resolução. Dessa forma, pequenas quantidades de ácido ou alterações motoras esofagianas poderiam causar dor nesses pacientes.

A prevalência do EI entre pacientes com DTOI é de 2,7% a 27,3%.

A associação entre DTOI e síndrome do intestino irritável tem sido descrita como maior do que em pacientes com doença coronariana comprovada ou na população em geral. Pacientes portadores de uma síndrome gastrointestinal funcional frequentemente apresentam sintomas relacionados a várias partes do tubo digestivo, e portadores de síndrome do intestino irritável apresentam limiares de percepção e dor torácica em resposta à distensão com balão no esôfago e reto menores que indivíduos controle. Essas observações sugerem a existência de um mecanismo fisiopatológico comum, representado por um estado de hipersensibilidade visceral ocorrendo em todo o tubo digestivo e até mesmo em outros órgãos como o coração.

Associação entre transtornos psiquiátricos e DTOI

Estudos têm relatado a associação entre distúrbios psiquiátricos e dor torácica não cardíaca, principalmente transtorno de pânico, ansiedade e depressão, sendo estimado que cerca de 75% dos pacientes com coronárias normais apresentam algum diagnóstico psiquiátrico.

O que permanece inexplicado é o papel dos transtornos psiquiátricos na produção de dor torácica. É possível que a doença psiquiátrica seja a condição primária, atuando como fator causal ou agravando a doença visceral subjacente.

Diagnóstico

História clínica

A história clínica geralmente não permite distinguir pacientes com dor de origem cardíaca daqueles com dor de origem esofagiana, exigindo, assim, a realização de extensa investigação, muitas vezes inconclusiva. Características tradicionalmente relacionadas à dor cardíaca podem também ser observadas na dor esofagiana, tais como alívio com o uso de nitratos, irradiação para membro superior esquerdo e dor provocada por exercícios, o que pode ser explicado pelo aumento do refluxo gastroesofágico que ocorre nessa situação.

Alguns autores têm demonstrado particularidades da dor esofagiana, que, embora inespecíficas, poderiam sugerir esse diagnóstico, tais como relação atípica com exercícios, dor noturna, incômodo retrosternal contínuo após episódio agudo, dor retrosternal sem extensão para a região lateral, dor espontânea, dor causada por mudança postural ou alimentação, alívio com antiácidos, alívio com nitroglicerina em um prazo superior a 10 minutos e presença de sintomas esofagianos associados (pirose, disfagia, regurgitação líquida ou dor desencadeada pela deglutição). A presença de sintomas esofagianos não constitui um dado definitivo da origem esofagiana da dor, dada a elevada prevalência de doenças cardíacas e esofagianas na população e sua frequente associação, podendo estar presentes em até 50% dos pacientes com dor cardíaca.

Exames complementares

A avaliação de doença esofagiana em pacientes com dor torácica pressupõe a exclusão prévia de causas cardíacas da dor.

Os métodos habitualmente empregados na avaliação desses pacientes são a endoscopia digestiva alta (EDA), a EMN, a pHmetria esofagiana prolongada (pHMP) e os testes provocativos (TPs).

Habitualmente, a investigação de pacientes com DTOI é dividida em três etapas:

- Primeira etapa – exclusão de lesões da mucosa (EDA);
- Segunda etapa – avaliação motora (EMN) e pesquisa de refluxo anormal esofagiano (pHmetria prolongada);
- Terceira etapa – avaliação de sensibilidade visceral e confirmação da origem da dor (TPs).

A grande dificuldade na investigação da DTOI está em valorizar as anormalidades esofagianas encontradas nos exames complementares como causa dos sintomas, uma vez que elas podem ser encontradas em indivíduos saudáveis assintomáticos e mesmo em pacientes com doença cardíaca comprovada. Essas alterações só podem ser implicadas como a causa da DTOI quando surgem concomitantemente à dor habitual, confirmando, assim, sua origem esofagiana, porém o caráter intermitente desse sintoma torna essa situação excepcional.

Endoscopia digestiva alta

A investigação de pacientes com DTOI geralmente se inicia com a realização de EDA, que permitirá identificar esofagite erosiva em 2% a 24% dos pacientes e excluir outras causas de dor torácica menos comuns, tais como úlcera péptica e neoplasias. Está indicada em todos os pacientes, principalmente naqueles com DTOI e disfagia ou odinofagia associadas.

Esofagomanometria

Caso a endoscopia seja inconclusiva (ausência de esofagite erosiva ou úlcera péptica), o passo seguinte é a pesquisa de distúrbios motores, com o emprego da EMN ou, mais recentemente, da manometria de alta resolução.

A EMN pode estar alterada em 21% a 74% dos pacientes, sendo o achado mais frequente o EQN, seguido pelos distúrbios motores inespecíficos (em sua maioria a motilidade esofagiana ineficaz), embora esses achados não sejam uniformes.

A EMN também assume importante papel na localização do esfíncter esofagiano inferior (EEI) para posterior realização de pHmetria prolongada. A manometria normal não afasta a origem esofagiana da dor. Cerca de 30% dos pacientes com EMN normal terão refluxo anormal à pHmetria.

A monitorização ambulatorial prolongada de pressão e pH foi introduzida na investigação de pacientes com DTOI com a promessa de aumentar a sensibilidade do método e permitir a correlação entre alterações motoras e episódios dolorosos.

Esse método tem permitido demonstrar o esôfago como causa da dor em 16,2% a 59% dos pacientes, relacionando os episódios dolorosos com refluxo ácido em 4,5% a 30% dos pacientes, com alterações motoras isoladas em 2,7% a 21% e com ambos (alteração motora e refluxo) em 2,7% a 27,3%.

Estudo recente reavaliou o valor diagnóstico da monitorização prolongada de pressão e pH em 90 pacientes com DTOI, tendo concluído que o método é capaz de melhorar a *performance* da investigação esofagiana tradicional de pacientes com DTOI, porém o ganho diagnóstico é pequeno e não compensa sua utilização.

pHmetria esofagiana prolongada

A pHMP permite não só o diagnóstico da DRGE, mas também a análise da relação temporal entre a ocorrência da dor torácica e episódios de refluxo (índice de sintomas positivo), estabelecendo, assim, a origem esofagiana comprovada da dor. Sua utilização tem demonstrado DRGE em 21,6% a 63,5% dos pacientes, com índice de sintomas positivo em 8,4% a 58,7%.

Refluxo não ácido, avaliado por meio da impedâncio-pHmetria, também pode causar dor torácica, embora o mecanismo de produção de sintoma ainda não esteja completamente elucidado.

Testes provocativos

Os TPs foram introduzidos na investigação de pacientes com DTOI com o objetivo de reproduzir a dor em laboratório e, assim, confirmar sua origem esofagiana. Infusão ácida, estimulação colinérgica (edrofônio) e distensão com balão constituem os testes mais frequentemente empregados e são capazes de indicar o esôfago como origem da dor em 10% a 66,6% dos pacientes. Embora de fácil realização e de baixo custo, os TPs apresentam também algumas limitações, sendo a principal a incapacidade de definir o mecanismo fisiopatológico (DRGE ou distúrbio motor) envolvido na gênese da dor.

Seu emprego tem permitido identificar o esôfago como causa da dor em uma parcela dos pacientes com DTOI, reafirmando a natureza benigna dessa condição, acarretando melhora sintomática, menor incapacidade social e laborativa e menor utilização de medicamentos cardiológicos e recursos de saúde.

O teste de perfusão ácida possui positividade que varia de 6% a 55%, o teste do balão, de 5% a 68% e o teste do edrofônio, de 0% a 55%.

Um estudo recente empregou os testes de perfusão ácida, edrofônio e distensão esofagiana com balão na investigação de 40 pacientes com DTOI, tendo comparado seus resultados com os dos exames convencionais (EDA, EMN e pHmetria prolongada). O teste do balão foi positivo em 37,5% dos casos, o teste de perfusão ácida em 25% e o teste do edrofônio em 20%, e 57,5% dos pacientes apresentavam pelo menos um teste provocativo positivo. A inclusão dos TPs na investigação representou um ganho diagnóstico de 45%, já que confirmou a origem esofagiana da dor em 18 pacientes em que os exames convencionais foram normais ou inconclusivos.

Tratamento

A escolha do tratamento vai variar em função dos achados nos exames complementares. Uma medida importante e independente dos achados nos exames é a boa relação com o paciente, assegurando a ele a respeito da ausência de doença cardíaca, a origem esofagiana da dor e o bom prognóstico dessa condição.

Pacientes com doença do refluxo gastroesofágico

O tratamento de pacientes com DRGE e DTOI deve se iniciar pela adoção de medidas comportamentais, que incluem: elevação da cabeceira da cama em 15 cm, suspensão de álcool, fumo, alimentos que promovem refluxo (gordura, chocolate, condimentos, alho e cebola, frutas cítricas e café) e drogas que relaxam o EEI (antagonistas α-adrenérgicos, prostaglandinas, anticolinérgicos, domapina, nitratos, meperidina, diazepam, morfina e bloqueadores dos canais de cálcio).

O tratamento medicamentoso deve, preferencialmente, empregar os inibidores da bomba de prótons (Tabela 115.2), já que constituem os mais potentes inibidores da secreção ácida, condição essencial para o sucesso terapêutico nesse grupo de pacientes. Antiácidos e antagonistas H2 possuem papel limitado no tratamento dessa condição.

Tabela 115.2. Inibidores da bomba de prótons

Nome farmacológico	Dose usual
Omeprazol	20 mg
Lansoprazol	30 mg
Pantoprazol	40 mg
Rabeprazol	20 mg
Esomeprazol magnésio	40 mg
Pantoprazol magnésio	

É recomendada a utilização de dose dupla de inibidores de prótons no tratamento de pacientes com DTOI (por exemplo, 40 mg de omeprazol duas vezes ao dia), por um prazo mínimo de dois a três meses. Quanto ao tratamento de manutenção, não existem estudos que abordem essa questão, porém, em analogia à DRGE, é provável que esses pacientes necessitem de tratamento a longo prazo para evitar possíveis recorrências.

O teste do omeprazol vem sendo recomendado por alguns autores como ferramenta inicial no diagnóstico de pacientes com DTOI, já que sua principal causa é a DRGE. Consiste na utilização de elevadas doses de omeprazol (40 mg duas vezes ao dia) por um período de sete dias, com sensibilidade para o diagnóstico da DRGE, que atinge cerca de 80%. Representa uma alternativa atraente em locais sem acesso à investigação funcional esofagiana, possuindo reduzido custo-benefício quando comparado à investigação tradicional. A investigação esofágica só seria recomendada nos pacientes que não apresentassem melhora ao teste do omeprazol ou naqueles com sintomas de alarme (anemia, emagrecimento, disfagia, hemorragia digestiva, organomegalias).

Pacientes com distúrbios motores esofagianos não relacionados à DRGE

Relaxantes de musculatura lisa

Os relaxantes de musculatura lisa, tais como os nitratos de ação prolongada e os bloqueadores de canal de cálcio, são as drogas mais empregadas no tratamento de distúrbios motores do esôfago, tais como o espasmo esofagiano difuso, o EQN e o EEI hipertenso. Essas drogas têm a propriedade de reduzir a amplitude das contrações esofagianas e a pressão do esfíncter inferior, embora nem sempre aliviem os sintomas. Um estudo placebo-controlado em indivíduos controles e em pacientes com EQN demonstrou que o nifedipino em doses de 10 a 30 mg três vezes ao dia reduziu a amplitude das contrações esofagianas e a pressão do esfíncter inferior, porém não houve diferença no alívio dos sintomas em relação ao grupo placebo.

Por outro lado, o bloqueador de canal de cálcio diltiazem em pacientes com EQN, na dose de 60 a 90 mg quatro vezes ao dia, demonstrou redução da amplitude das contrações e melhora da dor torácica.

Apesar de resultados nem sempre favoráveis, transitórios e de difícil interpretação, os bloqueadores dos canais de cálcio, especificamente o nifedipino (Adalat, Oxcord, Cardalim, Dilaflux) ou o diltiazem (Balcor, Cardizem, Diltizem) nas doses de 10 e 90 mg três vezes ao dia, respectivamente, são os mais empregados para o tratamento desses distúrbios motores.

Pacientes com hipersensibilidade visceral/esôfago irritável/transtornos mentais

Pacientes com EED e principalmente os portadores de EQN têm elevada incidência de comorbidades psiquiátricas, tais como ansiedade e depressão.

A utilização de medicamentos sedativos e antidepressivos em pacientes com DTOI tem demonstrado benefício no controle dos sintomas.

Alprazolam e buspirona podem ser úteis em pacientes com sintomas de ansiedade.

Em pacientes refratários à terapia convencional ou naqueles com suspeita de hipersensibilidade visceral, antidepressivos em dose baixa têm sido empregados, embora existam poucos estudos controlados a esse respeito.

Estudo duplo-cego placebo-controlado com o antidepressivo trazodona (100 a 150 mg por dia por seis semanas) foi conduzido em pacientes com DTNC e portadores de distúrbios motores do esôfago, com significativa melhora, sem qualquer interferência no padrão de motilidade.

Cannon *et al.*, em estudo com 40 pacientes com DTOI, 43% dos quais com EQN, demonstraram que a imipramina em dose de 50 mg por dia foi capaz de reduzir a frequência das crises de dor.

A sertralina, a venlafaxina e a paroxetina também foram estudadas no tratamento de pacientes com DTOI, com resultados satisfatórios.

A teofilina, um antagonista dos receptores de adenosina, atua como relaxante de musculatura lisa e também como analgésico visceral e, na dose de 200 mg duas vezes ao dia, melhorou a dor torácica em 58% dos pacientes, comparado a 6% do grupo placebo.

Outras drogas antinociceptivas encontram-se em estudo, representadas pelos antagonistas 5-HT3 e agonistas 5-HT4, pelo agonista opioide *kappa* (fedotozina), os antagonistas seletivos das neuroquininas (ezlopitanto e nepadudant) e o octreotide.

Cabe ressaltar a importância do tratamento associado das comorbidades psiquiátricas, frequentemente encontradas nesse grupo de pacientes.

Outras modalidades de tratamento

Toxina botulínica

Um estudo não controlado em 15 pacientes com vários distúrbios motores do esôfago sem acalasia empregou toxina botulínica injetada no EEI. Demonstrou-se alívio da dor torácica ou disfagia em 73% dos pacientes no primeiro mês, porém com retorno dos sintomas na maioria em nove meses. O uso da toxina botulínica deve ser feito com cuidado, até que haja mais dados disponíveis.

Tratamento dilatador

Como o tratamento clínico por vezes não é satisfatório em pacientes com distúrbios motores hipercontráteis (EQN e EEI hipertenso) e espasmo esofagiano difuso, dilatações têm sido tentadas. Um estudo prospectivo, randomizado e duplo-cego foi realizado em oito pacientes com EQN, empregando bugias de 25F como "placebo" e dilatador de 54F como "potencial terapêutico". Não houve diferenças nos resultados em relação à melhora da dor torácica nos pacientes dos dois grupos, nem redução significativa da pressão do esfíncter inferior ou da amplitude das ondas peristálticas. Esses dados não sustentam o uso de tratamento dilatador no EQN.

A dilatação pneumática da cárdia pode beneficiar pacientes com espasmo difuso e relaxamento incompleto do EEI.

Tratamento cirúrgico

Essa modalidade de tratamento só deve ser recomendada em casos de sintomas severos, em que os outros tratamentos falharam, uma vez que nem sempre alivia os sintomas. A cirurgia preconizada tem sido a miotomia alongada, que pode ajudar alguns pacientes com dor torácica e espasmo difuso. Em pacientes com EQN, há relato de redução ou desaparecimento da dor torácica nos pacientes tratados, além de abolição ou redução da peristalse nos 10 cm distais do esôfago, sem afetar a região proximal.

Terapias alternativas

Terapia cognitivo-comportamental, hipnoterapia, Johrei e exercícios respiratórios se mostraram úteis na redução da dor torácica comparados ao placebo.

Bibliografia consultada

Abrahão Jr. LJ, Lemme EMO. Chest pain of undetermined origin (CPUO): the role of provocative testes (PT) in esophageal investigation. Arq Gastroenterol. 2005;42(3):139-45.

Achem SR, Kolts BE, Wears R, Burton L, Richter JE. Chest pain associated with nutcracker esophagus: a preliminary study of the role of gastroesophageal reflux. Am J Gastroenterol. 1993;88(2):187-92.

Achem SR, Devault KR. Unexplained chest pain at the turn of the century. Am J Gastroenterol. 1999;94(1):5-8.

Aeskog M, Tibbling L, Wranne B. Non-infarction coronary care unit patients. A three-year follow-up with special reference to oesophageal dysfunction and ischaemic heart disease as origin of chest pain. Acta Med Scand. 1981;209(1-2):51-7.

Balaban DH, Yamamoto Y, Liu J, Pehlivanov N, Wisniewski R, DeSilvey D, et al. Sustained esophageal contraction: a marker of esophageal chest pain identified by intraluminal ultrasonography. Gastroenterology. 1999;116(1):29-37.

Barish CF, Castell DO, Richter JE. Graded esophageal balloon distention. A new provocative test for noncardiac chest pain. Dig Dis Sci. 1986;31(12):1292-8.

Bass C, Wade C, Hand D, Jackson G. Patients with angina with normal and near normal coronary arteries: clinical and psychosocial state 12 months after angiography. Br Med J (Clin Res Ed). 1983;287(6404):1505-8.

Benjamin SB, Richter JE, Cordova CM, Knuff TE, Castell DO. Prospective manometric evaluation with pharmacologic provocation of patients with suspected esophageal motility dysfunction. Gastroenterology. 1983;84(5 Pt 1):893-901.

Bennett JR, Atkinson M. The differentiation between oesophageal and cardiac pain. Lancet. 1966;2(7473):1123-7.

Botoman VA. Noncardiac chest pain J Clin Gastroenterol. 2002;34:6-14.

Breumelhof R, Nadorp JH, Akkermans LM, Smout AJ. Analysis of 24-hour esophageal pressure and pH data in unselected patients with noncardiac chest pain. Gastroenterology. 1990;99(5):1257-64.

Browning TH. Diagnosis of chest pain of esophageal origin. A guideline of the Patient Care Committee of the American Gastroenterological Association. Dig Dis Sci. 1990;35(3):289-93.

Cannon RO 3rd, Cattau EL Jr, Yakshe PN, Maher K, Schenke WH, Benjamin SB, et al. Coronary flow reserve, esophageal motility, and chest pain in patients with angiographically normal coronary arteries. Am J Med. 1990;88(3):217-22.

Cannon RO 3rd, Quyyumi AA, Mincemoyer R, Stine AM, Gracely RH, Smith WB, et al. Imipramine in patients with chest pain despite normal coronary angiograms. N Engl J Med. 1994;330(20):1411-7.

Castell DO. Chest pain of undetermined origin: overview of pathophysiology. Am J Med. 1992;92(5A Suppl):2S-4S.

Cattau EL Jr, Castell DO, Johnson DA, Spurling TJ, Hirszel R, Chobanian SJ, et al. Diltiazem therapy for symptoms associated with nutcracker esophagus. Am J Gastroenterol. 1991;86(3):272-6.

Chobanian SJ, Benjamin SB, Curtis DJ, Cattau EL Jr. Systematic esophageal evaluation of patients with noncardiac chest pain. Arch Intern Med. 1986;146(8):1505-8.

Clouse RE, Custman PJ. Psychiatric illnesses and contraction abnormalities of the esophagus. Am J Gastroenterol. 1991;86:272-9.

Clouse RE, Lustman PJ, Eckert TC, Ferney DM, Griffith LS. Low-dose trazodone for symptomatic patients with esophageal contraction abnormalities. A double-blind, placebo-controlled trial. Gastroenterology. 1987;92(4):1027-36.

Cooke RA, Anggiansah A, Chambers JB, Owen WJ. A prospective study of oesophageal function in patients with normal coronary angiograms and controls with angina. Gut. 1998;42(3):323-9.

Coss-Adame E, Rao SSC. A review of esophageal chest pain. Gastroenterol Hepatol. 2015;11(11):759-66.

Costantini M, Sturniolo GC, Zaninotto G, D'Inca R, Polo R, Naccarato R, et al. Altered esophageal pain threshold in irritable bowel syndrome. Dig Dis Sci. 1993;38(2):206-12.

Dart AM, Davies HA, Dalal J, Ruttley M, Henderson AH. "Angina" and normal coronary arteriograms: a follow-up study. Eur Heart J. 1980;1(2);97-100.

Davies HA. Anginal pain of esophageal origin: clinical presentation, prevalence, and prognosis. Am J Med. 1992;92(5A Suppl):5S-10S.

Davies HA, Jones DB, Rhodes J. "Esophageal angina" as the cause of chest pain. JAMA. 1982;48(18):2274-8.

Davies HA, Jones DB, Rhodes J, Newcombe RG. Angina-like esophageal pain: differentiation from cardiac pain by history. J Clin Gastroenterol. 1985;7(6):477-81.

Davies H, Lewis MJ, Rhodes J, Henderson AH. Trial of nifedipine for prevention of esophageal spasm. Digestion. 1987;36:81-3.

De Caestecker JS, Blackwell JN, Brown J, Heading RC. The oesophagus as a cause of recurrent chest pain: which patients should be investigated and which tests should be used? Lancet. 1985;2(8465):1143-6.

De Caestecker JS, Pryde A, Heading RC. Comparison of intravenous edrophonium and oesophageal acid perfusion during oesophageal manometry in patients with non-cardiac chest pain. Gut. 1988;29(8):1029-34.

De Caestecker JS, Pryde A, Heading RC. Site and mechanism of pain perception with oesophageal balloon distension and intravenous edrophonium in patients with oesophageal chest pain. Gut. 1992;33(5):580-6.

Demeester TR, O'Sullivan GC, Bermudez G, Midell AI, Cimochowski GE, O'Drobinak J. Esophageal function in patients with angina-type chest pain and normal coronary angiograms. Ann Surg. 1982;196(4):488-98.

Deschner WK, Maher KA, Cattau EL Jr, Benjamin SB. Prospective evaluation of high-dose bethanechol in investigation of esophageal chest pain. Dig Dis Sci. 1989;34(11)1656-61.

Ebert EC, Ouyang A, Wright SH, Cohen S. Pneumatic dilatation in patients with symptomatic diffuse esophageal spasm and lower esophageal sphincter dysfunction. Dig Dis Sci. 1983;28:481-5.

Eleven-year survival in the Veterans Administration randomized trial of coronary bypass surgery for stable angina. The Veterans Administration Coronary Artery Bypass Surgery Cooperative Study Group. N Engl J Med. 1984;311:1333-9.

Eslick GD, Fass R. Noncardiac chest pain: evaluation and treatment. Gastroenterol Clin N Am. 2003;32:531-52.

Fass R, Fennerty MB, Ofman JJ, Gralnek IM, Johnson C, Camargo E, et al. The clinical and economic value of a short course of omeprazole in patients with noncardiac chest pain. Gastroenterology. 1998;115(1):42-9.

Ferguson SC, Hodges K, Hersh T, Jinich H. Esophageal manometry in patients with chest pain and normal coronary arteriogram. Am J Gastroenterol. 1981;75(2):124-7.

Frobert O, Funch-Jensen P, Jacobsen NO, Kruse A, Bagger JP. Upper endoscopy in patients with angina and normal coronary angiograms. Endoscopy. 1995;27(5):365-70.

Garrison DW, Chandler MJ, Foreman RD. Viscerosomatic convergence onto feline spinal neurons from esophagus, heart and somatic fields: effects of inflammation. Pain. 1992;49(3):373-82.

Ghillebert G, Janssens J, Vantrappen G, Nevens F, Piessens J. Ambulatory 24 hour intraoesophageal pH and pressure recordings v provocation tests in the diagnosis of chest pain of oesophageal origin. Gut. 1990;31(7):738-44.

Hazan S, Buckley E, Castell DO, Achem SR. Octreotide improves sensory and pain thresholds in patients with noncardiac chest pain. Gastroenterology. 1996;110:A132.

Henderson RD, Ryder D, Marriant G. Extended esophageal myotomy and short total fundoplication hernia repair in diffuse esophageal spasm: five-year review in 34 patients. Ann Thorac Surg. 1987;43(1):25-31.

Hewson EG, Dalton CB, Richter JE. Comparison of esophageal manometry, provocative testing, and ambulatory monitoring in patients with unexplained chest pain. Dig Dis Sci. 1990;35(3):302-9.

Hewson EG, Sinclair JW, Dalton CB, Richter JE. Twenty-four-hour esophageal pH monitoring: the most useful test for evaluating noncardiac chest pain. Am J Med. 1991;90(5):576-83.

Ho KY, Ng WL, Kang JY, Yeoh KG. Gastroesophageal reflux disease is a common cause of noncardiac chest pain in a country with a low prevalence of reflux esophagitis. Dig Dis Sci. 1998;43(9):1991-7.

Hookman P, Siegel CI, Hendrix TR. Failure of oxethazaine to alter acid-induced esophageal pain. Am J Dig Dis. 1966;11(10):811-3.

Hsia PC, Maher KA, Lewis JH, Cattau EL Jr, Fleischer DE, Benjamin SB. Utility of upper endoscopy in the evaluation of noncardiac chest pain. Gastrointest Endosc. 1991;37(1):22-6.

Janssens J, Vantrappen G, Ghillebert G. 24-hour recording of esophageal pressure and pH in patients with noncardiac chest pain. Gastroenterology. 1986;90(6):1978-84.

Janssens JP, Vantrappen G. Irritable esophagus. Am J Med. 1992;92(5A Suppl):27S-32S.

Jiang Y, Mittal RK. Low esophageal mucosal blood flow in patients with nutcracker esophagus. Am J Physiol Gastrointest Liver Physiol. 2016;310(6):G410-6.

Katz PO, Dalton CB, Richter JE, Wu WC, Castell DO. Esophageal testing of patients with noncardiac chest pain or dysphagia. Results of three years' experience with 1161 patients. Ann Intern Med. 1987;106(4):593-7.

Kemp HG Jr, Vokonas PS, Cohn PF, Gorlin R. The anginal syndrome associated with normal coronary arteriograms. Report of a six year experience. Am J Med. 1973;54(6):735-42.

Lacima G, Grande L, Pera M, Francino A, Ros E. Utility of ambulatory 24-hour esophageal pH and motility monitoring in noncardiac chest pain: report of 90 patients and review of the literature. Dig Dis Sci. 2003;48(5):952-61.

Lam HG, Breumelhof R, Roelofs JM, Van Berge Henegouwen GP, Smout AJ. What is the optimal time window in symptom analysis of 24-hour esophageal pressure and pH data? Dig Dis Sci. 1994;39(2):402-9.

Lam HG, Dekker W, Kan G, Breedijk M, Smout AJ. Acute noncardiac chest pain in a coronary care unit. Evaluation by 24-hour pressure and pH recording of the esophagus. Gastroenterology. 1992;102(2):453-60.

Lee H, Kim JH, Min BH, Lee JH, Son HJ, Kim JJ, et al. Efficacy of venlafaxine for symptomatic relief in young adult patients with functional chest pain: a randomized, double-blind, placebo-controlled, crossover trial. Am J Gastroenterol. 2010;105(7):1504-12.

Leite LP, Johnston BT, Barrett J, Castell JA, Castell DO. Ineffective esophageal motility (IEM): the primary finding in patients with nonspecific esophageal motility disorder. Dig Dis Sci. 1997;42(9):1859-65.

Lemme EM. Contribuição ao estudo da dor torácica não cardíaca [tese]. Rio de Janeiro: UFRJ; 1997.

Lemme EM, Moraes-Filho JP, Domingues G, Firman CG, Pantoja JA. Manometric findings of esophageal motor disorders in 240 Brazilian patients with non-cardiac chest pain. Dis Esophagus. 2000;13(2):117-21.

Lynn RB. Mechanisms of esophageal pain. Am J Med. 1992;92(5A):11S-19S.

Miller LS, Pullela SV, Parkman HP, Schiano TD, Cassidy MJ, Cohen S, et al. Treatment of chest pain in patients with noncardiac, nonreflux, nonachalasia spastic esophageal motor disorders using botulinum toxin injection into the gastroesophageal junction. Am J Gastroenterol. 2002;97(7):1640-6.

Miller LS. Treatment of symptomatic nonachalasia esophageal motor disorders with botulinum toxin at the lower esophageal sphincter. Dig Dis Sci. 1996;41:2025.

Mujica VR, Mudipalli RS, Rao SS. Pathophysiology of chest pain in patients with nutcracker esophagus. Am J Gastroenterol. 2001;96(5):1371-7.

Nevens F, Janssens J, Piessens J, Ghillebert G, De Geest H, Vantrappen G. Prospective study on prevalence of esophageal chest pain in patients referred on an elective basis to a cardiac unit for suspected myocardial ischemia. Dig Dis Sci. 1991;36(2):229-35.

Ockene IS, Shay MJ, Alpert JS, Weiner BH, Dalen JE. Unexplained chest pain in patients with normal coronary arteriograms: a follow-up study of functional status. N Engl J Med. 1980;303(22):1249-52.

Orlando RC, Bozymski EM. Clinical and manometric effects of nitroglycerin in diffuse esophageal spasm. N Engl J Med. 1973;289(1):23-5.

Peghini PL, Katz PO, Castell DO. Imipramine decreases oesophageal pain perception in human male volunteers. Gut. 1998;42:807-13.

Pehlivanov ND, Liu R, Mittal R. Sustained esophageal contraction: a motor correlated of heartburn symptom. Gastroenterology. 1999;116:A1062.

Peters L, Maas L, Petty D, Dalton C, Penner D, Wu W, et al. Spontaneous noncardiac chest pain. Evaluation by 24-hour ambulatory esophageal motility and pH monitoring. Gastroenterology. 1988;94(4):878-86.

Rao SS, Mudipalli RS, Mujica V, Utech CL, Zhao X, Conklin JL. An open-label trial of theophylline for functional chest pain. Dig Dis Sci. 2002;47(12):2763-8.

Richter JE, Bradley LA, Castell DO. Esophageal chest pain: current controversies in pathogenesis, diagnosis, and therapy. Ann Intern Med. 1989;110(1):66-78.

Richter JE, Dalton CB, Bradley LA, Castell DO. Oral nifedipine in the treatment of noncardiac chest pain in patients with the nutcracker esophagus. Gastroenterology. 1987;93(1):21-8.

Richter JE. Gastroesophageal reflux disease as a cause of chest pain. Med Clin North Am. 1991;75(5):1065-80.

Richter JE, Hewson EG, Sinclair JW, Dalton CB. Acid perfusion test and 24-hour esophageal pH monitoring with symptom index. Comparison of tests for esophageal acid sensitivity. Dig Dis Sci. 1991;36(5):565-71.

Richter JE. Overview of diagnostic testing for chest pain of unknown origin. Am J Med. 1992;92(5A):41S-5S.

Rose S, Achkar E, Easley KA. Follow-up of patients with noncardiac chest pain. Value of esophageal testing. Dig Dis Sci. 1994;39(10):2063-8.

Sarkar S, Aziz Q, Woolf CJ, Hobson AR, Thompson DG. Contribution of central sensitisation to the development of non-cardiac chest pain. Lancet. 2000;356(9236):1154-9.

Schofield PM, Bennett DH, Whorwell PJ, Brooks NH, Bray CL, Ward C, et al. Exertional gastro-oesophageal reflux: a mechanism for symptoms in patients with angina pectoris and normal coronary angiograms. Br Med J (Clin Res Ed). 1987;294(6585):1459-61.

Scott A, Mihailidou A, Smith R, Kellow J, Jones M, Lorang C, et al. Functional gastrointestinal disorders in unselected patients with non-cardiac chest pain. Scand J Gastroenterol. 1993;28(7):585-90.

Sifrim D, Zerbib F. Diagnosis and management of patients with reflux symptoms refractory to proton pump inhibitors. Gut. 2012;61(9):1340-54.

Soffer EE, Scalabrini P, Wingate DL. Spontaneous noncardiac chest pain: value of ambulatory esophageal pH and motility monitoring. Dig Dis Sci. 1989;34(11):1651-5.

Souto FJ, Lemme EM. [Non-coronary chest pain: esophageal evaluation in 27 patients]. Arq Gastroenterol. 1990;27(1):14-23.

Swift GL, Alban-Davies H, McKirdy H, Lowndes R, Lewis D, Rhodes J. A long-term clinical review of patients with oesophageal pain. Q J Med. 1991;81(295):937-44.

Traube M, Albibi R, McCallum RW. High-amplitude peristaltic esophageal contractions associated with chest pain. JAMA. 1983;250(19):2655-9.

Traube M, Tummala V, Baue AE, McCallum RW. Surgical myotomy in patients with high-amplitude peristaltic esophageal contractions. Manometric and clinical effects. Dig Dis Sci. 1987;32(1):16-21.

Trimble KC, Farouk R, Pryde A, Douglas S, Heading RC. Heightened visceral sensation in functional gastrointestinal disease is not site-specific. Evidence for a generalized disorder of gut sensitivity. Dig Dis Sci. 1995;40(8):1607-13.

Varia I, Logue E, O'connor C, Newby K, Wagner HR, Davenport C, et al. Randomized trial of sertraline in patients with unexplained chest pain of noncardiac origin. Am Heart J. 2000;140(3):367-72.

Ward BW, Wu WC, Richter JE, Hackshaw BT, Castell DO. Long-term follow-up of symptomatic status of patients with noncardiac chest pain: is diagnosis of esophageal etiology helpful? Am J Gastroenterol. 1987;82(3):215-8.

Winters C, Artnak EJ, Benjamin SB, Castell DO. Esophageal bougienage in symptomatic patients with the nutcracker esophagus. A primary esophageal motility disorder. JAMA. 1984;252(3):363-6.

116

ABORDAGEM DA DIARREIA AGUDA GRAVE

Renan Detoffol Bragança
André Chuster de Souza
Bernardo Faria Levindo Coelho
Oswaldo Fortini Levindo Coelho

Introdução

A diarreia está entre as cinco principais causas de morte no mundo[1]. A cada ano, mais de 1 bilhão de pessoas apresentam um ou mais episódios de diarreia[2]. No Brasil, apesar das limitações do sistema de informações, há registros no sistema Datasus (Departamento de Informática do Sistema Único de Saúde) sobre morbidade hospitalar de mais de 130 mil internações por diarreia e gastroenterite de origem infecciosa presumível somente no ano de 2015, representando uma perda econômica significativa para o país e importante prejuízo à saúde da população.

A diarreia é definida como a ocorrência de pelo menos três episódios de fezes amolecidas ou aquosas por dia ou de mais de 250 gramas de fezes por dia. Ela pode ser classificada com base em sua duração como aguda (menos de 14 dias), subaguda (14 a 28 dias) e crônica (mais de 28 dias)[3]. Também é importante diferenciar a diarreia em não inflamatória (aquosa) da inflamatória (diarreia invasiva ou disenteria), a qual apresenta sangue visível nas fezes e geralmente está associada à etiologia bacteriana[4,5].

O presente capítulo se limitará à abordagem da diarreia aguda e subaguda.

Etiologia e fatores de risco

Mais de 90% dos casos de diarreia aguda se devem a causas infecciosas. Os outros 10% se devem a medicações, toxinas, isquemia, doenças disabsortivas e outras condições[2].

Entre as causas infecciosas, a maior parte dos casos é de etiologia viral (Rotavírus e Norovírus). Dentre os outros agentes infecciosos, se destacam: *E. coli* sp., *Salmonella* sp., *Campylobacter* sp., *Vibrio cholerae* sp., *Aeromonas* sp., *Entamoeba histolytica* e a *Giardia*[3-5].

Os principais fatores de risco para a diarreia aguda são a ausência de condições sanitárias adequadas, aglomerações (por exemplo, assentamentos, campos de refugiados) e imunodeficiência, com destaque para a AIDS[4].

Fisiopatologia

O duodeno recebe cerca de 10 litros de líquido por dia. Desse volume, cerca de 8,5 litros são reabsorvidos no intestino delgado e o restante no cólon, restando apenas cerca de 200 mL eliminados nas fezes[2,6]. Esse é um dos fatores que explica o fato de a diarreia originada no intestino delgado ser de grande volume e a do intestino grosso ser de pequeno volume. A diarreia, na maior parte dos casos, ocorre quando existe aumento na secreção líquida no intestino delgado, que ultrapassa a capacidade intestinal de reabsorção, ou quando ocorre lesão tecidual intestinal, reduzindo sua capacidade reabsortiva[2].

Diagnóstico

História clínica e exame físico

Devem ser determinados o início e a duração dos sintomas para que a diarreia possa ser classificada em aguda (menos de 14 dias), subaguda (14 a 28 dias) ou crônica (mais de 28 dias). Deve-se tentar caracterizar o aspecto das fezes com o objetivo de classificar a diarreia em aquosa (não inflamatória) ou invasiva (inflamatória ou disenteria). A presença de febre maior que 38,3 °C e sangue nas fezes indica dano ao tecido colônico causado pela invasão. Como a diarreia invasiva geralmente acomete o cólon, ela é de pequeno volume (menor que 1 litro por dia) e associada a dor no quadrante inferior esquerdo do abdome, urgência e tenesmo[5,6]. A Tabela 116.1 resume as diferenças entre a diarreia inflamatória e a não inflamatória. O paciente também deve ser questionado quanto à presença de muco ou pus, presença de alimentos não digeridos, acolia fecal ou outras alterações.

A diarreia invasiva, na maior parte dos casos, é de etiologia bacteriana. Os principais agentes que invadem a mucosa são: *Salmonella, Shigella, Campylobacter, Yersinia, Giardia* e *Schistossoma.* O dano também pode ser causado por toxinas, como no caso da infecção por *C. difficile* e *E. coli* entero-hemorrágica[2,3-6].

A presença de vômitos proeminetes ou de um surto comunitário sugere etiologia viral ou ingestão de alimentos contaminados com toxinas bacterianas pré-formadas (destaque para a *E. coli* enterotoxigênica)[2,3,5,6]. A Tabela 116.2 apresenta características da apresentação clínica que podem sugerir etiologias específicas.

Devem ser buscados sinais de desidratação, como sede, oligúria, hipotensão postural, alteração do estado mental e alteração do aspecto de pele e mucosas.

A palpação abdominal pode indicar algum processo abdominal agudo, como apendicite. O toque retal pode ser útil para descartar a presença de abcesso perianal ou detectar a presença de sangue nas fezes[3,5].

Exames complementares

Considerando que a maior parte dos casos de diarreia aguda aquosa é autolimitada, geralmente não é necessária a realização de exames complementares[5,8].

Em pacientes com desidratação grave, idosos ou com múltiplas comorbidades, devem ser realizados hemograma, dosagem de ureia e creatinina, e ionograma. O hemograma pode sugerir etiologia bacteriana, caso apresente leucocitose com desvio à esquerda ou parasitária, pela presença de eosinófilos[3]. Deve-se atentar quanto a presença de distúrbios hidroeletrolíticos, destacando-se hipocalemia, hipomagnesemia e acidose metabólica.

Tabela 116.1. Diarreia não inflamatória × inflamatória

Fator	Não inflamatória	Inflamatória
Etiologia	Viral, podendo ser bacteriana ou parasitária	Normalmente bacteriana, parasitária ou por toxina
Fisiopatologia	Predominantemente secretiva, sem ruptura da mucosa intestinal	Ruptura da integridade da mucosa intestinal, podendo gerar invasão tecidual e destruição
História e exame físico	Náuseas, vômitos, afebril, cólicas abdominais, diarreia aquosa, não sanguinolenta, maior volume de fezes	Febre, dor abdominal, tenesmo, fezes sanguinolentas, menor volume de fezes
Achados laboratoriais	Leucócitos fecais ausentes.	Leucócitos fecais presentes
Agentes comuns	*Escherichia coli* enterotoxigênica, *Clostridium perfringens, Bacillus cereus, Staphylococcus aureus, Rotavírus, Norovírus, Giardia, Cryptosporidium, Vibrio cholerae*	*Salmonella, Shigella, Campylobacter, E. coli* produtora de toxina Shiga, *E. coli* enteroinvasiva, *Clostridium difficile, Entamoeba histolytica, Yersinia*
Outros	Doença leve Pode ocorrer desidratação grave, principalmente em pacientes desnutridos	Normalmente cursa com doença mais grave

Adaptada de: Barr e Smith[5].

Tabela 116.2. Aspectos clínicos da diarreia aguda de acordo com patógenos específicos

Patógeno	Febre	Dor abdominal	Náuseas e/ou vômitos	Evidência fecal de inflamação	Sangue nas fezes	Sangue oculto nas fezes
Bactérias						
Campylobacter	Comum	Comum	Pode ocorrer	Comum	Pode ocorrer	Variável
C. difficile	Pode ocorrer	Pode ocorrer	Raro	Comum	Pode ocorrer	Pode ocorrer
Salmonella	Comum	Comum	Pode ocorrer	Comum	Pode ocorrer	Pode ocorrer
E. coli produtora de toxina Shiga	Raro	Comum	Variável	Raro	Comum	Comum
Shigella	Comum	Comum	Comum	Comum	Pode ocorrer	Variável
Vibrio	Variável	Variável	Variável	Variável	Variável	Variável
Yersinia	Comum	Comum	Pode ocorrer	Pode ocorrer	Pode ocorrer	Pode ocorrer
Parasitária						
Cryptosporidium	Variável	Variável	Pode ocorrer	Nenhuma ou leve	Raro	Raro
Cyclospora	Variável	Variável	Pode ocorrer	Raro	Raro	Raro
Entamoeba histolytica	Pode ocorrer	Pode ocorrer	Variável	Variável	Variável	Comum
Giardia	Raro	Comum	Variável	Raro	Raro	Raro
Schistosoma mansoni	Comum	Comum	Pode ocorrer	Pode ocorrer	Pode ocorrer	Pode ocorrer
Viral						
Norovírus	Variável	Comum	Comum	Raro	Raro	Raro

Adaptada de: Barr e Smith[5]. Informações complementares[7].

A propedêutica fecal deve ser limitada aos casos complicados com desidratação grave, casos de diarreia inflamatória ou em pacientes imunossuprimidos. Em pacientes internados recentemente ou com uso recente de antibióticos, deve-se considerar a realização de pesquisa para *Clostridium difficile*[5].

Os principais exames que podem ajudar a determinar o caráter inflamatório são a pesquisa de sangue oculto nas fezes, leucócitos fecais, lactoferrina e calprotectina. Entre eles, os que apresentam melhor acurácia são a lactoferrina e a calprotectina[3]. Devido à disponibilidade, rapidez, simplicidade e custo, a lactoferrina tem sido utilizada como método preferido para a determinação da presença de leucócitos fecais[5]. Possui sensibilidade de mais de 90% e especificidade de mais de 70%[5,9].

A coprocultura deve ser reservada para os casos de diarreia inflamatória com grande presença de sangue, desidratação grave, duração maior que cinco a sete dias ou imunossupressão[5]. O benefício da pesquisa de parasitoses na diarreia aguda é questionável. Ela poderia ser realizada em casos de diarreia com duração maior que sete dias em pacientes de áreas endêmicas[5].

A colonoscopia raramente está indicada na propedêutica da diarreia aguda.

Critérios de gravidade

Devem ser avaliados sinais de alerta e, na presença dos achados abaixo, considerar a internação do paciente[6]:

- Desidratação grave com necessidade de hidratação venosa, principalmente quando o paciente não tolera hidratação oral;
- Toxemia ou sepse;
- Temperatura maior que 39,5 °C;
- Diarreia invasiva grave ou em piora;
- Dor abdominal intensa, principalmente se existe dúvida sobre a possibilidade de um quadro de abdome agudo de tratamento cirúrgico;
- Pacientes idosos, imunossuprimidos ou em risco social;
- Sinais de síndrome hemolítica-urêmica (insuficiência renal, plaquetopenia e anemia hemolítica).

Terapêutica

O manejo do paciente com diarreia aguda pode ser feito conforme a Figura 116.1.

Hidratação

Sempre que possível, deve ser dada preferência para hidratação oral. Deve-se optar por uma solução de baixa osmolaridade, contendo sódio e glicose, devido ao mecanismo intestinal de cotransporte celular. Devem ser evitadas soluções sem sal em sua composição devido ao risco de desenvolvimento de hiponatremia[5,10]. Podem ser utilizadas soluções comerciais de reidratação oral, bebidas utilizadas para reidratação de atletas ou o soro de reidratação preparado em domicílio. Para a preparação do soro, devem ser utilizados 1 litro de água, 3 gramas de sal (uma colher de chá) e 18 gramas de açúcar (seis colheres de chá). O paciente deve ingerir uma quantidade de líquido suficiente para repor as perdas com a diarreia, somado a necessidade hídrica basal (cerca de 30 a 40 mL/kg/dia).

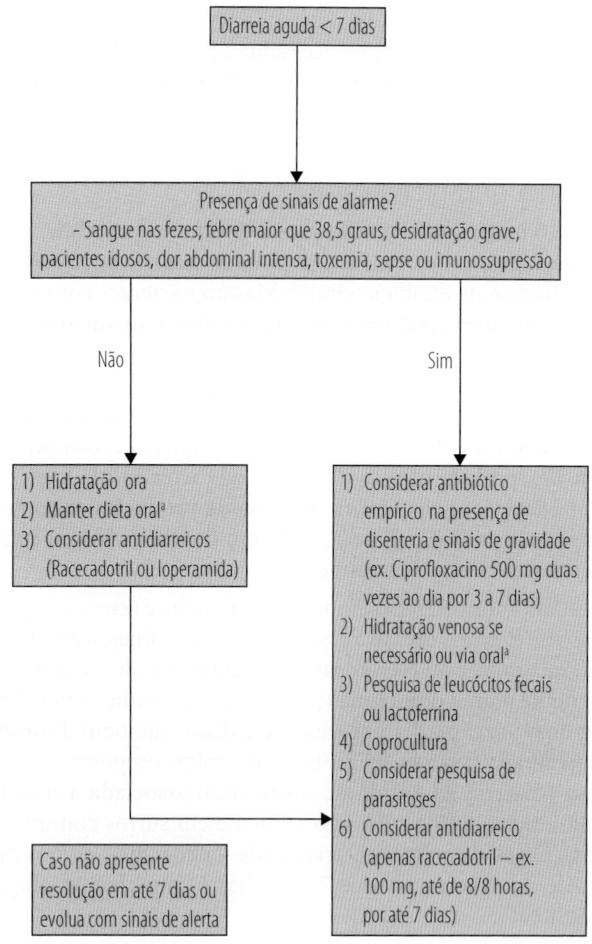

a. Volume de hidratação oral: Perdas com diarreia somadas a cerca de 30-40 ml/kg/dia, conforme tolerância. Hidratação venosa: fase rápida de expansão de 100 ml/kg, dividida em 30 ml/kg nos primeiros 30 minutos, seguida de 70 ml/kg nas próximas 2 a 3 horas. Após essa fase, repor perdas somadas a 30-40 ml/kg/dia.

Figura 116.1. Manejo da diarreia aguda

Caso o paciente não tolere a hidratação oral ou apresente desidratação grave, deve ser realizada hidratação venosa. Dever ser dada preferência para o uso do ringer lactato. Caso não esteja disponível, pode ser utilizada solução salina a 0,9%. Deve ser administrada uma fase rápida de expansão de 100 mL/kg, dividida em 30 mL/kg nos primeiros 30 minutos, seguida de 70 mL/kg nas próximas 2 a 3 horas. O paciente deve ser reavaliado frequentemente quanto a resposta e tolerância à hidratação. Após essa expansão inicial, deve-se reavaliar o paciente quanto à possibilidade de continuar o tratamento por via oral ou manter o uso da hidratação venosa. Por ambas as vias, repor perdas somadas a necessidade hídrica basal[10].

Nutrição

A nutrição via oral precoce reduz a permeabilidade intestinal e a duração da diarreia. Portanto, sempre que possível, deve ser mantida a dieta oral do paciente[5,10].

Terapia antimicrobiana

Não existe indicação de uso de rotina de antibióticos na diarreia, pois a maior parte dos casos de diarreia aquosa é autolimitada e de etiologia viral[3,5]. Mesmo pacientes com diarreia inflamatória podem apresentar resolução do quadro sem uso de antibioticoterapia. Além disso, o uso excessivo de antibióticos pode levar ao desenvolvimento de resistência (por exemplo, *Campylobacter*), erradicação da flora normal, prolongamento da diarreia (por exemplo, superinfecção por *C. difficile*), prolongamento do estado de carreador da bactéria (por exemplo, *Salmonella*), indução de produção de toxina Shiga (por exemplo, *E. coli* produtora de toxina Shiga) e aumento dos custos de tratamento[5].

A antibioticoterapia empírica geralmente é reservada para casos de diarreia invasiva associada a febre, sinais sistêmicos, toxemia ou sepse. Nesses casos, o antibiótico de escolha geralmente é uma quinolona (por exemplo, ciprofloxacino 500 mg duas vezes ao dia por três a sete dias). Também deve ser considerada quando há suspeita de colite pseudomembranosa (diarreia adquirida no hospital ou associada a uso de antibióticos) ou de cólera (geralmente em surtos comunitários). O uso de antiparasitários pode ser considerado nos casos de duração maior que 7 a 10 dias e com epidemiologia sugestiva[3-5].

A terapia antimicrobiana por etiologia específica encontra-se na Tabela 116.3.

Agentes antidiarreicos

A maior parte dos estudos com agentes antidiarreicos foi realizada com pacientes pediátricos, não existindo fortes evidências para seu uso em adultos.

Loperamida: age reduzindo a motilidade do trato gastrointestinal, portanto deve ser evitada em casos de suspeita de diarreia invasiva e em pacientes imunossuprimidos. Mostrou-se eficaz na redução do número de evacuações diárias e na redução do volume das fezes. Não foi efetiva em reduzir o tempo total de duração da diarreia[3,5,11]. Pode ser administrada uma dose inicial de 4 mg, seguida de 2 mg após cada evacuação de fezes não formadas, limitada a uma dose máxima de 8 mg por dia por 48 horas[3].

Racecadotrila: age reduzindo a secreção do trato gastrointestinal, portanto poderia ser utilizada tanto na diarreia aquosa quanto na invasiva, por não interferir na motilidade do trato gastrointestinal. Parece ser mais bem tolerada que a loperamida e se mostrou eficaz na redução do volume e duração da diarreia[5,12]. Pode ser administrada na dose de 100 mg, até de 8 em 8 horas, por até sete dias.

Zinco: alguns estudos em população pediátrica em áreas com provável carência nutricional de zinco sugerem redução da duração e volume da diarreia. Não existem dados suficientes para recomendar seu uso em adultos[5,13].

Tabela 116.3. Diagnóstico e tratamento de infecções intestinais por etiologia específica

Doença	Método diagnóstico	Antibioticoterapia
Shigelose	Coprocultura	Ciprofloxacino 750 mg de 24/24h por 3 dias ou azitromicina 500 mg de 24/24h por 3 dias
Salmonelose não tifoide	Coprocultura	Caso indicado tratamento: levofloxacino 500 mg de 24/24h por 7-10 dias ou ceftriaxona 1 a 2g/dia de 24/24h por 7-10 dias
Bacteremia por Salmonella, incluindo febre tifoide	Hemocultura e coprocultura	Ciprofloxacino 400 mg de 12h/12h ou ceftriaxona 1g de 12/12h intravenosa por 7-14 dias
Infecção por *Campylobacter*	Coprocultura	Azitromicina 500 mg de 24/24h por 3 dias ou eritromicina 500 mg de 6/6h por 5 dias
Infecção por *E. coli* produtora de toxina Shiga	Coprocultura e teste para presença de toxina Shiga 1 e 2 nas fezes	Sem tratamento antibiótico. Apenas tratamento suportivo, incluindo diálise nos casos de insuficiência renal
Diarreia por *Vibrio* não cólera	Coprocultura	Ciprofloxacino 750 mg de 24/24h por 3 dias ou azitromicina 500 mg de 24/24h por 3 dias
Infecção por *Vibriocholerae* (cólera)	Coprocultura	Doxiciclina 300 mg em dose única
Diarreia associada a *Clostridium difficile* 1º ou 2º episódio	Toxinas A e B nas fezes	Casos leves: metronidazol 500 mg de 8/8h por 10 dias Casos graves: vancomicina 125 mg de 6/6h por 10 dias
Diarreia por *E. coli* enterotoxigênica e diarreia do viajante	Nenhum	Pacientes sem febre ou disenteria: ciprofloxacino 500 mg de 12/12h ou 750 mg de 24/24h por 1 a 3 dias Pacientes com febre ou disenteria: azitromicina 1.000 mg em dose única
Giardíase	Imunoensaio enzimático ou exame a fresco de amostra de fezes	Tinidazol 2g em dose única ou metronidazol 250 mg de 8/8h por 5-7 dias ou nitazoxanida 500 mg de 12/12h por 3 dias
Amebíase intestinal	Imunoensaio enzimático, coprocultura ou PCR de amostra de fezes	Metronidazol 500 a 750 mg de 8/8h por 5-10 dias
Estrongiloidíase	Exame de fezes a fresco para detectar as larvas	Ivermectina 200 mcg/kg/dia por 2 dias ou albendazol 400 mg de 12/12h por 7 dias

Modificada de: Dupont *et al.*[3]. PCR: reação em cadeia da polimerase.

Probióticos

Os probióticos provavelmente agem estimulando o sistema imune e competindo por sítios de ligação no epitélio intestinal. Estudos em crianças demonstraram redução da gravidade e duração da diarreia aguda[5,14]. Não existem dados suficientes para recomendar seu uso rotineiro em adultos.

Referências bibliográficas

1. GBD 2013 Mortality and Causes of Death Collaborators. Global, regional, and national age-sex specific all-cause and cause-specific mortality for 240 causes of death, 1990-2013: a systematic analysis for the Global Burden of Disease Study 2013. Lancet. 2015;385(9963):117-71.
2. Longo DL. Medicina Interna de Harrison. Porto Alegre: McGraw-Hill; 2013.
3. DuPont HL. Acute infectious diarrhea in immunocompetent adults. N Engl J Med. 2014;370(16):1532-40.
4. LaRocque R. Approach to the adult with acute diarrhea in resource-limited countries. Disponível em: https://www.uptodate.com/contents/approach-to-the-adult-with-acute-diarrhea-in-resource-limited-countries. Acesso em: 28 fev. 2016.
5. Barr W, Smith A. Acute diarrhea. Am Fam Physician. 2014;89(3):180-9.
6. Papadakis M. Current – Medical Diagnosis & Treatment 2016. 55 ed. New York: McGraw-Hill Education; 2015.
7. Clerinx J. Epidemiology, pathogenesis, and clinical manifestations of schistosomiasis. Disponível em: https://www.uptodate.com/contents/epidemiology-pathogenesis-and-clinical-manifestations-of-schistosomiasis. Acesso em: 8 mar. 2016.
8. Guerrant RL, Van Gilder T, Steiner TS, Thielman NM, Slutsker L, Tauxe RV, et al.; Infectious Diseases Society of America. Practice guidelines for the management of infectious diarrhea. Clin Infect Dis. 2001;32(3):331-51.
9. Choi SW, Park CH, Silva TM, Zaenker EI, Guerrant RL. To culture or not to culture: fecal lactoferrin screening for inflammatory bacterial diarrhea. J Clin Microbiol. 1996;34(4):928-32.
10. World Health Organization. The treatment of diarrhoea. A manual for physicians and other senior health workers. 2005.
11. Li ST, Grossman DC, Cummings P. Loperamide therapy for acute diarrhea in children: systematic review and meta-analysis. PLoS Med. 2007;4(3):e98.
12. Gordon M, Akobeng A. Racecadotril for acute diarrhoea in children: systematic review and meta-analyses. Arch Dis Child. 2016;101(3):234-40.
13. Lukacik M, Thomas RL, Aranda JV. A meta-analysis of the effects of oral zinc in the treatment of acute and persistent diarrhea. Pediatrics. 2008;121(2):326-36.
14. Feizizadeh S, Salehi-Abargouei A, Akbari V. Efficacy and safety of Saccharomyces boulardii for acute diarrhea. Pediatrics. 2014;134(1):e176-91.

117

ABORDAGEM DA ICTERÍCIA NA URGÊNCIA

André C. Lyra
Lourianne N. Cavalcante

Introdução

A icterícia corresponde a coloração amarelada das escleróticas, mucosas, pele e líquidos orgânicos devido à elevação de bilirrubina no soro e tecidos. Frequentemente, o termo "colestase" é utilizado para caracterizar a icterícia, entretanto é válido ressaltar que não são sinônimos. A colestase corresponde a alteração da formação e excreção da bile desde o hepatócito até a ampola de Vater, ocorrendo com ou sem a presença de icterícia[1].

A icterícia é uma condição clínica frequente e pode ser causada por uma série de distúrbios, incluindo excesso de produção de bilirrubina, distúrbio da conjugação da bilirrubina, obstrução biliar, infecção e inflamação hepática[2-5]. Portanto, um quadro de icterícia pode ser secundário a uma patologia sem relevância clínica maior ou a condições que proporcionam risco imediato de vida, como colangite aguda, ou risco a curto/médio prazo como tumores periampulares. Consequentemente, é essencial diferenciar quais pacientes necessitam de investigação médica e definição diagnóstica mais célere daqueles que podem ser avaliados ambulatoriamente, sem caracterizar quadros de urgência[6,7].

Do ponto de vista prático, a icterícia é frequentemente classificada em hemolítica, intra-hepática e extra-hepática, e em outras duas categorias a partir da fração da bilirrubina que se eleva:

- Icterícia à custa de hiperbilirrubinemia não conjugada;
- Icterícia à custa de hiperbilirrubinemia conjugada.

Causas de icterícia à custa de hiperbilirrubinemia não conjugada:

- Anemias hemolíticas e hemólise de diversas etiologias;
- Distúrbios do metabolismo da bilirrubina (síndrome de Gilbert, síndrome de Crigler-Najjar);
- Eritropoiese ineficaz;
- Derivações portossistêmicas;
- Hipertireoidismo.

Causas de icterícia à custa de hiperbilirrubinemia conjugada:

Associada a colestase extra-hepática:

- Obstrução biliar: coledocolitíase, tumor de pâncreas, neoplasia de papila, colangiocarcinoma;

Associada a colestase intra-hepática:

- Doenças agudas e crônicas do fígado (hepatites virais agudas e crônicas, cirrose/hepatite alcoólica, esteato-hepatite não alcoólica, colangite biliar primária, colangite esclerosante primária, doença de Wilson, hemocromatose, doenças hepáticas associadas à gravidez, doenças hepáticas associadas ao pós-transplante de órgãos – em particular, fígado e medula óssea);
- Drogas e toxinas (incluindo anti-inflamatórios não hormonais, antibióticos e anabolizantes);
- Infiltração hepática tumoral;
- Distúrbios da conjugação da bilirrubina (síndrome de Dubin-Johnson, síndrome de Rotor);
- Nutrição parenteral total.

Avaliação diagnóstica

A abordagem diagnóstica do paciente com icterícia tem início com uma anamnese e exame físico cuidadosos, além da avaliação laboratorial inicial. O raciocínio diagnóstico é efetuado de acordo com os dados e exames obtidos nessa avaliação inicial. A investigação diagnóstica subsequente pode ter caminhos divergentes, conforme dados e resultados iniciais observados, e procedimentos adicionais, de custo mais elevados ou invasivos, poderão ser realizados caso necessário[8].

A história e o exame físico podem proporcionar várias pistas da etiologia da icterícia. É importante a obtenção das seguintes informações na anamnese:

- **Dor abdominal.** É necessário avaliar a presença ou ausência de dor abdominal, bem como a sua intensidade e qualidade. Um paciente ictérico com dor abdominal intensa do tipo cólica, localizada em quadrante superior direito (eventualmente em epigástrio), direciona o raciocínio clínico para um quadro de coledocolitíase[1,5]. Na ausência da dor abdominal significativa, é necessário avaliar a possiblidade de obstrução tumoral das vias biliares ou icterícia intra-hepática;

- **Perda de peso.** Aponta para a possiblidade de neoplasias malignas a presença de perda ponderal expressiva, especialmente em curto período de tempo. Como exemplo, idosos com icterícia e presença de dor abdominal significativa podem apresentar obstrução neoplásica das vias biliares[9];
- **Sintomas associados.** Náuseas e vômitos comumente fazem parte do quadro de cólica biliar. Histórico de febre, particularmente quando associado a calafrios ou dor no quadrante superior direito e/ou história de cirurgia biliar prévia, é sugestivo de colangite aguda[6]. Sintomas como anorexia, mal-estar geral e mialgias, na ausência de dor abdominal significativa, podem sugerir hepatite aguda viral[1,4,10-12];
- **Uso de medicamentos e exposição a substâncias tóxicas.** Uma série de drogas, incluindo antibióticos e anti-inflamatórios não hormonais, pode provocar hepatotoxicidade com elevação de bilirrubinas associados a quadros colestáticos intra-hepáticos. É importante ainda questionar sobre uso de chás, suplementos dietéticos e anabolizantes[13-15];
- **Uso de álcool.** A hepatite alcoólica é caracterizada, entre outros achados, pela elevação das bilirrubinas. A cirrose alcoólica é uma patologia mundialmente prevalente[16];
- **Fatores de risco para hepatite viral aguda ou crônica.** Por exemplo, exposição parenteral no presente (compartilhamento de drogas ilícitas podem transmitir hepatite C ou B) ou no passado (transfusões sanguíneas antes da primeira metade da década de 1990 podem estar associadas à infecção pelo vírus da hepatite C); comportamento sexual[1,4,10,11]. Condições sanitárias pouco satisfatórias levam ao risco de transmissão da hepatite aguda A, de transmissão fecal-oral, a despeito de a forma ictérica, na maioria das vezes, não ser manifestada nos adultos;
- **História das cirurgias abdominais**, incluindo a cirurgia da vesícula biliar. Lesões iatrogênicas das vias biliares podem ter ocorrido nessas situações;
- **Antecedente médico ou familiar de doenças hereditárias**, incluindo doenças hepáticas e doenças hemolíticas. As anemias hemolíticas, incluindo a anemia falciforme, são causas relevantes de icterícia[17];
- ***Status* do HIV.** A colangiopatia da AIDS é uma síndrome de obstrução biliar resultante de estenoses relacionadas com infecção do trato biliar. O organismo mais associado à colangiopatia da AIDS é o *Cryptosporidium parvum*. Outros patógenos que foram identificados incluem *Microsporidium*, *Citomegalovírus* e *Cyclospora cayetanensis*[18,19];
- **Coloração da urina e fezes.** Acolia fecal pode ser observada na vigência de obstrução prolongada do colédoco e, embora menos frequente, também é um sinal encontrado na fase colestática da hepatite aguda viral.

O exame físico pode revelar sinais e sintomas sugerindo diagnósticos sindrômicos e etiológicos, inclusive sinais de gravidade podem ser identificados, como quadros sépticos ou abdomes agudos. Pacientes com icterícia e sinais como febre, taquicardia, taquipneia, hipotensão e/ou alteração de nível de consciência devem ser triados para sepse ou outras condições que possam caracterizar urgência e/ou emergências clínicas ou cirúrgicas, devendo, inclusive, ser considerado o tratamento em unidade de terapia intensiva[6,7]. No exame físico abdominal, pode ser identificado o sinal de Murphy, que no contexto clínico sugere colecistite aguda, sinal de Courvoisier (vesícula biliar palpável, causada por obstrução distal à inserção do ducto cístico, secundário a malignidade) ou sinais de insuficiência hepática crônica/hipertensão portal como ascite, esplenomegalia, aranhas vasculares e ginecomastia. Determinados achados sugerem doenças específicas, como hiperpigmentação na hemocromatose, anéis de Kayser-Fleischer na doença de Wilson e xantomas na colangite biliar primária[20,21].

É importante estar atento para quadros ictéricos agudos em pacientes sem doenças hepáticas previamente identificadas, com sinais de encefalopatia hepática que possam caracterizar quadros de insuficiência hepática aguda fulminante. Trata-se de quadro de urgência/emergência, devendo ser identificado e tratado com precisão, uma vez que o transplante hepático é o tratamento definitivo necessário na maioria dos casos. Os critérios do *King's College of London* são utilizados para auxiliar no diagnóstico e indicação do transplante[22,23] (Tabela 117.1).

Tabela 117.1. Critérios para avaliar insuficiência hepática aguda fulminante segundo o *King's College of London*

Associada ao paracetamol	Outras etiologias
pH < 7,3* ou	RNI > 6,5 ou
Todos os critérios abaixo: RNI > 6,5 Creatinina > 3,4 mg/dL Encefalopatia grau III/IV	3 dos 5 critérios abaixo: Idade < 10 ou > 40 anos Causa: hepatite não A não B, halotano, reação idiossincrásica a drogas Icterícia > 7 dias antes da encefalopatia Bilirrubinas > 17,5 mg/dL

* Independentemente do grau de encefalopatia.

Fonte: McPhail *et al.*[23] e McPhail *et al.*[24].

Exames laboratoriais iniciais

Os exames laboratoriais iniciais incluem o perfil hepático [nível sérico das bilirrubinas totais e frações, fosfatase alcalina, gamaglutamil transferase (GGT), aminotransferases – aspartato aminotransferase (AST) e alanina aminotransferase (ALT) –, tempo de protrombina/razão normalizada internacional (INR) e proteínas totais/albumina], hemograma, função renal, eletrólitos e ultrassonografia do abdome[8].

A combinação desses resultados com os dados da história clínica e exame físico definirá o caminho a ser seguido adiante. Alguns padrões de achados laboratoriais podem favorecer determinados raciocínios clínicos como:

- **Icterícia associada à elevação predominante da fosfatase alcalina.** A elevação significativa da fosfatase alcalina sérica desproporcional ao nível de elevação das aminotransferases séricas sugere a presença de obstrução biliar (por exemplo, coledocolitíase, tumores periampulares) ou colestase intra-hepática (por exemplo, doenças hepáticas colestáticas como colangite biliar primária ou colangite esclerosante primária). Os dados da anamnese e exame físico ajudarão a completar o raciocínio clínico. Como exemplo, mulher de meia-idade com prurido e anticorpo antimitocôndria positivo direciona a suspeita para colangite biliar primária. Por outro lado, homem idoso com perda de peso significativa aponta para tumor periampular, enquanto mulher jovem com dor biliar e vômitos sugere um quadro de coledocolitíase. A GGT comumente se eleva com a fosfatase alcalina nessas situações. Uma elevação na concentração sérica da fosfatase alcalina com GGT normal pode ser decorrente de tecidos extra-hepáticos, particularmente osso. Um exemplo seria a osteodistrofia óssea associada à insuficiência renal crônica[8];
- **Icterícia associada à elevação predominante de aminotransferases.** Nessa situação, as causas hepatocelulares são as principais suspeitas. O padrão de elevação das enzimas pode contribuir para sugerir uma patologia específica. Como exemplo, nas hepatites agudas virais, habitualmente há elevação significativa (acima de 10 vezes o limite superior da normalidade) da ALT e AST; por outro lado, na hepatite alcoólica, há aumento desproporcional da AST em comparação com a ALT, embora a AST habitualmente não ultrapasse cinco a seis vezes o valor da normalidade nessa condição. É válido lembrar que exceções podem ocorrer; por exemplo, raramente a coledocolitíase pode provocar aumento exacerbado da ALT e AST[8];
- **Icterícia associada à alteração da função hepática.** Paciente que se apresenta com icterícia e alteração do tempo de protrombina/RNI pode se tratar de um cirrótico, particularmente se houver hipoalbuminemia associada sem outra causa aparente. Achados do exame físico que sugiram insuficiência hepática crônica e ausência de correção do tempo de protrombina/RNI após reposição venosa da vitamina K corroboram o diagnóstico. Por outro lado, a correção do TP/RNI após a administração de vitamina K sugere absorção intestinal prejudicada de vitaminas lipossolúveis em decorrência da icterícia obstrutiva[5,25];
- **Icterícia associada a fosfatase alcalina e aminotransferases normais.** A presença de icterícia com fosfatase alcalina e aminotransferases normais indica que a icterícia provavelmente não é decorrente de lesão hepática ou de patologia das vias biliares. Nesses pacientes, hemólise ou distúrbios hereditários do metabolismo da bilirrubina são a principal suspeita para explicar a hiperbilirrubinemia[8]. Os distúrbios hereditários associados à hiperbilirrubinemia não conjugada isolada são síndromes de Gilbert e Crigler-Najjar. Os distúrbios associados à hiperbilirrubinemia conjugada isolada são as síndromes de Rotor e Dubin-Johnson.

Em doentes com suspeita de icterícia associada a hiperbilirrubinemia direta e colestase intra-hepática, outros exames podem ser solicitados em busca da etiologia específica, como mostra o Tabela 117.2. A biópsia hepática pode ser considerada em alguns casos para elucidação diagnóstica caso uma investigação diagnóstica aprofundada não tenha sido elucidativa.

Tabela 117.2. Algumas possibilidades de testes diagnósticos a serem realizados em pacientes com icterícia associada a hiperbilirrubinemia direta e colestase intra-hepática

Hepatites agudas virais A, B, C e E	Testes sorológicos: Hepatite A: anticorpo anti-HVA IgM Hepatite B: HBSAg, Anti-HBc IgM Hepatite C: PCR-RNA (carga viral), anti-HCV Hepatite E: anti-HVE IgM
Hepatites por vírus não hepatotrópicos	Epstein-Baar: anticorpo anti-EBV-IgM Citomegalovírus: anti-CMV IgM, antigenemia ou carga viral
Hepatite autoimune	Autoanticorpos: anticorpo antinuclear (FAN), anticorpo antimúsculo liso (anti-SM), anticorpo anti-fígado-rim-músculo 1 (anti-LKM-1)
Colangite biliar primária	Anticorpo antimitocôndria (AMA)

Fonte: Lok e Mcmahon[11], Manka *et al.*[12], European Association for the Study of the Liver[26], Kohli *et al.*[27], Wong *et al.*[28], Czaja e Freese[29], Lindor *et al.*[30].

- **Ultrassonografia do abdome.** A presença de dilatação das vias biliares sugere obstrução nessa topografia. A sensibilidade do ultrassom para a detecção de vias biliares dilatadas por obstrução biliar varia entre 55% e 91%, e a sensibilidade aumenta com a concentração sérica de bilirrubina e a duração da icterícia. Caso a dilatação seja observada apenas nas vias biliares intra-hepáticas, provavelmente a estenose se encontra na porção superior do colédoco, uma situação comumente causada por colangiocarcinoma, embora existam outras possibilidades. Se a dilatação for observada nas vias biliares intra e extra-hepáticas, é necessário considerar a possiblidade de coledocolitíase ou tumores periampulares, por exemplo. Icterícias associadas a colestases intra-hepáticas podem apresentar exame ultrassonográfico que varia desde normal até com evidências de doença hepática crônica, ou mesmo com achados secundários em parênquima hepático que suscitem investigação em outros sítios[31,32]. Os demais dados da história, exame físico e testes laboratoriais irão corroborar o raciocínio clínico.

Embora a ultrassonografia do abdome possa indicar icterícia extra-hepática, nem sempre identifica o local exato ou a causa da obstrução. O ducto biliar distal é uma área particularmente difícil de se visualizar por esse método, devido à interposição do gás intestinal. Caso a ultrassonografia sugira obstrução devida à presença de cálculos ou malignidade, ou se o início da icterícia for agudo, deve-se realizar procedimento adicional para confirmar o diagnóstico e estabelecer subsequente terapia de desobstrução de vias biliares. Exames com maior acurácia diagnóstica e alguns deles com possibilidades terapêuticas podem ser realizados nesse contexto, entre eles a colangiopancreatografia retrógrada endoscópica (CPRE), colangiopancreatografia por ressonância magnética (CPRM) (somente diagnóstico) ou ultrassonografia endoscópica (EUS)[31,33]. Nos casos de suspeita de coledocolitíase, a preferência pessoal dos autores é obter uma CPRM precedendo a CPRE, com a finalidade de confirmação da etiologia e melhor avaliação da anatomia das vias biliares. Quando há suspeita de tumores periampulares, sempre que possível, optamos pela realização de uma ressonância magnética do abdome superior com ou sem CPRM associada dependendo da situação. Evidentemente a tomografia computadorizada (TC) de abdome pode ser utilizada de forma alternativa em casos selecionados ou na indisponibilidade da ressonância magnética. Em algumas situações, a EUS pode ajudar a identificar obstrução e realizar outros diagnósticos diferenciais pertinentes, além de obter material para estudo de citologia e micro-histologia[31,33].

- **Colangiopancreatografia por ressonância magnética.** Técnica não invasiva que avalia os ductos biliares intra-hepáticos e extra-hepáticos e o ducto pancreático, não requer uso de contraste; por outro lado, não possibilita intervenções terapêuticas invasivas. A CPRM pode identificar obstrução das vias biliares, evidenciando dilatação dos ductos intra e extra-hepáticos em 83% a 100% dos casos, respectivamente, sendo útil na avaliação de complicações biliares pós-colecistectomia e na identificação de estenoses biliares, inclusive do pós-transplante hepático[33-36].

Os cálculos no ducto biliar comum (coledocolitíase) são facilmente demonstrados pela CPRM, como queda do sinal em meio ao ambiente luminoso proveniente da bile. A CPRM se assemelha a CPRE nas taxas de detecção de cálculo em colédoco, com sensibilidade de 80% a 100% e especificidade de 85% a 100%. A CPRM pode contribuir no diagnóstico e melhor caracterização das neoplasias na topografia de vias biliares e periampulares (colangiocarcinoma, tumor de papila e de cabeça de pâncreas). Em pacientes com diagnóstico de colangite esclerosante primária (CEP), a CPRM pode documentar a extensão segmentar do envolvimento ductal e, ao ser realizado juntamente com a ressonância magnética do abdome, aumenta as chances de diagnóstico de colangiocarcinoma, examinando sua extensão e estadiando a doença maligna em busca de metástases[9,35]. Nos casos de suspeita de neoplasias pancreáticas, é necessária também a realização da ressonância magnética do abdome superior.

- **Colangiopancreatografia retrógrada endoscópica.** As indicações para a CPRE tem sido propostas em consensos publicados pela Sociedade Americana de Endoscopia Gastrointestinal (ASGE) em 2012 e 2015. Trata-se de procedimento endoscópico avançado, invasivo, que precisa ter indicações precisas e ser realizado por endoscopistas treinados utilizando técnicas padronizadas. As complicações devem ser reconhecidas e tratadas precocemente. A CPRE requer a canulação profunda do ducto biliar por via endoscópica e apresenta taxas de sucesso superiores a 80%[5,31,37-39].

A CPRE, a CPRM e a EUS têm sensibilidade e especificidade comparáveis no diagnóstico de coledocolitíase. A CPRE com esfincterotomia e remoção de cálculos é uma valiosa modalidade terapêutica na coledocolitíase com icterícia, especialmente em casos de associação com colangite aguda, em que a desobstrução da via biliar deve ser realizada com brevidade. Pancreatite biliar aguda, com ou sem colangite concomitante, também é indicação de desobstrução de via biliar por CPRE, devendo ser ponderada a condição clínica e o momento oportuno.

Em pacientes com icterícia por obstrução biliar devida a câncer pancreático ou biliar, a principal vantagem da CPRE está na paliação, quando a cirurgia não é indicada, proporcionando a desobstrução da via biliar com a colocação de próteses. Obtenção de amostra de tecido para pacientes com câncer biliar não submetidos à cirurgia pode ser realizada pela CPRE, mas isso nem sempre é diagnóstico ou tecnicamente factível.

- **Ultrassonografia endoscópica ou ecoendoscopia (EUS).** Trata-se de exame invasivo, no qual um transdutor ultrassonográfico é acoplado na ponta do endoscópio. Assim, guiado pela visão endoscópica, um exame ecográfico pode ser realizado junto a órgãos e estruturas internas do trato digestório, possibilitando a obtenção de imagens ecográficas de alta resolução, definindo com precisão as camadas das paredes, permitindo estruturas adjacentes, além de obtenção de material para estudo por meio de punção por agulha fina. As indicações da ecoendoscopia são amplas, incluindo o diagnóstico de lesões subepiteliais e diagnóstico e estadiamento das neoplasias do trato gastrointestinal e de lesões biliopancreáticas. Habitualmente não é um exame indicado em urgências.

Para o diagnóstico de pacientes ictéricos com suspeita de litíase da via biliar principal, a sensibilidade da ecoendoscopia se assemelha àquela obtida com CPRE e CPRM, porém com melhor especificidade[32,40]. Para diagnóstico de cálculos do colédoco inferiores a 3 mm, a EUS tem maior sensibilidade diagnóstica do que os métodos acima mencionados. Pacientes com cólica biliar recorrente sem etiologia esclarecida e casos de pancreatite aguda recorrente sem causa identificada podem se beneficiar do estudo ecoendoscópico biliopancreático associado à pesquisa de microcristais na bile duodenal sob luz polarizada. Essa abordagem, no grupo de pacientes com pancreatite aguda recorrente idiopática, leva ao esclarecimento etiológico na maioria das vezes[32,33,41].

A ultrassonografia convencional de abdome tem alta acurácia para o diagnóstico da litíase da vesícula biliar, todavia essa acurácia pode ser comprometida no diagnóstico de microlitíase ou lama biliar, termos utilizados para definir cálculos inferiores a 3 mm, sem sombra acústica posterior. A ultrassonografia convencional pode apresentar dificuldades também na detecção de cálculos que se localizam no infundíbulo da vesícula biliar. No caso de estudo ecográfico convencional negativo para litíase da vesícula biliar e persistência da suspeita clínica, sugere-se a ecoendoscopia, uma vez que o exame tem bom desempenho diagnóstico mesmo nas situações acima mencionadas[40].

Considerações finais

A abordagem de pacientes ictéricos na urgência requer história médica e exame físico detalhados, além de um raciocínio clínico crítico diante das amplas possibilidades de diagnósticos diferenciais. É necessário identificar sinais de gravidade clínica, como sepse e choque séptico, especialmente em pacientes com quadros obstrutivos extra-hepáticos, e sinais de falência hepática aguda grave nos quadros de icterícia à custa de colestase intra-hepática. Os diversos exames complementares têm papel de auxílio diagnóstico e terapêutico, devendo ser direcionados conforme a abordagem clínica mais adequada, levando em conta todos os seus benefícios e riscos associados.

Referências bibliográficas

1. Reisman Y, Gips CH, Lavelle SM, Wilson JH. Clinical presentation of (subclinical) jaundice – the Euricterus project in The Netherlands. United Dutch Hospitals and Euricterus Project Management Group. Hepatogastroenterology. 1996;43(11):1190-5.
2. Robinson S, Vanier T, Desforges JF, Schmid R. Jaundice in thalassemia minor: a consequence of "ineffective erythropoiesis". N Engl J Med. 1962;267:523-9.
3. Garcia-Tsao G, Bosch J. Varices and variceal hemorrhage in cirrhosis: a new view of an old problem. Clin Gastroenterol Hepatol. 2015;13(12):2109-17.
4. Davern TJ, Chalasani N, Fontana RJ, Hayashi PH, Protiva P, Kleiner DE, et al.; Drug-Induced Liver Injury Network (DILIN). Acute hepatitis E infection accounts for some cases of suspected drug-induced liver injury. Gastroenterology. 2011;141(5):1665-72.e1-9.
5. Cai JS, Qiang S, Bao-Bing Y. Advances of recurrent risk factors and management of choledocholithiasis. Scand J Gastroenterol. 2017;52(1):34-43.
6. Mosler P. Diagnosis and management of acute cholangitis. Curr Gastroenterol Rep. 2011;13(2):166-72.
7. Liu TJ. Acute biliary septic shock. HPB Surg. 1990;2(3):177-83.
8. Pollock G, Minuk GY. Diagnostic considerations for cholestatic liver disease. J Gastroenterol Hepatol. 2017;32(7):1303-9.
9. Brandi G, Venturi M, Pantaleo MA, Ercolani G; GICO. Cholangiocarcinoma: Current opinion on clinical practice diagnostic and therapeutic algorithms: A review of the literature and a long-standing experience of a referral center. Dig Liver Dis. 2016;48(3):231-41.
10. Pérez-Álvarez R, García-Samaniego J, Solá R, Pérez-López R, Bárcena R, Planas R, et al. Acute hepatitis C in Spain: a retrospective study of 131 cases. Rev Esp Enferm Dig. 2012;104(1):21-8.
11. Lok ASF, Mcmahon BJ. AASLD Practice Guidelines. Chronic hepatitis B: update 2009. Hepatology. 2009;50(3):661-2.
12. Manka P, Verheyen J, Gerken G, Canbay A. Liver failure due to acute viral hepatitis (A-E). Visc Med. 2016;32(2):80-5.
13. Katarey D, Verma S. Drug-induced liver injury. Clin Med. 2016;16(Suppl 6):s104-9.
14. Iruzubieta P, Arias-Loste MT, Barbier-Torres L, Martinez-Chantar ML, Crespo J. The need for biomarkers in diagnosis and prognosis of drug-induced liver disease: does metabolomics have any role? Biomed Res Int. 2015;2015:386186.
15. Valdivia-Correa B, Gómez-Gutiérrez C, Uribe M, Méndez-Sánchez N. Herbal medicine in Mexico: a cause of hepatotoxicity. A critical review. Int J Mol Sci. 2016;17(2):235.
16. García MLG, Blasco-Algora S, Fernández-Rodríguez CM. Alcohol liver disease: a review of current therapeutic approaches to achieve long-term abstinence. World J Gastroenterol. 2015;21(28):8516-26.
17. Dhaliwal G, Cornett PA, Tierney LM. Hemolytic anemia. Am Fam Physician. 2004;69(11):2599-606.
18. Babakhanian Z, Donovan JA. Biliary manifestations of systemic diseases. Gastrointest Endosc Clin N Am. 2013;23(2):333-46.
19. Dragovic G. Acute pancreatitis in HIV/AIDS patients: an issue of concern. Asian Pac J Trop Biomed. 2013;3(6):422-5.
20. Tavill AS; American Association for the Study of Liver Diseases; American College of Gastroenterology; American Gastroenterological Association. Diagnosis and management of hemochromatosis. Hepatology. 2001;33(5):1321-8.
21. Roberts EA, Schilsky ML. Diagnosis and treatment of Wilson disease: an update. Hepatology. 2008;47(6):2089-111.
22. Lee WM, Stravitz RT, Larson AM. AASLD Position Paper. Introduction to the Revised American Association for the Study of Liver Diseases Position Paper on Acute Liver Failure 2011. Hepatology. 2012;55(3):965-7.
23. McPhail MJ, Farne H, Senvar N, Wendon JA, Bernal W. Ability of King's College Criteria and Model for End-Stage Liver Disease Scores to Predict Mortality of Patients With Acute Liver Failure: A Meta-analysis. Clin Gastroenterol Hepatol. 2016;14(4):516-525.e5.
24. McPhail MJW, Wendon JA, Bernal W. Meta-analysis of performance of Kings's College Hospital Criteria in prediction of outcome in non-paracetamol-induced acute liver failure. J Hepatol. 2010;53(3):492-9.
25. Tripodi A. Tests of coagulation in liver disease. Clin Liver Dis. 2009;13(1):55-61.
26. European Association for the Study of the Liver. EASL Recommendations on Treatment of Hepatitis C 2016. Disponível em: http://www.easl.eu/medias/cpg/HCV2016/English-report.pdf. Acesso em: 12 mar. 2017.
27. Kohli A, Shaffer A, Sherman A, Kottilil S. Treatment of hepatitis C. JAMA. 2014;312(6):631.
28. Wong JB, Davis GL, McHutchison JG, Manns MP, Albrecht JK. Economic and clinical effects of evaluating rapid viral response to peginterferon alfa-2b plus ribavirin for the initial treatment of chronic hepatitis C. Am J Gastroenterol. 2003;98(11):2354-62.
29. Czaja AJ, Freese DK. Diagnosis and treatment of autoimmune hepatitis. Hepatology. 2002;36(2):479-97.
30. Lindor KD, Gershwin ME, Poupon R, Kaplan M, Bergasa NV, Heathcote EJ. Primary biliary cirrhosis. Hepatology. 2009;50(1):291-308.
31. Pasanen PA, Partanen KP, Pikkarainen PH, Alhava EM, Janatuinen EK, Pirinen AE. A comparison of ultrasound, computed tomography and endoscopic retrograde cholangiopancreatography in the differential diagnosis of benign and malignant jaundice and cholestasis. Eur J Surg. 1993;159(1):23-9.
32. Varadarajulu S, Bang JY. Role of endoscopic ultrasonography and endoscopic retrograde cholangiopancreatography in the clinical assessment of pancreatic neoplasms. Surg Oncol Clin N Am. 2016;25(2):255-72.
33. Rösch T, Meining A, Frühmorgen S, Zillinger C, Schusdziarra V, Hellerhoff K, et al. A prospective comparison of the diagnostic accuracy of ERCP, MRCP, CT, and EUS in biliary strictures. Gastrointest Endosc. 2002;55(7):870-6.
34. Badger WR, Borgert AJ, Kallies KJ, Kothari SN. Utility of MRCP in clinical decision making of suspected choledocholithiasis: An institutional analysis and literature review. Am J Surg. 2017;214(2):251-5.
35. Katabathina VS, Dasyam AK, Dasyam N, Hosseinzadeh K. Adult bile duct strictures: role of MR imaging and MR cholangiopancreatography in characterization. Radiographics. 2014;34(3):565-86.
36. Barish MA, Yucel EK, Ferrucci JT. Magnetic resonance cholangiopancreatography. N Engl J Med. 1999;341(4):258-64.
37. Jorgensen J, Kubiliun N, Law JK, Al-Haddad MA, Bingener-Casey J, Christie JA, et al. Endoscopic retrograde cholangiopancreatography (ERCP): core curriculum. Gastrointest Endosc. 2016;83(2):279-89.
38. Frakes JT. The ERCP-related lawsuit: "Best avoid it!". Gastrointest Endosc. 2006;63(3):385-8.

39. Coelho-Prabhu N, Shah ND, Van Houten H, Kamath PS, Baron TH. Endoscopic retrograde cholangiopancreatography: utilisation and outcomes in a 10-year population-based cohort. BMJ Open. 2013;3(5):e002689.

40. Maluf-Filho F, Dotti CM, Farias Queiros A, Kupski C, Chaves DM, Artifon E, et al. I Consenso Brasileiro de Ecoendoscopia. Disponível em: http://endoscopiahcfmusp.com.br/upload/Consenso.pdf. Acesso em: 12 mar. 2017.

41. Park DH. Endoscopic ultrasound-guided biliary drainage of hilar biliary obstruction. J Hepatobiliary Pancreat Sci. 2015;22(9):664-8.

118

ABORDAGEM DA ASCITE NA URGÊNCIA

Tarsila Campanha da Rocha Ribeiro
Juliana Ferreira de Souza
Kátia Valéria Bastos Dias Barbosa
Ana Paula Fernandes Braga

Introdução

A ascite é definida como a presença patológica de líquido livre na cavidade peritoneal. É uma das complicações mais frequentes dos pacientes portadores de cirrose hepática (CH), com importante impacto na morbidez e mortalidade. Indivíduos portadores de CH compensada apresentam 50% de risco de desenvolver ascite, em um período médio de 10 anos, com mortalidade de aproximadamente 50% em dois a cinco anos. Apesar de ser responsável por cerca de 80% dos casos de ascite, a CH não é a única causa de ascite, e o diagnóstico diferencial com outras doenças é mandatório (Tabela 118.1).

Fisiopatologia

No Brasil, dados do Departamento de Informática do Sistema Único de Saúde (Datasus), de 1997, colocam a CH como causa de 7,75 óbitos/100.000 habitantes. Pode ser diagnosticada em estágios compensados ou descompensados e, dentre principais complicações, destacam-se: ascite, hemorragia digestiva alta (HDA), peritonite bacteriana espontânea (PBE), encefalopatia hepática (EH) e síndrome hepatorrenal (SHR).

A CH caracteriza-se por alteração da arquitetura hepática com aumento da resistência intra-hepática devido a fibrose e formação de nódulos de regeneração associado a aumento da pressão no sistema porta. A teoria mais aceita que justifica a ocorrência de ascite e demais complicações da CH é conhecida como **hipótese da vasodilatação arterial**. Ela propõe um desequilíbrio entre substâncias vasodilatadoras e vasoconstritoras, com aumento na síntese e diminuição no clareamento de substâncias vasodilatadoras (glucagon, vasopeptídeo intestinal, fator ativador de plaquetas, prostaciclinas e, principalmente, óxido nítrico). Endotoxinas intestinais também têm sido relacionadas a aumento na síntese de óxido nítrico.

O predomínio de vasodilatação no território esplâncnico e a diminuição na resistência vascular periférica levam à ativação de barorreceptores e sistemas vasoconstritores e neuro-humorais [tais com sistema nervoso simpático (SNS), sistema renina-angiotensina-aldosterona (SRAA) e hormônio antidiurético], na tentativa de recuperar o volume arterial efetivo e a adequada perfusão de órgãos e tecidos.

Tabela 118.1. Diagnóstico diferencial de ascite

Causas de ascite
Hepática
– Hipertensão porta: cirrose hepática* (80%), hepatite alcoólica, hepatite fulminante, doença veno-oclusiva, metástases hepáticas maciças
– Trombose de veias supra-hepáticas
Cardíaca
– Insuficiência cardíaca* (3%), pericardite constritiva, *cor pulmonale*
Neoplásica
– Carcinomatose peritoneal* (10%)
– Mesotelioma, linfoma, pseudomixoma peritoneal
Renal
– Síndrome nefrótica, insuficiência renal crônica dialítica* (1%)
Infecciosa
– Tuberculose* (2%); fúngica, bacteriana
Pancreática
– Pancreatite* (1%); pseudocisto pancreático
Quilosa
– Obstrução de vasos linfáticos mesentéricos
Biliar
– Doenças de vias biliares
Imunológicas
– Lúpus eritematoso sistêmico, angioedema hereditário
Ginecológicas
– Síndrome de Meigss, endometriose, síndrome de hiperestimulação ovariana
Miscelânea
– Mixedema
– Gastroenterite eosinofílica
– Febre familiar do mediterrâneo
– Doença de Whipple
– Hipoalbuminemia (gastroenteropatia perdedora de proteína, desnutrição)

* Porcentagem das causas mais frequentes (todas as outras causas somam apenas 2%, e 5% dos pacientes têm mais de uma causa).

Consequentemente, observam-se retenção de sódio e água, e diminuição da excreção da água livre (hiponatremia dilucional), levando a aumento do volume plasmático circulante e instalação de circulação hipercinética. Inicialmente, o sistema linfático é capaz de lidar com o aumento do volume plasmático e, posteriormente, há extravasamento de líquido para a cavidade peritoneal e formação de ascite.

Na tentativa de diminuir a pressão no sistema porta, colaterais ou *shunts* portossistêmicos são abertos, havendo formação de circulação colateral. O desvio do sangue do fígado através dessas colaterais associado a disfunção hepática e alterações no metabolismo da amônia podem ser responsáveis pelo desenvolvimento da EH. A ascite, portanto, pode ser classificada em relação ao volume, resposta à terapia ou presença de complicação (Tabela 118.2).

Classificação

Tabela 118.2. Classificação da ascite de acordo com o volume, resposta terapêutica e desenvolvimento de complicações

Quanto ao volume do líquido ascítico	Quanto à resposta à terapia	Quanto à presença de complicação
Ascite grau I: apenas identificada por métodos de imagem **Ascite grau II:** moderada, porém não tensa **Ascite grau III:** ascite tensa, geralmente associada a restrição respiratória	**Ascite responsiva** (90%-95%) Ascite refratária (5%-10%): – Diurético-resistente: apresenta complicações decorrentes da terapia diurética mesmo quando em doses baixas – Diurético-intratável: não responde a doses plenas de diuréticos e dieta hipossódica	Ascite não complicada Ascite complicada: – Ascite refratária – PBE – PBS

PBE: peritonite bacteriana espontânea; PBS: peritonite bacteriana secundária.

Diagnóstico

A avaliação de um paciente com ascite no pronto-socorro requer abordagem objetiva e prática visando explicar a etiologia. Assim, no exame clínico, procuram-se, a princípio, estigmas de insuficiência hepática crônica. A **paracentese diagnóstica** com coleta de líquido ascítico, para posteriores estudos, é uma grande arma utilizada no esclarecimento do derrame peritoneal. É um procedimento seguro, sem evidências de que predisponha à infecção do líquido peritoneal, e **deve ser realizado em todos os pacientes com ascite, independentemente da suspeita clínica.**

Indicações:

1. Pacientes internados, ou em nível ambulatorial, com ascite ao exame físico de início recente ou causa indeterminada.
2. Paciente portador de doença hepática crônica com ascite preexistente e suspeita de PBE. A PBE deve sempre ser suspeitada quando ocorre deterioração do quadro clínico do paciente, como: febre, dor abdominal, EH, disfunção renal, leucocitose, acidose, sepse ou choque (Tabela 118.3).

Tabela 118.3. Indicações de paracentese diagnóstica

1. Ascite de início recente
2. Admissão hospitalar
3. Sinais e sintomas sugestivos de peritonite: dor abdominal, dor à palpação, vômito, diarreia, íleo adinâmico
4. Encefalopatia hepática
5. Insuficiência renal de início recente
6. Piora da função hepática

Os seguintes materiais devem estar disponíveis e ao alcance do médico assistente: cateter intravenoso nº 14, seringa nº 20 ou nº 10, campo fenestrado estéril, luvas estéreis pinças para pequenas cirurgias e frascos de vidro estéril.

Técnica

O exame é realizado na beira do leito ou no bloco cirúrgico. O paciente deve estar em jejum, em decúbito dorsal e ter sua bexiga esvaziada previamente. O local preferencial de punção é o quadrante inferior esquerdo, 3 cm (dois dedos de largura) cefálico e 3 cm (dois dedos de largura) medial a uma linha imaginária que passa na crista ilíaca superior à cicatriz umbilical, sendo observados os vasos hipogástricos inferiores. A sequência seguinte deve ser respeitada: assepsia e antissepsia com solução de clorexidina alcoólica, colocação do campo estéril fenestrado e anestesia local com lidocaína (2 a 5 mL). Acopla-se o cateter intravenoso na seringa de 20 mL e introduz o conjunto cateter/seringa perpendicularmente à pele, sempre aspirando até que se observe a presença líquido peritoneal. A seguir, retira-se a agulha e procede-se à coleta do líquido para estudos laboratoriais (bioquímica, citometria, pesquisa de células neoplásicas, cultura a antibiograma). Finalmente, conecta-se o cateter ao equipo e ao coletor e se realiza o curativo local. A característica macroscópica do líquido aspirado pode fornecer elementos que auxiliam no diagnóstico, como pode ser observado na Tabela 118.4.

O que solicitar no aspirado?

1. Citologia e citometria: A contagem de polimorfonucleares é importante no diagnóstico da PBE no paciente cirrótico, independentemente da cultura: contagem > 250 PMN = PBE (principal complicação da ascite por HE).
2. Gradiente de albumina sérica e albumina do líquido ascítico (GASA): A dosagem do GASA é crucial no diagnóstico da etiologia da ascite, principalmente relacionada à hipertensão porta. O GASA é a diferença entre a albumina do soro e a albumina da ascite, por isso devem ser colhidas simultaneamente (Tabela 118.4.).

Tabela 118.4. Diagnóstico diferencial da ascite com o uso do GASA

GASA ≥ 1,1	GASA ≤ 1,1
Hipertensão portal	Doença peritoneal
HP sinusoidal (cirrose hepática): proteína < 3,0	Carcinomatose
HP pós-sinusoidal (insuficiência cardíaca): > 3,0	Tuberculose
	Síndrome nefrótica

Fonte: Soares da Silva.

3. Citologia oncótica: Encaminhar para anatomia patológica frasco com metade de álcool e metade de líquido ascitíco. A citologia oncótica contribui para o diagnóstico diferencial da neoplasias malignas peritoneais, principalmente metastáticas (carcinomatose peritoneal).
4. Cultura: Utilizando-se o frasco de hemocultura – 10 mL de líquido ascitíco na beira do leito. Cultura para bactérias, em casos especiais para tuberculose e fungos.
5. Bioquímica: Glicose, pH, proteínas totais, desidrogenase lática – DHL (na primeira análise: amilase, adenosina deaminase – ADA).

Tratamento

O tratamento a princípio é conservador e medicamentoso e deve constar de medidas gerais como repouso relativo no leito, restrição de sódio (2 g = 88 mEq/dia) e restrição de líquido (apenas quando o sódio sérico for menor que 120 g/mL).

Diuréticos

A associação de dois diuréticos de ações diferentes é a melhor opção no tratamento via oral da ascite no paciente cirrótico. As drogas provocam efeito sinérgico, além de diminuir os efeitos deletérios, quando usadas isoladamente. Inicia-se com furosemida 40 mg por dia e espironolactona 100 mg por dia. Aumenta-se progressivamente se a resposta clínica for insuficiente após três a quatro dias com a terapia. A furosemida pode ser aumentada até 160 mg e a espironolactona até 400 mg. Importante: evitar o uso endovenoso ou perdas rápidas de líquido. O objetivo da perda líquida é de no máximo 1 kg por dia em pacientes com edemas de membros inferiores ou 0,5 kg por dia em pacientes sem edema de membros. Essa medida tem a intenção de diminuir a deterioração da função renal nesses pacientes.

Paracentese

A paracentese terapêutica deverá ser realizada em pacientes portadores de ascite refratária (não responsiva ao tratamento, seja ela diurético-resistente ou diurético-intratável) ou ascite tensa associada a sintomas de restrição respiratória ou saciedade precoce. É importante lembrar-se da necessidade de reposição de albumina humana a 20% (6 a 10 g por litro de líquido ascítico retirado) quando se ultrapassar a retirada de 4 a 5 litros de líquido ascítico, a fim de se evitar a complicação conhecida como síndrome circulatória pós-paracentese. A infusão da albumina ocorre concomitantemente ou logo após o procedimento, com velocidade de 1 mL/minuto, lembrando que cada frasco de albumina humana a 20% possui 10 g.

Complicações hemorrágicas são pouco frequentes, apesar da presença de coagulopatia em muitos pacientes. Não existem dados sobre a utilização profilática de plaquetas ou plasma fresco congelado. A evidência de coagulação intravascular disseminada é a única contraindicação absoluta da paracentese abdominal. Outra possível complicação, apesar de rara, é a perfuração intestinal.

Peritonite bacteriana espontânea

A PBE é uma das infecções mais encontradas em pacientes cirróticos, sendo estimada em 10% a 12% na admissão hospitalar ou em 1% a 4% dos cirróticos ambulatoriais. Apesar do avanço nas técnicas diagnósticas e na disponibilidade de novos e potentes antimicrobianos, a mortalidade secundária à PBE mantém-se alta, em torno de 20% a 40%. No entanto, o principal fator relacionado a essa alta mortalidade é o desenvolvimento de outras complicações secundárias ao processo infeccioso, tais como a HDA, EH e SHR.

Os principais fatores, atualmente, relacionados à fisiopatologia da PBE são a ocorrência de translocação bacteriana, associada a mudanças na flora intestinal, aumento da permeabilidade intestinal e comprometimento imune do indivíduo (disfunção do sistema reticuloendotelial, disfunção de neutrófilos e redução da capacidade de opsonização do líquido ascítico). Os principais patógenos envolvidos na ocorrência de PBE são Gram-negativos, tais como as Enterobactérias e *Streptococcus* sp. No entanto, o uso rotineiro de antimicrobianos, seja para profilaxia primária ou secundária de PBE, tem acarretado aumento de cepas multirresistentes, assim como aumento na ocorrência de organismos Gram-positivos.

Tratamento

O uso de antibióticos de amplo espectro é recomendado diante da suspeita de PBE, devendo, posteriormente, ser guiado pelos resultados da cultura, assim que disponíveis. É de fundamental importância, atualmente, levar-se em consideração não apenas o tipo de infecção, mas também os sinais de gravidade e o local de aquisição da infecção.

Em pacientes sem história de uso recente de antimicrobianos ou internação prévia, os principais agentes etiológicos são da família das Enterobactérias. Nesses casos, o uso de cefalosporinas de terceira geração está indicado (ceftriaxona 1 g ou cefotaxima 2 g, a cada 12 horas, por via endovenosa por cinco a sete dias). Opções que têm se demonstrado seguras em casos mais leves (ausência de vômito, choque, EH ou creatinina maior que 3 mg/dL) são a amoxicilina + clavulanato e norfloxacino.

Em pacientes de alto risco (institucionalizados, internados nos últimos três meses, com ocorrência de PBE durante internação hospitalar ou em profilaxia primária para PBE), a necessidade de cobertura de germes resistentes, tais como Gram-positivos e enterobactérias produtoras de betalactamase, deve ser considerada. A mortalidade nesses casos é mais alta. Recomenda-se o uso de piperacilina + tazobactam (4,5g a cada 8 horas por via endovenosa) ou carbapenêmicos (imipenem 500 mg a cada 6 horas), podendo associar-se ou não glicopeptídeos.

A disfunção renal é fator comum (30% a 40%) e importante preditor de mortalidade em portadores de PBE. Drogas nefrotóxicas devem ser evitadas, assim como a suspensão da terapia diurética. A expansão plasmática com albumina diminui a mortalidade de 30% para 10%. O uso de albumina humana está indicado em pacientes com creatinina sérica maior que 1 mg/dL, bilirrubina total maior que 4 mg/dL e ureia maior que 30 mg/dL (dose no primeiro dia: 1,5 g/kg e no terceiro dia: 1 g/kg de peso).

A vigilância do tratamento deve ser realizada com nova paracentese diagnóstica após 48 horas de terapia antimicrobiana. Queda de pelo menos 25% dos polimorfonucleares deve ser esperada. A não ocorrência dessa queda deve levar à suspeita de resistência antimicrobiana ou de presença de peritonite bacteriana secundária (PBS). São indícios de PBS: contagem elevada de polimorfonucleares, proteína total do líquido ascítico superior a 1 g/dL, glicose menor que 50 mg/dL e desidrogenase láctica superior ao valor sérico.

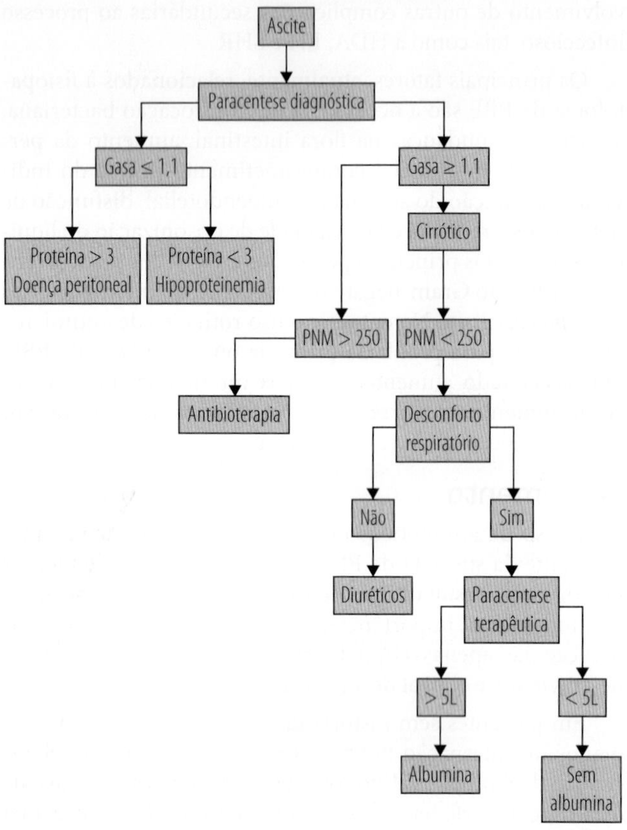

Figura 118.1. Algoritmo de abordagem da ascite no pronto-socorro

Profilaxia antimicrobiana

As taxas de recorrência de PBE são de 40% a 70% após um ano do desenvolvimento dos primeiros episódios. Portanto, a profilaxia secundária é inquestionável e poderá ser realizada com norfloxacino, ciprofloxacino ou sulfametoxazol + trimetoprima.

A profilaxia primária está indicada em todos pacientes na vigência de HDA (norfloxacino 400 mg a cada 12 horas). A indicação de ceftriaxona (1 g a cada 24 horas) em pacientes com HDA está recomendada quando dois dos seguintes critérios estiverem presentes: ascite, desnutrição grave, presença de EH ou bilirrubina total acima de 3 mg/dL. Outra indicação de profilaxia primária é a presença de uma proteína total no líquido ascítico menor que 1,5 g/dL, disfunção renal (creatinina maior que 1,2 mg/dL, ureia nitrogenada maior que 25 mg/d, sódio sérico menor que 130 mEq/L) ou disfunção hepática (Escore de Child-Pugh maior que 9 pontos ou bilirrubina total maior que 3 mg/dL).

Bibliografia consultada

Jalan R, Fernandez J, Wiest R, Schnabl B, Moreau R, Angeli P, et al. Bacterial infections in cirrhosis: a position statement based on the EASL Special Conference 2013. J Hepatol. 2014;60(6):1310-24.

James J, Liou IW. Comprehensive care of patients with chronic liver disease. Med Clin North Am. 2015;99(5):913-33.

Patidar KR, Bajaj JS. Covert and overt hepatic encephalopathy: diagnosis and management. Clin Gastroenterol Hepatol. 2015;13(12):2048-61.

Runyon BA. Introduction to the revised American Association for the Study of Liver Diseases Practice Guideline management of adult patients with ascites due to cirrhosis 2012. Hepatology. 2013;57:1651-3.

Vilstrup H, Amodio P, Bajaj J, Cordoba J, Ferenci P, Mullen KD, et al. Hepatic Encephalopathy in Chronic Liver Disease: 2014 Practice Guideline by AASLD and EASL. Hepatology. 2014;60(2):715-35.

119

ABORDAGEM DO ABDOME AGUDO NO PRONTO-SOCORRO

Marcelo Gomes Girundi

Introdução

O abdome agudo configura um quadro clínico dos mais importantes e frequentes na prática clínica, notadamente presente nos ambientes de pronto-socorro. Pode-se conceituar como abdome agudo todo quadro abdominal agudo de início súbito e rapidamente progressivo, em que a dor é seu principal sintoma, e que necessita de conduta diagnóstica e terapêutica em caráter de urgência[1,2]. Esse cenário clínico desafiador requer um trabalho completo e imediato para determinar a necessidade de intervenção cirúrgica e para dar início à terapia mais adequada.

Muitas doenças podem causar dor abdominal, algumas de tratamento clínico e outras em que intervenções cirúrgicas serão necessárias, portanto a avaliação desses pacientes deve ser metódica e cuidadosa. A presença precoce de um cirurgião pode facilitar o diagnóstico.

O abdome agudo pode ser classificado como inflamatório, perfurativo, hemorrágico, obstrutivo, vascular e traumático[2]. Não se discutirá o abdome agudo traumático, mas é importante ressaltar que qualquer paciente que tenha sido vítima de algum impacto, agressão ou ferimentos penetrantes no tronco tem potencialmente lesões de vísceras intra-abdominais.

Etiologia

Todos os médicos e estudantes de medicina devem estar familiarizados com as causas mais comuns de abdome agudo. Além disso, devem reconhecer os padrões de doença específicos para a região e o local em que atuam. A etiologia do abdome agudo pode variar conforme a idade, sexo, doenças associadas e condições clínicas do paciente. A apendicite é mais comum em jovens, enquanto a colecistite, a obstrução intestinal, a isquemia mesentérica e a diverticulite são mais comuns em idosos. A doença inflamatória pélvica e a gravidez ectópica são peculiares das mulheres com vida sexual ativa, enquanto as torções testiculares são obviamente restritas aos homens.

Há causas não cirúrgicas de abdome agudo como algumas doenças endócrinas, metabólicas, hematológicas e intoxicações. Existe também uma série de outras condições clínicas que podem causar dor abdominal aguda e devem participar do diagnóstico diferencial como: cólicas nefréticas, pielonefrites, infarto renal, cistites, ruptura de folículo ovariano, dismenorreia, endometriose, hepatites e gastroenterites agudas.

Fisiopatologia

A dor abdominal constitui, com demasiada frequência, a queixa primária da apresentação do paciente com abdome agudo. Uma compreensão das propriedades anatômicas e fisiológicas da dor abdominal contribui para uma assistência mais adequada ao paciente.

O trato gastrointestinal e seus órgãos associados derivam do intestino anterior, intestino médio e intestino posterior embrionários. O intestino anterior dá origem à orofaringe, ao esôfago, ao estômago e à primeira e segunda porção do duodeno. Dá origem também ao pâncreas, fígado, árvore biliar e baço. O intestino médio dá origem às duas porções distais do duodeno, jejuno, íleo, apêndice, cólon ascendente e dois

Tabela 119.1. Causas não cirúrgicas de abdome agudo

Causas endócrinas e metabólicas
Uremia Crises diabéticas Crises addisonianas Porfiria intermitente aguda Febre mediterrânea hereditária
Causas hematológicas
Crises de anemia falciforme Leucemia aguda Outras discrasias sanguíneas
Toxinas e drogas
Envenenamento por chumbo Envenenamento por outro metal pesado Abstinência de narcótico Envenenamento por aranha viúva-negra

terços proximais do cólon transverso. O cólon transverso distal, cólon descendente, sigmoide e reto derivam do intestino posterior. Logicamente, a inervação dessas estruturas acompanha a mesma distribuição.

O peritônio deriva do mesoderma. Ele consiste em duas lâminas com duplas camadas de células que formam as camadas peritoneais visceral e parietal. As camadas visceral e parietal estão em continuidade, porém possuem inervação neuronal cuja derivação é individualizada. A camada visceral que cobre os órgãos intra-abdominais é inervada por nervos autônomos simpáticos e parassimpáticos, sendo a dor percebida como dor localizada na linha média. A camada parietal cobre as superfícies internas das paredes abdominais, sendo inervada por nervos somáticos de origem medular (T-7 a L-2)[4]. Esses nervos produzem dor localizada.

Tabela 119.2. Condições cirúrgicas de abdome agudo

Abdome agudo hemorrágico
Trauma de órgão sólido ou mesentério
Aneurisma arterial roto ou com extravasamento
Gravidez ectópica rota
Divertículo gastrointestinal com sangramento
Malformação arteriovenosa do trato gastrointestinal
Ulceração intestinal
Fístula aortoduodenal após enxerto vascular aórtico
Pancreatite hemorrágica e cistos pancreáticos hemorrágicos
Síndrome de Mallory-Weiss
Ruptura espontânea do baço
Hemorragia retroperitoneal
Abdome agudo inflamatório
Apendicite aguda
Diverticulite aguda
Colecistite aguda
Pancreatite aguda necrotizante
Abscesso hepático
Abscesso do psoas
Doença intestinal inflamatória
Doença inflamatória pélvica
Adenite mesentérica
Peritonites e abscessos intra-abdominais
Abdome agudo perfurativo
Úlcera péptica perfurada
Câncer gastrointestinal perfurado
Síndrome de Boerhaave
Divertículo perfurado
Abdome agudo obstrutivo
Obstrução do intestino delgado ou grosso relacionado a aderência
Volvo de sigmoide
Volvo do ceco
Hérnias encarceradas da parede abdominal
Hérnias internas
Doença intestinal inflamatória
Neoplasia maligna gastrointestinal
Intussuscepção
Abdome agudo vascular
Trombose ou embolia mesentérica
Torção do ovário
Torção testicular
Colite isquêmica
Hérnias estranguladas

Os órgãos intra-abdominais são sensíveis a tração, distensão, estiramento, compressão e torção. Isquemia e inflamação também estimulam a resposta neuronal visceral. Depois que o processo visceral se torna transmural e inflama o peritônio parietal, a dor se localizará na área de origem.

A dor referida é a dor percebida em um local distante da fonte do estímulo. Por exemplo, a irritação do diafragma pode produzir dor no ombro.

A introdução de bactérias ou irritantes químicos (bile, suco pancreático, urina, ácido clorídrico) pode provocar extravasamento de líquido da membrana peritoneal. O peritônio responde à inflamação com maior fluxo sanguíneo, maior permeabilidade e formação de exsudato fibrinoso em sua superfície. O intestino também desenvolve paralisia local ou generalizada. A superfície fibrinosa e uma redução do peristaltismo provocam aderência entre o intestino, o omento e a própria parede abdominal, numa tentativa orgânica de bloquear e localizar o processo inflamatório. Como resultado, um abscesso pode produzir dor localizada aguda com ruídos hidroaéreos presentes e função gastrointestinal normal, enquanto um processo difuso, como uma peritonite generalizada por úlcera péptica perfurada, produz dor abdominal difusa, sinais de irritação peritoneal e diminuição ou interrupção da motilidade intestinal.

Diagnóstico

História clínica

Nunca é demais enfatizar que os componentes mais importantes da avaliação do abdome agudo são uma anamnese bem conduzida e um cuidadoso exame físico. No paciente consciente e responsivo, com bastante frequência, o diagnóstico pode ser feito apenas por meio do exame clínico bem feito. Os exames complementares, quando necessários, devem ser solicitados de forma direcionada e organizada.

Uma anamnese apropriada deve incluir não apenas a história atual, mas também a história pregressa e familiar, bem como a utilização de medicamentos. Pela revisão de outros aspectos da história do paciente, podem ser evidenciadas causas potencialmente raras de dor abdominal, tais como distúrbios metabólicos, discrasias sanguíneas familiares, ingestões tóxicas, abstinência de substâncias, exacerbação de problemas crônicos (pancreatite crônica, doença inflamatória intestinal) e causas não abdominais de dor abdominal (isquemia miocárdica e pleurites).

Os elementos-chave da história são: idade, características da dor, presença de náuseas, vômitos e anorexia, alterações nos hábitos intestinais, história menstrual e presença de secreções ginecológicas anormais e de hematúria. A dor deve ser pormenorizadamente investigada quanto ao seu início, localização, migração, intensidade, natureza, irradiação e fatores que pioram ou melhoram o sintoma. A dor que ocorre bruscamente ou que desperta o paciente enquanto dorme está associada frequentemente a perfurações ou estrangulações gastrointestinais.

O modo de início da dor abdominal pode ajudar o examinador a determinar a severidade do processo patológico subjacente. Dor de início súbito sugere catástrofe intra-abdominal, tal como ruptura de aneurisma de aorta abdominal, perfuração de víscera ou gravidez ectópica rota. Diminuição do nível de consciência ou letargia associadas à dor de início súbito aumentam a suspeita de uma catástrofe. Dor rapidamente progressiva que se torna focada em uma área delimitada em um período de minutos a 1 ou 2 horas sugere condições como colecistite aguda ou pancreatite. Dor de início gradual ao longo de muitas horas, geralmente começando como dor leve e vaga, e lentamente progredindo para dor constante e mais localizada, sugere processo subagudo e é característica de patologias que levam à inflamação peritoneal. Várias condições podem estar associadas a esse modo de início, incluindo apendicite aguda, diverticulite, doença inflamatória pélvica e obstrução intestinal. A história de piora progressiva da dor *versus* episódios intermitentes de dor pode ajudar a diferenciar processos infecciosos que pioram com o tempo, comparado com dor espasmódica em cólica associada com obstrução intestinal, cólica biliar da obstrução do ducto cístico ou obstrução geniturinária. A dor pode ser intermitente ou contínua. Dor intermitente ou em cólica é aquela que ocorre por curto período (poucos minutos), seguido de longos períodos (de alguns minutos a meia hora) de completa remissão, durante a qual nenhuma dor é sentida. Dor intermitente é característica de obstrução de vísceras ocas e resulta do peristaltismo de luta proximal ao sítio de obstrução. A dor é percebida como profunda no abdome e mal localizada. O paciente está, em geral, inquieto e muda incessantemente de posição no leito em um esforço para aliviar a dor. Embora a dor associada à obstrução intestinal seja usualmente severa, mas suportável, a dor associada à obstrução de condutos estreitos (por exemplo, trato biliar, ureter e tubas uterinas) pode se tornar insuportável. A obstrução da vesícula biliar ou ductos biliares dá origem a um tipo de dor usualmente denominada como "cólica biliar". Dor contínua ou constante é a dor que está presente por horas a dias sem nenhum período de alívio completo. É mais comum que a dor intermitente. A dor contínua é, usualmente, indicativa de inflamação peritoneal ou isquemia. A intensidade ou severidade da dor está relacionada à magnitude da patologia subjacente ao quadro.

Certos tipos de dor são geralmente designados como típicos de determinados estados patológicos. Por exemplo, a dor da úlcera perfurada é normalmente descrita como "queimação", a da dor do aneurisma dissecante de aorta, como "rasgadura" e a dor da obstrução intestinal, como "aperto". Pode-se imaginar que o primeiro tipo pode ser explicado pelo efluxo de ácido, o segundo pela expansão súbita do retroperitônio e o terceiro pela exacerbação do peristaltismo.

Trabalhos científicos mostram que inquéritos diagnósticos modulados em computadores, baseados em probabilidades matemáticas, podem aumentar a acurácia diagnóstica em até 20%, o que é estatisticamente significativo[5].

Excetuando-se as manifestações atípicas, na maioria das desordens, a dor tende a ocorrer em localizações características, tais como quadrante superior direito (colecistite), quadrante inferior direito (apendicite), epigástrio (pancreatite) ou quadrante inferior esquerdo (diverticulite do sigmoide). Na realidade, a sequência cronológica de eventos na história do paciente é, provavelmente, mais importante para o diagnóstico do que a localização da dor, isoladamente. Por exemplo, a dor clássica da apendicite inicia-se na região periumbilical e instala-se no quadrante inferior direito. Um padrão cronológico similar pode ocorrer quando os conteúdos gastroduodenais que efluem da úlcera duodenal perfurada acumulam-se no quadrante inferior direito.

A injúria tecidual ou inflamação podem evocar dor visceral ou somática. Dor relacionada a órgãos sólidos do abdome geralmente se apresenta no quadrante do órgão envolvido, tal como dor hepática localizada no quadrante superior direito do abdome. Dor relacionada ao intestino delgado é periumbilical e mal localizada, no entanto a dor de origem colônica é centrada entre o mesogástrio e o hipogástrio.

Exame físico

O aspecto geral do paciente pode ser extremamente importante no diagnóstico. Enquanto um paciente com litíase ureteral se contorce com dor intensa, um paciente com peritonite difusa ficará deitado, muitas vezes imóvel. A palidez cutânea pode sugerir anemia, ou a transpiração e uma pele pegajosa podem indicar septicemia ou catástrofe vascular.

Taquicardia e hipotensão significam hipovolemia e possível choque. A pressão arterial deve ser medida nos dois braços, pois um gradiente tensional entre os dois membros pode traduzir uma dissecção aórtica aguda. Alterações ventilatórias podem denotar doença pleropulmonar ou doença abdominal em fase avançada de evolução. Pneumonia e inflamação pleurítica podem manifestar-se com dor abdominal alta. As mudanças na termorregulação devem ser consideradas, entretanto a temperatura normal nem sempre constitui em um prognosticador confiável de ausência de doença.

O exame da pele do tórax e do abdome pode mostrar lesões características do herpes-zóster. A equimose nos flancos (sinal de Grey-Turner) e a equimose periumbilical (sinal de Cullen) sugerem pancreatite necro-hemorrágica. A inspeção poderá mostrar distensão, presença de hérnias da parede abdominal, pulsação anormal e massas. As regiões inguinais fazem parte do abdome e devem ser examinadas. Normalmente, o abdome é plano e sua forma sofre variações durante os movimentos respiratórios, que são preferencialmente abdominais. Alterações da expansibilidade respiratória abdominal permitem distinguir afecções torácicas das abdominais. Expansibilidade assimétrica sugere afecção do lado em que há restrição.

A ausculta abdominal deve ser feita antes da percussão e palpação, pois estas estimulam o peristaltismo. No abdome agudo, as alterações do peristaltismo são extremamente comuns e costumam manifestar-se por aumento, redução ou desaparecimento dos ruídos intestinais. Ela deve ser realizada no mínimo durante 3 minutos. Somente após esse período se pode caracterizar ausência de peristaltismo audível. Nas fases iniciais da obstrução intestinal, podem ser auscultados borborigmos e ruídos metálicos. Em peritonites difusas. geralmente o abdome é silencioso. Sopros podem ser audíveis em determinadas condições vasculares.

O exame do abdome é uma arte, e um médico habilidoso conseguirá informações extremamente valiosas. O paciente deverá estar confortavelmente acomodado e as mãos do médico devem ser cuidadosas para não exacerbar a dor ou trazer desconforto. A palpação cuidadosa do abdome é a parte mais importante do exame físico. O abdome deve ser palpado com o mínimo de força necessária para induzir resposta. Tônus muscular e presença de massas e de ascite devem ser pesquisados. Inicia-se sempre fora da área de maior sensibilidade.

A contratura involuntária indica irritação do peritônio parietal e, quase sempre reflete afecção de tratamento cirúrgico. A irritação peritoneal pode ser pesquisada comprimindo-se a parede abdominal até o máximo tolerado pelo paciente e, a seguir, descomprimindo-a rapidamente. Esse sinal, conhecido como sinal de Blumberg, é positivo se ocorre aumento súbito da dor com a descompressão. Para evitar interferência emocional, deve-se distrair o paciente durante o exame. Sinais de irritação peritoneal podem estar ausentes, mesmo em afecções cirúrgicas graves em determinados grupos de pacientes, como idosos, debilitados, obesos mórbidos, desidratados, toxemiados e portadores de lesão medular. Existe muita confusão entre contratura muscular e defesa, e com frequência esses termos são utilizados erroneamente como sinônimos. A contratura muscular, por possuir substrato anatômico (irritação peritoneal), é permanente, podendo ser vista e palpável. A defesa muscular, ao contrário, só aparece quando é provocada pela palpação[6]. A defesa surge quando o peritônio parietal comprimido toca a víscera doente, induzindo aumento súbito da dor, acompanhado de contração muscular de defesa. Nos casos de colecistite aguda, quando o fundo da vesícula é tocado na inspiração profunda, o paciente reage com contração muscular de defesa, o denominado sinal de Murphy.

A percussão é o complemento da palpação e serve para identificar a presença de ar livre e de líquido intra-abdominal. É um excelente método para pesquisar e localizar a irritação peritoneal. O timpanismo na linha axilar média, sobre a área hepática, sugere a presença de ar livre na cavidade peritoneal, podendo tratar-se de perfuração de víscera oca. Esse achado é conhecido como sinal de Jobert.

Os toques retal e vaginal podem demonstrar irritação do peritônio pélvico em doenças do trato genital feminino, apendicite pélvica, abscessos e diverticulites.

A reavaliação periódica pelo mesmo examinador aumenta a precisão diagnóstica e acelera a instituição do tratamento.

Exames laboratoriais

Alguns estudos laboratoriais são considerados rotina na avaliação do paciente com abdome agudo. Eles ajudam a confirmar se a inflamação ou infecção está presente e também ajudam na exclusão das condições não cirúrgicas mais comuns. O hemograma é útil, porque a maioria dos pacientes com abdome agudo apresentará leucocitose e/ou desvio à esquerda. O hematócrito é importante, uma vez que permite ao médico detectar alterações significantes no volume

Tabela 119.3. Sinais clínicos do exame físico no abdome agudo

Sinal	Descrição	Diagnóstico/condição
Sinal de Aaron	Dor ou pressão no epigástrio ou tórax anterior à pressão persistente no ponto de McBurney	Apendicite aguda
SInal de Bassler	Dor aguda à compressão do apêndice entre a parede abdominal e o osso ilíaco	Apendicite crônica
Sinal de Blumberg	Dor abdominal transitória à descompressão brusca	Inflamação peritoneal
Sinal de Carnett	Diminuição da hipersensibilidade abdominal quando os músculos da parede abdominal estão contraídos	Origem intra-abdominal de dor abdominal
Sinal de Chandelier	Dor pélvica ou no abdome inferior extrema à movimentação do colo uterino	Doença inflamatória pélvica
Sinal de Charcot	Febre, icterícia e dor abdominal intermitente do quadrante superior direito	Coledocolitíase
Sinal de Claybrook	Acentuação da transmissão dos sons cardíacos e pulmonares através da parede abdominal	Perfuração de víscera abdominal
Sinal de Courvoisier	Vesícula biliar palpável, distendida e indolor em paciente ictérico	Tumor periampular
Sinal de Cruveilhier	Veias varicosas no umbigo (cabeça de medusa)	Hipertensão portal
Sinal de Cullen	Equimose periumbilical	Hemoperitônio
Sinal de Danforth	Dor nos ombros à inspiração	Hemoperitônio
Sinal de Fothergill	Massa de parede abdominal que não cruza a linha média e permanece palpável quando o reto abdominal é contraído	Hematoma do músculo reto abdominal
Sinal de Grey-turner	Áreas locais de equimose nos francos	Pancreatite aguda hemorrágica
Sinal do Psoas	Elevação e extensão da pena sob resistência provoca dor	Apendicite com abscesso retrocecal
Sinal de Kehr	Dor no ombro esquerdo quando na posição supina e pressão na quadrante superior esquerdo do abdome	Hemoperitônio (especialmente de origem esplênica)
Sinal de Mannkopf	Aumento da FC quando abdome doloroso é palpado	Ausente na simulação
Sinal de Murphy	Dor causada pela inspiração enquanto se aplica pressão no quadrante superior direito	Colecistite aguda
Sinal do Obturador	Flexão e rotação interna da coxa direta em posição supina desencadeia dor hipogástrica	Abscesso pélvico ou massa inflamatória na pelve
Sinal de Ransohoff	Pigmentação amarelada da região umbilical	Ruptura de ducto colécodo
Sinal de Rovsing	Dor no ponto de McBurney à compressão do quadrante inferior esquerdo	Apendicite aguda
Sinal de Tem Horn	Dor causada pela tração gentil do testículo direito	Apendicite aguda

Adaptada de: Postier e Squires[7].

plasmático, anemia ou sangramento. A leucopenia pode ser uma característica de infecções virais, gastroenterite ou dor abdominal inespecífica. Outros testes, tais como proteína C-reativa, podem ser úteis para aumentar a confiabilidade no diagnóstico de um processo inflamatório agudo. Exames seriados tendem a ser mais úteis do que testes isolados obtidos em um momento arbitrário.

A medida de eletrólitos séricos, ureia e creatinina ajudarão na avaliação dos efeitos de fatores como vômitos ou perdas líquidas para o terceiro espaço. Adicionalmente, podem sugerir uma patologia metabólica ou endócrina como causa do problema do paciente. Glicemia capilar e outras análises químicas também podem ser úteis. Provas de função hepática (albumina e bilirrubinas), provas de lesão hepatocelular [aspartato aminotransferase (AST), alanina aminotransferase (ALT) e desidrogenase lática (DHL)] e provas de fluxo biliar/lesão de vias biliares (fosfatase alcalina, gamaglutamil transferase e bilirrubinas) são testes mandatórios quando se suspeita de que a dor abdominal é de origem hepatobiliar. Semelhantemente, a amilase e a lipase séricas são primordiais quando a pancreatite aguda é uma suspeita, apesar de que os níveis séricos da amilase podem estar baixos ou normais em pacientes com pancreatite e podem estar marcadamente elevados em pacientes com outras condições (obstrução intestinal, isquemia mesentérica e úlcera duodenal perfurada). A determinação do lactato sérico e da gasometria arterial podem ser úteis no diagnóstico de isquemia intestinal ou sepse.

Exames urinários, tais como a urinálise, são valiosos no diagnóstico de cistite bacteriana, pielonefrite e certas anormalidades endócrinas, como diabetes e doença do parênquima renal. A urinálise pode revelar hematúria (sugestivo de cálculo renal ou ureteral), piúria (sugestivo de infecção do trato urinário ou processo inflamatório adjacente aos ureteres, como apendicite retrocecal).

Um teste de gravidez deve ser pedido para toda mulher em idade fértil com dor abdominal aguda. O feto de uma mulher grávida com abdome agudo é melhor protegido fornecendo o melhor cuidado para a mãe, incluindo cirurgia, se indicada. A gravidez pode representar a causa da dor abdominal, como ocorre na gravidez ectópica.

A pesquisa de sangue oculto nas fezes pode ser útil na avaliação dos pacientes, mas não é específica. Pesquisa de parasitas e ovos nas fezes (exame parasitológico das fezes), assim como a cultura e a pesquisa de toxina da *Clostridium difficile*, podem auxiliar o diagnóstico se a diarreia é um componente da apresentação do paciente.

O eletrocardiograma é mandatório para pacientes idosos e com história de cardiomiopatia, arritmia ou doença isquêmica do coração. A dor abdominal pode ser a manifestação de uma isquemia miocárdica, e o estresse fisiológico do abdome agudo pode aumentar a demanda miocárdica de oxigênio e induzir isquemia em pacientes com doença arterial coronariana.

Métodos de imagem

As radiografias simples do abdome e do tórax podem ser extremamente úteis na avaliação do paciente com dor abdominal aguda. As radiografias de tórax podem mostrar doenças pleuropulmonares causadoras de dor abdominal ou presença de pneumoperitônio nos espaços subfrênicos. As radiografias de abdome podem evidenciar a presença de ar no retroperitônio e em outras estruturas que normalmente não contêm ar como vias biliares, veias, paredes intestinais e tecidos moles. O padrão de distribuição gasosa deve ser observado, bem como a presença de níveis hidroaéreos, característicos de obstrução intestinal e causas de íleo paralítico. Noventa por cento dos cálculos urinários são radiopacos, enquanto apenas 10% dos cálculos biliares serão demonstrados nas radiografias simples. Calcificações vasculares, corpos estranhos e apendicólitos podem estar evidentes.

A ultrassonografia abdominal é extremamente precisa na detecção de cálculos biliares, na avaliação de espessamento da parede vesicular e na presença de líquido em torno da vesícula[8,9]. A ultrassonografia abdominal e transvaginal pode ajudar na detecção de anormalidades dos ovários, anexos e útero. Pode também detectar presença de líquido intraperitoneal. A quantidade de gases intestinais limita a acurácia do exame de determinados órgãos como o pâncreas. Com a evolução do método, as sensibilidades da ultrassonografia para apendicite aguda foram relatadas entre 68% e 93%, com especificidades relatadas entre 73% e 100 %[9,10].

A tomografia computadorizada (TC) continua sendo o esteio do imageamento no diagnóstico do abdome agudo[11,12]. A TC estabeleceu-se como um estudo sensível para os pacientes com ampla variedade de diagnósticos, incluindo-se apendicite, diverticulite, isquemia intestinal, pancreatite, obstrução intestinal e perfuração visceral. Identifica mínimas quantidades de ar e de líquido. É capaz de mostrar espessamentos de vísceras ocas e infiltrações da gordura mesentérica, que denotam processos inflamatórios. A TC é altamente precisa no diagnóstico da apendicite aguda e de suas possíveis complicações. É um excelente método para diferenciar obstrução intestinal mecânica de íleo paralítico e pode definir o ponto de obstrução, bem como sua mais provável etiologia.

Laparoscopia diagnóstica

Vários estudos confirmaram a validade da laparoscopia diagnóstica em pacientes com dor abdominal aguda[13,14]. As vantagens incluem alta sensibilidade e especificidade, e capacidade de tratar laparoscopicamente várias condições que causam abdome agudo, além de menor morbidade e mortalidade, menor duração da permanência hospitalar, menores custos hospitalares e retorno mais precoce às atividades habituais. Ela pode evitar a laparotomia em muitos casos e todas as consequências da abertura da cavidade peritoneal.

Critérios de gravidade

Determinados grupos de pacientes podem ser verdadeiros desafios para o diagnóstico e a condução do abdome agudo, elevando as taxas de morbidade e de mortalidade. Os pacientes criticamente enfermos, internados em unidades de terapia intensiva (UTI), estão predispostos a desenvolver doença abdominal aguda devido às doenças subjacentes e terapêuticas empregadas. Pacientes nessa situação geralmente estão instáveis, em uso de antibióticos e narcoanalgesia, e possuem comprometimento nutricional e imune que dificulta o diagnóstico. Muitas vezes, estão entubados e inconscientes, não permitindo acessar uma história adequada. Pacientes internados na UTI que desenvolvem abdome agudo podem ter as taxas de mortalidade duplicadas[15].

Os pacientes imunocomprometidos têm variados sintomas das doenças abdominais agudas. A variabilidade é altamente relacionada com o grau de imunossupressão. Comprometimento leve a moderado é experimentado por: pacientes idosos, malnutridos e diabéticos, receptores de transplantes sob terapia de manutenção rotineira; pacientes com câncer; pacientes com insuficiência renal e pacientes portadores de HIV com contagens de CD4 acima de 200 células/mm³. Embora os pacientes nesse grupo tenham os mesmos tipos de doença e infecções que seus pares imunocompetentes, eles ainda podem apresentar-se em uma forma atípica. A dor abdominal e os sinais e sintomas sistêmicos em geral relacionam-se com o desenvolvimento de inflamação. Esses pacientes podem não ser capazes de compor uma resposta inflamatória completa e, portanto, podem experimentar menos dor abdominal e atraso do desenvolvimento de febre e da leucocitose.

Pacientes gravemente comprometidos incluiriam tipicamente receptores de transplante que receberam terapia em alta dose para rejeição nos dois meses anteriores; pacientes com câncer sob quimioterapia, especialmente com neutropenia, e pacientes com HIV com contagem de CD4 abaixo de 200 células/mm³. Esses pacientes apresentam-se muito tardiamente em seu curso, em geral com pouca dor ou sem dor, sem febre e com sintomas constitucionais vagos, seguidos por um colapso sistêmico esmagador.

A obesidade mórbida cria numerosos desafios ao diagnóstico preciso de processo abdominal agudo. Os achados de peritonite patente em geral são tardios e ominosos, levando à sepse, falência orgânica e morte. A sepse abdominal é um diagnóstico muito mais sutil nessa população e pode estar associada apenas a sintomas como mal-estar, dor no ombro, soluços ou dispneia. Os achados do exame também podem ser de difícil interpretação. Dor abdominal grave não é comum, e achados menos específicos, como taquicardia, taquipneia, derrame pleural ou febre podem ser a primeira observação. A avaliação de distensão ou massa intra-abdominal também é muito difícil devido à compleição física. Podem existir limitações dos métodos diagnósticos complementares relacionados ao excesso de peso.

A TC de alta resolução pode ser muito benéfica nesses casos especiais, mas um baixo limiar para a imediata laparoscopia ou laparotomia pode fazer toda a diferença na sobrevivência desses pacientes.

Terapêutica

A avaliação e o tratamento do paciente com dor abdominal aguda ainda são um grande desafio na prática médica diária. Embora avanços nas técnicas de obtenção de imagem, no uso de algoritmos e na assistência do computador tenham melhorado a precisão diagnóstica do abdome agudo, a história e o exame físico cuidadosos ainda são a parte mais importante da avaliação.

O tratamento das condições abdominais agudas deve ser orientado com base em seus prováveis diagnósticos. As causas não cirúrgicas serão controladas com o tratamento clínico. A participação precoce de um cirurgião experiente é medida fundamental. A laparoscopia tem a nítida vantagem de ser um método diagnóstico com grandes possibilidades de se tornar terapêutico. Apendicite aguda, gravidez tubária rota, ruptura de cistos ovarianos, úlcera péptica perfurada e colecistite aguda são amplamente tratadas atualmente por esse método minimante invasivo, com claros benefícios para o paciente. O tratamento cirúrgico baseia-se no controle imediato da contaminação por meio de desbridamento de tecido desvitalizado, ressecções de órgãos e tecidos afetados, suturas de perfurações e drenagem de abscessos. A higienização da cavidade peritoneal com solução fisiológica aquecida diminui a concentração de bactérias. Amostras de secreções anormais devem ser coletadas para Gram, cultura e antibiograma. Antibioticoterapia apropriada, analgesia e manutenção do equilíbrio hidroeletrolítico são importantes complementos aos procedimentos cirúrgicos.

Muitas vezes, o cirurgião deverá optar pela exploração operatória com relativo grau de incerteza em relação aos achados esperados. Essa conduta é justificada, visto que o retardo no tratamento está diretamente relacionado com o aumento da morbidade e mortalidade.

Referências bibliográficas

1. Cope Z. Diagnóstico precoce do abdome agudo. Rio de Janeiro: Atheneu; 1984.
2. Savassi-Rocha PR, Sanches MD, Fahel E. Aspectos anatômicos e fisiológicos. In: Savassi-Rocha PR, Fahel E. Abdome agudo não traumático. Rio de Janeiro: MedBook; 2008. p. 3-12.
3. Martin RF, Rossi RL. Acute abdomen. In: Martin RF, Rossi RL. Surgical clinics of North America. Philadelphia: Saunders; 1997. v. 6, p. 1207-23.
4. Klein KB, Mellinkoff SM. Approach to the patient with abdominal pain. Philadelphia: JB Lippincott; 1991.
5. McAdam WA, Brock BM, Armitage T, Davenport P, Chan M, de Dombal FT. Twelve years' experience of computer-aided diagnosis in a district general hospital. Ann R Coll Surg Engl. 1990;72(2):140-6.
6. Abrantes WL. Abdome agudo. In: López M. Emergências médicas. Rio de Janeiro: Guanabara Koogan; 1984. p. 464-81.
7. Postier RG, Squires RA. Abdome agudo. In: Townsend CM, Beauchamp RD, Evers BM, Mattox KL: Sabiston: Tratado de Cirurgia – A Base Biológica da Prática Cirúrgica Moderna. São Paulo: Elsevier; 2010. p. 1108-25.
8. Bortoff GA, Chen MY, Ott DJ, Wolfman NT, Routh WD. Gallbladder stones: imaging and intervention. Radiographics. 2000;20(3):751-66.
9. Hanbidge AE, Buckler PM, O'Malley ME, Wilson SR. From the RSNA refresher courses: imaging evaluation for acute pain in the right upper quadrant. Radiographics. 2004;24(4):1117-35.
10. Orr RK, Porter D, Hartman D. Ultrasonography to evaluate adults for appendicitis: Decision making based on meta-analysis and probabilistic reasoning. Acad Emerg Med. 1995;2:644-50.
11. Macari M, Balthasar EJ. The acute lower quadrant: CT evaluation. Radiol Clin North Am. 2003;41:1117-36.
12. Lee R, Tung HKS, Tung PHM, Cheung SCW, Chan FL. CT in acute mesenteric ischaemia. Clin Radiol. 2003;58(4):279-87.
13. Ahmad TA, Shelbaya E, Razek SA, Mohamed RA, Tajima Y, Ali SM, et al. Experience of laparoscopic management in 100 patients with acute abdomen. Hepatogastroenterology. 2001;48(39):733-6.
14. Riemann JF. Diagnostic laparoscopy. Endoscopy. 2003;35:43-7.
15. Gajic O, Urrutia LE, Sewani H, Schroeder DR, Cullinane DC, Peters SG. Acute abdomen in the medical intensive care unit. Crit Care Med. 2002;30(6):1187-90.

120

ABDOME AGUDO APÓS CIRURGIA BARIÁTRICA

Marco Túlio Costa Diniz
Alexandre Lages Savassi Rocha

Introdução

A cirurgia bariátrica tem sido realizada com frequência crescente em diversos países. O Brasil ocupa o segundo lugar em número de procedimentos por ano, o que faz com que médicos de diversas especialidades tenham contato com esse tipo de paciente, particularmente nos serviços de urgência.

As diferentes técnicas utilizadas no tratamento cirúrgico da obesidade podem gerar complicações agudas em longo prazo, de tratamentos clínico, cirúrgico ou endoscópico. O conhecimento dos problemas mais comuns é fundamental para que se evitem retardo no diagnóstico e adoção de condutas inadequadas, o que pode acarretar consequências graves.

O presente capítulo aborda os principais aspectos referentes ao diagnóstico e tratamento das complicações pós-operatórias agudas, de acordo com o tipo de técnica cirúrgica.

Gastroplastia vertical com derivação em Y de Roux (*by-pass* gástrico)

Complicações decorrentes de litíase biliar

O risco de formação de cálculos na vesícula biliar após a gastroplastia vertical com derivação em Y de Roux (GVYR) é relativamente elevado (27,5% a 52,8%)[1], aumentando de forma proporcional à intensidade e ao ritmo da perda ponderal.

O surgimento de colecistolitíase (geralmente microcálculos) nesses casos relaciona-se à supersaturação da bile pelo colesterol. Alterações da motilidade da vesícula biliar podem determinar retardo no esvaziamento do órgão, favorecendo também a agregação dos cristais de colesterol e a formação dos cálculos. A retenção de mucina no interior da vesícula parece contribuir para esse processo.

Existem duas condutas possíveis no que se refere à indicação de colecistectomia:

- A maioria dos cirurgiões indica a operação apenas para os pacientes que desenvolvem litíase biliar no pós-operatório, considerando que a doença não ocorrerá em até 70% dos casos[1]. Além disso, deve-se considerar que a colecistectomia apresenta potencial de morbidade não desprezível;
- A colecistectomia profilática, realizada de forma compulsória durante a GVYR, é defendida por alguns autores, os quais utilizam os seguintes argumentos: a menor sensibilidade da ultrassonografia para detecção pré-operatória de colecistolitíase em pacientes obesos (possibilidade de exames falso-negativos); a incidência relativamente alta da afecção no pós-operatório; os baixos índices de morbidade da colecistectomia; a impossibilidade de abordagem endoscópica convencional da via biliar após a GVYR (casos de litíase da via biliar principal); a elevada incidência de alterações da vesícula biliar ao exame anatomopatológico (75%)[1]. Os argumentos contra a realização da colecistectomia profilática incluem: prolongamento do tempo cirúrgico, dificuldade técnica de se realizar a colecistectomia (pela obesidade, por esteatose hepática acentuada e/ou posição inadequada dos trocartes).

O ácido ursodesoxicólico tem sido utilizado em alguns centros com o intuito de prevenir a formação de cálculos biliares, por aumentar a solubilidade e diminuir a saturação do colesterol na bile[1]. Alguns autores preconizam que o medicamento seja utilizado pelo período mínimo de seis meses após a GVYR[1]. A adesão ao tratamento pode ser prejudicada pelo sabor amargo e pela ocorrência de sintomas digestivos relacionados ao uso da substância.

A possibilidade de litíase biliar sintomática (cólica biliar com ou sem colecistite aguda) deve sempre ser considerada nos pacientes submetidos à GVYR que apresentem dor abdominal aguda. Mesmo nos pacientes já submetidos à colecistectomia, deve-se avaliar a presença de sinais clínicos e laboratoriais de litíase da via biliar principal (obstrução ao nível da papila com ou sem pancreatite aguda associada). O tratamento da colecistite e da pancreatite aguda nos pacientes que se submeteram a cirurgia bariátrica não difere do tratamento daqueles que não passaram por essa cirurgia. No entanto, a reconstrução em Y de Roux dificulta muito a abordagem dos cálculos das vias biliares por endoscopia. Nesses pacientes, uma das opções de tratamento consiste na realização de tratamentos cirúrgico e endoscópico combinados. Confecciona-se gastrostomia na parte *excluída* do estômago, pela qual se introduz o aparelho de endoscopia e realiza-se o tratamento convencional (papilotomia, retirada de cálculos com cesta ou balão).

A realização de ultrassonografia durante o seguimento pós-operatório (particularmente no pré-operatório de outras intervenções cirúrgicas abdominais) pode ser útil, permitindo o diagnóstico de colecistolitíase em pacientes assintomáticos. A colecistectomia é indicada pela maioria dos cirurgiões nessas situações.

Impactação alimentar

Mastigação insuficiente e ingestão de pedaços relativamente grandes de alimentos podem determinar a impactação deles nas regiões do anel de silicone e/ou da anastomose gastrojejunal. A presença de estenose da anastomose favorece a ocorrência dessa complicação.

O quadro clínico pode incluir dor epigástrica intensa, com irradiação para o dorso, além de salivação acentuada, incapacidade de vomitar ou regurgitação. A história clínica (tipo de alimento ingerido previamente) pode contribuir para reforçar a suspeita diagnóstica.

A abordagem inicial inclui o uso de antiespasmódicos e a ingestão de líquidos com efeito de *amolecer* alguns tipos de alimentos (suco de mamão para *digerir* pedaços de carne, por exemplo). Nos casos em que não há resolução do problema, indica-se a endoscopia para confirmação diagnóstica e retirada do alimento impactado.

Migração do anel de silicone

A utilização do anel de silicone proximalmente à anastomose gastrojejunal caiu em desuso na maioria dos serviços. No entanto, inúmeros pacientes foram operados no passado e possuem esse anel. A migração caudal do anel de silicone (utilizado na técnica de Fobi-Capella) pode determinar obstrução da anastomose gastrojejunal ou da alça alimentar. O quadro clínico é de obstrução mecânica do tubo digestivo alto (dor na região epigástrica associada a vômitos).

A perda de *sustentação* do anel na região do omento menor (secundária ao emagrecimento acentuado) é fator importante na gênese desse tipo de complicação. Outros possíveis fatores predisponentes são:

- Colocação de anel *muito largo* em relação ao diâmetro do reservatório gástrico;
- Ocorrência de vômitos frequentes, secundários a forma inadequada de alimentação (volumes excessivos, por exemplo).

Intolerância alimentar com piora progressiva, emagrecimento acentuado e desnutrição são manifestações clínicas comuns. A radiografia contrastada com bário e a endoscopia digestiva alta costumam definir o diagnóstico.

A retirada cirúrgica do anel (factível por via laparoscópica) é geralmente necessária nessas situações. A perda do *efeito restritivo* do anel ocasiona reaquisição de peso na maioria dos pacientes, por vezes de forma acentuada.

A prevenção do problema consiste em posicionar o anel de silicone a certa distância da anastomose gastrojejunal (pelo menos 2 cm), fixando-o por meio de sutura à parede do reservatório gástrico. A sutura de fixação da alça alimentar à parte vertical da linha de grampeamento também contribui para manter a posição adequada do anel.

A migração do anel para a luz do reservatório gástrico é complicação mais rara, geralmente decorrente da compressão crônica da parede gástrica por anel *apertado*. A conduta expectante (pacientes assintomáticos) e a retirada endoscópica são opções de tratamento. A abordagem cirúrgica é, a princípio, contraindicada pelo risco de surgimento de fístulas digestivas.

Úlcera da anastomose gastrojejunal/fístula gastrogástrica

A úlcera anastomótica pode acometer tanto a margem gástrica (mais comumente) quanto a margem intestinal da anastomose gastrojejunal, e representa alteração endoscópica relativamente frequente nos pacientes submetidos à GVYR. A incidência varia de 0,6% a 16%[2]. A lesão pode surgir em qualquer fase do pós-operatório.

A etiologia da úlcera ainda não está bem definida, podendo relacionar-se aos seguintes fatores[2]:

- Presença de fístula gastrogástrica;
- Uso de anti-inflamatórios não esteroidais;
- Isquemia da mucosa (secundária ao tabagismo, por exemplo);
- Presença de corpos estranhos (fios de sutura, grampos);
- Grau de acidez elevado no reservatório gástrico;
- Lesão neoplásica (diagnóstico deve ser considerado).

A úlcera pode constituir achado endoscópico em pacientes assintomáticos ou originar manifestações clínicas (dor epigástrica, náuseas e vômitos, intolerância alimentar, anemia ferropriva, hemorragia digestiva alta). Nos casos de fístula gastrogástrica, podem ocorrer também doença do refluxo gastroesofágico (relacionada ao refluxo ácido) e reaquisição de peso (secundária à perda do efeito restritivo da operação).

A endoscopia digestiva alta, além de confirmar o diagnóstico, permite avaliar as dimensões e a profundidade da lesão ulcerosa e detectar a eventual presença de corpos estranhos no interior dela.

Fístulas gastrogástricas são geralmente visibilizadas à endoscopia, mas orifícios fistulosos pequenos podem passar despercebidos. O estudo radiológico com contraste baritado pode ser útil para a confirmação da suspeita clínica. O diagnóstico é estabelecido pela presença de contraste no interior da parte *excluída* do estômago.

O tratamento da úlcera marginal inclui as seguintes condutas[2]:

- Cessação do tabagismo;
- Uso de inibidor de bomba de prótons e sucralfato;

- Pesquisa de *Helicobacter pylori* e antibioticoterapia com esquema tríplice, nos casos de presença da bactéria;
- Utilização de *colas* para obliterar trajetos fistulosos (eficácia variável);
- Retirada de corpos estranhos (fios, grampos) do interior da lesão.

O tratamento clínico é bem-sucedido na grande maioria dos casos. A abordagem cirúrgica pode ser necessária nos casos de fístula gastrogástrica, realizando-se a dissecção e o grampeamento do trajeto fistuloso. Outras indicações de tratamento cirúrgico incluem[2]: anemia secundária à perda crônica de sangue; hemorragias agudas graves (se não controladas por via endoscópica); insucesso do tratamento clínico com persistência dos sintomas.

A ressecção da anastomose gastrojejunal é preconizada por alguns autores nos casos de intratabilidade clínica, tendo sido realizada inclusive por via laparoscópica[2]. Confecciona-se nova anastomose (mecânica ou manual) nesses casos.

Estenose da anastomose gastrojejunal

Confecciona-se a anastomose gastrojejunal, na GVYR, de forma a promover certo grau de estenose. Essa conduta contribui para retardar o esvaziamento gástrico e limitar a ingestão alimentar. O diâmetro usual da anastomose mede cerca de 1,2 a 1,5 cm.

Diagnostica-se estenose da anastomose nos casos em que o diâmetro dela se torna igual ou inferior a 1 cm, originando manifestações clínicas (intolerância alimentar, vômitos persistentes e desnutrição)[3]. O quadro ocorre geralmente nos três meses iniciais de pós-operatório. A incidência dessa complicação varia de 3% a 11%[3]. As causas incluem: falha técnica, edema acentuado (fase inicial do pós-operatório) e fibrose tardia (secundária a úlcera, cicatrização de fístula anastomótica etc.).

A endoscopia digestiva alta, além de definir o diagnóstico, permite a realização de dilatação da anastomose com balão. O procedimento é geralmente eficaz, podendo ser necessária mais de uma sessão para a resolução definitiva do problema (especialmente nos casos de estenose mais acentuada - diâmetro inferior a 5 mm)[3].

O índice de complicações da dilatação endoscópica da anastomose é relativamente baixo. O risco de perfuração é maior no primeiro mês pós-operatório, atingindo cerca de 2% dos casos[3]. Nessa fase, a introdução de sonda nasoentérica por meio da anastomose constitui opção de tratamento. Inicia-se dieta enteral, postergando-se a dilatação endoscópica.

A reabordagem cirúrgica é raramente necessária, sendo indicada nos casos de falha do tratamento endoscópico e de persistência dos sintomas.

Obstrução intestinal

A incidência global de obstrução intestinal após a GVYR varia de 1,3% a 7,3%[4]. As causas incluem: hérnias internas, bridas e aderências, volvo intestinal, intussuscepção, hérnia incisional encarcerada, constrição da alça alimentar na região do mesocólon transverso (secundária a fibrose local) e angulação da alça alimentar na região da anastomose jejunojejunal[4].

As hérnias internas representam complicação particularmente importante, podendo ocorrer em algumas regiões (Figura 120.1):

- Brecha do mesentério (região da anastomose jejunojejunal);
- Espaço situado entre o mesentério da alça alimentar e o peritônio parietal posterior (hérnia de Petersen);
- Brecha do mesocólon (casos em que se faz a transposição da alça alimentar através do mesocólon transverso);
- Espaço entre o mesentério da alça alimentar e o mesocólon transverso (casos de transposição pré-cólica da alça alimentar).

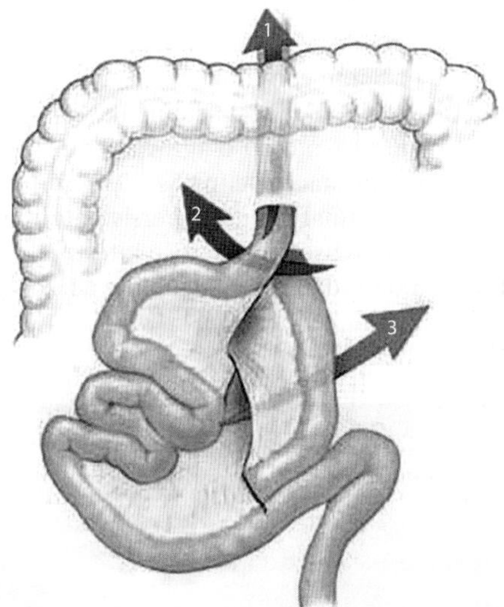

Figura 120.1. Hérnias internas (1) transmesocólica; (2) hérnia de Petersen; (3) hérnia através da brecha do mesentério).

A conduta de não se realizar o fechamento dessas *brechas* e o *alargamento* delas (secundário à perda de peso e à diminuição acentuada do tecido adiposo intra-abdominal) são fatores que favorecem o surgimento dessa complicação, cuja incidência varia de 1% a 4%[4,5]. Atualmente, a maioria dos cirurgiões tende a realizar profilaticamente o fechamento desses espaços.

A ocorrência de hérnia interna pode gerar quadros de dor abdominal aguda e/ou recorrente, secundária a obstrução intestinal. A dor pode estar relacionada à alimentação, sendo por vezes aliviada por posições antálgicas (decúbito ventral, por exemplo). Vômitos são comuns, mas podem não estar presentes devido às alterações anatômicas promovidas pela GVYR.

O exame físico pode ser dificultado pela obesidade, por vezes revelando distensão abdominal e/ou peristaltismo exacerbado.

Os exames laboratoriais podem ser normais ou pouco alterados. Hiperamilasemia pode ocorrer nos casos de obstrução da alça biliopancreática, impondo-se o diagnóstico diferencial com pancreatite aguda.

A tomografia computadorizada do abdome pode revelar sinais sugestivos de hérnia interna, que incluem[4,5]:

- Dilatação da parte *excluída* do estômago (sugestiva de obstrução da alça biliopancreática);
- Dilatação e *agrupamento* de alças de intestino delgado no quadrante superior esquerdo, que permanecem fixas mesmo com o paciente em posição ereta;
- Imagem característica de torção/enovelamento de alças de intestino delgado e do mesentério (*whirl sign*);
- Congestão e estiramento de vasos mesentéricos;
- Localização atípica da anastomose jejunojejunal (superior ao mesocólon transverso).

O conhecimento das alterações anatômicas promovidas pela GVYR é fundamental para a interpretação correta do exame, cuja sensibilidade atinge cerca de 80%[5]. A presença de alças intestinais dilatadas posteriormente à parte excluída do estômago, por exemplo, sugere diagnóstico de hérnia interna através do mesocólon transverso (Figura 120.2).

A hipótese diagnóstica de hérnia interna deve ser considerada em todo paciente com dor abdominal aguda que tenha se submetido à GVYR. O retardo na indicação cirúrgica pode permitir o surgimento ou o agravamento de isquemia intestinal, cujas manifestações clínicas incluem taquicardia, taquipneia, dor abdominal intensa e persistente, sinais de irritação peritoneal nos casos de necrose intestinal (por vezes ausentes devido à obesidade), leucocitose e acidose metabólica (lática).

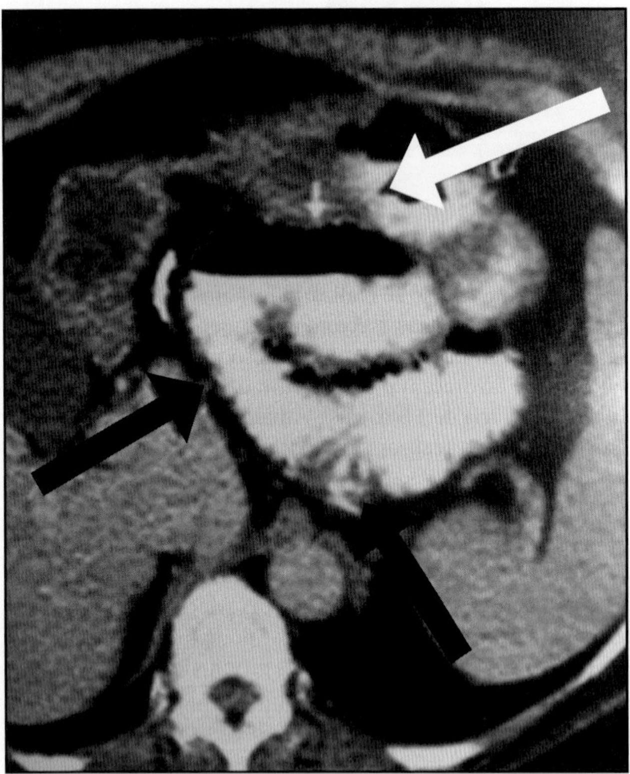

Figura 120.2. Hérnia interna transmesocólica (imagem tomográfica) – presença de alças intestinais com contraste oral, dilatadas e com nível hidroaéreo (setas pretas), localizadas posteriormente à parte excluída do estômago (seta branca).

O tratamento cirúrgico consiste em redução da hérnia, revisão e fechamento das brechas (mesentério/mesocólon) e ressecção de segmentos intestinais necrosados. A abordagem precoce é importante para minimizar a morbidade dessa complicação.

Hérnias incisionais

A incidência de hérnias incisionais é maior após laparotomias realizadas em pacientes com obesidade acentuada. Após a GVYR (via aberta), esse percentual atinge até 25%. Hérnias podem levar a quadros de dor abdominal aguda geralmente secundários a obstrução intestinal.

Além da pressão abdominal elevada, muitos pacientes apresentam musculatura abdominal delgada, o que pode contribuir para o surgimento das hérnias. Outros fatores predisponentes incluem: obesidade do tipo androide, índice de massa corporal muito elevado, infecção de sítio cirúrgico, laparotomia de grande extensão, aumentos frequentes da pressão abdominal (atividades físicas, tosse, vômitos, esforço evacuatório excessivo etc.)[7].

A utilização de fios com maior força tênsil, assim como a colocação profilática de telas de polipropileno[7], são condutas propostas com o intuito de diminuir a incidência de hérnias incisionais nesses casos, mas não existem evidências científicas de sua eficácia.

As hernioplastias incisionais geralmente são realizadas após o primeiro ano pós-operatório. A perda de peso acentuada facilita o procedimento, que pode ser realizado em concomitância com a abdominoplastia. No entanto, a ocorrência de complicações (obstrução intestinal, encarceramento) ou o desconforto acentuado dos pacientes (casos de hérnias volumosas, por exemplo) podem requerer a realização precoce do tratamento cirúrgico.

Na maioria dos casos, é necessária a colocação de tela de polipropileno (pré-peritoneal ou retrorretal) para o reparo adequado do defeito. Hérnias menores podem ser corrigidas exclusivamente por sutura muscular em dois planos (plicatura dos músculos retos abdominais ou *técnica do jaquetão*).

A incidência de hérnias incisionais após a GVYR laparoscópica é baixa[3]. A ocorrência delas relaciona-se geralmente ao não fechamento dos orifícios aponeuróticos nos portais (muitas vezes difícil devido às pequenas incisões cutâneas e à grande espessura do panículo adiposo).

Síndrome de *dumping*/hipoglicemia

A síndrome de *dumping* consiste em manifestações clínicas resultantes da passagem rápida e sem controle de alimentos (principalmente aqueles com alto conteúdo de carboidratos e alta osmolalidade) do estômago para o intestino delgado. O quadro inclui sinais e sintomas vasomotores (taquicardia, palpitações, sudorese, tontura, síncope) e gastrointestinais (náuseas, dor abdominal em cólica, diarreia). Alguns pacientes chegam a procurar serviços de urgência pelas manifestações descritas. A modificação de hábitos alimentares costuma ser suficiente para o controle do problema.

Considera-se atualmente que a secreção de alguns peptídeos intestinais, desencadeada pela passagem de alimentos para o jejuno, possa representar o principal mecanismo fisiopatológico da síndrome de *dumping*[9]. A supressão das manifestações clínicas observada após o uso do octreotide (análogo da somatostatina) reforça essa hipótese.

A incidência da síndrome após a GVYR é muito variável na literatura (10% a 76%)[9]. Ademais, muitos pacientes costumam apresentar desaparecimento espontâneo do quadro após os primeiros anos de pós-operatório.

A hipoglicemia é considerada, classicamente, fator primordial do quadro denominado *dumping tardio*, que pode surgir de 1,5 a 3 horas após a ingestão alimentar. Recentemente, publicaram-se relatos de pacientes com episódios recorrentes de hipoglicemia pós-prandial (inclusive com perda de consciência) no pós-operatório tardio da GVYR[10]. A investigação clínica revelou, em alguns deles, quadro de hiperinsulinismo secundário à hiperplasia de células beta do pâncreas (nesidioblastose), sendo necessária a realização de pancreatectomia para controle da doença[10]. Essa complicação parece ser extremamente rara, dado o elevado número de operações bariátricas realizadas em todo o mundo. Deve-se considerar o diagnóstico diferencial com insulinoma nessas situações.

Especula-se que o aumento da secreção de incretinas (particularmente do GLP-1 – *glucagon like peptide*), que parece ser benéfico no que se refere ao controle do *diabetes mellitus* tipo 2, desempenha papel preponderante na fisiopatologia da síndrome de *dumping* e da nesidioblastose em pacientes submetido à GVYR[9,10].

Outras complicações

O acompanhamento dos pacientes submetidos à GVYR tem revelado possíveis *efeitos colaterais* da operação. O conhecimento dos mecanismos fisiopatológicos e do tratamento de algumas dessas complicações é ainda incipiente, bem como a real incidência delas.

A GVYR pode predispor ao surgimento de urolitíase. O quadro parece estar relacionado ao aumento da concentração de oxalato na urina, secundário à maior absorção entérica da substância[13].

Alguns distúrbios relacionáveis à perda de peso acentuada têm sido descritos, incluindo alterações autonômicas (hipotensão ortostática, por exemplo) e síndrome da artéria mesentérica superior[11].

Deve-se salientar que a manutenção do seguimento em longo prazo é condição primordial para a compreensão dos diversos efeitos da GVYR sobre o organismo.

Banda gástrica ajustável

A banda gástrica ajustável foi muito utilizada. Atualmente, poucos serviços ainda a utilizam como tratamento para a obesidade. Um dos motivos do seu quase total abandono decorre do grande número de complicações tardias que ainda levam diversos pacientes a procurar atendimento de urgência.

Deslizamento da banda

A incidência de deslizamento da banda gástrica é muito variável na literatura (menor que 1% até 20%)[14]. Essa discrepância pode estar relacionada a fatores como: técnica cirúrgica utilizada, tipo de banda, experiência do cirurgião, definição dos critérios diagnósticos, avaliação ou não da presença do problema em pacientes assintomáticos etc.

O *deslizamento posterior* consiste na herniação cranial da parede gástrica posterior através da banda, que ocasiona migração dela em sentido caudal. Ocorre predominantemente nos casos de utilização da técnica perigástrica, em que se realiza a abertura do omento menor. A adoção da técnica da *pars flaccida* ocasiona incidência muito baixa dessa complicação. O diagnóstico é feito por exame radiológico contrastado, que evidencia posição excêntrica da bolsa gástrica e rotação anti-horária da banda, que se apresenta em posição vertical (diferente da posição oblíqua – 45° – habitual)[14].

O *deslizamento anterior* caracteriza-se pelo prolapso cefálico da porção inferior do estômago e pelo consequente deslizamento da banda em sentido caudal. O principal fator etiológico, segundo diversos autores, é a fixação anterior inadequada da banda. Preconizam-se diversas técnicas *profiláticas* (suturas gastrogástricas com pontos separados sobre a banda, sutura do fundo gástrico ao diafragma, utilização de telas etc.). Por outro lado, outros grupos relataram baixa incidência do problema sem a utilização de suturas de fixação. Outros fatores potencialmente associados ao deslizamento da banda incluem a presença de hérnia hiatal e vômitos recorrentes. O deslizamento anterior determina a rotação da banda no sentido horário, evidenciado ao estudo radiológico pela posição horizontal dela[14].

O deslizamento da banda pode ocorrer de forma aguda (incidência de 1% a 5%) ou insidiosa[14]. As manifestações clínicas incluem disfagia (de início abrupto ou progressiva), náuseas, vômitos, regurgitação, tosse (secundária a episódios de aspiração de secreção para as vias aéreas) e dor retroesternal. Deve-se considerar a possibilidade de impactação alimentar como diagnóstico diferencial. O deslizamento pode causar obstrução completa, isquemia ou mesmo necrose gástrica. Nos casos de evolução insidiosa, os pacientes podem ser assintomáticos.

Nos casos de suspeita clínica ou após a confirmação do diagnóstico, indica-se a imediata desinsuflação da banda. Se houver persistência dos sintomas, a abordagem cirúrgica é necessária. Saliente-se que as alterações clínicas podem ser discretas, mesmo na ocorrência de isquemia gástrica, que pode se manifestar apenas por taquicardia. A presença de acidose lática sugere a ocorrência de necrose gástrica, complicação grave e com mortalidade significativa.

As opções de tratamento cirúrgico incluem[14]: redução do prolapso gástrico e reposicionamento da banda (com ou sem fixação por meio de sutura); remoção e colocação de nova banda (no mesmo tempo cirúrgico ou posteriormente); remoção da banda e conversão para outro tipo de operação bariátrica; remoção simples da banda. A ressecção gástrica pode ser necessária nos casos de necrose.

A *dilatação da câmara gástrica superior* constitui diagnóstico diferencial do deslizamento da banda. O estudo radiológico contrastado permite diferenciar as duas entidades, pois a dilatação da câmara gástrica é uniforme e regride, na maioria das vezes, com a desinsuflação da banda[14].

Doença do refluxo gastroesofágico com dor aguda

Manifestações clínicas secundárias à ocorrência de refluxo gastroesofágico podem ocorrer nos pacientes submetidos à colocação da banda gástrica, incluindo azia, pirose, regurgitação e dor torácica. Raros casos de dor torácica e epigástrica secundários a refluxo podem levar o paciente a procurar serviços de urgência. Alguns fatores podem predispor ao surgimento dessa complicação[15]:

- Colocação de banda muito apertada ou mal posicionada;
- Ocorrência de dilatação do esôfago (pseudoacalasia) e de distúrbios da motilidade esofagiana secundários à pressão exercida pela banda, que podem provocar disfagia/estase alimentar;
- Ocorrência de distúrbios primários da motilidade esofagiana.

O tratamento inicial consiste na desinsuflação da banda e na utilização de inibidores de bomba protônica (já prescritos profilaticamente em muitos casos). A orientação quanto aos hábitos alimentares constitui outra medida importante.

A retirada da banda torna-se necessária nos casos de insucesso do tratamento clínico. Pode-se optar pela conversão para outro tipo de procedimento bariátrico (GVYR, gastrectomia do tipo *sleeve* etc.)[15].

Um artigo de revisão recente considera, por outro lado, que a banda gástrica desempenha efeito terapêutico em relação aos pacientes que apresentavam doença do refluxo gastroesofágico no pré-operatório. O tema, portanto, ainda constitui motivo de controvérsias[16].

Erosão da parede gástrica

A erosão da parede gástrica é complicação de frequência relativamente baixa (igual ou inferior a 4%)[17].

O processo ocorre de forma lenta, formando-se cápsula fibrosa ao redor da banda. Por esse motivo, raramente ocorrem fístula gástrica e peritonite nessas situações.

Os pacientes podem ser assintomáticos ou apresentar reaquisição do peso, secundária à perda do efeito restritivo da banda. As manifestações clínicas podem incluir dor abdominal, hemorragia e quadros infecciosos (secundários à exposição da banda à flora bacteriana do estômago). Infecção recorrente no sítio do portal subcutâneo representa sinal de alerta quanto à ocorrência dessa última complicação.

A confirmação diagnóstica pode ser feita por meio de endoscopia e/ou estudo radiológico contrastado.

O tratamento consiste em antibioticoterapia e suporte clínico. A retirada da banda pode ser feita por laparoscopia (casos iniciais) ou por endoscopia (casos de migração de grande parte da banda para o interior do estômago). Na ausência de complicações sépticas, a retirada da banda pode ser postergada por vários meses. Aguarda-se a migração quase completa dela, o que facilita a retirada endoscópica[14,17].

Complicações do portal de injeção

As complicações relacionadas ao portal subcutâneo (por onde se realiza a insuflação e desinsuflação da banda) incluem[17]:

- Infecção (aguda ou crônica);
- Torção ou rotação do portal;
- Obstrução ou desconexão do cateter (demanda reoperação);
- Vazamento da solução de insuflação da banda;
- Ulceração cutânea.

O tratamento dessas complicações pode requerer a retirada do portal.

Técnicas disabsortivas (Scopinaro/*duodenal switch*)

Algumas complicações relacionadas à GVYR podem ocorrer também após cirurgias disabsortivas (hérnias internas, úlceras da anastomose gastrojejunal, síndrome de *dumping*, hérnias de parede abdominal etc.).

A desfuncionalização da maior parte do intestino delgado, característica desse tipo de procedimento, aumenta a incidência de algumas complicações, que incluem[18]:

- Distúrbios nutricionais (hipoproteinemia, anemia, hipovitaminoses, deficiências de minerais etc.);
- Diarreia acentuada e malcheirosa – secundária à perda de macronutrientes nas fezes (gorduras e proteínas) e à proliferação bacteriana (principalmente anaeróbios). O tipo de dieta influencia o grau de alteração do hábito intestinal;
- Flatulência intensa;
- Complicações proctológicas (hemorroidas, abscesso perianal, fissuras);
- Síndrome de supercrescimento bacteriano (manifesta por dor abdominal, alterações do hábito intestinal e da função absortiva). O diagnóstico é estabelecido pelo teste do hidrogênio expirado. Nesses casos pode ser necessária antibioticoterapia para controle da flora bacteriana intestinal e resolução do quadro clínico;
- Urolitíase (relacionada ao aumento da absorção intestinal e da excreção renal de oxalato)[13].

Gastrectomia vertical (*sleeve*)

A gastrectomia vertical (*sleeve*) tem sido realizada com frequência crescente em alguns países, como o Brasil. O período de seguimento ainda é curto, não se conhecendo todas as complicações potenciais da técnica em longo prazo.

A ocorrência de refluxo gastroesofágico patológico tem sido descrita, podendo atingir mais de 10% dos casos[20]. Alguns pacientes apresentam dor abdominal intensa e intolerância alimentar acentuada, levando a quadros de desidratação e distúrbios hidroeletrolíticos. O tratamento inicial para a maioria inclui orientações alimentares e utilização crônica de inibidores de bomba de prótons. Nos casos de falha do tratamento clínico, pode-se indicar a reabordagem cirúrgica (conversão para outro tipo de operação bariátrica).

Trombose portal

A trombose do sistema porta pós-operatória é ocorrência rara, porém grave. As descrições mais frequentes são após cirurgias laparoscópicas. Em relação à cirurgia bariátrica, nos últimos anos, casos de trombose portal têm sido relatados na literatura com maior frequência após *sleeve*. Geralmente se manifestam nas primeiras semanas com dor abdominal e/ou lombar intensa, podendo estar associados a náuseas, vômitos e distensão abdominal. O diagnóstico pode ser confirmado com tomografia computadorizada do abdome, ressonância magnética ou ultrassom com Doppler[22] (Figura 120.3).

Alguns podem evoluir para isquemia mesentérica grave com necrose intestinal. Na maioria dos casos descritos, o controle clínico satisfatório foi obtido apenas com anticoagulação. Um estudo da literatura com 1.713 casos de gastrectomia vertical, descreve a ocorrência dessa complicação em 17 pacientes (1,0%). Dos 17 pacientes, 16 eram do sexo feminino, oito tinham história de tabagismo prévio, sete de uso de contraceptivos orais e dois apresentavam história familiar de tromboembolismo pulmonar. Sete pacientes eram portadores de trombofilia[21].

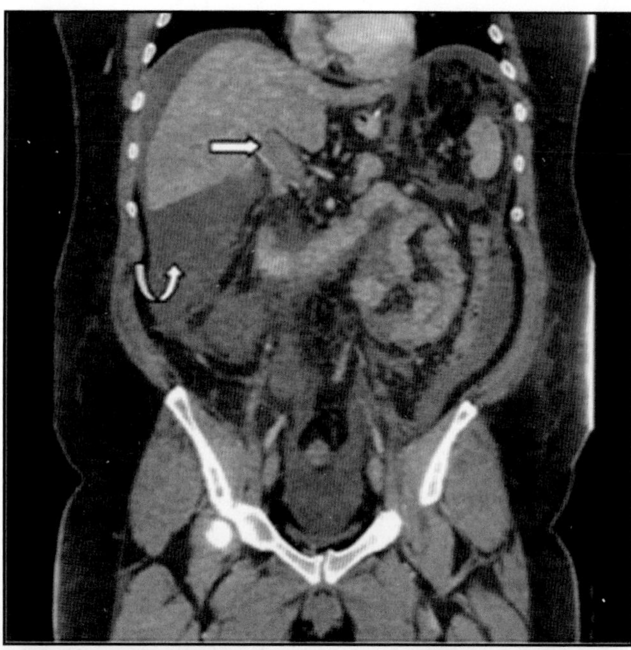

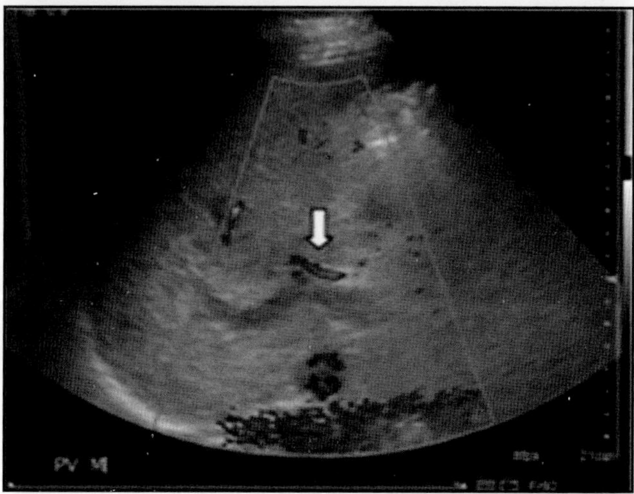

Figura 120.3. Hérnia no andar supramesocólico – tomografia com contraste.

As causas dessa grave complicação não estão claras. O pneumoperitônio provoca redução da pressão no sistema porta e, por conseguinte, pode ocasionar estase venosa. Especificamente em relação ao *sleeve*, alguns levantam a possibilidade de que a desvascularização da curvatura maior do estômago pode levar à redução da pressão no sistema portal. Outros consideram a progressão do efeito da coagulação ultrassônica pelos vasos portais. Independentemente da causa, achamos fundamental pensar nessa complicação em pacientes que apresentem dores abdominais intensas após gastrectomia vertical por vídeo. A instituição de anticoagulação precoce pode evitar evolução para necrose intestinal.

Conclusão

O acompanhamento multidisciplinar em longo prazo é fundamental para a prevenção, o diagnóstico precoce e o tratamento adequado das complicações tardias da cirurgia bariátrica.

O conhecimento dos problemas mais comuns por parte de médicos de outras especialidades (particularmente de serviços de urgência) constitui aspecto importante, considerando que são esses profissionais que prestam o primeiro atendimento aos pacientes.

Referências bibliográficas

1. Quesada BM, Kohan G, Roff HE, Canullán CM, Porras LT. Management of gallstones and gallbladder disease in patients undergoing gastric bypass. World J Gastroenterol. 2010;16(17):2075-9.
2. Nguyen NT, Hinojosa MW, Gray J, Fayad C. Reoperation for marginal ulceration. Surg Endosc. 2007;21:1919-21.
3. Monkhouse SJW, Morgan JDT, Norton SA. Complications of bariatric surgery: presentation and emergency management – a review. Ann R Coll Surg Engl. 2009;91:280-6.
4. Rogula T, Yenumula PR, Schauer PR. A complication of Roux-en-Y gastric bypass: intestinal obstruction. Surg Endosc. 2007;21:1914-8.
5. Parakh S, Soto E, Merola S. Diagnosis and management of internal hernias after laparoscopic gastric bypass. Obes Surg. 2007;17(11):1498-502.
6. De Groot NL, Burgerhart JS, Van De Meeberg PC, de Vries DR, Smout AJ, Siersema PD. Systematic review: the effects of conservative and surgical treatment for obesity on gastro-oesophageal reflux disease. Aliment Pharmacol Ther. 2009;30(11-12):1091-102.
7. Strzelczyk JM, Szymansky D, Nowicki ME, Wilczynski W, Gaszynski T, Czupryniak L. Randomized clinical trial of postoperative hernia prophylaxis in open bariatric surgery. Br J Surg. 2006;93(11):1347-50.
8. Potoczna N, Harfmann S, Steffen R, Briggs R, Bieri N, Horber FF. Bowel habits after bariatric surgery. Obes Surg. 2008;18(10):1287-96.
9. Deitel M. The change in the dumping syndrome concept. Obes Surg. 2008;18(12):1622-4.
10. Service GJ. Thompson GB, Service FJ, Andrews JC, Collazo-Clavell ML, Lloyd RV. Hyperinsulinemic hypoglicemia with nesidioblastosis after gastric-bypass surgery. N Engl J Med. 2005;353(3):249-54.
11. Sarr MG. Reoperative bariatric surgery. Surg Endosc. 2007;21:1909-13.
12. Juhasz-Pocsine K, Rudnicki SA, Archer RL, Harik SI. Neurologic complications of gastric bypass surgery for morbid obesity. Neurology. 2007;68(21):1843-50.

13. Ahmed MH, Byrne CD. Bariatric surgery and renal function: a precarious balance between benefit and harm. Nephrol Dial Transplant. 2010;25(10):3142-7.
14. Egan RJ, Monkhouse SJW, Meredith HE, Bates SE, Morgan JDT, Norton SA. The reporting of gastric band slip and related complications; a review of the literature. Obes Surg. 2010.
15. Milone L, Daud A, Durak E, Olivero-Rivera L, Schrope B, Inabnet WB, et al. Esophageal dilation after laparoscopic adjustable gastric banding. Surg Endosc. 2008;22(6):1482-6.
16. de Jong JR, Besselink MG, van Ramshorst B, Gooszen HG, Smout AJ. Effects of adjustable gastric banding on gastroesophageal reflux and esophageal motility: a systematic review. Obes Rev. 2010;11(4):297-305.
17. Edwards ED, Jacob BP, Gagner M, Pomp A. Presentation and management of common post-weight loss surgery problems in the emergency department. Ann Emerg Med. 2006;47(2):160-6.
18. Hess DS, Hess DW, Oakley RS. The biliopancreatic diversion with the duodenal switch: results beyond 10 years. Obes Surg. 2005;15(3):408-16.
19. van Dongen JL, Michielsen PP, van den Eynden GG, Pelckmans PA, Francque SM. Rapidly evolving liver decompensation with some remarkable features 14 years after biliopancreatic derivation: a case report and literature review. Acta Gastroenterol Belg. 2010;73(1):46-51.
20. Nocca D, Krawczykowsky D, Bomans B, Noël P, Picot MC, Blanc PM, et al. A prospective multicenter study of 163 sleeve gastrectomies: results at 1 and 2 years. Obes Surg. 2008;18(5):560-5.
21. Salinas J, Barros D, Salgado N, Viscido G, Funke R, Pérez G, Pimentel F, et al. Portomesenteric vein thrombosis after laparoscopic sleeve gastrectomy. Surg Endosc. 2014;28(4):1083-9.
22. Rosenberg JM, Tedesco M, Yao DC, Eisenberg D. Portal vein thrombosis following laparoscopic sleeve gastrectomy for morbid obesity. JSLS. 2012;16(4):639-43.

121

ABDOME AGUDO NO IDOSO

Nicolau G. Czeczko
Leticia Elizabeth Augustin Czeczko

Introdução

A definição de "idoso" varia entre os diferentes estudos, porém a maioria dos autores define idoso como um paciente maior do que 65 anos. O termo "abdome agudo" pode ser aplicado se houver dor inesperada e se ela for presente por menos de 24 horas e associada com outros sintomas gastrointestinais[1]. Assim, o termo abdome agudo no idoso se refere a uma dor abdominal com menos de 24 horas de evolução em um paciente com mais de 65 anos que normalmente possui diagnóstico, evolução e prognósticos diferentes pelas alterações trazidas pela idade.

De acordo com dados do Instituto Brasileiro de Geografia e Estatística (IBGE), a população idosa no Brasil é atualmente de 22,9 milhões (11,34% da população), e a estimativa é de que nos próximos 20 anos esse número mais que triplique[2]. Essa população guarda alterações do sistema imunológico provocadas pelo envelhecimento chamado de imunossenescência. As alterações observadas no sistema imune em decorrência do envelhecimento sugerem uma correlação inversa entre o *status* imunológico, resposta à vacinação, saúde e longevidade, com grande impacto clínico nessa população[3].

Além da questão orgânica gerada pela idade, outros fatores, como o social, também influenciam na fisiopatologia diferenciada dos pacientes idosos. Desde 1991, introduziu-se na base de dados Medline o termo "idoso frágil": sendo ele um adulto mais velho ou um indivíduo idoso que está com falta generalizada de força e é suscetível, de maneira atípica, às doenças ou outras afecções[4].

A atípica apresentação dos quadros clínicos no paciente idoso se dá pela junção de imunossenescência com comorbidades preexistentes e seus devidos medicamentos. Esses fatores alteraram a resposta fisiológica e inflamatória à injúria, muitas vezes confundindo o diagnóstico e o tratamento, que podem ser perigosamente tardios. Assim, quadros agudos graves podem se apresentar de maneira insidiosa e oligossintomática, muitas vezes sem febre, sem taquicardia e sem alteração laboratorial evidente.

Entre as muitas afecções comuns acima dos 65 anos, a dor abdominal encontra-se como umas das mais prevalentes. Sabe-se que aproximadamente um quarto dos pacientes que se apresentam ao departamento de emergência nos USA tem mais do que 50 anos[5].

O aumento progressivo do número de idosos frágeis e imunossenescentes no Brasil e no mundo traz a toda classe médica a real necessidade de saber a diferença de diagnóstico e tratamento do abdome agudo no idoso, um quadro certamente mais grave e potencialmente letal nessa população.

Epidemiologia

Estudos prévios demonstram que entre a população geriátrica que se apresenta na emergência com dor abdominal, pelo menos, 50% são hospitalizados e 30% a 40% eventualmente são operados por essa causa[6,7].

Alguns autores reportaram que, aproximadamente, 40% dos idosos atendidos com abdome agudo não tiveram seu diagnóstico definido, o que contribuiu para a mortalidade aproximada de 10% deles[8].

De acordo com o Departamento de Informática do Sistema Único de Saúde (Datasus), instituto do governo brasileiro, que relata a epidemiologia hospitalar, de junho de 2015 a junho de 2016 foram internados 38.818 pacientes por dor abdominal e pélvica. Desses, mais de um terço (13.374 pacientes) tinham mais de 50 anos, com uma pequena prevalência dos homens, representando 51,1% dos pacientes, enquanto as mulheres correspondem a 48,8% dos internamentos por dor abdominal e pélvica[9].

O custo ao sistema pelos devidos internamentos foi de mais de 50.781.350,48 reais[9].

Não há dados brasileiros consistentes para a epidemiologia ambulatorial nos atendimentos das redes primária e secundária.

Diagnósticos diferenciais e quadro clínico

Os diagnósticos diferenciais de abdome agudo em idosos não se diferenciam muito dos encontrados nos adultos jovens. Entretanto, algumas enfermidades são mais comuns em pacientes mais velhos.

Colecistite calculosa

Os acometimentos no trato biliar correspondem a um terço da procura pela emergência por pacientes maiores de 55 anos com dor abdominal aguda.

O aumento na formação de cálculos pela bile e o aumento do ducto biliar comum são mudanças encontradas com o passar da idade no trato biliar e podem estar relacionados com a maior incidência de cálculos biliares[5].

Os sinais e sintomas em idosos são menos precisos do que aqueles encontrados em adultos jovens, podendo estar até ausentes. Muitas vezes se apresenta como dor forte em quadrante superior direito com sinal de Murphy presente, sendo localizada e descrita como aperto[10]. Pode estar acompanhada de febre e vômito, podendo irradiar ou não para a escápula[5].

As complicações dos cálculos biliares acometem, aproximadamente, metade dos pacientes acima de 65 anos, sendo elas colangite aguda (rara abaixo dos 40 anos), colecistite aguda com perfuração da vesícula biliar, colecistite enfisematosa, peritonite biliar e íleo biliar[7].

Apendicite aguda

A apendicite é uma doença mais comum em jovens, porém, com o aumento da longevidade, ela vem se mostrando cada vez mais presente em pacientes com mais de 40 anos; e quando passada despercebida, tem alto índice de morbidade para essa faixa etária.

Nos pacientes idosos, os sinais e sintomas são menos específicos, por ser normalmente diagnosticada mais tardiamente. Apresentam-se como dor abdominal difusa e duradoura, distensão e/ou rigidez abdominal, quadro séptico e diminuição dos ruídos hidroaéreos. Sendo, eventualmente, possível a palpação de uma massa abdominal (plastrão apendicular)[11].

Pancreatite aguda

A pancreatite aguda tem prognóstico reservado e taxa de mortalidade mais elevada em pacientes idosos, quando comparados com a população em geral. Isso requer intervenção rápida e agressiva[12,13].

Entre as causas de pancreatite estão: alcoolismo, problemas envolvendo o trato biliar (os cálculos são as principais causas de pancreatite em idosos[12]), infecções, hipertrigliceridemia, hipercalcemia, hipotermia e o uso de alguns medicamentos (furosemida, corticoides, azatioprina e valproato). Quando a causa for medicamentosa, podemos fazer o teste de retirada do remédio; se a clínica melhorar, é positivo para esse fator de risco[5,14].

A clínica em pacientes idosos é a mesma da população mais jovem: náusea, vômito, desidratação e dor epigástrica[15]. A dor tem intensidades diferentes e pode irradiar para o dorso. Laboratorialmente, teremos amilase e/ou lipase elevadas.

Úlcera péptica

Entre os fatores de risco, estão o uso indiscriminado e por longo período de anti-inflamatórios não hormonais (AINHs) e a presença de infecção pela *Helicobacter pylori*.

Aproximadamente 30% dos pacientes idosos com úlcera péptica confirmada não apresentam sintomas abdominais[16]. Na maioria das vezes, os primeiros sintomas da úlcera aparecem com as complicações[5]. Entre elas, a hemorragia digestiva alta ulcerosa e a perfuração da úlcera são as mais prevalentes.

Diverticulite aguda

A diverticulite aguda acomete mais o quadrante inferior esquerdo, por ter maior incidência no cólon sigmoide. A clínica é caracterizada por dor contínua, sem irradiação e com início gradual[10]. A queixa ocorre quando há perfuração de um divertículo com peritonite infecciosa[5].

A dor da diverticulite é mais aguda e intensa quando comparada à dor da doença diverticular. O diagnóstico é clínico, mas a sua investigação é realizada pela tomografia abdominal quando o diagnóstico é incerto, ou quando há suspeitas de fístula ou abscesso[5].

Obstrução do intestino delgado

A obstrução do intestino delgado em idosos é, na maioria das vezes, causada por aderências de cirurgias prévias, ou por hérnias incisionais ou inguinofemorais[5,15]. E, raramente, tem como causa cálculos biliares entéricos.

A clínica é vaga e se apresenta pela tríade clássica: vômito, náuseas e dor tipo cólica. Há alteração dos ruídos hidroaéreos na ausculta abdominal, sinais de desidratação, distensão abdominal e presença de massa no abdome. Quando a causa for íleo biliar, além da tríade, a radiografia mostrará cálculos e ar na árvore biliar. Se houver perfuração intestinal, sinais de irritação peritoneal estarão presentes[5].

A radiografia simples do abdome (em ortostatismo e em decúbito) continua sendo importante para o diagnóstico de obstrução intestinal. Ela nos mostrará distensão das alças intestinais, níveis hidroaéreos e pouca quantidade de ar dentro do intestino grosso[17]. A tomografia diferenciará entre o volvo intestinal e um estrangulamento de alça.

Obstrução do intestino grosso

A causa mais comum de obstrução do intestino grosso em idosos é o câncer de cólon, mais comum do lado esquerdo. Entre as menos comuns estão o volvo intestinal e a diverticulite aguda[5,15,18,19]. O uso de medicamentos antiparkinsonianos, laxantes, sedativos e anticolinérgicos, o alongamento do cólon e distensões são fatores que predispõem ao volvo dos cólons[5].

A clínica é parecida com a obstrução do intestino delgado, e a dor é gradual, periumbilical[10]. O paciente apresenta vômitos, que evoluem para fecais, anemia e anorexia. A radiografia de abdome mostra acúmulo de ar nos cólons, com as haustrações bem evidentes. É importante lembrar que há risco de perfuração intestinal quando a dilatação for maior que 9 cm[7]. A tomografia está sendo cada vez mais utilizada tanto para visualização da luz (se há ou não perfuração) como para extensão serosa dos processos patológicos. O exame tomográfico é importante, também, para avaliar a extensão metastática em pacientes com câncer colorretal[19].

Isquemia mesentérica

É uma causa incomum de abdome agudo em idosos, porém fatal na maioria dos casos. Ocorre pela trombose ou embolia dos vasos mesentéricos que vascularizam o intestino: os vasos do mesentério. A idade é o principal fator de risco, visto que metade dos pacientes acima de 45 anos tem comprometimento aterosclerótico nas artérias mesentéricas superior e inferior[7].

Há quatro causas de isquemia mesentérica que se destacam: embolia da artéria mesentérica superior (de maior incidência – 50%); trombose da artéria mesentérica superior (15% a 25% dos casos); isquemia não oclusiva (20%); trombose de veia mesentérica (de menor incidência – 5%)[20,21].

A dor da isquemia mesentérica tem início súbito, de localização periumbilical, descrita como "agonizante" e sem irradiação[10]. Poucos pacientes apresentarão náuseas, vômitos ou diarreia mimetizando uma gastroenterite. Tardiamente, se houver infarto ou rotura, sinais de irritação peritoneal, distensão abdominal e choque estarão presentes no exame clínico[20,21].

Inicialmente, a radiografia pode ser inconclusiva, mostrando íleo adinâmico, distensão de alças e nível hidroaéreo. O diagnóstico é confirmado por meio da tomografia computadorizada (TC), que pode revelar espessamento da parede intestinal, por edema ou hemorragia. A TC pode descartar outras doenças e pode detectar trombose da veia mesentérica superior. Leucocitose geralmente está presente. Sangue oculto nas fezes é encontrado em 25% dos pacientes[20-22].

Aneurisma de aorta abdominal

É a dilatação anormal da aorta resultando em um diâmetro maior que 3 cm ou excedendo o diâmetro normal em 50%. Acomete mais os idosos acima de 65 anos. Como fatores de risco estão listados: tabagismo, sexo masculino, histórico familiar de aneurisma de aorta abdominal, idade avançada, doença vascular periférica e hipertensão[5,15,23].

O aneurisma de aorta abdominal geralmente é assintomático; quando sintomas estão presentes, são inespecíficos, como dor abdominal, dor nas costas ou claudicação. Quando o aneurisma se rompe, ficam mais evidentes. A dor é difusa e tem início súbito, é classificada como "em punhalada" e pode irradiar para dorso e flancos[10,24]. Deve-se lembrar da tríade clássica de aneurisma roto: hipotensão, massa palpável e dores nas costas[24].

O diagnóstico pode ser feito pelo ultrassom, porém ele pode subestimar o tamanho do aneurisma, quando maior que 5 cm, se comparado à TC, que é de grande utilidade para a tomada de decisão de conduta e é reservada para pacientes estáveis e para identificação de dissecção de aorta[5,23].

Causas atípicas de abdome agudo em idosos

Pielonefrite, pneumonia, tromboembolismo pulmonar, infarto da parede inferior do miocárdio, constipação, retenção urinária ou lesão da musculatura abdominal[5].

Avaliação e conduta na sala de emergência

O médico da emergência deve estar atento para identificar pacientes com risco de óbito iminente. Aqueles que se apresentam em choque ou com sinais de irritação peritoneal devem ser encaminhados imediatamente ao cirurgião. Enquanto as medidas de ressuscitação são realizadas, um ultrassom deve ser feito na beira do leito para obter informações como diâmetro da aorta, presença de fluidos peritoneais, colelitíase e hidronefrose[25].

Diagnósticos comuns e perigosos para se considerar em pacientes idosos incluem: aneurisma de aorta abdominal; dissecção estendida de aorta torácica, isquemia mesentérica, infarto agudo do miocárdio, obstrução intestinal, perfuração intestinal, colecistite aguda, doença diverticular, volvo, hérnia encarcerada, abscesso intra-abdominal, ruptura e infarto de baço, e pielonefrite.

No ano de 2000, MacMillan Rodney e Carl Pean publicaram a diretriz intitulada: "Abdome agudo no idoso: diretriz para um trabalho mais custo-efetivo", com o intuito de facilitar o atendimento na sala de emergência[26].

Deve-se começar com a caracterização detalhada da dor, a sugestão dos autores são as 11 perguntas seguintes:

1. O que piora sua dor?
2. Dói mais quando se movimenta, respira profundamente, puxa o ar fundo ou tosse?
3. O que melhora sua dor?
4. Na escala de 1 a 10, quão intensa está sua dor?
5. Poderia descrever-me como sua dor é?
6. Onde ela é localizada?
7. Sua dor irradia para algum lugar?
8. Essa dor é suficiente para inabilitá-lo para atividades de vida diária?
9. Ela começou gradativamente ou de repente?
10. A dor vai e vem ou é constante?
11. É a primeira vez que você tem essa dor?

Durante o exame físico, o médico deve fazer a inspeção (buscando cicatrizes cirúrgicas e sinais que indiquem alguma alteração visceral), a palpação (em busca de massas abdominais e sinais de peritonite) e a percussão, que é diferente entre uma obstrução do intestino grosso (som timpânico) e uma ascite (com deslocamento de líquido)[27].

Referências bibliográficas

1. Chang, CC, Sun-Sang W. Acute abdominal pain in the elderly. Int J Gerontol. 2007;1(2):77-82.
2. Sociedade Brasileira de Geriatria e Gerontologia. Envelhecimento no Brasil e Saúde do Idoso: SBGG divulga Carta Aberta à população. 2014. Disponível em: http://sbgg.org.br/envelhecimento-no-brasil-e-saude-do-idoso-sbgg-divulga-carta-aberta-a-populacao-2/. Acesso em: 25 ago. 2016.
3. Esquenazi DA. Imunossenescência: as alterações do sistema imunológico provocadas pelo envelhecimento. Rev HUPE. 2008;7(1).
4. Teixeira IN. Revisão da literatura sobre conceitos e definições de fragilidade em idosos. RBPS. 2008;21(4):297-305.

5. Lyon C, Clark DC. Diagnosis of acute abdominal pain in older patients. Am Fam Physician. 2006;74(9):1537-44.
6. Bugliosi TF, Meloy TD, Vukov LF. Acute abdominal pain in the elderly. Ann Emerg Med. 1990;19(12):1383-6.
7. Rothrock SG, Greenfield R, Falk JL. Acute abdominal emergencies in the elderly: Clinical evaluation and management. Part II – Diagnosis and management of common conditions. Emerg Med Rep. 1992;13(2):185-92.
8. De Dombal FT. Acute abdominal pain in the elderly. J Clin Gastroenterol. 1994;19(4):331-5.
9. Datasus. Morbidade hospitalar por local de residência. 2015-2016. Disponível em: http://tabnet.datasus.gov.br/cgi/tabcgi.exe?sih/cnv/nruf.def//. Acesso em: 18 ago. 2016.
10. Martins HS, Brandão Neto RA, Scalabrini Neto A, Velasco IT. Emergências clínicas: abordagem prática. 8ª ed. Barueri: Manole; 2013.
11. Kraemer M, Franke C, Ohmann C, Yang Q; Acute Abdominal Pain Study Group. Acute appendicitis in late adulthood: incidence, presentation, and outcome. Results of a prospective multicenter acute abdominal pain study and a review of the literature. Langenbecks Arch Surg. 2000;385(7):470-81.
12. Ross SO, Forsmark CE. Pancreatic and biliary disorders in the elderly. Gastroenterol Clin North Am. 2001;30(2):531-45.
13. Grauer L, Jamie SB. Acute pancreatitis in the elderly. Pract Gastroenterol. 1995;19(1):10-22.
14. Xin MJ, Chen H, Luo B, Sun JB. Severe acute pancreatitis in the elderly: etiology and clinical characteristics. World J Gastroenterol. 2008;14(16):2517.
15. Sanson TG, Kelly POK. Evaluation of abdominal pain in the elderly. Emerg Med Clin North Am. 1996;14(3):615-27.
16. Hilton D, Iman N, Burke GJ, Moore A, O'Mara G, Signorini D, et al. Absence of abdominal pain in older persons with endoscopic ulcers: a prospective study. Am J Gastroenterol. 2001;96(2):380-4.
17. Maglinte DD, Reyes BL, Harmon BH, Kelvin FM, Turner Jr WW, Hage JE, et al. Reliability and role of plain film radiography and CT in the diagnosis of small-bowel obstruction. Am J Roentgenol. 1996;167(6):1451-5.
18. Kauvar DR. The geriatric acute abdomen. Clin Geriatr Med. 1993;9(3):547-58.
19. Crespo SJV, Marchiori E, Mendes LF. Obstrução em alça fechada com ruptura do ceco: aspectos na tomografia computadorizada. Radiol Bras. 2001;34(3):187-9.
20. Ruotolo RA, Evans SR. Mesenteric ischemia in the elderly. Clin Geriatr Med. 1999;15(3):527-57.
21. Greenwald DA, Lawrence JB, John FR. Ischemic bowel disease in the elderly. Gastroenterol Clin North Am. 2001;30(2):445-73.
22. Hendrickson M, Thomas RN. Abdominal surgical emergencies in the elderly. Emerg Med Clin North Am. 2003;21(4):937-69.
23. Bases de dados: Dynamed.
24. Dang C, Aguilera P, Dang A, Salem L. Acute abdominal pain. Four classifications can guide assessment and management. Geriatrics. 2001;57(3):30-2, 35-6,41-2.
25. Kendall JL, Moreira ME. Evaluation of the adult with abdominal pain in the emergency department. UpToDate. 2011. Disponível em: https://www.uptodate.com/contents/evaluation-of-the-adult-with-abdominal-pain-in-the-emergency-department. Acesso em: 11 fev. 2017.
26. Rodney WM, Pean C. Acute abdominal pain in the elderly: guide to a cost-effective work-up. Consultant. 2000;40(1):25.
27. Macaluso CR, McNamara RM. Evaluation and management of acute abdominal pain in the emergency department. Int J Gen Med. 2012;5:789.

122

HEMORRAGIA DIGESTIVA ALTA

Luiz Carlos Bertges
Klaus Ruback Bertges
Erika Ruback Bertges
Thaís Abranches Bueno Sabino Bertges
Alexandre de Tarso Machado
Gicia Barbosa de Souza
Renata Alvim Mendes

Hemorragia digestiva alta por varizes esofagianas (HDAVE)

O rastreamento de varizes esofagogástricas é indicado em todo paciente portador de cirrose hepática e visa ao diagnóstico precoce da hipertensão portal, permitindo, com isso, a adoção de medidas de profilaxia primária de hemorragia varicosa.

A hemorragia consequente à ruptura de varizes esofagianas (VE) e/ou gástricas (VG) é a principal complicação da hipertensão portal e cursa com expressiva mortalidade. Todavia, nos últimos anos, as taxas de mortalidade têm caído para algo em torno de 15% a 20%, graças ao advento do uso precoce e combinado dos tratamentos endoscópico e farmacológico e à profilaxia antibiótica.

O tratamento do sangramento agudo por varizes tem por objetivo corrigir o choque hipovolêmico, obter a hemostasia do sítio sangrento e prevenir o ressangramento precoce e as complicações associadas à hemorragia digestiva alta (HDA).

Escores clínicos determinam risco de ressangramento nos pacientes com HDA

Aproximadamente 80% dos sangramentos do trato digestivo superior cessam espontaneamente, sem recorrência. A morbidade e a mortalidade ocorrem nos 20% restantes com sangramento persistente ou recorrente. A estratificação dos pacientes em categoria de baixo e alto risco para ressangramento e mortalidade é uma etapa fundamental para a elaboração de propostas terapêuticas. Para esse fim, foram elaboradas escalas (ou escores) a partir de critérios clínicos, laboratoriais e endoscópicos. Os preditores prognósticos mais utilizados na avaliação de pacientes com HDA são:

a) Critérios clínicos e laboratoriais: (idade maior que 60 anos), choque (pressão sistólica menor que 100 mmHg e frequência cardíaca maior que 100 bmp), comorbidades, requerimento de grande número de transfusões, sangramento em curso, sangue vermelho no exame retal, sangue no aspirado pela sonda nasogástrica (SNG), hematêmese, nível de hemoglobina inferior a 10 g% ou queda maior que 2 g% em 24 horas e coagulopatia grave.

   O escore de Blatchford, composto apenas por parâmetros clínicos e laboratoriais, é proposto para predizer a necessidade de tratamento (hemotransfusão, hemostasia endoscópica ou intervenção cirúrgica) em pacientes com HDA antes mesmo da realização da EDA. Esse escore também possibilita fazer a triagem daqueles pacientes que necessitam de endoscopia digestiva alta (EDA) de urgência (nas primeiras 24 horas).

b) Critérios endoscópicos: sangramento ativo em jato (Forrest IA) ou em lençol (Forrest IB), vaso visível em leito de úlcera (Forrest IIA), coágulo aderido em leito de úlcera (Forrest IIB), mancha plana pigmentada na base da úlcera (Forrest IIC), base de úlcera limpa (Forrest III), tamanho e localização da úlcera (Tabela 122.1).

A HDA é uma causa frequente de atendimentos no pronto-socorro. A maioria dos pacientes não necessita de tratamento endoscópico, cirurgia e transfusões, e não tem sangramentos subsequentes, no entanto, tradicionalmente, os pacientes são internados para observação intra-hospitalar e realização de endoscopia. Dessa forma, a validação de um escore de risco que consiga identificar pacientes de baixo risco teria o potencial de diminuir internações desnecessárias, diminuindo os custos e a sobrecarga do sistema de saúde.

Tabela 122.1. Frequência dos estignos endoscópicos e incidência de ressangramento

Estignas	Frequência	Ressangramento
Sangramento em jato	8 a 15%	>90%
Vaso visível vermelho	26 a 55%	30 a 51%
Coágulo aderido	10 a 18%	25 a 41%
Sangramento babando	10 a 20%	10 a 20%
Coágulo plano (hematina)	12%	0 a 30%
Base clara ou fibrina	36%	0 a 2%

Fonte: Rev. Col. Bras. Cir. 2008;35:2.

Um estudo prévio com 1.748 doentes identificou variáveis com capacidade de predizer a necessidade de intervenção intra-hospitalar (transfusão, tratamento endoscópico, cirurgia) ou morte. Com base nesse estudo, foram criados os critérios de baixo risco do GBS (*Glasgow-Blatchford Bleeding Score*) – Tabela 122.1. Se nenhum critério estiver presente, o paciente é considerado como de baixo risco.

Estratificação do grupo de risco

Em 1996, Rockall *et al.* elaboraram, com base em um estudo envolvendo 5.810 pacientes, um escore padronizado para a avaliação dos fatores que prediziam a mortalidade e o risco de ressangramento em pacientes com HDA (Tabela 122.3). Os fatores de risco observados foram idade, presença de choque, existência de comorbidades, diagnóstico endoscópico e estigmas endoscópicos de sangramento recente.

Tabela 122.2. Critérios de baixo risco do GBS (*Glasgow-Blatchford Bleeding Score*)

Ureia < 39 mg/dL (< 6,5 mmol/L)
Hemoglobina > 13 mg/dL (homens) ou > 12 mg/dL (mulheres)
Pressão arterial sistólica > 110 mmHg
Pulso < 100 bpm
Ausência de melena, síncope, insuficiência cardíaca ou doença hepática

Fonte: Stanley AJ, et al. Outpatient management of patients with low-risk upper-gastrointestinal haemorrhage: multicentre validation and prospective evaluation. Lancet. 2009;373:42-4.

Tabela 122.3. Cálculo do escore prognótico de Rockall. Classificação dos grupos quanto ao prognótico

Variável	Pontuação
Idade (anos)	
< 60	0
60-79	1
> 80	2
Estado hemodinâmico	
Sem choque (PAS > 100 mmHg; FC < 100 bat/min)	0
Taquicardia (PAS > 100 mmHg; FC > 100 bat/min)	1
Hipotensão (PAS < 100 mmHg)	2
Doenças associadas	
Sem doenças associadas	0
Cardiopatia isquêmia, ICC, DPOC, outras	2
IRC, CH, neoplasia	3
Diagnóstico	
Mallory-Weiss. Sem lesões. Sem sinais de hemorragia	0
Todos os outros diagnósticos	1
Neoplasia gastrointestinal	2
Sinais de hemorragia recente	
Sem estigmas. Hematina	0
Sangue no trato gastrointestinal, sangramento ativo, vaso visível, coágulo aderido	2

Fonte: Rev. Col. Bras. Cir. 2008;35:2.

De acordo com esse estudo, 41,1% dos pacientes que tinham oito ou mais pontos nesse escore haviam falecido em decorrência da HDA e 53,1% haviam ressangrado. Já entre os pacientes que tinham escore menor ou igual a 2, menos de 1% dos casos faleceu e menos de 6% ressangraram. A utilização de um escore de estratificação de risco tem por objetivo proporcionar ao intensivista critérios para triagem dos pacientes conforme a gravidade do quadro. Os escores de Rockall ou Blatchford são especialmente úteis para definir os pacientes de baixo risco de morbimortalidade que podem ter alta hospitalar mais precoce, sem necessidade de terapia intensiva e até mesmo sem necessidade de EDA de urgência nas primeiras 24 horas. Recomenda-se, portanto, a utilização desses escores como base para a estratificação de risco nas unidades de urgência e emergência.

A estimativa do risco de recidiva do sangramento e óbito em paciente que apresenta úlcera péptica hemorrágica pode ser feita por meio de escores numéricos. Dentre eles, destaca-se aquele proposto por Rockall *et al.*

O escore de prognóstico de Rockall é fácil de calcular na prática diária, devendo-se avaliar cinco variáveis e somar as pontuações para levar a uma escala de risco.

A vantagem desse escore é que permite diferenciar claramente dois grupos de pacientes: aqueles que apresentam incidência de recidiva inferior a 5% e mortalidade de 0,1%, e para os quais se sugere alta precoce e tratamento ambulatorial; e os pacientes de alto risco, com taxas de ressangramento de até 37% e mortalidade de 22% (Tabela 122.4).

Reposição volêmica e medidas gerais

A HDA por VE é presumível em um paciente admitido com história de hepatopatia crônica ou com estigmas periféricos de insuficiência hepática, uma vez que essa etiologia é identificada em 70% dos pacientes com hipertensão portal. Habitualmente cursa com séria instabilidade hemodinâmica, mas cessa espontaneamente em 40% a 50% dos casos.

Pacientes com suspeita de HDA varicosa devem idealmente ser transferidos para unidades de terapia intensiva (UTIs) para adequada monitorização hemodinâmica e adoção de medidas de suporte inicial, que incluem a manutenção de vias aéreas pérvias, por vezes necessitando de intubação orotraqueal, especialmente em cirróticos com encefalopatia hepática concomitante, e da obtenção de acesso venoso periférico.

Os pacientes cirróticos apresentam permanente estado de circulação hiperdinâmica, com pronunciada vasodilatação esplâncnica por ação de substâncias vasoativas, notadamente o óxido nítrico. O volume arterial efetivo é baixo, motivo pelo qual esses pacientes tendem habitualmente à hipotensão

Tabela 122.4. Porcentagem de ressangramento e mortalidade conforme a conforme a pontuação do escore de Rockall

Risco	Pontuação	Ressangramento	Mortalidade
Risco baixo	< 2 pontos	4,3%	0,1%
Risco intermediário	3 a 4 pontos	14%	4,6%
Risco alto	5 a 11 pontos	37%	22%

Fonte: Rev. Col. Bras. Cir. 2008;35:2.

arterial. A correção da hipovolemia deve ser muito criteriosa, uma vez que a distribuição do volume oferecido tende a ser direcionada preferencialmente para o território esplâncnico, com elevação da pressão portal, formação de ascite e pouco impacto sobre a pressão arterial. Dessa forma, a manutenção de níveis de hemoglobina em torno de 8 g/dL e da pressão sistólica em torno de 90 mmHg é suficiente para manter uma boa perfusão tecidual, com menor risco de ressangramento pelas varizes, devendo-se considerar, contudo, a presença de comorbidades, o *status* hemodinâmico, a idade do paciente e a persistência do sangramento. A reposição de volume deve ser feita preferencialmente com papa de hemácias e o mínimo possível de soluções cristaloides, visto que ressuscitações volêmicas vigorosas podem ocasionar novo sangramento, formação de ascite e extravasamento de líquidos para o espaço extravascular. Apesar da ausência de estudos que comprovem os benefícios, transfusão de plasma fresco congelado ou de concentrado de plaquetas pode ser utilizada em pacientes com significativa coagulopatia e/ou plaquetopenia.

Uso de drogas vasoativas

A utilização de drogas vasoativas que promovem vasoconstrição esplâncnica (terlipressina, somatostatina ou octreotida) está indicada de imediato, no momento em que se presuma ser a HDA secundária à hipertensão portal.

A terlipressina é um análogo sintético da vasopressina e a única droga que isoladamente demonstrou redução de mortalidade na HDA varicosa quando comparada ao placebo. Deve ser ministrada em *bolus*, na dose de 2 μg, endovenosa (EV), e depois 2 μg de 4 em 4 horas inicialmente, com redução para 1 μg, EV, de 4 em 4 horas, após o controle da hemorragia. As demais drogas vasoativas demonstram benefícios quando associadas ao tratamento endoscópico: somatostatina, utilizada por via venosa na dose de 250 μg em *bolus*, seguida de infusão contínua de 250 μg por hora; e octreotida, análogo sintético da somatostatina, ministrada também por via venosa, na dose de 50 μg em *bolus*, seguida de infusão contínua de 50 μg por hora. O tempo de manutenção da terapêutica farmacológica pode variar de dois a cinco dias.

É importante que a terapêutica vasoativa seja combinada com intervenção endoscópica precoce, reposição volêmica criteriosa, prevenção e tratamento de infecções.

Hemostasia endoscópica

É recomendável passar uma SNG e efetuar lavagem com 1.000 a 1.500 mL de soro fisiológico, com vistas a melhorar as condições de trabalho do endoscopista, que será acionado preferencialmente nas primeiras 12 horas após a internação, assim que o paciente esteja estabilizado hemodinamicamente. A presença de sangue "vermelho vivo" no aspirado é descrita como importante indicador prognóstico de recorrência ou persistência da HDA. Recomenda-se que a técnica de hemostasia endoscópica utilizada seja a ligadura elástica, que detém melhores índices de controle da HDA varicosa, com menores taxas de complicações. Entretanto, a técnica de escleroterapia pode ser empregada na vigência do sangramento agudo, em situações em que a ligadura elástica se demonstrar tecnicamente difícil. Os melhores resultados da terapia endoscópica são obtidos quando há associação com o tratamento farmacológico (terlipressina, somatostatina ou octreotida), que deve ser iniciado preferencialmente antes da EDA. Essa associação aumenta as taxas de controle inicial do sangramento e reduz o ressangramento precoce, sem impacto sobre mortalidade ou eventos adversos significativos. Cerca de 10% a 20% dos pacientes, a despeito das medidas endoscópicas e/ou farmacológicas instituídas, poderão não obter sucesso no controle do sangramento ou apresentar ressangramento dentro das primeiras 24 horas. Nesses casos, uma segunda intervenção terapêutica por via endoscópica deverá ser tentada. Se o sangramento persistir, está indicada a colocação do balão de Sengstaken-Blakemore, que, por seu alto risco de complicações como aspiração traqueal, migração, necrose e perfuração esofagiana, com mortalidade de até 20%, deverá ser mantido por, no máximo, 24 horas, período em que deverá ser providenciada a terapêutica invasiva de resgate – implante por hemodinâmica de TIPS (derivação portossistêmica intra-hepática transjugular) ou cirurgia. Ambas são medidas salvadoras, eficazes na interrupção do sangramento, mas com alto índice de mortalidade, sobretudo nos pacientes com pobre reserva hepática – Child C. O ressangramento pelas varizes pode ocorrer em 30% a 40% dos pacientes, dentro das primeiras seis semanas, sendo 40% nos primeiros cinco dias. Após seis semanas, o risco de ressangramento torna-se muito próximo daquele antes do episódio inicial. O ressangramento precoce é um importante preditor de mortalidade por HDA varicosa e alguns fatores são determinantes na sua ocorrência, como infecções bacterianas, sangramento ativo na endoscopia de emergência, classificação de Child-Pugh, níveis de aspartato aminotransferase, presença de trombose de veia porta, insuficiência renal, carcinoma hepatocelular e gradiente de pressão da veia hepática (medido por hemodinâmica) maior que 20 mmHg à admissão.

Prevenção das complicações

Embora a ocorrência de encefalopatia hepática possa ser precipitada por sangramentos digestivos, não há evidência que justifique o uso profilático da lactulose em pacientes cirróticos com HDA. Todavia, seu uso terapêutico está indicado quando há sinais clínicos de encefalopatia hepática já na admissão ou no decorrer da internação hospitalar. Poderá ser ministrada por via oral (VO), em doses variáveis que permitam duas a três evacuações ao dia. As lavagens colônicas por via retal glicerinadas de 500 a 1.000 mL ao dia poderão ser utilizadas nos casos de hemorragias vultosas, com encefalopatia manifesta, em que se pretenda exoneração colônica imediata. Nos pacientes com depressão acentuada do nível de consciência, é recomendável a intubação orotraqueal com vistas à prevenção de pneumonia aspirativa; nesses casos, a manutenção da SNG pode ser útil para a oferta de medicamentos. Outros potenciais fatores precipitantes de encefalopatia hepática devem ser identificados e corrigidos, como desidratação, hipóxia, hipoglicemia, azotemia, anemia, medicamentos (sedativos, tranquilizantes) e distúrbios eletrolíticos. Infecções bacterianas são frequentemente documentadas em pacientes com HDA varicosa, e a sua ocorrência é um importante fator prognóstico de falha no controle do sangramento ou de ressangramento precoce. A peritonite bacteriana espontânea (50%) e as infecções de vias urinárias

(25%) e de vias aéreas (25%) são prevalentes. O uso de antibióticos em pacientes cirróticos com HDA proporcionou redução na incidência de infecções bacterianas e nas taxas de ressangramento, com consequente redução de mortalidade. Dessa forma, a antibioticoterapia profilática (por sete dias) é mandatória para todo paciente cirrótico com HDA varicosa e deve ser iniciada no momento da admissão hospitalar. O antibiótico mais utilizado é o norfloxacino (400 mg, VO, de 12 em 12 horas), mas a ciprofloxacino EV pode ser usado quando a administração oral não for possível. Em pacientes de alto risco, isto é, Child B ou C, com ascite, choque hipovolêmico, icterícia ou desnutrição, o uso de ceftriaxona EV (1g por dia) já demonstra melhores resultados na profilaxia infecciosa, devendo ser considerada especialmente em centros com elevada prevalência de organismos resistentes às quinolonas. A alimentação por via oral deve ser restituída o mais precocemente possível, 24 horas após a estabilização do sangramento, com restrição de proteína animal para aqueles com encefalopatia hepática, até melhora clínica.

Pacientes esquistossomóticos

Existem poucos dados referentes à profilaxia primária em pacientes com hemorragia esofagogástrica por esquistossomose (EHE). Atualmente, a terapêutica cirúrgica raramente tem indicação nesses pacientes. A própria indicação da profilaxia primária ainda gera controvérsias, pois a presença de varizes esofagogástricas (VEG) não garante que ocorrerá sangramento. Pacientes portadores de varizes têm risco de sangramento entre 11% e 30%, com mortalidade entre 10% e 20%. A profilaxia primária, nesse contexto, estaria indicada em pacientes de alto risco, com varizes de maior calibre e sinais endoscópicos de gravidade. A utilização dos betabloqueadores não seletivos (BBNS) nos esquistossomóticos sempre foi alvo de debate, pela necessidade de doses elevadas e altos índices de efeitos colaterais. Apenas recentemente, surgiram evidências que apontam sua efetividade em pacientes que nunca sangraram, com redução significativa da pressão nas varizes esofágica. Alguns autores demonstraram bons resultados com o tratamento endoscópico no controle das VEGs em pacientes com EHE. Dessa forma, a profilaxia primária, quando indicada, se faz com BBNS ou terapêutica endoscópica, preferencialmente ligadura elástica de varizes esofágicas (LEVE) nas varizes de maior risco.

Rastreamento de varizes de esôfago no paciente com hipertensão portal (Recomendações segundo o Consenso da Sociedade Brasileira de Hepatologia – 2009)

a) O rastreamento de varizes de esôfago deve ser realizado em todo paciente cirrótico no momento do diagnóstico, independentemente do grau de comprometimento da função hepática.
b) O melhor método para o rastreamento é a EDA.
c) Na avaliação endoscópica, deve-se classificar o tamanho das varizes esofágicas em fino, médio e grosso, devendo-se também descrever a presença de sinais vermelhos.
d) Pacientes classificados como Child-Pugh A que não tenham varizes na primeira endoscopia deverão realizar rastreamento a cada dois anos.
e) Pacientes Child-Pugh B ou C que não tenham varizes na primeira endoscopia devem ter seguimento endoscópico anual.
f) Pacientes com varizes finas, não submetidos a nenhum tratamento profilático, deverão realizar o rastreamento de forma anual, independentemente da gravidade de sua hepatopatia.

Profilaxia pré-primária: recomendações

a) O conceito de profilaxia primária adotado foi aquele relacionado ao emprego de medidas para evitar o surgimento de VE em pacientes com hipertensão portal.
b) A profilaxia pré-primária de acordo com o conceito acima estabelecido não pode ser indicada pela evidência de ausência de benefício clínico.

Indicação de profilaxia do primeiro sangramento varicoso: recomendações

a) Pacientes com varizes de fino calibre com doença hepática avançada Child-Pugh B ou C ou com sinais vermelhos têm maior risco de sangramento e devem ser submetidos à profilaxia primária.
b) Pacientes com varizes de fino calibre Child-Pugh A e sem sinais vermelhos nas varizes podem se beneficiar de profilaxia primária, mas não existem evidências conclusivas para sua indicação.
c) Pacientes com varizes de médio e grosso calibre devem ser submetidos à profilaxia primária independentemente da presença de doença avançada (Child-Pugh B ou C) ou presença de sinais vermelhos nas varizes.

Qual a melhor estratégia terapêutica para a profilaxia primária: recomendações

a) Deve-se instituir profilaxia primária com BBNS ou LEVE em pacientes com cirrose hepática e varizes de médio ou grosso calibre com alto risco de sangramento (Child B ou C e sinais vermelhos nas varizes).
b) Deve-se instituir profilaxia primária preferencialmente com BBNS em pacientes com cirrose hepática e varizes de médio ou grosso calibre sem alto risco de sangramento (Child A e ausência de sinais vermelhos nas varizes). O emprego de LEVE está indicado como primeira opção em cirróticos não aderentes, intolerantes ou com contraindicações aos BBNS.
c) Deve-se instituir profilaxia primária com BBNS em pacientes com cirrose hepática e varizes de fino calibre com alto risco de sangramento (Child B ou C e sinais vermelhos nas varizes).
d) Profilaxia primária com BBNS pode ser considerada em pacientes com cirrose hepática e varizes de fino calibre sem alto risco de sangramento (Child A e ausência de sinais vermelhos nas varizes), mas seu uso

deve ser individualizado diante da ausência de evidências de maior benefício.

Abordagem inicial do paciente com hemorragia digestiva alta varicosa: recomendações

a) O manejo do paciente com HDAV deve ser conduzido preferencialmente em UTI.

b) A ressuscitação volêmica deve ser criteriosa, mantendo hipovolemia relativa, almejando níveis de pressão arterial sistólica (PAS) entre 90 e 100 mmHg e frequência cardíaca menor que 100 bpm.

c) A proteção de via aérea é mandatória em pacientes com diminuição do nível de consciência e hematêmese maciça, e naqueles que necessitam de uso de balão de Sengstaken-Blakemore.

d) O uso do balão de Sengstaken-Blakemore deve ser restrito aos casos de hemorragia maciça com instabilidade hemodinâmica não responsiva a volume, sendo considerado como ponte para o tratamento definitivo em no máximo 24 horas.

Indicações e contraindicações do uso de sangue e hemoderivados: recomendações

Deve-se ter como alvo valores de hemoglobina entre 7 e 9 g/dL em pacientes com hemorragia digestiva alta varicosa (HDAV) dependendo da presença de comorbidades, sangramento ativo, idade e estado hemodinâmico.

Tratamento farmacológico na urgência: recomendações

a) Deve-se iniciar o emprego de vasoconstrictores esplâncnicos o mais precocemente possível em pacientes sob suspeita de hemorragia varicosa, antes mesmo da realização de exame endoscópico.

b) Pode-se empregar terlipressina, somatostatina ou octreotida, devendo-se levar em consideração, na escolha desses agentes, seu perfil de eficácia, tolerabilidade, custo e segurança. Devido ao seu impacto na sobrevida de pacientes com sangramento varicoso, a terlipressina deve ser considerada como agente de escolha, mas seu uso deve ser desaconselhado em pacientes com insuficiência coronariana, insuficiência vascular periférica e hipertensão arterial não controlada. Não se deve mais empregar vasopressina associada a nitratos como tratamento farmacológico para sangramento varicoso.

c) O uso dessas drogas deve ser estendido por dois a cinco dias. O seu emprego por cinco dias pode reduzir a frequência de recidiva hemorrágica.

Tratamento endoscópico na urgência: recomendações

a) Deve-se realizar EDA idealmente dentro das primeiras 12 horas de sangramento em todo paciente com HDAV.

b) A proteção de via aérea é recomendada na presença de sangramento maciço, encefalopatia hepática graus III e IV e insuficiência respiratória.

c) A hemostasia endoscópica com LEVE deve ser realizada em todo paciente com sangramento varicoso, optando-se pela escleroterapia apenas nos casos de indisponibilidade ou impossibilidade técnica de realização de LEVE.

d) O tratamento combinado farmacológico e endoscópico é superior a cada uma das modalidades terapêuticas, devendo o tratamento farmacológico preceder o endoscópico.

Prevenção e manejo das complicações como infecções, encefalopatia hepática e insuficiência renal: recomendações

a) O emprego de antibioticoprofilaxia deve ser mandatório visando reduzir a frequência de infecções, recorrência de sangramento varicoso e mortalidade.

b) Pode-se empregar quinolonas orais (norfloxacino 400 mg duas vezes ao dia) ou cefalosporina de terceira geração (ceftriaxona 1g IV por dia), sendo recomendado período de tratamento de sete dias. Pacientes com cirrose avançada e/ou instabilidade hemodinâmica devem ser tratados preferencialmente com ceftriaxona intravenosa.

c) Com base nas evidências clínicas disponíveis, não se pode recomendar nenhuma medida profilática visando à prevenção de encefalopatia hepática em paciente com HDAV.

Qual a melhor estratégia terapêutica para profilaxia secundária: recomendações

a) A combinação de LEVE com BBNS tem se mostrado a melhor atitude terapêutica para profilaxia secundária de sangramento varicoso em cirróticos.

b) O uso de BBNS deve ser ajustado à dose máxima tolerada, considerada como a dose imediatamente abaixo daquela capaz de desencadear efeitos colaterais no paciente.

c) Os BBNS devem ser utilizados de forma contínua e ininterrupta, uma vez que a suspensão da droga pode induzir aumento rebote da pressão portal com surgimento de hemorragia.

d) A LEVE é atitude de primeira linha na profilaxia secundária do sangramento digestivo. A associação de LEVE com escleroterapia não se mostrou mais eficaz do que LEVE isolada.

e) Na falência de profilaxia secundária com terapêutica combinada, após o uso das drogas vasoativas associadas a tratamento endoscópico, as terapias de resgate mais aceitas são o tamponamento transitório com balão esofágico, a colocação de TIPS e o tratamento cirúrgico da hipertensão portal na indisponibilidade de TIPS.

Finalmente, tendo em vista tudo o que foi apresentado, foi proposto um fluxograma para tratamento da hemorragia varicosa aguda (Figura 122.1).

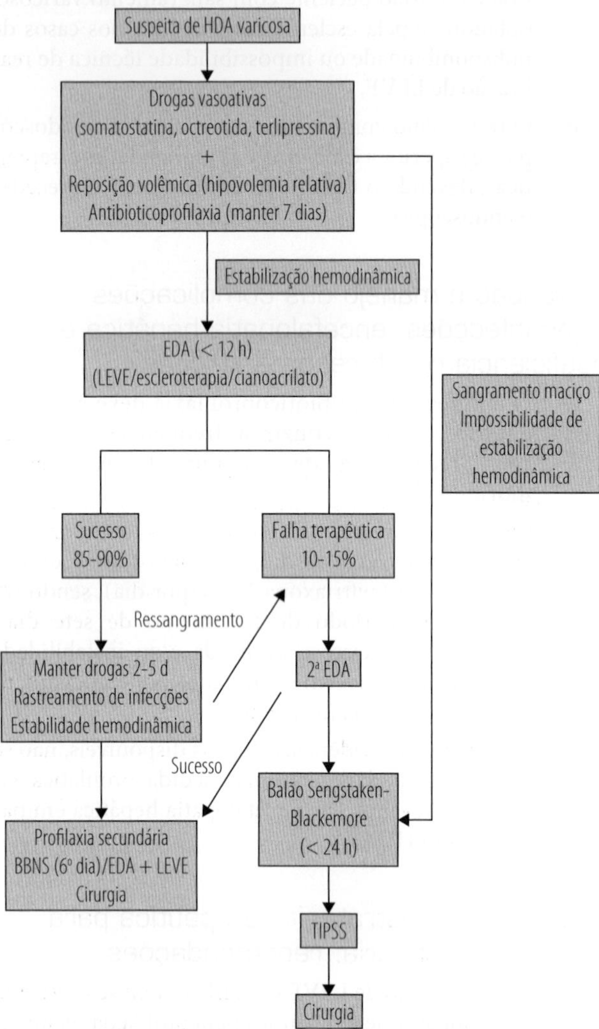

Figura 122.1. Fluxograma para o tratamento da hemorragia varicosa aguda.

HDA de causa não varicosa

As HDAs de etiologia não varicosa são causadas principalmente por úlcera péptica gastroduodenal, lesão aguda de mucosa gastroduodenal, laceração aguda da transição esofagogástrica (Mallory-Weiss), câncer gástrico e esofagites. Causas mais raras de HDA estão relacionadas a lesões vasculares (angiodisplasias, fístula aortoduodenal, lesão de Dieulafoy), pólipos, hemobilia e *hemosuccus pancreaticus*.

Embora cerca de 80% das HDA não varicosas cessem espontaneamente, a abordagem diagnóstica necessita ser dinâmica e associada a cuidados terapêuticos no sentido de preservar o equilíbrio hemodinâmico e a vida. A magnitude do sangramento nem sempre está relacionada à etiologia, mas ligada principalmente à idade do paciente, às comorbidades e ao uso prévio de medicamentos lesivos à mucosa ou anticoagulantes.

Reposição volêmica

A intensidade da ressuscitação deve ser proporcional à gravidade do sangramento. Após a obtenção de dois acessos venosos calibrosos, a reposição rápida de volume com cristaloides (solução fisiológica a 0,9%) deve objetivar a normalização dos sinais vitais e dos parâmetros hemodinâmicos do paciente. Aqueles com instabilidade hemodinâmica devem ser preferencialmente monitorados em ambiente de terapia intensiva. A transfusão de concentrado de hemácias tem como objetivo a manutenção do hematócrito em torno de 30% em idosos, enquanto valores de 20% a 25% podem ser bem tolerados em indivíduos jovens e saudáveis, exceto em situações de instabilidade hemodinâmica ou sangramento persistente. Na vigência de coagulopatias, pode-se utilizar plasma fresco congelado e/ou concentrado de plaquetas.

Terapia antissecretora

O emprego de inibidores de bomba protônica (IBP), em casos de HDA por úlcera, reduz significativamente as taxas de ressangramento, a necessidade de intervenção cirúrgica ou de retratamento endoscópico, quando comparado a placebo ou bloqueadores H2. Além disso, reduções das taxas de mortalidade podem advir do uso de IBP em pacientes de alto risco (sangramento ativo ou vaso visível não sangrante à EDA).

As formulações venosas de IBP podem ser ministradas em *bolus* ou por infusão prolongada e, na eventual falta dessas formulações, a utilização de doses dobradas de IBP (de 12 em 12 horas) por via oral apresenta bons resultados. Nos pacientes que, na endoscopia, não apresentarem sangramento ativo, úlceras com vaso visível ou coágulo aderido (ou seja, baixo risco de ressangramento), o tratamento pode ser iniciado com IBP VO. Sugere-se que o omeprazol EV seja utilizado na dose de 80 mg, EV, em *bolus*, seguido da infusão de 8 mg por hora, por 72 horas, quando deverá ser trocado para 20 mg VO (uma vez por dia), por oito semanas. A suspensão da medicação após esse período estará na dependência da correção de fatores precipitantes, como *H. pylori*, anti-inflamatórios não esteroides (AINEs) e ácido acetilsalicílico (AAS). A utilização de outras drogas como somatostatina ou octreotida pode ser benéfica pelos efeitos produzidos na redução do fluxo esplâncnico, inibição da secreção ácida e suposta ação citoprotetora gástrica. No entanto, em decorrência do alto custo e da menor disponibilidade, o uso dessas drogas fica reservado às raras ocasiões em que a terapêutica convencional tenha sido ineficaz.

Endoscopia digestiva

O exame endoscópico é o método mais sensível e específico no diagnóstico da HDA (acurácia de 92% a 95%) e deve ser realizado preferencialmente nas primeiras 24 horas de internação, já com o paciente hemodinamicamente estável. É conveniente que se faça previamente a lavagem gástrica com 1.000 a 1.500 mL de solução fisiológica a 0,9%, a fim de aumentar a acurácia do exame. Os objetivos do exame endoscópico são: reconhecer o ponto de sangramento, proceder à hemostasia, quando indicada, e reconhecer estigmas que predigam ressangramento iminente.

No caso das úlceras pépticas, os seguintes achados são relevantes para estimar o risco de ressangramento: sangramento ativo em jato – 55% a 90% de recorrência; sangramento tipo porejamento – 30%; vaso visível – 43%; coágulo aderido – 22%. A ausência desses estigmas identifica um subgrupo de pacientes em que não há indicação de hemostasia endoscópica.

Em pacientes com sangramento ativo ou vaso visível não sangrante, a terapêutica endoscópica é efetiva e reduz os riscos de ressangramento. As úlceras com coágulo aderido na base devem ser irrigadas, na tentativa de remoção do coágulo e tratamento adequado da lesão subjacente. A terapêutica endoscópica depende do tipo de lesão. Os métodos mais utilizados são a injeção de substâncias esclerosantes com o intuito de provocar reação inflamatória e a subsequente hemostasia, o térmico com o uso de eletrocoagulação ou de termocoagulação (*heater probe*), mecânico por de Hemoclip, *laser* por meio de argônio ou Nd:YAG ou uma combinação dos métodos. Dados da literatura demonstram que a terapêutica endoscópica combinada das úlceras gastroduodenais sangrantes reduz os índices de ressangramento, a necessidade de cirurgia e a mortalidade, quando comparada à injeção de adrenalina isoladamente, mas com resultados semelhantes ao uso isolado da terapêutica térmica ou mecânica. Portanto, recomenda-se, nas úlceras gastroduodenais com alto risco de ressangramento, que a injeção de adrenalina seja combinada a outra técnica de hemostasia endoscópica, sendo preferida por muitos autores a injeção de adrenalina seguida de termocoagulação com *heater probe*.

Complicações do tratamento e dos procedimentos endoscópicos

Complicações podem surgir antes, durante ou depois da endoscopia de urgência. Antes do exame podem ocorrer: aspiração (especialmente em pacientes sedados, agitados, encefalopatas), hipoventilação (relacionada à sedação excessiva) e hipotensão (reposição volêmica inadequada, sedação com narcóticos).

Durante e após o exame, sobretudo quando há necessidade de terapêutica, pode haver agravamento do sangramento ou perfuração gastroduodenal, motivo pelo qual devem ser predeterminados limites para cada técnica a ser utilizada – a utilização de mais de 30 mL de adrenalina 1/10.000, ou mais de 2 mL de álcool absoluto, ou aplicações repetidas das sondas térmicas carreiam sérios riscos de complicação.

Sangramento refratário

Nos casos em que não se obtém a hemostasia com as medidas clínicas, e após duas tentativas frustradas de terapêutica endoscópica, recorre-se à angiografia terapêutica (injeção de substâncias vasoconstritoras ou embolização) ou ao tratamento cirúrgico de emergência. A cirurgia também está indicada quando ocorre perfuração gastroduodenal consequente à terapêutica endoscópica. São situações extremas e de alto risco.

Bibliografia consultada

Abraldes JG, Bosch J. The treatment of acute variceal bleeding. J Clin Gastroenterol. 2007;41(3):312-7.

Adler DG, Leighton JA, Davila RE, Hirota WK, Jacobson BC, Qureshi WA, et al. ASGE guideline: The role of endoscopy in acute non-variceal upper-GI hemorrhage. Gastrointest Endosc. 2004;60(4):497-504.

British Society of Gastroenterology Endoscopy Committee. Non-variceal upper gastrointestinal haemorrhage: Guidelines. Gut. 2002;51(4):1-6.

Carbonell N, Pauwels A, Serfaty L, Fourdan O, Lévy VG, Poupon R. Improved survival after variceal bleeding in patients with cirrhosis over the past two decades. Hepatology. 2004;40(3):652-9.

Carvalho Souza CD, Parente JML, Lima MM, dos Santos OF. Hemorragia digestiva alta não varicosa. Projeto Diretrizes. Sociedade Brasileira de Endoscopia Digestiva. 2008.

Coelho FF, Perini MV, Kruger JA, Fonseca GM, Araújo RL, Makdissi FF, et al. Management of varicela hemorrhage: current concepts. Arq Bras Cir Dig. 2014;27(2):138-44.

de Franchis R. Evolving consensus in portal hypertension. Report of the Baveno IV Consensus Workshop on Methodology of Diagnosis and Therapy in Portal Hypertension. J Hepatol. 2005;43(1):167-76.

Ferreira RPB, Eisig JN. Hemorragias digestivas. Projeto Diretrizes. Federação Brasileira de Gastroenterologia. 2008.

Freeman ML. Value of stigmata in decision-making in gastrointestinal haemorrhage. Baillieres Best Pract Res Clin Gastroenterol. 2000;14(3):411-25.

Garcia-Tsao G, Sanyal AJ, Grace ND, Carey W. Prevention and management of gastroesophageal varices and variceal hemorrhage in cirrhosis. Hepatology. 2007;46(3):922-38.

Ioannou G, Doust J, Rockey DC. Terlipressin for acute esophageal variceal hemorrhage. Cochrane Database Syst Rev. 2003;(1):CD002147.

Masaoka T, Suzuki H, Hori S, Aikawa N, Hibi T. Blatchford scoring system is a useful scoring system for detecting patients with upper gastrointestinal bleeding who do not need endoscopic intervention. J Gastroenterol Hepatol. 2007;22(9):1404-8.

Rockall TA, Logan RFA, Devlin HB, Northfield TC. Risk assessment after acute upper gastrointestinal haemorrhage. Gut. 1996;38(3):316-21.

Romagnuolo J, Barkun AN, Enns R, Armstrong D, Gregor J. Simple clinical predictors may obviate urgent endoscopy in selected patients with nonvariceal upper gastrointestinal tract bleeding. Arch Intern Med. 2007;167(3):265-70.

Sakai P, Vargas C, Maguilnik I, Silva MB, Mascarenhas R, Ritter R, et al. Consenso Brasileiro em Endoscopia Digestiva da Sociedade Brasileira de Endoscopia Digestiva (SOBED). GED. 2002;21:33-7.

123

HEMORRAGIA DIGESTIVA BAIXA

Sinara Mônica de Oliveira Leite
Matheus Duarte Massahud

Introdução

A hemorragia digestiva baixa (HDB) é definida como sangramento do trato gastrointestinal que tem sua origem após o ângulo de Treitz. Logo, o sangramento pode ter origem no intestino delgado, cólon, reto ou ânus. As causas variam desde os frequentes divertículos colônicos e doenças orificiais até raros tumores do intestino delgado[1]. Em uma proporção que varia de 3,5%% a 10% dos casos, a fonte da hemorragia não é identificada, caracterizando o sangramento gastrointestinal obscuro[1].

O sangramento pode se apresentar de diferentes formas:

- Sangue oculto: não visível, sangramento crônico de pequena monta manifestando-se como anemia microcítica e hipocrômica;
- Melena: fezes de coloração preta, com aspecto em borra de café. Possuem odor fétido característico e podem estar presentes tanto na HDB quanto na hemorragia digestiva alta (HDA);
- Enterorragia/hematoquezia: saída de sangue vermelho vivo, coágulos ou fezes de coloração vinhosa. A enterorragia pode ocorrer com ou sem fezes, enquanto a hematoquezia necessariamente é acompanhada da passagem de fezes.

A HDB também pode ser dividida em três grupos, de acordo com a intensidade do sangramento:

- Sangramento oculto (ver acima "sangue oculto");
- Sangramento moderado: hemorragia evidente na forma de melena ou sangue vivo, com paciente estável hemodinamicamente;
- Sangramento intenso: hemorragia evidente, mais comum na forma de hematoquezia ou enterorragia com paciente apresentando instabilidade hemodinâmica. É mais comum em pacientes acima de 65 anos.

A incidência da HDB corresponde a 20 a 27 casos por 100.000 habitantes por ano, o que corresponde a cerca de 20% daquela da HDA e sua taxa de hospitalização a cerca de metade da oriunda de HDA[2]. A maioria dos casos ocorre em idosos, população cujo risco de evolução adversa é maior, com algumas séries mostrando mortalidade de 21% em casos de HDB severa[2].

Apesar de em cerca de 70% a 80% dos casos o sangramento cessar espontaneamente, deve-se sempre estar preparado para abordagem propedêutica e terapêutica precoce da hemorragia nos 15% a 20% remanescentes, pois o sucesso do tratamento depende da rapidez do diagnóstico e da localização da fonte do sangramento[3,4].

Etiologia e fisiopatologia

A maior parte das lesões causadoras de HDB localiza-se no cólon e no reto (60% a 80%)[1]. Deve-se lembrar que, mesmo após ter sido esgotada toda a propedêutica, a fonte de sangramento permanece obscura em 3,5% a 10% dos casos[1,2]. Outro ponto importante é que existe grande variação da frequência de cada origem de sangramento gastrointestinal baixo em diferentes séries de casos, especialmente das mais raras[1].

Doença diverticular do cólon

A doença diverticular do cólon está presente em menos de 10% da população com menos de 40 anos[5] e sua prevalência chega a 50% em adultos acima de 60 anos, atingindo 66% naqueles com 80 anos de idade[2,5]. Os divertículos do cólon são, na verdade, pseudodivertículos, originados de herniação da mucosa através da muscular própria nos pontos de fraqueza da parede intestinal, por onde as artérias retas perfuram a muscular da mucosa para alcançar a submucosa[6].

Nesse ponto de fragilidade, os vasos podem romper-se de forma assimétrica, gerando sangramento intraluminal, e não peritoneal[7]. Os divertículos são mais comumente localizados no cólon descendente e sigmoide. Há divergências na literatura quanto à origem da hemorragia ter origem mais no cólon direito ou esquerdo[8]. Porém, considerando-se a fisiopatologia e a epidemiologia da localização dos divertículos, entende-se que o sangramento tem sua origem mais provável no cólon direito: os divertículos do cólon proximal têm a base mais larga e são mais comuns em pacientes idosos, com comorbidades, hipotonia e adelgaçamento da parede do segmento intestinal; por outro lado, os divertículos do cólon descendente e sigmoide possuem a base mais estreita e são mais frequentes em adultos jovens, com síndrome do intestino irritável, hipertonia e espessura aumentada do segmento intestinal.

O sangramento tende a cessar espontaneamente em 85% dos casos, com taxa de recorrência de 15% após o primeiro episódio e de até 50% após o segundo episódio[1]. Em cerca de 5% dos casos a hemorragia é vultuosa e ameaçadora à vida[2].

Tabela 123.1. Causas de HDB

Causa	Frequência (%)
Doença diverticular do cólon	35%
Doenças orificiais	14%
CA colorretal/pólipos	11%
Colite isquêmica	10%
Doença inflamatória intestinal	9%
Angiodisplasias	3%
Colite ou retite actínica	3%
Outras doenças colônicas*/doenças do intestino delgado**	9%
Sangramento obscuro***	6%

* HIV/AIDS, colite por CMV, colite infecciosa, colite inflamatória não específica, uso de anti-inflamatórios não esteroidais (AINES), sangramento em anastomose colorretal, linfoma, úlceras colônicas idiopáticas, pós-polipectomia.

** Angiodisplasias, divertículo de Meckel, AINES, doença de Crohn, radiação, neoplasia, fístula aortoentérica.

*** Fonte de sangramento não identificada por endoscopia digestiva alta ou colonoscopia. Teve a incidência reduzida recentemente, devido a métodos como cápsula endoscópica e endoscopia com duplo balão.

Doenças orificiais

As hemorroidas são sinusoides que não possuem parede muscular, presentes desde o nascimento. Com o passar do tempo, elas se localizam mais próximas à margem anal devido à fraqueza progressiva do suporte do assoalho pélvico. Em pacientes com fatores predisponentes, ocorre o prolapso dos mamilos hemorroidários, que são então submetidos a trauma, ocorrendo sangramento. Nesses casos, a hemorragia tende a ser autolimitada e não traz repercussão hemodinâmica[9]. Porém, em casos crônicos, o paciente pode apresentar anemia grave.

As fissuras anais ocorrem, na maioria das vezes, após trauma repetido por passagem de fezes endurecidas e hábitos de higiene inadequados. Isso ocasiona lesão na mucosa anal e, durante a passagem de fezes, ocorre sangramento, geralmente de pequena monta e de resolução espontânea[1,2].

Outras causas de HDB por doenças orificiais incluem: câncer anal, manifestações perineais de doença de Crohn e traumatismos[1].

Neoplasia maligna/pólipos

O adenocarcinoma colorretal segue uma sequência bem conhecida de pólipo até câncer, com genes bastante estudados implicados no processo: p53, APC, Kras e DCC. Há também síndromes hereditárias associadas à instabilidade de microssatélites e defeitos no reparo de genes[2]. O sangramento tende a ser muitas vezes oculto, levando à anemia microcítica e hipocrômica. A enterorragia geralmente está relacionada à ulceração tumoral e a pólipos maiores que 1 cm. Geralmente os pólipos benignos não apresentam sangramento[9,10].

Colite isquêmica

Inclui todas as lesões erosivas secundárias à hipóxia por deficiência de circulação tanto arterial quanto venosa[1]. As lesões podem ocorrer por isquemia ou por reperfusão de área com sofrimento vascular. O acometimento é da mucosa para as camadas mais externas da parede colônica, sendo a perfuração um achado tardio[2].

Possui múltiplas causas e pode ocorrer tanto em jovens quanto em idosos: choque, doenças autoimunes, coagulopatias, corridas de longa distância (quando há desidratação associada), trombose mesentérica (venosa e arterial), embolia mesentérica, vasculopatias e uso de cocaína[9].

A isquemia pode ser aguda ou crônica, e a maior parte é localizada no cólon esquerdo: 8% a 14% no cólon direito, 23% a 28% na flexura esplênica, 50% a 87% no cólon esquerdo[11].

Deve-se mencionar aqui também a isquemia do intestino delgado, que pode ser oclusiva ou não oclusiva, aguda ou crônica, e que pode manifestar-se com enterorragia. Suas causas são embolia mesentérica, trombose arterial e trombose venosa mesentérica. Ao contrário da colite isquêmica, a hemorragia é indicativa de necrose transmural do segmento acometido e não mostra tendência à resolução espontânea[9].

Doença inflamatória intestinal

A doença inflamatória intestinal é representada por duas entidades de origem autoimune: doença de Crohn e retocolite ulcerativa.

Na doença de Crohn, ocorre ativação de linfócitos T, que levam à produção de interleucina (IL)-12 e fator de necrose tumoral beta (TNFβ), causando inflamação crônica e injúria tecidual. Ocorrem ulceração superficial da mucosa e também seu acometimento profundo, com um padrão salteado. Os pontos de ulceração são responsáveis por episódios de HDB[1,2]. A hemorragia também pode ocorrer pelo acometimento perineal, presente em alguns pacientes.

A retocolite ulcerativa provoca inflamação crônica devida ao acúmulo de células T citotóxicas e células B secretoras de IgG e IgE, que se acumulam na lâmina própria. Ocorrem inflamação das criptas de Lieberkühn, formação de abscessos, pseudopólipos e sangramentos devidos ao próprio processo inflamatório. Ao contrário da doença de Crohn, o acometimento é contínuo, com início no reto e restrito ao cólon[2,12].

Colite e retite actínicas

As lesões induzidas por radiação ocorrem em até 95% dos pacientes irradiados na pelve no primeiro ano. O mecanismo proposto é a fragilidade capilar induzida pela radiação no quadro agudo e endarterites que levam a telangiectasias nos casos crônicos. Na maioria dos casos, o sangramento tende a resolver-se espontaneamente, porém em 5% o sangramento torna-se crônico e de difícil manejo. Colite actínica é mais rara, devido ao uso mais frequente de radiação na pelve[9,13].

Angiodisplasia – Ectasia vascular e malformações arteriovenosas

Consiste em anormalidades únicas ou múltiplas na parede do trato gastrointestinal, formadas por ectasia vascular dos capilares submucosos em comunicação com veias dilatadas e tortuosas[4]. Há predominância de localização no cólon direito e no ceco (80%), com localização no intestino delgado em até 15% e, mais raramente, no estômago[1,9].

Correspondem a 3% das causas de HDB, porém são responsáveis por até 60% do sangramento de origem no intestino delgado[1]. A hemorragia apresenta taxa de remissão espontânea de 90%, com taxas de recorrência altas: 26% em um ano e 45% em três anos[1,2].

A fisiopatologia não é completamente compreendida, mas as principais hipóteses são de fragilidade da parede dos vasos sanguíneos e, nos casos de malformações arteriovenosas, a causa seria a passagem de sangue em alta pressão diretamente ao sistema venoso[14].

Critérios de gravidade

A HDB é, geralmente, menos grave que a HDA. Isso se deve, em grande parte, ao fato de que o sangramento cessa espontaneamente em 70% a 80% dos casos[1,3]. Atualmente, não há um consenso para a definição de gravidade em HDB. A severidade do sangramento será definida com base nas consequências hemodinâmicas, exames laboratoriais e presença de comorbidades[1,15,16]. A orientação dos autores é considerar os seguintes parâmetros como critérios de gravidade:

- Pressão arterial (PA) sistólica menor que 100 mmHg;
- Frequência cardíaca (FC) maior que 100 bpm;
- Hemoglobina (Hb) menor que 10 g/dL;
- Necessidade de transfusão maior que seis concentrados de hemácias para estabilização hemodinâmica;
- Comorbidades;
- Uso de anticoagulantes.

É de suma importância a avaliação de gravidade na abordagem inicial, pois é a partir desse ponto que será definido o manejo do paciente.

Diagnóstico e terapêutica

Abordagem inicial

O primeiro passo na avaliação inicial é classificar o paciente como estável ou instável hemodinamicamente. Deve-se também atentar para a presença de critérios de gravidade.

Devem ser obtidos dois acessos venosos periféricos calibrosos, monitorização contínua de dados vitais, aferição de débito urinário e passagem de sonda nasogástrica (SNG) para excluir HDA[17].

Em pacientes com instabilidade hemodinâmica, deve-se iniciar imediatamente ressuscitação volêmica com cristaloides e preparar para transfusão de concentrados de hemácias, se necessário[18].

Simultaneamente, a história clínica deve ser obtida: frequência, volume, duração e coloração dos episódios de HDB. Também são importantes: presença de comorbidades, uso de medicamentos e a data da última colonoscopia. É obrigatória a realização de exame físico completo, incluindo inspeção visual e palpação do períneo, toque retal e proctoscopia.

A revisão laboratorial precisa conter: hemograma completo, coagulograma, ionograma, ureia, creatinina e tipagem sanguínea. Testes específicos podem ser solicitados de acordo com as comorbidades presentes: eletrocardiograma e marcadores de necrose miocárdica para pacientes coronariopatas, por exemplo.

Após a avaliação inicial e a classificação do paciente em relação aos critérios de gravidade e da intensidade do sangramento, deve-se iniciar a busca pela fonte de sangramento e seu adequado manejo terapêutico.

Papel da endoscopia no diagnóstico e manejo do sangramento digestivo baixo

A colonoscopia é uma ferramenta muito importante no manejo da HDB. Estima-se que sua capacidade diagnóstica varie de 42% a 100%[1,19]. Uma vantagem importante da colonoscopia sobre a angiografia por tomografia computadorizada (angio-TC) e a cintilografia é a possibilidade de, além de diagnosticar, tratar o sangramento no mesmo procedimento. Outra vantagem da colonoscopia é não necessitar do sangramento ativo para fazer diagnóstico, que pode ser feito a partir da detecção de lesões ou da identificação de coágulos no local do sangramento recente. Além disso, a colonoscopia é importante no seguimento do paciente que foi tratado por via angiográfica para plena caracterização de manejo definitivo das lesões sangrantes. Outra questão importante é a segurança da colonoscopia. Complicações podem ocorrer em 0,3% nos exames eletivos e em 0,6% nos exames urgentes[19].

Uma clara desvantagem da colonoscopia *versus* os métodos radiológicos é a inabilidade na detecção das lesões sangrantes do intestino delgado. Entretanto, como a grande maioria das lesões sangrantes no tubo digestivo baixo está no cólon, a colonoscopia é considerada a primeira linha de intervenção para diagnóstico e tratamento[16]. Se o sangramento estiver muito grave, o diagnóstico colonoscópico será prejudicado pelo volume de sangue na luz intestinal. Nesse caso, a angiografia é uma opção útil para diagnóstico.

Algumas opções de preparo intestinal são recomendadas para a limpeza do cólon e a adequada visualização da mucosa durante a colonoscopia. Ainda não se tem consenso sobre o melhor método, mas o uso do PEG (polietilenoglicol), 4 a 6 litros, em 3 a 4 horas, parece ser o mais indicado. Como pode ser muito difícil para alguns pacientes ingerir tal preparo na vigência do quadro de sangramento, o preparo pode ser administrado por SNG[20]. Como alternativa a esse preparo, pode-se realizar um preparo retrógrado: são realizados enemas de água no pré-procedimento imediato e durante a colonoscopia utiliza-se fluxo de água de alta pressão acompanhado de aspiração. Isso permite a remoção de coágulos e debris em casos em que o próprio sangue em grande volume funciona como catártico, estimulando a evacuação das fezes naturalmente. Esse preparo tem a vantagem de ser muito rápido e permitir a intervenção num paciente que está sangrando muito[21].

O momento de realização da colonoscopia ainda gera debate. A colonoscopia nas primeiras 24 horas é segura. Estudos têm demonstrado que a eficácia da colonoscopia é maior nas primeiras 24 horas do que após 24 horas[22,23] de sangramento. No entanto, são necessário estudos bem desenhados para demonstrar os reais benefícios da colonoscopia precoce. Atualmente, o momento da colonoscopia é uma questão de protocolo de cada serviço, de acordo com a disponibilidade local.

Várias técnicas terapêuticas podem ser utilizadas para tratar lesões sangrando ou com sinais de sangramento recente. Elas incluem a coagulação com plasma de argônio, YAG *laser*, coagulação térmica, injeção com adrenalina, ligadura elástica e endoclipes. O método de escolha depende da causa. Para angiodisplasias, o eletrocautério ou a coagulação por *laser* ou argônio podem ser aplicados. Entretanto, as taxas de ressangramento a longo prazo podem ser tão altas quanto 36%, e os pacientes com frequência necessitam de vários tratamentos para resolver completamente as lesões[24,25].

Telangiectasias sangrantes por radioterapia podem ser tratadas com várias sessões de argônio ou ablação por radiofrequência[26,27]. Sangramento pós-polipectomia responde a adrenalina com terapia térmica, endoclipe ou ligadura elástica[16]. Recentemente, um método novo foi usado para tratar esse tipo de sangramento refratário aos métodos endoscópicos convencionais descritos acima. Trata-se de um clipe multifuncional *over-the-scope*. Os clipes são aplicados sobre o tecido após ele ter sido sugado para dentro de um *cap* na ponta do colonoscópio. Uma das vantagens é que os clipes são mais largos e podem clipar uma quantidade maior de tecido. A desvantagem é que, uma vez que o sangramento seja visualizado, o *cap* e o clipe têm que ser posicionados e a colonoscopia repetida[28,29]. Para a doença diverticular, a injeção de adrenalina na submucosa, a remoção do coágulo para expor o vaso subjacente e, então, a coagulação térmica ou hemoclipe são um método efetivo. Os probes térmicos não devem ser utilizados nos vasos na base do divertículo. Nesses vasos deve-se usar clipe. Porém, clipes são menos efetivos para sangramentos dentro do divertículo[30,31]. As taxas de recorrência para sangramento após clipagem variam de 0% a 21%[32].

A retossigmoidoscopia flexível também pode ser uma ferramenta diagnóstica válida nos sangramentos causados por colites inflamatória, isquêmica, pós-radioterapia ou infecciosa. Algumas terapias também podem ser utilizadas como no sangramento pós-polipectomia e secundário a hemorroidas. Mesmo um proctoscópio pode ser útil nas hemorroidas.

Enteroscopia

A enteroscopia pode ser realizada com um colonoscópio pediátrico ou com um enteroscópio que permite estender o alcance da EDA para mais 15 a 160 cm além do ângulo de Treitz. Foi o primeiro método a ser utilizado quando a EDA e a colonoscopia não identificavam a fonte de sangramento. Possui acurácia diagnóstica de apenas 26% contra 56% da cápsula endoscópica e da enteroscopia assistida, tornando-se, portanto, um método obsoleto[33].

A enteroscopia assistida foi desenvolvida em 2001 e permite a exploração endoscópica de todo o intestino delgado por via anal e/ou oral, além de permitir a realização de biópsias e hemostasia[34].

Apesar das vantagens aparentes, a exploração do intestino delgado é incompleta em até 71% dos casos. Além disso, é um exame pouco disponível e requer anestesia geral para sua realização e grande tempo para execução. É um método seguro, com menos de 1% de complicações[35]. Ainda não substituiu a cápsula endoscópica como o método de escolha complementar na busca da origem de sangramento obscuro. Sua principal indicação no momento consiste no tratamento de lesões em intestino delgado identificadas pela cápsula endoscópica.

Papel da endoscopia no diagnóstico e manejo da HDB
A eficácia diagnóstica da colonoscopia é de quase 90%
Clara vantagem da colonoscopia: diagnóstico e terapia serem realizados simultaneamente
Colonoscopia é muito segura: 0,3% de complicações nas eletivas e 0,6% nos procedimentos de urgência
Deve ser feito algum preparo intestinal para colonoscopia mesmo na urgência.
A colonoscopia com *hidroflush* é uma alternativa ao preparo intestinal, mas ainda sem evidência de eficácia definida
O melhor momento para a realização da colonoscopia não está definido
Sigmoidoscopia flexível também pode ser útil para o diagnóstico nos casos de colites inflamatória, isquêmica, pós-radioterapia ou infecciosa

Enteroscopia
Útil para detecção e tratamento de fontes de sangramento não localizadas por EDA ou colonoscopia
Exame não visualiza totalmente o intestino delgado em até 71% dos casos
Requer anestesia geral e é pouco disponível

Métodos radiológicos no sangramento digestivo baixo

Os principais métodos diagnósticos são a cintilografia com hemácias marcadas e a angio-TC. Para o manejo, é necessário um procedimento mais invasivo – a angiografia mesentérica formal.

Cintilografia

O método utiliza hemácias marcadas com tecnécio-99, que são reinfundidas no paciente. Marcar as hemácias requer curto período de tempo e é relativamente barato. As imagens são realizadas sequencialmente de 30 minutos até 24 horas, se necessário, para detectar e localizar a fonte do sangramento[36]. Teoricamente, a cintilografia é muito sensível, com a habilidade de detectar volumes de sangramento tão pequenos quanto 0,1 mL/minuto. Como as imagens poder ser feitas mais tardiamente (até 24 horas), isso aumenta a sensibilidade do método. Devido a sua natureza menos invasiva e a alta sensibilidade, alguns autores têm defendido que a cintilografia deveria ser o primeiro exame a ser realizado na investigação da HDB[37]. Assim, poderiam ser evitados métodos mais invasivos nos casos de uma cintilografia negativa para sangramento. Com certeza, há evidência de que a cintilografia aumenta a possibilidade de uma arteriografia subsequente positiva[38]. Não há estudos comparando a cintilografia com as investigações endoscópicas; assim, parece pouco provável que a cintilografia vá ocupar o lugar de primeira linha de propedêutica nos casos de HDB. É difícil quantificar a verdadeira sensibilidade da cintilografia devido à natureza intermitente e temporária dos sangramentos digestivos. Alguns estudos citam eficácia tão baixa quanto 39%[39]. A eficácia é maior se o sangramento é mais intenso, em pacientes menos estáveis hemodinamicamente ou que requerem mais de duas unidades de transfusão de sangue. O problema prático é que esses pacientes podem não ter condições físicas para permanecerem no departamento de medicina nuclear por várias horas. Além disso, se o sangramento é importante, as hemácias marcadas migram dentro da luz intestinal, reduzindo a especificidade do teste. Isso pode levar a um falso-positivo ou a um sangramento aparente em um sítio diferente do original (visualizado nos filmes), o que faz a acurácia da cintilografia variar de 23% a 97% em diferentes estudos[38-40]. Além desses problemas, não há informação sobre a causa do sangramento.

De fato, o lugar real da cintilografia nos casos de sangramento digestivo parece ser complementar o estudo quando a colonoscopia falha em encontrar a causa do problema e o sangramento continua. Nesses casos, a causa com frequência está no intestino delgado.

Cintilografia
É pouco provável que esse método supere a endoscopia como primeira opção diagnóstica/terapêutica
É uma ferramenta acessória quando a endoscopia inicial não encontra a causa do sangramento e ele continua ocorrendo

Angiografia por tomografia computadorizada

O uso da angio-TC fase tripla multidetector tem aumentado nos últimos anos. Seu papel na HDB ainda não está bem estabelecido. O sangramento aparece como contraste extravasado, que aumenta da fase arterial para a fase venosa portal[41]. A angio-TC tem sensibilidade para detectar perdas sanguíneas tão pequenas quanto 0,3 mL/min, comparável à cintilografia. A sensibilidade em estudos humanos para detectar sangramento ativo ou recente varia de 79% a 100%, com alta especificidade de 85% a 100%[42,43].

Uma vantagem da angio-TC é a habilidade para detectar lesões além do sangramento ativo, o que pode aumentar sua acurácia[44]. Alguns autores sugeriram o uso potencial desse exame como primeira linha de investigação na HDB. É geralmente mais rápido do que a cintilografia, não requer técnicos em medicina nuclear disponíveis 24 horas, não requer o preparo intestinal necessário para a colonoscopia e permite a detecção de sítios de sangramento em intestino delgado (embora eles sejam menos comuns do que as causas em intestino grosso), e com eficácia bem alta. A principal desvantagem é a inabilidade de realizar procedimentos terapêuticos. Entretanto, a angio-TC pode ser usada como uma ferramenta adequada na seleção do paciente para intervenção angiográfica, permitindo evitar os riscos extras associados com essa técnica invasiva. Ela permite a pré-avaliação de diferenças individuais na anatomia vascular e torna mais fácil a seleção subsequente de vasos para embolização durante a angiografia tradicional. Essa abordagem e manejo podem ser vantajosos num paciente instável, que não tem condições para um preparo intestinal adequado e um procedimento colonoscópico. Além disso, pacientes com angio-TC negativa para sangramento podem tem parado de sangrar espontaneamente e não necessitariam de exames mais invasivos. Aqueles com sangramento ativo seriam encaminhados para angiografia intervencionista ou cirurgia. Uma desvantagem da angio-TC é o uso do contraste venoso nefrotóxico, que também será utilizado posteriormente na angiografia formal[45].

A angio-TC também pode ser utilizada naqueles pacientes em que a endoscopia falhou em fazer o diagnóstico. A cintilografia pode ser melhor nos casos de sangramento intermitente, por permitir avaliação durante várias horas. Porém, nos casos de sangramento ativo, a angio-TC é efetiva.

Angiotomografia computadorizada
Ainda não tem papel definido na investigação da HDB
Sensibilidade de detecção alta: 0,3 mL/minuto de perda sanguínea
Sensibilidade: 79% a 100%. Especificidade: 85% a 100%
Pode ser utilizada para selecionar pacientes para intervenção angiográfica
Se a angio-TC for negativa, há grande chance de o sangramento ter cessado espontaneamente
Pode ser usada se a colonoscopia falhou em diagnosticar

Angiografia e embolização

A angiografia pode detectar taxas de sangramento tão baixas quanto 0,5 mL/min e pode ser ainda mais sensível quando se utiliza a subtração digital[46]. A maior vantagem desse método é que se pode realizar embolização para controlar o sangramento no sítio identificado. O acesso é frequentemente via artéria femoral comum, com o uso de cateteres seletivos para analisar o extravasamento do contraste nas artérias mesentérica superior, mesentérica inferior e, se necessário, na artéria ilíaca interna. Quando o sangramento é identificado, o objetivo é realizar a embolização superseletiva, isto é, embolizar um vaso-alvo, o mais próximo possível do sítio do sangramento. Isso é particularmente importante, porque a oclusão do suprimento distal pode levar ao risco de isquemia intestinal; o objetivo é embolizar os vasos retos do cólon[47].

Apesar de inúmeros trabalhos na literatura avaliarem a embolização por angiografia no tratamento da HDB, os resultados são variáveis quanto à eficácia. A angiografia pode detectar extravasamento em 22% a 61% dos casos. Transfusão acima de cinco unidades de sangue ou quatro unidades de plasma nas 24 horas precedentes ao exame, instabilidade hemodinâmica no momento da angiografia, pacientes idosos, em UTI, são fatores que se correlacionam com maior positividade do exame[48].

Os principais riscos incluem complicações isquêmicas devidas à embolização. Os números variam de 0% a 7%[49]. Outras complicações incluem: lesão renal pelo contraste, especialmente nos pacientes que realizam a angio-TC antes da angiografia, hematoma e trombose da artéria femoral com isquemia de membro inferior.

A natureza invasiva e os riscos potenciais da angiografia e da embolização mesentérica colocam essa abordagem como opção de segunda linha na investigação e tratamento das HDBs – atrás da endoscopia. Com certeza, é uma alternativa útil à cirurgia. A colonoscopia pode ser útil para localizar o sangramento e colocar clipes no local. E, se o sangramento persiste, o clipe facilita a identificação do sítio, permitindo a embolização (mesmo que o sangramento não seja identificado pela angiografia). Porém, nos casos de falha da embolização, a cirurgia é a melhor opção[50].

Angiografia e embolização
A angiografia pode detectar taxas de sangramento tão baixas quanto 0,5 mL/min e por ser ainda mais sensível quando se usa a angiografia por subtração digital
A embolização pode ser usada para controlar o sítio de sangramento identificado
A angio-TC imediatamente antes pode melhorar a taxa de identificação do sangramento
Taxas de sucesso técnico variam de 85% a 100%; ressangramento pode ocorrer até em 20% dos casos
A natureza invasiva e os riscos potenciais do procedimento o colocam como segunda opção na linha de investigação e tratamento das HDBs – atrás da colonoscopia

Cápsula endoscópica

Consiste em um pequeno dispositivo de 11 x 26 mm, que é engolido pelo paciente e contém bateria, câmera, fonte de luz e transmissor. Apresenta sensibilidade de 88% a 100% quando a EDA e a colonoscopia falharam em estabelecer o diagnóstico e um valor preditivo negativo (VPN) de 86% a 100%. A acurácia diagnóstica possui grande variação, entre 38% e 90%, sendo maior nos 15 dias que sucedem a HDB[51].

Na situação de urgência, pode ser realizada com segurança dentro de 48 horas e permitiu a identificação da fonte de sangramento em 67% dos casos, possibilitando terapia endoscópica ou cirúrgica já direcionada ao local de sangramento[52].

Suas principais limitações incluem: ausência de capacidade terapêutica e impossibilidade de visualização do ceco em 15% dos casos. Apresenta como principal complicação a retenção da cápsula, que pode ocorrer em 1% a 2% dos casos e requer cirurgia ou enteroscopia para sua resolução[53].

Atualmente é o método de escolha para identificação da fonte de sangramento quando a EDA e a colonoscopia falham em fazê-lo.

Cirurgia na HDB

Apenas um pequeno número de pacientes vai necessitar de cirurgia por sangramento. Os dados prospectivos mais recentes sugerem que a cirurgia é necessária em apenas 6% de todos os sangramentos digestivos baixos[54]. O número tem sido estimado entre 18% e 25% dos pacientes que requerem transfusão. As indicações absolutas são a falência dos tratamentos não cirúrgicos e as complicações desses tratamentos, tais como isquemia intestinal. As indicações relativas incluem a instabilidade hemodinâmica persistente apesar de agressiva ressuscitação e a necessidade de transfusões sanguíneas acima de seis a nove unidades[16].

Se a cirurgia é realizada, a localização pré-operatória do sítio de sangramento é o ideal, permitindo a ressecção intestinal segmentar. Em particular, a identificação de lesões sangrantes em intestino delgado pré-operatoriamente permite a injeção arterial de azul de metileno, o que tem demonstrado ser útil na localização da lesão no intraoperatório[55,56]. Se uma causa não foi identificada no pré-operatório, a enteroscopia ou colonoscopia na mesa cirúrgica, no intraoperatório, pode ser válida para a localização[57]. Se a localização não é possível e a causa suspeita está no cólon, colectomia subtotal ou total está indicada, mais do que uma ressecção segmentar às cegas. Na ressecção segmentar, a taxa de ressangramento é substancialmente mais alta[58].

Cápsula endoscópica
Método de escolha quando não se identifica fonte de sangramento com EDA ou colonoscopia.
Alta sensibilidade e VPN: 88% a 100% e 86% a 100%, respectivamente.
Limitações: não é terapêutica; não visualização do ceco em 15%.
Principal complicação é a retenção da cápsula.

A mortalidade global da cirurgia por HDB nos relatos de literatura é de aproximadamente 15,9% a 17%[59,60]. Não há evidência de que a realização precoce da colectomia subtotal ou total, para evitar o tempo gasto na tentativa de localizar o sangramento no pré-operatório, melhore a sobrevida. Uma parte significante da mortalidade cirúrgica é devida a fístula anastomótica, o que faz pensar que a construção de um estoma seja melhor do que uma anastomose primária[59]

Cirurgia na HDB
Seis por cento dos sangramentos digestivos baixos requerem cirurgia.
A localização do sítio de sangramento no pré-operatório é o ideal.
Enteroscopia intraoperatória ou colonoscopia podem ser de valor na localização.
Se a localização não é possível e a causa suspeita está no cólon, colectomia sub ou total é o tratamento indicado.
A mortalidade global da cirurgia por HDB é de 15,9% a 17%.
A construção de um estoma é preferível devido a complicações decorrentes da anastomose primária.

Novas abordagens para a HDB

Agentes hemostáticos

Existem alguns agentes sendo testados mais recentemente para fazer hemostasia topicamente, aplicados por via endoscópica. Os dois mais utilizados são o Ankaferd Blood Stopper e o Hemospray.

O Ankaferd Blood Stopper é um fitoterápico à base de vários extratos de plantas. Parece que seu mecanismo de ação envolve a geração de um arcabouço proteico em tela que agrega eritrócitos e leucócitos como um plugue[61].

O Hemospray é um produto sintético que absorve água do sangue e tecidos, permitindo sua aderência tecidual e evitando o sangramento[62].

Aplicações de hemostáticos têm a vantagem de não necessitar de nenhuma acurácia. Eles podem ser aplicados em áreas tecnicamente difíceis de alcançar com clipes ou agulhas. Além disso, podem ser úteis em hemorragias maciças na tentativa de ganhar controle do campo de sangramento. Também podem ser úteis em sangramento em lençol, como ocorre em tumores, por exemplo. São necessários trabalhos melhor desenhados para se avaliar o real benefício desses agentes.

Enema baritado no sangramento diverticular

O uso do enema com bário para impactar o sangramento diverticular foi descrito em 1970[63]. Existem trabalhos mostrando o sucesso desse tratamento em pacientes sangrando pelos divertículos, cujo próximo recurso seria a cirurgia[64,65]. Uma solução de sulfato de bário (200%) é usada, em um volume aproximado de 400 mL. Em todos os casos o sangramento foi interrompido. O bário permanece impactando nos divertículos por alguns meses. Isso reduz a taxa de ressangramento nesses pacientes. Uma vantagem desse tratamento é o fato de ele ser bem tolerado por pacientes com comorbidades e idosos. Naturalmente, se esses pacientes necessitarem de cirurgia posterior, ela poderá ser mais difícil devido à presença do bário na luz intestinal.

Conclusão

A maioria dos pacientes com HDB aguda pode ser tratada inicialmente de forma conservadora. A colonoscopia é a primeira opção para investigação após excluída uma causa no trato digestório alto (EDA). Nos casos em que o sangramento está persistindo, a colonoscopia continua como primeira linha de diagnóstico e tratamento. Entretanto, falha da endoscopia, instabilidade persistente do paciente ou uma causa de sangramento proximal ao ceco indica angiografia, possivelmente precedida de angio-TC e seguida por embolização superseletiva, se possível. A falência da embolização indica intervenção cirúrgica. Nos casos de doença diverticular sangrando, o enema terapêutico com bário deve ser considerado, principalmente em pacientes de alto risco. Pacientes com classificação da ASA (*American Society of Anesthesiology*) alta e sangramento persistente devem ser monitorizados em UTI.

Existem algumas perguntas ainda sem respostas. O desenvolvimento de ferramentas preditivas para mortalidade, ressangramento e necessidade de cirurgia é prioridade. O papel preciso das ferramentas de diagnóstico/terapia e o custo/benefício das abordagens combinadas necessitam ser estabelecidos.

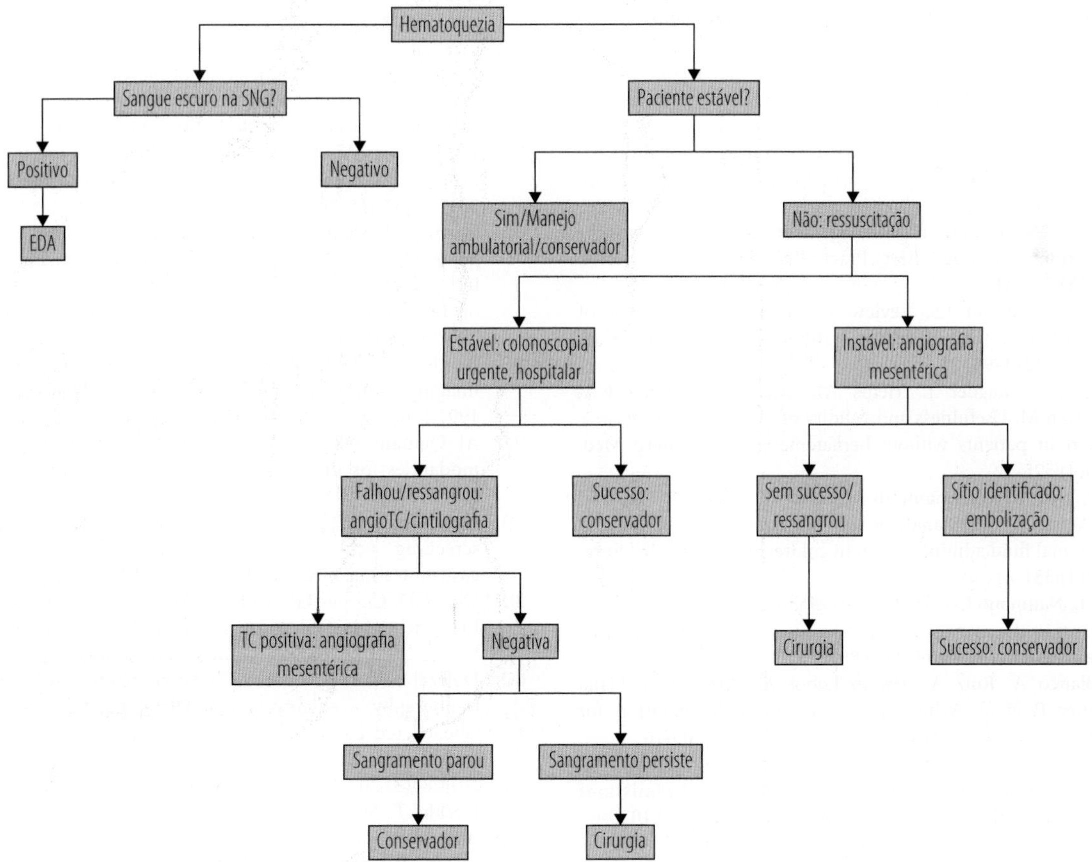

Figura 123.1. Para avaliação e manejo dos pacientes com HDB.

Referências bibliográficas

1. Marion Y, Lebreton G, Le Pennec V, Hourna E, Viennot S, Alves The management of lower gastrointestinal bleeding. J Visc Surg. 2014;151(3):191-201.
2. Feinman M, Haut ER. Lower gastrointestinal bleeding. Surg Clin North Am. 2014;94(1):55-63.
3. Yamada A, Niikura R, Yoshida S, Hirata Y, Koike K. Endoscopic management of colonic diverticular bleeding. Dig Endosc. 2015;27(7):720-5.
4. Currie GM, Kiat H, Wheat JM. Scintigraphic evaluation of acute lower gastrointestinal hemorrhage. J Clin Gastroenterol. 2011;45(2):92-9.
5. Martel J, Raskin J. History, incidence and epidemiology of diverticulosis. J Clin Gastroenterol. 2008;42(10):1125-7.
6. Bour B, Pilette C, Lesgourgues B, Nouel O, Heluwaert F, Henrion J, et al. Hémorragiesdigestives basses aigües: résultats préliminaires d'une étudede l'ANGH sur plus de 1000 malades. Endoscopy. 2008;40.
7. Meyers MA, Alonso DR, Baer JW. Pathogenesis of massively bleeding colonic diverticulosis: new observations. Am J Roentgenol. 1976;127:901-8.
8. Mabrut JY, Buc E, Zins M, Pilleul F, Bourreille A, Panis Y. [Question 3. Therapeutic management of complicated forms of sigmoid diverticulitis (abscess, fistulas, peritonitis)]. Gastroenterol Clin Biol. 2007;31(8-9 Pt 2):3S27-33.
9. Beck DE, Roberts PL, Saclarides TJ, Senagore AJ, Stamos MJ, Wexner SD. ASCRS: Textbook of Colon and Rectal Surgery. 2nd ed. New York: Springer; 2011.
10. Ferraris R, Senore C, Fracchia M, Sciallero S, Bonelli L, Atkin WS, et al. Predictive value of rectal bleeding for distal colonic neoplastic lesions in a screened population. Eur J Cancer. 2004;40(2):245-52.
11. Theodoropoulou A, Koutroubakis IE. Ischemic colitis: clinical practice in diagnosis and treatment. World J Gastroenterol. 2008;14(48):7302-8.
12. Thoreson R, Cullen JJ. Pathophysiology of inflammatory bowel disease: an overview. Surg Clin North Am. 2007;87(3):575-85.
13. Postgate A, Saunders B, Tjandra J, Vargo J. Argon plasma coagulation in chronic radiation proctitis. Endoscopy. 2007;39:361-5.
14. Regula J, Wronska E, Pachlewski J. Vascular lesions of the gastrointestinal tract. Best Pract Res Clin Gastroenterol. 2008;22(2):313-28.
15. Barnert J, Messmann H. Management of lower gastrointestinal tract bleeding. Best Pract Res Clin Gastroenterol. 2008;22(2):295-312.
16. Farrell JJ, Friedman LS. Review article: the management of lower gastrointestinal bleeding. Aliment Pharmacol Ther. 2005;21(11):1281-98.
17. Witting MD, Magder L, Heins AE, Mattu A, Granja CA, Baumgarten M. Usefulness and validity of diagnostic nasogastric aspiration in patients without hematemesis. Ann Emerg Med. 2004;43(4):525-32.
18. Rahbari NN, Zimmermann JB, Schmidt T, Koch M, Weigand MA, Weitz J. Meta-analysis of standard, restrictive and supplemental fluid administration in colorectal surgery. Br J Surg. 2009;96(4):331-41.
19. Strate LL, Naumann CR. The role of colonoscopy and radiological procedures in the management of acute lower intestinal bleeding. Clin Gastroenterol Hepatol. 2010;8(4):333-43.
20. Parra-Blanco A, Ruiz A, Alvarez-Lobos M, Amoros A, Gana JC, Ibanez P, et al. Achieving the best bowel preparation for colonoscopy. World J Gastroenterol. 2014;20(47):17709-26.
21. Newman J, Fitzgerald JE, Gupta S, von Roon AC, Sigurdsson HH, Allen-Mersh TG. Outcome predictors in acute surgical admissions for lower gastrointestinal bleeding. Color Dis. 2012;14(8):1020-6.
22. Ohyama T, Sakurai Y, Ito M, Daito K, Sezai S, Sato Y. Analysis of urgent colonoscopy for lower gastrointestinal tract bleeding. Digestion. 2000;61(3):189-92.
23. Strate LL, Syngal S. Timing of colonoscopy: impact on length of hospital stay in patients with acute lower intestinal bleeding. Am J Gastroenterol. 2003;98(2):317-22.
24. Jackson CS, Gerson LB. Management of gastrointestinal angiodysplastic lesions (GIADs): a systematic review and meta-analysis. Am J Gastroenterol. 2014;109(4):474-83.
25. Olmos JA, Marcolongo M, Pogorelsky V, Herrera L, Tobal F, Davolos JR. Long-term outcome of argon plasma ablation therapy for bleeding in 100 consecutive patients with colonic angiodysplasia. Dis Colon Rectum. 2006;49(10):1507-16.
26. Dray X, Battaglia G, Wengrower D, Gonzalez P, Carlino A, Camus M, et al. Radiofrequency ablation for the treatment of radiation proctitis. Endoscopy. 2014;46(11):970-6.
27. Lenz L, Tafarel J, Correia L, Bonilha D, Santos M, Rodrigues R, et al. Comparative study of bipolar eletrocoagulation versus argon plasma coagulation for rectal bleeding due to chronic radiation coloproctopathy. Endoscopy. 2011;43(8):697-701.
28. Alcaide N, Penas-Herrero I, Sancho-del-Val L, Ruiz-Zorrilla R, Barrio J, Perez-Miranda M. Ovesco system for treatment of postpolypectomy bleeding after failure of conventional treatment. Rev Esp Enferm Dig. 2014;106(1):55-8.
29. Kirschniak A, Subotova N, Zieker D, Konigsrainer A, Kratt T. The Over-The-Scope Clip (OTSC) for the treatment of gastrointestinal bleeding, perforations, and fistulas. Surg Endosc. 2011;25(9):2901-5.
30. Ghassemi KA, Jensen DM. Lower GI bleeding: epidemiology and management. Curr Gastroenterol Rep. 2013;15(7):333.
31. Kominami Y, Ohe H, Kobayashi S, Higashi R, Uchida D, Morimoto Y, et al. Classification of the bleeding pattern in colonic diverticulum is useful to predict the risk of bleeding or re-bleeding after endoscopic treatment. Nihon Shokakibyo Gakkai Zasshi. 2012;109(3):393-9.
32. Kaltenbach T, Watson R, Shah J, Friedland S, Sato T, Shergill A, et al. Colonoscopy with clipping is useful in the diagnosis and treatment of diverticular bleeding. Clin Gastroenterol Hepatol. 2012;10(2):131-7.
33. Triester SL, Leighton JA, Leontiadis GI, Fleischer DE, Hara AK, Heigh RI, et al. A meta-analysis of the yield of capsule endoscopy compared to other diagnostic modalities in patients with obscure gastrointestinal bleeding. Am J Gastroenterol. 2005;100(11):2407-18.
34. Liu K, Kaffes AJ. Review article: the diagnosis and investigationof obscure gastrointestinal bleeding. Aliment Pharmacol Ther. 2011;34(4):416-23.
35. Saurin JC, Maunoury V, Lapalus MG, Cellier C, Delvaux M, Favre O, et al. International consensus in Paris, 2006, on the indications and use of the endoscopic videocapsule test. Report of the SFED Capsule Commission. Gastroenterol Clin Biol. 2007;31(10):798-805.
36. Bentley DE, Richardson JD. The role of tagged red blood cell imaging in the localization of gastrointestinal bleeding. Arch Surg. 1991;126(7):821-4.
37. Al Qahtani AR, Satin R, Stern J, Gordon PH. Investigative modalities for massive lower gastrointestinal bleeding. World J Surg. 2002;26(5):620-5.
38. Gunderman R, Leef J, Ong K, Reba R, Metz C. Scintigraphic screening prior to visceral arteriography in acute lower gastrointestinal bleeding. J Nucl Med. 1998;39(6):1081-3.
39. Olds GD, Cooper GS, Chak A, Sivak MV Jr, Chitale AA, Wong RC. The yield of bleeding scans in acute lower gastrointestinal hemorrhage. J Clin Gastroenterol. 2005;39(4):273-7.
40. Dolezal J, Vizda J, Kopacova M. Single-photon emission computed tomography enhanced Tc-99m-pertechnetate disodium-labelled red blood cell scintigraphy in the localization of small intestine bleeding: a single-centre twelve-year study. Digestion. 2011;84(3):207-11.
41. Jaeckle T, Stuber G, Hoffmann MH, Jeltsch M, Schmitz BL, Aschoff AJ. Detection and localization of acute upper and lower gastrointestinal (GI) bleeding with arterial phase multidetector row helical CT. Eur Radiol. 2008;18(7):1406-13.

42. Garcia-Blazquez V, Vicente-Bartulos A, Olavarria-Delgado A, Plana MN, van der Winden D, Zamora J. Accuracy of CT angiography in the diagnosis of acute gastrointestinal bleeding: systematic review and meta-analysis. Eur Radiol. 2013;23(5):1181-90.
43. Wu LM, Xu JR, Yin Y, Qu XH. Usefulness of CT angiography in diagnosing acute gastrointestinal bleeding: a meta-analysis. World J Gastroenterol. 2010;16(31):3957-63.
44. Marti M, Artigas JM, Garzon G, Alvarez-Sala R, Soto JA. Acute lower intestinal bleeding: feasibility and diagnostic performance of CT angiography. Radiology. 2012;262(1):109-16.
45. Sun H, Jin Z, Li X, Qian J, Yu J, Zhu F, et al. Detection and localization of active gastrointestinal bleeding with multidetector row computed tomography angiography: a 5-year prospective study in one medical center. J Clin Gastroenterol. 2012;46(1):31-41.
46. Kruger K, Heindel W, Dolken W, Landwehr P, Lackner K. Angiographic detection of gastrointestinal bleeding. An experimental comparison of conventional screen-film angiography and digital subtraction angiography. Investig Radiol. 1996;31(7):451-7.
47. Walker TG, Salazar GM, Waltman AC. Angiographic evaluation and management of acute gastrointestinal hemorrhage. World J Gastroenterol. 2012;18(11):1191-201.
48. Lee L, Iqbal S, Najmeh S, Fata P, Razek T, Khwaja K. Mesenteric angiography for acute gastrointestinal bleed: predictors of active extravasation and outcomes. Can J Surg. 2012;55(6):382-8.
49. Rossetti A, Buchs NC, Breguet R, Bucher P, Terraz S, Morel P. Transarterial embolization in acute colonic bleeding: review of 11 years of experience and long-term results. Int J Color Dis. 2013;28(6):777-82.
50. Gillespie CJ, Sutherland AD, Mossop PJ, Woods RJ, Keck JO, Heriot AG. Mesenteric embolization for lower gastrointestinal bleeding. Dis Colon Rectum. 2010;53(9):1258-64.
51. Carretero C, Fernandez-Urien I, Betes M, Muñoz-Navas M. Role of video capsule endoscopy for gastrointestinal bleeding. World J Gastroenterol. 2008;14(34):5261-4.
52. Lecleire S, Iwanicki-Caron I, Di-Fiore A, Elie C, Alhameedi R, Ramirez S, et al. Yield and impact of emergency capsule enteroscopy in severe obscure-overt gastrointestinal bleeding. Endoscopy. 2012;44(4):337-42.
53. Sandrasegaran K, Maglinte DD, Jennings SG, Chiorean MV. Capsule endoscopy and imaging tests in the elective investigation of small bowel disease. Clin Radiol. 2008;63(6):712-23.
54. Camus M, Jensen DM, Ohning GV, Kovacs TO, Jutabha R, Ghassemi KA, et al. Comparison of Three Risk Scores to Predict Outcomes of Severe Lower Gastrointestinal Bleeding. J Clin Gastroenterol. 2016;50(1):52-8.
55. Frydman J, Bahouth H, Leiderman M, Ofer A, Kluger Y. Methylene blue injection via superior mesenteric artery microcatheter for focused enterectomy in the treatment of a bleeding small intestinal arteriovenous malformation. World J Emerg Surg. 2014;9(1):17.
56. Gifford SM, Peck MA, Reyes AM, Lundy JB/ Methylene blue enteric mapping for intraoperative localization in obscure small bowel hemorrhage: report of a new technique and literature review: combined intraoperative methylene blue mapping and enterectomy. J Gastrointest Surg. 2012;16(11):2177-81.
57. Desa LA, Ohri SK, Hutton KA, Lee H, Spencer J. Role of intraoperative enteroscopy in obscure gastrointestinal bleeding of small bowel origin. Br J Surg. 1991;78(2):192-5.
58. Farner R, Lichliter W, Kuhn J, Fisher T. Total colectomy versus limited colonic resection for acute lower gastrointestinal bleeding. Am J Surg. 1999;178(6):587-91.
59. Plummer JM, Gibson TN, Mitchell DI, Herbert J, Henry T. Emergency subtotal colectomy for lower gastrointestinal haemorrhage: over-utilised or under-estimated? Int J Clin Pract. 2009;63(6):865-8.
60. Czymek R, Kempf A, Roblick UJ, Bader FG, Habermann J, Kujath P, et al. Surgical treatment concepts for acute lower gastrointestinal bleeding. J Gastrointest Surg. 2008;12(12):2212-20.
61. Haznedaroglu BZ, Haznedaroglu IC, Walker SL, Bilgili H, Goker H, Kosar A, et al. Ultrastructural and morphological analyses of the in vitro and in vivo hemostatic effects of Ankaferd Blood Stopper. Clin Appl Thromb Hemost. 2010;16(4):446-53.
62. Smith LA, Stanley AJ, Bergman JJ, Kiesslich R, Hoffman A, Tjwa ET, et al. Hemospray application in nonvariceal upper gastrointestinal bleeding: results of the Survey to Evaluate the Application of Hemospray in the Luminal Tract. J Clin Gastroenterol. 2014;48(10):e89-92.
63. Adams JT. Therapeutic barium enema for massive diverticular bleeding. Arch Surg. 1970;101(4):457-60.
64. Fujimoto A, Sato S, Kurakata H, Nakano S, Igarashi Y. Effectiveness of high-dose barium enema filling for colonic diverticular bleeding. Color Dis. 2011;13(8):896-8.
65. Iwamoto J, Mizokami Y, Shimokobe K, Matsuoka T, Matsuzaki Y. Therapeutic barium enema for bleeding colonic diverticula: four case series and review of the literature. World J Gastroenterol. 2008;14(41):6413-7.

124

CORPOS ESTRANHOS E PERFURAÇÕES ESOFÁGICAS

Rodrigo Silva de Paula Rocha
Christiano Makoto Sakai
Eduardo Guimarães Hourneaux de Moura
Paulo Sakai

Introdução

O relato de ingestão de corpo estranho é comum nas unidades de emergência, principalmente no setor pediátrico. A maioria dos casos ocorre em crianças, especialmente entre 6 meses e 3 anos de idade, as quais geralmente deglutem moedas, partes de brinquedos ou baterias[1,2]. Nos adultos, a ingestão está associada à alimentação, prevalecendo a impactação de bolo alimentar ou de fragmentos ósseos no esôfago[3].

Na maioria dos casos (cerca de 80% a 90%), a progressão e a eliminação ocorrem espontaneamente, porém nos demais casos pode ser necessária a remoção por meio de endoscopia digestiva (10% a 20%). A cirurgia é reservada para os casos de insucesso endoscópico ou de complicações e corresponde a menos de 1% dos casos[4-6]. Uma das mais temidas é a perfuração esofágica, com incidência de até cerca de 9% em alguns estudos[2].

Epidemiologia

Os grupos de maior risco para a ingestão de corpos estranhos são crianças e adolescentes, os pacientes com retardo do desenvolvimento ou transtorno psiquiátrico e os usuários de drogas ilícitas ou álcool[2,7].

Os corpos estranhos ingeridos variam conforme a faixa etária. Até os 10 anos de idade, os mais comuns são moedas (até 66% dos casos), enquanto a partir dos 11 anos predominam os fragmentos ósseos[2,8]. No adulto, a impactação alimentar frequentemente decorre de alguma anormalidade estrutural ou motora do esôfago. As causas mais comuns são estenoses (37%), neoplasias (10%), anéis e membranas (6%) e acalasia (2%)[9,10].

As ingestões podem ser acidentais ou intencionais. Ingestões acidentais geralmente ocorrem nos idosos (usuários de próteses dentárias), nos estados de embriaguez ou durante crises epiléticas, e estão associadas à perda de sensibilidade tátil e às alterações de estado mental[6].

Ingestões intencionais são geralmente realizadas para obter algum ganho secundário e são praticadas comumente por portadores de alguns transtornos psiquiátricos ou por presidiários. Não raramente, a ingestão é de múltiplos objetos. Nos casos de ingestão intencional, a necessidade de remoção endoscópica ou de intervenção cirúrgica é mais frequente, chegando a 76% e 16%, respectivamente[11].

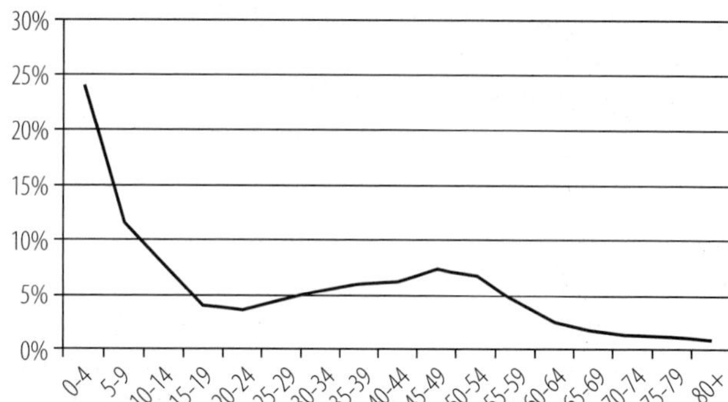

Figura 124.1. Gráfico de distribuição de frequências de suspeita de ingestão de corpo estranho por faixas etárias.

Fonte: Kim *et al.*[2].

Tipos de corpo estranho

Os materiais retidos no trato gastrointestinal superior são categorizados em corpo estranho verdadeiro ou bolo alimentar impactado[12]. O corpo estranho verdadeiro é, por definição, um objeto inanimado que penetra no organismo, sendo, nesse caso, por deglutição. Conforme a Sociedade Europeia de Endoscopia Gastrointestinal, os corpos estranhos (verdadeiro e bolo alimentar) podem ser classificados de acordo com o tipo e o formato, conforme a Tabela 124.1[6].

Apresentação clínica e diagnóstico

A sintomatologia depende do local de impactação e da lesão causada pelo corpo estranho. A impactação geralmente ocorre nas áreas de estreitamento e angulações do tubo digestivo, sendo elas: o esfíncter esofágico superior, constrição broncoaórtica, esfíncter esofágico inferior, piloro, válvula ileocecal e ânus[12,13].

Tabela 124.1. Classificação dos corpos estranhos pela *European Society of Gastrointestinal Endoscopy* (ESGE) 11.1[6].

Tipos	Exemplos
Objetos rombos	Arredondados: moeda, botão Bateria, ímãs
Objetos pontiagudos	Finos: agulhas, ossos, pedaços de vidro Afiados: lâmina de barbear, dentadura
Objetos longos	Macios: fios, Duros: escova de dente, espátula, caneta, lápis
Bolo alimentar	Com e sem ossos
Outros	Pacotes de drogas

No estudo realizado por Chaves *et al.*, envolvendo predominantemente pacientes adultos referenciados a um hospital terciário, cerca de 90% dos corpos estranhos deglutidos localizaram-se no esôfago, 9% no estômago e 1% no duodeno. No esôfago, o segmento cervical foi o local mais comum de impactação (50%), seguido pelo segmento torácico (30%) e abdominal (10%)[14].

O diagnóstico é baseado na história clínica e nos sintomas referidos pelo paciente (Tabela 124.2). Nos adultos, em geral, é possível obter informações a respeito do tipo de corpo estranho ingerido, do horário da ingestão e dos sintomas desencadeados, o que pode ajudar na localização da topografia de impactação do corpo estranho, especialmente se acima do cricofaríngeo. No entanto, a área de desconforto pode não corresponder ao local de impactação[15].

Nas crianças e nos pacientes com transtornos mentais, caso a ingestão não seja testemunhada por outra pessoa, o diagnóstico requer atenção aos sintomas e alto grau de suspeição. A presença do corpo estranho pode ser manifestada por recusa alimentar, sialorreia e sintomas respiratórios[1,16].

Os sintomas mais comuns são disfagia, odinofagia, sensação de corpo estranho ou de garganta irritada, ânsia ou vômitos, dor retroesternal. Sialorreia e inabilidade de deglutir líquidos devem levantar suspeita de obstrução esofágica completa. A compressão da traqueia ou a aspiração da saliva podem ainda provocar sintomas respiratórios, como tosse, estridor, dispneia ou asfixia[1,14].

Nas crianças e adolescentes, os corpos estranhos impactados no esôfago tendem a estar localizados no segmento proximal, enquanto nos adultos e idosos tendem a estar localizados no segmento distal[17].

Quando localizados após o esôfago, os corpos estranhos são geralmente assintomáticos, a não ser que haja ulceração local ou perfuração[1,2]. A sensação de corpo estranho com disfagia pode permanecer mesmo após a passagem do corpo estranho, simulando sua impactação[18].

A avaliação dos sinais vitais e o exame físico do paciente são essenciais, principalmente para a imediata identificação de complicações. Febre, taquicardia, sinais de peritonismo, sudorese fria e enfisema subcutâneo são indicativos de perfuração, enquanto cólicas, distensão abdominal e ruídos hidroaéreos aumentados sugerem obstrução intestinal. A presença de dispneia, chiados, sibilos ou alterações à ausculta pulmonar implicam a possibilidade de aspiração do corpo estranho para a via aérea[6,19,20].

Tabela 124.2. Sintomas referidos por pacientes devido a ingestão de corpo estranho

Sintomas	Frequência
Disfagia	78,1%
Sialorreia	51,4%
Odinofagia	27,6%
Desconforto local	18,1%
Náuseas e vômitos	6,7%
Rouquidão	0,9%
Ausência de sintomas	7,2%

Fonte: Chaves *et al.*[14].

Exames complementares

A realização da radiografia simples do pescoço, tórax e abdome, guiada pela anamnese e pelo exame físico, é recomendada nos casos de corpo estranho radiopaco e de bolo alimentar com componente ósseo. Os exames radiológicos auxiliam na localização, na caracterização do corpo estranho e na identificação de complicações (Figura 124.2). A radiografia, no entanto, possui cerca de 56% de sensibilidade e índice de falso-negativo que pode chegar a 47%, tendo baixa acurácia mesmo em casos de perfuração esofágica[3,21].

A administração oral de contrastes hidrossolúveis pode auxiliar na identificação dos corpos estranhos não visualizados pela radiografia simples, porém a realização de exames contrastados não é recomendada pelo risco de broncoaspiração e por prejudicar a futura avaliação endoscópica[6,19].

O melhor exame de imagem para a visualização de corpos estranhos é a tomografia computadorizada, com sensibilidade de 90% a 100% e especificidade de 93,7% a 100%[22]. Possibilita a identificação do formato, do local, da profundidade e do tecido adjacente, permitindo planejar o tratamento e prever os riscos do tratamento endoscópico[6]. Está indicada na suspeita de perfuração ou outra complicação que possa necessitar de intervenção cirúrgica e quando não há identificação por nenhum dos outros métodos[3].

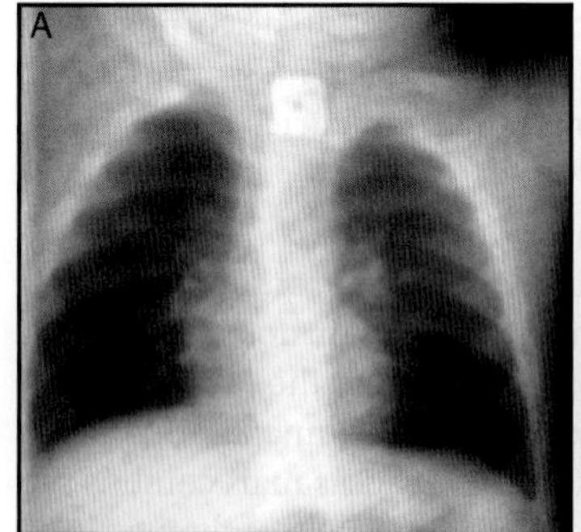

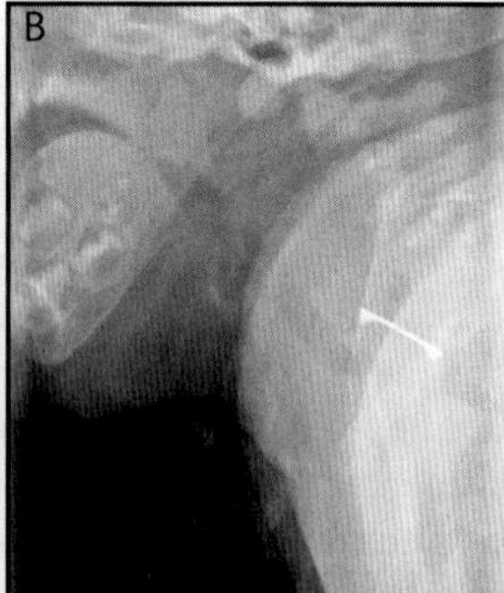

Figura 124.2. Radiografias de tórax em posteroanterior (**A**) e cervical lateral (**B**) evidenciando corpo estranho radiopaco no terço superior do esôfago (imagens cedidas pelo Dr. Rodrigo Rocha).

Tratamento

Manejo inicial

O manejo inicial do paciente com história de ingestão de corpo estranho requer avaliação da via aérea e do padrão respiratório, podendo ser necessária a intubação orotraqueal para assegurar a proteção da via aérea naqueles com dificuldade de manejo das secreções[19]. A conduta perante o corpo estranho depende da localização e das características dele.

A suspeita de impactação na orofaringe, geralmente manifestada por disfagia, requer inicialmente a avaliação por meio da faringolaringoscopia minuciosa. As amígdalas, valéculas e seios piriformes são os locais mais frequentes de impactação de espinhas de peixe[2]. Caso o corpo estranho não seja identificado, está indicada a realização da endoscopia digestiva alta[23].

A endoscopia digestiva alta é o recurso de eleição para identificação e remoção dos corpos estranhos do trato gastrointestinal superior. O índice de sucesso chega a 99% em algumas casuísticas[14] e o risco de complicação do procedimento é inferior a 5%[17]. O arsenal endoscópico é amplo e envolve diferentes tipos de pinças, alças, redes de recuperação de pólipos e corpos estranhos (Roth Net), cesta para extração de cálculos (cesta de Dormia), capas protetoras de látex, *caps* (ponteiras de plástico adaptadas ao endoscópio) e *overtubes* (tubos para proteção do esôfago durante a retirada de corpos estranhos) (Figura 124.3).

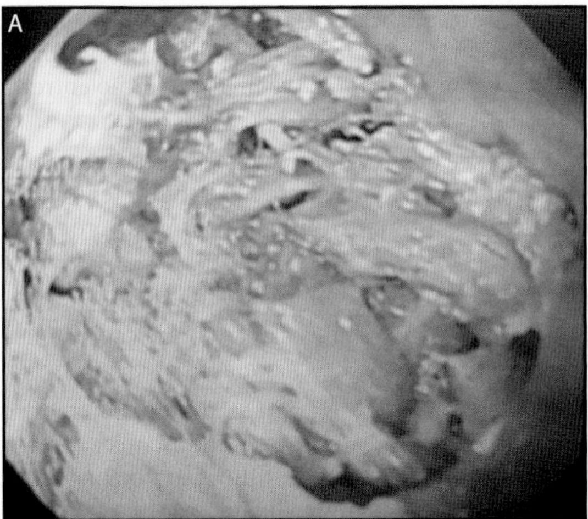

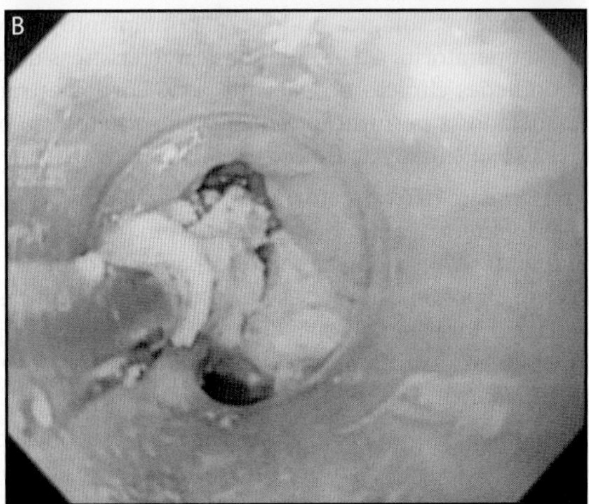

Figura 124.3. A. Identificação de bolo alimentar impactado no esôfago distal de paciente com antecedente de cirurgia para doença do refluxo gastroesofágico. **B.** Remoção do bolo alimentar com auxílio de *cap* (adaptado à ponta do aparelho) e pinça de corpo estranho (imagens cedidas pelo Dr. Rodrigo Rocha).

A utilização de medicações para o tratamento da impactação por bolo alimentar, como a escopolamina e o glucagon, tem sido investigada. O mecanismo envolvido seria o relaxamento da musculatura do esôfago e do esfíncter esofágico inferior, o que promoveria a passagem do bolo alimentar. No entanto, até o momento, não há evidências que suportem o uso rotineiro dessas medicações[24-27].

Conduta

Objetos pequenos e rombos, menores que 2 a 2,5 cm, são geralmente eliminados espontaneamente após passarem pelo esôfago e podem ser acompanhados clinicamente. A avaliação semanal por radiografia é recomendada e, caso haja a persistência no estômago por mais de três semanas, está indicada a remoção endoscópica[6,19].

Objetos curtos e rombos, menores que 5 a 6 cm de comprimento, podem também ser acompanhados na ausência de sintomas e sinais de complicação. Aqueles de maiores dimensões tendem a impactar nas angulações do duodeno e devem ser prontamente removidos[6,19].

Pilhas e baterias representam situação de emergência e indicam intervenção imediata quando impactadas no esôfago. O risco de perfuração, fístula ou estenose é elevado pela possibilidade de provocar descarga elétrica ou lesão química pelo extravasamento de solução alcalina. Caso ultrapasse o esôfago, a eliminação geralmente ocorre de forma espontânea. A permanência por mais de 48 horas no estômago indica remoção endoscópica[6,19].

A ingestão de múltiplos ímãs ou de ímã associado a corpo estranho metálico configura maior risco de complicação e também indica remoção endoscópica urgente. A atração magnética pode levar à compressão de estruturas e provocar necrose, fístula, perfuração, oclusão ou volvo[6,19].

A presença de pacotes de drogas, como cocaína e heroína, no trato gastrointestinal, diferentemente dos demais corpos estranhos, contraindica a tentativa de remoção endoscópica pela possibilidade de ruptura dos pacotes e liberação maciça das substâncias no organismo. A conduta é conservadora por meio de internação, irrigação intestinal e seguimento radiográfico. Nos pacientes com sintomas de intoxicação ou de obstrução, a necessidade de intervenção cirúrgica é imprescindível[6,19].

Tratamento endoscópico

O momento para intervenção endoscópica depende do risco de aspiração, obstrução e perfuração, sendo classificada em emergência, urgências e não urgências (Tabela 124.3)[6,19].

A ingestão de pilhas, baterias e objetos pontiagudos ou sinais e sintomas de obstrução completa do esôfago configuram situação de emergência e impõem remoção endoscópica dentro de 6 horas (idealmente nas primeiras 2 horas), pela possibilidade das piores complicações.

Na presença de corpos estranhos rombos ou de bolo alimentar impactados no esôfago e sem sinais de obstrução, a endoscopia deve ser realizada nas primeiras 24 horas (urgência). O adiamento da remoção endoscópica aumenta a chance de falha do tratamento e do risco de complicações.

Tabela 124.3. Momento para intervenção endoscópica na presença de corpos estranhos no trato gastrointestinal superior

Emergência (até 2h)	Obstrução esofágica completa Pilhas e baterias no esôfago Objetos pontiagudos no esôfago
Urgência (até 24h)	Corpos estranhos esofágicos rombos Impactação esofágica de bolo alimentar sem obstrução completa Objetos pontiagudos no estômago ou no duodeno Objetos longos (> 5-6 cm) localizados no duodeno ou proximal Ímãs
Não urgente (até 72h)	Moedas no esôfago podem ser observadas por 12 a 24h em pacientes assintomáticos Objetos com diâmetro > 2-2,5 cm localizados no estômago Pilhas e baterias localizadas no estômago em pacientes assintomáticos podem ser observadas por até 48h

Baseada em: ASGE (2011) e ESGE (2016).

Quando situados no estômago, objetos pontiagudos, ímãs, pilhas e baterias, objetos longos ou grandes devem ser removidos dentro das primeiras 24 horas. Objetos rombos e/ou de tamanho intermediário podem ser removidos dentro de 72 horas (não urgente).

A remoção endoscópica com sucesso e sem complicações do corpo estranho permite a liberação imediata do paciente (Figura 124.4). Caso tenha havido ingestão de múltiplos corpos estranhos, objetos com alto risco de complicação, dificuldade técnica na retirada do corpo estranho ou lesões importantes da mucosa, deve-se considerar a internação do paciente para observação após o procedimento[6,19].

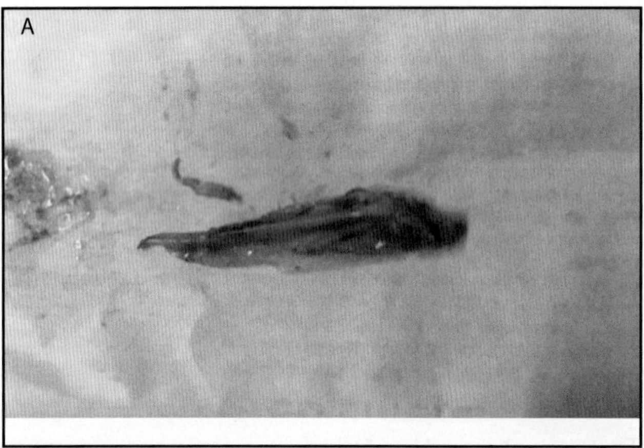

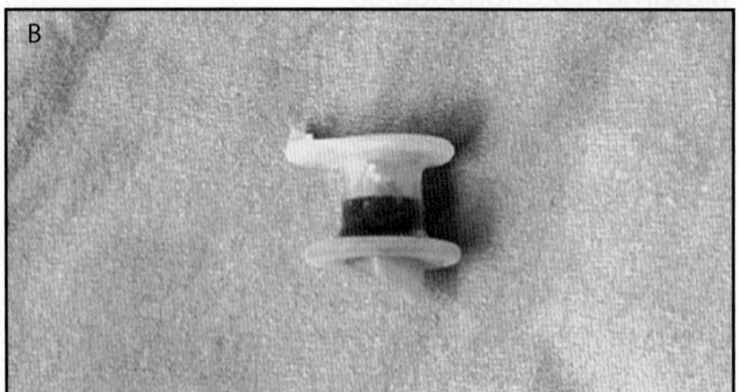

Figura 124.4. A. Fragmento de espinha de peixe removida do esôfago de paciente adulto. **B.** Prótese fonatória removida após migração para o esôfago (imagens cedidas pelo Dr. Rodrigo Rocha).

A impactação de bolo alimentar requer investigação de doenças subjacentes do esôfago, a qual está presente em mais de 75% dos pacientes. As principais são estenose péptica, esofagite eosinofílica, câncer e distúrbios motores (acalasia, espasmo esofagiano difuso e esôfago em quebra-nozes). A investigação deve considerar, conforme a suspeita clínica, estudos contrastados, biópsias seriadas do esôfago e estudos manométricos[28].

Se a remoção endoscópica não for possível, a conduta seguinte dependerá das características, da localização do corpo estranho e das condições clínicas do paciente. Pacientes com ingestão de objetos pontiagudos e baterias devem ser internados para observação e identificação precoce de complicações.

Objetos pontiagudos necessitam de controle radiográfico diário, enquanto pilhas e baterias, a cada três a quatro dias. Objetos longos situados no duodeno e corpos estranhos com alto risco de complicação situados após o duodeno e que não progridem nos três primeiros dias requerem também intervenção cirúrgica.

Complicações

As complicações estão geralmente relacionadas ao tempo prolongado de impactação (maior que 24 horas). O índice de complicações com impactação até 24 horas é de aproximadamente 10%, enquanto naqueles com impactação entre 48 e 72 horas é de 60%[14].

As complicações leves incluem erosões, lacerações superficiais da mucosa, ulcerações e sangramento local, os quais podem ser tratados durante o próprio procedimento endoscópico.

Abscesso retrofaríngeo, perfuração (sem ou com mediastinite) e fístula aortoesofágica são as complicações mais graves e requerem avaliação do cirurgião.

O abscesso retrofaríngeo requer antibioticoterapia e, dependendo da extensão, drenagem endoscópica ou cirúrgica. Pode evoluir de forma catastrófica para mediastinite, que possui elevado índice de mortalidade.

A perfuração esofágica pode ser de tratamento não operatório ou operatório, a depender das características da lesão e das condições clínicas do paciente[29]. Os corpos estranhos mais associados à perfuração esofágica em adultos são ossos de peixe (54%) e ossos de frango (29%)[3].

O tratamento não operatório consiste em jejum, dieta por sonda nasoenteral e antibioticoterapia. Soma-se a esse o tratamento endoscópico por meio do fechamento da lesão realizado com clipes, endopróteses ou suturas endoscópicas, ou da drenagem local por terapia sob pressão negativa (Figura 124.5). A falha do tratamento conservador impõe o tratamento cirúrgico.

O tratamento operatório da perfuração esofágica pode ser realizado pelo fechamento primário do defeito, drenagem cirúrgica, derivação por esofagostomia ou ressecção cirúrgica (esofagectomia), a depender da extensão da lesão e das condições clínicas do doente[29].

Corpos estranhos em região de íntimo contato com estruturas vasculares podem provocar complicações de maior gravidade. No esôfago, a principal estrutura acometida é a aorta. Pode haver periaortite, formação de pseudoaneurisma ou fístula aortoesofágica. A fístula aortoesofágica requer intervenção imediata pela cirurgia vascular. A abordagem inicial é feita pela alocação de prótese endovascular seguida de toracotomia para retirada do corpo estranho (Figura 124.6).

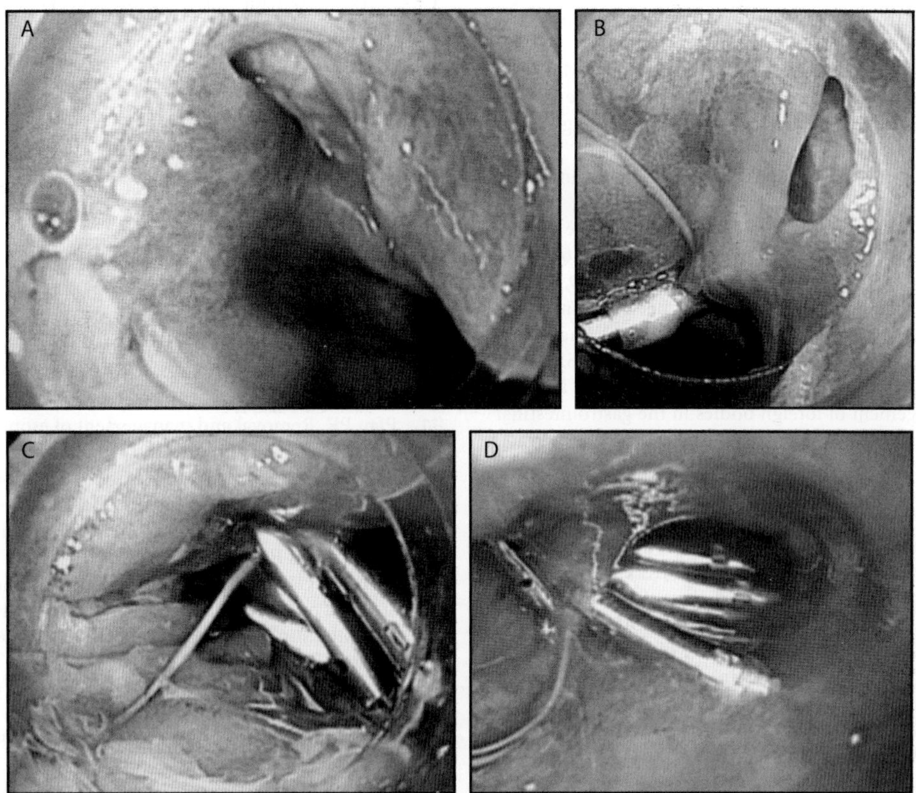

Figura 124.5. Perfuração esofágica causada por fragmento ósseo fechada com o auxílio de clipes e alça. **A.** Identificação da perfuração medindo cerca de 1,5 cm. **B.** Aplicação inicial da alça fixada por clipe na margem da perfuração. **C.** Término de fixação da alça nas margens da perfuração. **D.** Aspecto final após o fechamento da alça fixada por clipes (imagens cedidas pelo prof. Dr. Paulo Sakai).

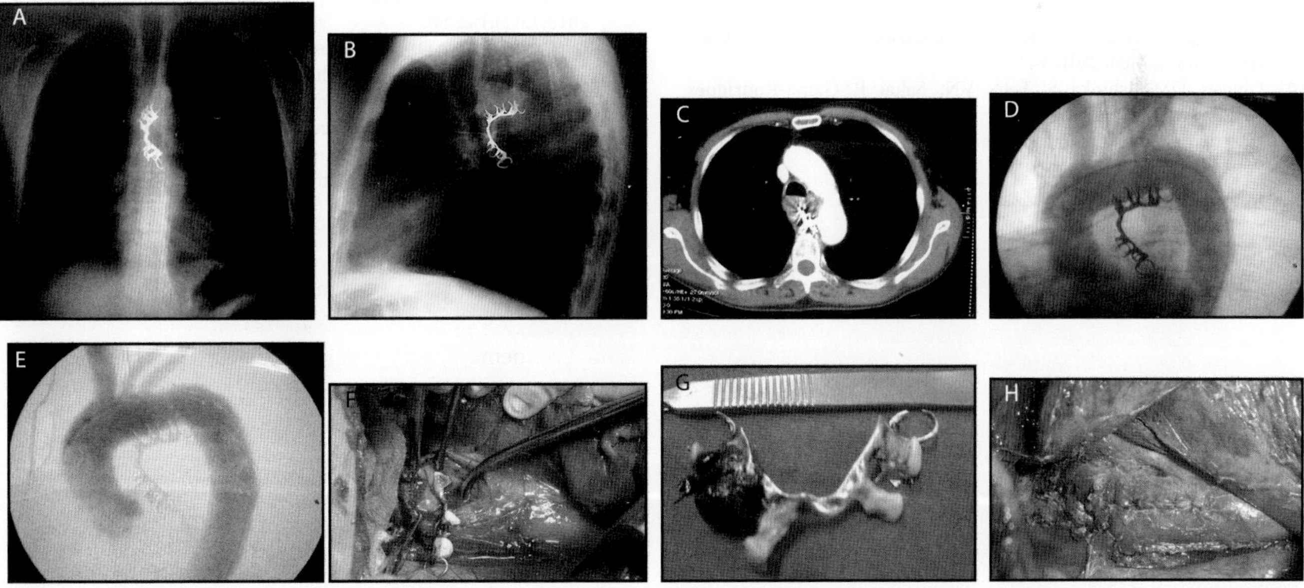

Figura 124.6. Impactação de prótese dentária no esôfago torácico. **A** e **B.** Radiografia identificando o corpo estranho radiopaco. **C.** Tomografia computadorizada evidenciando íntimo contato com o arco aórtico. **D.** Aortografia intraoperatória para estudo local. **E.** Aspecto final após liberação de endoprótese. **F.** Toracotomia e esofagostomia para retirada da prótese dentária. **G.** Aspecto final do sítio de impactação, após esofagostomia e fechamento da esofagostomia. **H.** Corpo estranho após remoção – prótese dentária (imagens cedidas pela equipe de Cirurgia Geral do Pronto-Socorro do Hospital das Clínicas da Faculdade de Medicina da Universidade de São Paulo – HCFMUSP).

Referências bibliográficas

1. Cheng W, Tam PKH. Foreign-body ingestion in children: experience with 1,265 cases. J Pediatr Surg. 1999;34(10):1472-76.
2. Kim SY, Park B, Kong IG, Choi HG. Analysis of ingested foreign bodies according to age, type and location: a retrospective observational study. Clin Otolaryngol. 2016;41(6):640-5.
3. Aronberg RM, Punekar SR, Adam SI, Judson BL, Mehra S, Yarbrough WG. Esophageal perforation caused by edible foreign bodies: a systematic review of the literature. Laryngoscope. 2015;125(2):371-8.
4. Carp L. Foreign bodies in the intestine. Coll Physicians Surg. 1926:575-91.
5. Webb WA. Management of foreign bodies of the upper gastrointestinal tract. Gastroenterology. 1988;94(1):204-16.
6. Birk M, Bauerfeind P, Deprez PH, Häfner M, Hartmann D, Hassan C, et al. Removal of foreign bodies in the upper gastrointestinal tract in adults: European Society of Gastrointestinal Endoscopy (ESGE) Clinical Guideline. Endoscopy. 2016;48(5):489-96.
7. Bekkerman M, Sachdev AH, Andrade J, Twersky Y, Iqbal S. Endoscopic management of foreign bodies in the gastrointestinal tract: a review of the literature. Gastroenterol Res Pract. 2016;2016:8520767.
8. Kim JE, Ryoo SM, Kim YJ, Lee JS, Ahn S, Seo DW, et al. Incidence and clinical features of esophageal perforation caused by ingested foreign body. Korean J Gastroenterol. 2015;66(5):255-60.
9. Sung SH, Jeon SW, Son HS, Kim SK, Jung MK, Cho CM, et al. Factors predictive of risk for complications in patients with oesophageal foreign bodies. Dig Liver Dis. 2011;43(8):632-5.
10. Li ZS, Sun ZX, Zou DW, Xu GM, Wu RP, Liao Z. Endoscopic management of foreign bodies in the upper-GI tract: experience with 1088 cases in China. Gastrointest Endosc. 2006;64(4):485-92.
11. Palta R, Sahota A, Bemarki A, Salama P, Simpson N, Laine L. Foreign-body ingestion: characteristics and outcomes in a lower socioeconomic population with predominantly intentional ingestion. Gastrointest Endosc. 2009;69(3):426-33.
12. Sugawa C, Ono H, Taleb M, Lucas CE. Endoscopic management of foreign bodies in the upper gastrointestinal tract: a review. World J Gastrointest Endosc. 2014;6(10):475-81.
13. Geraci G, Sciume C, Carlo G Di, Picciurro A, Modica G. Retrospective analysis of management of ingested foreign bodies and food impactions in emergency endoscopic setting in adults. BMC Emerg Med. 2016:3-7.
14. Chaves DM, Ishioka S, Felix VN, Sakai P, Gama-Rodrigues JJ. Removal of a foreign body from the upper gastrointestinal tract with a flexible endoscope: a prospective study. Endoscopy. 2004;36(10):887-92.
15. Connolly AAP, Birchall M, Walsh Waring GP, Moore Gillion V. Ingested foreign bodies: patient guided localization is a useful clinical tool. Clin Otolaryngol Allied Sci. 1992;17(6):520-4.
16. Berdan EA, Sato TT. Pediatric airway and esophageal foreign bodies. Surg Clin North Am. 2017;97(1):85-91.
17. Berggreen PJ, Harrison E, Sanowski RA, Ingebo K, Noland B, Zierer S. Techniques and complications of esophageal foreign body extraction in children and adults. Gastrointest Endosc. 1993;39(5):626-30.
18. Ambe P, Weber SA, Schauer M, Knoefel WT. Swallowed foreign bodies in adults. Dtsch Ärzteblatt Int. 2012;109(50):869-75.
19. ASGE Standards of Practice Committee; Ikenberry SO, Jue TL, Anderson MA, Appalaneni V, Banerjee S, Ben-Menachem T, et al. Management of ingested foreign bodies and food impactions. Gastrointest Endosc. 2011;73(6):1085-91.
20. Kramer RE, Lerner DG, Lin T, Manfredi M, Shah M, Stephen TC, et al.; North American Society for Pediatric Gastroenterology, Hepatology, and Nutrition Endoscopy Committee. Management of ingested foreign bodies in children: a clinical report of the NASPGHAN Endoscopy Committee. J Pediatr Gastroenterol Nutr. 2015;60(4):562-74.
21. Pfau PR. Removal and management of esophageal foreign bodies. Tech Gastrointest Endosc. 2014;16(1):32-9.
22. Marco De Lucas E, Sádaba P, Lastra García-Barón P, Ruiz-Delgado ML, González Sánchez F, Ortiz A, et al. Value of helical computed tomography in the management of upper esophageal foreign bodies. Acta Radiol. 2004;45(4):369-74.
23. Ciriza C, García L, Suárez P, Jiménez C, Romero MJ, Urquiza O, et al. What predictive parameters best indicate the need for emergent gastrointestinal endoscopy after foreign body ingestion? J Clin Gastroenterol. 2000;31(1):23-8.
24. Ko HH, Enns R. Review of food bolus management. Can J Gastroenterol. 2008;22(10):805-8.
25. Mehta D, Attia M, Quintana E, Cronan K. Glucagon use for esophageal coin dislodgment in children: a prospective, double-blind, placebo-controlled trial. Acad Emerg Med. 2001;8(2):200-3.
26. Thomas L, Webb C, Duvvi S, Jones T, Reddy KT. Is buscopan effective in meat bolus obstruction? Clin Otolaryngol. 2005;30(2):183-5.
27. Hassan C, Bretthauer M, Kaminski MF, Polkowski M, Rembacken B, Saunders B, et al.; European Society of Gastrointestinal Endoscopy. Bowel preparation for colonoscopy: European Society of Gastrointestinal Endoscopy (ESGE) guideline. Endoscopy. 2013;45(2):142-50.
28. Kerlin P, Jones D, Remedios M, Campbell C. Prevalence of eosinophilic esophagitis in adults with food bolus obstruction of the esophagus. J Clin Gastroenterol. 2007;41(4):356-61.
29. Sudarshan M, Elharram M, Spicer J, Mulder D, Ferri LE. Management of esophageal perforation in the endoscopic era: is operative repair still relevant? Surg (United States). 2016;160(4):1104-10.

125

ESOFAGITE EOSINOFÍLICA – FORMAS GRAVES

Luciana Dias Moretzsohn

A esofagite eosinofílica (EEo) é uma afecção crônica, imune/antigênica, que afeta o esôfago de crianças e adultos. Trata-se de doença clinicopatológica caracterizada por disfagia intermitente associada a processo inflamatório eosinofílico. O diagnóstico da EEo baseia-se em três critérios: sintomas de disfunção esofágica (disfagia), histopatologia esofágica evidenciando a presença de no mínimo de 15 eosinófilos por campo de grande aumento e infiltrado eosinofílico limitado ao esôfago[1].

Trata-se de doença mais comum em caucasianos, apesar de ser encontrada em negros e orientais. A prevalência da EEo é estimada em 50 pacientes por 100.000 indivíduos nos Estados Unidos e na Europa. A maioria desses indivíduos refere história pessoal de desordens alérgicas como asma brônquica, rinite alérgica, conjuntivite alérgica e alergia alimentar[2].

O sintoma mais frequente associado à EEo é a disfagia intermitente. Eventualmente pode haver impactação do alimento no esôfago, sendo necessária sua remoção por meio de procedimento endoscópico[3]. Dor torácica e pirose são sintomas observados nos portadores de EEo (principalmente em mulheres), levando ao diagnóstico diferencial com doença por refluxo gastroesofágico[4].

A endoscopia digestiva alta é o exame-padrão utilizado no diagnóstico e acompanhamento da EEo. Vários sinais de inflamação inespecíficos podem ser observados por meio do exame endoscópico do esôfago, incluindo edema, anéis circunferenciais, exsudato, estrias longitudinais e estenoses. Atualmente, recomenda-se a realização de duas a quatro biópsias proximais e distais no esôfago, além de áreas anormais como exsudatos, anéis, edema, estrias e estenose[5]. A Figura 125.1 ilustra achados endoscópicos na EEo.

Os achados histopatológicos incluem infiltração de numerosos eosinófilos (mais de 15 por campo de grande aumento) no epitélio escamoso superficial e presença de microabscessos (grupo de quatro ou mais eosinófilos)[6].

A maioria dos pacientes de EEo não apresenta complicações graves, sendo a disfagia intermitente o único sintoma dessa afecção. Entretanto, alguns pacientes mostram-se refratários ao tratamento clínico convencional, outros desenvolvem estenose esofágica e uma pequena parcela deles apresenta perfuração esofágica espontânea.

Esofagite eosinofílica refratária

A EEo refratária é definida por persistência de sintomas clínicos e inflamação eosinofílica esofágica apesar do uso de inibidores de bomba protônica (IBP) e esteroides tópicos. Diante dessa refratariedade, a avaliação de aderência ao tratamento farmacológico é primordial. Pacientes em tratamento com dietas especializadas devem ser orientados sobre o risco de contaminação do alimento durante o processo de preparo devida ao uso de utensílios de cozinha com resíduos de outros nutrientes[7].

O uso de corticoides sistêmicos, principalmente a predinisona oral, tem sido proposto como terapia de resgate em pacientes não responsivos ao corticoide tópico. Um ensaio

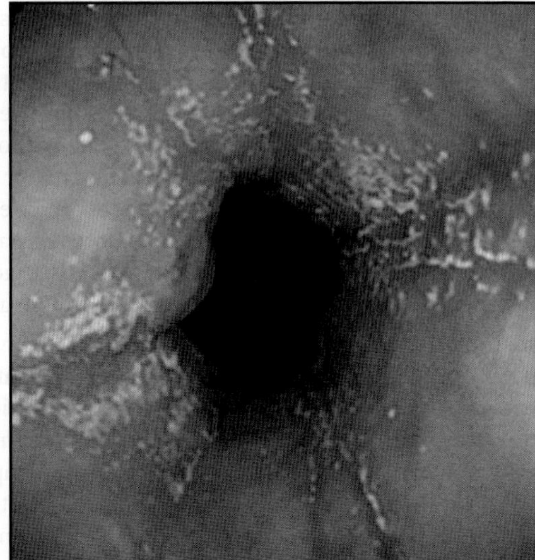

Figura 125.1. Aspecto endoscópico do esôfago de paciente com esofagite eosinofílica em atividade evidenciando estrias longitudinais e pontilhado branco na mucosa.

clínico randomizado comparou o uso de corticoides tópicos e sistêmicos em portadores de EEo e mostrou resultados semelhantes. Devido aos efeitos colaterais, o corticoide sistêmico é raramente prescrito em portadores de EEo e somente por curto tempo[8].

Imunomoduladores como azitioprina e 6-mercaptopurina mostraram bons resultados na remissão clínica e histopatológica de pacientes com EEo dependentes de corticoides sistêmicos. Entretanto, essas drogas não são recomendadas na rotina clínica em pacientes com EEo[9].

Inibidores de leucotrieno como o Montelukast têm efeito estabilizador de eosinófilo e podem trazer benefícios clínicos, mas não melhoram o processo inflamatório esofágico[10].

Várias terapias utilizando anticorpos monoclonais vêm sendo estudadas e testadas nos pacientes com EEo. Os alvos dessas terapias incluem mediadores inflamatórios como interleucina (IL)-5, IL-11, IL-13 e CRTH2. Entretanto, apesar dessas drogas poderem minimizar o processo inflamatório, não há resposta clínica satisfatória[11].

Para pacientes refratários ao tratamento farmacológico, podem ser prescritas dietas de eliminação, visto que a remoção do antígeno alimentar é muito efetiva na remissão clinicopatológica. Existem três maneiras de modificar a dieta:

- Dieta elementar à base de aminoácidos, que promove a remissão da EEo em 95% a 98% dos pacientes. Entretanto, a aderência a essa dieta é ruim, visto que, além de ser pouco palatável e cara, compromete a qualidade de vida dos pacientes[12];
- Dieta de eliminação de seis elementos (leite, ovo, trigo, soja, amendoim e similares e frutos do mar), que, em estudo com crianças, mostrou significante melhora clínica e histopatológica em 74% desses pacientes[13];
- Dieta de eliminação de quatro elementos (leite, ovo, trigo e legumes), que apresenta boa resposta em 54% dos adultos[14].

Estenose esofágica

A estenose esofágica pode ser causada pelo processo inflamatório eosinofílico de longo prazo. Lipka *et al.*[15] observaram que o uso de ácido acetilsalicílico, anti-inflamatórios não esteroides, tabagismo e álcool favorece a estenose esofágica em portadores de EEo. Essas estenoses, pelo menos em parte, podem desencadear disfagia e representam maior risco de impactações alimentares[16]. A dilatação endoscópica esofágica, com insuflação de balão ou com dilatadores de Savary, é a opção terapêutica nas estenoses esofágicas associadas à EEo, levando à melhora da disfagia por tempo prolongado[17].

Estudo de metanálise incluindo 860 pacientes com EEo avaliou 525 indivíduos que foram submetidos à dilatação endoscópica por causa de estenose esofágica. Dos pacientes submetidos à dilatação endoscópica, 75% melhoraram clinicamente e aceitaram com facilidade o tratamento, apesar de estarem cientes de que esse tratamento não é curativo e não altera o processo inflamatório no esôfago[18]. A principal queixa de parte desses pacientes é a dor associada ao procedimento, que pode durar vários dias[19]. O risco de perfuração esofágica é baixo na dilatação endoscópica de pacientes com estenose associada a EEo. Duas metanálises que incluíram 671 e 992 dilatações endoscópicas por causa de estenose esofágica associada a EEo evidenciaram que a perfuração do esôfago ocorreu em, respectivamente, 0,1% e 0,3% dos casos[18,20].

A dilatação esofágica não é indicada em pacientes com esôfago de diâmetro normal com o intuito de aliviar episódios de disfagia. O ideal é que a dilatação esofágica seja feita em pacientes em vigência de tratamento clínico da EEo, o que minimiza o risco de sangramento abundante e perfuração esofágica[21].

Resumindo, a dilatação endoscópica é uma terapia viável em portadores de EEo, podendo melhorar o sintoma de disfagia por longo prazo. Entretanto, essa abordagem não altera o processo inflamatório eosinofílico no esôfago. Sendo assim, o principal objetivo do tratamento da EEo (medicamentoso ou dietético) é evitar o desenvolvimento das estenoses.

Perfuração espontânea do esôfago (síndrome de Boerhaave)

A EEo associa-se com fragilidade esofágica, sendo frequente o aparecimento de estrias na mucosa esofágica durante esforço de vômito na tentativa de remoção de alimento impactado ou após a dilatação endoscópica de estenoses.

A perfuração espontânea do esôfago é infrequente na EEo, com prevalência estimada de aproximadamente 2% dos pacientes, ocorrendo mais frequentemente em indivíduos do sexo masculino, na maioria das vezes sem diagnóstico prévio de EEo, mas com queixas de disfagia intermitente e história de atopia.

Acredita-se que sintomas de longa duração, estenose esofágica e denso infiltrado eosinofílico no esôfago favorecem a perfuração esofágica[22]. A fisiopatologia da fragilidade esofágica não é bem clara. Eosinófilos contêm diversas proteínas citotóxicas que podem danificar tecidos[23]. Evidências baseadas em pacientes e modelos animais sugerem que o processo inflamatório eosinofílico penetra na parede esofágica, alcançando a camada muscular e fragilizando o esôfago[24,25]. O diagnóstico da perfuração esofágica é geralmente suspeitado por meio de pneumoperitônio observado em radiografia de tórax. Essa grave complicação pode ser eventualmente tratada de forma conservadora, mas frequentemente é necessário tratamento cirúrgico[26].

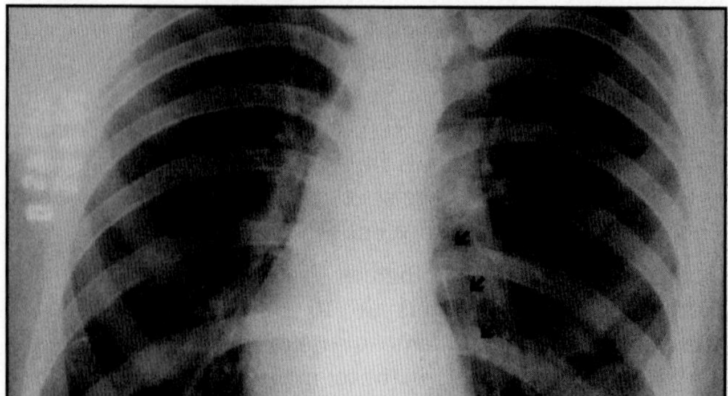

Figura 125.2. Ilustração de pneumoperitônio (setas) em paciente portador de esofagite eosinofílica com perfuração esofágica espontânea (cortesia do Prof. João Paulo Matushida).

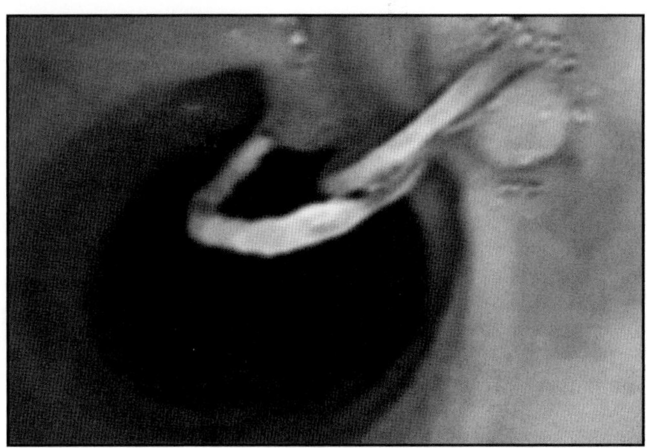

Figura 125.3. Controle endoscópico de tratamento cirúrgico em portador de esofagite eosinofílica que apresentou perfuração esofágica espontânea.

Referências bibliográficas

1. Park H. An overview of eosinophilic esophagitis. Gut Liver. 2014;8(6):590-7.
2. Hruz P. Epidemiology of eosinophilic esophagitis. Dig Dis. 2014;32(1-2):40-7.
3. Akyuz U, Akyuz F, Ozdil K, Altun H, Agan AF, Agan A. Food impaction in older age: Think about an eosinophilic esophagitis. World J Gastrointest Endosc. 2013;5(2):79-80.
4. Lynch KL, Dhalla S, Chedid V, Ravich WJ, Stein EM, Montgomery EA, et al. Gender is a determinative factor in the initial clinical presentation of eosinophilic esophagitis. Dis Esophagus. 2016;29(2):174-8.
5. Hirano I. Role of advanced diagnostics for eosinophilic esophagitis. Dig Dis. 2014;32(1-2):78-83.
6. Odze RD. Pathology of eosinophilic esophagitis: what the clinician needs to know. Am J Gastroenterol. 2009;104(2):485-90.
7. Shah NA, Albert DM, Hall NM, Moawad FJ. Managing eosinophilic esophagitis: challenges and solutions. Clin Exp Gastroenterol. 2016;9:281-90.
8. Schaefer ET, Fitzgerald JF, Molleston JP, Croffie JM, Pfefferkorn MD, Corkins MR, et al. Comparison of oral prednisone and topical fluticasone in the treatment of eosinophilic esophagitis: a randomized trial in children. Clin Gastroenterol Hepatol. 2008;6(2):165-73.
9. Netzer P, Gschossmann JM, Straumann A, Sendensky A, Weimann R, Schoepfer AM. Corticosteroid-dependent eosinophilic oesophagitis: azathioprine and 6-mercaptopurine can induce and maintain long-term remission. Eur J Gastroenterol Hepatol. 2007;19(10):865-9.
10. Attwood SE, Lewis CJ, Bronder CS, Morris CD, Armstrong GR, Whittam J. Eosinophilic oesophagitis: a novel treatment using Montelukast. Gut. 2003;52(2):181-5.
11. Straumann A, Hoesli S, Bussmann C, Stuck M, Perkins M, Collins LP, et al. Anti-eosinophil activity and clinical efficacy of the CRTH2 antagonist OC000459 in eosinophilic esophagitis. Allergy. 2013;68(3):375-85.
12. Kelly KJ, Lazenby AJ, Rowe PC, Yardley JH, Perman JA, Sampson HA. Eosinophilic esophagitis attributed to gastroesophageal reflux: improvement with an amino acid-based formula. Gastroenterology. 1995;109(5):1503-12.
13. Kagalwalla AF, Sentongo TA, Ritz S, Hess T, Nelson SP, Emerick KM, et al. Effect of six-food elimination diet on clinical and histologic outcomes in eosinophilic esophagitis. Clin Gastroenterol Hepatol. 2006;4(9):1097-102.
14. Molina-Infante J, Arias A, Barrio J, Rodriguez-Sanchez J, Sanchez-Cazalilla M, Lucendo AJ. Four-food group elimination diet for adult eosinophilic esophagitis: a prospective multicenter study. J Allergy Clin Immunol. 2014;134(5):1093-9 e1.
15. Lipka S, Kumar A, Richter JE. Impact of diagnostic delay and other risk factors on eosinophilic esophagitis phenotype and esophageal diameter. J Clin Gastroenterol. 2016;50(2):134-40.
16. Schoepfer AM, Safroneeva E, Bussmann C, Kuchen T, Portmann S, Simon HU, et al. Delay in diagnosis of eosinophilic esophagitis increases risk for stricture formation in a time-dependent manner. Gastroenterology. 2013;145(6):1230-6 e1-2.
17. Dellon ES, Kim HP, Sperry SL, Rybnicek DA, Woosley JT, Shaheen NJ. A phenotypic analysis shows that eosinophilic esophagitis is a progressive fibrostenotic disease. Gastrointest Endosc. 2014;79(4):577-85 e4.
18. Moawad FJ, Cheatham JG, DeZee KJ. Meta-analysis: the safety and efficacy of dilation in eosinophilic oesophagitis. Aliment Pharmacol Ther. 2013;38(7):713-20.
19. Schoepfer AM, Gonsalves N, Bussmann C, Conus S, Simon HU, Straumann A, et al. Esophageal dilation in eosinophilic esophagitis: effectiveness, safety, and impact on the underlying inflammation. Am J Gastroenterol. 2010;105(5):1062-70.
20. Jacobs JW Jr, Spechler SJ. A systematic review of the risk of perforation during esophageal dilation for patients with eosinophilic esophagitis. Dig Dis Sci. 2010;55(6):1512-5.
21. Schoepfer A. Treatment of eosinophilic esophagitis by dilation. Dig Dis. 2014;32(1-2):130-3.
22. Cohen MS, Kaufman AB, Palazzo JP, Nevin D, Dimarino AJ Jr, Cohen S. An audit of endoscopic complications in adult eosinophilic esophagitis. Clin Gastroenterol Hepatol. 2007;5(10):1149-53.
23. Rothenberg ME, Mishra A, Brandt EB, Hogan SP. Gastrointestinal eosinophils in health and disease. Adv Immunol. 2001;78:291-328.
24. Landres RT, Kuster GG, Strum WB. Eosinophilic esophagitis in a patient with vigorous achalasia. Gastroenterology. 1978;74(6):1298-301.
25. Rothenberg ME, Mishra A, Collins MH, Putnam PE. Pathogenesis and clinical features of eosinophilic esophagitis. J Allergy Clin Immunol. 2001;108(6):891-4.
26. Runge TM, Eluri S, Cotton CC, Burk CM, Woosley JT, Shaheen NJ, et al. Causes and outcomes of esophageal perforation in eosinophilic esophagitis. J Clin Gastroenterol. 2016.

126

GASTRITES E ÚLCERAS PÉPTICAS

Maria do Carmo Friche Passos
Ana Flávia Passos Ramos
Frederico Passos Marinho

Introdução

O termo "gastrite", apesar de possuir diferentes significados e interpretações para pacientes, clínicos e endoscopistas, indica a presença de lesão epitelial gástrica associada à regeneração da mucosa, obrigatoriamente na presença de inflamação aguda ou crônica. Não necessariamente existe uma íntima correlação entre a presença de inflamação microscópica e sintomas dispépticos, assim como uma correlação entre anormalidades histológicas e endoscópicas. Na realidade, a maioria dos pacientes com gastrite histológica é assintomática e apresenta-se sem alterações endoscópicas, assim como algumas alterações da mucosa gástrica, como processos erosivos e hipertróficos, podem estar associadas com pouca ou nenhuma inflamação, sendo denominadas gastropatias reativas ou hipertróficas, respectivamente.

As úlceras pépticas são soluções de continuidade da mucosa gastrointestinal que atingem a camada submucosa e mesmo a *muscularis propria*, secundárias ao efeito corrosivo do ácido clorídrico e da pepsina. Elas podem ocorrer em qualquer porção do trato digestivo exposta à secreção cloridropéptica, mas o termo "doença ulcerosa péptica" é geralmente usado para descrever ulcerações no estômago e/ou duodeno.

Etiologia

Gastrites

Gastrite aguda

A gastrite aguda pode ser secundária a infecção pelo *Helicobacter pylori* (*H. pylori*), gastrite supurativa aguda ou flegmonosa, forma rara, que ocorre por infiltração bacteriana da *muscularis mucosa* e submucosa do estômago, geralmente como complicação de doença sistêmica ou septicemia e a gastrite erosiva aguda, também denominada de lesão aguda de mucosa gastroduodenal (LAMGD).

A gastrite erosiva aguda, também conhecida como gastropatia reativa, devido aos poucos ou ausentes achados inflamatórios nesses quadros, pode ser secundária ao uso de ácido acetilsalicílico (AAS), anti-inflamatórios não esteroides (AINEs), álcool ou em algumas situações clínicas como trauma, queimaduras e cirurgias extensas. As alterações histológicas nesses quadros se caracterizam por edema difuso, congestão capilar, diferentes graus de hemorragia intersticial, erosões e ulcerações.

Gastrite crônica

Existem inúmeras contradições entre as classificações de gastrite e não há uma classificação universalmente aceita. Edward Lee e Mark Feldman propuseram uma classificação etiológica em que usaram uma combinação de classificações de gastrites proposta pelos principais *experts* no assunto, aqui por nós utilizada (Tabela 126.1).

Atualmente, tem-se enfatizado mais o aspecto etiológico e vem sendo utilizada uma terminologia mais moderna, em que se tenta distinguir gastrite de gastropatia. As gastrites referem-se à lesão epitelial na mucosa gástrica com presença de infiltrado inflamatório, e as gastropatias referem-se à lesão epitelial da mucosa gástrica na ausência de infiltrado inflamatório.

O *H. pylori* é hoje considerado o principal agente etiológico em mais de 95% das gastrites crônicas. A gastrite atrófica difusa corporal é uma gastrite crônica de etiologia autoimune. Bactérias que não o *H. pylori*, vírus, fungos e parasitas podem, embora raramente, infectar o estômago, entre eles o bacilo da tuberculose, sífilis e citomegalovírus. As gastrites granulomatosas constituem 0,3% das gastrites crônicas, podendo ser secundárias a doença de Crohn, sarcoidose, reação a um corpo estranho, como fio de sutura, ou associadas a neoplasias.

Dentre as gastropatias reativas, ou gastrites erosivas, as mais comuns são as causadas por anti-inflamatórios não esteroides. As gastropatias hipertróficas são raras, tendo como causa a doença de Ménétrier, de origem obscura, e a síndrome de Zollinger-Ellison causada pelo gastrinoma, tumor neuroendócrino produtor de gastrina.

Tabela 126.1. Classificação de gastrite e gastropatia

Gastrites
Crônica não específica
Gastrite difusa predominantemente antral com *Helicobacter pylori*
Pangastrite atrófica multifocal com ou sem *H. pylori*
Gastrite atrófica difusa corporal (gastrite autoimune)
Infecciosa
Viral
Bacteriana
H. pylori
Outras incluindo infecções por microbactérias
Fúngica
Parasitária
Granulomatosa
Doença de Crohn
Sarcoidose
Corpo estranho
Infecção
Associada a tumor
Formas distintas
Colagenosa
Linfocítica
Eosinofílica
Miscelânea
Gastrite cística profunda
Doença do enxerto *versus* hospedeiro
Gastropatias reativas ("gastrite" erosiva)
AAS e outros AINEs
Álcool
Gastropatia portal hipertensiva
Cocaína
Estresse
Radiação
Refluxo biliar
Isquemia
Hérnia hiatal/prolapso
Trauma
Hipertrófica
Doença de Ménétrier e gastropatia hipertrófica, hipersecretora
Síndrome de Zollinger-Ellison

Adaptada de: Lee e Feldman, 2006.

Úlceras pépticas

A úlcera péptica é uma afecção de origem multifatorial, em que fatores ambientais têm papel importante na sua eclosão em indivíduos geneticamente predispostos e, entre os fatores ambientais, a infecção pelo *H. pylori* é fundamental. Estima-se que cerca de 90% a 95% das úlceras duodenais e 60% a 70% das úlceras gástricas sejam decorrentes da infecção pelo *H. pylori*.

A segunda causa etiológica mais frequente de ulceração péptica é o uso de AINEs, seguida por causas mais raras como o gastrinoma, mastocitose sistêmica, hiperparatireoidismo, doenças granulomatosas, infecciosas e neoplásicas.

Fisiopatologia

A infecção por *H. pylori* e o uso de AINEs são as principais causas tanto de gastrite quanto de úlcera. Ateremo-nos à fisiopatologia nessas duas condições.

O *H. pylori* é uma bactéria Gram-negativa tipicamente transmitida pela via oral-fecal na primeira infância e persiste no hospedeiro por décadas. Coloniza a mucosa gástrica humana, levando a um processo inflamatório que envolve tanto imunidade humoral quanto celular do hospedeiro. Diferentes padrões de gastrite associada ao *H. pylori* podem ocorrer, sendo determinados por fatores de virulência da bactéria em associação com fatores do hospedeiro e ambientais.

Nos estágios iniciais da infecção, em que a gastrite antral é predominante, a hipergastrinemia gerada indiretamente pela bactéria leva a aumento na produção de ácido, o que aumenta o risco para desenvolvimento de úlceras pépticas, especialmente duodenais e pré-pilóricas. Perpetuando-se a infecção e o processo inflamatório no antro, haverá perda progressiva de células produtoras de gastrina, com queda na secreção ácida, podendo haver o desenvolvimento de metaplasia e atrofia gástrica.

Nas gastrites que acometem de forma predominante o corpo, haverá secreção ácida reduzida em consequência da destruição progressiva da mucosa oxíntica com atrofia glandular, podendo ocorrer também o desenvolvimento de metaplasia intestinal. Essa sequência infecção pelo *H. pylori* → gastrite crônica → atrofia glandular → metaplasia intestinal aumenta a propensão para o desenvolvimento de adenocarcinoma gástrico.

A forma mais comum de apresentação da gastrite por *H. pylori* é uma pangastrite leve, com mínima alteração da secreção ácida pela mucosa gástrica e geralmente a maioria dos pacientes se apresenta assintomática e não desenvolverá doenças gastrointestinais mais graves.

Tem-se observado com frequência cada vez maior a presença de úlceras *H. pylori* negativas. Especula-se que o maior número de pacientes submetidos ao tratamento de erradicação desse microrganismo aumente a tendência ao surgimento de úlcera relacionadas ao uso de AINEs/AAS ou mesmo a situações mais raras como gastrinoma, doença de Crohn ou resposta secretória exagerada aos estímulos fisiológicos.

A fisiopatologia da lesão induzida por AINEs/AAS baseia-se na supressão da síntese de prostaglandinas. O mecanismo envolvido nessa situação indica a agregação de neutrófilos às células endoteliais da microcirculação gástrica, reduzindo, dessa maneira, o fluxo sanguíneo gástrico efetivo. Observam-se também redução de muco, prostaglandina-dependente e comprometimento da capacidade de migração epitelial de células adjacentes à área lesada. A circulação da mucosa e a capacidade de defesa celular ficam comprometidas, e a mucosa torna-se vulnerável à agressão de fatores intraluminares como o ácido clorídrico, pepsina, sais biliares, *H. pylori* e medicamentos.

Os riscos gastrointestinais associados com o uso desses agentes estão hoje bem definidos, mas o risco individual de complicações importantes é pequeno, embora a população de risco seja muito grande, em virtude do uso cada vez mais crescente desses medicamentos, especialmente na população de indivíduos com mais de 60 anos. Nas situações em que se torna imperiosa a manutenção da terapêutica anti-inflamatória por tempo prolongado, existem evidências da eficácia das prostaglandinas na prevenção de úlceras gástricas e dos antissecretores na prevenção de úlceras duodenais.

Os novos AINEs inibidores seletivos da ciclo-oxigenase-2 (COX-2) representaram grande avanço na prevenção de úlceras induzidas por AINEs, contudo sabe-se hoje que a inibição seletiva da COX-2 não elimina o risco do desenvolvimento de lesões agudas na mucosa e úlceras gastroduodenais. São considerados fatores de risco os usuários de AINEs com mais de 60 anos, antecedente de úlcera, comorbidades importantes e infecção pelo *H. pylori*. Além disso, tem sido descrito que doses mais altas do anti-inflamatório e, especialmente, a associação com AAS, corticoide ou anticoagulantes representam risco maior de lesões gastroduodenais e suas complicações

Diagnóstico

A anamnese cuidadosa e o exame físico detalhado são importantes para identificar os sinais de alarme nos pacientes dispépticos. A presença de perda de peso involuntária, anemia, início dos sintomas após os 45 anos, relato de melena e/ou hematêmese e detecção de massa palpável no epigástrio podem ajudar a identificar pacientes com risco de úlcera péptica, perfuração, sangramento ou lesões malignas. Porém, muitas vezes, os modelos que utilizam fatores de risco, história clínica e sintomas não distinguem, com segurança, pacientes com dispepsia funcional e com doenças orgânicas.

Existe grande confusão entre o conceito de dispepsia e gastrite. Como já descrito anteriormente, a gastrite é definida como o encontro de células inflamatórias na mucosa gástrica e, portanto, exige a realização de biópsia. A endoscopia digestiva alta (EDA) é a modalidade diagnóstica de escolha, por ser um procedimento seguro, prático, rápido, relativamente de baixo custo e que permite a retirada de fragmentos de biópsia. Entre os pacientes com úlcera, a EDA permite fazer o tratamento das complicações (especialmente hemorragia) e serve como fator prognóstico.

O exame radiológico contrastado atualmente é indicado somente em algumas situações específicas em que a EDA não for assertiva. Esse exame é capaz de identificar casos raros em que a lesão ulcerada está disfarçada ou oculta por pregas volumosas, ulcerações em porções craniais do estômago ou dentro de uma hérnia hiatal, quando o bulbo duodenal está muito deformado ou quando a peristalse é exagerada.

Um pequeno subgrupo de pacientes tem um quadro clínico atípico, podendo apresentar múltiplas úlceras gastroduodenais, úlceras refratárias ao tratamento convencional, úlceras recorrentes ou localizadas na segunda porção duodenal, associação com diarreia e/ou cálculo renal e história familiar ou pessoal de tumor de hipófise ou paratireoide. Nesses casos, indica-se solicitar a dosagem sérica de gastrina e o teste da secretina para a pesquisa de gastrinoma (síndrome de Zollinger-Ellison).

Os testes para identificação do *H. pylori*, principal fator etiológico da gastrite crônica e úlcera péptica, são de suma importância e capazes de mudar a estratégia de abordagem terapêutica. Esses testes podem ser divididos entre invasivos, que requerem endoscopia com realização de biópsia, e não invasivos (Tabela 126.2). O teste respiratório com ureia marcada é o padrão-ouro para o diagnóstico dessa bactéria e muito útil para o controle da erradicação, embora seja pouco disponível em várias cidades do território brasileiro. A pesquisa do *H. pylori* por meio da sorologia é mais utilizada em estudos epidemiológicos, com pouca utilidade na prática clínica.

Para o diagnóstico de gastrite ou úlcera relacionada ao uso de AINEs, nossa principal arma é a anamnese minuciosa, embora 30% a 40% dos pacientes com úlceras induzidas por AINEs sejam assintomáticos e, entre os pacientes que desenvolvem hemorragia digestiva, em até 60% ocorre de forma silenciosa. Em alguns casos o nível sérico dos salicilatos ou a atividade de ciclo-oxigenase das plaquetas, quando disponíveis, podem ser solicitados.

Tabela 126.2. Métodos diagnósticos da infeção pelo *H. pylori*

Teste diagnóstico	Sensibilidade %	Especificidade %
Testes Invasivos (Endoscopia)		
Exame histológico	93-99	95-99
Teste da urease	89-98	93-98
Cultura	58	100
Testes não invasivos (não endoscópicos)		
Sorologia	88-99	93-98
Teste respiratório	90-97	90-100
Antígeno fecal	90-96	97-98

Adaptada de: Kanna et al. GI/Liver Secrets. 4ª ed. 2013.

Critérios de gravidade

Os pacientes portadores de gastrite e úlcera podem apresentar diferentes tipos de complicações, além da associação com o câncer gástrico, de maneira evolutiva ou como diagnóstico diferencial. Nesse tópico, traremos alguns critérios bem estabelecidos de gravidade para determinadas situações que envolvem essas duas condições nosológicas, com a finalidade de auxiliar o clínico na tomada de decisão diante de determinados desafios.

A Organização Mundial de Saúde estima que 300 milhões de pessoas utilizam AINEs rotineiramente no mundo, e na América Latina somente 34% o fazem com receita médica. Alguns estudos sugerem que 1% a 2% de todos os usuários de AINEs apresentam úlceras com complicações como dor, perfuração ou sangramento e que 10% a 15% desses pacientes evoluem para óbito. Os fatores de risco para complicação gastrointestinal entre os usuários de AINEs podem estar relacionados com o tipo da droga ou com características dos pacientes (Tabela 126.3).

Tabela 126.3. Fatores de risco para o desenvolvimento de LAMGD e úlcera em usuários de AINES (*American College Gastroenterology*)

Fatores de risco	Risco (vezes, x)
História prévia de eventos gastrointestinais	4 a 5x
Idade superior a 60 anos	5 a 6x
Doses altas de AINEs	10x
Uso concomitante de corticoide	4 a 5x
Uso concomitante de anticoagulante	10 a 15x
A identificação de fatores de risco justifica o tratamento profilático das lesões agudas e úlceras gastroduodenais	

De maneira ilustrativa, apresentamos uma escala decrescente de risco relativo (RR) de lesão gastrointestinal de acordo com diferentes tipos de AINEs (Tabela 126.4).

A avaliação inicial dos pacientes que procuram atendimento com hemorragia digestiva alta não varicosa tem por objetivo identificar a gravidade do sangramento e determinar se existem condições que possam afetar o prognóstico. O Escore de Glasgow-Blatchford é calculado apenas com variáveis clínicas e laboratoriais e, se apresentar valores maiores ou iguais a 1, significa que o paciente avaliado pode ser liberado para propedêutica ambulatorial, descartando-se a necessidade de endoscopia imediata. Esse tópico será discutido detalhadamente no capítulo 122 – Hemorragia Digestiva.

Outro critério de gravidade muito útil para quem trata pacientes com úlcera péptica é a Classificação de Forrest (Tabela 126.5.). Trata-se do sistema de classificação mais utilizado em pacientes com doença ulcerosa e utiliza estigmas endoscópicos para predizer o risco de recidiva de sangramento e de mortalidade.

Tabela 126.4. Escala decrescente de risco relativo (RR) de diferentes AINEs

AINEs	RR (decrescente)
Indometacina	2,25
Naproxeno	1,83
Diclofenaco	1,73
Piroxicam	1,66
Ibuprofeno	1,43
Meloxicam	1,24

Adaptada de: Weideman *et al.*, 2004.

Tabela 126.5. Classificação de Forrest

Classificação de Forrest	Endoscopia	Recidiva hemorrágica (%)	Cirurgia (%)	Mortalidade (%)
Ia, Ib	Hemorragia ativa: – Ia: em jato – Ib: em toalha	55	35	11
IIa	Vaso visível	43	34	11
IIb	Coágulo aderente	22	10	7
IIc	Pigmento hemossirérico	10	6	3
III	Base limpa	5	0,5	2

Tratamento

O tratamento da gastrite e da úlcera péptica tem como objetivos o alívio dos sintomas, a cicatrização das lesões e a prevenção das recidivas e possíveis complicações. Essa proposta preventiva e duradoura somente é possível nos casos em que o *H. pylori* está presente. Nesses pacientes não basta cicatrizar as lesões, sendo necessário erradicar a bactéria para evitar a recidiva.

Em relação à dieta, é importante ressaltar que nem o tipo nem a consistência dos alimentos afetam a cicatrização da úlcera, contudo sabe-se que alguns alimentos aumentam e/ou estimulam a produção de ácido clorídrico e outros são irritantes da mucosa gástrica. É importante recomendar aos pacientes que evitem os alimentos que agravam os sintomas. Para os fumantes, recomenda-se parar de fumar, pois o tabaco pode prolongar o tempo de cicatrização da úlcera.

As medicações que promovem a cicatrização das lesões agudas e da úlcera gastroduodenal agem por dois mecanismos distintos, fortalecendo os mecanismos que mantêm a integridade da mucosa gastroduodenal (citoprotetores) e diminuindo a ação cloridropéptica (antissecretores).

Os citoprotetores são agentes que melhoram os mecanismos endógenos de proteção da mucosa e/ou proporcionam uma barreira física na superfície da lesão. Esses medicamentos estimulam a produção de muco, bicarbonato e surfactantes, e favorecem o fluxo sanguíneo mucoso e a replicação celular. Nesse grupo se incluem alguns antiácidos, sucralfato, bismuto coloidal e prostaglandinas, mas na prática são pouco utilizados. O misoprostol é um medicamento muito eficaz, mas seu alto custo e efeitos colaterais frequentes (diarreia e abortivo) inviabilizaram a sua utilização, e ele foi retirado do mercado farmacêutico brasileiro. Na prática, o medicamento citoprotetor mais utilizado é o sucralfato, que é um complexo de hidróxido de alumínio e de sacarose sulfatada, a qual liberta alumínio na presença de ácido. Pode formar um gel com o muco, ação essa que se pensa estar relacionada com a diminuição da degradação do muco pela pepsina e com a limitação da difusão de H+. O sucralfato apresenta também a capacidade de inibir a ação da pepsina e de estimulação da secreção de muco, bicarbonato e prostaglandinas da mucosa gástrica, contribuindo, assim, para a sua proteção. Em ambiente ácido, o sucralfato sofre extensa ligação cruzada, produzindo um polímero viscoso que adere às células epiteliais e às lesões ulcerosas durante 6 horas após uma única dose. A dose habitual no tratamento de úlceras ativas ou lesões agudas é de 1 grama quatro vezes por dia.

Os antissecretores são os medicamentos de escolha para a cicatrização da úlcera e dois grupos são atualmente utilizados: os bloqueadores do receptor H2 da histamina e os inibidores da bomba de prótons (IBPs).

Os bloqueadores H2 (cimetidina, ranitidina, famotidina e nizatidina) atuam bloqueando o receptor H2 existente na membrana da célula parietal, diminuindo significativamente a ativação da ATPase K^+ ativada no canalículo secretor, com redução de aproximadamente 70% da secreção ácida estimulada pela refeição. Todos eles apresentam eficácia semelhante de cicatrização (entre 60% e 80%), com quatro semanas de tratamento. Esses medicamentos podem ser administrados em dose única matinal ou noturna, embora com maior frequência sejam fracionadas em duas tomadas.

Os IBPs bloqueiam diretamente a ATPase K+ ativada, enzima responsável pela união do H^+ com o Cl^- no canalículo da célula parietal. Atualmente, várias classes de IBP estão disponíveis no Brasil: omeprazol, lansoprazol, pantoprazol, rabeprazol e esomeprazol. Esses medicamentos possuem eficácia semelhante, com cicatrização de 70% após duas semanas e 92% a 100% após quatro semanas de tratamento. A dose correta de IBP é de 20 mg para o omeprazol e o rabeprazol, de 30 mg para o lansoprazol e de 40 mg para o pantoprazol e o esomeprazol. O medicamento é administrado pela manhã em jejum; em pequena parcela dos pacientes com quadros mais complicados, pode ser necessário dobrar a dose do IBP.

Todas as orientações em relação ao tratamento do *H. pylori* que se seguem foram extraídas do último Consenso Brasileiro sobre esse tema:

- Quando disponível, o teste respiratório com ureia marcada é o método não invasivo de escolha para diagnóstico e confirmação da erradicação da bactéria (grau de concordância: 100%; recomendação: grau A; nível de evidência: 1A);
- A erradicação do *H. pylori* está indicada em pacientes com dispepsia funcional (grau de concordância: 93%; recomendação: grau A; nível de evidência: 1A);
- A estratégia do Teste-e-Trate usando teste não invasivo e erradicando a bactéria nos indivíduos infectados deve ser considerada em adultos abaixo dos 35 anos, sem sinal de alarme e sem histórico familiar de câncer gástrico (grau de concordância: 100%; recomendação: grau A; nível de evidência: 1B);
- Em pacientes com sangramento gastrointestinal secundário à úlcera péptica, a erradicação do *H. pylori* é mais eficaz que o tratamento com antissecretor sozinho em prevenir recorrência do sangramento (grau de concordância: 100%; recomendação: grau A; nível de evidência: 1A);
- A erradicação do *H. pylori* reduz o risco de aparecimento de úlcera péptica e de sangramento em usuários crônicos de AAS e AINEs (grau de concordância: 100%; recomendação: grau A; nível de evidência: 2A);
- Em pacientes usuários crônicos de AAS ou AINEs e com história prévia de úlcera péptica, a mera erradicação do *H. pylori* não é suficiente para prevenir recidivas ou sangramento (grau de concordância: 100%; recomendação: grau A; nível de evidência: 1B);
- Testar e erradicar o *H. pylori* está indicado antes de se iniciar tratamento crônico com AAS em pacientes com risco aumentado de úlcera ou sangramento (grau de concordância: 100%; recomendação: grau A; nível de evidência: 2B);
- O esquema tríplice convencional (IBP em dose-padrão, amoxicilina 1g e claritromicina 500 mg, administradas duas vezes por dia, por sete dias) é a primeira opção de tratamento do *H. pylori* (grau de concordância: 100%; recomendação: grau A; nível de evidência: 1A);
- Esquema tríplice contendo IBP, levofloxacino e amoxicilina por 10 dias é recomendado como segunda linha de tratamento (grau de concordância: 89%; recomendação: grau A; nível de evidência: 1A).

Concluindo, o tratamento das gastrites agudas e úlceras pépticas deve-se orientar pelos seguintes princípios:

1) Gastrite não é sinônimo de dispepsia. Assim, sintomas referidos no abdome superior, como distensão, saciedade precoce, náusea, dor epigástrica, pirose, empachamento pós-prandial, vômito e desconforto abdominal, rotulados por muitos como gastrite, na verdade não têm relação comprovada com a inflamação da mucosa gástrica;
2) Por outro lado, a imensa maioria das gastrites ou LAMGs, identificadas endoscópica ou histologicamente, é totalmente assintomática. Portanto, somente merecem consideração clínica, para efeito de tratamento, os pacientes com dispepsia aguda ou sangramento digestivo, com evidências da presença de algum fator causal;
3) Na imensa maioria das gastrites agudas, nada se precisa fazer, pois, como mencionado antes, são assintomáticas e, portanto, não são diagnosticadas; assim acontece com as gastrites associadas aos AINEs, ao estresse, ao etanol e à maioria dos agentes infecciosos;
4) As gastrites sintomáticas com manifestações dispépticas devem receber tratamento individualizado, de acordo com a suposta etiologia, e resolvem-se, usualmente, com a eliminação do agente causal;
5) A estratégia terapêutica recomendada para pacientes que desenvolvem gastrite aguda ou úlcera associada ao uso de AINEs é a seguinte: a) suspensão do AINE, sempre que possível; b) no caso da necessidade absoluta de manutenção do AINE, introduzir IBP ou, alternativamente, bloqueador H2; pacientes com *H. pylori* positivo poderão, eventualmente, ser tratados com esquema antibacteriano; c) se o AINE tiver de ser mantido, deve-se avaliar a possibilidade de substituí-lo por um analgésico (acetaminofeno, por exemplo) ou por um anti-inflamatório menos agressivo à mucosa gástrica;
6) A gastrite autoimune ou gastrite atrófica do corpo gástrico não tem tratamento específico. As manifestações clínicas desse tipo de gastrite estão relacionadas não com a gastrite propriamente dita, mas com as sequelas da doença avançada, quais sejam, as deficiências de vitamina B12 e de ferro, que deverão ser corrigidas. Os pacientes com anemia perniciosa necessitam de terapia de reposição parenteral por toda a vida (100 mg de vitamina B12 mensalmente);
7) A gastrite bacteriana aguda e, particularmente a gastrite aguda flegmonosa, é doença rara, com elevada mortalidade, e deve ser vigorosamente tratada, com ampla cobertura de antibióticos. Com frequência, o diagnóstico é feito por meio de laparotomia. Muitas vezes a gastrectomia é a terapêutica recomendada, e alguns estudos demonstram que a ressecção cirúrgica melhora o prognóstico desses pacientes;
8) A gastrite eosinofílica usualmente responde à corticoterapia (prednisona 20 a 40 mg por dia). Outras drogas como o cromoglicato de sódio e anti-histamínicos têm sido testadas com resultados controversos. Nas formas graves da doença, outros imunossupressores como ciclosporina e ciclofosfamida podem ser empregados. Intervenção cirúrgica pode ser necessária em pacientes com complicações obstrutivas ou doença refratária;

9) A gastrite linfocítica não tem terapêutica específica que seja realmente eficaz; algumas tentativas de tratamento incluem o cromoglicato de sódio e corticosteroides;

10) As gastrites granulomatosas associadas a doença de Crohn, tuberculose e sífilis devem receber o tratamento destinado à doença de base;

11) A gastrite aguda causada por microrganismos oportunistas, relativamente comum em pacientes imunossuprimidos, deve ser tratada de acordo com o agente causal. Os medicamentos empregados o tratamento da gastrite por CMV são ganciclovir, foscarnete e valganciclovir;

12) A gastrite reativa do antro associada ao refluxo biliar é de difícil tratamento clínico. A terapêutica com colestiramina, quelante dos sais biliares, é usualmente decepcionante. A terapêutica cirúrgica é a solução para os casos muito sintomáticos e resume-se, quase sempre, em operações que previnem o refluxo duodeno-gástrico, como as derivações em Y de Roux, com resultados bastante satisfatórios.

Bibliografia consultada

Brun J, Jones R. Nonsteroidal anti-inflammatory drug-associated dyspepsia: the scale of the problem. Am J Med. 2001;110:12S-3S.

Coelho LGV, Coelho MCF. Gastrite. In: Dani R. Gastroenterologia essencial. 4ª ed. Rio de Janeiro: Guanabara Koogan; 2011. p. 172-81.

Coelho LGV, Maguinilk I, Zaterka S, Parente JM, Passos MCF, Moraes-Filho JPP. 3rd Brazilian Consensus on Helicobacter pylori. Arq Gastroenterol. 2013;50(2).

Ferreira RPB, Eisig JN. Úlcera péptica gastroduodenal. In: Dani R, Passos MCF. Gastroenterologia essencial. 4ª ed. Rio de Janeiro: Guanabara Koogan; 2011. p. 182-93.

Kayaçetin S, Güreşçi S. What is gastritis? What is gastropathy? How is it classified? Turk J Gastroenterol. 2014;25:233-47.

Laine L, Jensen DM. Management of patients with ulcer bleeding. Am J Gastroenterol. 2012;107:345-60.

Lee EL, Feldman M. Gastritis and gastrophaties. In: Sleisenger and Fordtran's: gastrointestinal and liver disease. 8ª ed. Philadelphia: Saunders Elsevier; 2006. p. 1067-88.

Moayyedi P, Talley NJ, Fennerty MB, Vakil N. Can the clinical history distinguish between organic and functional dyspepsia? JAMA. 2006;295(13):1566-76.

Sipponen P, Maaroos HI. Chronic gastritis. Scand J Gastroenterol. 2015;50:657-67.

Tielleman T, Bujanda D, Cryer B. Epidemiology and risk factors for upper gastrointestinal bleeding. Gastrointest Endosc Clin North Am. 2015;25:415-28.

Valenzuela MA, Canales J, Corvalán AH, Quest AF. Helicobacter pylori-induced inflammation and epigenetic changes during gastric carcinogenesis. World J Gastroenterol. 2015;21(45):12742-56.

Vonkeman HE, Fernandes RW, van de Laar MA. Under-utilization of gastroprotective drugs in patients with NSAID-related ulcers. Int J Clin. Pharmacol Ther. 2007;45:281-8.

Vonkeman HE, van de Laar MA. Nonsteroidal anti-inflammatory drugs: adverse effects and their prevention. Semin Arthritis Rheum. 2010;39:294-312.

Weideman RA, Kelly KC, Kazi S, Cung A, Roberts KW, Smith HJ, et al. Risks of clinically significant upper gastrointestinal events with etodolac and naproxen: a historical cohort analysis. Gastroenterology. 2004;127(5):1322-8.

127

GASTROPARESIA – FORMAS GRAVES

Joffre Rezende Filho

Introdução

Define-se gastroparesia como uma síndrome associada a retardo patológico do esvaziamento gástrico, sem obstrução mecânica do tubo digestivo[1,2]. As gastroparesias decorrem de anormalidades da função motora gástrica secundárias a distúrbios neurais, musculares, da rede de células intersticiais de Cajal, eletrolíticos e hormonais.

Em alguns casos, a repercussão nutricional e metabólica é tão intensa que representa uma condição clínica grave, necessitando-se de cuidados médicos e suporte nutricional adequado. Aproximadamente um terço dos pacientes com gastroparesia é atendido em unidade de emergência por agravamento de seus sintomas, sobretudo vômitos de repetição ou dor epigástrica.

Este capítulo fará uma revisão de vários aspectos relevantes das gastroparesias, enfatizando os casos com maior gravidade.

Causas de gastroparesia

Qualquer processo que leve à perda da força contrátil da musculatura gástrica ou interfira na sua coordenação pode levar à gastroparesia. Assim sendo, diversas condições clínicas em que haja comprometimento da musculatura gástrica ou da integridade da rede de células intersticiais de Cajal, bem como da inervação intrínseca ou da autonômica, podem estar associadas ao desenvolvimento de gastroparesia[5].

A Tabela 127.1 apresenta as várias condições clínicas associadas à gastroparesia, destacando-se as etiologias mais frequentes: gastroparesia diabética, idiopática e pós-cirúrgica.

Pacientes diabéticos apresentam um espectro de anormalidades da função motora gástrica, caracterizando a gastropatia diabética, e a gastroparesia diabética, com estase gástrica expressiva, representa apenas a extremidade desse espectro. Estima-se que cerca de 25% dos casos com *diabetes melittus* tipo 1, após longo período de duração, apresentam retardo de esvaziamento gástrico. Os casos de gastroparesia diabética representam em torno de 30% dos casos de gastroparesia[6,7].

Tabela 127.1. Condições clínicas associadas a gastroparesia

1. Comprometimento muscular
• Esclerose sistêmica progressiva
• Miopatias viscerais
• Dermatopolimiosite
• Distrofias musculares
• Amiloidose
2. Comprometimento neural
• *Diabetes melitus**
• Pós-vagotomia*
• Doença de Chagas
• Neuropatias viscerais intrínsecas
• Doenças degenerativas do sistema nervoso autônomo
3. Outras causas
• Pós-infecção viral
• Isquemia mesentérica crônica
• Pós-ablação cardíaca
• Gastroparesia idiopática*

* Condições clínicas mais comuns.

Estudos histopatológicos em pacientes com gastroparesia diabética demonstram diminuição da densidade e perda de integridade da rede de células intersticiais de Cajal. Há diminuição da expressão neuronal de sintase de óxido nítrico, além de alteração da inervação autonômica, com diminuição de fibras simpáticas e alterações vagais[8].

Outros mecanismos têm influência no desenvolvimento da gastroparesia diabética. Os efeitos crônicos da toxicidade da glicose sobre o metabolismo do mioinositol e da via do sorbitol que afetam a função neuromuscular gástrica também desempenham papel na patogênese da gastroparesia diabética. Especula-se ainda que alterações na liberação de hormônios gastrointestinais como o polipeptídeo pancreático, a grelina e a motilina exercem influência no quadro da gastroparesia diabética. A hiperglicemia aguda causa distúrbios no ritmo elétrico gástrico e retarda o esvaziamento gástrico[7].

Em cerca de 30% dos casos de gastroparesia, não há nenhuma afecção sistêmica associada. A essa condição clínica, denominou-se gastroparesia idiopática[9]. Esses casos são mais frequente em mulheres de 30 a 40 anos. Alterações histopatológicas em casos com gastroparesia idiopática têm sido demonstradas, havendo relatos variados de hipoganglionose, infiltrado inflamatório nos gânglios mioentéricos e diminuição da densidade das células de Cajal[8].

A possibilidade de gastroparesia pós-infecção viral tem sido aventada como etiologia possível em alguns dos casos de gastroparesia idiopática. Nesses casos, sintomas como náuseas, vômitos e plenitude pós-prandial se iniciam subitamente após uma infecção viral e, por vezes, permanecem por vários meses após[5].

Destaca-se que lesões inadvertidas do nervo vago em operações de fundoplicatura podem ser responsáveis por casos de gastroparesia. Também, possíveis lesões de vago podem ocorrer durante ablação por cateter no tratamento da fibrilação atrial[10].

As demais etiologias são variadas, ocorrendo em menor frequência: algumas afecções neurológicas como Parkinson e esclerose múltipla; doença de Chagas; endocrinopatias; miopatias; associadas a pseudo-obstrução intestinal; associadas a uso de medicamentos; e como manifestação paraneoplásica[2,6].

Fisiopatologia da gastroparesia

As alterações fisiopatológicas que contribuem para o retardo do esvaziamento gástrico incluem: distúrbios do ritmo elétrico gástrico (disritmias gástricas); hipomotilidade antral; alterações do tônus gástrico e da acomodação à distensão do fundo gástrico; espasmos pilóricos; dismotilidade do intestino delgado.

Pacientes com gastroparesia de diversas etiologias como diabética, pós-cirúrgica, isquêmica, pseudo-obstrução intestinal e idiopática apresentam distúrbios da atividade mioelétrica, caracterizados por alterações da frequência e propagação da onda lenta, denominadas de disritmias gástricas.

Três padrões de hipomotilidade antral são reconhecidos em pacientes com gastroparesia: 1) diminuição da amplitude das ondas de pressão ocorrendo com frequência normal; 2) frequência anormal de ondas de pressão com amplitude normal; 3) diminuição de frequência e amplitude das ondas de pressão.

Tabela 127.2. Alterações fisiopatológicas na gastroparesia

Distúrbios do ritmo elétrico gástrico (disritmias gástricas)
Hipomotilidade antral
Alterações do tônus gástrico e da acomodação à distensão do fundo gástrico
Espasmos pilóricos
Dismotilidade do intestino delgado

Alguns pacientes com gastroparesia diabética apresentam ausência ou diminuição da frequência de fase III do complexo motor interdigestivo antral. Essa alteração pode se correlacionar com retenção gástrica de partículas sólidas não digeríveis[7].

Alterações da motilidade pilórica e duodenal podem ser encontradas em alguns pacientes e se caracterizam por períodos irregulares de contrações em salva e persistência do CMID no período pós-prandial, incoordenação antroduodenal e piloroespasmo.

Manifestações clínicas

A gastroparesia pode apresentar um largo espectro de manifestações clínicas. Em alguns casos em que se detecta estase gástrica, pode cursar totalmente assintomática. Nos casos sintomáticos, ocorrem náuseas, vômitos pós-prandiais, saciedade precoce, sensação de plenitude na região epigástrica e, mais raramente, dor epigástrica. Esses sintomas ocorrem preferencialmente no período pós-prandial, mas podem estar presentes de modo contínuo, com frequência e intensidade variáveis. Por vezes, os episódios repetidos e incessantes de vômitos levam à necessidade de internação hospitalar[2,5,11].

Nos casos em que as náuseas e vômitos representam os principais sintomas, alguns dados na história clínica favorecem o diagnóstico de gastroparesia. A cronicidade dos sintomas pode diferenciar-se de casos agudos como a gastroenterite aguda, ou de casos como síndrome do vômito cíclico, em que as crises agudas de náuseas e vômitos repetidos se intercalam com períodos totalmente assintomáticos. Nesse contexto clínico, a ocorrência de sintomas logo após a ingestão de alimentos sugere a gastroparesia. Os vômitos pós-prandiais tardios, às vezes com conteúdo ingerido no dia anterior, são indicativos de estase gástrica, sugerindo a presença de gastroparesia. Nos casos de síndrome de ruminação e vômitos condicionados, ocorre, sem esforço de expulsão, regurgitação de líquidos e/ou sólidos logo após a refeição (1 a 20 minutos).

A possibilidade de distúrbio alimentar como anorexia nervosa e bulimia deve ser considerada, procurando-se afastar as demais manifestações clínicas relativas a esses distúrbios.

O diagnóstico diferencial da gastroparesia idiopática e da dispepsia funcional, sobretudo, com a síndrome do desconforto pós-prandial torna-se, muitas vezes difícil[12,13]. Na dispepsia funcional, não é comum haver vômitos repetidos, desidratação e necessidade de internação hospitalar. Alguns desses casos, com retardo de esvaziamento gástrico, podem representar uma parte do espectro de manifestações da gastroparesia idiopática[12,13].

É relevante destacar que alguns pacientes com quadro clínico sugestivo de gastroparesia apresentam esvaziamento gástrico acelerado, portanto não são portadores de gastroparesia. E possível que nesses casos o esvaziamento precoce para o duodeno esteja associado com a geração dos sintomas[14].

Ao exame físico, pode-se perceber diminuição da área do espaço de Traube quando o estômago está repleto de conteúdo ou, por outro lado, aumento da sonoridade ou hipertimpanismo em área gástrica. Poderá haver macicez na área de projeção gástrica e vascolejo. Deve-se dar ênfase ao exame neurológico, pois a presença de paralisia de nervos cranianos, sinais extrapiramidais, neuropatia periférica e, sobretudo sinais, de neuropatia autonômica (por exemplo, hipotensão ortostática, alteração da sudorese) pode sugerir associação dos sintomas com controle neural da motilidade gástrica. A repercussão sobre o estado geral do paciente é muito variável. Nos casos mais graves, há repercussões nutricionais com emagrecimento e desnutrição. Sinais de distúrbios eletrolíticos podem estar presentes[14].

Há pouca correlação entre a sintomatologia e o grau de disfunção do ritmo do esvaziamento gástrico. As manifestações clínicas poderiam estar relacionadas com outros aspectos da disfunção motora gástrica - que não propriamente o ritmo do esvaziamento gástrico em si - como alterações do tônus gástrico, da acomodação, da percepção visceral e, mesmo, de dismotilidade do intestino delgado[13].

Em pacientes diabéticos, a dificuldade de controle glicêmico pode se constituir na primeira manifestação de disfunção motora gástrica. Os pacientes com gastroparesia diabética tendem a ter sintomas crônicos, flutuantes e recorrentes. Pode haver outros sinais de complicações diabéticas associados como a nefropatia, retinopatia e neuropatia. A presença de hipotensão postural pode indicar neuropatia autonômica[7].

Os pacientes com gastroparesia "pós-viral", em que os sintomas se iniciaram após "quadro gripal", tendem a apresentar sintomatologia transitória, com melhora espontânea ao longo de três a seis meses[9].

O quadro clínico nas formas graves pode ser incapacitante, com queda expressiva da qualidade de vida, com dificuldade de manter as atividades diárias. Para avaliar a intensidade dos sintomas em casos com gastroparesia, foi proposto um índice cardinal de sintomas de gastroparesia, em que há um escore individual de cada sintoma, em um total de nove sintomas (náusea, regurgitação, vômito, plenitude, saciedade precoce, plenitude pós-prandial, anorexia, sensação de distensão e distensão abdominal), além de um escore global[15]. Esse índice vem sendo empregado em ensaios clínicos e poderá, no futuro, ser empregado como instrumento de estratificação de gravidade do quadro.

Outra classificação de gravidade do quadro clínico de gastroparesia foi proposta visando adequar medidas terapêuticas a intensidade e repercussão do quadro clínico. Assim, considera-se que a gastroparesia seja:

1) Leve ou incipiente - os sintomas são facilmente controlados, e o paciente consegue manter o peso e o estado nutricional com uso de dieta regular;
2) Compensada - sintomas moderados, com controle parcial com medicamentos, e o paciente consegue manter estado nutricional com modificações dietéticas;
3) Descompensada ou refratária - os sintomas não são controlados com medicamentos orais, há necessidade de internações frequentes, não se conseguindo manter estado nutricional com ingestão por via oral (falência gástrica)[11].

Tabela 127.3. Classificação da gravidade da gastroparesia

Classificação
• Grau I: "gastroparesia leve"
– Sintomas facilmente controlados
– Capaz de manter peso e estado nutricional com dieta regular ou com pequenas modificações dietéticas
• Grau 2: gastroparesia compensada
– Sintomas moderados com controle parcial com agentes farmacológicos
– Capaz de manter o estado nutricional com ajustes de estilo de vida e modificações dietéticas
– Raras internações hospitalares
• Grau 3: gastroparesia refratária (insuficiência gástrica propulsora)
– Sintomas refratários apesar de tratamento clínico
– Incapacidade de manter estado nutricional com dieta oral
– Internações hospitalares frequentes

Baseada em: Abel *et al.*[11].

Diagnóstico

A avaliação diagnóstica de um caso suspeito de gastroparesia deve se iniciar pela avaliação clínica e laboratorial visando ao diagnóstico e à remoção de causas removíveis, como a hiperglicemia, uremia e distúrbios eletrolíticos[14].

A seguir, deve-se procurar afastar causas obstrutivas de estase gástrica. Assim, os primeiros exames complementares devem ser o estudo radiológico e a avaliação endoscópica.

Estudo radiológico

O estudo radiológico convencional ou habitual do estômago utilizando suspensão de bário não permite a quantificação do esvaziamento gástrico. No entanto, o tempo em que o bário é totalmente esvaziado pode ser determinado. Uma retenção intragástrica de bário além de 6 horas caracteriza retardo acentuado do esvaziamento gástrico. Nesses casos, pode-se demonstrar, também, dilatação, estase e presença de restos alimentares no interior do estômago. Em alguns casos avançados, apenas o aspecto radiográfico é suficiente para estabelecer o diagnóstico de gastroparesia[14].

O emprego de marcadores radiopacos permite avaliar o esvaziamento gástrico de sólidos não trituráveis. Esse teste é útil na avaliação da integridade da fase III do complexo motor interdigestivo, momento em que ocorre o esvaziamento dessas partículas. O método consiste na ingestão de 10 fragmentos de sonda nasoenteral (1 cm de comprimento), após o que são realizadas radiografias seriadas a cada hora. A permanência de um ou mais fragmentos no interior do estômago após 6 horas indica a presença de distúrbio motor gástrico. Esse método simples pode ser realizado em qualquer hospital ou clínica radiológica.

Endoscopia digestiva alta

A avaliação endoscópica permite afastar, com mais precisão, a ausência de lesões obstrutivas da região pilórica e duodenal. É comum nesses casos encontrar conteúdo alimentar de estase mesmo após período prolongado de jejum, indicando o diagnóstico da gastroparesia.

Nos casos com menor comprometimento da função motora gástrica, a quantificação do esvaziamento gástrico por meio de estudo cintilográfico ou outro método quantitativo é necessária para estabelecer o diagnóstico da gastroparesia.

Estudo cintilográfico do esvaziamento gástrico

As técnicas cintilográficas permitem avaliar o esvaziamento de vários componentes da dieta – líquidos, sólidos digeríveis e não digeríveis, com a obtenção de dados quantitativos confiáveis, de forma não invasiva, sendo hoje consideradas o padrão-ouro na avaliação do esvaziamento gástrico.

O método baseia-se na incorporação de um radiotraçador a um elemento da dieta. O marcador mais comumente empregado no estudo do esvaziamento de partículas sólidas é o tecnécio^{99m} incorporado a ovo cozido. Após a ingestão da refeição marcada, são obtidas imagens cintilográficas, a intervalos de tempo conhecidos, empregando-se uma câmara gama acoplada a um microprocessador de imagens. A área gástrica é facilmente reconhecida, na qual se delimita uma região em que se faz a contagem da radioatividade. A construção da curva de radioatividade ao longo do tempo determina o padrão e o ritmo do esvaziamento gástrico. É possível não só determinar o ritmo de esvaziamento total, mas também avaliar a distribuição intragástrica do conteúdo ingerido, construindo-se curvas de atividade × tempo em regiões proximal (fundo-corpo) e distal (antro) do estômago. As curvas de esvaziamento gástrico de líquidos e sólidos demonstram que esses componentes da dieta apresentam padrões distintos de esvaziamento.

Os parâmetros das curvas de esvaziamento gástrico a serem avaliados dependem do objetivo do estudo. No cenário clínico, a simples observação e a comparação da curva obtida do paciente com a faixa de curvas em grupo controle são suficientes para indicar a presença de um distúrbio motor. Pode-se, também, determinar parâmetros como a duração da fase de retenção de sólidos e o T½, definido como o intervalo de tempo em que a radioatividade gástrica alcança a metade do seu valor logo após a ingestão da refeição. A possibilidade de se associar o estudo, simultâneo com a cintilografia dinâmica antral, permite inferir sobre a contratilidade antral.

Um consenso da Sociedade Americana de Motilidade e Neurogastroenterologia, visando à padronização do estudo do esvaziamento gástrico, sugeriu que o estudo cintilográfico com objetivo clínico inclua apenas a medida da retenção da radioatividade inicial e em 1, 2 e 4 horas após a ingestão de uma refeição-padrão empregando um produto à base de clara de ovo ("*EGG beater*") com baixo teor de gordura. No intervalo entre as imagens, os pacientes devem estar sentados ou em podendo se movimentar. Esses dados são suficientes para determinar a ocorrência de estase gástrica clinicamente significativa. Considera-se o diagnóstico de gastroparesia quando há 10% de retenção dessa refeição ao final de 4 horas, e a retenção de 60% ao final de 2 horas reforça esse diagnóstico. Em nosso meio, não há esse produto disponível, e os testes são realizados comumente com ovos mexidos[16].

Outros métodos de avaliação do esvaziamento gástrico

O esvaziamento gástrico pode ser avaliado por outros métodos não cintilográficos, muito embora pouco empregados no diagnóstico clínico da gastroparesia, tais como: o estudo ultrassonográfico, a ressonância nuclear magnética, o teste respiratório e, mais recentemente, o uso de cápsula com sinais de pressão e de pH enviados por telemetria.

Testes respiratórios

A avaliação do esvaziamento gástrico também pode ser realizada de forma indireta medindo-se a excreção, no ar expirado, de marcadores, cuja concentração dependa do ritmo de esvaziamento gástrico. Empregam-se testes respiratórios com marcadores que são absorvidos e metabolizados tão logo cheguem ao duodeno – C^{13} ou C^{14} – ácido octanoico ou algas: (*Spirulina platensis*) e líquidos (C^{13} – acetato) – como meio de avaliar o ritmo de esvaziamento gástrico de sólidos. Após a ingestão da refeição marcada, realiza-se, a intervalos determinados de tempo, a medida do $C0^2$ marcado no ar expirado. A curva de concentração do $C0^2$ ao longo do tempo e a determinação do percentual excretado fornecem os parâmetros para a avaliação do ritmo de esvaziamento gástrico.

Esses testes respiratórios têm a vantagem de poder ser aplicados em gestantes, já que não há radiação e se emprega isótopo estável (C^{13}), além de poder ser repetido por várias vezes no mesmo indivíduo.

Manometria antroduodenal e eletrogastrografia na avaliação da gastroparesia

Os estudos manométricos e eletrofisiológicos são complementares aos que avaliam o esvaziamento gástrico. Eles indicam a velocidade com que o estômago se esvazia e, portanto, são capazes de definir se há ou não estase gástrica. Porém, o estudo do esvaziamento gástrico não indica os mecanismos pelos quais ocorre a estase gástrica. Já os testes manométricos e/ou eletrofisiológicos são incapazes de afirmar se o estômago se esvazia normalmente ou não, mas indicam com maior precisão a localização (fundo, antro, duodeno) ou o tipo da anormalidade motora presente.

Manometria antroduodenal

A manometria antroduodenal avalia a atividade contrátil da musculatura gastroduodenal, medindo a frequência e a amplitude das ondas de variação de pressão causadas pelas contrações. O estudo compreende a avaliação do período interdigestivo e pós-prandial. Empregam-se cateteres perfundidos continuamente ou transdutores de pressão intraluminais[3].

Várias anormalidades de padrões motores da região antroduodenal caracterizando diversos processos fisiopatológicos podem ser encontradas, tais como: hipomotilidade antral, piloroespasmo, incoordenação antropiloroduodenal, ausência do complexo motor interdigestivo ou do padrão motor pós-prandial.

Anormalidades motoras no antro e duodeno podem ocorrer tanto no período interdigestivo como no período pós-prandial, ou em ambos. Reconhecem-se dois tipos básicos de alterações motoras, os quais sugerem a origem da anormalidade do tipo miopático – caracterizado por ondas de pequena amplitude com hipomotilidade antral e duodenal, com presença de complexo motor interdigestivo – e do tipo neuropático – com contrações com amplitude preservada, mas com propagação anormal, mais expressivo na análise da fase III do CMID; ou ainda, a ausência ou a parcialidade de conversão do padrão interdigestivo. O encontro de hipomotilidade antral (índice de motilidade baixo) sugere esvaziamento gástrico lento.

Várias limitações dificultam o emprego rotineiro da manometria como método clínico de avaliação da função motora gastroduodenal. A necessidade de tubagem e a manutenção da sonda por várias horas tornam o procedimento desconfortável para o paciente, o que limita o seu emprego[3].

Eletrogastrografia

Denomina-se eletrogastrografia ao registro da atividade mioelétrica gástrica por meio de eletrodos colocados sobre a superfície cutânea. O eletrogastrograma (EGG) é um método capaz de registrar o ritmo elétrico gástrico e suas variações. Os principais parâmetros do EGG, habitualmente avaliados, são a frequência das ondas, a regularidade dessa frequência, a amplitude do sinal elétrico e a variação dessa amplitude em resposta à refeição de prova[17,18].

As anormalidades do EGG incluem alterações na frequência da atividade elétrica gástrica, sugerindo distúrbio no ritmo elétrico gástrico, caracterizando as disritmias gástricas, e na amplitude do sinal do EGG no período pós-prandial, sugerindo distúrbio na atividade motora gástrica. Os episódios de disritmias gástricas, incluindo taqui e bradigastrias, apresentam duração variável, podendo ser transitórios, por poucos minutos, ou muito prolongados, até mesmo persistindo durante todo o período de registro.

Pacientes com gastroparesia de diversas etiologias, como diabética, pós-cirúrgica, isquêmica, pseudo-obstrução intestinal e idiopática, podem apresentar EGG anormal, com maior frequência de disritmias gástricas. A presença de disritmias gástricas frequentes em pacientes com gastroparesia sugere o comprometimento da rede de células intersticiais de Cajal[18]. Os pacientes com gastroparesia que apresentam perda da rede de células de Cajal tendem a apresentar pior resposta terapêutica[18].

Como meio de avaliação diagnóstica, o achado de EGG anormal em paciente com sintomas dispépticos constitui-se em fator preditivo de distúrbio do esvaziamento gástrico. Em pacientes com estase gástrica, o achado de EGG com normogastria e grande aumento da amplitude do sinal sugere obstrução mecânica piloroduodenal[17].

Tratamento

O tratamento das disfunções motoras gástricas associadas à gastroparesia permanece um desafio terapêutico ao gastroenterologista. Trata-se de afecção com grande impacto na qualidade de vida dos pacientes, com morbidade elevada.

O tratamento da gastroparesia visa corrigir a anormalidade funcional do esvaziamento gástrico, aliviar os sintomas, melhorar o estado nutricional e prevenir complicações. As complicações da gastroparesia compreendem: desenvolvimento de esofagite de refluxo acentuada, desnutrição, distúrbios eletrolíticos, distúrbios na absorção de medicamentos, dificuldade no controle glicêmico em casos de gastroparesia diabética e formação de bezoares[2,14].

As medidas terapêuticas a ser empregadas incluem: tratamento etiológico específico dirigido à causa da gastroparesia; orientação dietética; uso de medicamentos gastrocinéticos e antieméticos; instalação de suporte nutricional por jejunostomia; injeção de toxina botulínica no piloro; e, mais recentemente, estimulação elétrica gástrica. Em alguns casos de maior gravidade, o tratamento cirúrgico tem sido proposto.

Em pacientes diabéticos, o controle adequado da glicemia é fundamental. A hiperglicemia *per si* altera o esvaziamento gástrico e, muitas vezes, é responsável pelo desencadeamento de sintomas intensos.

Tabela 127.4. Medidas terapêuticas na gastroparesia

Tratamento da doença primária
Orientação dietética
Suporte nutricional – jejunostomia
Uso de drogas procinéticas
Uso de antieméticos
Injeção de toxina botulínica intrapilórica
Estimulação elétrica gástrica
Cirurgia

Orientação dietética e suporte nutricional

A orientação dietética e a necessidade do emprego de medidas de suporte nutricional dependem da intensidade dos sintomas e da gravidade do quadro clínico.

Nos casos com sintomas agudos, deve-se proceder à correção de possíveis anormalidades hidroeletrolíticas; a sondagem nasogástrica e a aspiração do conteúdo intragástrico podem ser úteis.

Nos casos com sintomatologia crônica, de menor gravidade, a recomendação dietética deve incluir a ingestão de refeição de pequenos volumes, a intervalos menores, de consistência líquido-pastosa, com baixo teor de lipídeos e fibras, sem vegetais indigeríveis. Pode-se acrescentar suplementos nutricionais líquidos por via oral.

Nos casos com maior gravidade, deve-se suspender a alimentação por via oral, realizar aspiração contínua do conteúdo gástrico, realizar hidratação adequada e corrigir distúrbios eletrolíticos e do equilíbrio ácido-básico. Nesses casos, faz-se necessário a introdução de suporte nutricional enteral ou parenteral. A nutrição enteral é preferível e deve ser considerada quando as medidas dietéticas e o tratamento medicamentoso são incapazes de melhorar os sintomas e/ou de manter o peso do paciente. A perda de cerca de 10% do peso corporal nos últimos seis meses pode ser considerada como indicação de suporte nutricional enteral. Em alguns casos de gastroparesia refratária, com intolerância à ingestão oral, a instalação de jejunostomia é uma opção para suporte nutricional. A jejunostomia propicia uma via adequada para infusão de nutrientes e de medicamentos antieméticos, além de haver benefício clínico com a descompressão gástrica. Pode-se empregar sonda de alimentação jejunal por via transgástrica associada a uma sonda de gastrostomia[1].

Tratamento medicamentoso

O tratamento medicamentoso da gastroparesia baseia-se no emprego de drogas com atuação na motilidade gastroduodenal, ou nos seus mecanismos de controle, alterando o tônus do estômago proximal, aumentando a amplitude e a frequência das contrações antrais, melhorando a coordenação antro-duodenal e, em consequência, acelerando o esvaziamento gástrico. O termo "gastrocinético" refere-se a esses medicamentos com capacidade de acelerar o esvaziamento gástrico e, portanto, úteis no tratamento das gastroparesias[19]. Os medicamentos procinéticos atualmente empregados no tratamento da gastroparesia são: neostigmina, metoclopramida, bromoprida, domperidona, cisaprida, eritromicina e tegaserode. Os diversos medicamentos procinéticos estão listados na Tabela 127.5.

Além de procinéticos, pode-se fazer uso de outros antieméticos como o ondansetrona, quando necessário[2]. O emprego de antidepressivos tricíclicos em baixas doses tem sido preconizado nos casos em que predomine a dor abdominal, apesar do efeito sobre o esvaziamento gástrico.

Outros medicamentos já foram empregados em poucos casos relatados na literatura, tais como: clonidina (agonista alfa-adrenérgico), mizartipina (antidepressivo com atividade serotoninérgica e adrenérgica), aprepitanto (antagonista do receptor de neurocinina 1) e agonistas da grelina como a relamorelina.

Tabela 127.5. Drogas procinéticas empregadas no tratamento da gastroparesia

Neostigmina
Metoclopramida
Bromoprida
Domperidona
Cisaprida
Tegaserode
Eritromicina

Neostigmina

O uso clínico de inibidores da colinesterase, neostigmina e seus análogos restringe-se, talvez, ao tratamento do íleo pós-operatório. A necessidade de administração parenteral e seus efeitos colaterais, já que não age seletivamente na musculatura gastrointestinal, causando também bradicardia, broncoconstrição, sialorreia e efeito estimulador sobre a bexiga, tornam impraticável seu emprego em pacientes ambulatoriais.

Metoclopramida e bromoprida

A metoclopramida (metoxi-2-5-cloro-procainamida), é uma benzamida substituída derivada da procainamida. Apresenta ação antiemética e efeito gastrocinético. Foi a primeira benzamida com propriedades procinéticas a ser sintetizada, dando origem à classe de medicamentos conhecida como benzamidas procinéticas. Atua como antagonista dopaminérgico e apresenta, também, ação colinomimética indireta. Nesse grupo, inclui-se também a bromoprida. Atuam como antagonista dopaminérgico (DA_2) central e periférico, elevando o limiar de estimulação da zona quimiorreceptora do gatilho e do centro do vômito no bulbo. A ação procinética da metoclopramida e da bromoprida não pode ser explicada somente pelo bloqueio de receptores dopaminérgicos. Esse efeito procinético está mais relacionado à sua atuação como agonista de receptores serotoninérgicos – $5HT_{-4}$. Tal ação permite uma facilitação de liberação de ACh em neurônios motores excitatórios entéricos.

A dose usual é de 10 mg, por via oral, 15 a 30 minutos antes das refeições. Nos pacientes que não toleram a via oral, pode ser aplicada por via endovenosa ou, em pacientes ambulatoriais, por via subcutânea. Nessa dose, os efeitos colaterais devidos a sua ação antidopaminérgica ocorrem em uma incidência de 10% a 20%. Entre os efeitos colaterais, podem ser citados: sonolência, ansiedade, inquietude e sensação de agitação. Discinesia e outras manifestações extrapiramidais podem ocorrer.

Domperidona

A domperidona é um derivado da butirofenona – um derivado benzimidazólico – que apresenta propriedade procinética e efeito antiemético. Atua como antagonista dopaminérgico periférico, não penetrando a barreira hematoencefálica e, portanto, com efeito central desprezível. A domperidona interage com receptores dopaminérgicos (DA_2) em neurônios dos plexos mioentéricos, resultando em bloqueio da ação inibidora da dopamina sobre a liberação de acetilcolina. Disso resulta a facilitação da liberação de ACh pelo neurônio motor excitatório quando ele é estimulado.

Estudos clínicos controlados indicam que o emprego da domperidona em pacientes com gastroparesia resulta em aceleração do esvaziamento gástrico, diminuição dos sintomas e, sobretudo, melhora da qualidade de vida desses pacientes. A dose habitualmente empregada é de 10 a 30 mg, três vezes ao dia, 30 minutos antes das refeições. Nessa dose, os efeitos colaterais mais observados são elevação dos níveis de prolactina e, em raros casos, galactorreia.

O domperidona é a droga procinética mais empregada atualmente no tratamento da gastroparesia.

Cisaprida

A cisaprida é uma benzamida substituída que apresenta grande atividade procinética. É a primeira benzamida procinética disponível que não apresenta propriedades antidopaminérigcas. Atua exclusivamente como agonista de receptores serotoninérgicos ($5\text{-}HT_4$), daí facilitando a liberação de ACh em plexos mioentéricos. Entre todas as benzamidas procinéticas, a cisaprida se constitui no mais potente agonista serotoninérgico, explicando, assim, a sua maior atividade procinética. Estudos controlados demonstram que a cisaprida promove aceleração do esvaziamento gástrico e melhora sintomática em pacientes com gastroparesia.

A dose habitualmente empregada nesses pacientes varia de 15 a 60 mg por dia. Os efeitos colaterais mais comuns são diarreia e cólicas abdominais. Relatos eventuais de arritmia cardíaca, com prolongamento de intervalo QT em pacientes em uso de cisaprida, com relato de óbitos, resultou em grande restrição ao emprego dessa droga no tratamento da gastroparesia. O efeito facilitador de arritmias cardíacas da cisaprida se dá por alteração em correntes de potássio, independentemente da sua ação em receptores serotoninérgicos e, portanto, de sua ação procinética.

Atualmente, a cisaprida não se encontra comercialmente disponível em nosso meio. Há estudos em andamento com novos agentes procinéticos que agem como agonistas serotoninérgicos $5HT\text{-}_4$.

Tegaserode

O tegaserode é um derivado aminoguanidino indol, com atividade procinética no trato gastrointestinal. Diferentemente dos anteriores, não pertence ao grupo de benzamidas substituídas, constituindo-se em nova classe de medicamentos procinéticos. Atua como agonista parcial de receptores serotoninérgicos ($5HT\text{-}_4$), daí facilitando a liberação de ACh em neurônios motores excitatórios. Dados preliminares sugerem que seu emprego em pacientes com gastroparesia resulta em aceleração do esvaziamento gástrico e melhora da sintomatologia. O emprego clínico do tegaserode no tratamento da gastroparesia, no entanto, é ainda pouco conhecido. A dose empregada nos primeiros ensaios clínicos foi de 6 mg, duas vezes ao dia, de 12 em 12 horas.

Eritromicina

A eritromicina é um antibiótico macrolídeo que apresenta, também, grande atividade gastrocinética. Essa atividade procinética se deve a sua interação com receptores de motilina na parede do estômago e duodeno. Desse efeito motilinomimético, resulta grande atividade procinética. O reconhecimento da ação motilinomimética da eritromicina fez surgir uma nova classe de medicamentos gastrocinéticos: os motilídeos[19].

A injeção endovenosa de 200 mg de eritromicina em pacientes com gastroparesia diabética, em dose única, resulta em expressiva aceleração do esvaziamento gástrico. O seu emprego por via oral (125 mg, três vezes ao dia, em forma líquida), de forma crônica, apresentou efeito benéfico, porém associado a cólicas abdominais e diarreia. Tem sido relatado efeito de taquifilaxia, com diminuição da ação procinética com uso prolongado[19].

Novos agentes motilídeos vêm sendo desenvolvidos, porém não estão comercialmente disponíveis.

Mirtazapina

A mirtazapina é um inibidor de receptores α-2 de noradrenalina pré-sinápticos, de histamina (H_1) e de serotonina ($5HT_2A$, $5HT_2$; $5HT_3$) e estimulador de receptor $5HT_1$, empregado inicialmente como antidepressivo. Vários relatos de casos isolados têm demonstrado que o emprego da mirtazapina em doses de 15 a 30 mg se associa a melhora expressiva de sintomas de gastroparesia como as náuseas e vômitos, em pacientes refratários a outros procinéticos e antieméticos. Em estudo experimental em cães, a mirtazapina apresentou propriedades procinéticas[20].

Agonistas da grelina

A relamorelina é um pentapetídeo agonista do receptor de grelina que apresenta ação procinética gástrica. Em pacientes com gastroparesia diabética, a injeção subcutânea de 10 microgramas de relamorelina duas vezes por dia, por quatro semanas, resultou em melhora do esvaziamento gástrico e dos sintomas de gastroparesia, sobretudo em pacientes com episódios frequentes de vômitos[21].

Injeção intrapilórica de toxina botulínica

A toxina botulínica age em terminais colinérgicos pré-sinápticos produzindo bloqueio na transmissão colinérgica, resultando em relaxamento muscular. Estudos pilotos iniciais sugeriram que a injeção intramural de toxina botulínica, na dose de 100 unidades em canal pilórico, em pacientes com gastroparesia diabética, resulta em melhora sintomática e aceleração do esvaziamento gástrico. A resposta terapêutica em várias etiologias de gastroparesia foi semelhante, com melhora sintomática observada em cerca de 50% dos pacientes. A resposta sintomática foi observada em média por cinco meses. No entanto, alguns estudos controlados não demonstraram o efeito benéfico desse tratamento. Possivelmente, os pacientes com gastroparesia que apresentem maior tônus pilórico apresentam maior possibilidade de melhora clínica com esse procedimento[22].

Estimulação elétrica gástrica

Para pacientes com gastroparesia refratária que não respondem satisfatoriamente ao tratamento farmacológico anteriormente descrito, tem sido proposto o emprego de estimulação elétrica gástrica. Esse tratamento tem mostrado melhora dos sintomas, do estado nutricional e da qualidade de vida dos pacientes com gastroparesia[23].

Tal procedimento consiste na implantação de um estimulador elétrico na parede gástrica. Os primeiros estudos clínicos demonstraram que a aplicação de pulsos elétricos na musculatura gástrica promovia melhora expressiva de sintomas, notadamente náuseas e vômitos, em pacientes com gastroparesia diabética. Inicialmente o estímulo elétrico foi aplicado por meio de um estimulador externo. Mais recentemente, desenvolveu-se um estimulador interno, cujos eletrodos são implantados na parede antral, por meio de laparotomia ou por videolaparoscopia, e conectados a um estimulador elétrico, que é fixamente implantado na região subcutânea da parede abdominal.

Há dois tipos de estimulação elétrica gástrica sendo aplicados no tratamento da gastroparesia. Esses métodos se diferenciam quanto aos parâmetros de aplicação da corrente elétrica. No primeiro método, denominado estimulação com baixa frequência e alta energia, se empregam pulsos com frequência elétrica próxima à gástrica (3 cpm), comprimento do pulso de 300 msec e amplitude de 4 mA. Esse método visa restabelecer a frequência habitual da onda lenta, por isso tem sido chamado de "estimulação gástrica de marca-passo"[24].

O segundo método, denominado de estimulação com alta frequência e baixa energia, aplica pulsos com frequência de 12 cpm (quatro vezes maior que a frequência gástrica), comprimento do pulso de 300 μsec e amplitude de 20 mA. Esse método é, também, conhecido como neuroestimulação elétrica gástrica. Os estudos clínicos com a estimulação gástrica, controlados ou abertos, com os parâmetros acima, demonstraram melhora expressiva de sintomas como náuseas e vômitos associados à gastroparesia, mesmo não havendo melhora do ritmo de esvaziamento gástrico[24,25].

Um estimulador elétrico gástrico, com os parâmetros de estimulação acima referidos, se encontra comercialmente disponível pela Medtronics – o sistema Enterra® de tratamento da gastroparesia. Atualmente, em vários centros mundiais de referência, já se implantou esse dispositivo em mais de 8.000 pacientes com gastroparesia refratária, não responsiva a tratamento clínico. Desses, 20% são considerados não respondendores, definidos como melhora sintomática menor que 25%. Os fatores preditores de falha de resposta incluem: gastroparesia idiopática; disritmia gástrica frequente (taquigastria), sugerindo perda expressiva de células de Cajal; predominância de dor abdominal no quadro clínico inicial[23,24].

O mecanismo de melhora sintomática, notadamente das náuseas e vômitos, após a implantação do Enterra® não está totalmente esclarecido. O ritmo de esvaziamento gástrico se altera pouco, não se correlacionando com os sintomas. Desse modo, foi proposto que os mecanismos de ação da neuroestimulação elétrica gástrica seriam: 1) ativação de mecanismos centrais controladores de náusea e vômitos; 2) maior relaxamento do fundo gástrico que aumentaria a acomodação gástrica e diminuiria a sensibilidade à distensão; 3) aumento da amplitude da onda lenta no período pós-prandial; 4) aumento da atividade eferente vagal[24,25].

A estimulação elétrica gástrica ainda não se encontra disponível em nosso meio.

Cirurgia

A colocação de uma gastrostomia descompressiva visando à melhora dos sintomas, sobretudo da dor abdominal, já foi relatada.

A piloroplastia, isolada ou associada à implantação de neuroestimulador, tem sido relatada, com melhora dos sintomas. Mais recentemente, a realização de miotomia pilórica por via endoscópica foi proposta, com melhora significativa nos sintomas[27].

Casos de gastroparesia grave, com graves repercussões clínicas e nutricionais, não responsivas a tratamento clínico ou a neuroestimulação, foram submetidos à gastrectomia total. Essa opção terapêutica deve ser considerada como de exceção[25].

Considerações finais

A gastroparesia é uma síndrome associada a retardo do esvaziamento gástrico devido a distúrbios motores gastroduodenais. Constitui-se em condição clínica crônica e, por vezes, debilitante. Os recursos farmacológicos disponíveis atualmente muitas vezes não são eficazes. Novas medidas terapêuticas vêm sendo desenvolvidas, sendo promissora a estimulação gástrica elétrica, reservada para casos refratários a tratamento clínico. A gastroparesia continua representando um desafio ao gastroenterologista

Referências bibliográficas

1. Pasricha PJ, Parkman HP. Gastroparesis: definitions and diagnosis. Gastroenterol Clin North Am. 2015;44(1):1-7.
2. Camilleri M, Parkman HP, Shafi MA, Abell TL, Gerson L; American College of Gastroenterology. Clinical guideline: management of gastroparesis. Am J Gastroenterol. 2013;108(1):18-37
3. Rezende Filho J. Motilidade gástrica: como investigar? In: Savassi Rocha PR, Coelho LGV, Ferrari MLA, Correia MITD. 80 Questões comentadas em Gastroenterologia – Tópicos em Gastroenterologia 18. Rio de Janeiro: MedBook; 2010.
4. Huizinga JD, Chen JH. Interstitial cells of Cajal: update on basic and clinical science. Curr Gastroenterol Rep. 2014;16(1):363.
5. Soykan I, Sivri B, Sarosiek I, Kiernan B, McCallum RW. Demography, clinical characteristics, psychological and abuse profiles, treatment, and long-term follow-up of patients with gastroparesis. Dig Dis Sci. 1998;43:2398-404.
6. Borges CM, Secaf M, Troncon LE. Clinical features and severity of gastric emptying delay in Brazilian patients with gastroparesis. Arq Gastroenterol. 2013;50(4):270-6.
7. Koch KL, Calles-Escandón J. Diabetic gastroparesis. Gastroenterol Clin North Am. 2015;44(1):39-57.
8. Grover M, Bernard CE, Pasricha PJ, Lurken MS, Faussone-Pellegrini MS, Smyrk TC, et al.; NIDDK Gastroparesis Clinical Research Consortium (GpCRC). Clinical-histological associations in gastroparesis: results from the Gastroparesis Clinical Research Consortium. Neurogastroenterol Motil. 2012;24(6):531-9, e249.
9. Parkman HP, Yates K, Hasler WL, Nguyen L, Pasricha PJ, Snape WJ, et al.; National Institute of Diabetes and Digestive and Kidney Diseases Gastroparesis Clinical Research Consortium. Clinical features of idiopathic gastroparesis vary with sex, body mass, symptom onset, delay in gastric emptying, and gastroparesis severity. Gastroenterology. 2011;140(1):101-15.
10. Aksu T, Golcuk S, Guler TE, Yalin K, Erden I. Gastroparesis as a Complication of Atrial Fibrillation Ablation. Am J Cardiol. 2015;116(1):92-7.
11. Abell TL, Bernstein RK, Cutts T, Farrugia G, Forster J, Hasler WL, et al. Treatment of gastroparesis: a multidisciplinary clinical review. Neurogastroenterol Motil. 2006;18(4):263-83.
12. Lacy BE. Functional dyspepsia and gastroparesis: one disease or two? Am J Gastroenterol. 2012;107(11):1615-20
13. Stanghellini V, Tack J. Gastroparesis: separate entity or just a part of dyspepsia? Gut. 2014;63(12):1972-8.
14. Troncon LE. Gastroparesis: review of the aspects related to its concept, etiopathogeny and clinical handling. Rev Assoc Med Bras. 1997;43(3):228-36.
15. Revicki DA, Rentz AM, Dubois D, Kahrilas P, Stanghellini V, Talley NJ, et al. Development and validation of a patient-assessed gastroparesis symptom severity measure: the Gastroparesis Cardinal Symptom Index. Aliment Pharmacol Ther. 2003;18(1):141-50.
16. Abell TL, Camilleri M, Donohoe K, Hasler WL, Lin HC, Maurer AH, et al.; American Neurogastroenterology and Motility Society and the Society of Nuclear Medicine. Consensus recommendations for gastric emptying scintigraphy: a joint report of the American Neurogastroenterology and Motility Society and the Society of Nuclear Medicine. J Nucl Med Technol. 2008;36(1):44-54.
17. Rezende-Filho J. Myoelectric gastric activity using cutaneous electrogastrography – electrogastrogram. Arq Gastroenterol. 1995;32(2):54-65.
18. O'Grady G, Abell TL. Gastric arrhythmias in gastroparesis: low- and high-resolution mapping of gastric electrical activity. Gastroenterol Clin North Am. 2015;44(1):169-84.

19. Acosta A, Camilleri M. Prokinetics in gastroparesis. Gastroenterol Clin North Am. 2015;44(1):97-111.
20. Kim SW, Shin IS, Kim JM, Kang HC, Mun JU, Yang SJ, et al. Mirtazapine for severe gastroparesis unresponsive to conventional prokinetic treatment. Psychosomatics. 2006;47(5):440-2.
21. Lembo A, Camilleri M, McCallum R, Sastre R, Breton C, Spence S, et al.; RM-131-004 Trial Group. Relamorelin reduces vomiting frequency and severity and accelerates gastric emptying in adults with diabetic gastroparesis. Gastroenterology. 2016;151(1):87-96.e6.
22. McCarty TR, Rustagi T. Endoscopic treatment of gastroparesis. World J Gastroenterol. 2015;21(22):6842-9.
23. Reddymasu SC, Sarosiek I, McCallum RW. Severe gastroparesis: medical therapy or gastric electrical stimulation. Clin Gastroenterol Hepatol. 2010;8(2):117-24
24. Soffer E, Abell T, Lin Z, Lorincz A, McCallum R, Parkman H, et al. Review article: gastric electrical stimulation for gastroparesis – physiological foundations, technical aspects and clinical implications. Aliment Pharmacol Ther. 2009;30(7):681-94.
25. Sarosiek I, Davis B, Eichler E, McCallum RW. Surgical approaches to treatment of gastroparesis: gastric electrical stimulation, pyloroplasty, total gastrectomy and enteral feeding tubes. Gastroenterol Clin North Am. 2015;44(1):151-67.
26. Bhayani NH, Sharata AM, Dunst CM, Kurian AA, Reavis KM, Swanstrom LL. End of the road for a dysfunctional end organ: laparoscopic gastrectomy for refractory gastroparesis. J Gastrointest Surg. 2015;19(3):411-7.
27. Khashab MA, Ngamruengphong S, Carr-Locke D, Bapaye A, Benias PC, Serouya S, et al. Gastric per-oral endoscopic myotomy for refractory gastroparesis: results from the first multicenter study on endoscopic pyloromyotomy (with video). Gastrointest Endosc. 2017;85(1):123-8.

128

CRISE CELÍACA

Celso Mirra de Paula e Silva
Frederico Passos Marinho

Introdução

A doença celíaca (DC) é uma enteropatia autoimune mediada e caracterizada por malabsorção e atrofia das vilosidades intestinais desencadeada pelo glúten[1]. Habitualmente, na maioria dos adultos, essa doença apresenta um curso indolente e tem como principais sinais e sintomas a diarreia, dor abdominal, deficiência de nutrientes e anemia[1-3].

Raramente a DC se apresenta de forma aguda, com diarreia profusa causando grave desidratação, perda de peso e distúrbios metabólicos com instabilidade hemodinâmica que requerem internação hospitalar caracterizando a "crise celíaca"[4].

Conceito

A crise celíaca foi descrita pela primeira vez na literatura, em 1953, quando Andersen e Di Sant'Agnese publicaram uma série de casos com 58 crianças portadoras de DC, e 35 delas apresentaram crise celíaca[5]. Nessa série, crianças com crise celíaca apresentaram taxa de mortalidade de 9%, e a crise continua sendo relacionada com elevada morbidade, exigindo o diagnóstico e tratamento o mais precocemente possível[6].

A crise celíaca é uma síndrome com potencial risco de morte devido a um grave distúrbio metabólico em pacientes com DC que se manifesta por diarreia e hipoproteinemia suficientes para ocasionarem a internação hospitalar[3].

Atualmente existe uma tendência de a crise celíaca se tornar cada vez menos frequente devido ao diagnóstico precoce da DC em decorrência dos avanços tecnológicos observados na última década[6].

Diagnóstico

Não há um critério diagnóstico padronizado para a crise celíaca. Foi realizado um consenso entre os investigadores que a definiram como "sintomas gastrointestinais agudos ou rapidamente progressivos, relacionados à DC, que demandam hospitalização e/ou nutrição parenteral, acompanhados de no mínimo mais dois sinais objetivos de má nutrição, desidratação ou distúrbio hidroeletrolítico, incluindo hipocalemia, hiponatremia, hipocalcemia, hipomagnesemia e hipoproteinemia" (Tabela 128.1).

Outro achado muito importante no auxílio do diagnóstico da crise celíaca é que na maioria dos pacientes a sorologia está positiva. Foi realizado um trabalho prospectivo durante oito anos em dois hospitais de referência em DC nos EUA, e os autores descreveram 12 casos de crise celíaca em mais de 1.200 pacientes com DC no mesmo período, observando incidência inferior a 1%, de acordo com a literatura[3]. Entre esses pacientes todos apresentaram altos títulos de antitransglutaminase tecidual IgA ou insuficiência de IgA, sugerindo que o teste é adequado para avaliação inicial da possibilidade de crise celíaca em pacientes agudamente enfermos. Além disso, em todos os casos, observou-se à biópsia acentuada atrofia de vilosidades.

Um conceito muito frequente entre as séries de caso de crise celíaca é o fato de esse evento estar relacionado com a incidência de outro agravo que funcionaria como gatilho, por exemplo: cirurgia, infecção ou gravidez e também infecção intestinal pela *Salmonella enteritidis*[4,7,8,9]. Há relatos que incluem como fatores desencadeadores a imunossupressão[10,11], idades extremas como crianças com menos de 2 anos de idade e idosos e também trauma cranioencefálico[12].

Tabela 128.1. Definição de crise celíaca

Sintomas gastrointestinais agudos ou rapidamente progressivos relacionados à doença celíaca que requerem hospitalização e/ou nutrição parenteral acompanhados de no mínimo dois dos abaixo:
Sinais de grave desidratação: instabilidade hemodinâmica e/ou hipotensão postural
Distúrbio neurológico
Disfunção renal: creatinina > 2,0g/dL
Acidose metabólica: pH < 7,35
Hipoproteinemia: albumina < 3,0
Distúrbio hidroeletrolítico: hiper/hiponatremia; hipocalemia; hipocalcemia
Perda de peso superior a 4,5 kg

O diagnóstico definitivo com biópsia duodenal deve ser feito assim que for possível.

Tratamento

A principal atitude no tratamento da crise celíaca é iniciar dieta isenta de glúten associada a suporte nutricional, medida essa que apresenta resposta favorável e rápida em cerca de 50% dos pacientes.

Além da restrição ao glúten, é muito importante a manutenção da homeostase com hidratação parenteral, reposição e equilíbrio nutricional e monitorização clínica, muitas vezes em ambiente de terapia intensiva.

Aproximadamente metade dos pacientes nessa situação precisarão de nutrição parenteral e/ou de uso de corticoterapia[13]. O tratamento com corticoide se inicia com prednisolona endovenosa ou oral na dose de 60 mg por dia; uma alternativa seria a budesonida oral na dose de 9 mg por dia. A maioria dos pacientes evolui com melhora clínica rápida em duas semanas, o que permite a redução progressiva do corticoide até sua retirada, porém uma minoria necessita de cuidados nutricionais e uso de corticoide por até 40 semanas[3].

Referências bibliográficas

1. Green PH, Cellier C. Celiac disease. N Engl J Med. 2007;357:1731-43.
2. Trier JS. Diagnosis of celiac sprue. Gastroenterology. 1998;115(1):211-1.
3. Jamma S, Rubio-Tapia A, Kelly CP, Murray J, Najarian R, Sheth S, et al. Celiac crisis is a rare but serious complication of celiac disease in adults. 2010;8(7):587-90.
4. Bul V, Sleesman D, Boulay B. Celiac disease presenting as profound diarrhea and a weight loss – a celiac crisis. Am J Case Rep. 2016;17:559-61.
5. Andersen DH, Di Sant'Agnese PA. Idiopathic celiac disease. I. Mode of onset and diagnosis. Pediatrics. 1953;11:207-23.
6. Wolf I, Mouallem M, Farfel Z. Adult celiac disease presented with celiac crisis: severe diarrhea, hypokalemia, and acidosis. J Clin Gastroenterol. 2000;30:324-6.
7. Gupta T, Mandot A, Desai D, Abraham P, Joshi A. Celiac crisis with hypokalemic paralysis in a Young lady. Indian J Gastroenterol. 2006;25:259-60.
8. Ozaslan E, Koseoglu T, Kayhan B. Coeliac crisis in adults: report of two cases. Eur J Emerg Med. 2004;11:363-5.
9. Radlovic N, Lekovic Z, Radlovic V, Simic D, Vuletic B, Ducic S, et al. Celiac crisis in children in Serbia. Ital J Pediatr. 2016;42:25-9.
10. Krishna K, Krishna SG, Coviello-malle JM, Yacoub A, Hutchins LF. Celiac crisis in a patient with chronic lymphocytic leukemia and hypogammaglobulinemia. Clin Res Hepatol Gastroenterol. 2011;35(1):70-3.
11. Al Shammery O, Duerksen DR. Celiac crisis in an adult n immunossuppressive therapy. Can J Gastroenterol. 2008;22:574-6.
12. Ludvigsson JF, Hadjivassiliou M. Can head trauma trigger celiac crisis? Nation-wide case control study. BMC Neurol. 2013;13:105.
13. De Almeida Menezes M, Cabral V, Silva Lorena SL. Celiac crisis in adults: a case report and review of the literature focusing in the prevention of refeeding syndrome. Rev Esp Enferm Dig. 2017;109(1):67-8.

129

INFECÇÃO PARASITÁRIA MACIÇA

James Ramalho Marinho
Laércio Tenório

Introdução

Grande parte da população mundial apresenta algum tipo de parasitose intestinal, na maioria dos casos sem que se dê conta da infestação, uma vez que não apresenta sintomas que alertem sobre ela. Em populações mais carentes, o número de pessoas infectadas aumenta muito e isso, quando associado a outras situações, como nutrição insuficiente, pode levar a distúrbios físicos e cognitivos importantes. Devem ser consideradas populações mais carentes aquelas que não têm acesso a água tratada, a alimentação adequada ou a esgotamento sanitário, independentemente de morar em uma região urbana ou rural. A finalidade deste capítulo é discorrer sobre infecções parasitárias maciças que podem apresentar quadros clínicos graves, pondo em risco a vida do hospedeiro. Abordaremos as infecções maciças por *A. lumbricoides* e *S. stercoralis*, duas parasitoses responsáveis por manifestações que podem levar o indivíduo ao serviço de emergência.

Epidemiologia

As parasitoses intestinais são infecções de alta prevalência em todo o mundo, predominando, no entanto, nos locais onde as condições higiossanitárias são deficientes. A Organização Mundial da Saúde (OMS), em informe atualizado em março de 2016, calcula que aproximadamente 2 bilhões de indivíduos estão infectados por geohelmintos em todo o mundo (http://www.who.int/mediacentre/factsheets/fs366/en/) e sugere que, para melhorar o controle dessas infecções, devem ser feitos tratamentos periódicos empíricos anuais, nas populações em que a prevalência está entre 20% e 50%, e semestrais, quando a prevalência supera os 50% (http://www.who.int/intestinal_worms/epidemiology/en/). Utilizando esses parâmetros, calcula-se que cerca de 880 milhões de crianças necessitam de tratamento periódico dessas parasitoses.

A ascaridíase afeta cerca de 1,2 bilhão de indivíduos em todo o mundo[1], tem distribuição universal, predominando em áreas tropicais e subtropicais e, principalmente, onde há más condições higiossanitárias. A infecção ocorre pela ingestão de ovos embrionados, cujas larvas são liberadas no intestino delgado e penetram na mucosa, atingindo a circulação portal, através da qual migram até os pulmões, onde amadurecem. Atravessam, então, a parede dos alvéolos, atingem a árvore brônquica e, assim, progridem até a faringe, sendo deglutidos, retornando ao intestino, onde sobrevivem por um a dois anos. Como a maioria dos helmintos, não se multiplica no nosso intestino, apenas produz ovos (cerca de 240.000 por dia), que serão eliminados nas fezes.

O *Strongyloides stercoralis* é um geohelminto dos mais negligenciados entre as doenças tropicais negligenciadas[2]. É praticamente universal, excluindo a Antártida[3]. A infecção ocorre por penetração de larvas filariformes (larvas de terceiro estágio) através da pele do hospedeiro. Diferente dos demais geohelmintos, pode refazer todo o seu ciclo vital no interior do hospedeiro (autoinfecção endógena), mantendo a infestação permanentemente, salvo se for erradicado. Pode, em situações específicas, causar infecção sistêmica, particularmente em indivíduos imunossuprimidos. O *S. stercoralis* apresenta três tipos de larvas diferentes: a) larvas 1n – convertem-se em machos adultos de vida livre; b) larvas 2n – convertem-se em fêmeas adultas fecundáveis de vida livre; c) larvas 3n – podem se converter em larvas filariformes ainda no interior do intestino, que voltam a penetrar na mucosa (autoendoinfecção); podem também se converter em larvas filariformes nas proximidades da região anal, porém no exterior, e penetrar através da pele (autoexoinfecção), ou podem evoluir após um período cuja duração será determinada pelas condições de temperatura e umidade no meio ambiente[3]. Calcula-se que há 30 a 100 milhões de indivíduos infectados por esse parasita em todo o mundo, com prevalência variável, dependendo da região estudada: Brasil, 30% a 82%; Colômbia, 5% a 10%; Congo 26%; República Central Africana, 24%; Argentina, 24% a 42%[4].

A maioria das parasitoses é assintomática. Sua enorme prevalência, no entanto, transforma um percentual numericamente pequeno de morbidade em quantidade expressiva. Se tomarmos a ascaridíase como exemplo, apesar de sabermos que apenas 8% a 15% dos infectados são sintomáticos, isso corresponde a 120 a 220 milhões de indivíduos, um número que não pode ser desprezado. Em 1993 foi criada uma unidade de medida da morbimortalidade de uma determinada doença, denominada DALY (*Disability-Adjusted Life Year*)[2], uma medida baseada em incidência[5]. Essa avaliação para a ascaridíase é de 10,5 milhões, demonstrando a grande interferência desta helmintíase na saúde da população mundial. Os parâmetros incluídos na DALY são: mortalidade, retardo de crescimento, anos de vida saudável perdidos devido à doença, incapacidade permanente etc. Para as geohelmintíases como um todo, a OMS estima uma DALY de 5.266.000.

Apresentação clínica e fisiopatologia

Quando as parasitoses são sintomáticas, manifestam-se, geralmente, por sintomas inespecíficos, como dores abdominais, anemia, distensão abdominal ou diarreia. Em algumas situações, no entanto, o grande número de parasitas que infestam um determinado hospedeiro pode levar a transtornos graves, muitas vezes com evolução fatal, e esse é o assunto que será abordado neste capítulo.

Se imaginarmos uma infestação parasitária qualquer, deveremos nos lembrar dos mecanismos que cada parasita específico utiliza para sobreviver no nosso intestino e como ocorre a infestação e a sua maturação.

O *Ascaris lumbricoides*, o maior entre os nematoides que infectam o ser humano, tem, como parte do seu ciclo vital, a penetração de larvas de segundo estágio através da parede intestinal, de onde migram, através do sistema portal, até os pulmões. Nessa fase de seu desenvolvimento podem surgir sintomas relacionados a quadro de pneumonia intersticial, uma pneumonia eosinofílica conhecida como síndrome de Löeffler. Os sintomas são variáveis, podendo ocorrer febre, tosse, hemoptise e dispneia. São, então, expectorados e deglutidos, retornando aos intestinos, onde sobrevivem se alimentando dos produtos da digestão do hospedeiro. É essa competição pelos nutrientes ingeridos que pode levar indivíduos que se alimentam de forma inadequada a apresentar deficiências proteica, calórica e vitamínica, interferindo no seu desenvolvimento psicossomático. Ademais, apresenta grande capacidade de migrar através de órgãos ocos, havendo descrições de sua presença no apêndice vermiforme[6], nas vias biliares[7-9], no canal de Wirsung[10], no fígado[11], no estômago, no esôfago[12], na faringe[13], no canal lacrimal[14,15] e no ouvido médio[16] (Figura 129.1). A infestação maciça pode se associar a situações que apresentam consequências graves: a) pancreatite aguda, secundária à migração do verme adulto para o ducto biliopancreático; b) colangite aguda, colecistite alitiásica e abscesso hepático, devido à sua presença nas vias biliares; c) obstrução intestinal, devido à formação de novelos de vermes, que impactam na luz intestinal. Essas situações podem levar à procura de serviço de emergência, onde será necessário alto nível de suspeição para o diagnóstico etiológico. Essa possibilidade deve estar sempre presente entre os diagnósticos diferenciais dessas patologias nos países onde a ascaridíase é endêmica. Em Caxemira, região hiperendêmica para a ascaridíase, essa parasitose é responsável por 36,7% de todas as doenças biliares, 23% das pancreatites agudas, 14,5% dos abscessos hepáticos e 12,5% dos casos de litíase biliar[17].

O *Strongyloides stercoralis* também tem, como parte de seu ciclo vital, passagem pelos pulmões, podendo causar sintomas compatíveis com a síndrome de Löeffler, que podem ser graves nos casos de hiperinfecção. A fêmea adulta sobrevive no intestino por cerca de cinco anos, porém a repetição do ciclo vital no interior do hospedeiro (autoinfecção) pode manter a infecção indefinidamente. Sua presença no hospedeiro, como a dos demais nematoides, desencadeia resposta imunológica do tipo Th2, caracterizada pela produção de altos níveis de interleucina (IL)-3, IL-4, IL-5, IL-13, eosinófilos e IgA específica[18]. Interferências nessa relação do parasita com o hospedeiro, como acontece com o uso de medicamentos como os corticosteroides e imunossupressores, podem ser responsáveis pelas manifestações mais severas relacionadas a essa helmintíase.

Manifestações clínicas graves relacionadas à infestação maciça por *A. lumbricoides*

Doenças hepatobiliares

A infestação pelo *A. lumbricoides*, a infecção helmíntica mais comum em seres humanos, pode causar distúrbios graves. Sua natureza migratória, já citada acima, pode causar doença hepatobiliar e pancreática, e exigir atendimento de emergência. A penetração do *A. lumbricoides* no esfíncter de Oddi, nos ductos biliares, na vesícula biliar ou diretamente no canal de Wirsung pode causar apenas sintomas característicos de cólica biliar, o que acontece na maioria dos casos devido à não permanência do parasita nos ductos biliares[17]. Entretanto, a obstrução duradoura ao fluxo normal das secreções biliares, causando estase, propicia a proliferação bacteriana, tendo como consequência o surgimento de colangite aguda, colecistite alitiásica e abscesso hepático. Em qualquer dessas circunstâncias, o diagnóstico etiológico só será feito, como já enfatizamos, se houver, por parte do examinador, a suspeita dessa condição, que deve fazer parte do diagnóstico diferencial nos países onde há alta prevalência dessa parasitose. Em avaliação da história natural de pacientes com ascaridíase hepatobiliar e pancreática, Khuroo *et al.*[19] demonstraram que a maioria dos 500 pacientes avaliados tinham ascaridíase duodenal (274 – 54,8%), 171 (34,2%) tinham ascaridíase biliar, 40 (8%) tinham ascaridíase hepática, 8 (1,6%) tinham ascaridíase da vesícula biliar e 7 (1,4%) tinham ascaridíase pancreática. Em apenas 2,4% dos casos o parasita permaneceu no lúmen ductal, em 15,4% houve nova penetração do parasita nos ductos durante o período de observação, e 1,4% desenvolveu cálculos intra-hepáticos após dois anos de seguimento.

A apresentação clínica dos distúrbios hepatobiliares infecciosos causados pelo *A. lumbricoides* não tem características que permitam o diagnóstico etiológico. São sintomas semelhantes aos secundários a outras etiologias. Na colecistite acalculosa, há queixa de dor no quadrante superior direito do abdome, com ou sem irradiação para a escápula D ou ombro D, febre baixa, ocasionalmente vômitos, podendo haver massa palpável e sinais de irritação peritoneal. A colangite aguda está associada, geralmente, a febre mais elevada, hepatomegalia dolorosa, icterícia e, nos casos mais graves, com acidose metabólica e hipotensão. Já nos casos de abscesso hepático, os principais sintomas são febre alta, hepatomegalia dolorosa e sensibilidade intercostal[20].

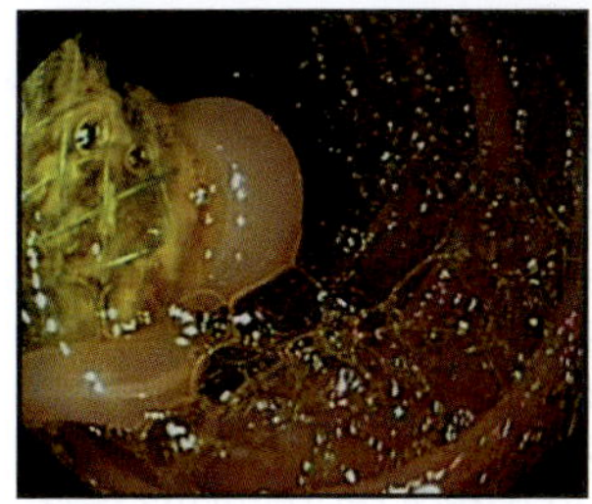
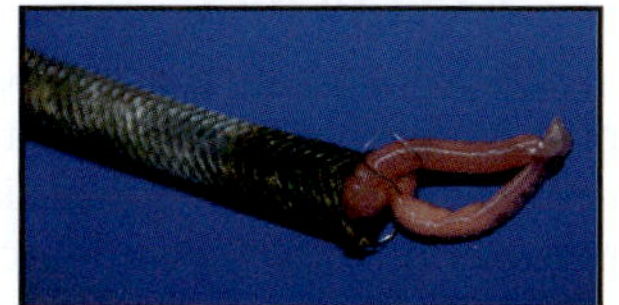
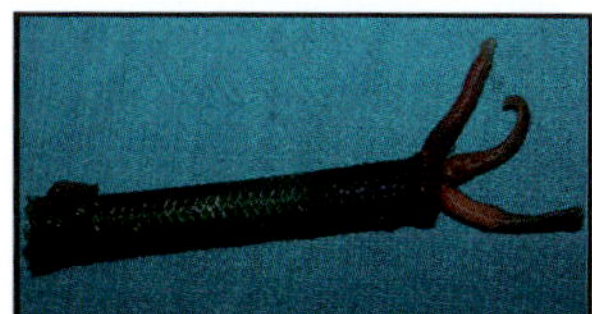

A. lumbricoides no interior de *stent* biliar[7]

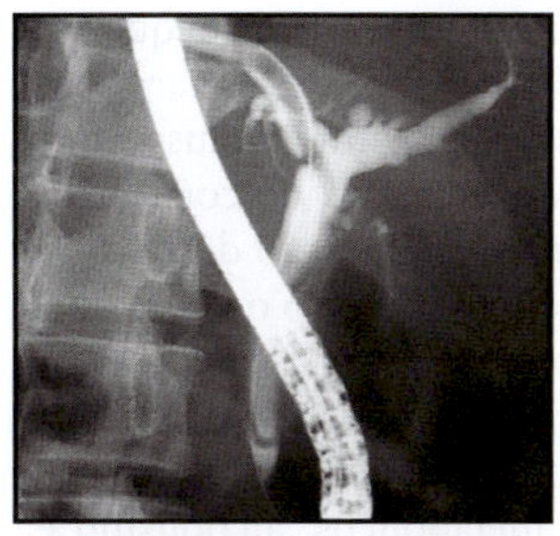
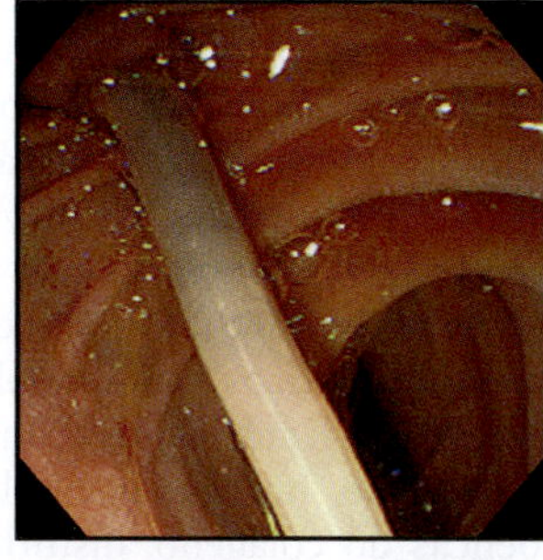

A. lumbricoides na árvore biliar[8]

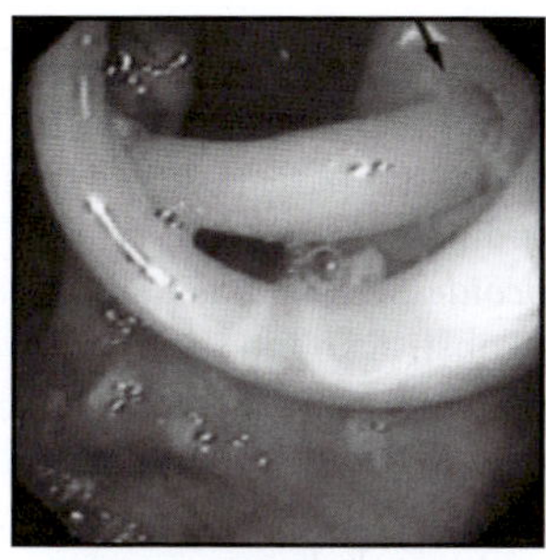

A. lumbricoides no apêndice vermiforme[6]

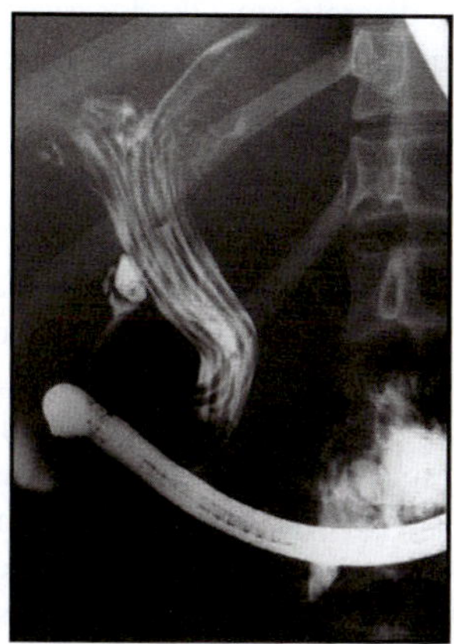

Múltiplos *A. lumbricoides* no colédoco[9]

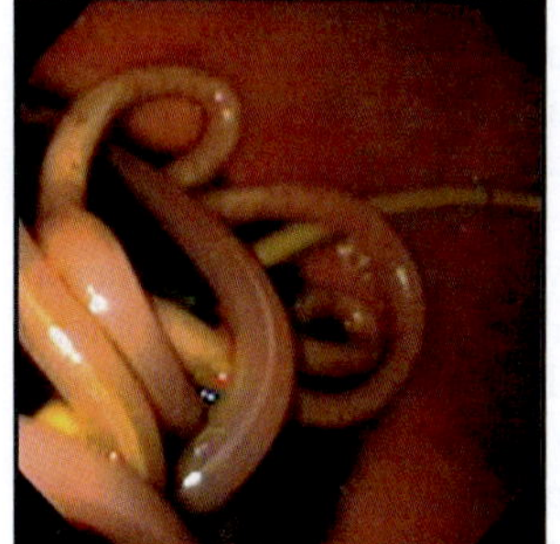
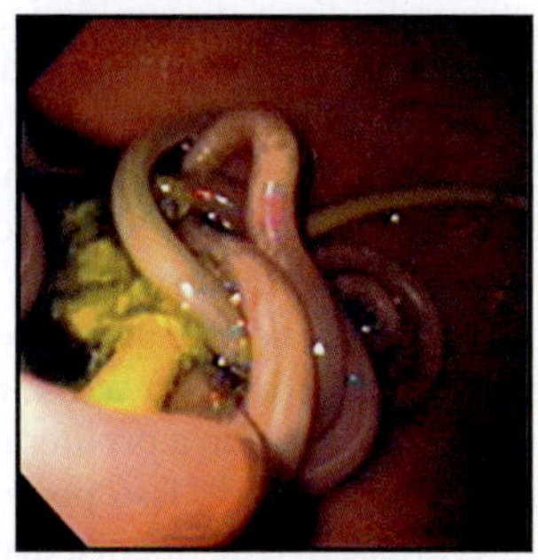

A. lumbricoides no estômago (arquivo pessoal)

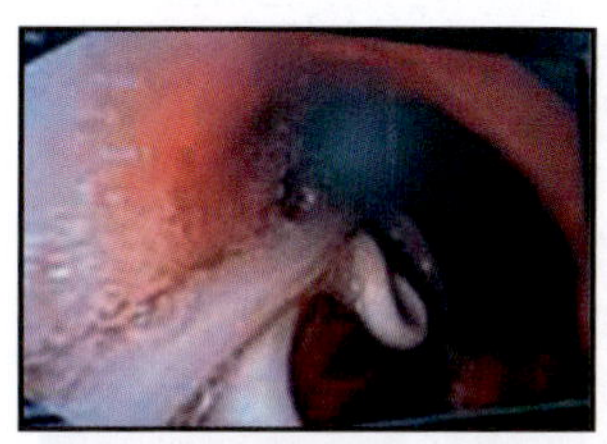

A. lumbricoides no esôfago[12]

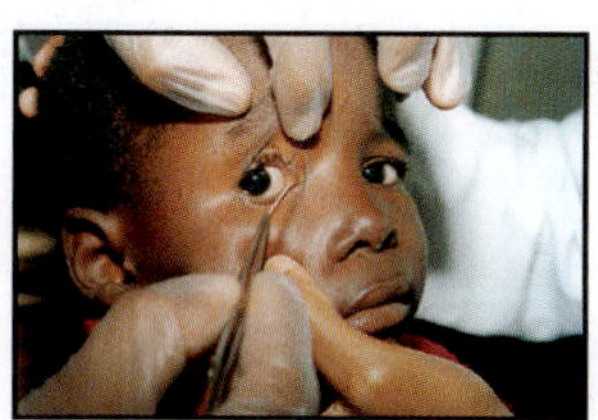

A. lumbricoides no canal lacrimal[14]

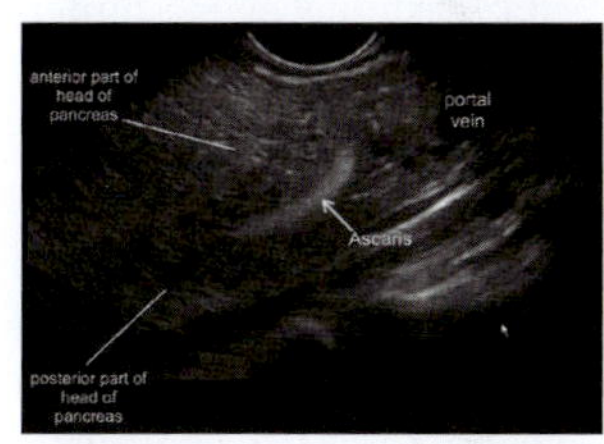

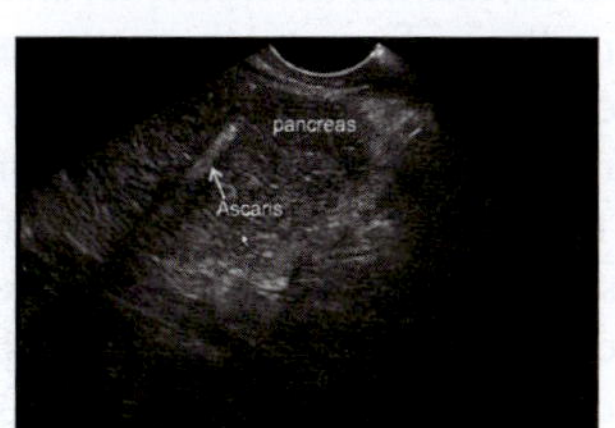

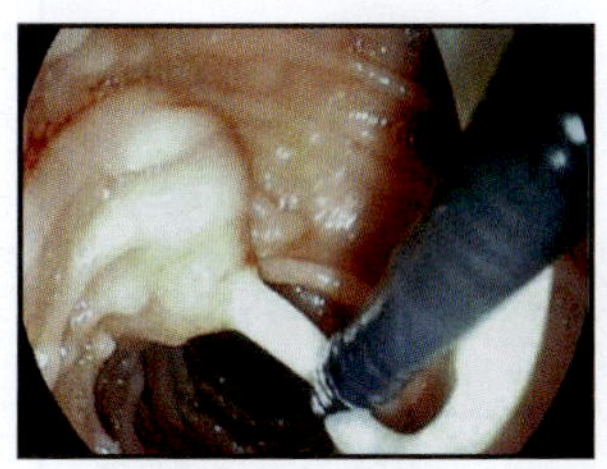
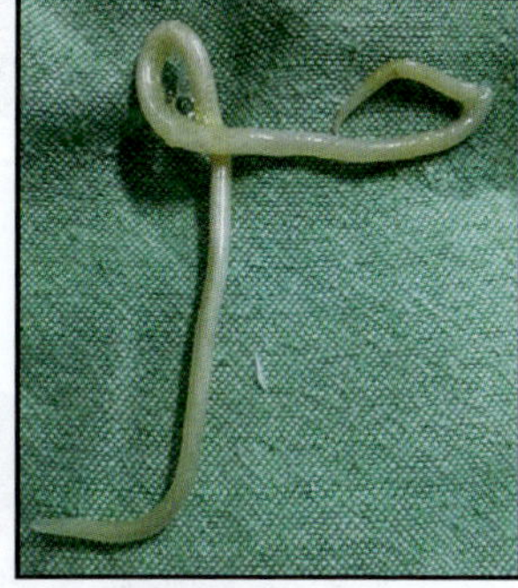

A. lumbricoides no Wirsung[10]

Figura 129.1. Tipos de manifestações clínicas graves relacionadas à infestação por *A. lumbricoides.*

Doenças pancreáticas

No pâncreas, a elevação da pressão no sistema de drenagem do órgão provocado pela obstrução causada pelo *A. lumbricoides* tem, como consequência, um quadro de pancreatite aguda de intensidade variável, uma manifestação relativamente comum em regiões endêmicas, principalmente em crianças. Em estudo avaliando a etiologia da pancreatite aguda em crianças da Caxemira, na Índia, a ascaridíase foi responsável por 60% dos casos[20]. Clinicamente, a infestação dos ductos biliopancreáticos pode apresentar sintomas compatíveis com cólica biliar, ou manifestar-se com os sintomas mais característicos de pancreatite, como dor abdominal alta em barra. Não se deve esperar, no entanto, manifestações típicas, uma vez que nas crianças os sintomas tendem a ser heterogêneos, exigindo alto nível de suspeição para o diagnóstico da doença. A eliminação de vermes adultos durante episódios de vômitos deve alertar para esse agente etiológico como causa da pancreatite aguda. No estudo prospectivo referido acima, de Javid *et al.*[20], o quadro de pancreatite aguda foi discreto em 72% dos casos, com os 28% restantes apresentando quadro clínico de pancreatite aguda grave.

Obstrução intestinal

Infestação maciça por *A. lumbricoides* pode causar obstrução intestinal, considerada a complicação abdominal cirúrgica mais comum relacionada a essa parasitose[21]. Em centro terciário da Caxemira, na Índia, onde 78% das crianças têm infestação pelo *A. lumbricoides*, essa parasitose foi responsável por 63,2% dos casos de obstrução intestinal nesse grupo etário, e 55% tinham idade entre 3 e 5 anos[22]. É causada pelo enovelamento de vermes adultos que impactam na luz intestinal, causando a obstrução[23] (Figura 129.2). Se não diagnosticada e tratada precocemente, pode levar a gangrena e perfuração do intestino. As manifestações clínicas são as de obstrução intestinal, com dores abdominais em cólica, distensão abdominal e vômitos, geralmente com massa palpável no abdome.

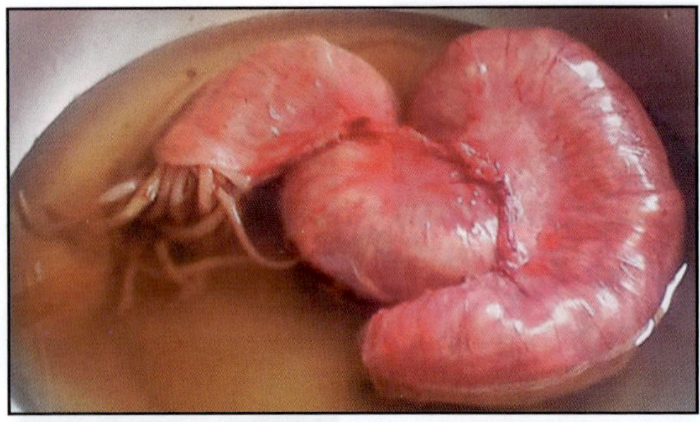

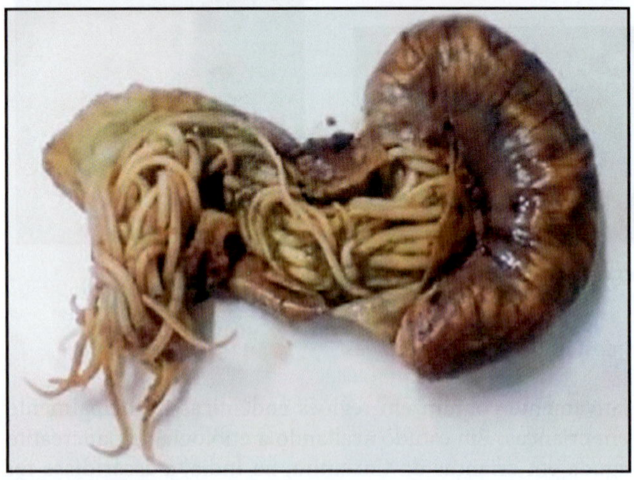

Figura 129.2. Obstrução ileal por *A. lumbricoides* – NEJM.

Fonte: Baba *et al.*[22].

Manifestações clínicas graves relacionadas à infestação maciça por *S. stercoralis*

O processo de autoinfecção, que mantém a infestação pelo *S. stercoralis* permanentemente, é a característica que mantém seu hospedeiro em risco de apresentar doença grave por esse helminto quando ocorre algum distúrbio do sistema imune[24]. A taxa de autoinfecção parece ser regulada pela imunidade celular. Se essa falha, como acontece em pacientes tratados com corticosteroides, aumenta o número de larvas que completam seu ciclo no interior do hospedeiro, aumentando a carga parasitária (hiperinfecção). Ocasionalmente, as larvas desviam das vias habituais de seu ciclo vital e invadem outros órgãos, provocam hemorragia por rotura de pequenos vasos, desencadeiam processo inflamatório e implantam bactérias Gram-negativas originárias dos intestinos, causando a estrongiloidíase disseminada[25]. Além do uso de corticosteroides, outras condições que deprimem a função do sistema imune podem ser fatores predisponentes, como o uso crônico de antibióticos e de moduladores do fator de necrose tumoral (TNF), aids, doenças malignas, transplantes de órgãos, desnutrição, hipogamaglobulinemia, doença renal crônica, doenças do colágeno, distúrbios metabólicos, alcoolismo e idade avançada[3]. Em relação aos corticosteroides, dois mecanismos podem ser responsáveis por hiperinfecção e pela estrongiloidíase disseminada: (a) ligação dos corticosteroides a receptores específicos da membrana das células CD4$^+$ Th2, suprimindo sua função e causando apoptose e disfunção das células T[18]; (b) semelhança de alguns metabólitos dos corticosteroides com ecdisteroides, hormônios envolvidos na muda (ecdise) de insetos e de larvas de parasitas, de maneira que, na presença de grande quantidade desses metabólitos, pode haver estímulo à ecdise das larvas rabditoides em filariformes, acelerando a proliferação e propiciando a hiperinfecção pelo parasita[24]. Isso pode explicar os inúmeros casos de hiperinfecção e de doença disseminada associados ao uso de corticosteroides[26-29].

Hiperinfecção por *Strongyloides stercoralis*

A hiperinfecção pelo *Strongyloides stercoralis* é relacionada a inúmeros fatores, entre os quais distúrbios da motilidade intestinal, desnutrição, alcoolismo, hipocloridria, doenças malignas hematológicas, tratamento imunossupressor (principalmente com prednisona), lepra lepromatosa, transplante renal, infecções pelo HTLV-1 (vírus linfotrópico de células T humanas tipo 1), imunodeficiências crônicas variáveis, insuficiência renal crônica, queimaduras e diabetes[30]. Ocorre devido ao aumento da carga parasitária, como consequência da aceleração do ciclo de autoinfecção, sem disseminação de larvas fora do seu padrão migratório[31]. Apresenta manifestações intestinais e extraintestinais, com predominância de manifestações respiratórias, como infiltrados pulmonares, hemorragia alveolar difusa e insuficiência respiratória. As manifestações digestivas, como as respiratórias, são também inespecíficas, podendo ocorrer anorexia, distensão e desconforto abdominais, náusea, vômitos e diarreia. Pode haver febre, geralmente de baixo grau. A eosinofilia, característica que pode alertar para esse diagnóstico, é geralmente baixa, devido à ação dos corticosteroides sobre os eosinófilos. E, para tornar o diagnóstico mais difícil, os sintomas associados com a estrongiloidíase severa podem mimetizar recidiva da doença que está sendo tratada com corticosteroides [asma, doença pulmonar obstrutiva crônica (DPOC), doença de Crohn], resultando no aumento da dose desse medicamento e retardando o início do tratamento específico[31]. Portanto, a reconhecida possibilidade de manutenção da infecção pelo *S. stercoralis* por décadas e da mudança de seu comportamento nos indivíduos que estão utilizando corticosteroides ou estão com imunodepressão torna imprescindível a suspeita de hiperinfecção por esse parasita na presença dos sintomas e das condições descritas acima. A infestação maciça pelo *S. stercoralis* pode apresentar-se, também, por enterites severas, que se manifestam, raramente, por obstrução duodenal[32] ou por íleo paralítico[33].

Estrongiloidíase disseminada

Manifestação extremamente grave da infecção pelo *Strongyloides stercoralis*, ocorre pela disseminação das larvas para órgãos extraintestinais que não fazem parte do seu ciclo vital, já tendo sido descritas no fígado, nos rins, no coração, em órgãos endócrinos e no sistema nervoso central[34]. Nessa migração, as larvas do *S. stercoralis* transportam, em seu epitélio, bactérias do intestino, que poderão desencadear bacteremia polimicrobiana e, ocasionalmente, meningite. A translocação bacteriana pode ocorrer, também, por meio das soluções de continuidade da mucosa intestinal. Ocorre geralmente em hospedeiros com depressão do sistema imunológico, mas há casos descritos em indivíduos imunocompetentes[35]. Os principais sintomas são febre, dor e distensão abdominal, perda de peso, vômitos, tosse, anemia e hemoptise[36], portanto, absolutamente inespecíficos, exigindo alto nível de suspeição para que o diagnóstico seja feito. Em situações mais graves, choque, coagulação intravascular disseminada, meningite, insuficiência renal e/ou respiratória e pancreatite podem ocorrer[37]. A íntima associação da estrongiloidíase disseminada com imunodeficiência e com o uso de corticosteroides, e sua letalidade, tem levado à sugestão de tratamento profilático dessa parasitose em indivíduos imunocomprometidos[38,39], como os submetidos a transplantes, principalmente em áreas endêmicas.

Diagnóstico

O método de escolha para o diagnóstico das enteroparasitoses é o exame parasitológico de fezes, ainda que muitos resultem negativos. Devem ser colhidas três amostras de fezes e cabe ao laboratório utilizar, pelo menos, dois métodos diferentes na avaliação do material enviado. Na rotina, costumamos fazer solicitações de exames de fezes de forma genérica, sem especificar que método gostaríamos que fosse utilizado visando à pesquisa de um parasita específico. Na suspeita de um caso de estrongiloidíase, devemos solicitar o exame de fezes pelo método de Baermann, que apresenta melhor sensibilidade para esse helminto. O diagnóstico de hiperinfecção por *Strongyloides* é relativamente fácil devido ao elevado número de larvas que são observadas nos esfregaços das fezes[34]. Os diversos testes sorológicos para o diagnóstico da estrongiloidíase apresentam elevada sensibilidade[40]. Quando disponíveis, os métodos moleculares utilizando-se técnicas de PCR ou RT-PCR devem ser utilizados por apresentarem especificidade de 100%[40]. Como já relatado anteriormente, os pacientes imunossuprimidos podem ser acometidos por quadros graves de estrongiloidíase disseminada. O diagnóstico por meio de testes sorológicos nesses casos pode ser prejudicado pela imunossupressão, que pode causar diminuição da sensibilidade da detecção de anticorpos séricos. Portanto, a sorologia nunca deve ser usada isoladamente nesses indivíduos. Por outro lado, nos casos de hiperinfecção devida à imunossupressão, a produção larval é muito maior, resultando em melhor sensibilidade de todos os métodos fecais[40]. No hemograma, o número de eosinófilos pode estar bastante elevado, contudo, nos pacientes com estrongiloidíase severa consequente ao uso de corticoides, a elevação tende a ser mais discreta ou não estar presente[31,40].

Outras manifestações clínicas podem ser observadas nos casos de infestação parasitária maciça e exigirão conduta diagnóstica individualizada. Apresentaremos em destaque as principais.

Ascaridíase

Doenças hepatobiliares

A ultrassonografia é a modalidade de escolha para o diagnóstico da ascaridíase hepatobiliar, podendo identificar o parasita no estômago, duodeno, na via biliar comum, no interior da vesícula ou nos ductos biliares intra-hepáticos[41]. A detecção de abscesso hepático pode ocorrer[17,19,42]. Em alguns casos, pode ser necessária a complementação da investigação com outros métodos de imagem, tais como, tomografia computadorizada (TC), ressonância magnética ou a colangiorressonância nuclear magnética[42]. Outro excelente método diagnóstico é a ultrassonografia endoscópica, que fornece ampla observação da via biliar principal[43]. A colangiopancreatografia endoscópica retrógrada (CPER), preferencialmente, não é indicada para o diagnóstico da ascaridíase hepatobiliar, devendo ser utilizada em casos selecionados e/ou para fins terapêuticos[17,42].

Doenças pancreáticas

Elevações das enzimas pancreáticas, especialmente a amilase sérica, caracterizando um quadro de pancreatite aguda, são os principais achados laboratoriais[20]. Todos os métodos de imagem descritos para a investigação das afecções hepatobiliares também se aplicam para a investigação do comprometimento pancreático na ascaridíase. Como particularidade, a presença de *Ascaris* no ducto pancreático principal é menos frequente nos casos de pancreatite, por causa de seu calibre estreito e curso tortuoso[20,41].

Obstrução intestinal

As sequelas gastrointestinais da ascaridíase incluem oclusão luminal, volvo intestinal, perfurações, apendicite e intussuscepção[44]. A obstrução ocorre com maior frequência no íleo terminal devido ao menor diâmetro de sua luz[44,45]. Alterações leucocitárias, como leucocitose e eosinofilia, podem estar presentes, com elevação discreta. Em alguns casos há relato de eliminação de *Ascaris* nas fezes ou vômitos[45]. O exame radiológico simples do abdome pode revelar várias anormalidades: presença de níveis hidroaéreos, distensão de alças intestinais, imagens dos parasitas como "feixes de charutos", imagem de "redemoinho" e pneumoperitônio, nos casos de perfuração intestinal[44-46]. Esses achados são mais frequentes na fossa ilíaca direita. A ultrassonografia abdominal também pode mostrar vários sinais ecográficos sugestivos de ascaridíase: faixas ecogênicas espessas com um tubo anecoico central, várias faixas ecogênicas longas, lineares e paralelas sem sombras acústicas em cortes longitudinais (sinal da via férrea) e em cortes transversais (aparência de alvo)[44,46]. Em caso de perfuração intestinal, outros achados como líquido livre na cavidade abdominal e vermes flutuando na cavidade podem ser visualizados na ultrassonografia[44]. A indicação de TC ou ressonância nuclear magnética do abdome fica restrita aos casos de maior dificuldade diagnóstica. A utilização da cápsula endoscópica deve ser evitada na suspeita de oclusão intestinal.

Estrongiloidíase

Como já relatado, eosinofilia periférica não é achado frequente nos casos associados à corticoterapia[31,40]. O parasitológico de fezes, apesar de frequentemente positivo em casos de hiperinfecção por *Strongyloides*, pode ser negativo. Nessa circunstância, a microscopia de outras amostras de resíduos orgânicos, incluindo escarro, vômitos, aspirados duodenais, líquido cefalorraquidiano, líquido ascítico e outros, pode auxiliar no diagnóstico dos casos de hiperinfecção e disseminação de estrongiloidíase[3,47].

Por ter seu *habitat* natural preferencialmente no duodeno, a endoscopia digestiva alta assume relevante importância para o diagnóstico da estrongiloidíase. Além de visualizar achados endoscópicos anormais, tais como edema e eritema da mucosa, pontos esbranquiçados nas vilosidades, erosões e estenoses, permite a coleta de material por biópsias com o objetivo de visualizar seções de larvas, ovos e algumas formas adultas, predominantemente nas criptas gástricas ou duodenais, com infiltração eosinofílica na lâmina própria, diretamente correlacionada com a intensidade da infecção[34,47,48]. Ocasionalmente, os cólons podem ser acometidos pela estrongiloidíase, o que resulta em quadro de colite, às vezes severa, com manifestações clínicas e colonoscópicas que mimetizam um quadro de colite ulcerativa, exigindo, mais uma vez, alto índice de suspeição para a definição diagnóstica. As características colonoscópicas associadas ao exame histológico podem, nesses casos, ser decisivas para estabelecimento do diagnóstico diferencial: padrão alternado da inflamação, atenuação distal da doença, infiltrados ricos em eosinófilos, arquitetura de cripta relativamente intacta e envolvimento frequente da submucosa, são achados característicos da colite por *Strongyloides*[49]. Obstrução intestinal é uma ocorrência rara[39] e os métodos de imagem, como a TC, são indicados para a avaliação desses quadros.

Na avaliação do comprometimento do trato respiratório, frequente nos casos de hiperinfecção, cujas manifestações podem ir, inicialmente, de sibilos até insuficiência respiratória[3], deve-se realizar a pesquisa de larvas de *Strongyloides* nas secreções respiratórias[50]. Amostras respiratórias, incluindo escarro, aspiração traqueal ou líquido broncoalveolar, evidenciam infecção parasitária na quase totalidade de pacientes[51]. Exames radiológicos e TC podem revelar infiltrados alveolares ou parenquimatosos e opacidade tipo vidro fosco[50,52].

Hemoculturas devem ser solicitadas, uma vez que sepse por bactérias Gram-negativas são comumente observadas nesses pacientes, especialmente se forem imunossuprimidos[37,39,51,52]. Da mesma forma, culturas do escarro podem ser positivas para diversos tipos de bactérias[53,54].

Na estrongiloidíase disseminada, a propedêutica diagnóstica deve ser direcionada para os locais extraintestinais comprometidos. Dessa forma, podem ser necessários exames do líquido cefalorraquidiano ou líquido ascítico, ou biópsia da pele para identificar larvas de *Strongyloides*[34]. Exames de imagem, como TC e ressonância nuclear magnética, são fundamentais quando do envolvimento do sistema nervoso central.

Tratamento

Considerando-se a gravidade das complicações relativas às infecções pelo *A. lumbricoides* e *S. stercoralis* todos os pacientes por elas acometidos deverão submeter-se ao tratamento em ambiente hospitalar. Em razão da diversidade de apresentações clínicas, as condutas terapêuticas serão apresentadas separadamente.

Ascaridíase

Obstrução intestinal

A maioria dos pacientes que apresentam suboclusão ou obstrução por "bolo" de *Ascaris* responde ao tratamento conservador[55]. Entretanto, monitorização constante e intervenção cirúrgica precoce naqueles com toxemia e características de peritonite podem preservar o intestino e reduzir a mortalidade[44]. Nos casos de suboclusão e obstrução, as medidas iniciais são: dieta zero, reposição de fluidos e eletrólitos intravenosos, antibióticos de amplo espectro e drenagem nasogástrica[46]. Vários tipos de enemas são utilizados para o tratamento, incluindo compostos de glicerina, parafina líquida e solução salina hipertônica, com excelentes resultados atingidos, com passagem dos vermes para os cólons em aproximadamente 90% dos casos[56]. Estudo recente, apresenta uma nova solução para uso sob forma de enema, a gastrografina (amidotrizoato de sódio 100 mg/mL, amidotrizoato de meglumina 660 mg/mL), que, em comparação com o enema à base de fosfato de sódio, apresentou como resultado um tempo médio mais curto para a passagem de flatos ou vermes e resolução de sinais abdominais no grupo que usou a gastrografina em comparação com o grupo conservador[56]. Atingido esse objetivo em no máximo cinco dias, sem piora clínica do paciente, introduz-se o tratamento específico para a ascaridíase através da sonda nasogástrica. As drogas propostas são: piperazina, pamoato de pirantel, albendazol e mebendazol[44]. Deve-se repetir a medicação após seis semanas para que se elimine os parasitas que ainda estavam na fase larvar na primeira tomada da medicação[55].

No caso do insucesso do tratamento conservador em reverter a oclusão, assim como em casos de volvo, intussuscepção ou perfuração intestinal, a indicação cirúrgica é absoluta. A decisão sobre o tipo de cirurgia dependerá dos achados durante a laparotomia exploradora[55]. Se não há sofrimento de alças intestinais e a obstrução está ao nível do íleo, a ordenha dos vermes para o ceco pode ser feita cuidadosamente, sem causar trauma à parede do intestino. Se a obstrução estiver no nível do jejuno e se houver múltiplas massas, a enterotomia deve ser realizada, com a retirada dos vermes com a utilização de pinças[55].

A ordenha deve ser evitada nos casos de volvo, procedendo-se à enterotomia e à retirada dos vermes[44,55]. Nos casos de perfuração intestinal e intussuscepção, sem sofrimento de alças, está indicada a simples rafia da perfuração e ordenha dos vermes e a redução manual, respectivamente[44]. Nos casos mais graves, com gangrena da parede, perfuração e intussuscepção com intestino não viável, procede-se à ressecção segmentar da alça e anastomose primária[55]. Em caso de obstrução pilórica por *Ascaris*, de ocorrência rara, a retirada dos parasitas por meio da endoscopia digestiva alta é plausível e curativa[57].

Doenças hepatobilares e pancreáticas

A capacidade migratória do *Ascaris* favorece a sua passagem através da ampola de Vater causando episódios de colangite, colecistite, abscesso hepático e pancreatite aguda[17]. Para vários autores, a conduta inicial deve ser conservadora, tratando-se adequadamente as diferentes síndromes clínicas e administrando-se antiparasitários (pamoato de pirantel, mebendazol, albendazol ou ivermectina), tendo sido alcançados índices de sucesso entre 83% e 90%[17,44]. A duração do tratamento deve se prolongar por vários dias, porque os fármacos têm pouca ação nas vias biliares e os vermes são suscetíveis apenas quando passam através da ampola para o duodeno[58]. A colangiopancreatografia retrógrada endoscópica (CPRE) para extração dos vermes, é indicada se os pacientes continuam a ter sintomas apesar do tratamento clínico, ou quando os vermes não se movem para fora do lúmen ductal por três semanas ou morrem dentro dos ductos biliares[17,44]. A retirada dos vermes pode ser feita com fórceps ou balões, evitando-se a esfincterectomia, pois, posteriormente, ela facilitará a reentrada de outros vermes nas vias biliares[17,43,44,58]. Após a retirada, rapidamente há alívio dramático na dor e melhora do estado geral dos pacientes. Pacientes com colangite supurativa geralmente necessitam de CPRE de emergência e drenagem nasobiliar como procedimento de primeira linha[17]. Endoscopia digestiva alta está indicada nos casos de dor abdominal intratável e vermes no ducto biliar principal[20]. Nos casos de abscesso hepático, bastante raros, a conduta é a utilização de antibióticos de amplo espectro, antiparasitários, drenagem aspirativa percutânea e retirada dos vermes[42]. Nos comprometimentos pancreáticos, as medidas terapêuticas abrangem: reposição hidroeletrolítica rigorosa, tratamento da dor e da náusea, correção de alterações metabólicas e suporte nutricional, antibioticoterapia, quando indicada, e tratamento antiparasitário[20]. Atualmente, com a ampla utilização da CPRE, as indicações cirúrgicas para o tratamento das afecções biliopancreáticas ficaram limitadas às refratariedades da terapêutica clínico-endoscópica e complicações[20].

Estrongiloidíase

A hiperinfecção da estrongiloidíase disseminada apresenta, em geral, elevada morbilidade e altos índices de mortalidade. Estudo recente, com ampla revisão da literatura, revelou forte associação com imunossupressão, especialmente corticoterapia (83,5%), e altas taxas de mortalidade em unidades de terapia intensiva (UTI), chegando a 60,3%[51].

Os pacientes acometidos, na grande maioria imunossuprimidos, por suas afecções primárias ou por uso de corticoterapia, em geral, necessitam de internação em UTI, pois são de elevado risco para sepse, choque ou síndrome da insuficiência respiratória aguda[50]. O isolamento dos pacientes com hiperinfecção é recomendado, pela grande quantidade de larvas infectantes presentes nas suas secreções (escarro, fezes, vômitos)[34].

Nos pacientes em uso de tratamento imunossupressor é recomendável a sua suspensão imediata, desde que possível[39,52]. É importante pensar na possibilidade de estrongiloidíase num paciente asmático que apresenta piora clínica com o uso de corticoides[52].

O uso de antibioticoterapia de amplo espectro nesses pacientes é mandatório, pela grande ocorrência de sepse por bactérias Gram-negativas[52].

A terapêutica antiparasitária deve ser instituída de imediato, e a droga de escolha é a ivermectina, na dosagem de 200 μg/kg, uma tomada por via oral, quando as condições clínicas do paciente permitem, até que haja melhora clínica e tenha testes negativos para larvas de *S. stercoralis* por duas semanas[34,40,51,52]. Nos pacientes muito graves, incapazes de ingerir a ivermectina, com vômitos frequentes ou má absorção, a administração pode ser realizada por via retal ou subcutânea, na mesma dosagem da via oral, até que o exame de fezes persista negativo por duas semanas ou até que o paciente possa tolerar a administração oral[34,39]. Na atualidade, não existem formulações de ivermectina licenciadas para uso parenteral em humanos em nenhum país do mundo, e todos os casos assim tratados utilizaram a droga para uso veterinário[39,40,51,54,59,60]. O uso de albendazol isolado tem demonstrado eficácia menor em comparação à ivermectina[34,52] e há relato de ocorrência de disseminação da estrongiloidíase numa paciente portadora de lúpus eritematoso sistêmico após o terceiro dia de utilização da droga. Combinações de medicações, como ivermectina com albendazol ou ivermectina com tiabendazol, têm sido utilizadas, contudo o uso isolado da ivermectina tem sido a opção preferencial[34,52].

Em relação ao prognóstico dos casos de hiperinfecção, estudo retrospectivo de 14 anos realizado com pacientes em UTIs demonstrou que febre, infecção bacteriana concomitante, choque e ventilação mecânica foram fatores preditivos de mortalidade na UTI[51].

No tratamento das complicações da estrongiloidíase, as indicações cirúrgicas são muito restritas, sendo necessárias em casos raros de sintomas abdominais agudos (peritonite) devido a obstrução intestinal ou infarto intestinal[34]. Casos de obstrução duodenal são raros e com significativa mortalidade, contudo alguns pacientes respondem ao tratamento clínico, não sendo necessária a abordagem cirúrgica[33,61].

Diante das evidências apresentadas neste capítulo, é importante ressaltar a obrigatoriedade de investigação ou quimioprofilaxia dessas parasitoses no grupo de indivíduos que são portadores de doenças autoimunes, com quadros de imunodepressão ou que irão fazer uso de drogas imunossupressoras, imunomoduladoras ou imunobiológicos.

Referências bibliográficas

1. Dold C, Holland CV. Ascaris and ascariasis. Microbes Infect. 2011;13(7):632-7.
2. Schär F, Trostdorf U, Giardina F, Khieu V, Muth S, Marti H, et al. Strongyloides stercoralis: Global Distribution and Risk Factors. PLoS Negl Trop Dis. 2013;7(7):e2288.
3. Kandi V, Bhatti AB. Human strongyloidiasis: an insight in to a neglected tropical parasitic disease. Transl Biomed. 2015;6:4.
4. Kozubsky L, Archelli S. Consideraciones sobre La biologia y el diagnóstico de Strongyloides stercoralis. Acta Bioquím Clín Latinoam. 2004;38(3):333-8.
5. Chan MS. The global burden of intestinal nematode infections – fifty years on. Paras Today. 1997;13(11):438-43.
6. Goenka MK, Chowdhury A, Dias K. Appendicular ascariasis: colonoscopic management. Gastrointest Endosc. 1999;50(3):435-6.
7. Longjam G, Tandan M, Reddy DN. An unusual cause of occlusion of a fully covered self-expandabel metallic stent by biliary ascarides. Clin Gastroenterol Hepatol. 2012;12:xxiv.
8. Mitoro A, Yoshikawa M, Yamao JI, Yoshida M, Kojima K, Sawai M, et al. Endoscopic extraction of biliary ascariasis by using a wire-guided basket, without a sphincterotomy. Gastrointest Endosc. 2007;65(2):327.
9. Dib Jr J, Carvajal A, Giannone C, Gómez C, Bethencourt M, Araujo A. Hepato-biliary ascariasis. Gastrointest Endosc. 2000;51(5):594.
10. Shoukat A, Sharma M, Pathak A. Pancreatic duct ascariasis. Gastrointest Endosc. 2016;83(3):669-70.
11. Pinilla AE, Lopez MC, Ricaurte O, Castillo B, Murcia MI, Nicholls RS, et al. Liver abscess caused by Ascaris lumbricoides: case report. Rev Inst Med Trop S Paulo. 2001;43(6);343-6.
12. Chauhan A, Rastogi P, Trikha S, D'Souza H, Varghese J, Pawar B. Esophageal ascariasis with retrosternal chest discomfort. J Assoc Phys India. 2016;64:93.
13. Hajizadeh M, Rahimi MT, Spotin A, Ahmadpour E. A rare cause of dysphagia: pharyngeal ascariasis. J Parasit Dis. 2016;40(4):1411-3.
14. Mwanza JC. Lacrimal drainage obstruction by Ascaris lumbricoides. Bull Soc Belge Ophtalmol. 2004;(293):71-3.
15. Araújo EHP, Guimarães SS. Obstrução nasolacrimal em criança: Ascaris lumbricoides como uma causa incomum. Arq Bras Oftalmol. 2000;63(5):391-3.
16. Vejdani M, Namvar F. Ascariasis into the middle ear: report of two cases from Iran. Int J Ped Otorhinolaryngol Extra. 2010;165-6.
17. Khuroo MS, Rather AA, Khuroo NS, Khuroo MS. Hepatobiliary and pancreatic ascariasis. World J Gastroenterol. 2016;22(33):7507-17.
18. Marcos LA, Terashima A, Canales M, Gotuzzo E. Update on Strongyloidiasis in the immunocompromised host. Curr Infect Dis Rep. 2011;13:35-46.
19. Khuroo MS, Zargar SA, Mahajan R. Hepatobiliary and pancreatic ascariasis in India. Lancet. 1990;335:1503-6.
20. Javid G, Zargar S, Shah A, Shoukat A, Iqball A, Gupta A. Etiology and outcome of acute pancreatitis in children in Kashmir (India). An endemic area of hepatobiliary ascariasis. World J Surg. 2013;37(5):1133-40.
21. Mohta A, Bagga D, Malhotra CJ, Chadha R, Kumar A, Arora MP. Intestinal obstruction due to roundworms. Pediatr Surg Int. 1993;8:226-8.
22. Baba AA, Ahmad SM, Sheikh KA. Intestinal ascariasis: the commonest cause of bowel obstruction in children at a tertiary care center in Kashmir. Pediatr Surg Int. 2009;25:1099-102.
23. Mwenda AS, Ilkul JH. Obstructive ileal ascariasis. N Engl J Med. 2013;368(10):943.
24. Frean J. Parasitic infections in the ICU. In: Feldman C, Sarosi GA, editors. Tropical and parasitic infections in the ICU. New York: Springer; 2005.
25. Genta RM. Dysregulation of strongyloidiasis: a new hypothesis. Clin Microbiol Rev. 1992;5:345-55.
26. Newberry AM, Willims DN, Stauffer WM, Boulware DR, Hendel-Paterson BR, Walker PF. Strongyloides hyperinfection presenting as acute respiratory failure gram-negative sepsis. Chest. 2005;128:3681-84.
27. Al Maslamani MA, Al Soub HA, Al Khal AL, Al Bozom IA, Abu Khattab MJ, Chacko KC. Strongyloides stercoralis hyperinfection after corticosteroid therapy: a report of two cases. Ann Saudi Med. 2009;29(5):397-401.
28. Janssen R, Vlaminckx BJM, Seldenrijk CA, Voorn GP, Grutters JC. Strongyloides stercoralis hyperinfection mimicking accelerated form of idiopathic pulmonary fibrosis. Lancet Infect Dis. 208;8:456.
29. De Bona S, Basso RMC. Hyperinfection by Strongyloides stercoralis associated with chronic use of corticosteroid. Rev Bras Anal Clin. 2008;40(4):247-50.
30. Concha R, Harrington Jr W, Rogers AI. Intestinal strongyloidiasis: recognition, management, and determinants of outcome. J Clin Gastroenterol. 2005;39:203-11.
31. Fardet L, Généreau T, Cabane J, Kettaneh A. Severe strongyloidiasis in corticosteroid-treated patients. Clin Microbil Infect. 2006;12:945-7.
32. Cruz Jr RJ, Vincenzi R, Ketzer BM. Duodenal obstruction – an unusual presentation of Strongyloides stercoralis enteritis: a case report. World J Emerg Surg. 2010;5:23.
33. Yoshida H, Endo H, Tanaka S, Ishikawa A, Kondo H, Nakamura T. Recurrent paralytic ileus associated with strongyloidiasis in a patient with systemic lupus erythematosus. Mod Rheumatol. 2006;16:44-7.
34. Puthiyakunnon S, Boddu S, Li Y, Zhou X, Wang C, Li J, et al. Strongyloidiasis – an insight into its global prevalence and management. PLoS Negl Trop Dis. 2014;8(8):e3018.
35. Husni RN, Gordon SM, Longworth DL, Adal KA. Disseminated Strongyloides stercoralis infection in an immunocompetent patient. Clin Infect Dis. 1996;23:663.
36. Ramdial PK, Hlatshwayo NH, Singh B. Strongyloides stercoralis mesenteric lymphadenopathy: clue to the etiopathogenesis of intestinal pseudoobstruction in HIV-infected patients. Ann Diagn Pathol. 2006;10:209-14.
37. Kassalik M, Mönkemüller K. Strongyloides stercoralis hyperinfection syndrome and disseminated disease. Gastroenterol Hepatol. 2011;7(11):766-8.
38. Avery RK, Ljungman P. Prophylactic measures in the solid-organ recipient before transplantation. Clin Infect Dis. 2001;33(Suppl 1):S15-S21.
39. Mejia R, Nutman TB. Screening, prevention, and treatment for hyperinfection syndrome and disseminated infections caused by Strongyloides stercoralis. Curr Opin Infect Dis. 2012;25:458-63.
40. Buonfrate D, Formenti F, Perandin F, Bisoffi Z. Novel approaches to the diagnosis of Strongyloides stercoralis infection. Clin Microbiol Infect. 2015;21(6):543-52.
41. Lynser D, Handique A, Daniala C, Phukan P, Marbaniang E. Sonographic images of hepato-pancreatico-biliary and intestinal ascariasis: a pictorial review. Insights Imaging. 2015;6(6):641-6.
42. Nag HH, Ji R. Ascariasis presenting as acute abdomen-a case report. Indian J Surg. 2013;75(Suppl 1):128-30.
43. Thandassery RB, Jha AK, Goenka MK. Biliary ascariasis: an uncommon cause for recurrent biliary colic after biliary sphincterotomy and common bile duct stone removal. Trop Doct. 2014;44(2):108-9.
44. Ramareddy RS, Alladi A, Siddapa OS, Deepti V, Akthar T, Mamata B. Surgical complications of Ascaris lumbricoides in children. J Indian Assoc Pediatr Surg. 2012;17(3):116-9.
45. Maheshwari B, Rao S, Khurana N. Small bowel histomorphology in surgical complications of ascariasis: a small series. Trop Gastroenterol. 2013;34(4):240-3.
46. Andrade AM, Perez Y, Lopez C, Collazos SS, Andrade AM, Ramirez GO, et al. Intestinal obstruction in a 3-year-old girl by Ascaris lumbricoides infestation. Medicine (Baltimore). 2015;94(16):e655.

47. Requena-Méndez A, Chiodini P, Bisoffi Z, Buonfrate D, Gotuzzo E, Muñoz J. The laboratory diagnosis and follow up of strongyloidiasis: a systematic review. PLoS Negl Trop Dis. 2013;7(1):e2002.
48. Kishimoto K, Hokama A, Hirata T, Ihama Y, Nakamoto M, Kinjo N, et al. Endoscopic and histopathological study on the duodenum of Strongyloides stercoralis hyperinfection. World J Gastroenterol. 2008;14(11):1768-73.
49. Qu Z, Kundu UR, Abadeer RA, Wanger A. Strongyloides colitis is a lethal mimic of ulcerative colitis: the key morphologic differential diagnosis. Hum Pathol. 2009;40(4):572-7.
50. Bava BA, Cecilia D, Alcides T. Adult female of Strongyloides stercoralis in respiratory secretions. Asian Pac J Trop Biomed. 2013;3(4):311-3.
51. Geri G, Rabbat A, Mayaux J, Zafrani L, Chalumeau-Lemoine L, Guidet B, et al. Strongyloides stercoralis hyperinfection syndrome: a case series and a review of the literature. Infection. 2015;43(6):691-8.
52. Alsharif A, Sodhi A, Murillo LC, Headley AS, Kadaria D. Wait!!! No Steroids for this Asthma… Am J Case Rep. 2015;16:398-400.
53. Girija S, Kannan S, Jeyakumari D, Gopal R. Hyperinfection with Strongyloides in a HIV-negative elderly male. Trop Parasitol. 2012;2(1):64-6.
54. Feely NM, Waghorn DJ, Dexter T, Gallen I, Chiodini P. Strongyloides stercoralis hyperinfection: difficulties in diagnosis and treatment. Anaesthesia. 2010;65(3):298-301.
55. Bhutia KL, Dey S, Singh V, Gupta A. Ascaris lumbricoides causing infarction of the mesenteric lymph nodes and intestinal gangrene in a child: a case report. Ger Med Sci. 2011;9:Doc12.
56. Hamid R, Bhat N, Baba A, Mufti G, Khursheed S, Wani SA, et al. Use of gastrografin in the management of worm-induced small bowel obstruction in children. Pediatr Surg Int. 2015;31(12):1171-6.
57. Peker K, Kılıç K. Endoscopic diagnosis in Ascaris lumbricoides case with pyloric obstruction. Turkiye Parazitol Derg. 2011;35(4):210-3.
58. Lee TH, Park SH, Lee CK, Lee SH, Chung IK, Kim SJ. Ascaris lumbricoides-induced acute pancreatitis. Gastrointest Endosc. 2012;75(1):192-3.
59. Moura EB, Maia MO, Ghazi M, Amorim FF, Pinhati HM. Salvage treatment of disseminated strongyloidiasis in an immunocompromised patient: therapy success with subcutaneous ivermectin. Braz J Infect Dis. 2012;16(5):479-81.
60. Manrique-Rodríguez S, Martín-Rabadán P, Díaz-Cámara M, Fernández-Llamazares CM. Ivermectina subcutánea en estrongiloidiasis diseminada: a propósito de la autorización de un medicamento veterinario para uso humano. Med Clin (Barc). 2016;146(8):376-7.
61. Hindy P, Parvin R, Hanna K, Gress F. Strongyloidiasis presenting as duodenal obstruction in a patient infected with human T-cell lymphotropic virus type 1. Gastrointest Endosc. 2011;74(2):439-41.
62. Hunter CJ, Petrosyan M, Asch M. Dissemination of Strongyloides stercoralis in a patient with systemic lupus erythematosus after initiation of albendazole: a case report. J Med Case Rep. 2008;2:156.

130
DIVERTICULITE AGUDA

Mauro Bafutto
Enio Chaves de Oliveira

Introdução

Os divertículos colônicos correspondem a herniações da mucosa através da parede visceral, formando projeções saculares na serosa e orifícios no relevo mucoso dos cólons. Os primeiros relatos da doença foram descritos no fim do século XIX e início do século XX. Atualmente sua prevalência no mundo ocidental é alta e crescente. O termo "diverticulose" refere-se à presença de divertículos, que não estão associados a sintomas. "Doença diverticular dos cólons" (DDC) é a expressão utilizada para definir a condição clínica em que há a presença de sintomas ou complicações associados aos divertículos, o que ocorre em cerca de 20% a 25% desses pacientes[1-4].

Formas de apresentação clínica

Atualmente, não há nenhuma classificação da doença diverticular universalmente aceita. Alguns autores recomendam que a DDC possa ser classificada (Tabela 130.1) em diversas formas clínicas como: doença sintomática não complicada, doença sintomática recorrente não complicada e doença complicada[5,6].

Tabela 130.1. Classificação atual da doença diverticular (Tursi e Papagrigoriadis[2])

Classificação	Descrição
Diverticulose	Presença de divertículos sem sintomas ou inflamação diverticular
Doença diverticular sintomática não complicada	Presença de sintomas, mas sem sinais de inflamação diverticular
Doença diverticular sintomática recorrente	Recorrência de sintomas (+ de 1 por ano) sem sinais de inflamação diverticular
Doença diverticular complicada	Presença de sintomas e sinais de inflamação diverticular com ou sem complicações*

* Hemorragia, abscessos, flegmão, perfuração, estenoses, fístulas, peritonite fecal ou purulenta.

Formas não complicadas

Doença diverticular sintomática não complicada: caracteriza-se por episódios não específicos de dor abdominal, geralmente em abdome inferior, localizada preferencialmente na fossa ilíaca esquerda ou região suprapúbica, sem evidência de sinais inflamatórios. A dor abdominal é geralmente do tipo cólica, mas pode ser constante, sendo aliviada frequentemente com a eliminação de flatos ou com a evacuação. Pode ocorrer alteração do hábito intestinal, caracterizada por períodos de diarreia intermitente ou alternada com períodos de obstipação. Quando existir diminuição ou restrição da luz do cólon, a obstipação poderá se tornar mais frequente e prolongada, acompanhando-se eventualmente de distensão abdominal.

Distensão abdominal, flatulência e alteração do hábito intestinal também podem ser encontradas como consequência de supercrescimento bacteriano. Nesses casos, a constipação é mais comum do que a diarreia. Além disso, o paciente pode queixar-se de sensação de desconforto, peso ou dolorimento no quadrante inferior esquerdo. O paciente com doença diverticular não complicada pode apresentar-se sem anormalidades ao exame físico. Ocasionalmente, pode ser identificada alça de sigmoide de consistência endurecida, às vezes dolorosa à palpação.

Para avaliar as condições do cólon sigmoide, pode se empregar a seguinte manobra: com o paciente deitado em decúbito dorsal, palpa-se o cólon sigmoide mantendo-o fixo ao encontro do plano posterior do abdome, após o que se pede ao paciente que eleve o membro inferior esquerdo. Na presença de DDC, o paciente refere dor localizada no local da palpação.

Com a progressão da enfermidade, as dores podem se tornar mais intensas; a cólica abdominal pode dar lugar à dor localizada na fossa ilíaca esquerda e/ou no hipogástrio, de tipo pulsátil e intermitente. Alterações do hábito intestinal, mais frequentemente obstipação e tenesmo, podem estar presentes[6-8].

Doença diverticular recorrente: é caracterizada pela forma intermitente da doença, com a remissão e o reaparecimento dos sintomas descritos acima, geralmente diversas vezes por ano[6].

Formas complicadas

A complicação mais comum da doença diverticular é a diverticulite aguda, que ocorre em 10% a 25% dos pacientes que apresentam sintomas. A hemorragia é também uma complicação frequente da doença diverticular, ocorrendo em 5% a 15% dos pacientes[9,10]. Outras complicações menos prevalentes incluem: abscesso, fleimão, perfuração, obstrução intestinal, peritonite fecal ou purulenta e fístulas[6].

Diverticulite aguda

A diverticulite aguda é uma complicação que está presente em cerca de 5% dos pacientes que apresentam divertículos colônicos. Geralmente é manifestada pela seguinte tríade: dor na fossa ilíaca esquerda, febre e leucocitose. A diverticulite pode se apresentar desde formas leves e isoladas até formas graves e recorrentes[1,2,6].

A diverticulite aguda é causa relativamente frequente de abdome agudo em idosos. É definida clinicamente como doença diverticular com presença de sinais e sintomas que refletem a inflamação diverticular, tais como febre, taquicardia, palidez cutaneomucosa, com distensão abdominal, dor à palpação abdominal, com ou sem o sinal da descompressão brusca. Pode haver a presença de plastrão, tumoração ou massa palpável, principalmente na fossa ilíaca esquerda. Os ruídos hidroaéreos podem estar normais, ausentes ou aumentados, de acordo com o estádio da doença. Ocasionalmente, há história de outros episódios pregressos[6-8,11].

Os sintomas clássicos da diverticulite aguda são: dor no quadrante inferior esquerdo, febre (na maioria das vezes moderada), náuseas ou vômitos. Geralmente, nesses casos, encontram-se descompressão brusca positiva, no quadrante inferior esquerdo e, eventualmente, resistência à palpação ou massas. Essa forma de apresentação tem sido referida como "apendicite aguda do lado esquerdo", por causa da semelhança de sinais e sintomas com a apendicite aguda, que usualmente ocorre na fossa ilíaca direita. Entretanto, cerca de dois terços dos pacientes com diverticulite apresentam-se com contagem de leucócitos normal, ou pouco alterada[12], e em até um terço das peças retiradas durante operações programadas para tratar diverticulite não se observa inflamação[6-8,11,13].

A classificação de Hinchey (Figura 130.1) descreve os diversos estágios da diverticulite aguda e suas complicações. Os tipos 1 e 2 referem-se à inflamação tipo flegmão ou abscesso pericólico, enquanto os tipos 3 e 4 referem-se à peritonite purulenta e fecal, respectivamente. Recentemente, essa classificação foi atualizada e modificada de forma mais detalhada (Tabela 130.2).

Exames complementares

Biomarcadores

Dados recentes apontam que a resposta inflamatória é a principal responsável pelo surgimento dos sintomas e complicações da DDC. A partir dessa descoberta vários estudos foram realizados na busca de marcadores fecais e sanguíneos que pudessem ser utilizados no diagnóstico e monitoramento da DDC. Os marcadores biológicos têm sido utilizados com sucesso no diagnóstico e controle da atividade das doenças inflamatórias intestinais e estudos recentes demonstraram excelentes resultados na DDC.

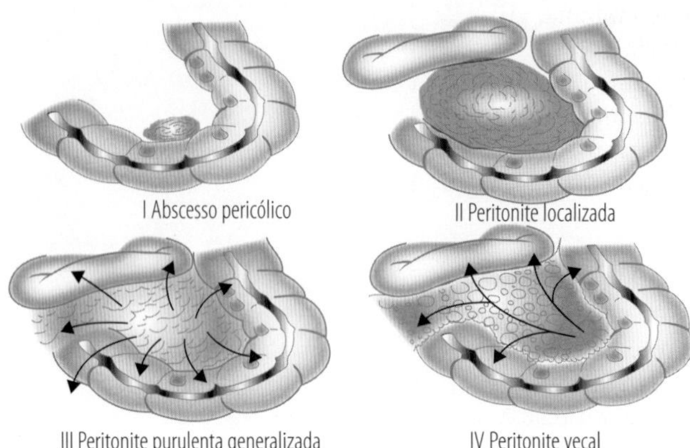

Figura 130.1. Classificação de Hinchey de diverticulite aguda. Adaptada de: Hinchey *et al.*[27].

Tabela 130.2. Classificação de Hinchey modificada

Classificação de Hinchey modificada	
0	Diverticulite sintomática leve
Ia	Confinada a inflamação pericólica tipo flegmão
Ib	Confinada a abscesso pericólico
II	Abscesso pélvico, intra-abdominal ou retrocólico
III	Peritonite purulenta generalizada
IV	Peritonite fecal

Fonte: Kaiser *et al.*[33].

Proteína C-reativa

É produzida pelo fígado após estímulo da interleucina (IL)-6, fator da necrose tumoral alfa (TNFα) e IL-1b. A proteína C-reativa (PCR) rapidamente é produzida na fase aguda do processo inflamatório e tem por função ser uma opsonina para sequências bacterianas e material nuclear expressos no processo de apoptose. Após a fase aguda, a PCR rapidamente diminui sua concentração plasmática, pois sua meia-vida no plasma é de 19 horas.

A PCR está aumentada na fase aguda da diverticulite e pode distinguir entre diverticulite aguda e DDC não complicada. Foi demonstrado que os valores médios da PCR é de 2,50 mg/dL (1 a 3,5 mg/dL) na DDC não complicada e de 20,50 mg/dL (15 a 33,50 mg/dL) na diverticulite aguda (p = -0,0005). Foi demonstrado também que valores superiores a 50 mg/dL são fortemente sugestivos de diverticulite aguda quando associados com dor no quadrante inferior esquerdo, na ausência de vômitos e idade superior a 50 anos[16,17]. Os índices de PCR correlacionam-se também com a intensidade do processo inflamatório da diverticulite, de acordo com a classificação de Hichey, com alta sensibilidade e especificidade (72% e 100%), e representa um bom marcador para perfuração intestinal quando os índices são superiores a 200 mg/dL[14].

Outros exames que podem ser solicitados como marcadores sorológicos são a contagem de leucócitos e a velocidade de hemossedimentação (VHS). A leucocitose pode ser observada na presença de diverticulite aguda, contudo não é considerada como marcador confiável para avaliar a atividade da doença na prática clínica, pois pode sofrer interferência de diversos fatores (corticoides, imunossupressores, infecção concomitante, abscessos). A VHS é influenciada pela morfologia dos eritrócitos e por constituintes plasmáticos como as imunoglobulinas. Está relacionada à gravidade da diverticulite, alcançando altos índices na diverticulite complicada. Entretanto, apresenta sensibilidade e especificidade inferiores às do PCR no diagnóstico e monitoramento da DDC[14].

Calprotectina fecal

A calprotectina é uma proteína que se liga ao cálcio e apresenta propriedades antimicrobianas. Representa 50% a 60% das proteínas do citosol dos neutrófilos, é liberada durante a ativação e morte celular e encontra-se estável nas fezes por vários dias. Essa propriedade pode ser facilmente mesurada nas fezes pelo método ELISA. Estudos demonstraram que a calprotectina fecal (CF) foi capaz de diferenciar a DDC da síndrome do intestino irritável (SII) em voluntários normais. A CF apresentou índices menores que 15 mcg/mL em indivíduos normais e com SII e maiores do que 15 mcg/mL em pacientes com DDC não complicada. Valores maiores do que 60 mcg/mL foram encontrados na diverticulite aguda. Outros estudos também foram capazes de demonstrar essa estratificação de valores, provando que a CF é capaz de identificar pacientes com DDC e diferenciá-los de pacientes com SII e indivíduos saudáveis. Ainda, após o tratamento da DDC, esses valores retornaram aos índices normais[15].

Resumindo, a CF demonstrou ser capaz de indicar a gravidade ou intensidade da DDC, monitorar sua resposta terapêutica, além diferenciá-la da SII. A aplicação na prática clínica oferece algumas limitações, pois qualquer condição que cause migração de neutrófilos para o intestino, como as infecções e neoplasias ou mesmo pequenos sangramentos, pode elevar os índices da CF. Apesar disso, parece ser um método muito promissor no diagnóstico e monitoramento da DDC.

Exames de imagem

A radiografia simples de abdome pode ser de pouca importância ao diagnóstico da DDC, mas, por outro lado, tem valor, pois pode dar sinais indicativos de irritação localizada, abdome agudo, entre outros. A colonoscopia não é indicada na fase aguda, por causa dos riscos de perfuração intestinal. O enema baritado deve ser evitado, pois o risco de peritonite por bário é elevado. Se houver necessidade imperiosa de estudo contrastado, pode-se usar contraste solúvel em água, com baixa pressão de introdução. A tomografia computadorizada (TC) tem sido considerada como método de escolha para o diagnóstico da diverticulite aguda. De acordo com a suspeita clínica, podem ser solicitados exames complementares de imagem de acordo com a forma e a graduação da doença[27]. As recomendações dos métodos de imagens apropriados na avaliação da DDC encontram-se na Tabela 130.3.

Tabela 130.3. Exames complementares recomendados de acordo com a graduação da DDC

Graduação da DDC	Exame recomendado
Grau 1 – Doença diverticular sintomática não complicada	Colonoscopia, tomografia computadorizada ou enema opaco
Grau 2 – Doença sintomática recorrente	Colonoscopia, tomografia computadorizada ou enema opaco
Grau 3 – Doença complicada	Tomografia computadorizada

Adaptada de: Kohler *et al.*[31].

Tratamento clínico

Nos pacientes com as formas leves (sem febre alta, peritonite importante ou vômitos), não recorrentes e sem complicações, geralmente em estágio Hinchey I, o tratamento pode ser ambulatorial[3]. Nesses pacientes, usualmente, são recomendados dieta líquida e antibióticos orais de largo espectro, que são prescritos por 7 a 10 dias. A antibioticoterapia deve ser direcionada à cobertura tanto de bactérias anaeróbicas, principalmente *Bacteroides fragilis*, *Peptostreptococcus* e *Clostridium*, quanto de bactérias aeróbicas, principalmente *Escherichia coli*, *Klebsiella*, *Proteus*, *Streptococcus* e *Enterobacter*. Os regimes de antibioticoterapia podem ser em forma de monoterapia ou associação de antibióticos.

Vários antibióticos podem ser usados no tratamento da diverticulite aguda, variando de ampicilina a cefalosporinas de terceira geração (Tabela 130.4), assegurando cobertura completa contra bactérias Gram-positivas e negativa, aeróbicas e anaeróbicas. Uma combinação típica e bastante comum é a associação de fluorquinolona ou sulfametoxazol-trimetoprima com metronidazol. A melhora clínica geralmente ocorre em dois a três dias[5,10].

Com relação ao tratamento da dor, recomenda-se cautela quanto ao uso de anti-infamatórios não esteroides ou corticosteroides, uma vez que eles têm sido associados a maior risco de perfuração de cólon. Quando os analgésicos opioides são necessários, a meperidina é a melhor opção, visto que a morfina causa espasmo do cólon e pode acentuar a hiper-

Tabela 130.4. Antibioticoterapia em pacientes com diverticulite[10]

Não hospitalizados
Fluorquinolona e metronidazol
Sulfametoxazol-trimetoprima e metronidazol
Hospitalizados
Metronidazol ou clindamicina
+
Aminoglicosídeo (gentamicina ou tobramicina)
Ou
Fluorquinolonas (ciprofloxacino ou levofloxacino)
Ou
Cefalosporina de terceira geração (ceftriaxona, ceftazidima, cefotaxima)
Ou
Monobactam (aztreonam)

Fonte: Stollman e Raskin[10].

segmentação. O tratamento ambulatorial é eficaz na maioria dos casos, e menos de 10% dos pacientes apresentam recidiva do quadro de diverticulite após 60 dias da avaliação inicial[5].

Normalmente, internação hospitalar é recomendada para os casos de maior gravidade: pacientes que não melhoram com o tratamento instituído, pacientes imunocomprometidos, pacientes com comorbidades graves ou pacientes incapazes de tolerar a hidratação e/ou antibióticos por via oral[3]. É recomendado que os pacientes internados tenham inicialmente restrição de dieta oral, recebam hidratação venosa e façam uso de opioides ou antiespasmódicos e, após coleta de amostra para hemocultura, e que sejam iniciados antibióticos intravenosos de largo espectro, durante 7 a 10 dias.

Para pacientes com doença grave ou complicada, várias opções terapêuticas são utilizadas. Entre elas, as mais usadas consistem na associação de metronidazol com uma cefalosporina de terceira geração (ceftriaxona, cefotaxima) ou com fluorquinolonas (ciprofloxacino, levofloxacino) ou com aminoglicosídeos (gentamicina, amicacina). O uso desses antibióticos assegura a cobertura contra bactérias aeróbicas, anaeróbias e Gram-negativas, principalmente *Escherichia coli* e *Bacterioides* spp.[6-8].

Nos pacientes imunocomprometidos, o uso de carbapenêmicos (imipenem, meronem) pode estar indicado para melhor cobertura contra *Enterococcus* e *Pseudomonas aeruginosa*. De acordo com a hemocultura e o isolamento do microrganismo, antibióticos específicos serão utilizados[6-8]. Um estudo norte-americano demonstrou que, em pacientes com diverticulite não complicada, as cefalosporinas de segunda geração (27%) e ampicilina-sulbactam (16%) foram os antibióticos mais utilizados entre os 373 membros da Sociedade Americana de Cirurgiões de Cólon e Reto[9].

A melhora clínica pode ser observada dentro de dois a quatro dias[10,11]. Após a resolução do episódio agudo, os pacientes devem ser aconselhados a manter dieta rica em fibras como forma de otimizar as evacuações[13]. Após a alta hospitalar, é recomendado o uso de antibióticos orais por 7 a 10 dias[11]. O prognóstico de um episódio agudo de diverticulite, com a instituição do tratamento medicamentoso adequado, geralmente é bom, com resolução do quadro em 70% a 100% dos casos[9]. No entanto, aproximadamente um terço dos pacientes experimentará episódios recorrentes de diverticulite dentro de um ano após o primeiro episódio[9,10,12], e em cinco anos a taxa de recorrência será de 19% a 54% dos casos[11,16].

Avanços e evidências recentes no tratamento da diverticulite aguda não complicada

Estudos recentes confirmam que o tratamento ambulatorial é seguro e eficaz em pacientes com diverticulite aguda nas formas leves, sem complicações. O tratamento ambulatorial permite que os sistemas de saúde possam poupar custos sem a influência negativa sobre a qualidade de vida dos pacientes com diverticulite não complicada. A estimativa segundo os estudos realizados é de que o tratamento ambulatorial pode reduzir os custos de saúde em mais de 60%[17-19].

Outro avanço importante diz respeito ao uso de antibióticos na diverticulite não complicada. Estudos recentes controlados e randomizados (Tabela 130.5) demonstraram não haver diferença nas taxas de remissão, complicações, tempo de internação hospitalar e índices de recorrência em pacientes com doença diverticular não complicada que foram tratados com ou sem antibióticos[20-22]. Tendo como base essas evidências, alguns países da Europa (Holanda, Dinamarca, Alemanha e Itália) recomendam em suas diretrizes nacionais que os antibióticos podem ser omitidos, sem fatores de risco adicionais, em pacientes com doença diverticular não complicada, mas insistem que esses pacientes devem ser monitorados adequadamente.

Tabela 130.5. Estudos recentes relacionados ao uso de antibióticos na diverticulite aguda não complicada

Estudo	Desenho	Número de pacientes	Randomização	Tempo	Resultado
Schug-Pass *et al.*[17]	Aberto, randomizado, prospectivo	123	Curto (4 dias) *vs.* padrão (7 dias) ertapeném 1g/d para* DANC	12 meses	Sem diferença para remissão (98% *vs.* 98,2%, P = n.s.) Redução da hospitalização (7,8 *vs.* 9,7 dias, $P = 0{,}002$)
Moya *et al.*[18]	Aberto, randomizado, prospectivo	66	Intravenoso internado *vs.* oral ambulatorial para* DANC	1 mês	Sem diferença para remissão (98% *vs.* 94%, $P = 0{,}86$) Ambulatorial mais barato 1.600€ ($P < 0{,}05$)
Biondo *et al.*[19]	Aberto, randomizado, prospectivo	132	Intravenoso internado *vs.* oral ambulatorial para* DANC	1 mês	Sem diferença para remissão (4,54% *vs.* 6,06%, $P = 0{,}619$) Ambulatorial mais barato 1.124€ ($P < 0{,}005$)
De Korte *et al.*[20]	Retrospectivo, caso-controle	272	Antibiótico *vs.* observação para* DANC	12 meses	Sem diferença para remissão (4% *vs.* 6%, $P = 0{,}350$)
Chabok *et al.*[21]	Multicêntrico, randomizado, prospectivo, aberto	623	Antibiótico *vs.* observação para* DANC	12 meses	Sem diferença para complicação (1% *vs.* 1,9%, $P = 0{,}302$) e recorrência (16% *vs.* 15%, $P = 0{,}881$)
Daniels *et al.*[22]	Multicêntrico, randomizado, prospectivo, aberto	528	Antibiótico *vs.* observação para* DANC	6 meses	Sem diferença para recorrência (89,3% *vs.* 93,2%, $P = 0{,}183$) e tempo médio para recuperação (14 dias *vs.* 12 dias, $P = 0{,}291$)

Tratamento cirúrgico da diverticulite aguda

O diagnóstico ou a suspeita clínica da diverticulite aguda pode ser realizado em até metade dos casos, segundo alguns autores[23-25], porém hoje, como já referido, a TC do abdome é o melhor exame diagnóstico complementar para a diverticulite aguda[26]. Além disso, a TC também permite uma classificação de severidade da doença, facilitando a indicação de tratamento cirúrgico[27]: abscesso pericólico, fístula, peritonite difusa e peritonite fecal. Em casos graves avançados, a infecção intra-abdominal pode atingir até a pele (Figura 130.2).

O tratamento cirúrgico da diverticulite aguda está indicado nos pacientes com peritonite difusa ou peritonite fecal (Hinchey III e IV)[28,29]. Pequenas mudanças foram introduzidas na classificação de Hinchey (Figura 130.1 e Tabela 130.6) levando em consideração a possibilidade de tratamento com drenagem percutânea[30-33].

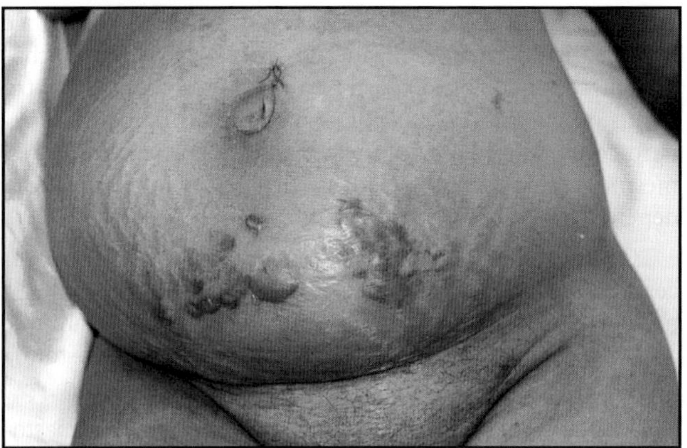

Figura 130.2. Processo infeccioso do subcutâneo relacionada a diverticulite aguda com abscesso intraperitoneal.

Tabela 130.6. Classificações da diverticulite aguda

	Hinchey (1978)[27]	Sher (1997)[30] Kohler (1999)[31]	Wasvary (1999)[32]	Kayser (2005)[33]
Estágio I	Abscesso pericólico	Abscesso pericólico	IA Flegmão	IA Flegmão
			IB Abscesso pericólico	IB Abscesso pericólico
Estágio II	Abscesso pélvico	IIA Abscesso distante – passível de drenagem percutânea	Abscesso pélvico	Abscesso pélvico, intra-abdominal distante ou retroperitoneal
		IIB Abscesso com ou sem fístula		
Estágio III	Peritonite purulenta por ruptura de abscesso	Peritonite purulenta	Peritonite purulenta	Peritonite purulenta
Estágio IV	Peritonite fecal por perfuração	Peritonite fecal	Peritonite fecal	Peritonite fecal

A TC pode classificar corretamente os pacientes com diverticulite perfurada em mais de 90%[34]. A classificação de Hinchey foi idealizada antes do uso rotineiro da TC, porém permanece a mais utilizada. A TC pode orientar o médico a iniciar o tratamento do paciente de modo conservador, mas também aqueles que apresentam chance de precisar de tratamento cirúrgico. Baseado na TC, Ambrosetti *et al.*[35] consideram, de modo prático, apenas dois estágios da diverticulite: diverticulite moderada – parede colônica com espessura maior de 5 mm, com inflamação pericólica – e diverticulite severa – inflamação com abscesso, ar extraluminal ou contraste extraluminal (Tabela 130.7).

Entre os pacientes com diagnóstico de diverticulite aguda submetidos a tratamento clínico inicial, um pequeno grupo pode persistir com sintomas ou evoluir com piora. Esses pacientes podem necessitar de tratamento cirúrgico de urgência ainda durante a internação[36-38]. O tratamento conservador em geral é escolhido para os estágios I e II de Hinchey ou pode, às vezes, ser necessária a realização de drenagem percutânea guiada por TC.

A drenagem de abscesso guiada por TC é realizada em aproximadamente 20% a 30% dos pacientes Hinchey II, com taxa de sucesso de até 70%[39-42]. Os abscessos menores que 3 cm em geral respondem bem ao tratamento com antibióticos. A drenagem percutânea pode ser entendida também como ponte para uma cirurgia eletiva.

Existe uma variedade de técnicas com e sem ressecção colônica, não havendo consenso sobre a melhor técnica de tratamento cirúrgico.

Tratamento conservador: drenagem somente, sutura de perfuração, derivação proximal com drenagem ou sutura e exteriorização da perfuração (Figuras 130.3 e 130.4)[43,44].

Tabela 130.7. Classificação de Ambrosetti[35]

Diverticulite moderada	Diverticulite severa
Espessamento da parede do sigmoide > 5 mm Inflamação da gordura pericólica	Diverticulite moderada + um dos seguintes achados: – Abscesso – Ar extraluminal – Contraste extraluminal

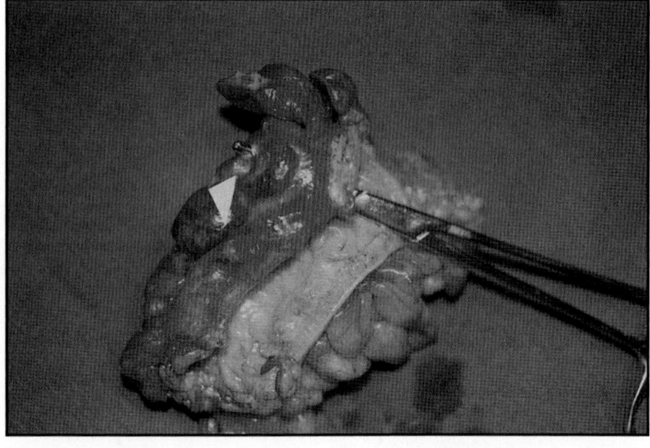

Figura 130.3. Segmento de cólon com divertículo perfurado (pinça).

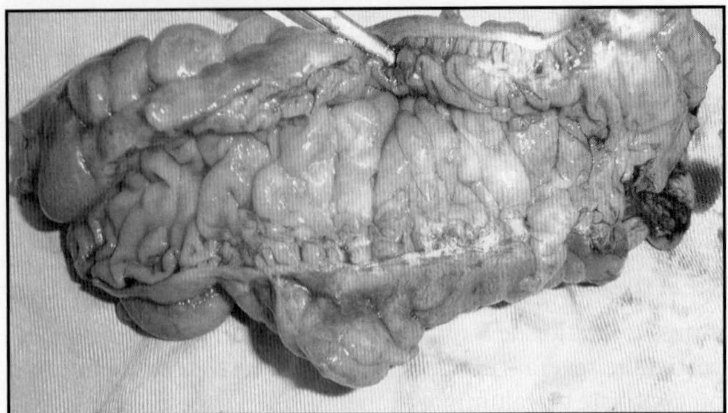

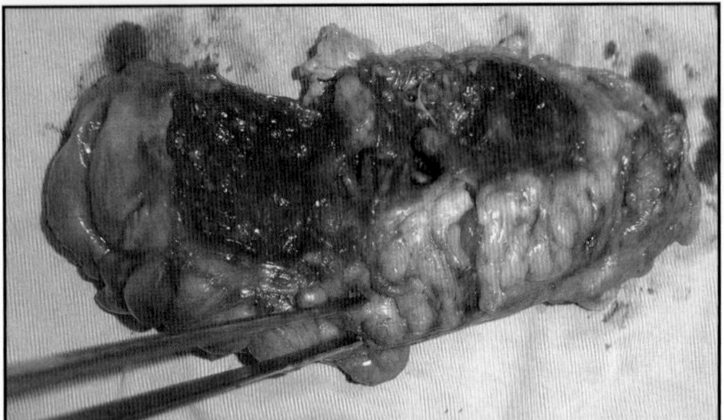

Figura 130.4. Segmento de colón com diverticulite aguda sem localização do divertículo perfurado.

Tratamento com ressecção: ressecção com anastomose, ressecção e colostomia (operação de Hartmann ou com fístula mucosa), ressecção com anastomose e colostomia protetora, ressecção com colostomia com duas bocas e colectomia subtotal. As ressecções podem ser realizadas em três, dois ou um estágio. Os três estágios incluem drenagem e colostomia seguida de outra operação de ressecção e posteriormente a reconstituição do trânsito colônico. A técnica em dois estágios é a mais empregada, com ressecção e colostomia e posterior anastomose. O tratamento em um estágio (ressecção e anastomose) tem sido motivo de debates.

Constantinides *et al.*[45], analisando três tipos de operações (ressecção com ou sem estoma e operação de Hartmann) para pacientes Hinchey III e IV, concluíram que o procedimento de escolha é a ressecção e anastomose com estoma de proteção. A operação tipo Hartmann deve ser reservada aos pacientes com comorbidades e muito graves. Schilling *et al.*[46] trataram 13 pacientes com diverticulite perfurada realizando ressecção e anastomose primária e 42 pacientes também Hinchey III e IV com operação de Hartmann. Eles concluíram que a morbimortalidade foi igual em ambos os grupos e que, com técnica cirúrgica adequada e exaustiva lavagem intraoperatória, a diverticulite perfurada pode ser tratada em um estágio com ressecção e anastomose primária. Resultados satisfatórios com a ressecção e anastomose primária têm sido relatados por outros autores[47,48].

Richter *et al.*[49] realizaram a ressecção e anastomose sem estoma protetor em 34 pacientes de um total de 41 pacientes Hinchey III e IV. Esses autores concluíram que a mortalidade foi muito elevada nos pacientes submetidos a operação de Hartmann (5/41) comparados ao grupo com anastomose primária (60% *vs.* 11%). Esse estudo deve ser interpretado com cautela, pois os grupos de pacientes parecem desiguais, com os pacientes com comorbidades graves sendo incluídos no grupo de Hartmann. Os dados sobre ressecção e anastomose primária em vigência de peritonite são desafiadores e devem ser interpretados com cautela nos pacientes com estado geral muito comprometido, em choque ou falências de órgãos[50].

A ressecção com anastomose primária deve ser reservada para pacientes Hinchey I e II, enquanto a operação de Hartmann, para pacientes Hinchey III e IV, segundo Mastrorilli *et al.*[28].

Zeitoun *et al.*[51], em estudo randomizado, comparam a ressecção com colostomia e sutura, lavagem da cavidade e drenagem em pacientes com diverticulite, e concluíram que a operação de Hartmann tem resultados superiores em pacientes com peritonite generalizada.

A maioria dos pacientes Hinchey III e IV vai precisar de operação em dois estágios, e a escolha dessa opção ou de anastomose primária ou tratamento em três estágios depende muito do achado intraoperatório, comorbidades do paciente e escrutínio do cirurgião[52]. A operação de Hartmann é o procedimento mais realizado nesses casos. Além dos achados intraoperatórios, o cólon não preparado tem sido outro ponto desfavorável à anastomose primária. Embora o preparo colônico tenha sido questionado por diversos autores, mesmo para operações eletivas, o preparo intraoperatório depende da experiência do cirurgião com o método.

Os pacientes submetidos a ressecção e colostomia necessitam submeter-se a reconstrução do trânsito intestinal posteriormente. Várias séries de pacientes mostram que aproximadamente um terço deles permanece com ostomia definitiva[53].

A cirurgia deve ressecar todo o colón sigmoide e a anastomose deve ser feita entre o colón descendente e o reto superior ao nível do promontório. A mobilização e a liberação do ângulo esplênico dependem do tamanho do colón e do escrutínio do cirurgião. O segmento a ser ressecado deve incluir todo o sigmoide e a anastomose deve ser realizada entre o colón descendente e o reto superior. A anastomose com o sigmoide distal pode dobrar a chance de uma diverticulite recorrente, que em geral é cerca de 7%[54]. Alguns pacientes podem necessitar de colectomia total quando não existe qualquer segmento colônico sem divertículo (Figuras 130.5 e 130.6).

Pacientes com diverticulite aguda simples ou complicada apresentam taxas semelhantes de recidiva das crises, cerca de 24%, geralmente nos 12 meses seguintes, e apenas 5% dos pacientes com diverticulite simples evoluem com diverticulite complicada[55]. A decisão para tratamento cirúrgico do paciente com diverticulite aguda deve ser bem pensada.

Um grupo de pacientes pode persistir com os mesmos sintomas abdominais mesmo após uma operação bem-sucedida para tratamento da doença diverticular. Egger *et al.*[56] relataram que 25% dos pacientes continuaram com queixas de constipação, distensão abdominal, cólicas abdominais e diarreia frequente e dolorosa após cirurgia eletiva ou de urgência. Andeweg *et al.*[57] relataram recidiva de 8,7% em cinco anos de seguimento e relacionaram como fatores predisponentes a persistência dos sintomas no pós-operatório (22%) e a idade (pacientes jovens). O risco estimado de recidiva em 15 anos foi de 16%.

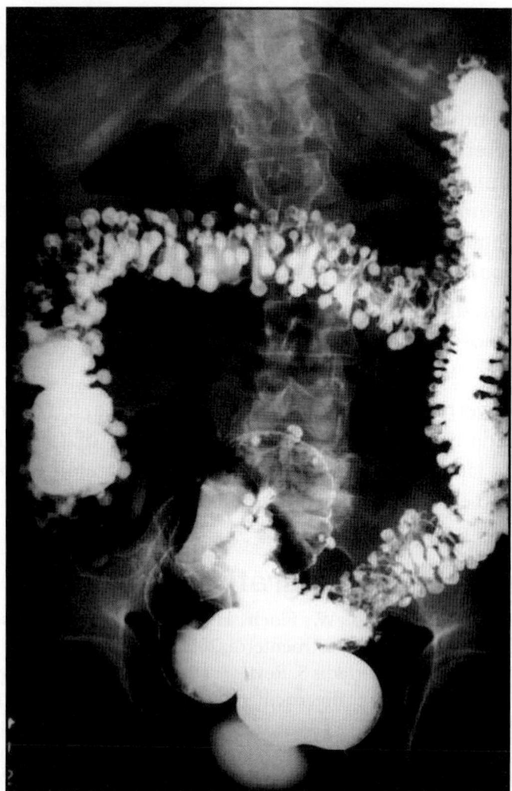

Figura 130.5. Enema opaco mostrando doença diverticular dos cólons.

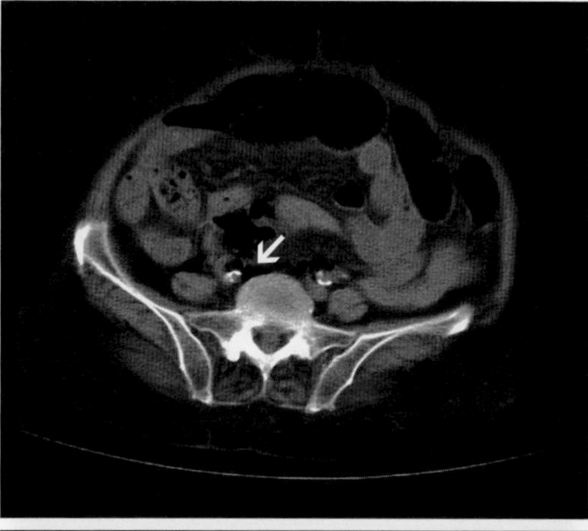

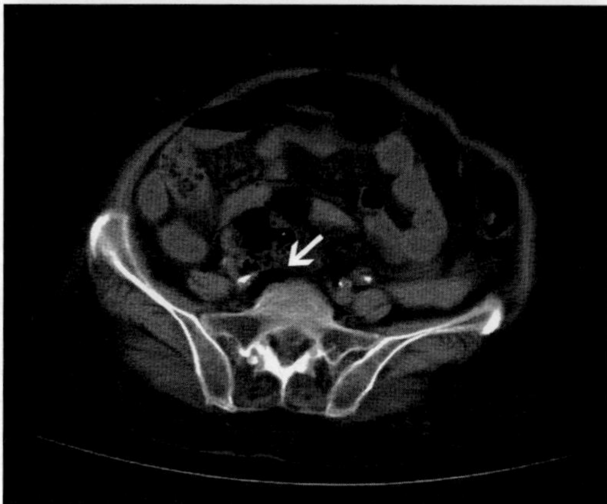

Figura 130.6. Doença diverticular do cólon na transição com o sigmoide e sinais de perfuração com gás no retroperitônio (setas).

A morbidade após cirurgia para diverticulite aguda é de 51% e a mortalidade é de 6,2% a 27%[58,59]. Oomen *et al.*[60] estudaram 114 pacientes submetidos a tratamento cirúrgico de urgência para diverticulite complicada e relataram mortalidade de 16,7% e morbidade de 71,1%. Esses autores atribuíram essas altas taxas ao estado geral comprometido e à idade, sendo as principais causas de morte: sepse, falência de órgãos, cardiopatias e distúrbios pulmonares.

Não existe uma conclusão definitiva, porém parece que o tratamento eletivo precoce apresenta melhores resultados

Cirurgia laparoscópica

A cirurgia laparoscópica vem ganhando maior número de adeptos a cada ano. Em geral, a laparotomia é mais empregada nos serviços com pequeno volume cirúrgico[61]. A cirurgia laparoscópica na diverticulite aguda está associada a menor permanência hospitalar, menor tempo de recuperação do paciente, funcionamento mais rápido da função intestinal e menor morbidade[62,63].

A taxa de conversão é maior nas operações de urgência comparadas as operações eletivas para doença diverticular[64]. Em cirurgias eletivas, as taxas podem ser baixas, em torno de 6,6% ou menores[65].

A cirurgia laparoscópica tem sido empregada para uma abordagem menos agressiva em pacientes com diverticulite aguda complicada e até mesmo com peritonite fecal. Realizam-se a lavagem da cavidade e a drenagem sem ressecção ou colostomia, com melhora do paciente e, posteriormente, avalia-se a necessidade de uma cirurgia, porém eletiva[66,67].

Diverticulite em pacientes jovens

A doença diverticular parece estar ocorrendo cada vez mais frequentemente na faixa etária abaixo dos 50 anos. O tratamento cirúrgico de pacientes jovens, com menos de 50 anos, para diverticulite aguda tem sido motivo de controvérsias. Pautrat *et al.*[68] relataram evolução mais agressiva e fulminante em 40% dos pacientes com menos de 40 anos. Geralmente, 5% dos pacientes com diverticulite aguda têm menos de 40 anos.

Nelson *et al.*[69] analisaram 5.499 pacientes com diverticulite aguda, e 962 deles tinham menos de 50 anos. Os autores concluíram que os pacientes jovens respondem bem ao tratamento clínico, poucos necessitam de cirurgia de urgência e que podem ser tratados com os mesmos critérios do adulto. Não há na literatura dados que justifiquem uma conduta mais agressiva com o paciente jovem, abaixo de 50 anos. Esses pacientes devem ser tratados como os mais velhos.

Paciente imunodeprimido

Recomenda-se que o paciente imunodeprimido seja tratado cirurgicamente após o primeiro episódio de diverticulite. Pacientes transplantados ou com doenças crônicas imunodepressoras têm maior chance de evoluir com diverticulite complicada. A perfuração pode ser a primeira manifestação da doença. Os pacientes com infecção pelo vírus

HIV apresentam evolução pós-operatória semelhante à dos indivíduos não infectados. Os pacientes com SIDA tendem a ter maior frequência de infecções após cirurgia, que em geral é proporcional ao grau de imunodepressão[70].

A mortalidade após a cirurgia em pacientes imunodeprimidos é de cerca de 40%. Os pacientes imunodeprimidos devem ser tratados mais agressivamente sendo a operação de Hartmann a primeira escolha[71,72].

Diverticulite do colón direito e colón transverso

A diverticulite do colón direito ocorre nos países do leste, chegando a representar até 84% dos casos de diverticulite naquela parte do mundo. Japão, China e Polinésia são os países com maior incidência. Em geral, são pacientes mais novos do que os ocidentais[73,74] (Figuras 130.7 e 130.8).

Os divertículos do colón direito são descritos como verdadeiros, isto é, contendo todas as camadas da parede colônica, porém muitos casos são de divertículos falsos, como nos casos de diverticulite da sigmoide. A localização mais frequente é no ceco em 80% dos casos.

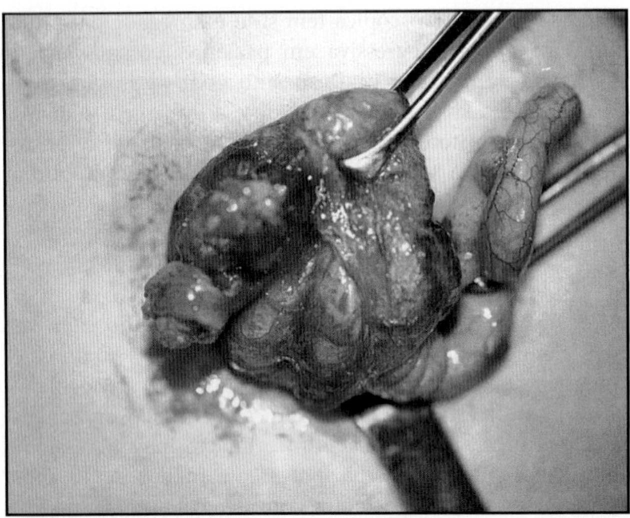

Figura 130.7. Diverticulite de ceco perfurada.

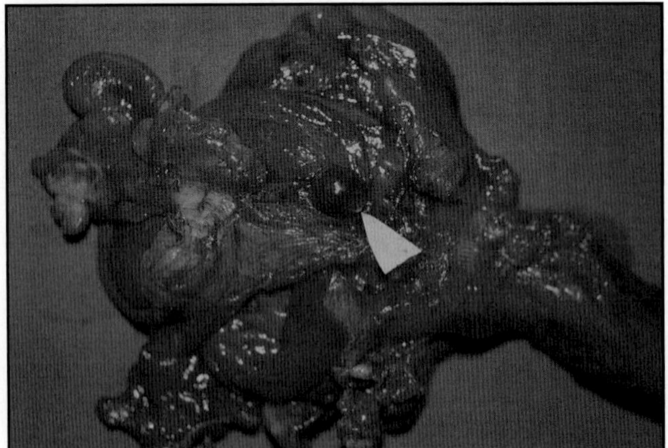

Figura 130.8. Colectomia parcial por diverticulite de ceco (seta branca).

A clínica é muito semelhante à de um paciente com apendicite aguda, e a maioria dos casos é diagnosticada durante uma laparotomia.

A conduta cirúrgica depende do achado intraoperatório e pode ser somente uma apendicectomia, cecostomia ou até colectomia direita com anastomose imediata ou com ileostomia com posterior reconstrução do trânsito intestinal. O tratamento conservador parece resolver 97,8% dos casos de diverticulite do colón direito[75].

Dobradin *et al.*[76] relataram hemicolectomia direita com anastomose e alta hospitalar em menos de 24 horas em pacientes com diverticulite no colón direito.

A diverticulite do colón transverso é rara, e a literatura é baseada em relatos de casos. Os casos são diagnosticados durante laparotomia por abdome agudo. O tratamento mais realizado é a colectomia segmentar com colostomia[77,78].

Referências bibliográficas

1. Sheth AA, Longo W, Floch HM. Diverticular disease and diverticulitis. Am J Gastroenterol. 2008;103:1550-6.
2. Tursi A, Papagrigoriadis S. Review article: the current and evolving treatment of colonic diverticular disease. Aliment Pharmacol Ther. 2009;30(6):532-46.
3. Rafferty J, Shellito P, Hyman NH, Buie WD; Standards Committee of American Society of Colon and Rectal Surgeons. Practice parameters for sigmoid diverticulitis. Dis Colon Rectum. 2006;49(7):939-44.
4. Gatta L, Vakil N, Vaira D, Pilotto A, Curlo M, Comparato G, et al. Efficacy of 5-ASA in the treatment of colonic diverticular disease. J Clin Gastroenterol. 2010;44(2):113-9.
5. World Gastroenterology Organisation (WGO). Practice Guidelines 2007. Diverticular disease.
6. Chow AW. Appendicitis and diverticulitis. In: Hoeprich PD, Jordan MC, Ronald AR, editors. Infectious diseases: a treatise of infectious processes. Philadelphia: JB Lippincott; 1994. p. 878-81.
7. Kellum JM, Sugerman HJ, Coppa GF, Way LR, Fine R, Herz B, et al. Randomized, prospective comparison of cefoxitin and gentamicin-clindamycin in the treatment of acute colonic diverticulitis. Clin Ther. 1992;14(3):376-84.
8. Ferzoco LB, Raptopoulos V, Silen W. Acute diverticulitis. N Engl J Med. 1998;338:1521-6.
9. Schechter S, Mulvey J, Eisenstat TE. Management of uncomplicated acute diverticulitis: results of a survey. Dis Colon Rectum. 1999;42:470-5.
10. Stollman NH, Raskin JB. Diagnosis and management of diverticular disease of the colon in adults. Ad Hoc Practice Parameters Committee of the American College of Gastroenterology. Am J Gastroenterol. 1999;94:3110-21.
11. Salzman H, Lillie D. Diverticular disease: diagnosis and treatment. Am Fam Physician. 2005;72:1229-34.
12. Stollman N, Raskin JB. Diverticular disease of the colon. Lancet. 2004;363:631-9.
13. Brodribb AJ, Humphreys DM. Diverticular disease: three studies. Part I – Relation to other disorders and fibre intake. Br Med J. 1976;1:424-5.
14. Kaser SA, Fankhauser G, Glauser PM, Toia D, Maurer CA. Diagnostic value of inflammation markers in predicting perforation in acute sigmoid diverticulitis. World J Surg. 2010;34(11):2717-22.
15. Tursi A, Elisei W, Brandimarte G, Giorgetti GM, Aiello F. Predictive value of serologic markers of degree of histologic damage in acute uncomplicated colonic diverticulitis. J Clin Gastroenterol. 2010;44:702-6.
16. Chautems RC, Ambrosetti P, Ludwig A, Mermillod B, Morel P, Soravia C. Long-term follow-up after first acute episode of sigmoid

diverticulitis: is surgery mandatory?: a prospective study of 118 patients. Dis Colon Rectum. 2002;45(7):962-6.

17. Schug-Pass C, Geers P, Hügel O, Lippert H, Köckerling F. Prospective randomized trial comparing short-term antibiotic therapy versus standard therapy for acute uncomplicated sigmoid diverticulitis. Int J Colorectal Dis. 2010;25(6):751-9.
18. Moya P, Arroyo A, Pérez-Legaz J, Serrano P, Candela F, Soriano-Irigaray L, et al. Applicability, safety and efficiency of outpatient treatment in uncomplicated diverticulitis. Tech Coloproctol. 2012;16(4):301-7.
19. Biondo S, Golda T, Kreisler E, Espin E, Vallribera F, Oteiza F, et al. Outpatient versus hospitalization management for uncomplicated diverticulitis: a prospective, multicenter randomized clinical trial (DIVER Trial). Ann Surg. 2014;259(1):38-44.
20. de Korte N, Kuyvenhoven JP, van der Peet DL, Felt-Bersma RJ, Cuesta MA, Stockmann HB. Mild colonic diverticulitis can be treated without antibiotics. A case-control study. Colorectal Dis. 2012;14(3):325-30.
21. Chabok A, Påhlman L, Hjern F, Haapaniemi S, Smedh K; AVOD Study Group. Randomized clinical trial of antibiotics in acute uncomplicated diverticulitis. Br J Surg. 2012;99(4):532-9.
22. Daniels L, Ünlü C, de Korte N, van Dieren S, et al.; on behalf of Collaborators of the DIABOLO Trial. A randomized clinical trial of observational versus antibiotic treatment for a first episode of uncomplicated acute diverticulitis. United Eur Gastroenterol J. 2014;2(Suppl 1):A2.
23. Muir EG. Diverticulitis. Lancet. 1966;1(7430):195-7.
24. Roxburgh RA, Dawson JL, Yeo R. Emergency resection in treatment of diverticular disease of colon complicated by peritonitis. Br Med J. 1968;3(5616):465-6.
25. Ryan P. Acute diverticulitis and diverticulitis with perforation. Med J Aust. 1964;2:51-2.
26. Rafferty J, Shellito P, Hyman NH, Buie WD, Standards Committee of American Society of C, Rectal S. Practice parameters for sigmoid diverticulitis. Diseases of the colon and rectum. 2006 Jul;49(7):939-44.
27. Hinchey EJ, Schaal PG, Richards GK. Treatment of perforated diverticular disease of the colon. Adv Surg. 1978;12:85-109.
28. Mastrorilli M, Mastrorilli G, Martini A, Santo C, Maresca M. Surgical management of acute sigmoid diverticulitis. Ann Ital Chir. 2008;79(5):311-20.
29. Klarenbeek BR, Samuels M, van der Wal MA, van der Peet DL, Meijerink WJ, Cuesta MA. Indications for elective sigmoid resection in diverticular disease. Ann Surg. 2010;251(4):670-4.
30. Sher ME, Agachan F, Bortul M, Nogueras JJ, Weiss EG, Wexner SD. Laparoscopic surgery for diverticulitis. Surg Endosc. 1997;11(3):264-7.
31. Kohler L, Sauerland S, Neugebauer E. Diagnosis and treatment of diverticular disease: results of a consensus development conference. The Scientific Committee of the European Association for Endoscopic Surgery. Surg Endosc. 1999;13(4):430-6.
32. Wasvary H, Turfah F, Kadro O, Beauregard W. Same hospitalization resection for acute diverticulitis. AmSurg. 1999;65(7):632-5.
33. Kaiser AM, Jiang JK, Lake JP, Ault G, Artinyan A, Gonzalez-Ruiz C, et al. The management of complicated diverticulitis and the role of computed tomography. Am J Gastroenterol. 2005;100(4):910-7.
34. Lohrmann C, Ghanem N, Pache G, Makowiec F, Kotter E, Langer M. CT in acute perforated sigmoid diverticulitis. Eur J Radiol. 2005;56(1):78-83.
35. Ambrosetti P, Grossholz M, Becker C, Terrier F, Morel P. Computed tomography in acute left colonic diverticulitis. Br J Surg. 1997;84(4):532-4.
36. Aydin HN, Remzi FH. Diverticulitis: when and how to operate? Dig Liver Dis. 2004;36(7):435-45.
37. Welling DR. Medical treatment of diverticular disease. Clin Colon Rectal Surg. 2004;17(3):163-8.
38. Morks AN, Klarenbeek BR, Flikweert ER, van der Peet DL, Karsten TM, Eddes EH, et al. Current surgical treatment of diverticular disease in The Netherlands. World J Gastroenterol. 2010;16(14):1742-6.
39. Stocchi L. Current indications and role of surgery in the management of sigmoid diverticulitis. World J Gastroenterol. 2010;16(7):804-17.
40. Schaffzin DM, Wong WD. Nonoperative management of complicated diverticular disease. Clin Colon Rectal Surg. 2004;17(3):169-76.
41. Soumian S, Thomas S, Mohan PP, Khan N, Khan Z, Raju T. Management of Hinchey II diverticulitis. World J Gastroenterol. 2008;14(47):7163-9.
42. Naraynsingh V, Maharaj R, Hassranah D, Hariharan S, Dan D, Zbar AP. Perforated left-sided diverticulitis with faecal peritonitis: is the Hinchey classification the best guide for surgical decision making? Tech Coloproctol. 2011;15(2):199-203.
43. Krukowski ZH, Matheson NA. Emergency surgery for diverticular disease complicated by generalized and faecal peritonitis: a review. Br J Surg. 1984;71(12):921-7.
44. Singh B, May K, Coltart I, Moore NR, Cunningham C. The long-term results of percutaneous drainage of diverticular abscess. Ann R Coll Surg Engl. 2008;90(4):297-301.
45. Constantinides VA, Heriot A, Remzi F, Darzi A, Senapati A, Fazio VW, et al. Operative strategies for diverticular peritonitis: a decision analysis between primary resection and anastomosis versus Hartmann's procedures. Ann Surg. 2007;245(1):94-103.
46. Schilling MK, Maurer CA, Kollmar O, Buchler MW. Primary vs. secondary anastomosis after sigmoid colon resection for perforated diverticulitis (Hinchey Stage III and IV): a prospective outcome and cost analysis. Dis Colon Rectum. 2001;44(5):699-703.
47. Maggard MA, Thompson JE, Schmit PJ, Chandler CF, Bennion RS, Au A, et al. Same admission colon resection with primary anastomosis for acute diverticulitis. Am Surg. 1999;65(10):927-30.
48. Blair NP, Germann E. Surgical management of acute sigmoid diverticulitis. Am J Surg. 2002;183(5):525-8.
49. Richter S, Lindemann W, Kollmar O, Pistorius GA, Maurer CA, Schilling MK. One-stage sigmoid colon resection for perforated sigmoid diverticulitis (Hinchey stages III and IV). World J Gastroenterol. 2006;30(6):1027-32.
50. Bordeianou L, Hodin R. Controversies in the surgical management of sigmoid diverticulitis. J Gastrointest Surg. 2007;11(4):542-8.
51. Zeitoun G, Laurent A, Rouffet F, Hay J, Fingerhut A, Paquet J, et al. Multicentre, randomized clinical trial of primary versus secondary sigmoid resection in generalized peritonitis complicating sigmoid diverticulitis. Br J Surg. 2000;87(10):1366-74.
52. Dias AR, Gondim CAN, Nahas SC. Atualização no tratamento da diverticulite aguda do colon. Rev Bras Coloproct 2009;29(3):363-71.
53. Shephard AA, Keighley MR. Audit on complicated diverticular disease. Ann R Coll Surg Engl. 1986;68(1):8-10.
54. Benn PL, Wolff BG, Ilstrup DM. Level of anastomosis and recurrent colonic diverticulitis. Am J Surg. 1986;151(2):269-71.
55. Eglinton T, Nguyen T, Raniga S, Dixon L, Dobbs B, Frizelle FA. Patterns of recurrence in patients with acute diverticulitis. Br J Surg. 2010;97(6):952-7.
56. Egger B, Peter MK, Candinas D. Persistent symptoms after elective sigmoid resection for diverticulitis. Dis Colon Rectum. 2008;51(7):1044-8.
57. Andeweg C, Peters J, Bleichrodt R, van Goor H. Incidence and risk factors of recurrence after surgery for pathology-proven diverticular disease. World J Surg. 2008;32(7):1501-6.
58. Klarenbeek BR, Veenhof AA, de Lange ES, Bemelman WA, Bergamaschi R, Heres P, et al. The Sigma-trial protocol: a prospective double-blind multi-centre comparison of laparoscopic versus open elective sigmoid resection in patients with symptomatic diverticulitis. BMC Surg. 2007;7:16.
59. Alvarez JA, Baldonedo RF, Bear IG, Otero J, Pire G, Alvarez P, et al. Outcome and prognostic factors of morbidity and mortality in perforated sigmoid diverticulitis. Int Surg. 2009;94(3):240-8.
60. Oomen JL, Engel AF, Cuesta MA. Mortality after acute surgery for complications of diverticular disease of the sigmoid colon is

almost exclusively due to patient related factors. Colorectal Dis. 2006;8(2):112-9.

61. Scheidbach H, Schneider C, Rose J, Konradt J, Gross E, Barlehner E, et al. Laparoscopic approach to treatment of sigmoid diverticulitis: changes in the spectrum of indications and results of a prospective, multicenter study on 1,545 patients. Dis Colon Rectum. 2004;47(11):1883-8.
62. Schwandner O, Farke S, Bruch HP. Laparoscopic colectomy for diverticulitis is not associated with increased morbidity when compared with non-diverticular disease. Int J Colorectal Dis. 2005;20(2):165-72.
63. Zapletal C, Woeste G, Bechstein WO, Wullstein C. Laparoscopic sigmoid resections for diverticulitis complicated by abscesses or fistulas. Int J Colorectal Dis. 2007;22(12):1515-21.
64. Reissfelder C, Buhr HJ, Ritz JP. What is the optimal time of surgical intervention after an acute attack of sigmoid diverticulitis: early or late elective laparoscopic resection? Dis Colon Rectum. 2006;49(12):1842-8.
65. Senagore AJ, Duepree HJ, Delaney CP, Dissanaike S, Brady KM, Fazio VW. Cost structure of laparoscopic and open sigmoid colectomy for diverticular disease: similarities and differences. Dis Colon Rectum. 2002;45(4):485-90.
66. Bretagnol F, Pautrat K, Mor C, Benchellal Z, Huten N, de Calan L. Emergency laparoscopic management of perforated sigmoid diverticulitis: a promising alternative to more radical procedures. J Am Coll Surg. 2008;206(4):654-7.
67. Franklin ME Jr, Portillo G, Trevino JM, Gonzalez JJ, Glass JL. Long-term experience with the laparoscopic approach to perforated diverticulitis plus generalized peritonitis. World J Surg. 2008;32(7):1507-11.
68. Pautrat K, Bretagnol F, Huten N, de Calan L. Acute diverticulitis in very young patients: a frequent surgical management. Dis Colon Rectum. 2007;50(4):472-7. Nelson RS, Velasco A, Mukesh BN. Management of diverticulitis in younger patients. Dis Colon Rectum. 2006;49(9):1341-5.
69. Sachar DB; NDSG. Diverticulitis in immunosuppressed patients. J Clin Gastroenterol. 2008;42(10):1154-5.
70. Tyau ES, Prystowsky JB, Joehl RJ, Nahrwold DL. Acute diverticulitis. A complicated problem in the immunocompromised patient. Arch Surg. 1991;126(7):855-8.
71. Alexander P, Schuman E, Vetto RM. Perforation of the colon in the immunocompromised patient. Am J Surg. 1986;151(5):557-61.
72. Tan KK, Wong J, Sim R. Non-operative treatment of right-sided colonic diverticulitis has good long-term outcome: a review of 226 patients. Int J Colorectal Dis. 2013;28(6):849-54.
73. Issa N, Paran H, Yasin M, Neufeld D. Conservative treatment of right-sided colonic diverticulitis. Eur J Gastroenterol Hepatol. 2012;24(11):1254-8.
74. Park SJ, Choi SI, Lee SH, Lee KY. Image-guided conservative management of right colonic diverticulitis. World J Gastroenterol. 2009;15(46):5838-42.
75. Dobradin A, Ganji M, Alam SE, Kar PM. Laparoscopic colon resections with discharge less than 24 hours. JSLS. 2013;17(2):198-203.
76. Peck MD, Villar HV. Perforated diverticulitis of the transverse colon. West J Med. 1987;147(1):81-4.
77. Baxter NN. Emergency management of diverticulitis. Clin Colon Rectal Surg. 2004;17(3):177-82.

131

DOENÇA INFLAMATÓRIA INTESTINAL

Roberta Oliveira Raimundo
Liliana Andrade Chebli
Cristiana Silva de Mello Lanziotti dos Reis
Áureo Augusto de Almeida Delgado
Pedro Duarte Gaburri

Introdução

As doenças inflamatórias intestinais (DIIs) compreendem afecções crônicas inflamatórias nos intestinos, tendo como principais condições a doença de Crohn (DC) e a retocolite ulcerativa (RCU), ambas idiopáticas, porém consideradas atualmente como relacionadas a resposta imunológica anormal à microbiota bacteriana da luz intestinal. Na RCU, a inflamação é difusa, restrita à mucosa, com comprometimento contínuo dela, acometendo principalmente o reto, embora possa se estender a todo o cólon. Na DC, as lesões são descontínuas, costumam comprometer todas as camadas da parede intestinal e podem afetar qualquer parte do trato gastrointestinal. O quadro clínico de ambas as doenças pode se assemelhar, incluindo como manifestações mais comuns a diarreia, febre, dores abdominais, hematoquezia, perda de peso e, em alguns casos, a ocorrência de manifestações extraintestinais. A apresentação clínica se faz de forma diversificada em pacientes distintos, ao mesmo tempo em que são observadas características exclusivas de uma das doenças, como o caso da formação de fístulas na DC. O diagnóstico é feito por meio de dados clínicos, endoscópicos, radiológicos e histológicos, sem que haja nenhuma característica que isoladamente defina o diagnóstico específico do tipo de DII. Dentre as complicações que podem gerar situações que requeiram atendimentos de urgência ou emergência nas DIIs, destacam-se as complicações infecciosas, como abscessos intra-abdominais, a colite por Clostridium e citomegalovírus (CMV), e anomalias de função e progressão do transito intestinal como o megacólon tóxico, hemorragia intestinal, obstruções e perfurações intestinais. O objetivo deste capítulo é abordar de forma sucinta o tratamento das principais urgências e emergências observadas em pacientes portadores de DII.

Megacólon tóxico

Considerações gerais

O megacólon tóxico é caracterizado por uma dilatação do cólon, não obstrutiva, segmentar ou total, associada à toxemia sistêmica. É uma complicação potencialmente letal, observada, principalmente, nos casos graves de RCU, com incidência de aproximadamente 10% dos casos, podendo ocorrer também nos pacientes com colite de Crohn, razão pela qual o diagnóstico diferencial entre as duas doenças pode ser difícil nessa circunstância. O megacólon tóxico pode se apresentar como primeira manifestação da DII ou pode ser decorrente de progressão do processo inflamatório colônico prévio. Não devem ser esquecidos os diagnósticos diferenciais do megacólon tóxico, em pacientes não portadores de DII, que incluem condições como a colite pseudomembranosa, volvo, colite isquêmica, sarcoma de Kaposi, neoplasias obstrutivas de cólon, citomegalovirose e outras causas infecciosas.

Entre os fatores de risco para sua ocorrência, citam-se a redução dos níveis séricos de potássio e magnésio, o uso de antidiarreicos, anticolinérgicos e narcóticos, a suspensão do uso de terapêutica direcionada à DII, entre outros.

Diagnóstico

As manifestações clínicas do megacólon tóxico incluem: dor abdominal em cólica, diarreia sanguinolenta e tenesmo associados à palidez, febre (temperatura maior que 38 °C), taquicardia [frequência cardíaca (FC) maior que 100 bpm] e sinais de desidratação ou choque. No exame físico abdominal, é possível observar diminuição da peristalse, distensão e dor abdominal à palpação, seja localizada ou difusa. Nos exames laboratoriais desses pacientes, podemos verificar a presença de leucocitose neutrofílica com desvio à esquerda, distúrbios hidroeletrolíticos, como hiponatremia, hipocalemia, hipocloremia e hipoprotrombinemia, além de hipoalbuminemia e hipogamaglobulinemia.

A rotina radiológica de abdome agudo é característica com dilatação de alças colônica(s), acima de 6 cm, a qual normalmente se inicia na flexura esplênica e se estende em direção proximal ao cólon transverso, podendo chegar ao ceco, associada à perda das haustrações. O estudo histológico evidencia inflamação aguda de todas as camadas do cólon. A ulceração transmural pode acarretar perfuração do cólon mesmo na ausência de dilatação colônica, podendo ou não ser bloqueada pelo omento ou estruturas adjacentes, ou extravasar para a cavidade abdominal, determinando peritonite. A perfuração pode ser diagnosticada por meio da rotina radiológica de abdome agudo com a presença de ar livre na cavidade abdominal ou delineamento dos bordos do cólon nos casos de perfuração tamponada.

Na suspeita de megacólon tóxico, o enema opaco e a colonoscopia são contraindicados devido ao risco de perfuração intestinal desencadeando peritonite fecal, complicação de consequências muito graves. Já a retossigmoidoscopia poderá ser realizada por profissional experiente, de maneira cuidadosa e sem insuflação de ar. Esse exame pode mostrar a presença de úlceras, mucosa friável, sinais de sangramento ativo ou recente e supuração. Além disso, o exame permite a coleta de biópsias e cultura, que podem ser úteis no diagnóstico diferencial com colite pseudomembranosa por *Clostridium difficile*. A tomografia computadorizada (TC) de abdome pode evidenciar a dilatação colônica com distorção dos contornos do cólon e a perda das haustrações, além de mostrar a presença de possível perfuração ou de outras complicações, como trombose séptica do sistema porta.

Tabela 131.1. Critérios diagnósticos de megacólon tóxico

Diagnóstico de megacólon tóxico:
Manifestações clínicas e laboratoriais de toxemia:
– Distensão e dor abdominal à palpação – Diarreia sanguinolenta e tenesmo – Palidez – Febre (temperatura axilar maior que 38 ºC) – Taquicardia (FC maior que 100 bpm) – Sinais de choque (pressão arterial média menor que 70 mmHg) – Diminuição da peristalse – Leucocitose com desvio à esquerda – Elevação de provas de atividade inflamatória [proteína C-reativa (PCR), velocidade de hemossedimentação (VHS)] – Distúrbios hidroeletrolíticos (hiponatremia, hipocalemia, hipocloremia, hipoalbuminemia)
Distensão radiológica de alças colônicas (maior ou igual a 6 cm) – Cólon transverso é o segmento mais acometido

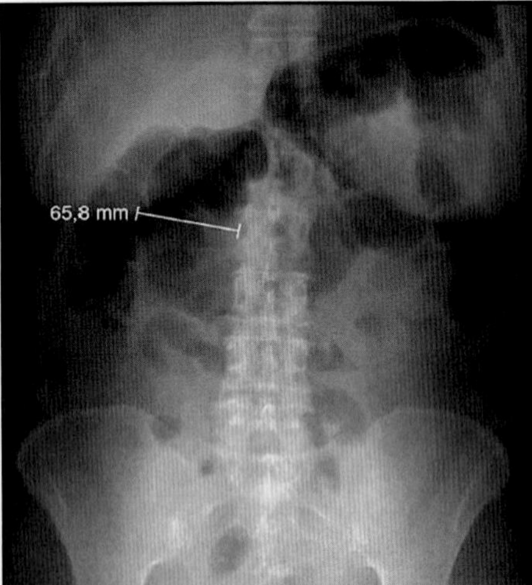

Figura 131.1. Radiografia de abdome evidenciando dilatação do colón transverso.

Tratamento

O tratamento inclui internação hospitalar, monitorização dos parâmetros hemodinâmicos e laboratoriais, reposição volêmica, correção de distúrbios hidroeletrolíticos, jejum e sonda gástrica aberta, corticoterapia e antibioticoterapia venosa empírica.

Os parâmetros que orientam as opções entre manter o tratamento clínico ou indicar uma operação de emergência não são consensuais. Porém, é obrigatória a monitorização contínua do paciente, sendo necessária a observação concomitante do clínico e do cirurgião para a tomada da decisão no momento apropriado, enquanto se deve realizar, durante as horas de observação, a avaliação de exames laboratoriais e radiológicos a cada 12 horas.

A melhora dos sintomas tóxicos aponta para a manutenção do tratamento clínico. Porém, nos casos em que houver evidências de perfuração, peritonite ou hemorragia grave, ou se não houver melhora após 24 a 48 horas de tratamento conservador, os pacientes devem ser submetidos ao tratamento cirúrgico. Quanto mais debilitado o paciente, maior deve ser a tendência pela cirurgia precoce.

A cirurgia tem como objetivo eliminar a causa do quadro clínico, ou seja, remover o cólon. A técnica cirúrgica mais indicada é representada pela colectomia total com fechamento do reto remanescente e ileostomia terminal. Esse procedimento apresenta como vantagem a preservação da melhor alternativa para reconstrução do trânsito em um segundo momento e, ao permitir a análise da peça cirúrgica, definir com mais segurança a escolha da operação mais adequada a se realizar. Contudo, essa técnica apresenta algumas desvantagens: implica a necessidade de um segundo procedimento cirúrgico e mantém o risco de complicações oriundas do reto preservado. Em condição eletiva, faz-se uma segunda cirurgia para restabelecimento do trânsito intestinal por meio de uma anastomose ileorretal, caso o reto se mantenha preservado, ou uma anastomose ileoanal com reservatório ileal, caso o reto esteja comprometido. Na impossibilidade de reconstrução do trânsito, o reto remanescente é ressecado e o doente permanece com a ileostomia terminal definitiva. As operações podem ser realizadas por videolaparoscopia ou por laparotomia dependendo da experiência da equipe cirúrgica. As principais complicações da cirurgia são de natureza infecciosa ou tromboembólica.

Tabela 131.2. Abordagem do megacólon tóxico

Pilares do tratamento do megacólon tóxico:
Tratamento clínico:
– Hidratação venosa – Correção dos distúrbios eletrolíticos – Jejum – Analgesia – Passagem de sonda nasogástrica (SNG) aberta (descompressão) – Mudança de decúbito – Antibioticoterapia empírica – Hidrocortisona endovenosa (EV 100 mg de 8 em 8 horas) – Profilaxia de tromboembolismo
Tratamento cirúrgico (deterioração clínica progressiva, perfuração ou ausência de resposta ao tratamento clínico em 24 a 48 horas)

Hemorragia digestiva

Considerações gerais

A hemorragia digestiva maciça é uma das complicações da DII que indica tratamento de urgência, entretanto a sua ocorrência é pouco frequente. Nos casos de RCU, o sangramento geralmente é difuso e associado à colite extensa. Comparando-se a RCU com a DC, observa-se que nesta última os casos de sangramento são menos frequentes, porém tendem a ser mais intensos e normalmente de origem localizada. A RCU e a DC respondem por 2% a 4% das causas de hemorragia digestiva baixa (HDB) grave.

Diagnóstico e tratamento

O exame físico do paciente é útil para a avaliação da gravidade da hemorragia, a qual será determinante para a escolha do tratamento adequado:

- Perda volêmica maior que 40% (classe IV): paciente hipotenso [pressão arterial sistólica (PAS) menor que 90 mmHg], taquicárdico (FC maior que 140 bpm), taquipneico [frequência respiratória (FR) maior que 35 irpm], agitado, confuso ou letárgico e com extremidades frias, isto é, o paciente encontra-se em choque hipovolêmico;
- Perda volêmica entre 30% e 40% (classe III): doente hipotenso (PAS menor que 90 mmHg), taquicárdico (FC de 120 a 140 bpm), taquipneico (FR de 30 a 40 irpm) e ansioso ou confuso;
- Perda volêmica entre 15% e 30% (classe II): paciente com hipotensão postural, taquicárdico (FC de 100 a 120 bpm), taquipneico (FR de 20 a 30 irpm) e moderadamente ansioso;
- Perda volêmica até 15% (classe I): doente sem hipotensão ou taquicardia, eupneico e pouco ansioso.

Inicialmente, o hematócrito não é um bom parâmetro para avaliação da perda sanguínea, pois o plasma e as hemácias são perdidos em volumes equivalentes. Logo, o hematócrito mantém-se normal. Entretanto, com a redistribuição do plasma e a reposição volêmica, após um a dois dias do sangramento, é possível observar queda do hematócrito.

Na abordagem inicial dos quadros de hemorragia digestiva aguda, a prioridade é a estabilização clínica do paciente. Com o doente estável, procede-se à descoberta do sítio e da etiologia do sangramento. Contudo, se o paciente permanecer instável a despeito do tratamento conservador, está indicada a cirurgia de urgência. De posse da causa da hemorragia, inicia-se o tratamento específico para a origem do sangramento e a prevenção contra novos episódios de hemorragia.

Com relação à estabilização hemodinâmica, a primeira medida é a obtenção de dois acessos venosos periféricos calibrosos para reposição volêmica vigorosa com solução cristaloide, de preferência ringer lactato. Normalmente, o volume inicial a ser infundido é de 1.500 a 2.000 mL da solução para adultos. Além disso, deve-se proceder à monitorização do paciente, inclusive com a passagem de cateter vesical de demora para a avaliação da diurese, e à coleta de sangue para provas laboratoriais. O paciente deve permanecer em dieta zero. A indicação de hemotransfusão deve ser individualizada, levando em conta fatores como perda estimada de sangue, idade, presença de outras comorbidades e persistência ou recorrência do sangramento. A necessidade de transfusão de mais de duas bolsas de sangue pode ser usada como critério indicativo de sangramento maciço.

Com o paciente estabilizado, o próximo passo é descobrir a causa da hemorragia. Inicialmente, deve-se classificar a hemorragia de acordo com a sua localização: quadros de hematêmese e melena falam a favor de HDA, enquanto a enterorragia é indicativa de HDB. Porém, uma hemorragia alta de grandes proporções pode se manifestar com hematoquezia e uma hemorragia baixa com trânsito lento pode causar melena. Nesse sentido, a passagem de um cateter nasogástrico, seguida pela lavagem gástrica, pode ser útil: o retorno de soro com sangue ou material em "borra de café" confirma o diagnóstico de HDA e a investigação prossegue com a realização de EDA; entretanto, caso o soro retorne sem sangue, contendo apenas bile, pode-se inferir que não há HDA ativa, ou seja, ou o quadro de HDA já cessou ou o paciente apresenta HDB e a investigação prossegue com colonoscopia ou angiografia, nos casos de sangramentos maciços que impeçam o exame endoscópico.

Na DC, na maioria dos casos, o ponto de sangramento encontra-se no intestino delgado, e a sua localização precisa, apesar de difícil determinação, é imprescindível para limitar ao máximo a ressecção intestinal nos casos de indicação de tratamento cirúrgico. Essa informação pode ser obtida por meio da enteroscopia, que, inclusive, pode ser feita durante a laparotomia. Outro método que permite a localização precisa da origem do sangramento de intestino delgado é a cápsula endoscópica. Porém, nos casos de DC, em que as estenoses são frequentes, a cápsula pode impactar em alguma dessas áreas, levando à necessidade de remoção cirúrgica ou endoscópica.

Na RCU e nos casos de DC cujo sangramento é colônico, a colonoscopia é o método de escolha para identificação do local da hemorragia, sendo utilizada tanto para diagnóstico quanto para terapêutica. Nesses casos, é possível a realização do exame sem preparo, pois o sangue tem efeito catártico. Porém, na DII, as lesões podem dificultar a avaliação do pon-

Tabela 131.3. Abordagem da hemorragia digestiva maciça

Pilares do tratamento da hemorragia digestiva maciça em DII:
1º passo: estabilização clínica
– Dois acessos venosos periféricos de grosso calibre – Reposição volêmica vigorosa (cristaloides: 1.500-2.000 mL inicialmente) – Monitorização do *status* hemodinâmico (PA, FC, hemoglobina e hematócrito, cateter vesical de demora) – Dieta zero – Avaliar hemotransfusão
2º passo: Tratar a causa do sangramento
– Localizar o local sangrante (HDB x HDA hemorragia digestiva alta): avaliar endoscopia digestiva alta (EDA) e colonoscopia – Imagem auxiliar: enteroscopia; cintilografia com hemácias marcadas; angiografia – Tratamento endoscópico se possível – Tratamento cirúrgico (limitar ressecção intestinal)

to exato de sangramento e, além disso, na DC, possíveis áreas de estenose podem impedir a progressão do aparelho. Assim, nos casos em que a colonoscopia é incapaz de determinar a fonte do sangramento ou em que ele é tão abundante que impede a visualização da origem da hemorragia, outros métodos diagnósticos podem ser indicados, como a cintilografia com hemácias marcadas e a angiografia, sendo a primeira, normalmente, feita antes, a fim de orientar a realização da última.

A cintilografia é o exame mais sensível, capaz de detectar pequenos sangramentos com fluxo hemorrágico a partir de 0,1 mL/min. Além disso, a cintilografia consegue identificar sangramentos intermitentes, pois são obtidas imagens com maior frequência no início e, em seguida, de 4 em 4 horas até 24 horas. Todavia, o exame apresenta como desvantagens a localização apenas grosseira do sangramento, pois o sangue pode se mover de forma retrógrada no intestino, e não permite nenhum método terapêutico associado. Assim, o grande valor da cintilografia é guiar a necessidade da arteriografia: se positiva, indica-se a arteriografia; se negativa, certamente a arteriografia não irá obter informações adicionais e não está indicada.

A arteriografia é um exame um pouco menos sensível, pois necessita de um fluxo hemorrágico de 0,5 a 1,0 mL/min para ser detectado. Entretanto, apresenta como vantagens a localização precisa do local de sangramento e possibilita a terapêutica por meio da injeção de vasopressina ou embolização da artéria sangrante. Por isso, alguns autores defendem que a arteriografia pode ser empregada diretamente, sem a necessidade de cintilografia prévia, nos casos de sangramentos contínuos de grande monta, em que a colonoscopia encontra dificuldade de visualização do cólon.

É importante salientar que a realização de exames contrastados, como clister opaco ou trânsito intestinal, estão contraindicados nos casos de hemorragia aguda, pois impedem a realização de exames posteriores e não identificam o local de sangramento.

Em relação ao tratamento cirúrgico, indicado principalmente nos casos de RCU com sangramento difuso incoercível, a escolha preferida é a colectomia total com anastomose ileorretal primária ou ileostomia terminal e fechamento do reto ou exteriorização do reto por meio da realização de fístula mucosa. Porém, caso o reto seja a sede do sangramento, é necessário proceder à sua ressecção.

Obstrução intestinal

Considerações gerais

A obstrução intestinal é mais frequente na DC que na RCU e, em ambos os casos, pode ter origem em um processo benigno ou maligno.

Na suspeita de perfuração intestinal, o primeiro exame a ser realizado é a rotina radiológica de abdome agudo, incluindo a radiografia de tórax para verificar a presença ou não de ar subdiafragmático. No contexto em que a radiografia simples não é esclarecedora e persiste a suspeita de perfuração, deve-se proceder à realização da TC de abdome para a detecção de pneumoperitônio.

Durante a evolução natural da DC, o paciente pode apresentar o predomínio do fenótipo fibroestenosante, responsável pelas obstruções intestinais altas oriundas, normalmente, de lesões benignas. Já a obstrução baixa por DC é rara e pode estar associada à presença de tumor. Enquanto isso, nos casos de RCU, na presença de obstrução por estenose, deve sempre ser considerada a possibilidade de neoplasia colônica subjacente como causa do quadro obstrutivo.

Diagnóstico

O quadro clínico de um paciente com obstrução intestinal geralmente se inicia com dor abdominal em cólica, que piora progressivamente. Nesse momento, a dor obedece a um padrão visceral, localizando-se no epigástrio, na região periumbilical ou, nas obstruções mais distais, no hipogástrio. À ausculta abdominal, no início do quadro, os ruídos hidroaéreos podem estar exacerbados evidenciando a presença de peristaltismo de luta. A seguir, o doente, normalmente, evolui com diminuição ou ausência de borborigmos. Além disso, o paciente pode apresentar náuseas e vômitos, que são mais precoces e frequentes quanto mais alta for a obstrução. Por outro lado, a distensão abdominal é mais característica dos quadros de obstrução intestinal baixa. Ainda é esperada a parada de eliminação de gases e fezes, que é manifestação característica dos casos de obstrução intestinal completa. Como parte do exame físico do paciente com obstrução intestinal, é importante a realização de toque retal, que pode sugerir a presença de tumores retais e auxilia nos diagnósticos diferenciais com fecaloma, corpo estranho e tumores uterinos ou ovarianos, por exemplo. Durante o exame palpatório, é possível encontrar massas palpáveis, que podem representar um plastrão inflamatório ou tumores. Quando o paciente evolui com sofrimento de alça, bacteremia ou peritonite, é possível perceber alterações dos sinais vitais, como febre, taquicardia e taquipneia; nos casos mais graves, pode ocorrer choque.

Nos casos de abdome agudo obstrutivo, o primeiro exame complementar a ser solicitado é a rotina radiológica de abdome agudo. Alterações sugestivas de obstrução são representadas por dilatação de alças e aspecto de válvulas coniventes em "pilha de moedas", nos casos de obstrução de intestino delgado; três ou mais níveis hidroaéreos em diferentes alturas, na radiografia, em incidência anteroposterior com o paciente em ortostatismo; e ausência de gás no cólon e no reto indicando a presença de obstrução completa. Em pacientes debilitados que não suportem a posição ortostática, o exame radiológico pode ser realizado em decúbito com raios horizontais. O estudo do trânsito intestinal, normalmente, é indicado nos casos de semioclusão ou obstruções recorrentes mais altas. A TC de abdome pode esclarecer os casos duvidosos e detectar complicações como abscessos intra-abdominais.

Tratamento

O tratamento dos pacientes com obstrução intestinal sempre se inicia pela estabilização hemodinâmica. Os casos de obstrução completa avançada ou com sinais de peritonite, sofrimento de alça ou estrangulamento devem ser operados com urgência, logo após a estabilização clínica. Já nos casos de obstrução intestinal parcial, é possível manter o paciente em suporte clínico enquanto a evolução do quadro é cuidadosamente monitorada. Porém, se o paciente persistir sem melhora após 48 horas, deve-se indicar laparotomia. O tratamento da obstrução intestinal no portador de DII está resumido na Tabela 131.4.

Em relação ao tratamento cirúrgico de pacientes com estenose por DC, a ressecção da área estenosada se faz frequentemente necessária, ainda que seja comum a recorrência futura da doença no local da cirurgia. Entretanto, pacientes com múltiplas estenoses ou submetidos a ressecções extensas apresentam risco de desenvolver a síndrome do intestino curto. Nesses casos, uma boa opção terapêutica é a realização de plastias de estenoses, desde que curtas. Porém, a sua realização não é apropriada para pacientes com inflamação aguda da alça. Outros tratamentos alternativos são os procedimentos endoscópicos, como a colocação de *stents* e a dilatação com balão. Nos casos de estenose por RCU com risco associado de neoplasia, deve-se proceder à ressecção intestinal, obedecendo-se aos princípios das cirurgias em tratamentos oncológicos.

Tabela 131.4. Tratamento de obstrução intestinal na DII

Tratamento da obstrução intestinal nas DIIs:
Tratamento clínico inicial na suspeita de obstrução intestinal:
– Monitorização clínica hospitalar – Exames laboratoriais e radiológicos seriados – Jejum oral – SNG aberta (descompressão) – Acesso venoso periférico calibroso – Hidratação venosa – Correção dos distúrbios hidroeletrolíticos – Sintomáticos se necessários (analgesia, antieméticos) – Antibioticoterapia empírica (imunossupressão; translocação)
Evolução clínica: avaliar grau de estenose e cirurgia eletiva
Cirurgia de urgência: deterioração clínica, ausência de resposta ao tratamento conservador, obstrução completa

Perfuração intestinal e peritonite

A perfuração intestinal é uma complicação observada tanto na DC quanto na RCU. Na DC, a perfuração está associada ao caráter transmural da doença e ocorre mais frequentemente em íleo terminal, segmento intestinal mais acometido pela doença. Já nos casos de RCU, a perfuração intestinal está associada, geralmente, aos quadros de megacólon tóxico.

Nos casos de perfuração intestinal bloqueada pelo omento ou estruturas vizinhas, a conduta inicial é a drenagem guiada por imagem, seja pela ultrassonografia ou TC, e o tratamento cirúrgico é realizado em um segundo momento. Dessa forma, é possível operar o paciente de maneira eletiva, diminuindo significativamente o índice de morbidade e mortalidade.

Nos casos de perfuração intestinal livre, isto é, com extravasamento de conteúdo intestinal para a cavidade determinando um quadro de peritonite, há indicação de cirurgia imediata. A conduta ideal para esses casos consiste na ressecção do segmento doente. Porém, a técnica cirúrgica varia de acordo com a topografia e a causa da lesão: se a perfuração ocorrer no intestino delgado, deve-se optar pela ressecção do menor segmento de alça possível, uma vez que o índice de recorrência da DC é alto; já se a perfuração for de intestino grosso, oriundo de uma complicação da RCU, é mais indicado que se realize uma colectomia total associada a ileostomia, e a reconstrução do trânsito intestinal será feita posteriormente; se a perfuração colônica for causada por uma complicação da DC, é recomendável que a ressecção intestinal também seja econômica, como recomendado acima para o intestino delgado.

Abscessos intra-abdominais

Os abscessos intra-abdominais são mais frequentemente observados na DC, podendo ser a forma de apresentação inicial da doença ou ocorrer em qualquer momento de sua evolução. Os pacientes podem apresentar desde quadros clínicos oligossintomáticos até sepse grave, dependendo de alguns fatores intercorrentes como depressão imunológica pelo tratamento, localização do abscesso, uso de corticoides e precocidade de sua identificação. Tipicamente o quadro clínico se caracteriza por febre, por vezes com calafrios, dor abdominal localizada espontânea e exacerbada à palpação (a dor piorada durante a micção pode corresponder a abscesso próximo à bexiga, enquanto a dor referida na coxa, flanco ou região lombar pode sugerir abscesso de psoas), com evidências laboratoriais da presença de infecção como leucocitose com desvio à esquerda e VHS e PCR elevadas.

Nos quadros sépticos, deve-se instituir o tratamento clínico precocemente, podendo ser necessária internação em unidade intensiva. Os demais casos suspeitos requerem internação hospitalar e início precoce de antibioticoterapia empírica (como por exemplo, ciprofloxacino e metronidazol como boa opção de primeira linha, podendo ser utilizadas cefalosporinas em combinação com metronidazol e amoxicilina). É fundamental a investigação por exame de imagem, levando-se em conta que o ultrassom de abdome é de pouca acurácia e examinador-dependente, razões que tornam preferíveis a TC ou a ressonância magnética de abdome. Identificado o abscesso, o próximo passo é programar a melhor alternativa de drenagem. Os procedimentos disponíveis incluem drenagem percutânea guiada por tomografia, com manutenção de cateter para lavagem após a drenagem, ou abordagem cirúrgica da lesão. A punção e a análise da secreção puncionada são importantes na identificação do microrganismo implicado e na orientação terapêutica. Habitualmente é observada flora múltipla nesses casos.

A drenagem dos abscessos por punção deve ser vista como medida terapêutica temporária no controle da complicação, pois a abordagem cirúrgica com ressecção da alça comprometida e formadora do abscesso deve ser realizada na maioria dos casos.

Bibliografia consultada

Cerqueira RM, Lago PM. Clinical factors predictive of Crohn's disease complications and surgery. Eur J Gastroenterol Hepatol. 2013;25(2):129-34.

Consensus Guidelines for the management of inflammatory bowel disease- Brazilian Study Group of Inflammatory Bowel Diseases. Arq Gastroenterol. 2010;47:313-25.

Corridoni D, Arseneau KO, Cominelli F. Inflammatory bowel disease. Immunol Lett. 2014;231-5.

Dignass A, Eliakim R, Magro F, Maaser C, Chowers Y, Geboes K, et al. Second European evidence-based consensus on the diagnosis and management of ulcerative colitis part 1: definitions and diagnosis. J Crohns Colitis. 2012;6(10):965-90.

Odze R. Diagnostic problems and advances in inflammatory bowel disease. Mod Pathol. 2003;16(4):347-58.

Panes J, Bouhnik Y, Reinisch W, Stoker J, Taylor SA, Baumgart DC, et al. Imaging techniques for assessment of inflammatory bowel disease: joint ECCO and ESGAR evidence-based consensus guidelines. J Crohns Colitis. 2013;7(7):556-85.

Tharian B, Caddy G, Tham TC. Enteroscopy in small bowel Crohn's disease: a review. World J Gastrointest Endosc. 2013;5(10):476-86.

132

HÉRNIAS

Eudes Arantes Magalhães
Luiza Beatriz Hergl Magalhães

Introdução

As hérnias se caracterizam pela saída de uma víscera de sua cavidade natural através de orifícios nas paredes dessa cavidade[8]. Essas aberturas, quanto à etiologia, podem ser naturais ou artificiais[1]. Quanto à manifestação, podem ser externas, quando a hérnia se apresenta na superfície corporal, ou internas, quando a hérnia se forma dentro da cavidade ou entre duas cavidades corporais (por exemplo, hérnia diafragmática)[10].

Esses orifícios tendem a se alargar devido ao aumento da pressão intracavitária e ao enfraquecimento das estruturas musculoligamentares das paredes que os delimitam[15].

As hérnias predominam na cavidade abdominal, o que está relacionado aos orifícios naturais nas paredes do abdome, à mobilidade das vísceras e, por fim, ao grande número de procedimentos cirúrgicos realizados nessa cavidade. Nossa abordagem neste capítulo será direcionada às hérnias abdominais[8].

Etiologia

As hérnias se originam a partir de fatores predisponentes anatômicos, como o alargamento de orifícios naturais da parede ou defeitos embriológicos que ocasionem alterações no posicionamento das vísceras intracavitárias.

Fatores adquiridos como as aderências podem levar ao surgimento de fendas e bridas intracavitários, e falha técnica ou de cicatrização pode produzir defeitos na ferida cirúrgica[1].

Exemplos de hérnias externas em orifícios naturais da parede são as hérnias inguinal e femoral e nas feridas cirúrgicas a hérnia incisional.

Além das cirurgias, outros tipos de traumatismos e processos inflamatórios também podem ser causa de defeitos na parede e aderências na cavidade.

Aos fatores anatômicos somam-se fatores fisiopatológicos, que desencadeiam aumento da pressão na cavidade abdominal, sendo relevantes a constipação intestinal, a retenção urinária, a tosse do tabagista e a obesidade com seu significativo aumento de volume e pressão abdominais[15].

Fisiopatologia

Ao sair de sua cavidade natural (hérnia externa) ou modificar seu posicionamento no interior da cavidade (hérnia interna), existe o risco de ocorrer compressão da víscera herniada ao nível do orifício por onde essa víscera passou.

Além da compressão, pode também ocorrer torção da víscera ao redor de seu próprio eixo. Esse segundo evento fisiopatológico pode tornar o curso da doença mais rápido e mais grave[4].

No primeiro caso, a compressão do conteúdo no orifício herniário, inicialmente ocasiona restrição ao trânsito luminal no caso das vísceras ocas, sem impedir sua circulação sanguínea. Nessa situação, a manifestação clínica pode ser de desconforto e dor local, evoluindo até a obstrução gastrointestinal.

Em fase mais tardia, a distensão gradual das vísceras ocas e o edema do conteúdo herniado podem comprometer seu retorno venoso, o que acentua o próprio edema. Em um ciclo contínuo ocorrerá aumento da compressão no orifício herniário, levando à restrição do fluxo arterial e consequente isquemia do órgão.

No segundo caso, caracterizado pela torção da víscera em seu próprio eixo, a progressão para a restrição à circulação venosa, edema e redução do fluxo arterial torna-se mais rápida, com a evolução precoce para a isquemia.

O estrangulamento se caracteriza pela obstrução intestinal e pelo comprometimento da circulação sanguínea da víscera herniada, sendo seu evento final a isquemia e a necrose[8].

Classificação

As hérnias da parede abdominal são classificadas em:

Inguinal (Figuras 132.1 e 132.2)

Forma-se através do canal inguinal, podendo ser uni ou bilateral, sendo classificada como *direta* quando se origina através do assoalho do canal inguinal, inferior e medialmente ao limite dos vasos epigástricos inferiores, e *indireta* quando sua origem se dá a partir do anel inguinal profundo, lateral e superiormente aos mesmos vasos epigástricos inferiores[8,10].

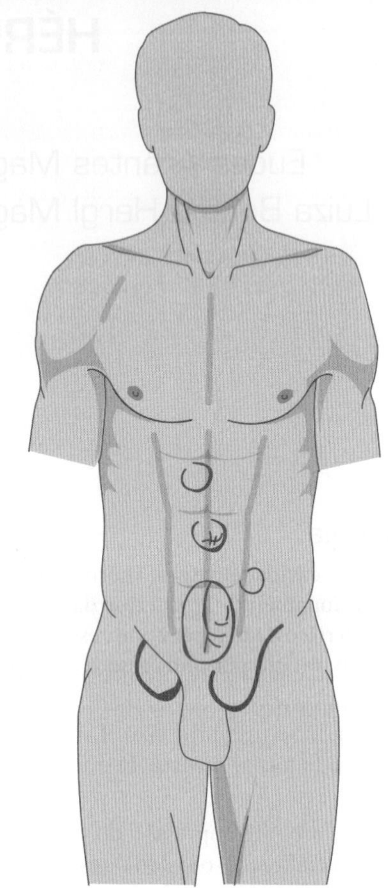

Figura 132.1. Hérnias da parede abdominal. Nessa imagem visualizamos de cefálico para caudal: hérnia epigástrica, hérnia umbilical, hérnia de Spiegel, hérnia incisional, hérnia inguinal esquerda e hérnia femoral direita.

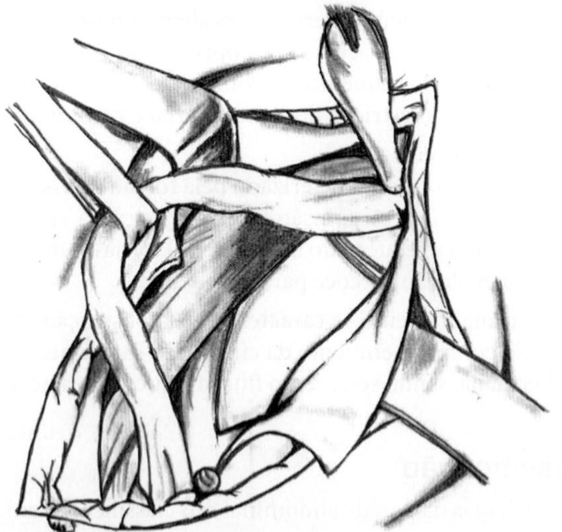

Figura 132.2. Canal inguinal esquerdo. Observa-se a aponeurose do músculo oblíquo externo aberta e o funículo espermático rebatido medialmente; o saco herniário indireto e o funículo espermático penetram na cavidade abdominal através do assoalho do canal inguinal no anel inguinal profundo, superior e lateralmente aos vasos epigástricos.

Representam cerca de 80% das hérnias abdominais[6,8,10,11].

São mais comuns no sexo masculino. Na infância, as hérnias congênitas decorrem da persistência da túnica peritônio-vaginal que acompanha a descida do testículo. No adulto, as hérnias são adquiridas devido ao esforço e ao aumento da pressão intra-abdominal[10,14].

Crural (femoral)

Forma-se através do canal femoral, um canal bastante estreito e rígido, que se limita lateralmente pelo feixe vasculonervoso ilíaco-femoral, anteriormente pelo ligamento inguinal e posteriormente pelo ligamento puboisquiático (de Cooper), este apoiado no ramo ósseo de mesmo nome, parte da cintura do quadril, o que faz com que essa hérnia tenha maior risco de estrangulamento. Pode também ser uni ou bilateral (Figura 132.1).

Representam 2% a 5% das hérnias abdominais. As hérnias crurais são mais frequentes no sexo feminino[8].

Umbilical

A hérnia umbilical forma-se através do anel umbilical que não completou seu fechamento após a queda do coto umbilical ao nascimento ou que reabriu como consequência do aumento da pressão abdominal. Pode também se formar na borda superior da cicatriz umbilical, seguindo o trajeto da veia umbilical obliterada. No recém-nascido, a cirurgia deve ser postergada, pois tende a haver sua regressão espontânea, exceto se apresentar-se complicada[10]. Representa cerca de 2% das hérnias abdominais (Figura 132.1).

Epigástricas

As hérnias epigástricas formam-se na linha alba, uma faixa aponeurótica situada na linha média abdominal e constituída pela fusão das fibras que formam as bainhas anterior e posterior dos músculos retos abdominais. Essa faixa é mais delgada na região infraumbilical, sendo, entretanto, mais larga na porção supraumbilical (epigástrica), de onde decorre a maior incidência de hérnias nessa região. Nesse segmento, as hérnias se formam através do alargamento de fendas entre as fibras, as quais dão passagem a vasos e nervos. Representam cerca de 1% das hérnias abdominais[10] (Figura 132.1).

É importante ressaltar a diferença entre hérnia epigástrica e diástase dos músculos retos abdominais. Nessa, o que ocorre é um alargamento da linha alba, relacionado a aumento de volume e pressão abdominal e à flacidez da parede. Na diástase não ocorre saída de conteúdo da cavidade além dos limites da parede, mas sim o abaulamento da parede alargada e adelgaçada, acompanhado do conteúdo que se situa limitado por ela. Apesar do volume significativo de alguns casos, não se trata de hérnia, sendo seu tratamento realizado com o objetivo de melhora estética[4].

Lombares (Petit e Grynfelt)

Pouco frequentes, essas hérnias manifestam-se por abaulamento entre os músculos da região lombar. Podem se formar entre os músculos oblíquo externo e o grande dorsal acima da crista ilíaca (Petit) ou abaixo da última costela, entre os músculos oblíquo interno e os músculos espinhais(Grynfelt)[7].

Linha semilunar (Spiegel)

Hérnia também de pequena incidência, seu diagnóstico confunde-se frequentemente com o da hérnia inguinal, porém forma-se um pouco mais cefálica, na borda externa do músculo reto abdominal, nos quadrantes inferiores do abdome, ao nível da linha semilunar, a qual é uma linha transversal e arqueada, formada pela passagem das fáscias posteriores da musculatura lateral do abdome (oblíquo interno e transverso), anteriormente ao músculo reto, em sua bainha anterior, deixando aí um ponto de maior debilidade na bainha posterior da parede[4,12] (Figura 132.1).

Obturatória

Forma-se posteriormente ao canal femoral, no forame obturador, causando compressão do nervo de mesmo nome, com sintoma de dor na face interna da coxa e joelho. O paciente adota posição antálgica com flexão do quadril, sendo a dor exacerbada pela extensão, abdução e rotação medial da coxa (sinal de Howship-Romberg). A obstrução intestinal é a apresentação predominante em cerca de 90% dos pacientes com hérnia obturatória[12].

Hiatal

O esôfago passa pelo músculo diafragma, para atingir a cavidade abdominal, onde logo alcança a cárdia gástrica, levando o conteúdo deglutido até o estômago. Essa passagem se dá através do hiato esofagiano, que é formado pelos ramos do pilar direito do diafragma[4].

Quando ocorre alargamento desse espaço, o estômago ascende herniando para o mediastino e o tórax através desse hiato. Essa herniação pode ocorrer no eixo longitudinal do próprio esôfago, portanto com retração deste e insinuação da cárdia no mediastino, o que se denomina *hérnia de deslizamento* ou tipo I. Essa é a apresentação predominante da hérnia hiatal, com o refluxo gastresofagiano sendo sua manifestação mais frequente[13].

Outro tipo de herniação ocorre quando o esôfago e a cárdia mantêm-se em sua posição abdominal, havendo herniação do estômago (começando pelo fundo gástrico), que sobe ao lado do esôfago, portanto em um eixo transverso, o que se denomina *hérnia paraesofageana* ou tipo II.

Por fim, pode ocorrer a combinação dos dois tipos anteriores, com deslizamento e componente paraesofagiano simultâneos, o que se denomina *hérnia mista* ou tipo III. Nos tipos II e III existe o risco de obstrução, que pode ser ocasionada pela torção do estômago ao redor do eixo esofagogástrico[9].

Incisional (ventral)

As hérnias incisionais formam-se nas feridas cirúrgicas, devido à falha de cicatrização da camada músculo-aponeurótica da parede abdominal.

Podem decorrer da abertura de fendas nos orifícios através dos quais os fios de sutura sustentam o fechamento dessa camada na rafia da parede abdominal. Podem ainda decorrer da ruptura parcial ou total dessas suturas, levando à formação de aberturas que se estendem parcialmente ou acometem toda a extensão da incisão cirúrgica, ficando contidas apenas pela pele (Figuras 132.1 e 132.4).

Quando ocorre ruptura da sutura em todas as camadas, inclusive da pele, não se trata de hérnia, mas sim de outra complicação denominada evisceração, pois ocorre a saída

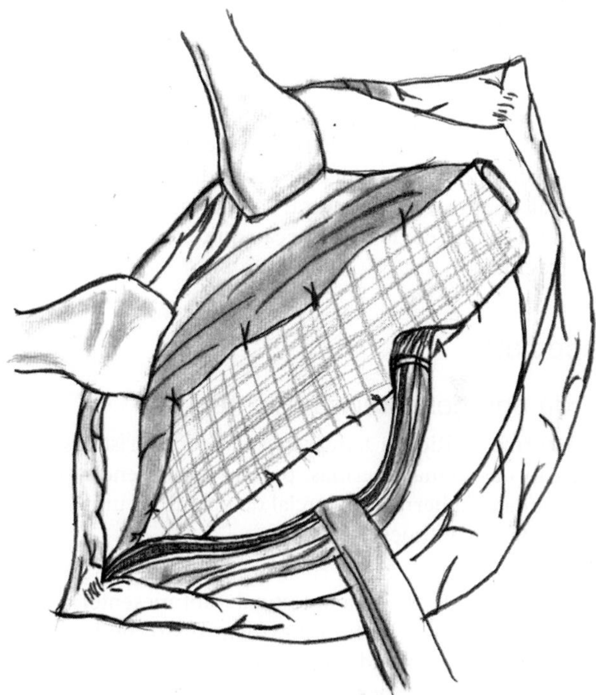

Figura 132.3. Herniorrafia inguinal esquerda pela técnica de Lichtenstein. Observa-se tela de polipropileno fixada no assoalho do canal inguinal, fendida e contornando o funículo espermático no nível do anel inguinal profundo.

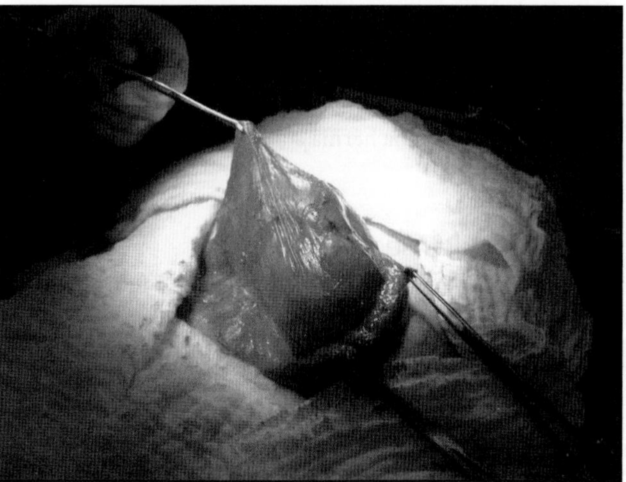

Figura 132.4. Hérnia incisional. Observa-se o saco herniário dissecado em volumosa hérnia incisional na linha média. Por transparência, podem-se visualizar alças intestinais no conteúdo do saco herniário.

das vísceras abdominais ocasionada pela pressão intracavitária maior que a atmosférica. Trata-se aqui de uma urgência cirúrgica que demanda proteção asséptica das vísceras e reoperação imediata para refazer a sutura de todas as camadas da parede.

Não trataremos da evisceração neste capítulo, pois sua diferenciação da hérnia é evidente e seu tratamento está relacionado à realização das laparotomias e laparorrafias[2].

Diafragmática

As hérnias diafragmáticas podem ser congênitas, quando decorrem de falhas na formação das cúpulas diafragmáticas com a ocorrência de aberturas anterior (Boechdalech) ou posterior (Morgdani) comunicando as cavidades torácica e abdominal[4].

Pode também surgir hérnia na cúpula diafragmática, especialmente à esquerda, secundária a trauma abdominal contuso, por ruptura do diafragma. São menos comuns à direita devido à proteção que exerce o fígado sob o diafragma.

Especiais

Borda antimesentérica (Richter)

A hérnia de Richter tem as mesmas características de localização das demais hérnias, porém se diferencia por ser constituída pela herniação parcial da parede de uma alça intestinal (borda antimesentérica)[4].

Devido a essa característica, pode ocorrer estrangulamento da parede da alça intestinal (antimesentérica), levando a isquemia e perfuração. Além disso, pode ocorrer redução da alça perfurada para a cavidade, com extravasando do seu conteúdo e peritonite.

Apêndice cecal (Amyand)

É incomum a identificação do apêndice cecal em um saco herniário à direita, o que ocorre esporadicamente em uma cirurgia eletiva.

Entretanto, se ocorrer uma apendicite aguda em um órgão herniado, o quadro clínico torna-se confuso. As manifestações clínicas da inflamação apendicular na hérnia serão mais sugestivas de uma hérnia complicada do que da própria apendicite.

Divertículo de Meckel (Littré)

Outra ocorrência incomum é a herniação de um divertículo de Meckel no saco herniário.

Diagnóstico

Clínico

A característica predominante nas hérnias da parede abdominal é a protrusão do conteúdo herniário através do subcutâneo, com o consequente abaulamento da pele formando nodulação local.

Essa com o protrusão tende a se acentuar com os esforços e outros fatores como tosse e esforço para evacuação ou micção, que aumentam a pressão abdominal. A protrusão tende a reduzir repouso.

Medidas como colocar o paciente em decúbito dorsal e procurar tranquilizá-lo favorecem a redução da hérnia. É digno de nota o fato de que algumas hérnias se reduzem após a anestesia, devido ao relaxamento da parede abdominal.

O exame do paciente deve ser realizado nas posições de decúbito dorsal e também em ortostatismo. Essa posição, em especial para as hérnias inguinocrurais, utiliza o efeito da gravidade, que aumenta a pressão sobre o abdome inferior.

A manobra de Valsalva com esforço de expiração forçada contra resistência (assoprar com a boca ocluída pelo dorso da mão) é muito útil ao provocar aumento da pressão abdominal, acentuando as hérnias.

As hérnias que não se reduzem mesmo com as manobras realizadas durante o exame clínico para obter relaxamento da parede abdominal são denominadas encarceradas; em geral o conteúdo apresenta aderências ao saco herniário, o que dificulta sua redução.

Como já exposto anteriormente, o que caracteriza o estrangulamento é a compressão progressiva do conteúdo no orifício herniário, com a consequente formação de edema e obstrução aos fluxos luminal e circulatório na víscera herniada, podendo levar a obstrução intestinal, isquemia e necrose.

Para a sua avaliação clínica, características como o aumento abrupto do volume herniário, associado a dor, e em fase mais tardia o aspecto congesto e cianótico do conteúdo herniário auxiliam na sua identificação.

A intensidade e a característica da dor nos fazem suspeitar dessa evolução quando a dor se torna progressivamente mais intensa, mudando de caráter intermitente para um padrão contínuo. Nesses casos, deve-se evitar a manipulação como tentativa de redução da hérnia, devido ao risco de redução de conteúdo necrosado para a cavidade, com subsequente perfuração e peritonite, risco esse acentuado na hérnia de Richter (de borda antimesentérica)[15].

Exames complementares – Imagem

Os exames de imagem fornecem informações que podem ser úteis no diagnóstico das hérnias, descrevendo a posição e o conteúdo do órgão herniado, com sinais indiretos da presença de vísceras ocas (fezes, gases) e epiplon (gordura) na hérnia[5].

Nas hérnias da parede abdominal, mesmo complicadas por estrangulamento, em geral o exame clínico é suficientemente esclarecedor para o diagnóstico, sendo desnecessários os exames de imagem na maioria dos casos.

De forma diversa, os exames de imagem tornam-se extremamente importantes no diagnóstico das hérnias internas complicadas por obstrução. Nesses casos, o diagnóstico clínico é apenas sindrômico (obstrução), não permitindo esclarecer a etiologia e a localização. Os exames de imagem auxiliam também no diagnóstico diferencial com aderências e tumores[5].

É importante ressaltar que no passado as hérnias eram responsáveis pela maioria dos casos de obstrução intestinal, lugar hoje ocupado pelas aderências, em virtude do aumento na frequência dos procedimentos cirúrgicos.

Critérios de gravidade

Relacionados à hérnia

Como exposto na fisiopatologia da hérnia estrangulada, considerando as situações de urgência médica, dois eventos são relevantes na caracterização da gravidade:

- A obstrução luminal, que se manifesta clinicamente pela síndrome de obstrução intestinal. Neste caso com dor intermitente tipo cólica, progressivamente intensa, acompanhada de vômitos e gradual parada de eliminação de gases e fezes;
- A oclusão vascular, que se manifesta clinicamente pela síndrome abdominal isquêmica. Aqui, a dor passa a ter característica contínua, intensa, podendo vir acompanhada de sinais de repercussão sistêmica, como taquicardia, taquipneia, confusão mental e choque.

Relacionados ao paciente

A gravidade da doença pode ser muito aumentada nos extremos de idade devido a sua menor reserva funcional para responder ao estresse agudo e ao trauma cirúrgico necessário ao tratamento. Especialmente nos pacientes idosos, a coexistência de outras morbidades afetará a capacidade de resposta ao estresse do paciente.

Nesses pacientes de maior risco, devem-se realizar esforços para a estabilização de suas funções orgânicas e sempre teremos 1 a 2 horas preciosas no preparo pré-operatório imediato do paciente.

Mesmo na urgência, medidas importantes como a ressuscitação volêmica, oferta de oxigênio suplementar, suporte respiratório e cardiovascular e correção de distúrbios hidroeletrolíticos e acidobásicos permitirão levar o paciente à cirurgia na melhor condição de estabilidade clínica possível, sem postergar o tratamento cirúrgico.

Tal assistência para estabilização clínica deve continuar no período perioperatório, cuidado esse fornecido pela equipe de anestesiologia, e muitas vezes também no pós-operatório, com suporte em unidade de terapia intensiva se persistirem sinais de instabilidade.

Tratamento da urgência – Correção do estrangulamento

O tratamento da hérnia na urgência deve ser direcionado inicialmente à correção da complicação e, na dependência da condição de estabilidade clínica do paciente, também à correção anatômica do orifício herniário para seu tratamento definitivo e prevenção de recorrência futura.

Aqui estamos abordando uma vastidão de situações. Nas situações mais simples, encontramos uma pequena hérnia da parede em fase inicial de oclusão, em que uma incisão específica e a simples redução de um conteúdo sem isquemia resolverá a urgência, restando tranquilidade para a correção anatômica da hérnia.

No extremo da complexidade, encontramos uma alça intestinal estrangulada e necrosada exigindo ressecção intestinal ou o volvo gástrico necrosado em uma hérnia hiatal paraesofageana ou mista, volumosa, exigindo gastrectomia, esofagostomia cervical para drenagem e enterostomia para alimentação, ficando uma complexa reconstituição para novos tempos cirúrgicos posteriores. Aqui ainda se soma o risco de infecção pela translocação bacteriana e pela contaminação já instalada[4].

O acesso cirúrgico dependerá da localização da hérnia e da gravidade da complicação, sendo possível abordar as hérnias da parede através de incisões específicas, enquanto as hérnias internas e aquelas complicadas com maior distensão abdominal e com sinais de agravamento por isquemia são preferencialmente abordadas por acessos mais amplos por meio de laparotomia mediana que vá facilitar não somente a redução do conteúdo herniário, mas também a ressecção intestinal no caso de comprometimento vascular com necrose já instalada.

A utilização da via laparoscópica pode ser útil nas situações de diagnóstico incerto. É pouco utilizada na maioria dos casos, seja pela limitação da distensão abdominal, pelo risco em pacientes com instabilidade cardiorrespiratória e, ainda, pela dificuldade e risco de perfuração no manejo instrumental para a redução de conteúdo estrangulado[3].

Corrigidos a obstrução e o estrangulamento, deve-se realizar a correção anatômica da hérnia sempre que houver estabilidade clínica do paciente. Descrevemos a seguir, de forma sucinta, as abordagens utilizadas para as hérnias mais comuns.

Correção da hérnia – Reparo do defeito herniário[10]

Inguinal

Acesso: incisão paralela (2 a 3 cm) e medial ao ligamento inguinal, ou na bissetriz do ângulo entre o ligamento inguinal e a borda externa do músculo reto. Incisando pele, subcutâneo e aponeurose do músculo oblíquo externo, inicia-se sobre o tubérculo pubiano (anel inguinal superficial), estendendo-se até próximo à crista ilíaca anterossuperior (anel inguinal profundo).

Reparo anatômico (técnica de Sholdice)

Após a redução do saco herniário, incisa-se a fáscia transversal na bissetriz do triângulo inguinal (de Hasselbach), entre o ligamento inguinal/trato iliopúbico lateralmente e o arco do transverso/borda lateral do músculo oblíquo interno. Por dissecção romba, separa-se posteriormente a fáscia da gordura pré-peritoneal com cuidado para não lesar a arcada vascular que contorna o assoalho do canal inguinal.

Sutura-se com fio inabsorvível (polipropileno) essa fáscia sobrepondo-se a parte medial por sobre a lateral, utilizando sutura contínua, iniciando junto ao tubérculo pubiano; amarra-se o fio, deixando seu coto longo reparado para ser utilizado ao final da sutura. Segue a sutura em linha ascendente que aproxima a borda lateral da fáscia seccionada, posteriormente à medial, até o nível, e refazendo o anel inguinal profundo, retornando, sem interrupção, em linha descendente, suturando agora a borda medial da fáscia seccionada à borda posterior do ligamento inguinal, terminando junto ao tubérculo pubiano, amarrando a sutura ao fio que a iniciou.

Sutura-se então também com fio inabsorvível, agora em sentido inverso, a borda externa do músculo oblíquo interno ao ligamento inguinal, logo anteriormente à sutura da fáscia transversal, descendo do anel inguinal profundo até o tubérculo pubiano e retornando sem interrupção em outra camada logo anteriormente à última, também aproximando o músculo obliquo interno ao ligamento inguinal, subindo em direção ao anel inguinal profundo, amarrando a sutura ao fio que a iniciou.

Reparo sem tensão com tela (Lichtenstein)

Após a redução do saco herniário, fixa-se tela de polipropileno como um triângulo de base superior (em forma de cunha), com bordas arredondadas, que sobrepõe o tubérculo pubiano e estende-se até o anel inguinal profundo e, a partir daí, fendida entre os 2/3 mediais e o 1/3 lateral, contorna, passando posteriormente ao funículo espermático até 2 a 3 cm acima do anel profundo.

A tela é fixada com sutura contínua inabsorvível à borda posterior do ligamento inguinal, lateralmente. Após, com sutura absorvível em pontos separados, é fixada medialmente à bainha anterior do músculo reto, sob a aponeurose do músculo oblíquo externo.

Após revisão, as técnicas são finalizadas, com a sutura das bordas da aponeurose do músculo oblíquo externo, refazendo o teto do canal inguinal e seu anel superficial, aproximação da fáscia de Scarpa (subcutâneo) e sutura da pele.

Crural (femoral)

Utiliza-se o mesmo acesso das hérnias inguinais, até o subcutâneo.

A partir daí, pode-se optar pelo acesso crural para a redução e tratamento do orifício herniário. Essa opção é pouco recomendável na urgência, devido à dificuldade de redução pelo anel femoral estreito e à dificuldade de avaliação do conteúdo reduzido, com risco de redução de segmento isquemiado.

Prefere-se o acesso através do canal inguinal, com a abertura do seu assoalho (fáscia transversal) como no início da técnica de Sholdice, permitindo redução do conteúdo herniado por manipulação pré-peritoneal, posterior ao anel femoral, e inspeção do conteúdo reduzido.

Técnica de MacVay: reduzido o conteúdo, realiza-se a reconstituição da fáscia transversal e, ao mesmo tempo, o fechamento do anel femoral, com sutura contínua com fio inabsorvível, da borda medial a partir do tubérculo pubiano, ao trato puboisquiático (ligamento de Cooper) em sentido ascendente, até o fechamento do orifício femoral, na proximidade do feixe vasculonervoso, rente à veia femoral, continuando então a sutura com o trato iliopúbico (ligamento de Thompson) até o anel inguinal profundo. Nova linha de sutura aproxima a borda lateral da fáscia transversal por sobre a medial, até o limite medial espessado da fáscia transversal (arco do transverso), podendo incluir o músculo oblíquo interno (tendão conjunto).

Técnica de Claudio A. Oliveira: a reconstituição da fáscia transversal e o fechamento do anel femoral podem ser realizados invertendo a sutura dos folhetos, iniciando pelo lateral, suturado ao ligamento de Cooper, até o nível da veia femoral, seguido pela sutura sobreposta do folheto medial à borda posterior do ligamento inguinal, desde o tubérculo pubiano até o anel profundo, também em sentido ascendente.

A partir daí, a reconstituição do canal inguinal e dos planos superficiais, segue as mesmas etapas que as da hérnia inguinal.

Umbilical

São abordadas por incisão arqueada, de concavidade superior, margeando a borda da cicatriz umbilical. Após a dissecção, inspeção e redução do saco herniário, utiliza-se uma das seguintes alternativas.

- Sutura da aponeurose no anel umbilical, em dois planos em sentido transversal, em sobreposição/imbricamento (técnica de Mayo);
- Sutura da mesma forma que a anterior, em um único plano (reparo anatômico);
- Sutura da aponeurose interpondo tela de polipropileno fixada posteriormente no espaço pré-peritoneal, podendo ser passada como um plugue através do anel herniário.

Epigástrica

A correção segue os mesmos princípios das hérnias umbilicais.

Lombar (Litré ou Grynfelt)

Após a redução do saco herniário, reaproxima-se a musculatura, de preferência com a fixação de tela no espaço retromuscular (lombar)

Linha semilunar (Spiegel)

Após a redução do saco herniário, sutura-se a bainha anterior do músculo reto e a aponeurose do músculo oblíquo externo, de preferência com a fixação de tela no espaço pré-peritoneal (retromuscular)

Hiatal

Reduz-se o conteúdo herniário para a cavidade abdominal, tendo o cuidado de dissecar e seccionar o saco peritoneal herniado. Expõem-se os ramos do pilar direito do diafragma delimitando com clareza o hiato esofagiano. Contorna-se toda a circunferência do esôfago, dissecando o tecido conjuntivo ao seu redor em direção ao mediastino, para garantir a mobilidade da cárdia em direção ao abdome, evitando-se a sua retração para o mediastino e eventual recorrência futura da hérnia

Realiza-se a sutura com reaproximação posterior dos ramos do pilar diafragmático. A partir dessa etapa, o esôfago deve estar calibrado com sonda orogástrica (de Fouchet) calibrosa.

Constrói-se fundoplicatura de circunferência total (Nissen – 360º) ou parcial (Lind – 270º).

Incisional

Após a dissecção, inspeção e redução do saco herniário (Figura 132.4), utiliza-se uma das seguintes alternativas:

- Reparo anatômico do defeito na aponeurose, refazendo-se a laparorrafia, especialmente nos casos de deiscência total da linha de sutura prévia;
- Reparo com sobreposição das camadas aponeuróticas, em três planos (técnica de Alcino Lázaro);
- Utilização de tela para reforço posterior (pré-peritoneal) ou anterior (subcutâneo) à musculatura, além da sutura com reaproximação da aponeurose.

Referências bibliográficas

1. Aubin C. Hernias. In: Adams J. Emergency medicine: clinical essentials. 2nd ed. Philadelphia: Elsevier; 2013. p. 315-24.
2. Curcillo P. Incisional, epigastric, and umbilical hernias. In: Cameron J, Cameron A. Current surgical therapy. 11th ed. Philadelphia: Elsevier; 2014. p. 539-45.
3. Deeba S, Purkayastha S, Paraskevas P, Athanasiou T, Darzi A, Zacharakis E. Laparoscopic approach to incarcerated and strangulated inguinal hernias. JSLS. 2009;13(3):327-31.
4. Dunbar K, Jeyarajah R. Abdominal hernias and gastric volvulus. In: Feldman M. Sleisenger and Fordtran's – Gastrointestinal and Liver Disease: Pathophysiology, Diagnosis and Management. 10th ed. Philadelphia: Elsevier; 2016. chap. 26, p. 407-25.
5. Gore R, Ghahremani G, Donaldson C, Smith G, Sherbahn L, Marn C. Hernias and abdominal wall pathology. In: Gore R, Ghahremani G, Donaldson C, Smith G, Sherbahn L, Marn C. Textbook of gastrointestinal radiology. 4th ed. Philadelphia: Elsevier; 2015. chap. 112, p. 2053-76.
6. LeBlanc KE, LeBlanc LL, LeBlanc KA. Inguinal hernias: diagnosis and management. Am Fam Physician. 2013;87(12):844-8.
7. Lee Y, Monson J. Lumbar and pelvic hernias. In: Yeo C, Mcfadden D, Pemberton J, et al. Shackelford's Surgery of Alimentary Tract. 7th ed. Philadelphia: Elsevier; 2013. p. 613-27.
8. Malangoni MA, Rosen MJ. Hernias. In: Townsend C, Beauchamp D, Evers M, Mattox K. Sabiston – Textbook of surgery: the biological basis of modern surgical Practice. 19th ed. Philadelphia: Elsevier; 2012. chap. 46, p. 1114-40.
9. Mattioli S. Pathophysiology of gastroesophageal reflux disease and hiatal hernia. In: Patterson GA, et al. Pearson's thoracic and esophageal surgery. 3rd ed. Philadelphia: Churchill Livingstone; 2008. chap. 12, p. 183-91.
10. Monteiro ELC, Santana EM. Técnica cirúrgica. 1ª ed. Rio de Janeiro: Guanabara Koogan; 2006.
11. Moore K, Dalley A, Agur A. Anatomia orientada para a clínica. 6ª ed. Rio de Janeiro: Guanabara Koogan; 2012.
12. Paige J. The management of semilunar line, lumbar, and obturator herniation. In: Cameron J, Cameron A. Current surgical therapy. 11th ed. Baltimore: Elsevier; 2013. p. 545-52.
13. Petersen R, Pellegrini C, Oelschlager B. Hiatal hernia and gastroesophageal reflux disease. In: Townsend C, Beauchamp D, Evers M, Mattox K. Sabiston – Textbook of surgery: the biological basis of modern surgical practice. 19th ed. Philadelphia: Elsevier; 2012. chap. 44, p. 1067-86.
14. Ramanan B, Maloley BJ, Fitzgibbons RJ Jr. Inguinal hernia: follow or repair? Adv Surg. 2014;48:1-11.
15. Silva AL. Cirurgia de urgência. 2ª ed. Rio de Janeiro: Medsi; 1994.

133

DOENÇAS ANORRETAIS NA URGÊNCIA

Antônio Lacerda-Filho
Magda Maria Profeta da Luz

Como definir uma urgência anorretal? De modo geral, pode-se considerar qualquer afecção proctológica aguda acometendo a região anorretal ou perianal, que possa implicar risco de vida ou de agravamento clínico progressivo ou que, muito mais comumente, seja causa de dor intensa ou sofrimento agudo, necessitando de tratamento imediato.

As queixas anorretais nos serviços de urgência são relativamente comuns, podendo corresponder a parcela expressiva dos atendimentos em serviços de pronto atendimento. Por outro lado, essas queixas estão associadas com grande estresse e constrangimento para os pacientes, fazendo com que a procura pelo atendimento seja precipitada ou mesmo postergada. Nesse caso, o retardo no diagnóstico e na adoção da conduta terapêutica podem acarretar significativa piora da evolução e do prognóstico da doença[12].

A maioria das condições anorretais agudas causam desconforto significativo, embora raramente representem risco de vida. As queixas geralmente incluem dor anal e/ou retal, sangramento e sensação de tumefação local.

Há tendência de que os pacientes façam um autodiagnóstico incorreto de hemorroidas quando apresentam alguma afecção anorretal. Muitos médicos generalistas também costumam atribuir, rapidamente, os sintomas apresentados à presença de hemorroidas. Foi demonstrada uma precisão diagnóstica subótima, entre as diversas especialidades, para várias condições patológicas anais comuns (incluindo hemorroidas internas prolapsadas, hemorroidas externas trombosadas, abscessos, fissuras, fístulas, condiloma acuminado e prolapso retal)[13]. A taxa de acerto diagnóstico geral foi de 53,5%, sendo maior entre os cirurgiões (70,4%). Dessa forma, a implantação de programas de educação continuada se faz necessária no sentido de aprimorar o diagnóstico inicial de condições proctológicas agudas. Isso poderá contribuir para que o manejo sintomático dessas condições se torne mais eficaz, assim como o seguimento definitivo por parte do especialista[12].

O exame proctológico completo, incluindo a retossigmoidoscopia e a anoscopia, não é de domínio da absoluta maioria dos médicos generalistas que atuam na urgência, além de a endoscopia não estar indicada em muitas das afecções anorretais agudas. Entretanto, a ectoscopia e o toque retal devem ser realizados obrigatoriamente. É considerada falta grave, com consequências imprevisíveis, a prescrição de qualquer tratamento para uma afecção anorretal, ainda mais a aguda, sem que sejam realizados, pelo menos, a inspeção da região anal e perianal e o toque retal.

Na prática corrente, a maioria dos serviços de urgência não dispõe de um coloproctologista, nem mesmo em plantão alcançável. Dessa forma, cabe frequentemente ao cirurgião geral a tarefa de confirmar o diagnóstico e adotar a conduta terapêutica, estando esse profissional apto a fazê-lo, na maioria dos casos[13]. Entretanto, o médico generalista que atende em serviços de urgência, sobretudo sem a disponibilidade de um cirurgião, deve estar familiarizado com as principais afecções anorretais capazes de configurar uma urgência médica, assim como com as condutas básicas para cada uma delas.

As principais doenças anorretais com seus respectivos quadros clínicos que levam a atendimentos de urgência estão descritas na Tabela 133.1.

Doença hemorroidária e trombose hemorroidária externa

A presença de hemorroidas é uma das principais causas de sangramento anal (hematoquezia), o que causa grande apreensão e ansiedade aos pacientes e faz com que muitos procurem os serviços de urgência. É de fundamental importância que uma abordagem inicial adequada seja adotada, uma vez que outras afecções de muito maior gravidade, como o câncer de reto, também podem cursar com hematoquezia e, em alguns casos, estar até mesmo associadas à presença de hemorroidas (Figura 133.1). Além do sangramento, a ocorrência de trombose hemorroidária interna ou externa, condições bastante dolorosas, é causa comum de procura pelos serviços de urgência.

Não existe uma definição precisa para hemorroidas, pois a exata natureza dessa condição ainda não é completamente entendida. No exame, uma massa de tecido vascular pode ser vista no canal anal. Por muitos anos, essas estruturas foram consideradas como sendo varicosidades do plexo hemorroidário, mas isso provavelmente é uma simplificação. Atualmente, aceita-se que existam no canal anal coxins vasculares formados por tecido submucoso hipertrofiado que contém vasos sanguíneos, musculatura lisa, além de tecido conectivo e elástico. Parte do componente vascular, quando avaliado microscopicamente, mostra ausência da parede muscular, caracterizando essas estruturas como sinusoides e não veias[32]. O termo "doença hemorroidária" (DH) é reservado aos pacientes que apresentam hipertrofia desses coxins, levando ao aparecimento de sintomatologia, como prolapso e sangramento.

Tabela 133.1. Apresentação clinica das principais afecções anorretais na urgência

Afecção anorretal aguda	Quadro clínico na urgência
Doença hemorroidária (DH) Trombose hemorroidária externa Trombose hemorroidária interna (com ou sem pseudo-estrangulamento)	Dor e/ou tumefação local (prolapso irredutível), sangramento
Varizes anorretais	Hemorragia
Fissura anal	Dor e sangramento
Abscesso anorretal	Dor, tumefação local, febre, toxemia
Abscesso pilonidal	Dor, tumefação local, febre
DST's*	Dor, úlcera ou tumefação local, epidemiologia sugestiva
Prolapso retal	Dor, tumefação local, prolapso irredutível
Corpo estranho	Dor, tumefação local, história de ingestão ou introdução por via anal (nem sempre claras)
Trauma anorretal	Laceração da região, sintomatologia depende da magnitude do trauma
Fecaloma	Quadro obstrutivo ou semi-obstrutivo, constipação prévia, imobilização prolongada, incontinência fecal

*DST's: doenças sexualmente transmissíveis

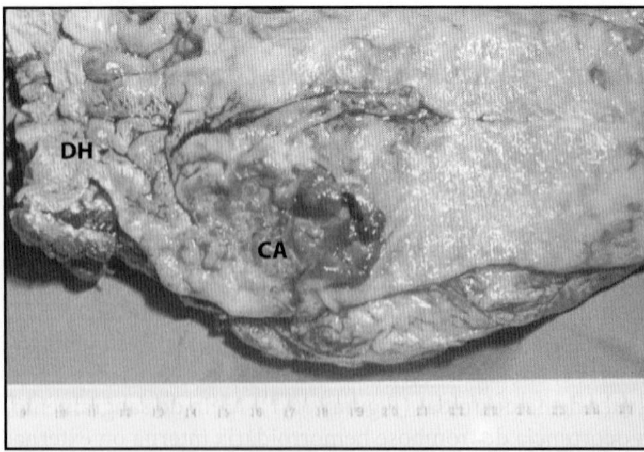

Figura 133.1. Associação de doença hemorroidária (DH) e câncer de reto inferior (CA). Sintomatologia do tumor atribuível à doença hemorroidária pode retardar o diagnóstico da neoplasia.

A DH tem incidência desconhecida, mas estima-se uma prevalência de 4,4% na população americana, não havendo preferência por sexo ou raça[1]. A faixa etária mais acometida é justamente aquela em que o indivíduo exerce maior atividade física, ou seja, dos 20 aos 45 anos. Abaixo dos 20 anos tende a ser rara, sendo mínima a sua prevalência antes dos 16 anos[32].

As veias hemorroidárias superiores, tributárias do sistema porta, são as principais responsáveis pelo surgimento das hemorroidas. Elas seguem o mesmo trajeto das artérias homônimas. Após bifurcação, aparecem os ramos direito e esquerdo, e o direito se subdivide em anterior e posterior. Isso explica a predominância dos mamilos hemorroidários à direita, em número de dois, um anterior e outro posterior. À esquerda é encontrado apenas um na posição medial. Podem existir outros mamilos secundários que chegam, inclusive, a ocupar toda a circunferência do canal anal. Com o paciente em posição de litotomia e usando como referência, comparativamente, a numeração de um relógio, os mamilos localizam-se às 3, 7 e 11 horas (Figura 133.2).

Os principais fatores predisponentes a serem considerados na etiopatogenia da DH são a própria posição ereta do homem e a disposição anatômica do plexo hemorroidário superior, que drena para o sistema porta, sendo desprovido de válvulas. Entre os fatores desencadeantes, podem ser citados a constipação intestinal, que leva a um considerável aumento da pressão venosa regional. Por outro lado, as crises diarreicas, pelo aumento do número de evacuações, podem desencadear o aparecimento das hemorroidas. A posição de pé ou

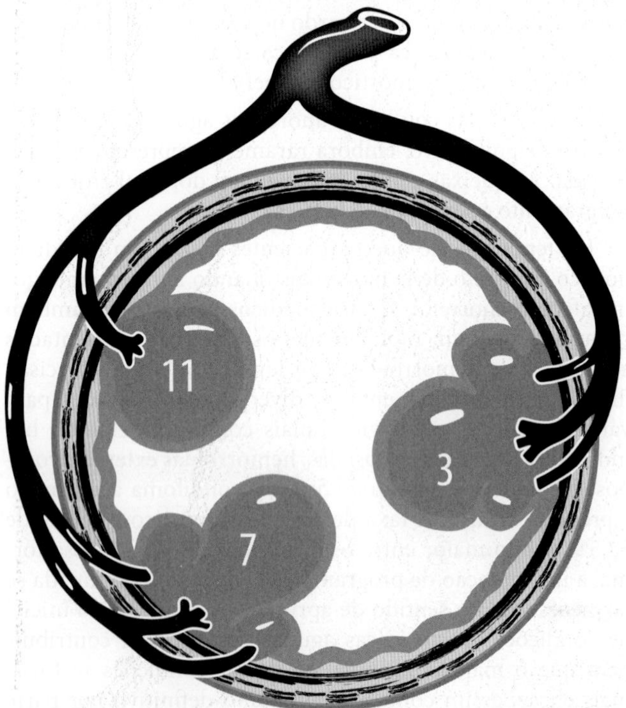

Figura 133.2. Posição anatômica usual dos mamilos hemorroidários principais: anterior direito, posterior direito e lateral esquerdo, correspondendo a situação de 3, 7 e 11 horas em posição de litotomia.

sentada por tempo prolongado ou o emprego de força muscular continuamente podem promover o surgimento da DH[32].

Frequentemente, são atendidas gestantes ou puérperas em serviços de urgência devido ao surgimento ou agravamento de DH. A compressão do útero grávido sobre as veias ilíacas comuns determina uma elevação da pressão nas veias hipogástricas e, consequentemente, nos plexos hemorroidários. Outro fator que contribui para a formação das hemorroidas é a produção de hormônios, levando ao relaxamento do tecido conectivo das veias[32]. Durante o trabalho de parto, há acentuação do processo devido ao esforço físico. Essas hemorroidas têm tendência a desaparecer após o parto, não devendo ser as pacientes submetidas a qualquer atitude intervencionista até três meses de puerpério.

As hemorroidas são classificadas como internas ou externas. As internas surgem do endoderma, originam-se do plexo hemorroidário superior ou interno e drenam para a veia retal média. Localizam-se acima da linha pectínea nas posições clássicas acima descritas, são revestidas com epitélio colunar simples e não têm inervação sensorial. As hemorroidas internas não são prontamente visíveis ou palpáveis se não há prolapso ou trombose, podendo ser mais facilmente visualizadas durante a anoscopia (Figura 133.3).

As hemorroidas mistas surgem quando ambos os plexos hemorroidários estão acometidos, sendo em parte recobertas por mucosa e pela pele da região anal. O componente externo das hemorroidas tem drenagem predominantemente pelas veias retais inferiores e pudendas, e possui inervação somática.

Atualmente não se considera a existência de hemorroidas externas isoladas, embora assim sejam denominados os hematomas perianais agudos, quadro também conhecido como trombose hemorroidária externa, termo já consagrado pelo uso.

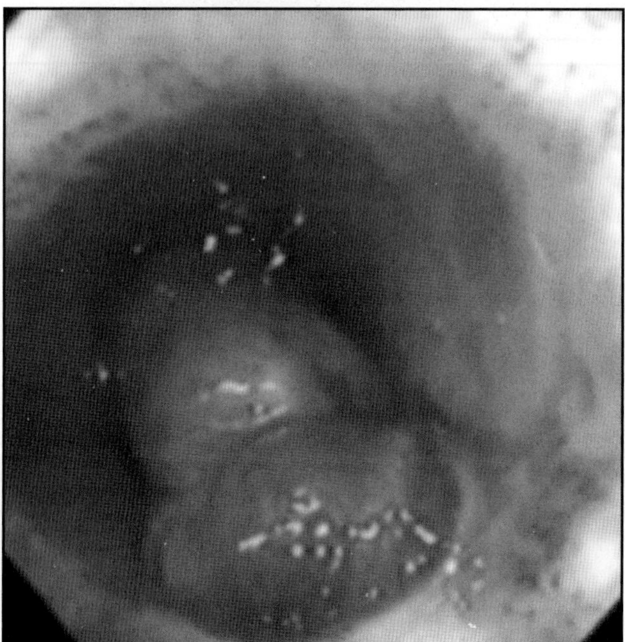

Figura 133.3. Doença hemorroidária de 1° grau evidenciada à anuscopia com manobra de esforço.

A DH interna é classificada de acordo com sua apresentação clínica, sendo a trombose hemorroidária externa considerada em separado[32]. Essa classificação, além de ser a mais utilizada, costuma orientar a conduta terapêutica (Tabela 133.2).

O quadro clínico da DH costuma ser crônico e bastante variado. O sinal mais frequente é o sangramento. Considerado quase sempre como "volumoso" pelo paciente, tende a ser de pequena ou moderada intensidade, geralmente, relacionado com as evacuações, aparecendo no final delas. Quando ocorre fora desse período, deve estar relacionado com complicações (prolapso e/ou ulcerações) ou outras doenças associadas. O sangue é vermelho vivo (rutilante), sendo importante, porque alarma o paciente e o faz procurar assistência médica, muitas vezes no ambiente da urgência.

O prolapso é permanente nas hemorroidas de quarto grau (Figura 133.4) e ocorre com frequência nas de terceiro grau, durante as evacuações, necessitando de redução digital. O sangramento e o desconforto anal costumam ser queixas frequentes,

Tabela 133.2. Classificação clínica da doença hemorroidária interna

Doença hemorroidária	Apresentação clínica
1° Grau	Dilatação do plexo hemorroidário acima da linha pectínea. Podem sangrar, mas não há prolapso. Visualizadas apenas com anoscopia.
2° Grau	Prolapso às evacuações, com ou sem sangramento. Reduzem-se espontaneamente. São do tipo interna e mista.
3° Grau	Prolapso hemorroidário frequente, sendo necessárias manobras de redução digital. Podem sangrar ou não.
4° Grau	Os mamilos hemorroidários estão constantemente prolapsados, geralmente com ulcerações e perda de muco. Há relaxamento da pele em forma de plicomas associados. O sangramento pode estar ausente.
Externa	Trombose hemorroidária externa (hematoma perinanal), manifestando-se como dor e tumefação na borda anal (frequente e erroneamente classificada como DH de 4o grau).

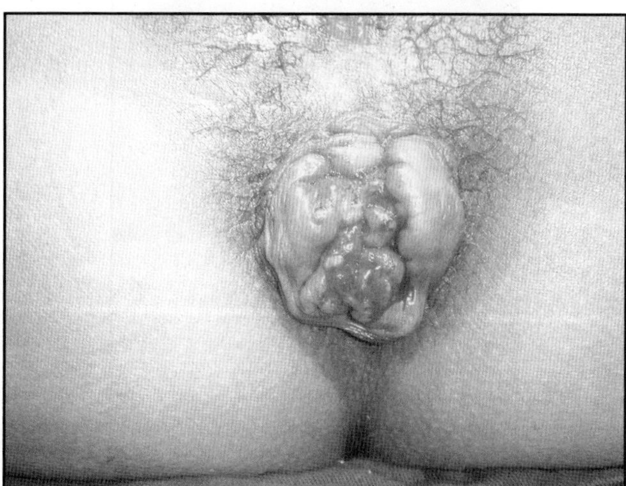

Figura 133.4. Doença hemorroidária de 4° grau com prolapso irredutível e sangramento.

enquanto a presença de dor deve chamar a atenção para a presença de condições concomitantes, como fissura anal. Somente os quadros agudos, caracterizados pelas tromboses hemorroidárias mistas ou externas, denominados genericamente como "crise hemorroidária", cursam com dor proeminente.

A trombose hemorroidária mista deve-se a um espasmo esfincteriano comprimindo os mamilos prolapsados, que evoluem com edema, trombose e ulceração. Os mamilos apresentam-se cianóticos ou pálidos e dispostos à semelhança de uma coroa, podendo evoluir, raramente, para necrose (Figura 133.5).

Já a trombose hemorroidária externa apresenta-se como uma massa túrgida, dolorosa e de coloração azulada ou as vezes algo enegrecida, com alguns dias de evolução (Figura 133.6). A diferenciação entre hemorroidas internas e externas após inspeção visual não é fácil para o médico não especialista. Frequentemente essa condição é confundida com a DH interna prolapsada, sendo realizadas tentativas indevidas de redução, por parte do paciente e mesmo por parte de alguns profissionais. Além de manobra inócua, tende a aumentar o edema e o desconforto local. Um diagnóstico diferencial muito importante, embora raro, é com o melanoma anal (Figura 133.7), devendo sempre, em caso de dúvidas, encaminhar o paciente para avaliação especializada.

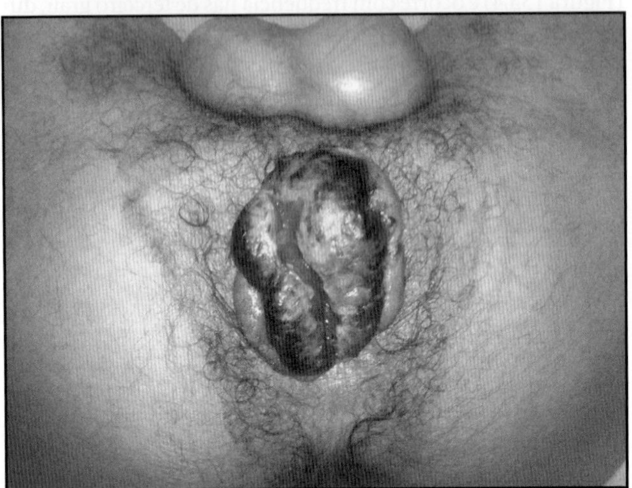

Figura 133.5. Hemorróidas prolapsadas e trombosadas com espasmo esfincteriano associado, configurando quadro de pseudo-estrangulamento hemorroidário.

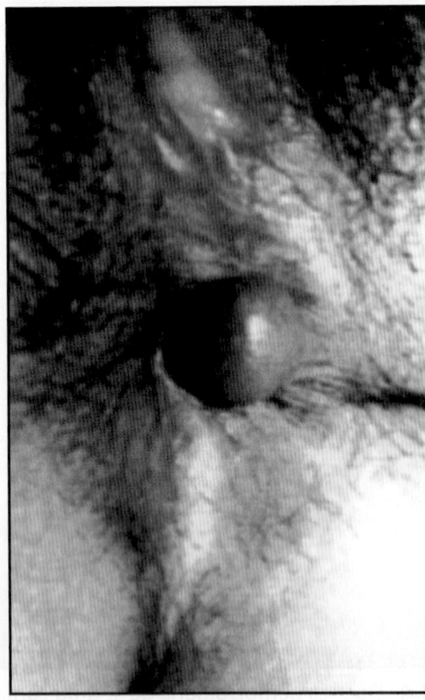

Figura 133.6. Trombose hemorroidária externa.

Avaliação e tratamento na urgência

O sangramento hemorroidário é geralmente autolimitado, devendo o paciente ser conscientizado nesse sentido. Raramente, pode ocorrer alguma instabilidade hemodinâmica ou sinais e sintomas de anemia. Nesses casos deve-se solicitar eritrograma para avaliar a hemoglobina e o hemató-

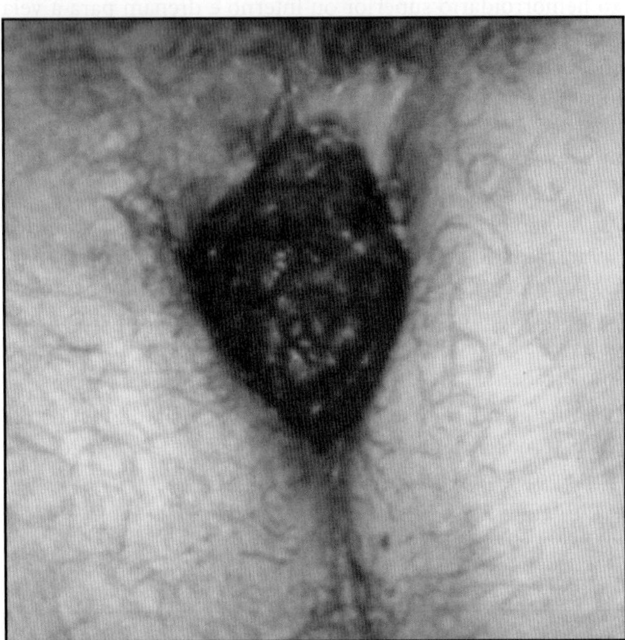

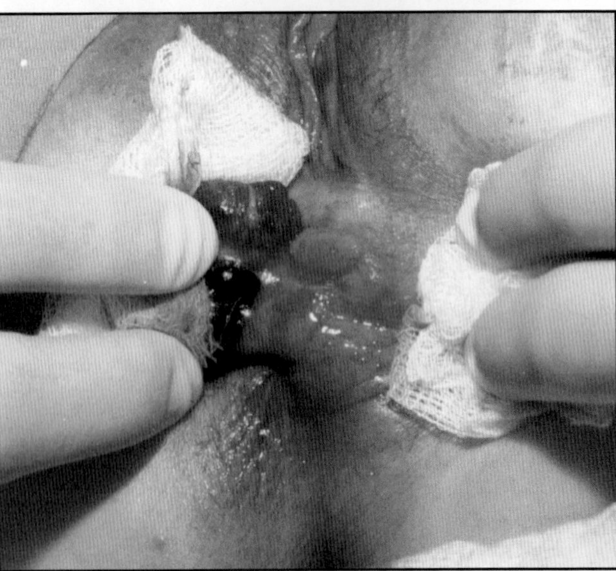

Figura 133.7. Melanoma anal em apresentação vegetante (E) e polipoide (D), podendo simular trombose hemorroidária externa (cortesia do Prof. Sérgio Alexandre da Conceição – HC/UFMG)

crito, devendo o paciente ser ressuscitado adequadamente e internado para adequada estabilização clínica. Se o paciente ainda não tem investigação prévia da causa do sangramento, colonoscopia e endoscopia digestiva alta, se necessário, deverão ser realizados a fim de afastar outras causas de hemorragia digestiva baixa. Deve-se atentar para pacientes em uso de anticoagulantes ou antiagregantes plaquetários, embora seu uso não deva ser considerado como causa primária do sangramento.

O tratamento das hemorroidas internas vai depender basicamente de sua classificação. As hemorroidas de primeiro grau devem ser tratadas com manejo conservador, incluindo dieta rica em fibras, hidratação adequada, laxativos formadores de bolo fecal e banhos de assento, que podem ser realizados com água morna ou fria, o que fornecer mais alívio para o paciente. Quando há nítido processo inflamatório associado, principalmente com dor, pode estar indicado o uso de analgésicos ou anti-inflamatórios não esteroides, até mesmo por via parenteral. Pomadas ou supositórios à base de corticoides e anestésicos podem estar indicados, sempre após exame proctológico minucioso. Corticoides tópicos devem ser utilizados com parcimônia e por período limitado para evitar alterações atróficas da pele. O policresuleno tópico[10] e os flavonoides por via oral têm sido utilizados com algum sucesso no tratamento do sangramento hemorroidário[2]. De toda forma, recomenda-se o encaminhamento ao especialista para acompanhamento e tratamento definitivo.

A DH de segundo grau também pode ser tratada de forma conservadora. As hemorroidas internas de terceiro e quarto grau devem ser reduzidas delicadamente, se possível, com o uso de anestésico em forma de gel. O paciente deve ser referenciado de forma mais rápida para o coloproctologista para tratamento intervencionista da doença, que pode ser realizado por ligadura elástica das hemorroidas ou por intervenção cirúrgica.

As hemorroidas internas prolapsadas e trombosadas podem evoluir para necrose, e a avaliação cirúrgica é mandatória[18]. A hemorroidectomia de urgência costuma apresentar excelentes resultados, permitindo recuperação mais rápida por tratar definitivamente a doença. Tal procedimento, sempre que possível, deve ser reservado para o especialista.

O tratamento da trombose hemorroidária externa depende da gravidade dos sintomas e do tempo de evolução. A excisão cirúrgica está indicada durante as primeiras 48 a 72 horas após o início dos sintomas, quando o trombo se apresenta túrgido e bastante doloroso. A excisão não deve ser realizada em pacientes imunossuprimidos, pacientes com coagulopatia, crianças ou pacientes com hipertensão portal.

Após infiltração anestésica, faz-se excisão cirúrgica do coágulo juntamente com o vaso hemorroidário, por incisão elíptica ou triangular com base externa[32]. A ferida resultante cicatriza-se por segunda intenção. Naqueles casos em que a pele se apresenta muito delgada ou quando já se iniciou a expulsão do trombo, pode-se apenas fazer uma incisão radial sobre o hematoma com expressão dele para remoção do coágulo.

Normalmente, a evolução da trombose hemorroidária externa é autolimitada, com melhora dentro de 7 a 10 dias. Quando ocorre a absorção do trombo, costuma haver a formação de um plicoma, devendo o paciente ser orientado nesse sentido.

Varizes retais sangrantes

O sangramento anorretal em pacientes com história de hipertensão portal descompensada ou de longa duração sempre leva à suspeita da presença de varizes retais. Apesar de a presença de hemorroidas ser a causa mais comum de sangramento em tais pacientes, torna-se fundamental diferenciar sangramento hemorroidário de sangramento secundário à ruptura de varizes, uma vez que a conduta é diferente para cada situação[35]. Dessa forma, anoscopia ou retossigmoidoscopia flexível está indicada prontamente nesses casos, a qual deve ser realizada com bastante cuidado e por profissional experiente.

Do ponto de vista endoscópico, as hemorroidas, como dilatação patológica do plexo hemorroidário interno, se localizam dentro da extensão do canal anal. Por outro lado, as varizes anorretais, que se caracterizam por veias submucosas dilatadas por circulação colateral portossistêmica, podem ser visualizadas como tufos venosos alargados e tortuosos que se estendem desde o canal anal até o reto médio[35].

O tratamento das varizes anorretais hemorrágicas costuma ser bastante desafiador. De modo geral, estamos diante de um paciente hepatopata grave, o que implica reposição volêmica cuidadosa, necessidade de hemotransfusão, correção de coagulopatias e tratamento específico da hipertensão portal.

Após a ressuscitação do paciente e na vigência de hemorragia, deve-se partir para o tratamento do sangramento ativo. Inicialmente a abordagem deve ser endoscópica, com a realização de ligadura elástica ou esclerose dos vasos sangrantes. Na impossibilidade ou na falha da terapia endoscópica, o paciente deve ser levado ao bloco cirúrgico, onde será submetido à ligadura por chuleio ao longo do trajeto das varizes[24]. Em casos graves ou recorrentes, a diminuição da pressão portal deve ser obtida por meio de *shunt* porto-sistêmico cirúrgico ou, preferencialmente, de *shunt* portossistêmico intra-hepático transjugular (TIPS)[24].

Fissura anal

É uma úlcera dolorosa, de pequenas dimensões, que atinge o ânus e o canal anal. Ocorre mais frequentemente em mulheres e, quando não tratada, tende à cronicidade. Sua localização principal é na comissura anal posterior[23]. Na mulher, em 20% dos casos pode estar localizada na comissura anterior[16].

Situada na linha média posterior do canal anal, ela mede cerca de 1 cm de comprimento por 0,5 cm de largura. As bordas são nítidas, edemaciadas e salientes. O assoalho é constituído por tecido fibromuscular brancacento, sem granulação (Figura 133.8). Excepcionalmente, pode ser encontrada na linha média anterior. Quando apresenta outras localizações, deve-se pensar em outras etiologias como, por exemplo, fissura secundária a doença inflamatória intestinal, sobretudo doença de Crohn, ou mais raramente, úlceras relacionadas a doenças sexualmente transmissíveis, como a sífilis, de incidência novamente crescente em nosso meio, e a infecção pelo vírus da imunodeficiência humana (HIV), além de tuberculose ou neoplasia retoanal[23].

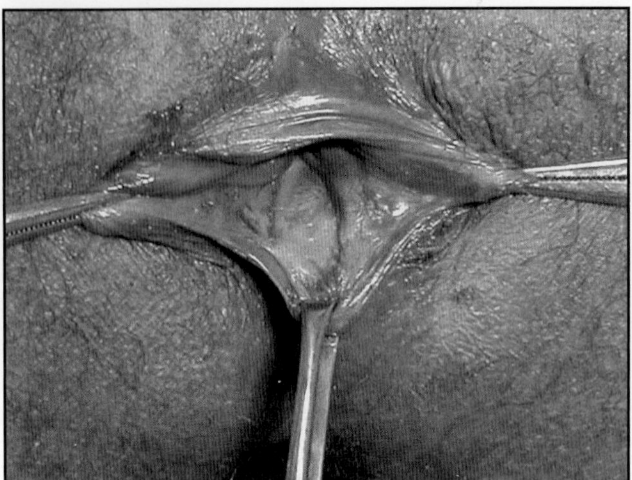

Figura 133.8. Fissura anal inespecífica localizada classicamente na comissura posterior.

O traumatismo é considerado o principal fator etiológico. A constipação crônica com eliminação de fezes ressecadas, aliada à orientação anteroposterior do canal anal, propicia traumatismo constante da região. O intercurso anal ou a introdução de corpo estranho também podem levar à formação de fissura anal. Contribui para isso a escassez de tecido subcutâneo posteriormente. O traumatismo leva à solução de continuidade da região, à infecção e ao aparecimento da fissura. A hipertonia do esfíncter interno é um importante fator etiológico, embora não esteja claro, se como agente de manutenção, ou de formação da fissura[11]. Parece que não há um fator etiológico único, mas sim uma combinação deles, estimulados por constante hipertonia esfincteriana, o que levaria à má perfusão no anoderma, principalmente em sua região posterior e, consequentemente, impediria a cicatrização da fissura[16].

Fissuras anais são a causa mais comum de sangramento anal associado a dor, ao contrário do sangramento hemorroidário, geralmente indolor. Ainda assim, em até cerca de 40% dos casos, as fissuras tendem a ser diagnosticadas como hemorroidas[13]. Embora mais comum em adultos jovens, incidem em qualquer faixa etária, inclusive em crianças constipadas[23]. A dor costuma ser intensa, por vezes excruciante, durante ou imediatamente após as evacuações, especialmente em pacientes que eliminam fezes ressecadas ou diarreicas, podendo persistir por várias horas após as evacuações. O sangramento é de pequena monta, geralmente no papel higiênico. A dor e o espasmo subsequente do esfíncter podem ser suficientemente graves para fazer com que o paciente evite a defecação, o que piora a constipação.

Avaliação e tratamento na urgência

O exame local deve ser realizado com bastante cuidado, pois somente a exposição da região anal já costuma causar muita dor. O toque deve ser feito sempre que possível, evitando-se o contato direto com a região da fissura anal. Apesar de poder exacerbar a dor, o toque é fundamental a fim de afastar outras afecções de maior gravidade ou que impliquem condutas intervencionistas, como a presença de um abscesso associado ou de um tumor ulcerado no segmento retoanal.

Nenhuma intervenção aguda é justificada na abordagem inicial da fissura anal, a menos que haja hemorragia significativa ou evidência de infecção ou abscesso, situações que requerem a avaliação do cirurgião. Banhos de assento frequentes por 10 a 15 minutos e preparações tópicas, incluindo corticoides e anestésicos tópicos, podem trazer alívio, assim como o uso oral de analgésicos antiespasmódicos (hioscina/dipirona) e de anti-inflamatórios não esteroides. O paciente deverá ser referenciado ao especialista para confirmação diagnóstica e acompanhamento.

Confirmada a presença da fissura anal com hipertonia esfincteriana associada, cremes relaxantes da musculatura lisa podem ser utilizados, como o diltiazem a 2% ou o dinitrato de isossorbida[23], e a ocorrência de cefaleia não é rara com o uso desta última preparação.

A maioria dos pacientes experimentará alívio sintomático em dois a três dias, embora a cicatrização da fissura possa demorar até quatro a seis semanas, período em que o tratamento tópico pode se estender. A persistência ou a recorrência dos sintomas justificam avaliação cirúrgica especializada com vistas a possível esfincterotomia interna, associada ou não à fissurectomia. Outra opção é a utilização de toxina botulínica injetada localmente no esfíncter anal interno, a qual pode ser eficaz por até três meses, mas pode causar incontinência temporária de flatos e fezes[23].

Abscessos anorretais

A formação de coleções purulentas nos espaços perirretais e perianais é relativamente comum. Eles têm tendência à cronificação, com formação de fístulas. Acometem principalmente adultos jovens, embora possam ocorrer em qualquer idade, havendo predomínio do sexo masculino. A concomitância com doenças sistêmicas é descrita, principalmente diabetes, neoplasias hematológicas e infecção pelo HIV. Doenças inflamatórias intestinais também podem cursar com formação de abscessos anorretais, sobretudo a doença de Crohn[28].

A infecção das criptas ou glândulas anais é o principal fator etiológico desses abscessos, sendo responsável por 90% dos casos. Essas glândulas abrem-se no canal anal, na região das criptas, e estendem-se pela submucosa ou através dela. São divididas em três tipos: submucosas ascendentes, que vão até o reto; submucosas descendentes, que vão até a margem anal; e profundas, que atravessam o esfíncter e, às vezes, alcançam até o elevador do ânus[6].

Podem ocorrer também devido a causas extrínsecas, como contaminação durante esclerose ou ligadura elástica de hemorroidas, infiltrações anestésicas e, menos frequentemente, impactação ou perfuração por corpo estranho ingerido (espinha de peixe, ossículo de galinha, palito de dente etc.) ou introduzido. As causas intrínsecas incluem a penetração de microrganismos através da mucosa ulcerada. Essa abrasão resultaria de traumatismos produzidos por retossigmoidoscópios, fezes endurecidas e, eventualmente, por coito anal.

Inicialmente há a formação de celulite, que pode resolver-se espontaneamente, embora o mais frequente seja a evolução para a formação do abscesso. Após sua formação, pode ocorrer celulite satélite, que costuma ser proporcional à extensão do abscesso (Figura 133.9). Isso acontece devido à grande quantidade de tecido adiposo, relativamente pouco vascularizado, presente nessa região. A coleção purulenta vai distender a pele ou a mucosa que a envolve, tendendo à ruptura com formação de trajetos fistulosos que comunicam a luz do canal anal com a região perianal. Ocasionalmente a ruptura pode se dar para a vagina, estabelecendo uma fístula retovaginal.

A disseminação do processo, em sua forma necrotizante, pode ocorrer raramente para a região perineal, bolsa escrotal ou grandes lábios vaginais e para extensões variáveis da parede abdominal em forma de fasciíte, levando a um quadro de elevada morbimortalidade, conhecida como gangrena de Fournier (Figura 133.10). Os fatores de risco comumente associados às infecções necrotizantes dos tecidos moles incluem diabetes, hipertensão, idade avançada, obesidade, imunossupressão (especialmente quando devida a desnutrição, doença hepática ou câncer), uso de drogas e cirurgia recente. Convém ressaltar que a infecção perianal de longa evolução ou inadequadamente tratada pode anteceder um episódio de gangrena de Fournier em cerca de 50% a 60% dos casos[6].

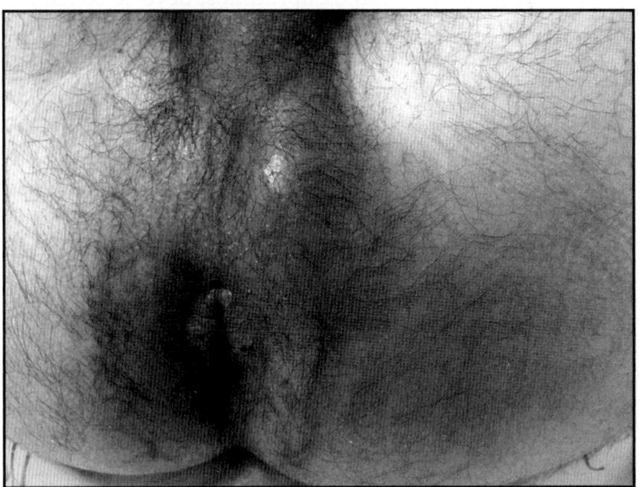

Figura 133.9. Volumoso abscesso perianal anterior com extensa área de celulite satélite.

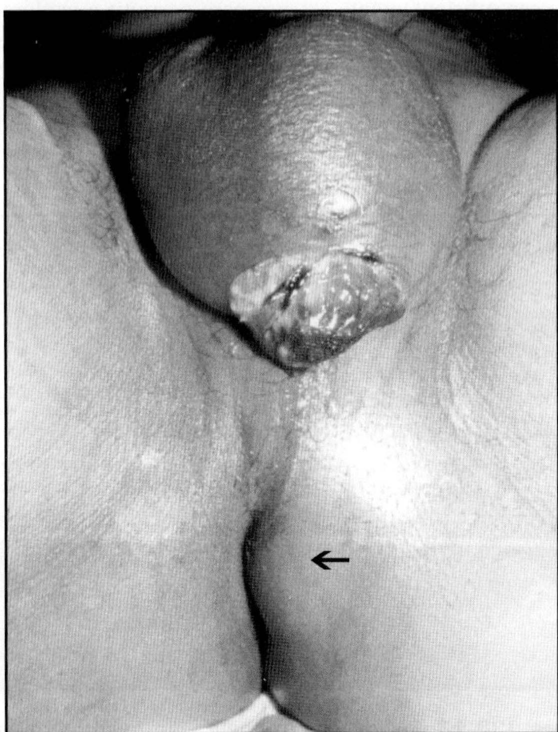

Figura 133.10. Infecção perineal necrotizante (gangrena de Fournier) secundária a abscesso perianal (seta).

Microrganismos aeróbios e anaeróbios estão tipicamente presentes, e as culturas frequentemente mostram flora mista. Os organismos mais comumente identificados são *E. coli* (49%), *Streptococcus* (32%), *Bacteroides fragilis* (20%), outros *Bacteroides* (26%) e *Peptostreptococcus/Peptococcus* (27%)[6].

Os abscessos são classificados de acordo com a localização do processo, podendo ser baixos, incluindo os abscessos perianal e interesfincteriano, enquanto os profundos englobam os isquiorretais, os submucosos e os supraelevadores (Figura 133.11).

Avaliação e tratamento na urgência

Os abscessos anorretais diferem significativamente em sua capacidade de serem diagnosticados no exame físico. O abscesso anorretal mais frequente e o mais facilmente diagnosticado é o abscesso perianal (40% a 50%), por sua localização superficial. Já o abscesso supraelevador é o menos comum (2% a 9%) e o que oferece as maiores dificuldades diagnósticas[28].

Os pacientes portadores de abscessos perianais costumam apresentar sensação de tumefação localizada e dor ao redor da região anal, agravada durante as evacuações ou na posição sentada. Ao exame, observa-se área perianal tumefeita e hiperemiada, podendo ou não haver flutuação (Figura 133.12). Os abscessos perianais são os únicos que podem ser tratados no ambulatório de urgência.

Os abscessos isquiorretais também não costumam oferecer dificuldades diagnósticas. Os pacientes frequentemente se queixam de dor na região dos glúteos e podem apresentar uma massa endurecida na região, quase sempre com celulite satélite associada, nem sempre com área de flutuação eviden-

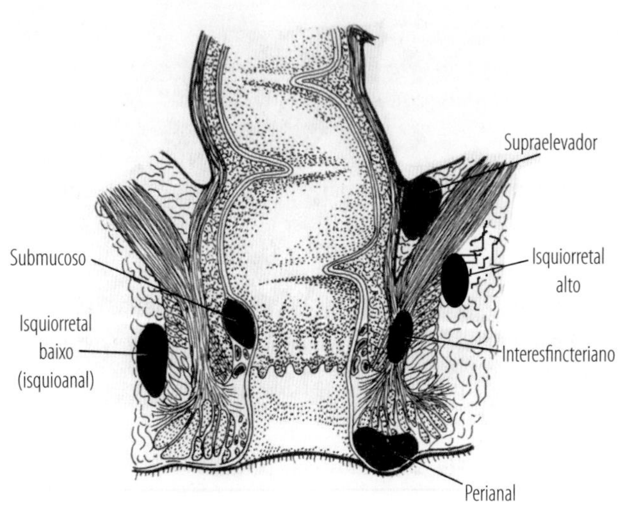

Figura 133.11. Sítios principais de localização dos abscessos anorretais.

te (Figura 133.9). Os abscessos isquiorretais costumam apresentar-se, com alguma frequência, sob a forma de abscessos em ferradura, com a cripta anal acometida localizada na comissura posterior do ânus[6]. O exame digital auxilia na localização do abscesso, sobretudo para aqueles mais profundos que não apresentam flutuação ao exame local.

Os abscessos interesfincterianos muitas vezes causam dor no canal anal ou reto, piorada pelas evacuações, secreção retal e febre. O exame digital pode localizar uma massa dolorosa na proximidade do esfíncter anal. Os abscessos supraelevadores são os mais difíceis de diagnosticar no exame físico, dada a localização profunda da infecção. Os pacientes podem se queixar de dor vaga, mal localizada, geralmente irradiada para as nádegas. Com a evolução do quadro, taquicardia, febre e toxemia podem surgir, assim como retenção urinária[6].

Em caso de dúvida diagnóstica, sobretudo para abscessos profundos como submucosos, interesfincterianos e supraelevadores, há indicação de exames de imagem. A ultrassonografia endorretal, a tomografia computadorizada (TC) ou a ressonância magnética (RM) são capazes de identificar os abscessos, na absoluta maioria das vezes. Convém ressaltar, entretanto, que o diagnóstico e a conduta terapêutica não devem ser postergados pela demora na obtenção de um método de imagem. Na dúvida, o cirurgião deve ser rapidamente acionado, no sentido de conduzir o paciente ao bloco cirúrgico para a realização de exame sob anestesia e drenagem adequada do abscesso.

A ultrassonografia pode efetivamente identificar abscessos submucosos, interesfincterianos ou isquiorretais, mas não costuma ser adequada para revelar a extensão da infecção, sendo falha na identificação de infecções supraelevadoras. A TC tem acurácia adequada na confirmação da localização e extensão dos abscessos anorretais e também pode auxiliar no diagnóstico de outras fontes de infecção, incluindo a etiologia intra-abdominal ou pélvica[7]. A TC negativa não exclui o abscesso anorretal, tendo sido demonstrada perda significativa de sensibilidade do método na detecção de abscessos em pacientes imunossuprimidos como diabetes, câncer, infecção por HIV e insuficiência renal terminal[7]. A RM demonstrou ter sensibilidade mais elevada, podendo ser considerada quando há forte suspeita de abscesso anorretal, com TC negativa ou, ultimamente, como exame de escolha[6] (Figura 133.13).

Para pacientes com abscessos superficiais, sobretudo perianais, sem sinais sistêmicos e com baixa suspeita de extensão profunda, a incisão e a drenagem são a base do tratamento e podem ser realizadas com segurança no ambulatório de urgência. Em casos de dúvida diagnóstica ou à menor suspeita de coleção profunda, sinais sistêmicos de infecção e diante de pacientes imunossuprimidos, deve-se solicitar a avaliação do cirurgião, com vistas à drenagem, após exame sob anestesia no bloco cirúrgico.

Uma situação de risco potencial é postergar a drenagem ou a avaliação por parte do cirurgião na expectativa de ocorrer a flutuação do abscesso. Essa conduta, infelizmente comum em abscessos profundos, os quais habitualmente não apresentam ponto de flutuação, pode levar ao agravamento do quadro, inclusive com a evolução para infecção do tipo necrotizante (Figura 133.10).

A técnica de incisão e drenagem do abscesso anorretal superficial é semelhante à técnica de drenagem de abscessos em outros sítios. Todo o cuidado deve ser tomado para se evitar qualquer dano à musculatura esfincteriana. A anestesia deve ser realizada por injeção na cúpula do abscesso ou por infiltração intradérmica em sua periferia, utilizando-se agulha de pequeno calibre. A anestesia completa da região raramente é obtida, como ocorre com qualquer abscesso. A incisão deve ser realizada o mais próximo possível da borda anal para evitar o desenvolvimento de um trajeto fistuloso longo. A incisão deve ser suficientemente extensa para permitir a exploração e a destruição adequadas de qualquer loculação. O abscesso deve ser drenado amplamente, dentro do que é permitido pela anestesia local, com lavagem da cavidade com solução salina.

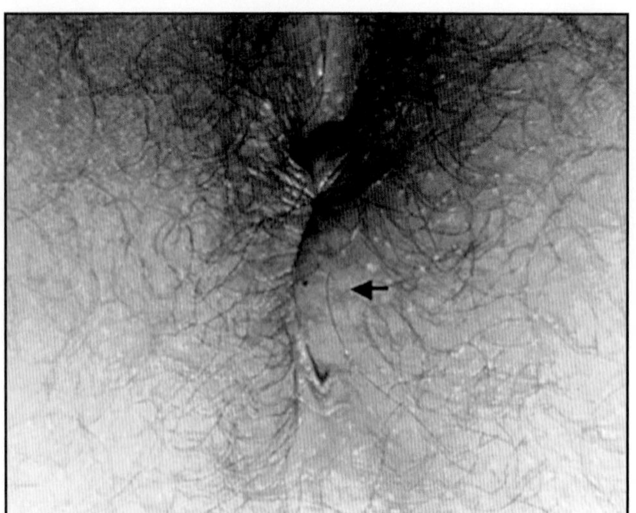

Figura 133.12. Abscesso perianal, caracterizado como área de abaulamento e hiperemia junto à margem anal (seta).

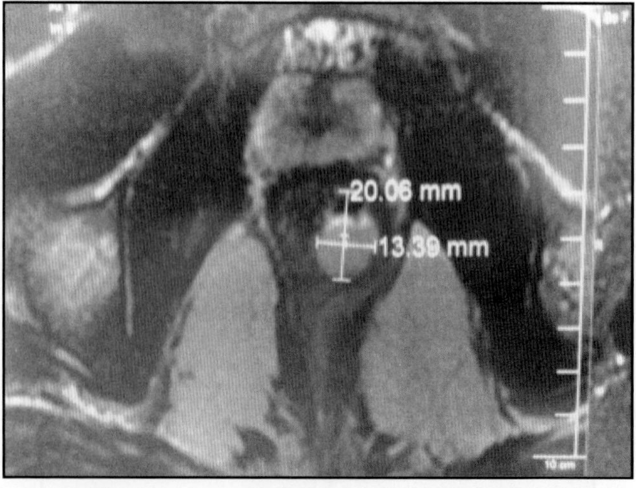

Figura 133.13. Ressonância magnética mostrando a presença de coleção isquiorretal em paciente com suspeita de abscesso isquiorretal alto.

As culturas da secreção obtida podem otimizar a cobertura antibiótica adequada, particularmente em pacientes imunossuprimidos. Os pacientes devem ser orientados a retornar ao serviço de urgência em caso de qualquer piora dos sintomas, incluindo dor, febre, sangramento ou sinais de toxemia. Devido ao risco elevado de formação de fístula anal, o qual costuma ser maior do que 60%, todo paciente submetido a drenagem de um abscesso anorretal ou que apresentou drenagem espontânea supostamente eficaz deve ser referenciado ao coloproctologista para acompanhamento[30].

A drenagem ineficaz é a principal causa de recorrência precoce dos abscessos anorretais, que surge em 4% a 31% dos casos[6]. A drenagem insuficiente leva à inflamação contínua, a processo de cicatrização prolongado e vicioso e à formação de fístulas. As razões para a recidiva precoce incluem lojas não identificadas e intervenção em áreas fibróticas prévias. Como um grande número de abscessos recorrentes se deve ao tratamento inadequado em pacientes que apresentam drenagem espontânea e recebem atendimento ambulatorial, tem sido defendido o exame sob anestesia para todos os pacientes, mesmo se o abscesso parece estar drenado espontaneamente[6].

Não há consenso quanto à antibioticoterapia pré ou pós-drenagem. Pacientes com sinais sistêmicos de infecção ou aqueles imunossuprimidos devem ser tratados com antibióticos com boa cobertura para aeróbios mistos e anaeróbios[6]. A associação de ciprofloxacino com metronidazol é das mais utilizadas. Se as culturas forem obtidas, a revisão dos resultados de sensibilidade deve ser realizada para se confirmar adequada cobertura. Como ocorre em abscessos de outros sítios, o resultado das culturas raramente muda o esquema antibiótico e não são rotineiramente recomendadas em pacientes previamente hígidos[6].

Abscesso pilonidal sacrococcígeo

A doença pilonidal, geralmente em forma de cisto, ocorre preferencialmente na linha média da parte superior da fenda interglútea, que se sobrepõe à parte inferior do sacro e ao cóccix. Devido à sua proximidade com a região anal, o abscesso pilonidal pode ser diagnosticado erroneamente como um abscesso anorretal. É possível que uma fístula de um abscesso anorretal posterior se estenda até a região sacrococcígea, entretanto isso ocorre bastante raramente.

Atinge ambos os sexos e qualquer idade, sendo mais comum em homens de 15 a 30 anos, principalmente aqueles portadores de hipertricose. Acredita-se que a doença ocorra a partir da formação de granulomas de corpo estranho decorrentes da penetração de pelos no subcutâneo. A anatomia local cria um ambiente desfavorável, onde atrito, calor, umidade e, talvez, hipóxia local, agindo sob a ação de hormônios sexuais, principalmente na adolescência, levariam à dilatação dos folículos pilosos, facilitando a infecção secundária e a formação de trajetos subcutâneos crônicos. Haveria então a inclusão dos pelos, que seriam "sugados" para o subcutâneo, desencadeando uma típica reação de corpo estranho. Existe ainda alguma evidência histológica e imunoistoquímica de que a doença pilonidal pode representar um tipo localizado de hidradenite supurativa[19].

Situado preferencialmente na linha mediana, a lesão mede de 2 a 3 cm de diâmetro, com tendência a ser ligeiramente alongada no sentido craniocaudal. Dela podem partir um ou vários tratos secundários, que vão se abrir na pele, na linha mediana ou paramediana. Quando não infectados, são praticamente assintomáticos. Pode-se encontrar ligeiro abaulamento na região sacrococcígea. Na vigência de infecção, o quadro é típico. Aparece dor na região levando à dificuldade na deambulação e impedindo o ato de sentar ou deitar em decúbito dorsal[17]. Nos casos com evolução prolongada, podem aparecer febre e mal-estar geral.

Ao exame, nos casos não infectados, encontra-se abaulamento discreto da região sacrococcígea, sobre a linha média, com pequenos pontos endurecidos que correspondem aos sinus, podendo ainda ser visualizados orifícios fistulosos. Quando ocorre formação do abscesso, dor, rubor, tumefação e calor na linha média ou em posição paramediana são evidenciados (Figura 133.14). A palpação da região pode levar à saída de material piossanguinolento ou francamente purulento.

O tratamento de um abscesso pilonidal é semelhante ao de outros abscessos: incisão e drenagem; sendo desejáveis, sempre que possível, a evacuação completa da coleção e a retirada de pelos, presentes frequentemente. Em casos duvidosos, a ultrassonografia pode estar indicada para auxiliar no diagnóstico e na avaliação da extensão do abscesso. A incisão deve ser realizada preferencialmente em posição paramediana, a fim de promover cicatrização mais eficaz. Tricotomia rigorosa de toda região deve ser realizada, a qual deve ser mantida, de forma exaustiva, por pelo menos três meses após a resolução do processo. O curativo deve ser posicionado no sentido de evitar cicatrização de fora para dentro, e o paciente deve ser orientado a realizar higiene rigorosa da região após evacuações, preferencialmente em água corrente. Em 48 a 72 horas o paciente deve ser reavaliado, a fim de se verificar a adequação dos cuidados domiciliares, incluindo as condições da ferida e a realização adequada da tricotomia.

A administração de antibióticos de rotina não é recomendada, estando indicados apenas em caso de celulite importante, na presença de sinais sistêmicos ou em pacientes imunossuprimidos. As infecções recorrentes podem ser in-

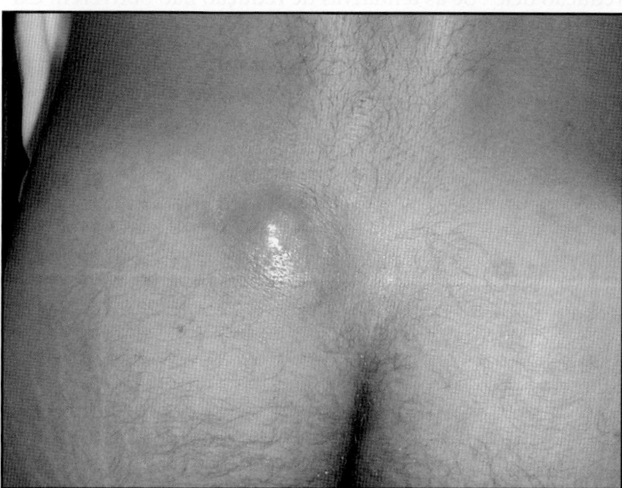

Figura 133.14. Abscesso secundário à doença pilonidal.

cisadas e drenadas no ambulatório de urgência, entretanto o paciente deve ser encaminhado ao cirurgião com vistas a tratamento cirúrgico mais definitivo. Há evidências de que a conduta conservadora com higiene local e raspagem da região a cada uma a três semanas pode ser tão eficaz quanto a cirurgia[4].

Prolapso retal

O prolapso retal ou procidência é uma descida circunferencial, de espessura total, da parede retal através do ânus. É um distúrbio pouco frequente, acometendo mais os idosos, sobretudo as mulheres, constipadas crônicas, pacientes com distúrbios psiquiátricos e crianças, principalmente aquelas com menos de 3 anos de idade, portadoras de desnutrição ou fibrose cística[36].

Na sua fisiopatologia, que não é totalmente clara, fatores anatômicos como um defeito na fáscia pélvica, diástase dos músculos elevadores do ânus ou intussuscepção do reto podem estar associados. Além disso, parece ser o prolapso interno um precursor do prolapso externo[36]. Em mulheres idosas, pode estar associado a cistocele, enterocele, prolapso uterino e incontinência urinária[15].

O prolapso retal verdadeiro, ou procidência, deve ser distinguido do prolapso da mucosa retal e da DH, com o qual é frequentemente confundido e cujo tratamento difere totalmente. Os pacientes queixam-se geralmente de uma massa retal que faz protrusão com o esforço evacuatório (Figura 133.15). Sangramento e eliminação de muco costumam estar presentes sujando as vestes. Parcela significativa de pacientes também apresenta incontinência anal associada.

Avaliação e tratamento na urgência

Se houver sinais de encarceramento, ulceração ou estrangulamento, o cirurgião deve ser acionado antes da tentativa de redução manual. A redução manual começa com o segmento mais distal, devendo a pressão ser aplicada com os polegares forçando as paredes retais para dentro do ânus. Em crianças, a sedação pode ser necessária para permitir uma adequada redução. A aplicação de açúcar cristal no prolapso pode auxiliar na redução do edema associado, facilitando a redução dele[9]. Se as tentativas de redução não obtiverem êxito, a amputação cirúrgica do prolapso encarcerado deve ser avaliada pelo cirurgião.

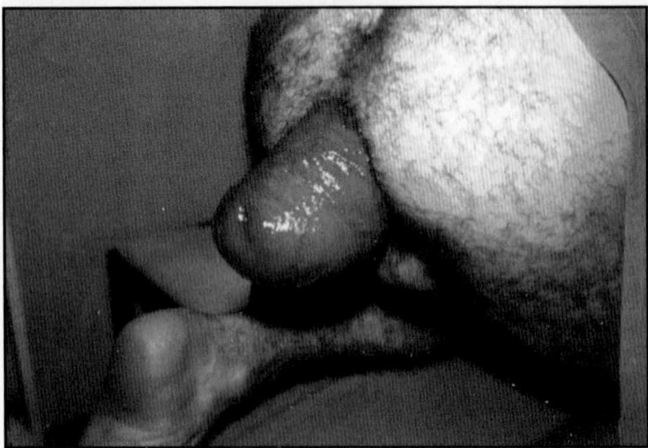

Figura 133.15. Prolapso retal completo (procidência retal).

Após a redução, o paciente deve ser orientado a combater a constipação e o esforço evacuatório com o uso de dieta rica em fibras e ingestão abundante de líquidos. Pode ser necessária a prescrição de emolientes fecais e, eventualmente, laxativos do tipo osmótico. Todo paciente com prolapso retal diagnosticado na urgência com necessidade ou não de redução, deve ser encaminhado ao coloproctologista para avaliação de tratamento cirúrgico definitivo.

A cirurgia pode ser realizada por via perineal com técnicas de plicatura (cirurgia de Delorme) ou amputação do prolapso e anastomose coloanal (cirurgia de Altemeier) ou por via abdominal. As técnicas perineais costumam apresentar maiores taxas de recorrência e estão mais indicadas em pacientes idosos ou com comorbidades. As técnicas abdominais podem ser realizadas por via laparotômica ou laparoscópica, preferencialmente, e consistem na mobilização retal posterior ou anterior e fixação do reto ao promontório, geralmente com a utilização de próteses, como a tela de polipropileno ou de material absorvível. Oferecem menores taxas de recorrência, sobretudo a retopexia ventral por via laparoscópica, podendo ainda corrigir defeitos associados como as retoceles em mulheres e a intussuscepção[15].

Manifestações anorretais das infecções sexualmente transmissíveis

Há uma série de infecções sexualmente transmissíveis (ISTs) que podem apresentar sintomas anorretais, tais como dor, sangramento, ulcerações, nodulações ou secreção local. Entretanto, uma parcela significativa de pacientes portadores de ISTs não apresenta sintomatologia ou mesmo desenvolvem a doença, daí a adoção crescente do termo "IST" em vez de "DST" – doença sexualmente transmissível[21].

Embora o sexo anorretal seja a principal forma de contágio, sua prática não é, necessariamente, um pré-requisito para a ocorrência de manifestações anorretais de ISTs[21]. De toda forma, a prática sexual promíscua sem proteção de preservativos é o fator de risco preponderante para a ocorrência de ISTs. Homens que fazem sexo com homens (HSH) são o principal grupo de risco, assim como portadores do HIV e pacientes portadores de ISTs do tipo ulcerativa[21].

A **infecção por clamídias** ocorre em ambos os sexos, podendo causar proctite clássica, com dor retal, febre e adenopatia inguinal. À endoscopia, podem-se observar ulcerações e eritema da mucosa retal. Os pacientes podem se queixar de dor retal, tenesmo intenso, febre ou adenopatia inguinal. O tratamento é realizado com azitromicina, doxiciclina, ofloxacino ou levofloxacino[8].

A **infecção gonocócica** levando à proctite é mais comum em HSH. Relação sexual anal desprotegida é comumente relatada, embora a propagação a partir da vagina possa ocorrer em mulheres que não praticaram coito anal. O quadro é muito semelhante à infecção por clamídias, com corrimento anal e prurido, havendo a associação das duas infecções em muitos casos. As complicações sistêmicas, como peri-hepatite, meningite, artrite ou endocardite, podem ocorrer raramente.

As recomendações de tratamento incluem: ceftriaxona 250 mg intramuscular (IM) mais azitromicina 1g por via oral ou ceftriaxona 250 mg IM mais doxiciclina 100 mg por via oral duas vezes por dia durante sete dias (tratamento associado da infecção por clamídia). Em casos de alergia grave à penicilina, pode-se administrar 2g de azitromicina por via oral. Os parceiros também devem ser tratados para gonorreia e clamídia[8].

O **vírus herpes simples tipo 2** (HSV-II) é responsável pela maioria das infecções anorretais do herpes, sendo uma das principais causas de ulcerações dolorosas perianais, únicas ou múltiplas (Figura 133.16). O período de incubação é normalmente de uma a três semanas e pode cursar com dor anal ou perianal, por vezes intensa, tenesmo, linfadenopatia, dor e secreção retal, assim como constipação em alguns casos, devido a dor associada às evacuações. Sintomas sistêmicos como mal-estar, febre e calafrios podem estar presentes. O diagnóstico pode ser feito clinicamente ou com cultura viral. Apesar de haver melhora espontânea na maioria dos casos, o uso de agentes antivirais encurta o curso clínico e a duração do período de transmissão viral[8,21].

O tratamento da infecção pelo HSV-II inclui emolientes fecais, analgesia e um dos seguintes regimes antivirais[8]:

- Aciclovir 200 mg cinco vezes por dia ou 400 mg três vezes ao dia, durante 7 a 10 dias, associado a uso tópico em forma de creme, que deve ser aplicado concomitantemente ao uso oral;
- Fanciclovir, 250 mg três vezes ao dia, durante 7 a 10 dias;
- Valaciclovir 1g duas vezes ao dia, durante 7 a 10 dias.

O **cancroide ou cancro mole** é causado pelo *Hemophilus ducreyi* e pode apresentar úlceras anogenitais dolorosas, semelhantes ao herpes anogenital, linfadenomegalias ou abscessos perianais[21]. As opções de tratamento incluem ceftriaxona 250 mg IM ou azitromicina 1g por via oral ou eritromicina base 500 mg, três vezes ao dia, durante sete dias, ou ainda ciprofloxacino 500 mg duas vezes por dia, durante três dias. Os pacientes costumam melhorar a sintomatologia em três dias[21].

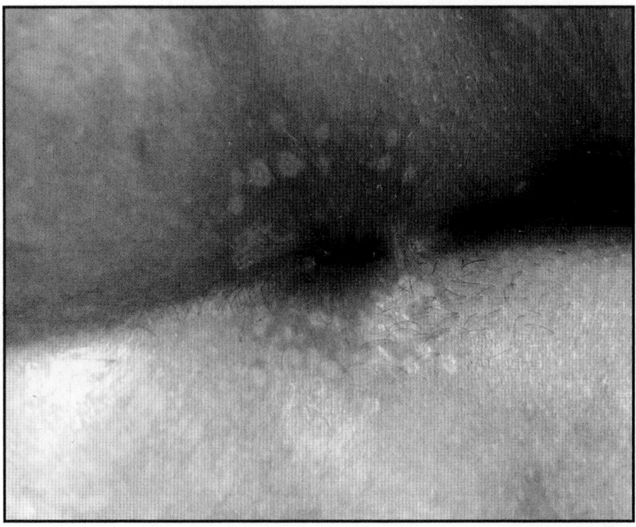

Figura 133.16. Úlceras perianais causadas por herpes (HSV) tipo II.

A **sífilis**, causada pela espiroqueta *Treponema pallidum*, pode ser disseminada por relações sexuais anais e, recentemente, vem apresentando aumento progressivo no Brasil[5].

As lesões podem levar até seis meses para se desenvolver, embora o período de incubação típico seja de duas a seis semanas. As úlceras sifilíticas ("cancro duro") que acometem a borda anal (Figura 133.17A) são tipicamente dolorosas, ao contrário das úlceras genitais. A adenopatia inguinal pode estar presente. Ao contrário da infecção pelo papiloma-vírus (HPV), que leva ao aparecimento do condiloma acuminado, o condiloma plano ou *latum* da sífilis secundária na região perianal apresenta lesões planas cor-de-rosa ou marrom (Figura 133.17B). As úlceras anais tendem a evoluir para cura espontânea em três a quatro semanas. Se não tratada, a sífilis secundária desenvolve-se classicamente em 2 a 10 semanas, com uma erupção maculopapular difusa envolvendo as palmas das mãos e as plantas dos pés, podendo surgir também o condiloma plano na região anal[21]. O diagnóstico pode ser confirmado pela pesquisa das espiroquetas em campo escuro, após coleta de material diretamente das lesões sifilíticas e pelos testes sorológicos VDRL quantitativo ou FTA-ABS.

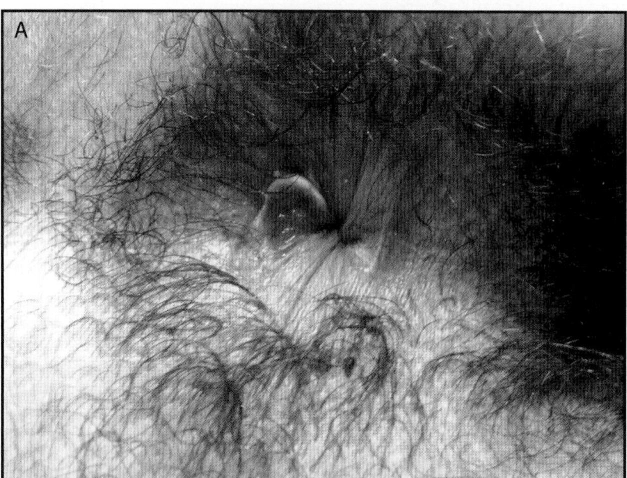

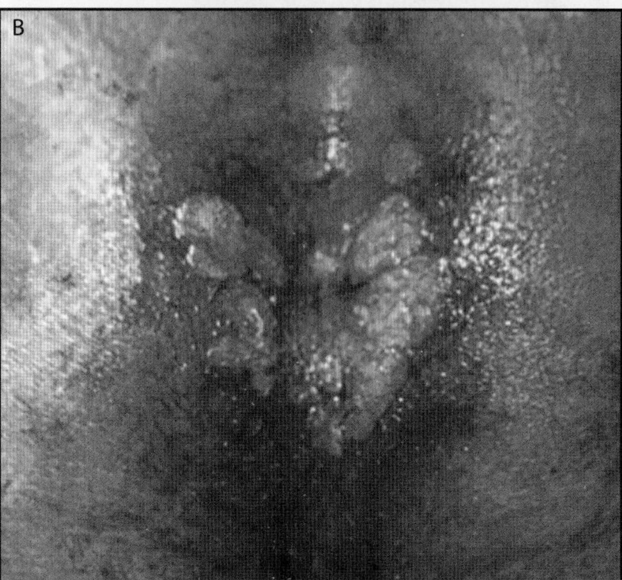

Figura 133.17. A) Úlceras sifilítica (cancro duro). **B**) Condiloma plano (secundarismo sifilítico).

O tratamento da sífilis primária e secundária é feito com penicilina G benzatina 2,4 milhões de unidades por via IM. Para a sífilis latente que está presente há mais de um ano, devem ser administrados 2,4 milhões de unidades, semanalmente, por três semanas consecutivas. Em pacientes alérgicos à penicilina, deve-se considerar o uso de doxiciclina 100 mg duas vezes por dia, durante sete dias, ou tetraciclina 500 mg quatro vezes ao dia, durante sete dias[8].

O **linfogranuloma venéreo** (LGV) ocorre predominantemente em climas subtropicais e tropicais mais quentes, englobando diversas regiões de nosso país. Os tipos de clamídia que causam LGV (*C. trachomatis serovars* L1, L2 ou L3) são diferentes daqueles que causam a proctite simples. As infecções por LGV costumam cursar com proctite e linfadenopatia destrutivas e podem levar a complicações tais como fístulas, abscessos ou estenoses retais[21] (Figura 133.18). O tratamento recomendado deve ser mais longo do que para a proctite por clamídia, à base de doxiciclina 100 mg duas vezes ao dia, durante 21 dias, ou azitromicina 1g ao dia durante três semanas ou eritromicina 500 mg, quatro vezes ao dia, durante três semanas[21].

O vírus do **papiloma humano (HPV)** pode causar verrugas anogenitais conhecidas como condilomas acuminados, comumente diagnosticados na região perianal em consultas proctológicas (Figura 133.19). A infecção pelo HPV é considerada a IST mais prevalente em todo o mundo, e até 50% da população sexualmente ativa corre o risco de se infectar pelo menos uma vez na vida se não for vacinada[21].

Os condilomas podem aparecer dentro de três semanas após o contágio ou podem não ocorrer após o sexo anal por até seis meses. As lesões podem causar dor, prurido ou sangramento. O exame endoscópico pode detectar lesões quando não há crescimento visível externamente. Os indivíduos afetados pelos sorotipos 16 e 18 do HPV estão em risco de câncer de colo uterino e de ânus, sobretudo o grupo de HSH[21]. A infecção pelo HPV pode ocorrer após o intercurso anal receptivo e a prevalência é maior nos pacientes portadores do vírus HIV. Se houver dúvida diagnóstica, pode ser necessária a realização de uma biópsia para se estabelecer definitivamente o diagnóstico, podendo ainda ser identificada lesão pré-cancerosa associada (neoplasia intraepitelial anal)[25].

As principais opções de tratamento incluem o uso tópico de solução de podofilina a 25%, aplicada uma a duas vezes por semana, ou de podofilotoxina duas a três vezes ao dia, durante três dias, repetida semanalmente até quatro vezes. O ácido tricloroacético a 80% a 90% também pode ser aplicado com uma barreira gelatinosa de vaselina para proteger a pele circundante, mas tem melhor indicação nas lesões retais ou de canal anal. O uso de creme de imiquimode a 5% deixado no local por 6 a 10 horas, aplicado três vezes por semana, por até 16 semanas, costuma dar bons resultados nos casos rebeldes ao uso de podofilina ou ácido tricloacético. A excisão cirúrgica ou eletrocoagulação está indicada nos casos de condilomatose perianal extensa ou em lesões retais ou de canal anal[8,21].

O uso de vacinação contra o HPV está aprovado para ambos os sexos, nas idades entre 9 e 26 anos. Estão disponíveis a vacina bivalente, que protege contra os tipos 16 e 18 de HPV oncogênico de alto risco, e a vacina quadrivalente, que protege contra os tipos 6, 11, 16 e 18, devendo ser administrada, preferencialmente, antes do início da vida sexual. A vacina quadrivalente tem se mostrado capaz de reduzir as taxas de displasia anal de alto grau entre HSH e pode ajudar a reduzir o risco de câncer anal[21].

A **amebíase**, causada pelo protozoário *Entamoeba histolytica*, é uma infecção comum em HSH[21]. Os pacientes podem não apresentar sintomas ou podem cursar com dor abdominal, diarreia mucossanguinolenta, mal-estar ou febre. A retossigmoidoscopia pode revelar a presença de úlceras, estando a mucosa hiperemiada e friável. O diagnóstico é confirmado pelo exame parasitológico das fezes. As opções de tratamento incluem o uso de metronidazol 750 mg, três

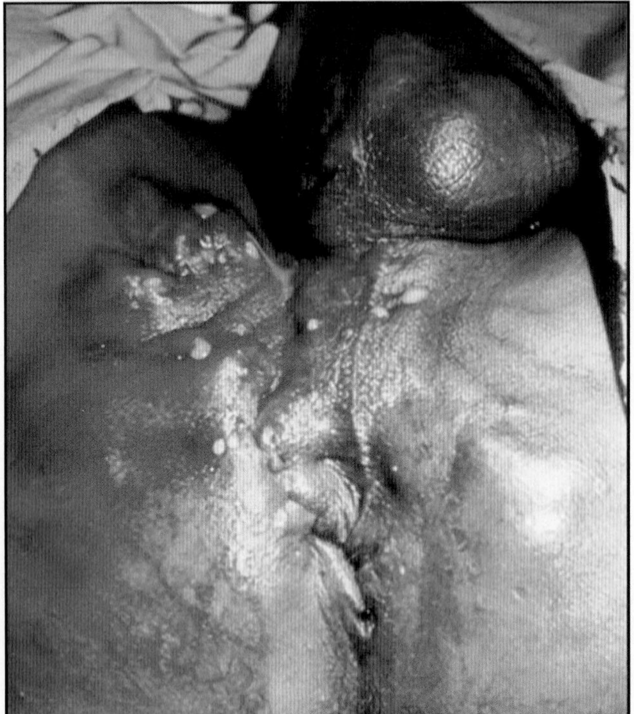

Figura 133.18. Linfogranuloma venéreo acometendo região ano-perineal.

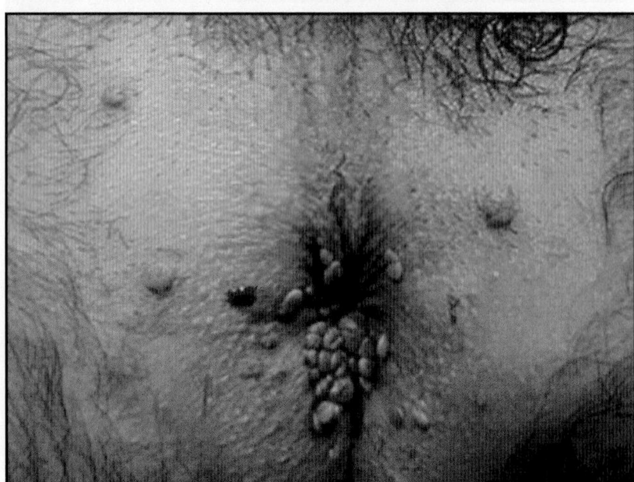

Figura 133.19. Condilomas acuminados na região anal (infecção por HPV).

vezes ao dia, durante 10 dias e, para infecções graves, deve-se adicionar diiodo-hidroxiquina 650 mg três vezes ao dia, durante três semanas, após a terapêutica com metronidazol[8]. O paciente deve ser orientado a usar preservativo em todas as práticas de coito anal.

O teste anti-HIV deve ser solicitado em todo paciente portador de IST. Em caso de positividade, o paciente deve ser encaminhado ao infectologista para confirmação diagnóstica, tratamento com antirretrovirais e acompanhamento[21].

A **infecção pelo HIV** pode cursar com sintomatologia anorretal, principalmente dor, devido à presença de fissuras, que pode ser a manifestação primária do HIV, mas também podem representar infecção associada de outra IST, como HSV-II ou sífilis[21]. O tratamento de fissuras em pacientes com HIV é o mesmo realizado para fissuras na população em geral. Deve-se dar especial atenção ao controle dos sintomas de diarreia, bem como evitar o sexo anal receptivo. As úlceras anais são outra causa frequente de dor anal em pacientes com HIV e estão localizadas mais no canal anal, acima da linha pectínea, sendo mais extensas do que as fissuras. Pode haver evidência de destruição associada da musculatura esfincteriana[21].

Os abscessos e fístulas perianais são comuns em pacientes com diagnóstico de síndrome de imunodeficiência adquirida (AIDS). Pacientes com carga viral bem controlada e CD4 normal que desenvolvem abscessos e fístulas podem ser tratados com técnicas cirúrgicas habituais[21]. No entanto, os abscessos em pacientes com AIDS devem ser tratados com incisões menores favorecendo a colocação do dreno, em vez de se realizarem incisões maiores. As fístulas em pacientes com AIDS avançado ou mal controlado devem ser tratadas com colocação de sedenhos, evitando-se a realização de fistulotomia para evitar a criação de uma ferida de difícil cicatrização.

A trombose hemorroidária externa em pacientes portadores de HIV ou AIDS deve ser tratada de forma habitual, enquanto as hemorroidas internas sintomáticas devem ser tratadas conservadoramente, com medidas higienodietéticas. Uma fonte mais proximal de hemorragia deve ser descartada com retossigmoidoscopia ou colonoscopia dependendo da indicação. Na persistência de sintomatologia, pode-se indicar a ligadura elástica, desde que o paciente esteja com CD4 normal. A hemorroidectomia é segura em pacientes HIV-positivos sem AIDS, já pacientes com AIDS avançado ou mal controlado podem ter sérios problemas cicatriciais[21].

Corpo estranho

A introdução e a retenção de corpos estranhos (CE) no reto são ocorrências não raras em ambulatórios de urgência. Costumam ser encontrados os objetos mais diversos, tais como garrafas, vibradores, frutas e vegetais, lâmpadas, velas, bolas, dildos, anéis, objetos de metal, lanternas etc.[29,33] (Figura 133.20). A presença de CEs geralmente resulta de autoerotismo, embora estupro ou outro tipo de violência sexual, inserção acidental e autotratamento para afecções proctológicas também sejam condições motivadoras[33]. Outra situação cada vez mais frequente que leva à presença de CE retido no reto é a prática de contrabando de drogas ou a entrada de armas ou telefones celulares em presídios (Figura 133.21).

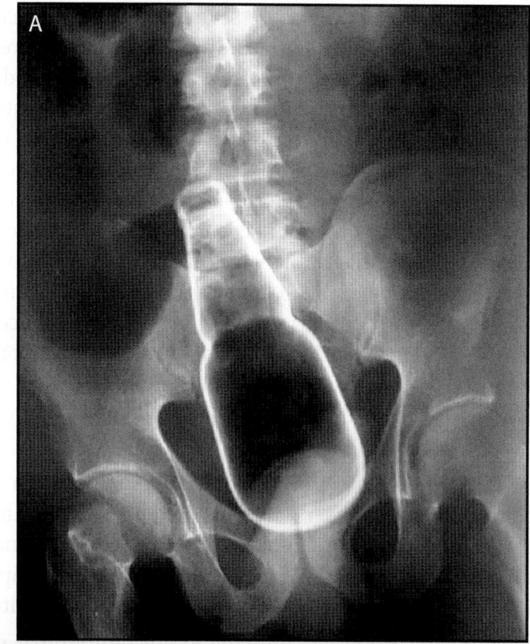

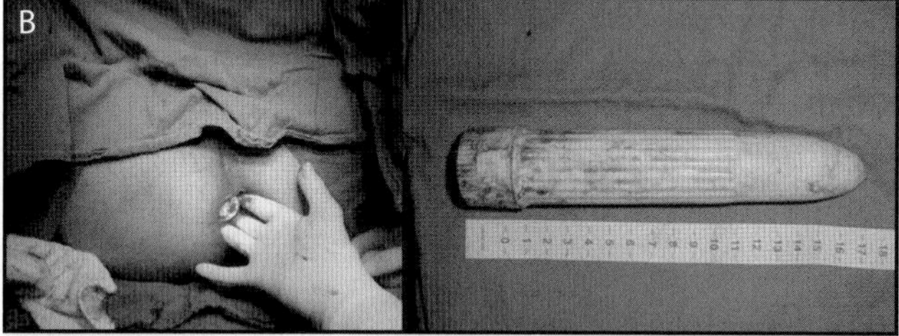

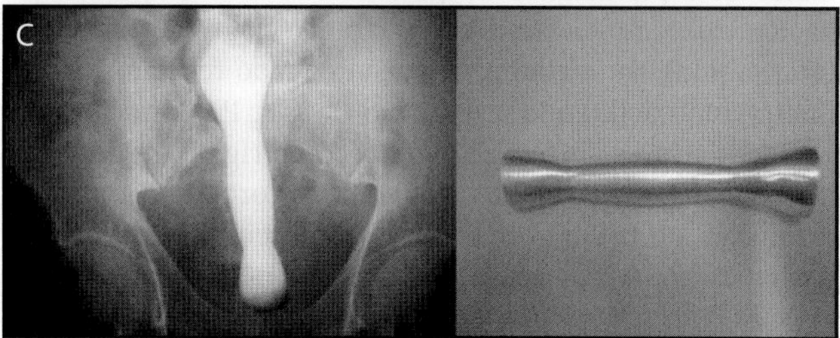

Figura 133.20. Corpos estranhos alojados no reto. **A**: garrafa de cerveja; **B**: vibrador; **C**: mão de pilão.

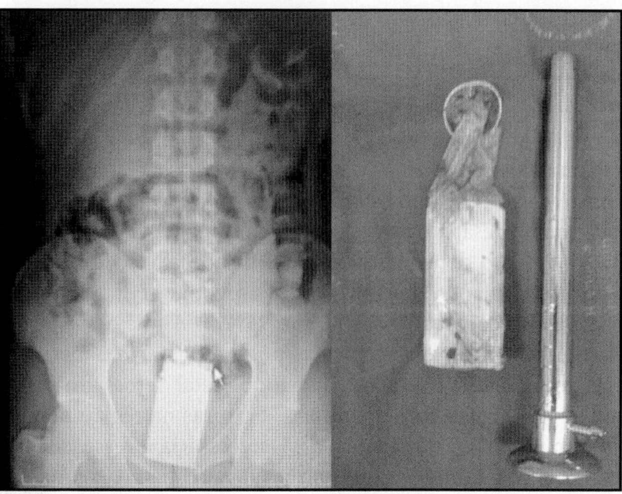

Figura 133.21. Telefone celular alojado no reto e após sua remoção sob raquianestesia.

A história pode ser difícil de ser obtida devido ao constrangimento do paciente, não sendo rara a coleta de relato fantasioso. Todo paciente com CE retal deve ser considerado uma vítima da agressão em potencial, sobretudo aqueles com história confusa ou inverossímil. Foi relatado que o tempo médio entre a introdução do CE e a procura por cuidados médicos pode chegar a dois ou três dias[33].Os pacientes podem apresentar poucas queixas como constipação, dor ou sangramento retal, desconforto abdominal ou complicações mais graves como perfuração, hemorragia, lesões profundas da mucosa, abscesso ou peritonite. A ingestão de CEs como espinhas de peixe, ossículos de galinha ou palitos dentários também pode levar a essa mesma sintomatologia e nem sempre o paciente é capaz de informar adequadamente acerca de tal ingestão.

Os CEs introduzidos por via retal costumam migrar cranialmente e podem não ser palpáveis com o toque, enquanto os alojados no reto são tocados facilmente. Lesões acima da reflexão peritoneal podem resultar em perfuração intraperitoneal, com febre, leucocitose, dor abdominal e peritonite.

O diagnóstico pode ser confirmado por radiografias simples de abdome, tanto para se avaliar a localização do objeto como para se evidenciar a presença de pneumoperitônio (Figuras 133.20 e 133.21).

Várias técnicas e abordagens têm sido descritas para extrair CEs retais. A dilatação anal e a extração digital podem ser tentadas em todos os casos de CE alojados no reto, na maioria das vezes na própria sala de emergência, resguardando-se a privacidade do paciente. Se não for possível, o paciente deve ser encaminhado ao bloco cirúrgico para anestesia raquidiana, a qual promove adequado relaxamento esfincteriano, facilitando a remoção do CE. Pinças cirúrgicas passadas através do retossigmoidoscópio rígido ou flexível e cateteres de Foley passados ao redor do corpo estranho com insuflação do balão podem auxiliar na remoção do CE. Os pacientes com CEs acima da junção retossigmoidiana ou aqueles com suspeita de perfuração vão necessitar de laparotomia de urgência com colotomia para remoção do corpo estranho com colorrafia primária. No caso de perfuração, devem ser realizados o desbridamento do tecido desvitalizado e colostomia dependendo dos achados na cirurgia[29].

Traumas anorretais e perineais

O trauma anorretal resulta de lesões penetrantes na pelve e região anoperineal, lesões obstétricas e também de lesões traumáticas contusas graves, muitas vezes associadas a fraturas pélvicas. Esse tipo de trauma tem alta morbidade e pode ocasionar a lesão do aparelho esfincteriano. O diagnóstico do envolvimento do esfíncter ainda é um desafio. O exame digital, combinado com retossigmoidoscopia, tem boa precisão na detecção da lesão (80% a 95%)[22]. Ainda assim, 15% a 20% das lesões esfincterianas podem passar desapercebidas, mesmo com a realização de toque retal, retossigmoidoscopia e avaliação intraoperatória. Fraturas na região pélvica devem ser sempre pesquisadas. É necessária a ressuscitação do paciente, muitas vezes com politraumatismo, estabilização da pelve e tratamento das lesões intra-abdominais, caso existam[14].

De modo geral, esse tipo de traumatismo é abordado pelo cirurgião, que deve acionado logo após a admissão do paciente. Os traumatismos complexos da região anorretal devem ser tratados primariamente com colostomia proximal, desbridamentos frequentes de tecidos desvitalizados, reparo primário intestinal e reposicionamento das estruturas perineais, com o ancoramento do canal anal ao diafragma pélvico e à pele do períneo[22]. Embora a colostomia seja o tratamento-padrão para pacientes com contaminação fecal, intervalo prolongado entre o trauma e a abordagem cirúrgica ou com lesão do esfíncter, o reparo primário das lesões retais, sem confecção de ostomia, pode ser uma opção para casos selecionados.

Sempre que possível, deve ser realizada a correção esfincteriana de pequenas lesões, em primeiro tempo. Lesões obstétricas também podem ser reparadas se os tecidos estiverem viáveis. Lesões maiores em condições favoráveis podem ser corrigidas mesmo que evoluam invariavelmente para incontinência fecal. Lesões complexas devem ser abordadas com troca de curativos constantes para evitar infecção e, após a cicatrização completa, devem ser avaliadas quanto à extensão da lesão com ultrassonografia endoanal e manometria anorretal. Se o defeito esfincteriano for passível de correção com esfincteroplastia, ela deve ser realizada.

Fecaloma

O fecaloma corresponde a uma massa de fezes endurecidas alojadas no reto e/ou no sigmoide. As fezes se acumulam e ficam impactadas, deformando a região, à semelhança de um tumor[37]. As causas podem ser variadas, entre elas a doença de Hirschsprung, megacólon chagásico ou não, doenças neurológicas, imobilização prolongada, estenoses colorretais ou o uso de medicações antipsicóticas e opiáceos.

Esse acúmulo de fezes pode resultar em obstrução intestinal, perfuração por úlcera estercoral, obstrução ureteral levando a hidronefrose e outras complicações menos comuns como a trombose venosa profunda[13,26]. A úlcera estercorácea, que geralmente ocorre em pacientes debilitados, acamados, doentes mentais ou dependentes de narcóticos, é uma grave complicação de um fecaloma de longa duração, ocorrendo devido ao aumento da pressão contra a parede intestinal com necrose isquêmica da mucosa, formação da ulceração e, posteriormente, perfuração[20,31].

O diagnóstico é realizado por meio do toque retal, embora fecalomas mais altos possam não ser diagnosticados com o exame digital do reto. Fecalomas mais altos, localizados no sigmoide, podem ser facilmente palpados, podendo estar presente o chamado sinal de Gersuny ou "sinal do esparadrapo", causado pela compressão abdominal de maneira profunda e prolongada; ao se reduzir a pressão, percebe-se que a parede intestinal "desprega-se" subitamente do bolo fecal, produzindo uma sensação peculiar (semelhante a uma "crepitação"), resultante da interposição de ar entre a parede intestinal e o bolo fecal. A confirmação diagnóstica é facilmente realizada por radiografia simples de abdome, sendo importante sua obtenção nos fecalomas mais altos, não tocáveis, assim como para a definição de seu volume (Figura 133.22).

O tratamento do fecaloma envolve geralmente a evacuação manual das fezes impactadas, seguida por um enema glicerinado morno, preferencialmente em gotejamento contínuo. A terapia de manutenção deve incluir o uso oral de polietilenoglicol (PEG), regularmente aliada, sempre que possível, à melhora do hábito alimentar e da ingestão abundante de líquidos, além da correção de suas possíveis causas[34].

Terapias alternativas têm sido descritas, como a utilização de outras soluções em forma de enemas, tais como sabão de coco ralado, óleo de cozinha e até mesmo Coca-Cola®[27].

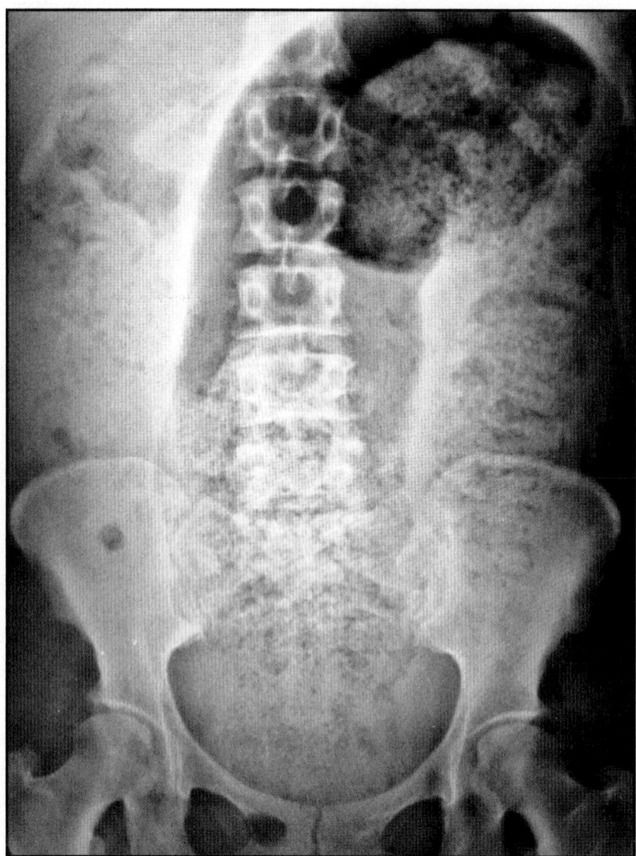

Figura 133.22. Radiografia simples de abdome mostrando volumoso fecaloma, ocupando todo o reto e o sigmoide distal.

Referências bibliográficas

1. Abcarian H, Alexander-Williams J, Christiansen J, Johanson J, Killingback M, Nelson RL, et al. Benign anorectal disease: definition, characterization and analysis of treatment. Am J Gastroenterol. 1994;89(8 Suppl):S182-93.
2. Alonso-Coello P, Zhou Q, Martinez-Zapata MJ, Mills E, Heels-Ansdell D, Johanson JF, et al. Meta-analysis of flavonoids for the treatment of haemorrhoids. Br J Surg. 2006;93(8):909-20.
3. Alvarez C, Hernández MA, Quintano A. Clinical challenges and images in GI: Deep venous thrombosis due to idiopathic megarectum and giant fecaloma. Gastroenterology. 2006;131:702-3.
4. Armstrong JH, Barcia PJ. Pilonidal sinus disease. The conservative approach. Arch Surg. 1994;129:914-7.
5. Ministério da Saúde, Secretaria de Vigilância em Saúde. Boletim Epidemiológico. 2016;47(35).
6. Davis BR, Kasten KR. Anorectal abscess and fistula. In. Steele SR, Hull TL, Read TE, Saclarides TJ, Senagore AJ, Whitlow CB. The ASCRS textbook of colon and rectal surgery. 3rd ed. New York: Springer; 2016. p. 215-44.
7. Caliste X, Nazir S, Goode T, Street JH 3rd, Hockstein M, McArthur K, et al. Sensitivity of computed tomography in detection of perirectal abscess. Am Surg. 2011;77:166-8.
8. Centers for Disease Control. Management of sexually transmitted diseases, also available at MMWR 2010 guidelines. Disponível em: www.cdc.gov. Acesso em: 12 dez. 2013.
9. Coburn WM 3rd, Russell MA, Hofstetter WL. Sucrose as an aid to manual reduction of incarcerated rectal prolapse. Ann Emerg Med. 1997;30:347.
10. Espinosa DJ. Revisión analítica de estudios multicéntricos con policresuleno en patología hemorroidal. Acta Gastroenterol Latinoam. 2000;30:177-86.
11. Gibbons CP, Read NW. Anal hypertonia in fissures: cause or effect? Br J Surg. 1986;73:443-5.
12. Goldstein ET. Outcomes of anorectal disease in a health maintenance organization setting. The need for colorectal surgeons. Dis Colon Rectum. 1996;39:1193-8.
13. Grucela A, Salinas H, Khaitov S, Steinhagen RM, Gorfine SR, Chessin DB. Prospective analysis of clinician accuracy in the diagnosis of benign anal pathology: comparison across specialties and years of experience. Dis Colon Rectum. 2010;53:47-52.
14. Gumus M, Kapan M, Onder A, Boyuk A, Girgin S, Tacyildiz I. Factors affecting morbidity in penetrating rectal injuries: a civilian experience. Ulus Travma Acil Cerrahi Derg. 2011;17:401-6.
15. Gurland B, Zutshi M. Rectal prolapse. In. Steele SR, Hull TL, Read TE, Saclarides TJ, Senagore AJ, Whitlow CB. The ASCRS Textbook of Colon and Rectal Surgery. 3rd ed. New York: Springer; 2016. p. 1077-89.
16. Herzig DO, Lu KC. Anal fissure. Surg Clin N Am. 2010;90:33-44.
17. Humphries AE, Duncan JE. Evaluation and Management of pilonidal disease. Surg Clin N Am. 2010;90:113-24.
18. Janicke DM, Pundt MR. Anorectal disorders. Emerg Med Clin North Am. 1996;14:757.
19. Johnson EK. Pilonidal disease and hidradenitis suppurativa. In Steele SR, Hull TL, Read TE, Saclarides TJ, Senagore AJ, Whitlow CB. The ASCRS Textbook of Colon and Rectal Surgery. 3rd ed. New York: Springer; 2016. p. 289-307.
20. Kang J, Chung M. A stercoral perforation of the descending colon. J Korean Surg Soc. 2012;82:125-7.
21. Kin C, Welton ML. Sexually transmitted infections. In. Steele SR, Hull TL, Read TE, Saclarides TJ, Senagore AJ, Whitlow CB. The ASCRS Textbook of Colon and Rectal Surgery. 3rd ed. New York: Springer; 2016. p. 325-42.
22. Kudsk KA, Hanna MK. Management of complex perineal injuries. World J Surg. 2003;27:895-90.
23. Lu KC, Herzig DO. Anal fissure. In. Steele SR, Hull TL, Read TE, Saclarides TJ, Senagore AJ, Whitlow CB. The ASCRS Textbook of Colon and Rectal Surgery. 3rd ed. New York: Springer; 2016. p. 205-14.
24. Maslekar S, Toh EW, Adair R, Bate JP, Botterill I. Systematic review of anorectal varices. Colorectal Dis. 2013;15:e702-10.
25. Nadal S, Manzione CR. Management of anal intra-epithelial neoplasia patients. Rev Bras Coloproct. 2008;28:462-4.
26. Nguyen H, Simpson RR, Kennedy ML, Lubowski DZ. Idiopathic megacolon causing iliac vein occlusion and hydronephrosis. Aust N Z J Surg. 2000;70(7):539-42.
27. Ontanilla-Clavijo G, León-Montañes R, Sánchez-Torrijos Y, López-Ruiz T, Bozada-García JM. Colonic obstruction secondary to sigmoid fecaloma endoscopically resolved with Coca-Cola®. Rev Esp Enferm Dig. 2017;109:306-8.
28. Rizzo JA, Naig AL, Johnson EK. Anorectal abscess and fistula-in-ano: evidence-based management. Surg Clin N Am. 2010;90:45-68.
29. Rodriguez-Hermosa JI, Codina-Cazador A, Ruiz B, Sirvent JM, Roig J, Farrés R. Management of foreign bodies in the rectum. Colorectal Dis. 2007;9:543-8.
30. Scoma JA, Salvati EP, Rubin RJ. Incidence of fistulas subsequent to anal abscesses. Dis Colon Rectum. 1974;17:357-9.
31. Sharma M, Agrawal A. Stercoral sigmoid colonic perforation with fecal peritonitis. Indian J Radiol Imaging. 2010;20:126-8.

32. Sneider EB, Maykel JA. Diagnosis and management of symptomatic hemorrhoids. Surg Clin N Am. 2010;90:17-32.
33. Volpi A, Panebianco A, Ialongo P, Ferrante E, Milella MA, Pascazio B, et al. Colorectal retained foreign bodies per anum introduced. Three years retrospective study at Emergency Surgery Unit. G Chir. 2012;33(11-12):411-4.
34. Wald A. Management and prevention of fecal impaction. Curr Gastroenterol Rep. 2008;10:499-501.
35. Wang TF, Lee FY, Tsai YT, Lee SD, Wang SS, Hsia HC, et al. Relationship of portal pressure, anorectal varices and hemorrhoids in cirrhotic patients. J Hepatol. 1992;15:170-3.
36. Wijffels NA, Collinson R, Cunningham C, Lindsey I. What is the natural history of internal rectal prolapse? Colorectal Dis. 2010;12:822-30.
37. Yucel AF, Akdogan RA, Gucer H. A giant abdominal mass: fecaloma. Clin Gastroenterol Hepatol. 2012;10(2):e9-e10.

134

INFECÇÕES BACTERIANAS NO PACIENTE CIRRÓTICO

João Galizzi-Filho
Humberto Oliva Galizzi

A cirrose hepática é uma doença que acomete um órgão vital e único, com inúmeras funções essenciais ao organismo e complexas inter-relações hemodinâmicas, estruturais, imunológicas e metabólicas. Seu comprometimento funcional, muitas vezes agravado por situações de desnutrição e alcoolismo, predispõe o paciente a um espectro de infecções que podem ter caráter espontâneo ou ser relacionadas a cuidados da saúde ou nosocomiais. Consideram-se como infecções associadas a cuidados com a saúde aquelas diagnosticadas nas primeiras 48 horas de admissão hospitalar em pacientes sem nenhum contato ou internação nos 90 dias antecedentes e infecções nosocomiais como as diagnosticadas após 48 horas de admissão hospitalar[1]. Sabe-se, com efeito, que a principal causa de internamento de pacientes cirróticos em unidades de cuidados intensivos e óbito são as septicemias. A crescente prevalência de bactérias multirresistentes, sobretudo em ambiente hospitalar ou de cuidados a saúde, agrava tal panorama. O padrão de resposta às infecções com toxinas pró-inflamatórias num organismo cirrótico acarreta frequentemente complicações como choque séptico, *acute-on-chronic liver failure* (ACLF), falência de múltiplos órgãos e óbito[2,3].

Patogênese

O padrão de resposta imunológica do organismo cirrótico às infecções mostra disfunções como ativação excessiva de citocinas pró-inflamatórias caracterizando a chamada síndrome de disfunção imunológica associada à cirrose e predispondo a inúmeras complicações clínicas. As alterações hemodinâmicas como *shunts* portossistêmicos impedem a adequada remoção de bactérias intestinais da circulação portal pelo fígado, órgão que concentra mais de 90% das células reticuloendoteliais do organismo contribuindo para o fenômeno de "translocação bacteriana"[4]. Pacientes cirróticos apresentam ainda comprometimento das atividades de fagocitose, de complemento, de proteína C e de albumina sérica, além de diminuição da capacidade de opsonização no soro e no líquido ascítico. A translocação bacteriana e o elevado risco de infecção no cirrótico estariam associados a polimorfismos genéticos ligados a receptores *toll-like* (RTL) e a genes NOD2 (*nucleotide-binding oligomerisation domain 2*), comprometendo a capacidade de os RTL ligarem-se a lipopolissacarídeos e a endotoxinas[5].

O fenômeno da translocação bacteriana, que pode ocorrer inclusive em situações normais, consiste na migração de bactérias da luz intestinal para a circulação sistêmica através de linfonodos mesentéricos e do sistema porta. No paciente cirrótico, tal fenômeno intensifica-se, acarretando efeitos patológicos importantes[6,7]. A translocação bacteriana pode ser comprovada pelo isolamento de bactérias viáveis nos linfonodos mesentéricos e pela detecção de seu DNA no soro ou no líquido ascítico. Na patogênese da translocação bacteriana na cirrose, destacam-se supercrescimento bacteriano no intestino delgado, aumento da permeabilidade intestinal, alterações da motilidade intestinal, hiperatividade simpática, deficiência de ácidos biliares e alterações imunológicas locais inatas e adaptativas como diminuição do recrutamento de leucócitos e de ativação de células T, além de mutações genéticas TLR e NOD2[2,5,6].

Produtos bacterianos como DNA e endotoxinas podem também se translocar para fora da luz intestinal, acarretando respostas imunológicas e hemodinâmicas que se associam a estado pró-inflamatório e circulação hiperdinâmica. Embora a translocação de bactérias ocorra em estágios mais avançados da doença, a migração de seus produtos inicia-se já nos estágios iniciais da cirrose[6]. Há evidências de que o uso de betabloqueadores não seletivos proporcione melhoria da permeabilidade intestinal, reduzindo a translocação bacteriana[8-10].

Na cirrose hepática, as infecções bacterianas associam-se a alterações das respostas de citocinas com intensa liberação de óxido nítrico, causando inflamações exacerbadas e lesivas, assim como alterações hemodinâmicas que podem evoluir com hipotensão arterial persistente, má perfusão tissular, falência de múltiplos órgãos e óbito[1,11,12].

O espectro de infecções na cirrose

Infecções bacterianas em pacientes cirróticos hospitalizados ocorrem em um terço dos casos, sendo pelo menos quatro vezes mais frequentes que em pacientes hospitalizados não cirróticos e respondendo por 30% a 50% dos óbitos. Ocorrem em 45% a 60% dos cirróticos com hemorragia digestiva[2,3,12]. As infecções bacterianas na cirrose incluem peritonite bacteriana espontânea (PBE) em 25% a 31% dos pacientes, infecções do trato urinário (ITUs) em 20% a 25%, infecções pulmonares em 15% a 21%, bacteremias em 12% e infecções de pele e partes moles em 11%[2,12]. Dentre os principais agentes etiológicos, destacam-se bactérias Gram-negativas como *E. coli*, *Klebsiella* spp. e *Enterobacter* spp. Dentre as Gram-positivas, destacam-se principalmente *Enterococci* e *Staphylococcus aureus* em 20% dos casos e anaeróbios em apenas 3%[2]. Alguns fatores de risco para infecções por Gram-positivos incluem hospitalização recente, procedimentos invasivos e uso profilático de quinolonas[1,2,12]. As infecções associadas a cuidados médicos e as nosocomiais têm se tornado cada vez mais frequentes em cirróticos, sendo resistentes a antibióticos em até 64% dos casos e tendo pior prognóstico[1]. Presume-se que, com o uso cada vez mais amplo de antibióticos de largo espectro, as infecções por microrganismos Gram-negativos e enterococos multirresistentes tornem-se brevemente muito mais frequentes. O uso empírico de antibióticos deve basear-se, pois, nos tipos de infecção, em fatores de risco individuais e nos perfis regionais de bactérias resistentes, auxiliados pelos exames de culturas e testes de sensibilidade aos antimicrobianos[2].

Embora seja muito importante o diagnóstico precoce de infecções no paciente cirrótico, tal objetivo é muitas vezes difícil devido a frequentes manifestações clínicas de síndrome de resposta inflamatória sistêmica (SIRS) não infecciosa e outros sintomas e sinais de disfunção hepática. Alguns marcadores séricos comuns têm sido utilizados na prática clínica, como a proteína C-reativa (PCR) e a dosagem de ferritina, ambas sintetizadas no fígado, além da leucometria no sangue periférico. No entanto, esses exames são inespecíficos para indicar infecções bacterianas. A procalcitonina (PCT) é um marcador potencialmente mais específico para infecções bacterianas, sendo produzida por quase todos os tecidos em resposta a endotoxinas ou a mediadores liberados em resposta a infecções bacterianas [como interleucina (IL)-1b, fator de necrose tumoral alfa (TNFα) e IL-6]. Correlaciona-se com a intensidade das infecções bacterianas, podendo ser útil na distinção entre infecções por bactérias, infecções virais ou outras causas não infecciosas. Metanálise incluindo 10 estudos diagnósticos, com 1.144 pacientes cirróticos e 435 episódios de infecções bacterianas, sugeriu que a PCT pode ser utilizada como teste diagnóstico de inclusão com razão de probabilidade positiva de 7,38, enquanto a PCR seria usada como teste de exclusão com razão de probabilidade negativa de 0,23, em pacientes cirróticos sem sinais de infecção[13]. No entanto, a acurácia da PCR para detectar infecções bacterianas diminui em casos de doença hepática avançada. A combinação de PCT e PCR poderia, pois, melhorar ligeiramente a eficácia para diagnóstico de infecção bacteriana[2,14].

Os sítios mais frequentemente acometidos por infecções bacterianas no paciente cirrótico são o líquido ascítico, o sistema urinário e os pulmões. As infecções podem causar importante deterioração do quadro clínico, com piora das funções hepáticas e evolução como ACLF em cerca de um terço dos casos (Tabela 134.1). A taxa de óbitos de tais pacientes em quatro semanas é de cerca de 28%, principalmente se há segunda infecção, valores elevados de MELD na admissão, insuficiência de órgãos, hipotensão arterial, albumina sérica baixa e leucocitose[15-17].

As complicações respiratórias são frequentes em pacientes cirróticos infectados, sendo comum a aspiração de secreções em indivíduos com encefalopatia. Em quadros graves de sepse, pode instalar-se síndrome da angústia respiratória aguda associada a quadro de SIRS. Os pacientes cirróticos com disfunção respiratória têm, pois, mau prognóstico, com taxas de mortalidade variando de um a dois terços dos casos. Além disso, a liberação de citocinas induzida por sepse pode agravar as alterações de coagulação e função plaquetária preexistentes[2,3,17].

Tabela 134.1. Fatores desencadeantes de ACLF registrados em estudos europeu e chinês [número (%)]

Fatores desencadeantes	CANONIC (n = 303)	Shi *et al.* (n = 405)
Exacerbação de hepatite B	---	145 (35,8)
Infecção bacteriana*	98 (32,6)	113 (27,9)
Hemorragia digestiva	40 (13,2)	40 (9,8)
Alcoolismo ativo nos últimos 3 meses	69 (24,5)	25 (6,1)
Outros (TIPS, cirurgia, paracentese de grande volume sem albumina, hepatite, hepatite alcoólica)	25 (8,6)	9 (2)
Não identificáveis	126 (43,6)	83 (20,4)
Mais de um	39 (13,5)	36 (8,9)

CANONIC, EASL-CLIF Acute-on-chronic Liver Failure in Cirrhosis. Fonte: Hernaez *et al.*[16].

Peritonite bacteriana espontânea

Trata-se de infecção frequente em pacientes com cirrose hepática, tendo prevalência de 10% a 30% em cirróticos com ascite internados em hospital e com 50% dos casos já presentes quando da admissão hospitalar[2,4]. Sua patogênese inclui translocação bacteriana e disfunção imunológica local ou sistêmica, com destaque para atividade de opsonização deficiente no líquido ascítico. Os agentes etiológicos mais frequentes incluem a microflora do tubo digestivo, como *E. coli*, *Klebsiella* spp., *Enterobacter* spp., *Enterococci* e *Streptococci*[1,2]. O quadro clínico clássico revela febre, dor abdominal e piora de ascite preexistente, manifestações que podem estar ausentes em até um terço dos casos. Portanto, a paracentese propedêutica deve ser feita quando da admissão hospitalar em todo paciente com ascite, hemorragia digestiva, choque, encefalopatia hepática, sinais de inflamação e piora das funções hepáticas ou renais[18-20]. O quadro de PBE tende a ser mais severo na presença de variáveis como Child-Pugh mais elevado, pacientes idosos, origem nosocomial, creatinina e bilirrubinas séricas elevadas, encefalopatia, ascite com cultura positiva, bacteremia e infecções por bactérias resistentes. São fundamentais, pois, diagnóstico precoce, tratamento adequado com antibióticos de primeira linha e prevenção de insuficiência renal[2]. A PBE é importante indicador prognóstico no cirrótico, com taxa de mortalidade geral um ano após o primeiro episódio de 30% a 93%, independentemente de eventual recorrência[3,18,21].

O diagnóstico da PBE baseia-se na contagem de leucócitos polimorfonucleares (PMN) superior ou igual a 250/mm³ no líquido ascítico, com ou sem cultura positiva. A obtenção de material para cultura deve preceder o uso de antibiótico, colhendo-se pelo menos 10 mL de líquido ascítico em frasco de hemocultura. O uso de tiras reagentes (LERS), inicialmente desenvolvidas para diagnóstico de ITUs e recentemente adaptadas para o líquido ascítico, parece promissor para triagem de PBE. Além disso, a NGAL (*neutrophil gelatinase-associated lipocalin*), proteína relacionada ao metabolismo do ferro e à "inflamação", assim como a detecção de DNA bacteriano no líquido ascítico, são promissores na identificação de PBE[2,23,24].

Todo paciente cirrótico com contagem de PMN na ascite superior a 250 células/mm³ em contexto clínico sugestivo de PBE deve ser prontamente medicado com antibióticos empíricos, já que o resultado das culturas ainda não estará disponível. A escolha do antibiótico deve basear-se na origem da infecção, em fatores de risco individuais para microrganismos resistentes e na epidemiologia microbiana local. PBE adquirida na comunidade deve ser tratada preferencialmente com cefalosporinas de terceira geração (em uso endovenoso por 5 a 10 dias) ou, dependendo do perfil local de resistência bacteriana, com amoxicilina-clavulanato ou quinolonas[19,20]. Em locais em que as taxas de enterobactérias resistentes a quinolona são baixas, esse antibiótico pode ser usado por via oral em casos não complicados, ou seja, na ausência de choque, sangramento digestivo, encefalopatia hepática grau II ou superior, "íleo paralítico" ou disfunção renal com creatinina maior que 3,0 mg/dL[2]. Em PBE nosocomial, tais esquemas terapêuticos podem falhar diante dos crescentes índices de resistência a cefalosporinas de terceira geração (23% a 44%) e a quinolonas (38% a 50%)[2,25].

A incidência de PBE por bactérias Gram-positivas e resistentes, principalmente produtoras de ESBL (*extended-spectrum β-lactamases*) e Gram-positivas multirresistentes como *Enterococci* ou *Staphylococcus aureus* resistente à meticilina (MRSA), tem sido registrada de modo crescente em ambientes de cuidados a saúde e, principalmente, nosocomiais[2]. Não é preciso repetir-se a paracentese propedêutica em pacientes com apresentação clássica e melhoria clínica após antibioticoterapia. No entanto, o procedimento deve ser refeito quando o diagnóstico for questionável ou não houver melhoria clínica após o tratamento. Se a contagem de PMN no líquido ascítico não diminuir em pelo menos 25% após dois dias de antibioticoterapia, devem ser consideradas mudanças do tratamento e/ou reavaliação de outras possíveis causas dos sintomas[2] (Figura 134.1).

A ocorrência de disfunção renal em casos de PBE afeta mais de um terço dos pacientes, constituindo-se em importante preditor de óbito durante a internação[2,19]. O uso de albumina endovenosa na dosagem de 1,5 g/kg nas 6 horas após o diagnóstico de PBE e de 1 g/kg no terceiro dia em conjunto com antibiótico venoso pode reduzir a incidência de disfunção renal de 33% para 10% e a mortalidade de 29% para 10%[2]. O uso de albumina foi especialmente eficaz em pacientes com creatinina sérica maior que 1 mg/dL ou bilirrubinas séricas maiores que 4 mg/dL[2,19]. Sabe-se que, após tratamento eficaz, a PBE recidiva em cerca de 43% dos casos em seis meses e em cerca de 69% em 12 meses, tornando necessária a profilaxia secundária de modo contínuo ou até o paciente ser submetido a transplante hepático. O uso do an-

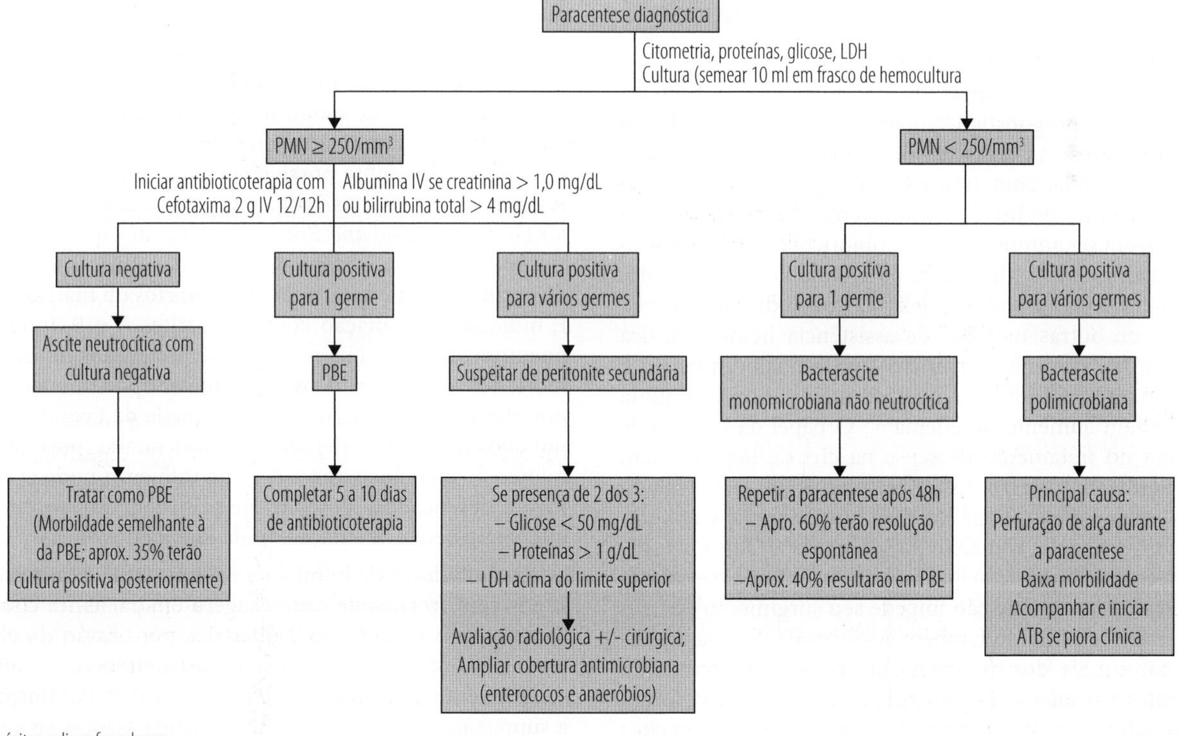

Figura 134.1. Algoritmo para abordagem de pacientes cirróticos com suspeita de infecção no líquido ascítico. Adaptada de: Bonnel *et al.*[2,4]

tibiótico deve ser diário, já que doses intermitentes podem selecionar cepas resistentes[2,19,20].

A profilaxia primária de PBE está indicada em pacientes com alto risco de desenvolver a infecção, sendo geralmente usado o norfloxacino por via oral. No entanto, em pacientes com cirrose mais avançada e hemorragia, a ceftriaxona venosa mostrou-se mais eficaz. Estudo controlado e randomizado em pacientes com doença hepática avançada, sem PBE prévia e com proteína no líquido ascítico menor que 1,5 g/dL, mostrou que o norfloxacino na dose de 400 mg por dia reduziu a incidência de PBE de 61% para 7% e aumentou a sobrevida em um ano de 48% para 60%[26]. A profilaxia primária para PBE deve, pois, ser considerada apenas para pacientes selecionados, com doença avançada, proteína no líquido ascítico menor que 1,5 g/dL e/ou hemorragia digestiva, já que o uso mais liberal de antibióticos predispõe a infecções subsequentes por bactérias resistentes, assim como a diarreia associada a *Clostridium difficile*[19,20] (Tabela 134.2).

Tabela 134.2. Profilaxia da PBE

Indicações de realização de profilaxia de PBE
– Hemorragia digestiva aguda (descontaminação intestinal seletiva): ceftriaxona IV 1g/dia ou norfloxacino 400 mg VO 2x/dia durante 7 dias (p. ex.: ceftriaxona durante a fase aguda da hemorragia trocando para norfloxacino tão logo se restabeleça via oral)
– Proteínas no líquido ascítico < 1,5g/L sem histórico de PBE: norfloxacino 400 mg VO 1x/dia por tempo indeterminado a ser considerada em pacientes com creatinina ≥ 1,2 mg/dL ou sódio ≤ 130 mEq/L ou Child-Pugh ≥ 9 com bilirrubina ≥ 3
– Após PBE: norfloxacino 400 mg VO 1x/dia por tempo indeterminado (até resolução da ascite ou transplante). Opção: sulfametoxazol-trimetoprima

Baseada em: Runyon[20].

Tratamento e prevenção das infecções bacterianas na cirrose

As infecções bacterianas em pacientes cirróticos associam-se a mau prognóstico, aumentando a mortalidade em até quatro vezes. As taxas de mortalidade a curto e longo prazo são elevadas, com 26% a 44% dos pacientes falecendo no primeiro mês de infecção e um terço morrendo em um ano[21]. Devem ser administrados antibióticos de amplo espectro empiricamente e hidratação parenteral com cristaloides ou coloides como albumina, gelatinas ou hidroxietilamido, seguidos de outras medidas de assistência hemodinâmica e ventilatória. Pacientes cirróticos com hipoalbuminemia e tratados com cristaloides requerem maior infusão líquida e apresentam aumento do edema[9,27]. O papel da infusão de albumina no tratamento de sepse na cirrose hepática sem PBE é ainda controverso. Estudo randomizado e controlado (RCT) revelou efeitos benéficos nas funções renal e circulatória, com potencial benefício na sobrevida[28]. Outra investigação recente demonstrou que a albumina retarda o início da insuficiência renal, mas não impede seu surgimento em três meses, não melhorando também a sobrevida. Surgiu edema pulmonar em 8% dos pacientes que receberam albumina[29]. Os agentes vasopressores norepinefrina e dopamina foram considerados como de primeira linha em pacientes com choque séptico, que, no entanto, apresentam baixa reatividade vascular a esses medicamentos. Tais agentes inotrópicos não são, portanto, muito eficazes nesses pacientes que têm débito cardíaco aumentado[9,27,30]. Indivíduos cirróticos com choque séptico apresentam com frequência insuficiência adrenal relativa, não estando claro o efeito do uso de corticosteroides nessas situações. Tais medicamentos estariam indicados apenas em cirróticos com choque séptico não responsivo a vasopressores[27,30].

Pacientes com cirrose avançada infectados desenvolvem disfunção renal aguda (DRA) em até um terço dos casos, sendo tal complicação preditora de mau prognóstico, com mortalidade de 40% a 50%[21,31]. Dentre os fatores predisponentes à disfunção renal, destacam-se doença renal preexistente, doença hepática avançada, hipovolemia ou baixo débito cardíaco, infecção não resolvida e ausência de infusão "precoce" de albumina. A disfunção renal nesses casos foi caracterizada como presença de creatinina sérica acima de 1,5 mg/dL[2,31]. Foi recentemente proposto pelo *International Ascites Club* que a DRA na cirrose seja redefinida como o aumento da creatinina sérica de 0,3 mg/dL em menos de 48 horas ou um aumento de 50% em relação a um valor basal estável nos seis meses precedentes, independentemente dos níveis séricos finais de creatinina[32]. Essa nova definição prediz de modo adequado a mortalidade em 30 dias de pacientes com cirrose e infecção, que foi 10 vezes maior entre os com DRA que entre os sem DRA[33]. Pode também instalar-se síndrome hepatorrenal com disfunção renal durante quadro infeccioso sem choque séptico e não responsiva à infusão de albumina[2].

Os cuidados preventivos de infecções no paciente cirrótico são prioritários, e o uso profilático de antibióticos tem sido proposto para aqueles considerados como de maior risco. No entanto, sabe-se que tal medida se associa a risco de surgimento de bactérias multirresistentes e de infecção por *Clostridium difficile*, devendo, pois, basear-se em indicações mais precisas e cuidadosas[2,34].

Como pacientes cirróticos avançados têm comprometimento das respostas imunológicas celular e humoral, tendem a responder de modo inadequado e menos duradouro a esquemas de imunização ativa, que devem ser instituídos o mais precocemente possível, quando ainda compensados. A maioria das vacinas indicadas para adultos pelos *Centers for Disease Control and Prevention* têm sido aplicadas em pacientes cirróticos, recomendando-se empiricamente o uso de vacinas sintéticas ou com vírus mortos ou inativados[2,35,36]. É indicada a vacinação contra hepatites A e B, influenza e pneumococo, pois tais infecções têm elevadas morbidade e mortalidade em cirróticos. A vacina antipneumococo é menos eficaz em cirróticos, havendo queda da taxa de anticorpos após transplante hepático. Recomenda-se, pois, doses de reforço a cada cinco anos. A gripe influenza pode eventualmente desencadear descompensação hepática no cirrótico, que tolera bem a vacinação ainda que menos eficaz[2,35].

Os inibidores de bomba de prótons (IBP) têm sido utilizados com frequência e até exagero em pacientes cirróticos com ou sem varizes esofagogástricas, em razão da elevada prevalência de lesões de mucosa gastroduodenal e riscos de sangramento inclusive por úlcera péptica[37,38]. Por outro lado, a supressão de ácido clorídrico induzida associa-se a alterações da flora intestinal com supercrescimento bacteriano do intestino delgado e diminuição da motilidade do tubo digestivo, podendo favorecer a translocação bacteriana e facilitar o surgimento de infecções no cirrótico[39,40]. Tais agentes poderiam também restringir as funções de neutrófilos. Vários registros sugerem que o uso de IBP se associe a aumento do risco de PBE, bacteremias, infecções intestinais e diarreia associada a *Clostridium difficile* no cirrótico. No entanto, esse tema é ainda controverso, com resultados conflitantes publicados[41-47].

Referências bibliográficas

1. Merli M, Lucidi C, Giannelli V, Giusto M, Riggio O, Falcone M, et al. Cirrhotic patients are at risk for health care-associated bacterial infections. Clin Gastroenterol Hepatol. 2010;8(11):979-85.
2. Bunchorntavakul C, Chamroonkul N, Chavalitdhamrong D. Bacterial infections in cirrhosis: A critical review and practical guidance. World J Hepatol. 2016;8(6):307-21.
3. Strnad P, Tacke F, Koch A, Trautwein C. Liver - guardian, modifier and target of sepsis. Nat Rev Gastroenterol Hepatol. 2017;14(1):55-66.
4. Bonnel AR, Bunchorntavakul C, Reddy KR. Immune dysfunction and infections in patients with cirrhosis. Clin Gastroenterol Hepatol. 2011;9:727-38.
5. Nischalke HD, Berger C, Aldenhoff K, Thyssen L, Gentemann M, Grünhage F, et al. Toll-like receptor (TLR) 2 promoter and intron 2 polymorphisms are associated with increased risk for spontaneous bacterial peritonitis in liver cirrhosis. J Hepatol. 2011;55(5):1010-6.
6. Wiest R, Lawson M, Geuking M. Pathological bacterial translocation in liver cirrhosis. J Hepatol. 2014;60:197-209.
7. Bellot P, Francés R, Such J. Pathological bacterial translocation in cirrhosis: pathophysiology, diagnosis and clinical implications. Liver Int. 2013;33:31-9.
8. Reiberger T, Ferlitsch A, Payer BA, Mandorfer M, Heinisch BB, Hayden H, et al. Non-selective betablocker therapy decreases intestinal permeability and serum levels of LBP and IL-6 in patients with cirrhosis. J Hepatol. 2013;58:911-21.
9. Hackstein CP, Assmus LM, Welz M, Klein S, Schwandt T, Schultze J, et al. Gut microbial translocation corrupts myeloid cell function to control bacterial infection during liver cirrhosis. Gut. 2017;66(3):507-18.
10. Jalan R, Fernandez J, Wiest R, Schnabl B, Moreau R, Angeli P, et al. Bacterial infections in cirrhosis: a position statement based on the EASL Special Conference 2013. J Hepatol. 2014;60(6):1310-24.
11. Gustot T, Durand F, Lebrec D, Vincent JL, Moreau R. Severe sepsis in cirrhosis. Hepatology. 2009;50(6):2022-33.
12. Fernández J, Navasa M, Gómez J, Colmenero J, Vila J, Arroyo V, et al. Bacterial infections in cirrhosis: epidemiological changes with invasive procedures and norfloxacin prophylaxis. Hepatology. 2002;35:140-8.
13. Lin KH, Wang FL, Wu MS, Jiang BY, Kao WL, Chao HY, et al. Serum procalcitonin and C-reactive protein levels as markers of bacterial infection in patients with liver cirrhosis: a systematic review and meta-analysis. Diagn Microbiol Infect Dis. 2014;80:72-8.
14. Schuetz P, Albrich W, Mueller B. Procalcitonin for diagnosis of infection and guide to antibiotic decisions: past, present and future. BMC Med. 2011;9:107.
15. Moreau R, Jalan R, Gines P, Pavesi M, Angeli P, Cordoba J, et al. Acute-on-chronic liver failure is a distinct syndrome that develops in patients with acute decompensation of cirrhosis. Gastroenterology. 2013;144:1426-37.
16. Hernaez R, Solà E, Moreau R, Ginès P. Acute-on-chronic liver failure: an update. Gut. 2017;66:541-53.
17. Bajaj JS, O'Leary JG, Reddy KR, Wong F, Biggins SW, Patton H, et al. Survival in infection-related acute-on-chronic liver failure is defined by extrahepatic organ failures. Hepatology. 2014;60:250-6.
18. Strauss E. The impact of bacterial infections on survival of patients with decompensated cirrhosis. Ann Hepatology. 2014;13(1):7-19.
19. European Association for the Study of the Liver. EASL clinical practice guidelines on the management of ascites, spontaneous bacterial peritonitis, and hepatorenal syndrome in cirrhosis. J Hepatol. 2010;53:397-417.
20. Runyon BA. Introduction to the revised American Association for the Study of Liver Diseases Practice Guideline management of adult patients with ascites due to cirrhosis 2012. Hepatology. 2013;57:1651-3.
21. Arvaniti V, D'Amico G, Fede G, Manousou P, Tsochatzis E, Pleguezuelo M, et al. Infections in patients with cirrhosis increase mortality four-fold and should be used in determining prognosis. Gastroenterology. 2010;139:1246-56.
22. Dever JB, Sheikh MY. Review article: spontaneous bacterial peritonitis – bacteriology, diagnosis, treatment, risk factors and prevention. Aliment Pharmacol Ther. 2015;41:1116-31.
23. Koulaouzidis A. Diagnosis of spontaneous bacterial peritonitis: an update on leucocyte esterase reagent strips. World J Gastroenterol. 2011;17:1091-4.
24. Lippi G, Caleffi A, Pipitone S, Elia G, Ngah A, Aloe R, et al. Assessment of neutrophil gelatinase-associated lipocalin and lactate dehydrogenase in peritoneal fluids for the screening of bacterial peritonitis. Clin Chim Acta. 2013;418:59-62.
25. Umgelter A, Reindl W, Miedaner M, Schmid RM, Huber W. Failure of current antibiotic first-line regimens and mortality in hospitalized patients with spontaneous bacterial peritonitis. Infection. 2009;37(1):2-8.
26. Fernández J, Navasa M, Planas R, Montoliu S, Monfort D, Soriano G, et al. Primary prophylaxis of spontaneous bacterial peritonitis delays hepatorenal syndrome and improves survival in cirrhosis. Gastroenterology. 2007;133(3):818-24.
27. Fernández J, Gustot T. Management of bacterial infections in cirrhosis. J Hepatol. 2012;56 Suppl 1:S1-12.
28. Guevara M, Terra C, Nazar A, Solà E, Fernández J, Pavesi M, et al. Albumin for bacterial infections other than spontaneous bacterial peritonitis in cirrhosis. A randomized controlled study. J Hepatol. 2012;57:759-65.
29. Thévenot T, Bureau C, Oberti F, Anty R, Louvet A, Plessier A, et al. Effect of albumin in cirrhotic patients with infection other than spontaneous bacterial peritonitis. A randomized trial. J Hepatol. 2015;62:822-30.
30. Ginès P, Fernández J, Durand F, Saliba F. Management of critically-ill cirrhotic patients. J Hepatol. 2012;56 Suppl 1:S13-24.
31. Fasolato S, Angeli P, Dallagnese L, Maresio G, Zola E, Mazza E, et al. Renal failure and bacterial infections in patients with cirrhosis: epidemiology and clinical features. Hepatology. 2007;45(1):223-9.
32. Angeli P, Ginès P, Wong F, Bernardi M, Boyer TD, Gerbes A, et al. Diagnosis and management of acute kidney injury in patients with cirrhosis: revised consensus recommendations of the International Club of Ascites. J Hepatol. 2015;62:968-74.
33. Wong F, O'Leary JG, Reddy KR, Patton H, Kamath PS, Fallon MB, et al. New consensus definition of acute kidney injury accurately predicts 30-day mortality in patients with cirrhosis and infection. Gastroenterology. 2013;145:1280-8.e1.
34. Fernández J, Acevedo J, Castro M, Garcia O, de Lope CR, Roca D, et al. Prevalence and risk factors of infections by multiresistant bacteria in cirrhosis: a prospective study. Hepatology. 2012;55(5):1551-61.
35. Leise MD, Talwalkar JA. Immunizations in chronic liver disease: what should be done and what is the evidence. Curr Gastroenterol Rep. 2013;15:300.
36. Kim DK, Bridges CB, Harriman KH. Advisory committee on immunization practices recommended immunization schedule for adults aged 19 years or older – United States, 2015. MMWR Morb Mortal Wkly Rep. 2015;64:91-2.
37. Luo JC, Leu HB, Hou MC, Huang CC, Lin HC, Lee FY, et al. Cirrhotic patients at risk of peptic ulcer bleeding: a nationwide population-based cohort study. Aliment Pharmacol Ther. 2012;36:542-50.
38. Venkatesh PG, Parasa S, Njei B, Sanaka MR, Navaneethan U. Increased mortality with peptic ulcer bleeding in patients with both compensated and decompensated cirrhosis. Gastrointest Endosc. 2014;79:605-14.

39. Ge PS, Runyon BA. Preventing future infections in cirrhosis: a battle cry for stewardship. Clin Gastroenterol Hepatol. 2015;13:760-2.
40. Lo WK, Chan WW. Proton pump inhibitor use and the risk of small intestinal bacterial overgrowth: a meta-analysis. Clin Gastroenterol Hepatol. 2013;11:483-90.
41. Deshpande A, Pasupuleti V, Thota P, Pant C, Mapara S, Hassan S, et al. Acid-suppressive therapy is associated with spontaneous bacterial peritonitis in cirrhotic patients: a meta-analysis. J Gastroenterol Hepatol. 2013;28:235-42.
42. Min YW, Lim KS, Min BH, Gwak GY, Paik YH, Choi MS, et al. Proton pump inhibitor use significantly increases the risk of spontaneous bacterial peritonitis in 1965 patients with cirrhosis and ascites: a propensity score matched cohort study. Aliment Pharmacol Ther. 2014;40:695-704.
43. Merli M, Lucidi C, Di Gregorio V, Giannelli V, Giusto M, Ceccarelli G, et al. The chronic use of beta-blockers and proton pump inhibitors may affect the rate of bacterial infections in cirrhosis. Liver Int. 2015;35:362-9.
44. O'Leary JG, Reddy KR, Wong F, Kamath PS, Patton HM, Biggins SW, et al. Long-term use of antibiotics and proton pump inhibitors predict development of infections in patients with cirrhosis. Clin Gastroenterol Hepatol. 2015;13:753-9.
45. Mandorfer M, Bota S, Schwabl P, Bucsics T, Pfisterer N, Summereder C, et al. Proton pump inhibitor intake neither predisposes to spontaneous bacterial peritonitis or other infections nor increases mortality in patients with cirrhosis and ascites. PLoS One. 2014;9:e110503.
46. Terg R, Casciato P, Garbe C, Cartier M, Stieben T, Mendizabal M, et al. Proton pump inhibitor therapy does not increase the incidence of spontaneous bacterial peritonitis in cirrhosis: a multicenter prospective study. J Hepatol. 2015;62:56-60.
47. de Vos M, De Vroey B, Garcia BG, Roy C, Kidd F, Henrion J, et al. Role of proton pump inhibitors in the occurrence and the prognosis of spontaneous bacterial peritonitis in cirrhotic patients with ascites. Liver Int. 2013;33:1316-23.

135

INSUFICIÊNCIA HEPÁTICA AGUDA

Guilherme Santiago

Conceito

A insuficiência hepática aguda (IHA) é uma síndrome clínica rara e muito grave, caracterizada pelo surgimento de icterícia e sinais de falência hepática em paciente com fígado previamente são. Esses sinais de falência são definidos, clinicamente, pela ocorrência de encefalopatia hepática e, laboratorialmente, pela redução da atividade de protrombina (PT) abaixo de 40% ou elevação do RNI acima de 1,5[1].

Em função do tempo transcorrido entre a aparição da icterícia e os primeiros sinais de encefalopatia, definem-se diferentes cursos clínicos[2]:

- Hiperagudo (0 a 7 dias); agudo (8 a 28 dias); subagudo (29 a 72 dias); ou
- Fulminante (0 a 14 dias); subfulminante (15 a 60 dias); tardio (61 a 180 dias).

Essa definição tem implicações no prognóstico e na terapêutica, já que os pacientes com evolução hiperaguda ou fulminante tendem a apresentar mais edema cerebral, sua principal causa de óbito, mas têm expectativa de recuperação hepática melhor. Já os pacientes com curso mais arrastado (subfulminante ou tardio) falecem mais por insuficiência hepatocelular, sepse, complicações sistêmicas e falência orgânica múltipla. Para esses, o prognóstico é ainda pior[2].

Embora a mortalidade global venha diminuindo nas últimas três décadas, pela melhoria da terapia intensiva, maior disponibilidade e melhores resultados com o transplante hepático de urgência, os índices continuam muito elevados, chegando, mesmo em centros de excelência, a 40%.

Incidência e etiologia

A IHA é uma condição rara, com incidência inferior a 10 casos/milhão de pessoas/ano nos países desenvolvidos, que contam com estatísticas regulares. Nos Estados Unidos, em 2014, a IHA representou 3,9% dos 6.199 transplantes de fígado realizados em adultos[3].

As causas determinantes da IHA variam conforme a região analisada: a toxicidade medicamentosa tem prevalência expressiva em países da América do Norte e Europa. Nos Estados Unidos e no Reino Unido, a intoxicação pelo paracetamol é responsável por cerca de 50% dos casos. A toxicidade causada pelo paracetamol é dose-dependente e admite-se que o consumo de quantidade superior a 8g, ingerida de uma única vez ou de forma fracionada durante 24 horas, seja capaz de produzir extensa necrose hepatocelular. Etilistas são especialmente mais suscetíveis, pela indução enzimática produzida pelo álcool. Nesses pacientes, doses menores podem ser suficientes para produzir dano extenso[4].

Apesar do destaque sempre dado na literatura ao paracetamol, em vários países, como o Brasil, a IHA de etiologia medicamentosa é muito mais relacionada à toxicidade idiossincrática, não dose-dependente, produzida por muitas outras drogas. Qualquer medicamento ingerido nos três meses anteriores à hepatite deve ser considerado potencialmente suspeito, embora existam relatos mais frequentes com determinadas drogas, como antibióticos (amoxicilina-clavulanato, nitrofurantoína), tuberculostáticos, anticonvulsivantes, anti-inflamatórios, esteroides e quimioterápicos. Outro aspecto que ganha relevância, especialmente na América Latina, é o envolvimento de ervas e produtos fitoterápicos, culturalmente muito difundidos na população, como confrei, ginseng e cava-cava. Suplementos dietéticos, como Herbalife, também devem ser considerados como causadores de IHA[5].

Em países asiáticos, os vírus hepatotrópicos têm papel preponderante, especialmente o vírus B, no Japão e na China, e o vírus E na Índia. A participação desses vírus nos Estados Unidos e no Reino Unido não passa de 10%, mas esse índice pode ser bem mais alto em outros países europeus da região mediterrânea, como Grécia e Itália, onde a prevalência do vírus B é mais elevada. Na África, o vírus B e o vírus E também têm participação expressiva. A IHA causada pelo vírus A responde, em média, por menos de 5% dos casos, e o vírus C não é um agente reconhecido como causador de IHA[6].

Alguns vírus não hepatotrópicos, com o herpes-vírus, citomegalovírus, vírus Epstein-Barr, e outras febres hemorrágicas também podem, muito raramente, produzir hepatite fulminante. No Brasil, relevância especial deve ser dada ao vírus da febre amarela[6].

Há ainda causas mais raras, como síndrome de Budd-Chiari, infiltração neoplásica maciça do fígado (doenças linfoproliferativas e metastáticas), isquemia arterial hepática decorrente de choque e esteatose aguda da gravidez. Algumas doenças previamente existentes, mas não reconhecidas, como a doença de Wilson e a hepatite autoimune, podem ter apresentação inicial fulminante[6].

Embora a etiologia seja diversa e geograficamente variável, existe um elemento comum, que é a alta prevalência das causas indeterminadas de IHA. Mesmo em países desenvolvidos, elas podem representar um terço dos casos, índice que passa de 40% em regiões menos desenvolvidas[6].

Quadro clínico

Clinicamente, o quadro costuma ter início inespecífico, manifesto por mal-estar geral, adinamia, náusea e, eventualmente, febre baixa. Esses sintomas são seguidos pelo surgimento de icterícia e, laboratorialmente, por elevação expressiva de transaminases. Na sequência, surgem os sinais de encefalopatia, em graus variáveis (Tabela 135.1).

Nesse contexto clínico, a detecção de atividade de PT menor que 40% ou RNI maior que 1,5 define o diagnóstico de IHA. O reconhecimento precoce dos sinais de IHA em pacientes com hepatite de qualquer etiologia é fundamental para instituir precocemente as medidas terapêuticas e minorar os índices de mortalidade[7].

Tabela 135.1. Critérios de West Haven para graduação de encefalopatia hepática

Grau I – Alterações leves de comportamento e de funções biorregulatórias, como alternância do ritmo do sono, distúrbios discretos do comportamento como riso e choro "fácil", hálito hepático
Grau II – Letargia ou apatia, lentidão nas respostas, desorientação no tempo e espaço, alterações na personalidade e comportamento inadequado, presença de *flapping*
Grau III – Sonolência e torpor com resposta aos estímulos verbais, desorientação grosseira e agitação psicomotora, desaparecimento do *flapping*
Grau IV – Coma não responsivo aos estímulos verbais, com resposta variável à dor

Fisiopatologia

A IHA deve ser compreendida como uma doença hepática de extrema repercussão sistêmica.

Hemodinâmica e função renal

A circulação de toxinas, mediadores inflamatórios e subprodutos da extensa necrose hepatocitária produz impacto hemodinâmico que se assemelha ao choque séptico: vasodilatação, hipotensão arterial e aumento do débito cardíaco. Tais alterações podem produzir injúria renal aguda (IRA) em mais de 50% dos pacientes, seja por necrose tubular aguda ou pela redução do volume arterial efetivo, com hiperativação dos sistemas vasoconstritores (renina-angiotensina, catecolaminas, vasopressina), como se dá na síndrome hepatorrenal. O fator pré-renal também pode contribuir, especialmente em pacientes com muita inapetência, náusea e vômitos. Pode haver algum grau de insuficiência adrenal, e isso deve ser suspeitado especialmente em pacientes com choque refratário à expansão volêmica e uso de vasopressores[8].

Insuficiência respiratória

Embora menos frequente que a IRA, a insuficiência respiratória aguda também pode ocorrer em decorrência da inflamação sistêmica ou da aspiração em pacientes com encefalopatia grave, torporosos ou comatosos[8].

Imunidade

O sistema imunitário pode ser seriamente comprometido pela supressão da capacidade medular, mais comum nas hepatites virais, e pela perda de função leucocitária. Em decorrência disso, as infecções bacterianas acometem cerca de 80% dos pacientes, fato que agrava por demais o prognóstico. Menos frequentes, mas não menos relevantes, são as infecções fúngicas, que devem ser consideradas naqueles pacientes que se mantêm sépticos após a antibioticoterapia[8].

Hemostasia

O distúrbio da hemostasia é extremamente complexo, tendo em vista que o fígado é o principal responsável pela produção e depuração de fatores de coagulação, mas também de anticoagulação. Embora a mensuração do PT/RNI seja essencial para o diagnóstico da IHA e reflita bem a disfunção hepatocelular, ela não reflete o real estado da hemostasia dos pacientes com IHA e as hemorragias, principalmente por lesão aguda da mucosa gastroduodenal (LAMGD), raramente ocorrem (5% dos pacientes). Como a disfunção da hemostasia é global, eventos tromboembólicos, como coagulação intravascular disseminada, também podem ocorrer, mas são ainda mais incomuns. A baixa frequência de eventos hemorrágicos e trombóticos é atribuída ao equilíbrio que acaba se estabelecendo entre a coagulação e a anticoagulação, também identificado em hepatopatas crônicos[8].

Encefalopatia hepática

Diante de tamanha repercussão sistêmica, a condição mais temida é o edema cerebral, que pode produzir herniação do tronco encefálico e representa a principal causa de óbito, especialmente na primeira semana de evolução.

O edema cerebral é multifatorial, influenciado pelas alterações hemodinâmicas sistêmicas, pela perda da capacidade de autorregulação do fluxo cerebral e, sobretudo, pelo grande acúmulo de amônia na circulação. Esse acúmulo é decorrente do comprometimento do ciclo hepático de formação da ureia, principal via de depuração da amônia. Além disso, ocorre maior difusão de amônia pela barreira hematoencefálica, favorecida pela ação dos muitos produtos inflamatórios circulantes. Há ainda evidências de que a persistência de níveis séricos de amônia acima de 200 mcg/mL esteja relacionada à maior gravidade do edema cerebral[9].

A amônia é uma substância hidrófila que, em condições normais, circula no plasma em baixas concentrações. Ela tem reconhecida capacidade de deprimir a capacidade de neurotransmissão e de gerar edema cerebral, ao se conjugar com o glutamato, que é um importante mediador da transmissão neuronal e abundante no sistema nervoso central. Essa conjugação, mediada pela enzima glutamina sintetase, gera glutamina, que funciona como um soluto osmótico e se acumula especialmente nos astrócitos, produzindo edema. Além disso, reconhece-se que a hiperamonemia propicia um ambiente pró-inflamatório neural e sistêmico, com aumento do estresse oxidativo e disfunção neutrofílica[9].

Diagnóstico etiológico

É importante ressaltar que a pesquisa etiológica, que é extensa e, por vezes, morosa, não deve adiar a implementação das medidas terapêuticas aplicáveis à síndrome da IHA, que independem da causa e que serão descritas adiante. Todavia, o reconhecimento do fator etiológico pode ser importante para estabelecer terapêuticas específicas, como é o caso da corticoterapia na hepatite autoimune, da anticoagulação e intervenções de drenagem hepática na síndrome de Budd-Chiari e do uso de antiviral na hepatite B[10].

Todos os pacientes devem ser submetidos a exames sorológicos para pesquisa dos vírus A (anti-HVA IgM), B (HBsAg, anti-HBcIgM) e E (anti-HVE IgM); a pesquisa do vírus D (anti-HDV IgM), especialmente nas regiões endêmicas, fica condicionada à confirmação da presença do vírus B[10].

Vírus não hepatotrópicos também devem ser investigados por meio da dosagem sérica de anticorpos IgM anti-herpes-vírus, citomegalovírus e vírus Epstein-Barr. A circunstância epidemiológica também pode determinar a pesquisa de vírus de febres hemorrágicas, especialmente da febre amarela[10].

O inquérito sobre o uso de medicamentos deve considerar todos os que foram ingeridos nos últimos três meses, assim como ervas, produtos fitoterápicos e suplementos nutricionais, como Herbalife. O álcool não é um agente produtor de IHA, mas o seu consumo excessivo pode potencializar o risco de toxicidade medicamentosa[10].

A possibilidade de hepatite autoimune deve ser avaliada pela dosagem de anticorpos antinucleares (FAN), antimúsculo liso (ASMA), antimicrossomal fígado-rim (anti-LKM)[11].

A doença de Wilson manifesta por IHA é especialmente grave, com mortalidade que se aproxima de 100%. Níveis séricos baixos de ceruloplasmina, sobretudo se associados a hemólise e teste de Coombs negativo, são importantes para o diagnóstico, já que a dosagem do cobre urinário de 24 horas é comprometida pela colestase intra-hepática, que, por si, promove aumento das suas concentrações[11].

Deve ser realizado um exame de imagem do fígado, preferencialmente a ultrassonografia com Doppler dos vasos hepáticos, que é importante para avaliar condições como síndrome de Budd-Chiari e infiltração neoplásica do fígado[11].

Tratamento

Pela sua gravidade e alto índice de mortalidade, a IHA precisa ser tratada em centros que disponham de terapia intensiva e, preferencialmente, habilitados à realização de transplante hepático, embora nem sempre isso seja possível. Se o hospital não dispuser de serviço de transplante, o centro transplantador deve ser imediatamente comunicado se o paciente atingir grau III de encefalopatia[12].

Medidas gerais

Para todos os pacientes com diagnóstico de IHA, independentemente da etiologia, há atitudes básicas a serem tomadas imediatamente[12]:

- Para a prevenção do edema cerebral, repouso absoluto no leito com cabeceira a 30° e pescoço em posição neutra, além de mínimo estímulo do paciente (evitar sondagens e punções que não sejam estritamente necessárias). O uso de lactulose não tem benefício comprovado[12];
- Reposição volêmica com solução salina a 0,9% para equilíbrio da volemia, com atenção especial para evitar sobrecargas que possam agravar o edema cerebral[12];
- Monitoramento e correção dos níveis séricos de fosfato, sódio, potássio, magnésio e glicemia, que tendem à redução, e de lactato, que tende à elevação[12];
- O uso da N-acetilcisteína venosa, eficaz para reduzir a mortalidade em pacientes com IHA por paracetamol, tem sido proposta para o tratamento de hepatites fulminantes de outras etiologias, no entanto doses e tempo de tratamento não são padronizados. A redução da mortalidade livre de transplante só pôde ser constatada quando a droga foi ministrada a pacientes com graus I e II de encefalopatia[13];
- Pacientes com encefalopatia graus I e II (confusão mental, sonolência, *flapping*) não devem ter dieta oral suspensa, e o aporte de proteínas de 1g/kg/dia é recomendável, tendo em vista a intensa atividade catabólica que se estabelece[14];
- Os pacientes que atingem graus III e IV de encefalopatia (torpor e coma) devem receber a dieta por sonda nasoentérica e, por apresentarem sério risco de herniação de tronco pelo edema cerebral, precisam ser tratados em centros de terapia intensiva, com intubação orotraqueal e ventilação mecânica. Havendo necessidade de sedação, o propofol é a droga de escolha[14].

Edema cerebral

O balanço hídrico precisa ser rigoroso, de forma a garantir volemia adequada para uma boa perfusão cerebral, mas sem qualquer sobrecarga. A infusão de soluções salinas hipertônicas a 3% é recomendável, com o objetivo de manter o sódio sérico entre 145 e 155 mEq/L[15].

O benefício da implantação de um cateter para monitorar a pressão intracraniana (PIC) é discutível, pois os riscos de sangramento e infecção são consideráveis[6] e a opção de implantá-lo deve levar em conta a *expertise* da equipe de neurologia do hospital. Uma vez implantado, os parâmetros para correção da hipertensão intracraniana passam a ser mais objetivos e o propósito é manter a PIC abaixo de 20 mmHg, com pressão de perfusão cerebral (PPC) acima de 60 mmHg.

A persistência de PIC acima de 40 mmHg e PPC abaixo de 50 mmHg indica mau prognóstico. Embora não seja consensual, a PPC abaixo de 40 mmHg por mais de 2 horas contínuas indica dano cerebral irreversível e pode ser considerada contraindicação ao transplante hepático[16].

Na impossibilidade de monitorar a PIC, situação que é muito frequente, os sinais clínicos é que servirão de guia para o tratamento da hipertensão intracraniana. A tríade clínica clássica indicativa da hipertensão intracraniana, chamada tríade de Cushing, inclui bradicardia, hipertensão arterial e depressão respiratória, embora o parâmetro respiratório fique comprometido em pacientes com ventilação mecânica. A presença de midríase não fotorreativa e de papiledema ao exame de fundo de olho também são parâmetros a ser considerados[17].

Estabelecido o diagnóstico de hipertensão intracraniana, com base manométrica ou clínica, o paciente deve receber infusão de manitol em *bolus* de 0,5 a 1g/kg, com o propósito de manter a osmolaridade plasmática abaixo de 320 mOsm/L[18].

Há algumas evidências que indicam benefício da hipotermia terapêutica (34 a 35 ºC), mas baseadas em trabalhos de pouca consistência, não havendo recomendação atual para seu uso rotineiro[19].

Nos casos em que as evidências de hipertensão intracraniana persistam, a despeito da terapia osmótica, a indução de coma barbitúrico poderia ser proposta para reduzir o consumo cerebral de oxigênio e reduzir a PIC, mas é uma conduta que produz efeitos sistêmicos deletérios para o paciente com IHA, por sua ação inotrópica negativa, hipotensora e imunossupressora[20].

A hiperventilação induz hipocapnia e, consequentemente, vasoconstrição cerebral. Embora essa ação permita reduzir a PIC, a isquemia cerebral gerada é potencialmente danosa e a manutenção da PCO_2 entre 30 e 35 mmHg não deve ser mantida por período prolongado[20].

Disfunção hemodinâmica

Pacientes que não revertam o choque hemodinâmico apenas com a correção volêmica precisam receber drogas intravenosas vasoativas, preferencialmente noradrenalina. Para os que se mantêm hipotensos mesmo com esse acréscimo, deve ser considerado o uso intravenoso de hidrocortisona (100 mg tid), tendo em vista a possibilidade, não rara em pacientes com IHA, de insuficiência adrenal[20].

Injúria renal aguda

O tratamento da IRA não responsiva às intervenções hemodinâmicas requer terapia substitutiva renal e, nesse caso, a hemodiálise contínua é preferível, já que os pacientes com IHA, por sua grande instabilidade circulatória, toleram mal a terapia intermitente[20].

Infecções

Os sítios mais comuns de infecção bacteriana são as vias aéreas, vias urinárias e cateteres endovenosos. Em função da sua alta frequência em pacientes com IHA (80%), a vigilância deve ser diária e rigorosa e, diante de qualquer suspeita clínica, mesmo que um foco não seja comprovado, o uso preemptivo de antibióticos é recomendável. A cobertura deve considerar as bactérias Gram-negativas entéricas, que são as mais frequentes, mas a participação de bactérias Gram-positivas e fungos também é relevante[20].

Distúrbio de hemostasia

Quanto menos intervenções, melhor. Só há indicação de transfusão de plasma fresco em situações de hemorragia ativa, que é rara (5%), ou antes da implantação de cateter para aferição de PIC. Da mesma forma, a transfusão de plaquetas se justifica apenas se a contagem for inferior a 50.000/mm³, durante hemorragia ativa ou pré-implantação de PIC[20].

O uso intravenoso de inibidores de bomba protônica permite reduzir o risco de hemorragia digestiva por lesão aguda de mucosa gastroduodenal e é recomendável rotineiramente[20].

Terapias substitutivas hepáticas

Até o momento, nenhum benefício adicional foi demonstrado por sistemas bioartificiais e dialíticos. Ademais, são muito pouco disponíveis e têm alto custo[21].

Transplante hepático

Representa a única opção terapêutica para pacientes com IHA irreversível pelas medidas clínicas[21].

O grande desafio do médico que trata um paciente com IHA é definir o momento correto para indicação do transplante (Tx) de fígado: nem tão precocemente, que não dê tempo para a recuperação do órgão, e nem tão tardiamente, que permita um dano orgânico irreversível, especialmente neurológico ou renal. Existem modelos preditores de prognóstico, entre os quais o mais utilizado é o do *King's College*. Por ele, o prolongamento do tempo de PT acima de 100s é, por si, definidor do Tx. Prolongamento acima de 50s, combinado à bilirrubina sérica superior a 18 mg/dL, em pacientes com menos de 10 ou mais de 40 anos e evolução subaguda, também prediz chance remota de recuperação.

A intensidade da encefalopatia também é fator importante a considerar quando da indicação do Tx, já que os pacientes que alcançam o grau III têm chance de recuperação inferior a 50% e os que atingem grau IV, menor que 20%. Estabelecida a indicação do Tx, o paciente assume, automaticamente, posição prioritária na fila.

Referências bibliográficas

1. Lee WM, Stravitz RT, Larson AM. Introduction to therevised American Association for the Study of Liver Diseases Position Paper on acute liver failure 2011. Hepatology. 2012;55(3):965-7.
2. O'Grady JG, Schalm S, Willians R. Acute liver failure: redefining the syndromes. Lancet. 1993;342:373-5.
3. Kim WR, Lake JR, Smith JM, Skeans MA, Schladt DP, Edwards EB, et al. Liver. Am J Transplant. 2016;16(S2):69-98.
4. Makin AJ, Wendon J, Williams R. A 7-year experience of severe acetaminophen-induced hepatotoxicity. Gastroenterology. 1995;109(6):1907.

5. Habib S, Shaikh OS. Drug-induced acute liver failure. Clin Liver Dis. 2016.
6. Bernal J, Wendal W. Acute liver failure. N Engl J Med. 2013;369:2525-34.
7. Singh T, Grupta N, Alkhouri N, Carey WD, Hanouneh IA. A guide to managing acute liver failure. Clev Clin J Med. 2016;83:453-62.
8. Wang DW, Yin YM, Yao YM. Advances in the management of acute liver failure. World J Gastroenterol. 2013;19(41):7069-77.
9. Scott TR, Kronsten VT, Hughes RD, Shawcross DL. Pathophysiology of cerebral oedema in acute liver failure. World J Gastroenterol. 2013;19(48):9240-55.
10. Bernal W, Lee WM, Wendon J, Larsen FS, Williams R. Acute liver failure: a curable disease by 2024? J Hepatol. 2015;62:112-20.
11. Pathikonda M, Munoz SJ. Acute liver failure. Ann Hepatol. 2010;9:7-14.
12. Lee WM. Recent developments in acute liver failure. Best Pract Res Clin Gastroenterol. 2012;26:3-16.
13. Sales I, Dzierba AL, Smithburger PL, Rowe D, Kane-Gill SL. Use of acetylcysteine for non-acetaminophen-induced acute liver failure. Ann Hepatol. 2013;12:6-10.
14. Stravitz RT, Kramer AH, Davern T, Shaikh AOS, Caldwell SH, Mehta RL, et al. Intensive care of patients with acute liver failure: recommendations of the Acute Liver Failure Study Group. Crit Care Med. 2007;35:2498-508.
15. Murphy N, Auzinger G, Bernel W, Wendon J. The effect of hypertonic sodium chloride on intracranial pressure in patients with acute liver failure. Hepatology. 2004;39:464.
16. Vaquero J, Fontana RJ, Larson AM, Bass NM, Davern TJ, Shakil AO, et al. Complications and use of intracranial pressure monitoring in patients with acute liver failure and severe encephalopathy. Liver Transpl. 2005;11(12):1581-9.
17. Frontera JA, Kalb T. Neurological management of fulminant hepatic failure. Neurocrit Care. 2011;14:318-27.
18. Ostapowicz G, Fontana RJ, Schiødt FV, Larson A, Davern TJ, Han SH, et al.; U.S. Acute Liver Failure Study Group. Results of a prospective study of acute liver failure at 17 tertiary care centers in the United States. Ann Intern Med. 2002;137(12):947-54.
19. Vaquero J. Therapeutic hypothermia in the management of acute liver failure. Neurochem Int. 2012;60:723-35.
20. Larsen FS, Bjerring PN. Acute liver failure. Curr Opin Cit Care. 2011;17:160-4.
21. O'Grady J. Liver transplantation for acute liver failure. Best Pract Res Clin Gastroenterol. 2012;26:27-33.

136

ENCEFALOPATIA HEPÁTICA

Andrea Doria Batista
Edmundo Pessoa de Almeida Lopes Filho

Introdução

A encefalopatia hepática (EH) é definida como alteração da função cerebral, que inclui amplo espectro de sintomas cognitivos, motores e comportamentais, em decorrência de doença hepática avançada ou *shunt* portossistêmico[1]. Ocorre principalmente em pacientes cirróticos, mas também naqueles com insuficiência hepática aguda ou com grandes *shunts* portossistêmicos, sem cirrose. Em pacientes cirróticos, a encefalopatia é um marco de descompensação da doença, estando presente em 38% dos pacientes, sendo mais prevalente nos cirróticos Child-Pugh B e C. Nos EUA, a EH responde por 100.000 hospitalizações por ano[1] e está associada à diminuição da qualidade de vida e de sobrevida dos pacientes e ao aumento do risco de recorrência[2].

Fisiopatologia

A patogênese da EH é parcialmente compreendida, estando principalmente fundamentada nos efeitos deletérios da hiperamoniemia no cérebro. As bactérias colônicas e enzimas da mucosa intestinal metabolizam as proteínas, liberando amônia no intestino, que ganha a circulação portal e chega ao fígado, onde é convertida a ureia. Na presença de insuficiência hepática ou *shunt* portossistêmico, a amônia ganha a circulação sistêmica. No cérebro, em alta concentração, a amônia atravessa a barreira hematoencefálica e entra no astrócito, onde a enzima glutamina sintetase converte amônia e glutamato em glutamina. A glutamina atua como osmólito, causando edema cerebral. Além disso, a amônia é uma das muitas substâncias neurotóxicas que levam à inibição da neurotransmissão excitatória. Outros mecanismos incluem a ativação dos neurorreceptores do ácido gama-aminobutírico (GABA), toxicidade por manganês e ação de citocinas inflamatórias, em pacientes com infeção intercorrente ou sepse, que potencializariam a neurotoxicidade induzida pela amônia pelo aumento da passagem hematoencefálica da substância[3].

Manifestações clínicas

As manifestações clínicas da EH são divididas em mentais e motoras. Na fase inicial, a EH manifesta-se apenas por alterações em testes psicométricos, com déficit de atenção, memória de trabalho, velocidade psicomotora e habilidade visual. Com a progressão da doença, surgem alterações da personalidade, como apatia, desinibição e irritabilidade, distúrbios do ciclo sono-vigília, desorientação e confusão mental, agitação ou sonolência, esturpor e coma.

Entre as manifestações motoras, o asterixe ou *flapping* surge como marcador da EH evidente, porém não é patognomônico da doença. Caracteriza-se por mioclônus negativo, devido à perda do tônus postural. A forma mais frequente de pesquisa do *flapping* consiste na solicitação ao paciente que mantenha o punho hiperestendido, com os dedos afastados. Hipertonia, hiper-reflexia e sinal de Babinski positivo podem ser observados em pacientes não comatosos. Nos pacientes comatosos, os reflexos tendinosos profundos podem diminuir ou desaparecer. Sintomas extrapiramidais, como hipomimia, hipertonia, bradicinesia, monotonia, lentificação da fala e tremor *Parkinson-like*, são comuns.

Na maioria dos casos, as manifestações mentais e motoras são reversíveis, porém, em pacientes com episódios recorrentes de EH, ou naqueles com EH persistente e prolongada, déficit cognitivo pode persistir, mesmo após o transplante hepático[4].

Diagnóstico e classificação

O diagnóstico da EH é eminentemente clínico, baseado na história e exame físico e mental. É firmado na presença de sinais e sintomas sugestivos de EH, em paciente com insuficiência hepática aguda ou crônica ou evidência de *shunt* portossistêmico, sem evidência de outra causa de alteração do estado mental. Para o correto diagnóstico e manejo, deve-se avaliar a presença de insuficiência hepática aguda, antecedente de cirrose hepática, episódios prévios de encefalopatia e condições precipitantes, como infecção e hemorragia digestiva alta (HDA), e deve-se afastar outras condições de alteração do estado mental.

A Associação Americana para o Estudo das Doenças do Fígado (AASLD) e a Associação Europeia para o Estudo do Fígado (EASL) propõem a classificação da EH baseada em quatro fatores (Tabela 136.1). De acordo com a doença de base, a EH pode ser classificada em A (associada a doença hepática aguda), B (associada a *by-pass* portossistêmico, sem doença hepática subjacente) ou C (associada a cirrose).

De acordo com a gravidade dos sintomas neurológicos, a EH é classificada segundo West-Haven (Tabela 136.2) e graduada de 0 a IV. Em 2011, o grupo de Encefalopatia e Metabolismo Nitrogenado (ISHEN) propôs uma classificação de gravidade de EH em cirróticos contínua e não categórica. O sistema do espectro de alteração neurocognitiva em cirrótico (SONIC) classifica os pacientes com EH mínima e grau I de West-Haven como EH encoberta e os pacientes com encefalopatia graus II a IV de West-Haven como EH evidente[5].

De acordo com o tempo de evolução, a EH pode ser episódica, quando se trata do primeiro episódio de EH ou quando o primeiro episódio ocorreu há mais de seis meses; recorrente, quando episódio anterior ocorreu há menos de seis meses; e persistente, quando os sintomas neuropsíquicos não apresentam remissão completa.

A EH pode ainda ser classificada, de acordo com o fator precipitante, em espontânea, quando nenhum fator precipitante é conhecido, ou precipitada, quando um fator precipitante é diagnosticado, devendo-se, neste caso, especificar esse fator.

Tabela 136.1. Classificação da encefalopatia hepática pela AASLD/EASL

Tipo	Grau West-Haven SONIC		Tempo de evolução	Fator precipitante
A	EH mínima	Encoberta	Episódica	Espontânea
	I			
B	II	Evidente	Recorrente	
	III			Precipitada
C	IV		Persistente	

Tabela 136.2. Classificação da encefalopatia hepática de West Haven modificada

Grau	Consciência	Comportamento; exame físico/ neurológico
0	Normal	Normal; se testes psicométricos alterados, encefalopatia mínima
I	Normal	Confusão leve, ansiedade, euforia, apraxia, *flapping* leve
II	Sonolência	Desorientação no tempo e espaço, comportamento inapropriado, disartria, *flapping* evidente
III	Letargia	Desorientação grosseira, agressividade, comportamento bizarro, rigidez muscular, clônus, hiper-reflexia, sinal de Babinski bilateral
IV	Coma	Coma, rigidez, postura de descerebração

Todo paciente deve ser classificado de acordo com os quatro aspectos. Por exemplo, paciente com diagnóstico de EH tipo C, grau II, episódica e precipitada por infecção urinária. A Escala de Coma de Glasgow deve ser usada em associação à classificação de EH, especialmente nos casos em que a alteração do nível de consciência é significativa.

Abordagem inicial, diagnóstico diferencial e das causas precipitantes

A abordagem ao paciente com EH é mostrada na Tabela 136.3 e pode ser dividida em três pilares: garantia da segurança do paciente, identificação de fatores precipitantes e diagnósticos diferenciais e tratamento[6].

Os principais diagnósticos diferenciais da EH evidente são aqueles que causam estado confusional agudo. Entre os principais, as encefalopatias de outra causa, como a diabética, alcóolica, por droga; hipóxica ou urêmica; neuroinfecção; distúrbio hidroeletrolítico (DHE); epilepsia não convulsiva; acidente vascular cerebral; tumor cerebral; distúrbio psiquiátrico e demência.

Todo paciente cirrótico com diagnóstico de EH deve ser investigado para causas precipitantes. As principais causas precipitantes são infecções [infecção do trato urinário (ITU), pneumonia, peritonite bacteriana espontânea, celulite, sepse], hemorragias gastrointestinais, *overdose* de diuréticos, DHE e constipação. Outras causas incluem carcinoma hepatocelular, trombose porta e *shunt*.

A investigação inclui solicitação de hemograma com plaquetas, INR, ureia, creatinina, ionograma, glicemia, avaliação

Tabela 136.3. Abordagem do paciente com encefalopatia evidente

Fator	Detalhamento
Garanta a segurança do paciente	– Admita no hospital se o paciente não está seguro em casa – Avalie segurança para direção automotiva
Verifique se há fatores precipitantes/ diagnósticos alternativos	– Infecções: peritonite bacteriana espontânea, bacteremia, infecção urinária, pulmonar, celulite, abscesso dentário – Uso de drogas, especialmente álcool, narcóticos e benzodiazepínicos – Distúrbios metabólicos • Hipoglicemia ou hiperglicemia • Hiponatremia • Hipocalemia com ou sem alcalose • Desidratação com ou sem lesão renal aguda – Constipação – Sangramento gastrointestinal – Encefalopatia de Wernicke (alcoolismo crônico) – Patologia cerebral primária (tumor, acidente vascular cerebral, convulsão)
Trate	– Infecção, tão logo seja suspeita ou reconhecida – Sangramento gastrointestinal, desidratação – Corrigir glicemia, eletrólitos e distúrbios ácido-base – Laxantes: preparação de lactulose e lavagem intestinal – Antibióticos não absorvíveis – Terapias experimentais (aminoácidos de cadeia ramificada)

do sedimento urinário, hemoculturas, urocultura, dosagem de enzimas hepáticas, bilirrubinas e albumina, radiografia de tórax, endoscopia digestiva alta e ultrassonografia com Doppler do abdome superior. Nos pacientes com ascite, paracentese diagnóstica, com análise de citologia total e diferencial, Gram e cultura do líquido ascítico, deve ser realizada. Outros exames, como gasometria, eletroencefalograma, punção de líquido cefalorraquidiano e tomografia computadorizada de crânio e de abdome podem ser necessários.

Tratamento

O tratamento da EH inclui terapia de suporte, identificação e tratamento de causas precipitantes e medidas específicas para encefalopatia, que visam reduzir a produção e absorção de amônia.

Tratamento de suporte e das causas precipitantes

O tratamento de suporte inclui expansão volêmica, monitoramento de glicemia capilar e oximetria de pulso. Pacientes com EH graus III e IV devem ser tratados em ambiente hospitalar. Em pacientes com dificuldade de deglutição ou risco de broncoaspiração, deve-se utilizar sonda nasogástrica para alimentação e administração de medicamentos. Naqueles com rebaixamento do nível de consciência, deve-se considerar internação em unidade de terapia intensiva e proteção de vias aéreas. O controle e o tratamento da causa precipitante, quando presente, podem ser suficientes para a melhora clínica do paciente. O tratamento deve ser direcionado à causa precipitante e pode incluir expansão volêmica, correção de distúrbio hidroeletrolítico, suspensão de diuréticos e uso de laxantes e de antibióticos.

Tratamento específico

Nutrição e uso de aminoácidos e cadeia ramificada

A dieta do paciente cirrótico com EH deve ser hipercalórica, com aporte de 35 a 40 kcal/kg/dia. A restrição proteica (0,5 mg/kg/d) deve ser utilizada por curto período e reservada para o tratamento inicial da EH avançada e para aqueles pacientes refratários ao tratamento, uma vez que a restrição proteica prolongada pode agravar o quadro de desnutrição do paciente cirrótico. Após estabilização do quadro, a ingesta proteica deve ser aumentada para 1,2 a 1,5 g/kg/d, com predomínio de proteínas de origem vegetal, que contêm maior quantidade de aminoácidos de cadeia ramificada (AACR)[7]. A suplementação de AACR nesses pacientes parece ser benéfica, mas ainda é controversa.

Dissacarídeos não absorvíveis (lactulose e lactitol)

A lactulose é geralmente utilizada como tratamento inicial na EH. Atua como prébiótico promovendo o crescimento de microrganismos não produtores de amônia no intestino, pela acidificação do ambiente colônico, e também como catártico osmótico. Em metanálise com 38 ensaios clínicos controlados e randomizados (ECCR) e 1.828 pacientes, lactulona e lactitol mostraram benefício na melhora clínica dos pacientes, na mortalidade e na redução de eventos adversos sérios relacionados à cirrose, como HDA e síndrome hepatorrenal, quando comparados ao placebo. Apesar do baixo nível de evidência, não houve diferença estatística entre lactulona e lactitol[8]. A dose inicial é de 30 mL de lactulona ou 5 a 10g de lactitol, diluídos em água, por via oral (VO) ou SNE, de 1 em 1 hora, até se atingirem fezes líquidas. A partir daí, deve-se utilizar a mesma dose a cada 6 a 12 horas, para manter duas a três evacuações ao dia. Em caso de impossibilidade de administração por VO ou SNE, pode ser usado como enema (lactulose 300 mL em 700 mL de água destilada por via retal até três vezes ao dia).

Antibióticos pouco absorvíveis: rifaximina, metronidazol e neomicina

O uso dos antibióticos pouco absorvíveis é baseado em seu efeito supressor na flora intestinal diminuindo a produção de amônia colônica pelas bactérias. São utilizados em associação aos dissacarídeos não absorvíveis. A rifaximina é, atualmente, a primeira opção entre os antibióticos, por ser bem tolerada e de baixa toxicidade, porém não está disponível para uso no Brasil. É utilizada na dose de 550 mg VO de 12 em 12 horas. Em pacientes com EH em remissão, o uso de rifaximina por seis meses diminuiu o risco de recorrência da encefalopatia e de hospitalização[9]. Alternativamente, o metronidazol pode ser utilizado na dose de 250 mg VO a cada 8 ou 12 horas, porém, se empregada por tempo prolongado, pode causar neurotoxidade. A neomicina também pode ser utilizada na dose de 500 mg a 1g VO de 8 em 8 horas, por tempo curto, visto que pode causar oto ou nefrotoxicidade.

L-ornitina L-aspartato (LOLA)

A LOLA atua como substrato para o ciclo da ureia, aumentando a conversão da L-ornitina para glutamato no músculo esquelético e nos hepatócitos e diminuindo a concentração plasmática de amônia. É utilizada na dose de 3g VO de 12 em 12 horas ou até 20g/d endovascular – EV (quatro ampolas) em soro glicosado a 5%, com velocidade de infusão máxima de 5g/h. Metanálise que incluiu 3 ECCR e 212 pacientes demostrou efeito benéfico da droga na melhora clínica de pacientes com EH graus I e II, quando comparado ao placebo[10].

Comparação entre as drogas

Cinco tratamentos específicos para EH, incluindo AACR, LOLA, dissacarídeos não absorvíveis e antibióticos pouco absorvíveis (rifaxima e neomicina), foram comparados entre si e com placebo em revisão sistemática recente envolvendo 20 ECCR e 1.007 pacientes. O estudo demonstrou que, na comparação entre as intervenções ativas, não houve diferença estatisticamente significante entre as cinco intervenções quanto à eficácia e efeitos colaterais[11].

Considerações finais

A EH é uma importante complicação da cirrose e está relacionada à piora da qualidade de vida e da sobrevida dos pacientes. Vale lembrar que os casos refratários ao tratamento podem indicar falência hepática avançada ou presença de *shunt* portossistêmico importante. Todos os pacientes cirróticos com encefalopatia devem ser avaliados quanto ao transplante hepático. Por fim, ressalta-se que o correto diagnóstico e o manejo aquedado dessa condição podem impactar positivamente na evolução desses pacientes.

Referências bibliográficas

1. Vilstrup H, Amodio P, Bajaj J, Ferenci P, Mullen KD, Weissenborn K, et al. Hepatic Encephalopathy in Chronic Liver Disease: 2014 Practice Guideline by the European Association for the Study of the Liver and the American Association for the Study of Liver Diseases. J Hepatol. 2014;61(3):642–59.
2. Mapelli D, Angeli P, Amodio P, Piccolo F Del, Petteno E, Iemmolo R, et al. Prevalence and prognostic value of quantified electroencephalogram (EEG) alterations in cirrhotic patients. J Hepatol. 2001;35.
3. Wijdicks EF. Hepatic encephalopathy. N Engl J Med. 2016;375(17):1660-70.
4. Teperman LW. Impact of pretransplant hepatic encephalopathy on liver posttransplantation outcomes. Int J Hepatol. 2013;2013:952828.
5. Bajaj JS, Cordoba J, Mullen KD, Amodio P, Shawcross DL, Butterworth RF, et al. Review Article: the design of clinical trials in Hepatic Encephalopathy and Nitrogen Metabolism (ISHEN) consensus statement. Aliment Pharmacol. 2011;33(7):739-47.
6. Sussman NL. Treatment of overt hepatic encephalopathy. Clin Liver Dis. 2015;19(3):551-63.
7. Plauth M, Cabré E, Campillo B, Kondrup J, Marchesini G, Schütz T, et al. ESPEN Guidelines on Parenteral Nutrition: hepatology. Clin Nutr. 2009;28(4):436-44.
8. Gluud LL, Vilstrup H, Morgan MY. Non-absorbable disaccharides versus placebo/no intervention and lactulose versus lactitol for the prevention and treatment of hepatic encephalopathy in people with cirrhosis. Cochrane Database Syst Rev. 2016;(5):2016.
9. Bass NM, Mullen KD, Sanyal A, Al E. Rifaximin treatment in hepatic encephalopathy. N Engl J Med. 2010;362(12):1071-81.
10. Jiang Q, Jiang XH, Zheng MH, Chen YP. L-ornithine-L-aspartate in the management of hepatic encephalopathy: a meta-analysis. J Gastroenterol Hepatol. 2009;24(1):9-14.
11. Zhu GQ, Shi KQ, Huang S, Wang LR, Lin YQ, Huang GQ, et al. Systematic review with network meta-analysis: The comparative effectiveness and safety of interventions in patients with overt hepatic encephalopathy. Aliment Pharmacol Ther. 2015;41(7):624-35.

137

FÍGADO E GRAVIDEZ NA URGÊNCIA

Patrícia Lofêgo Gonçalves
Izabelle Venturini Signorelli
Luciana Lofêgo Gonçalves

As alterações hepáticas que surgem durante o período da gravidez devem ser avaliadas e diagnosticadas prontamente, pois se faz necessário diferenciar condições benignas de outras com elevada morbimortalidade materna e fetal. As doenças hepáticas no curso da gestação podem ser divididas em dois grandes grupos[1]:

- Doenças hepáticas específicas da gravidez, que incluem: hiperêmese gravídica; colestase intra-hepática da gravidez; esteatose aguda da gravidez; pré-eclâmpsia, eclâmpsia e síndrome HELLP; hematoma hepático, ruptura hepática e infarto hepático;
- Doenças hepáticas não relacionadas a gravidez, que incluem doenças coincidentes com a gravidez como: hepatites agudas virais, trombose e síndrome de Budd-Chiari; e as doenças hepáticas preexistentes como as hepatites virais crônicas, hepatite autoimune (HAI), cirrose hepática, hipertensão portal, pós-transplante de fígado e tumores hepáticos.

Alterações fisiológicas hepáticas na gravidez normal

As alterações fisiológicas da gravidez normal incluem um estado de circulação hiperdinâmica, com aumento da frequência cardíaca e do débito cardíaco, aumento do volume plasmático circulante e redução da resistência vascular periférica. Ocorre diminuição na motilidade vesicular, o que pode resultar no aumento do risco de desenvolvimento de litíase. O aumento do volume sanguíneo materno e a compressão do útero gravídico sobre a veia cava inferior podem ocasionar sangramento por varizes em gestantes com hipertensão portal[1,2]. O exame físico da grávida pode evidenciar eritema palmar e aranhas vasculares, mimetizando doença hepática crônica[2].

A gravidez normal cursa com algumas alterações bioquímicas. Ocorrem elevação da fosfatase alcalina devida a produção placentária e maturação esquelética do feto, e elevação de alfafetoproteína (AFP), produzida pelo fígado fetal. Os níveis de albumina sérica estão reduzidos devido à hemodiluição, o que também pode ocorrer com os níveis de hemoglobina. A gravidez é considerada um estado de hipercoagulabilidade, estando elevados os níveis de fatores da coagulação (II, V, VII, X, XII) e fibrinogênio. Os níveis séricos de colesterol e triglicerídeos estão elevados pelo aumento da síntese hepática[1,2]. Os níveis de transaminases, bilirrubinas, gamaglutamil transferase e protrombina geralmente permanecem normais.

Doenças hepáticas específicas da gravidez

Hiperêmese gravídica

Embora náuseas e vômitos sejam muito frequentes durante a gravidez, a ocorrência de hiperêmese gravídica acomete cerca 0,3% a 2% das gestações[3]. A hiperêmese gravídica é definida pela presença de vômitos intratáveis no primeiro trimestre da gestação, resultando em desidratação, cetose e perda de peso de mais de 5%. Os fatores de risco para hiperêmese gravídica incluem gestação múltipla, gravidez molar e anomalias fetais como hidropsia fetal e trissomia do 21[4]. Alterações bioquímicas são comuns e incluem disfunção renal secundária a desidratação e alterações hidroeletrolíticas como hipocalemia e hipomagnesemia, secundárias a vômitos e redução da ingestão oral[2].

Nem todas as pacientes com hiperêmese gravídica vão desenvolver alterações hepáticas. Cerca de metade das pacientes que necessitam de hospitalização apresentam alterações hepáticas. A apresentação clínica varia geralmente de elevações discretas a raramente elevações marcadas (até 20 vezes os valores de referência) de transaminases. As pacientes raramente apresentam icterícia, que em geral é de leve intensidade. As alterações hepáticas são reversíveis[4]. A hiperêmese gravídica está associada a baixo peso, recém-nascido pequeno para idade gestacional e parto prematuro[5]. O manejo dessa condição geralmente requer hospitalização, hidratação venosa, reposição eletrolítica, suplementação de tiamina, antieméticos e repouso[2,4].

Colestase intra-hepática da gravidez

A colestase intra-hepática da gravidez é a doença hepática específica da gravidez mais frequente. Sua incidência é variável, de 3% a 5% das gestações no Chile a 0,7% no Reino Unido. É caracterizada pelo aparecimento de prurido, elevação de ácidos biliares e alteração da função hepática, que surge geralmente no terceiro trimestre da gestação e que se resolve após o parto[2]. O sintoma principal é o prurido mais acentuado em regiões palmares e plantares e que piora à noite. Outros sintomas incluem esteatorreia, má absorção de vitaminas lipossolúveis e perda de peso[4]. Icterícia clínica ocorre em menos de 25% dos casos, geralmente com níveis de bilirrubinas menores que 5 mg/dL, surgindo após o aparecimento do prurido[6]. A concentração de ácidos biliares é tipicamente superior a 10 µmol/L, com elevação dos níveis de ácido cólico e diminuição do ácido quenodesoxicólico[6]. As transaminases podem se elevar até 2 a 10 vezes os valores de referência. A dosagem de fosfatase alcalina geralmente não ajuda no diagnóstico, devido aos seus valores fisiologicamente elevados na gravidez[4].

Sua etiologia é multifatorial, envolvendo fatores genéticos, hormonais e ambientais[3]. Os fatores de risco incluem gestação múltipla, idade materna avançada, história de colestase associada a contraceptivos orais e história familiar de colestase intra-hepática da gravidez[6]. Essa condição tende a se repetir em gestações posteriores[4]. As mulheres afetadas apresentam risco maior de desenvolverem posteriormente doença das vias biliares, sendo a litíase biliar a mais frequente[2]. O prognóstico materno é excelente. A elevação dos ácidos biliares acima de 40 µmol/L está associado a risco aumentado de desfecho fetal desfavorável, com sofrimento fetal, parto pré-termo, prematuridade e morte intrauterina[6,7]. O tratamento de escolha é o ácido ursodesoxicólico, na dose de 10 a 15 mg/kg de peso materno, sendo bem tolerado e seguro para a mãe e o feto[6]. O ácido ursodesoxicólico é efetivo em reduzir o prurido e melhorar as enzimas hepáticas e o desfecho fetal[8].

Esteatose aguda da gravidez

A esteatose aguda da gravidez é uma condição rara (1:20.000 gestações), específica da gravidez, que ocorre no terceiro trimestre, e está associada com elevada mortalidade materna (18%) e fetal (20%)[4]. Os fatores de risco incluem nuliparidade, feto do sexo masculino e gestação gemelar[2]. A patogênese está associada a deficiência de enzimas responsáveis pela betaoxidação dos ácidos graxos, como a desidrogenase 3-hidroxiacil coenzima A de cadeia longa. As mutações mais comuns são a G1528C e a E474Q em gene no cromossomo 2 que codifica essa enzima. Os fetos com deficiência da enzima desidrogenase 3-hidroxiacil coenzima A de cadeia longa passam a acumular ácidos graxos, que, através da placenta, entram na circulação materna e se depositam no fígado provocando hepatotoxicidade[2,3].

O início dos sintomas ocorre no terceiro trimestre, entre 30 e 38 semanas de gestação, embora ocasionalmente possa se apresentar no pós-parto. A apresentação clínica é variável desde sintomas inespecíficos como náuseas, vômito, cefaleia e dor abdominal até sintomas de insuficiência hepática incluindo icterícia, hipoglicemia, coagulopatia, encefalopatia e ascite. As pacientes podem apresentar hipertensão, edema e proteinúria. Poliúria e polidipsia são sintomas patognomônicos de esteatose aguda da gravidez, porém ocorrem em menos de 5% dos casos[2,3]. As alterações laboratoriais incluem hiperbilirrubinemia e elevação variável de transaminases. Disfunção renal, leucocitose, e trombocitopenia são comuns. A atividade de protrombina está prolongada e os níveis de fibrinogênio, reduzidos; a coagulação intravascular disseminada ocorre em cerca de 10% casos. São observados graus variáveis de hipoalbuminemia e hipocolesterolemia. A hipoglicemia é característica e considerada um fator de mal prognóstico. Complicações potenciais incluem ascite, derrame pleural, pancreatite aguda, insuficiência respiratória e renal, infecções e sangramento vaginal ou na cicatriz da cesariana[2,3]. A histologia característica da doença é a esteatose hepática microvesicular, mais proeminente na região centrolobular (zona 3) poupando as áreas portais. Entretanto, a biópsia hepática raramente é necessária[3]. Atualmente, o diagnóstico da esteatose aguda da gravidez é baseado nos critérios diagnósticos de Swansea, validados em um estudo de coorte realizado no Reino Unido[9], conforme demonstrado na Tabela 137.1.

Logo após o diagnóstico, a paciente deve ser hospitalizada, receber suporte de terapia intensiva e ser submetida ao parto imediatamente, o que melhora o prognóstico materno e fetal. A maioria das pacientes se recupera em uma a quatro semanas pós-parto. Durante o pós-parto, as pacientes podem desenvolver *diabetes insipidus* transitório e pancreatite aguda. A recuperação é completa sem sinais de doença hepática crônica. O transplante hepático está restrito a casos de insuficiência hepática aguda grave com encefalopatia que não melhoram no pós-parto[3].

Tabela 137.1. Critérios de Swansea para o diagnóstico da esteatose aguda da gravidez

Seis ou mais dos critérios abaixo, na ausência de outra etiologia:
Vômito
Dor abdominal
Polidipsia/poliúria
Encefalopatia
Icterícia
Hipoglicemia
Hiperuricemia
Leucocitose
Ascite ou fígado hiper-refringente à ultrassonografia
Elevação de transaminases
Disfunção renal
Coagulopatia
Esteatose microvesicular à biópsia hepática

Pré-eclâmpsia/eclâmpsia/síndrome HELLP

A pré-eclâmpsia é uma desordem multissistêmica definida pelo aparecimento de hipertensão após a 20ª semana de gestação (pressão arterial maior que 140/90 mmHg), associada a proteinúria (maior que 300 mg por dia) e outras disfunções orgânicas maternas como insuficiência renal, acometimento hepático, complicações hematológicas ou neurológicas e disfunção uteroplacentária com restrição do crescimento fetal. Os critérios diagnósticos da pré-eclâmpsia revisados pela Sociedade Internacional para Estudo da Hipertensão na Gravidez[10] estão demonstrados na Tabela 137.2. A presença de convulsões diferencia a pré-eclâmpsia da eclâmpsia. A síndrome HELLP é considerada uma forma grave da eclâmpsia, caracterizada pela presença de hemólise, elevação de enzimas hepáticas, trombocitopenia e plaquetopenia[10].

A pré-eclâmpsia afeta entre 3% e 5% de todas as gestações e pode ocorrer a partir da 20ª semana até quatro semanas pós-parto, embora a maioria dos casos ocorram no terceiro trimestre, entre 28 e 36 semanas. Os fatores de risco para pré-eclâmpsia incluem pré-eclâmpsia em gestação anterior e condições médicas preexistentes como doença renal crônica, diabetes, hipertensão, doenças autoimunes, síndrome do anticorpo antifosfolipídeo e gestação múltipla[2,10]. A etiologia da pré-eclâmpsia não está completamente explicada, mas parece estar relacionada a fatores placentários. Provavelmente a placentação anormal leva à hipoperfusão placentária, que em alguns pacientes progride para disfunção endotelial, levando ao comprometimento multissistêmico. Óxido nítrico, prostaglandina e endotelina são liberados pelo tecido placentário e induzem agregação plaquetária, disfunção endotelial e hipertensão arterial. A lesão endotelial e a deposição de fibrina nos pequenos vasos levam à anemia hemolítica microangiopática. A patogênese do envolvimento hepático está relacionada à deposição de fibrina nos sinusoides hepáticos, levando à obstrução sinusoidal e consequente isquemia hepática, podendo resultar em hematoma subcapsular, hemorragia parenquimatosa e ruptura hepática[2].

O quadro clínico pode incluir dor no quadrante superior direito do abdome, cefaleia, alterações visuais, náuseas e vômitos. Muitas pacientes apresentam edema e hiper-reflexia. Elevação de transaminases ocorre em cerca de 30% dos casos, podendo variar de alterações discretas até elevações de 20 vezes o limite superior da normalidade. O comprometimento hepático traduz gravidade da doença. Se não for controlada a pressão arterial e realizado o parto, as pacientes podem evoluir para disfunção renal, hemorragia cerebral, infarto hemático, hematomas e ruptura hepática com aumento da morbidade e mortalidade perinatal[2,3]. A conduta na pré-eclâmpsia é suportiva. O parto deve ser realizado o mais rápido possível pela via mais segura, especialmente se o feto tem mais de 34 semanas ou na presença de sofrimento fetal ou piora clínica materna. A hipertensão deve ser tratada, com

Tabela 137.2. Critérios para definição da pré-eclâmpsia[10]

Hipertensão que surge após a 20ª semana de gestação e a coexistência de uma ou mais das seguintes condições:
1. Proteinúria (> 300 mg/dia)
2. Outras disfunções orgânicas maternas
• Insuficiência renal (creatinina > 1,02 mg/dL)
• Comprometimento hepático (elevação de transaminases, pelo menos 2 vezes o limite superior do normal, associada a dor epigástrica ou no quadrante superior direito)
• Complicações neurológicas (incluindo eclâmpsia, alteração de *status* mental, cegueira, acidente vascular cerebral ou, mais comumente, hiper-reflexia acompanhada de clônus, cefaleia intensa acompanhada de hiper-reflexia, escotomas visuais)
• Complicações hematológicas (trombocitopenia – plaquetas abaixo de 150.0000/mm³, coagulação intravascular disseminada, hemólise)
3. Disfunção uteroplacentária
• Restrição do crescimento fetal

hidralazina ou nifedipino. Sulfato de magnésio está indicado nos casos de pré-eclâmpsia grave. Se a gestação tiver menos de 34 semanas, deve-se administrar corticoide para promover a maturidade pulmonar fetal. As pacientes podem necessitar de suporte de coagulação[2].

A síndrome HELLP ocorre em 10% a 20% das pacientes com pré-eclâmpsia. É caracterizada por anemia hemolítica, elevação de enzimas hepáticas e plaquetas baixas. Os fatores de risco incluem idade materna avançada, nuliparidade ou multiparidade[6]. Os sintomas são variados e incluem dor no andar superior do abdome ou epigástrica, náuseas, vômitos, cefaleia e, mais raramente, icterícia, que ocorre em cerca de 5% dos casos. A hipertensão é evidente na maioria das pacientes e a proteinúria é comum. Pode ocorrer coagulação intravascular disseminada[2,6]. O diagnóstico é baseado nas alterações laboratoriais típicas, de acordo com a classificação de Tennessee: plaquetas abaixo de 100.000/mm³, elevação de aspartato aminotransferase (ALT) acima de 70 U/L e anemia hemolítica com elevação de bilirrubinas e de desidrogenase lática (DHL) acima de 600 U/L[4,11,12]. Exame de imagem do abdome deve ser considerado em todas as pacientes com síndrome HELLP e é considerado mandatório nas pacientes com dor abdominal, dor irradiada para o ombro ou hipotensão para investigar complicações como hemorragia hepática, ruptura e infarto[2]. As consequências maternas podem ser graves, com taxas de mortalidade de 1% a 3%. A progressão pode ser rápida, mas os exames laboratoriais começam a melhorar com 48 horas pós-parto. O prognóstico fetal depende da idade gestacional no momento do parto e do peso ao nascimento[6].

Hematoma hepático/ruptura hepática/infarto hepático

O hematoma hepático e a ruptura hepática podem complicar a pré-eclâmpsia, a síndrome HELLP e a esteatose aguda da gravidez, e estão associados a mortalidade de até 50%. Os pacientes podem apresentar dor abdominal, febre e até choque hipovolêmico. Os exames laboratoriais revelam transaminases muito elevadas, acima de 1.000 U/L, leucocitose e anemia. Exames de imagem como tomografia computadorizada ou ressonância nuclear magnética de abdome são os exames de escolha para investigação diagnóstica. Os hematomas contidos podem ser manejados conservadoramente com suporte de coagulação agressivo, antibióticos profiláticos e transfusão sanguínea. Se surgir alguma evidência de instabilidade hemodinâmica, deve ser realizada arteriografia com embolização da artéria hepática ou cirurgia[2].

Os infartos necróticos hepáticos também podem ocorrer como complicação da pré-eclâmpsia. Os pacientes apresentam elevação inexplicável das transaminases, acima de 1.000 U/L, febre, anemia e leucocitose. Na maioria dos casos, o fígado se recupera, mas, se houver áreas extensas de infarto, pode ocorrer morte por falência de múltiplos órgãos ou ruptura hepática[2].

Doenças hepáticas não relacionadas à gravidez

A maioria das pacientes com doença hepática crônica avançada não se encontra em idade de procriação ou mesmo é infértil pelo estado anovulatório associado à doença de base. A presença de hepatopatia, de forma geral, não é contraindicação à gestação, no entanto deverá ser considerada gravidez de alto risco, por isso necessitarão de acompanhamento multidisciplinar[13].

Hepatites virais

As hepatites virais podem ocorrer na gestação de forma aguda, em que representam 40% das causas de icterícia durante a gestação, em geral não afetando o curso natural dela, com exceção das hepatites agudas pelo vírus E (VHE) e pelo vírus herpes simples (VHS), que podem levar à insuficiência hepática aguda e à perda fetal. As hepatites virais também podem ocorrer durante a gravidez em pacientes previamente portadoras de hepatites virais crônicas[13].

A transmissão perinatal do vírus da hepatite A é rara. Os riscos de complicações, por exemplo, parto prematuro, são maiores quando a infecção pelo VHA acontece na segunda metade da gestação. A mortalidade pela hepatite E em gestantes é muito elevada, em torno de 25%, sendo o diagnóstico diferencial difícil com outras condições que também cursam com hepatite aguda grave, como a esteatose aguda da gravidez, com risco de evolução para insuficiência hepática no terceiro trimestre da gestação[13]. A infecção pelo VHS, quando ocorre no terceiro trimestre da gestação com acometimento hepático associado, em geral é grave, com risco de evolução para hepatite fulminante, com óbito materno e fetal. A presença de erupções cutâneas é um dado extremamente útil no auxílio do diagnóstico diferencial que inclui a esteatose aguda da gravidez e síndrome HELLP. O tratamento com aciclovir em geral é eficaz, não sendo necessária antecipação do parto. Recomenda-se parto cesáreo para prevenir a transmissão vertical[13].

Hepatite B

A principal consequência da infecção pelo vírus da hepatite B (VHB) durante a gravidez é a possibilidade de transmissão vertical ou perinatal do VHB. A infecção aguda pelo VHB durante a gestação não se relaciona a aumento da mortalidade materna, no entanto há maior incidência de prematuridade e baixo peso ao nascer. Quando a infecção ocorre no primeiro trimestre da gestação, o risco de transmissão ao recém-nascido é baixa, menor que 10%, porém, quando ela ocorre no segundo ou terceiro trimestre, esse risco se eleva para percentuais maiores que 60%[13]. A gestação, em geral, não parece influenciar a história natural da hepatite crônica B, no entanto, no pós-parto, pela reconstituição imunológica materna após período de imunossupressão fisiológica, que surge durante a gestação, poderá ocorrer reativação viral, com exacerbação da doença hepática[13].

A transmissão vertical ou perinatal do VHB tem grande importância epidemiológica, pois apresenta altas taxas de evolução para cronicidade e representa uma das principais formas de transmissão do VHB em áreas de elevada prevalência, sendo essa forma de transmissão responsável por mais de 1/3 das infecções crônicas pelo VHB[14]. A transmissão vertical do VHB pode ocorrer antes do nascimento, por via transplacentária (intrauterina), ou no momento do parto (perinatal), sendo essa última a forma mais comum. Os níveis elevados de viremia estão diretamente relacionados ao risco de transmissão do VHB durante a gestação. Em mulheres com perfil HBeAg positivo, o risco de transmissão encontra-se em torno de 70% a 90%; já nas mulheres com perfil HBeAg negativo, esse risco encontra-se entre 10% e 40%[6]. A imunoprofilaxia com vacinação completa associada a gamaglobulina hiperimune (HBIG) logo após o nascimento (primeiras 12 horas) é uma importante barreira para prevenir essa forma de transmissão, tendo eficácia em torno de 95%[6]. Diversos países no mundo têm adotado a vacinação universal para o VHB em todos os recém-nascidos, independentemente do perfil materno do HBsAg, como forma de prevenir a transmissão vertical do VHB[15]. Elevada viremia materna, infecção intrauterina e mutação na proteína de superfície do VHB estão relacionadas à falência na imunoprofilaxia[6]. Sem a imunoprofilaxia adequada, o risco de infecção crônica varia de 70% a 80% em recém-nascidos de mãe HBeAg positiva e entre 10% e 40% nos recém-nascidos de mãe HBeAg negativa[13]. A escolha da via de parto, vaginal ou cesáreo, não parece influenciar em relação ao risco de transmissão perinatal do VHB. Portanto, não há recomendações consistentes para a mudança na via de parto, sendo essa uma indicação obstétrica[6]. O aleitamento materno não está relacionado ao aumento do risco de transmissão do VHB para o recém-nascido, desde que ele tenha recebido, de forma adequada, a imunoprofilaxia e não haja lesões ou ferimentos na região mamilar[13].

A elevada viremia materna é um fator preditor negativo de má resposta a imunoprofilaxia passiva-ativa, portanto, em gestantes com elevados níveis de HBV-DNA, a prevenção com imunoprofilaxia poderá não ser suficiente, sendo nesses casos importante a associação do antiviral[13]. Mulheres gestantes, cronicamente infectadas pelo VHB, que apresentem carga viral superior a 200.000 UI/mL ou maior que 10^6 cópias/mL deverão receber terapia antiviral com tenofovir ou telbivudina, drogas consideradas categoria B para a gestação pelo *American Food and Drug Administration* (FDA), no terceiro trimestre da gestação, para prevenir a transmissão perinatal. Embora alguns estudos tenham sugerido segurança no uso das medicações no primeiro e segundo trimestre da gestação, quando indicadas com o objetivo de prevenir a transmissão perinatal, essas drogas deverão ser iniciadas no terceiro trimestre, sendo suspensas um a três meses após o parto, no caso de a indicação do uso da droga ser unicamente para a prevenção de transmissão vertical[1,6]. Um estudo multicêntrico prospectivo realizado na Austrália comparou pacientes com níveis elevados de carga viral (maior que 200.000 UI/mL) que receberam terapia antiviral com tenofovir ou lamivudina na 32ª semana de gestação e pacientes que não receberam nenhum tipo de terapia antiviral. Nesse estudo, houve redução significativa do risco de transmissão perinatal do HVB no grupo de mulheres que fez uso de terapia, independentemente da droga utilizada[16]. A utilização de terapia antiviral não parece ser necessária com níveis de carga viral menores que 200.000 UI/mL, salvo se a gestante apresentar doença hepática que necessite de início da terapia[6]. Em gestantes com infecção crônica pelo VHB que já façam uso da terapia antiviral previamente à gestação, a manutenção ou suspensão da droga deverá ser avaliada individualmente, sendo recomendada a troca do entecavir (classe C) pelo tenofovir caso seja esse o antiviral em uso e a terapia tenha necessidade de ser mantida[13]. Em relação ao aleitamento materno, não há contraindicação, já que esses antivirais são minimamente excretados no leite materno, sendo improvável a ocorrência de toxicidade[17].

Hepatite C

A hepatite C não é contraindicação para a gestação e, de forma geral, não altera a evolução natural da gravidez, no entanto pode aumentar o risco de ruptura prematura de membranas e diabetes gestacional[6,13]. Ao contrário do que ocorre com o VHB, a transmissão vertical do vírus da hepatite C (VHC) é rara (5%), podendo ocorrer por via intrauterina ou perinatal. Não existem recomendações para o rastreio de rotina do VHC no pré-natal devido às baixas taxas de transmissão perinatal e ao pequeno percentual de mulheres gestantes infectadas pelo VHC, com percentuais que variam entre 0,5% e 8%[6]. A coinfecção com o vírus da imunodeficiência humana (HIV) e níveis de PCR do VHC superiores a 10^6 cópias/mL são fatores que podem contribuir com maior risco de transmissão vertical. Estima-se que cerca de 60% a 80% das crianças infectadas evoluirão com cronicidade[13]. O aleitamento materno não é contraindicado, salvo se existirem lesões mamilares que exponham o recém-nascido ao risco de transmissão ou exista a coinfecção com o vírus HIV[13]. Embora a ruptura prolongada de membrana (superior a 6 horas) possa contribuir para o aumento do risco de transmissão do VHC, a via de parto não parece estar relacionada à redução do risco de transmissão vertical, não sendo, portanto, recomendada a realização de parto cesáreo com esse objetivo[6,13]. Raramente o tratamento do VHC necessita ser realizado de forma urgente, sendo, portanto, recomendado o tratamento após o parto. Além disso, todas as drogas utilizadas para o tratamento da hepatite C são contraindicadas durante a gestação, pelo risco de teratogênese da ribavirina e do alfapeginteferona, e à ausência de estudos que garantam a segurança dos novos medicamentos antivirais de ação direta (sofosbuvir, simeprevir e daclatasvir)[6,17]. Até o momento, embora o risco de transmissão vertical seja baixo, não existe estratégia para prevenir a transmissão vertical do VHC[15]. Nas pacientes em tratamento da hepatite C, a gravidez deverá ser evitada por até seis meses após o término da terapia. O aleitamento materno não é recomendado durante a terapia antiviral[13].

Hepatite autoimune

A HAI é uma doença hepática crônica, de etiologia desconhecida, caracterizada por progressiva inflamação hepatocelular e necrose, com risco de evolução para cirrose hepática. De forma geral, a HAI acomete mulheres jovens, podendo influenciar de forma negativa na fertilidade e na gestação, que previamente era considerada rara no contexto de pacientes com HAI. Atualmente, com melhor controle da doença, a gestação em pacientes com HAI tem se tornado cada vez mais comum[19].

A gravidez normal, de forma fisiológica, induz a um estado de imunossupressão para a acomodação do feto, levando a um desvio da resposta imunológica celular (TH1) para a resposta humoral (TH2), o que está relacionado à melhora da atividade da doença durante a gestação[13]. Apesar desse fato, a exacerbação da doença autoimune em atividade é considerada a complicação materna mais comum durante a gestação, ocorrendo em cerca de 7% a 21%, sendo ainda mais comum no período pós-parto, quando a ocorrência varia de 11% a 81%[20].

Estudos recentes têm demonstrado significativa redução da prematuridade e da morbimortalidade perinatal, fato de está diretamente relacionado a maior controle da doença com a manutenção da terapia imunossupressora durante o período gestacional, a qual é considerada segura, não estando relacionada a aumento do risco de anormalidades congênitas[13,20]. Os corticosteroides e a azatioprina são os dois fármacos mais utilizados no tratamento da HAI. De acordo com a FDA, a prednisona é considerada droga classe C, não estando associada a efeitos teratogênicos em humanos, sendo, por isso, a medicação de escolha para controle da doença durante a gestação e lactação. Apesar de considerado seguro, o uso da azatioprina é controverso durante a gravidez. A amamentação durante o uso da azatioprina é usualmente não recomendada, embora apenas 1,2% do fármaco absorvido seja excretado no leite materno[19]. Nas pacientes em uso da azatioprina antes da gravidez e com doença estável, não há recomendação clara de se indicar a suspensão da droga, especialmente se a manutenção da medicação for imprescindível para o controle da doença. No entanto, como durante a gestação ocorre melhora da atividade inflamatória da HAI, em pacientes com doença bem controlada, a terapia imunossupressora poderá ser reduzida, com suspensão da azatioprina e aumento das doses dos corticosteroides, para manutenção da doença em remissão. No período pós-parto, é aconselhável aumentar a imunossupressão com retorno da azatioprina, pelo risco de exacerbação da doença[13].

Cirrose hepática/hipertensão portal

A hipertensão portal é uma grave complicação da cirrose hepática. Devido à disfunção do eixo hipotálamo-hipofisário cursando com anovulação e amenorreia e pelo fato de a doença hepática avançada acometer mulheres em fase não reprodutiva, a gestação raramente ocorre nessa população[13]. Não há contraindicação para a gestação na cirrose hepática, no entanto, quando acontece, existe risco aumentado de perda espontânea, parto prematuro e morte perinatal, além do risco de descompensação da doença hepática com ascite, hemorragia digestiva alta varicosa e encefalopatia hepática. Estima-se que cerca de 10% das gestantes com doença hepática crônica irão apresentar descompensação da doença hepática durante a gestação. A descompensação durante a gestação está diretamente relacionada à gravidade da doença hepática (escore MELD maior ou igual a 10)[6].

O sangramento por ruptura de varizes esofágicas é a complicação mais comum e mais temida da hipertensão portal durante a gestação. O risco de hemorragia digestiva alta varicosa é maior durante o parto e no segundo trimestre, devido ao aumento do volume intravascular, pelo aumento da compressão do útero gravídico sobre a veia cava. Pacientes com varizes de esôfago apresentam risco de 25% de evoluírem com sangramento varicoso durante a gestação, com taxas de mortalidade maiores que 50%[6,20]. Em pacientes com hipertensão portal não cirrótica e sangramento varicoso, as taxas de mortalidade são bem menores, estando em torno de 2%[13]. Gestantes com risco aumentando de hemorragia digestiva alta varicosa que nunca apresentaram sangramento são candidatas à profilaxia primária, realizada preferencialmente, durante a gestação, com a ligadura elástica[22]. Os betabloqueadores não seletivos também podem ser utilizados na profilaxia primária e secundária do sangramento varicoso. O propranolol é considerado categoria C pelo FDA, com risco aumentado de retardo no crescimento intrauterino, bradicardia neonatal e hipoglicemia. Apesar dos riscos, pelo seu benefício em prevenir o sangramento varicoso, o propranolol tem sido considerado uma droga segura[6]. Outra medida profilática importante quanto ao risco do sangramento varicoso se refere ao parto. Existem controvérsias em relação à via de parto (vaginal ou parto cesáreo) em pacientes com hipertensão portal, no entanto recomenda-se que a segunda fase do trabalho de parto seja abreviada, evitando-se o prolongamento da manobra de Valsalva, reduzindo com isso o risco de sangramento digestivo varicoso relacionado com o aumento da pressão intra-abdominal[13,20]. De forma geral, sempre será melhor o parto vaginal em pacientes com doença hepática sem alteração estrutural importante ou naquelas com cirrose sem evidências de hipertensão portal. Em pacientes com hipertensão portal clinicamente significativa, o ideal é a completa erradicação das varizes antes da gestação. Caso não seja possível a erradicação das varizes antes da gestação, a realização de cesariana é a melhor escolha, pelo risco de ruptura das varizes durante o trabalho de parto[23]. O tratamento do sangramento agudo varicoso na gestação é muito semelhante ao das não gestantes, sendo recomendadas estabilização clínica, antibioticoprofilaxia e terapia endoscópica, que é considerada o pilar do tratamento e que deve preferencialmente ser realizada com ligadura elástica das varizes de esôfago. Vasopressina ou análogos sintéticos devem ser evitados, pelo efeito vasoconstritor associado a isquemia uterina. A experiência com somatostatina e octreotida é escassa na gestação, mas dados recentes não sugerem eventos adversos. *Shunts* portossistêmicos via radiologia intervencionista ou cirúrgica têm sido utilizados como terapia de resgate quando as técnicas endoscópicas falham[20].

Pós-transplante de fígado

Estima-se que 60% das pacientes com doença hepática avançada, em lista de transplante hepático, apresentam amenorreia, sendo, com isso, a gravidez um evento relativamente raro nessa população[13]. Após o transplante hepático bem-sucedido, a fertilidade é restaurada na maioria das pacientes, com normalização dos ciclos menstruais no primeiro ano pós-transplante. Recomenda-se que a gestação aconteça pelo menos um ano após o transplante, quando as doses dos imunossupressores usados são menores e observa-se menor risco de rejeição celular aguda e menor risco de infecções oportunistas[6]. De forma geral, os dados da literatura sugerem que a gravidez em pacientes transplantadas de fígado é segura, com bons resultados, porém necessitando de acompanhamento e monitorização[6]. Há relato de retardo de crescimento, prematuridade e recém-nascidos de baixo peso nesse grupo de pacientes[13]. Com exceção do micofenolato de mofetila, que apresenta risco de malformação congênita e toxicidade embriofetal, todos os outros imunossupressores (ciclosporina, tacrolimo, azatioprina, sirolimo, everolimo e corticoides) devem ser mantidos, já que o risco de rejeição celular aguda ou perda do enxerto com sua retirada é maior do que o risco de malformações[6]. O aleitamento materno deve ser evitado, pelo risco de exposição neonatal aos imunossupressores[13].

Tumores hepáticos

A gestação não parecer influenciar na evolução ou estar relacionada a complicações de hemangiomas ou da hiperplasia nodular focal, no entanto pode desencadear o crescimento de adenomas hepáticos. Apesar de não ser considerada uma indicação absoluta de abordagem cirúrgica, o desejo de engravidar pode ser avaliado como uma indicação para a cirurgia eletiva dos adenomas hepáticos. As pacientes devem sempre estar cientes dos riscos de crescimento ou ruptura do adenoma durante o período gestacional, devido ao estímulo hormonal[13].

O aparecimento do carcinoma hepatocelular (CHC) durante a gestação é um evento raro, sendo maior a incidência de casos registrados na Ásia e África. Os fatores de risco são os mesmos que em pacientes não gestantes: cirrose hepática, hepatite B, hepatite C e contaminação da dieta com aflotoxinas[24]. A gestação tem efeito desfavorável no prognóstico do CHC[25]. Dois fatores podem estar relacionados com o risco de progressão do CHC durante a gestação: os níveis de estrogênio e a imunossupressão fisiológica da gestação[26]. O CHC pode se apresentar com hepatomegalia, icterícia, dor abdominal e, de forma mais grave, com choque hemorrágico devido a ruptura do tumor. A ultrassonografia abdominal associada a níveis séricos de AFP é utilizada para rastreamento do CHC na população considerada de risco a cada seis meses. Durante a gestação, a AFP também é utilizada para a identificação de malformações fetais[24]. Valores de AFP superiores a 500 ng/mL durante a gestação são sugestivos de doença hepática[25]. O tratamento do CHC depende de forma direta do momento em que ele é diagnosticado. Parece ser razoável tentar a ressecção, quando possível, do CHC no início da gestação e considerar o transplante hepático após o parto, embora não haja casos suficientemente relatados para se adotar essa recomendação[24].

Trombose/Budd-Chiari

Durante a gestação, é reconhecido um estado de hipercoagulabilidade, com aumento dos fatores de coagulação (I, II, V, VII, X e XII) e dos níveis de fibrinogênio, além de redução das concentrações de proteína C. Esse fato está relacionado ao aumento do risco das doenças vasculares hepáticas, como a síndrome de Budd-Chiari, particularmente em pacientes com trombofilia adquirida ou hereditária[2,13]. A síndrome de Budd-Chiari que se apresenta durante a gestação apresenta efeitos desfavoráveis para ambos: feto e mãe. As causas de óbito estão diretamente relacionadas a falência hepática ou complicações da hipertensão portal[2,13].

Litíase biliar

Cerca de 10% das mulheres grávidas desenvolvem cálculos biliares durante a gestação, no entanto apenas 1,2% dos casos se apresenta com litíase sintomática[13]. Os fatores que favorecem o aparecimento de cálculos biliares durante a gestação estão relacionados ao aumento da secreção de colesterol no segundo e terceiro trimestres, em comparação aos outros constituintes da bile, e à diminuição do esvaziamento da vesícula biliar durante a gestação. As principais formas de apresentação clínica da doença biliar na gestação são, em ordem de frequência, cólica biliar aguda, colecistite aguda e, de forma mais rara, pancreatite aguda biliar. O tratamento para as formas não complicadas de cólica biliar aguda e colecistite aguda é conservador, com analgesia, hidratação e antibioticoterapia. Nos casos de cólica biliar recorrente, colecistite aguda grave não responsiva ao tratamento conservador e pancreatite aguda biliar, a colecistectomia está indicada. A colecistectomia deverá ser realizada preferencialmente no segundo trimestre da gestação, já que no primeiro trimestre existe risco de aborto com a anestesia e no terceiro trimestre, risco de parto prematuro[3]. Em casos de coledocolitíase, deve-se realizar colangiografia retrógrada endoscópica (CPRE) terapêutica com papilotomia e remoção dos cálculos, uma vez que vários estudos têm demonstrado segurança da CPRE na gestação[13].

Referências bibliográficas

1. Nabuco LC. Fígado e gravidez. In: Mattos A, Dantas-Correa E. Tratado de hepatologia. 1ª ed. Rio de Janeiro: Rubio; 2010. p. 683-97.
2. Westbrook R, Dusheiko G, Williamson C. Pregnancy and liver disease. J Hepatol. 2016;64:933-45.
3. Shekhar S, Diddi G. Liver disease in pregnancy. Taiwan J Obstet Gynecol. 2015;54:475-82.
4. Ahmed KT, Almashhrawi AA, Rahman RN, Hammoud GM, Ibdah JA. Liver diseases in pregnancy: diseases unique to pregnancy. World J Gastroenterol. 2013;19:7639-46.
5. Veenendaal MV, Van Abeelen AF, Painter RC, van der Post JA, Roseboom TJ. Consequences of hyperemesis gravidarum for offspring: a systematic review and meta-analysis. BJOG. 2011;11:1302-13.
6. Tran TT, Ahn J, Reau NS. ACG Clinical guideline: liver disease and pregnancy. Am J Gastroenterol. 2016;111:176-94.
7. Geenes V, Chappell LC, Seed PT, Steer PJ, Knight M, Williamson C. Association of severe intrahepatic cholestasis of pregnancy with adverse pregnancy outcomes: a prospective population-based case-control study. Hepatology. 2014;59:1482-91.
8. Bacq Y, Sentilhes L, Reyes HB, Glantz A, Kondrackiene J, Binder T, et al. Efficacy of ursodesoycholic acid in treating intrahepatic cholestaisis of pregnancy: a meta-analysis. Gastroenterology. 2012;143:1492-501.
9. Ch'ng CL, Morgan M, Hainsworth I, Kingham JG. Prospective study of liver dysfunction in pregnancy in Southwest Wales. Gut. 2002;51:876-80.
10. Tranquilli AL, Dekker G, Magee L, Roberts J, Sibai BM, Steyn W, et al. The classification, diagnosis and management of the hypertensive disorders of pregnancy: a revised statement from the ISSHP. Pregnancy Hypertens. 2014;4:97-104.
11. Haram K, Svendsen E, Abildgaard U. The HELLP syndrome: clinical issues and management: a review. BMC Pregnancy and Childbirth. 2009;9:8.
12. Sibai BM. Diagnosis, controversies, and management of the syndrome of hemolysis, elevated liver enzymes, and low platelet count. Obstet Gynocol, 2014:103:981-91.
13. Codes L, Bittencourt PL. Fígado e gravidez. In Zaterka S, Eising JN. Tratado de gastroenterologia: da graduação a pós-graduação. 2ª ed. São Paulo: Atheneu; 2016. p. 1185-95.
14. Nelson NP, Jamieson DJ, Murphy TV. Prevention of perinatal hepatites B vírus transmission. J Pediatric Infect Dis Soc. 2014;3:S7-S12.
15. Kwon H, Lok AS. Viral hepatitis and pregnancy. Clin Liver Dis. 2014;4:55-7.
16. Greenup AJ, Tan PK, Nguyen V, Glass A, Davison S, Chatterjee U, et al. Efficacy and safety of tenofovir disoproxil fumarate in pregnancy to prevent perinatal transmission of hepatites B vírus. J Hepatol. 2014;61:502-7.
17. Terrault NA, Bzowej NH, Chang KM, Hwang JP, Jonas MM, Murad MH. AASLD Guidelines for Treatment of Chronic Hepatitis B. Hepatology. 2016;63:261-83.
18. Brasil. Ministério da Saúde. Protocolo clínico e diretrizes terapêuticas para hepatite C e coinfecções. Brasília; 2015.
19. Aggarwal N, Chopra S, Suri V, Sikka P, Dhiman RK, Chawla Y. Pregnancy outcome in woman with autoimmune hepatitis. Arch Gynecol Obstet. 2011;284:19-23.
20. Westbrook RH, Yeoman AD, Kriese S, Heneghan MA. Outcomes of pregnancy in woman with autoimmune hepatitis. J Autoimmun. 2012;38:239-44.
21. Chambers CD, Tutuncu ZN, Johnson D, Jones KL. Human pregnancy safety for agents used to treat rheumatoid arthritis: adequacy of available information and strategies for developing post-marketing data. Arthritis Res Ther. 2006;8:215.
22. Esposti SD. Pregnancy in patients with advanced chronic liver disease. Clin Liver Dis. 2014;4:62-8.
23. Bittencourt PL, Cançado EL, Couto CA, Levy C, Porta G, Silva AE, et al. Brazilian society of hepatology recomendations for the diagnosis and management of autoimune diseases of the liver. Arq Gastroenterol. 2015;52:15-46.
24. Dunkelberg JC, Barakat J, Deutsch J. Gastrointestinal, pancreatic, and hepatic cancer during pregnancy. Obstet Gynecol Clin North Am. 2005;32:641-60.
25. Entezami M, Becker R, Ebert A, Pritze W, Weitzel H. Hepatocellular carcinoma as a rare cause of an excessive increase in alpha-fetoprotein during pregnancy. Gynecol Oncol. 1996;62:405-7.
26. Cobey FC, Salem RR. A review of liver masses in pregnancy and a proposed algorithm for their diagnosis and management. Am J Surg. 2004;187:181-91.

138

PANCREATITE AGUDA GRAVE

Maira Andrade N. Marzinotto
Dulce Reis Guarita

Introdução

A pancreatite aguda (PA) é um evento inflamatório do pâncreas que ocorre subitamente e se desenvolve em questão de poucas horas. Usualmente é uma patologia autolimitada e restrita ao órgão. Esses casos são denominados pancreatites agudas leves e correspondem a cerca de 80% dos casos[1].

Quando há envolvimento de outros órgãos ou presença de complicações locais (necrose pancreática ou peripancreática), classificamos como PA grave (que ainda pode ser chamada de pancreatite moderadamente grave, caso a disfunção de outros órgãos se reverta em até 48 horas) – Tabela 138.1.

Tabela 138.1. Classificação da Pancreatite Aguda – Consenso de Atlanta Modificado – 2012

Pancreatite aguda leve: não há complicações ou comprometimento de órgãos a distância
Pancreatite aguda moderadamente grave: pode haver complicações e a disfunção de órgãos a distância é revertida em 48h
Pancreatite aguda grave: pode haver complicações e há disfunção de órgãos a distância por mais de 48h

Fonte: Banks *et al.*[1].

Epidemiologia

Os estudos sugerem aumento de incidência nos casos de PA, que hoje gira em torno de 5 a 74 casos por 100.000 habitantes, porém a mortalidade geral vem diminuindo nos últimos anos e é estimada em 8% a 10%. Ao se avaliar a população mais velha (com mais de 60 anos), essa proporção pode aumentar para cerca de 30%[2]. A maior parte desses óbitos ocorre entre duas e quatro semanas do evento.

Ao se discriminar a gravidade da PA, pode-se observar que a mortalidade é maior nos pacientes que se apresentam com critérios de PA grave. Nessa população, a mortalidade pode chegar a 25%[3].

Fisiopatologia

A fisiopatologia da PA envolve, inicialmente, a ativação intraglandular de enzimas digestivas. O tripsinogênio é a pró-enzima produzida e estocada pelas células acinares do pâncreas. Ele é secretado sob essa forma e ativado em tripsina apenas no lúmen duodenal pelas enteroquinases presentes na mucosa entérica.

Em vigência do processo de PA, esse tripsinogênio extravasa e é prematuramente ativado causando lise de células acinares e ductais, além de dano vascular e liberação de radicais livres de oxigênio, o que leva ao início do quadro de inflamação sistêmica.

A morte de células acinares leva à liberação de antígenos próprios (*self*) que ativam a resposta imunológica inata. Essas células ativadas vão liberar duas principais citocinas: fator de necrose tumoral alfa (TNFα) e interleucina (IL)-1, que irão ativar outros leucócitos e levar à liberação de outras citoninas pró-inflamatórias no sangue (IL-8, IL-6). Além disso, há aumento de moléculas de adesão no endotélio permitindo o recrutamento cada vez maior de leucócitos para a região retroperitoneal, com consequente maior liberação de citocinas séricas[4].

A síndrome da resposta inflamatória sistêmica (SIRS) é o quadro decorrente dessa intensa liberação de citocinas pró-inflamatórias no sangue. A gravidade da pancreatite é estimada pelo acometimento de órgãos a distância e pela disfunção de múltiplos órgãos.

Quadro clínico

O quadro clínico inicial da PA é dor em abdome superior, que pode irradiar para dorso, geralmente associada a vômitos. A duração da dor é de horas (mais de 24 horas), e há relato de piora com a posição supina e ao comer[5].

O grau de inflamação sistêmica pode variar, mas, em se tratando de PA grave, o indivíduo pode apresentar-se febril, taquicárdico, taquipneico, hipotenso, oligúrico e com alteração de nível de consciência. Todos esses sinais são considerados sinais de gravidade.

No exame físico, evidencia-se dor a palpação de epigástrio, que pode ser de forte intensidade, geralmente sem sinais de peritonismo. O abdome pode estar hipertimpânico e com ruídos hidroaéreos diminuídos. Nos casos mais graves, podem estar presentes os sinais de Cullen (equimose periumbilical - indicativo de sangramento intraperitoenal) e de Grey-Turner (equimoses nos flancos – indicativo de sangramento retroperitoneal)[6].

Diagnóstico

Para o diagnóstico da PA, o indivíduo deve ter presente pelo menos dois dos seguintes critérios (Tabela 138.2)[1].

Feito o diagnóstico de PA, é essencial estabelecer a gravidade do quadro. Para isso, existem múltiplos escores já validados que podem avaliar o paciente clínica e laboratorialmente, além de escores que levam em consideração a imagem (presença de necrose, acometimento da região peripancreática, presença de coleções).

Dentre os muitos critérios clínicos que podem ser utilizados, destacam-se os critérios de Ranson, APACHE II, Glasgow e BISAP. Os critérios de Ranson e Glasgow têm como característica a reavaliação em 48 horas e permitem o diagnóstico de falência orgânica mantida. O escore APACHE II não é específico para casos de PA. O BISAP pode ser calculado na admissão do paciente, porém não prediz a evolução para falência orgânica persistente[7].

Os escores de Balthazar, CTSI e CTSI-modificado levam em consideração a imagem tomográfica, porém são insuficientes se avaliados isoladamente, já que a presença ou ausência de necrose não é preditora de mortalidade.

Tabela 138.2. Conceito de pancreatite

Dor em abdome superior
Elevação no sangue de três vezes o LSN das enzimas amilase e/ou lipase
Exame de imagem (TC ou RM) compatível com PA.

LSN: limite superior da normalidade; TC: tomografia computadorizada; RM: ressonância magnética; PA: pancreatite aguda.

Diagnósticos diferenciais

Entre os diagnósticos diferenciais, devem ser considerados:

- Quadros inflamatórios abdominais: colecistite, apendicite, diverticulite, gastroenterites, peritonite;
- Quadros dispépticos: úlcera péptica, dispepsia funcional;
- Quadros isquêmicos: isquemia intestinal, isquemia miocárdica, angina instável;
- Quadros obstrutivos intestinais;
- Quadros torácicos: pneumonias, derrame pleural, pericardite.

Avaliação inicial na sala de emergência

Na suspeita de PA grave, o paciente deve ser encaminhado à sala de emergência e avaliado na seguinte sequência:

- **Nível de consciência:** pacientes agitados ou torporosos podem indicar gravidade maior;
- Sinais vitais: é importante avaliar frequência cardíaca, frequência respiratória, pressão arterial e oximetria;
- Débito urinário: avaliação do débito urinário pode dar a informação do grau de desidratação e possivelmente de insuficiência renal;
- Coleta de exames laboratoriais que permitam tanto concluir o diagnóstico (níveis de amilase/lipase) quanto determinar a gravidade (função renal, gasometria arterial, glicemia, PCR, hemograma e coagulograma).

Condutas na sala de emergência

Ao ter o diagnóstico de PA grave fechado, algumas condutas devem ser iniciadas imediatamente para melhor prognóstico:

- **Hidratação vigorosa:** provavelmente a medida com maior impacto na evolução da doença. É recomendada a administração de soluções cristaloides (há benefício no uso de soluções de ringer lactato comparado com soluções salinas a 0,9%) para reestabelecimento da volemia e prevenção das principais complicações. A recomendação é de que sejam administrados 250 a 500 mL/h nas primeiras 6 horas. Nas 36 horas seguintes, recomenda-se manter um débito urinário de 0,5 mL/kg de peso por hora[5];
- **Analgesia:** a dor é o principal sintoma e deve ser bem controlada, pois pode levar a alterações respiratórias e ansiedade. A analgesia deve ser escalonada – analgésicos simples + anti-inflamatórios, opioides fracos e opioides fortes[8];
- **Suporte nutricional:** o paciente com PA está em intenso estado catabólico, por isso é essencial atentar ao suporte nutricional. A via preferida sempre é oral ou enteral. Caso o paciente já esteja sem dor, sem vômitos e com ruídos hidroaéreos presentes, a dieta pode ser iniciada. A dieta oral pode ser de consistência sólida, apenas com restrição de gorduras. Caso a dieta via oral não seja possível (piora da dor, distensão abdominal, paciente em ventilação mecânica), a via enteral deve ser utilizada (iniciada preferencialmente nas primeiras 72 horas do processo). A via parenteral é utilizada apenas em último caso, se as vias oral e enteral não puderem ser utilizadas[8,9];
- **Profilaxia com antibiótico:** apesar de tema controverso, o uso rotineiro de profilaxia antibiótica não é recomendado, mesmo em pacientes com necrose pancreática. O uso de antibióticos nos quadros de PA grave deve ser restrito a infecções extrapancreáticas e na suspeita de infecção do tecido necrótico (após 7 a 10 dias sem melhora clínica)[8].

Evolução

O paciente diagnosticado com PA grave deve ser transferido para a unidade de terapia intensiva para cuidados intensivos e monitorização.

Caso haja mudança no quadro clínico ou aumento dos parâmetros inflamatórios, o paciente deve ser reestadiado com novo exame de imagem.

Na suspeita de necrose infectada (paciente sem melhora clínica após cerca de 7 a 10 dias ou nova elevação de marcadores inflamatórios), alguns autores indicam o tratamento com antibióticos de amplo espectro, preferencialmente após punção da necrose guiada por tomografia. A introdução de antibióticos não deve esperar o resultado da cultura do material (que deve servir apenas para guiar o esquema antimicrobiano).

Caso a PA grave seja de causa biliar, a colecistectomia deverá ser realizada, porém, com o acúmulo de líquidos e coleções peripancreáticas, é conveniente que se aguarde a estabilização dessas coleções para submeter o paciente a essa cirurgia[9].

Referências bibliográficas

1. Banks PA, Bollen TL, Dervenis C, Gooszen HG, Johnson CD, Sarr MG, et al.; Acute Pancreatitis Classification Working Group. Classification of acute pancreatitis – 2012: revision of the Atlanta classification and definitions by international consensus. Gut. 2013;62(1):102-11.
2. Yadav D, Lowenfels AB. Trends in the epidemiology of the first attack of acute pancreatitis: a systematic review. Pancreas. 2006;33(4):323-30.
3. Mofidi R, Duff MD, Wigmore SJ, Madhavan KK, Garden OJ, Parks RW. Association between early systemic inflammatory response, severity of multiorgan dysfunction and death in acute pancreatitis. Br J Surg. 2006;93(6):738-44.
4. Singh P, Garg PK. Pathophysiological mechanisms in acute pancreatitis: Current understanding. Indian J Gastroenterol. 2016;35(3):153-66.
5. Tenner S, Baillie J, DeWitt J, Vege SS. American College of Gastroenterology. Guidelines. Management of acute pancreatitis. Am J Gastroenterol. 2013;108:1400-15.
6. Privette TW Jr, Carlisle MC, Palma JK. Emergencies of the liver, gallbladder, and pancreas. Emerg Med Clin North Am. 2011;29(2):293-317, viii-ix.
7. Kuo DC, Rider AC, Estrada P, Kim D, Pillow MT. Acute Pancreatitis: What's the Score? J Emerg Med. 2015;48(6):762-70.
8. Dooley N, Hew S, Nichol A. Acute pancreatitis: an intensive care perspective. Anaesth Intens Care Med. 2015;16(4):191-6.
9. Talukdar R, Vege SS. Acute pancreatitis. Curr Opin Gastroenterol. Curr Opin Gastroenterol. 2015;31(5):374-9.

139

URGÊNCIAS NAS NEOPLASIAS DIGESTIVAS

Alberto Julius Alves Wainstein
Fernando Augusto de Vasconcellos Santos
Fernanda Cardoso Parreiras

Introdução

O câncer é segunda causa de morte no mundo e sua incidência vem aumentando nos últimos anos como resultado de mudanças no estilo de vida, tais como aumento do tabagismo e obesidade, programas de rastreamento para a detecção precoce, envelhecimento da população, entre outros[1]. No Brasil, houve 201.968 mortes por câncer em 2014[2]. A principal chance de cura está no diagnóstico precoce e no tratamento cirúrgico com radicalidade oncológica, que é atingida pela ressecção completa do tumor. Por conseguinte, o aumento observado na prevalência do câncer ocasiona, também, aumento do número de pacientes que chegam ao sistema de saúde necessitando de abordagem emergencial.

O paciente oncológico encontra-se em constante risco de desenvolver quadros clínicos emergenciais que demandam abordagem médica imediata, seja como consequência direta do tumor ou mesmo em consequência de seu tratamento[3]. Uma parcela significativa dos atendimentos em unidades de emergência se dá em pacientes com tumores do trato gastrointestinal, e muitos deles necessitarão de procedimentos cirúrgicos[3].

As principais causas de atendimento emergencial encontradas nessas neoplasias são obstrução intestinal e de ductos biliares, perfuração e hemorragia. Essas condições clínicas serão detalhadas a seguir.

Estudos recentes mostraram que um em cada três pacientes com câncer disseminado que se submetem à cirurgia para perfuração e um em cada seis que se submetem a cirurgia para obstrução morrerá dentro de 30 dias após o procedimento[4,5]. A maioria dos pacientes submetidos à cirurgia para perfuração e quase a metade que sofre de cirurgia para obstrução terá complicações, e mais de 10% dos pacientes em ambos os grupos foram readmitidos no hospital. Não surpreendentemente, os pacientes com mais comorbidades, dependência funcional, ascite, dispneia e sepse pré-operatória apresentaram maior probabilidade de morte[4,5]. Dados como esses ressaltam a importância de identificar tais alterações precocemente e tratá-las adequadamente.

Obstrução intestinal

Obstrução do trato gastrointestinal é a emergência oncológica mais frequente na prática cirúrgica e é caracterizada por dor abdominal em cólica usualmente associada à intolerância para ingestão oral, náusea, vômitos, distensão abdominal e ausência de eliminação de gases e fezes. Os tumores que mais comumente resultam na obstrução intestinal são os colorretais e ginecológicos primários[6].

Os tumores primários do aparelho digestivo podem determinar obstruções intestinais mecânicas por compressão intrínseca decorrentes do próprio tumor, por ocupar a luz do órgão ou por determinar intussuscepção (Figura 139.1), ou extrínseca, como ocorre em tumores exofíticos, carcinomatose peritoneal e linfadenomegalias por disseminação secundária. Em alguns casos, o quadro obstrutivo pode corresponder a um distúrbio de motilidade devido à invasão do plexo celíaco[2], também habitualmente chamado de íleo adinâmico[3].

A avaliação dos pacientes com abdome agudo obstrutivo inicia-se com a história clínica completa seguida de exame físico. Sintomas comuns que levam a sua suspeição são: distensão abdominal, desconforto ou dor, inapetência, náusea e parada na eliminação de fezes e/ou gases e até diarreia (paradoxal). Alguns pacientes têm o diagnóstico prévio de neoplasias digestivas, mas, na maioria das vezes, o quadro obstrutivo decorre de uma neoplasia insuspeita, o que torna o diagnóstico e condutas ainda mais desafiadores.

Ao exame físico abdominal, pode-se notar distensão simétrica ou assimétrica do abdome à ectoscopia; aumento da tensão da parede abdominal à palpação; aumento, diminuição e ausência de ruídos hidroaéreos, dependendo se a causa da obstrução intestinal é: mecânica ou funcional; por massas palpáveis e, em alguns casos, sinais de irritação peritoneal.

O tratamento inicial do quadro obstrutivo do trato gastrointestinal é, usualmente, conservador, ou seja, promovem-se a restauração do equilíbrio de fluidos e eletrólitos, analgesia, restrição às medicações que têm efeito paralisante sobre os intestinos e posicionamento de sonda nasogástrica para descompressão do trato digestivo, especialmente em casos de obstruções intestinais altas com distensão gástrica, associada ou não a vômitos.

A seguir, é necessário entender a causa do quadro obstrutivo e, se possível, estabelecer, simultaneamente, o estadiamento tumoral, que é de extrema importância para as decisões terapêuticas que se seguirão. Os métodos para diagnóstico e estadiamento tumoral incluem estudos de imagem como radiografia simples do abdome e tórax, tomografia computadorizada abdominal, preferencialmente com contraste venoso e oral, se as condições do paciente permitirem, e tomografia de tórax. Em casos selecionados, deve-se solicitar endoscopia digestiva alta e/ou baixa.

O grande dilema em pacientes com obstruções intestinais neoplásicas é balancear entre procedimento cirúrgico oncológico radical, realizado em condições clínicas adversas, ou procedimento conservador, com o uso de *stents* ou próteses, ou cirúrgico paliativo[6]. No primeiro caso, existe maior risco de complicações operatórias, mas com o benefício de, em um único ato cirúrgico, ressecar completamente a lesão e possibilitar a cura do paciente. Nos procedimentos paliativos como *stents*, ostomias e desvio interno de trânsito intestinal, haverá a necessidade de no mínimo mais uma intervenção cirúrgica, agora em caráter eletivo, e as chances de cura desse paciente serão reduzidas significativamente. Os *stents* colônicos têm melhores benefícios a curto prazo do que a cirurgia, incluindo estadia hospitalar mais curta, menor mortalidade e menor taxa de colostomia[6] (Figura 139.2).

O grande segredo do manejo desses casos é a rigorosa seleção dos pacientes para cada procedimento, baseada nas condições clínicas deles, estadiamento cirúrgico, condições técnicas da instituição na qual o procedimento será realizado, prognóstico da doença e experiência da equipe cirúrgica.

Obstrução de ductos biliares

A obstrução maligna das vias biliares pode ser devida aos tumores primários das vias biliares, invasão biliar por tumores advindos de órgãos adjacentes, linfadenomegalia em pedículo hepático e por metástases disseminadas em parênquima hepático.

A obstrução biliar pode resultar em colangite caracterizada por icterícia, prurido, febre e dor abdominal. As neoplasias mais frequentemente envolvidas são: adenocarcinoma da cabeça do pâncreas, colangiocarcinoma, linfadenopatia

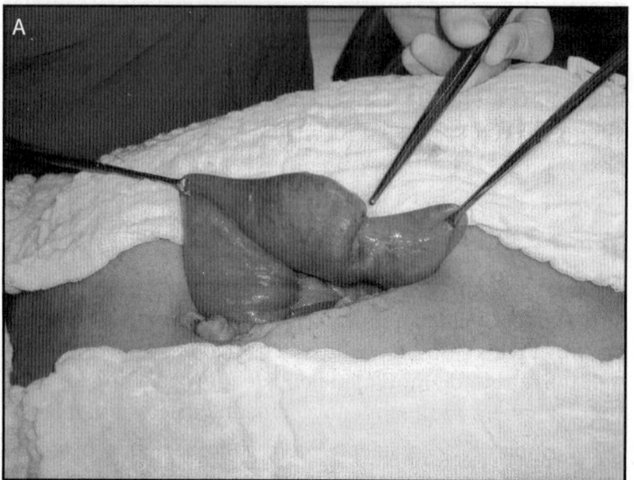

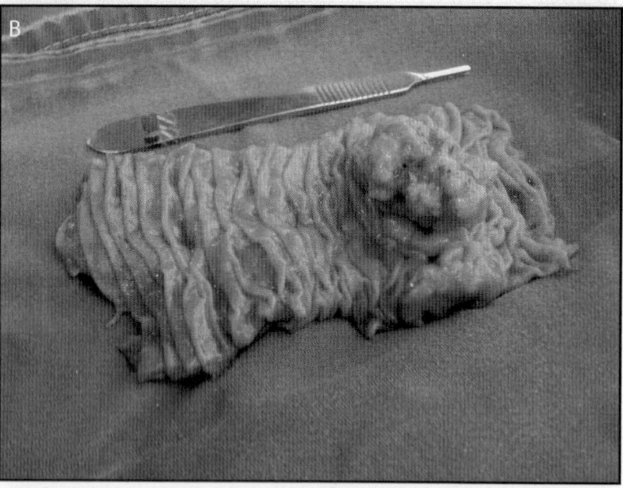

Figura 139.1. **A**- Intussuscepção determinando quadro agudo obstrutivo. **B**- Detalhe do tumor visto após abertura da peça cirúrgica.

Fonte: Arquivo pessoal cedido pelo autor Fernando Augusto Vasconcellos Santos.

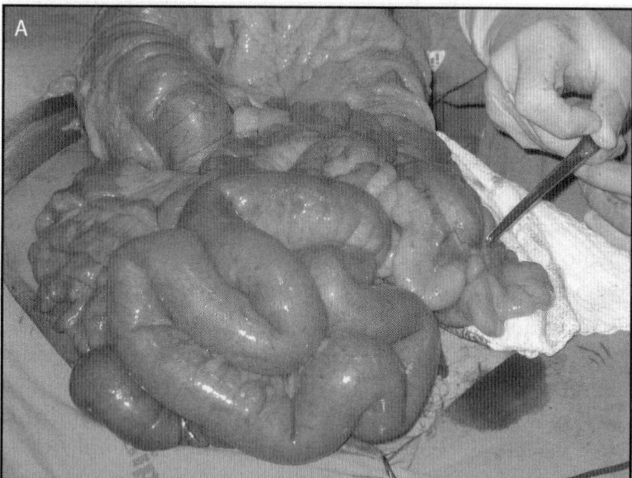

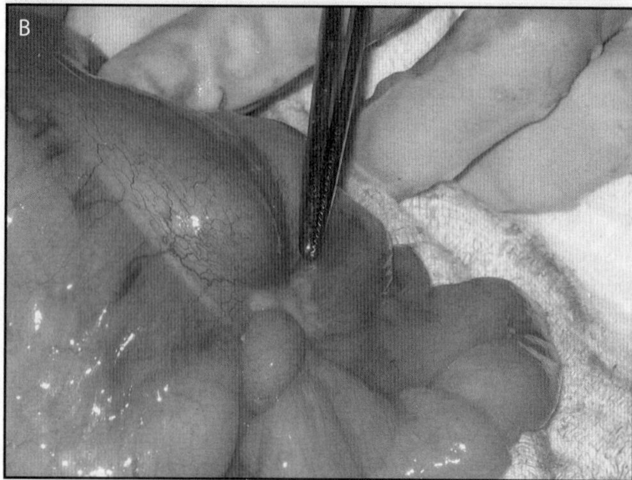

Figura 139.2. **A**- Obstrução intestinal com importante dilatação de alças intestinais. **B**- Detalhe da localização do tumor responsável pelo quadro obstrutivo.

Fonte: Arquivo pessoal cedido pelo autor Fernando Augusto Vasconcellos Santos.

metastática no ligamento hepatoduodenal, metástases hepáticas de adenocarcinoma de colón e gástrico[7].

O prognóstico da obstrução biliar maligna é restrito. Muitos pacientes que são sintomáticos apresentam doença avançada, e o tratamento paliativo é muitas vezes a única opção. Hiperbilirrubinemia sintomática resultando em prurido intenso, colangite ou sepse são indicações para a drenagem de urgência, que pode ser realizada por acesso percutâneo, endoscópico, laparotomia e laparoscopia[7].

Possíveis intervenções cirúgicas para o tratamento dos quadros de obstrução biliar são as anastomoses biliodigestivas, tais como a hepático-jejunostomia em Y de Roux, colédoco-jejunostomia em Y de Roux, coledocoduodenoanastomose e colecistojejunostomia. Esses procedimentos podem ser realizados tanto por via laparotômica quanto por via laparoscópica, e a escolha entre eles será ditada pelas condições clínicas dos pacientes. Porém, em pacientes debilitados, a abordagem endoscópica ou percutânea parece ser mais sensata, por serem procedimentos minimamente invasivos, frequentemente realizadas com anestesia local e sedação venosa e muito eficazes no alívio da obstrução biliar.

Perfuração

Todas as neoplasias do aparelho digestivo podem eventualmente cursar com perfuração, definida como descontinuação ou erosão da parede de uma víscera oca levando à comunicação da luz com o espaço à sua volta ou com outro órgão adjacente. Trata-se de condição grave, potencialmente fatal, frequentemente associada a tumores avançados e em pacientes com estado nutricional comprometido (Figura 139.3).

O quadro perfurativo observado no câncer de esôfago, por exemplo, decorre de lesões grandes, infiltrativas, usualmente com acometimento de vias aéreas e/ou grandes vasos como a aorta, caracterizando estado clínico crítico, muitas vezes fatal.

Em outras vezes, a perfuração não ocorre na área acometida pelo tumor, como o que é observado nos tumores colaterais obstrutivos, que promovem grande distensão cecal e consequente ruptura dele.

Outras situações, agora mais raras, devem-se à perfuração do intestino delgado por linfoma não Hodgkin, especialmente no íleo terminal e em outras condições tais como a enterite actínica e a enterocolite neutropênica[8].

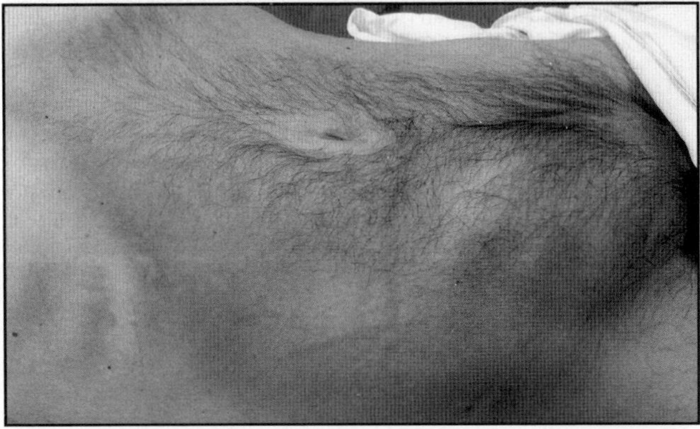

Figura 139.3. Paciente com neoplasia de ceco - colón ascendente perfurado com formação de abscesso em parede abdominal.

Fonte: Arquivo pessoal cedido pela autora Fernanda Cardoso Parreiras.

Alguns agentes sistêmicos recentemente introduzidos na prática clínica, utilizados no tratamento dos tumores sólidos, como os anticorpos monoclonais antiangiogênicos, tais como bevacizumabe, inibidores da tirosina quinase, o imatinibe e sunitinibe para tumores estromais gastrointestinais (GIST) podem ser causa de perfuração visceral[10,11].

Esses tratamentos antiangiogênicos não contraindicam a cirurgia de emergência, mas requerem grande prudência no desempenho de qualquer procedimento com risco hemorrágico, como sutura ou anastomose, uma vez que a cicatrização pós-operatória permanece cerca de uma semana após a descontinuação dos agentes TKI anti-VEGF-R e durante seis semanas após a descontinuação do bevacizumabe. Após a cirurgia, esses tratamentos devem ser descontinuados[10,11].

Imunoterápicos, como ipilimumabe e nivolumabe, muito utilizados para tratamento de melanoma avançado e câncer de pulmão, podem ocasionar a colite autoimune, que pode cursar com perfuração intestinal, sem nenhum outro comemorativo intestinal pregresso[12,14].

O quadro clínico é variado, usualmente relacionado com a localização do tumor primário, mas alguns sintomas comuns e de alarme, como taquicardia, hipotensão, dor intensa toracoabdominal, usualmente associados a sinais de peritonite e de choque hipovolêmico, como pele pegajosa, extremidades frias, hipotensão arterial, devem ser prontamente identificados e as medidas terapêuticas, prontamente iniciadas.

Deve-se proceder com revisão laboratorial de rotina, especialmente para detecção de aspectos relacionados a hematócrito, leucocitose ou leucopenia, avaliação da função renal e de dados relacionados a perfusão tecidual. A radiografia de tórax e abdome é muito útil e facilmente acessível, nos quais se pode observar a presença de pneumoperitônio e penumomediastino, se for o caso. A tomografia computadorizada toracoabdominal, se possível, deve ser realizada não só por poder ajudar no estadiamento tumoral, mas também por permitir melhor programação de procedimentos cirúrgicos direcionados a cada caso.

O tratamento operatório depende da causa da perfuração e das condições locais da cavidade e gerais do doente. Pode ser uma simples ressecção com anastomose primária ou então ressecção com ostomia.

Hemorragia

O paciente oncológico pode apresentar sangramentos em diversos estágios da sua doença ou mesmo decorrente do tratamento. Os quadros clínicos são abrangentes e podem ir desde sangramento intestinal oculto até sangramento intestinal obscuro, podendo ou não ser catastróficos, como nas hematêmeses por fístula tumoral esôfago-aórtica, ou de curso benigno e autolimitando.

Pacientes com sangramento visível podem apresentar-se com hematêmese, hemoptise, hematoquezia, melena, hematúria, sangramento vaginal, equimoses, petéquias, epistaxe ou lesões cutâneas ulceradas. Em alguns casos, o sangramento é de difícil identificação, como nos casos de hemorragia intraperitoneal e retroperitoneal.

A hemorragia pode ter origem a partir de invasão tumoral, danos vasculares, resposta ao tratamento sistêmico do tumor ou lesão por radiação. Também podem resultar de anormalidades na função ou número de plaquetas e outras coagulopatias induzidas pelo tratamento sistêmico ou em decorrência de má absorção intestinal.

No quadro agudo, o tratamento inicial da hemorragia é baseado na monitorização hemodinâmica, estabelecimento de acesso venoso e ressuscitação volêmica com soluções cristaloides e transfusão de hemoderivados, quando necessário. Antes de qualquer intervenção, se possível, deve-se identificar a presença ou não de distúrbios da coagulação e promover a sua correção.

A endoscopia é um método eficaz e minimamente invasivo para o diagnóstico e o tratamento de sangramento no trato gastrointestinal alto e baixo. Quando realizada nas primeiras 48 horas de instalação do quadro, identifica a causa da hemorragia na maioria das vezes e é capaz de controlar o sangramento digestivo na quase totalidade dos casos. Para isso, podem ser utilizados: injeção de agentes esclerosantes, aplicação de clipes metálicos, eletro e fotocoagulação[4].

Tabela 139.1. Manejo de hemorragias em pacientes com câncer – intervenções sistêmicas

- Vitamina K
- Vasopressina/desmopressina
- Análogos de somatostatina (octreotida)
- Agentes antifibrinolíticos
- Produtos derivados do sangue
  - Plaquetas
  - Fatores de coagulação
  - Plasma fresco congelado

Tabela 139.2. Manejo da hemorragia em pacientes com câncer – medidas locais

- Curativos não aderentes
- Curativos hemostáticos
  - Esponja de gelatina absorvível
  - Selantes de fibrina
  - Alginatos
  - Adrenalina
- Radioterapia
- Cirurgia
- Endoscopia
- Embolização vascular
- Balões arteriais por radiologia intervencionista

Angiografia e embolização dos vasos sanguíneos é uma importante opção diagnóstica e terapêutica, no entanto sua utilização fica limitada pela pouca disponibilidade de profissionais especializados, volume de sangramento no momento da realização do exame, fino calibre de vasos terminais e risco de isquemia não desejada da víscera que contém o sangramento.

A radioterapia hemostática pode ser considerada nos sangramentos a partir de lesões do reto e outras localizações, podendo ser eficaz em 60% a 85% dos casos[4] (Tabela 139.2).

Referências bibliográficas

1. Siegel RL, Miller KD, Jemal A. Cancer statistics, 2015. CA Cancer J Clin. 2015;65:5-29.
2. Brasil. Ministério da Saúde. Informações de Saúde (TABNET). Disponível em: http://tabnet.datasus.gov.br. Acesso em: 24 jan. 2017.
3. Prenen K, Prenen H. Oncological emergencies associated with gastrointestinal tumors. Ann Gastroenterol. 2015;28(4):426-30.
4. Bosscher MRF, Bastiaannet E, van Leeuwen BL, Hoekstra HJ. Factors associated with short-term mortality after surgical oncologic emergencies. Ann Surg Oncol. 2016;23:1803-14.
5. Cauley CE, Panizales MT, Reznor G, Haynes AB, Havens JM, Kelley E, et al. Outcomes after emergency abdominal surgery in patients with advanced cancer: Opportunities to reduce complications and improve palliative care. J Trauma Acute Care Surg. 2015;79(3):399-406.
6. Bosscher MRF, van Leeuwen BL, Hoekstra HJ. Current management of surgical oncologic emergencies. PLoS ONE. 2015;10(5):e0124641.
7. Kogut MJ, Bastawrous S, Padia S, Bhargava P. Hepatobiliary oncologic emergencies: imaging appearances and therapeutic options. Curr Probl Diagn Radiol. 2013;42:113.
8. Lankes K, Hundorfean G, Harrer T, Pommer AJ, Agaimy A, Angelovska I, et. al. Anti-TNF-refractory colitis after checkpoint inhibitor therapy: Possible role of CMV-mediated immunopathogenesis. Oncoimmunology. 2016;5(6):e1128611.
9. Pereira J, Phan T. Management of bleeding in patients with advanced cancer. Oncologist. 2004;9:561.
10. Gupta A, De Felice KM, Loftus EV Jr, Khanna S. Systematic review: colitis associated with anti-CTLA-4 therapy. Aliment Pharmacol Ther. 2015;42(4):406-17.
11. Abu-Hejleh T, Mezhir JJ, Goodheart MJ, Halfdanarson TR. Incidence and management of gastrointestinal perforation from bevacizumab in advanced cancers. Curr Oncol Rep. 2012;14(4):277-84.
12. L. Marthey L, Mateus C, Mussini C, Nachury M, Nancey S, Grange F, et al. Cancer immunotherapy with anti-CTLA-4 monoclonal antibodies induces an inflammatory bowel disease. J Crohns Colitis. 2016;10(4):395-401.
13. Ramly EP, Bohnen JD, Farhat MR, Razmdjou S, Mavros MN, Yeh DD, et.al. The nature, patterns, clinical outcomes, and financial impact of intraoperative adverse events in emergency surgery. Am J Surg. 2016;212(1):16-23.
14. Tung CS, Sun CC, Schlumbrecht MP, Meyer LA, Bodurka DC. Survival after intestinal perforation: can it be predicted? Gynecol Oncol. 2009;115(3):349-53.

140

HEPATITES

Kátia Valéria Bastos Dias Barbosa
Thais Mansur Ghetti Costa
Tarsila Campanha da Rocha Ribeiro

Introdução

A hepatite aguda é uma lesão das células do fígado causada por um processo inflamatório e que cursa com elevação das aminotransferases. Esse quadro não dura mais do que seis meses e pode apresentar graus variáveis de alteração laboratorial, clínica e histológica.

As aminotransferases são os melhores marcadores da injúria hepática, porém fosfatase alcalina e gamaglutamil transferase (GGT) também podem estar alteradas em menor proporção.

Etiologia

A hepatite aguda pode ser causada por vírus (hepatites A, B, C, D e E, entre outros), álcool, medicamentos (doença hepática induzida por drogas – DILI) e, menos frequentemente, por hepatite autoimune, doença de Wilson.

Alguns casos mais graves podem evoluir para hepatite fulminante (ou falência hepática aguda).

Quadro clínico

O quadro clínico da hepatite aguda é variável e depende da etiologia. Sintomas prodrômicos como fadiga, dor abdominal, anorexia, náuseas e vômitos, além do aparecimento súbito de icterícia, podem estar presentes. Febre, cefaleia, mialgia e diarreia também podem fazer parte da apresentação clínica. Laboratorialmente, observa-se elevação de aminotransferases, principalmente a alanina aminotransferase (ALT), que podem chegar a cem vezes o limite da normalidade. Aumento da fosfatase alcalina e da GGT indica colestase, mostrando redução do fluxo biliar entre fígado e duodeno. Leucopenia (exceto na hepatite alcoólica), anemia e trombocitopenia podem ser identificadas. É muito importante acompanhar a atividade de protrombina desses pacientes, pois AP menor que 50% ou RNI maior que 1,5 podem ser sinais de gravidade e indicam internação hospitalar para melhor acompanhamento. Porém, o sinal mais importante para identificar evolução grave é a presença de encefalopatia.

Diagnóstico

É importante realizar uma anamnese completa interrogando sobre fatores de risco para hepatites virais (saneamento básico, tatuagem e *piercing*, cirurgias e transfusões sanguíneas, comportamento sexual), uso de substâncias como álcool, drogas, medicamentos e chás, outras patologias de base como diabetes, hipertensão arterial, síndrome metabólica e história familiar de doenças hepáticas. Deve-se avaliar tempo de início e a duração dos sintomas.

No exame físico, atentar para localização da dor abdominal, icterícia, encefalopatia e hepatoesplenomegalia. Pacientes com doença aguda não devem ter sinais de hepatopatia crônica como telangiectasias, eritema palmar, ascite ou circulação colateral abdominal. A presença desses sinais indica que a injúria é resultado direto da doença hepática crônica ou uma superposição de um evento agudo sobre um fígado já com doença crônica.

Para todos os pacientes com suspeita de hepatite aguda, é indicado solicitar hemograma completo, transaminase glutâmico-oxalacética (TGO), aspartato aminotransferase (AST), ALT, bilirrubinas totais e frações, GGT, fosfatase alcalina, tempo de protrombina e RNI, além das sorologias para hepatites virais: anti-HAV IgM, anti-HBc IgM, HBsAg. Deve-se também avaliar a necessidade de exames mais específicos na suspeita de etiologias menos comuns, como doenças autoimunes e metabólicas, bem como interrogar sobre abuso de álcool, uso de medicamentos e drogas ilícitas.

O paciente deve receber medicações sintomáticas, dieta de acordo com a aceitação, hidratação venosa nos casos de vômitos incoercíveis ou anorexia intensa e deve ser orientado a manter repouso relativo. Para cada caso, devem ser avaliados a necessidade de internação hospitalar e o tratamento específico de acordo com a etiologia. Deve-se evitar uso de chás e automedicação.

A avaliação clínica inicial deve compreender a busca de sinais de alarme que indiquem possível evolução para hepatite aguda grave e/ou insuficiência hepática aguda (IHA).

Devem-se avaliar o tempo de aparecimento e a evolução progressiva ou não da icterícia. Pacientes que apresentem alargamento progressivo do tempo de protrombina e/ou RNI maior que 1,5, não relacionado à presença de colestase e que é responsivo à administração de vitamina K, devem ser submetidos a avaliações semanais mais frequentes ou devem ser internados. E os pacientes que desenvolvem encefalopatia hepática (EH) em vigência do quadro agudo de hepatite devem ser internados em unidade de terapia intensiva, preferencialmente em hospitais ou serviços com experiência em hepatologia e/ou transplante hepático.

Hepatites agudas virais

As hepatites virais tendem a ser autolimitadas, porém alguns casos podem se tornar recorrentes ou infecções crônicas ou evoluir para hepatite fulminante.

Elas cursam com uma fase pré-ictérica, na qual surgem os sintomas pouco específicos, como desconforto abdominal em quadrante superior direito, fadiga, náusea e vômitos, e a quantidade de vírus é máxima. Essa fase pode perdurar de 3 a 10 dias e, em alguns pacientes, essa é a única fase presente no decorrer da doença.

Em seguida, ocorre a fase ictérica, com surgimento de icterícia e piora dos sintomas clínicos, além de poder ser observados colúria e acolia fecal. Nessa fase, a viremia começa a diminuir, enquanto as transaminases e bilirrubinas estão bastante elevadas. Pode durar até três semanas. Por último, ocorre a fase de convalescença, com melhora dos sintomas e dos marcadores laboratoriais e clareamento viral.

Hepatite A aguda

Considerações gerais

O vírus da hepatite A é menos agressivo na infância, com até 80% dos casos sendo assintomáticos. No adulto, é mais comum observar sintomas clínicos, e 40% a 70% desses pacientes vão desenvolver icterícia.

Sua transmissão é fecal-oral, interpessoal e pela água e alimentos contaminados. O vírus é altamente contagioso, o que pode causar epidemias, principalmente nos países subdesenvolvidos, onde o saneamento básico é mais precário.

O período de incubação é de 15 a 45 dias e os grupos com maior risco de contaminação são as crianças, pessoas institucionalizadas, homossexuais masculinos e viajantes. Idosos e gestantes têm maior risco de desenvolver quadros de hepatite grave.

Diagnóstico

O diagnóstico da hepatite A é feito pela identificação do anticorpo anti-HAV IgM. Ele é altamente sensível e específico e surge no início dos sintomas, até 10 dias da contaminação, podendo perdurar por até 12 meses.

A maioria dos pacientes irá apresentar doença autolimitada, que melhora em algumas semanas. Não existe um tratamento específico.

Tratamento

O paciente deve receber medidas de suporte e orientações de higiene para evitar a transmissão. Ele deve ser acompanhado com consultas a cada 15 dias, devendo ser solicitados exames laboratoriais: hemograma completo, AST, ALT, GGT, fosfatase alcalina, bilirrubinas, AP, RNI, creatinina, glicemia de jejum e outros, conforme necessário. É importante atentar para um pequeno grupo de pacientes que podem evoluir para hepatite fulminante. Em alguns pacientes, a normalização da ALT ocorre em mais de 60 dias; em outros casos, pode estar presente a forma recidivante, com novo aumento da ALT durante o curso da infecção.

Profilaxia

Para a prevenção da hepatite A, existe uma vacina que é indicada para pacientes com doença hepática crônica, profissionais de saúde, funcionários de creches, do setor de água e esgoto, veterinários e pessoas com doenças hematológicas. Está presente no calendário vacinal de crianças.

Hepatite B aguda

Considerações gerais

O vírus da hepatite B é um vírus DNA e sua transmissão se dá por via parenteral, sexual e vertical, sendo os grupos de usuários de drogas injetáveis e com múltiplos parceiros sexuais os com maior risco de contaminação. A transmissão via transfusão sanguínea e vertical está em queda devido às políticas de diagnóstico e rastreio desses grupos. Os usuários de drogas injetáveis são os que mais apresentam icterícia durante o curso da infecção, até 30%.

Existem três formas clínicas de infecção pelo vírus B. Elas são determinadas pela resposta imune do paciente. Quando a resposta imune é adequada, a hepatite B evolui de forma autolimitada e para cura. Já se a resposta imune for muito exacerbada, o paciente pode apresentar IHA ou hepatite fulminante. A terceira forma ocorre nos pacientes imunodeprimidos, que não conseguem combater a infecção e evoluem para a forma crônica da hepatite B. Esse último grupo pode apresentar exacerbação da hepatite durante o curso crônico, com elevação das aminotransferases e evidência de replicação viral, sendo importante diferenciá-la do quadro agudo.

A maior parte dos pacientes (até 70%) apresenta a forma subclínica ou anictérica, com sintomas inespecíficos. Aqueles que evoluem para a fase ictérica podem apresentar icterícia, que dura em média três semanas, além de piora dos sintomas como fadiga e aparecimento de acolia fecal e prurido. Esses sintomas são consequência da resposta imune celular e humoral que agem para inativar e remover as partículas virais dos hepatócitos. Nesse tipo de hepatite também podem ser observados sintomas extra-hepáticos como *rash* cutâneo maculopapular, artralgia de grandes articulações como joelhos e cotovelos e, raramente, pancreatite aguda.

Como a hepatite B é a hepatite com maior risco de evoluir para a forma fulminante, é importante acompanhar sinais clínicos de gravidade nesses pacientes – surgimento de EH em vigência da icterícia –, além dos exames laboratoriais de tempo de protrombina e a dosagem de bilirrubinas. A síndrome de IHA está descrita no final do capítulo.

Diagnóstico

O vírus da hepatite B apresenta antígenos e estimula a produção de anticorpos específicos, que podem ajudar no diagnóstico da infecção (Tabela 140.1). O HBsAg é o antígeno de superfície, o HBeAg é o antígeno que indica replicação viral e o anti-HBc é o anticorpo contra o antígeno *core*. Além desses, existe um exame capaz de quantificar a carga viral do indivíduo, o HBV-DNA. O anticorpo anti-HBe aparece quando ocorre supressão da replicação viral.

Assim, o diagnóstico da infecção pelo vírus da hepatite B é baseado na detecção do HBsAg e anti-HBc IgM. Os outros marcadores são usados para determinar se o vírus está replicando e não têm papel importante no diagnóstico da doença aguda, tais como o HBeAg e anti-HBe.

Tratamento

O tratamento, assim como na hepatite A, é baseado em medidas de suporte. É importante orientar o paciente sobre os riscos de transmissão por meio de objetos cortantes em casa e fazer a profilaxia no parceiro sexual.

O consenso brasileiro de hepatite B indica tratamento em algumas situações, com o uso de agentes antivirais: RNI maior que 1,6 ou AP menor que 40%, indicando gravidade, bilirrubina total maior que 10 mg/dL e que perdure por mais de quatro semanas, pacientes com outras doenças crônicas hepáticas ou imunossuprimidos e coinfecção com vírus da hepatite C. A primeira escolha é a lamivudina na dose de 100 a 150 mg por dia. Deve ser usada até que o paciente apresente negativação do HBsAG em dois testes com intervalo de quatro semanas. Outras opções terapêuticas são o entecavir 0,5 a 1 mg por dia e o tenofovir 300 mg por dia.

O acompanhamento ambulatorial deve ser como na hepatite A, semanalmente e, após, a cada 15 dias, com exames laboratoriais de controle.

Profilaxia

Existe imunização contra a hepatite B, que é feita em três doses, com intervalo de um mês entre a primeira e a segunda dose e de seis meses entre a primeira e terceira dose. Para profilaxia pós-exposição, existe a gamaglobulina hiperimune, que deve ser aplicada em até 12 horas do contato com a fonte de infecção.

Tabela 140.1. Marcadores virais da hepatite B

	HBsAG	Anti-HBs	Anti-HBc	Anti-HBc IgM	HBeAg	Anti-HBe	HBV DNA
Hepatite B aguda	+	-	+	+	+/-	-	+
Hepatite B curada	-	+	+	-	-	+/-	-
Hepatite B crônica	+	-	+	-	+/-	+/-	+
Vacinação para hepatite B	-	+	-	-	-	-	-

Hepatite C aguda

Considerações gerais

A hepatite C aguda é na maioria das vezes assintomática, e a ausência de um marcador de infecção aguda dificulta seu diagnóstico. É transmitida principalmente pela via parenteral, por meio principalmente de drogas injetáveis, transfusão sanguínea ocorrida antes de 1990, pacientes com doença renal dialítica e profissionais de saúde. Em alguns casos não é possível identificar a fonte de infecção. A maioria dos pacientes vai desenvolver hepatite crônica pelo vírus C, com apenas 30% dos pacientes apresentando cura espontânea após 12 semanas de infecção.

Diagnóstico

É considerada infecção aguda quando é possível documentar soroconversão do anti-HCV, quando a quantificação do vírus por meio do HCV RNA é positiva após duas semanas da exposição ou quando o anti-HCV ou HCV RNA são positivos, sem outra etiologia para o quadro de hepatite identificado. O tempo de incubação da doença é em média de 50 dias.

Os sintomas e as alterações laboratoriais são semelhantes aos de outras hepatites virais, quando presentes.

Tratamento

Para indicar tratamento, esperam-se os três primeiros meses para avaliar se houve resolução espontânea, exceto nos pacientes renais crônicos em diálise, que têm taxa de até 90% de cronificação e devem receber o tratamento imediatamente.

Pelo protocolo do Ministério da Saúde de 2015, quando a infecção é tratada precocemente, as chances de cura chegam a 80%. O tratamento é indicado para os pacientes sintomáticos que, após 12 semanas do início da infecção, ainda apresentem HCV RNA positivo. Os pacientes assintomáticos devem iniciar tratamento imediatamente após o diagnóstico.

O tratamento de escolha é a monoterapia com interferona convencional por 24 semanas. Pacientes com risco de intolerância ao tratamento ou má aderência devem associar a ribavirina, também por 24 semanas. A alfapeginterferona ainda não foi aprovada para o tratamento da hepatite C aguda.

Profilaxia

Não existe vacina contra a hepatite C, sendo as medidas comportamentais a melhor forma de prevenção da doença.

Hepatite D (ou delta)

Considerações gerais

O vírus da hepatite D é um vírus defectivo, ou seja, necessita da ajuda do vírus da hepatite B para sua replicação.

A hepatite D pode ocorrer como coinfecção, quando é concomitante à infecção pelo vírus B, ou como superinfecção, quando ocorre em um paciente com hepatite B crônica.

A transmissão do vírus D ocorre como o B, pela via parenteral, sexual, percutânea ou perinatal. O quadro clínico varia de hepatite leve à fulminante. Na superinfecção, até 90% dos pacientes podem evoluir para a forma crônica da hepatite D.

Diagnóstico

O diagnóstico é feito com a detecção do anti-HDV. Quando ele vem acompanhado do HBsAg e anti-HBc IgM, demonstra a coinfecção. Na superinfecção, o anti-HDV e o HBsAg são positivos, porém o anti-HBc IgM é negativo.

Tratamento

O tratamento da hepatite aguda D é feito com medidas de suporte. Caso haja evolução para hepatite fulminante, a única forma de tratamento é o transplante hepático. A forma crônica é tratada com alfainterferona convencional ou peguilada.

Hepatite E

Considerações gerais

A hepatite aguda E normalmente apresenta recuperação espontânea em quase todos os casos. Sua transmissão ocorre pela via fecal-oral, principalmente pela água contaminada. Algumas regiões da Ásia documentaram transmissão parenteral da doença. Também foi identificada como uma zoonose afetando animais como javali, porco e veado. Assim, os grupos de risco incluem principalmente fazendeiros, açougueiros e veterinários.

O período de incubação da hepatite E é, em média, de 35 dias, e o quadro clínico pode variar de formas leves à hepatite fulminante. Os sintomas prodrômicos podem estar presentes, e as alterações laboratoriais com elevação de transaminases e colestase podem ser vistas.

O maior receio em relação à hepatite E ocorre pelo aumento da mortalidade na infecção em mulheres grávidas, principalmente no terceiro trimestre. Essa relação ainda não foi bem explicada, mas acredita-se que ocorra pelas alterações hormonais dessa fase.

Diagnóstico

O diagnóstico é feito com a detecção de anti-HEV IgM ou IgG. Deve ser suspeitado em pacientes com quadro de hepatite aguda e que estiveram em áreas endêmicas para a doença.

Tratamento

O tratamento é feito com sintomáticos e acompanhamento dos exames laboratoriais, assim como na hepatite A.

Profilaxia

A vacina recombinante contra o vírus da hepatite E ainda está em estudo, e as medidas de higiene e atenção à alimentação e à água, principalmente em gestantes que viajem para áreas endêmicas, são a melhor forma de prevenção.

Outros agentes

Existem outros agentes infecciosos identificados em quadros de hepatite aguda. Eles podem apresentar quadros assintomáticos ou evoluir até para hepatite fulminante. Dentre esses agentes, destacam-se o vírus herpes simples, dengue, citomegalovírus, Epstein-Barr, leptospirose, febre amarela, candidíase, toxoplasmose e malária. O tratamento deve ser direcionado para cada causa.

Hepatite alcoólica

Considerações gerais

A hepatite alcoólica é um dano hepatocelular agudo induzido pelo consumo de álcool. Na maioria dos casos, o paciente tem história de alcoolismo crônico, com episódios de libação recente. O maior risco de doença alcoólica do fígado é para homens com consumo de 40g por dia e mulheres com consumo de 20g por dia de álcool.

Diagnóstico

O quadro clínico pode variar de assintomático até manifestações graves como ictérica, ascite, encefalopatia, insuficiência renal e distúrbios de coagulação. Laboratorialmente, observam-se leucocitose neutrofílica, com aumento do volume corpuscular médio, relação AST/ALT maior que 2, elevação da GGT e as aminotransferases usualmente não ultrapassam 300 UI/L. Critérios de mau prognóstico incluem alargamento do tempo de protrombina e aumento da creatinina e hiperbilirrubinemia.

Para fazer o diagnóstico, é importante na anamnese buscar a história de consumo de álcool e libação recente no exame físico, e sinais de hepatopatia crônica. Sintomas inespecíficos como febre, anorexia, dor abdominal e vômitos podem estar presentes no início do quadro. Deve-se atentar para sintomas de gravidade como encefalopatia e insuficiência hepática. É importante excluir causas infecciosas, com a realização de hemoculturas, radiografia de tórax e paracentese diagnóstica, caso haja ascite presente. As principais causas de óbito nesses pacientes são sangramento digestivo, síndrome hepatorrenal, sepse e insuficiência hepática.

A biópsia hepática é o padrão-ouro para o diagnóstico, mas é raramente indicada. Para avaliação prognóstica, foram desenvolvidos critérios que ajudam na indicação de tratamento. A função discriminante de Maddrey (FDM), o Escore MELD, o modelo prognóstico de Lille e o escore de Glasgow são os mais usados. O escore de Lille é o de maior acurácia, porém a FDM é a mais usada para indicar tratamento e, quando apresenta valores acima de 32, indica alto risco de mortalidade em curto prazo (Tabela 140.2).

Tratamento

O tratamento é, primeiramente, a abstinência alcoólica. Pode ser necessário iniciar benzodiazepínicos com o intuito de minimizar a síndrome de abstinência alcoólica, bem como fazer reposição de vitamina K 10 mg intravenosa (IV), se necessário. A administração de tiamina 100 mg endovenosa (EV) na admissão seguida pela dose de manutenção de 300 mg por dia via oral (VO) ajuda a prevenir a síndrome de Wernicke-Korsakoff. Suporte nutricional com 30 a 50 kcal/kg/dia completa o tratamento base para esses pacientes.

Aqueles que apresentam FDM maior que 32 têm indicação de iniciar corticoide, como a prednisolona, na dose de 40 mg por dia por quatro semanas, com redução subsequente nas duas semanas seguintes, na ausência de contraindicação a esse tratamento. Essas contraindicações incluem infecção em atividade, neoplasias, úlcera péptica ativa ou sangramento digestivo recente (menos de 15 dias), insuficiência renal e infecção comprovada pelo HIV ou vírus da hepatite B. Após sete dias do início do tratamento, deve-se avaliar se houve queda dos valores de bilirrubina total, podendo-se utilizar o escore de Lille. Se ele estiver abaixo de 0,45, deve-se prosseguir com o tratamento. Caso esteja maior que 0,45, o tratamento deve ser interrompido, pois a mortalidade é maior que 85% e não há benefício em estendê-lo. A alternativa para o tratamento com corticoide é a pentoxifilina 400 mg VO, três vezes ao dia, por 28 dias. Não há benefício na associação da prednisolona com a pentoxifilina.

Tabela 140.2. Escores de gravidade na hepatite alcoólica

Nome	Cálculo	Prognóstico
Função discriminante de Maddrey	4,6× (TP do paciente - TP controle) + BT (mg/dL)	Pior se > 32
MELD	9,6 × Log_e (Cr mg/dL) + 3,8 × Log_e (BT mg/dL) + 11 × Log_e (RNI) + 6,4	Pior se > 18
Lille *score*	3,19 – 0,101 × (idade) + 0,147 × (albumina dia 0 [g/L]) + 0,0165 x [evolução da BT (μmol/L)] – 0,206 × [creatinina (μmol/L)] – 0,0065 × [BT dia 0 (μmol/L)] – 0,0096 × (TP)	Melhor se < 0,45
Escore de Glasgow	Pontuação por idade, leucometria, ureia, TP do paciente/TP de controle e BT	Pior se > 8 pontos

TP: tempo de protrombina; BT: bilirrubinas totais; Cr: creatinina; RNI: relação normalizada internacional.

Doença hepática induzida por drogas

Considerações gerais

A DILI é uma injúria causada por vários medicamentos, ervas, chás e outros agentes xenobióticos acarretando alterações laboratoriais ou disfunção hepática. É importante excluir outras causas para o quadro clínico como hepatites virais, álcool e doenças autoimunes ou metabólicas. É a principal causa de IHA, por isso é importante ser diagnosticada prontamente.

Existem dois padrões básicos de lesão causada pela LHID: hepatotoxicidade previsível ou dose-dependente, cujo limite tóxico é conhecido, como ocorre com o paracetamol; e a hepatotoxicidade idiossincrática, que é dose-independente e tem um tempo de latência mais longo e gravidade variável entre os pacientes. A sobreposição desses mecanismos é frequente. As reações mais comuns são hepatocelular, colestática, imunoalérgica e esteato-hepatite.

Diagnóstico

O quadro clínico é parecido com o de outras hepatites agudas, podendo variar de elevação de enzimas hepáticas assintomática à hepatite fulminante. Alguns pacientes podem apresentar exantema cutâneo ou até síndrome de Stevens-Johnson. É importante atentar para sinais de gravidade como icterícia e colúria, e principalmente para indícios de falência hepática como encefalopatia e distúrbios de coagulação.

O diagnóstico é principalmente presuntivo e é importante tentar identificar o contato prévio com o agente, o intervalo entre o contato e o início dos sintomas e se houve melhora do quadro com a suspensão do contato. Como um dos maiores desafios no diagnóstico de LHID é atribuir causalidade, alguns escores foram propostos para ajudar nessa definição. O *Roussel Uclaf Causality Assessment Method* (RUCAM) apresenta sensibilidade de 86% e valor preditivo positivo de 93%. Porém, é um método bastante complexo de pontuação. Em 1997, Maria & Victorino (M&V) desenvolveram um escore simplificado, com boa aceitação entre os especialistas. Mais recentemente, no Japão, foi proposta a *Digestive Disease Week-Japan scale,* que tem se mostrado superior ao RUCAM e M&V. Esses escores estão disponíveis na internet.

Tratamento

Para tratamento da DILI, é primordial a suspensão imediata da droga suspeita, porém os casos de elevação leve de transaminases nem sempre requerem isso. A avaliação da suspensão deve levar em conta a importância da medicação para o paciente e o grau de lesão. A abstinência alcoólica e o suporte clínico também fazem parte do tratamento. Colestiramina na dose de 4 a 16 g por dia ou ácido ursodesoxicólico na dose de 10 a 15 mg por dia podem ser utilizados na colestase, porém têm eficácia variável. O uso de corticoides é controverso, sendo mais utilizados quando há evidente reação de hipersensibilidade.

A intoxicação por paracetamol tem bem estabelecido seu tratamento. Ela ocorre com ingesta superior a 10 a 15g por dia de paracetamol, e o tratamento inicia-se com lavagem gástrica em até 4 horas da ingestão. A N-acetilcisteína é a medicação de escolha para combater os efeitos tóxicos do paracetamol e deve ser iniciada em até 24 horas da intoxicação. Ela é administrada em dose de ataque de 140 mg/kg, seguida de 17 doses de 70 mg/kg a cada 4 horas, totalizando 72 horas de tratamento. Esse esquema deve ser feito em regime hospitalar, pois a aderência do paciente é baixa e é importante controlar a resposta ao tratamento. Para pacientes com intolerância gástrica, existe o regime venoso, com ataque de 150 mg/kg EV em 60 minutos, seguido de 12 mg/kg/hora por 4 horas e, depois, 6,25 mg/kg/h por 16 horas.

O transplante hepático é reservado para pacientes com hepatite fulminante ou que não responderam ao tratamento clínico e à suspensão da droga.

Insuficiência hepática aguda

Considerações gerais

Também chamada de hepatite fulminante, é uma condição com mortalidade muito alta, mas que, felizmente, é pouco frequente. Pode ocorrer por várias etiologias (Tabela 140.3) e sua definição ampla aceita atualmente é o surgimento de coagulopatia, com RNI maior que 1,5, e EH em paciente previamente sem doença hepática crônica, que ocorrem até 26 semanas do início da icterícia.

Existem terminologias baseadas no tempo de início da doença com características clínicas exclusivas e prognóstico diferente por subgrupo (Tabela 140.4). Por exemplo, a gravidade da coagulopatia e o edema cerebral são mais intensos nos pacientes com instalação hiperaguda, enquanto a icterícia tende a ser maior em pacientes com quadro subagudo.

Tabela 140.3. Principais etiologias na insuficiência hepática aguda

Tipo	Causas
Vírus	Hepatite A, B, C, C, delta, E, citomegalovírus, Epstein-Barr, herpes-vírus 1, 2 e 6, adenovírus, parvovírus, febre amarela, dengue
Drogas e toxinas	Paracetamol, *Amanita*, *ecstasy*, tetraciclina, isoniazida, suldonamidas, fenitoína, halotano, ácido valproico, amiodarona, dapsona, ervas (confrei, kava-kava, Herbalife®), DDI, efavirenz, metformina, diclofenaco, metildopa, anfetaminas, alopurinol, carbamazepina etc.
Metabólicas e autoimunes	Doença de Wilson, deficiência de alfa-1-antitripsina, síndrome de Reye, tirosinemia, hepatite autoimune
Neoplasias	Infiltração metastática do fígado
Relacionadas à gravidez	Esteatose aguda da gravidez, síndrome HELLP
Vasculares	Hepatite isquêmica, síndrome de Budd-Chiari
Idiopáticas	Causa não definida

Tabela 140.4. Terminologias para classificação da insuficiência hepática aguda

Autor	Termo	Tempo de EH
Trey e Davison (1970)	Insuficiência hepática fulminante	< 8 semanas
Gimson (1986)	Insuficiência hepática de instalação tardia	8 a 24 semanas
Bernau (1986)	Hepatite fulminante Insuficiência hepática hiperaguda Insuficiência hepática aguda Insuficiência hepática subaguda	2 a 12 semanas < 8 dias 8 a 28 dias 2 a 24 semanas

EH: encefalopatia hepática. Adaptada de: Riodan *et al.*, 2007.

Na investigação inicial, a história clínica deve ser colhida com ênfase em uso de fármacos, os maiores causadores de IHA, principalmente o paracetamol. Também é importante perguntar sobre fatores epidemiológicos para hepatites virais. Exames laboratoriais para avaliação da função hepática, sorologias virais, função renal, hemograma, exames toxicológicos e gasometria também são importantes. Mais exames podem ser solicitados de acordo com a suspeita clínica. Biópsia hepática, quando indicada, deve ser feita via transjugular para minimizar os riscos de sangramento durante o procedimento.

Clinicamente, o paciente pode apresentar sintomas inespecíficos de hepatite aguda, como dor abdominal, fadiga, febre, náuseas e vômitos. Icterícia e prurido também podem estar presentes. É importante observar no exame físico se há aumento do tamanho do fígado e se durante a evolução do quadro ocorre diminuição progressiva, que pode ser um sinal de necrose hepática maciça. A encefalopatia pode ser mais insidiosa e está associada a maior intensidade da icterícia e da coagulopatia. As aminotransferases podem estar aumentadas mais de 40 vezes o normal e uma queda brusca (em até 72 horas) deve ser interpretada como falência hepática e não como melhora do quadro. Como a IHA é uma doença multissistêmica, outros órgãos podem ser acometidos, como coração, pulmões e rins. O tratamento de suporte é direcionado para a complicação apresentada pelo paciente (Tabela 140.5).

Tabela 140.5. Complicações frequentes e abordagem específica na insuficiência hepática aguda

Complicação	Incidência	Manejo
Infecções	60% a 80%	Rastreamento frequente com culturas Antibioticoterapia precoce/profilática Evitar cateteres desnecessários
Cardiovasculares	50%	Manter PAM > 50 a 60 mmHg Droga vasoativa (noradrenalina) para manter PAM adequada Evitar hidratação excessiva
Renais	40% a 50%	Diálise, se necessário: preferência pelas formas contínuas Manter volume intravascular adequado
Edema cerebral e síndrome HIC: Na EH grau I ou II Na EH grau III Na EH grau IV	Raro 25% a 35% 65% a 75%	Manter PPC ≥ 50 mmHg e PIC ≤ 20 mmHg Cabeceira elevada a 30° Lactulose Sedação contínua Anticonvulsivantes, se necessário Manitol em HIC Corrigir hiponatremia
Respiratórias	40%	Intubação orotraqueal em pacientes com EH grau II ou IV Preferir altas FiO_2 Evitar PEEP alta Evitar barotrauma
Distúrbios de coagulação	50% a 70%	Prevenir úlcera de estresse com bloqueadores de bomba de prótons Corrigir plaquetopenia ou TP alargado somente se procedimento invasivo ou sangramento

EH: encefalopatia hepática; HIC: hipertensão intracraniana; PAM: pressão arterial média; PEEP: pressão positiva expiratória final; TP: tempo de protrombina; PPC: pressão de perfusão cerebral; PIC: pressão intracraniana; FiO_2: fração inspirada de oxigênio.

Existem vários modelos prognósticos para a IHA, sendo os critérios do *King's College Hospital* e o *Clichy* os mais utilizados (Tabela 140.6). O transplante hepático está indicado para os pacientes que apresentam sobrevida menor que 20% segundo os modelos prognósticos. Os quadros de etiologia por paracetamol têm melhor prognóstico após o transplante do que os de etiologia viral e outros medicamentos. As contraindicações ao transplante hepático incluem sepse não controlada, falência múltipla de órgãos, presença de doença neoplásica extra-hepática, edema cerebral não responsivo ao tratamento e dano cerebral irreversível. Os pacientes com indicação ao transplante devem ser referenciados o mais rápido possível para centros especializados nesse procedimento.

Tabela 140.6. Critérios do *King's College e Clichy*

Etiologia por paracetamol	Etiologia não paracetamol
pH < 7,3 Ou todos os seguintes: EH grau III ou IV RNI > 6,5 ou TP > 100 segundos Creatinina > 3,4 mg/dL	TP > 100 segundos ou RNI > 6,5 Ou quaisquer três dos seguintes: Idade < 10 ou > 40 anos Etiologia não A, não B, halotano hepatotoxicidade, doença de Wilson Sete dias de intervalo entre o início da icterícia e da EH TP > 50 ou RNI > 3,5 BT > 17,5 mg/dL
Critérios de Clichy	
EH e: Nível de fator V < 20% em paciente < 30 anos de idade Nível de fator V < 30% em paciente ≥ 30 anos de idade	

TP: tempo de protrombina; EH: encefalopatia hepática; Bb: bilirrubinas; RNI: relação normatizada internacional.

Por ser uma doença grave e rapidamente progressiva, é importante o pronto diagnóstico da IHA na tentativa de identificar os pacientes com indicação de transplante hepático e suporte adequado para os casos que não têm indicação ao transplante.

Bibliografia consultada

Borges DR. Atualização terapêutica de Prado, Ramos e Valle: urgências e emergências - 2014/15. 2ª ed. São Paulo: Artes Médicas; 2014.

Ferraz MLG, Schiavon JL, Narciso-Silva AEB. Guias de Medicina Ambulatorial - Unifesp - Hepatologia. 2ª ed. São Paulo: Manole; 2014.

Jayakumar S, Chowdhury R, Ye C, Karvellas C. Fulminant viral hepatitis. Crit Care Clin. 2013;29(3):677-9.

Plevris JN, Schina M, Hayes PC. Review article: the management of acute liver failure. Aliment Pharmacol Ther. 1998;12(5):405-18.

Ryder SD, Beckingham IJ. ABC of diseases of liver, pancreas and biliary system: acute hepatites. BMJ. 2001;322(7279):151-3.

Shakil AO, Kramer D, Mazariegos GV, Fung JJ, Rakela J. Acute liver failure: clinical features, outcome analysis, and applicability of prognostic criteria. Liver Transpl. 2000;6(2):163-9.

Sleisenger MH, Feldman M, Friedman LS, Brandt LJ. Sleisenger and Fordtran's - gastrointestinal and liver disease: pathophysiology, diagnosis, management. Philadelphia: Saunders/Elsevier; 2015.

Suk KT, Kim DJ. Drug-induced liver injury: present and future. Clin Mol Hepatol. 2012;18:249-57.

141

PERITONITES

Fernando Mendonça Vidigal
Maria Cristina Vasconcellos Furtado
Gláucio Silva de Souza
Taynan Ferreira Vidigal

Introdução

As infecções da cavidade abdominal são frequentemente avaliadas e tratadas por cirurgiões. Um amplo espectro de condições está associado à sua etiologia, determinando quadros de gravidade variável, desde uma infecção localizada até o choque séptico. As infecções intra-abdominais graves são desafios não apenas para a conduta, mas também para o diagnóstico, resultando em elevadas morbidade e mortalidade, uma vez que o tempo é fator relevante para o sucesso do tratamento[1-3].

As infecções intra-abdominais são divididas em não complicadas e complicadas. As não complicadas geralmente afetam um único órgão e não se dispersam no peritônio. Nas infecções complicadas, há contaminação da cavidade peritoneal, seja de forma localizada, como nos abscessos intra-abdominais, ou difusa. O princípio geral de tratamento é localizar rapidamente o sítio da infecção. As infecções não complicadas podem ser tratadas tanto pela intervenção operatória ou pela antibioticoterapia isolada, como na diverticulite aguda. Já nas infecções complicadas o tratamento operatório e a antibioticoterapia deverão ser associados[3-5].

Anatomia e fisiologia do peritônio e patologia da peritonite

O peritônio é uma camada de epitélio escamoso simples, disposta sobre um fino estroma de tecido conjuntivo. Sua área de superfície é de 1 a 1,7 m^2. Divide-se em componentes parietal, que recobre internamente a superfície da parede abdominal, e visceral, que se dispõe sobre a superfície das vísceras peritonizadas e na face anterior das vísceras retroperitoneais. Um espaço virtual existe entre as duas lâminas, a cavidade peritoneal, habitualmente ocupada por uma delgada camada de líquido. Onze ligamentos e mesentérios subdividem a cavidade peritoneal em nove compartimentos ou espaços interligados. Ligamentos, mesentérios e espaços peritoneais direcionam a circulação do fluido na cavidade peritoneal e, assim, podem determinar o percurso de propagação de doenças infecciosas e a localização de abscessos[6,7].

A inervação do peritônio visceral provém do sistema nervoso autônomo. Os nocirreceptores viscerais podem ser estimulados por distensão, estiramento, contrações vigorosas e isquemia. A dor visceral é mal localizada, geralmente nas regiões epigástrica, periumbilical ou suprapúbica. Isso porque as fibras nervosas para dor dirigem-se ao sistema nervoso central tanto por via autonômica quanto espinhal. Fazem sinapses com neurônios de segunda ordem na coluna posterior, que são compartilhadas pelas aferências de outras vísceras e pelas aferências somáticas (fenômeno da convergência). Esse arranjo de projeções se estendendo por vários níveis espinhais resulta em dor pobremente localizada, que pode ser referida em estruturas musculoesqueléticas, bem como em outras vísceras. A resposta da musculatura lisa da parede das vísceras ao estímulo nervoso é a diminuição ou a parada do peristaltismo, resultando no íleo paralítico. Pacientes com dor visceral podem apresentar sudorese, agitação e náuseas[4,6].

O peritônio parietal, a parede abdominal e os tecidos retroperitoneais recebem inervação somática correspondente ao nervo somático do segmento. A rica inervação do peritônio parietal é particularmente sensível e as superfícies parietais podem localizar estímulos dolorosos no ponto acometido. Assim, a dor parietal é intensa, aguda e localizada. A contratura muscular e a defesa involuntária são as resultantes do estímulo nervoso ao peritônio parietal[6].

A irrigação sanguínea é abundante e no peritônio parietal provém de ramos dos vasos intercostais, subcostais, lombares e ilíacos. O suprimento arterial do peritônio visceral é oriundo dos vasos esplâncnicos[6]. A presença de bactérias e toxinas na cavidade peritoneal induz mastócitos e macrófagos a liberarem mediadores inflamatórios, ocasionando vasodilatação, aumento da permeabilidade vascular, hipotensão e depressão miocárdica, manifestações clínicas da sepse grave e do choque séptico. Um fluido rico em proteína, com fibrina, complemento, imunoglobulinas e fatores de coagulação, é secretado na cavidade peritoneal. A presença de fibrina leva ao aprisionamento de bactérias e à formação de abscesso. Se as bactérias não são contidas, sobrevém peritonite generalizada e a superfície das alças intestinais é recoberta por exsudato fibrinoso e inflamatório. Os macrófagos ainda liberam quimioatrativos que estimulam o influxo de neutrófilos e monócitos[3,4].

As citocinas inflamatórias que são produzidas como parte da resposta local também entram na circulação sistêmica e dão origem à resposta inflamatória sistêmica. Há maciça ativação da cascata de citocinas [fator de necrose tumoral (TNF), interleucina (IL)-1, IL-6, IL-8] e ativação patológica do sistema reticuloendotelial. Por sua vez, isso leva à formação de substâncias inflamatórias secundárias, como prostaglandinas, leucotrienos, óxido nítrico, radicais livres e fator ativador de plaquetas. Esses mediadores causam aumento da deposição de plaquetas, vasodilatação, aumento da permeabilidade, ativação das vias de coagulação e, eventualmente, dano orgânico por formação de trombos microvasculares[3].

A resposta inflamatória é um processo progressivo, tanto local quanto sistemicamente. A resposta inflamatória sistêmica em resposta à infecção é definida como sepse. A definição de sepse inclui a presença de dois ou mais critérios diagnósticos da síndrome da resposta inflamatória sistêmica (SIRS) na presença de infecção provável ou documentada (Tabela 141.1). A expressão "sepse grave" descreve situações em que a sepse é complicada por uma disfunção orgânica aguda (Tabela 141.2). O choque séptico é definido por alterações circulatórias, celulares e metabólicas associadas a maior risco de mortalidade que na sepse. Pacientes adultos com choque séptico podem ser identificados usando critérios clínicos de hipotensão que exija uso de vasopressores para manter a pressão arterial média igual ou superior a 65 mmHg e com nível de lactato sérico superior a 2 mmol/L, a despeito de reposição volêmica adequada[8,9].

Tabela 141.1. Critérios diagnósticos de sepse

Infecção, documentada ou suspeita, e algum dos seguintes:
Variáveis gerais:
Febre (> 38,3 °C)
Hipotermia (temperatura central < 36 °C)
Frequência cardíaca > 90/minutos ou mais de 2 desvios-padrão acima do valor normal para a idade
Taquipneia
Alteração do estado mental
Edema significativo ou balanço hídrico positivo (> 20 mL/kg em 24 horas)
Hiperglicemia (glicose plasmática > 140 mg/dL) na ausência de diabetes
Variáveis inflamatórias:
Leucocitose (Leucometria global > 12.000 células/mm3)
Leucopenia (Leucometria global < 4.000 células/mm3)
Leucometria normal com mais de 10% de formas imaturas
Proteína C-reativa mais de dois desvios-padrão acima do valor normal
Procalcitonina plasmática mais de 2 desvios-padrão acima do valor normal
Variáveis hemodinâmicas:
Hipotensão arterial (pressão arterial sistêmica < 90 mmHg, pressão arterial média < 70 mmHg ou diminuição da pressão arterial sistêmica > 40 mmHg em adultos ou menos de 2 desvios-padrão abaixo do normal para a idade)
Variáveis da disfunção orgânica:
Hipoxemia arterial (PaO_2/FIO_2 < 300)
Oligúria aguda (débito urinário < 0,5 mL/kg/h por pelo menos 2 horas a despeito de reanimação volêmica adequada)
Aumento da creatinina > 0,5 mg/dL
Anormalidade da coagulação (RNI > 1,5 ou TTP > 60 segundos)
Íleo (ausência de sons intestinais)
Trombocitopenia (plaquetas < 100.000 células/mm)
Hiperbilirrubinemia (bilirrubina plasmática total > 4 mg/dL)
Variáveis de perfusão tecidual:
Hiperlactatemia (> 1 mmol/L ou 9 mg/dL)
Diminuição do enchimento capilar ou mosqueado

Adaptado de: Dellinger *et al.*[8].

Tabela 141.2. Sepse grave

Definição de sepse grave: hipoperfusão tecidual induzida por sepse ou disfunção de órgãos (qualquer um dos seguintes provavelmente devido à infecção)
Hipotensão induzida por sepse
Lactato acima do limite laboratorial superior normal
Débito urinário < 0,5 mL/kg/h por pelo menos 2 horas a despeito de reanimação volêmica adequada
Lesão pulmonar aguda com PaO_2/FIO_2 < 250 na ausência de pneumonia como sítio da infecção
Lesão pulmonar aguda com PaO_2/FIO_2 < 200 na presença de pneumonia como sítio da infecção
Creatinina > 2 mg/dL
Bilirrubinas > 2 mg/dL
Plaquetas < 100.000 células/mm
Coagulopatia (RNI > 1,5)

Adaptado de: Dellinger *et al.*[8].

Classificação das peritonites

As inflamações do peritônio são denominadas peritonites. Com base na fonte e na natureza da contaminação bacteriana, são classificadas em três tipos: primárias, secundárias e terciárias[3,10].

No presente capítulo, não serão abordadas as peritonites em pacientes submetidos à diálise peritoneal ambulatorial contínua (CAPD), peritonite tuberculosa, peritonite por clamídia (síndrome de Fitz-Hugh-Curtis) e peritonite química (devida à presença de sangue, urina, suco pancreático etc. na cavidade peritoneal).

Peritonites primárias

A peritonite primária ou peritonite bacteriana espontânea (PBE) é definida como uma infecção do líquido ascítico na ausência de um foco intra-abdominal evidente que necessite de tratamento cirúrgico. Ocorre principalmente em pacientes com cirrose avançada. O diagnóstico é estabelecido por cultura bacteriana positiva do líquido ascítico e contagem elevada de leucócitos polimorfonucleares (maior que 250/mm^3).

A diferenciação entre peritonite primária e secundária é fundamental, uma vez que a mortalidade da peritonite secundária em um paciente com cirrose e ascite tratado apenas com antibióticos sem intervenção cirúrgica é próxima de 100% (Figura 141.1). Da mesma forma, a laparotomia não terapêutica em um paciente cirrótico com PBE teria resultado catastrófico. Com o tratamento antibiótico adequado, em tempo hábil, a mortalidade da PBE relacionada à infecção é próxima de zero[11-13].

Existem três variantes da PBE que são distintas da PBE clássica pela análise do líquido ascítico, vistas na Tabela 141.3[14].

Tabela 141.3. PBE e variantes da infecção do líquido ascítico

Classificação	Análise do líquido ascítico	Achados clínicos
PBE (cultura positiva)	PNM ≥ 250 células/mm³ Cultura positiva	Pacientes com cirrose e ascite na presença ou ausência de sinais e sintomas
Ascite neutrocítica com cultura negativa; PBE com cultura negativa	PNM ≥ 250 células/mm³ Cultura negativa	Técnica inadequada de cultura, uso prévio de antibióticos ou baixa atividade de opsonização no líquido ascítico. Fenótipo comumente encontrado e requer antibioticoterapia
Ascite monobacteriana	PNM < 250 células/mm³ Cultura positiva	Infecção do líquido ascítico que pode se resolver espontaneamente ou progredir para PBE e ser tratada como tal
Ascite polibacteriana	PNM < 250 células/mm³ Cultura positiva	Acidente de punção
Peritonite secundária	PNM ≥ 250 células/mm³ Cultura positiva	Foco intra-abdominal de infecção

PNM: neutrófilos polimorfonucleares.

Um dos eventos iniciais no desenvolvimento de PBE é um distúrbio na flora intestinal, com supercrescimento e disseminação de um microrganismo específico, mais comumente a *Escherichia coli*[15,16]. A cirrose predispõe ao supercrescimento bacteriano, possivelmente por causa da motilidade alterada do intestino delgado[17] e da presença de hipocloridria, devida ao uso de inibidores de bomba de prótons[18-20]. Além disso, pacientes com cirrose têm permeabilidade intestinal aumentada[21], permitindo que as bactérias de dentro da luz intestinal atravessem a parede e colonizem os linfonodos mesentéricos. Esse fenômeno, chamado de transmigração bacteriana, foi demonstrado em modelos de cirrose e PBE[15,16]. A presença de microrganismos na ascite pode ocorrer se há ruptura do linfático contendo linfa contaminada, por causa do alto fluxo e da alta pressão associados a hipertensão porta[22]. De outra forma, o agente infectante pode passar dos linfáticos mesentéricos para a circulação sistêmica, atingir o fígado e, por um mecanismo de transudação pela cápsula de Glisson, penetrar no líquido ascítico. Bactérias que eventualmente causam PBE podem se originar em outros locais, por meio de bacteremia. Esses incluem infecção do trato urinário, pneumonia, celulite, faringite e infecções dentárias.

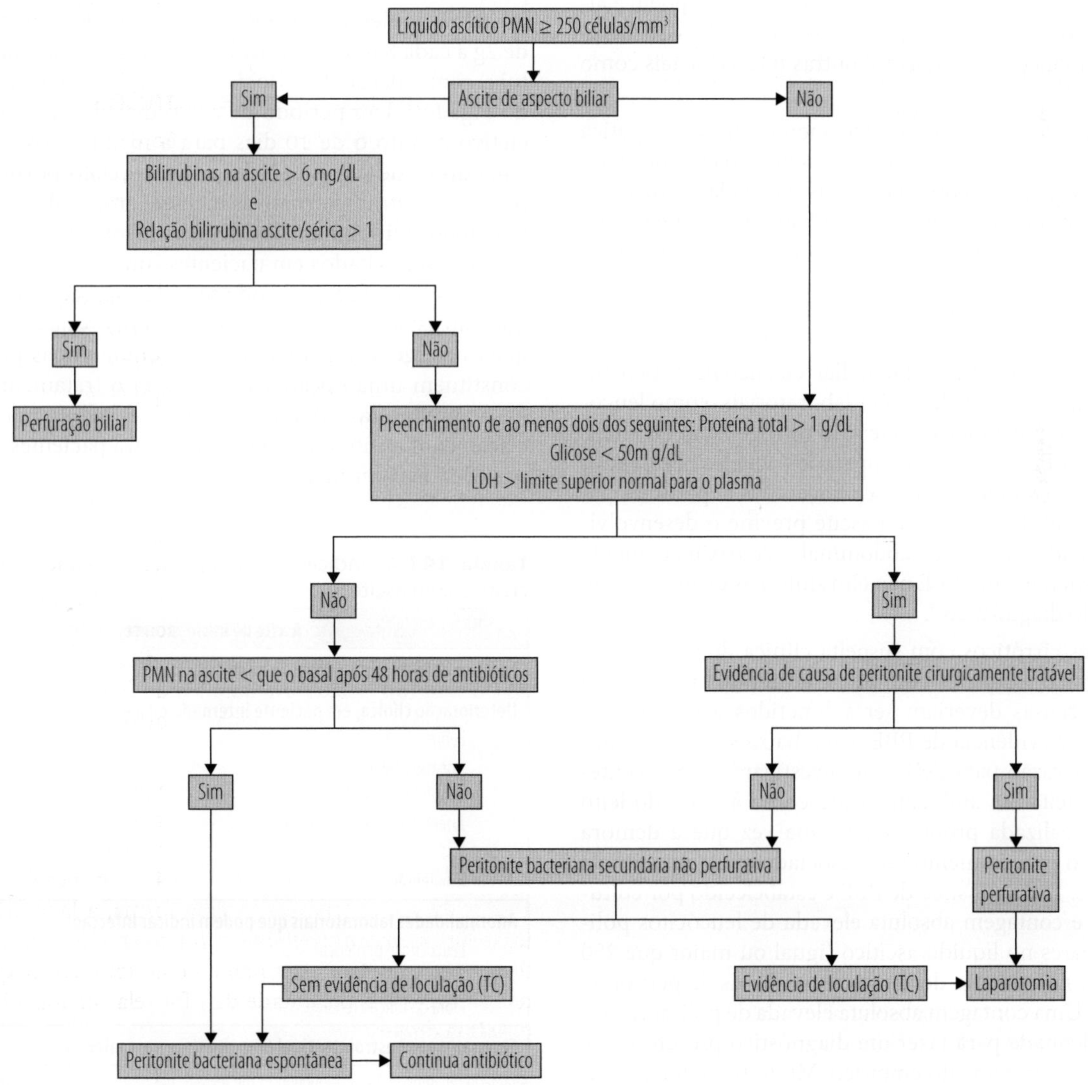

Figura 141.1. Fluxograma para diferenciação entre peritonite primária e secundária. Adaptada de: Akriviadis EA, Runyon BA. Utility of an algorithm in differentiating spontaneous from secondary bacterial peritonitis. Gastroenterology. 1990;98(1):127-33.

Os macrófagos residentes representam a primeira linha de defesa da cavidade peritoneal, uma vez que a bactéria alcance o líquido ascítico. Se esses fagócitos falham em erradicar os microrganismos, o complemento é ativado e citocinas são liberadas. Leucócitos polimorfonucleares entram no peritônio e destroem os agentes invasores. Se, entretanto, os níveis de complemento são inadequados ou os leucócitos polimorfonucleares são disfuncionais, a colonização pode não ser contida e uma infecção potencialmente fatal pode se instalar. Vale lembrar que a cirrose é uma das mais comuns formas de imunodeficiência adquirida, criando um ambiente que facilita a persistência da infecção peritoneal[23,24].

Fatores de risco bem estabelecidos para o desenvolvimento de um episódio inicial de PBE incluem nível de proteína baixo no líquido ascítico (menor que 1g/dL), bilirrubina sérica elevada e cirrose avançada[25,26]. Hemorragia varicosa predispõe à PBE e estudos mostraram redução nas taxas de infecção e de mortalidade quando antibióticos são administrados logo na internação. Atualmente essa conduta é padronizada para pacientes com cirrose e sangramento gastrointestinal, mesmo na ausência de ascite[27]. Inibidores de bomba de prótons aumentam o pH gástrico, dificultam as defesas naturais contra bactérias ingeridas e predispõem à alteração na flora intestinal. Essas drogas têm sido associadas com pneumonia e implicadas em outras infecções, tais como PBE[14].

Pacientes com PBE têm tipicamente cirrose hepática avançada[28]. Infecção espontânea em ascite não cirrótica (por exemplo, ascite por neoplasia ou insuficiência cardíaca) é rara. Pacientes quase sempre desenvolvem peritonite em ascites de grande volume, clinicamente óbvias ao exame clínico. O diagnóstico deveria ser suspeitado em pacientes com ascite que desenvolvem sintomas, tais como febre, dor e sensibilidade abdominal e alteração do estado mental. Outros sinais e sintomas de PBE incluem diarreia, íleo paralítico, hipotensão, hipotermia e alterações laboratoriais, como leucocitose, acidose metabólica e retenção nitrogenada. Os sinais e sintomas da PBE são sutis comparados àqueles observados na peritonite secundária. Pela separação das superfícies parietal e visceral do peritônio, a ascite previne o desenvolvimento de rigidez da parede abdominal[11]. Aproximadamente 13% dos pacientes com PBE não têm sintomas de infecção no momento do diagnóstico[29].

Pacientes cirróticos com suspeita clínica de infecção do líquido ascítico e aqueles com ascite admitidos no hospital por outras causas deveriam ser submetidos a paracentese para procurar evidência de PBE. Uma baixa suspeita clínica não deve ser razão para deixar de investigar[30]. A paracentese pode ser feita em ambiente cirúrgico ou à beira do leito e deve ser realizada prontamente, uma vez que a demora em realizar o procedimento está associada com aumento da mortalidade. O diagnóstico de PBE é estabelecido por cultura positiva e contagem absoluta elevada de leucócitos polimorfonucleares no líquido ascítico (igual ou maior que 250 células/mm^3) e exclusão de causas secundárias de peritonite bacteriana. Uma contagem absoluta elevada de polimorfonucleares é adequada para fazer um diagnóstico presuntivo de PBE e iniciar o tratamento empírico. Muito frequentemente, a paracentese é realizada após o início da antibioticoterapia e/ou é utilizada uma técnica inadequada de cultura. Nessas situações, as culturas são normalmente negativas. As indicações para a realização de paracentese em pacientes com ascite encontram-se na Tabela 141.4.

A *Escherichia coli* permanece o agente infeccioso mais comum na literatura recente, porém com prevalência menor[30,31]. Cocos Gram-positivos (*Staphylococcus* ssp. e, menos frequentemente, *Streptococcus* ssp.) são responsáveis por menos de 25% dos casos, embora infecções por esses agentes, incluindo infecções do trato urinário e pneumonia, tenham aumentado notadamente em pacientes com cirrose nos últimos anos, estando associadas a intervenções terapêuticas e uso crônico de antibióticos[28]. O surgimento de bacilos Gram-negativos produtores de betalactamase, estafilococos resistentes à meticilina, enterococos resistentes à vancomicina, além de outros microrganismos resistentes, tem mudado a percepção sobre a bacteriologia da PBE e seu tratamento[32].

Cefalosporinas de terceira geração são os antibióticos de escolha para o tratamento da PBE, por causa da superioridade demonstrada em ensaios controlados, raros efeitos colaterais e baixa nefrotoxicidade. A cefotaxima é a droga de escolha, porque tem ação sobre a maioria dos patógenos envolvidos e mantém excelente concentração no líquido ascítico. A dose de 2g a cada 8 horas é considerada o regime-padrão e constitui recomendação da Associação Americana para as Doenças do Fígado[12]. Um período de cinco dias de tratamento é tão efetivo quanto o de 10 dias para a maioria dos pacientes[13]. Uma droga de segunda linha entre as cefalosporinas é a ceftriaxone. Outras alternativas incluem amoxicilina/clavulanato e fluoroquinolonas. Aminoglicosídeos causam lesão renal e devem ser evitados em pacientes com cirrose. O levofloxacino tem boa eficácia e pode ser administrado em pacientes que não estão usando profilaxia com fluoroquinolonas e naqueles alérgicos à penicilina. Fluoroquinolonas por via oral constituem uma opção aceitável para o tratamento da PBE não complicada[14]. A administração de albumina em associação com antibióticos é indicada para pacientes com risco para desenvolver insuficiência renal[14].

Tabela 141.4. Indicações para paracentese abdominal em pacientes com ascite

Ascite de início recente
No momento de cada admissão hospitalar
Deterioração clínica, em paciente internado ou não Febre Dor abdominal Sensibilidade abdominal Alteração do estado mental Íleo Hipotensão
Anormalidades laboratoriais que podem indicar infecção Leucocitose periférica Acidose Piora da função renal
Sangramento gastrointestinal (um alto risco para infecção)

Adaptado de: Runyon BA. Introduction to the revised American Association for the Study of Liver Diseases Practice Guideline management of adult patients with ascites due to cirrhosis 2012. Hepatology. 2013;47(4):1651-3.

Pacientes cirróticos com PBE eventualmente desenvolvem síndrome hepatorrenal e necessitam de cuidados e tratamentos especiais. Da mesma forma, a antibioticoprofilaxia da PBE é indicada em determinadas situações. Apesar da importância, esses temas não serão abordados aqui, pois não fazem parte dos objetivos deste capítulo.

A mortalidade da PBE é baixa quando o tratamento apropriado é instituído antes da instalação do choque e da insuficiência renal[28]. Um estudo avaliando 350 pacientes em um período de 10 anos mostrou mortalidade global de 33%[33]. Após um episódio inicial, os pacientes sobreviventes têm prognóstico ruim, com mortalidade de 33%, 50% e 58%, após um mês, seis meses e um ano, respectivamente[34]. A disfunção renal e a gravidade da insuficiência hepática medida pelo escore MELD são os melhores preditores de mortalidade hospitalar[35].

Peritonites secundárias

As peritonites secundárias são as mais comuns e ocorrem após ruptura da continuidade do trato gastrointestinal e subsequente infecção bacteriana. A perda da integridade da parede visceral permite que bactérias alcancem a cavidade abdominal, desencadeando uma cascata de eventos adversos: síndrome da resposta inflamatória, sepse, falência de múltiplos órgãos e morte, se o diagnóstico e o tratamento adequado não são oportunos. É causada pela perfuração do trato gastrointestinal (como na úlcera gastroduodenal perfurada) ou pela contaminação direta a partir de víscera intra-abdominal infectada (como na pancreatite). A deiscência anastomótica é causa comum de peritonite secundária no período pós-operatório[3,10]. Em um estudo observacional multicêntrico, a apendicite aguda foi o principal foco da infecção intra-abdominal, seguida da colecistite e das complicações pós-operatórias. Outras causas em ordem decrescente foram a perfuração colônica não relacionada com a doença diverticular, as perfurações gastroduodenais, a diverticulite, as perfurações do intestino delgado e as pós-traumáticas[36].

O diagnóstico de infecção intra-abdominal deve ser suspeitado diante de um paciente com síndrome da resposta inflamatória e disfunção gastrointestinal. A avaliação clínica é um componente essencial e deve incluir história de operação recente. Apesar dos achados do exame físico serem inespecíficos, particularidades podem ser esclarecedoras. A dor é o sintoma mais comum e o paciente com peritonite queixa-se de dor abdominal importante e evita a movimentação acentuada, que a exacerba. Sua respiração é superficial e a fácies é de sofrimento. Olhos encovados denotam a desidratação, também evidenciada pela mucosa oral ressequida. A ausculta é de um abdome silente ou com o peristaltismo diminuído. A palpação revela contratura muscular e resulta em dor, que também é referida ao percutir a parede abdominal ou ao descomprimi-la bruscamente. Se a etiologia da peritonite é a perfuração de uma víscera oca, a dor é súbita, usualmente primeiro localizada na região da perfuração, mas pode tornar-se generalizada quando o conteúdo contaminante se espalha pela cavidade. Isso é particularmente verdadeiro na perfuração da doença ulcerosa péptica. Quadros oriundos de processos inflamatórios têm evolução mais insidiosa. É interessante observar nesse grupo evidências da migração dolorosa (como na apendicite aguda, que tem a dor primariamente localizada no mesogástrio, e posteriormente na fossa ilíaca direita, quando o apêndice inflamado toca no peritônio visceral) e da dor referida (no ombro ou ponta da escápula à direita em pacientes com colecistite aguda). Anorexia, náuseas, vômitos e mal-estar também são usuais, assim como a constipação intestinal, a menos que se desenvolva um abscesso pélvico, que pode cursar com diarreia. Na Tabela 141.5 estão características de etiologias comuns da peritonite secundária[3,4,37].

Embora a detecção de infecções intra-abdominais complicadas seja essencialmente um diagnóstico clínico, pacientes em estado crítico podem ser de avaliação difícil. Métodos de imagem contribuem significativamente.

A radiografia simples do abdome é frequentemente o primeiro exame de imagem obtido. A presença de ar livre na cavidade peritoneal, habitualmente em região subdiafragmática direita, denota etiologia perfurativa. Também é de grande utilidade nos quadros de obstrução intestinal. A radiografia tem baixa sensibilidade e especificidade e tem sido substituída pela tomografia computadorizada em muitas situações[5,10,38].

A ultrassonografia é importante nos pacientes instáveis, que não podem deixar a unidade de tratamento, e na avaliação do quadrante superior direito (principalmente nas etiologias hepatobiliares) e da pelve (apendicite e abscessos pévicos), mas o exame é limitado pela presença de distensão abdominal e pela interposição de gás intestinal. Em termos de *performance* diagnóstica, a tomografia computadorizada tem sensibilidade significativamente superior à ultrassonografia[5,10,38].

Em pacientes estáveis em que a laparotomia imediata não está indicada, a tomografia computadorizada é o método de imagem de escolha, devendo ser realizada preferencialmente com contrastes oral e venoso[5,10,38].

Tabela 141.5. Etiologia da peritonite secundária

Patologia	Características
Apendicite aguda	Causa mais comum de sepse de foco abdominal. Início com dor periumbilical vaga, que posteriormente se localiza em fossa ilíaca direita. Descompressão dolorosa no ponto de McBurney.
Diverticulite	Pode se apresentar como inflamação localizada, fístula, abscesso ou perfuração livre na cavidade. A dor pode começar como uma cólica no abdome inferior, localizando-se em fossa ilíaca esquerda, por vezes com massa palpável nessa região.
Perfurações gastroduodenais e de intestino delgado	Perfurações gastroduodenais comumente resultam de perfuração de úlcera péptica e mais raramente de neoplasia gástrica. Perfurações do intestino delgado são menos comuns e incluem perfurações de divertículo de Meckel, doença de Crohn, tuberculose e isquemia intestinal. Dor abdominal súbita e localizada que se torna generalizada, com abdome em tábua e ausência de peristaltismo.
Colecistite	Dor e defesa em quadrante superior direito, que pode ser precedida de cólica biliar. Sinal de Murphy positivo.
Complicações pós-operatórias	Causa mais comum de infecção intra-abdominal em pacientes hospitalizados após laparotomias, podendo resultar de coleções de sangue, bile, enterotomia inadvertida ou deiscência anastomótica. Os sinais e sintomas são variáveis, podendo incluir peritonite localizada ou generalizada e íleo.

A avaliação laboratorial começa com o hemograma completo e a dosagem de eletrólitos séricos. Provas de função hepática, amilase e lipase podem ser solicitadas na suspeita de etiologia hepatobiliar ou pancreática. Em pacientes com SIRS e sepse, são necessárias as avaliações da lactatemia e da gasometria arterial[4].

Como princípio geral de conduta, o foco infeccioso deve ser controlado tão logo quanto possível. O procedimento adotado depende da localização anatômica da infecção, do grau de inflamação peritoneal, da resposta sistêmica à sepse, das condições do paciente e dos recursos locais. As infecções intra-abdominais não complicadas podem ser tratadas tanto com antibióticos quanto por intervenção operatória. Quando a infecção é efetivamente controlada pela cirurgia, um esquema de 24 horas de antibioticoterapia perioperatória pode ser suficiente. Pacientes com diverticulite e colecistite agudas podem ser tratados apenas com antibióticos. O tratamento de infecções intra-abdominais complicadas envolve a cirurgia e a antibioticoterapia[5]. Pacientes com sepse grave ou choque séptico de foco abdominal requerem suporte hemodinâmico precoce, controle do foco e terapia com antimicrobianos. A identificação precoce e a implementação de medidas terapêuticas melhoram o prognóstico e reduzem a mortalidade relacionada com a sepse. O *guideline "Surviving Sepsis Campaing"* recomenda um pacote de medidas imediatas a serem adotadas (Tabela 141.6)[8].

A terapia antimicrobiana tem papel-chave na conduta das infecções intra-abdominais, especialmente em pacientes críticos, quando a antibioticoterapia empírica deve ser instituída precocemente. O algoritmo de decisão depende principalmente dos patógenos presumidos e dos principais padrões de resistência, da gravidade clínica dos pacientes e da fonte suspeitada ou identificada. Para predizer os principais patógenos envolvidos, os pacientes devem ser classificados como portadores de infecção comunitária ou adquirida em ambiente hospitalar.

A infecção é polimicrobiana. A maioria das infecções adquiridas na comunidade é por *Enterobacteriaceae*, *Streptococcus* ssp. e anaeróbios, especialmente *B. fragilis*. Nas infecções hospitalares, o espectro de microrganismos é amplo, abrangendo não só *Enterobacteriaceae*, *Streptococcus* ssp. e anaeróbios, mas também *Enterococcus* ssp. e *Candida* ssp. A emergência de resistência bacteriana tem sido identificada como um dos maiores desafios na conduta das infecções intra-abdominais[5,8,10,36]. Em pacientes com sepse grave, a antibioticoterapia empírica deve cobrir agentes Gram-negativos, Gram-positivos e bacilos anaeróbicos. Pacientes de alto risco são mais suscetíveis à infecção por um patógeno resistente, incluindo *Pseudomonas aeruginosa*, *Enterobacteriaceae*, como *Klebsiella* betalactamase de espectro estendido (ESBL), *Escherichia coli*, espécies de *Enterobacter* ou *Staphylococcus aureus* resistente à meticilina (MRSA)[1].

A presença de *Candida* ssp. está associada com pior prognóstico. Grande parte das espécies de *Candida albicans* é sensível ao fluoconazol, indicado como droga de escolha. Entretanto, dados epidemiológicos têm demonstrado que a frequência de infecção por *Candida* vem aumentando, com elevação da proporção de infecções causadas por espécies de *Candida* não *albicans*, que são resistentes ao fluconazol. Nas infecções intra-abdominais, equinocandinas (caspofungina, micafungina e anidulafungina), são recomendadas como primeira linha na terapia empírica de pacientes críticos, com o fluoconazol, sendo reservado para casos de menor gravidade[38].

Pacientes com sepse grave ou choque séptico podem se beneficiar com terapia antimicrobiana de amplo espectro nas fases iniciais do tratamento, a fim de impedir a propagação da disfunção orgânica, além do reconhecimento da questão da multirresistência. Para esse grupo, uma abordagem de descalonamento é mais adequada. A modificação do esquema inicial torna-se possível mais tarde, quando os resultados das culturas estão disponíveis e o estado clínico do paciente foi melhor avalido, cerca de 48 a 72 horas após o início da terapia empírica[38].

Recomendações da *Surgical Infection Society* incluem o tratamento com cilastatina, imipenem, meropenem, doripenem ou piperacilina-tazobactam como terapia de agente único para pacientes de alto risco. Metronidazol como um agente anaerobicida pode ser combinado com cefepima, ceftazidima, ciprofloxacina ou levofloxacina para pacientes de alto risco requerendo terapia de combinação. A vancomicina deve ser inicialmente adicionada quando a infecção por MRSA é suspeitada. Um novo antibiótico com atividade contra enterobactérias ESBL e *Pseudomonas aeruginosa* droga-resistente, dois importantes patógenos associados às infecções intra-abdominais, e algumas espécies de *Streptococcus* é o ceftolozane/tazobactam[1].

Tradicionalmente, médicos administram antibióticos a pacientes com infecção intra-abdominal até que as evidências clínicas e laboratoriais sugiram qua a infecção está solucionada. A duração da antibioticoterapia preconizada pela *Surgical Infection Society* e pela *Infectius Disease Society of America* é de quatro a sete dias, embora na prática clínica seja comum observar a extensão do curso por 10 a 14 dias. Um ensaio recente (*Study to Optimize Peritoneal Infection Therapy* – STOP-IT) sugere que quatro dias são suficientes quando o foco está controlado[1,39].

O controle local do foco engloba todas as medidas que visam eliminar a fonte da infecção e controlar a contamina-

Tabela 141.6. Pacote de medidas no paciente com sepse

A ser completadas dentro de 3 horas
1. Dosar nível de lactato
2. Obter hemoculturas antes da administração de antibióticos
3. Administrar antibiótico de amplo espectro
4. Administrar 30 mL/kg de cristaloides se houver hipotensão ou lactatemia ≥ 4 mmol/L (36 mg/dL)
A ser completadas dentro de 6 horas
5. Usar vasopressores para hipotensão que não responde à administração inicial de fluidos, a fim de manter pressão arterial média maior que 65 mmHg
6. Em caso de hipotensão arterial persistente apesar de reposição volêmica (choque séptico) ou lactato inicial de 4 mmol/L (36 mg/dL):
7. Medir a pressão venosa central (PVC)*
8. Medir a saturação venosa central de oxigênio (ScvO2)*
9. Reavaliar lactato se valor inicial era elevado*

*Metas para reanimação quantitativa incluídas nas orientações são PVC ≥ 8 mmHg, $SvcO_2$ de 70% e normalização do lactato

Adaptado de: Dellinger *et al.*[8].

ção da cavidade. É baseado em três princípios: drenagem de abscessos, debridamento de tecidos inviáveis ou infectados e tratamento definitivo da anormalidade anatômica responsável pela contaminação bacteriana, restaurando a anatomia e a fisiologia[40]. Esses objetivos podem ser alcançados por métodos cirúrgicos ou não, como nas drenagens percutâneas de abscessos, em procedimento único ou múltiplos. A escolha do procedimento depende da localização anatômica da infecção, do grau de inflamação peritoneal, da resposta sistêmica à infecção e das condições do paciente[10].

A drenagem percutânea de coleções intra ou extraperitoneais, guiada por ultrassonografia ou tomografia computadorizada, é efetiva e segura em pacientes selecionados. A drenagem pode esvaziar uma coleção ou dirigir uma fístula, mas a drenagem de líquido livre na cavidade peritoneal não é possível. Também não será efetiva a drenagem de coleção com conteúdo necrótico espesso, melhor tratada com o debridamento cirúrgico. Em um paciente instável, a drenagem do abscesso pode representar uma etapa inicial no tratamento[40].

A operação é a medida terapêutica mais importante no controle da infecção intra-abdominal. O controle cirúrgico abrange a ressecção ou sutura de vísceras (como nas perfurações gastroduodenais e na diverticulite), a remoção de órgão (como na apendicite e na colecistite), o debridamento de tecido necrótico ou a ressecção de intestino isquêmico[10]. O debridamento precoce no curso da doença proporciona perda tecidual desnecessária, uma vez que a demarcação entre o tecido viável e o inviável ainda não é absoluta. A perda tecidual também é uma preocupação relevante na isquemia intestinal, em que os benefícios de uma ressecção extensa devem ser contrabalanceados com os riscos de uma síndrome do intestino curto. O dilema geralmente é dirimido pela adoção do *second-look* programado[10,40].

A via de acesso usual é a laparotomia mediana, mas nos últimos anos a laparoscopia tem ganhado aceitação como método diagnóstico e propedêutico. Em mãos experientes, é factível e eficiente. Entretanto, a laparoscopia é evitada em pacientes instáveis, pois o aumento da pressão intra-abdominal tem efeito negativo sobre os sistemas respiratório e cardiovascular. Uma questão que permanece controversa é a lavagem da cavidade abdominal. Alguns autores a defendem, considerando benéficas a remoção e a diluição do conteúdo contaminante pela solução salina, mas esses benefícios não têm comprovação na literatura[38].

Embora o controle imediato do foco infeccioso seja desejável, a gravidade de muitos pacientes não permite a realização de um procedimento extenso e demorado. Esses indivíduos beneficiam-se de estratégias como o controle do dano, quando apenas o controle de uma fonte contaminante e a drenagem de coleções são realizados no primeiro momento. Após estabilização hemodinâmica e correção de parâmetros fisiológicos (coagulopatia, desarranjo inflamatório e instabilidade cardiovascular), o paciente retorna ao centro cirúrgico, 24 a 48 horas depois, para o tratamento definitivo. Uma nova intervenção na cavidade peritoneal também pode ocorrer sob demanda, como na formação de abscesso intracavitário após a primeira laparotomia ou na vigência da deterioração clínica, ou ainda de forma programada, independentemente da necessidade. Após um controle local inicial, a decisão de realizar nova laparotomia deveria ser individualizada, o que favorece a adoção do procedimento sob demanda[2,7,38,41].

Tanto em pacientes submetidos ao controle de dano quanto naqueles com relaparotomia de demanda ou programada, o abdome pode ser deixado aberto, em se pesando a grande morbidade associada. O abdome aberto ou laparostomia ainda é recomendado para o tratamento ou a prevenção da síndrome de compartimento abdominal. Essa síndrome deve ser uma preocupação constante do cirurgião que acompanha um paciente com sepse grave ou choque séptico, principalmente naqueles cujo o foco é abdominal. O grande volume de líquidos administrado na reanimação predispõe à hipertensão intra-abdominal. Técnicas de fechamento temporário de uma laparostomia podem ser empregadas, visando prevenir a evisceração, a retração lateral da parede abdominal e a formação de fístulas enteroatmosféricas e ainda manter fácil acesso à cavidade, com destaque para as técnicas de terapia com pressão negativa[2,38,41].

Uma classificação precoce da gravidade da peritonite modula as medidas clínica e cirúrgica, auxiliando na seleção de pacientes que se beneficiariam de uma conduta cirúrgica agressiva. Muitos escores de gravidade foram propostos, sendo dois deles os mais citados: o *Acute Physiology and Chronic Health Evaluation Score* (APACHE II) e o Índice de Peritonite de Mannheim.

O APACHE II é amplamente utilizado em pacientes com quadros de emergência médica e considera diferentes parâmetros fisiológicos e clínicos. Mesmo não incluindo indicadores como o tipo ou a causa das peritonites, tem boa correlação com a mortalidade. Pode ser usado com dados pré-operatórios, para avaliação da gravidade da doença, ou com dados pós-operatórios, para monitoramento. Entretanto, é um escore complexo, que só pode ser calculado após 24 horas de admissão na unidade de tratamento intensivo[42,43].

O Índice de Peritonite de Mannheim é um escore específico que inclui apenas fatores de risco que são rotineiramente documentados no pré e intraoperatório (Tabela 141.7). É rápido e fácil de ser aplicado sob condições de rotina. Objetiva

Tabela 141.7. Índice de Peritonite de Mannheim

Fator de risco		Escore
Idade > 50 anos		5
Sexo feminino		5
Falência orgânica: Falência renal: creatinina ≥ 2 mg/dL ou ureia ≥ 60 mg/dL ou diurese < 20 mL/h Insuficiência respiratória: PO_2 < 50 mmHg ou PCO_2 > 50 mmHg Obstrução ou paralisia intestinal > 24h Choque: hipodinâmico ou hiperdinâmico		7
Malignidade		4
Duração da peritonite pós-operatória > 24 horas		4
Sepse de origem não colônica		4
Peritonite difusa		6
Exsudato	Claro	0
	Purulento	6
	Fecal	12

classificar a gravidade da peritonite e identificar os pacientes que requerem tratamento imediato e agressivo, determinando o risco de morte. Pacientes cujo escore excede 26 são definidos como de alta probabilidade de morte. Sua eficácia foi confirmada em pacientes com peritonites de diferentes etiologias[42,44-46].

Peritonites terciárias

Ainda que tenha sido tratada corretamente, em pacientes com infecções intra-abdominais graves sob cuidados intensivos, a peritonite primária ou secundária pode persistir ou recorrer em curto intervalo de tempo. É sabido que o tratamento cirúrgico e a antibioticoterapia, mesmo realizados a tempo e de maneira adequada, não conseguem resolver todos os casos de peritonite, particularmente em pacientes muito graves. Essa condição é denominada peritonite terciária, uma síndrome comumente encontrada, mas de difícil caracterização[47,48].

Os pacientes que chegam ao hospital com peritonite, em geral, apresentam caraterísticas semelhantes. Um grupo de pacientes, entretanto, evolui de maneira desfavorável, persistindo com a síndrome inflamatória. Eles apresentam uma chance de óbito duas vezes maior do que pacientes admitidos cujo quadro se resolveu após o tratamento inicial[47].

Assim como a pneumonia nosocomial no paciente crítico, essa síndrome parece ser mais uma consequência do que propriamente a causa de resultados adversos. Por definição, peritonite terciária é um processo infamatório infeccioso do peritônio, comprovado por cultura, que persiste ou recorre no mínimo 48 horas após o tratamento inicial adequado. O diagnóstico desse quadro é feito em relaparotomias sob demanda ou programadas. Os focos de infecção raramente são passíveis de serem abordados por via percutânea e são, via de regra, pouco evidentes à laparotomia[47].

Embora seja um quadro clinicamente distinto, com características microbianas e de história natural com elevada morbidade, é ainda difícil identificar quais pacientes com peritonite secundária evoluirão para a peritonite terciária. Alguns fatores podem estar associados à dificuldade de resolução da infecção abdominal, tais como: idade, doença renal crônica, diabetes, uso de corticosteroides e outros imunossupressores. No entanto, tais fatores não estão necessariamente associados ao desenvolvimento da peritonite terciária. Nota-se que o fator desencadeante da peritonite secundária não é associado ao risco de desenvolvimento de peritonite terciária[49].

A flora presente na peritonite terciária indica que a sua etiopatogenia envolve um comprometimento significativo das defesas do paciente. Em geral germes de baixa virulência presentes na flora endógena são os principais responsáveis pelo quadro. Os agentes mais comuns são: *Enterococcus*, *Candida*, *Staphylococcus epidermidis* e *Enterobacter*[50].

Também, pode-se dizer que a transformação da microbiota peritoneal sofre evolução semelhante ao quadro clínico, um paralelismo interessante de se observar. Ao comparar as culturas de pacientes com peritonite secundária com aqueles que desenvolveram peritonite terciária, é curioso observar que ambos apresentavam flora bacteriana similar no início do quadro. A mudança no perfil microbiológico se dá durante a persistência da inflamação sistêmica. Tal mudança pode ocorrer pela pressão do uso de antimicrobianos, pois esses organismos são resistentes à maioria dos antibióticos de primeira linha utilizados nas unidades de terapia intensiva. A emergência de organismos oportunistas sinaliza o grau de comprometimento da resposta imune na deterioração global do paciente[51,52].

Não há um perfil claro de utilização de antimicrobianos. Porém, o uso dessas medicações segue o padrão de um paciente com infeções graves em terapia intensiva. Devido à multiplicidade de fatores, é difícil definir qual agente antimicrobiano seria o mais indicado quando identificada a infecção peritoneal terciária[50,52].

O uso de antibioticoterapia adequada nos casos de peritonite terciária não altera o prognóstico dos pacientes. Tal fato merece ser destacado, porque a peritonite terciária aparece em fases avançadas, mais como um desdobramento do quadro sistêmico do que sua causa propriamente dita[49].

Os pacientes que podem apresentar evolução favorável são aqueles com coleções puncionáveis. A peritonite difusa, em que a punção isoladamente não resolve o problema, parece ser mais propícia a evoluir para o óbito, independentemente do número de laparotomias realizadas[49].

Conclusão

A evolução satisfatória do paciente com peritonite está relacionada com a identificação precoce da infecção intra-abdominal, evitando a progressão para a sepse. O cirurgião deve manter alto nível de suspeita. Como princípio geral de conduta, o foco infeccioso deve ser controlado tão logo quanto possível, mas a diferenciação entre peritonite primária e secundária é fundamental. A antibioticoterapia é individualizada e fundamentada nos patógenos presumidos e nos principais padrões de resistência, com a utilização de antibióticos de amplo espectro nas fases iniciais do tratamento.

Referências bibliográficas

1. Dietch ZC, Shah PM, Sawyer RG. Advances in intra-abdominal sepsis: What is new? Curr Infect Dis Rep. 2015;17(8):497.
2. Hecker A, Uhle F, Schwandner T, Padberg W, Weigand MA. Diagnostics, therapy and outcome prediction in abdominal sepsis: current standards and future perspectives. Langenbecks Arch Surg. 2014;399(1):11-22.
3. Loganathan A. Intra-abdominal sepsis. Surgery (Oxford). 2015;33(11):553-8.
4. Shirah GR, O'Neill PJ. Intra-abdominal Infections. Surg Clin North Am. 2014;94(6):1319-33.
5. Sartelli M, Viale P, Catena F, Ansaloni L, Moore E, Malangoni M, et al. 2013 WSES guidelines for management of intra-abdominal infections. World J Emerg Surg. 2013;8(3):1-29.
6. Turnage RH, Richardson KA, Li BDL, McDonald JC. Abdominal wall, umbilicus, peritoneum, mesenteries, omentum, and retroperitoneum. In: Townsend CM, Beauchamp RD, Evers BM, Mattox KL, editors. Sabiston – Textbook of surgery: the biological basis of modern surgical practice. 18th ed. Philadelphia: Elsevier; 2008. p. 1129-54.
7. Ordonez CA, Puyana JC. Management of peritonitis in the critically ill patient. Surg Clin North Am. 2006;86(6):1323-49.

8. Dellinger RP, Levy MM, Rhodes A, Annane D, Gerlach H, Opal SM, et al. Surviving sepsis campaign: international guidelines for management of severe sepsis and septic shock: 2012. Crit Care Med. 2013;41(2):580-637.
9. Shankar-Hari M, Phillips GS, Levy ML, Seymour CW, Liu VX, Deutschman CS, et al. Developing a new definition and assessing new clinical criteria for septic shock: for the Third International Consensus Definitions for Sepsis and Septic Shock (Sepsis-3). JAMA. 2016;315(8):775-87.
10. Sartelli M, Viale P, Koike K, Pea F, Tumietto F, van Goor H, et al. WSES Consensus Conference: Guidelines for first-line management of intra-abdominal infections. World J Emerg Surg. 2011;6:2.
11. Sartelli M, Catena F, Ansaloni L, Coccolini F, Corbella D, Moore EE, et al. Complicated intra-abdominal infections in a worldwide context an observational prospective study. World J Emerg Surg. 2014;9(37).
12. Atema JJ, Gans SL, Boermeester MA. Systematic review and meta-analysis of the open abdomen and temporary abdominal closure techniques in non-trauma patients. World J Emerg Surg. 2015;39(4):912-25.

142

COLANGITE AGUDA

Fábio Heleno de Lima Pace

Introdução

A colangite aguda é caracterizada por acometimento inflamatório/infeccioso da árvore biliar que ocorre em decorrência da obstrução ao fluxo biliar. Em países ocidentais, a coledocolitíase é a causa mais comum, embora, nos últimos anos, uma incidência crescente relacionada a manipulações prévias da árvore biliar tenha sido observada. A sua apresentação clínica varia desde casos leves responsivos à antibioticoterapia até manifestações graves (colangite supurativa aguda) que necessitam de desobstrução imediata da árvore biliar. Embora não haja dados seguros, parece que a incidência de colangite aguda é crescente nos últimos anos.

Fisiopatogenia

Fisiologicamente, a bile é estéril e diversos fatores contribuem para tal. Dentre eles, destacam-se o fluxo biliar contínuo e livre, a integridade do esfíncter do Oddi, a ação bacteriostática dos sais biliares e a secreção biliar de muco e IgA. A presença de obstrução biliar e colonização bacteriana secundária são premissas básicas para o surgimento de colangite aguda. De modo geral, após ruptura da integridade do esfíncter de Oddi (cálculo impactado, instrumentação prévia etc.) há migração ascendente de bactérias provenientes do duodeno que alcançam uma árvore biliar obstruída na qual o fluxo biliar parcial ou totalmente interrompido permite a colonização bacteriana. Dessa forma, 90% dos pacientes com coledocolitíase e icterícia têm culturas de bile positivas.

A árvore biliar é um sistema caracterizado por baixa pressão e fluxo lento. Como consequência do processo obstrutivo, há aumento da pressão intrabiliar, que rompe a barreira celular e permite a translocação de bactérias para a circulação sistêmica (refluxo colangiovenoso), o que justifica a alta taxa de bacteremia e sepse em pacientes com colangite aguda.

Etiologia

Múltiplas causas (Tabela 142.1) podem ser responsáveis pelo surgimento de colangite aguda. Nos países ocidentais, a coledocolitíase configura como a principal causa, mas recentemente casos resultantes de obstrução maligna, colangite esclerosante e instrumentação não cirúrgica da árvore biliar têm sido descritos de modo crescente. Recentemente, numa série publicada por Schneider *et al.* (2016), na qual 981 episódios de colangite em 810 pacientes foram analisados retrospectivamente, obstrução maligna e benigna foram a causa em 52% e 40%, respectivamente. Entre aqueles com obstrução maligna, colangiocarcinoma e câncer de pâncreas e naqueles com obstrução benigna, coledocolitíase e estenoses pós-operatórias (pós-colecistectomia e anastomose biliodigestiva) foram as causas mais prevalentes. Portanto, atualmente o que se observa é que lesões malignas e benignas causam com frequência semelhante episódios de colangite aguda.

Tabela 142.1. Causas de colangite aguda

Coledocolitíase
Estenoses biliares benignas (colangite esclerosante primária, IgG4 etc.)
Obstrução maligna (colangiocarcinoma, tumor de papila, câncer de pâncreas etc.)
Pancreatite
Divertículo duodenal
Infecção parasitária da árvore biliar
Síndrome de Sump pós-anastomose biliodigestiva
Estenoses pós-operatórias
Estenoses iatrogênicas
Pós-CPRE

Diagnóstico

Em 1877, Charcot descreveu o primeiro caso de colangite aguda (febre hepática), caracterizado por febre, dor abdominal e icterícia, que se tornaram conhecidos como tríade de Charcot. Em 1959, Reynolds e Dargan destacaram um quadro de obstrução biliar caracterizado pela tríade de Charcot associada a confusão mental e choque (pêntade de Reynolds), para o qual a descompressão biliar cirúrgica imediata era o único tratamento efetivo.

Desde então, critérios diagnósticos uniformes não têm sido bem estabelecidos, mas em 2007 e 2013 duas revisões conhecidas como *Tokyo guidelines* 2007 (TG7) e 2013 (TG13) foram publicadas com esse propósito. Neste último, as conclusões foram tomadas baseadas na revisão de 1.432 casos de doença biliar suspeitos de colangite aguda atendidos em centros terciários no Japão. Classicamente, a tríade de Charcot é uma das ferramentas diagnósticas mais utilizadas, mas, de acordo com o TG13, sua sensibilidade é baixa (26%) e, embora a especificidade seja adequada (96%), 12% dos pacientes com colecistite aguda podem se apresentar com a tríade de Charcot. Portanto, para estabelecer o diagnóstico, é necessário alto grau de suspeição mesmo na ausência da tríade de Charcot. Os principais diagnósticos diferenciais são colecistite aguda, abscesso hepático, sepse de foco não biliar, hepatite e pancreatite agudas.

De modo geral, pacientes com colangite aguda se apresentam com sintomas variados, desde aqueles inespecíficos até sinais de sepse grave. Dessa forma, de acordo com o TG13, o diagnóstico de colangite aguda deve ser baseado na presença de: a) sinais inflamatórios, b) colestase e c) achados compatíveis nos métodos de imagem (Tabela 142.2). Uma história clínica que busque determinar as principais características da dor abdominal, antecedentes de doença biliar ou manipulação das vias biliares e a presença de sinais de resposta inflamatória sistêmica é uma etapa fundamental no esclarecimento diagnóstico.

Tabela 142.2. Diagnóstico de colangite aguda (TG13)

A. Resposta inflamatória sistêmica	A-1. Febre e/ou calafrios (> 38 °C)
	A-2. Laboratório: evidência de resposta inflamatória
	(Glóbulos brancos < 4.000 ou > 10.000/PCR ≥ 1)
B. Colestase	B-1. Icterícia (BT ≥ 2 mg/dL)
	B-2. Laboratório: testes hepáticos anormais (FA, GGT, ALT, AST > 1,5 XLSN)
C. Imagem	C-1. Dilatação da árvore biliar
	C-2. Evidência da etiologia à imagem
Diagnóstico suspeito: 1 item A + 1 item B ou C Diagnóstico definitivo: 1 item A + 1 item B + 1 item C. Critérios adicionais: dor abdominal (andar superior/quadrante superior direito), antecedentes de doença como colelitíase ou manipulação de vias biliares.	

Do ponto de vista laboratorial, hemograma completo, PCR e enzimas hepáticas devem ser rotineiramente realizados em pacientes com suspeita de doença biliar. Com relação à imagem, habitualmente, a ultrassonografia (US) é o método inicialmente utilizado nos pacientes com suspeita de doença biliar. É um excelente método para detecção de colelitíase e dilatação de vias biliares, sinal clássico de obstrução da árvore biliar. Apresenta sensibilidade baixa (50%) na detecção de cálculos impactados no colédoco, mas identifica de forma acurada a dilatação de vias biliares, sinal indireto de coledocolitíase. Dessa forma, pacientes com: a) dor biliar típica associada a níveis de bilirrubina total (BT) superiores a 4 mg/dL ou visualização na US de cálculo impactado no colédoco e b) dor biliar típica associada a BT entre 1,8 e 4 mg/dL e dilatação do colédoco maior que 6 mm têm alta probabilidade de coledocolitíase e, portanto, nesses casos a CPRE com intuito terapêutico está recomendada. Métodos diagnósticos adicionais como a tomografia computadorizada (TC) e a colangioressonância (CRNM) podem ser utilizados a depender do julgamento clínico.

Além de estabelecer o diagnóstico correto, é fundamental avaliar a gravidade da apresentação clínica, uma vez que doentes com formas mais graves necessitam ser tratados de forma mais agressiva e rápida, o que envolve a pronta desobstrução da via biliar. Isso é de extrema importância diante do paciente que se apresenta na emergência com colangite aguda. Assim, o médico emergencista deve saber discernir casos leves de moderados a graves, pois, muitas vezes, a decisão inicial de acionar o especialista fica a cargo do médico da emergência. Segundo o TG13, episódios de colangite deverão ser classificados de acordo com a gravidade em graus I (leve), II (moderado) e III (grave), conforme demonstrado na Tabela 142.3. É importante estratificar a gravidade no momento do diagnóstico e de modo sequencial, sobretudo no paciente em que se optou inicialmente por medidas gerais e antibioticoterapia.

Tabela 142.3. Critérios de gravidade

Gravidade	Critérios
Grau I (leve)	• Ausência de critérios observados nos graus II e III
Grau II (moderado)	• Glóbulos brancos < 4.000 ou > 12.000 • Febre ≥ 39 °C • Idade ≥ 75 anos • BT ≥ 5 mg/dL • Hipoalbuminemia (< LSN x 0,7)
Grau III (grave)	• Disfunção cardiovascular (hipotensão requerendo dopamina ≥ 5 mg/kg/min ou qualquer dose de noradrenalina) • Disfunção neurológica (alteração consciência) • Disfunção respiratória (PaO_2/FiO_2 < 300) • Disfunção renal (oligúria, creatinina ≥ 2 mg/dL) • Disfunção hepática (RNI > 1,5) • Disfunção hematológica (plaquetas < 100.000)

Tratamento

Medidas gerais/antibioticoterapia

Na última década, observou-se uma melhora significativa no tratamento da colangite aguda, que, atualmente, resulta em taxas de mortalidade inferiores a 30% e, quando ocorre, é por falência múltipla de órgãos e sistemas secundária a sepse.

Inicialmente, todos os pacientes deverão receber medidas gerais (dieta zero, reposição volêmica e eletrolítica e analgesia) e antibioticoterapia. Estudos baseados em culturas da bile demonstram que os germes mais frequentemente isolados são: *Escherichia coli* (25% a 50%), *Klebsiella* (15% a 20%), *Enterobacter* (5% a 10%) e *Enterococcus* (10% a 20%). *Bacteroides*, *Clostridium* e *Fusobacterium* são observados em casos de manipulação prévia da árvore biliar e naqueles submetidos a anastomose biliodigestiva. A escolha do esquema antimicrobiano deve levar em consideração não só os germes mais frequentes, mas também a gravidade da apresentação, os perfis locais de resistência e suscetibilidade e o local de aquisição da infecção (comunitária *vs.* nosocomial e relacionada a cuidados em saúde).

Antes do início dos antimicrobianos, é recomendável a realização de hemoculturas e, se possível, a bile deve ser obtida no momento da drenagem da via biliar. Uma vez estabelecido o diagnóstico, o esquema antimicrobiano deve ser iniciado logo após a coleta das hemoculturas, idealmente na primeira hora, sobretudo em pacientes sépticos. A duração da antibioticoterapia deverá ser de quatro a sete dias após o controle do foco infeccioso (drenagem biliar), mas, se houver bacteremia por cocos Gram-positivos, esta deverá ser estendida para até duas semanas.

Tabela 142.4. Esquemas antimicrobianos em pacientes colangite aguda

Grau I	Grau II	Grau III
Ceftriaxona ou cefotaxima ± metronidazol	Cefepime ou ceftazidima ± metronidazol	Piperacilina-tazobactam
Ertapenem	Ertapenem	Imipenem, meropenem Aztreonam ± metronidazol
Ciprofloxacino ou levofloxacino ± metronidazol	Ciprofloxacino ou levofloxacino ± metronidazol	

Infecções relacionadas a cuidados de saúde devem ser tratadas da mesma forma que pacientes com colangite GIII.

Antibióticos com atividade contra anaeróbios (metronidazol, clindamicina) devem ser utilizados em pacientes com anastomose biliodigestiva.

Vancomicina visando à cobertura contra *Enterococcus* spp. é recomendada em pacientes com colangite GIII adquirida na comunidade e naquelas relacionadas aos cuidados em saúde. Linezolida ou daptomicina é indicada em casos de *Enterococcus* vancomicina-resistentes (VRE).

Drenagem biliar

É importante ressaltar que a medida mais importante no tratamento da colangite aguda é estabelecer uma adequada drenagem da via biliar. De modo geral, ela pode ser obtida por via endoscópica, percutânea trans-hepática e cirúrgica. Nos últimos anos, a redução da mortalidade decorrente de colangite aguda se deveu aos avanços nos procedimentos endoscópicos e percutâneos de drenagem.

Todos os pacientes com colangite aguda devem ser submetidos à drenagem biliar e ao tratamento da lesão obstrutiva, independentemente da gravidade clínica. Nos pacientes com colangite moderada a grave, a drenagem deve ser feita de forma precoce ou imediata.

A drenagem endoscópica é o método de escolha. Drenagem nasobiliar e *stent* biliar são as duas formas endoscópicas de obtenção de drenagem. De acordo com as recomendações mais recentes, qualquer uma das técnicas é eficaz, desde que realizada por endoscopista experiente em canulação da árvore biliar. A drenagem percutânea é uma alternativa quando não é possível realizar a endoscópica, o que ocorre em pacientes com anastomose em Y de Roux. A taxa de sucesso da drenagem percutânea depende da presença ou não de dilatação da via biliar, sendo de 86% e 63%, respectivamente.

A drenagem cirúrgica, raramente indicada em pacientes com coledocolitíase, pode ser recomendada em pacientes com neoplasias periampulares (câncer de pâncreas, tumor de papila). Nesses casos, a confecção de hepaticojejunostomia pode ser realizada.

Conclusões

Em suma, pacientes com doença biliar devem ter o diagnóstico de colangite aguda baseado nos critérios recomendados pelo TG13. Para que se proceda corretamente às condutas subsequentes, a estratificação da gravidade é premissa básica. Ela deverá ser feita no momento do diagnóstico e de modo sequencial para avaliar o sucesso ou não das medidas implementadas.

Uma vez estabelecido o diagnóstico e classificada a gravidade, a terapia com dieta zero, reposição hidroeletrolítica, analgésicos e antibioticoterapia deve ser imediatamente iniciada. Em pacientes sépticos, é altamente recomendável seguir as orientações do *Surviving Sepsis Campaign*. Em seguida, a drenagem biliar deve ser realizada de modo precoce ou imediatamente em pacientes com colangite aguda graus II e III, respectivamente. Nos pacientes com colangite aguda grau I, a antibioticoterapia isolada pode ser efetiva, mas na falha da antibioticoterapia a drenagem biliar se torna premente (Figura 142.1).

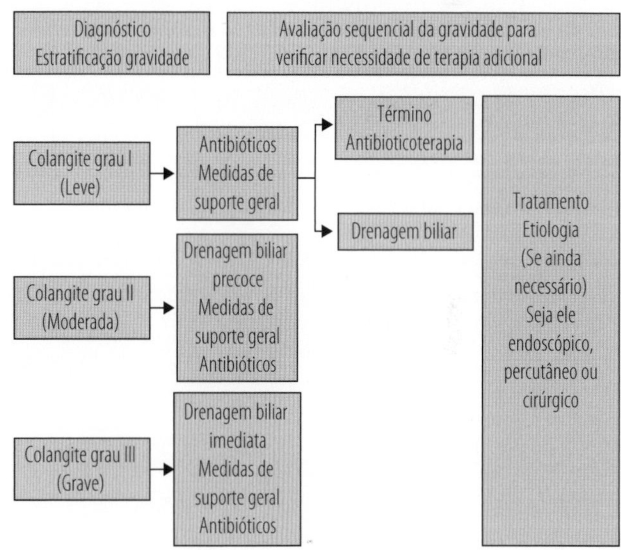

Figura 142.1. Algoritmo de tratamento da colangite aguda.

Bibliografia consultada

Butte JM, Hameed M, Ball CG. Hepato-pancreato-biliary emergencies for the acute care surgeon: etiology, diagnosis and treatment. World J Emerg Surg. 2015;10:13.

Gomi H, Solomkin JS, Takada T, Strasberg SM, Pitt HA, Yoshida M, et al.; Tokyo Guideline Revision Committee. TG13 antimicrobial therapy for acute cholangitis and cholecystitis. J Hepatobiliary Pancreat Sci. 2013;20(1):60-70.

Itoi T, Tsuyuguchi T, Takada T, Strasberg SM, Pitt HA, Kim MH, et al.; Tokyo Guideline Revision Committee. TG13 indications and techniques for biliary drainage in acute cholangitis (with videos). J Hepatobiliary Pancreat Sci. 2013;20(1):71-80.

Miura F, Takada T, Strasberg SM, Solomkin JS, Pitt HA, Gouma DJ, et al.; Tokyo Guidelines Revision Comittee. TG13 flowchart for the management of acute cholangitis and cholecystitis. J Hepatobiliary Pancreat Sci. 2013;20(1):47-54.

New diagnostic criteria and severity assessment of acute cholangitis in revised Tokyo guidelines. J Hepatobiliary Pancreat Sci. 2013;20.

Schneider J, Hapfelmeier A, Thöres S, Obermeier A, Schulz C, Pförringer D, et al. Mortality Risk for Acute Cholangitis (MAC): a risk prediction model for in-hospital mortality in patients with acute cholangitis. BMC Gastroenterol. 2016;16:15.

143

COLECISTITE AGUDA

Cleber Soares Junior
Camila Couto Gomes
Felipe Couto Gomes
Igor Vitoi Cangussú
Carlos Augusto Gomes

Introdução

A colecistectomia é o procedimento cirúrgico mais realizado em todo o mundo, e mais de 700.000 colecistectomias são realizadas nos Estados Unidos a cada ano[1]. Cálculos biliares estão presentes em cerca de 6,5% de homens e 10,5% de mulheres, e na maioria dos casos (70%) as pessoas são assintomáticas.

O risco de desenvolver complicações, como colecistite aguda calculosa (CAC), pancreatite aguda de causa biliar e coledocolitíase é de cerca de 1% a 4% por ano[2,3]. Reconhece-se que os pacientes com colecistolitíase sintomática vão desenvolver colecistite com mais frequência do que os doentes assintomáticos (20% a 5%).

A CAC é a complicação mais frequente de colelitíase, sendo responsável por 14% a 30% das colecistectomias realizadas em muitos países[4,5]. A doença pode ser diagnosticada em qualquer grau de gravidade, incluindo inflamação da parede, complicação local (coleção) e disfunção orgânica sistêmica (sepse). Além disso, as formas complicadas da doença aumentam com a idade, com um pico entre 70 e 75 anos.

Histórico

A litíase da vesícula biliar é conhecida e estudada há muito tempo. Múmias com idade de 1600 a 1500 a.C. em Micenas possuíam indícios de cálculos. No oriente, Rhazes e Avicena prescreviam cálculos de boi para melhorar a visão. O médico grego Alexandre de Tralles (século V a.C.) foi o primeiro a discutir sobre cálculos vesiculares em humanos. Gentile da Foligno descreveu a colecistite secundária à obstrução do ducto cístico no século XIV d.C. durante uma necrópsia. Gabriel Fallopius (1523-1562), aluno de Vesalius em Pádua, descreveu a coledocolitíase.

O primeiro a descrever os sinais e sintomas referentes à colecistolitíase foi Jean Fernel, em 1581. Wilhem Fabry (pai da cirurgia germânica moderna) foi o primeiro a remover cálculos de um paciente vivo em 1618; entretanto, aguardar a expulsão dos cálculos através de abscesso com drenagem espontânea consistia no tratamento-padrão.

A cirurgia era reservada para os casos de abscesso perivesicular que drenavam espontaneamente pela pele. Jean Louis Petit, em 1743, já reconhecia o benefício da cirurgia biliar, entretanto a reservava para situações com abscessos transcutâneos e fístulas colecistocutâneas (através das quais retirava os cálculos). Ele reconhecia a associação da doença em mulheres sedentárias e idosas. Em 1877, Charcot associou a doença biliar com a ocorrência de febres recorrentes. Em 1878, J. Marion Sims realizou a primeira colecistostomia (autores americanos atribuem a Bobbs a primeira colecistostomia bem documentada). Nesse mesmo ano, Theodor Kocher realizou o mesmo procedimento de forma eletiva e com diagnóstico prévio de litíase. Atribui-se a von Nussbaum (1870) a ideia de fazer uma anastomose entre o trato biliar e o intestino, entretanto o primeiro a realizá-la foi Winiwater (discípulo de Billroth) em 1881 (anastomose da vesícula com o cólon). Somente em 1882 Langenbuch realizou a primeira colecistectomia eletiva. Em 1891, Sprengel descreveu a coledocoduodenostomia para litíase e, em 1892, Doyen descreveu a coledocojejunostomia para a mesma condição. A primeira anastomose em Y de Roux com a via biliar somente foi empreendida em 1908 por Monprofit. Mais recentemente a primeira colecistectomia laparoscópica foi realizada por Muhe, em 1986, e por Mouret no ano seguinte.

Fisiopatologia

A CAC é causada por um processo inflamatório que envolve a parede da vesícula biliar, em muitos casos devido a um cálculo biliar impactado no infundíbulo ou no ducto cístico (válvulas de Heister)[2]. A contínua produção de mucina a partir do epitélio da vesícula biliar leva a distensão e edema com inflamação aguda. Esse fenômeno resulta em déficit da microcirculação, alteração da perfusão com posterior isquemia e necrose com peritonite intra-abdominal regional ou difusa. A inflamação aguda pode ser complicada por infecções bacterianas secundárias provenientes do ducto biliar, sistema linfático ou vasculatura portal. As bactérias Gram-negativas do trato gastrointestinal, tais como subespécies de

Klebsiella, Enterobacter, Escherichia coli e anaeróbios, são os agentes patogênicos mais comuns[3,4].

Diagnóstico clínico

O diagnóstico clínico da colecistite permanece difícil. O Comitê de Revisão Diretrizes de Tóquio (*Tokyo Guidelines Revision Committee*) propôs que a expressão "diagnóstico definitivo" não deve ser utilizada na prática diária sem o auxílio de diagnóstico complementar por imagem. A expressão "diagnóstico de suspeita" deverá ser usada quando um item da seção A e um item da seção B estiverem presentes. A expressão "diagnóstico definitivo" somente deverá ser empregada quando achados de imagem característicos (item C) também estiverem presentes (Tabela 143.1)[6].

Tabela 143.1. Critérios clínicos para diagnóstico de colecistite aguda (Tokyo Guidelines, 2012)

A. Sinais de inflamação local (1) Sinal de Murphy, (2) plastrão palpável em quadrante superior direito
B. Sinais sistêmicos de inflamação (1) Febre, (2) proteína C-reativa elevada, (3) leucocitose
C. Achados radiológicos Achados característicos de colecistite aguda
Diagnóstico suspeito: um item em A + um item em B ***Definitive diagnosis*:** um item em A + um item em B + C

Fonte: Yokoe *et al.*[6].

Gravidade da colecistite aguda

O consenso internacional de Tóquio (2012) alicerçou a história natural da doença nos aspectos fisiopatológicos envolvidos na progressão do processo inflamatório local para formas complicadas, caracterizando definitivamente a gravidade da colecistite como evento temporal. Dessa forma:

- Grau I (doença leve) – inflamação da parede da vesícula, ausência de complicações locais/regionais ou qualquer disfunção orgânica;
- Grau II (doença moderada) – está associada a leucocitose (> 18.000/mm^3); plastrão palpável no quadrante superior direito (QSD); duração clínica maior que 72 horas e inflamação local grave (abscesso pericolecístico, abscesso hepático, colecistite gangrenosa ou enfisematosa) – Figura 143.4;
- Grau III (doença grave) – está associada a disfunção orgânica, cardiovascular (hipotensão refratária à reposição volêmica a 30 mL/kg/h), neurológica (diminuição do nível de consciência), respiratória (PaO_2/FIO_2 taxa < 300), renal (oligúria, creatinina > 2,0 mg/dL), hepática (PTT/INR > 1,5), hematológica (plaquetas < 100.000/mm^3)[8].

A Associação Americana de Cirurgia do Trauma (AAST) propõe um sistema de classificação uniforme para medir a gravidade de doenças com valores específicos para oito condições gastrointestinais comumente encontradas, incluindo a colecistite aguda. Esses graus variam de grau I a grau V, o que reflete uma progressão clínica da doença leve limitada ao órgão até doença grave doença (sistêmica), como mostrado na Tabela 143.2[7].

Tabela 143.2. Sistema de gradação de gravidade de doenças anatômicas em emergências em cirurgia geral

Grade I	Doença local confinada ao órgão com mínima anormalidade
Grade II	Doença local confinada ao órgão com grave anormalidade
Grade III	Extensão local da doença além do órgão
Grade IV	Extensão regional da doença além do órgão
Grade V	Extensão generalizada da doença

Fonte: Shafi *et al.*[3].

Além disso, Yacoub *et al.* desenvolveu uma pontuação para estratificar pacientes com CAC de acordo com a alta, intermediária ou baixa probabilidade de colecistite gangrenosa. Essa probabilidade foi derivada de uma regressão logística a partir de uma avaliação clínica e histológica de 245 pacientes submetidos a colecistectomia de urgência. Sessenta e oito pacientes foram classificados com inflamação gangrenosa, 132 com inflamação aguda e 45 não apresentavam. A pontuação foi composta de idade maior que 45 anos (1 ponto), frequência cardíaca maior que 90 batimentos/min (1 ponto), sexo masculino (2 pontos), leucocitose maior que 13.000/mm^3 (1,5 ponto) e vesícula biliar à ultrassonografia (US) com espessura da parede superior a 4,5 mm (1 ponto). A prevalência de colecistite gangrenosa foi de 13% na categoria de baixa probabilidade (0 a 2 pontos), 33% na categoria de probabilidade intermediária (2 a 4,5 pontos) e 87% na categoria de alta probabilidade (maior que 4,5 pontos) – Figura 143.2. Portanto, o autor concluiu que esse sistema de pontuação poderia priorizar, à beira do leito, os pacientes para colecistectomia de emergência com base na sua patologia esperada (Tabela 143.3)[9].

Recentemente, a Sociedade Mundial de Cirurgia de Emergência publicou um Índice de Gravidade da Colecistite aguda, que leva em conta muitos aspectos, incluindo o estado clínico do paciente, a presença de uma intervenção cirúrgica anterior e aderências intra-abdominais, grau de inflamação regional e sepse. O documento destaca o primeiro escore de gravidade intraoperatório (durante a colecistectomia laparoscópica) para ajudar a padronizar a apresentação dos resultados (Tabela 143.4)[10].

Tabela 143.3. Escore clínico para estratificar pacientes em baixa, intermediária e alta probabilidade para colecistite gangrenada

Variável	Coeficiente de regressão	valor P	Escore	
Sexo masculino	1,43	<0,001	2	
leucócitos	> 13,000	1,03	0,005	1,5
Frequência cardíaca	> 90	0,95	0,007	1
Espessura	> 4,5 mm	0,85	0,014	1
Idade	0,79	0,019	1	
Escore	Total	Possível	6,5	

Fonte: Yacoub *et al.*[4].

Tabela 143.4. Sistema de gradação intraoperatória para gravidade de colecistite aguda

Aparência da vesícula:	Escore
Aderências < 50% de VB	1
Aderências cobrindo VB	Max 3
Distensão/contração:	
Distensão da vesícula biliar (ou contração)	1
Incapacidade de preensão com pinça laparoscópica atraumática	1
Cálculo > 1 cm impactado na bolsa de Hartman	1
Acesso:	
IMC > 30	1
Aderências de cirurgia prévia limitando acesso	1
Sepse grave/Complicações:	
Bile ou pus fora da vesícula	
Tempo gasto para identificar artéria/ducto cístico > 90 min	1
Total Max	10
Grau de dificuldade:	
A – Leve: < 2	
B – Moderado: 2-4	
C – Grave: 5-7	
D – Extremo: 8-10	

Fonte: Sugrue *et al.*[5]. VB: vesícula biliar; IMC: índice de massa corpórea.

Diagnóstico por imagem

Radiografia simples de abdome tem valor muito limitado no cenário da doença da vesícula biliar, pois apenas 15% a 20% dos cálculos biliares são radiopacos[11].

Por outro lado, a US representa o método de imagem de eleição utilizado quando a apresentação clínica é sugestiva de doença biliar. Os principais sinais encontrados incluem: presença de cálculos, distensão da luz da vesícula biliar, espessamento da parede da vesícula biliar, um sinal positivo US-Murphy, fluido pericolecístico[12,13] e parede hiperêmica mediante avaliação com Doppler colorido[14,15] (Figura 143.1). A visualização do espessamento da parede da vesícula biliar, na presença de cálculos biliares, utilizando US e o sinal de Murphy positivo utilizando-se o transdutor do aparelho tem valor preditivo positivo de 95% para o diagnóstico da colecistite[16].

Infelizmente, espessamento da parede da vesícula biliar, na ausência de colecistite clínica, pode ser observado em condições sistêmicas, tais como o cirrose e insuficiência renal e cardíaca, possivelmente devido a pressão portal elevada e/ou elevação de pressão venosa sistêmica[17].

A tomografia computadorizada (TC) é particularmente útil para avaliar as muitas complicações da colecistite aguda, tais como enfisema e gangrena (Figura 143.2), hemorragia e íleo biliar[18,19]. Pode mostrar espessamento da parede vesicular com hiperemia sugerindo processo inflamatório agudo (Figura 143.3). Além disso, a TC também é útil no diagnóstico específico quando a obesidade ou distensão gasosa limita o uso da ecografia abdominal. A utilização de TC com colangiografia (quando não icterícia) continua a ser um desafio, com sensibilidade reportada variando de 50% a 90%, uma vez que cálculos de colesterol podem ter a mesma densidade que a bile[20-22].

A colecintigrafia é o melhor método para diagnosticar colecistite aguda, entretanto apresenta como limitação as próprias condições clínicas do doente, o tempo exigido para

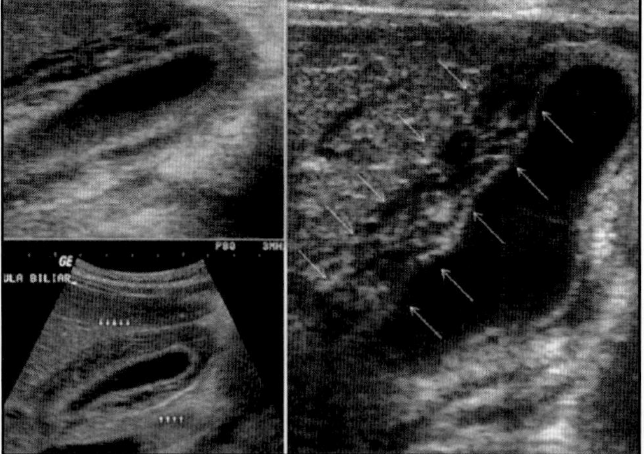

Figura 143.1. Ultrassonografia mostrando camadas da vesícula biliar sugerindo colecistite aguda.

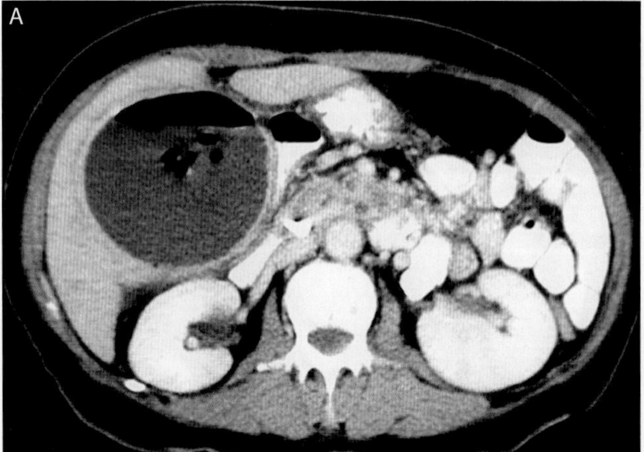

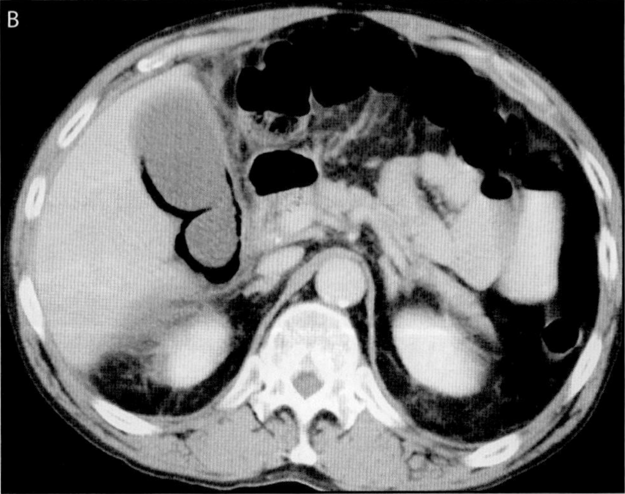

Figura 143.2. Tomografia computadorizada de abdome mostrando: **A**) nível hidroaéreo dentro da vesícula biliar; **B**) gás em parede vesicular. Ambas imagens sugerem colecistite enfisematosa.

realização do exame e o custo. Ele usa o princípio de que radiofármacos (ácido iminodiacético isopropílico ou DISIDA) devem preencher a vesícula biliar dentro de 30 minutos em indivíduos normais. Quando há obstrução do ducto cístico (colecistite), a vesícula biliar não poderá ser visualizada, mesmo depois de horas. Uma metanálise de acurácia diagnóstica realizada por Shea *et al.* observou que o exame tem a maior precisão diagnóstica entre todas as modalidades de imagem na detecção de colecistite e representa um exame útil em casos difíceis (Figura 143.6)[23].

Tratamento cirúrgico (colecistectomia precoce ou tardia)

Gurusamy *et al.* realizaram metanálise em colecistite aguda comparando a colecistectomia laparoscópica precoce (realizada no prazo de uma semana do início dos sintomas) *versus* colecistectomia laparoscópica tardia (realizada pelo menos seis semanas após os sintomas se instalarem). O estudo mostrou que não houve diferença significativa entre os dois grupos em termos de lesão do ducto biliar ou de conversão. O tempo total de internação foi mais curto por quatro dias para o tratamento precoce[43].

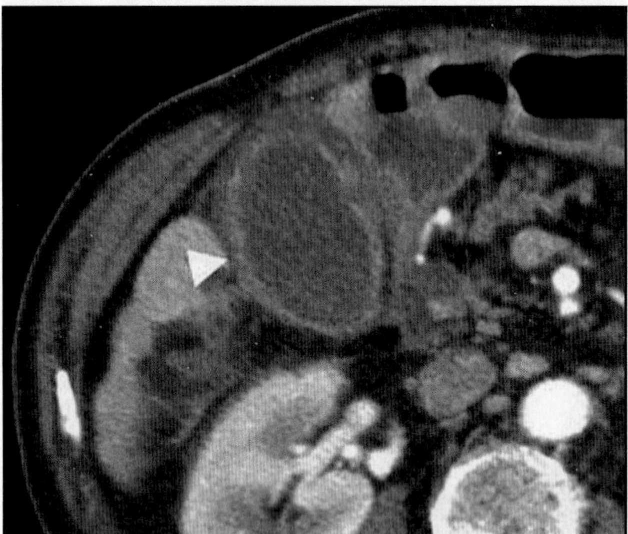

Figura 143.3. Tomografia computadorizada com contraste mostrando realce da parede sugerindo colecistite aguda.

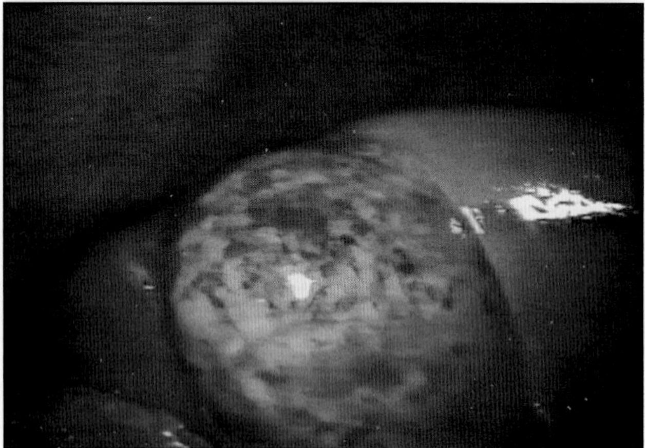

Figura 143.4. Imagem laparoscópica mostrando gangrena vesicular.

Outra metanálise desenvolvida por Cao *et al.* mostrou que colecistectomia laparoscópica precoce apresenta resultados superiores à colecistectomia postergada para os casos de colecistite. Resultados de 77 estudos de caso-controle mostraram reduções estatisticamente significativas na mortalidade, complicações, lesões do ducto biliar e fístulas, infecções de sítios operatórios, taxas de conversão, tempo de permanência hospitalar e sangramento.

Colecistectomia laparoscópica dentro das primeiras 72 horas é o ideal, mas os pacientes operados após esse período também se beneficiam de cirurgia precoce. A duração dos sintomas não deve influenciar a disposição dos cirurgiões para operar o quanto antes. A colecistectomia realizada mais prontamente é claramente superior àquela realizada tardiamente[44].

Além disso, de acordo com as diretrizes de Tóquio, para pacientes com doença grau I, a colecistectomia no prazo de 72 horas do início dos sintomas é recomendada. Se o tratamento conservador (terapia antimicrobiana) foi escolhido e nenhuma melhoria foi observada dentro de 24 a 48 horas, deve-se reconsiderar e indicar a colecistectomia. Para os pacientes classificados como grau II, ou seja, com complicações locais, a cirurgia de emergência deve ser acelerada (aberta ou laparoscópica); na ausência de instalações e pessoal especializado ou equipamento técnico, a transferência do paciente deve ser considerada. Para pacientes com doença grau III e aqueles impróprios a se submeterem a colecistectomia de emergência, a drenagem da vesícula biliar pode ser uma alternativa. A terapia deverá ser complementada com antibióticos e cuidados intensivos. Colecistectomia "de intervalo" poderá ser realizada entre um e três meses[6].

Colecistectomia laparoscópica ou laparotômica

A laparoscopia têm vantagens significativas sobre a cirurgia aberta na gestão de pacientes sépticos, desde que estejam hemodinamicamente estáveis[34]. A resposta endócrino-metabólico-citocínica correlaciona-se diretamente com marcadores inflamatórios associados à gravidade da lesão e à magnitude das intervenções cirúrgicas[35]. Há evidência de que, quando se utiliza cirurgia minimamente invasiva, o retorno à homeostase é mais eficiente, notadamente em pacientes sépticos[36,37]. Estudos mostraram que a morbidade, a mortalidade e a permanência hospitalar foram significativamente menores após colecistectomia laparoscópica, assim como a incidência de pneumonia e infecção de sítio cirúrgico. Entretanto, hemorragia grave, incidência de fístulas e tempos operatórios não foram significativamente diferentes entre colecistectomia aberta e laparoscópica. A colecistectomia na colecistite aguda deve ser preferencialmente abordada por laparoscopia, segundo o grupo WSES[37].

O cirurgião deve estar ciente da anatomia biliar variável e garantir uma visão crítica da segurança durante a dissecção da vesícula biliar: artéria cística e ducto cístico. Se for determinado que a operação não pode ser realizada de forma segura por laparoscopia, a conversão para uma operação de abertura é uma opção (Figura 143.5). Em mãos experientes, a conversão ocorre em cerca de 1% a 2% dos pacientes submetidos a um procedimento eletivo, embora a taxa aumente nos casos de colecistite aguda[38-39]. A conversão é necessária quando há incapacidade para expor a vesícula biliar, hemorragia incontrolável ou problemas com o ducto biliar (identificação, lesão) que não podem ser tratados por laparoscopia. "Táticas" operatórias alternativas devem ser de conhecimento do cirurgião. Uma abordagem alternativa destinada a prevenir lesões do ducto biliar é a colecistectomia laparoscópica parcial ou subtotal: a) deixando a vesícula aberta (risco de fístula); b) suturando o remanescente da bolsa de Hartmann (risco de neovesícula e recrudescimento de colecistite; c) deixando a parede posterior aderida ao leito hepático (técnica de Thorek)[40-42].

Coledocolitíase associada

A probabilidade de coledocolitíase (CBDs) deve ser estratificada com base em parâmetros de imagem, bioquímicos e clínicos em grupos de baixo e alto risco, que podem orientar a indicação de colangiorressonância, colangiografia intraoperatória e colangiopancreatografia retrógrada endoscópica (CPRE).

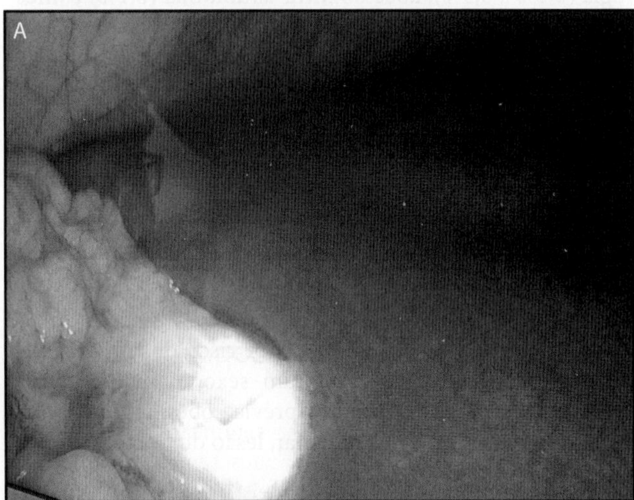

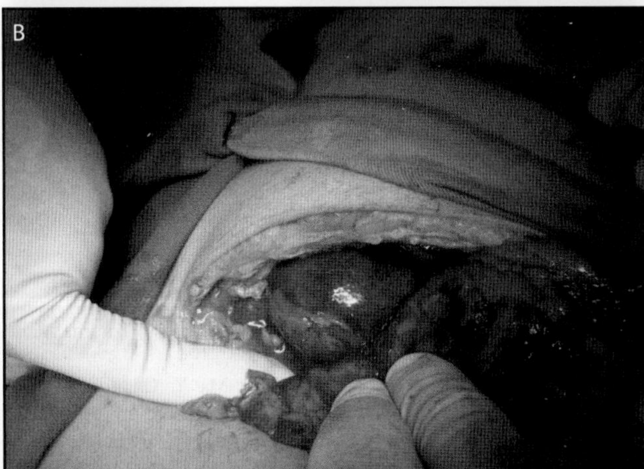

Figure 143.5. **A** – Visão laparoscópica mostrando coleperitôneo decorrente de colecistite aguda. **B** – Visão laparotômica mostrando colecistite aguda com necrose vesicular.

Padda *et al.* relataram, por meio de estudos de coorte, que aproximadamente 30% dos pacientes com colecistite têm fosfatase alcalina anormal e/ou hiperbilirrubinemia e valores de transaminases alterados. Uma análise multivariada mostrou que diâmetro aumentado do ducto biliar comum, fosfatase alcalina e alanina aminotransferase (ALT) elevados foram excelentes preditores de cálculo em via biliar principal (Tabela 143.4)[24]. De fato, os modelos preditivos bioquímicos podem ser afetados pela reação inflamatória secundária ao cálculo biliar e lesão hepatocelular transitória[25]. Além disso, a baixa acurácia da US para demonstrar obstrução extra-hepática precoce[26,27] limita a sua fidedignidade na previsão da necessidade de exploração do ducto biliar comum.

Wong *et al.* demonstraram que a colangiorressonância é uma técnica de avaliação confiável para a detecção de coledocolitíase[28].

Abordagem da coledocolitíase associada a colecistite

Os pacientes com colecistite aguda e coledocolitíase detectada durante o estudo pré-operatório e/ou colangiografia intraoperatória devem ser submetidos a exploração da via biliar e extração do cálculo (coledocolitotomia). A escolha do tratamento depende da *expertise* da equipe cirúrgica e da disponibilidade de serviços multidisciplinares[29].

As opções para a abordagem da coledocolitíase incluem: colecistectomia aberta com exploração do ducto biliar comum, colecistectomia laparoscópica com a exploração laparoscópica do ducto biliar comum e colecistectomia laparoscópica com esfincterotomia endoscópica (realizada no

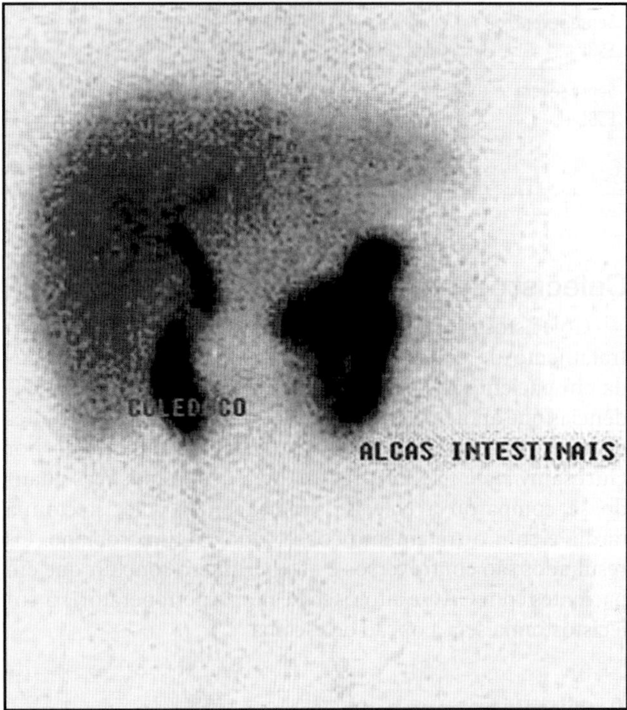

Figura 143.6. Colecintilografia com DISIDA mostrando árvore biliar e duodeno, sem a vesícula biliar compatível com colecistite aguda.

pré-operatório, intraoperatório ou pós-operatório)[30,31]. Uma revisão sistemática mostrou que a colecistectomia aberta com a exploração do ducto biliar comum tem a menor incidência de litíase residual[30], mas está associada com alta morbidade e mortalidade, especialmente em pacientes idosos[32]. Além disso, não houve diferença na incidência de cálculos residuais quando comparadas a CPRE no pré-operatório e no pós-operatório e com a exploração do ducto biliar durante a colecistectomia laparoscópica (Figura 143.5)[29]. A coledocolitotomia laparoscópica é segura e eficaz, mas com morbidade. Ela exige investimento em equipamento e habilidade com endoscopia flexível, coledocoscopia e sutura laparoscópica[33].

Além disso, a gravidade do processo inflamatório local e a presença de necrose, que pode se estender para além da vesícula biliar (ducto cístico), podem impedir a adequada identificação das estruturas no triângulo de Calot, tornando o procedimento cirúrgico mais tecnicamente exigente e menos seguro. Nesses casos difíceis, a colocação de um cateter transcístico pode tornar-se uma alternativa, especialmente se ele é inserido a partir do ducto cístico para dentro da luz duodenal. Dessa forma, o tratamento definitivo poderá ser postergado até que o paciente se recupere; o cateter no duodeno facilita sua própria extração por meio de CPRE.

Tabela 143.5. Antibióticos e colecistite aguda calculosa

Adquirida na comunidade		Nosocomial	
Situação da infecção	Droga	Situação da infecção	Droga
Sepse não severa ESBL -	Amoxicilina Clavulanato	Sepse severa	Piperacilina Tazobactam + Tigeciclina + - Fluconazol
Sepse não severa ESBL+	Tigeciclina		
Sepse severa ESBL -	Piperacilina Tazobactam	Sepse não severa	Piperacilina Tazobactam + Tigeciclina + Equinocandina ou Carbapenêmico + Teicoplanina + Equinocandina
Sepse severa ESBL +	Piperacilina Tazobactam+ Tigeciclina+ - Fluconazol		

Fonte: Campanile *et al.*[12]. ESBL: bactérias produtoras de lactamase de espectro estendido.

Colecistostomia

Colecistostomia percutânea tem sido usada como um tratamento de emergência alternativo para colecistite aguda em pacientes de alto risco, no entanto não há ainda evidências que apoiem essa afirmação[52,53]. Dois estudos recentes da Cochrane Systematic Review Database publicados por Gurusamy *et al.* não mostraram diferenças estatísticas quando se comparou a colecistostomia com a colecistectomia tardia e com o tratamento conservador antimicrobiano. Os resultados são controversos e não permitem concluir que em pacientes com CAC e alto risco de morte perioperatória a colecistostomia seja a opção de escolha[44,53,54].

Antibioticoterapia

O papel dos antibióticos no tratamento da colecistite aguda é relevante para o tratamento conservador da infecção, bem como no pós-operatório, e diferentes esquemas têm sido sugeridos. A escolha deve ser feita de acordo com os patógenos mais comuns. Deve-se considerar se patógenos foram adquiridas na comunidade ou em hospitais, se há risco de resistência antimicrobiana, bem como a farmacodinâmica e farmacocinética das medicações, e se há sepse (Tabela 143.5)[45].

Quanto ao uso de antibióticos profiláticos pré-operatórios, os estudos mostraram que não é apropriado para pacientes de baixo risco submetidos à colecistectomia laparoscópica. Em pacientes de alto risco, o uso de antibióticos e agentes antifúngicos deve ser considerado, pois está relacionado a menor incidência de infecção em sítio cirúrgico e prognóstico melhor. Devem ser limitados a única dose pré-operatória, de preferência 1 hora antes da incisão[46]. A Tabela 143.5 foi desenvolvida pelos membros da Sociedade Mundial de Cirurgia de Emergência (WSES) é se constitui em guia prático e fácil para o tratamento de colecistite aguda grave e necrótica[45].

Complicações

As complicações da colecistectomia incluem: lesão biliar (0,1% a 0,5%), fístula (0% a 0,1%), peritonite (0,2%), hemorragia (0,1% a 0,5%), abcesso intra-abdominal (0,1%) e infecção de sítio cirúrgico. As taxas de complicações operatórias não demonstraram diferenças entre as abordagens laparoscópica e laparotômica[47-50].

Estudos não mostraram diferenças estatísticas no que concerne às taxas de complicação e conversão entre os pacientes submetidos a colecistectomia precoce e tardia, incluindo lesão do ducto biliar, considerada a complicação mais temida e grave[32]. A taxa de lesões do ducto biliar foi de 0,5% (1 de 222) no grupo precoce *versus* 1,4% (3 de 216) no grupo tardio[47].

Os fatores associados com maior risco de conversão de laparoscopia a laparotomia foram sexo masculino, idade avançada, cirurgia abdominal prévia, obesidade, espessamento da parede da vesícula biliar, lesão do ducto biliar, hemorragia e coledocolitíase[51].

Referências bibliográficas

1. Shaffer EA. Gallstone disease: epidemiology of gallbladder stone disease. Best Pract Res Clin Gastroenterol. 2006;20(6):981-96.
2. Yokoe M, Takada T, Strasberg SM, Solomkin JS, Mayumi T, Gomi H, et al. New diagnostic criteria and severity assessment of acute cholecystitis in revised Tokyo guidelines. J Hepatobiliary Pancreat Sci. 2012;19:578-85.
3. Shafi S, Aboutanos M, Brown CV, Ciesla D, Cohen MJ, Crandall ML, et al. Measuring anatomic severity of disease in emergency general surgery. American Association for the Surgery of Trauma Committee on Patient Assessment and Outcomes. J Trauma Acute Care Surg. 2014;76(3):884-7.
4. Yacoub WN, Petrosyan M, Sehgal I, Ma Y, Chandrasoma P, Mason RJ. Prediction of patients with acute cholecystitis requiring emergent cholecystectomy: a simple score. Gastroenterol Res Pract. 2010;2010:901739.
5. Sugrue M, Sahebally SM, Ansaloni L, Zielinski MD. Grading operative findings at laparoscopic cholecystectomy – a new scoring system. World J Emerg Surg. 2015;10:14.

6. Paulson EK, Kliewer MA, Hertzberg BS, Paine SS, Carroll BA. Diagnosis of acute cholecystitis with color Doppler sonography: significance of arterial flow in thickened gallbladder wall. Am J Roentgenol. 1994;162:1105-8.
7. Rábago LR, Ortega A, Chico I, Collado D, Olivares A, CastroJL, et al. Intraoperative ERCP: what role does it have in the era of laparoscopic cholecystectomy? World J Gastrointest Endosc. 2011;3(12):248-55.
8. Coccolini F, Catena F, Pisano M, Gheza F, Fagiuoli S, Di Saverio. Open versus laparoscopic cholecystectomy in acute cholecystitis. Systematic review and meta-analysis. Int J Surg. 2015;18:196-204.
9. Gurusamy K, Samraj K, Gluud C, Wilson E, Davidson BR. Meta-analysis of randomized controlled trials on the safety and effectiveness of early versus delayed laparoscopic cholecystectomy for acute cholecystitis. Br J Surg. 2010;97(2):141-50.
10. Cao AM, Eslick GD, Cox MR. Early laparoscopic cholecystectomy is superior to delayed acute cholecystitis: a meta-analysis of case-control studies. Surg Endosc. 2015.
11. Campanile FR, Pisano M, Coccolini F, Catena F, Agresta F, Ansaloni L. Acute cholecystitis: WSES position statement: WSES position statement. World J Emerg Surg. 2014;9:58.
12. Gurusamy KS, Rossi M, Davidson BR. Percutaneous cholecystostomy for high-risk surgical patients with acute calculous cholecystitis. Cochrane Database Syst Rev. 2013;(8):CD007088.

ÍNDICE REMISSIVO

A

B

C

D

E

F

G

H

I

J

K

L

M

N

O

T

U

V

Z